Prótese sobre Implantes Dentais

Carl E. Misch, DDS, MDS, PhD(HC)
Clinical Professor and Past Director
Oral Implant Dentistry
Temple University
Kornberg School of Dentistry
Department of Periodontics and Implant Dentistry
Philadelphia, Pennsylvania

Past Clinical Professor
University of Michigan
School of Dentistry
Department of Periodontics/Geriatrics
Ann Arbor, Michigan

Past Adjunct Professor
University of Detroit
School of Dentistry
Department of Restorative Dentistry
Detroit, Michigan

Adjunct Professor
University of Alabama at Birmingham
School of Engineering
Birmingham, Alabama

Founder
Misch International Implant Institute
Beverly Hills, Michigan

Tradução da 2ª EDIÇÃO

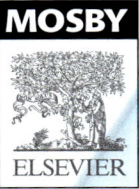

MOSBY
ELSEVIER

© 2015 Elsevier Editora Ltda.
Tradução autorizada do idioma inglês da edição publicada por Mosby – um selo editorial Elsevier Inc.
Todos os direitos reservados e protegidos pela Lei 9.610 de 19/02/1998.

Nenhuma parte deste livro, sem autorização prévia por escrito da editora, poderá ser reproduzida ou transmitida sejam quais forem os meios empregados: eletrônicos, mecânicos, fotográficos, gravação ou quaisquer outros.

ISBN: 978-85-352-8255-9
ISBN (versão eletrônica): 978-85-352-8375-4

Copyright © 2015 by Mosby, an imprint of Elsevier Inc.
Copyright © 2005 by Mosby, Inc., an affi liate of Elsevier Inc.
This edition of *Dental Implant Prosthetics*, 2nd edition by Carl E. Misch is published by arrangement with Elsevier Inc.
ISBN: 9780323078450

Capa
Studio Creamcrakers

Editoração Eletrônica
Thomson Digital

Elsevier Editora Ltda.
Conhecimento sem Fronteiras

Rua Sete de Setembro, n° 111 – 16° andar
20050-006 – Centro – Rio de Janeiro – RJ

Rua Quintana, n° 753 – 8° andar
04569-011 – Brooklin – São Paulo – SP

Serviço de Atendimento ao Cliente
0800 026 53 40
atendimento1@elsevier.com

Consulte nosso catálogo completo, os últimos lançamentos e os serviços exclusivos no site www.elsevier.com.br

---

NOTA

Como as novas pesquisas e a experiência ampliam o nosso conhecimento, pode haver necessidade de alteração dos métodos de pesquisa, das práticas profissionais ou do tratamento médico. Tanto médicos quanto pesquisadores devem sempre basear-se em sua própria experiência e conhecimento para avaliar e empregar quaisquer informações, métodos, substâncias ou experimentos descritos neste texto. Ao utilizar qualquer informação ou método, devem ser criteriosos com relação a sua própria segurança ou a segurança de outras pessoas, incluindo aquelas sobre as quais tenham responsabilidade profissional.

Com relação a qualquer fármaco ou produto farmacêutico especificado, aconselha-se o leitor a cercar-se da mais atual informação fornecida (i) a respeito dos procedimentos descritos, ou (ii) pelo fabricante de cada produto a ser administrado, de modo a certificar-se sobre a dose recomendada ou a fórmula, o método e a duração da administração, e as contraindicações. É responsabilidade do médico, com base em sua experiência pessoal e no conhecimento de seus pacientes, determinar as posologias e o melhor tratamento para cada paciente individualmente, e adotar todas as precauções de segurança apropriadas.

Para todos os efeitos legais, nem a Editora, nem autores, nem editores, nem tradutores, nem revisores ou colaboradores, assumem qualquer responsabilidade por qualquer efeito danoso e/ou malefício a pessoas ou propriedades envolvendo responsabilidade, negligência etc. de produtos, ou advindos de qualquer uso ou emprego de quaisquer métodos, produtos, instruções ou ideias contidos no material aqui publicado.

O Editor

CIP-BRASIL. CATALOGAÇÃO-NA-FONTE
SINDICATO NACIONAL DOS EDITORES DE LIVROS, RJ

M658p
2. ed.

Misch, Carl E.
    Prótese sobre implantes dentais / Carl E. Misch ; tradução Alessandro Huelber Nogueira Pinheiro. - 2. ed. - Rio de Janeiro : Elsevier, 2015.
    994 p. : il. ; 28 cm.

    Tradução de: Dental implant prosthetics
    Inclui bibliografia e índice
    ISBN 978-85-352-8255-9

    1. Prótese dentária. 2. Odontologia. I. Título.

15-23132   CDD: 617.69
                                    CDU: 616.314-089.843

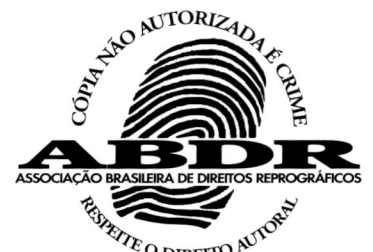

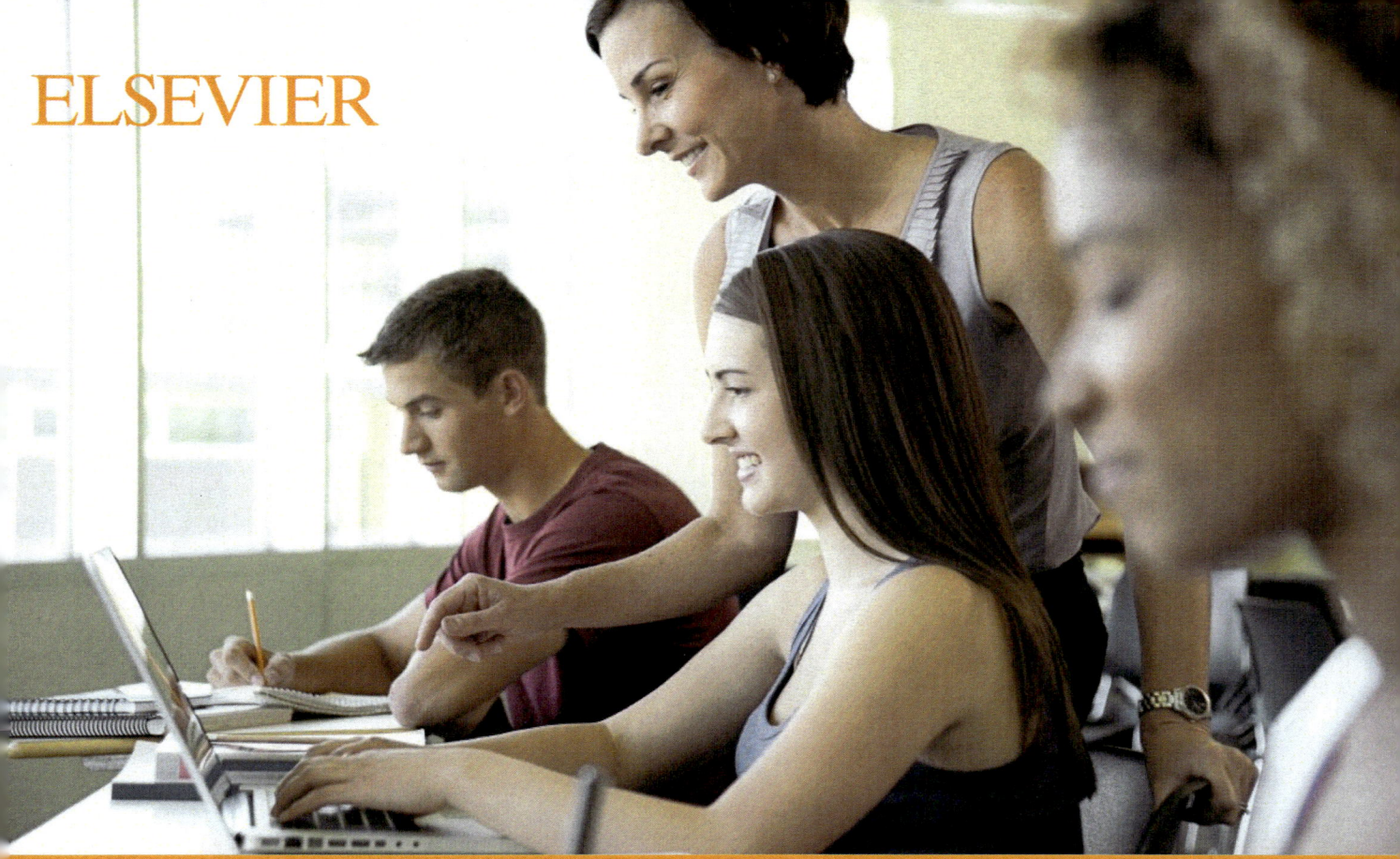

Ajude-nos a tornar nosso conteúdo ainda melhor.

Temos muito interesse em ouvir você sobre a qualidade e o conteúdo dos nossos livros. Pedimos que responda a uma breve pesquisa, para garantir que continuemos a entregar os melhores conteúdos em publicações médicas.

Os leitores que responderem a pesquisa terão a oportunidade de escolher a instituição, a partir de uma lista que a empresa oferecerá, para a qual a Elsevier fará uma doação mensal. A instituição que obtiver o maior número de votos será a escolhida e a doação será feita em nome do leitor.

Por favor, acesse o link para completar a pesquisa on-line e nos ajude a ajudar outras pessoas.

www.elsevier.com/booksfeedback

Revisão Científica e Tradução

REVISÃO CIENTÍFICA
Mario Groisman
Especialista em Periodontia pela Universidade do Estado do Rio de Janeiro (UERJ)
Especialista em Implantodontia pelo Conselho Federal de Odontologia (CFO)
Mestre em Ciências Dentais pela Universidade de Lund, Suécia

TRADUÇÃO
Alessandro Huelber Nogueira Pinheiro (Cap. 21 parte)
Especialista em Reabilitação Oral pela Universidade de São Paulo (USP/Bauru-SP)
Especialista em Implantodontia pela Faculdade São Leopoldo Mandic, RJ
Mestre em Prótese Dentária pela Faculdade São Leopoldo Mandic (Campinas, SP)
Professor da Faculdade de Odontologia de Valença
Professor do Curso de Implantodontia pela Faculdade São Leopoldo Mandic, RJ

Alexandre Barboza de Lemos (Cap. 2)
Doutor em Implantodontia pela Faculdade São Leopoldo Mandic, RJ
Mestre em Periodontia pela Universidade Veiga de Almeida
Especialista em Periodontia pela Universidade do Estado do Rio de Janeiro (UERJ)
Especialista em Implantodontia pela Faculdade São Leopoldo Mandic
Professor Coordenador do Curso de Especialização em Implantodontia da Faculdade São Leopoldo Mandic, RJ
Professor Coordenador do Curso de Especialização em Implantodontia pela Associação Brasileira de Odontologia(Campos dos Goytacazes)
Professor Convidado do Curso de Mestrado em Implantodontia pela Faculdade São Leopoldo Mandic

Brisa dos Santos Leite (Caps. 16, 28, 33)
Graduada em Odontologia pela Universidade Federal do Pará (UFPA)
Residente em Cirurgia e Traumatologia Bucomaxilofacial no Hospital Universitário Clementino Fraga Filho (UFRJ)

Carlos Eduardo Avellar da Silva (Cap. 23)
Graduado em Odontologia pela Universidade Federal do Rio de Janeiro (UFRJ)
Especialista em Prótese Dentária pela Unigranrio
Mestre em Reabilitação Oral pela Universidade Veiga de Almeida (UVA)
Professor do Curso de Implantodontia do Instituto Fluminense de Implantodontia (IFI)

Danielle Araújo Martins (Caps. 9, 10, 13 e 20)
Graduada em Odontologia pela Universidade Federal do Pará (UFPA)
Residente em Cirurgia e Traumatologia Bucomaxilofacial no Hospital Universitário Clementino Fraga Filho (UFRJ)
Membro Aspirante do Colégio Brasileiro de Cirurgia e Traumatologia Bucomaxilofacial

Daniel Costa Ferreira de Almeida (Cap. 31)
Mestre em Implantodontia pela Faculdade São Leopoldo Mandic
Especialista em Implantodontia pela Odontoclínica de Aeronáutica Santos Dumont
Especialista em Prótese Dentária pela Odontoclínica Central do Exército
Especialista em Estomatologia pela Odontoclínica Central do Exército
Chefe da Seção de Pesquisa da Odontoclínica de Aeronáutica Santos Dumont
Professor do Curso de Especialização em Implantodontia da Odontoclínica de Aeronáutica Santos Dumont

Darius Nakai Rêgo Barros (Cap. 26)
Especialista em Implantodontia pela Faculdade São Leopoldo Mandic
Mestrando em Implantodontia pela Faculdade São Leopoldo Mandic

Debora Rodrigues Fonseca (Caps. 8, 11, 14 e 22)
Especialista em Cirurgia e Traumatologia Bucomaxilofacial pela Universidade Federal do Rio de Janeiro (UFRJ)
Mestre em Ciências Morfológicas (Área de Atuação Anatomia) pela Universidade Federal do Rio de Janeiro (UFRJ)
Staff do Serviço de Cirurgia e Traumatologia Bucomaxilofacial do Hospital Federal do Andaraí, RJ

Eline Barboza da Silva (Cap. 34)
Doutora e Mestre em Ciências pela Universidade Federal do Rio de Janeiro (UFRJ) e pela Universidade de Rochester (NY, EUA)
Especialista em Implantodontia pela Odontoclínica Central do Exército (OCEx)
Especialista em Periodontia pela Pontifícia Universidade Católica (PUC-RJ)
Graduada em Odontologia pela Universidade Federal do Rio de Janeiro (UFRJ)
Professora do Curso de Mestrado em Implantodontia da Faculdade São Leopoldo Mandic, RJ

Fabrício Trindade Mureb (Caps. 5 e 32)
Graduado em Odontologia pela Faculdade de Odontologia de Nova Friburgo (FONF)
Especialista em Implantodontia pelo Instituto Nacional de Ciências Odontológicas (INCO25)
Professor do Curso de Implantodontia da Faculdade São Leopoldo Mandic, RJ

Felipe Franco de Melo Bagatelli (Cap. 19)
Graduado em Farmácia-Bioquímica pela Universidade de São Paulo (USP)
Mestre em Biociências pela ENS de Lyon
Doutorando em Bioquímica – IQ/USP

Fernanda Soares da Silva (Cap. 29)
Graduada em Odontologia pela Universidade Federal Fluminense (UFF)
Pós-graduada em Prótese Dentária pela Faculdade São Leopoldo Mandic
Pós-graduada em Implantodontia pela Faculdade São Leopoldo Mandic
Mestre em Implantodontia pela Faculdade São Leopoldo Mandic

Flávia Souza Pereira de Jesus Almeida (Índice)
Especialista em Radiologia e Imaginologia Odontológica pela Universidade Federal do Rio de Janeiro (UFRJ)
Graduada em Odontologia pela Universidade Estadual do Rio de Janeiro (UERJ)

Glen Williams (Cap. 21 parte)
Mestre em Periodontia pela Faculdade São Leopoldo Mandic
Especialista em Implantodontia
Especialista em Periodontia
Professor da Especialização em Implantodontia pela Faculdade São Leopoldo Mandic, RJ
Professor Coordenador da Especialização em Periodontia pela Faculdade São Leopoldo Mandic, RJ

Igor Iuco Castro da Silva (Caps. 3 e 15)
Professor Titular e Coordenador do Curso de Odontologia da FACIT
Especialista em Gestão de Organização Pública em Saúde pela UNIRIO
Mestre em Patologia pela Universidade Federal Fluminense (UFF)
Doutor em Odontologia pela Universidade Federal Fluminense (UFF)

Leandro Carvalho de Castro Leite (Cap. 18 parte)
Graduado pela Universidade Vale do Rio Verde (UNINCOR - Três Corações, MG)
Especialista em Implantodontia pela Faculdade São Leopoldo Mandic, RJ
Mestrando em Implantodontia pela Faculdade São Leopoldo Mandic, RJ

Marcella de Melo Silva (Cap. 4)
Graduada em Psicologia pela Universidade Estadual do Rio de Janeiro (UERJ)
Especializada em Tradução pelo Curso de Tradutores Daniel Brilhante de Brito

Marcia Grillo Cabral (Cap. 17)
Professora Associada de Patologia Oral da Faculdade de Odontologia da Universidade Federal do Rio de Janeiro (UFRJ)
Mestre em Patologia Bucal pela Universidade Federal do Rio de Janeiro (UFRJ)
Doutora em Patologia Bucal pela Universidade de São Paulo (USP)

Marco Avellar (Cap. 25)
Especialista em Implantodontia
Especialista em Estomatologia pela Unigranrio
Pós-graduado em Prótese Dentária pela INCO 25
Diretor do Núcleo de Estudos em Implantodontia e Reabilitação Oral
Coordenador e Professor dos Cursos de Extensão em Implantodontia no
Instituto Fluminense de Implantodontia

Mônica Simões Israel
Especialista em Estomatologia pela Universidade Federal do Rio de Janeiro (UFRJ)
Mestre e Doutora em Patologia pela Universidade Federal Fluminense (UFF)
Professora Adjunta de Estomatologia pela Universidade Estadual do Rio de Janeiro (UERJ)
Coordenadora da Especialização em Estomatologia pela Faculdade São Leopoldo Mandic, RJ

Osmar de Agostinho Neto (Cap. 30)
Professor Assistente do Departamento de Prótese e Materiais Dentários da Faculdade de Odontologia da Universidade Federal do Rio de Janeiro (UFRJ)
Mestre em Reabilitação Oral – Implantodontia pela Universidade Veiga de Almeida (UVA)
Especialista em Prótese Dentária pela Universidade Federal do Rio de Janeiro (UFRJ)
Pós-graduado em Implantodontia pela Universidade Federal do Rio de Janeiro (UFRJ)

Oswaldo de Castro Costa Neto (Cap. 24)
Mestre em Reabilitação Oral/Implantodontia
Especialista em Cirurgia Bucomaxilofacial pela Universidade Federal do Rio de Janeiro (UFRJ)
Pós-graduado em Implantodontia pela Universidade Federal do Rio de Janeiro (UFRJ)
Professor Substituto de Cirurgia Oral pela Universidade Federal do Rio de Janeiro (UFRJ)
Professor do Instituto Fluminense de Implantodontia

Priscilla Morethson (Cap. 6)
Cirurgiã-dentista pela Faculdade de Odontologia da Universidade de São Paulo (USP)
Doutora em Fisiologia Humana pela Instituto de Ciências Biomédicas da Universidade de São Paulo (USP)
Editora, Tradutora e Revisora em Ciências da Saúde

Raphaela Capella de Souza Póvoa (Cap. 1)
Pós-graduanda em Cirurgia e Traumatologia Bucomaxilofacial (CTBMF) pela Universidade Estadual do Rio de Janeiro (UERJ)
Graduada em Odontologia pela Universidade Estadual do Rio de Janeiro (UERJ)
Professora de Pós-graduação em Estomatologia pela Faculdade São Leopoldo Mandic, RJ

Rodrigo Almeida (Cap. 18 parte)
Graduado em Odontologia pela FONF
Especialista em Implantodontia pela Faculdade de Odontologia São Leopoldo Mandic
Mestrado em Implantodontia pela Faculdade de Odontologia São Leopoldo Mandic

Rodrigo Sant'Anna Nunes (Cap. 12)
Doutorando em Ortodontia pela Faculdade São Leopoldo Mandic
Mestre em Ortodontia pela Universidade Cidade de São Paulo (UNICID-SP)
Professor Coordenador de Especialização em Ortodontia pela FAIPE
Professor Coordenador de Especialização em Ortodontia pela UCP
Professor Coordenador de Especialização em Ortodontia pela UNIG
Diretor Odonto Sant' Ana Consultoria e Ensino

Tomio Obara (Cap. 27)
Mestrando em Implantodontia pela Faculdade São Leopoldo Mandic, RJ
Especialista em Implantodontia pela UGF/RJ
Especialista em Odontologia Estética pelo SENAC/SP

Colaboradores

Martha Warren Bidez, PhD
Professor, School of Engineering
University of Alabama at Birmingham
Birmingham, Alabama

Lee Culp, CDT
Chief Technology Officer
Microdental Laboratories
Research Triangle
Morrisville, North Carolina

Jack E. Lemons, PhD
University Professor
University of Alabama at Birmingham
Birmingham, Alabama

Michael S. McCracken, DDS, PhD
Professor
University of Alabama at Birmingham
Birmingham, Alabama

Carl E. Misch, DDS, MDS, PhD(HC)
Clinical Professor and Past Director
Oral Implant Dentistry
Temple University
Kornberg School of Dentistry
Department of Periodontics and Implant Dentistry
Philadelphia, Pennsylvania;
Past Clinical Professor
University of Michigan
School of Dentistry
Department of Periodontics/Geriatrics
Ann Arbor, Michigan;
Past Adjunct Professor
University of Detroit
School of Dentistry
Department of Restorative Dentistry
Detroit, Michigan;
Adjunct Professor
University of Alabama at Birmingham
School of Engineering
Birmingham, Alabama;
Founder
Misch International Implant Institute
Beverly Hills, Michigan

Francine Misch-Dietsh, DDS, MDS, FICD
Private Practice
Miami, Florida
Rome, Italy

Girish Ramaswamy, PhD
Postdoctoral Researcher
Department of Orthopedic Surgery
Perelman School of Medicine
University of Pennsylvania
Philadelphia, Pennsylvania

Randolph R. Resnik, DMD, MDS
Clinical Professor
Department of Periodontology and Oral Implantology
Kornberg School of Dentistry
Temple University
Philadelphia, Pennsylvania
Surgical Director
Misch Implant Institute
Beverly Hills, Michigan

J. Todd Strong, MS
COO and Executive Vice President
BioHorizons
Birmingham, Alabama

Jon B. Suzuki, DDS, PhD, MBA
Professor, Chairman, and Program Director
Department of Periodontology and Oral Implantology
School of Dentistry
Professor
Department of Microbiology and Immunology
School of Medicine
Temple University
Philadelphia, Pennsylvania

Lynn D. Terracciano-Mortilla, RDH
Private Practice
Trinity, Florida

Natalie Y. Wong, DDS, Cert. Prostho, FRCD(C), DABP, DABOI
Private Practice
Toronto, Ontario, Canada

*Aos meus pais, MaryAnn Misch e Carl Otto Misch.
E aos meus filhos, Paula Angeline Mather, Carl Patrick Misch,
Lara Elizabeth Vandekerckhove, David John Misch, Jonathan Edward
Misch e Angela Marie Misch.
Eu amo muito todos vocês.*

Prefácio

A segunda edição de *Prótese sobre Implantes Dentais* é mais do que uma atualização da amplamente lida e referenciada primeira edição. É mais do que a justaposição do velho e do que há de novo quando o assunto é prótese sobre implantes. É a confluência, a continuidade e a ampliação do conhecimento enciclopédico de um notável implantodontista e protesista, Dr. Carl E. Misch.

A história profissional do Dr. Misch, que inclui décadas de prática e ensino, envolve tanto o surgimento quanto a ascensão da implantologia dentária, o seu renascimento e sua proeminência no que há de melhor e mais avançado no tratamento odontológico. Este livro é um reflexo da extensa soma de conhecimentos acumulados.

Inclui a base sólida da biomecânica dos implantes, biomateriais de implantes, próteses pré-implantes, imagens radiográficas e oclusão, assunto sobre as quais muitas vezes é negligenciado. É um texto. É uma ferramenta de aprendizagem. *Prótese sobre Implantes Dentais* nos traz de volta ao básico e depois prossegue para a esfera atual de tratamento do paciente. Este livro revela-nos o que temos sido e onde deveríamos estar. Não é um livro de imagens brilhantes que satisfazem nossos olhos, mas um livro com palavras que são essenciais para a boa prática da implantodontia.

Estas palavras ensinam não só o clínico iniciante, mas também renovam a plataforma clínica que sustenta o profissional experiente. Você não é um "dentista experiente" a menos que relembre e atualize por que você está fazendo o que está fazendo. O resultado final da implantodontia é a construção muito bem planejada e a inserção de uma prótese viável. Os princípios de reabilitação descritos neste livro cumprem as diretrizes e os parâmetros que constituem os processos de reabilitação com prótese sobre implantes.

Dr. Misch fez um favor ao implantodontista ao compilar esta edição atualizada. É uma reflexão do seu senso de dever em continuar a ensinar. Esse livro é um "campo de treinamento" para todos nós.

Morton L Perel, DDS, MScD, FACD, FICD

Em 2005, eu tive a honra de escrever um breve prefácio para o livro do Dr. Misch - *Prótese sobre Implantes Dentais*, que se tornou um clássico, traduzido em várias línguas e responsável por influenciar milhares de colegas. Um verdadeiro "best-seller" da Odontologia de todos os tempos.

Dr. Misch, como membro das artes e das ciências da cura, foi bastante beneficiado com as valiosas contribuições anteriores de vários profissionais. Não nos esqueçamos de Semmelweis, que introduziu o conceito de biossegurança envolvendo mãos, instrumentos, roupas, cortinas e ataduras, assim, salvando centenas de milhares de vidas por meio da prevenção da febre puerperal e, por extensão, alterando positivamente a terapia básica de cicatrização. No final, ele foi condenado por ninguém menos que o brilhante cirurgião Virchow. É irônico que Semmelweis tenha morrido depois de contrair septicemia na tenra idade de 47 anos, e por suas próprias mãos. De forma rápida, fomos bombardeados pelas obras de Lister, Pasteur e Koch. A Odontologia contribuiu significativamente para o crescente campo da anestesia, o que permitiu um aumento no número de procedimentos cirúrgicos. Três áreas, no entanto, mantiveram-se intocáveis: o coração, o cérebro e a medula espinal.

Em 1896, muito antes da introdução dos antibióticos, Dr. Louis Rehn, do Hospital de Frankfurt, tratou um paciente que havia sido esfaqueado entre as costelas, atravessando pericárdio e coração. Rehn agiu prontamente e fez uma incisão no quarto espaço intercostal, cortou a quinta costela, e sondou a cavidade torácica. O pulmão esquerdo do paciente, em seguida, entrou em colapso. No entanto, Rehn foi capaz de apertar o pericárdio, remover coágulos e sangue e visualizar o coração ainda batendo. Entre um batimento e outro, a ferida do ventrículo direito foi suturada. Em pouco tempo, a hemorragia parou e o paciente sobreviveu. Os princípios da cirurgia asséptica foram seguidos. E enquanto algumas complicações se seguiram, o paciente se recuperou completamente e seu caso foi apresentado pelo Dr. Rehn numa conferência sobre cirurgia em Berlim.

O que isso tudo tem a ver com a nova edição do Dr. Misch? Por muitas vezes, Carl me disse, pessoalmente, que seu objetivo ao dedicar a sua vida à Implantodontia dentária era "realizar avanços no campo", como os outros mencionados anteriormente claramente fizeram. Se reconhecermos que nossos pacientes não necessariamente querem implantes por si só, mas sim que eles querem os resultados que a reabilitação oral pode oferecer (ou seja, dentes que permitem função, sorrisos, interações sociais, autoconfiança etc.), o que seria, em muitos casos, implantossuportados e só então, todos nós compreenderemos a grande contribuição que será feita pela segunda edição de *Prótese sobre Implantes Dentais* para as próximas décadas.

Outra consideração que todos nós devemos entender é: quem será beneficiado por esse extenso trabalho? Ao longo dos últimos 40 anos, milhares de nossos colegas dentistas foram introduzidos na implantodontia por meio de palestras do Dr. Misch. Quase cinco mil dentistas seriamente comprometidos, especialistas, bem como generalistas, se formaram no Misch Implant Institutes nos Estados Unidos e no exterior. Professores, bem como os alunos, contam com a continuidade do Dr. Misch, não só para o entendimento, mas também para os conhecimentos básicos, planejamento do tratamento, diversas atualizações e técnicas clínicas. Segunda edição do Dr. Misch não é um prolegômeno. É uma *Bíblia*.

Este breve texto é feito com grande admiração e respeito pessoal e profissional.

Kenneth W.M. Judy, DDS, FACD, FICD
Co-chairman, International Congress of Oral Implantologists

Apresentação

No início do século passado, próteses fixas parciais para substituição de dentes ausentes em um paciente parcialmente edentado era veementemente vetada, enquanto próteses parciais removíveis eram amplamente utilizadas. Em 1911, Hunter acusou o "mausoléu de ouro sobre uma massa de septicemia", por agravar condições sistêmicas de anemia, gastrite, doenças renais e lesões na medula espinal.[1] Apesar dessa crença popular, próteses parciais fixas tornaram-se a principal opção de tratamento para substituição de dentes ausentes e ainda ensinam sobre elas na América do Norte. De fato, se um estudante de odontologia não fizer uma prótese fixa parcial convencional, ele não irá se formar e se juntar à comunidade odontológica.

Nos anos 1970, a menor menção sobre implantes dentais era controversa. Associações especializadas temiam que esses aparatos falhassem e conduzissem a um abscesso cerebral ou insuficiência cardíaca, pois acreditavam que não havia barreiras entre as bactérias do meio bucal e as vias sistêmicas. No entanto, apesar deste obstáculo, algumas centenas de dentistas ao redor do mundo observaram que os pacientes aceitavam prontamente a ideia de implantes dentais suportando uma prótese total para mandíbula ou acreditavam que uma prótese fixa sobre implantes seria mais aceitável que usar próteses removíveis ou preparar e unir dentes adjacentes para uma prótese fixa.

Atualmente, estamos no meio de uma revolução dos implantes dentais. Há mais artigos científicos e relatos de casos clínicos escritos na área de Implantodontia que em qualquer outro tópico em Odontologia. De 1950 a 1985, houve aproximadamente 500 artigos publicados referentes a implantes dentais. Entre os anos de 1985 e 1995, foram mais de 1.500 artigos publicados na implantodontia. Mais recentemente, de 1995 a 2005, mais de 5.000 artigos foram publicados em revistas referentes ao assunto. Atualmente, o implante dental é aceito como principal método de escolha para substituição unitária e de múltiplos dentes ou para suportar uma prótese removível ou fixa em pacientes completamente edentados.

Nos Estados Unidos, as vendas totais de produtos de implantes na Odontologia entre os anos de 1950 a 1985 foram menos de US$ 1 milhão a cada ano; ao passo que, entre 1985 e 1995, as vendas aumentaram para US$ 100 milhões por ano. A venda de produtos relacionados com implantes em 1995-2005 disparou para US$ 1 bilhão por ano, e atualmente é estimada em US$ 4 bilhões por ano. No entanto, esse aumento expressivo nas vendas tem um lado negativo. O rápido crescimento do uso de implantes como pilares feitos pelo homem para substituir dentes ausentes acelerou o desenvolvimento de produtos mais modernos e, por isso, muitas vezes sem diretrizes para avaliação. A força motriz por trás do tratamento com implantes não deve ser dirigida por publicidade de fabricantes. Os procedimentos devem ter como base estudos científicos e clínicos para determinar o que é viável.

A Implantodontia tornou-se uma parte vital da prótese para pacientes parcial ou completamente edentados. Todos os cursos de graduação e pós-graduação em Prótese Dentária nos Estados Unidos devem apresentar, em seu conteúdo, aulas de prótese sobre implantes para obter certificação pelos órgãos governamentais. Várias escolas de Odontologia recomendam, atualmente, que quase todas as próteses mandibulares sejam retidas por implantes e que próteses fixas de três unidades podem ser substituídas por implantes unitários. Mais de 90% de todos os dentistas clínicos dos Estados Unidos têm utilizado implantes ou designado um paciente a utilizar uma prótese sobre implante. No entanto, a maioria dos dentistas que realizam instalações de implantes não concluiu um programa de pós-graduação supervisionado e específico para próteses sobre implantes. Em vez disso, o implante é utilizado em um cenário de tratamento semelhante aos dentes naturais. No entanto, apesar de apenas uma minoria de praticantes tomar o tempo e o esforço para aprender todos os aspectos deste campo de rápido crescimento e evolução, a maioria dos dentistas tem habilidade para executar um tratamento com implantes.

A boa notícia é que a utilização de implantes dentais tem a maior taxa de sobrevida em comparação com qualquer outro tipo de prótese para substituir dentes ausentes. Eles não se deterioram ou necessitam de tratamento endodôntico; além disso, são menos propensos a fraturar e resistem à doença periodontal melhor que um dente. A má notícia é que o plano de tratamento, a instalação do implante, a confecção da prótese, a oclusão, a manutenção e o tratamento de complicações (p. ex., afrouxamento do parafuso, perda da crista óssea, fratura da prótese ou perda do implante) são, na maioria das vezes, exclusivos na Implantodontia.

A segunda edição de *Prótese sobre Implantes Dentais* aborda a ciência e a disciplina de Implantodontia. Em comparação com a primeira edição, este livro quase dobrou de tamanho e acrescentou novos capítulos no planejamento do tratamento e próteses sobre implantes. Além disso, mais de 2.000 ilustrações foram utilizadas para abordagem de conceitos mais detalhados.

Um tema subjacente de *Próteses sobre Implantes Dentais* é basear o tratamento de dentes ausentes no ramo da implantodontia. Este livro não pretende ser uma enciclopédia de tudo o que é possível na reabilitação de um paciente com implantes. Em vez disso, é um texto que relaciona todos os capítulos entre si e apresenta uma linha comum de pesquisa e de experiências previamente adquiridas na arte de substituir dentes. Cada capítulo é cuidadosamente misturado para ser coerente na finalidade: fornecer um resultado previsível.

A primeira parte de *Prótese sobre Implantes Dentais* prepara o palco para a compreensão da importância de implantes para uma prática de reabilitação de dentes. A segunda parte do livro aborda as ciências básicas relacionadas com biomecânica e biomateriais, explorando o porquê da utilização da biomecânica como base de planejamento do tratamento com implantes, como forma de reduzir as complicações. A Implantodontia não garante um resultado, muito menos está isenta de complicações. No entanto, existe uma consistente iniciativa que pode reduzir e eliminar muitas complicações, e ela começa com um plano de tratamento com bases biomecânicas.

Planejamento do tratamento com implante, o foco da terceira parte deste livro, foi ampliado nesta edição. Mais de 50 critérios em implantes dentais podem influenciar o plano de tratamento e prognóstico. Um guia genérico de sete etapas para o plano do tratamento é apresentado. Os capítulos dessa parte focam no Teorema do Equacionamento das Tensões para implantodontia, opções protéticas, os fatores de força, densidade óssea, tamanho do corpo do implante, prótese pré-implante, modelos diagnósticos, guias cirúrgicos e provisionalização.

A quarta parte deste livro, na seção de tratamentos especiais, abrange reabilitação unitária, edentulismo maxilar posterior, mandíbula edentada e considerações sobre colocação de implantes

---

[1]Hunter W: The role of sepsis ans antisepsis in medicine, *Dent Briefs* 16:852, 1911.

na maxila. Os profissionais da área de reabilitação costumam iniciar suas atividades pela reabilitação unitária. A ausência unitária posterior é abordada separadamente da perda dentária anterior. Perdas unitárias em região posterior normalmente são de mais fácil resolução. Por outro lado, a região anterior de maxila pode ser a região mais complexa para reabilitar. Estas duas situações extremas são abordadas detalhadamente em capítulos diferentes. O paciente completamente edentado é um candidato ideal para reabilitação com prótese sobre implantes e é tópico de vários capítulos dessa seção. Questões específicas e conceitos sobre plano de tratamento relacionados ao edentulismo são apresentados sob forma lógica. Os princípios de sobredentadura com barra e suporte de conectores, de retenção e estabilidade também são apresentados. A mandíbula e a maxila são abordadas em capítulos diferentes, pois cada uma possui implicações características.

Princípios relacionados à reabilitação com protése fixa sobre implantes são discutidos na Parte V. Estas diretrizes podem ser aplicadas na maioria dos casos de pacientes parcialmente edentados. Além disso, carga progressiva é apresentada para pacientes com osso de baixa densidade, conceito esse que eu aprimorei desde que introduzi no final dos anos 1980. Oclusão também é abordada de forma específica, tanto para prótese removível quanto para prótese fixa.

A última parte de *Prótese sobre Implantes Dentais* apresenta a avaliação a longo prazo e manutenção dos implantes dentais. Ambos os meus livros, *Prótese sobre Implantes Dentais* e *Implantes Dentais Contemporâneos*, têm sido utilizados ao longo dos anos por alunos de Odontologia, programas de pós-graduação, residência de implantodontia, especialistas e clínicos gerais. A aceitação desse material e a tradução em mais de 10 línguas promoveram um processo de avaliação da implantodontia. Essa edição mais recente tem como objetivo ajudar a evolução da especialidade e permitir um tratamento previsível para perdas dentárias para pacientes que nós tratamos e para dentistas que são treinados.

Nota da Revisão Científica

No original, o autor adota o Sistema Universal de Notação Dental, por ser o mais empregado nos Estados Unidos. Entretanto no Brasil, o sistema mais utilizado é o de Notação Dental da Organização Internacional de Padronização (sistema ISO) prevista pela FDI (Fédération Dentaire Internationale).

Sobre o Autor

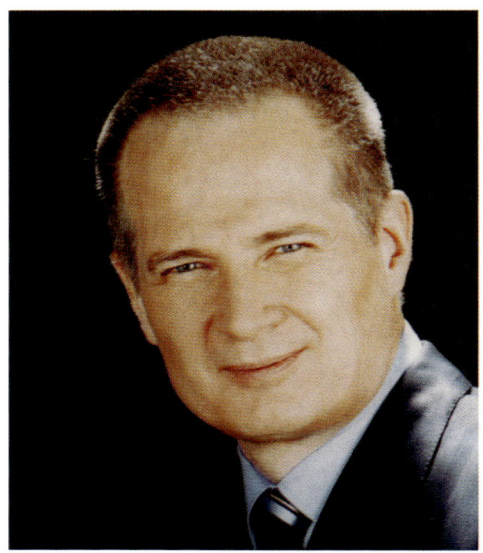

Carl E. Misch é Professor Clínico e Diretor de Implantologia Oral no Departamento de Periodontia e Implantodontia na Temple University Kornberg School of Dentistry. Além disso, ele é Professor Clínico do Departamento de Periodontia/Geriatria da University of Michigan School of Dentistry. Atualmente, também é Professor Clínico do Departamento de Odontologia Restauradora da University of Detroit–Mercy School of Dentistry, onde também é membro a distância do Conselho de Administração. Misch é Professor Adjunto da University of Alabama at Birmingham, Faculdade de Engenharia, Departamento de Biomecânica. Foi Codiretor e Diretor do Programa de Residência em Implantologia Oral, University of Pittsburgh School of Dental Medicineh de 1986 a 1996.

Dr. Misch se graduou com mérito em 1973, na University of Detroit Dental School e obteve Prosthodontic Certificate, Implantology Certificate e Master's Degree in Dental Science da University of Pittsburgh. Ele recebeu dois graus de Doutor *Honoris Causa*, da University of Yeditepe em Istanbul, Turquia e Carol Davila University of Medicine and Pharmacy in Bucareste, Romênia. Outras graduações com mérito incluem 13 *fellowships* em Odontologia, incluindo *Fellow* de American College of Dentistry, *Fellow* de International College of Dentists, *Fellow* de International College of Dentists, *Fellow* de American Association of Hospital Dentistry, *Fellow* de Academy of Dentistry International, e *Fellow* de Pierre Fauchard Academy. Ele também tem mais de 10 patentes relacionadas com Implantodontia e é coinventor do sistema de implantes dentais BioHorizons.

Dr. Misch foi Presidente da American Board of Oral Implantology/Implant Dentistry, instituição pela qual também é certificado, e atuou como membro do comitê da banca examinadora por 7 anos. Ele foi Presidente do International Congress of Oral Implantologists, que representa mais de 100 países e é a maior organização de implantes do mundo, da American Academy of Implant Dentistry, da Academy of Implants and Transplants e da American College of Oral Implantologists.

Em 1984, Dr. Misch fundou o Misch International Implant Institute. Atualmente, os centros de formação para o instituto estão localizados na Flórida, Michigan, Nevada e Toronto, Canadá. Ao longo dos anos, também teve centros de treinamento na Coreia, Itália, Brasil, Japão, Reino Unido, Mônaco e Espanha. Nos Estados Unidos e no Canadá, havia centros de treinamento na Flórida, Geórgia, Maryland, Texas, Nova York, Illinois, Vancouver e Montreal. Como Diretor, o Dr. Misch treinou mais de 3.500 doutores em fóruns anuais de educação prática em Implantologia Oral. São oferecidos programas de cuidados com o paciente tanto no aspecto cirúrgico quanto protético.

Dr. Misch publicou até agora duas edições desta obra, assim como três edições de *Implantes Dentais Contemporâneos*. Esses livros-texto foram traduzidos para o italiano, coreano, português, turco, espanhol, japonês, chinês, grego e russo e são usados internacionalmente nas faculdades de Odontologia em programas de graduação e de pós-graduação. Ele escreveu mais de 250 artigos relacionados com Implantologia Oral e, nos últimos 30 anos, ministrou mais de mil palestras em todos os 50 estados americanos e em mais de 47 países ao longo do mundo.

Dr. Misch tem seis filhos: Paula, Carl, Lara, David, Jonathan e Angela.

Agradecimentos

Este é o quinto livro que eu escrevo que compartilha minha experiência, prática e conhecimento na disciplina pela qual eu dediquei minha vida. Esse processo começou com meus três primeiros mentores: Ken Judy, Leonard I. Linkow e O. Hilt Tatum. Eles sempre serão lembrados nas minhas palestras, artigos e capítulos. A Implantologia Oral precisou de pioneiros que traçassem o caminho para a profissão. Os conceitos deles sobre enxertos ósseos, cirurgia de implantes, próteses, conhecimentos sobre implantes e liderança criaram uma fundação há aproximadamente 50 anos que permitiu a construção da estrutura atual que temos na Implantologia Oral. Através dos anos, esses três cavalheiros se tornaram grandes amigos e eu continuo aprendendo com eles. Eu agradeço especialmente cada um deles por continuarem me oferecendo sua orientação individual e por me apoiarem ao longo dos últimos 40 anos.

Ainda há muitas pessoas para agradecer pelo preparo do *Prótese sobre Implantes Dentais*, 2ª edição. Permita-me começar com todos os autores participantes: Martha Warren Bidez, Lee Culp, Jack E. Lemons, Michael S. McCracken, Francine Misch-Dietsh, Girish Ramaswamy Randolph R. Resnik, J. Todd Strong, Jon B. Suzuki, Lynn D. Terracciano-Mortilla e Natalie Y. Wong. Cada coautor foi selecionado por sua singular contribuição adicional. A minha eterna gratidão à dedicação deles à Implantologia Oral, a toda amizade e apoio pessoal a mim.

Agradeço à Jill Bertelson, pois, desde que escrevi e reescrevi cada capítulo por mais de 20 vezes, ela digitou e redigitou cada frase. Ela também foi responsável por coordenar os capítulos com o editor.

Cada livro tem seu efeito sobre meus familiares mais próximos. Durante esse projeto, meus filhos mais novos, Jonathan e Ângela, sofreram durante o momento e com a pressão para escrever esse livro. Obrigado pela compreensão e por abrirem mão do nosso tempo juntos.

Eu também gostaria de agradecer ao Brian Loehr e à Kathy Falk da Editora Elsevier. Agradeço pela paciência, experiência e orientação durante esse processo.

Agradeço à Heidi Cartegena e Jennifer Luczak, minhas assistentes, executiva e pessoal, respectivamente, por todo controle necessário na organização deste texto. Ainda gostaria de agradecer à equipe dos laboratórios de prótese: Nemer Hussain, Tom e Beatrice Dabrowsky, LDT, BIT Dental Studios, Dillon, CO. Kim Bradshaw-Sickinger, presidente e CEO da Micro Dental Laboratories (DTI) e Rebecca Caprroso (Tata), minha assistente de prótese e auxiliar de cirurgia.

A segunda edição de *Prótese sobre Implantes Dentais* é também um reflexo do treinamento dado por mim para mais de 500 dentistas ao redor do mundo no Misch International Implant Institute desde 1984. Esses profissionais contribuíram com seus questionamentos e seu desejo de obter uma abordagem adequada para ajudar seus pacientes. Eu gostaria de agradecer cada um deles por sua ajuda profissional.

Carl E. Misch

Sumário

PARTE I
Introdução

1. Fundamentos para Implantes Dentais, 1
   Carl E. Misch
2. Terminologias Genéricas de Componentes em Forma de Raiz, 26
   Carl E. Misch
3. Um Implante não É um Dente: Uma Comparação de Índices Periodontais, 46
   Carl E. Misch

PARTE II
Ciências Básicas

4. Biomateriais para Implantes Dentais, 66
   Jack E. Lemons, Francine Misch-Dietsh e Michael S. McCracken
5. Biomecânica Clínica em Implantodontia, 95
   Martha Warren Bidez e Carl E. Misch
6. Respostas Ósseas às Cargas Mecânicas, 107
   Girish Ramaswamy, Martha Warren Bidez e Carl E. Misch
7. Imagenologia na Implantodontia, 126
   Randolph R. Resnik e Carl E. Misch

PARTE III
Planejamento do Tratamento com Implantes

8. Teorema do Tratamento da Tensão para a Implantodontia: A Chave para os Planos de Tratamento com Implantes, 159
   Carl E. Misch
9. Opções Protéticas em Implantodontia, 193
   Carl E. Misch
10. Fatores de Força Relacionados com as Condições do Paciente: (Fator Determinante para o Número e o Tamanho do Implante), 206
    Carl E. Misch
11. Densidade Óssea: Um Fator Determinante para o Plano de Tratamento, 237
    Carl E. Misch
12. Plano de Tratamento Relacionado às Posições Estratégicas e ao Número de Implantes, 253
    Carl E. Misch
13. Tamanho do Implante: Considerações Biomecânicas e Estéticas, 293
    Carl E. Misch
14. Osso Disponível e Planos de Tratamento para Implantes Dentais, 315
    Carl E. Misch
15. Fundamentação Científica para Modelos de Implantes Dentais, 340
    Carl E. Misch, J. Todd Strong e Martha Warren Bidez
16. Próteses Pré-implante: Avaliação Geral, Critérios Específicos e Próteses Pré-tratamento, 372
    Carl E. Misch e Francine Misch-Dietsh
17. Dentes Naturais Adjacentes a um Sítio de Implante: Unindo Implantes a Dentes, 403
    Carl E. Misch
18. Modelos de Diagnóstico, Guias Cirúrgicos e Provisionalização, 420
    Randolph R. Resnik e Carl E. Misch
19. Planos de Tratamento com Implantes para Arcos Parcial ou Completamente Edentados, 461
    Carl E. Misch

PARTE IV
Opções Alternativas de Tratamento

20. Substituição de um Elemento Unitário Posterior: Opções de Tratamento e Indicações, 477
    Carl E. Misch
21. Prósteses sobre Implantes Unitários: Regiões Anteriores e Posteriores da Maxila, 499
    Carl E. Misch
22. Maxila Posterior Edentada: Opções de Tratamento para Próteses Fixas, 553
    Carl E. Misch
23. Mandíbulas Edentadas: Planos de Tratamento para Sobredentaduras, 573
    Carl E. Misch
24. Mandíbula Completamente Edentada: Opções de Tratamento para Próteses Fixas, 600
    Carl E. Misch
25. Considerações sobre Implantes Maxilares: Planos de Tratamento para Edentados Parciais e Totais – Próteses Fixas e Sobredentaduras, 615
    Carl E. Misch

PARTE V
Aspectos Protéticos da Implantodontia

26. Princípios da Prótese Fixa sobre Implantes: Próteses Cimentadas, 650
    Carl E. Misch
27. Tecnologia Digital em Implantodontia, 700
    Lee Culp, Natalie Y. Wong e Carl E. Misch
28. Princípios para Pilar e Parafusos Protéticos e Componentes e Próteses Parafusadas, 724
    Carl E. Misch
29. Sobredentaduras sobre Implantes Mandibulares e Maxilares: *Design* e Confecção, 753
    Carl E. Misch

30 Próteses Fixas Maxilares sobre Implantes: Desenho e Fabricação, 829
Carl E. Misch

31 Considerações Oclusais para Próteses Implantossuportadas: Oclusão Implantoprotegida, 874
Carl E. Misch

32 Carga Óssea Progressiva: Aumentando a Densidade Óssea com um Protocolo Protético, 913
Carl E. Misch

33 Prótese Maxilar com Conceitos Oclusais Modificados Opondo-se a uma Prótese Implantossuportada, 938
Carl E. Misch

PARTE VI
Manutenção dos Implantes

34 Manutenção de Implantes Dentais, 964
Jon B. Suzuki, Lynn D. Terracciano-Mortilla e Carl E. Misch

PARTE I Introdução

CAPÍTULO 1

Fundamentos para Implantes Dentais*

Carl E. Misch

O objetivo da odontologia moderna é reabilitar o paciente para um perfil harmônico, função, conforto, estética e melhora na fala e na saúde, independentemente de restaurar um único dente com cárie ou diversos elementos dentários. O que torna o implante dental único é a capacidade de alcançar esse objetivo independentemente da atrofia, injúria ou lesão do aparelho estomatognático.[1] Entretanto, quanto mais dentes ausentes o paciente tiver, mais desafiadora é a tarefa de reabilitar. Como resultado de pesquisas contínuas, ferramentas de diagnóstico, plano de tratamento, modelo do implante, materiais e técnicas, a previsibilidade no sucesso do resultado é atualmente uma realidade na reabilitação de diversas situações clínicas mais desafiadoras na clínica.

O número de implantes dentais utilizados nos Estados Unidos aumentou mais de 10 vezes de 1983 a 2002, e esse número aumentou mais 10 vezes de 2000 a 2010. Mais de cinco milhões de implantes dentais são instalados a cada ano nos Estados Unidos. Esse número continua crescendo firmemente, com uma expectativa de crescimento anual mantido de 12 a 15% para os próximos anos.[2] Mais de US$ 1 bilhão em produtos de implantes dentais foram vendidos nos Estados Unidos em 2010, mais de US$ 550 milhões em produtos de implante foram vendidos em 2005, em relação aos US$ 10 milhões em 1983. Quando materiais de enxerto ósseo são incluídos nos produtos de implantes, estima-se que o campo do implante dental, em 2010, vendeu mais de US$ 10 bilhões em produtos para prover serviço aos pacientes.[3] Mais de 90% dos cirurgiões dentistas com especialidade cirúrgica normalmente fornecem tratamento de implante dental em sua rotina básica de atendimento, 90% dos protesistas restauram implantes dentais usualmente e mais de 80% dos clínicos gerais utilizaram implantes para suportar próteses fixas e removíveis, em comparação com um pouco menos de 50% dos especialistas e menos de 25% dos clínicos de 20 anos atrás.[4-8]

Apesar de essas imagens demonstrarem que os implantes estão incorporados na odontologia mais do que nunca, ainda há muito espaço para continuar crescendo. A utilização dos implantes dentais varia amplamente em diferentes países do mundo. Por exemplo, estima-se que o número de implantes por ano a cada 10.000 pessoas é de 230 em Israel (maior número); 180 na Coreia do Sul e Itália; 140 na Espanha e na Suíça; 100 na Alemanha; e 60 no Brasil, na Holanda e nos Estados Unidos (Fig. 1-1). Com menos frequência, Japão e França (50), Canadá e Austrália (40) e Taiwan e Reino Unido instalam 20 implantes por ano. Os seis países com maior uso de implantes (Europa e Coreia do Sul) representam mais da metade de todo o mercado em crescimento de 2002 a 2007. No longo prazo espera-se um crescimento de 12 a 15% para o futuro na maioria desses países que usam implantes dentais atualmente.

A porcentagem de dentes substituídos por um implante dental, em vez de próteses tradicionais fixas ou removíveis, também varia drasticamente por país. Em Israel, na Itália e na Coreia do Sul 30 a 40% dos elementos dentários substituídos são por implantes. Na Espanha, Suíça, Alemanha e Suécia 20 a 26% das próteses que substituem os dentes são suportadas por implantes. Brasil e Bélgica realizam de 13 a 16% das substituições de dentes por implantes. Surpreendentemente, os Estados Unidos, Japão, França e Canadá instalam implantes dentais em 10% ou menos dos dentes a serem substituídos.[8] Em outras palavras, em um relato de 2011 apenas um de 10 dentes substituídos por implante é usado como pilar nos Estados Unidos (Fig. 1-2).

O aumento da necessidade e da instalação de implantes relacionados ao tratamento no futuro é o resultado da combinação do efeito

---

*Nota: Este capítulo foi escrito em termos para dentistas, staff e para população leiga.

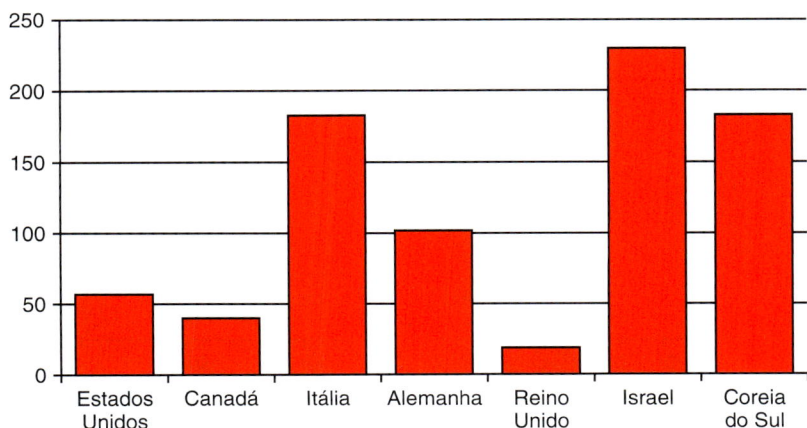

FIGURA 1-1. A substituição de elementos dentários por implantes varia de país para país. O uso estimado por 10.000 pessoas por ano é maior em Israel, Coreia do Sul e Itália.

de diversos fatores, incluindo (1) população mais idosa vivendo mais, (2) perda dentária relacionada à idade, (3) consequências do fracasso de uma prótese fixa, (4) consequências anatômicas do edentulismo, (5) baixo desempenho de uma prótese removível, (6) consequências de uma prótese parcial removível, (7) aspecto psicológico relacionado à perda dentária e a necessidade e desejos da envelhecida população do pós-guerra, (8) previsibilidade do resultado no longo prazo das próteses implantossuportadas, (9) vantagens das próteses implantos-suportadas e (10) aumento da conscientização da população.

Efeitos do Envelhecimento da População

De acordo com a literatura, a idade está diretamente relacionada com qualquer indicador de perda dentária.[9,10] Com isso, o envelhecimento da população é um importante fator a ser considerado na implantodontia. A expectativa de vida até o século XVIII era abaixo dos 40 anos de idade, contudo alguns indivíduos famosos no passado viveram mais de 80 anos (p. ex., Ramsés II, Rei Luis XIV). Por exemplo, quando Alexandre, o Grande, conquistou o mundo antigo tinha apenas 17 anos de idade. Entretanto, a expectativa de vida naquela época era de apenas 22 anos. De 1000 a.C. a 1800 d.C. a expectativa de vida permaneceu abaixo dos 30 anos (Fig. 1-3). Desde 1960 o aumento da expectativa de vida cresceu bem mais rápido do que em qualquer outra época da história (Fig. 1-4). Em 1980, 30% da população dos Estados Unidos tinham mais de 45 anos de idade, 21% tinham mais de 50 anos e 11% tinham mais de 65 anos. Em 1995, 15 anos depois, esses indivíduos tinham muito mais do que 60 anos. O grupo da população com mais do que 65 anos tinha a projeção de crescer de 12% em 2000 para mais do que 20% da população dentro dos próximos 15 anos[11] (Fig. 1-5).

Além disso, não é apenas a porcentagem da população dos Estados Unidos com mais de 65 anos de idade que está aumentando, mas a população também está aumentando. A população em 2000 era de 282 milhões, e previa-se ter um aumento de 49%, ou seja, chegar a 420 milhões em 2050. Considerando o efeito de tanto a população estar aumentando quanto uma grande porcentagem da população estar com mais do que 65 anos, pode-se esperar um aumento drástico da população geriátrica global. Em 2003, 35 milhões de pessoas tinham mais do que 65 anos de idade. Prevê-se que este número aumente para 87% em 2025, resultando em aproximadamente 70 milhões de pessoas com mais de 65 anos nos Estados Unidos[12] (Fig. 1-6). A necessidade de implante dental irá aumentar drasticamente nas próximas décadas, pois a população mais velha tende a apresentar mais ausências dentárias.

A expectativa de vida aumentou significativamente a idade de aposentadoria. Em 1965, a expectativa média de vida era de 65 anos de idade; em 1990, era de 78 anos. A expectativa de vida em 2001 era de 85 anos para indivíduos não tabagistas e no peso normal.[13] Uma mulher de 65 anos de idade pode ter uma expectativa de viver mais 25 anos em 40% dos casos e 30 anos em 19%[14-16] (Fig. 1-7). As mulheres representam dois terços da população com mais de 65 anos de idade, e são mais propensas a ter implantes dentais para substituir os dentes, comparadas aos homens.[17] Não é incomum um paciente de 70 anos de idade perguntar, "Vale a pena eu gastar mais de US$ 30 mil para reabilitar minha boca na minha idade?" A resposta deve ser bastante positiva, pois a expectativa de vida do paciente deve se estender por mais duas décadas, e a situação da condição oral dele ou dela tenderá a piorar, se não for corrigida.

Prazeres sociais, incluindo jantares e encontros, continuam presentes na terceira idade. No passado, a odontogeriatria significava

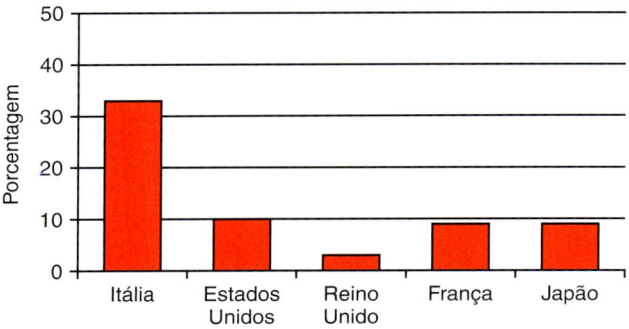

FIGURA 1-2. Implante *versus* reabilitação sem implante (em %) varia muito de país para país. Nos Estados Unidos apenas um a cada 10 dentes substituídos é por implante.

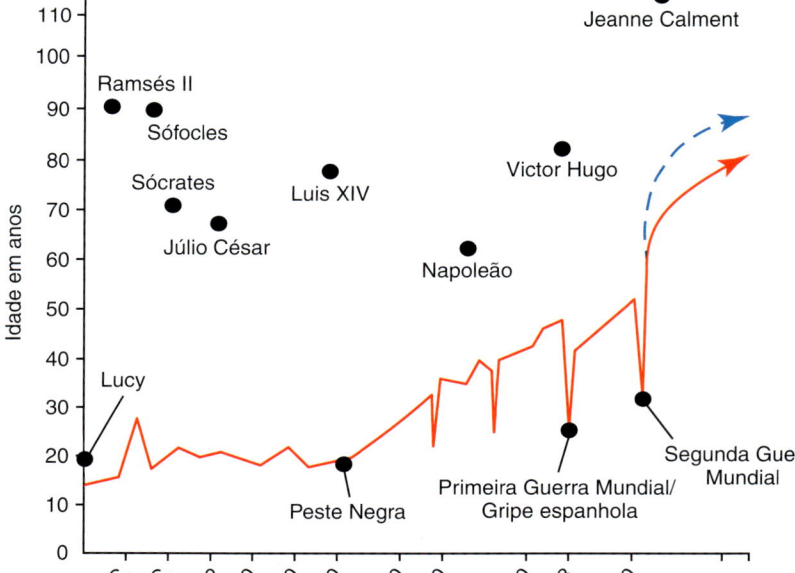

FIGURA 1-3. A expectativa média de vida da civilização humana permaneceu aproximadamente de 20 a 30 anos durante centenas de anos. Desde o final do século XVIII a expectativa de vida tem aumentado gradativamente. (Redesenhado de *Le Figaro Magazine*, Paris, 2004.)

tratamento inexpressível, enfatizando procedimentos não cirúrgicos. Entretanto, o índice de pobreza da população idosa é de menos de 10%, e o rendimento médio da aposentadoria cresceu 8% nestes últimos anos. O patrimônio líquido dos aposentados é 15 vezes o patrimônio líquido das pessoas com menos de 35 anos de idade, e três vezes maior que o da "família trabalhadora" com idade entre 35 e 44 anos.[17,18] Quase 20% dos aposentados atualmente possuem seu patrimônio líquido de mais de um quarto de milhão de dólares.

Hoje em dia a extensão total dos serviços odontológicos para a população idosa tem aumentado em importância tanto no serviço público quanto no particular, devido ao envelhecimento de nossa sociedade. Tratamentos alternativos que consideram próteses fixas suportadas com implantes deveriam ser oferecidos a quase todos os pacientes. Apenas quando todas as opções de tratamento forem discutidas o desejo relatado pelo paciente em relação à implantodontia pode ser verdadeiramente apreciado.

Os serviços odontológicos para a população idosa representam claramente um aumento na demanda de profissionais capacitados. Em 2000, 28,8% de toda a renda de um dentista veio de pacientes acima de 60 anos de idade – um grupo que em 1988 representava apenas 12% da renda do profissional. Quando o dentista tem mais de 40 anos a renda desses pacientes mais velhos representa 64,3% de toda a renda do profissional; em 1988, era de 30,3%. Claramente, a demografia de nossa população mudou drasticamente a economia da prática odontológica.

Relação de Idade e Perda Dentária

Edentulismo de um Dente (Perda Dentária de um Dente)

Frequentemente pacientes adultos possuem uma ou mais coroas como consequência de grandes restaurações prévias para reparar a integridade de um elemento dentário. Estudos de longevidade sobre coroas geraram resultados discrepantes. O tempo de vida médio de falha da restauração foi de 10,3 anos. Outros estudos estimaram índice de falha de 3% em 23 anos a 20% de falha em três anos. Está sendo estimado que uma coroa de US$ 425 para um paciente de 22 anos de idade irá custar US$ 12 mil durante a vida do paciente para reparar ou substituir.[20]

A primeira causa de perda das coroas é cárie, seguida por terapia endodôntica.[21-29] O dente está em risco de exodontia como resultado dessas complicações, que são as principais causas de perda dentária de um elemento posterior em adultos (Fig. 1-8).

Como consequência, a região posterior da cavidade oral frequentemente necessita de reposição de um único dente.[30-32] Os primeiros molares são os primeiros dentes permanentes a irromperem na boca e, infelizmente, com frequência são os primeiros elementos dentários perdidos como resultado de cárie, falha na terapia endodôntica ou fratura (usualmente depois do tratamento endodôntico). Os primeiros molares são elementos dentários importantes para manter o formato do arco e a adequada relação oclusal (Fig. 1-9).

Próteses Parciais Fixas (Pontes Fixas)

A escolha mais comum para reabilitar a perda de um elemento dentário posterior é a prótese parcial fixa (PPF). Os dentes adjacentes ao que foi perdido são preparados, e as coroas são inseridas e conectadas ao elemento dentário perdido (pôntico) (Fig. 1-10). Essa restauração de três dentes pode ser fabricada dentro de uma a duas semanas e satisfaz os critérios de contorno normal, conforto, função, estética, fala e saúde. Devido a esses benefícios, a PPF vem sendo o tratamento de escolha nas últimas seis décadas. Considerações em

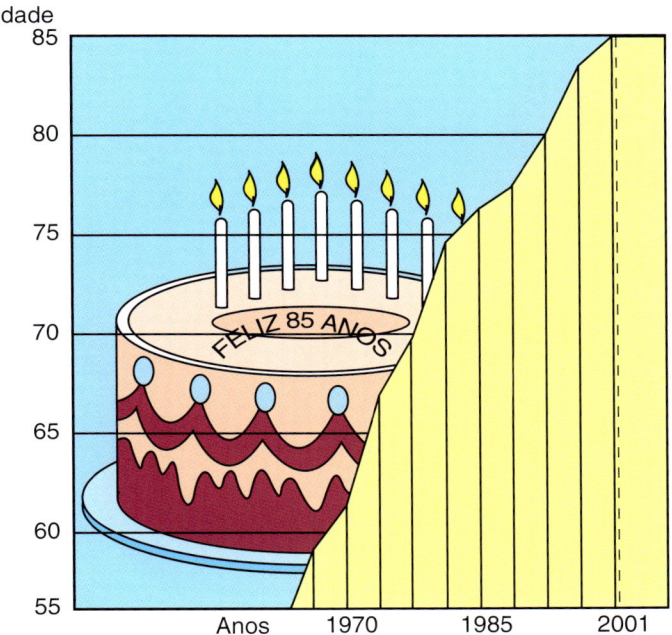

FIGURA 1-4. Expectativa de vida aumentou mais rapidamente desde 1960, comparando com qualquer outra época da história. Como a perda dentária está relacionada diretamente com a idade, um grande número de adultos está perdendo dentes.

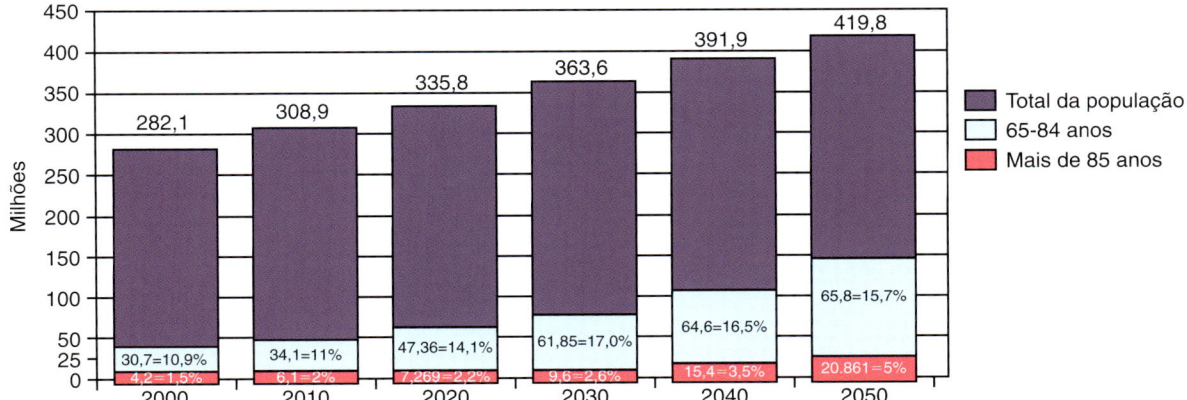

FIGURA 1-5. Em 2050, 20,7% da população terão mais de 65 anos de idade. Além do aumento da porcentagem de adultos de 65 anos de idade, a população também está crescendo. Como resultado, 34,9 milhões de pessoas tinham mais de 65 anos de idade em 2000, e 86,6 milhões de pessoas atingirão este marco em 2050.

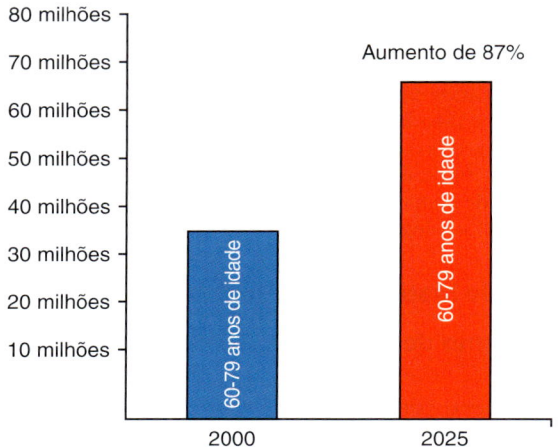

FIGURA 1-6. A população adulta com mais de 60 anos de idade vai crescer em 87% do ano de 2000 a 2025.

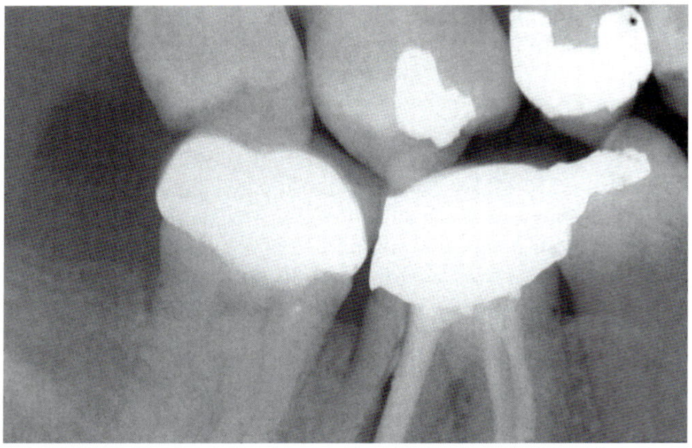

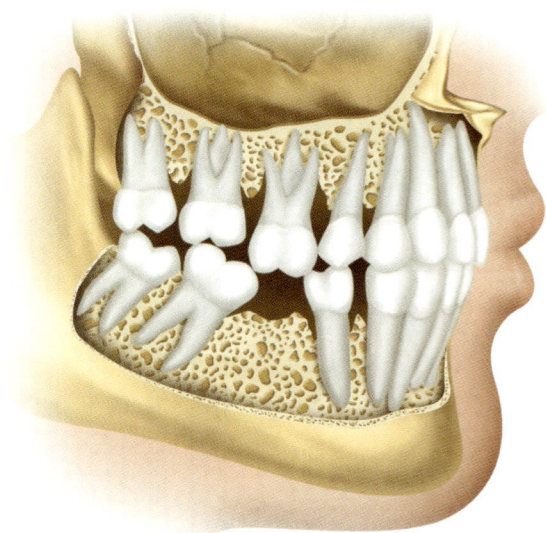

FIGURA 1-8. Um dente posterior tratado endodonticamente possui um risco aumentado de perda ou fratura se comparado a um dente vital.

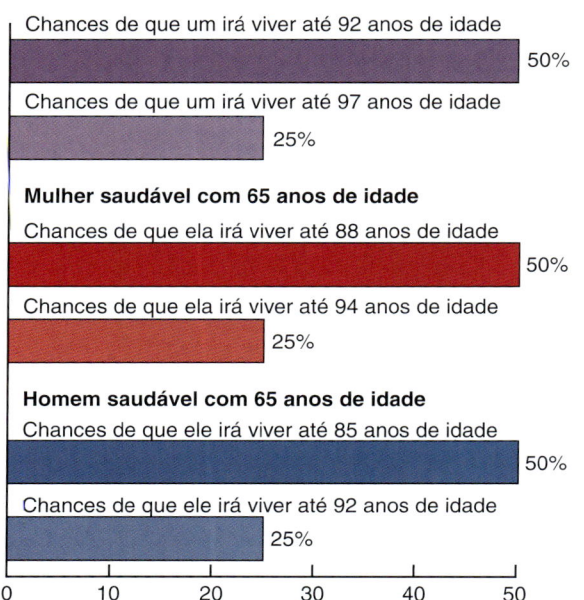

FIGURA 1-7. Quando uma pessoa chega aos 65 anos de idade ela geralmente sente que o investimento em sua saúde é menos apropriado. Uma mulher de 65 anos de idade saudável irá viver mais 23 anos em 50% dos casos, e 29 anos mais em 25% dos casos. Sua condição de saúde oral irá se tornar pior durante esse tempo estendido se o tratamento odontológico não for realizado.

FIGURA 1-9. A ausência de um elemento dentário posterior é uma ocorrência frequente na prática odontológica. O elemento dentário mais comumente ausente é o primeiro molar.

relação ao osso e ao tecido mole no sítio da perda dentária na região posterior são pequenas. Todo dentista está familiarizado com esse procedimento, e é altamente aceito pelo profissional, pelo paciente e pelos planos de saúde odontológicos.

Quase 30% dos adultos de 50 a 59 anos examinados em uma pesquisa nacional nos Estados Unidos exibiram edentulismo unitário e múltiplo entre dentes naturais. Em 1990, mais de quatro milhões de PPF foram instaladas nos Estados Unidos.[21,22,32] Tratamentos para substituir um elemento dentário com prótese fixa representam 7% do reembolso anual odontológico de planos de saúde odontológicos e mais de US$ 3 bilhões a cada ano. Menos da metade da população dos Estados Unidos possui plano de saúde odontológico, e para aqueles que possuem apenas 50% do custo do tratamento são reembolsados. Portanto, as PPF de três elementos dentários podem custar nos Estados Unidos aproximadamente mais de US$ 10 bilhões a cada ano.

Uma PPF de três elementos dentários apresenta limitações de sobrevida da restauração e, mais importante, do dente pilar.[27,29] O índice de sobrevida da PPF é menor se comparado ao de qualquer restauração de coroa unitária. Em uma revisão de 42 estudos desde 1970, Creugers et al. calcularam um taxa de sobrevida de 74% para as PPF em 15 anos.[25] Respectivamente, Walton et al.[27] e Schwartz et al.[21] relataram uma expectativa de vida média de 9,6 a 10,3 anos. Entretanto, os estudos são bastante inconsistentes, com perda de 3% com 23 anos a 20% com três anos.[21-29,32]

A incidência de falha de PFP é maior quando comparada a uma única coroa, além de submeter o dente pilar a maiores riscos. As falhas mais comuns na prótese são cárie (deterioração) e falha endodôntica (canal radicular) do dente pilar.[27,28] Enquanto o risco de cárie para uma coroa em cinco anos é de 1%, o risco de cárie em uma PPF é de mais de 20%. O pôntico age como um retentor de placa bacteriana na PPF, e o dente pilar geralmente apresenta a lesão de cárie (Fig. 1-11). Como resultado de falha estrutural devido

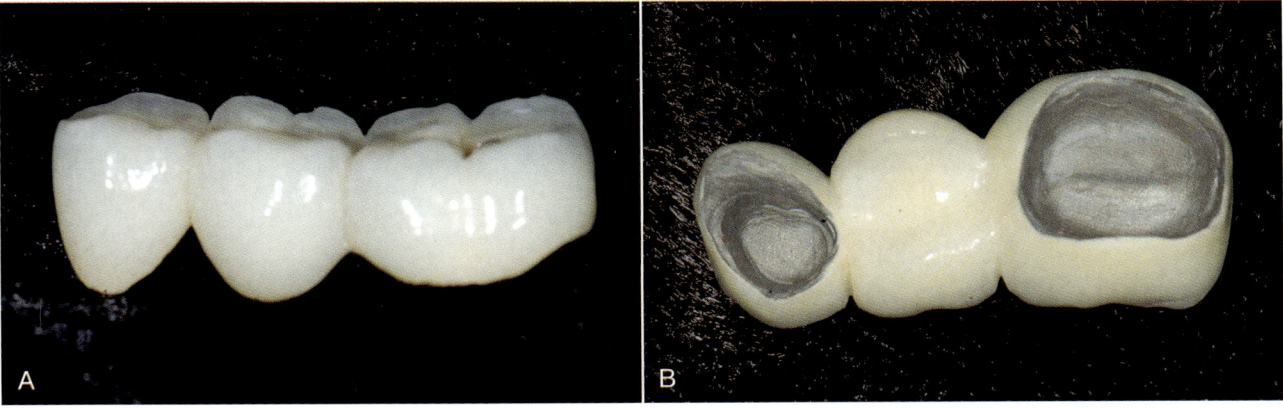

FIGURA 1-10. **A,** Uma prótese parcial de três elementos é o método mais comum de substituir um elemento dentário na região posterior da mandíbula. **B,** Para substituir um elemento dentário perdido, os dentes adjacentes ao espaço são preparados e o dente perdido é preso às coroas.

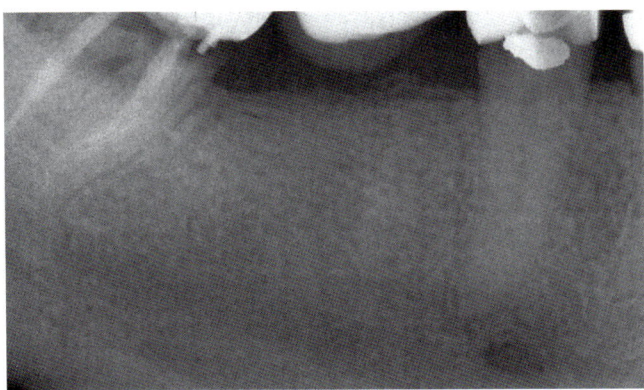

FIGURA 1-11. O dente pilar da prótese parcial fixa geralmente sofre cárie na margem próxima ao pôntico, pois o mesmo age como um retentor de placa e dificilmente recebe uma boa higiene oral diária.

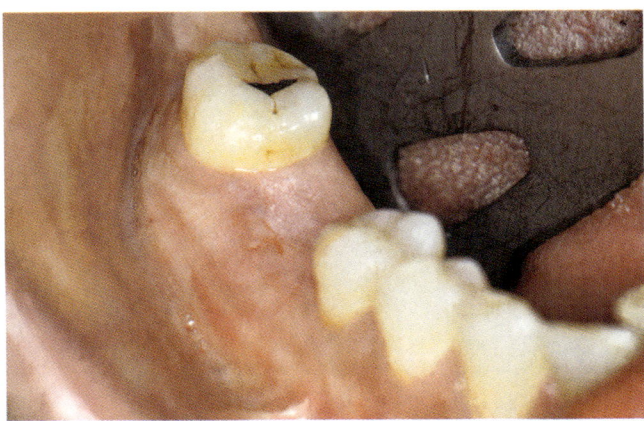

FIGURA 1-12. Quase 80% das vezes em que um dente posterior está ausente, o dente adjacente possui nenhuma ou apenas uma pequena restauração.

QUADRO 1-1 Prótese Parcial Fixa *versus* Complicações da Coroa

Cáries: 22-27% *versus* 1%
Problema relacionado a tratamento endodôntico (p. ex., perda, fratura): 11-15% *versus* 3%
Restauração sem retenção: 7-11% *versus* 2%
Fratura da porcelana: 7-10% *versus* 3%

QUADRO 1-2 Substituição de um Elemento Unitário - Prótese Parcial Fixa

- Estimativa de duração da prótese parcial fixa (PPF) (50% de sobrevida) é relatada em 15 anos
- Problemas endodônticos e cárie são as principais causas de fracasso da PPF (> 20%)
- Perda do dente pilar da PPF é de 8 a 12% em 10 anos e de 30% em 15 anos
- 80% dos dentes adjacentes ao elemento dentário ausente não possuem ou possuem pequena restauração

---

à cárie e falha na terapia endodôntica, o risco de perda do dente pilar aumenta. Até 15% dos dentes pilares de uma PPF necessitam de tratamento endodôntico, comparados a 3% dos dentes não pilares que possuem coroas preparadas[25] (Quadro 1-1). Além disso, os dentes pilares preparados e com coroa podem se tornar sensíveis ao frio devido à hiperemia relacionada ao trauma durante o preparo do elemento dentário.

Resultados desfavoráveis de falha de uma PPF incluem tanto a necessidade de substituição da prótese que falhou e a perda de qualquer dente pilar levando à necessidade de pônticos (substituição de elemento dentário) e de dentes pilares adicionais na substituição da ponte fixa. Aproximadamente 8 a 12% dos dentes pilares que sustentam a PPF são perdidos dentro de 10 anos.[8] Os dentes pilares da PPF podem ser perdidos em índices maiores que 30% dentro de 14 anos.[26] As razões mais comuns para a perda de um único elemento dentário são a falha no tratamento endodôntico ou a fratura do dente (usualmente após terapia endodôntica). Uma vez que 15% dos dentes pilares requerem tratamento endodôntico e a terapia pode apresentar índice de falha de 10% em oito anos, o dente pilar apresenta um risco de perda aumentado.

Quase 80% dos dentes pilares preparados para uma PPF de três elementos dentários possuem quase nenhuma ou apenas mínima restauração[33,34] (Fig. 1-12). Em vez de remover a estrutura dentária e preparar dois ou mais dentes – além de aumentar o risco de cárie e de terapia endodôntica (unindo dente com pônticos, que possuem o potencial de causar perda dentária adicional) – o implante dental pode substituir um único dente (Quadro 1-2).

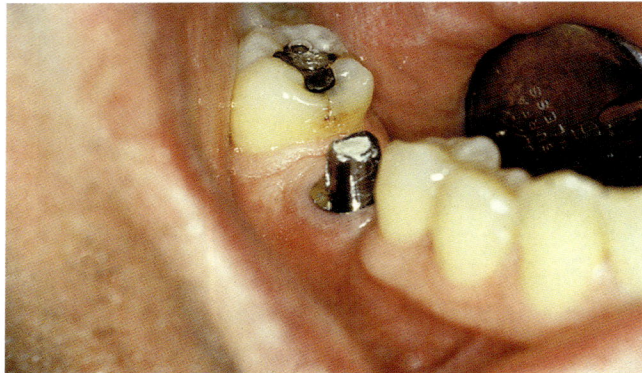

FIGURA 1-13. Um implante unitário na região posterior da cavidade oral é geralmente o tratamento de escolha.

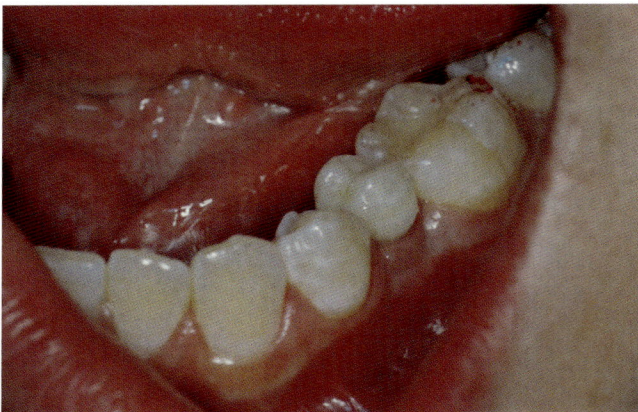

FIGURA 1-15. Aspecto clínico de 10 anos de pós-operatório de um implante unitário substituindo o segundo pré-molar.

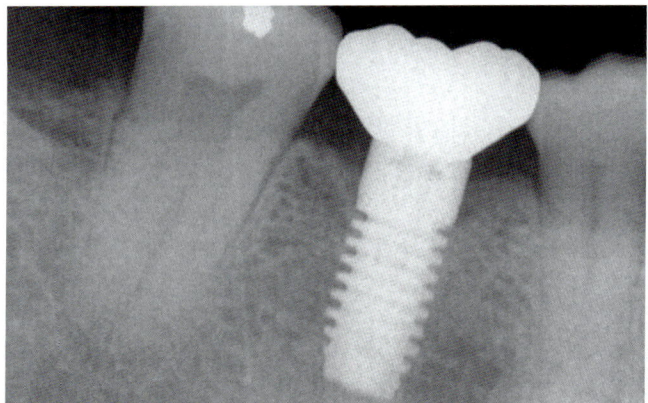

FIGURA 1-14. Um implante unitário para substituir a ausência de um dente possui o maior índice de sucesso, e o elemento dentário adjacente apresenta menos chance de ter cárie, de necessitar de tratamento endodôntico ou de resultar em perda dentária adicional.

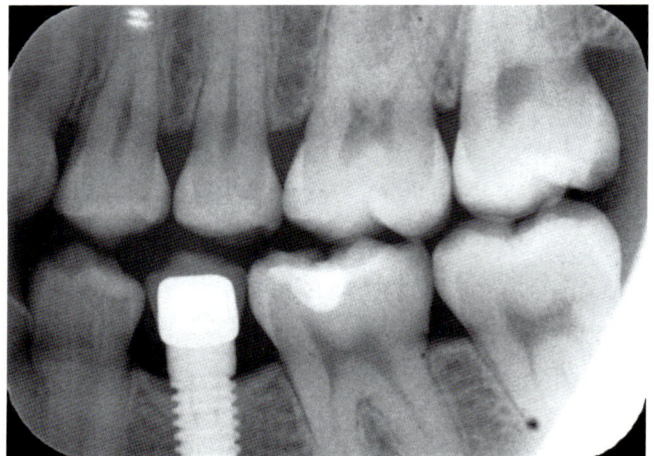

FIGURA 1-16. Radiografia *bite-wing* de um implante unitário após 10 anos. Os dentes adjacentes não apresentam nenhuma restauração nesse intervalo de tempo.

Implante Dental Unitário

A primeira opção de tratamento para substituir um elemento dentário posterior ausente é um implante unitário (Fig. 1-13). Durante anos os pacientes foram aconselhados a deixar de lado seus desejos e aceitar as limitações de uma PPF. Entretanto, muitos deles acreditam que o método mais natural de substituir um dente é instalando um implante, em vez de preparar elementos dentários adjacentes e uni-los com uma prótese. As principais razões da sugestão de uma PPF são a facilidade de execução clínica, o custo baixo e o tempo de tratamento reduzido. Contudo, se esse conceito for ampliado as extrações substituiriam o tratamento endodôntico, e as próteses parciais removíveis poderiam ser uma opção à prótese fixa. Os principais motivos para sugerir ou realizar o tratamento não deveriam ser baseados no tempo de tratamento, no custo ou na dificuldade do procedimento, mas sim em considerar a melhor possibilidade de solução a longo prazo para cada indivíduo.

Desde 1993 até os dias de hoje estudos sobre a taxa de sobrevida de implantes unitários validam esse procedimento como o método mais previsível para substituir um elemento dentário. Existem mais referências de estudos sobre implante unitário do que qualquer outro método de substituição de um dente,[35] e todos esses estudos demonstraram uma alta taxa de sobrevida para os implantes unitários. Em 1995, Haas *et al.* relataram que 76 implantes unitários em um período de seis anos apresentaram taxa de sobrevida de 97% e de 2,6% de perda do implante.[36] Fugazzotto avaliou 1.472 implantes dentais durante um período de 13 anos, e obteve como resultado 97% de índice de sucesso durante esse período.[37] Em 2008 Misch *et al.* relataram que em mais de 1.300 implantes dentais em um período de 10 anos encontraram índice de sucesso de mais de 99%.[34] É importante citar que a taxa de sobrevida dos dentes adjacentes e o índice de restauração foram maiores do que em qualquer outro método de tratamento para substituição de um elemento dentário (Fig. 1-14).

Goodacre *et al.* realizaram uma revisão de literatura pelo Medline de 1980 a 2001 e observaram que o índice de sucesso em implantes unitários foi de aproximadamente 97% – mais alto do que qualquer outra prótese sobre implantes.[35] Em comparação, os índices de falha de uma PPF podem ser maiores do que 20% em três anos, e 50% em 10 a 15 anos. Como resultado, um implante unitário exibe maiores índices de sobrevida para substituir um único elemento dentário. Importante ressaltar que os estudos indicam menores índices de restauração e de perda de dentes adjacentes, o que é considerado uma vantagem[33,34] (Figs. 1-15 e 1-16). Apesar de algumas limitações e desafios clínicos óbvios, o implante unitário representa o tratamento de escolha a partir do ponto de vista de saúde e custo-benefício.[38]

Quando os dentes adjacentes estão hígidos ou quando o paciente se nega a permitir o preparo dos elementos dentários para a fabricação de uma tradicional prótese fixa parcial de três elementos, o implante unitário posterior é uma excelente solução. As vantagens relacionadas à saúde desta modalidade sobre a restauração fixa parcial são listadas no Quadro 1-3, e incluem a redução do risco

QUADRO 1-3 Implantes Unitários - Vantagens

- Altas taxas de sucesso (acima de 97% em 10 anos)
- Diminuição do risco de cárie em dentes adjacentes
- Diminuição do risco de problemas endodônticos nos dentes adjacentes
- Aumento da capacidade de limpeza das superfícies proximais dos dentes adjacentes
- Melhora da estética nos dentes adjacentes
- Melhora na manutenção de osso na região edentada
- Diminuição da sensibilidade ao frio e à percussão nos dentes adjacentes
- Vantagens psicológicas
- Diminuição do risco de perda de dentes adjacentes

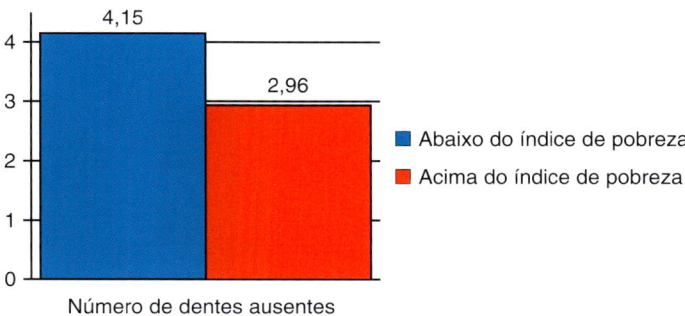

FIGURA 1-18. O número de dentes ausentes na população adulta nos Estados Unidos não é muito afetado por fatores econômicos.

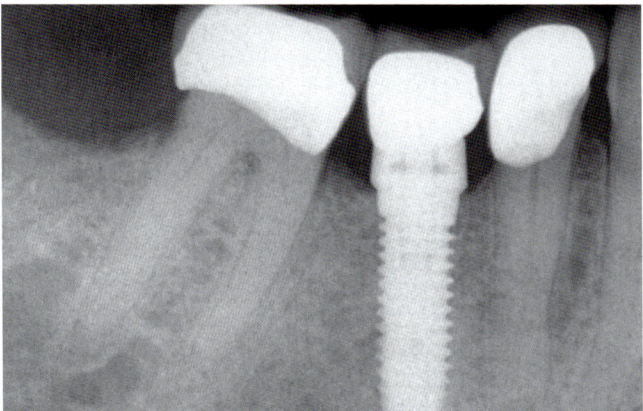

FIGURA 1-17. Mesmo quando o dente adjacente ao elemento dentário ausente requer uma coroa o implante é o tratamento de escolha, pois coroas unitárias em dentes adjacentes aos implantes apresentam poucas complicações e aumentam sua longevidade, em comparação com dentes pilares de uma prótese fixa parcial de três elementos.

de deterioração dentária e de doenças periodontais, a diminuição do risco de perda do dente pilar por cárie ou falha do tratamento endodôntico e melhora da estética (pois o dente adjacente permanece sem restauração). Na verdade, mesmo quando o dente adjacente necessita de coroa o implante unitário geralmente é o tratamento de escolha, pois diminui o risco de cáries dos dentes pilares de uma PPF (Fig. 1-17). Vantagens psicológicas, especialmente em ausências dentárias congênitas ou a perda dentária após restauração da coroa, são bem significativas. Essas vantagens são tão importantes para a saúde e a condição periodontal dos dentes adjacentes e para a manutenção do formato do arco que o implante unitário se tornou o tratamento de escolha na maioria das situações.

Considerações econômicas podem jogar contra o implante dental apenas durante os primeiros anos. Comparado à PPF, o implante dental unitário se torna mais vantajoso economicamente não apenas por condições de saúde como também financeiramente, após o período de sete anos, tempo durante o qual o paciente não necessitará substituir a prótese. Como resultado, as futuras economias compensarão o alto custo inicial, especialmente porque os dentes adjacentes tendem a sobreviver mais e a substituição de restauração será desnecessária.[39,40]

Edentulismo Parcial (Perda Dentária)

A prevalência de edentulismo parcial também é de interesse devido ao crescente número de implantes instalados nesses pacientes. Uma pesquisa de 1988 a 1991 nos Estados Unidos relatou que apenas 30% dos pacientes possuíam todos os 28 dentes. Pacientes parcialmente dentados possuíam uma média de 23,5 dentes.[9,32,41] De 1999 a 2004 uma pesquisa de acompanhamento demonstrou que a média de número de dentes perdidos foi menor que dois dentes dos 28 dentes no grupo de 20 a 39 anos. Entretanto, esse número cresceu rapidamente em uma média de nove dentes perdidos em adultos com mais de 60 anos.[42] A média de dentes ausentes na população abaixo da linha da pobreza era de quatro dentes, comparada com a média de três dentes referente à população acima da linha da pobreza (Fig. 1-18). Portanto, a renda financeira não era o principal fator determinante para o número de elementos dentários perdidos. A média de perda dentária em idosos parcialmente edentados com mais de 60 anos é de 10 dentes, sendo que idosos de mais idade perdem mais três dentes em média, comparados aos idosos de menos idade. As estatísticas de edentados parciais entre homem e mulher são similares.

Em um estudo de 1987 foi constatada que a maior transição entre uma arcada dentária completa e uma parcialmente edentada ocorreu no grupo de 35 a 54 anos de idade.[19,32] A taxa de crescimento desta parcela da população foi de aproximadamente 30% em 1982 e continua crescendo, mais do que em qualquer outro grupo de idade. Em 1982, por exemplo, esse grupo que corresponde à faixa etária de 35 a 54 anos de idade aumentou de 39 milhões de americanos para 79 milhões em 2005. O número de dentes perdidos por paciente pode parecer que sofreu redução, entretanto o número de dentes perdidos irá continuar crescendo como resultado do envelhecimento da população. Por isso a necessidade do serviço de implantodontia em pacientes parcialmente edentados irá crescer brutalmente durante as próximas décadas.[14]

Os dentes ausentes mais comuns são os molares.[31] É de particular interesse o edentulismo de extremidade livre, pois nesses pacientes os dentes são geralmente substituídos por uma prótese parcial removível. Essa condição raramente é encontrada em pessoas com menos de 25 anos de idade. O edentulismo de extremidade livre na mandíbula é maior do que na maxila em todos os grupos de idade. O edentulismo de extremidade livre unilateral é mais comum do que o bilateral, tanto no arco superior quanto no inferior nos grupos jovens (idade de 25 a 44 anos de idade). Cerca de 13,5 milhões de pessoas desse grupo jovem possuem extremidade livre em uma das arcadas (Fig. 1-19).

Nos pacientes de 45 a 54 anos de idade 31,3% possuem extremidade livre na mandíbula e 13,6% na maxila. Aproximadamente 9,9 milhões de pessoas dessa faixa etária apresentam pelo menos uma extremidade livre em um quadrante, e praticamente metade delas possui edentulismo parcial bilateral.[10] O padrão de edentulismo na região posterior se desenvolve no grupo de 55 a 64 anos de idade, em que 35% da arcada inferior apresentam extremidade livre em comparação com 18% na arcada superior. Como resultado, aproximadamente 11 milhões de indivíduos nessa faixa etária são

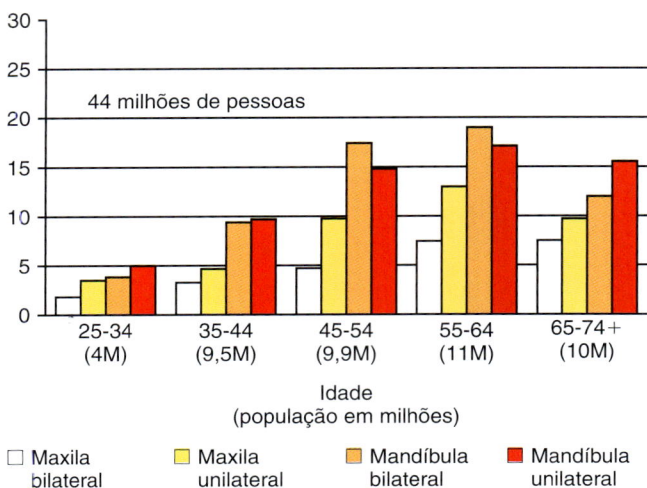

FIGURA 1-19. Existem mais de 44 milhões de pessoas nos Estados Unidos com pelo menos um dos quadrantes apresentando ausência de dentes posteriores (sendo mais frequente na mandíbula).

> **QUADRO 1-4** Problemas com a Prótese Parcial Removível
>
> - Baixa taxa de sobrevida - 60% em 4 anos
> - Taxa de sobrevida de 35% em 10 anos
> - Taxa de reparo no dente pilar - 60% em 5 anos e 80% em 10 anos
> - Aumento da mobilidade, da retenção de placa, do sangramento à sondagem e de cáries no dente pilar
> - Perda do dente pilar em 44% dos casos em 10 anos
> - Perda óssea acelerada em região edentada com o uso da prótese parcial removível

candidatos potenciais a implantes. Além disso, 10 milhões possuem extremidade livre com 65 ou mais anos de idade.

Estudos adicionais documentaram que de uma a cinco pessoas da população americana de civis não institucionalizados possuem alguma forma de prótese removível.[43-45] Em uma pesquisa dos Estados Unidos, o número total de prováveis pacientes com pelo menos um quadrante com ausências dentárias posteriores é de mais de 44 milhões de pessoas.[10] Se cada arcada precisar de três implantes para suportar uma prótese fixa serão necessários 132 milhões de implantes.

Prótese Parcial Removível

A prótese parcial removível mucossuportada possui um dos mais baixos índices de aceitação na odontologia. Metade dos pacientes com próteses parciais removíveis mastigam melhor sem a prótese. Um estudo escandinavo de 44 anos atrás revelou que apenas 80% dos pacientes faziam uso da prótese após um ano. O número diminuía para apenas 60% das próteses parciais removíveis de extremidade livre sendo usadas pelos pacientes após quatro anos. Esse índice se reduziu para apenas 35% em 10 anos.[46-50] Em outro estudo, poucas próteses parciais duravam mais que 6 anos.[51] Contudo, um em cinco adultos americanos usou algum tipo de prótese dental removível, e 60% relataram ter pelo menos um tipo de problema com ela.[44]

Estudos sobre prótese parcial removível indicam que a saúde dos dentes remanescentes e dos tecidos orais adjacentes geralmente se deteriora.[46,52] Em um estudo que avaliou a necessidade de reparar o dente pilar como o indicador de falha, a taxa de "sucesso" de uma prótese parcial removível convencional foi de 40% com cinco anos e de 20% com 10 anos.[48] Pacientes que fazem uso da prótese parcial geralmente exibem grande mobilidade no dente pilar, maior retenção de placa, aumento de sangramento à sondagem, maior incidência de cárie, inibição à fala, inibição ao paladar e uso inadequado da prótese.[49-52] O estudo de Shugars *et al.* observou que a perda do dente pilar na prótese parcial removível pode ser maior que 23% em cinco anos e de 38% em oito anos.[26] Aquilino *et al.* relataram a perda de 44% dos dentes pilares em 10 anos em uma prótese parcial removível[53] (Quadro 1-4).

O dente pilar natural, no qual retentores diretos e indiretos são confeccionados, deve ser submetido a forças laterais adicionais. Muitas próteses parciais são feitas para minimizar as forças aplicadas sobre os dentes pilares, pois estes geralmente já se encontram comprometidos por apresentarem suporte periodontal deficiente. O resultado é um aumento na mobilidade da prótese removível e do suporte do tecido mole. Essas condições protegem os dentes remanescentes, porém aceleram a perda óssea nas regiões edentadas.[54] Deve-se notar que a perda óssea é acelerada nas regiões de suporte em tecido mole em pacientes que fazem uso da prótese removível, em comparação com os casos em que os pacientes não usam prótese (Fig. 1-20). Com isso, terapias alternativas que melhorem as condições orais e preservem o osso são frequentemente permitidas.

Edentulismo Total

O edentulismo total não é uma ocorrência eventual e saudável em uma população adulta. Ao contrário, é o resultado mais frequente de exodontias repetidas devido a uma combinação do processo patológico da cárie, da doença periodontal ou de um método para reduzir os custos associados ao tratamento dentário.[55-57] Similar a outros resultados patológicos de doenças, a ocorrência da perda total dos dentes está diretamente relacionada com a idade do paciente. A taxa de edentulismo aumenta 4% a cada 10 anos em adultos jovens, e aumenta para mais de 10% por década após os 70 anos de idade.[57]

A taxa média de edentados em todo o mundo é de 20% na população adulta aos 60 anos de idade, embora haja grande discrepância entre os países com as maiores e menores taxas.[57] Do grupo de 65 a 74 anos de idade, por exemplo, a taxa de edentados totais no Quênia e na Nigéria era de 4%, porém na Holanda e na Islândia foi de 65,4% e 71,5%, respectivamente. A taxa de edentados no Canadá foi de 47% na faixa etária de 65 a 69 anos de idade e de 58% na de 70 a 98 anos de idade (com Quebec apresentando taxa de 67% em indivíduos com mais de 65 anos de idade, comparado a Ontário, com 41% de taxa).

Um dos fatores que influenciam o edentulismo total é o nível de instrução. Dados da Pesquisa de Promoção de Saúde Canadense de 1990 mostraram que enquanto a população menos instruída possuía um índice de 50% de edentados, aqueles com ensino superior apresentavam um índice abaixo de 4%.[58] Os Estados Unidos mostraram um padrão similar no período de 1988 a 1994, com a taxa de edentados de 22% para aqueles que possuíam menos de oito anos de estudos, 12% para aqueles com nove a 11 anos de estudo, 8% para aqueles com 12 anos de estudos e 5% para indivíduos com mais de 12 anos de estudos.[41]

Embora a renda financeira esteja frequentemente relacionada à educação, não possui tanta influência sobre os índices de edentulismo. A perda completa dos dentes em adultos americanos que estavam abaixo da linha de pobreza nos anos de 1999 a 2004 era de 9,28%, e era de 4,41% dos indivíduos acima da linha da pobreza, apenas uma diferença de 5% (Fig. 1-21). Países com maior nível de receita não apresentam necessariamente menor perda dentária. Por exemplo, enquanto Islândia e Holanda possuem a maior taxa de perda total dos dentes aos 70 anos de idade com um produto interno bruto (PIB) de US$ 17 mil, Quênia e Gâmbia possuem uma das menores taxas de edentulismo total e PIB menor do que US$ 2.500 (Fig. 1-22). Uma observação interessante é que um grande número de cirurgiões dentistas em um país (a cada 10 mil habitantes) não reduz o índice de edentados completos. Na verdade, os países com o maior número de dentistas geralmente possuem uma alta taxa de edentulismo total (Fig. 1-23).

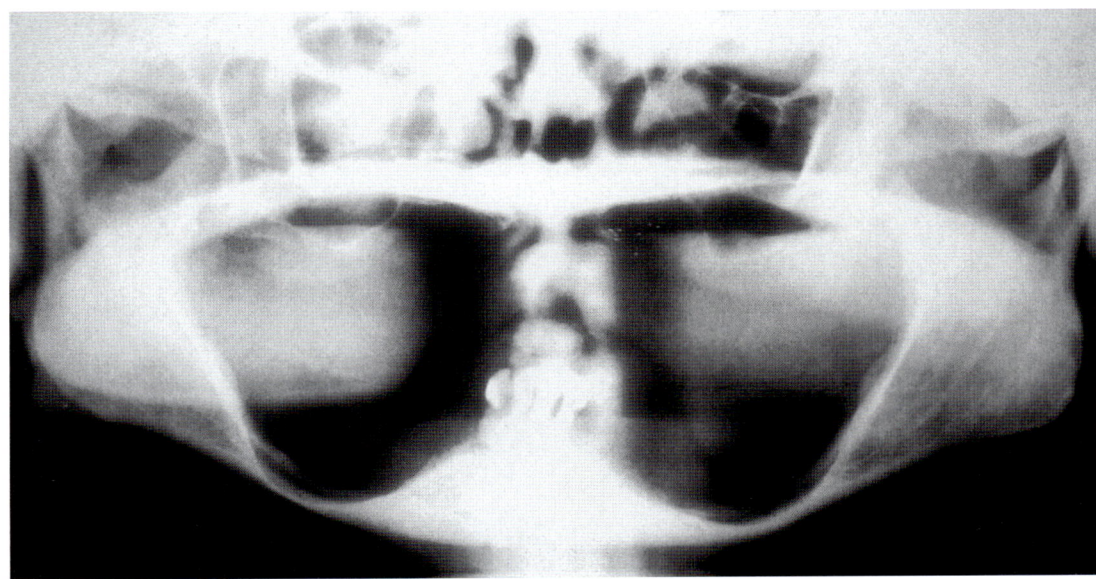

FIGURA 1-20. Radiografia panorâmica demonstrando que mais osso é mantido abaixo dos dentes anteriores com doença periodontal, comparando com a perda de osso basal e atrofia severa no segmento posterior edentado. O uso de prótese removível parcial classe I na mandíbula tem aumentado a perda óssea na região posterior. Mesmo os dentes apresentando envolvimento periodontal poderão manter mais osso do que a prótese parcial removível, pois a mesma pode causar perda de osso basal.

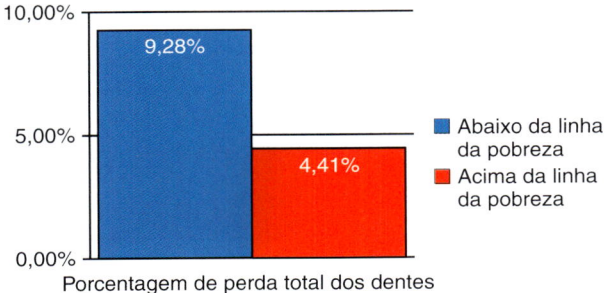

FIGURA 1-21. O edentulismo total nos Estados Unidos é em média de 9% no grupo abaixo da linha da pobreza de 20 a 64 anos de idade, e de 4,4% no grupo acima da linha da pobreza, uma diferença de menos de 5%.

Uma pesquisa realizada nos Estados Unidos de 1999 a 2002 observou que o edentulismo total nas duas arcadas dentárias ocorreu em 7,7% dos adultos americanos, ou praticamente 20 milhões de pessoas.[41] A atual população jovem é beneficiada pela tecnologia avançada e pelas técnicas restauradoras atuais. O edentulismo total foi observado em 5% dos adultos empregados com a idade de 40 a 44 anos de idade, aumentando gradualmente para 26% aos 65 anos e praticamente para 44% nos idosos com mais de 75 anos[9] (Fig. 1-24). Como é esperado, pessoas mais velhas são mais propensas a perderem todos os seus dentes. Após ajustes feitos de acordo com a idade, não foi encontrada relação entre o gênero e a retenção ou a perda de dentes.

A arcada superior pode estar completamente edentada, e a arcada inferior com a presença de alguns dentes. Essa condição ocorre 35 vezes mais do que a situação inversa. Aos 45 anos de idade, 11% da população possui edentulismo total na maxila com dentes na mandíbula, que aumenta para 15% aos 55 anos de idade e permanece relativamente constante.[45] Portanto, um total de 12 milhões de adultos nos Estados Unidos são edentados totais em uma das arcadas, representando 7% de toda a população adulta.

A porcentagem de uma ou das duas arcadas serem totalmente edentadas se traduz em mais de 30 milhões de pessoas, ou aproximadamente 17% de toda a população adulta nos Estados Unidos.[45] Ao colocar esses números em perspectiva, 30 milhões de pessoas representam aproximadamente toda a população afrodescendente dos Estados Unidos, da população hispânica nos Estados Unidos, toda a população do Canadá ou o total da população dos Estados Unidos com mais de 65 anos de idade.

Embora o índice de edentulismo total esteja diminuindo a cada década, a população idosa está crescendo tão rápido que a população adulta que necessita de uma ou duas próteses totais irá crescer de 33,6 milhões em 1991 para 37,9 milhões em 2020. O número total de arcadas edentadas completas está estimado em 56,5 milhões em 2000, 59,3 milhões em 2010 e 61 milhões em 2020.[59] Por isso o edentulismo total permanece uma significativa preocupação, e os pacientes afetados geralmente necessitam de implante dental para solucionar vários problemas relacionados a essa condição. Se quatro implantes são usados para ajudar a suportar uma arcada edentada completa, um total de 226 milhões de implantes deve ser necessário. Porém, apenas 10 milhões de implantes foram instalados em 2010 em todos os tratamentos realizados nos pacientes. Quase 70% dos dentistas gastam menos de 1 a 5% do período do tratamento em pacientes edentados, deixando uma grande necessidade não preenchida pela implantodontia.

Quando o grupo de edentados parciais é adicionado à porcentagem dos edentados totais, mais de 30% da população dos Estados Unidos são candidatos a uma prótese removível parcial ou total. A necessidade de retenção adicional, suporte, estabilidade e o desejo de eliminar a prótese removível são indicadores típicos para indicação do implante dental. Como resultado, 74 milhões de adultos (90 milhões de arcadas) são possíveis candidatos para o implante dental. Já que um mínimo de cinco consultas é necessário para instalar um implante dental e reabilitar o paciente, todo dentista dos Estados Unidos poderia precisar de aproximadamente 20 consultas todo mês por 20 anos para tratar a atual população edentada total e posterior parcial com prótese suportada por implante.[60] A combinação do aumento da média de idade e da existência de uma população parcial ou totalmente edentada garante o futuro da implantodontia por diversas gerações de dentistas.

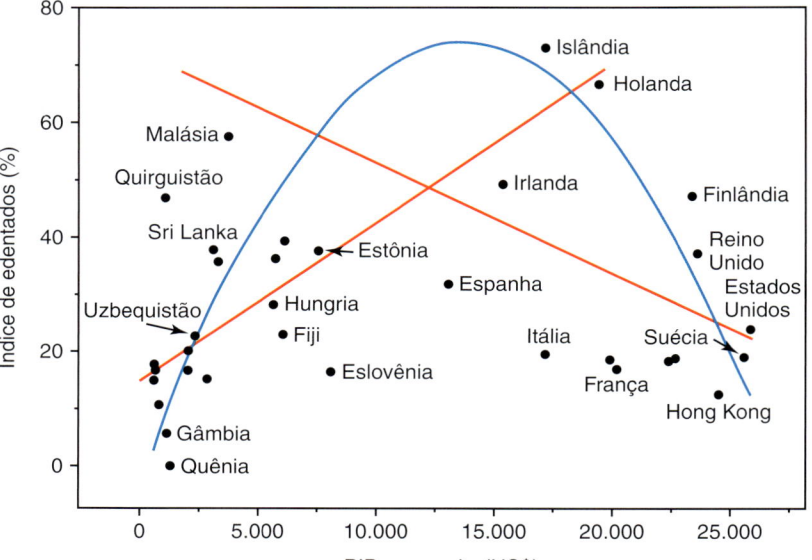

FIGURA 1-22. O produto interno bruto (PIB) no mundo inteiro não é relacionado ao índice de edentulismo. Muito dos países ricos possuem uma taxa maior de edentulismo total aos 70 anos de idade do que os países pobres.

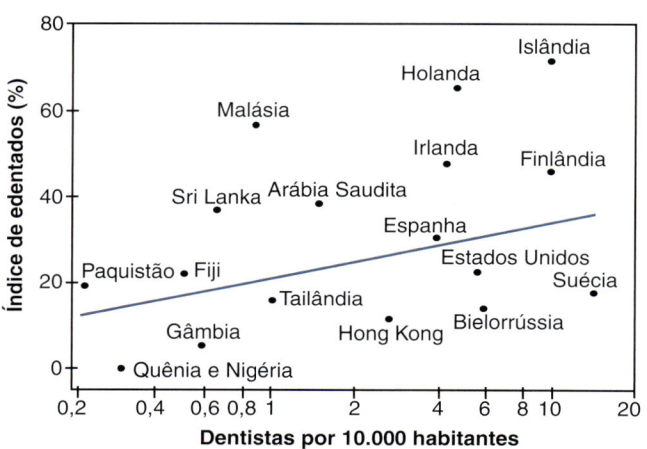

FIGURA 1-23. A incidência de edentulismo total na população adulta em todo o mundo é em média de 20%. É interessante notar que geralmente quanto maior for o número de cirurgiões dentistas por população, maior será o índice de edentulismo. (Adaptado de Mojon P: The world without teeth: demographic trends. Em Feine JS, Carlsson GE, editors: *Implant overdentures: the standard of care for edentulous patients*, Carol Stream, IL, 2003, Quintessence.)

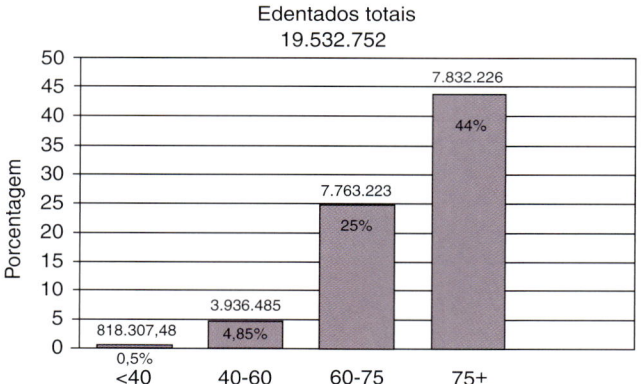

FIGURA 1-24. O índice de edentados totais na população dos Estados Unidos varia entre 0,5% nos adultos de 40 anos de idade e 44% para os maiores de 75 anos. Como resultado, 20 milhões de pessoas (10,5% da população) nos Estados Unidos não possuem dente algum. Além disso, 12 milhões de pessoas (7% da população adulta) não possuem dentes na arcada superior, contra pelo menos alguns dentes na arcada inferior.

Consequências Anatômicas do Edentulismo

Existem diversas consequências negativas para os pacientes edentados totais. Elas incluem desde perda óssea contínua das arcadas, consequências nos tecidos moles que suportam as próteses, consequências na estética facial devido à perda óssea, diminuição da dinâmica mastigatória e problemas relacionados à dieta alimentar e aos aspectos psicológicos em relação à perda de todos os elementos dentários (Quadro 1-5).

Perda Óssea

O osso basal forma a estrutura esquelética dentária, contém a maior parte das inserções musculares e começa a se formar no feto antes do desenvolvimento dos dentes. O osso alveolar (osso ao redor dos dentes) aparece pela primeira vez quando a bainha de Hertwing do

> **QUADRO 1-5** Consequências do Edentulismo Total
>
> - Perda óssea contínua dos ossos maxilares
> - Alterações negativas dos tecidos moles dos maxilares
> - Alterações faciais estéticas negativas
> - Redução da dinâmica mastigatória
> - Efeitos negativos da dieta alimentar na saúde
> - Problemas psicológicos

germe dentário se desenvolve[61] (Fig. 1-25). O osso alveolar não se forma na ausência do dente decíduo ou permanente (Fig. 1-26). A relação íntima entre o dente e o processo alveolar permanece por toda a vida.

A lei de Wolff (1892) diz que o osso remodela de acordo com as forças aplicadas sobre ele.[62] Toda vez que a função do osso é modificada, há uma mudança definitiva na arquitetura interna e na configuração externa do osso.[63] Na odontologia as consequências do edentulismo total e do volume ósseo remanescente foram observadas por J. Misch em 1922, quando ele descreveu a estrutura esquelética de uma mulher com 90 anos de idade, edentada durante muitas décadas[64] (Fig. 1-27).

O osso precisa de estímulos para manter sua forma e sua densidade. No estudo de Roberts *et al.* foi relatado que 4% de pressão sobre o sistema esquelético mantém o osso e ajuda a balancear o processo de reabsorção e formação óssea.[65] Os dentes transmitem forças compressivas e de tensão ao osso adjacente. Essas forças foram medidas como um efeito piezoelétrico nos cristais imperfeitos de durapatita que compõem a porção inorgânica do osso.[66] Quando um dente é perdido, a falta de estímulo ao osso residual causa uma redução no trabeculado e na densidade óssea daquela região, com a perda na largura externa, depois na altura do volume ósseo.[67] Observa-se uma redução de 25% da cortical externa do osso durante o primeiro ano após a perda dentária e redução total de 4 mm da altura durante o primeiro ano após as exodontias para colocação de uma prótese imediata.[68] Em um estudo longitudinal de 25 anos em pacientes edentados, a radiografia cefalométrica de perfil demonstrou perda óssea contínua durante este intervalo de tempo, com uma perda quatro vezes maior observada na mandíbula.[69,70] Em 1963 Atwood introduziu os cinco estágios diferentes de perda óssea na região anterior da mandíbula após as exodontias[71] (Fig. 1-28). Entretanto, como inicialmente a altura do osso da mandíbula é duas vezes maior que a da maxila, a perda óssea na maxila também é significativa nos paciente edentados a longo prazo.

O dente é necessário para o desenvolvimento do osso alveolar, e o estímulo a esse osso é necessário para manter a sua densidade e o seu volume. A prótese removível (total ou parcial) não estimula nem mantém o osso, em vez disso acelera a perda óssea. Mesmo o dente com comprometimento periodontal estimula e mantém o volume ósseo melhor do que um dente ausente que foi substituído por uma prótese parcial removível (Fig. 1-20). A carga mastigatória de uma prótese é transferida apenas para a superfície óssea, e não para a estrutura óssea. Como resultado, o suprimento sanguíneo é reduzido e ocorre a perda do volume total do osso.[70] Esse problema, que é de extrema importância, foi observado porém não tratado pela odontologia tradicional.

Os dentistas frequentemente negligenciam a perda óssea que acontece após a exodontia. O paciente geralmente não é informado sobre as mudanças anatômicas e as potenciais consequências da perda óssea contínua. A perda óssea acelerada acontece quando o paciente faz uso de próteses mucossuportadas mal adaptadas. Os pacientes não entendem que a perda óssea ocorre continuamente ao longo do tempo e em um ritmo maior através de próteses mal adaptadas. Pacientes não retornam para visitas regulares para avaliação da condição da prótese, em vez disso eles retornam vários anos depois, quando a prótese está bem desgastada ou quando não conseguem mais tolerá-la. Na verdade, um paciente que faz uso de prótese total vai, em média, visitar o dentista a cada 14,8 anos. Portanto, o método tradicional de substituir um elemento dentário (prótese) geralmente afeta a perda óssea de uma maneira que não é significativamente considerada pelo dentista e pelo paciente. O profissional deveria informar ao paciente que a prótese substitui mais osso e tecido mole do que propriamente os dentes, e que a cada cinco anos um reembasamento ou uma nova prótese é sugerida para compensar a perda óssea adicional pela atrofia que vai ocorrer (Fig. 1-29).

A odontologia preventiva tradicionalmente enfatiza os métodos para reduzir a perda dentária ou do tecido ósseo que suporta o dente. Essa perda óssea geralmente é aferida em milímetros. Nenhuma técnica tinha sido promovida e aceita pelo profissional para evitar as mudanças ósseas resultantes da perda de um elemento dentário. As mudanças ósseas após a perda de todos os dentes podem ser medida em centímetros. Hoje em dia o dentista deve considerar tanto a perda dos dentes quanto do osso. A perda dos elementos dentários causa remodelação e reabsorção do osso residual e, eventualmente, conduz a um rebordo edentado atrófico.

Quase todas as mulheres com mais de 14 anos de idade estão conscientes da osteoporose após a menopausa. Dieta e exercícios são indicados durante toda a vida para diminuir o risco. A osteoporose afeta principalmente a densidade óssea, não o volume ósseo. A única região do volume ósseo do corpo que é perdido ao extremo é nos maxilares, após a perda dos dentes. Contudo, ninguém da população e poucos profissionais abordam esse assunto. Está caracterizada a negligência de um profissional se ele não monitorar, em milímetros, a perda óssea ao redor dos dentes com uma sonda. Porém, a perda óssea em centímetros em regiões edentadas é frequentemente ignorada.[72]

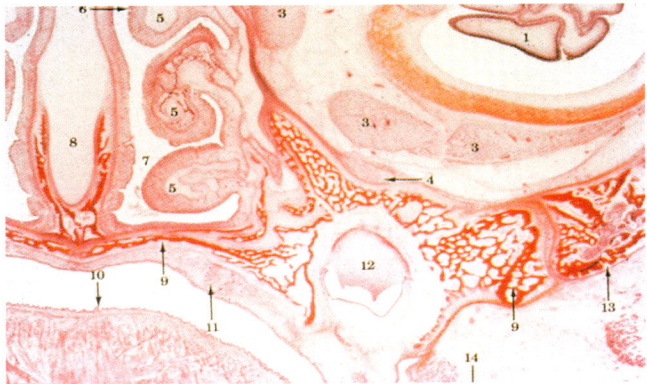

FIGURA 1-25. O osso alveolar se forma como resultado da formação da bainha de Hertwing, que forma a raiz do dente.

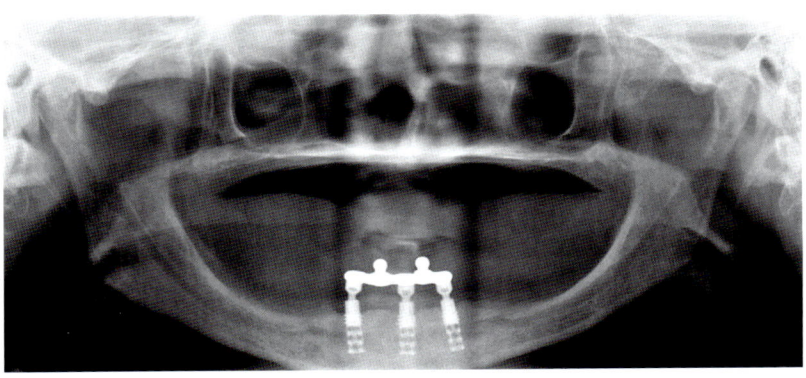

FIGURA 1-26. Quando a raiz do dente decíduo ou permanente não está presente, o processo alveolar não é formado. Por exemplo, essa radiografia panorâmica é de um paciente de 35 anos de idade com displasia ectodérmica com completa anodontia (ausência dentária) tanto da dentição decídua quanto permanente. O osso basal se desenvolveu, porém o processo alveolar não. Três implantes na região anterior da mandíbula ajudam a reter a prótese inferior.

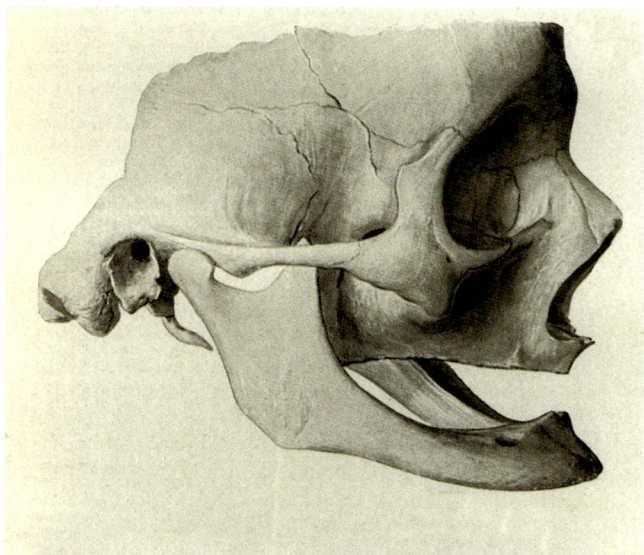

FIGURA 1-27. Após a extração inicial dos dentes, a média de perda óssea no primeiro ano é de mais de 4 mm de altura e de 30% da largura da crista óssea. Embora a taxa de perda óssea seja menor após o primeiro ano, ela continua durante toda a vida. Essa imagem é de um livro escrito por Julius Misch em 1922, demonstrando o edentulismo total a longo prazo e a perda óssea.[64]

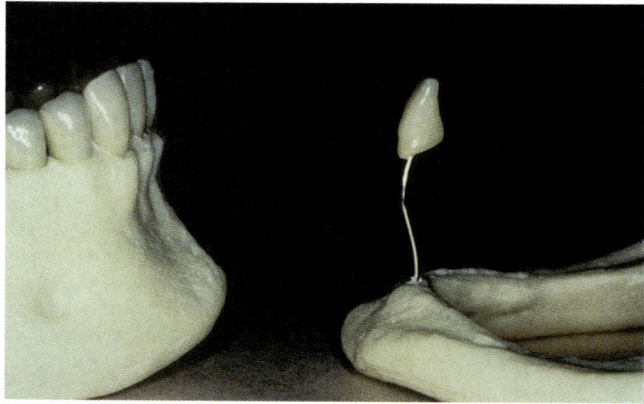

FIGURA 1-29. Uma mandíbula dentada do lado esquerdo e uma mandíbula edentada a longo prazo do lado direito. Note a quantidade de perda óssea em altura. A perda óssea em altura pode ser medida em centímetros, e geralmente é ignorada. Tal perda dentária frequentemente é mais significativa do que a perda óssea (em milímetros) devido à doença periodontal. O paciente deveria entender que a prótese dentária geralmente substitui mais a estrutura óssea do que os dentes para restaurar as adequadas dimensões da face.

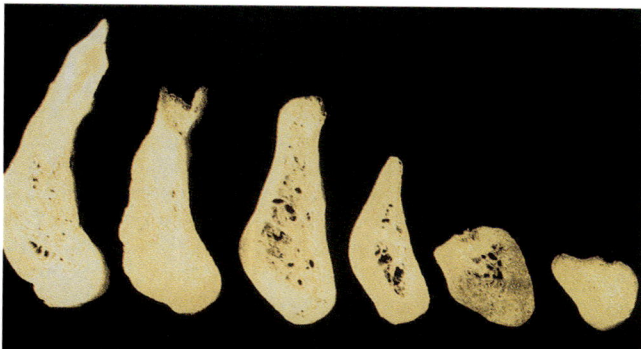

FIGURA 1-28. Atwood descreveu os cinco estágios diferentes da reabsorção óssea na região anterior da mandíbula. O estágio I representa o dente, o processo alveolar adjacente e o osso basal. Os estágios II e III ilustram o rebordo residual inicial após a perda dentária. Os estágios IV e V descrevem principalmente a perda contínua da altura do osso residual na região anterior.

QUADRO 1-6 Taxa e Volume de Perda Óssea Influenciados Por

- Gênero
- Hormônios
- Metabolismo
- Atividades parafuncionais
- Dentaduras com encaixe precário
- Tipo facial (braquicefálico *versus* dolicefálico)
- Tempo de uso das próteses

Embora o paciente geralmente não esteja atento ou informado sobre as consequências potenciais, ao longo do tempo elas acontecerão. A taxa e a quantidade de perda óssea podem ser influenciadas por fatores como gênero, hormônios, metabolismo, hábitos parafuncionais e próteses mal ajustadas. Porém, quase 40% dos usuários de prótese dentária estão usando uma prótese mal ajustada por mais de 10 anos.[73] Pacientes que fazem uso de prótese dia e noite colocam muita força sobre o tecido duro e os tecidos moles, o que acelera a perda óssea. No entanto, 80% das próteses são usadas durante dia e noite.[74] Forças mastigatórias geradas por padrão facial curto (braquicefálicos) podem ser três a quatro vezes maiores que as geradas pelo padrão facial longo (dolicefálicos). Pacientes com padrão facial curto possuem um risco maior de desenvolver atrofia óssea severa[75,76] (Quadro 1-6).

Rebordos edentados atróficos são associados a problemas anatômicos que geralmente diminuem a previsibilidade dos resultados do tratamento odontológico tradicional. Muitos desses problemas anatômicos estão listados no Quadro 1-7. A perda óssea na maxila ou na mandíbula não é limitada ao osso alveolar; partes do osso basal podem também sofrer reabsorção (Figs. 1-30 e 1-31), especialmente na região posterior da mandíbula, onde a reabsorção severa pode resultar em mais de 80% de perda óssea.[70] As estruturas que passam pelo canal mandibular e pelo forame mentual eventualmente sofrem deiscência e servem como área de suporte da prótese.[77] Como resultado, é possível acontecer dor aguda e parestesia transitória a permanente da área inervada pelo nervo mandibular. O corpo da mandíbula também possui um alto risco de fratura, mesmo sob forças de baixo impacto (Fig. 1-32). As fraturas mandibulares fazem com que a mandíbula se desloque para um lado, tornando a estabilização e o resultado estético mais difíceis de ser obtidos durante o tratamento da fratura. A região anterior e a espinha nasal podem ser reabsorvidas na maxila, causando dor e um aumento da mobilidade da prótese durante sua função.[70]

Consequências no Tecido Mole

Como o osso perde largura e em seguida altura, e novamente perde largura e altura, a gengiva inserida diminui gradualmente. Um tecido inserido bem fino normalmente recobre a avançada mandíbula atrófica ou está totalmente ausente. O aumento das áreas de gengiva frouxa não queratinizada as torna propensas à abrasão causada pelo apoio da prótese. Além disso, a inserção muscular alta desfavorável e a grande mobilidade do tecido geralmente complicam a situação (Fig. 1-33). A perda óssea causa a redução da largura óssea em primeiro lugar. O estreito rebordo residual remanescente frequentemente

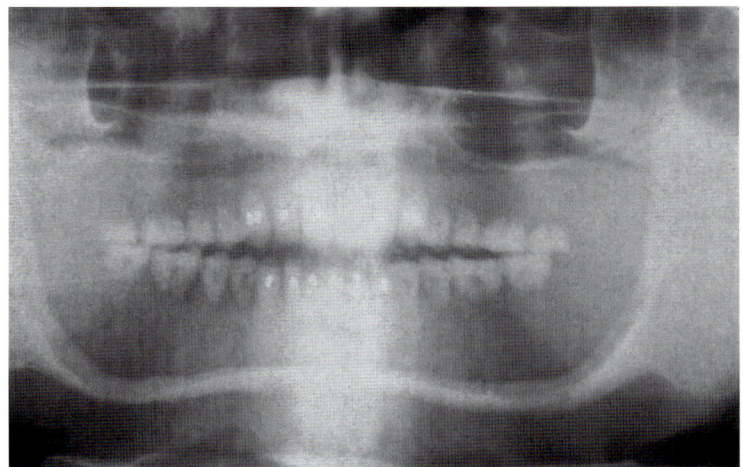

FIGURA 1-30. Essa radiografia panorâmica demonstra que a prótese dentária pode restaurar a dimensão vertical da face, porém a perda óssea dos maxilares continua até o osso basal na maxila ficar tão fino quanto papel, e na mandíbula ficar do tamanho de um palito.

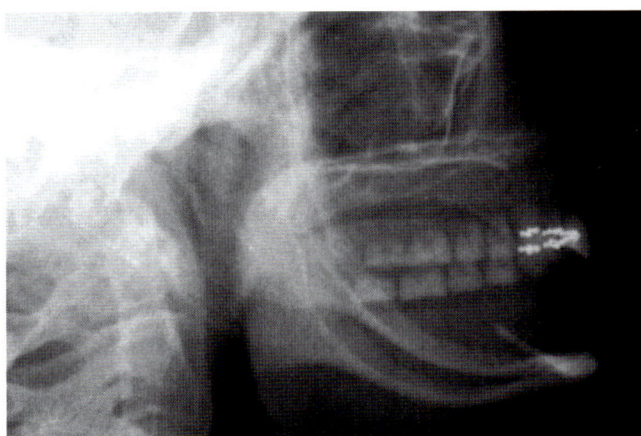

FIGURA 1-31. A radiografia cefalométrica de perfil de um paciente revela a restauração da dimensão vertical de oclusão com a prótese dentária. Entretanto, devido à avançada perda óssea do osso basal na mandíbula, os tubérculos genianos superiores estão posicionados acima do rebordo anterior remanescente. O corpo da mandíbula possui poucos milímetros de espessura, e o canal mandibular está completamente deiscente (nesta tomada radiográfica um lado do corpo da mandíbula está sobreposto ao outro). No rebordo anterior da maxila apenas a espinha nasal permanece (não o rebordo alveolar original), e o osso maxilar na região posterior é tão fino quanto um papel devido à perda do osso basal na crista alveolar e à pneumatização do seio maxilar. (Esse é um paciente diferente do da Figura 1-30.)

QUADRO 1-7 Consequências da Perda Óssea em Pacientes Completamente Edentados

- Redução da largura do osso de suporte
- Redução da altura do osso de suporte
- Proeminência do milo-hioide e da linha oblíqua interna com áreas doloridas
- Redução progressiva da superfície de mucosa queratinizada
- Tubérculos genianos superiores proeminentes, com áreas doloridas e aumento do movimento da prótese dentária
- Músculos inseridos próximo à crista do rebordo
- Elevação da prótese com a contração dos músculos milo-hioide e bucinador servindo como suporte posterior
- Movimento anterior da prótese devido à inclinação anatômica (angulação da mandíbula de acordo com a perda óssea moderada a avançada)
- Afinamento da mucosa com maior sensibilidade à abrasão
- Perda do osso basal
- Parestesia devido à deiscência do feixe neurovascular mandibular
- Participação maior da língua no processo de mastigação
- Efeito da perda óssea sobre a aparência estética no terço inferior da face
- Risco elevado de fratura do corpo da mandíbula devido à perda óssea avançada
- Perda do rebordo anterior e da espinha nasal, causando aumento do movimento da prótese dentária e de áreas doloridas durante a função

gera desconforto quando o fino tecido que o recobre é apoiado por uma prótese removível mucossuportada. A contínua atrofia da região posterior da mandíbula eventualmente causa proeminência nas região milo-hioide e na linha oblíqua interna cobertas por uma mucosa fina, frouxa e sem inserção. O processo alveolar anterior residual também continua a reabsorver, e os tubérculos genianos (que estão localizados 20 mm abaixo da crista óssea, quando os dentes estão presentes) geralmente se tornam a referência mais superior do processo alveolar anterior da mandíbula. Não há muito o que fazer para evitar o movimento da prótese para a frente contra o lábio inferior durante a função ou a fala. Essa condição é ainda mais comprometida pelo movimento vertical do aspecto distal da prótese durante a contração dos músculos milo-hioide e bucinador e pela inclinação anterior da mandíbula atrófica comparada com a da maxila.[78]

A espessura da mucosa sobre o rebordo atrófico também está relacionada com a presença de doenças sistêmicas e mudanças fisiológicas que acompanham o envelhecimento. Condições como idade do paciente, hipertensão, diabetes, anemia e desordens nutricionais possuem efeitos deletérios no suprimento vascular e na qualidade do tecido mole sob a prótese removível. Essas desordens resultam na redução da pressão parcial do oxigênio das células basais do epitélio (Quadro 1-8). A perda da superfície celular acontece no mesmo ritmo, porém a formação celular na camada basal é mais lenta. Como resultado, a espessura da superfície do tecido se reduz gradualmente. Resultam, portanto, áreas doloridas e de desconforto no uso da prótese removível.

A língua do paciente com rebordo edentado frequentemente se alarga em direção aos espaços que antes eram ocupados pelos dentes. Ao mesmo tempo, ela é usada para limitar os movimentos da prótese

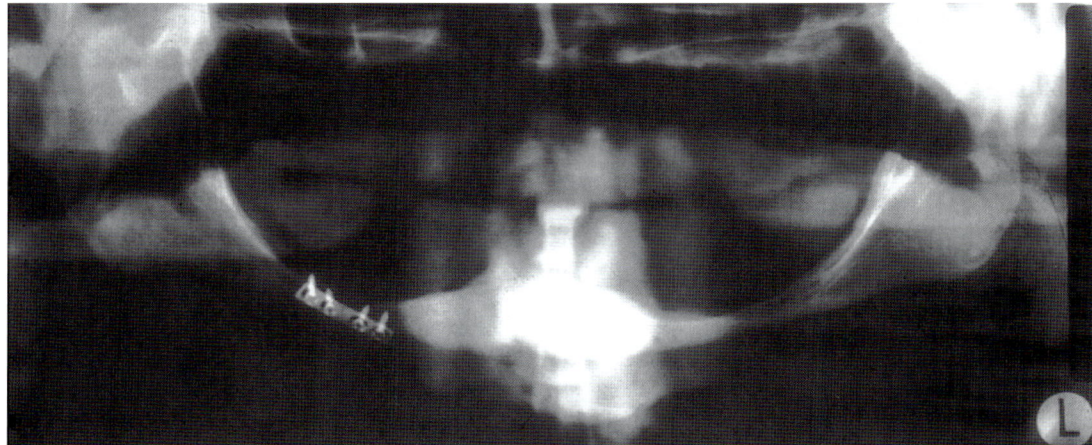

FIGURA 1-32. A reabsorção em uma mandíbula edentada pode resultar em deiscência do canal mandibular e possível parestesia. O paciente pode temer que um tumor esteja crescendo contra os nervos. O corpo da mandíbula pode continuar reabsorvendo até que um pequeno trauma cause fratura mandibular, como nesta radiografia panorâmica (p. ex., durante a mastigação o choque da cabeça de um bebê próximo a face, colisão acidental com o cotovelo).

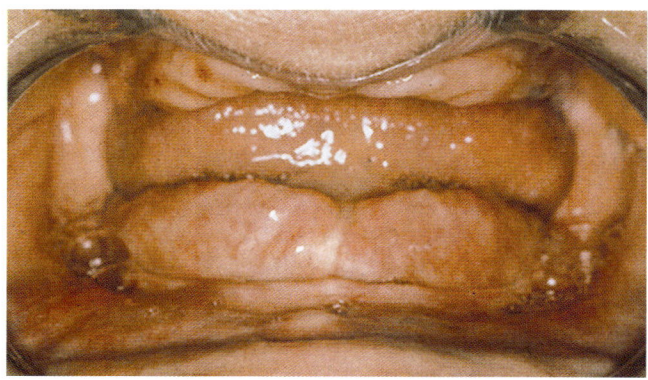

FIGURA 1-33. Um paciente com atrofia moderada a severa geralmente possui os músculos intraorais acima do rebordo remanescente, incluindo o assoalho bucal e os músculos mentual e bucinador. A língua também tem maior tamanho e desempenha uma função mais ativa na mastigação.

QUADRO 1-9 Consequências do Tecido Mole no Edentulismo

- Gengiva inserida, queratinizada é perdida à medida que o osso é perdido
- Mucosa frouxa para suporte da prótese gera aumento das áreas doloridas
- Espessura do tecido se reduz com a idade e com doenças sistêmicas que provocam mais áreas machucadas pela prótese
- A língua aumenta em tamanho, o que diminui a estabilidade da prótese
- A língua possui maior função no processo de mastigação, o que reduz a estabilidade da prótese
- Redução do controle neuromuscular nos maxilares em pacientes idosos

QUADRO 1-8 Condições que Apresentam Efeito sobre o Suprimento Vascular e a Qualidade do Tecido Mole sob a Prótese Removível

- Idade do paciente
- Hipertensão
- Diabetes
- Anemia
- Desordens nutricionais

removível e assume um desempenho mais ativo no processo de mastigação. Como consequência, a prótese removível perde em estabilidade. A redução do controle neuromuscular, geralmente associada ao envelhecimento, agrava ainda mais os problemas da tradicional prótese removível. A capacidade de usar uma dentadura com sucesso pode ser, em grande parte, um aprendizado e um desempenho de habilidade. Um paciente idoso que recentemente se tornou edentado pode não ter as habilidades motoras necessárias para se adaptar às novas condições (Quadro 1-9).

Consequências Estéticas

As mudanças faciais que acontecem naturalmente em relação ao processo de envelhecimento podem ser aceleradas e aumentadas devido à perda dos dentes. Todo dentista tem conhecimento de que a posição dentoesquelética irá afetar a estética facial. Contudo, a face é mais sustentada pelo osso do que por dentes (Fig. 1-34). Diversas consequências estéticas resultam da perda do processo alveolar. A diminuição da altura facial, causada pelo colapso da dimensão vertical, resulta em várias modificações faciais (Fig. 1-35). A perda do ângulo mentolabial e o aprofundamento das linhas verticais na região criam uma aparência rude. Com a diminuição progressiva da dimensão vertical, a oclusão se desenvolve para uma má oclusão pseudoclasse III. Como resultado, o queixo desliza para a frente e cria uma aparência de prognatismo facial (Fig. 1-36). Essas condições resultam em uma diminuição no ângulo horizontal do lábio na comissura labial; o paciente parece triste quando a boca está em repouso (Figs. 1-37 e 1-38). Pessoas com padrão facial curto possuem força de mordida maior, maior perda óssea e sofrem alterações faciais mais dramáticas com o edentulismo, em comparação com outros padrões faciais.

A redução da borda do vermelhão do lábio é o resultado do fraco suporte labial oferecido pela prótese dentária e pela perda da tonicidade muscular. Uma posição recuada da maxila está relacionada à

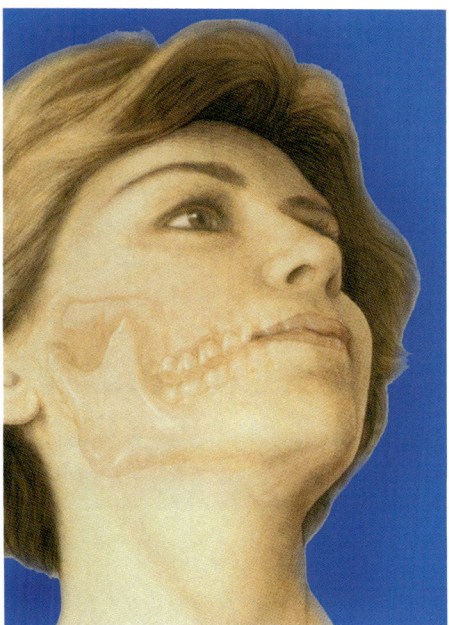

FIGURA 1-34. Aspectos estéticos no terço inferior da face não são apenas relacionados à posição dos dentes, porém ainda mais importantes são a posição e a quantidade de osso nos maxilares e os músculos que estão inseridos no osso.

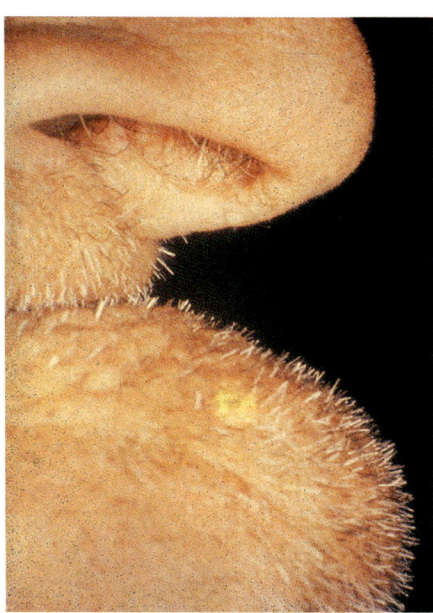

FIGURA 1-36. A perda óssea em altura pode levar a uma mordida fechada com o queixo se projetando à frente da ponta do nariz.

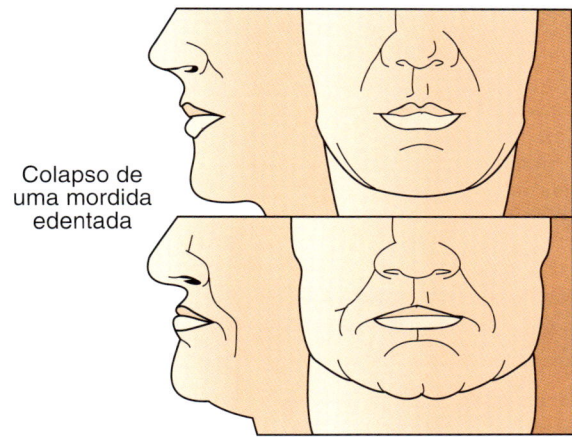

FIGURA 1-35. Um paciente geralmente utiliza uma prótese dentária por mais de 15 anos. A perda da altura óssea durante esse período está relacionada a muitas mudanças faciais extraorais, como uma mordida fechada, a mandíbula projetada para a frente, a maxila recuada, a linha do sorriso invertida, o aumento do número e da profundidade das linhas de expressão da face, o ângulo mais agudo entre o nariz e a face, a perda do vermelhão do lábio e da bochecha, e o queixo de bruxa devido à perda da inserção muscular.

perda do processo alveolar da pré-maxila e à perda da tonicidade dos músculos que estão envolvidos na expressão facial. Em um estudo com 179 pacientes leucodermas em diferentes estágios de atrofia dos maxilares, o colapso dos lábios e da musculatura perioral foi avaliado por Sutton et al.[79] A contração do músculo orbicular da boca e dos músculos bucinadores em um paciente com atrofia moderada a severa desloca o modiolus e os músculos da expressão facial medial e posteriormente. Como resultado, o estreitamento da comissura, a inversão dos lábios e a depressão na região das bochechas são achados característicos. As mulheres frequentemente usam uma de duas técnicas para esconder essa aparência esteticamente indesejável: ou não usam batom e adotam maquiagem mínima, para que pouca atenção seja atraída para essa região da face, ou usam batom para desenhar na pele sobre o vermelhão, visando a aparência de lábios mais cheios.

O aprofundamento do sulco nasolabial e o aumento da profundidade de outras linhas verticais no lábio superior são relacionados ao processo normal de envelhecimento, porém são acelerados pela perda óssea. Isso geralmente é acompanhado pelo aumento no ângulo nasolabial, o que pode fazer o nariz parecer mais largo se o lábio tiver mais suporte (Figs. 1-39 e 1-40). Homens normalmente deixam crescer o bigode para minimizar esse efeito. O lábio superior naturalmente se torna mais longo com a idade, como resultado da gravidade e pela perda da tonicidade muscular, resultando em menor exposição dos incisivos quando o lábio está em repouso. Isso tem a tendência de "envelhecer" o sorriso, porque quanto mais jovem o paciente maior é a exposição dos incisivos em relação ao lábio superior em repouso ou quando está sorrindo. A perda da tonicidade muscular é acelerada em pacientes edentados, e o alongamento do lábio acontece em uma idade mais jovem e é mais longo (mostrando menos dentes) do que em pacientes dentados da mesma idade. O lábio superior normalmente repousa sobre a borda incisal da prótese superior, o que diminui ainda mais a espessura do vermelhão do lábio.

A inserção dos músculos mentual e bucinador ao corpo e à sínfise da mandíbula também é afetada pela atrofia óssea. O afundamento do tecido produz "papada" ou "queixo de bruxa". Esse efeito é acumulativo com a perda da tonicidade muscular devido à perda dos dentes, com a perda associada da força mastigatória e com a perda óssea em regiões onde os músculos estão inseridos (Quadro 1-10). Os pacientes desconhecem que essas mudanças nos tecidos duros e moles são o reflexo da perda dos dentes. Entre os usuários de prótese total, 39% fazem uso da mesma prótese por mais de 10 anos.[74] O profissional não pode avaliar os pacientes a não ser que eles retornem anualmente. Portanto, as consequências da perda dos dentes devem ser explicadas para pacientes edentados parciais ou completos durante as fases iniciais do tratamento.

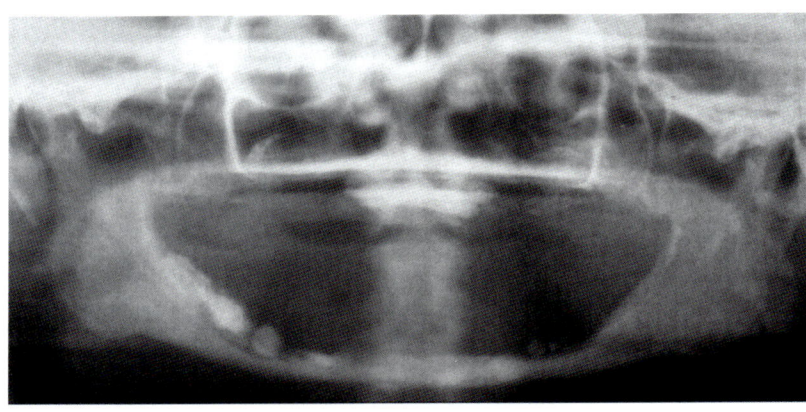

FIGURA 1-37. Radiografia panorâmica de um paciente completamente edentado com severa perda óssea. O enxerto de hidroxiapatita na região de pré-maxila e na mandíbula foi usado na tentativa de estabilizar a prótese dentária.

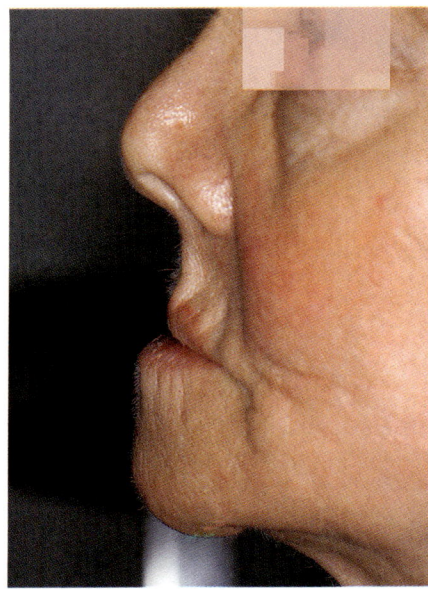

FIGURA 1-38. Essa paciente (a mesma da Fig. 1-37) possui severa perda óssea na maxila e na mandíbula. Embora ela estivesse fazendo uso de próteses dentárias por 15 anos, as mudanças faciais são significativas. A perda das inserções musculares resultou em ptose do queixo (queixo de bruxa), perda da borda do vermelhão do lábio (batom é aplicado sobre a pele), linha do lábio invertida (diminuição no ângulo horizontal), aumento das linhas verticais da face e dos lábios, aumento do ângulo do lábio abaixo do nariz e falta de tonicidade dos músculos masseter e bucinador.

Consequências Negativas da Prótese Total

Existem muitas outras consequências negativas relacionadas à prótese total e aos pacientes edentados, incluindo função mastigatória, consequências sistêmicas, satisfação do paciente e efeitos fonéticos e psicológicos (Quadro 1-11).

Função Mastigatória

A diferença entre a força oclusal máxima de uma pessoa com dentes naturais e a de uma pessoa completamente edentada é enorme. Na região de primeiro molar de uma pessoa dentada a média de força aferida foi de 150 a 250 psi.[80] Um paciente que range e aperta os dentes pode fazer uma força de aproximadamente 1.000 psi. A força oclusal máxima em um paciente edentado é reduzida para menos de 50 psi. Quanto mais tempo o paciente for edentado, menos força ele será capaz de gerar. Pacientes que fazem uso de prótese total por mais de 15 anos podem ter uma força oclusal máxima de menos de 6 psi.[81]

QUADRO 1-10 Consequências Estéticas da Perda Óssea

- Redução da altura facial
- Perda do ângulo mentolabial
- Aprofundamento das linhas verticais da face e dos lábios
- Queixo se projeta para a frente, gerando um aspecto de prognatismo
- Redução do ângulo horizontal do lábio, dando a impressão de que o paciente está triste
- Perda da tonicidade dos músculos responsáveis pela expressão facial
- Estreitamento da borda do vermelhão do lábio devido à perda da tonicidade muscular
- Aprofundamento do sulco nasogeniano
- Aumento do ângulo nasolabial
- Alongamento do lábio superior, logo pouca exposição dos incisivos em repouso e sorrindo, envelhecendo o sorriso
- Perda de inserção do músculo bucinador, levando ao afundamento nos lados da face
- Perda de inserção do músculo mentual, levando à impressão de "queixo de bruxa"

QUADRO 1-11 Efeitos Negativos das Próteses Totais

- Redução da força de mordida de 200 psi de pacientes dentados a 50 psi para pacientes edentados
- Pacientes que usam próteses dentárias por 15 anos perdem 6 psi de força de mordida
- Redução da eficiência mastigatória
- Mais medicamentos são necessários para tratar desordens do trato gastrointestinal
- Restrição alimentar
- Redução de ingestão de alimentos saudáveis
- Expectativa de vida pode ser reduzida
- Redução da satisfação com a prótese dentária
- Dificuldades fonéticas
- Efeitos psicológicos

Como resultado da redução da força oclusal e da instabilidade da prótese dentária, a eficiência mastigatória também diminui com a perda dos dentes. Noventa por cento da comida mastigada com dentes naturais passam através de uma peneira nº 12; isso é reduzido a 58% em pacientes que fazem uso de prótese total.[82] Um estudo de 367 pessoas que fazem uso de prótese dentária (158 homens e 209 mulheres) descobriu que 47% delas exibiam baixo desempenho

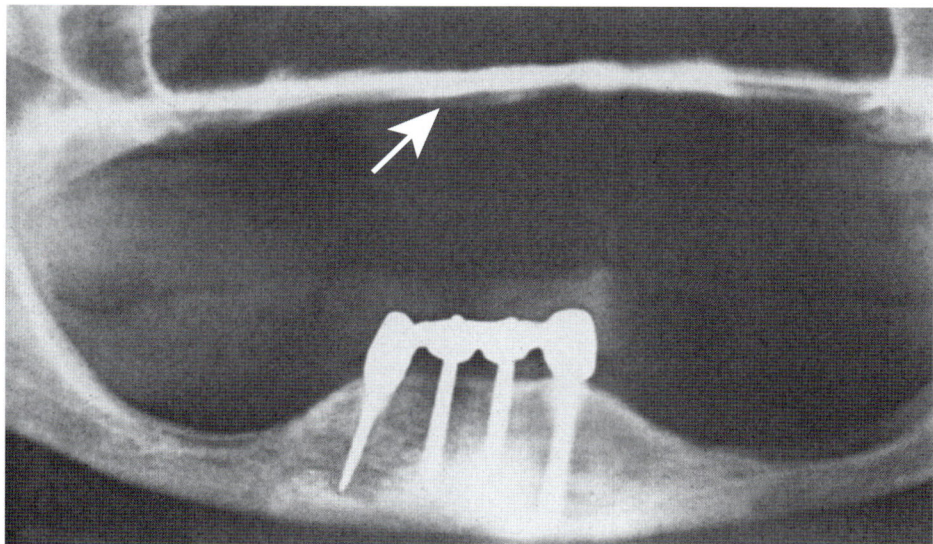

FIGURA 1-39. Radiografia panorâmica de uma paciente de 68 anos de idade. O arco maxilar apresenta atrofia severa e praticamente total perda óssea basal, incluindo quase toda a espinha nasal. Implantes foram instalados na região anterior da mandíbula 15 anos antes dessa radiografia. A borda anterior do osso foi preservada. A região posterior da mandíbula continuou reabsorvendo, e o canal mandibular está superficial em um dos lados.

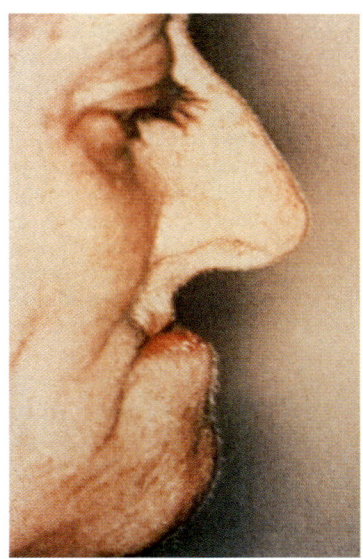

FIGURA 1-40. Vista de perfil (da mesma paciente da Fig. 1-39). Note o efeito da perda óssea na maxila sobre a borda do vermelhão do lábio, sulco labial profundo e o ângulo nasolabial. Porém, o lábio inferior possui a borda do vermelhão do lábio normal e os músculos localizados na região anterior da mandíbula permanecem inseridos, promovendo um contorno facial normal.

mastigatório.[83] A redução de 10 vezes na força e o decréscimo de 40% na eficiência afetam a capacidade do paciente de mastigar. Em pessoas que fazem uso da prótese dentária 29% são capazes de se alimentar de alimentos macios e pastosos, 50% evitam muitos tipos de alimentos e 17% relatam que conseguem comer melhor sem a prótese.[84] Baixa ingestão de frutas, vegetais e vitamina A foi notada nas mulheres desse grupo. Pacientes com prótese dentária também fazem uso de mais medicamentos (37%), comparados com aqueles com maior capacidade mastigatória (20%), e 28% tomam remédios para tratar desordens do trato gastrointestinal. O consumo reduzido de alimentos ricos em fibras pode induzir problemas gastrointestinais em pacientes edentados com deficiência na função mastigatória. Além disso, um bolo alimentar grosso pode impedir a digestão adequada e a função de extração dos nutrientes.[85]

O desconforto mandibular foi listado em um estudo realizado por Misch e Misch com frequência igual ao movimento (63,5%), e, surpreendentemente, 16,5% dos pacientes relataram nunca terem usado uma prótese.[84] Em comparação, a prótese superior era desconfortável em metade das vezes (32,6%), e apenas 0,9% raramente conseguiam usar a prótese. A função era o quarto problema mais comum relatado por esses 104 pacientes que faziam uso de prótese dentária. Metade desses pacientes evitavam vários tipos de alimentos, e 17% relatavam que eles mastigavam melhor sem o uso da prótese. Os efeitos psicológicos da incapacidade de se alimentar em público podem ser correlacionados a esses achados. Outros estudos concordam que os maiores fatores motivacionais para os pacientes se submeterem a tratamento estão relacionados às dificuldades com alimentação, encaixe da prótese e desconforto.

Consequências Sistêmicas

A literatura inclui diversos estudos sugerindo que a função dentária comprometida causa baixo desempenho mastigatório e deglutição de alimento pouco triturado, o que por sua vez pode influenciar mudanças sistêmicas que favoreçam o desenvolvimento de doenças, debilidade e encurtamento da expectativa de vida.[86-90] Em um estudo que avaliou a capacidade de pacientes edentados comerem frutas, vegetais e outros alimentos ricos em fibras, relatou-se que 10% deles relataram dificuldade, e exames de sangue mostraram baixos níveis plasmáticos de ascorbato e retinol, quando comparados a pacientes dentados. Esses dois exames de sangue estão relacionados a um aumento de problemas dermatológicos e visuais em pacientes idosos.[91] Em outro estudo, o desempenho e a eficiência mastigatória em pacientes que fazem uso de prótese dentária foram comparados com os de pacientes dentados.[92] Esse estudo relatou que quando as correções apropriadas foram feitas para diferentes normas e níveis de desempenho, a eficiência do ato de mastigar de um paciente que faz uso de prótese foi menor que um sexto do de uma pessoa com dentes.

Diversos estudos na literatura correlacionam a saúde do paciente e sua expectativa de vida com a saúde oral.[93-97] A baixa capacidade mastigatória pode ser uma causa involuntária de perda de peso na velhice, com um aumento na taxa de mortalidade.[98] Em contrapartida, pessoas com um número substancial de dentes ausentes são mais predispostas à obesidade.[93] Após fatores convencionais de risco para acidentes vasculares e ataques cardíacos serem contabilizados, houve uma relação significativa entre doenças odontológicas e doenças cardiovasculares, com as últimas ainda permanecendo como a maior causa de morte.[86-100] É lógico assumir que o restabelecimento do sistema estomatognático desses pacientes para uma função mais normal pode, de fato, melhorar a qualidade e o tempo de vida deles.[93,99-102]

Satisfação com a Prótese

Uma pesquisa com pacientes edentados observou que 66% dos pacientes estavam insatisfeitos com suas próteses totais inferiores. As principais razões foram insatisfação e falta de retenção, gerando dor e desconforto.[103] Antigas pesquisas de saúde oral indicavam que apenas 80% da população edentada conseguia usar as duas próteses removíveis ao mesmo tempo.[104] Alguns pacientes só utilizavam uma das próteses, sendo normalmente a superior; outros só faziam uso das próteses por períodos curtos. Além disso, aproximadamente 7% dos pacientes não conseguem usar suas dentaduras de forma alguma, e com isso se tornam "alejados dentários" ou "inválidos orais". Eles raramente deixam seu ambiente familiar, e quando se sentem obrigados a fazê-lo sentem-se intimidados pela possibilidade de conhecer e conversar com as pessoas quando não estão com a prótese dentária.

Efeitos Fonéticos

Foi realizado por Misch e Misch[84] um estudo de 104 pacientes edentados totais que procuravam tratamento. Desses pacientes, 88% relatavam dificuldade de fala, com um quarto destes tendo grande dificuldade. A prótese dentária inferior repousa sobre o músculo bucinador e o músculo milo-hioide, quando a região posterior da mandíbula sofre reabsorção. Quando o paciente abre a boca, a contração desses músculos age como um trampolim e impulsiona a prótese inferior para fora do rebordo. Como resultado, os dentes frequentemente estalam quando o paciente fala, não pelo muito de dimensão vertical restaurada, e sim pela falta de estabilidade e retenção da prótese. Problemas fonéticos podem estar associados à preocupação com as atividades sociais. A falta de consciência sobre os movimentos da prótese inferior foi citada por 62,5% dos pacientes, embora a prótese superior tenha permanecido no lugar na maior parte do tempo praticamente na mesma porcentagem.

Aspectos Psicológicos da Perda dos Dentes

Os aspectos psicológicos do edentulismo total são complexos e variados, e se alternam de mínimos a um estado neurótico (Quadro 1-12). Embora as próteses totais sejam capazes de satisfazer as necessidades estéticas de vários pacientes, alguns acreditam que suas vidas sociais são significativamente afetadas.[105,106] Eles ficam preocupados em beijar e com as situações românticas, especialmente se um novo parceiro não tem conhecimento de sua situação oral. Fiske *et al.*, em um estudo que entrevistou pacientes edêntulos, observaram que a perda dos elementos dentários era comparável à morte de um amigo ou à perda de outra parte importante do corpo, causando a redução da autoconfiança e terminando em um sentimento de vergonha ou de privação.[105]

As necessidades psicológicas de um paciente edentado são expressas de diversas formas. Por exemplo, em 1970 os britânicos usaram aproximadamente 88 toneladas de adesivos para próteses[107] (Fig. 1-41). Em 1982, mais de cinco milhões de pessoas nos Estados Unidos usavam adesivos para próteses (Ruskin Dental Research Associates: Estudo AIM, sem data de publicação, 1982), e um estudo mostrou que nos Estados Unidos mais de US$ 200 milhões são gastos por ano em adesivos para próteses, representando 55 milhões de unidades vendidas.[108] O paciente está disposto a aceitar o gosto desagradável, a necessidade de reaplicação, adaptação inconsistente da prótese, circunstâncias embaraçosas e gastos contínuos pelo único benefício do aumento da retenção da prótese dentária. Claramente, a falta de retenção e os riscos psicológicos de passar por situações embaraçosas com o uso de prótese removível são uma preocupação que o profissional de odontologia deve ter.

As Vantagens da Prótese Implantossuportada

O uso dos implantes dentais para oferecer suporte às próteses oferece várias vantagens, em comparação com o uso de próteses removíveis mucossuportadas (Quadro 1-13). A primeira razão para se considerar os implantes dentais para substituir os dentes ausentes é a manutenção do osso alveolar. Implantes dentais instalados na região anterior da mandíbula auxiliam a reter a prótese inferior e apresentam um benefício em relação à prótese total (Fig. 1-42). Mas a perda óssea na região posterior irá continuar e pode, eventualmente, levar a complicações significativas. Em vez disso, quando implantes suficientes são instalados a prótese não está apenas retida, mas também está completamente apoiada e estabilizada fora do osso e do tecido. Os implantes também estimulam e mantêm o osso de toda a mandíbula, como também servem de apoio para a prótese dentária. Como resultado, os implantes dentais são um dos melhores procedimentos de manutenção preventiva em odontologia (Fig. 1-43).

Tensão e pressão podem ser aplicadas ao osso ao redor do implante. Como resultado, a diminuição no trabeculado ósseo que acontece após a exodontia é revertida. Ocorre um aumento do trabeculado e da densidade óssea quando o implante dental é instalado

> **QUADRO 1-12** Efeitos Psicológicos da Perda Dentária
>
> - Variação entre preocupação mínima e neurose
> - Situações românticas afetadas (especialmente em novos relacionamentos)
> - "Inválidos orais" incapazes de usar próteses
> - Mais de US$ 200 milhões por ano são gastos em adesivos para próteses para diminuir a ocorrência de situações embaraçosas
> - Insatisfação com a aparência, baixa autoestima
> - São evitados contatos sociais

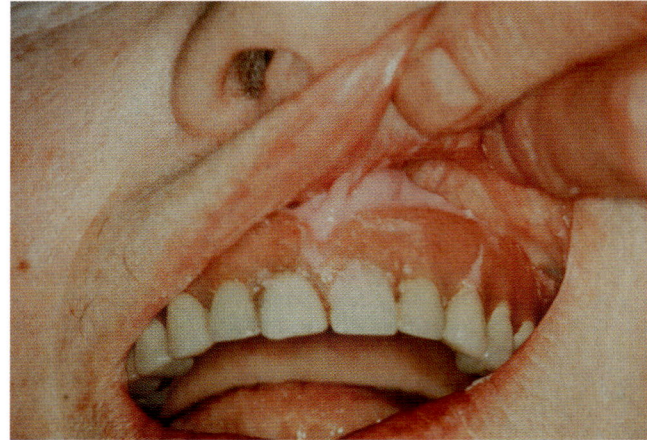

FIGURA 1-41. Os adesivos para prótese geralmente são utilizados para ajudar a reter a prótese total. Eles não oferecem suporte ou estabilidade, apenas ajudam na retenção da prótese. Não previnem a perda óssea.

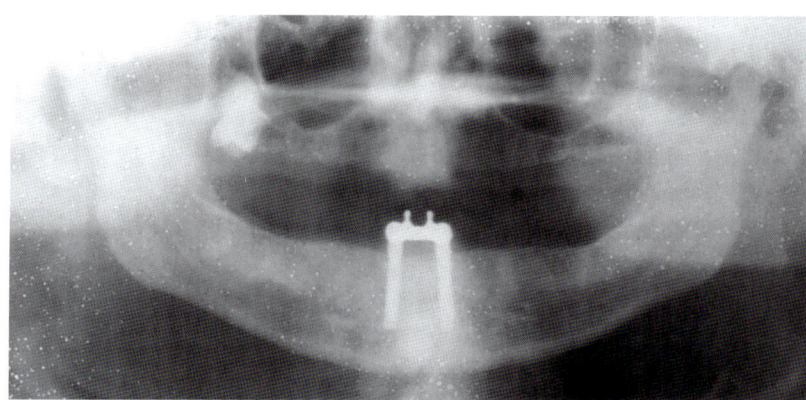

FIGURA 1-42. Radiografia panorâmica com dois implantes anteriores. Embora retenção e estabilidade oral sejam obtidas pela prótese total, isso não paralisa a perda óssea na região posterior. A perda óssea na maxila também vai continuar.

QUADRO 1-13 Vantagens das Próteses sobre Implantes

- Mantêm o osso
- Restauram e mantêm a dimensão vertical de oclusão
- Mantêm a estética facial (tonicidade muscular)
- Melhoram a estética (dentes posicionados para estética *versus* diminuição dos movimentos da prótese total)
- Melhora na fonética
- Melhora na oclusão
- Melhora ou recuperação da propriocepção oral (percepção da oclusão)
- Aumento do sucesso da prótese
- Melhora do desempenho mastigatório ou da manutenção dos músculos da mastigação e da expressão facial
- Redução do tamanho das próteses (eliminação do palato e das flanges)
- Oferecem próteses fixas *versus* próteses removíveis
- Melhora da estabilidade e da retenção das próteses removíveis
- Aumento do tempo de sobrevida das próteses
- Sem necessidade de alterar os dentes adjacentes
- Reabilitação protética mais permanente
- Melhora da saúde psicológica
- Melhora da saúde em relação à nutrição

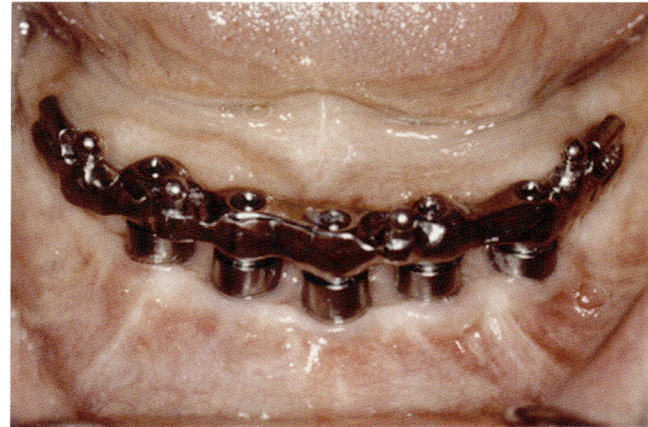

FIGURA 1-43. A perda óssea em um paciente edentado pode ser dramaticamente impedida pelo uso de implantes suficientes para total suporte, retenção e estabilidade da prótese.

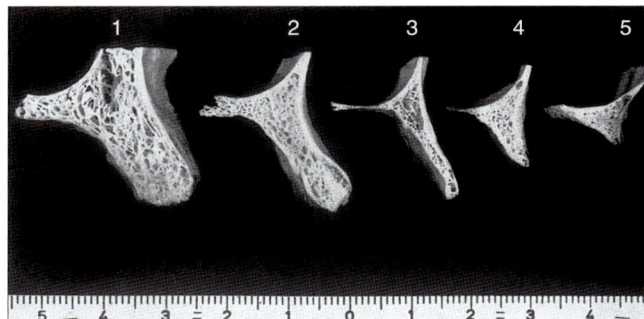

FIGURA 1-44. O osso maxilar também continua reabsorvendo ao longo do tempo. O osso mais à direita apresentará maior dificuldade de oferecer suporte à prótese superior.

e posto em função. Todo o volume ósseo também é mantido com o implante dental. Mesmo o enxerto de crista ilíaca nos maxilares, que normalmente reabsorve sem a instalação do implante dental dentro de cinco anos, é, ao contrário, estimulado, mantendo todo o volume ósseo e a integração do implante. Um implante endósseo pode manter a altura e a largura óssea desde que o mesmo permaneça saudável.[109] Assim como em dentes, a perda do osso peri-implantar pode ser medida em décimos de milímetros e pode representar uma redução de mais de 20 vezes na estrutura perdida, comparada com a reabsorção que acontece com a prótese removível.

O benefício da manutenção do osso é especialmente notável no arco maxilar edentado. Mais do que instalar implantes apenas no arco mandibular edentado, uma vez que os principais problemas mecânicos da prótese e as reclamações são nesse arco, o arco maxilar também deveria receber implantes. Após a instalação dos implantes para dar suporte e reter a prótese mandibular, o osso na região da maxila continua sendo perdido, e eventualmente o paciente pode se queixar da perda de retenção e da incapacidade de usar a prótese superior durante a função[110] (Fig. 1-44). A perda de estética facial é geralmente percebida primeiramente no arco maxilar, com a perda da borda do vermelhão do lábio, o alongamento do lábio superior e a falta de suporte ósseo vestibular. Os implantes deveriam ser usados para tratar a perda óssea contínua e prevenir complicações tardias encontradas no arco maxilar (Figs. 1-45 a 1-50).

A prótese mandibular geralmente se desloca quando os músculos milo-hióideo e bucinador se contraem durante a fala e a mastigação. Os dentes superiores frequentemente estão posicionados para dar estabilidade à prótese inferior, em comparação com a posição em que os dentes naturais normalmente estariam. Com implantes os dentes superiores podem estar posicionados para melhorar a estética e a fonética, em vez de estarem nas zonas neutras ditadas pelas técnicas protéticas convencionais para otimizar a estabilidade da prótese inferior.

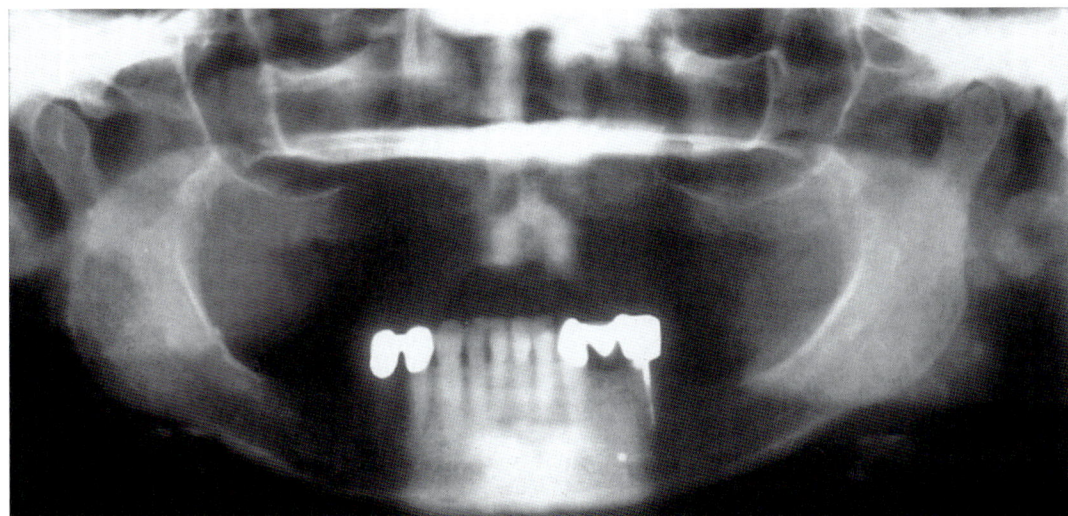

FIGURA 1-45. Radiografia panorâmica de um arco superior edentado com tamanho moderado dos seios maxilares e reabsorção anterior da maxila.

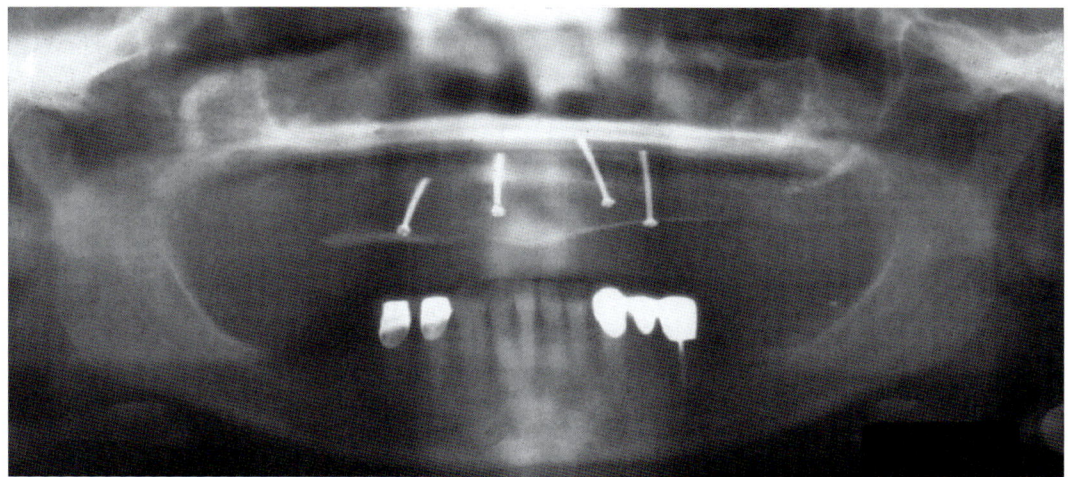

FIGURA 1-46. O enxerto de crista ilíaca foi feito na maxila, e o levantamento bilateral dos seios maxilares também foi realizado.

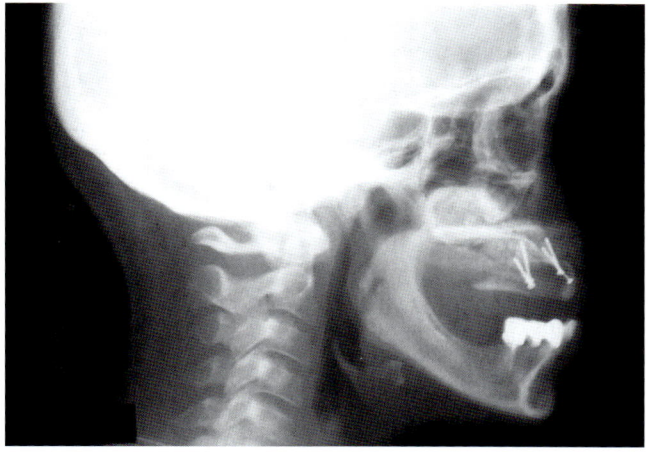

FIGURA 1-47. Radiografia cefalométrica de perfil do paciente mostrado na Figura 1-44. Note o ganho em altura óssea com o enxerto.

As características do terço inferior da face estão intimamente relacionadas ao suporte esquelético. Quando há perda óssea vertical, a prótese atua apenas como uma "peruca" oral para melhorar o contorno da face. A prótese torna-se mais volumosa à medida que o osso é reabsorvido, tornando mais difícil o controle da função, da estabilidade e da retenção. Com as próteses mucossuportadas, a dimensão vertical pode ser restaurada de forma similar à dos dentes naturais. Além disso, a prótese implantossuportada permite um cantiléver de dentes anteriores para o contorno ideal do tecido mole e dos lábios, e para a melhora da estética em todos os planos faciais. Isso acontece sem a instabilidade que normalmente acontece quando um cantiléver anterior é incorporado a uma prótese tradicional. O perfil facial pode ser aprimorado no longo prazo com os implantes, em vez de se deteriorar com o passar do tempo, como pode acontecer com as próteses tradicionais.

É difícil estabelecer e estabilizar a oclusão em uma prótese totalmente mucossuportada. Como a prótese inferior pode se mexer cerca de 10 mm ou mais durante a função,[111,112] contatos oclusais adequados ocorrem por acaso e não por planejamento. Porém, a

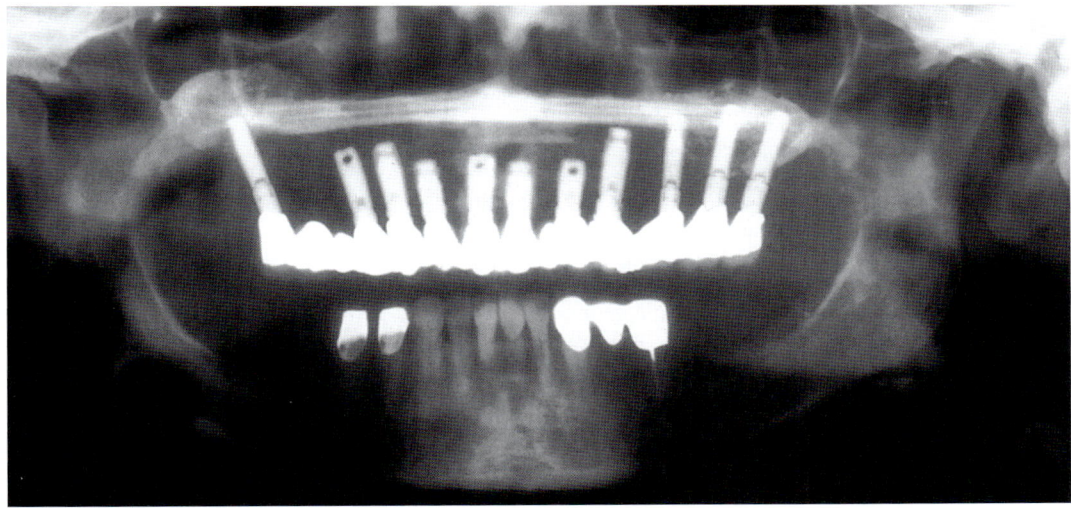

FIGURA 1-48. Implantes superiores foram instalados após a maturação do enxerto, e a prótese fixa superior foi confeccionada.

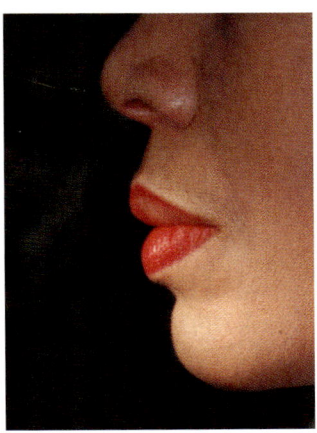

FIGURA 1-49. O perfil de uma paciente após reabilitação. Observe o suporte do lábio superior e a presença da borda do vermelhão do lábio.

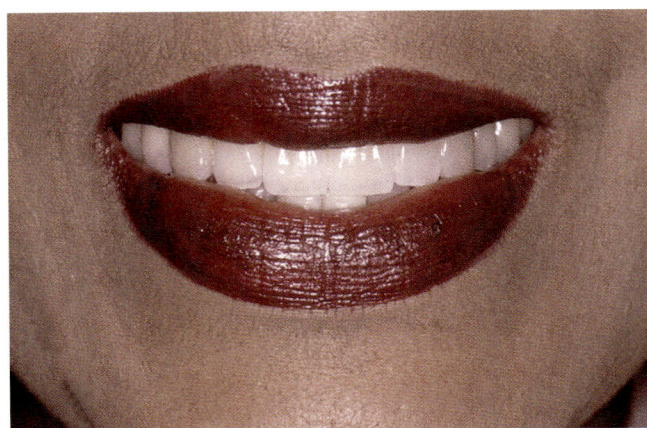

FIGURA 1-50. A linha alta do sorriso da paciente com a prótese instalada.

prótese implantossuportada é estável. O paciente pode retornar mais consistentemente à relação cêntrica oclusal, em vez de adotar diversas posições ditadas pela instabilidade da prótese. Propriocepção é a consciência de uma estrutura no tempo e no lugar. Os receptores da membrana periodontal de um dente natural ajudam a determinar a posição oclusal. Embora os implantes endósseos não possuam membrana periodontal, eles oferecem maior consciência oclusal do que as próteses totais. Enquanto pacientes com dentes naturais conseguem perceber a diferença de 20 micros entre os dentes, os pacientes com implantes conseguem determinar uma diferença de 50 micros com pontes fixas sobre implantes, comparados com 100 micros nos pacientes com prótese total (tanto superior quanto inferior).[113] Como resultado da melhora da percepção oclusal, as funções do paciente ocorrem em uma variação mais consistente de oclusão. Com uma prótese implantossuportada, a direção das cargas oclusais é controlada pelo protesista. Forças horizontais nas próteses removíveis aceleram a perda óssea, diminuem a estabilidade da prótese e aumentam a abrasão nos tecidos moles. Portanto, a diminuição das forças horizontais que são aplicadas sobre as próteses implantossuportadas aumenta os parâmetros locais e ajuda a preservar os tecidos moles e duros subjacentes.

Em um estudo clínico randomizado realizado por Kapur *et al.*, o grupo composto por pacientes com implantes demonstrou um alto índice de prazer ao se alimentar e melhora na fala, na capacidade de engolir, no conforto, na estabilidade da prótese e na satisfação total.[114] A capacidade de comer alimentos diferentes entre pacientes com próteses totais *versus* pacientes com sobredentaduras inferiores foi avaliada por Awad e Feine[115]. A sobredentadura apresentou um desempenho superior no ato de comer não apenas alimentos mais consistentes, como cenouras e maçãs, mas também alimentos macios, como pão e queijo. Geertman *et al.* avaliaram pacientes com reabsorção mandibular severa e que usavam próteses totais, antes e após a instalação de uma sobredentadura inferior. A habilidade de comer alimentos duros e macios melhorou significativamente.[116, 117]

Estudos realizados na Universidade McGill avaliaram os níveis sanguíneos de pacientes que possuíam próteses totais e 30 próteses superiores com próteses inferiores implantossuportadas seis meses após o tratamento. Dentro desse curto período de tempo, pacientes com implantes tiveram maiores níveis de hemoglobina rica em vitamina B_{12} (relacionada ao aumento dos níveis de ferro) e albumina (relacionada à nutrição). Esses pacientes também apresentaram maior quantidade de gordura corpórea nos ombros e nos braços, com redução de gordura corporal na região da cintura.[118]

O índice de sucesso das próteses sobre implantes varia, de acordo com características que mudam de paciente para paciente. Entretanto, comparadas aos métodos tradicionais de substituição dos dentes, as próteses sobre implantes oferecem maior longevidade, melhora na função, preservação óssea e resultados psicológicos melhores. De acordo com uma pesquisa de 10 anos de sobrevida de próteses fixas em dentes naturais, a cárie é apontada como a razão mais frequente para substituição de um elemento dentário, e a taxa de sobrevida é de aproximadamente 75%.[27] Em pacientes parcialmente edentados, a substituição de um dente por implante pode evitar que dentes naturais hígidos se tornem dentes pilares, além de limitar complicações como cáries ou tratamento endodôntico, que são as maiores causas de falha da prótese. A maior vantagem das próteses sobre os implantes é que o pilar não desenvolve cárie e nunca necessita de terapia endodôntica. O implante e as próteses podem alcançar taxa de sobrevida de 10 anos de mais de 90%.

A força oclusal máxima de pacientes com próteses totais varia de 2,27 a 22,7 kg. Pacientes com próteses fixas implantossuportadas podem aumentar sua força máxima de mordida em 85% dois meses após a conclusão do tratamento. Após três anos, a força média pode chegar a mais de 300%, comparando com os valores prévios ao tratamento. Como resultado, um paciente com prótese implantossuportada pode apresentar força similar à de um paciente com prótese fixa suportada por dentes naturais. A eficiência mastigatória com próteses implantossuportadas é bem melhor quando comparada à de próteses mucossuportadas. O desempenho mastigatório de próteses totais, sobredentaduras e dentição natural foi avaliado por Rissin et al.[82] A prótese tradicional mostrou uma redução de 30% na eficiência mastigatória; outros estudos indicaram que pacientes com próteses totais possuíam menos de 60% da função de pessoas com dentição natural. A sobredentadura suportada por dentes perde apenas 10% da eficiência mastigatória, quando comparada aos dentes naturais. Esses achados são similares aos de sobredentaduras implantossuportadas. Além disso, próteses parciais fixas implantossuportadas podem funcionar do mesmo jeito que os dentes naturais. Efeitos benéficos, como a diminuição da gordura, do colesterol e dos alimentos ricos em carboidratos, têm sido relatados, assim como uma melhora significativa no prazer de se alimentar e na vida social.[119-127]

Estabilidade e retenção das próteses implantossuportadas são grandes melhorias em relação à prótese mucossuportada (Fig. 1-51). Os recursos mecânicos da retenção com implantes são superiores aos da retenção pelo tecido mole oferecida pelas próteses totais ou pelos adesivos, e podem causar menos problemas relacionados. O suporte do implante da prótese final é variável, dependendo do número e da posição dos implantes; porém, todas as opções de tratamento demonstram melhora significativa.

A fonética pode ser prejudicada pela instabilidade da prótese total convencional. Os músculos bucinador e milo-hióideo podem se flexionar e impulsionar a porção posterior da prótese para cima, causando estalos, independentemente da dimensão vertical.[112] Como resultado, um paciente que já perdeu de 10 a 20 mm de dimensão vertical pode ainda produzir sons de estalos durante a fala. Geralmente a língua em um usuário de prótese total é achatada nas áreas posteriores, para segurar a prótese em posição. Os músculos na região anterior da mandíbula responsáveis pela expressão facial podem estar contraídos para evitar que a prótese inferior deslize para a frente. A prótese sobre implantes é estável e retentiva, e não necessita dessas manipulações orais. A prótese sobre implantes permite reduzir as flanges ou o palato das próteses. Isso é de grande benefício para os novos usuários de próteses, que geralmente relatam desconforto com esse volume da prótese. A extensão de cobertura do tecido mole também interfere no paladar dos alimentos, e os tecidos moles podem ficar sensíveis nas regiões onde a prótese se estende. O palato nas próteses superiores pode causar engasgos em alguns pacientes, o que pode ser eliminado com o uso de sobredentaduras implantossuportadas.

Pacientes tratados com próteses implantossuportadas julgam que sua saúde psicológica no geral melhorou em 80%, comparando com a situação prévia, enquanto faziam uso de dispositivos protéticos tradicionais removíveis. Eles perceberam a prótese sobre implantes como uma parte integral de seus corpos.[116,128-132] Por exemplo, Raghoebar et al. avaliaram 90 pacientes edentados em um estudo multicêntrico randomizado.[131] Cinco anos após o tratamento, um questionário visava avaliar satisfação estética, retenção, conforto e a capacidade de falar e comer com próteses totais inferiores, com próteses totais inferiores com vestibuloplastia ou com sobredentaduras inferiores sobre dois implantes. As sobredentaduras sobre dois implantes apresentaram taxas significativamente mais altas, porém nenhuma diferença significativa foi encontrada entre os dois grupos de próteses totais. Geertman et al. relataram resultados similares comparando a habilidade mastigatória de próteses totais convencionais com sobredentaduras implantossuportadas na mandíbula.[116,117]

Resumo

O objetivo da odontologia moderna é o de restaurar a saúde oral dos pacientes de uma maneira previsível. Pacientes parcial ou totalmente edentados podem ser incapazes de recuperar função, estética, conforto ou fonética normais com as próteses removíveis tradicionais. A função do paciente que faz uso de uma prótese total pode ser reduzida para um sexto do nível anteriormente experimentado com a dentição natural; entretanto, as próteses sobre implantes podem levar a função para próximo dos limites normais. A estética de pacientes edentados é afetada como resultado da atrofia muscular e óssea. A reabsorção óssea contínua leva a mudanças faciais irreversíveis. A prótese sobre implantes permite uma função muscular normal, e o implante estimula o osso a manter sua dimensão de uma maneira similar aos dentes naturais saudáveis. Como resultado, a estrutura facial não é comprometida pela falta de suporte que frequentemente é necessária para as próteses removíveis. Além disso, as próteses implantossuportadas são planejadas em relação à estética, à função e à fala, e não em uma zona neutra dos tecidos moles de suporte. Os tecidos moles em pacientes edentados são mais fracos devido ao afinamento da mucosa, à diminuição do fluxo salivar e à falta de estabilidade ou retenção da prótese. A prótese sobre implantes não necessita de suporte dos tecidos moles e melhora o conforto oral. A fala é geralmente comprometida pelas

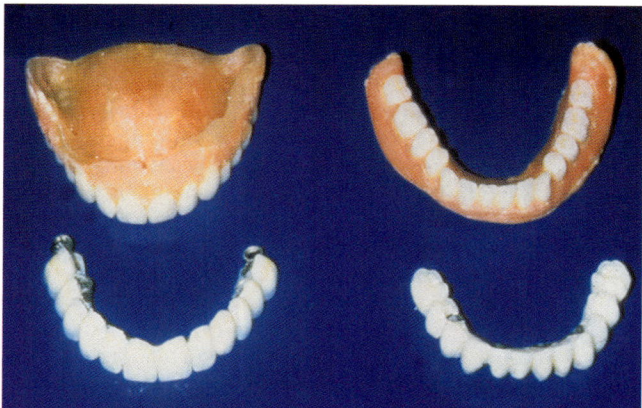

FIGURA 1-51. Próteses sobre implantes (*embaixo*) podem manter o osso, melhorando a função e a saúde psicológica e reduzindo o volume das próteses mucossuportadas (*em cima*).

próteses mucossuportadas, pois a língua e a musculatura perioral podem estar comprometidas em limitar os movimentos da prótese inferior. A prótese sobre implantes é estável e retentiva sem esforços da musculatura.

As próteses sobre implantes geralmente oferecem maior previsibilidade no curso do tratamento do que as reabilitações tradicionais. Portanto, o profissional e a população estão se tornando cada vez mais conscientes dessa disciplina dentária. As vendas dos fabricantes aumentaram de poucos milhões de dólares para vários bilhões de dólares por ano. Quase todos os periódicos odontológicos nos dias de hoje publicam relatos sobre implantes dentais. Todas as faculdades de odontologia nos Estados Unidos hoje em dia ensinam implantodontia para todas as especialidades. A implantodontia foi finalmente aceita pelo conselho de odontologia americano. A tendência atual de expandir o uso de implantes dentais irá continuar até que toda prática restauradora utilize essa modalidade de apoio tanto para a prótese fixa quanto a para prótese removível em uma base regular, como a primeira opção para todo caso de substituição de dentes.[133]

Referências Bibliográficas

1. Tatum OH: *The Omni implant system*, Birmingham, AL, 1988, Alabama Implant Congress.
2. Millennium Research Group: *U.S. markets for dental implants*, USDI 06, Toronto, 2006, June 2006.
3. Implant based dental reconstruction. The worldwide implant and bone graft market, September 2005. Available at http://www.kaloramainformation.com. Accessed July 14, 2007.
4. National Institutes of Health consensus development conference statement on dental implants, J Dent Educ 52686-691, 1988.
5. Stillman N, Douglass CW: Developing market for dental implants, *J Am Dent Assoc* 124:51-56, 1993.
6. Watson MT: Implant dentistry: a 10-year retrospective report, *Dental Products Report* 30:26-32, 1996.
7. Watson MT: Specialist's role in implant dentistry rooted in history: a survey of periodontists and maxillofacial surgeons, *Dental Products Report* 31:14-18, 1997.
8. Bernstein Research, London, July 14, 2011, Sanford L. Berstein and Col., LLC., p. 104.
9. Marcus SE, Drury JF, Brown LS, et al: Tooth retention and tooth loss in the permanent dentition of adults: United States, 1988-1991, *J Dent Res* 75(spec issue):684-695, 1996.
10. Meskin LH, Brown LJ: Prevalence and patterns of tooth loss in U.S. employed adult and senior populations, 1985-86, *J Dent Educ* 52:686-691, 1988.
11. Murdock SH, Hogue MN: Current patterns and future trends in the population of the United States: implications for dentists and the dental profession in the 21st century, *J Am Coll Dent* 65:29-38, 1998.
12. Census 2000 data on aging. Available at http://www.aoa.gov/prof/statistics/census2000/census2000.asp. Accessed July 14, 2007.
13. Hellmich N: Extra weight shaves years off lives, *USA Today A1*, January 7, 2003.
14. Dychtwald K: *Age wave: the challenges and opportunities of an aging America*, New York, 1988, St. Martin's Press.
15. A profile of older Americans, Washington, DC, 1993, American Association of Retired Persons.
16. Health, United States,;1; 2004: life expectancy at 65 and 75 years. Available at http://www.cdc.gov/nchshus.htm. Accessed July 14, 2007.
17. U.S. Census Bureau 2000 Summary file 1, matrices P13 and PCT12. Available at http://www.factfinder.census.gov. Accessed July 14, 2007.
18. Aschenbrener CA: The future is in the present: the implant of generations, *J Am Coll Dent* 65:23-28, 1998.
19. Meskin LH, Berg R: Impact of older adults on private dental practices, 1988-1998, *J Am Dent Assoc* 131:1188-1195, 2000.
20. Cohen BD, Milobsky SA: Monetary damages in dental-injury cases, *Trial Lawyers Quarterly* 29:80-81, 1989.
21. Schwartz NL, Whitsett LD, Berry TG: Unserviceable crowns and fixed partial dentures: life-span and causes for loss of serviceability, *J Am Dent Assoc* 81:1395-1401, 1970.
22. American Dental Association Survey Center: Changes in dental services rendered 1959-1990. In 1990 Survey of Dental Services Rendered, Chicago, 1994, American Dental Association, pp 24-38.
23. Cheung GSP, Dimmer A, Mellor R, et al: A clinical evaluation of conventional bridgework, *J Oral Rehabil* 17:131-136, 1990.
24. Priest GF: Failure rates of restorations for single tooth replacements, *Int J Prosthodont* 9:38-45, 1996.
25. Creugers NH, Kayser HF, Van't Hof MA: A meta analysis of durability data on conventional fixed bridges, *Community Dent Oral Epidemiol* 22:448-452, 1994.
26. Shugars DA, Bader JD, White BA, et al: Survival rates of teeth adjacent to treated and untreated posterior bounded edentulous spaces, *J Am Dent Assoc* 129:1085-1095, 1998.
27. Walton JN, Gardner FM, Agar JR: A survey of crown and fixed partial denture failures, length of service and reasons for replacement, *J Prosthet Dent* 56:416-421, 1986.
28. Goodacre CJ, Bernal G, Rungcharassaeng K: Clinical complications in fixed prosthodontics, *J Prosthet Dent* 90:31-41, 2003.
29. Schillinburg HT, Hobo S, Whitsett LD, et al: *Fundamentals of fixed prosthodontics*, ed 3, Chicago, 1997, Quintessence.
30. Palmqvist S, Swartz B: Artificial crowns and fixed partial dentures 18 to 23 years after placement, *Int J Prosthodont* 6:279-285, 1993.
31. Hirschfeld L, Wasserman B: A long term survey of tooth loss in 600 treated periodontal patients, *J Periodontol* 49:225-237, 1978.
32. Bloom B, Gaft HC, Jack SS: *National Center for Health Statistics. Dental Services and Oral Health. United States, 1989 Vital Health Stat 10(183)*, DHHS Pat No (PAS) 93-1511, Washington, DC, 1992, U.S. Government Printing Office.
33. Priest GG: Single tooth implants and their role in preserving remaining teeth: a 10 year survival study, *Int J Oral Maxillofac Implants* 14:181-188, 1999.
34. Misch CE, Misch-Dietsh F, Silc J, et al: Posterior implant single tooth replacement and status of abutment teeth. Multi Center 10 year retrospective report, *J Periodontol* 79(12):2378-2382, 2008.
35. Goodacre CJ, Bernal G, Rungcharassaeng K, et al: Clinical complications with implants in implant prostheses, *J Prosthet Dent* 90:121-132, 2003.
36. Haas R, Mensdorff-Pouilly N, Mailath G, et al: Brånemark single tooth implants: a preliminary report of 76 implants, *J Prosthet Dent* 73:274-279, 1995.
37. Fugazzotto PA: Success and failure rates of osseointegrated implants in function in regenerated bone for 72 to 133 months, *Int J Oral Maxillofac Imp* 20:77-83, 2005.
38. Priest G, Priest J: The ecomonics of implants for single missing teeth, *Dent Econ May*:130-138, 2004.
39. Misch CE: Implants and the general practitioner, *Dentistry Today* 26(8):48-54, 2007.
40. Misch CE: An evidence-based review of posterior single tooth replacement: implant vs fixed partial dentures, *Dentistry Today* 19(4):86-95, 2000.
41. Centers for Disease Control and Prevention: Surveillance for dental caries, dental sealants, tooth retention, edentulism and enamel fluorosis—United States, 1988-1994 and 1999-2002. In Beltram-Aguilar ED, Bazker LK, Canto MT, editors: Surveillance summaries, August 26, 2005, MMWR 2015-2054.(No. SS3).
42. Ramus TE, Misch CE, Brown IJ: Estimated dental implant treatment potential in United States adults, *J Public Health Dent* 852, 2006.
43. Weintraub JA, Bret BA: Oral health status in the United States: tooth loss and edentulism, *J Dent Ed* 49:368-378, 1988.
44. Meskin LH, Brown LJ, Brunelle JA: Patterns of tooth loss and accuracy of prosthodontic treatment potential in U.S. employed adults and seniors, *Gerodontics* 4:126-135, 1988.
45. Redford M, Drury TF, Kingman A, et al: Denture use and the technical quality of dental prostheses among persons 18-74 years old in the United States between 1988 and 1991, *J Dent Res* 75(spec issue):714-725, 1996.

46. Koivumaa KK, Hedegard B, Carlsson GE: Studies in partial denture prostheses: I. An investigation of dentogingivally-supported partial dentures, *Suom Hammaslaak Toim* 56:248-306, 1960.
47. Carlsson GE, Hedegard B, Koivumaa KK: Studies in partial denture prosthesis: IV. A 4-year longitudinal investigation of dentogingivally-supported partial.
48. Wetherell J, Smales R: Partial dentures failure: a long-term clinical survey, *J Dent* 8:333-340, 1980.
49. Wilding R, Reddy J: Periodontal disease in partial denture wearers—a biologic index, *J Oral Rehab* 14:111-124, 1987.
50. Vermeulen A, Keltjens A, Vant'hof M, et al: Ten-year evaluation of removable partial dentures: survival rates based on retreatment, not wearing and replacement, *J Prosthet Dent* 76:267-272, 1996.
51. Roberts BA: Survey of chrome cobalt partial dentures, *N Z Dent J* 74:203-209, 1978.
52. Waerhaug J: Periodontology and partial prosthesis, *Int Dent J* 18:101-107, 1968.
53. Aquilino SA, Shugars DA, Bader JD, et al: Ten-year survival rates of teeth adjacent to treated and untreated posterior bounded edentulous spaces, *J Prosthet Dent* 85:455-460, 2001.
54. Rissin L, House JE, Conway C, et al: Effect of age and removable partial dentures on gingivitis and periodontal disease, *J Prosthet Dent* 42:217-223, 1979.
55. Takala L, Utriainen P, Alanen P: Incidence of edentulousness, reasons for full clearance, and health status of teeth before extractions in rural Finland, *Community Dent Oral Epidemiol* 22:254-257, 1994.
56. Steele JG, Treasure E, Pritts NB, et al: Total tooth loss in the United Kingdom in 1998 and implications for the future, *Br Dent J* 189:598-603, 2000.
57. Mojon P: The world without teeth: demographic trends. In Feine JS, Carlsson GE, editors: *Implant overdentures: the standard of care for edentulous patients*, Carol Stream, Ill, 2003, Quintessence.
58. Health Promotion Survey Canada: Statistics Canada, 1990, record number 3828. Available at http://www.statcan. Accessed July 14, 2007.
59. Doug CW, Shih A, Ostry L: Will there be a need for complete dentures in the United States in 2020? *J Prosthet Dent* 87:5-8, 2002.
60. Misch CE: Dental implants as a profit center: prosthetics and surgery, *Dental Economics* April:88-90, 2008.
61. Freeman E, Ten Cate AR: Development of the periodontium: an electron microscopic study, *J Periodontol* 42:387-395, 1971.
62. Wolff J: *The laws of bone remodeling*, Berlin, 1986, Springer (Translated by Maquet P, Furlong R; originally published in 1892).
63. Murray PDF: *Bones: a study of the development and structure of the vertebrae skeleton*, Cambridge, 1936, Cambridge University Press.
64. Misch J: *Lehrbuch der Grenzgebiete der Medizin und Zahnheilkunde*, Leipzig, Germany, 1922, FC Vogel.
65. Roberts WE, Turley PK, Brezniak N, et al: Implants: bone physiology and metabolism, *Cal Dent Assoc J* 15:54-61, 1987.
66. Bassett CA: Biologic significance of piezoelectricity, *Calcif Tissue Res* 1:252-272, 1968.
67. Pietrokovski J: The bony residual ridge in man, *J Prosthet Dent* 34:456-462, 1975.
68. Carlsson G, Persson G: Morphologic changes of the mandible after extraction and wearing of dentures: a longitudinal clinical and x-ray cephalometric study covering 5 years, *Odont Revy* 18:27-54, 1967.
69. Tallgren A: The reduction in face height of edentulous and partially edentulous subjects during long-term denture wear: a longitudinal roentgenographic cephalometric study, *Acta Odontol Scand* 24:195-239, 1966.
70. Gruber H, Solar P, Ulm C: Maxillomandibular anatomy and patterns of resorption during atrophy. In Watzek G, editor: *Endosseous implants: scientific and clinical aspects*, Chicago, 1996, Quintessence.
71. Atwood DA: Postextraction changes in the adult mandible as illustrated by microradiographs of midsagital section and serial cephlometric rootsenograms, *J Prosthet Dent* 13:810-824, 1963.
72. Misch CE: What you don't know can hurt you (and your patients), *Dentistry Today* 19(12):70-73, 2000.
73. Brodeur JM, Laurin P, Vallee R, et al: Nutrient intake and gastrointestinal disorders related to masticatory performance in the edentulous elderly, *J Prosthet Dent* 70:468-473, 1993.
74. Marcus P, Joshi A, Jones J, et al: Complete edentulism and denture use for elders in New England, *J Prosthet Dent* 76:260-265, 1996.
75. Sassouni V: A classification of skeletal facial types, *Am J Orthod* 55:109-123, 1969.
76. Mercier P, Lafontant R: Influence of facial morphology classes on residual alveolar ridge atrophy, *J Prosthet Dent* 41:90-100, 1979.
77. Gabriel AC: Some anatomical features of the mandible, *J Anat* 92:580-589, 1958.
78. Hickey JC, Zarb GA, Bolender CL, editors: *Boucher's prosthodontic treatment for edentulous patients*, ed 10, St Louis, 1990, Mosby, pp 3-27.
79. Sutton DM, Lewis BRK, Patel M, et al: Changes in facial form relative to progressive atrophy of the edentulous jaw, *Int J Oral Maxillofac Surg* 33:676-682, 2004.
80. Howell AW, Manley RS: An electronic strain gauge for measuring oral forces, *J Dent Res* 27:705, 1948.
81. Carr A, Laney WR: Maximum occlusal force levels in patients with osseointegrated oral implant prostheses and patients with complete dentures, *Int J Oral Maxillofac Implants* 2:101-110, 1987.
82. Rissin L, House JE, Manly RS, et al: Clinical comparison of masticatory performance and electromyographic activity of patients with complete dentures, overdentures and natural teeth, *J Prosthet Dent* 39:508-511, 1978.
83. Carlsson GE, Haraldson T: Functional response. In Brånemark PI, Zarb GA, Albrektsson T, editors: *Tissue integrated prostheses: osseointegration in clinical dentistry*, Chicago, 1985, Quintessence.
84. Misch LS, Misch CE: Denture satisfaction: a patient's perspective, *Int J Oral Implant* 7:43-48, 1991.
85. Hildebrandt GH, Dominguez BL, Schock MA, et al: Functional units, chewing, swallowing and food avoidance among the elderly, *Prosthet Dent* 77:588-595, 1997.
86. Chen MK, Lowenstein F: Masticatory handicap, socio-economic status and chronic conditions among adults, *J Am Dent Assoc* 109:916-918, 1984.
87. Joshipura KJ, Wilkett WC, Douglass CW: The impact of edentulousness on food and nutrient intake, *J Am Dent Assoc* 127:459-467, 1996.
88. Sheiham A, Steele JC, Marcenes W, et al: The impact of oral health on stated ability to eat certain food; findings from the National Diet and Nutrition Survey of Older People in Great Britain, *Gerontology* 16:11-20, 1999.
89. Krall E, Hayes C, Garcia R: How dentition status and masticatory function affect nutrient intake, *J Am Dent Assoc* 129:20-23, 1998.
90. Sheiham A, Steele JG, Marcenes W, et al: The relationship among dental status, nutrient intake, and nutritional status in older people, *J Dent Res* 80:408-413, 2001.
91. Sheiham A, Steele J: Does the condition of the mouth and teeth affect the ability to eat certain foods, nutrient and dietary intake and nutritional status amongst older people? *Public Health Nutr* 4:797-803, 2001.
92. Kapur KK, Soman SD: Masticatory performance and efficiency in denture wearers, *J Prosthet Dent* 14:687-694, 1964.
93. Sheiham A, Steele JG, Marcenes W, et al: The relationship between oral health status and body mass index among older people: a national survey of older people in Great Britain, *Br Dent J* 192:703-706, 2002.
94. Agerberg G, Carlsson GE: Chewing ability in relation to dental and general health, *Acta Odontol Scand* 39:147-153, 1981.
95. Hildebrandt GH, Loesche WJ, Lin CF, et al: Comparison of the number and type of dental functional units in geriatric populations with diverse medical backgrounds, *J Prosthet Dent* 73:253-261, 1995.
96. DeStefano F, Anda RF, Kahn HS, et al: Dental disease and risk of coronary heart disease and mortality, *Br Med J* 306:688-691, 1993.

97. Syrjonen J, Peltola J, Valtonen V, et al: Dental infections in association with cerebral infarction in young and middle-aged men, *Intern Med* 225:179-184, 1989.
98. Sullivan D, Walls R, Lipschitz D: Protein-energy undernutrition and risk of mortality within 1 year of hospital discharge in a select population of geriatric rehabilitation patients, *Am J Clin Nutr* 43:559-605, 1991.
99. Mattila KJ, Nieminen MS, Valtonen V, et al: Association between dental health and acute myocardial infarction, *Br Med J* 298: 779-782, 1989.
100. Loesche WJ: Periodontal disease as a risk factor for heart disease, *Compend Contin Educ Dent* 15:976-992, 1994.
101. Carlsson GE: Masticatory efficiency: the effect of age, the loss of teeth, and prosthetic rehabilitation, *Int Dent J* 34:93-97, 1984.
102. Gunne HS, Wall AK: The effect of new complete dentures on mastication and dietary intake, *Acta Odontol Scand* 43:257-268, 1985.
103. Berg E: The influence of some anamnestic demographic and clinical variables on patient acceptance of new complete dentures, *Acta Odontol Scand* 42:119-127, 1984.
104. Bergman B, Carlsson GE: Clinical long term studies of complete denture wearers, *J Prosthet Dent* 53:56-61, 1985.
105. Fiske J, Davis DM, Frances C, et al: The emotional effects of tooth loss in edentulous people, *Br Dent J* 184:90-93, 1998.
106. Slade GD: *Measuring oral health and quality of life*, Chapel Hill, NC, 1997, University of North Carolina Department of Dental Ecology.
107. Stafford GD: Denture adhesives: a review of their use and composition, *Dent Pract* 21:17-19, 1970.
108. Pinto D, editor: *Chain Drug Review*, 20, pp 46, 1998.
109. Zarb G, Schmitt A: Edentulous predicament. I. A prospective study of the effectiveness of implant supported fixed prostheses, *J Am Dent Assoc* 127:59-72, 1996.
110. Narhi TO, Geertman ME, Hevinga M, et al: Changes in the edentulous maxilla in persons wearing implant-retained mandibular overdentures, *J Prosthet Dent* 84:43-49, 2000.
111. Sheppard IM: Denture base dislodgement during mastication, *J Prosthet Dent* 13:462-468, 1963.
112. Smith D: The mobility of artificial dentures during comminution, *J Prosthet Dent* 13:834-856, 1963.
113. Lundqvist S, Haraldson T: Occlusal perception of thickness in patients with bridges on osteointegrated oral implants, *Scand J Dent Res* 92:88, 1984.
114. Kapur KK, Garrett NR, Hamada MO, et al: Randomized clinical trial comparing the efficacy of mandibular implant supported overdentures and conventional dentures in diabetic patients. Part III: comparisons of patient satisfaction, *J Prosthet Dent* 82: 416-427, 1999.
115. Awad MA, Feine JJ: Measuring patient satisfaction with mandibular prostheses, *Community Dent Oral Epidemiol* 26: 400-405, 1998.
116. Geertman ME, Boerrigter EM, van't Hof MA, et al: Two-center clinical trial of implant-retained mandibular overdentures versus complete dentures—chewing ability, *Community Dent Oral Epidemiol* 24:79-84, 1996.
117. Geertman ME, Van Waas MA, van't Hof MA, et al: Denture satisfaction in a comparative study of implant-retained mandibular overdenture: a randomized clinical trial, *Int J Oral Maxillofac Implants* 11:194-200, 1996.
118. McGill University: Health and Nutrition Letter (2):21, April 2003.
119. Humphries GM, Healey T, Howell RA, et al: The psychological impact of implant-retained mandibular prostheses: a cross-sectional study, *Int J Oral Maxillofac Implants* 10:437-444, 1995.
120. Meijer HJ, Raghoebar GM, van't Hof MA, et al: Implant-retained mandibular overdentures compared with complete dentures: a 5 years' follow up study of clinical aspects and patient satisfaction, *Clin Oral Implants Res* 10:238-244, 1999.
121. Harle TH, Anderson JD: Patient satisfaction with implant supported prostheses, *Int J Prosthodont* 6:153-162, 1993.
122. Wismeijer D, van Waas MA, Vermeeren JI, et al: Patient satisfaction with implant-supported mandibular overdentures: a comparison of three treatment strategies with ITI-dental implants, *Int J Oral Maxillofac Surg* 26:263-267, 1997.
123. Leung AC, Cheung LK: Dental implants in reconstructed jaws: patients' evaluation of functional and quality of life outcomes, *Int J Oral Maxillofac Implants* 18:127-134, 2003.
124. Grogono AL, Lancaster DM, Finger IM: Dental implants: a survey of patients' attitudes, *J Prosthet Dent* 62:573-576, 1989.
125. Kapur KK: Veterans Administration cooperative dental implant study: comparisons between fixed partial dentures supported by blade-vent implants and removable partial dentures. Part II. Comparisons of mastication performances between two treatment modalities, *J Prosthet Dent* 65:272-283, 1991.
126. Kapur KK: Veterans Administration cooperative dental implant study. Part IV. Comparisons of patient satisfaction between two treatment modalities, *J Prosthet Dent* 66:517-530, 1991.
127. Garrett NR, Kapur KK, Hasse AL: Veterans Administration cooperative dental implant study. Part V: Comparisons of pretreatment and posttreatment dietary intakes, *J Prosthet Dent* 77:153-161, 1997.
128. Blomberg S: Psychological response. In Brånemark PI, Zarb GA, Albrektsson T, editors: *Tissue integrated prostheses: osseointegration in clinical dentistry*, Chicago, 1985, Quintessence.
129. Albrektsson T, Blomberg S, Brånemark A, et al: Edentulousness: an oral handicap. Patient reactions to treatment with jawbone-anchored prosthesis, *J Oral Rehab* 14:503-511, 1987.
130. Blomberg S, Lundquist S: Psychological reactions to edentulousness and treatment with jawbone-anchored bridges, *J Prosthet Dent* 50:262-270, 1983.
131. Raghoebar GM, Meijer HJ, Steigenga B, et al: Effectiveness of three treatment modalities for the edentulous mandible: a five year randomized clinical trial, *Clin Oral Implants Res* 11:195-201, 2000.
132. Al-Omiri M, Hantash RA, Al-Wahadni A: Satisfaction with dental implants: a literature review, *Implant Dent* 14:399-406, 2005.
133. Misch CE: Dental education: meeting the demands of implant dentistry, *J Am Dent Assoc* 121:334-338, 1990.

CAPÍTULO 2

Terminologias Genéricas de Componentes em Forma de Raiz

Carl E. Misch

Um implante *endósseo* é um material aloplástico, inserido por meio de uma cirurgia em um rebordo ósseo residual, principalmente como uma base protética.[1] O prefixo *endo* significa "dentro", e *ósseo* equivale a "osso".[2] A principal subcategoria dos implantes endósseos cobertos por este texto são os implantes com forma radicular. O termo *endósseo* também é utilizado na literatura e, como o termo *ósseo* também indica osso, ambos são aceitos. No entanto, *endosteal*,* *periosteal* e *transosteal* são preferíveis. Muitos formatos de implantes endósseos foram utilizados no passado, incluindo os de base cônica, os agulhados e os laminados.[3,4] Atualmente, o implante endósseo com forma radicular é o tipo mais utilizado na reabilitação do paciente parcial ou totalmente edentado.

A Implantodontia é a segunda disciplina mais antiga na Odontologia (a cirurgia oral [exodontia] é a mais antiga). A história do implante com forma radicular data de milhares de anos e inclui civilizações como os antigos chineses que, há 4 mil anos, esculpiam varas de bambu em formato cônico e colocavam-nas dentro do osso para substituição fixa dos dentes. Os egípcios, há 2 mil anos, utilizavam metais preciosos com um desenho similar a um cone. Um crânio foi encontrado na Europa com um dente de metal ferroso inserido na mandíbula com formato cônico, que data antes do tempo de Cristo. Os incas da América Central, por volta de 600 a.C. tiravam pedaços das conchas do mar e, da mesma forma que os chineses antigos, colocavam-nas dentro do osso para substituir os dentes perdidos[5] (Fig. 2-1). Em outras palavras, a história mostra que sempre fez sentido substituir um dente por um implante de forma similar. Na realidade, se o público leigo pudesse escolher entre substituir um dente perdido por um implante ou preparar vários dentes adjacentes e conectá-los a uma prótese para substituir o dente perdido e, então, tentar fazer com que esses dentes pareçam similares à condição antes do preparo, o implante seria a escolha óbvia.

Maggiolo introduziu a história mais recente da Implantodontia em 1809 com o uso do ouro na forma da raiz do dente.[6] Em 1887, Harris relatou o uso de dentes feitos de porcelana, nos quais eram encaixados pinos de platina revestidos por chumbo.[7] Muitos materiais foram testados e, no início da década de 1900, Lambotte fabricou implantes de alumínio, prata, latão, cobre, magnésio, ouro e aço banhado por ouro ou níquel.[8] Ele identificou a corrosão de vários destes metais nos tecidos corporais, associada à ação eletrolítica. O primeiro implante com forma radicular que diferia de maneira significativa da forma da raiz dental foi o projeto de Greenfield em 1909, cujo aspecto assemelhava-se ao de uma gaiola trançada, feito com iridoplatina[9] (Fig. 2-2). Este também foi o primeiro implante de duas peças, que separava o pilar do corpo endósseo do implante na instalação inicial. A cirurgia foi projetada para utilizar uma broca de trefina calibrada, a fim de manter um núcleo ósseo interno dentro do corpo do implante. Após diversas semanas, a coroa era conectada ao corpo do implante com uma conexão interna antirrotacional. Relatos indicam que o sucesso desse implante foi moderado. Setenta e cinco anos depois, este mesmo projeto foi reintroduzido pela Straumann na Europa e, posteriormente, pela Core-Vent nos Estados Unidos.[10,11]

A liga cirúrgica de cromo-cobalto-molibdênio foi adotada na Implantodontia em 1938 por Strock (Boston, MA), quando ele substituiu um incisivo superior esquerdo[12] por um implante de forma radicular, de uma única peça, que durou mais de 15 anos. A interface direta osso-implante ao titânio foi inicialmente chamada de *fusão óssea* e relatada, pela primeira vez, em 1940 por Bothe *et al.*[13] Em 1946, Strock projetou o primeiro implante de titânio rosqueável em duas peças, inserido sem um pino transmucoso (Fig. 2-3). O pino do pilar e a coroa individual eram adicionados após a cicatrização completa.[14] A interface desejável do implante descrita por Strock foi uma conexão direta osso-implante, a qual foi chamada de *anquilose*. O primeiro implante submerso instalado por Strock ainda funcionava 40 anos mais tarde.[15]

Em 1952, Brånemark iniciou estudos experimentais extensos sobre a circulação microscópica da cicatrização da medula óssea. Esses estudos levaram à aplicação dos implantes dentais no início

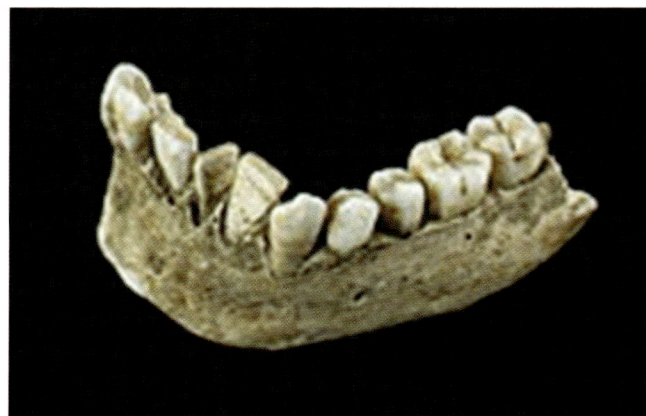

FIGURA 2-1. Esta mandíbula, datada de 600 anos a.C., foi encontrada na América Central. Ela mostra três incisivos esculpidos, implantados, feitos de conchas do mar. A formação de cálculo nestes três implantes indica que o procedimento não foi realizado durante uma cerimônia de sepultamento, mas sim que houve uma substituição fixa, funcional e estética de um dente. (Cortesia de Peabody Museum of Archaeolgy and Ethnology, Harvard University, 33-19-20/254.0,95240002)

---

*Nota da Revisão Científica: Embora o autor considere preferível o termo *endosteal*, no Brasil utiliza-se comumente *endósseo*.

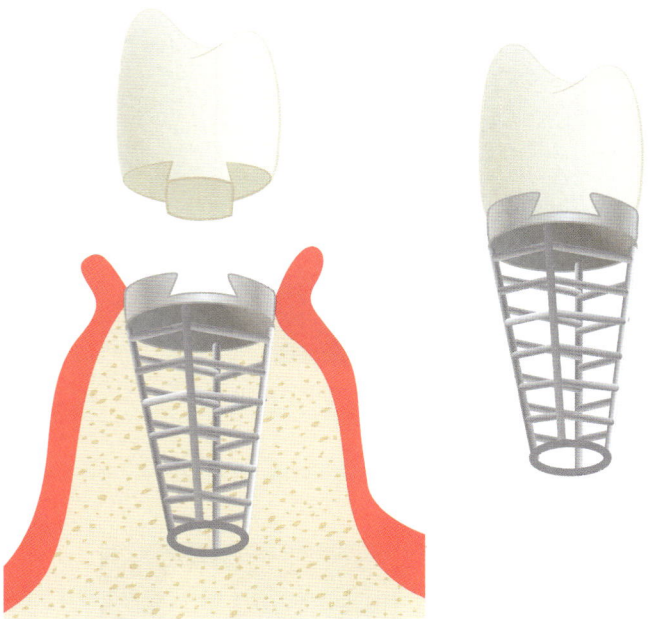

FIGURA 2-2. Greenfield (Kansas City, KS) desenvolveu um projeto de implante de duas etapas. Este também foi o primeiro esboço de um pilar antirrotacional.

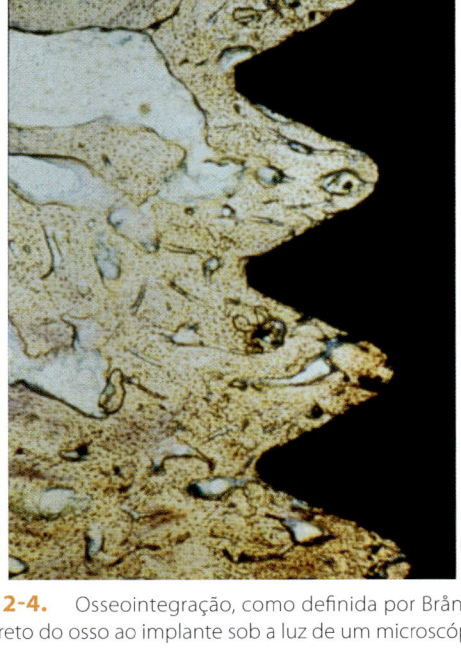

FIGURA 2-4. Osseointegração, como definida por Brånemark, é o contato direto do osso ao implante sob a luz de um microscópio óptico.

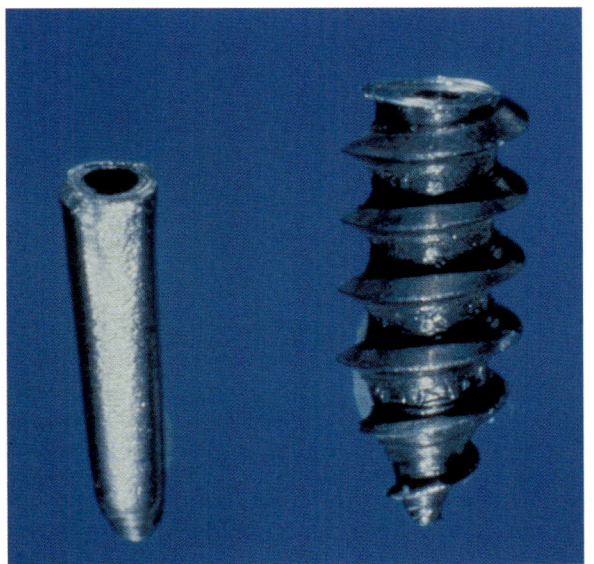

FIGURA 2-3. Al Strock (Boston, MA) criou um cilindro de duas peças e um parafuso de implante de duas peças, em 1938.

da década de 1960, em que se observaram 10 anos de integração do implante em cães, sem reações adversas significativas dos tecidos moles ou duros. Os estudos clínicos em humanos com a filosofia de Brånemark foram iniciados em 1965, acompanhados durante 10 anos e relatados em 1977.[16] O termo *osseointegração* (em vez de *fusão óssea* ou *anquilose*) foi definido por Brånemark como um contato direto entre o osso vivo e a superfície de um implante, em uma ampliação com microscópio óptico[17] (Fig. 2-4). Os termos *fusão óssea*, *anquilose* e *osseointegração* podem ser permutáveis e definir a interface microscópica osso-implante. A porcentagem do contato direto entre o osso e o implante não foi inicialmente determinada e descobriu-se que ela era altamente variável.

A fixação rígida é o resultado clínico da interface direta do osso, mas também foi relatada uma interface do tecido fibroso.[18] A *fixação rígida* é o termo clínico que implica nenhum movimento observável do implante quando uma força de 1 a 500 g é aplicada. Atualmente o termo osseointegração tem sido aplicado de forma usual na disciplina de implantologia e descreve não somente uma condição microscópica mas também uma condição clínica de fixação rígida.

O prefixo *osteo* (p. ex., *osteo*blasto, *osteo*tomia) também é amplamente utilizado e pode descrever essa condição como *osteointegração*.

Os conceitos de osseointegração de Brånemark foram disseminados mais do que quaisquer outros autores na história recente. A documentação dos estudos de casos clínicos anteriores, a pesquisa da cirurgia e da fisiologia óssea, a cicatrização dos tecidos moles e duros e as aplicações restauradoras, originadas no laboratório de Brånemark, não têm precedentes. Em 1981, Adell *et al.* publicaram um relato da série de casos clínicos de 15 anos de Brånemark, referindo-se ao uso dos implantes em maxilares totalmente edentados.[17] Cerca de 90% dos implantes relatados na região anterior da mandíbula, que estavam na boca dos pacientes depois do primeiro ano, ainda funcionavam 5 a 12 anos mais tarde. No entanto, foram observados índices inferiores de sobrevida na porção anterior da maxila. Nos relatos clínicos iniciais de Brånemark, nenhum implante foi instalado nas regiões posteriores da cavidade oral e todas as próteses relatadas foram próteses fixas com extensões distais (Fig. 2-5).

O uso de implantes dentais no tratamento do edentulismo parcial e total tornou-se uma modalidade integrante do tratamento em Odontologia restauradora.[19-21] Em 1988, o painel de consenso do National Institutes of Health sobre os implantes dentais reconheceu que os procedimentos restauradores com o uso de implantes diferem dos empregados pela Odontologia tradicional e enfatizou a necessidade de uma educação avançada.[22] Durante os últimos 15 anos, a implantodontia tornou-se um método de rotina para substituir os dentes na prática restauradora.

Muitos dentistas são instruídos a utilizar um sistema de implante específico de um fabricante, e não aprendem a teoria e a extensa prática da implantodontia. O número crescente de fabricantes que

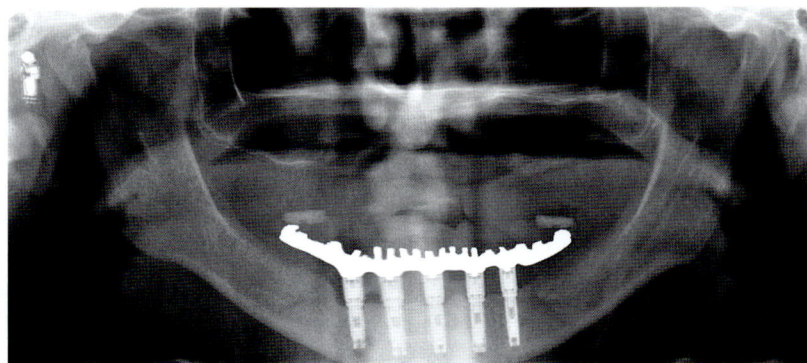

FIGURA 2-5. A abordagem do tratamento de Brånemark colocou uma prótese fixa com cantiléver suportada por quatro a seis implantes na região anterior.

entraram neste ramo utiliza marcas registradas para os componentes dos implantes (geralmente exclusivos de um sistema específico), e tais nomes proliferaram até o ponto de criar confusão. Existem vários termos ou abreviações diferentes para descrever componentes básicos similares.[23-28]

Para piorar a situação, como o tratamento com implantes exige uma equipe de especialistas, o encaminhamento geralmente requer que o protesista tenha certo conhecimento sobre muitos sistemas de implantes. Com o conhecimento exigido de vários sistemas e a ausência de uniformidade nos nomes dos componentes, houve uma enorme confusão na comunicação entre fabricantes, dentistas, equipes, técnicos de laboratórios, estudantes e pesquisadores. Além disso, a incorporação da implantodontia ao currículo da maioria dos programas de ensino pré-doutorado e pós-doutorado enfatiza ainda mais a necessidade de uma padronização dos termos e componentes na especialidade.[29]

Terminologia Genérica para o Componente Protético

Uma linguagem genérica para os implantes endósseos foi desenvolvida por Misch e Misch em 1992.[30] A ordem na qual ela é apresentada segue a cronologia da instalação à restauração. Ao formular a terminologia, cinco sistemas de implantes comumente usados nos Estados Unidos serviram de referência. Quinze anos depois, a evolução drástica do mercado de implantes nos Estados Unidos resultou em alterações em quase todas as linhas de implantes e nos formatos dos componentes.[31-33] Em 2000, somente o mercado americano tinha de escolher entre mais de 1.300 diferentes formatos dos implantes e 1.500 pilares em vários materiais, formas, tamanhos, diâmetros, comprimentos, superfícies e conexões. Mais do que nunca, uma linguagem comum tornou-se necessária. Na farmacologia, a variedades dos componentes farmacêuticos torna impossível listar todos pelos nomes fantasia, mas uma lista baseada na categoria dos fármacos é útil. Da mesma forma, os componentes dos implantes ainda podem ser classificados em amplas categorias de aplicação e o profissional deve ser capaz de reconhecer uma categoria de componentes e conhecer suas indicações e limitações.

Este livro incorpora a terminologia genérica, introduzida inicialmente por Misch e Misch, para os implantes endósseos, que tenta mesclar a continuidade e a familiaridade de muitos sistemas de implante com definições estabelecidas retiradas do *Illustrated Dictionary of Dentistry* e dos glossários de *Terms of the Academy of Prosthodontics*, *American Academy of Implant Dentistry* e *International Congress of Oral Implantologists*.[1,2,34,35]

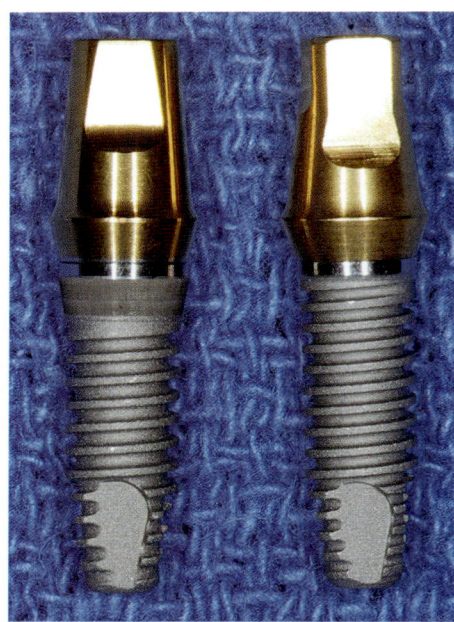

FIGURA 2-6. Um corpo de implante (*cor cinza*) é normalmente separado do pilar de prótese do implante (*cor de ouro*). Eles são, na maioria das vezes, conectados por meio de um parafuso do pilar. (*Esquerda*, implante com hexágono interno BioHorizons; *direita*, implante com hexágono externo BioHorizons, Birmingham, AL.)

Terminologia Genérica para o Corpo do Implante

Os implantes com forma radicular são uma categoria de implantes endósseos projetados para usar uma coluna de osso vertical, similar à raiz de um dente natural. Apesar de muitos nomes terem sido aplicados, o consenso de 1988 do National Institutes of Health sobre os implantes dentários e a American Academy of Implant Dentistry reconhecem o termo *forma radicular*.[1,22,34,35]

O projeto mais comum da forma radicular combina um *corpo separado do implante* e um *pilar protético*, que permite somente a instalação do corpo do implante durante a cicatrização óssea (Fig. 2-6). Um segundo procedimento é necessário para conectar o pilar do implante. O projeto do implante e a filosofia da cirurgia são atingir uma fixação clínica rígida que corresponda a uma interface microscópica direta entre o osso e o implante, sem a ocorrência de tecido fibroso para interferir sobre nenhuma parte do corpo do implante após a cicatrização.

Ao longo dos anos, três diferentes abordagens cirúrgicas têm sido usadas para o sistema de implantes de duas peças: um estágio, dois estágios e prótese imediata (carga) (Fig. 2-7). O processo cirúrgico de *dois estágios* instala o corpo do implante abaixo do tecido mole, até que a cicatrização óssea inicial ocorra. Durante a cirurgia do *segundo estágio*, os tecidos moles são rebatidos para instalar um *elemento transmucoso* ou *pilar protético*. Na abordagem cirúrgica de *um estágio*, o corpo do implante e o transmucoso ficam sobre o tecido mole até que ocorra a maturação óssea inicial. O pilar protético do implante, então, substitui o elemento transmucoso sem a necessidade de uma segunda cirurgia do tecido mole. A abordagem da *prótese imediata* instala o corpo do implante e o pilar protético na cirurgia inicial. A prótese (muitas vezes de forma provisória) é, então, inserida ao pilar (fora dos contatos oclusais nos pacientes parcialmente edentados) em 2 semanas após a cirurgia.

O corpo do implante especialmente confeccionado para um método cirúrgico também pode ser selecionado. Por exemplo, um elemento transmucoso já pode ser unido ao corpo do implante pelo próprio fabricante para facilitar a abordagem em um estágio cirúrgico. O corpo do implante também pode ter um pilar protético que pode ser parte do corpo do implante, para o implante de um estágio ser instalado e restaurado já na cirurgia inicial. Este último modelo foi o conceito original apresentado pela primeira vez.[12]

Existem três tipos principais de implantes endosteais com forma radicular do corpo baseados no projeto: cilíndricos, parafusados ou a combinação de ambos[30] (Fig. 2-8). Os implantes com forma radicular *cilíndrica* dependem de um recobrimento ou condição de superfície para fornecer retenção microscópica ao osso. Mais frequentemente, a superfície é coberta com um material rugoso (p. ex., hidroxiapatita, plasma *spray* de titânio) ou possui um desenho macrorretentivo (p. ex., esferas porosas). Os implantes cilíndricos são geralmente pressionados ou introduzidos por meio de leves pancadas no local preparado no osso. Eles podem ser um cilindro de paredes paralelas ou um implante de projeto cônico. Os implantes de forma radicular *parafusados* são rosqueados em um sítio preparado no osso, de diâmetro ligeiramente menor, e têm elementos retentores macroscópicos para a fixação inicial ao tecido ósseo. Eles podem ser usinados, texturizados ou recobertos. Existem três geometrias básicas da rosca do parafuso: rosca em V, rosca trapezoidal (ou trapezoidal reversa) e rosca plana (quadrada).[36] Os implantes rosqueados estão disponíveis principalmente em um projeto cilíndrico paralelo ou cilíndrico cônico. As micro ou macrocaracterísticas das roscas, variações de espaçamento das

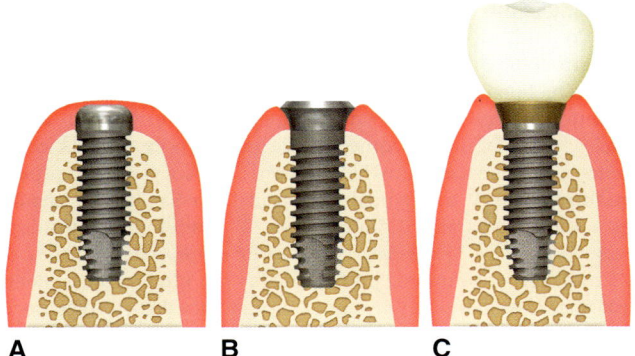

FIGURA 2-7. Existem três diferentes abordagens cirúrgicas para os sistemas de implantes em duas peças: **(A)** dois estágios (cicatrização submersa, então, irá haver a cirurgia de reabertura), **(B)** um estágio (implante com cicatrizador transmucoso, sem cirurgia de reabertura) e **(C)** restauração imediata (restauração colocada no momento do primeiro estágio cirúrgico).

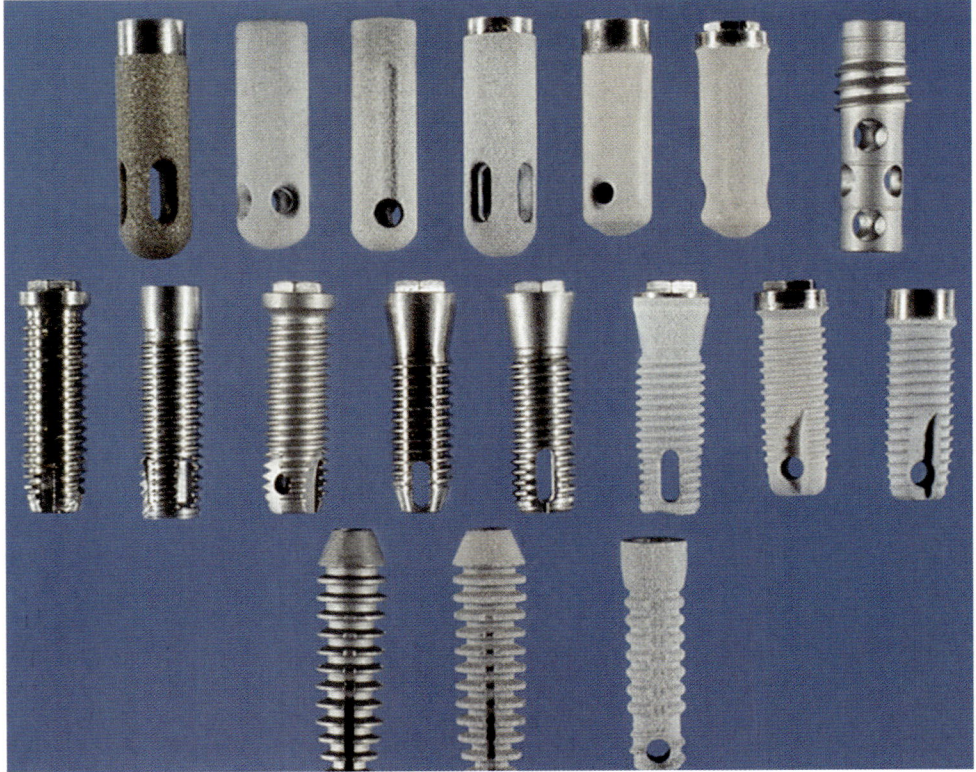

FIGURA 2-8. Os desenhos do corpo do implante geralmente são relacionados a três diferentes categorias: implantes cilíndricos (*fileira superior*), implantes parafusados (*fileira do meio*) ou uma combinação (*fileira inferior*), que usualmente são instalados sob pressão e têm um projeto macroscópico do corpo similar à forma rosqueada. (Cortesia de Charles English.)

roscas, suas inclinações variáveis, profundidade e ângulo, bem como as características autorrosqueantes, podem ser combinados para criar uma variedade de projetos de implantes. Os implantes rosqueáveis podem igualmente ter uma união microscópica ao osso, resultado da condição da sua superfície. A *combinação* de formas radiculares tem características macroscópicas do implante cilíndrico e parafusado. A combinação dos projetos de forma radicular também pode ser benéfica para a retenção microscópica ao osso através dos tratamentos variados da superfície (usinado, texturizado e adição de coberturas).[37-45] Como regra, a combinação de desenhos de implantes possui uma abordagem cirúrgica mais compressiva (como implantes cilíndricos) e um desenho de implante macroscópico para cargas oclusais (como uma série de platôs ou orifícios no corpo). Os implantes de forma radicular também foram descritos pelo tipo de inserção, cicatrização, necessidades cirúrgicas, características da superfície e interface.[28,46]

Regiões do Corpo do Implante

O corpo do implante pode ser dividido em plataforma (geometria cervical), corpo e ápice (Fig. 2-9). Cada secção do implante possui características que são benéficas em sua aplicação cirúrgica ou protética.

Corpo do Implante

O *corpo do implante* é especialmente confeccionado para facilitar tanto a cirurgia quanto a carga protética na interface do implante com o osso. Anos atrás, o corpo do implante era a característica principal do projeto. Um implante cilíndrico permite a preparação do osso com broca cilíndrica. Um implante cilíndrico de paredes paralelas suaves ou com desenho híbrido possibilita que ele seja pressionado ou introduzido com leves pancadas em posição, da mesma forma que um prego em um pedaço de madeira. Um cilindro escalonado encaixa-se no topo da osteotomia para facilitar a adaptação posterior do restante do implante.

O sistema de implante com desenho cilíndrico ou de encaixe sob pressão oferece a vantagem de ter uma fácil instalação, mesmo em locais com dificuldade de acesso. O parafuso de cobertura do implante também pode ser colocado no implante mesmo antes da sua instalação. Por exemplo, no caso do D4, um osso com muitos espaços medulares, comum em regiões posteriores da maxila, o cirurgião deve rosquear o implante no lugar. Já um osso muito macio pode desmantelar durante a instalação do implante parafusado, resultando em perda da estabilidade inicial e, assim, o implante não fica estável. Um implante com desenho escalonado pode ser pressionado manualmente no osso muito poroso e obter estabilidade inicial com mais facilidade. A velocidade de rosqueamento do implante durante a instalação e a quantidade de força apical na instalação em um osso macio também serão menos relevantes para os implantes híbridos colocados sob pressão. O sistema cilíndrico tem alguns benefícios para a aplicação nos casos de dentes unitários, especialmente se os dentes vizinhos apresentarem coroas longas. Nestas situações, os prolongadores de broca são necessários para a instalação do implante parafusado, assim como um instrumental adicional para inserir o parafuso de cobertura do implante. No osso denso, os sistemas cilíndricos são mais fáceis e rápidos de instalar, porque não é necessário compactar o tecido ósseo.

A maioria dos implantes cilíndricos apresenta essencialmente laterais lisas e tem a forma de projéteis que requerem um revestimento bioativo ou que proporcionem uma área de superfície maior para a retenção no osso. Quando esses materiais são colocados no implante, a área de contato com a superfície óssea aumenta em mais de 30%. Quanto maior a área da superfície funcional do contato osso-implante, melhor será o sistema de suporte para a prótese.

O implante em forma de parafuso sólido é o mais comumente relatado na literatura. O *corpo sólido do parafuso* é definido como um implante de secção transversal circular, sem nenhuma abertura ou orifícios. Vários fabricantes fornecem este projeto (p. ex., Nobel Biocare, Biomet, Zimmer, Straumann, BioHorizons). A rosca pode ter o projeto com formato em V, trapezoidal, trapezoidal reversa ou quadrangular (rosca *power*). O parafuso com rosca em "V" tem um longo histórico de uso clínico.[16,17] O diâmetro externo da rosca mais comum é de 3,75 mm, com 0,38 mm de profundidade e 0,6 mm de espaçamento (distância) entre as roscas. Os vários comprimentos do corpo geralmente variam de 7 a 16 mm, embora comprimentos de 5 a 56 mm também estejam disponíveis. Projetos de corpo similares são oferecidos em uma variedade de diâmetros (estreito, regular, largo) para responder às exigências mecânicas, estéticas e anatômicas das diferentes áreas da boca.[31]

O corpo do implante rosqueável sólido permite a osteotomia e a instalação do implante no osso cortical denso, bem como no osso trabecular fino. Entretanto, a cirurgia pode ser modificada para se adaptar a qualquer densidade óssea. Por exemplo, o formador de rosca pode ser necessário em situações nas quais a densidade óssea for alta. O implante rosqueável possibilita a sua remoção no momento da cirurgia, caso não esteja instalado na posição ideal. Ele também permite a remoção do implante na cirurgia de segundo estágio, no caso de a angulação ou o contorno da crista óssea não serem considerados adequados para o sucesso da prótese em longo prazo. O corpo do implante rosqueável pode ser usinado ou rugoso a fim de aumentar a área de superfície funcional ou tirar vantagens das propriedades bioquímicas relacionadas com o revestimento da superfície (p. ex., adesão óssea ou fatores de crescimento ósseo).

O corpo do implante rosqueável é confeccionado principalmente para aumentar a área da superfície osso-implante e para diminuir a tensão na interface durante a carga oclusal, quando comparado aos implantes de corpo cilíndrico liso. A área da superfície funcional de um implante rosqueável é maior que a de um cilíndrico no mínimo em 30%, podendo exceder em até 500%, dependendo da geometria da rosca.[36] Este aumento na área de superfície funcional do implante diminui a tensão imposta sobre a interface implante-osso. O implante rosqueável aumenta a retenção mecânica inicial ao osso no momento de sua instalação. Isso pode ser relevante em regiões que possuam uma densidade óssea baixa ou quando o implante tiver menos de 10 mm de comprimento.

Módulo de Crista (Plataforma)

O *módulo de crista* do corpo do implante é aquela porção desenhada para reter o componente protético em um sistema de implante de duas peças. Ele também representa a zona de transição, desde o corpo do implante até a região transóssea na crista do rebordo. A área da conexão do pilar geralmente tem uma plataforma sobre a qual o pilar é instalado; essa plataforma oferece resistência física às cargas oclusais axiais. Um sistema antirrotacional também é incluído nesta plataforma (hexágono externo) ou no interior do corpo do implante (hexágono interno, octógono, cone Morse ou parafuso cônico, canaletas internas ou tubos excêntricos e ranhuras nos pinos). Ao passo que o corpo do

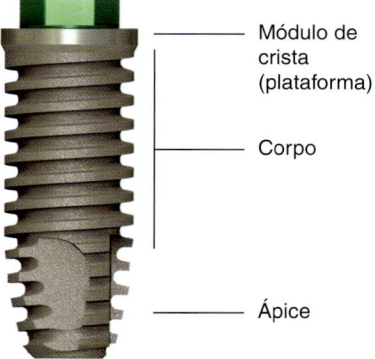

FIGURA 2-9. O corpo do implante é a porção do implante confeccionada para ser colocada dentro do osso a fim de suportar os componentes protéticos. O corpo do implante possui um módulo de crista, um corpo e um ápice.

implante possui um desenho para transferir a tensão ao osso durante as cargas oclusais (p. ex., roscas ou esferas maiores), a plataforma frequentemente é confeccionada para reduzir a invasão bacteriana (usa-se superfície polida, por exemplo, para impedir a retenção de biofilme caso ocorra perda óssea marginal). Esta dimensão polida varia enormemente de um sistema para outro (0,5 a 5 mm). Quando a plataforma é de metal polido liso, é geralmente chamada de *colar cervical*.

A alta precisão da adaptação do componente antirrotacional externo ou interno (dimensão exata) é essencial para a estabilidade da conexão do implante ao pilar protético.[47-49] A conexão protética à plataforma é realizada por uma adaptação deslizante ou por fricção, com uma união ao topo ou biselada. Todas as conexões protéticas objetivam fornecer uma adaptação precisa dos dois componentes com tolerância mínima.

Ápice do Implante

A *porção apical do implante* é frequentemente escalonada para permitir a instalação inicial na osteotomia. Uma característica antirrotacional pode ser incluída, com a inclusão de lados planos ou ranhuras ao longo da região apical do corpo do implante ou orifícios apicais. Quando o tecido ósseo se forma nessas regiões planas ou nas regiões de ranhuras ou no interior dos orifícios, o osso é colocado sob compressão quando submetido a cargas rotacionais. Por exemplo, quando um parafuso protético é conectado no interior da plataforma para adaptar um componente protético, a força rotacional de 30 Ncm pode ser aplicada e transmitida ao sistema de implantes. A força rotacional cria uma carga de cisalhamento no osso, e este é mais frágil ao cisalhamento. Como resultado, isso pode romper a interface osso-implante ao longo do corpo do implante, resultando, assim, na perda de estabilidade do implante. Uma carga compressiva ao longo do ápice do implante como resultado dos lados planos ou com orifícios apicais resiste à carga rotacional.

O término apical de cada implante poderia ser mais plano em vez de pontiagudo. Isso permite a entrada de todo comprimento do implante ao incorporar características de projetos que maximizem perfis desejados de tensão. Adicionalmente, se uma cortical óssea apical for perfurada, a ponta aguda, o ápice em forma de V pode irritar ou inflamar os tecidos moles se algum movimento desse tecido mole ocorrer (p. ex., na borda inferior da mandíbula).

Componentes do Implante

Cirurgia de Implante: Estágio I

No momento da instalação do *corpo do implante* de dois estágios (cirurgia do estágio I), *um parafuso de cobertura do primeiro estágio* é colocado dentro do topo do implante para prevenir que o osso, o tecido mole ou os detritos penetrem na área da conexão do pilar durante a cicatrização (Figs. 2-10 a 2-12).

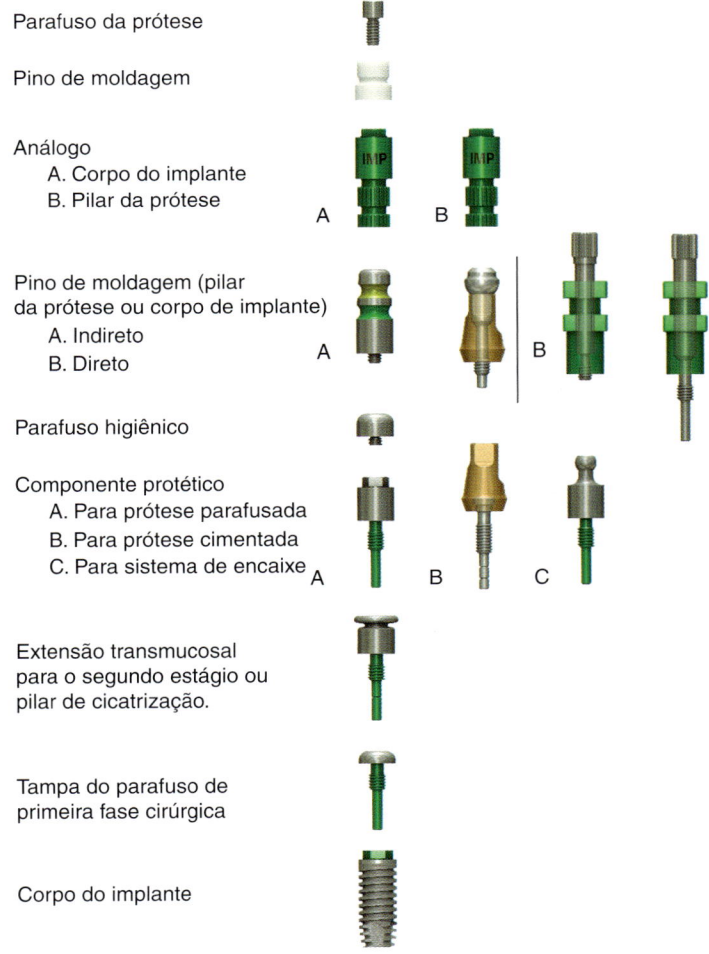

FIGURA 2-10. Os componentes do implante frequentemente possuem nomenclaturas diferentes para cada fabricante, mas existe uma linguagem genérica que se aplica a qualquer produto. Essa linguagem permite melhor comunicação entre os profissionais e os laboratórios, que devem estar familiarizados com os diferentes sistemas. Esses termos genéricos estão listados de baixo para cima em ordem de utilização.

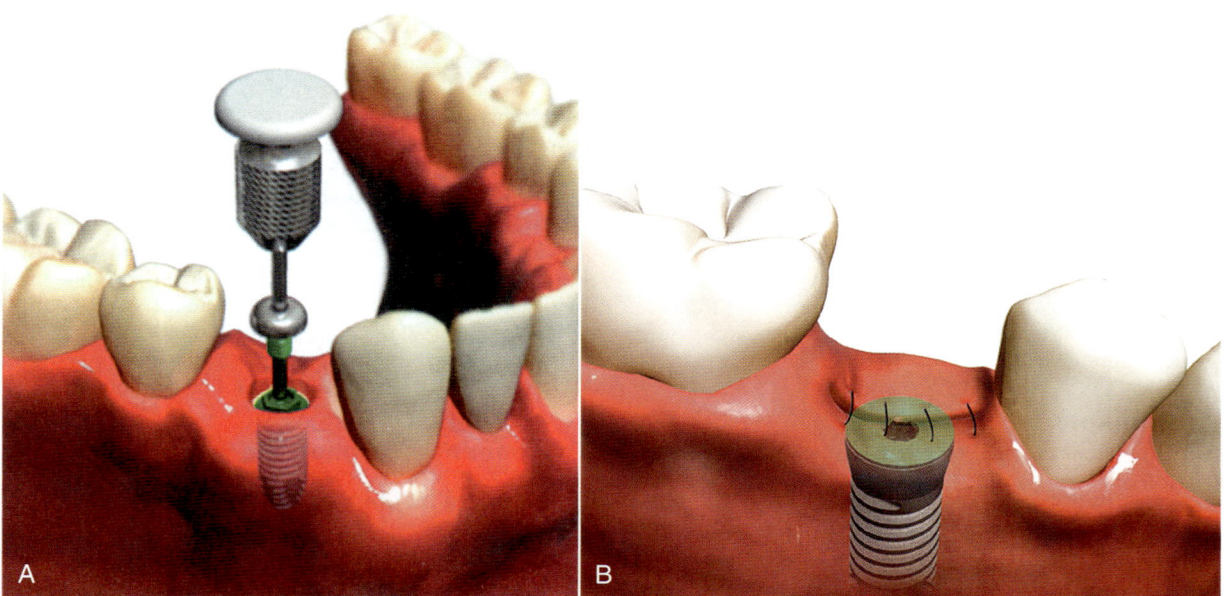

FIGURA 2-11. **A,** No primeiro estágio, a tampa de cobertura do parafuso é inserida no corpo do implante antes de realizar o fechamento primário no tecido mole, na primeira etapa da cirurgia. **B,** O tecido mole cobre a tampa de cobertura do parafuso da primeira etapa durante a osseointegração do implante.

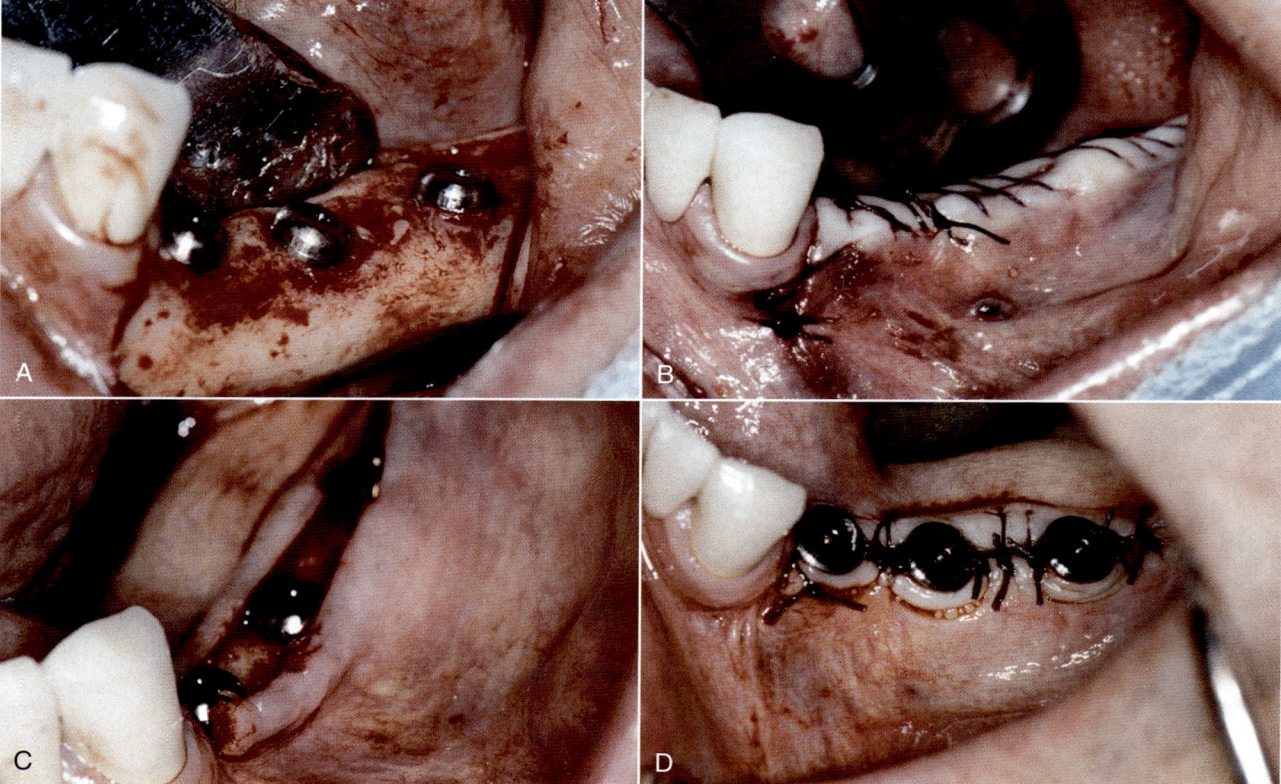

FIGURA 2-12. **A,** Uma mandíbula posterior com três implantes e as tampas de parafuso do primeiro estágio inseridas. **B,** Fechamento primário do tecido mole na primeira etapa da cirurgia de implante diminui o risco de infecção pós-operatória e movimentação do implante durante a cicatrização inicial. **C,** Uma secunda etapa da cirurgia expõe os implantes após a integração inicial. **D,** Uma extensão transmucosa é inserida no corpo de implante e são realizadas as suturas em sua volta.

Cirurgia de Implante: Estágio II

Depois de um período de cicatrização suficiente para permitir que a interface de suporte ósseo se desenvolva, um procedimento do segundo estágio pode ser executado para expor o implante ou para conectar uma porção transepitelial[35] (Fig. 2-13). Essa porção transepitelial é chamada de *extensão transmucosa*, porque estende o implante acima do tecido mole e resulta no desenvolvimento de um selamento transmucoso ao redor do implante. Este componente do implante também é denominado *pilar de cicatrização*, pelo fato de a cirurgia de abertura de segundo estágio usar frequentemente esse componente para a cicatrização inicial dos tecidos moles adjacentes. A *extensão transmucosa* é encontrada em diversas alturas para poder acomodar as variações de altura do tecido mole. Esses componentes podem ser retos, com perfil de emergência ou anatômicos para que, dessa maneira, propiciem um melhor contorno inicial do tecido mole durante a cicatrização do mesmo.

No caso do procedimento de um estágio, o cirurgião pode colocar a *extensão transmucosa* no momento da instalação do implante ou selecionar um projeto do corpo do implante com um colar cervical de altura suficiente para ficar supragengival (Fig. 2-14). Nesta abordagem, a cirurgia de segundo estágio é eliminada e o tecido mole adjacente cicatriza no mesmo momento que a interface óssea (Fig. 2-15).

No caso da carga imediata, o pilar protético deve ser colocado no momento da cirurgia inicial de instalação do implante e a prótese instalada no mesmo momento (Fig. 2-16). Portanto, o pilar de cicatrização transmucoso não deve ser usado.

Conexões Protéticas

O *pilar protético* é a parte do implante que sustenta ou retém uma prótese ou a supraestrutura do implante.[35] Uma *supraestrutura* é definida como uma estrutura metálica que se encaixa no(s) pilar(es) do implante e promove a retenção da prótese removível[1] (p. ex., uma barra fundida que retém uma sobredentadura com os encaixes) ou a estrutura metálica de uma prótese fixa. Eles possuem uma quantidade imensurável de opções de acordo com o desenho do componente protético e material. A expansão da Implantodontia, suas aplicações na Odontologia estética e a criatividade dos fabricantes neste mercado muito competitivo são os responsáveis pela expansão de estilos de componentes protéticos disponíveis atualmente.

Três categorias de componentes protéticos são descritas, de acordo com o método pelo qual a prótese ou supraestrutura é retida

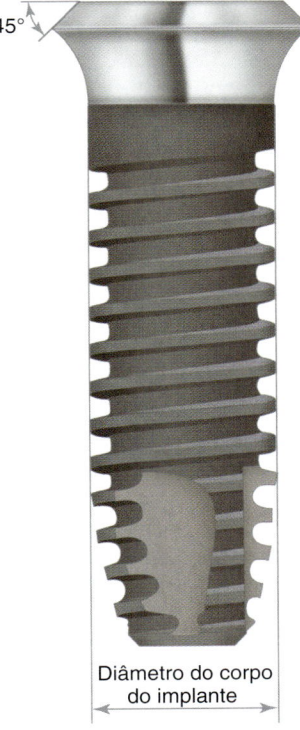

FIGURA 2-14. Um desenho de um corpo de implante de um único estágio tem uma extensão de plataforma, que se estende por meio do tecido, na cirurgia inicial. Um elemento transmucoso separado não é necessário com esse tipo de desenho. (BioHorizons Dental Implants, Birmingham, AL.)

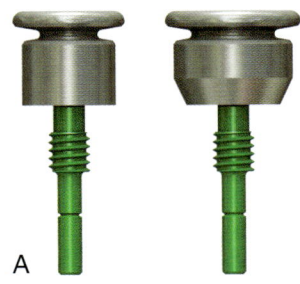

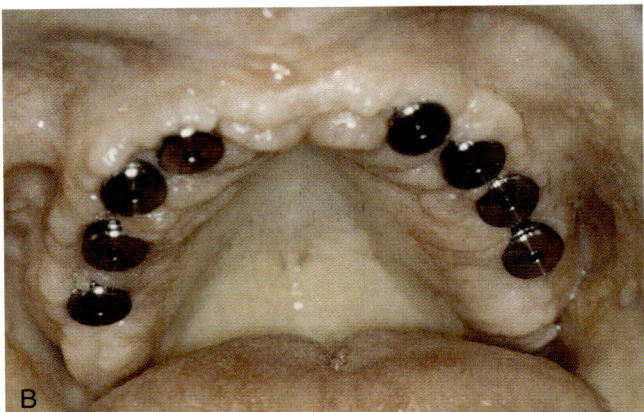

FIGURA 2-13. A extensão transmucosa (PME) conecta-se ao corpo do implante e permite a cicatrização e maturação do tecido mole ao redor do futuro pilar do implante. A PME pode ser do mesmo tamanho da plataforma do corpo do implante (*esquerda*) ou levemente maior (*direita*), e ajuda a desenvolver o contorno de emergência da coroa do implante.

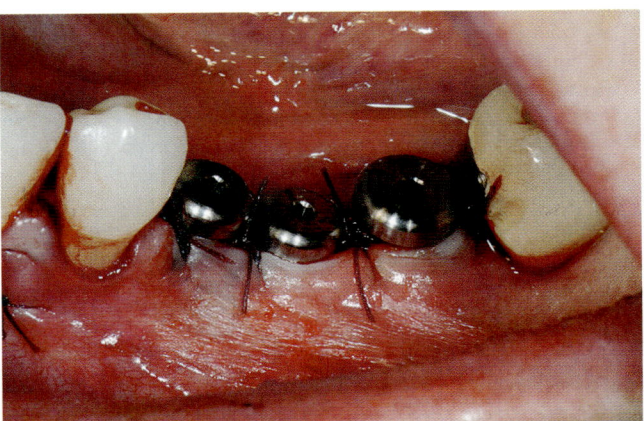

FIGURA 2-15. O desenho de um corpo de implante de um único estágio pode ser utilizado com a abordagem de uma única etapa cirúrgica na qual o tecido mole em torno do implante cicatriza enquanto o implante está osseointegrando. Por meio dessa abordagem, uma segunda etapa é dispensada.

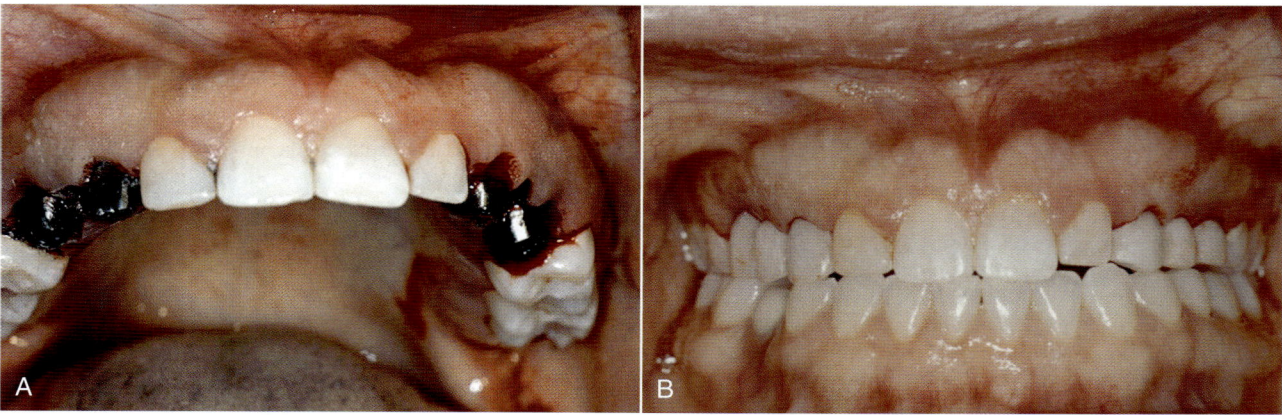

FIGURA 2-16. **A,** O pilar protético pode ser inserido em um corpo de implante, na cirurgia inicial. **B,** Uma prótese provisória (geralmente em pacientes parcialmente edentados) é conectada aos pilares de prótese durante a cirurgia de primeiro estágio.

no pilar: (1) o *pilar para retenção com parafuso* utiliza um parafuso para reter a prótese ou a supraestrutura (Fig. 2-17, A); (2) o *pilar para retenção com cimento* utiliza o cimento odontológico para reter a prótese ou a supraestrutura (Fig. 2-17, B); e (3) o *pilar de conexão* utiliza um dispositivo de conexão para reter uma prótese removível (como uma conexão O-ring) (Fig. 2-17, C). O *pilar para conexão cimentada, parafusada ou de encaixe* pode ser parafusado ou cimentado no corpo do implante, mas esse aspecto não é delineado dentro da terminologia genérica (no entanto, é quase sempre retido por parafuso).

Cada um dos três tipos de pilar pode ser adicionalmente classificado como reto ou angulado, descrevendo a relação axial entre o corpo do implante e o pilar. O *pilar para retenção com parafuso* usa um *parafuso de cobertura higiênico*, colocado sobre o pilar, para evitar que detritos ou depósitos de cálculo invadam a porção interna e rosqueada do pilar durante o período de confecção da prótese, entre as consultas de prótese.

No *pilar para conexão cimentada*, o profissional pode escolher os pilares de uma e duas peças; o tipo UCLA (modelos de plástico, modelos usinados/plásticos, modelos de bainha de ouro); os estéticos de duas peças; os anatômicos de duas peças; o ombro em duas peças; pré-angulado (diversas angulações); ou os modelos personalizados de cerâmica, de zircônia ou manufaturados por computador (Fig. 2-18). O pilar para a retenção com parafuso tem sido amplamente utilizado com uma ou duas peças como pilar das sobredentaduras de diferentes contornos e alturas.

Muitos fabricantes classificam a prótese como *fixa*, sempre que o cimento a retém; como *fixa* ou *removível*, quando os parafusos retêm uma prótese fixa; e como *removível*, quando a prótese é removida pelo paciente. Essa descrição implica que apenas as próteses retidas com parafuso podem ser removidas. Esta descrição não é exata, porque uma prótese fixa retida com cimento também pode ser removida pelo dentista (especialmente quando um cimento temporário é usado). A linguagem geral deste capítulo separa as próteses em fixas ou removíveis, em um método similar às próteses tradicionais.

Fabricação da Prótese

Opção Protética Direta

O componente protético do implante pode ser restaurado por meio de uma prótese dentária natural. O componente protético (em geral pré-fabricado) é inserido no corpo de implante (usualmente retido por parafuso em vez de cimento como pino de dentes tratados endodonticamente). Após o preparo do componente protético na cavidade oral, uma moldagem deste componente é realizada. O gesso-pedra então é vertido, e um modelo individual do componente é obtido. A prótese é confeccionada de forma muito similar ao dente natural. Esta abordagem protética pode ser definida como opção protética direta (Figs. 2-19 e 2-20).

As vantagens da opção protética direta são: (1) técnica de restauração conhecida pelos dentistas; (2) não há necessidade de componentes laboratoriais (análogo); (3) a realização de coroas unidas são menos complicadas devido à precisão na fabricação, uma vez que análogos não serão utilizados, assim como os transferentes de implante (Fig. 2-21); e (4) redução do custo devido aos valores dos componentes de laboratório (análogo) que não são necessários.

As desvantagens da opção protética direta são: (1) os componentes protéticos são usinados na boca; (2) uma retração de tecidos moles pode ocorrer em zonas estéticas ou quando altura adicional do componente é necessária para retenção da prótese; e (3) uma restauração provisória frequentemente precisa ser realizada, uma vez que o componente se situa no implante que está cicatrizando.

Opção Protética Indireta

Duas técnicas básicas de restauração em implantes são utilizadas para produzir a impressão, e cada uma delas se baseia em diferentes desenhos de transferentes fundamentados na técnica de transferência usada. Uma moldagem é necessária para transferir a posição e o desenho do *corpo do implante* ou *do componente* para o modelo mestre para que, dessa maneira, a prótese seja confeccionada. Um *pino de moldagem* é utilizado na prótese tradicional para posicionar o troquel na moldagem.[35] A maioria dos fabricantes de implantes utiliza os termos *transferente* e/ou *pino de moldagem* para descrever o componente utilizado para a moldagem final. Portanto, um pino de moldagem é utilizado para posicionar um análogo no molde e é definido pela porção do implante que ele transfere para o modelo mestre, sendo também *pino de moldagem do corpo do implante* ou *pino de moldagem do pino em si* (Fig. 2-22).

O *pino de moldagem indireta* utiliza um material de moldagem que requer propriedades elásticas.[35] Ele é parafusado no pilar ou no corpo do implante e permanece no local, quando o material de moldagem endurecido finalmente é removido da boca. O *pino de moldagem indireta* é removido do *corpo do implante* na boca e é conectado ao análogo do implante, e este é reinserido ao molde de impressão, sendo chamado de transferência indireta O *pino de moldagem indireta*, em geral, é ligeiramente cônico para permitir a

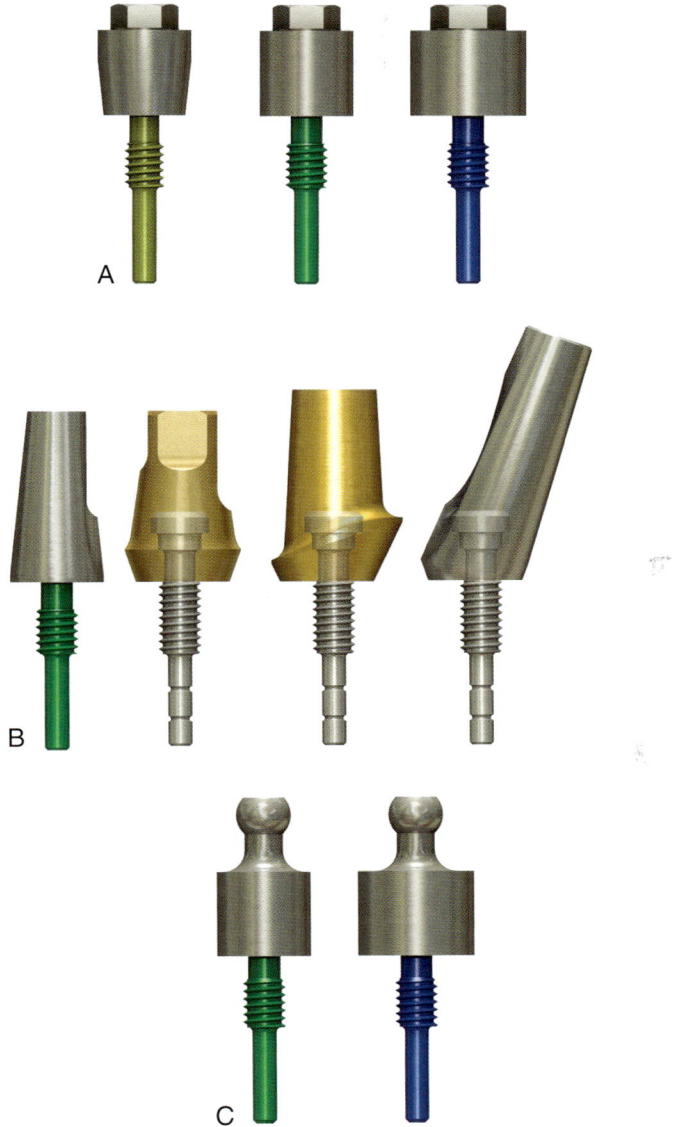

FIGURA 2-17. **A,** O pilar para retenção de prótese parafusada é usado em próteses retidas por barra ou para prótese fixa (*topo*). **B,** Os pilares para prótese cimentada podem ser de uma peça (extremidade esquerda) ou duas peças, os quais são retidos por um parafuso separado do pilar protético (*centro*). **C,** Os pilares tipo conexão são usados para as próteses removíveis que são retidas por implantes (*abaixo*). Estes podem ser usados para as próteses totais ou parciais. (Cortesia de BioHorizons, Birmingham, Ala.)

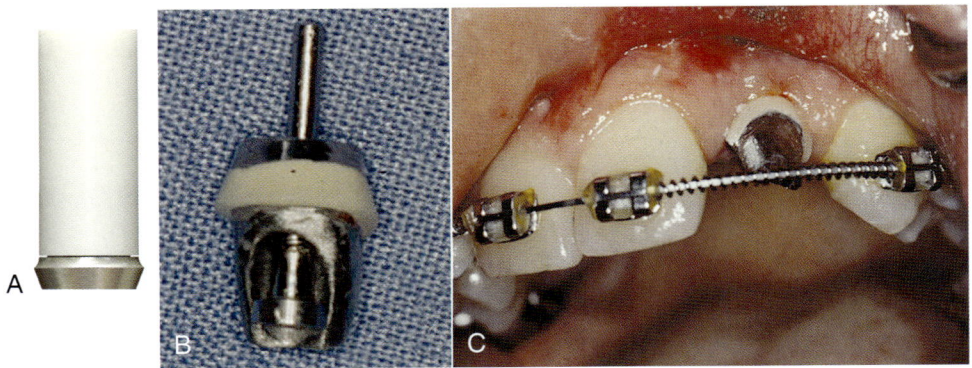

FIGURA 2-18. **A,** Um pilar individualizado pode ser fabricado para obter uma angulação específica ou necessidades estéticas. **B,** No pilar individualizado, a porcelana pode ser colocada entre a margem coronária e a posição pilar-implante. Esta fundição permite que a margem coronária esteja acima do osso, e a região subgengival possui uma porcelana rosa ou da cor do dente e um formato individualizado para melhorar a estética. **C,** Um pilar individualizado com a cerâmica da cor do dente e um perfil de emergência ideal do corpo do implante. Se o tecido retrair no futuro, a coroa parecerá maior, mas a coloração do titânio do pilar não será visível.

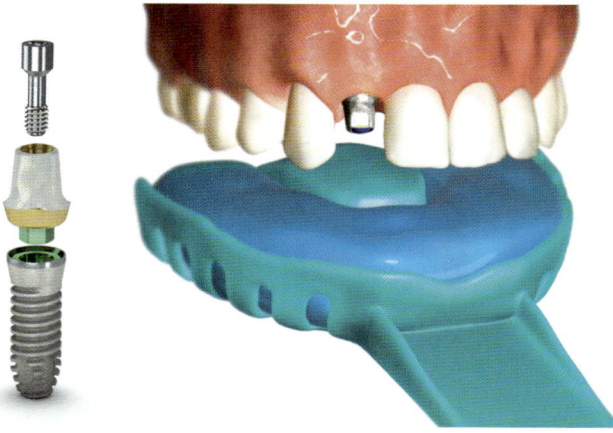

FIGURA 2-19. Uma opção de prótese direta coloca o pilar final no corpo de implante. Ele o prepara para a restauração e faz uma moldagem final com uma técnica de moldeira fechada direta similar à restauração de um dente natural.

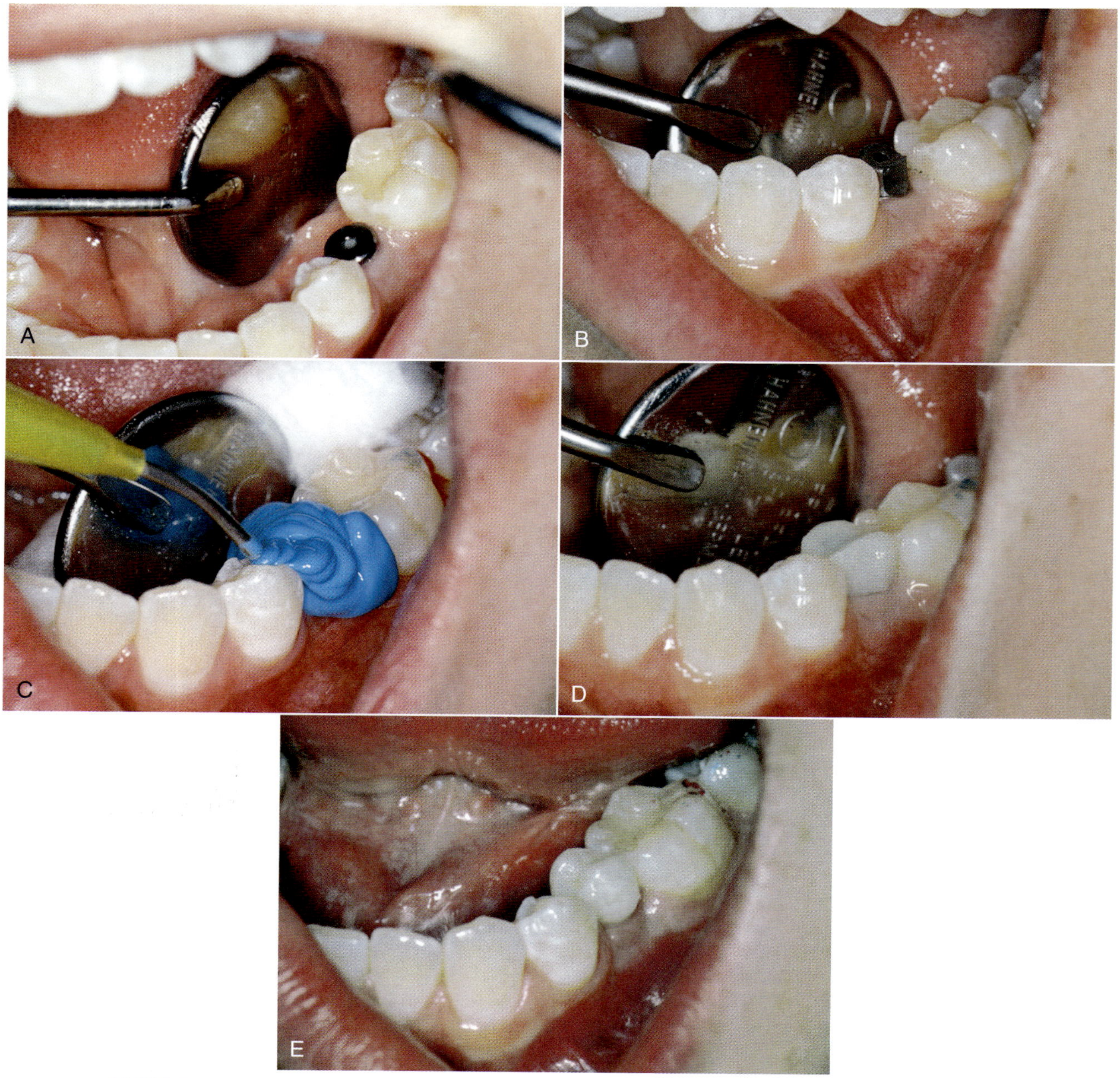

FIGURA 2-20. **A,** Uma extensão transmucosa em um implante, substituindo o segundo pré-molar mandibular. **B,** Um pilar para prótese cimentada é inserido e preparado para a coroa final. **C,** É feita a moldagem final do pilar e dos dentes ao redor. **D,** Uma prótese provisória confeccionada. **E,** A coroa final é cimentada no local.

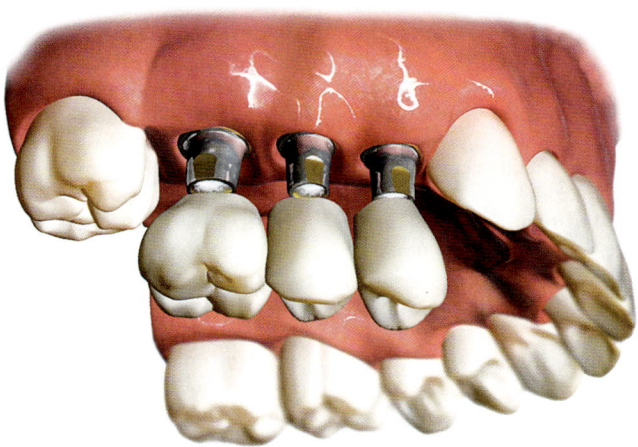

FIGURA 2-21. A opção de prótese direta é vantajosa quando os implantes são unidos para a prótese final.

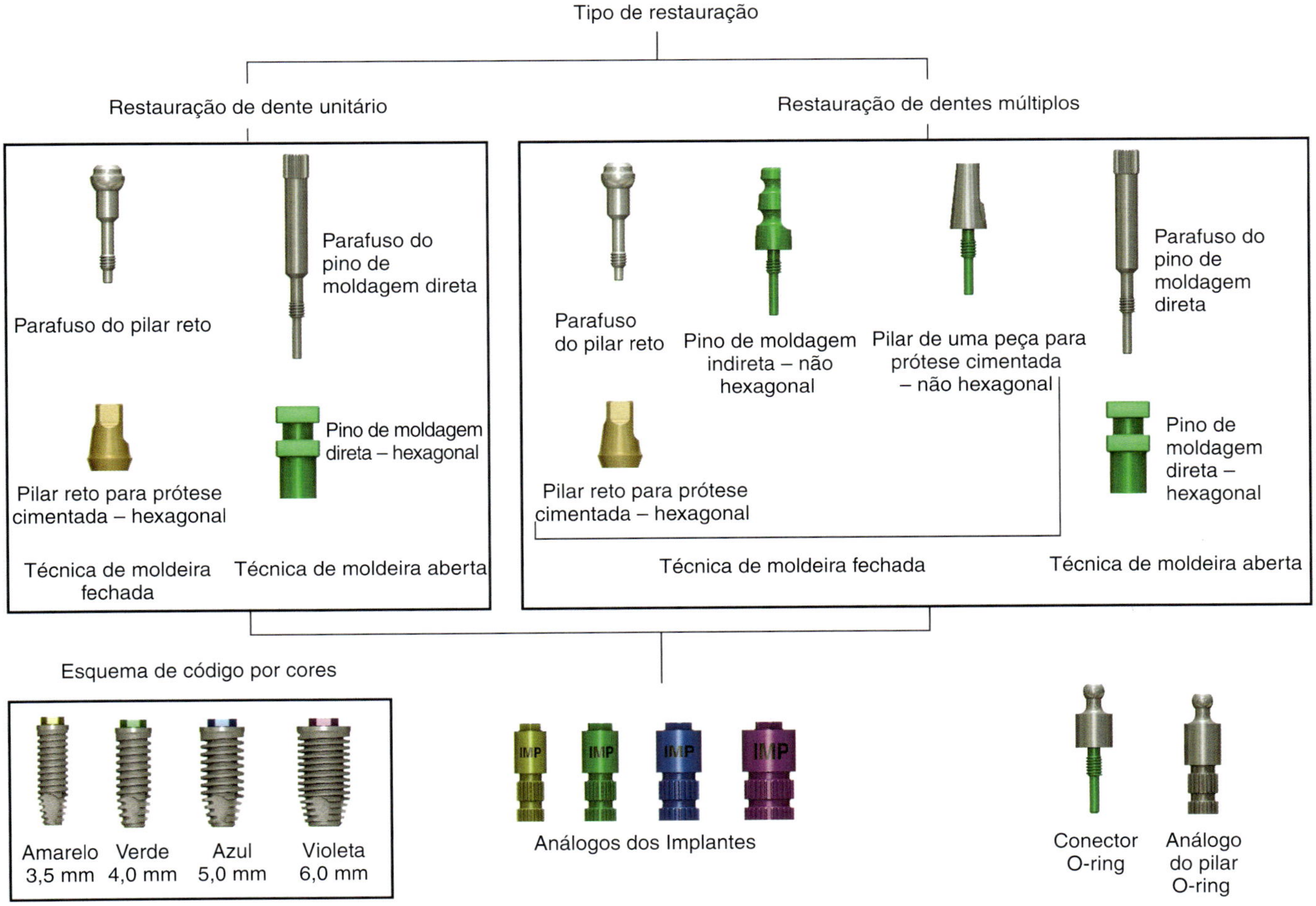

FIGURA 2-22. Um transferente indireto (*da esquerda para o centro*) é inserido no corpo do implante ou no pilar para prótese parafusada e, dessa maneira, a moldagem de moldeira fechada é feita. A moldeira é removida, e os transferentes são conectados aos análogos e reinseridos na moldagem. A moldagem de transferência direta (*à direita*) utiliza uma moldeira aberta para elaborar a impressão. O parafuso do pino de moldagem direta deve ser desparafusado antes da remoção da moldeira da boca. (Cortesia da BioHorizons, Birmingham, AL.)

remoção da moldagem facilmente e tem lados achatados ou canaletas lisas para facilitar a reorientação no molde depois de este ter sido removido (Figs. 2-23 a 2-25).

O *pino de moldagem direta* normalmente consiste em duas peças, em que uma das partes inclui o componente de transferência oco (frequentemente quadrado) e um parafuso central longo para prendê-lo no *pino ou no corpo do implante*. Uma moldagem com moldeira aberta é usada para permitir acesso direto ao parafuso central longo segurando o pino de moldagem indireta. Após o material de moldagem ter tomado presa, o *pino de moldagem direta* é desparafusado para permitir a remoção do molde da boca. O pilar de moldagem permanece na moldagem, recebendo a denominação de transferência direta. O *pino de moldagem direta* tem vantagens com as propriedades rígidas dos materiais de moldagem e elimina o erro da deformação permanente, porque permanece dentro do molde até que o modelo definitivo seja vazado e separado (Fig. 2-26). Ele tem menos chances de rodar ou mover durante a confecção do modelo quando comparado à técnica indireta (Quadro 2-1).

Fabricação Laboratorial

Análogo é definido como algo similar ou idêntico a alguma coisa.[35] Um *análogo do implante* é utilizado na confecção do modelo definitivo para replicar a porção retentiva do corpo do implante ou pilar (*análogo ao corpo do implante, análogo do pilar do implante*). Depois da obtenção do molde final, o análogo correspondente (p. ex., *corpo do implante, pilar parafusado*) é conectado ao *pino de moldagem* e o conjunto é vazado em gesso-pedra para a confecção do modelo de trabalho (Fig. 2-25, *D* a *I*).

O *minipilar protético* é uma cobertura de pouca altura,[35] geralmente projetado para encaixar o pilar do implante no parafuso de retenção. Ele serve como conexão entre o pilar e a prótese ou supraestrutura. Um pilar pré-fabricado normalmente é um componente metálico usinado com precisão para encaixar no pilar protético. Um pilar calcinável é, em geral, um padrão plástico de fundição, com o mesmo metal que a supraestrutura ou a prótese. Uma prótese ou supraestrutura retida com parafuso é presa ao corpo do implante ou pilar com um *parafuso protético* (Fig. 2-27).

Resumo

A terminologia genérica foi desenvolvida para facilitar a comunicação entre os membros da equipe de implante. Independentemente do sistema de implantes utilizado, o termo genérico é descritivo da função do componente, em vez do nome do proprietário. A fase cirúrgica do tratamento normalmente usa o *corpo do implante* com o *parafuso de cobertura do primeiro estágio*. O segundo estágio da cirurgia remove o *parafuso de cobertura do primeiro estágio* e insere uma *extensão transmucosa*. O protesista remove a *extensão transmucosa* e coloca o *pilar* ou faz uma moldagem do corpo do implante.

A moldagem do corpo do implante pode aplicar a técnica direta ou indireta. O laboratório utiliza um *análogo* para fabricar a prótese. A prótese é, na maioria das vezes, cimentada nos pacientes parcialmente edentados e usa o pilar protético para *prótese cimentada*. Independentemente do sistema de implantes selecionado, a equipe de profissionais e o laboratório devem estar familiarizados com a terminologia genérica e descritiva.

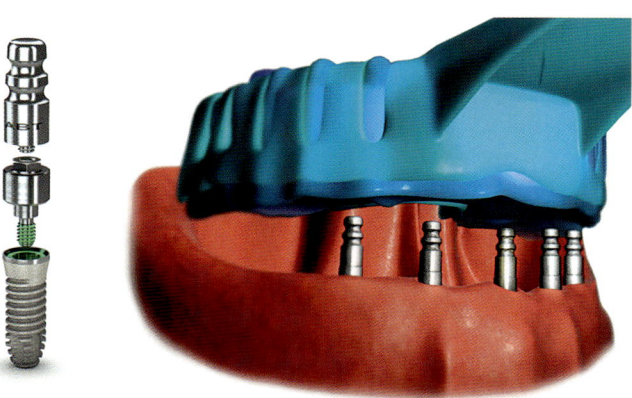

FIGURA 2-23. Um transferente indireto (*esquerda*) geralmente apresenta alguns entalhes no seu desenho para ajudar a devolvê-lo na posição quando o mesmo for reinserido na moldagem com o análogo. Ele pode ser colocado em um pilar para parafuso (*conforme ilustrado*) ou em um corpo de implante. A moldagem fechada do pino é, então, realizada (*direita*).

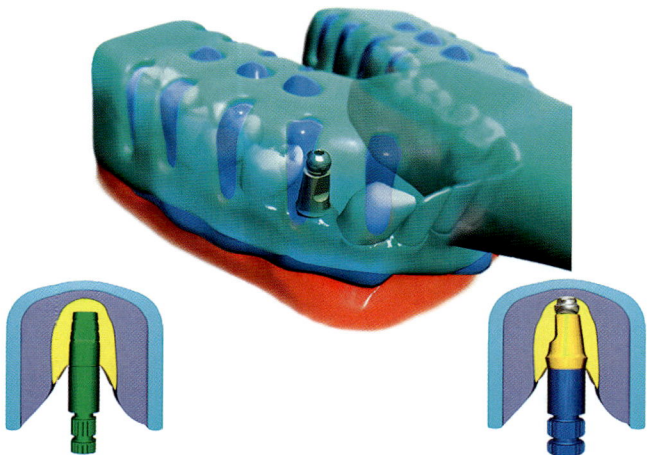

FIGURA 2-24. A moldagem com moldeira fechada (*topo*) pode ser utilizada com um pilar final ou em um transferente de moldagem fechada para a opção de uma prótese indireta. Isso permite a transferência do hexágono antirrotacional do módulo de crista (plataforma) do implante (*direita*). Após a moldeira ser removida da boca, o pino de moldagem é retirado, unido a um análogo e reinserido na moldagem antes de ser vazado gesso-pedra. Transferentes indiretos de peça única podem não encaixar perfeitamente no hexágono da plataforma e, dessa maneira, não transferir a informação corretamente para o análogo (*esquerda*).

QUADRO 2-1

Transferente Indireto
- Removido do corpo do implante e, então, reinserido na impressão (transferência indireta)
- Sempre apresenta laterais lisas e áreas entalhadas na superfície, a fim de permitir a recolocação na impressão após ter sido removido da boca.

Transferente Direto
- Consiste em duas peças
  - Componente de transferência vazado
  - Parafuso central longo
- Menor probabilidade de ser mal colocado ou movido durante a fabricação do modelo
- O pino de moldagem quadrado permanece na moldagem (transferência direta)

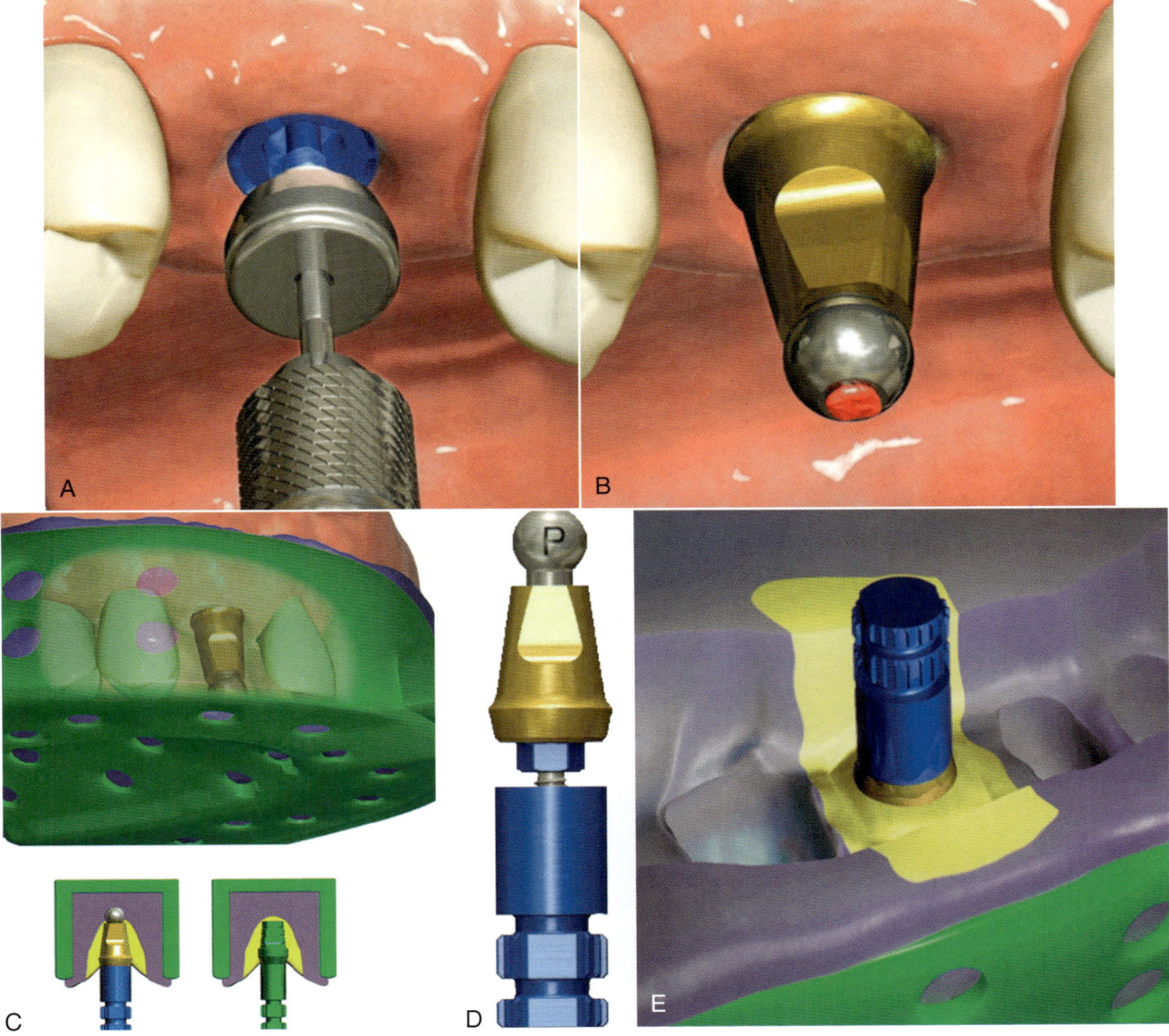

FIGURA 2-25. **A,** Após a cicatrização do tecido mole, a extensão transmucosa (cicatrizador) é removida do corpo do implante. **B,** Um pino de moldagem "indireta" é inserido em um corpo de implante. **C,** Uma moldagem de "moldeira fechada" é feita no pino de moldagem indireta. **D,** O pino de moldagem indireta é removido da boca e encaixado no análogo do implante. (Transferente de duas peças com parafuso permite que a plataforma possa ser transferida para o análogo.) **E,** O análogo e o transferente de moldagem indireta são reinseridos na moldagem.

(Continua)

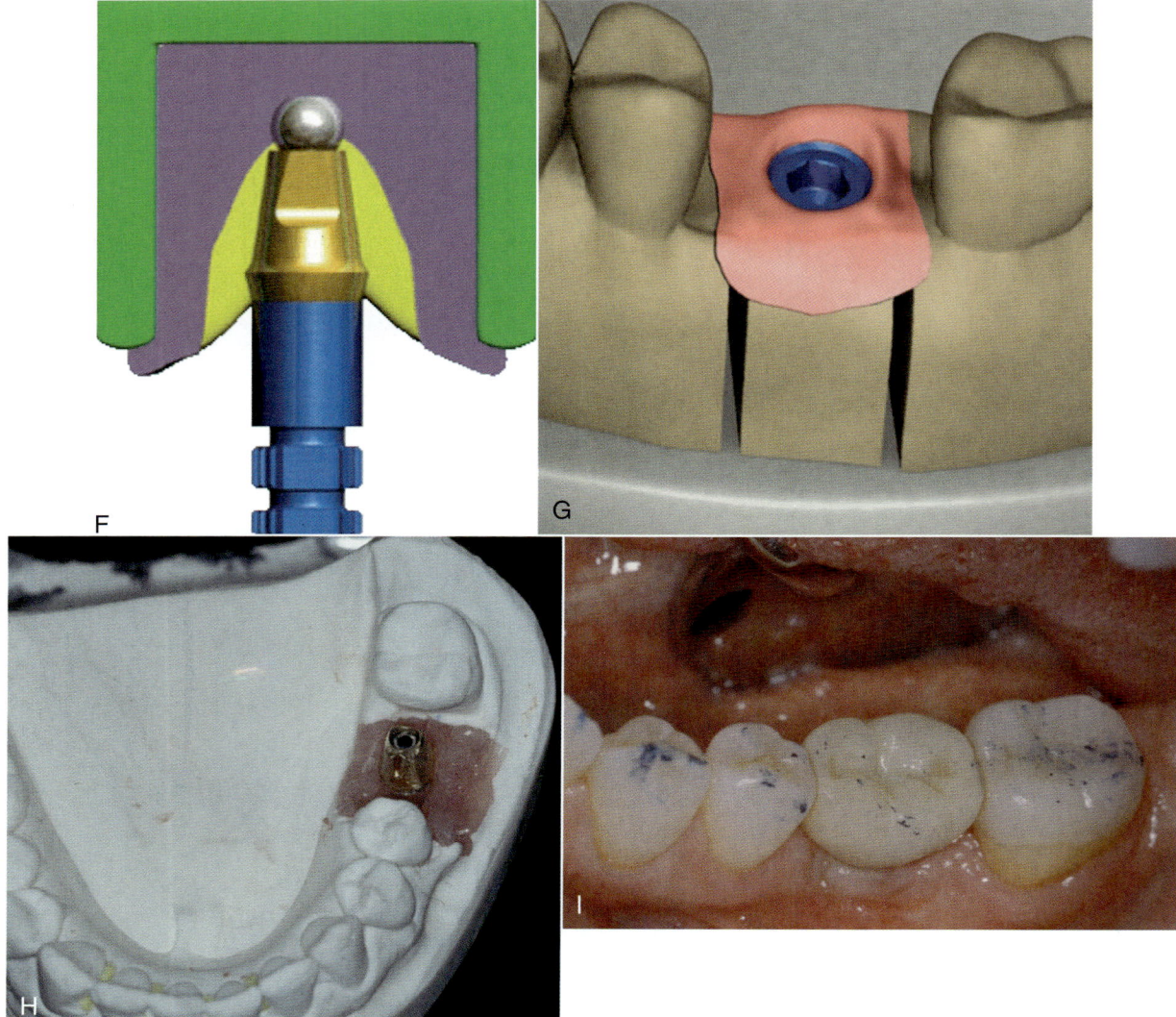

FIGURA 2-25. *(Cont.)* **F,** O transferente de moldagem indireta é reinserido na impressão. **G,** Um modelo de trabalho é feito com gesso-pedra. A réplica de um tecido mole pode ser usada ao redor do análogo do implante. **H,** Modelo do paciente com um pilar de prótese inserido no análogo do implante, no qual substitui o primeiro molar. **I,** A prótese é confeccionada e inserida na boca.

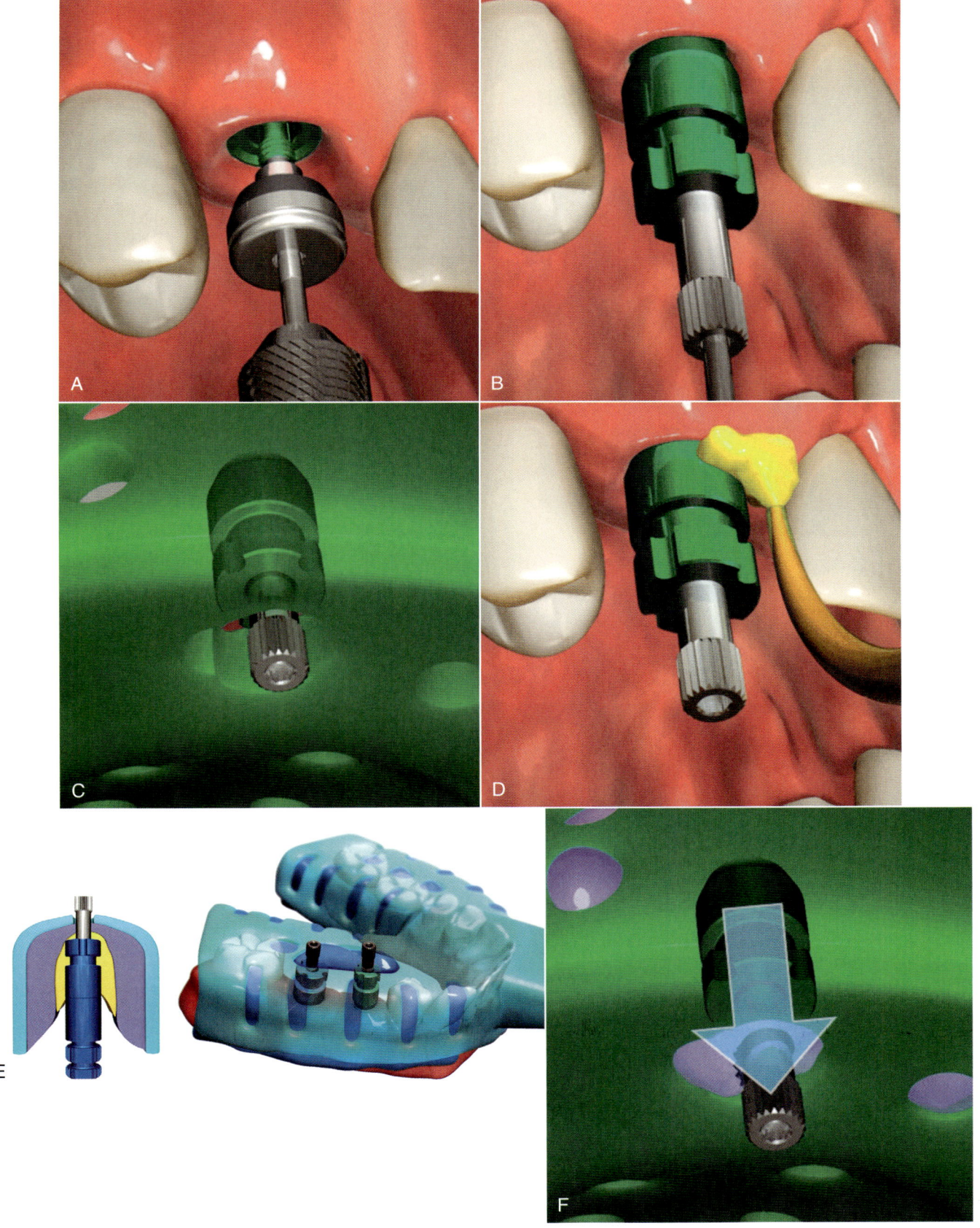

FIGURA 2-26. **A,** Uma extensão transmucosa é removida após a cicatrização inicial do tecido mole. **B,** Um *pino* de moldagem "direta" é encaixado ao implante. **C,** Uma moldagem de "moldeira aberta" com uma abertura sobre o pino de moldagem é posicionada sobre o implante para verificar seu posicionamento. **D,** Uma moldagem é feita no pino para **(E)** deixar tomar presa. **F,** Após o material de moldagem ter tomado presa, o parafuso do transferente é desenroscado e removido e, então, retirado o pino de moldagem junto com a moldeira.

(Continua)

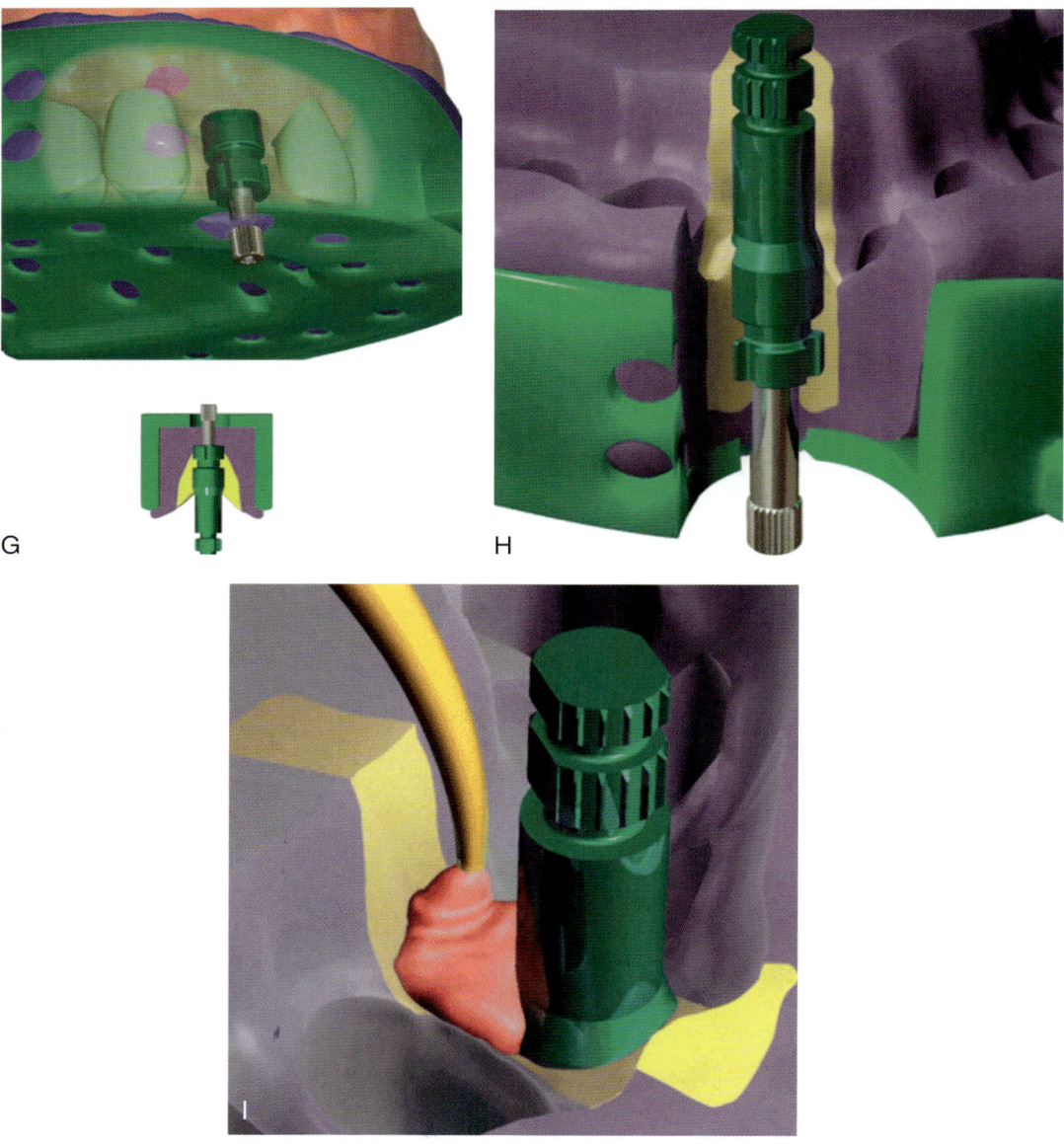

FIGURA 2-26. (Cont.) **G,** O análogo do implante é fixado ao pino de moldagem que permanece na moldagem. **H,** O análogo é uma transferência direta pelo fato de o pino de moldagem nunca ser removido da moldagem. **I,** Uma réplica do material de tecido mole é sempre utilizada em torno da transferência de implante antes de se vazar o molde com gesso-pedra.

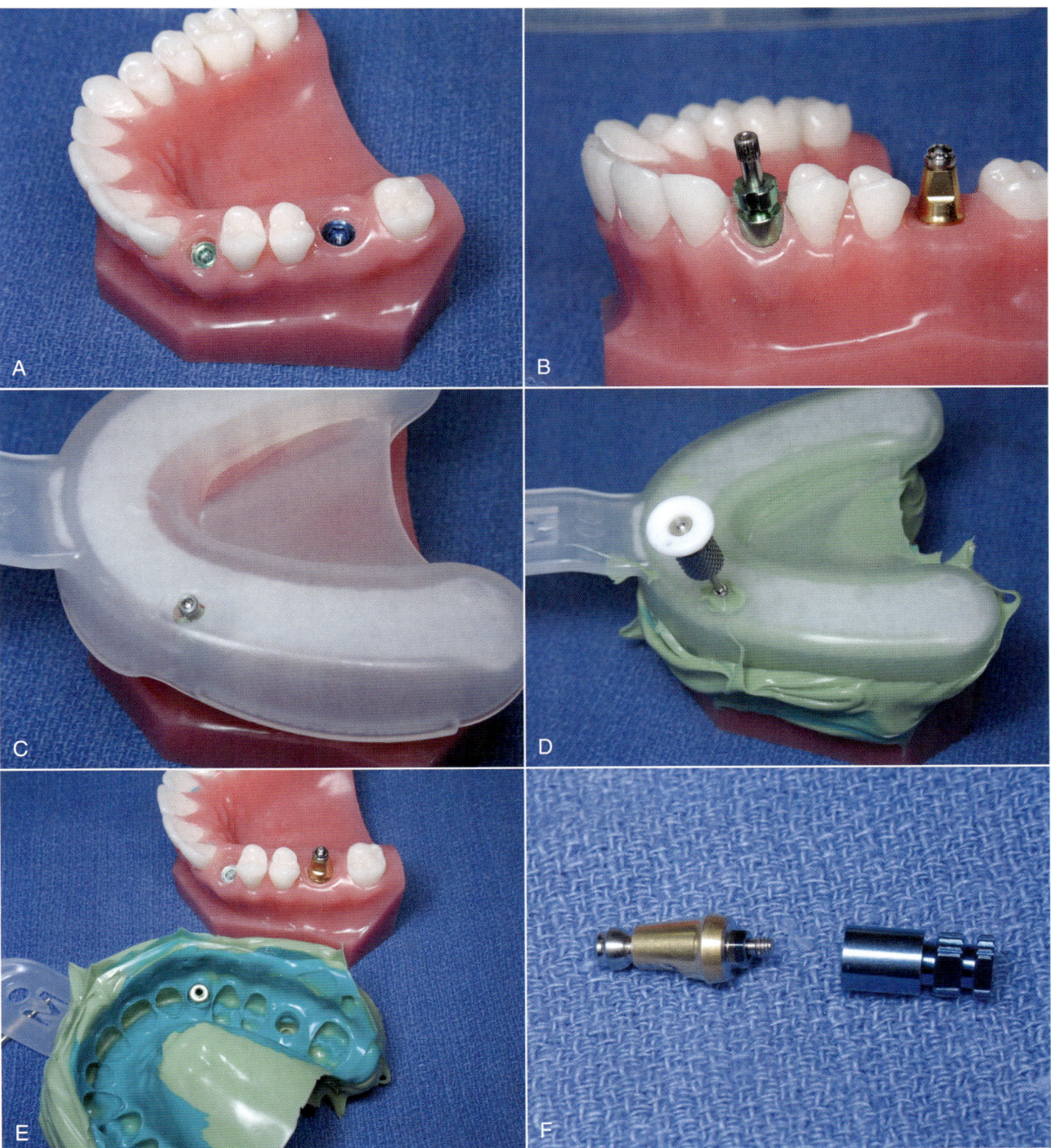

FIGURA 2-27. **A,** Uma demonstração de um molde de paciente com um corpo de implante de 5 mm na posição do primeiro molar e um implante de 4 mm no canino. **B,** Um pino de moldagem indireta é inserido no primeiro molar (duas peças com esfera na parte superior do parafuso), e um transferente de impressão direta é inserido no implante do canino. **C,** Uma moldeira modificada para a impressão direta (moldeira aberta) no implante do canino e uma moldagem indireta (moldeira fechada) para o implante do molar. **D,** A moldagem é feita e, assim, tomada a presa do material. O parafuso do pino de moldagem é removido da moldagem do canino. **E,** O molde do paciente demonstra que a transferência indireta permanece no molde, ao passo que a transferência direta reside na impressão. **F,** O pino de moldagem indireta é removido do paciente e anexado ao análogo do implante.

(Continua)

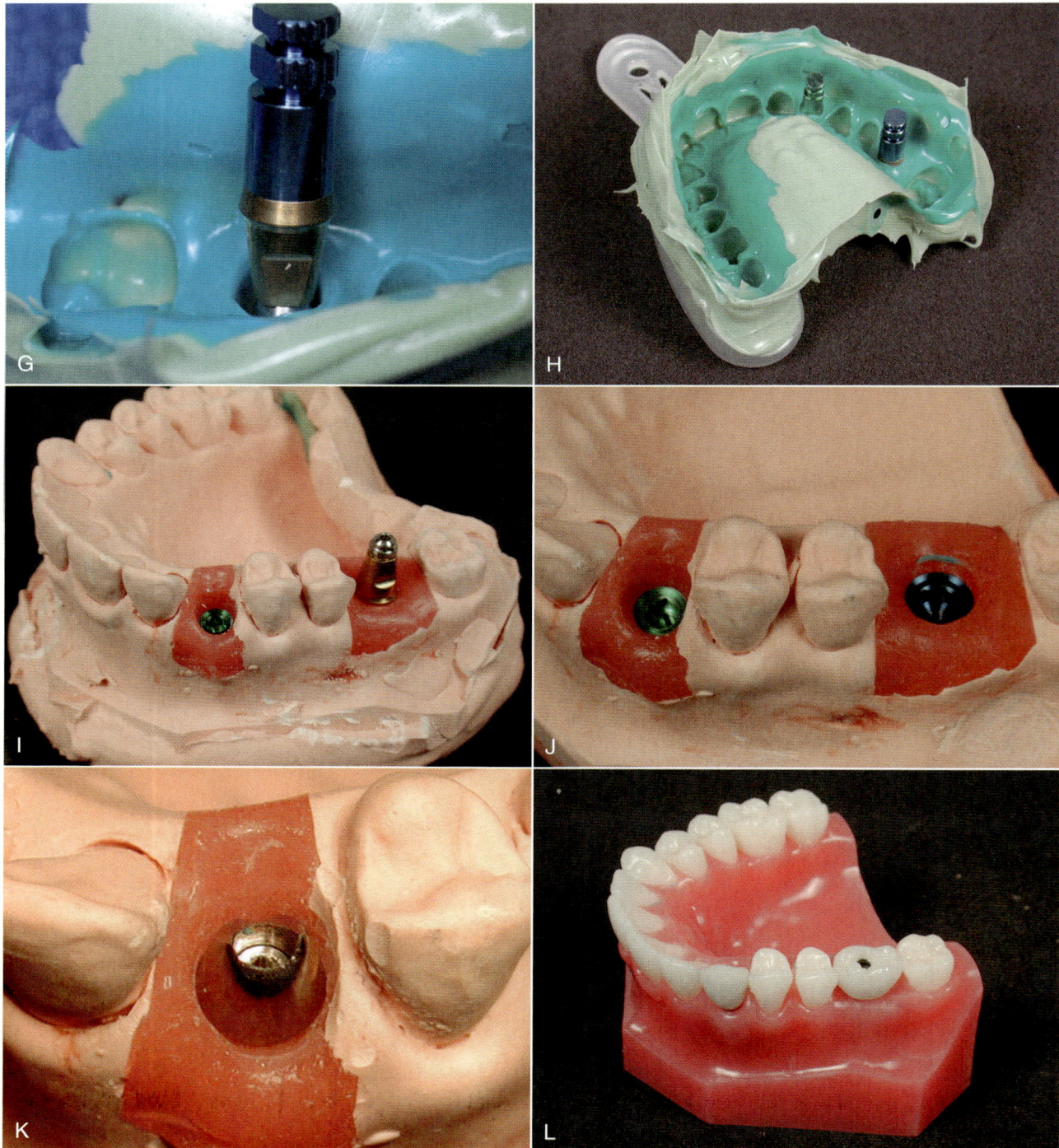

FIGURA 2-27. *(Cont.)* **G,** O pino de moldagem indireta com o análogo do implante encaixado é reinserido na impressão, na região do implante do molar. **H,** A moldagem com a cópia do molar de transferência indireta e o corpo de implante análogo na posição. **I,** O modelo de trabalho depois de ser removido da moldagem. O transferente indireto na posição do molar permanece no modelo. **J,** Um modelo de trabalho com a réplica do tecido mole e gesso-pedra, com os análogos dos implantes em posição. **K,** Os pilares protéticos são inseridos nos análogos dos implantes e preparados para a confecção da prótese final. **L,** As próteses finais são fabricadas. O molar é uma coroa parafusada, e o canino é uma prótese cimentada.

Referências Bibliográficas

1. Cranin AN: Glossary of implant terms, *J Oral Implant* 16:57-63, 1990.
2. Soblonsky S, editor: *Illustrated dictionary of dentistry*, Philadelphia, 1982, WB Saunders.
3. Chercheve R: Endosseous implantology. In Cranin AN, editor: *Oral implantology*, Springfield, IL, 1970, Thomas.
4. Linkow LI: Endosseous oral implantology: a 7-year progress report, *Dent Clin North Am* 14:185-199, 1970.
5. Anjard R: Mayan dental wonders, *Oral Implant* 9:423, 1981.
6. Maggiolo N: *Manuel de l'art dentaire [Manual of dental art]*, Nancy, France, 1809, C Le Seure.
7. Harris LM: An artificial crown on a leaden root, *Dent Cosmos* 55:433, 1887.
8. Lambotte A: New instruction for the banding of bone: "banding with a screw", *J C Ann Soc Belge Chir* 9:113, 1909.
9. Greenfield EJ: Implantation of artificial crowns and bridge abutments, *Dent Cosmos* 55:364-430, 1913.
10. Schroeder A, Sutter F, Krekeler G, editors: *Orale Implantologie. Allgemeine Grundlagen und ITI Hohlzlindersystem*, Stuttgart, 1988, Thieme.
11. Niznick GA: The Core-Vent implant system, *Oral Health* 73:13-17, 1983.
12. Strock AE: Experimental work on dental implantation in the alveolus, *Am J Orthod Oral Surg* 25:5, 1939.
13. Bothe RT, Beaton LE, Davenport HA: Reaction of bone to multiple metallic implants, *Surg Gynecol Obstet* 71:598-602, 1940.
14. Strock AE, Strock MS: Further studies on inert metal implantation for replacement, *Alpha Omega*, Sept 1949.
15. Shulman L: Personal communication, 1990.
16. Brånemark PI, Hansson BO, Adell R, et al: Osseointegrated implants in the treatment of the edentulous jaw: experience from a 10-year period, *Scand J Plast Reconstr Surg Suppl* 16:1-132, 1977.
17. Adell R, Lekholm U, Rockler B, et al: A 15-year study of osseointegrated implants in the treatment of the edentulous jaw, *Int J Oral Surg* 6:387, 1981.
18. Koth DL, McKinney RV: The single crystal sapphire endosteal dental implant. In Hardin JF, editor: *Clark's clinical dentistry*, Philadelphia, 1981, JB Lippincott.
19. Adell R, Ericsson B, Lekholm U, et al: A long-term follow-up study of osseointegrated implants in the treatment of totally edentulous jaws, *Int J Oral Maxillofac Impl* 5:347-359, 1990.
20. van Steenberghe D, Lekholm U, Bolender C, et al: The applicability of osseointegrated oral implants in the rehabilitation of partial edentulism: a prospective multi-center study on 558 fixtures, *Int J Oral Maxillofac Impl* 3:272-281, 1990.
21. Kline R, Hoar JE, Beck GH, et al: A prospective multicenter clinical investigation of bone quality-based dental implant system, *Implant Dent* 11:224-234, 2002.
22. National: Institutes of Health consensus development conference statement on dental implants, *J Dent Educ* 52:824-827, 1988.
23. *3i, Osseotite, Certain and external hex restorative and surgical manuals*, Palm Beach Garden, FL, 2005.
24. Straumann Dental Implants Product Catalog, Andover, MA, 2005.
25. *Maestro and Prodigy surgical and prosthetic manuals*, Birmingham, AL, 2005, BioHorizons Implant Systems.
26. *Nobel Perfect Implant Placement/Restorative manual*, Goteburg, Sweden, 2005, Nobelbiocare AB.
27. *Screw-Vent and Advent surgical and prosthetic manuals*, Carlsbad, CA, 2005, Zimmer Dental.
28. English CE: Implants—part three: an overview, *CDA J* 16:34-38, 1988.
29. Misch CE: Dental education: meeting the demands of implant dentistry, *J Am Dent Assoc* 121:334-338, 1990.
30. Misch CE, Misch CM: Generic terminology for endosseous implant prosthodontics, *J Prosthet Dent* 68:809-812, 1992.
31. Binon PP: Implants and components: entering the new millennium, *Int J Oral Maxillofac Surg* 15:76-94, 2000.
32. Millennium Research Group: *U.S. markets for dental implants, 2003*, USDI 03, Toronto, January 2003.
33. English CE: Externally hexed implants, abutments, and transfer devices: a comprehensive overview, *Implant Dent* 1:273-282, 1992.
34. Jalbout Z, Tabourina G: *International Congress of Oral Implantologists: glossary of implant terms*, Upper Montclair, NJ, 2003, ICOI/NYU.
35. The glossary of prosthodontic terms, *J Prosthet Dent* 94:10-92, 2005.
36. Strong TJ, Misch CE, Bidez NW, et al: Functional surface area: thread-form parameter optimization for implant body design, *Compend Contin Educ Dent* 19:4-9, 1998.
37. Brunette DM: The effects of implant surface topography on the behavior of cells, *Int J Oral Maxillofac Implants* 3(4):231-246, 1988.
38. Kieswetter K, Schwartz Z, Dean DD, et al: The role of implant surface characteristics in the healing of bone, *Crit Rev Oral Biol Med* 7:329-345, 1996.
39. Buser D, Schenk RK, Steinemann S, et al: Influence of surface characteristics on bone integration of titanium implants: a histomorphometric study in miniature pigs, *J Biomet Mater Res* 25:889-902, 1991.
40. Cochran DL, Schenk RK, Lussi A, et al: Bone response to unloaded and loaded titanium implants with sand-blasted and acid-etched surfaces: a histometric study in the canine mandible, *J Biomed Mater Res* 40:1-11, 1998.
41. Wennerberg A, Albrektsson T, Andersson B: Bone tissue response to commercially pure titanium implant blasted with fine and coarse particles of aluminum oxide, *Int J Oral Maxillofac Implants* 11:38-45, 1996.
42. Klokkevold PR, Nishimura RD, Adachi M, et al: Osseointegration enhanced by chemical etching of titanium surface: a torque removal study on the rabbit, *Clin Oral Implants Res* 8:442-447, 1997.
43. Lazzara RJ, Testori T, Trisi P, et al: A human histologic analysis of osseotite and machined surfaces using implants with 2 opposing surfaces, *Int J Periodontics Restorative Dent* 19:117-129, 1999.
44. de Groot K, Geesink R, Klein CP, et al: Plasma sprayed coatings of hydroxylapatite, *J Biomed Mater Res* 21:1375-1381, 1987.
45. Cook SD, Kay JF, Thomas KA, et al: Interface mechanics and histology of titanium and hydroxylapatite coated titanium for dental implant applications, *Int J Oral Maxillofac Implants* 2:15-22, 1987.
46. English CE: Implants—part I: cylindrical implants, *CDA J* 16:17-26, 1988.
47. Binon PP: Evaluation of three slip-fit hexagonal implant, *Implant Dent* 5:235-248, 1996.
48. Binon PP: The evolution and evaluation of two interference-fit implant interfaces, *Postgraduate Dent* 2:1-15, 1996.
49. Boggan RS, Strong JT, Misch CE, et al: Influence of hex geometry and prosthetic table width on static and fatigue strength of dental implants, *J Prosthet Dent* 82:436-440, 1999.

CAPÍTULO **3**

Um Implante não É um Dente: Uma Comparação de Índices Periodontais

Carl E. Misch

Implantes dentais são principalmente usados para repor dentes em pacientes edentados parciais ou totais ou para reter próteses removíveis. Portanto, o típico objetivo de um implante dental é agir como uma ancoragem para um dispositivo protético similar a uma raiz e coroa dentária. O protesista comumente planeja e fabrica uma prótese similar a uma suportada por dentes e, como tal, também avalia e trata o implante dental como um dente natural. Mesmo assim, é importante reconhecer diferenças fundamentais nos tecidos adjacentes e condições entre esses dispositivos. Por exemplo, implantes são diferentes de dentes naturais pelo fato de não desenvolverem lesões de cárie, não terem polpas dentárias que agem como indicadores precoces de doença ou causam lesões de origem endodôntica e não têm membrana periodontal. O objetivo deste capítulo é comparar os índices periodontais para um dente natural e um implante dental osseointegrado.

Revisão de Literatura

Muitos critérios de saúde dentária foram adaptados para implantes dentais.[1-12] A maioria dos relatos que apresentam critérios clínicos para avaliar um implante inclui mobilidade, avaliação radiográfica da perda óssea e, ocasionalmente, índices gengival e de placa. Critérios subjetivos de desconforto e satisfação do paciente também são mencionados.

O critério clínico mais comumente relatado é a taxa de sobrevida, ou se o implante está ainda fisicamente na boca ou foi removido.[2] Proponentes deste método afirmam que ele propicia a apresentação mais clara de dados; críticos argumentam que implantes que devem ser removidos devido à dor, doença ou inabilidade para serem restaurados ainda podem ser mantidos mesmo que erroneamente relatados como bem-sucedidos. Deve ser destacado que relatos do sucesso de próteses tradicionais suportadas por dentes naturais seguem um critério similar: se a restauração ainda está na boca. Portanto, taxas de sobrevida, em vez de taxas de sucesso, são o método mais comum para relatar o "sucesso" dos implantes dentais ou das próteses sobre implantes dentais.

O Conselho de Materiais Dentários, Instrumentos e Equipamentos da Associação Americana de Odontologia conveniciona que a consideração de um implante endósseo deve levar em conta a avaliação de (1) durabilidade; (2) perda óssea; (3) saúde gengival; (4) profundidade da bolsa; (5) efeito nos dentes adjacentes; (6) função; (7) estética; (8) presença de infecção, desconforto, parestesia ou anestesia; (9) intrusão no canal mandibular; e (10) atitude emocional e psicológica do paciente e satisfação.[3,4] Pode-se razoavelmente afirmar que os fatores controlados primariamente pelo dentista e a atitude psicológica do paciente não são condições influenciadas pelo implante. Como resultado, esses itens devem ser considerados separadamente, e não devem ser considerados na avaliação do sucesso do implante.

Smith e Zarb sugeriram que o conforto do paciente, a profundidade do sulco, o estado gengival, o dano aos dentes adjacentes e a violação ao seio maxilar, canal mandibular ou assoalho da cavidade nasal não são atribuídos ao material ou à forma de um implante.[5] No entanto, a profundidade do sulco e o estado gengival próximo ao implante de fato podem estar relacionados à forma do implante ou à condição de superfície. Por exemplo, um colar liso e polido instalado abaixo do osso contribui para a perda da crista óssea, o que afeta a profundidade do sulco. A condição da superfície do implante pode permitir rápida expansão de bactérias sobre a superfície do corpo do implante, seguida de perda de crista óssea, e pode afetar o estado gengival do implante. Assim, profundidade do sulco e estado gengival são índices importantes para avaliação dos implantes dentais. Conforto do paciente, dano aos dentes adjacentes e violação das estruturas anatômicas são importantes de identificar, mas não são relacionados com a forma ou o material de um implante.

Índices periodontais são muitas vezes usados para avaliação dos implantes dentários. Uma comparação de dentes naturais e implantes para cada critério propicia reflexão sobre suas diferenças no processo saúde–doença. Após um entendimento da base para avaliação, esses critérios podem ser usados para estabelecer uma escala de qualidade saúde–doença relacionada ao tratamento do paciente.

Este capítulo se dirige aos índices periodontais mais comuns para dentes naturais e compara os índices periodontais que se seguem com os implantes dentais: (1) longevidade, (2) mobilidade contra fixação rígida, (3) percussão, (4) dor, (5) profundidade à sondagem, (6) índice de sangramento, (7) perda da crista óssea, (8) avaliação radiográfica, (9) tecido queratinizado e (10) doença peri-implantar.

Longevidade

Critérios de sucesso para implantes endósseos foram propostos previamente por vários autores, incluindo Schnitman e Shulman,[6] Cranin et al.,[7] McKinney et al.,[8] Albrektsson et al.[9,11] e Albrektsson e Zarb.[10] O critério de sucesso por Albrektsson et al. foi específico para implantes com fixação rígida, e é amplamente usado hoje[9] (Quadro 3-1). Entretanto, o critério de sucesso de Albrektsson et al. deve ser primeiramente usado para estudos ou relatos de implantes, não para implantes individuais. Atingir menos que 0,2 mm de perda óssea vertical anual é difícil para cada implante individual, e se 0,3 mm ocorre em um ano isso não qualifica como falha de implante, em si e por si. Além disso, o volume de crista óssea perdida durante o primeiro ano não é considerada neste critério de sucesso, e poderia afetar a profundidade do sulco e o ambiente para a longevidade do implante.

Taxas de sobrevida mínimas para um critério de sucesso nas diretrizes de Albrektsson et al.[9] são baixas, se comparadas com os relatos atuais, e não consideram a sobrevida de próteses relacionada à longevidade do implante. Este relato convenciona que a taxa mínima de sucesso de implantes é de 85% para cinco anos e 80% para 10 anos. No entanto, o critério proposto não avalia a prótese. A consideração de uma taxa de sobrevida de implante mínima deveria estar no contexto da sobrevida da prótese final. Por exemplo, muitos relatos iniciais indicaram que uma prótese fixa em um arco completamente edentado poderia ser suportada por quatro implantes. Em um estudo de 25 pacientes com 25 próteses suportadas por somente quatro implantes deveriam existir 100 implantes. Uma taxa de sucesso de implante de 75% poderia resultar em 0% de sucesso da prótese se cada paciente perdeu somente um implante. Uma taxa de sobrevivência de implante em cinco anos de 85% com este plano de tratamento ainda poderia causar falha em quase metade das restaurações sobre implantes. Decerto essa taxa de sobrevida não é aceitável. A sobrevida do implante por si só não é um critério aceitável para avaliar um sistema de implantes, e estudos devem também incluir a prótese sobre implante.

O "sucesso" do implante não é tão relevante para a avaliação clínica do implante quanto à qualidade da saúde. "Sucesso" não é usado para a avaliação de um dente. Em vez disso, uma qualidade de saúde é mais relevante para o critério clínico. O critério clínico para saúde ótima a satisfatória em implantes, estabelecido por Misch e aceito pela Conferência de Consenso do Congresso Internacional de Implantodontistas Orais em Pisa, avalia a sobrevida de implante e prótese e sugere uma sobrevida de prótese mínima de 90% em 10 anos[1,13] (Tabela 3-1). Claro que essas taxas exigem ainda maior sobrevida do implante, e a sobre-engenharia do sistema de suporte muitas vezes é necessária para atingir esse objetivo. Por exemplo, se oito em vez de quatro implantes apoiarem uma prótese fixa de arco total, possivelmente um ou dois implantes podem ser perdidos, e a mesma prótese ainda pode ser usada sem implantes adicionais e somente com suave modificação da prótese. Por exemplo, se 25 pacientes fossem restaurados com oito implantes cada para suportar uma prótese total e se cada paciente perder um implante, a taxa de sobrevida da prótese ainda pode ser de 100% e a taxa de sobrevida do implante de 87%.

Dados computados da sobrevida ou do sucesso de implantes dentários deveriam incluir todos os implantes instalados, não apenas os implantes restaurados ou aqueles que tiveram carga bem-sucedida após um ano. Um implante instalado e deixado submerso deveria

QUADRO 3-1 Critérios para o Sucesso de Implantes

- Um implante individual está imóvel quando testado clinicamente.
- A radiografia não demonstra qualquer evidência de radiolucência peri-implantar.
- A perda óssea vertical é inferior a 0,2 mm anualmente, após o primeiro ano do implante em função.
- A performance individual do implante é caracterizada pela ausência de sinais e sintomas persistentes ou irreversíveis, tais como dor, infecções, neuropatias, parestesia ou violação do canal mandibular.
- No contexto do acompanhamento, taxas de sucesso de 85% ao fim do período de cinco anos de observação e 80% ao fim de um período de 10 anos são critérios mínimos para o sucesso.

Dados de Albrektsson T, Zarb GA, Worthington P, et al: The long-term efficacy of currently used dental implants: a review and proposed criteria of success, Int J Oral Maxillofac Implants 1:1, 1986.

TABELA 3-1
Qualidade do Implante

Grupo de Escala	Abordagem	Condições Clínicas
I. Sucesso (saúde ótima)	Manutenção normal	Sem dor ou desconforto em função Ausência de mobilidade <2 mm de perda óssea radiográfica a partir da cirurgia inicial Profundidade de sondagem <5 mm Sem história de exsudato
II. Sobrevida (saúde satisfatória)	Redução de tensões Intervalos mais curtos entre as consultas de higiene Gengivoplastia Radiografias anuais	Sem dor Ausência de mobilidade 2–4 mm de perda óssea radiográfica Profundidade de sondagem de 5–7 mm Sem história de exsudato
III. Sobrevida (saúde comprometida)	Redução de tensões Terapia medicamentosa (antibióticos, clorexidina) Reabertura cirúrgica e revisão Mudança em prótese ou implantes	Sem dor em função Ausência de mobilidade Perda óssea radiográfica >4 mm Profundidade de sondagem >7 mm Pode haver história de exsudato
IV. Perda (perda clínica ou absoluta)	Remoção do implante	Dor em função Mobilidade Perda óssea radiográfica > ½ do comprimento do implante Exsudato não controlado Já não está mais na boca

Critérios Sugeridos para o Sucesso do Implante[1]
- Escala de qualidade do implante* de 1, 2 ou 3 com uma taxa de sobrevida maior que 90% em 10 anos.
- Taxa de sobrevida de prótese maior que 90% em 10 anos.
- Implantes estão suportando uma prótese.

Do Congresso Internacional de Implantologistas Orais, Conferência de Consenso, Pisa, Itália, 2008.

ser, na maioria das vezes, incluído na perda inicial ou cirúrgica do implante.

O tempo de perda do implante é também relevante. Para o paciente e os profissionais envolvidos com o tratamento, uma taxa de perda de implante de 10% antes da fabricação da prótese é de longe melhor do que ter 5% de taxa de falha de implante após a finalização da prótese.[14] O momento mais comum para a perda do implante ocorre nos primeiros 18 meses após a carga. Assim, na maioria das vezes a prótese já tinha sido finalizada e estava em função.

Mobilidade

Dentes Naturais contra Sistemas Suportados por Implantes

Comparado com um implante, o sistema de suporte de um dente natural é mais bem estruturado para reduzir as forças biomecânicas distribuídas ao dente/restauração e região de crista óssea. Membrana periodontal, estrutura biomecânica do dente e material, complexo nervoso e de vasos sanguíneos, material oclusal (esmalte) e tipo ósseo adjacente diminuem o risco de sobrecarga oclusal ao sistema dentário natural.[15]

Movimento Dentário

O dente exibe movimentos fisiológicos normais nas direções vertical, horizontal e rotacional. A quantidade de movimento do dente natural está relacionada à sua área de superfície e forma de raiz. Portanto, o número e o comprimento de raízes; seu diâmetro, forma e posição; e a saúde do ligamento periodontal (LP) influenciam principalmente a mobilidade do dente. Um dente saudável exibe mobilidade clínica zero na direção vertical. O movimento dentário vertical tem cerca de 28 micrômetros e é o mesmo para dentes anteriores e posteriores.[16] O movimento vertical de um implante rígido foi mensurado de 2 a 3 micrômetros sob uma força de 4 kg, e é devido especialmente às propriedades viscoelásticas do osso subjacente.[17]

Muhlemann observou que o movimento dentário horizontal poderia ser dividido em mobilidade inicial e movimento secundário.[18] A mobilidade inicial é observada com uma força leve, ocorre imediatamente e é uma consequência do LP. A mobilidade dentária horizontal inicial é maior do que o movimento vertical inicial. Uma força muito suave (500 g) move horizontalmente o dente. A mobilidade horizontal inicial de um dente posterior saudável, "não móvel", é inferior àquela de um dente anterior e varia de 56 a 75 micrômetros, que é duas a nove vezes o movimento vertical do dente. A mobilidade horizontal inicial já é maior em dentes anteriores e varia de 70 a 108 micrômetros em dentes saudáveis[16,19] (Fig. 3-1).

O movimento dentário secundário descrito por Muhlemann ocorre após o movimento inicial, quando grandes forças são aplicadas. Quando uma força adicional é aplicada ao dente um movimento secundário é também observado, que está relacionado diretamente à quantidade de força. O movimento dentário secundário está relacionado à viscoelasticidade do osso e mede tanto quanto 40 micrômetros sob força consideravelmente maior[18] (Fig. 3-2).

Movimento do Implante

Fixação rígida indica a ausência de mobilidade clínica de um implante testado com forças verticais ou horizontais inferiores a 500 g. *Fixação rígida* é um termo clínico. *Osseointegração* é um termo histológico definido como osso em contato direto com a superfície de um implante em magnificância de um microscópio de luz[20] (Fig. 3-3). Ao longo dos anos esses dois termos foram usados de forma trocada, e o apoio do pilar de implante é mais previsível com fixação rígida. A falta de mobilidade do implante (MI) nem sempre coincide com

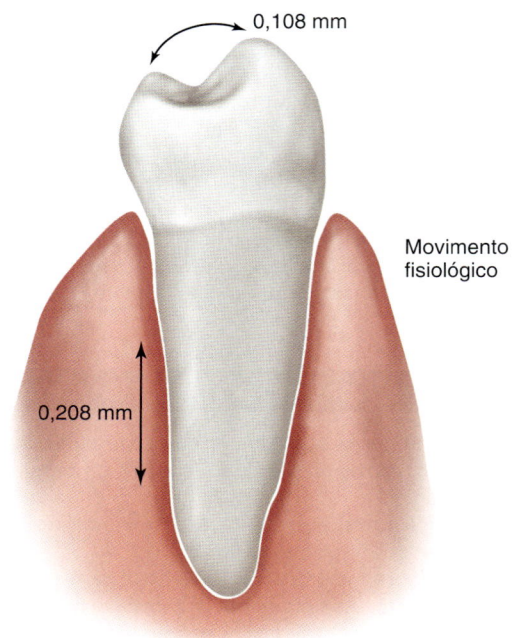

FIGURA 3-1. O movimento fisiológico do dente em cicatrização é medido como 28 micrômetros na direção apical até 108 micrômetros na direção horizontal.

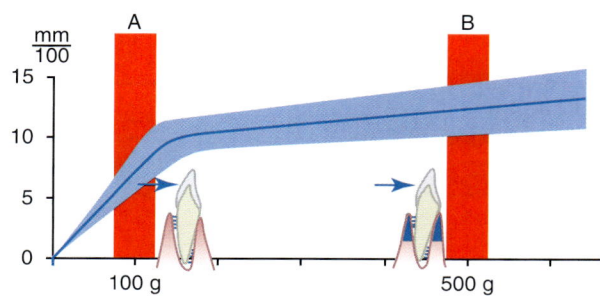

FIGURA 3-2. Um movimento secundário horizontal de um dente ocorre após o movimento dentário inicial, quando uma força maior é aplicada, e está relacionado à deformação do osso alveolar.

uma interface direta osso-implante.[8] Porém, quando observada clinicamente a fixação rígida em geral significa que ao menos uma porção do implante está em contato direto com o osso, embora a porcentagem de contato com osso não possa ser especificada.[21] Um implante com mobilidade indica a presença de tecido conjuntivo entre implante e osso.

A falta de movimento clinicamente observável não significa a ausência de qualquer movimento. Por exemplo, um dente natural posterior "não móvel" na verdade se move horizontalmente de 56 a 73 micrômetros. O olho humano não percebe esse movimento. Os dentes anteriores, que muitas vezes têm movimento suave clinicamente observável, de fato se movem aproximadamente 0,1 mm. Um implante saudável se move menos do que 73 micrômetros; assim, ele aparece como mobilidade clínica zero (fixação rígida).

Assim como um dente natural, a interface implante-osso exibe movimento mais lateral do que apical. Sekine *et al.* avaliaram o movimento de implantes endósseos com fixação rígida e encontraram uma variação de 12 a 66 micrômetros de movimento na

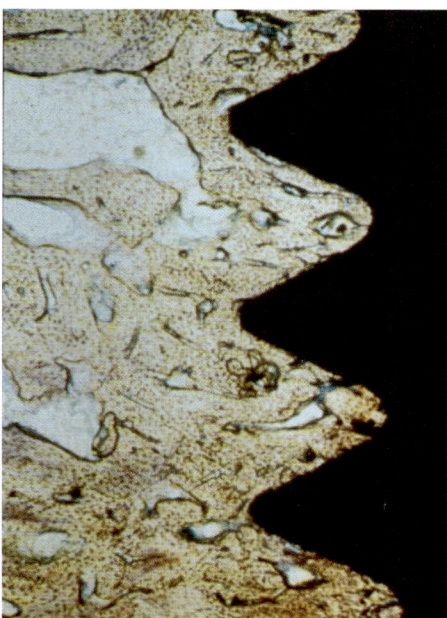

FIGURA 3-3. *Osseointegração* é um termo histológico que descreve um contato direto do osso com o implante ao nível de magnificação de um microscópio de luz.

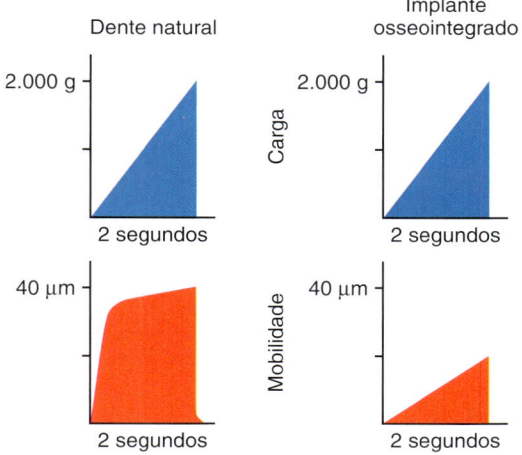

FIGURA 3-4. Uma carga gradualmente crescente ao longo de um período de 2 segundos foi aplicada para um dente (*esquerda*) e um implante (*direita*). O movimento dentário secundário foi similar ao movimento do implante.

direção vestibulolingual.[17] Komiyama relatou de 40 a 115 micrômetros de movimento de implante na direção mesiodistal, sob uma força de 2.000 g (≈ 4,5 psi), e na vestibulolingual uma variação de 11 a 66 micrômetros.[22] O maior movimento de implante na dimensão mesiodistal corresponde à perda do osso cortical entre os implantes nessa direção, comparada com as lâminas corticais laterais mais espessas presentes na dimensão vestibulolingual. Rangert *et al.* sugeriram que parte desse movimento do implante poderia ser devida à flexão do pilar do implante e parafuso.[23] A mobilidade de implantes varia na proporção direta da carga aplicada e da densidade óssea e reflete a deformação elástica do tecido ósseo.

Sekine *et al.* aplicaram uma carga gradualmente crescente durante um período de 2 segundos a um dente e a um implante. Os dentes se moveram imediatamente com uma carga leve (movimento dentário primário) e menos com uma carga adicional (movimento dentário secundário). O implante não se moveu quando o dente teve seu movimento dentário primário. Uma força mais pesada fez com que o implante gradualmente se movesse, de modo similar ao movimento dentário secundário[17] (Fig. 3-4). Essas características de mobilidade corroboram os achados de Fenton *et al.*, que aplicaram uma carga de 500 g por 4 segundos a dentes anterossuperiores e a implantes osseointegrados.[24] Considerando que os implantes foram deslocados em uma média de 10 micrômetros, com um retorno elástico rápido (menos de 1 milissegundo), os dentes mostraram uma média de deslocamento de 57 micrômetros, com um retorno viscoelástico prolongado.

A mobilidade dentária aumentada pode ser causada por trauma oclusal ou perda óssea. A mobilidade dentária aumentada por si só não é um critério de saúde ou patologia periodontal. Diferentemente de um dente, para o qual a mobilidade não é um fator primário para longevidade, a mobilidade é um fator primário determinante para a saúde do implante.[20] A fixação rígida é também um excelente indicador do estado de saúde do implante, porque é um teste fácil e objetivo. Como tal, a fixação rígida é comumente o primeiro critério clínico avaliado para um implante dental. As técnicas para avaliar a fixação rígida são similares àquelas usadas para a mobilidade de dentes naturais. Dois instrumentos rígidos aplicam uma força

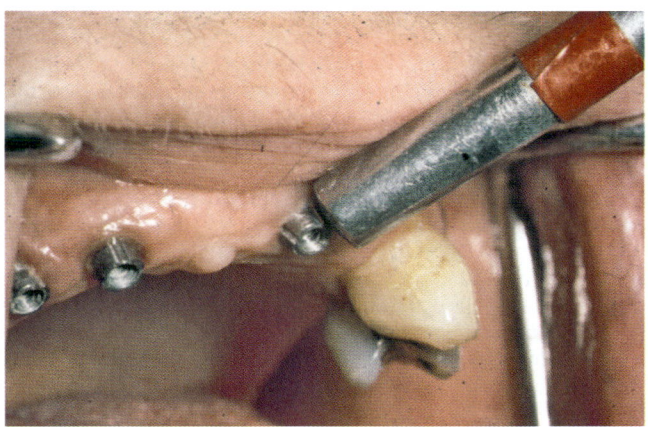

FIGURA 3-5. A técnica intraoral para avaliar a mobilidade do implante é similar à de um dente natural.

QUADRO 3-2 Escala de Mobilidade Clínica do Implante[1]

Escala	Descrição
0	Ausência de mobilidade clínica com 500 g em qualquer direção
1	Movimento horizontal leve detectável
2	Mobilidade horizontal moderada visível até 0,5 mm
3	Movimento horizontal severo maior que 0,5 mm
4	Movimento horizontal moderado a severo visível e qualquer movimento vertical visível

vestibulolingual de aproximadamente 500 g, e a ausência de mobilidade indica fixação rígida[25] (Fig. 3-5).

A amplitude da mobilidade dentária pode variar de 0 a 4, onde 0 é a mobilidade normal do movimento fisiológico, 1 é uma mobilidade aumentada detectável, 2 é uma mobilidade visível até 0,5 mm, 3 é uma mobilidade severa até 1 mm e 4 é mobilidade extrema, incluindo movimento vertical.[25] Esse mesmo gradiente

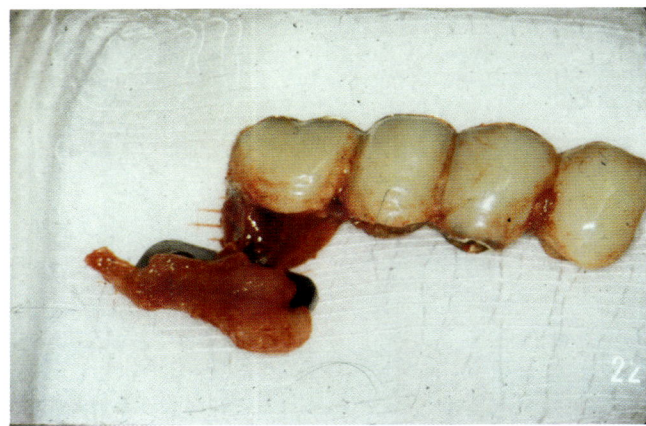

FIGURA 3-6. Um implante com qualquer mobilidade clínica vertical deve ser removido para evitar perda óssea e complicações futuras.

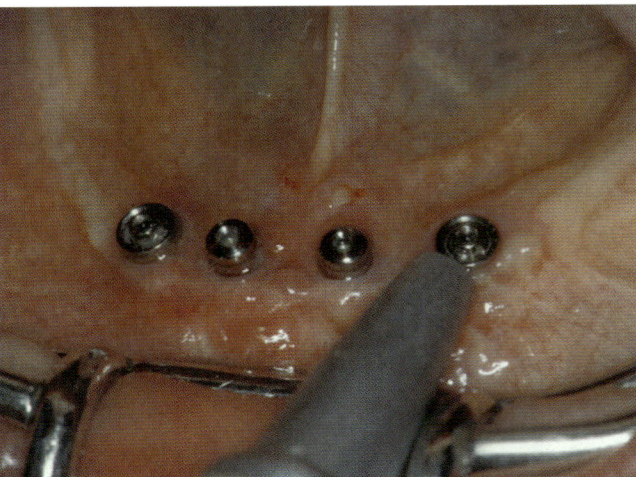

FIGURA 3-7. O Periotest® (Gulden-Medizinteknik, Bensheiman der Bergstrasse, Alemanha) pode ser usado para avaliar a estabilidade do implante ou da prótese que se torna parcialmente frouxa. Uma avaliação clínica de mobilidade 0 pode corresponder ao valor de Periostest de −8 a +9. Esses números podem indicar mudanças na densidade óssea ao redor do implante ou falha de um mecanismo de retenção da prótese.

pode ser usado para implantes dentais com leve modificação. Como o Quadro 3-2 descreve, MI-0 corresponde à ausência de mobilidade clínica, MI-1 demonstra movimento aumentado detectável, MI-2 é a mobilidade visível por movimento de até 0,5 mm, MI-3 é a mobilidade horizontal severa maior que 0,5 mm e MI-4 é o movimento vertical e horizontal visível. A escala MI foi usada frequentemente para implantes em forma de placa (lâmina) ou implantes em disco, já que um objetivo clínico foi a suave mobilidade ao articular o dispositivo com os dentes naturais. No entanto, o objetivo de implantes em forma de raiz sempre deve ser a fixação rígida e o estado MI-0.

Um dente natural com trauma oclusal primário exibe um aumento na mobilidade clínica e no espaço radiográfico do LP. Após a eliminação do trauma, o dente deve retornar à mobilidade clínica zero e a uma aparência radiográfica normal. Este cenário não é previsível ao redor de um implante. O dentista não deve restaurar um implante com qualquer mobilidade clínica, porque o risco de perda é grande. No entanto, após a prótese ser finalizada e o MI-1 se desenvolver o risco é pequeno para avaliação do implante em alguns meses, e ocorre diminuição de quase toda a tensão durante esse período de tempo. Implantes com mobilidade suave detectada de aproximadamente 0,1 mm de movimento horizontal (MI-1), similar à mobilidade de um incisivo central saudável, ocasionalmente podem retornar à fixação rígida e à mobilidade zero. Entretanto, para recuperar a fixação rígida o implante deve ser tirado completamente de oclusão por muitos meses. As chances de retorno da fixação rígida de um implante melhoram desde que nenhuma mobilidade tenha sido observada antes que o implante seja colocado em função.

Um implante com movimento horizontal maior do que 0,5 mm (MI-3) está em um risco bem maior do que um dente. Um implante em forma radicular com mobilidade horizontal maior do que 0,5 mm (MI-3) ou qualquer mobilidade vertical (MI-4) deve ser removido para evitar perda óssea continuada e comprometimento futuro do implante (Fig. 3-6).

De vez em quando um implante que era rígido pode girar no osso no estágio II de reabertura, quando o pilar do implante é parafusado na posição.[26] A fraca interface osso–implante é rompida quando as forças de cisalhamento da adição de um pilar e parafuso atuam no corpo do implante. Se isso ocorrer, o parafuso de cobertura do implante deve ser reinserido e deve-se permitir a "reintegração" do implante com o osso. As chances são maiores do que 75%, no sentido de que três meses adicionais de reparo permitirão que o implante restabeleça uma interface osso–implante, se esta estivesse presente antes de o pilar ser adicionado.[27] Na reinserção do pilar um torque bem menor é usado inicialmente, e um torquímetro é usado (por isso a força rotacional no parafuso do pilar não é convertida para a interface osso–implante, então a interface não se despe de novo). Após um tempo adicional de carga progressiva o parafuso do pilar pode ser apertado como de costume, embora um método contador de torque no pilar ainda seja sugerido.

O Periotest® (Gulden-Medizinteknik, Bensheiman der Bergstrasse, Alemanha) é um dispositivo mecânico computadorizado, desenvolvido por Schulte, que mede o efeito de amortecimento ou o grau de atenuação contra objetos pelo desenvolvimento de uma força de 12 a 18 N contra um dispositivo semelhante a um pistão, que então mede a distância dos recuos do pistão dentro da câmara após atingir um objeto.[28] Uma superfície macia ou um objeto móvel dá maiores registros do que um objeto duro ou rígido. Os registros variam do número 8 negativo a 50 positivo.

Dentes com mobilidade clínica zero têm Periotest® típico variando de 5 a 9. O grau ou a ausência de movimento clínico ao redor do implante corresponde a valores variando de −8 a +9, ou uma variação de 17 unidades (Fig. 3-7). A densidade óssea ao redor do implante pode ser relacionada com números do Periotest®. Considerando que os tipos de osso mais macios resultam em números mais elevados, o osso mais duro ao redor de implantes resulta em números mais baixos. Uma técnica de análise de frequência por ressonância não destrutiva para medir a estabilidade do implante e a osseointegração foi também introduzida na profissão, e fornece informação válida similar tanto para o movimento clínico como para a densidade óssea ao redor dos implantes.[29,30] Esses dispositivos ajudam muito os sentidos táteis do dentista.

O dispositivo Periotest® tem sido usado como uma ferramenta clínica para avaliar mudanças sutis na fixação rígida do implante ou identificar próteses que se tornam parcialmente não retidas.[31–33] Pelo fato de a prótese não necessitar ser removida para avaliar o implante, este dispositivo pode ser mais facilmente usado para avaliar um implante no longo prazo.

Percussão

Percussão muitas vezes é usada nos dentes para determinar qual dente está sensível à função ou iniciando um abscesso. No passado, a percussão era usada para avaliar a presença de fixação rígida para implantes osseointegrados.[20] No entanto, a percussão não é um indicador de saúde clínica nem de fixação rígida dos implantes osseointegrados. O som ecoante que ocorre durante a percussão somente corresponde à presença de algum volume de osso na interface, uma vez que 2 mm de osso e 16 mm de interface osso–implante têm som quase idêntico. A percussão pode ser usada para diagnosticar dor ou sensibilidade em implantes, mas é duvidosa se usada para determinar o estado de fixação rígida.

Dor

Achados subjetivos como dor, desconforto e sensibilidade são condições dentárias comuns que o dentista trata como parte de sua prática geral. Dor e desconforto são critérios subjetivos e dependem da interpretação do paciente do grau de desconforto. *Dor* é definida como uma sensação desagradável variando de suave desconforto à agonia excruciante. Sensibilidade é mais uma sensação desagradável da região. Um dente natural muitas vezes se torna hiperêmico e sensível ao frio como primeiro indicador de um problema. Um dente com uma condição mais séria se torna sensível ao calor e à dor na percussão, indicando pulpite. Emergências odontológicas comumente estão associadas à dor, e o dentista está apto a seu diagnóstico e plano de tratamento.

Um implante raramente pode ser considerado um problema pelos critérios subjetivos de dor ou sensibilidade após reparo inicial. O implante não se torna hiperêmico e não é sensível à temperatura, e os sinais de alerta e sintomas precoces de um problema oclusal traumático podem não estar presentes. Este critério pouco contribui para a determinação da saúde do implante.

Após o implante ter alcançado a cicatrização primária, a ausência de dor sob forças verticais e horizontais é o principal critério subjetivo. Normalmente (mas nem sempre) a dor não ocorre a menos que o implante esteja móvel e circundado por tecido inflamatório, ou tenha fixação rígida mas esteja pressionando um nervo. A condição mais comum que leva ao desconforto com implantes é quando um pilar frouxo pressiona tecido mole na conexão pilar–implante. Após a eliminação do tecido mole na região e o apertamento do pilar, o desconforto retrocede. Quando a conexão pilar–implante é devidamente apertada e a dor está presente, pode-se pensar que haja uma fratura do corpo do implante.

Em raras ocasiões um implante pode causar desconforto durante a função, embora um exame clínico seja incapaz de identificar uma causa. A presença persistente de dor durante a percussão ou a função em implantes e componentes inseridos apropriadamente indica muitas vezes a remoção do implante mesmo na ausência de mobilidade. Pelo fato de a dor ser um critério subjetivo, o dentista pede ao paciente para relacionar a dor do local do implante na escala de 1 a 10, com 1 sendo um desconforto suave e 10 sendo a dor mais intensa que o paciente possa perceber. Quando o paciente relata um nível de dor maior que 5 o dentista deve realmente considerar a remoção do implante.

Considerando que a dor em implantes estáveis é rara e é observada como um problema precoce, a dor de um implante com mobilidade pode ocorrer no início ou no final no tratamento. Em ambos os casos a condição raramente melhora. A dor em implantes estáveis submetidos a uma carga tem sido observada com maior frequência em implantes com carga imediata, comparados com aqueles em cicatrização sem carga por um longo período.

A sensibilidade ou o desconforto leve do implante, mais do que a dor em um implante estável, é também mais incomum e sinaliza uma complicação mais significativa para um implante do que para um dente. Sensibilidade durante função ou percussão comumente implica cicatrização na proximidade de um nervo ou, em raras ocasiões, estresse ósseo além dos limites fisiológicos.

Se ocorrer desconforto do implante imediatamente após a cirurgia e a carga (carga imediata) quando o implante está em proximidade ao canal mandibular, o implante deve ser desenroscado 1 mm e reavaliado em relação à diminuição dos sintomas após três ou mais semanas. Caso o desconforto de um implante estável aconteça após o estágio I de reparo e não se deva à invasão cirúrgica em uma referência anatômica, volta-se a atenção primeiramente para o tecido mole e os componentes protéticos. Se esta não for a causa, o tratamento então consiste na eliminação da tensão sobre o implante ou a prótese o quanto possível por três ou mais semanas. O dentista especialmente deve relacionar oclusão e hábitos parafuncionais com a sensibilidade do implante. Na maior parte das vezes a prótese deve ser modificada para reduzir os contatos oclusais. Por vezes, implantes adicionais podem ser instalados e a restauração refeita para dissipar forças. O desconforto pode ser diminuído com esses procedimentos, mas raramente é eliminado. Em vez disso, o dentista notifica o paciente sobre o diagnóstico ruim e pergunta se o desconforto é significativo o bastante para justificar a remoção do implante. Deve ser enfatizado que esta condição é rara e tem sido observada somente algumas vezes pelo autor em mais de 30 anos.

Por vezes o corpo do implante pode se fraturar a partir de fadiga. Fadiga está relacionada à quantidade de força, ao número de ciclos, à resistência do material, ao diâmetro do componente e ao número de implantes unidos. Essa condição é similar a uma raiz fraturada. Em qualquer caso, pode ser difícil constatar uma evidência radiográfica da fratura. Percussão e forças até 500 g (1,2 psi) com um bastão de mordida são usadas clinicamente para avaliar um dente ou implante para dor ou desconforto. Percussão e mordida pesada em um bastão de madeira associadas à dor são índices clínicos. Nesses casos, o implante é na maioria das vezes removido.

Profundidades de Sondagem

Profundidades de sondagem ao redor dos dentes são excelentes meios de prova para avaliar a saúde passada e presente dos dentes naturais. A profundidade crescente do sulco ao redor dos dentes naturais está relacionada à doença e à perda óssea.[25] No entanto, índices de profundidade de sondagem usados para avaliar implantes dentais são mais controversos porque a profundidade do sulco em referência ao implante não pode ser sempre diretamente relacionada com a saúde.

Para dentes naturais, o tecido mole circundante tem uma média de espaço biológico de 2,04 mm entre a profundidade do sulco e a crista do osso alveolar.[34] Deve-se notar que o "espaço" biológico é de fato uma dimensão vertical com maior variação na região posterior comparado com a anterior, e pode ser maior que 4 mm em altura.[35] Em dentes, ele é composto de tecido conjuntivo de inserção (média de 1,07 mm) acima do osso e uma inserção de epitélio juncional (IEJ) (média de 0,97 mm) na base do sulco, com o valor mais consistente entre indivíduos sendo o do tecido conjuntivo de inserção (Fig. 3-8).

As regiões sulculares ao redor de um implante e ao redor de um dente são similares em muitos aspectos. A formação de cristas epiteliais dentro da gengiva inserida e o revestimento histológico da gengiva dentro do sulco são similares em implantes e dentes.[36] Uma margem gengival livre se forma ao redor de um dente ou implante com epitélio sulcular não queratinizado, e as células epiteliais na sua base são também similares em dentes e implantes, com células de epitélio juncional em ambos (Fig. 3-9). No entanto, uma diferença fundamental caracteriza a base do complexo gengival ao redor dos dentes. Enquanto um dente tem duas regiões primárias que constituem o espaço biológico, um implante tem somente uma.

Quando a sondagem é feita próxima ao dente, a sonda não somente mede a profundidade do sulco, mas também penetra e mede a IEJ.[37] A "inserção" de epitélio juncional de um dente não é uma inserção verdadeira. Uma sonda periodontal separa facilmente a íntima aproximação hemidesmossomal das células

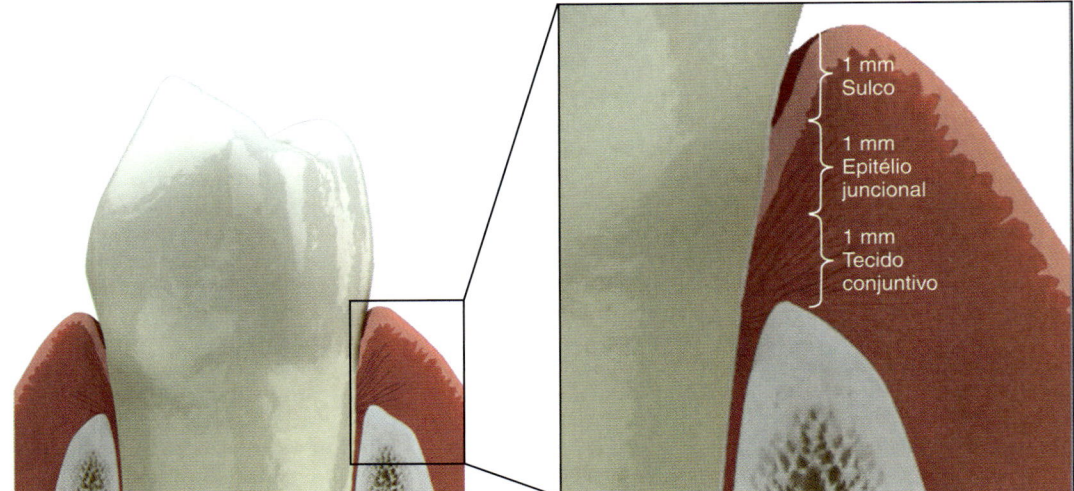

FIGURA 3-8. O espaço biológico de um dente natural é composto aproximadamente de 1 mm de tecido conjuntivo acima do osso e 1 mm de epitélio juncional entre o sulco e o tecido conjuntivo.

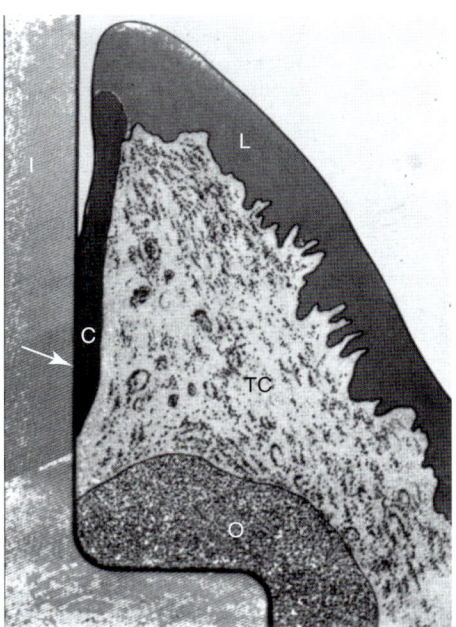

FIGURA 3-9. O tecido mole ao redor do implante (I) tem uma região sulcular muito similar à do dente. A margem gengival livre (L) com epitélio sulcular não queratinizado e células na base (C) tem uma inserção de epitélio juncional acima do osso (O). *TC*, Tecido conjuntivo.

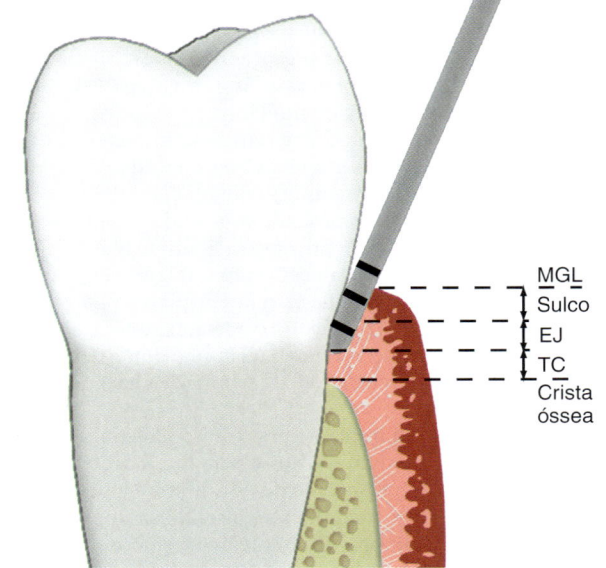

FIGURA 3-10. Uma sonda colocada dentro do sulco de um dente segue através do sulco e da inserção epitelial. Ela para na inserção do tecido conjuntivo. O espaço biológico de um dente natural tem uma zona de tecido conjuntivo que se insere dentro do cemento do dente. Uma sonda periodontal penetrará o sulco e a inserção do epitélio juncional (EJ). *TC*, Tecido conjuntivo; *MGL*, margem gengival livre.

epiteliais. O ar em alta pressão da seringa pode explodi-la para fora, a placa a destrói e a colocação de fio de moldagem no sulco a desloca. Em outras palavras, a íntima aproximação mucopolissacarídica dos hemidesmossomos encontrada na IEJ não é uma inserção (Fig. 3-10).

A zona de inserção de tecido conjuntivo do "espaço biológico" ao redor do dente previne que a sonda penetre mais fundo no sulco e permite às fibras gengivais da zona de inserção de tecido conjuntivo estabelecer conexão direta com o cemento de um dente natural. Ela age como uma barreira física para bactérias no sulco e para os tecidos periodontais subjacentes. Onze diferentes grupos de fibras gengivais compreendem a zona de inserção de tecido conjuntivo observada ao redor de um dente natural e tecido: dentogengivais (coronal, horizontal e apical), alveologengivais, intercapilares, transgengivais, circulares, semicirculares, dentoperiosteais, transeptais, periosteogengivais, intercirculares e intergengivais.[25] Ao menos seis desses grupos de fibras gengivais se inserem no cemento de dentes naturais: fibras dentogengivais (coronal, horizontal e apical), dentoperiosteais, transeptais, circulares, semicirculares e transgengivais. Além disso, algumas fibras crestais de feixes de fibras periodontais também se inserem no cemento, acima do osso alveolar. Essas fibras de Sharpey formam uma inserção verdadeira ao dente. Elas previnem que a sonda periodontal invada o espaço do LP e retardam o ingresso de placa.

James e Schultz foram os primeiros a iniciar um estudo sistemático para investigar o fenômeno de selamento biológico dos tecidos moles ao redor dos implantes dentais.[36] Hemidesmossomos a partir da região da IEJ ajudam a formar estrutura semelhante à lâmina basal no implante, que pode agir como um selamento biológico.[38] No entanto, componentes colágenos do corpo linear não podem fisiologicamente se aderir ou se tornar imersos dentro do corpo do implante.[39] O selamento hemidesmossomal tem uma banda circunferencial de tecido gengival para promover proteção mecânica contra rasgamento.[40] No entanto, a camada de mucopolissacarídeo é menos aderente a uma superfície do implante do que uma raiz dentária natural. O hemidesmossomo de um dente natural tem uma lâmina lúcida e uma lâmina densa. O hemidesmossomo próximo a um implante tem uma lâmina lúcida, uma lâmina densa e uma sublâmina lúcida (que é menos aderente).[41]

O espaço biológico para implantes foi relatado por Cochran *et al.* como sendo de 3,3 mm, mas diferentemente da dimensão do espaço biológico para dentes ele também inclui a profundidade do sulco.[42] Em uma típica região gengival de um implante, somente dois dos grupos de fibras gengivais encontradas ao redor de um dente (fibras circulares e periosteogengivais) e nenhuma das fibras periodontais estão presentes.[43] Essas fibras não estão inseridas dentro do corpo do implante, abaixo da margem do pilar, da maneira que elas fazem dentro do cemento de dentes naturais.[37] Em vez disso, as fibras colágenas ao redor de um implante correm paralelas à superfície do implante, e não perpendiculares, como dentes naturais.[44] Assim, o implante só tem um sistema de "inserção" de epitélio juncional.

Os grupos de fibras gengivais e periosteais são responsáveis pela inserção de componentes de tecido conjuntivo do espaço biológico ao redor dos dentes, e estes não estão presentes ao redor da região transóssea de um implante. O "espaço biológico" ao redor da interface pilar–implante não deve ser comparado com a inserção de tecido conjuntivo de um dente. O selamento biológico ao redor de implantes dentais pode prevenir a migração de bactérias e endotoxinas para dentro do osso subjacente. É incapaz, entretanto, de constituir um componente de inserção do espaço biológico similar àquele encontrado em dentes naturais (Fig. 3-11).

Uma sonda dental introduzida em um sulco de implante pode prosseguir através do epitélio juncional, em íntima aproximação com o tecido, chegando a atingir a crista óssea (Fig. 3-12). A zona de tecido conjuntivo para o implante tem somente dois grupos de fibras, e nenhum deles se insere dentro do implante. Como resultado, com o implante, a sonda vai além do sulco, atravessa a IEJ, os tecidos conjuntivos com colágeno tipo III e alcança a intimidade do osso.[37] (Tabela 3-2). Pelo fato de a sonda penetrar mais profundamente próximo ao implante do que com um dente, deve-se tomar cuidado para não contaminar o sulco do implante com bactérias provenientes de um sítio de doença periodontal.

O benefício da sondagem do sulco do implante tem sido questionado na literatura devido à falta de critérios científicos racionais. A localização da ponta da sonda subgengivalmente a um dente depende da pressão usada, da presença de inflamação e do ângulo em que a sonda é introduzida na profundidade do sulco, entre o epitélio juncional e a superfície radicular. A pressão correta recomendada para a sondagem é de 20 g, ainda que a sondagem convencional muitas vezes exceda em mais de cinco vezes esse nível e varie absurdamente. Sondas sensíveis à pressão têm sido fabricadas para atender a essa questão, mas são raramente usadas na prática clínica.[45] O potencial de dano para a frágil inserção de hemidesmossomos para o implante ou a desfiguração da superfície do implante existe durante a sondagem. Além disso, relatos na literatura sugerem que a reprodutibilidade das medidas do nível de inserção pode ser questionável, independentemente do instrumento usado para realizar as medidas.[46,47] Muitas dessas

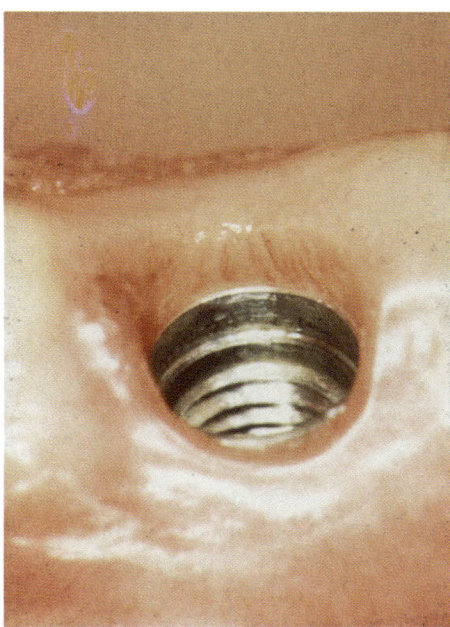

FIGURA 3-11. O sulco e a inserção epitelial acima do corpo do implante não têm uma conexão verdadeira ao implante.

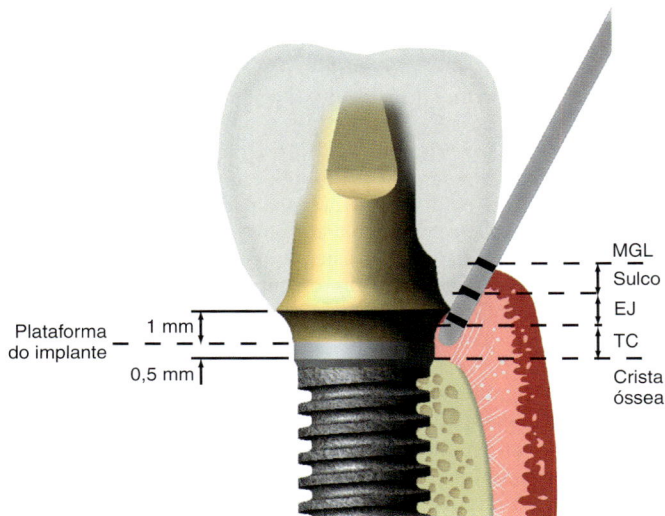

FIGURA 3-12. O implante não tem fibras de tecido conjuntivo na zona de tecido conjuntivo que se insere ao implante. A sonda peri-implantar penetra o sulco, a inserção de epitélio juncional (EJ) e a maior parte da zona de tecido conjuntivo. *TC*, Tecido conjuntivo; *MGL*, margem gengival livre.

variáveis são similares para um implante dental. Diferentemente de dentes naturais, próteses fixas sobre implantes com margens subgengivais muitas vezes têm amplos perfis de emergência, tornando o posicionamento da sonda difícil ao redor da maioria dos implantes.

A profundidade do sulco do implante pode ser um reflexo da espessura do tecido mole original da área antes da instalação do implante. O tecido da maxila posterior pode ser 4 mm mais espesso após a exodontia e a subsequente perda de volume de osso antes da colocação do implante. Como resultado, o tecido acima do osso antes da instalação do implante pode ter 4 mm de espessura ou mais. Como consequência de uma maior espessura de

TABELA 3-2
Comparação das Estruturas de Suporte do Dente e do Implante

Estrutura	Dente	Implante
Conexão ao osso	Cemento, osso, periodonto	Osseointegração, anquilose óssea funcional
Epitélio juncional	Hemidesmossomos e lâmina basal (zonas de lâmina lúcida e lâmina densa)	Hemidesmossomos e lâmina basal (zonas de lâmina lúcida, lâmina densa e sublâmina lúcida)
Tecido conjuntivo	12 grupos: seis se inserem perpendiculares às superfícies dentárias↓colágeno, ↑fibroblastos	Somente dois grupos: fibras paralelas e circulares; sem inserção à superfície de implantes ↑colágeno, ↓fibroblastos
Espaço biológico	2,04–2,91 mm	3,08 mm (inclui sulco)
Vascularidade	Maior; supraperiosteal e ligamento periodontal	Menos periosteal
Profundidade de sondagem	3 mm em saúde	2,5–5,0 mm (dependendo da profundidade prévia de tecido mole)
Sangramento à sondagem	Mais confiável	Menos confiável

tecido antes da cirurgia e uma maior profundidade de sondagem comparada com os dentes, a profundidade de sondagem próxima a um implante saudável pode ser maior do que a de um dente natural saudável.

Quando os tecidos são espessos, a gengivoplastia para reduzir a espessura dos retalhos e a profundidade de bolsa pode ser realizada na cirurgia inicial. A vantagem da redução da espessura do tecido nesse momento é que a cicatrização e o amadurecimento do tecido acontecem à medida que a interface osso–implante se desenvolve. No entanto, o afinamento do retalho na cirurgia inicial pode causar maior carga ao corpo do implante durante a cicatrização a partir do tecido mole–prótese provisória. Após cicatrização óssea inicial, a cirurgia de reabertura do segundo estágio também pode corrigir a espessura do tecido.

Lekholm *et al.* verificaram que a presença de bolsas profundas não era acompanhada pela perda de osso marginal acelerada.[48] Implantes estáveis, rígidos, fixos foram relatados com profundidades de bolsas variando de 2 a 6 mm. Pacientes parcialmente edentados, com implantes saudáveis, consistentemente exibem maiores profundidades de sondagem ao redor de implantes do que ao redor de dentes. Uma profundidade de sondagem crescente próxima a um implante é um sinal mais significativo do que uma profundidade de sondagem não relacionada ao intervalo de tempo, já que isso comumente significa perda óssea, exceto em casos de hiperplasia ou hipertrofia gengival. A sondagem usando pontos de referência fixos no pilar ou na margem coronária permite avaliação da perda de crista óssea contra a hipertrofia tecidual.

Apesar das limitações, mapear o nível de inserção em áreas permucosais do implante ajuda o profissional no monitoramento dessas regiões. À medida que a profundidade do sulco aumenta, a tensão de oxigênio decresce. As bactérias no sulco de um implante são similares àquelas de um dente natural.[49,50] Uma escova de dentes e procedimentos de higiene diária não podem limpar um sulco maior que 2 mm.[51] Profundidades de sulco maiores que 5 a 6 mm têm uma maior incidência de bactérias anaeróbias[50,52] (Quadro 3-3). Como consequência, essa profundidade de sulco muitas vezes requer gengivectomia ou cirurgia óssea de revisão. Portanto, como uma regra geral, para possibilitar ao paciente realizar higiene diária eficaz o sulco de implante ideal deveria ser mantido menor que 5 mm.

O monitoramento de perda precoce de crista óssea é mais importante durante o primeiro ano clínico de acomodação da tensão do osso. Mínimas mudanças ósseas são clinicamente mais fáceis de observar com sonda periodontal do que com radiografias. A perda óssea precoce pode ocorrer no aspecto vestibular do implante; radiografias só demonstram claramente as regiões mesial e distal (Fig. 3-13). Mudanças nos níveis de crista óssea justificam um

QUADRO 3-3 Microflora Subgengival Associada a Implantes Dentais Humanos[52]

MICROFLORA	Profundidade de Bolsa (mm)	
	<5	>6
Espiroquetas (%)	2	32
Bacilos móveis (%)	16	18
Cocos (%)	64	30

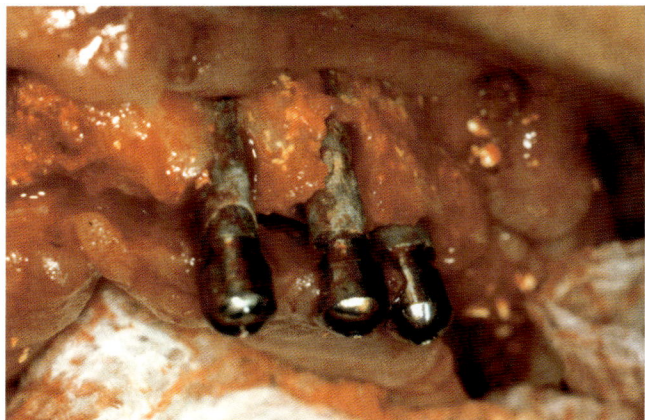

FIGURA 3-13. A perda óssea nesses implantes é primeiramente na face vestibular. Radiografias não detectaram perda óssea. Sondagem encontrou perda óssea na face vestibular.

monitoramento próximo e intervenção precoce. A educação do paciente para reduzir a tensão parafuncional sobre o sistema do implante, o uso de aparelhos parafuncionais e outros métodos redutores de tensão são necessários quando é detectada perda precoce de crista óssea além da primeira rosca.

Apesar do significado incerto do aumento da profundidade da bolsa, a sondagem é um método apropriado para avaliar potenciais mudanças deletérias no ambiente peri-implantar, e deve ser realizada a cada três a quatro meses por um ano após finalização da prótese. Após este tempo, se os níveis de crista óssea estiverem estáveis, a sondagem é ainda relevante. A sondagem também revela consistência tecidual, sangramento e exsudato. Por esse motivo, a sondagem é importante não apenas para medir profundidades crescentes de sulcos, mas também para permitir ao profissional avaliar muitos parâmetros peri-implantares ao mesmo tempo e nos mesmos sítios.

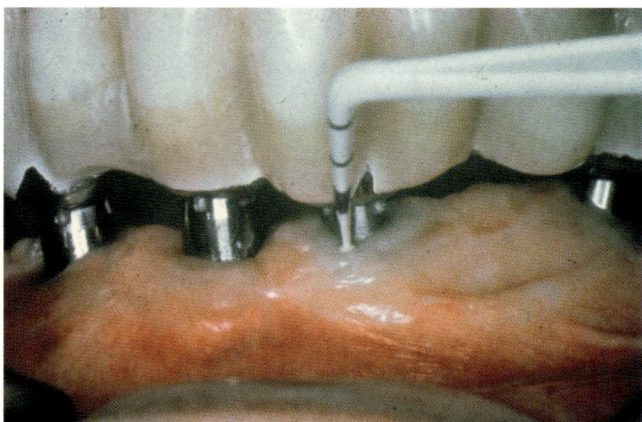

FIGURA 3-14. Controvérsias relacionadas à sondagem incluem o material da sonda e o valor de sondagem próxima a um implante.

Há controvérsia quanto ao material com que a sonda deve ser fabricada. Em teoria, diferentes tipos de metais (p.ex., aço inoxidável, titânio) não devem permanecer em contato devido a um risco de contaminação dos dois metais e a corrosão galvânica resultante, que poderia se desenvolver e causar perda de crista óssea. Como resultado dessa preocupação, a sugestão que tem sido feita é que somente instrumentos cirúrgicos de titânio sejam usados no contato com o implante e que somente instrumentos de titânio ou plásticos sejam usados para sondar ou raspar o implante (Fig. 3-14).

Tocar a superfície do pilar subgengivalmente com um instrumento de aço inoxidável não é uma preocupação clínica. No entanto, arranhar a superfície pode contribuir para a migração de placa, seguindo a direção do arranhão. A placa segue a direção de arranhões em uma placa de titânio, apesar de ângulos retos e um padrão desorientado poderem ser delineados na superfície. Por consequência, quando a sondagem é feita quase no nível do osso, ao redor do implante, deve-se tomar cuidado para não arranhar a superfície, já que a placa que se forma na superfície pode seguir o arranhão subgengivalmente ao nível do osso. Isso é particularmente importante durante procedimentos de medição e durante a remoção de cimento abaixo de uma margem coronária. Devem-se usar abordagens semicirculares, paralelas ao sulco ou margem coronária, para dimensionar o implante acima do osso. Se ocorrer um arranhão no corpo do implante, a placa não terá uma "estrada" direta abaixo do tecido.

Índice de Sangramento

O sangramento gengival durante a sondagem ao redor dos dentes se correlaciona com a inflamação sulcular e o índice de placa. O epitélio sulcular facilmente ulcerado representa inflamação derivada de placa e sua causa primária de sangramento à sondagem. Um índice de sangramento é um indicador de saúde do sulco. Sangramento também pode ser provocado por pressão indevida na sonda.

A controvérsia ronda o uso do sangramento e da saúde gengival como um indicador de saúde do implante.[35] Diferentemente de um dente natural, o sucesso do implante nos primeiros anos está relacionado muitas vezes mais ao equilíbrio biomecânico do que à saúde gengival. Comparada com um dente natural, a inflamação no tecido mole a partir de bactérias pode ser mais restrita acima da crista óssea, porque há falta de uma membrana periodontal ou tecido fibroso entre o implante e a interface óssea. Como resultado, o índice de sangramento pode não ser um fator importante ao se avaliar a qualidade inicial de saúde do implante.

A correlação entre saúde gengival e sucesso de implante parece estar em parte relacionada à condição da superfície cervical do implante. Adell et al. não encontraram evidência de que a gengivite fosse uma precursora da perda óssea progressiva.[53] Lekholm et al. também verificaram que gengivite e bolsas sulculares profundas não foram acompanhadas por perda óssea acelerada.[48] Ambos os relatos avaliaram uma estrutura com parafuso em titânio de superfície usinada (p.ex., Nobel Biocare).

Em contraste com relatos prévios de implantes de superfície usinada, Kirsch e Mentag encontraram uma correlação entre profundidade de sulco gengival e perda de implante.[54] O modelo de implante estudado neste relato teve um elemento intramóvel com uma cervical de pilar de corpo de implante maior e um corpo rugoso, com pulverização de plasma de titânio (IMZ, Alemanha). Uma correlação similar entre a perda de implante e o estado de saúde gengival foi observada quando uma superfície de microesferas de liga de titânio poroso foi exposta acima do osso (Endopore, Canadá).[55,56]

Além da condição da superfície do implante, outros estudos mostram uma correlação entre a saúde gengival e os dentes sobre implante. Jepsen et al. identificaram níveis elevados de enzimas proteolíticas em um sulco de implante com inflamação e sangramento à sondagem como preditores da doença implantar.[57] Lekholm et al. e Quirynen et al. verificaram que placa e gengivite ao redor de implantes estavam relacionados.[48,58] Steflik et al. verificaram que o índice de sangramento gengival teve forte relação com o índice de placa e o índice de fluido crevicular.[21]

O profissional já é encorajado a sondar a região sulcular para avaliar a perda da crista óssea ao redor do implante. A sondagem periodontal é menos exigente do que a determinação de um índice de volume de fluido sulcular gengival. Pode-se observar o índice de sangramento durante a sondagem para a profundidade do sulco e, portanto, pode-se registrá-lo facilmente para ajudar a avaliar a saúde gengival (Fig. 3-15).

Sem considerar se a saúde gengival está relacionada ao sucesso, todos os dentistas concordam que a condição de tecido mole ideal ao redor de um implante é a ausência de inflamação. Perda óssea radiográfica e profundidade de bolsa aumentada têm sido correlacionadas com sangramento sulcular.[21] Por esse motivo, o estado gengival ao redor de um implante deve ser registrado e usado para monitorar a higiene oral diária do paciente. No entanto, tecidos moles ao redor de implantes têm menos vasos sanguíneos do que dentes; portanto, a inflamação é tipicamente menor ao redor dos implantes do que ao redor de dentes[69,70] (Fig. 3-16).

O índice de sangramento gengival mais comum usado para implantes é o índice gengival de Loe e Silness.[25] Quando usados em dentes, os valores do índice de inflamação gengival variam de 0 a 3 nas superfícies vestibular, lingual e mesial de todos os dentes. O sinal de sangramento compreende um valor de no mínimo 2 (Quadro 3-4).

Os valores do índice gengival poderiam ser usados em implantes para registrar a inflamação gengival nas superfícies vestibular, lingual e mesial. As superfícies vestibular e lingual já estão sendo testadas para avaliar perda óssea que não pode ser vista em radiografia. Uma vez que o índice de sangramento avalia a inflamação, o índice de Loe e Silness é adequado para implantes, e já que menos implantes tipicamente são usados para restaurar uma região comparada com a presença de dentes naturais, também se pode avaliar a superfície distal quando o sangramento estiver presente, já que implantes estão muitas vezes 2 mm separados entre si e o acesso é frequentemente desobstruído.

Quando a profundidade do sulco é inferior a 5 mm e o índice de sangramento aumenta, o uso de clorexidina muitas vezes é indicado em conjunto com outros métodos profissionais e domiciliares. Profundidades de sulco maiores do que 5 a 6 mm têm maior incidência de sangramento e comumente requerem gengivectomia ou cirurgia de revisão para corrigir o ambiente anaeróbio.

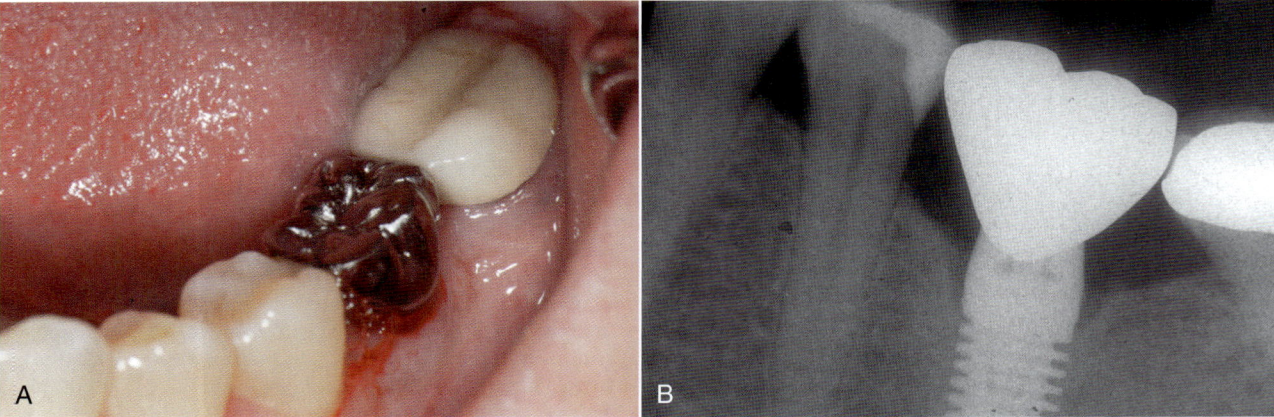

FIGURA 3-15. **A,** O sangramento à sondagem ao redor da coroa deste implante indica inflamação sulcular e está relacionado à placa dental. **B,** A radiografia periapical indica que o implante foi instalado abaixo do osso e tem perda de crista óssea.

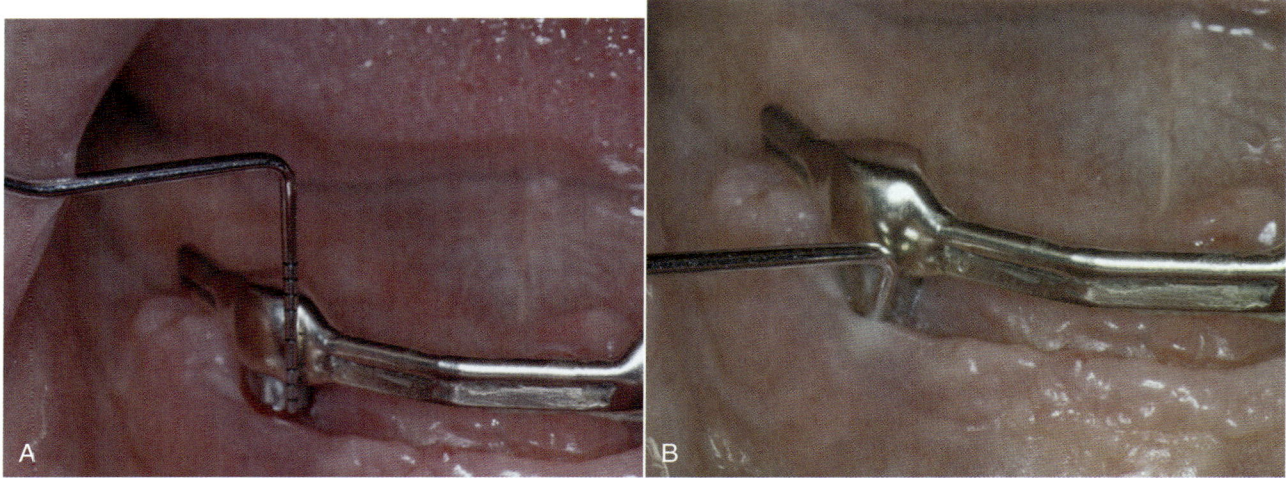

FIGURA 3-16. **A,** O sangramento à sondagem nesse implante indica inflamação sulcular. **B,** A profundidade de sondagem vestibular é de 12 mm; essa quantidade de perda óssea não foi evidente na radiografia, já que ela ocorre na face vestibular.

QUADRO 3-4 Índice Gengival (Loe e Silness)	
Normal	
0	Inflamação leve, ligeira alteração de cor e edema, sem sangramento
1	Inflamação moderada, eritema, edema, sangramento à sondagem
2	Inflamação severa, eritema localizado e ulceração no edema, sangramento espontâneo

Durante o primeiro ano de exames clínicos dos tecidos peri-implantares o dentista deve registrar cor, forma e consistência junto com sangramento à sondagem, e deve sondar todos os sítios. Após um ano de profundidades de sondagem estáveis, o exame pode ser restrito às superfícies vestibular e lingual nas consultas de manutenção, e pode ser correlacionado com observação radiográfica das superfícies mesial e distal. Remoção da prótese para sondagem e avaliação mais precisas não estão indicadas, a menos que justificadas por condições de alteração. A remoção repetida de uma prótese fixa aparafusada provoca desgaste do sistema de fixação do parafuso e causa mais o afrouxamento frequente das próteses ao longo do tempo.

Perda da Crista Óssea

O osso marginal ao redor da região de crista óssea do implante é comumente um indicador significativo de saúde do implante. Diferentemente de dentes naturais, as causas de perda da crista óssea ao redor de implante são multifatoriais e podem ocorrer em diferentes períodos: perda óssea cirúrgica, perda óssea inicial do "espaço biológico", perda óssea por carga precoce, perda óssea a prazo intermediário e perda óssea a longo prazo. Cada período pode ter uma causa diferente para a perda óssea. Na maioria das vezes o trauma cirúrgico causa pequena perda óssea, mas às vezes a perda óssea pode alcançar muitos milímetros. O dentista pode avaliar a presença de perda óssea cirúrgica quando uma abordagem cirúrgica em dois estágios é usada para obter estabilidade inicial.

O nível de crista óssea é medida da posição da crista do implante no segundo estágio de reabertura. Quando o pilar é aparafusado ao corpo do implante, aproximadamente 0,5 a 1 mm de tecido conjuntivo se forma apical a essa conexão.[58] Essa perda óssea pode ser causada pelo "espaço biológico do implante". A perda óssea inicial durante a fase de reparo cirúrgico pode variar de protocolos submersos ou não submersos.[61-65] Um implante originalmente instalado 2 mm acima do osso e outro 2 mm abaixo do osso também têm uma história de perda óssea inicial diferente após o pilar ser aparafusado ao implante.[61] Sempre que possível o implante deve ser instalado no nível ou acima da crista óssea para evitar um aumento na profundidade do sulco ao redor do implante relacionada à perda da crista óssea após instalação do pilar.

Após o implante ser conectado a um elemento transmucoso, o osso marginal pode ser perdido durante o primeiro mês a partir da (1) posição da conexão pilar–implante ou (2) da concepção do módulo de crista do implante. A conexão pilar–implante vai levar de 0,5 a 1,0 mm de perda óssea quando ela estiver a nível do osso ou inferior a ele. Além disso, quando metal liso está abaixo da conexão pilar–implante e se estende na cervical do implante, perda óssea adicional ocorrerá em relação direta à região do metal liso. Os níveis ósseos na maioria das vezes se encontrarão na primeira rosca ou na superfície rugosa após o primeiro mês do elemento transmucoso ou pilar que se estenda através do tecido mole[42] (Fig. 3-17).

Complexo Periodontal contra Interface Óssea Direta

A presença de membrana periodontal ao redor dos dentes naturais reduz significativamente a quantidade de tensão transmitida ao osso, especialmente na região da crista óssea.[66] O deslocamento da membrana periodontal dissipa a energia para a interface de tecido fibroso (LP) circundando os dentes naturais, e age como um amortecedor de choque viscoelástico, servindo para diminuir a magnitude da tensão para o osso na crista e aumentar o tempo durante o qual a carga é dissipada (diminuindo desse modo o impulso da força). A transmissão da força é tão eficiente e dentro de condições ideais para deformação do osso que uma camada fina de osso semelhante ao cortical (lâmina cribriforme) se forma ao redor do dente. Quando o dente é perdido, o revestimento de lâmina cortical desaparece, demonstrando que essa não é uma estrutura anatômica, mas o resultado de uma interface de deformação ideal para o osso.

Comparada com um dente, a interface direta do osso com um implante não é tão resiliente. Nenhum revestimento cortical está presente ao redor do implante, o que indica que as forças não são dissipadas idealmente ao redor da interface. Em vez disso, a energia transmitida por uma força oclusal não é dissipada para longe da região de crista, mas em vez disso transmite uma força de maior intensidade para a interface de crista óssea contígua.[67]

A mobilidade de um dente natural pode aumentar com o trauma. Esse movimento dissipa tensões e deformações diversas que são impostas sobre a interface do osso adjacente ou sobre os componentes protéticos. Após o trauma oclusal ser eliminado, o dente pode retornar à sua condição original com respeito à magnitude do movimento.[66] A mobilidade de um implante também pode ser causada por trauma oclusal. No entanto, após o elemento agressor ser eliminado o implante não retorna à sua condição original de estabilidade. Em vez disso, sua saúde está comprometida, e a perda completa do sistema de implante em geral é iminente.

Uma força lateral sobre um dente natural é dissipada rapidamente partindo da crista óssea e se dirigindo ao ápice do dente. O dente natural e saudável se move quase imediatamente 56 a 108 micrômetros (movimento dentário primário) e gira dois terços para baixo em direção ao ápice cônico com uma carga lateral.[18] Essa ação se minimiza cargas à crista óssea. Um implante não exibe um movimento primário imediato com carga lateral. Em vez disso, ocorre um movimento mais demorado de 10 a 50 micrômetros que está relacionado com o movimento viscoelástico do osso.[17,22] Além disso, essa ação não gira (como um dente) em direção ao ápice, mas em vez disso concentra forças maiores na crista do osso adjacente. Portanto, se uma carga inicial lateral ou angular (p.ex., contato prematuro) de igual magnitude e direção é colocada sobre uma coroa de implante e em um dente natural, o sistema do implante (coroa, cimento ou parafuso de retenção, parafuso do pilar, osso marginal, interface implante–osso) sustenta uma maior proporção de carga que não é dissipada para as estruturas adjacentes.

O dentista usa as taxas de mobilidade para avaliar a qualidade de uma inserção natural. Um dente com índice de mobilidade de Miller de 0 é considerado "mais resistente" do que um dente com mobilidade de 2. Implantes não exibem mobilidade clínica como os dentes. Frases tais como "duro como uma rocha" foram usadas originalmente para descrever essa fixação rígida. Como resultado, o dentista pode considerar o implante como um pilar mais forte do que o dente, especialmente quando a literatura demonstrou que cantiléveres distais fora de quatro implantes anteriores podem ser usados para restaurar um arco total.[20] No entanto, quando se considera fatores de tensão, a mobilidade é uma vantagem. O dente natural, com seu LP, constitui um sistema quase perfeito para lidar com a tensão biomecânica. De fato, a tensão é muito bem contornada, enquanto o elo mais frágil é a doença relacionada a bactérias. Um sistema de implante lida mal com a tensão (capturando a tensão na crista do processo alveolar), e não é capaz de aumentar a mobilidade sem resultar em perdas, de modo que a tensão biomecânica é o elo mais fraco no sistema.

Os dentes naturais podem ter um ajuste oclusal pelo uso de frêmito – o ato de colocar levemente os dedos contra a vestibular dos dentes conforme eles vibram suavemente. As coroas dos implantes não têm frêmito, já que elas ocluem juntas, o que torna mais difícil ajustar a intensidade do contato oclusal.

A radiografia de um dente natural que teve trauma oclusal apresentará um espaço periodontal alargado e uma lâmina dura mais espessa (lâmina cribriforme). Uma radiografia de uma coroa de um implante com trauma oclusal não tem alterações no osso ao redor do implante. No entanto, a perda de crista óssea pode ser uma consequência de carga excessiva, já que forças estão concentradas no osso marginal. A interface osso–implante completa pode também se romper, e o implante pode se tornar móvel e circundado por tecido fibroso.

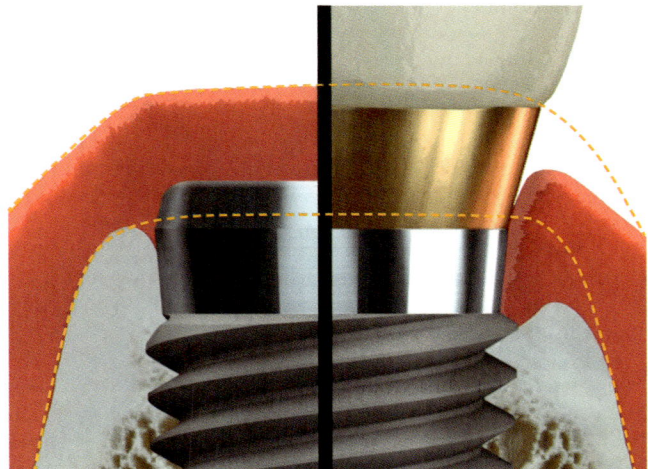

FIGURA 3-17. Quando um implante é instalado com uma conexão de pilar na crista do rebordo (lado esquerdo), após o pilar transmucoso ser conectado, o osso é comumente perdido até a primeira rosca, especialmente quando o colo do implante é usinado ou liso (lado direito).

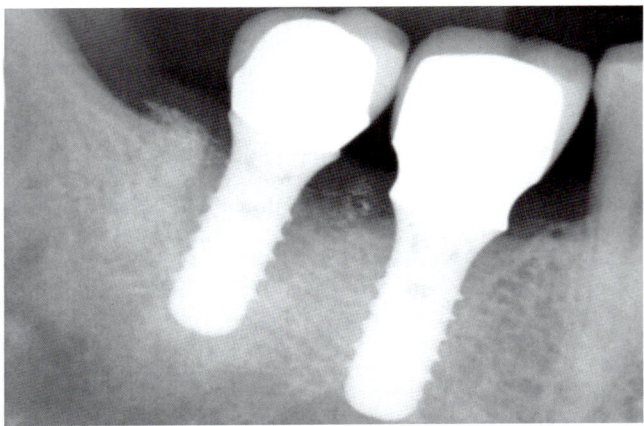

FIGURA 3-18. A perda óssea além da primeira rosca após a carga oclusal é na maioria das vezes causada por trauma oclusal.

QUADRO 3-5	Perda de Crista Óssea do Implante
Tempo	**Causa**
Cirurgia	Trauma ao osso
Reabertura	"Espaço biológico do implante" relacionado à localização do pilar e modelo de colo do implante
Precoce	Trauma oclusal
Intermediário	Bactéria ou trauma oclusal
Longo prazo	Bactéria

A sondagem periodontal é usada para avaliar níveis de inserção no dente, e é um indicador primário de saúde. A perda óssea radiográfica ao redor de um dente não indica a presença de estado de doença, mas é um reflexo do passado ou do presente da doença periodontal. O trauma oclusal pode causar um aumento na mobilidade dentária, mas não leva à perda óssea marginal na ausência de doença periodontal.

A perda óssea inicial, além da conexão do pilar e da região cervical lisa do implante após função, é muitas vezes o resultado de tensão excessiva na interface implante–crista óssea[67-69] (Fig. 3-18). O dentista deve avaliar e reduzir fatores de tensão, tais como forças oclusais, extensão cantilever e especialmente parafunção, ao observar perda óssea inicial após carga.

A perda da crista óssea após instalação da prótese para além da primeira rosca ou condição de superfície rugosa de um implante é um indicador primário da necessidade de uma terapia preventiva inicial. A perda precoce de crista óssea além de 1 mm a partir do microgap do pilar, após instalação de prótese, comumente resulta de excesso de tensão biomecânica no sítio transmucoso ou no desenho do módulo da crista do implante.[67-69]

A maioria dos implantes não perde osso a cada ano. Muitos estudos relatam perda óssea marginal após o primeiro ano em função na razão de 0 a 0,2 mm. Adell *et al.* determinaram que implantes com sucesso após o primeiro ano de carga têm uma média de 0,1 mm de perda óssea para cada ano subsequente.[20] Cox eZarb observaram uma quantidade similar de perda óssea média de 0,1 a 0,13 mm por ano após o primeiro ano de função da prótese.[65] Kline *et al.* relataram uma média inferior a 0,1 mm a cada ano após o primeiro ano.[70] No entanto, se um implante em um estudo de 10 perde 1 mm de osso, a média de perda óssea para o estudo é de 0,1 mm. Assim, a média de perda óssea de 0,1 mm significa que a maioria dos implantes não perde osso em uma base anual.

Pequenas alterações de perda óssea interproximal podem ser determinadas por radiografias. A distância entre as roscas de um implante é uma distância conhecida para cada sistema (p.ex., 0,6 mm para o modelo Brånemark clássico) e pode ser usada como um marcador radiográfico. O dentista deve suspeitar de sobrecarga oclusal, incluindo hábitos parafuncionais, quando implantes apresentarem perda óssea após a instalação de prótese.

A perda óssea ao redor de um implante em prazo intermediário é comumente uma condição composta criada por bactérias e aumentada por tensões (um resultado de parafunção ou aumento da altura da coroa a partir da perda da crista óssea e formação de bactérias anaeróbias quando o sulco é maior que 5 a 6 mm)[52] (Quadro 3-5).

Sob condições ideais, um dente ou implante deve apresentar uma perda óssea mínima. No entanto, não é possível quantificar quanto de perda óssea indica sucesso ou falha. Em geral, se mais da metade da altura do implante perdeu contato ósseo o implante está em risco significativo e pode ser considerado perdido, independente da quantidade original de contato implante-osso. Além da perda óssea radiográfica, a profundidade da sondagem do tecido mole deveria ser considerada relacionada à perda óssea. Se um implante perdeu 5 mm de osso e tem uma profundidade de sondagem de 10 mm, a situação é muito pior do que um implante com 6 mm de perda óssea e 3 mm de profundidade à sondagem.

Avaliação Radiográfica

A avaliação radiográfica de dentes naturais ajuda na determinação da presença de cáries, lesões de origem endodôntica e perda óssea periodontal. Radiografias podem ser usadas para avaliar o resultado de doenças periodontais no osso de suporte, mas não podem indicar a presença ou ausência do processo de doença. Avaliações da perda óssea em dentes naturais podem incluir (1) a presença ou ausência de lâmina dura intacta; (2) a largura do espaço do LP; (3) a morfologia da crista óssea (uniforme ou angular); e (4) a distância da junção cemento-esmalte (JCE) e o nível coronal do LP (largura normal ou anormal). Níveis radiográficos normais do osso adjacente a dentes naturais estão tipicamente entre 1 e 3 a partir da JCE.

Implantes não cariam e não desenvolvem condições endodônticas relacionadas. No entanto, a região de crista óssea é muitas vezes o maior fator de diagnóstico para as variações das condições de saúde entre ótima, satisfatória e comprometida. A interpretação radiográfica é uma das ferramentas clínicas mais fáceis de usar na avaliação da perda de crista óssea do implante, mas há muitas limitações. Uma radiografia apenas ilustra claramente os níveis mesial e distal da crista óssea. No entanto, a perda óssea precoce muitas vezes ocorre no aspecto vestibular do implante.

Uma ausência de radiolucência ao redor de um implante não significa que osso esteja presente na interface, especialmente na mandíbula anterior. A diminuição de até 40% em densidade é necessária para produzir uma diferença radiográfica tradicional nessa região, devido ao osso cortical denso.[71] Quando o osso é largo, um defeito em forma de V ao redor de um implante pode ser cincundado por osso cortical e, como resultado, a radiografia é menos contributiva ao diagnóstico.

Radiografias periapicais paralelas são mais difíceis de serem obtidas em implantes do que em dentes. O implante está localizado muitas vezes apical ao ápice do dente natural preexistente. Como resultado, o ápice do implante muitas vezes está localizado além das inserções musculares ou em regiões quase impossíveis de se capturar com um método radiográfico paralelo. Uma imagem encurtada para acomodar a porção apical do implante frustra a proposta de interpretação radiográfica da crista óssea. A perda da crista óssea é muitas vezes mais bem avaliada com filmes verticais *bitewings* ou radiografias apicais que não incluem a porção apical do implante (Fig. 3-19).

A descrição nítida das roscas na radiografia indica o uso de angulação apropriada. Se as roscas são evidentes por um lado mas difusas por outro, a angulação foi incorreta em aproximadamente 10%[72] (Fig. 3-20). Se ambos os lados de um implante parafusado não são tão claros, a radiografia não é o diagnóstico para avaliação de perda de crista óssea. Idealmente, a conexão pilar–implante deve aparecer como uma linha nítida entre os dois componentes. Quando o topo do implante é colocado no nível de crista óssea regional, a quantidade de perda da crista óssea é mais fácil de avaliar.

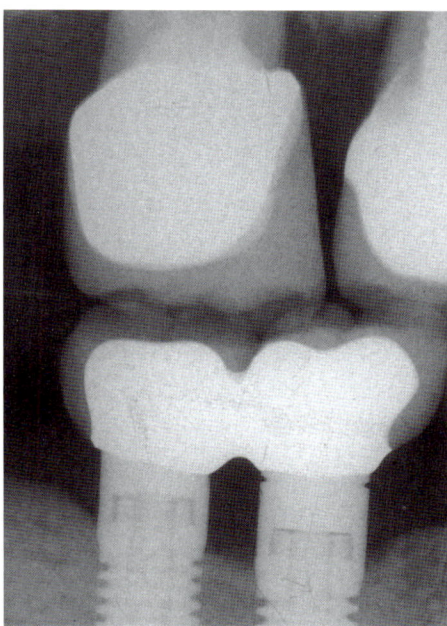

FIGURA 3-19. *Bitewings* verticais são muitas vezes mais usadas no diagnóstico para determinar perda óssea radiográfica quando comparadas com radiografias, que tentam capturar o ápice do implante.

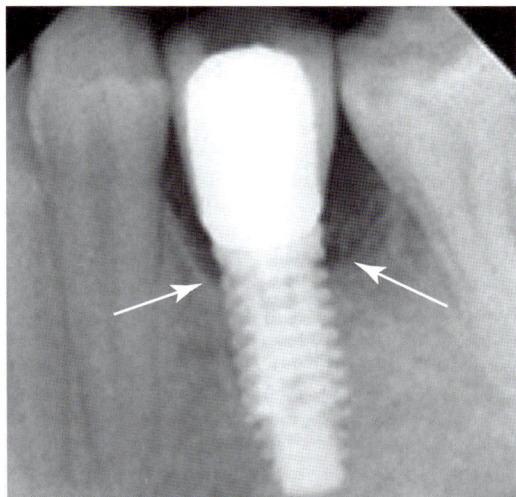

FIGURA 3-20. Nessa radiografia periapical as roscas são nítidas em apenas um lado. O raio central não foi dirigido completamente perpendicular ao corpo do implante, mas esteve dentro de 10 graus. Este filme não é o ideal, mas é clinicamente aceitável na maioria das situações.

Uma radiolucência peri-implantar indica a presença de tecido mole circundante e é um sinal de perda do implante. A causa pode ser infecção (bacteriana), iatrogênica (perda óssea induzida por calor), fixação não rígida (iatrogênica ou induzida pelo paciente) ou desordens de reparo ósseo locais.

Em raras ocasiões, uma radiolucência apical tem sido observada em um implante estável sem mobilidade. Isso ocorre mais provavelmente por uma perfuração de uma das lâminas corticais laterais do osso, mas também pode se originar da contaminação da broca, de superaquecimento ou infecção.[73,74]

Se a região de radiolucência apical se expande ou é acompanhada por uma fístula, justificam-se a cirurgia de reabertura e a correção. Se o implante estiver com mobilidade, ele deve ser removido. Se o implante estiver estável e a metade da crista se encontrar em boa situação, a causa apical da radiolucência pode ser removida e agressivamente curetada, o que pode incluir secção e remoção da porção apical do implante (Fig. 3-21).

O protocolo de avaliação da qualidade de saúde do implante depende de observações clínicas e radiográficas. Uma radiografia é obtida na entrega inicial da prótese. A essa altura, o "espaço biológico" e a influência do desenho do módulo da crista do implante já contribuíram para sua influência na perda da crista óssea. Pelo fato de mudanças na crista óssea muitas vezes ocorrerem durante o primeiro ano de carga, marcações de manutenção preventiva são agendadas a cada três a quatro meses, e uma radiografia periapical/*bitewing* vertical em seis a oito meses pode ser comparada com a radiografia obtida no momento de instalação da prótese, caso as profundidades de sondagem aumentem. Radiografias *bitewing* verticais podem ser tiradas em um ano e comparadas com as duas imagens prévias. Se nenhuma mudança for aparente, exames radiográficos subsequentes podem ser agendados a cada três anos, a menos que outros sinais clínicos justifiquem exames mais frequentes.

Caso as mudanças de crista óssea sejam evidentes por sondagem ou radiografias, redução de tensões e higiene são modificadas de acordo. Radiografias são obtidas e revisadas a cada seis a oito meses até o osso estar estável por dois períodos consecutivos. Se perda óssea maior que 2 mm for observada nos níveis ósseos notados no momento de instalação da prótese, o dentista tem fortes indícios para suspeitar de parafunção em implantes. Protetores noturnos e redução da tensão nos implantes afetados estão indicados.

Preocupações com Tecido Queratinizado

A ausência ou presença de uma zona de gengiva queratinizada ao redor dos dentes e implantes dentais permanece um assunto controverso.[75-85] Nenhuma evidência direta confirma ou nega a necessidade de tecido queratinizado estável próximo aos dentes naturais. O dente com uma quantidade mínima de tecido queratinizado é muitas vezes o primeiro pré-molar inferior.[25] Além disso, este dente é raramente o primeiro dente perdido na doença periodontal. Se todos os outros índices periodontais estiverem normais, a quantidade ou ausência de gengiva queratinizada tem pouco a ver com a longevidade esperada do dente. Em estudos longitudinais, Wennstrom[76] e Kennedy *et al.*[77] demonstraram que a falta de tecido queratinizado e inserido adequadamente não compromete a saúde a longo prazo dos tecidos moles e duros, desde que os pacientes mantenham boa saúde oral (Fig. 3-22).

Por outro lado, alguns autores consideram importante a presença de gengiva inserida queratinizada. Lang e Loe defendem um mínimo de 2 mm de gengiva queratinizada e 1 mm de gengiva inserida para manter a saúde gengival.[75] Stetler e Bissada chamaram a atenção para considerações mucogengivais na dentística restauradora em 1987.[79] Eles concluíram que se restaurações subgengivais fossem dispostas em áreas com gengiva queratinizada mínima e com controle

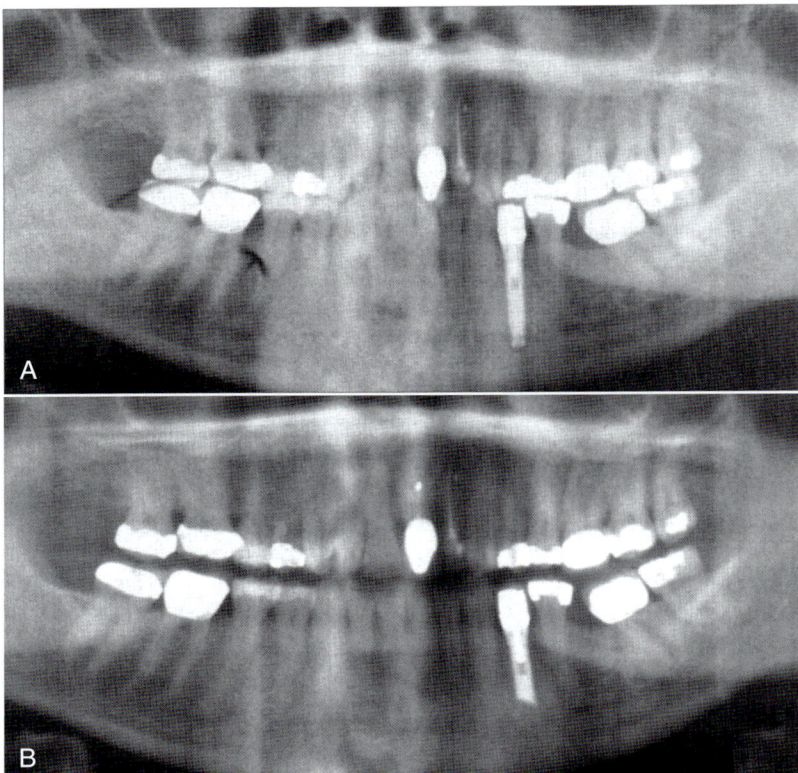

FIGURA 3-21. **A,** Uma radiografia de um implante estável e coroa repondo o primeiro pré-molar inferior com uma radiolucência apical. **B,** Uma apicectomia do implante e a remoção da infecção resultaram em uma condição estável.

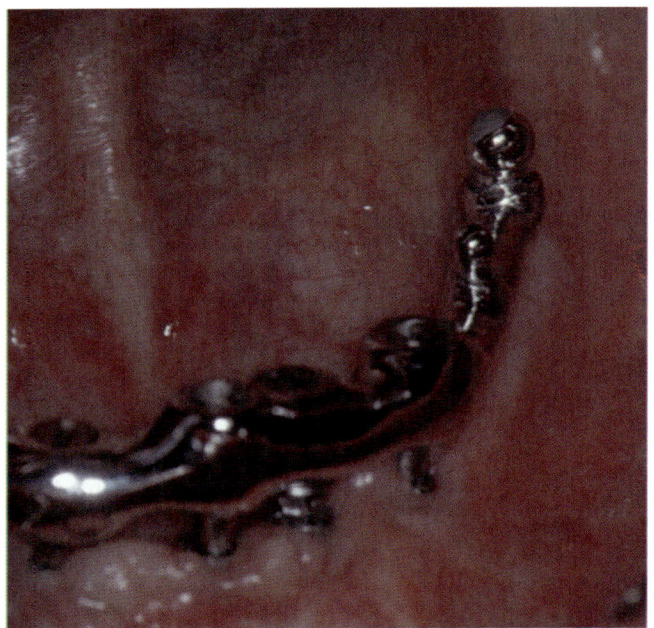

FIGURA 3-22. Tecido queratinizado, inserido na mandíbula, geralmente é menor na região de primeiro pré-molar. Da mesma forma, o sítio de um implante de primeiro pré-molar geralmente tem pouco tecido queratinizado. No entanto, nenhum estudo indica que o dente ou implante de primeiro pré-molar é a localização menos previsível para a saúde ou a sobrevida. Isso sugere que embora ideal para manutenção e saúde a longo prazo, a presença de tecido queratinizado não é obrigatória.

de placa inferior ao ótimo, técnicas de aumento para alargar a zona de tecido queratinizado poderiam ser justificadas. No entanto, eles também notaram que em dentes não restaurados a diferença no estado inflamatório de locais com ou sem uma zona ampla de tecido queratinizado não foi significativa.

Embora o tecido queratinizado ao redor de um dente não seja obrigatório para a saúde em longo prazo, alguns benefícios estão presentes com a mucosa queratinizada. Cor, contorno e textura do tecido mole de revestimento devem ser similares ao redor de implantes e dentes quando em zona estética. A papila interdentária deve idealmente preencher os espaços interproximais. Uma linha de sorriso alta muitas vezes expõe as zonas de margem gengival livre e papila interdentária. O tecido queratinizado é mais resistente à abrasão. Como resultado, os procedimentos de higiene se tornam mais confortáveis, e a mastigação é menos associada à causa de desconforto. O grau de recessão gengival parece estar relacionado à ausência de gengiva queratinizada. Sensibilidade radicular e preocupações estéticas podem ser associadas à recessão gengival. Sob o aspecto da restauração dental, a mucosa queratinizada é mais manipulável durante o processo de retração e realização de impressão. O posicionamento da margem subgengival é melhorado, assim como a estabilidade em longo prazo, na presença de tecido queratinizado. Muitos desses benefícios se aplicam diretamente ao tecido mole ao redor de um implante.

Dentes naturais tipicamente têm dois tipos primários de tecido: gengiva inserida, queratinizada, e mucosa não inserida, não queratinizada. O tipo de tecido ao redor de um implante dental é mais variado do que nos dentes naturais. Após a perda óssea na maxila, excesso de tecido é muitas vezes encontrado, e o tecido é comumente uma gengiva queratinizada não inserida. Um implante instalado na região pode também ter tecido queratinizado e não inserido. Os tecidos ao redor do implante podem também ser similares à maioria dos dentes naturais, circundados por gengiva queratinizada, inserida (Fig. 3-23). Os tecidos podem ser não queratinizados, uma mucosa não inserida, muitas vezes na mandíbula após perda de altura óssea ou após um enxerto ósseo e avanço de retalho para aproximar a gengiva (Fig. 3-24). O tecido não queratinizado pode também ser inserido quando tecido acelular (Alloderm) estiver posicionado sob o periósteo e delimitar os tecidos sobrejacentes ao osso.

A necessidade de tecido queratinizado ao redor de implantes parece ser mais controversa do que ao redor dos dentes.[43,82,86–88] Em teoria, diferenças estruturais em implantes comparados com dentes fazem-nos mais suscetíveis ao desenvolvimento de inflamação e perda óssea quando expostos ao acúmulo de placa ou invasão microbiana (p.ex., menor suprimento vascular, menos fibroblastos, falta de inserção de tecido conjuntivo).[39,59] Alguns relatos indicam que a falta de tecido queratinizado pode contribuir para a perda do implante. Kirsch e Ackermann relataram que o critério mais importante para a saúde do implante na mandíbula posterior esteve relacionado à ausência ou presença de gengiva queratinizada.[86] Nesse relato, a mucosa móvel e não queratinizada exibiu maiores profundidades de sondagem, o que foi histologicamente confirmado. Um estudo de Warrer et al. em macacos observou que a ausência de mucosa queratinizada aumenta a suscetibilidade de regiões peri-implantares para destruição induzida pela placa.[85]

A presença de tecido queratinizado próximo a um implante dental apresenta alguns benefícios únicos, em comparação com os dentes naturais. A gengiva queratinizada tem mais hemidesmossomos, então a zona de IEJ pode ser benéfica quando em tecido queratinizado. Enquanto a orientação de fibras colágenas na zona de tecido conjuntivo de um implante pode aparecer perpendicular à superfície do implante, essas fibras em tecido móvel e não queratinizado correm paralelas à superfície do implante. Schroeder et al., James e Schultz, McKinney et al. e Listgarten et al. sugeriram que a mucosa frouxa pode desorganizar a zona de inserção epitélio–implante e contribuir para um risco aumentado de inflamação por placa[8,36,38,43] (Fig. 3-25).

Além das vantagens gerais do tecido queratinizado para os dentes, o tecido queratinizado ao redor dos implantes pode também ser benéfico de muitas outras maneiras. Em um protocolo de dois estágios, o implante é menos suscetível de se tornar exposto durante o processo de cicatrização. A formação de uma papila interdental/implante é completamente imprevisível com tecidos frouxos não queratinizados. Quando o tecido não queratinizado é frouxo, muitos relatos afirmam que isso é insatisfatório. Ono et al. propuseram uma classificação de gengiva inserida e alternativas cirúrgicas para otimizar os tipos de tecidos moles em sítios edentados para instalação de implante.[40] Meffert et al. preferem obter tecido queratinizado antes da instalação de implantes, especialmente nas regiões posteriores.[88]

De modo interessante, os estudos que têm defendido a necessidade de mucosa queratinizada ao redor de implantes dentais têm primeiramente investigado implantes com superfícies rugosas. A perda de implantes com superfície rugosa (p.ex., implantes com cobertura de hidroxiapatita e em formato cilíndrico com revestimento de plasma *spray*) tem sido relacionada à falta de mucosa queratinizada.[89] Por outro lado, os estudos que têm questionado a necessidade de mucosa queratinizada ao redor de implantes dentais têm examinado implantes com superfícies lisas. Uma meta-análise da literatura foi realizada no estudo de Esposito et al. e relatou 20% menos de peri-implantite em implantes com superfície lisa, comparados com implantes de superfície rugosa.[90]

Outro benefício do tecido queratinizado é a facilidade clínica de tratamento para reduzir profundidades de bolsas se ocorrer perda da crista óssea. Profundidades de sondagem de 6 mm ou mais são muitas vezes associadas a bactérias anaeróbias. Se o implante estiver fora da zona estética, uma gengivectomia para reduzir a profundidade da bolsa é muito previsível. Um retalho posicionado apicalmente com mucosa não queratinizada é menos previsível e é mais difícil de realizar.

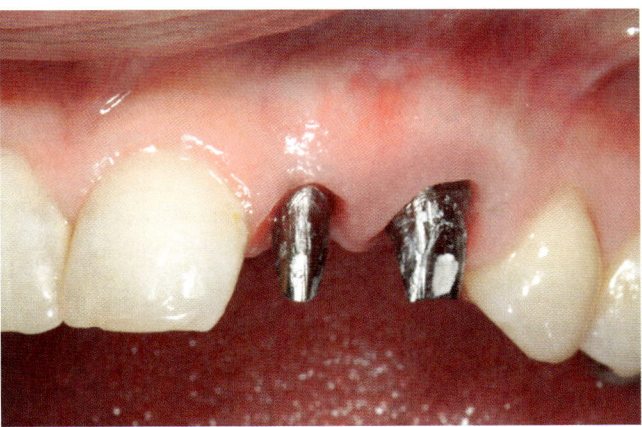

FIGURA 3-23. Tecidos moles ao redor desses implantes são queratinizados, gengiva inserida, similar a dentes naturais.

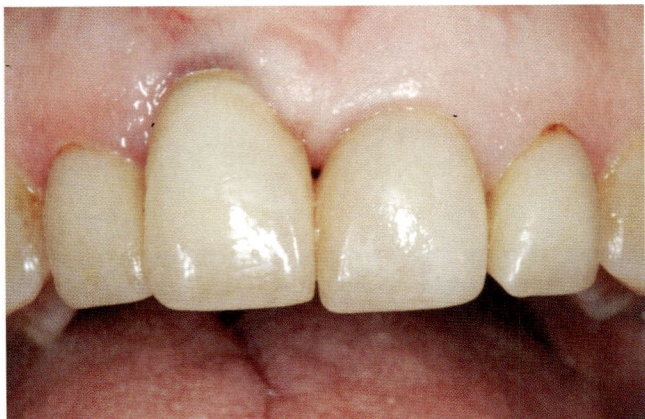

FIGURA 3-24. O tecido mole na face vestibular de uma coroa de implante para incisivo central superior direito é não queratinizado, com mucosa frouxa, não aderida.

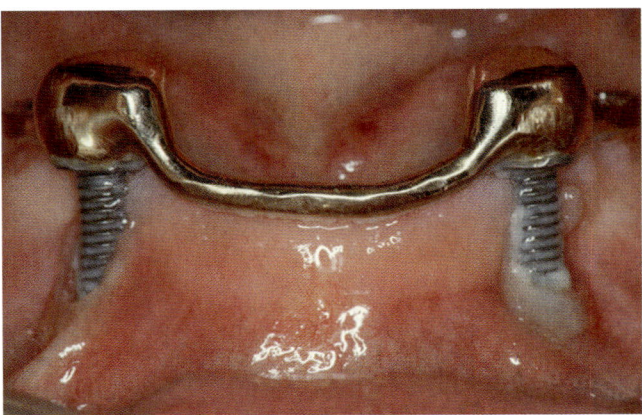

FIGURA 3-25. A mucosa frouxa ao redor de um implante dental resulta em maiores complicações do que tecidos aderidos.

No entanto, deve ser notado que muitos relatos demonstram a sobrevida de um implante a longo prazo na ausência de tecido queratinizado.[20,53,81] Embora relatos sejam mais cautelosos com mucosa frouxa próxima a um implante, o tecido inserido em vez de tecido queratinizado parece ser o critério primário relativo ao tipo de tecido.

Um estudo de Chung *et al.* avaliou a importância da mucosa queratinizada na manutenção de implantes dentais com diferentes condições de superfície.[91] Todos os 69 pacientes e 339 implantes no estudo tiveram próteses sobre implantes por no mínimo três anos e por até 24 anos, com uma média de 8,1 anos. Índice de sangramento, índice de placa modificado, índice gengival, profundidade à sondagem, largura de mucosa queratinizada e quantidade de mucosa inserida foram registrados. Além disso, a média de perda óssea anual foi calculada usando radiografias antigas e atuais. Inflamação gengival e acúmulo de placa foram significativamente maiores em pacientes com menos de 2 mm de mucosa queratinizada ou 1 mm de mucosa inserida. A condição de superfície do implante não foi estatisticamente significativa nesse estudo, embora implantes lisos com menos de 2 mm de mucosa queratinizada tenham sido menos estáveis do que outros grupos em relação ao perfil de tecido mole.

Esse estudo também observou que a média anual de perda óssea não foi influenciada pela quantidade de mucosa queratinizada ou inserida, ou o tipo de configuração de superfície de implante (lisa contra rugosa). A maior quantidade de perda óssea foi observada em implantes rugosos em mucosa queratinizada de menos que 1 mm, mas a diferença não foi estatisticamente relevante. A presença de mucosa queratinizada nesse estudo foi bem mais vantajosa na saúde do tecido mole de implantes posteriores, como indicado pelo índice gengival. Implantes posteriores, mesmo na presença de tecido queratinizado, tiveram uma perda óssea anual 3,5 vezes maior do que implantes anteriores nesse estudo (0,14 contra 0,04).[89] Por esse motivo, a localização do implante parece ser mais importante do que a presença ou ausência de mucosa queratinizada.

A questão relativa à necessidade de tecido queratinizado ao redor dos implantes deveria ser modificada para "O que você prefere?". Ninguém na literatura determinou se o tecido não queratinizado é preferível ao tecido queratinizado; portanto, a controvérsia perdeu força. Alguns autores preferem mucosa queratinizada mais intensamente do que outros. Se um lado da controvérsia demonstra benefícios enquanto o outro lado afirma que o tecido queratinizado não é obrigatório, ambos os lados podem estar corretos.

Em instâncias clínicas específicas, a gengiva inserida e queratinizada é muitas vezes mais desejável. Por exemplo, uma prótese fixa (PF-1) em zona estética requer mucosa queratinizada para desenvolver tecido mole que circunde as coroas dos implantes. Um segundo exemplo é uma sobredentadura inferior, que se beneficia de um vestíbulo e uma zona de tecido frouxo ao redor dos pilares do implante.

Doença Peri-implantar

Gengivite é uma inflamação induzida por bactérias envolvendo a região da gengiva marginal acima da crista óssea e próxima ao dente natural. Ela está sempre associada à placa, e pode ser classificada como (1) necrotizante aguda, (2) ulcerativa, (3) hormonal, (4) induzida por medicamentos ou (5) de ocorrência espontânea.[25] Essas categorias podem também ser relacionadas aos tecidos gengivais ao redor de um implante, já que o modo de inserção da gengiva ao dente e ao implante tem sido relatado como parcialmente similar.[38]

As bactérias na gengivite ao redor de um dente podem afetar a inserção epitelial sem perda do tecido conjuntivo de inserção. Pelo fato de o tecido conjuntivo de inserção de um dente se estender uma média de 1,07 mm acima da crista óssea, no mínimo 1 mm de barreira protetora acima do osso é deixado. Em contraste, não existe nenhuma zona de tecido conjuntivo de inserção ao redor de um implante, pois nenhuma fibra conjuntiva se estende dentro da superfície do implante. Por consequência, não há nenhuma barreira de tecido conjuntivo para proteger a crista óssea ao redor do implante.[92]

A periodontite ao redor dos dentes é caracterizada por proliferação apical e ulceração do epitélio juncional, perda progressiva de tecido conjuntivo de inserção e perda de osso alveolar.[25] Bactérias são primariamente responsáveis pela periodontite. A doença tem sido classificada como periodontite do adulto, de progressão rápida, juvenil localizada e pré-puberal.

Após instalação da prótese, a perda precoce de crista óssea ao redor de um implante geralmente não é causada por bactérias. Na maioria das vezes a perda óssea resulta de fatores de tensões muito grandes para a interface implante–osso imaturo e não completamente mineralizado, ou uma extensão do espaço biológico dentro de um módulo da crista de metal liso.[68] Portanto, um implante pode exibir perda precoce de crista óssea com um mecanismo e uma causa diferentes quando comparado com dentes naturais. No entanto, por vezes bactérias podem ser o fator primário. Bactérias anaeróbias têm sido observadas crescendo na desadaptação entre o implante e o pilar ou no sulco de implantes, especialmente quando as profundidades de sulco são maiores que 5 mm[52] (Quadro 3-6).

O termo *peri-implantite* descreve uma complicação relacionada a bactérias ao redor de implantes dentais. De acordo com Mombelli *et al.* a microbiota é sítio-específica e similar à periodontite crônica ou do adulto.[49] Os sinais clínicos incluem perda óssea vertical radiográfica ou por sondagem, bolsas peri-implantares, sangramento à sondagem (com ou sem exsudato), mucosa edemaciada, vermelhidão e ausência de dor (Quadro 3-7). A perda de crista óssea pode ser induzida por tensão, bactérias ou uma combinação de ambos. Perda óssea induzida por tensão ocorre sem bactérias como agentes causais primários. No entanto, após a perda óssea por tensão ou bactérias o sulco crevicular é aprofundado, o que diminui a tensão de

---

QUADRO 3-6 Implantes Integrados Estáveis: Bactérias Relacionadas ao Aumento da Profundidade da Bolsa

Rasa
Cocos e bacilos Gram-positivos facultativos
Cocos e bacilos Gram-negativos anaeróbios
Bacilos móveis
Espiroquetas
Bacteroides produtores de pigmentos negros
Fusobacterium

Profunda
Organismos *vibriões*

QUADRO 3-7 Sinais Clínicos de Peri-implantite

Perda óssea vertical (radiográfica, à sondagem ou ambas)
Bolsas peri-implantares
Sangramento à sondagem
± Exsudato
Edema de mucosa
Eritema
Sem dor

oxigênio, com bactérias anaeróbias podendo se tornar os promotores primários da perda óssea continuada. Um exsudato ou abscesso indica exacerbação da doença peri-implantar e possível perda óssea acelerada (Fig. 3-26).

Estão indicados tratamento com antibiótico a curto prazo e aplicação tópica agressiva de clorexidina ou antibióticos locais com profundo e extenso cuidado de profissional e paciente com o tecido mole. A persistência de exsudato por mais de uma a duas semanas comumente justifica a revisão cirúrgica da área peri-implantar para eliminar os elementos causadores.

Após o exsudato ser eliminado, a camada de produtos bacterianos remanescentes sobre a superfície do implante deve ser eliminada para que o osso possa crescer em íntimo contato com o implante. A altura óssea reduzida, após o episódio do exsudato, torna o implante mais suscetível ao trauma oclusal secundário. Por consequência, o dentista deve reavaliar fatores de tensão para a nova condição óssea, e muitas vezes deve reduzi-los para melhorar a performance a longo prazo.

Resumo

Um implante é muitas vezes tratado como um dente quando avaliado e restaurado pelo dentista. No entanto, diferenças fundamentais estão presentes nesses dois sistemas de suporte. Índices periodontais podem ser usados como um método para comparar as similaridades e diferenças. Na maioria das vezes, índices para implantes devem ser modificados quando comparados com dentes naturais. Em 2008, o Congresso Internacional de Implantologistas Orais patrocinou uma Conferência de Consenso em Pisa, Itália, para sucesso, sobrevida e perda de implante.[93] Essas diretrizes usaram a escala de qualidade de Misch e este capítulo como um patamar para discussão. Assim, de acordo com essas diretrizes o material deste capítulo deve ser amplamente usado para discutir as diferenças e controvérsias nos sistemas de suporte de dentes e implantes.

Referências Bibliográficas

1. Misch CE: Implant quality scale: a clinical assessment of the health-disease continuum, *Oral Health* 88:15-25, 1998.
2. Ten Bruggenkate C, Van der Kwast WAM, Oosterbeek HS: Success criteria in oral implantology: a review of the literature, *Int J Oral Implantol* 7:45-53, 1990.
3. Council on Scientific Affairs: Dental endosseous implants: an update, *J Am Dent Assoc* 129:1238-1239, 1996.
4. American Dental Association acceptance program for endosseous implants: *Council on Scientific Affairs* [revised July 1993], Chicago, 1993, American Dental Association.
5. Smith DC, Zarb GA: Criteria for success of osseointegrated endosseous implants, *J Prosthet Dent* 62:567-572, 1989.
6. Schnitman PA, Shulman LB: Recommendations of the consensus development conference on dental implants, *J Am Dent Assoc* 98:373-377, 1979.
7. Cranin AN, Silverbrand H, Sher J, et al: The requirements and clinical performance of dental implants. In Smith DC, Williams DF, editors: *Biocompatibility of dental materials* (vol 4), Boca Raton, FL, 1982, CRC Press.
8. McKinney RV, Koth DC, Steflik DE: Clinical standards for dental implants. In Clark JW, editor: *Clinical dentistry*, Hagerstown, MD, 1984, Harper & Row.
9. Albrektsson T, Zarb GA, Worthington P, et al: The long-term efficacy of currently used dental implants: a review and proposed criteria of success, *Int J Oral Maxillofac Implants* 1:1-25, 1986.
10. Albrektsson T, Zarb GA: Determinants of correct clinical reporting, *Int J Prosthodont* 11:517-521, 1998.
11. Albrektsson D, Isidor F: Consensus report session IV. In Lang NP, Karring T, editors: *First European workshop on periodontology*, London, 1994, Quintessence.
12. *MDBR dental implants: benefit and risks*—a National Institutes of Health–Harvard consensus development conference, Pub 811531, Washington, DC, 1980, US Department of Health and Human Services.
13. Misch CE, Perel ML, Wang HL, et al: The International Congress of Oral Implantologists (ICOI) Pisa Consensus Conference on Implant Success, Survival and Failure, *Implant Dent* 17(1):5-15, 2008.
14. Schwartz-Arad D, Herzberg R, Levin L: Evaluation of long-term implant success, *J Periodontol* 76:1623-1628, 2005.
15. Bidez MW, Misch CE: Force transfer in implant dentistry: basic concepts and principles, *J Oral Implantol* 18:264-274, 1992.
16. Parfitt GS: Measurement of the physiologic mobility of individual teeth in an axial direction, *J Dent Res* 39:608-612, 1960.
17. Sekine H, Komiyama Y, Hotta H, et al: Mobility characteristics and tactile sensitivity of osseointegrated fixture-supporting systems. In Van Steenberghe D, editor: *Tissue integration in oral maxillofacial reconstruction*, Amsterdam, 1986, Excerpta Medica.
18. Muhlemann HR: Tooth mobility: a review of clinical aspects and research findings, *J Periodontol* 38:686-708, 1967.
19. Rudd KD, O'Leary TJ, Stumpf AJ: Horizontal tooth mobility in carefully screened subjects, *Periodontics* 2:65-68, 1964.
20. Adell R, Lekholm U, Rockler B, et al: A 15-year study of osseointegrated implants in the treatment of the edentulous jaw, *Int J Oral Surg* 10:387-416, 1981.

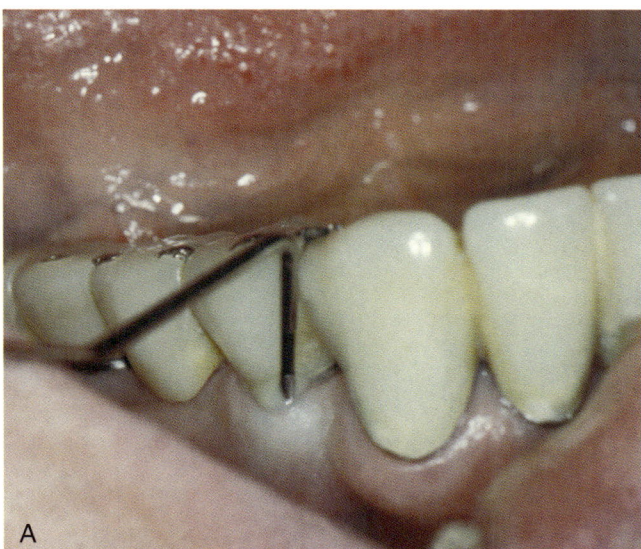
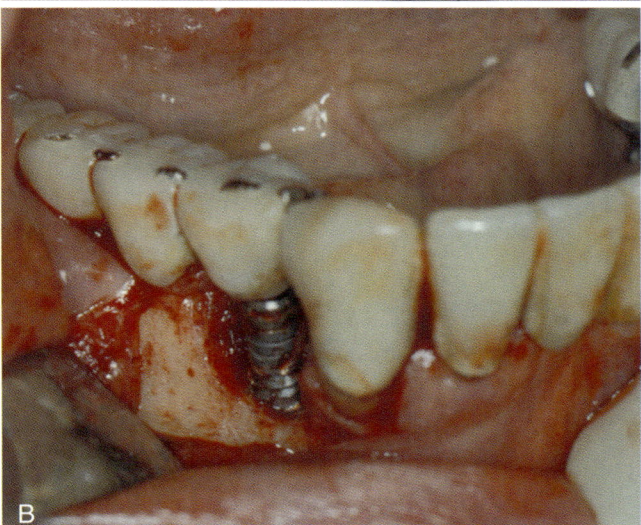

FIGURA 3-26. **A,** A sondagem peri-implantar mede profundidades de bolsa e pode indicar a presença de exsudato. Sintomas de exsudato devem ser conduzidos com terapia agressiva. **B,** Reabetura cirúrgica dentro do sítio do implante a partir de **(A)** demonstra perda óssea avançada ao redor do aspecto vestibular do implante.

21. Steflik DE, Koth DC, McKinney RV Jr: Human clinical trials with the single crystal sapphire endosteal dental implant: three year results, statistical analysis, and validation of an evaluation protocol, *J Oral Implantol* 13:39-53, 1987.
22. Komiyama Y: Clinical and research experience with osseointegrated implants in Japan. In Albrektsson T, Zarb G, editors: *The Brånemark osseointegrated implant*, Chicago, 1989, Quintessence.
23. Rangert B, Gunne J, Sullivan DY: Mechanical aspects of Brånemark implant connected to a natural tooth: an in vitro study, *Int J Oral Maxillofac Implants* 6:177-186, 1991.
24. Fenton AH, Jamshaid A, David D: Osseointegrated fixture mobility, *J Dent Res* 66:114, 1987.
25. Rateitschak KH: Periodontology. In Rateitschak KH, Rateitschak EM, Wolf HF, et al, editors: *Color atlas of dental medicine*, ed 2, New York, 1989, Thieme.
26. Jividen G, Misch CE: Reverse torque testing and early loading failures: help or hindrance, *J Oral Implantol* 26:82-90, 2000.
27. Ivanoff CJ, Sennerby L, Lekholm U: Reintegration of mobilized implants: an experimental study in rabbit tibia, *Int J Oral Maxillofac Surg* 26:310-315, 1997.
28. Teerlinck J, Quirynen M, Darius MS, et al: Periotest, an objective clinical diagnosis of bone apposition towards implants, *Int J Oral Maxillofac Implants* 6:55-61, 1991.
29. Meredith N, Alleyne D, Cauley P: Quantitative determination of the stability of the implant-tissue interface using resonance frequency analysis, *Clin Oral Implants Res* 7:261-267, 1996.
30. Lachmann S, Yves Laval J, Jager B, et al: Resonance frequency analysis and damping capacity assessment, *Clin Oral Implants Res* 17:80-84, 2006.
31. Chai JY, Yamada J, Pang IC: In vitro consistency of the Periotest instrument, *J Prosthodont* 2:9-12, 1993.
32. Manz MC, Morris HF, Ochi S: An evaluation of the Periotest system. I. Examiner reliability and repeatability of readings, *Implant Dent* 1:142-147, 1992.
33. May KB, Edge MJ, Lang BR, et al: The Periotest method: implant supported framework precision of fit evaluation, *J Prosthodont* 5:206-213, 1996.
34. Gargiulo A, Wentz F, Orban B: Dimensions and relations of the dentogingival junction in humans, *J Periodontol* 32:261-268, 1961.
35. Vacek JS, Gher ME, Assad DA, et al: The dimensions of the human dentogingival junction, *Int J Periodontics Restorative Dent* 14:154-165, 1994.
36. James RA, Schultz RL: Hemidesmosomes and the adhesion of junctional epithelial cells to metal implants: a preliminary report, *J Oral Implantol* 4:294, 1974.
37. Ericsson I, Lindhe J: Probing at implants and teeth: an experimental study in the dog, *J Clin Periodontol* 20:623-627, 1993.
38. Listgarten M, Lang NP, Schroeder HE, et al: Periodontal tissues and their counterparts around endosseous implants, *Clin Oral Implants Res* 2:81-90, 1991.
39. Berglundh T, Lindhe J, Ericsson I, et al: The soft tissue barrier at implants and teeth, *Clin Oral Implants Res* 2:81-90, 1991.
40. Ono Y, Nevins M, Cappetta M: The need for keratinized tissue for implants. In Nevins M, Mellonig JT, editors: *Implant therapy*, Chicago, 1998, Quintessence.
41. Steflik DE, McKinney RV, Koth DL: Ultrastructural (TEM) observations of the gingival response to the single crystal sapphire endosteal implant, *J Dent Res* 61:231, 1982.
42. Cochran DL, Herman JS, Schenk RK, et al: Biologic width around titanium implants: a histometric analysis of the implanto-gingival junction around unloaded and loaded submerged implants in the canine mandible, *J Periodontol* 68:186-198, 1997.
43. Schroeder A, Pohler O, Sutter F: Tissue reaction to a titanium hollow cylinder implant with titanium plasma sprayed surface, *Schweiz Monatsschr Zahnmed* 86:713-727, 1976.
44. Abrahamsson I, Berglundh T, Lindhe J: The mucosal barrier following abutment disconnection: an experimental study in dogs, *J Clin Periodontol* 24:568-572, 1997.
45. Rams TE, Slots J: Comparison of two pressure sensitive periodontal probes and a manual periodontal probe in shallow and deep pockets, *Int J Periodontics Restorative Dent* 13:521-529, 1993.
46. Best AM, Burmeister JA, Gunsolley JC, et al: Reliability of attachment loss measurements in a longitudinal clinical trial, *J Clin Periodontol* 17:564-569, 1990.
47. Page RC: Summary of outcomes and recommendations of the workshop on CPITN, *Int Dent J* 44:589-594, 1994.
48. Lekholm U, Adell R, Lindhe J, et al: Marginal tissue reactions at osseointegrated titanium fixtures. II. A cross-section retrospective study, *Int J Oral Maxillofac Surg* 15:53-61, 1986.
49. Mombelli A, Van Oosten MAC, Schurch E, et al: The microbiota associated with successful or failing osseointegrated titanium implants, *Oral Microbiol Immunol* 2:145-151, 1987.
50. Becker W, Becker BE, Newman MG, et al: Clinical microbiologic findings that may contribute to dental implant failure, *Int J Oral Maxillofac Implants* 5:31-38, 1990.
51. Stefani LA: The care and maintenance of the dental implant patient, *J Dent Hygiene* 62:447-466, 1988.
52. Rams TE, Roberts TW, Tatum H Jr, et al: The subgingival microflora associated with human dental implants, *J Prosthet Dent* 5:529-534, 1984.
53. Adell R, Lekholm U, Rockler G, et al: Marginal tissue reactions at osseointegrated titanium fixtures. I. A 3-year longitudinal prospective study, *Int J Oral Maxillofac Implants* 15:39-52, 1986.
54. Kirsch A, Mentag P: The IMZ endosseous two phase implant system: a complete oral rehabilitation treatment concept, *J Oral Implantol* 12:576-589, 1986.
55. Deporter HS, Friedland B, Watson P, et al: A clinical and radiographic assessment of a porous surface titanium alloy dental implant in dogs, *Int J Oral Implantol* 4:31-37, 1987.
56. Deporter DA, Watson PA, Pilliar RM, et al: A histological evaluation of a functional endosseous, porous-surfaced, titanium alloy dental implant system in the dog, *J Dent Res* 67:1190-1195, 1988.
57. Jepsen S, Ruhling A, Jepsen K, et al: Progressive peri-implantitis. Incidence and prediction of peri-implant attachment loss, *Clin Oral Implants Res* 7:133-142, 1996.
58. Quirynen M, Naert I, Teerlinck J, et al: Periodontal indices around osseointegrated oral implants supporting overdentures. In Schepers E, Naert J, Theunier G, editors: *Overdentures on oral implants*, Leuwen, Belgium, 1991, Leuwen University Press.
59. Berglundh T, Lindhe T, Jonsson K, et al: The topography of the vascular systems in the periodontal and peri-implant tissues in the dog, *J Clin Periodontol* 21:189-193, 1994.
60. Lindhe J: *Textbook of clinical periodontology*, Copenhagen, 1983, Munksgaard.
61. Herrmann JS, Cochran DL, Nummikoski PV, et al: Crestal bone changes around titanium implants: a radiographic evaluation of unloaded non-submerged and submerged implants in the canine mandible, *J Periodontol* 68:1117-1130, 1997.
62. Barboza EP, Caula AL, Carvalho WR: Crestal bone loss around submerged and exposed unloaded dental implants: a radiographic and microbiological discipline study, *Implant Dent* 11:162-169, 2002.
63. Tal H: Spontaneous early exposure of submerged implants. I. Classification and clinical observations, *J Periodontol* 70:213-219, 1999.
64. Herrmann JS, Buser D, Schenk RK, et al: Crestal bone changes around titanium implants. A histometric evaluation of unloaded non-submerged and submerged implants in the canine mandible, *J Periodontol* 71:1412-1424, 2000.
65. Cox JF, Zarb GA: The longitudinal clinical efficacy of osseointegrated implants: a 3-year report, *Int J Oral Maxillofac Implants* 2:91-100, 1987.
66. Glickman I: Inflammation and trauma from occlusion: Co-destructive factors in chronic periodontal disease, *J Periodontol* 34:5-10, 1963.
67. Misch CE, Suzuki JB, Misch-Dietsh FD, et al: A positive correlation between occlusal trauma and peri-implant bone loss—literature support, *Implant Dent* 14:108-116, 2005.
68. Oh TJ, Yoon J, Misch CE, et al: The causes of early implant bone loss: myth or science, *J Periodontol* 73:322-333, 2002.
69. Misch CE: Early crestal bone loss etiology and its effect on treatment planning for implants, *Postgrad Dent* 2:3-17, 1995.

70. Kline R, Hoar JE, Beck GH, et al: A prospective multicenter clinical investigation of a bone quality-based dental implant system, *Implant Dent* 11:224-234, 2002.
71. White SC, Pharoah M: *Oral radiology: principles and interpretation*, ed 5, St Louis, 2004, Mosby.
72. Gröndahl K, Ekestubbe A, Gröndahl HG: *Radiography in oral endosseous prosthetics*, Goteborg, Sweden, 1996, Nobel Biocare AB.
73. McAllister BS, Masters D, Meffert RM: Treatment of implants demonstrating periapical radiolucencies, *Pract Periodontics Aesthet Dent* 4:37-41, 1992.
74. Piattelli A, Scarano A, Piattelli M: Abscess formation around the apex of a maxillary root form implant: clinical and microscopical aspects—a case report, *J Periodontol* 66:899-903, 1995.
75. Lang NP, Loe H: The relationship between the width of keratinized gingiva and gingival health, *J Periodontol* 43:623-627, 1972.
76. Wennstrom JL: Lack of association between width of attached gingiva and development of soft tissue recession: a 5-year longitudinal study, *J Clin Periodontol* 14:181-184, 1987.
77. Kennedy J, Bird W, Palcanis K, et al: A longitudinal evaluation of varying widths of attached gingiva, *J Clin Periodontol* 12:667, 1985.
78. Miyasato M, Crigger M, Egelberg J: Gingival condition in areas of minimal and appreciable width of keratinized gingiva, *J Clin Periodontol* 4:200-209, 1977.
79. Stetler K, Bissada NF: Significance of the width of keratinized gingiva on the periodontal status of teeth with submarginal restoration, *J Periodontol* 58:696-700, 1987.
80. Valderhaug J, Birkeland JM: Periodontal conditions in patients 5 years following insertion of fixed prostheses. Pocket depth and loss of attachment, *J Oral Rehab* 3:237-243, 1976.
81. Strub JR, Gaberthuel TW, Grunder U: The role of attached gingiva in the health of peri-implant tissue in dogs: clinical findings, *Int J Periodontics Restorative Dent* 11:317-333, 1991.
82. Wennstrom JL, Bengazi F, Lekholm U: The influence of the masticatory mucosa on the peri-implant soft tissue condition, *Clin Oral Implants Res* 5:1-8, 1994.
83. Krekeler G, Schilli W, Diemer J: Should the exit of the artificial abutment tooth be positioned in the region of the attached gingiva? *Int J Oral Surg* 14:504-508, 1985.
84. Nevins M, Kenney E, van Steenberghe D, et al: editors: Consensus report: implant therapy II. Proceedings of the 1996 World Workshop in Periodontics, *Ann Periodontol* 1:816-820, 1996.
85. Warrer K, Buser D, Lang NP, et al: Plaque-induced peri-implantitis in the presence or absence of keratinized mucosa: an experimental study in monkeys, *Clin Oral Implants Res* 6:131-138, 1995.
86. Kirsch A, Ackermann KL: The IMZ osteointegrated implant system, *Dent Clin North Am* 33:733-791, 1989.
87. Rapley JW, Mills MP, Wylam J: Soft tissue management during implant maintenance, *Int J Periodontics Restorative Dent* 12:373, 1992.
88. Meffert RM, Langer B, Fritz ME: Dental implants: a review, *J Periodontol* 63:859-870, 1992.
89. Block MS, Kent JN: Factors associated with soft- and hard-tissue compromise of endosseous implants, *J Oral Maxillofac Surg* 48:1153-1160, 1990.
90. Esposito M, Coulthard P, Thomsen P, et al: The role of implant surface modification, shape and material on the success of osseointegrated dental implants: a Cochrane systematic review, *Eur J Prosthodontics Restorative Dent* 13:15-31, 2005.
91. Chung DM, Oh TJ, Shotwell JL, Misch CE, et al: Significance of keratinized mucosa in maintenance of dental implants with different surfaces, *J Periodontol* 77:1410-1420, 2006.
92. Bauman GR, Rapley JW, Hallmon WW, et al: The peri-implant, *Int J Oral Maxillofac Implants* 8:273-280, 1993.

PARTE II Ciências Básicas

CAPÍTULO 4

Biomateriais para Implantes Dentais

Jack E. Lemons, Francine Misch-Dietsh e Michael S. McCracken

Compatibilidade de Biomateriais Cirúrgicos e o Papel dos Materiais Sintéticos

Os perfis de biocompatibilidade de substâncias sintéticas (biomateriais) utilizadas para substituição ou aumento de tecidos biológicos sempre foram uma preocupação crítica dentro das disciplinas da área de saúde. Circunstâncias especiais estão associadas à reconstrução protética com implante dental das áreas oromaxilofaciais, pois os dispositivos se estendem desde a boca, passando pelas zonas de proteção epitelial e chegando ao interior ou sobre o osso subjacente. Os aspectos funcionais de uso incluem também a transferência da força das superfícies oclusais dos dentes através da coroa e ponte e da região pescoço-conector do implante até o corpo do implante, para transferência interfacial nos tecidos de suporte moles e duros. Tal situação representa uma série muito complexa de condições ambientais químicas e mecânicas.

Esse aspecto mais crítico da biocompatibilidade depende, é claro, das propriedades básicas do volume e da superfície do biomaterial. Todos os aspectos de manufatura básica, acabamento, embalagem e entrega, esterilização e colocação (incluindo a colocação cirúrgica) devem ser adequadamente controlados para garantir condições higiênicas e não traumatizantes. A importância dessas considerações foi enfatizada por meio do conceito e da prática de osseointegração de sistemas de implantes endósseos com forma radicular.

As disciplinas de biomateriais e biomecânica são complementares para a compreensão da função com base em um dispositivo. As propriedades elétricas, químicas mecânicas e físicas dos componentes básicos dos materiais devem ser sempre completamente avaliadas para qualquer aplicação do biomaterial, pois essas propriedades fornecem dados importantes para as análises biomecânica e biológica inter-relacionadas de função. É importante separar os papéis do formato macroscópico do implante da transferência microscópica de tensão ao longo de interfaces biomaterial-tecidos. A distribuição macroscópica de tensão mecânica é predominantemente controlada pelo contorno e forma do implante. Uma importante propriedade do material, relacionada com a otimização do modelo (contorno e forma), é a deformação elástica (um dos componentes do módulo de elasticidade) do material.

A distribuição microscópica localizada da tensão é controlada mais pelas propriedades básicas do biomaterial (p. ex., composição química da superfície, microtopografia, módulo de elasticidade) e pelo fato de a superfície do biomaterial estar ligada ou não aos tecidos adjacentes. Os estudos de engenharia dos sistemas de implantes incluem considerações de otimização relacionadas tanto com o projeto quanto com o biomaterial utilizado para a construção. Portanto, o desejo de influenciar positivamente as reações teciduais e de minimizar a biodegradação costuma impor restrições nos materiais que podem ser usados com segurança dentro dos ambientes orais e dos tecidos. Muitas vezes, os modelos são desenvolvidos para biomateriais específicos devido às condições restauradoras ou ambientais impostas.

Propriedades do Volume

História dos Materiais e Modelos

Ao longo das últimas décadas, as definições de biocompatibilidades de materiais evoluíram e refletem uma opinião em constante mudança com relação a filosofias de tratamento cirúrgico com implante. Em geral, a definição da biocompatibilidade é dada como uma resposta adequada a um material (biomaterial) dentro de um dispositivo (modelo) para uma aplicação clínica específica.[1] Materiais implantáveis metálicos e não metálicos têm sido estudados na área da ortopedia desde a virada do século XX.[2-7]

Na década de 1960, colocou-se ênfase na fabricação de biomateriais que fossem mais inertes e quimicamente estáveis em ambientes biológicos. A cerâmica de alta pureza de compostos de óxido de alumínio (Al_2O_3), de carbono e de carbono-silício e ligas de grau intersticial muito baixo (ELI) são exemplos clássicos dessas tendências. Na década de 1970, a biocompatibilidade foi definida em termos de dano mínimo para o receptor ou para o biomaterial. A importância de uma interação estável tornou-se, então, o foco central para as comunidades de pesquisas e clínicas. Na década de 1980, o foco mudou para substratos bioativos destinados a influenciar de modo positivo as respostas teciduais. Nas últimas duas décadas, foi dada ênfase aos substratos química e mecanicamente anisotrópicos combinados com substâncias de crescimento (mitogênicas) e indutoras (morfogênicas). Atualmente, muitos biomateriais são constituídos, fabricados, e suas superfícies modificadas para influenciar diretamente respostas teciduais de curto e longo prazo. Revestimentos bioativos na maioria das classes de biomateriais continuaram a evoluir a partir de testes clínicos com humanos para modalidades aceitáveis de preparação de superfície, e o foco das pesquisas passou para combinações de implantes biológicos e sintéticos ativos.

Como informação relevante, os implantes dentais influenciaram significativamente estas tendências. Na década de 1960, os dispositivos dentais eram reconhecidos como estando em fase de pesquisa e desenvolvimento, e revisões longitudinais críticas das aplicações clínicas foram muito recomendadas.[8] Durante esse período, os estudos sobre a longevidade de vários dispositivos demonstraram que a duração mais longa para as aplicações clínicas era para próteses ortopédicas. Nos anos 1980, estudos clínicos controlados demonstraram que implantes dentais apresentavam longevidades funcionais que superavam a maioria dos outros tipos de modalidades de substituição de tecido funcional.[9,10] Claramente, esses estudos clínicos tiveram grande influência tanto na pesquisa como no desenvolvimento, bem como nos processos de aplicação clínica. Atualmente, o crescimento exponencial do uso de implantes e os relatórios científicos relacionados dão suporte às opiniões expressas pelos primeiros visionários, há várias décadas.

A evolução de qualquer modalidade de implante é uma história com várias partes, em que papéis significativos foram desempenhados pelos biomateriais; pelas análises biomecânicas de *designs*, tecidos e função; pela cicatrização de feridas ao longo de interfaces; pelos métodos cirúrgicos para minimizar o trauma mecânico, químico e térmico; pelas modalidades de tratamento para manutenção e reparação protética e periodontal; e pelos protocolos para ensaios clínicos multidisciplinares controlados. A interdependência de todas as fases de pesquisa básica e aplicada deve ser reconhecida. Todas as fases se inter-relacionam e devem evoluir para fornecer um nível de melhor compreensão dos fenômenos físicos e biológicos básicos associados aos sistemas de implantes, antes que os resultados clínicos longitudinais sejam totalmente descritos.

As avaliações de implantes dentais endósseos e subperiostais levantam questões interessantes no que diz respeito às inter-relações entre a seleção de projeto e material. Existem oportunidades para escolher um material a partir de uma variedade de sistemas, tais como metais, cerâmicas, carbono, polímeros ou compósitos. Além disso, apenas as dimensões anatômicas disponíveis e a exigência de fixação de algum tipo de dispositivo restaurador intraoral limitam o contorno e a forma (modelo) do implante. Em razão da grande variedade de propriedades dos biomateriais demonstradas pelas classes de materiais disponíveis, não é aconselhável fabricar nenhum projeto de implante novo sem uma análise biomecânica completa. Outra abordagem muito usada atualmente é determinar um modelo específico com base em considerações clínicas e, em seguida, selecionar o biomaterial a partir de análises computadorizadas. A segurança dessas combinações pode, então, ser demonstrada por meio de investigações laboratoriais e com animais. Ensaios clínicos controlados após protocolos prospectivos, é claro, proporcionam a avaliação final tanto da segurança quanto da eficácia. Assim, o sucesso a longo prazo é determinado clinicamente com estudos de acompanhamento e é, claramente, uma área que deve ser enfatizada para muitos sistemas de implantes dentais disponíveis.

Pesquisa e Desenvolvimento

Estudos básicos no âmbito das ciências físicas e biológicas têm apoiado o desenvolvimento de sistemas cirúrgicos de implantes. Um exemplo é o progresso contínuo de materiais que já estão disponíveis para aplicações industriais para as novas classes de compósitos que evoluíram para aplicações biomédicas. Esta mesma situação existe dentro de uma ampla área (p. ex., tecnologia e ciência de superfícies, mecânica e biomecânica de estruturas tridimensionais, percursos e processos da cicatrização de feridas ao longo de interfaces de biomateriais e a descrição dos primeiros biofilmes que evoluem em contato com o sangue ou fluidos dos tecidos).[11-14] A passagem progressiva de materiais para biomateriais quantitativamente caracterizados tem sido muito importante para as aplicações biomédicas de implantes cirúrgicos. Atualmente, as pesquisas a respeito de implantes dentais desempenham um papel de liderança dentro de áreas selecionadas deste processo global, e todas as etapas da medicina e da odontologia devem se beneficiar.

Requisitos Físicos, Mecânicos e Químicos para os Materiais de Implantes

Propriedades Físicas e Mecânicas

As forças exercidas sobre o material de implante consistem em componentes de tensão, de compressão e de cisalhamento. Tal como para a maioria dos materiais, a resistência à compressão dos materiais de implante costuma ser maior que os seus componentes de tensão e de cisalhamento. Uma hipótese de que os implantes dentais são menos afetados por tensões alternadas que os implantes dos sistemas locomotor e cardiovascular (em razão do número significativamente menor de ciclos de carga) deve ser qualificada devido à preocupação especial de que os implantes dentais são consideravelmente menores no que diz respeito à dimensão física. Todas as falhas por fadiga obedecem a leis mecânicas que correlacionam as dimensões do material às propriedades mecânicas do referido material.[11,15] Além disso, quando está presente, a parafunção (noturna ou diurna) pode ser muito prejudicial à longevidade por causa das propriedades mecânicas, tais como tensão máxima de escoamento, resistência à fadiga, deformação por fluência, ductilidade e fratura. As limitações da relevância dessas propriedades são causadas principalmente pela forma variável e pelas características da superfície dos modelos dos implantes. Há um problema recorrente entre a resistência mecânica e a deformação do material e o osso receptor. Uma abordagem diferente para melhor combinação do material implantado e das propriedades dos tecidos duros levou à experimentação de materiais poliméricos, metálicos e carboníticos com baixo módulo de elasticidade.[16,17]

Como o osso pode modificar sua estrutura em resposta às forças exercidas sobre ele, os materiais e modelos de implantes devem ser concebidos levando em consideração o aumento do desempenho da musculatura e dos ossos das mandíbulas. O limite superior de tensão diminui com um aumento do número de ciclos de carga, por vezes chegando ao limite de fadiga após 10^6 e 10^7 ciclos de carga.[11,15,18] Em outras palavras, quanto maior a carga aplicada, maior a tensão mecânica e, portanto, maior é a possibilidade de se exceder o limite de resistência à fadiga do material.

Em geral, o limite de resistência à fadiga de materiais metálicos de implantes atinge cerca de 50% da sua resistência máxima à tensão.[11,18] No entanto, essa relação somente se aplica aos sistemas metálicos, e os sistemas poliméricos não têm um limite inferior no que respeito à resistência à força de fadiga. Os materiais cerâmicos são fracos quando sofrem forças de cisalhamento, por causa da combinação de resistência à fratura e falta de ductilidade, o que pode levar à fratura por fragilidade. Os metais podem ser aquecidos por diferentes períodos para influenciar suas propriedades, podem ser modificados pela adição de elementos de liga ou alterados por processamento mecânico, como extrusão, matrização ou forja, seguido por endurecimento por envelhecimento ou dispersão até que a resistência e a ductilidade do material processado estejam otimizadas para a aplicação pretendida.

Os elementos de modificação em sistemas metálicos podem ser metais ou não metais. A regra geral é que os procedimentos de endurecimento mecânicos ou de constituição resultam em um aumento da resistência, mas também, invariavelmente, correspondem a uma perda de ductilidade. Isso é especialmente relevante para implantes dentais.

A maioria das normas de consenso para metais (American Society for Testing and Material [ASTM], International Standardization Organization [ISO], American Dental Association [ADA]) exige um mínimo de 8% de ductilidade para minimizar fraturas por fragilidade. O endurecimento de fase microestrutural misto de materiais austeníticos com nitrogênio (p. ex., aços inoxidáveis) e o aumento da pureza das ligas parecem ser os mais indicados para atingir a resistência máxima e manter esse elevado nível de deformação plástica.[1,15,19-23]

Corrosão e Biodegradação

A corrosão é uma preocupação especial para os materiais metálicos na implantologia dental, visto que os implantes se projetam dentro da cavidade oral, em que os eletrólitos e composições de oxigênio são diferentes daqueles dos fluidos dos tecidos. Além disso, o pH pode variar significativamente em áreas sob o biofilme bacteriano dental e no interior da cavidade oral. Isso aumenta a variação do pH ao qual os implantes são expostos na cavidade oral, em comparação com locais específicos no tecido.[24-29] Plenk e Zitter[15] afirmam que a corrosão galvânica (CG) pode ser maior para implantes dentais do que para implantes ortopédicos. A galvanização depende da passividade das camadas de óxido, que são caracterizadas por uma taxa de dissolução mínima e de alto poder regenerativo para metais como o titânio. A camada passiva é de apenas alguns nanômetros de espessura e é geralmente composta de óxidos ou hidróxidos dos elementos metálicos que apresentam maior afinidade pelo oxigênio.

No grupo dos metais reativos, tais como titânio, nióbio, zircônio, tântalo e ligas relacionadas, os materiais de base irão determinar as propriedades da camada passiva. As zonas de estabilidade de óxidos de elementos passivos cobrem os potenciais redox e os valores de pH típicos do ambiente oral. No entanto, os óxidos de titânio, de tântalo e de nióbio cobrem uma zona marcadamente maior de estabilidade ambiental em comparação com óxidos de crômio.

O risco de degradação mecânica, como arranhões ou desgaste dos materiais implantados, combinado com a corrosão e a liberação em ossos e órgãos remotos, foi previamente considerado. Por exemplo, pesquisadores como Laing,[30] Willert et al.[31] e Lemons[32,33] têm estudado extensivamente a corrosão de implantes metálicos. Steinemann[34] e Fontana e Greene[35] apresentaram muitas das relações básicas que são específicas da corrosão de implantes. Mears[26] abordou as preocupações a respeito da CG e estudou a resposta local do tecido para o aço inoxidável e cobalto-crômio-molibdênio (Co-Cr-Mo) e mostrou a liberação de íons metálicos nos tecidos. Williams[36] sugeriu que três tipos de corrosão foram mais relevantes para os implantes dentais: (1) corrosão sob tensão (CST), (2) CG e (3) corrosão por desgaste (CD).

Rachadura por Corrosão sob Tensão

A combinação de altas proporções de tensão mecânica aplicada com a exposição simultânea a um ambiente corrosivo pode resultar na falha de materiais metálicos por rachadura, em que nenhuma das condições por si só causaria a falha. Williams[36] apresentou este fenômeno da CST em implantes ortopédicos com múltiplos componentes. Outros levantaram a hipótese de que o fenômeno pode ser responsável por algumas falhas de implantes devido a altas concentrações de forças na área da interface do corpo do implante-pilar.[37-39] Os projetos de corpos de implantes mais tradicionais, sob análise tridimensional de tensões de elementos finitos, mostram uma concentração de tensões na crista do osso e no terço cervical do implante. Isso tende a apoiar uma potencial CST na área de interface do implante (i.e., uma zona de transição para condições ambientais químicas e mecânicas alteradas). Isso também foi descrito em termos de fadiga por corrosão (ou seja, falhas cíclicas do ciclo de carga aceleradas por meio localmente agressivo). Além disso, superestruturas protéticas não passivas podem incorporar tensão permanente, o que influencia fortemente este fenômeno em próteses de carga[37,40,41] (Fig. 4-1, A e B).

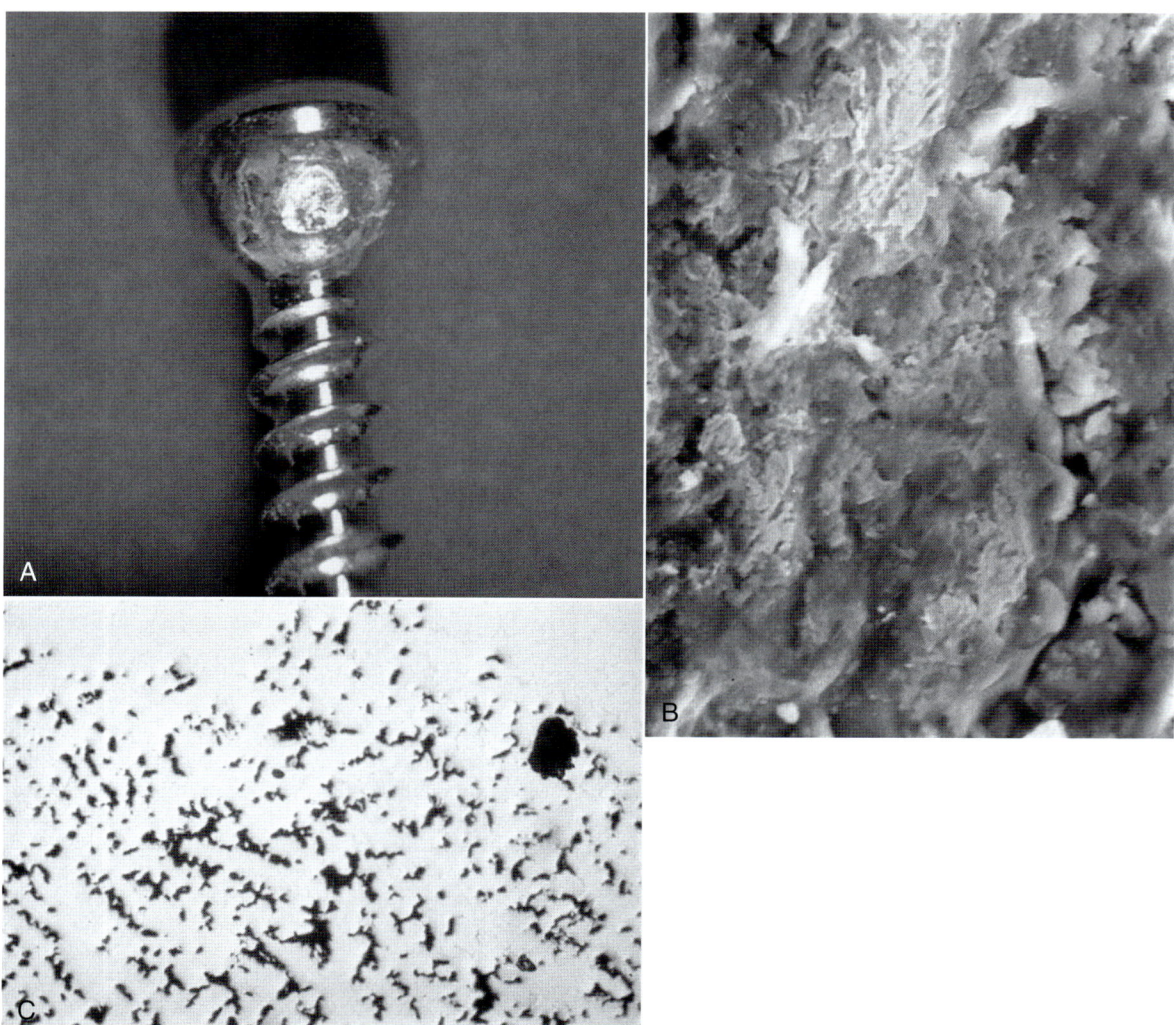

FIGURA 4-1. **A,** Parafuso para fixação de fratura de aço inoxidável (316L) mostrando corrosão por fresta após 1 ano in vivo ($\approx \mu$ 5). **B,** Características microscópicas da superfície de implante de forma radicular de liga de cobalto apresentando degradação ambiental ($\approx \mu$ 100). **C,** Microestrutura do implante subperiosteal de liga de cobalto polido exibindo porosidade associada à corrosão galvânica ($\approx \mu$ 100).

A corrosão galvânica ocorre quando dois materiais metálicos desiguais estão em contato e se encontram no interior de um eletrólito, o que resulta em corrente passando entre os dois. Os materiais metálicos com os potenciais desiguais podem ter suas correntes de corrosão alteradas, resultando, assim, em uma maior taxa de corrosão (Fig. 4-1, C). A CD ocorre quando há um micromovimento e contato de atrito dentro de um ambiente corrosivo (p. ex., a perfuração das camadas passivas e a carga dirigida por cisalhamento ao longo das superfícies adjacentes de contato). A perda de qualquer filme de proteção pode resultar na aceleração da perda de íons metálicos. Demonstrou-se que a CD ocorre ao longo das interfaces superestrutura-corpo do implante-pilar.

Em geral, as camadas passivas de óxido de substratos metálicos se dissolvem a taxas tão mais lentas, que a perda de massa resultante não apresenta consequência mecânica para o implante. Um problema mais crítico é a perfuração local irreversível da camada passiva que os íons de cloreto frequentemente causam, o que pode resultar em corrosão localizada. Tais perfurações podem, muitas vezes, ser observadas em aços de ferro-cromo-níquel-molibdênio (Fe-Cr-Ni-Mo), que contêm uma quantidade insuficiente dos elementos de liga estabilizando a camada passiva (ou seja, Cr e Mo), ou regiões locais de implantes que estão submetidas a ambientes anormais. Até mesmo os materiais de óxidos cerâmicos não são totalmente resistentes à degradação. O comportamento semelhante à corrosão dos materiais cerâmicos pode então ser comparado à dissolução química dos óxidos em íons ou íons complexos de respectivos substratos de óxido metálico. Um exemplo disso é a solubilidade do óxido de alumínio como alumina ou do óxido de titânio como titânia. Essa afirmação costuma ser válida; no entanto, a maior parte dos óxidos metálicos e substratos não metálicos tem estruturas amorfas que incluem hidróxido, mas as massas cerâmicas são, em sua maioria, cristalinas. A resistência à corrosão dos polímeros sintéticos, por outro lado, depende não só da sua composição e forma estrutural, mas também do grau de polimerização. Ao contrário de materiais metálicos e cerâmicos, os polímeros sintéticos não são apenas dissolvidos, mas são também penetrados por água e substâncias de ambientes biológicos. O grau de alteração resultante depende das condições das propriedades do material para o componente fabricado.

Toxicidade e Considerações

A toxicidade está relacionada com produtos primários de biodegradação (cátions e ânions simples e complexos), principalmente aqueles de metais de maior peso atômico. Dentre os fatores a serem considerados, estão: (1) a quantidade dissolvida por biodegradação por unidade de tempo, (2) a quantidade de material removido por atividade metabólica na mesma unidade de tempo e (3) as quantidades de partículas sólidas e de íons depositados no tecido e quaisquer transferências associadas ao sistema sistêmico. A quantidade de elementos liberados dos metais durante o tempo de corrosão (p. ex., gramas por dia) pode ser calculada por meio da seguinte fórmula:[15]

$$ET\,(g/dia) = ETL\,(\%) \times BC\,(g/cm^2 \times dia) \times SI\,(cm^2)/100$$

Em que ET = elemento tóxico, ETL = elementos tóxicos na liga, BC = biodegradação da corrosão e SI = superfície do implante.

É de pouca importância para a fórmula se o substrato metálico é exposto ou não, pois a camada passiva é dissolvida. A questão principal é que a superfície representa a forma "final" do implante. A fórmula também é válida para materiais cerâmicos e para substâncias transferidos a partir de polímeros sintéticos. Dessa maneira, parece que a toxicidade está relacionada com o conteúdo dos elementos tóxicos dos materiais e que estes podem ter um efeito modificador na taxa de corrosão.[15]

A transformação de produtos primários nocivos depende do seu nível de solubilidade e de transferência. Sabe-se que, enquanto os íons de crômio e de titânio reagem localmente em concentrações baixas, o cobalto, o molibdênio ou o níquel podem permanecer dissolvidos em concentrações relativas mais elevadas e, portanto, podem ser transportados e distribuídos nos fluidos corporais. Diversos estudos têm documentado a toxicidade relativa do titânio e suas ligas, e são abordados na seção sobre titânio.

Lemmons[32] relatou a formação de ligações eletroquímicas como resultado de implantes orais e procedimentos restauradores, e salientou a importância de se selecionar metais compatíveis para serem colocados em contato direto um com o outro na cavidade oral para evitar a formação de ligações eletroquímicas adversas. O comportamento eletroquímico de materiais implantados tem sido útil na avaliação de sua biocompatibilidade.[42] Zitter e Plenk[43] demonstraram que a oxidação anódica e a redução catódica acontecem em espaços diferentes, mas devem sempre equilibrar uma à outra por meio de transferência de carga. Demonstrou-se que isso prejudica tanto o crescimento celular como a transmissão de estímulos de uma célula para outra. Por isso, um local de corrosão anódica pode ser influenciado por transferência de íons, mas também por outros fenômenos de oxidação possivelmente prejudiciais. A transferência de carga parece ser um fator significativo específico para a biocompatibilidade de biomateriais metálicos. As camadas passivas ao longo das superfícies de titânio, nióbio, zircônio e tântalo aumentam a resistência aos processos de transferência de carga por meio do isolamento do substrato do eletrólito, além de proporcionar maior resistência a transferências de íons. Por outro lado, metais à base de ferro, níquel ou cobalto não são tão resistentes às transferências através das zonas de superfície passivas semelhantes a óxidos.

Metais e Ligas

Até o momento, a maioria dos sistemas de implantes dentais disponíveis nos Estados Unidos é preparada a partir de metais ou ligas. Esses materiais são analisados neste capítulo por meio da separação dos metais e ligas de acordo com suas composições elementares, pois uma proporção crescente tem características de superfície modificadas que são abordadas na segunda seção deste capítulo.

Várias organizações têm fornecido as diretrizes para a padronização de materiais para implantes.[44] O Comitê F4 da ASTM (ASTM F4) e a ISO (ISOTC 106, ISOTR 10541) forneceram a base para tais normas.[19,20] Até o momento, um levantamento multinacional feito pela ISO indicou que o titânio e suas ligas são os mais utilizados. Os implantes não metálicos mais utilizados são os materiais óxidos, de carbono ou os semelhantes aos óxidos de grafite.[45]

Os principais grupos de materiais implantáveis para odontologia são o titânio e suas ligas, as ligas de cromo-cobalto, os aços austeníticos Fe-Cr-Ni-Mo, as ligas de tântalo, nióbio e zircônio, metais preciosos, cerâmicas e materiais poliméricos.

Titânio e Titânio-6 Alumínio-4 Vanádio (Ti-6Al-4V)

Este grupo reativo de metais e ligas (com elementos primários de substâncias metálicas do grupo reativo) forma óxidos aderentes no ar ou em soluções oxigenadas. O titânio oxida (torna-se passivo) em contato com o ar ou à temperatura ambiente e com fluidos normais de tecidos. Essa reatividade é favorável aos dispositivos de implantes dentais. Na ausência de movimento interfacial ou condições ambientais adversas, essa condição de superfície passivada (oxidada) minimiza os fenômenos de biocorrosão. Em situações em que o implante seria colocado dentro de um local receptor de ajuste estreito no osso, as áreas arranhadas ou desgastadas durante a colocação novamente se tornariam passivas *in vivo*. Essa característica é uma importante consideração da propriedade relacionada com o uso de titânio para implantes dentais.[37,46-48] Alguns relatos indicam que a camada de óxido tende a aumentar de espessura sob testes de corrosão[48] e que a decomposição dessa camada é improvável em soluções aeradas.[49]

Bothe et al.[50] estudaram a reação do osso de coelho a 54 metais e ligas de titânio diferentes implantados, e mostraram que o titânio permitiu o crescimento ósseo diretamente adjacente às superfícies de óxido. Leventhal[51] estudou ainda a aplicação de titânio para implantação. Beder et al.[52], Gross et al.[53], Clarke et al.[54] e Brettle[55] conseguiram expandir as indicações desses materiais. Em todos os casos, o titânio foi selecionado como o material de escolha em razão de sua natureza inerte e biocompatível, unida à sua excelente resistência à corrosão.[1,56-60]

Estudos específicos na literatura abordaram a corrosão dos implantes de titânio e são relatados na seção de características de superfície. Infelizmente, a maioria é para condições *in vitro* e sem carga, e poucos identificam com precisão o tipo e a superfície de titânio estudados.

As propriedades gerais de engenharia dos metais e ligas utilizados para implantes dentais estão resumidas na Tabela 4-1. O titânio exibe um módulo de elasticidade e uma resistência à tensão relativamente baixos em comparação com a maioria das outras ligas. Os valores de resistência para a condição metalúrgica forjada suave e dúctil (implantes de forma radicular e laminados normais) são em torno de 1,5 vez maiores que a resistência do osso compacto. Na maioria dos modelos em que as dimensões de volume e a forma são simples, a resistência desta magnitude é adequada. Como as resistências à fadiga costumam ser 50% mais fracas ou menos que as resistências à tensão correspondentes, os critérios de projeto dos implantes são decididamente importantes. A criação de cantos afiados ou de partes finas deve ser evitada para aquelas regiões sob cargas em condições de tensão ou de cisalhamento. O módulo de elasticidade do titânio é cinco vezes maior que o do osso compacto, e essa propriedade coloca ênfase na importância do projeto na distribuição adequada de transferência de tensão mecânica. A este respeito, as áreas de superfície que são cargas de compressão foram maximizadas para alguns dos modelos de implantes mais recentes. Quatro graus de titânio puro e liga de titânio são os mais populares. Seus limites máximos de força e resistência variam em virtude da sua composição.

A liga de titânio utilizada com mais frequência é a de titânio-alumínio-vanádio. A condição da liga forjada é aproximadamente seis vezes mais forte que o osso, oferecendo, assim, mais oportunidades para modelos com partes mais finas (p. ex., platôs, regiões finas de interconexão, suporte do parafuso da conexão pilar-corpo do implante, concavidades irregulares, porosidades). O módulo de elasticidade da liga é ligeiramente maior que o do titânio, sendo em torno de 5,6 vezes superior ao do osso compacto. Tanto a liga quanto o elemento primário (*i.e.*, o titânio) têm superfícies de óxido de titânio (passivadas). Desenvolveu-se informação sobre a espessura, pureza e estabilidade do óxido em relação à biocompatibilidade do implante.[9,14,19] Em geral, o titânio e suas respectivas ligas demonstraram interfaces descritas como *osseointegradas* para implantes em humanos. Além disso, as condições da superfície, na qual a espessura do óxido variou de centenas de angstroms de filmes de superfície de óxido amorfos a 100% de titânia (cerâmica na forma de rutilo de dióxido de titânio [TiO^2]), demonstraram osseointegração.

As possíveis influências dos produtos da biodegradação do alumínio e do vanádio em respostas locais e sistêmicas dos tecidos foram analisadas sob a perspectiva da ciência básica e das aplicações clínicas.[61] Foi publicada extensa literatura a respeito da taxa de corrosão do titânio no interior dos fluidos dos tecidos locais[62-64] e o acúmulo perimplantar de "partículas negras."[65] Houve relato de alguns efeitos adversos.[66] Foram encontradas concentrações aumentadas de titânio tanto nos tecidos perimplantares como nos órgãos parenquimatosos,[67,68] principalmente no pulmão, e concentrações muito menores no fígado, rins e baço.[25,66-70] No entanto, as composições de ligas não foram bem definidas ou controladas. A corrosão e o desgaste mecânico têm sido sugeridos como possíveis causas.[48,67,68] Os autores que ainda advertem sobre a aplicabilidade desses resultados para as ligas de titânio disponíveis atualmente desenvolveram outros tipos de ligas utilizando ferro, molibdênio e outros elementos como agentes primários de liga.[17] Mais recentemente, várias novas ligas de titânio de maior resistência foram introduzidas.[33,71]

Embora muitas questões de ciência básica permaneçam, têm sido muito positivas as aplicações clínicas dessas ligas em sistemas cirúrgicos ortopédicos e dentais, especialmente considerando uma resistência maior; e as ligas de titânio não demonstraram números significativos de sequelas negativas identificáveis.[19]

Estudos eletroquímicos apoiam a seleção de condições nas quais as concentrações elementares seriam relativamente baixas em magnitude[11]. Eletroquimicamente, o titânio e as ligas de titânio são um pouco diferentes com relação aos potenciais eletromotivo e galvânico em comparação com outros materiais odontológicos que são condutores de eletricidade.

Os resultados desses potenciais eletroquímicos e o modo como eles se relacionam com respostas *in vivo* foram publicados

TABELA 4-1
Propriedades de Engenharia dos Metais e Ligas Utilizados nos Implantes Cirúrgicos*

Material	Análise da Superfície Nominal(w/o)	Módulo de Elasticidade GN/m² (psi μ 10⁶)	Resistência Máxima à Tensão MN/m² (ksi)	Alongamento da Fratura (%)	
Óxido de titânio	99 + Ti	97 (14)	240–550 (25–70)	15	Ti
Óxido de titânio alumínio- vanádio	90Ti-6Al-4V	117 (17)	869–896	>12	Ti
Óxido de cobalto crômio- molibdênio (fundição)	66Co-27Cr-7Mo	235 (34)	655 (95)	>8	Cr
Aço inoxidável (316L)	70Fe-18Cr-12Ni	193 (28)	480–1.000	>30	Cr
Óxido de zircônio		97 (14)	552 (80)	20	Zr
Óxido de tântalo		—	690 (100)	11	Ta
Ouro	99⁺ Au	97 (14)	207–310 (30–45)	>30	Au
Platina	99⁺ Pt	166 (24)	131 (19)	40	Pt

*São fornecidos valores mínimos dos documentos do Comitê F4 da American Society for Testing and Materials. Os produtos selecionados apresentam uma variedade de propriedades.
GN/m^2, Giganewton por metro quadrado; *ksi*, mil libras por polegada quadrada; MN/m^2, meganewton por metro quadrado; *psi*, libras por polegada quadrada; *w/o*, porcentagem de peso.

TABELA 4-2
Reatividade Eletroquímica

A	Ligas de ouro
B	Ligas de paládio
C	Ligas de titânio
D	Ligas de cobalto
E	Ligas de níquel

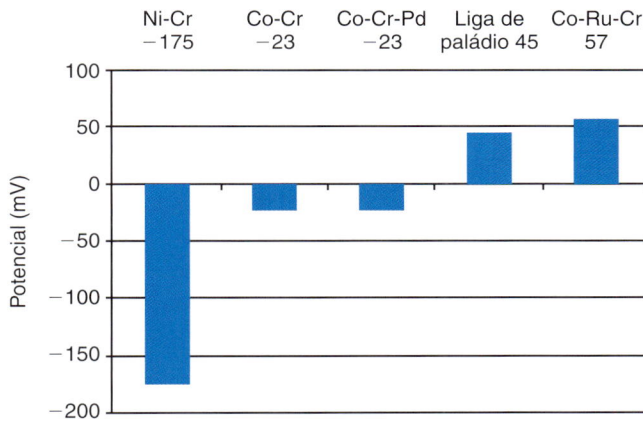

FIGURA 4-2. Corrosão de ligas pareadas com titânio. Metais de base pareados com titânio apresentam propriedades de corrosão inferiores em comparação com liga de paládio e metais nobres e liga de Co-Ru. (Fonte: Argen Corporation.)

anteriormente.[9,42,63] Em geral, os sistemas com base em titânio e cobalto são eletroquimicamente similares; contudo, elementos comparativos que imitam as condições em uma célula de aeração revelaram que o fluxo de corrente no titânio e nas ligas de titânio é várias ordens de magnitude menor que em aços Fe-Cr-Ni-Mo ou em ligas de Co-Cr.[15]

Relatórios recentes têm desafiado o pensamento tradicional em algumas formas no que diz respeito à utilização de ligas à base de cobalto como superestruturas para próteses de implantes. Como o preço dos metais nobres tem aumentado, os médicos estão explorando alternativas para estruturas protéticas. Isso é particularmente verdadeiro no caso dos implantes odontológicos, em que subestruturas metálicas podem ter tamanho considerável, com um custo comparável. Metais diferentes, quando conectados eletroquimicamente, podem sofrer fluxo de íons, e são notadas as consequências clínicas nocivas disso.[72,73] Devido à camada original e aderente de óxido formada pelo titânio, o fluxo de íons é limitado. Se o titânio for unido a uma superestrutura de ouro, por exemplo, o óxido de titânio formado na superfície do titânio impede a troca iônica clinicamente significativa, levando a ligações intraorais clinicamente aceitáveis. Nas ligações em que o titânio é o metal mais nobre, o menos nobre continua a corroer, especialmente nas frestas. Em outras palavras, o metal mais nobre corroerá o metal menos nobre (Tabela 4-2). A quantidade de corrosão e do fluxo de corrente depende do ambiente receptor específico; a avaliação é ainda mais complicada pelas variadas técnicas in vitro utilizadas.[74] Pelo menos um estudo in vitro apoia o uso de uma liga à base de cobalto juntamente com titânio.[75] O uso de superestruturas à base de cobalto tem ainda mais suporte devido a uma grande variedade de experimentos clínicos e superestruturas comercialmente disponíveis feitas de ligas de cobalto-cromo. Como um exemplo, muitos laboratórios comerciais grandes fresam superestruturas de implantes a partir de ligas à base de cobalto. Outros médicos publicaram relatos de casos usando superestruturas de implante à base de cobalto.[76,77]

Pelo menos um fabricante (NobleBond®; Argen) respondeu às preocupações citadas anteriormente produzindo uma liga à base de cobalto com grandes quantidades de rutênio. O rutênio (Ru) é um metal nobre da família da platina, com uma excelente resistência à corrosão, mas é consideravelmente mais barato que ouro e platina. Esta liga contém 40% de cobalto, 25% de rutênio e 24% de crômio. Embora o desempenho clínico dessa liga ainda deva ser acompanhado, avanços como estes podem, mais cedo ou mais tarde, permitir que os clínicos utilizem ligas alternativas, tais como metais à base de paládio e rutênio para restauração clínica de implantes (Fig. 4-2). A utilização de ligas à base de paládio também é apoiada pelo uso clínico e análise in vitro.[78]

Para eliminar a presença de metais diferentes, alguns clínicos optaram por fabricar superestruturas de implantes usando técnicas de fresagem. Com esta tecnologia, uma superestrutura de barra de implante, por exemplo, pode ser fresada a partir de uma única barra de titânio (Fig. 4-3). Avanços na imagem óptica (para impressões, seja no laboratório ou intraoralmente), bem como a tecnologia de fresagem, tornaram essa abordagem possível. Como a superestrutura é fresada a partir do mesmo material que os próprios implantes, os metais diferentes não estão presentes, e não há fluxo de corrente. Por

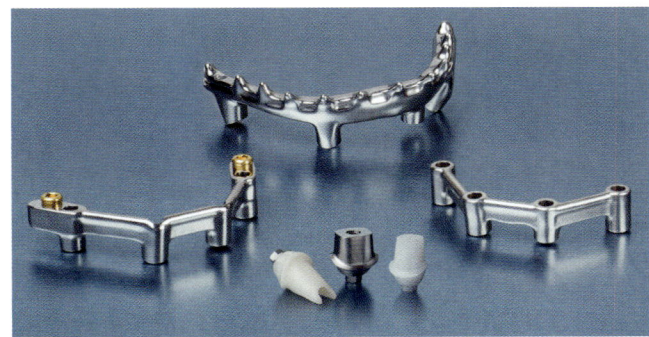

FIGURA 4-3. Superestruturas fresadas de implante. Há uma variedade de dispositivos fresados com precisão prontamente disponível com suporte laboratorial. Quando os dispositivos são fresados a partir do titânio, o potencial eletroquímico é zero, e o fluxo de corrente é eliminado. Os pilares também podem ser fabricados utilizando técnicas de CAD/CAM, tanto a partir de materiais metálicos ou de cerâmica, ou combinações.

outro lado, a superestrutura pode ser fresada a partir de cerâmica (Zirconzahn; Fig. 4-4). Essa abordagem pode utilizar conectores de metal maquinados que são cimentados na estrutura (Fig. 4-5), ou a interface implante-pilar também pode ser fresada na prótese.

Mecanicamente, o titânio é muito mais dúctil (dobrável) que a liga de titânio. Essa característica tem se mostrado um aspecto muito favorável relacionado com o uso do titânio para dispositivos endósseos em forma de lâmina. A necessidade de ajustes ou curvaturas para fornecer pilares paralelos para tratamentos protéticos levou os fabricantes a otimizarem as microestruturas e as condições de tensão residual. A cunhagem, a estampagem ou a forja, seguidas de tratamentos térmicos de recozimento controlados, são rotineiramente utilizadas durante o processamento metalúrgico. No entanto, se um pilar de um implante for curvado no momento da implantação, então o metal é forçado localmente na região do pescoço (curvado), e a tensão local é cumulativa e depende da quantidade total de deformação introduzida durante o procedimento. Esta é uma das razões, exceto pela fadiga por carga cíclica prévia, pela qual a reutilização de implantes não é recomendada. Além disso, processos mecânicos podem, por vezes, alterar ou contaminar de forma significativa as superfícies dos implantes. Quaisquer resíduos de alterações na superfície devem ser

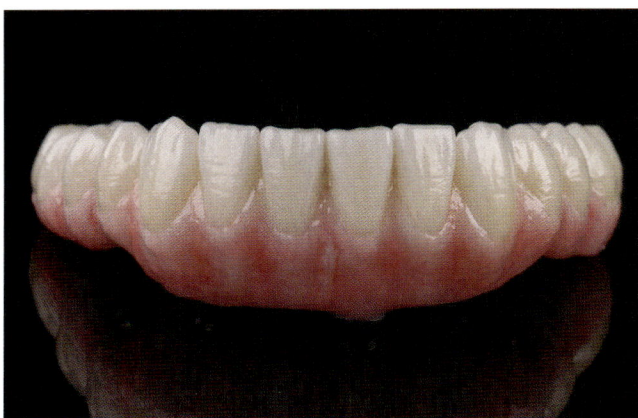

FIGURA 4-4. Estrutura monolítica de cerâmica de zircônia, prótese fixa sobre implantes. As superfícies oclusais e estruturas são fresadas a partir de um único bloco de cerâmica. Após a aplicação de líquidos de óxido metálico e queima para colorir os dentes, pode ser adicionada uma fina camada de revestimento de porcelana rosa para criar contornos e tons gengivais.

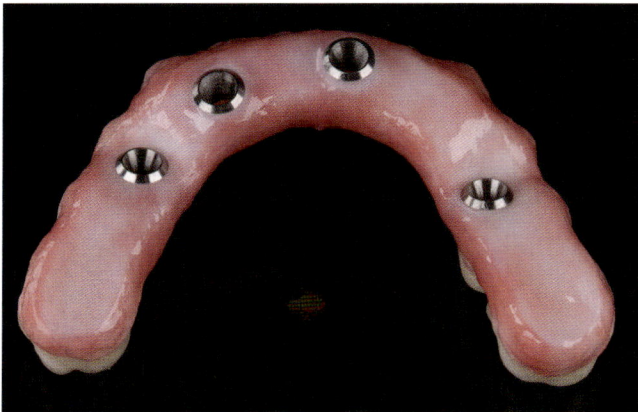

FIGURA 4-5. Prótese fresada em cerâmica pura com conectores de metal. Após a sinterização e coloração, podem ser utilizados conectores metálicos usinados para fazer a interface com a plataforma do implante.

removidos antes da implantação para garantir condições mecânica e quimicamente higiênicas.

As novas técnicas de fundição do titânio e das ligas de titânio permanecem limitadas à aplicação em implantes dentais por causa do alto ponto de fusão dos elementos e da tendência à absorção de oxigênio, nitrogênio e hidrogênio, o que pode causar fragilização metálica. Uma atmosfera de alto vácuo ou de gás protetor ultrapuro torna possível a produção de peças fundidas em titânio e suas ligas em diferentes níveis de pureza,[79,80] embora microestruturas e porosidade sejam relativamente desfavoráveis em relação às resistências à fadiga e à fratura.[9,32] As resistências características do titânio grau 2 fundido comercialmente puro (CP) e de Ti-6Al-4V depois do tratamento térmico e do recozimento podem estar na faixa daquelas feitas de ligas de titânio forjadas, utilizadas para implantes dentais.[81]

Liga à Base de Cobalto-Cromo-Molibdênio

As ligas à base de cobalto são utilizadas mais frequentemente em uma condição metalúrgica de pré-fusão ou de fundição-e-recozimento. Isso possibilita a fabricação de implantes com projetos personalizados, tais como estruturas subperiosteais. A composição elementar desta liga inclui cobalto, cromo e molibdênio como elementos principais. O cobalto proporciona a fase contínua para as propriedades básicas; as fases secundárias à base de cobalto, crômio, molibdênio, níquel e de carbono fornecem resistência (quatro vezes a do osso compacto) e resistência à abrasão superficial (Tabela 4-1); o cromo fornece resistência à corrosão através da superfície do óxido; e o molibdênio fornece resistência à corrosão do volume. Todos esses elementos são fundamentais, bem como a sua concentração, o que enfatiza a importância do controle das tecnologias de fundição e de fabricação. Também estão incluídas nesta liga concentrações mais baixas de níquel, manganês e carbono. O níquel foi identificado nos produtos da biocorrosão, e o carbono deve ser controlado de modo preciso para manter as propriedades mecânicas, tais como ductilidade. As ligas cirúrgicas de cobalto não são as mesmas usadas em próteses parciais, e é necessário evitar as substituições.

Em geral, as ligas de cobalto pré-fusão são os menos dúcteis de todos os sistemas de ligas utilizadas para implantes cirúrgicos dentais, e deve-se evitar curvar os implantes finalizados. Como muitos desses dispositivos de liga foram fabricados por laboratórios dentais, todos os aspectos do controle de qualidade e da análise para os implantes cirúrgicos devem ser seguidos durante a seleção da liga, a fundição e o acabamento. Dentre as considerações críticas, estão a análise química, as propriedades mecânicas e o acabamento da superfície conforme especificado pela ASTM F4 e pela ADA para implantes cirúrgicos.[19,21] Quando fabricados de maneira adequada, os implantes deste grupo de liga apresentaram excelente perfil de biocompatibilidade.

Ligas à Base de Ferro-Cromo-Níquel

As ligas de aço inoxidável cirúrgico (p. ex., 316 com baixo teor de carbono [316L]) têm um longo histórico de uso em dispositivos de implantes ortopédicos e dentais. Esta liga, assim como nos sistemas de titânio, é utilizada na maioria das vezes em uma condição metalúrgica forjada e tratada termicamente, o que resulta em uma liga de alta resistência e de alta ductilidade. Os implantes em forma de lâmina para o ramo mandibular, os implantes da estrutura do ramo, os pinos estabilizadores (antigos) e alguns sistemas de inserção em mucosa foram feitos com ligas à base de ferro.

As especificações da ASTM F4 para passivação da superfície foi escrita e aplicada pela primeira vez nas ligas de aço inoxidável.[19] Em parte, isso foi feito para maximizar a resistência à corrosão-biocorrosão. Das ligas para implantes, esta liga é a mais sujeita à biocorrosão por frestas e por pites, e é preciso ter cuidado para usar e manter a condição passivada (óxido) da superfície. Como tal liga contém níquel como elemento principal, o uso em pacientes alérgicos ou hipersensíveis ao níquel deverá ser evitado. Além disso, se um implante de aço inoxidável for modificado antes da cirurgia, então os procedimentos recomendados exigem a repassivação, de modo a obter uma condição oxidada (passivada) da superfície para minimizar a biodegradação *in vivo*.

As ligas à base de ferro contêm potenciais galvânicos e características de corrosão que poderiam resultar em preocupações a respeito da ligação galvânica e da biocorrosão, se interligadas a biomateriais para implantes feitos de titânio, cobalto, zircônio ou carbono.[82-84] Em algumas condições clínicas, mais de uma liga pode estar presente na mesma arcada dentária de um paciente. Por exemplo, se uma ponte de uma liga metálica nobre ou básica tocar as cabeças dos pilares de um implante de aço inoxidável e titânio simultaneamente, então um circuito elétrico se formaria através dos tecidos. Se utilizado de maneira independente, em que as ligas não estão em contato ou não estão eletricamente interligadas, então a ligação galvânica não existiria, e cada dispositivo poderia funcionar de modo independente. Tal como acontece com os outros sistemas de metais e ligas discutidos, as ligas à base de ferro têm um longo histórico de aplicações clínicas. A remoção a longo prazo dos dispositivos demonstrou que, quando usada de forma apropriada, a liga pode funcionar sem decomposições significativas *in vivo*. Claramente, as propriedades mecânicas e características de custo dessa liga oferecem vantagens com relação às aplicações clínicas.

Outros Metais e Ligas

Muitos outros metais e ligas têm sido utilizados para a fabricação de dispositivos de implante dentais. As primeiras espirais e gaiolas incluíam tântalo, platina, irídio, ouro, paládio e ligas desses metais. Mais recentemente, os dispositivos feitos a partir de zircônio, háfnio e tungstênio foram avaliados.[15,85,86] Foram relatadas algumas vantagens significativas desse grupo de metais reativos e suas ligas, embora um grande número desses dispositivos não tenha sido fabricado nos Estados Unidos.

Ouro, platina e paládio são metais de resistência relativamente baixa, o que coloca limites no *design* dos implantes. Além disso, tem sido sugerido que o custo por unidade de peso e o peso por unidade de volume (densidade) do dispositivo ao longo do arco superior são possíveis limitações para o ouro e a platina. Esses metais, especialmente o ouro, por causa da nobreza e disponibilidade, continuam a ser utilizados como materiais de implantes cirúrgicos. Por exemplo, o modelo do grampo endósseo de Bosker representa o uso desse sistema de liga.[87]

Cerâmica e Carbono

As cerâmicas são materiais inorgânicos, não metálicos e não poliméricos fabricados através da compactação e sinterização a temperaturas elevadas. Elas podem ser divididas em óxidos metálicos e outros compostos. As cerâmicas de óxido foram introduzidas para dispositivos de implantes cirúrgicos por causa de sua inércia à biodegradação, alta resistência, características físicas, tais como a cor e a mínima condutividade térmica e elétrica, e uma vasta gama de propriedades elásticas específicas do material.[88,89] Em muitos casos, no entanto, a baixa ductilidade ou a fragilidade inerente resultou em limitações. As cerâmicas têm sido utilizadas em formas brutas e, mais recentemente, como revestimento sobre metais e ligas.

Óxidos de Alumínio, Titânio e Zircônio

As cerâmicas de alta resistência de óxidos de alumínio, titânio e zircônio têm sido utilizadas em implantes dentais de forma radicular, implantes endósseos em forma de lâmina e implantes tipo pino.[90] As características gerais dessas cerâmicas estão resumidas na Tabela 4-3. As resistências à compressão, tensão e flexão excedem em três a cinco vezes a resistência do osso compacto. Essas propriedades, combinadas com elevados módulos de elasticidade, e, especialmente, com as resistências à fadiga e à fratura, resultaram em requisitos especializados de projeto para essas classes de biomateriais.[19,91] Por exemplo, a fabricação de um dispositivo subperiosteal a partir de uma cerâmica superior não deve ser realizada por causa da natureza personalizada desses dispositivos, e por causa da menor resistência à fratura e dos custos relativos para a fabricação. As cerâmicas de óxido de alumínio, titânio e zircônio têm uma coloração clara, branca, bege ou cinza-claro, o que beneficia as aplicações como dispositivos anteriores de forma radicular. A condutividade térmica e elétrica mínima, a biodegradação mínima e as reações mínimas com ossos, tecidos moles e o ambiente oral também são reconhecidos como benéficos em comparação com outros tipos de biomateriais sintéticos. Em estudos anteriores sobre dispositivos dentais e ortopédicos em animais de laboratório e seres humanos, as cerâmicas exibiram interfaces diretas com osso, semelhantes a uma condição osseointegrada com o titânio. Além disso, a caracterização de zonas de fixação gengival ao longo de dispositivos de safira, com forma radicular em modelos de laboratório, demonstrou regiões de ligação localizada.[9,92-96]

Embora as cerâmicas sejam quimicamente inertes, deve-se tomar cuidado no manuseio e colocação desses biomateriais. A exposição à esterilização a vapor resulta em uma diminuição mensurável da resistência para algumas cerâmicas; arranhões ou entalhes podem introduzir locais de início de fraturas; soluções químicas podem deixar resíduos; e as superfícies duras e, às vezes, ásperas podem facilmente abradar outros materiais, deixando um resíduo em contato. Recomenda-se a esterilização por calor seco em um ambiente limpo e seco para a maioria das cerâmicas.

Uma série de dispositivos com forma radicular e com forma de lâmina utilizados durante a década de 1970 resultou em fraturas intraorais após vários anos de uso.[97] As fraturas foram iniciadas por um ciclo de fadiga em que as tensões biomecânicas estavam ao longo das regiões de curvatura e cargas de tensão localizadas. Embora os testes iniciais mostrassem resistências mecânicas adequadas para esses materiais de alumina policristalina,[98] os resultados clínicos de longo prazo demonstraram claramente uma limitação funcional relacionada com o projeto e o material.

Isso ilustra a necessidade de pesquisas clínicas controladas para relacionar as propriedades básicas com o desempenho *in vivo*. As biocompatibilidades químicas estabelecidas, a resistência aumentada e as capacidades de dureza da safira e da zircônia, e as propriedades básicas das cerâmicas superiores continuam fazendo delas excelentes candidatas para implantes dentais.

Cerâmicas Biodegradáveis e Bioativas à Base de Fosfatos de Cálcio

Aumento e Substituição Ósseos

Os materiais de fosfato de cálcio ($CaPO_4$) (*i.e.*, cerâmicas de fosfato de cálcio [CFCs]) usados na cirurgia reconstrutiva dental incluem uma vasta gama de tipos de implante e, por isso, uma grande variedade de aplicações clínicas. As primeiras pesquisas enfatizaram particulados sólidos e porosos com composições nominais que eram relativamente similares à fase mineral do osso ($Ca_5[PO_4]_3OH$). As propriedades microestruturais e químicas desses particulados foram controladas para fornecer formas que permanecessem intactas para

---

TABELA 4-3
Propriedades de Engenharia de Algumas Cerâmicas Inertes Usadas como Biomateriais*

Material	Módulo de Elasticidade, GN/m^2 (psi μ 10^6)		Resistência Máxima à Flexão, Mpa (ksi)	Superfície
Óxido de alumínio (43-80)	Al_2O_3 policristalino		372 (54)	300–550
	Cristal único (safira) Al_2O_3		392 (56)	640 (93)
Óxido de zircônio – zircônia (PSZ) (72-94)	ZrO_2		195–210 (28-30)	500–650
Óxido de titânio (titânia)	280 (41)		69–103 (10–15)	TiO_2

*Estas cerâmicas superiores apresentam um alongamento da fratura permanente de 0%.
$GN/m2$, Giganewton por metro quadrado; *ksi*, mil libras por polegada quadrada; *MPa*, megapascal; *psi*, libras por polegada quadrada.

fins estruturais após a implantação. Os resultados laboratoriais e clínicos desses particulados foram muito promissores e levaram à expansão para aplicações de implantes, incluindo formatos maiores dos implantes (p. ex., bastões, cones, blocos, barras H) para suporte estrutural sob condições de carga com magnitude relativamente alta.[99,100]

Além disso, a faixa de tamanho dos particulados por substituição óssea ampliou-se para tamanhos menores e maiores para aplicações combinadas com compostos orgânicos. Misturas de particulados com colágeno e, subsequentemente, com drogas e compostos orgânicos ativos, tal como a proteína morfogenética óssea, aumentaram a gama de aplicações possíveis. Ao longo dos últimos 20 anos, esses tipos de produtos e seus usos continuaram se expandindo de modo significativo.[100-103]

Implantes Endósseos e Subperiosteais

A primeira série de formas estruturais para implantes dentais incluía bastões e cones para preenchimento de locais de extração da raiz dentária (retentores de rebordo)[104] e, em alguns casos, implantes endósseos para suporte de carga.[105] As limitações das características das propriedades mecânicas logo resultaram no reforço interno dos implantes CFC por meio de técnicas mecânicas (barras metálicas centrais) ou físicas (revestimento sobre outro substrato).[106,107]

Os números de revestimentos de superfícies metálicas usando metalização ou jateamento de plasma (ou outras técnicas) aumentaram rapidamente para as CFC.[100] Os revestimentos foram aplicados a uma vasta gama de modelos de implantes dentais endósseos e subperiosteais, com a intenção geral de melhorar os perfis de biocompatibilidade da superfície do implante e a longevidade deste (e serão abordadas mais adiante neste capítulo).[108-110]

Vantagens e Desvantagens

O Quadro 4-1 resume as vantagens e desvantagens da CFC. As vantagens reconhecidas associadas aos biomateriais de CFC são as seguintes:[111]

1. Composições químicas de alta pureza e de substâncias que são semelhantes aos componentes do tecido biológico normal (cálcio, fósforo, oxigênio e hidrogênio).
2. Excelente perfil de biocompatibilidade dentro de uma variedade de tecidos, quando utilizado como planejado.
3. Oportunidades de fornecer conexões entre a CFC selecionada e os tecidos moles e duros.
4. Condutividade térmica e elétrica mínima, além de capacidades de proporcionar uma barreira física e química para o transporte de íons (p. ex., íons metálicos).
5. Módulos de elasticidade mais semelhantes ao osso, em comparação com muitos outros materiais de implantes utilizados para implantes de suporte de carga.
6. Cor semelhante à do osso, dentina e esmalte.
7. Uma base de informações extensa e em constante crescimento relacionada com ciência, tecnologia e aplicação.

A seguir, estão algumas das possíveis desvantagens associadas a esses tipos de biomateriais:

1. Variações nas características químicas e estruturais em alguns produtos de implantes disponíveis atualmente.
2. Resistências à tensão e ao cisalhamento relativamente baixas sob condição de carga de fadiga.
3. Resistências de fixação relativamente baixas para algumas interfaces revestimento-substrato.
4. Solubilidade variável, dependendo do produto e da aplicação clínica (as estabilidades estruturais e mecânicas dos revestimentos em condições *in vivo* de suporte de carga, especialmente tensão e cisalhamento, podem variar como uma função da qualidade do revestimento).
5. Alterações das propriedades químicas e estruturais do substrato relacionadas com algumas tecnologias disponíveis de revestimento.
6. Expansão das aplicações que, por vezes, ultrapassam as crescentes informações científicas sobre as propriedades.

As propriedades básicas dessas substâncias são fundamentais para as aplicações. A Tabela 4-4 oferece um resumo de algumas propriedades das cerâmicas bioativas e biodegradáveis. Em geral, essas classes de biocerâmicas apresentam resistências, durezas e módulos de elasticidade menores que os de formas mais quimicamente inertes

QUADRO 4-1 Vantagens e Desvantagens das Cerâmicas de Fosfato de Cálcio

Vantagens	Desvantagens
A química imita os tecidos biológicos normais (C, P, O, H)	Características químicas e estruturais variáveis (relacionadas com tecnologia e química)
Excelente biocompatibilidade	
Ligação entre as cerâmicas de fosfato de cálcio e os tecidos duros e moles	Baixa resistência à tensão mecânica e ao cisalhamento sob carga de fadiga
Mínima condutividade térmica e elétrica	Baixa ligação entre o revestimento e o substrato
Módulos de elasticidade mais próximos aos do osso do que muitos outros materiais implantáveis	Solubilidade variável
	Estabilidade mecânica variável dos revestimentos sob condições de suporte de carga
Cor semelhante à dos tecidos duros	Uso excessivo
Pesquisa extensa	

TABELA 4-4
Propriedades das Cerâmicas Bioativas e Biodegradáveis*

Material	Módulo de Elasticidade, GPa (psi μ 10⁶)	Resistência Máxima à Flexão, Mpa (ksi)	Superfície
Hidroxiapatita	40–120 (6–17)	40–300 (6–43)	$Ca_{10}(PO_4)_6(OH)_2$
Fosfato tricálcico	30–120 (4–17)	15–120 (2–17)	$Ca_3(PO_4)_2$
Bioglass® ou Ceravital®	40–140 (6–20)	20–350 (3–51)	$CaPO_4$
Cerâmica AW	124 (18)	213 (31)	$CaPO_4 + F$
Carbono	25–40 (4–6)	150–250 (22–36)	C
Carbono-silício (ELI)	25–40 (4–6)	200–700 (29–101)	CSi

*Essas cerâmicas e carbonos têm um alongamento da fratura permanente de 0%.
GPa, Gigapascal; *psi*, libras por polegada quadrada; *ksi*, mil libras por polegada quadrada; *ELI*, isotrópico de baixa temperatura; *MPa*, megapascal.

discutidas previamente. As resistências à fadiga, especialmente nos materiais porosos, impuseram limitações no que diz respeito a alguns modelos de implantes dentais. Em certos casos, essas características foram utilizadas para proporcionar melhores condições de implante (p. ex., biodegradação de particulados).

Os aluminatos de cálcio, vidros invertidos de sódio-lítio com adições de $CaPO_4$ (Bioglass® ou Ceravital®) e vitrocerâmicas (vitrocerâmica AW) também fornecem uma ampla gama de propriedades e apresentam aplicações estendidas.[103,107]

Propriedades das Cerâmicas Bioativas

As propriedades físicas são específicas à área de superfície ou forma do produto (bloco, partículas), porosidade (denso, macroporoso, microporoso) e cristalinidade (cristalino ou amorfo). As propriedades químicas estão relacionadas com a proporção de fosfato de cálcio, a composição, as impurezas elementares (p. ex., carbonato), a substituição iônica na estrutura atômica e o pH da região circundante. Essas propriedades, mais o ambiente biomecânico, desempenham uma função na taxa de reabsorção e nos limites da aplicação clínica dos materiais.

As relações atômicas dos elementos básicos, as proporções estequiométricas e os nomes químicos genéricos de várias CFC caracterizadas são fornecidos na Tabela 4-5. A família geral das apatitas tem a seguinte fórmula:

$$M_{10}^{2+}\left(XO_4^3\right)_6 Z_2^1$$

Muitas vezes, as razões atômicas da apatita não são isométricas; isto é, 1 mol de apatita pode conter menos de 10 mols de íons metálicos (M2+) e menos de 2 mols de ânions Z-1.[112] O número de XO mantém uma razão de 6. Múltiplos metais e ânions podem ser substituídos nessa formulação. O mais importante é que as propriedades físicas, mecânicas e químicas relativas de cada material final de $CaPO_4$, incluindo cada uma das apatitas, são diferentes umas das outras.[96,102] Além disso, a microestrutura de qualquer produto final (forma estrutural sólida ou revestimento) é igualmente importante para as propriedades básicas da substância isoladamente. A hidroxiapatita (HA) monolítica cristalina (cerâmica $Ca_{10}[PO_4]_6[OH]_2$) de alta densidade e de pureza (máximo de 50 ppm de impurezas) proporcionou um padrão para comparação relacionado com aplicações de implantes. A proporção de cálcio para fósforo do $Ca_{10}[PO_4]_6[OH]_2$ é de 1,67, e a cerâmica pode ser totalmente cristalina. Existem diferenças consideráveis entre a cerâmica sintética HA (HAs) que é produzida pelo processamento por temperatura elevada e as apatitas biológicas (HAs).[112] As apatitas biológicas contêm quantidades residuais de $(CO_3)^2$, sódio, magnésio, flúor e íons de cloro. Estes existem em proporções e distribuições variáveis e, é claro, são apenas uma fase dos tecidos calcificados.

A cerâmica cristalina de fosfato tricálcico ($bCa_3[PO_4]_2$) (b-TCP) também apresentou um biomaterial com elevado grau de pureza (máximo de impurezas < 50 ppm) para comparação com outros produtos. As especificações de padrões nacionais relacionados com as propriedades e características básicas tanto da HA quanto do TCP já foram publicadas.[19] Essas duas composições têm sido utilizadas de forma extensiva como particulados, para o aumento e substituição de osso, carreadores para produtos orgânicos, e revestimentos para implantes endósseos e subperiosteais.

Um dos aspectos mais importantes das CFC refere-se às possíveis reações com a água. Por exemplo, a hidratação pode converter outras composições em HA; além disso, as transições de fase entre as várias formas estruturais podem existir com qualquer exposição à água. Isso tem causado certa confusão na literatura, visto que algumas CFC foram autoclavadas a vapor para fins de esterilização antes da implantação cirúrgica. A autoclave a vapor ou água pode alterar significativamente a estrutura e propriedades básicas das CFC (ou qualquer superfície bioativa) e, assim, proporcionar uma condição biomaterial desconhecida no momento da implantação. Isso deve ser evitado por meio do uso de condições de esterilização ou higiene por calor seco ou raios gama.

Formas, Microestruturas e Propriedades Mecânicas

A HA particulada, apresentada em uma forma não porosa (< 5% de porosidade) como partículas de formato esférico ou angular, é um exemplo de um biomaterial de HA cristalino e de alta pureza[113] (Fig. 4-6, A). Essas partículas podem ter resistências à compressão relativamente elevadas (até 500 MPa), com uma resistência à tensão na faixa de 50 a 70 MPa. Em geral, as cerâmicas policristalinas densas que consistem em pequenos cristalitos exibiram a maior resistência mecânica, além das cerâmicas monocristalinas sem defeitos (p. ex., implantes de cristal único de safira). As cerâmicas são materiais frágeis e apresentam alta resistência compressiva em comparação com a resistência à tensão. No entanto, uma menor resistência à tensão e ao cisalhamento limita a sua aplicação como implante dental por causa de restrições mecânicas de forma e volume do implante. As cerâmicas não reabsorvíveis e "bioinertes" que exibem uma capacidade satisfatória de suporte de carga são limitadas a cerâmicas densas monocristalinas e policristalinas de óxidos de alumínio, zircônio e titânio. Essas mesmas características mecânicas existem para as porções sólidas de vários blocos e particulados porosos de HA. Os particulados macroporosos

TABELA 4-5
Nomes, Fórmulas e Proporções Atômicas de Alguns Materiais de Fosfato de Cálcio

Mineral ou Nome Genérico	Fórmula	Proporção de Ca:P	Aplicações
Particulado substituto monetita (DVP)	$CaHPO_4$	1	Osso não cerâmico
Biomateriais de bruchita (DCPD)	$CaHPO_4 \cdot 2H_2O$	1	Fase de alguns $CaPO_4$
Fosfato octocálcio (OCP)	$Ca_8(HPO_4)_2(PO_4)5H_2O$	11,33	Fase de alguns biomateriais de $CaPO_4$
Whitlockite (WH)	$Ca_{10}(HPO_4)(PO_4)_6$	1,43	Fase de alguns biomateriais de $CaPO_4$
Fosfato beta-tricálcico (β-TCP)	$Ca_3(PO_4)_2$	1,48	Cerâmica biodegradável de $CaPO_4$ para substituição e revestimento ósseos; também uma fase de alguns biomateriais de $CaPO_4$
Biomateriais de hidroxiapatita defeituosa (DOHA)	$Ca_9(HPO_4)(PO_4)_5(OH)$	1,5	Componentes de alguns biomateriais de $CaPO_4$
Hidroxiapatita (HA)	$Ca_{10}(PO_4)_6(OH)_2$	1,67	Principal fase mineral do osso; quando queimada como cerâmica, recebe o nome de HA

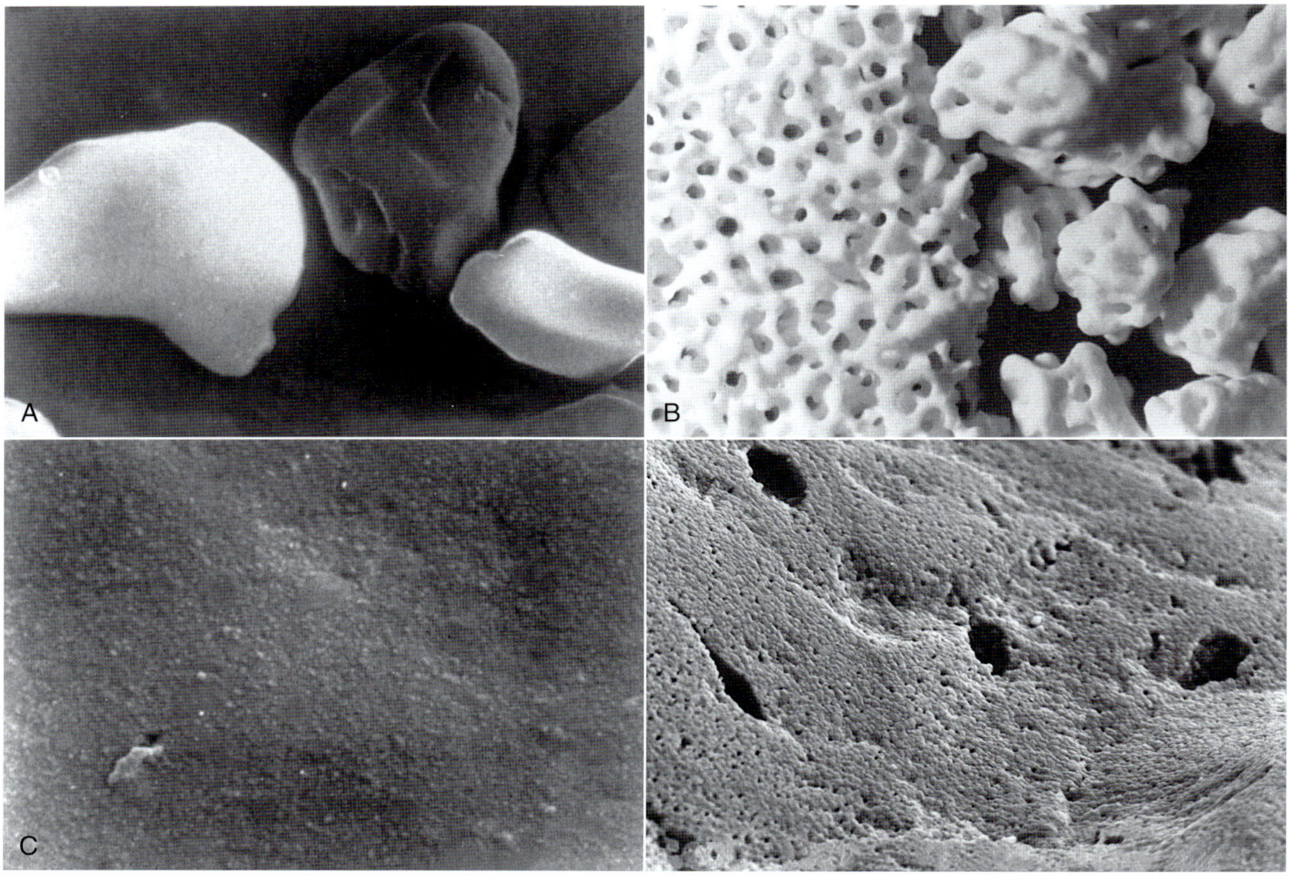

FIGURA 4-6. **A,** A hidroxiapatita particulada densa se apresenta como um material cristalino e não poroso com partículas esféricas ou angulares. Os particulados macroporosos (**B**) e microporosos (**C**) oferecem a vantagem de uma maior área de superfície por unidade de volume, o que facilita a solução e a reabsorção mediada por células. (Cortesia de DENTSPLY Implants, Waltham, MA.)

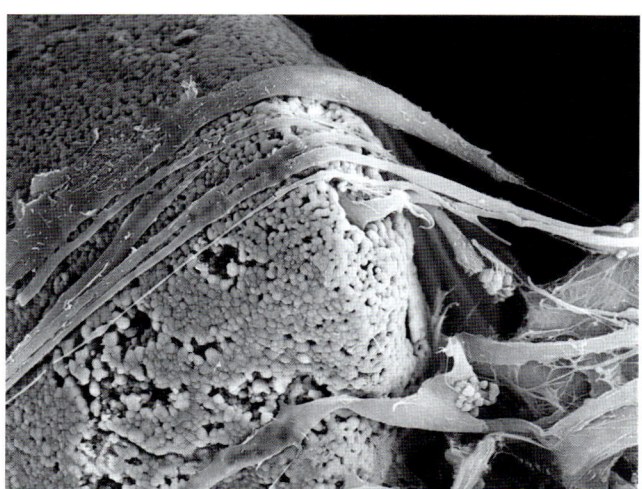

FIGURA 4-7. Microscopia eletrônica de varredura de células, as quais fizeram endocitose ativa de fragmentos de grânulos (μ 1.500). (Cortesia de DENTSPLY Implants, Waltham, MA.)

(> 50 mm) ou microporosos (< 50 mm) dispõem de maior área de superfície por unidade de volume. Isso proporciona mais área de superfície para reabsorção mediada por células e por solução sob condições estáticas e uma redução significativa na resistência à compressão e à tensão (Figs. 4-6, B e C; 4-7). Os materiais porosos também fornecem regiões adicionais para o crescimento e integração do tecido (estabilização mecânica) e, assim, a minimização do movimento interfacial e da deterioração dinâmica interfacial (associada ao desgaste). As características de resistência após o crescimento do tecido se tornariam, então, uma combinação da cerâmica e dos tecidos que o revestem.[114]

Diversas CFC são misturas de fase de HA e TCP, mas alguns compostos são compósitos ou misturas mecânicas com outros materiais[100] (Tabela 4-5). Essas classes de cerâmica bioativa, incluindo vidros, vitrocerâmicas, misturas de cerâmica, combinações de metais e cerâmicas e polímeros e cerâmicas, exibem uma vasta gama de propriedades. Em geral, esses biomateriais mostraram perfis aceitáveis de biocompatibilidade em pesquisas laboratoriais e clínicas. Os modelos de implante de forma bruta, feitos a partir de CFC, que foram contraindicados para alguns modelos de implantes por causa do desempenho mecânico ruim, encontraram uma ampla variedade de indicações como revestimentos de materiais mais fortes para implantes.

Os revestimentos de CFC em biomateriais metálicos (à base de cobalto e titânio) tornaram-se uma aplicação de rotina para implantes dentais. Em sua maioria, esses revestimentos são aplicados por jateamento de plasma, têm uma espessura média entre 50 e 70 mm, são misturas de fases cristalinas e amorfas e têm microestruturas variáveis (fases e porosidades), em comparação com as partes sólidas das formas particuladas de biomateriais de HA e de TCP.[100,115] Atualmente, as características de revestimento são relativamente consistentes, e o controle de qualidade e os programas de qualidade de garantia mais rigorosos dos fabricantes melhoraram muito a consistência dos sistemas de implantes revestidos (uma discussão mais detalhada das opções de tratamento para superfície é apresentada na próxima seção).

Ainda existem preocupações a respeito das resistências à fadiga dos revestimentos de $CaPO_4$ e interfaces substrato-revestimento sob condições com carga de tensão e de cisalhamento. Há alguns relatos de perda de revestimento como resultado de fratura mecânica, embora os números relatados permaneçam pequenos.[96] Isso levou alguns clínicos e fabricantes a introduzirem modelos em que os revestimentos são aplicados a formas (modelos geométricos) que minimizam as condições de carga de tensão ou de cisalhamento na interface do implante (p. ex., porosidades, parafusos, espirais, platôs, orifícios). A partir de considerações teóricas, o revestimento de áreas protegidas, mecanicamente, parece mais desejável.

Densidade, Condutividade e Solubilidade

As cerâmicas bioativas são especialmente interessantes para implantodontia, visto que a porção inorgânica do osso receptor tem mais probabilidade de crescer ao lado de um material mais quimicamente semelhante. A categorização bioativa (biorreativa) inclui materiais de $CaPO_4$, tais como TCP, HA, carbonato de cálcio (corais) e compostos e cerâmicas de substância tipo sulfato de cálcio. Um contato químico-bioquímico entre o osso receptor e o material enxertado pode ser desenvolvido, bem como um possível estímulo da atividade óssea.[102] As suas limitações têm sido associados às formas dos materiais que têm resistências mais baixas (i.e., igual a ou menor que a do osso).[102]

As etapas de fabricação, que são muito sensíveis à técnica, relacionadas com a transição de fase e expansão térmica durante o resfriamento, podem fazer com que o produto final de revestimentos similares ao $CaPO_4$ seja mais ou menos reabsorvível. Além disso, as categorias originais de reabsorvível versus não reabsorvível para esses materiais devem ser cuidadosamente analisadas como uma função do seu tamanho de partícula, porosidade, estrutura química e condições de exposição ambiental.

As características de dissolução das cerâmicas bioativas foram determinadas tanto para os particulados como para os revestimentos.[116,117] Em geral, a solubilidade é maior para o TCP que para a HA. Cada aumento relativo à crescente área de superfície por unidade de volume (porosidade) e os perfis de solubilidade da CFC dependem do ambiente (p. ex., pH, movimento mecânico).

Se a química de um material uniforme for levada em consideração, então, quanto maior o tamanho de uma partícula, mais tempo o material vai permanecer no local de aumento. Assim, partículas de 75 mm serão reabsorvidas mais rapidamente que as partículas de 3.000 mm. Além disso, a porosidade do produto afeta a taxa de reabsorção. Tofe et al.[118] relataram a porosidade do $CaPO_4$ denso, macroporoso e microporoso. Algumas das HA densas não contêm nenhuma macroporosidade ou microporosidade no interior das partículas. A taxa de reabsorção mais longa ocorreu na HA densa e não porosa, pois os osteoclastos só podem atacar a superfície e não conseguem penetrar o material não poroso. O $CaPO_4$ macroporoso (p. ex., HA coralina) demonstrou poros de 100 ou 500 mm, que compreendiam 15% ou mais do volume total do material. Foi encontrada porosidade mínima no material bruto da HA que cercava os poros grandes. As apatitas microporosas muitas vezes se originam de osso bovino ou humano. A porosidade observada nesses materiais é de aproximadamente 5 mm ou menos e compreende menos de 28% do volume total. Os poros ou furos são regiões em que os componentes sanguíneos e materiais orgânicos podem residir quando colocados dentro do osso, e eles representam as regiões em que a matéria viva existia antes do processamento do material de implante. Quanto maior a porosidade, mais rápida é a reabsorção do material de enxerto. Por exemplo, a observação clínica

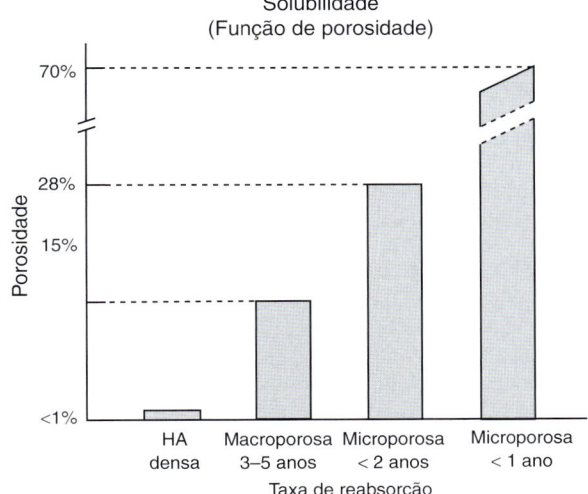

FIGURA 4-8. Diagrama de solubilidade da hidroxiapatita (HA) em função do percentual de porosidade.

mostra que formas cristalinas densas de HA podem durar por mais de 15 anos no osso; a HA macroporosa, 5 anos; e a microporosa, apenas 6 meses (Fig. 4-8).

A cristalinidade da HA também afeta a taxa de reabsorção do material. A estrutura altamente cristalina é mais resistente à alteração e reabsorção. Um produto amorfo tem uma estrutura química que é menos organizada no que diz respeito à estrutura atômica. Os tecidos duros ou moles do corpo são mais capazes de degradar os componentes e reabsorver as formas amorfas dos materiais de enxerto. Assim, descobriu-se que as formas cristalinas de HA são muito estáveis a longo prazo, em condições normais, mas as estruturas amorfas são mais propensas a apresentar reabsorção e suscetibilidade à degradação mediada por células ou enzimas.[119] Portanto, em geral, quanto menos cristalino o material, mais rápida é sua taxa de reabsorção.[99,100,102,119,120]

A pureza dos substitutos ósseos de HA também pode afetar a taxa de reabsorção. A reabsorção do substituto ósseo pode ser mediada por célula ou por solução. A reabsorção mediada por células requer processos associados a células vivas para reabsorver o material, semelhante ao processo de modelação e remodelação do osso vivo, o que demonstra o processo combinado de reabsorção e formação. Uma reabsorção mediada por solução torna possível a dissolução do material por um processo químico. As impurezas ou outros compostos nas cerâmicas bioativas, tais como carbonato de cálcio, permitem uma reabsorção mediada por solução mais rápida, que aumenta a porosidade do substituto ósseo. Embora a coralina de HA não apresente microporos ao longo dos orifícios maiores, a HA pode ter carbonatos incorporados no interior do material, o que acelera o processo de reabsorção.

O pH na região em que os substitutos ósseos são colocados também afeta a taxa de reabsorção. À medida que o pH diminui (p. ex., por causa de inflamação ou infecção crônica), os componentes do osso vivo, principalmente o $CaPO_4$, reabsorvem por um processo mediado por solução (i.e., elas tornam-se quimicamente instáveis).

Os revestimentos de $CaPO_4$ não são condutores de calor e eletricidade. Isso pode proporcionar um benefício relativo para os implantes dentais revestidos, em que as misturas de materiais condutores podem ser incluídas na reconstrução prostética total. Combinadas com a cor (off white), essas propriedades são consideradas vantajosas.

Na maioria das aplicações dentro do osso, as solubilidades são mais elevadas durante as primeiras semanas, depois diminuem com a exposição *in vivo* contínua e com a aposição de estruturas mineralizadas.[116,117] No entanto, alguns investigadores têm mostrado situações em que a reabsorção osteoclástica removeu zonas localizadas de revestimentos de CaPO$_4$.[121] Isso levanta questões interessantes sobre as estabilidades *in vivo* a longo prazo. Neste momento, os resultados clínicos têm sido favoráveis, e as aplicações continuam a se expandir.

Compostos de Carbono e de Carbonato de Silício

Os compostos de carbono costumam ser classificados como *cerâmicos* por causa de sua inércia química e ausência de ductilidade; no entanto, eles são condutores de calor e eletricidade. Aplicações abrangentes para dispositivos cardiovasculares, excelentes perfis de biocompatibilidade e módulos de elasticidade próximos aos do osso resultaram em ensaios clínicos desses compostos em próteses dentais e ortopédicas. Um sistema de substituição radicular de dois estágios (Vitredent®) foi bastante popular no início dos anos 1970.[10] Contudo, uma combinação de design, materiais e limitações de aplicação resultou em um número significativo de falhas clínicas e a posterior retirada deste dispositivo do uso clínico.

As substâncias cerâmicas e carboníticas continuam a ser utilizadas como revestimentos em materiais metálicos e cerâmicos. As vantagens dos revestimentos, como mencionado em uma seção anterior, incluem ligação ao tecido; componentes que são normais aos ambientes fisiológicos; regiões que servem como barreiras à transferência elementar de calor, ou ao fluxo da corrente elétrica; controle da cor e oportunidades para a fixação de biomoléculas ativas ou compostos sintéticos. As possíveis limitações referem-se a propriedades de resistência mecânica ao longo da interface substrato-revestimento; à biodegradação que poderia influenciar de modo adverso a estabilidade dos tecidos; a mudanças dependentes do tempo nas características físicas; à resistência mínima a procedimentos de arranhão ou raspagem associados à higiene oral e suscetibilidade às metodologias padrão de manipulação, esterilização ou colocação. Foram desenvolvidos usos mais extensos para os implantes dentais com superfície revestida.

Polímeros e Compósitos

A utilização de polímeros sintéticos e compósitos continua a se expandir para aplicações de biomateriais. Os polímeros reforçados com fibras oferecem vantagens na medida em que podem ser concebidos para se igualar às propriedades do tecido; eles podem ser anisotrópicos no que diz respeito às características mecânicas, revestidos para fixação em tecidos, além de fabricados a um custo relativamente baixo. Estão previstas ampliações nas aplicações futuras para sistemas de implantes dentais, além de inserções de amortecimento das transferências de forças, tais como as utilizadas nos sistemas IMZ® (Interpore, Inc.) e Flexiroot® (Interdent Corp.), uma vez que ainda há interesse na combinação de compósitos sintéticos e biológicos.

Polímeros Biomédicos Estruturais

Os biomateriais poliméricos mais inertes incluem o politetrafluoretileno (PTFE), o politereftalato de etileno (PET), o polimetilmetacrilato (PMMA), o polietileno de ultra-alto peso molecular (UHMW-PE), o polipropileno (PP), a polissulfona (PSF) e o polidimetilsiloxano (PDS, ou borracha de silicone [BS]). Todos eles estão resumidos na Tabela 4-6. Em geral, os polímeros têm resistências e módulos de elasticidade mais baixos e alongamentos de fratura mais elevados, em comparação com outras classes de biomateriais. Eles são isolantes térmicos e elétricos e, quando constituídos como um sistema de alto peso molecular, sem plastificantes, são relativamente resistentes à biodegradação. Em comparação com o osso, a maior parte dos polímeros tem módulos de elasticidade mais baixos, com magnitudes próximas às dos tecidos moles.

Os polímeros têm sido fabricados em formas sólidas e porosas para fixação, substituição e aumento de tecido, e como revestimentos para a transferência de força para as regiões dos tecidos duros e moles. As características de fluxo a frio e a resistência à fadiga e à fluência são relativamente baixas para algumas classes de polímeros (p. ex., BS e PMMA) e resultam em algumas limitações. Por outro lado, alguns polímeros são extremamente duros e resistentes a ciclos de fadiga (p. ex., PP, UHMW-PE, PTFE) e oferecem oportunidades para a transferência de força mecânica dentro de modelos selecionados de implantes. A maioria dos usos tem sido para conectores de distribuição de força interna para implantes osseointegrados, em que o conector se destina a simular de maneira melhor as condições biomecânicas das funções normais do dente. As indicações para o PTFE têm crescido exponencialmente na última década por causa do desenvolvimento de membranas para técnicas de regeneração tecidual guiada. No entanto, o PTFE tem uma baixa resistência à abrasão de contato e fenômenos de desgaste.

Compósitos

Combinações de polímeros e outras categorias de biomateriais sintéticos continuam a ser apresentadas. Vários dos polímeros mais inertes foram combinados com particulados ou fibras de carbono, Al$_2$O$_3$, HA e vitrocerâmicas. Alguns são porosos, mas outros são constituídos como formas estruturais de compósitos sólidos.[122,123]

Em alguns casos, os polímeros biodegradáveis, tais como o álcool polivinílico (PVA), o poliácido láctico ou glicolídeos, cianoacrilatos ou outras formas hidratáveis, foram combinados com particulados ou fibras biodegradáveis de CaPO$_4$.[124] Essas substâncias são concebidas como *scaffolds* estruturais, lâminas, parafusos ou outras aplicações do tipo. A biodegradação de todo o sistema, depois que os tecidos foram adequadamente reformados e remodelados, permitiu o desenvolvimento de procedimentos muito vantajosos, tais como o aumento ósseo e reparos de defeitos perimplantares.

Em geral, os polímeros e compósitos de polímeros são especialmente sensíveis às técnicas de esterilização e manuseio. Caso sejam destinados para a utilização como implantes, então a maioria

TABELA 4-6
Propriedades de Engenharia dos Polímeros (Algumas Graduações Médicas)*

Material	Módulo de Elasticidade, GPa (psi μ 10^5)	Resistência Máxima à Flexão, Mpa (ksi)	Alongamento para Fratura (%)
PTFE	0,5–3 (0,07–4,3)	17–28 (2,5–4)	200–600
PET	3 (4,3)	55 (8)	50–300
PMMA	3 (4,3)	69 (10)	2–15
PE	8 (1,2)	48 (7)	400–500
PP	9 (1,3)	35 (5)	500–700
PSF	3,5 (5)	69 (10)	20–100
BS	0,1 (0,014)	5 (1,1)	300–900
POM	3 (4,3)	70 (10,1)	10–75

*As propriedades dos polímeros exibem uma ampla gama, dependendo do processamento e da estrutura. Esses valores foram obtidos de tabelas gerais. *GPa*, Gigapascal; *ksi*, mil libras por polegada quadrada; *Mpa*, megapascal; *psi*, libras por polegada quadrada; *PTFE*, politetrafluoretileno; *PET*, politereftalato de etileno; *PMMA*, polimetilmetacrilato; *PE*, polietileno; *PP*, polipropileno; *PSF*, polissulfona; *BS*, borracha de silicone; *POM*, polioximetileno (suplemento IME).

não pode ser esterilizada por vapor ou óxido de etileno. A maior parte dos biomateriais poliméricos tem propriedades de superfície eletrostática e tende a atrair poeira ou outros particulados, caso haja exposição a ambientes em que o ar não está totalmente limpo. Como muitos podem ser moldados por corte ou autopolimerização *in vivo* (PMMA), é necessário tomar cuidado extremo para manter a qualidade das condições da superfície dos implantes. Os polímeros porosos podem ser desfigurados por deformação elástica, o que pode fechar regiões abertas destinadas ao crescimento do tecido. Além disso, a limpeza de polímeros porosos contaminados não é possível fora do ambiente laboratorial. Com relação a isso, deve-se evitar o talco ou amido nas luvas cirúrgicas, o contato com uma toalha ou compressa de gaze e o toque em qualquer área contaminada, para todos os biomateriais.

Experiência a longo prazo, excelentes perfis de biocompatibilidade, capacidade de controlar propriedades por meio de estruturas compostas e propriedades que podem ser alteradas para a adequação à aplicação clínica fazem dos polímeros e compósitos excelentes candidatos para aplicações como biomaterial, tal como a constante expansão das aplicações desta classe de biomateriais pode comprovar.

Inserções e Elementos Intramóveis

Módulos de elasticidade relativamente baixos (em comparação com os metais e as cerâmicas), alto alongamento de fratura, e a dureza inerente resultaram na utilização de polímeros selecionados para conectores ou espaçadores de interposição para implantes dentais. Um sistema popular de inserção de polímero está listado na Tabela 4-6 para fins de referência geral. A limitação mais significativa tem sido a resistência a fenômenos de fadiga e fluência por carga cíclica e dos materiais poliméricos. Os sistemas de transferência removidos, em algumas remoções clínicas, têm mostrado significativa deformação plástica e fratura.[125] Embora o desejo de se alcançar um efeito de amortecimento de tensão pareça justificado, o desempenho inadequado a longo prazo dos materiais e a demora e custos associados à manutenção destes dispositivos têm limitado o seu campo de aplicação, e eles são menos utilizados nos dias atuais do que durante a última década.

Futuras Áreas de Aplicação

As substâncias sintéticas para a substituição de tecidos evoluíram a partir de materiais industriais selecionados, tais como metais, cerâmicas, polímeros e compósitos. Esta situação oferece oportunidades para que haja melhor controle das propriedades básicas. A evolução simultânea das ciências biomecânicas também proporciona a otimização dos conceitos de projeto e material para implantes cirúrgicos. O conhecimento das propriedades dos tecidos e a modelagem e análises assistidas por computador também dão suporte ao desenvolvimento atual. A introdução da anisotropia no que diz respeito às propriedades mecânicas; os gradientes químicos da superfície do dispositivo para o centro, com fixação ao longo das interfaces do tecido; e o controle de todos os aspectos da produção, embalagem, entrega, colocação e restauração aumentam as oportunidades de uma aplicação ideal e, espera-se, a longevidade do tratamento com o dispositivo. A prestação de cuidados de saúde se beneficiaria de uma melhor disponibilidade e da diminuição dos custos unitários.

As combinações que proporcionam composições com superfícies bioativas, a adição de biomoléculas ativas de substâncias indutoras de tecido e um mecanismo estável de fixação transgengival poderiam melhorar os sistemas de dispositivo. Uma barreira química e física integrada na região de transição de tecido mole aumentaria (pelo menos teoricamente) a longevidade clínica. Os dispositivos que funcionam por interfaces de osso ou tecido mole ao longo das regiões de transferência de força podem ser os sistemas preferidos, dependendo da situação clínica.[9]

Inquestionavelmente, a tendência para o tratamento conservador das doenças orais continuará. Assim, pode-se prever que os implantes dentais frequentemente serão a primeira opção de tratamento. Logo, espera-se um aumento da utilização dos sistemas de forma radicular. Claramente, a verdadeira eficácia dos vários sistemas será determinada por estudos clínicos controlados, com períodos de acompanhamento de 10 a 20 anos, o que inclui análises quantitativas estatisticamente significativas.

Características de Superfície

Demonstrou-se que muitos aspectos dos perfis de biocompatibilidade estabelecidos para os implantes cirúrgicos dentais dependem de fatores inter-relacionados do biomaterial, dos tecidos e do receptor. Para fins de discussão, as características de biomaterial podem ser separadas em categorias associadas a propriedades (1) de superfície e (2) de volume. Em geral, a química da superfície do biomaterial (pureza e tensão crítica da superfície para umidade), a topografia (rugosidade) e o tipo de integração dos tecidos (ósseo, fibroso ou misto) podem estar correlacionados a respostas a curto e longo prazo do receptor *in vivo*. Além disso, demonstrou-se que o ambiente receptor influencia diretamente a zona interfacial biomaterial-tecido específica para as condições locais bioquímicas e biomecânicas de cicatrização e aspectos clínicos a longo prazo da função de suporte de cargas. A interação interfacial entre os tecidos receptores e o material implantado está limitada à camada da superfície do implante e alguns a nanômetros nos tecidos vivos. Também se comprovou que os detalhes da integração (tecido duro ou mole) e da transferência de forças que resulta em condições estáticas (estabilidade) ou dinâmicas (instabilidade ou movimento) alteram significativamente a longevidade clínica das estruturas de dispositivos intraorais.

Muitos dos procedimentos de conferência citados focaram as interações interfaciais biomaterial-tecido, que sustentam fortemente o valor de se examinar as características de superfície de implantes dentais. Esta era uma recomendação consistente das conferências de consenso de 1978 e 1988 sobre os benefícios e riscos dos tratamentos clínicos com base em implantes dentais.[9,10,126]

Os biomateriais sintéticos utilizados para a construção dos implantes dentais e dos pilares associados que fazem contato com as zonas subepiteliais dos tecidos orais podem ser classificados nos seguintes grupos: *metálicos*, *cerâmicos* e *de superfície modificada* (por revestimento, reação ou implantação de íons). Reconheceu-se há muito tempo que os biomateriais sintéticos devem ser limpos mecânica e quimicamente no momento da colocação cirúrgica. As propriedades da superfície são de natureza química e foram descritas em termos de características estruturais atômicas, com extensões para a escala subatômica. Essas características são cruciais para a composição da superfície, resistência à corrosão, limpeza, energia da superfície, flexão e tendência para interagir (p. ex., capacidade para desnaturar proteínas).

As características de superfície são o tema desta seção, com ênfase nos biomateriais metálicos, cerâmicos e de superfície modificada para implante dental.

Caracterização da Superfície e Interação com Tecido

Superfícies dos Metais e Ligas

As classes padrão do titânio alfa (puro) e das ligas de titânio alfa-beta e beta-base existem com uma superfície de óxido a temperaturas normais, com ar ambiente ou ambientes fisiológicos normais que atuam como meios de oxidação. Há a formação de um óxido fino por meio de dissociação e de reações com o oxigênio ou outros mecanismos, tais como difusão de oxigênio ou de íons metálicos para a superfície metálica, especialmente para o titânio. Independentemente do processo de fabricação, o óxido é principalmente TiO_2, com pequenas quantidades de Ti_2O_3 e de TiO, com pouca variação na estequiometria.[127-131] Essa fina camada de óxido amorfo rapidamente se formará mais uma vez caso seja removida mecanicamente. As propriedades da superfície são o resultado dessa camada de óxido e diferem fundamentalmente do substrato metálico.[63,128] Portanto, os parâmetros de oxidação como temperatura, tipo e concentração dos elementos oxidantes e eventuais contaminantes influenciam as propriedades físicas e químicas do produto final do implante. O tipo de óxido em implantes cirúrgicos é essencialmente amorfo em estrutura atômica (brookita) caso seja formado em ar à temperatura normal ou em ambientes de fluido de tecidos, e costuma ser muito aderente e fino em espessura (< 20 nm). Por outro lado, se substratos (graus 1 a 4 de titânio) de titânio puro (alfa) são processados a temperaturas elevadas (acima de aproximadamente 350°C [660°F]) ou anodizados em ácidos orgânicos em voltagens mais altas (acima de 200 mV), então o óxido forma uma estrutura atômica cristalina (rutilo ou anatase) e pode ser de 10 a 100 vezes mais espesso. A estrutura do grão do metal e as condições de oxidação também condicionam a microestrutura e a morfologia dos óxidos superficiais. A porosidade, a densidade e a homogeneidade geral do substrato estão relacionadas com este processo. Os óxidos térmicos de baixa temperatura são relativamente homogêneos e densos;[132] com o aumento das temperaturas, eles se tornam mais heterogêneos e mais propensos a apresentar porosidade como formações de escama, e alguns exibem condições dos óxidos superficiais semelhantes ao vidro (semicristalinas).[130,132]

Dependendo dos aspectos mecânicos de polimento e os aspectos químicos e eletroquímicos de limpeza e passivação, esses óxidos amorfos ou cristalinos podem exibir topografias microscopicamente lisas ou rugosas em nível micrométrico. No entanto, a rugosidade macroscópica da superfície normalmente é introduzida no substrato por baixo da zona de óxido por procedimentos mecânicos (moagem), de jateamento de particulados (RBM – *resorbable blast media* ou outro) ou químicos (condicionamento ácido). A topografia e a rugosidade da superfície obtidas por essas técnicas são características de cada processo de fabricação.[11,133] A dimensão do óxido (espessura) ao longo dessas superfícies mais ásperas permanece relativamente constante e dentro de espessuras de dimensões manométricas sob condições normais de temperatura e de exposição ambiental.

As ligas de titânio usadas para componentes de implantes dentais incluem as fases microestruturais alfa e beta ou beta estabilizada em temperatura ambiente (apenas). Ao passo que as regiões de superfície da fase alfa da liga são semelhantes ao titânio puro em seu arranjo atômico (hexagonal compacto), as fases beta demonstram estruturas atômica (cúbica de corpo centrado) e química elementar diferentes. No entanto, a cinética, a química, as dimensões e as estabilidades ambientais da formação de óxidos da fase beta são relativamente semelhantes às regiões de fase alfa. Pesquisas eletroquímicas demonstraram que os óxidos de fase alfa e beta proporcionam uma cobertura de substrato e um elevado grau de inércia química e bioquímica (resistência à corrosão e transferência de íons) para o titânio e ligas de titânio. Há relatos de que tanto o titânio quanto o Ti-6Al-4V contêm pequenas quantidades de nitreto de titânio ao longo de seu óxido superficial.[129,134,135] Íons, carbono e outras substâncias exceto elementos de liga podem ser extraídos do óxido por meio do processo de preparo, de modo semelhante ao encontrado na superfície do titânio CP.[131,136-139] No entanto, nos casos do titânio e das ligas de titânio, a camada de óxido cresce de forma homogênea, e um revestimento inerte bem controlado de óxido insolúvel bastante estável normalmente entra em contato com os tecidos vivos.

Foi conduzida uma pesquisa considerável sobre os papéis dos elementos de liga em ligas de titânio e o modo como essas composições elementares podem influenciar as propriedades do óxido e a compatibilidade do tecido receptor. Isso depende da quantidade de íons disponíveis para os tecidos e as taxas relativas de transferência de íons, que podem resultar em toxicidade do tecido receptor. Em geral, as ligas de titânio processadas e finalizadas de forma adequada demonstraram integração com o osso e com os ambientes dos tecidos moles para uma vasta gama de dispositivos de implantes dentais e médicos.

Os estudos de análise da superfície mostraram que a liga de titânio exibe uma camada de óxido semelhante e, como tal, é capaz de interagir com o osso circundante de maneiras similares às do titânio puro.[140] Resultados previsíveis podem ser alcançados com o implante de liga de titânio com um grau semelhante de integração óssea.[141] Além disso, as medições eletroquímicas de corrosão e as taxas de liberação de íons sustentam fortemente as propriedades de estabilidade química e bioquímica das ligas de titânio.

Alguns relatos têm expressado preocupações porque os óxidos superficiais das ligas de titânio contêm quantidades significativas de elementos de liga e apresentam morfologia e cristalização diferentes.[34,142-145] O alumínio, em particular, tem sido encontrado tanto nas camadas mais externas quanto nas mais internas. Na mais interna, ele foi encontrado especialmente sobre as fases de grãos mistos (alfa e beta) da liga.[134] Afirma-se que os diferentes óxidos superficiais são responsáveis por uma osseointegração de "menor" qualidade, em especial por causa do potencial de produtos de corrosão contendo alumínio e vanádio.[146-148] A literatura ortopédica e odontológica específica para estudos *in vivo* com animais e humanos também tem documentado o sucesso a longo prazo com ligas de titânio, que demonstraram adaptação física precisa do osso à superfície da liga.[149-156]

Interações Teciduais

Mostrou-se que a modificação do óxido durante a exposição *in vivo* resulta em um aumento da espessura da camada de óxido de titânio em até 200 nm.[157-159] Enquanto a área de maior crescimento do óxido correspondeu a um local de medula óssea, o menor crescimento estava associado ao titânio em contato com regiões corticais do osso. Níveis aumentados de cálcio e fósforo foram encontrados nas camadas superficiais do óxido e pareciam indicar uma troca ativa de íons na interface. Mostrou-se que condições ambientais do peróxido de hidrogênio interagem com Ti e formam um gel complexo.[160-162] Atribuem-se às "condições do gel de titânio" certas propriedades atraentes *in vitro*, tais como baixa toxicidade aparente, inflamação, modelação óssea e características bactericidas. Os autores restringiram seus estudos exclusivamente ao titânio CP, e não às ligas de titânio.

Outros elementos que interagem com a camada superficial de diversos materiais implantados são o cálcio e o fósforo,[163,164] os quais exibem uma estrutura $CaPO_4$ um tanto semelhante à apatita na superfície de titânio. No entanto, o baixo percentual desses elementos ao longo da superfície do material indica que este era o resultado da transferência e adsorção desses elementos a partir dos tecidos fluidos, e não um processo de osseointegração propriamente dito.

Os processos superficiais de biointeração podem ser lentos ou ativados por reações locais e causar a liberação de íons e alteração de óxido do substrato. Aumentos locais e sistêmicos da concentração iônica têm sido relatados.[165,166] Estudos *in vitro* mostraram que tanto o titânio quanto a liga de titânio foram liberados em quantidades mensuráveis dos elementos do substrato na superfície.[23,167] Foram observadas taxas especialmente altas de liberação de íons no ácido etilenodiamino tetra-acético (EDTA) e em soluções de citrato de sódio, as quais variaram como uma função do meio corrosivo.[167] A libertação de íons corresponde a um crescimento da espessura da camada de óxido com inclusões de cálcio, fósforo e, em especial, enxofre. Isso é uma especial preocupação para implantes ortopédicos ou porosos maiores, nos quais essa libertação de íons pode ser uma parte da origem do fracasso do implante e de reações alérgicas, e até mesmo sugeriu-se ser uma razão local ou sistêmica para a formação de tumores. Além disso, mostrou-se que os íons livres de titânio inibem o crescimento de cristais de HA (*i.e.*, a mineralização de tecidos calcificados na interface).[168-170]

Integração com Titânio e Ligas

Apesar de o titânio ser conhecido por apresentar melhor resistência à corrosão, independentemente da preparação da superfície, estudos *in vivo* e *in vitro* mostraram que ele pode interagir com os tecidos vivos do destinatário ao longo de vários anos. Essa interação resulta na liberação de pequenas quantidades de produtos de corrosão, ainda que exista um filme óxido termodinamicamente estável.

Vários estudos concentraram-se no comportamento do titânio e ligas de titânio em ambientes biológicos simulados. Williams advertiu que, ainda que o titânio possa demonstrar excelentes propriedades de seu resistente filme óxido, ele não costuma ser suficientemente estável para evitar o desgaste e a abrasão em sistemas de suporte sob carga. Algumas situações resultaram em contato metal com metal e soldagem local.[36] Solar et al.[171] afirmaram que, sob condições estáticas, titânio e liga de titânio deveriam suportar indefinidamente a exposição a soluções fisiológicas de cloro à temperatura corporal, mas seriam suscetíveis a alterações óxidas causadas por micromovimento mecânico. Bundy et al.[172] expuseram ligas de implantes simultaneamente à tensão de tração e ambientes corrosivos (condições de tensão aplicada). *In vivo*, as ligas de aço inoxidável e de titânio apresentaram características semelhantes a rachaduras quando submetidas à carga até o ponto de ruptura, em seguida, reimplantadas sob condições laboratoriais durante 8 semanas. Características semelhantes a rachaduras também foram observadas em liga de titânio e aço inoxidável submetidos à carga até ou além do ponto de ruptura e, em seguida, eletroquimicamente polarizados por 38 semanas na parte *in vitro* do estudo. Nenhuma das amostras falhou de fato ao rachar completamente, mas os autores presumem que isso teria ocorrido com um tempo de exposição mais longo como previamente sugerido.[36,173] Geis-Gerstorfer e Weber[39] usaram métodos de polarização linear para mostrar que o titânio apresentou decomposição mínima em fluidos simulados de tecido, mas Ni-Ti mostrou rápida decomposição da passividade com aumento das concentrações de cloro relacionadas com produtos em soluções não tamponadas. Desse modo, os fluidos corporais poderiam ser responsáveis pela dissolução de alguns filmes óxidos passivos metálicos.[174]

Lemons[75] estudou implantes sólidos de fase única modificados por arqueamento ou corte, e mostrou que o dano poderia aumentar a corrosão. Rostoker e Pretzel[175] estudaram a corrosão combinada *in vitro* em ligas e descobriram que metais diferentes em uma prótese combinada não criam uma degradação regional da camada passiva do titânio. Um segundo estudo *in vivo* avaliou a corrosão combinada e por fendas das ligas protéticas em músculos da coluna vertebral de cães durante 30 semanas (sem suporte de carga, sem osseointegração).[176] Concluiu-se que os metais com maior resistência à corrosão, tais como liga de titânio e ligas de cobalto forjado, podem ser combinados com liga de titânio em uma prótese para proporcionar melhor desempenho mecânico sem criar corrosão adicional. No entanto, repetida degradação de óxido (p. ex., a abrasão contínua) era passível de danificar a resistência à corrosão de uma liga em qualquer tipo de acoplamento. Os resultados de Thompson et al.[177] não previram a corrosão acelerada para a liga de titânio unida ao carbono para ligações galvânicas sob condições estáticas.

Marshak et al.[178] e Marshak[179] estudaram o potencial para existência de RCT, CG e CD em um estudo *in vitro* sobre pilares de implantes de liga de titânio e liga de ouro e pilares complexos simultaneamente submetidos a uma carga lateralmente orientada de 10 kg e uma solução simulada de fluido tecidual a 37°. RCT foi estudada na área mais provável, ou seja, a conexão parafuso-pilar, que estava sob constantes e simultâneas tensões de tração e compressão. Esses estudos mostraram possibilidades de interações em regiões de contato entre ouro fundido, liga de titânio e componentes sob condições ambientais selecionadas.

Cohen e Burdairon[180] mostraram que géis odontológicos de fluoreto, que criam um ambiente ácido, poderiam levar à degradação da camada de óxido de titânio e, possivelmente, inibir o processo de osseointegração. Depósitos consistentes com a presença de subprodutos de CG foram detectados em várias superfícies do metal experimental.[181,182] Liles et al.[183] investigaram a CG entre o titânio e sete ligas de coroa e ponte em solução de cloreto de sódio (NaCl) a 1%. O complexo Ni-Co não precioso era suscetível de desencadear a CG. Clinicamente, isso significa que, a curto prazo, a presença das impurezas da superfície, tais como o ferro encontrado em algumas partes do implante, assim como outros contaminantes relacionados com o processo de usinagem, pode resultar em perda óssea e de integração em áreas da crista expostas a produtos corrosivos. A presença a longo prazo de produtos reativos à corrosão e a corrosão em curso também podem levar à fratura da interface liga-pilar afetada, do pilar ou possivelmente do próprio corpo do implante. Essa combinação de tensão e corrosão, possivelmente em conjunto com fatores associados a bactérias, pode ser uma das razões pelas quais os implantes falham a nível local ou individual, em vez de uma forma generalizada.[184] Protocolos para a fabricação e limpeza de peças protéticas de titânio (especificamente pilares em contato com o corpo do implante) parecem menos rigorosos que aqueles para os corpos dos implantes. Isso não deve ser assim, e os mesmos padrões devem ser aplicados tanto para corpo do implante como para os componentes protéticos. Além disso, as implicações clínicas a curto e longo prazo do potencial efeito de CG poderiam ser idealmente anuladas pelo uso de ligas eletroquimicamente compatíveis na superestrutura.

Ligas de Cobalto e Ferro

As ligas de cobalto (Vitallium®) e ferro (aço inoxidável cirúrgico – 316L) exibem óxidos de cromo (principalmente Cr_2O_3 com alguns subóxidos) sob condições normais de acabamento da superfície do implante após passivação ácida ou eletroquímica. Esses óxidos de cromo, assim como titânio e ligas, resultam em uma redução significativa na atividade química e transferências iônicas ambientais. Sob condições normais de passivação ácida, esses óxidos de cromo são relativamente finos (dimensões nanométricas) e apresentam uma estrutura atômica amorfa. O arranjo espacial atômico do óxido pode ser convertido para uma ordem cristalina por meio de temperatura elevada ou exposições eletroquímicas.

Os óxidos de cromo nas ligas de cobalto e ferro são microscopicamente lisos e, novamente, a irregularidade é geralmente introduzida pelo processamento de substrato (moagem, jateamento ou tratamento com ácido). Uma vez que esses óxidos, semelhante aos de titânio, são muito finos (dimensões nanométricas), a luz colorida refletida das ligas depende do substrato metálico sob o óxido.[33] No entanto, como mencionado, os sistemas metálicos de titânio, cobalto e ferro dependem das zonas de reação da superfície com o oxigênio (óxidos) para a inércia química e bioquímica.

As microestruturas do volume das ligas de cobalto e ferro são normalmente misturas das fases primárias da liga com as regiões de carbonetos metálicos distribuídas por todo o material.[33,56,83,84] Ao longo das superfícies, enquanto o óxido de cromo cobre a fase de matriz (regiões metálicas), os carbonetos permanecem como componentes secundários (geralmente como montículos acima da superfície) ao nível microscópico. Em contraste com as ligas tratadas por recozimento de homogeneização, as ligas de cobalto não tratadas exibem características multifásicas dentro de suas microestruturas, com regiões relativamente extensas das superfícies da liga ocupadas por carbonetos metálicos complexos. Assim, zonas de tecido-óxido e tecido-carboneto metálico podem ser usadas para descrever a integração tecidual da liga de cobalto. Isso é singularmente diferente em comparação com os biomateriais de implantes de titânio, nos quais regiões tecido-óxido predominam na interface.[83,84]

O óxido de cromo, uma liga ferrosa, e substrato são mais suscetíveis à degradação ambiental em comparação com biomateriais à base de titânio e cobalto. Isso foi discutido na literatura relacionada com fenômenos biodegradantes de corrosão por frestas e pites para sistemas de implantes de aço inoxidável.[59,83,84] Em geral, caso as superfícies de implantes de aço inoxidável sejam alteradas mecanicamente durante a instalação, ou caso a estrutura introduza uma interface que é submetida a desgaste biomecânico, então a liga ferrosa sofrerá biodegradação in vivo e a resistência à fadiga do aço inoxidável cirúrgico pode ser reduzida significativamente em um ambiente corrosivo.[185] Em alguns casos, isso resultaria na perda do implante. No entanto, na ausência de danos na superfície, os óxidos de cromo em biomateriais de aço inoxidável apresentaram resistências muito boas à ruptura, e vários exemplos de biocompatibilidade entre tecido e hospedeiro têm sido mostrados em implantes removidos após longo prazo em ambientes biológicos (mais de 30 anos in vivo).

Implantes dentais e pilares de implantes também foram fabricados a partir de liga de ouro, com muitos pilares fabricados a partir de paládio ou ligas de Co-Cr-Ni-Mo.[37] Os sistemas de baixa liga de ouro e paládio são eletroquimicamente nobres e não dependem de óxidos de superfície para a inércia química e bioquímica. Este seria o caso para as altas ligas nobres (grandes composições de ouro, platina, paládio, irídio e rutênio). Algumas ligas de paládio e outras com elementos de menor nobreza, contudo, obtêm inércia química e bioquímica a partir de complexos óxidos metálicos de superfície.[37] Como mencionado, as ligas multicomponentes (forjadas) à base de cobalto, assim como com outros sistemas metálicos, dependem das condições da superfície do óxido de cromo para a inércia.

Em geral, as ligas de metal nobre não mostram as mesmas características de interação tecidual quando comparadas com os sistemas metálicos (liga de Ti e Co). Os aspectos ultraestruturais de integração tecidual não foram amplamente estudados para os sistemas de ligas nobres, embora alguns pesquisadores tenham apresentado resultados que descrevem a osteointegração de ligas de ouro. As ligas nobres, quando utilizadas em uma condição sem defeitos, são resistentes à acumulação de resíduos em termos relativos em comparação com outras ligas. Isso tem sido considerado como uma vantagem para a sua utilização em sistemas de pilares intraorais. Além disso, o acabamento mecânico das ligas mais nobres pode resultar em um alto grau de acabamento e uma preocupação mínima sobre o dano ou remoção dos óxidos de superfície.

Cerâmica

Cerâmicas de óxido de alumínio têm sido amplamente estudadas quanto às propriedades da superfície e a forma como tais propriedades se relacionam com a integração ao osso e tecidos moles.[99,100,111-122] As cerâmicas de óxido de alumínio são materiais totalmente óxidos (volume e superfície), proporcionando assim vantagens associadas à investigação relacionada com a interface do tecido. Além disso, estudos têm incluído as formas policristalina (alumina) e cristalina simples (safira) da estrutura do óxido. Essas formas introduziram valores muito diferentes de irregularidade da superfície para o mesmo substrato material acrescido de propriedades do volume em que a transferência de íons e os fenômenos eletroquímicos são influências mínimas. Demonstrou-se a integração ao osso e tecidos moles a longo prazo para este material óxido em humanos e animais de laboratório. Relações diretas foram estabelecidas entre os eventos interfaciais de integração do tecido para óxidos de titânio e cromo de superfície metálica e os sistemas Al_2O_3. Como mencionado anteriormente, a qualidade da superfície pode ser diretamente relacionada com a integração aos tecidos e a longevidade clínica. Uma vez que as cerâmicas Al_2O_3 são cristalinas e se estendem por todas as zonas da superfície e volume, instabilidades biomecânicas não alteram os aspectos químicos das propriedades biomateriais (nenhuma carga eletroquímica é introduzida se a superfície for removida). Mostrou-se que os revestimentos cerâmicos (p. ex., Al_2O_3) aumentam a resistência à corrosão e biocompatibilidade de implantes metálicos, particularmente do aço inoxidável cirúrgico e ligas de Ni-Cr e Co-Cr.[186] No entanto, a ligas de Ni-Cr e aço podem estar sujeitas a corrosão por fendas. Estudos em ortopedia alertam que o revestimento de Al_2O_3 pode causar um fenômeno de desmineralização induzido por uma elevada concentração local de íons do substrato na presença de doença óssea metabólica.[187] Isso ainda precisa ser determinado no âmbito da utilização de implantes de Al_2O_3 para aplicações clínicas.

Hidroxiapatita

Além dos biomateriais Al_2O_3 brutos, revestimentos de cerâmica à base de $CaPO_4$ ou semelhantes à cerâmica foram adicionados aos substratos das ligas de cobalto e titânio, a fim de melhorar a integração e a biocompatibilidade teciduais. Esses revestimentos, em sua maioria, são aplicados pelo jateamento de plasma de pequenas partículas de pós cerâmicos cristalinos de HA. O processo de revestimento, as dimensões do revestimento e as características de propriedade são discutidos com mais detalhes na próxima seção.

A topografia da superfície é característica do processo de preparo. As variações na aspereza e na porosidade da superfície (< 100 mm) podem ser classificadas em função do processo de alteração da superfície. Implantes usinados exibem uma superfície irregular com sulcos, rebordos e depressões envolvendo uma escala de espessura de nanômetros.[188,189] Os defensores de tal superfície argumentam que ela é a mais propícia à ligação celular[127-129] (Fig. 4-9).

O polimento da superfície por meio de descarga de particulados pode ser obtido por diferentes meios. A aplicação de jato de areia proporciona um polimento irregular da superfície com escalas abaixo de 10 mm e uma possibilidade de inclusão de impurezas. Pesquisadores utilizaram uma liga de titânio Ti-6Al-4V para melhorar as propriedades mecânicas, e preferiram o eletropolimento da superfície para reduzir sua irregularidade em uma escala de apenas 0,1 mm por meio da remoção controlada da camada superficial por dissolução.[188,190,191] Implantes de titânio podem ser tratados com uma solução de ácidos nítrico e fluorídrico, a fim de alterar quimicamente a superfície e eliminar alguns tipos de produtos contaminantes (Fig. 4-10). Os ácidos atacam com rapidez metais, com exceção do titânio, e esses processos têm natureza eletroquímica. Os defensores

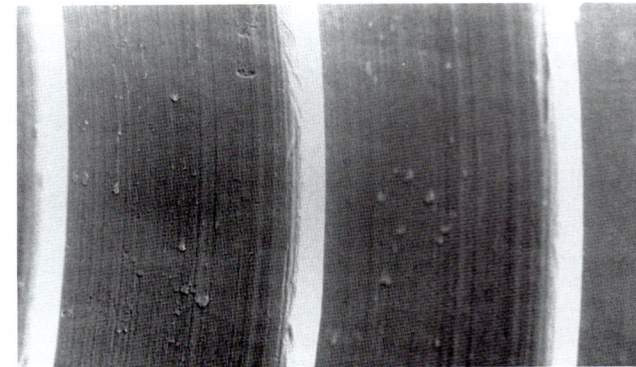

FIGURA 4-9. Superfícies usinadas exibem uma superfície irregular com sulcos, rebordos e depressões, incluindo uma espessura em escala de nanômetros (Implante Brånemark®, Nobel Biocare®).

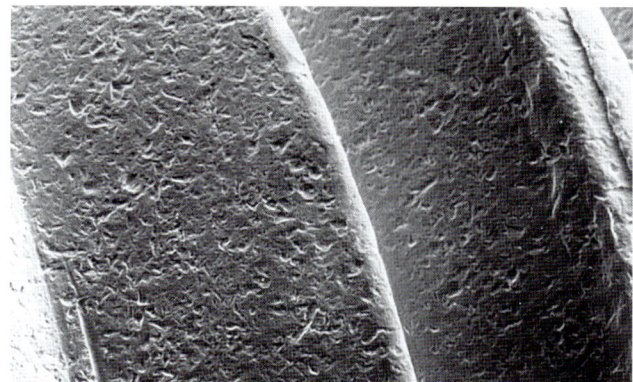

FIGURA 4-10. Implantes de titânio podem ser tratados com uma solução de ácidos nítrico e fluorídrico. (Implante Screw-Vent®, Zimmer®.)

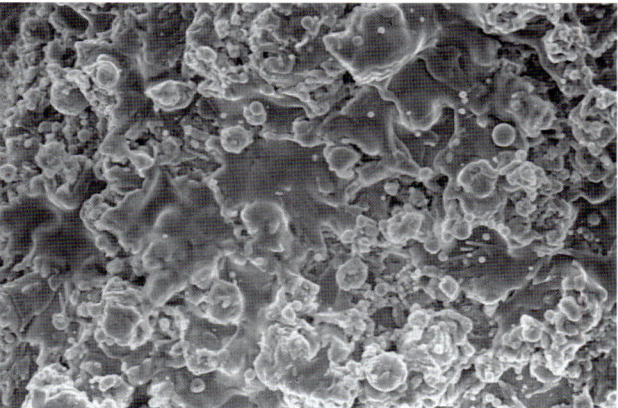

FIGURA 4-12. Superfícies pulverizadas com *spray* de titânio resultam no aumento da área de superfície total, o que pode introduzir um sistema duplo de ancoragem física e química e aumento na capacidade de suporte de carga. Microscopia eletrônica de varredura do implante D3 da BioHorizons®; μ 500.

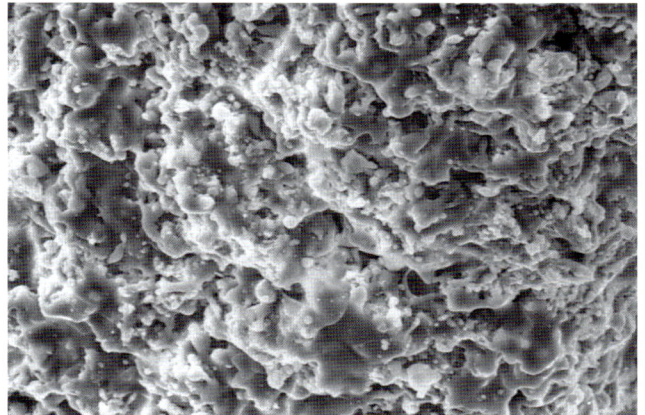

FIGURA 4-11. Descarga de meio reabsorvível fornece uma irregularidade comparável a um acabamento de alumina por jateamento abrasivo, a qual pode ser mais irregular que as superfícies usinadas ou tratadas com ácido (Implante D2 Maestro®, BioHorizons®.)

dessa técnica argumentam que os implantes tratados por jato de areia e tratamento ácido oferecem densidades ósseas radiograficamente superiores ao longo das interfaces dos implantes, em comparação com superfícies pulverizadas com *spray* de titânio.[192] Recentemente, expressaram-se preocupações com relação a meios impregnados no jateamento com microesferas de vidro (acabamento acetinado) e jateamento abrasivo (alumina Al$_2$O$_3$) e um possível risco de osteólise associada causada por resíduos estranhos.[193,194] Ricci *et al*.[194] relataram implantes removidos malsucedidos que exibiam inclusões extensas na superfície consistindo em produtos relacionados com silício ou Al$_2$O$_3$, os quais também estavam presentes nos tecidos próximos. Uma vez que a alumina é resistente à dissolução ácida, particulados podem permanecer impregnados na superfície do implante mesmo depois de limpeza ultrassônica, passivação ácida e esterilização.

Em resposta a essas preocupações, um novo processo de acabamento da superfície foi introduzido, o qual usa um meio restaurável para o processo de tratamento da superfície. O particulado utilizado neste processo empresta seu nome à técnica, a meio restaurável de descarga (RBM – *restorable blast media*). Esta técnica fornece uma irregularidade comparável a um acabamento de alumina por jateamento abrasivo, a qual pode ser mais irregular que as superfícies usinadas, jateadas com microesferas de vidro ou tratadas com ácido (Fig. 4-11).[195] No entanto, a superfície difere das técnicas anteriores de jateamento de areia, uma vez que qualquer particulado que permaneça impregnado na superfície do implante pode ser removido com dissolução química. Dentre os exemplos de descarga de particulados, estão hidroxiapatita, fosfatos beta tricálcio e cerâmicas de fosfato de cálcio similares. Esses particulados são mais biocompatíveis que a alumina e mais fáceis de remover da superfície irregular. A irregularidade da superfície varia conforme o tamanho da descarga de particulado utilizada. Os dados sugerem que superfícies tratadas com RBM aumentam o contato osso-implante (osseointegração) em comparação com outras superfícies.[196,197] Mueller *et al*. compararam implantes tratados com alumina ou biocerâmica em um coelho; seus dados sugerem maior osseointegração para implantes tratados com meio restaurável.[198] Em um experimento com controles pareados em um modelo animal, Piattelli observou um contato significativamente maior entre osso e implante em superfícies tratadas com RBM, em comparação com controles usinados, com taxas de osseointegração de 62 e 55%, respectivamente.[197] Esses benefícios podem estar relacionados com uma melhor resposta biológica a superfícies mais irregulares.[199,200]

Revestimentos Porosos e Característicos

A superfície do implante pode também ser coberta por revestimentos porosos. Estes podem ser obtidos por meio de processos de fabricação associados à HA particulada ou titânio. Nas seções seguintes, há um resumo dos exemplos de revestimentos e processos para a produção de implantes de superfície modificada.

Jateamento de Plasma de Titânio

As superfícies porosas ou ásperas de titânio foram fabricadas pelo jateamento de plasma com pó de gotículas fundidas a altas temperaturas. Sob temperaturas na ordem de 15.000°C, um plasma de argônio é associado a um pulverizador a fim de produzir partículas parcialmente fundidas de pó de titânio (com diâmetro de 0,05 a 0,1 mm), de alta velocidade (600 m/s), projetadas sobre um substrato de liga ou metálico.[63,201] Após a solidificação (fusão), a camada pulverizada por plasma é muitas vezes provida com uma espessura de 0,04 a 0,05 mm. Quando examinados microscopicamente, os revestimentos mostram poros esféricos ou irregulares, que podem ser conectados uns aos outros (Fig. 4-12). Hahn e Palich[202] desenvolveram pela primeira vez esses tipos de superfícies e relataram o crescimento ósseo em implantes revestidos com jateamento de plasma em pó de titânio híbrido inseridos em animais. Karagianes *et al*.[203] avaliaram a adequação do titânio poroso e da liga de titânio para obter as características de ligação osso-implante em um suíno miniatura, e os compararam com uma superfície tridimensional. Kirsch[125] conduziu estudos histológicos sobre modelo em forma radicular (IMZ) revestido com titânio particulado pulverizado por chama de plasma, implantado e integrado ao osso em cães, com integração completa relatada em 6 semanas. Em experimentos e estudos histológicos em animais, Schroeder et al.[204] concluíram que as superfícies ásperas e porosas mostravam uma configuração tridimensional interconectada passível de alcançar uma ligação osso-implante para uma ancoragem estável. Outros estudos em animais concluíram que uma superfície porosa de titânio com diversos métodos de fabricação pode aumentar a área total de superfície (em muitas vezes), produzir ligação por formação óssea, melhorar a ligação pelo aumento de interações iônicas, introduzir um sistema duplo de ancoragem física e química, e aumentar a capacidade de suporte de carga em 25 a 30%.[107,125,205-210] Estudos in vitro, conduzidos por Lowenberg et al.,[211] sobre ligações de fibroblastos, mostraram uma excelente fixação aos discos de liga de titânio na base da superfície em comparação com o titânio poroso, mas com melhor orientação celular nas formas porosas de titânio.

Em 1981, Clemow et al.[212] mostraram que a taxa e a porcentagem de crescimento ósseo interno na superfície eram inversamente proporcionais à raiz quadrada do tamanho dos poros para tamanhos maiores que 100 mm, e que as propriedades de cisalhamento da interface eram proporcionais à extensão do crescimento ósseo interno. O tamanho ideal do poro para o crescimento ósseo interno foi determinado em um estudo de implantes porosos de liga à base de cobalto inseridos em fêmures de cães. O tamanho ideal do poro foi deduzido a partir das mensurações da força máxima de fixação. Essas porosidades da superfície variam de 150 a 400 mm e correspondem coincidentemente às dimensões características da superfície obtidas por alguns processos de jateamento por plasma.[213-216] Além disso, superfícies porosas podem resultar em um aumento na força elástica devido ao crescimento interno de tecidos ósseos em aspectos tridimensionais. Também houve relatos de forças elevadas de cisalhamento estabelecidas pelos métodos de teste de torque e melhor força de transferência na área de perimplante.[217,218]

Em 1985, na Conferência de Osseointegração de Bruxelas, o comitê de ciência básica não apresentou resultados que mostrassem quaisquer grandes diferenças entre as superfícies lisas, ásperas ou porosas em relação a sua capacidade de obter a osseointegração. No entanto, os defensores de preparações de superfície porosas relataram que houve resultados mostrando uma cicatrização inicial mais rápida em comparação com os implantes de titânio porosos e sem revestimento, e que a porosidade torna possível a formação óssea dentro das porosidades, até mesmo na presença de algum micromovimento durante a fase de cicatrização.[219,220] Relatou-se também que tais superfícies permitem a inserção bem-sucedida de implantes de menor comprimento, em comparação com implantes sem revestimento. A teoria fundamental baseava-se em uma área aumentada para o contato com o osso. Relatos na literatura alertam sobre fratura e raspagem dos revestimentos em razão das tensões produzidas pelo processamento a alta temperatura[221,222] e do risco de acúmulo de material raspado na zona interfacial durante a inserção de implantes pulverizados com plasma de titânio. Pode ser indicado restringir o limite de revestimentos em densidades ósseas menores que causem menos transferência de torque por fricção durante o processo de inserção do implante. A tecnologia atual possibilita, ainda, a ligação metalúrgica dos revestimentos e uma alta resistência contra separação mecânica do revestimento, com valores de testes excedendo os requisitos padrões publicados.[223]

Revestimento de Hidroxiapatita

O revestimento de hidroxiapatita por jateamento de plasma foi introduzido na odontologia por deGroot.[99] Kay et al. utilizaram microscopia eletrônica de varredura (MEV) e análises espectrográficas para mostrar que o revestimento de HA com jateamento de plasma pode ser cristalino e oferecer propriedades químicas e mecânicas compatíveis com as aplicações de implantes dentais.[224] Block et al.[225] e Thomas et al.[226] mostraram uma formação óssea e maturação aceleradas ao redor dos implantes revestidos por HA em cães, em comparação com implantes sem revestimento. O revestimento de HA também pode diminuir a taxa de corrosão das mesmas ligas de substratos.[227] Pesquisadores mediram a espessura do revestimento de HA após a remoção de espécimes inseridos em animais por 32 semanas e mostraram uma espessura consistente de 50 mm, o que está na faixa recomendada para fabricação.[19,96,228,229] Relatou-se que o osso adjacente ao implante é mais bem organizado do que com outros materiais de implante, e apresenta um grau de mineralização mais alto.[230] Além disso, vários estudos histológicos documentaram a maior área de aposição óssea ao implante, em comparação com implantes sem revestimento,[225,231,232] o que pode aumentar a capacidade inicial de suporte de carga e biomecânica do sistema. Credita-se ao revestimento de HA uma melhor ligação osso-implante, em comparação com as superfícies usinadas. Essa observação diz respeito a implantes de titânio ou liga de titânio revestidos com HA.

Os estudos também mostraram que a ligação HA-osso é superior à interface HA-implante.[226,228,233] Os defensores dessas superfícies, no entanto, relatam uma excelente confiabilidade dos implantes revestidos por HA.[234,235] O resultado mais significativo é o aumento nas penetrações ósseas, o que melhora a fixação em áreas de contato com o ósseo que inicialmente é limitada.[37,40,41,236] Contudo, ainda existem controvérsias, e alguns autores alertam que os revestimentos de HA não representam necessariamente uma vantagem para o prognóstico de longo prazo do sistema.

Foi demonstrado que os implantes sólido de HA sinterizada são suscetíveis a deterioração por fadiga.[105,229,233] Essa situação pode ser alterada por meio do uso de um revestimento de CFC ao longo dos substratos metálicos. Apesar de ser possível a utilização de vários métodos na aplicação de revestimentos de CFC, a maioria dos sistemas de implantes comercialmente disponíveis é revestida por uma técnica de jateamento de plasma. Uma HA cristalina pulverizada é introduzida e fundida pela região quente e de alta velocidade de uma pistola de plasma e impelida sobre o implante metálico como uma cerâmica parcialmente fundida (Fig. 4-13).[115,201] Uma das preocupações relativas aos revestimentos de CFC é a força da ligação entre a CFC e o substrato metálico. Técnicas investigativas de bombardeio iônico de revestimentos para os revestimentos não reabsorvíveis de CFC ou similares em substratos variados parecem produzir revestimentos densos, mais resistentes e mais finos (alguns micrômetros),

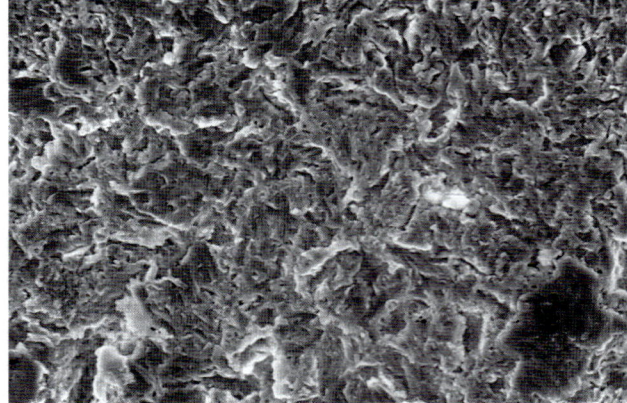

FIGURA 4-13. Revestimentos de hidroxiapatita (HA) na superfície do implante fornecem diversas propriedades clínicas em razão das propriedades osteocondutoras da HA. Microscopia eletrônica de varredura do implante D4 da BioHorizons; μ 500.

o que minimizaria o problema da baixa resistência ao cisalhamento e da fadiga presentes na interface revestimento-substrato.[115] Relatos recentes introduziram um novo tipo de tratamento para revestimentos, cuja natureza é principalmente amorfa, e há necessidade de mais estudos *in vivo* para determinar a resposta tecidual.[237,238] Outras pesquisas incluem o desenvolvimento de novos revestimentos biocompatíveis com base em TCP ou nitreto de titânio.[239]

A técnica de *spray* de plasma tem se mostrado capaz de modificar a natureza do pó cerâmico cristalino e resultar no depósito de uma porcentagem variável de uma fase amorfa reabsorvível.[240] Um revestimento denso com uma alta cristalinidade foi considerado desejável a fim de minimizar a reabsorção *in vivo*. Além disso, a CFC depositada pode ser parcialmente reabsorvida por meio da remodelagem da interface óssea.[28,241,242] Assim, é sensato fornecer um projeto de infraestrutura biomecanicamente sólido[240,241] que seja capaz de funcionar sob condições de suporte de carga, a fim de compensar a perda potencial do revestimento de CFC ao longo dos anos. Os revestimentos de CFC podem, ainda, reabsorver nas áreas infectadas ou de inflamação crônica. Estudos em animais também mostram reduções na espessura do revestimento após a função *in vivo*.[243] Uma vantagem dos revestimentos de CFC é que eles podem agir como uma barreira protetora a fim de reduzir a liberação potencialmente lenta de íons do substrato Ti-6Al-4V.[244] Além disso, a interdifusão entre o titânio e o cálcio (e o fósforo e outros elementos) pode aumentar a ligação do substrato do revestimento ao adicionar um componente químico à ligação mecânica.[242,245-248]

Quando esses revestimentos foram introduzidos há mais de duas décadas, muitos pesquisadores expressaram preocupações sobre a estabilidade biomecânica e bioquímica da área do sulco gengival. Foi recomendado o desenvolvimento de padrões nacionais e internacionais para esses revestimentos, em parte para fornecer uma descrição detalhada das propriedades dos revestimentos utilizando métodos de teste consistentes e uniformes (padronizados). Os padrões nacionais iniciais foram desenvolvidos para o *Beta Fosfato Tricálcico para Implantação Cirúrgica pelo Comitê F4 da ASTM* (ASTM F4-1088). Desenvolveu-se uma especificação padrão para a *Composição da Hidroxiapatita Cerâmica para Implantes Cirúrgicos* (ASTM F4-1185), e padrões adicionais têm sido aprovados mais recentemente, incluindo *Biomateriais Vítreos e de Cerâmica Vítrea para Implantação* (ASTM F4-1538), *Método Padrão de Teste para Teste de Tensão dos Revestimentos de Fosfato de Cálcio* (ASTM F4-1501 F1147-05), *Método Padrão de Teste para os Revestimentos de Fosfato de Cálcio para Materiais Implantáveis* (ASTM F4-1609), *Métodos de Teste para Teste de Flexibilidade e Fadiga por Cisalhamento dos Revestimentos de Fosfato de Cálcio em Substratos Metálicos Sólidos* (ASTM F4-1659 1160), e um *Método Padrão de Teste para Teste do Cisalhamento dos Revestimentos de Fosfato de Cálcio* (ASTM F4-1658 1044).[19] Padrões adicionais sendo desenvolvidos em nível de grupo de trabalho pela ASTM F4 incluem *Características Cristalinas do Revestimento de Fosfato de Cálcio, Requisitos Mecânicos para os Revestimentos de Fosfato de Cálcio e Estabilidade Ambiental dos Revestimentos de Fosfato de Cálcio F1926*. Um padrão adicional sobre osso inorgânico (ASTM F4-1581) também foi estabelecido dentro do subcomitê de cerâmica da ASTM F4.[19]

Esses padrões nacionais e internacionais relacionados (ISO) devem fornecer informações básicas de propriedades para revestimentos e materiais de $CaPO_4$. Essas informações devem se mostrar muito úteis à medida que pesquisas de longo prazo sobre biocompatibilidade forem conduzidas para sistemas de implantes dentais. Padrões nacionais e internacionais foram estabelecidos, ainda, para as ligas de implante cirúrgico, corpos cerâmicos e acabamento de superfície de biomateriais metálicos.

As preocupações relativas aos revestimentos de $CaPO_4$ focaram a (1) estabilidade biomecânica dos revestimentos e da interface revestimento-substrato sob condições *in vivo* de ciclo de carga, e a (2) estabilidade bioquímica desses revestimentos e interfaces dentro do sulco gengival (especialmente na presença de inflamação ou infecção) e durante processos enzimáticos associados à remodelagem por osteoclasia das zonas interfaciais de revestimento ósseo. Algumas dessas questões foram discutidas no simpósio da ASTM sobre os revestimentos de $CaPO_4$, e alguns pesquisadores relataram que os estudos clínicos de prazo mais longo (menos de 10 anos de experiência) não dão razão a preocupações. Será interessante reavaliar essas perguntas e respostas após 20 anos de experiência clínica.

Microcanais

Muitos esforços têm sido centrados na engenharia no pescoço do implante, com a crença de que a melhoria da engenharia pode levar à manutenção óssea clínica na crista do rebordo. Fabricantes diferentes têm usado macrogeometria nesta região e tais esforços têm apresentado algum efeito *in vivo* sobre a estabilidade óssea.[249,250] No manuscrito de Bae *et al*., enquanto a perda óssea em torno de um implante convencional em um modelo canino foi de 1,63 mm em 12 meses, a perda óssea em torno de um implante com um pequeno fio usinado foi de 0,56 mm em 12 meses.[250] Embora se reconheça há algum tempo que a geometria do fio e sua localização sobre o implante podem afetar a retenção óssea, restam limitações na extensão da inserção do fio no implante causadas pela sensibilidade ao entalhe e resistência à fadiga do titânio e suas ligas. Depois que um implante é perfurado para receber uma conexão de prótese interna, a profundidade de qualquer fio é limitada. Se for muito agressivo, um fio removido na face externa do implante produzirá uma região fina de metal em que a conexão interna começa, deixando o implante suscetível a fraturas. Por essa razão, implantes de conexão interna não contêm fios profundos na região da crista. Um microssulco raso (magnitude, 100-1.000 μm) ou um microcanal (magnitude, 5-50 μm) não enfraquece desfavoravelmente o implante.

O microcanal produziu uma resposta biológica única que está começando a ser entendida. Ao contrário da ligação hemidesmossomal relativamente fraca associada ao titânio usinado, o microcanal promove uma interface com o tecido conjuntivo que é mais robusta e pode ser capaz de resistir a tensões orais biológicas, tais como uma invasão bacteriana. Nevins *et al*. observaram ligações do tecido conjuntivo à superfície do microcanal em cortes histológicos de humanos; além disso, as fibras nessa região pareceram ter uma orientação funcional.[251] Essa observação foi repetida em um estudo em animais.[252,253] Este tecido conjuntivo apresenta uma ligação tenaz à superfície do microcanal, frequentemente rompendo por dentro do próprio tecido em recuperação e permanecendo ligado à superfície do implante, em vez de retirar o implante. As evidências sugerem que esta ligação do tecido conjuntivo pode, de alguma maneira, isolar ou proteger o osso subjacente, levando a níveis estáveis da crista óssea a longo prazo. Pecora, usando um estudo de controle pareado de boca dividida em humanos, concluiu que os implantes com um microcanal cortado a *laser* perderam 0,59 mm de osso em comparação com os implantes controles, que perderam 1,94 mm de osso.[254] Outros relatos documentam resultados semelhantes.[255-258]

Após o sucesso de alteração da superfície do implante com microcanais, pilares foram tratados com a técnica de ablação a *laser* para criar microcanais em suas superfícies. Os dados dessas análises mostram uma ligação do tecido conjuntivo à superfície do pilar que se aproxima àquela vista em casos em que apenas o implante tem sua superfície alterada. Em um estudo em humanos, Geurs *et al*. mostram micrografias histológicas que exibem ligação do tecido conjuntivo à superfície do pilar de uma maneira orientada.[259] Nevins *et al*. apoiam essa observação em um teste canino *in vivo*.[260] Em uma micrografia, mostra-se o osso crescendo sobre a interface pilar-implante e ligando-se ao microssulco no pilar. Comparado com estruturas implante-pilar sem microcanais, os pilares tratados foram associados a maiores alturas ósseas, menor migração do epitélio

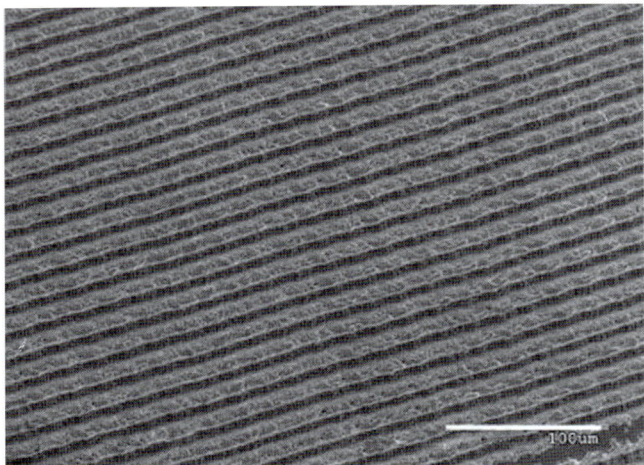

FIGURA 4-14. Superfície do microcanal. Um *laser* é usado para cortar sulcos muito pequenos na superfície do implante. Em geral, esses sulcos têm 8 ou 12 μm de largura, o que é semelhante em tamanho a um fibroblasto humano.

juncional, ligação do tecido conjuntivo e robusta atividade de fibroblasto na interface pilar-tecido (Fig. 4-14).

Outras Modificações da Superfície

Os métodos de modificação da superfície incluem reações químicas controladas com nitrogênio ou outros elementos ou procedimentos de implantação iônica na superfície. A reação do nitrogênio com as ligas de titânio a temperaturas elevadas resulta na formação de compostos de nitreto de titânio ao longo da superfície. Esses compostos de nitreto superficiais são bioquimicamente inertes (como os óxidos) e alteram as propriedades mecânicas superficiais a fim de aumentar a dureza e a resistência à abrasão. A maioria das superfícies de nitreto de titânio apresenta cor dourada, e esse processo tem sido extensivamente utilizado para aumentar as propriedades superficiais dos instrumentos industriais e cirúrgicos.[19] Maiores dureza e resistência à abrasão e ao desgaste também podem ser providas por meio de implantação iônica de substratos metálicos. O elemento utilizado com mais frequência para implantação iônica superficial é o nitrogênio. Eletroquimicamente, os nitretos de titânio são semelhantes aos óxidos (TiO_2), e nenhum comportamento eletroquímico adverso tem sido observado caso haja perda regional do nitreto. O substrato de titânio torna a oxidar quando a camada superficial de nitreto é removida. Recomendam-se a implantação de nitrogênio e a deposição de camada dopada com carbono para melhorar as propriedades físicas do aço inoxidável, sem afetar sua biocompatibilidade.[261] Mais uma vez, é possível levantar questões sobre a perda de revestimento e corrosão fissurante.

Limpeza da Superfície

Uma superfície limpa é uma superfície atomicamente limpa sem nenhum outro elemento além dos constituintes biomateriais. Os contaminantes podem ser particulados, filamentos contínuos (p. ex., óleo, impressões digitais) e impurezas atômicas ou camadas moleculares (inevitáveis) causadas pela instabilidade termodinâmica das superfícies. Mesmo após reagirem com o ambiente, as superfícies apresentam uma tendência a diminuir sua energia por meio da ligação de moléculas e elementos. A composição típica de uma camada contaminada depende do ambiente e de propriedades da superfície. Por exemplo, em geral, superfícies de alta energia (metais, óxidos, cerâmicas) tendem a se ligar mais a esse tipo de monocamada do que polímeros e carbono (amorfos).

Nos primórdios da implantodontia, nenhum protocolo específico para preparação, limpeza, esterilização e manuseio da superfície dos implantes foi estabelecido.[262] Pesquisadores têm, respectivamente, demonstrado respostas adversas do hospedeiro causadas por preparação e esterilização inadequadas, omissão ao eliminar gases absorvidos e detritos orgânicos e inorgânicos.[127,128,142,263] De acordo com Albrektsson,[145] os implantes que parecem funcionais podem deteriorar mesmo depois de anos de uso, e a causa pode ser atribuída a manuseio, esterilização ou limpeza ultrassônica inadequados durante a inserção cirúrgica.

Um estudo sistemático sobre camadas de contaminação não está disponível. Lausmaa et al.[129] mostraram que os implantes de titânio apresentavam grandes variações em cargas de contaminação de carbono (20 a 60%) na faixa de espessura entre 0,3 e 1 nm, atribuídas à exposição ao ar e a resíduos de solventes de limpeza e lubrificantes utilizados durante a fabricação. Vestígios de Ca, P, N, Si, S, Cl e Na foram observados em outros estudos.[137,138,263-265] Os resíduos de flúor poderiam ser atribuídos a tratamentos de passivação e condicionamento; os resíduos de Ca, Na e Cl, à autoclavagem; e os resíduos de Si, a processos de jateamento de vidro e areia.

Energia da Superfície

As medições de valores de propriedade superficial da capacidade de um implante de se integrar dentro do osso incluem o ângulo de contato com líquidos, o pH local e a topografia da superfície. Eles são muitas vezes utilizados para a determinação de características da superfície. Numerosos estudos foram conduzidos para avaliar os ângulos de contato com líquidos, sólidos e ar, propriedades de umidade e tensões superficiais como critérios para análise do grau de limpeza da superfície, pois demonstrou-se que esses parâmetros têm uma consequência direta na osseointegração.[12,266,267] Uma energia superficial intrinsecamente elevada é tida como a mais desejável. Implantes de superfície de alta energia mostraram um aumento de três vezes na adesão do fibroblasto, e superfícies com energia mais elevada (p. ex., metais, ligas e cerâmica) são as mais adequadas para alcançar a adesão celular.[12] Os valores de tensão superficial de 40 dinas/cm ou mais são característicos de superfícies muito limpas e de excelentes condições de integração biológica.[266] Uma mudança no ângulo de contato (aumento) está relacionada com a contaminação da superfície por contaminantes hidrofóbicos, e diminui os parâmetros de tensão superficial. Uma vez que um filme de condicionamento espontaneamente depositado e dependente do hospedeiro é um pré-requisito para a adesão de qualquer elemento biológico, sugere-se que o umedecimento da superfície com sangue no momento da inserção pode ser uma boa indicação da alta energia de superfície do implante.[266]

Passivação e Limpeza Química

As especificações da ASTM (ASTM B600, ASTM F-86) para o tratamento final da superfície dos implantes cirúrgicos de titânio exigem a decapagem e a descamação com sais fundidos de base alcalina. Isso costuma ser seguido por um tratamento com uma solução de ácido nítrico ou fluorídrico para diminuir e eliminar contaminantes como o ferro. O ferro ou outros elementos podem contaminar a superfície do implante como resultado do processo de usinagem. Este tipo de resíduo pode ter um efeito da desmineralização da matriz óssea.[268,269] No entanto, essas exigências de acabamento permanecem muito gerais. Estudos sobre a ligação do fibroblasto nas superfícies dos implantes mostraram muitas variações, dependendo dos diferentes processos de preparação da superfície. Inoue et al.[149] mostraram fibroblastos que desenvolveram uma cápsula ou ligação fibrosa orientada acompanhando os sulcos nos discos de titânio. Os ângulos de contato também são bastante modificados por tratamento ácido ou enxágue com água.[270] Operações de usinagem, polimento, processo de texturização, depósitos residuais de substâncias químicas e microestrutura da liga inadvertidamente afetam a composição da superfície. Além disso, há muitas maneiras de se modificar intencionalmente a superfície do implante. Estas incluem tratamento mecânico convencional (jateamento com areia), tratamento de reação química com líquido ou gás, eletrogalvanoplastia ou galvanoplastia a vapor e processamento por feixes de íons, que deixam as propriedades do volume intactas e foram recém-adaptadas para a odontologia a partir da tecnologia de filme fino. Estudos preliminares realizados por Schmidt[271] e Grabovski et al.[272] mostraram uma modificação na adesão do fibroblasto ao titânio implantado com íons de carbono e nitrogênio. Como regra geral, quanto mais limpo, melhor.

Esterilização

Manipulação com os dedos descobertos ou luvas pulverizadas, água de torneira e detritos residuais transportados pelo vapor da autoclave podem contaminar as superfícies dos implantes. Em um estudo de implantes dentais com MEV, Bauhammers[262] mostrou a contaminação da superfície com materiais acrílicos, pó para luvas de látex e bactérias. Atualmente, na maioria dos casos, os fabricantes garantem implantes previamente limpos e esterilizados com procedimentos de alta tecnologia e prontos para serem inseridos. Se um implante precisa ser novamente esterilizado, então as técnicas convencionais de esterilização não costumam ser satisfatórias. Parece que, atualmente, nenhum meio de esterilização é totalmente satisfatório para todos os biomateriais e projetos. Componentes de metal ou liga, partículas inorgânicas e orgânicas, produtos de corrosão, polímeros e precipitações podem ser absorvidos na superfície durante os processos de fabricação, polimento, limpeza, esterilização, embalagem e armazenamento. Baier et al.[12] correlacionaram o tipo usual de contaminante encontrado com a técnica de esterilização utilizada. Baier et al.[266] mostraram que a esterilização a vapor pode provocar depósitos de substâncias orgânicas que resultam em uma fraca adesão ao tecido. Doundoulakis[137] submeteu amostras de titânio a diferentes técnicas de esterilização; deduziu um efeito adverso da esterilização a vapor e um efeito deteriorante dos esterilizadores endodônticos com microesferas de vidro; verificou que a esterilização térmica a seco deixa depósitos orgânicos na superfície e sugeriu que a esterilização com luz ultravioleta (UV) pode se tornar uma boa alternativa após uma avaliação adicional. Além disso, pode ocorrer crescimento acelerado de óxido sobre o titânio, com a contaminação por impurezas levando a uma descoloração da superfície.[32,127,272] Em um estudo por Keller et al.,[273] foram identificados na superfície de implantes submetidos a esterilização produtos de corrosão e filmes provenientes da autoclave, substâncias químicas e resíduos citotóxicos de soluções. Eles sugeriram que uma alteração da superfície de titânio causada por métodos de esterilização pode, por sua vez, afetar a resposta do hospedeiro e as propriedades adesivas do implante. Por outro lado, Schneider et al.[274] compararam a superfície de implantes com spray de plasma de titânio e com titânio revestido por HA após a esterilização a vapor ou com dióxido de etileno utilizando análise com radiografias de energia dispersiva e concluíram que essas técnicas não modificam a composição básica da superfície. Keller et al.[275] estudaram o crescimento de fibroblastos em discos de titânio CP esterilizados por autoclave, óxido de etileno, álcool etílico ou apenas passivados com ácido nítrico a 30%, e concluíram que a esterilização parece inibir o crescimento das células, ao contrário da passivação.

Atualmente, os depósitos proteináceos e sua ação como filmes podem ser eliminados de maneira mais eficaz por meio da técnica de descarga luminosa por radiofrequência (TDLRF), que parece ser um adequado procedimento de limpeza final. Os implantes são tratados dentro de uma descarga controlada de gás nobre sob uma pressão muito baixa. Os íons do gás bombardeiam a superfície e removem os átomos e as moléculas da superfície, os quais são absorvidos sobre ela ou são seus componentes. A qualidade da superfície tratada, contudo, depende da pureza do gás. Baier et al.[276] mostraram que a TDLRF é boa para limpeza e, ao mesmo tempo, para garantir um estado de alta energia ao implante, o que está relacionado com melhores capacidades de adesão celular. Com a TDLRF, têm sido observados filmes de óxido mais finos e estáveis e superfícies mais limpas, além de melhor umedecimento e adesão ao tecido.[276-278] O principal óxido na superfície não é alterado pelo processo da TDLRF.[279] Relatou-se uma diminuição na contaminação bacteriana nas superfícies dos implantes revestidos por HA após a TDLRF,[280] e alguns estudos sugerem que a TDLRF pode aumentar a afinidade do fosfato ou do cálcio devido a um aumento em zona elementar da superfície, resultando na formação de compostos amorfos de $CaPO_4$.[278]

Recentemente, mostrou-se que um protocolo modificado de esterilização por luz UV aumentou a biorreatividade, o que também foi eficaz na eliminação de alguns contaminantes biológicos. Singh e Schaaf[281] avaliaram a qualidade da esterilização por luz UV e seus efeitos sobre objetos de superfície irregular, estabelecendo sua eficácia em esporos, bem como sua capacidade de limpar rápida e seguramente a superfície e conceder uma alta energia de superfície. Hartman et al.[282] submeteram implantes a vários protocolos de pré-tratamento (esterilização a vapor, luz UV ou TDLRF) e os inseriram em um suíno miniatura. Apesar de implantes esterilizados por UV e TDLRF mostrarem crescimento ósseo interno e maturação rápidos, implantes esterilizados a vapor pareciam favorecer fibras colágenas espessas na superfície. Por outro lado, Carlsson et al.[283] inseriram implantes em coelhos e compararam o desempenho de implantes tratados com técnicas convencionais com implantes tratados com TDLRF, observaram respostas de cicatrização semelhantes e ainda alertaram que o processo da TDLRF produz uma camada de óxido muito mais fina na superfície do implante e pode depositar óxido de silício a partir do invólucro vítreo.

A adequada esterilização dos implantes dentais limpos e pré-embalados, com seus componentes cirúrgicos associados, resultou em um uso crescente dos procedimentos de radiação gama. Como a esterilização de implantes cirúrgicos por radiação gama é uma metodologia bem estabelecida na indústria, os recursos, os procedimentos e os padrões são bem conhecidos. A maioria dos sistemas metálicos está exposta a doses de radiação que excedem 2,5 Mrad, em que a embalagem e todas as peças internas da montagem são esterilizadas. Isso é uma vantagem, no sentido de que os componentes permanecem protegidos, limpos e estéreis até que os recipientes internos sejam abertos dentro do campo estéril do procedimento cirúrgico. Parafusos de cicatrização, elementos de transferência, chaves protéticas e implantes são expostos à esterilização gama, o que reduz as oportunidades de contaminação.

A exposição à radiação gama pode causar o desbotamento de algumas cerâmicas e a deterioração de alguns polímeros. Os limites das classes de biomateriais são conhecidos e todos os tipos de biomateriais podem ser adequadamente esterilizados dentro da indústria. O controle de sistemas, incluindo a pré-embalagem e a esterilização, tem sido uma parte importante do sucesso da implantodontia.

Resumo

Na década de 1960, a implantodontia como disciplina clínica era tida por alguns como bastante desorganizada, e os tratamentos proporcionados não costumavam ser considerados tão bem-sucedidos quanto os procedimentos de cirurgia ortopédica e cardiovascular realizados nos hospitais. Parte deste ponto de vista estava relacionada com o uso de materiais odontológicos intrabucais convencionais como implantes, além dos consultórios odontológicos comuns para as atividades cirúrgicas (p. ex., sem luvas, brocas de alta rotação, água de torneira). A disciplina de biomateriais evoluiu rapidamente na década de 1970. Os usos bem-sucedidos de biomateriais sintéticos basearam-se em experiências dentro do campo da implantodontia. O fundamento para muitas das mais novas e clinicamente bem-sucedidas reconstruções cirúrgicas evoluiu dentro da odontologia, sendo algumas atualmente reconhecidas como os tipos mais bem-sucedidos de cirurgia reconstrutiva musculoesquelética. A disciplina de biomateriais, portanto, evoluiu significativamente durante as décadas passadas e os biomateriais sintéticos são agora constituídos, fabricados e fornecidos aos profissionais de saúde como dispositivos mecânica e quimicamente limpos que apresentam alta previsibilidade de sucesso quando utilizados adequadamente nas disciplinas cirúrgicas. Este capítulo sobre biomateriais foi separado em seções relacionadas com propriedades das superfícies e volume dos biomateriais, e a ênfase foi colocada na literatura pertinente a respeito de como as propriedades desses biomateriais relacionam-se com as interações na interface tecidual.

A caracterização da superfície e o conhecimento operacional sobre como as propriedades da superfície e do volume do biomaterial se relacionam com os perfis de biocompatibilidade de implantes dentais representam uma área importante na cirurgia reconstrutiva com base em implantes. Este capítulo forneceu informações concisas sobre as propriedades da superfície e do volume dos biomateriais metálicos, cerâmicos e de superfície modificada. Os autores recomendam com veemência o material de referência listado, além de um desejo de que os pesquisadores sempre forneçam informações sobre as propriedades da superfície e do volume dos biomateriais como um componente de qualquer estudo sobre os perfis de resposta dos tecidos (biocompatibilidade).

Agradecimento

Em 1970, Jack E. Lemons estava participando de sua primeira reunião da American and International Associations for Dental Research (AADR/IADR) quando foi apresentado a Ralph Phillips no meio de uma discussão em grupo sobre materiais dentários. Ele rapidamente determinou que Lemons sabia pouco sobre o "dentário" e que tinha alguma noção sobre "materiais". Phillips incluiu Lemons nas interações com questões e comentários cuidadosamente colocados e direcionados, de modo que ele não fosse excluído. Isso aconteceu repetidamente ao longo dos anos, até que Lemons teve a oportunidade de reverter a relação depois de fazer uma apresentação em nome do Grupo de Materiais Dentários da AADR/IADR sobre testes básicos de biocompatibilidade, com Phillips como participante geral. Essa oportunidade acabou por coordenar e ajudar a orientar algumas das nascentes relações entre as pessoas mais experientes nas ciências biológicas e de materiais. Em seguida, interações contínuas com Phillips promoveram muitos maravilhosos momentos com colegas, estudantes e amigos por todo o mundo.

O conteúdo deste capítulo representa um estágio posterior, no qual Lemons forneceu comentários e opiniões por escrito sobre os biomateriais de implantes como uma extensão dos biomateriais dentais. Este capítulo é dedicado, em parte, à sua memória e especialmente à nossa longa amizade. O campo da implantodontia, na opinião do autor, se beneficiará da continuação de uma abordagem multidisciplinar da ciência, tecnologia e aplicações. Nós gostaríamos muito que Ralph pudesse ter continuado e certamente sentiremos falta de seu aconselhamento.

Referências Bibliográficas

1. Williams DF, editor: *Biocompatibility of clinical implant materials*, vol 1, Boca Raton, FL, 1981, CRC Press.
2. Zierold AA: Reaction of bone to various metals, *Arch Surg* 9:365, 1924.
3. Menegaux GA: Action cytotoxique de quelques metaux sur le tissu osseux cultive en vie ralentie, *Presse Med* 42:1, 1935.
4. Venable CS, Stuck WG, Beach A: The effects on bone of the presence of metals based upon electrolysis, an experimental study, *Ann Surg* 105:917-938, 1939.
5. Ludwigson DC: Today's prosthetic metals, *J Metals* 16:226-231, 1964.
6. Williams DF, Roaf R: *Implants in surgery*, London, 1973, WB Saunders.
7. Weissman SL: Models for systemic effects of implants, *Nat Spec Pub* 472:28, 1997.
8. Natiella J, Armitage JJ, Meenaghan M, et al: Current evaluation of dental implants, *J Am Dent Assoc* 84:1358, 1972.
9. Rizzo AA, editor: *Proceedings of the 1988 Consensus Development Conference on Dental Implants*, 52, J Dent Educ, 1988, pp 678-827.
10. Schnitman PA, Shulman LB, editors: Dental implants: benefit and risk, PHS No 81-1531. In *Proceedings of the Harvard-National Institute of Dental Research Conference*, Boston, 1980.
11. VonRecuum A, editor: *Handbook of biomaterials evaluation*, New York, 1986, Macmillan.
12. Baier R, Meyer A, Natiella J, et al: Surface properties determine bioadhesive outcomes, *J Biomed Mater Res* 18:337-355, 1984.
13. Baier R, Shafrin E, Zisman WA: Adhesion: mechanisms that assist or impede it, *Science* 162:1360, 1968.
14. Davies JE, editor: *The bone-biomaterial interface*, Toronto, 1991, University of Toronto Press.
15. Plenk H, Zitter H: Material considerations. In Watzek G, editor: *Endosseous implants: scientific and clinical aspects*, Chicago, 1996, Quintessence.
16. Zitter H, Plenk H: The electrochemical behavior of metallic implant materials as an indicator of their biocompatibility, *J Biomed Mater Res* 21:881-896, 1987.
17. Zwicker U, Breme J, Etzold U: Titanwerkstoffe mit niedrigem elastizitatsmodul aus gesinterten titanlegierungspulvern, *Vortage der 7. Sitzung d. DVM-Arbeitskreises Implantate am 18. 11 1986*, Bundesanstalt fur Material Prufung, 1986, Berlin, 47-58.
18. Zitter H, Maurer KL, Gather T, et al: Implantatwerkstoffe, *Berg und Hüttenmänn Monatshefte* 135:171-181, 1990.
19. American Society for Testing and Materials: Surgical and medical devices vol 14.01, Philadelphia, 1996, American Society for Testing and Materials.
20. International Standards Organization: *Standard references*, Philadelphia, 1996, ANSI-USA.
21. American Dental Association: *Standards* Chicago 1996.
22. Williams DF: *Biocompatibility of orthopaedic implants* vol 1, Boca Raton F.L, 1982, CRC Press.
23. Ducheyne P, Hastings GW, editors: *Functional behavior of orthopaedic materials* 2 vols, Boca Raton, FL, 1984, CRC Press.
24. Till T, Wagner G: Uber elektrochemische untersuchungen an verschiedenen metallischen Zahnreparaturmaterialien, *ZWR* 80:334-339, 1971.
25. Ferguson AB, Laing PG, Hodge ES: The ionization of metal implants in living tissues, *J Bone Joint Surg Am* 42A:77-90, 1960.
26. Mears DC: Electron probe microanalysis of tissues and cells from implant areas, *J Bone Joint Surg* 48B:567, 1966.
27. Geis-Gerstorfer J, Weber H, Sauer KH: vitro substance loss due to galvanic corrosion in Ti implant/Ni-Cr super-construction systems, *Int J. Oral Maxillofac Implants* 4:119-123, 1989.
28. Jarcho M: Retrospective analysis of hydroxyapatite development for oral implant applications, *Dent Clin North Am* 36:19-36, 1992.
29. Ogus WI: Research report on implantation of metals, *Dent Dig* 57:58, 1951.
30. Laing P: The significance of metallic transfer in the corrosion of orthopaedic screws, *J Bone Joint Surg Am* 40:853-869, 1958.
31. Willert H, Buchhorn G, Semlitsch M: Particle disease due to wear of metallic alloys. In Morrey B, editor: *Biological, material and mechanical considerations of joint replacement*, New York, 1993, Raven Press.
32. Lemons JE: Dental implant retrieval analyses, *J Dent Educ* 52:748-756, 1988.
33. Lemons JE: Metals and alloys for devices in musculoskeletal surgery. In Morrey BF, editor: *Joint replacement arthroplasty*, Edinburgh, 1991, Churchill Livingstone.
34. Steinemann S: Tissue compatibility of metals from physico-chemical principles. In Kovaks P, Istephanous N, editors: *Compatibility of biomechanical implants conference Proceedings* vol 94-15, San, Francisco, 1994, Electrochemical Society, pp 1-14.
35. Fontana M, Greene N: *Corrosion engineering*, New York, 1967, McGraw-Hill.
36. Williams DF: Titanium as a metal for implantation, *J Med Eng Technol* 1:195-202, 1977, 266-270.

37. Lemons JE: Biomaterial considerations for dental implants. I. Metals and alloys, Alabama Academy of General Dentistry Sponsored Symposium on Dental Implants, *J Oral Implantol* 4:503-515, 1975.
38. Van Orden A, Fraker A, Ruff AW, et al: Surface preparation and corrosion of titanium alloys for surgical implants. In Luckey H, Kublic F, editors: *ASTM STP*, 796, Philadelphia, 1981, American Society for Testing and Materials.
39. Geis Gerstorfer J, Weber H: Corrosion resistance of the implant materials Contimet 35, Memory and Vitallium in artificial physiological fluids, *Int J Oral Maxillofac Implants* 3:135-139, 1988.
40. Skalak R: Biomechanical considerations in osseointegrated prostheses, *J Prosthet Dent* 49:843-848, 1983.
41. Spector M: Biocompatibility in orthopaedicimplants. In Williams DF, editor: *Biocompatibility of materials*, Boca Raton, FL, 1984, CRC Press.
42. Lemons JE, Lucas LC, Johansson B: Intraoral corrosion resulting from coupling dental implants and restorative metallic systems, *Implant Dent* 1:107-112, 1992.
43. Zitter H, Plenk H Jr: The electrochemical behavior of metallic implant materials as an indicator of their biocompatibility, *J Biomed Mater Res* 21:881-896, 1987.
44. Newesely H: Der Stand der Normung bei Dentalimplan taten, Vortrage des Arbeitskreises Implantate, Berichsband d. 5 Sitzung d, *Dtsch Verb f. Materialforschung u Prufung eV*:53-55, 1984.
45. International Standardization Organization: *Dental implants—state of the art survey of materials*, ISO Technical Report 1045, Geneva, 1991, International Standardization Organization.
46. Lautenschlager EP, Sarker NK, Acharaya A, et al: Anodic polarization of porous metal fibers, *J Biomed Mater Res* 8:189-191, 1974.
47. Rae T: The biological response to titanium and titanium aluminum vanadium alloy particles, *Biomaterials* 7:3036, 1986.
48. Solar RJ, Pellack SR, Korostoff E: vitro corrosion testing of titanium surgical implant alloys F J, *Biomed Mater Res* 13:217-250, 1979.
49. Hoar TP, Mears DC: Corrosion-resistant alloys in chlorine solution: materials for surgical implants, *Proc R Soc Lond B Biol Sci* A294:486, 1966.
50. Bothe RE, Beaton LE, Davenport HA: Reaction of bone to multiple metallic implants, *Surg Gynecol Obstet* 71:598-602, 1940.
51. Leventhal GS: Titanium, a metal for surgery, *J Bone Joint Surg* 33:473-474, 1951.
52. Beder OE, Eade G: An investigation on tissue tolerance to titanium metal implants in dogs, *Surgery* 39:470, 1956.
53. Gross PP, Gold L: The compatibility of Vitallium and austanium in completely buried implants in dogs, *Oral Surg* 10:769, 1957.
54. Clarke EG, Hickman J: An investigation into the correlation between the electrical potential of metals and their behavior in biological fluids, *J Bone Joint Surg* 35B:467, 1963.
55. Brettle JA: Survey of the literature on metallic surgical implants, *Injury* 2:26, 1976.
56. Lemons JE, Niemann KMW, Weiss AB: Biocompatibility studies on surgical grade Ti, Co and Fe base alloys, *J Biomed Mater Res* 10:549, 1976.
57. Lemons JE, editor: *Quantitative characterization and performance of porous implants for hard tissue application*, ASTM STP 953, Philadelphia, 1987, American Society for Testing and Materials.
58. Lucas LC, Lemons JE, Lee J, et al: I*n vitro corrosion characteristics of Co-Cr-Mo/Ti-6Al-4V/Ti alloys.* Paper presented at the American Society for Testing Materials, Symposium on Quantitative Characteristics of Porous Materials for Host Tissues, 1978.
59. Lucas LC, Bearden LF, Lemons JE: Ultrastructural examinations of in vitro and in vivo cells exposed to solutions of 316L stainless steel. In Fraker A, Griffin C, editors: *ASTM STP*, 859, Philadelphia, 1985, American Society for Testing and Materials.
60. Van Orden AC: Corrosive response of the interface tissue to 316L stainless steel, titanium base alloys and cobalt base alloys. In McKinney RV, Lemons JE, editors: *The dental implant*, San Diego, 1985, PSG Co.
61. Lang B, Mossie H, Razzoog M: *International workshop: biocompatibility, toxicity and hypersensitivity to alloy systems used in dentistry*, Ann Arbor MI, 1985, University of Michigan Press.
62. Steinemann S: Corrosion of surgical implants—in vivo and in vitro tests. In Winter GD, Jeray JL, deGroot K, editors: *Evaluation of biomaterials*, Chichester, England, 1980, Wiley.
63. Steinemann SG, Perren SM, Muller ME: Titanium alloys as metallic biomaterials, Lutjering G, Zwicker U, Bunk W, editors: *Proceedings of the 5th International Conference on Titanium, Dtsch Gesf Materialkunde* eV, 2, 1327-1334, 1985.
64. Steinemann SG: Corrosion of titanium and titanium alloys for surgical implants, In Lutering G, Zwicker U, Bunk W, editors: *Proceedings of the 5th International Conference on Titanium, Dtsch Gesf Materialkunde* eV, 2, 1373-1379, 1985.
65. Hillmann G, Donath K: Licht und elektronemikro sko pische untersuchung zur biostabilitat dentaler titanim-plantate, *Z Zahnarztl Implantol* 7:170-177, 1991.
66. Schliephake H, Neukam FW, Urban R: Titanbelastung parenchymatoser organe nach insertion von titanschrau-benimplantaten, *Z Zahnarztl Implantol* 5:180-184, 1989.
67. Schliephake H, Reiss G, Urban R, et al: Freisetzung von titan aus schraubenimplantaten, *Z Zahnarztl Implantol* 6:6-10, 1991.
68. Woodman JL, Jacobs JJ, Galante JO, et al: Metal ion release from titanium-based prosthetic segmental replacement of long bones in baboons. A long-term study, *J Orthop Res* 1:421-430, 1984.
69. Ferguson AB, Akahoshi Y, Laing PG, et al: Characteristics of trace ion release from embedded metal implants in the rabbit, *J Bone Joint Surg* 44:317-336, 1962.
70. Osborn JF, Willich P, Meenen N: The release of titanium into human bone from a titanium implant coated with plasma-sprayed titanium. In Heimke G, Solesz U, Lee AJC, editors: *Advances in biomaterials*, Amsterdam, 1990, Elsevier.
71. Semlitsch M, Staub F, Weber H: Development for biocompatible high strength titanium-aluminum-niobium alloy surgical implants, *Biomed Tech (Berl)* 30:334-339, 1985.
72. Gittens RA, Olivares-Navarrete R, Tannenbaum R, et al: Electrical implications of corrosion for osseointegration of titanium implants, *J Dent Res* 90(12):1389-1397, 2011.
73. Gilbert JL, Mehta M, Pinder B: Fretting crevice corrosion of stainless steel stem-CoCr femoral head connections: comparisons of materials, initial moisture, and offset length, *J Biomed Mater Rest B Appl Biomater* 88:162-173, 2009.
74. Grosgogeat B, Reclaru L, Lissac M, Dalard F: Measurement and evaluation of galvanic corrosion between titanium/Ti6Al4V implants and dental alloys by electrochemical techniques and auger spectrometry, *Biomaterials* 20:933-941, 1999.
75. Taher NM, Al Jabab AS: Galvanic corrosion behavior of implant suprastructure dental alloys, *Dent Mater* 19(1):54-59, 2003.
76. Lowe LG, Shcherbukhin VM: An implant-supported, cobalt-chromium milled bar and nonflanged attachment-retained overdenture to rehabilitate the edentulous mandible, *J Prosthet Dent* 102(1):46-51, 2009.
77. Helldén LB, Ericson G, Olsson CO: The Cresco Bridge and implant concept: presentation of a technology for fabrication of abutment-free, passively fitting superstructures, *Int J Periodontics Restorative Dent* 25(1):89-94, 2005.
78. Viennot S, Dalard F, Lissac M, et al: Corrosion resistance of cobalt-chromium and palladium-silver alloys used in fixed prosthetic restorations, *Eur J Oral Sci* 113(1):90-95, 2005.
79. Newman JR, Eylon D, Thorne JK: Titanium and titanium alloys, ed 9, Stefanescu D, Kurz W, editors: *Metals handbook*, vol 15, Metals Park, OH, 1988, ASM International.
80. Ott D: Giessen von titan im dentallabor, *Metall* 44:366-369, 1990.
81. Soom U: Reines titan in der zahnmedizin und zahntechnik: anwendungsbereiche in der implantologie und der prothetik, *Swiss Dent* 8:27-32, 1987.
82. Lemons JE: Surface conditions for surgical implants and biocompatibility, *J Oral Implantol* 7:362-374, 1977.
83. Lucas LC, Buchanan RA, Lemons JE: Investigations on the galvanic corrosion of multialloy total hip prostheses, *J Biomed Mater Res* 15:747-753, 1981.
84. Lucas LC, Buchanan RA, Lemons JE, et al: Susceptibility of surgical cobalt-base alloy to pitting corrosion, *J Biomed Mater Res* 16:799-810, 1982.

85. Proceedings of the Third World Biomaterials Congress 11, Kyoto, Japan, 1988, Society for Biomaterials.
86. Brown SA, Lemons JE, editors: *Medical applications of titanium and its alloys: the material and biological issues, STP 1272*, Ann Arbor, MI, 1996, American Society for Testing and Materials.
87. Bosker H, Kijk L: Het transmandibulaire implantaat, *Ned Tijdschr Tandheelkd* 90:381-389, 1983.
88. Hench LL, Ethridge EC: Biomaterials, an interfacial approach New York, *Academic Press*, 1982.
89. Vincenzini P, editor: *Ceramics in surgery*, Amsterdam, 1983, Elsevier.
90. Sandhaus S: *Nouveaux aspects de l'implantologie, L'Implant CBS*, Suisse, Lausanne Switzerland, 1969, Sandhaus.
91. Heimke G, Schulte W, d'Hoedt B, et al: The influence of fine surface structures on the osseo-integration of implants, *Int J Artif Organs* 5:207-212, 1982.
92. McKinney RV Jr, Lemons JE: The dental implant Littleton F M.A, *PSG Publishing*, 1985.
93. Steflic D, Sisk A, Parr G, et al: HVEM and conventional electron microscopy of interface between bone and endosteal dental implants, *J Biomed Mater Res* 26:529-545, 1992.
94. McKinney R, Steflic D, Koth D, et al: The scientific basis for dental implant therapy, *J Dent Educ* 52:696-705, 1988.
95. Koth DL, McKinney RV Jr: The single crystal sapphire endosteal dental implant. In Hardin JF, editor: *Clark's clinical dentistry*, Philadelphia, 1981, JB Lippincott.
96. Horowitz F, Parr J, editors: *Characterization and performance of calcium phosphate coatings for implants, ASTM STP*, 1196, Philadelphia, 1994, American Society for Testing and Materials.
97. Brose M, et al: Six year evaluation of submerged alumina dental root implants in humans (IADR abstract 56), *J Dent Res* 66:113, 1987.
98. Driskell TS: Development and application of ceramics and ceramic composites for implant dentistry. In Young FA, Hulbert DF, editors: *Materials for implant dentistry*, New York, 1970, Gordon & Breach.
99. deGroot K, editor: *Bioceramics of calcium phosphate*, Boca Raton, FL, 1983, CRC Press.
100. Ducheyne P, Lemons JE, editors: *Bioceramics: material characteristics versus in vivo behavior*, New York, 1988, New York Academy of Science.
101. Koeneman J: Workshop on characterization of calcium phosphate materials, *J Appl Biomater* 1:79, 1990.
102. LeGeros RZ: Calcium phosphate materials in restorative dentistry: a review, *J Dent Res* 68:164-180, 1988.
103. Yamamuro T, Hench L, Wilson J, editors: *Handbook of bioactive ceramics*, vols 1, 2, Boca Raton, FL, 1990, CRC Press.
104. Kent J, et al: Augmentation of deficient edentulous alveolar ridges with dense polycrystalline hydroxylapatite (abstract 3 8. 2). In *Final Program Book of Abstracts*, Vienna, 1980, First World Biomaterials Congress, Society for Biomaterials.
105. dePutter C, deGroot K, Sillevis-Smitt P: Transmucosal apatite implants in dogs, *Trans Soc Biomater* 9:115, 1981.
106. English C: Cylindrical implants, *J Calif Dent Assoc* 16:17-40, 1988.
107. Hench LL, Clark AE: Adhesion to bone, Williams DF, editor: *Biocompatibility of orthopaedic implants*, vol 2, Boca Raton, FL, 1982, CRC Press.
108. Ducheyne P, Healy K, Black J, et al: The effects of HA coatings on the metal ion release from porous titanium and Cr-Co alloys. Paper presented at the Thirteenth Annual Meeting of the Society for Biomaterials, San Francisco, January 19-22, 1987.
109. Ducheyne P, Martens M: Apatite materials Clinical and morphological evaluation of custom made bioreactive glass coated canine hip prosthesis, *J Biomed Mater Res* 18:1017-1030, 1984.
110. Ducheyne P, Hench LL, Kagan A, et al: Effect of hydroxyapatite impregnation on skeletal bonding of porous coated implants, *J Biomed Mater Res* 14:225-237, 1987.
111. Lemons JE: Hydroxylapatite coatings, *Clin Orthop Relat Res* 235:220-223, 1988.
112. Driessens F: Formation: stability of calcium phosphates in relation to phase composition of the mineral in calcified F tissues. In deGroot K, editor: *Bioceramics of calcium phosphates*, Boca Raton, FL, 1983, CRC Press.
113. Jarcho M: Calcium phosphate ceramics as hard tissue prostheses, *Clin Orthop Relat Res* 157:259-278, 1981.
114. Hjorting-Hansen E, Worsaae N, Lemons LE: Histological response after implantation of porous hydroxylapatite ceramics in humans, *Int J Oral Maxillofac Implants* 5:255, 1990.
115. Lacefield WC: The coating of hydroxylapatite onto metallic ceramic F implants. In *Proceedings of the Twelfth Annual Meeting of the Society for Biomaterials*, St Paul, 1986, M.N.
116. Cook SD, et al: Variables affecting the interface strength and histology of hydroxylapatite coated implant surfaces, *Trans Soc Biomater* 9:14, 1986.
117. Lee DR, Lemons J, LeGeros RZ: Dissolution characterization of commercially available hydroxylapatite particulate, *Trans Soc Biomater* 12:161, 1989.
118. Tofe AJ, Watson BA, Bowerman MA: Solution and cell mediated resorption of grafting materials [abstract], *J Oral Implantol* 17:345, 1991.
119. Jarcho M, Bolen CH, Thomas MB, et al: Hydroxyapatite synthesis and characterization in dense polycrystalline form, *J Mater Sci Mater Med* 11:2027-2035, 1976.
120. Wang S, Lacefield WR, Lemons JE: Interfacial shear strength and histology of plasma sprayed and sintered hydroxyapatite implants in vivo, *Biomaterials* 17:1965-1970, 1996.
121. Gross U, et al: Biomechanically optimized surface profiles by coupled bone development and resorption at hydroxylapatite surfaces, *Trans Soc Biomater* 13:83, 1990.
122. Hollinger JO, Battistone GC: Biodegradable bone repair materials, *Clin Orthop Relat Res* 20:290-305, 1986.
123. Lemons JE: Phase boundary interactions for surgical implants. In Rubin LE, editor: *Biomaterials in reconstructive surgery*, St Louis, 1983, Mosby.
124. Andrade JD: The interface between physics, materials, science and biology, *Trans Soc Biomater* 12:6, 1989.
125. Kirsch A: The two phase implantation method using IMZ intramobile cylinder implant, *J Oral Implantol* 11:197-210, 1983.
126. Albrektsson T, Isidor F: Consensus report of session V. In Lang NP, Karring T, editors: *Proceedings of the 1st European Workshop on Periodontology*, London, 1993, Quintessence.
127. Kasemo B: Biocompatibility of titanium implants: surface science aspects, *J Prosthet Dent* 49:832-837, 1983.
128. Kasemo B, Lausmaa J: Metal selection and surface characteristics. In Brånemark PI, editor: *Tissue integrated prostheses, osseointegration in clinical dentistry*, Chicago, 1985, Quintessence.
129. Lausmaa J, Kasemo B, Mattson H: Surface spectroscopic characterization of titanium implant materials, *Appl Surf Sci* 44:133-146, 1990.
130. Samsonov GV: , *The oxide handbook*, New York, 1973, IFI Plenum.
131. Ong JL, Lucas LC, Connatser RW, et al: Spectroscopic characterization of passivated titanium in a physiological solution, *J Mater Sci Mater Med* 6:113-119, 1995.
132. Radegran G, Lausmaa J, Rolander U, et al: Preparation of ultra-thin oxide windows on titanium for TEM analysis, *J Electron Miscrosc Tech* 19:99-106, 1991.
133. Smith DC, Piliar RM, Chernecky R: Dental implant materials I. Some effects of preparative procedures on surface topography, *J Biomed Mater Res* 25:1045-1068, 1991.
134. Ask M, Lausmaa J, Kasemo G: Preparation and surface spectroscopic characterization of oxide films Ti6Al4V, *Appl Surf Sci* 35:283-301, 1988.
135. Ask M, Rolander U, Lausmaa J, et al: Microstructure and morphology of surface oxide films Ti6Al4V, *J Mater Res* 5:1662-1667, 1990.
136. Mausli PA, Block PR, Geret V, et al: Surface characteristics of titanium and titanium alloys. In Christel P, Meunier A, Lee AJC, editors: *Biological and biochemical performance of biochemicals*, Amsterdam, 1986, Elsevier.
137. Doundoulakis JH: Surface analysis of titanium after sterilization: role in implant-tissue interface and bioadhesion, *J Prosthet Dent* 58:471-478, 1987.

138. Binon P, Weir D, Marshall S: Surface analysis of an original Brånemark implant and three related clones, *Int J Oral Maxillofac Implants* 7:168-175, 1992.
139. Kilpadi DV, Lemons JE: Surface energy characterization of unalloyed titanium implants, *J Biomed Mater Res* 29:1469, 1995.
140. Parr GR, Gardner LK, Toth RW: Titanium: the mystery metal of implant dentistry, dental material aspects, *J Prosthet Dent* 54:410-414, 1985.
141. Anderson G, Gaechter G, Rostoker W: Segmental replacement of long bones in baboons using a fiber implant, *J Bone Joint Surg* 60:31, 1978.
142. Kasemo B, Lausmaa J: Biomaterials and implant surface: on the role of cleanliness, contamination and preparation procedures, *J Biomed Mater Res B Appl Biomater* 22(A2 Suppl):145-158, 1988.
143. Mausli PA, Simpson JP, Burri G, et al: Constitution of oxides or titanium alloys for surgical implants. In de Putter C, editor: *Implant materials in biofunction*, Amsterdam, 1988, Elsevier.
144. Smith DC, Pilliar KM, Mattson JB, et al: Dental implants materials II. Preparative procedures and spectroscopic studies, *Biomed Mater Res* 25:1069-1084, 1991.
145. Albrektsson T: Bone tissue response. In Brånemark PI, Zarb GA, Albrektsson T, editors: *Tissue integrated prostheses—osseointegration in clinical dentistry*, Chicago, 1985, Quintessence.
146. Johansson CB, Albrektsson T, Ericson LE, et al: A qualitative comparison of the cell response to commercially pure titanium and Ti6Al4V implants in the abdominal wall of rats, *J Mater Sci Mater Med* 3:126-136, 1992.
147. Johansson C, Hansson HA, Albrektsson T: Qualitative interfacial study of bone and tantalum, niobium or commercially pure titanium, *Biomaterials* 11:277, 1990.
148. Johansson C, Lausmaa J, Ask M, et al: Ultrastructural differences of the interface zone between bone and Ti-6Al-4V or commercially pure titanium, *J Biomed Eng* 11:3, 1989.
149. Inoue T, Box JE, Pilliar RM, et al: The effect of the surface geometry of smooth and porous coated titanium alloy on the orientation of fibroblasts in vitro, *J Biomed Mater Res* 21:107-126, 1987.
150. Brunette DM: The effects of implant surface topography on the behavior of cells, *Int J Oral Maxillofac Implants* 3:231, 1988.
151. Lum L, Beirne O, Dillinges M, et al: Osseointegration of two types of implants in non human primates, *J Prosthet Dent* 60:700-705, 1988.
152. Small IA, Helfrick IF, Stines AV: The fixed mandibular implant. In Fonseca RJ, Davis WH, editors: *Reconstructive preprosthetic oral and maxillofacial surgery*, ed 2, Philadelphia, 1995, WB Saunders.
153. Smith DC, Piliar RM, McIntyre NS: Surface characteristics of dental implant materials. In Kawahara H, editor: *Oral implantology and biomaterials*, Amsterdam, 1989, Elsevier.
154. Small IA, Misiek D: A sixteen year evaluation of the mandibular stable bone plate, *J Oral Maxillofac Surg* 44:60-66, 1986.
155. Walker C, Aufdemorte TB, McAnear JT, et al: The mandibular staple bone plate, a 5 1/2 year follow-up, *J Am Dent Assoc* 114:189-192, 1987.
156. Morris HF, Manz MC, Tarolli JH: Success of multiple endosseous dental implant designs to second stage surgery across study sites, *J Oral Maxillofac Surg* 55:76-82, 1997.
157. McQueen D, Sundgren JE, Ivarson B, et al: Auger electron spectroscopy studies of titanium implants. In Lee AJC, Albrektsson T, Brånemark PI, editors: *Clinical applications of biomaterials*, New York, 1982, John Wiley & Sons.
158. Sundgren JE, Bodo P, Lundstrom I, et al: Auger electron spectroscopic studies of stainless-steel implants, *J Biomed Mater Res* 19:663-671, 1985.
159. Sundgren JE, Bodo P, Lundstrom I: Auger electron spectroscopic studies of the interface between human tissue and implants of titanium and stainless steel, *J Colloid Interface Sci* 110:9-20, 1986.
160. Tengvall P, Elwing H, Sjoqvist L, et al: Interaction between hydrogen peroxide and titanium: a possible role in the biocompatibility of titanium, *Biomaterials* 10:118-120, 1989.
161. Tengvall P: *Titanium-hydrogen peroxide interaction with reference to biomaterial applications [dissertation]*, Linkoping Sweden, 1990, University of Linkoping.
162. Tengvall P, Lindstrom I: Physicochemical considerations of titanium as biomaterial, *Clin Mater* 9:115-134, 1992.
163. Hanawa T: Titanium and its oxide film: a substratum for formation of apatite. In Davies JE, editor: *The bone-biomaterial interface*, Toronto, 1991, Toronto University Press.
164. Hanawa T, Ota M: Calcium phosphate naturally formed on titanium in electrolyte solution, *Biomaterials* 12:767-774, 1991.
165. Jacobs JJ, Skipor AK, Black J, et al: Release excretion of metal in patients who have total hip-replacement component made of titanium-base alloy, *J Bone Joint Surg* 73A:1475-1486, 1991.
166. Lugowski SJ, Smith DC, McHugh AD, et al: Release of metal ions from dental implant materials in vivo: determinations of Al, Co, Cr, Mo, Ni, V, and Ti in organ tissue, *J Biomed Mater Res* 25:1443-1458, 1991.
167. Bruneel N, Helsen JA: vitro stimulation of biocompatibility of Ti-6Al-4V F, *J Biomed Mater Res* 22:203-214, 1988.
168. Ducheyne P, Williams G, Martens M: In vivo metal-ion release from porous titanium fiber material, *J Biomed Mater Res* 18:293-308, 1984.
169. Healy KE, Ducheyne P: The mechanisms of passive dissolution of titanium in a model physiological environment, *J Biomed Mater Res* 26:319-338, 1992.
170. Blumenthal NC, Cosma V: Inhibition of apatite formation by titanium and vanadium ions, *J Biomed Mater Res* 23:13-22, 1989.
171. Solar RJ, Pollack SR, Korostoff E: In: vitro corrosion testing of titanium surgical implant alloys, an approach to understanding titanium release from implants, *J Biomed Mater Res* 13:217, 1979.
172. Bundy KJ, Marck M, Hochman RF: In vivo and in vitro studies of stress-corrosion cracking behavior of surgical implant alloys, *J Biomed Mater Res* 17:467, 1993.
173. Jones RL, Wing SS, Syrett BC: Stress corrosion cracking and corrosion fatigue of some surgical implant materials in a physiological saline environment, *Corrosion* 36:226-236, 1978.
174. Meachim ZG, Williams DF: Changes in nonosseous tissue adjacent to titanium implants, *J Biomed Mater Res* 7:555-572, 1973.
175. Rostoker W, Pretzel CW: Coupled corrosion among alloys for skeletal prostheses, *J Biomed Mater Res* 8:407-419, 1974.
176. Rostoker W, Galante JO, Lereim P: Evaluation of couple crevice corrosion by prosthetic alloys under in vivo conditions, *J Biomed Mater Res* 12:823, 1979.
177. Thompson NG, Buchanan RA, Lemons JE: In vitro corrosion of Ti-6Al-4V and 316 stainless steel when galvanically coupled with carbon, *J Biomed Mater Res* 13:35, 1979.
178. Marshak BL, Ismail Y, Blachere J, et al: Corrosion between titanium alloy implant components and substructure alloy [abstract], *J Dent Res* 71:723, 1992.
179. Marshak BL: *An in vitro study of corrosion at the implant abutment interface [master's thesis]*, Pittsburgh, 1994, University of Pittsburgh.
180. Cohen F, Burdairon G: Corrosive properties of odontologic fluoride containing gels against titanium [abstract], *J Dent Res* 71:525, 1992.
181. Wig P, Ellingsen JE, Videm K: Corrosion of titanium by fluoride [abstract], *J Dent Res* 72:195, 1993.
182. Rozenbaijer N, Probster L: Titanium surface corrosion caused by topical fluorides [abstract], *J Dent Res* 72:227, 1993.
183. Liles A, Salkend S, Sarkar N: Galvanic corrosion between titanium and selected crown and bridge alloys [abstract], *J Dent Res* 72:195, 1993.
184. Luthy H, Strub JR, Scharer P: Analysis of plasma flame-sprayed coatings on endosseous oral titanium implants exfoliated in man: preliminary results, *Int J Oral Maxillofac Implants* 2:197-202, 1987.
185. Morita M, Hayashi H, Sasada T, et al: The corrosion fatigue properties of surgical implants in a living body, de Putter C, et al: editor: *Implant materials in biofunction*, vol 8, Amsterdam, 1988, Elsevier.
186. Sella C, Martin JC, Lecoeur J, et al: Biocompatibility and corrosion resistance in biological media of hard ceramic coatings sputter deposited on metal implants, *Mater Sci Eng A Struct Mater* 139:49-57, 1991.

187. Toni A, Lewis CG, Sudanese A, et al: Bone demineralization induced by cementless alumina coated femoral stems, *J Arthrop* 9:435-441, 1994.
188. Baro AM, Garcia N, Miranda A, et al: Characterization of surface roughness in titanium dental implants measured with scanning tunneling microscopy at atmospheric pressure, *Biomaterials* 17:463-467, 1986.
189. Olin H, Aronssoid BO, Kasemo B, et al: Scanning tunneling microscopy of oxidized titanium surfaces in air, *Ultramicroscopy* 42-44, 1992, 567-571.
190. Niznick GA: The Core-Vent implant system, *J Oral Implantol* 10:379, 1982.
191. Niznick GA: Comparative surface analysis of Brånemark and Core-Vent implants, *J Oral Maxillofac Surg* 45, 1987.
192. Cochran DL, Nummikoski PV, Higginbottom FL, et al: Evaluation of an endosseous titanium implant with a sandblasted and acid etched surface in the canine mandible: radiographic results, *Clin Oral Implants Res* 7:240-252, 1996.
193. Clarke A: Particulate debris from medical implants, St.John KR, editor: *ASTM STP*, 1144, Philadelphia, 1992, American Society for Testing and Materials.
194. Ricci JL, Kummer FJ, Alexander H, et al: Embedded particulate contaminants in textured metal implant surfaces, *J Appl Biomater* 3:225-230, 1992.
195. Technical data on the RBM Surface roughening treatment, Southfield, MI, 1996, Bio-Coat Inc.
196. Novaes AB Jr, Souza SL, de Oliveira PT, Souza AM: Histomorphometric analysis of the bone-implant contact obtained with 4 different implant surface treatments placed side by side in the dog mandible, *Int J Oral Maxillofac Implants* 17(3):377-383, 2002.
197. Piattelli M, Scarano A, Paolantonio M, et al: Bone response to machined and resorbable blast material titanium implants: an experimental study in rabbits, *J Oral Implantol* 28:2-8, 2002.
198. Mueller WD, Gross U, Fritz T, et al: Evaluation of the interface between bone and titanium surfaces being blasted by aluminium oxide or bioceramic particles, *Clin Oral Implants Res* 3:349-356, 2003.
199. Wennerberg A, Hallgren C, Johansson C, Danelli S: A histomorphometric evaluation of screw-shaped implants each prepared with two surface roughnesses, *Clin Oral Implants Res* 9:11-19, 1998.
200. Wennerberg A, Albrektsson T, Albrektsson B, Krol JJ: Histomorphometric and removal torque study of screw-shaped titanium implants with three different surface topographies, *Clin Oral Implants Res* 6:24-30, 1996.
201. Hermann H: Plasma spray deposition processes, *MRS Bull*:60-L67, 1988.
202. Hahn H, Palich W: Preliminary evaluation of porous metal surfaced titanium for orthopaedic implants, *J Biomed Mater Res* 4:571-577, 1970.
203. Karagianes MT, Westerman RE: Development and evaluation of porous ceramic and titanium alloy dental anchors implanted in miniature swine, *J Biomed Mater Res Symp* 8:391-399, 1974.
204. Schroeder A, Van der Zypen E, Stich H, et al: The reactions of bone, connective tissue and epithelium to endosteal implants with titanium sprayed surfaces, *J Maxillofac Surg* 9:15-25, 1981.
205. Young FA, Spector M, Kresch CH: Porous titanium endosseous dental implants in rhesus monkeys: micro-radiography and histological evaluation, *J Biomed Mater Res* 13:843-856, 1979.
206. Deporter DA, Watson PA, Pilliar RM, et al: A histological assessment of the initial healing response adjacent to porous surfaced titanium alloy dental implants in dogs, *J Dent Res* 5:1064-1070, 1986.
207. Deporter DA, Watson PA, Pilliar RM, et al: A histological evaluation of a functional endosseous, porous-surfaced, titanium alloy dental implant in the dog, *J Dent Res* 67:1990-1995, 1988.
208. Deporter DA, Watson PA, Pilliar RM, et al: A histological comparison in the dog of porous-coated versus threaded dental implant, *J Dent Res* 69:1138-1145, 1990.
209. Pilliar RM, Deporter DA, Watson PA, et al: Dental implant design effect on bone remodeling, *J Biomed Mater Res* 25:467-483, 1991.
210. Deporter DA, Watson PA, Pilliar RM, et al: A prospective clinical study in humans of an endosseous dental implant partially covered with a powder-sintered porous coating: 3 to 4 year results, *Int J Oral Maxillofac Implants* 11:87-95, 1996.
211. Lowenberg BF, Pilliar RM, Aubin JE, et al: Migration, attachment and orientation of human gingival fibroblasts to root slices, naked and porous surfaces titanium alloy discs and Zircalloy discs in vitro, *J Dent Res* 66:1000-1005, 1987.
212. Clemow AJT, Weinstein AM, Klawitter JJ, et al: Interface mechanics of porous titanium implants, *J Biomed Mater Res* 1:73-82, 1981.
213. Hulbert SF, Morrison S, Klawitter JJ: Tissue reactions to three ceramics of porous and nonporous structures, *J Biomed Mater Res* 6:347-374, 1972.
214. Hulbert SF, Cooke FW, Klawitter JJ, et al: Attachment of prostheses to the musculoskeletal system by tissue ingrowth, *J Biomed Mater Res* 7:1-23, 1973.
215. Bobyn JD, Pilliar RM, Cameron HU, et al: The optimum pore size for the fixation of porous surfaced metal implants by the ingrowth of bone, *Clin Orthop Relat Res* 150:263-270, 1980.
216. Predecki P, Auslaender BA, Stephan JE, et al: Attachment of bone to threaded implants by ingrowth and mechanical interlocking, *J Biomed Mater Res* 6:401-412, 1972.
217. Claes L, Hutzschenreutet O, Pholer V, et al: Lose-momente von corticaliszugschrauben in abhangigkeit von implantationszeit und oberflacheschaffenheit, *Arch Orthop Unfallchir* 85:155-159, 1976.
218. Proceedings of an International Congress Brussels. Tissue integration. In Van Steenberghe D, editor: *Oral and maxillofacial reconstruction*, Amsterdam, 1985, Excerpta Medica.
219. Maniatopoulos C, Pilliar RM, Smith DC: Threaded vs porous surface designs for implant stabilization in bone-endodontic implant model, *J Biomed Mater Res* 20:1309-1333, 1986.
220. Pilliar RM, Lee J, Maniatopoulos C: Observations on the effect of movement on bone in growth into porous surface implants, *Clin Orthop* 208:108-113, 1986.
221. Moser W, Nentwig GH: Zur problematik von titan-spritzbeschichtungen, *Z Zahnarztl Implantol* 3:282-285, 1987.
222. Watzek G, Danhel-Mayhauser M, Matejka M, et al: Experimental comparison of Brånemark F T.P.S. dental implants in a sheep model abstract F 50. *Paper presented at the F U.C.L.A. Symposium on Implants in the Partially Edentulous Patient*, C.A., 1990, Palm Springs.
223. American Society for Testing and Materials, *Standard specification for titanium and titanium, 6Al4V., alloy powders for coating of surgical implants*, ASTM F, 1580, Philadelphia, 1995, American Society for Testing and Materials.
224. Kay JF, Jarcho M, Logan G, et al: The structure and properties of HA coatings on metal, *Proceedings of the Twelfth Annual Meeting of the Society for Biomaterials*, 1986.
225. Block MS, Kent JN, Kay JF: Evaluation of hydroxylapatite-coated titanium dental implants in dogs, *J Oral Maxillofac Surg* 45:601-607, 1987.
226. Thomas KA, Kay JF, Cook SD, et al: Effect of surface microtexture and hydroxylapatite coating on the mechanical strengths and histologic profiles of titanium implant materials, *J Biomed Mater Res* 21:1395-1414, 1987.
227. Griffin CD, Kay JF, Smith CL: *The effect of hydroxylapatite coatings on corrosion of Co-Cr alloy*, In *Proceedings of the Thirteenth Annual Meeting of the Society for Biomaterials*, San Francisco, 1987.
228. Cook SD, Kay JF, Thomas KA, et al: Interface mechanics and histology of titanium and HA coated titanium for dental implant applications, *Int J Oral Maxillofac Implants* 2:15-22, 1987.
229. Geesink RGT, deGroot K, Klein CPAT: Bonding of bone to apatite coated implants, *J Bone Joint Surg* 70B:17-22, 1988.
230. Thomas KA, Jay JF, Cook SD, et al: The effect of surface macrotexture and hydroxylapatite coating on the mechanical strengths and histologic profiles of titanium implant materials, *J Biomed Mater Res* 21:1395-1414, 1987.
231. Meffert RM, Block MS, Kent JN: What is osseointegration? *Int J Periodontics Restorative Dent* 4:9-21, 1987.

232. Block MS, Finger IM, Fontenot MG, et al: Loaded hydroxylapatite coated and grit blasted titanium implants in dogs, *Int J Oral Maxillofac Implants* 4:219-224, 1989.
233. deGroot K, Geesink R, Klein C, et al: Plasma sprayed coatings of hydroxyapatite, *J Biomed Mater Res* 21:1375-1381, 1987.
234. Kent JN, Block MS, Finger IM, et al: Biointegrated hydroxylapatite coated dental implants. 5 year observations, *J Am Dent Assoc* 121:138-144, 1990.
235. Jensen R, Jensen J, Krauser JT, et al: Hydroxylapatite coated dental implants, *New Dent* 68:14-25, 1989.
236. Kaufmann J, Ricci JL, Jaffe W, et al: *Bone attachment to chemically textured titanium alloy with and without HA coating*, In *Proceedings of the Twenty-Third Annual Meeting of the Society for Biomaterials*. New Orleans, 1997.
237. Wolke JGC, deGroot K, Jansen JA: Initial wound healing around subperiosteal RF magnetron sputtered Ca-P implants. In *Proceedings of the Twenty-Third Annual Meeting of the Society for Biomaterials*, New Orleans, 1997.
238. Kim YK, Kim S, Lee JH: Interfacial shear strength of laser treated hydroxylapatite layer on titanium alloy. In *Proceedings of the Twenty-Third Annual Meeting of the Society for Biomaterials*, New Orleans, 1997.
239. Gerner BT, Barth E, Albrektsson T, et al: Comparison of bone reactions to coated tricalcium phosphate and pure titanium dental implants in the canine iliac crest, *Scand J Dent Res* 96:143-148, 1988.
240. Kay JF: Calcium phosphate coatings for dental implants: current status and future potential, *Dent Clin North Am* 36:1-18, 1992.
241. Klein CPAT, deGroot K: Histology of hydroxylapatite coatings, *J Dent Res* 68:863, 1989.
242. Meffert RM: How to treat ailing and failing implants, *Implant Dent* 1:25-33, 1992.
243. Caulier H, Vercaigne S, Naert I, et al: The effect of Ca-P plasma sprayed coatings on the initial bone healing of oral implants and experimental study in the goat, *J Biomed Mater Res* 34:121-128, 1997.
244. Ducheyne P, Healy KE: The effect of plasma sprayed calcium phosphate ceramic coatings on the metal ion release from porous titanium and cobalt chrome alloys, *J Biomed Mater Res* 22:1127-1163, 1988.
245. Filiggi MJ, Coombs NA, Pilliar RM: Characterization of the interface in the plasma sprayed HA coating/Ti6Al4V implant system, *J Biomed Mater Res* 25:1211-1229, 1991.
246. Tufecki E, Brantley WA, Mitchell JC, et al: Microstructures of plasma sprayed HA coated Ti6Al4V dental implants, *Int J Oral Maxillofac Implants* 12:25-31, 1997.
247. Lewandrowski JA, Johnson CM: Structural failure of osseointegrated implants at the time of restoration, a clinical report, *J Prosthet Dent* 62:127-129, 1989.
248. Krauser J, Berthold P, Tamary I, et al: A scanning electron microscopy study of failed endosseous root formed dental implants [abstract], *J Dent Res* 70:274, 1991.
249. Shin YK, Han CH, Heo SJ, et al: Radiographic evaluation of marginal bone level around implants with different neck designs after 1 year, *Int J Oral Maxillofac Implants* 21(5):789-794, 2006.
250. Bae HEK, Chung MK, Cha IH, Han DH: Marginal tissue response to different implant neck design, *J Korean Acad Prosthodont* 46(6):602-609, 2008.
251. Nevins M, Nevins ML, Camelo M, et al: Human histologic evidence of a connective tissue attachment to a dental implant, *Int J Periodontics Restorative Dent* 28(2):111-121, 2008.
252. Shin SY, Han DH: Influence of a microgrooved collar design on soft and hard tissue healing of immediate implantation in fresh extraction sites in dogs, *Clin Oral Implants Res* 21(8):804-814, 2010.
253. Nevins M, Camelo M, Nevins ML, et al: Connective tissue attachment to laser-microgrooved abutments: a human histologic case report, *Int J Periodontics Restorative Dent* 32(4):385-392, 2012.
254. Pecora GE, Ceccarelli R, Bonelli M, et al: Clinical evaluation of laser microtexturing for soft tissue and bone attachment to dental implants, *Implant Dent* 18(1):57-66, 2009.
255. Shapoff CA, Lahey B, Wasserlauf PA, Kim DM: Radiographic analysis of crestal bone levels around Laser-Lok collar dental implants, *Int J Periodontics Restorative Dent* 30(2):129-137, 2010.
256. Botos S, Yousef H, Zweig B, et al: The effects of laser microtexturing of the dental implant collar on crestal bone levels and peri-implant health, *Int J Oral Maxillofac Implants* 26(3):492-498, 2011.
257. Froum SJ, Cho SC, Francisco H, et al: Immediate implant placement and provisionalization—two case reports, *Pract Proced Aesthet Dent* 19(10):621-628, 2007, quiz 630.
258. Koh RU, Oh TJ, Rudek I, et al: Hard and soft tissue changes after crestal and subcrestal immediate implant placement, *J Periodontol* 82(8):1112-1120, 2011.
259. Geurs NC, Vassilopoulos PJ, Reddy MS: Histologic evidence of connective tissue integration on laser microgrooved abutments in humans, *Clin Adv Periodont* 1(1), 2011.
260. Nevins M, Kim DM, Jun SH, et al: Histologic evidence of a connective tissue attachment to laser microgrooved abutments: a canine study, *Int J Periodontics Restorative Dent* 30(3):245-255, 2010.
261. Bordji K, Jouzeau JY, Mainand D, et al: Evaluation of the effect of three surface treatments on the biocompatibility of 316 stainless steel using human differentiated cells, *Biomaterials* 17:491-500, 1996.
262. Baumhammers A: Scanning electron microscopy of contaminated titanium implants following various cleaning techniques, *J Oral Implantol* 6:202-209, 1975.
263. Baier RE, Meyer AE, Akers CK, et al: Degradative effects of conventional steam sterilization on biomaterial surfaces, *Biomaterials* 3:241-244, 1982.
264. Grobe GL, Baier RE, Gardella J, et al: *Relation of metal interface properties to broad adhesive success*. Paper presented at The Third International Conference on Environment Degradation of Engineering Materials, Pennsylvania State University, 1987.
265. Smith DC: Surface characterization of implant materials Biological implication. In Davies JB, editor: *The bone biomaterial interface*, Toronto, 1991, Toronto University Press.
266. Baier RE, Meyer AE: Implant surface preparation, *Int J Oral Maxillofac Implants* 3:3-19, 1988.
267. Baier RE, Meenaghan MA, Hartman LC, et al: Implant surface characteristics and tissue interaction, *J Oral Implantol* 13:594-605, 1988.
268. American Society for Testing and Materials. *B 600-674, standard recommended practice for descaling and cleaning titanium and titanium alloy surfaces*, Philadelphia, 1985, American Society for Testing and Materials.
269. American Society for Testing and Materials: , *F-86-84: standard practice for surface preparation and marking of metallic surgical implants*, Philadelphia, 1985, American Society for Testing and Materials.
270. Keller JC, Stanford CM, Wightman JP, et al: Characterization of commercially pure titanium surfaces, *J Biomed Mater Res* 28:939-946, 1994.
271. Schmidt FA: Surface modification by ion implantation, *Naval Res Lab Rev*:69-79, 1985.
272. Grabowski KS, Gossett CR, Young FA, et al: Cell adhesion to ion implanted surfaces, In *Proceedings of the Materials Research Society Symposium*, 1987.
273. Keller JC, Draughn RA, Wightman JP, et al: Characterization of sterilized commercially pure titanium surfaces, *Int J Oral Maxillofac Implants* 5:360-366, 1990.
274. Schneider R, Olson RA, Krizan KB: Sterilization effects on the surface of coated implants [abstract], *J Dent Res* 68, 1989.
275. Stanford CM, Keller JC, Solvrsh M: Bone cell expression on titanium surfaces is altered by sterilization treatments, *J Dent Res* 73:1061-1071, 1994.
276. Baier RE, Glantz PO: Characterization of oral in vivo films formed on different types of solid surfaces, *Acta Odontol Scand* 36:289-301, 1988.
277. Baier RE: Improved passivation of implantable biomaterials by glow discharge process. *Paper presented at the Surfaces in*

Biomaterials Symposium, Minneapolis, 1991, MN, pp 9-11, October.
278. Walivaraza B, Aronsson BO, Rodahl M, et al: Titanium with different oxides: in vitro studies of protein adsorption and contact activation, *Biomaterials* 15:827-834, 1994.
279. Kawahara D, Ong JL, Raikar GN, et al: Surface characterization of radio frequency glow discharged and autoclaved titanium surfaces, *Int J Oral Maxillofac Implants* 11:435-442, 1996.
280. Moreira M: *Radio frequency glow discharge treatment as an alternative for cleaning and sterilizing dental implants [master's thesis]*, Birmingham AL, 1993, University of Alabama.
281. Singh S, Schaaf NG: Dynamic sterilization of titanium implants with UV light, *Int J Oral Maxillofac Implants* 4:139-146, 1989.
282. Hartman LC, Meenaghan MA, Schaaf MG, et al: Effects of pretreatment sterilization and cleaning methods on materials properties and osseoinductivity of a threaded implant, *Int J Oral Maxillofac Implants* 4:11-18, 1989.
283. Carlsson LV, Albrektsson T: Berman C: Bone response to plasma cleaned titanium implants, *Int J Oral Maxillofac Implants* 4:199-204, 1989.

CAPÍTULO 5

Biomecânica Clínica em Implantodontia

Martha Warren Bidez e Carl E. Misch

A disciplina de engenharia biomecânica, que aplica os princípios da engenharia aos sistemas vivos, revelou uma nova era em diagnóstico, plano de tratamento e reabilitação no cuidado dos pacientes. Um aspecto desse novo campo, a biomecânica, diz respeito à resposta dos tecidos biológicos às forças aplicadas. A biomecânica utiliza as ferramentas e os métodos da engenharia mecânica aplicada para pesquisar pelas relações estrutura/função nos materiais vivos.[1] O progresso em prótese, implante e desenho dos instrumentos tem sido alcançado devido à otimização teórica e prática dos desenhos mecânicos.[2] Este capítulo fornece os conceitos fundamentais e os princípios da biomecânica dental e como eles se relacionam ao sucesso a longo prazo dos implantes e procedimentos restauradores.

Cargas Aplicadas aos Implantes Dentais

Os implantes dentais são submetidos às cargas oclusais quando colocados em função. Essas cargas podem variar dramaticamente em magnitude, frequência e duração, dependendo dos hábitos parafuncionais do paciente. As cargas mecânicas passivas também podem ser aplicadas aos implantes dentais durante o estágio de cicatrização, no contato com o cicatrizador no primeiro estágio ou o componente transmucoso no segundo estágio, por causa da flexão da mandíbula.

As forças periorais da língua e da musculatura circum-oral podem gerar cargas horizontais baixas, mais frequentes, nos pilares dos implantes. Essas cargas podem ser de maior magnitude com hábitos parafuncionais ou ações musculares da língua. Finalmente, a aplicação de próteses não passivas ao corpo do implante pode resultar em cargas mecânicas aplicadas ao pilar, mesmo na ausência de cargas oclusais. Assim, existem tantas variáveis no tratamento com implantes, que é quase impossível comparar uma filosofia de tratamento com outra. No entanto, as unidades básicas de mecânica podem ser utilizadas para fornecer as ferramentas para descrição consistente e entendimento dessas cargas fisiológicas (e não fisiológicas). Duas abordagens diferentes podem obter um resultado similar a curto prazo; contudo, uma abordagem biomecânica pode determinar qual tratamento ocasionará maior risco a longo prazo.

Massa, Força e Peso

A massa, uma propriedade da matéria, é o grau de atração gravitacional dos corpos nas experiências com matéria. Como um exemplo, considere dois cubos compostos de hidroxiapatita (HA) e titânio comercialmente puro, respectivamente. Se os dois cubos são seguros por molas idênticas, então cada mola irá contrair uma determinada quantidade relativa à atração da gravidade para os dois cubos. Nesse exemplo, a contração das duas molas pode ser equalizada removendo parte do material do cubo de titânio. Mesmo que os cubos sejam de composição e tamanho diferentes, eles podem se equivaler no que diz respeito à sua resposta à ação da gravidade. Essa propriedade inata de cada cubo que está associada à quantidade da matéria nos objetos físicos é chamada de *massa*. A unidade de massa no sistema métrico (Sistema Internacional de Unidades) é o quilograma (kg); e, no sistema inglês, é a Libra Massa (lbm).[3]

Em 1687, Sir Isaac Newton descreveu uma força no que é hoje chamada de *leis de movimento de Newton*.[3] Na sua segunda lei, Newton afirmou que a aceleração de um corpo é inversamente proporcional à sua massa e diretamente proporcional à força que causou a aceleração. A conhecida relação está expressa nesta lei:

$$F = m.a$$

Em que F é força (newtons [N]), m é massa (quilogramas) e a é aceleração (metros por segundo quadrado [m/s^2]). Na literatura de implantodontia, a força é comumente descrita como quilogramas de força. A constante gravitacional ($a = 9,8$ m/s^2) é aproximadamente a mesma em qualquer lugar da Terra; portanto, a massa (kg) é um fator determinante para estabelecer a magnitude da carga estática.

Peso é simplesmente um termo para a força gravitacional agindo em um objeto em um local específico. O peso e a força podem ser descritos pelas mesmas unidades, newtons ou libra força (lbf). Se considerarmos que esse cubo de titânio estivesse na Lua, então seu peso (força gerada pela gravidade) é diferente do seu peso na Terra. A massa do cubo não mudou, mas a *aceleração causada pela gravidade* mudou. Recordando o trabalho de Sir Isaac Newton, uma maçã pesa aproximadamente 1 N (0,1 kgf)[4] (Quadro 5-1).

Forças

As forças podem ser descritas pela magnitude, duração, direção, tipo e fatores de magnificação. As forças que agem nos implantes dentais são chamadas de *vetores* e apresentam magnitude e direção. Reafirmando, falar simplesmente que "existe uma força de 34,02 kg em um pilar distal" não é suficiente. A afirmação mais correta é "uma força de 34,02 kg existe no pilar distal direcionado axialmente ao longo eixo do corpo do implante". A dramática influência da direção de carga sobre a longevidade do implante e manutenção do osso será discutida posteriormente neste capítulo e em outros. A magnitude da força de mordida máxima habitual apresentada pelos adultos é influenciada pelos seguintes fatores: idade, sexo, grau de edentulismo, localização da mordida e especialmente pela parafunção[5-9] (Tabela 5-1).

Uma força aplicada a um implante dental raramente é direcionada totalmente longitudinal a um único eixo. Na verdade, três eixos de carga clínica dominantes existem na implantodontia: (1) mesiodistal, (2) vestibulolingual e (3) oclusoapical (Fig. 5-1). Um contato oclusal único comumente resulta em uma força oclusal tridimensional. De modo importante, essa força tridimensional pode ser descrita em suas partes componentes (frações) da força total que é dirigida ao longo dos outros eixos. Por exemplo, se a utilização de um plano oclusal de uma restauração de implante resulta em um componente de força de grande magnitude ao longo do eixo vestibulolingual (carga lateral), então o implante está em extremo risco de perda por fadiga (descrito posteriormente neste capítulo). O processo pelo qual as forças tridimensionais são desmembradas em suas partes componentes é conhecido como *resolução de vetor* e pode ser utilizado rotineiramente na prática clínica para melhorar a longevidade do implante.

Componentes das Forças (Resolução de Vetor)

A oclusão serve como o principal determinante no estabelecimento da direção de carga. A posição dos contatos oclusais na prótese influencia diretamente os tipos de componentes de força que são distribuídos através do sistema do implante.

O dentista deve visualizar cada contato oclusal em uma prótese sobre implantes em suas partes componentes. Considere o exemplo de uma prótese sobre implantes submetida a um contato prematuro durante a oclusão. Quando esse contato é decomposto em suas partes componentes ao longo dos três eixos clínicos de carga, observa-se um grande, e potencialmente perigoso, componente lateral. Os ajustes oclusais consistentes com a oclusão protetiva dos implantes eliminam os contatos prematuros, minimizando assim esses perigosos componentes de carga.

Pilares angulados também resultam no desenvolvimento de componentes de forças transversais perigosas sob cargas oclusais diretamente no pilar angulado. Os implantes devem ser instalados para garantir a carga mecânica aplicada à máxima extensão possível em direção ao longo eixo do implante. Os pilares angulados são utilizados para melhorar a estética ou o trajeto de inserção da prótese, e não para determinar a direção da carga.

Três Tipos de Força

As forças podem ser descritas como de compressão, de tensão ou de cisalhamento. As forças compressivas tendem a empurrar os corpos uns contra os outros; as forças de tensão afastam os objetos; as forças de cisalhamento nos implantes provocam movimentação. Enquanto as forças de compressão tendem a manter a integridade da interface osso/implante, as forças de tensão e de cisalhamento tendem a romper ou desfazer essa interface. As forças de cisalhamento são mais destrutivas aos implantes e ao osso em comparação com os outros tipos de força. Em geral, as forças compressivas são mais bem absorvidas pelo conjunto implante/prótese. O osso cortical é mais forte em forças compressivas e mais fraco em forças de cisalhamento[10] (Tabela 5-2). Adicionalmente, os cimentos e os parafusos de retenção, os componentes de implantes e as interfaces osso/implante acomodam melhor as forças compressivas que as de tensão ou cisalhamento. Por exemplo, enquanto a força compressiva de um cimento de fosfato de zinco comum é de 83 a 103 Mpa (863,68 – 1.054,6 kgf/cm^2), a resistência à tensão e ao cisalhamento é significativamente menor (35,15 kgf/cm^2) (Fig. 5-2).

O desenho do corpo do implante transmite a carga oclusal ao osso. Os implantes parafusados ou com aletas transmitem uma combinação de todos os três tipos de força na interface sob a ação de uma única carga oclusal. Esta "conversão" de uma única força em três tipos de força diferentes é totalmente controlada pela geometria do implante. A prevalência de tensões potencialmente perigosas e de forças de cisalhamento nos implantes parafusados ou com aletas pode ser controlada eficientemente por meio de um cuidadoso projeto de

QUADRO 5-1 Fatores de Conversão Úteis

Massa
1 kg = 2,205 lbm
1 lbm = 0,45 kg

Força
1 N = 1 kg (m/s^2) = 0,225 lbf
1 lbf = 4,448 N

Área
1 m^2 = 10,764 sq ft
1 sq ft = 0,093 m^2
1 sq in = 6,452 x 10^{-4} m^2

Pressão*
1 lbf/sq in (psi) = 144 lbf/sq ft = 6894,8 Pa = 6,89 KPa = 0,0069 MPa
1 Pa = 1 N/m^2 = 1,450 x 10^{-4} psi = 0,021 lbf/sq ft

*A tensão utiliza essas mesmas unidades de medida

TABELA 5-1
Força de Mordida Máxima

Referência	Idade (Anos)	Número	Incisivo	Canino	Pré-molar	Molar	Comentários
Braun et al.[5]	26-41	142				710 N	Entre pré-molar e molar; sexo masculino 789 N; sexo feminino 596 N
Van Eijden[6]	31,1 (±4,9)	7		323-485 N	424-583 N	475-749 N	Segundos pré-molares e segundos molares, direito e esquerdo (gênero masculino apenas)
Dean et al.[7]	Adulto	57	150 N			450 N	Convertido de figuras
Bakke et al.[8]	21-30	20				572 N	Mensurado nos primeiros molares direito e esquerdo
	31-40	20				481 N	
	41-50	20				564 N	
	51-60	17				485 N	
	61-70	8				374 N	
Braun et al.[9]	18-20					176N	Primeiros pré-molares e molares

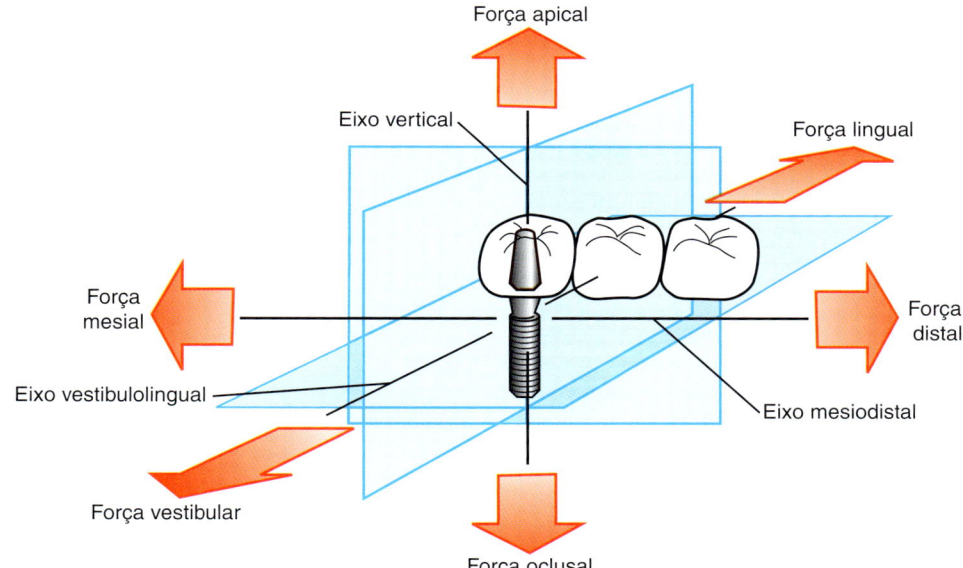

FIGURA 5-1. As forças são tridimensionais, com componentes direcionados ao longo de um ou mais eixos de coordenadas clínicas: mesiodistal, vestibulolingual e oclusoapical (vertical).

TABELA 5-2
Resistências do Osso Cortical em Fêmures Humanos

Tipo de Força Aplicada	Resistência (Mpa)*	Direção da Carga/Comentários
Compressiva	193,0 (13,9)	Longitudinal
	173,0 (13,8)	30 graus fora do eixo
	133,0 (15,0)	60 graus fora do eixo
	133,0 (10,0)	Transversal
De tensão	133,0 (11,7)	Longitudinal
	100,0 (8,6)	30 graus fora do eixo
	60,5 (4,8)	60 graus fora do eixo
	51,0 (4,4)	Transversal
Cisalhamento	68,0 (3,7)	Torsão

*Os desvios padrão estão listados entre parênteses
Dados de Reilly DT; Burstein, AH: The elastic and ultimate properties of compact bone tissue, *Biomech* 8:393, 1975

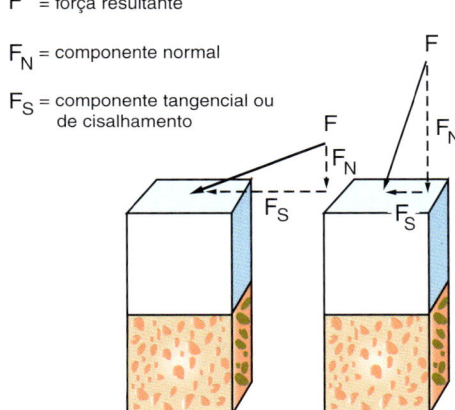

F = força resultante
F_N = componente normal
F_S = componente tangencial ou de cisalhamento

FIGURA 5-2. A força pode ser resolvida em uma combinação de componentes de força normal e de cisalhamento em um dado plano. Dependendo da direção da aplicação da carga, a mesma magnitude de força tem efeitos diferentes.

engenharia. Os implantes cilíndricos em particular apresentam maior risco de forças de cisalhamento prejudicial para a interface implante/tecido sob uma carga oclusal ao longo eixo do corpo do implante. Como consequência, os implantes cilíndricos requerem um revestimento para gerenciar a tensão de cisalhamento na interface através de uma adesão óssea mais uniforme ao longo do comprimento do implante.

As cargas a distância em próteses unitárias ou em próteses com pilares múltiplos resultam em uma carga de momento (flexão) (será descrito posteriormente em distribuição de forças e mecanismos de falha). Como resultado, é frequentemente encontrado um aumento na tensão e na força de cisalhamento. As forças compressivas devem ser dominantes na oclusão das próteses sobre implantes.

Em próteses com pilares múltiplos, particularmente com cantilévers distais, é produzido um perfil de carga extremamente complexo na prótese e na interface osso/implante. Essas realidades clínicas destacam a necessidade por um desenho de implante otimizado para garantir uma máxima área de superfície funcional para dissipar essas forças.

Tensão

A forma como uma força é distribuída sobre uma superfície é chamada de *tensão mecânica*. Assim, essa conhecida equação define a tensão:

$$\sigma = F/A$$

Em que σ é tensão (quilograma por centímetro quadrado; pascal), F é força (newtons; quilograma força) e A é área (centímetros quadrados, metros quadrados). A tensão interna que se desenvolve em um sistema de implante e nos tecidos biológicos circundantes sob uma carga imposta pode ter uma influência significativa na longevidade a longo prazo dos implantes *in vivo*. Como regra geral, o objetivo do plano de tratamento deve ser minimizar e distribuir uniformemente a tensão mecânica no sistema de implante e no osso adjacente.

A magnitude da tensão depende de duas variáveis: (1) a magnitude da força e (2) e a área de secção transversal na qual a força é dissipada. É raro que um dentista consiga controlar a magnitude da força completamente. É possível diminuí-la reduzindo esses importantes amplificadores da força: comprimento do cantiléver, cargas a distância e altura da coroa. As placas de mordida para diminuir as parafunções noturnas; materiais oclusais que diminuem o impacto da força; e sobredentaduras, melhores que as próteses fixas porque podem ser removidas à noite, são exemplos de estratégias para redução da força. No entanto, a área de superfície funcional em que a força é distribuída é completamente controlada por um cuidadoso plano de tratamento.

Uma área de *corte transversal funcional* é definida como a superfície que participa significativamente no suporte da carga e na dissipação da tensão. Essa área pode ser otimizada (1) aumentando o número de implantes em uma dada área edentada e (2) e selecionando uma geometria de implante que foi cuidadosamente projetada para maximizar a área de corte transversal funcional. Um aumento na área de superfície funcional serve para diminuir a magnitude da tensão mecânica imposta à prótese, ao implante e aos tecidos biológicos.

Os componentes de tensão são descritos como normais (perpendicular à superfície e com o símbolo σ) e cisalhamento (paralelo à superfície e com símbolo τ). Uma tensão normal e duas de cisalhamento agem em cada plano (x, y, z); em que $\tau_{xy} = \tau_{yx}$, $\tau_{yz} = \tau_{zy}$ e $\tau_{xz} = \tau_{zx}$. Assim, qualquer elemento tridimensional pode ter seu estado de tensão completamente descrito pelos três componentes normais de tensão e pelos três componentes de cisalhamento.

A questão se coloca em quais são os picos de tensão ou a tensão máxima que um implante ou os tecidos interfaciais circundantes podem experimentar. O pico de tensão ocorre quando o elemento de tensão é posicionado em uma orientação em particular (ou configuração geométrica), na qual todos os componentes de tensão e de cisalhamento são zero. Quando um elemento está nessa configuração, para tensões normais, é dado o nome de *tensão principal*, e são designados como σ_1, σ_2 e σ_3. Por convenção, a tensão máxima principal (σ_1) representa a tensão mais positiva (em geral, pico de tensão de tração) em um implante ou região tissular e a tensão mínima principal (σ_3), as tensões mais negativas. Sigma 2 (σ_2) representa um valor intermediário entre σ_1 e σ_3. A determinação desse pico de tensão normal em um sistema de implante dental e nos tecidos pode oferecer valiosas percepções considerando locais de potencial fratura de implantes ou atrofia óssea.

Deformação e Pressão

Uma carga aplicada a um implante dental pode induzir deformação do implante e dos tecidos circundantes. Os tecidos biológicos podem ser capazes de interpretar a deformação ou sua manifestação e responder com o início da atividade remodeladora.

A deformação e as características de dureza dos materiais utilizados na implantodontia, particularmente os materiais de implantes, podem influenciar os tecidos interfaciais, a facilidade de manufatura do implante e a longevidade clínica. O alongamento (deformação) dos biomateriais utilizados para a cirurgia dos implantes dentais varia de 0 para cerâmicas de óxido de alumínio a 55 para o aço inoxidável 316–L[11] (Tabela 5-3). Associado à deformação está o conceito de pressão, um parâmetro que se acredita ser um mediador-chave da atividade óssea.

Sob a ação de uma força de tensão (F), uma barra reta (de comprimento de medida original l_0) submete-se a um alongamento até um comprimento final ($l_0 + \Delta l$) (Fig. 5-3). A engenharia de tensão, que não contém unidade, é definida como alongamento por unidade de comprimento e é descrita da seguinte maneira:

$$\varepsilon = \frac{l - l_0}{l_0} = \frac{\Delta l}{l_0}$$

Em que Δl é alongamento; l_0 é o comprimento de medida original e l é o comprimento final após o alongamento, Δl. Deformação por

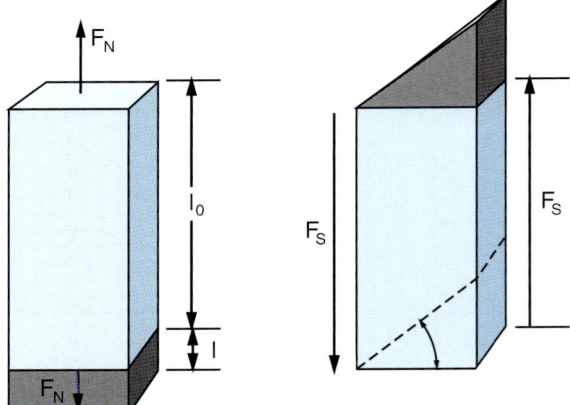

FIGURA 5-3. Sob a ação de uma força de tensão (F_N), a barra (originalmente l_0), é alongada em uma quantidade Δl. A engenharia de deformação (ε) é a deformação por unidade de comprimento. A deformação de cisalhamento γ é a mudança em determinado ângulo de um corpo ou elemento de tensão sob a ação de uma carga de deformação pura (F_S).

cisalhamento, g, descreve a mudança de um corpo em determinado ângulo ou elemento de tensão sob a ação de uma carga de cisalhamento pura.

Todos os materiais (biológicos e não biológicos) são caracterizados pelo máximo alongamento possível antes da deformação permanente ou fratura. Além disso, os materiais biológicos exibem taxa de deformação dependente das propriedades do material (p. ex., módulo de elasticidade, força de tensão final) que são alteradas em função da taxa de carga (e subsequente taxa de deformação).

A observação experimental tem demonstrado que a deformação lateral também é acompanhada de deformação axial sob a ação de uma carga axial. Dentro de uma variação elástica (definida adiante neste capítulo), essas duas deformações são proporcionais uma a outra como descrito pela relação de Poisson, μ. Para carga de tensão:

$$\mu = \frac{\text{Deformação lateral}}{\text{Deformação axial}}$$

As propriedades materiais e mecânicas descritas determinam o comportamento tensão/pressão do implante e do tecido de acordo com as relações estabelecidas em teorias mecânicas sólidas.[12]

Relação Tensão/Pressão

Uma relação é necessária entre a força aplicada (e tensão) que é imposta ao implante e tecidos adjacentes e a subsequente deformação (e pressão) experimentada pelo sistema. Se qualquer corpo elástico for experimentalmente submetido a uma força aplicada, então uma curva de carga *versus* deformação pode ser gerada (Fig. 5-4 A). Ao dividir os valores da carga (força) pela área da superfície na qual ela age, e a mudança no comprimento pelo comprimento original, produz uma curva clássica de engenharia tensão-pressão (Fig. 5-4 B). Tal curva fornece a previsibilidade de quanto de deformação será experimentada em um dado material sob a ação de uma carga aplicada. O declive da porção linear (elástica) dessa curva é chamado de *módulo de elasticidade* (E), e seu valor indica a rigidez do material em questão.

Quanto mais próximo for o módulo de elasticidade do implante ao dos tecidos biológicos adjacentes, menor a probabilidade de movimento relativo na interface tecido/implante. O osso cortical é pelo menos cinco vezes mais flexível que o titânio. À medida que a

TABELA 5-3
Propriedades Mecânicas dos Biomateriais de Implantes Cirúrgicos Selecionados

Propriedade	Ti (liga)	Ti-Al-V (Liga)	Co-Cr-Mo (Liga)	Liga de Co (Manufaturado) Temperado	Liga de Co (Manufaturado) Frio	Fe-Cr-Ni 316-L Temperado	Fe-Cr-Ni 316-L Frio	c-Si	Al₂O₃ Safira	Al₂O₃ Alumina	Polietileno UHMW	PMMA	PTFE
Densidade (g/mL)	—	4,5	8,3	9,2	9,2	7,9	7,9	1,5-2,0	3,99	3,9	0,94	1,2	2,2
Dureza (Vickers)	R$_b$ 100	—	300	240	450	170-200	300-350	—	—	HV23.000	D65	M60-100	D50-65
Resistência à ruptura (Mpa)	170-480 (25-70)	795-827 (115-120)	490 (71)	450 (62)	1.050 (152)	240-300 (35-44)	700-800 (102-116)	—	—	—	—	—	—
Resistência à tensão final (Mpa)	240-550 (35-80)	860-896 (125-130)	690 (100)	950 (138)	1.540 (223)	600-700 (87-102)	1.000 (145)	350-570 (51-75)	480 (70)	400 (58)	21-44 (3,0-6,4)	55-85 (8,0-12,3)	14-34 (2-5)
Módulo de elasticidade (GPa) (psi x 10³)	96 (14)	105-177 (15-17)	200 (29)	230 (34)	230 (34)	200 (29)	200 (29)	28-34 (4,0-4,9)	414 (60)	380 (55,1)	1 (0,145)	2,4-3,3 (0,3480-0,479)	0,4 (0,058)
Limite de resistência (fadiga) (MPa) (psi x 10³)	—	170-240 (24,6-35)	300 (43)	—	240-490 (35-71)	300 (43)	230-280 (33,3-40,6)	—	—	—	—	—	—
Alongamento (%)	15-24	10-15	8	30-45	9	35-55	7-22	0	0	0	400	2-7	200-400

PMMA, polimetiletacrilato; PTFE, politetrafluoretileno; UHMW, polietileno de alto peso molecular.
De Lemons, JF; Bidez, MW: Biomaterials and biomechanics in implant dentistry. Em McKinney, RV, editor: Endosteal dental implants, St Louis, 1991, Mosby.

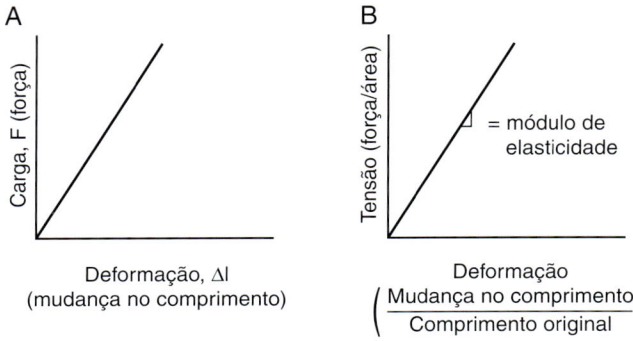

FIGURA 5-4. **A**, A curva de carga *versus* deformação pode ser gerada para qualquer corpo elástico experimentalmente submetido à carga. **B**, Dividindo os valores de carga pela área de superfície e pela deformação do comprimento original do espécime produzimos uma curva de tensão–pressão.

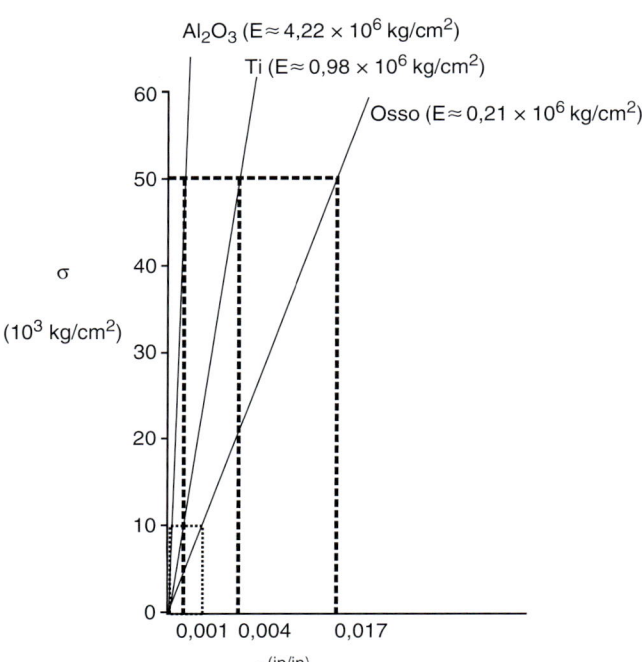

FIGURA 5-5. Após a seleção de um sistema de implante em particular, a única maneira de controlar a pressão (σ) sobre os tecidos é controlando a tensão aplicada (ε). Quanto maior a magnitude da tensão aplicada ao sistema, maior a diferença de deformação entre o material do implante e o osso. *E*, módulo de elasticidade.

magnitude da tensão aumenta, a diferença de rigidez relativa entre o osso e o titânio aumenta. À medida que a magnitude da tensão diminui, a diferença de rigidez fica muito menor. Reafirmando, o osso viscoelástico pode permanecer em contato com o titânio mais rígido com maior previsibilidade quando a tensão é menor. Em termos de cinemática de arco total, o profissional deve considerar que a mandíbula flexiona em direção à linha média na abertura. A prótese e o sistema de suporte do implante que estão unidos de molar a molar devem garantir um movimento similar caso a intenção seja que a interface permaneça intacta.

Após a seleção de um sistema de implante em particular (*i.e.*, um biomaterial específico), a única maneira de um operador controlar a tensão experimentada pelos tecidos é controlando a tensão aplicada ou mudando a densidade do osso ao redor do implante (Fig. 5-5).

Essa tensão (força/área) pode ser influenciada pelo desenho do implante, tamanho, número de implantes, angulação do implante e prótese. A macrogeometria do implante (*i.e.*, quantidade e orientação da área de superfície funcional disponíveis para dissipar as cargas) tem uma forte influência na natureza de transferência de força na interface tecido/implante. Os procedimentos cirúrgicos de enxertia podem aumentar a quantidade e a qualidade do osso e permitir a instalação de um implante mais largo com mais osso contíguo à interface do implante. A tensão aplicada também é influenciada pela prótese, incluindo o tamanho das mesas oclusais, os dissipadores de tensão, o uso de sobredentaduras *versus* prótese fixa e o padrão de contato oclusal. Em geral, quanto maior a magnitude de tensão aplicada ao sistema de implante dental, maior a diferença de deformação entre o material do implante e o osso. Nesses casos, é menos provável que o implante permaneça aderido ao osso, e a probabilidade de crescimento de tecido fibroso na região interfacial, para acomodar a gama de diferença, aumenta. A densidade do osso está relacionada não somente com a dureza do osso, mas também com o módulo de elasticidade (rigidez). Quanto mais duro o osso, mais rígido ele é; quanto mais macio o osso, mais flexível será. Então, a diferença de rigidez é menor para um titânio comercialmente puro (ou sua liga) e o osso denso tipo 1 comparado com titânio e osso macio tipo 4. Diminuir a tensão em um osso macio é mais importante por duas razões principais: (1) para reduzir as tensões do tecido resultante da diferença de elasticidade e (2) porque o osso mais macio apresenta uma dureza final mais baixa.

Lei de Hooke é o nome dado à relação entre pressão e tensão e, em sua forma mais simples, é descrita matematicamente da seguinte maneira:

$$\sigma = E\varepsilon$$

Em que σ é a tensão normal (pascal ou quilogramas por centímetro quadrado), E é o módulo de elasticidade (pascal ou quilogramas por centímetro quadrado) e ε é a pressão normal (sem unidade). Existe uma relação similar entre pressão de cisalhamento e tensão de cisalhamento, em que a constante de proporcionalidade é o módulo de rigidez (G), expressa da seguinte maneira:

$$\tau = G_\gamma$$

Em que τ é a tensão de cisalhamento (pascal ou quilogramas por centímetro quadrado), G é o módulo de rigidez (pascal ou quilogramas por centímetro quadrado) e γ é a tensão de cisalhamento (sem unidade).

Cargas de Impacto

Quando dois corpos colidem em um pequeno intervalo de tempo (frações de segundo), grandes forças de reação se desenvolvem. Tal colisão é descrita como *impacto*. Em sistemas de implante dentais submetidos à carga oclusal, a deformação pode ocorrer nas restaurações protéticas, no próprio implante e nos tecidos interfaciais contíguos. A natureza da rigidez relativa desses componentes em todo o sistema de implantes controla, em grande parte, a resposta do sistema à carga de impacto. Quanto maior a carga de impacto, maior o risco de perda do implante ou ponte e fratura óssea.

Implantes estáveis geram uma força de impacto interfacial maior em oclusão quando comparadas com os dentes naturais, que contêm ligamento periodontal. As próteses mucossuportadas apresentam a menor força de impacto porque os tecidos gengivais são resilientes. A fratura do material oclusal é uma complicação significante das próteses fixas em dentes naturais. A incidência de fratura de material oclusal é maior em implantes e pode se aproximar de taxas tão altas quanto 30%.

Vários métodos têm sido propostos para enfrentar o problema de reduzir as cargas nos implantes. Skalak[13] tem sugerido a necessidade da utilização de dentes acrílicos em próteses parciais sobre implantes para aliviar as cargas de maior impacto que possam danificar os tecidos ósseos adjacentes ao implante. Weiss[14] tem proposto que a interface tecido fibroso/implante fornece uma absorção fisiológica do impacto de uma maneira similar ao exibido pelo ligamento periodontal funcional. Pelo menos um modelo de implante tem se esforçado em incorporar a capacidade de absorção de impacto no seu próprio projeto pelo uso de um "elemento móvel interno" de baixa rigidez quando comparado com o resto do implante.[15] Misch[16] defende que uma prótese provisória acrílica seja submetida à carga oclusal progressiva para melhorar a interface osso/implante antes da prótese final, do padrão oclusal e de as cargas mastigatórias serem distribuídas ao sistema. Existem apenas dados limitados no que diz respeito às forças de impacto na dentição natural e pontes dentos-suportadas[17,18].

Distribuição de Força e Mecanismos de Perda

O modo como as forças são aplicadas nas próteses sobre implantes no ambiente oral determina a probabilidade de falha do sistema. A duração de uma força pode afetar o resultado final de um sistema de implante. Forças relativamente de baixa magnitude, aplicadas constantemente por um longo período de tempo, podem resultar em perda do implante ou da prótese por fadiga. Concentrações de tensão e, finalmente, perda, podem se desenvolver se uma área de corte transversal insuficiente estiver presente para dissipar adequadamente forças de grande magnitude. Se uma força for aplicada a certa distância de um elo fraco em um implante ou prótese, perda por flexão ou por torção pode resultar dessas cargas de momento. É de fundamental importância um conhecimento de distribuição de força e mecanismos de perda para o implantodontista, a fim de evitar complicações dolorosas e onerosas.

Momento de Carga

O momento de uma força sobre um ponto tende a produzir uma rotação ou flexão sobre aquele ponto. Na Figura 5-6, o momento é definido como um vetor (*M*) (vetores são descritos em termos de magnitude e direção), cuja magnitude é igual ao produto da magnitude de força multiplicada pela distância perpendicular (também chamada de *braço de alavanca*) do ponto de interesse até a linha de ação dessa força. Essa carga de momento imposta também é chamada de *torque* ou *carga de torção*, e pode ser destrutiva aos sistemas de implantes. Os torques ou os momentos de flexão impostos aos implantes por causa de, por exemplo, pontes com cantiléver excessivamente longos ou barras podem resultar na ruptura da interface, reabsorção óssea, afrouxamento do parafuso da prótese ou fratura da ponte ou barra. O efeito negativo dos cantiléveres tem sido relatado por mais de 30 anos.[19-20] O planejamento protético ideal deve incluir considerações sobre forças e cargas de momento causadas por essas forças.

Braços de Momento Clínicos

Um total de seis momentos (rotações) pode se desenvolver dos três eixos de coordenadas clínicas previamente descritos (eixos oclusoapical, vestibulolingual e mesiodistal) (Fig. 5-7). Essas cargas de momento induzem microrrotações e concentrações de tensão na crista do rebordo alveolar e na interface implante/tecido, que leva inevitavelmente à perda de crista óssea.

Existem três braços de momento clínicos na implantodontia: (1) altura oclusal, (2) extensão do cantiléver e (3) largura oclusal. A minimização de cada um desses braços de momento é necessária para evitar próteses não retidas, fraturas dos componentes, perda de crista óssea e perda do sistema de implante.

Altura Oclusal

A altura oclusal serve como o braço de momento para os componentes de força direcionados ao longo do eixo vestibulolingual (Fig. 5-8, *A*) – contatos oclusais de trabalho ou balanceio, impulsos da língua ou na carga passiva da bochecha e da musculatura oral (Fig. 5-8, *B*), assim como nos componentes de força direcionados ao longo do eixo mesiodistal (Fig. 5-8, *C*).

Na divisão óssea A, a carga de momento inicial é menor que na divisão óssea C ou D porque a altura da coroa é maior na divisão óssea C ou D. O plano de tratamento deve levar em consideração esse ambiente biomecânico inicial comprometido (Tabela 5-4). A contribuição de momento de um componente de força direcionado ao longo eixo vertical não é afetada pela altura oclusal, porque, efetivamente, nenhum braço de momento existe. Contatos oclusais distantes ou laterais, entretanto, introduzem braços de momentos significantes (Fig. 5-8, *E*).

Extensão do Cantiléver

Momentos largos podem se desenvolver de componentes de força do eixo vertical em ambientes protéticos planejados com extensões de cantiléver ou cargas a distância de implantes estáveis. Um componente de força lingual também pode induzir a um momento de torção no pescoço do implante se aplicado através de um cantiléver (Fig. 5-8, *D*).

Um implante com uma extensão de cantiléver de 1, 2 ou 3 cm apresenta grande variedade de cargas de momento. Uma força de 100-N aplicada diretamente sobre o implante não induz a uma carga de momento ou torque, porque forças rotacionais não são aplicadas através de carga a distância. Essa mesma força de 100-N aplicada a 1 cm do implante resulta em um momento de carga de 100 N-cm. Da mesma maneira, se uma carga for aplicada a 2 cm do implante, então

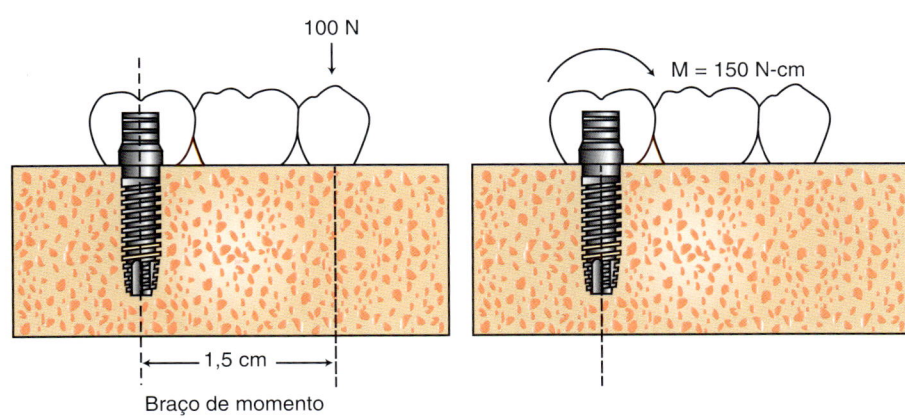

FIGURA 5-6. O momento de uma força é definido como um vetor (M), a magnitude deste é igual ao produto da magnitude de força multiplicado pela distância perpendicular (braço de momento) entre o ponto de interesse e a linha de ação da força.

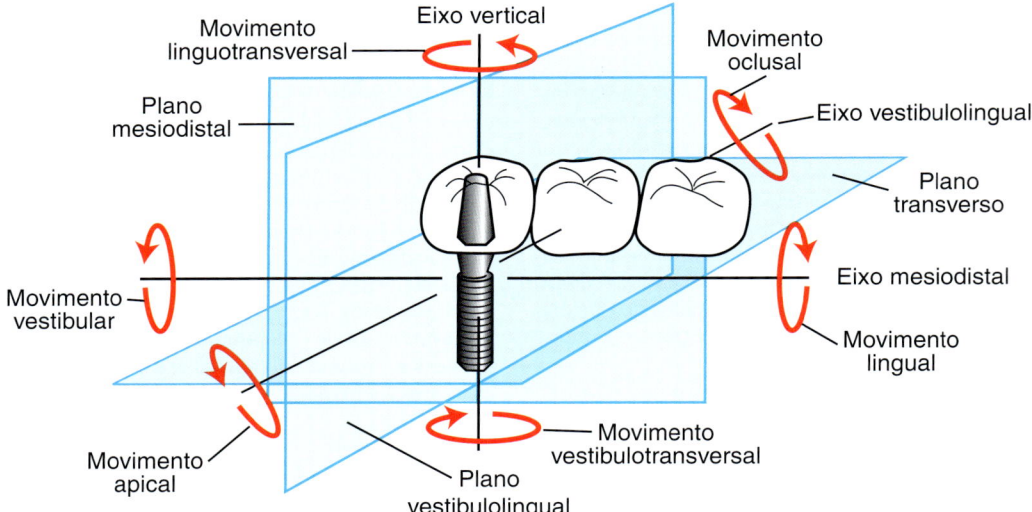

FIGURA 5-7. Cargas de momento tendem a induzir rotações nos três planos. Rotações horárias e anti-horárias nesses três planos resultam em seis momentos: linguotransversal, vestibulotransversal, oclusal, apical, vestibular e lingual.

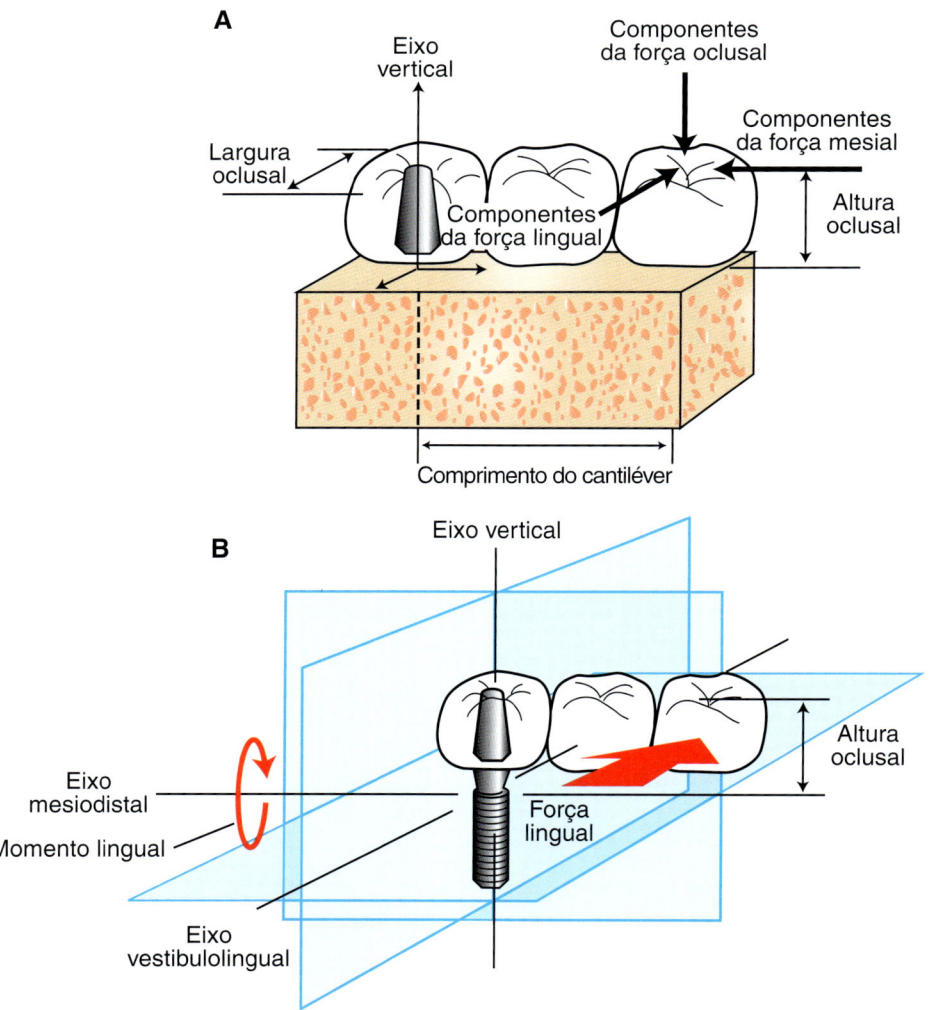

FIGURA 5-8. A, Os três braços de momento clínicos contribuem para cargas de torção (momento) nos implantes dentais: altura oclusal, largura oclusal e comprimento do cantiléver. **B,** A altura oclusal serve como um braço de momento para os componentes de força direcionados ao longo do eixo vestibulolingual e para os componentes de força diretamente ao longo do eixo mesiodistal **(C).**

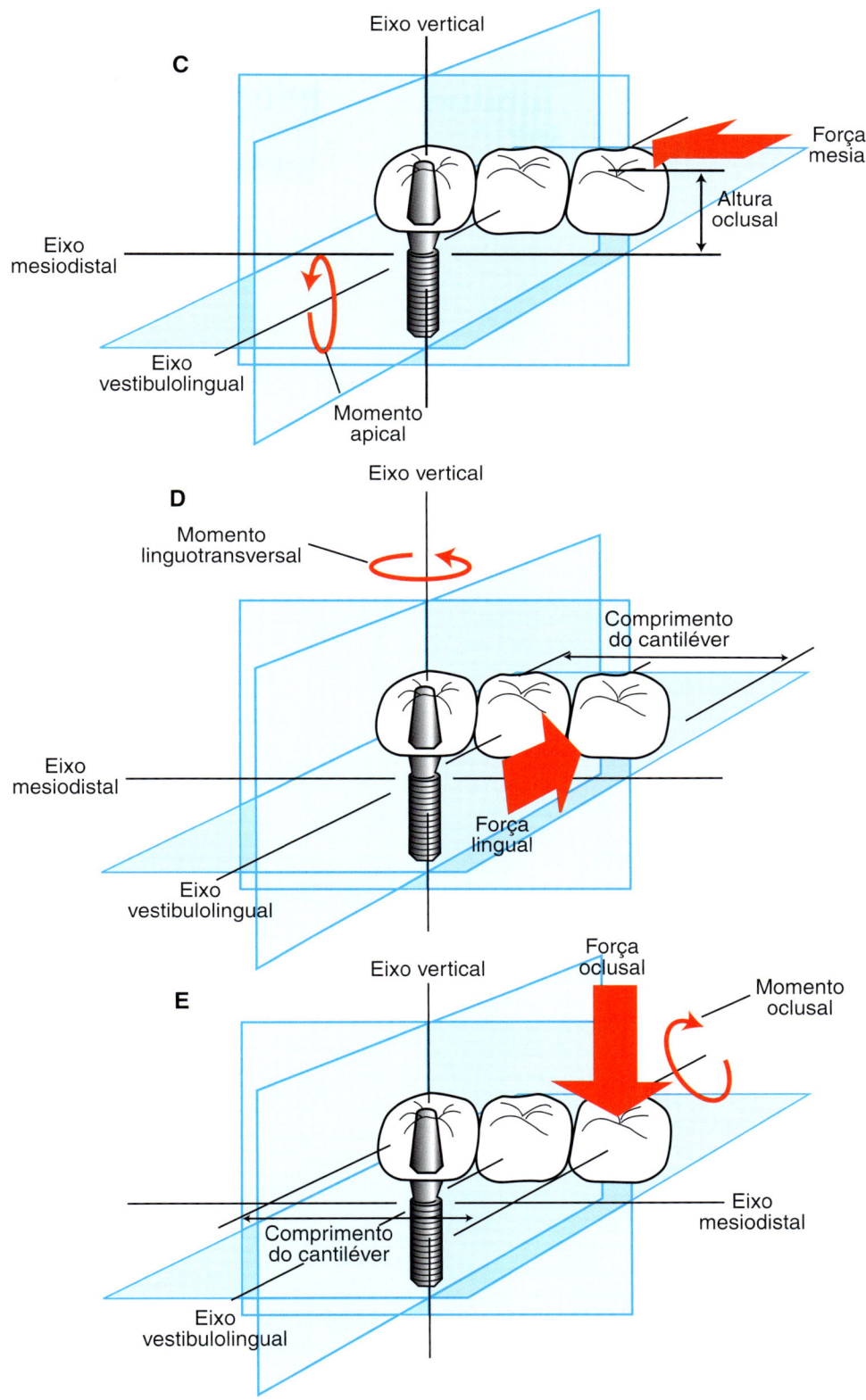

FIGURA 5-8. *(Cont.)* **D,** O componente de força lingual também pode induzir um momento de rotação no pescoço do implante se aplicado através de um braço de cantiléver. **E,** Um momento de força ao longo do eixo vertical não é afetado pela altura oclusal, porque seu braço de momento efetivo é zero se for posicionado centralmente.

TABELA 5-4
Momento de Carga na Crista Submetida a Forças de Cantiléver em Relação à Altura da Coroa

Influências no Momento		Momentos Impostos (N/mm) na Interface Coroa-Crista do Implante					
Altura oclusal	Comprimento do cantiléver	Lingual	Vestibular	Apical	Oclusal	Vestibulotransversal (mm)	Linguotransversal
10	10	100	0	50	200	0	100
10	20	100	0	50	400	0	200
10	30	100	0	50	600	0	300
20	10	200	0	100	200	0	100
20	20	200	0	100	400	0	200
20	30	200	0	100	600	0	300

um torque de 200 N-cm é aplicado à região osso/implante, e a 3 cm, resulta em uma carga de momento de 300 N-cm. Para comparação, lembre-se que pilares de implante normalmente são apertados com um torque de 30 N-cm.

Próteses com cantiléver instaladas em implantes unidos resultam em uma complexa reação de carga. Na sua forma mais simples, uma ação de alavanca classe 1 será expressa. Se dois implantes estão unidos a 10 mm de distância um do outro, e um cantiléver distal de 20 mm é projetado com uma carga de 100-N, então resultam as seguintes forças. A carga de 100-N é resistida com uma força de tensão de 200-N pelo implante mesial, e o implante distal age como um fulcro com uma carga compressiva de 300-N (Fig. 5-9, A). Se a posição e a quantidade de carga distal permanecem as mesmas, mas o implante distal é posicionado 5 mm mais anteriormente, então as cargas resultantes nos implantes mudam (Fig. 5-9, B). O implante anterior deve resistir a uma força de tensão de 500-N e o distal, o implante do ponto de apoio, recebe uma força compressiva de 600-N. Portanto, enquanto a força de tensão é aumentada 2,5 vezes no implante anterior, a força compressiva é duplicada. Como osso e parafusos são mais frágeis sob a ação de uma força de tensão, ambos os implantes tornam-se mais expostos ao risco de complicações

Princípios similares são respeitados em forças de alavanca classe 1 aplicadas em cantiléveres de próteses com extensão distal em implantes instalados em curva e unidos na região anterior. O protocolo protético da Nobel Biocare® utiliza de quatro a seis implantes instalados na região anterior entre os forames mentonianos ou seios maxilares, e utiliza próteses fixas totais com segmentos de cantiléveres.[21-23] Comprimentos específicos de cantiléver não foram estabelecidos, embora sejam recomendados de dois a três pré-molares. É sugerido reduzir o comprimento do cantiléver quando quatro, em vez de seis, implantes são utilizados para suportar a prótese[24] ou quando os implantes estão em um osso mais macio na maxila.[25] Uma linha é traçada na distal de cada implante posterior. A distância até o centro do implante mais anterior é chamada de *distância anteroposterior* (distância A-P).[26] Quanto maior a distância A-P entre o centro do implante mais anterior e a face mais distal dos implantes posteriores, menores são as cargas resultantes no sistema de implantes por forças de alavanca por causa do efeito estabilizante da distância A-P. De acordo com Misch,[25] a quantidade de tensão aplicada ao sistema determina a extensão do cantiléver distal. Como a tensão é igual à força dividida pela área, é necessário considerar ambos os aspectos. A magnitude e a direção da força são determinadas pela parafunção, altura da coroa, dinâmica mastigatória, gênero, idade e localização no arco. A área de superfície funcional é determinada pelo número de implantes, largura, comprimento, desenho e densidade óssea, que determina a área de contato a a resistência óssea. Experiências clínicas sugerem que o cantiléver distal não deve se estender mais que 2,5 vezes a distância A-P sob condições ideais (p. ex., ausência de

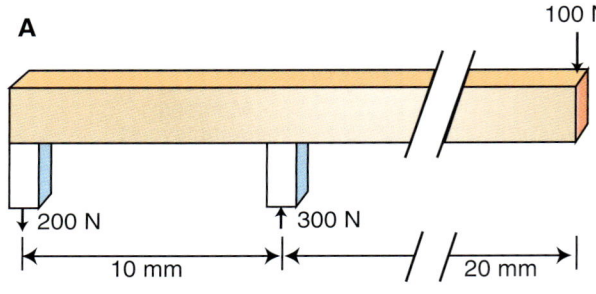

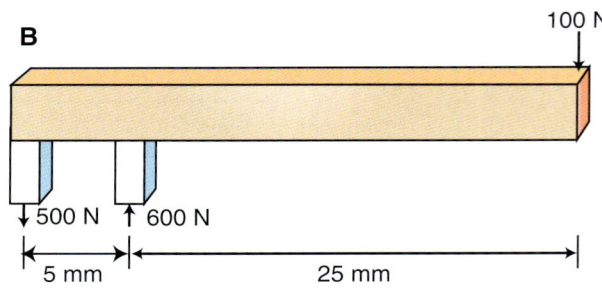

FIGURA 5-9. **A,** Se dois implantes são instalados a 10 mm um do outro e unidos com um cantiléver distal de 20 mm, então uma carga de 100-N é suportada por uma força de 200-N pelo implante mesial, e o implante distal age como um fulcro com uma carga de 300-N. **B,** Se os implantes estão a 5 mm de distância um do outro, então o implante anterior suportará uma carga de 500-N e o implante do fulcro receberá uma força de 600-N.

parafunção ou cinco implantes divisão A). Um dos maiores determinantes para a extensão do cantiléver é a magnitude da força. Pacientes com bruxismo grave não devem receber próteses com cantiléveres, independentemente de outros fatores.

Um formato de arco quadrado implica uma distância A-P menor entre os implantes unidos, e deve ter cantiléveres menores. Um arco de formato triangular tem a maior distância entre os implantes anteriores e posteriores e pode ter o projeto de cantiléver mais longo. A maxila tem o osso menos denso que a mandíbula e apresenta com mais frequência um cantiléver anterior na prótese. Como resultado, mais implantes distais podem ser exigidos na maxila para aumentar a distância A-P para o cantiléver anterior ou posterior em comparação com a mandíbula, e enxertia de seio maxilar pode ser exigida para permitir a instalação posterior dos implantes.

Largura Oclusal

Mesas oclusais amplas aumentam o braço de momento para qualquer carga oclusal a distância. A inclinação vestibulolingual (rotação) pode ser reduzida significativamente estreitando as mesas oclusais ou ajustando a oclusão para promover contatos mais cêntricos.

Em resumo, um ciclo vicioso e destrutivo pode se desenvolver com cargas de momento e resultar em perda de crista óssea. À medida que a perda de crista óssea progride, a altura oclusal automaticamente aumenta. Com um braço de momento de altura oclusal aumentada, a microrrotação e o balanceio vestibulolingual aumentam e causam muito mais tensão à crista óssea. A menos que o osso aumente em densidade e resistência, o ciclo continua em uma espiral em direção à perda do implante se o ambiente biomecânico não for corrigido.

Perda por Fadiga

A perda por fadiga é caracterizada por condições de carga dinâmica e cíclica. Quatro fatores de fadiga influenciam significativamente a probabilidade de falha por fadiga na implantodontia: (1) biomaterial, (2) macrogeometria, (3) magnitude de força e (4) número de ciclos.

O comportamento da fadiga dos biomateriais é caracterizado graficamente no que é conhecida como uma *curva S-N* (um lote de tensão aplicada *versus* o número de ciclos de carga) (Fig. 5-10, *A*). Se um implante for submetido a uma tensão extremamente alta por apenas alguns poucos ciclos de carga, esta pode ser tolerada antes que a fratura ocorra. Alternativamente, um número infinito de ciclos de carga pode ser mantido em níveis de baixa tensão. O nível de tensão ao qual um implante pode ser submetido indefinidamente é chamado de *limite de resistência*. A liga de titânio apresenta maior limite de resistência que o titânio comercialmente puro (Fig. 5-10, *B*).

A geometria de um implante influencia o grau ao qual ele pode resistir à flexão e às cargas de torção e finalmente à fratura por fadiga. Raramente os implantes apresentam, se já apresentaram, fratura por fadiga sob cargas compressivas axiais. Morgan et al.,[27] descreveram fraturas por fadiga em implantes dentais tipo Brånemark causados por cargas cíclicas vestibulolinguais (carga lateral) em uma área de baixa resistência à flexão na prótese (*i.e.*, momento reduzido de inércia [a ser definido adiante]). A fratura do corpo do implante ocorreu em três dos pacientes estudados, e a fratura dos parafusos dos pilares dos implantes tipo Brånemark ocorreram em menos de três pacientes. Quinze fraturas de dentes de compósito ou acrílico ocorreram em 10 de 20 próteses fixas sobre implantes em um período de 1 a 5 anos.[28-31]

A geometria também inclui a espessura do metal ou implante. A fratura por fadiga está relacionada com a quarta potência na diferença de espessura. Um material duas vezes mais espesso nas paredes é aproximadamente 16 vezes mais forte. Mesmo pequenas mudanças de espessura podem resultar em diferenças significativas. Em geral, o elo fraco em um projeto de corpo de implante é afetado pela diferença no diâmetro interno e externo do parafuso e pelo espaço do parafuso do pilar no implante.[32]

Na medida em que uma carga aplicada (tensão) pode ser reduzida, a probabilidade de perda por fadiga é reduzida. Como descrito previamente, as magnitudes das cargas nos implantes dentais podem ser reduzidas por uma cuidadosa atenção à posição no arco (*i.e.*, cargas maiores na mandíbula e maxila posterior comparadas com a anterior), eliminação das cargas de momento e aumento na área de superfície disponível para resistir à força aplicada (*i.e.*, uma geometria otimizada para a área funcional ou aumento do número de implantes utilizados).

Finalmente, a perda por fadiga é reduzida à medida que o número de ciclos de carga é reduzido. Assim, estratégias agressivas para eliminar os hábitos parafuncionais e reduzir os contatos oclusais servem para proteger contra a perda por fadiga.

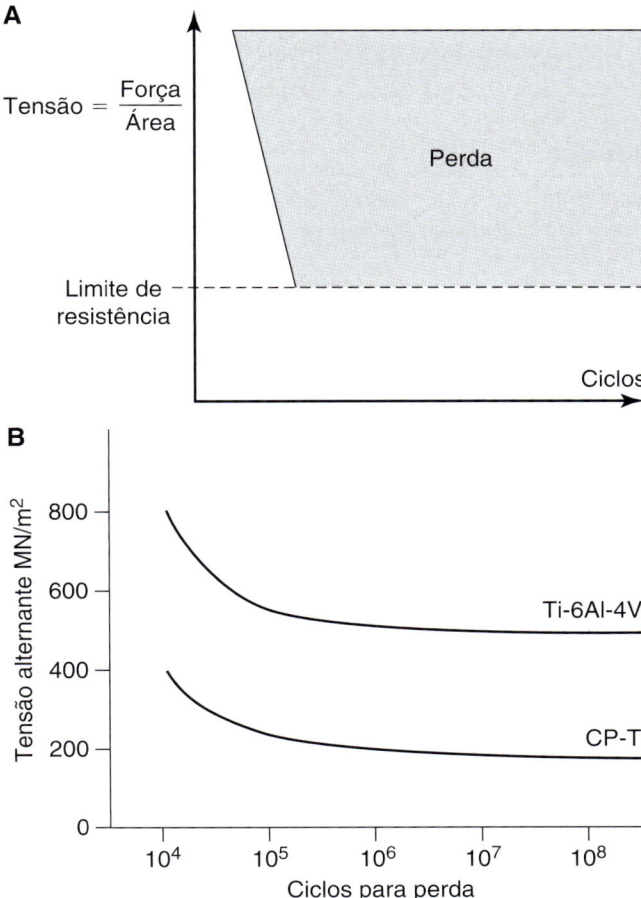

FIGURA 5-10. **A,** O comportamento de fadiga dos biomateriais é caracterizado por um lote de tensão aplicada *versus* o número dos ciclos de carga, uma curva S-N. **B,** O limite de resistência define o nível de tensão abaixo do qual o biomaterial do implante pode ser submetido à carga indefinidamente, sem ocasionar em perda. A liga de titânio é duas a quatro vezes mais forte em condições de fadiga que o titânio comercialmente puro.

Momento de Inércia

O momento de inércia é uma importante propriedade dos implantes cilíndricos por causa da sua importância na análise da flexão e da torção. A tensão de flexão em um cilindro é dada pela seguinte equação:

$$\sigma = \frac{MY}{I}$$

Em que *M* é momento (newton-centímetros), *Y* é a distância do eixo neutro de flexão e *I* é o momento de inércia (centímetros à quarta potência).

Os implantes cônicos têm geometrias de corte transversal variável. O implante cônico pode ser modelado como um círculo oco, porque um canal existe no corpo do implante para permitir o travamento do parafuso do pilar. Na região distal (apical) de um implante cônico, a geometria de corte transversal pode representar mais fielmente um círculo sólido. Em alguns projetos, aberturas que penetram transversalmente através da geometria de corte transversal podem interromper a geometria do ápice.

A tensão de flexão (e a probabilidade de fratura por flexão) diminui com o aumento do momento de inércia. Considere as formulações matemáticas para os cortes transversais de cilindros ocos e sólidos:

Círculo sólido (cilindro na região média): $4I = \pi R^4$

Círculo oco (cilindro na região apical): $4I = \pi(R4R_1^4)$

Em que R é o raio externo (centímetros) e R_1 é raio interno

Resumo

As complicações mais comuns nas reconstruções com implantes estão relacionadas com as condições biomecânicas. Falhas na cicatrização dos implantes podem ser resultados de micromovimentações do implante por muita tensão. Perda óssea precoce pode estar relacionada com as condições de sobrecarga oclusal. Próteses ou parafusos de pilares podem afrouxar pela flexão ou forças de momento. A fratura do implante ou do componente pode ocorrer por condições de fadiga. Falhas na prótese podem ocorrer de todas as resistências precedentes ou por flexão. Além disso, a manifestação das cargas biomecânicas nos implantes dentais (momentos, tensão e pressão) controla a saúde da interface osso/implante a longo prazo. Portanto, o conhecimento dos princípios básicos da biomecânica é essencial ao dentista.

Referências Bibliográficas

1. Schmid-Schonbein GW, Woo SL-Y, Zweifack BW, editors: *Frontiers in biomechanics*, New York, 1986, Springer-Verlag.
2. National Institutes of Health Consensus Development Conference Statement on Dental Implants: *J Dent Educ* 52:824-827, 13-15, 1988.
3. Higdon A: *Engineering mechanics vol 2 Dynamics*, Englewood Cliffs, NJ, 1976, Prentice-Hall.
4. Baumeister T, Avallone EA, Baumeister T, editors: *Marks' standard handbook for mechanical engineers*, ed 8, New York, 1978, McGraw-Hill.
5. Braun S, Bantleon H-P, Hnat WP, et al: A study of bite force I. Relationship to various physical characteristics, *Angle Orthod* 65:367-372, 1995.
6. van Eijden TMGJ: Three-dimensional analyses of human bite-force magnitude and moment, *Arch Oral Biol* 36:535-539, 1991.
7. Dean JS, Throckmorton GS, Ellis EE, et al: A preliminary study of maximum voluntary bite force and jaw muscle efficiency in preorthognathic surgery patients, *J Oral Maxillofac Surg* 50:1284-1288, 1992.
8. Bakke M, Holm B, Jensen L, et al: Unilateral, isometric bite force in eight- to eighty-eight year old women and men related to occlusal factors, *Scand J Dent Res* 98:149-158, 1990.
9. Braun S, Hnat WP, Freudenthaler JW, et al: A study of maximum bite force during growth and development, *Angle Orthod* 66:261-264, 1996.
10. Reilly DT, Burstein AH: The elastic and ultimate properties of compact bone tissue, *J Biomech* 8:393, 1975.
11. Lemons JE, Bidez MW: Biomaterials and biomechanics in implant dentistry. In McKinney RV, editor: *Endosteal dental implants*, St Louis, 1991, Mosby.
12. Timoshenko SP, Goodier JN: *Theory of elasticity*, ed 3, New York, 1970, McGraw-Hill.
13. Skalak R: Biomedical considerations in osseointegrated prostheses, *J Prosthet Dent* 49:843-848, 1983.
14. Weiss CW: Fibro-osteal and osteal integration: a comparative analysis of blade and fixture type dental implants supported by clinical trials, *J Dent Educ* 52:706-711, 1988.
15. Kirsch A: The two-phase implantation method using IMZ intramobile cylinder implants, *J Oral Implantol* 11:197-210, 1983.
16. Misch CE: Progressive bone loading, *Pract Periodontics Esthetic Dent* 2:27-30, 1990.
17. Salis SG, Hood JA, Stokes AN, et al: Impact-fracture energy of human premolar teeth, *J Prosthet Dent* 58:43-48, 1987.
18. Saunders WP: The effects of fatigue impact forces upon the retention of various designs of resin-retained bridgework, *Dent Mater* 3:85-89, 1986.
19. Schweitzer JM, Schweitzer RD, Schweitzer J: Free end pontics used on fixed partial dentures, *J Prosthet Dent* 20:120-138, 1968.
20. Crabb HSM: A reappraisal of cantilever bridgework, *J Oral Rehabil* 1:3-17, 1974.
21. Brånemark PI, Zarb GA, Albrektsson T: *Tissue integrated prostheses*, Chicago, 1985, Quintessence.
22. Zarb GA, Schmitt A: The longitudental clinical effectiveness of osseointegrated dental implants, the Toronto study. III. Problems and complications encountered, *J Prosthet Dent* 64:185-194, 1990.
23. Taylor R, Bergman G: *Laboratory techniques for the Brånemark system*, Chicago, 1990, Quintessence.
24. Rangert B, Jemt T, Jorneus L: Forces and moments on Brånemark implants, *Int J Oral Maxillofac Implants* 4:241-247, 1989.
25. Misch CE: Cantilever length and its relationship to bio-mechanical stress. *Misch Implant Institute manual*, Dearborn, Mich, 1990, Misch International Implant Institute.
26. English C: The critical A-P spread, *Implant Soc* 1:2-3, 1990.
27. Morgan MJ, James DF, Pilliar RM: Fractures of the fixture component of an osseointegrated implant, *Int J Oral Maxillofac Implants* 8:409-413, 1993.
28. Lekholm U, Adell R, Brånemark PI: Complications. In Brånemark PI, Zarb GA, Albrektsson T, editors: *Tissue integrated prostheses*, Chicago, 1985, Quintessence.
29. Lekholm U, van Steenberghe D, Herman D: Osseointegrated implants in the treatment of partially edentulous jaws: a prospective 5-year multicenter study, *Int J Oral Maxillofac Implants* 9:627-635, 1994.
30. Quirynen M, Naert I, van Steenberghe D, et al: The cumulative failure rate of the Brånemark system in the overdenture, the fixed partial, and the fixed full prosthesis design: a prospective study in 1,273 fixtures, *Head Neck Pathol* 10:43-53, 1991.
31. Naert I, Quirynen M, van Steenberghe D, et al: six-year prosthodontic study of 509 consecutively inserted implants for the treatment of partial edentulism, *J Prosthet Dent* 67:236-245, 1992.
32. Boggan RS, Strong JT, Misch CE, et al: Influences of hex geometry and geometric table width on static and fatigue strength of dental implants, *J Prosthet Dent* 82:436-440, 1999.

CAPÍTULO **6**

Respostas Ósseas às Cargas Mecânicas

Girish Ramaswamy, Martha Warren Bidez e Carl E. Misch

Em um esforço para otimizar a interação entre o osso e os implantes dentais ou esqueléticos, muitos pesquisadores têm focado sua atenção na interface implante/osso.[1-19] A importância dos eventos que ocorrem na "zona" interfacial entre um implante e o tecido hospedeiro não pode ser menosprezada. Esta complexa interação envolve não apenas questões relacionadas com biomaterial e biocompatibilidade, mas também a alteração do ambiente mecânico que ocorre quando a colocação de um implante desestabiliza a distribuição fisiológica normal de forças, fluidos e a comunicação celular. O objetivo deste capítulo é descrever o estado atual de compreensão sobre a resposta biológica e biomecânica do osso às cargas mecânicas, com especial ênfase na interface osso/implante dental.

Resposta Biológica

A interface implante/tecido é uma região de interação extremamente dinâmica. Ela muda completamente a característica desde a sua gênese (colocação do implante no sítio ósseo preparado) até sua maturidade (cicatrização). O ambiente biomecânico desempenha um papel imediato na qualidade dos resultados de composição da nova interface. Por exemplo, extensa pesquisa mostra que, se o implante for estável no osso no momento da colocação, então é mais provável que ocorra osteointegração na interface.[15,20] Movimento relativo (ou micromovimento) entre o implante e o osso no momento da colocação favorece o desenvolvimento de uma interface fibro-óssea.[11,18] A fase de cicatrização da interface, no entanto, é apenas o início da interação implante/tecido, de sua natureza dinâmica. Carga funcional no implante traz influências biomecânicas adicionais que afetam grandemente a composição dessa junção.

Um tema de intensa investigação por muitos anos é a transdução de tensão induzida pela carga na interface, para um sinal que pode direcionar os tecidos interfaciais para responder ou remodelar. Provou-se que o osso responde tanto à regulação hormonal como biomecânica (carga funcional). Esses dois mecanismos reguladores são muitas vezes em oposição um ao outro. A pesquisa mostrou que, mesmo nos casos em que há grande demanda por cálcio (o principal objetivo da regulação hormonal), a carga funcional pode competir e manter a massa óssea.[21] Pesquisadores teorizaram que a tensão real (Cap. 22) percebida pelo tecido ósseo inicia uma cadeia de eventos que induz uma resposta biológica. Para a tensão no tecido influenciar a adaptação do osso, na interface osso/implante, esta deve provocar algum tipo de resposta química ou biológica em população sensível à tensão. A hipótese atual é de que as células ósseas em conjunto com elementos constituintes da matriz extracelular (MEC) compõem a população sensível à tensão, e que cada um desses componentes desempenha um papel vital na mediação das respostas biológicas na interface. Com base nesse raciocínio, o objetivo de um bom desenho de implante seria estabelecer e manter um ambiente de tensão no tecido ósseo do hospedeiro e na interface, o que favorece a osteointegração do implante.

Mecanotransdução

Mecanotransdução é um processo de múltiplos passos, que inclui (1) acoplamento mecânico (transdução de forças mecânicas em sinais detectados pelas células sensoras); (2) acoplamento bioquímico (conversão de sinal mecânico em um sinal bioquímico que provoca uma resposta celular, tal como a ativação de genes); (3) transferência de um sinal a partir de células sensoras para as efetoras; e (4) resposta da célula efetora.[22] Estudos recentes levaram ao consenso atual de que os osteócitos incorporados dentro de lacunas na matriz óssea atuam como sensores mecânicos e ajudam a traduzir cargas mecânicas em sinais bioquímicos.[23-25] Osteócitos são as células mais abundantes e compõem uma extensa rede lacunocanalicular, o que possibilita a comunicação com outros osteócitos, bem como com osteoblastos no periósteo e no endósteo.[24-26] Além disso, osteócitos apresentam maior sensibilidade à estimulação mecânica que osteoblastos.[27-29]

As tensões testadas no nível dos tecidos *in vivo* durante atividades normais (0,04 a 0,3%) são muito menores que os níveis de tensão necessários para provocar uma resposta celular (1 a 10%).[30,31] Inicialmente, acreditava-se que a tensão de cisalhamento causada pelo fluxo de fluido nos espaços canaliculares era o principal motor de acoplamento bioquímico no osso, sendo a tensão o estímulo dominante.[23,32] Mais tarde, You *et al.*[33] propuseram um modelo para a amplificação das tensões fisiologicamente induzidas para níveis que pudessem iniciar respostas bioquímicas intracelulares. O modelo sugeriu que as forças de arrasto em fibras transversais de ancoragem[34,35] durante o fluxo de fluido através do espaço pericelular (prenchido de matriz entre a membrana celular dos osteócitos e a parede canalicular) produziriam uma tensão de tração que, por sua vez, criaria uma tensão no citoesqueleto intracelular de actina, que seria duas ordens de grandeza maior que as tensões geradas no tecido ósseo como um todo. Esse modelo foi adicionalmente modificado usando-se dados ultraestruturais atualizados sobre o citoesqueleto, as fibras transversais de ancoragem e sua rigidez estrutural.[36] Cowin[37] comparou e avaliou os dois modelos, concentrando-se na relação entre a microestrutura óssea e o mecanismo pelo qual os osteócitos sentem o fluido de fluxo como o resultado de aplicação de carga mecânica. Mecanorreceptores possíveis, mecanismos pelos quais osteócitos sentem estímulos mecânicos, e vias de sinalização intracelular são discutidos em vários grupos de pesquisa.[38-40] Tem sido proposto que a regulação da atividade dos osteoblastos por osteócitos ocorre por meio de junções comunicantes,[41-44] com a estimulação dessas junções mediada pela prostaglandina E_2 (PGE_2).[45-49]

Enquanto a carga mecânica no osso diminui a apoptose de osteócitos, o desuso e as tensões suprafisiológicas aumentam a apoptose, a qual é seguida por remodelamento dos sistemas de Havers.[50-52] O tecido ósseo em desuso, mesmo que por curto período, pode induzir rapidamente um estado de hipóxia de estresse em osteócitos, que, quando estendido, pode conduzir à apoptose. Essa hipóxia pode ser revertida pela carga fisiológica de curto prazo, o que sugere que a carga mecânica de tal magnitude desempenha um papel-chave na viabilidade do osteócito.[53] Isso pode afetar adversamente a resistência óssea independentemente da perda óssea.[54] Osteócitos hipóxicos podem também mediar a reabsorção óssea induzida por desuso, aumentando a expressão de osteopontina.[55]

Teorias de Remodelamento Ósseo com Base em Biomecânica

Teorias de remodelamento ósseo com base em biomecânica fomentaram grandemente o desejo de se otimizar os efeitos da tensão na interface osso/implante para estimular a osteointegração. Em 1887, Meier[56] descreveu a estrutura sistemática do osso trabecular na cabeça femoral. Em 1892, Wolff[57] descreveu esses acontecimentos como uma lei da natureza e afirmou que o osso trabecular será formado ou removido de modo relacionado com as pressões funcionais. Em 1895, Roux[58] sugeriu que as alterações do tecido frente à carga eram resultado de um processo de regulação celular. Frost[59] propôs a teoria da mecanostática. Ele postulou que a massa óssea é um resultado direto da utilização mecânica do esqueleto. Isso está de acordo com a lei de Wolff[57] que diz, essencialmente, "a forma segue a função". Frost estabeleceu um quadro de adaptação mecânica relativa à carga trivial, carga fisiológica, sobrecarga e zonas de carga patológica para intervalos de microtensão (Fig. 6-1). Seus estudos mostraram que as tensões na faixa de 50 a 1.500 microtensão ($\mu\varepsilon$) estimularam o aumento da massa de osso cortical até que as tensões fossem reduzidas para o intervalo de limiar (ou tensão eficaz mínima). Esse processo de mecanostática efetivamente "ligaria" e "desligaria" a modelagem óssea. Esse fenômeno levou-o à hipótese de direcionamento flexional, em que ele propôs que ossos longos (p. ex., fêmur) eram geometricamente curvados para minimizar a distribuição de tensão na direção do longo eixo do osso.[60] Frost sugeriu que a curvatura dos ossos longos cancela o momento de flexão causado pela força excêntrica dos músculos.

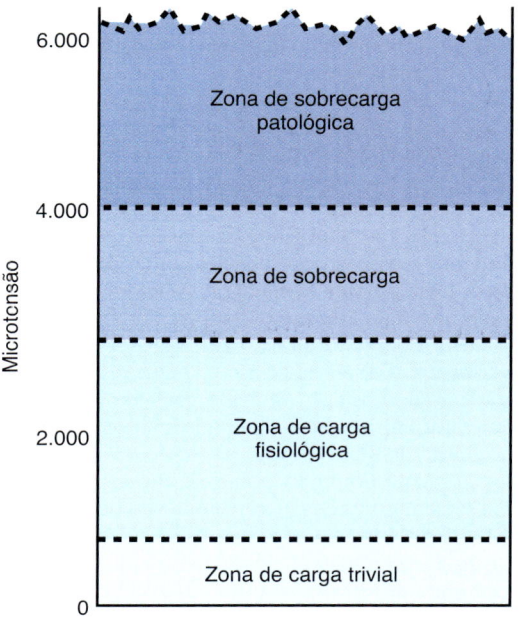

FIGURA 6-1. Gráfico mecanostática. (Adaptado de Frost HM: Bone "mass" and the "mechanostat": a proposal, Anat Rec 219:1-9, 1987.)

O osso pode reduzir as tensões por aposição ou redução óssea, por meio de formação ou reabsorção de osso, e alterando o módulo de elasticidade ou rigidez pela alteração do conteúdo mineral.[61-63] Necrose das células ósseas parece determinar o nível de equilíbrio superior. Enquanto a destruição das células pode ser observada quando as tensões excedem 6,9 μ 10 N/mm^2, uma tensão de 2,48 μ 10 N/mm^2 irá provocar aumento no crescimento ósseo.[64]

Turner et al.[23] e Turner[65] resumiram as regras que regem que a adaptação óssea como (1) cargas dinâmicas (não estáticas) dirigem a adaptação do osso; (2) enquanto, a curto prazo, a carga tem um efeito anabolizante, o aumento da duração degrada a adaptação óssea; e (3) enquanto tensões anormais evocam adaptação óssea, o osso torna-se adaptado a tensões de rotina e a remodelação cessa.

Cargas dinâmicas, em comparação com cargas estáticas, têm sido consistentemente relacionadas com maior potencial osteogênico.[66] Cargas axiais dinâmicas de curta duração, que produzem tensões dentro da faixa fisiológica e que foram adicionadas à atividade normal, levaram ao endireitamento adaptativo de ulna de rato em crescimento. Formações ósseas periosteais reduzida e aumentada foram observadas em tensões moderadas e em picos de tensão mais elevados, respectivamente.[67] Estudos similares observaram que a resposta osteogênica adaptativa é proporcional à taxa de tensão e à tensão superficial local.[68,69]

Ao contrário das respostas anabólicas da ulna de ratos anteriormente citadas, observou-se que tanto cargas dinâmicas como estáticas axiais causam redução no crescimento ósseo longitudinal.[70,71] Ratos machos em crescimento[70] que receberam surtos de carga estática de 17 N por 10 minutos, carga estática de 8,5 N ou cargas dinâmicas de 17 N exibiram crescimento ósseo menor que o grupo controle. A supressão foi visível principalmente na zona hipertrófica, e foi proporcional à magnitude da carga. Um estudo posterior[71] investigou a biologia da placa de crescimento após a aplicação de três diferentes cargas de compressão (4 N; 8,5 N e 17 N) em ulnas de ratos durante 10 minutos por dia, no período de 8 dias. A taxa de mineralização longitudinal foi completamente suprimida e nunca se recuperou nos ratos 17-N, mas os outros grupos apresentaram supressão significativa que se recuperou dentro de 1 semana após a aplicação da carga. A partir dos seus resultados, os autores sugeriram que até mesmo cargas compressivas de baixa magnitude suprimem a taxa de crescimento (Fig. 6-2), o que apoiou a proposta de Hert[72] e desviou da curva de resposta de crescimento condral em função da força de Frost.[73]

Estudos mostram que a resposta osteogênica adaptativa alcança saturação após poucos ciclos iniciais durante o carregamento cíclico contínuo, apesar de aumento adicional na magnitude de carga e do número de ciclos.[74] Observou-se que carregamento dinâmico em aplicações curtas (ou seja, com períodos de descanso inseridos entre os períodos de carga) induz um aumento no número e na atividade dos osteoblastos[75,76] e aumenta a osteogênese em esqueletos normais e idosos[76-79] durante atividades normais, como caminhar. Isso, consequentemente, melhora a integridade biomecânica do osso, apesar de ocorrer apenas incrementos discretos na densidade e no conteúdo mineral ósseo.[80] O carregamento ocorrido em repouso diminuiu o limiar para a formação de osso lamelar,[81] reduziu o número de ciclos necessário para estimular a formação óssea e promoveu uma resposta osteogênica aumentada a qualquer magnitude de carga (Fig. 6-3).[82]

Recentemente, Gross et al.[82] apresentaram a hipótese de que os períodos de repouso entre cada ciclo em carregamentos cíclicos aumenta o fluxo de fluido através da rede canalicular, estendendo assim a gama de comunicação entre osteócitos por melhorar o transporte de moléculas de sinalização entre eles. Além disso, a carga aplicada em repouso pode também desencadear a atividade sincronizada entre os osteócitos.

A resposta osteogênica observada variou em relação à localização anatômica e também em diferentes regiões de um mesmo osso.

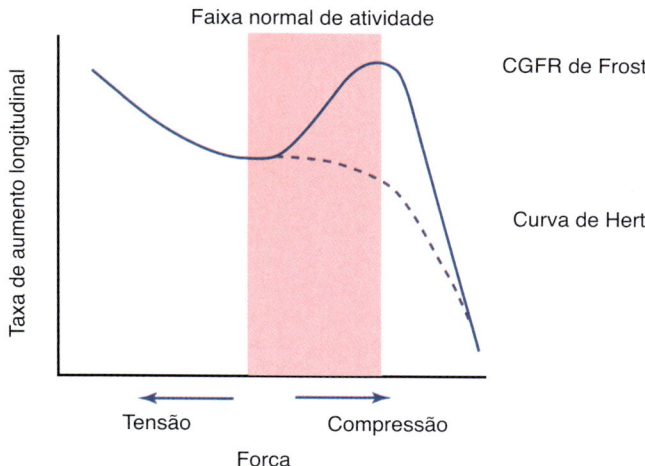

FIGURA 6-2. Comparação entre a curva de resposta da força de crescimento condral de Frost (CGFR) e a curva de Hert. Região sombreada mostra as forças experimentadas durante as atividades normais. (Adaptado de Ohashi N, Robling AG, Burr DB, et al.: The effects of dynamic axial loading on the rat growth plate, J Bone Miner Res 17:284-292, 2002.)

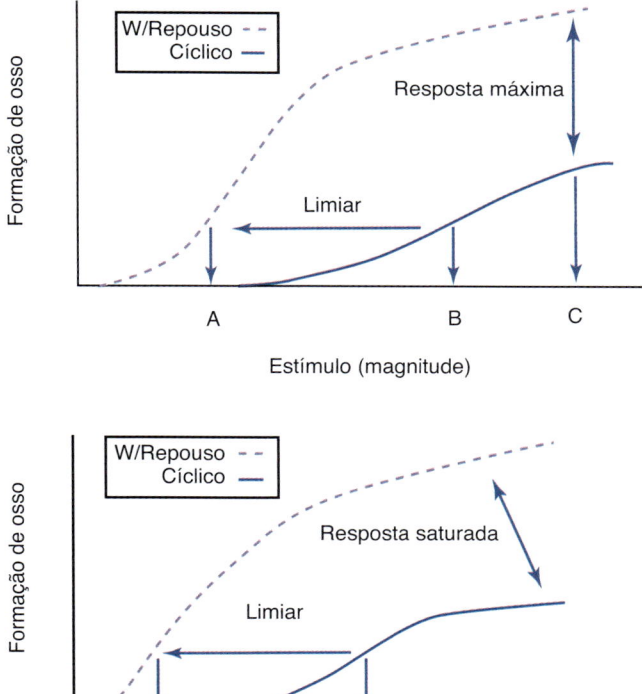

FIGURA 6-3. Resumo de estudos recentes sobre efeitos anabólicos de inserções de períodos de repouso entre os ciclos de carregamento mecânico. (Adaptado de Gross TS, Poliachik SL, Ausk BJ, et al.: Why rest stimulates bone formation: a hypothesis based on complex adaptive phenomenon, Exerc Sport Sci Rev 32:9-13, 2004.)

Carregamento dinâmico de compressão axial em ulnas de ratos adultos, do sexo feminino, levou a uma maior formação de osso lamelar periosteal distalmente e formação óssea proximal menor em comparação com a região média da diáfise. Limiares de deformação e formação óssea lamelar periosteal correlacionados com as tensões de pico aplicadas em ulnas de ratos são maiores distalmente que proximalmente, com valores intermediários na diáfise.[83] Os resultados de um estudo anterior mostraram que exercício em esteira aumentou osso esponjoso na distal da tíbia de forma mais acentuada que na proximal, mas a vértebra não mostrou nenhuma mudança.[84] Um estudo mais recente em camundongos revelou que o região de metáfise distal do fêmur mostrou uma resposta osteogênica aumentada em comparação com o osso cortical na diáfise média.[85] Carregamento do joelho aumentou a formação óssea e a aposição mineral do lado medial da diáfise da tíbia comparada com as porções laterais e posteriores.[86]

Pequenos aumentos em tais sinais mecânicos aos quais os ossos estão expostos durante as atividades regulares, como permanecer em pé, produzem resposta anabólica de adaptação local, em vez de sistêmica, no osso esponjoso, sem qualquer efeito no osso cortical.[87,88] Efeitos anabólicos no osso trabecular foram atribuídos a um aumento do conteúdo mineral ósseo e no número de trabéculas, mas reduções no espaçamento trabecular indicaram a criação de novas trabéculas e espessamento das já existentes. Além disso, os pesquisadores observaram a adaptação do osso trabecular da forma de haste para forma de placa, principalmente na direção do suporte de peso, o que consequentemente proporcionou maior resistência e rigidez quando esses parâmetros forma medidos longitudinalmente.[89] Surtos curtos de estímulos desse tipo inibem a reabsorção óssea por reduzir a atividade dos osteoclastos e, ao mesmo tempo, aumentar a formação óssea, mantendo as propriedades da matriz óssea.[90] Essa resposta anabólica não é controlada pela magnitude de tensão na matriz, mas pela frequência de aplicação.[91] Carga de compressão controlada produzindo um pico de pressão de 1 MPa foi aplicada por 10, 25 ou 50 ciclos por dia a uma frequência de 0,5 Hz, por 1 mês, em côndilos distais de fêmur de coelhos. Os membros carregados mostraram aumento de fração de volume ósseo, espessura trabecular, comprimento interceptal médio e taxa de aposição mineral comparados aos membros contralaterais não submetidos à carga.[92] Tais sinais mecânicos de baixa magnitude e alta frequência (vibrações de corpo inteiro) têm alto potencial no tratamento da osteoporose.[93]

Estimulação mecânica também tem sido usada para acelerar a formação de osso pós-fratura e trauma. Enquanto a aplicação dinâmica de carga de compressão axial de baixa magnitude *in vivo* após um pequeno atraso aumentou a resistência do calo da fratura, carga imediata e movimento de cisalhamento inibiram e retardaram o processo de cicatrização.[94,95] Constatou-se que compressão axial e distração alternadas, processo denominado *dinamização*, são mais eficazes que qualquer técnica aplicada isoladamente; essa combinação estimula o calo em ambas as regiões central (influenciada por distração) e periférica (influenciada por compressão) em uma fratura transversa fechada na tíbia de ratos.[96]

Indicadores da Resposta Biológica

A caracterização das respostas biológicas resultantes da deformação celular é tão diversa como as metodologias de deformação. Essas incluem modificações na concentração de mediadores intracelulares e na proliferação celular.

Alterações na Concentração Intracelular de Mediadores

Numerosos investigadores têm relatado flutuação nas concentrações de moléculas de segundo mensageiro intracelular.[97-112] Em geral, receptores da superfície celular transmitem informações por meio da ativação de uma cadeia de eventos que altera a concentração de uma ou mais pequenas moléculas de sinalização intracelular, frequentemente referidas como *segundos mensageiros ou mediadores intracelulares*. Por sua vez, essas moléculas mensageiras passam o sinal alterando o comportamento de proteínas celulares selecionados. Alguns dos mediadores intracelulares mais amplamente utilizados são AMP cíclico (cAMP), Ca^{2+} e GMP cíclico (cGMP).[113] PGE_2 e prostaciclina são parácrinos liberados por osteoblastos em resposta a uma tensão mecânica.[97,104-108] São essenciais para a formação óssea induzida por carga mecânica[114-119] e também são aumentados pela tensão de cisalhamento de fluido[120-125] de maneira dose-dependente. Demonstrou-se que o efeito anabólico da estimulação mecânica *in vivo* é fortemente deprimido pela adição de indometacina, um produto químico que bloqueia a produção dessas prostaglandinas (PGs).[109] O aumento do ácido ribonucleico mensageiro (RNAm) de c-fos e do fator de crescimento semelhante à insulina 1 (IGF-1) em osteócitos imediatamente após estimulação mecânica levaram ao estudo envolvendo carregamento dinâmico de compressão da oitava vértebra caudal em ratos. Quando indometacina e N^G-monometil-L-arginina (L-NMMA), inibidores de PG e de óxido nítrico (NO), respectivamente, foram administrados individualmente, c-fos (um marcador de resposta mecânica em osteócitos) estava parcialmente suprimido, mas a administração combinada resultou em supressão drástica.[126]

Isso sugeriu que PG pode ser produzida por mecanismos NO-dependentes e NO-independentes. Ratos injetados com doadores de NO apresentaram aumento da resposta osteogênica somente quando submetidos à carga, o que sugere que o NO requer outras moléculas, tais como PG induzida pela carga mecânica, para induzir respostas ósseas.[117] Células de osso humano de pacientes com osteoporose submetidos a fluxo de fluido pulsátil mostraram redução de liberação da PGE_2 a longo prazo, o que sugere que pode ter sido afetada a resposta adaptativa a longo prazo dessas células ósseas a estímulos mecânicos.[127]

Harrel e Binderman[99] constaram que osteoblastos isolados crescidos em placa de poliestireno que tinham um parafuso ortodôntico colado à sua parte inferior responderam à tensão contínua por meio do aumento das concentrações de PGE_2 seguido em minutos por um aumento na liberação de cAMP. Rodan *et al*.[100] concordaram que a tensão mecânica afetou o segundo mensageiro cAMP e também relataram mudanças em cGMP e íons cálcio. Yeh e Rodan[97] sugeriram que PG podem estar envolvidas na transdução de tensão mecânica, mas não aplicaram níveis fisiológicos de tensão em suas amostras. Experimentos de cisalhamento de fluidos de Reich e Frangos[101] e estudos de tensão cíclica biaxial de Brighton *et al*.[98] demonstraram que osteoblastos respondem com um aumento dos níveis celulares de inositol trifosfato.

Os osteoblastos formam osso por meio da secreção de muitas proteínas de matriz extracelular, incluindo o colágeno tipo I, a osteopontina, a osteocalcina, a osteonectina, o biglicano e a decorina. Osteopontina foi primeiro purificada a partir da matriz do osso de ratos, e considera-se que desempenhe um importante papel na cascata de eventos necessários para a formação de matriz óssea.[110] Estudos *in vitro* revelaram que osteoblastos são mais sensíveis às forças de fluido que a tensões mecânicas, associando aumento da expressão de osteopontina ao aumento da magnitude da força sem qualquer dependência da magnitude da tensão ou frequência de aplicação.[128] Recentemente, experimentos com epífises femorais de coelhos demonstraram que o carregamento cíclico pode influenciar a formação óssea endocondral por acelerar a formação de centros de ossificação secundários e aumentar a expressão de RUNX2 (um importante fator de transcrição dos osteoblastos) e proteínas extracelulares, incluindo-se osteopontina, colágeno tipo X e decorin.[129] Osteocalcina, também conhecida como *proteína Gla óssea*, é largamente utilizada como um marcador para o metabolismo ósseo. Estudos têm mostrado que a produção de osteocalcina pode ser estimulada por tensão mecânica, tanto *in vivo*[112] como *in vitro*.[113] Experimentos com células do estroma de medula óssea revelaram que cisalhamento causado por fluxo de fluido aumenta a maturação dos osteoblastos, estimulando a expressão de osteocalcina,[130] osteopontina e sialoproteína óssea,[131] mas não a proliferação de células do estroma.

O hormônio da paratireoide (PTH) desempenha um papel vital na adaptação do osso a estímulos mecânicos. Ratos com tiroparatireoidectomia não apresentaram resposta osteogênica causada por carga mecânica em vértebras,[132] mas a resposta poderia ser restaurada por uma única injeção de PTH antes do carregamento. No entanto, essa restauração não ocorreu quando PTH foi injetado 3 dias após estimulação mecânica. A expressão de c-fos foi observada apenas em ratos submetidos à carga que receberam injeção de PTH,[132] destacando ainda mais a importância do PTH na adaptação mecânica do osso. Os estudos *in vitro* em osteoblastos de camundongos forneceu ideias adicionais sobre os efeitos interativos de PTH e o fluxo pulsátil de fluido na produção de PGE_2 e NO. Embora o fluxo de fluido tenha estimulado um aumento de duas vezes na produção de PGE_2 e NO, o PTH induziu um efeito semelhante em PGE_2, mas reduziu a produção de NO por ação degradante da atividade da enzima sintase de NO. Quando aplicados em conjunto, os efeitos estimulantes do fluxo de fluido foram anulados. De acordo com os autores, os resultados sugerem que o PTH potencializa a produção de PGE_2 independente de NO, mas inibe a produção de NO induzida por tensão por meio da degradação da NO sintase; o que, por sua vez, reduz a produção de PGE_2 dependente de NO.[133] O PTH também pode regular a mecanotransdução por influenciar o influxo de cálcio extracelular em osteócitos hipotônicos.[134]

Alterações na Proliferação Celular

Como discutido anteriormente, a resposta de células semelhantes a osteoblastos à tensão mecânica tem se mostrado variável. Muitos estudos relatam aumento em proliferação celular,[98,102,135-137] produção de proteínas totais e síntese de DNA[135,136,138,139] em resposta à tensão mecânica. A revisão realizada por Burger e Veldhuijzen[31] sugeriu que, a elevadas magnitudes de tensão, osteoblastos proliferam e diminuem a produção de marcadores fenotípicos dos osteoblastos, tais como fosfatase alcalina e proteínas da matriz óssea. A menores tensões, osteoblastos exibem um estado mais diferenciado, com aumento em fosfatase alcalina e produção de proteínas da matriz e diminuição na proliferação. Tensões de magnitude fisiológica (1.000 με) aplicadas por estiramento dinâmico cíclico em culturas de osteoblastos humanos aumentaram a proliferação celular e a atividade de osteoblastos relacionadas com a produção de matriz, mas diminuíram a liberação de fosfatase alcalina e osteocalcina.[140-142] A frequência e o número de ciclos afetam a proliferação de células do osso e a expressão de vários genes de osteoblastos de modo diferente.[143,144] Aplicando-se tensão uniaxial a uma frequência constante, o número de células aumentou até 1.800 ciclos. A uma taxa de ciclo constante, a variação de frequência produziu apenas ligeiras diferenças. Frequências de de 1 Hz e 300 ciclos foram ideais, tendo o efeito positivo máximo de proliferação celular.[144]

Além de experimentos correlacionando proliferação celular aumentada com os níveis de tensão aumentados ou alterados, vários investigadores têm focado suas atenções no momento da resposta proliferativa. Estudos realizados por Lanyon[145] mostraram que o metabolismo celular é ativado dentro dos primeiros poucos minutos de carga. Raab-Cullen *et al*.[146] investigaram o padrão de expressão gênica no periósteo tibial pouco depois da aplicação de carga externa controlada *in vivo*. Eles documentaram que a expressão de RNAm foi alterada dentro de 2 horas após carga e que o padrão de expressão de RNAm específico, a princípio, refletiu proliferação e, subsequentemente, diferenciação. Estiramento equibiaxial cíclico[147] em culturas de osteoblastos de 7 dias aumentou a apoptose independentemente da faixa de tensões (0,4 a 2,5%), mas células de culturas mais maduras (2 semanas) aumentaram a proliferação. Este estudo revelou a importância da fase de diferenciação de osteoblastos na sua resposta a estímulos mecânicos.

Condrogênese no periósteo dos ossos longos apresenta tanto potencial osteogênico como condrogênico, e mantém significância clínica tanto na reparação da cartilagem articular quanto na de fraturas.[148-151] A pressão dinâmica de fluido foi associada a aumento da proliferação de condrócitos periosteais *in vitro* extraídos de coelhos imaturos.[152] Os possíveis efeitos condrogênicos estimulados pela movimentação passiva contínua das articulações após artroplastia periosteal, via pressão dinâmica de fluido, foram investigados utilizando-se explantes de periósteo em suspensão em gel de agarose. Enquanto a aplicação de pressão de baixo nível aumentou a condrogênese e o colágeno tipo II em maneira dose-dependente, a alta pressão inibiu completamente essas atividades.[153]

Mudanças na Morfologia e Organização Celular

Ives et al.,[154] usando células endoteliais humanas e bovinas, encontraram que as células responderam diferentemente a diversos tipos de tensão. As células orientaram-se paralelamente à direção da tensão de cisalhamento induzida pelo fluxo de fluido, mas perpendicularmente ao eixo de deformação mecânica em uma membrana de poliuretano estirada ciclicamente. Investigações de Buckley et al.,[136] utilizando células semelhantes a osteoblastos estimuladas por tensão mecânica cíclica, também resultaram em alinhamento perpendicular das células com o vetor de tensão. Esse alinhamento perpendicular foi observado 4 horas após o carregamento e foi significativo por 12 horas. Os autores sugeriram que a orientação preferencial pode ter resultado de um efeito mecânico sobre os osteoblastos, em que as adesões celulares são rompidas na direção da tensão máxima, deixando íntegras apenas as adesões já presentes na conformação menos tensa. Uma segunda hipótese sugere que as células possam ter modificado seus contatos focais e migrado em uma tentativa de minimizar a tensão a que foram submetidas.

Outro estudo com células semelhantes a osteoblastos foi relatado por Carvalho et al.[155] Os autores investigaram a organização do citoesqueleto em células ósseas alveolares mecanicamente tensionadas isoladas dos processos alveolares de ratos machos Sprague-Dawley. A primeira mudança na organização do citoesqueleto foi observada aos 30 minutos após a iniciação da tensão. Eles observaram que as células orientaram-se perpendicularmente ao longo do eixo da tensão mecânica aplicada.

Estudos *in vitro* com linhagens de células osteoblásticas e osteocíticas sujeitas a tensões de cisalhamento de fluido unidirecionais e oscilatórias mostraram que as fibras de tensão formaram-se e alinharam-se em osteoblastos dentro de 1 hora de tensão unidirecional, mas foram atrasadas no último tipo de tensão. Osteócitos mostraram alinhamento para tensão unidirecional e morfologia dendrítica para a tensão oscilatória apenas após 24 horas.[156]

Expressão Alterada e Reorganização de Integrinas em Osteoblastos

Embora as alterações na distribuição do citoesqueleto em células submetidas à tensão mecânica tenham sido relatadas, o mecanismo exato de detecção inicial e transdução de força mecânica em um sinal biológico ainda está por ser determinado. Uma possível via de transdução é o eixo MEC integrina citoesqueleto.[22,155,157] Para entender como as células interagem com a MEC, é necessário ter atenção à natureza da adesão.

As integrinas são os receptores primários utilizados pelas células animais para se aderirem à MEC,[158] e funcionam como ligantes transmembranares que mediam as interações bidirecionais entre a MEC e o citoesqueleto de actina. As integrinas são compostas por duas subunidades glicoproteicas transmembranares associadas não covalentemente chamadas α e β, as quais contribuem para a ligação da proteína de matriz. Eletromicrografias de integrinas isoladas sugerem que a molécula tem, aproximadamente, a forma mostrada na Figura 6-4, com a cabeça globular projetando-se mais de 20 nm a partir da bicamada lipídica. Após a ligação de uma integrina típica ao seu ligante na matriz, a cauda citoplasmática da cadeia β liga-se tanto a talina como a α-actinina e, assim, inicia a montagem de um complexo de proteínas de ligação intracelulares que associam a integrina a filamentos de actina no córtex celular[37,158] (Fig. 6-4). Considera-se que esse processo é o modo como contatos locais formam-se entre as células e a MEC. Se a cauda citoplasmática da cadeia β for removida ou mutada usando-se técnicas de DNA recombinante, então as integrinas ainda podem se ligar à matriz, mas a força da ligação é reduzida, e as integrinas não se agrupam nos contatos focais.[158]

A ligação entre as integrinas e o citoesqueleto de actina é considerada uma via possível para a detecção de sinais mecânicos e produção de uma resposta no osso.[159-161] As interações que integrinas mediam entre a MEC e o citoesqueleto desempenham um papel importante na regulação da forma, orientação e do movimento das células.[162] Schwartz e Ingber[163] sugeriram uma ligação direta entre a tensão mecânica e a resposta celular. Mostrou-se que as integrinas de células endoteliais submetidas à tensão de cisalhamento realinham-se com a direção do fluxo, o que sugere que a adesão da célula é um processo dinâmico que responde à tensão mecânica.[164] Wang et al.[165] demonstraram que um esforço físico aplicado diretamente sobre as integrinas, mediante um dispositivo de torção magnética, sofre resistência por parte do citoesqueleto. Pavalko et al.[161] realizaram estudos *in vitro* com osteoblastos MC3T3-E1 para analisar o papel da actina e das interações actina-membrana em alterar a expressão gênica induzida por carga mecânica. Observações de reorganização de filamentos de actina em fibras de tensão contráteis, formação de adesões focais e recrutamento de β1-integrina e α-actinina para as adesões focais revelaram um papel crítico do citoesqueleto de actina em alterar a expressão gênica (regulação positiva de ciclo-oxigenase-2 e c-fos) em osteoblastos, em resposta à tensão de cisalhamento de fluido. Aumento do número e tamanho das fibras de tensão e complexos de adesão focal, associados à tensão mecânica, indicaram uma alteração combinada tanto em citoesqueleto quanto em MEC, favorecendo adesão mais estreita de osteoblastos à matriz.[160] Tanto a adesão celular como a estimulação mecânica induzem a expressão de proteínas de ligação à integrina – osteopontina, fibronectina e sialoproteína óssea – por osteoblastos, mas por meio de mecanismos distintos a intervalos de tempo diferentes após a estimulação. Embora a expressão de osteopontina induzida por tensão (tensão dinâmica biaxial de 1,3% a 0,25 Hz) tenha sido dependente da integridade do citoesqueleto, a adesão celular não foi.[166-168] Essas observações indicam que o sistema citoesqueleto integrina MEC pode ser parte da cascata responsável pela transdução de tensão mecânica em uma resposta biológica.

Outros estudos têm mostrado que várias vias de sinalização intracelular são ativadas coincidentemente com a agregação das integrinas nos contatos focais entre as células e a matriz. Essas integrinas aglomeradas podem gerar sinais intracelulares por meio da iniciação da montagem de um complexo de sinalização no interior da membrana plasmática, semelhantemente ao que ocorre com receptores de fatores de crescimento. Muitas células em cultura não irão responder a fatores de crescimento, a menos que as células estejam ligadas por meio de integrinas às moléculas da MEC.[158,169] Investigações recentes têm relacionado a via da quinase regulada por sinal extracelular (ERK) (uma das proteinoquinases ativadas por mitógeno [MAP] identificadas) com crescimento e diferenciação de osteoblastos,[170] diferenciação de células-tronco mesenquimais em direção à linhagem osteogênica[171] e mecanotransdução.[172-179] Enquanto o fluxo de fluido aplicando níveis de tensão fisiológicos

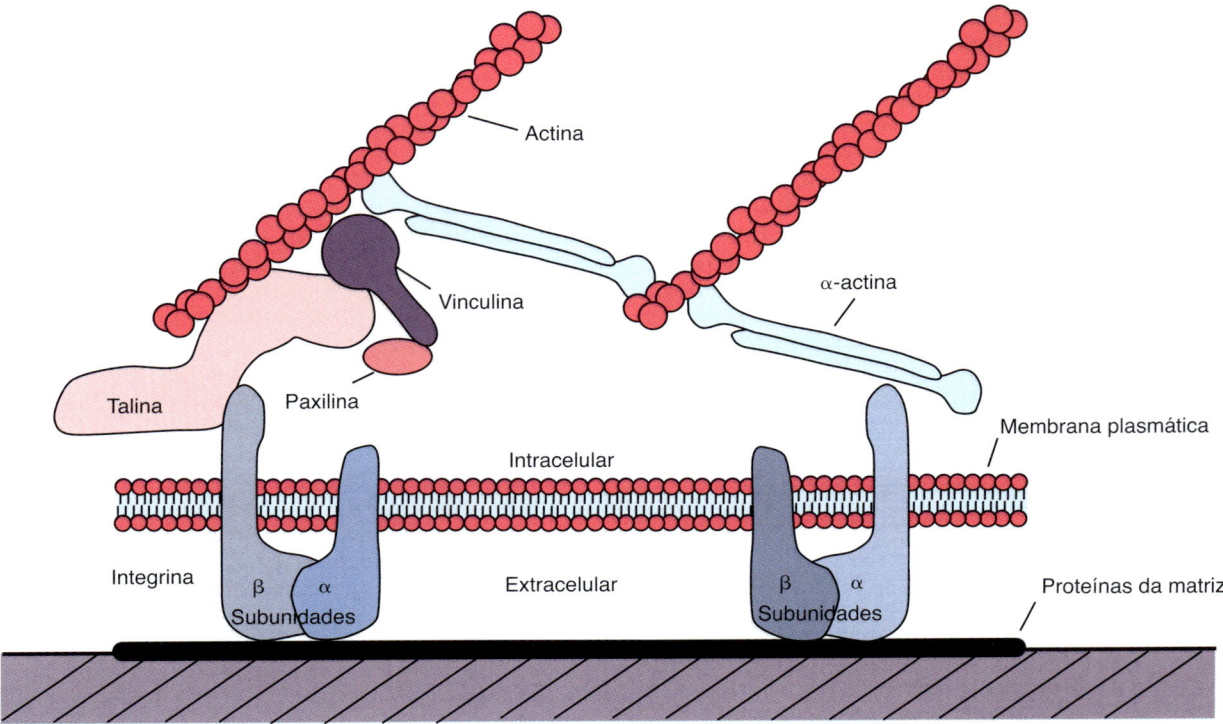

FIGURA 6-4. Diagrama ilustrando componentes do citoesqueleto no local de adesão à matriz extracelular *in vitro*. (Adaptado de Duncan RL, Turner CH: Mechanotransduction and the functional response of bone to mechanical strain, Calcif Tissue Int 57:344-358, 1995.)

sobre osteoblastos humanos induz rapidamente fosforilação de ERK e aglomeração de $\alpha v\beta_3$ integrinas *in vitro*,[176] o mecanismo por trás da regulação de apoptose de osteócito por estimulação mecânica envolve e requer a ativação de uma via integrina-citoesqueleto-Src-ERK.[179] Esses resultados levaram os pesquisadores a sugerir que tanto estímulos mecânicos (p. ex., fluxo de fluido, estiramento cíclico) como químicos (p. ex., hormônios, fatores de crescimento) podem agir por meio das mesmas vias de sinalização intracelular.[176,179]

Várias subunidades foram identificadas, e diferentes combinações de subunidades α e β funcionam como receptores para uma variedade de proteínas extracelulares.[180,181] A subunidade β_1 integrina costuma ser expressa em células de osso *in vitro* e *in vivo*.[181] Carvalho et al.[155] demonstraram que mudanças na organização da subunidade β_1 foram induzidas pela aplicação de tensão tão precocemente como 4 horas após seu início. Os autores compararam a expressão de RNAm da subunidade β_1-integrina em culturas submetidas à tensão e culturas controles, sem tensão.

Alterações na Expressão Gênica

Para caracterizar a resposta biológica de células semelhantes a osteoblastos à carga mecânica externa, muitos pesquisadores estão investigando alterações induzidas por deformação nos padrões de expressão de genes em osteoblastos. Vários autores têm relatado que a resposta inicial à tensão é um aumento rápido na expressão de RNAm de c-fos, indicativo de aumento da proliferação, paralelamente a um rápido declínio em níveis de RNAm que codifica as proteínas da matriz óssea, tais como colágeno tipo I, osteopontina e osteocalcina.[146,182] Um efeito "rebote", ou a inversão dessa tendência, é normalmente visto com o tempo, à medida que a proliferação vai diminuindo gradualmente, acompanhada por um aumento da expressão das proteínas da matriz.[146,182-184]

O termo *proteínas de matriz* refere-se a ambas as proteínas: colágenas e não colágenas. O colágeno do tipo I é a proteína mais abundante na matriz orgânica do osso. Essa molécula é composta por uma cadeia α_2 e duas α_1. Essas três cadeias são inicialmente montadas em uma estrutura de tripla hélice no interior da célula, e são posteriormente agrupadas em fibrilas, uma vez secretadas pela célula. Essas fibrilas extracelulares são dispostas em orientação específica, repetitiva, que produz a aparência típica de bandas comuns ao colágeno tipo I. Ligações cruzadas intermoleculares estabilizam esse padrão e produzem uma estrutura tridimensional porosa e repetitiva.[21] A osteogênese ativa envolve a expressão de genes que resultam na produção da proteína colágeno tipo I.[184] Essa característica faz com que a molécula de colágeno tipo I seja um indicador valioso da atividade dos osteoblastos diferenciados. Pressões cíclicas aumentam a expressão de RNAm para colágeno tipo 1 e a acumulação de cálcio, melhorando a função de osteoblastos sem afetar o número de células.[185] Estiramento cíclico de osteoblastos de calvárias de ratos aumentam a produção de colágeno a tensões menores (500 $\mu\varepsilon$) e inibem a produção em níveis mais elevados de tensão (1.500 $\mu\varepsilon$).[186]

Nos últimos 20 anos, as proteínas não colagenosas receberam maior atenção. Os pesquisadores sugeriram que esses componentes menos abundntes da matriz orgânica óssea podem desempenhar um papel em regular a função, expressão e remodelamento ósseo.

A osteocalcina (proteína Gla óssea) é uma proteína não colagenosa que se liga a cálcio e tem sido isolada a partir de osso, dentina e outros tecidos mineralizados. É especificamente sintetizada por osteoblastos diferenciados e, semelhante ao colágeno tipo I, é um marcador ideal para a expressão fenotípica dos osteoblastos.[187]

Outra proteína não colagenosa que está gerando grande interesse é a osteopontina. Esta sialoproteína óssea é sintetizada por osteoblastos primários e tem demonstrado desempenhar um papel na adesão e no alastramento celular. A osteopontina contém uma sequência de ligação que parece ser reconhecida por um receptor superficial de integrina relacionado com o receptor de vitronectina.[187]

Ambas osteocalcina e osteopontina são reguladas por numerosos hormônios e fatores de crescimento. O promotor mais comum da expressão e secreção de osteocalcina e osteopontina é a 1,25-di-hidroxivitamina D_3 (1,25[OH]$_2D_3$), que influencia diretamente os genes das duas proteínas. Isso é possível porque os genes para ambas, osteopontina e osteocalcina, contêm regiões que reconhecem a vitamina D.[183] Um estudo realizado por Harter et al.[183] analisou a expressão e a produção de proteínas da matriz óssea em células de osteossarcoma humano semelhantes a osteoblastos em resposta a 1 a 4 dias de tensão mecânica intermitente crônica. Análise por Northern de colágeno tipo I detectou aumento de mensagem para colágeno após 48 horas de tensão. Imunofluorência do colágeno tipo I indicou que a secreção também foi aumentada. Na ausência de vitamina D, os níveis de mensagem para osteopontina foram aumentados várias vezes pela aplicação de carga mecânica. Este aumento na expressão de osteopontina foi duplicado quando as células foram submetidas à carga mecânica, na presença de vitamina D.

A secreção de osteocalcina foi também aumentada com a tensão cíclica. Níveis de osteocalcina não foram detectáveis em células controles não tratadas com vitamina D; no entanto, após 4 dias de carga induzida, níveis significativos de osteocalcina foram observados no meio. Na presença de vitamina D, os níveis de osteocalcina foram quatro vezes mais elevados no meio de cultura de células submetidas à tensão comparadas com controles sem tensão. Esse estudo demonstra que a tensão mecânica de células semelhantes a osteoblastos é suficiente para aumentar a transcrição e a secreção de proteínas de matriz por meio de mecanotransdução sem indução hormonal.[183] Osteoblastos em periodonto de rato carregado mecanicamente mostraram aumento da expressão de osteocalcina, colágeno tipo I e fosfatase alcalina.[188] Os dois primeiros foram mais responsivos e verificou-se serem estimulados dentro de um curto período de tempo após o carregamento. Os autores sugeriram que estimulação mecânica conduz a diferenciação rápida de pré-osteoblastos para a produção de uma adaptação esquelética anabólica.[189] Cargas de peso em pintos na fase pré-puberal levaram ao desenvolvimento de ossos mais curtos com placas de crescimento mais estreitas, mas com aumento da mineralização e da penetração vascular. Aumento da osteopontina e das metaloproteinases de matriz (MMP9 e MMP13) levou à especulação pelos autores de que as MMP tornaram possível maior penetração dos vasos sanguíneos que transportam osteoblastos e osteoclastos, mas a osteopontina induziu um aumento no número de osteoclastos, aumentando assim reabsorção na região da placa de crescimento.[190]

A deleção de genes pode alterar a formação normal do osso em resposta à estimulação mecânica, como observado em camundongos com ausência de trombospondina 2[191] que mostraram comportamento contrastante em comparação com camundongos selvagens com aumento na formação de osso endocortical apesar de tensões mais altas na superfície periosteal.

Frost[59] relatou que o mecanismo para a resposta biomecânica de osteoblastos não é discreto. Produtos osteoblásticos, como a interleucina-1 (IL-1), podem estimular os osteoblastos. Ele agrupou essas células como unidades multicelulares básicas (UMB). Essas UMB são mais prevalentes nas superfícies periosteal e endosteal, e as UMB periosteais são mais sensíveis a estímulos biomecânicos.

Limitações de Estudos Anteriores

Embora esses estudos em culturas de células produzam resultados promissores para o delineamento quantitativo da resposta celular do osso induzida mecanicamente, o entusiasmo por todos esses estudos deve ser temperado à luz dos modelos experimentais que foram utilizados. Praticamente todos os modelos usaram algum tipo de membrana de poliuretano, fita de colágeno ou placa Silastic® como substrato em que as células foram cultivadas e estimuladas mecanicamente. Dado que as interações biomaterial-hospedeiro no corpo humano são complexas, a resposta celular das células ósseas isoladas nas membranas de poliuretano ou fitas de colágeno pode ser significativamente diferente da de células ósseas em contato íntimo com um biomaterial de implante contemporâneo, tal como titânio ou liga de titânio. Investigações estão em andamento para confirmar os efeitos da tensão mecânica nas células da interface osso-implante em um sistema experimental que possibilita o crescimento de células do tipo osteoblástico na superfície de um material de implante real.[192]

Limitações adicionais podem ser encontrados nas metodologias mencionadas anteriormente. Em muitas das experiências, as tensões impostas não foram quantificadas. Alguns dos outros estudos que reportaram magnitudes de tensão usaram tensões de natureza suprafisiológica (> 7.000 µɛ)[22] ou subfisiológica (< 1.500 µɛ)[22].

As técnicas experimentais que foram discutidas até agora, tais como medidores de tensão aplicada ao osso vivo, culturas de órgão e cultura de células, podem fornecer dados esclarecedores, mas todas as técnicas têm inconvenientes e fontes de erro. Medidores de tensão são uma técnica sensível e são difíceis de usar com tecidos biológicos por causa de umidade, calor, irregularidade da superfície e, por vezes, falta de acesso ao local de aplicação. Sua aplicação a modelos animais pode apresentar complicações adicionais causadas pela imprevisibilidade do comportamento do animal. Movimentos e cargas criados artificialmente quando o animal está anestesiado não podem fornecer dados precisos a respeito de cargas fisiológicas, mas o animal pode puxar os fios soltos quando está acordado.

Análise de cultura de órgãos pode reter parte da acurácia espacial necessária para testar tensão na matriz; no entanto, a perfusão é necessária para manter o tecido do órgão, e não há tanto tempo de trabalho antes de a cultura de órgão morrer. Modelos de cultura de células isoladas podem dar informações muito úteis relacionadas com a liberação de certos mediadores biológicos em resposta ao ambiente das células. No entanto, mais uma vez, a organização foi perdida, e essa saída da situação in vivo deve ser mantida em mente ao analisar os resultados de tais experimentos.

Todas essas técnicas experimentais são muito valiosas, apesar de suas desvantagens individuais. Quando elas são usadas em combinação e suas limitações são compreendidas, uma visão útil pode ser obtida e utilizada para melhor compreensão do carregamento funcional e suas ramificacações biológicas.

Resposta Biomecânica

Um argumento convincente foi apresentado para a resposta biológica do osso à carga mecânica. A questão permanece: O que controla a magnitude da tensão transmitida à interface entre implante dental e osso?

Tensão tem sido genericamente definida em relação à deformação e à carga aplicada. A discussão de tensão deve ser necessariamente estendida a estruturas biológicas. As propriedades mecânicas do osso trabecular e cortical encontrado dentro do ambiente oral exibem um alto grau de variação em função da direcção da carga, frequência e duração. Além disso, a densidade estrutural do osso tem uma influência significativa em sua rigidez (módulo de elasticidade) e resistência máxima. Como tal, a tensão mecânica presente no osso é, em última análise, uma função da densidade do osso.

Dependência de Direção da Carga

O grau em que as propriedades mecânicas do osso cortical dependem da sua estrutura é referido como *anisotropia*. Este conceito é ilustrado na Figura 6-5, que mostra a maneira como um material pode apresentar propriedades mecânicas dependentes de direção (p. ex., o módulo de elasticidade). Diz-se que um material é *ortotrópico* se apresenta propriedades diferentes em todas as três direções e *isotrópico* se as propriedades são as mesmas em todas as três direções. O termo *transversalmente isotrópico* descreve um material em que duas das três direções exibem as mesmas propriedades mecânicas.

Reilly e Burstein[193] e Yoon e Katz[194] relataram que o osso é transversalmente isotrópico (em referência à Fig. 6-5, E_1 e E_2 são os mesmos). Knets e Malmeister[195] e Ashman et al.[196] descreveram o osso como *ortotrópico* (i.e., $E_1 = E_2 = E_3$). A mandíbula foi reportada como transversalmente isotrópica, com a direção mais rígida orientada em torno do arco da mandíbula[197] (Fig. 6-5). Esses autores sugerem que o osso cortical da mandíbula funciona como um osso longo moldado em uma geometria curva. A direção mais rígida (em torno do arco) corresponde, assim, ao longo eixo da tíbia ou fêmur.

Os primeiros estudos em osso mandibular e supraorbital relataram constantes elásticas de osso cortical diferentes em todas as três direções ortogonais em ambos os locais, o que sugere a anisotropia do osso craniofacial. Comparando-se propriedades de ambos os locais, o osso mandibular ao longo de uma direção longitudinal mostrou-se mais rígido que o osso de uma região supraorbital, o que pode ser o resultado de uma diferença de função.[198] Osso esponjoso em mandíbula humana exibiu isotropia transversal em testes de compressão e simetria ao longo de direções inferossuperiores. O módulo elástico foi maior na direção mesiodistal (907 MPa), menor na direção inferossuperior (114 MPa) e intermediário na direção vestibulolingual (511 MPa).[199] Análise por elementos finitos (EF) do osso mandibular ao redor de implantes indicou um aumento das cargas e tensões devido à anisotropia. Uma anisotropia de compressão e cisalhamento de 3 e 1% em osso cortical e de 40 e 38% em osso trabecular, respectivamente, aumentou a tensão em 20 a 30% na crista cortical. Apesar de a tração e a tensão de cisalhamento radial-circunferencial aumentarem de três a quatro vezes no osso esponjoso ao longo do lado lingual, a anisotropia diminuiu a tensão de cisalhamento radial-vertical na interface em 40% no lado vestibular próximo ao ápice no osso esponjoso.[200]

Esses dados levantam questões interessantes sobre as principais cargas a que a mandíbula está sujeita: cargas oclusais ou flexurais impostas durante a abertura e o fechamento da boca. A experiência clínica revelou qualitativamente que a mandíbula tem osso mais compacto na borda inferior, osso menos compacto na face superior e maior qualidade de osso trabecular, especialmente entre os foramens mentais. Além disso, a presença de dentes ou implantes aumenta significativamente a quantidade e a densidade de osso trabecular dentro do osso alveolar residual. Vários modelos têm analisado a distribuição de tensões em torno de implantes e do osso de suporte na mandíbula como um efeito das diferenças nas direções de carga.[201,202] Experimentos e modelos têm sugerido que cargas não axiais produzidas durante carga oclusal produzem tensões mais elevadas na região cervical e causam preocupação significativa sobre a perda de crista óssea, perda dental cervical e falha da osseointegração.[203-205] Cargas não axiais também induzem remodelação óssea adaptativa ao redor de implantes orais, como mostrado por análise experimental e análise por EF em mandíbulas de cães.[206,207] O estudo experimental revelou uma diferença significativa na remodelação entre carga axial e não axial. Embora cargas axiais produzam uma resposta de remodelação uniforme e moderada, que diminui a partir do região coronal para o ápice do implante, cargas não axiais induziram remodelação mais dinâmica no osso cortical circundante e mais gravemente no osso trabecular.[206] A análise por EF (que inclui cargas verticais e horizontais e um momento) atribuiu essa diferença na resposta ao componente horizontal da tensão experimentado às cargas. Tensões de compressão horizontais foram associadas à indução de remodelação mais intensa que tensões de tração na mesma direção. Adicionalmente, a distribuição de tensões revelou que as tensões diminuíram do periósteo ao endósteo no osso cortical e, então, aumentaram ao longo do osso trabecular, em direção ao ápice do implante.[207]

Nanoindentação é um novo método para medir as propriedades do material (dureza e módulo de elasticidade) de osso em um nível microestrutural.[208-210] O osso cortical mostra anisotropia elástica em um nível lamelar, como confirmado por experiências de nanoindentação em osso cortical tibial humano.[211] Experimentos de nanoindentação em 12 direções diferentes em três planos principais para lamelas intersticial e osteonal revelaram variação do módulo de elasticidade ao longo de diferentes direções em cada plano.[211]

Em pequenas deformações, o osso trabecular provoca uma resposta não linear que varia em relação ao local anatômico e ao tipo de carga. A não linearidade medida pela redução no módulo tangencial variou com base no modo de carga (tração ou compressão), e foi positivamente correlacionada com a densidade na tração. Para o osso trabecular dos ossos longos, a deformação é maior em compressão que em tensão.[212,213] Relatou-se que microdanos ocorrem antes da deformação aparente no osso trabecular. Referiu-se que o dano ocorre a 88-121 MPa na compressão e a 35 a 43 MPa na tração a tensões locais principais de 0,46 a 0,63% para a primeira e de 0,18 a 0,24% para a última.[213] Comparação de deformações no nível do tecido e aparentes em osso trabecular a partir de espécimes de colo de fêmur por modelos de EF revelou que os danos em nível do tecido e aparentes foram equivalentes em tensão, mas não em compressão, e a equivalência foi atribuída à estrutura altamente orientada.[214] Na compressão, os danos no nível do tecido foram 17% superiores aos danos no nível aparente. Isso pode levar a deformações residuais, colapso tecido local e acumulação de danos, degradando as propriedades mecânicas aparentes do osso trabecular.[215] Um aumento na compressão ou tensão de cisalhamento pode aumentar o número de microfissuras, mas não o comprimento médio. Qualquer alteração no modo de carregamento pode causar fissuras e fendas para propagação de cargas além das barreiras microestruturais.[216]

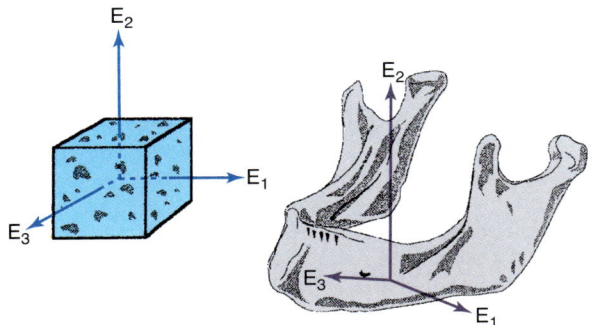

FIGURA 6-5. Osso cortical da mandíbula humana foi relatado como isotrópico transversalmente, com a direção de maior rigidez orientada em torno do arco da mandíbula (E_3). (De Ashman RB, Van Buskirk WC: The elastic properties of a human mandible, Adv Dent Res 1:64-67, 1987.)

Dependência da Frequência de Carga

Um material é dito *viscoelástico* se o seu comportamento mecânico depende da taxa de aplicação de carga. McElhaney[217] investigou a deformação do osso na dependência da frequência de carga (graficamente ilustrada na Figura 6-6). Uma diferença significativa pode ser notada tanto na resistência à tração como no módulo de elasticidade ao longo de um ampla gama de taxas de deformação, com o osso apresentando-se mais rígido e mais forte a taxas de tensão mais elevadas. Dito de outro modo, o osso falha quando sujeito a cargas altas, mas com menor alongamento permitido (deformação) a maiores taxas de deformação em comparação com taxas de deformação inferiores. Portanto, o osso se comporta de modo mais friável a taxas de deformação mais elevadas. O osso cortical bovino mostrou-se ser de três a quatro vezes mais quebradiço sob carga dinâmica que sob uma carga quase estática. Essa fragilidade foi atribuída a uma possível tensão de cisalhamento nas fibras no osso em um carregamento de alta velocidade.[218] Uma ideia semelhante sobre uma mudança no modo de falha devido ao aumento da fragilidade a taxas de deformação mais elevadas foi observada em um estudo sobre um cavalo a galope.[219] Variações nas propriedades, tais como rigidez, resistência e deformação limítrofe do osso trabecular humano da tíbia proximal[220] e das vértebras,[221] foram explicadas usando-se relações lineares e de funções para a taxa de deformação. Observou-se que a frequência de tensão tem um efeito maior sobre a modificação das propriedades do osso trabecular em cisalhamento, em comparação com a compressão.[222]

Carter e Hayes[223] relataram que tanto a resistência como o módulo de elasticidade do osso humano são proporcionais à taxa de tensão elevada à $0,06^a$ potência. A taxa de tensão/deformação a que o osso normalmente exposto varia de $0,001$ s^{-1} para caminhada lenta a $0,01$ s^{-1} para níveis mais elevados de atividade. Embora as velocidades de fechamento da boca humana tenham sido relatadas por um autor,[224] não existem dados disponíveis sobre as taxas de tensão no osso maxilar ou mandibular humano *in vivo*.

Em um nível microestrutural, encontrou-se que o módulo medido por nanoindentação de osso humano cortical (ósteons e tecido ósseo intersticial) fica maior com um aumento na frequência de carregamento.[225] Observou-se que a diferença no módulo a variadas taxas de carregamento foi maior que o previsto pela tração uniaxial precoce e estudos de compressão em nível contínuo.[220,226] No entanto, um estudo anterior investigando a viscoelasticidade do osso cortical encontrou que o módulo de elasticidade é uma função da taxa de tensão elevada à $0,06^a$ potência,[227] o que se comparou bem com estudos macroscópicos prévios.[226] Da mesma maneira, um aumento nas propriedades mecânicas com o crescimento das taxas de deformação foi encontrado nas faces lateral e medial do osso cortical de fêmur humano.[228]

Dependência da Duração da Carga

Carter e Caler[229] descreveram o dano ou a fratura óssea causados por esforço mecânico como a soma dos danos causados pelo carregamento contínuo ou dependente de tempo e os causados por carregamento cíclico ou fatigante e a interação relativa desses dois tipos de dano.

Creep se refere ao fenômeno em que um material continua a exibir deformação crescente como uma função do tempo quando submetido a uma carga constante. Carter e Caler[230] relataram a curva fratura-carga contínua para osso humano adulto submetido à tensão constante de 60 MPa (Fig. 6-7). Ao longo de aproximadamente 6 horas, foi observado um aumento de três vezes na deformação. Esses dados levantaram a questão sobre a possiblidade de a reabsorção ou a falha dental no paciente rangedor ou apertador ser parcialmente (ou totalmente) resultante de uma acumulação de danos contínuos.

Resultados mistos foram reportados a respeito dos efeitos da continuidade de carga nos danos causados por fadiga no osso trabecular. Apesar de Moore et al.[231] concluírem que a continuidade não contribui para a falha por fadiga no osso trabecular bovino, exceto para possíveis efeitos no osso osteoporótico de baixa densidade, um estudo recente em vértebras cadavéricas revelou que o osso trabecular não se recupera totalmente de deformações residuais[232] (o tempo para recuperação completa é 20 vezes maior que a duração das cargas aplicadas) causadas por cargas estáveis (carregamento estático ou cíclico) e pode levar a fraturas não traumáticas. Tanto cargas estáticas quanto cíclicas levaram a deformações residuais semelhantes da ordem de magnitude da deformação elástica inicialmente aplicada.[232]

A *resistência à fadiga* de um material refere-se à resistência final abaixo da qual o material pode ser sujeito, repetidamente, a um número infinito de ciclos sem falhar. Carter et al.[233,234] investigaram as propriedades de fadiga do osso cortical humano. Falha por fadiga foi relatada para osso *in vivo* em ciclos relativamente baixos (10^4 a 10^8 ciclos).[235-237] Dada a elevada magnitude dos ciclos encontrados na função oral, a fadiga relativamente baixa relatada em osso *in vivo* (ou seja, os danos por fadiga acumulados) é provavelmente acomodada *in vivo* por meio de um processo normal de remodelamento ósseo.

Carregamento cíclico excessivo dos ossos é conhecido por causar microfissuras e aumentar o risco de fraturas.[238,239] A falha por fadiga do osso cortical e trabecular foi caracterizada por uma redução

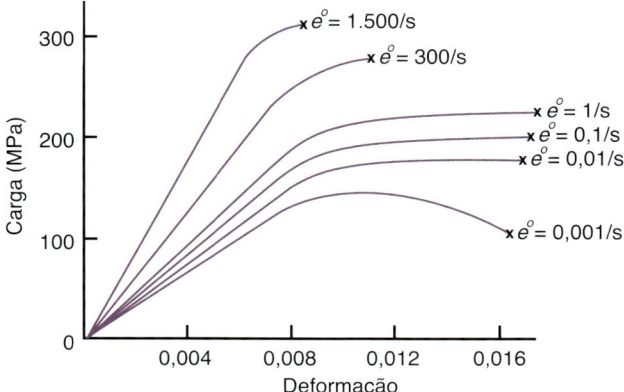

FIGURA 6-6. Deformação óssea dependente de frequência de carga. (De McElhaney JH: Dynamic response of bone and muscle tissue, J Appl Physiol 21:1231, 1966. Usado com permissão.)

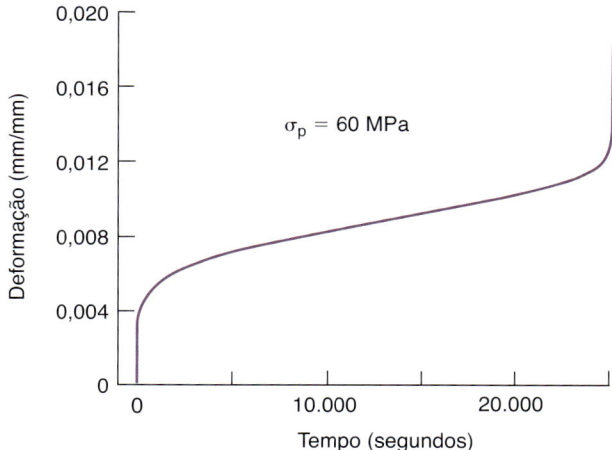

FIGURA 6-7. Curva de deformação da carga estável para o osso cortical humano adulto em tensão constante de 60 MPa. (De Carter DR, Caler WE: Cycle dependent and time dependent bone fracture with repeated loading, J Biomech Eng 105:166, 1983. Usado com permissão.)

contínua do módulo de elasticidade com o aumento do número de ciclos, havendo uma queda drástica mais perto do ponto de falha, e com o aumento da deformação plástica.[229,230,240-242]

Observou-se que o osso cortical comporta-se de uma maneira crescentemente não linear, com a dissipação de energia cíclica aumentando com o número de ciclos tanto em carregamentos cíclicos de tração como de compressão.[240,243-245] Os níveis limiares de 2.500 e 4.000 $\mu\varepsilon$ foram notados em compressão, abaixo dos quais o osso exibiu comportamento viscoelástico e acima dos quais a acumulação de microlesões foi iniciada.[240] A resistência à fratura é uma combinação de resistência contra a iniciação e a propagação de fissuras. Tem sido sugerido que descontinuidades de ósteons e outras características, tais como canais de Havers ou Volkmann, atuam como barreiras microestruturais e retardam ou cessam a propagação de fissuras.[245,246-252] Há a hipótese de que as lamelas osteonais no osso cortical apresentam papel fundamental na prevenção de propagação de fissuras menores, mas elas podem ser áreas de fragilidade em casos de fissuras mais extensas.[253,254] O osso cortical geralmente apresenta amolecimento cíclico durante o carregamento cíclico, o que se relaciona com a amplitude de deformação não elástica maior que zero depois de poucos ciclos iniciais, juntamente com um aumento simultâneo de amplitudes de tensão (Fig. 6-8). Devido ao comportamento viscoelástico e à formação de fendas, esse valor estabiliza-se após poucos ciclos iniciais, mas sofre um aumento drástico antes da falha final decorrente de um crescimento macroscópico da fissura.[245]

Modelos relacionando a redução do módulo de elasticidade com a propagação das microfraturas também têm sido propostos.[255-257] Testes apoiaram um critério de falha com base em deformação para o osso trabecular bovino, com o máximo de tensão atingida durante o carregamento cíclico, sendo o melhor indicador do módulo normalizado e linearmente relacionada com secante do módulo e tensão residual.[258] Um limiar de 0,5% foi observado para se atingir plasticidade sob tensão, alterar as propriedades mecânicas e começar a acumulação de danos microscópicos nos carregamentos cíclico e uniaxial por compressão.[259,260]

Os ratos submetidos a cargas externas por movimento ortodôntico em diferentes momentos do dia apresentaram maior formação de osso no lado de tensão e maior formação de osteoclastos no lado da compressão durante períodos de luz do que em períodos escuros. A inibição da proliferação e diferenciação de condrócitos por força de retração mandibular também foi maior em períodos de luz. Com base nesses resultados, os autores sugerem que os ossos e a cartilagem são mais metabolicamente ativos durante os períodos de descanso que durante a atividade; além disso, o tratamento ortodôntico por aplicação de força durante períodos de descanso pode ser mais eficaz do que quando os indivíduos estão ativos.[261-263]

Dependência de Espécie e Localização Anatômica

Grandes variações foram observadas nas medidas experimentais de módulo de elasticidade e resistência final à compressão do osso trabecular. A resistência do osso trabecular humano da mandíbula[264] é mais baixa que a do osso trabecular do fêmur proximal relatado em estudos anteriores.[265] Na parte proximal do fêmur, a espessura da parede cortical reduz-se gradualmente a partir da epífise à região metafisária. Na cabeça femoral, o osso cortical representa apenas uma fina camada. Três conjuntos de arranjo lamelar de osso esponjoso podem ser observados nessa região, e a rede trabecular mostra uma arquitetura de suporte alinhada com as lamelas de compressão e tensão. O osso trabecular nessa região é, portanto, a estrutura primária para dissipar as cargas transferidas.

A arquitetura trabecular sendo "em formato cilíndrico ou achatado", dependendo do local anatômico, poderia ser responsável por diferenças entre sítios.[266] Embora vértebras tenham a primeira arquitetura citada, o colo do fêmur e a tíbia proximal têm a última.[267] Os dados experimentais sugerem que a estrutura de formato cilíndrico é mais suscetível a grandes deformações por flexão e rotação das trabéculas que estruturas achatadas. Um estudo comparativo de tensão de compressão e tensão de tração no osso trabecular de vértebra, tíbia proximal, colo do fêmur e femoral trocânter maior revelou que a deformação à compressão e à tração foram maiores no colo do fêmur e na vértebra, respectivamente, mas a deformação dentro de um sítio anatômico variou menos[266,268] apesar de grandes variações de módulo de elasticidade e tensão.[266,269-271] A fração de volume (densidade) e a arquitetura tiveram muito pouco efeito nas variações de deformação em nível aparente, o que foi predominantemente influenciado pelos danos ao tecido.[213]

A não linearidade do osso trabecular, medida como reduções percentuais no módulo tangente nas tensões 0,2 e 0,4%, diferiu em quatro locais diferentes: vértebra, tíbia proximal, fêmur proximal e tíbia proximal humana e bovina. As reduções percentuais encontradas foram maiores em tensão que em compressão em todos os sítios à tensão 0,4% e somente em tíbia proximal bovina à tensão 0,2%.[272] Sobrecarga ocasional do osso trabecular (até tensão 3%) degrada as propriedades mecânicas e aumenta o risco de fratura.[273] Esse comportamento danoso pode ser aplicado aos corpos vertebrais lombares e torácicos inferiores que são predominantemente ocupados por osso trabecular e desempenham papel importante em causar fraturas vertebrais.[274] Um estudo de diferentes locais mostrou que o colo do fêmur apresenta a maior resistência à iniciação de fratura, tanto para tração como para forças de cisalhamento, em comparação entre colo do fêmur, diáfises femorais e tibiais; a diáfise femoral apresentou a menor resistência.[275]

Na mandíbula edentada, o osso trabecular é contínuo com a superfície interna de camada cortical. Na mandíbula de homem dentado, o osso trabecular é rodeado por osso cortical espesso e osso alveolar denso sob os dentes. Modelos por EF da mandíbula humana[276,277] demonstraram que o osso cortical desempenha papel importante na dissipação das cargas oclusais. Assim, padrões de carga no osso trabecular e a microestrutura do osso trabecular podem contribuir para diferenças no comportamento mecânico da mandíbula em comparação com outras regiões anatômicas. Uma vez que implantes não costumam envolver osso cortical apical, a atenção às propriedades mecânicas do osso trabecular é primordial.

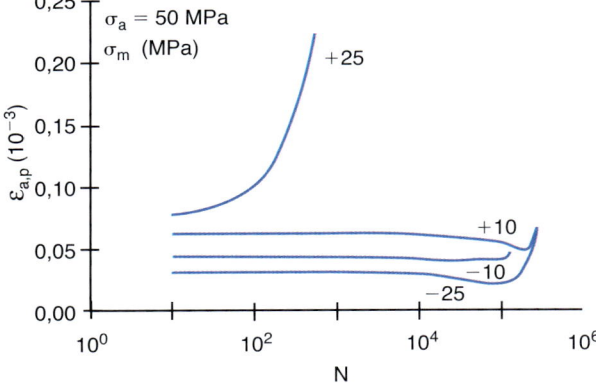

FIGURA 6-8. Aumento na amplitude de deformação não elástica com o aumento da carga média e do número de ciclos. (Adaptado de Fleck C, Eifler D: Deformation behaviour and damage accumulation of cortical bone specimens from the equine tibia under cyclic loading, J Biomech 36:179-189, 2003.)

As cargas mecânicas na mandíbula são diferentes daquelas geralmente experimentadas por ossos longos. Nos ossos longos, tais como o fêmur e a tíbia, as cargas são principalmente axiais. Em contraste, cargas musculares na mandíbula podem ser grandes e incluem cisalhamento dorsoventral, torções sobre o longo eixo da mandíbula e cargas transversais, as quais aumentam em magnitude de posterior para anterior.[278] As diferenças regionais nas propriedades mecânicas observadas na mandíbula humana provavelmente refletem a diferença de carga transportada pelas diversas regiões da mandíbula. Com inserções musculares localizadas posteriormente na mandíbula, a região anterior da mandíbula experimenta um grande momento de carga, até mesmo na ausência de cargas de oclusão, causadas pela flexão bucolingual da mandíbula. Assim, densidades significativamente maiores são esperadas na região anterior da mandíbula comparada com a região posterior. Estudo das propriedades de material de mandíbula e maxila humanas dentadas revelou variações regionais e direcionais nas propriedades em ambos os sítios anatômicos.[279,280] Na mandíbula,[279] a direção da rigidez máxima variou em diferentes regiões, sendo paralela ao plano de oclusão no corpo e de orientação vertical no ramo. Entre corpo, sínfise e ramo, embora a sínfise tenha apresentado córtex mais espesso, menor densidade, anisotropicidade e rigidez, o ramo mostrou as propriedades opostas; as propriedades de material do corpo estavam entre as outras duas. Tais variações regionais levantaram questões sobre as relações entre as propriedades de materiais e a função mandibular, como sugerido pelos autores. A ausência de dentes produz uma alteração em todas essas propriedades de material na mandíbula.[281] Na maxila,[280] regiões alveolares são mais espessas, menos densas e menos rígidas; o osso cortical do corpo da maxila apresentou-se mais fino, mais denso e mais rígido. Propriedades elásticas, especificamente a direção principal de rigidez, foram mais variáveis na maxila que na mandíbula. Distribuições de tensões e deformações ao longo de diferentes orientações e entre os lados de trabalho e balanceio da mandíbula para se obter melhor compreensão de sua função aumentaram os estudos anteriores. Enquanto os resultados do lado de balanceio sugeriram flexão e torção da mandíbula durante a mastigação e mordida, o lado de trabalho evidenciou torção. A face lingual apresentou-se mais rígida que a face vestibular.[282]

Apesar de forças de mordida (oclusão) duas a três vezes maiores estarem presentes na parte posterior da mandíbula, em comparação com as da mandíbula anterior, tanto a densidade aparente como a resistência à compressão final do osso trabecular são mais baixas na região posterior da mandíbula.[283] Esses dados sugerem que a grande estrutura, com múltiplas raízes, dos dentes molares serve para dissipar as cargas oclusais posteriores, em contraste às resistências finais, concomitantemente maiores, próprias do osso. A prática clínica atual rotineiramente coloca implantes de mesmo tamanho, diâmetro e geometria nas regiões posterior e anterior da mandíbula. Esta prática parece ser contraindicada, dadas as inerentes variações de resistência no osso mandibular humano.

Dependência de Restrições Lateral

A resposta biomecânica do osso trabecular na mandíbula depende muito da presença ou ausência de placas corticais como uma "restrição lateral." Qu[264] mostrou uma rigidez 65% maior (módulo de elasticidade) para o osso trabecular da mandíbula quando constrangido por placas corticais em comparação com valores de teste sem restrição (Fig. 6-9). Nesses testes, permitiu-se que fluido escapasse circunferencialmente, de modo que tendências de rigidez foram menores comparadas com efeitos hidrostáticos adicionais de rigidez oferecidos por um modo de teste com constrição. Esses resultados são suportados pelo trabalho de Linde e Hvid,[284] que relataram rigidez 19% maior de amostras de osso trabecular (da tíbia proximal) testadas quando constrangidas

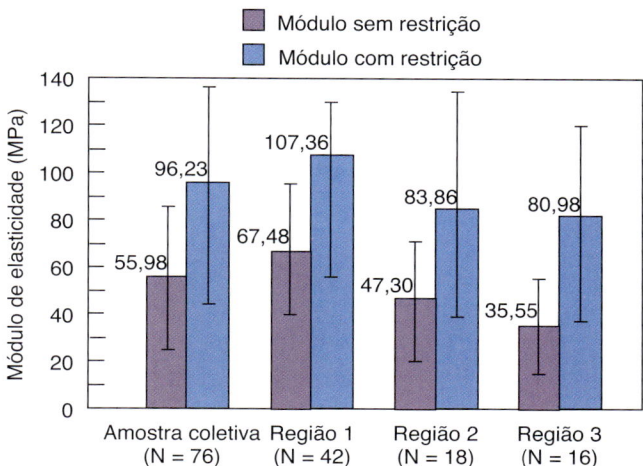

FIGURA 6-9. Limite de resistência à compressão de osso mandibular trabecular humano.

pelo osso trabecular circundante em comparação com testes sem restrições comparáveis.

Pacientes com implante dental exibem variação na integridade das placas corticais vestibular e lingual. Em alguns casos, uma ou ambas as tábuas ósseas estão completamente ausentes. O planejamento de tratamento para tais pacientes deve incorporar a consideração da rigidez mecânica significativamente comprometida (e, provavelmente, também a resistência) do osso trabecular em tais locais anatômicos.

Dependência de Densidade Estrutural

O osso trabecular é poroso, estruturalmente anisotrópico e um material não homogêneo. Uma base de literatura de 25 anos documenta o trabalho de numerosos investigadores,[285-296] que relataram dados de experimentos *in vitro* utilizados no desenvolvimento de relações matemáticas entre módulo de elasticidade e densidade estrutural, bem como resistência-limite (ou final) e densidade estrutural. Verificou-se que osso trabecular vertebral foi altamente anisotrópico e mais rígido na direção superoinferior,[297] o que sugere que o osso trabecular não deve ser considerado transversalmente isotrópico. A anisotropia aumentou com a diminuição da densidade aparente para manter a rigidez na direção de carga, tal como sugerido pelos autores. Além disso, o módulo estrutural de Young em todas as três direções teve boas correlações explicadas pelos modelos *power-law* com a densidade aparente. Enquanto deformações por compressão de osso trabecular vertebral humano dependem da densidade aparente, deformações por tração não dependem.[298-300] Enquanto a curvatura de trabéculas individuais domina em caso de falha por compressão axial a densidades mais baixas, a deformação axial constitui o principal modo de falha a densidades mais elevadas.[298]

Qu[264] reportou especificamente as propriedades mecânicas do osso trabecular mandibular. O desenho do estudo usou espécimes cilíndricos de osso trabecular (5 mm de diâmetro e 5 mm de altura) de mandíbulas humanas. Esses espécimes foram mecanicamente testados em compressão na direção apical-oclusal; os testes foram realizados a uma velocidade de deformação constante de 0,01 s^{-1} sob ambas as condições de ensaio: não destrutiva e destrutiva. Nos ensaios não destrutivos, os espécimes de osso trabecular foram constrangidos por placas corticais nas direções vestibular e lingual, e por osso trabecular nas direções mesial e distal. Antes do ensaio destrutivo, as amostras cilíndricas foram medidas e pesadas para se determinar a densidade aparente (estrutural).

TABELA 6-1
Relação entre Resistência à Compressão e Densidade Aparente do Osso Trabecular na Mandíbula Humana

Região	Resistência à Compressão
Amostra coletiva	$S = 153{,}4 - 401{,}6\,\rho + 340\,\rho^2 - 90{,}9\,\rho^3$ ($r = 0{,}88$, $p < 0{,}0001$)
Região 1	$S = 139{,}0 - 366{,}6\,\rho + 135{,}7\,\rho^2 - 85{,}9\,\rho^3$ ($r = 0{,}91$, $p < 0{,}0001$)
Região 2	$S = 129{,}6 - 390{,}3\,\rho + 392{,}7\,\rho^2$ ($r = 0{,}90$, $p < 0{,}0001$)
Região 3	Sem correlação

ρ, densidade; r, relações; S, resistência à compressão.

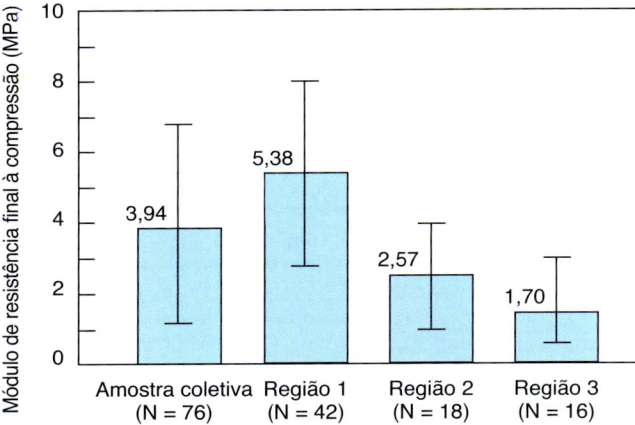

FIGURA 6-10. Módulo de elasticidade para condições de teste com restrição e sem restrição em osso mandibular trabecular humano.

Diferenças regionais foram observadas no módulo de elasticidade e na resistência-limite à compressão do osso mandibular trabecular humano, que exibiu valores médios até 47 a 68% maiores na região anterior (região 1) em comparação com a região posterior da mandíbula (Tabela 6-1). Não foram observadas diferenças no módulo de elasticidade e na resistência final à compressão da região entre os pré-molares e molares (regiões 2 e 3) (Fig. 6-10). A resistência à compressão foi correlacionada com um nível elevado de significância ($r = 0{,}88$, $p < 0{,}0001$) com a densidade trabecular aparente para uma relação cúbica mais bem ajustada.

Com base na experiência clínica com diferentes densidades de osso trabecular disponível, Misch[285] definiu dois tipos de osso trabecular em seu esquema de classificação clínica para a mandíbula e maxila: (1) *grosso* (divisão 2 [D2]) na região anterior da mandíbula e (2) *fino* trabeculado ósseo na mandíbula posterior (divisão 3 [D3]). Qu[264] encontrou uma diferença significativa entre a densidade aparente na região 1 (mandíbula anterior) e nas regiões 2 e 3 (mandíbula posterior). Não houve diferença significativa entre a região 2 e a região 3. Os resultados do estudo de Qu proporcionaram, portanto, uma validação quantitativa do esquema de classificação de Misch para o osso trabecular no ambiente oral.

Referências Bibliográficas

1. Dattilo DJ, Misch CM, Arena S: Interface analysis of hydroxylapatite-coated implants in a human vascularized iliac bone graft, *Int J Oral Maxillofac Implants* 10:405-409, 1995.
2. Ericsson I, Johansson CB, Bystedt H, et al: A histomorphometric evaluation of bone-to-implant contact on machine-prepared and roughened titanium dental implants: a pilot study in the dog, *Clin Oral Implants Res* 5:202-206, 1994.
3. Cook SD, Salkeld SL, Gaisser DM, et al: The effect of surface macrotexture on the mechanical and histologic characteristics of hydroxylapatite-coated dental implants, *J Oral Implantol* 19:288-294, 1993.
4. Clift SE, Fisher J, Watson CJ: Stress and strain distribution in the bone surrounding a new design of dental implant: a comparison with a threaded Brånemark type implant. Proceedings of the Institute of Mechanical Engineers, *J Med Eng Technol* 207:133-138, 1993.
5. De Lange G, De Putter C: Structure of the bone interface to dental implants in vivo, *J Oral Implantol* 19:123-135, 1993.
6. Weber HP, Fiorellini JP: The biology and morphology of the implant-tissue interface, *Alpha Omegan* 85:61-64, 1992.
7. Sisk AL, Steflik DE, Parr GR, et al: A light and electron microscopic comparison of osseointegration of six implant types, *J Oral Maxillofac Surg* 50:709-716, 1992.
8. Pilliar RM, Lee JM, Davies JE: Interface zone—factors influencing its structure for cementless implants. In Morrey BF, editor: *Biological, material, and mechanical considerations of joint replacement*, New York, 1993, Raven Press.
9. Clemow AJ, Weinstein AM, Klawitter JJ, et al: Interface mechanics of porous titanium implants, *J Biomed Mater Res* 15:73-82, 1981.
10. Sadegh AM, Luo GM, Cowin SC: Bone ingrowth: an application of the boundary element method to bone remodeling at the implant interface, *J Biomech* 26:167-182, 1992.
11. Soballe K, Hansen ES, B-Rasmussen H, et al: Tissue ingrowth into titanium and hydroxyapatite-coated implants during stable and unstable mechanical conditions, *J Orthop Res* 10:285-299, 1992.
12. Schwartz Z, Boyan BD: Underlying mechanisms at the bone-biomaterial interface, *J Cell Biochem* 56:340-347, 1994.
13. Linder L, Albrektsson T, Brånemark PI, et al: Electron microscopic analysis of the bone-titanium interface, *Acta Orthop Scand* 54:45-52, 1983.
14. Ravaglioli A, Krajewski A, Biasini V, et al: Interface between hydroxyapatite and mandibular human bone tissue, *Biomaterials* 13:162-167, 1992.
15. Brunski JB, Moccia AF Jr, Pollack SR, et al: The influence of functional use of endosseous dental implants on the tissue-implant interface. II. Clinical aspects, *J Dent Res* 58:1970-1980, 1979.
16. Brunski JB: The influence of force, motion, and related quantities on the response of bone to implants. In Fitzgerald JR, editor: *Non-cemented total hip arthroplasty*, New York, 1988, Raven Press.
17. Albrektsson T: Direct bone anchorage of dental implants, *J Prosthet Dent* 50:255-261, 1983.
18. Boss JH, Shajrawi I, Mendes DG: The nature of the bone-implant interface, *Med Prog Technol* 20:119-142, 1994.
19. Albrektsson T, Brånemark PI, Hansson H-A: The interface zone of inorganic implants in vivo: titanium implants in bone, *Ann Biomed Eng* 11:1-27, 1983.
20. Pilliar RM, Lee JM, Maniatopoulos C: Observations on the effect of movement on bone ingrowth into porous-surfaced implants, *Clin Orthop Relat Res* 208:108, 1986.
21. Marks SC, Popoff SN: Bone cell biology: the regulation of development, structure and function in the skeleton, *Am J Anat* 183:1-44, 1988.
22. Duncan RL, Turner CH: Mechanotransduction and the functional response of bone to mechanical strain, *Calcif Tissue Int* 57:344-358, 1995.
23. Turner CH, Pavalko FM: Mechanotransduction and functional response of the skeleton to physical stress: the mechanisms and mechanics of bone adaptation, *J Orthop Sci* 3:346-355, 1998.

24. Cowin SC, Moss-Salentijn L, Moss ML: Candidates for the mechanosensory system in bone, *J Biomech Eng* 113:191-197, 1991.
25. Burger EH, Klein-Nulend J: Mechanotransduction in bone—role of the lacunocanalicular network, *FASEB J* 13:S101-S112, 1999.
26. Burger EH, Klein-Nulend J, van der Plas A, et al: Function of osteocytes in bone—their role in mechanotransduction, *J Nutr* 125(suppl 7):2020S-2023S, 1995.
27. Klein-Nulend J, van der Plas A, Semeins CM, et al: Sensitivity of osteocytes to biomechanical stress in vitro, *FASEB J* 9:441-445, 1995.
28. Westbroek I, Ajubi NE, Alblas MJ, et al: Differential stimulation of prostaglandin G/H synthase-2 in osteocytes and other osteogenic cells by pulsating fluid flow, *Biochem Biophys Res Commun* 268:414-419, 2000.
29. Vezeridis PS, Semeins CM, Chen Q, et al: Osteocytes subjected to pulsating fluid flow regulate osteoblast proliferation and differentiation, *Biochem Biophys Res Commun* 348:1082-1088, 2006.
30. You J, Yellowley CE, Donahue HJ, et al: Substrate deformation levels associated with routine physical activity are less stimulatory to bone cells relative to loading-induced oscillatory fluid flow, *J Biomech Eng* 122:387-393, 2000.
31. Burger EH, Veldhuijzen JP: Influence of mechanical factors on bone formation, resorption and growth in vitro. In Hall K, editor: *Bone growth*, Melbourne, 1993, CRC Press.
32. Weinbaum S, Cowin SC, Zeng Y: A model for the excitation of osteocytes by mechanical loading-induced bone fluid shear stresses, *J Biomech* 27:339-360, 1994.
33. You L, Cowin SC, Schaffler MB, et al: A model for strain amplification in the actin cytoskeleton of osteocytes due to fluid drag on pericellular matrix, *J Biomech* 34:1375-1386, 2001.
34. Shapiro F, Cahill C, Malatantis G, et al: Transmission electron microscopic demonstration of vimentin in rat osteoblast and osteocyte cell bodies and processes using the immunogold technique, *Anat Rec* 241:39-48, 1995.
35. You LD, Weinbaum S, Cowin SC, et al: Ultrastructure of the osteocyte process and its pericellular matrix, *Anat Rec A Discov Mol Cell Evol Biol* 278A:505-513, 2004.
36. Han Y, Cowin SC, Schaffler MB, et al: Mechanotransduction and strain amplification in osteocyte cell processes, *Proc Natl Acad Sci U S A* 101:16689-16694, 2004.
37. Cowin SC: The significance of bone microstructure in mechanotransduction, *J Biomech* 40(suppl 1):S105-S109, 2007.
38. Rubin J, Rubin C, Jacobs CR: Molecular pathways mediating mechanical signaling in bone, *Gene* 367:1-16, 2006.
39. Liedert A, Kaspar D, Blakytny R, et al: Signal transduction pathways involved in mechanotransduction in bone cells, *Biochem Biophys Res Commun* 349:1-5, 2006.
40. Bonewald LF: Mechanosensation and transduction in osteocytes, *Bonekey Osteovision* 3:7-15, 2006.
41. Yellowley CE, Li Z, Zhou Z, et al: Functional gap junctions between osteocytic and osteoblastic cells, *J Bone Miner Res* 15:209-217, 2000.
42. Cheng B, Zhao S, Luo J, et al: Expression of functional gap junctions and regulation by fluid flow in osteocyte-like MLO-Y4 cells, *J Bone Miner Res* 16:249-259, 2001.
43. Alford AI, Jacobs CR, Donahue HJ: Oscillating fluid flow regulates gap junction communication in osteocytic MLO-Y4 cells by an ERK1/2 MAP kinase-dependent mechanism, *Bone* 33:64-70, 2003.
44. Taylor AF, Saunders MM, Shingle DL, et al: Mechanically stimulated osteocytes regulate osteoblastic activity via gap junctions, *Am J Physiol Cell Physiol* 292:C545-C552, 2007.
45. Hakeda Y, Arakawa T, Ogasawara A, et al: Recent progress in studies on osteocytes—osteocytes and mechanical stress, *Kaibogaku Zasshi* 75:451-456, 2000.
46. Jiang JX, Cheng B: Mechanical stimulation of gap junctions in bone osteocytes is mediated by prostaglandin E_2, *Cell Commun Adhes* 8:283-288, 2001.
47. Cheng B, Kato Y, Zhao S, et al: PGE(2) is essential for gap junction-mediated intercellular communication between osteocyte-like MLO-Y4 cells in response to mechanical strain, *Endocrinology* 142:3464-3473, 2001.
48. Saunders MM, You J, Zhou Z, et al: Fluid flow-induced prostaglandin E_2 response of osteoblastic ROS 17/2.8 cells is gap junction-mediated and independent of cytosolic calcium, *Bone* 32:350-356, 2003.
49. Cherian PP, Cheng B, Gu S, et al: Effects of mechanical strain on the function of gap junctions in osteocytes are mediated through the prostaglandin EP_2 receptor, *J Biol Chem* 278:43146-43156, 2003.
50. Noble BS, Peet N, Stevens HY, et al: Mechanical loading: biphasic osteocyte survival and targeting of osteoclasts for bone destruction in rat cortical bone, *Am J Physiol Cell Physiol* 284:C934-C943, 2003.
51. Bakker A, Klein-Nulend J, Burger E: Shear stress inhibits while disuse promotes osteocyte apoptosis, *Biochem Biophys Res Commun* 320:1163-1168, 2004.
52. Tan SD, Kuijpers-Jagtman AM, Semeins CM, et al: Fluid shear stress inhibits TNF alpha-induced osteocyte apoptosis, *J Dent Res* 85:905-909, 2006.
53. Dodd JS, Raleigh JA, Gross TS: Osteocyte hypoxia: a novel mechanotransduction pathway, *Am J Physiol* 277(3 pt 1):C598-C602, 1999.
54. O'Brien CA, Jia D, Plotkin LI, et al: Glucocorticoids act directly on osteoblasts and osteocytes to induce their apoptosis and reduce bone formation and strength, *Endocrinology* 145:1835-1841, 2004.
55. Gross TS, King KA, Rabaia NA, et al: Upregulation of osteopontin by osteocytes deprived of mechanical loading or oxygen, *J Bone Miner Res* 20:250-256, 2005.
56. Meier GH: Die architekture der spongiosa, *Arch Anat Physiol Wiss Med* 34:615-628, 1887.
57. Wolff J: *Das gesetz der transformation der knochen*, Berlin, 1892, August Hirschwald.
58. Roux W: *Gesammelte abhandlungen uber die entwicklungsmechanik der organismen*, 1895.
59. Frost HM: Bone "mass" and the "mechanostat": a proposal, *Anat Rec* 219:1-9, 1987.
60. Lanyon LE: Biomechanical properties and response in bone matrix and bone specific products. In Hall BK, editor: *Bone*, vol 3, Boca Raton, FL, 1991, CRC Press.
61. Cowin SC, Hegedus DH: Bone remodeling I: theory of adaptive elasticity, *J Elast* 6:313-326, 1976.
62. Cowin SC, Hegedus DH: Bone remodeling II: small strain adaptive elasticity, *J Elast* 6:337-352, 1976.
63. Cowin SC, Nachlinger RR: Bone remodeling, II: Uniqueness and stability in adaptive elasticity theory, *J Elast* 8:285-295, 1978.
64. Hassler CR, Rylicky EF, Cummings KD, et al: Quantification of bone stress during remodeling, *J Biomech* 13:185-190, 1980.
65. Turner CH: Three rules for bone adaptation to mechanical stimuli, *Bone* 23:399-407, 1998.
66. Akuz E, Braun JT, Brown NA, et al: Static versus dynamic loading in the mechanical modulation of vertebral growth, *Spine* 31:E952-E958, 2006.
67. Mosley JR, March BM, Lynch J, et al: Strain magnitude related changes in whole bone architecture in growing rats, *Bone* 20: 191-198, 1997.
68. Torrance AG, Mosley JR, Suswillo RF, et al: Noninvasive loading of the rat ulna in vivo induces a strain-related modeling response uncomplicated by trauma or periosteal pressure, *Calcif Tissue Int* 54:241-247, 1994.
69. Mosley JR, Lanyon LE: Strain rate as a controlling influence on adaptive modeling in response to dynamic loading of the ulna in growing male rats, *Bone* 23:313-318, 1998.

70. Robling AG, Duijvelaar KM, Geevers JV, et al: Modulation of appositional and longitudinal bone growth in the rat ulna by applied static and dynamic force, *Bone* 29:105-113, 2001.
71. Ohashi N, Robling AG, Burr DB, et al: The effects of dynamic axial loading on the rat growth plate, *J Bone Miner Res* 17:284-292, 2002.
72. Hert J: Acceleration of the growth after decrease of load on epiphyseal plates by means of spring distractors, *Folia Morphol (Praha)* 17:194-203, 1969.
73. Frost HM: Skeletal structural adaptations to mechanical usage (SATMU): 3. The hyaline cartilage modeling problem, *Anat Rec* 226:423-432, 1990.
74. Rubin CT, Lanyon LE: Regulation of bone formation by applied dynamic loads, *J Bone Joint Surg Am* 66:397-402, 1984.
75. Robling AG, Burr DB, Turner CH: Partitioning a daily mechanical stimulus into discrete loading bouts improves the osteogenic response to loading, *J Bone Miner Res* 15:1596-1602, 2000.
76. Srinivasan S, Weimer DA, Agans SC, et al: Low-magnitude mechanical loading becomes osteogenic when rest is inserted between each load cycle, *J Bone Miner Res* 17:1613-1620, 2002.
77. Srinivasan S, Agans SC, King KA, et al: Enabling bone formation in the aged skeleton via rest-inserted mechanical loading, *Bone* 33:946-955, 2003.
78. LaMothe JM, Zernicke RF: Rest insertion combined with high-frequency loading enhances osteogenesis, *J Appl Physiol* 96:1788-1793, 2004.
79. Srinivasan S, Ausk BJ, Poliachik SL, et al: Rest-inserted loading rapidly amplifies the response of bone to small increases in strain and load cycles, *J Appl Physiol* 102:1945-1952, 2007.
80. Robling AG, Hinant FM, Burr DB, et al: Improved bone structure and strength after long-term mechanical loading is greatest if loading is separated into short bouts, *J Bone Miner Res* 17:1545-1554, 2002.
81. Turner CH, Forwood MR, Rho JY, et al: Mechanical loading thresholds for lamellar and woven bone formation, *J Bone Miner Res* 9:87-97, 1994.
82. Gross TS, Poliachik SL, Ausk BJ, et al: Why rest stimulates bone formation: a hypothesis based on complex adaptive phenomenon, *Exerc Sport Sci Rev* 32:9-13, 2004.
83. Hsieh Y-F, Robling A, Ambrosius W, et al: Mechanical loading of diaphyseal bone in vivo: the strain threshold for an osteogenic response varies with location, *J Bone Miner Res* 16:2291-2297, 2001.
84. Iwamoto J, Yeh J, Aloia J: Differential effect of treadmill exercise on three cancellous bone sites in the young growing rat, *Bone* 24:163-169, 1999.
85. Hamrick MW, Skedros JG, Pennington C, et al: Increased osteogenic response to exercise in metaphyseal versus diaphyseal cortical bone, *J Musculoskelet Neuronal Interact* 6:258-263, 2006.
86. Zhang P, Tanaka SM, Jiang H, et al: Diaphyseal bone formation in murine tibiae in response to knee loading, *J Appl Physiol* 100:1452-1459, 2006.
87. Rubin C, Turner AS, Mallinckrodt C, et al: Mechanical strain, induced noninvasively in the high-frequency domain, is anabolic to cancellous bone, but not cortical bone, *Bone* 30:445-452, 2002.
88. Judex S, Boyd S, Qin YX, et al: Adaptations of trabecular bone to low magnitude vibrations result in more uniform stress and strain under load, *Ann Biomed Eng* 31:12-20, 2003.
89. Rubin C, Turner AS, Muller R, et al: Quantity and quality of trabecular bone in the femur are enhanced by a strongly anabolic, noninvasive mechanical intervention, *J Bone Miner Res* 17:349-357, 2002.
90. Xie L, Jacobson JM, Choi ES, et al: Low-level mechanical vibrations can influence bone resorption and bone formation in the growing skeleton, *Bone* 39:1059-1066, 2006.
91. Judex S, Lei X, Han D, et al: Low-magnitude mechanical signals that stimulate bone formation in the ovariectomized rat are dependent on the applied frequency but not on the strain magnitude, *J Biomech* 40:1333-1339, 2007.
92. van der Meulen MC, Morgan TG, Yang X, et al: Cancellous bone adaptation to in vivo loading in a rabbit model, *Bone* 38:871-877, 2006.
93. Rubin C, Judex S, Qin YX: Low-level mechanical signals and their potential as a non-pharmacological intervention for osteoporosis, *Age Ageing* 35(Suppl 2): ii32–ii36, 2006.
94. Gardner MJ, van der Meulen MC, Demetrakopoulos D, et al: vivo cyclic axial compression affects bone healing in the mouse tibia, *Orthop Res* 24:1679-1686, 2006.
95. Augat P, Burger J, Schorlemmer S, et al: Shear movement at the fracture site delays healing in a diaphyseal fracture model, *J Orthop Res* 21:1011-1017, 2003.
96. Takeda T, Narita T, Ito H: Experimental study on the effect of mechanical stimulation on the early stage of fracture healing, *J Nippon Med Sch* 71:252-262, 2004.
97. Yeh CK, Rodan GA: Tensile forces enhance prostaglandin synthesis in osteoblastic cells grown on collagen ribbons, *Calcif Tissue Int* 36:67-71, 1984.
98. Brighton CT, Sennett BJ, Farmer JC, et al: The inositol phosphate pathway as a mediator in the proliferative response of rat calvarial bone cells to cyclical biaxial mechanical strain, *J Orthop Res* 10:385-393, 1992.
99. Harrell A, Binderman DS: Biochemical effect of mechanical stress on cultured bone cells, *Calcif Tissue Res* 22(Suppl):202-209, 1977.
100. Rodan GA, Bourret LA, Harvey A, et al: Cyclic AMP and cyclic GMP mediators of the mechanical effects in bone remodeling, *Science* 198:467-469, 1975.
101. Reich KM, Frangos JA: Effect of flow on prostaglandin E_2 and inositol triphosphate levels in osteoblasts, *Am J Physiol* 261:C428-C432, 1991.
102. Jones DB, Nolte H, Scholubbers JG, et al: Biochemical signal transduction of mechanical strain in osteoblast-like cells, *Biointeractions*, Oxford, 1990, Oxford University Press.
103. Alberts B, Bray D, Lewis J, et al: Cell signaling. In Alberts B, Bray D, Lewis J, et al, editors: *Molecular biology of the cell*, New York, 1994, Garland.
104. Somjen D, Binderman I, Berger E, et al: Bone remodeling induced by physical stress is prostaglandin E_2 mediated, *Biochem Biophys Acta* 627:91-100, 1980.
105. Ozawa H, Imamura K, Abe E, et al: Effect of a continuously applied compressive pressure on mouse osteoblast-like-cells (MC3T3-E1) in vitro, *J Cell Physiol* 142:177-185, 1990.
106. Murray DW, Rushton N: The effect of strain on bone cell prostaglandin E_2 release: a new experimental method, *Calcif Tissue Int* 47:35-39, 1990.
107. Rawlinson SCF, el-Haj AJ, Minter SL, et al: Loading-related increases in prostaglandin production in cores of adult canine cancellous bone in vitro: a role for prostacyclin in adaptive bone remodeling? *J Bone Miner Res* 6:1345-1351, 1991.
108. Rawlinson SC, Mohan S, Baylink DJ, et al: Exogenous prostacyclin, but not prostaglandin E_2 produces similar responses in both G6PD activity and RNA production as mechanical loading, and increases IGF-II release, adult cancellous bone in culture, *Calcif Tissue Int* 53:324-329, 1993.
109. Chow JWM, Chambers TJ: Indomethacin has distinct early and late actions on bone formation induced by mechanical stimulation, *Am J Physiol* 267:E287-E292, 1994.
110. Butler WT: The nature and significance of osteopontin, *Connect Tissue Res* 23:123-136, 1989.
111. Sodek J, Chen J, Nagata T, et al: Regulation of osteopontin expression in osteoblasts, *Ann N Y Acad Sci* 760:223-241, 1995.
112. Patterson-Buckendahl P, Globus RK, Bikle DD, et al: Effects of simulated weightlessness on rat osteocalcin and bone calcium, *Am J Physiol* 257:R1103-R1109, 1989.

113. Miyajima K, Suzuki S, Iwata T, et al: Mechanical stress as a stimulant to the production of osteocalcin in osteoblast-like cells, *Aichi Gakuin Dent Sci* 4:1-5, 1991.
114. Forwood MR: Inducible cyclo-oxygenase (COX-2) mediates the induction of bone formation by mechanical loading in vivo, *J Bone Miner Res* 11:1688-1693, 1996.
115. Fox SW, Chambers TJ, Chow JWM: Nitric oxide is an early mediator of the increase in bone formation by mechanical stimulation, *Am J Physiol* 270:E955-E960, 1996.
116. Turner CH, Takano Y, Owan I, et al: Nitric oxide inhibitor L-NAME suppresses mechanically induced bone formation in rats, *Am J Physiol* 270:E634-E639, 1996.
117. Chow JW, Fox SW, Lean JM, et al: Role of nitric oxide and prostaglandins in mechanically induced bone formation, *J Bone Miner Res* 13:1039-1044, 1998.
118. Chambers TJ, Fox S, Jagger CJ, et al: The role of prostaglandins and nitric oxide in the response of bone to mechanical forces, *Osteoarthritis Cartilage* 7:422-433, 1999.
119. Chow JW: Role of nitric oxide and prostaglandins in the bone formation response to mechanical loading, *Exerc Sport Sci Rev* 28:185-188, 2000.
120. Klein-Nulend J, Semeins CM, Ajubi NE, et al: Pulsating fluid flow increases nitric oxide (NO) synthesis by osteocytes but not periosteal fibroblasts—correlation with prostaglandin upregulation, *Biochem Biophys Res Commun* 217:640-648, 1995.
121. Ajubi NE, Klein-Nulend J, Nijweide PJ, et al: Pulsating fluid flow increases prostaglandin production by cultured chicken osteocytes—a cytoskeleton-dependent process, *Biochem Biophys Res Commun* 225:62-68, 1996.
122. Klein-Nulend J, Burger EH, Semeins CM, et al: Pulsating fluid flow stimulates prostaglandin release and inducible prostaglandin G/H synthase mRNA expression in primary mouse bone cells, *J Bone Miner Res* 12:45-51, 1997.
123. Smalt R, Mitchell FT, Howard RL, et al: Induction of NO and prostaglandin E_2 in osteoblasts by wall-shear stress but not mechanical strain, *Am J Physiol* 273(4 pt 1):E751-E758, 1997.
124. Bakker AD, Soejima K, Klein-Nulend J, et al: The production of nitric oxide and prostaglandin E(2) by primary bone cells is shear stress dependent, *J Biomech* 34:671-677, 2001.
125. Bacabac RG, Smit TH, Mullender MG, et al: Nitric oxide production by bone cells is fluid shear stress rate dependent, *Biochem Biophys Res Commun* 315:823-829, 2004.
126. Fox SW, Chambers TJ, Chow JW: Nitric oxide is an early mediator of the increase in bone formation by mechanical stimulation, *Am J Physiol* 270(6 pt 1):E955-E960, 1996.
127. Sterck JG, Klein-Nulend J, Lips P, et al: Response of normal and osteoporotic human bone cells to mechanical stress in vitro, *Am J Physiol* 274(6 pt 1):E1113-E1120, 1998.
128. Owan I, Burr DB, Turner CH, et al: Mechanotransduction in bone: osteoblasts are more responsive to fluid forces than mechanical strain, *Am J Physiol* 273(3 pt 1):C810-C815, 1997.
129. Sundaramurthy S, Mao JJ: Modulation of endochondral development of the distal femoral condyle by mechanical loading, *J Orthop Res* 24:229-241, 2006.
130. Kreke MR, Goldstein AS: Hydrodynamic shear stimulates osteocalcin expression but not proliferation of bone marrow stromal cells, *Tissue Eng* 10:780-788, 2004.
131. Kreke MR, Huckle WR, Goldstein AS: Fluid flow stimulates expression of osteopontin and bone sialoprotein by bone marrow stromal cells in a temporally dependent manner, *Bone* 36:1047-1055, 2005.
132. Chow JW, Fox S, Jagger CJ, et al: Role for parathyroid hormone in mechanical responsiveness of rat bone, *Am J Physiol* 274(1 pt 1):E146-E154, 1998.
133. Bakker AD, Joldersma M, Klein-Nulend J, et al: Interactive effects of PTH and mechanical stress on nitric oxide and PGE_2 production by primary mouse osteoblastic cells, *Am J Physiol Endocrinol Metab* 285:E608-E613, 2003.
134. Miyauchi A, Notoya K, Mikuni-Takagaki Y, et al: Parathyroid hormone-activated volume-sensitive calcium influx pathways in mechanically loaded osteocytes, *J Biol Chem* 275:3335-3342, 2000.
135. Hasegawa S, Sato S, Saito S, et al: Mechanical stretching increases the number of cultured bone cells synthesizing DNA and alters their pattern of protein synthesis, *Calcif Tissue Int* 37:431-436, 1985.
136. Buckley MJ, Banes AJ, Levin LG, et al: Osteoblasts increase their rate of division and align in response to cyclic, mechanical tension in vitro, *Bone Miner* 4:225-236, 1988.
137. Meyer U, et al: Influence of mechanical strain on osteoblast behavior, *J Dent Res* 75:29, 1996.
138. Binderman I, Zor U, Kaye AM, et al: The transduction of mechanical force into biochemical events in bone cells may involve activation of phospholipase A2, *Calcif Tissue Int* 42:261-266, 1988.
139. Rodan GA, Mensi T, Harvey A: A quantitative method for the application of compressive forces to bone in tissue culture, *Calcif Tissue Res* 18:125, 1975.
140. Kaspar D, Seidl W, Neidlinger-Wilke C, et al: Dynamic cell stretching increases human osteoblast proliferation and CICP synthesis but decreases osteocalcin synthesis and alkaline phosphatase activity, *J Biomech* 33:45-51, 2000.
141. Kaspar D, Seidl W, Ignatius A, et al: In vitro cell behavior of human osteoblasts after physiological dynamic stretching, *Orthopade* 29:85-90, 2000.
142. Kaspar D, Seidl W, Neidlinger-Wilke C, et al: In vitro effects of dynamic strain on the proliferative and metabolic activity of human osteoblasts, *J Musculoskelet Neuronal Interact* 1:161-164, 2000.
143. Nagatomi J, Arulanandam BP, Metzger DW, et al: Frequency- and duration-dependent effects of cyclic pres-sure on select bone cell functions, *Tissue Eng* 7:717-728, 2001.
144. Kaspar D, Seidl W, Neidlinger-Wilke C, et al: Proliferation of human-derived osteoblast-like cells depends on the cycle number and frequency of uniaxial strain, *J Biomech* 35:873-880, 2002.
145. Lanyon L: Control of bone architecture by functional load bearing, *J Bone Miner Res* 7:369-375, 1992.
146. Raab-Cullen DM, Thiede MA, Petersen DN, et al: Mechanical loading stimulates rapid changes in periosteal gene expression, *Calcif Tissue Int* 55:473-478, 1994.
147. Weyts FA, Bosmans B, Niesing R, et al: Mechanical control of human osteoblast apoptosis and proliferation in relation to differentiation, *Calcif Tissue Int* 72:505-512, 2003.
148. O'Driscoll SW: Articular cartilage regeneration using periosteum, *Clin Orthop Relat Res* (Suppl 367):S186-S203, 1999.
149. Ito Y, Sanyal A, Fitzsimmons JS, et al: Histomorphological and proliferative characterization of developing periosteal neochondrocytes in vitro, *J Orthop Res* 19:405-413, 2001.
150. O'Driscoll SW, Saris DB, Ito Y, et al: The chondrogenic potential of periosteum decreases with age, *J Orthop Res* 19:95-103, 2001.
151. O'Driscoll SW, Fitzsimmons JS: The role of periosteum in cartilage repair, *Clin Orthop Relat Res*(Suppl 391):S190-S207, 2001.
152. Saris DB, Sanyal A, An KN, et al: Periosteum responds to dynamic fluid pressure by proliferating in vitro, *J Orthop Res* 17:668-677, 1999.
153. Mukherjee N, Saris DB, Schultz FM, et al: The enhancement of periosteal chondrogenesis in organ culture by dynamic fluid pressure, *J Orthop Res* 19:524-530, 2001.
154. Ives D, Eskin S, McIntire C: Mechanical effects on endothelial cell morphology: in vitro assessment, *In Vitro Cell Dev Biol* 22:500, 1986.
155. Carvalho RS, Scott JE, Suga DM, et al: Stimulation of signal transduction pathways in osteoblasts by mechanical strain potentiated by parathyroid hormone, *J Bone Miner Res* 9:999-1011, 1994.

156. Ponik SM, Triplett JW, Pavalko FM: Osteoblasts and osteocytes respond differently to oscillatory and uni-directional fluid flow profiles, *J Cell Biochem* 100:794-807, 2007.
157. Ingber D: Integrins as mechanochemical transducers, *Curr Opin Cell Biol* 3:841-848, 1991.
158. Alberts B, Bray D, Lewis J, et al: Extracellular matrix receptors on animals' cells: the integrins. In Alberts B, Bray D, Lewis J, et al, editors: *Molecular biology of the cell*, New York, 1994, Garland.
159. Salter DM, Robb JE, Wright MO: Electrophysiological responses of human bone cells to mechanical stimulation: evidence for specific integrin function in mechanotransduction, *J Bone Miner Res* 12:1133-1141, 1997.
160. Meazzini MC, Toma CD, Schaffer JL, et al: Osteoblast cytoskeletal modulation in response to mechanical strain in vitro, *J Orthop Res* 16:170-180, 1998.
161. Pavalko FM, Chen NX, Turner CH, et al: Fluid shear-induced mechanical signaling in MC3T3-E1 osteoblasts requires cytoskeleton-integrin interactions, *Am J Physiol* 275(6 pt 1):C1591-C1601, 1998.
162. Sastry SK, Horwitz AF: Integrin cytoplasmic domains: mediators of cytoskeletal linkages and extra- and intercellular initiated transmembrane signaling, *Curr Opin Cell Biol* 5:831-853, 1993.
163. Schwartz MA, Ingber DE: Integrating with integrins, *Mol Biol Cell* 5:389-393, 1994.
164. Davies PF, Robotewskyj A, Griem ML: Quantitative studies of endothelial cell adhesion: directional remodeling of focal adhesion sites in response to flow forces, *J Clin Invest* 93:2031-2038, 1994.
165. Wang N, Butler JP, Ingber DE: Mechanotransduction across the cell surface and through the cytoskeleton, *Science* 260:1124-1127, 1993.
166. Toma CD, Ashkar S, Gray ML, et al: Signal transduction of mechanical stimuli is dependent on microfilament integrity: identification of osteopontin as a mechanically induced gene in osteoblasts, *J Bone Miner Res* 12:1626-1636, 1997.
167. Carvalho RS, Schaffer JL, Gerstenfeld LC: Osteoblasts induce osteopontin expression in response to attachment on fibronectin: demonstration of a common role for integrin receptors in the signal transduction processes of cell attachment and mechanical stimulation, *J Cell Biochem* 70:376-390, 1998.
168. Carvalho RS, Bumann A, Schaffer JL, et al: Predominant integrin ligands expressed by osteoblasts show preferential regulation in response to both cell adhesion and mechanical perturbation, *J Cell Biochem* 84:497-508, 2002.
169. Damsky CH, Werb Z: Signal transduction by integrin receptors for extracellular matrix: cooperative processing of extracellular information, *Curr Opin Cell Biol* 5:772-781, 1992.
170. Jaiswal RK, Jaiswal N, Bruder SP, et al: Adult human mesenchymal stem cell differentiation to the osteogenic or adipogenic lineage is regulated by mitogen-activated protein kinase, *J Biol Chem* 275:9645-9652, 2000.
171. Lai CF, Chaudhary L, Fausto A, et al: ERK is essential for growth, differentiation, integrin expression, and cell function in human osteoblastic cells, *J Biol Chem* 276:14443-14450, 2001.
172. Ogata T: Fluid flow-induced tyrosine phosphorylation and participation of growth factor signaling pathway in osteoblast-like cells, *J Cell Biochem* 76:529-538, 2000.
173. You J, Reilly GC, Zhen X, et al: Osteopontin gene regulation by oscillatory fluid flow via intracellular calcium mobilization and activation of mitogen-activated protein kinase in MC3T3-E1 osteoblasts, *J Biol Chem* 276:13365-13671, 2001.
174. Wadhwa S, Godwin SL, Peterson DR, et al: Fluid flow induction of cyclo-oxygenase 2 gene expression in osteoblasts is dependent on an extracellular signal-regulated kinase signaling pathway, *J Bone Miner Res* 17:266-274, 2002.
175. Ziros PG, Gil AP, Georgakopoulos T, et al: The bone-specific transcriptional regulator Cbfa1 is a target of mechanical signals in osteoblastic cells, *J Biol Chem* 277:23934-23941, 2002.
176. Weyts FA, Li YS, van Leeuwen J, et al: ERK activation and alpha v beta 3 integrin signaling through Shc recruitment in response to mechanical stimulation in human osteoblasts, *J Cell Biochem* 87:85-92, 2002.
177. Kapur S, Baylink DJ, Lau KH: Fluid flow shear stress stimulates human osteoblast proliferation and differentiation through multiple interacting and competing signal transduction pathways, *Bone* 32:241-251, 2003.
178. Boutahar N, Guignandon A, Vico L, et al: Mechanical strain on osteoblasts activates autophosphorylation of focal adhesion kinase and proline-rich tyrosine kinase 2 tyrosine sites involved in ERK activation, *J Biol Chem* 279:30588-30599, 2004.
179. Plotkin LI, Mathov I, Aguirre JI, et al: Mechanical stimulation prevents osteocyte apoptosis: requirement of integrins, Src kinases, and ERKs, *Am J Physiol Cell Physiol* 289:C633-C643, 2005.
180. Hynes RO: Integrins: versatility, modulation and signaling in cell adhesion, *Cell* 69:11-25, 1992.
181. Clover J, Dodds RA, Gowen M: Integrin subunit expression by human osteoblasts and osteoclasts in situ and in culture, *J Cell Sci* 103:267-271, 1992.
182. Buckley MJ, Banes AJ, Levin LG, et al: Osteoblasts increase their rate of division and align in response to cyclic, mechanical tension in vitro, *Bone Miner* 4:225-236, 1988.
183. Harter LV, Hruska KA, Duncan RL: Human osteoblast-like cells respond to mechanical strain with increased bone matrix protein production independent of hormonal regulation, *Endocrinology* 136:528-535, 1995.
184. Zaman G, Dallas SL, Lanyon LE: Cultured embryonic bone shafts show osteogenic responses to mechanical loading, *Calcif Tissue Int* 51:132-136, 1992.
185. Nagatomi J, Arulanandam BP, Metzger DW, et al: Cyclic pressure affects osteoblast functions pertinent to osteogenesis, *Ann Biomed Eng* 31:917-923, 2003.
186. Tang LL, Wang YL, Pan J, et al: The effect of step-wise increased stretching on rat calvarial osteoblast collagen production, *J Biomech* 37:157-161, 2004.
187. Stanford CM, Keller JC: The concept of osseointegration and bone matrix expression, *Crit Rev Oral Biol Med* 2:83-101, 1991.
188. Pavlin D, Dove SB, Zadro R, et al: Mechanical loading stimulates differentiation of periodontal osteoblasts in a mouse osteoinduction model: effect on type I collagen and alkaline phosphatase genes, *Calcif Tissue Int* 67:163-172, 2000.
189. Pavlin D, Zadro R, Gluhak-Heinrich J: Temporal pattern of stimulation of osteoblast-associated genes during mechanically induced osteogenesis in vivo: early responses of osteocalcin and type I collagen, *Connect Tissue Res* 42:135-148, 2001.
190. Reich A, Jaffe N, Tong A, et al: Weight loading young chicks inhibits bone elongation and promotes growth plate ossification and vascularization, *J Appl Physiol* 98:2381-2389, 2005.
191. Hankenson KD, Ausk BJ, Bain SD, et al: Mice lacking thrombospondin 2 show an atypical pattern of endocortical and periosteal bone formation in response to mechanical loading, *Bone* 38:310-316, 2006.
192. Rigsby DF: *Analysis of the metabolic and morphologic response of osteoblasts cultured on Ti-6A1-4V to dynamic, uniaxial stress [doctoral thesis]*, Birmingham, AL, 1997, University of Alabama.
193. Reilly DT, Burstein AH: The elastic and ultimate properties of compact bone tissue, *J Biomech* 8:393, 1975.
194. Yoon HS, Katz JL: Ultrasonic wave propagation in human cortical bone, II: Measurements of elastic properties and micro-hardness, *J Biomech* 9:459, 1976.
195. Knets I, Malmeister A: Deformability and strength of human compact bone tissue. In Brankov G, editor: *Mechanics of biological*

solids 1977. *Proceedings of the Euromechanic Colloquium 68*, Sofia, 1977, Bulgarian Academy of Sciences.
196. Ashman RB, Cowin SC, Van Buskirk WC, et al: A continuous wave technique for the measurement of the elastic properties of bone, *J Biomech* 17:349-361, 1984.
197. Ashman RB, Van Buskirk WC: The elastic properties of a human mandible, *Adv Dent Res* 1:64-67, 1987.
198. Dechow PC, Nail GA, Schwartz-Dabney CL, et al: Elastic properties of human supraorbital and mandibular bone, *Am J Phys Anthropol* 90:291-306, 1993.
199. O'Mahony AM, Williams JL, Katz JO, et al: Anisotropic elastic properties of cancellous bone from a human edentulous mandible, *Clin Oral Implants Res* 11:415-421, 2000.
200. O'Mahony AM, Williams JL, Spencer P: Anisotropic elasticity of cortical and cancellous bone in the posterior mandible increases peri-implant stress and strain under oblique loading, *Clin Oral Implants Res* 12:648-657, 2001.
201. Simsek B, Erkmen E, Yilmaz D, et al: Effects of different inter-implant distances on the stress distribution around endosseous implants in posterior mandible: a 3D finite element analysis, *Med Phys Eng* 28:199-213, 2006.
202. Holmgren EP, Seckinger RJ, Kilgren LM, et al: Evaluating parameters of osseointegrated dental implants using finite element analysis—a two-dimensional comparative study examining the effects of implant diameter, implant shape, and load direction, *J Oral Implantol* 24:80-88, 1998.
203. Rees JS: The effect of variation in occlusal loading on the development of abfraction lesions: a finite element study, *J Oral Rehabil* 29:188-193, 2002.
204. Nohl FS, McCabe JF, Walls AWG: *The effect of load angle on strains induced in maxillary premolars in vitro* [abstract], Leeds, England, 1999, British Society of Dental Research Meeting.
205. O'Mahony A, Bowles Q, Woolsey G, et al: Stress distribution in the single-unit osseointegrated dental implant: finite element analyses of axial and off-axial loading, *Implant Dent* 9:207-218, 2000.
206. Barbier L, Schepers E: Adaptive bone remodeling around oral implants under axial and nonaxial loading conditions in the dog mandible, *Int J Oral Maxillofac Implants* 12:215-223, 1997.
207. Barbier L, Vander Sloten J, Krzesinski G, et al: Finite element analysis of non-axial versus axial loading of oral implants in the mandible of the dog, *J Oral Rehabil* 25:847-858, 1998.
208. Rho JY, Roy ME II, Tsui TY, et al: Elastic properties of micro-structural components of human bone tissue as measured by nanoindentation, *J Biomed Mater Res* 45:48-54, 1999.
209. Rho JY, Zioupos P, Currey JD, et al: Variations in the individual thick lamellar properties within osteons by nanoindentation, *Bone* 25:295-300, 1999.
210. Zysset KP, Guo XD, Hoffler CE, et al: Elastic modulus and hardness of cortical and trabecular bone lamellae measured by nanoindentation in the human femur, *J Biomech* 32:1005-1012, 1999.
211. Fan Z, Swadener JG, Rho JY, et al: Anisotropic properties of human tibial cortical bone as measured by nanoindentation, *J Orthop Res* 20:806-810, 2002.
212. Morgan EF, Keaveny TM: Dependence of yield strain of human trabecular bone on anatomic site, *J Biomech* 34:569-577, 2001.
213. Nagaraja S, Couse TL, Guldberg RE: Trabecular bone microdamage and microstructural stresses under uniaxial compression, *J Biomech* 38:707-716, 2005.
214. Bayraktar HH, Keaveny TM: Mechanisms of uniformity of yield strains for trabecular bone, *J Biomech* 37:1671-1678, 2004.
215. Morgan EF, Yeh OC, Keaveny TM: Damage in trabecular bone at small strains, *Eur J Morphol* 42:13-21, 2005.
216. Wang X, Niebur GL: Microdamage propagation in trabecular bone due to changes in loading mode, *J Biomech* 39:781-790, 2006.
217. McElhaney JH: Dynamic response of bone and muscle tissue, *J Appl Physiol* 21:1231, 1966.
218. Evans GP, Behiri JC, Vaughan LC, et al: The response of equine cortical bone to loading at strain rates experienced in vivo by galloping horse, *Equine Vet J* 24:125-128, 1992.
219. Pithioux M, Subit D, Chabrand P: Comparison of compact bone failure under two different loading rates: experimental and modeling approaches, *Med Eng Phys* 26:647-653, 2004.
220. Linde F, Norgaard P, Hvid I, et al: Mechanical properties of trabecular bone: dependency on strain rate, *J Biomech* 24:803-809, 1991.
221. Ouyang J, Yang GT, Wu WZ, et al: Biomechanical characteristics of human trabecular bone, *Clin Biomech (Bristol, Avon)* 12:522-524, 1997.
222. Kasra M, Grynpas MD: On shear properties of trabecular bone under torsional loading: effects of bone marrow and strain rate, *J Biomech* 40(13):2898-2903, 2007.
223. Carter DR, Hayes WC: The compressive behavior of bone as a two-phase porous structure, *J Bone Joint Surg* 59A(954), 1977.
224. Harrison A, Lewis TT: The development of an abrasion testing machine, *J Biomed Mater Res* 9:341, 1975.
225. Hoffler CE, Guo XE, Zysset PK, et al: An application of nanoindentation technique to measure bone tissue lamellae properties, *J Biomech Eng* 127:1047-1053, 2005.
226. Carter DR, Hayes WC: Bones' compressive strength: the influence of density and strain rate, *Science* 194:1174, 1976.
227. Fan Z, Rho JY: Effects of viscoelasticity and time-dependent plasticity on nanoindentation measurements of human cortical bone, *J Biomed Mater Res* 67A:208-214, 2003.
228. Vanleele M, Mazeran PE, Ho Ba Tho MC: Influence of strain rate on the mechanical behavior of cortical interstitial lamellae at the micrometer scale, *J Mater Res* 21:2093-2097, 2006.
229. Carter DR, Caler WE: A cumulative damage model for bone fracture, *J Orthop Res* 3:84, 1985.
230. Carter DR, Caler WE: Cycle dependent and time dependent bone fracture with repeated loading, *J Biomech Eng* 105:166, 1983.
231. Moore TLA, O'Brien FJ, Gibson LJ: Creep does not contribute to fatigue in bovine trabecular bone, *J Biomech Eng* 126:321-329, 2004.
232. Yamamoto E, Paul Crawford R, Chan DD, et al: Development of residual strains in human vertebral trabecular bone after prolonged static and cyclic loading at low load levels, *J Biomech* 39:1812-1818, 2006.
233. Carter DR, Caler WE, Spengler DM, et al: Fatigue behavior of adult cortical bone—the influence of mean strain and strain range, *Acta Orthop Scand* 52:481-490, 1981.
234. Carter DR, Caler WE, Spengler DM, et al: Uniaxial fatigue of human cortical bone—the influence of tissue physical characteristics, *J Biomech* 14:461-470, 1981.
235. Gray RJ, Korbacher GK: Compressive fatigue behavior of bovine compact bone, *J Biomech* 14:461, 1981.
236. Swanson SAV, Freeman MAR, Day WH: The fatigue properties of human cortical bone, *Med Biol Eng* 101:112, 1979.
237. Lafferty JF, Raju PVV: The influence of stress frequency on fatigue strength of cortical bone, *J Biomed Eng* 101:112, 1979.
238. Schaffler MB, Choi K, Milgrom C: Aging and matrix microdamage accumulation in human compact bone, *Bone* 17:521-525, 1995.
239. Burr DB, Forwood MR, Fyhrie DP, et al: Bone microdamage and skeletal fragility in osteoporotic and stress fractures, *J Bone Miner Res* 12:6-15, 1997.
240. Pattin CA, Caler WE, Carter DR: Cyclic mechanical property degradation during fatigue loading of cortical bone, *J Biomech* 29:69-79, 1996.
241. Zioupos P, Wang XT, Currey JD: Experimental and theoretical quantification of the development of damage in bone and antler, *J Biomech* 29:989-1002, 1996.

242. O'Brien FJ: *Microcracks and the fatigue behavior of compact bone* [doctoral thesis], Dublin, 2001, Trinity College and Royal College of Surgeons in Ireland.
243. Fleck C, Eifler D: Microstructure and fatigue behaviour of cortical bone. In *Proceedings of the Second World Congress of Biomechanics*, vol 2, Amsterdam, 1994.
244. Pattin CA, Carter DR, Caler WE: Cortical bone modulus reduction in tensile and compressive fatigue. *Transactions of the 36th Annual Meeting of the Orthopaedic Research Society*, New Orleans, 1990.
245. Fleck C, Eifler D: Deformation behaviour and damage accumulation of cortical bone specimens from the equine tibia under cyclic loading, *J Biomech* 36:179-189, 2003.
246. Zioupos P, Currey JD: The extent of microcracking and the morphology of microcracks in damaged bone, *J Mater Sci* 29:978-986, 1994.
247. Schaffler MB, Choi K, Milgrom C: Microcracks and aging in human femoral compact bone, *J Orthop Res* 19:190, 1994.
248. Boyce TM, Fyhrie DP, Glotkowski MC, et al: Damage type and strain mode associations in human compact bone bending fatigue, *J Orthop Res* 16:322-329, 1998.
249. Jepsen KJ, Davy DT, Krzypow DJ: The role of the lamellar interface during torsional yielding of human cortical bone, *J Biomech* 32:303-310, 1999.
250. O'Brien FJ, Taylor D, Lee TC: Microcrack accumulation at different intervals during fatigue testing of compact bone, *J Biomech* 36:973-980, 2003.
251. Hazenberg JG, Taylor D, Clive Lee T: Mechanisms of short crack growth at constant stress in bone, *Biomaterials* 27:2114-2122, 2006.
252. Mohsin S, O'Brien FJ, Lee TC: Osteonal crack barriers in ovine compact bone, *J Anat* 208:81-89, 2006.
253. Forwood MR, Parker AW: Microdamage in response to repetitive torsional loading in the rat tibia, *Calcif Tissue Int* 45:47-53, 1989.
254. O'Brien FJ, Taylor D, Clive Lee T: The effect of bone microstructure on the initiation and growth of microcracks, *J Orthop Res* 23:475-480, 2005.
255. Guo XE, McMahon TA, Keaveny TM, et al: Finite element modeling of damage accumulation in trabecular bone under cyclic loading, *J Biomech* 27:145-155, 1994.
256. Schaffner G, Guo XE, Silva MJ, et al: Modeling fatigue damage accumulation in two-dimensional Voronoi honey-combs, *Int J Med Sci* 42:645-656, 2000.
257. Makiyama AM, Vajjala S, Gibson LJ: Analysis of crack growth in a 3D Voronoi structure: a model for fatigue in low density trabecular bone, *J Biomech Eng* 124:512-520, 2002.
258. Moore TL, Gibson LJ: Fatigue of bovine trabecular bone, *J Biomech Eng* 125:761-768, 2003.
259. Moore TL, Gibson LJ: Fatigue microdamage in bovine trabecular bone, *J Biomech Eng* 125:769-776, 2003.
260. Moore TL, Gibson LJ: Microdamage accumulation in bovine trabecular bone in uniaxial compression, *J Biomech Eng* 124:63-71, 2002.
261. Igarashi K, Miyoshi K, Shinoda H, et al: Diurnal variation in tooth movement in response to orthodontic force in rats, *Am J Orthod Dentofacial Orthop* 114:8-14, 1998.
262. Miyoshi K, Igarashi K, Saeki S, et al: Tooth movement and changes in periodontal tissue in response to orthodontic force in rats vary depending on the time of day the force is applied, *Eur J Orthod* 23:329-338, 2001.
263. Yamada S, Saeki S, Takahashi I, et al: Diurnal variation in the response of the mandible to orthopedic force, *J Dent Res* 81:711-715, 2002.
264. Qu Z: *Mechanical properties of trabecular bone in the human mandible* [master's thesis], Birmingham, AL, 1994, University of Alabama.
265. Martens M, Van Audekercke R, Delport P, et al: The mechanical characteristics of cancellous bone at the upper femoral region, *J Biomech* 16:971-983, 1983.
266. Morgan EF, Keaveny TM: Dependence of yield strain of human trabecular bone on anatomic site, *J Biomech* 34:569-577, 2001.
267. Hildebrand T, Laib A, Muller R, et al: Direct three-dimensional morphometric analysis of human cancellous bone: microstructural data from spine, femur, iliac crest, and calcaneus, *J Bone Miner Res* 14:1167-1174, 1999.
268. Kopperdahl DL, Keaveny TM: Yield strain behavior of trabecular bone, *J Biomech* 31:601-608, 1998.
269. Linde F, Hvid I, Pongsoipetch B: Energy absorptive properties of human trabecular bone specimens during axial compression, *J Orthop Res* 7:432-439, 1989.
270. Lotz JC, Gerhart TN, Hayes WC: Mechanical properties of trabecular bone from the proximal femur: a quantitative CT study, *J Comput Assist Tomogr* 14:107-114, 1990.
271. Mosekilde L, Mosekilde L, Danielsen CC: Biomechanical competence of vertebral trabecular bone in relation to ash density and age in normal individuals, *Bone* 8:79-85, 1987.
272. Morgan EF, Yeh OC, Chang WC, et al: Nonlinear behavior of trabecular bone at small strains, *J Biomech Eng* 123:1-9, 2001.
273. Keaveny TM, Wachtel EF, Kopperdahl DL: Mechanical behavior of human trabecular bone after overloading, *J Orthop Res* 17:346-353, 1999.
274. Kopperdahl DL, Pearlman JL, Keaveny TM: Biomechanical consequences of an isolated overload on the human vertebral body, *J Orthop Res* 18:685-690, 2000.
275. Brown CU, Yeni YN, Norman TL: Fracture toughness is dependent on bone location—a study of the femoral neck, femoral shaft, and the tibial shaft, *J Biomed Mater Res* 49:380-389, 2000.
276. Bidez MW, et al: A finite element model of an edentulous human mandible. In *Proceedings of the American Society of Mechanical Engineers Winter Annual Meeting*, Dallas, 1987.
277. Hart RT, Hennebel VV, Thongpreda N, et al: Modeling the biomechanics of the mandible: a three dimensional finite element study, *J Biomech* 3:261-286, 1992.
278. Hylander WL: In vivo bone strain as a predictor of masticatory bite force in *Macaca fascicularis*, *Arch Oral Biol* 31:149-157, 1986.
279. Schwartz-Dabney CL, Dechow PC: Variations in cortical material properties throughout the human dentate mandible, *Am J Phys Anthropol* 120:252-277, 2003.
280. Peterson J, Wang Q, Dechow PC: Material properties of the dentate maxilla, *Anat Rec A Discov Mol Cell Evol Biol* 288:962-972, 2006.
281. Schwartz-Dabney CL, Dechow PC: Edentulation alters material properties of cortical bone in the human mandible, *J Dent Res* 81:613-617, 2002.
282. Dechow PC, Hylander WL: Elastic properties and masticatory bone stress in the macaque mandible, *Am J Phys Anthropol* 112:553-574, 2000.
283. Bidez MW, Misch CE: Issues in bone mechanics related to oral implants, *Implant Dent* 1:289-294, 1992.
284. Linde F, Hvid I: The effect of constraint on the mechanical behavior of trabecular bone specimens, *J Biomech* 22:485-490, 1989.
285. Misch CE: Bone density: its effect on treatment planning—surgical approach, healing and progressive bone loading, *Int J Oral Implantol* 6:23-31, 1990.
286. Runkle JC, Pugh JW: The micromechanics of cancellous bone. II. Determination of the elastic modulus of individual trabeculae by a buckling analysis, *Bull Hosp Joint Dis Orthop Inst* 36:2, 1975.
287. Wright TM, Hayes WC: Tensile testing of bone over a wide range of strain rates: effects of strain rate, microstructure and density, *Med Biol Eng* 14:671, 1976.
288. Brown TD, Ferguson AB: Mechanical property distributions in the cancellous bone of the human proximal femur, *Acta Orthop Scand* 51:429, 1980.
289. Carter DR, Schwab GH, Spengler DM: Tensile fracture of cancellous bone, *Acta Orthop Scand* 5:733, 1980.

290. Williams JL, Lewis JL: Properties and an anisotropic model of cancellous bone from the proximal tibial epiphysis, *J Biomech Eng* 104:50, 1982.
291. Stone JL, Beaupre GS, Hayes WC: Multiaxial strength characteristics of trabecular bone, *J Biomech* 16:743, 1983.
292. Goldstein SA, Wilson DL, Sonstegard DA, et al: The mechanical properties of human tibial trabecular bone as a function of metaphyseal location, *J Biomech* 16:965, 1983.
293. Ryand SD, Williams JL: Tensile testing of individual bovine trabeculae. Proceedings of the Twelfth NE Bio-Engineering Conference, New Haven, CT, March 13-14, 1986.
294. Kuhn JL, Goldstein SA, Choi K: The mechanical properties of single trabeculae, *Trans Orthop Res Soc* 12:48, 1987.
295. Mete PL, Lewis JL: Young's modulus of trabecular bone tissue, *J Orthop Res* 12:49, 1987.
296. Rice JC, Cowin SC, Bowan JA: On the dependence of the elasticity and strength of cancellous bone on apparent density, *J Biomech* 21:155, 1988.
297. Nicholson PH, Cheng XG, Lowet G, et al: Structural and material mechanical properties of human vertebral cancellous bone, *Med Eng Phys* 19:729-737, 1997.
298. Kopperdahl DL, Keaveny TM: Yield strain behavior of trabecular bone, *J Biomech* 31:601-608, 1998.
299. Keaveny TM, Wachtel EF, Ford CM, et al: Differences between the tensile and compressive strengths of bovine tibial trabecular bone depend on modulus, *J Biomech* 27:1137-1146, 1994.
300. Rohl L, Larsen E, Linde F, et al: Tensile and compressive properties of cancellous bone, *J Biomech* 24:1143-1149, 1991.

CAPÍTULO 7

Imagenologia na Implantodontia

Randolph R. Resnik e Carl E. Misch

As técnicas de diagnóstico por imagem na implantodontia sofreram grandes modificações nos últimos anos. A avaliação radiográfica precisa e abrangente consiste em um aspecto fundamental no plano de tratamento da implantodontia. Várias técnicas de imagem têm sido utilizadas para avaliar a quantidade e a qualidade do osso e a relação das estruturas anatômicas com os possíveis sítios para os implantes. Tradicionalmente, os implantodontistas se baseavam em radiografias bidimensionais convencionais; entretanto, com o advento da tomografia computadorizada (TC), uma nova era, em todas as fases da avaliação das imagens radiográficas na implantodontia, passou a ser viável. Esses avanços tecnológicos aumentaram significativamente o nível de informação detalhada disponível para os implantodontistas com relação a diagnóstico, plano de tratamento, fase cirúrgica e protética. Este capítulo faz uma revisão sobre as várias tecnologias radiográficas e suas contribuições diagnósticas específicas para a implantodontia relativas à avaliação pré-cirúrgica, elaboração do plano de tratamento e avaliação pós-cirúrgica.

Classificação das Técnicas Imagenológicas

O objetivo das técnicas imagenológicas na implantodontia é a aquisição de informação mais abrangente e prática que pode ser utilizada nas várias fases do tratamento por implantodontia. A equipe odontológica deve avaliar cada paciente individualmente a respeito de qual técnica deve ser solicitada, sendo a decisão baseada na informação prática.

Fase 1

A primeira fase é denominada *imagens pré-operatórias*. Reúne todos os exames solicitados anteriormente e novos exames radiológicos escolhidos para auxiliar a equipe de implantodontia a determinar um plano de tratamento abrangente e definitivo para o paciente. Os objetivos dessa fase incluem todas as informações cirúrgicas e protéticas necessárias para determinar a quantidade e a qualidade de osso, identificação de estruturas nobres, necessidades protéticas, sítios cirúrgicos propostos e a possibilidade de lesões.

Fase 2

A segunda fase é denominada *imagens cirúrgicas e intraoperatórias*, sendo seu foco auxiliar na intervenção cirúrgica e protética do paciente. Os objetivos dessa fase imagenológica são avaliar os sítios cirúrgicos durante e imediatamente após a cirurgia; auxiliar no posicionamento ideal e inclinação dos implantes dentais; avaliar a cicatrização e a fase de integração dos tecidos à cirurgia do implante; e garantir que a posição do pilar protético e a confecção das próteses estejam corretas.

Fase 3

A terceira fase é chamada de *imagens pós-protéticas*. Começa logo após a colocação da prótese e continua de forma indefinida. Os objetivos dessa fase são avaliar a manutenção a longo prazo, a integração e a função dos implantes, o que inclui a análise de todo o conjunto do implante e os níveis das cristas ósseas adjacentes.

Modalidades de Imagem

A decisão para realização de um exame de imagem é baseada nas necessidades clínicas do paciente. Para obter uma avaliação radiológica de uma área específica de interesse, a seleção da modalidade da técnica de imagem deve ser de acordo com aquela que proporciona a informação diagnóstica relacionada com as necessidades cirúrgicas e protéticas. Um princípio fundamental em radiologia é maximizar a relação custo-benefício dos exames de imagem. Os exames conhecidos por produzir esse resultado não são necessariamente os exames mais baratos, acessíveis ao dentista ou que produzam a menor exposição à radiação.[1-3] No entanto, eles fornecem à equipe as informações necessárias cruciais para o sucesso do implante dental.

Várias modalidades de imagem têm sido relatadas na literatura como sendo úteis na implantodontia, incluindo aparelhos recém-desenvolvidos especificamente para tal análise (Quadro 7-1).[4,5] Tais modalidades de imagem podem ser classificadas em analógicas e digitais ou, ainda, em bi ou tridimensionais. No passado, a radiografia era limitada a uma imagem analógica bidimensional. Modalidades de imagem analógicas são sistemas bidimensionais que usam um filme radiográfico ou *écrans* intensificadores como receptores de imagem. Contudo, a qualidade de imagem desses sistemas é cercada de vários defeitos: qualidade de resolução, campo de visão reduzido, tempo consumido, exposição excessiva à radiação e alta dependência do operador.[6-8]

QUADRO 7-1 Tipos de Modalidade de Imagem

- Radiografia periapical
- Radiografia panorâmica
- Radiografia oclusal
- Radiografia cefalométrica
- Radiografia tomográfica convencional
- Tomografia computadorizada (tridimensional)
- Tomografia computadorizada *cone-beam*
- Tomografia computadorizada médica
- Imagem por ressonância magnética (tridimensional)
- Tomografia computadorizada interativa (tridimensional)

No passado, as radiografias intraorais em conjunto com a radiografia panorâmica eram utilizadas como o único determinante no diagnóstico e plano de tratamento em implantodontia. As técnicas radiográficas bidimensionais na Odontologia mostram desvantagens, podendo exibir imagens tanto falso-negativas, como falso-positivas.[9-11] Com o avanço da tecnologia em radiografias, muitos sistemas de imagem tridimensionais estão atualmente disponíveis na Odontologia, fornecendo ao profissional uma quantidade infinita de informações diagnósticas.

> **QUADRO 7-2** Objetivos das Imagens Pré-protéticas
>
> - Identificar lesões
> - Determinar a qualidade óssea
> - Determinar a quantidade óssea
> - Determinar a posição ideal do implante
> - Determinar a inclinação ideal do implante

Imagens Diagnósticas e Pré-operatórias (Fase 1)

O objetivo da avaliação radiográfica pré-operatória é verificar a qualidade e a quantidade de osso disponível, e a angulação óssea; selecionar os sítios dos implantes em potencial e verificar a ausência de lesões. Entretanto, não existe técnica de imagem radiográfica ideal no campo da implantodontia que seja adequada para todos os pacientes. No momento da seleção da modalidade radiográfica a ser usada na avaliação pré-operatória, um exame cuidadoso das opções de imagens disponíveis deve ser considerado para a escolha de acordo com as necessidades do paciente. Na radiologia clínica e odontológica, um princípio recomendado para selecionar a modalidade radiográfica apropriada baseia-se na dose de radiação. O princípio "tão baixo quanto razoavelmente exequível" (ALARA, do inglês, *as low as reasonably achievable*) deve estar sempre relacionado com o fato de que a técnica de diagnóstico por imagem escolhida deverá ser a que apresenta a menor dose de radiação para o paciente. No entanto, o planejamento e o tratamento do paciente não devem ser colocados em risco com base na dose de radiação. Ao longo dos anos, avanços tecnológicos que permitem menor dose de radiação para se obter uma imagem radiográfica semelhante reduziram muito essa preocupação.

Todas as modalidades citadas no Quadro 7-1 têm sido utilizadas na primeira fase diagnóstica do tratamento.[4,5] Entretanto, a modalidade radiográfica selecionada deve fornecer informações pré-operatórias de planejamento com alta resolução e tridimensionais precisas a respeito dos sítios para implantes potenciais.

As modalidades de imagem listadas no Quadro 7-1 podem ser subdivididas em bidimensionais planas e tridimensionais. As modalidades de imagem bidimensionais incluem as periapicais, as interproximais, as oclusais e as cefalométricas; sendo simplesmente projeções bidimensionais da anatomia do paciente. As modalidades de imagem tridimensionais incluem a TC, a tomografia computadorizada *cone-beam* (TCCB) e a imagem por ressonância magnética (IRM), as quais possibilitam ao profissional a visualização de um volume da anatomia do paciente. Essas técnicas são quantitativamente precisas e modelos tridimensionais da anatomia do paciente podem ser obtidos por meio dos dados das imagens e utilizados para produzir guias cirúrgicos e estruturas protéticas.

Esta fase de imagens na implantodontia destina-se: a avaliar o estado atual dos dentes e maxilares; desenvolver e refinar o plano de tratamento do paciente. A avaliação do paciente pelos membros da equipe deve ser complementada por revisão da história do paciente, exame clínico minucioso e avaliação dos exames de imagem do paciente. A equipe odontológica deve ser capaz de excluir qualquer lesão existente e estabelecer um objetivo clínico provisório que esteja de acordo com as necessidades funcionais e estéticas do paciente.

O objetivo desta fase do tratamento é desenvolver e programar um plano de tratamento que possibilite a restauração da função e estética do paciente por meio de um planejamento preciso e estratégico dos implantes dentais. As necessidades funcionais e estéticas podem ser transformadas fisicamente em um guia de diagnóstico tridimensional, o que permite à equipe de implantodontia identificar, nos exames de imagem, os sítios específicos da cirurgia de implantes. Os objetivos específicos das imagens pré-protéticas estão listados no Quadro 7-2.

Radiografia Periapical

Técnica

As radiografias periapicais são imagens de alta resolução de uma região limitada ao processo alveolar da mandíbula ou maxila.[12] Existem duas técnicas de projeção intraoral que podem ser utilizadas na radiografia periapical: a técnica do paralelismo e a técnica da bissetriz. Embora os dois métodos sejam utilizados na odontologia atualmente, na implantodontia a preferência é pela técnica do paralelismo, por causa da menor distorção e maior precisão. Em tal técnica, o filme ou o sensor devem ser posicionados ao longo do eixo do implante, dente ou estrutura óssea em questão. Além disso, o raio central do cabeçote do aparelho de raios X deve estar perpendicular ao filme ou sensor. Quando esta técnica é utilizada na implantodontia, ela reduz a distorção geométrica e a ampliação. Se forem utilizados posicionamentos incorretos ou a técnica da bissetriz, as imagens resultantes vão apresentar medidas verticais e horizontais imprecisas.[13] A técnica do paralelismo elimina a distorção e reduz a ampliação para menos de 10%. Em algumas situações, a técnica da bissetriz é necessária para se observar a região apical do osso ou do implante devido à anatomia do tecido circundante.

Um dos avanços mais significativos na radiologia odontológica foi o advento da tecnologia digital, a qual possibilitou a redução de várias limitações das radiografias intraorais convencionais. As vantagens da radiografia digital e seu uso na implantodontia estão bem documentadas[14,15] (Tabela 7-1). Com o uso da radiografia digital, os procedimentos cirúrgicos e protéticos da implantodontia se tornaram mais simples e mais eficientes.

A radiologia digital consiste em um processo de obtenção de imagem no qual o filme é substituído por um sensor que armazena os dados. A informação analógica recebida é então interpretada por um *software* especializado, e a imagem é formada no monitor de um computador. A imagem resultante pode ser modificada de diversas maneiras como, por exemplo, escala de cinza, brilho, contraste e inversão. Imagens coloridas podem ser formadas para melhorar a avaliação da imagem digital. Programas de *softwares* (p. ex., Dexis® Implant) estão atualmente disponíveis e possibilitam a calibração de imagens ampliadas, garantindo, assim, mensurações adequadas (Fig. 7-1).

Em comparação com as radiografias convencionais, os sistemas digitais mais atuais apresentam doses de radiação significativamente menores[16,17] e melhor resolução.[15] Entretanto, com relação à implantodontia, a vantagem mais significativa da radiografia digital é a velocidade instantânea na qual as imagens são formadas, o que é muito útil durante o posicionamento cirúrgico dos implantes e na verificação do posicionamento do componente protético.

Vantagens

A radiografia periapical consiste em uma excelente modalidade que apresenta muitas vantagens em comparação com outras técnicas

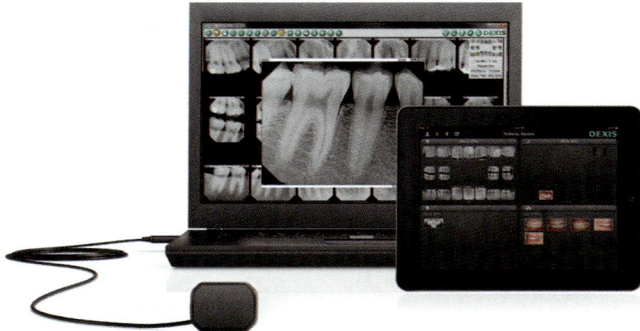

FIGURA 7-1. Sistema de radiografia digital que inclui sensor digital e computador. (Cortesia de Dexis, LLC.)

TABELA 7-1
Comparação do Filme *versus* Imagens Digitais

	Filme	Digital
Imagem	Analógica	Analógica digital
Custo	Filme, produtos químicos	Investimento inicial
Radiação	Alta	50 a 90% menor
Visualização	Demorada	Imediata
Resolução	14–18 Ln/mm	12–20 Ln/mm
Escala de cinza	16 tons	256 tons
Filme	Fino, flexível	Fino, cabo
Aperfeiçoamento	Invariável	Ampla faixa
Armazenamento	Prontuário	Computador

De Park ET, Williamson GF: Digital radiography: an overview, *J Contemp Dent Pract* 3:1–13, 2002.

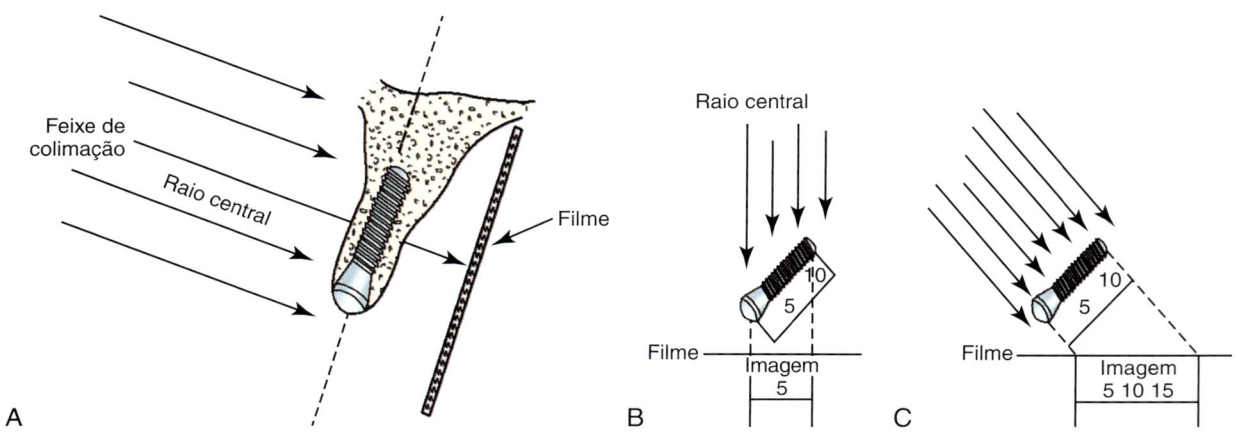

FIGURA 7-2. Posicionamento do filme. **A,** O raio central está perpendicular ao osso e ao filme, resultando em nenhuma distorção. **B,** O raio central está perpendicular ao filme, mas não ao implante, resultando em encurtamento da imagem. **C,** O raio central está perpendicular ao objeto, mas não ao filme, resultando em alongamento da imagem.

na implantodontia. Este tipo de radiografia apresenta uma dose de radiação muito baixa, principalmente quando as imagens são obtidas de forma digital. As imagens resultantes apresentam resolução alta e podem ser modificadas de varias maneiras, como escala de cinza, brilho, contraste e inversão. Imagens coloridas podem ser produzidas para melhorar a avaliação das leituras de densidade. A maioria dos *softwares* de computador está atualmente disponível para calibração das imagens aumentadas, fornecendo, portanto, mensurações precisas.

Desvantagens

A radiografia periapical tem desvantagens inerentes à técnica. O fato de as tábuas corticais mandibulares serem espessas dificulta a visualização do canal mandibular e da densidade óssea. Distorção na forma da imagem e ampliação podem estar presentes quando existem objetos de tamanhos diferentes. Tal fato ocorre quando a área total em questão (p. ex., osso alveolar, implante) não tem a mesma distância ponto focal–objeto. Quando o feixe de raios X for perpendicular ao filme radiográfico, mas o objeto não estiver paralelo ao filme, a imagem ficará encurtada. Se o feixe de raios X estiver orientado perpendicularmente ao objeto, mas não ao filme, a imagem ficará alongada. Esses conceitos básicos e importantes ajudam a minimizar a distorção e a ampliação em radiografias intraorais[18] (Fig. 7-2).

A ampliação da imagem pode ser avaliada por meio do posicionamento de um marcador radiográfico (p. ex., esferas de 5 mm) na região central da crista da localização desejada para o implante. Quando o marcador final ficar alongado, assim também ficará o sítio do implante. Por exemplo, uma esfera radiográfica medindo 8 mm está relacionada com uma ampliação de 62% (5 mm/8 mm = 62%). Logo, a imagem abaixo da esfera irá representar uma ampliação de 60% na sua dimensão. A maioria dos sistemas radiográficos digitais confeccionou programas de ampliação que permitem a determinação dessa distorção (Fig. 7-3).

A desvantagem mais significativa da radiografia periapical que leva à distorção da imagem é o posicionamento do filme. Em algumas situações, o marco de oposição do osso disponível na implantodontia está além do músculo lingual na mandíbula ou atrás da abóboda palatina. Nessas situações, a imagem deve ser encurtada para visualizar a cortical óssea e pode ser difícil determinar o volume ósseo real.

A densidade da crista óssea é também um fator para avaliar a perda óssea cortical nas radiografias. No osso D4, não há cortical

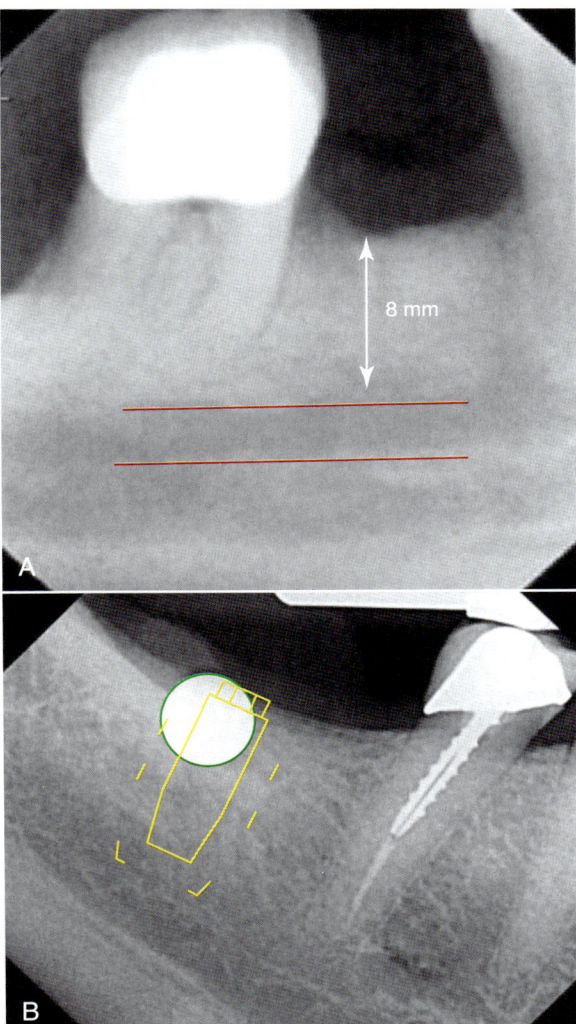

QUADRO 7-3 Imagens de Radiografias Periapicais
Vantagens • Baixa dose de radiação • Mínimo de ampliação quando realizado o alinhamento e o posicionamento adequados • Alta resolução • Baixo custo **Limitações** • Distorção e ampliação • Avaliação reduzida do local • Dificuldade no posicionamento da película radiográfica • Sensível à técnica • Ausência de imagens transaxiais **Indicações** • Avaliação de pequenos espaços edentados • Alinhamento e inclinação durante a cirurgia • Avaliação de rotina/manutenção

FIGURA 7-3. **A,** Medições diretas de estruturas nobres podem ser feitas diretamente em imagens digitais calibradas. Estudos mostraram que em radiografias intraorais realizadas em filme, mais de 50% das vezes o canal mandibular e o forame mentual são indistinguíveis. Entretanto, essa limitação foi drasticamente reduzida com o advento da imagem digital. **B,** A ampliação da imagem pode ser determinada radiografando-se um marcador de diâmetro conhecido e o tamanho do implante apropriado (ajustado para ampliação) pode ser então selecionado e posicionado na área edentada.

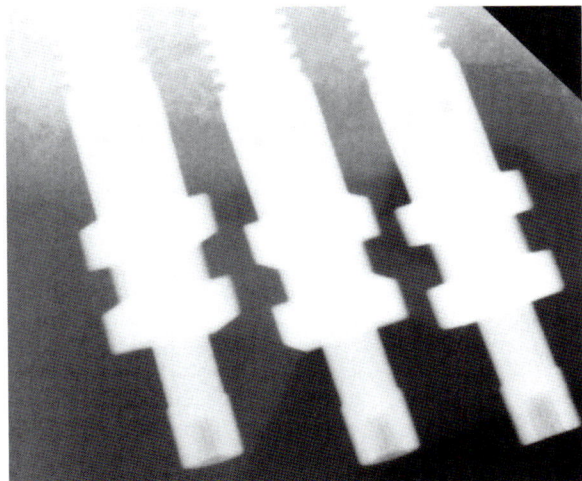

FIGURA 7-4. Verificação da transferência direta da colocação do pino de moldagem antes da impressão final. Observe a angulação ideal pelo alinhamento dos implantes.

na crista óssea, e o osso trabeculado fino predomina. Os efeitos *burnout* são comuns quando os ajustes padrões de quilovolts e de miliamperes são usados, sendo melhor, em tais situações, a avaliação da perda óssea cristal por meio de sistemas intraorais digitais[19,20] (Quadro 7-3).

Fase 1 e Fase 2

As radiografias periapicais geralmente são utilizadas nas fases 1 e 2 de tratamento. As maiores vantagens das radiografias periapicais consistem na avaliação de pequenos espaços edentados, alinhamento e orientação do implante durante a cirurgia e a confirmação de que o implante não está invadindo o canal mandibular ou uma raiz dentária durante a cirurgia.

Idealmente, uma radiografia periapical digital deveria ser realizada imediatamente após a cirurgia de implante, assim que possível. Essa imagem radiográfica pode ser utilizada como base para a avaliação dos níveis ósseos e cicatrização.

Imagem do Pilar e Componente Protético

Ao avaliar as impressões de transferência com um componente de encaixe de pilares de duas peças, as radiografias devem ser realizadas para verificar o assentamento completo. As radiografias intraorais devem ser utilizadas devido à sua alta resolução geométrica, para avaliação de qualquer discrepância de encaixe. No entanto, deve-se tomar cuidado para que o cone de raios X esteja direcionado em um ângulo correto ao eixo longitudinal do implante. Até mesmo uma pequena angulação pode permitir que um discreto espaço não seja notado. Quando o posicionamento para a realização de uma radiografia periapical for difícil, é possível utilizar as radiografias interproximais ou a panorâmica (Figs. 7-4 e 7-5).

Imagens Pós-protéticas (Fase 3 do Tratamento)

O ideal é que uma radiografia pós-protética seja realizada para atuar como base para uma futura avaliação do componente de encaixe e para a avaliação do nível do osso marginal. Deve-se tomar cuidado para se garantir o posicionamento adequado de todos os componentes. Além disso, o nível do osso marginal deve ser determinado para uma avaliação futura. A imagem após a entrega da prótese pode ser

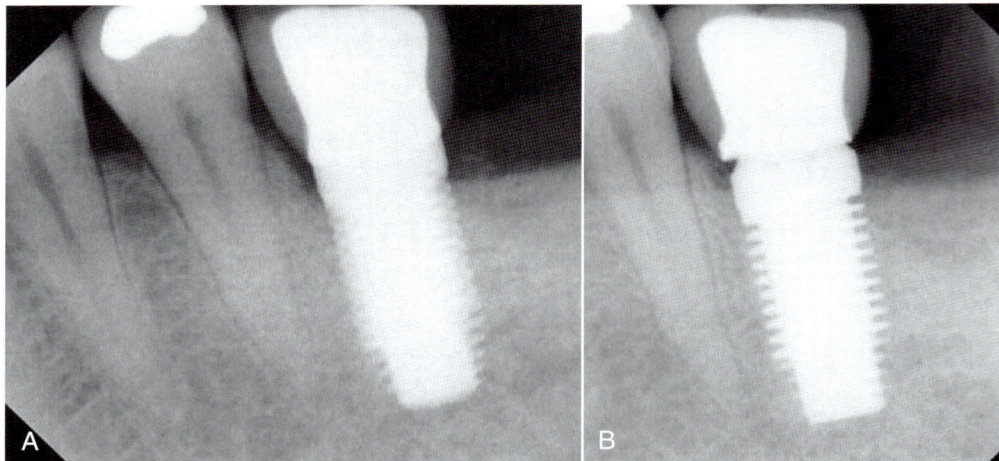

FIGURA 7-5. Imagem final de uma prótese. **A,** Angulação radiográfica ruim mostrando um assentamento completo da prótese falso-negativo. Note a imagem metálica difusa. **B,** Angulação radiográfica correta exibindo o problema de adaptação.

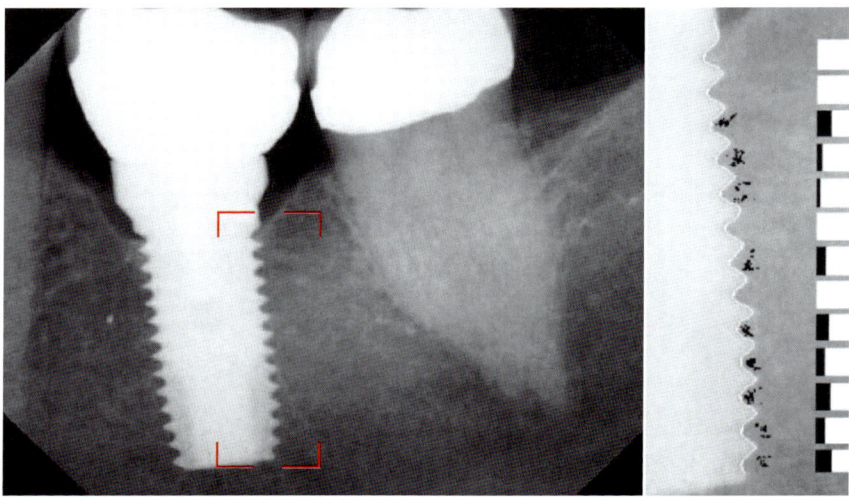

FIGURA 7-6. Programas de modificações de imagem digitais especializados (p. ex., DexBone®; Dexis®) permitindo a observação de qualquer modificação sutil na densidade óssea ao redor da interface do implante.

utilizada para verificar a ausência de cimento, o que pode levar à irritação tecidual, perda óssea e infecção

Imagem de Manutenção

Para a avaliação do sucesso do implante, os dois parâmetros mais precisos são a fixação do implante e a evidência radiográfica de osso adjacente ao implante. Radiografias de controle devem ser feitas após um ano da carga funcional e anualmente nos 3 primeiros anos.[21] Vários estudos mostraram que, no primeiro ano, é possível observar a perda óssea marginal e uma taxa mais alta de insucesso.

Radiograficamente, a perda ou a ausência de integração costuma ser indicada por uma linha radiolúcida ao redor do implante. Entretanto, diagnósticos falso-negativos podem ser feitos quando o tecido mole circundante ao implante não for suficientemente espesso para produzir imagem radiográfica. Diagnósticos falso-positivos podem ser feitos quando o efeito *Mach Band* surge a partir de uma área com menor densidade radiográfica, adjacente a uma área com maior densidade (implante), resultando em uma área mais radiolúcida do que realmente ela é.[22] No entanto, estudos mostraram que o efeito *Mach Band* é significativamente reduzido nas radiografias digitais. Além disso, a radiografia digital tem mostrado uma vantagem em comparação com a analógica no que concerne ao "aprimoramento da borda", que consiste na habilidade de se detectar um espaço entre o implante e o osso vizinho (Fig. 7-6).[23] Devido à sensibilidade da técnica ao operador, um protocolo rígido de qualidade deve ser utilizado objetivando-se a manutenção da qualidade de imagem ideal o tempo todo. O posicionamento ideal, assim como a documentação dos ajustes de kVp e miliamperagem, deve ser anotado como referências futuras.

Em exames radiográficos de acompanhamento, o nível do osso marginal deve ser comparado com as radiografias pós-protéticas imediatas. Logo, é fundamental que as radiografias sejam similares em geometria, densidade e contraste. Para garantir maior precisão, radiografias periapicais estandardizadas são essenciais; contudo, reproduzir o posicionamento é muito difícil.[24] Vários dispositivos de posicionamento do filme que se aderem ao implante, pilar ou prótese para padronizar a geometria da imagem já foram descritos.[25-28] Quando projeções adequadas são alcançadas, os encaixes do implante dos dois lados são vistos claramente. Quando eles não são vistos nas radiografias, é necessário realizar modificações na angulação dos feixes. Se um aspecto difuso estiver presente do lado direito do implante, o feixe foi posicionado de forma demasiada

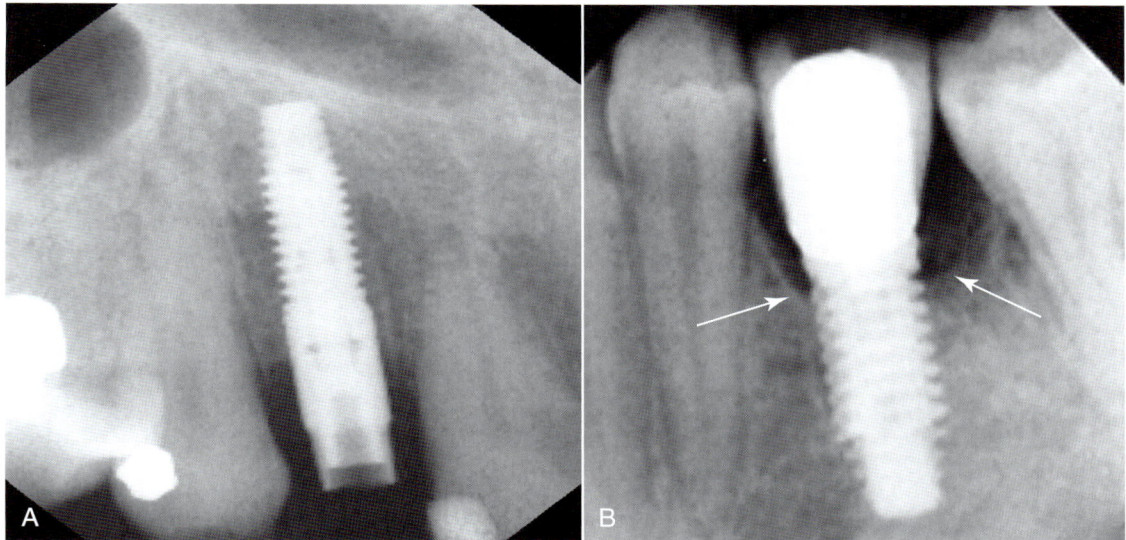

FIGURA 7-7. Avaliação do nível do osso alveolar. **A,** Posicionamento adequado mostrando a orientação da rosca. **B,** Angulação inadequada mostrando orientação difusa da rosca.

no sentido superior. Se o aspecto difuso estiver no lado esquerdo, o feixe foi posicionado em uma angulação inferior (Fig. 7-7). Com o avanço das radiografias digitais, várias técnicas têm sido propostas para medir os níveis ósseos ao redor dos implantes. Avaliações feitas por mensurações assistidas pelo computador, réguas, calibradores e avaliação de roscas supraósseas mostraram resultados altamente consistentes.[29,30]

Em resumo, a radiografia periapical:
- É uma modalidade muito útil para avaliação do osso local e de doença dental.
- Apresenta vantagens inerentes como menor dose de radiação, velocidade instantânea e resolução superior.
- É de valor limitado na determinação da quantidade de osso devido à possível ampliação ou distorção da imagem e pelo fato de não mostrar a terceira dimensão do osso (largura).
- Tem valor limitado na determinação da densidade óssea ou mineralização (as tábuas corticais laterais impedem uma interpretação correta e não possibilitam diferenciar uma mudança sutil no trabeculado ósseo).
- É valiosa na identificação de estruturas nobres, porém de uso reduzido para retratar a relação anatômica entre as estruturas e o sítio de implante proposto.
- É útil durante as fases pós-protética e de manutenção do tratamento (Fig. 7-8).

Radiografia Oclusal

As radiografias oclusais consistem em radiografias planas produzidas posicionando-se o filme intraoral paralelamente ao plano oclusal, com o feixe central de raios X perpendicular ao filme para a imagem mandibular e oblíqua (geralmente 45 graus) ao filme para a imagem da maxila. As radiografias oclusais produzem imagens planas de alta resolução do corpo da mandíbula ou da maxila.[12] As radiografias oclusais superiores são inerentemente oblíquas e tão distorcidas, que não podem ser utilizadas na implantodontia para se determinar, quantitativamente, a geometria ou o grau de mineralização do sítio do implante. Além disso, estruturas nobres como o seio maxilar, a cavidade nasal e o canal nasopalatino são exibidos; no entanto, a relação espacial com o sítio do implante é geralmente perdida com essa projeção (Quadro 7-4).

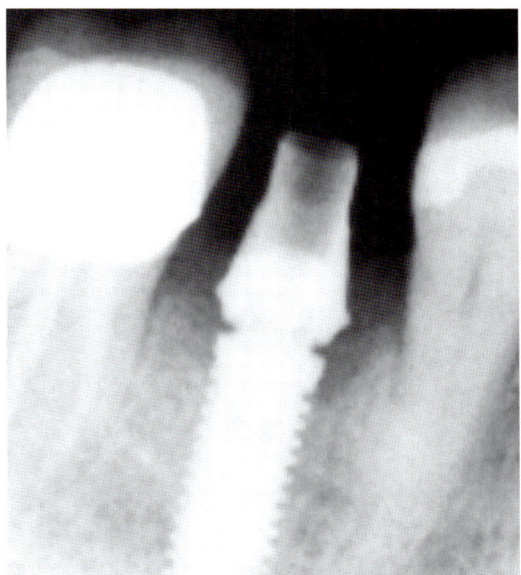

FIGURA 7-8. Radiografia periapical exibindo o encaixe incompleto de um pilar protético de duas peças.

Devido ao fato de a radiografia oclusal inferior ser uma projeção ortogonal, ela consiste em uma projeção menos distorcida que a superior. Contudo, o processo alveolar da mandíbula geralmente se dilata anteriormente e apresenta uma inclinação para a lingual posteriormente, produzindo uma imagem oblíqua e distorcida do processo alveolar inferior, sendo de uso limitado na implantodontia. Além disso, a radiografia oclusal inferior mostra a maior largura do osso (p. ex., sínfise) *versus* a largura na crista, em que está localizada a informação mais necessária para o diagnóstico (Fig. 7-9). O grau de mineralização do trabeculado ósseo não é determinado a partir dessa projeção, além de ser perdida a relação especial entre as estruturas nobres, como o canal mandibular e o forame mentual, e o sítio proposto para o implante. Consequentemente, as radiografias oclusais raramente são indicadas para a fase de diagnóstico pré-cirúrgico na implantodontia.

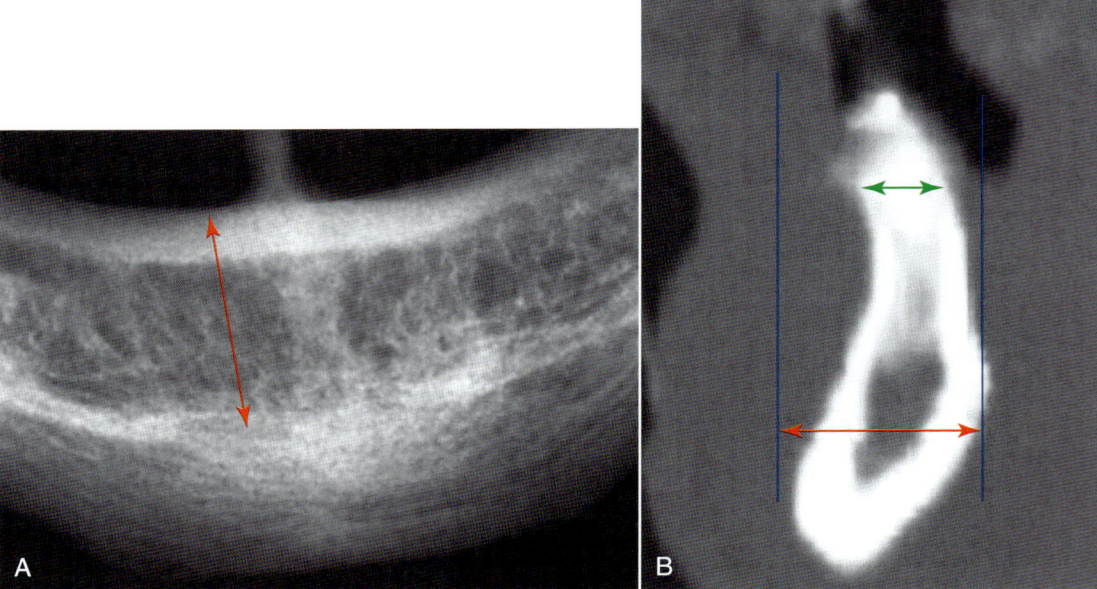

FIGURA 7-9. As radiografias oclusais têm sido utilizadas para mostrar a largura do osso na região anterior. **B,** Entretanto, as radiografias oclusais mostram, na realidade, a maior distância vestibulolingual (*setas vermelhas*) não no mesmo plano. Largura verdadeira do osso (*seta verde*).

QUADRO 7-4 Imagens de Radiografias Oclusais

Vantagens
- Avaliação de lesões

Limitações
- Não revela a verdadeira largura da mandíbula no sentido vestibulolingual
- Dificuldade no posicionamento

Indicações
- Nenhuma

Radiografia Cefalométrica

As radiografias cefalométricas consistem em radiografias do crânio de orientação plana. O crânio é alinhado ao aparelho de raios X e ao receptor de imagem por meio de um cefalostato, que fisicamente fixa a posição do crânio com projeções através do meato acústico externo. O dispositivo cefalométrico resulta em uma imagem geométrica que amplia a imagem em 10% a uma distância foco–objeto de 1,52 m e a uma distância objeto–filme de aproximadamente 15,2 cm.[12]

Uma radiografia cefalométrica lateral é produzida com o plano mediossagital do paciente posicionado paralelamente ao receptor de imagem. A radiografia mostra uma imagem transversal do processo alveolar da mandíbula e da maxila no plano mediossagital.[19] Com uma suave rotação do cefalostato, uma imagem transversal da mandíbula ou da maxila pode ser realizada na região de incisivos laterais ou caninos. Diferentemente das imagens panorâmicas ou periapicais, a vista transversal do processo alveolar demonstra a relação espacial entre oclusão e estética com comprimento, largura e angulação, e a geometria do processo alveolar é mais precisa para uma determinação quantitativa do osso. Frequentemente, os implantes devem ser posicionados nas regiões anteriores adjacentes à tábua lingual.

A radiografia cefalométrica lateral é útil porque demonstra a geometria do processo alveolar na região medioanterior e a relação da tábua lingual com a anatomia esquelética do paciente (Figs. 7-10 e 7-11). A largura do osso na região sinfisária e a relação entre a cortical vestibular e as raízes dos dentes anteriores também podem ser determinadas antes da remoção deste osso para um enxerto de rebordo. Juntamente com radiografias periapicais da região, informação especial quantitativa se torna disponível para demonstrar a geometria do sítio do implante e a relação espacial entre o sítio do implante e as estruturas nobres, como o assoalho da cavidade nasal, a porção anterior do seio maxilar e o canal nasopalatino. A cefalometria lateral também pode ajudar na avaliação da perda de dimensão vertical, inter-relação esquelética de arco, relação coroa/implante na região anterior, perfil de tecido mole, posição dos dentes anteriores na prótese e o momento resultante de forças. Consequentemente, as radiografias cefalométricas são importantes ferramentas para o desenvolvimento do plano de tratamento de um implante, principalmente se tratando de um paciente edentado total. Contudo, tal técnica não é útil para demonstrar qualidade óssea e só mostra uma imagem transversal do processo alveolar, no qual o raio central do aparelho de raios X é tangente a este.

As desvantagens das radiografias cefalométricas incluem informações transversais limitadas à linha média e a dificuldade de acesso à aparelhagem cefalométrica. Qualquer estrutura que não esteja na linha média é sobreposta ao lado contralateral. Essa técnica radiográfica é sensível ao operador e à própria técnica, pois, se o posicionamento for inadequado, o resultado será uma imagem distorcida. Devido ao fato de as radiografias cefalométricas utilizarem *écrans* intensificadores, a resolução e a definição ficam comprometidas em comparação com as técnicas radiográficas intraorais (Quadro 7-5).

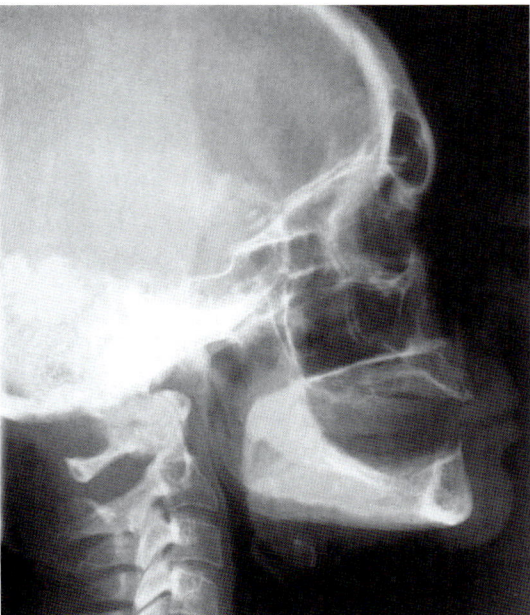

FIGURA 7-10. Uma projeção limitada da região da sínfise mandibular é útil para uma avaliação pré-operatória da largura do osso na linha média. Também pode ser um guia útil para a determinação da dimensão vertical de oclusão.

Radiografia Panorâmica

A radiografia panorâmica consiste em uma técnica radiográfica tomográfica, utilizada para retratar o corpo da mandíbula, a maxila e os seios maxilares. No passado, tal técnica foi, provavelmente, a mais utilizada no diagnóstico da implantodontia. Entretanto, para a obtenção de imagens quantitativas pré-cirúrgicas de implante, não é a melhor opção de diagnóstico, pois produz uma imagem de um corte ósseo de espessura e ampliações variáveis. O receptor de imagem tradicional tem sido o filme radiográfico, porém pode ser uma placa de armazenamento digital de fósforo ou um receptor digital com dispositivo CCD.[20,31,32] Apesar disso, as imagens panorâmicas oferecem inúmeras vantagens (Quadro 7-6).

As limitações significativas das radiografias panorâmicas podem ser classificadas em duas categorias: (1) distorções inerentes ao sistema panorâmico e (2) erros no posicionamento do paciente. A radiografia panorâmica é caracterizada por uma imagem única dos ossos gnáticos que revela ampliação vertical e horizontal, aliada à espessura tomográfica de corte, que varia de acordo com a posição anatômica. A fonte de raios X expõe os ossos gnáticos a partir de uma angulação negativa (8 a 9%), a qual produz uma ampliação inerente. A ampliação horizontal não é uniforme e não pode ser determinada de modo preciso devido à variação da posição do paciente, da distância foco-objeto e da localização relativa do centro de rotação do sistema de raios X. Estudos clínicos mostraram que a ampliação não uniforme pode estar presente em uma variação de 15 a 220%.[33-35] Estruturas dos ossos gnáticos se tornam mais ampliadas à medida que a distância objeto-filme aumenta e a distância objeto-fonte de raios X diminui. Estruturas que estão localizadas obliquamente em relação ao receptor do implante exibem aspectos das estruturas que são mais ampliadas quando estão mais distantes do receptor de imagem e menos quando estão mais próximas do receptor de imagem.[36-38] A ampliação uniforme de estruturas produz imagens com distorções que não podem ser compensadas para o plano de tratamento. As regiões posteriores superiores são geralmente as menos distorcidas em uma radiografia panorâmica. A espessura do

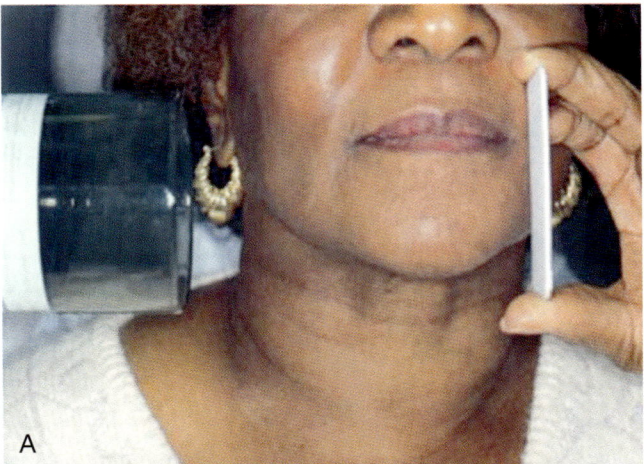
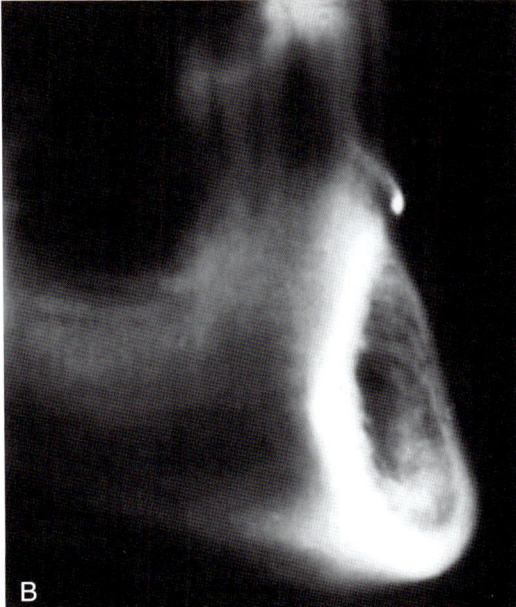

FIGURA 7-11. **A,** Uma técnica alternativa à radiografia cefalométrica padrão consiste no uso de um filme oclusal (tamanho 2) segurado pelo paciente, utilizando um aparelho intraoral padrão. **B,** Imagem resultante.

corte tomográfico ou plano de corte da radiografia panorâmica é grossa (aproximadamente 20 mm) nas regiões posteriores, e fina nas regiões anteriores (aproximadamente 6 mm).[38]

Tradicionalmente, a radiografia panorâmica é uma técnica muito útil para demonstrar lesões intraósseas e dentárias; entretanto, ela não determina a qualidade/mineralização do osso, podendo levar a enganos quantitativos por causa da ampliação. Uma vez que não é possível a observação da vista transversal tridimensional, não é fácil observar a relação entre as estruturas nobres e a quantidade dimensional do implante.

Devido ao fato de a radiografia panorâmica ser uma técnica popular e tão amplamente disponível na odontologia, os cirurgiões-dentistas desenvolveram maneiras de compensar as suas deficiências. As empresas de implante geralmente disponibilizam no mercado um *template* de ampliação pré-ajustado de 25% de ampliação para avaliação do tamanho de um implante que é posicionado sobre um filme panorâmico, em comparação com a posição de estruturas nobres. No entanto, esta não deve ser a única modalidade de avaliação pré-cirúrgica no plano de tratamento da

QUADRO 7-5 Imagens de Radiografias Cefalométricas Laterais

Vantagens
- Altura/largura na região anterior
- Pouca ampliação
- Relação esquelética
- Proporção coroa-implante (anterior)
- Posição dentária na prótese
- Avaliação da quantidade de osso na região anterior antes do enxerto da sínfise

Limitações
- Disponibilidade
- Informações da imagem limitadas à linha média
- Resolução e nitidez reduzidas
- Sensíveis à técnica

Indicações
- Utilização em combinação com outras técnicas radiográficas para implantes anteriores
- Avaliação do enxerto ósseo sinfisário

QUADRO 7-6 Imagens de Radiografias Panorâmicas

Vantagens
- Fácil identificação de pontos de referência opostos
- Avaliação inicial da altura vertical de osso
- Conveniência, facilidade e rapidez de execução na maioria dos consultórios odontológicos
- Avaliação da anatomia macroscópica dos ossos gnáticos e quaisquer lesões relacionadas

Limitações
- Distorções inerentes ao sistema panorâmico
- Erros no posicionamento do paciente
- Não demonstra a qualidade do osso
- Mensurações imprecisas devido à ampliação e ausência de terceira dimensão
- Ausência de relação espacial entre estruturas

---

implantodontia. Em razão das desvantagens inerentes das radiografias panorâmicas, a maioria dos estudos clínicos fundamenta imprecisões em mensurações diretas.[39,40]

O posicionamento do paciente também é um fator determinante na imprecisão das radiografias panorâmicas que leva à distorção geométrica. Com conhecimento, é possível corrigir a maioria dos erros relacionados com o posicionamento do paciente (Tabela 7-2). No entanto, em um dado plano, a distorção horizontal não pode ser determinada e as medições não são confiáveis. As dimensões horizontais são afetadas pelo centro de rotação do feixe, que altera de posição de acordo com a distância objeto–filme[16] (Fig. 7-12).

As dimensões verticais dependem das fontes de raios X ao foco, sendo que a quantidade de distorção é determinada pela distância da arcada do paciente até o filme. Entretanto, a ampliação vertical pode ser determinada pela ampliação da imagem do diâmetro de um objeto conhecido posicionado próximo à crista alveolar. O fator de ampliação pode ser calculado no sítio em questão, dividindo-se o diâmetro real do objeto pelo diâmetro medido na imagem radiográfica. Guias diagnósticos que têm esferas de 5 mm ou fios incorporados ao redor da curvatura da arcada dentária e usados pelos pacientes durante o exame radiográfico panorâmico permitem ao dentista determinar a quantidade de ampliação naquela radiografia (Fig. 7-13).

Uma técnica para avaliação da radiografia panorâmica para implantes na região posterior da mandíbula e comparação com a avaliação clínica durante a cirurgia foi desenvolvida por meio da identificação do forame mentual e a extensão posterior do canal alveolar inferior.[41] Entretanto, estudos demonstraram que o forame mentual não pode ser observado na radiografia em 30% dos casos e, quando visível, pode não ser identificado corretamente.[42-45] A região anterior da maxila edentada é geralmente oblíqua ao filme, sendo, frequentemente, a região mais difícil de ser avaliada na radiografia panorâmica, devido à curvatura do processo alveolar e da inclinação do osso. As dimensões de estruturas inclinadas em radiografias panorâmicas não são confiáveis. Estudos realizados com radiografias panorâmicas têm demonstrado que objetos posicionados anterior e posteriormente ao plano de corte aparecem borrados, ampliados, encurtados ou distorcidos a ponto de se tornarem irreconhecíveis.

Devido ao fato de a fonte de raios X ter uma posição inferior à da mandíbula, a posição do canal mandibular em relação à crista alveolar se torna variável, dependendo da sua posição no sentido vestibulolingual dentro do corpo mandibular. Em outras palavras,

---

TABELA 7-2
Problemas Comuns no Posicionamento em Panorâmicas e Correções

Problema	Causa	Correção
Borrada Ampliada	Paciente posicionado muito para posterior	Certificar-se de que os dentes anteriores estão posicionados corretamente no mordente
Borrada Região anterior diminuída	Paciente posicionado muito para anterior	Certificar-se de que os dentes anteriores estão posicionados no mordente
Curva de Spee exagerada Região anterior diminuída Côndilos não visualizados Coluna vertebral arqueada	Posicionamento do queixo do paciente muito para baixo	Alinhar corretamente trago-asa do nariz
Curva de Spee aplanada Palato duro sobreposto	Posicionamento do queixo do paciente muito para cima	Alinhar corretamente trago-asa do nariz
Sombreamento radiopaco sobre a região anterior	Paciente posicionado muito para a frente	Endireitar o pescoço
Ramo maior de um lado Padrão desigual de borramento	Cabeça do paciente girada no aparelho	Plano mediossagital do paciente deverá ficar perpendicular ao solo
Grande radiolucidez sobre a maxila	A língua do paciente não está no palato	Paciente posiciona a língua no palato, deglute

quando o canal corre pela lingual no interior do corpo, a posição aparente no filme é mais para a crista, em comparação com um nervo que corre mais por vestibular, apesar de eles estarem a uma mesma distância vertical da crista alveolar. Como consequência, o canal posicionado na lingual pode ter altura vertical suficiente para o posicionamento de um implante, mas a radiografia panorâmica pode indicar uma altura inadequada de osso.

Uma das principais vantagens da radiografia panorâmica é que ela consiste em um método inicial de investigação de lesões intraósseas. Ela também pode ser útil para garantir que raízes dentárias e outras estruturas não estejam no campo cirúrgico. De maneira geral, lesões nos seios são difíceis de serem observadas nesta radiografia e outras ferramentas são necessárias (p. ex., TC).

Quando a ampliação em 25% é realizada na radiografia panorâmica, é possível classificar o paciente em três diferentes categorias: (1) existe, de forma óbvia, osso vertical suficiente para a colocação do implante; (2) não existe, de forma óbvia, osso vertical suficiente para a colocação do implante; ou (3) a quantidade de osso vertical necessária para colocar o implante não é óbvia.

Na categoria 1, um implante pode ser colocado, mas a radiografia panorâmica não pode determinar a largura ou a angulação. Antes da realização da cirurgia, é melhor avaliar os tecidos moles e inspecionar visualmente um ponto de referência (p. ex., forame mentual). Na categoria 2, o paciente precisa de enxerto ósseo ou outra opção de tratamento em vez da inserção de implante no osso inadequado. Já na categoria 3, o paciente precisa de investigação adicional para determinar se a opção do implante é viável ou se o enxerto ósseo é necessário.

Tomografia Computadorizada

A tomografia computadorizada consiste em uma modalidade radiográfica digital que revolucionou a imagem radiográfica. Os dados provenientes da TC possibilitam ao clínico a verificação de vários cortes do tecido de interesse, sem borramento ou sobreposição de imagens das estruturas adjacentes. Utiliza-se um feixe de raios X finamente calibrado e os dados obtidos são reformulados por algoritmos matemáticos para a confecção das imagens de interesse.

Histórico

A TC foi inventada por Sr Godfrey Hounsfield, engenheiro elétrico, em 1972.[46] Os primeiros aparelhos de TC apareceram nos departamentos de diagnóstico médico durante os meados dos anos 1970; fizeram tanto sucesso, que rapidamente substituíram as tomografias complexas no começo dos anos 1980.

Na Odontologia, os aparelhos de TC foram introduzidos nos anos 1990 e tornaram-se tão populares que estão substituindo a maioria das modalidades radiográficas bidimensionais, das quais a Odontologia dependeu tanto no passado.

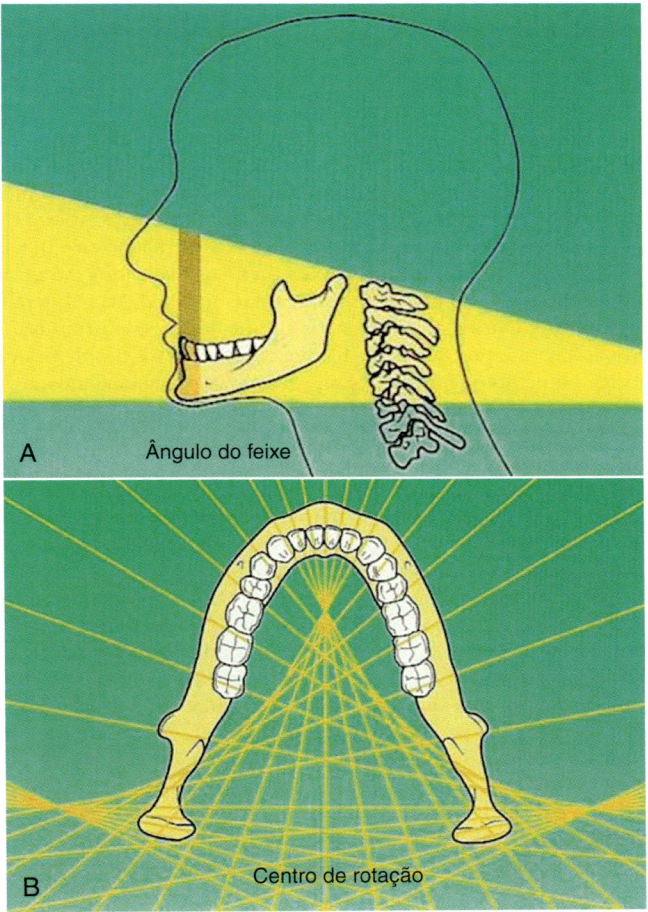

FIGURA 7-12. **A,** Todas as angulações dos feixes de panorâmica são de aproximadamente 8 graus, o que fornece à imagem uma ampliação inerente. **B,** Devido à curvatura do arco, aparelhos panorâmicos apresentam diferentes centros de rotação.

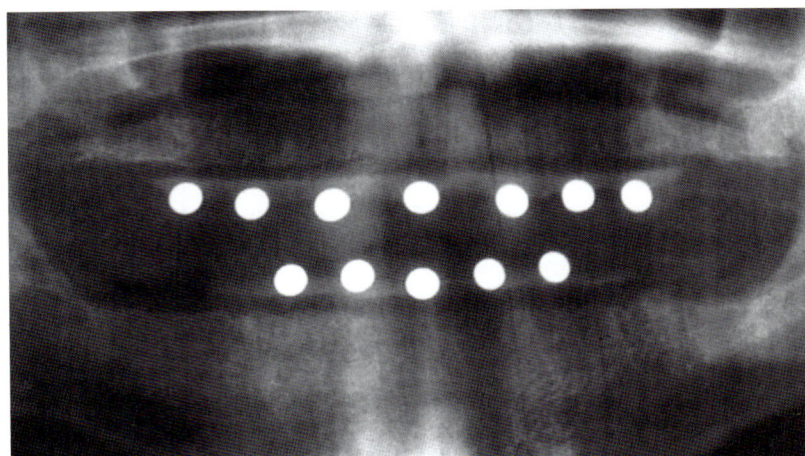

FIGURA 7-13. Radiografia panorâmica com esferas de 5 mm posicionadas na crista alveolar de uma mandíbula divisão A.

Desenvolvimento da Imagem

As imagens da tomografia computadorizada são resultado da coleção de dados por inúmeros detectores e câmaras ionizantes na unidade da TC. Os dados coletados pelos detectores correspondem a um composto das características de absorção das imagens das estruturas e dos tecidos. Essa informação é transformada em imagens (dados brutos), as quais são reformuladas em um volume digital (*voxel*) para avaliação e análise.

A integração dos sistemas de imagem digitais na implantodontia aumentou significativamente a capacidade diagnóstica dos profissionais. Uma imagem bidimensional digital é descrita por uma imagem matriz que apresenta elementos de figura individuais chamados de *pixels* (p. ex., 512 × 512). Para imagens digitais maiores (p. ex., 1,2 M × 1,2 M, em que M representa *megapixels*), a imagem é alternativamente descrita como uma imagem de 1,5 M. Cada elemento de imagem individual, ou *pixel*, apresenta um valor digital discreto que descreve a intensidade da imagem no ponto particular. O valor do elemento do *pixel* é descrito por uma escala, que pode ser tão baixa quanto 8 *bits* (valor 256) ou tão alta quanto 12 *bits* (valor 4.096), para sistemas de imagem preto e branco, ou 36 *bits* (valor de 65 bilhões) para sistemas de imagens coloridas.[9-11] As imagens preto e branco digitais são adequadamente apresentadas em um monitor preto e branco. Em geral, 8 *bits* ou 256 níveis podem ser apresentadas de forma eficaz em um monitor. Uma imagem tridimensional digital é descrita por uma imagem matriz que tem uma imagem individual ou elementos de imagem chamados *voxels*. Uma imagem tridimensional digital é descrita não apenas pela largura e altura dos *pixels* (*i.e.*, 512 × 512), como também pela sua profundidade e espessura. Uma imagem volumétrica ou tridimensional do paciente é produzida por imagens contíguas, as quais produzem uma estrutura tridimensional do volume dos elementos (p. ex., TC, IRM e tomografia computadorizada interativa [TCI]). Cada volume de elemento tem um valor que descreve o nível de intensidade. Em geral, modalidades tridimensionais têm uma escala de 12 *bits* ou valor de 4.096. As imagens bidimensionais digitais são compostas de elementos de figuras de *pixels* (2-D) e *voxels* (3-D). *Pixels* e *voxels* contêm atribuição de valor de tamanho, localização e escala de cinza. Cada *voxel* e *pixel* lançado são caracterizados por um valor numérico que representa a densidade dos tecidos. Isso é chamado de número da TC. Um valor específico de escala de cinza ou densidade é designado a cada número de TC que compreende a imagem (Fig. 7-14).

As imagens de TC são inerentemente imagens tridimensionais de 512 × 512 *pixels*, com uma espessura descrita pelo espaço de corte da técnica de imagem. Cada *voxel* tem um valor, representado em unidades de Hounsfield, que descreve a densidade de cada imagem. A variação dessas unidades é de – 1.000 (ar) até + 3.000 (esmalte) unidades de Hounsfield (Quadro 7-7). A maioria dos aparelhos de TC é padronizada em 0 unidade de Hounsfield para a água. A densidade da escala de TC é quantitativa e importante na identificação e diferenciação de estruturas e tecidos (Quadro 7-8).

Tipos de Aparelhos de Tomografia Computadorizada

Médica

Nos departamentos de radiologia médica, a TC é a modalidade diagnóstica de imagem mais comum na avaliação de tecidos moles e duros. Avanços na qualidade e velocidade da imagem ficaram evidentes no início da década de 1990 com o advento dos aparelhos de TC espirais/helicoidais. No entanto, desde a sua introdução em 1998, o *multslice* (TC com múltiplas fileiras de detectores) revolucionou o campo da tomografia computadorizada médica. Essas unidades de escaneamento através da TC são aparelhos tomográficos classificados como sendo de 4, 8, 12, 16, 32 e 64 canais. O número de canais corresponde ao número de vezes em que o feixe de raios X gira ao redor da cabeça do paciente para coletar os dados da TC. Os números da TC, ou unidades de Hounsfield, são então reconstruídos matematicamente e formatados em imagens. No entanto, devido ao fato de essas imagens serem uma série de imagens incrementais agrupadas, os cortes da TC espiral produzem reconstruções de imagens "medianas" com base nos múltiplos raios X que atravessam a área escaneada. Com essas reconstruções de imagens, uma pequena lacuna entre os cortes está presente, o que contribui para um erro inerente nos aparelhos médicos.

Na década de 1980, a reconstrução de imagens de TC transversais melhorou drasticamente o diagnóstico e o plano de tratamento na implantodontia. Essas imagens reformatadas possibilitaram uma avaliação tridimensional de estruturas nobres e da relação anatômica com outras estruturas da cavidade bucal.[47-50] Contudo, apesar de esses avanços terem melhorado a capacidade de diagnóstico, havia deficiências inerentes aos aparelhos médicos utilizados para fins odontológicos. Devido ao fato de os aparelhos médicos não terem sido desenvolvidos com objetivos odontológicos, existem erros próprios como, por exemplo, distorção, ampliação e problemas de posicionamento que levam à confecção de imagens inadequadas.[51] Além disso, não era possível coletar informações protéticas para prever o resultado protético final. Isso foi superado com o advento de ferramentas de escaneamento sofisticadas, protótipos estereolitográficos de resina,[52] *softwares* interativos, guias cirúrgicos produzidos pelo computador e sistemas de navegação guiados por imagem de TC, o que tornou possível um posicionamento ideal e também o estabelecimento de um prognóstico protético.

Apesar de os problemas dos aparelhos médicos terem sido remediados, ainda existem diversas desvantagens: dose de exposição à radiação e acesso ao aparelho. A quantidade total de exposição à radiação oriunda de aparelhos médicos tem sido um assunto controverso por muitos anos e tem sido mostrada como muito excessiva. O acesso ao aparelho aumentou muito nos últimos anos com o advento da tecnologia computadorizada *cone-beam* (Quadro 7-9 e Fig. 7-15, *A*).

Tomografia Computadorizada *Cone-beam*

Para superar algumas desvantagens do aparelho médico de TC, um novo tipo de aparelho de TC específico para uso odontológico foi recentemente desenvolvido[53,54] (Tabela 7-3). Este tipo de tomografia avançada é denominado tomografia volumétrica *cone-beam* (TVCB) ou tomografia computadorizada *cone-beam* (TCCB) (Fig. 7-15, *B*). Pelo fato de a TC convencional estar associada a uma alta dose de radiação, esta técnica clínica para obtenção de imagens esteve sempre sobre críticas significativas quando utilizada para o plano de tratamento de implantes. No entanto, com o advento da tecnologia *cone-beam*, as limitações da TC médica foram superadas.[55] Recentemente, com a aprovação da U.S. Food and Drug Administration para o uso da tecnologia *cone-beam*, existe a possibilidade de escolha para a obtenção de imagens para o diagnóstico mais preciso, alem de apresentar apenas uma fração da exposição à radiação e de respeitar o princípio de ALARA.[56] Os aparelhos foram projetados para que fosse possível a sua instalação no consultório odontológico, permitindo ao dentista e ao paciente a conveniência de se obter o escaneamento no próprio local (Fig. 7-16).

Os aparelhos de TCCB usam uma fonte rotatória de raios X que gera um feixe cônico que pode ser modificado para captar uma determinada área de interesse. Os dados do feixe de raios X são captados por um único coletor. Tais dados são convertidos em vários tons de cinza, que são visualizados em uma tela de computador. A reconstrução dessas imagens pode ser em qualquer plano, simplesmente alinhando o dado da imagem ou *voxel*. Isso possibilita a visualização dos dados nos sentidos axial, sagital, coronal, panorâmico, tridimensional e imagens dos tecidos moles (Fig. 7-17).

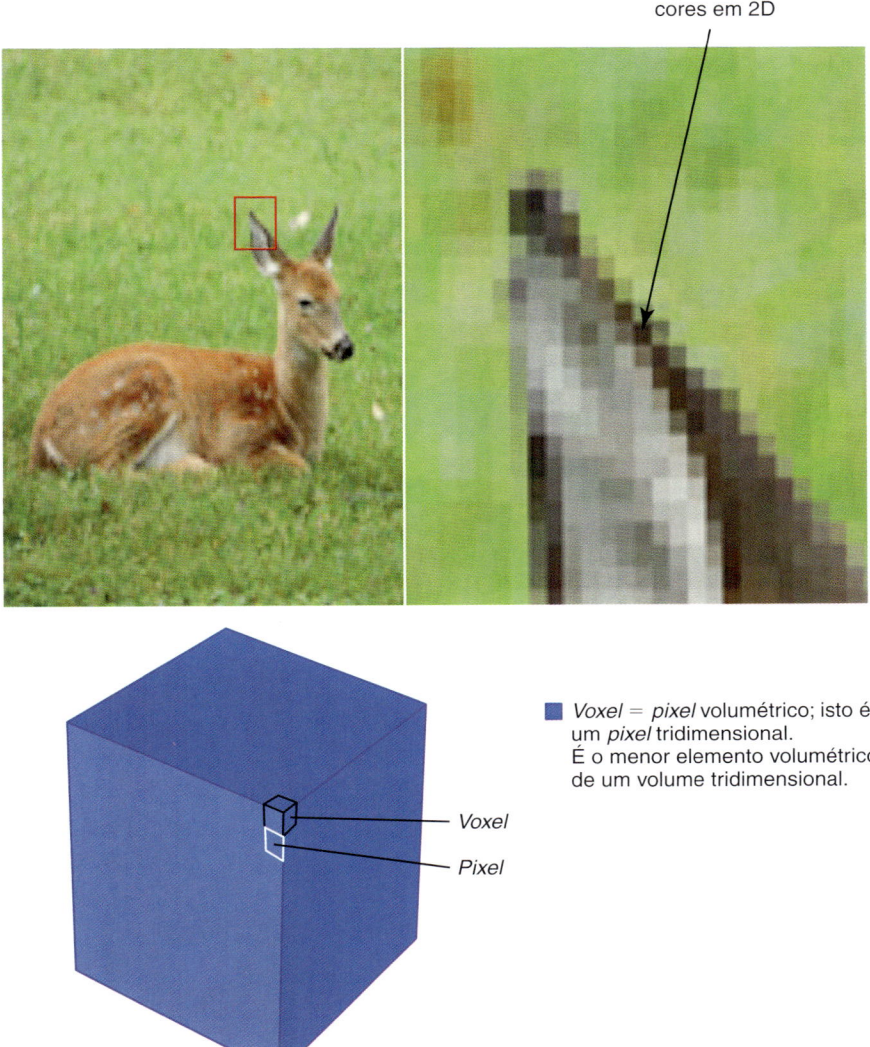

FIGURA 7-14. A imagem final da tomografia computadorizada depende do tamanho do *pixel* (Bidimensional [2D]) e do *voxel* (tridimensional [3D]).

QUADRO 7-7 Qualidade do Osso	
DENSIDADE	**UNIDADES HOUNSFIELD**
D1	1.250
D2	850–1.250
D3	350–850
D4	150–350
D5	< 150

QUADRO 7-8 Caracterização dos Tecidos	
MATERIAL	**UNIDADES HOUNSFIELD**
Ar	1.000
Água	0
Músculo	35–70
Tecido fibroso	60–90
Cartilagem	80–130
Osso trabecular	150–900
Osso cortical	900–1.800
Dentina	1.600–2.400
Esmalte	2.500–3.000

QUADRO 7-9 Tomografia Computadorizada

Vantagens
- Ampliação insignificante
- Imagens com contraste relativamente alto
- Diversas imagens
- Protótipos tridimensionais
- Plano de tratamento interativo
- Referência cruzada

Limitações
- Custo
- Sensível à técnica

Indicações
- Plano de tratamento interativo
- Determinação da densidade óssea
- Localização de estruturas nobres
- Colocação de implantes subperiosteais
- Identificação de lesões
- Pré-planejamento de enxerto ósseo

TABELA 7-3
Comparação entre Escaneamento Espiral Médico e *Cone-beam*

	Médico	***Cone-beam***
Tempo de escaneamento	Aproximadamente 10 min	Aproximadamente 36 s
Exposição à radiação	Maior	Menor
Escaneamento	Múltiplos cortes	Uma rotação
Campo exposto	Uma arcada de cada vez	Duas arcadas simultaneamente
Espalhamento	Maior	Menor
Posicionamento	Muito sensível à técnica	Não é tão crítico

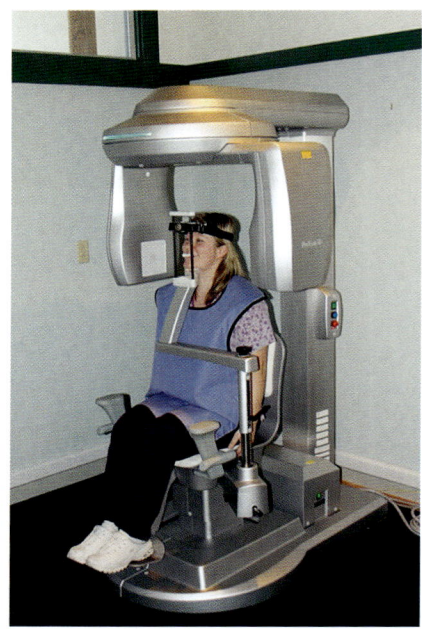

FIGURA 7-16. Um aparelho de tomografia computadorizada *cone-beam* Prexion para consultório. O escaneamento é feito em menos de 20 s.

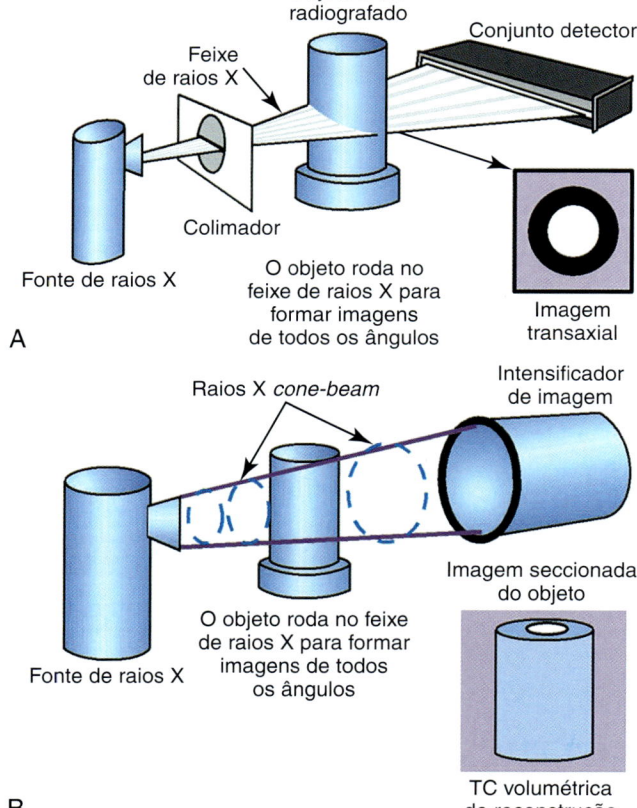

FIGURA 7-15. A, O escaneamento da tomografia computadorizada convencional (TC) utiliza um feixe muito estreito *fan beam* que gira ao redor do paciente, obtendo um corte fino (imagem) em cada giro. Devido à grande quantidade de giros necessários, a dose de radiação é maior. **B,** A tomografia volumétrica *cone-beam* captura todos os dados em um só giro, o que reduz a dose de radiação e evita a distorção e erros na reformatação.

Ponto focal

A claridade das imagens fornecidas pela TC não depende do tamanho do *voxel*. Na verdade, uma unidade de TCCB pode ter um *voxel* de tamanho bem pequeno; entretanto, a qualidade da imagem pode ser comprometida devido a um ponto focal grande. O ponto focal é a área do tubo de raios X que emite a radiação. Em geral, quanto menor o ponto focal, melhor a qualidade da imagem final. Logo, uma fonte ou ponto focal grande resultará em projeções de sombras na área escaneada, o que irá gerar um objeto fora de foco. Esta penumbra ou borramento das bordas cria uma sombra que resulta em uma imagem de qualidade e claridade ruins. As unidades atuais de TCCB têm pontos focais variando de 0,15 a 0,7 mm (Fig. 7-18).

Campo de Visão

O aparelho de tomografia computadorizada *cone-beam* varia de acordo com a área de interesse ou como é comumente chamada, campo de visão (FOV) na radiologia. O FOV descreve o volume

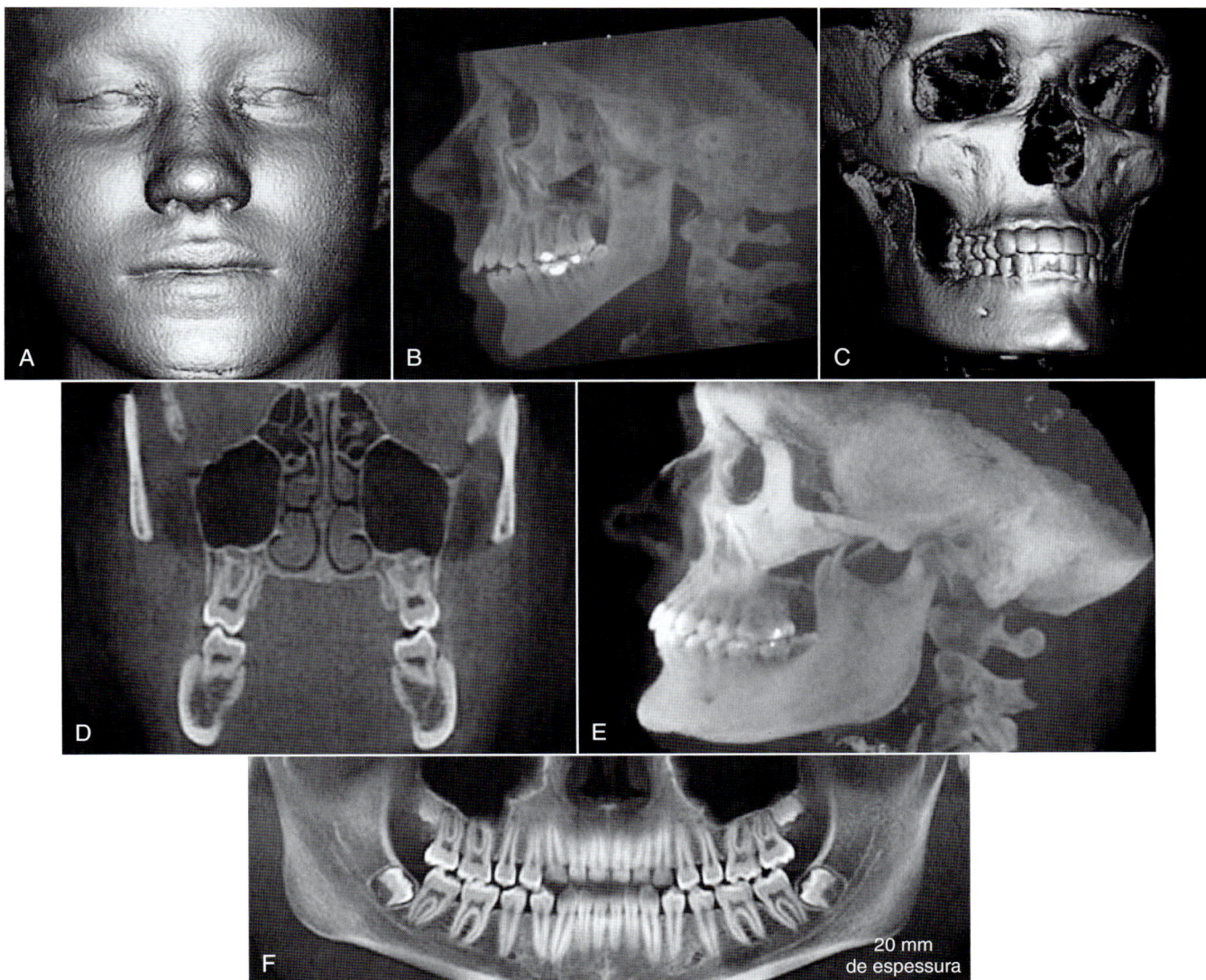

FIGURA 7-17. Imagens do aparelho *cone-beam* (Prexion). **A,** Tecido mole tridimensional. **B,** Cefalometria lateral. **C,** Imagem tridimensional do osso. **D,** Coronal. **E,** Imagem lateral do osso. **F,** Panorâmica.

escaneado, o qual depende de vários fatores, incluindo o detector de tamanho e forma, a geometria de projeção do feixe e a colimação do feixe. Este último é fundamental na redução da exposição à radiação e na garantia de que apenas a área de interesse será exposta. Em geral, volumes menores escaneados produzem imagens com maior resolução. Atualmente, as unidades de TCCB são classificadas em FOV pequeno, médio ou grande (Fig. 7-19).

Variação da Dose Efetiva dos Aparelhos de Tomografia Computadorizada Cone-beam. Devido ao aumento no número de aparelhos de TCCB desenvolvidos e lançados no mercado, torna-se muito difícil generalizar a dose de radiação de tal modalidade de imagem. Essas unidades exibem uma grande variação de parâmetros de exposição, tais como o espectro dos raios X (pico de voltagem e filtragem), exposição dos raios X (miliamperagem e número de projeções) e FOV. Logo, a variação dos aparelhos e dos protocolos de imagem resulta em diferentes doses de absorção de radiação.

Para se determinar o risco de radiação para os pacientes, a medida da dose efetiva em microsieverts é ainda a mais aceita. Alguns estudos mediram tal dose nos aparelhos de TCCB utilizando dosímetros termoluminescentes (DTL) com dosimetria fantasma. Os fantasmas eram colocados dentro de várias camadas ao longo do plano axial para permitir o acesso à anatomia interna. Os DTL eram colocados em áreas radiossensíveis a serem testadas (*i.e.*, ramo, sínfise, tireoide, glândulas salivares). O operador pode controlar o FOV, kVp, miliamperagem e o tempo de escaneamento para reduzir a dose efetiva. Entretanto, essas reduções resultam em uma diminuição do sinal e na piora da qualidade da imagem (Fig. 7-20).

Tomografia Computadorizada Interativa

Um dos maiores avanços na TC consiste na interatividade da TC ou TCI, a qual resolve muitas das limitações da TC.[57-60] A TCI é uma técnica que foi desenvolvida para ligar o espaço durante as transferências de informação dos dados obtidos na TC para o seu uso na formulação do diagnóstico e plano de tratamento. Os implantodontistas podem ver e interagir com o estudo da imagem em um computador pessoal (Fig. 7-21).

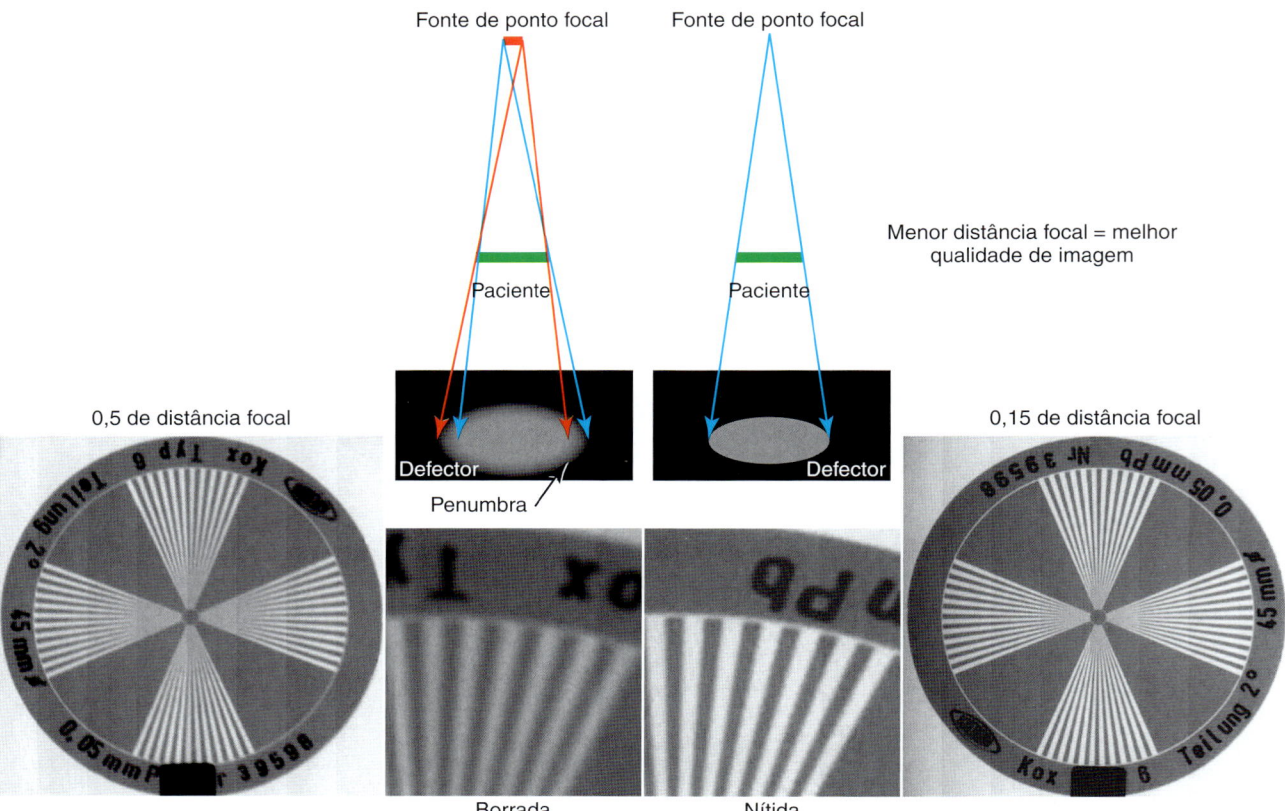

FIGURA 7-18. Um ponto focal menor irá resultar em uma imagem mais nítida.

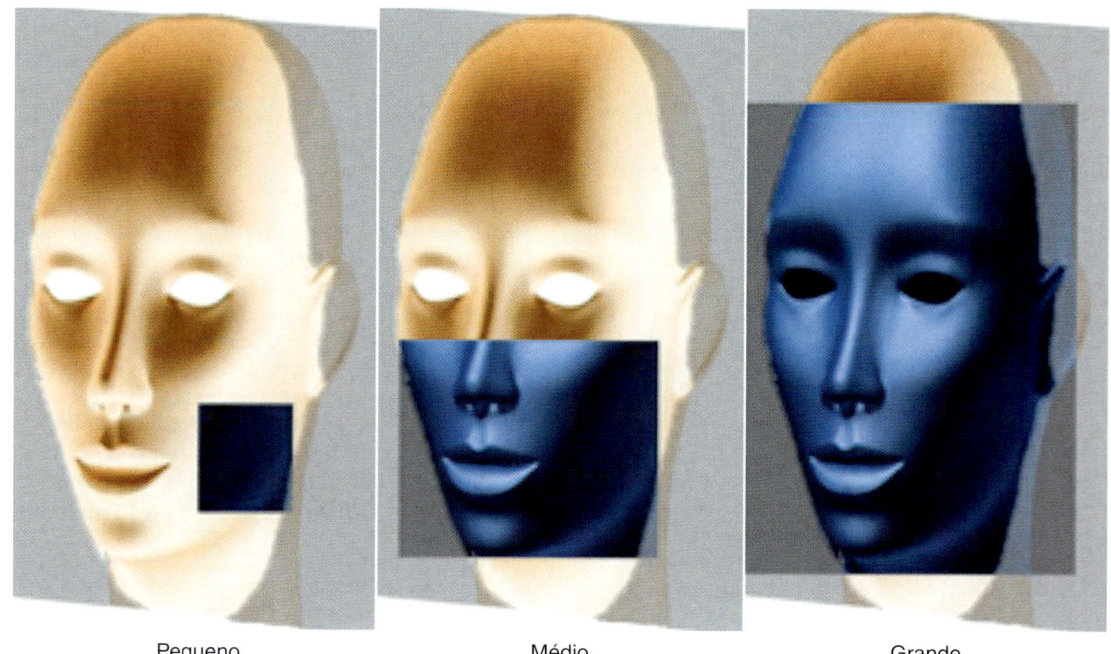

FIGURA 7-19. O FOV do aparelho de tomografia computadorizada *cone-beam*: pequeno (**A**), médio (**B**) e grande (**C**).

Formação da Imagem

Os dados coletados na TC são exportados para um formato universal chamado *DICOM* (*Digital Image and Communications in Medicine*), que foi introduzido pela American College of Radiology–National. A partir desses arquivos, as imagens reformatadas utilizando-se uma parte ou todos os dados são geradas e visualizadas de diferentes maneiras. A visualização padrão consiste em uma imagem plantar, a qual é representada por uma sequência de cortes em diferentes planos, tais como axial, coronal, sagital e transaxiais. Quando o dentista deseja ver uma imagem panorâmica, ele deve selecionar uma sequência ininterrupta de *voxels* ao longo de um plano curvo na maxila ou na mandíbula. Quando apenas os *voxels* superficiais são selecionados, produz-se uma imagem tridimensional.

Avaliação Pré-implante: Diagnóstico e Plano de Tratamento

O primeiro passo na avaliação pré-implante consiste na observação da área edentada em questão no que concerne à qualidade e à quantidade de osso. A maioria dos *softwares* atuais permite que o implantodontista avalie a área de interesse em várias reconstruções em diferentes planos, incluindo os cortes transaxiais, panorâmico, sagital, axial e tridimensional (Fig. 7-22). A partir dessas reconstruções, uma série de ferramentas interativas está disponível, incluindo ferramentas de mensuração, densidade óssea, angulação (espaços restauradores), dentes virtuais e delineamento de estruturas nobres (nervo alveolar inferior) (Fig. 7-23).

Avaliação Pré-implante: Avaliação do Sítio com Implantes

Após a avaliação da quantidade e da qualidade do osso, *softwares* especiais permitem que o implantodontista posicione ativamente implantes nas áreas de interesse. Tais *softwares* possibilitam ainda a seleção da marca, tipo e dimensões do implante juntamente com os pilares protéticos que são selecionados a partir de bibliotecas especiais. Tais características permitem o posicionamento de múltiplos implantes paralelamente e, portanto, a confecção de um guia diagnóstico para ser usado na colocação cirúrgica dos implantes.

Dose efetiva	2" FOV	3" FOV
NewTom 3G	44,7 μSv	36,9 μSv
i-CAT	134,8 μSv	68,7 μSv
Hitachi	476,6 μSv	288,9 μSv
Radiografia panorâmica	6,3 μSv	
Exame periapical completo	150 μSv	
TC médica, mandíbula e maxila	2.100 μSv	
TC médica, maxila	1.400 μSv	

*Média da radiação natural de *background* (radiação cósmica, aleatória etc.) 3.000 μSv por ano

FIGURA 7-20. A exposição à radiação é medida em microsieverts. A exposição na tomografia computadorizada *cone-beam* é aproximadamente 1/3 daquela observada em um exame radiográfico periapical completo. FOV, Campo de visão. (Dados de Ludlow JB, Davies-Ludlow LE, Brooks SL, Howerton WB: Dosimetry of 3 CBCT devices for oral and maxillofacial radiology: NewTom 3G and i-CAT, Dentomaxillofac Radiol 35:219-226, 2006.)

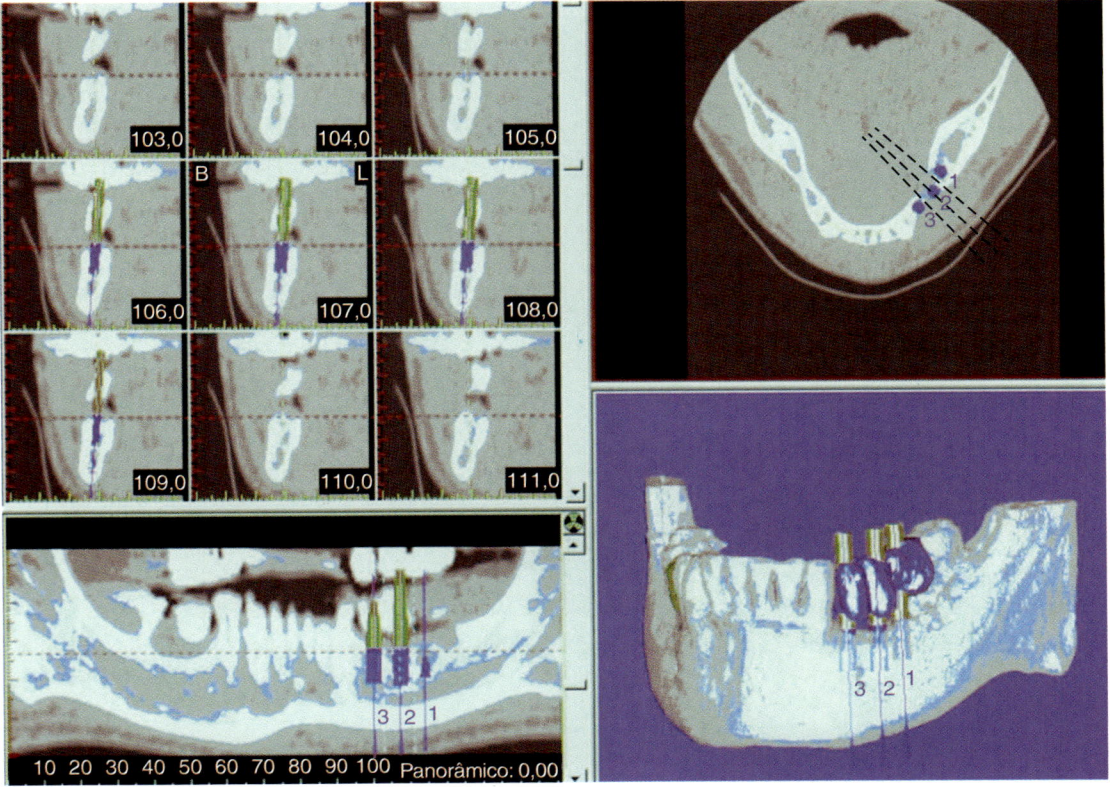

FIGURA 7-21. Escaneamento de tomografia computadorizada reformatada mostrando o posicionamento interativo de implantes em relação ao guia diagnóstico fabricado a partir do encerramento diagnóstico. Observe que em cada posição há referência cruzada de acordo com os marcadores assinalados.

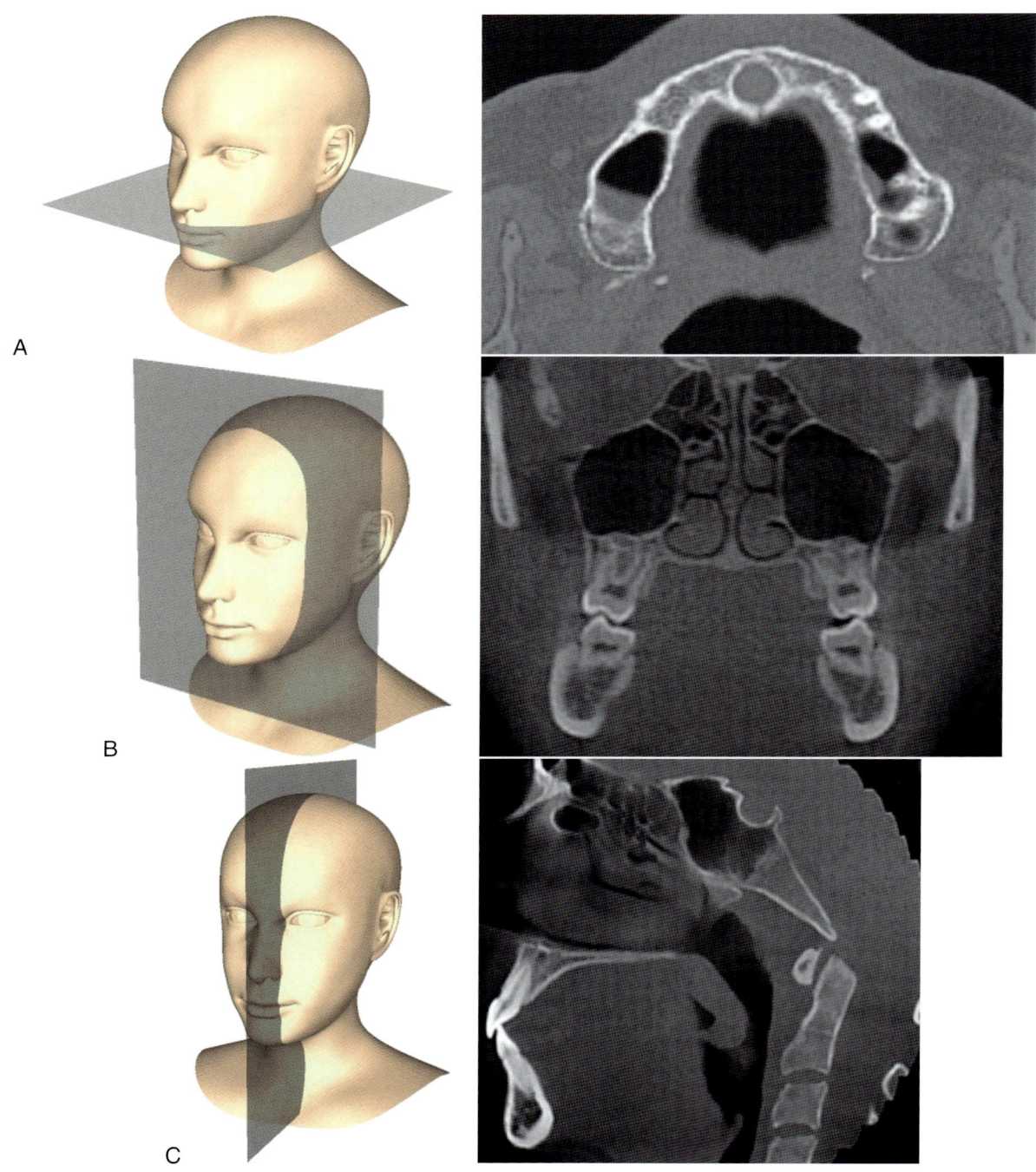

FIGURA 7-22. Imagens reformatadas de tomografia computadorizada *cone-beam*. **A,** Axial. **B,** Coronal. **C,** Sagital.

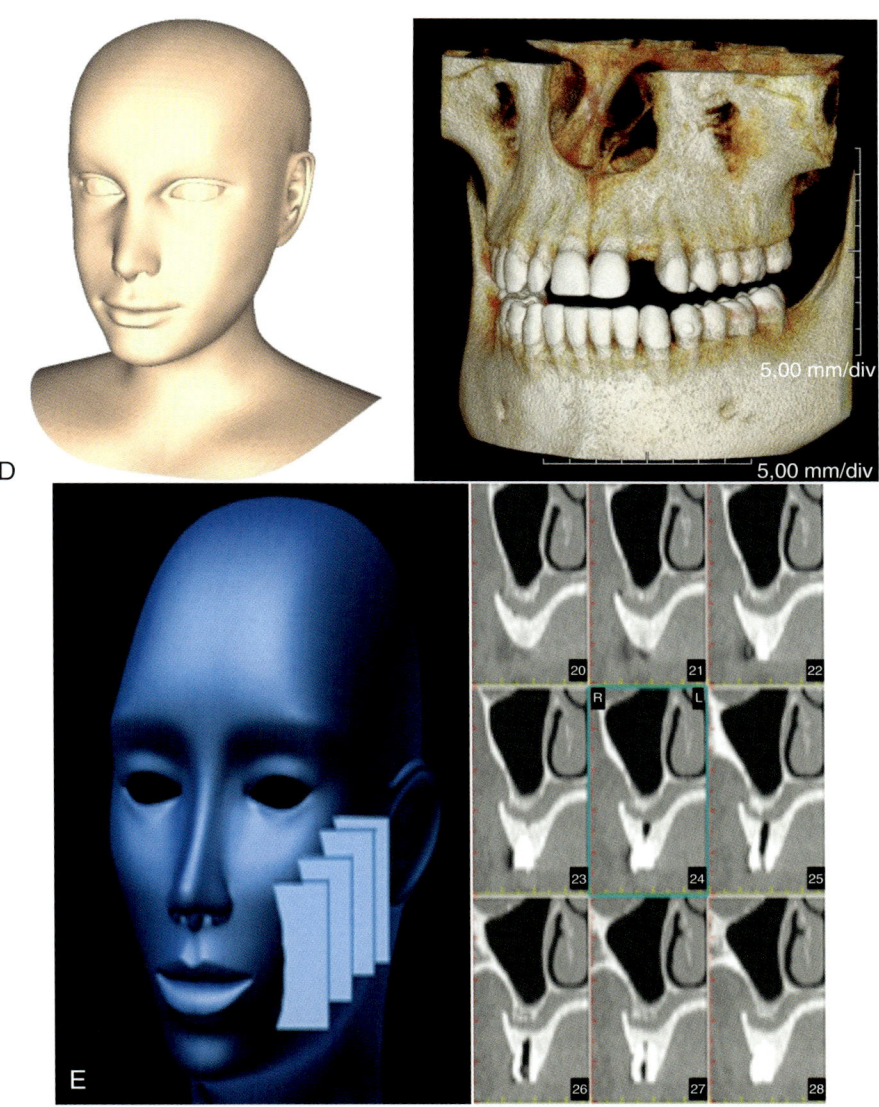

FIGURA 7-22. *(Cont.)* **D,** Tridimensional. **E,** Transaxial.

(Continua)

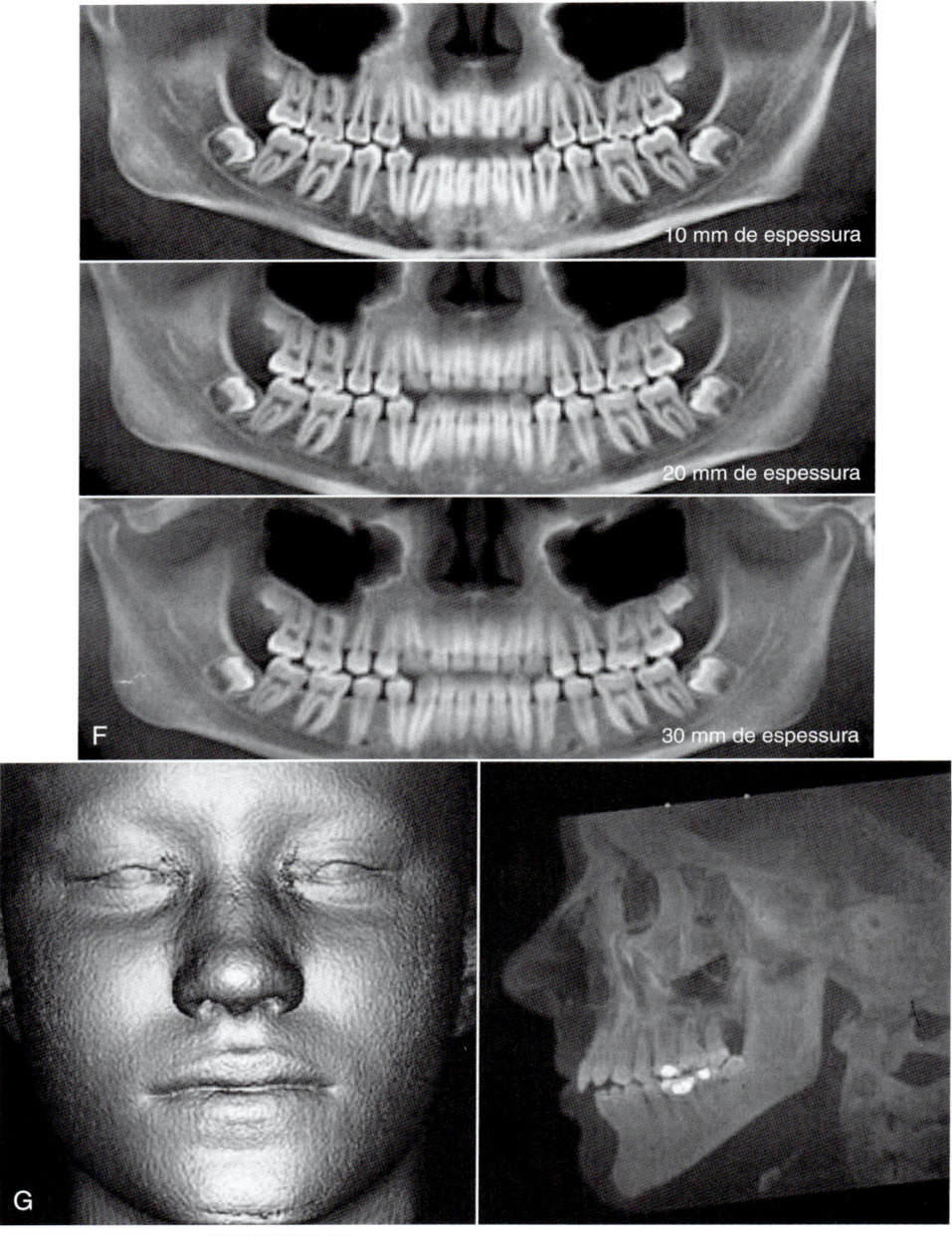

FIGURA 7-22. *(Cont.)* **F,** Panorâmica. **G,** Tecido mole.

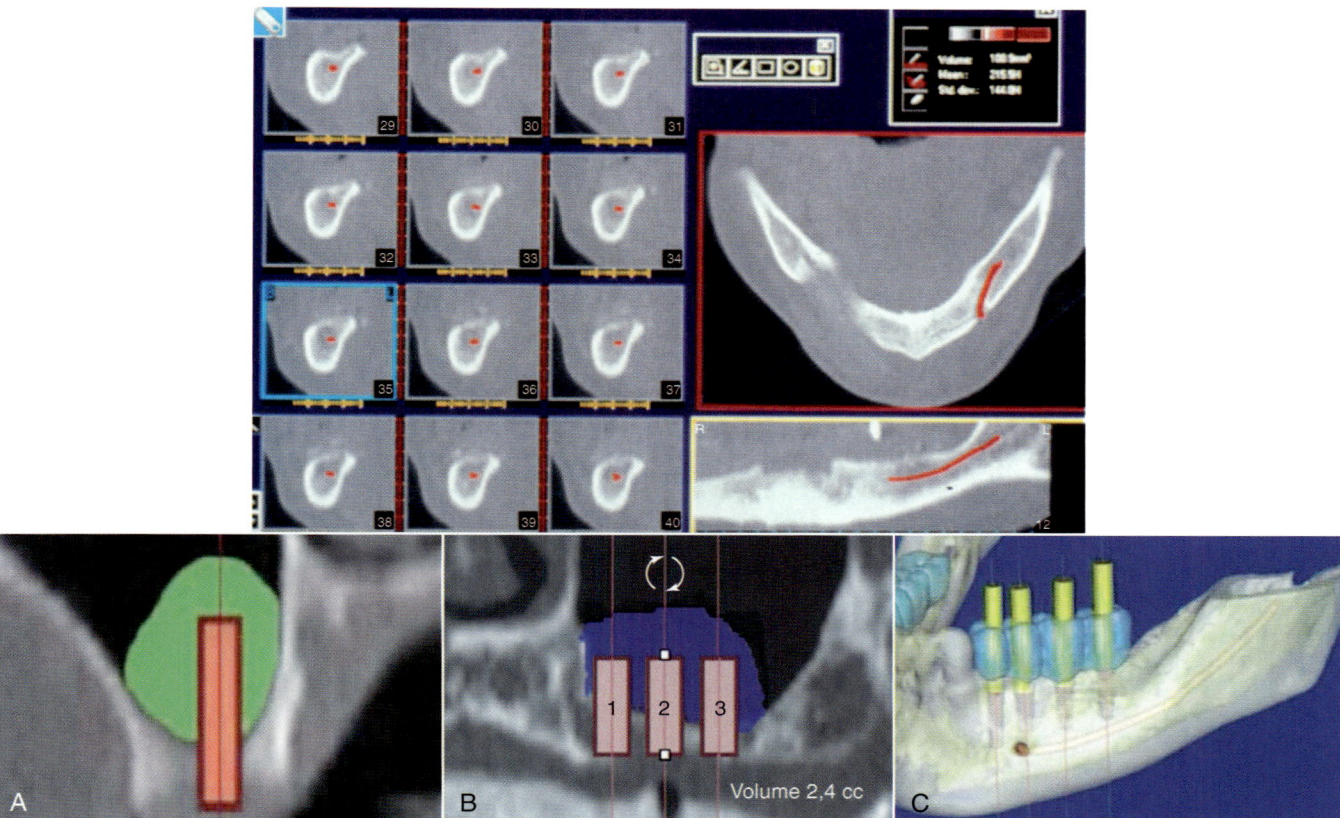

FIGURA 7-23. **A,** O canal mandibular e o forame mentual podem ser afetados e o posicionamento é transferido para diversas visões. **B,** Em áreas em que o osso disponível é insuficiente, como no seio maxilar, a quantidade de enxerto ósseo necessária pode ser determinada. **C,** Posicionamento de implantes em relação ao canal mandibular e o forame mentual; todas as imagens fornecem referências cruzadas. A análise tridimensional para a avaliação da proximidade com estruturas nobres pode ser gerada a partir das mesmas imagens de tomografia computadorizada.

Caso o implante precise ser posicionado em um ângulo específico, este pode ser facilmente determinado e o *pilar* final selecionado antes da cirurgia (Fig. 7-24).

A maioria dos *softwares* atuais utiliza protocolos restauradores e cirúrgicos semelhantes. O primeiro passo inclui um guia diagnóstico para o posicionamento em pacientes parcialmente edentados. Em pacientes edentados totais, recomenda-se a duplicação da prótese existente ou a confecção de uma nova. A equipe odontológica formula então um plano de tratamento ideal, incluindo a colocação dos dentes propostos na posição funcional e estética ideal.

Avaliação Pré-implante: Escaneamento da Prótese

O primeiro passo no processo da TCI consiste na confecção de modelos de estudo. Para pacientes parcialmente edentados, um guia diagnóstico é completado de acordo com a posição ideal do dente ausente, com ênfase na prótese final. Para pacientes edentados totais, a duplicação da prótese total existente pode ser usada quando não são necessárias mudanças estéticas e funcionais. Quando tais mudanças estão indicadas, a confecção de uma nova prótese total é necessária.

A partir do guia diagnóstico ou da prótese total, uma goteira radiopaca é confeccionada para que o paciente use durante o exame tomográfico. Este guia diagnóstico irá permitir a transferência do posicionamento ideal dos dentes que serão transferidos durante o exame radiográfico[60,61] (Fig. 7-25).

O delineamento do posicionamento dos dentes e contorno final da prótese pode ser integrado à goteira do escaneamento com o uso de vários materiais radiopacos. Isso pode ser feito por meio da utilização de um guia acrílico revestido com bário, sulfato, marcadores de guta-percha ou prótese total radiopaca.[62,63] É necessário confirmar que a prótese está completamente estável durante o processo de escaneamento. Caso exista qualquer área retentiva, o adesivo para prótese deve ser utilizado para que uma goteira radiopaca inespecífica não forneça informações incorretas (Fig. 7-26).

A tomografia computadorizada utiliza *voxels* que são isotrópicos (iguais em todas as dimensões) e, como um resultado disso, as mensurações são completamente precisas e na proporção 1:1; logo, modelos de estudos e guias cirúrgicos estereolitográficos podem ser confeccionados com precisão. Essas goteiras radiopacas podem ser modificadas para serem utilizadas como guias cirúrgicos (Fig. 7-27).

Avaliação Pré-implante: Confecção de Guias Cirúrgicos com Auxílio do Computador

O posicionamento ideal dos implantes é fator crucial para restabelecer a função e a estética. Para auxiliar este posicionamento ideal, os implantodontistas solicitam, algumas vezes, a confecção de um guia cirúrgico a partir do plano de tratamento nos *softwares*. Estes guias cirúrgicos desenhados pelo computador são confeccionados através do processo de estereolitografia, sendo utilizados durante a cirurgia para replicar o procedimento planejado no computador. Esses guias

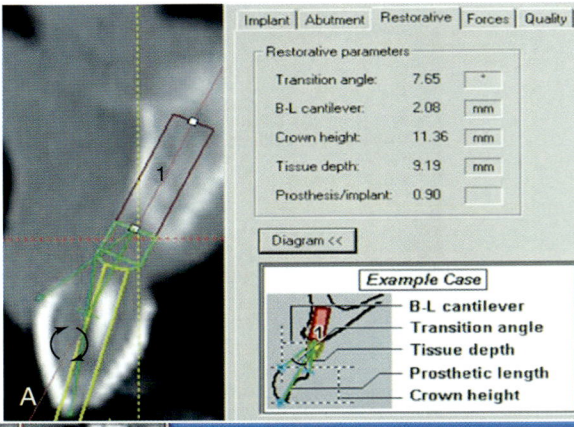

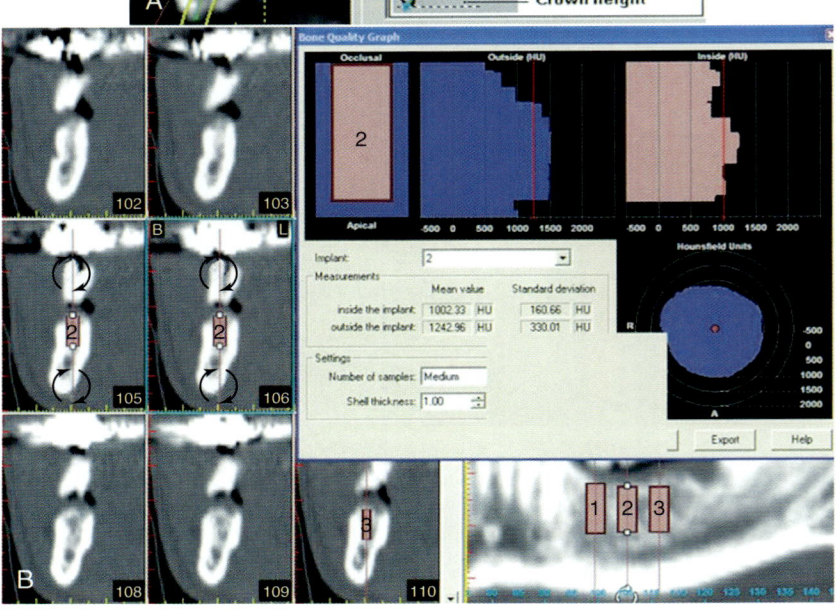

FIGURA 7-24. **A,** Informações protéticas valiosas podem ser obtidas por meio do posicionamento de implantes na tomografia computadorizada interativa. **B,** A determinação dos valores de densidade óssea é calculada nas partes interna e externa ao implante e pode ser correlacionada com diversas densidades de osso.

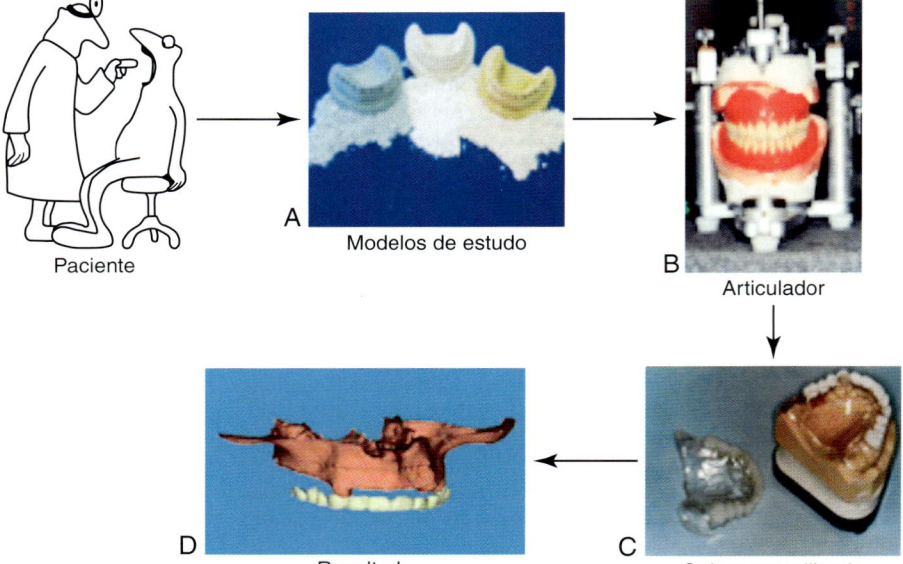

FIGURA 7-25. Passos protéticos na obtenção da goteira radiopaca. **A,** Modelos de estudo. **B,** *Setup* no articulador. **C,** Confecção laboratorial da goteira. **D,** O paciente usa a goteira durante o escaneamento. *TC,* tomografia computadorizada.

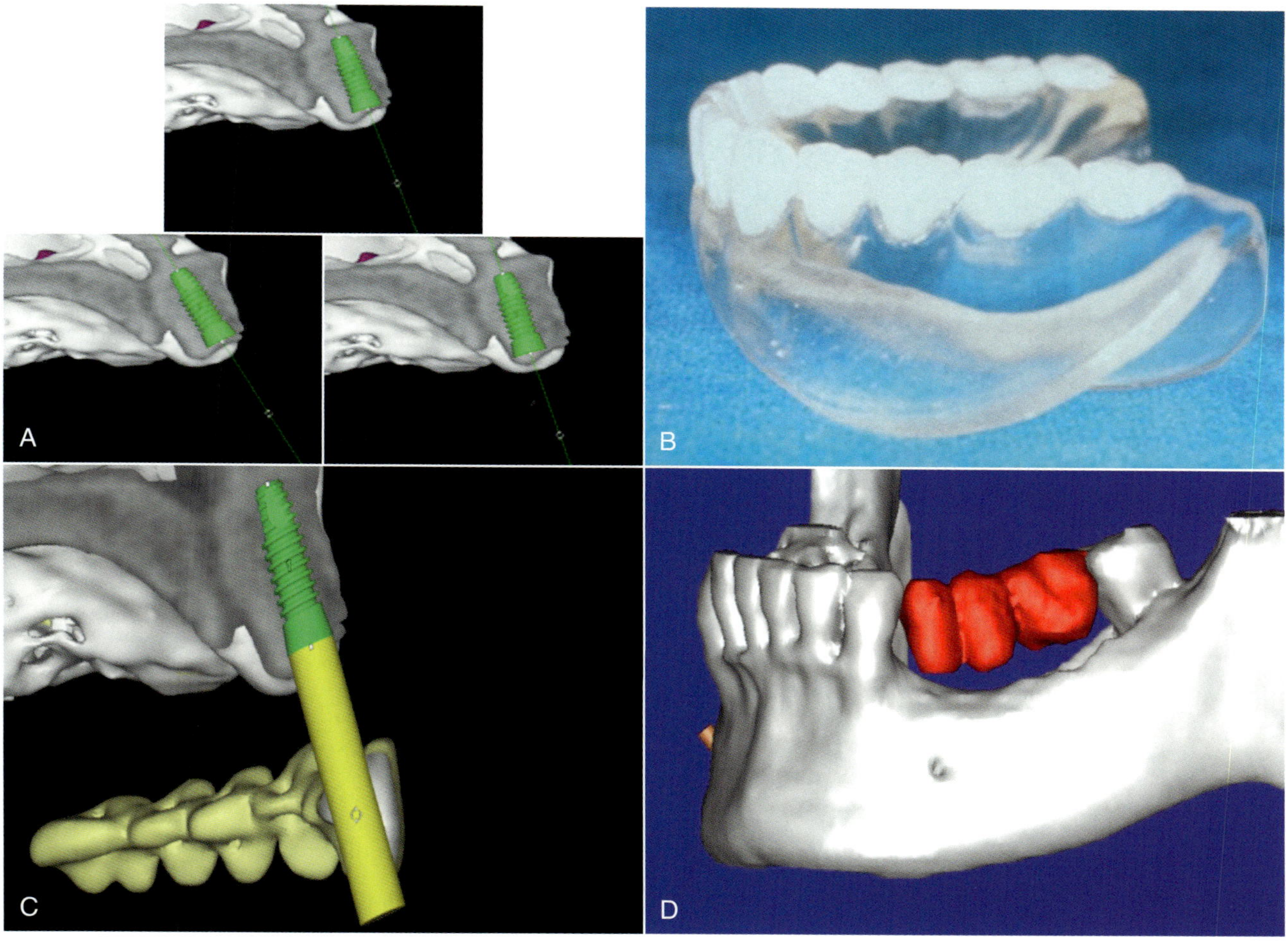

FIGURA 7-26. **A,** Sem um guia radiopaco, a angulação correta para o posicionamento do implante não pode ser determinada. **B,** Com um guia radiopaco feito a partir de modelos de estudo. **C** e **D,** As imagens reformatadas mostram a localização exata para a colocação ideal do implante.

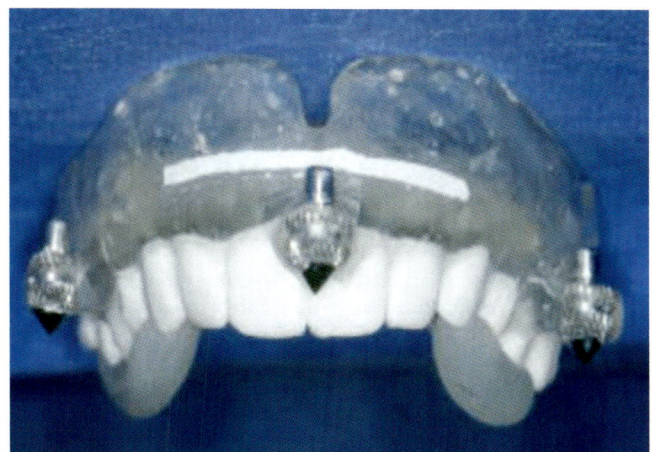

FIGURA 7-27. O guia radiopaco pode ser modificado para ser utilizado como guia cirúrgico.

permitem que estruturas nobres sejam evitadas (nervos, seio maxilar) e também o posicionamento preciso dos implantes. Empresas terceirizadas confeccionam os *SurgiGuides* (p. ex., Materialise NV; Glen Burnie, MD e Virtual Implant Placement [VIP]; BioHorizons Implant System, Birmingham, AL) que baseiam-se no plano de tratamento pré-cirúrgico utilizando-se o *software* ideal para o posicionamento do implante. Os guias cirúrgicos usam tubos de perfuração com diâmetros sucessivos para a osteotomia que podem ser gerados para ter apoio no osso, dente ou mucosa. Os *SurgiGuides* contêm tubos cilíndricos metálicos que correspondem ao número de osteotomias desejadas e aos diâmetros específicos das brocas. O diâmetro do tubo de perfuração é geralmente 0,2 mm maior que a broca correspondente, tornando o erro de angulação muito improvável.

Dados clínicos e estudos comprovam que esses guias cirúrgicos computadorizados estereolitográficos melhoram o posicionamento do implante e permitem uma transferência precisa de um plano de tratamento predeterminado diretamente para o campo da cirurgia[64,65] (Figs. 7-28 a 7-30).

Indicações para a Cirurgia Guiada Computadorizada

Os guias cirúrgicos são muito úteis na precisão do posicionamento do implante. No entanto, cada caso deve ser avaliado pelo profissional com relação a complexidade, custo, tempo e benefício da utilização de um guia cirúrgico. O seu uso aumenta o tempo de confecção do plano de tratamento e o tempo com o paciente, aumenta a exposição à radiação, o que pode ser desnecessário em algumas situações. Umas das principais indicações incluem a visualização da curvatura, da proximidade às estruturas nobres, do posicionamento de implantes que são fundamentais para a reabilitação e implantes múltiplos em áreas estéticas.

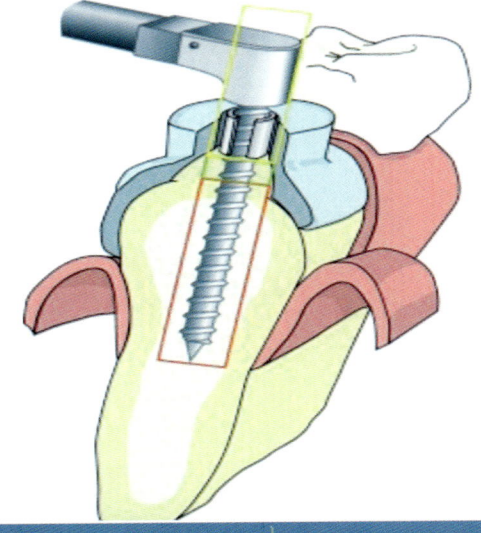
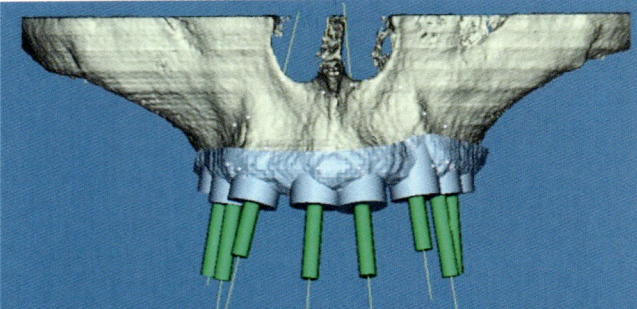
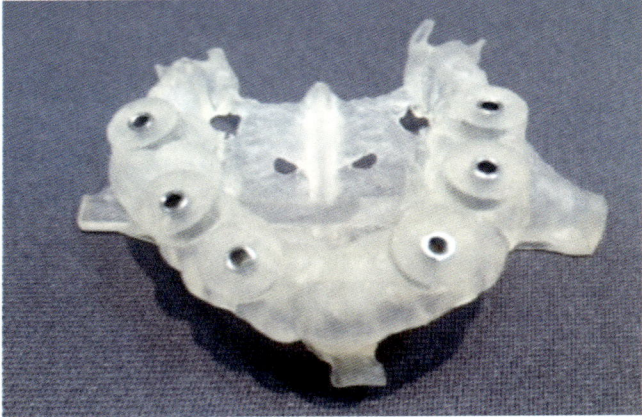

FIGURA 7-28. Guia cirúrgico suportado pelo osso.

Prótese de Carga Imediata

A tecnologia mais recente e avançada na cirurgia de implante guiada pela TC consiste na confecção de uma prótese provisória que é inserida imediatamente no momento da cirurgia. Após a criação de um plano de tratamento virtual pela equipe odontológica, guias cirúrgicos estereolitográficos são feitos através do computador pelo fabricante do plano de tratamento virtual. Um laboratório dental, então, utiliza os guias cirúrgicos e confecciona modelos de gesso para adaptar a prótese provisória ou definitiva após a colocação do implante. Algumas companhias proprietárias dos *softwares* possibilitam a confecção de restaurações provisórias ou finais para ser completada a partir do trabalho pré-cirúrgico (Fig. 7-31).

As imagens da TC são inerentemente tridimensionais. As imagens da TC contínuas representam a estrutura tridimensional dos *voxels*. O computador que capta as imagens obtidas pode criar imagens secundárias em quase todas as perspectivas através da reprojeção ou reformatação dos dados originais tridimensionais dos *voxels*. Quando um segundo computador é utilizado para realizar a reformatação ou o processamento da imagem dos dados originais da TC, o sistema é chamado de *estação de trabalho*.

O poder e a utilidade da TC na imagenologia e diagnóstico maxilofacial se tornaram evidentes assim que a TC de alta resolução foi introduzida no começo dos anos 1980. A TC foi utilizada para a obtenção de imagens da articulação temporomandibular, avaliação de lesões dento-ósseas, avaliação de deformidades maxilofaciais e para a avaliação pré e pós-cirúrgica da região maxilofacial.[66] A TC proporciona maneiras únicas de análise após a obtenção das imagens de sítios de implantes ou de cirurgias propostas através da reformatação dos dados da imagem para criar imagens tomográficas tangenciais e transaxiais do sítio de implante. Com os aparelhos de TC da geração atual, as imagens reformatadas são caracterizadas pela espessura de corte de 1 *pixel* (0,25 mm) e uma resolução no plano de 1 *pixel* por intervalo de corte (0,5 a 1,5 mm) resultando em uma resolução geométrica similar àquela da imagem plana. A densidade das estruturas na imagem é absoluta e quantitativa e pode ser utilizada para diferenciar tecidos em uma região e determinar a qualidade do osso.[10,11,57,58,67-70]

A TC possibilita a avaliação de sítios de implantes propostos e fornece informações para o diagnóstico que outras técnicas ou combinações de técnicas de imagem não são capazes de fornecer. A utilidade da TC no planejamento do tratamento incluindo implantes[47,71-76] era evidente, mas o acesso a essas técnicas de imagem era limitado. O acesso a esse tipo de informação diagnóstica dependia da conversa minuciosa entre o radiologista e o implantodontista a respeito da cirurgia proposta. Além disso, depois da obtenção das imagens, o radiologista precisava ir até a estação de trabalho ou computador de origem e dispensar um longo tempo realizando a reformatação do estudo, interpretação das imagens resultantes e produção de imagens em filme para enviar ao dentista que havia encaminhado o paciente.

As vantagens desse tipo de técnica de imagem eram evidentes e as limitações para a entrega dos resultados eram claras, o que propiciou o desenvolvimento de diversas técnicas genericamente chamadas de TCCB. A TCCB evita os erros dos aparelhos médicos através do acúmulo de informações a partir da rotação de 360 graus ao redor da cabeça do paciente. Os algoritmos nos aparelhos de TCCB são muito previsíveis, uma vez que eles estão livres de quaisquer *gaps*, eliminando portanto a distorção e a ampliação. As margens de erros da TCCB são menores que 0,1 mm. Vários estudos mostraram que a tecnologia *cone-beam* é mais precisa que a TC médica convencional.[77]

Imagem por Ressonância Magnética

A imagem por ressonância magnética consiste em uma técnica de imagens de TC que produz imagens de cortes finos de tecidos com uma excelente resolução espacial. Essa modalidade de imagem, desenvolvida por Lauterbur em 1972,[78] utiliza uma combinação de campos magnéticos que produz imagens dos tecidos do corpo sem o uso de radiação ionizante.[79] A IRM permite uma completa flexibilidade no posicionamento e angulação de cortes de imagens e pode reproduzir múltiplos cortes simultaneamente. As imagens da RM digitais são caracterizadas por *voxels* com uma resolução planar medida em *pixels* (512 × 512) e milímetros e uma espessura de corte medida em milímetros (2 a 3 mm) para a aquisição de imagens de alta resolução. As sequências utilizadas para a obtenção de imagens por ressonância magnética podem variar entre as imagens de acordo com características anatômicas de gordura ou água do paciente. As imagens criadas pela IRM são o resultado dos sinais gerados pelos prótons de hidrogênio na água ou na

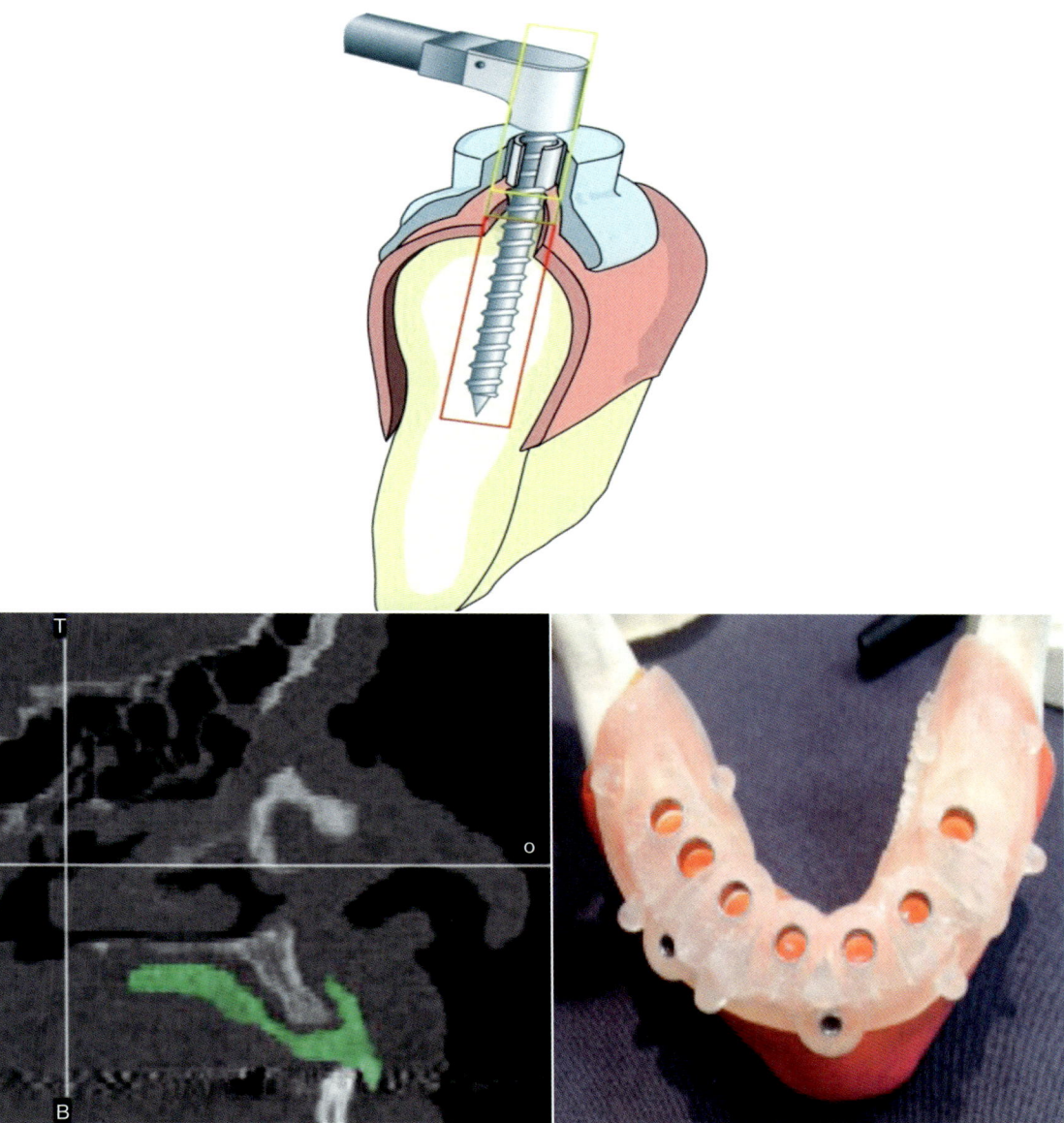

FIGURA 7-29. Guia cirúrgico mucossuportado.

gordura, de forma que o osso cortical se apresente na cor preta (radiotransparente) ou sem nenhum sinal. O osso esponjoso gera sinal e aparece na cor branca, devido à medula óssea gordurosa. As restaurações metálicas não produzem espalhamento e, portanto, aparecem como imagens pretas. Logo, a IRM tem mostrado ser menos suscetível aos artefatos de restaurações dentárias, próteses e implantes que o escaneamento pela TC.[80] Assim como a TC, a IRM é uma técnica quantitativamente confiável, com cortes tomográficos exatos e nenhuma distorção.[81]

Vários autores sugeriram a utilização da IRM na avaliação de implantes e plano de tratamento.[82,83] Além disso, estruturas nobres são facilmente visualizadas, tais como o canal alveolar inferior e o seio maxilar. Nos casos em que o canal alveolar inferior não pode ser visualizado nitidamente através da TC, a IRM seria uma alternativa viável, uma vez que o trabeculado ósseo é facilmente diferenciado do canal alveolar inferior. Nos casos de danos ao nervo periférico ou osteomielite, a IRM pode ser utilizada devido às vantagens oferecidas, que incluem a diferenciação de tecidos moles, com relação à TC. Estudos mostraram que a precisão geométrica do nervo mandibular com a IRM é comparável à da TC e consiste em um método de obtenção de imagens correto para o plano de tratamento de implantes.[84]

A IRM pode ser utilizada na obtenção de imagens para implantes como uma técnica de imagem secundária quando as técnicas de imagens primárias, como a TC, TC linear ou TCI falharem (Quadro 7-10).[83,85] A TC linear falha na diferenciação do canal alveolar inferior em 60% dos casos de implantes, enquanto a TC falha em torno de 2%. A falha na diferenciação do canal alveolar inferior pode ser causada por um trabeculado ósseo osteoporótico e por um canal alveolar inferior com corticais pouco definidas. A IRM possibilita a visualização da gordura no trabeculado ósseo e diferencia o canal alveolar inferior e o complexo vasculonervoso do trabeculado ósseo adjacente. Protocolos de IRM[81] de escaneamento duplo com volume e com obtenção direcionada das imagens transaxiais da mandíbula produzem imagens contínuas ortogonais quantitativas dos sítios de implantes propostos. A IRM direcionada da região posterior de mandíbula é quantitativamente dimensionada e permite a diferenciação espacial entre estruturas nobres e o sítio proposto para o implante. Entretanto, existem muitas desvantagens na utilização da IRM na

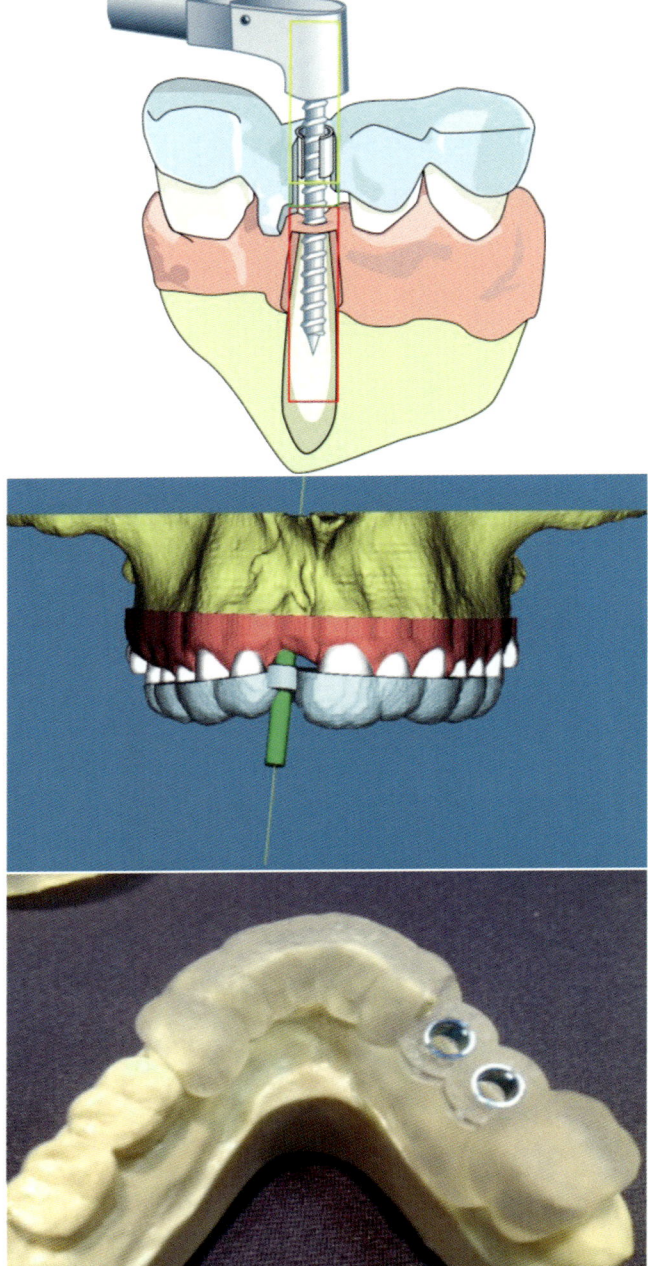

FIGURA 7-30. Guia cirúrgico dentossuportado.

QUADRO 7-10 Imagens Recomendadas para o Plano de Tratamento de Implantes

1. Divisão A: osso disponível sem proximidade a estruturas nobres
   Radiografia panorâmica
   Radiografias periapicais complementares, quando houver necessidade
2. Divisão A: osso disponível com proximidade a estruturas nobres
3. Divisão B: osso disponível
4. Divisão C: osso disponível
5. Divisão D: osso disponível (enxertos alográficos, autográficos e de seio)
   Radiografia panorâmica
   Tomografia computadorizada ou convencional
   Radiografias periapicais complementares
6. Divisão A, B, C, D: osso disponível no qual a TC não consegue distinguir com clareza a localização exata do canal mandibular ou do forame mental
7. Infecções (osteomielite)
   IRM

QUADRO 7-11 Imagem por Ressonância Magnética

Vantagens
- Sem radiação
- Fácil visualização das estruturas nobres (canal alveolar inferior, seio maxilar)

Limitações
- Custo
- Sensível à técnica
- Não há *software* de reconstrução de imagem
- Disponibilidade
- Ausência de sinal para osso cortical

Indicações
- Avaliação de estruturas nobres quando a TC não é conclusiva
- Avaliação de infecção (osteomielite)

implantodontia. A IRM não é útil na caracterização da mineralização óssea, nem como uma técnica que auxilie na identificação de lesões ósseas ou dentárias. Não existem programas de computador disponíveis comercialmente para reformatação das imagens como ponto de referência. Outras desvantagens estão listadas no Quadro 7-11.

Obtenção de Imagens Radiográficas de Estruturas Nobres na Implantodontia

Forame Mentual e Canal Mandibular

Na avaliação para implantes da região posterior da mandíbula, a posição do canal mandibular e do forame mental deve ser identificada para que se evitem danos no nervo alveolar inferior. Na implantodontia, radiografias bidimensionais, como as periapicais e imagens panorâmicas, ainda são usadas rotineiramente como o único determinante de medições ósseas respeitando as estruturas nobres. No entanto, essas modalidades de imagem apresentam diversas desvantagens e, dentre elas, a ausência da dimensão vestibulolingual pode ser considerada a mais importante. Ao se avaliar distâncias ao redor dessas estruturas nobres com radiografias bidimensionais, o posicionamento apresenta um impacto significativo na obtenção das imagens intraorais das estruturas nobres.[86] Devido à curvatura da mandíbula, nas radiografias intraorais, deve-se ter muito cuidado com a angulação do feixe de raios X. O feixe de raios X deve estar perpendicular à tangente da região em questão, entre os forames e os dentes mais anteriores. Se a imagem for obtida com uma inclinação oblíqua para a mesial, as medidas serão diminuídas; se a inclinação for oblíqua para a distal, elas serão aumentadas (Fig. 7-32).

Quando se avalia a posição correta do forame mentual utilizando radiografias bidimensionais, deve-se ter cuidado na avaliação da real posição do forame. Estudos mostraram que em algumas radiografias bidimensionais não é possível identificar o forame devido a uma

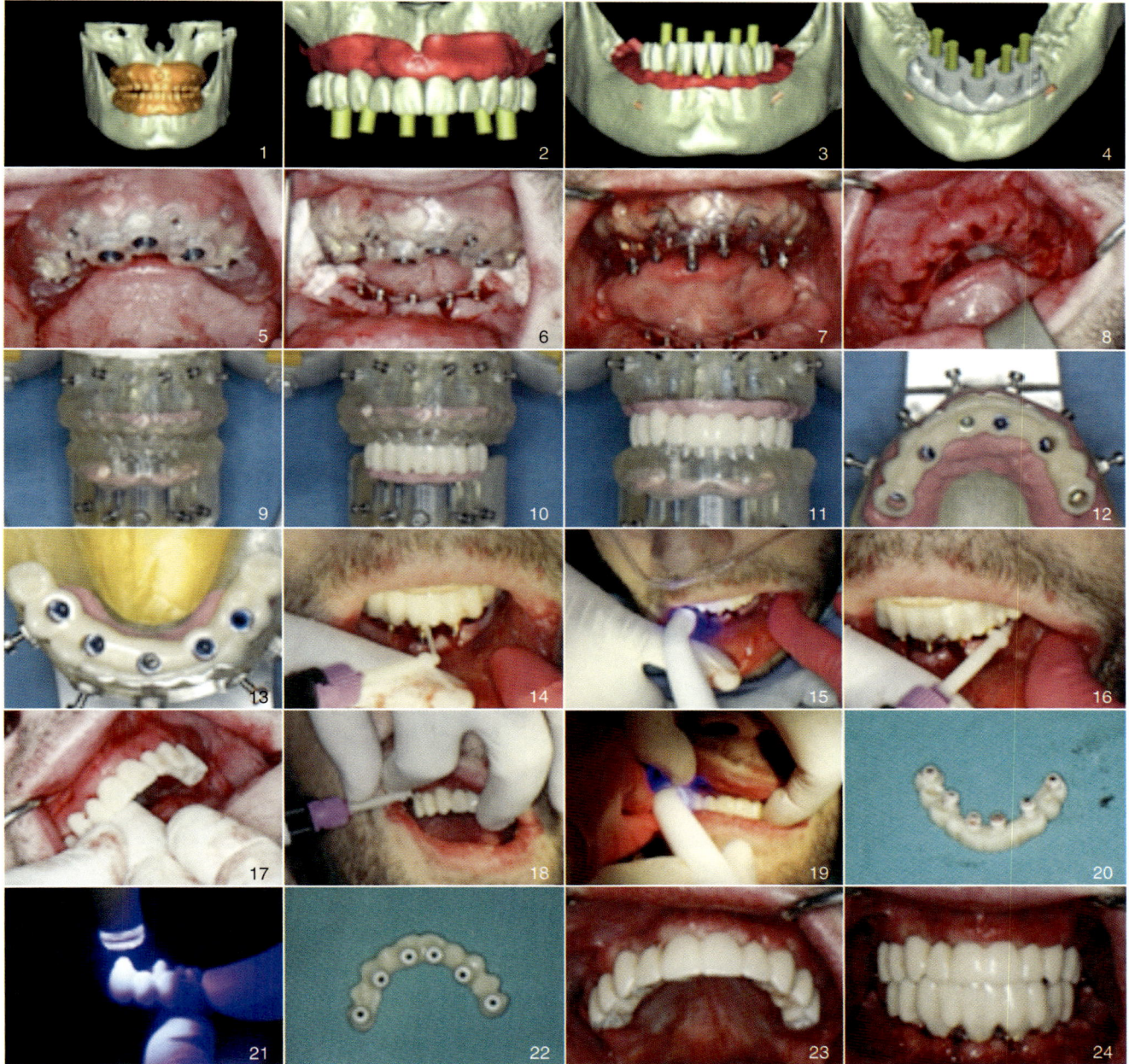

FIGURA 7-31. Técnica da prótese imediata.

densidade radiográfica excessiva.[44] Este estudo relata que os forames mentuais são facilmente visualizados em radiografias claras; contudo, à medida que a densidade aumenta acima de 2,8, o forame mentual se torna menos aparente. Outros estudos mostram que a não identificação é devido à ausência do osso cortical ao redor do osso mandibular. Na avaliação do forame mentual em radiografias periapicais, estudos mostraram que em 50% delas o forame mentual está visível.[87] Muitos estudos incluindo crânios secos concluíram que o forame mentual está ausente em aproximadamente 12% das radiografias panorâmicas.[44]

Em suma, a localização do forame mentual na radiografia panorâmica e na periapical é imprecisa. Foi mostrado que, apesar de o forame mentual ser visualizado com mais clareza nas radiografias panorâmicas que nas periapicais, a posição radiográfica dessa estrutura depende do posicionamento da mandíbula no aparelho panorâmico. Além disso, o ponto de referência radiográfico retratado nas radiografias panorâmicas como sendo o forame mentual não é, na verdade, o forame, mas sim a representação de uma porção do canal mentual quando este deixa o canal mandibular. Em mandíbulas edentadas, o risco de erro aumenta consideravelmente, pois há maior reabsorção da crista óssea.

Vários estudos mostraram que a forma mais correta da de identificação é através da TC. A maneira mais precisa de visualização do canal mandibular e do forame mentual é por meio de radiografias tridimensionais. Essas imagens podem ser alteradas no contraste, brilho e escala de cinza para ajudar a visualizar essas estruturas. Portanto, a TC mostrou-se a técnica mais precisa e altamente recomendada quando se precisa identificar a localização exata e as mensurações do canal mandibular e do forame mentual.[14,76,80]

Quando o canal alveolar inferior ou o forame mentual não são visualizados em uma radiografia, geralmente a causa é a sobreposição de imagens do lado contralateral ou ausência de osso cortical ao

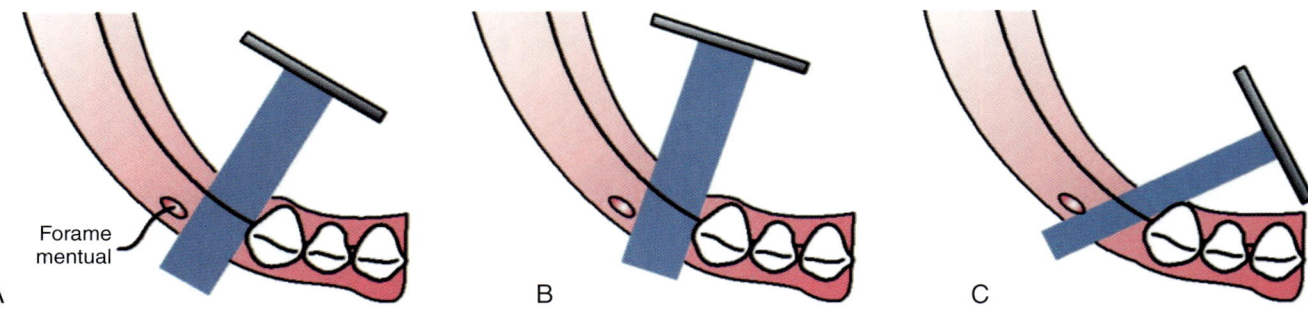

FIGURA 7-32. Para uma medição precisa entre um dente e uma estrutura nobre (forame mentual), uma angulação horizontal correta do feixe de raios X é essencial. **A,** Correto. **B,** Posicionamento incorreto, resultando em uma distância aumentada. **C,** Posicionamento incorreto, resultando em uma distância encurtada.

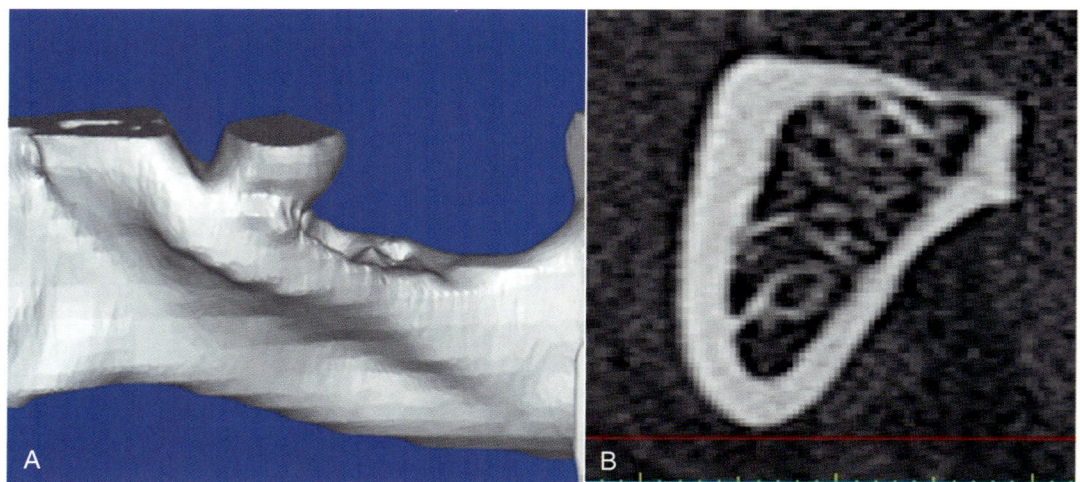

FIGURA 7-33. **A** e **B,** Imagens exibindo concavidades linguais.

redor do canal.[88] Estudos mostraram que nos casos em que não é possível a visualização do canal ou do forame, inclinar a cabeça do paciente em aproximadamente 5 graus para baixo, em relação ao plano horizontal de Frankfort, permite a visualização dessas estruturas anatômicas em 91% das radiografias.[89]

Concavidades Linguais Mandibulares

Depender de radiografias bidimensionais para a avaliação da quantidade óssea para colocação de implantes pode gerar complicações significativas devido a uma superestimativa da quantidade de osso. Quando há uma atrofia avançada na região posterior de mandíbula, concavidades linguais podem estar presentes (Fig. 7-33). Mesmo quando existe uma quantidade adequada de osso em radiografias bidimensionais, ele pode estar ausente. Um estudo realizado por Quirynen *et al.*[90] mostrou uma prevalência de 2,4% de concavidades apresentando uma profundidade média de 6 mm (± 2,6 mm). No interior dessas concavidades ou da fóvea submandibular, podem estar presentes ramos da artéria facial. A superestimativa da quantidade óssea pode levar à perfuração da cortical lingual durante a osteotomia. Isso pode resultar em sangramento lingual, podendo inclusive levar a óbito.[91-94] Quando a avaliação da região posterior da mandíbula for necessária, recomenda-se a obtenção de imagens tomográficas transaxiais.

Ramo Mandibular (Sítio Doador para Enxerto Autógeno)

A região do ramo mandibular passou a ser um sítio doador muito popular para enxerto autógeno. Essa área do osso mandibular apresenta muitas variações quanto à quantidade de osso presente. Radiografias padronizadas para a pré-visualização incluem as imagens panorâmicas, nas quais a localização do rebordo oblíquo externo e do canal mandibular geralmente é visualizada. Entretanto, a avaliação bidimensional dessa área pode tornar difícil a correta identificação de osso presente do paciente. Uma representação mais precisa ocorre por meio de tomografia, preferencialmente a computadorizada. Medições precisas podem ser realizadas juntamente com modelos tridimensionais, que retratam a anatomia exata presente (Fig. 7-34).

Sínfise Mandibular

A região da sínfise mandibular consiste em uma área anatômica muito crítica para a implantodontia. Ela representa uma área comum para a colocação de implantes em pacientes edentados e também pode ser utilizada como sítio doador para enxertos autógenos. Quando imagens bidimensionais são utilizadas, erros inerentes à técnica podem ocorrer devido às concavidades linguais. Não é incomum a

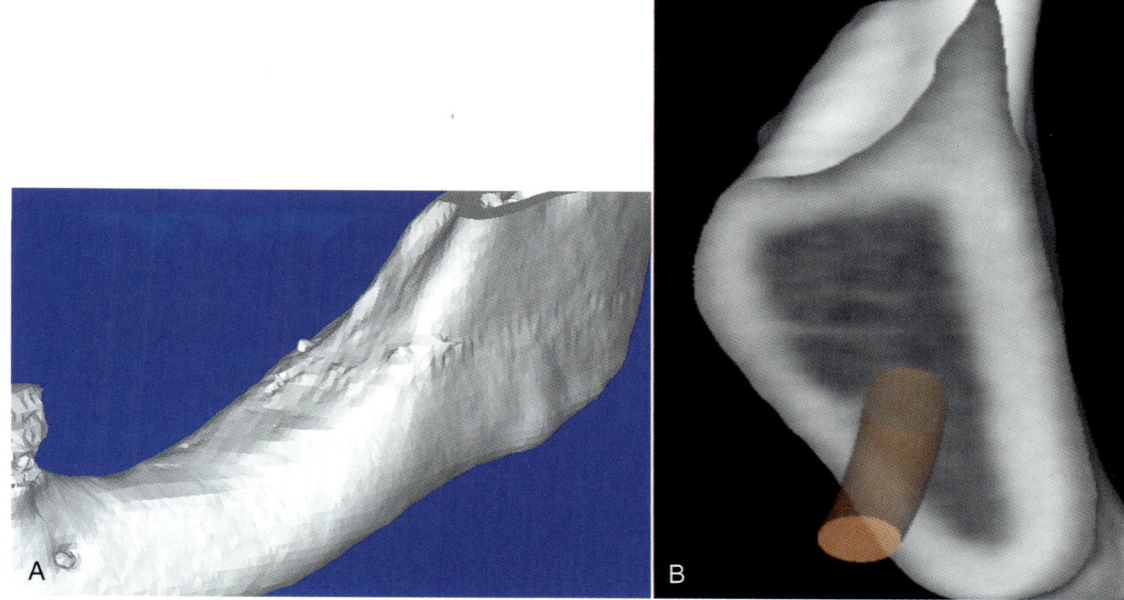

FIGURA 7-34. Quanto mais proeminente for o rebordo oblíquo externo, maiores são as chances de o ramo ser candidato a sítio doador de enxerto. Isso pode ser ilustrado na imagem reformatada 3D de uma TC que permite a avaliação em 360 graus da área do ramo.

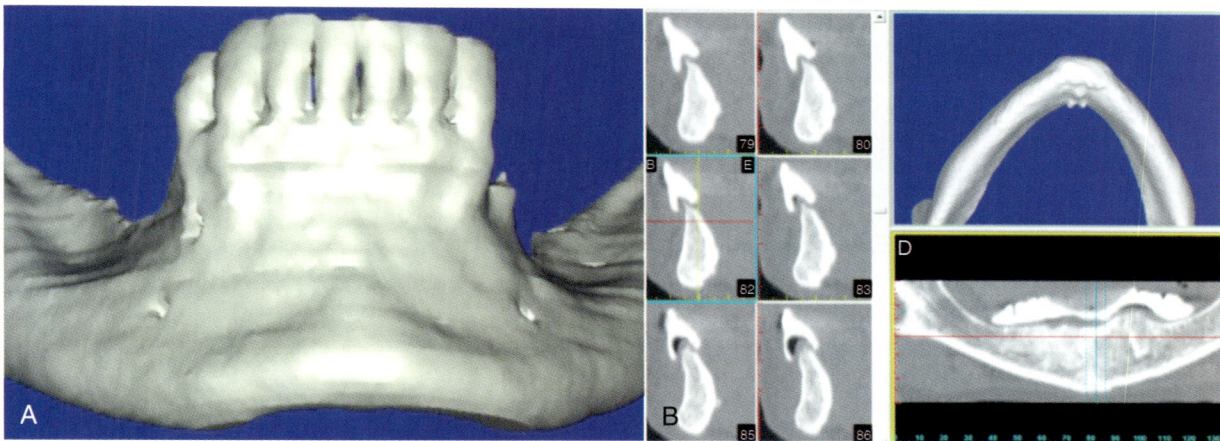

FIGURA 7-35. Sínfise mandibular. **A,** Imagens de TC ilustram diversas vistas da região anterior da mandíbula. **B,** A imagem cefalométrica lateral fornece informações somente do osso referente à linha média.

estimativa maior da altura de osso disponível na região anterior da mandíbula em radiografias panorâmicas. Por essa razão, recomenda-se uma técnica de imagem que retrate a verdadeira quantidade de osso no sentido vestibulolingual. Radiografias como as cefalométricas laterais e a TC convencional podem ser utilizadas (Fig. 7-35).

Seio Maxilar

Atualmente, nenhuma modalidade radiográfica fornece tantas informações com relação aos seios paranasais quanto a TC, que é considerada o padrão-ouro para a visualização de estruturas ósseas e para a avaliação de lesões nos seios. Este tipo de modalidade radiográfica fornece informações muito detalhadas ao se tratar da prevalência e posição de septos,[95] anatomia do seio maxilar e detecção de lesões no seio em comparação com imagens de filmes planos (Figs. 7-36 e 7-37).

Plano de Tratamento Pré-cirúrgico Recomendado

No passado, a radiografia panorâmica era considerada o padrão-ouro para a confecção do plano de tratamento na implantodontia. Assim como as radiografias periapicais, essa técnica de obtenção de imagens apresenta muitas deficiências que foram anteriormente discutidas. A limitação mais significativa dessas radiografias é que elas são bidimensionais. Em casos mais complexos ou quando a representação e a localização das estruturas nobres são necessárias, a TC deve ser integrada ao processamento de imagens no pré-tratamento.

Com a tecnologia da TC e *softwares* interativos, o plano de tratamento se tornou uma modalidade muito precisa para a cirurgia de implantes. Devido à dificuldade do posicionamento ideal dos implantes, *softwares* interativos, aliados aos guias diagnósticos, foram especialmente desenvolvidos para auxiliar o cirurgião no

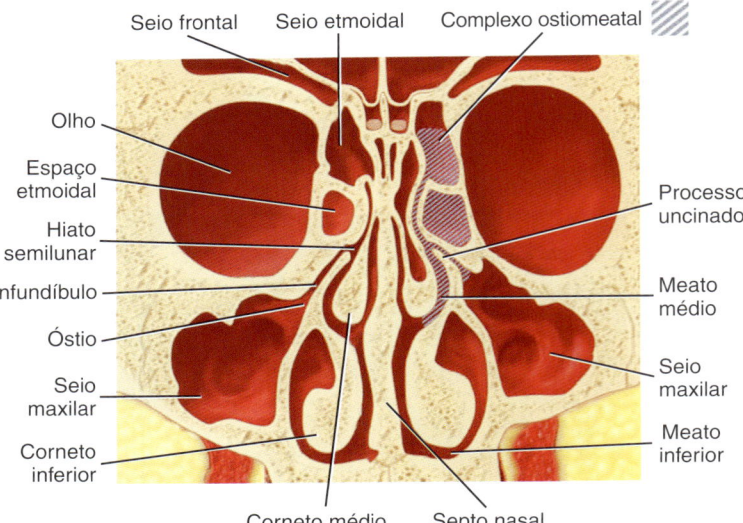

FIGURA 7-36. Seio maxilar com anatomia normal.

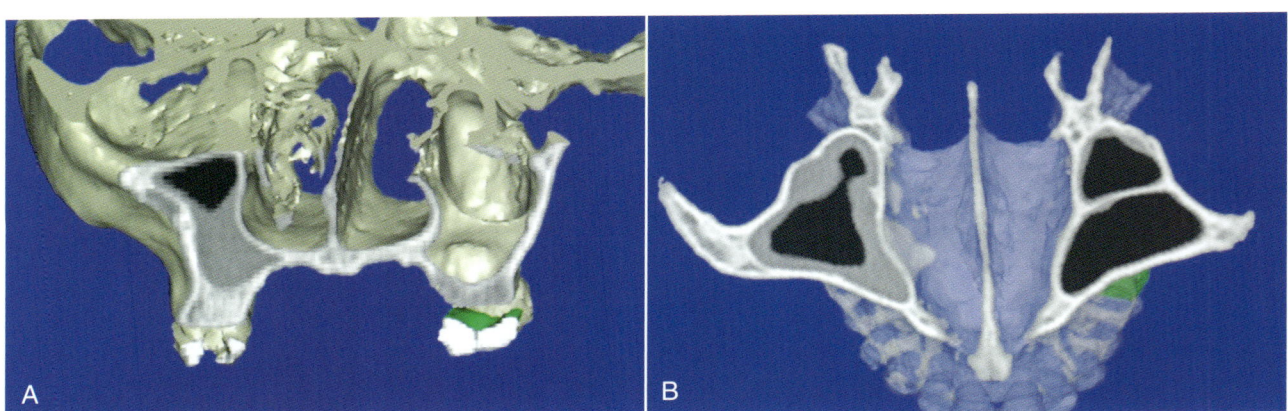

FIGURA 7-37. O seio maxilar esquerdo apresenta espessamento da mucosa, sendo uma contraindicação para o enxerto do seio enquanto não houver resolução da lesão. O seio maxilar direito apresenta um septo incomum na região mediana.

correto posicionamento dos implantes. A partir dessa informação e da avaliação de todas as modalidades de imagens disponíveis para a implantodontia, a avaliação de imagens pré-tratamento é recomendada, como ilustrado no Quadro 7-10.

Tomografia Computadorizada

As radiografias bidimensionais (periapicais, panorâmica) apresentam limitações, uma vez que elas não fornecem informações vestibulo-linguais sobre a condição do osso alveolar presente. A TC permite a informação tridimensional sobre o estado do osso circundante ao implante. A resolução e o espalhamento sempre foram problemas na avaliação dos implantes; entretanto, com o advento da tecnologia *cone-beam*, houve uma grande melhora.

A TC pode ser de grande benefício na avaliação do prognóstico do enxerto ósseo do seio. Com a vantagem da avaliação da densidade óssea por meio das unidades de Hounsfield, podem ser determinadas informações importantes sobre a maturação óssea. Além disso, essa modalidade radiográfica é a imagem de escolha na avaliação de infecções do seio ou sinusites pós-cirúrgicas (Fig. 7-38).

Fabricação de Guias Diagnósticos

O objetivo de guias radiográficos diagnósticos é incorporar o plano de tratamento proposto ao paciente, no exame radiográfico.[60-63] Este processo requer que um plano de tratamento seja desenvolvido antes do procedimento de imagem. Modelos de estudo idealmente montados, enceramento diagnóstico, acordo entre a equipe sobre o número e localização dos implantes dentais propostos e autorização prévia do tratamento por parte do paciente tornam o guia diagnóstico uma ferramenta muito proveitosa e, em muitos casos, um fator determinante no planejamento final do paciente. A imagem pré-protética viabiliza a avaliação do local dos implantes propostos quanto à posição e orientação ideais, identificados pelos marcadores radiográficos incorporados ao guia.

Tomografia Computadorizada

A precisão da TC possibilita que seja utilizado um guia diagnóstico preciso e complexo. Apesar de a TC ser capaz de identificar de forma precisa a altura e a largura ósseas disponíveis para um implante

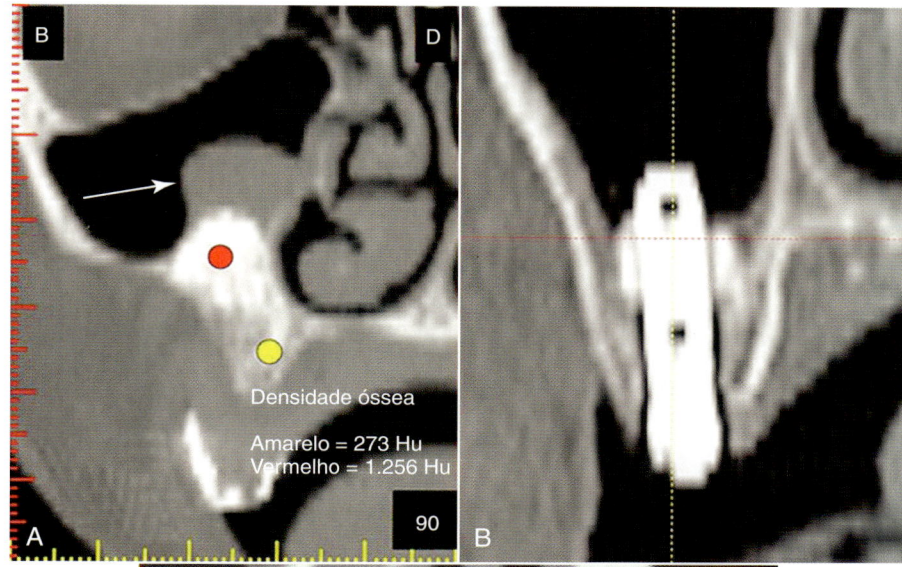

FIGURA 7-38. **A,** Imagem de TC após enxerto do seio, mostrando diferenças nas densidades ósseas do material enxertado (*vermelho* = 1.256 unidades de Hounsfield; *amarelo* = 273 unidades de Hounsfield) e ilustrando um cisto após enxerto do seio, obliterando o óstio. **B,** Imagem de TC de implante fadado ao insucesso apresentando ausência de osso na interface do implante. **C,** Imagem de TC mostrando a migração do implante para o seio maxilar.

no local proposto, a posição e a inclinação exatas do implante, que muitas vezes determinam o comprimento e o diâmetro real do implante, geralmente são estabelecidas pela prótese. Assim, um guia diagnóstico que seja utilizado durante a confecção da imagem é significativamente benéfico. As superfícies das restaurações propostas e a posição e a inclinação exatas de cada implante devem ser incorporadas ao guia diagnóstico tomográfico. Os desenhos dos guias diagnósticos tomográficos evoluíram de uma simples reprodução do enceramento por uma placa de acetato feita a vácuo para o atual, que consiste em um tipo de reprodução de acrílico processado a partir do enceramento diagnóstico e, até mesmo, para os tipos mais sofisticados fabricados com dentes de estoque radiopacos.[62,63] O guia acrílico processado pode ser modificado pelo revestimento das restaurações propostas com uma fina camada de sulfato de bário, e pelo preenchimento, com guta-percha, do orifício que atravessa a superfície oclusal da restauração. As superfícies da restauração proposta tornam-se então radiopacas no exame de TC, e a posição e inclinação do implante proposto são identificadas pela massa radiopaca de guta-percha presente dentro da restauração proposta.

O guia de acetato feito a vácuo tem inúmeras variações. Um dos desenhos envolve o revestimento das restaurações propostas com uma fina camada de sulfato de bário. Apesar de a restauração proposta ficar evidente no exame de TC, o posicionamento e a inclinação ideais do implante proposto não são identificados por este modelo. Outro desenho envolve o preenchimento dos locais das restaurações propostas no guia de acetato a vácuo do enceramento diagnóstico, com uma mistura de 10% de sulfato de bário com 90% de acrílico de polimerização a frio. Isso resulta em uma aparência radiopaca dos dentes nas restaurações propostas durante o exame de TC, que se equipara à densidade do esmalte e da dentina dos dentes naturais, mas não identifica a posição e inclinação exatas dos locais dos implantes propostos. O último desenho modifica o anterior com a abertura de um orifício de 2 mm através da superfície oclusal da restauração proposta, na posição e inclinação ideais do local proposto para os implantes, com uma broca helicoidal. Este processo resulta em uma aparência natural na restauração proposta durante o exame de TC, em que todas as superfícies da restauração estão evidentes, juntamente com canal radiolúcido de 2 mm que a atravessa, a qual identifica precisamente a posição e a inclinação do implante proposto.[62]

Recentemente, foram introduzidos no mercado dentes de estoque radiopacos para a fabricação de guias diagnósticos para próteses fixas implantossuportadas. O material radiopaco (sulfato de bário) é um dos componentes integrantes do dente para o escaneamento por TC (66 a 67%). As vantagens dos dentes pré-fabricados estão relacionadas com economia de tempo, facilidade de posicionamento, alta radiopacidade consistente, com o fato de apresentarem moldes correspondentes aos dentes da prótese utilizados na restauração definitiva e com a facilidade de ligação com o material base do guia diagnóstico. O guia diagnóstico pode ser, portanto, transformado em guia cirúrgico.[74]

Imagens de Implantes em Perspectiva

O objetivo de obtenção de imagens na implantodontia é ajudar a equipe a restabelecer a oclusão e a função do paciente, fornecendo informações diagnósticas confiáveis e precisas sobre a anatomia do paciente nos sítios propostos para os implantes. O uso da TC, principalmente da TCCB, modificou os procedimentos diagnósticos e de plano de tratamento disponíveis para os implantodontistas. A TCCB fornece imagens precisas e reais que permitem a visualização tridimensional das regiões maxilofaciais. Com o progresso natural desse tipo de tecnologia, avanços futuros, certamente, irão reduzir o tempo de escaneamento e a exposição do paciente à radiação e aumentar a resolução. Esta tecnologia forneceu aos cirurgiões-dentistas uma modalidade de imagem maxilofacial que fornece informações diagnósticas e, até mesmo, guia os procedimentos cirúrgicos e protéticos.

Referências Bibliográficas

1. International Commission on Radiological Protection: *Radiation protection, ICRP publication-26*, New York, 1977, Pergamon Press.
2. Richards A, Colquitt W: Reduction in dental x-ray exposure during the past 60 years, *J Am Dent Assoc* 103:713-718, 1981.
3. Clark DE, Danforth RA, Barnes RW, et al: Radiation absorbed from dental implant radiography: a comparison of linear tomography, CT scan, and panoramic and intra-oral techniques, *J Oral Implantol* 3:156-164, 1990.
4. Engelman MJ, Sorensen JA, Moy P: Optimum placement of osseointegrated implants, *J Prosthet Dent* 59:467-473, 1988.
5. Kircos LT: *Preprosthetic imaging in prospective*, Chicago, 1990, University of Chicago Press.
6. Curry TS, Dowdy JE, Murry RC: *Christensen's physics of diagnostic radiology*, Philadelphia, 1989, Lea & Febiger.
7. Doi K, Rossman K: Measurement of optical and noise properties of screen film systems in radiography, SPIE, medical x-ray photo optical systems evaluation, *Radiology* 56:45, 1975.
8. Rossman K, Lubberts G: Some characteristics of the line spread option and modulation transfer option of medical radiographic films and screen film systems, *Radiology* 86:235, 1966.
9. Kantor ML, Zeichner SJ, Valachovic RW: Efficacy of dental radiographic practices: options for image receptors, examination selection, and patient selection, *J Am Dent Assoc* 119:259-268, 1989.
10. Sunden S, Grondahl K, Grundahl HG: Accuracy and precision in the radiographic diagnosis of clinical instability in Brånemark dental implants, *Clin Oral Implants Res* 6:220-226, 1995.
11. Zeichner SJ, Ruttiman UE, Webber RL: Dental radiography: efficacy in the assessment of intraosseous lesions of the face and jaws in the asymptomatic patients, *Radiology* 162:691-695, 1987.
12. Goaz PW, White SC: *Oral radiology: principles and interpretation*, St Louis, 1992, Mosby.
13. McCormack FW: A plea for a standardized technique for oral radiology with an illustrated classification of findings and their verified interpretations, *J Dent Res* 2:467-510, 1920.
14. Parks ET: Digital radiographic imaging: guidelines for implementation, *Pract Proceed Aesthet Dent* 18:173-183, 2006.
15. Van der Stelt PF: Filmless images: the uses of digital radiography in dental practice, *J Am Dent Assoc* 136:1379-1387, 2005.
16. Wenzel A, Grondahl H-G: Direct digital radiography in the dental office, *Int Dent J* 45:27-34, 1995.
17. Borg E, Grondahl HG: On the dynamic range of different x-ray photon detectors in intra-oral radiography. A comparison of image quality in film, charge-coupled device and storage phosphor systems, *Dentomaxillofac Radiol* 25:82-88, 1996.
18. Resnik R: Digital implant plans, *Dent Prod Rep* 42(October), 2005.
19. Fernandes RJ, Azarbal M, Ismail YH: A cephalometric tomographic technique to visualize the buccolingual and vertical dimensions of the mandible, *J Prosthet Dent* 58:466-470, 1987.
20. Grondahl K, Ekestubbe A, Grondahl HG: Technical considerations for intraoral radiography in postoperative examination, *Nobel Biocare Global Forum* 10:10-11, 1996.
21. Grondahl K, Lekholm U: The predictive value of radiographic diagnosis of implant instability, *Int J Oral Maxillofac Implants* 12:59-64, 1997.
22. Sunden S, Grondahl K: Accuracy and precision in the radiographic diagnosis of clinical instability in Brånemark dental implants, *Clin Oral Implants Res* 6:220-226, 1995.
23. Borg E, Grondahl K, Persson LG: Marginal bone level around implants assessed in digital and film radiographs: in vivo study in the dog, *Clin Implant Dent Related Res* 2:10-17, 2000.
24. De Smet E, Jacobs R, Gijbels F, et al: The accuracy and reliability of radiographic methods for the assessment of marginal bone level around oral implants, *Dentomaxillofac Radiol* 31:176-181, 2002.
25. Cox JF, Pharoah M: An alternate holder for radiographic evaluation of tissue integrated prostheses, *J Prosthet Dent* 56:338-341, 1986.
26. Duckworth JE, Judy PF, Goodson JM, et al: A method for geometric and densitometric standardization of intraoral radiographs, *J Periodontol* 54:435-440, 1983.
27. Meijer HJA, Steen WHA, Bosman F: Aiming device for standardized intraoral radiographs of the alveolar crest around implants in the lower jaw, *J Prosthet Dent* 68:318-321, 1992.
28. Jeffcoat MK, Reddy MS, Webber RL, et al: Extraoral control of geometry for digital subtraction radiography, *J Periodontol Res* 22:396-402, 1987.
29. Wouters FR, Jon-And C, Frithiof L, et al: A computerized system to measure interproximal alveolar bone levels in epidemiologic, radiographic investigations. I. Methodologic study, *Acta Odontol Scand* 46:25-31, 1988.
30. Reddy MS, Mayfield-Donahoo TL, Jeffcoat MK: A seminal automated computer assisted method for measuring bone loss adjacent to dental implants, *Clin Oral Implants Res* 3:28-31, 1992.
31. Brettle DS, Workman A, Ellwood RP, et al: The imaging performance of a storage phosphor system for dental radiography, *Br J Radiol* 69:256-261, 1996.
32. Dove SB, McDavid WD: Digital panoramic and extra oral imaging, *Dent Clin North Am* 37:541-551, 1993.
33. SanGiacomo TR: Topics in implantology. III. Radiographic treatment planning, *R I Dent J* 23:5-11, 1990.
34. Gratt B: Panoramic radiograph/oral radiology: principles and interpretation. In Goaz P, White S, editors: *Oral radiology*, St Louis, 1987, Mosby.
35. Sanfors K, Welander U: Angle distortion in narrow beam rotation radiology, *Acta Radiol Diagn* 15:570-576, 1974.
36. Welander U, Tronje G, McDavid D: Theory of rotational panoramic radiography. In Langland OE, editor: *Panoramic radiology*, ed 2, Philadelphia, 1989, Lea & Febiger.
37. Langland OE, editor: *Panoramic radiology*, ed 2, Philadelphia, 1989, Lea & Febiger.
38. Lund TM, Manson-Hing LR: A study of the focal troughs of three panoramic dental x-ray machines. I. The area of sharpness, *Oral Surg Oral Med Oral Pathol* 39:318-328, 1975.
39. Bolin A, Eliaasson S: Radiographic evaluation of mandibular implant sites: correlation between panoramic and tomographic determinations, *Clin Oral Implants Res* 7:354-359, 1996.
40. Reddy MS, Mayfield-Donahoo T: A comparison of the diagnostic advantages of panoramic radiology and computed tomography scanning for placement of root form implants, *Clin Oral Implants Res* 5:229-238, 1994.
41. Misch CE, Crawford EA: Predictable mandibular nerve location: a clinical zone of safety, *Int J Oral Implantol* 7:37-40, 1990.
42. Klinge B, Petersson A, Maly P: Location of the mandibular canal: comparison of macroscopic findings, conventional radiography, and computed tomography, *Int J Oral Maxillofac Implants* 4:327-331, 1989.
43. Sarment D, Sukovic P, Clinthorne N: Accuracy of implant placement with a stereolithographic surgical guide, *Int J Oral Maxillofac Implants* 18:571-577, 2003.

44. Yosue T, Brooks SL: The appearance of mental foramina on panoramic and periapical radiographs, *Oral Surg Oral Med Oral Pathol* 68:488-492, 1989.
45. Sonick M, Abrahams J, Faiella RA: A comparison of the accuracy of periapical, panoramic, and computerized tomographic radiographs in locating the mandibular canal, *Int J Oral Maxillofac Implants* 9:455-460, 1994.
46. Hounsfield GN: Computerized transverse axial scanning (tomography), *Br J Radiol* 46:1016-1022, 1973.
47. Andersson L, Kurol M: CT scan prior to installation of osseointegrated implants in the maxilla, *Int J Oral Maxillofac Surg* 16:50-55, 1987.
48. Swartz MS, Rothman SLG, Rhodes ML, et al: Computed tomography. 1. Preoperative assessment of the mandible for endosseous implant surgery, *Int J Oral Maxillofac Implants* 2:137-141, 1987.
49. Schwartz M, Rothman S, Chaftez N, et al: Computerized tomography. Part II. Preoperative assessment of the mandible for endosseous implant surgery, *Int J Oral Maxillofac Implants* 2:138-148, 1987.
50. Schwartz MS, Rothman SLG, Chafetz N, et al: Computed tomography in dental implant surgery, *Dent Clin North Am* 33:555-597, 1989.
51. Kim KD, Jeong HG, Choi SH, et al: Effect of mandibular positioning on pre-implant site measurement of the mandible in reformatted CT, *Int J Periodont Rest Dent* 23:177-183, 2003.
52. Sarment D, Sukovic P, Clinthorne N: Accuracy of implant placement with a stereolithographic surgical guide, *Int J Oral Maxillofac Implants* 18:571-577, 2003.
53. Mozzo P, Procacci C, Tacconi A: A new volumetric CT machine for dental imaging based on the cone-beam technique: preliminary results, *Eur Radiol* 8:1558-1564, 1998.
54. Aral Y, Tammiasalo E, Iwai K: Development of a compact computed tomographic apparatus for dental use, *Dentomaxillofac Radiol* 28(suppl A):245-248, 1999.
55. Harris D, Buser D, Dula K: E.A.O. guidelines for the use of diagnostic imaging in implant dentistry, *Clin Oral Implants Res* 13:566-570, 2002.
56. Winter A, Pollack A: Cone beam volumetric tomography vs. medical CT scanners: expanding dental applications, *N Y State Dent J* 71:28-33, 2005.
57. Kircos LT: *Quantitative implant imaging with a focus on interactive computed tomography: successful implant cases. Are they possible? For how long [lecture]?* Loma Linda, CA, March 13-14, 1994, Loma Linda University.
58. Kircos LT: Implant imaging in perspective with a focus on interactive computed tomography and electronic surgery [lecture]. In *International Congress of Oral Implantologists*, Winter Meeting, March 15-16, 1995.
59. Gher ME, Richardson AC: The accuracy of dental radiographic techniques used for evaluation of implant fixture placement, *Int J Periodontics Restorative Dent* 15:269-285, 1996.
60. Israelson H, Plemons JM, Watkins P, et al: Barium-coated surgical stent and computer-assisted tomography in the preoperative assessment of dental implant patients, *Int J Periodontics Restorative Dent* 12:52-61, 1992.
61. Monson ML: Diagnostic and surgical guides for placement of dental implants, *J Maxillofac Surg* 52:642-645, 1994.
62. Fondriest JF, McClenahan DC: Fabricating radiographic stents in implant treatment planning, *Chicago Dent Soc Rev* 90:40-43, 1997.
63. Borrow JW, Smith JP: Stent marker materials for computerized tomography assisted implant planning, *Int J Periodontics Restorative Dent* 16:60-67, 1996.
64. Giovanni AP, Di Giacomo P, Cury P, et al: Clinical application of stereolithographic surgical guides for implant placement: preliminary results, *J Periodontol* 76:503-507, 2005.
65. Sarment DP, Al-Shammari K, Kazor CE: Stereolithographic surgical templates for placement of dental implants in complex cases, *Int J Periodontics Restorative Dent* 23:287-295, 2003.
66. Helms C, Morrish R, Kircos LT: Computed tomography of the TMJ: preliminary considerations, *Radiology* 141:718-724, 1982.
67. Genant HK: Quantitative computed tomography: update, *Calcif Tissue Int* 41:179-186, 1987.
68. Cann CE: Quantitative CT for determination of bone mineral density: a review, *Radiology* 166:509-522, 1988.
69. Norton MR, Gamble C: Bone classification: an objective scale of bone density using the computerized tomography scan, *Clin Oral Implants Res* 12:79-84, 2001.
70. Shahlaie M, Gantes B, Schulz E, et al: Bone density assessments of dental implant sites: quantitative computed tomography, *Int J Oral Maxillofac Implants* 18:224-231, 2003.
71. Engstrom H, Svendsen P: Computed tomography of the maxilla in edentulous patients, *Oral Surg Oral Med Oral Pathol* 52:557-560, 1981.
72. McGivney GP, Haughton V, Strandt IE, et al: A comparison of computer-assisted tomography and data-gathering modalities in prosthodontics, *Int J Oral Maxillofac Implants* 1:55-58, 1986.
73. Fjellstrom C-A, Strom C: CT of the edentulous maxilla intended for osseointegrated implants, *J Craniomaxillofac Surg* 15:45-46, 1987.
74. Andersson J-E, Svartz K: CT-scanning in the preoperative planning of osseointegrated implants in the maxilla, *Int J Oral Maxillofac Surg* 17:33-35, 1988.
75. Casselman L, Quirynen M, Lemahieu S, et al: Computed tomography in the determination of anatomical landmarks in the perspective of endosseous oral implant installation, *J Head Neck Pathol* 7:255-264, 1988.
76. Stella JP, Tharanon W: A precise radiographic method to determine the location of the inferior alveolar canal in the posterior edentulous mandible: implications for dental implants. 2. Clinical applications, *Int J Oral Maxillofac Implants* 5:23-29, 1990.
77. Hashimoto K, Kawashima W: Comparison of image performance between cone-beam CT for dental use and four row multidetector helical CT, *J Oral Sci* 48:27-34, 2006.
78. Lauterbur PC: Image formation by induced local interactions: example employing nuclear magnetic resonance, *Nature* 242:190, 1973.
79. Stark DD, Bradley WG: *Magnetic resonance imaging*, St Louis, 1988, Mosby.
80. Gray CF, Redpath TW, Smith FW, et al: Advanced imaging: magnetic resonance imaging in implant dentistry, *Clin Oral Implants Res* 14:18-27, 2003.
81. Kircos LT: Magnetic resonance imaging of the temporo-mandibular joint. In del Baso A, editor: *Advances in maxillofacial imaging*, Philadelphia, 1990, WB Saunders.
82. Gray CF, Redpath TW, Smith FW, et al: Advanced imaging: magnetic resonance imaging in implant dentistry, *Clin Oral Implants Res* 14:18-27, 2003.
83. Zabalegui J, Gil JA, Zabalegui B: Magnetic resonance imaging as an adjunctive diagnostic aid in patient selection for endosseous implants: preliminary study, *Int J Oral Maxillofac Implants* 5:283-288, 1991.
84. Eggers G, Rieker M, Fiebach J, et al: Geometric accuracy of magnetic resonance imaging of the mandibular nerve, *Dentomaxillofac Radiol* 34:285-291, 2005.
85. Kircos LT: Magnetic resonance imaging of the mandible utilizing a double scout technique for preprosthetic imaging, *J Magn Reson Med* 7:190-194, 1993.
86. Wical KF, Swoope CC: Studies of residual ridge resorption: Part 1: Use of panoramic radiographs for evaluation and classification of mandibular resorption, *J Prosthet Dent* 32:7-12, 1974.
87. Fishel D, Buchner A, Hershkowith A, et al: Roentgenologic study of the mental foramen, *Oral Surg Oral Med Oral Pathol* 41:682-686, 1976.
88. Rosenquist B: Is there an anterior loop of the inferior alveolar nerve? *Int J Periodontics Restorative Dent* 16:41-45, 1996.
89. Dharmar S: Locating the mandibular canal in panoramic radiographs, *Int J Oral Maxillofac Implants* 12:113-117, 1997.
90. Quirynen M, Mraiwa N, van Steenberghe D, et al: Morphology and dimensions of the mandibular jaw bone in the interforaminal region in patients requiring implants in the distal areas, *Clin Oral Implants Res* 14:280-285, 2003.
91. Darriba MA, Mendonca-Caridad JJ: Profuse bleeding and life-threatening airway obstruction after placement of mandibular dental implants, *Int J Oral Maxillofac Surg* 55:1328-1330, 1997.

92. Laboda G: Life-threatening hemorrhage after placement of an endosseous implant: report of case, *J Am Dent Assoc* 121:599-600, 1990.
93. Niamtu J: Near-fatal airway obstruction after routine implant placement, *Oral Surg Oral Med Oral Path Oral Radiol Endod* 92: 597-600, 2001.
94. Ten Bruggenkate CM, Krekeler G, Kraajenhagen HA, et al: Hemorrhage of the floor of the mouth resulting from lingual perforation during implant placement: a clinical report, *Int J Oral Maxillofac Implants* 8:329-334, 1993.
95. Kasabah S, Slezak R, Simunek A, et al: Evaluation of the accuracy of panoramic radiograph in the definition of maxillary sinus septa, *Acta Medica (Hradec Kralove)* 45:173-175, 2002.

PARTE III Planejamento do Tratamento com Implantes

CAPÍTULO **8**

Teorema do Tratamento da Tensão para a Implantodontia: A Chave para os Planos de Tratamento com Implantes

Carl E. Misch

A odontologia é a única área da medicina que combina ciência e uma forma de arte. Alguns aspectos do campo da odontologia enfatizam a forma de arte, como a estética dental, que lida com a cor e o formato do dente para melhorar o sorriso do paciente e a aparência como um todo. Em pacientes parcial ou completamente edentados, as próteses dentárias são responsáveis pela estética dental (Figs. 8-1 a 8-3). Contudo, os técnicos de laboratório dental são amplamente responsáveis pelo resultado estético final, e eles não têm o título de doutor. A principal razão para aplicar o termo *doutor* à profissão odontológica não é devido à forma de arte; e sim por causa das ciências dentárias.

As ciências odontológicas podem ser separadas em um componente biológico e um componente biomecânico. Para os dentistas que atuam como clínicos gerais, os aspectos biológicos da saúde oral são enfatizados na sua formação. Isso faz sentido, pois a maioria das complicações relacionadas com a dentição natural é primariamente de origem biológica, com doença periodontal, cárie e problemas endodônticos como exemplos.[1-3] De fato, o doutorado que recebemos na odontologia é, na verdade, em ciências biológicas.

A combinação de fatores biológicos e biomecânicos é responsável pela falha de uma prótese fixa dentossuportada. Por exemplo, as quatro complicações mais comuns para prótese fixa de três elementos são (1) cáries, (2) problemas endodônticos, (3) prótese sem retenção e (4) fratura da porcelana.[4,5] As complicações biológicas ocorrem com maior frequência (11 a 22%), em comparação com as mecânicas (7 a 10%), mas ambos os aspectos deveriam ser compreendidos pelos clínicos. Ainda na maioria das vezes como dentistas, poucos cursos existem sobre biomecânica na odontologia, com exceção da ortodontia relacionada com movimento dentário.

A implantodontia envolve principalmente a substituição de um dente. Quando são descritas complicações com implantes, a maioria dos problemas está relacionada com ciência da implantodontia.[6] No

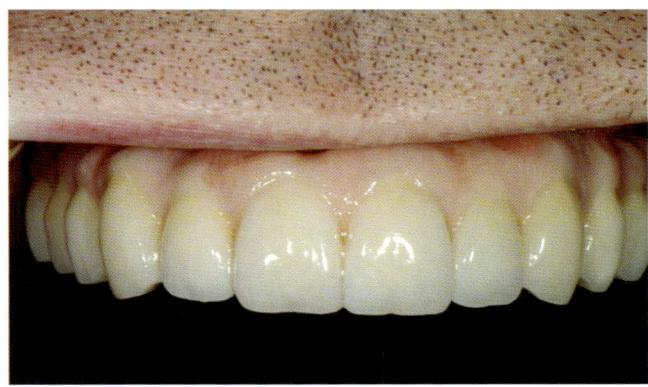

FIGURA 8-2. Muitas diretrizes para restaurar um paciente edentado parcial ou total são similares, quer a prótese seja feita de dentes naturais ou implantes dentais.

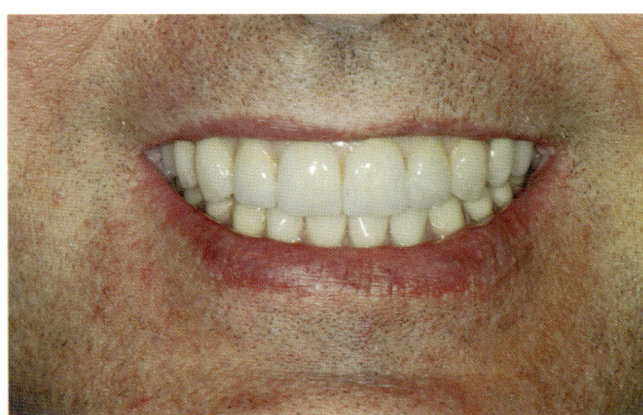

FIGURA 8-3. Um objetivo para o paciente edentado é fornecer uma restauração que apareça como dente natural. Isso requer um técnico de laboratório especializado, pois a cobertura de tecido mole é frequentemente substituída além dos dentes.

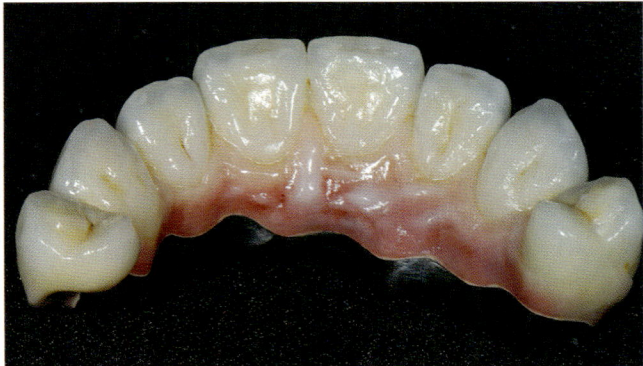

FIGURA 8-1. A forma de arte da odontologia é usada para fabricar uma prótese que apareça como um dente natural.

entanto, ao contrário dos dentes naturais, os aspectos biológicos da implantodontia têm relativamente poucas complicações. Por exemplo, o desenvolvimento da interface direta osso/implante é muito previsível e amplamente biológico. Muitos estudos recentes indicam que a fase cirúrgica dos implantes forma uma interface bem-sucedida em mais de 95% das vezes, sem considerar o sistema de implante usado.[7-10] Todavia, os problemas relacionados com a biomecânica podem afetar mais de 30% das restaurações sobre implantes.[6]

Sistemas Suportados por Dentes Naturais *versus* Sistemas Suportados por Implantes

Em comparação com um implante, o sistema de suporte de um dente natural é mais bem desenhado para reduzir as forças biomecânicas distribuídas ao dente e à restauração e à região da crista óssea. A membrana periodontal, o desenho biomecânico, o complexo vasculonervoso, o material oclusal e o tipo circundante de osso combinam-se para reduzir o risco de sobrecarga oclusal ao sistema dental[11] (Tabela 8-1).

Complexo Periodontal *versus* Interface Óssea Direta

A presença do ligamento periodontal ao redor dos dentes naturais reduz significativamente a quantidade de tensão transmitida ao osso, especialmente na região da crista.[12] O deslocamento do ligamento periodontal dissipa a energia para essa interface rica em tecido fibroso que circunda os dentes naturais e age como um absorvedor viscoelástico de choque, servindo para diminuir a magnitude da tensão ao osso da crista e estender o tempo durante o qual a carga é dissipada (reduzindo portanto o impulso da força).[13] A transmissão da força é tão eficiente e dentro das condições ideais de deformação do osso, que uma fina camada de osso cortical (lâmina cribiforme) forma-se ao redor do dente. Quando o dente é perdido, a lâmina cortical desaparece, demonstrando que ela não é uma estrutura anatômica, mas sim o resultado de uma interface de deformação ideal do osso.

Em comparação com o dente, a interface óssea direta com um implante não é tão resiliente. Nenhum revestimento cortical está presente ao redor do implante, o que indica que as forças não são dissipadas idealmente ao redor da interface. Em vez disso, a energia transmitida por uma força oclusal não é dissipada para longe da região da crista, mas sim transmite uma força de intensidade maior para a interface óssea contígua à crista.

A mobilidade de um dente natural pode aumentar com o trauma oclusal. Este movimento dissipa as tensões e deformações de outra forma impostas na interface óssea adjacente ou nos componentes protéticos. Depois de o trauma oclusal ser eliminado, o dente pode retornar a sua condição original em relação à magnitude do movimento.[14] A mobilidade de um implante também pode se desenvolver sob trauma oclusal. No entanto, o implante não retorna a sua condição rígida original. Ao contrário, sua saúde é comprometida, e o insucesso é geralmente iminente.

Uma força lateral em um dente natural é dissipada rapidamente para longe da crista óssea em direção ao ápice dentário. O dente natural saudável move-se quase imediatamente 56 a 108 mícrons (movimento dentário primário) e gira dois terços para baixo em direção ao ápice cônico com uma carga lateral[13,15] (Fig. 8-4). Esta ação minimiza as cargas na crista do osso. O implante não exibe um movimento imediato primário com uma carga lateral; em vez disso, ocorre um movimento mais tardio de 10 a 50 mícrons que está relacionado com o movimento ósseo viscoelástico[16] (Fig. 8-5). Além disso, esta ação não rotaciona (como o dente) em direção ao ápice, mas sim concentra forças maiores na crista do osso circundante. Portanto, se uma carga inicial lateral ou angulada (p. ex., contato prematuro) de igual magnitude e direção for aplicada na coroa de um implante e em um dente natural, o

TABELA 8-1
Dente *versus* Sistemas de Suporte do Implante

Dente	Implante

1. Membrana periodontal
   a. Absorção de choque
   b. Distribuição da força ao redor do dente
   c. Mobilidade dentária pode estar relacionada com força
   d. Mobilidade dissipa a força lateral
   e. Frêmito relacionado com força
   f. Mudanças radiográficas relacionadas com força
	1. Implante direto no osso
	   a. Maior força de impacto
	   b. Força principalmente na crista
	   c. Implante é sempre rígido (mobilidade é fracasso)
	   d. Força lateral aumenta a tensão no osso
	   e. Sem frêmito
	   f. Mudanças radiográficas na crista (perda óssea; não reversível)

2. Desenho biomecânico
   a. Duração mais longa da força (diminui o impulso da força)
   b. Secção transversal relacionada com direção e quantidade de tensão
   c. Módulo de elasticidade similar ao do osso
   d. Diâmetro relacionado com magnitude da força
	2. Desenho do implante
	   a. Duração mais curta da força (aumenta o impulso da força)
	   b. Secção redonda e desenhada para cirurgia
	   c. Módulo de elasticidade 5 a 10 vezes maior que o do osso cortical
	   d. Diâmetro relacionado com osso existente

3. Complexo nervoso sensitivo dentro e ao redor do dente
   a. Trauma oclusal induz hiperemia e leva à sensibilidade ao frio
   b. Propriocepção (força de mordida máxima reduzida)
	3. Sem nervos sensoriais
	   a. Nenhum sinal precursor de leve trauma oclusal
	   b. Sensibilidade oclusal de 2 a 5 vezes menor (força de mordida máxima maior funcional)
	   c. Força de mordida funcional quatro vezes maior

4. Material oclusal; esmalte
   a. Desgaste do esmalte, linhas de tensão, abfração e fissuras
	4. Material oclusal de porcelana (coroa de metal)
	   a. Sem sinais iniciais de força

5. Osso circundante é cortical
   a. Resistência à mudança
   b. Resistente
	5. Osso circundante é trabecular (pode ser fino)
	   a. Conduzido à mudança
	   b. Reduzido em resistência

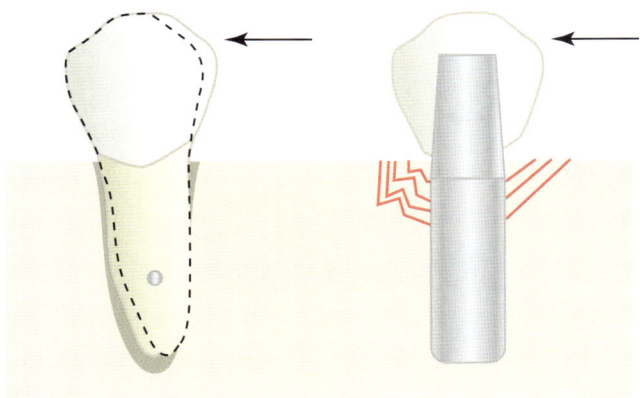

FIGURA 8-4. Uma força lateral no dente faz com que ele rotacione a partir da força, dois terços em direção ao ápice. Uma força lateral em uma coroa de implante captura a força no osso marginal na crista do rebordo ao redor do implante.

> **QUADRO 8-1** Componentes do Sistema do Implante
>
> - Porcelana oclusal na coroa
> - O cemento ou parafuso que retém a prótese
> - O parafuso do pilar protético que contém os componentes
> - O osso marginal da crista
> - A interface completa implante/osso
> - O implante e os componentes protéticos

insucesso, de maneira que a tensão biomecânica é o elo mais fraco do sistema.

Os dentes naturais podem ter ajustes oclusais usando o frêmito, o ato de colocar levemente os dedos contra o aspecto vestibular dos dentes conforme eles são gentilmente colocados juntos. Quando as coroas dos implantes são ocluídas juntas, não ocorre o frêmito, o que torna mais difícil de ajustar a intensidade do contato oclusal.

A radiografia de um dente natural com trauma oclusal terá um espaço periodontal aumentado e uma lâmina dura mais espessa (lâmina cribiforme). A radiografia de uma coroa de implante com trauma oclusal não apresentará mudanças no osso ao redor do implante. Contudo, a perda óssea na crista será uma consequência da carga excessiva, pois as forças estão concentradas no osso marginal. A interface completa osso/implante também pode sofrer ruptura, e o implante pode tornar-se móvel e circundado por tecido fibroso.

Desenho Biomecânico

Quando dois corpos colidem em um pequeno intervalo de tempo (frações de segundo), desenvolvem-se grandes forças de reação. Tal colisão é descrita como *impacto*. Quando a colisão ocorre entre um peso e uma plataforma suportada por uma mola, a mola absorve alguma intensidade de força (por causa da deformação da mola), e a força de impacto é reduzida. Isso é similar à colisão dos dentes, que são suportados por um complexo periodontal. Quando uma força similar (massa e velocidade) colide com uma plataforma rígida, a intensidade da força (força do implante) é maior. Isto é semelhante à colisão com um sistema de implantes, que contém uma interface direta implante/osso[11] (Fig. 8-6).

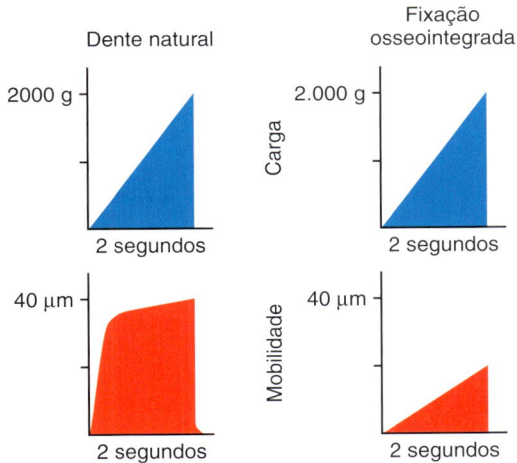

FIGURA 8-5. Quando um dente natural tem um aumento gradual na carga aplicada (*esquerda superior*), o dente move sua variação total do movimento fisiológico com muito pouca carga (*esquerda inferior*). Quando um implante é carregado de maneira similar (*direita superior*), ele quase não se movimenta com a força mínima (*direita inferior*).

sistema de implante (coroa, retenção com cimento ou parafuso, pilar protético, osso marginal, interface osso/implante) sustenta maior proporção da carga que não é dissipada para as estruturas circundantes.

Dentistas utilizam classificações de mobilidade para avaliar o pilar natural. Um dente com índice de mobilidade de Miller de 0 é considerado "mais forte" que um dente com mobilidade de 2. Os implantes não exibem mobilidade clínica comparados aos dentes. Frases como "sólido como uma rocha" foram usadas originalmente para descrever sua fixação rígida. Como resultado, pode se considerar o sistema implante/pilar mais forte que o dente, especialmente quando a literatura tem implicado que cantiléveres distais aos quatro implantes anteriores podem ser usados para restaurar todo um arco.[17] No entanto, ao considerar os fatores de tensão, a mobilidade é uma vantagem. O dente natural, com seu ligamento periodontal, constitui um sistema de otimização quase perfeito para lidar com a tensão biomecânica. De fato, a tensão é manipulada tão bem, que a doença bacteriana é o elo fraco. O sistema de implantes lida mal com a tensão (capturando a tensão na crista do rebordo) e é incapaz de aumentar a mobilidade sem

O sistema de implante recebe uma força de impacto muito maior que o dente natural, porque ele não é circundado por um complexo periodontal. O fato de o implante ser mais rígido, na verdade, significa que o sistema de implante recebe uma força muito maior e está em maior risco biomecânico que um dente natural. O sistema de implante inclui a porcelana oclusal da coroa (que pode fraturar), o cimento ou parafuso que retém a prótese (que pode descolar ou afrouxar), o parafuso do pilar que contém os componentes (que pode afrouxar), o osso marginal da crista (que pode ser perdido devido à sobrecarga patológica), a interface completa implante/osso (que pode resultar em mobilidade e insucesso) e os componentes do implante e da prótese (que podem resultar em fratura) (Quadro 8-1).

Uma analogia da diferença na força de impacto entre o implante e o dente é bater em um prego com um martelo de aço (uma estrutura rígida) comparado com um martelo de borracha (uma estrutura móvel). O martelo mais rígido transmite maior intensidade de força e move o prego mais para dentro da madeira em vez de ter a energia parcialmente dissipada pela deflexão do martelo de borracha.

A largura de quase todos os dentes naturais é maior que a largura do implante usado para substituir o dente. Quanto maior a largura de uma estrutura transosteal (dente ou implante), menor a magnitude da tensão transmitida ao osso circundante.[11] Os dentes anteriores

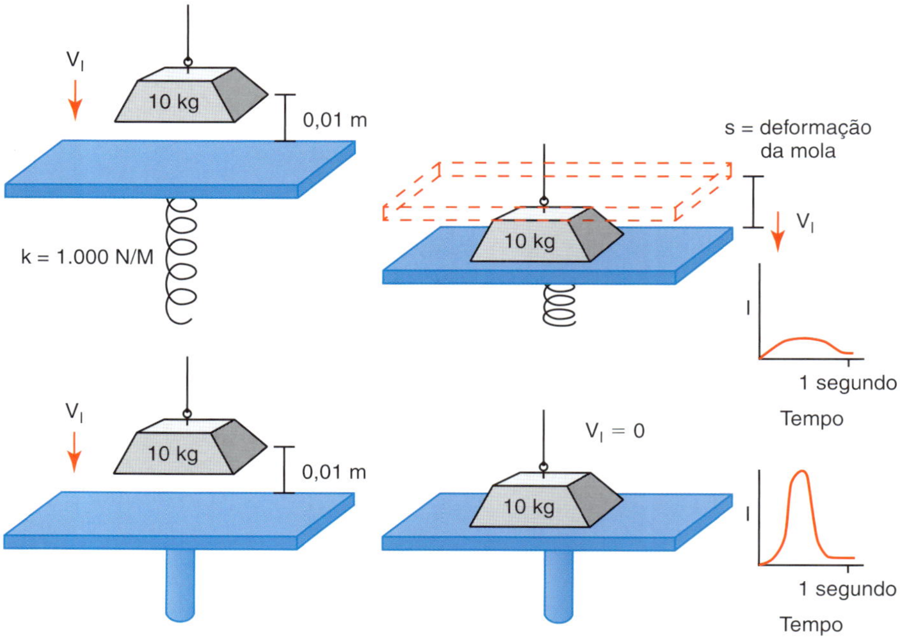

FIGURA 8-6. Quando um peso é jogado sobre uma plataforma e uma mola, a mola deforma e absorve alguma intensidade da tensão e o impacto da força é reduzido *(sequência da imagem superior)*. Quando um peso similar é jogado em uma plataforma rígida, a intensidade da força é maior *(sequência inferior)*.

são mais estreitos que os dentes posteriores, porque as forças são maiores nas regiões posteriores. A largura do implante é muitas vezes decidida pela largura óssea disponível, e é mais estreita que o dente natural na região. Além disso, a largura do implante é quase sempre a mesma em todas as regiões da boca.

A forma da secção transversal do dente natural na crista é biomecanicamente aperfeiçoada para resistir às cargas laterais (vestibulolinguais), devido à resistência do dente à fratura por flexão (momento de inércia) e a direção das forças oclusais. Logo, os dentes anteriores inferiores são maiores no tamanho na direção vestibulolingual (para resistir às forças protrusivas), e os caninos têm seções transversais diferentes dos outros dentes anteriores e sustentam cargas laterais em mais direções. Em contraste, os implantes são esféricos no corte transversal, o que é menos efetivo na resistência das cargas laterais de flexão e, consequentemente, há aumento na concentração da tensão na região da crista dos maxilares.

O desenho da raiz e da área de superfície do dente natural está relacionado com a quantidade de tensão biomecânica. Os molares apresentam maiores dimensões que os pré-molares (maiores forças de mordida na região molar), e os molares superiores apresentam uma área de superfície maior que os molares inferiores para compensar a diferença do osso circundante. O comprimento e o desenho do implante muitas vezes são decididos pelo volume ósseo existente em vez da quantidade e direção da força. Logo, os implantes de maior tamanho (área de superfície) são geralmente instalados na região anterior da mandíbula, seguidos pela região anterior da maxila e posterior da mandíbula; e os implantes de menor comprimento são frequentemente inseridos na região posterior da maxila. O desenho dos implantes muitas vezes é o mesmo, independentemente do seu comprimento ou largura.

O módulo de elasticidade de um dente é mais próximo do osso que qualquer outro biomaterial de implante dental disponível atualmente. O titânio é mais de 10 a 20 vezes mais rígido que o osso cortical ou trabecular. Quanto maior a diferença de flexibilidade (módulo) entre dois materiais (metal e osso ou dente e osso), maior o potencial de movimento relativo gerado entre as duas superfícies sob carga.[11] Além disso, quanto maior a diferença do módulo de elasticidade, maiores as concentrações de tensão onde elas se encontram primeiro (a crista do rebordo). Logo, sob condições similares de carga mecânica, os implantes geram maiores tensões e deformações ao osso como um todo e na crista óssea quando comparados com dentes naturais.[18]

Complexo Nervoso Sensitivo *versus* Interface Óssea Direta

Os sinais precursores de um contato prematuro ou trauma oclusal nos dentes naturais costumam ser reversíveis e incluem hiperemia e sensibilidade oclusal ou ao frio.[14] Esta condição frequentemente leva o paciente a procurar um tratamento profissional para reduzir a sensibilidade e, em geral, esta condição é tratada por meio de ajuste oclusal e redução na magnitude da força, o que concomitantemente diminui a magnitude da tensão. Muitas vezes, este tratamento reduz a hiperemia e os sintomas associados a essa condição. Se o paciente não fizer um ajuste oclusal, o dente geralmente aumenta ainda mais a sua mobilidade para dissipar as forças oclusais. Se o paciente ainda assim falhar em procurar um tratamento profissional para a mobilidade aumentada, o dente pode migrar ortodonticamente para longe da causa da tensão oclusal. Logo, os sinais e sintomas precoces de alerta da carga biomecânica excessiva nos dentes naturais são frequentemente reversíveis ou diminuídos como resultado da mobilidade e do movimento dentário.

Os sinais e sintomas reversíveis iniciais de trauma nos dentes naturais não ocorrem com os implantes endosteais. A ausência da interface de tecido mole entre o corpo do implante e o osso resulta em uma maior porção de força sendo concentrada ao redor da região transosteal implante/osso.[11] A magnitude da tensão pode causar microfraturas ósseas; colocar o osso circundante na zona de carga patológica, causando perda óssea;[19] ou causar insucesso mecânico da prótese ou dos componentes do implante (p. ex., fratura da porcelana, afrouxamento do parafuso do pilar).[6]

Ao contrário dos sinais e sintomas reversíveis exibidos nos dentes naturais, a perda óssea ao redor do implante ou restaurações com mobilidade geralmente ocorrem sem nenhum sinal de alerta. O afrouxamento do parafuso do pilar com frequência é um sintoma de tensão biomecânica além dos limites do sistema. A perda óssea marginal ao redor do implante ocorre sem sintomas. A perda do osso da crista ao redor do implante não é reversível sem intervenção cirúrgica e resulta em um suporte reduzido do implante e profundidade de sulco aumentada ao redor do pilar. Como resultado, a menos que a densidade do osso aumente após carga ou a quantidade ou duração da força diminua, a condição de perda óssea pode progredir até a perda do implante, pois os implantes não podem mover-se ortodonticamente para longe da força agressora.

Os dentes naturais e seu ligamento periodontal apresentam propriocepção e detecção precoce das cargas e interferências oclusais. Como resultado, um contato oclusal prematuro maior que 20 mícrons pode alterar o padrão do fechamento mandibular para diminuir os efeitos nocivos da força prematura, angulada.[20] Além disso, a mandíbula de um paciente dentado quase para antes de a comida entrar e a força máxima de mastigação ser aplicada. Isso explica por que um pedaço de osso na comida pode fraturar uma ponta de cúspide, pois os maxilares não reduzem a sua velocidade antes do contato com o pedaço de osso. As próteses sobre implante não apresentam as características de propricepção que os dentes apresentam durante função. Como resultado, as forças de mordida usadas na mastigação ou parafunção podem ter maior magnitude, e o padrão do fechamento não é alterado com um contato prematuro.

Diversos estudos confirmam que as próteses sobre implantes têm menos sensibilidade oclusal e maiores forças de mordida que os dentes naturais. Trulsson e Gunne compararam três grupos de pacientes segurando um amendoim entre os dentes por 3 s e então o mordendo.[21] O grupo dos dentes naturais não teve nenhum problema em segurar o amendoim ou mordê-lo depois. O grupo dos pacientes com dentaduras vivenciou grandes problemas em segurar o amendoim sem que ele caísse ou fosse deslocado. O grupo dos implantes não teve problema em segurar o amendoim no local, mas mordeu o amendoim com força quatro vezes maior que o grupo da dentição natural. A força quatro vezes maior no grupo dos pacientes com implantes foi transmitida ao sistema do implante, não ao tecido mole do grupo da dentadura ou ao complexo periodontal do grupo da dentição natural. Logo, a redução na propriocepção dos pacientes com implantes pode levar a uma força de mordida maior durante a carga funcional.

Outros estudos confirmam que os dentes têm maior sensibilidade oclusal que as próteses sobre implantes. Jacobs e van Steenberghe[22,23] avaliaram a sensibilidade oclusal pela percepção de uma interferência. Quando os dentes se opõem, uma interferência é percebida em aproximadamente 20 mícrons. Um implante oposto a um dente natural detecta uma interferência em 48 mícrons, o que é, portanto, mais de duas vezes mais pobre. Uma coroa sobre implante oposta a uma coroa sobre implante percebe a interferência em 64 mícrons, e quando um dente opõe-se a uma sobredentadura, a sensibilidade é 108 mícrons (cinco vezes mais pobre que quando os dentes se opõem). Mericke-Stern *et al.* mensuraram a sensibilidade tátil oral com folhas de aço.[24] O limiar de detecção da pressão mínima foi significativamente maior nos implantes que nos dentes naturais (3,2 versus 2,6 vezes). Achados similares também foram relatados por Hammerle *et al.*, nos quais o valor médio do limiar para implantes (100,6 g) foi 8,75 vezes maior que para os dentes naturais (11,5 g).[25] Como consequência da quantidade e da qualidade reduzidas da sensibilidade oclusal, o contato prematuro não ativa uma resposta adaptativa (Fig. 8-7).

A informação proprioceptiva transmitida pelos dentes e implantes também difere na qualidade da sensibilidade. Os dentes liberam uma sensação dolorosa rápida e aguda sob pressão elevada que ativa um mecanismo de proteção. Contudo, os implantes liberam uma dor menos intensa e lenta que, às vezes, ativa uma reação tardia.[26] A sensibilidade oclusal do implante é incomum e significa complicações mais avançadas.

Material Oclusal

O dente natural pode mostrar sinais clínicos de tensão aumentada, como facetas de desgaste do esmalte, linhas de tensão, linhas de Luder (nos preenchimentos com amálgama), abfração cervical e escavações nas cúspides dos dentes.[20] Uma coroa sobre implante raramente mostra sinais clínicos que não seja a fratura por fadiga.

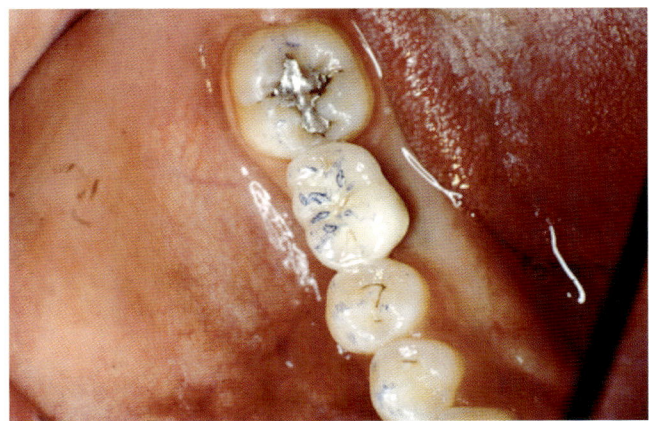

FIGURA 8-7. Uma coroa sobre implante com contato oclusal prematuro (primeiro molar) apresenta menos sensibilidade oclusal que um dente natural.

Como resultado, poucos sinais de diagnóstico estão presentes para alertar o profissional a reduzir a tensão no sistema de suporte. O esmalte dentário se desgastará quando repetidas forças laterais ou contatos prematuros são introduzidos no sistema e pode reduzir o ângulo de força do contato prematuro. Uma coroa de porcelana sobre implante não se desgasta e nem reduz a força nociva quando um contato prematuro lateral está presente.

Osso Circundante

O dente lentamente erupciona até oclusão e está presente na boca desde a infância. O osso circundante desenvolveu-se em resposta às cargas biomecânicas. Observe que não existe lâmina cribiforme organizada ao redor dos dentes decíduos ou permanentes até que seja colocada carga. No processo de erupção, os dentes permanentes são gradualmente colocados sob carga, enquanto outros, já erupcionados, mantêm os aspectos oclusais. Logo, os tecidos periodontais organizam-se gradualmente para sustentar cargas crescentes, incluindo aquelas exercidas por uma prótese fixa. A única carga óssea progressiva ao redor do implante é realizada pelo protesista em um prazo muito mais rápido e com intensa magnitude.

Quando implantes ou dentes são submetidos a cargas oclusais repetidas, podem ocorrer fraturas microscópicas por tensão, encruamento ou fratura por fadiga. As fraturas por fadiga estão relacionadas com a quantidade de tensão e com o número de ciclos da carga.[11] Ao contrário do que se observa em dentes naturais, os componentes dos implantes, parafusos de transferência ou cimento, não se ajustam ou se reparam a essas condições e, por fim, sofrem fratura. Com o tempo, o implante vai recebendo cargas e aumentando os ciclos na curva de fadiga, elevando o risco de complicações a longo prazo. Como resultado, as forças oclusais podem resultar em mudanças sutis, mas podem também causar problemas a longo prazo mais sérios para sobrevida do implante. As mais frequentes são complicações ósseas ou dos componentes do implante (Tabela 8-2).

Os parâmetros biomecânicos são excelentes indicadores do risco aumentado, pois eles são objetivos e podem ser mensurados. Como resultado, formas de reduzir a tensão biomecânica são uma preocupação constante para minimizar o risco de complicações do sistema de implante.[18] O dentista pode determinar que condição apresenta maior risco e por quanto o risco é aumentado. Em outras palavras, se uma condição clínica cria uma tensão biomecânica elevada ao sistema implante-prótese, o dentista deve implantar mecanismos para reduzir a tensão. Lembrando, o sistema de implante é composto pela porcelana oclusal, pelo cimento ou pelo parafuso que retém a restauração, pelo parafuso do pilar que retém os componentes do implante, pelo osso marginal da crista ao redor do implante, pela

TABELA 8-2
Dente Natural *versus* Características do Implante sob Carga

Critério	Dente	Implante
Conexão	LDP	Anquilose funcional
Força de impacto	Reduzida	Aumentada
Mobilidade	Variável	Nenhuma
	Dentes anteriores mais que os posteriores	
Movimento	Efeito de redução do choque do LPD	Tensão capturada na crista
Apical	Intrui rapidamente 28 μm	Sem movimento inicial (3 μm)
Lateral	56 a 108 μm	Sem movimento inicial
Diâmetro	Grande	Pequeno
Secção transversal	Não redonda	Redonda
Módulo de elasticidade	Similar ao osso cortical	10 a 20 vezes maior que o do osso trabecular
Sinais de hiperemia	Sim	Não
Movimento ortodôntico	Sim	Não
Frêmito	Sim	Não
Mudanças radiográficas	Espessamento do LPD e osso cortical	Perda óssea marginal
Carga progressiva	Sequência de erupção (perda óssea marginal)	Período de carga mais curto
Desgaste	Facetas de desgaste do esmalte, fadiga localizada e fratura por tensão, abfração cervical e fissuras nas cúspides oclusais	Mínimo desgaste
Sensibilidade tátil	Alta	Baixa
Sensibilidade oclusal (propriocepção)	Alta detecção de contatos prematuros	Baixa; cargas elevadas a oclusais prematuras

LPD, Ligamento periodontal.

QUADRO 8-2 Complicações da Tensão Biomecânica

1. Fratura da porcelana
2. Fratura da recobertura vestibular de resina acrílica
3. Restauração cimentada sem retenção
4. Afrouxamento do parafuso protético
5. Afrouxamento do parafuso do pilar protético
6. Fratura da infraestrutura protética
7. Ajustes da fixação da sobredentadura
8. Fratura da fixação da sobredentadura
9. Fratura da base acrílica das sobredentaduras
10. Fratura do parafuso do pilar protético
11. Perda óssea marginal pode ter um componente oclusal de tensão:
    a. Complicações estéticas
    b. Doença peri-implantar
12. Fracasso inicial do implante (especialmente em osso macio e implantes curtos)
13. Fratura do corpo do implante

QUADRO 8-3 Teorema do Tratamento da Tensão: Biológico *versus* Biomecânico

BIOLÓGICO	BIOMECÂNICO
Fracasso do Implante	
Falha cirúrgica	Falha de carga inicial
Cicatrização inicial	Micromovimento
Complicações Protéticas	
	Desgaste da conexão
	Fratura do dente da dentadura
	Fratura da conexão
	Fratura da prótese oposta
	Fratura ou afrouxamento do parafuso
	Fratura do componente
	Fratura do corpo do implante
	Fratura do acrílico ou porcelana
	Fratura da base acrílica
	Fratura da infraestrutura
Perda Óssea Marginal	
Reflexão do periósteo	Biomecânica celular
Autoimune (bactéria)	Mecânica do osso
Microespaço biológico	Princípios de engenharia
Osteotomia	

---

interface osso/implante, e pelo próprio corpo do implante. A tensão elevada pode levar a complicações em quaisquer aspectos deste sistema[18] (Quadro 8-2).

Qualquer estrutura complexa de engenharia falhará no seu "elo mais fraco", e as estruturas do implante dental não são exceção. Um conceito geral em engenharia é determinar as causas das complicações e desenvolver um sistema para reduzir as condições que causam estes problemas. Os dentes naturais na maioria das vezes também têm problemas biológicos. Implantes também podem ter problemas biológicos. Contudo, ao contrário dos dentes naturais, as causas mais comuns de complicações relacionadas com o implante são centradas ao redor da tensão biomecânica (Quadro 8-3). Portanto, o plano de tratamento global deve (1) avaliar os maiores fatores de força e (2) estabelecer mecanismos para proteger o sistema geral implante–osso–prótese.

Fracasso da Prótese Suportada por Dente Natural

Os fracassos mais comuns de uma prótese fixa suportada por um dente natural são frequentemente relacionados com fatores biológicos. Por exemplo, uma prótese parcial fixa de três elementos substituindo um dente posterior tem uma taxa de sobrevida de 5 anos de 95%. A taxa de insucesso com 10 anos é de aproximadamente 30%, e com 15 anos é quase 50%. A causa primária do fracasso da prótese suportada por dente natural é a presença de lesões de cárie dos dentes pilares. Logo, os insucessos ocorrem após muitos anos e são principalmente relacionados com o inadequado controle do biofilme bacteriano dental (fracasso relacionado com aspecto biológico).

Fracasso da Carga Inicial

A fase cirúrgica e de cicatrização inicial para os implantes é principalmente relacionada com aspectos biológicos da cicatrização e é muito previsível. A prótese sobre implante pode ter uma taxa de sobrevida maior, de intermediária a longa, comparada com a prótese sobre dentes naturais, pois os implantes não têm cárie e não necessitam de tratamento endodôntico[7-10] (Fig. 8-8). Embora a cicatrização inicial do implante apresente taxas de sucesso muito elevadas, o implante pode fracassar logo após a colocação de carga sobre a prótese. Antes do insucesso, o implante parece ter uma fixação rígida, e todos os indicadores clínicos estão dentro dos limites de normalidade. Contudo, após ser colocada carga no implante, ele torna-se móvel, mais frequentemente dentro dos primeiros 18 meses (Fig. 8-9). Isso tem sido denominado *fracasso da carga inicial*.[27] Logo, o implante e a prótese podem fracassar precocemente, diferentemente de uma restauração sobre dentes naturais que normalmente apresenta insucesso a longo prazo. A causa principal do fracasso da carga inicial está relacionada com fatores biomecânicos da interface osso/implante, e este fracasso pode alcançar taxas cinco vezes maiores que as observadas no processo de cicatrização inicial. É importante compreender as causas do fracasso da carga inicial, de modo que uma metodologia possa ser estabelecida para limitar essa complicação (Fig. 8-10).

Biomecânica Celular

A remodelação óssea em nível celular é controlada pelo ambiente mecânico da deformação.[28] A *deformação* é definida como a alteração do comprimento dividida pelo comprimento original, e as unidades de deformação são dadas em porcentagem. A quantidade de deformação do material está diretamente relacionada com a quantidade de tensão aplicada.[11] A tensão oclusal aplicada na prótese sobre implante e componentes pode transmitir tensão na interface osso/implante.[18] A quantidade de deformação óssea na interface osso-implante está diretamente relacionada com a quantidade de tensão aplicada na prótese sobre implante (quanto maior a tensão, maior a deformação). Mecanossensores no osso respondem a quantidades mínimas de deformação, e níveis de microdeformação 100 vezes menores que a resistência máxima do osso podem ativar a remodelação óssea, podendo resultar em perda óssea[29] (Fig. 8-11).

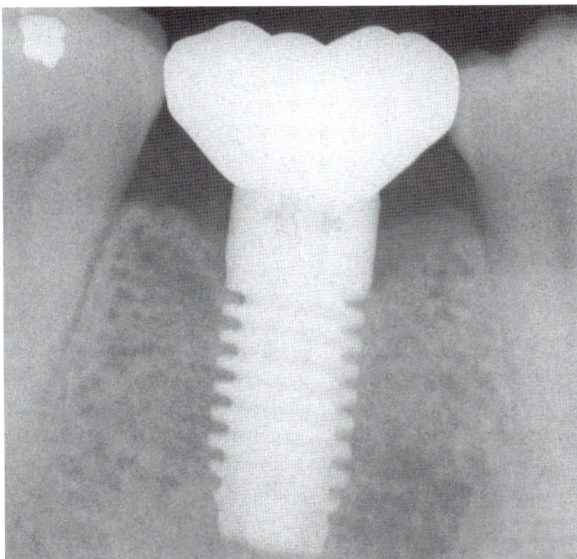

FIGURA 8-8. Uma prótese sobre implante pode ter taxas maiores de sobrevida intermediárias e a longo prazo, pois elas não têm cáries e não necessitam de procedimentos endodônticos. Note que o osso está acima da conexão do pilar do implante.

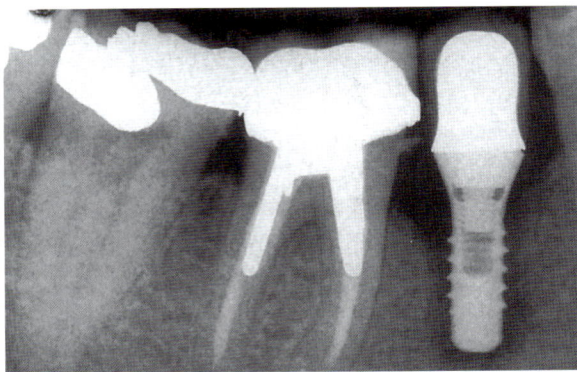

FIGURA 8-9. O período de tempo mais comum do fracasso do implante é após a carga protética.

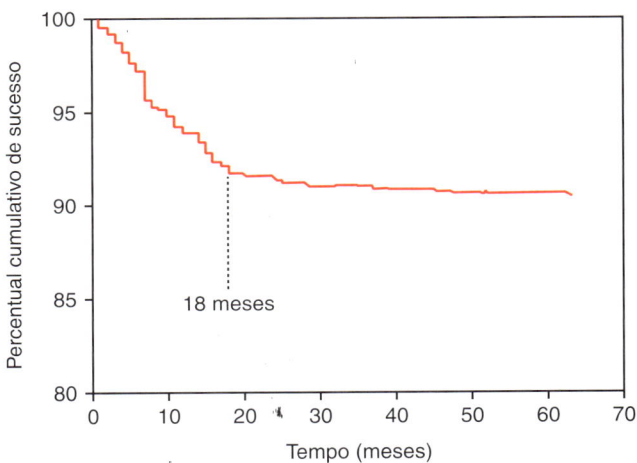

FIGURA 8-10. A maioria dos fracassos dos implantes ocorre dentro de 18 meses após a carga protética e é principalmente relacionada com fatores biomecânicos (p. ex., implantes curtos ou implantes colocados em osso de má qualidade).

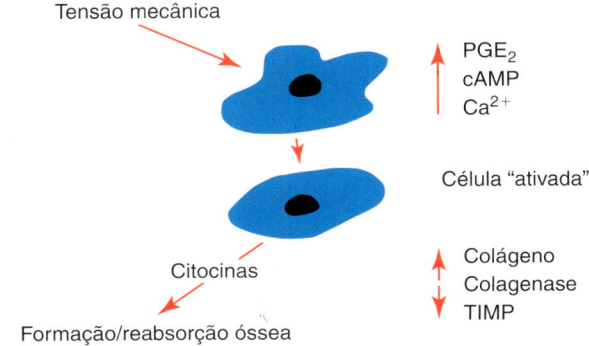

FIGURA 8-11. A célula óssea age como um mecanossensor, e uma mudança na forma (deformação) ativa os eventos celulares, que podem incluir perda óssea quando a tensão-deformação é uma condição de sobrecarga patológica. *cAMP*, Monofosfato adenosina cíclica; *PGE₂*, prostaglandina E₂; *TIMP*, tecido inibidor da metaloproteinase.

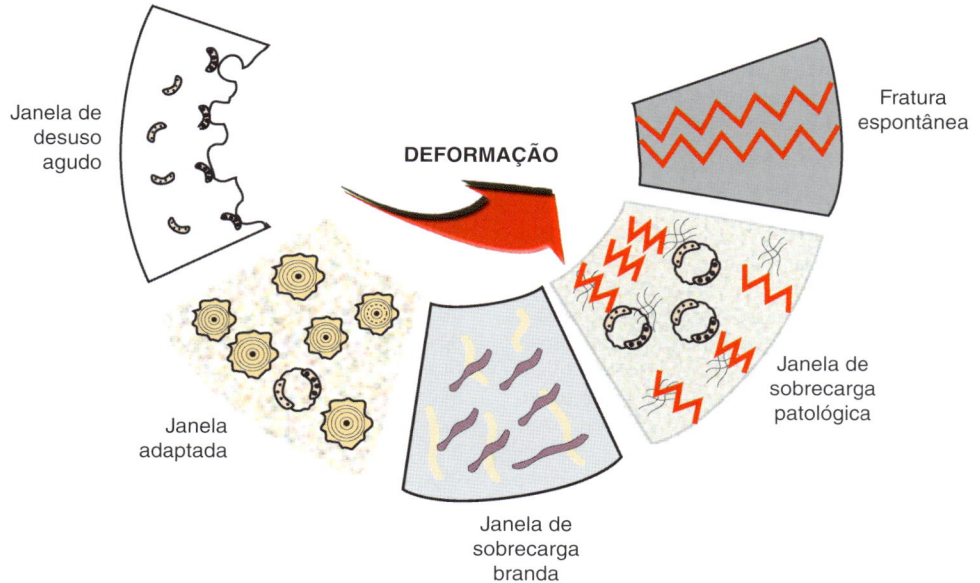

FIGURA 8-12. Quando o osso não está sob carga, ele pode reabsorver (janela de desuso agudo). Quando o osso está idealmente sob carga e tensionado, ele está na janela adaptada. O osso pode ter tanta tensão que ele pode fraturar. Condições de tensão menores que 20 a 40% da zona de fratura podem causar perda óssea e reabsorção (zona de sobrecarga patológica).

Uma das teorias mais recentes para uma relação direta entre a tensão e a magnitude da remodelação óssea (incluindo perda) foi proposta por Kummer em 1972.[30] Mais recentemente, Frost descreveu a reação celular do osso a diferentes níveis de microdeformação.[19,31] Quando o osso não tem uma deformação suficiente, ele reabsorve (janela de desuso agudo); quando tem uma deformação ideal, ele permanece organizado, mineralizado, e o osso com a carga de suporte ideal (janela adaptada). As fraturas ósseas ocorrem a 10.000 a 20.000 unidades de microdeformação (1 a 2% de deformação). Contudo, em níveis de 20 a 40% desse valor (4.000 unidades), as células ósseas podem produzir citocinas para iniciar a resposta de reabsorção (janela de sobrecarga patológica) (Fig. 8-12). É interessante notar que as citocinas no tecido da interface osso/implante obtido de dispositivos para reposição do ilíaco que fracassaram, levando à perda óssea, foram relatadas em humanos.[32] É lógico que uma condição similar pode existir ao redor do implante dental. Em outras palavras, a deformação excessiva do osso pode resultar não apenas em fratura física, mas também causar reabsorção óssea celular.

A deformação determina a reação celular do osso. Quando o osso apresenta deformação ideal, ele permanece organizado e com suporte de carga. Quando a deformação é maior, ele pode estar em uma zona de sobrecarga patológica, que causa perda óssea. Portanto, a hipótese de que as tensões oclusais além dos limites fisiológicos do osso podem resultar em deformação significativa do osso e suficiente para causar a reabsorção óssea é sustentada do ponto de vista da biomecânica celular.

Princípios de Engenharia

A relação entre a tensão e a deformação determina o módulo de elasticidade (rigidez) de um material.[11] O módulo transfere a quantidade de alteração dimensional do material para um dado nível de tensão. O módulo de elasticidade de um dente é similar ao osso cortical. Os implantes dentais geralmente são fabricados com titânio ou suas ligas. O módulo de elasticidade do titânio é 5 a 10 vezes maior que o do osso cortical e pode ser 20 vezes maior que o do osso trabecular. Logo, quando 50 unidades de tensão são aplicadas ao titânio, a deformação (alteração na forma) do material

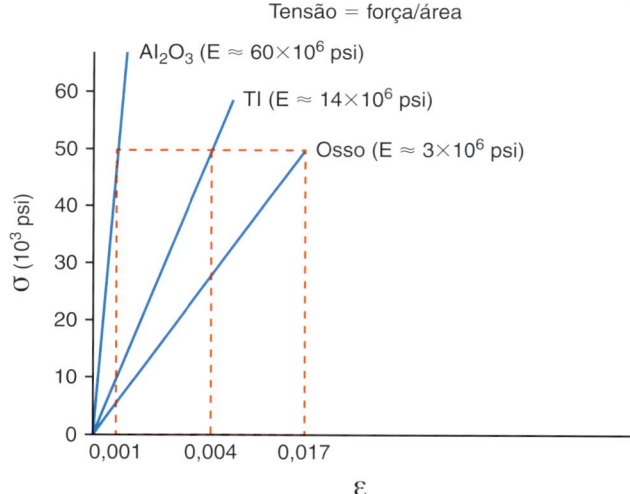

FIGURA 8-13. O módulo de elasticidade é maior para o titânio (Ti) em comparação com o osso. Quando a tensão é inserida no eixo y e a deformação no eixo x, o módulo de elasticidade pode ser obtido. O titânio é 5 a 20 vezes mais rígido que o osso circundante. Quando 50 unidades de tensão são aplicadas ao titânio e ao osso, a diferença da microdeformação entre o titânio e o osso circundante pode estar na zona de sobrecarga patológica.

é menor que quando aplicadas ao osso (Fig. 8-13). A diferença de deformação biomecânica entre o titânio e o osso com uma interface direta osso/implante pode estar na zona de sobrecarga patológica para o osso com maiores magnitudes de tensão. Quando a magnitude da tensão é reduzida, a diferença biomecânica entre o titânio e o osso é menor e mais provável na zona de janela adaptada para o osso (Fig. 8-14).

Quando a microdeformação do osso é mais ideal, a zona de deformação da janela adaptada pode possibilitar ao osso permanecer

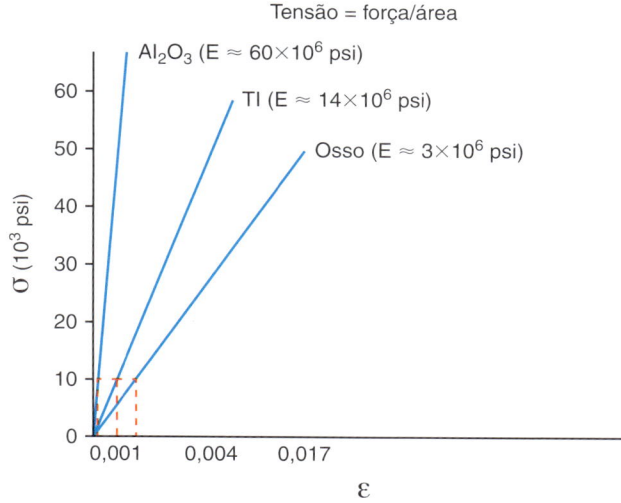

FIGURA 8-14. Quando 10 unidades de tensão são aplicadas ao titânio e ao osso, a diferença da microdeformação pode estar na zona de janela adaptada do osso, e a interface direta osso/implante é mantida.

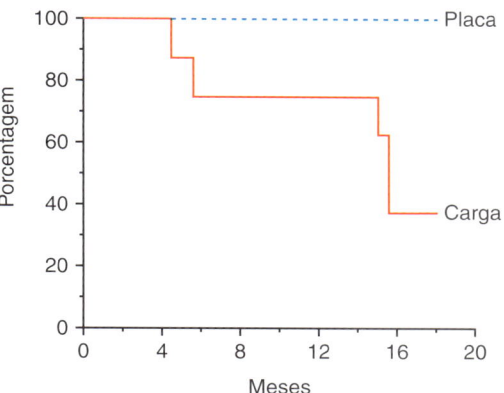

FIGURA 8-16. Contatos oclusais prematuros excessivos fizeram com que seis de oito implantes integrados fracassem dentro de 14 meses. Barbantes no sulco e o acúmulo excessivo de placa não provocaram nenhuma falha ao longo de 18 meses.

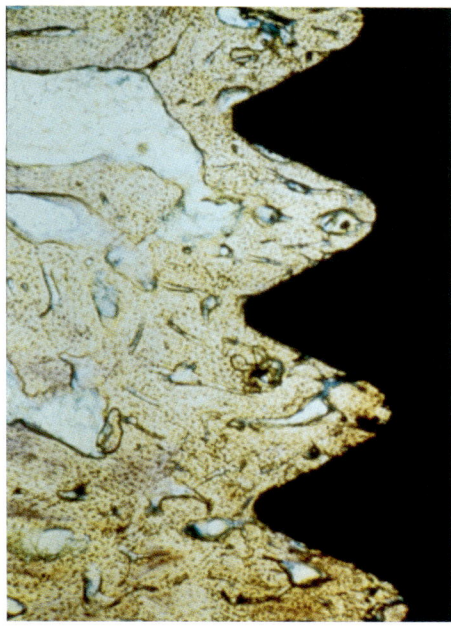

FIGURA 8-15. O osso pode continuar a integrar-se ao implante após cicatrização inicial quando as cargas protéticas estão dentro dos limites fisiológicos do osso e permanecem na zona da janela adaptada.

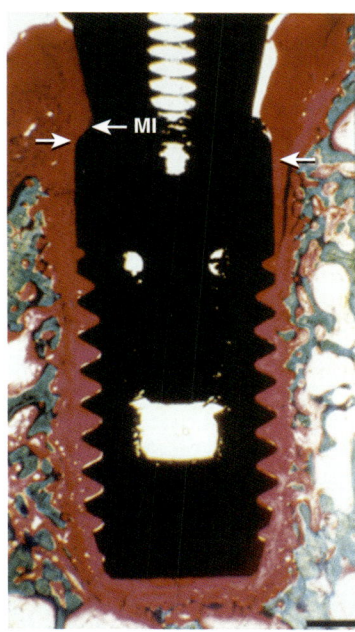

FIGURA 8-17. Seis de oito implantes com contatos oclusais prematuros excessivos tornaram-se móveis e circundados por tecido fibrótico dentro de 14 meses. (De Isidor F: Loss of osseointegration caused by occlusal load of oral implants: a clinical and radiographic study in monkeys, *Clin Oral Implants Res* 7:143-152, 1996.)

integrado ao implante (Fig. 8-15). Isidor deixou oito implantes integrarem nas mandíbulas de macacos.[33,34] As coroas foram inseridas nos oito implantes com contatos oclusais prematuros excessivos. Ao longo de um período de 14 meses, seis dos oito implantes fracassaram (Fig. 8-16). Nos mesmos animais, oito implantes integrados sem cargas oclusais tiveram barbantes colocados na gengiva marginal para aumentar a quantidade de retenção do biofilme bacteriano dental. Nenhum desses implantes fracassou ao longo dos 18 meses seguintes. Neste modelo animal, a tensão oclusal biomecânica foi um fator maior de risco para a perda do implante que o componente biológico do biofilme bacteriano dental (Fig. 8-17).

O fracasso da carga inicial é mais frequentemente relacionado com a quantidade de força aplicada à prótese[35] ou a densidade do osso ao redor dos implantes, ambos fatores biomecânicos.[36,37]

Por exemplo, uma revisão de literatura concluiu que esses fracassos da carga inicial do implante podem ocorrer 16% das vezes nos tipos ósseos menos densos ou em taxas similares quando os implantes apresentam menos de 10 mm de comprimento.[6] Esses dois grupos de insucesso costumam ser causados por fatores biomecânicos. O osso de baixa densidade é muito fraco para receber as forças oclusais aplicadas aos implantes, e os implantes curtos possuem menos área de superfície e maiores tensões na interface osso-implante.[38,39] Nenhum relato na literatura correlaciona tal incidência extremamente elevada nas taxas de fracasso da carga inicial nos implantes com complicações biológicas. Deve ser observado que as causas de insucesso relacionadas com biomecânica são mais frequentemente influenciadas pelo dentista que as causas biológicas (Fig. 8-18).

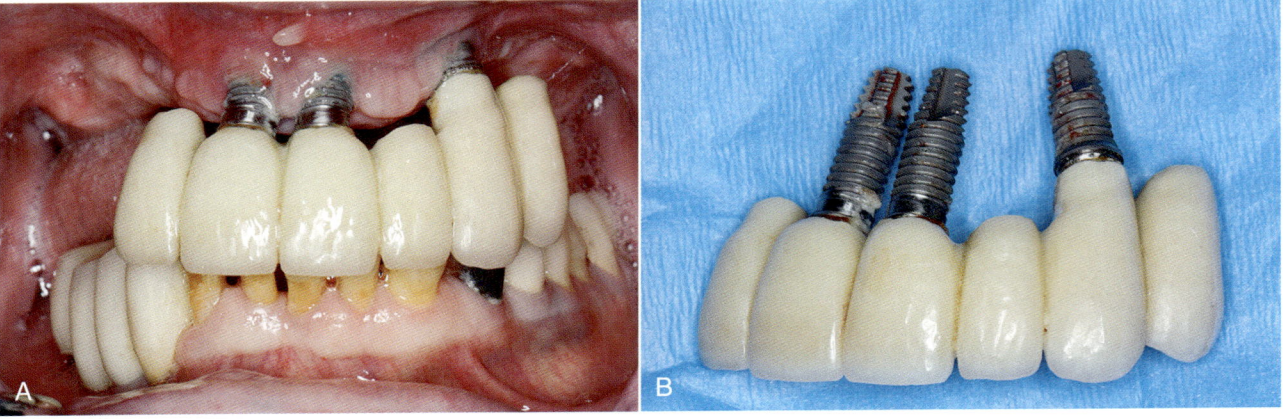

FIGURA 8-18. **A,** Causas biomecânicas da perda óssea do implante e incontáveis causas biológicas de fracasso. **B,** O fracasso relacionado com a biomecânica está mais sob o controle do dentista que o relacionado com o aspecto biológico.

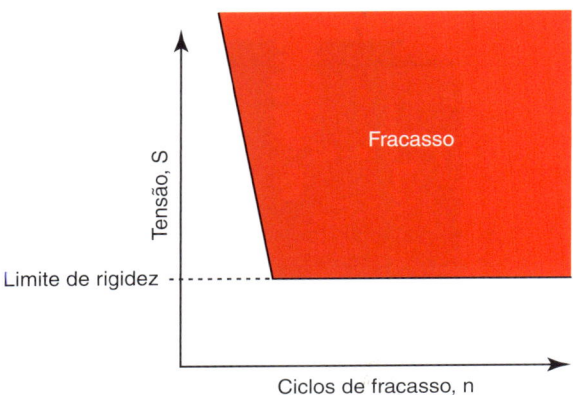

FIGURA 8-19. Quando a tensão é inserida no eixo y e os ciclos de fracasso são inseridos no eixo x, a curva de fadiga de um material pode ser estabelecida. Qualquer condição de tensão acima do limite de rigidez causará eventualmente fratura quando ciclos suficientes são aplicados.

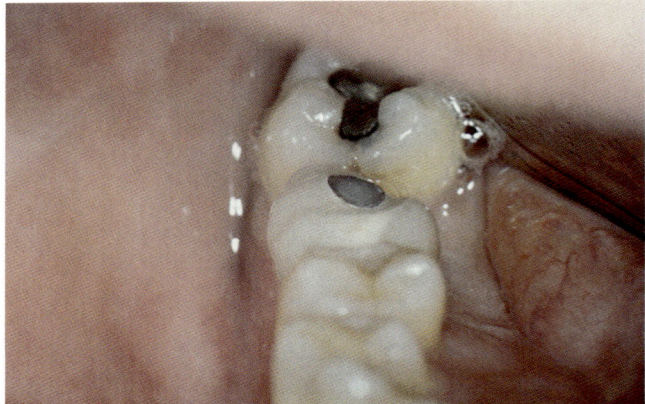

FIGURA 8-20. A fratura da porcelana de uma prótese sobre implante ocorre com maior incidência que nos dentes naturais e está diretamente relacionada com a quantidade de tensão no sistema.

O fracasso de implantes com carga inicial é pior para o clínico do que quando ocorre falha cirúrgica, porque o paciente pode responsabilizar o dentista restaurador. Embora isso seja ruim o suficiente, o dentista restaurador ainda deve gastar duas a cinco consultas restaurando o implante, além da despesa do laboratório. A cirurgia de implante pode necessitar de enxerto ósseo como resultado do fracasso. O enxerto ósseo é muito menos previsível que a integração de um implante no osso adequado. Logo, o tratamento global é frequentemente mais difícil que a reconstrução original. Esse não é um cenário ideal, pois ele ocorre em um paciente que já teve uma experiência de fracasso.

Sobrecarga Oclusal nos Componentes Protéticos

Fraturas por Fadiga e Complicações

A origem mais comum de tensão biomecânica ao sistema do implante ocorre durante a função oclusal. A maioria das complicações biomecânicas não ocorre como resultado de um único evento de força, como em um acidente automobilístico. Em vez disso, elas ocorrem ao longo do tempo. Os materiais seguem uma curva de fadiga, que está relacionada com o número de ciclos e intensidade da força.[11] Existe uma força tão grande que um ciclo causa fratura (p. ex., martelo batendo em uma janela de vidro). Contudo, se uma força de pequena magnitude repetidamente alcança um objeto (e é maior que o limite de resistência), ele ainda irá fraturar (Fig. 8-19). O cabide de arame que é curvado não quebra na primeira vez, mas curvaturas repetitivas irão fraturar o material – não porque a última dobradura foi mais forte, mas por causa da fadiga. Além disso, quando um paciente diz que ele molhou o pão no café antes de mastigá-lo e ocorreu a fratura da porcelana, do parafuso do pilar, do cimento ou do cantiléver da prótese, isso pode ter sido a "gota d'água" que causou o problema. As complicações mais comuns dos implantes e próteses estão relacionadas com as condições biomecânicas relacionadas com fadiga.[6]

Fraturas das Próteses e Componentes

Em uma análise retrospectiva dos fracassos da porcelana de coroas metalocerâmicas e de próteses parciais fixas sobre implantes, as fraturas da porcelana variaram de 0 a 53% nos pacientes e estavam diretamente relacionadas com fatores de força[40] (Fig. 8-20). Por exemplo, enquanto 35% dos pacientes com bruxismo (e 19% das coroas sobre implantes) tiveram fratura das porcelanas, 17% dos pacientes sem bruxismo tiveram pelo menos uma fratura de porcelana. Quando as próteses sobre implantes opunham-se à próteses totais removíveis, nenhuma fratura foi observada. Quando as próteses sobre implantes opunham-se uma a outra, 16% das unidades dentárias tiveram uma fratura de porcelana. As maiores forças no sistema de implante (incluindo a porcelana oclusal) estavam relacionadas com o aumento dramático nas complicações biomecânicas. Note que a incidência da fratura da porcelana, até mesmo nos pacientes sem condições maiores de força, é maior que a observada com dentes naturais.

As sobredentaduras sobre implantes apresentam problemas de fratura ou complicação da conexão (30%); as próteses removíveis podem fraturar (12%); e nas próteses fixas implantossuportadas, as facetas de resina acrílica podem fraturar (22%). As fraturas da estrutura metálica também foram relatadas em uma média de 3% das próteses fixas completas e as restaurações da sobredentadura podem fraturar com uma variação de 0 a 27%.[6]

A fratura do parafuso protético também foi notada em próteses parciais e totais fixas, com uma incidência média de 4% e variação de 0 a 19%.[6] Os parafusos dos pilares geralmente são mais largos em diâmetro e, portanto, fraturam com menos frequência, com uma incidência média de 2% e variação de 0,2 a 8% (Fig. 8-21). A fratura do corpo do implante tem a menor incidência nesse tipo de complicação, com uma ocorrência de 1%. Essa condição é descrita com maior frequência para prótese fixa antiga e pode contribuir para a maior parte dos fracassos a longo prazo. Por exemplo, em um relato de 15 anos, a fratura do corpo do implante foi a condição mais comum que levou ao fracasso[41] (Fig. 8-22).

A perda da cimentação da prótese é a terceira causa mais comum dos fracassos das próteses fixas nos dentes naturais.[4,5] Esta condição é mais comum nos pilares dos implantes, pois eles são mais rígidos e forças maiores são transmitidas à interface do cimento. A perda da cimentação das restaurações (ou pior, quando uma ou mais coroas tornam-se não cimentadas e alguns pilares ainda estão retidos) ocorre com maior frequência quando cargas crônicas são aplicadas na interface do cimento ou quando forças de cisalhamento estão presentes (como no caso dos cantiléveres). As resistências do cimento são mais fracas sob cargas de cisalhamento. O cimento de fosfato de zinco pode resistir a uma força compressiva de 12.000 psi, mas consegue resistir a uma força de cisalhamento de somente 500 psi. A carga de cisalhamento é aplicada ao cimento quando um cantiléver está presente.

Afrouxamento do Parafuso

O afrouxamento do parafuso do pilar protético tem sido detectado com uma média geral de 6% nas próteses sobre implantes.[6] As coroas unitárias exibiram a taxa mais alta de afrouxamento do parafuso do pilar protético e nos desenhos e conceitos iniciais dos parafusos com uma média de 25%. Estudos recentes indicaram que essa razão foi reduzida nas coroas unitárias para uma média geral de 8%, com a prótese fixa de múltiplos elementos com uma média de 5% e das sobredentaduras de 3%. O afrouxamento do parafuso pode causar complicações consideráveis; ele pode contribuir para a perda óssea na crista, pois as bactérias são capazes de colonizar a superfície aberta. Quando, com uma coroa cimentada, um parafuso do pilar fica solto, pode ser necessário cortá-la para obter acesso ao parafuso (Fig. 8-23).

Quanto maior a tensão aplicada na prótese (elemento unitário *versus* sobredentaduras), maior o risco de afrouxamento do parafuso do pilar. Os cantiléveres aumentam o risco de afrouxamento dos parafusos, pois eles aumentam as forças em relação direta com o comprimento do cantiléver.[42] Quanto maior a altura da coroa, maior a força aplicada no parafuso, e maior o risco de afrouxamento (ou fratura) deste[43] (Fig. 8-24).

A altura ou a profundidade de um componente antirrotacional também pode afetar a quantidade de força aplicada no parafuso do pilar protético. Quanto maior (ou mais profunda) a altura do hexágono, menor a tensão aplicada no parafuso e menor risco de afrouxamento do parafuso do pilar.[43] A dimensão da plataforma sobre a qual o pilar é colocado é mais importante que a altura do

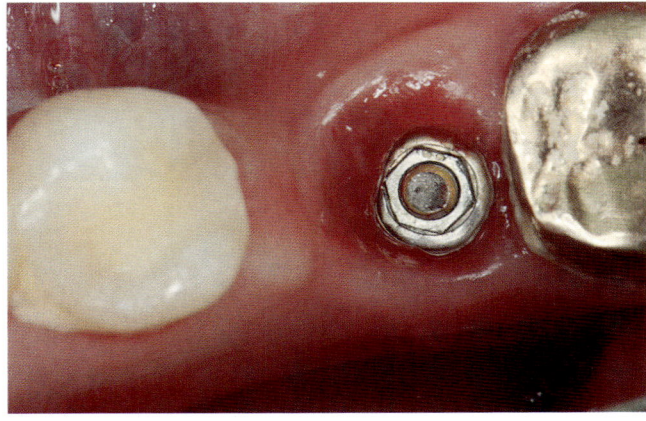

FIGURA 8-21. A fratura do parafuso do pilar ocorre com menos frequência que a fratura do parafuso protético, pois eles apresentam maior diâmetro. O cantiléver na coroa do implante, nesse caso, aumentou a magnitude da força e reduziu os ciclos de fratura.

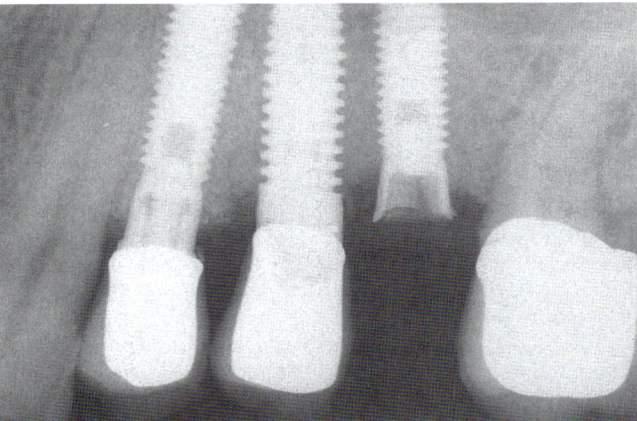

FIGURA 8-22. O corpo do implante fraturou juntamente com o parafuso do pilar nesse paciente. Isso é mais comum em pacientes com implante em longo prazo.

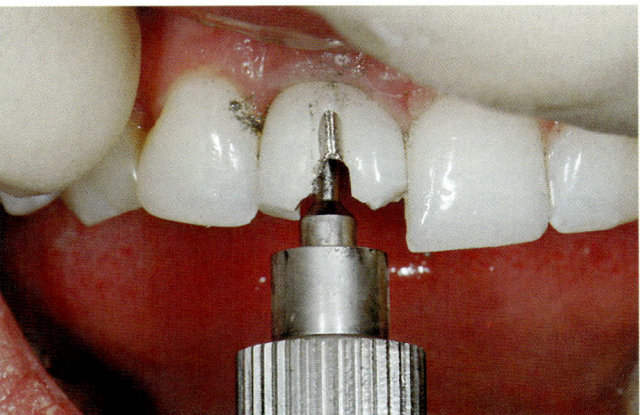

FIGURA 8-23. O afrouxamento do parafuso do pilar pode causar uma complicação considerável. O parafuso frouxo diminui o impacto da força no selamento de cimento. Como resultado, a coroa não poderia ser removida do pilar protético. Para apertar o parafuso do pilar protético, a coroa foi cortada. O parafuso frouxo também contribuiu para a perda óssea marginal ao redor do implante.

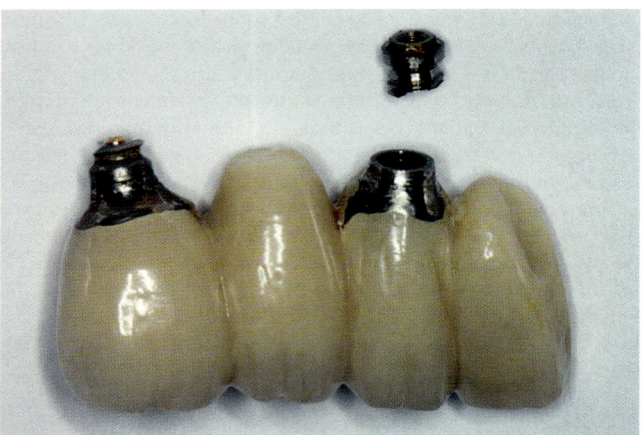

FIGURA 8-24. Cantiléveres e um aumento na altura da coroa aumentam a magnitude da força e o risco de afrouxamento do parafuso ou fratura do componente do implante.

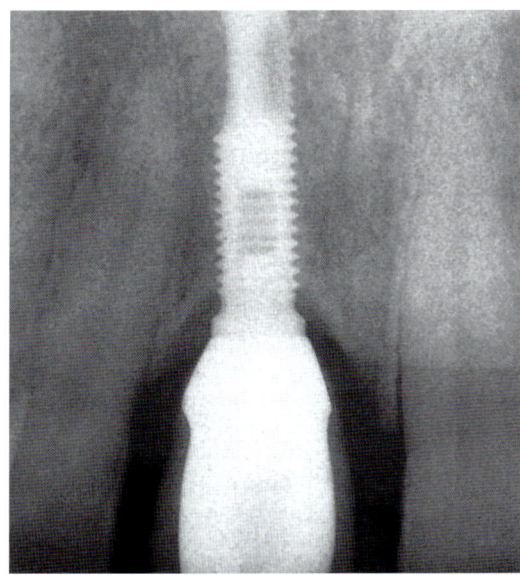

FIGURA 8-25. A perda óssea marginal ao redor da porção da crista de um implante ocorre com frequência durante o primeiro ano. Relatos iniciais usam a primeira rosca como base para a perda óssea. Logo, esse implante não apresentaria perda óssea. A perda óssea na primeira rosca pode ter uma causa diferente da perda óssea além da primeira rosca.

hexágono. Implantes de largo diâmetro, que contêm plataformas mais largas, reduzem as forças aplicadas no parafuso do pilar e alteram o arco do deslocamento deste.[43] Por exemplo, em um relato de Cho et al., o afrouxamento do parafuso do pilar protético ao longo de um período de três anos foi quase de 15% para os implantes de 4 mm de diâmetro, mas menos de 6% para os de 5 mm.[44] Portanto, métodos para reduzir a tensão no parafuso do pilar podem diminuir a incidência de complicações relacionadas com o afrouxamento do parafuso.

Como consequência dessas complicações biomecânicas, a avaliação, o diagnóstico e a modificação dos planos de tratamento relacionados com as condições de tensão são de considerável importância. Logo, após o implantodontista ter identificado as fontes de força adicional no sistema do implante, o plano de tratamento é alterado em uma tentativa de minimizar impactos negativos na longevidade do implante, do osso e da restauração final.

Perda Óssea Marginal

A perda óssea marginal tem sido observada ao redor da porção transmucosa dos implantes dentais por décadas. Foi descrita após exposição e colocação de carga em implantes osseointegrados com sucesso, independentemente das abordagens cirúrgicas. Ela pode variar desde perda do osso marginal até fracasso completo do implante.[45,46]

Adell et al. foram os primeiros a quantificar e relatar a perda óssea marginal em implantes de parafuso do tipo usinado (Nobel Biocare®).[17] O estudo também indicou maior magnitude e ocorrência de perda óssea durante o primeiro ano da carga protética, com média de 1,2 mm durante esse período de tempo, com uma variação de 0 a 3 mm (implantes com mais de 3 mm de perda óssea não foram incluídos nesse relato). Esse estudo mensurou a perda óssea ao redor da primeira rosca, considerando 0 mm no início, e não a partir do nível original da crista óssea na instalação, que foi 1,8 mm acima desse ponto inicial. Então, a perda óssea marginal real ao redor dos implantes observados no primeiro ano teve média de 3,3 mm (Fig. 8-25).

A perda óssea inicial ao redor de um implante adquire um padrão em formato de V ou U, e tem sido descrita como *fenda* ou *saucerização* ao redor do implante.[47] As hipóteses atuais para a causa de perda óssea marginal têm incluído causas biológicas pela reflexão do periósteo durante a cirurgia, pelo preparo da osteotomia do implante, pela posição do microespaço entre o pilar e o corpo do implante, pela invasão bacteriana e pelo estabelecimento do espaço biológico. Os fatores biomecânicos também podem contribuir para a perda óssea na crista e incluem micromovimento dos componentes do pilar protético e fatores de tensão biomecânica[48-50] (Quadro 8-4).

QUADRO 8-4 Causas da Perda Óssea Marginal ao Redor dos Implantes Dentais

Causas Biológicas
- Reflexão do periósteo
- Osteotomia do implante
- Reposta autoimune
- "Espaço biológico"
- Desenho do módulo da crista do implante

Causas Biomecânicas
- Trauma oclusal
- Desenho do módulo da crista do implante
- Desenho do corpo do implante
- Micromovimento dos componentes

A perda de osso marginal pode influenciar a estética, pois a altura de tecido mole (p. ex., gengiva marginal livre e papila interdental) está diretamente relacionada com osso marginal. Se o tecido retrai em consequência da perda óssea, o perfil de emergência da coroa alonga e a papila pode desaparecer próxima ao dente adjacente ou implante (Fig. 8-26). Se o tecido mole não retrai, o aumento da profundidade de bolsa pode estar relacionado com a presença de bactérias anaeróbicas ou peri-implantite e causar perda óssea adicional e exsudato.[51] O entendimento das causas da perda óssea marginal ao redor dos implantes e falha inicial do implante é crítico para evitar tais ocorrências, promovendo a saúde peri-implantar e melhorando o índice de sucesso do implante e de sua prótese a longo prazo.

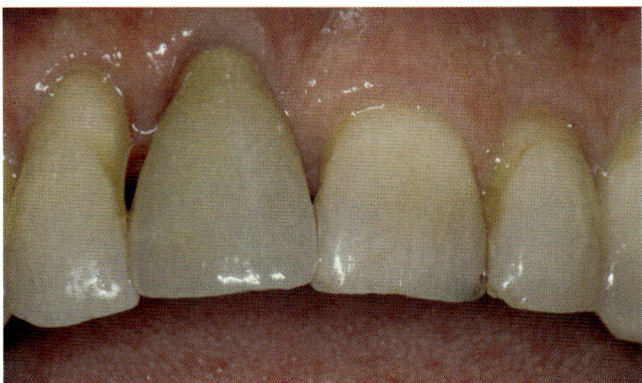

FIGURA 8-26. A perda óssea marginal ao redor do implante pode causar retração tecidual. Isso resulta em um perfil de emergência alongado da coroa e pode causar perda da papila interdental.

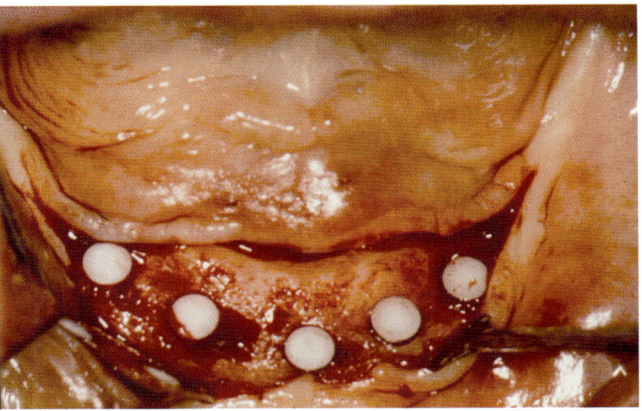

FIGURA 8-27. Na cirurgia de estágio II para reabertura, o nível de osso marginal frequentemente é similar ao do dia da cirurgia inicial, e pode crescer sobre a parte coronal do implante. Como o periósteo é refletido e o osso é preparado para instalar os implantes na cirurgia de estágio I, a causa da perda de osso marginal inicial que frequentemente ocorre pode não estar relacionada com a reflexão do periósteo ou com o preparo da osteotomia.

Com o passar dos anos, a causa de perda óssea marginal manteve a comunidade científica ocupada com debates acadêmicos e estudos clínicos. As consequências clínicas são tais, que todas as fases da implantodontia, desde o diagnóstico e plano de tratamento até os estágios finais da oclusão e instalação da prótese, devem focar na redução ou eliminação de aspectos multifatoriais que podem influenciar fatores biológicos e biomecânicos.

Causas Biológicas

Hipótese da Reflexão do Periósteo

A reflexão do periósteo provoca uma alteração temporária do suprimento sanguíneo do osso cortical marginal. Noventa por cento do suprimento de sangue arterial e 100% do retorno venoso estão associados ao periósteo nos ossos longos do corpo.[52] Quando o periósteo é rebatido da crista óssea, o suprimento sanguíneo do osso cortical é dramaticamente afetado, provocando morte de osteoblastos na superfície em decorrência do trauma e da falta de nutrição. Esses eventos têm promovido a teoria da reflexão do periósteo como causa da perda de osso inicial ao redor de um implante endosteal. Foi sugerido que a cirurgia de punção tecidual para remover o tecido da crista no sítio do implante e permitir acesso direto ao osso para inserção do implante é preferida, pois o periósteo não é refletido e, portanto, seria observada menos perda óssea na crista.

Embora as células da crista óssea possam morrer devido ao trauma inicial da reflexão do periósteo, o suprimento sanguíneo é restabelecido assim que o periósteo se regenera. O desenvolvimento dos cones de corte a partir de monócitos do sangue precede a formação de novos vasos sanguíneos dentro das regiões da crista óssea. Os osteoblastos são então capazes de remodelar a anatomia da crista óssea.[53] O osso composto se forma rapidamente nas superfícies periosteais para restaurar a sua condição original. Além disso, o osso trabecular subjacente também é uma fonte vascular, porque o seu suprimento sanguíneo frequentemente é mantido mesmo com a reflexão do periósteo. Quanto maior a quantidade de osso esponjoso sob o osso cortical na crista, menos perda óssea é observada.[54] Para instalar um implante em um osso disponível em quantidade suficiente, a crista do rebordo para instalação do implante deve ter geralmente 5 mm ou mais. Como resultado, o osso esponjoso está prontamente disponível para ajudar o suprimento sanguíneo do osso cortical e a remodelação ao redor dos implantes. O osso cortical é remodelado no seu contorno original, sem perda significativa de altura.

A teoria de reflexão do periósteo levaria a uma perda de osso horizontal generalizada em todo o rebordo residual refletido, e não localizada no padrão de cunha ao redor do implante, como é geralmente observada. Além disso, a perda de osso generalizada seria observada diretamente na reabertura do implante, 4 a 6 meses após a cirurgia de estágio I para instalação do implante. Até o momento, a perda óssea generalizada raramente é observada na cirurgia de segundo estágio para reabertura (Fig. 8-27). Portanto, a hipótese de reflexão do periósteo não parece ser o principal agente causal da perda de osso marginal ao redor do implante.

Hipótese da Osteotomia do Implante

A preparação da osteotomia do implante tem sido relatada como um agente causal da perda óssea inicial do implante. O osso é um órgão lábil e é sensível ao calor. A osteotomia para a instalação do implante provoca um trauma no criando uma zona de osso desvitalizado com aproximadamente 1 mm ao redor do implante. Um suprimento sanguíneo renovado e cones de corte são necessários para remodelar o osso na interface. A região da crista é mais suscetível à perda de osso durante o reparo inicial por causa do suprimento sanguíneo limitado e maior calor gerado no osso mais denso, especialmente com o corte menos eficiente das brocas de *countersink* usadas nessa região[55,56] (Fig. 8-28). Essa condição suporta a teoria do preparo da osteotomia do implante como um agente causal para a perda de osso marginal ao redor do implante.

Se o calor ou trauma durante o preparo da osteotomia do implante são responsáveis pela perda de osso marginal, o efeito seria notável na cirurgia de segundo estágio para reabertura 4 a 6 meses depois. Contudo, a perda óssea média dos valores na maioria dos relatos não é observada no estágio II de reabertura. Na realidade, o osso frequentemente cresce sobre o parafuso de cobertura, especialmente quando o implante está no nível ou um pouco abaixo do osso.

Estudos indicam que a variação de perda óssea da cirurgia do estágio I para o de estágio II é em média de 0,2 a 1 mm. Por exemplo, Manz observou que a média de perda de osso na cirurgia de segundo estágio foi de 0,9 mm independentemente da densidade óssea.[57] Hoar *et al.* relataram uma média de somente 0,2 mm de perda óssea no estágio II de reabertura[58] (Fig. 8-29). Deve-se lembrar que esses dados são valores médios relatados de perda óssea, não a variação observada. Portanto, se for encontrada perda óssea de 2 mm em um implante, e os próximos nove implantes não exibem perda de osso, a média de perda seria de 0,2 mm. A maior parte dos implantes na

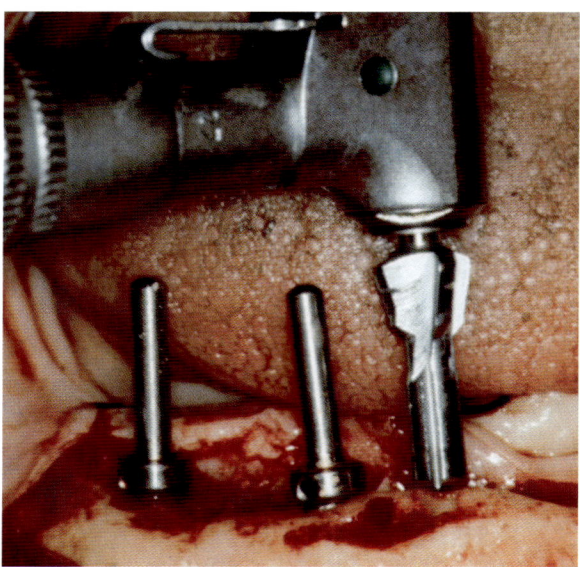

FIGURA 8-28. A broca do módulo da crista usada durante o preparo da osteotomia do implante pode causar trauma à região da crista óssea ao redor do implante.

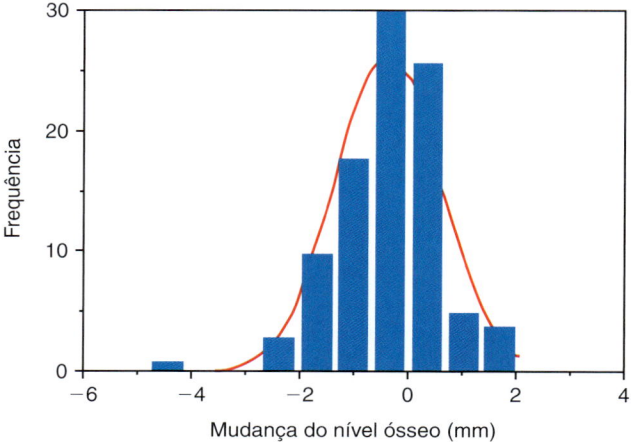

FIGURA 8-29. A perda óssea média no estágio II de reabertura no relato de Hoar et al.[58] foi 0,2 mm. A variação da perda óssea foi +2 mm a −4 mm. A causa da perda óssea para os implantes com −2 mm a −4 mm é provavelmente diferente daqueles com ganho ósseo.

cirurgia de estágio II de reabertura não demonstra qualquer perda de osso. O sistema cirúrgico ou abordagem pode influenciar esses dados, mas esta perda óssea geralmente permanece mínima. Portanto, a hipótese de osteotomia do implante para a perda de osso marginal não pode ser a principal responsável pelo fenômeno rotineiramente observado de 1 mm ou mais de perda óssea abaixo da primeira rosca do implante.

Hipótese da Resposta Autoimune do Hospedeiro

A principal causa de perda óssea ao redor dos dentes naturais está associada a bactérias. Estudos demonstram que as bactérias são os elementos causais dos defeitos verticais ao redor dos dentes. O trauma oclusal pode acelerar o processo, mas não pode ser considerado o único fator determinante.[59] O sulco gengival do implante em um paciente parcialmente edentado exibe uma flora bacteriana similar à dos dentes naturais.[51] A lógica é que se os implantes são similares aos dentes, a perda de osso marginal é causada principalmente

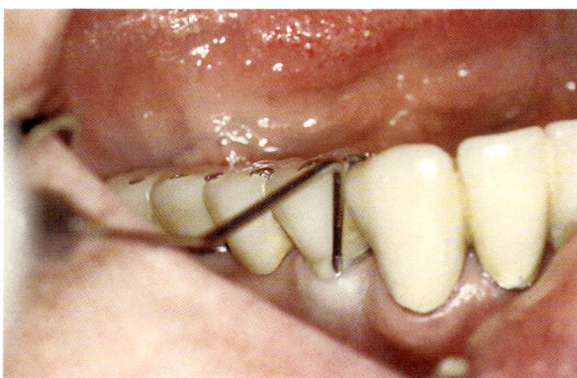

FIGURA 8-30. O exsudato ao redor de um implante é mais provável de estar presente quando a profundidade de sondagem é maior que 5 mm e existe um ambiente anaeróbico ao redor do implante.

por bactérias, com os fatores oclusais contribuindo ou acelerando esse papel.

Num estudo retrospectivo com 125 implantes, Adell et al. demonstraram que 80% das regiões sulculares dos implantes estiveram sem inflamação.[60] Lekholm et al. notaram que bolsas gengivais profundas ao redor de implantes não estavam associadas à perda de osso marginal.[61] Ainda, a perda de osso marginal, além da primeira rosca de implantes parafusados após carga oclusal, é um achado radiológico comum. Se bactérias fossem o agente causal da perda óssea inicial, por que esta perda é maior no primeiro ano (3,3 mm) e menor (0,1 mm) a cada ano que se sucede? A profundidade do sulco do implante aumenta progressivamente devido à perda óssea inicial, prejudicando fatores higiênicos e tornando bactérias anaeróbicas as mais prováveis de causar perdas ósseas associada a bactérias. Se as bactérias são responsáveis por uma média de 3,3 mm de perda óssea inicial como relatado por Adell et al., quais alterações ocorrem no ambiente local para reduzir o seu efeito em 15 vezes após o primeiro ano? A teoria autoimune bacteriana não consegue explicar a condição de perda óssea marginal quando ela segue o padrão mais frequentemente relatado.

Embora a teoria bacteriana não explique adequadamente o fenômeno da perda óssea marginal inicial, isso não significa que as bactérias não sejam as principais contribuintes para a perda de osso ao redor de um implante. Superfícies rosqueadas e porosas do implante, expostas a bactérias, podem causar uma perda óssea mais rápida ao redor do implante.[62] A má higiene oral pode então acelerar o processo de perda óssea ao redor de implantes endosteais.[10,63] Afirmar que as bactérias nunca estão envolvidas nesse processo seria incorreto. A perda óssea frequentemente está associada à bactéria como agente causal, especialmente quando a profundidade de sulco é maior que 5 mm ou quando o parafuso do pilar protético torna-se frouxo (Fig. 8-30). Contudo, como grande parte da perda óssea ocorre no primeiro ano e menor perda posteriormente, a hipótese de as bactérias serem os agentes causais principais da perda óssea inicial não pode ser comprovada.

Hipótese do "Espaço Biológico"

As regiões sulculares ao redor de um implante e de um dente são similares em muitos aspectos. A formação de cristas epiteliais na gengiva inserida e o epitélio de revestimento do sulco são similares nos implantes e nos dentes.[64] A margem gengival livre se forma ao redor de um implante com epitélio sulcular não queratinizado, e as células epiteliais na sua base são similares às células do epitélio juncional descritas nos dentes naturais.[65] Contudo, uma diferença fundamental caracteriza a base do sulco gengival.

Para um dente natural, existe uma média do espaço biológico de 2,04 mm entre a profundidade do sulco e a crista do osso alveolar.[66] Deve ser notado que o "espaço" biológico é, na verdade, a dimensão em altura com maior variação na região posterior, em comparação com a anterior, e pode ser maior que 4 mm.[67] Nos dentes, é composto por uma inserção de tecido conjuntivo (TC) (média de 1,07 mm) acima do osso e uma inserção de epitélio juncional (média de 0,97 mm) na base do sulco, com o valor mais consistente entre os indivíduos sendo a inserção de TC.[68]

A "inserção" do epitélio juncional em um dente não é uma inserção verdadeira. Uma sonda periodontal facilmente separa a íntima relação dos hemidesmossomas das células epiteliais da superfície do implante. Um alto volume de ar de uma seringa pode explodi-lo; o biofilme bacteriano destruí-lo e a colocação de um fio de afastamento para moldagem no sulco, deslocá-lo. Em outras palavras, a estreita aproximação dos mucopolissacarídeos dos hemidesmossomas não é uma inserção (Fig. 8-31).

Onze grupos diferentes de fibras gengivais incluem a zona de inserção do TC observada ao redor de um dente e tecidos naturais: dentogengival (coronal, horizontal e apical), alveologengival, intercapilar, transgengival, circular, semicircular, dentoperiosteal, transeptal, periosteogengival, intercircular e intergengival.[68] Pelo menos seis desses grupos de fibras gengivais estão inseridos no cemento radicular do dente: as fibras dentogengival (coronal, horizontal e apical), dentoperiosteal, transeptal, circular, semicircular e transgengival. Além disso, alguns feixes de fibras periodontais também se inserem no cemento acima do osso alveolar. Essas fibras de Sharpey formam uma verdadeira inserção ao dente, evitando que a sonda periodontal invada o espaço do ligamento periodontal (LPD), atrasando o ingresso do biofime bacteriano.

O espaço biológico possibilita que as fibras da zona de inserção do TC estabeleçam um contato direto com o dente natural e atuem como uma barreira às bactérias no sulco aos tecidos periodontais subjacentes. Quando a margem de uma prótese invade o espaço biológico, o osso da crista recua para restabelecer um ambiente favorável para as fibras gengivais[69,70] (Fig. 8-32).

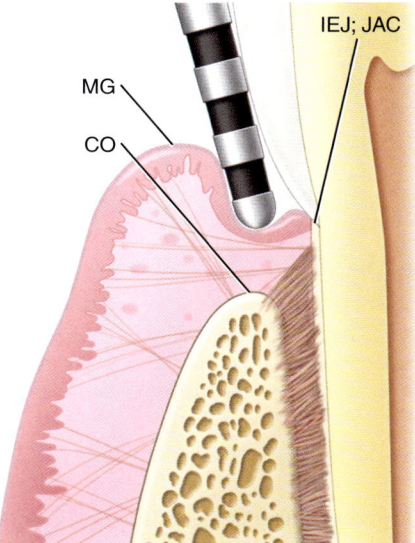

FIGURA 8-31. O espaço biológico de um dente natural contém uma zona de tecido conjuntivo que se insere dentro do cemento do dente. Uma sonda periodontal penetrará o sulco e a inserção do epitélio juncional (IEJ). *CO*, Crista do osso; *JAC*, junção amelocementária; *MG*, margem gengival.

Muitos protocolos cirúrgicos recomendam a instalação de implantes no nível ou abaixo da crista do rebordo durante a cirurgia de primeiro estágio. A conexão do corpo do implante-pilar protético tem sido chamada de "microespaço" e comparada com a margem de uma prótese (Fig. 8-33). Berglundh et al. observaram 0,5 mm de perda óssea abaixo da conexão implante-pilar 2 semanas após o estágio II de reabertura e conexão do pilar em cães.[65] Lindhe et al. relataram um TC inflamatório estendendo-se 0,5 mm acima ou abaixo da conexão desse pilar-implante.[71] Wallace e Tarnow afirmaram que o conceito de espaço biológico de um dente também se aplica aos implantes com a conexão pilar-implante agindo como uma margem de uma prótese e contribui para a perda óssea marginal observada.[72,73]

O espaço biológico para implantes foi relatado por Cochran et al. como sendo de 3,3 mm; no entanto, ao contrário da dimensão do espaço biológico para os dentes, eles também incluíram a profundidade do sulco.[74] Portanto, de acordo com esta teoria, a perda óssea na crista de aproximadamente 2 mm ocorreria quando uma conexão pilar-implante for colocada na crista do osso. A teoria do espaço biológico parece atrativa para explicar a ausência de perda óssea proveniente do primeiro estágio cirúrgico e a perda de osso inicial vista nos primeiros meses após o segundo estágio para instalação do pilar mesmo quando o implante não está com carga.

Em uma região gengival típica do implante, somente dois dos grupos de fibras gengivais são encontrados (fibras circulares e periosteogengivais), e nenhuma fibra periodontal está presente[64] (Fig. 8-34). Essas fibras não se inserem no corpo do implante abaixo da margem do pilar, pois elas fazem isso apenas no cemento dos dentes naturais.[75] Em vez disso, as fibras colágenas da inserção de TC ao redor do implante correm paralelas à superfície deste, e não perpendicularmente, como nos dentes naturais.[64,65] Os grupos de fibras gengivais e periosteais são responsáveis pelo componente de inserção de tecido conjuntivo no espaço biológico ao redor dos dentes e não estão presentes ao redor da região transosteal de um implante. Portanto, o "espaço biológico" ao redor da conexão pilar-implante não deve ser comparado com a inserção de TC de um dente.

James e Keller foram os primeiros a iniciar um estudo sistemático para investigar o fenômeno do selamento biológico de tecido mole ao redor dos implantes dentais.[64] Os hemidesmossomas ajudam a formar uma estrutura tipo lâmina basal no implante que pode agir como um selante biológico.[76] No entanto, os componentes de colágeno do corpo linear não podem fisiologicamente se aderir ou se tornarem embebidos no corpo do implante.[77] O selamento hemidesmossômico tem apenas uma banda circunferencial de tecido gengival para fornecer a proteção mecânica contra a laceração.[78] Contudo, a camada de mucopolissacarídeos é menos aderente à superfície do implante que à raiz do dente natural. O hemidesmossoma de um dente natural possui uma lâmina lúcida e uma lâmina densa. O hemidesmossoma próximo ao implante tem lâmina lúcida, lâmina densa e uma sublâmina lúcida (que é menos aderente).

O selamento biológico ao redor dos implantes dentais pode prevenir a migração de bactérias e endotoxinas para o osso subjacente. Ele é incapaz, todavia, de formar o componente da inserção do espaço biológico similar ao encontrado nos dentes naturais. Uma sonda dental introduzida dentro do sulco do implante pode continuar depois desta aproximação estreita do tecido e para a crista do osso (Fig. 8-35). Portanto, parece improvável que a quantidade de perda óssea inicial seja resultado somente da remodelação dos tecidos mole e duro para estabelecer um selamento hemidesmossômico abaixo da conexão do pilar. Este processo é desnecessário para o implante, pois nenhuma zona de inserção de TC ou componentes estão embebidos no implante.

O "microespaço" de uma conexão pilar-implante não é um espaço, nem mesmo um microespaço. Esta distância entre os componentes

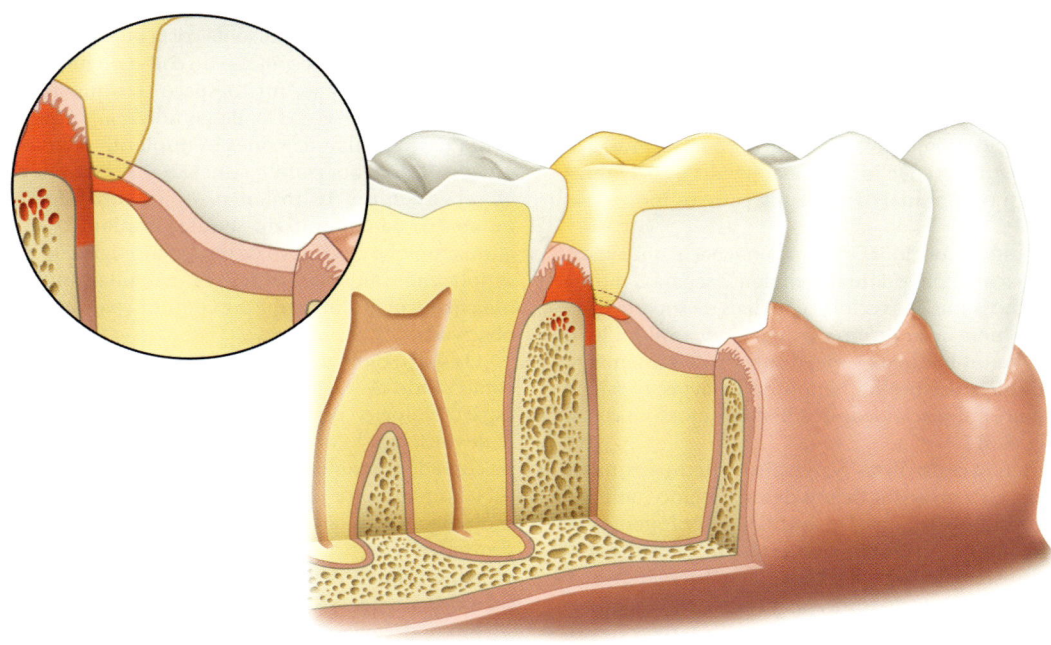

FIGURA 8-32. Quando a margem de uma coroa invade o espaço biológico de um dente, o osso retrocede, e o espaço biológico é restabelecido na raiz do dente.

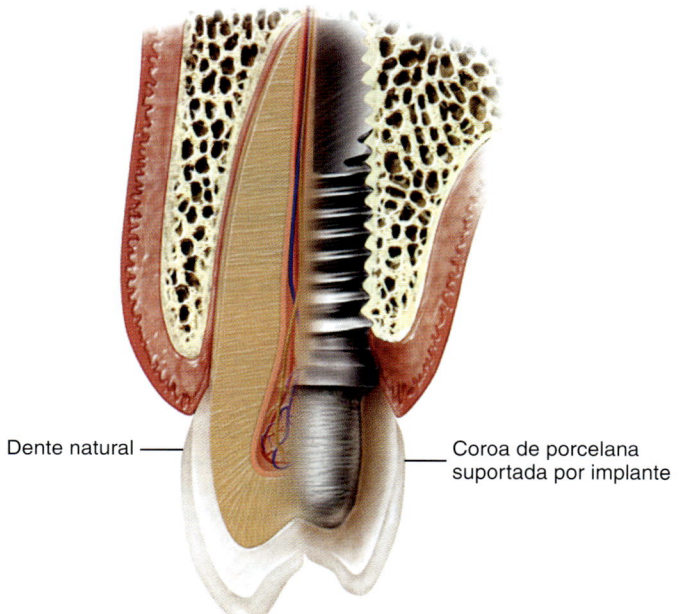

FIGURA 8-33. A conexão pilar-implante tem sido comparada com a margem da coroa. Logo, nessa hipótese, quando a conexão é colocada na crista óssea, o osso é perdido para restabelecer o espaço biológico.

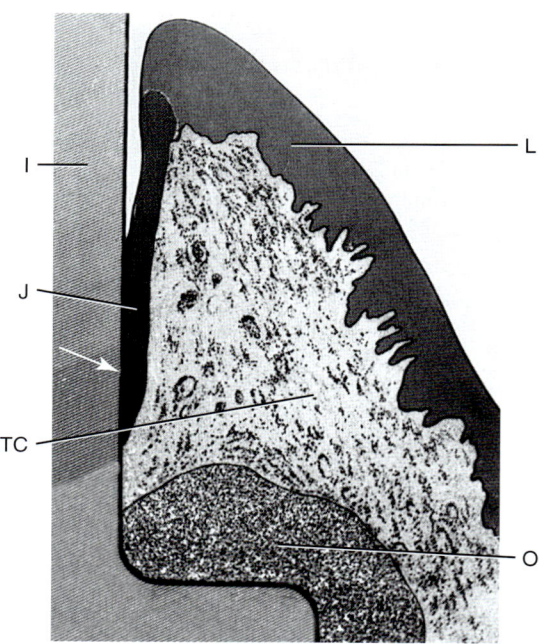

FIGURA 8-34. Existem principalmente dois grupos de fibras de tecido mole ao redor do implante: fibras circulares e fibras da crista óssea. Nenhum desses tipos de fibras insere-se no implante ou no pilar. *O*, osso; *J*, zona de inserção do epitélio juncional; *TC*, tecido conjuntivo; *L*, gengiva livre; *I*, implante.

é zero mícron. Isso é uma conexão, não um "espaço" (Fig. 8-36). Pode haver uma fenda entre os componentes, dependendo do desenho da conexão, mas ela tem um espaço de zero mícron, pois é um contato de metal com metal. Contudo, se o parafuso do pilar torna-se frouxo ou flexiona com uma carga lateral, pode introduzir movimento periódico na interface entre os componentes.

A fenda entre o parafuso de cobertura e o corpo do implante durante a cicatrização inicial é similar à fenda da conexão pilar-implante; ainda assim, o osso pode crescer sobre o parafuso de cobertura. Portanto, a fenda, por si só, não pode ser a causa da perda óssea.[74] Contudo, quando o parafuso de cobertura é removido e o pilar é conectado e exposto ao ambiente oral, a perda óssea é

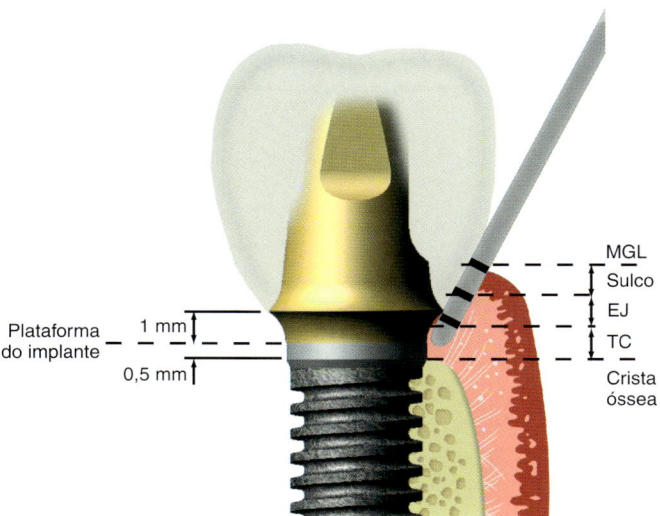

FIGURA 8-35. A sonda peri-implantar penetra o sulco e a inserção do epitélio juncional, e não existe zona de inserção de tecido conjuntivo. *TC*, Tecido conjuntivo não inserido; *MGL*, margem gengival livre; *EJ*, epitélio juncional.

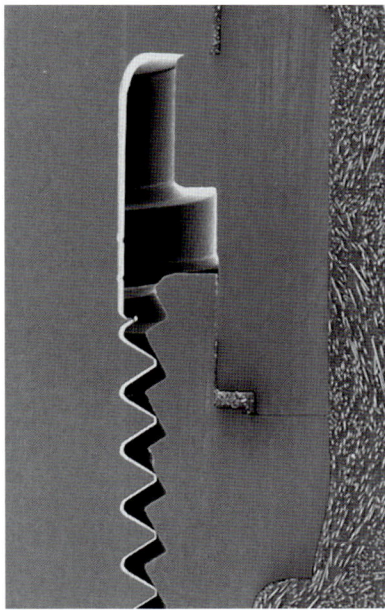

FIGURA 8-36. A conexão pilar-implante não possui um "espaço". O espaço é o mícrons, pois é uma conexão. (BioHorizons, Birmingham, AL.)

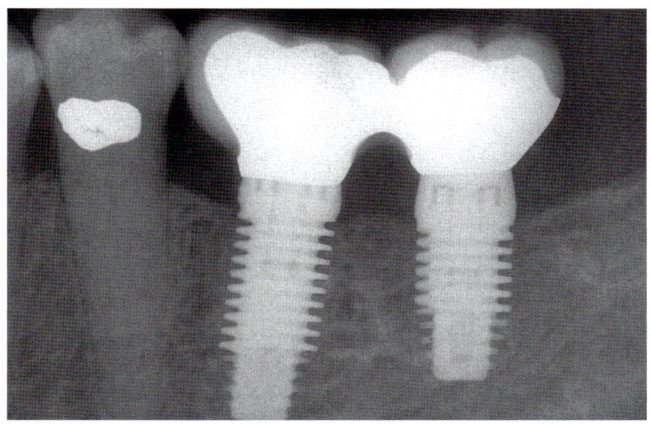

FIGURA 8-37. A perda óssea a partir da conexão pilar-implante frequentemente é menor que 1 mm (dependendo do desenho do implante).

geralmente observada por pelo menos 0,5 mm abaixo da conexão.[74,79] Isso pode ser o resultado do movimento grosseiro dos componentes. Portanto, alguma causa de perda óssea oriunda dessa conexão é evidente, mas é limitada no seu alcance (dependendo do desenho do módulo da crista).[80]

A causa do espaço biológico de perda óssea implica que todos os desenhos do implante perderiam pelo menos 2 mm para estabelecer um espaço biológico da conexão pilar-implante. Em vez de 2 a 3 mm de perda óssea da conexão pilar-implante que corresponde ao "espaço biológico", muitos relatos com diversos diferentes desenhos de implante indicam menos de 1 mm de perda de osso da conexão pilar-implante quando está na crista do rebordo (Figs. 8-8 e 8-37). Além disso, a hipótese do espaço biológico não consegue explicar os vários milímetros de perda óssea marginal que também foram observados. Implantes de estágio único que se estendem ao longo do tecido na cirurgia inicial de instalação do implante e não têm conexões pilar-implante também podem demonstrar diversos milímetros de perda óssea na crista. Por exemplo, implantes laminados, transosteais, agulhados, de corpo único e até mesmo subperiosteais podem apresentar o fenômeno da perda óssea marginal.[47] No entanto, é verdade que a perda óssea ocorre ao redor de uma conexão do implante depois que o parafuso de cobertura é removido e a conexão pilar-implante é exposta, mesmo que o osso estivesse inicialmente presente, e esta perda óssea pode ser observada dentro de 4 semanas.[61,74,79,81] A perda óssea de 0,5 mm abaixo da conexão pilar-implante exposta ao ambiente da cavidade oral pode ser chamada de "espaço biológico do implante", pois ocorre em quase todos os desenhos de implantes. A questão principal permanece; no momento da inserção do pilar protético no implante no nível ósseo ou levemente acima, como pode a perda óssea do "espaço biológico do implante" ser limitada?

Hipótese do Desenho do Módulo da Crista do Implante

A perda óssea relacionada com espaço biológico implica que todos os implantes perdem a mesma quantidade de osso independentemente do desenho ou da condição da superfície. Diversos relatos na literatura observam que as diferentes quantidades de perda óssea estão relacionadas com macro e microgeometria do implante e, portanto, podem afetar as dimensões do "espaço biológico" ou a quantidade de perda óssea marginal inicial antes da carga oclusal.[9,80,82] O módulo da crista do corpo do implante é a porção entre a conexão pilar-corpo do implante ao desenho de suporte de carga óssea do corpo do implante (*i.e.*, rosca, condição da superfície rugosa, plataforma).

Um estudo realizado por Hermann *et al.* avaliou seis diferentes cenários do desenho do implante e da conexão.[79,81] Duas condições representaram os implantes de estágio único sem conexão pilar-implante. Uma delas tinha o desenho do implante com uma superfície rugosa posicionada no nível de crista óssea; a outra tinha um colar metálico polido de 1,5 mm abaixo da crista antes da superfície rugosa no corpo do implante (Fig. 8-38). Nenhuma carga foi aplicada aos implantes durante 6 meses. Durante o primeiro mês, os implantes com colar polido abaixo do osso perderam 1,5 mm de osso até a área rugosa subcrestal, e nos 5 meses subsequentes, o nível ósseo permaneceu constante (Fig. 8-39).

O implante de estágio único com a superfície rugosa posicionada na crista do osso não perdeu osso que foi mantido por um total de

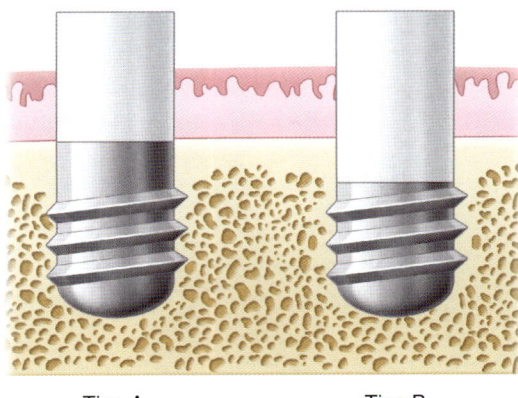

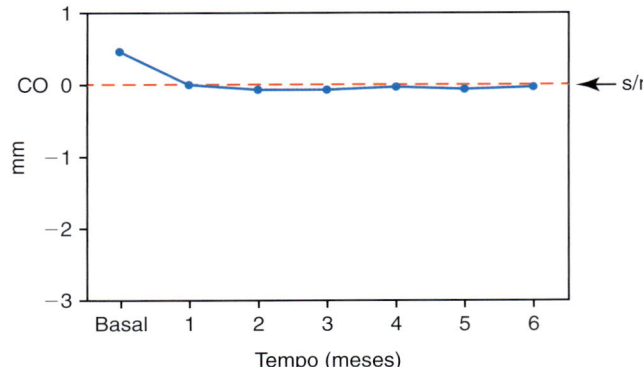

Tipo A **Tipo B**

FIGURA 8-38. Dois diferentes desenhos de implantes de estágio único foram avaliados para a perda óssea marginal antes da carga. O implante à *esquerda* tinha uma superfície rugosa posicionada na crista óssea, e o implante à *direita* tinha 1,5 mm de metal liso abaixo do osso.

FIGURA 8-40. O implante com uma superfície rugosa foi colocado na crista óssea (CO). O nível ósseo permaneceu nessa referência através do período total de 6 meses. *s/r*, superfície rugosa.

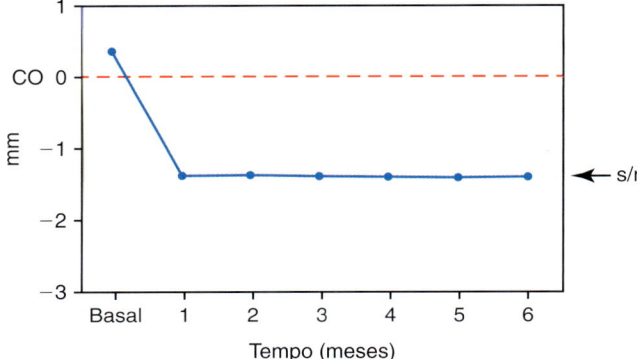

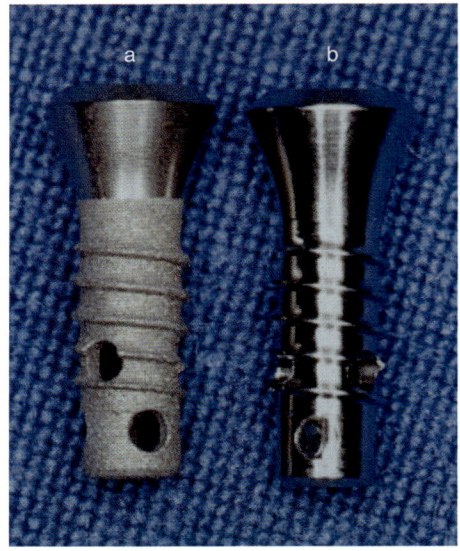

FIGURA 8-39. Quando o implante de estágio único com 1,5 mm de metal liso foi colocado abaixo da crista óssea (CO), o osso foi perdido dentro do primeiro mês até a área rugosa no corpo do implante. Para os 5 meses seguintes, o osso permaneceu nesse nível. *s/r*, superfície rugosa.

FIGURA 8-41. Dois implantes com um desenho de corpo similar foram inseridos e avaliados para a perda óssea marginal. O implante na esquerda tinha uma superfície rugosa posicionada na crista óssea, e o implante na direita tinha um metal liso abaixo do osso com a primeira rosca 2 mm abaixo da crista.

6 meses (Fig. 8-40). Em nenhum desses desenhos de implantes foi colocada carga durante o período de 6 meses.

Um estudo similar com o desenho do implante de estágio único foi executado por Gotfredsen et al.[83] No entanto, nesse estudo, os dois desenhos dos implantes eram levemente diferentes. Um deles tinha uma superfície rugosa colocada na crista do osso (similar ao estudo de Hermann et al.). O outro implante tinha uma superfície usinada de 2 mm posicionada abaixo do osso (similar ao relato de Hermann et al.). No entanto, nesse caso, a primeira rosca usinada (em vez da superfície rugosa) foi colocada na profundidade de 2 mm (Fig. 8-41). A resposta inicial para os implantes de superfície rugosa posicionados na crista óssea não apresentou perda óssea marginal (Fig. 8-42), diferentemente do implante de estágio único com metal usinado posicionado abaixo da crista óssea (Fig. 8-43).

Ambos os estudos de Hermann et al. e Gotfredsen et al. foram em osso de boa qualidade sem carga oclusal. Logo, parece que a extensão da perda óssea do "espaço biológico do implante" está diretamente relacionada com a quantidade de metal polido no módulo da crista que é colocado abaixo do osso antes da condição de superfície rugosa ou a posição da primeira rosca para implantes com uma condição de superfície usinada. Ainda, muitos fabricantes têm condições de superfície polida no módulo da crista (Fig. 8-44). O conceito de superfície polida é de que o biofilme bacteriano não aderirá caso ocorra perda óssea. Contudo, a condição de superfície polida no módulo da crista está diretamente relacionada com a ocorrência e a quantidade de perda óssea.

A perda óssea inicial ao redor de um implante depois da exposição ao ambiente da cavidade oral ocorre tanto na superfície rugosa do pilar protético abaixo da conexão ou quando a superfície rugosa está ausente, na primeira rosca do corpo do implante.[74,79] Quanto mais apical a região rugosa ou primeira rosca, maior perda óssea é observada. A perda óssea por causa desse fenômeno ocorre antes de a carga ser colocada. É lógico relacionar esta perda óssea marginal com a formação do "espaço biológico do implante". A quantidade, contudo, pode ser menor de 1 mm ou maior de 4 mm (dependendo do desenho do módulo da crista do implante) comparada com a perda mais consistente de 2 mm para um dente. A localização da condição da superfície rugosa ou primeira rosca é uma distância diferente da conexão pilar-implante para diferentes desenhos de implante. Um colar polido liso ou usinado de 4 mm do módulo da

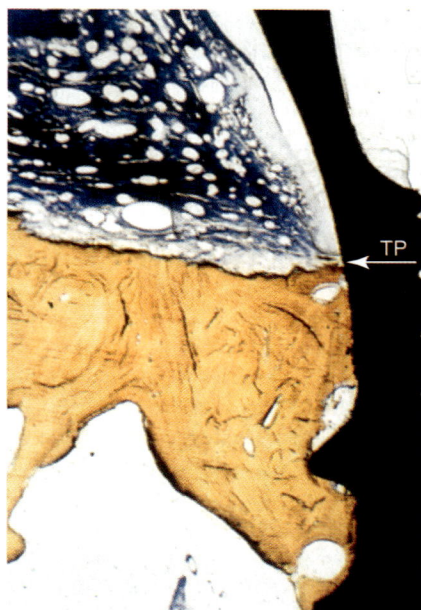

FIGURA 8-42. O corpo do implante com uma superfície rugosa na crista manteve o osso durante o estudo (nenhuma carga oclusal foi aplicada.) *TP*, nível ósseo inicial.

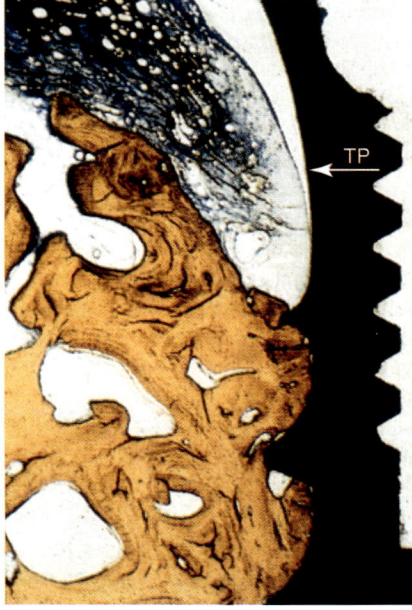

FIGURA 8-43. O corpo do implante com uma porção de metal liso abaixo da crista óssea perdeu osso até a primeira rosca. *TP*, nível ósseo inicial.

crista abaixo do osso antes da primeira rosca foi associado à maior perda óssea após extensão permucosa dentro da boca que um colar liso ou usinado de 2 mm abaixo do osso acima da primeira rosca e diferente quando a superfície rugosa está posicionada na crista óssea (Fig. 8-45). Portanto, o conceito de "espaço biológico do implante" parece estar relacionado com a condição da superfície e com o desenho do módulo da crista do implante.

Concluindo, a quantidade de perda óssea pelo "espaço biológico do implante" ocorre dentro de 1 mês depois do implante estar permucoso, mesmo se ele estiver sob carga ou não, e está relacionada

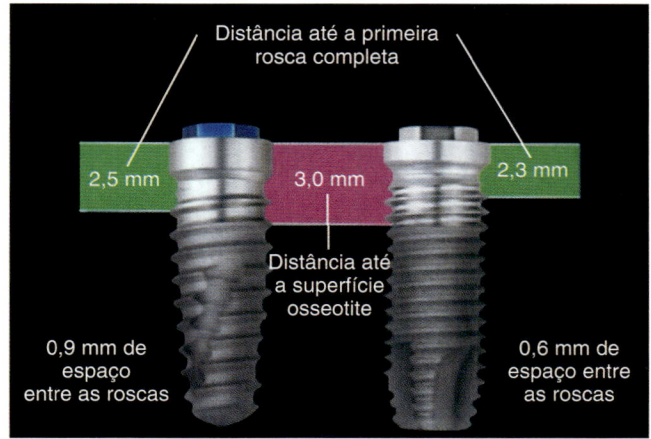

FIGURA 8-44. Muitos desenhos de implantes apresentam o corpo do implante polido desenhado no módulo da crista do corpo implante (Biomet; implantes 3i).

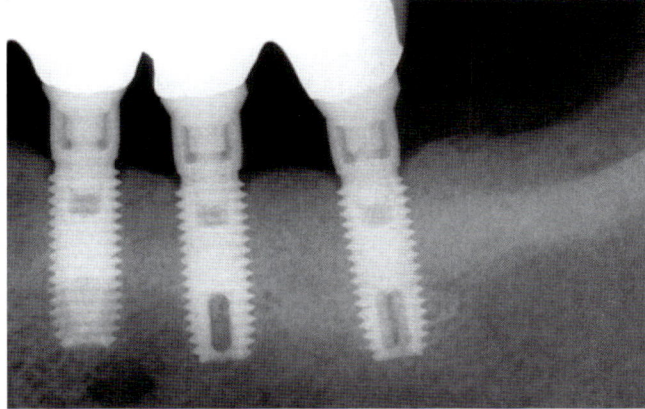

FIGURA 8-45. Um desenho de implante com um módulo de crista polido de 4 mm antes da primeira rosca perde frequentemente 4 mm de osso. A quantidade de perda óssea marginal inicial está diretamente relacionada com a quantidade de metal polido colocado abaixo do osso.

com o desenho do módulo da crista do implante e com a posição da conexão pilar protético-implante em relação ao osso, e parece não estar relacionada com a densidade do osso. Logo, o cirurgião-dentista pode limitar a perda óssea do "espaço biológico do implante" não escarificando o implante abaixo do osso (o que posiciona a conexão pilar protético-implante mais apical) e usando um desenho de implante que tenha um módulo da crista que seja mais rugoso ou que tenha a primeira rosca abaixo da posição do módulo da crista pilar-implante (Figs. 8-46 e 8-47).

O conceito do "espaço biológico do implante" não explica a extensão da perda óssea marginal após colocação de carga ou a diferença na perda óssea no osso mais macio comparado com o osso mais denso após a carga.

Causas Biomecânicas

Hipótese do Trauma Oclusal

Existe uma controvérsia quanto ao papel da oclusão na perda de osso observada após a instalação da prótese sobre implante.[48] A perda óssea abordada a partir do trauma oclusal é a porção além do módulo da crista e abaixo da primeira rosca ou condição de superfície rugosa do corpo do implante (em outras palavras, perda

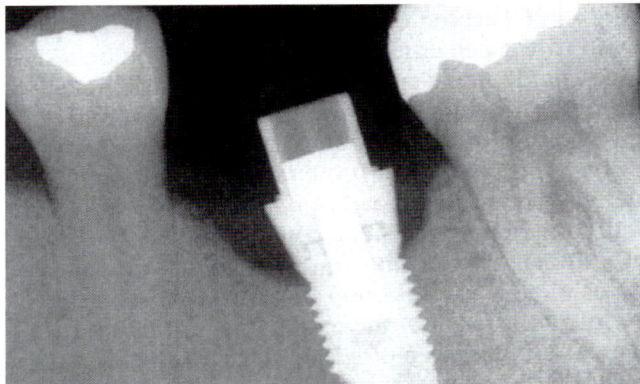

FIGURA 8-46. A perda óssea ao redor de um implante pode ser reduzida quando o implante não é escareado abaixo da crista óssea. Escarificar o implante posiciona a conexão do pilar abaixo do osso, e quando o parafuso de cobertura é removido e o pilar inserido, o osso remodela-se abaixo da conexão do pilar do implante até a primeira rosca ou região rugosa do corpo do implante.

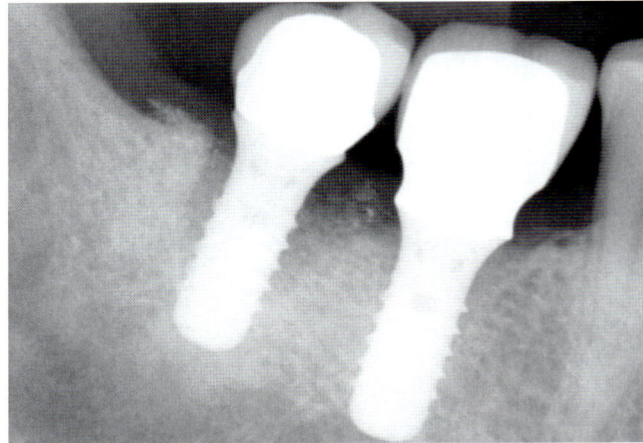

FIGURA 8-48. A perda de osso após carga é medida desde a primeira rosca ou a porção além da superfície rugosa do corpo do implante. O implante na *esquerda* tem perda óssea além da superfície rugosa e até a quarta rosca, e o implante na *direita* tem perda óssea além da superfície rugosa que foi colocada na crista e até a segunda rosca (Straumann ITI).

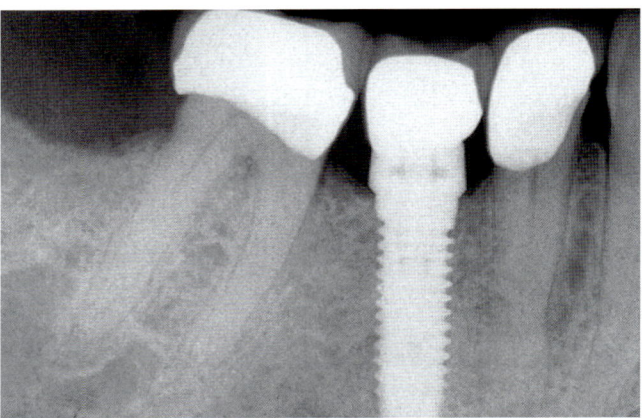

FIGURA 8-47. Um implante com superfície rugosa ou uma rosca posicionada na crista óssea pode manter o osso com mais frequência do que quando o metal polido é posicionado abaixo do osso.

de osso ao redor da porção do corpo do implante destinada a distribuir a carga oclusal; Fig. 8-48). Alguns artigos afirmam que a perda de osso peri-implantar em implantes osseointegrados está principalmente associada à formação ou complicações do espaço biológico.[49,50,84] Outros autores sugerem uma correlação da perda de osso na crista com a sobrecarga oclusal.[85-87] A determinação da etiologia da perda óssea ao redor de implantes é necessária para minimizar sua ocorrência e promover a saúde peri-implantar a longo prazo, o que pode determinar a sobrevida da prótese sobre implante.[88]

O *trauma oclusal* pode ser definido como uma lesão ao aparelho de inserção devido a uma força oclusal excessiva.[89] A associação do trauma oclusal e perda óssea ao redor dos dentes naturais tem sido debatida desde que Karolyi sugeriu uma relação em 1901.[90] Diversos autores concluíram que o trauma proveniente da oclusão é um fator associado à perda óssea ao redor dos dentes naturais, embora o biofilme bacteriano seja um agente necessário.[91-95]

Por outro lado, Waerhaug e muitos outros afirmaram que não existe correlação entre o trauma oclusal e o grau de destruição do tecido periodontal.[96] De acordo com Lindhe *et al.*, o "trauma" proveniente da oclusão não consegue induzir destruição do tecido periodontal.[97] O trauma oclusal pode levar à mobilidade dentária a partir de um insulto ao ligamento periodontal, que pode ser transitória ou permanente, mas não afeta os níveis ósseos da crista marginal ao redor do dente. Com a extrapolação deste raciocínio, diversos autores concluíram que o trauma oclusal não está relacionado com a perda óssea marginal ao redor do implante dental.[98] No entanto, muitos artigos concordam que o trauma oclusal pode causar o fracasso do implante. Portanto, a questão é: o trauma oclusal pode causar a perda óssea na crista sem causar a perda da interface completa osso/implante?

O trauma oclusal é uma condição que está mais sob o controle do dentista que os fatores biológicos. O plano de tratamento, a posição do implante, o número de implantes e o desenho oclusal podem afetar a magnitude, a direção e a duração da carga oclusal. Para estabelecer uma correlação entre a perda de osso marginal e a sobrecarga oclusal, foram analisados artigos relacionados com os princípios de engenharia, propriedades mecânicas do osso, fisiologia do osso, biomecânica do desenho do implante, estudos animais e relatos clínicos.[87]

Princípios da Engenharia

A biomecânica celular e a relação da incompatibilidade do módulo de elasticidade entre o titânio e o osso foram previamente apresentadas neste capítulo. Portanto, a tensão pode causar a perda óssea a partir do excesso de microdeformação no osso, e a interface completa pode romper-se e causar fracasso do implante.

A *análise de feixe de compósitos* é um princípio da engenharia que estabelece que quando dois materiais de diferentes módulos de elasticidade são colocados juntos sem nenhum material interferente e um é carregado, um aumento da concentração da tensão será observado onde os dois materiais entram em contato primeiro.[99] Na interface osso/implante, o aumento do contorno da tensão de maior magnitude está na região da crista óssea. Esse fenômeno foi observado em ambas as análises de elemento finito fotoelástico e tridimensional (Figs. 8-49 e 8-50) Quando implantes foram carregados dentro de um simulador de osso, observou-se que tensões maiores podem levar à deformação acima da zona de sobrecarga patológica e causar perda óssea na crista. A perda óssea marginal observada clínica e radiograficamente ao redor dos implantes após carga oclusal segue um padrão similar aos perfis de tensão desses estudos.[100]

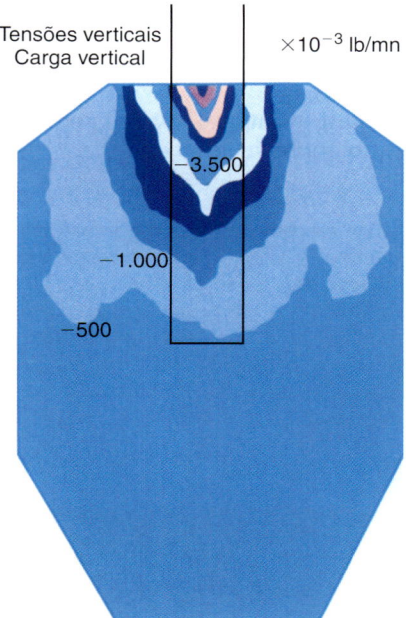

FIGURA 8-49. Uma análise tridimensional de elemento finito de um implante de titânio em um modelo de osso após carga axial. O padrão em forma de V da deformação é maior na região da crista e diminui em intensidade conforme a tensão é dissipada ao longo do comprimento do implante.

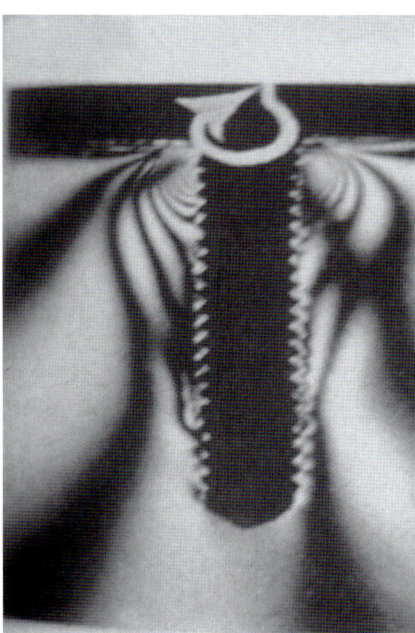

FIGURA 8-50. Um estudo fotoelástico de um implante com carga em um simulador de osso demonstra que o aumento nos perfis da tensão ocorre principalmente na região da crista.

Propriedades Mecânicas do Osso

A densidade do osso está diretamente relacionada com a resistência e o módulo de elasticidade do osso.[38] No osso mais denso, existe menos deformação sob uma dada carga, em comparação com o osso mais macio (Fig. 8-51). Como resultado, há menos remodelação óssea em osso mais denso, em comparação com o osso mais macio sob condições de carga similares.[19] Uma diminuição da

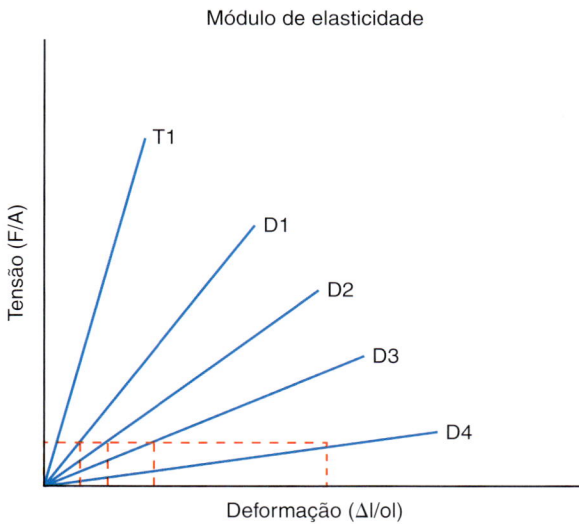

FIGURA 8-51. O módulo de elasticidade do osso está relacionado com sua densidade. O osso mais duro é mais rígido que o osso mais macio.

remodelação óssea pode resultar em redução de perda óssea. Em um estudo humano retrospectivo, Manz observou que a quantidade de perda óssea marginal próxima ao implante estava relacionada com a densidade do osso.[57] A perda de osso peri-implantar inicial desde a instalação do implante até a reabertura foi similar em todas as qualidades de osso. Esses implantes foram posicionados de forma que a conexão pilar protético-implante estivesse na crista do rebordo, e uma abordagem cirúrgica de dois estágios foi usada. Seis meses depois da instalação da prótese, a perda óssea peri-implantar adicional observada variou de 0,68 mm para osso de qualidade 1, até 1,1 mm para o de qualidade 2, 1,24 mm para o de qualidade 3, e 1,44 mm para o de qualidade 4 (Fig. 8-52). Em outras palavras, quanto mais denso o osso, menor perda de osso peri-implantar foi observada 6 meses após a instalação da prótese. Isso indica que a perda óssea marginal neste estudo após carga não ocorre devido ao "espaço biológico do implante", pois o mesmo desenho do implante foi usado em todas as situações. No entanto, a perda óssea de 0,68 mm no osso de maior densidade pode ser (pelo menos em parte) oriunda do "espaço biológico" da conexão pilar protético-implante.

Um relato clínico de Appleton *et al.* demonstrou que implantes unitários com carga progressiva na região de primeiro pré-molar em seres humanos exibiram maior aumento de densidade óssea na metade coronal da interface do implante e menos perda óssea marginal em comparação com implantes sem carga progressiva na mesma região do maxilar e no mesmo paciente no lado contralateral[101,102] (Fig. 8-53). O aumento da densidade óssea está relacionado com o aumento na resistência do osso, o aumento no módulo de elasticidade e a diminuição na perda óssea marginal. Logo, essas entidades estão relacionadas entre si e suportam que a perda óssea marginal pode estar relacionada com tensão oclusal (e a resistência do osso).

Estudos Animais

Diversos estudos experimentais demonstram a capacidade de o tecido ósseo responder a um implante dental. Por exemplo, Hoshaw *et al.*, usando fêmur de cães, inseriram implantes dentais perpendicularmente ao longo do eixo do osso e perpendicular à direção dos ósteons.[103,104] Após aplicar uma carga de tensão nos implantes por apenas 5 dias, as células ósseas reorganizaram-se para seguir o padrão das roscas do implante e resistir à carga. Esse padrão ósseo único foi observado por 3 a 4 mm ao redor dos implantes. A perda de osso na crista também foi notada ao redor desses implantes carregados e não carregados e explicada como sobrecarga da tensão (Fig. 8-54). Para rearranjar sua estrutura osteal, o osso deve remodelar-se. O processo de remodelação nesse relato foi em resposta à carga biomecânica. Logo, a carga biomecânica pode deformar o osso, o que pode resultar em remodelação óssea ao redor do implante para modificar sua estrutura ou causar perda óssea na região da crista (onde maiores deformações são evidentes).

Miyata *et al.* instalaram coroas em implantes integrados sem contatos oclusais (grupo controle) e com contatos oclusais prematuros interceptivos de 100 mícrons, 180 mícrons e 250 mícrons em um modelo animal com macacos.[105-107] Após 4 semanas de cargas oclusais prematuras, os implantes foram removidos em bloco e avaliados. Os níveis de osso na crista para 100 mícrons e implantes controles sem carga foram similares. Contudo, foi observada perda de osso significativa no grupo de 180 mícrons, e maior ainda no grupo de 250 mícrons (Fig. 8-55). O grupo de 250 mícrons experimentou duas a três vezes a perda óssea de coroas com carga prematura moderada. Logo, quanto maior a força oclusal, maior a perda óssea observada.

Duyck *et al.* usaram um modelo em cães para avaliar a perda de osso marginal ao redor de implantes dentais parafusados sem carga (controles), com carga estática e carga dinâmica.[108] Os implantes com carga dinâmica foram os únicos que apresentaram perda de osso marginal. Como as únicas variáveis nesses dois estudos foram a intensidade ou o tipo de carga oclusal aplicada nos implantes, esses estudos experimentais sugerem que a carga oclusal dinâmica pode ser um fator importante na perda de osso marginal ao redor de implantes dentais com fixação rígida. Esses estudos também questionam a perda óssea "biológica", pois os implantes com carga estática não perderam osso, e a variação da perda óssea foi diretamente relacionada com a quantidade de tensão.

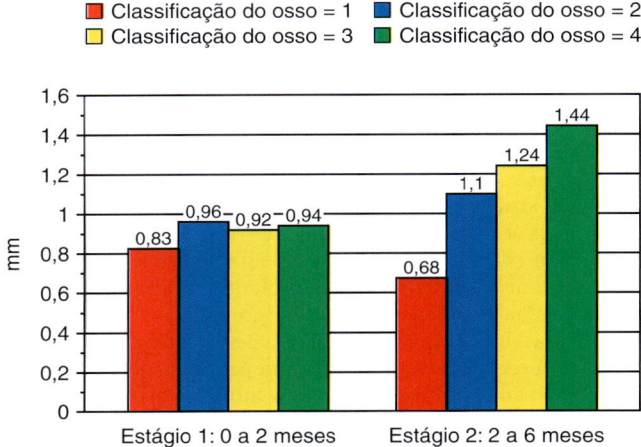

FIGURA 8-52. Média de alteração óssea vertical peri-implantar para os intervalos dos estudos pela classificação da qualidade óssea. Manz observou que a quantidade de perda óssea do estágio 1 para o estágio 2 foi similar independentemente da qualidade óssea. Contudo, após 6 meses de carga, a quantidade de perda óssea marginal foi diretamente associada à qualidade do osso, sendo que o tipo 4 (o osso mais macio) exibiu a maior perda óssea. (Reproduzido de Manz MC: Radiographic assessment of Peri-implant vertical bone loss: DIRG Implant Report No 9, *J Oral Maxillofac Surg* 55(suppl):62-71, 1997.)

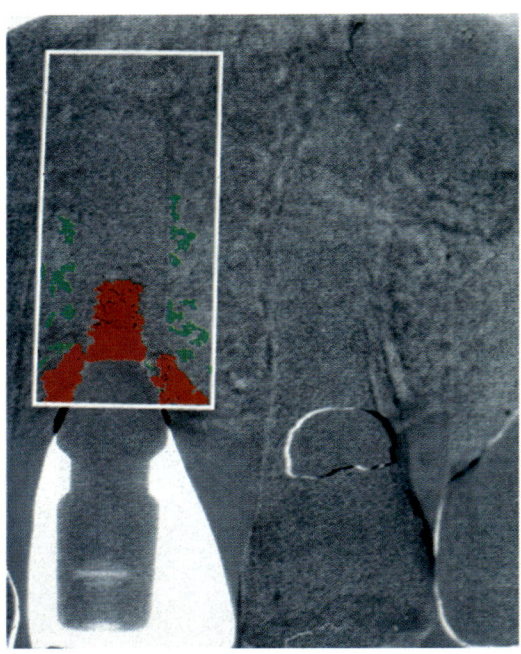

FIGURA 8-53. Menor perda óssea marginal e um aumento na densidade óssea estavam presentes em um estudo humano ao redor de implantes com carga progressiva na região de primeiro pré-molar superior.

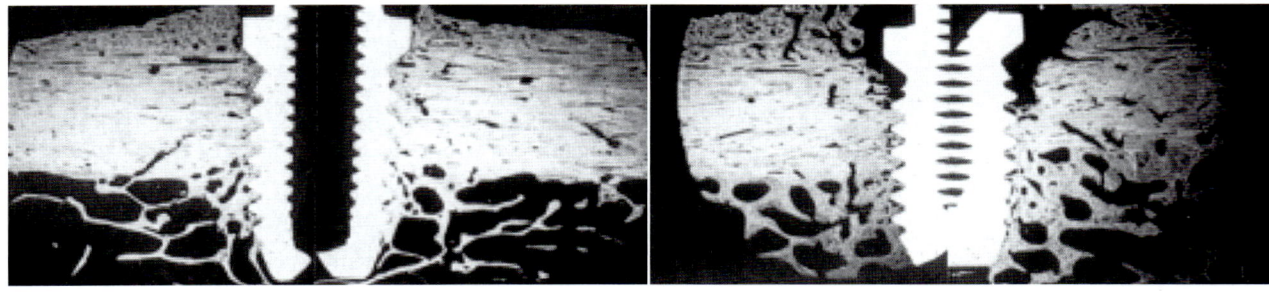

FIGURA 8-54. Implantes rosqueados com carga em uma tíbia de cachorro mostraram que o osso trabecular fino na região apical tornou-se osso trabecular grosso após carga. Além disso, a perda óssea marginal foi observada nos implantes com carga *(inferior)* versus implantes sem carga *(superior)*. (De Hoshaw SJ, Brunski JB, Cochran GVB: Mechanical loading of Brånemark fixtures affects interfacial bone modeling and remodeling, *Int J Oral Maxillofac Implants* 9:345-360, 1994.)

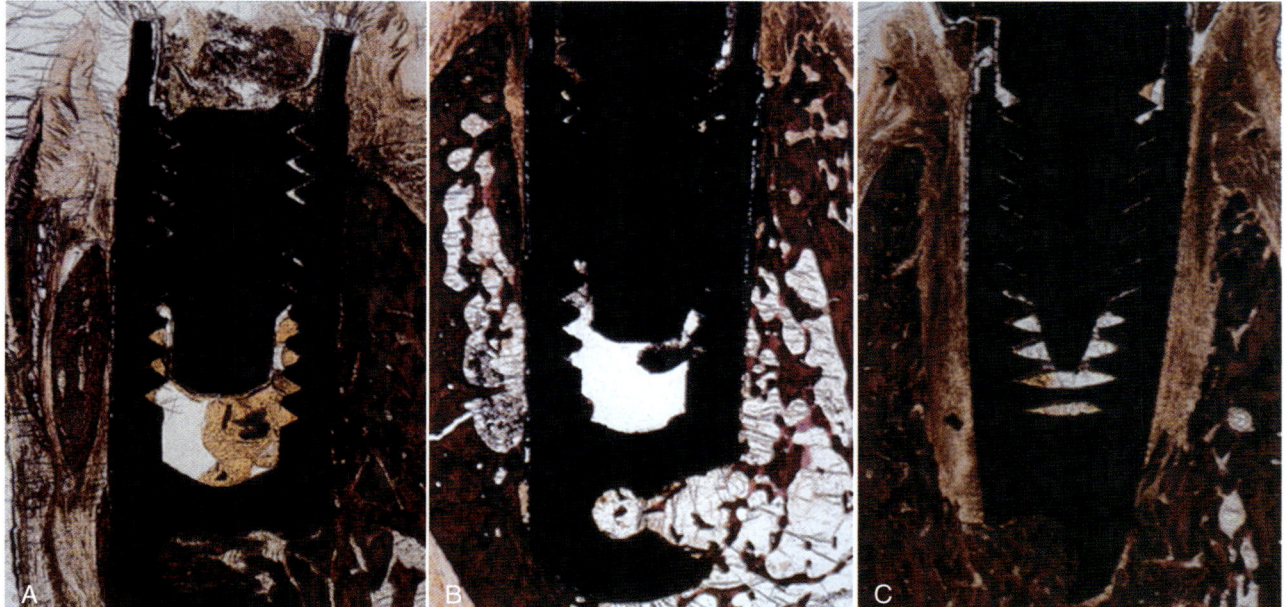

FIGURA 8-55. Miyata et al.[105,107] carregaram implantes por somente 4 semanas com contatos prematuros nas coroas de 100 μm, 180 μm e 250 μm. **A,** Os implantes com 100 μm não tiverem perda óssea marginal. **B,** Os implantes com 180 μm de contatos prematuros demonstraram uma perda óssea na crista em forma de V. **C,** Os implantes com 250 μm de contatos prematuros demonstraram maior perda óssea que o grupo com 180 μm. As tensões mais altas resultaram em maior perda de osso marginal. (De Miyata T, Kobayashi Y, Araki H, et al: The influence of controlled occlusal overload on periimplant tissue, 3: A histologic study in monkeys, *Int J Oral Maxillofac Implants* 15:425-431, 2000.)

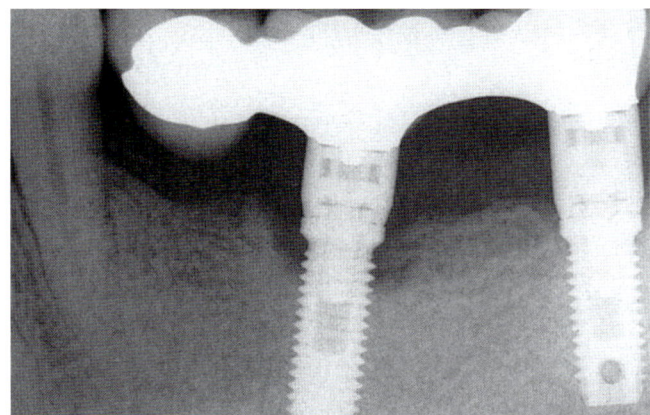

FIGURA 8-56. Rangert et al. observaram que os cantiléveres em próteses parciais fixas aumentam a perda de osso marginal no implante próximo ao cantiléver. Note que o implante mais distal apresenta o mesmo desenho do módulo da crista e nenhuma perda óssea radiográfica.

Relatos Clínicos

Relatos clínicos têm mostrado um aumento na perda de osso marginal ao redor de implantes próximo a um cantiléver usado para restaurar a dentição ausente[109-111] (Fig. 8-56). O comprimento do cantiléver e o aumento da tensão oclusal na proximidade do pilar protético estão diretamente relacionados e sugerem que o aumento da perda óssea marginal pode estar associado a tensões oclusais[112] (Fig. 8-57). Quirynem et al. avaliaram 93 pacientes com restaurações sobre implantes e concluíram que a quantidade de perda de osso na crista estava associada à carga oclusal.[85] Esses autores também relataram maior perda de osso na crista ao redor de implantes em pacientes sem contato oclusal anterior e presença de hábitos parafuncionais em próteses totais fixas em ambas as arcadas. Nenhum contato oclusal anterior refere-se ao grupo da função oclusal que aumenta a força (tensão) durante as excursões mandibulares. Os hábitos parafuncionais também aumentam a força e a duração da carga. Em um estudo com 589 implantes consecutivos, Naert et al. sugeriram que a sobrecarga a partir de hábitos parafuncionais pode ser a causa mais provável de perda do implante e perda óssea marginal após carga[113] (Fig. 8-58).

Rangert et al. notaram que as cargas oclusais nos implantes podem agir como um momento de angulação, o qual aumenta a tensão no nível ósseo marginal e pode causar fratura do corpo do implante.[114] Antes da fratura do corpo do implante, a perda óssea marginal foi notada nessa avaliação clínica retrospectiva (Fig. 8-59). A mesma tensão oclusal que causou a fratura do implante é a causa lógica da perda de osso peri-implantar antes do evento.

Rosenberg et al. encontraram diferenças microbiológicas nos implantes que fracassaram a partir de complicações biológicas e de sobrecarga.[115] Uribe et al. apresentaram um caso de uma coroa em um implante inferior com peri-implantite marginal e defeito ósseo.[116] A análise histológica revelou uma zona infiltrada e central de tecido conjuntivo denso fibroso com poucas células inflamatórias. De acordo com esses autores, esse achado difere do tecido inflamatório crônico associado à peri-implantite infecciosa e pode estar diretamente relacionado com a sobrecarga oclusal.

Jung et al. avaliaram a extensão da perda óssea marginal ao longo de um período de 1 ano após carga. Eles concluíram que a extensão da perda óssea estava diretamente relacionada com a quantidade de carga oclusal.[117] Um relato clínico de Leung et al. observou radiograficamente uma perda óssea marginal angulada na sétima rosca ao redor de um dos dois implantes suportando uma prótese fixa em superoclusão, 2 semanas após a sua instalação.[118] A prótese foi removida e, ao longo de poucos meses seguintes, a observação radiográfica mostrou que o defeito na crista foi reparado para próximo do nível inicial, sem qualquer intervenção cirúrgica ou medicamentosa. A prótese foi então instalada com ajuste oclusal apropriado. Os níveis ósseos estabilizaram-se na segunda rosca do implante e permaneceram estáveis nos 36 meses subsequentes. Esse estudo indica que a perda de osso proveniente da sobrecarga oclusal não é apenas possível, mas também pode ser reversível, quando diagnosticada no início do processo.

Esses relatos clínicos não fornecem análise estatística para demonstrar um elo claro entre tensão oclusal e perda óssea. Contudo, indicam um consenso por alguns autores de que a sobrecarga oclusal pode estar relacionada com a incidência da perda óssea peri-implantar.[82] Portanto, não existe até hoje estudo clínico prospectivo que demonstre claramente uma relação direta entre tensão e perda óssea sem perda do implante.

Hipótese do Desenho do Corpo do Implante

Diferentes quantidades de perda óssea marginal têm sido descritas para diferentes desenhos de implantes e frequentemente estendem-se além do módulo da crista e dentro do corpo do implante. O desenho e a condição de superfície do corpo do implante podem afetar a quantidade de deformação distribuída na interface implante/osso.[119]

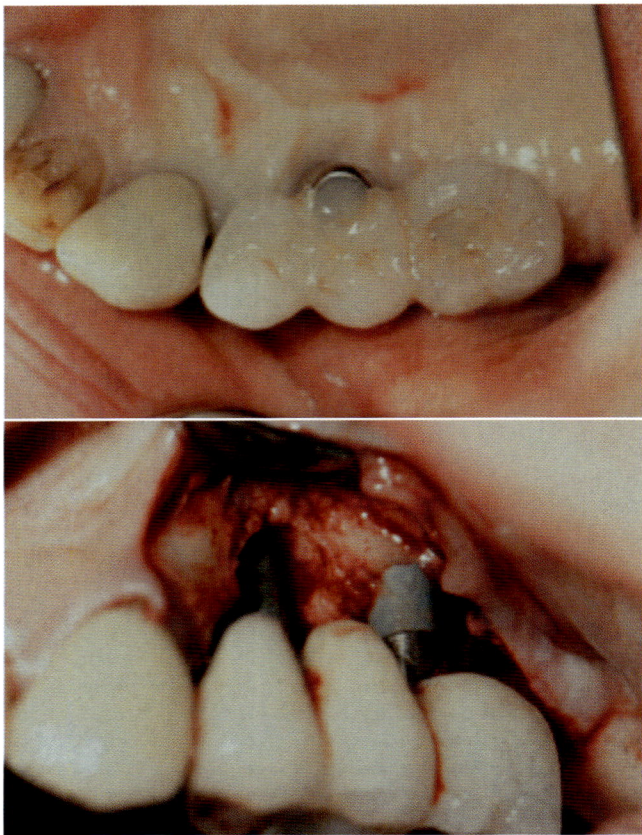

FIGURA 8-57. Um cantiléver na mesial e na vestibular está presente no implante do segundo pré-molar. A perda óssea vestibular no implante está relacionada com o aumento da força oclusal.

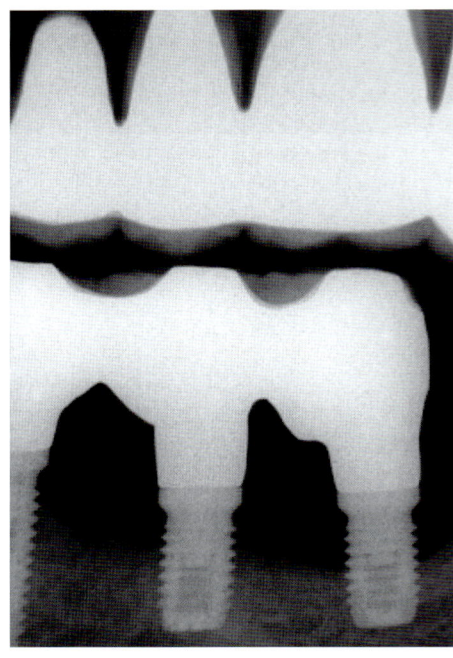

FIGURA 8-58. Pacientes com parafunção têm maior incidência de perda óssea na crista.

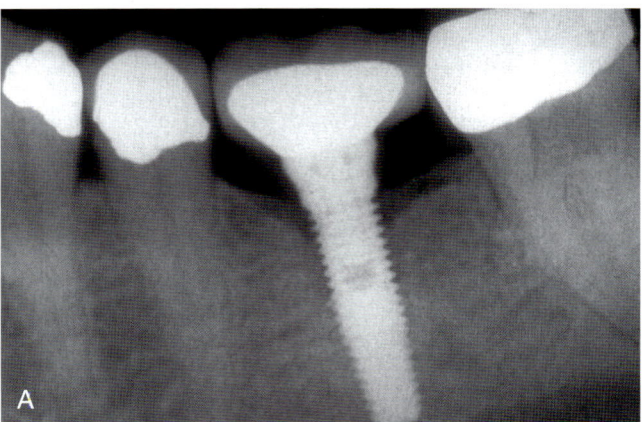
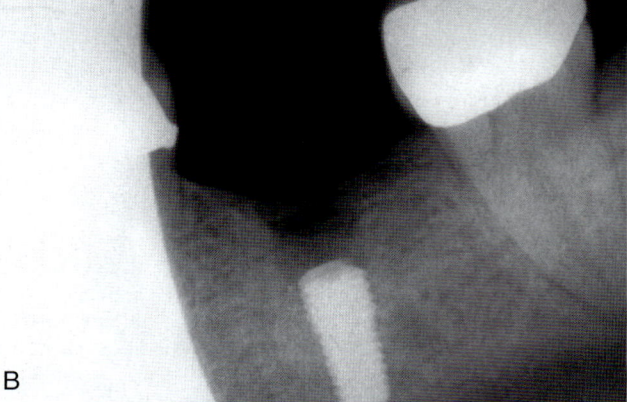

FIGURA 8-59. **A,** Um implante com perda óssea até a sétima rosca após carga oclusal. **B,** Poucos meses depois, o implante fraturou.

Um estudo de Zechner et al. avaliou a perda de osso peri-implantar ao redor de implantes parafusados com superfície maquinada e roscas em formato de V ou com desenho de roscas quadradas com jateamento ou ataque ácido com carga funcional[120] (Fig. 8-60). Ambos os desenhos dos implantes apresentam uma conexão pilar protético-implante e módulo da crista similares. Foram colocados quatro implantes entre os forames na mandíbula (em que geralmente está presente a densidade óssea mais ideal) de 36 pacientes e acompanhados por 3 a 7 anos. Ao longo deste período, a variação da perda óssea nesse estudo foi de 0,1 a 8,5 mm para os implantes com rosca em formato de V com superfície usinada e 0,2 a 4,8 mm para os implantes com superfície rugosa com roscas quadradas. Enquanto mais de 20% dos implantes com roscas em forma V perderam mais de 4 mm de osso, menos de 3% dos implantes com roscas quadradas perderam mais de 4 mm. Relatou-se menos de 1 mm de perda óssea em mais de 20% dos implantes com superfície rugosa e roscas quadradas em comparação com menos de 5% dos implantes com superfície usinada e roscas em formato de V (Fig. 8-61). Não houve achados clínicos de inflamação ou exsudato em nenhum dos grupos.

A variação da perda óssea em diferentes condições de superfície e desenhos dos implantes nesse relato de Zechner et al. sugere que fatores além do espaço biológico, posição do microespaço ou causas cirúrgicas estão envolvidos no processo de perda óssea marginal de um implante. Todos os implantes nesse relato foram instalados na região anterior da mandíbula, e a conexão do implante foi similar em ambos os grupos. As diferenças do desenho do corpo do implante contribuem para as diferentes condições de tensão-deformação no osso, com tensões mais elevadas nas superfícies usinadas com roscas em V versus as superfícies rugosas com roscas quadradas. Isso indica a tensão biomecânica ou as cargas oclusais como uma das causas de perda óssea marginal ao redor do implante.

Um estudo prospectivo de Karousis et al. também indicou que os diferentes desenhos e condições de superfície dos implantes correspondem a diferentes incidências de perda óssea marginal.[121] Três diferentes desenhos de implantes provenientes de um mesmo fabricante foram avaliados ao longo de 10 anos em um estudo prospectivo. Um desenho de corpo de implante perdeu mais de 5 mm de osso em 26% das vezes, ao passo que outros dois desenhos mostraram incidências de 37 e 39%. Há mais de 6 mm de perda óssea marginal em 22% dos implantes com o primeiro desenho, em comparação com 35 e 33% para os outros dois desenhos. Esses resultados indicam que o desenho de um implante pode resultar em menor perda de osso marginal do que outro e alertam para o fato de que relatos clínicos com protocolos similares de cicatrização e carga, mas com desenhos variados de corpo do implante e condições de superfície, podem gerar diferentes quantidades de perda óssea marginal. O desenho do implante e a condição da superfície afetam a quantidade de tensão transferida ao osso, e uma diferente quantidade de perda óssea para diferentes desenhos de implantes é um indicador que a tensão biomecânica está relacionada com perda óssea. Logo, a perda de osso marginal ao redor de um implante é multifatorial com ambas as causas biológicas e biomecânicas (Quadro 8-4).

No campo da ortopedia, a substituição da articulação do quadril apresenta várias complicações, incluindo infecção da ferida, fratura periprotética, deslocamento, fracasso mecânico e osteólise.[122] A *osteólise* refere-se à reabsorção do osso que ocorre ao redor de implantes ortopédicos cimentados ou não (Fig. 8-62). A perda asséptica proveniente da osteólise na interface osso/implante é a principal causa de fracasso tardio na reposição articular (10% em 10 anos). Os fatores de carga mecânica estão associados principalmente a essa condição.[123,124] Os fatores do paciente que aumentam o fracasso incluem o peso do corpo e nível de atividade.[125] Um modelo animal e um relato humano têm associado a reabsorção do osso na interface à sobrecarga mecânica.[126] Os relatos ortopédicos na literatura aceitam que a sobrecarga mecânica pode causar reabsorção óssea na interface osso/implante.[127]

O metal mais frequentemente usado na terapia de reposição do quadril é o mesmo de muitos implantes dentais (liga de titânio), e a interface osso/implante é muito similar à do implante dental. Além disso, elementos causais potenciais encontrados no meio intraoral, tais como contaminação bacteriana, posição do microespaço e perda óssea associada aos microrganismos, são eliminados nesse ambiente asséptico. É lógico assumir que esses estudos sustentam a relação entre a perda de osso marginal ao redor de implantes e tensão biomecânica.

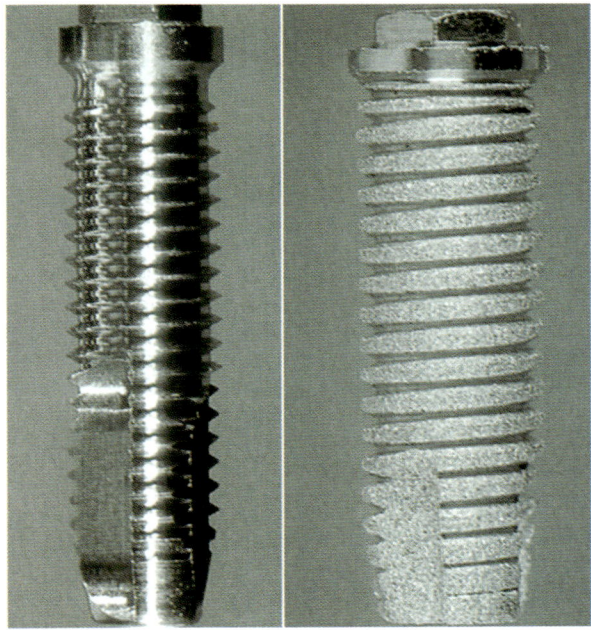

FIGURA 8-60. Zechner et al. compararam a perda de osso marginal para o desenho do implante da *esquerda* (rosca usinada com forma de V) com o desenho do implante da *direita* (rosca rugosa quadrada) na região anterior da mandíbula por 3 a 7 dias.[120]

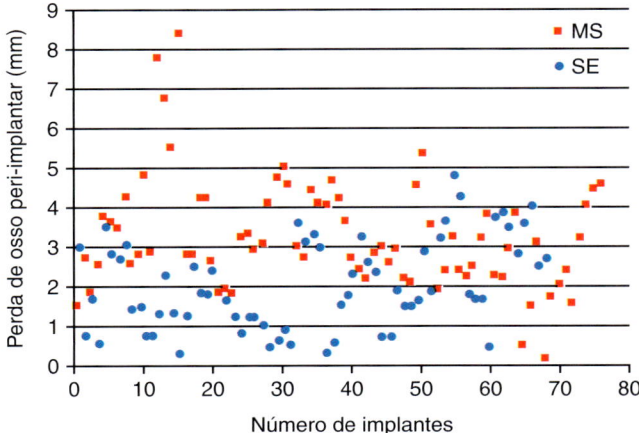

FIGURA 8-61. A maior parte dos implantes que perderam mais de 4 mm de osso apresentava desenho com roscas usinadas em forma de V (MS; *quadrados vermelhos*). Os implantes que perderam menos que 1 mm de osso foram principalmente os com desenho de rosca rugosa e quadrada (SE, *quadrados azuis*).

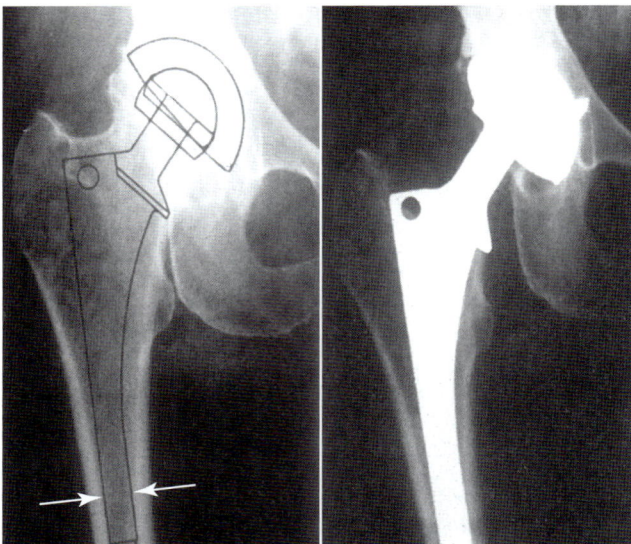

FIGURA 8-62. A perda óssea ao redor de implantes ortopédicos (osteólise) é causada, principalmente, pela tensão mecânica na interface osso/implante.

Limitação da Perda Óssea Marginal

Um elemento intrigante na relação entre a força oclusal e a perda de osso peri-implantar é a falta de continuidade na perda óssea até o implante fracassar. Por exemplo, no relato de Adell *et al.*, a média da perda óssea no primeiro ano a partir da primeira rosca foi de 1,2 mm. Os anos subsequentes mostraram uma média de 0,05 a 0,13 mm de perda óssea por ano.[17] Outros estudos relataram uma média de 0,93 mm de perda óssea a partir da primeira rosca com uma variação de 0,4 a 1,6 mm e uma perda média de 0,1 mm após o primeiro ano.[46] Essa é a razão principal para a hipótese de o espaço biológico ser atrativa para a perda óssea marginal inicial. A perda óssea marginal inicial tem sido observada tão frequentemente que critérios propostos para o sucesso do implante geralmente não incluem a quantidade de perda óssea do primeiro ano.[60]

A altura da coroa do implante pode ser medida do plano oclusal até a crista óssea. A altura da coroa do implante é um cantiléver vertical que pode ampliar a tensão aplicada na prótese. Em consequência da maior altura da coroa proveniente de uma perda óssea vertical, a sobrecarga oclusal será aumentada após ocorrência da perda óssea marginal.[128] Portanto, se as forças de carga oclusal podem causar perda óssea marginal, o momento de força resultante aumentado deve promover mais perda óssea até o implante fracassar. Ainda, a maior parte dos estudos indica que o índice de perda óssea diminui após o primeiro ano de carga e é mínimo depois disso.

Como resultado da limitação da perda óssea após o primeiro ano, muitos autores concluíram que o trauma oclusal não é uma causa de perda óssea ao redor do implante. Existem duas razões pelas quais os níveis ósseos podem se tornar estáveis após a perda de osso marginal mesmo quando a causa é proveniente da sobrecarga oclusal: fisiologia do osso e mecânica do desenho do implante.

Fisiologia do Osso

O osso é menos denso e mais fraco no estágio 2 da cirurgia do implante do que nos 6 a 12 meses após a aplicação de carga protética.[129] O osso é 60% mineralizado aos 4 meses e leva 52 semanas para completar sua mineralização.[130] O osso parcialmente mineralizado é mais fraco que o completamente mineralizado. Além disso, a organização microscópica do osso progride durante o primeiro ano. O osso reticulado é desorganizado e mais fraco que o osso lamelar, o qual é organizado e mais mineralizado. O osso lamelar se desenvolve vários meses após o reparo com osso reticulado ter substituído o osso desvitalizado devido ao trauma de inserção cirúrgica ao redor do implante.[129] Os níveis de tensão oclusal podem ser altos o suficiente para causar microfratura ou sobrecarga no osso reticulado durante o primeiro ano, mas o aumento na resistência do osso alcançada após a completa mineralização e organização pode ser capaz de resistir aos mesmos níveis de tensão durante os anos subsequentes.

Assim que os fatores de força funcionais são aplicados sobre o implante, o osso circundante pode se adaptar às tensões e aumentar sua densidade, especialmente na metade coronal do corpo do implante nos primeiros 6 meses a 1 ano de carga. Em um estudo histológico e histomorfométrico em macacos, Piattelli *et al.* descreveram as reações aos implantes não submersos com carga e sem carga.[131] O osso modificou seu padrão trabecular fino após a cicatrização inicial para um padrão trabecular mais denso e grosso após a carga, especialmente na metade coronal da interface do implante (Fig. 8-63). Hoshaw carregou implantes rosqueados em cães com carga de tensão e notou que o padrão de osso trabecular fino se tornou trabecular grosso ao redor do implante.[103,104] Além disso, o osso se reorganizou para uma condição mais favorável, para sustentar a direção e o tipo de carga oclusal.

O osso trabecular fino é menos denso que o osso trabecular grosso.[38] Como a densidade do osso está diretamente relacionada com sua resistência e com o módulo de elasticidade, a resistência óssea marginal e a diferença biomecânica entre o titânio e o osso podem diminuir gradativamente durante a fase de carga funcional.

Dependendo da intensidade, as tensões aplicadas ao osso peri-implantar podem causar reabsorção óssea cervical durante o primeiro ano. Todavia, as tensões aplicadas abaixo da crista óssea têm menor magnitude e podem corresponder à deformação fisiológica que permite ao osso ganhar densidade e resistência (Figs. 8-48 e 8-64). Como resultado, a carga oclusal que causa inicialmente a perda de osso (sobrecarga) não é grande o suficiente para causar perda óssea continuada, uma vez que o osso matura e se torna mais denso.

O relato clínico de Appleton *et al.* demonstrou que implantes unitários progressivamente carregados na região de primeiro pré-molar de humanos exibiram menor perda óssea e maior densidade óssea na metade coronal da interface do implante, em comparação com implantes carregados de modo não progressivo na mesma região do maxilar e no mesmo paciente no lado contralateral[101,102] (Fig. 8-53). A perda óssea marginal é menor na mandíbula comparada com a maxila. Em diversos relatos clínicos, o osso é mais denso na mandíbula que na maxila. A perda óssea reduzida que tem sido descrita na mandíbula em densidades ósseas maiores e em implantes com carga progressiva atentam para o fato de que a tensão-deformação é o principal fator etiológico da perda óssea após o implante ter sido carregado. Portanto, as tensões na crista do rebordo podem causar microfratura ou sobrecarga durante o primeiro ano, e a mudança da resistência óssea após a carga e mineralização completa altera a relação tensão-deformação e reduz o risco de microfratura durante os anos seguintes.

Biomecânica do Desenho do Implante

O desenho do implante pode afetar a magnitude ou o tipo de força aplicada na interface osso/implante. Um desenho de implante cilíndrico transmite mais forças de cisalhamento ao osso que uma rosca em forma de V ou quadrada. O osso é mais forte sob condições de forças compressivas, 30% mais fraco sob cargas de tensão e 65% mais fraco para forças de cisalhamento.[132] O osso pode cicatrizar em um desenho de implante cilíndrico de superfície rugosa acima

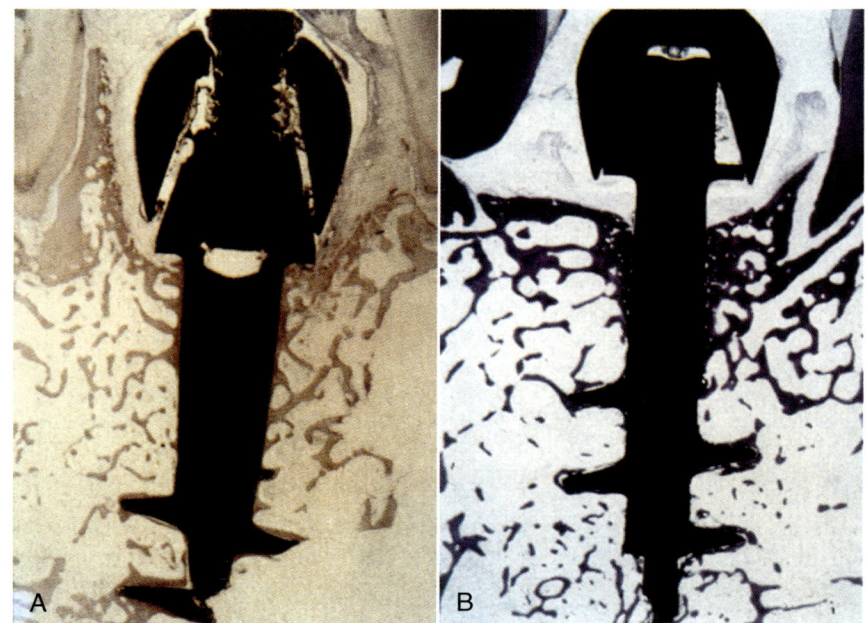

FIGURA 8-63. **A,** Ao avaliar o osso ao redor de um implante após cicatrização em um modelo em macacos, é notado um padrão trabecular fino. **B,** Quando o implante foi carregado, o osso trabecular fino se tornou osso trabecular grosso, especialmente na região da crista. Quando as tensões são muito grandes, ocorre perda óssea. Quando as tensões estão dentro da variação fisiológica, a densidade do osso aumenta. (De Piattelli A, Ruggeri A, Franchi M, et al: A histologic and histomorphometric study of bone reactions to unloaded and loaded non-submerged single implants in monkeys: a pilot study, *J Oral Implantol* 19:314-319, 1993.)

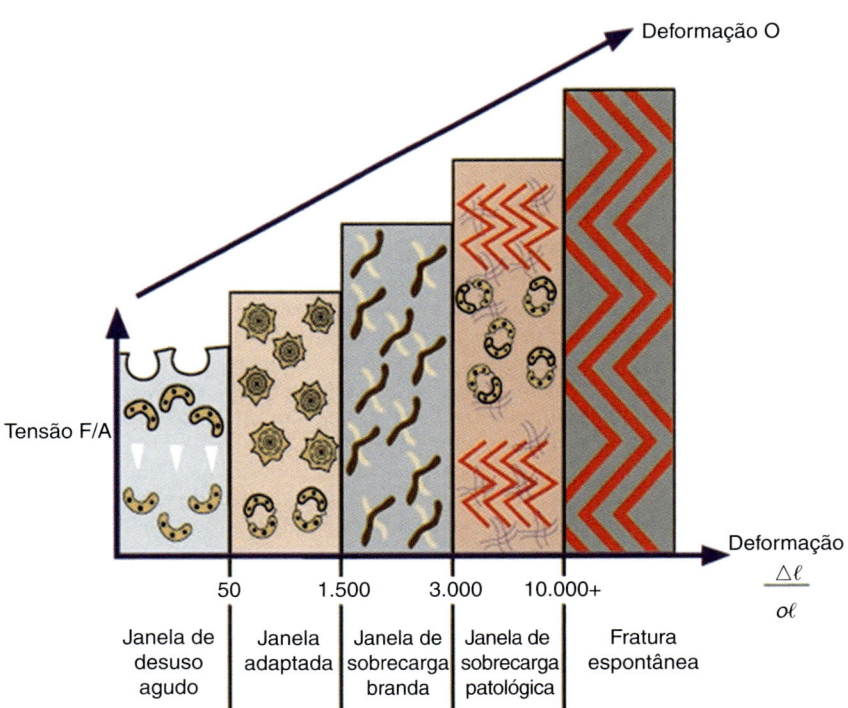

FIGURA 8-64. A zona de sobrecarga patológica pode existir no osso da crista após carga oclusal, mas as deformações longe da crista podem estar na janela adaptada e aumentam a resistência do osso.

da primeira rosca (incluindo o módulo da crista do implante) desde o momento da inserção do implante até a sua reabertura, mas quando instalado sob condições de carga, a interface mais fraca de cisalhamento de um cilindro é a mais provável de sobrecarregar o osso. A primeira rosca do implante é o local em que há mudança no tipo de força, principalmente de forças de cisalhamento para cargas compressivas ou de tensão. Portanto, em muitas situações, os 35 a 65% de aumento na resistência óssea, através das mudanças de cargas de cisalhamento para cargas de compressão ou tensão, são suficientes para parar o processo de perda óssea. Isso pode ser uma das razões pelas quais os desenhos dos implantes com cilindro rugoso de 2 mm acima da primeira rosca e um cilindro rugoso de 4 mm acima da primeira rosca perdem osso até a referência da "primeira rosca".[18] Uma revisão anterior abordou a variação da perda óssea em diferentes desenhos de implantes. Como os desenhos do módulo da crista do implante e do corpo do implante podem afetar a quantidade de perda óssea e o desenho do implante contribui para a transferência de força da interface osso/implante, a teoria associada à tensão como uma das etiologias da perda de osso marginal é mais realçada.

Discussão

A perda óssea marginal tem sido observada por décadas ao redor da porção transmucosa dos implantes dentais. Hipóteses para as causas de perda óssea na crista têm incluído reflexão do periósteo durante a cirurgia, preparo da osteotomia do implante, posição do microespaço entre o pilar e o corpo do implante, invasão bacteriana, estabelecimento de um espaço biológico, desenho da condição da superfície do módulo da crista do implante e sobrecarga oclusal.

A chave para a causa mais provável de perda óssea marginal ao redor do implante é o período de tempo sob revisão. Os períodos de tempo de uma abordagem de implante de dois estágios podem ser divididos em cinco fases: (1) fase cirúrgica (primeiro dia da cirurgia até a fase de reabertura); (2) abertura do implante até a carga protética; (3) período de carga inicial da prótese; (4) período intermediário (1 a 5 anos); e (5) período prolongado (mais de 5 anos) (Quadro 8-5).

A causa mais provável da variação da perda óssea durante a fase 1 (a fase cirúrgica) é o preparo da osteotomia. As causas mais comuns da perda óssea da fase 2 (reabertura do implante) são a posição da conexão pilar-implante em relação à crista do rebordo e a condição e o desenho da superfície do módulo da crista do implante. As razões mais comuns para a perda óssea da fase 3 (o período de carga inicial) são a quantidade de carga oclusal e o desenho do corpo do implante. A perda óssea da fase 4 (período intermediário) mais frequentemente está relacionada com o desenho do corpo do implante e com fatores bacterianos. A perda óssea durante o período prolongado, fase 5, é geralmente relacionada com as condições de resposta do hospedeiro às bactérias (Quadro 8-6).

Os clínicos apresentam certas variáveis sob seu controle que podem influenciar a quantidade de perda de osso peri-implantar. A posição do microespaço em relação à crista óssea e o desenho do módulo da crista do implante estão, principalmente, sob controle do cirurgião. O plano de tratamento, a carga oclusal e o desenho do corpo do implante influenciam as fases 3 e 4 deste período de tempo. Por outro lado, a resposta autoimune ou bacteriana do paciente e a resposta do paciente ao trauma cirúrgico da instalação do implante são variáveis que podem escapar do controle do dentista.

> **QUADRO 8-5** Perda Óssea Marginal Relacionada com Períodos de Tempo
>
> 1. Fase cirúrgica
> 2. Reabertura até a carga protética
> 3. Período inicial de carga
> 4. Período intermediário (1 a 5 anos)
> 5. Período prolongado (> 5 anos)

> **QUADRO 8-6** Causas Mais Prováveis de Perda Óssea Marginal Relacionada com Tempo
>
> 1. Fase cirúrgica
>   a. Preparo da osteotomia
> 2. Reabertura do implante até a carga protética
>   a. Posição das conexões pilar-implante
>   b. Condição e desenho da superfície do módulo da crista
> 3. Período inicial de carga
>   a. Quantidade de carga oclusal
>   b. Desenho do corpo do implante e condição da superfície
>   c. Densidade do osso
> 4. Período intermediário
>   a. Desenho do corpo do implante
>   b. Fatores relacionados com bactérias
> 5. Período prolongado
>   a. Resposta bacteriana do hospedeiro

Resumo

A literatura associada à biomecânica celular, princípios de engenharia, diferenças na perda óssea relacionada com densidade óssea, estudos animais e relatos clínicos, todos substanciam que a sobrecarga oclusal pode ser um fator etiológico da perda de osso peri-implantar. A literatura sobre dispositivos para reposição de articulação ortopédica claramente indica que a tensão e a sobrecarga biomecânica contribuem para a perda óssea na interface do implante. O aumento da mineralização e a organização óssea durante o primeiro ano, o aumento da densidade óssea na interface do implante e a mudança do tipo de força na primeira rosca do corpo do implante são fatores que podem parar o fenômeno de perda óssea após a perda marginal inicial. Embora esse conceito de sobrecarga oclusal não anule os outros fatores relacionados com a perda de osso marginal, ele é mais dependente do clínico que a maior parte dos outros parâmetros. Os planos de tratamento que enfatizam a redução da tensão oclusal sobre a prótese são, portanto, mandatórios.

Após a colocação da prótese final no paciente, muitos eventos responsáveis pela perda óssea marginal já ocorreram, mas outros como sobrecarga oclusal e sua relação com a qualidade do osso persistem. A sobrecarga oclusal é o fator mais dependente do controle do dentista por meio de um plano de tratamento de redução da tensão (*i.e.*, posições determinantes dos implantes e número de implantes), desenho do implante e fisiologia oclusal. Como existe uma relação entre sobrecarga oclusal e perda óssea marginal, abordagens para reduzir a tensão na interface do implante parecem apropriadas.

Efeito no Plano de Tratamento

O entendimento da relação entre a tensão e complicações associadas fornece uma base para um sistema de tratamento consistente. Um conceito geral na engenharia é determinar a causa de uma complicação e desenvolver um método para reduzir as condições que causam o problema. O sucesso clínico e a longevidade dos implantes dentais endosteais como pilares de suporte de carga são controlados amplamente pelo meio biomecânico no qual eles funcionam.[128] O teorema do tratamento da tensão, desenvolvido pelo autor, estabelece que a maior parte de todo o tratamento relacionado com a ciência da implantodontia deveria estar centrado ao redor dos aspectos biomecânicos da tensão.[18,133]

As condições relacionadas com tensão que afetam o plano de tratamento na implantodontia incluem perda de volume ósseo após a perda do dente; redução da qualidade do osso após a perda do dente; complicações da cirurgia; posicionamento do implante; cicatrização inicial da interface do implante; carga inicial do implante; desenho do implante; conceitos oclusais; fixação da prótese; perda óssea marginal; fracasso do implante; fratura do componente; fratura da prótese; e fratura do implante. Os parâmetros biomecânicos são excelentes preditores de risco aumentado porque eles são exatos e podem ser medidos. Não se pode apenas predizer qual condição apresenta a maior tensão e, portanto, maior risco, mas também em quanto o risco está aumentado.

Um fator de risco não é uma contraindicação absoluta, mas aumenta significativamente a incidência de complicação. Com tantas variáveis, o sucesso ou o fracasso na implantodontia é frequentemente um assunto complexo e não necessariamente uma ciência exata. Contudo, isso não significa que um método não pode ser estabelecido para diminuir o risco. Por exemplo, o tabagismo é um fator de risco para longevidade. Um indivíduo que fuma por muito tempo tem chance 75% menor de sua vida passar dos 75 anos de idade. Isso não significa que um fumante de longo prazo sempre morra antes da vida média de um não fumante; o fumo não é um veneno que mata imediatamente. Por vários anos, a pessoa mais velha no planeta, que tinha 116 anos de idade, era fumante.

Todavia, isso não anula o fato de o fumo ser um fator de risco considerável para a longevidade. Do mesmo modo, os fatores de força são um fator de risco considerável. Forças maiores em um aspecto do tratamento nem sempre significam fracasso do implante ou complicações, especialmente quando muitos fatores estão envolvidos, incluindo a densidade do osso ao redor do implante. Ainda assim, os riscos podem ser consideravelmente reduzidos pela diminuição da tensão total sobre todo o sistema. Para avaliar o aumento dos fatores de risco, cada fator é considerado separadamente. O objetivo é reduzir o risco total.

A compreensão da relação entre a tensão e complicações associadas fornece a base para um sistema de tratamento consistente. O teorema do tratamento da tensão tem se desenvolvido dentro de uma sequência particular de plano de tratamento (Quadro 8-7).

Desenho da Prótese

Pacientes parcial ou completamente edentados desejam dentes, e não implantes. O resultado final (a prótese) deveria ser visualizado antes da seleção da base (os implantes). O desenho da prótese está associado a um número de fatores. Quase todos os tratamentos para pacientes parcialmente edentados são planejados com restauração fixa. A restauração fixa deve considerar o tecido mole e se ele necessita de uma abordagem de reposição cirúrgica ou protética.

Pacientes edentados totais devem ser tratados com uma sobredentadura removível ou prótese fixa. Em ambas as abordagens, a perda óssea oriunda da perda dentária e métodos para reduzir o avanço da perda óssea são parte do plano de tratamento. A maior parte dos pacientes deve eventualmente ter uma restauração totalmente suportada por implante

Fatores de Força do Paciente

Uma equipe de implantodontia deve avaliar mais de 60 itens antes do desenvolvimento de um plano de tratamento.[18] De todas essas condições, os fatores que influenciam a quantidade de tensão do paciente podem influenciar o tratamento mais que vários outros fatores combinados.[133] Uma vez que a tensão é igual à força dividida pela área na qual as forças são aplicadas, a quantidade de força está diretamente relacionada com a quantidade de tensão. Existem vários fatores de força a serem considerados, incluindo (1) bruxismo, (2) apertamento, (3) pressão lingual, (4) altura da coroa, (5) dinâmica mastigatória, (6) localização do arco e (7) arco antagonista. As forças aplicadas na restauração também diferem por (1) magnitude, (2) duração, (3) tipo e (4) fatores predisponentes (p. ex., cantiléveres).

Alguns fatores de força do paciente são mais importantes que outros. Por exemplo, o bruxismo grave é o fator mais significativo e, em uma escala de risco de 1 a 10, é o 10.[134] As forças do bruxismo são frequentemente as mais difíceis de serem combatidas a longo prazo.[135] Como resultado dessa condição, há maior probabilidade de perda óssea marginal no implante, pilares sem retenção e fraturas por fadiga dos implantes ou próteses. O aumento na magnitude e duração da força é um problema significativo.

Um paciente com bruxismo está em maior risco por dois motivos. A magnitude da força aumenta porque os músculos se tornam mais fortes e o número de ciclos nos componentes protéticos é maior como resultado da parafunção. Eventualmente "alguma coisa" irá quebrar se a doença oclusal não puder ser reduzida em intensidade ou duração. Nenhum resultado protético a longo prazo sem complicações pode ser esperado em pacientes com bruxismo grave.

O segundo fator de risco mais alto é o apertamento grave, que está em 9 na escala de risco.[136,137] Os cantiléveres, incluindo a altura da coroa, são os próximos da lista, seguidos pela dinâmica dos músculos mastigatórios. A posição do implante no arco apresenta risco 5 e o arco antagonista tem 4 na escala (dentadura = 1; prótese sobre implante = 4). Esses números são arbitrários, pois eles são influenciados por outros fatores de força. Contudo, o clínico deve avaliar as condições de força do paciente e os seus fatores que influenciam a gravidade. Quando o número total do risco aumenta, o risco de complicações biomecânicas aumenta. O plano de tratamento global deve ser modificado quando os fatores de risco aumentam para reduzir a força total ou aumentar a área de suporte (ou ambos).

Densidade Óssea

A densidade óssea está diretamente relacionada com a resistência do osso. Misch et al. descreveram as propriedades biomecânicas de quatro densidades ósseas diferentes nos maxilares.[138] O osso cortical denso (D1) é 10 vezes mais forte que o osso trabecular fino e macio (D4). O osso D2 é aproximadamente 50% mais forte que o osso D3. Além disso, a rigidez do osso é afetada pela densidade óssea. O módulo de Young para osso compacto é 10 vezes maior que para o osso trabecular. Quanto mais denso o osso, mais rígido, e menos diferença biomecânica para o titânio durante a carga.

Quando o osso é macio, é necessário modificar o número, o tamanho e o desenho do implante para aumentar a área. No osso macio, a carga óssea progressiva altera a densidade do contato implante/osso. É permitido ao osso responder ao aumento gradual da carga oclusal. Isso aumenta a qualidade do osso na interface do implante e melhora todo o mecanismo do sistema de suporte.

Posições Determinantes dos Implantes

Em qualquer prótese, certas posições dos implantes são mais importantes para a perspectiva do direcionamento da tensão.[139-141] Cantiléveres são uma força amplificadora e representam um risco considerável no suporte do implante, afrouxamento do parafuso, perda óssea marginal, fratura e qualquer outro item negativamente afetado pela força. Portanto, a posição do implante deve ter o objetivo de eliminar os cantiléveres sempre que possível, especialmente quando outros fatores de força estão aumentados.

Em uma prótese de cinco a 14 elementos, os pilares intermediários também são importantes para limitar os espaços edentados para menos de três pônticos. Uma prótese de três pônticos flexiona 18 vezes mais que uma prótese de dois pônticos (27 vezes mais que uma restauração de um pôntico), a restauração de dois pônticos flexiona oito vezes mais que a prótese de um pôntico.

O canino é uma posição importante de implante. O esquema oclusal, a direção e a magnitude da força requerem um implante canino sempre que esse sítio estiver disponível. Isso é especialmente importante quando o canino e dois dentes adjacentes estão ausentes. Portanto, quando os dois pré-molares, o primeiro pré-molar e o incisivo lateral, ou o incisivo lateral e central, estão ausentes próximos ao canino, um implante no canino é necessário.

O primeiro molar é uma posição determinante do implante em qualquer arco parcialmente edentado ou em uma restauração total do arco maxilar. A magnitude da força na área é quatro vezes maior que

---

QUADRO 8-7 Sequência do Teorema do Tratamento da Tensão do Plano de Tratamento

- Desenho protético
- Fatores de força do paciente
- Densidade óssea na região dos implantes
- Posição e número determinantes do implante
- Tamanho do implante
- Osso disponível
- Desenho do implante

na região anterior e duas vezes maior que na região dos pré-molares. Quando um primeiro molar é necessário em uma prótese sobre implante em um paciente parcialmente desdentado, o implante do primeiro molar é indicado.

Número de Implantes

Os planos de tratamento devem incorporar métodos para reduzir a tensão e minimizar suas complicações iniciais e a longo prazo. Vários parâmetros são de controle do dentista para melhorar o ambiente da região transmucosa a fim de direcionar a tensão em relação aos implantes endosteais. A definição de *tensão* é força dividida pela área funcional sobre a qual é aplicada. Uma abordagem biomecânica para diminuir a tensão é para aumentar a área de superfície do sistema de suporte do implante.[128]

A tensão total no sistema do implante pode ser reduzida pelo aumento da área sobre a qual a força é aplicada. O método mais efetivo para aumentar a área de superfície do suporte do implante é aumentar o número de implantes usados para suportar a prótese (Fig. 8-32). Por exemplo, Bidez e Misch demonstraram que a força distribuída sobre três pilares resulta em menos tensão localizada no osso marginal que dois pilares.[142] Esse estudo se aplica somente a implantes que são esplintados. Portanto, o número de pônticos deve ser reduzido e o número de pilares aumentado sempre que as forças estão aumentadas, em comparação com um plano de tratamento para um paciente ideal com mínimos fatores de força.

A retenção da prótese também é melhorada com um maior número de pilares esplintados. Essa abordagem também diminui a incidência de restaurações sem retenção. Implantes esplintados também diminuem a possibilidade de fratura da porcelana. A quantidade total de tensão no sistema é reduzida, e as bordas marginais da coroa sobre implante são suportadas por conectores de coroas esplintadas, resultando em forças compressivas, em vez de cargas de cisalhamento na porcelana.

O senso clínico comum indica que é melhor errar com um implante extra do que errar por menos. A instalação de poucos implantes pode levar ao fracasso de todo o tratamento. Um implante a mais, e raramente um problema ocorre. Instalar um implante para cada raiz vestibular raramente é indicado, apesar do número total de fatores de risco. No entanto, um implante para cada dente ausente pode ser indicado nas regiões posteriores da boca para um homem grande e jovem com parafunção grave. Raramente, mais de 10 implantes são necessários no arco edentado total, e mais raramente menos de cinco implantes são sugeridos.

Tamanho do Implante

Um implante de comprimento excessivo não é crítico para a interface do osso marginal em osso de boa qualidade, mas sim para a estabilidade inicial e a quantidade total da interface osso/implante.[143] O maior comprimento também fornece resistência ao torque ou forças de cisalhamento quando os pilares protéticos são parafusados em posição.[144] Contudo, o comprimento extra contribui pouco para diminuir a tensão que ocorre na região transosteal ao redor do implante na crista do rebordo durante a carga oclusal.[145,146] O comprimento excessivo do implante não é um método efetivo para diminuir a tensão proveniente dos fatores de força, com a exceção da carga imediata ou pobre qualidade óssea.

Por outro lado, com o controle biomecânico apropriado, implantes curtos podem ter maiores índices de falha após a carga.[39] Portanto, o plano de tratamento inicial deve usar implantes com pelo menos 10 mm de comprimento; 12 a 15 mm é mais ideal. Os ossos do tipo mais macio requerem implantes mais longos que os ossos mais densos.

A área de superfície de cada implante está diretamente relacionada com a largura do implante. Implantes mais largos em forma de raiz têm maior área de contato ósseo que implantes estreitos (de desenho similar), como resultado da sua maior área de contato ósseo circunferencial. A cada 0,25 mm de aumento no diâmetro do implante, a área de superfície total pode aumentar cerca de 5 a 10% no corpo de um implante cilíndrico. O aumento da largura do osso pode ser indicado para aumentar o diâmetro do implante em 1 mm quando os fatores de força são maiores que o ideal. Além disso, tem sido sugerido que, para reduzir a tensão, o aumento do diâmetro do implante pode ser mais efetivo que o aumento do seu comprimento.[147] O suporte adicional de implante obtido com o aumento do seu diâmetro não apenas diminui a tensão, mas também diminui a probabilidade de fratura do implante e reduz a força no parafuso do pilar, o que resulta em menor perda do parafuso.

É interessante notar que os dentes naturais são mais estreitos nas regiões anteriores da boca, em que a quantidade de força gerada é menor. Os dentes naturais aumentam em diâmetro na região de pré-molar e novamente na região de molar, pois a quantidade de força aumenta, totalizando 300% de aumento de área de superfície desde os dentes anteriores inferiores até os molares superiores. O comprimento das raízes dos dentes naturais não aumenta da região anterior para posterior no arco, mas seu corte transversal aumenta.

Osso Disponível

Uma vez que os estágios anteriores da sequência do plano de tratamento tenham sido determinados, o osso disponível nas regiões potenciais para implantes é avaliado. Se osso adequado está presente para instalar os implantes pré-selecionados na posição, número e tamanho, a sequência de tratamento prossegue para o próximo fator. Se o osso disponível não está presente, o aumento ósseo ou sua modificação é necessário. Se essas opções não são possíveis, a sequência de tratamento se inicia novamente, começando pelo desenho da prótese.

No passado, o osso disponível foi a primeira condição avaliada, e o número e a posição dos implantes eram determinados a partir desta condição, com pouca consideração ao desenho da prótese ou tamanho do implante.[17] Essa abordagem do plano de tratamento frequentemente levou a altos índices de complicações relacionados com condições de tensões aumentadas

Desenho do Implante

O macrodesenho do implante pode afetar a área de superfície mais que o aumento da largura. Um implante cilíndrico (forma de bala) fornece 30% menos área de superfície que um implante rosqueado convencional do mesmo tamanho. Strong *et al.* identificaram 11 variáveis diferentes que afetam a área de superfície funcional total de um implante.[148] Um implante rosqueado com 10 roscas por 10 mm tem mais área de superfície que um com cinco roscas. Uma rosca com profundidade de 0,2 mm tem menor área de superfície que um implante com 0,4 mm. Portanto, o desenho do implante pode ser o método mais fácil para aumentar a área de superfície de modo significativo e diminuir o risco total na interface do implante.

Resumo

A compreensão da etiologia das complicações mais comuns tem levado ao desenvolvimento do plano de tratamento com base no teorema da tensão. Após o implantodontista ter identificado as fontes de força no sistema do implante, o plano de tratamento pode ser desenhado para minimizar o seu impacto negativo no implante, osso e restauração definitiva. Sob essas condições, uma solução consistente é um aumento na área de superfície implante/osso. Implantes adicionais são a solução de escolha para diminuir a tensão, junto ao aumento da largura ou altura do implante e o uso de mais implantes para diminuir o número de pônticos e dissipar tensões mais efetivamente para a estrutura óssea, especialmente na crista. A retenção da prótese definitiva ou da superestrutura é adicionalmente melhorada com pilares adicionais. A quantidade de osso em contato com o implante é aumentada conforme é multiplicado o número de implantes.

Referências Bibliográficas

1. MacDonald JB: The etiology of periodontal disease. Bacteria as part of a complex etiology, *Dent Clin North Am* 11:699-703, 1960.
2. Waerhaug J: Subgingival plaque and loss of attachment in periodontosis as evaluated on extracted teeth, *J Periodontol* 48:125-130, 1977.
3. Priest GF: Failure rates of restorations for single tooth replacements, *Int J Prosthodont* 9:38-45, 1996.
4. Goodacre CJ, Bernal G, Rungcharassaeng K, et al: Clinical complications in fixed prosthodontics, *J Prosthet Dent* 90:31-41, 2003.
5. Creugers NH, Kayser HF, Van't Hof MA: A meta analysis of durability data on conventional fixed bridges, *Community Dent Oral Epidemiol* 22:448-452, 1994.
6. Goodacre CJ, Bernal G, Rungcharassaeng K: Clinical complications with implants and implant prostheses, *J Prosthet Dent* 90:121-132, 2003.
7. Jemt T, Lekholm U, Adell R: Osseointegrated implants in the treatment of partially edentulous patients: a preliminary study on 876 consecutively placed fixtures, *Int J Oral Maxillofac Implants* 4:211-217, 1989.
8. Gunne J, Jemt T, Linden B: Implant treatment in partially edentulous patients: a report on prostheses after 3 years, *Int J Prosthodont* 7:143-148, 1994.
9. Kline R, Hoar J, Beck GH, et al: A prospective multicenter clinical investigation of a bone quality-based dental implant system, *Implant Dent* 11:1-8, 2002.
10. Koutsonikos A: Implants: success and failure—a literature review, *Ann R Australas Coll Dent Surg* 14:75-80, 1998.
11. Bidez MW, Misch CE: Forces transfer in implant dentistry: basic concepts and principles, *J Oral Implantol* 18:264-274, 1992.
12. Bidez MW, Misch CE: Issues in bone mechanics related to oral implants, *Implant Dent* 1:289-294, 1992.
13. Misch CE, Bidez MW, Sharawy M: A bioengineered implant for a predetermined bone cellular response to loading forces, *J Periodontol* 72(9):1276-1286, 2001.
14. Glickman I: Inflammation and trauma from occlusion: co-destructive factors in chronic periodontal disease, *J Periodontol* 34:5-10, 1963.
15. Muhlemann HR: Tooth mobility: a review of clinical aspects and research findings, *J Periodontol* 38:686, 1967.
16. Sekine H, Komiyama Y: Mobility characteristics and tactile sensitivity of osseointegrated fixture-supporting systems. In van Steenberghe D, editor: *Tissue integration in oral maxillofacial reconstruction*, Amsterdam, 1986, Elsevier.
17. Adell R, Lekholm U, Rockler B, et al: A 15 year study of osseointegrated implants in the treatment of the edentulous jaw, *Int J Oral Surg* 10:387-416, 1981.
18. Misch CE: Consideration of biomechanical stress in treatment with dental implants, *Dent Today* 25(5):80-85, 2006.
19. Frost HM: Bone's Mechanostat: a 2003 update, *Anat Rec Part A* 275A:1081-1101, 2003.
20. Dawson PE: Occlusal disease in functional occlusion from TMJ to smile design. In Dawson PE, editor: *Functional occlusion: from TMJ to smile line*, St Louis, 2007, Mosby/Elsevier.
21. Trulsson M, Gunne HS: Food-holding and -biting behavior in human subjects lacking periodontal receptors, *J Dent Res* 77(4):574-582, 1998.
22. Jacobs R, van Steenberghe D: Comparative evaluation of oral tactile function by means of teeth or implant support prostheses, *Clin Oral Implants Res* 2:75-80, 1991.
23. Jacobs R, van Steenberghe D: Comparison between implant supported prostheses and teeth regarding passive threshold level, *Int J Oral Maxillofac Implants* 8:549-554, 1993.
24. Mericske-Stern R, Assal P, Mericske E, et al: Occlusal force and oral tactile sensibility measured in partially edentulous patients with ITI implants, *Int J Oral Maxillofac Implants* 19:345-353, 1995.
25. Hammerle CH, Wagner D, Bragger U, et al: Threshold of tactile sensitivity perceived with dental endosseous implants and natural teeth, *Clin Oral Implants Res* 6:83-90, 1995.
26. Mullbradt L, Ulrich R, Mohlman H, et al: Mechano perception of natural teeth vs endosseous implants revealed by magnitude estimation, *Int J Oral Maxillofac Implants* 4:125-130, 1989.
27. Jividen G, Misch CE: Reverse torque testing and early loading failures—help or hindrance, *J Oral Implantol* 26:82-90, 2000.
28. Cowin SC, Hegedus DA: Bone remodeling I: theory of adaptive elasticity, *J Elasticity* 6:313-326, 1976.
29. Cowin SC, Moss-Salentign L, Moss ML: Candidates for the mechanosensory system in bone, *J Biomech Eng* 113:191-197, 1991.
30. Kummer BKF: Biomechanics of bone: mechanical properties, functional structure, functional adaptation. In Fung YC, Perrone H, Anliker M, editors: *Biomechanics: foundations and objectives*, Englewood Cliffs, NJ, 1972, Prentice-Hall.
31. Frost HM: Bone "mass" and the "mechanostat": a proposal, *Anat Rec* 219:1-9, 1987.
32. Chiba J, Rubash JE, Kim KJ, et al: The characterization of cytokines in the interface tissue obtained from failed cementless total hip arthroplasty with and without femoral osteolysis, *Clin Orthop* 300:304-312, 1994.
33. Isidor F: Loss of osseointegration caused by occlusal load of oral implants: a clinical and radiographic study in monkeys, *Clin Oral Implants Res* 7:143-152, 1996.
34. Isidor F: Histological evaluation of peri-implant bone at implant subjected to occlusal overload or plaque accumulation, *Clin Oral Implants Res* 8:1-9, 1997.
35. Bragger U, Aeschlimann S, Burgin W, et al: Biological and technical complications and failures with fixed partial dentures (FPD) on implants and teeth after four to five years of function, *Clin Oral Implants Res* 12:26-34, 2001.
36. Johns RB, Jemt T, Heath MR, et al: A multicenter study of overdentures supported by Brånemark implants, *Int J Oral Maxillofac Implants* 4:187-194, 1992.
37. Jaffin R, Berman C: The excessive loss of Brånemark fixtures in type IV bone: a 5 year analysis, *J Periodontol* 62:2-4, 1991.
38. Misch CM, Qu M, Bidez MW: Mechanical properties of trabecular bone in the human mandible: implications for dental implant treatment planning and surgical placement, *J Oral Maxillofac Surg* 57:700-706, 1999.
39. Misch CE: Short dental implants: a literature review and rationale for use, *Dent Today* 26:64-68, 2005.
40. Kinsel RP, Lin D: Retrospective analysis of porcelain failures of metal ceramic crowns and fixed partial dentures supported by 729 implants in 152 patients: patient specific and implant specific predictors of ceramic failure, *J Prosthet Dent* 101(6):388-394, 2009.
41. Snauwaert K, Duyck J, van Steenberghe D, et al: Time dependent failure rate and marginal bone loss of implant supported prostheses: a 15-year follow up study, *Clin Oral Invest* 4:13-20, 2000.
42. Kallus T, Bessing C: Loose gold screws frequently occur in full-arch fixed prostheses supported by osseointegrated implants after 5 years, *Int J Oral Maxillofac Implants* 9:169-178, 1991.
43. Boggan S, Strong JT, Misch CE, et al: Influence of hex geometry and prosthetic table width on static and fatigue strength of dental implants, *J Prosthet Dent* 82:436-440, 1999.
44. Cho SC, Small PN, Elian N, Tarnow D: Screw loosening for standard and wide diameter implants in partially edentulous cases: 3- to 7-year longitudinal data, *Implant Dent* 13(3):245-250, 2004.
45. Lekholm U, Adell R, Lindhe J, et al: Marginal tissue reactions at osseointegrated titanium fixtures. II. A cross sectional retrospective study, *Int J Oral Maxillofac Surg* 15:53-61, 1986.
46. Adell R, Lekholm U, Rockler B, et al: Marginal tissue reactions at osseointegrated titanium fixtures, 1: A 3-year longitudinal prospective study, *Int J Oral Maxillofac Surg* 15:39-52, 1986.
47. Linkow LI: Statistical analyses of 173 patients, *J Oral Implants* 4:540-562, 1974.
48. Oh T-J, Yoon J, Misch CE, et al: The cause of early implant bone loss: myth or science? *J Periodontol* 73:322-333, 2002.

49. Esposito M, Hirsch J-M, Lekholm U, et al: Biological factors contributing to failures of osseointegrated oral implants. II. Etiopathogenesis, *Eur J Oral Sci* 106:721-764, 1998.
50. Tonetti MS, Schmid J: Pathogenesis of implant failures, *Periodontology 2000* 4:127-138, 1994.
51. Rams TE, Roberts TW, Tatum H Jr, et al: The subgingival microflora associated with human dental implants, *J Prosthet Dent* 5:529-539, 1984.
52. Rhinelander FW: Circulation of bone. In Bourne GH, editor: *The biochemistry and physiology of bone*, New York, 1972, Academic Press.
53. Roberts WE, Smith RK, Zilberman Y, et al: Osseous adaptation to continuous loading of rigid endosseous implants, *Am J Orthodont* 86:95-111, 1984.
54. Wilderman MN, Pennel BM, King K, et al: Histogenesis of repair following osseous surgery, *J Periodontol* 41:551-565, 1970.
55. Haider R, Watzek G, Plenk H: Effects of drill cooling and bone structure on IMZ implant fixation, *Int J Oral Maxillofac Implants* 8:83-91, 1993.
56. Brisman EL: The effect of speed, pressure and time on bone temperature during the drilling of implant sites, *Int J Oral Maxillofac Implants* 11:35-37, 1996.
57. Manz MC: Radiographic assessment of peri-implant vertical bone loss: DIRG Implant Report No 9, *J Oral Maxillofac Surg* 55(suppl 5):62-71, 1997.
58. Hoar JE, Beck GH, Crawford EA, et al: Prospective evaluation of crestal bone remodeling of a bone density based dental system, *Comp Contin Educ Dent* 19:17-24, 1998.
59. Glickman I, Samelos JB: Effect of excessive forces upon the pathway of gingival inflammation in humans, *J Periodontol* 36:141-147, 1965.
60. Albrektsson T, Zarb GA, Worthington P, et al: The long-term efficacy of currently used dental implants: a review and proposed criteria of success, *Int J Oral Maxillofac Implants* 1:11-25, 1986.
61. Lekholm U, Ericsson I, Adell R, et al: The condition of the soft tissues of tooth and fixture abutments supporting fixed bridges; a microbiological and histological study, *J Oral Clin Periodontol* 13:558-562, 1986.
62. Kent JN, Homsby CA: Pilot studies of a porous implant in dentistry and oral surgery, *J Oral Surg* 30:608, 1972.
63. Becker W, Becker BE, Newman MG, et al: Clinical and microbiologic findings that may contribute to dental implant failure, *Int J Oral Maxillofac Implants* 5:31-38, 1990.
64. James RA, Keller EE: A histopathological report on the nature of the epithelium and underlying connective tissue which surrounds oral implant, *J Biomed Mater Res* 8:373-383, 1974.
65. Berglundh T, Lindhe J, Erricsson I, et al: The soft tissue barrier at implants and teeth, *Clin Oral Implants Res* 2:81-90, 1991.
66. Gargiulo AW, Wentz FM, Orban B: Dimensions and relations of the dentogingival junction in humans, *J Periodontol* 32:261-267, 1961.
67. Vacek JS, Gher ME, Assad DA, et al: The dimensions of the human dentogingival junction, *Int J Periodontics Restorative Dent* 14:155-165, 1994.
68. Rateitschak KJ, editor: *Color atlas of dental medicine*, Stuttgart, Germany, 1989, Thieme.
69. Maynard JS, Wilson RD: Physiologic dimensions of the periodontium significant to the restorative dentist, *J Periodontol* 50:170-174, 1979.
70. Tarnow D, Stahl S, Maner A, et al: Human gingival attachment: responses to subgingival crown placement marginal remodeling, *J Clin Periodontol* 13:563-569, 1986.
71. Lindhe J, Berglundh T, Ericsson I, et al: Experimental breakdown of peri-implant and periodontal tissues. A study in the beagle dog, *Clin Oral Implants Res* 3:9-16, 1992.
72. Wallace S, Tarnow D: The biologic width around implants. *In Meeting of the International Congress on Implants*, Munich, Germany, October 1995.
73. Wallace SS: Significance of the biologic width with respect to root form implants, *Dent Implants Update* 5:25-29, 1994.
74. Cochran DL, Hermann JS, Schenik RS, et al: Biologic width around titanium implants: a histometric analysis of the implanto-gingival junction around unloaded and loaded nonsubmerged implants in the canine mandible, *J Periodontol* 68:186-198, 1997.
75. Hansson HA, Albrektsson T, Brånemark PI: Structural aspects of the interface between tissue and titanium implants, *J Prosthet Dent* 50:108-113, 1983.
76. Gould TRL, Westbury L, Brunette DM: Ultrastructural study of the attachment of human gingiva to titanium in vivo, *J Prosthet Dent* 52:418-420, 1984.
77. McKinney RV, Steflik DE, Koth DL: Evidence for a junctional epithelial attachment to ceramic dental implants: a transmission electron microscopic study, *J Periodontol* 56:579-591, 1985.
78. Weber HP, Buser D, Donath K, et al: Comparison of healed tissue adjacent to submerged and non-submerged unloaded titanium dental implants: a histometric study in beagle dogs, *Clin Oral Implants Res* 7:11-19, 1996.
79. Hermann JS, Cochran DL, Nummikoski PV, Buser D: Crestal bone changes around titanium implants. A radiographic evaluation of unloaded nonsubmerged and submerged implants in the canine mandible, *J Periodontol* 68(11):1117-1130, 1997.
80. Abrahamsson I, Berglundh T, Wennstrom J, et al: The peri-implant hard and soft tissue characteristics at different implant systems: a comparative study in dogs, *Clin Oral Implants Res* 7:212-219, 1996.
81. Hermann JS, Buser D, Schenk RK, et al: Crestal bone changes around titanium implants: a histometric evaluation of unloaded non-submerged and submerged implants in the canine mandible, *J Periodontol* 71:1412-1424, 2000.
82. Van Steenberghe D, Tricio J, Van den Eynde, et al: Soft and hard tissue reactions towards implant design and surface characteristics and the influence of plaque and/or occlusal loads. In Davidovitch Z, editor: *The biological mechanism of tooth eruption, resorption and replacement by implants*, Boston, 1994, Harvard Society for the Advancement of Orthodontics.
83. Gotfredsen K, Berglundh T, Lindhe J: Bone reactions adjacent to titanium implants with different surface characteristics subjected to static load, *A study in dog, Clin Oral Implants Res* 12(6):552-558, 2001.
84. Lang NP, Wilson TG, Corbet EF: Biological complications with dental implants: their prevention, diagnosis and treatment, *Clin Oral Implants Res* 11(suppl):146-155, 2000.
85. Quirynen M, Naert I, van Steenberghe D: Fixture design and overload influence on marginal bone loss and fixture success in the Brånemark implant system, *Clin Oral Implants Res* 3:104-111, 1992.
86. van Steenberghe D, Lekholm U, Bolender C: The applicability of osseointegrated oral implants in the rehabilitation of partial edentulism: a prospective multicenter study on 558 fixtures, *Int J Oral Maxillofac Implants* 5:272-281, 1990.
87. Misch CE, Suzuki JB, Misch-Dietsh FD, et al: A positive correlation between occlusal trauma and peri-implant bone loss: literature support, *Implant Dent* 14:108-114, 2005.
88. Misch CE: Early crestal bone loss etiology and its effect on treatment planning for implants, Dental Learning Systems Co, Inc, *Postgrad Dent* 2:3-17, 1995.
89. Glossary of prosthodontic terms, ed 7, *J Prosthet Dent* 811-141, 1999.
90. Karolyi M: Beobachtungen über Pyorrhea alveolaris, *Oster-Lingar v jahres Zahn* 17:279, 1901.
91. Glickman I: Clinical significance of trauma from occlusion, *J Am Dent Assoc* 70:607-618, 1965.
92. Macapanpan LC, Weinmann JP: The influence of injury to the periodontal membrane on the spread of gingival inflammation, *J Dent Res* 33:263-272, 1954.
93. Posselt U, Emslie RD: Occlusal disharmonies and their effect on periodontal diseases, *Internat Dent J* 9:367-381, 1959.
94. Bergett F, Ramfjord S, Nissle R, et al: A randomized trial of occlusal adjustment in the treatment of periodontitis patients, *J Clin Periodontol* 19:381-387, 1992.
95. Belting CM, Gripta OP: The influence of psychiatric disturbances on the severity of periodontal diseases, *J Periodontol* 32:219-226, 1961.

96. Waerhaug J: The infrabony pocket and its relationship to trauma from occlusion and subgingival plaque, *J Periodontol* 50:355-365, 1979.
97. Lindhe J, Nyman S, Ericsson I: Trauma from occlusion. In Lindhe J, editor: *Clinical periodontology and implant dentistry*, ed 4, Oxford, 2003, Blackwell.
98. Heitz-Mayfield LJ, Schmid B, Weigel C, et al: Does excessive occlusal load affect osseointegration? An experimental study in the dog, *Clin Oral Implants Res* 15:259-268, 2004.
99. Baumeister T, Avallone EA: *Marks' standard handbook of mechanical engineers*, ed 8, New York, 1978, McGraw-Hill.
100. Kilamura E, Slegaroui R, Nomura S, et al: Biomechanical aspects of marginal bone resorption around osseointegrated implants: consideration based in a three dimensional finite element analysis, *Clin Oral Implant Res* 15:401-412, 2004.
101. Appleton RS, Nummikoski PV, Pigmo MA, et al: Peri-implant bone changes in response to progressive osseous loading [special issue], *J Dent Res* 76:412, 1997.
102. Appleton RS, Nummikoski PV, Pigno MA, et al: A radiographic assessment of progressive loading on bone around single osseointegrated implants in the posterior maxilla, *Clin Oral Implants Res* 16:161-167, 2005.
103. Hoshaw S: *Investigation of bone remodeling and remodeling at a loaded bone-implant interface* [thesis], Troy, NY, 1992, Rensselaer Polytechnic Institute.
104. Hoshaw SJ, Brunski JB, Cochran GVB: Mechanical loading of Brånemark fixtures affects interfacial bone modeling and remodeling, *Int J Oral Maxillofac Implants* 9:345-360, 1994.
105. Miyata T, Kobayashi Y, Araki H, et al: An experimental study of occlusal trauma to osseointegrated implants: part 2, *Jpn Soc Periodontol* 39:234-241, 1997.
106. Miyata T, Kobayashi Y, Araki H, et al: The influence of controlled occlusal overload on peri-implant tissue: a histologic study in monkeys, *Int J Oral Maxillofac Implants* 13:677-683, 1998.
107. Miyata T, Kobayashi Y, Araki H, et al: The influence of controlled occlusal overload on peri-implant tissue. Part 3: A histologic study in monkeys, *Int J Oral Maxillofac Implants* 15:425-431, 2000.
108. Duyck J, Ronold HJ, Oosterwyck HV, et al: The influences of static and dynamic loading on marginal bone reactions around osseointegrated implants: an animal experimental study, *Clin Oral Implant Res* 12:207-218, 2001.
109. Lindquist LW, Rockler B, Carlsson GE: Bone resorption around fixtures in edentulous patients treated with mandibular fixed tissue integrated prostheses, *J Prosthet Dent* 59:59-63, 1988.
110. Shackleton JL, Carr L, Slabbert JC: Survival of fixed implant-supported prostheses related to cantilever lengths, *J Prosthet Dent* 71:23-26, 1994.
111. Wyatt CC, Zarb GA: Bone level changes proximal to oral implants supporting fixed partial prostheses, *Clin Oral Implants Res* 13:62-68, 2002.
112. Duyck J, Van Oosterwyck H, Van der Sloten J, et al: Magnitude and distribution of occlusal forces on oral implants supporting fixed prostheses: an in vivo study, *Clin Oral Implants Res* 11:465-475, 2000.
113. Naert I, Quirynen M, Van Steenberghe D, et al: A study of 589 consecutive implants supporting complete fixed prostheses. Part II: Prosthetic aspects, *J Prosthet Dent* 68:949-956, 1992.
114. Rangert B, Krogh PHJ, Langer B, et al: Bending overload and implant fracture: a retrospective clinical analysis, *Int J Oral Maxillofac Implants* 10:326-334, 1995.
115. Rosenberg ES, Torosian JP, Slots J: Microbial differences in 2 clinically distinct types of failures of osseointegrated implants, *Clin Oral Implants Res* 2:135-144, 1991.
116. Uribe R, Penarrocha M, Sanches JM, et al: Marginal peri-implantitis due to occlusal overload: a case report, *Med Oral* 9:159-162, 2004.
117. Jung YC, Han CH, Lee KW: A 1-year radiographic evaluation of marginal bone around dental implants, *Int J Oral Maxillofac Implants* 11:811-818, 1996.
118. Leung KC, Chew TW, Wat PY, et al: Peri-implant bone loss: management of a patient, *Int J Oral Maxillofac Implant* 16:273-277, 2001.
119. Wiskott HW, Belser UC: Lack of integration of smooth titanium surfaces: a working hypothesis based on strains generated in the surrounding bone, *Clin Oral Implants Res* 10:429-444, 1999.
120. Zechner W, Trinki N, Watzek G, et al: Radiographic follow-up of peri-implant bone loss around machine-surfaced and rough-surfaced interforaminal implants in the mandible functionally loaded for 3 to 7 years, *Int J Oral Maxillofac Implants* 19:216-222, 2004.
121. Karousis IK, Brägger U, Salvi G, et al: Effect of implant design on survival and success rates of titanium oral implants: a 10 year prospective cohort study of the ITI Dental Implant System, *Clin Oral Implants Res* 15:8-17, 2004.
122. Winemaker MJ, Thornhill TS: Complications of joint replacement in the elderly. In Rosen CJ, Glovacki J, Bilezikian JP, editors: *The aging skeleton*, San Diego, 1999, Academic Press.
123. Maloney WJ, Herzwurm P, Papiosky W, et al: Treatment of pelvic osteolysis associated with stable acetabular component inserted without cement as part of a total hip replacement, *J Bone Joint Surg* 79(suppl A):1628-1634, 1997.
124. Lewallen DG, Berry DJ: Periprosthetic fracture of the femur after total hip arthroplasty, *J Bone Joint Surg* 79(suppl A):1881-1890, 1997.
125. Barrack RL: Modularity of prosthetic implants, *J Am Acad Orthop Surg* 2:16-25, 1994.
126. Thornhill TS, Ozuna RM, Shortkeoff S, et al: Biochemical and histologic evaluation of the synovial-like tissue around failed (loose) total joint replacement prostheses in human subject and a canine model, *Biomaterials* 11:69-72, 1990.
127. Morrey BF: Difficult complications after hip joint replacement: dislocation, *Clin Orthop Relat Res* 334:179-187, 1997.
128. Misch CE, Bidez MW: Occlusion and crestal bone resorption etiology and treatment planning strategies for implants. In McNeill C, editor: *Science and practice of occlusion*, ed 1, Chicago, 1997, Quintessence.
129. Roberts WE, Turley DK, Brezniak N, et al: Bone physiology and metabolism, *J Calif Dent Assoc* 54:32-39, 1987.
130. Roberts WE, Garetto LP, De Castro RA: Remodeling of devitalized bone threatens periosteal margin integrity of endosseous titanium implants with threaded or smooth surfaces: indications for provisional loading and axially directed occlusion, *J Indiana Dent Assoc* 68:19-24, 1989.
131. Piattelli A, Ruggeri A, Franchi M, et al: An histologic and histomorphometric study of bone reactions to unloaded and loaded non-submerged single implants in monkeys: a pilot study, *J Oral Implant* 19:314-319, 1993.
132. Reilly DT, Burstein AH: The elastic and ultimate properties of compact bone tissue, *J Biomech* 8:393-405, 1975.
133. Misch CE: Stress factors: influence on treatment planning. In Misch CE, editor: *Dental implant prosthetics*, St Louis, 2005, Elsevier.
134. Misch CE: The effect of bruxism on treatment planning for dental implants, *Dent Today* 9:76-81, 2002.
135. Misch CE, Palatella A: Bruxism and its effect on implant treatment plans, *Int Mag Oral Implant* 2(3):6-16, 2002.
136. Misch CE: Clenching and its effect on implant treatment plans, *Oral Health August*:11-21, 2002.
137. Misch CE: Clenching and its effect on dental implant treatment plans, *Texas S tate J*:581-592, 2003.
138. Misch CE: Bone character, second vital implant criterion, *Dent Today* 7(5):39-40, 1988.
139. Misch CE: Treatment plans related to key implant locations. The canine and first molar position, *Oral Health, August*:43-48, 2008.
140. Misch CE, Silc JT: Key implant positions: treatment planning using the canine and first molar rules, *Dent Today* 28(8):66-70, 2009.
141. Misch CE: Treatment plans related to key implant positions: Three adjacent pontic rule, *Oral Health*:16-21, 2007.
142. Bidez MW, Misch CE: The biomechanics of inter-implant spacing. In *Proceedings of the 4th International Congress of Implants and Biomaterials in Stomatology*, Charleston, SC, 1990.

143. Sertgoz A, Guvener S: Finite element analysis of the effect of cantilever and implant length on stress distribution on implant supported prosthesis, *J Prosthet Dent* 75:165-169, 1996.
144. Weinberg LA, Kruger B: An evaluation of torque on implant/prosthesis with staggered buccal and lingual offset, *Int J Oral Maxillofac Implants* 16:253, 1996.
145. Lum LB, Osier JF: Load transfer from endosteal implants to supporting bone: an analysis using statics, *J Oral Implantol* 18:343-353, 1992.
146. Lum LB: A biomechanical rationale for the use of short implants, *J Oral Implantol* 17:126-131, 1991.
147. Sato Y, Shindoi N, Hosokawa R, et al: A biomechanical effect of wide implant placements and offset placements of three implants in the partially edentulous region, *J Oral Rehabil* 27:15-21, 2000.
148. Strong JT, Misch CE, Bidez MW, et al: Functional surface area: thread form parameter optimization for implant body design, *Compend Contin Educ Dent* 19:19-25, 1998.

CAPÍTULO 9

Opções Protéticas em Implantodontia

Carl E. Misch

Implantodontia é semelhante à medicina na maioria dos aspectos em que o tratamento começa com um diagnóstico da condição do paciente. Muitas opções de tratamento decorrem da informação diagnóstica. Odontologia tradicional fornece opções de tratamento limitadas para pacientes totalmente edentados, visto que uma prótese total é a única opção. No edentulismo parcial, existem mais opções, mas também há limitações porque o dentista não pode adicionar pilares, assim o projeto de restauração está diretamente relacionado com a condição bucal existente. Por outro lado, a implantodontia pode fornecer uma gama de locais de pilares em pacientes parcial ou totalmente edentados. O aumento ósseo pode ainda modificar a condição do edentulismo existente, tanto em arco parcial quanto edentado total, e, portanto, afeta também o projeto protético final. Como resultado, um número de opções de tratamento está disponível para a maioria dos pacientes parcial ou completamente edentados. Portanto, uma vez realizado o diagnóstico, a escolha do plano de tratamento baseia-se nos problemas que o paciente apresenta. Nem todos os pacientes deverão ser tratados com o mesmo tipo de restauração ou projeto, mesmo quando as suas condições orais são semelhantes.

Quase todas as criações, sejam elas artísticas, de engenharia civil ou dentárias, requerem que o resultado final seja minuciosamente visualizado e planejado. Os projetos indicam os detalhes de refinamento da construção. O resultado final deve ser claramente identificado antes de o projeto começar e até mesmo antes de estabelecer os requisitos de fundação. No entanto, os implantodontistas muitas vezes se esquecem deste axioma simples, mas fundamental.

Historicamente em implantodontia, um implante predeterminado e o osso disponível para a sua inserção ditavam o seu número e as localizações. A prótese era então determinada depois que a posição e o número de implantes eram selecionados (Fig. 9-1). Este conceito já está sendo reintroduzido com a tecnologia da tomografia computadorizada, que possibilita melhor localização da disponibilidade óssea existente para a inserção do implante. No entanto, a meta ideal da implantodontia não é colocar implantes, mas substituir um falta de dentes do paciente para dar contorno normal, conforto, funcionalidade, estética, fonação e saúde, independentemente da atrofia existente, doença ou lesão do sistema estomatognático. A restauração final, e não os implantes, realiza esses objetivos. Em outras palavras, os pacientes sentem falta dos dentes, não dos implantes.

Para satisfazer, previsivelmente, as necessidades e desejos do paciente, a prótese deve ser desenhada primeiramente. No teorema de tratamento de forças, a restauração final é planejada em primeiro lugar, de modo semelhante ao trabalho do arquiteto de projetar um edifício antes de fazer a fundação.[1] Cada construção é projetada com plantas detalhadas antes das determinantes da fundação. Diretrizes similares devem ser utilizadas em implantodontia. Somente após a prótese ter sido desenhada, os pilares, o implante e o osso disponível são determinados para apoiar essa prótese.[2]

Desenho de Prótese para Pacientes Totalmente Edentados

Pacientes completamente edentados são muitas vezes tratados como se o custo fosse o principal fator para estabelecer um plano de tratamento. No entanto, os profissionais devem avaliar de forma específica e perguntar aos pacientes sobre os seus desejos e necessidades.[3] Alguns pacientes apresentam forte necessidade psicológica de ter uma prótese fixa (PF) o mais semelhante possível aos dentes naturais, enquanto outros não expressam tal necessidade, desde que problemas específicos sejam abordados. Depois de ter sido determinado se a restauração será fixa ou removível, a anatomia existente é avaliada com o intuito de se obter a prótese que alcance as expectativas do paciente. Um axioma do tratamento com implantes é fornecer uma opção mais eficaz com relação ao custo/benefício, que satisfaça as necessidades pessoais e anatômicas de cada paciente.

Em um paciente totalmente edentado, uma prótese removível implantossuportada é muitas vezes o tratamento de opção, devido ao custo reduzido e às diversas vantagens em relação a uma restauração fixa sobre implante. O custo reduzido está relacionado com uma menor quantidade de implantes necessária quando os tecidos moles também são utilizados para suportar a prótese. Nesses casos, os implantes são colocados na região anterior e são utilizados principalmente para melhoria da retenção e estabilidade da restauração e, por isso, há menor necessidade de enxertia óssea. A região anterior dos maxilares tem mais disponibilidade óssea em altura que as regiões posteriores, lembrando que regiões posteriores dos maxilares reabsorvem quatro vezes mais rápido em comparação com as anteriores. Em virtude da não realização de enxerto ósseo, o tempo total de tratamento é reduzido, pois não é necessário esperar o tempo de maturação de 4 meses ou mais do enxerto ósseo. A estética facial de um paciente completamente edentado pode ser melhorada com uma prótese removível (PR), especialmente na maxila, visto que os bordos da sobredentadura podem auxiliar no apoio labial e no formato da face quando há perda da largura e da altura óssea maxilar. Esses contornos não afetam procedimentos de higiene bucal, porque a prótese pode ser removida; é possível removê-la também durante a noite, a fim de reduzir o risco de parafunção noturna. Além disso, complicações a longo prazo podem ser de mais fácil tratamento e manutenção com a prótese removida e corrigida no laboratório de prótese (Quadro 9-1).

Há também muitos benefícios de uma prótese fixa sobre implante em comparação com uma PR. Uma restauração fixa sobre implante pode ser indicada para edentados parcial ou total. A vantagem psicológica da prótese fixa é um dos principais benefícios, e pacientes

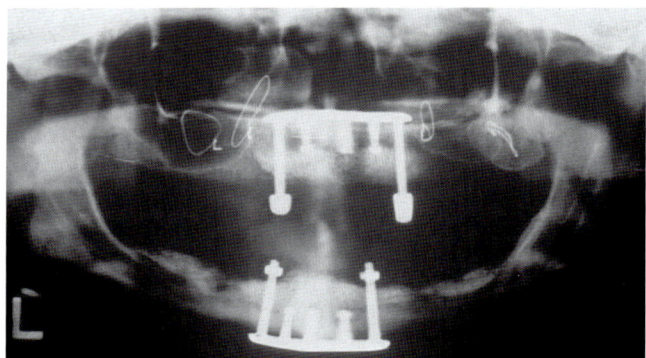

FIGURA 9-1. O dentista deve selecionar o tipo e a posição do implante após determinar a indicação de uma prótese. A restauração final, e não o tipo e a posição do implante, deve ser determinada primeiro. Este paciente procurava uma restauração fixa na maxila e na mandíbula. O dentista utilizou somente um tipo de implante (*mandibular staple implant*). Como resultado, o paciente foi forçado a aceitar a sobredentadura na mandíbula, com o apoio dos tecidos moles na região posterior (um enxerto de hidroxiapatita também foi colocado). O *mandibular staple implante* foi usado também na maxila, que necessitou de um procedimento LeFort I (*downfracture*). Os pilares maxilares estão no meio do palato. As consequências deste procedimento foram reabsorção e perda de volume maxilar.

QUADRO 9-1 Vantagens das Próteses Removíveis Implantossuportadas em Pacientes Edêntulos

1. O tratamento pode ter menos custo para o paciente.
2. Poucos implantes podem ser necessários.
3. É possível um aumento ósseo menor antes da inserção do implante.
4. O tratamento será mais curto se não houver necessidade de aumento ósseo.
5. A estética facial pode ser reforçada com flange vestibular e dentes artificiais, se comparadas a metal ou porcelana. O contorno labial da prótese removível pode repor a perda óssea em altura e dar apoio ao tecido mole vestibular sem comprometer a higiene.
6. O cuidado domiciliar diário é mais fácil.
7. A prótese pode ser removida durante a noite para gerenciar a parafunção noturna.
8. O tempo de tratamento e as complicações são minimizados.

edentados muitas vezes acreditam que implantes dentais são melhores que dentes naturais. A melhoria emocional com relação à prótese removível é significativa. Alguns pacientes totalmente edentados exigem uma solução fixa e, muitas vezes, a altura cérvico-oclusal da região edêntula dificulta a realização de uma prótese removível. Por exemplo, quando um paciente tem osso abundante e os implantes foram previamente instalados, a falta de espaço na altura da coroa pode não permitir a realização de uma PR.

Próteses fixas, muitas vezes, apresentam maior longevidade e menores complicações que as sobredentaduras, porque os mecanismos de retenção não requerem substituição. Outro aspecto diz respeito ao material das próteses; por exemplo, próteses com dentes de acrílico se desgastam mais rapidamente que a prótese metalocerâmica.[4] Além disso, a possibilidade de retenção de alimentos sob uma prótese removível é maior que na prótese fixa, pois as extensões de tecido mole e suporte são muitas vezes necessárias neste último.

A sobredentadura total implantossuportada requer o mesmo número de implantes que a prótese fixa sobre implante. Assim, o custo da cirurgia de implante pode ser semelhante para restaurações fixas ou removíveis. As taxas de laboratório para a prótese fixa híbrida podem ser semelhantes às de uma barra, coifas, retentores e a própria sobredentadura. No entanto, pelo fato de as próteses totais ou parciais removíveis terem custos bem menores que as fixas, muitos cirurgiões-dentistas cobram um preço bem inferior para sobredentaduras removíveis sobre implantes. No entanto, o tempo de consulta e os custos laboratoriais costumam ser semelhantes para restaurações removíveis ou fixas que são completamente implantossuportadas. Como resultado, é necessário considerar o aumento das taxas das sobredentaduras para um nível mais compatível com os das restaurações fixas (Quadro 9-2).

Na maioria das vezes, os planos de tratamento para pacientes edentados consistem em próteses, maxilar e mandibular, totais com dois implantes. No entanto, a longo prazo, essa opção de tratamento pode ser ineficaz para o paciente. A falta de apoio para o implante na região posterior da mandíbula permitirá perda óssea contínua a longo prazo.[5] Parestesia, alterações faciais e redução na dimensão vertical de oclusão também podem acontecer. Como consequência, a prótese torna-se menos estável. Além disso, o arco superior continuará a perder osso, e a perda de massa óssea pode ser ainda mais acelerada na pré-maxila (Quadro 9-3).[6,7] Quando essa dimensão óssea disponível é perdida, o paciente terá mais dificuldade com retenção e estabilidade da sobredentadura. O dentista deve diagnosticar a quantidade de perda óssea e suas consequências sobre a estética facial, a função e a saúde psicológica e global. Os pacientes devem ser informados sobre as consequências de tratamento, pela possibilidade de perda óssea na região em que não foram instalados implantes.

É ainda mais importante visualizar a restauração final antes da instalação de um implante. Após esse importante primeiro passo, as áreas individuais que deverão receber implantes são avaliadas, confirmando a posição ideal para suportar a prótese. São avaliados os fatores de força do paciente e densidade óssea na região de suporte do implante; feito isso, avalia-se então a disponibilidade óssea para determinar se é possível colocar os implantes para suportar a prótese. Em situações de osso insuficiente ou pilar do implante, as condições bucais existentes devem ser melhoradas ou as necessidades e desejos

QUADRO 9-2 Vantagens das Restaurações Fixas em Pacientes Total ou Parcialmente Edentados

1. Psicológicas (sensação de dentes naturais).
2. Osso abundante e altura da coroa inadequada para sobredentadura removível.
3. Longevidade (perdura durante a vida útil dos implantes).
4. Menor manutenção (sem anexos para alterar ou ajustar).
5. Menos impacção alimentar.
6. Número de implantes similar à sobredentadura totalmente implantossuportada.
7. Taxas de laboratório similares à sobredentadura totalmente implantossuportada.

QUADRO 9-3 Consequência da Sobredentadura e Dentadura Maxilar Suportada em Tecido Mole Posterior

- Perda óssea posterior contínua
- Parestesia
- Alterações faciais
- Oclusão posterior reduzida na prótese superior (com menor estabilidade)
- Perda óssea contínua no arco superior.

do paciente devem ser reduzidas. Em outras palavras, é possível utilizar enxertos ósseos para modificar a situação anatômica (o que possibilitaria a correta posição de implantes) ou, então, modificar o pensamento do paciente para aceitar uma prótese diferente dentro das limitações anatômicas.

Desenho de Prótese do Paciente Parcialmente Edentado

Uma verdade comum em prótese tradicional para pacientes parcialmente edentados é fornecer próteses fixas quando possível.[8,9] Quanto menor for a quantidade de dentes naturais ausentes, melhor a indicação para uma prótese parcial fixa. Isso também se aplica a próteses sobre implantes.[10] Nessa situação, idealmente, a prótese parcial fixa deve ser completamente implantossuportada, em vez de apenas unir implantes aos dentes.[11] Este conceito leva ao uso de mais implantes no plano de tratamento. Embora isso possa ser uma desvantagem no que se refere a custos, existem outros benefícios significativos para a saúde oral. Os implantes adicionados na área edentada resultam em um número menor de pônticos, mais unidades de retenção e menos pressão no osso de suporte, o que provavelmente leva à redução das complicações com os implantes e maior longevidade da prótese.

Opções Protéticas

Em 1989, Misch propôs cinco opções protéticas para implantodontia[12] (Tabela 9-1). As três primeiras opções são PF, as quais podem substituir a dentição parcial (um dente ou vários) ou total, e podem ser cimentadas ou aparafusadas. Essa classificação pode ser utilizada para facilitar a comunicação entre os membros da equipe, incluindo o laboratório e o paciente. Essas opções de próteses dependem da quantidade de estruturas de tecido duro e mole a serem substituídas e os aspectos da prótese na zona estética. É comum a todas as opções fixas a impossibilidade de o paciente remover a prótese. Os outros dois tipos de próteses sobre implantes desta classificação são PR; elas dependem da quantidade de suporte do implante, retenção e estabilidade, e não da aparência da prótese.

Prótese Fixa

PF-1

Uma PF-1 é uma restauração fixa que substitui apenas as coroas anatômicas dos dentes naturais ausentes. Para fabricar este tipo de restauração, deve haver uma perda mínima de tecidos duros e moles (Fig. 9-2). O volume e a posição de osso residual devem viabilizar a colocação ideal do implante em uma localização semelhante à raiz de um dente natural (Fig. 9-3). A restauração final é muito parecida, em tamanho e contorno, com a maioria das PF tradicionais usadas para restaurar ou substituir coroas naturais de dentes.

A PF-1 é aplicada com mais frequência na região anterior da maxila, especialmente na zona estética (Fig. 9-4). A restauração PF-1 final é vista pelo paciente de modo semelhante a uma coroa de um dente natural. No entanto, o pilar do implante raramente pode ser tratado de maneira exatamente igual a um dente natural preparado para uma coroa total. O diâmetro de um dente natural é aproximadamente de 6,5 a 10,5 mm, com uma secção transversal de formato oval e triangular. No entanto, o pilar do implante geralmente tem 4 a 5 mm de diâmetro, e seu corte transversal é circular. Além disso, a colocação do implante raramente corresponde exatamente à posição coroa-raiz do dente original. O fino osso labial sobreposto à região vestibular de uma raiz anterior maxilar remodela-se após a perda de dentes e da largura do rebordo, desviando-se para o palato e diminuindo em 40% dentro dos 2 primeiros anos.

TABELA 9-1
Classificação Protética

Tipo	Definição
PF-1	Prótese fixa; repõe apenas a coroa; semelhante a um dente natural
PF-2	Prótese fixa; repõe a coroa e uma porção da raiz; contorno da coroa parece normal na metade oclusal, mas é alongado ou hipercontornado na metade gengival
PF-3	Prótese fixa; repõe coroas perdidas, a cor gengival e parte do local edentados; na maioria das vezes, as próteses utilizam dentes de estoque e gengiva acrílicos, mas pode ser porcelana ou metal
PR-4	Prótese removível; sobredentadura totalmente implantossuportada (geralmente com uma barra de superestrutura)
PR-5	Prótese removível; sobredentadura suportada por ambos: tecido mole e implantes (pode ou não ter uma barra de superestrutura)

De Misch CE: Bone classification training keys, *Dent Today* 8:39-44, 1989.

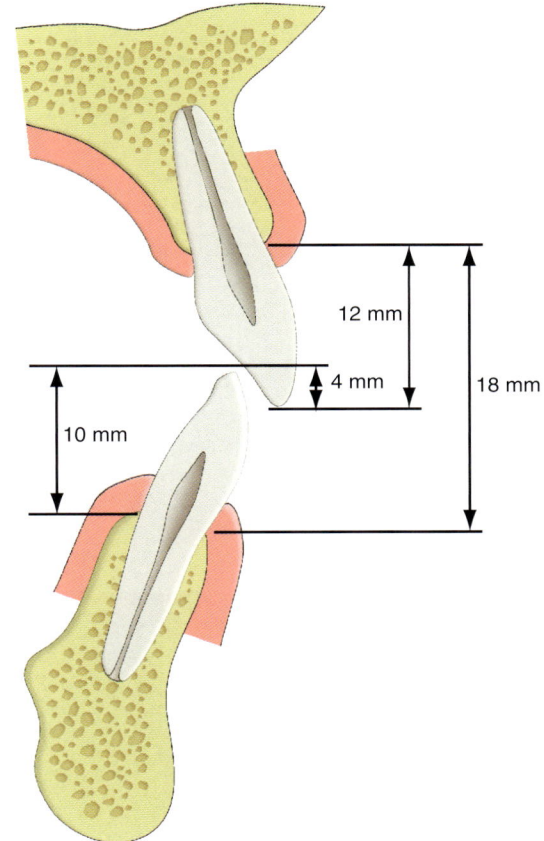

FIGURA 9-2. Os dentes naturais saudáveis têm osso e tecido mole ideal abundante. Os tecidos duro e mole devem ser ideais para permitir melhor estética.

A mesa oclusal da coroa também deve ser modificada em regiões não estéticas conforme o tamanho e a posição do implante e para dirigir as forças verticais para o corpo do implante. Por exemplo, próteses implantossuportadas na região posterior da mandíbula têm mesas oclusais estreitas em detrimento do contorno vestibular, porque o implante contém menor diâmetro e é colocado na região de fossa central do dente.[13] Dentes posteriores da maxila frequentemente têm suas mesas oclusais reduzidas pelo aspecto palatino, visto que a cúspide vestibular está muitas vezes dentro da zona estética (Fig. 9-5).

A largura ou a altura da crista óssea é frequentemente perdida após múltiplas extrações dentárias; portanto, o emprego de enxerto ósseo é muitas vezes necessário antes da colocação do implante, o que possibilitaria alcançar uma aparência natural das coroas na região cervical. Nas cristas edentadas, não existem papilas interdentais; por isso, também pode ser realizado enxerto de tecido mole na região para melhorar o contorno gengival interproximal. Se tal procedimento for ignorado, espaços triangulares "negros" podem aparecer (em que papilas devem estar normalmente presentes) quando o paciente sorri. As próteses PF-1 são especialmente difíceis de realizar quando mais de dois dentes adjacentes estiverem faltando. A perda óssea e a falta de tecido mole interdental complicam o resultado estético final, especialmente na região cervical das coroas.

O material restaurador de escolha para uma prótese PF-1 é porcelana com liga de metal nobre. Uma infraestrutura de metal nobre pode ser facilmente separada e soldada no caso de um encaixe impreciso no momento da prova do metal. Além disso, metais nobres corroem menos que as ligas não preciosas quando em contato com

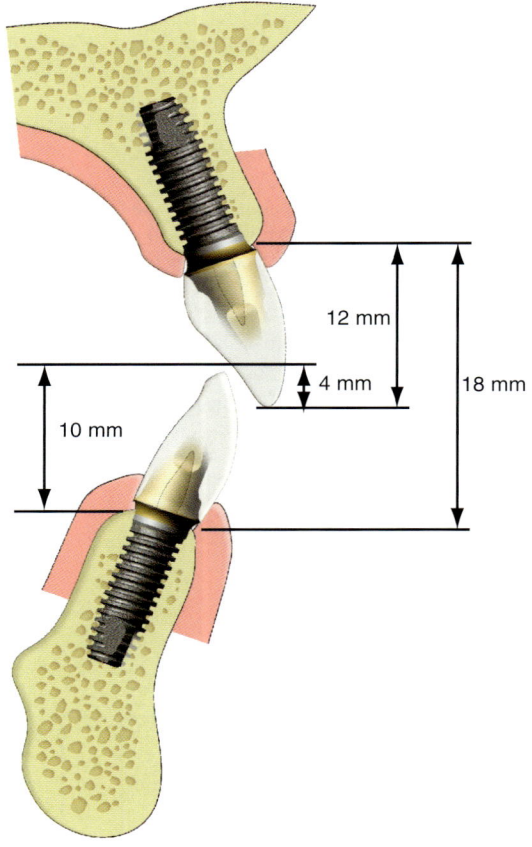

FIGURA 9-3. O osso e o tecido mole devem ter volume e posição ideais para se obter uma aparência final para a restauração PF-1. Quando vários dentes são repostos, geralmente é necessário um aumento de osso e tecido para se obter uma prótese PF-1.

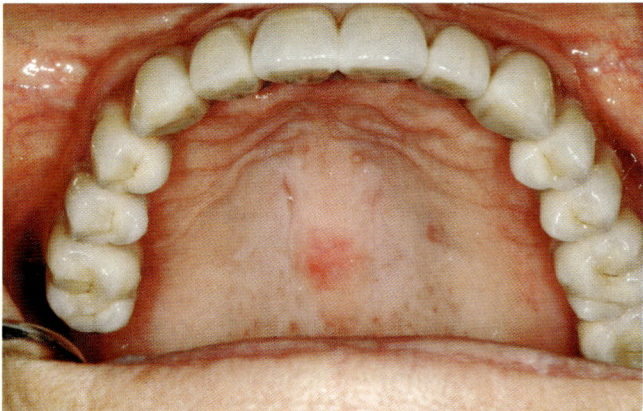

FIGURA 9-5. Este arco total de prótese tem o contorno de coroas posteriores mais estreito que os dentes naturais, porque o diâmetro dos implantes em relação aos dentes é reduzido. Como regra geral, o arco maxilar tem contorno lingual reduzido e, na mandíbula posterior, o contorno bucal também é reduzido.

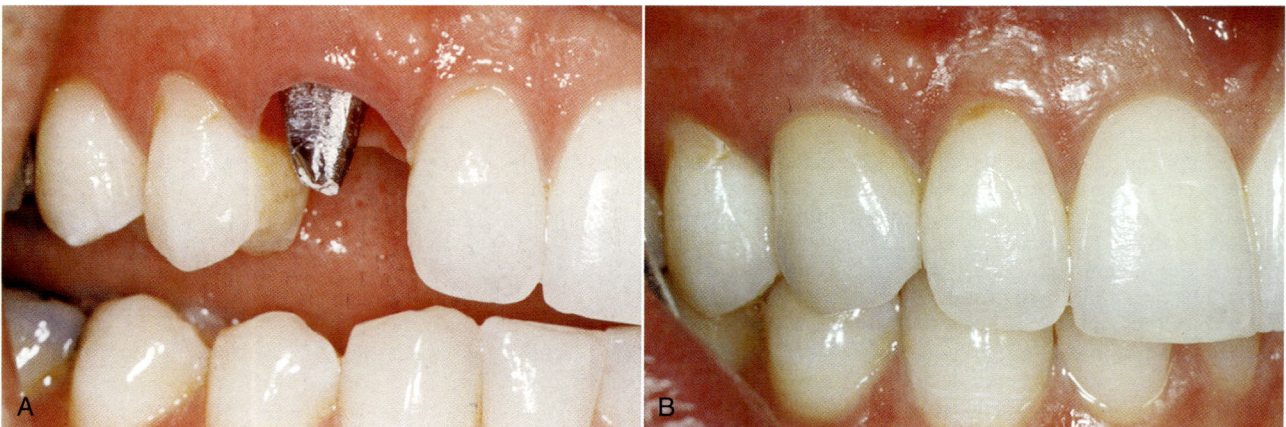

FIGURA 9-4. **A,** Um implante está posicionado na maxila no lugar do canino direito. As condições de tecido mole e duro são ideais para uma coroa de tamanho e contorno normais. **B,** Coroa sobre implante do canino maxilar direito em posição. O recobrimento de tecido mole é similar ao dente natural, e o contorno da coroa é similar ao da coroa clínica de um dente natural. Este é o objetivo de uma prótese PF-1.

implantes. Qualquer histórico de exudato em torno de uma margem subgengival com base metálica irá aumentar drasticamente o efeito da corrosão entre o implante e a base metálica. Em uma coroa única PF-1, é possível utilizar pilares de óxido de alumínio ou cerâmicos e coroas de porcelana. No entanto, o risco de fratura pode aumentar nessas situações, visto que as forças de impacto são maiores nos implantes que nos dentes.

PF-2

Uma prótese fixa PF-2 restaura a coroa anatômica e uma porção da raiz de um dente natural. O volume e a topografia do osso disponível são mais apicais se comparados com a posição óssea ideal de uma raiz natural (1 a 2 mm abaixo da junção cemento-esmalte), e determinam uma inserção mais apical do implante em comparação com a prótese PF-1. Como resultado, a borda incisal da restauração fica na posição correta, mas o terço gengival da coroa acaba sobre-estendido, geralmente em relação apical e lingual à posição do dente original. Essas restaurações são semelhantes aos dentes que exibem perda óssea periodontal e recessão gengival (Fig. 9-6).

O paciente e o dentista devem estar cientes desde o início do tratamento de que os dentes artificiais da PF-2 final parecerão mais longos que os dentes naturais saudáveis (sem perda óssea). A zona estética do paciente é estabelecida durante o sorriso no arco superior.[14] O número de dentes apresentados no sorriso é variável. Menos de 10% da população limita o seu sorriso aos seis dentes anteriores. Quase 50% das pessoas exibem dentes até os primeiros pré-molares. Apenas 4% dos pacientes exibem quase todos os dentes superiores durante um sorriso (Fig. 9-7); se os dentes não aparecem durante o sorriso ou a fala, uma restauração FP-2 não está comprometida.

A posição baixa do lábio é avaliada durante sons sibilantes da fala (p. ex., Mississippi). Não é incomum para os pacientes mostrar menos os dentes anteriores mais baixos durante o sorriso, especialmente em pacientes mais jovens. Os pacientes mais velhos são mais propensos a mostrar os dentes anteriores e a gengiva durante a fala, com os homens mostrando mais que as mulheres (Fig. 9-8).

Da mesma maneira, se a linha alta do lábio durante o sorriso ou a linha baixa do lábio durante a fala não exibe as regiões cervicais, os dentes mais longos geralmente não têm consequência estética, desde que o paciente tenha sido informado antes do tratamento (Fig. 9-9).

À medida que o paciente envelhece, a zona estética maxilar é alterada. Considerando que apenas 10% dos pacientes mais jovens não mostram qualquer tecido mole durante o sorriso,

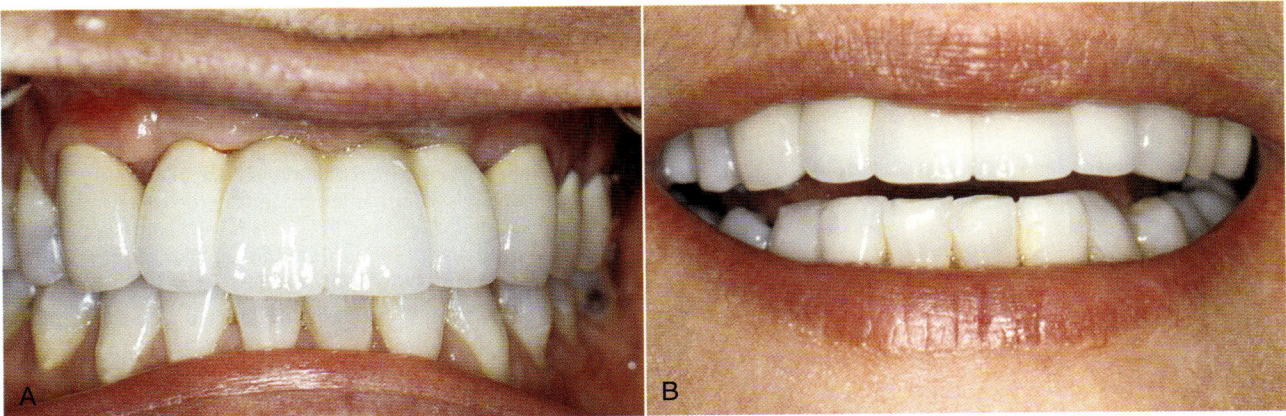

FIGURA 9-6. **A,** Uma prótese PF-2 contém coroas clínicas mais longas que um dente natural saudável. O recobrimento de tecido mole também é reduzido ao redor da prótese. **B,** A prótese PF-2 aparece de contorno normal na zona estética durante um sorriso alto e/ou fala.

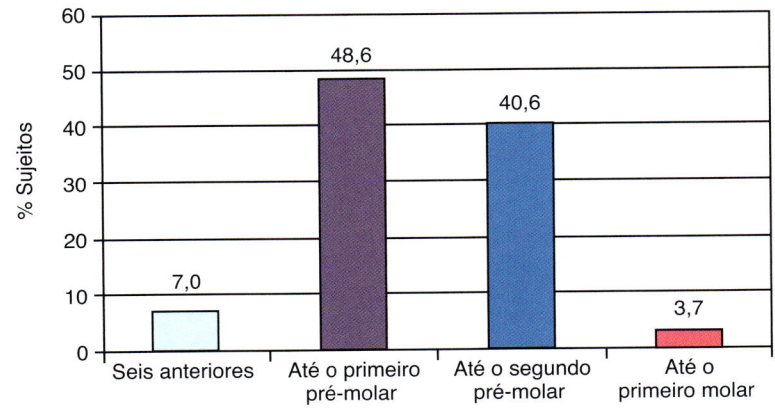

FIGURA 9-7. O número de dentes observados durante a linha de sorriso máximo é variável. Cerca de 50% dos pacientes mostram dentes até os primeiros pré-molares. Menos que 4% dos pacientes mostram os dentes maxilares até o primeiro molar. (Adaptado de Tjan AH, Miller GD, The JG: Some esthetic factors in a smile, J Prosthet Dent 51:24-28, 1984.)

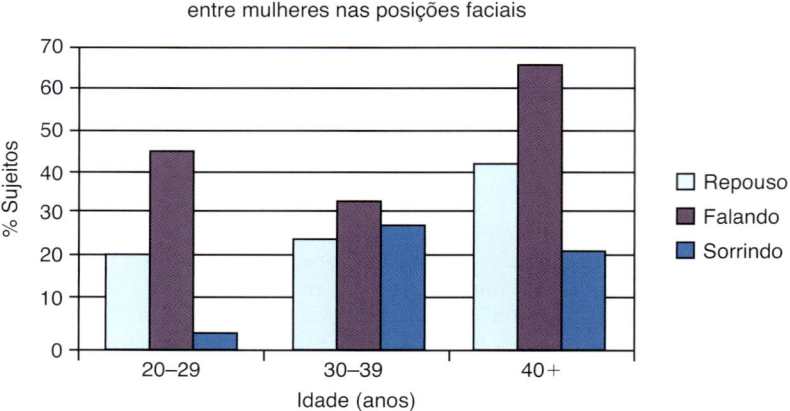

FIGURA 9-8. A estética de dentes mandibulares anteriores é avaliada principalmente durante sons sibilantes na fala, e os pacientes mais velhos mostram mais dentes que pacientes mais jovens.

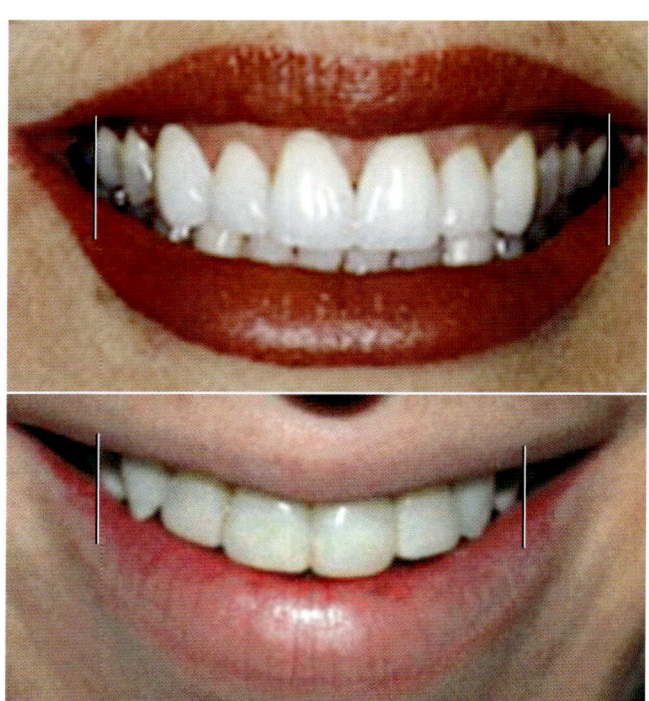

FIGURA 9-9. O número de dentes que aparecem em um sorriso pode incluir os primeiros molares (*parte superior*) ou limitar-se ao primeiro pré-molar (*parte inferior*). O tecido mole é também observado em torno dos dentes.

30% dos adultos de 60 anos de idade e 50% dos adultos de 80 anos de idade não apresentam regiões gengivais durante o sorriso (Fig. 9-10).

Durante a fala, a posição do lábio inferior não é tão afetada quanto a do lábio superior durante a linha alta do sorriso. Raramente, os pacientes mais jovens ou de meia-idade mostram a gengiva inferior durante a fala. Apenas 10% dos pacientes mais velhos mostram tecidos moles da mandíbula durante a fala. Assim, restaurações PF-2 na mandíbula são comuns e, em geral, não têm comprometimento estético[14,15] (Fig. 9-11).

Uma restauração total PF-2 não necessita de uma posição específica do implante na posição distal ou mesial, porque o contorno cervical não é exibido. A posição do implante pode ser escolhida em relação à largura do osso, angulação ou considerações de higiene, em vez de exigências puramente estéticas (quando comparada à prótese PF-1). Na ocasião, o implante pode ser colocado em um espaço interdentário. Isso geralmente ocorre na substituição dos dentes anteriores inferiores ou em restaurações fixas de arco total. Se isso ocorrer, os dois terços incisais das duas coroas devem ser ideais em largura, como se o implante não estivesse presente. Apenas a região cervical fica comprometida. Embora o implante não seja posicionado na posição mesiodistal favorável, ele deve ser colocado na face lingual correta para garantir que contorno, higiene e direção de forças não sejam comprometidos (Fig. 9-12).

O material de escolha para uma prótese PF-2 é o metal precioso com porcelana. A quantidade e o contorno do metal trabalhado são diferentes para uma prótese PF-1 e mais relevantes na prótese FP-2, por causa da quantidade de volume adicional do dente a ser reposto, aumentando o risco de falta de suporte da porcelana na prótese final, quando o metal é subcontornado.

PF-3

A restauração fixa PF-3 substitui as coroas de dentes naturais e tem materiais restauradores cor-de-rosa para substituir a porção de tecido mole, especialmente a papila interdental. Como ocorre com a prótese PF-2, a altura óssea original disponível foi reduzida pela reabsorção natural ou osteoplastia no momento da colocação do implante. Para posicionar a borda incisal dos dentes corretamente com relação à estética, função, suporte labial e fala, a dimensão vertical excessiva a ser restaurada requer que os dentes tenham um comprimento que não parece natural. No entanto, diferentemente das próteses PF-2, o paciente pode ter uma linha labial maxilar alta durante o sorriso ou uma linha labial baixa durante a fala. Como consequência, a faixa de tecido mole deve também ser substituída. Substituição protética da faixa de tecido mole (prótese PF-3) é mais frequentemente desejável quando vários dentes adjacentes estão ausentes (Fig. 9-13).

A linha alta do sorriso ideal ocorre em cerca de 70% da população e mostra a papila interdental dos dentes anteriores da maxila, mas não no tecido mole acima das regiões mediocervicais (Fig. 9-14). Aproximadamente 7% dos homens e 14% das mulheres têm um sorriso alto ou "gengival" e exibem a papila interdental e ao menos alguns dos tecidos gengivais acima da margem gengival livre dos dentes.[14] Pacientes nas categorias de linha alta do sorriso devem ter o tecido mole substituído em ambas as próteses (Figs. 9-15 e 9-16).

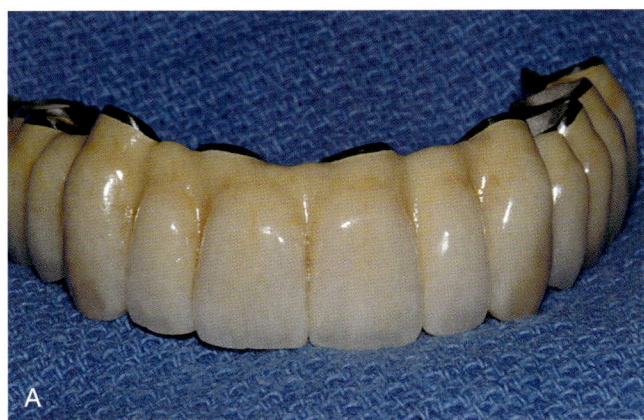
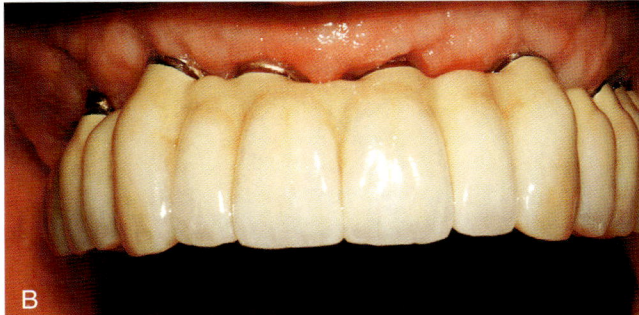
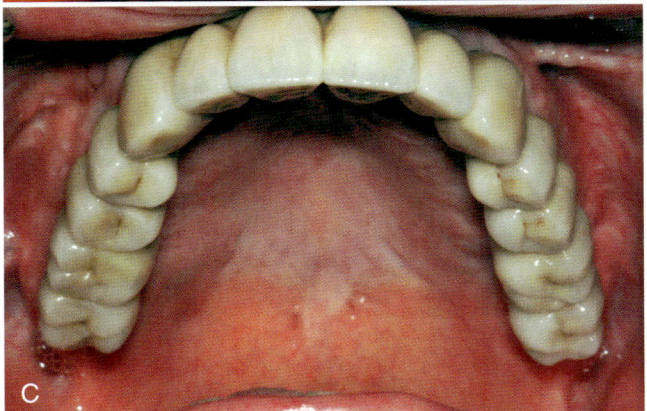
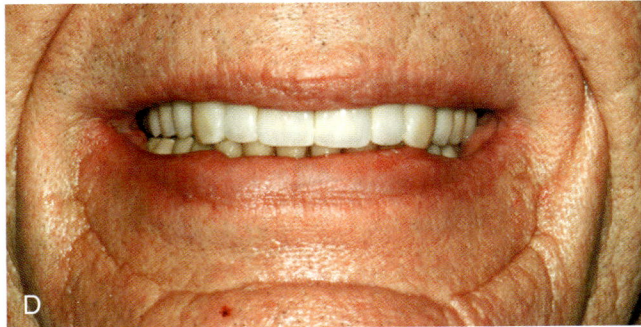

FIGURA 9-10. **A,** Prótese total maxilar sobre implantes. Observe que o implante do maxilar anterior direito está em região interdental. **B,** Prótese maxilar total PF-2 no local. **C,** Prótese PF-2 similar a dentes naturais na zona estética. **D,** A linha alta do sorriso do mesmo paciente. A posição baixa do lábio superior durante o sorriso possibilita a fabricação de uma prótese PF-2.

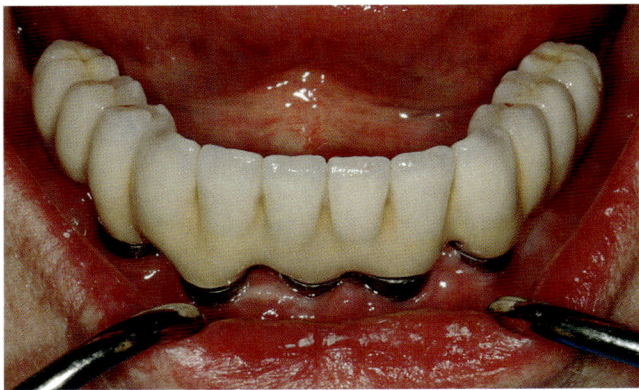

FIGURA 9-11. Uma prótese fixa total mandibular PF-2 completa em vista oclusal. Os dentes anteriores parecem ideais em largura e contorno.

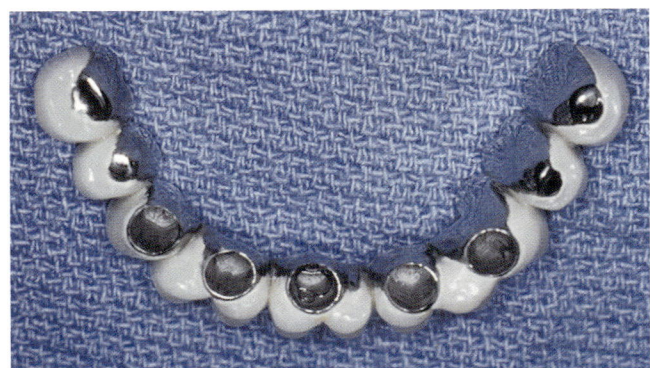

FIGURA 9-12. Quase todos os implantes estão em regiões interproximais na restauração PF-2. O técnico confeccionou a restauração sem considerar a posição mesiodistal do implante.

O paciente pode ter maiores demandas estéticas mesmo quando os dentes estão fora das zonas estéticas de sorriso e fala. Os pacientes se queixam de que dentes maiores não parecem naturais, mesmo quando os lábios não precisam ser afastados para que se possa enxergá-los. Como resultado da restauração gengival na PF-3, os dentes têm uma aparência mais natural em tamanho e formato, e a cerâmica rosa mimetiza a papila interdental e a emergência da região cervical (Fig. 9-17). A adição de resina acrílica ou de porcelana rosa para dar um aspecto mais natural na PF é indicada em implantes com múltiplos pilares, pois a perda óssea é comum nessas condições, e a faixa de tecido mole raramente aparece (Fig. 9-18).

Existem basicamente duas abordagens para uma prótese PF-3: (1) uma restauração híbrida com dentes em acrílico e infraestrutura metálica,[16] ou (2) uma restauração de porcelana com metal (Fig. 9-19). Uma prótese PF-3 de porcelana com metal é mais difícil de ser fabricada pelo técnico de laboratório do que uma prótese PF-2. Com a resina acrílica ou porcelana rosa, é mais difícil de expor o tecido mole e, em geral, requer mais ciclos de cozimento. Isso aumenta o risco de porosidade ou fratura da porcelana.

O principal fator que determina o material da restauração é o espaço da altura da coroa.[17,18] Uma altura excessiva da coroa em uma restauração de porcelana com metal tradicional indica a necessidade de maior quantidade de metal na subestrutura,

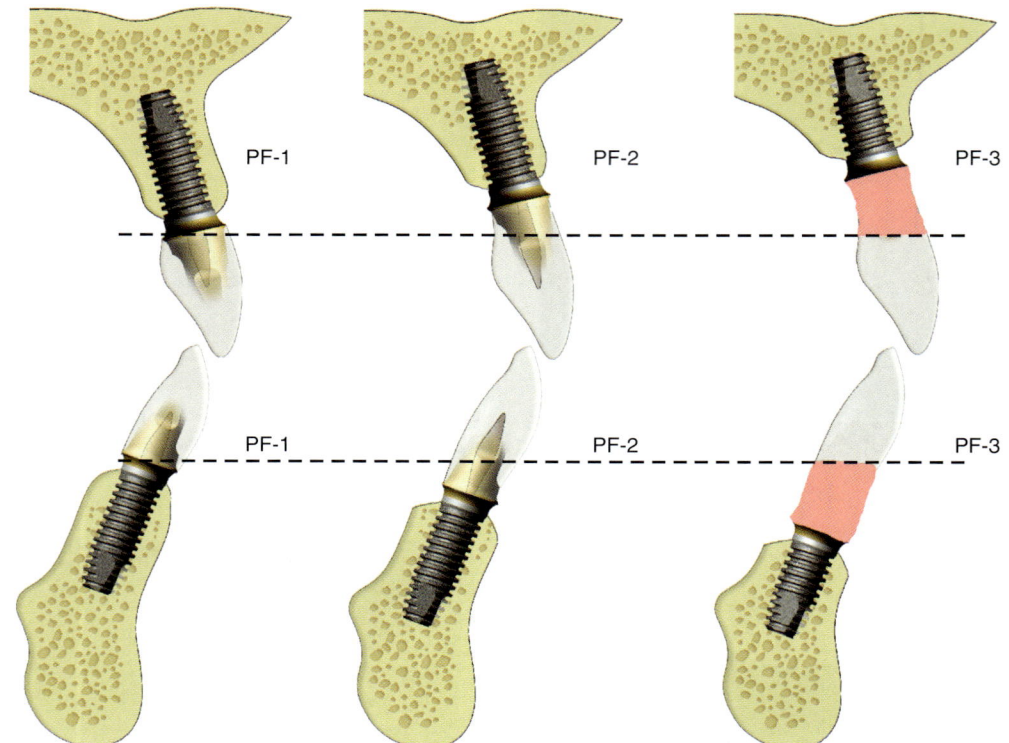

FIGURA 9-13. Restaurações fixas têm três categorias: PF-1, PF-2 e PF-3. O tipo de restauração está relacionado com o contorno da restauração. (PF-1 é ideal, PF-2 é hipercontornada e FP-3 repõe a gengiva com cerâmica rosa ou acrílico.) A diferença entre PF-2 e PF-3 é mais frequentemente relacionada com a posição elevada do lábio durante o sorriso ou a posição do lábio inferior, durante os sons sibilantes da fala. Restaurações PF-2 e PF-3 requerem mais suporte na área de superfície do implante, pelo incremento de número ou tamanho do implante.

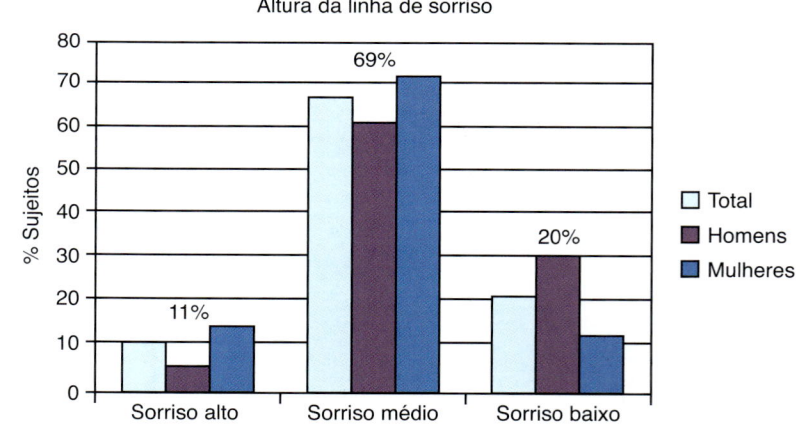

FIGURA 9-14. Um sorriso que expõe as papilas interdentais, mas não o tecido cervical, é ideal e encontrado em 70% dos pacientes. A linha de sorriso baixa não mostra tecido mole durante o sorriso e é visto em 20% dos pacientes (mais homens que mulheres). Uma linha de sorriso alta expõe papilas interdentais e as regiões cervicais acima dos dentes, e é observada em 11% dos pacientes (mais em mulheres que nos homens). (Adaptado de Tjan AH, Miller GD, The JG: Some esthetic factors in a smile, J Prosthet Dent 51: 24-28, 1984.)

porque a espessura da porcelana não deve ser superior a 2 mm. Caso contrário, existe um aumento na possibilidade de fratura da porcelana.

Os metais preciosos são indicados para restaurações de implantes por diminuírem o risco de corrosão e aumentarem a precisão da fundição, visto que metais não preciosos costumam se contrair durante o processo de fundição. No entanto, a grande quantidade de metal na subestrutura atua como um reservatório de calor e complica a aplicação de porcelana durante a fabricação da prótese. Além disso, quando o metal resfria após a fundição, as regiões mais finas do metal resfriam primeiro e criam porosidades na estrutura. Isso pode levar à fratura da estrutura após a carga. Além disso, quando a estrutura é reintroduzida no forno para a queima da porcelana, o calor é mantido no interior da fundição em taxas diferentes; assim, a taxa de resfriamento acaba sendo variável, o que aumenta o risco de fratura da porcelana. Além disso, a quantidade de metal precioso nas fundições aumenta o peso e o custo da restauração.

Uma alternativa para a PF metalocerâmica tradicional é a restauração híbrida. Este projeto de restauração utiliza mais metal na supraestrutura, com dentes de prótese total e resina acrílica para unir esses elementos em conjunto. Essa restauração é menos dispendiosa para confecção e é altamente estética por causa dos dentes pré-fabricados e da resina acrílica rosa como substituto do tecido mole. Além disso, a resina acrílica atua como intermediária entre os dentes da dentadura e supraestrutura, podendo reduzir as forças de impacto de cargas dinâmicas oclusais. Nas próteses híbridas, os dentes da prótese total podem ser substituídos mais facilmente e com menor risco do que no caso da adição de cerâmica nas trincas de porcelana em próteses metalocerâmicas tradicionais. No entanto, a fadiga da resina acrílica é maior que na prótese tradicional; portanto, a necessidade de reparo da restauração costuma ser mais comum.

A determinação da altura necessária para a coroa de uma prótese híbrida em comparação com a restauração de metalocerâmica tradicional é de 15 mm do osso para o plano oclusal.[18] Quanto menor for a dimensão disponível, mais recomendada é a restauração metalocerâmica. Quando um espaço para a altura da coroa estiver presente, uma restauração híbrida será então confeccionada.

Implantes colocados muito faciais ou linguais ou em nichos são mais fáceis de restaurar quando o osso vertical foi perdido e uma prótese PF-2 ou PF-3 é confeccionada, porque até mesmo as linhas de

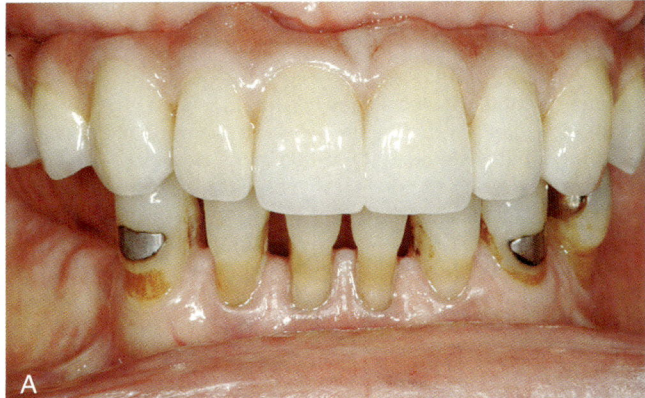
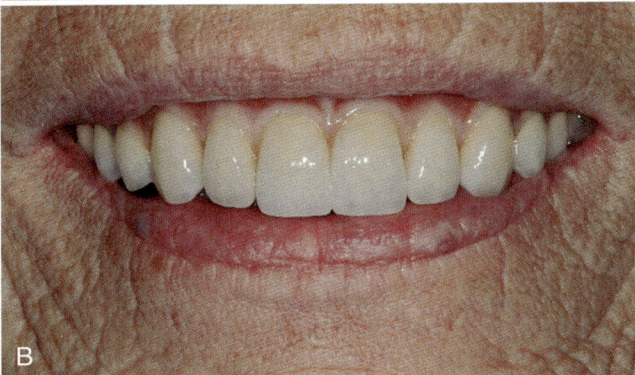

FIGURA 9-15. **A,** Uma vista intraoral de uma restauração PF-3 mostrando como repor a papila interdental com porcelana rosa. **B,** A linha alta do lábio superior durante o sorriso mostra a região de papila interdentária na parte anterior da maxila. Portanto, as próteses fixas mostrando as regiões gengivais na zona estética reposta pela cirurgia de tecido mole ou, como neste caso, com uma restauração final (PF-3).

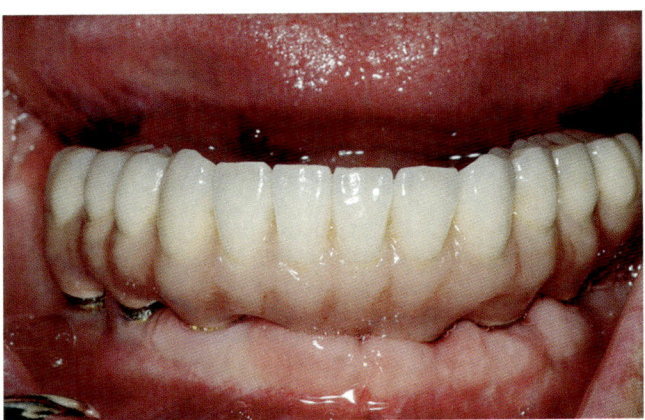

FIGURA 9-17. Uma prótese mandibular total fixa PF-3. Os dentes parecem de tamanho normal, e o paciente pode escolher essa opção mesmo que o recobrimento de tecido mole não esteja exposto durante o discurso.

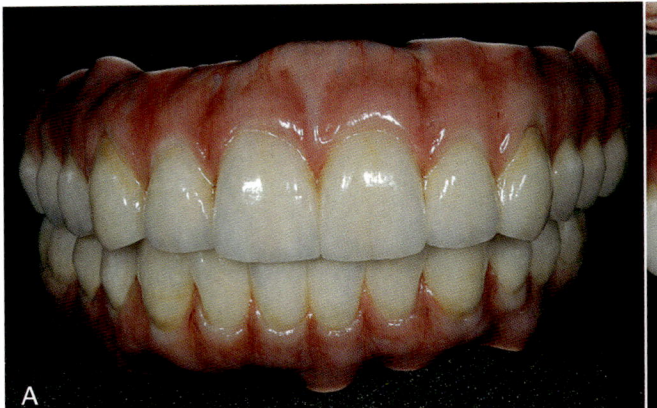
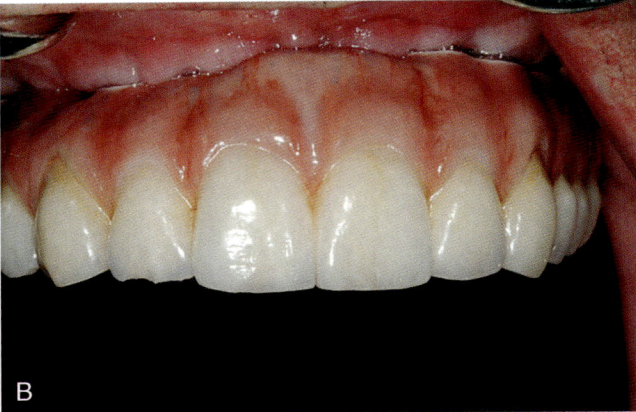

FIGURA 9-16. **A,** Uma prótese maxilar e mandibular PF-3 com porcelana rosa em uma restauração metalocerâmica. **B,** Vista intraoral de uma prótese maxilar PF-3. A porcelana rosa possibilita que os dentes apareçam com tamanho normal.

sorriso mais altas não expõem os pilares do implante. No entanto, as próteses PF-2 ou PF-3 têm maior altura da coroa quando comparadas com a prótese fixa PF-1; portanto, é colocado maior momento de força sobre a região do colo do implante, especialmente durante as forças laterais (p. ex., excursões mandibulares ou com restaurações em equilíbrio). Como resultado, nessas restaurações, é necessário considerar pilares adicionais de implantes ou um cantiléver de comprimento reduzido.

Uma prótese PF-2 ou PF-3 raramente apresenta áreas de papilas interdentais ou contornos de tecidos moles ideais em torno do perfil de emergência das coroas. No arco superior, aberturas largas entre os implantes podem causar impactação alimentar ou problemas de fonação. Essas complicações podem ser resolvidas usando um dispositivo removível de substituição de tecidos moles ou fazendo sobrecontorno das restaurações cervicais. A prótese maxilar PF-2 ou PF-3 está quase sempre estendida ou justaposta ao tecido mole, de modo a não prejudicar a fonação. O controle da higiene é dificultado, embora haja acesso próximo a cada implante.

As restaurações mandibulares PF-2 e PF-3 podem ser deixadas acima do tecido, similar a pônticos higiênicos. Isso facilita a higiene oral, especialmente quando o sítio da mucosa perimplantar está no nível do assoalho da boca e do fundo de vestíbulo. No entanto, se o espaço abaixo da restauração for maior, o lábio inferior pode perder o suporte na região labiomentoniana (Tabela 9-2).

Próteses Removíveis

Existem dois tipos de PR com base em suporte, retenção e estabilidade da prótese[10,19] (Tabela 9-1) (Fig. 9-20). Os pacientes são capazes de remover a prótese, mas não a supraestrutura implantossuportada. A diferença nas duas categorias de próteses removíveis não está na aparência (como é nas categorias fixas). Em vez disso, as duas categorias são determinadas principalmente pela quantidade de suporte de implante.

As próteses removíveis mais comuns em implantes são as sobredentaduras para pacientes totalmente edentados. As próteses parciais removíveis tradicionais com grampos nas coroas do pilar do implante não foram relatadas na literatura com muita frequência. Não há estudos clínicos sobre esse desenho de prótese. Por outro lado, sobredentaduras completas removíveis têm sido frequentemente descritas com previsibilidade por muitas décadas.[20,24] Como resultado, as sobredentaduras são as principais opções protéticas removíveis disponíveis para um paciente completamente edentado.

PR-4

PR-4 é uma PR completamente suportada por implantes, dentes ou ambos.[25] A prótese é rígida quando inserida: as conexões da sobredentadura normalmente conectam a PR a uma barra de baixo perfil ou a uma infraestrutura que une os pilares de implantes. Em

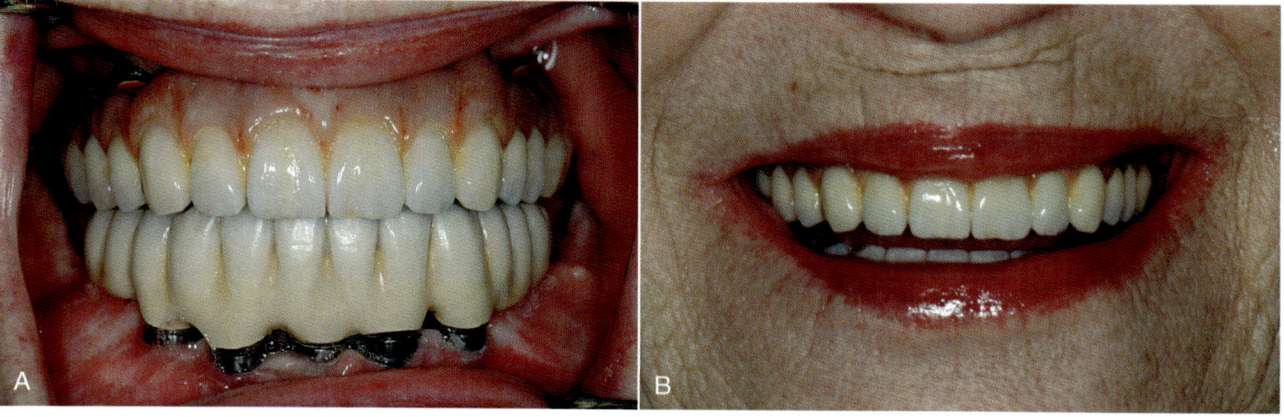

FIGURA 9-18. **A,** Duas próteses metalocerâmicas. O arco superior é uma prótese FP-3 com porcelana rosa. O arco mandibular tem uma prótese total PF-2. **B,** Uma prótese maxilar PF-3 com porcelana rosa em uma prótese fixa metalocerâmica e uma prótese mandibular PF-2 durante o sorriso para avaliar a posição do lábio superior.

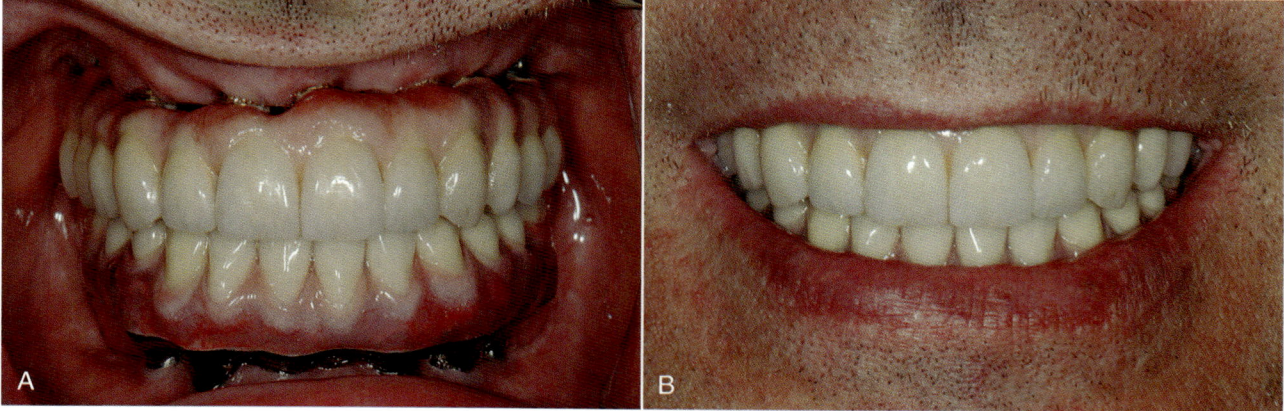

FIGURA 9-19. **A,** Uma prótese PF-3 metalocerâmica na maxila e uma FP-3 híbrida metaloplástica com dentes de prótese total na mandíbula. **B,** Uma prótese PF-3 metalocerâmica na maxila e uma prótese PF-3 híbrida na mandíbula durante o sorriso.

TABELA 9-2
Comparação da Prótese Metalocerâmica *versus* Prótese Híbrida (PF-3)

Considerações	Metalocerâmica	Híbrida
Dimensão vertical de oclusão	≤15 mm	≥15 mm
Técnica	Igual	Igual
Retenção	Cimentada ou parafusada	Cimentada ou parafusada
Adaptação marginal	Igual	Igual
Estética	Igual	Igual
Tecido mole	Difícil	Mais fácil
Dentes	Difícil	Mais fácil (resina)
Tempo de tratamento	Igual	Menor
Peso	Maior	Menor
Custo	Maior	Menor
Forças de impacto	Maior	Menor
Volume (largura)	Igual	Igual
Durabilidade	Igual	Igual
Oclusão	Igual	Igual
Fala/pronúncia	Igual	Igual
Higiene	Igual	Igual
Complicações	Igual	Igual
Desgaste do material	Menor	Maior

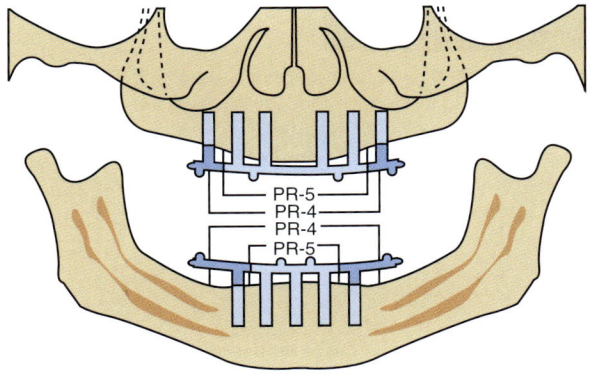

FIGURA 9-20. Existem dois tipos de próteses removíveis com relação à quantidade de suporte sobre os implantes. As próteses PR-4 têm uma supraestrutura em ambas as regiões anterior e posterior. Na mandíbula, a superestrutura da barra muitas vezes está em cantiléver dos implantes posicionados entre os forames. A prótese PR-4 na maxila geralmente tem mais implantes e um pequeno ou nenhum cantiléver. A prótese PR-5 tem, principalmente, apoio nos implantes anteriores e no suporte de tecido mole posterior na maxila ou na mandíbula. Muitas vezes, são necessários menos implantes, e enxerto ósseo é pouco indicado.

geral, são necessários cinco a sete implantes na mandíbula e seis a oito implantes na maxila para confeccionar as próteses PR-4 completamente implantossuportadas nos pacientes com critérios dentários favoráveis (Fig. 9-21).

Os critérios de colocação de implantes na prótese PR-4 são diferentes em relação à execução em uma PF. Dentes artificiais de acrílico requerem mais espaço protético em uma restauração removível. Além disso, é necessário adicionar supraestrutura e conexões da sobredentadura aos pilares de implantes. Isso requer uma inserção mais lingual e apical do implante em comparação com a posição do implante para uma PF.

Os implantes de uma prótese PR-4 (e uma restauração PF-2 ou PF-3) devem ser colocados em posição mesiodistal para otimizar a possibilidade biomecânica e de higienização. Na ocasião, a posição de uma conexão da supraestrutura ou prótese também pode afetar a quantidade de espaço entre os implantes. Por exemplo, um grampo Hader requer um espaçamento mesiodistal entre os implantes maiores que 6 mm de crista a crista e, como consequência, reduz o número de implantes que podem ser colocados na região interforame mentoniano.

A prótese PR-4 pode ter a mesma aparência que uma prótese PF-1, PF-2, ou PF-3. Uma prótese de metalocerâmica com conexões específicas sobre pilares-coroas pode ser confeccionada para pacientes com desejos estéticos de uma PF. A conexão da sobredentadura possibilita melhor higiene oral ou proporciona que o paciente durma sem forças excessivas de bruxismo noturno sobre prótese.

PR-5

A PR-5 é uma prótese removível que combina o suporte do implante com o tecido mole. A quantidade de suporte de implante é variável.[10] As sobredentaduras mandibulares podem ter: (1) dois dos três implantes anteriores independentes uns dos outros, principalmente para retenção; (2) implantes unidos na região dos caninos para aumentar a retenção e a estabilidade; (3) três implantes unidos na área dos pré-molares e incisivos centrais, para proporcionar melhor retenção e estabilidade lateral; ou (4) quatro ou cinco implantes unidos com uma barra em cantiléver para melhorar a retenção, a estabilidade e o suporte e reduzir a quantidade de cobertura de tecido mole necessário para o suporte da prótese. A principal vantagem de uma prótese PR-5 é o custo reduzido, pois menos implantes podem ser inseridos em comparação com uma prótese fixa; além disso, há menos demanda por enxerto ósseo, muitas vezes necessário para instalar implantes. A prótese é muito semelhante a sobredentaduras tradicionais suportadas por dentes naturais (Fig. 9-22).

Uma prótese pré-implante pode ser fabricada de modo a avaliar a dimensão vertical de oclusão ou garantir a estética e a satisfação do paciente.[17] Essa técnica é especialmente indicada para pacientes com necessidades e expectativas acentuadas com relação a resultados estéticos finais ou com redução grave da dimensão vertical. O implantodontista pode também utilizar essa prótese como um guia para a instalação de implantes. O paciente pode também usar a prótese durante a fase de cicatrização. Após os implantes serem expostos, a supraestrutura é confeccionada de acordo com o plano de tratamento restaurador. Uma vez que esse processo tenha sido executado, a prótese existente pode ser convertida para PR-4 ou PR-5.

O clínico e o paciente devem perceber que o osso continuará a reabsorver nas regiões de tecidos moles da prótese. Reembasamentos e ajustes oclusais serão comuns na manutenção de uma prótese PR-5.

A reabsorção óssea nas regiões posteriores com próteses PR-5 pode ocorrer de modo duas a três vezes mais rápido que a reabsorção encontrada nas próteses totais.[5] Esse fator é importante quando se considera esse tipo de tratamento em pacientes jovens, apesar do menor custo e baixo índice de insucesso do tratamento.

Conclusão

Na odontologia tradicional, a restauração reflete a condição existente do paciente. Pilares naturais existentes são avaliados primeiro, e uma prótese fixa ou removível é confeccionada de acordo com a situação. A implantodontia é única porque bases adicionais podem ser criadas para resultados protéticos desejados. Assim, é necessário determinar as necessidades psicológicas, anatômicas e expectativas do paciente. A prótese que satisfaça tais metas e elimine os

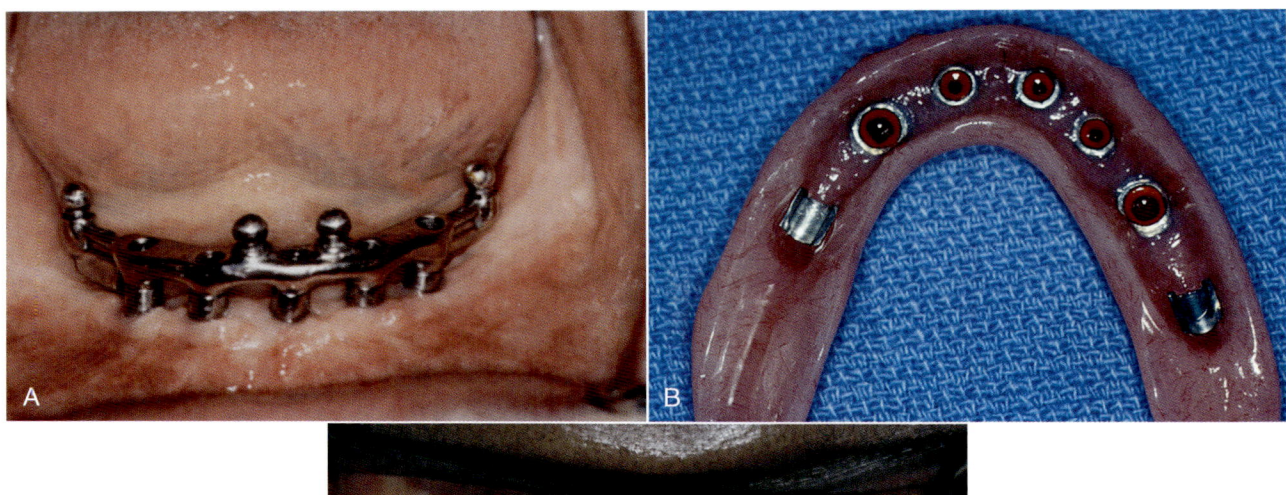

FIGURA 9-21. **A,** Uma restauração PR-4 é uma prótese removível (normalmente uma sobredentadura) que é completamente implantossuportada. Neste paciente, a restauração mandibular tem cinco implantes entre o forame mental e uma barra em cantiléver nas regiões posteriores. A prótese é rígida durante a função e, por isso, requer atenção à posição do implante, e um número de implantes similar ao de uma restauração PF-3. **B,** A sobredentadura mandibular para uma prótese PR-4 tem anexos que possibilitam uma restauração rígida durante a função. **C,** Vista intraoral de uma prótese PR-4 que se assemelha a uma dentadura mandibular, mas é rígida durante a função.

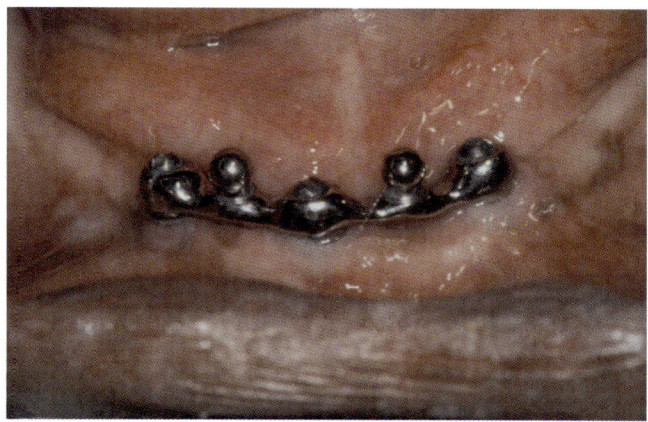

FIGURA 9-22. Vista intraoral de três implantes mandibulares inseridos na região interforame. Uma barra conecta os implantes e pode dar suporte a uma sobredentadura mandibular PR-5. O apoio dos tecidos moles da restauração é necessário nas regiões posteriores, porque a posição e o número de implantes não permitem uma prótese totalmente implantossuportada.

problemas existentes pode então ser desenhada. Considera-se que a prótese pode ser fixa ou removível para pacientes totalmente edentados, e próteses fixas estão previstas para a maioria dos pacientes parcialmente edentados.

Se apenas uma abordagem de próteses sobre implantes fosse usada para todos os pacientes, as mesmas situações e erros cirúrgicos e protéticos seriam invariavelmente repetidos. Por exemplo, a inserção de dois ou três implantes em todas as mandíbulas edentadas, independentemente das condições intra e extraorais; a confecção de uma prótese PR-5 também levaria a um resultado oposto às necessidades e desejos do paciente.

Os benefícios da implantodontia podem ser alcançados somente quando a prótese é, primeiramente, discutida e determinada. Uma abordagem organizada de tratamento com base na prótese possibilita resultados previsíveis de tratamento. Existem cinco opções protéticas na implantodontia: três são fixas e variam na quantidade de tecido mole e duro substituído; duas são removíveis e baseiam-se na quantidade de suporte necessário para a prótese.

O suporte necessário para a prótese de um implante deve ser, inicialmente, desenhado de modo semelhante às restaurações tradicionais suportadas por dentes naturais. Uma vez que a prótese tenha sido corretamente projetada, os implantes e o tratamento com relação a esse resultado podem ser estabelecidos. Por exemplo, uma prótese PF-1, quando desejada, pode ter um implante estreito

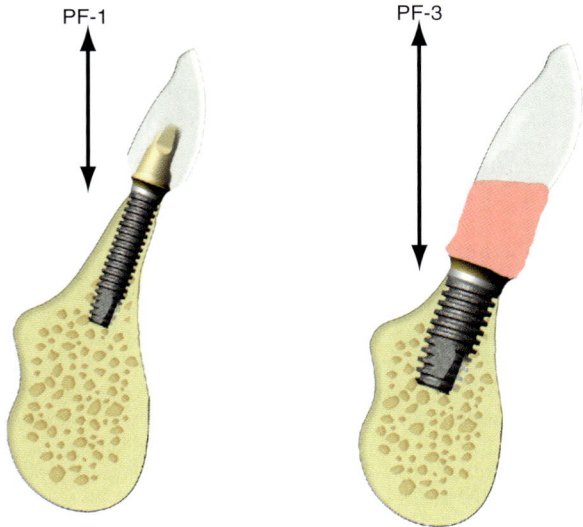

FIGURA 9-23. Uma restauração PF-1 (*à esquerda*) exige mais altura óssea que uma prótese PF-3. Uma restauração PF-3 tem maior altura da coroa e, muitas vezes, requer mais apoio do implante quando um cantiléver ou uma carga lateral é aplicado à prótese.

inserido em vez de osteoplastia e um implante de maior diâmetro (Fig. 9-23). Como regra geral, uma prótese PF-3 exige mais apoio de implantes que uma restauração PF-1.

As opções protéticas compõem um dos fatores primários para determinar o plano global de tratamento com implantes.

Referências Bibliográficas

1. Misch CE: Consideration of biomechanical stress in treatment with dental implants, *Dent Today* 25:80, 82, 84, 85; quiz 85, 2006.
2. Misch CE: Implantology basis of restorative work, *Dent Today* 7(8):26, 29, 1988.
3. Misch CE: Implant overdentures relieve discomfort for the edentulous, *Dentist* 67:37-38, 1989.
4. Goodacre CJ, Bernal G, Rungcharassaeng K, et al: Clinical complications with implants and implant prosthodontics, *J Prosthet Dent* 90:121-132, 2003.
5. Jacobs R, Schotte A, van Steenberghe D, et al: Posterior jaw bone resorption in osseointegrated implant overdentures, *Clin Oral Implants Res* 2:63-70, 1992.
6. Jacobs R, van Steenberghe D, Nys M, et al: Maxillary bone resorption in patients with mandibular implant-supported overdentures: a survey, *Int J Prosthodont* 9:58-64, 1996.
7. Barber HD, Scott RF, Maxon BB, et al: Evaluation of anterior maxillary alveolar ridge resorption when opposed by the transmandibular implant, *J Oral Maxillofac Surg* 48:1283-1287, 1990.
8. Dykema RW, Goodacre CJ, Phillips RW: *Johnston's modern practice of fixed prosthodontics*, ed 4, Philadelphia, 1986, WB Saunders.
9. Tylman SD, Malone WFD: *Tylman's theory and practice of fixed prosthodontics*, ed 7, St Louis, 1978, Mosby.
10. Misch CE: Prosthetic options in implant dentistry, *Int J Oral Implantol* 7:17-21, 1991.
11. Misch CE: Factors involved in dental implant abutment, *J Mich Dent Assoc* 69(4):149-151, 1987.
12. Misch CE: Prosthodontic options for implant dentistry, *Dent Today* 8(4):39-44, 1989.
13. Misch CE: Posterior single tooth replacement. In Misch CE, editor: *Dental implant prosthetics*, St Louis, 2005, Mosby.
14. Tjan AH, Miller GD, The JG: Some esthetic factors in a smile, *J Prosthet Dent* 51:24-28, 1984.
15. Cade RE: The role of the mandibular anterior teeth in complete denture esthetics, *J Prosthet Dent* 42:368-370, 1979.
16. Brånemark PI, Zarb GA, Albrektsson T: *Tissue integrated prostheses*, Chicago, 1985, Quintessence.
17. Misch CE, Misch-Dietsh F: Preimplant prosthodontics. In Misch CE, editor: *Dental implant prosthetics*, St Louis, 2005, Mosby.
18. Misch CE, Goodacre CJ, Finley M, et al: Consensus Conference Panel Reports: Crown-height space guidelines for implant dentistry—part 1, *Implant Dent* 14:312-318, 2005.
19. Misch CE: Classifications and treatment options for the completely edentulous arch in implant dentistry, *Dent Today*:26-30, Oct 1990.
20. Naert I, Quirynen M, Theuniers G, et al: Prosthetic aspects of osseointegrated fixtures supported by overdentures: a 4 1/2-year report, *J Prosthet Dent* 65:671-680, 1991.
21. Spiekermann H, Jansen VK, Richter J: A 10-year follow-up of IMZ and TPS implants in the edentulous mandible using bar-retained overdentures, *Int J Oral Maxillofac Implants* 10:231-243, 1995.
22. Chan MFW, Johnston C, Howell RA, et al: Prosthetic management of the atrophic mandible using endosseous implants and overdentures: a 6-year review, *Br Dent J* 179:329-337, 1995.
23. Johns RB, Jemt T, Heath MR, et al: A multicenter study of overdentures, supported by Brånemark implants, *Int J Oral Maxillofac Implants* 7:513-522, 1992.
24. Zarb GA, Schmitt A: The edentulous predicament. I. The longitudinal effectiveness of implant-supported overdentures, *J Am Dent Assoc* 127:66-72, 1996.
25. Misch CE: Treatment plans for implant dentistry, *Dent Today* 12(2):56-61, 1993.

CAPÍTULO 10

Fatores de Força Relacionados com as Condições do Paciente: (Fator Determinante para o Número e o Tamanho do Implante)

Carl E. Misch

A tensão biomecânica é um fator de risco significativo em implantodontia. A sua magnitude está relacionada diretamente com a força. Como resultado, um aumento de qualquer fator de força dental amplia o risco de complicações relacionadas com a tensão. Para próteses sobre implantes, as taxas de complicações mecânicas são muitas vezes as mais altas de todas as complicações relatadas na literatura.[1] Complicações mecânicas incluem o afrouxamento do parafuso do pilar protético, e podem variar de 8% para dentes individuais, 6% para implantes múltiplos e 3% para sobredentaduras. Próteses não cimentadas também ocorrem em mais de 10% dos casos. Porcelana fraturada pode afetar até metade dos pacientes com altos níveis de tensão, e os implantes com próteses parciais fraturam em 20% das vezes. Perda de crista óssea pode estar relacionada com forças oclusais excessivas.[2] Perda do implante também pode ocorrer a partir da sobrecarga e resultar em perda da prótese. Fratura de *clips* de retenção ou conectores em sobredentaduras; o fator de risco pode ser, em média, um em cinco. A fratura da prótese oposta aumenta também em relação direta com a força, com média de 12% em sobredentaduras implantossuportadas opostas a uma dentadura. A fratura de uma armação ou infraestrutura pode ocorrer também como resultado de um aumento das forças biomecânicas.[3] Em adição, a fratura do corpo do implante pode resultar do excesso de carga neste; porém, felizmente, ocorre com menor frequência que a maioria das complicações. Todas essas complicações mecânicas são constantemente causadas por tensão excessiva ou ciclos aplicados ao sistema protético do implante (Quadro 10-1). Assim, os fatores de força são um aspecto importante a serem considerados quando se desenvolve um plano de tratamento para implantes dentais.

Quanto maior a força biomecânica, menor o número de ciclos até a fratura, por isso a incidência aumenta enquanto a força aumenta. Diferentes condições dos pacientes geram diferentes quantidades de força em magnitude, duração, tipo e direção. Além disso, vários fatores podem multiplicar o número de ciclos de carga ou aumentar o efeito dessas outras condições.

Depois que a opção de prótese e a posição do implante são determinadas, os níveis potenciais de força que serão exercidas sobre a prótese devem ser avaliados e contabilizados, a fim de modificar o plano de tratamento. Vários elementos observados durante a avaliação dentária determinam forças adicionais nos pilares dos implantes. A sobrevida inicial do implante, a sobrevida após a carga, a perda da crista óssea marginal, a incidência de perda do parafuso do pilar protético, as restaurações não retentivas, a fratura da porcelana e a fratura do componente são influenciadas pelos fatores de força oclusal do paciente. Além disso, os fatores de força de um paciente são uma influência muito grande no número e no tamanho ideal do implante. Há cinco fatores principais de força do paciente que afetam o ambiente de tensão do implante e da prótese: parafunção, espaço de altura da coroa, dinâmica mastigatória, posição do arco e natureza do arco antagonista (Quadro 10-2).

Forças Normais Exercidas sobre os Dentes

As maiores forças *naturais* exercidas contra os dentes e, também, contra os implantes, ocorrem durante a mastigação.[4,5] Essas forças são primariamente perpendiculares ao plano oclusal nas regiões posteriores, são de curta duração, ocorrem apenas durante breves períodos do dia, e variam de 2,27 a 19,96 kg para dentes naturais. A força real sobre cada dente durante a função tem sido registrada nas medidas de deformação em *inlays*.[6] Uma força de 28 psi foi necessária durante a mastigação de uma cenoura crua, e uma de 21 psi, ao mastigar carne. O período de tempo durante o qual as forças de mastigação são aplicadas ao dente

QUADRO 10-1 Complicações Mecânicas Derivadas de Tensão Excessiva

- Afrouxamento do parafuso do pilar protético
- Afrouxamento da prótese
- Perda de cimentação da prótese
- Fratura da porcelana
- Fratura da resina
- Perda da crista óssea
- Fratura dos *clips* de retenção e dos conectores da sobredentadura.
- Fratura da prótese antagonista
- Fratura da infraestrutura protética
- Fratura do corpo do implante
- Perda do implante

QUADRO 10-2 Fatores de Força do Paciente

1. Parafunção
   a. Bruxismo
   b. Apertamento
   c. Tamanho e pressão da língua
2. Espaço de altura da coroa
3. Dinâmica mastigatória
4. Posição do arco
5. Natureza do arco antagonista

é de aproximadamente 9 minutos por dia[7]. A musculatura perioral e a da língua exercem uma força horizontal mais constante, porém mais leve, sobre o dente ou sobre o implante. Essas forças alcançam 3 a 5 psi durante a deglutição.[8] Uma pessoa engole 25 vezes por hora enquanto está acordada e 10 vezes por hora durante o sono, em um total de 480 vezes por dia.[7] Portanto, as forças naturais contra os dentes são primariamente em seu longo eixo, inferiores a 30 psi, e duram menos de 30 minutos por dia para todas as forças normais de deglutição e mastigação (Quadro 10-3).

A força máxima de mordida difere da força mastigatória, varia muito entre os indivíduos, e depende do estado da dentição e dos músculos da mastigação.[9] Várias tentativas têm sido feitas para quantificar a força de mordida máxima normal. Em 1681, Borelli suspendeu pesos em uma rosca sobre os molares enquanto a mandíbula estava aberta. A carga máxima registrada para que a pessoa ainda fosse capaz de fechá-la variou de 59,87 a 199,58 kg. Uma força de 74,84 kg foi registrada em um gnatodinamômetro, o primeiro instrumento para avaliar força oclusal, que foi desenvolvido por Patrick e Dennis em 1892. Black melhorou este projeto e registrou forças médias de aproximadamente 77,11 kg.[10] As forças no lado de mastigação e no lado oposto parecem muito semelhantes na amplitude[11] (Tabela 10-1). Estudos mais recentes indicam que forças verticais máximas normais mordendo os dentes podem variar de 45 a 550 psi.[12,13]

Forças de mastigação colocadas em pontes implantossuportadas foram medidas até quatro vezes maiores que dentes naturais.[14] Próteses implantossuportadas têm menos percepção oclusal que os dentes naturais; logo, as próteses sobre implantes antagonistas não reduzem a velocidade antes do contato, como ocorre com a dentição natural. Assim, os fatores de força do paciente são ainda mais importantes para avaliar as próteses sobre implantes.[15-21]

Deve ser enfatizado que as forças máximas de mordida não são expressas por nossos pacientes, em qualquer situação. No entanto, existem condições que se aproximam desses valores e aumentam os riscos de sobrecarga oclusal na prótese sobre implantes. As mais conhecidas são as forças parafuncionais de bruxismo e apertamento porque eles modificam a quantidade e a duração da força.

Parafunção

Forças parafuncionais nos dentes ou implantes são caracterizadas por oclusão repetida ou intensa, e têm sido reconhecidas como prejudiciais ao sistema estomatognático.[22] Essas forças também são prejudiciais quando aplicadas na prótese sobre implante.[23,24] A falta de fixação rígida durante a cicatrização do implante pode ser resultado de uma parafunção na prótese mucossuportada, que recobre o implante submerso. A causa mais comum da perda precoce e tardia do implante após uma instalação cirúrgica bem-sucedida é resultado de parafunção. Tais complicações ocorrem com maior frequência na maxila devido a uma diminuição na densidade óssea e um aumento no momento de força.[25] A presença dessas condições parafuncionais deve ser cuidadosamente observada durante as fases iniciais do plano de tratamento.

Nadler classificou as causas da parafunção ou contato dentário não funcional em seis categorias:[26]
1. Local
2. Sistêmica
3. Psicológica

QUADRO 10-3 Forças Normais Exercidas sobre os Dentes

Forças de mordida
Perpendicular ao plano oclusal
Curta duração
Período total (9 min/dia)
Força de cada dente: de 20 a 30 psi
Força máxima de mordida: 50 a 500 psi

Forças periorais
Mais constantes
Mais leves
Horizontais
Máxima ao deglutir (3 a 5 psi)
Período de tempo de deglutição (20 min/dia)

TABELA 10-1
A Força Máxima Média Registrada em Dentes Naturais ou Implantes*

Autores (ano)	Dentes Naturais ou Implantes Dentais	Média da Força Mastigatória Máxima
Carr e Laney[79] (1987)	Dentadura convencional	59 N
	Próteses implantossuportadas	112,9 N
Morneburg e Proschel[21] (2002)	PPF implantossuportadas de três elementos	220 N
	Implante unitário: anterior	91 N
	Implante unitário: posterior	12 N
Fontijn-Tekamp et al.[87] (1998)	Próteses implantossuportadas	(Unilateral)
	Região de molar	50 – 400 N
	Região de incisivo	25 – 170 N
Mericske-Stern e Zarb[90] (1996)	Prótese total/prótese implantossuportada	35 – 330 N
van Eijden[12] (1991)	Canino	469 ± 85 N
	Segundo pré-molar	583 ± 99 N
	Segundo molar	723 ± 138N
Braun et al.[13] (1995)	Dente natural	738 ± 209 N (homem > mulher)
Raadsheer et al.[78] (1999)	Dente de homem	545,7 N
	Dente de mulher	383,6 N

*Comparação dos estudos disponíveis que examinaram forças mastigatórias geradas sob variadas condições de carga. Os resultados do estudo foram apresentados em newtons (N) de força, salvo indicação em contrário. Diferenças entre a força masculina e feminina são observadas em estudos aplicáveis. *PPF*, próteses parciais fixas.

4. Ocupacional
5. Involuntária
6. Voluntária

Os fatores locais incluem o formato do dente ou oclusão, bem como as alterações dos tecidos moles, tais como ulcerações ou pericoronarites. Fatores sistêmicos incluem paralisia cerebral, epilepsia e discinesia em associação aos fármacos. As causas psicológicas ocorrem com maior frequência e incluem a liberação da tensão emocional ou ansiedade.[27] Os fatores ocupacionais envolvem profissionais como dentistas, atletas e trabalhadores de precisão, bem como costureiras e músicos que desenvolvem hábitos orais alterados. Os movimentos involuntários que provocam travamento da mandíbula como ocorrem durante a suspensão de objetos pesados ou freadas bruscas durante uma viagem contribuem para a parafunção. Causas voluntárias incluem a mastigação de chiclete ou lápis, apoiar o telefone entre a cabeça e o ombro e fumar cachimbo.

Os grupos parafuncionais apresentados neste capítulo são divididos em bruxismo, apertamento e pressão ou tamanho da língua. A literatura odontológica geralmente não identifica bruxismo e apertamento como entidades separadas. Embora vários aspectos do tratamento sejam semelhantes, seu diagnóstico e tratamento são, de certo modo, diferentes. Como tal, eles são apresentados como entidades diferentes nesta discussão.

A magnitude da parafunção pode ser classificada como ausente, leve, moderada ou grave.[23] Bruxismo e apertamento são os fatores mais importantes a serem avaliados em qualquer reabilitação com implantes. Nenhum sucesso a longo prazo será obtido com parafunção grave de bruxismo ou apertamento. Por isso, o dentista deve sempre tentar diagnosticar a presença dessas duas condições.

Isso não significa que os pacientes com parafunção moderada e grave não podem ser tratados com implantes. Um médico trata um paciente com diabetes não controlada; no entanto, o paciente pode perder a visão ou precisar ter seus pés amputados, apesar do tratamento. O fracasso do tratamento da pessoa com diabetes nem sempre significa falha do médico. O não reconhecimento do diabetes na presença de sinais e sintomas óbvios, é claro, outra questão. Uma vez que os pacientes com parafunção moderada a grave representam tantos riscos adicionais na implantodontia, é importante estar ciente destas condições e dos métodos para reduzir seus efeitos nocivos sobre todo o sistema relacionado com o implante. Infelizmente, a parafunção pode ser uma entidade difícil de diagnosticar, especialmente se o paciente estiver completamente edentado usando uma prótese recentemente confeccionada.

Bruxismo

Bruxismo diz respeito principalmente ao ranger horizontal e não funcional dos dentes. As forças envolvidas estão em excesso significativo quando comparadas às cargas mastigatórias fisiológicas normais. O bruxismo pode afetar os dentes, os músculos, as articulações, os ossos, os implantes e as próteses.[28] Essas forças podem ocorrer enquanto o paciente está acordado ou dormindo e podem gerar maior força sobre o sistema por várias horas ao dia. O bruxismo é o hábito oral mais comum. Estudos clínicos do sono avaliaram o bruxismo noturno e demonstraram que aproximadamente cerca de 10% das pessoas observadas apresentaram movimento óbvio da mandíbula com contatos oclusais.[29,30] Mais da metade desses pacientes relatam que o desgaste dentário afeta a estética. Apenas 8% dos pacientes tinham conhecimento do seu bruxismo noturno, e apenas 25% dos cônjuges dos pacientes estavam conscientes do hábito noturno. Dor muscular pela manhã foi observada em menos de 10% das vezes.[31] Um estudo em pacientes com bruxismo e implantes mostrou que 80% de bruxismo noturno ocorreu durante estágios de sono leve, mas não despertou o paciente.[32] Portanto, pacientes com bruxismo podem ou não ter o desgaste óbvio dos dentes afetando a estética; podem ter bruxismo noturno, mas seus companheiros não sabem a maior parte do tempo; raramente apresentam tensão muscular quando estão acordados; e geralmente não têm consciência de seu hábito oral. Em outras palavras, o bruxismo noturno é algumas vezes difícil de ser diagnosticado.[33]

A força máxima de mordida de pacientes com bruxismo é maior que a média. Da mesma maneira que halterofilista pode levantar mais peso, o paciente que constantemente está exercitando os músculos da mastigação desenvolve uma maior força de mordida. Um homem que masca chiclete por uma hora por dia durante um mês, pode aumentar a força da mordida de 118 para 140 psi dentro de uma semana.[34] Os hábitos de mascar chiclete, bruxismo e apertamento podem seguir o mesmo caminho. Os esquimós, que têm uma dieta muito tenaz e que mastigam o couro para amaciá-lo antes de fabricação da roupa, têm força máxima de mordida acima de 300 psi. Um paciente de 37 anos de idade, com uma longa história de bruxismo, registrou uma força máxima de mordida de mais de 990 psi (quatro a sete vezes maior que o normal).[35]

Felizmente, a força de mordida não continua a aumentar na maioria dos pacientes bruxistas. Quando os músculos não variam seu regime de exercício, o seu tamanho e a função são ajustados para a dinâmica da situação. Como resultado, as forças de mordida e o tamanho muscular mais elevado geralmente não continuam a aumentar em um espiral sem fim.

Diagnóstico

O bruxismo não representa necessariamente uma contraindicação absoluta para os implantes, mas influencia drasticamente no plano de tratamento. O primeiro passo é reconhecer a condição antes que o tratamento seja realizado. Os sintomas desta doença podem ser verificados por uma história dental e podem incluir dores de cabeça repetidas, uma história (ou presença) de dentes ou restaurações fraturados, restaurações não cimentadas repetidas ou desconforto mandibular ao acordar.[22-36] Por isso, quando o paciente está consciente da tensão muscular ou o cônjuge está consciente do ruído de bruxismo durante o sono, o diagnóstico é facilmente obtido (Quadro 10-4). No entanto, muitos pacientes não atribuem esses problemas às forças excessivas sobre os dentes e relatam uma história negativa. A ausência de tais sintomas não exclui a possibilidade de o bruxismo estar presente.

Felizmente, muitos sinais clínicos alertam para o ranger excessivo dos dentes. Os sinais de bruxismo incluem aumento no tamanho dos músculos temporal e masseter. Esses músculos e o pterigóideo lateral podem ficar sensíveis. Além disso, outros sinais incluem desvio da mandíbula durante a abertura da boca, abertura oclusal limitada, aumento da mobilidade dos dentes, abfração cervical dos dentes, fratura de dentes ou restaurações, perda de cimentação das coroas ou prótese fixa.[35]

Um exame físico para o candidato ao implante deve incluir a palpação dos músculos da mastigação. Os músculos masseter e temporal são facilmente examinados durante a consulta inicial. Músculos hiperativos nem sempre estão sensíveis, mas músculos sensíveis, na ausência de trauma ou doença, é um sinal de excesso de uso ou falta de coordenação entre os grupos musculares. O músculo pterigóideo lateral é o mais frequentemente usado pelo paciente bruxista, porém é difícil de palpar. O músculo pterigóideo medial ipsilateral fornece informações mais confiáveis nessa região. Ele age como o antagonista

---

QUADRO 10-4 Parafunção: Sintomas do Bruxismo no Histórico Dentário

- Dores de cabeça frequentes
- Histórico ou existência de dentes ou restaurações fraturados
- Próteses não cimentadas repetidas vezes
- Desconforto na mandíbula ao acordar
- Dor muscular
- Durante o sono, cônjuge está consciente do problema

do pterigóideo lateral em hiperfunção e, quando sensível, é um bom indicador do uso excessivo do pterigóideo lateral.[37] No entanto, o método mais eficaz para diagnosticar o bruxismo é avaliar o desgaste dos dentes naturais[23] (Quadro 10-5).

Facetas de desgaste não funcionais das bordas incisais ocorrem mais frequentemente em dentes naturais, em vez de coroas com oclusal de porcelana ou de metal, especialmente na região anterior da mandíbula e no canino superior. Esmalte contra esmalte provoca o desgaste de material oclusal mais que quase qualquer outra combinação (p. ex., esmalte contra metal, metal contra metal etc.).[38] Como resultado, em um paciente parcialmente edentado e com bruxismo, o desgaste do esmalte é facilmente observado.

Não só observar o desgaste do esmalte é o melhor método para determinar o bruxismo em um paciente dentado, mas Misch observou que o transtorno também pode ser classificado como ausente, leve, moderado ou grave.[23,39,40] Nenhum padrão de desgaste nos dentes anteriores representa uma ausência de bruxismo significativa. Bruxismo leve tem um pequeno desgaste dos dentes anteriores, mas sem comprometimento cosmético (Fig. 10-1). Bruxismo moderado apresenta um desgaste óbvio das facetas incisais anteriores, mas sem padrões de desgaste oclusal posterior (Fig. 10-2). Bruxismo grave tem uma ausência de guia anterior, como um resultado do desgaste excessivo, e desgaste dos dentes posteriores é óbvio (Fig. 10-3).

O desgaste do dente é mais significativo quando encontrado nas regiões posteriores, e altera a intensidade do bruxismo do moderado para a categoria grave. Padrões de desgaste posteriores são mais difíceis de serem tratados, porque eles geralmente estão relacionados com uma perda de guia anterior em excursões, e quando os dentes posteriores tocam nas posições excursivas mandibulares, maiores forças contra os dentes são geradas.[41] Os músculos masseter e temporal contraem quando os dentes posteriores se tocam. Com o guia incisivo e uma ausência de contato posterior em uma excursão lateral da mandíbula, dois terços desses músculos não contraem e, como consequência, a força de mordida é drasticamente reduzida. No entanto, quando os dentes posteriores mantêm contato, as forças de mordida são similares em excursões, durante a mordida posterior. Portanto, em um paciente com bruxismo grave, o plano oclusal ou a guia incisiva podem precisar de alteração para eliminar todos os contatos posteriores durante as excursões mandibulares antes da instalação do implante.

Pacientes bruxistas frequentemente repetem os mesmos movimentos mandibulares, que são diferentes de movimentos de limite da mandíbula e estão em uma direção particular. Como resultado, o desgaste oclusal é muito específico e principalmente em um lado do arco, ou até mesmo em apenas alguns dentes (Fig. 10-4). Este padrão geralmente permanece após o tratamento. Se o protesista restaurar a guia incisiva de dentes gravemente afetados por um padrão de bruxismo, a incidência de complicações nesses dentes será aumentada.

As complicações mais comuns em dentes restaurados neste "caminho de destruição" são as fraturas de porcelana, perda da cimentação da prótese e fratura radicular.[35] Quando os implantes suportam coroas nesse "caminho da destruição", o implante pode ser perdido, fraturar ou ter perda da crista óssea, perda do parafuso do componente protético, fratura da porcelana ou restaurações sem retenção.[39,40] Se o paciente continua o padrão de bruxismo grave, a questão não é se, mas quando e quais complicações vão ocorrer. O dentista deve dizer ao paciente que esses hábitos parafuncionais irão causar esses problemas. O tratamento pode ser planejado para

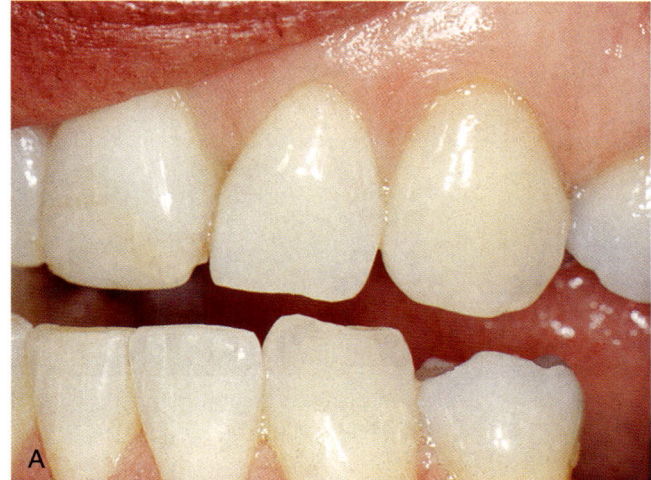

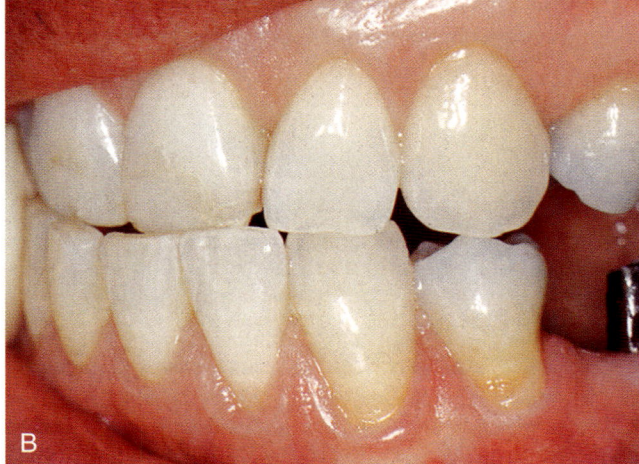

FIGURA 10-1. **A,** Bruxismo leve. Observe a faceta de desgaste no canino inferior e o leve desgaste no incisivo lateral superior. **B,** Os pacientes frequentemente rangem seus dentes em um movimento específico e repetido da mandíbula. Quando as facetas de desgaste dos dentes antagonistas estão em contato, deve-se observar a posição de oclusão dos dentes. O paciente mostrado em **A** tem um contato no lado de trabalho no pré-molar inferior com o canino superior nessa posição de mordida. A ligeira abrfação cervical do primeiro pré-molar inferior é uma consequência da parafunção. Os dentes posteriores do paciente não devem ocluir nesta posição para reduzir a quantidade de força nos dentes anteriores.

QUADRO 10-5 Parafunção: Sinais Clínicos de Bruxismo

1. Aumento no tamanho do músculo temporal e do músculo masseter
2. Músculos temporal, masseter e pterigóideo lateral sensíveis à palpação
3. Desvio mandibular na abertura
4. Limitação da abertura bucal
5. Mobilidade dos dentes
6. Abfração cervical de dentes
7. Fraturas de dentes ou próteses
8. Perda de cimentação das coroas ou restaurações
9. Desgaste de dentes naturais
   a. Ausente
   b. Leve
   c. Moderado
   d. Grave

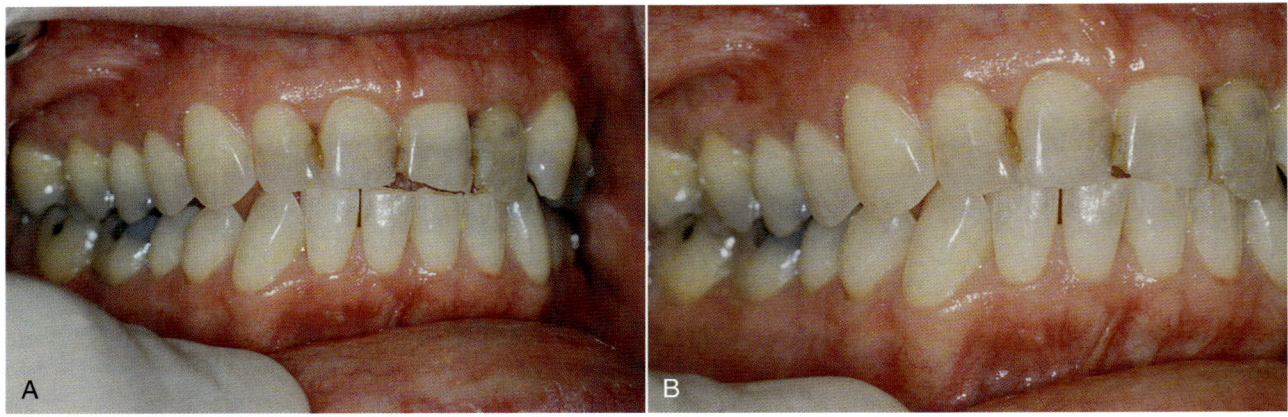

FIGURA 10-2. **A,** Bruxismo moderado dos incisivos centrais (há consequência estética). **B,** A posição de mordida colocou o dente inferior anterior sobre a ponta do incisivo superior e causou o desgaste dos incisivos centrais.

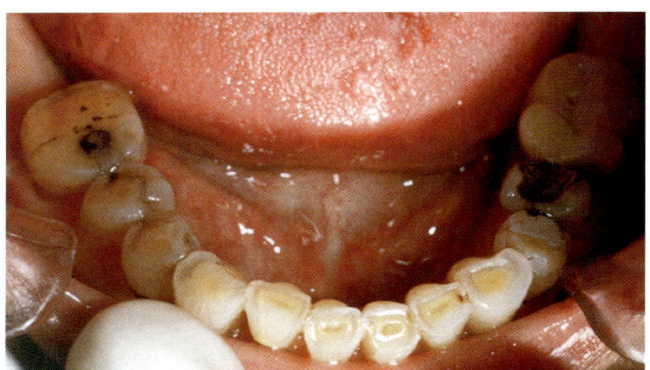

FIGURA 10-3. Este paciente tem bruxismo grave porque o desgaste oclusal é tanto anterior quanto posterior (*direita*). A guia anterior deve ser restabelecida antes da prótese fixa superior.

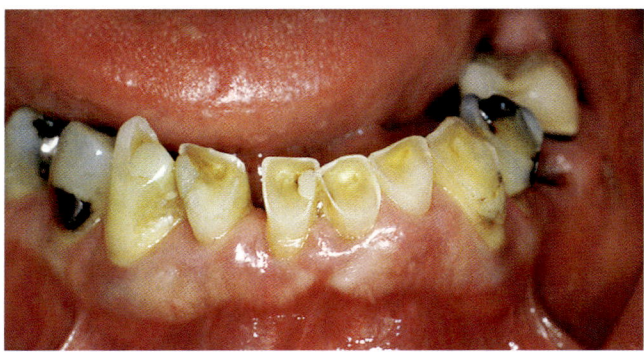

FIGURA 10-4. Esse paciente exibe um padrão de mordida de bruxismo principalmente na direção do pré-molar esquerdo para os incisivos centrais. O canino direito e incisivo lateral têm muito menos facetas de desgaste. A guia incisal deve ser restabelecida antes de qualquer prótese no segmento posterior esquerdo. Este "caminho de destruição" é específico.

reparar esses problemas, mas haverá complicações se o bruxismo não for reduzido.

O bruxismo altera as forças mastigatórias normais na sua magnitude (forças de mordida mais elevadas), duração (horas, em vez de minutos), direção (lateral, em vez de vertical), tipo (cisalhamento, em vez de compressão) e amplitude (de quatro a sete vezes mais que o normal).[39,40] O método para restaurar bruxismo grave pode ser problemático mesmo quando o desejo é principalmente cosmético e estético. Logo que os dentes anteriores sofrem desgaste, com frequência sofrem extrusão, e a dimensão vertical de oclusão total (DVO) permanece inalterada. Além disso, o processo alveolar pode acompanhar a extrusão do dente. Assim, quando os dentes anteriores são restaurados por estética (ou para obter uma guia incisiva), a altura da coroa reduzida não pode ser restaurada simplesmente aumentando a altura da coroa para uma dimensão média.[37] No entanto, em alguns pacientes, os dentes não sofrem extrusão na medida em que se desgastam, e a dimensão vertical oclusal diminui. Portanto, o diagnóstico do desgaste grave deve incluir a avaliação da DVO. As seguintes instruções são sugeridas:

1. Determinar a posição das bordas incisais dos incisivos superiores. Elas podem ser aceitáveis (se a extrusão surgiu à medida que se desgastam) ou precisar de maior altura coronal para corrigir o desgaste incisal relacionado. A ponta do incisivo superior deve estar na posição correta (ou permanecer como presente se aceitável ou restaurar se não aceitável) (Fig. 10-5, *A*).
2. Determinar a DVO desejada. Isso não é uma dimensão exata e podem existir em várias posições diferentes, sem consequência. No entanto, semelhante à maioria dos fatores, há uma variação que é específica do paciente e não segue protocolos. Os métodos mais comuns para determinar esta dimensão estão relacionados com medidas faciais, espaço de pronúncia, posição fisiológica de repouso, fala e estética (Fig. 10-5, de *B* a *D*). Esse é um dos passos mais importantes. Se a dimensão vertical está colapsada por causa do desgaste oclusal anterior e posterior, é necessário um tempo de reabilitação ainda maior. Essa condição é observada com mais frequência quando o bruxismo é grave, a guia incisal anterior é perdida e, como consequência, o desgaste causado pelo bruxismo é maior devido a um aumento nos fatores de força. O desgaste oclusal acelerado pode causar uma perda na DVO. A DVO raramente está diminuída quando a guia incisal ainda está presente, pois os dentes posteriores mantêm a dimensão e os dentes anteriores têm tempo para sofrer extrusão, porque as forças são menores e a taxa de desgaste é mais lenta.
3. Avaliar e restaurar a posição dos dentes anteriores inferiores quando necessárias. No passado, foi afirmado que a reabilitação oral se inicia com os dentes anteriores inferiores[37]. No entanto, o arco inferior não pode ser restaurado até que os dentes anteriores superiores e a DVO sejam estabelecidos. Muitas diretrizes estéticas e de linguagem estão disponíveis para ajudar o protesista a fazer a restauração com a posição dos dentes anteriores superiores. Por exemplo, quando um dentista inicia a reabilitação de um paciente completamente edentado, primeiramente determina-se a posição do bordo inferior, por razões semelhantes.

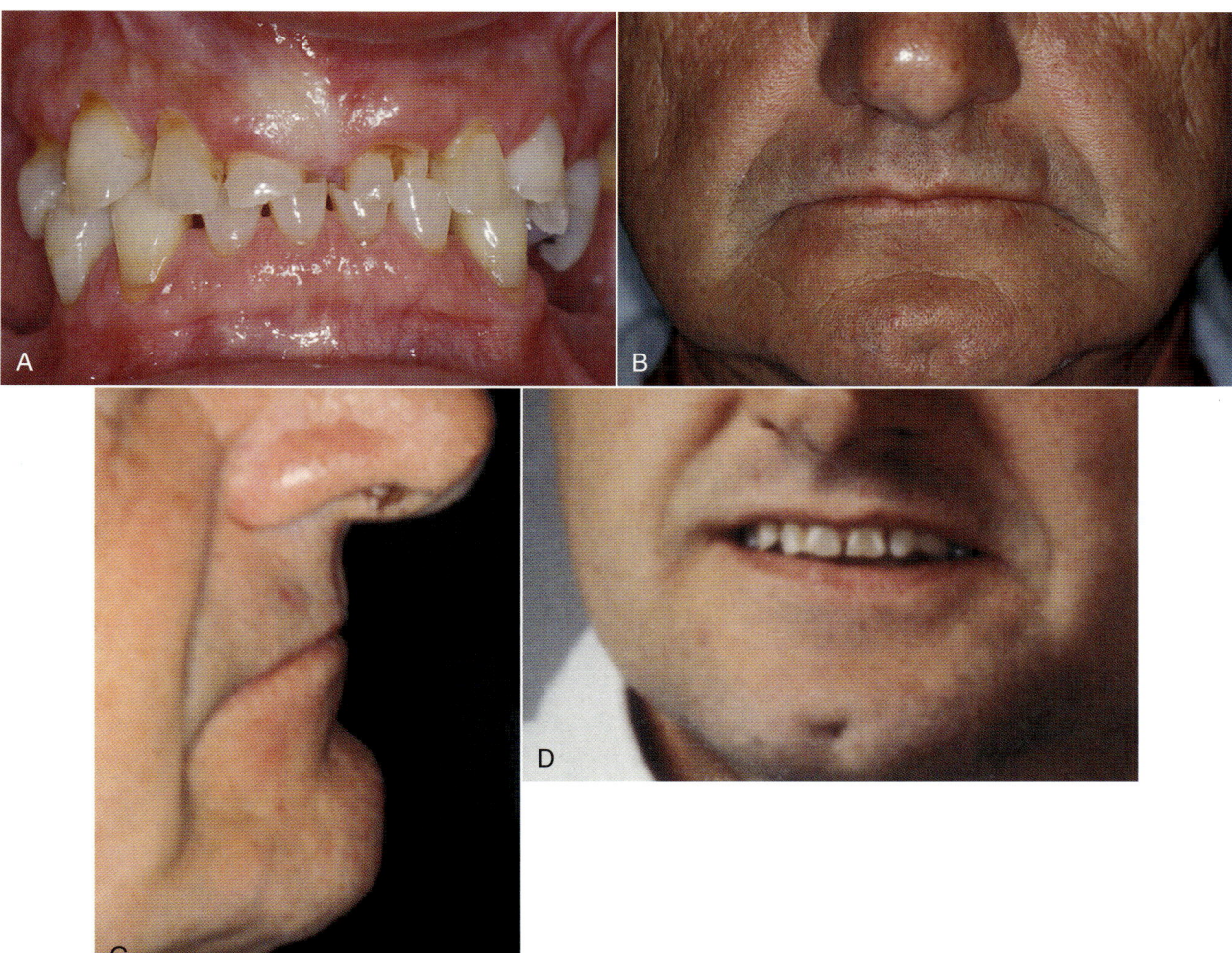

FIGURA 10-5. **A,** Bruxismo grave e perda de dimensão vertical dos dentes. Os dentes superiores e inferiores estão topo a topo. **B,** A dimensão vertical facial está diminuída, de modo que os dentes não irromperam enquanto o desgaste forte ocorreu. **C,** A dimensão vertical presente está diminuída, por isso a mandíbula girou para a frente, o que posicionou os dentes topo a topo. **D,** Imagem de dimensão vertical do paciente em repouso, quando ele era mais jovem e os dentes não estavam desgastados.

Com os dentes naturais, a posição dos dentes anteriores inferiores devem tocar nas superfícies palatinas dos dentes anteriores superiores na DVO estabelecida, e a quantidade de trespasse vertical da borda incisal dos superiores e o ângulo do contato incisal em movimentos de protrusão da mandíbula determina a altura e o ângulo da guia anterior.[37] Esta dimensão deve ser maior que o processo condilar (o ângulo da eminência) de modo que os dentes posteriores possam se separar durante as excursões mandibulares.

Nos pacientes com bruxismo de moderado a grave, a altura do trespasse vertical e o ângulo da guia incisal não devem ser extremos, assim como a quantidade de força nos pilares anteriores, cimento e porcelana está diretamente relacionada com essas condições (Fig. 10-6). Em outras palavras, quanto maior for o trespasse incisal, maior é distância entre os dentes posteriores nas excursões, e maior é a força gerada sobre os dentes anteriores durante esses movimentos. Em pacientes com bruxismo grave, a intensidade da força sobre os dentes anteriores deve ser reduzida, pois a duração da força está aumentada.

Quando o desgaste do dente anterior é acompanhado de extrusão dentária, com manutenção da DVO e o osso alveolar na região sofreu extrusão em direção do plano incisal, as bordas incisais desgastadas dos dentes não podem ser restauradas. O osso alveolar e as regiões cervicais devem ser reduzidos, e um aumento da coroa deve ser realizado sobre os dentes antes da sua restauração. Isso é necessário, na maioria das vezes, na região anteroinferior, quando os dentes inferiores anteriores são opostos a uma prótese, mas pode ser observado em qualquer região da boca após um bruxismo grave de longo prazo. Além disso, o tratamento endodôntico pode ser necessário para permitir o preparo adequado do dente anterior. Em uma síndrome combinada com uma prótese parcial classe I inferior oposta à outra prótese, os dentes inferiores anteriores podem ter de ser extraídos de modo a obter a correta posição da borda incisal (Fig. 10-7).

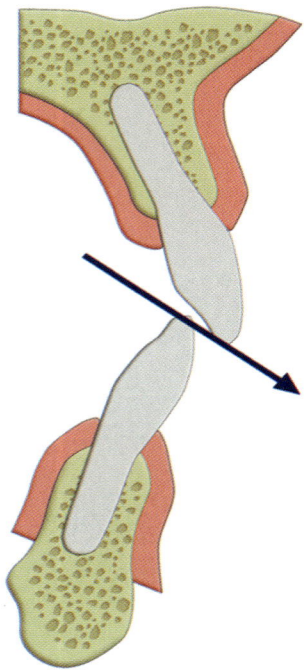

FIGURA 10-6. A guia anterior para um paciente com bruxismo moderado a grave deve ser pouco profunda (no entanto, mais acentuada que o ângulo da eminência da articulação), para reduzir a força sobre os dentes anteriores durante o movimento excursivo da mandíbula.

O aumento da coroa clínica e os procedimentos associados não são necessários quando a dimensão vertical foi reduzida devido ao desgaste incisal e os dentes relacionados com este processo não foram extruídos. Em vez disso, os dentes podem ser preparados no seu estado presente, geralmente, sem redução da borda incisal para o preparo da coroa. A restauração restabelece a DVO e a guia incisal anterior.

4. O plano oclusal posterior é então determinado. Isso pode ser realizado primeiramente utilizando o arco superior ou a região posterior do arco inferior. No entanto, é melhor se os mesmos quadrantes posteriores bilaterais forem direcionados ao mesmo tempo, de modo que o plano posterior esteja paralelo ao plano horizontal. A região posterossuperior é mais frequentemente determinada primeiro em pacientes completamente edentados.

Fraturas por Fadiga

O aumento da duração da força é um problema considerável. Os materiais seguem uma curva de fadiga, que é influenciada pelo número de ciclos e a intensidade da força[42,43] (Fig. 10-8). A força pode ser tão grande que faz com que um ciclo cause uma fratura (p. ex., um golpe de caratê em uma peça de madeira). No entanto, se uma força de magnitude menor atinge repetidamente um objeto, este ainda vai fraturar com tempo. O fio encapado, quando é dobrado, não quebra na primeira vez, mas dobras repetidas irão fraturar o material – não porque a última dobra tenha sido mais forte, mas por causa da fadiga.

Um paciente bruxista tem um risco maior de fraturas por duas razões. A magnitude das forças aumenta ao longo do tempo conforme os músculos tornam-se mais fortes e o número de ciclos aumenta nos componentes protéticos. Eventualmente, um dos componentes (implante, parafuso, pilar protético, prótese) irá quebrar se a parafunção não puder ser reduzida em intensidade ou duração (Fig. 10-9).

Nenhum resultado protético a longo prazo é esperado em pacientes bruxistas. Portanto, uma vez que o implantodontista tenha identificado as fontes de força adicional no sistema de implante, o plano de tratamento é alterado na tentativa de minimizar os efeitos negativos sobre a longevidade do implante, o osso e a prótese final. Todos os elementos capazes de reduzir a tensão ou modificar o fator de fatiga devem ser considerados.

A fratura da porcelana é uma preocupação particular com a prótese do implante em um paciente bruxista (Fig. 10-10). Em um relatório por Kinsel e Lin, 34% dos pacientes com bruxismo apresentavam fratura da porcelana, e mais de 15% das coroas nos pacientes com bruxismo fraturaram a porcelana. Quando a função de grupo foi usada para restaurar esses pacientes em excursões laterais, mais da metade dos pacientes tiveram fratura de porcelana em sua prótese sobre implantes. Por isso, é adequado neste grupo de pacientes: informá-los sobre o risco de fratura da porcelana, utilizar superfícies oclusais metálicas em regiões não estéticas e utilizar conceitos de oclusão para proteção do implante (restaurar a guia incisal).

Protetores Oclusais

A causa do bruxismo é multifatorial e pode incluir desarmonia oclusal.[37] Quando uma reabilitação com implantes é considerada em um paciente com bruxismo, a análise oclusal é importante. Contatos posteriores prematuros durante as excursões mandibulares aumentam as condições de tensão.[45] A eliminação de contatos prematuros pode permitir a recuperação da saúde do ligamento periodontal e da atividade muscular dentro de 1 a 4 semanas. A harmonia oclusal não necessariamente elimina o bruxismo, mas não há motivo para não realizar uma análise oclusal e eliminar os contatos prematuros. Nenhum estudo demonstrou um aumento na parafunção após ajuste oclusal. Portanto, a capacidade de diminuir o risco de sobrecarga oclusal em um dente em particular, e o benefício adicional de talvez reduzir a parafunção é garantido em quase todos os pacientes diagnosticados com o hábito parafuncional de bruxismo ou apertamento.

O estabilizador noturno pode ser uma ferramenta de diagnóstico útil para avaliar a influência de desarmonia oclusal no bruxismo noturno. O estabilizador noturno de Michigan apresenta contatos oclusais iguais ao redor do arco em relação cêntrica de oclusão e fornece desoclusão posterior com guia anterior em todas as excursões mandibulares.[46] Este dispositivo pode ser fabricado com 0,5 e em 1 mm de resina acrílica colorida na superfície oclusal. Após 4 semanas de uso noturno, os músculos e o ligamento periodontal são restaurados. Se o paciente usa este dispositivo por 1 mês ou mais, a influência da oclusão no bruxismo pode ser observada diretamente, porque não existem contatos prematuros enquanto o dispositivo é usado. Se o acrílico colorido ainda está intacto, a parafunção noturna foi reduzida ou eliminada. Portanto, a reabilitação ou a modificação oclusal podem ser realizadas. Se o acrílico colorido no estabilizador noturno estiver desgastado de um lado ao outro, um ajuste oclusal terá pouca influência na diminuição desse hábito parafuncional. O estabilizador noturno ainda é indicado para aliviar as tensões durante a parafunção noturna, mas o plano de tratamento deve levar em conta as forças maiores.

Forças do bruxismo de moderado a grave são mais difíceis de serem direcionadas a longo prazo. A educação e o consentimento do paciente são úteis para que ele coopere para eliminar ou reduzir os efeitos nocivos. Se o arco antagonista for uma prótese removível mucossuportada, os efeitos do hábito noturno podem ser minimizados se o paciente remover a prótese durante a noite. O uso de um estabilizador noturno é útil para um paciente com uma prótese fixa, a fim de transferir a ligação mais frágil do sistema para o dispositivo de acrílico removível. Contatos cêntricos na relação de oclusão cêntrica e desoclusão de dentes posteriores pelo guia anterior nas excursões

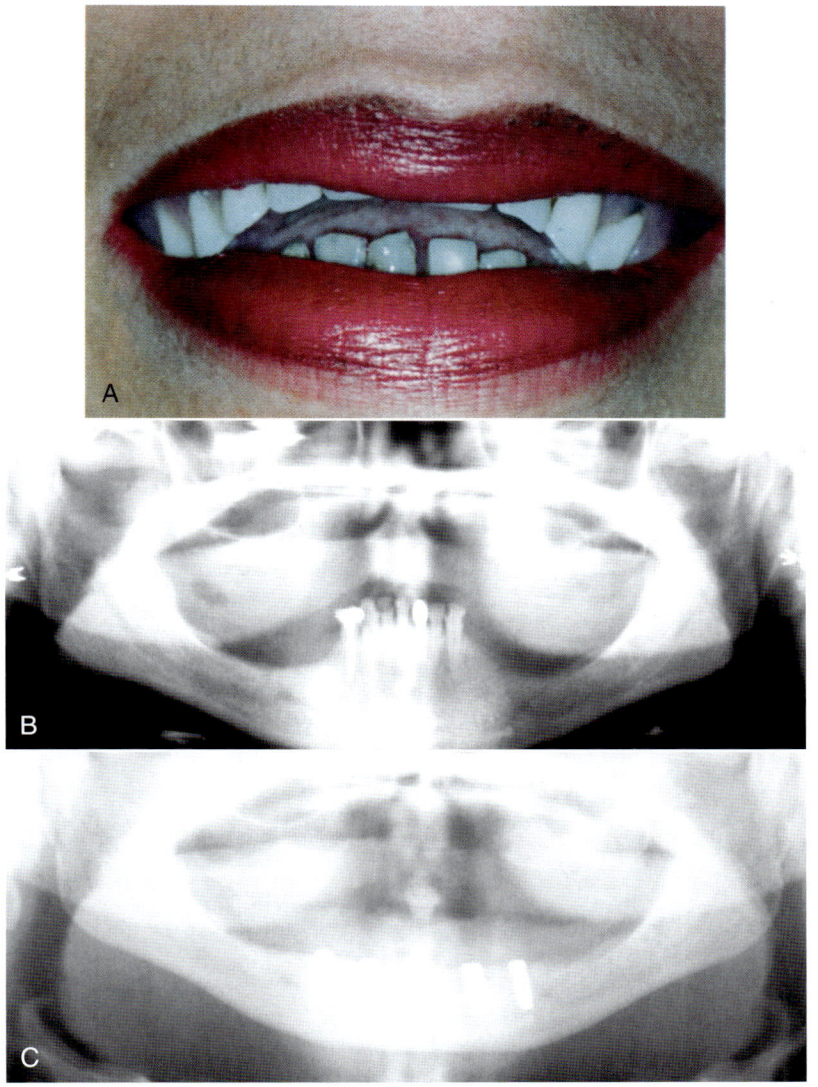

FIGURA 10-7. **A,** Paciente com uma prótese superior em oposição aos dentes naturais anteriores inferiores. Observe que os incisivos superiores estão acima do lábio e o plano de oclusão é baixo na parte posterior. Os incisivos mandibulares estão acima da sua posição natural. **B,** Radiografia panorâmica prévia do paciente. A região anterior da maxila é reabsorvida e os dentes inferiores anteriores estão extruídos juntamente com o processo alveolar. **C,** A extração dos dentes naturais foi necessária para reduzir a sua posição superior e restaurar a posição correta da borda incisal. Cinco implantes anteriores irão suportar uma prótese fixa na dimensão vertical adequada.

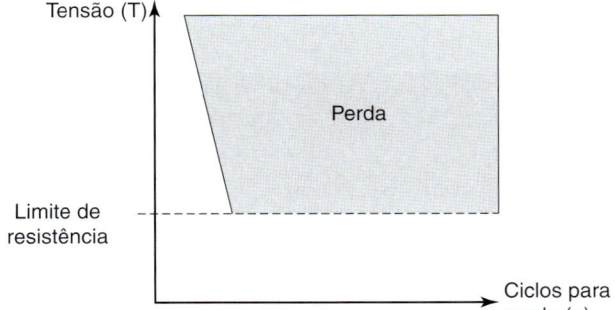

FIGURA 10-8. Na curva de fadiga para um material, a tensão corresponde ao eixo vertical, e ciclos para perda, ao eixo horizontal. Um ponto existe no qual a tensão é tão grande que o material quebra com apenas um ciclo. Quando a tensão é suficientemente baixa, o material não vai quebrar, independentemente do número de ciclos. A quantidade de tensão no ponto mais alto desta zona de segurança é chamada de *limite de resistência*. Pacientes com parafunção aumentam a quantidade de tensão para o sistema implante-prótese e aumentam o número de ciclos para níveis mais elevados de tensão. Perdas por fadiga, portanto, são comuns.

são fortemente sugeridos no estabilizador noturno, o qual pode ser projetado para ser instalado na maxila e na mandíbula.

Ao contrário dos dentes, os implantes não extruem na ausência de contatos oclusais. Como resultado, em pacientes parcialmente edentados, o estabilizador noturno superior pode ser aliviado ao redor das coroas do implante, de modo que os dentes naturais adjacentes suportem toda a carga.[23,39] Por exemplo, para implantes superiores, uma cavidade pode ser realizada no estabilizador noturno de forma que nenhuma força de oclusão seja transmitida para a coroa do implante (Fig. 10-11). Quando a restauração é na mandíbula, a superfície oclusal do estabilizador noturno superior é aliviada sobre as coroas dos implantes para que nenhuma força oclusal seja transmitida aos implantes (Fig. 10-12).

Um cantiléver posteroinferior em uma prótese total fixa sobre implantes também pode ser aliviado da oclusão com um estabilizador noturno superior. Quando um quadrante posterossuperior de implantes suporta uma prótese fixa oposta aos dentes inferiores, um material de reembasamento macio pode ser colocado ao redor das coroas dos implantes para agir como um elemento de alívio de tensão e diminuir o impacto da força na restauração (Fig. 10-13). Quando as próteses totais fixas sobre implantes são antagonistas entre si, o estabilizador noturno fornece somente contatos anteriores

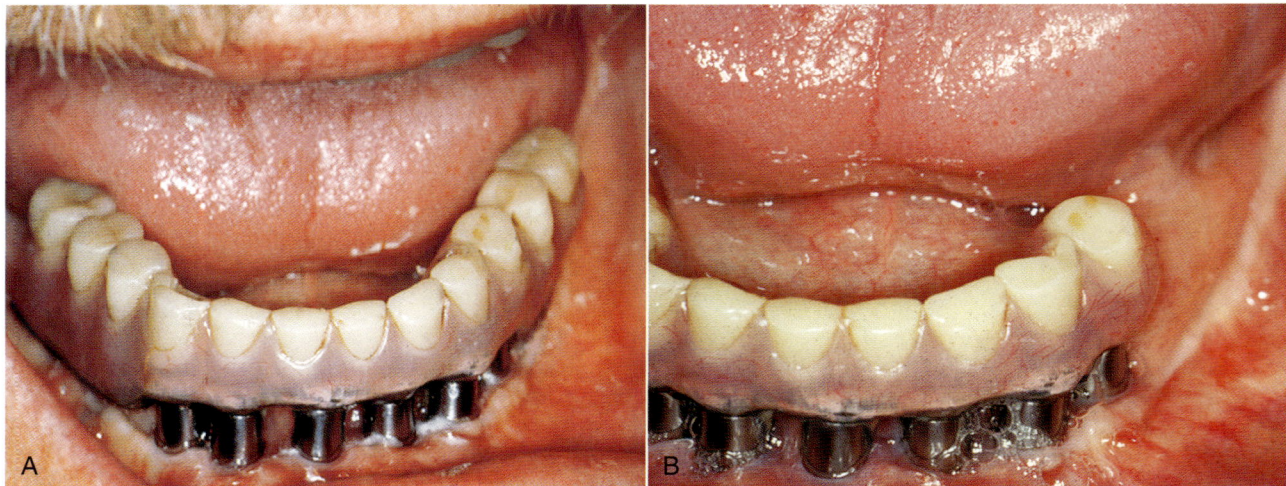

FIGURA 10-9. **A,** O paciente tem uma prótese fixa híbrida com cantiléver na mandíbula. Bruxismo grave é evidente, com desgaste dos dentes anteriores e posteriores. Nesse ponto, o paciente deve ser informado que a guia anterior da prótese deve ser restaurada. **B,** O paciente optou por não restaurar a guia anterior da prótese. Como consequência de forças maiores com contato posterior durante as excursões, ocorreu falha por fadiga da prótese.

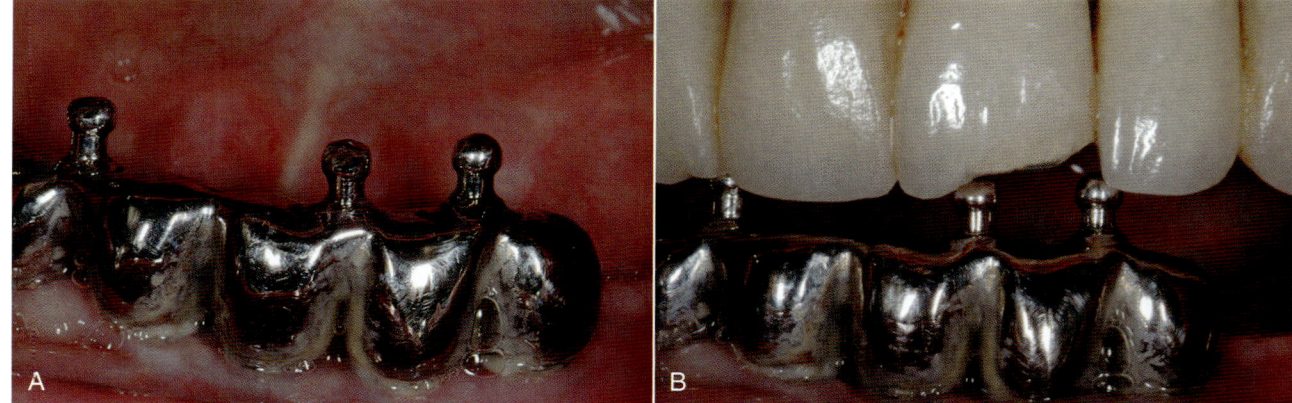

FIGURA 10-10. **A,** Esse paciente não usa a prótese sobre implantes à noite e tem bruxismo noturno, o que causou o desgaste dos conectores do tipo O-ring anteriores. **B,** O bruxismo noturno levou à fratura de porcelana da prótese fixa superior implantossuportada.

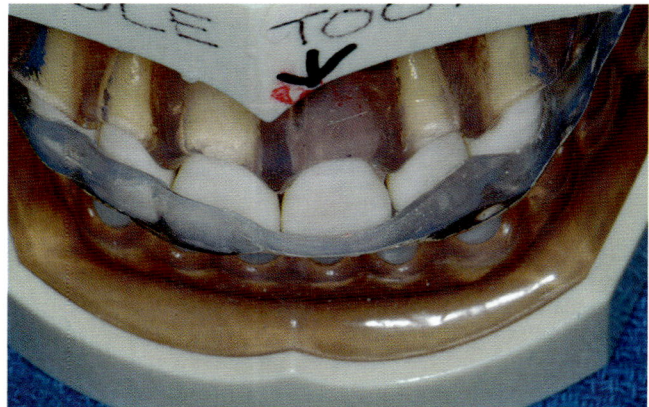

FIGURA 10-11. Um estabilizador noturno para um paciente parcialmente edentado restaurado com implantes pode ser projetado para transferir a força para os dentes naturais. O estabilizador é aliviado ao redor da coroa sobre implante superior esquerdo.

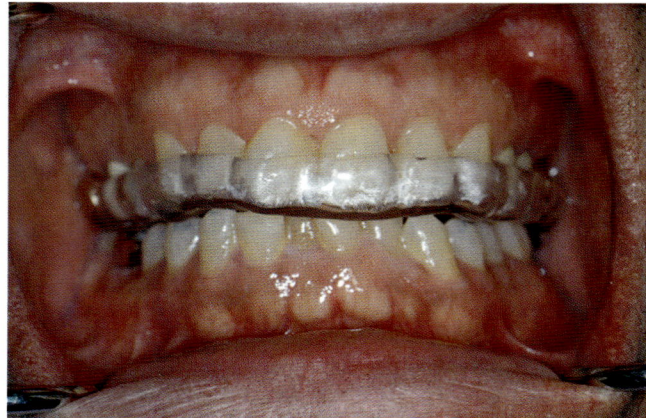

FIGURA 10-12. Quando a prótese implantossuportada (coroa inferior direita de ouro) está oposta ao estabilizador, não há contatos oclusais em cêntrica ou durante as excursões mandibulares no estabilizador noturno.

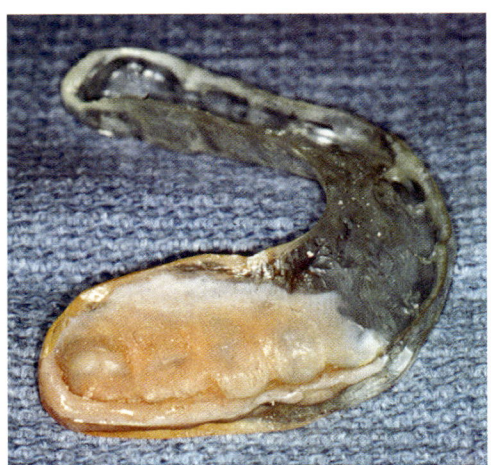

FIGURA 10-13. Um estabilizador noturno com uma camada de acrílico rígido e um revestimento resiliente pode diminuir a tensão nas próteses implantossuportadas superiores do lado direito posterior durante episódios de parafunção.

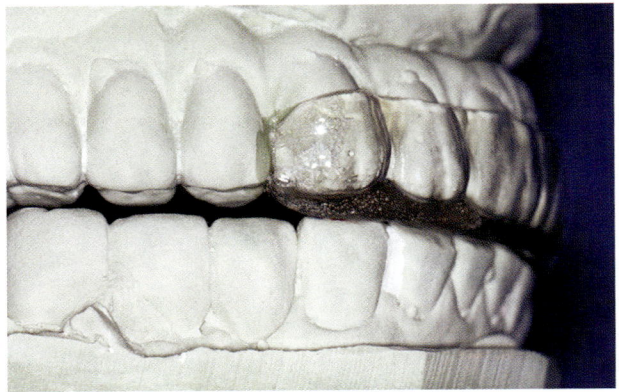

FIGURA 10-14. Próteses totais sobre implantes em ambos os arcos podem ter apenas contato oclusal anterior em cêntrica e durante as excursões mandibulares com o estabilizador em posição.

durante a oclusão cêntrica e excursões mandibulares (Fig. 10-14). Além disso, a força parafuncional é reduzida nos dentes e implantes e eliminada nas regiões posteriores.

Plano de Tratamento

O plano de tratamento com implantes é modificado principalmente em duas maneiras, quando os implantes são instalados na região posterior com bruxismo grave: (1) a instalação de implantes adicionais com diâmetro mais largo é um método usado para reduzir o risco de sobrecarga, ou (2) os dentes anteriores podem ser modificados para recriar uma guia incisal adequada e evitar interferências posteriores durante as excursões. A eliminação de contatos oclusais laterais posteriores durante os movimentos excursivos é recomendada quando dentes naturais, um implante ou uma prótese fixa sobre dentes são antagonistas. Isso é benéfico em dois aspectos: (1) porque as forças de tensão laterais aumentam dramaticamente na interface implante/osso, a eliminação de contatos posteriores diminui o efeito negativo das forças anguladas durante bruxismo;[46,47] e (2) a presença de contatos posteriores durante as excursões, e quase todas as fibras dos músculos masseter, temporal, e o músculo pterigóideo medial se contraem e colocam forças maiores sobre os dentes anteriores e implantes. Por outro lado, durante as excursões, com ausência de contatos posteriores, poucas fibras dos músculos temporal e masseter são estimuladas, e as forças aplicadas sobre o sistema de dentes/implantes anteriores são reduzidas em até dois terços.[41]

Apertamento

O apertamento é um hábito que gera uma força constante exercida a partir de uma superfície oclusal para outro, sem qualquer movimento. A posição habitual do apertamento não corresponde necessariamente à oclusão cêntrica. A mandíbula pode ser posicionada em qualquer sentido antes da carga estática; portanto, uma combinação de bruxismo e apertamento pode existir. A posição de apertamento mais frequente está na mesma posição repetida, e raramente altera de um período para outro. A direção da carga pode ser vertical ou horizontal. As forças envolvidas estão em excesso significativo de cargas fisiológicas normais, e são similares às do bruxismo em quantidade e duração; entretanto, várias condições clínicas são diferentes no apertamento.[48,49]

Diagnóstico

Muitos sintomas e sinais clínicos alertam para o ranger excessivo. No entanto, os sinais de apertamento são menos óbvios. As forças produzidas durante o apertamento são geralmente direcionadas mais verticalmente ao plano oclusal, pelo menos nas regiões posteriores da boca. O desgaste dos dentes geralmente não está evidente; portanto, o apertamento muitas vezes escapa da observação durante o exame intraoral. Como resultado, o dentista deve estar mais atento ao diagnóstico deste distúrbio.[29]

Muitos dos sinais clínicos do apertamento se assemelham aos do bruxismo. Quando um paciente tem uma história dentária de sensibilidade ou apresenta dor muscular (muitas vezes ao acordar) ou sensibilidade dentária ao frio, a parafunção é fortemente suspeita. Na ausência de desgaste dentário, o apertamento é o primeiro a ser suspeitado. Mobilidade dentária, hipertrofia e tensão dos músculos temporal ou masseter, desvio da mandíbula durante a abertura oclusal, limitação de abertura, linhas de tensão no esmalte, abfração cervical e fadiga do material (esmalte, sulco no esmalte, porcelana e componentes do implante) são todos sinais clínicos de apertamento.[48] Todas essas condições podem também ser encontradas em pacientes bruxistas.[36] No entanto, o desgaste do esmalte tem uma forte correlação com o bruxismo, sendo o principal e, frequentemente, o único fator necessário para avaliar a presença do bruxismo. Um paciente com apertamento tem a "doença traiçoeira da força." Por isso, uma atenção particular deve ser dada ao diagnosticar este distúrbio a partir de condições clínicas menos óbvias. Quando os sinais clínicos da força excessiva aparecem nos dentes, músculos, articulações ou na ausência do desgaste incisivo, apertamento é um forte suspeito.

A avaliação muscular do apertamento (e bruxismo) inclui o desvio durante a abertura da mandíbula, abertura limitada, e contração da articulação temporomandibular (ATM). O desvio para um lado durante a abertura indica um desequilíbrio do músculo do mesmo lado.[37] Abertura limitada é facilmente avaliada e pode indicar desequilíbrio muscular ou doença articular degenerativa. A abertura normal deve ser de pelo menos 40 mm a partir da borda incisal superior até a borda incisal inferior em um paciente classe I de Angle, levando em consideração um trespasse horizontal ou vertical. Se existir qualquer trespasse horizontal ou vertical, o seu valor em milímetros é subtraído de um mínimo de 40 mm a partir da medida de abertura.[50] A variação de abertura, sem considerar trespasse horizontal e vertical, foi medida com valores de 38 a 65 mm para homens e 36 a 60 mm para mulheres de uma borda incisal à outra.[51]

Um achado clínico comum do apertamento é a borda festonada da língua. Este achado raramente está presente no bruxismo (Fig. 10-15). A língua é muitas vezes apoiada contra as superfícies linguais dos dentes superiores durante o apertamento, exercendo pressões laterais e resultando em uma borda festonada. Essa posição da língua pode também ser acompanhada por um vácuo intraoral,

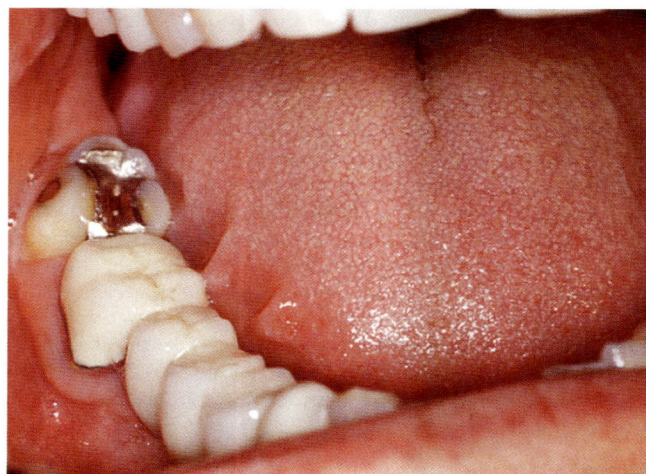

FIGURA 10-15. A borda festonada da língua é mais frequentemente encontrada no paciente com apertamento. Para manter a força entre os dentes, um vácuo é criado na boca, e a impressão do contorno lingual dos dentes superiores é vista na língua.

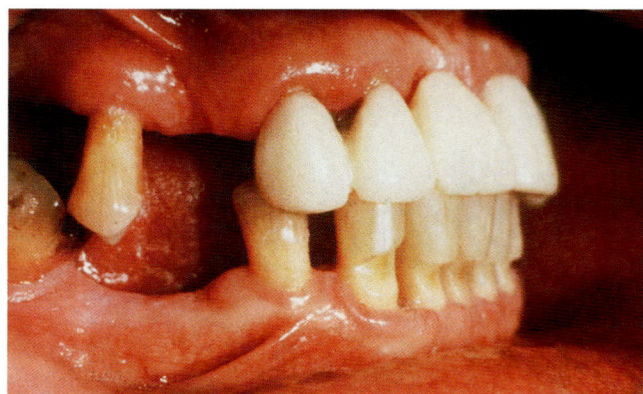

FIGURA 10-16. Os hábitos de apertamento são mais difíceis de serem diagnosticados, pois o desgaste oclusal frequentemente está ausente. Esses pacientes com apertamento tem abfração cervical dos dentes anteroinferiores. Neste paciente, a abfração obviamente não é derivada de abrasão pela escovação.

> **QUADRO 10-6** Parafunção: Sinais de Apertamento na Ausência de Dentes Desgastados
>
> Histórico ou presença de músculo masseter ou temporal tensionados (muitas vezes ao acordar)
> Sensibilidade dentária ao frio
> Mobilidade dentária
> Hipertrofia do músculo temporal ou masseter
> Desvio da mandíbula durante a abertura
> Limitação de abertura
> Linhas de tensão em esmalte
> Abfração cervical
> Fratura de materiais (sulcos de esmalte, restaurações)
> Borda festonada da língua

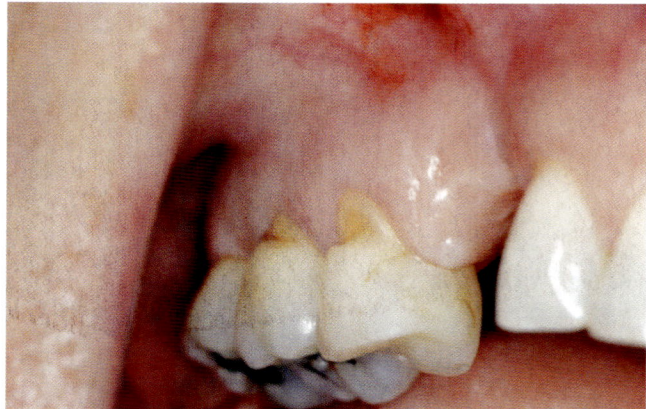

FIGURA 10-17. Este paciente tem ausência do canino e apresenta abfração cervical do pré-molar e molar (de função em grupo e não canina). Por não haver nenhum desgaste oclusal dos dentes anteriores, apertamento é sugerido.

o que permite que o apertamento se estenda por um tempo considerável, muitas vezes durante o sono. Quando o dentista pede ao paciente para abrir a boca amplamente para avaliar a abertura oclusal máxima (enquanto palpa a ATM), o contorno lateral da língua é observado ao notar qualquer borda festonada. Quando presente, o apertamento dentário é muito suspeito (Quadro 10-6).

O aumento da mobilidade dos dentes pode ser uma indicação de uma força além dos limites fisiológicos, perda óssea, ou a combinação delas. Isso requer uma pesquisa adicional em relação à parafunção e é muito importante avaliar se um implante pode ser colocado na região dos dentes com mobilidade. O implante estável pode receber mais que sua força oclusal quando circundado por dentes com mobilidade. Frêmito, um tipo de vibração e mobilidade do dente, está muitas vezes presente no paciente com apertamento. Para avaliar esta condição, o dedo do dentista toca somente a superfície vestibular de um dente de cada vez, e sente as vibrações enquanto o paciente toca os dentes. Frêmito é um sintoma de um excesso de cargas oclusais locais.

Erosão cervical é frequentemente um sinal de apertamento parafuncional ou bruxismo (Fig. 10-16). No passado, Black analisou as oito teorias mais populares considerando o contorno gengival dos dentes, sendo todas inconclusivas.[10] Esta observação tem sido frequentemente chamada de "abrasão pela escovação."[46] McCoy descreveu esta condição em qualquer outro dente, apenas um dente, e até mesmo sobre os dentes de alguns animais.[52] A parafunção foi a ligação comum entre os pacientes com esta condição. A aparência marcada da região cervical do dente se correlaciona diretamente com a concentração de forças mostrada na análise tridimensional de elementos finitos e estudos fotoelásticos.[53,54] A abfração dos dentes foi também observada em gatos, ratos e micos sendo descrita na literatura no início dos anos 1930.[55] Um estudo de uma população humana idosa não hospitalizada revelou que a abrasão cervical estava presente em 56% dos participantes[56].

Nem todas as erosões gengivais são causadas por uma parafunção. No entanto, quando presente, a oclusão deve ser cuidadosamente avaliada, juntamente com outros sinais de força excessiva. Se as forças excessivas aparentam ser a causa, esta condição é referida como *abfração cervical*[57] (Fig. 10-17). Outros sinais de fadiga no esmalte ou material oclusal encontrados nos pacientes com bruxismo ou apertamento incluem invaginações oclusais ou sulcos, linhas de tensão em esmalte, linhas de tensão em restaurações metálicas ou acrílicas (linhas de Luder) e fratura de material (Figs. 10-18 e 10-19). Frêmito também pode ser observado clinicamente em muitos dentes com erosão e sem mobilidade.

Fraturas de Fadiga

O aumento da magnitude e duração da força é um problema significativo, seja por bruxismo ou apertamento. A curva de fadiga apresentada anteriormente para o bruxismo também se aplica ao

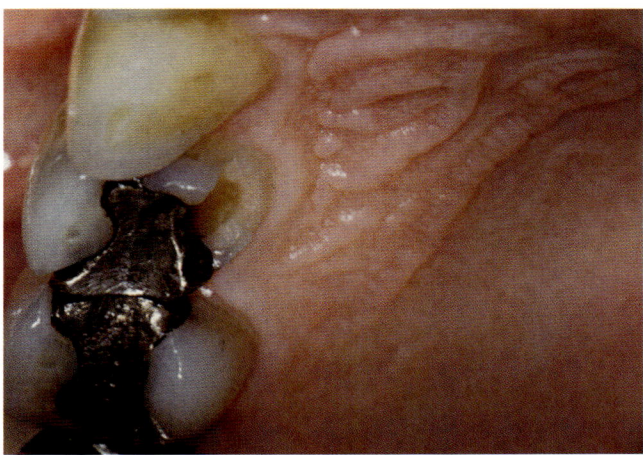

FIGURA 10-18. Trincas no esmalte (cúspides de pré-molares) e cúspides fraturadas são sinais clínicos de apertamento.

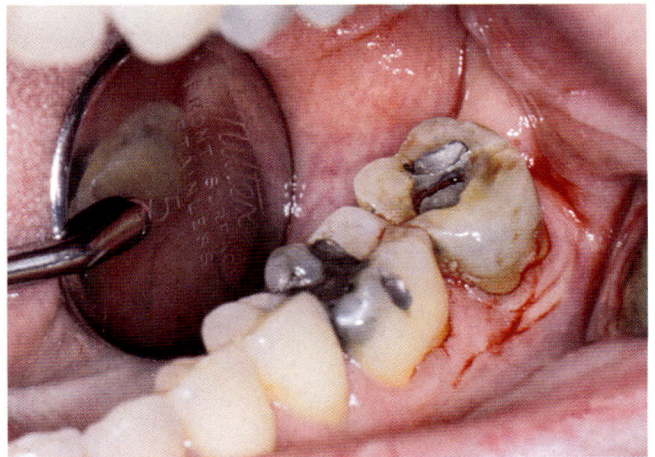

FIGURA 10-19. O paciente apresenta apertamento, diagnosticado a partir do tamanho dos músculos masseter e temporal e a ponta festonada da língua. O segundo molar inferior fraturou de mesial a distal.

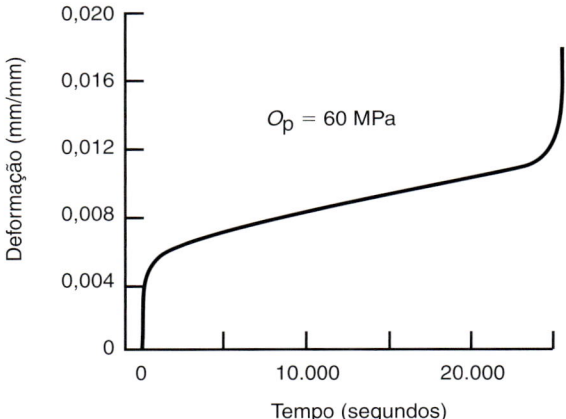

FIGURA 10-20. A curva de deformação para os materiais foi criada, colocando a deformação no eixo vertical e o tempo no eixo horizontal, quando uma carga constante é aplicada. Esta é uma curva de deformação para o osso com uma carga constante de 60 Mpa. O osso altera a forma (i.e., deformação) na condição de tensão inicial e, em seguida, a uma quantidade maior sobre o tempo até a quebra do material (p. ex., osso).

apertamento. Além disso, os pacientes com apertamento podem experimentar um fenômeno chamado de *arrastamento*, o que também resulta em fratura de componentes. O arrastamento ocorre em um material quando o aumento da deformação é expresso em função do tempo, quando submetido a uma carga constante[43] (Fig. 10-20). Embora os ciclos de carga possam não estar presentes para afetar a deformação de um material, a força constante é ainda capaz de causar fratura. Em outras palavras, algo irá quebrar se a força contínua não for interrompida ou, pelo menos, reduzida em intensidade ou duração (Fig. 10-21). Esta condição pode ocorrer também no osso, que pode resultar em mobilidade e perda do implante. Todos os elementos para reduzir a força excessiva de apertamento e suas consequências devem ser considerados.

Protetores Oclusais

O apertamento afeta o plano de tratamento de uma forma similar à do bruxismo. No entanto, as forças verticais são menos prejudiciais que as forças horizontais, e alteração do esquema oclusal anterior não é tão crítica quanto com pacientes de bruxismo. Os estabilizadores noturnos também são menos eficazes. Contudo, um estabilizador noturno de acrílico rígido e revestido internamente por material resiliente, o qual é levemente aliviado sobre os implantes, é muitas vezes benéfico para um paciente com apertamento. Ao contrário dos dentes, os implantes não extruem. Como resultado, os estabilizadores noturnos posicionados no arco com implantes podem ser aliviados em torno de um implante intermediário(s), e os dentes circundantes suportam toda a carga. Tal como acontece com o estabilizador noturno do bruxismo, uma prótese implantossuportada na arcada oposta ao estabilizador noturno pode ter todos os contatos oclusais eliminados (Fig. 10-22). Isso também se aplica às parcelas apoiadas de uma prótese implantossuportada. Em uma prótese total implantossuportada, os estabilizadores noturnos, com apenas contatos oclusais anteriores, proporcionam uma vantagem biomecânica para reduzir o impacto da força durante o apertamento[58] (Fig. 10-23).

Considerações Protéticas

Uma causa comum da perda de implantes durante a cicatrização é a parafunção em um paciente usando uma prótese mucossuportada sobre um implante. O tecido que recobre o implante é comprimido durante a parafunção. A carga prematura pode causar micromovimentos do corpo do implante e no osso, e pode comprometer a osseointegração. Quando uma prótese mucossuportada exerce uma pressão, como um resultado da parafunção, a necrose por pressão causa deiscência do tecido mole sobre o implante. Esta condição não é corrigida cobrindo o implante com tecido mole, cirurgicamente, mas a região de suporte de tecido mole da prótese sobre o implante deve ser generosamente aliviada durante o período de cicatrização, quando a parafunção é notada. Uma prótese parcial removível sobre um implante em cicatrização é especialmente preocupante. O acrílico entre a região do tecido mole e da infraestrutura do metal deve ser normalmente inferior a 1 mm de espessura. Remover uma porção fina do acrílico do implante é muitas vezes insuficiente; em vez disso, um orifício de 6 mm de diâmetro através da infraestrutura de metal deve ser preparado (Fig. 10-24).

Os intervalos de tempo entre as consultas para reabilitação protética podem ser aumentados para proporcionar mais tempo para a produção de osso de suporte da carga ao redor dos implantes através de técnicas progressivas de carga no osso.[59] Implantes anteriores submetidos a forças laterais de parafunção requerem considerações adicionais de tratamento.[60] Implantes adicionais estão indicados, preferencialmente de maior diâmetro. As excursões são guiadas pelos caninos, se caninos naturais e saudáveis estiverem presentes. Oclusão mutuamente protegida, com os implantes anteriores adicionais ou

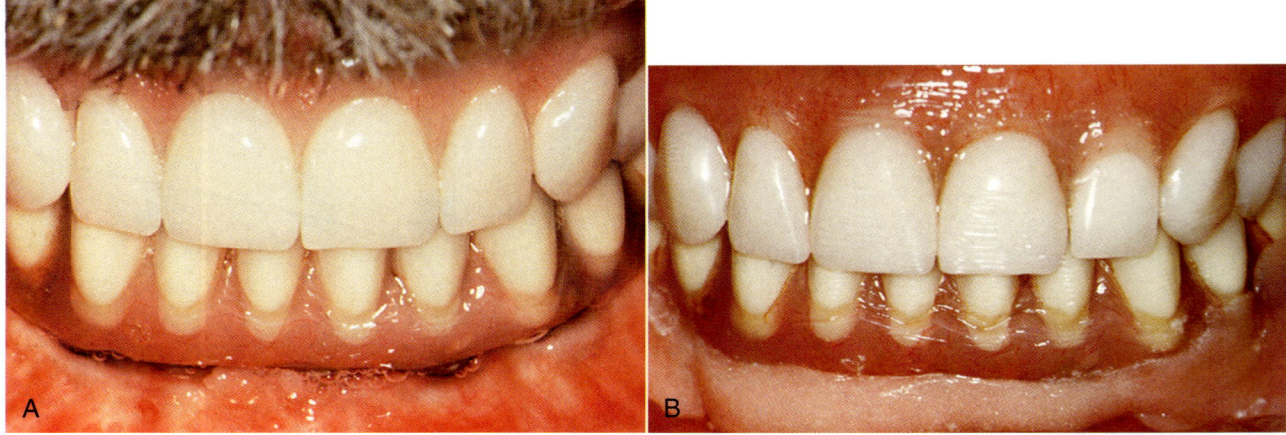

FIGURA 10-21. **A,** Este paciente tem abfração cervical na prótese híbrida fixa inferior sobre implante derivada do apertamento. O paciente se recusou a usar um estabilizador noturno durante o sono. **B,** A abfração continuou e afetou os dentes e áreas cervicais da prótese fixa híbrida sobre implantes na maxila. Os implantes inferiores depois fraturaram, devido à fadiga e à deformação.

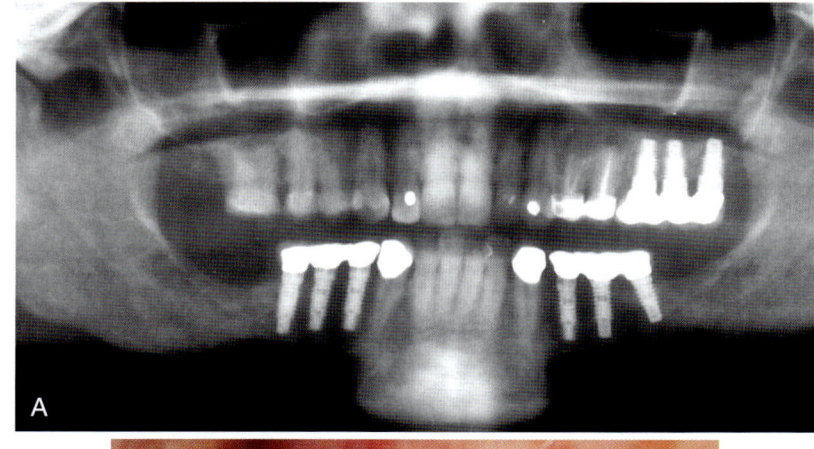

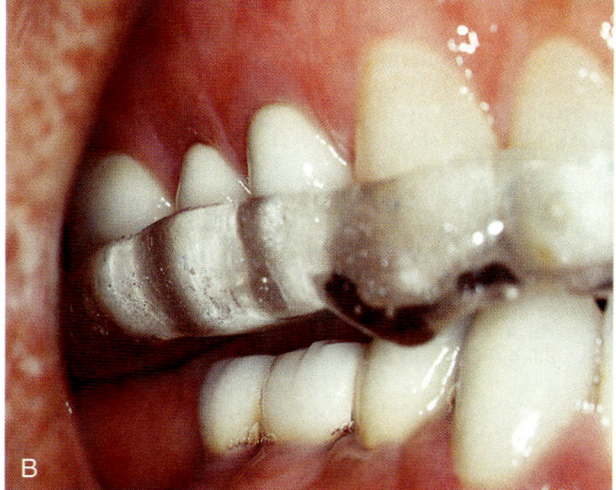

FIGURA 10-22. **A,** Radiografia panorâmica demonstrando três quadrantes posteriores com prótese sobre implantes em um paciente com apertamento. **B,** O estabilizador noturno maxilar tem apenas oclusão anterior em ambos os movimentos cêntrico e excursivo da mandíbula. O estabilizador envolve os dentes naturais posteriores, de modo que a extrusão dos dentes posteriores não irá ocorrer.

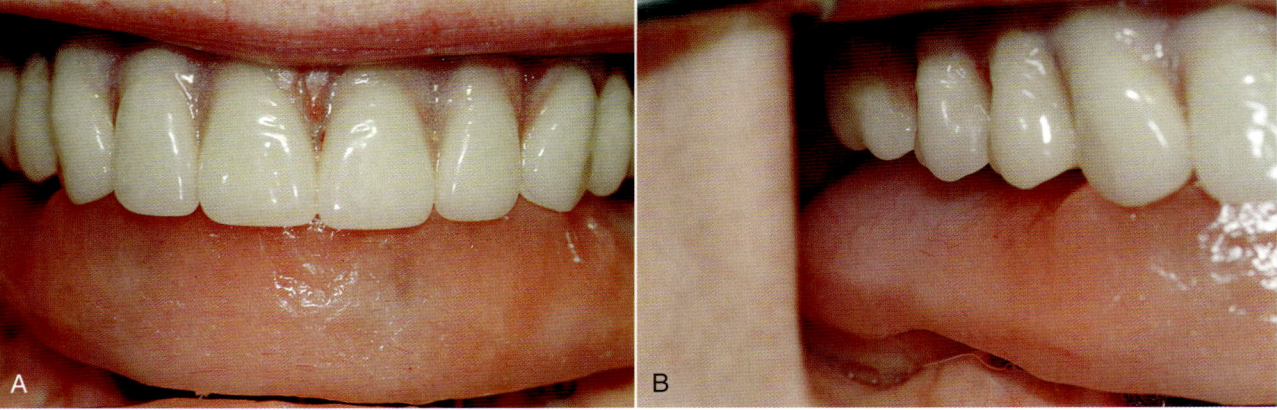

FIGURA 10-23. **A,** Este paciente com apertamento dentário tem uma prótese total híbrida fixa implantos-suportada antagonista a uma sobredentadura PR-4. Um aparelho estabilizador noturno mandibular está instalado. **B,** À noite, ela retira a sobredentadura e usa o estabilizador noturno com apenas contato anterior tanto em cêntrica quanto nas excursões da mandíbula.

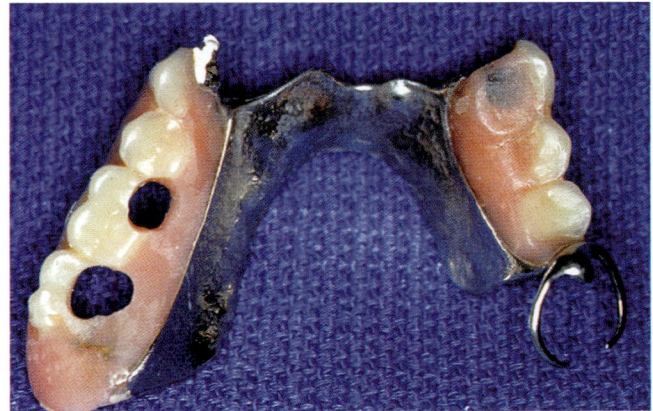

FIGURA 10-24. Quando uma prótese parcial removível implantos-suportada é usada sobre os implantes em cicatrização, um orifício de 6 mm sobre cada região do implante reduz o risco de cargas parafuncionais transferidas através do tecido sobreposto.

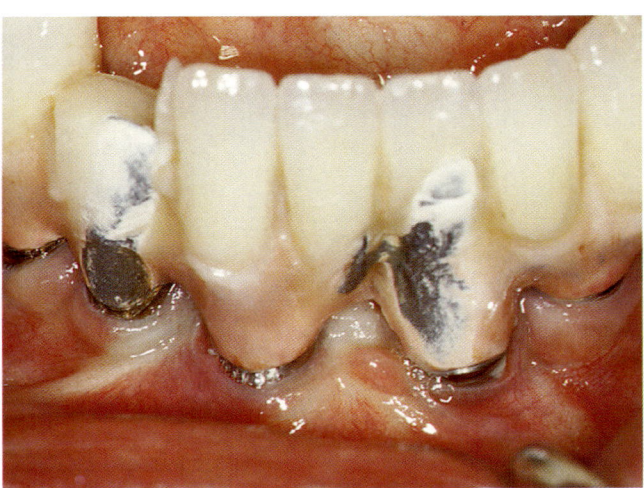

FIGURA 10-25. Este paciente fraturou a porcelana na prótese fixa sobre implantes. As regiões cervicais foram os principais locais de fratura, por causa do hábito de apertamento do paciente.

dentes distribuindo forças, é desenvolvida se os implantes estiverem na posição do canino ou se este dente for restaurado como pôntico. A prótese pode ser confeccionada para melhorar a distribuição de tensão no sistema de implante com contatos verticais cêntricos alinhados com o longo eixo do implante, sempre que possível. Mesas oclusais posteriores estreitas para evitar forças laterais inadvertidas e diminuir as forças oclusais são benéficas.[60] Pequenos desgastes nas pontas das cúspides dos dentes naturais antagonistas são indicados para ajudar a melhorar a direção das forças verticais dentro das diretrizes de uma oclusão desejada.

Apertamento e bruxismo aumentam o risco de falha biomecânica, como fratura da porcelana, perda de cimentação de uma prótese, fratura do parafuso do pilar protético, fratura do corpo do implante e perda da crista óssea (Fig. 10-25). Portanto, restaurações metálicas oclusais, corpo do implante com diâmetro mais largo, tipos de cimento mais duradouro (p. ex., fosfato de zinco vs. óxido de zinco), corpo do implante de liga de titânio e mais implantes unidos são benéficos.

Tamanho e Pressão da Língua

A pressão parafuncional da língua é uma força não natural da língua contra os dentes durante a deglutição.[61] Uma força de aproximadamente 41 a 709 g/cm^2 nas áreas anteriores e laterais do palato tem sido registrada durante a deglutição.[62] No movimento ortodôntico, alguns gramas de força constante são suficientes para deslocar os dentes. Por isso, essas forças podem causar complicações clínicas relacionadas com tais forças.

Vários tipos diferentes de pressão lingual foram identificados: anterior, intermediário, posterior e unilateral ou bilateral; na maior parte, combinações de ambos (Figs. 10-26 e 10-27). Uma pergunta comum é: "o que veio primeiro, a posição aberrante da língua ou o desalinhamento dos dentes?". Independentemente disso, esta condição pode contribuir para complicações na cicatrização do implante e de próteses. Embora a força de pressão da língua tenha menor intensidade que em outras forças parafuncionais, sua natureza é horizontal e pode aumentar a tensão na região marginal do implante. Isso é mais crítico para abordagens de um estágio cirúrgico, em que os implantes estão em uma posição elevada no estágio inicial e a interface do implante se encontra em uma fase de cicatrização precoce (Fig. 10-28). Se os dentes naturais na região da interposição lingual foram perdidos como resultado de uma posição ou movimento da

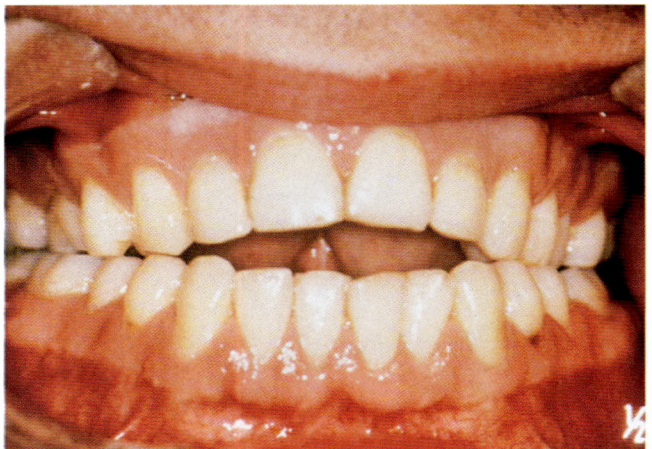

FIGURA 10-26. Muitos tipos diferentes de hábitos de pressão da língua foram classificados. Esse paciente tem pressão anterior lingual e, como resultado, não tem guia anterior durante qualquer movimento excursivo mandibular.

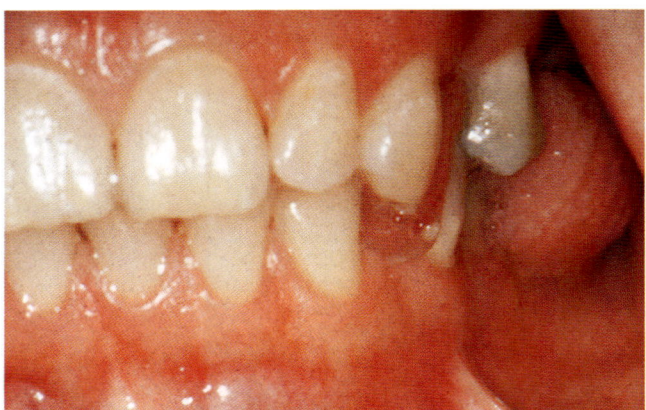

FIGURA 10-27. Este paciente tem pressão lingual posterior unilateral. Quando o paciente deglute, a língua é forçada entre o canino e primeiro pré-molar superior, o incisivo lateral e caninos inferiores, e as regiões edentadas posteriores em ambos os arcos. Os implantes posteriores de um estágio receberiam uma carga horizontal imediata. O paciente sentirá que a prótese sobre implantes está comprimindo a língua.

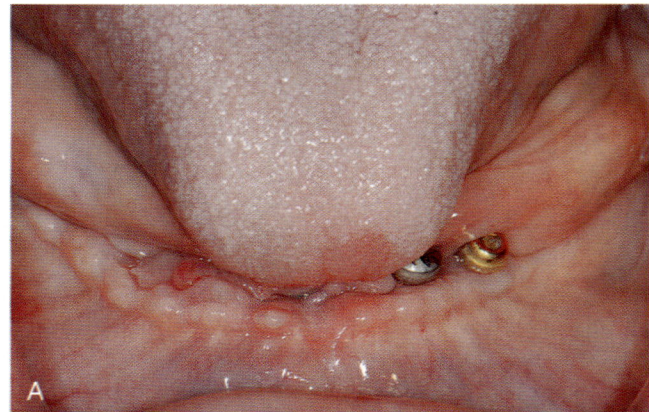

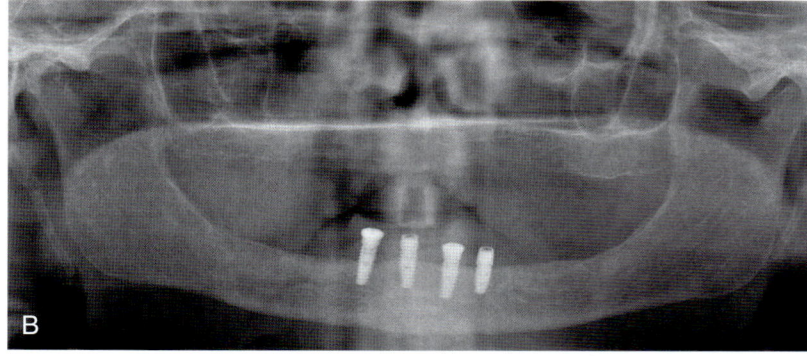

FIGURA 10-28. **A,** Este paciente tem uma projeção lingual anterior. Foram instalados cinco implantes anteriores de um estágio. **B,** Um implante não conseguiu integrar e dois implantes perderam de 1/3 a metade da crista óssea durante a cicatrização inicial.

língua anômalos, os implantes têm um risco aumentado durante a cicatrização inicial e carga protética inicial.

O impulso da língua também pode contribuir para a abertura da linha de incisão após o enxerto ósseo ou cirurgia de implante, o que pode comprometer os tecidos duros e moles. Isso é especialmente importante no processo de aumento ósseo. O hábito da pressão lingual pode levar ao movimento ou mobilidade dentários, o que é consequência quando os implantes estão presentes no mesmo quadrante. Se dentes remanescentes exibem aumento da mobilidade, as próteses sobre implantes podem estar sujeitas a maiores cargas oclusais.

A pressão lingual posterior pode ocorrer em pacientes com prótese total superior e como antagonista a um arco inferior Classe I de Kennedy, sem prótese inferior para repor os dentes posteriores. Sob essas condições, a prótese superior muitas vezes perde o selamento, e cede na região posterior durante a oclusão cêntrica ou excursões, porque somente os dentes anteriores se tocam. Para limitar esse problema, o paciente estende a região lateral da língua para dentro da região edentada para evitar o deslocamento da prótese total superior (Fig. 10-29).

Para avaliar a interposição lingual anterior, o dentista afasta o lábio inferior para baixo, esguicha água na boca com a seringa, e pede ao paciente para engolir. Um paciente normal forma um vácuo na boca ao posicionar a língua sobre o aspecto anterior do palato, e é capaz de engolir, sem dificuldade. Um paciente com pressão lingual anterior não é capaz de criar o vácuo necessário para deglutir quando

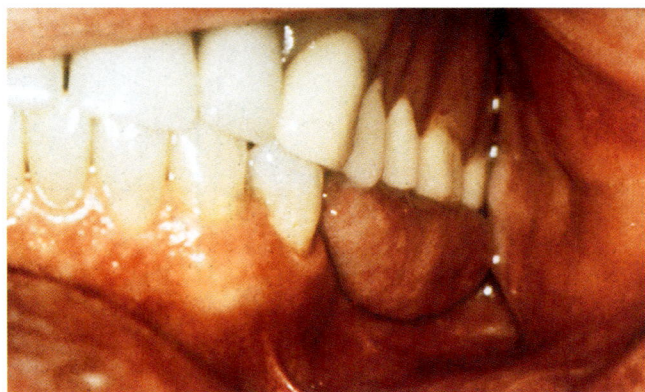

FIGURA 10-29. Este paciente tem uma prótese total maxilar e nenhum dente mandibular posterior. O paciente desenvolveu uma posição posterior da língua para segurar a prótese e evitar o seu deslocamento posterior quando ele oclui. Complicações protéticas como mordedura da língua têm grande risco de ocorrer.

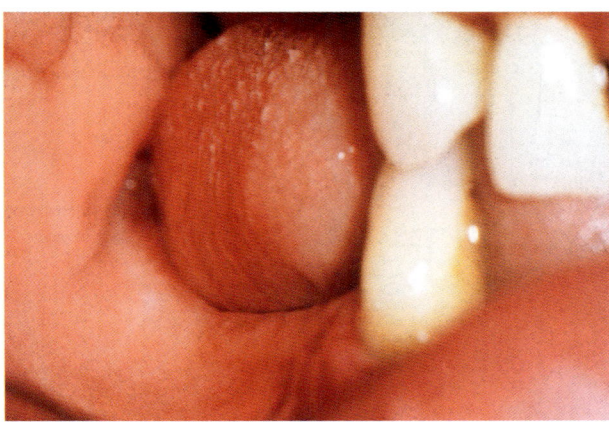

FIGURA 10-30. Em um paciente com dentes ausentes e nenhuma prótese, total ou removível, a língua, muitas vezes, aumenta em tamanho. A língua não transfere uma força lateral ativa durante a deglutição. Essa língua irá se adaptar facilmente a uma prótese inferior sobre implantes.

o lábio inferior é retraído, pois o selamento e o vácuo do paciente são alcançados entre a língua e o lábio inferior. Como consequência, o paciente é incapaz de deglutir, enquanto o lábio inferior estiver afastado.

A pressão posterior da língua é avaliada retraindo uma bochecha por vez, longe dos dentes posteriores ou da região edentada, com um espelho clínico, injetando água com a seringa tríplice e pedindo ao paciente para deglutir. Evidência visual da língua durante a deglutição também pode ser acompanhada pela pressão contra o espelho e confirma uma força lateral (Fig. 10-27).

Uma complicação protética potencial para um paciente com pressão lateral da língua é a queixa de espaço inadequado para a da língua após a restauração de implantes inferiores. Um erro de protético é reduzir a largura do contorno lingual dos dentes inferiores para dar à língua mais espaço. A cúspide lingual dos dentes posteriores inferiores restaurados devem seguir a curva de Wilson e ter um trespasse horizontal adequado para proteger a língua durante a função. Uma redução na largura dos dentes posteriores da mandíbula, muitas vezes aumenta a ocorrência de mordedura da língua e pode não ser dissipada com o tempo. Quando a superfície lingual da restauração da mandíbula é reduzida, a totalidade da prótese pode ter que ser refabricada. O protesista deve identificar a posição da língua antes do tratamento e informar ao paciente sobre a curva inicial de aprendizado da língua, uma vez que os implantes tenham sido restaurados (Quadro 10-7).

Mesmo na ausência da pressão lingual, a língua frequentemente se acomoda no espaço disponível, e o seu tamanho pode aumentar com a perda dos dentes (Fig. 10-30). Como resultado, um paciente que não usa uma prótese total inferior, muitas vezes tem a língua maior que o normal. A instalação de implantes e prótese em tais pacientes resulta em um aumento da força lateral, que pode ser contínua. Esse se queixa de espaço inadequado para a língua e pode mordê-la durante a função. No entanto, esta condição é geralmente de curta duração e, eventualmente, o paciente se adapta à nova condição intraoral. No entanto, observa-se que a prótese fixa é mais vantajosa para este tipo de paciente. A prótese do tipo PR-5 é muito menos estável em pacientes com interposição ou problemas de tamanho da língua, e as queixas do paciente são mais comuns com restaurações removíveis em geral.

> **QUADRO 10-7** Parafunção: Tamanho e Pressão da Língua
>
> 1. Pressão da língua
>   a. Menos força que o bruxismo ou o apertamento
>   b. É constante
>   c. Direção horizontal
> 2. Vários tipos possíveis
>   a. Anterior
>   b. Intermediária
>   c. Posterior unilateral ou bilateral
> 3. Incisão da linha de abertura após a cirurgia
> 4. Risco da carga precoce em próteses de um estágio ou imediatas
> 5. Complicações protéticas

Espaço de Altura da Coroa

A distância interarcos é definida como a distância vertical entre os arcos dentados ou edentados superiores ou inferiores sob condições específicas (p. ex., a mandíbula está em repouso ou em oclusão).[63] A dimensão de um arco não tem um termo definido na prótese; portanto, Misch propôs o termo espaço da altura da coroa (EAC).[64] O EAC na implantodontia é medido a partir da crista óssea ao plano oclusal na região posterior e a borda incisal do arco em questão na região anterior (Fig. 10-31). Na região anterior da boca, a presença de trespasse vertical significa que o EAC é maior na maxila que o espaço da crista do rebordo até a borda incisal dos dentes antagonistas. Em geral, quando os dentes anteriores estão em contato na oclusão cêntrica, existe trespasse vertical. O EAC anteroinferior é, geralmente, medido a partir da crista do rebordo até a borda incisal inferior. No entanto, o EAC anterossuperior é medido a partir da crista óssea marginal superior até a borda incisal superior, e não da posição de contato oclusal.

O EAC ideal necessário para uma prótese fixa sobre implantes deve variar entre 8 e 12 mm. Esta medida leva em conta: "espaço biológico", altura do componente protético para a retenção de cimento ou parafuso de fixação da prótese, resistência do material oclusal, estética, higiene e considerações ao redor das coroas dos

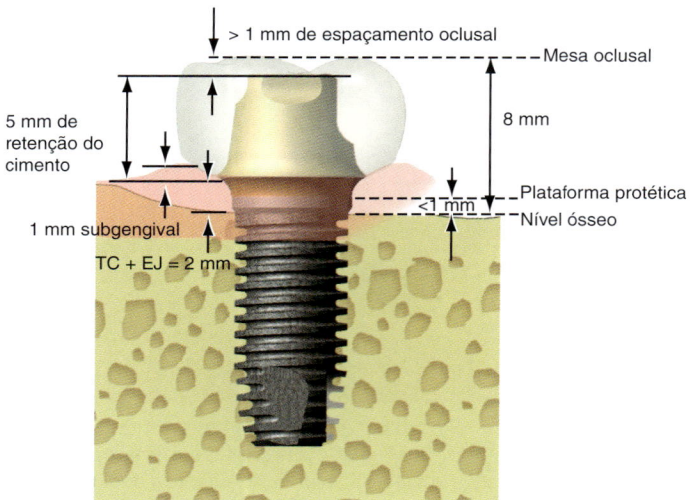

FIGURA 10-31. O espaço de altura da coroa é medido a partir do plano oclusal à crista óssea. O espaço ideal para uma prótese PF-1 fica entre 8 mm e 12 mm. TC, inserção de tecido conjuntivo; EJ, inserção do epitélio juncional.

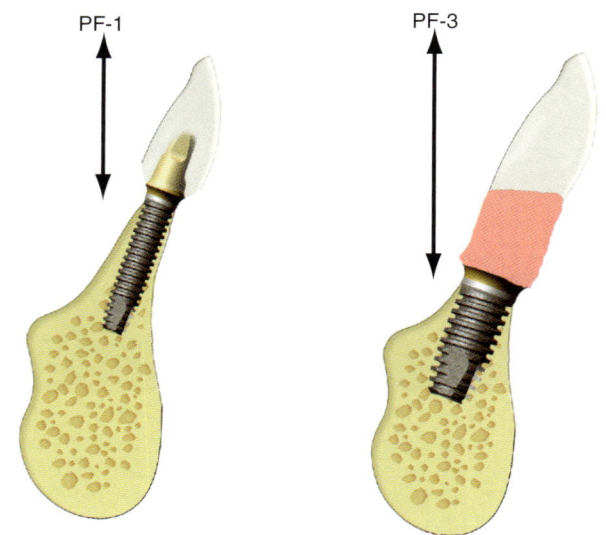

FIGURA 10-32. O espaço de altura da coroa (EAC) é um cantiléver vertical para qualquer carga angulada ou em cantiléver. A PF-3 da direita irá distribuir menos tensão ao implante em relação ao implante no lado esquerdo. Portanto, um implante de diâmetro largo é benéfico para suportar a prótese implantossuportada da direita.

QUADRO 10-8 Espaço de Altura da Coroa

O EAC é medido a partir do plano oclusal até a crista óssea.

O EAC não tem uma dimensão ideal específica. Com próteses fixas, o intervalo aceitável para EAC é entre 8 e 12 mm.

Implantes com próteses removíveis requerem frequentemente um EAC de 12 mm, em especial quando uma barra conecta os implantes individuais.

Um aumento das complicações protéticas ocorre com EAC tanto limitado quanto excessivo.

pilares. Próteses removíveis muitas vezes necessitam de um EAC maior que 12 mm para os dentes da prótese e resistência da base de resina acrílica, anexos, barras e considerações de higiene bucal[65,66] (Quadro 10-8).

Consequências Biomecânicas de um Espaço da Altura da Coroa Excessivo

Ampliadores de força são situações ou dispositivos que aumentam a quantidade de força aplicada a um sistema e incluem: parafuso, roldana, plano inclinado e alavanca.[42] As biomecânicas do EAC estão relacionadas com a mecânica de alavanca. As propriedades de uma alavanca têm sido apreciadas desde a época de Arquimedes, há 2.000 anos ("dê-me uma alavanca, um ponto de apoio, um lugar onde eu possa começar e eu posso mover o mundo"). As publicações de cantiléveres e implantes foram realizadas em mandíbula edentada, em que o comprimento do cantiléver posterior está diretamente relacionado com complicações ou falha da prótese.[1] Em vez de um cantiléver posterior, o EAC é um cantiléver vertical, quando qualquer carga lateral ou em cantiléver é aplicada; portanto, é também um ampliador de força[42] (Fig. 10-32). Como resultado, uma vez que o EAC excessivo aumenta a quantidade de força, qualquer uma das complicações mecânicas relacionadas relativas à prótese sobre o implante também pode aumentar, incluindo perda de cimentação da prótese, afrouxamento do parafuso (ou pilar protético), complicações de fixação da sobredentadura, assim por diante.

Quando a direção de uma força está ao longo eixo do implante, as tensões para o osso não estão ampliadas em relação ao EAC (Fig. 10-33). No entanto, quando as forças sobre o implante estão

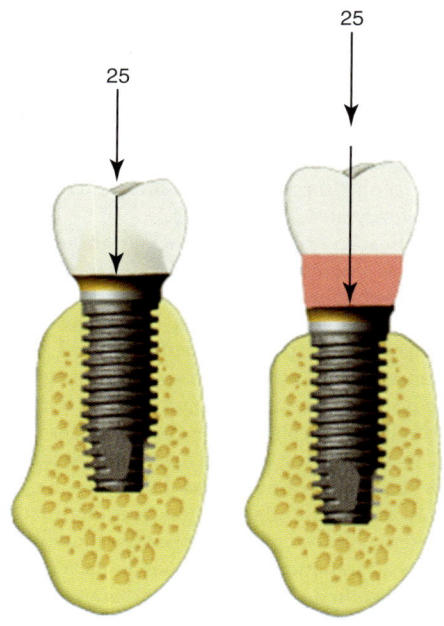

FIGURA 10-33. Quando uma carga é aplicada no longo eixo do implante, a altura da coroa não aumenta a carga. O implante do lado esquerdo vai ter tensão semelhante ao da direita, porque a carga está no longo eixo.

em um cantiléver ou uma força lateral é aplicada à coroa, as forças são ampliadas em relação direta com a altura da coroa. Bidez e Misch avaliaram o efeito de um cantiléver sobre um implante e sua relação com a altura da coroa.[42,43] Quando cantiléver é colocado sobre um implante, existem seis pontos potenciais de rotação (i.e., momentos) no corpo do implante (Fig. 10-34; Tabela 10-2). Quando a altura da coroa está aumentada de 10 a 20 mm, dois dos seis desses momentos estão aumentados em 200%.

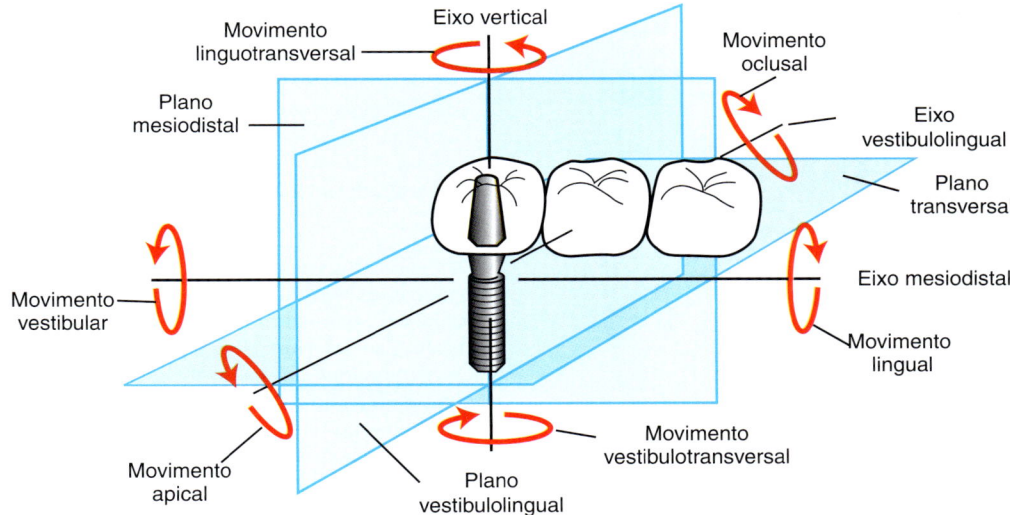

FIGURA 10-34. As cargas de momento tendem a induzir rotações em três planos. Rotações no sentido horário e anti-horário nesses três planos resultam em seis momentos: linguotransversal, vestibulotransversal, oclusal, apical, vestibular e lingual.

TABELA 10-2
Cargas de Momento na Crista, quando Sujeito às Forças Mostradas na Figura 10-34

Influência do momento	Momentos impostos (N/mm) na interface crista óssea-coroa do implante	Momentos impostos (N/mm) na interface crista-coroa do implante					
Altura oclusal (mm)	Tamanho do cantiléver (mm)	Lingual	Facial	Apical	Oclusal	Transversal ou lingual	Língua transversal
10	10	100	0	50	200	0	100
10	20	100	0	50	400	0	200
10	30	100	0	50	600	0	300
20	10	200	0	100	200	0	100
20	20	200	0	100	400	0	200
20	30	200	0	100	600	0	300

Uma força em cantiléver pode ser em qualquer direção: vestibular, lingual, mesial ou distal. Forças em cantiléver na direção vestibular e lingual são frequentemente chamadas de cargas contralaterais. A diminuição da largura óssea ocorre principalmente a partir da região vestibular do rebordo edentado. Como resultado, os implantes são geralmente instalados mais para a face lingual que o centro da raiz do dente natural. Esta condição resulta frequentemente em uma restauração com cantiléver para vestibular. Quando a crista do rebordo está reabsorvida, a altura do osso disponível também está reduzida, o EAC está aumentado. Portanto, o comprimento potencial do implante é muitas vezes reduzido em condições de EAC excessivas, e a posição do implante mais lingual resulta em cargas contralaterais.

A distância vertical do plano oclusal até o local de instalação do implante é geralmente constante em um indivíduo (com a exceção da região posterior da maxila, porque o seio maxilar expande mais rápido que a reabsorção da crista óssea em altura). Portanto, assim que o osso reabsorve, a altura da coroa fica maior, mas a altura do osso disponível diminui (Fig. 10-35). Uma relação indireta é encontrada entre a coroa e o comprimento do implante. Perda óssea moderada antes da instalação do implante pode resultar na razão da altura da coroa-altura do osso maior que 1, com maiores forças laterais aplicadas à crista óssea marginal que no osso abundante (em que a altura da coroa é menor). Existe uma relação linear entre a carga aplicada e as tensões internas dentro do osso.[67,68] Portanto, quanto maior a carga aplicada, maior a resistência à tração e tensões de compressão transmitidas na interface osso e dos componentes protéticos. Ainda, muitos planos de tratamento com implantes são projetados com mais implantes em situações de osso abundantes e menos implantes em volume ósseo atrófico. Uma situação oposta deveria existir. Quanto menor o volume ósseo, maior a altura da coroa e maior o número de implantes indicados (Fig. 10-36).

Uma carga angulada sobre uma coroa também aumenta a força aplicada ao implante. Uma força de 12 graus para o implante estará aumentada em 20% em comparação com uma carga no seu longo eixo. Este aumento de força é ainda mais ampliado pela altura da coroa. Por exemplo, um ângulo de 12 graus, com uma força de 100 N resultará em uma força de 315 N-mm sobre uma coroa com altura de 15 mm.[60] Em outras palavras, o aumento da força do EAC é ainda maior que o aumento da carga angulada.

Dentes anteriores superiores têm geralmente um ângulo de 12 graus ou mais no plano oclusal. Até mesmo implantes instalados em uma posição ideal geralmente são submetidos a cargas anguladas. Coroas anteriores superiores são muitas vezes maiores que qualquer outro dente no arco, de modo que os efeitos da altura da coroa causam maiores riscos. A força angulada sobre o implante pode ocorrer também durante a protrusão ou lateralidade, pois a guia

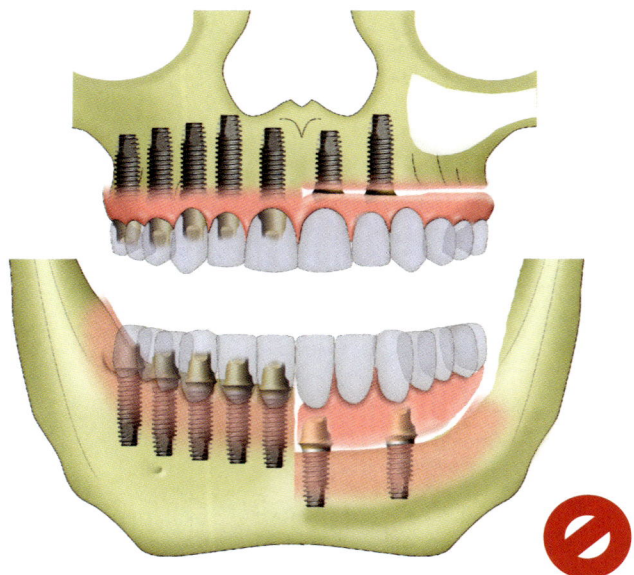

FIGURA 10-35. No passado, os planos de tratamento incluíam mais implantes em osso abundante (em cima), e poucos implantes e mais curtos nas regiões de osso menos disponível (embaixo). No entanto, a altura da coroa aumenta à medida que a altura do osso diminui, e esta abordagem cria uma mecânica desfavorável quando a altura do osso é reduzida.

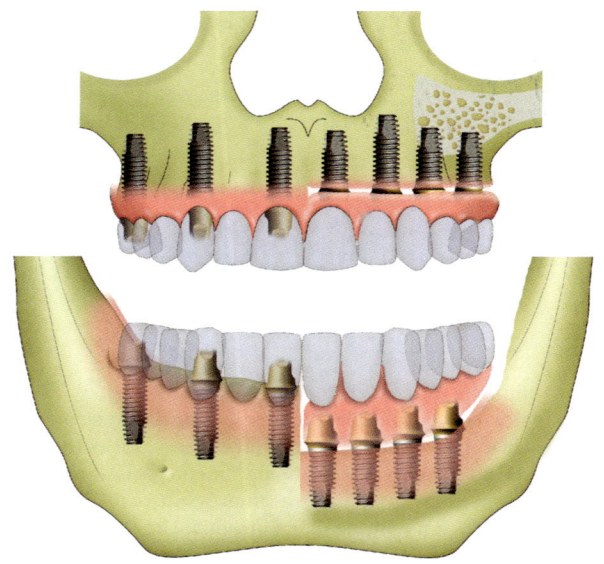

FIGURA 10-36. A altura da coroa é um ampliador de força para qualquer carga lateral ou cantiléver horizontal. Portanto, quando a altura óssea disponível diminui com uma altura maior da coroa, mais implantes devem ser instalados e o comprimento do cantiléver deve ser reduzido.

anterior deve estar em um ângulo de 20 graus ou mais.[37] As coroas sobre implantes anteriores serão, portanto, carregadas a um ângulo considerável durante as excursões em comparação com a posição do longo eixo do implante. Como resultado, um aumento na força de implantes anteriores superiores deve ser compensado no plano de tratamento.

Na maioria dos projetos de implantes e tipos de densidades ósseas, a maior parte das forças aplicadas ao corpo do implante osseointegrado está concentrada nos 7 a 9 mm mais coronais do osso.[3] Portanto, o comprimento do corpo do implante geralmente não é um método eficaz para conter os efeitos da altura da coroa. Em outras palavras, a

---

QUADRO 10-9 Causas do Espaço de Altura da Coroa Excessivo

Edentulismo a longo prazo e perda óssea vertical
Genética
Trauma
Perda do implante

---

razão coroa-raiz é um conceito protético que pode guiar o protesista quando este avaliar o pilar de um dente natural. Quanto mais longa a raiz do dente natural, mais curta a altura da coroa, que atua como uma alavanca para rotacionar o dente ao longo de um eixo localizado nos dois terços apicais da raiz. No entanto, a razão altura da coroa-implante não é uma comparação direta. Altura da coroa é um cantiléver vertical que amplia qualquer força lateral em qualquer prótese sobre dente ou implante. No entanto, esta condição não é melhorada pelo aumento do comprimento do implante para dissipar as tensões. O implante não sofre rotação afastando-se da força em relação ao comprimento. Em vez disso, ele capta a força na crista do rebordo.

Quanto maior o EAC, maior o número de implantes que geralmente são necessários para a prótese, especialmente na presença de outros fatores de força. Este é um paradigma que mudou os conceitos defendidos originalmente, com muitos implantes em regiões de muito osso disponível e pequena altura da coroa e menos implantes com maiores alturas da coroa no osso atrofiado. O cantiléver também deve ser reduzido em condições de maior EAC e pode precisar ser eliminado completamente se outras condições de força estiverem presentes.

Um EAC aumentado pode aumentar as forças na crista óssea ao redor dos implantes e aumentar o risco de perda de óssea marginal. O EAC aumenta quando a perda da crista óssea ocorre ao redor dos implantes. Isto, por sua vez, pode aumentar ainda mais o EAC e os momentos de força sobre todo o sistema de suporte, resultando em afrouxamento do parafuso, perda da crista óssea marginal, fratura do implante e perda do implante.

Espaço da Altura da Coroa Excessivo

O espaço de altura da coroa superior a 15 mm é considerado excessivo e é o principal resultado da perda vertical do osso alveolar devido ao longo período de ausência dentária.[65] Outras causas podem incluir genética, trauma e perda do implante (Quadro 10-9). O tratamento de EAC excessivo antes da instalação do implante inclui métodos ortodônticos e cirúrgicos. A Ortodontia em pacientes parcialmente edentados (especialmente no crescimento e desenvolvimento) é o método de escolha, pois outros métodos cirúrgicos ou protéticos são geralmente mais caros e apresentam maiores riscos de complicações. Também podem ser consideradas várias técnicas cirúrgicas, incluindo enxertos ósseos em bloco, enxertos ósseos particulados confinados com malha de titânio ou membranas, enxertos ósseos de interposição e distração osteogênica. A abordagem por etapas para a reconstrução dos arcos é muitas vezes preferida para a instalação simultânea do implante, especialmente quando são necessários grandes ganhos de volume. Aumento ósseo vertical significativo pode ainda requerer vários procedimentos cirúrgicos.

A distração osteogênica tem várias vantagens sobre técnicas de enxerto ósseo em bloco para aumento ósseo vertical. O ganho ósseo vertical não é limitado por fatores como o tamanho do enxerto ou expansão do volume do tecido mole existente. Não há morbidade no sítio doador, e a cirurgia pode ser realizada em um consultório. No entanto, distração osteogênica necessita da colaboração do paciente e os ganhos de volume ósseo são frequentemente unidirecionais. Além disso, estudos clínicos observaram que os procedimentos de aumento ósseo secundário são muitas vezes necessários para a instalação de implantes dentários.[69]

Misch apresentou uma abordagem única que combina distração vertical e horizontal óssea *onlay* enxerto, para reconstruir a deficiência de três dimensões. Distração óssea é realizada, em primeiro lugar, para aumentar verticalmente o cume e expandir o volume dos tecidos moles. Secundariamente, um enxerto ósseo *onlay* é usado para concluir o reparo do defeito (Fig. 10-37).[65]

No caso de EAC excessivo, o aumento do osso pode ser preferido para o tratamento protético, especialmente no tipo de volumes ósseos C-h ou D. O aumento cirúrgico da altura do rebordo residual reduz o EAC e melhora a biomecânica dos implantes em posição e número. O aumento frequentemente permite a instalação de implantes mais largos com o benefício associado do aumento da área de superfície (Fig. 10-38). A prótese é a opção mais comumente usada para tratar o EAC excessivo; no entanto, deveria ser a última escolha. O uso de materiais protéticos gengivais coloridos (porcelana rosa ou resina acrílica) em restaurações fixas ou a mudança no arranjo protético para uma prótese removível deve muitas vezes ser considerado quando a prótese é usada para restaurar EAC excessivo (Fig. 10-39).

Na maxila, a perda de osso vertical resulta na posição mais palatina do rebordo. Como consequência, os implantes são geralmente instalados mais para a face palatina que a posição do dente natural. Próteses removíveis têm várias vantagens nessas circunstâncias clínicas. A prótese removível não necessita de espaços para a higiene. A prótese removível pode ser removida durante o sono para diminuir os efeitos de um aumento do EAC em parafunção noturna. A prótese removível pode melhorar o suporte labial e facial, que é deficiente devido à perda óssea avançada. A prótese total pode ter um volume grande de resina acrílica para diminuir o risco de fratura das próteses. O aumento do EAC permite espaço para o dente de resina acrílica, sem afetar a infraestrutura da prótese sobre implante (Fig. 10-40).

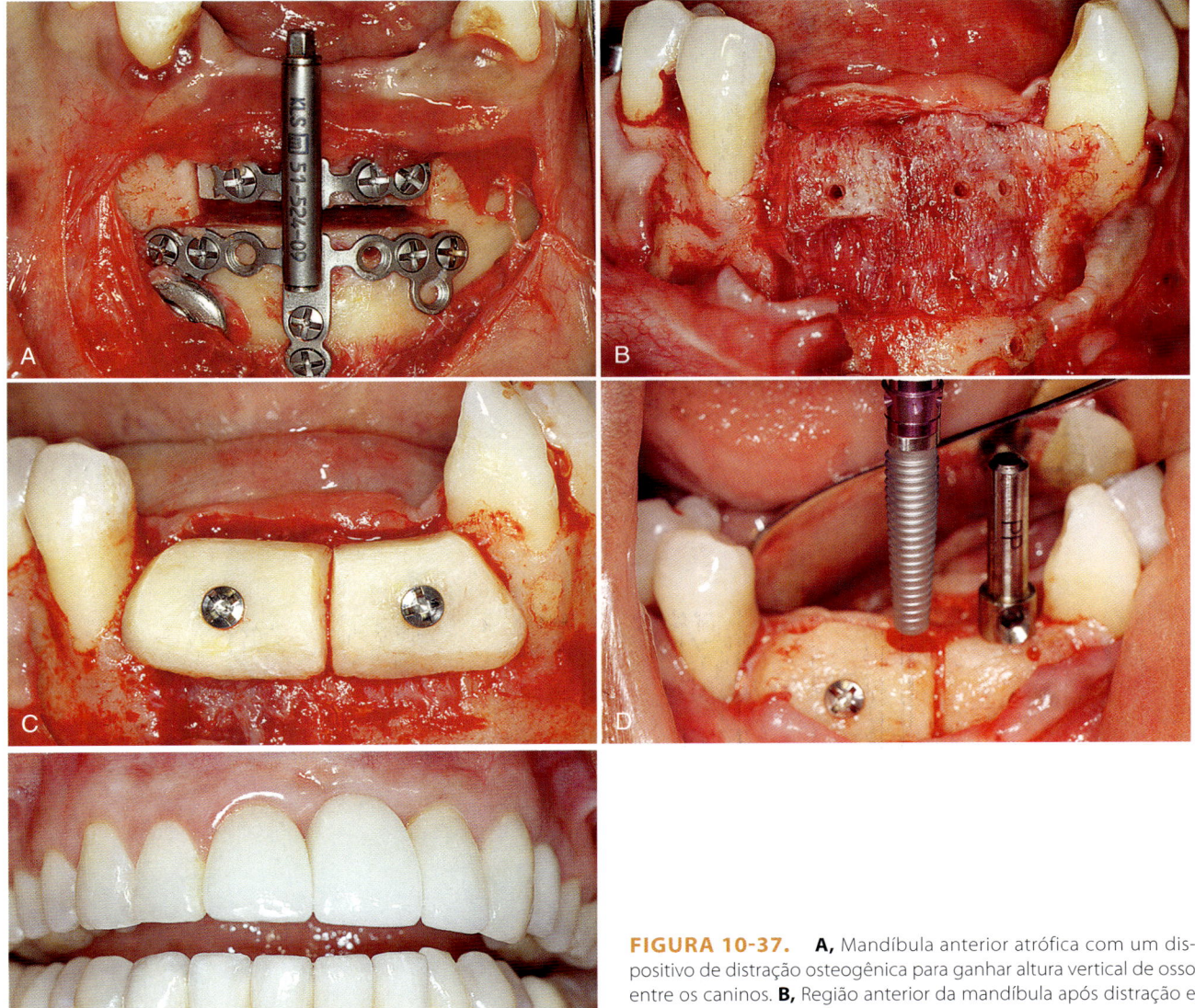

FIGURA 10-37. **A,** Mandíbula anterior atrófica com um dispositivo de distração osteogênica para ganhar altura vertical de osso entre os caninos. **B,** Região anterior da mandíbula após distração e ganho vertical em altura. **C,** Enxerto de osso em bloco do ramo é usado para ganhar volume ósseo horizontal. **D,** Implantes anteriores são instalados após distração e maturação dos enxertos ósseos. **E,** A PF-1 implantossuportada é fabricada nos implantes anteriores. (Cortesia de Craig Misch, Sarasota, Flórida, EUA.)

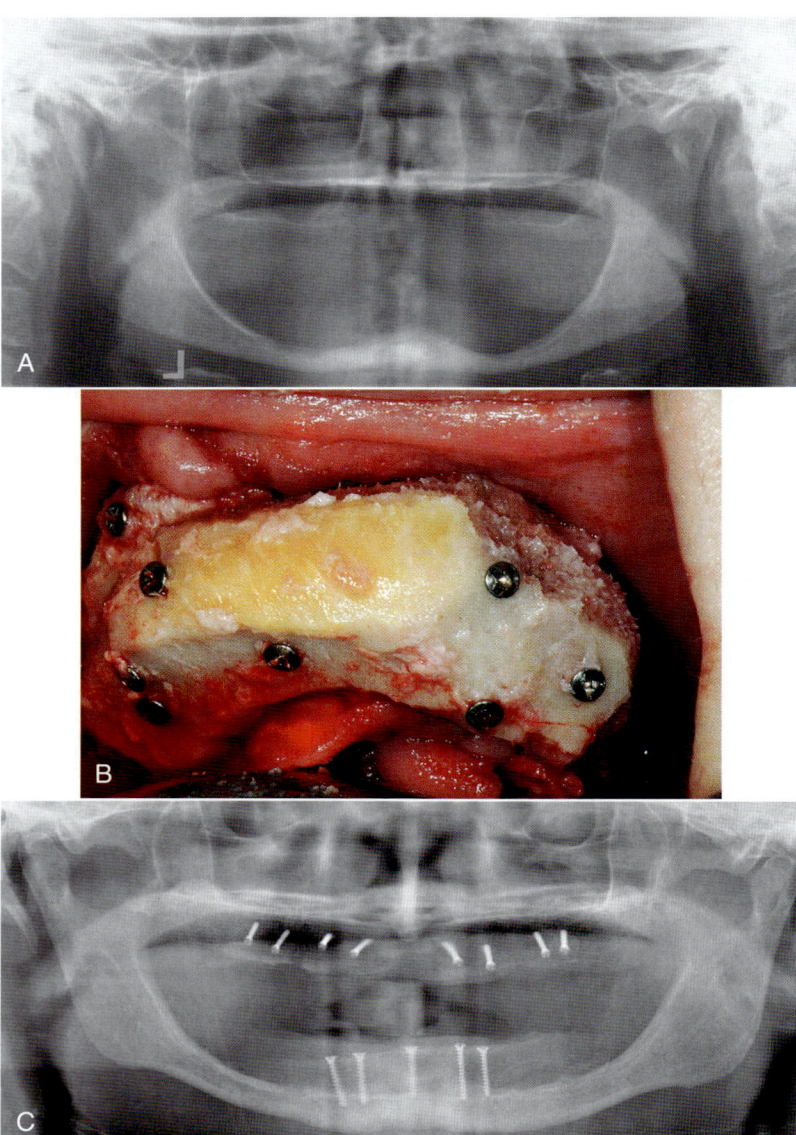

FIGURA 10-38. **A**, Radiografia panorâmica de uma maxila e mandíbula gravemente reabsorvidas. **B,** Enxerto ósseo autólogo pode ser usado para aumentar altura do osso disponível e reduzir altura da coroa em uma divisão de volume do osso C ou D. **C,** Radiografia panorâmica após enxerto ósseo de crista ilíaca da maxila e mandíbula.

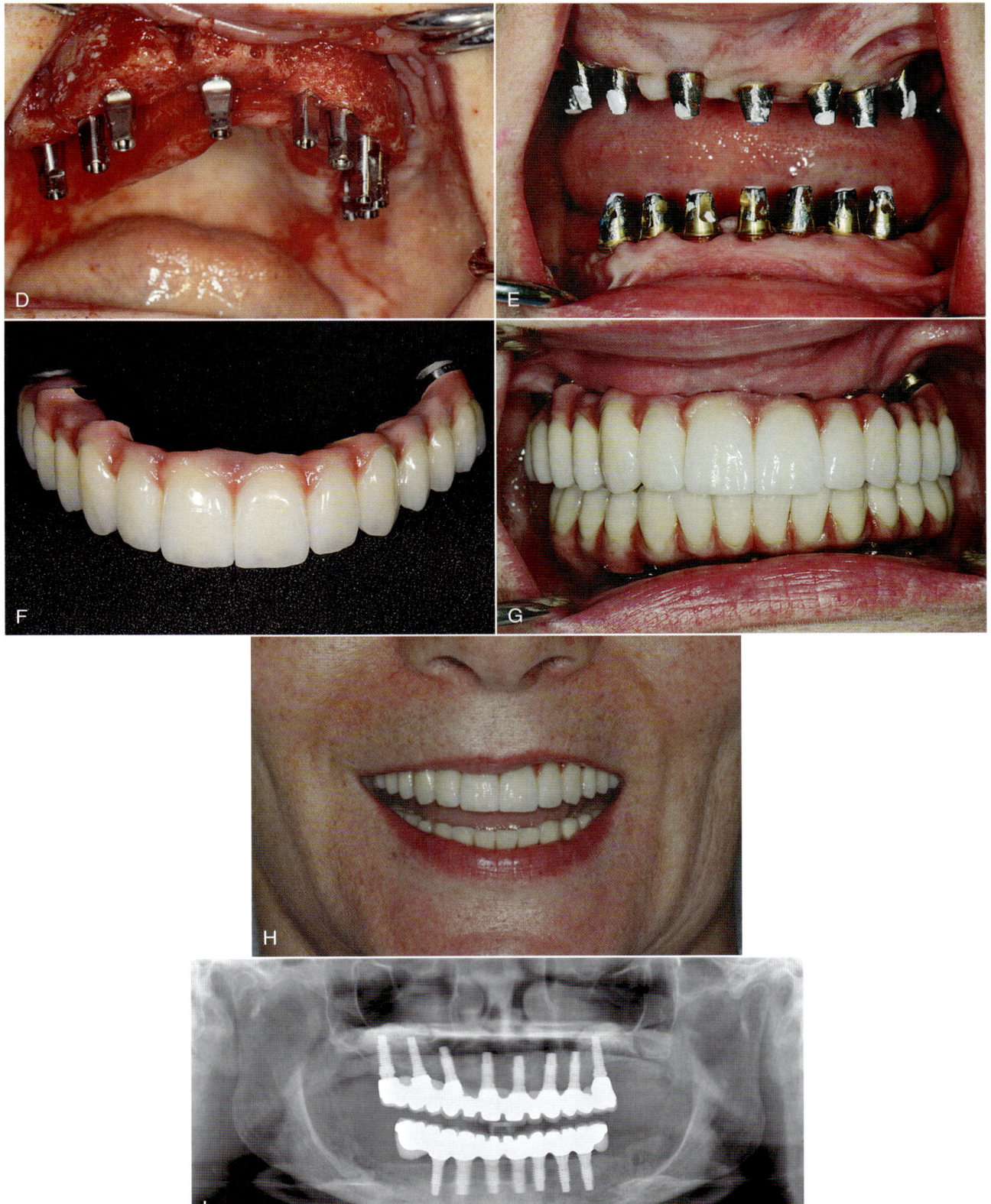

FIGURA 10-38 *(Cont).* **D,** Os implantes podem ser instalados no enxerto ósseo depois de 6 meses. **E,** Os implantes estão preparados para suportar uma prótese cimentada. **F,** A prótese fixa PF-3 é fabricada. **G,** Prótese PF-3 maxilar e mandibular em posição. **H,** A linha alta do sorriso do paciente. **I,** Radiografia panorâmica da crista ilíaca, implantes e próteses.

As próteses removíveis mucossuportadas sobre implantes com um excesso EAC são recomendadas quando não é possível contar apenas com o sistema de implante. Uma sobredentadura rígida contém requisitos idênticos a uma prótese fixa em posição e número, pois é rígida durante a função. Misch descreve o "cantiléver escondido" por trás da barra com uma sobredentadura rígida sobre implantes.[70] Quando a sobredentadura não tem qualquer movimento durante a função, o cantiléver não para no final da infraestrutura, mas no final do último contato oclusal da prótese, frequentemente, a distal do segundo molar.

A posição e o tipo de conexões da sobredentadura podem tornar a sobredentadura rígida durante a função, mesmo na ausência de cantiléveres distais na barra. Por exemplo, quando três implantes anteriores estão unidos e um clipe Hader é usado para reter a prótese, se os clipes Hader forem colocados em ângulos com a linha média, as conexões terão movimentos limitados e resultarão em uma prótese total rígida durante a função. Misch sugere que o movimento da prótese, e não o movimento de conexão individual, deve ser avaliado.[70] EAC excessivo com sobredentaduras são situações que há benefício a partir de uma prótese projetada para ter mais de uma direção de movimento.

O EAC excessivo em uma prótese PR-5 muitas vezes gera uma restauração mais instável e requer mais suporte de tecido mole. Em uma sobredentadura PR-5, existem dois componentes diferentes do EAC: (1) a distância entre a crista do rebordo para a altura do componente da sobredentadura e (2) a distância a partir do acessório da sobredentadura ao plano oclusal. Quanto maior for a distância a partir do acessório ao plano oclusal, maior a força sobre a prótese para mover ou rotacionar sobre o componente, e maior é a mobilidade da prótese (e perde a estabilidade). Por isso, é necessário mais suporte de tecido durante a função. Isso pode causar dano na prótese e acelerar a perda óssea posterior (Fig. 10-41).

O EAC ideal para uma prótese fixa está entre 8 e 12 mm, correspondendo a um ideal de 3 mm de tecido mole, 2 mm de espessura do material oclusal, e a 5 mm ou mais de altura do pilar. Um EAC maior que 12 mm pode ser preocupante em próteses fixas. Os dentes são alongados e, muitas vezes, requerem a adição de materiais de tonalidade gengivais em regiões estéticas. A maior força de impacto sobre os implantes em comparação com os dentes, combinada com maior altura da coroa, cria momentos de forças aumentados sobre os implantes e os riscos de perda de cimentação e retenção da prótese, e fratura do componente e do material. Esses problemas são especialmente notados quando associados à biomecânica menos favorável em regiões de cantiléver de próteses fixas.[65]

Um EAC maior que 15 mm significa que uma grande quantidade de metal deve ser usada na infraestrutura de uma prótese fixa tradicional para manter a porcelana com a espessura ideal de 2 mm. São necessárias técnicas de refinamento para próteses fixas tradicionais nessas condições.[66,71] O controle das porosidades das superfícies das infraestruturas metálicas após a fundição, uma vez que suas diferentes partes resfriam-se de modo diferente, passa a ser altamente difícil. Além disso, quando a peça fundida é reinserida no forno para queima da porcelana, o calor é mantido dentro da peça fundida em índices diferentes, de modo que a porcelana resfria em diferentes regiões de modo diferentes.[72] Se não forem controlados corretamente, ambos os fatores aumentam o risco de fratura da porcelana após a carga.[73] Para EAC excessivo, o peso considerável da prótese (cerca de 85 g de liga metálica) pode afetar as consultas para a prova da prótese superior, porque a prótese não permanece no lugar sem o uso de um adesivo. Os metais nobres devem ser usados para controlar a expansão pelo calor da liga ou corrosão; portanto, os custos de tais próteses sobre implantes têm aumentado dramaticamente.[74] Métodos propostos para produzir estruturas com cavidades para aliviar esses problemas, incluindo o uso de moldeiras

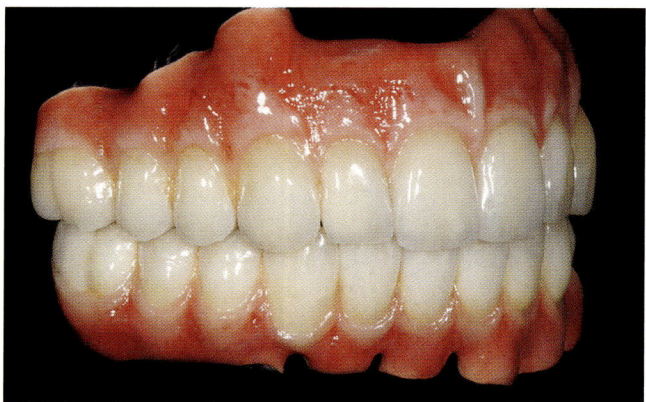

FIGURA 10-39. Quando o espaço de altura da coroa é maior que 12 mm, a porcelana rosa (ou acrílico) é frequentemente usada para substituir o contorno de tecido mole na prótese.

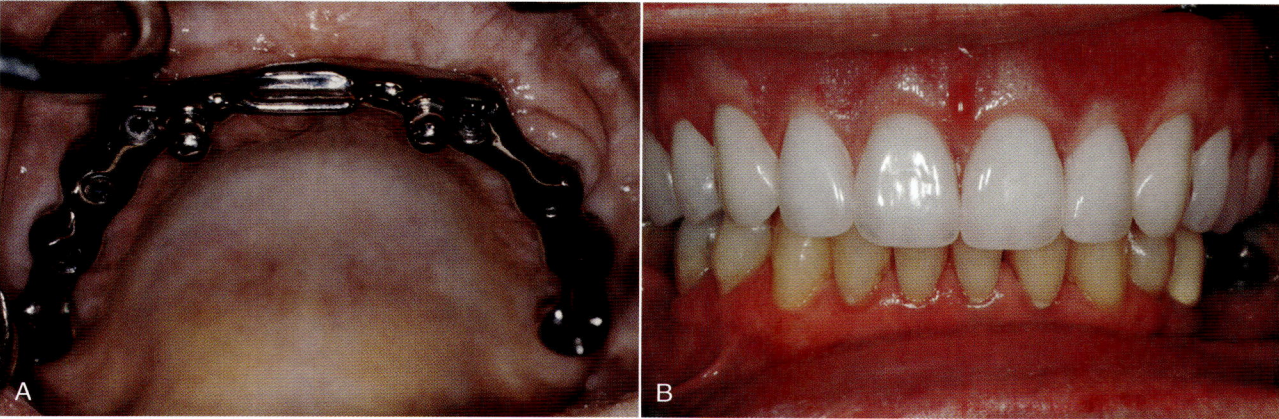

FIGURA 10-40. **A,** A prótese total superior pode ser utilizada para restaurar um paciente com um espaço de altura da coroa grande (EAC). **B,** A prótese total superior pode suportar o lábio e a face quando o EAC é excessivo.

individuais especiais para alcançar uma adaptação passiva, podem duplicar ou triplicar os custos laboratoriais.

Um método alternativo de fabricação de prótese fixa em situações de EAC igual ou superior a 15 mm é a prótese fixa total ou prótese híbrida, com uma infraestrutura metálica menor, dentes artificiais e resinas acrílicas para unir esses elementos (Fig. 10-42). A estrutura metálica reduzida em comparação com uma prótese fixa metalocerâmica exibe menos alterações dimensionais e uma adaptação mais precisa dos componentes protéticos, o que é especialmente importante para as próteses parafusadas. Ela tem um custo menor de fabricação em comparação com a prótese fixa metalocerâmica, é altamente estética (dentes pré-fabricados de acrílico), substitui facilmente os dentes e tecidos moles na aparência, e é mais fácil de reparar em caso de fratura. Uma vez que a resina age como um intermediário entre os dentes e a infraestrutura metálica, o impacto da força durante carga oclusal dinâmica também pode ser reduzido. Portanto, este tipo de prótese fixa é geralmente indicado para próteses sobre implantes com um grande EAC.

Na ocasião, áreas de subcontorno interproximais são projetadas no laboratório em tais próteses para auxiliar na higiene oral e têm sido referidas como próteses de "maré alta". Este é um excelente método na mandíbula; contudo, resulta em retenção de alimentos, afeta os padrões de fluxo de ar, e pode contribuir para problemas fonéticos na região anterior da maxila. Assim, o EAC excessivo tem várias condições que podem alterar o plano de tratamento (Quadro 10-10).

O aumento das forças biomecânicas está em relação direta com o aumento do EAC. Portanto, o plano de tratamento da prótese sobre implante deve considerar opções de redução da tensão, sempre que o EAC está aumentado. Métodos para reduzir a tensão incluem[64-66]:
1. Comprimento reduzido do cantiléver.
2. Minimizar as cargas laterais na vestibular ou lingual.
3. Aumentar o número de implantes.
4. Aumentar os diâmetros dos implantes.
5. Projetos de implantes para maximizar a área da superfície dos implantes.

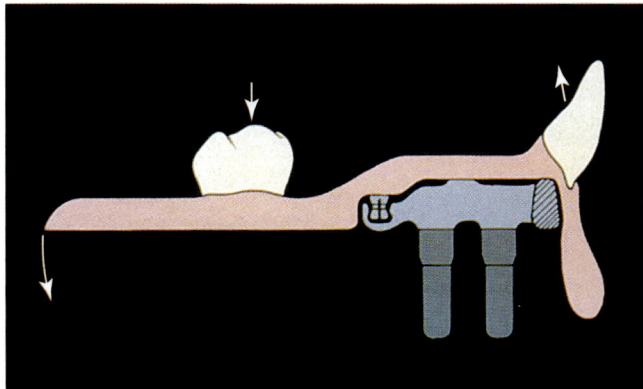

FIGURA 10-41. Uma prótese total PR-5 é geralmente menos estável quando o espaço de altura da coroa (EAC) é grande. O EAC da prótese é medido a partir do plano oclusal até a altura dos conectores da sobredentadura.

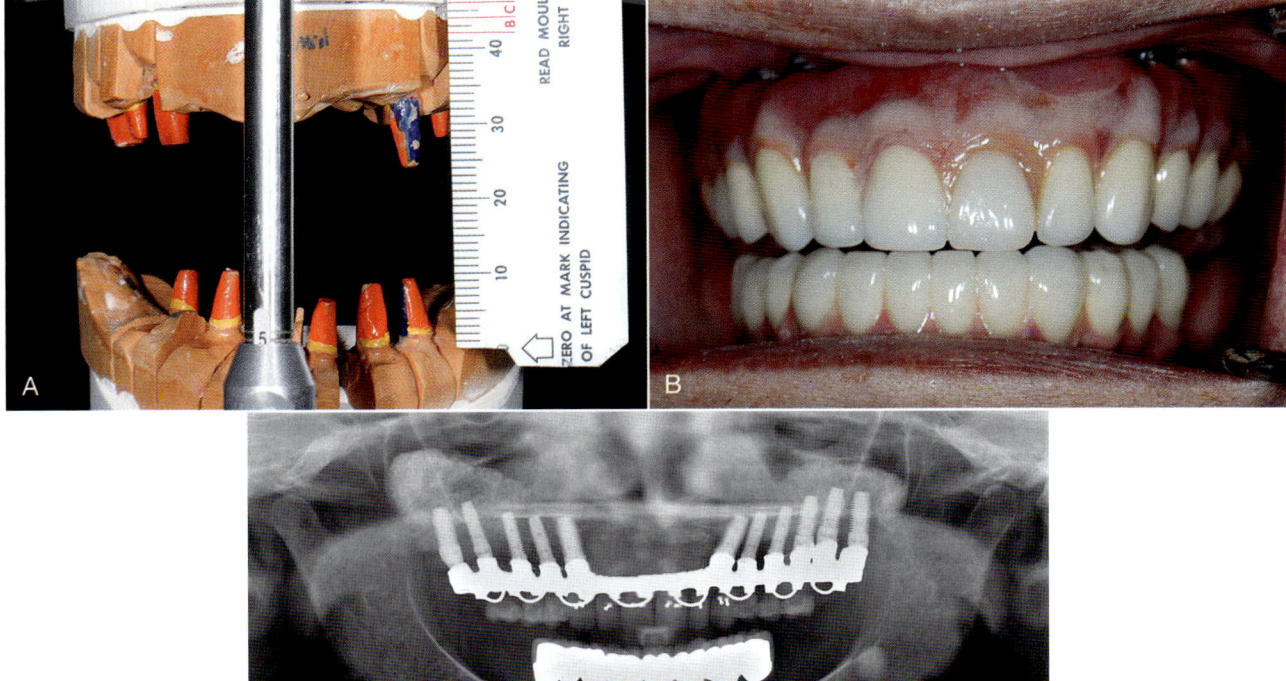

FIGURA 10-42. A, A infraestrutura metálica de uma prótese híbrida composta por metal, acrílico e dentes apresenta várias vantagens para próteses fixas com um espaço de altura da coroa maior que 15 mm. **B,** Os dentes estão conectados a uma infraestrutura metálica com uma base de acrílico na prótese superior. **C,** A radiografia panorâmica com uma infraestrutura metálica e os dentes da prótese híbrida na maxila e uma restauração PF-3 em metalocerâmica na mandíbula.

> **QUADRO 10-10** Espaço de Altura da Coroa Excessivo
>
> EAC é uma alavanca vertical com qualquer força lateral ou cantiléver.
> EAC excessivo aumenta as complicações mecânicas em próteses fixas.
> Sobredentaduras podem ser mais frequentemente necessárias em pacientes completamente edentados.
> O suporte do implante para prótese PR-4 deve ser tão grande quanto o de uma PF.
> Em sobredentaduras PR-5 pode haver dois componentes do EAC: a distância entre a crista óssea e a altura dos conectores e a distância do conector ao plano oclusal.
> Em sobredentaduras PR-5 deve haver tecido mole de suporte adequado.
> A necessidade de procedimentos de substituição gengival (PF-3) deve ser avaliada antes da instalação do implante para próteses fixas.
> Encolhimento do metal e da porcelana é mais um problema na PF-3 que nos casos tradicionais de PF.
> PF-3 híbrida com dentes artificiais, infraestrutura metálica e resina acrílica podem ser indicadas.

EAC, espaço de altura da coroa; *PF*, prótese fixa; *PR*, prótese removível.

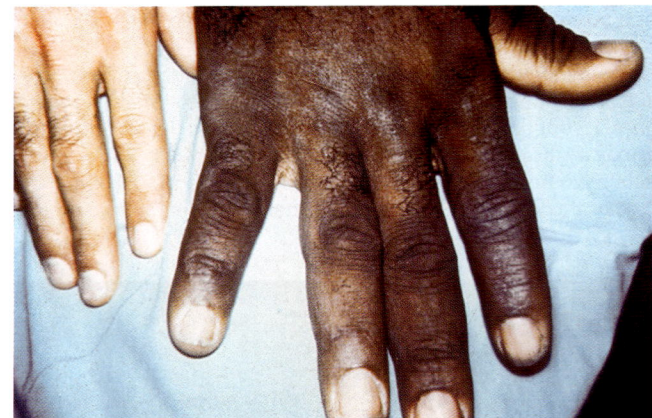

FIGURA 10-43. Dinâmica mastigatória é afetada pelo tamanho do paciente (pessoas maiores geralmente têm maiores forças de mordida).

6. Fabricar próteses removíveis que sejam menos retentivas e incorporem suporte ao tecido mole.
7. Remover as próteses removíveis durante as horas de sono para reduzir os efeitos nocivos da parafunção noturna.
8. Esplintar os implantes, se estiverem suportando uma prótese fixa ou removível.

Como o EAC é um ampliador de força considerável, quanto maior for a altura da coroa, menos o cantiléver protético deve ser estendido a partir do sistema de suporte do implante. Quando o EAC é maior do que 15 mm, nenhum cantiléver deve ser considerado, a menos que todos os outros fatores de força sejam mínimos. A intensidade de contato oclusal deve ser reduzida em qualquer carga de compensação do sistema de suporte do implante. Os contatos oclusais em relação de oclusão cêntrica podem ser eliminados na região mais posterior (ou região de contrabalanço) de um cantiléver. Deste modo, a carga da parafunção pode ser reduzida, assim como a maior parte da região de cantiléver da prótese é carregada somente durante a atividade funcional (p. ex., a mastigação).

Dinâmica Mastigatória

A dinâmica dos músculos mastigatórios é responsável pela quantidade de força exercida sobre o sistema do implante. Vários critérios estão incluídos nesse raciocínio: o tamanho do paciente, o gênero, a idade, a posição esquelética e o estado da dentição. O tamanho do paciente pode influenciar a quantidade de força de mordida. Grandes, homens atléticos podem gerar grandes forças; pacientes de condições físicas menos fortes frequentemente desenvolvem menos força que os pacientes atléticos[13] (Fig. 10-43). Forças de mordida mais altas podem estar relacionados com maior perda de implantes após a sua instalação, maior risco de fratura de material oclusal, perda da rosca do pilar e aumento na quantidade de perda de crista óssea.

Em geral, as forças registradas em mulheres são 9,07 kg menores que as dos homens. Os efeitos da testosterona afetam o tamanho e a força muscular. No estudo clínico de van Steenberghe *et al.*, homens parcialmente edentados têm uma taxa de perda do implante de 13% em comparação com as mulheres.[75] Em um estudo realizado por Kinsel e Lin, os homens tinham uma taxa de fratura de porcelana de 13,1% em comparação com 6,4% para as mulheres. A porcentagem de pacientes com próteses com fratura foi de 26,9% para os homens em comparação com 20% para as mulheres.[44]

Os pacientes mais velhos registram forças de mordida menores que os pacientes jovens. Além disso, os pacientes mais jovens vão viver mais tempo e necessitam de implante adicional para suportar as próteses por um período de tempo mais longo (p. ex., um paciente com 80 anos de idade vai precisar de suporte do implante por muito menos anos que um paciente de 20 anos de idade, sendo todos os outros fatores iguais). Em um relatório por Wyatt e Zarb, a radiografia do primeiro ano da perda óssea foi positivamente correlacionada com o sexo masculino, pacientes mais jovens e implantes suportando uma prótese com extensão distal.[76] Assim, os relatórios clínicos substanciaram a necessidade de avaliar a dinâmica mastigatória no plano de tratamento.

A posição do arco esquelético pode influenciar a quantidade de força máxima de mordida.[77] As pessoas com a forma da cabeça braquiocefálica (com formato de rosto redondo) podem gerar três vezes mais força de mordida que aqueles com um formato de rosto regular[78] (Fig. 10-44). Isso é especialmente importante quando está acompanhado de bruxismo moderado a grave ou apertamento. Pacientes classe III esquelético são primariamente mastigadores verticais e geram forças verticais, com pequeno movimento excursivo. No entanto, alguns pacientes são "falsos classe III", como resultado da reabsorção óssea anterior ou perda de suporte posterior e colapso da dimensão vertical, com uma rotação anterior da mandíbula. O "falso classe III" tem um cantiléver anterior sobre a prótese final, quando restaurado em posição dentária de classe I. Esses pacientes exibem movimentos excursivos laterais quando a posição do rebordo incisal é restaurada à sua posição inicial. A força angulada aumenta também a magnitude da força nos implantes anteriores (Fig. 10-45).

A força máxima de mordida diminui à medida que a atrofia muscular progride ao longo de anos de edentulismo. A força máxima de oclusão de menos de 6 psi pode ser o resultado de 15 anos de ausência dentária.[79] Esta força pode aumentar 300% nos 3 anos após a instalação do implante. Como regra geral, quanto menor o número de dentes em um arco, menor a força máxima de mordida.[80] Portanto, estado físico, gênero, idade, massa muscular, posição esquelética e estado da dentição, tudo influencia na força muscular, na dinâmica mastigatória e na força máxima de mordida (Quadro 10-11). Quanto maiores esses fatores, maior será o risco de complicações biomecânicas.

O plano de tratamento do implante deve reduzir outros ampliadores de força quando a dinâmica da musculatura da mastigação aumentar. Por exemplo, o comprimento do cantiléver deve ser reduzido nos casos de elevada dinâmica mastigatória. A altura da coroa pode ser reduzida pelo aumento ósseo. O número, o tamanho e o projeto de implantes também podem ser aumentados para ampliar a área de superfície da carga.

Posição no Arco

A força de mordida máxima é maior na região de molar e diminui na região anterior. As forças máximas de mordida na região do incisivo anterior correspondem a aproximadamente 35 a 50 psi, na região de canino variam de 47 a 100 psi, e na área de molares variam de 127 a 250 psi[11] (Fig. 10-46). Mansour *et al.* avaliaram matematicamente forças e momentos oclusais usando um braço de alavanca de classe III, os côndilos na posição de fulcro e os músculos masseter e temporal gerando a força.[81] Figuras similares foram obtidas por cálculos matemáticos e por mensuração direta. As forças no segundo molar foram 10% maiores que no primeiro molar, mostrando uma variação de 140 a 275 psi.

Em um estudo realizado por Chung *et al.* com 339 implantes em 69 pacientes em função por 8,1 anos em média (variação de 3 a 24 anos), os implantes posteriores (mesmo com gengiva queratinizada) apresentaram, em média, 3,5 vezes maior perda óssea por ano que implantes em regiões anteriores.[82] Por isso, na região das forças de mordida mais elevadas, a perda óssea pode ser mais evidente.

A força de mordida anterior é diminuída na ausência de contato entre os dentes posteriores e maior na presença de oclusão posterior ou contatos excêntricos.[37,83] Assim, além das propriedades biomecânicas de uma função de alavanca classe III, há também um componente biológico para diminuir a força da mordida nas regiões anteriores. Quando os dentes posteriores estão em contato, há grande contração dos músculos mastigatórios. Quando os dentes posteriores não estão em contato, dois terços dos músculos temporal e masseter não contraem suas fibras. Como consequência, a força da mordida é reduzida.

Nas regiões anteriores com menos força, as raízes dos dentes naturais anteriores são menores em diâmetro e área de superfície radicular em comparação com os dentes posteriores. O maior aumento na área de superfície do dente natural ocorre na região de molar, com um aumento de 200% em comparação com os pré-molares. No entanto, em implantodontia, primeiramente determina-se o comprimento do implante por volume de osso existente e são instalados implantes mais longos na região anterior e implantes mais curtos nas regiões posteriores (ou os implantes anteriores sem cantiléver, o que resulta em forças de mordida posterior aumentadas pelo comprimento do

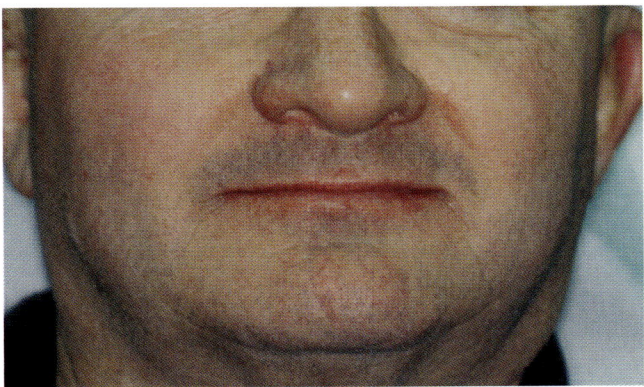

FIGURA 10-44. Um paciente braquiocefálico tem força de mordida maior que o paciente normal. Isso é especialmente notável quando há parafunção.

QUADRO 10-11 Dinâmica Mastigatória
Altura do paciente
Gênero
Idade
Massa muscular
Posição do esqueleto
Estado da dentição

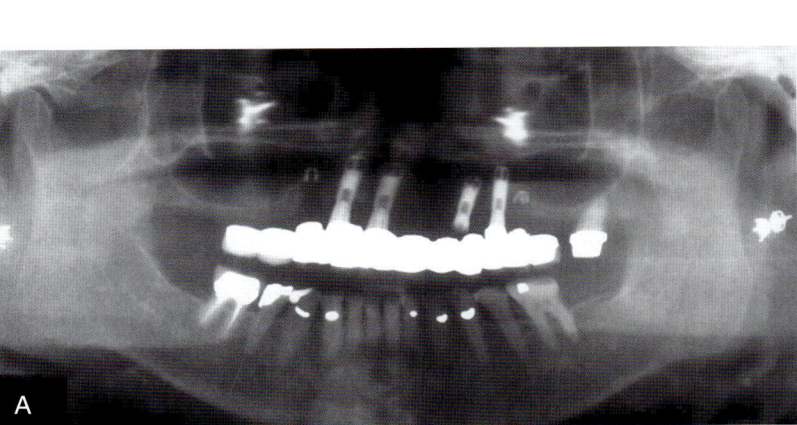
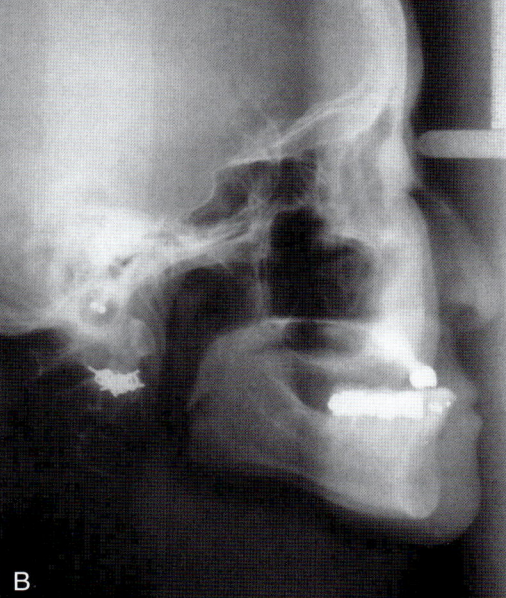

FIGURA 10-45. **A,** Radiografia panorâmica de uma prótese sobre implantes perdida oposta a dentes naturais antagonistas na maxila do paciente classe III de Angle. **B,** Telerradiografia lateral do paciente classe III de Angle com dentes inferiores antagonistas a uma prótese sobre implante perdida.

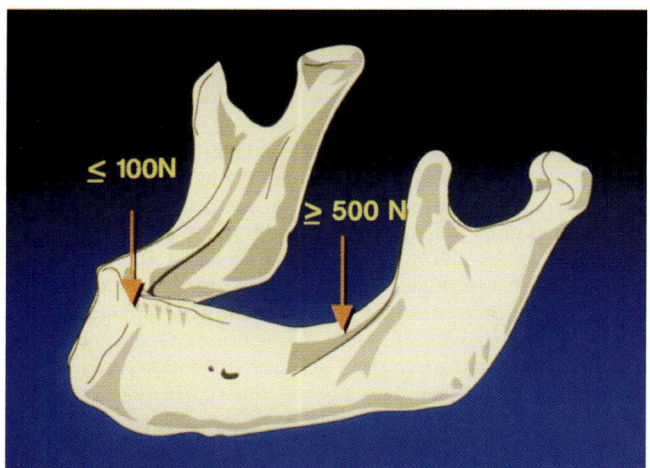

FIGURA 10-46. As forças máximas de mordida são maiores nas regiões posteriores dos maxilares, em comparação com as regiões anteriores.

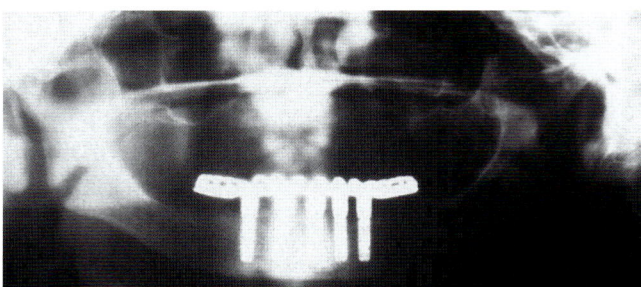

FIGURA 10-47. Como regra geral, quanto maior o número de dentes antagonistas, maior é a força mastigatória. Quando o arco antagonista a uma prótese sobre implantes é uma dentadura (como descrito nesta radiografia panorâmica da maxila), as forças de mordida são menores.

QUADRO 10-12 Posição do Arco: Regiões Posteriores

1. Força máxima de mordida na região de molar
    a. Componente mecânico: alavanca classe III
    b. Componente biológico: quantidade de contração de musculatura
2. Maior perda da crista óssea a longo prazo de implantes integrados
3. Densidade óssea mais pobre que regiões anteriores
4. Região posterior da maxila com maior risco que região posterior da mandíbula
5. Região posterior da maxila com menor volume de osso
    a. Perda da crista óssea
    b. Expansão do seio maxilar
6. Região posterior da mandíbula com menor altura óssea que em regiões anteriores
    a. Posição do canal e forame mandibulares

cantiléver). Esta abordagem deve ser corrigida para se adequar com a carga biomecânica similar ao observado com os dentes naturais. No entanto, o comprimento de um implante é menos efetivo para dissipar força. Em vez disso, a largura e o projeto do implante são mais efetivos. A melhor opção para diminuir a tensão é aumentar o número de implantes. Em outras palavras, os implantes em regiões posteriores devem muitas vezes ter maior diâmetro ou estar em maior número (porque os molares contêm mais raízes), especialmente na presença de fatores de forças adicionais.

Os dentes naturais estão circundados por uma camada fina de osso cortical e pelo periodonto, que é semelhante para todas as posições de dentes e do arco. No entanto, depois que os dentes são perdidos, a densidade óssea no sítio edentado é reduzida e costuma ser diferente para cada região da boca. As regiões posteriores, em geral, têm menos densidade óssea após a perda do dente que as regiões anteriores, com a região anterior da maxila sendo menos densa que a mandíbula. As regiões anteroinferiores se beneficiam do osso de maior densidade que regiões de sítios de implante anterossuperiores. Quanto maior a densidade do osso, maior é a sua resistência à tensão aplicada na interface implante/osso. Em outras palavras, a densidade do osso edentado está inversamente relacionada com a área de superfície das raízes dos dentes naturais e a quantidade de força geralmente aplicada nesta posição do arco. Como resultado, a região posterossuperior é a que contém maior risco do arco; depois, a região posteroinferior e, em seguida, a anterossuperior. A região mais ideal para a transferência de tensão sobre implante no interior da zona de carga fisiológica para osso é a região anteroinferior.[84]

A posição do arco também deve considerar a região anterior da maxila *versus* a região anterior da mandíbula. Não só o osso, geralmente, é mais denso na região anterior da mandíbula, mas a direção da força também é maior ao longo do eixo dos dentes inferiores anteriores. A carga angulada de 12 a 15 graus em implantes superiores anteriores aumenta a força em aproximadamente 25%. É possível notar que os dentes anteriores superiores são mais largos em diâmetro e têm maior área de superfície em comparação com os dentes menores na boca, como os incisivos inferiores. A quantidade de força é similar, mas a direção da força coloca os dentes maxilares em maior risco.

Posição do arco inclui o arco superior em relação ao arco inferior. Como mencionado anteriormente, o osso da mandíbula é frequentemente mais denso que o da maxila, espacialmente nas regiões posteriores. Por isso, a maxila edentada com uma densidade óssea mais pobre exige mais implantes ou larguras maiores em comparação com a mandíbula edentada. É interessante observar que os dentes da maxila têm mais raízes e maior área de superfície que os da mandíbula (Quadro 10-12). No entanto, na maxila edentada, há menos altura óssea disponível que em qualquer outra região, pois o seio maxilar se expande rapidamente diminuindo a altura do osso.

Arco Antagonista

Dentes naturais transmitem maiores forças de impacto através de contatos oclusais que próteses totais mucossuportadas. Além disso, a força de oclusão máxima de pacientes com próteses totais está limitada e pode variar 5 a 26 psi.[79] A força é geralmente maior em portadores de próteses recentes e diminui com o tempo. Atrofia muscular, estreitamento dos tecidos orais com a idade ou doença e atrofia óssea ocorrem frequentemente em pacientes edentados em função do tempo[85] (Fig. 10-47). Alguns usuários de próteses totais podem apertar suas próteses constantemente, e assim podem manter a massa muscular. No entanto, esta condição geralmente acelera a perda óssea. As sobredentaduras implantossuportadas melhoram o desempenho mastigatório. A sobredentadura PR-5 tem mais força que uma prótese total.

A força máxima gerada sobre uma prótese implantossuportada está relacionada com o número de dentes ou implantes no arco antagonista.[86-88] Assim, pacientes parcialmente edentados têm menos força que pacientes com todos os dentes (Fig. 10-48). Pacientes com próteses parciais podem ter forças intermediárias entre pacientes com dentes naturais e pacientes com próteses totais, dependendo da localização e do estado dos dentes remanescentes, músculos e articulações.[80] Em pacientes parcialmente edentados com próteses fixas implantossuportadas, variações de força são mais semelhantes aos pacientes

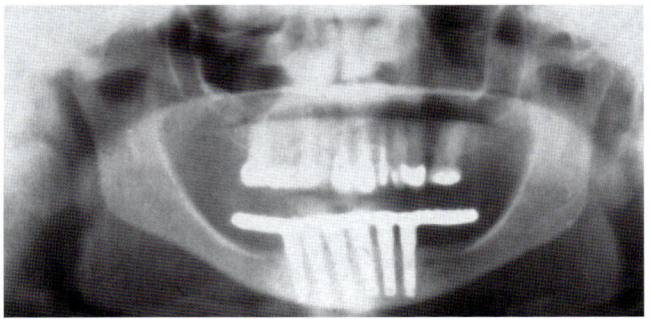

FIGURA 10-48. O arco antagonista a uma prótese sobre implantes consiste em dentes naturais nesta radiografia panorâmica. O comprimento do cantiléver deve ser reduzido ou o número de implantes aumentado comparado com um arco antagonista edentado. Esta prótese mandibular foi perdida porque o comprimento do cantiléver e o arco antagonista aumentaram as forças.

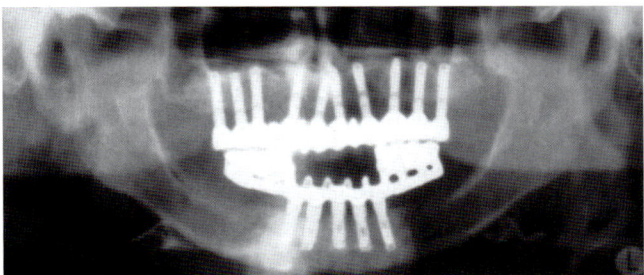

FIGURA 10-49. Quando o arco antagonista tem uma prótese fixa sobre implantes, as forças de mordida são maiores. A diminuição da propriocepção resulta em forças superiores durante função e parafunção. Neste paciente, o cantiléver na prótese mandibular deve ser reduzido de maneira significativa, especialmente porque o espaço de altura da coroa também é grande.

QUADRO 10-13 Arco Antagonista: Menor ao Maior Efeitos da Força

Prótese mucossuportada
Sobredentadura PR-5
Arco parcialmente edentado
Arco dentado
Sobredentadura PR-4
Prótese fixa implantossuportada

PR, prótese removível.

com dentição natural, mas a falta de propriocepção pode ampliar a quantidade de carga durante a atividade parafuncional e funcional.

Uma prótese fixa completa sobre implantes não se beneficia da propriocepção como os dentes naturais, e pacientes mastigam com força quatro vezes maior que com os dentes naturais.[89] Assim, as forças mais elevadas são criadas com a prótese sobre implantes no arco oposto. A sobredentadura PR-4 pode ter algum movimento em comparação com uma prótese fixa e é mais provável que tenha dentes de acrílico ou de resina. Desse modo, a força da mordida é ligeiramente menor que uma prótese fixa total sobre implantes (Fig. 10-49). Além disso, contatos prematuros em padrões oclusais ou durante a parafunção na prótese sobre implantes não alteram o trajeto de fechamento, pois a percepção oclusal está reduzida na prótese sobre implantes em comparação com os dentes naturais.[18] Portanto, o aumento contínuo da tensão pode ser esperado na prótese implantossuportada (Quadro 10-13).

QUADRO 10-14 Fratura da Coroa de Porcelana sobre Implante em Relação ao Arco Oposto: do Menor ao Maior Risco

Prótese total (0%)
Dentes naturais (3,2%) (19,4% dos pacientes)
Coroa sobre dentes naturais (5,7%)
Coroa sobre implantes (16,2%) (69,5% de pacientes)

O arco oposto não é um grande fator para alterar um plano de tratamento com implantes como parafunção, dinâmica da mastigação ou EAC excessivo, mas é um fator importante para o risco de fratura de porcelana. Em um estudo feito por Kinsel e Lin, a dentição antagonista varia a incidência de fratura de porcelana a uma coroa sobre implante.[44] Quando o arco antagonista era uma prótese, observou-se 0% de fratura das coroas implantossuportadas no arco antagonista. Quando a dentição oposta foi de dentes naturais, foram encontradas 3,2% de fraturas de coroas sobre implantes. A dentição oposta de uma coroa de um dente natural apresentou uma fratura de 5,7% da coroa implantossuportada antagonista. Fratura de 16,2% foi observada quando uma coroa sobre implante opôs-se a uma coroa implantossuportada. Quando o percentual de pacientes com grandes fraturas de porcelana foi comparado com nenhuma fratura, a incidência de pacientes com fraturas de porcelana de coroas sobre implantes foi de 19,4% para os dentes naturais e 69,5% dos pacientes com coroas sobre implantes no arco antagonista. Assim, a dentição antagonista pode aumentar a força de impacto, e quanto maior a força, maior o risco de fratura de porcelana (Quadro 10-14).

Como uma consequência de o arco antagonista afetar a intensidade da força aplicada a uma prótese sobre implantes, o plano de tratamento pode ser modificado para reduzir o risco de fratura por fadiga e excesso de carga. Raramente o arco antagonista deve ser mantido como uma prótese total convencional como um método para diminuir a tensão no arco com implante. Infelizmente, muitos pacientes edentados optam por permanecer com uma prótese para o arco superior, como consequência do aumento dos custos associados às próteses sobre implantes. No entanto, o paciente deve estar consciente da perda óssea contínua no arco edentado maxilar, e o tratamento preferencial é a prótese implantossuportada, em ambos os arcos, a fim de manter o volume de osso existente.

Resumo

Fatores de força do paciente são altamente variáveis de uma pessoa para outra. Um implante deve ser projetado para suportar a carga e resistir às tensões enquanto a prótese está em função. Um plano de tratamento ideal pode ser estabelecido em relação ao número e à posição dos dentes ausentes. O plano de tratamento é, em seguida, modificado dependendo dos fatores de força do paciente. É muito melhor superestimar a quantidade de suporte necessário para uma prótese. Se apenas um implante ou um implante muito pequeno for usado, pode ocorrer perda óssea peri-implantar, fratura ou perda do implante. Como regra geral, a melhor forma de reduzir o risco de sobrecarga biomecânica é adicionar um implante.

Os cinco fatores de força mais importantes relacionados com as condições do paciente estão apresentados neste capítulo. Destes, a parafunção é o elemento mais importante a ser considerado no plano de tratamento. Em uma escala de 1 a 10 de significância, bruxismo grave é 10, bruxismo moderado é 7 e bruxismo leve é 4. Apertamento grave nesta escala é 9, apertamento moderado é 5 e apertamento leve é 3. Um EAC excessivo pode dobrar uma força e, portanto, é 7 na escala de importância. A dinâmica mastigatória grave também pode

QUADRO 10-15 Fatores de Força de Risco: Escala de 1 a 10

1. Parafunção
   A. Bruxismo
      1. Grave: 10
      2. Moderado: 7
      3. Leve: 4
   B. Apertamento
      1. Grave: 9
      2. Moderado: 5
      3. Leve: 3
2. Espaço em altura da coroa
   A. Excessivo: 7
3. Dinâmica mastigatória
   A. Grave: 7
   B. Leve: 3
4. Posição do arco
   A. Maxila
      1. Posterior: 5
      2. Anterior: 3
   B. Mandíbula
      1. Posterior: 5
      2. Anterior: 0
5. Arco antagonista
   A. Implantes totais: 4
   B. Dentes naturais: 2

dobrar um componente de força e resultar em 7 nesta escala, leves aumentos mastigatórios são mais de 3.

A posição do componente protético no arco determina a magnitude da força e é 1 na região mandibular anterior, 3 na região maxilar anterior, 5 na região mandibular posterior e 7 na posterior da maxila (pois a densidade óssea é melhor na região anterior da mandíbula e menos favorável biomecanicamente na região posterior da maxila). O arco antagonista sob condições de tratamento típicas é o modificador do componente de força menos importante. Uma prótese total sobre implantes pode ser um fator 4, dentes naturais 2, e uma prótese total mucossuportada 1 (Quadro 10-15).

Quanto maior o número fatores de risco nas condições do paciente relacionados à força, mais implantes, implantes mais largos ou implantes com maiores áreas de superfície devem ser projetados. Escolhas de biomateriais em fatores de alto risco favoreceriam a prótese com infraestrutura metálica e liga de titânio para os corpos de implantes. Aspectos oclusais de proteção dos implantes também se tornam mais importantes, especialmente em próteses com cantiléver; uma vez que os fatores de risco e de força do paciente aumentam.

Referências Bibliográficas

1. Bragger U, Aeschlimann S, Burgin W, et al: Biological and technical complications and failures with fixed partial dentures (FPD) on implants and teeth after four to five years of function, *Clin Oral Implants Res* 12:26-43, 2001.
2. Misch CE, Bidez MW: Occlusion and crestal bone resorption: etiology and treatment planning strategies for implants. In McNeill C, editor: *Science and practice of occlusion*, Chicago, 1997, Quintessence.
3. Goodacre CJ, Bernal G, Rungcharassareng K, et al: Clinical complications with implants and implant prostheses, *Prosthet Dent* 90:121-132, 2003.
4. Picton DC, Johns RB, Wills DJ, et al: The relationship between the mechanisms of tooth and implant support, *Oral Sci Rev* 5:3-22, 1971.
5. Picton DC: The effect of external forces on the peridontium. In Melcher AH, Bowen WH, editors: *Biology of the periodontium*, London, 1969, Academic Press.
6. Scott I, Ash MM Jr: A six-channel intra-oral transmitter for measuring occlusal forces, *J Prosthet Dent* 16:56, 1966.
7. Graf H: Bruxism, *Dent Clin North Am* 13:659-665, 1969.
8. Proffit WR: The facial musculature in its relation to the dental occlusion. In Carlson DS, McNamara JA, editors: *Muscle adaptation in the craniofacial region*. Proceedings of symposium, Craniofacial Growth Series, Monograph 8, Ann Arbor, MI, 1978, University of Michigan.
9. Howell AH, Bruderold F: Vertical forces used during chewing of food, *J Dent Res* 29:133, 1950.
10. Black GV: An investigation of the physical characters of the human teeth in relation to their diseases, and to practical dental operations, together with the physical characters of filling materials, *Dent Cosmos* 37:469, 1895.
11. Carlsson GE: Bite force and masticatory efficiency. In Kawamura Y, editor: *Physiology of mastication*, Basel Switzerland, 1974, Karger.
12. van Eijden TM: Three dimensional analyses of human bite force magnitude and moment, *Arch Oral Biol* 36:535-539, 1991.
13. Braun S, Bantleon HP, Hnat WP, et al: A study of bite force. Part I: Relationship to various physical characteristics, *Angle Orthod* 65:367-372, 1995.
14. Trulsson M, Gunne HS: Food-holding and biting behavior in human subjects lacking periodontal receptors, *J Dent Res* 7(4):574-582, 1998.
15. Haraldson T, Carlsson GE: Bite force and oral function in patients with osseointegrated implants, *Scand J Dent Res* 85:200-208, 1977.
16. Lindquist LW, Carlsson GE: Long-term effects on chewing with mandibular fixed prostheses on osseointegrated implants, *Acta Odontol Scand* 43:39-45, 1985.
17. Lundgren D, Laurell L, Falk J, et al: Distribution of occlusal forces in a dentition unilaterally restored with a bridge construction supported on osseointegrated titanium implants. In van Steenberghe D, editor: *Tissue integration in oral and maxillofacial reconstruction*, Brussels, 1985, Excerpta Medica.
18. Haraldson T, Zarb GA: A 10-year follow-up study of the masticatory system after treatment with osseointegrated implant bridges, *Scand J Dent Res* 96:243-252, 1988.
19. Richter E-J: In vivo vertical forces on implants, *Int J Oral Maxillofac Implants* 10:99-108, 1995.
20. Falk H: On occlusal forces in dentitions with implants supported fixed cantilever prostheses, *Swed Dent J* 69:1-40, 1990.
21. Morneburg TR, Proschel PA: Measurement of masticatory forces and implant loads: a methodologic clinical study, *Int J Prosthodont* 15:20-27, 2002.
22. Ramfjord SP, Ash MM: *Occlusion*, ed 4, Philadelphia, 1995, WB Saunders.
23. Misch CE: The effects of bruxism on treatment planning for dental implants, *Dent Today* 9:76-81, 2002.
24. Falk J, Laurell L, Lundgren D: Occlusal interferences and cantilever joint stress in implant supported prostheses occluding with complete dentures, *Int J Oral Maxillofac Implants* 5:70-77, 1990.
25. Jaffin R, Berman C: The excessive loss of Branemark fractures in type IV bone: a 5 year analysis, *J Periodontol* 62:2-4, 1991.
26. Nadler SC: Bruxism, a clinical and electromyographic study, *J Am Dent Assoc* 62:21, 1961.
27. Fischer WF, O'Toole ET: Personality characteristics of chronic bruxers, *Behav Med* 19:82-86, 1993.
28. Alderman MM: Disorders of the temporomandibular joint and related structures. In Burket LW, editor: *Oral medicine*, ed 6, Philadelphia, 1971, JB Lippincott.
29. Lavigne GJ, Montplaisir JY: Restless legs syndrome and sleep bruxism: prevalence and association among Canadians, *Sleep* 17:739-743, 1994.

30. Glass EG, McGlynn FD, Glaros AG, et al: Prevalence of TM disorder symptoms in a major metropolitan area, *Cranio* 11:217-220, 1993.
31. Ohayon MM, Li KK, Guilleminault C: Risk factors for sleep bruxism in the general population, *Chest* 119:453-461, 2002.
32. Tosun T, Krabuda C, Cuhadaroglu C, et al: Evaluation of sleep bruxism by polysomnographic analysis in patients with dental implants, *Int J Oral Maxillofac Implants* 18:286-292, 2003.
33. Thorpy MD, Broughton RJ, Cohn MA, et al, editors: *The international classification of sleep disorders, revised: diagnostic and coding manual*, Westchester, IL, 2001, American Academy of Sleep Medicine.
34. Gibbs CH, Mahan PE, Mauderli A, et al: Limits of human bite force, *J Prosthet Dent* 56:226-229, 1986.
35. Glaros AG, Rao SM: Effects of bruxism: a review of the literature, *J Prosthet Dent* 38:149-157, 1977.
36. Misch CE: Clenching and its effect on implant treatment plans, *Oral Health* August:11-21, 2002.
37. Dawson PE: *Differential diagnosis and treatment of occlusal problems*, ed 2, St Louis, 1989, Mosby.
38. Monasky GE, Tough DF: Studies of wear of porcelain, enamel and gold, *J Prosthet Dent* 25:299-306, 1971.
39. Misch CE: Patient force factors. In Misch CE, editor: *Contemporary implant dentistry*, ed 3, St Louis, 2007, CV Mosby/Elsevier.
40. Misch CE, Palattella A: Bruxism and its effect on treatment plans, *Int Mag Oral Implant* 2:6-18, 2002.
41. Williamson EH, Lundquist DO: Anterior guidance: its effect on electromyographic activity of temporal and masseter muscles, *J Prosthet Dent* 49:816-823, 1983.
42. Bidez MW, Misch CE: Force transfer in implant dentistry: basic concepts and principles, *Oral Implantol* 18:264-274, 1992.
43. Misch CE, Bidez MW: Biomechanics in implant dentistry. In Misch CE, editor: *Contemporary implant dentistry*, St Louis, 1993, Mosby.
44. Kinsel RP, Lin D: Retrospective analysis of porcelain failures of metal ceramic crowns and fixed partial dentures supported by 729 implants in 152 patients: patient-specific and implant-specific predictors of ceramic failure, *J Prosthat Dent* 101(6):388-394, 2009.
45. Sheikholescham A, Riise C: Influence of experimental interfering occlusal contacts on the activity of the anterior temporal and masseter muscles during submaximal and maximal bite in the intercuspal position, *J Oral Rehabil* 10:207-214, 1983.
46. Rateitschak KJ, editor: *Color atlas of dental medicine*, Stuttgart, 1989, Thieme.
47. Ishigaki S, Nakano T, Yamada S, et al: Biomechanical stress in bone surrounding an implant under simulated chewing, *Clin Oral Implant Res* 14:97-102, 2002.
48. Misch CE: Clenching and its effects on implant treatment plans, *Oral Health* 92:11-24, 2002.
49. Misch CE: Clenching and its effect on dental implant treatment plans, *Texas State J* 581-592, 2003.
50. Tanaka TT: Recognition of the pain formula for head, neck, and TMJ disorders: the general physical examination, *Calif Dent Assoc J* 12:43-49, 1984.
51. Mezitis M, Rallis G, Zachariatides N: The normal range of mouth opening, *J Oral Maxillofac Surg* 47:1028-1029, 1989.
52. McCoy G: The etiology of gingival erosion, *J Oral Implantol* 10:361-362, 1982.
53. Selna LG, Shillingburg HT Jr, Kerr PA: Finite element analysis of dental structure asymmetric and plane stress idealizations, *J Biomed Mater Res* 9:235-237, 1975.
54. Hood JAA: Experimental studies on tooth deformation: stress distribution in Class V restorations, *N Z Dent J* 68:116-131, 1968.
55. DuPont GA, DeBowers LJ: Comparison of periodontics and root replacement in cat teeth with resorptive lesions, *J Vet Dent* 19:71-75; erratum in *J Vet Dent* 19:230, 2002.
56. Hand ASJ, Hunt A, Reinhardt JW: The prevalence and treatment implications of cervical abrasion in the elderly, *Gerodontics* 2:167-170, 1986.
57. Grippo JO: Abfractions: a new classification of hard tissue lesions of teeth, *J Esthet Dent* 3:14-19, 1991.
58. Perel M: Parafunctional habits, nightguards, and root form implants, *Implant Dent* 3:261-263, 1994.
59. Misch CE: Progressive bone loading, *Dent Today* 14(1):80-83, 1995.
60. Misch CE, Bidez MW: Implant protected occlusion, a biomechanical rationale, *Compend Cont Educ Dent* 15:1330-1342, 1994.
61. Kydd WL, Toda JM: Tongue pressures exerted on the hard palate during swallowing, *J Am Dent Assoc* 65:319, 1962.
62. Winders RV: Forces exerted on the dentition by the peri-oral and lingual musculature during swallowing, *Angle Orthod* 28:226, 1958.
63. The glossary of prosthodontic terms, *J Prosthet Dent* 8139-110, 1999.
64. Misch CE, Misch-Dietsh F: Pre-implant prosthodontics. In Misch CE, editor: *Dental implant prosthetics*, St Louis, 2005, Mosby.
65. Misch CE, Goodacre CJ, Finley JM, et al: Consensus conference panel report: crown-height space guidelines for implant dentistry—part 1, *Implant Dent* 14:312-318, 2005.
66. Misch CE, Goodacre CJ, Finley JM, et al: Consensus conference panel report: crown-height space guidelines for implant dentistry—part 2, *Implant Dent* 15:113-121, 2006.
67. Kakudo Y, Amano N: Dynamic changes in jaw bones of rabbit and dogs during occlusion, mastication, and swallowing, *J Osaka Univ Dent Soc* 6:126-136, 1972.
68. Kakudo Y, Ishida A: Mechanism of dynamic responses of the canine and human skull due to occlusal, masticatory, and orthodontic forces, *J Osaka Univ Dent Soc* 6:137-144, 1972.
69. Jensen OT, Cockrell R, Kuhlke L, et al: Anterior maxillary alveolar distraction osteogenesis: a prospective 5-year clinical study, *Int J Oral Maxillofac Implants* 17:507-516, 2002.
70. Misch CE: Mandibular implant overdenture. In Misch CE, editor: *Contemporary implant dentistry*, St. Louis, 1998, CV Mosby/Elsevier.
71. Dabrowsky T: *BIT Dental Laboratory*, Dillon, CO, Personal communication, 2005.
72. Bidger DV, Nicholls JI: Distortion of ceramometal fixed partial dentures during the firing cycle, *J Prosthet Dent* 45:507-514, 1981.
73. Bertolotti RL, Moffa JP: Creep rate of porcelain-bonding alloys as a function of temperature, *J Dent Res* 59:2062-2065, 1980.
74. Bryant RA, Nicholls JI: Measurement of distortion in fixed partial dentures resulting from degassing, *J Prosthet Dent* 42:515-520, 1979.
75. van Steenberghe D, Lekholm U, Bolender C, et al: Applicability of osseointegrated oral implants in the rehabilitation of partial edentulism: a prospective multicenter study on 558 fixtures, *Int J Oral Maxillofac Implants* 5:272-281, 1990.
76. Wyatt CC, Zarb Z: Bone level changes proximal to oral implants supporting fixed partial prostheses, *Clin Oral Implants Res* 13:12-168, 2002.
77. Ingervall B, Helkimo E: Masticatory muscle force and facial morphology in man, *Arch Oral Biol* 23:203-206, 1978.
78. Raadsheer MC, van Eijden TM, van Ginkel FC, et al: Contribution of jaw muscle size and craniofacial morphology to human bite force magnitude, *J Dent Res* 87:31-42, 1999.
79. Carr AB, Laney WR: Maximum occlusal forces in patients with osseointegrated oral implant prostheses and patients with complete dentures, *Int J Oral Maxillofac Implants* 2:101-108, 1987.
80. Helkimo E, Carlsson GE, Helkimo M: Bite force and state of dentition, *Acta Odontol Scand* 35:297-303, 1977.
81. Mansour RM, Reynik RJ, Larson PC: In vivo occlusal forces and moments: forces measured in terminal hinge position and associated moments, *J Dent Res* 56:114-120, 1975.
82. Chung DM, Oh TJ, Shotwell B, Misch CE, et al: *Significance of keratinized mucosa in maintenance of dental implants with different surface conditions* [master's thesis], Ann Arbor, MI, 2005, University of Michigan.
83. Belser UC: The influence of altered working side occlusal guidance on masticatory muscles and related jaw movement, *J Prosthet Dent* 53:406-413, 1985.
84. Misch CE: Density of bone: effect on treatment plans, surgical approach, healing and progressive bone loading, *Int J Oral Implantol* 6:23-31, 1990.

85. Michael CG, Javid NS, Colaizzi FA, et al: Biting strength and chewing forces in complete denture wearers, *J Prosthet Dent* 3:549-553, 1990.
86. Carlsson GE, Haraldson T: Functional response in tissue-integrated prostheses osseointegration. In Brånemark PI, Zarb GA, Albrektsson T, editors: *Clinical dentistry*, Chicago, 1985, Quintessence.
87. Fontijn-Tekamp FA, Slageter AP, van't Hof MA, et al: Bite forces with mandibular implant-retained overdentures, *J Dent Res* 77:1832-1839, 1998.
88. Lassila V, Holmlund J, Koivumaa KK: Bite forces and its correlations in different denture types, *Acta Odontol Scand* 43:127-132, 1985.
89. Trulsson M, Gunne HS: Food holding and bite behavior in human subjects lacking periodontal receptors, *J Dent Res* 77(4):574-582, 1998.
90. Mericske-Stern R, Assal P, Buergin W: Simultaneous force measurements in three dimensions on oral endosseous implants in vitro and vivo: a methodological study, *Clin Oral Implants Res* 7:378-386, 1996.

CAPÍTULO 11

Densidade Óssea: Um Fator Determinante para o Plano de Tratamento

Carl E. Misch

O osso disponível é particularmente importante na implantodontia e descreve a arquitetura externa ou o volume da área edentada considerada para implantes.[1] Historicamente, o osso disponível não foi modificado no paciente candidato ao implante. Em vez disso, o volume ósseo existente foi o principal fator usado para desenvolver um plano de tratamento. Implantes curtos e em menor número foram utilizados em regiões com menor disponibilidade óssea, e implantes longos e em maior número foram instalados em regiões com grande volume ósseo.[2] Atualmente, o plano de tratamento considera primeiramente as opções protéticas finais e determina o tipo de prótese indicado para o paciente específico em questão. As posições ideais dos implantes para a prótese podem ser, então, determinadas pela perspectiva biomecânica. Assim, o número adicional de implantes necessário para o suporte específico da restauração pode ser estabelecido com relação à quantidade de força produzida pelo paciente (fatores de força do paciente), pois a tensão é igual à força dividida pela área. A próxima consideração para determinar o número e o tamanho dos implantes adicionais para suportar a prótese é a densidade óssea nos locais dos pilares protéticos.[3]

A estrutura externa (cortical) e a interna (trabecular) do osso podem ser descritas em termos de qualidade ou densidade, as quais refletem um número de propriedades biomecânicas, tais como resistência, módulo de elasticidade, percentual de contato osso-implante (COI) e distribuição da tensão ao redor do implante endosteal com carga (Quadro 11-1). Em outras palavras, a arquitetura externa e interna do osso controla virtualmente cada faceta da prática da implantodontia. A densidade óssea disponível em uma área edentada é um fator determinante no plano de tratamento, abordagem cirúrgica, desenho do implante, tempo de cicatrização e necessidade de carga inicial progressiva sobre o osso durante a reconstrução protética.[4,7] Este capítulo apresenta os aspectos da densidade óssea relacionados com o planejamento global de uma prótese sobre implantes.

Influência da Densidade Óssea nas Taxas de Sucesso do Implante

A qualidade óssea frequentemente depende da sua posição no arco.[4,8,9] O osso mais denso geralmente é observado na região anterior da mandíbula, seguida pela região anterior da maxila e posterior da mandíbula, e o osso menos denso costuma ser encontrado na região posterior da maxila (Quadro 11-2). A média de sobrevida do implante tem sido associada à sua posição relativa no arco. De acordo com um protocolo cirúrgico e protético, Adell et al.[2] relataram um índice de sucesso em torno de 10% maior na região anterior da mandíbula, comparada com a região anterior da maxila. Em um estudo de controle de 15 anos, Snauwaert et al.[10] relataram que perdas precoces e tardias foram também mais frequentemente encontradas na maxila.

Além da localização no arco, diversos grupos independentes relataram diferentes índices de perda relacionados com a qualidade óssea. De fato, a sobrevida reduzida do implante é mais frequentemente relacionada com a densidade óssea que a posição no arco. Engquist et al.[11] observaram que 78% de todas as perdas de implantes ocorridas foram em osso do tipo macio quando suportavam sobredentaduras. Friberg et al.[12] observaram que 66% das perdas de implantes observadas no seu material ocorreram em maxila reabsorvida com osso pouco denso. Jaffin e Berman,[13] em um estudo de 5 anos, relataram perda de 44% dos implantes quando era observado osso de baixa densidade na maxila e 35% de insucesso dos implantes em qualquer região da boca quando a densidade do osso era pobre, com 55% de todos os implantes perdidos no osso do tipo macio. Johns et al.[14] relataram 3% de perdas de implantes em densidades ósseas moderadas, mas 28% de perda em ossos menos densos. Smedberg et al.[15] relataram um índice de insucesso de 36% no osso de menor densidade. Hermann et al.[16] notaram que as perdas com implantes estavam fortemente associadas a fatores relacionados com o paciente, incluindo qualidade óssea, especialmente quando associada a pouco volume ósseo (65% desses pacientes perderam implantes). Esses insucessos relatados não estão primariamente relacionados com a cicatrização cirúrgica; em vez disso, ocorrem após carga protética. Portanto, com o passar dos anos, muitos grupos clínicos independentes, seguindo um protocolo cirúrgico e protético padronizado, documentaram a influência inquestionável da densidade óssea no sucesso clínico[17-19] (Fig. 11-1).

Um protocolo estabelecido pelo autor em 1988, que adapta o plano de tratamento, seleção do implante, abordagem cirúrgica,

---

QUADRO 11-1 Propriedades da Qualidade Óssea

Resistência
Módulo de elasticidade
Percentual de contato osso-implante
Distribuição da tensão ao redor do implante endosteal com carga

---

QUADRO 11-2 Localizações da Qualidade Óssea: Mais Denso para Menos Denso

Região anterior da mandíbula
Região anterior da maxila
Região posterior da mandíbula
Região posterior da maxila

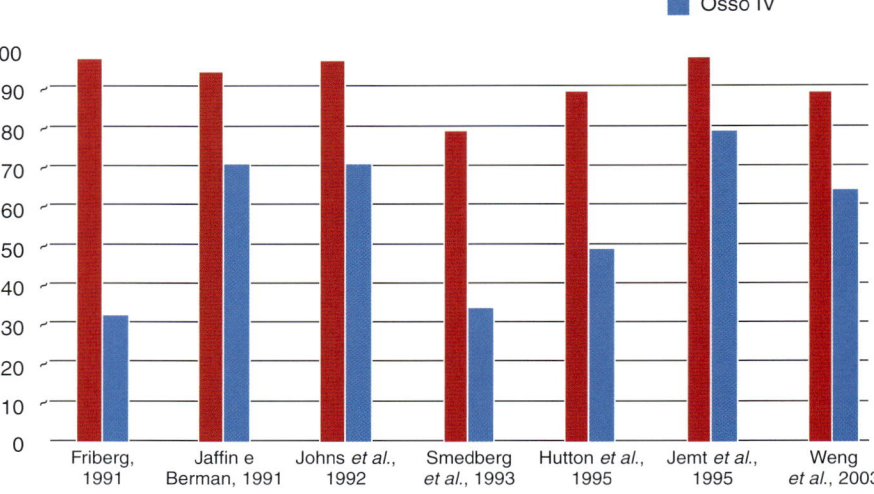

FIGURA 11-1. Com o passar dos anos, diversos estudos clínicos observaram índices maiores de sucesso em osso de melhor qualidade *(vermelho)* e índices menores de sobrevida em osso de baixa qualidade *(azul)*.

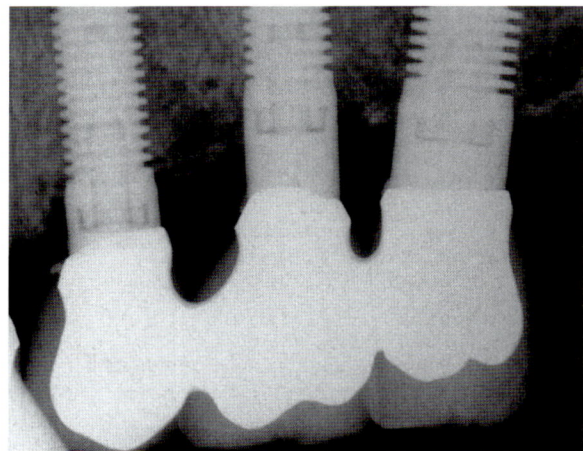

FIGURA 11-2. Radiografia de 5 anos de uma prótese fixa sobre implantes no osso D4 na região posterior da maxila. A sobrevida do implante e a perda óssea na crista podem ser similares em todas as densidades ósseas e localizações no arco quando o plano de tratamento com implantes, a cirurgia, o período de cicatrização e o protocolo protético estão relacionados com a qualidade óssea.

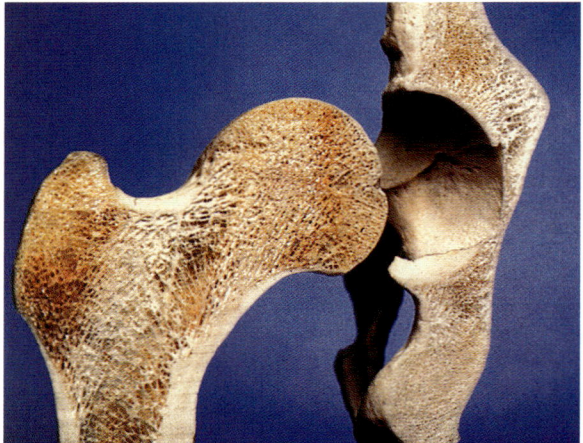

FIGURA 11-3. A cabeça proximal do fêmur contém osso trabecular alinhado ao longo das trajetórias de tensão, similar aos conceitos das vigas de construções para uma ponte ou torre.

regime de cicatrização e carga protética inicial, tem resultado em índices de sucessos similares em todas as densidades ósseas e em todas as posições no arco.[4] Estudos clínicos multicêntricos realizados por Misch *et al.* e Kline *et al.* confirmaram que as taxas de sucesso dos implantes com este protocolo podem ser similares em todos os tipos de densidades ósseas e localizações no arco[20-23] (Fig. 11-2). Este capítulo propõe um raciocínio científico para a modificação do plano de tratamento em função da densidade óssea, para alcançar índices de sucesso comparáveis em todos os tipos de osso.

Etiologia da Densidade Óssea Variável

O osso é um órgão capaz de mudar em relação a uma variedade de fatores, incluindo hormônios, vitaminas e influências mecânicas. No entanto, os parâmetros biomecânicos (p. ex., a quantidade da tensão transmitida ao osso) são predominantes.[24] A consciência dessa adaptabilidade do sistema esquelético tem sido relatada por mais de um século. Em 1887, Meier descreveu qualitativamente a arquitetura do osso trabecular no fêmur.[25] Em 1888, Kulmann noticiou a similaridade entre o padrão do osso trabecular no fêmur e as trajetórias de tensão nos conceitos das vigas de construções usados por Eiffel[26] (Fig. 11-3). Wolff, em 1892, desenvolveu melhor esses conceitos e publicou: "Cada alteração na forma e função do osso ou somente na sua função é seguida por certas mudanças definitivas na arquitetura interna, e alteração igualmente definitiva na sua conformação externa, de acordo com as leis matemáticas."[27] A função modificada do osso e as alterações definitivas na formação interna e externa do esqueleto vertebral que são influenciadas por carga mecânica foram relatadas por Murry.[28] Portanto, tem sido amplamente relatado na estrutura esquelética que a arquitetura externa do osso (osso cortical) muda em relação à função, da mesma maneira que a estrutura óssea interna (osso trabecular) também é modificada.

As alterações estruturais no osso como consequência das influências biomecânicas também foram notadas nos maxilares. Como exemplo, tanto MacMillan quanto Parfitt relataram as características estruturais e a variação das trabéculas nas regiões alveolares dos maxilares.[29,30] A maxila e a mandíbula apresentam diferentes funções biomecânicas (Fig. 11-4). A mandíbula, como uma estrutura independente, é designada como uma unidade de absorção de força. Portanto, quando os dentes estão presentes, a cortical óssea externa é mais densa e espessa, e o osso trabecular é mais irregular e denso (Fig. 11-5). Por outro lado, a maxila é uma unidade de distribuição

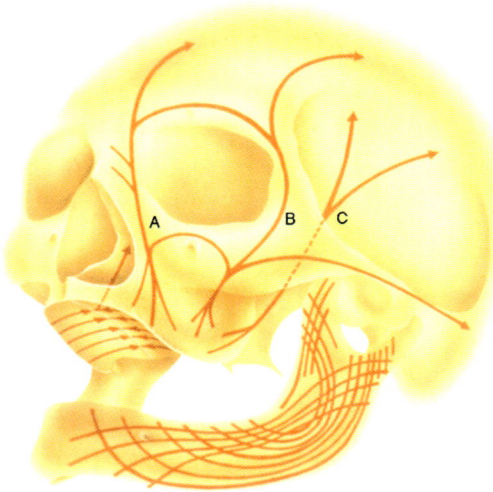

FIGURA 11-4. A maxila é uma unidade de distribuição de força, e a mandíbula é uma unidade de absorção de força. Como consequência, o osso cortical e o trabecular são diferentes.

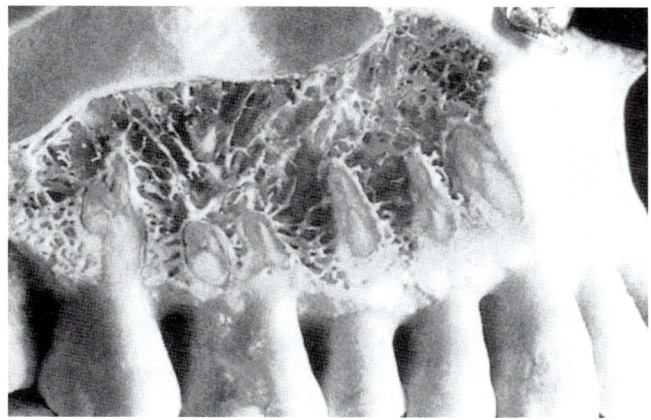

FIGURA 11-6. A maxila dentada tem um padrão trabecular mais fino em comparação com a mandíbula. O osso cortical é mais fino e poroso. A maxila é uma unidade de distribuição de força e é projetada para proteger a órbita e o cérebro.

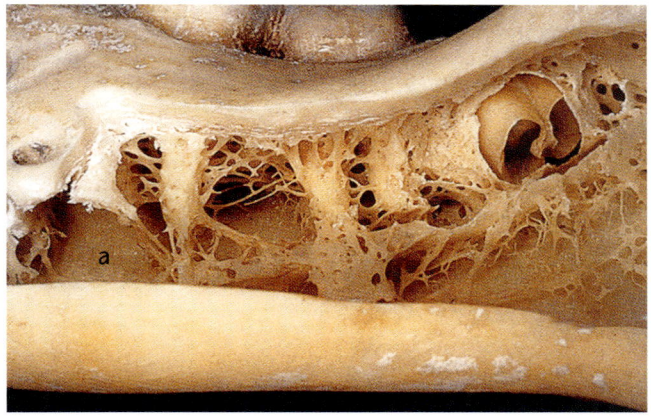

FIGURA 11-5. O osso trabecular na mandíbula dentada é mais grosso que na maxila. O osso cortical é mais espesso e denso. A mandíbula, como uma estrutura independente, é um elemento de absorção de força.

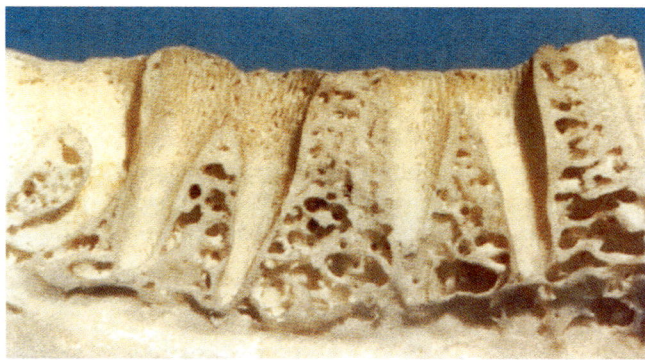

FIGURA 11-7. O osso trabecular de cada maxilar apresenta variações estruturais. O osso trabecular é mais denso próximo aos dentes, em que ele forma a lâmina cribiforme. Entre os dentes, o osso é usualmente mais denso próximo à crista e menos denso próximo ao ápice.

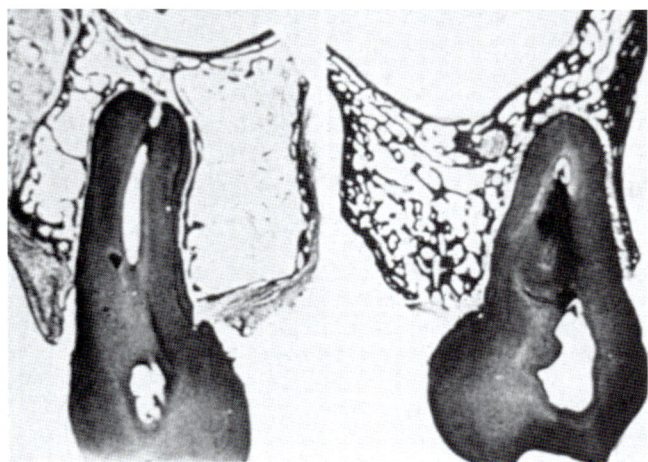

FIGURA 11-8. À esquerda, o dente inferior antagonista foi removido. A falta de contato oclusal resultou em perda de osso trabecular ao redor do dente superior. O dente à *direita* é do mesmo macaco, mas com o elemento antagonista em posição. O osso trabecular é muito mais denso ao redor do dente. A atrofia por desuso observada à *esquerda* ocorre a partir das condições de microdeformações inadequadas para manutenção do osso. (De Orban B: *Oral histology and embryology,* ed 3, St Louis, 1953, Mosby.)

de força. Qualquer força que incide sobre a maxila é transferida pelo arco zigomático e palato para longe da órbita e do cérebro. Como consequência, a maxila contém uma lâmina cortical fina e um osso trabecular bom, suportando os dentes (Fig. 11-6). Neufeld notou que o osso é mais denso ao redor dos dentes (lâmina cribiforme), principalmente na região da crista, ao se comparar com as regiões ao redor dos ápices[31] (Fig. 11-7). A reabsorção do osso alveolar associada à terapia ortodôntica também ilustra a sensibilidade biomecânica dos processos alveolares.[32]

Orban demonstrou uma redução no padrão do osso trabecular ao redor de um molar superior sem antagonista, se comparado com um dente com contatos oclusais no lado oposto[33] (Fig. 11-8). A densidade óssea nos maxilares também diminui após a perda do dente. Esta perda é primariamente relacionada com o tempo em que a região se tornou edentada e sem colocação apropriada de cargas, com a densidade óssea inicial, com a flexão e a torção na mandíbula, e com a parafunção antes e após a perda do dente.[34-37] Em geral, a alteração da densidade após a perda do dente é maior na região posterior da maxila e menor na região anterior da mandíbula.

Os ossos corticais e trabeculares do corpo são constantemente modificados por modelação ou remodelação.[38] A modelação ocorre em locais independentes de formação e reabsorção, e resulta na mudança da forma ou tamanho do osso. A remodelação é um processo de reabsorção e formação no mesmo local, em que há substituição de um osso previamente existente, e afeta principalmente a renovação interna do osso, incluindo a região de dentes perdidos ou o osso próximo ao implante endosteal. Este fenômeno adaptativo tem sido associado à alteração da tensão mecânica e deformação no interior do osso receptor.[39]

A tensão é determinada pela magnitude da força dividida pela área funcional sobre a qual ela é aplicada. A deformação é definida como o comprimento do material alterado, dividido pelo comprimento original. Quanto maior a magnitude da tensão aplicada ao osso, maior a deformação observada no osso.[40] A modelação e a remodelação ósseas são controladas, em parte ou no todo, pelo ambiente mecânico da deformação. Em geral, a densidade do osso alveolar se desenvolve como resultado de uma deformação mecânica provocada por microdeformação.

Frost propôs um modelo de padrões de modelação/remodelação para o osso compacto relacionado com a adaptação mecânica à deformação.[41] A fratura espontânea, a zona de sobrecarga patológica, a zona de sobrecarga moderada, a janela de adaptação e a janela de desuso agudo foram descritas para o osso com relação à quantidade de microdeformação experimentada (Quadro 11-3). Essas categorias também podem ser usadas para descrever a resposta do osso trabecular próximo aos implantes dentais nos maxilares.[42-44]

O osso na janela de desuso agudo perde densidade mineral, e a atrofia por desuso ocorre porque a modelação do novo osso é inibida e a remodelação é estimulada, com uma perda óssea em cadeia e gradual (Fig. 11-9). A microdeformação do osso para uma carga trivial é relatada como sendo 0 a 50.[41] Esse fenômeno pode ocorrer em todo o sistema esquelético, como evidenciado por uma redução de 15% na lâmina cortical e perda óssea trabecular extensa em consequência da imobilização dos membros por três meses.[45] A redução na densidade do osso cortical de 40% e do osso trabecular de 12% também foi relatada com o desuso do osso.[46,47] É interessante notar que uma perda óssea similar à atrofia por desuso foi associada aos ambientes de microgravidade no espaço sideral, porque a microdeformação no osso resultante da gravidade da Terra não está presente no ambiente espacial, onde "não há peso".[48] De fato, um astronauta a bordo da estação espacial russa Mir por 111 dias perdeu aproximadamente 12% dos seus minerais ósseos.[49,50]

A janela adaptada (50 a 500 unidades de microdeformação) representa um equilíbrio entre a modelação e a remodelação, e as condições ósseas são mantidas nesse nível.[41] O osso neste ambiente de deformação permanece em um estado estável, e pode ser considerado a janela hemostática da saúde. A descrição histológica desse osso é principalmente lamelar ou de suporte de cargas. Aproximadamente 18% do osso trabecular e 2 a 5% do osso cortical são remodelados a cada ano na zona de carga fisiológica, que corresponde à janela adaptada.[24] Essa é a variação da deformação idealmente desejada ao redor de um implante endosteal após o equilíbrio da tensão ter sido estabelecido. A renovação óssea é necessária na janela adaptada; Mori e Burr forneceram evidência de remodelação em regiões de microfratura óssea devido ao desgaste, dentro da variação fisiológica.[51]

A zona de sobrecarga branda (1.500 a 3.000 unidades de microdeformação) leva a um maior índice de microfratura por fadiga e ao aumento da taxa de renovação celular do osso.[41] Como resultado, a força e a densidade do osso diminuem. A descrição histológica do osso nesta zona é geralmente de osso reticular ou de reparo. O osso reticular é capaz de se formar mais rápido, mas é menos mineralizado

QUADRO 11-3 Categorias da Adaptação Mecânica do Osso

Fratura espontânea
Zona de sobrecarga patológica
Zona de sobrecarga branda
Janela adaptada
Janela de desuso agudo

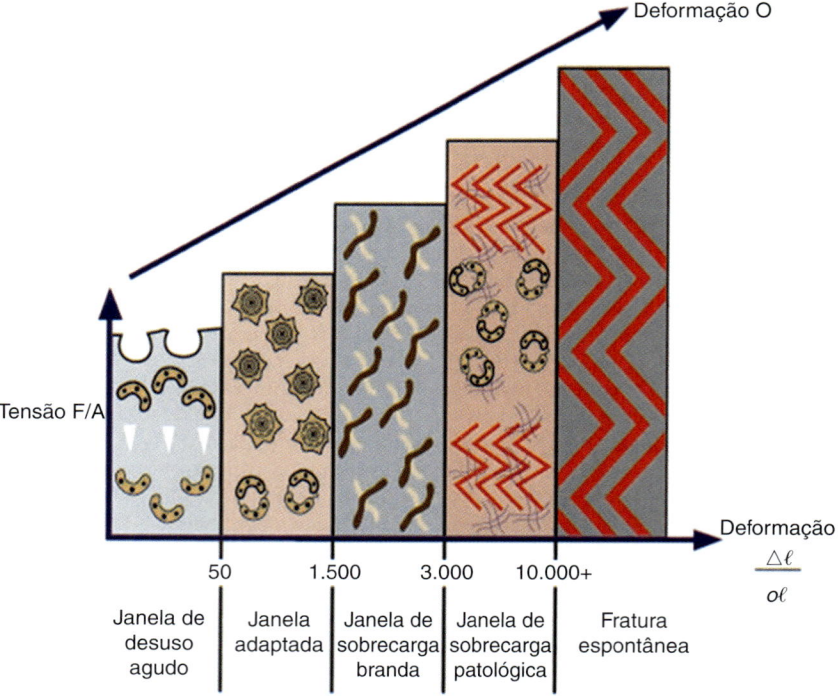

FIGURA 11-9. Quatro zonas de osso relacionadas com a adaptação mecânica da deformação antes da fratura espontânea. A janela de desuso agudo é a que apresenta a menor quantidade de microdeformação. A janela adaptada é uma zona ideal de carga fisiológica. A zona de sobrecarga branda causa microfraturas e desencadeia aumento da remodelação óssea, produzindo um osso mais trançado. A zona de sobrecarga patológica leva ao aumento nas fraturas associadas à fadiga, remodelação e reabsorção óssea.

e menos organizado que o osso lamelar. Isso pode ser o estado do osso quando um implante endosteal é sobrecarregado e a interface do osso tenta se adaptar ao ambiente de deformação maior.[44] Durante o processo de reparo, o osso reticular torna-se mais fraco que o osso lamelar mineralizado e maduro.[42] Portanto, enquanto o osso receber cargas na zona de sobrecarga branda, cuidados devem ser tomados porque a "margem de segurança" de resistência do osso é reduzida durante o reparo.

As zonas patológicas de sobrecarga são atingidas quando as microdeformações são maiores que 3.000 unidades.[41] As fraturas do osso cortical ocorrem em um índice de 10.000 a 20.000 unidades de microdeformação (deformação de 1 a 2%). Mas a sobrecarga patológica pode iniciar quando níveis de microdeformação estiverem apenas a 20 a 40% da resistência final ou fratura física do osso cortical. O osso pode reabsorver e formar tecido fibroso ou, quando presente, o reparo do osso reticular é observado nesta zona, pois uma taxa de renovação sustentada é necessária. A perda de osso marginal evidenciada durante a sobrecarga do implante pode ser o resultado do osso na zona de sobrecarga patológica. A perda de implantes por sobrecarga também pode ser o resultado do osso na zona de sobrecarga patológica.

Esquemas de Classificação do Osso Relacionados com Implantodontia

A apreciação da densidade óssea e sua relação com a implantodontia existem há mais de 25 anos. Linkow, em 1970, classificou a densidade óssea em três categorias:[52]

Estrutura óssea classe I: este tipo ideal de osso consiste em trabéculas uniformemente espaçadas com pequenos espaços esponjosos.
Estrutura óssea classe II: o osso contém espaços esponjosos um pouco maiores e com menos uniformidade do padrão ósseo.
Estrutura óssea classe III: existem grandes espaços preenchidos por medula entre o trabeculado ósseo.

Linkow declarou que o osso classe III resulta em perda de adaptação do implante, o osso classe II era satisfatório para os implantes, e o osso classe I foi o mais apropriado para suportar próteses implantossuportadas.

Em 1985, Lekholm e Zarb listaram quatro qualidades ósseas encontradas nas regiões anteriores do osso mandibular[53] (Fig. 11-10). A Qualidade 1 era composta de osso compacto homogêneo. A Qualidade 2 tinha uma espessa camada de osso compacto ao redor de um núcleo de osso trabecular denso. A Qualidade 3 exibia uma fina camada de osso cortical ao redor de um osso trabecular denso de resistência favorável. A Qualidade 4 apresentava uma fina camada de osso cortical ao redor de um núcleo de osso trabecular de baixa densidade. Sem considerar as diferentes qualidades ósseas, todos os ossos receberam o mesmo tipo de implante, por meio de um protocolo cirúrgico e protético padronizado.[2] Seguindo esse protocolo, Schnitman et al. e outros observaram uma diferença de 10% na sobrevida de implantes entre o osso de Qualidade 2 e Qualidade 3 e uma taxa de sobrevida de 22% menor no osso de densidade pior.[54] Como previamente apresentado, muitos autores também observaram um fracasso maior no osso macio.[11-19,54-56] É óbvio que o uso de um protocolo cirúrgico e protético padronizado na utilização de implantes com mesmo projeto não leva a resultados semelhantes em todas as densidades ósseas. Além disso, esses relatos se referem à sobrevida dos implantes, e não à qualidade de saúde dos implantes remanescentes. A quantidade de perda da crista óssea marginal também tem sido relacionada com a densidade óssea e assim sustenta um protocolo diferente para o osso macio.[57-59]

Em 1988, Misch propôs quatro grupos de densidade óssea independentes das regiões dos maxilares com base nas características macroscópicas do osso cortical e trabecular.[4,5] As diferentes regiões, anterior e posterior, dos maxilares frequentemente apresentavam densidades relacionadas de um paciente para o outro, mas variações da densidade óssea podem ser encontradas em qualquer localização. Planos de tratamento, projetos de implante, protocolo cirúrgico, cicatrização e períodos de carga progressiva sugeridos têm sido descritos para cada tipo de densidade óssea.[3,6] Seguindo esse regime, índices semelhantes de sobrevida dos implantes foram observados em todas as densidades ósseas.[20-23]

Classificação da Densidade Óssea de Misch

O osso cortical denso ou poroso é encontrado nas superfícies externas do osso e inclui a crista de um rebordo edentado. Tipos ósseos trabeculares grossos e finos são encontrados dentro da cápsula externa do osso cortical e ocasionalmente na superfície da crista de um rebordo residual edentado. Essas quatro estruturas macroscópicas do osso podem ser organizadas a partir da estrutura menos densa para a mais densa, conforme descrito por Frost e Roberts: osso cortical denso, osso cortical poroso, osso trabecular grosso e osso trabecular fino[41,42] (Fig. 11-11).

Em combinação, essas quatro densidades macroscópicas constituem as quatro categorias ósseas descritas por Misch (D1, D2, D3 e D4) localizadas nas áreas edentadas da maxila e mandíbula (Tabela 11-1; Fig. 11-12). As localizações regionais das diferentes densidades do osso cortical são mais consistentes que o osso trabecular altamente variável.

O osso D1 é principalmente osso cortical denso. O osso D2 tem um osso cortical denso a poroso na crista e lateral ao local

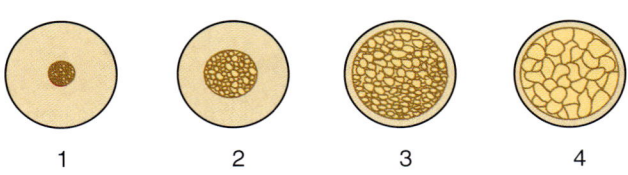

FIGURA 11-10. Lekholm e Zarb descreveram quatro qualidades ósseas para a região anterior dos maxilares. A Qualidade 1 é composta de osso compacto homogêneo. A Qualidade 2 tem uma camada espessa de osso cortical circundando um osso trabecular denso. A Qualidade 3 tem uma fina camada de osso cortical ao redor de um osso trabecular denso de resistência favorável. A Qualidade 4 contém uma fina camada de osso cortical circundando um núcleo de osso trabecular de baixa densidade. (De Lekholm U, Zarb GA: Patient selection and preparation. In Brånemark P-I, Zarb GA, Albrektsson T, editors: *Tissue integrated prostheses: osseointegration in clinical dentistry*, Chicago, 1985, Quintessence.)

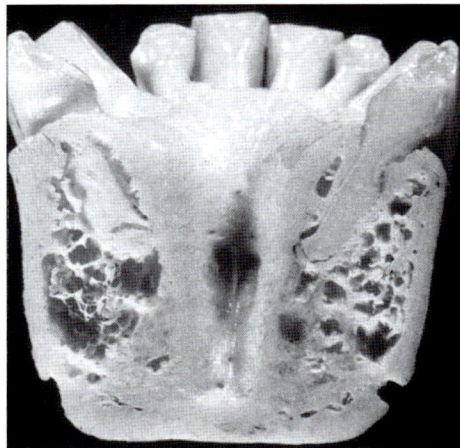

FIGURA 11-11. A estrutura macroscópica do osso pode ser descrita da menos densa para a mais densa, como (1) trabecular fina, (2) trabecular grossa, (3) cortical porosa e (4) cortical densa. (De E. Roberts.)

TABELA 11-1
Esquema de Classificação da Densidade Óssea de Misch

Densidade Óssea	Descrição	Analogia Tátil	Localização Anatômica Típica
D1	Cortical denso	Tábua de carvalho ou borbo	Região anterior da mandíbula
D2	Cortical poroso e trabecular grosso	Madeira de pinho branco ou abeto	Região anterior da mandíbula Região posterior da mandíbula Região anterior da maxila
D3	Cortical poroso (fino) e trabecular fino	Madeira balsa	Região anterior da maxila Região posterior da maxila Região posterior da mandíbula
D4	Trabecular fino	Isopor	Região posterior da maxila

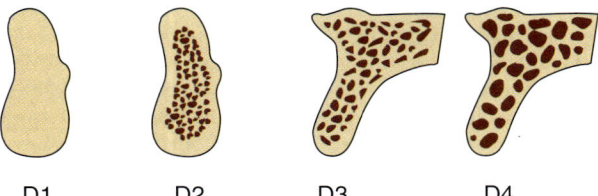

FIGURA 11-12. Misch descreveu quatro densidades ósseas encontradas nas regiões edentadas anterior e posterior da maxila e mandíbula. O osso D1 é primariamente osso cortical denso; o osso D2 tem um osso cortical denso, poroso e espesso na crista e um osso trabecular grosso embaixo; o osso D3 contém uma crista cortical porosa mais fina e um osso trabecular fino no seu interior; e o osso D4 quase não apresenta osso cortical na crista. O osso trabecular fino constitui quase todo o volume ósseo.

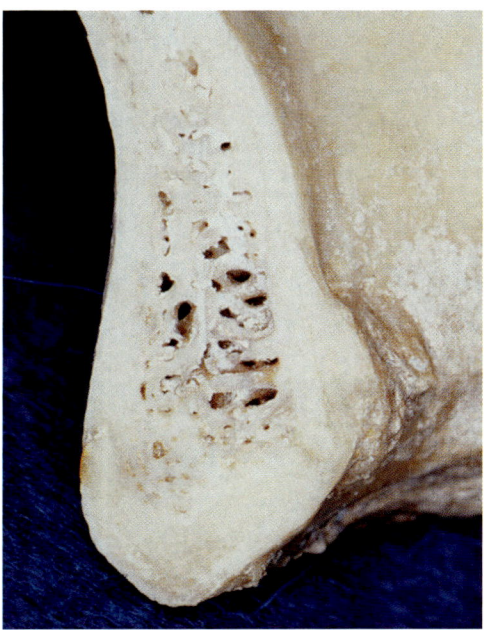

FIGURA 11-13. Corte transversal de uma mandíbula D2 na região da linha média. Existe uma lâmina cortical densa à porosa na crista e nas bordas laterais, e há um padrão de osso trabecular grosso no interior.

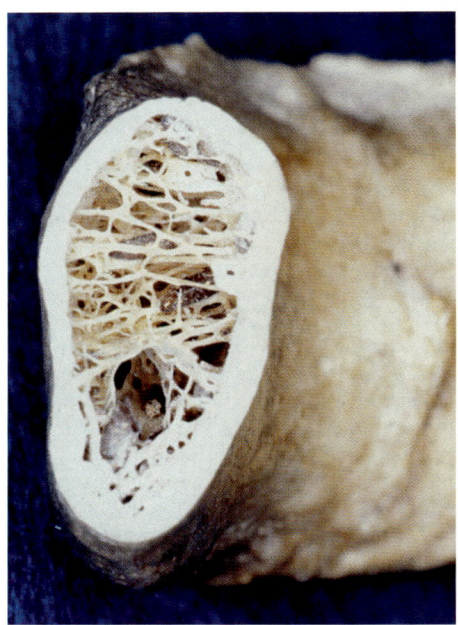

FIGURA 11-14. Região posterior da mandíbula com osso D3. Há um osso cortical poroso fino na crista e um osso trabecular fino no corpo da mandíbula.

do implante. O osso dentro dessa cortical é trabecular grosso (Fig. 11-13). Os tipos ósseos D3 apresentam uma crista com cortical porosa mais fina, com um osso trabecular fino na região próxima ao implante (Fig. 11-14). O osso D4 quase não apresenta crista óssea cortical e lâminas laterais corticais porosas. O osso trabecular fino compõe quase a totalidade do volume ósseo próximo ao implante (Fig. 11-15). Um osso muito macio, com mineralização incompleta e grandes espaços intratrabeculares, pode ser designado como osso D5 (Fig. 11-16). Este tipo de osso é encontrado em um osso imaturo de um local de enxerto ósseo em desenvolvimento. A densidade óssea pode ser determinada pela localização geral, sensibilidade tátil durante a cirurgia ou avaliação radiográfica computadorizada.

Densidade Óssea: Localização

Uma revisão da literatura e uma pesquisa com pacientes edentados totais e parciais após cirurgia indicaram que a localização das diferentes densidades ósseas frequentemente pode estar sobreposta em diferentes regiões da boca.[9-17,19,54,55,60-62] Como resultado, o sucesso do implante, a localização no arco e a densidade óssea estão geralmente inter-relacionados. Por exemplo, Schnitman et al. encontraram a maior taxa de sucesso dos implantes na região anterior da mandíbula, seguida pela região anterior da maxila e posterior da mandíbula e a maior taxa de insucesso na região posterior da maxila quando um protocolo cirúrgico semelhante foi utilizado em todas as regiões[54] (Fig. 11-17). O osso D1 quase nunca é observado na maxila e é raramente encontrado na maior parte das mandíbulas. Na mandíbula, o osso D1 é observado em aproximadamente 6% dos casos da divisão A da região anterior da mandíbula e 3% dos casos na região posterior da mandíbula, principalmente quando o implante está ancorado na tábua óssea cortical lingual. Em um volume ósseo C-h (atrofia moderada) na região anterior da mandíbula, a prevalência do osso D1 se aproxima de 15% nos homens. A mandíbula C-h frequentemente exibe um aumento na torção, flexão, ou em ambas, no segmento anterior entre os forames durante a função. Essa deformação aumentada pode levar ao aumento da densidade do osso. O osso D1 também pode ser encontrado na divisão A da região anterior da mandíbula em pacientes parcialmente edentados da classe IV de Kennedy com história de parafunção e exodontias recentes. Também pode ser observado na região anterior ou posterior da mandíbula quando a angulação do implante exigir o envolvimento da tábua cortical lingual.

Pacientes parcialmente edentados, com ausência de um ou dois dentes por espaço em quaisquer dos arcos, quase sempre têm o osso D2. A densidade do osso D2 é mais comumente observada na mandíbula (Fig. 11-13). A região anterior da mandíbula consiste em osso D2 em cerca de 2/3 dos casos. Note que a região anterior da mandíbula estende-se entre os forames mentais, do primeiro pré-molar ao primeiro pré-molar contralateral (Fig. 11-18). Quase a metade dos pacientes apresenta osso D2 na região posterior da mandíbula. Na maxila, o osso D2 é menos frequente que na mandíbula. Cerca de 1/4 dos pacientes contém osso D2, e este é mais provável de ser encontrado na região anterior e na região de pré-molares de pacientes parcialmente edentados do que em áreas posteriores (molares) de pacientes edentados totais.

A densidade óssea D3 é muito comum na maxila. Mais da metade dos pacientes contêm osso D3 no arco superior. A região anterior edentada da maxila tem osso D3 em aproximadamente 75% dos casos, ao passo que quase metade dos pacientes apresenta região posterior de maxila com osso D3 (mais frequente na região de pré-molar). Note que a região anterior da maxila estende-se das regiões anteriores ao seio maxilar e mais frequentemente de pré-molar a pré-

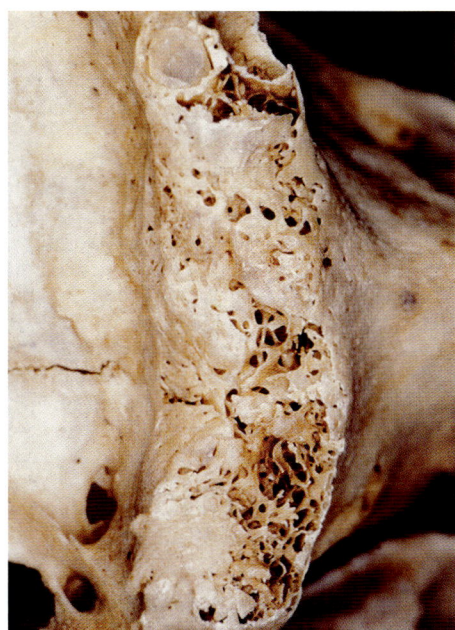

FIGURA 11-15. Uma região anterior da maxila demonstrando osso D3 com uma lâmina cortical fina porosa na crista com osso trabecular fino no seu interior.

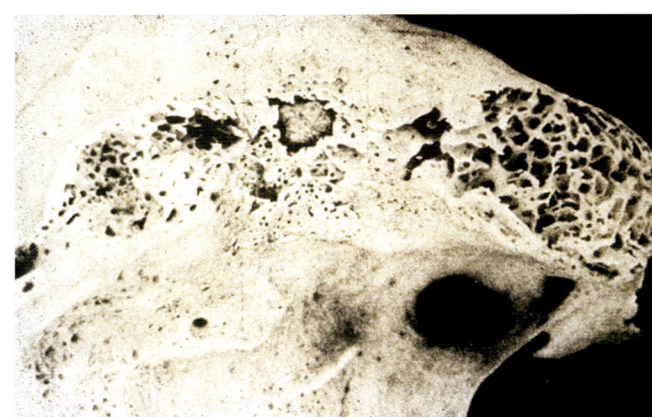

FIGURA 11-16. Na região posterior da maxila D4, a região posterior da crista contém pouco ou nenhum osso cortical e é composta primariamente de osso trabecular fino.

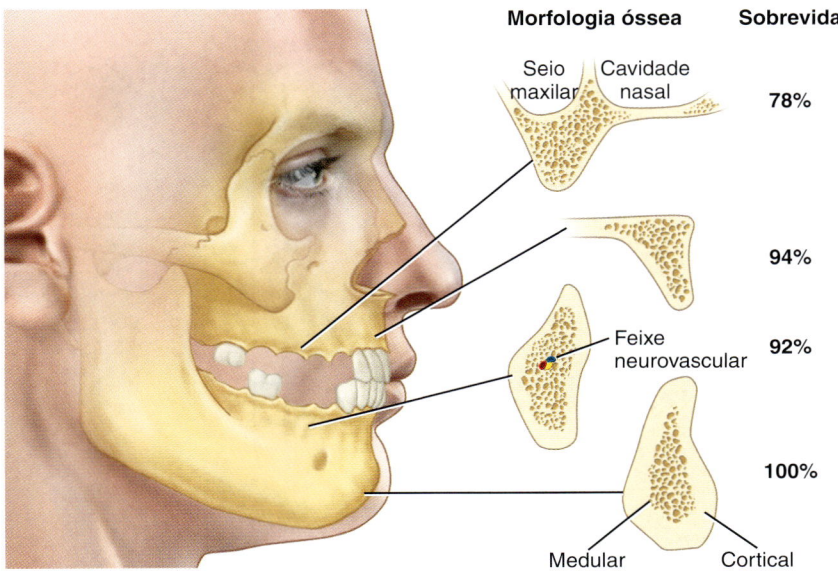

FIGURA 11-17. Schnitman et al. observaram que a sobrevida do implante pode estar diretamente relacionada com a densidade óssea com maiores índices de sucesso na região anterior da mandíbula, seguida pela região anterior da maxila e posterior da mandíbula e os menores na região posterior da maxila.[54] (Redesenhado de Schnitman PA, Rubenstein JE, Whorle PS, et al: Implants for partial edentulism, *J Dent Educ* 52:725-736, 1988, Fig. 9, p. 731.)

-molar. Em quase metade dos casos, na região posterior da mandíbula, também há presença de osso D3, enquanto aproximadamente 25% da região anterior das mandíbulas tem osso D3. A região posterior da mandíbula estende-se do segundo pré-molar à região dos molares.

A região posterior da maxila é do segundo pré-molar à região dos molares. O osso mais macio, D4, é frequentemente encontrado nesta região (aproximadamente 40%), especialmente nas regiões de molares ou após um levantamento do seio (em que quase 2/3 dos pacientes têm osso D4). A região anterior da maxila apresenta osso D4 em menos de 10% dos casos – mais frequente após um enxerto ósseo *onlay* da crista ilíaca. A mandíbula apresenta osso D4 em menos de 3% dos pacientes. Quando observado, geralmente é um osso de divisão A em pacientes completamente edentados por longo tempo, após osteoplastia para remoção da crista óssea.

A densidade óssea em uma região específica da boca é frequentemente similar, embora a história de deformação local também esteja relacionada com a densidade óssea na região. Por exemplo, a gama de densidade do osso em um paciente específico pode ser quase qualquer um dos grupos de densidade óssea (Fig. 11-19). Contudo, generalizações para o plano de tratamento podem ser feitas com prudência, com base na localização. A avaliação da densidade óssea pelo método de localização é a primeira opção para que o dentista possa estimar a densidade óssea nos locais dos implantes e assim desenvolver um plano de tratamento inicial. É mais seguro errar no plano de tratamento em regiões de osso menos denso, e assim a prótese será planejada com um pouco mais de suporte, em vez de menos. Portanto, o plano de tratamento inicial antes da realização de imagens radiográficas com tomografia computadorizada (TC) ou cirurgia sugere que a região anterior da maxila deve ser tratada como osso D3, a região posterior de maxila como osso D4, a região anterior da mandíbula como osso D2 e a região posterior da mandíbula como osso D3[3] (Quadro 11-4). Uma determinação mais precisa da densidade óssea pode ser realizada com TC antes da cirurgia ou tatilmente durante a cirurgia de implante.

Densidade Óssea Radiográfica

As radiografias periapicais ou panorâmicas não são muito benéficas para determinar a densidade óssea, pois as lâminas corticais laterais frequentemente obscurecem a densidade do osso trabecular. Além disso, alterações mais sutis, de D2 e D3, não podem ser quantificadas por essas radiografias. Portanto, o plano de tratamento inicial, que geralmente se inicia com essas radiografias, deve ser seguido pela determinação da densidade óssea pelo método da localização.

A densidade óssea pode ser mais precisamente determinada por tomografias, especialmente TC.[63-66] A TC produz imagens axiais da anatomia do paciente, perpendiculares ao longo do eixo do corpo. Cada imagem axial da TC contém 260.000 *pixels*, e cada *pixel* tem um número de TC (unidade de Hounsfield) relacionado com a densidade dos tecidos dentro de um *pixel*. Em geral, quanto maior o número de TC, mais denso é o tecido.

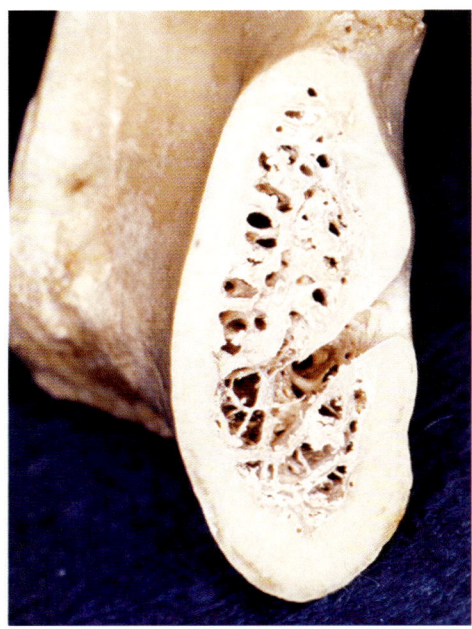

FIGURA 11-18. A região anterior da mandíbula estende-se do primeiro pré-molar ao primeiro pré-molar do lado oposto e geralmente contém osso D2. Esta seção foi realizada através do forame mental e contém osso cortical denso na crista e osso trabecular grosso no seu interior.

QUADRO 11-4 Localização Generalizada da Densidade Óssea

Região anterior da mandíbula	D2
Região anterior da maxila	D3
Região posterior da mandíbula	D3
Região posterior da maxila	D4

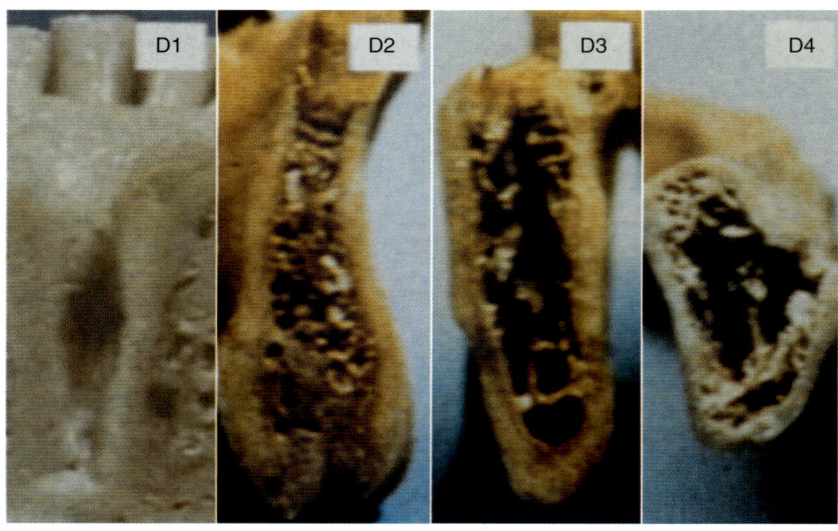

FIGURA 11-19. A densidade do osso é influenciada pela sua história de deformação local. Essas quatro mandíbulas posteriores apresentam uma variedade das densidades ósseas.

QUADRO 11-5 Determinação da Densidade Óssea por Tomografia Computadorizada	
D1:	> 1.250 unidades de Hounsfield
D2:	850 a 1.250 unidades de Hounsfield
D3:	350 a 850 unidades de Hounsfield
D4:	150 a 350 unidades de Hounsfield
D5:	< 150 unidades de Hounsfield

QUADRO 11-6 Análogo Tátil da Densidade Óssea	
DENSIDADE	ANÁLOGO
D1	Tábua de carvalho ou borbo
D2	Madeira de pinho branco ou abeto
D3	Madeira balsa
D4	Isopor ou madeira balsa leve
D5	Isopor

Os *scanners* de TC modernos podem distinguir objetos a menos de 0,5 mm de distância um do outro. Além disso, programas de computador encontram-se disponíveis para determinar a posição do implante na TC e avaliar os números de Hounsfield em contato com implante. Em um estudo retrospectivo das imagens de TC obtidas de pacientes com implantes, Kirkos e Misch estabeleceram uma correlação entre as unidades de Hounsfield e a classificação da densidade óssea de Misch no momento da cirurgia[67] (Quadro 11-5). O osso D1 contém unidades de Hounsfield maiores que 1.250. O osso D2 tem 850 a 1.250 unidades de Hounsfield próximas à interface implante/osso. O osso D3 tem 350 a 850 unidades de Hounsfield no local do implante, e o osso D4 tem 150 a 350 unidades de Hounsfield no local. O osso D5 apresenta menos de 150 unidades de Hounsfield. Um tecido ósseo muito macio observado após alguns enxertos ósseos imaturos pode ter um número negativo de 200 unidades, sugestivo de tecido gorduroso, e tem sido observado no interior das lâminas corticais de alguns maxilares, incluindo a região anterior da mandíbula.[68]

Norton e Gamble também encontraram uma correlação entre os índices subjetivos de densidade óssea de Lekholm e Zarb e os valores de TC.[69] Estudos correlacionando forças de torque na instalação do implante com os valores de densidade óssea pré-operatórios das TC têm relatado conclusões semelhantes.[70,71] Os dados pré-operatórios da TC de áreas que levaram a sucesso ou insucesso da instalação de um implante têm sido relatados. Na mandíbula, locais de perda exibiram números mais altos de Hounsfield que o comum. Isso foi correlacionado com perda em osso denso, possivelmente devido à falta de vascularização ou ao superaquecimento durante a cirurgia. Ao contrário, na maxila, a densidade do osso foi menor nos locais de perda.

Os exames de TC *cone-beam* não relacionam os valores de Hounsfield ao sistema digital para desenvolver as imagens ósseas.[72] Como resultado, a classificação da densidade óssea não pode ser determinada. Contudo, a presença do osso cortical e do osso trabecular pode ser observada e aliada com a localização dentro dos arcos e fornece informação valiosa.

A densidade do osso próximo à crista pode ser diferente comparada à região apical, em que a instalação do implante está planejada.[71] A região mais crítica de densidade óssea são os 7 a 10 mm da crista óssea do osso D1, D2 e D3, em que a maior parte das forças são aplicadas na interface óssea dos implantes osseointegrados. Portanto, como a densidade óssea varia entre a região mais próxima à crista e a apical ao redor do implante, os 7 a 10 mm de crista determinam o protocolo do plano de tratamento.

Densidade Óssea – Sensação Tátil

Existe uma grande diferença na sensação tátil durante a osteotomia em diferentes densidades ósseas, pois a densidade está diretamente relacionada com sua resistência.[73] Com o objetivo de comunicar mais amplamente ao profissional o sentido do tato das diferentes densidades ósseas, Misch propôs que as diferentes densidades ósseas, de sua classificação, fossem comparadas com materiais

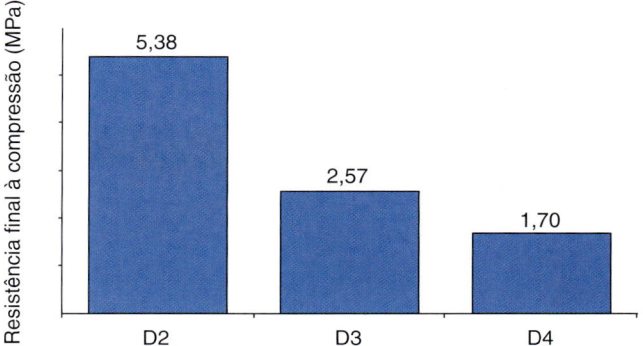

FIGURA 11-20. A resistência do osso está relacionada diretamente com a densidade óssea.

de densidades variadas.[4,5] A preparação do local e a instalação do implante no osso D1 são semelhantes à resistência da perfuração de uma tábua de carvalho ou borbo. O osso D2 é similar à sensação tátil de perfuração de uma madeira de pinho branco ou abeto. O osso D3 é similar à perfuração de uma madeira balsa. O osso D4 é similar à perfuração de um isopor ou uma madeira balsa leve. O osso D5 é similar à instalação de um implante em um isopor (Quadro 11-6). Esta observação clínica pode ser correlacionada com a determinação das diferentes densidades ósseas histomorfométricas.[74]

Quando a perfuração do implante é realizada a 2.000 a 2.500 rpm, pode ser difícil para o cirurgião sentir a diferença entre o osso D3 e D4. No osso D4, a broca pode ser inserida na profundidade total desejada sem rotação. Em outras palavras, a compressão do osso, em vez do processo de exodontia, pode ser usada com a broca. O osso D3 é muito fácil de ser preparado, mas requer que a broca rotacione enquanto é pressionada na posição.[3] Quando a sensação tátil é o método primário para determinar a densidade óssea, o cirurgião deve saber como modificar o plano de tratamento se a densidade óssea for diferente da inicialmente estimada no desenvolvimento do plano de tratamento.

Plano de Tratamento com Base na Evidência Científica de uma Densidade Óssea

Resistência e Densidade Ósseas

A densidade óssea está diretamente relacionada com a resistência do osso antes da microfratura.[73] Misch *et al.* relataram as propriedades mecânicas do osso trabecular na mandíbula usando a classificação de densidade de Misch.[75] Uma diferença de 10 vezes na resistência do osso pode ser observada entre o osso D1 e o D4 (Fig. 11-20). O osso D2 exibiu uma resistência à compressão 47 a 68% maior, comparado com o D3 (Fig. 11-21). Em outras palavras, em uma escala de 1 a 10, o osso D1 está em 9 a 10 de resistência relativa, o osso D2 está em 7 a 8 nessa escala, o osso D3 é 50% mais frágil que o osso D2 e está em

3 ou 4 na escala de resistência, e o osso D4 está em 1 a 2 e é 10 vezes mais frágil que o osso D1 (Quadro 11-7). Deve ser observado que os estudos de resistência do osso foram executados nos tipos ósseos maduros. O osso está 60% mineralizado após 4 meses da cirurgia de instalação do implante, e a resistência do osso está relacionada com a quantidade de mineralização. Logo, é racional esperar mais tempo antes de colocar carga no implante, quando a densidade do osso for D3 ou D4. Um período de 3 a 4 meses é adequado para o osso D1 e D2. Um período de cicatrização de 5 a 6 meses é benéfico para o osso D3 a D4. As densidades ósseas que originalmente contaram com a impressão clínica são agora totalmente correlacionadas com valores objetivos quantitativos obtidos da TC e medidas de resistência óssea. Esses valores podem ajudar a evitar perdas em situações específicas de baixa densidade.

Módulo de Elasticidade e Densidade

O módulo de elasticidade descreve a quantidade de deformação (alteração no comprimento dividida pelo comprimento original) como resultado de uma quantidade específica de tensão. Isso está diretamente relacionado com a densidade aparente do osso.[76] O módulo de elasticidade de um material é um valor que está relacionado com a dureza do material. O módulo de elasticidade do osso é mais flexível que o do titânio. Quando altas tensões são aplicadas a uma prótese sobre implante, o titânio apresenta uma deformação menor (alteração na formato) em comparação com o osso. A diferença entre os dois materiais pode criar condições de microdeformações de uma sobrecarga patológica e levar à perda do implante. Quando a tensão aplicada sobre o implante é baixa, a diferença de microdeformação entre o titânio e o osso é minimizada e permanece na janela adaptada, mantendo o osso lamelar de suporte de carga na interface.[44]

Misch et al. encontraram que o módulo de elasticidade do osso trabecular na mandíbula humana é diferente para cada densidade óssea[75] (Fig. 11-22). Como resultado, quando uma tensão é aplicada a uma prótese sobre implante no osso D1, a interface titânio/osso D1 exibe uma diferença muito pequena na microdeformação. Em comparação, quando uma mesma quantidade de tensão é aplicada em um implante no osso D4, a diferença de microdeformação entre o titânio e o osso D4 é maior e pode estar na zona de sobrecarga patológica (Fig. 11-23). Como resultado, o osso D4 é mais provável de causar mobilidade e perda do implante.[77] As conclusões estão de acordo com os relatos prévios e mostram a importância da qualidade

QUADRO 11-7 Densidade Óssea: Escala de 1 a 10*

DENSIDADE	ESCALA 1-10
D1	9, 10
D2	7, 8
D3	3, 4
D4	1, 2

*10 = mais denso.

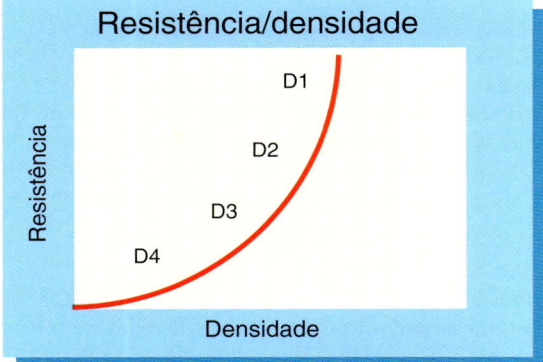

FIGURA 11-21. A resistência final compressiva do osso trabecular D2 é maior que a do osso trabecular D3, e o osso trabecular D4 é o mais fraco.

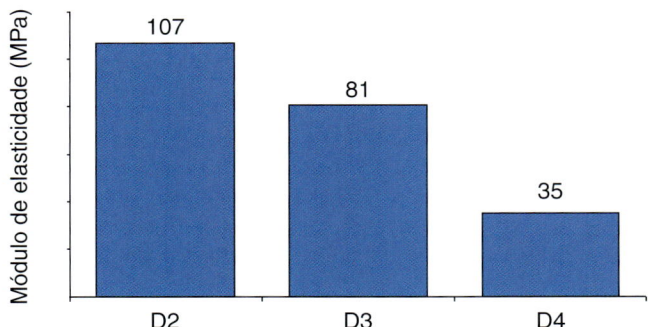

FIGURA 11-22. O módulo de elasticidade do osso trabecular D2 é maior que o do osso D3, e o osso trabecular D4 tem o módulo de elasticidade mais baixo.

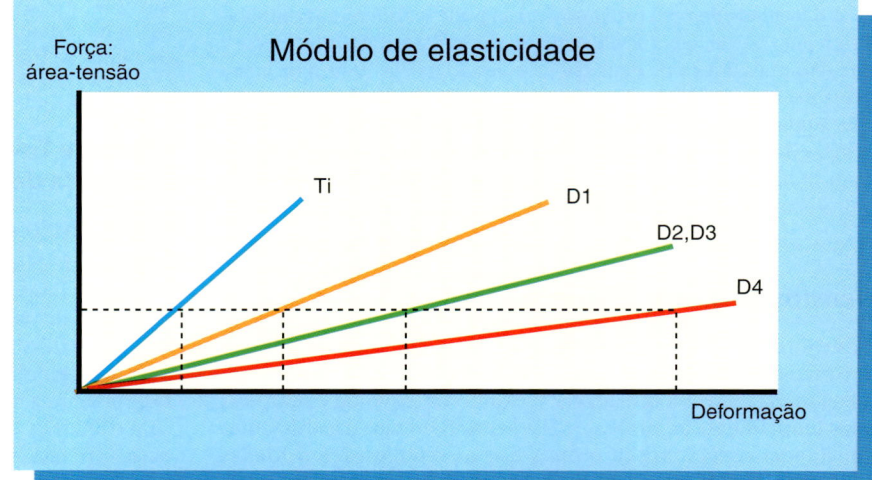

FIGURA 11-23. A diferença na microdeformação entre o titânio e o osso D4 é maior e pode estar na zona de sobrecarga patológica, ao passo que, no mesmo nível de tensão, a diferença na microdeformação entre o titânio e o osso D2 pode estar no interior da zona ideal da janela adaptada.

óssea na fase do plano de tratamento para um prognóstico duradouro.

Densidade Óssea e Porcentagem de Contato Osso-Implante

A densidade óssea inicial fornece a imobilização mecânica do implante durante a cicatrização, mas após a cicatrização também permite a distribuição e a transmissão das tensões a partir das próteses para a interface osso/implante. A distribuição mecânica da tensão ocorre principalmente onde o osso está em contato com o implante. Espaços medulares abertos ou zonas de tecido fibroso desorganizado não permitem dissipação controlada da força ou condições de microdeformação às células ósseas locais. Uma vez que a tensão é igual à força dividida pela área sobre a qual a força é aplicada, quanto menor a área de contato do osso com o corpo do implante, maior é a tensão como um todo, considerando que outros fatores sejam iguais. Portanto, a porcentagem de contato osso-implante pode influenciar a quantidade de tensão e deformação na interface.

Em 1990, Misch notou que a densidade óssea influencia a quantidade de osso em contato com a superfície do implante, não somente no primeiro estágio da cirurgia, como também no segundo estágio de abertura do implante e na carga protética inicial.[5] A porcentagem de contato osso-implante (COI) é significativamente maior no osso cortical que no osso trabecular. O osso muito denso D1 da região anterior reabsorvida da mandíbula C-h ou a lâmina cortical lingual da divisão A da região anterior ou posterior da mandíbula fornece a porcentagem mais alta de osso em contato com o implante e pode chegar a mais de 85% do COI (Fig. 11-24). O osso D2, após cicatrização inicial, geralmente apresenta de 65 a 75% de COI (Fig. 11-25). O osso D3 geralmente tem 40 a 50% de COI após cicatrização inicial (Quadro 11-8). As trabéculas ósseas esparsas frequentemente encontradas na região posterior da maxila (D4) oferecem poucas áreas de contato com o corpo do implante. Nos implantes com superfície maquinada, o COI apresenta menos de 30% de contato e está mais relacionado com o projeto do implante e com a condição da superfície (Fig. 11-26). Consequentemente, é necessária uma área de superfície de implante maior para obter uma quantidade similar de COI no osso macio comparado com um osso mais denso. Como resultado, muitas regiões anteriores de mandíbula com osso mais denso têm menos importância do número, tamanho ou projeto do implante em comparação com as regiões posteriores da maxila com osso menos denso.

Tem sido relatado que o COI é relacionado com a densidade óssea e com o tempo de cicatrização. Por exemplo, em um estudo realizado por Carr *et al.*, o COI foi maior na mandíbula que na maxila (a mandíbula é usualmente mais densa). Além disso, o COI foi maior aos 6 meses que aos 3 meses em ambos os maxilares (Fig. 11-27). Portanto, o tempo de cicatrização antes da colocação de carga sobre o implante pode estar relacionado com a densidade do osso, pois a resistência do osso e o COI aumentam com um período de tempo maior. Logo, 3 a 4 meses de cicatrização para o osso D1 e D2 e 5 a 6 meses para o osso D3 e D4 apresentam menos risco que um mesmo período curto de tempo para todos os tipos ósseos.

Densidade Óssea e Transferência de Tensão

Os resultados de perda de crista óssea e de perda precoce do implante podem ocorrer por causa do excesso de força na interface osso/implante.[78,80] Uma variedade de perdas ósseas tem sido observada em implantes instalados em diferentes densidades ósseas com condições de carga similares.[58] Bidez e Misch, em 1990, notaram que parte deste fenômeno pode ser explicada fazendo uso de análise de elemento finito (AEF) do perfil da tensão nos diferentes volumes de osso para cada densidade óssea.[5,81] Cada modelo reproduziu as propriedades materiais do osso cortical e trabecular das quatro densidades descritas. A perda clínica foi matematicamente prevista no osso D4 e em algumas densidades D3 sob cargas oclusais (Fig. 11-28). Outros estudos usando modelos

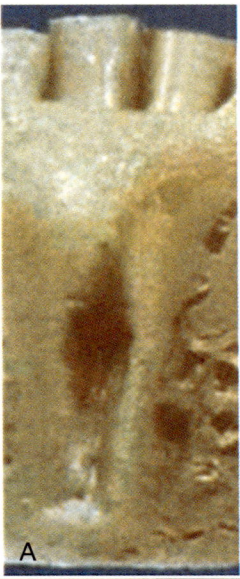

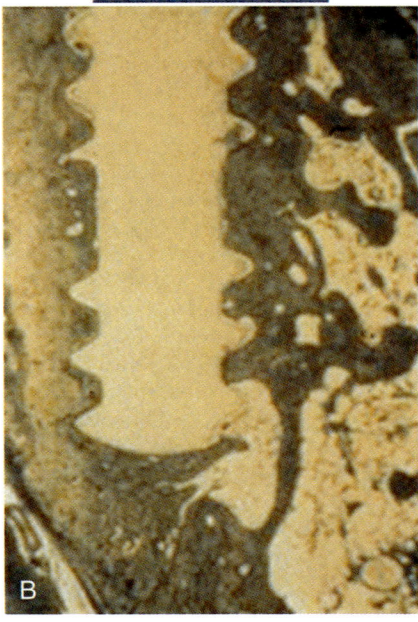

FIGURA 11-24. O osso de densidade D1 apresenta a maior quantidade de contato osso-implante. Como a tensão é igual à força dividida pela área, o aumento da área de contato resulta na diminuição da quantidade de tensão.

QUADRO 11-8 Percentual Inicial do Contato Osso-Implante (COI %)

DENSIDADE	COI %
D1	85%
D2	65 a 75%
D3	40 a 50%
D4	< 30%

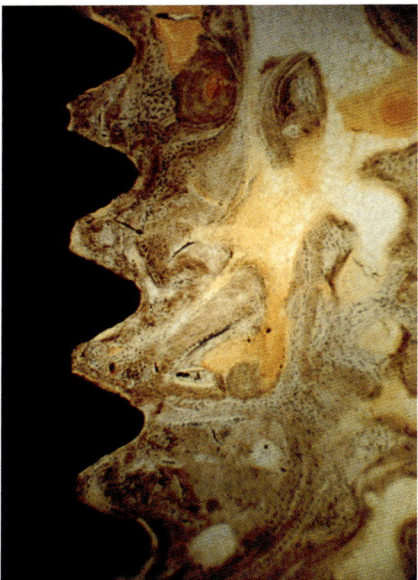

FIGURA 11-25. No osso de densidade D2, é encontrado primariamente osso trabecular grosso próximo ao implante. O contato osso-implante é maior que no osso D3, mas menor que no osso D1.

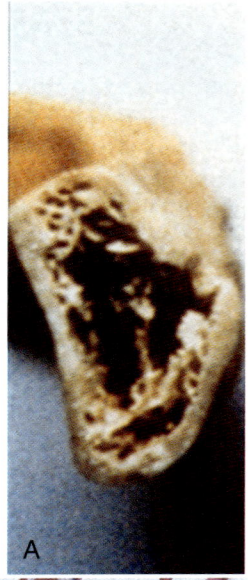

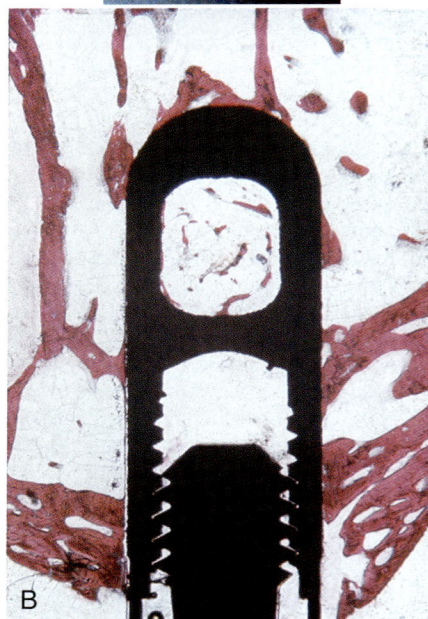

FIGURA 11-26. O osso D4 tem o menor contato osso-implante. Como resultado, a tensão é maior na interface osso-implante D4. O osso trabecular é fino, a resistência é baixa, e a diferença no módulo de elasticidade da microdeformação é maior. A diferença de microdeformação para cada densidade óssea não é a mesma. O osso D4 é o que apresenta maior risco, ao passo que o osso D1, o menor risco após carga.

AEF com vários projetos de implantes e qualidades ósseas também avaliaram a distribuição da tensão-deformação no osso ao redor dos implantes.[82] Por exemplo, Tada et al. avaliaram as alterações tridimensionais ao redor de implantes de comprimentos diferentes em diversas qualidades ósseas[83] (Fig. 11-29). As categorias ósseas do tipo 3 e 4 tinham quatro a cinco vezes mais deformação ao redor dos implantes, com as maiores taxas de deformação ao redor dos implantes mais curtos. Como resultado da correlação da densidade óssea ao módulo de elasticidade do osso, resistência óssea e porcentagem de COI, quando uma carga é aplicada sobre um implante, os perfis da tensão no osso são diferentes para cada densidade óssea.[84] No osso D1, as deformações mais altas estão concentradas ao redor do implante próximo à crista, e a tensão na região de menor magnitude. O osso D2, com a mesma carga, suporta uma deformação levemente maior na crista, e a intensidade da tensão estende-se mais apicalmente ao longo do corpo do implante. O osso D4 exibe a maior deformação na crista, e a magnitude da tensão no implante prossegue mais apicalmente ao longo do corpo do implante.

Como consequência das diferentes regiões de deformação encontradas ao redor dos implantes com diferentes densidades ósseas, a magnitude da carga protética pode permanecer similar e resultar em uma das três seguintes situações clínicas na interface osso/implante: (1) carga fisiológica sobre o osso na janela adaptada e nenhuma perda óssea marginal, (2) osso com sobrecarga moderada à sobrecarga patológica e perda de crista óssea, ou (3) sobrecarga generalizada patológica e perda do implante. Portanto, para obter um resultado clínico similar em cada prótese sobre implante, as variáveis de cada paciente também devem ser eliminadas ou consideradas no plano de tratamento. Como essa grande quantidade de variáveis em relação à densidade óssea não pode ser eliminada, os planos de tratamento (incluindo número, tamanho e projeto dos implantes) podem ser modificados.

Plano de Tratamento

Quando um paciente é examinado pela primeira vez, a avaliação radiográfica mais comum é a radiografia panorâmica. O plano de tratamento inicial apresentado ao paciente usando a localização anatômica como um índice da densidade óssea: região anterior da mandíbula e reposição de elemento unitário são D2, regiões anterior da maxila e posterior da mandíbula são D3, e região posterior da maxila é D4. Após os passos iniciais do tratamento serem levados em consideração (p. ex., tipo e projeto da prótese, posição ideal do implante e fatores de força do paciente), um plano de tratamento mais completo relacionado com a densidade óssea é obtido com TC ou modificado durante o procedimento cirúrgico usando-se o método de sensibilidade tátil para determinar a densidade óssea.

Quatro fatores sustentam a base para a modificação do plano de tratamento em função da qualidade óssea: (1) cada densidade óssea apresenta uma resistência diferente, (2) a densidade óssea afeta o módulo de elasticidade, (3) as diferenças nas densidades ósseas

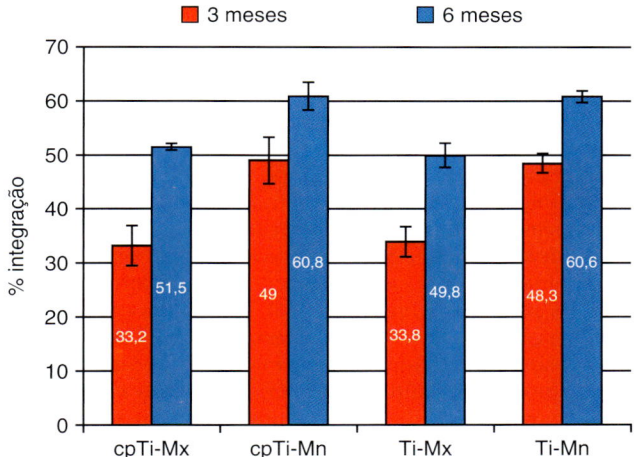

FIGURA 11-27. A porcentagem de contato ósseo após cicatrização inicial e antes de qualquer carga oclusal pode estar relacionada com a densidade óssea (p. ex., mandíbula × maxila) e com o período de cicatrização. Períodos mais longos de cicatrização aumentam o contato osso-implante.

QUADRO 11-9 Modificadores do Plano de Tratamento

- ↓ Densidade óssea = ↑ Área de implante
  - ↑ Número de implantes
  - ↑ Largura do implante
  - ↓ Cantiléveres
  - ↑ Área de superfície do corpo do implante
  - ↑ Comprimento do implante (osso D4)
  - ↑ Condição da superfície do implante

resultam em diferentes quantidades de porcentagem de COI, e (4) as diferenças nas densidades ósseas resultam em distribuição diferente da tensão-deformação na interface osso/implante. A densidade do osso é um modificador importante do plano de tratamento de diversas maneiras – fatores protéticos; número, tamanho, projeto e condição da superfície do implante; e a necessidade ou método de carga progressiva (Quadro 11-9).

À medida que a densidade óssea diminui, a resistência do osso também diminui. Para reduzir a incidência de microfratura do osso, a deformação do osso deve ser reduzida. A deformação está diretamente relacionada com a tensão. Consequentemente, a tensão ao sistema do implante deve ser reduzida conforme a densidade óssea diminui.

A tensão pode ser reduzida pelo aumento da área funcional sobre a qual a força é aplicada. Aumentar o número de implantes é um método funcional para reduzir a tensão por meio do aumento da área de carga funcional. A instalação de três implantes, em vez de dois, pode reduzir pela metade o torque aplicado sobre os implantes e reduzir as forças de reação do osso para 2/3, dependendo da posição e do tamanho do implante.[40] Uma prótese sobre implante em paciente com forças normais no osso D4 deveria ter pelo menos um implante por dente. Na região dos molares, dois implantes para cada molar perdido seriam apropriados. No osso D3, um implante por dente é frequentemente apropriado na região posterior, enquanto menos implantes são necessários na localização anterior. No osso D2 em paciente com forças normais, um pôntico pode substituir um dente entre dois implantes e em ambas as regiões posterior e anterior.

A área de superfície da macrogeometria do implante pode ser aumentada para diminuir a tensão da interface osso/implante.[44,85] A largura do implante pode reduzir a tensão pelo aumento da área de superfície.[86] Isso também pode reduzir o comprimento requerido.

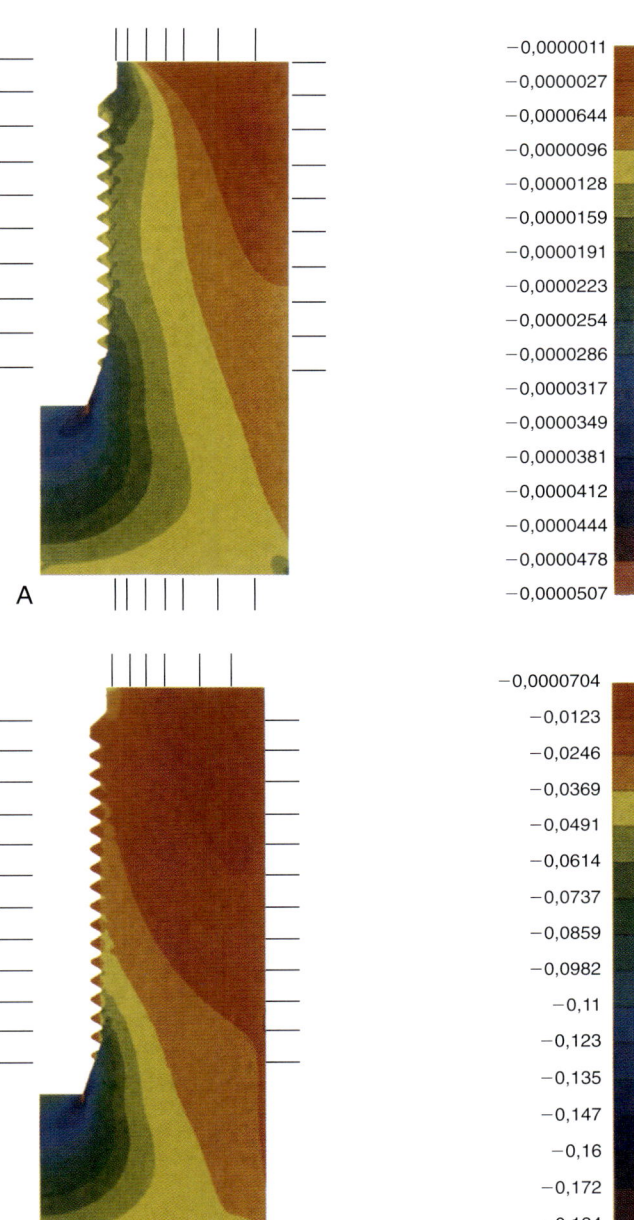

FIGURA 11-28. A, Transferência de tensão ao redor da interface do implante é diferente para cada densidade óssea. Nesta análise de elemento finito bidimensional, o osso D2 apresenta intensidade de tensão intermediária ao redor do implante. **B,** Uma análise de elemento finito bidimensional demonstra que o osso D4 tem intensidade de tensão maior ao redor do implante, e essa tensão aumentada se estende à zona ao redor das roscas apicais.

Para cada 0,5 mm de aumento na largura, há aumento entre 10 a 15% da área de superfície do implante, para um implante cilíndrico, sendo que uma diferença maior é encontrada em implantes parafusados. Como as maiores tensões estão concentradas na região da crista do implante em tipos ósseos bons, a largura é mais significativa que o comprimento para o projeto de implante após o comprimento adequado ter sido estabelecido. O osso D4 frequentemente requer implantes mais largos em comparação com o osso D1 ou D2. Isso pode necessitar de enxertos *onlay* ou expansores ósseos para aumentar a largura do osso quando outros fatores de tensão forem altos.

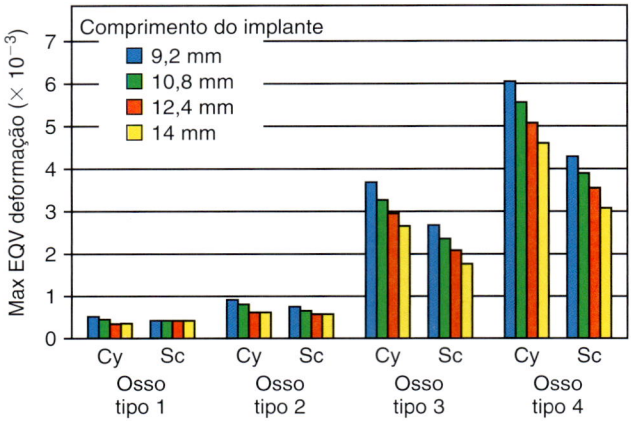

FIGURA 11-29. Os tipos ósseos mais macios (tipos 3 e 4) têm valores de deformação mais altos ao redor dos implantes, independentemente do comprimento em comparação com os tipos ósseos mais duros (tipos 1 e 2).[83]

Com base na experiência clínica a longo prazo com implantes parafusados em forma de "V", a altura óssea mínima para estabilização inicial e carga prematura em osso D1 é de 7 mm; para o osso D2, 9 mm; e para o osso D3, 12 mm usando o projeto de implante clássico com roscas em forma de "V" e superfície de titânio.[87] Como a região da crista é onde a sobrecarga patológica do osso ocorre com mais frequência após a carga protética, após a cicatrização inicial estar completa, o comprimento do implante não é tão efetivo para solucionar a perda do osso crista (e a qualidade da saúde do implante) como outros fatores (p. ex., projeto e largura do implante). O osso D4 se beneficia de implantes relativamente mais longos para fixação inicial e carga prematura, em comparação com outras densidades ósseas, não somente para fixação inicial mas também porque a tensão-deformação transferida por forças oclusais se estende mais abaixo do corpo do implante. Como consequência, implantes mais longos de 12 a 15 mm são sugeridos. Tal necessidade de implantes mais longos requer enxertos sinusais na região posterior da maxila.[88]

O macroprojeto do corpo do implante afeta a magnitude das tensões e seus impactos na interface osso/implante[44,86] e pode dramaticamente alterar a quantidade e o contorno das deformações ósseas concentradas na interface. Diferentes critérios de projetos de implantes respondem a diferentes densidades ósseas. As densidades ósseas exibem uma diferença de 10 vezes na resistência, e o módulo de elasticidade é significativamente diferente entre D1 e D4. Os implantes projetados para osso D4 devem ter a maior área de superfície. Por exemplo, um projeto clássico de implante parafusado cônico apresenta uma área de superfície 30% maior que um implante cilíndrico. O projeto de implante parafusado com mais roscas tem maior área de superfície que um com menos roscas. A profundidade da rosca também é uma variável que pode ser controlada com base na superfície de área desejada. Quanto maior a profundidade da rosca no corpo do implante, maior é a área de superfície funcional para o COI. Um corpo de implante projetado para o osso macio deve ter maior número de roscas e com maior profundidade que um corpo de implante projetado para osso duro. Um implante D1, por outro lado, pode ser indicado para uma instalação cirúrgica fácil, pois as deformações sob carga são minimizadas, mas os índices de perdas cirúrgicas são maiores.

Os revestimentos ou a condição da superfície no corpo do implante podem aumentar a porcentagem do COI e, portanto, a área de superfície funcional. Uma superfície rugosa é fortemente sugerida no osso macio e resultou em melhora dos índices de sobrevida em comparação com os implantes de superfície maquinada.[10] Contudo, após 1 a 2 anos, a carga mecânica sobre o projeto global do implante é mais crítica para a quantidade e o tipo de contato ósseo em comparação com a condição de superfície no corpo do implante. A superfície rugosa também pode apresentar desvantagens. Retenção de placa quando o implante está exposto acima do osso, contaminação e aumento de custo são as preocupações em implantes com superfícies rugosas. Os riscos e os benefícios das condições de superfície sugerem que as superfícies rugosas são mais usadas apenas em tipos ósseos mais macios.

Outra maneira de reduzir as cargas biomecânicas nos implantes é o projeto da prótese para diminuir a força. Por exemplo, o comprimento do cantiléver deve ser reduzido ou eliminado, mesas oclusais devem ser reduzidas, e cargas contralaterais também devem ser minimizadas, pois todos estes reduzem a quantidade de carga.[40,89] As próteses removíveis (PR-4), em vez das próteses fixas, permitem que o paciente remova as restaurações à noite, reduzindo forças parafuncionais noturnas. As próteses PR-5 possibilitam que o tecido mole compartilhe a força oclusal e reduza a tensão sobre os implantes. Os estabilizadores noturnos e as superfícies oclusais acrílicas distribuem e dissipam as forças parafuncionais sobre um sistema de implante. Conforme a densidade óssea diminui, esses fatores protéticos tornam-se mais importantes.

A carga sobre o implante também pode ser influenciada pela direção da força no corpo do implante.[89] A carga direcionada ao longo do eixo do corpo do implante diminui a quantidade de tensão na região da crista óssea, comparada com uma carga angulada. Portanto, à medida que a densidade óssea diminui, cargas axiais no corpo do implante se tornam mais críticas. Os enxertos ósseos ou alargadores ósseos para aumento de espessura do osso melhoram a posição do implante em relação à carga pretendida, e são considerados para tipos ósseos macios.

A carga progressiva sobre o osso fornece um aumento gradual nas cargas oclusais, que são separadas por um intervalo de tempo para permitir a maturação e acomodação ao ambiente de deformação local.[6] Com o passar do tempo, a carga progressiva altera a quantidade e a densidade do contato osso–implante. A densidade óssea aumentada na interface do implante melhora o mecanismo geral do sistema de suporte. Quanto mais macio o osso, mais importante a carga progressiva.

Resumo

Um determinante essencial para o sucesso clínico é o diagnóstico da densidade óssea no local potencial do implante. A resistência do osso está diretamente relacionada com a densidade óssea.

Assim como o módulo de elasticidade, a porcentagem de COI está relacionada com a densidade óssea, e os contornos axiais da tensão ao redor do implante são afetados pela densidade do osso. Como consequência, estudos clínicos antigos que não alteraram o protocolo de tratamento em função da densidade óssea tiveram índices de sobrevida variados. Ao contrário, a alteração no plano de tratamento para compensar tipos macios de osso tem resultado em índices de sobrevida semelhantes em todas as densidades ósseas. Uma vez que a opção protética, a posição do implante e os fatores de força do paciente tenham sido determinados, a densidade óssea nos locais de instalação dos implantes deve ser avaliada para modificar o plano de tratamento. O plano de tratamento deve ser modificado reduzindo a força na prótese ou aumentando a área de carga para aumentar o número, a posição, o tamanho, o projeto ou a condição da superfície do implante. Dentre tais escolhas, o número de implantes é frequentemente o método mais efetivo para diminuir a tensão ao sistema de implante.

Referências Bibliográficas

1. Misch CE: Available bone influences prosthodontic treatment, *Dent Today* 7(1):44, 75, 1988.
2. Adell R, Lekholm U, Rockler B, et al: A 15-year study of osseointegrated implants in the treatment of the edentulous jaw, *Int J Oral Surg* 6:387-416, 1981.

3. Misch CE: Bone density: a key determinant for treatment planning. In Misch CE, editor: *Contemporary implant dentistry*, ed 3, St Louis, 2008, Elsevier Mosby, pp 130-146.
4. Misch CE: Bone character: second vital implant criterion, *Dent Today* 7:39-40, 1988.
5. Misch CE: Density of bone: effect on treatment plans, surgical approach, healing, and progressive loading, *Int J Oral Implantol* 6:23-31, 1990.
6. Misch CE: Progressive bone loading, *Pract Periodont Aesthetic Dent* 2(6):27-30, 1990.
7. Misch C: Progressive bone loading, *Dent Today* 12:80-83, 1995.
8. Trisi P, Rao W: Bone classification: clinical-histomorphometric comparison, *Clin Oral Implants Res* 10:1-7, 1990.
9. Orenstein IH, Synan WJ, Truhlar RS, et al: Bone quality in patients receiving endosseous dental implants: DICRG interim report no. 1, *Implant Dent* 3:90-94, 1994.
10. Snauwaert K, Duyck D, van Steenberghe D, et al: Time dependent failure rate and marginal bone loss of implant supported prostheses: a 15-year follow-up study, *Clin Oral Investig* 4:13-20, 2000.
11. Engquist B, Bergendal T, Kallus T, et al: A retrospective multicenter evaluation of osseointegrated implants supporting overdentures, *Int J Oral Maxillofac Implants* 3:129-134, 1988.
12. Friberg B, Jemt T, Lekholm U: Early failures in 4,641 consecutively placed Brånemark dental implants: a study from stage I surgery to the connection of completed prostheses, *Int J Oral Maxillofac Implants* 6:142-146, 1991.
13. Jaffin RA, Berman CL: The excessive loss of Brånemark fixtures in the Type IV bone: a 5-year analysis, *J Periodontol* 62:2-4, 1991.
14. Johns B Jr, Jemt T, Heath MR, et al: A multicenter study of overdentures supported by Brånemark implants, *Int J Oral Maxillofac Implants* 7:513-522, 1992.
15. Smedberg JI, Lothigius E, Bodin L, et al: A clinical and radiological two-year follow-up study of maxillary overdentures on osseointegrated implants, *Oral Clin Implants Res* 4:39-46, 1993.
16. Herrmann I, Lekholm U, Holm S, et al: Evaluation of patient and implant characteristics as potential prognostic factors for oral implant failures, *Int J Oral Maxillofac Implants* 20:220-230, 2005.
17. Hutton JE, Heath MR, Chai JY, et al: Factors related to success and failure rates at 3 year follow up in a multicenter study of overdentures supported by Brånemark implants, *Int J Oral Maxillofac Implants* 10:33-42, 1995.
18. Minsk L, Polson A, Weisgold A, et al: Outcome failures of endosseous implants from a clinical training center, *Compend Contin Educ Dent* 17:848-859, 1996.
19. Fugazzotto PA, Wheeler SL, Lindsay JA: Success and failure rates of cylinder implants in type IV bone, *J Periodontol* 64:1085-1087, 1993.
20. Misch CE, Hoar JE, Hazen R, et al: Bone quality based implant system: a prospective study of the first two years of prosthetic loading, *J Oral Implantol* 25:185-197, 1999.
21. Kline R, Hoar JE, Beck GH: A prospective multicenter clinical investigation of a bone quality based dental implant system, *Implant Dent* 11:224-234, 2002.
22. Misch CE, Poitras Y, Dietsh-Misch F: Endosteal implants in the edentulous posterior maxilla—rationale and clinical results, *Oral Health* 90:7-16, 2000.
23. Misch CE, Steigenga J, Cianciola LJ, et al: Short dental implants in posterior partial edentulism: a multicenter retrospective 5-year case series study, *J Periodontol* 77:1340-1347, 2006.
24. Roberts EW, Turley PK, Brezniak N, et al: Bone physiology and metabolism, *J Calif Dent Assoc* 15:54-61, 1987.
25. Meier GH: Die architektur der spongiosa, *Arch Anat Physiol Wess Med* 34:615-628, 1887.
26. Kulmann C: *Die graphische Statik 1*, Aufl, Zurich, 1888, Meyer and Zeller.
27. Wolff J: *Das Gesetz der Transformation der Knochen*, Berlin, 1892, A Hirshwald.
28. Murry PDF: *Bones: A study of development and structure of the vertebral skeleton*, Cambridge, 1936, Cambridge University Press.
29. MacMillan HA: Structural characteristics of the alveolar process, *Int J Orthodont* 12:722-730, 1926.
30. Parfitt AM: Investigation of the normal variations in the alveolar bone trabeculation, *Oral Surg Oral Med Oral Pathol* 15:1453-1463, 1962.
31. Neufeld JO: Changes in the trabecular pattern of the mandible following the loss of teeth, *J Prosthet Dent* 8:685-697, 1958.
32. Harris EF, Baker WC: Loss of root length and crestal bone height before and during treatment in adult and adolescent orthodontic patients, *Am J Orthod Dentofac Orthop* 98:463-469, 1990.
33. Orban B: *Oral histology and embryology*, ed 3, St Louis, 1953, Mosby.
34. Klemetti E, Vaino P, Lassila V, et al: Trabecular bone mineral density and alveolar height in postmenopausal women, *Scand J Dent Res* 101:166-170, 1993.
35. Mercier P, Inoue S: Bone density and serum minerals in cases of residual alveolar ridge atrophy, *J Prosthet Dent* 46:250-255, 1981.
36. Atwood DA, Coy WA: Clinical cephalometric and densitometric study of reduction of residual ridges, *J Prosthet Dent* 26:280-295, 1971.
37. Lavelle CLB: Biomechanical considerations of prosthodontic therapy: the urgency of research into alveolar bone responses, *Int J Oral Maxillofac Implants* 8:179-184, 1993.
38. Enlow DH: *Principles of bone remodeling: an account of post-natal growth and remodeling processes in long bones and the mandible*, Springfield, IL, 1963, Thomas.
39. Currey JD: Effects of differences in mineralization on the mechanical properties of bone, *Philos Trans R Soc Lond B Biol Sci* 1121:509-518, 1984.
40. Bidez MW, Misch CE: Force transfer in implant dentistry: basic concepts and principles, *J Oral Implantol* 18:264-274, 1992.
41. Frost HM: Mechanical adaptation. Frost's mechanostat theory. In Martin RB, Burr DB, editors: *Structure, function, and adaptation of compact bone*, New York, 1989, Raven Press.
42. Roberts WE, Smith RK, Zilberman Y, et al: Osseous adaptation to continuous loading of rigid endosseous implants, *Am J Orthod* 86:96-111, 1984.
43. Garretto LP, Chen J, Parr JA, et al: Remodeling dynamics of bone supporting rigidly fixed titanium implants. A histomorphometric comparison in four species including human, *Implant Dent* 4:235-243, 1995.
44. Misch CE, Bidez MW, Sharawy M: A bioengineered implant for a predetermined bone cellular response to loading forces: a literature review and case report, *J Periodontol* 72:1276-1286, 2001.
45. Kazarian LE, Von Gierke HE: Bone loss as a result of immobilization and chelation: preliminary results in *Macaca mulatta*, *Chin Orthop Relat Res* 65:67-75, 1969.
46. Minaire MC, Neunier P, Edouard C, et al: Quantitative histological data on disuse osteoporosis: comparison with biological data, *Calcif Tissue Res* 17:57-73, 1974.
47. Uhthoff HK, Jaworski ZF: Bone loss in response to long-term immobilisation, *J Bone Joint Surg Br* 60-B:420-429, 1978.
48. Simmons DJ, Russell JE, Winter F: Space flight and the non-weight bearing bones of the rat skeleton, *Trans Orthop Res Soc* 4:65, 1981.
49. Ingebretsen M: Out of this world workouts, *World Traveler* Feb:10-14, 1997.
50. Oganov VS: Modern analysis of bone loss mechanisms in microgravity, *J Gravit Physiol* 11:143-146, 2004.
51. Mori S, Burr DB: Increased intracortical remodeling following fatigue damage, *Bone* 14:103-109, 1993.
52. Linkow LI, Chercheve R: Theories and techniques of oral implantology vol 1, St Louis, 1970, Mosby.
53. Lekholm U, Zarb GA: Patient selection and preparation. In Brånemark P-I, Zarb GA, Albrektsson T, editors: *Tissue integrated prostheses: osseointegration in clinical dentistry*, Chicago, 1985, Quintessence.
54. Schnitman PA, Rubenstein JE, Whorle PS, et al: Implants for partial edentulism, *J Dent Educ* 52:725-736, 1988.
55. Higuchi KW, Folmer T, Kultje C: Implant survival rates in partially edentulous patients: a 3-year prospective multicenter study, *J Oral Maxillofac Surg* 53:264-268, 1995.
56. Jemt T, Chai J, Harnett J: A 5-year prospective multicenter follow-up report on overdentures supported by osseointegrated implants, *Int J Oral Maxillofac Implants* 11:291-298, 1996.

57. Truhlar RS, Orenstein IH, Morris HF, et al: Distribution of bone quality in patients receiving endosseous dental implants, *J Oral Maxillofac Surg* 55:38-45, 1997.
58. Manz MC: Radiographic assessment of peri-implant vertical bone loss: DICRG interim report no. 9, *J Oral Maxillofac Surg* 55:62-71, 1997.
59. van Steenberghe D, Lekholm U, Bolender C, et al: Applicability of osseointegrated oral implants in the rehabilitation of partial edentulism: a prospective multicenter study on 558 fixtures, *Int J Oral Maxillofac Implants* 5:272-281, 1990.
60. Esposito M, Hirsch JM, Lekholm U, et al: Biological factors contributing to failures of osseointegrated oral implants. II. Etiopathogenesis, *Eur J Oral Sci* 106:721-764, 1998.
61. Weng D, Jacobson Z, Tarnow D, et al: A prospective multicenter clinical trial of 3i machined surface implants: results after 6 years of follow up, *Int J Oral Maxillofac Implants* 18:417-423, 2003.
62. Quirynen M, Naert I, van Steenberghe D, et al: A study of 589 consecutive implants supporting complete fixed prostheses. Part I. Periodontal aspects, *J Prosthet Dent* 8:655-663, 1992.
63. Rothman SLG: Interactive implant surgical planning with Sim/Plan. In Rothman SLG, editor: *Dental applications of computerized tomography: surgical planning for implant placement*, Chicago, 1998, Quintessence.
64. Genant HK: Quantitative computed tomography: update, *Calcif Tissue Int* 41:179-186, 1987.
65. Cann CE: Quantitative CT for determination of bone mineral density: a review, *Radiology* 166:509-522, 1988.
66. Rothman SLG: Computerized tomography of the mandible. In Rothman SLG, editor: *Dental applications of computerized tomography: surgical planning for implant placement*, Chicago, 1998, Quintessence.
67. Kirkos LT, Misch CE: Diagnostic imaging and techniques. In Misch CE, editor: *Contemporary implant dentistry*, ed 2, St Louis, 1999, Mosby.
68. Homolka P, Beer A, Birkfellner W, et al: Bone mineral density measurement with dental quantitative CT prior to dental implant placement in cadaver mandibles: pilot study, *Radiology* 224:247-252, 2002.
69. Norton MR, Gamble C: Bone classification: an objective scale of bone density using the computerized tomography scan, *Clin Oral Implants Res* 12:79-84, 2001.
70. Ikumi N, Tsutsumi S: Assessment of correlation between computerized tomography values of the bone and cutting torque values at implant placement: a clinical study, *Int J Oral Maxillofac Implants* 20:253-260, 2005.
71. Shahlaie M, Gantes B, Schulz E, et al: Bone density assessments of dental implant sites: quantitative computed tomography, *Int J Oral Maxillofac Implants* 18:224-231, 2003.
72. Aranyarachkul P, Caruso J, Gantes B, et al: Bone density assessments of dental implant sites: 2. Quantitative cone-beam computerized tomography, *Int J Oral Maxillofac Implants* 20:416-424, 2005.
73. Carter DR, Hayes WC: Bone compressive strength: the influence of density and strain rate, *Science* 194:1174-1176, 1976.
74. Todisco M, Trisi P: Bone mineral density and bone histomorphometry are statistically related, *Int J Oral Maxillofac Implants* 20:898-904, 2005.
75. Misch CE, Qu Z, Bidez MW: Mechanical properties of trabecular bone in the human mandible implications of dental implant treatment planning and surgical placement, *J Oral Maxillofac Surg* 57:700-706, 1999.
76. Rice JC, Cowin SC, Bowman JA: On the dependence of the elasticity and strength of cancellous bone on apparent density, *J Biomech* 21:155-168, 1988.
77. Kitagawa T, Tanimoto Y, Nemoto K, et al: Influence of cortical bone quality on stress distribution in bone around dental implants, *Dent Mater J* 24:219-224, 2005.
78. Misch CE, Suzuki JB, Misch-Dietsh FD, et al: A positive correlation between occlusal trauma and peri-implant bone loss—literature support, *Implant Dent* 14:108-116, 2005.
79. Crupi B, Guglielmino E, LaRosa G, et al: Numerical analysis of bone adaptation around an oral implant due to overload stress, *Proc Inst Mech Eng [H]* 218:407-415, 2004.
80. Misch CE: Early crestal bone loss etiology and its effect on treatment planning for implants, *Postgraduate Dentistry* 2:3-17, 1995.
81. Misch CE, Bidez MW: Bone density and implant dentistry, IIBS abs, *Int J Oral Implant* 7(1):80, 1990.
82. Sevimay M, Turhan F, Kilicarsian MA, et al: Three-dimensional finite element analysis of the effect of different bone quality on stress distribution in an implant-supported crown, *J Prosthet Dent* 93:227-234, 2005.
83. Tada S, Stegaroiu R, Kitamura E, et al: Influence of implant design and bone quality on stress/strain distribution in bone around implants: a 3-dimensional finite element analysis, *Int J Oral Maxillofac Implants* 18:357-368, 2003.
84. Ichikawa T, Kanitani H, Wigianto R, et al: Influence of bone quality in the stress distribution—an in vitro experiment, *Clin Oral Implants Res* 8:18-22, 1997.
85. Steigenga JT, Alshammari KF, Nociti FH, Misch CE: Dental implant design and its relationship to long term implant success, *Implant Dent* 12:306-317, 2003.
86. Strong JT, Misch CE, Bidez MW, et al: Functional surface area: thread-form parameters optimization for implant body design, *Compend Contin Educ Dent* 19(3), 1998.
87. Petrie CS, Williams JL: Comparative evaluation of implant designs: influence of diameter, length and taper on strains in the alveolar crest: a three-dimensional finite element analysis, *Clin Oral Implants Res* 16:486-494, 2005.
88. Misch CE: Maxillary sinus augmentation for endosteal implants: organized alternative treatment plans, *Int J Oral Implantol* 4(2):49-58, 1987.
89. Misch CE, Bidez MW: Implant protected occlusion, *Pract Periodontics Aesthet Dent* 7:25-29, 1995.

CAPÍTULO **12**

Plano de Tratamento Relacionado às Posições Estratégicas e ao Número de Implantes

Carl E. Misch

As opções de plano de tratamento para pilares em pacientes parcialmente edentados são mais frequentemente relacionadas à experiência clínica e à odontologia como forma de arte do que de ciência ou estudos clínicos. As saúdes periodontal, endodôntica e estrutural dos dentes adjacentes ao espaço edentado são variáveis. Como resultado, existem mais de 100 mil combinações de dentes perdidos e osso disponível em um arco dental.[1] O dentista usa experiências passadas e a arte de unir os melhores dentes pilares disponíveis para substituir os dentes perdidos. Assim, várias opções diferentes podem estar presentes para um paciente substituir os mesmos dentes perdidos em um arco.

A implantodontia tornou-se o método mais previsível para substituição de dentes perdidos. No entanto, dentista e paciente muitas vezes têm um incentivo para fazer o tratamento que é mais rápido, mais fácil e menos dispendioso. Como consequência, o plano de tratamento em implantodontia é frequentemente impulsionado pelo volume ósseo existente nos sítios edentados. O mais rápido, o mais fácil e o mais barato só se justificam se o resultado clínico for tão previsível e apresentar menos complicações do que as outras opções. Por exemplo, em meados dos anos 1980, o plano de tratamento mais comum na literatura de pacientes completamente edentados era instalar implantes entre os forames mentonianos na mandíbula e anteriores aos seios maxilares na maxila (com o número de implantes relacionado ao volume de osso existente).[2] As próteses totais fixas recebiam cantiléveres nas regiões posteriores da maxila (Fig. 12-1). Este plano de tratamento é ainda popular hoje porque o enxerto ósseo muitas vezes não é necessário e o custo é mais baixo do que muitas outras opções. No entanto, frequentemente esta opção de tratamento tem significativas complicações, especialmente quando o arco oposto é composto por dentes naturais ou implantes e o volume do osso existente é limitado (Fig. 12-2).

A instalação de implantes em volumes ósseos existentes é muitas vezes problemática. Em pacientes parcialmente edentados, mais de 6 mm de altura de osso são encontrados em menos de 40% da região posterior da maxila e 50% das regiões posteriores da mandíbula.[3] Esta porcentagem é ainda mais reduzida, menos de 20%, nas regiões posteriores de pacientes completamente edentados em cada arco. Portanto, o plano de tratamento sem enxerto ósseo muitas vezes apresentado ao paciente usa cantiléveres a partir de implantes anteriores ou implantes curtos na região posterior. No entanto, as regiões posteriores dos maxilares têm as maiores forças de mordida (que são geradas sobre o cantiléver), e o osso existente (para suportar implantes curtos) nas regiões posteriores é menos denso do que nas regiões anteriores.

Justificativa para o Plano de Tratamento

Quando os implantes são instalados em volume ósseo abundante e passam por um período de cicatrização de 4 meses ou mais antes de receber a carga da prótese, a taxa de *sucesso cirúrgico* é maior de 98%. Esta taxa de sucesso não está relacionada ao número de implantes, tamanho ou projeto. No entanto, quando o implante recebe *carga oclusal* da prótese, a taxa de perda pode ser de três a seis vezes a taxa de insucesso cirúrgico. Por exemplo, uma meta-análise revela 15% de taxas de perda (com vários relatos de perdas acima de 30%) quando os implantes são mais curtos do que 10 mm ou quando eles são instalados em osso mais macio.[4] Essa perda ocorre, na maioria das vezes, durante os primeiros 18 meses de carga oclusal e é chamada de *perda sob carga precoce*. A principal causa desta complicação em implantodontia está relacionada a fatores biomecânicos, ou seja, muita tensão aplicada ao sistema de suporte do implante ou osso muito fraco para suportar a carga.[5] A tensão biomecânica pode ser reduzida por meio de vários métodos (p. ex., eliminando cantiléveres e unindo implantes adicionais de tamanho adequado).

As complicações mecânicas dos componentes do implante ou próteses superam as *perdas cirúrgicas*, e muitos relatórios são mais frequentes do que as *perdas sob cargas iniciais*. As complicações mecânicas incluem afrouxamento do parafuso do pilar, próteses não cimentadas e fratura da porcelana.[4] Essas complicações são encontradas mais frequentemente em pacientes com bruxismo, nos homens quando a prótese sobre implantes oclui em outra prótese sobre implantes, e com oclusão em grupo.[6] Todos esses fatores aumentam o volume de tensão sobre o sistema de implantes (porcelana oclusal, cimento, parafuso do pilar e interface osso-implante). Assim, as complicações mecânicas também estão relacionadas a fatores biomecânicos.

Tensão biomecânica também pode causar perda da crista óssea marginal.[7] Uma vez que o implante não tem uma membrana periodontal como um dente possui, a tensão na interface implante-osso acontece principalmente no osso da crista marginal. Quando a tensão está além do limite fisiológico do osso, pode ocorrer reabsorção. A perda óssea pode aumentar o risco de presença de bactérias anaeróbias e perimplantite, ou os tecidos moles circundantes podem retrair e resultar em má estética cervical. Assim, os fatores biomecânicos podem levar à perda no início da carga oclusal, complicações mecânicas, perda óssea marginal ou perimplantite em torno de um implante. Como consequência, o objetivo principal de um plano de tratamento em implantodontia deve ser reduzir a tensão biomecânica no sistema.

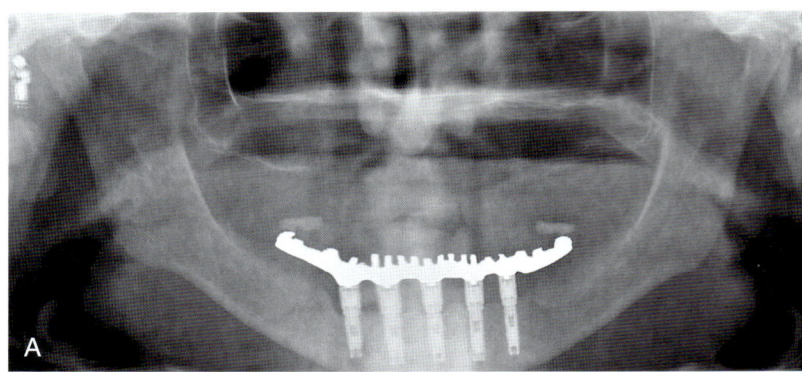

FIGURA 12-1. **A,** Na década de 1980, o plano de tratamento mais comum para pacientes edentados totais instalava quatro a seis implantes na região anterior (dependendo do volume ósseo existente). **B,** A prótese total em cantiléver foi, então, presa aos implantes anteriores.

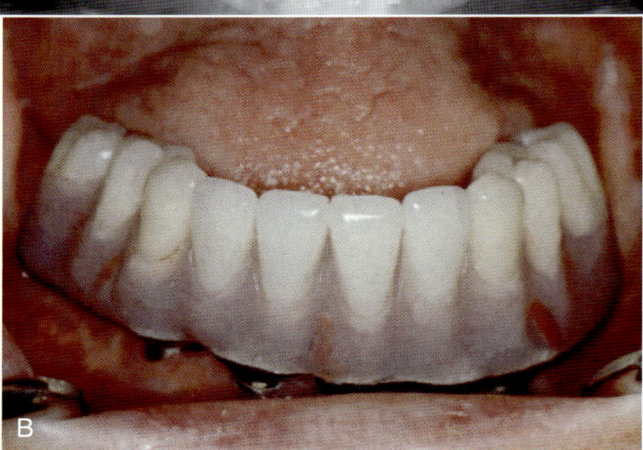

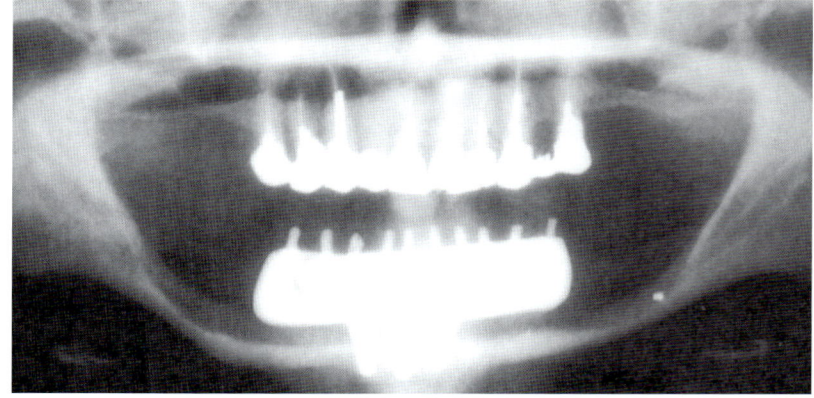

FIGURA 12-2. Um tratamento recente no qual três implantes anteriores e uma prótese fixa em cantiléver foram instalados em uma mandíbula com grave reabsorção opondo-se à dentição natural na maxila.

Custo do Tratamento e Economia

Dentista e paciente são motivados a instalar implantes sem enxerto ósseo porque o custo é maior e o processo é mais difícil (e pode ser menos previsível) do que instalar implantes mais curtos ou angulados em volumes ósseos existentes. O desconforto após o enxerto ósseo é geralmente maior do que o que ocorre depois da cirurgia de implante. Um tempo de cicatrização prolongado de 4 a 9 meses pode ser necessário para o enxerto ósseo em comparação com a cicatrização do implante no osso natural do paciente. Os custos associados ao enxerto ósseo são muitas vezes maiores do que as taxas relacionadas com a instalação do implante. Além disso, há geralmente mais implantes e mais dentes a serem colocados após o aumento do osso em comparação com as situações quando os implantes são instalados em volumes existentes de osso e dentes como cantiléveres nas regiões posteriores. Mais implantes e mais dentes a serem substituídos ocasionam aumento no custo para o paciente. Como consequência destas considerações, dentista e paciente estão ambos motivados a usar o osso natural do paciente para implantes e restaurar menos dentes posteriores com a prótese. Além disso, o paciente passa por uma cirurgia e, portanto, experimenta menos desconforto.

Um exemplo de paciente e dentista terem um incentivo econômico para a realização de procedimentos com maior risco biomecânico é quando um paciente tem quatro dentes perdidos no quadrante superoposterior (dois pré-molares e dois molares) com uma cavidade do seio maxilar pneumatizada. Existem tipicamente duas opções de tratamento. A primeira é instalar dois implantes anteriores ao seio, que suportam uma prótese de três unidades (com um primeiro molar em cantiléver) (Fig. 12-3). A segunda opção é realizar um enxerto ósseo sinusal e a instalação de três implantes (nas posições de primeiro pré-molar, primeiro molar, e segundo molar), e fabricar, proteticamente, uma quarta unidade dentária.

A primeira opção de tratamento, neste exemplo, representa a metade do custo da segunda opção porque não necessita de enxerto

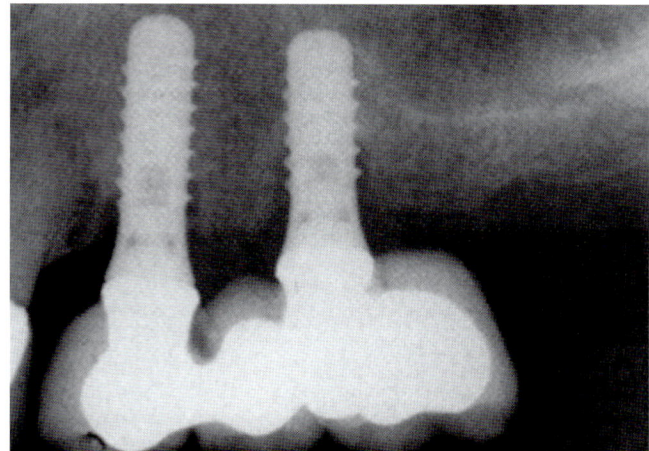

FIGURA 12-3. Dois implantes estão instalados na frente do seio maxilar e suportam uma prótese parcial fixa de três unidades em cantiléver. Note as perdas ósseas na terceira rosca sobre o implante distal e na segunda rosca no implante anterior.

Custo do Tratamento e Fatores de Risco

Como consequência do aumento do risco de complicações na primeira opção de tratamento (prótese em cantiléver), os custos desta opção devem ser maiores do que a segunda opção de tratamento. Em outras palavras, a remuneração por serviços prestados não deve ser definida apenas com base na soma do número de implantes e dentes na prótese; ela também deve incluir a quantidade de risco associado ao tratamento.[8]

Um exemplo básico de fator de risco imediato é o tratamento com implante e coroa em região de incisivo central superior em comparação com um implante na região de molar inferior. O tempo e a técnica para desenvolvimento do tecido mole em um dente anterior, preparo, impressão e prótese provisória são maiores do que na prótese sobre um implante posterior inferior. O risco de que uma coroa anterior superior tenha que ser refeita por causa de recessão gengival, sombreamento de cor, e assim por diante, é maior do que com uma coroa inferior. No entanto, a maioria dos profissionais cobra o mesmo valor para ambos os procedimentos. A coroa anterossuperior gera mais riscos; por conseguinte, o custo deve ser maior.

Em conclusão, o plano de tratamento em implantodontia deve ter uma lógica biomecânica para diminuir a tensão ao sistema de implantes. Os preços de um plano de tratamento com implantes que tem menor número de implantes ou cantiléveres devem ser maiores do que as próteses suportadas por mais implantes ou sem cantiléveres. Os riscos em odontologia são fatores que devem ser incluídos no custo da maioria de todos os procedimentos que estão associados a maiores complicações. O implante e a prótese associada não são uma mercadoria em que o custo esteja exclusivamente relacionado com o número de implantes e de próteses.

Sequência do Plano de Tratamento

Como as principais causas de complicações em implantodontia estão relacionadas à biomecânica, Misch desenvolveu uma sequência de plano de tratamento para diminuir o risco de sobrecarga biomecânica que consiste nos seguintes passos:[9]
1. Desenho da prótese
2. Fatores de força do paciente
3. Densidade óssea nos sítios edentados
4. Posições estratégicas para os implantes
5. Número de implantes
6. Tamanho do implante
7. Osso disponível nos locais edentados
8. Desenho do implante

Este capítulo apresenta as posições estratégicas para implante para uma prótese, como também o número total de implantes para suportar a prótese.

Opções de Pilares

Várias opções de tratamento estão disponíveis para a reabilitação adequada de um segmento edentado. Como regra geral, em um paciente parcialmente edentado, próteses sobre implantes devem ser independentes dos dentes adjacentes naturais. Existem fatores biológicos e biomecânicos que favorecem próteses unitárias sobre implantes, e os maiores benefícios são os fatores biológicos de menos cáries e riscos endodônticos. A incidência de dentes com fraturas radiculares quando são realizadas pontes fixas PPF chega a 22% das complicações dentro de 10 anos (porque os pônticos agem como nicho para placa), ao passo que as coroas unitárias têm um risco de fraturas radiculares inferior a 1% no mesmo prazo.[10-12] Quando o dente adjacente ao sítio edentado é um dente natural e uma prótese independente sobre implante é fabricada, há menos risco de cárie do dente, e os implantes não desenvolvem a lesão

do seio e tem menos implantes e menos dentes a serem substituídos. As taxas típicas associadas ao tratamento em implantodontia estão relacionadas ao número de implantes e dentes a serem substituídos. Assim, uma prótese parcial fixa (PPF) de três unidades apoiada por dois implantes custa metade de uma PPF de seis unidades suportada por quatro implantes. Como resultado, na região posterior da maxila, em vez de enxertos ósseos e implantes posteriores adicionais que apoiem uma PPF de quatro unidades, uma PPF de três unidades com um cantiléver distal é muitas vezes estendida a partir de dois implantes anteriores, anteriores ao seio maxilar. A primeira opção é também mais rápida e fácil, pois um aumento ósseo não é necessário.

Embora a primeira opção de tratamento seja menos cara e gere menos desconforto, o tratamento não é equivalente a uma PPF de quatro unidades com mais implantes. A segunda opção de tratamento tem de três a quatro vezes mais chances de sucesso a longo prazo porque ela não faz cantiléver como um pôntico na região molar e tem mais apoio no implante. Cantiléveres aumentam a força biomecânica para os implantes anteriores. Portanto, há um risco aumentado de uma prótese não retida no primeiro pré-molar (por causa de uma força de tração para o retentor e de o cimento ser 20 vezes mais fraco em tensão do que em compressão). Isto resulta em um implante (o segundo pré-molar) suportando todos os três dentes e o risco de sobrecarga e perda. Além disso, a primeira opção frequentemente causa mais perda óssea relacionada à sobrecarga oclusal com o aumento da tensão biomecânica como resultado do cantiléver. Soma-se a isto o fato de que o antagonista, o segundo molar inferior, pode irromper passando o plano de oclusão com a primeira opção (porque ela só tem um molar), e cada movimento mandibular protrusivo resultaria em um contato prematuro lateral na prótese superior. Essa direção de forças aumenta a força de cisalhamento e ainda pode provocar parafunção. Todos estes riscos acrescidos de complicações estão relacionados com o aumento da tensão biomecânica.

As complicações biomecânicas são relatadas com frequência nos primeiros anos de função. Como resultado, o paciente espera que o dentista repita o tratamento sem custo. Quando a primeira opção falha, a segunda opção de tratamento pode ser escolhida frequentemente por um dentista diferente, a qual está associada com um custo maior. Como resultado, o paciente é mais predisposto a iniciar litígios contra a primeira equipe de tratamento a fim de pagar os custos adicionais da segunda opção de tratamento.

de cárie. A segunda complicação comum das próteses fixas dentos-suportadas está relacionada a fatores endodônticos que ocorreram em aproximadamente 15% de casos em 10 anos. Quando próteses unitárias são projetadas, os pilares sobre implantes não necessitam de procedimentos endodônticos, e dentes naturais não esplintados têm menos procedimentos endodônticos, especialmente se eles não estiverem preparados para coroas. Por conseguinte, o dente não preparado tem menos riscos de falha endodôntica ou fratura (Fig. 12-4).

Há também vantagens biomecânicas para as próteses unitárias implantossuportadas.[13] O dente tem movimento fisiológico de 28 mícrons na direção apical e de 56 a 108 mícrons na dimensão horizontal.[14] Assim, um dente unido ao implante (dispositivo que apresenta menos movimento) pode agir como um braço de alavanca sobre o implante e aumentar as complicações biomecânicas (Fig. 12-5). Como consequência, quando uma prótese sobre implante é unida a um dente natural, pode ocorrer um aumento do risco de afrouxamento do parafuso do pilar, perda óssea marginal e desadaptação da prótese (Fig. 12-6). Além disso, próteses unitárias implantossuportadas podem reduzir ou eliminar pônticos entre o dente e o implante (por adição de um implante adicional ao lado do dente). Isso aumenta simultaneamente o número de pilares e distribui as forças de forma mais eficaz. O aumento no número de pilares diminui o risco de uma desadaptação da prótese, que é a terceira complicação mais comum de próteses fixas suportadas por dentes naturais.[10,11] Portanto, próteses unitárias sobre implantes causam menos complicações, e exibem maiores taxas de sucesso a longo prazo e as maiores taxas de sobrevida dos dentes adjacentes.

Além disso, a distribuição das forças oclusais é otimizada quando próteses unitárias sobre implantes são projetadas. Esta distribuição de forças, também diminui o risco de afrouxamento do pilar, desadaptação da prótese e perda óssea marginal. Como resultado, o plano de tratamento ideal para um paciente parcialmente edentado inclui uma prótese unitária implantossuportada (Quadro 12-1).

Posições Estratégicas para Implante

A implantodontia deve usar implantes que têm qualidades ideais de saúde. Em vez de utilizar um dente comprometido como suporte, com mais frequência o implante apresenta uma condição clínica ideal. No entanto, algumas posições de implantes são mais importantes do que outras no que diz respeito à redução de forças para o sistema de implantes. O número máximo de implantes que podem ser utilizados em próteses fixas é geralmente determinado de forma que se permita uma distância de 1,5 mm ou mais de cada dente natural ou uma distância de 3 mm entre cada implante mais o diâmetro do implante (Fig. 12-7). Isto faz com que, em um espaço de 7 mm de extensão, o diâmetro máximo do implante seja de 4 mm. Por isso, espaços com extensão de 21 mm a 27 mm podem ter três implantes, e de 28 mm a 34 mm podem ter quatro implantes. As posições estratégicas para o implante é o ponto-chave mais importante no

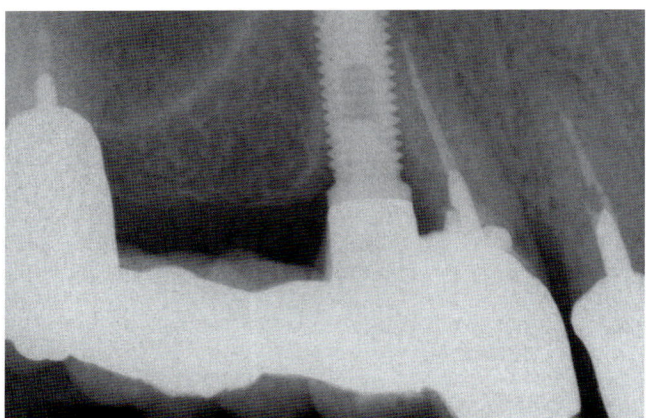

FIGURA 12-4. Quando um implante está associado a um dente natural (nestes raios X, o implante em região de primeiro pré-molar está ligado ao segundo molar), o pôntico age como um reservatório de placa, e o dente natural está em maior risco de deterioração. Há também um risco aumentado de complicações endodônticas (p. ex., falha ou fratura) do dente porque é preparado para uma coroa e tem um risco mais elevado de cárie.

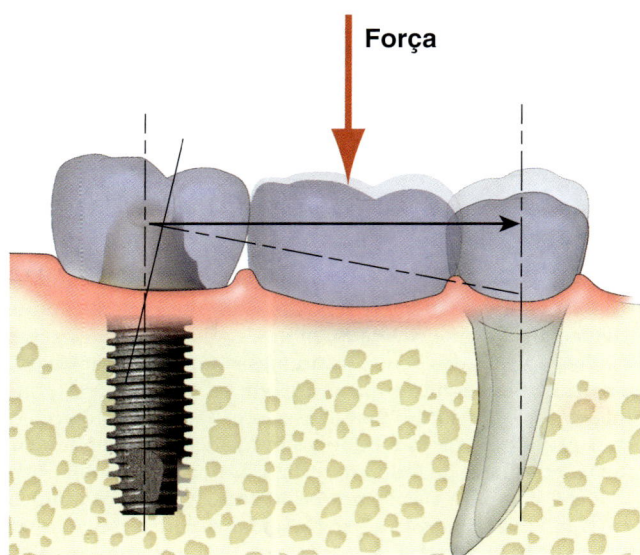

FIGURA 12-5. Quando um implante está associado a um dente natural, o movimento fisiológico do dente pode fazer a prótese atuar como um cantiléver sobre o implante.

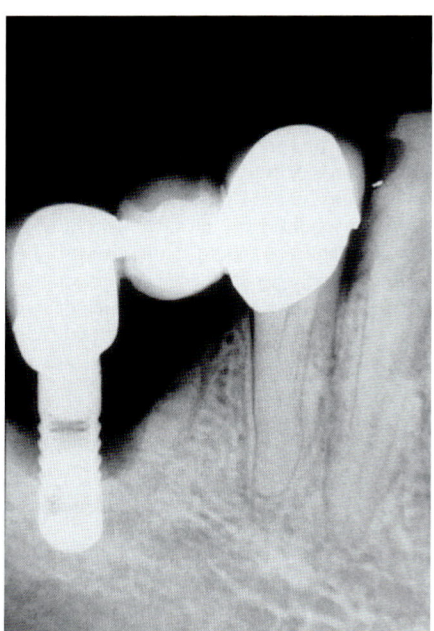

FIGURA 12-6. Um implante unido a um dente com uma prótese fixa de três unidades pode agir como um cantiléver e aumentar o risco de perda de crista óssea à volta do implante. Nesta radiografia periapical, o implante perdeu dois terços do osso de suporte.

> **QUADRO 12-1** Prótese Unitária sobre Implante para Dentes Naturais
>
> 1. Fatores biológicos (mais importantes)
>   a. Menos perda do pilar do dente natural (higiene interproximal)
>   b. Menos fatores endodônticos (dentes sem preparos têm menos complicações endodônticas)
> 2. Fatores biomecânicos
>   a. Risco de afrouxamento do parafuso do pilar
>   b. Próteses não retidas (risco para implante)
>   c. Risco de perda óssea marginal (em torno do implante)
>   d. Mais implantes utilizados como pilares (nenhum pôntico próximo ao dente natural)
>   1. Aumento da carga da área de superfície
>   2. Aumento da retenção da prótese
>   3. Menos risco de perda do pilar

> **QUADRO 12-2** Sem Limitações para o Tratamento Ideal
>
> Disponibilidade de osso para o pilar
> Sem limitação financeira
> Tempo de tratamento não é um fator
> Existe a necessidade de habilidade da equipe para o tratamento ideal

> **QUADRO 12-3** Guia para Posições Estratégicas dos Implantes para Próteses Fixas
>
> Nenhuma prótese em cantiléveres
> Sem três pônticos adjacentes na prótese
> Regra do canino
> Regra do primeiro molar (para todos os pacientes parcial e totalmente edentados no arco maxilar)

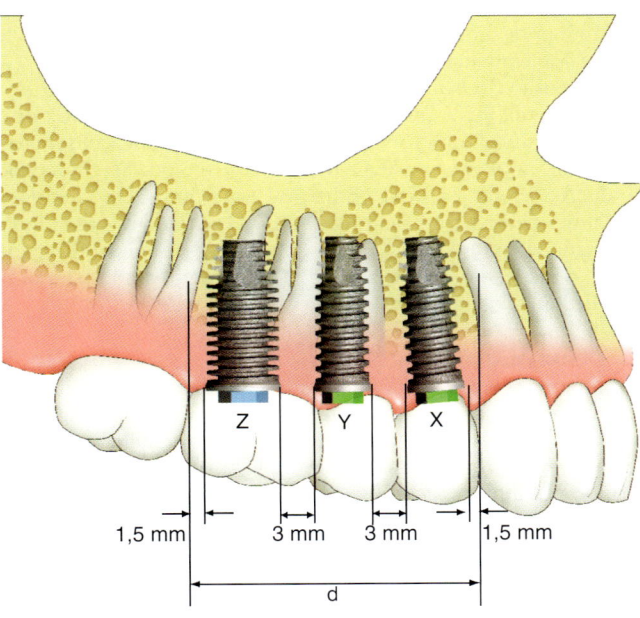

FIGURA 12-7. O número máximo de implantes em um paciente edentado pode ser determinado permitindo 1,5 mm ou mais de um dente adjacente e 3 mm entre cada implante adicionando o diâmetro dos implantes.

$d = 1,5\ mm + \varnothing Z + 3\ mm + \varnothing Y + 3\ mm + \varnothing X + 1,5\ mm$

planejamento para reduzir as forças biomecânicas. As posições estratégicas para o pilar do implante são importantes devido ao fato de que haverá aumento das complicações biomecânicas quando um pilar não estiver posicionado no sítio adequado.[15] Por isso mesmo, se um enxerto ósseo for necessário antes da instalação do implante, são recomendados treinamento adicional, cirurgia, e determinados custos e tempo. Depois que a prótese final é determinada, as posições estratégicas para o implante são estabelecidas.

As posições estratégicas para os implantes são determinadas sem limitações. Em outras palavras, a radiografia é utilizada para diagnósticos para determinar prótese e patologia, mas não quantifica o osso disponível ou estabelece a posição do implante. Em vez disso, o dentista "simula" que o paciente tem todo o osso disponível necessário para instalar o implante nos sítios estratégicos, que o paciente não tem limitações financeiras para fazer o tratamento ideal, que o tempo não é um problema relacionado ao tratamento, e há a habilidade necessária para localizar (ou aumentar e localizar) o sítio estratégico (Quadro 12-2).

Existem quatro diretrizes gerais para determinar as posições estratégicas para os implantes para uma prótese fixa em sítios edentados com vários dentes adjacentes ausentes:[15]

1. Os cantiléveres sobre próteses desenhados para pacientes parcial ou totalmente edentados superiores devem preferencialmente ser eliminados; portanto, os pilares terminais da prótese são posições estratégicas.
2. Não devem ser planejados na prótese três pônticos adjacentes, especialmente nas regiões posteriores da boca.
3. Quando o canino está ausente, o sítio canino é uma posição estratégica, especialmente quando outros dentes adjacentes estão ausentes.
4. Quando o primeiro molar está ausente, o sítio do primeiro molar é uma posição estratégica para implante para todos os pacientes parcial e totalmente edentados (Quadro 12-3).

Sem Cantiléveres

A primeira regra para posições estratégicas ideais para os implantes é que nenhum cantiléver deve ser desenhado na prótese fixa de pacientes parcialmente edentados ou edentados totais superiores. Cantiléveres são significativos magnificadores de força para o cimento ou parafusos protéticos, prótese com superestrutura, pilares, interface implante-osso e implantes.[16,17]

Cantiléveres em PPFs suportadas por dentes apresentam mais complicações do que de próteses com pilares terminais.[9,12,18] As principais causas de insucesso das tradicionais PPFs de três unidades apoiadas em dentes naturais são cáries e complicações endodônticas (muitas vezes relacionadas com o preparo ou fratura do dente). A taxa de sobrevida em 5 anos de uma PPF tradicional é muitas vezes acima de 95%.[11] No entanto, quando uma PPF de três unidades em cantiléver suportada por dois dentes é utilizada para substituir um dente ausente, a taxa de perda é de mais de 25% nas primeiras 5 anos, e a taxa de complicações aumenta para 40% em 10 anos; a principal causa do insucesso é biomecânica.[12,18]

Quando uma carga incide sobre a parte cantiléver de uma prótese, o pilar mais distante do pôntico em cantiléver tem força de tração e de cisalhamento aplicadas à vedação de cimento porque o dente adjacente aos pônticos age como um ponto de apoio (Fig. 12-8). Cimentos são 20 vezes mais fracos para a força de cisalhamento do que para as forças de compressão.[19] Assim, com uma prótese em cantiléver, ocorrem quebras do selamento do cimento no pilar mais distal e, em seguida, o pilar frequentemente fratura. O pilar mais próximo do cantiléver balança ou fratura especialmente quando a endodontia foi realizada porque é o único pilar retido para a prótese. Estas complicações biomecânicas geralmente ocorrem durante um período de tempo relativamente curto em comparação com as complicações biológicas, fratura ou doença periodontal.

A força de mordida máxima na região anterior atinge 11,33 kg, é aumentada para 45,36 kg na região que vai de canino a pré-molar, e aumenta ainda mais para 113,40 kg na região dos molares. Cantiléveres sobre a prótese são magnificadores de tensão para o sistema do implante e podem dobrar a força de mordida.[16] Quando cantiléveres são utilizado nas regiões posteriores, a força de mordida (até cinco vezes maior do que na região anterior) é ainda mais potencializada pelo cantiléver e pode aumentar a pressão sobre o sistema de implante em várias vezes. Por exemplo, uma força de mordida de 45,36 kg pode existir em um implante na região pré-molar sem cantiléver. Quando um cantiléver é usado para substituir o molar, esta força pode ser potencializada para uma força de 113,40 kg em um molar em cantiléver, o que resulta numa força de 226,80 kg no pilar anterior em região de pré-molar. Em vez da força de 45,36 kg na região de pré-molar, a força pode ser cinco vezes maior (Fig. 12-9).

Os dentes têm mais movimentos fisiológicos do que um implante. O movimento fisiológico absorve um pouco da força de tração e de cisalhamento sobre o selamento de cimento. Na verdade, próteses fixas em cantiléveres sobrevivem melhor quando os dentes estão com mobilidade, pois o selamento de cimento rompe com menos frequência. Pilares sobre implantes têm maior tensão aplicada ao sistema de implante do que ao sistema de dentes. Assim, os fatores de risco biomecânicos de um cantiléver são piores sobre implantes do que sobre dentes (Fig. 12-10). Rompimento do selamento do cimento, afrouxamento do pilar da prótese, afrouxamento do parafuso estão em maior risco com implantes. A perda óssea é com mais frequência observada a partir de tensão biomecânica sobre os implantes do que sobre os dentes. Os dentes podem tornar-se móveis; mas, quando a força é reduzida, a mobilidade diminui. O implante pode até ser perdido ou fraturar como consequência de prótese não cimentada.

A extensão do cantiléver está diretamente relacionada com a quantidade da força adicional colocada sobre os pilares da prótese.[16,20] Quando uma força de 11,33 kg é colocada ao longo do eixo de um implante, o sistema do implante (coroa, cimento, pilar, parafuso do pilar, corpo do implante, osso marginal e interface implante-osso) recebe uma carga de 11,33 kg. Quando uma força de mesma magnitude (11,33 kg) é aplicada sobre um cantiléver de 5 mm, o momento de força sobre o pilar é aumentado para uma força de 56,70 kg mm (Fig. 12-11).

Um Dente Ausente

Quando um dente é substituído por um implante, o implante deve ser introduzido no centro mesiodistal do sítio. Como regra geral, o implante deve estar de 1,5 mm a 2 mm afastado do dente adjacente. Dessa forma, um implante de 4 mm precisa de 7 mm de espaço. Quando um molar (10-12 mm) é substituído, o implante deve ser maior em diâmetro para diminuir o cantiléver mesial e distal, e deve ser colocado no centro mesiodistal do sítio edentado. Este diminui os riscos relacionados à biomecânica para o sistema do implante (Figs. 12-12 e 12-13).

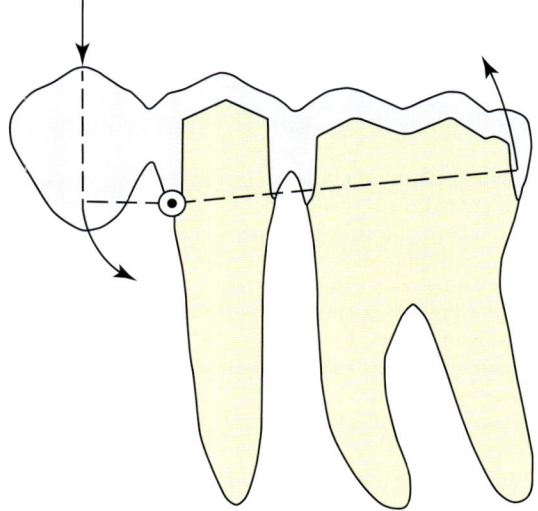

FIGURA 12-8. Quando uma força de compressão é colocada sobre um cantiléver com dois (ou mais) dentes naturais, o dente mais próximo atua como um fulcro, e o dente distal do cantiléver tem forças de cisalhamento e de tração aplicada ao selamento de cimento. Neste exemplo, a carga de compressão é aplicada a um primeiro pré-molar, o segundo pré-molar atua como um fulcro, e cargas de cisalhamento e de tração são aplicadas ao primeiro molar.

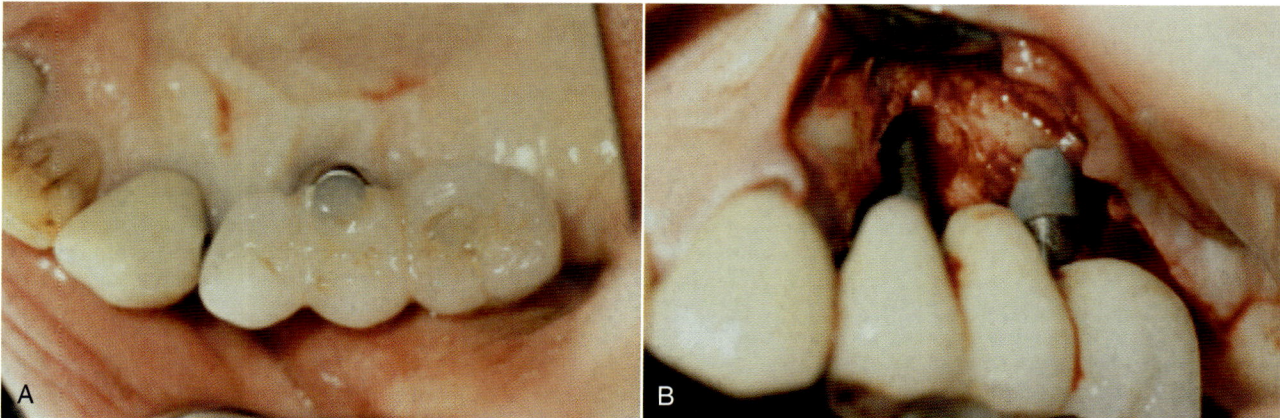

FIGURA 12-9. **A,** Uma prótese em cantiléver para anterior de implantes em pré-molares e molares para a substituição de um primeiro pré-molar. A força de mordida é potencializada para o sistema dos implantes por causa do cantiléver (ambos anterior e lateral) (*esquerda*). **B,** A perda de suporte ósseo no implante do segundo pré-molar é maior porque é o implante pilar (*direita*).

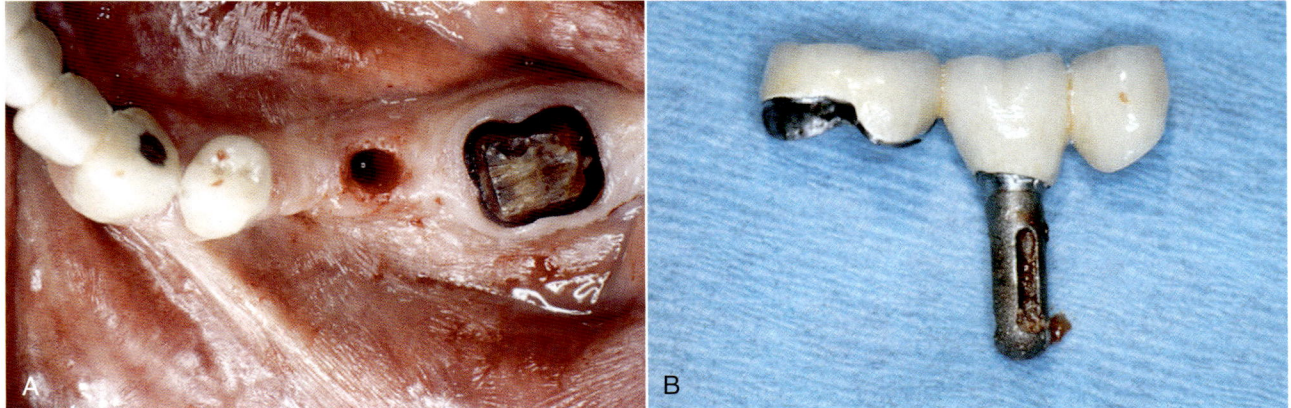

FIGURA 12-10. **A,** Uma prótese fixa com três unidades em cantiléver (substituindo um primeiro pré-molar) teve como pilares um implante no segundo pré-molar e um no primeiro molar natural. Houve perda do selamento da cimentação com fratura e perda do molar **B,** O implante sofre uma tensão biomecânica maior do que um dente natural e impõe mais cargas de tração e de cisalhamento sobre o selamento de cimento do pilar distal do que o dente, de modo que é mais provável que a prótese se torne não retida. Em seguida, o implante recebe toda a carga da prótese de três unidades, e o pilar do implante sobrecarregado sofreu perda óssea, tornou-se móvel e foi condenado.

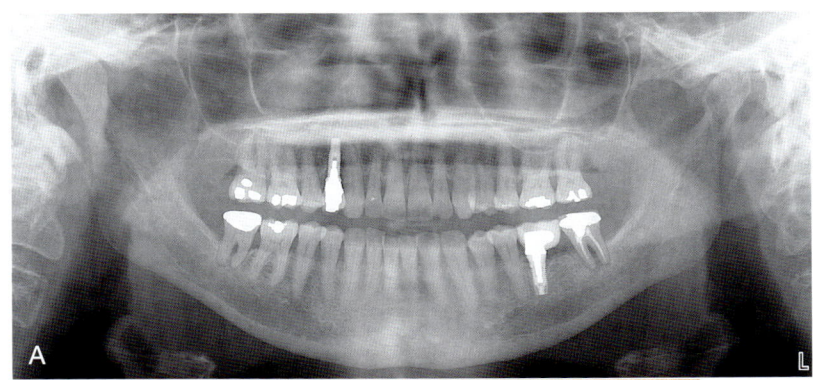

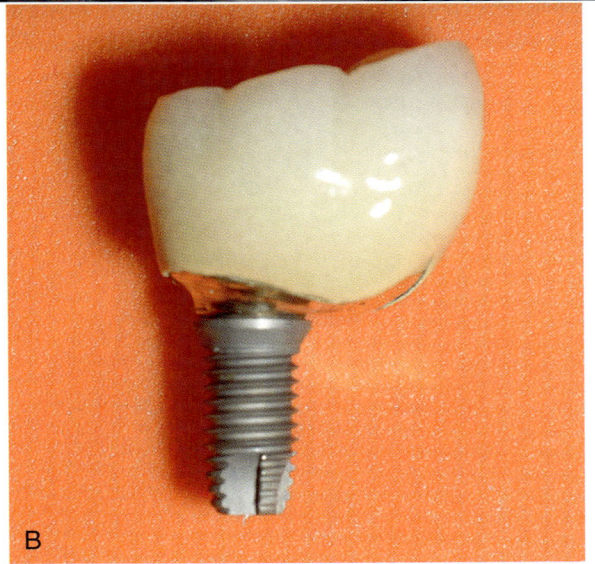

FIGURA 12-11. **A,** Um implante foi instalado na posição de raiz mesial para substituir um primeiro molar com um cantiléver distal na coroa. **B,** Uma carga oclusal à coroa em cantiléver é aumentada para o implante. O implante falhou em poucos anos.

Dois Dentes Ausentes

Quando dois dentes adjacentes estão ausentes, dois implantes devem apoiar a prótese sobre implantes. Uma tendência em implantodontia relacionada com a estética dos tecidos moles é ter um pôntico oval em cantiléver fora de um implante sempre que dois dentes adjacentes estiverem ausentes na zona estética[21] (Fig. 12-14). A razão mais frequentemente citada é que é difícil obter uma papila interdental entre implantes adjacentes.[22] No entanto, as complicações biomecânicas de próteses não cimentadas, o afrouxamento do parafuso e o aumento da força também podem aumentar o risco de perda óssea marginal e de fratura ou perda do implante (Fig. 12-15). Como consequência, o tecido mole pode ser significativamente afetado

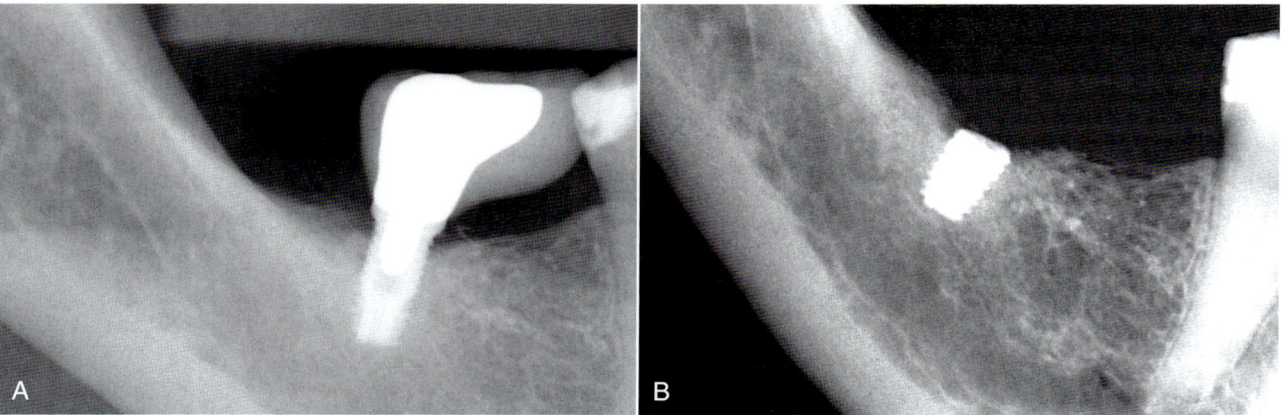

FIGURA 12-12. **A,** Um implante foi instalado na posição distal para restaurar um primeiro molar. Um cantiléver mesial de 7 mm foi usado para restaurar a coroa. **B,** O implante no primeiro molar fraturou em poucos anos. Dois implantes deveriam ter sido utilizados para substituir um molar, que é um dente grande.

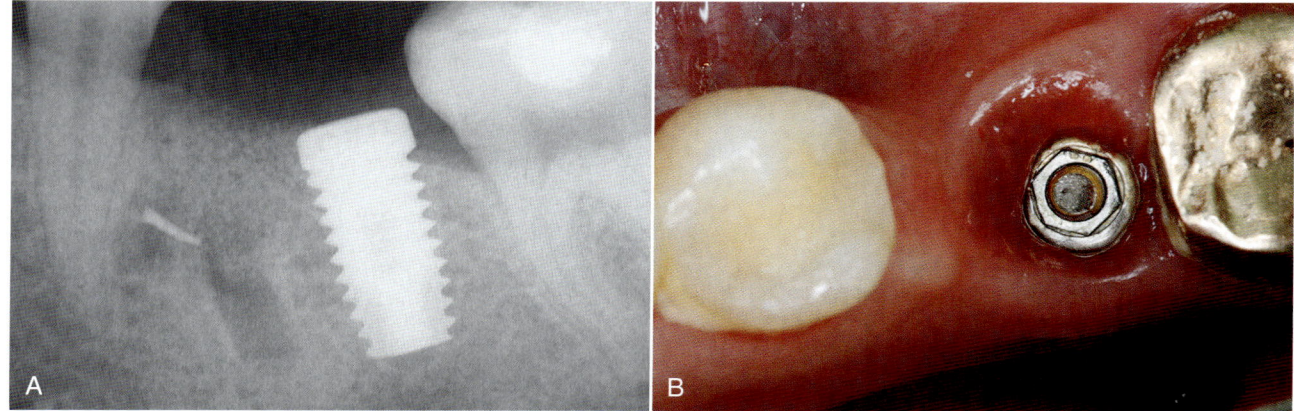

FIGURA 12-13. **A,** Um implante foi instalado na posição distal da raiz, e a coroa foi restaurada com um cantiléver mesial. **B,** O parafuso do pilar fraturou três vezes no 1° ano. Um implante de maior diâmetro deveria ter sido utilizado no meio da posição mesiodistal para restaurar este dente.

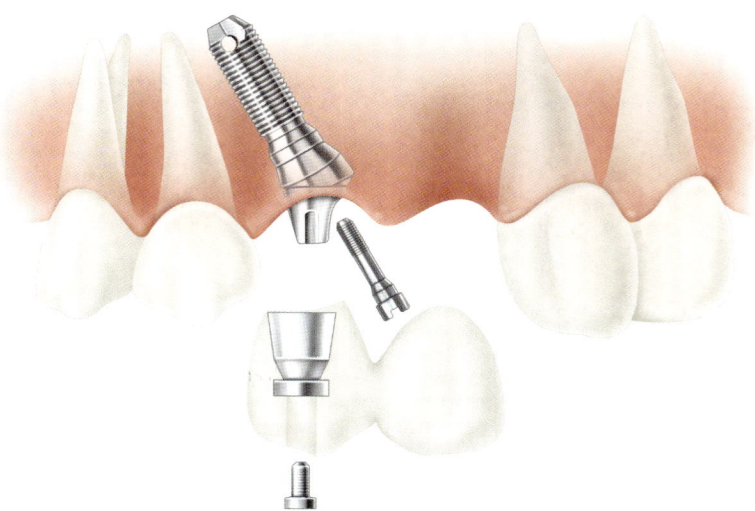

FIGURA 12-14. Um cantiléver de duas unidades de um implante tem sido sugerido para a região estética anterior para melhorar as condições do tecido mole na região entre implantes.[21]

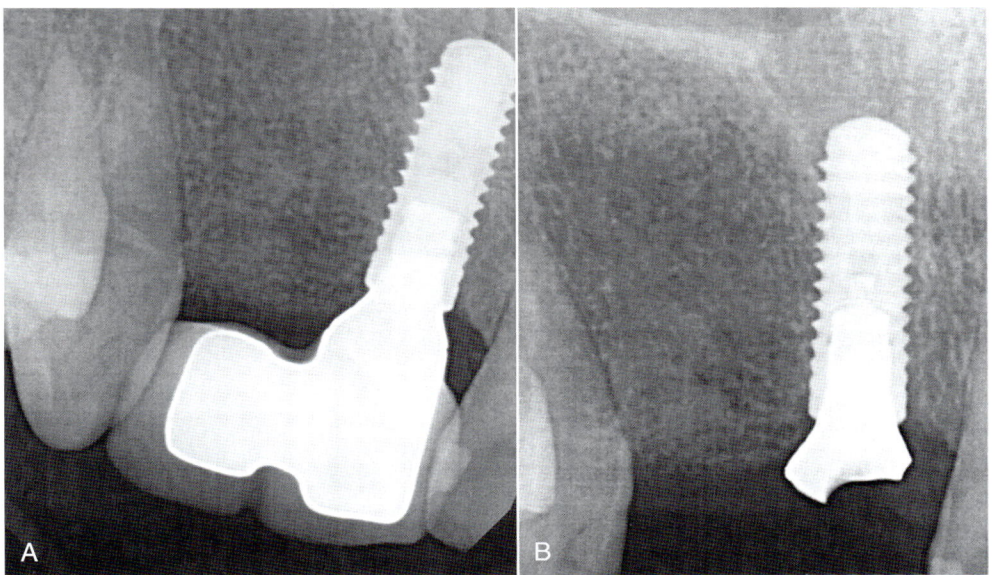

FIGURA 12-15. **A,** Prótese parcial fixa de duas unidades em cantiléver de um implante do incisivo central. **B,** Um pilar fraturado após o 1º ano.

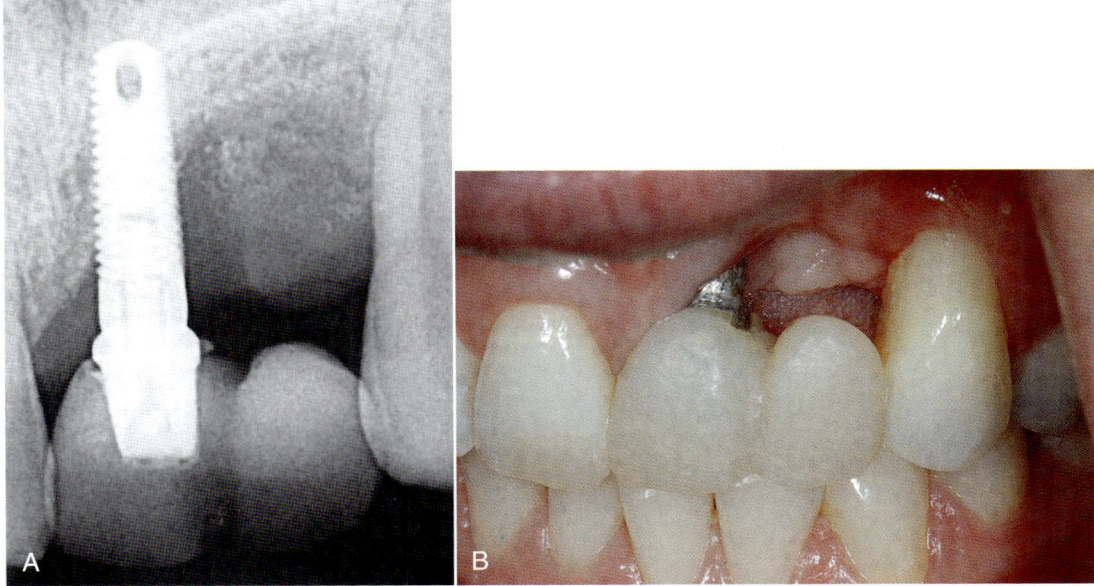

FIGURA 12-16. **A,** Cantiléver da prótese de duas unidades de um implante no incisivo central. Nota-se a perda óssea no aspecto distal do implante. **B,** O tecido mole retraiu e o contorno de tecido mole está comprometido.

(Fig. 12-16). Uma papila pode ser formada entre os dois implantes desde que o espaço entre os implantes seja de 3 mm ou mais e de 1,5 mm dos dentes adjacentes (Fig. 12-17).[23,24] Como resultado, sempre que dois dentes adjacentes estiverem ausentes e o espaço for de 12 mm ou mais, dois implantes adjacentes devem ser instalados, mesmo que seja na zona estética.

Para reforçar a regra de não utilizar cantiléver, as posições estratégicas para os implantes indicam um implante por dente quando um ou dois dentes adjacentes estiverem ausentes com uma extensão de mais de 12 mm (quando o diâmetro do implante for de 3 mm), 13 mm (quando um implante for de 3 mm e o outro de 4 mm), e assim por diante (Fig. 12-18). No entanto, se a região cervical não estiver na zona estética (linha de sorriso alta na maxila ou baixa linha do lábio durante movimento na mandíbula), é mais vantajoso instalar dois implantes em espaços mesiodistais limitados (p. ex., 10-11 mm) a fim de evitar o aumento de complicações biomecânicas. A papila interimplante não será a ideal sob estas condições, mas os riscos biomecânicos são maiores do que os riscos estéticos quando a região está fora da zona estética dos tecidos moles (Fig. 12-19). Quando um dos dois dentes ausentes (ou mais) é um molar, um dos implantes terminais deve ser posicionado a 1,5 mm do dente adjacente anterior e o outro implante terminal, na distal do último molar, e não no meio do molar. Deste modo, o cantiléver de 3 mm do centro do molar ao rebordo marginal é eliminado quando os implantes são imobilizados em conjunto (Fig. 12-20). Quando o implante não for instalado na posição distal do molar, o tamanho do último molar deve ser redu-

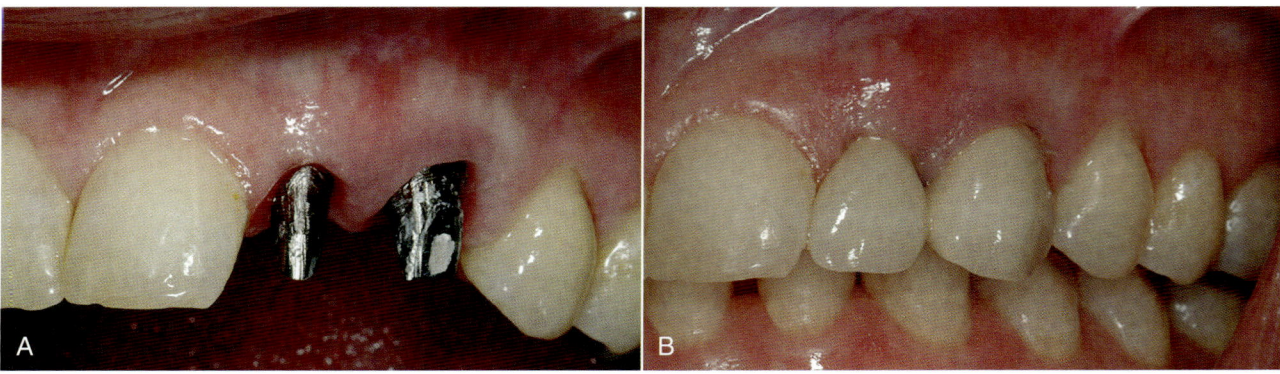

FIGURA 12-17. **A,** Dois implantes adjacentes são instalados na região estética para substituir um canino e um incisivo lateral. Os implantes estão a 1,5 mm de cada dente e a 3 mm um do outro. **B,** A prótese de duas unidades tem menos complicações do que um cantiléver e o contorno do tecido mole fica dentro dos limites normais quando a base da papila tem pelo menos 3 mm de largura.

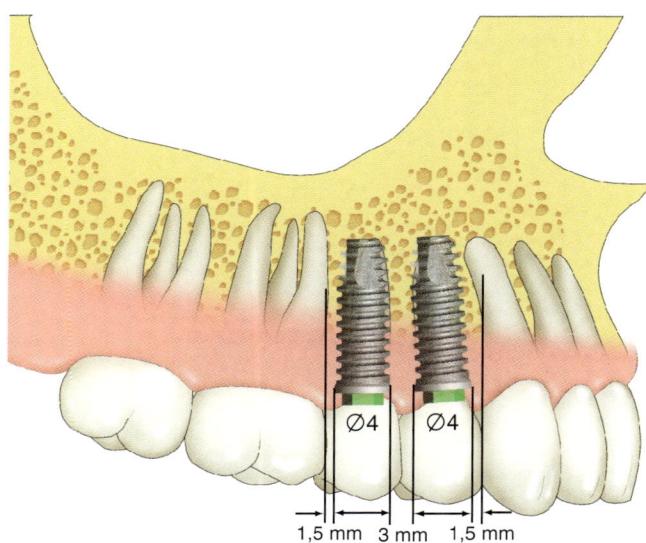

FIGURA 12-18. Quando dois dentes adjacentes estão ausentes na região estética, os implantes devem estar a 1,5 mm dos dentes e 3 mm (ou mais) distantes um do outro. Isso significa que um espaço de 12 mm é necessário quando os implantes têm 3 mm de diâmetro, e um de 14 mm é necessário para dois implantes de 4 mm de diâmetro. AP, anteroposterior.

zido para eliminar o cantiléver (Fig. 12-21). O técnico de laboratório e o dentista devem estar cientes de que o último molar deve ter uma coroa do tamanho de um pré-molar quando um implante distal é instalado na mesial da posição central do molar.

Opção de Cantiléver. Quando dois dentes adjacentes estão ausentes na região estética anterior aos caninos e o espaço interdentário é inferior a 12 mm, um cantiléver pode ser uma opção aceitável. O momento mais comum dessa condição clínica ocorre em casos com dois incisivos adjacentes na região anteroinferior. Quando o cantiléver sobre a prótese é representado por apenas um pôntico do incisivo lateral inferior, as posições ideais dos implantes não podem incluir o sítio do incisivo lateral. Quando um pôntico substitui o incisivo lateral, o contorno de tecido mole pode ser otimizado em comparação com um implante com menos de 3 mm de espaço do implante adjacente. O incisivo lateral inferior é o menor dente do arco, de modo que o cantiléver é limitado. Quando o espaço mesiodistal for inferior a 12 mm, o incisivo lateral inferior em cantiléver deve ser de 5 mm ou menor. As forças de mordida anterior são mais baixas na região de incisivo central e lateral. A força oclusal acontece no eixo longo de incisivo inferior. O contato oclusal no pôntico do incisivo lateral deve ser eliminado para reduzir ainda mais o risco de sobrecarga. Como resultado, a posição ideal de implante baseada em força e estética pode ser alcançada com um implante de maior diâmetro na posição central (p. ex., 4 mm de diâmetro × 3 mm) e um pôntico em cantiléver para substituir o incisivo lateral inferior. Deve-se notar que a região cervical dos incisivos inferiores raramente encontra-se na zona estética. Assim, a falta de papila interdental geralmente não é uma consequência.

Quando um incisivo lateral e um incisivo central superiores estão ausentes, o espaço interdentário é quase sempre superior a 12 mm porque um incisivo central geralmente é de 8 mm ou mais largo. Assim, dois implantes quase sempre podem ser instalados. Nota: Um cantiléver de duas unidades não deve ser utilizado a partir de um implante no canino porque a magnitude e a direção da força na excursão também aumentam a força para o implante no canino.

O fato de que, em certas ocasiões, um cantiléver pode ser aceitável quando os fatores de força são baixos e a densidade óssea é favorável não nega o objetivo ideal de que nenhum cantiléver deve ser projetado na prótese, especialmente nas regiões posteriores. Portanto, sempre que o espaço interdentário é de 12 mm ou mais, os pilares terminais em cada extremidade da prótese são os primeiros a serem concebidos no plano de tratamento. Quando esta opção não está prontamente disponível, um implante de maior diâmetro ou com maior área de superfície é planejado. Além disso, as forças oclusais para a parte em cantiléver da prótese devem ser muitas vezes reduzidas ou mesmo eliminadas.

Três Dentes Ausentes

Quando três dentes adjacentes estão ausentes, as posições estratégicas para os implantes incluem os dois pilares terminais, um em cada extremidade da prótese (Fig. 12-22). Uma prótese de três unidades pode ser fabricada apenas com esses pilares quando a maior parte dos fatores de força é de baixa a moderada e a densidade óssea é favorável. A prótese sobre vários implantes unidos com cantiléver pode ser comparada a uma alavanca de classe I.[16] A extensão da prótese a partir do último pilar é o *braço de esforço* da alavanca. O último pilar próximo ao cantiléver atua como uma alavanca quando uma carga é aplicada à alavanca. A distância entre o último pilar e o pilar mais distante da extremidade do cantiléver representa o braço de *resistência*, e a distância entre os implantes pode ser chamada de distância anteroposterior ou extensão AP.

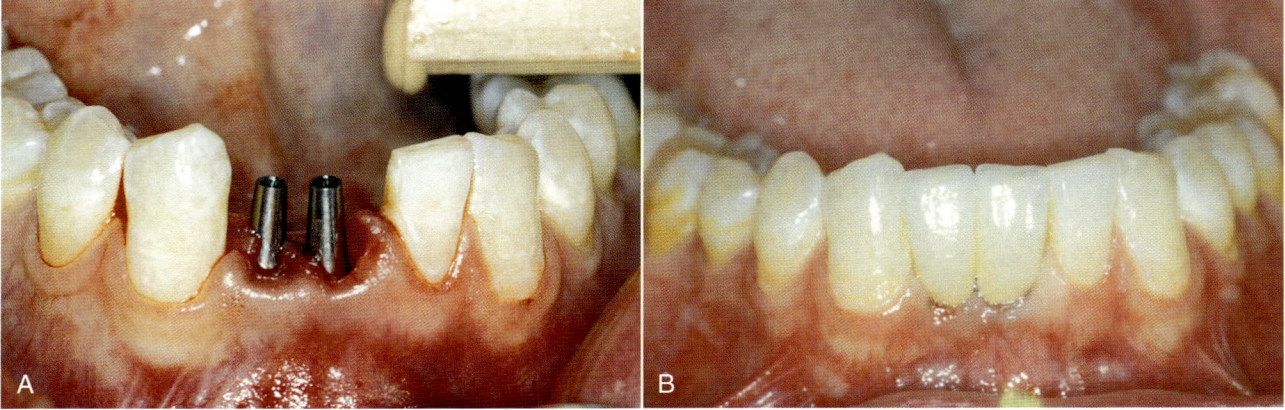

FIGURA 12-19. **A,** Dois implantes adjacentes com menos de 3 mm de distância entre eles substituindo dois incisivos inferiores para fora da zona estética dos tecidos moles. **B,** A prótese de duas unidades tem uma papila interimplantar diminuída; no entanto, as complicações de risco biomecânico são reduzidas.

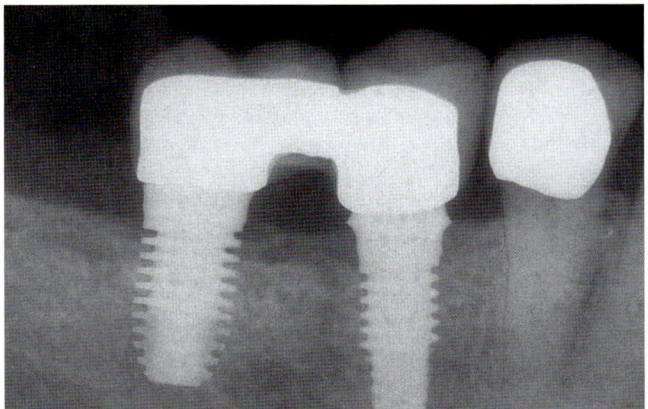

FIGURA 12-20. Quando dois ou mais dentes adjacentes ausentes incluem um molar, o implante distal é posicionado na distal do molar (não no centro). Isto elimina o cantiléver posterior quando os implantes são unidos.

O comprimento (geralmente em milímetros) do cantiléver (braço de esforço) dividido pelo braço de resistência representa a *vantagem mecânica*. Portanto, quando dois implantes estão a 10 mm um do outro com um cantiléver ou extensão de 20 mm, a vantagem mecânica é 2 (20 mm/10 mm). Neste exemplo, uma força de 11,34 kg no cantiléver resulta em uma força de tração de 22,68 kg no pilar mais distante do cantiléver (11,34 kg × 2 = 22,68 kg). O pilar mais próximo do cantiléver (fulcro) recebe uma força de compressão igual à soma das outras duas forças, ou, neste exemplo, 34,02 kg (11,34 kg + 22,68 kg). Em outras palavras, a força sobre o cantiléver aumenta a força sobre os implantes em duas a três vezes (Fig. 12-23). Portanto, cantiléveres potencializam as forças sobre todos os pilares que suportam a prótese.

Tão importante quanto o aumento da magnitude da força, a maior carga para o implante mais distante do cantiléver é um tipo de força de tração ou de cisalhamento. Como resultado, qualquer parte do sistema do implante tem um risco aumentado de falha biomecânica (p. ex., fratura da porcelana, perda de cimentação, afrouxamento do parafuso do pilar, perda da crista óssea, perda do implante, fratura do corpo ou do componente do implante) (Fig. 12-24). Isto é especialmente observado quando existe parafunção ou aumento do espaço de altura da coroa (CHS)[25] (Fig. 12-25).

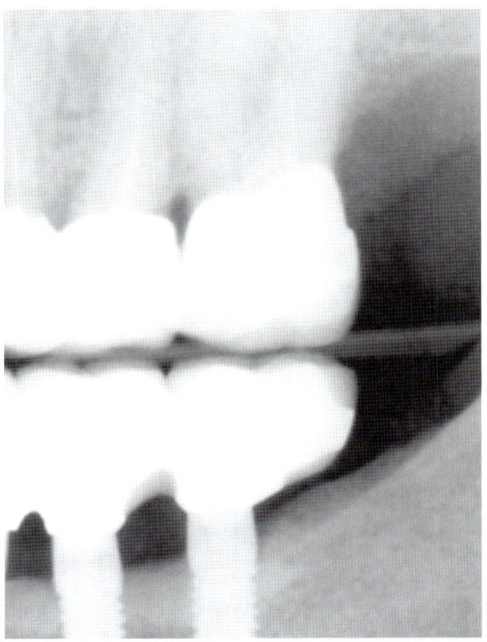

FIGURA 12-21. O contorno total do último molar não deve ser restaurado quando o implante é instalado na posição mesial e central do molar porque a parte distal da coroa do molar atua como um cantiléver para o sistema do implante. O último implante nesta radiografia deve ter uma coroa do tamanho do pré-molar.

Para eliminar o cantiléver posterior, um enxerto ósseo é muitas vezes indicado. A maioria dos procedimentos de enxerto ósseo não é tão previsível como a integração do implante ao volume ósseo existente. O aumento ósseo muitas vezes requer uma cirurgia adicional antes da instalação do implante. Treinamento adicional é necessário para aprender os procedimentos de enxerto ósseo, e a curva de aprendizado é mais longa e mais difícil para se tornar competente nestas técnicas. As complicações relacionadas ao aumento ósseo são mais comuns do que a cirurgia de implantes em volumes ósseos existentes e podem ser mais extensas e até mesmo debilitantes para o paciente. No entanto, próteses sobre implantes em cantiléver têm um risco biomecânico mais frequentemente observado do que os riscos cirúrgicos do procedimento de aumento, e esses riscos podem

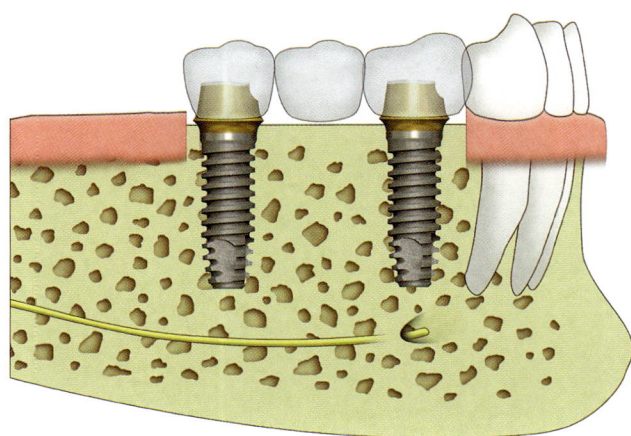

FIGURA 12-22. Uma prótese de três unidades tem posições estratégicas para implantes em cada extremidade da restauração.

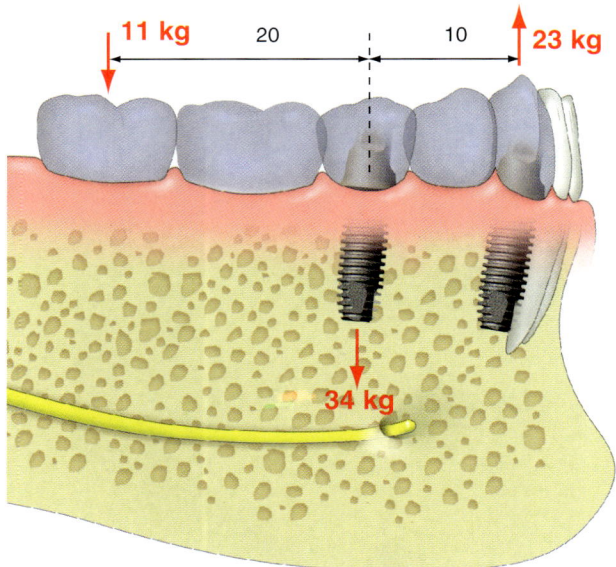

FIGURA 12-23. Um cantiléver sobre dois implantes pode ser considerado uma alavanca de classe I. Quando os implantes são de 10 mm, com cerca de 20 mm em cantiléver, uma vantagem mecânica de 2 é criada. Portanto, a carga sobre o cantiléver será multiplicada por 2 no implante mais distal, e o implante próximo ao cantiléver recebe a tensão da soma total das outras duas outras cargas.

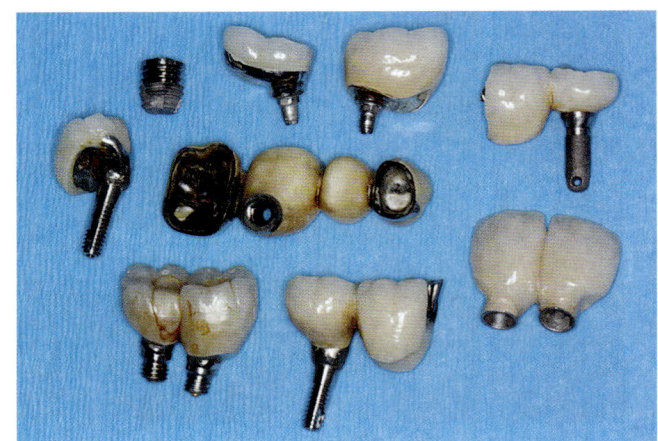

FIGURA 12-24. Cantiléveres aumentam a força para o sistema do implante. Como consequência, perda do implante, fratura, afrouxamento do parafuso do pilar e a não retenção da prótese podem ocorrer com mais frequência. (Todas essas falhas relacionadas a esses cantiléveres foram observadas em uma clínica ao longo de um período de 1 ano.)

causar a perda de todo o suporte de implante e prótese. Além disso, a perda óssea a partir do insucesso do implante pode tornar os procedimentos de enxerto ósseo ainda mais difíceis de realizar do que quando o tratamento foi feito na condição original.

Quatro ou Mais Dentes Adjacentes Ausentes

Quando quatro dentes adjacentes estão ausentes, os pilares terminais são as posições estratégicas para implantes (Fig. 12-26). Na maioria das vezes, um implante adicional é necessário, especialmente quando a ausência de dentes inclui um canino ou dentes posteriores ou quando a densidade óssea é baixa (Fig. 12-27). As reabilitações de cinco a 14 unidades requerem posições estratégicas terminais além de pilares adicionais independentemente dos fatores de força ou de densidade óssea. As outras diretrizes para as posições estratégicas para os implantes determinam os sítios adicionais mais importantes para a instalação do implante.

Opções de Cantiléver. O plano de tratamento ideal deve eliminar cantiléveres em pacientes parcialmente edentados e em edentados totais superiores. No entanto, em edentados totais inferiores, um cantiléver é muitas vezes a opção de tratamento mais prudente. Por exemplo, em um paciente edentado total inferior, o osso disponível na região posterior pode ser insuficiente para a instalação do implante sem procedimentos complexos (p. ex., reposicionamento de nervo, enxertos ósseos de crista ilíaca).

Além disso, a dinâmica de movimento do osso durante abertura e função é diferente para mandíbula e maxila. Sobre a abertura, a mandíbula flexiona da distal do forame mentoniano em direção à linha média. Durante mastigação pesada sobre o lado do arco, a parte inferior da mandíbula gira para vestibular, e a crista gira ligeiramente para lingual, novamente, distal ao forame mentoniano[26,27] (Fig. 12-28). Como consequência, unir um implante na região de molar a outro contralateral cruzando o arco pode causar desconforto e forças laterais sobre os sítios de implantes. Com próteses sobre implantes, perda de cimentação, perda óssea e ainda perda do implante foram observados quando implantes na região de molares foram unidos cruzando o arco.

Um plano de tratamento alternativo para uma mandíbula totalmente edentada pode ser colocar pônticos em cantiléver a partir dos implantes anteriores. A biomecânica de um arco é mais favorável, a densidade óssea na região anterior da mandíbula é adequada e a direção de força para esses implantes anteriores se dá ao longo do seu eixo em oclusão cêntrica[2] (Fig. 12-1). No entanto, quando pilares terminais não são projetados no plano de tratamento e um cantiléver é planejado, outros fatores de força devem ser de moderados a baixos, e os fatores de área de superfície do implante como número, tamanho e projeto devem ser elevados para compensar o aumento na força. Quando esta opção é considerada, os fatores de força de parafunção, EAC, dinâmica mastigatória, localização do implante e arco antagonista são rigorosamente avaliados.[26] Quando os fatores de força são menos favoráveis, o comprimento do cantiléver deve ser reduzido ou eliminado, ou o número, o tamanho do implante ou as áreas de superfície do projeto do implante aumentados.

Além disso, para pacientes com modificadores de força, a distância AP (ou extensão AP) dos implantes mais distais e mais anteriores no arco mandibular também é um fator. A distância AP é determinada desenhando-se primeiro uma linha a partir do aspecto distal

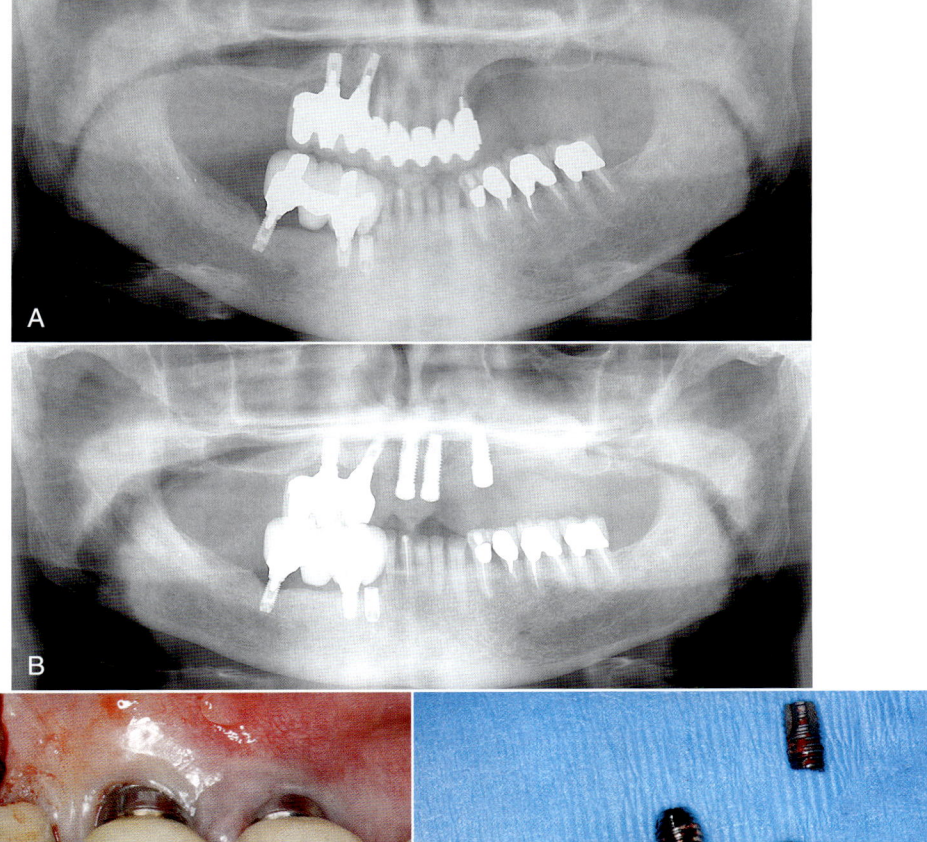

FIGURA 12-25. **A,** Uma radiografia panorâmica de uma prótese parcial fixa (PPF) maxilar e mandibular sobre implantes com cantiléveres. **B,** A radiografia panorâmica demonstra que os dentes anterossuperiores foram extraídos e substituídos por três implantes. **C,** A PPF maxilar com cantiléver direita fraturou os dois implantes de apoio. **D,** A PPF de três unidades com cantiléver e os implantes fraturados.

(Continua)

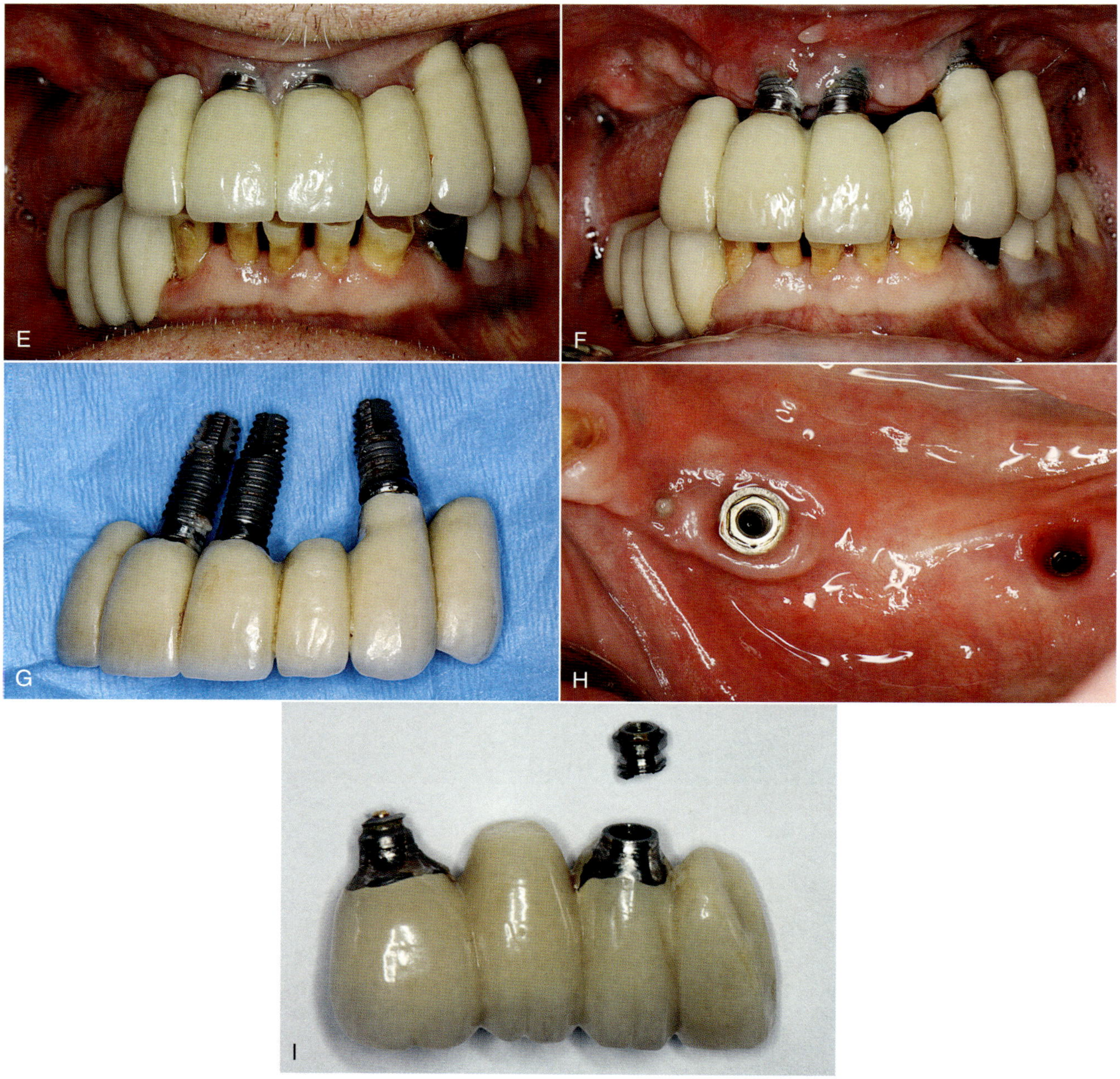

FIGURA 12-25. (Cont.) **E,** Os implantes anteriores suportam uma PPF bilateral de seis unidades com cantiléver e com uma altura da coroa maior. **F,** Começou a ocorrer perda óssea nos implantes. **G,** Os três implantes e seis cantiléveres da PPF falharam. **H,** A prótese mandibular de quatro unidades em cantiléver fraturou os dois implantes de apoio (mesmo paciente). **I,** A PPF de quatro unidades em cantiléver com os dois implantes fraturados.

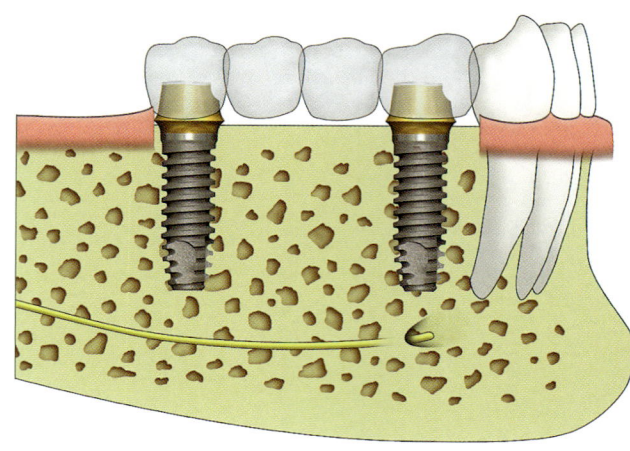

FIGURA 12-26. Quando quatro dentes adjacentes estão ausentes, os dois pilares terminais são as posições estratégicas para os implantes. Na maioria das vezes, um implante adicional é necessário.

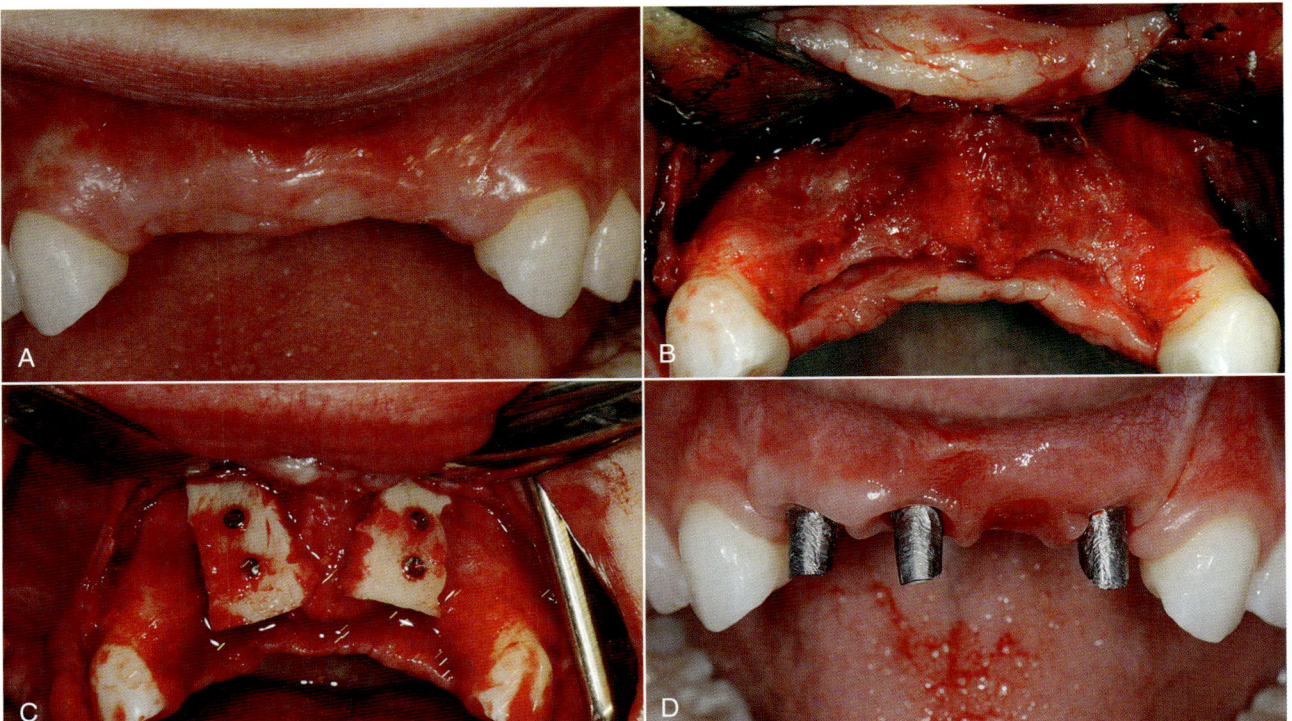

FIGURA 12-27. **A,** Uma jovem paciente com ausência de quatro dentes anteriores tendo como antagonistas dentes naturais. **B,** O osso inadequado requer um aumento ósseo para as posições estratégicas para implantes. **C,** Enxerto ósseo em bloco *in situ*. **D,** Após a cicatrização, três implantes são instalados. As duas posições de implantes terminais (incisivos laterais) são as posições estratégicas. Um implante adicional é muitas vezes necessário. Note-se que a papila interimplantar é semelhante à papila em torno da cervical do pôntico ovoide.

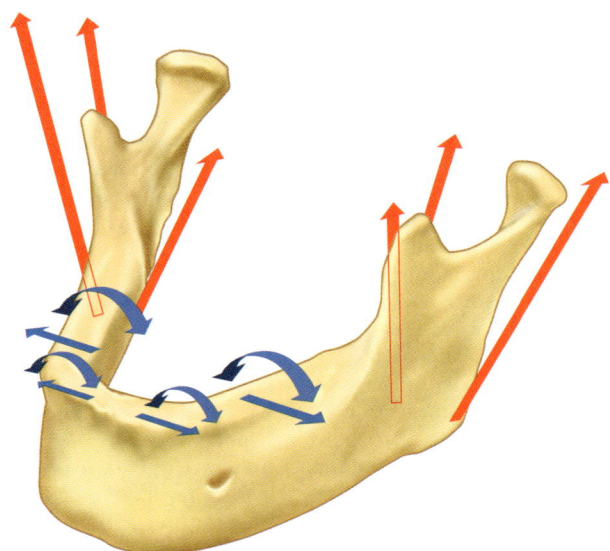

FIGURA 12-28. O osso mandibular tem movimento dinâmico durante função. Após a abertura, ele se move em direção à linha média. Uma mordida forte no lado posterior resulta na torção da mandíbula com a borda inferior se deslocando para vestibular e a crista movendo em direção à língua.

mais posterior do implante em cada lado do arco. A segunda linha (paralela à primeira) é então puxada através do meio do implante mais anterior. A distância entre essas duas linhas se chama extensão AP (ou distância AP). Quando os implantes estão em um plano (a forma do arco quadrada) e a distância AP é inferior a 5 mm, a opção do cantiléver raramente deve ser utilizada independentemente de os fatores de força dos pacientes serem baixos. Quando cinco ou mais implantes são instalados em torno de um arco ovoide ou cônico e a distância AP é maior que 7 mm, existem cinco planos diferentes (centrais a laterais, caninos bilaterais e pré-molares bilaterais) devido à forma do arco dos implantes unidos (Fig. 12-29). Sob estas condições, o cantiléver posterior pode se estender até duas vezes a distância AP quando todos os cinco fatores de força do paciente forem baixos e a densidade óssea for favorável (Fig. 12-30). No entanto, mais do que dois pônticos são raramente indicados num cantiléver posterior, mesmo sob condições ideais de uma prótese total unida. O Capítulo 15 apresenta cinco diferentes opções de sítios e número de implantes para prótese fixa em edentados inferiores.

Sem Três Pônticos Adjacentes

Na maioria dos modelos de prótese, são contraindicados três pônticos adjacentes sobre pilares naturais nas regiões posteriores dos boca[19,28-30] (Fig. 12-31). Os pilares adjacentes estão sujeitos a considerável força adicional quando eles suportam apoio de três dentes ausentes, especialmente nas regiões posteriores da boca. Quando três dentes posteriores adjacentes estão ausentes entre dentes remanescentes (e o terceiro molar está ausente), os pilares terminais são os segundos molares e o canino. As forças nas regiões posteriores são três a quatro vezes maiores do que na região anterior, e a força sobre

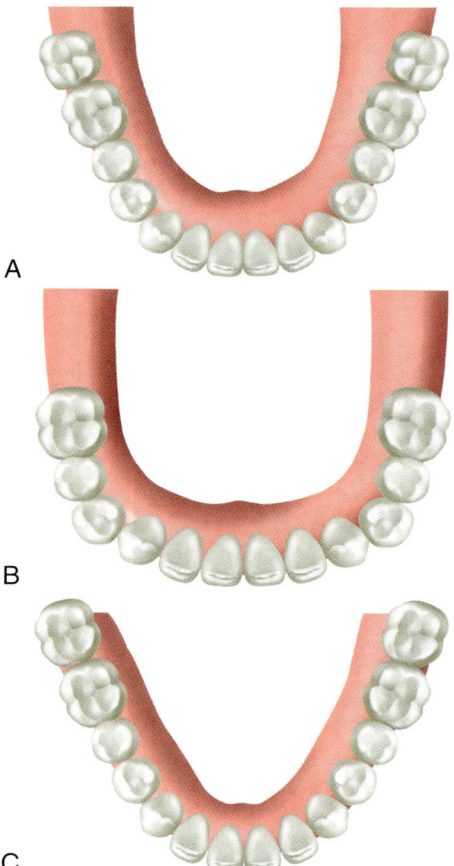

FIGURA 12-29. A mandíbula pode ter forma quadrada, oval, ou afilada. A distância anteroposterior entre o implante mais distal de cada lado e o implante mais anterior é variável e está diretamente relacionada com a forma do arco.

o canino é duas vezes maior do que na região anterior. Além disso, o canino recebe uma carga lateral em quase todas as excursões. A carga lateral aumenta a intensidade da força, e coloca o selamento do cimento e a porcelana sob mais forças de tração e de cisalhamento.

Além das cargas maiores aplicadas aos pilares naturais, todo o intervalo de pônticos entre os pilares se movimenta sob carga.[31] Quanto maior o intervalo entre os pilares, maior a flexibilidade do metal na prótese. Um intervalo de um pôntico exibe pouca flexibilidade (8 mícrons ou menos com metais preciosos sob uma carga de 11,34 kg). A flexibilidade do intervalo de dois pônticos é oito vezes maior do que a do intervalo de um pôntico, sendo todas as outras variáveis iguais. Embora a flexibilidade do metal seja maior para a prótese com dois pônticos, a taxa de falha de próteses de três ou quatro unidades suportadas por dentes naturais é semelhante nos primeiros 5 anos porque a causa da falha é, na maioria das vezes, biológica (p. ex., cárie) (Fig. 12-32).

O metal entre os pilares para um intervalo de três pônticos é 27 vezes mais flexível do que para um intervalo de um pôntico, mesmo que todos os outros fatores sejam iguais[28] (Fig. 12-33). Além disso, quanto maior for a carga, maior será flexibilidade. Assim, em pacientes com parafunção, a flexibilidade é ainda maior. A flexão do metal impõe forças de cisalhamento e tração sobre os pilares.[32] Quanto maior for a flexibilidade, maiores os riscos de fratura da porcelana, de perda de cimentação e do afrouxamento do parafuso do pilar. Como resultado, não é só a magnitude da força que é aumentada para os pilares adjacentes quando a prótese tem três pônticos (porque eles estão apoiando dois pilares e três pônticos), mas a flexão do metal também aumenta a um ponto que a incidência de complicações torna o plano de tratamento contraindicado, especialmente quando as forças são maiores (como na região posterior) (Fig. 12-34). Consequentemente, uma prótese com três pônticos adjacentes tem uma maior taxa de insucesso do que uma prótese fixa com um ou dois pônticos. O aumento da taxa de insucesso de próteses fixas de longa extensão deve-se, em grande parte, ao aumento das complicações biomecânicas (p. ex., restaurações não fixas e fratura). Por causa disto, muitos autores têm afirmado que três pônticos nas regiões posteriores são contraindicados para os dentes naturais[18,26,28,29] (Fig. 12-35).

A flexibilidade dos materiais em um longo intervalo é um problema maior para implantes do que para dentes naturais.[32] Como as raízes naturais têm certa mobilidade tanto apical quanto lateral, o dente funciona como um absorvedor de tensão, e o grau de flexibilidade do material pode ser reduzido. Uma vez que um implante é mais rígido do que um dente (e possui um módulo de elasticidade maior do que um dente natural), o risco de complicações advindas do aumento de carga e da flexão do material é maior em próteses sobre implantes. Já que três pônticos posteriores são contraindicados em uma prótese fixa sobre dentes naturais, é ainda mais importante não planejar três pônticos em uma prótese sobre implantes[15] (Fig. 12-36).

O intervalo entre pônticos no plano de tratamento ideal deveria ser limitado ao tamanho dos dois pré-molares, que é de 13 mm a 16 mm.[15] Quando um molar é um dos dentes ausentes entre os dentes existentes, o espaço do molar ausente por si só pode ser de 10 mm a 13 mm de comprimento. Como consequência, quando um segundo pré-molar grande e o primeiro molar estão ausentes, este espaço edentado é muitas vezes planejado para substituir três dentes, em vez de dois, e um implante adicional torna-se recessário para este intervalo. Isto é especialmente apropriado para pacientes com maior força (*i.e.*, parafunção moderada a grave) ou com tipos ósseos mais macios (*i.e.*, D3 e D4). Como resultado destas orientações, um arco superior edentado com ausência dos 14 dentes naturais pode ter 18 sítios potenciais de implantes se cada molar for maior que 12 mm em largura. Raramente os segundos molares são substituídos na mandíbula; portanto, quando 12 dentes naturais são considerados em uma mandíbula edentada, 14 sítios potenciais de implantes podem estar presentes.

Para limitar o efeito das complicações de três pônticos adjacentes do tamanho de um pré-molar, posições estratégicas adicionais intraimplantes são indicadas em próteses com ausência de cinco ou mais dentes adjacentes. Portanto, quando cinco a 14 dentes adjacentes ausentes devem ser substituídos, as posições dos implantes principais estão localizadas nos pilares terminais, e pilares adicionais ou intermediários são indicados para limitar os intervalos para dois pônticos do tamanho de pré-molar. Seguindo essa regra, uma prótese do tamanho do pré-molar de cinco a sete unidades tem três pilares estratégicos (dois terminais e um adicional) (Fig. 12-37).

Uma prótese de oito a 10 unidades do tamanho do pré-molar tem quatro posições estratégicas para implantes (dois terminais e dois adicionais). Uma prótese de 11 a 13 unidades tem cinco pilares estratégicos (dois terminais e três adicionais), e uma prótese de 14 unidades tem seis posições estratégicas para pilares. Além desses pilares principais, os pilares adicionais podem ser necessários para enfrentar os fatores da força dos pacientes e a densidade óssea. Raramente existe uma situação de fator de força favorável e densidade óssea ideal suficientes em uma maxila a ser preenchida somente com pilares estratégicos para uma prótese fixa em substituição de mais de cinco dentes.

Opções de Três Pônticos

Forças angulares para a pré-maxila ampliam o volume da força para o sistema do implante em forças oclusais cêntricas e excursivas. Portanto, a maioria das próteses anteriores superiores deve também limitar o número de pônticos da prótese. A exceção à *regra de não ter três pônticos* acontece, na maioria das vezes, na mandíbula anterior,

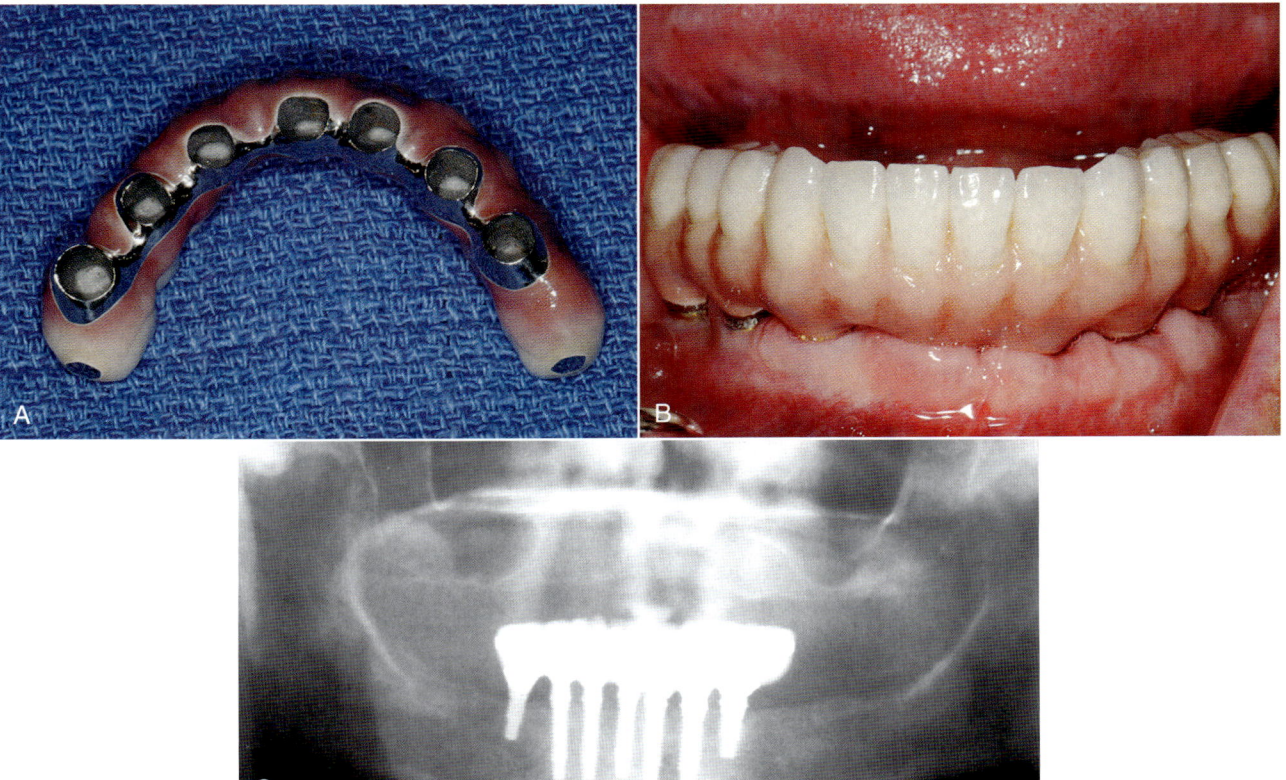

FIGURA 12-30. **A,** Mandíbula afilada com sete implantes instalados a partir do forame mentoniano com um cantiléver posterior limitado. **B,** Prótese fixa de três unidades *in situ*. **C,** Uma radiografia panorâmica da prótese PF-3 e implantes em posição.

Regra do Canino

Em qualquer arco, certas posições são sítios mais importantes do que outros. No arco dental, essas posições mais importantes são representadas pelo canino e pelo primeiro molar[33,34] (Fig. 12-38). A raiz do canino tem mais área de superfície em qualquer arco em comparação com qualquer outro dente anterior, e o molar tem mais área de superfície de raiz do que todos os dentes posteriores[35] (Fig. 12-39). O canino é um dente particularmente interessante. Quando uma força lateral é colocada no canino natural e não há dentes posteriores em contato, dois terços dos músculos masseter e temporal não contraem, e a força resultante sobre o dente anterior é menor.[36] Além disso, porque a mandíbula atua como uma alavanca de classe III, com a articulação temporomandibular por trás dos músculos da mastigação, a força aplicada ao dente anterior é menor quando os dentes posteriores não ocluem.[37] Em outras palavras, tanto fatores biológicos quanto fatores biomecânicos tornam a posição do canino um importante sítio no arco dental.

A prótese fixa para substituição de um canino tem um risco maior do que qualquer outra prótese na boca. O incisivo superior ou inferior adjacente é um dos dentes mais fracos da boca, e o primeiro pré-molar é muitas vezes um dos dentes posteriores mais fracos também. Como consequência, quando um canino está ausente, um único implante substituindo o canino é o tratamento de escolha (Fig. 12-40; Quadro 12-4).

Quando dois dentes adjacentes estão ausentes e um deles é um canino, dois implantes são necessários. Mesmo quando um canino e um incisivo lateral estão na região estética, é melhor reduzir o tamanho dos implantes e instalar dois implantes sem cantiléver em

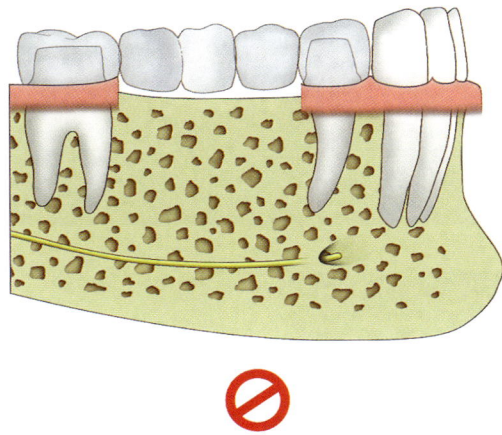

FIGURA 12-31. A prótese fixa posterior com três (ou mais) pônticos é contraindicada com pilares de dentes naturais.

quando os três dentes adjacentes ausentes são incisivos inferiores. Se os implantes estiverem instalados na posição de canino, o número de pônticos pode ser aumentado por causa do ângulo do longo eixo da força, da força de mordida reduzida e da boa qualidade óssea. No entanto, quando a forma do arco dental é afilada e os três pônticos anteriores estão em cantiléver para vestibular, um implante adicional é indicado mesmo na região anterior da mandíbula.

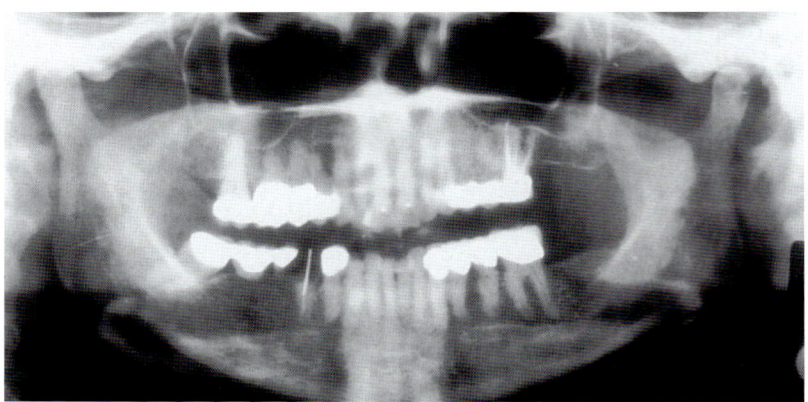

FIGURA 12-32. A causa mais comum de insucesso de uma prótese fixa parcial de quatro unidades em dentes naturais é a cárie em um dos pilares. O segundo pré-molar é perdido como consequência do reservatório de placa encontrado a partir de pônticos da prótese.

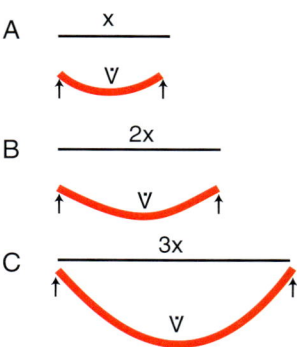

FIGURA 12-33. A, Uma prótese parcial fixa (PPF) com um pôntico tem mínima flexibilidade do metal. **B,** A PPF com dois pônticos é oito vezes mais flexível do que com um intervalo de um pôntico. **C,** Uma PPF com três pônticos tem 27 vezes mais flexibilidade que um intervalo de um pôntico.

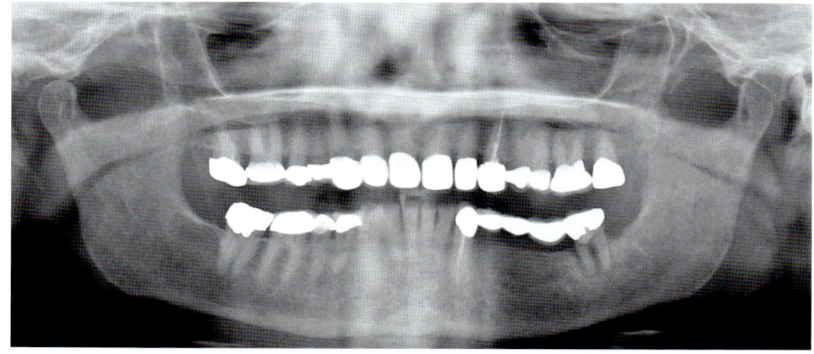

FIGURA 12-34. Uma radiografia panorâmica com prótese parcial fixa de cinco unidades com três pônticos adjacentes. Há ruptura do selamento do cimento sobre o molar e o dente cariado é perdido.

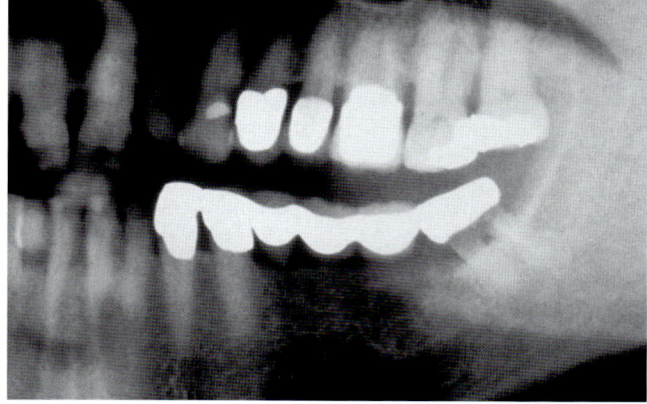

FIGURA 12-35. Uma radiografia panorâmica de uma prótese parcial fixa de seis unidades com três pônticos adjacentes. Isto é contraindicado devido às complicações biomecânicas. O selamento do cimento no molar quebrou e o dente foi perdido.

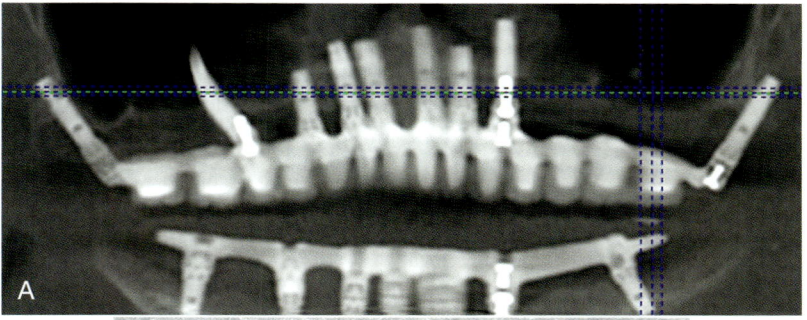

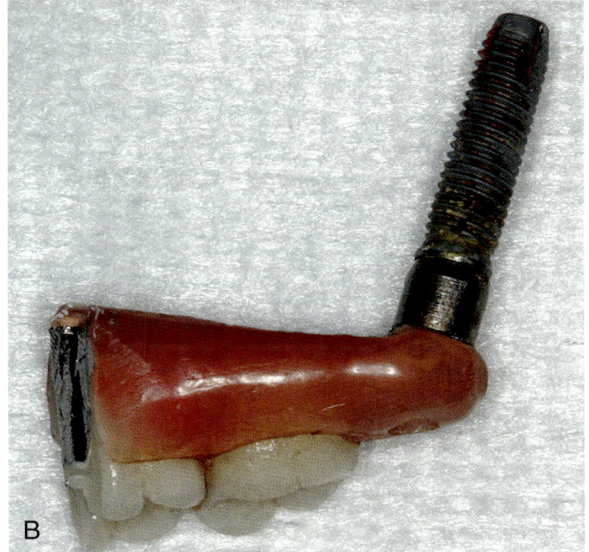

FIGURA 12-36. **A,** Uma radiografia panorâmica com prótese fixa maxilar e mandibular com três e quatro pônticos adjacentes. A perda óssea está presente na maioria dos implantes distais. **B,** O implante na tuberosidade maxilar também estava com mobilidade e foi perdido.

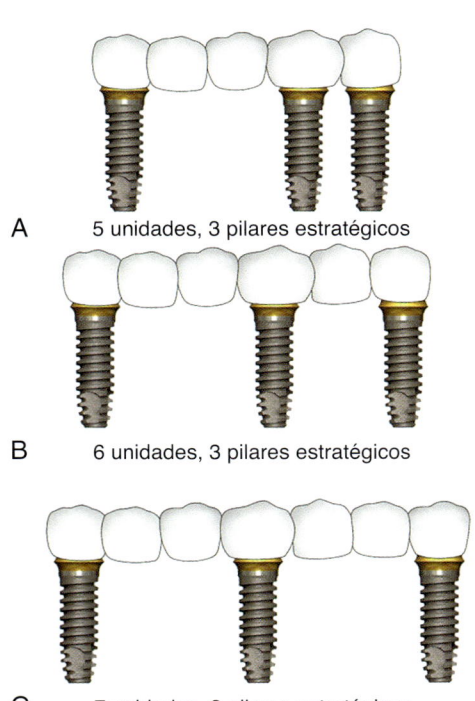

FIGURA 12-37. Quando cinco a sete dentes adjacentes estão ausentes, existem três posições estratégicas para os implantes: os pilares terminais e outro implante para limitar a extensão edentada a dois dentes. Note que implantes adicionais são geralmente necessários, especialmente para seis ou sete ausências de dentes.

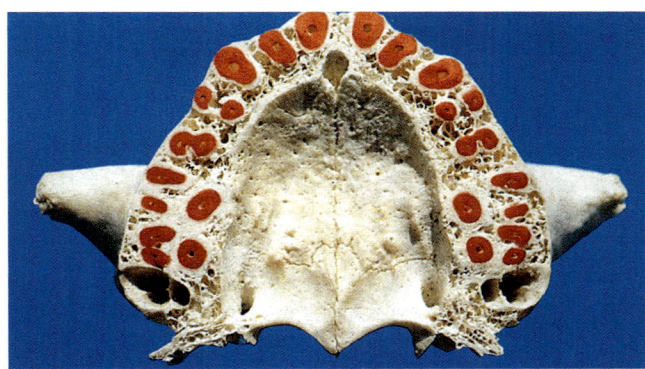

FIGURA 12-38. Em um arco dental, as duas mais importantes posições biomecânicas são representadas pelo canino e pelos primeiros molares.

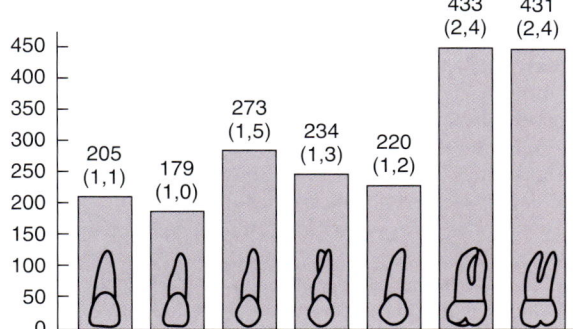

FIGURA 12-39. O canino tem mais área de superfície radicular do que qualquer dente anterior, e o primeiro molar tem mais área do que qualquer outro dente posterior.

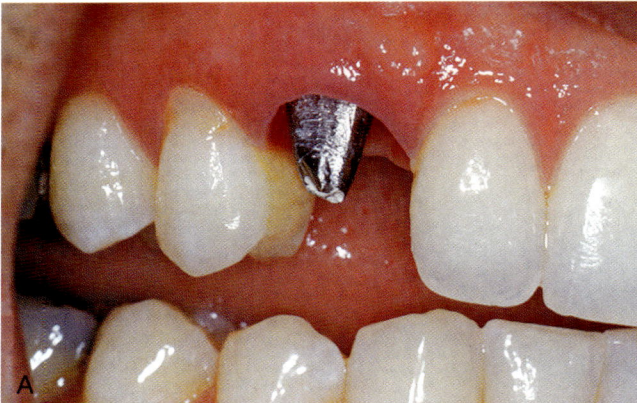

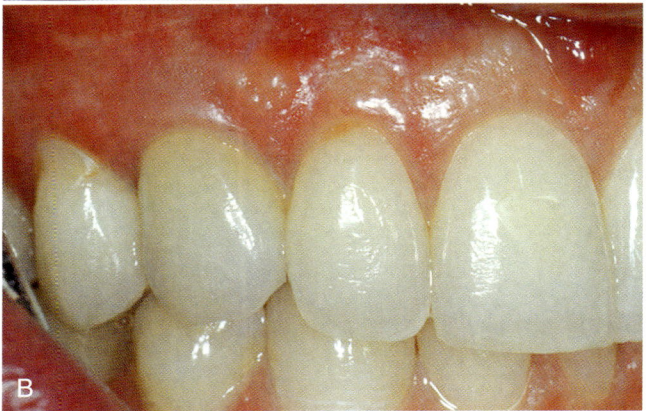

FIGURA 12-40. **A,** O incisivo lateral é o dente anterior mais fraco e o primeiro pré-molar o dente posterior mais fraco. Eles são pilares fracos para retenção de uma prótese parcial fixa de três unidades substituindo um canino. **B,** Um implante unitário é o tratamento de escolha quando um canino está ausente.

QUADRO 12-4 Posição no Arco: Canino

Maior área de superfície do que qualquer dente anterior
Excursão guiada pelo canino na mandíbula reduz a contração muscular mastigatória
Canino e dentes anteriores mais distantes da articulação temporomandibular (menos força de magnitude)
Dentes adjacentes não são ideais para força adicional

vez de instalar um implante maior com um cantiléver (Fig. 8-17). Os implantes devem estar a pelo menos 3 mm um do outro de modo que a base da papila interimplante possa suportar o contorno de tecido mole.

Um axioma tradicional em prótese fixa sobre dentes naturais indica que ela é contraindicada para substituir um canino e dois ou mais dentes adjacentes.[18,26,28] Portanto, se um paciente deseja uma prótese fixa, implantes são necessários sempre que os seguintes dentes adjacente estejam ausentes em qualquer arco: (1) o primeiro pré-molar, o canino e o incisivo lateral; (2) o segundo pré-molar, o primeiro pré-molar e o canino; e (3) o canino, o incisivo lateral e os incisivos centrais. Sempre que estas combinações de dentes estiverem ausentes, implantes são necessários para reabilitar o paciente porque (1) o comprimento do intervalo é de três dentes adjacentes, (2) a direção lateral de força durante excursões mandibulares aumenta a tensão sobre a prótese, (3) a magnitude da força de mordida é aumentada na região do canino em comparação com a região anterior e (4) um implante na região do canino com oclusão protegida por implante (oclusão mutuamente protegida) distribui cargas laterais reduzidas durante excursões mandibulares (Fig. 12-41).

O canino é uma posição particularmente importante para o esquema oclusal do paciente.[32] Guia canina ou oclusão mutuamente protegida é o formato oclusal primário na maioria das reabilitações fixas sobre implantes ou próteses removíveis completamente implantossuportadas. A força angular de cerca de 22 a 25 graus em excursões não deve ser magnificada sobre o pôntico do canino com uma prótese suportada por poucos implantes.[38] Embora a redução da força em excursões não seja tão grande em um implante como em um canino natural, ainda há alguma redução da força como consequência do efeito alavanca de classe III.[37,39] Portanto, sempre que os dentes caninos e dois ou mais dentes adjacentes estão ausentes, o canino é um sítio fundamental, juntamente com as posições terminais do espaço (Fig. 12-42).

Quando os três dentes adjacentes são o primeiro pré-molar, o canino e os incisivos laterais, as posições estratégicas para implantes são o primeiro pré-molar, o canino e o incisivo lateral quando o espaço intradental geral for maior do que 19 mm porque três implantes sem cantiléver reduzem quaisquer riscos de fatores de aumento da força. Os tamanhos mínimos de implante são geralmente de 3,5 mm para o pré-molar e canino e de 3 mm para o incisivo lateral.

Quando o primeiro pré-molar, o canino e o incisivo lateral estão ausentes e a extensão intradental é menor do que 19 mm, apenas dois implantes são utilizados para suportar a prótese. Neste cenário, é melhor instalar os pilares terminais e ter um pôntico no canino, especialmente quando a prótese está dentro da zona estética. O tamanho dos implantes é aumentado ligeiramente para compensar as forças angulares durante uma excursão lateral. Além disso, a quantidade do trespasse vertical incisal é reduzida para diminuir o efeito de alavanca sobre o canino. A guia incisal deve ser tão rasa quanto possível para diminuir a força durante as excursões. No entanto, ela deve ser acentuada o suficiente para separar os dentes posteriores nas excursões mandibulares.

Quando há vários dentes ausentes de cada lado do canino, a região edentada do canino é uma posição estratégica para o pilar. A posição do canino é uma posição estratégica para o implante para ajudar a desoclusão dos dentes posteriores em excursões mandibulares. Como resultado, quando quatro ou cinco dentes adjacentes estão ausentes, incluindo um canino e pelo menos um dente posterior adjacente ao pré-molar, as posições estratégicas para os implantes são os pilares terminais e a posição do canino. Por exemplo, quando o primeiro pré-molar, o canino, o incisivo lateral e o central estão ausentes, as posições estratégicas para os implantes são o primeiro pré-molar, o incisivo central (pilares terminais) e o canino (regra do canino) (Fig. 12-43).

Quando seis ou mais dentes adjacentes estão ausentes, incluindo ambos os caninos, pilares adicionais também são indicados (o que limita a extensão dos pônticos para não mais de dois dentes). Por exemplo, quando os dentes do primeiro pré-molar ao primeiro pré-molar oposto estão ausentes, cinco implantes estratégicos são indicados, especialmente no arco maxilar – os pilares terminais, os caninos e um implante adicional em uma das posições dos incisivos centrais (Fig. 12-44). As mesmas cinco posições estratégicas para os implantes existem para o espaço do segundo pré-molar ao segundo pré-molar (Fig. 12-45).

A região do canino também é uma posição estratégica para implante em uma prótese total. Em uma análise de elemento finito tridimensional, foi feita uma comparação entre próteses totais fixas suportadas por quatro implantes sem a região do canino e seis implantes incluindo a região do canino.[40] Dependendo da direção e posição de carga aplicada, o modelo de seis implantes reduziu sua tensão em 7 a 29% quando um implante estava na região do canino (Fig. 12-46).

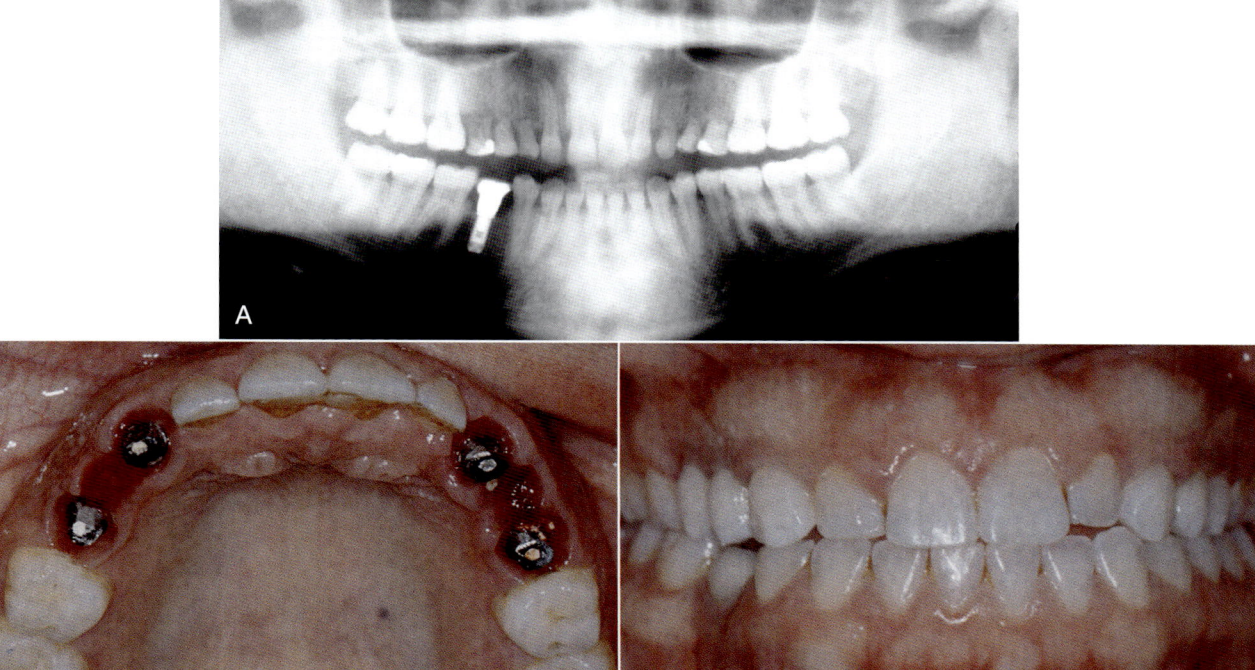

FIGURA 12-41. **A,** Quando o paciente tem ausência de canino, primeiro pré-molar e segundo pré-molar, é contraindicada uma prótese parcial fixa tradicional suportada pelos dentes. Esta radiografia panorâmica demonstra que o paciente tem estes três dentes permanentes ausentes em ambos os lados do arco. **B,** Após a dentição decídua, os implantes foram instalados nas posições do canino e segundos pré-molares de cada lado. **C,** A prótese parcial fixa bilateral de três unidades foi cimentada sobre os implantes de apoio.

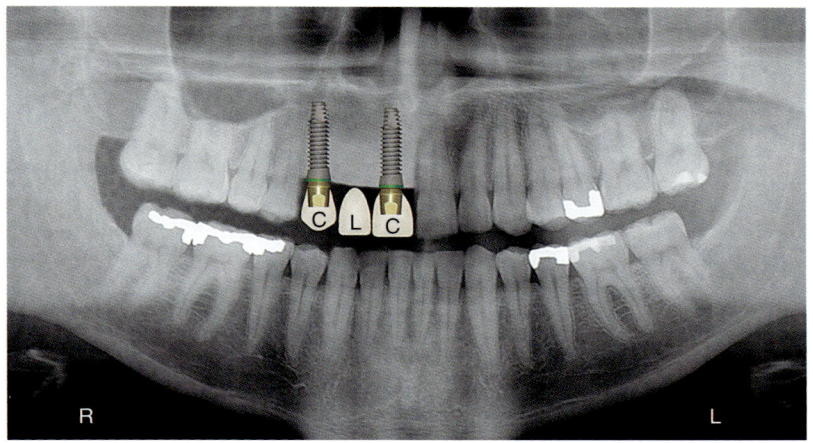

FIGURA 12-42. Uma radiografia panorâmica de um paciente com ausência do canino superior direito, incisivo lateral e incisivo central. As posições estratégicas para implante são o canino e o incisivo central para apoiar uma prótese parcial fixa de três unidades.

Uma prótese parcial Kennedy-Applegate de classe IV é, muitas vezes, a prótese menos estável em qualquer condição do arco. Estes pacientes têm dentes posteriores e vários dentes anteriores estão ausentes, que cruzam a linha média. Este tipo de prótese parcial atua como uma alavanca com os dentes posteriores como fulcros e a prótese removível anterior como um braço de alavanca. Quando essa prótese também substitui um canino, fica ainda menos estável. Balança em todas as excursões mandibulares, especialmente durante a função (Fig. 12-47). Como resultado, as diretrizes protéticas indicam, sempre que possível, uma barra ou prótese fixa na região anterior ao reabilitar um pacíente de classe IV. Quando a reabilitação inclui também a substituição de dentes posteriores ausentes (como os molares), a situação é ainda pior (porque ela balança para trás e para frente) e é muitas vezes menos estável do que uma prótese total removível.

As condições para uma prótese parcial de classe IV são ainda piores quando implantes apoiam a prótese parcial porque os implantes são mais rígidos. Uma sobredentadura implantossuportada é semelhante a uma prótese parcial removível. Quando a região anterior (incluindo os caninos) não tem o suporte de implantes, os conectores da sobredentadura afrouxam e frequentemente quebram (Fig. 12-48). Como resultado, o protesista tenta fazer um sistema de conectores

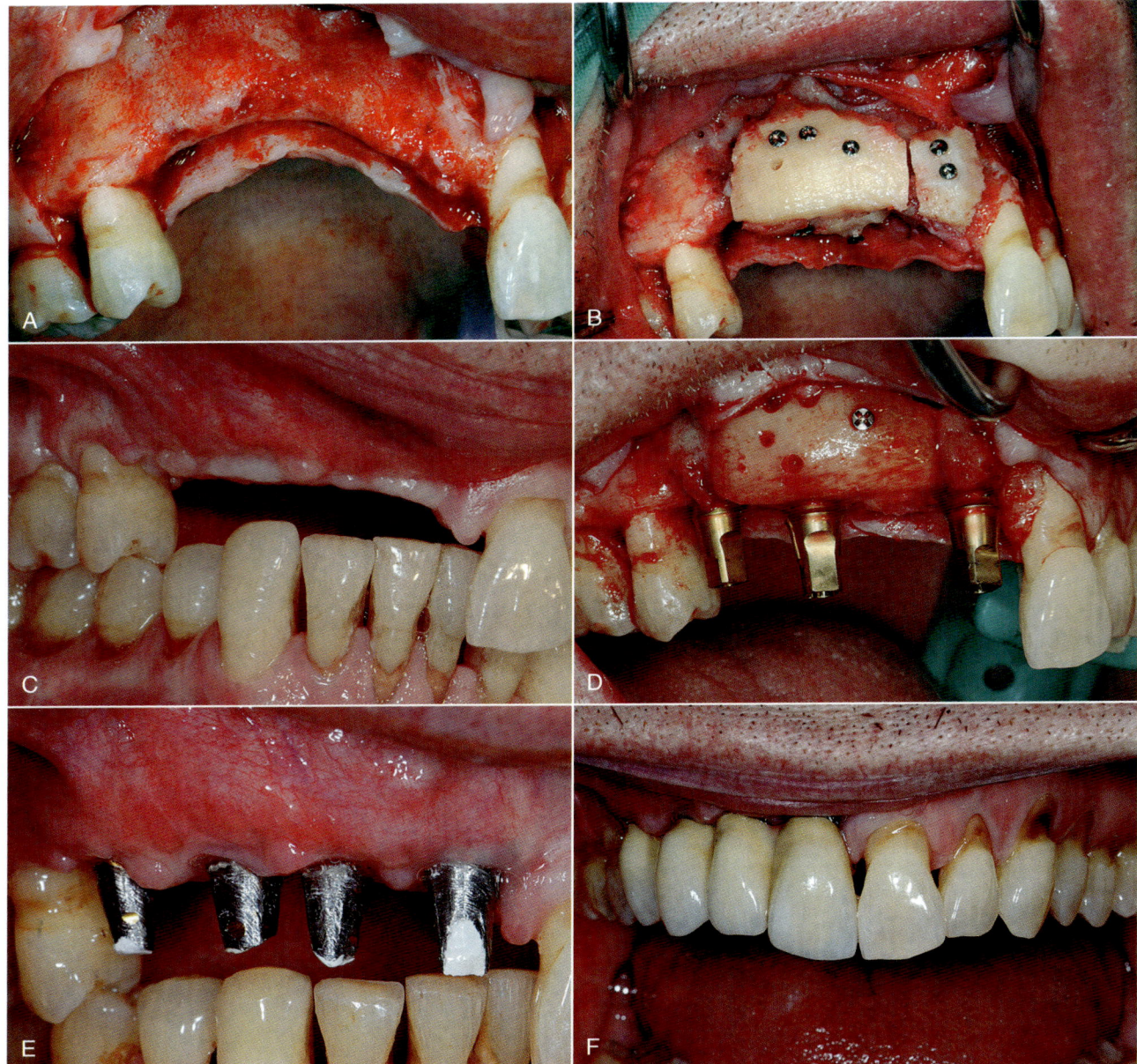

FIGURA 12-43. **A,** O paciente tem ausência de um incisivo central, incisivo lateral, canino e primeiro pré-molar superiores. Há volume ósseo insuficiente na posição do canino. **B,** Um enxerto ósseo em bloco é posicionado primariamente na região do canino. **C,** O enxerto ósseo em bloco consolida-se por 6 meses. **D,** As posições estratégicas são incisivo central, canino e primeiro pré-molar. **E,** Um implante adicional foi instalado na região do incisivo lateral. (O paciente é um homem com trespasse vertical profundo.) **F,** Uma prótese parcial fixa de quatro unidades foi cimentada.

rígidos para a prótese. No entanto, quando a prótese não se move durante a função, torna-se uma prótese fixa. E, portanto, precisa de tantos implantes e posições estratégicas quanto uma prótese fixa não removível (Fig. 12-49).

Como o enxerto ósseo do seio maxilar é muito previsível, algumas opções de planos de tratamento para pacientes completamente edentados têm usado enxertos de seio para a instalação de implante de molar superior e sobredentaduras sem implantes na região anterior. As consequências deste tratamento, quando as posições do canino não são usadas para o suporte, são complicações da sobredentadura, perda óssea marginal ao redor dos implantes e perda do implante (Fig. 12-50). Um implante na posição canina é uma posição estratégica, mesmo para uma sobredentadura maxilar.

Regra do Primeiro Molar

Os molares têm a maior área de superfície de qualquer dente natural na boca e têm duas ou três raízes (Fig. 12-38). A lógica biomecânica para esta condição é que a força de mordida dobra na região de molar comparada com a região do pré-molar tanto na maxila quanto na mandíbula. Além disso, o espaço edentado para um primeiro molar é geralmente de 10 mm a 12 mm em comparação com um espaço de 7 mm para um pré-molar. Como resultado, a região dos primeiros molares são também uma posição-chave para implantes.[15,33,34]

Conforme apresentado anteriormente, não devem ser utilizados cantiléveres em pacientes edentados parciais para substituir um primeiro molar, especialmente quando os fatores de força do paciente

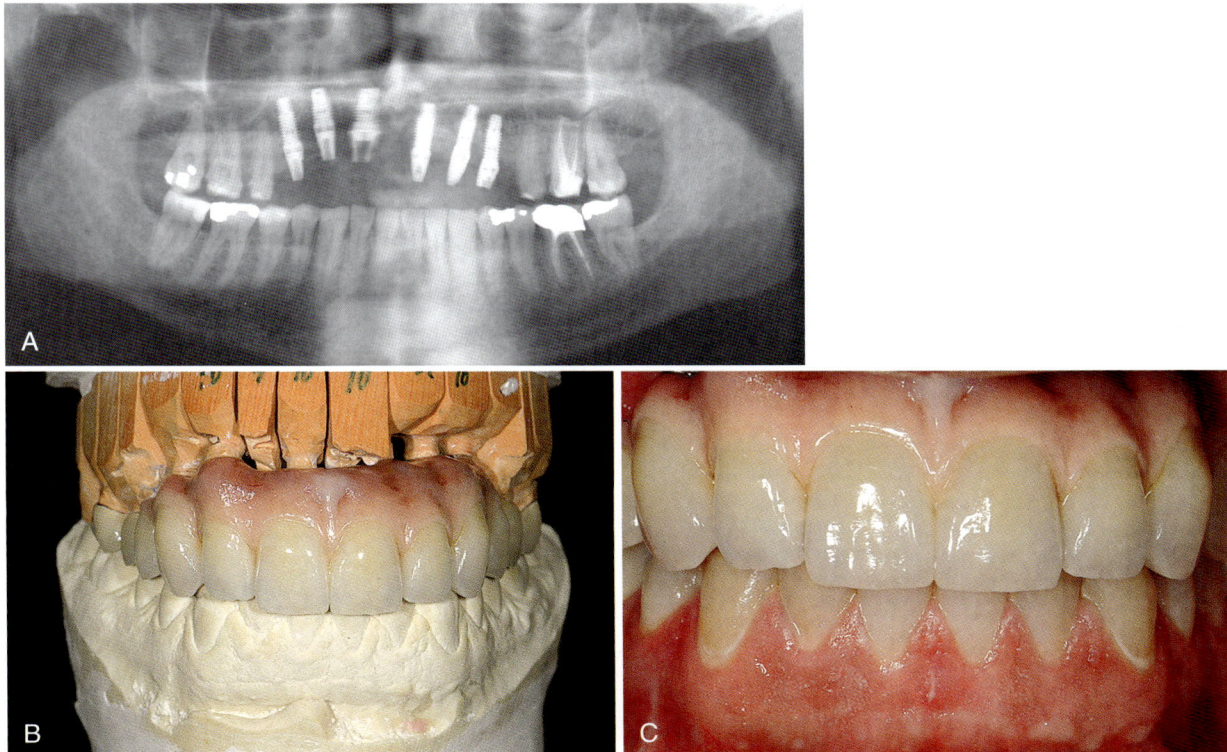

FIGURA 12-44. **A,** Uma radiografia panorâmica de um paciente com ausência de oito dentes anteriores de pré-molar a primeiro pré-molar. Seis implantes são instalados: cinco nas posições estratégicas para implantes e um adicional por causa do grande espaço de altura da coroa. **B,** Uma prótese fixa PF-3 foi confeccionada. **C,** Uma prótese fixa de oito unidades foi instalada.

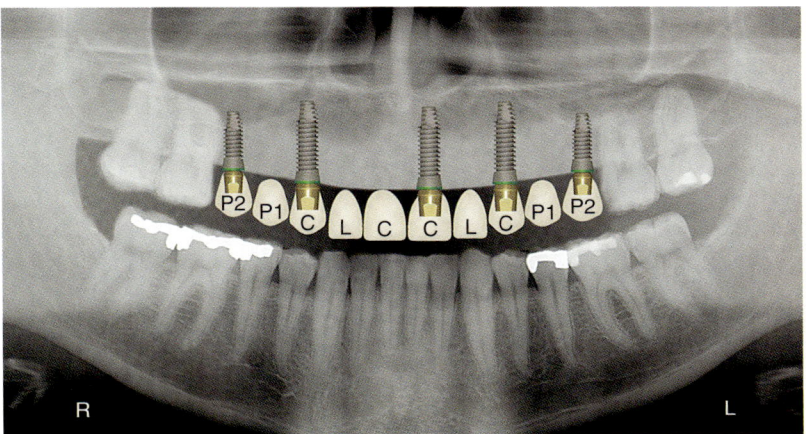

FIGURA 12-45. Uma radiografia panorâmica de 10 dentes anteriores ausentes. Há cinco posições estratégicas para implantes para esta prótese fixa: nos segundos pré-molares, nos caninos e um implante anterior para limitar os pônticos a não mais do que dois.

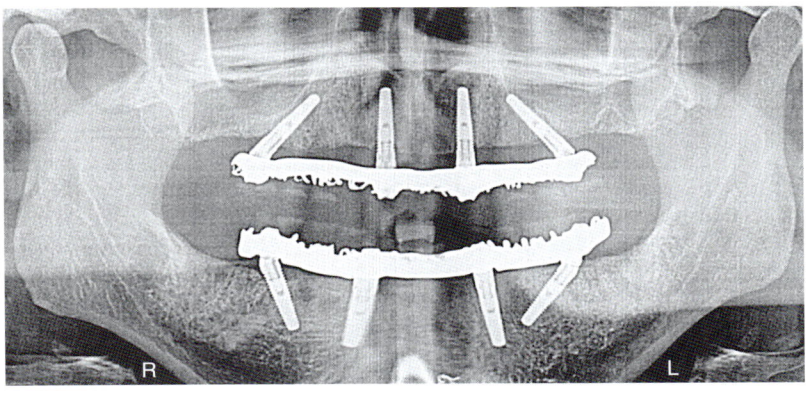

FIGURA 12-46. Uma radiografia panorâmica de uma prótese fixa superior implantossuportada com apenas quatro implantes. Existem quatro pônticos adjacentes, entre eles um canino. Isso é contraindicado para dentes naturais (por causa da extensão do intervalo e da falta do canino). Pelo menos dois implantes adicionais são indicados (nas regiões de caninos) para diminuir a tensão biomecânica sobre a prótese.

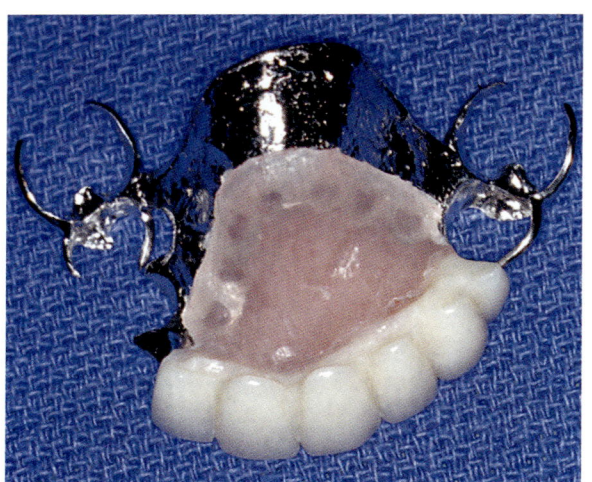

FIGURA 12-47. Uma prótese parcial Kennedy-Applegate de classe IV (extensão de dentes ausentes que cruza a linha média) é um dos dispositivos protéticos mais instáveis. A alavanca nos dentes posteriores atua como fulcros.

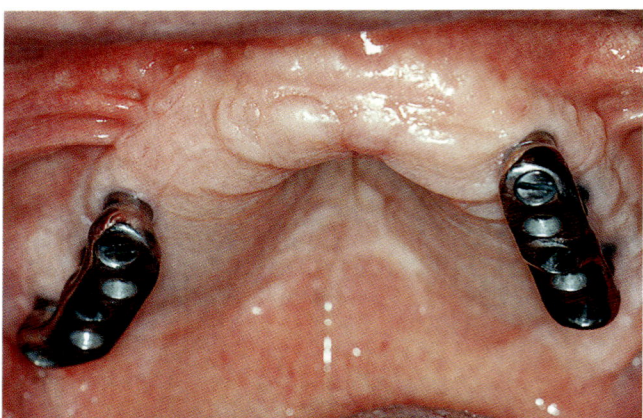

FIGURA 12-49. Sobredentaduras maxilares que não substituem os caninos ficam instáveis durante a função. O implantodontista confeccionou duas barras independentes e conectores rígidos (para reduzir a alavanca anterior). Este paciente reclamava constantemente do afrouxamento do conector e da necessidade de substituição.

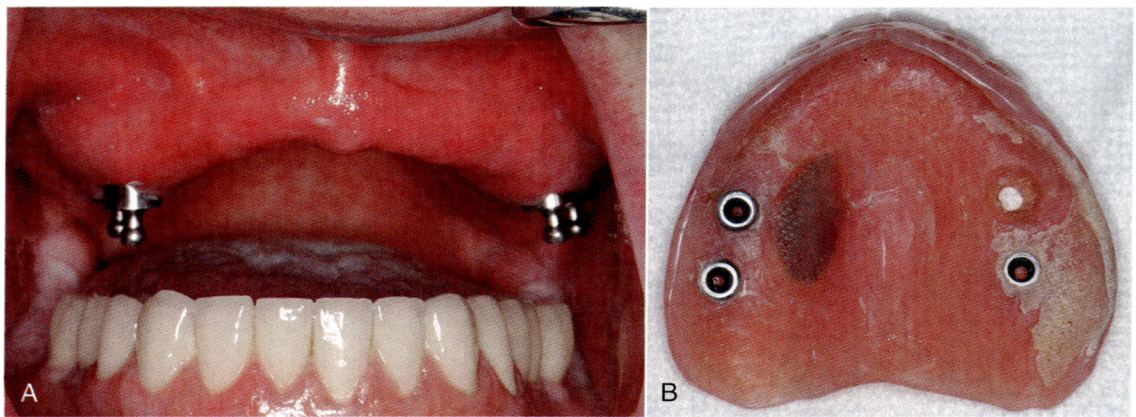

FIGURA 12-48. A, Uma sobredentadura superior sobre implantes posteriores; o paciente está com 10 dentes anteriores ausentes. **B,** A sobredentadura está completamente instável. Os conectores se soltam e frequentemente fraturam.

são de moderados a grandes (p. ex., parafunção, arco oposto). O cantiléver aumenta ainda mais a força da região molar para os pilares unidos. Como resultado, maior risco de ocorrer perda de cimentação das próteses, perda óssea e insuficiência (Figs. 12-51 e 12-52).

Quando um primeiro molar está ausente, um implante de 5 mm a 6 mm de diâmetro é indicado no meio da posição mesiodistal do espaço edentado quando o molar tiver 12 mm de largura (Fig. 12-53). Quando o implante de um primeiro molar é indicado na maxila, um enxerto ósseo do seio é quase sempre necessário. Os seios maxilares se expandem rapidamente após a perda do dente. Por isso, na maioria das vezes, o seio deve ser alterado e enxertado em conjunto com a instalação do implante na região de primeiro molar (Fig. 12-54).

Quando dois dentes adjacentes estão ausentes, incluindo um primeiro molar, as posições estratégicas para os implantes são os pilares terminais, incluindo a posição distal do molar (Fig. 12-20). Quando três dentes posteriores estão ausentes e entre eles um primeiro molar, um implante na região do primeiro molar é indicado. Por exemplo, em um paciente com ausência do segundo pré-molar, primeiro molar e segundo molar, três posições estratégicas para os implantes são necessárias para restaurar o contorno completo dos molares perdidos: os pilares terminais do segundo pré-molar e do segundo molar, e o pilar do primeiro molar (Fig. 12-55). Um cenário semelhante está presente quando todos os quatro dentes posteriores estão ausentes — primeiro pré-molar, segundo pré-molar, primeiro molar e segundo molar. As posições estratégicas para os implantes são os pilares terminais (primeiro pré-molar e segundo molar) e os primeiros molares (Fig. 12-56). Na maxila, um enxerto de seio é mais indicado para substituir esses quatro dentes adjacentes (Fig. 12-57). Quando um implante substitui um molar (com um intervalo de 10-13 mm), o implante deve ser de pelo menos 5 mm de diâmetro. Quando um implante de menor diâmetro é selecionado em um espaço molar de 14 mm ou mais, o molar pode ser considerado do tamanho de dois pré-molares, e dois implantes de menor diâmetro podem ser selecionados.[40,41]

Deve-se notar que, quando os implantes são instalados em volumes ósseos existentes da maxila com um seio maxilar normal a grande, os sítios do terceiro ou quarto molares (a tuberosidade) e os sítios de primeiros (ou segundos) pré-molares são sugeridos na literatura com pônticos nos sítios de segundo pré-molar, primeiro molar e segundo molar para evitar um enxerto sinusal (Fig. 12-58). Esta não é uma opção de tratamento biomecanicamente indicada por causa de três pônticos adjacentes e sem implante na região de primeiro molar. Deve-se perguntar por que tantos dentistas sugerem

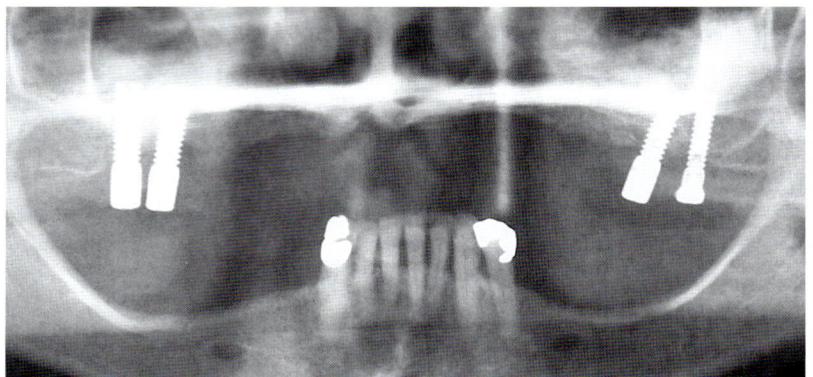

FIGURA 12-50. O enxerto bilateral do seio maxilar permitiu a instalação de implantes posteriores para suportar uma prótese total maxilar. Essa prótese foi menos estável durante a função do que uma prótese total superior.

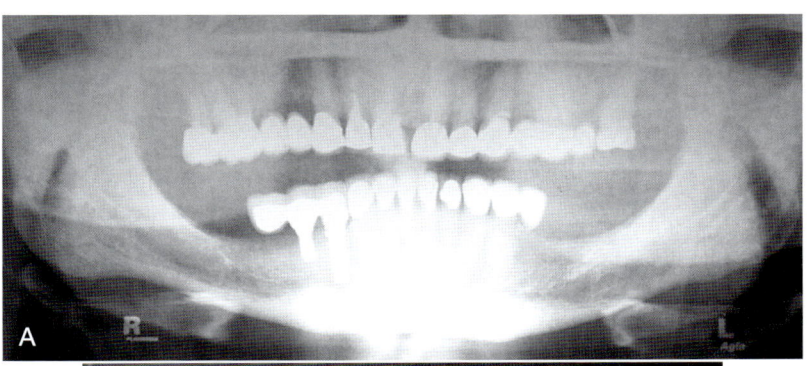

FIGURA 12-51. **A,** Um cantiléver distal de dois implantes de pré-molares foi utilizado para substituir um primeiro molar. **B,** O selamento de cimento fraturou, e o implante distal sofreu perda óssea.

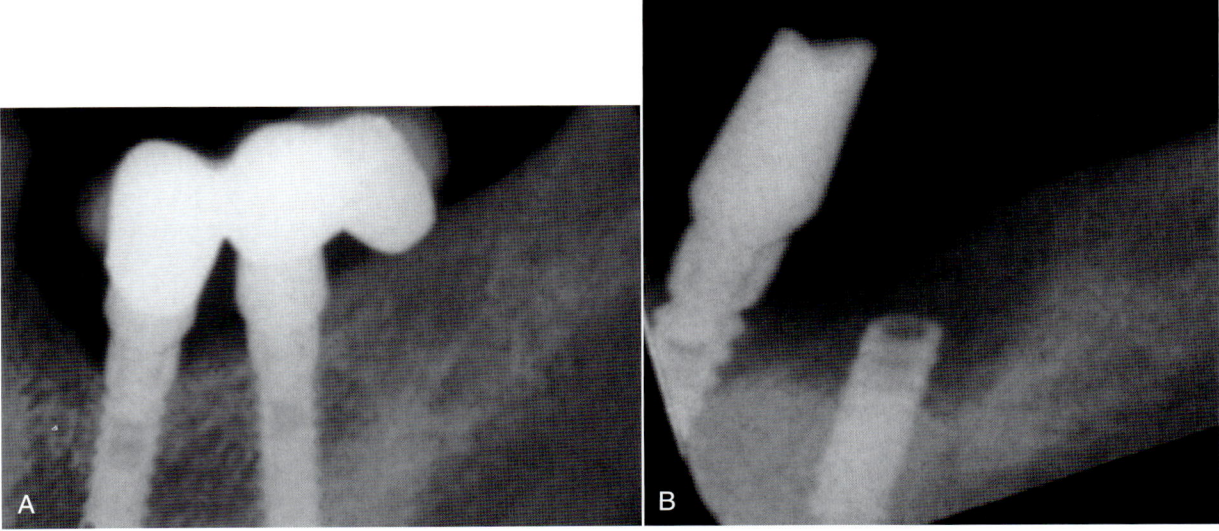

FIGURA 12-52. **A,** Uma radiografia periapical demonstrando dois implantes na região pré-molar utilizados para apoiar a prótese parcial fixa (PPF) com cantiléver distal para substituição de um molar. **B,** A PPF descolou-se do implante na região de primeiro pré-molar e, como resultado, o implante do segundo pré-molar fraturou.

exodontias de terceiros molares enquanto alguns implantodontistas instalam implantes na região de terceiro ou quarto molares. Por que esses dentistas não movem ortodonticamente o terceiro molar para o sítio do quarto molar e confeccionam uma PPF com três unidades, se desejam o quarto molar como pilar?

Quatro a seis implantes anteriores com cantiléveres posteriores têm sido sugeridos para a maxila totalmente edentada, (Fig. 12-59). As próteses totais para arcos superiores edentados também devem ter um implante na região de primeiro molar. Em geral, a densidade óssea da maxila é menor do que a mandíbula em ambas as regiões anterior e posterior. O implante instalado na região anterior da maxila recebe uma carga angulada (em comparação com a região anterior da mandíbula) em ambas as excursões centrais e inferiores. A região anterior da maxila geralmente tem implantes mais curtos do que a anterior da mandíbula porque a altura vertical do osso é menor em comparação com a região anterior da mandíbula. Os implantes mais curtos têm menor área de superfície e sofrem tensões mais elevadas, especialmente em osso macio. Na maioria das vezes, próteses fixas superiores se opõem a uma prótese fixa sobre implantes ou dentes naturais. Isto aumenta a força para a prótese superior. Portanto, os riscos biomecânicos associados às próteses maxilares totais com um cantiléver em região de molar são maiores do que para as próteses mandibulares. Uma revisão da literatura sobre próteses totais relata ser três vezes maior a taxa de perda do implante com próteses fixas totais sobre implantes na maxila em comparação com próteses totais sobre implantes na mandíbula.[4] Por isso, o plano de tratamento deve ser diferente para os dois arcos.

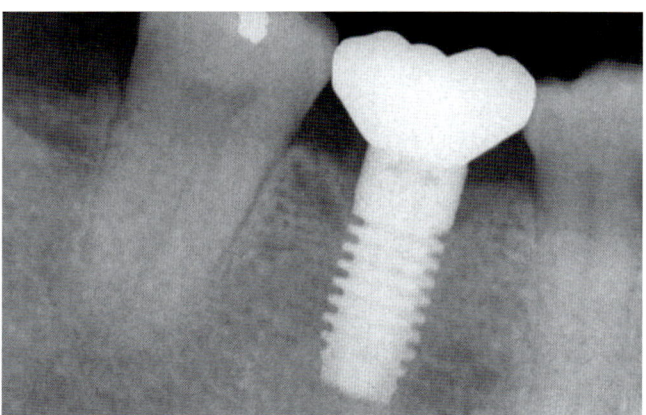

FIGURA 12-53. Um implante de 5 mm a 6 mm de diâmetro no meio da posição mesiodistal é indicado para substituir um primeiro molar quando ele tem menos de 12 mm de largura.

As posições estratégicas para implantes em um paciente edentado maxilar situam-se distais aos primeiros molares bilateralmente, aos caninos bilaterais, e em uma das regiões dos incisivos centrais entre os caninos. Isto permite que as cinco secções de um arco sejam unidas e tirem proveito da biomecânica do arco (Fig. 12-60).

Número de Implantes

No passado, o número de implantes na maioria das vezes era determinado em relação à quantidade de osso disponível. Este conceito tornou-se popular em meados dos anos 1980, quando as diretrizes de Brånemark para a osseointegração foram introduzidas em edentados totais. Em um arco edentado, quatro a seis implantes anteriores foram usados em situações de osso disponível entre os forames mentonianos, na mandíbula e anterior aos seios maxilares, na maxila, para a confecção de uma prótese total fixa. As próteses apresentavam cantiléveres na região de molares a partir das posições anteriores dos implantes. Quatro implantes foram instalados em rebordos com atrofia moderada a grave para a confecção de uma prótese total fixa.[2] Esse conceito tem sido expandido para incluir implantes zigomáticos nas regiões posteriores com fixação no palato e a 4 mm apicais do processo zigomático (passando pelos seios maxilares) (Fig. 12-61). Esta opção de tratamento não considera os amplificadores de força do EAC ou a distância AP (intervalo AP) do implante em relação ao cantiléver anterior substituindo os dentes anteriores. Além disso, quando quatro implantes suportam uma prótese fixa de 12 unidades, a posição dos implantes não pode seguir a regra das quatro posições estratégicas para implantes e muitas vezes não há implantes nas regiões de caninos e mais de três pônticos entre os implantes anteriores ou três pônticos em cantiléver a partir dos implantes mais distais.

Em próteses totais, estudos comparando seis implantes com pilares sobre três ou quatro implantes mostram uma melhor distribuição e redução da tensão sobre os componentes do sistema de seis implantes (coroa, cimento, pilar, parafuso do pilar, osso marginal, interface implante-osso e componentes do implante)[42] (Fig. 12-62). Silva et al.[40] avaliaram com análise de elemento finito tridimensional a diferença de quatro contra seis implantes para suportar uma prótese total com cantiléver. A extensão do cantiléver e a altura da coroa foram semelhantes em ambos os modelos. O modelo de suporte com seis implantes reduziu a tensão sobre as regiões implante-osso em 7 a 29%, dependendo da orientação e posição da carga aplicada.

Em algumas ocasiões, quatro implantes na mandíbula entre os forames podem ser utilizados para suportar uma prótese total implantossuportada, fixa ou PR-4. Os implantes são tipicamente posicionados nas regiões de primeiros a segundos pré-molares e de

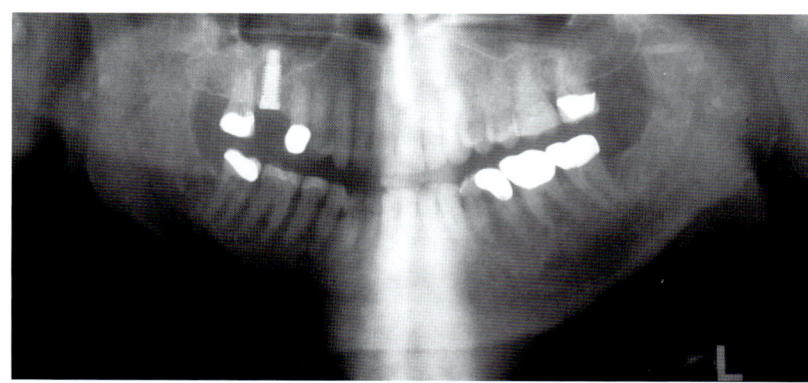

FIGURA 12-54. Um enxerto de seio é mais frequentemente necessário para colocar um implante de primeiro molar.

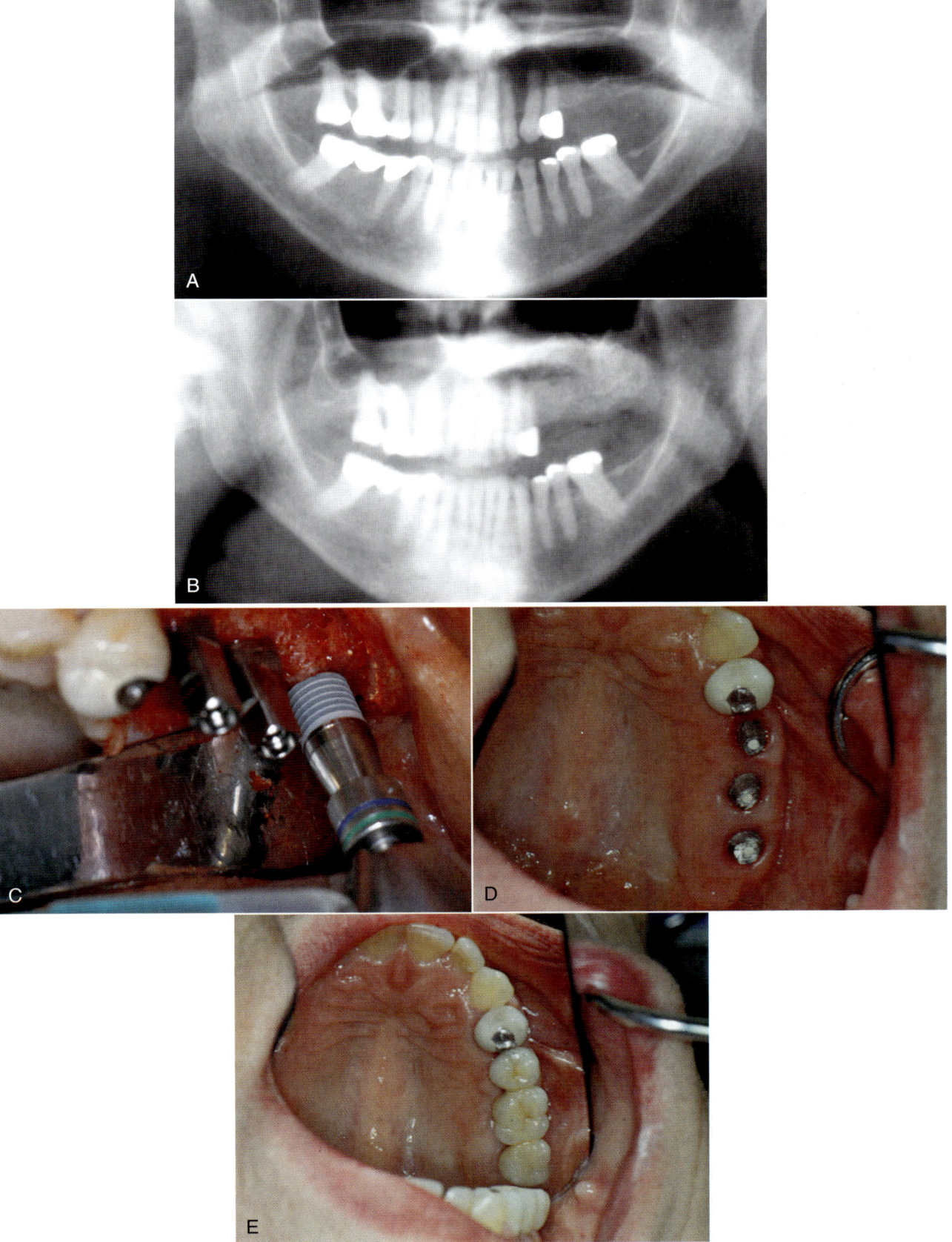

FIGURA 12-55. **A,** Uma radiografia panorâmica de um paciente que perdeu o segundo pré-molar, o primeiro molar e o segundo molar. A altura óssea é inadequada por causa da pneumatização do seio maxilar. **B,** O enxerto do seio restaura a altura do osso para limites favoráveis. **C,** Três implantes são instalados: o segundo pré-molar, os segundos implantes terminais e um implante no primeiro molar. **D,** Os três implantes após a osseointegração. **E,** A prótese parcial fixa de três unidades apoiada por três implantes. Apenas a metade mesial do segundo molar é restaurada porque não há um segundo molar inferior antagonista.

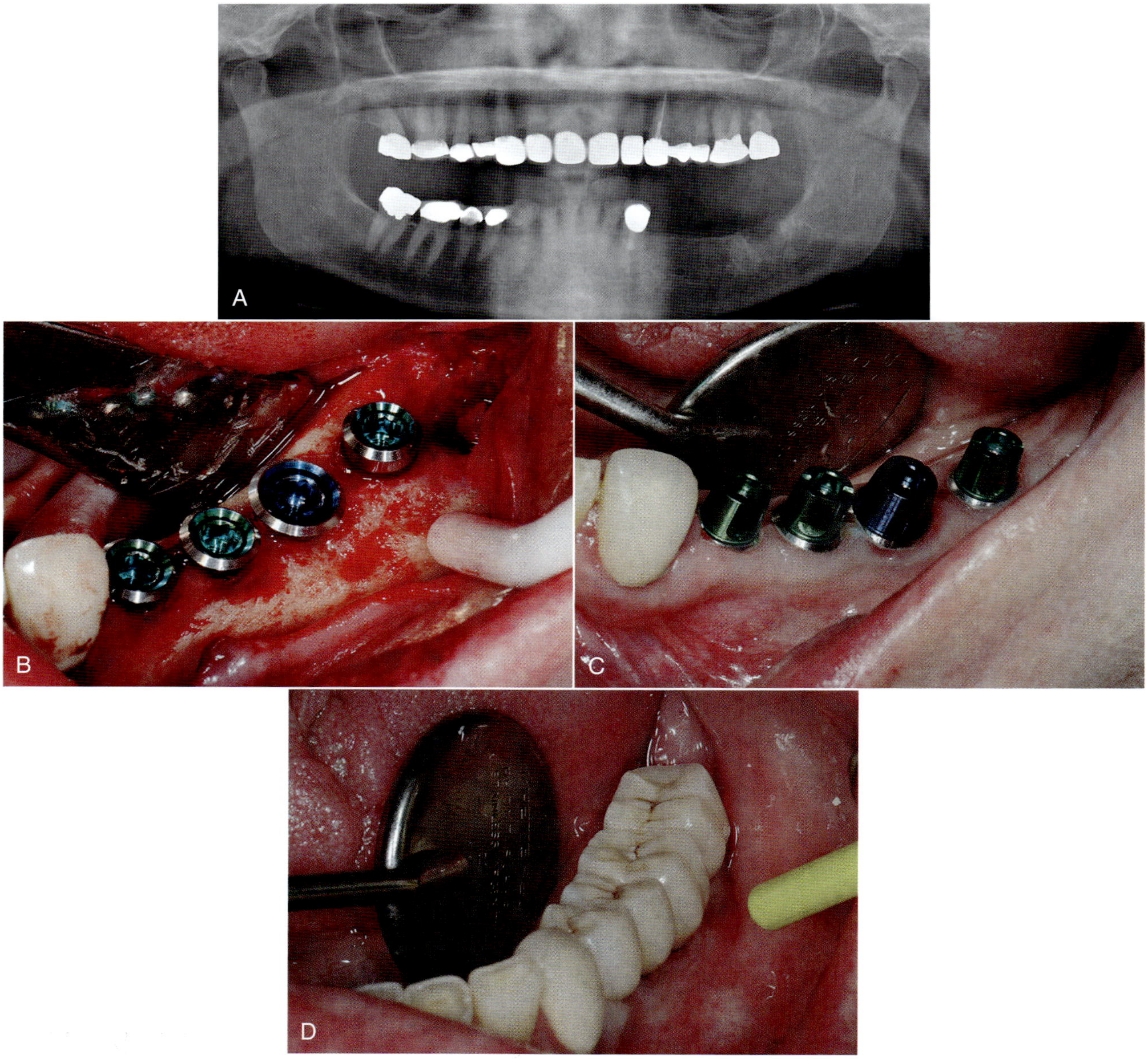

FIGURA 12-56. **A,** Uma radiografia panorâmica de um paciente com ausências de primeiro pré-molar a segundo molar inferior. **B,** Quatro implantes foram usados para reabilitar os dentes perdidos. **C,** Os pilares estratégicos para implantes são o primeiro pré-molar, o segundo molar (sem cantiléver) e o primeiro molar. **D,** A prótese parcial fixa com quatro unidades restaura os dentes perdidos.

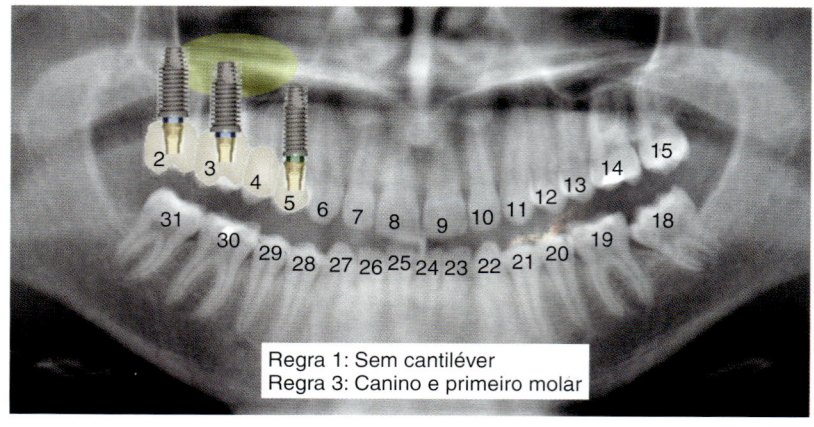

FIGURA 12-57. Uma radiografia panorâmica substituindo do primeiro pré-molar ao segundo molar. Um enxerto sinusal é sempre necessário para instalar os implantes na região dos molares.

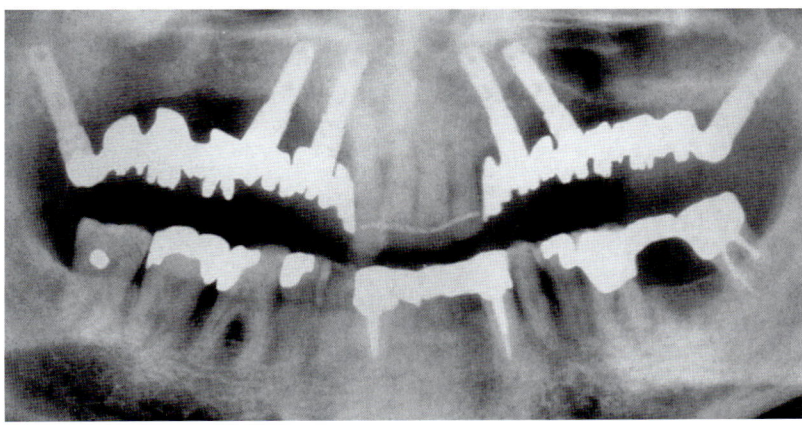

FIGURA 12-58. Um implante pterigóideo ou na tuberosidade atrás do seio maxilar e um implante anterior angulado para o seio são sugeridos na literatura para suportar uma prótese fixa sem um enxerto sinusal.

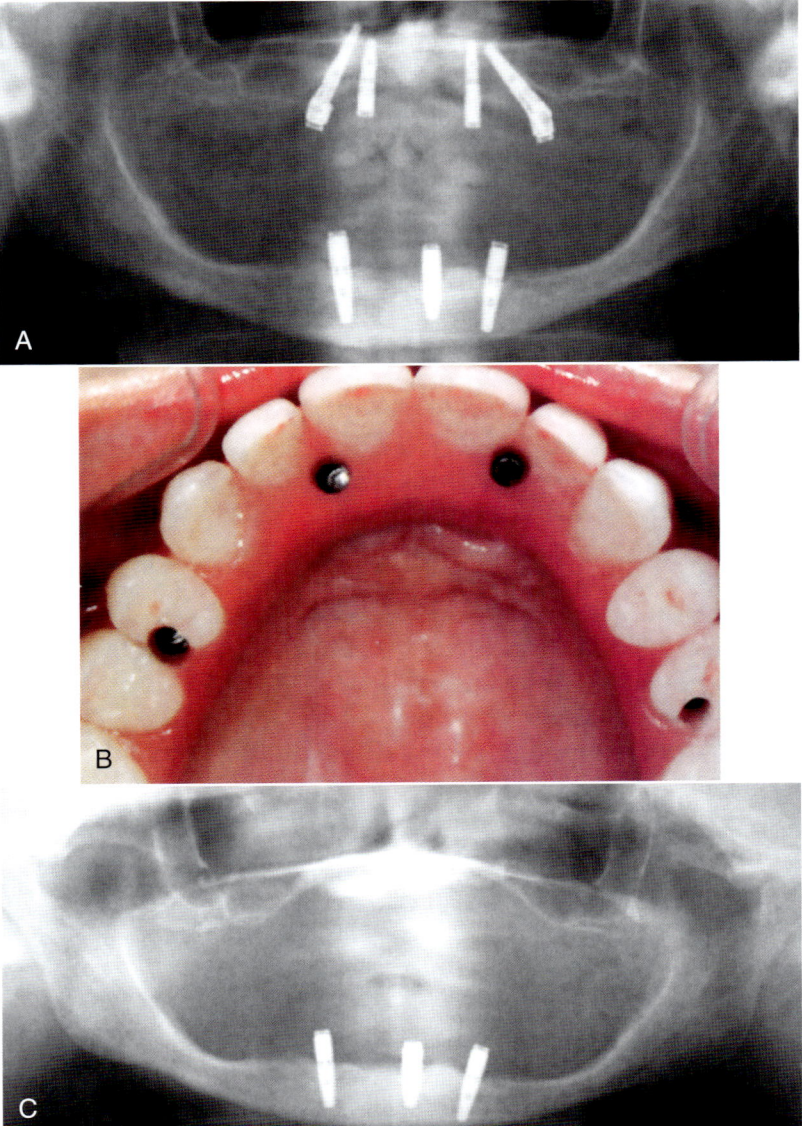

FIGURA 12-59. A, Quatro implantes em uma maxila edentada são sugeridos na literatura para suportar uma prótese fixa. **B,** Na maioria das vezes, uma prótese fixa suportada por quatro implantes anteriores ampara os molares. Além disso, há também um cantiléver para fora do arco facial em ambas as regiões anterior e posterior. **C,** A taxa de perda dos implantes maxilares geralmente provoca perda óssea adicional. A maxila pode ser incapaz de ser restaurada sem enxertos ósseos avançados, mais implantes, e uma nova prótese.

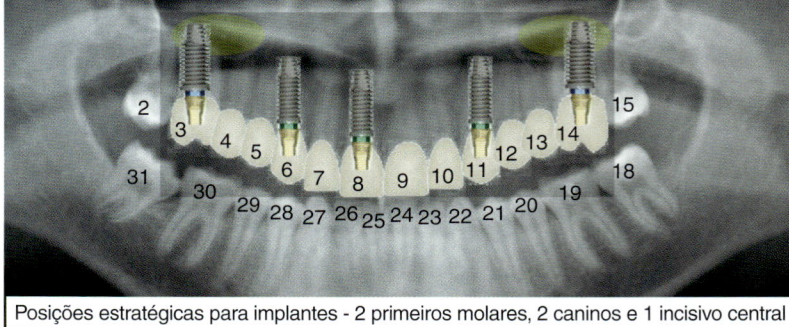

FIGURA 12-60. As posições estratégicas para os implantes em uma maxila edentada para apoiar uma prótese fixa (ou uma prótese PR-4) são os molares bilaterais, os caninos bilaterais e um implante na posição de um dos incisivos centrais.

Nota da Revisão Científica: No original, o autor adota o Sistema Universal de Notação Dental, por ser o mais empregado nos Estados Unidos. Entretanto no Brasil, o sistema mais utilizado é o de Notação Dental da Organização Internacional de Padronização (sistema ISO) prevista pela FDI (*Fédération Dentaire Internationale*).

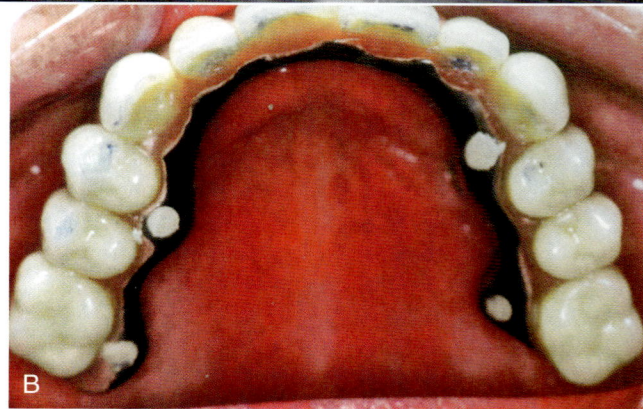

FIGURA 12-61. A, Radiografia panorâmica de quatro implantes zigomáticos que suportam uma prótese fixa maxilar. **B,** A prótese total maxilar está em cantiléver para a vestibular com seis pônticos adjacentes na região anterior, incluindo um na posição do canino.

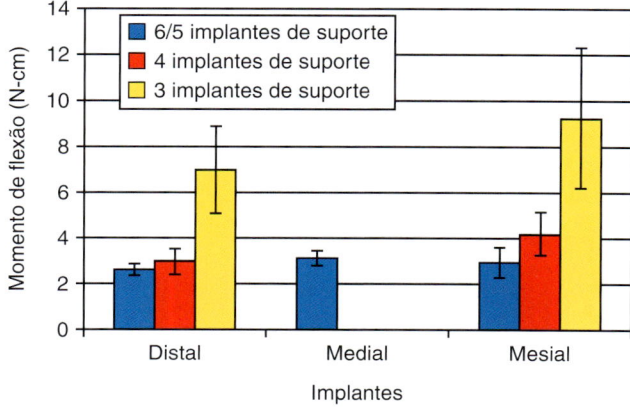

FIGURA 12-62. Quanto mais implantes suportando uma prótese fixa, menor o movimento de flexão e tensão no sistema de apoio.[42]

caninos. Entretanto, os outros fatores de força do paciente devem ser baixos (p. ex., não ter parafunção de moderada a grave, espaço de altura da coroa inferior a 15 mm, ser mulher idosa e ter prótese total superior oposta). Além disso, a densidade óssea deve ser favorável (D2). Quando todas essas condições não estão presentes, deve-se considerar as cinco posições estratégicas para os implantes, e mais implantes são indicados quando os fatores de tensão são de moderados a graves.

Quando uma prótese total fixa sobre implantes é o tratamento para o arco superior, o número de implantes sugeridos por alguns autores é muitas vezes o mesmo que o para a mandíbula.[2] Por exemplo, "*all on four*" é uma opção comum de tratamento apresentada ao profissional em qualquer arco com taxas semelhantes para qualquer arco do paciente[43] (Fig. 12-63). No entanto, uma revisão da literatura revela que a taxa de perda de próteses totais superiores é três vezes maior do que a de próteses inferiores.[4] A dureza do osso está relacionada com a sua resistência. Muitas vezes a mandíbula

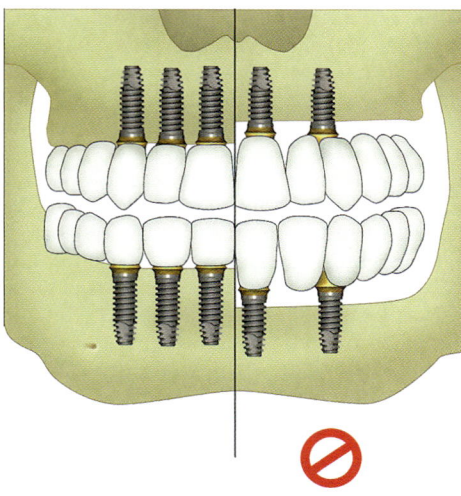

FIGURA 12-63. As próteses totais fixas implantossuportadas utilizam, segundo muitos autores, o mesmo número de implantes na maxila e na mandíbula. No entanto, as taxas de perdas observadas no arco superior são três vezes maiores.

TABELA 12-1
Sucesso dos Implantes *versus* Sucesso das Próteses: Quatro Implantes por Próteses para 25 Pacientes (100 Implantes para 25 Próteses)

Número de Implantes Taxa de Sucesso	Número de Próteses	Próteses Taxa de Sucesso
100%	25	100%
90%	15	60%
80%	5	20%
75%	0	0%

TABELA 12-2
Sucesso dos Implantes *versus* Sucesso das Próteses: Oito Implantes por Próteses para 25 Pacientes (200 Implantes para 25 Próteses)

Número de Implantes Taxa de Sucesso	Número de Próteses	Próteses Taxa de Sucesso
100%	25	100%
87,5%	25	100%
75%	25	100%

tem osso duro (forte) e a maxila tem osso mais suave. Na verdade, o osso maxilar posterior pode ser cinco a 10 vezes mais fraco do que o osso da região anterior da mandíbula.[44] Como resultado, mais implantes devem ser usados no osso de pior qualidade encontrado na maxila. O aumento do número de implantes diminui a tensão sobre o osso perimplantar.[45]

O arco maxilar anterior recebe uma força em um ângulo de 12 a 15 graus durante a oclusão e em um ângulo de até 30 graus durante excursões. Uma força angulada de 15 graus aumenta o componente de força sobre o implante em 25,9%, e uma força de 30 graus aumenta a força em 50%.[39] Este é um raciocínio biomecânico do porquê de os dentes anteriores superiores serem maiores em tamanho do que os dentes anteriores inferiores. Assim, o tamanho ou o número de implantes na região anterior da maxila devem ser maiores do que na região anterior da mandíbula.

As forças excursivas em uma prótese maxilar vêm de dentro do arco para empurrar para fora do arco. Essa direção da força no arco superior é mais prejudicial do que na mandíbula.[46] A mandíbula recebe uma força de fora para o interior do arco, que é o mecanismo de força à qual o arco romano ou gótico foram projetados para resistir. Como resultado destas questões biomecânicas, mais implantes devem ser utilizados na maxila em comparação com reabilitações mandibulares. Provavelmente, não é uma coincidência que haja mais raízes para os dentes do arco superior do que para os do arco inferior.

O número mínimo de implantes utilizados para suportar uma reabilitação deve incluir todas as posições estratégicas para implantes. No entanto, o número de implantes em um plano de tratamento raramente deve ser o número mínimo. Não há fator de segurança se um implante for perdido, a prótese tornar-se parcialmente não retida ou o paciente tiver um episódio de parafunção. Por exemplo, se 25 pacientes recebem quatro implantes para suportar uma prótese fixa, haveria 25 próteses fixas e 100 implantes no relatório. Este tipo de plano de tratamento pode, inicialmente, ser menos caro para o paciente, mas uma perda de implante em qualquer momento após a cirurgia de instalação dos implantes coloca a reabilitação do paciente em um risco considerável. Se cada paciente perdesse um implante com este número de implantes por prótese, o sucesso global dos implantes seria de 75%, mas só permaneceriam três implantes em cada paciente. Como resultado, todas as 25 próteses fixas estariam em risco de falha por sobrecarga. Se 20% dos implantes forem perdidos (com uma perda por paciente), apenas cinco dos 25 pacientes teriam quatro implantes para apoiar a prótese (apenas 20% dos pacientes seriam reabilitados com uma prótese fixa)[45] (Tabela 12-1).

Se os 25 pacientes edentados neste exemplo tiverem oito implantes para apoiar uma prótese fixa total de 12 unidades, os riscos de perda da prótese serão significativamente reduzidos (Tabela 12-2). Se cada paciente perder um implante, o mais provável é que todos os pacientes ainda seriam capazes de manter suas funções com as suas próteses originais. Ainda que todos os 25 pacientes perdessem dois implantes, as 25 próteses poderiam manter suas funções sem risco (dependendo da localização do implante perdido). Os implantes adicionais também reduzem a extensão do cantiléver e reduzem o número de pônticos na prótese, proporcionando mais pilares para uma maior retenção da prótese com redução do risco de afrouxamento do parafuso ou de perda de cimentação. Como regra geral, é melhor errar no lado da segurança em números do que no lado de poucos implantes. Portanto, em caso de dúvida, adicione um implante ao plano de tratamento.

Estudos anteriores demonstraram que três pilares para o espaço de cinco dentes distribuem a tensão de forma mais favorável do que dois pilares para o mesmo espaço.[47] Um implante adicional pode diminuir a força de reação do implante em duas vezes e reduzir a flexibilidade do metal em cinco vezes. Além disso, no cenário de três pilares, o momento de força é reduzido. Avaliações comparativas entre número e tamanho de implantes também foram feitas para distribuição de tensões para próteses fixas de três unidades.[48] Aumentar o número de implantes diminuiu a força na interface osso-implante mais do que aumentar o tamanho do implante.

O custo da cirurgia de implante e da prótese não deve ser exclusivamente relacionado com o número de implantes. Quando os riscos são reduzidos, os custos do tratamento devem ser menores do que quando os riscos são maiores. Portanto, a opção de quatro implantes para uma prótese total muitas vezes deve ter um custo maior do que a opção de oito implantes.

Influência dos Fatores de Força dos Pacientes

O número de implantes adicionais após as posições estratégicas para os implantes serem estabelecidas é relacionado com os fatores da força do paciente e a densidade óssea.[16,33,34,45] Cinco fatores de força do paciente determinam a quantidade de tensão transmitida para a prótese. Eles são:

1. Parafunção
   a. Bruxismo (grave, moderado, leve, ausente; este é o mais importante fator de tensão)
   b. Apertamento (a magnitude da força pode ser tão grande quanto no bruxismo)
2. Dinâmica da musculatura mastigatória
   a. Gênero (os homens têm maior força)
   b. Idade (pacientes mais jovens têm maior força e vivem mais tempo)
   c. Tamanho (pacientes maiores têm maior força)
3. Espaço de altura da coroa
   a. Dobre a altura da coroa e dobre a força com qualquer carga angulada ou cantiléver (mesial, distal, vestibular ou lingual)
4. Posição no arco
   a. Regiões anteriores: forças baixas
   b. Canino e pré-molar: forças médias
   c. Regiões posteriores: forças altas
5. Dentição oposta
   a. Próteses: menor força
   b. Dentes naturais: força intermediária
   c. Próteses fixas sobre implante: forças superiores

Nem todos os fatores de força dos pacientes têm o mesmo risco. Cada um desses cinco fatores de força dos pacientes pode ter uma escala de 1 a 10 (Quadro 12-5). Quando os valores são somados para um paciente em particular, um implante adicional é acrescentado às posições estratégicas para implantes a cada 10 unidades. Por exemplo, paciente com bruxismo grave (10 unidades) com dinâmica da mastigação grave (sete unidades) em região posterior da mandíbula (cinco unidades) e com dentes naturais antagonistas (duas unidades) deve ter dois ou três implantes além das posições estratégicas básicas. O tamanho do implante pode também ser aumentado para diminuir os fatores de risco. Assim, dois implantes de maior diâmetro ou três implantes de diâmetros regulares iriam satisfazer a maioria das situações.

Quando quatro ou mais dentes adjacentes estão faltando, as posições estratégicas para os implantes não dão muitas vezes apoio suficiente para a prótese sobre implantes, a menos que todos os fatores de força do paciente sejam baixos (p. ex., parafunção, dinâmica da mastigação, EAC, dentição oposta, e dentes em falta apenas nas regiões anteriores e pré-molares da mandíbula). Portanto, quando vários dentes adjacentes estão ausentes, muitas vezes implantes adicionais (além dos implantes-chave) são adicionados ao plano de tratamento, especialmente na maxila (Fig. 12-64).

Concluindo, sempre que os fatores de força de paciente forem maiores do que o habitual, implantes adicionais devem ser adicionados para o suporte da prótese. Dentre os fatores de força do paciente, o bruxismo é o mais significativo, seguido de apertamento e EAC, região da boca, dinâmica da mastigação e arco antagonista.

Influência da Densidade Óssea

O número de implantes adicionais depois que as posições estratégicas para implantes são estabelecidas também é relacionado com a densidade óssea.[49] O tipo de osso mais macio (D4) tem (1) a menor resistência e pode ser 10 vezes mais fraco do que o tipo de osso mais forte em uma escala de 1 a 10 para a resistência do osso (osso D4 é um 1 ou 2); (2) a maior incompatibilidade biomecânica com o seu módulo de elasticidade em comparação com o titânio; (3) o menor contato osso-implante (~ 25%) e, portanto, maior tensão (Tensão = Força/Área); e (4) as deformações no osso são transmitidas não somente na crista, mas também ao longo de toda a superfície osso-implante.

O tipo de osso macio (D3) tem (1) uma resistência óssea baixa, sendo 50% mais fraco do que o osso duro (D2) (numa escala de 10 pontos, a sua resistência é de 3 a 4); (2) diferença intermediária do módulo de elasticidade em comparação com o titânio; (3) baixo contato osso-implante (~ 50%); e (4) padrões de deformação na metade cervical do implante.

O osso duro (D2) tem (1) resistência ideal (7 ou 8 em uma escala de 10 pontos), (2) contato osso-implante alto (~ 75%), (3) módulo de elasticidade mais rígido e (4) padrões de deformação principalmente na região de crista do implante. O osso mais duro (D1) tem as melhores características biomecânicas de (1) resistência (9 a 10 em uma escala de 10 pontos), (2) maior contato osso-implante (acima de 85%), (3) módulo de elasticidade mais rígido e (4) valores de deformação acima da primeira rosca.

QUADRO 12-5 Riscos de Fatores de Força: Escala de 1 a 10

1. Parafunção	
A. Bruxismo	
1. Grave	10
2. Moderado	7
3. Leve	4
B. Apertamento	
1. Grave	9
2. Moderado	5
3. Leve	3
2. Espaço de altura da coroa	
A. Excessivo	7
3. Dinâmica mastigatória	
A. Grave (homem, grande, jovem)	7
B. Leve	3
4. Posição no arco	
A. Maxila	
1. Posterior	5
2. Anterior	3
B. Mandíbula	
1. Posterior	5
2. Anterior	0
5. Arco oposto	
A. Completo por implantes	4
B. Dentes naturais	2

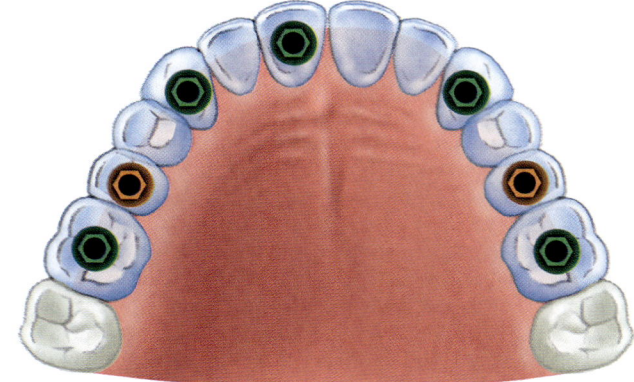

FIGURA 12-64. Em um maxilar edentado, o local mais comum para instalação do implante é a região de segundos pré-molares. Assim, sete implantes (ou mais) são utilizados para apoiar uma prótese fixa (ou PR-4).

À medida que a qualidade óssea é reduzida, o número de implantes que suportam a prótese deve aumentar. A escala de fator de risco para densidade óssea é inversamente relacionada com a resistência do osso. Assim, osso D4 é um 10, osso D3 é um 8, osso D2 é um 4, e osso D1 é um 2. Quando os implantes são instalados em osso D4, um diâmetro maior ou outro implante é sugerido, dependendo do número de dentes a serem substituídos. Assim, uma prótese total fixa para um arco mandibular com osso D2 pode muitas vezes ter cinco implantes; mas em osso D4, nove implantes podem ser apropriados. Portanto, o número total de implantes está relacionado com as posições estratégicas para os implantes mais a influência dos fatores de força do paciente e a qualidade do osso.

Um dos métodos mais eficientes para aumentar a área de superfície e diminuir a tensão é aumentar o número de implantes.[16] Por exemplo, quando quatro dentes adjacentes estão ausentes de canino a primeiro molar, as duas posições estratégicas para implantes como pilares terminais com prótese implantossuportada de quatro unidades na região de canino e do primeiro molar representam suportes inadequados de implante, a menos que os fatores de força do paciente sejam baixos, a densidade óssea seja ideal e o tamanho do implante não esteja comprometido. Na maioria das situações, três implantes para substituir quatro dentes ausentes é o número mais ideal. Quando os fatores de força são elevados e a densidade óssea é ruim (ou seja, na região posterior da maxila), quatro implantes para substituir quatro dentes é o frequentemente apropriado.

Em conclusão, a decisão quanto ao número de implantes no plano de tratamento começa com a posição estratégica ideal para os implantes. Números adicionais são frequentemente necessários e estão principalmente relacionados aos fatores de força do paciente ou à densidade óssea nos sítios edentados. Por exemplo, um homem jovem forte com bruxismo intenso, com EAC maior do que o normal na região posterior da boca e próteses implantossuportadas antagonistas vai exigir um implante para cada raiz ausente (dois implantes para cada molar). Da mesma forma, pacientes com fatores de força moderados e densidade óssea ruim (osso D4) nos sítios de implantes podem também exigir esses muitos implantes.

Número Máximo de Implantes

Na maioria das situações, um implante deve ser posicionado pelo menos a 1,5 mm de um dente natural adjacente e 3 mm a partir de um implante adjacente.[21,22] Usando estas orientações, cada diâmetro de 4 mm do implante requer 7 mm de espaço mesiodistal (Fig. 12-7). Portanto, o número máximo de implantes entre dentes adjacentes pode ser calculado com base no módulo de crista de um implante (p. ex., 4 mm) e adicionar estas dimensões. Por exemplo, uma extensão edentada de 21 mm é necessária para a instalação de três implantes adjacentes com 4 mm de diâmetro; e uma de 28 mm, para quatro implantes adjacentes entre dois dentes. Um espaço de 21 mm a 27 mm deve ter três implantes. Comumente, as coroas implantossuportadas nas regiões posteriores da boca são do tamanho de pré-molares. Este conceito permite, muitas vezes, a instalação de dois implantes para substituir um molar quando a extensão for de pelo menos 14 mm (para implantes de 4 mm de diâmetro). Quando o molar ausente é o mais distal do arco, um intervalo de 12,5 mm é necessário para dois implantes de 4 mm de diâmetro (3 mm entre cada implante e 1,5 mm distante do dente anterior) porque a distância de 1,5 mm a partir do último dente não é mais necessária.

Existem várias vantagens de um pré-molar com 7 mm a 8 mm de largura em comparação com uma coroa do tamanho de um molar de 10 mm a 12 mm: (1) mais implantes podem ser utilizados para restaurar os dentes ausentes; (2) os implantes podem variar de 4 mm a 5 mm de diâmetro, que são os tamanhos mais comuns, e geralmente o osso disponível tem dimensão óssea vestibulolingual adequada nessa região; e (3) o perfil de emergência do contorno de uma coroa do tamanho de um pré-molar sobre implantes dessa dimensão permite mais facilmente sondagem do sulco e higiene.[50]

Próteses Totais Fixas Mandibulares

Como observação geral, o número de implantes para substituir todos os dentes inferiores varia de cinco a nove, com pelo menos quatro entre os foramens mentonianos.[24,51] Quando os implantes são limitados a sítios anteriores aos foramens mentonianos para apoiar prótese fixa, um cantiléver deve ser concebido. Cantiléveres em mandíbula devem ser idealmente projetados em apenas um quadrante posterior para aumentar a distância AP e reduzir a força sobre os implantes (Fig. 12-65). Portanto, sempre que possível, pelo menos um implante deve ser posicionado na região de primeiro molar.[26] Quando os implantes estão posicionados em quatro das cinco posições do pentágono aberto na mandíbula, um cantiléver constitui-se em um risco reduzido de sobrecarga por causa da dinâmica favorável do arco, do aumento da distância AP e, geralmente, de uma densidade óssea mais favorável. Quando sete ou mais implantes são utilizados na mandíbula edentada com implantes bilaterais na região de molares, duas próteses separadas podem ser fabricadas sem o cantiléver posterior para permitir flexão e torção mandibular.[48] Normalmente, o segundo molar não é substituído numa mandíbula edentada.

Próteses Totais Fixas Maxilares

A prótese total fixa superior geralmente não deve ter cantiléver. Os primeiros sete sítios ideais são geralmente os primeiros molares bilaterais, segundos pré-molares bilaterais, caninos bilaterais e um implante entre as posições dos caninos[46] (Fig. 12-64). Estas posições satisfazem as posições estratégicas para os implantes e adicionam um implante na região posterior porque a densidade óssea geralmente é deficiente. Implantes adicionais nos sítios bilaterais dos segundos molares são benéficos para aumentar a distância AP dos implantes, o que contraria as forças de mordida anterior que poderão ser aumentadas pela parafunção e assim por diante (Fig. 12-66). Um número maior de implantes é geralmente necessário na maxila para compensar a baixa densidade óssea e a biomecânica mais desfavorável da pré-maxila, e este número varia de sete a 10 implantes com, pelo menos, três implantes de canino a canino (Fig. 12-67).

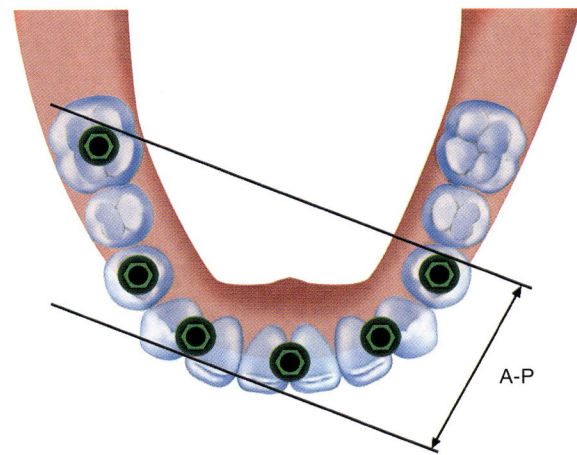

FIGURA 12-65. A distância anteroposterior (AP) de implantes é determinada pelo desenho de uma linha a partir da distal do último implante em cada lado e uma linha paralela através do meio do implante mais anterior. Quando apenas um cantiléver é utilizado na prótese, a distância AP é grande.

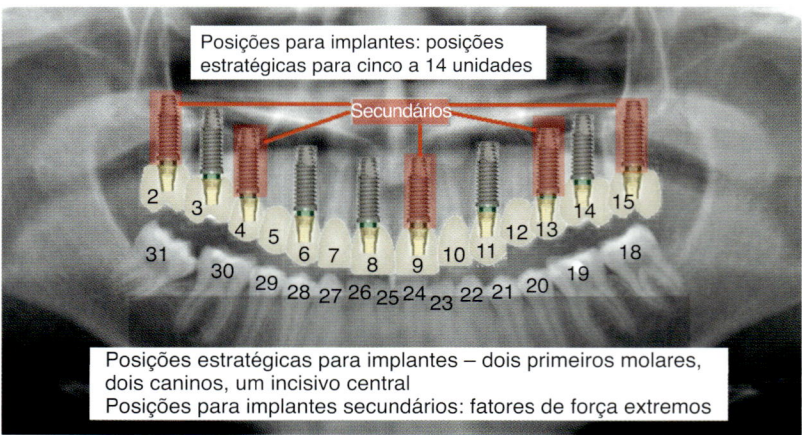

FIGURA 12-66. No arco superior, os implantes secundários podem ser posicionados para diminuir a tensão em osso trabeculado ou em pacientes com fatores de força elevados.

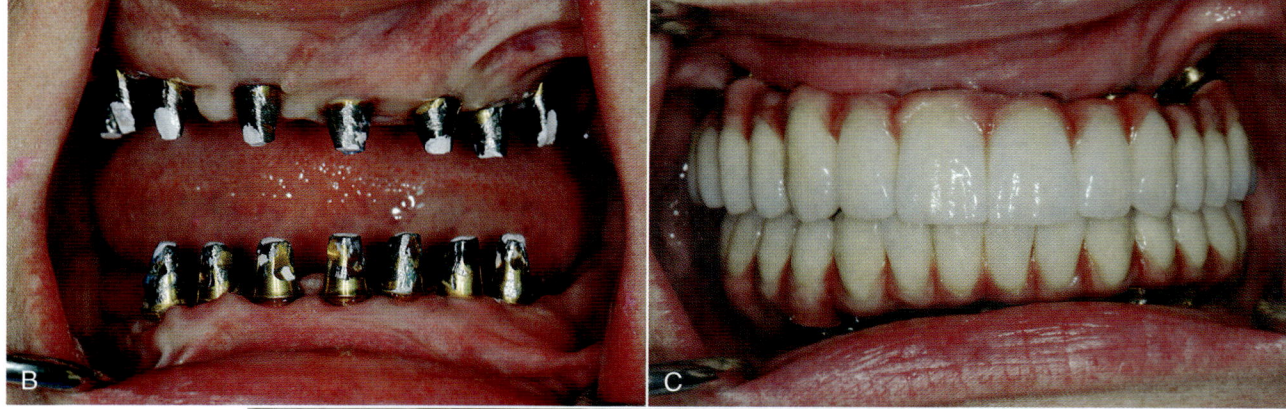

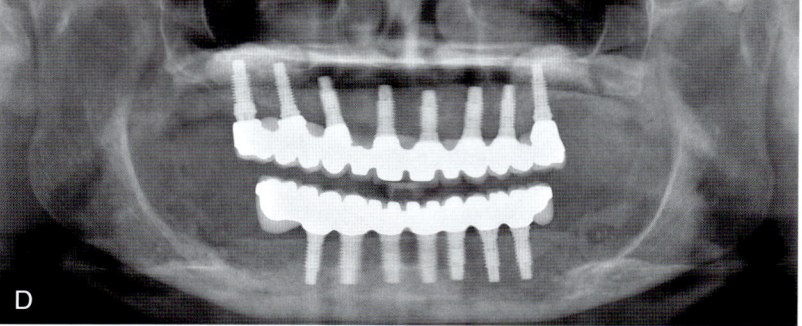

FIGURA 12-67. **A,** Uma radiografia panorâmica de um enxerto maxilar bilateral do seio maxilar e mandibular de crista ilíaca. Oito implantes foram instalados na maxila e sete implantes na mandíbula. **B,** Uma visão intraoral do maxilar e dos implantes mandibulares. **C,** PF-3 instalada *in situ* **D,** Radiografia panorâmica dos implantes.

Coroas Unidas *versus* Coroas Independentes sobre Implantes

Coroas Independentes

As principais vantagens das coroas independentes estão relacionadas às complicações biológicas em dentes naturais. A coroa unitária tem um risco de cárie menor do que 1% em 10 anos. No entanto, quando dentes naturais são unidos, as fraturas na margem interproximal muitas vezes ocorrem em uma taxa superior a 20%.[12,13] Além disso, o risco endodôntico é aumentado quando as coroas estão unidas. Considerando que uma única coroa tem um risco de sofrer tratamento endodôntico de 3 a 5,6%, dentes unidos têm um risco aumentado para 18%. Por conseguinte, unidades independentes reduzem a incidência de complicações e permitem ao dentista tratar mais facilmente essas complicações. Entretanto, implantes não desenvolvem cárie ou precisam de terapia endodôntica. Como resultado, as próteses independentes implantossuportadas não seriam necessárias para enfrentar essas complicações.

A vantagem principal de restaurar com coroas unitárias sobre implantes é a higiene interproximal. Quando as coroas dos dentes naturais são unidas, os cuidados interproximais são diferentes dos normalmente usados. Isso porque as raízes dos dentes estão geralmente a menos de 1,5 mm de distância. No entanto, diferentemente dos dentes naturais, que muitas vezes estão 0,5 mm a 1 mm de distância entre eles na região cervical, os implantes adjacentes estão geralmente a 3 mm ou mais distantes. A maioria dos cuidados interproximais (p. ex., passa-fio, escova interproximal) pode alcançar facilmente e limpar a região entre implantes (Fig. 12-68). Infelizmente, menos de 8% de nossos pacientes usam fio dental diariamente e uma porcentagem menor ainda utiliza qualquer auxílio interproximal quando seus dentes naturais estão unidos.[52] Como mais de 90% dos nossos pacientes não usam fio e aqueles que usam podem mais facilmente usar um dispositivo interproximal entre os implantes, a vantagem percebida de uma melhor higiene não é um conceito relativo para próteses sobre implantes. Além disso, implantes não desenvolvem cárie e são menos propensos a perda óssea por placa bacteriana do que os dentes naturais.

Uma vantagem secundária das próteses independentes é a possibilidade de substituir um único elemento para reparar a fratura da porcelana. No entanto, quando os implantes dentais estão unidos, as margens das coroas entre os implantes são suportadas por conectores de metal; por conseguinte, a porcelana é colocada sob forças de compressão. Como elementos independentes, as margens das coroas metalocerâmicas são mais frequentemente colocadas sobre porcelana sem suporte com carga de cisalhamento, o que aumenta o risco de fratura da porcelana.

Outra motivo percebido para coroas independentes sobre implantes é a complicação encontrada quando o trabalho de laboratório é feito sobre análogos e a fundição une os implantes. Quando os pilares sobre implantes fabricados e preparados em laboratório são colocados na boca e a fundição unida é entregue, a prótese, muitas vezes, não se encaixa.[53] Como elementos individuais, o contato interproximal pode ser modificado para acomodar as coroas individuais. A causa da desadaptação da fundição está relacionada com a contração do material de impressão, expansão do gesso e variação do análogo do pilar ou corpo do implante. Esta complicação é corrigida quando os pilares são instalados nos corpos dos implantes antes da impressão final e nunca removidos. Em vez de trabalhar sobre os análogos, o laboratório vai trabalhar em modelos de gesso semelhantes aos dentes naturais. Não há variação do análogo com esta técnica, e a expansão do gesso e o espaçador permitem que a fundição assente passivamente sobre os pilares dos implantes.

Outra vantagem percebida em unidades independentes sobre implantes é que, se um implante for perdido, o dentista só tem que substituir um implante e a sua coroa. No entanto, a perda do implante muitas vezes provoca perda óssea, o que requer, então, aumento ósseo, reinstalação do implante e confecção de nova coroa. Estes procedimentos são geralmente mais difíceis de executar em torno de dentes e implantes existentes do que os implantes originais. Isto é especialmente verdade quando o tecido mole é afetado por perda e tem de ser devolvido a uma aparência normal (Quadro 12-6).

Coroas Unidas

Há muitas vantagens em unir os implantes. Para benefício máximo do aumento do número de implantes, estes devem ser unidos em conjunto. Implantes unidos (1) aumentam a área de superfície funcional de suporte, (2) aumentam a distância AP (extensão AP) para resistir a cargas laterais, (3) aumentam a retenção de cimento da prótese, (4) facilitam a retirada da prótese em situações de afrouxamento do parafuso, (5) diminuem o risco de perda óssea marginal,[39] (6) diminuem o risco de fratura da porcelana, (7) diminuem o risco de afrouxamento do parafuso do pilar, (8) diminuem o risco de fratura do componente do implante, e (9) fazem as complicações decorrentes da perda do implante mais fáceis de tratar. Em outras palavras, todo o sistema se beneficia.[10]

1. Os implantes unidos aumentam a área da superfície funcional para o sistema de suporte. Quando os implantes são independentes, eles não podem compartilhar a carga oclusal de um implante para outro.[54] Como consequência, com coroas unidas

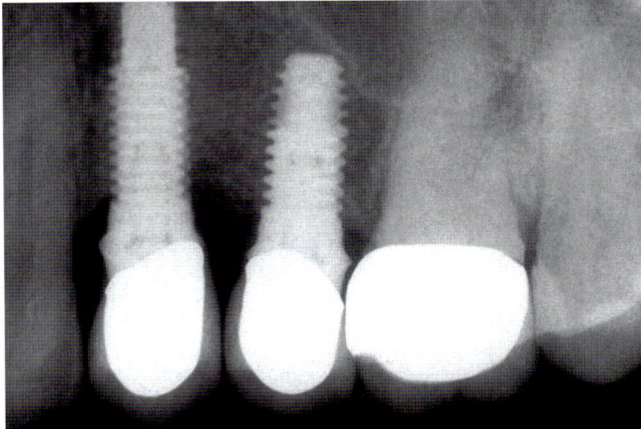

FIGURA 12-68. A vantagem percebida do implante de coroa individual é a higiene interproximal. No entanto, como as coroas de implantes estão a 3 mm ou mais de distância do elemento adjacente, qualquer intrumento de higiene tem fácil acesso.

QUADRO 12-6 Vantagens das Coroas Individuais

1. Redução das complicações biológicas (dentes naturais)
    a. Perdas
    b. Endodônticas
2. Higiene interproximal
    a. Dentes 0,5 mm a 1 mm distantes
    b. Implantes 3 mm distantes
3. Substituição de próteses unitárias em caso de complicações protéticas
    a. Fratura da porcelana (material mais propenso a fratura)
4. Variação análoga de componentes no laboratório de prótese dentária
5. Substituição da coroa individual se o implante for perdido
    a. Maior taxa de perda
    b. Muitas vezes deve-se fazer enxerto ósseo antes da reimplantação

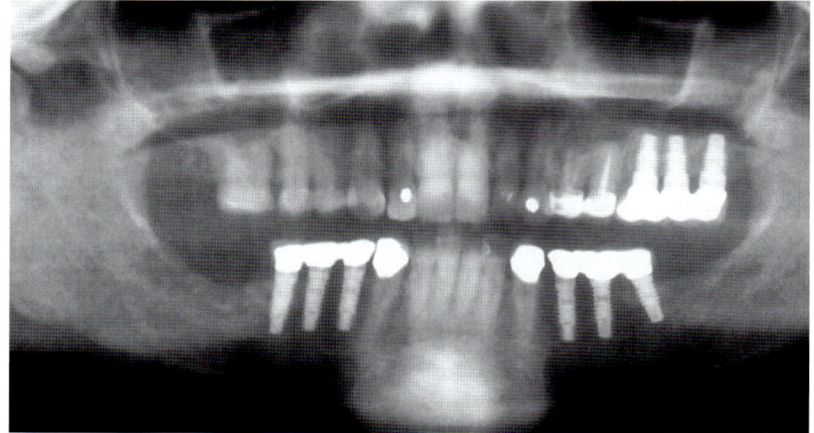

FIGURA 12-69. Prótese fixa maxilar de três unidades. A coroa distal não tem contato oclusal, mas a carga oclusal do implante é distribuída a partir das coroas adjacentes.

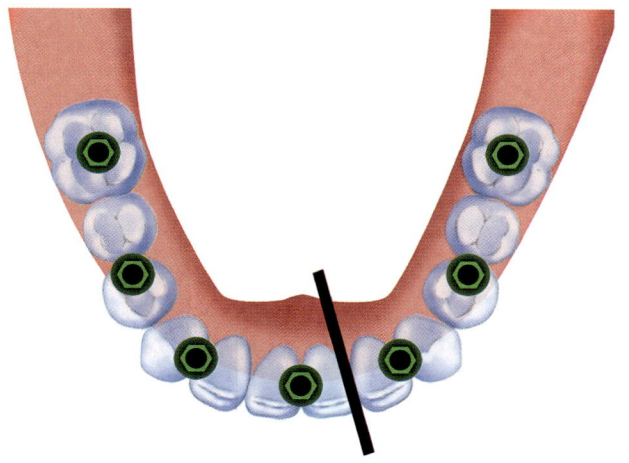

FIGURA 12-70. Quando três ou mais implantes são unidos, uma propagação anteroposterior é obtida, o que melhora a resistência a cargas laterais.

sobre implantes, os riscos associados à sobrecarga biomecânica ao sistema de implantes são reduzidos (porcelana oclusal, cimento ou parafuso que retêm as próteses, o osso marginal, a interface osso-implante e os componentes do implante). Se um implante no sítio do segundo molar superior está ligado a um primeiro molar superior, ele pode compartilhar uma carga oclusal com o primeiro molar mesmo quando o segundo molar não tem carga oclusal direta (Fig. 12-69). Como consequência da união dos implantes, a sua sobrevida pode ser maior. Por exemplo, Quiryman et al.[55] relataram taxas de sucesso de 90% para implantes unitários, 97% para dois implantes ferulizados e 98% para três implantes unidos.

2. Uma distância AP entre dois ou mais implantes é benéfica para qualquer carga angular ou cantiléver, especialmente quando os três ou mais implantes não estão em linha reta[56] (Fig. 12-70). A biomecânica de um arco é de maior benefício porque há cinco planos diferentes conectados entre si (molares bilaterais, pré-molares bilaterais, caninos bilaterais, e um implante anterior).[57] Forças rotacionais, forças anguladas e cantiléveres vestibulares ou linguais (cargas *offset*) são todos reduzidos quando os implantes unidos não estão no mesmo plano e recebem carga em comparação com elementos individuais.

3. As unidades dentárias unidas proporcionam uma maior área de superfície e resistência do pilar de modo que a prótese tem mais retenção. Além disso, existe menos força transferida para a interface do cimento. Como resultado, a prótese é menos propensa à perda de cimentação (Fig. 12-71). Isso é especialmente significativo quando os pilares são curtos ou forças laterais estão presentes. Tanto a retenção quanto a resistência do cimento são aumentadas com coroas unidas. A prótese é menos propensa à perda de cimentação, por isso cimentos menos duros podem ser usados. Isto permite que a prótese seja mais facilmente removida quando for necessário.

4. Se a prótese se tornar parcialmente retida ou o parafuso afrouxar, será muito mais fácil de remover uma ponte do que elementos individuais. A força de impacto para uma coroa individual com mobilidade como resultado do afrouxamento do parafuso do pilar diminui a força ao selamento do cimento, e é muito difícil a remoção da coroa. Além disso, a tentativa de envolver a margem de uma coroa unitária é geralmente difícil para o removedor de prótese, especialmente quando uma margem subgengival está presente. Como consequência, a coroa pode precisar ser cortada e destruída para se ganhar acesso ao parafuso frouxo (Fig. 12-72). Em vez de tentar envolver uma única margem da coroa, o removedor de prótese tem de envolver apenas o espaço interproximal da prótese quando as coroas estão unidas (Fig. 12-73).

5. Implantes unidos têm menos tensão transmitida ao osso marginal. A tensão pode estar relacionada com a perda óssea marginal em torno de um implante. Como consequência, há menos risco de perda óssea marginal (Fig. 12-74).

6. Coroas unidas têm menor risco de fratura da porcelana. O rebordo marginal (e geralmente as cúspides vestibulares mandibulares) de coroas sobre implantes normalmente não é suportado pelo trabalho do metal. Consequentemente, a carga sobre o rebordo marginal é uma carga de cisalhamento, com porcelana mais fraca para cargas de cisalhamento. Em um relato de Kinsel e Lin,[6] as fraturas da porcelana ocorreram em 35% dos pacientes com coroas sobre implantes, especialmente quando pacientes bruxistas foram tratados em grupo (Fig. 12-75). Coroas sobre implantes unidas têm conectores de metal abaixo do rebordo marginal. Assim, a porcelana interproximal gera uma força compressiva sobre a porcelana, e a porcelana é mais forte para cargas de compressão (Fig. 12-76).

7. Implantes unidos reduzem o risco de afrouxamento do parafuso. Uma das maiores complicações protéticas com um dente unitário ou coroas sobre implantes independentes é o afrouxamento do parafuso do pilar. Em uma revisão da literatura realizada por Goodacre et al.,[4] coroas independentes apresentaram uma taxa de afrouxamento do parafuso de 8% em uma faixa tão alta quanto 22%. Em um relato de Balshi e Wolfinger,[41] as coroas unitárias que substituíam um molar apresentaram 48% de afrouxamento do parafuso ao longo de um período de 3 anos. Quando dois

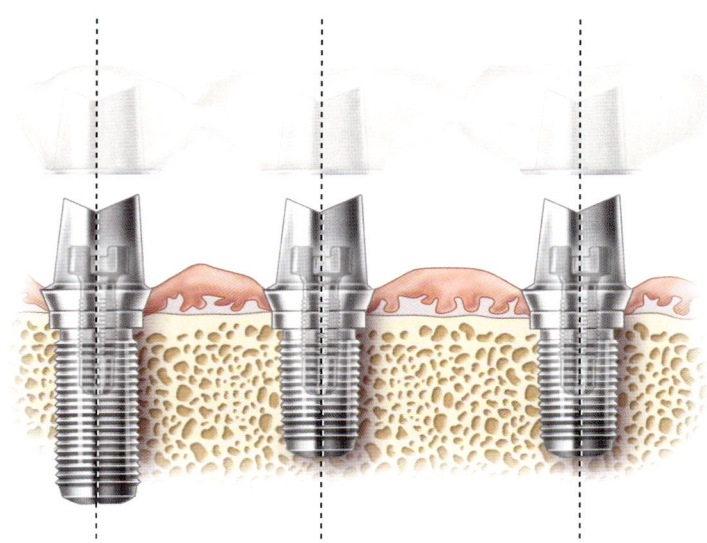

FIGURA 12-71. Coroas sobre implantes unidas têm mais área de superfície oclusal, e melhores retenção e resistência.

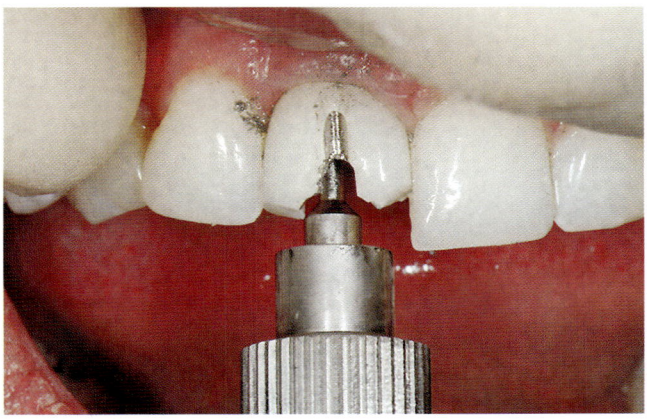

FIGURA 12-72. Havendo um parafuso de pilar solto em um implante individual, a coroa pode precisar ser destruída para ganhar acesso ao parafuso do pilar.

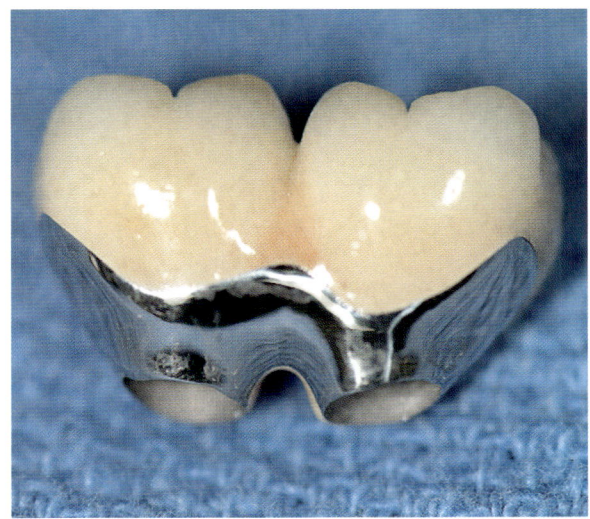

FIGURA 12-73. Coroas unidas podem ser removidas com um removedor de coroa mais facilmente porque ele precisa apenas envolver a região interproximal, não a margem da coroa subgengival.

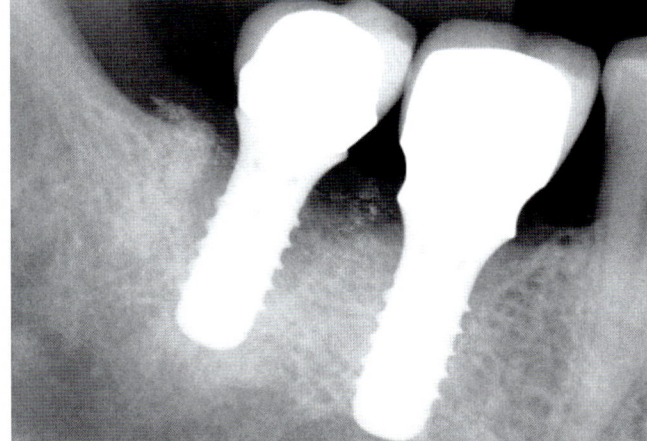

FIGURA 12-74. Coroas de implantes individuais sofrem mais tensão do que coroas unidas; portanto, a perda óssea marginal causada por sobrecarga oclusal é um risco maior.

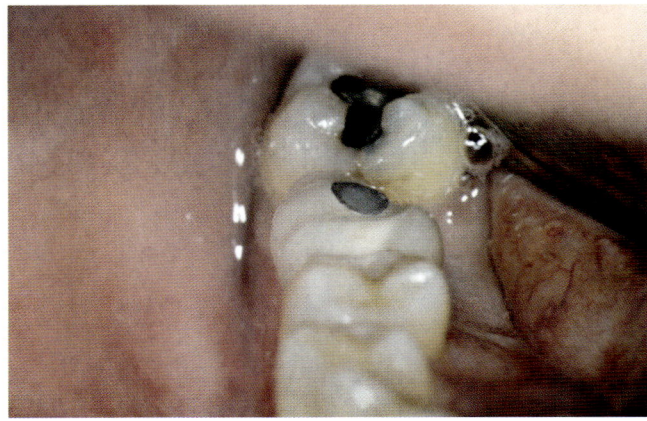

FIGURA 12-75. Coroas de implantes individuais na maioria das vezes têm porcelana sem suporte nas cristas marginais, sendo mais propensas à fratura.

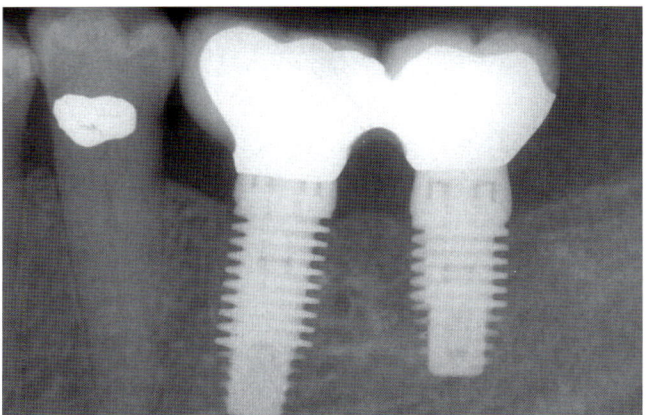

FIGURA 12-76. Coroas sobre implantes unidas possuem conectores de metal sob as cristas marginais entre os implantes. Portanto, a cúspide marginal de porcelana é suportada.

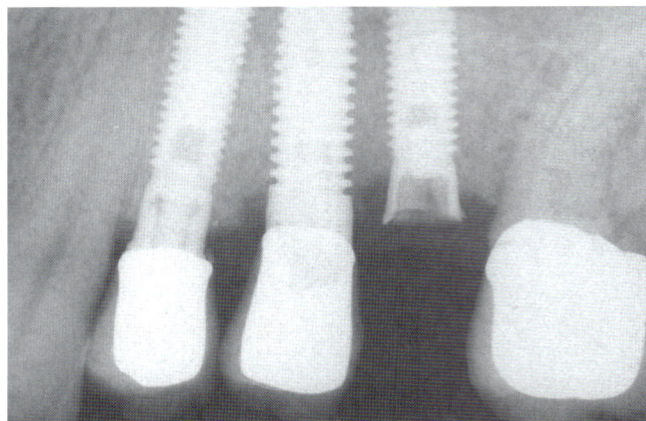

FIGURA 12-77. Coroas de implantes individuais sofrem maior pressão durante a mastigação do que coroas unidas e apresentam maior risco de fratura.

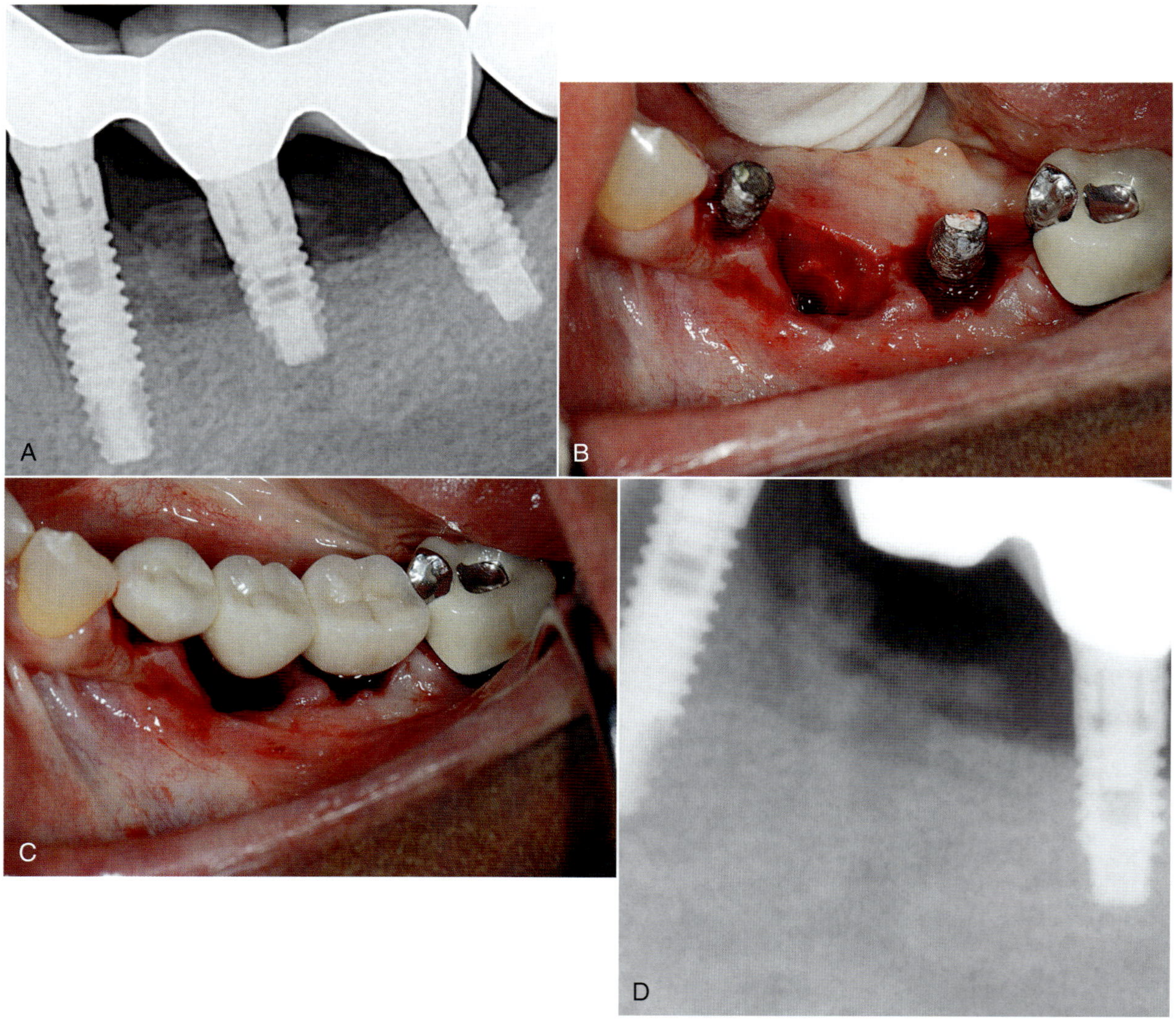

FIGURA 12-78. **A,** Uma radiografia periapical de uma prótese de três unidades com um implante apresentando perda óssea e exudato. **B,** A prótese foi retirada e o implante, removido. **C,** A prótese foi modificada por reembasamento e o pilar tornou-se um pôntico. **D,** Uma radiografia periapical pós-operatória da prótese de três unidades com a melhoria da saúde perimplantar.

implantes foram unidos para substituir um molar, a incidência de afrouxamento do parafuso foi reduzida para 8% em relação ao mesmo período de tempo.
8. Coroas unidas sobre implantes distribuem menos força para os corpos de implantes, o que diminui o risco de fratura do corpo do implante. Em um relato realizado por Sullivan e Siddiqui,[58] implantes unitários de 4 mm substituindo um molar apresentaram fratura do corpo do implante em 14% dos casos. Em comparação, implantes múltiplos unidos apresentaram 1% de fratura do corpo do implante[4] (Fig. 12-77).
9. Se um implante independente for perdido ao longo do tempo, ele pode ser removido, o sítio do implante, enxertado e o implante, reinstalado. Isto pode exigir várias cirurgias ao longo de um período de tempo de 1 ano. Além disso, uma coroa nova deve ser fabricada. Quando em situação de múltiplos implantes unidos um implante é perdido, este geralmente deve ser removido e a coroa, convertida para um pôntico usando-se a mesma prótese (Fig. 12-78). Como resultado, em vez de várias cirurgias e procedimentos protéticos durante um período prolongado quando unidades independentes são restaurados, o problema pode ser resolvido em um tempo relativamente curto. Como consequência, de todas as vantagens das coroas unidas sobre implantes em relação a unidades individuais, a regra é, sempre que possível, manter os dentes naturais como unidades independentes e, sempre que possível, unir coroas sobre implantes.

A exceção à regra de implantes unidos é uma prótese total mandibular. O corpo de mandíbula flexiona-se distalmente em relação ao forame durante a abertura e sofre torção durante mastigação pesada com potencial importância clínica para próteses totais implantossuportadas.[24,48] Como resultado, uma prótese mandibular sobre implantes não deve ser unida de molar a molar nos lados opostos. Portanto, próteses totais mandibulares devem ter um braço de suporte ou devem ser feitas em duas ou três secções para acomodar a dinâmica mandibular durante função. O conceito de flexão e torção não afeta a maxila, onde todos os implantes muitas vezes são unidos independentemente de suas posições no arco.

Resumo

Um plano de tratamento baseado na biomecânica reduz as complicações após a colocação de carga sobre a prótese implantossuportada. Para reduzir as condições de tensão, existem posições estratégicas de implantes para uma prótese para substituição de dentes ausentes em pacientes parcialmente edentados e para próteses totais fixas maxilares: (1) nenhum cantiléver deve ser idealmente projetado sobre a restauração, (2) três pônticos adjacentes devem ser eliminados, e (3) os sítios de caninos e (4) de primeiro molar são posições importantes em um arco. Aumentar o número de implantes é o método mais eficaz para aumentar a área de superfície e reduzir a tensão geral. Portanto, depois que as posições estratégicas para implantes principais são selecionadas, implantes adicionais são indicados para reduzir os riscos de fatores de sobrecarga de força de pacientes ou sítios de implante com redução da densidade óssea. Quando em dúvida sobre o número de implantes necessários, um implante adicional deve ser acrescentado. Esses implantes, sempre que possível, devem ser unidos para reduzir ainda mais as complicações biomecânicas.

Referências Bibliográficas

1. Misch CE, Judy KWM: Classification of partially edentulous arches for implant dentistry, *Int J Oral Implant* 4(2):7-12, 1987.
2. Adell R, Lekholm U, Rockler B, et al: A 15 year study of osseointegrated implants in the treatment of the edentulous jaw, *Int J Oral Surg* 6:387-416, 1981.
3. Oikarinan K, Raustia AM, Hartilsainen M: General and local contraindications for endosseal implants: an epidemiological panoramic radiograph study in 65 year old subjects, *Community Dent Oral Epidemiol* 23(2):114-118, 1995.
4. Goodacre CJ, Bernal G, Rungcharassaeng K, et al: Clinical complications with implant and implant prostheses, *J Prosthet Dent* 90:121-132, 2003.
5. Misch CE: Consideration of biomechanical stress in treatment with dental implants, *Dent Today* 25:80-85, 2006.
6. Kinsel RP, Lin D: Retrospective analysis of porcelain failures of metal ceramic crowns and fixed partial dentures supported by 729 implants in 152 patients: patient specific and implant specific predictors of ceramic failure, *J Prosthet Dent* 101(6):388-394, 2009.
7. Misch CE, Suzuki JB, Misch-Dietsh FD, Bidez MW: A positive correlation between occlusal trauma and peri-implant bone loss: literature support, *Implant Dent* 14(2):108-116, 2005.
8. Misch CE: Risk factors and treatment fees for implant dentistry, *Dent Today* 29(8):58-63, 2010.
9. Misch CE: Stress treatment theorem for implant dentistry. In Misch CE, editor: *Contemporary implant dentistry*, ed 3, St Louis, 2008, Elsevier Mosby, pp 68-91.
10. Goodacre CJ, Bernal G, Rungcharassaeng K, et al: Clinical complications in fixed prosthodontics, *J Prosthet Dent* 90:31-41, 2003.
11. Scurria MS, Bader JD, Shugars DA: Meta-analysis of fixed partial denture survival: prostheses and abutments, *J Prosthet Dent* 79:459-464, 1998.
12. Palmquist S, Swartz B: Artificial crowns and fixed partial dentures 18 to 23 years after placement, *Int J Prosthodont* 6:179-205, 1993.
13. Skalak R: Biomechanical considerations in osseointegrated prostheses, *J Prosthet Dent* 49:843, 1983.
14. Muhlemann HR, Sabdir LS, Rakeitshak KH: Tooth mobility: its cause and significance, *J Periodontol* 36:148-153, 1965.
15. Misch CE: Treatment plans related to key implant positions and implant number. In Misch CE, editor: *Contemporary implant dentistry*, ed 3, St Louis, 2008, Elsevier Mosby, pp 147-159.
16. Bidez MW, Misch CE: Force transfer in implant dentistry: basic concepts and principles, *J Oral Implantol* 18(3):264-274, 1992.
17. Rangert B, Renouard F: *Risk factors in implant dentistry*, Chicago, 1999, Quintessence.
18. Pjetursson B, Tan K, Lang N, et al: A systematic review of the survival and complication rates of fixed partial dentures (FPDs) after an observation period of at least 5 years, *Clin Oral Impl Res* 15:625-642, 2004.
19. Dykema RW, Goodacre CJ, Phillips RW: *Fundamentals of fixed prosthetics*, St Louis, 1986, WB Saunders.
20. McAlarney ME, Stavropoulos DN: Theoretical cantilever lengths versus clinical variables in fifty-five clinical cases, *J Prosthet Dent* 83:332-342, 2000.
21. Parel SM, Sullivan PY: *Esthetics and osseointegration*, Chicago, 1990, DSI Publications.
22. Tarnow DP, Cho SC, Wallace SS: The effect of interimplant distance on the height of interimplant bone crest, *J Periodontol* 71:546-569, 2000.
23. Gastaldo JF, Cury PR, Sendyk WR: Effect of the vertical and horizontal distances between adjacent implants and between a tooth and an implant on the incidence of interproximal papilla, *J Periodontol* 75:1242-1246, 2004.
24. Novaes AB Jr, Papalexiou V, Muglia V, et al: Influence of interimplant distance on gingival papilla formation and bone resorption: clinical-radiographic study in dogs, *Int J Oral Maxillofac Implants* 21:45-51, 2006.
25. Misch CE, Goodacre CJ, Finley JM, et al: Consensus Conference Panel Report: Crown-height space guidelines for implant dentistry, *Implant Dent* 15(2):113-118, 2006.
26. Misch CE: The completely edentulous mandible: treatments plans for fixed restoration. In Misch CE, editor: *Contemporary implant dentistry*, ed 3, St Louis, 2008, Elsevier Mosby, pp 314-326.
27. Abdel-Latif H, Hobkirk J, Kelleway J: Functional mandibular deformation in edentulous subjects treated with dental implants, *Int J Prosthodont* 13:513-519, 2000.
28. Rosenstiel SF, Land MF, Fujimoto J: *Contemporary fixed prosthodontics*, ed 4, St Louis, 2006, Mosby.

29. Shillinburg HT, Hobo S, Lowell D, et al: Treatment planning for the replacement of missing teeth. In Shillinburg HI, Hobo S, editors: *Fundamentals of fixed prosthodontics*, ed 3, Chicago, 1997, Quintessence.
30. Tylman SD: *Theory and practice of crown and fixed partial prosthodontics*, St Louis, 1965, Mosby.
31. Smyd ES: Mechanics of dental structures: guide to teaching dental engineering at undergraduate level, *J Prosthet Dent* 2:668-692, 1952.
32. Bidez MW, Lemons JE, Isenberg BR: Displacements of precious and nonprecious dental bridges utilizing endosseous implants as distal abutments, *J Biomed Mater Res* 20:785-797, 1986.
33. Misch CE: Treatment plans related to key implant positions: three adjacent pontic rule, *Oral Health August:16-21*, 2007.
34. Misch CE, Silc JT: Key implant positions: treatment planning using the canine and first molar rules, *Dent Today* 28(8):66-70, 2009.
35. Misch CE: Treatment plans related to key implant locations, The canine and first molar position, *Oral Health August*:43-48, 2008.
36. D'Amico A: The canine teeth: normal functional relation of the natural teeth of man, *J S Calif Dent Assoc* 26:1-7, 1958.
37. Williamson EH, Lundquist DO: Anterior guidance: its effect on electromyographic activity of the temporal and masseter muscles, *J Prosthet Dent* 49:816-823, 1983.
38. Dawson PE: Posterior occlusion. In Dawson PE, editor: *Functional occlusion: from TMJ to smile design*, St Louis, 2007, Mosby/Elsevier, pp 207-232.
39. Misch CE, Bidez MW: Implant protected occlusion: a biomechanical rationale, *Compend Contin Dent Educ* 15:1330-1343, 1994.
40. Silva GC, Mondonca JA, Lopes LR, et al: Stress patterns on implants in prostheses supported by four or six implants: a three-dimensional finite element analysis, *Int J Oral Maxillofac Implants* 25:239-246, 2010.
41. Balshi TJ, Wolfinger GJ: Two-implant-supported single molar replacement: interdental space requirements and comparison to alternative options, *Int J Periodontics Restorative Dent* 17:426-435, 1997.
42. Duyck J, Van Doosterwyck H, Vandersloten J, et al: Magnitude and distribution of occlusal forces on oral implants supporting fixed prostheses: an in vivo study, *Clin Oral Implants Res* 2(11):465-475, 2000.
43. Maló P, Rangert B, Nobre M: All-on-4 immediate function concept with Brånemark implants for completely edentululous maxillae: a 1-year retrospective clinical study, *Clin Implants Dent Relat Res* 7:88-94, 2005.
44. Misch CE: Density of bone: effect on treatment plans, surgical approach, healing, and progressive bone loading, *Int J Oral Implantol* 6:23-31, 1990.
45. Misch CE: Maxillary arch implant considerations: fixed and overdenture prostheses. In Misch CE, editor: *Contemporary implant dentistry*, ed 3, St Louis, 2008, Elsevier Mosby, pp 367-388.
46. Wang TM, Leu IJ, Wang J, et al: Effects of prosthesis materials and prosthesis splinting on peri-implant bone stress around implants in poor quality bone: a numeric analysis, *Int J Oral Maxillofac Implants* 17:231, 2002.
47. Allahyar G, Morgano SM: Finite element analysis of three designs of an implant-supported molar crown, *J Prosthet Dent* 5:434, 2004.
48. Bidez MW, Misch CE: The biomechanics of interimplant spacing. Proceedings of the 4th International Congress of Implant and Biomaterials in Stomatology, Charleston, SC, May 24-25, 1990.
49. Misch CE: Key implant position and implant number: biomechanical rationale. In Jakstad A, editor: *Osseointegration and dental implants*, Toronto, Canada, 2009, Wiley-Blackwell, pp 32-35.
50. Misch CE: Bone density: a key determinant for treatment planning. In Misch CE, editor: *Contemporary implant dentistry*, ed 3, St Louis, 2008, Elsevier Mosby, pp 130-146.
51. Misch CE: The implant quality scale: a clinical assessment of the health–disease continuum, *Oral Health* 88(7):15-20, 1998.
52. Segelnick S: A survey of floss frequency, habit and technique in a hospital dental clinic and private periodontal practice, *N Y State Dent J* 70:28-33, 2004.
53. Guichet DL, Yoshinobu D, Caputo AA: Effects of splinting and interproximal contact tightness on load transfer by implant restorations, *J Prosthet Dent* 87:528, 2002.
54. Yilmaz B, Seidt JD, McGlumphy ED, Clelland NL: Comparison of strains for splinted and nonsplinted screw-retained prostheses on short implants, *Int J Oral Maxillofac Implants* 26:1176-1182, 2011.
55. Quiryman M, Naert Z, van Steenberghe D, et al: A study on 589 consecutive implants supporting complete fixed prosthesis, *J Prosthet Dent* 8:655-663, 1992.
56. Rangert B, Jemt T, Jorneus L: Forces and moments on Brånemark implants, *Int J Oral Maxillofac Implants* 4:241, 1998.
57. Hobkirk JA, Havthoulas TK: The influence of mandibular deformation, implant numbers, and loading position on detected forces in abutments supporting fixed implant superstructures, *J Prosthet Dent* 80:169-174, 1998.
58. Sullivan D, Siddiqui A: Wide-diameter implants: overcoming problems, *Dent Today* 13:50-57, 1994.

CAPÍTULO 13

Tamanho do Implante: Considerações Biomecânicas e Estéticas

Carl E. Misch

O plano de tratamento inicial na Implantodontia deve incluir o tamanho ideal de implante baseado primordialmente em considerações biomecânicas e estéticas. Em próteses tradicionais, quando um dente é substituído, os dentes naturais já possuem, por natureza, pilares posteriores largos, ou seja, os dentes posteriores. Quando um dente é substituído por implante dental, o dentista deve pré-selecionar o tamanho ideal do implante, com base na restauração estética ideal dentro de princípios biomecânicos.

Historicamente, o tamanho de um implante era determinado essencialmente pelo volume de osso existente em termos de altura, largura e comprimento. O dentista selecionava implantes mais longos para as regiões anteriores da boca e menores para as áreas posteriores (ou usaria próteses em cantiléveres), em decorrência dos limites do canal mandibular e do seio maxilar. A largura do implante, também determinada durante a cirurgia, estaria relacionada com a largura de osso disponível e, assim, um diâmetro de implante (4 mm) era usado na maioria dos casos[1] (Fig. 13-1).

Ao longo dos anos, planos de tratamento com implantes dentais que incorporam biomecânica têm sido propostos por Misch para reduzir as complicações mais frequentes – aquelas relacionadas com a tensão biomecânica[2] (Fig. 13-2). A prótese é inicialmente planejada, incluindo a opção por uma prótese fixa ou removível, o número de dentes que serão substituídos e necessidades estéticas. Os fatores de força do paciente são, então, considerados para avaliar a magnitude e tipo de força aplicada à prótese. A densidade óssea é avaliada nas regiões com potencial para instalação de implante. As posições estratégicas para o implante são escolhidas, seguidas pela quantidade de implantes adicionais, baseada nos fatores de força do paciente e na densidade óssea nas áreas a serem implantadas. As posições determinantes são importantes, independentemente dos fatores de força do paciente e da densidade do osso. Por exemplo, mais implantes deveriam ser utilizados quando o paciente possui parafunção ou quando o osso é menos denso porque a maior força exercida nos implantes pilares transmitirá maiores tensões na interface osso-implante. De fato, o número de implantes também deve ser um fator quando o tamanho ideal do implante é inadequado para a carga biomecânica. A próxima consideração nessa sequência de plano de tratamento ideal é o tamanho do implante (Quadro 13-1).

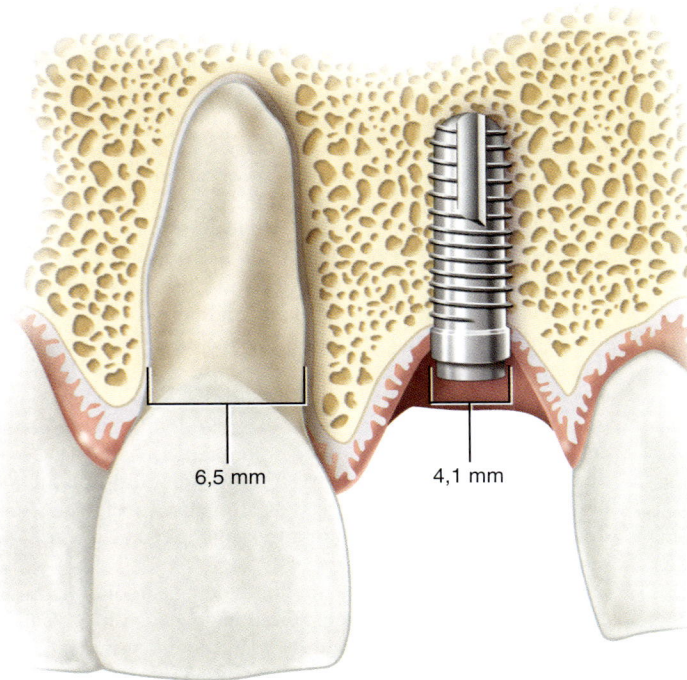

FIGURA 13-1. Historicamente, um tamanho de implante em largura (plataforma de 4,1 mm) era usado para todas as situações clínicas.

QUADRO 13-1 Sequência do Plano de Tratamento

1. Prótese
2. Posições dos implantes
3. Fatores de força do paciente
4. Densidade óssea
5. Número de implantes
6. Tamanho dos implantes

QUADRO 13-2 Complicações de Tensão do Sistema de Implantes

Perda completa do implante
Fratura da porcelana
Restaurações não cementadas
Afrouxamento do parafuso do pilar
Fratura do implante e componentes
Perda da crista óssea

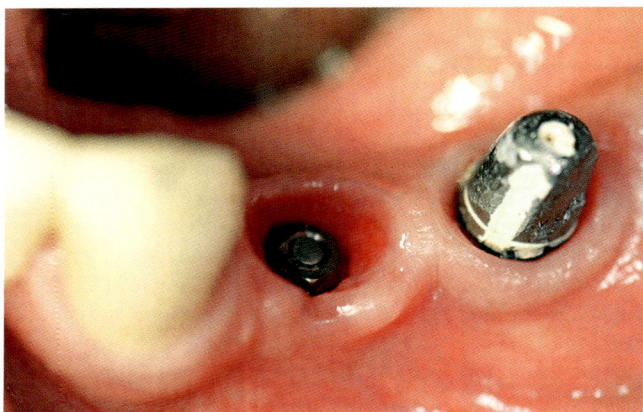

FIGURA 13-2. Fratura do parafuso do pilar é mais comum em situações de maior tensão (p. ex., parafunção, diâmetro do implante).

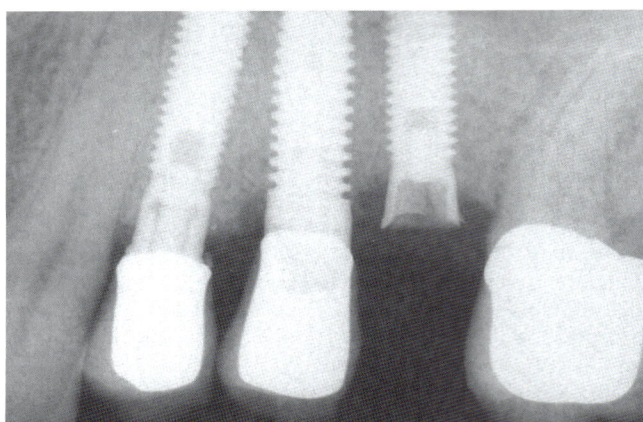

FIGURA 13-3. Fratura do corpo do implante está relacionada com a quantidade de força e o diâmetro dos implantes.

Uma abordagem compreensiva para uma visão geral sobre o tamanho de implante ideal se inicia com a identificação de problemas clínicos a serem discutidos. Implantes dentais atuam para transferir a carga para os tecidos biológicos circundantes.[3,4] A administração de cargas biomecânicas depende de dois fatores: a natureza da força aplicada e a área da superfície funcional sobre a qual a carga é distribuída.[5] O tamanho do implante afeta diretamente a área da superfície funcional que distribui a carga transferida através da prótese. Princípios científicos fundamentais relacionados com a força e a área de superfície são, então, combinados com princípios de engenharia em busca dos objetivos clínicos desejados. Quando relevantes, considerações estéticas em relação ao tamanho do implante também serão discutidas. Este capítulo constrói e aplica biomecânica básica e demonstra como esses princípios também se relacionam com o tamanho ideal do implante dental para suportar uma carga protética. As orientações estéticas associadas ao tamanho do implante também são identificadas.

Características das Forças Aplicadas nos Implantes Dentais

Tensão e Deformação

A presença de tecido fibroso há muito tempo está associada à diminuição da sobrevida de um implante em longo prazo.[1] Cargas excessivas sobre um implante osseointegrado podem resultar em mobilidade do sistema de suporte mesmo após a interface osso-implante ter sido obtida favoravelmente.[6] Cargas excessivas sobre o osso resultam em aumento das condições de maior deformação no mesmo.[7] Essas microdeformações podem afetar sua taxa de remodelação óssea e causar uma sobrecarga patológica, que resulta na perda de osso. A intensidade de deformação óssea está diretamente relacionada com a quantidade de tensão aplicada sobre a interface osso-implante. A tensão pode causar perda do implante, fratura da porcelana, não cementação das próteses, afrouxamento dos parafusos pilares, fratura dos componentes e do implante, bem como perda da crista óssea (Quadro 13-2). Apesar de várias razões poderem causar a perda da crista óssea, uma delas poderia ser a sobrecarga protética.[8] Quanto maior a tensão sobre a interface osso-implante, maior será o fator de risco para qualquer complicação biomecânica, incluindo perda da crista óssea e do implante.[9] Portanto, a relação entre a tensão e a deformação vem mostrando-se um parâmetro importante para reduzir qualquer complicação biomecânica.

O afrouxamento dos parafusos é uma complicação notada especialmente em substituições de elemento unitário ou em coroas individuais restauradas com múltiplos implantes adjacentes. O afrouxamento de parafusos protéticos é afetado pelo diâmetro dos implantes.[10] Quanto maior o diâmetro de um implante, menor é a força aplicada ao parafuso pilar e menor é o afrouxamento dos parafusos. Portanto, quando forças laterais ou cantiléveres estão presentes, especialmente quando a altura da coroa ou a parafunção é maior que as usuais, o diâmetro ou o número do implante (unidos) deveriam ser aumentados para limitar essa complicação.

O aumento da tensão sobre o corpo do implante também eleva o risco de fratura do corpo do implante ou do parafuso pilar (Fig. 13-3). A resistência de um parafuso do pilar ou do corpo do implante está relacionada com o rádio multiplicado pela força de 4. Portanto, um implante ou parafuso do pilar protético com o dobro do tamanho é 16 vezes mais resistente a falhas. Portanto, o tamanho do corpo do implante tem grande relação com fatores biomecânicos, incluindo afrouxamento do parafuso do pilar, manutenção da crista óssea, sobrevida do implante e fratura dos componentes ou do corpo do implante. Além disso, o perfil de emergência da coroa está associado ao diâmetro do implante (Fig. 13-4). Um perfil de emergência deficiente em decorrência de um implante menor pode afetar a estética, a retenção de alimento, considerações acerca de higiene do sulco e uma estimativa experimental para avaliação da saúde em longo prazo.

As forças aplicadas sobre implantes dentais podem ser caracterizadas em cinco fatores distintos (embora relacionados): magnitude, duração, tipo, direção e amplitude.[5] Cada fator deveria ser considerado com base em limitações fisiológicas sobre o tamanho do implante.

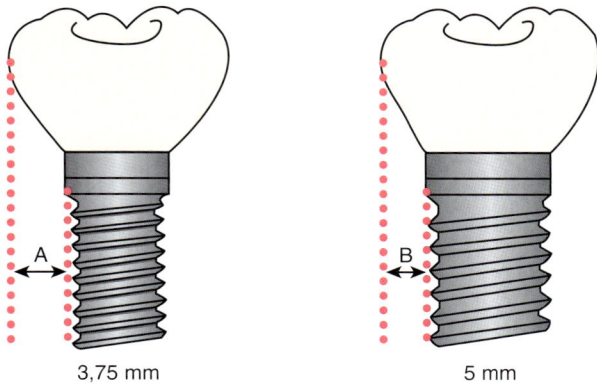

FIGURA 13-4. O perfil de emergência de uma coroa está relacionado com o diâmetro do implante. O implante à esquerda (A) tem um perfil de emergência mais estreito do que o implante à direita (B).

Como resultado, um relativo fator de risco para diferentes tamanhos de implantes poderia ser estabelecido.

Magnitude da Força

A fisiologia do sistema estomatológico determina uma variedade de amplitudes de forças que podem ser aplicadas em um implante no ambiente oral. A magnitude da força mastigatória varia em função da região anatômica e do estado da dentição.[11] Mordidas com força padrão podem alcançar 4,54 a 158,76 kg. A magnitude da força é maior na região de molar (99,79 kg), menor na área do canino (49,90 kg) e ainda menor na região dos incisivos (11,34 a 15,88 kg).[12] Com a parafunção, essa média da força máxima mastigatória aumenta em uma magnitude que pode alcançar 453,59 kg nas regiões posteriores.[13]

Após grandes períodos de edentulismo, o rebordo ósseo se torna frequentemente menos denso. Estudos em maxilares dentados e edentados demonstram maior densidade óssea trabecular nas regiões anteriores, quando comparadas com as regiões molares.[14] A resistência máxima do osso é altamente dependente de sua densidade.[15] Dessa maneira, um osso menos denso pode não ser capaz de suportar forças mastigatórias fisiológicas normais sobre um implante dental. Um planejamento cuidadoso do tratamento, incluindo a seleção do tamanho adequado do implante, é fundamental para diminuir a magnitude da carga imposta sobre a interface osso-implante em condições menos ideais. Assim, as regiões posteriores com maiores forças mastigatórias e menores densidades ósseas deveriam utilizar um parâmetro diferente na seleção do tamanho do implante, em comparação com as regiões anteriores. Quando o tamanho do implante não é maior nas regiões anteriores, considerações de desenho ou número do implante (ou ambas) deveriam compensar pelos maiores fatores de força ou densidade óssea deficiente.

Duração da Força

A duração da força mastigatória na dentição tem uma grande variação. Sob condições ideais, os dentes se aproximam durante a deglutição e mastigação apenas em rápidos contatos. O tempo total desses breves episódios representa menos de 30 minutos por dia.[13] Pacientes que exibem bruxismo, apertamento ou outros hábitos parafuncionais, contudo, podem ter seus dentes em contato durante várias horas por dia. Fraturas por fadiga aumentam em relação direta com o aumento de força e com o número de ciclos da carga.[5] Consequentemente, um aumento na duração da força influencia diretamente um crescimento no risco de fadiga da carga transferida para o corpo do implante quando a força é maior que o limite da resistência dos componentes.[16] A largura do corpo do implante está diretamente relacionada com a resistência de um implante, e implantes com

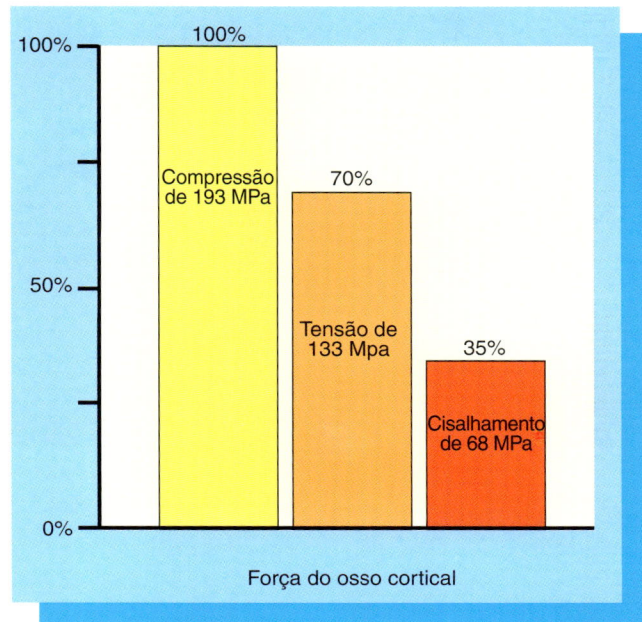

FIGURA 13-5. O osso é mais forte sob forças de compressão, 30% mais fraco para forças de tensão e 65% mais fraco para forças de cisalhamento.

maiores diâmetros reduzem o risco de fratura por fadiga. Portanto, a resistência a fraturas por torção deveria ser alterada em pacientes com mordidas de maior força (p. ex., pacientes parafuncionais), por meio do aumento do diâmetro do implante.

A duração de uma força também pode alterar a interface osso-implante. Danos ao osso cortical por fadiga têm sido relatados sob taxas de força de alta frequência (p .ex., fraturas de tíbia em corredores).[17] Embora dano por fadiga no osso alveolar ainda não tenha sido bem relatado na literatura, é improvável que o osso alveolar reaja de maneira diferente às cargas parafuncionais. Roberts et al. relataram que o osso ao redor do implante pode ser remodelado a uma taxa de 500% ao ano após a carga, em comparação com remodelação fisiológica do osso trabecular normal ao redor de um dente, com taxa de 40% ao ano.[18] O aumento dramático nas taxas de remodelação pode, eventualmente, levar a dano por fadiga e consequente perda óssea.[19] Essa perda óssea pode ocorrer essencialmente nas regiões marginais da crista ou se estender através da interface e levar à perda do implante.

Tipo de Força

Três tipos de forças podem ser utilizados sobre os implantes dentais no ambiente oral: compressão, tensão e cisalhamento. O osso é mais forte sobre cargas de compressão, 30% mais fraco quando submetido a forças tensionais e 65% mais fraco sob cargas de cisalhamento[20] (Fig. 13-5). Por isso, deve-se tentar limitar as forças de cisalhamento sobre o osso, uma vez que ele é menos resistente a fraturas sob essas condições. Isso é mais importante em regiões nas quais o osso possui menor densidade, porque a resistência do osso também está diretamente relacionada com a sua densidade.[15] Um aumento na largura de um implante pode diminuir as cargas contralaterais e aumentar a quantidade de interface osso-implante formada sob cargas compressivas. Por isso, quando forças apresentam maior tensão ou cisalhamento por natureza (como cantiléveres ou cargas angulares), o diâmetro ou número do implante devem ser aumentados, para compensar pelo estado enfraquecido do osso (Fig. 13-6).

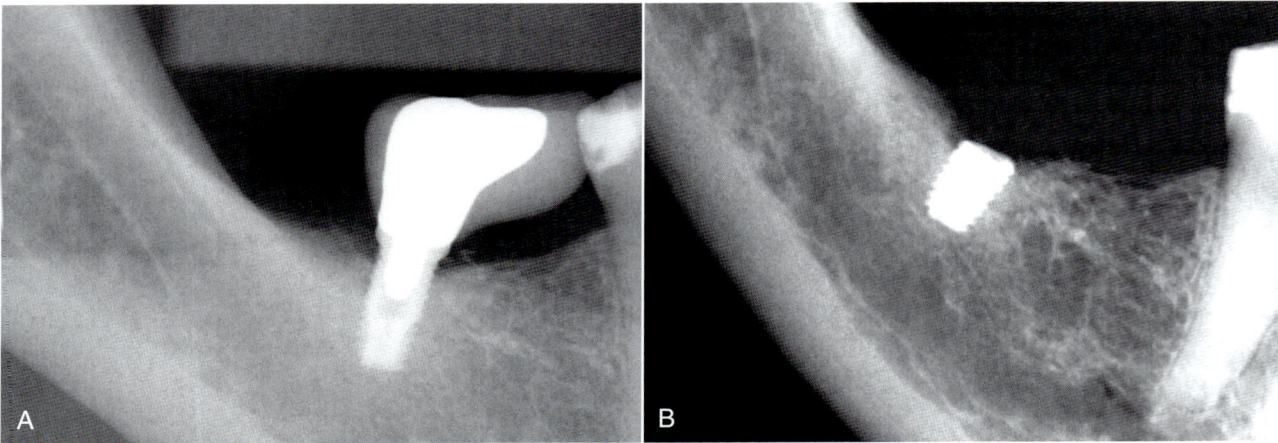

FIGURA 13-6. **A,** O cantiléver sobre a prótese aumenta a tensão no sistema de implante. **B,** O diâmetro do implante está relacionado com a sua força. Um implante de diâmetro largo reduz o risco de fratura do corpo do implante.

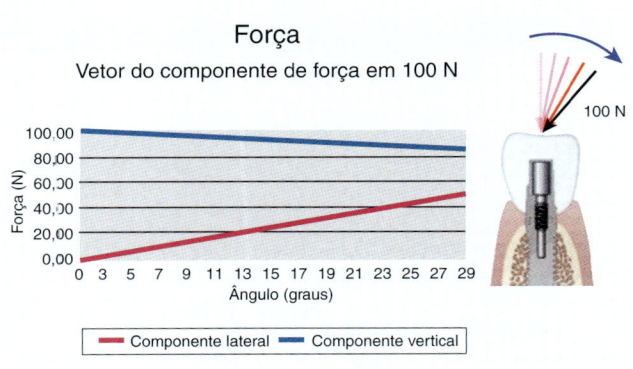

FIGURA 13-7. Quanto maior for o ângulo da carga para a prótese, maior o componente lateral de força. O componente lateral de força é principalmente cargas de cisalhamento e tensão.

Direção da Força

A direção da carga tem um efeito significativo na magnitude dos componentes de cargas compressivas e laterais (forças tensionais e de cisalhamento). Cargas angulares aumentam a quantidade de carga de cisalhamento transmitida do corpo do implante para o osso, e o osso é o mais fraco para cargas de cisalhamento.[21] Pelo aumento do ângulo da carga em apenas 15 graus, o componente lateral dessa carga (forças de cisalhamento e tensão) é aumentado em 25,9%. Todo grau de carga angulada aumenta a carga de cisalhamento transferida aos implantes, que é o componente mais danoso da carga, porque o osso é mais fraco para cisalhamento. As forças aplicadas sobre a estrutura de um implante são geralmente maiores na interface da crista óssea.[22] Cargas anguladas aplicadas na prótese implantossuportada produzem cargas anguladas na plataforma do implante e, portanto, do osso marginal; Portanto, é importante considerar a angulação do implante (Fig. 13-7).

Sob condições ideais, o corpo do implante deve ser direcionado para gerar cargas compressivas no longo eixo do implante e para reduzir as cargas de cisalhamento na região da crista marginal. Forças oclusais em relação cêntrica de oclusão ocorrem onde as forças oclusais são maiores. Dessa maneira, o implante deveria ser instalado de maneira perpendicular à curva de Wilson e à curva de Spee. Além disso, o alinhamento axial gera menos tensão ao sistema do implante (p. ex., pilar protético e parafuso do pilar protético) e reduz o risco de perda do parafuso e fraturas por fadiga do implante ou seus componentes.

A anatomia da mandíbula e da maxila frequentemente apresenta restrições significativas quanto à possibilidade de instalar cirurgicamente um implante para suportar a carga no comprimento do seu longo eixo. Por exemplo, padrões de reabsorção após edentulismo prolongado exacerbam a angulação da maxila e mandíbula.[23] Além disso, depressões inferiores no osso restringem a instalação do implante em cada arco e, em consequência, afetam a direção da carga imposta sobre o implante. Quase todas as depressões inferiores ocorrem na vestibular do osso, com exceção da fossa submandibular na região posterior da mandíbula.[24] O corpo do implante frequentemente possui angulação para evitar a perfuração do corte do osso vestibular/lingual durante a instalação. Essas angulações aumentam complicações biomecânicas e podem ser reduzidas pelo aumento do diâmetro do implante (ou aumentando o número de implantes).

A região anterior da maxila não permite uma posição ideal do implante, mesmo sob condições ideais. Os dentes anteriores superiores naturais estão 12 a 15 graus fora do longo eixo de carga, e o osso da pré-maxila fica em uma relação similar após a perda dos dentes. Portanto, implantes nessa região são geralmente posicionados em um ângulo maior em relação às cargas oclusais que em qualquer outra região.[21] Para diminuir o efeito de uma carga angulada sobre o implante, o corpo do implante deve ser aumentado em diâmetro. É interessante notar que os dentes anteriores superiores possuem diâmetro maior que os dentes mandibulares correspondentes. Ao passo que os dentes anteriores inferiores são carregados em seus longos eixos, os dentes maxilares não são. Portanto, o diâmetro dos dentes naturais anteriores segue essa lógica biomecânica.

Amplitude da Força

A amplitude da força faz crescer a tensão sob condições usuais de carga (p. ex., uma prótese com cantiléver, uma coroa com altura maior que o normal, uma carga angulada ou parafunção).[5] Múltiplos amplificadores de força, tais como pacientes com hábitos parafuncionais e coroas com altura excessiva, podem exceder a capacidade de qualquer implante dental de suportar as cargas oclusais. Um plano de tratamento cuidadoso, com atenção especial à posição do implante, ao número do implante, à carga oclusal e ao aumento no tamanho do implante para ampliar a área da superfície funcional, é indicado quando um caso clínico apresenta o desafio dos amplificadores de força.

Um amplificador de força ao redor de um implante individual também é afetado pela densidade do osso. Quatro categorias distintas de densidade do osso na maxila e mandíbula exibem uma grande variedade de resistências biomecânicas (p. ex., habilidade de suportar cargas fisiológicas).[14] O aumento significativo das taxas de perdas clínicas em ossos trabeculados e de baixa qualidade comparados com ossos mais densos tem sido documentado ao redor do mundo por vários investigadores clínicos independentes por mais de uma década, com taxas de perda da ordem de 35% com implantes em ossos D4 (tipo IV).[25-28] A densidade óssea está diretamente relacionada com a resistência óssea, e ossos D4 podem ser até dez vezes mais fracos que ossos D1 e 70% mais fracos que ossos D2.[15] A maioria das perdas de implantes em ossos frágeis decorre de sobrecarga oclusal, redução da resistência óssea, menor porcentagem de contato osso-implante e do tipo de carga transferida para a interface osso-implante na carga funcional.[29] Portanto, o efeito da força resultante é aumentado como resultado clínico, quando instalado em ossos de tipos mais frágeis.

Esforço considerável deve ser dado ao plano de tratamento para reduzir os efeitos negativos da densidade óssea comprometida, incluindo número e tamanho do implante. O fator mais importante para reduzir a tensão sobre a interface osso-implante é normalmente um aumento no número de implantes, o que eleva drasticamente a área de superfície efetiva sobre a qual as cargas oclusais são dissipadas, diminuindo, assim, a tensão. O número de implantes também está associado à sua posição, que pode, de fato, reduzir o comprimento dos cantiléveres e subsequentes cargas anguladas prejudiciais e a tensão de cisalhamento. Após o acréscimo do número de implantes no plano de tratamento, o próximo passo benéfico para reduzir o risco de sobrecarga é aumentar o tamanho do implante, primeiramente em diâmetro.

Área de Superfície

A área de superfície sobre a qual as forças oclusais são aplicadas ao sistema do implante é muito relevante e inversamente proporcional à tensão observada dentro do sistema de implante (Tensão = Força/Área de superfície). Percebe-se claramente, a partir desta equação básica de engenharia que, para reduzir a tensão, a força deve ser reduzida ou a área de superfície deve ser aumentada. Assim, o aumento do tamanho do implante é benéfico para reduzir a tensão aplicada ao sistema. O tamanho de um implante pode ser modificado tanto em altura quanto em diâmetro.

Comprimento do Implante

Comprimento de Implantes Longos

Quase todos os fabricantes de implantes dentais fornecem implantes de vários comprimentos. Os tamanhos mais comuns medem entre 7 e 16 mm (Fig. 13-8). O comprimento do implante está diretamente relacionado com a área de superfície total do implante, quando todas as demais variáveis permanecem constantes. Um implante cilíndrico de 10 mm aumenta a área de superfície em aproximadamente 30% mais do que um implante de 7 mm, e tem cerca de 20% menos área de superfície que um implante de 13 mm[30,31] (Fig. 13-9). Como resultado, um raciocínio comum tem sido utilizar um implante mais longo possível. Contudo, o comprimento do implante utilizado para suportar uma prótese na maioria das vezes corresponde à altura de osso disponível no local com edentulismo. Portanto, implantes mais curtos têm sido utilizados frequentemente nas regiões posteriores e implantes mais longos nas regiões anteriores (Fig. 13-10).

O raciocínio convencional sugere que implantes muito longos fornecem o máximo de área de superfície funcional na interface de cicatrização do implante. No entanto, quando o comprimento é

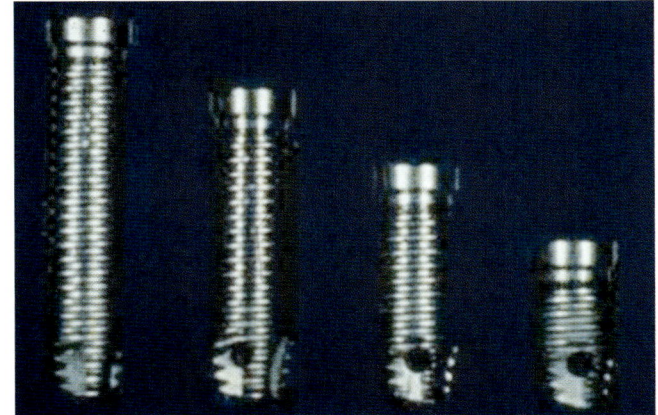

FIGURA 13-8. Quase todos os fabricantes fornecem implantes com diferentes comprimentos, geralmente variando de 7 a 16 milímetros.

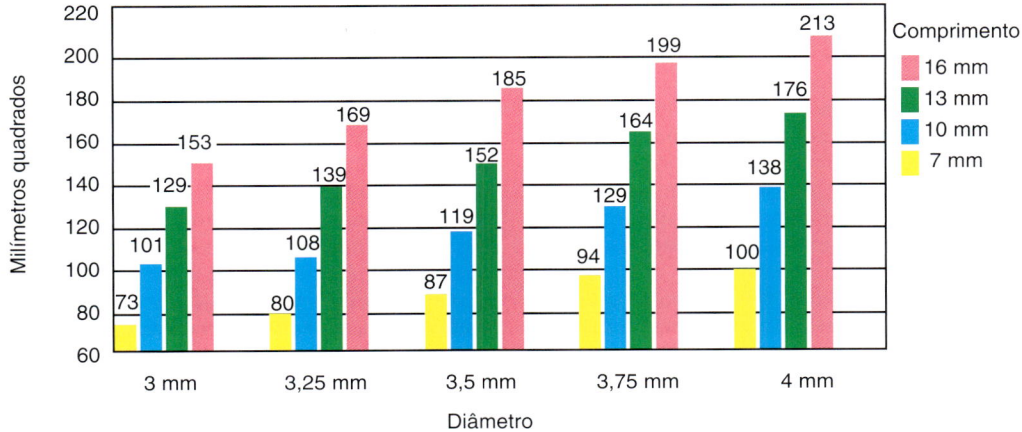

FIGURA 13-9. Um implante de diâmetro largo tem mais área de superfície. O maior aumento na percentagem de área de superfície é geralmente a partir do implante de 7 a 10 mm.

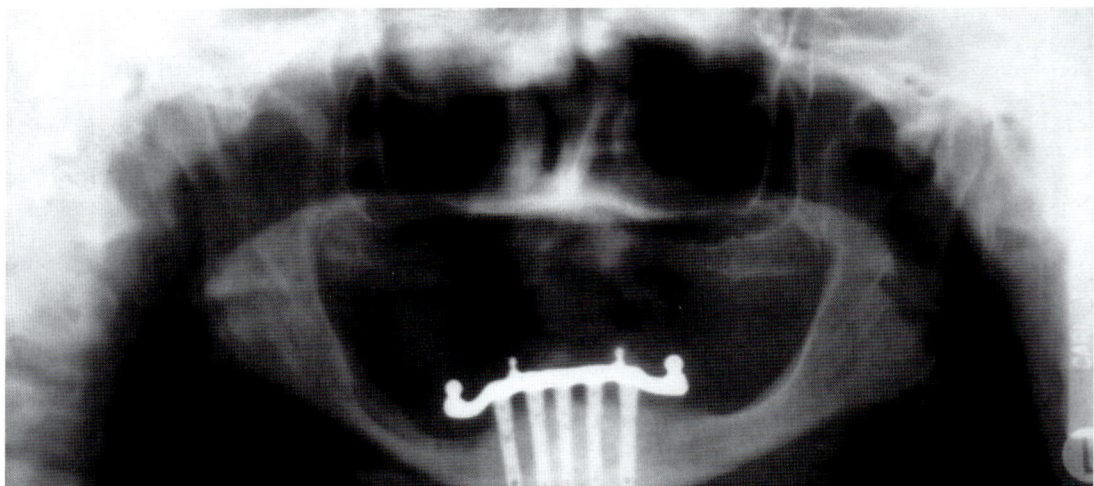

FIGURA 13-10. Maior altura óssea vertical é mais frequentemente encontrada na região anterior da mandíbula. Assim, quando a altura óssea determina o comprimento do implante, os implantes mais longos são instalados nesta região.

reavaliado, vários desafios são criados. A altura do osso disponível é maior nas regiões anteriores da boca, especialmente na região anterior da mandíbula. Porém, as forças mastigatórias são menores e a densidade óssea é maior nessas regiões, especialmente na mandíbula. As regiões posteriores têm altura óssea menor, e o implante não consegue alcançar a lâmina cortical oposta, seja pelo fato de ela não existir (maxila) ou em consequência de limites anatômicos (canal neurovascular na mandíbula). A região posterior da maxila frequentemente possui altura menor do que a mandíbula, e o osso é menos denso. Como resultado, as limitações anatômicas geram implantes mais curtos na região posterior. Em contrapartida, vários relatos indicam taxas de sobrevida similares nas regiões anterior e posterior, quando implantes são maiores que 10 mm em comprimento.[32]

Tem sido sugerido que implantes mais longos que 15 mm proporcionam maior estabilidade sob condições de carga lateral. Entretanto, estudos sugerem que um aumento do comprimento até uma determinada dimensão pode não reduzir proporcionalmente a transferência de força.[22,33] As análises de elementos finitos fornecem meios analíticos para investigar a influência do comprimento do implante em relação à área da superfície funcional sob condições de cargas extremas. Misch e Bidez colocaram implantes cilíndricos de comprimentos diferentes em um modelo ósseo computadorizado com densidade e volume ósseos ideais. Os tamanhos das estruturas dos implantes estabelecidos eram de 5, 10, 15, 20 e 30 mm. Uma coroa de 10 mm foi desenhada acima do nível ósseo, e uma força lateral de 50 N foi aplicada à ponta da coroa de 10 mm. Para essas condições de carga, a porcentagem de tensão máxima foi estabelecida contra a porcentagem de comprimentos testados (Fig. 13-11). Os picos de tensões não foram totalmente dissipados no modelo de implante de 5 mm, com aproximadamente 35% da tensão máxima ainda presente no ápice do implante. O modelo com implante de 5 mm, portanto, não proporcionou um comprimento suficiente para dissipar a força lateral, apesar de conter boa densidade e volume ósseo e do tamanho ideal da coroa.

No modelo com implante de 10 mm, 80% da tensão máxima foi dissipada em aproximadamente 95% do comprimento testado. Para os comprimentos de 15 e 20 mm, 80% da tensão máxima foi dissipada em cerca de 90% do comprimento. Para o comprimento de 30 mm, 80% da tensão máxima foi dissipada em aproximadamente 70% do comprimento testado. Em outras palavras, os implantes de 15 a 30 mm não reduziram a tensão na região da crista óssea e foram capazes de limitar a tensão exercida sobre o comprimento

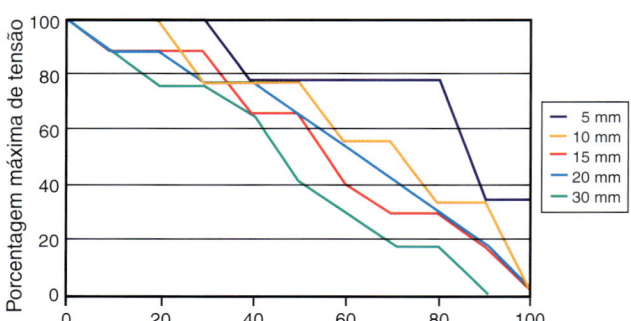

FIGURA 13-11. Implantes de 5, 10, 15, 20, e 30 mm foram avaliados com análise de elemento finito que tinha uma coroa com aproximadamente 10 mm de altura e uma força lateral em um bom simulador de osso. O implante de 5 mm de comprimento ainda tinha 35% de tensão no ápice do sistema do implante. Os implantes na gama de 15 a 20 mm foram muito semelhantes, tanto na crista em 20% quanto no ápice em 40%.

do implante. Portanto, o comprimento do implante em ossos de qualidade favorável (p. ex., ossos D1 ou D2) e a altura da coroa adequada podem variar de 10 a 15 mm em condições similares de tensão. Todos os comprimentos de implante apresentaram entre 80 e 100% de tensão na crista em 40% do comprimento do implante nessa simulação de osso ideal.

Os resultados dessas análises apontaram para o fato de que a maior parte das tensões máximas geradas por uma carga lateral pode ser dissipada tão bem por implantes na faixa de 10 a 15 mm de comprimento quanto por implantes na faixa de 20 a 30 mm. Além disso, as maiores tensões foram observadas nas regiões de crista óssea, independentemente do comprimento do implante. Essa análise biomecânica reforça a tese de que implantes mais longos não são necessariamente melhores em condições de densidade e volume ósseos ideais, como percebido nas regiões anteriores da mandíbula. Um implante de 12 mm de comprimento geralmente é suficiente sob as condições de força e densidade óssea da maioria dos pacientes. Todavia, piores densidades ósseas proporcionam diferentes condições de tensão.[29]

O comprimento ideal de um implante pode ser afetado pela densidade óssea. As forças oclusais concentram-se primariamente na crista dos sulcos em ossos de boa qualidade (p. ex., D1, D2). Em ossos de tipos mais frágeis (D3, D4), a tensão é transmitida ao corpo do implante mais apicalmente. Como resultado, implantes mais longos representam um benefício em tipos ósseos mais moles. Por exemplo, em um estudo de análise tridimensional de elementos finitos realizado por Tada et al., a tensão ao redor do implante em ossos D1 é similar para todos os comprimentos de implante de 9,2 a 14 mm.[34] Em ossos tipo 2, o comprimento do implante também não influenciou a quantidade de tensão aplicada na interface osso-implante. Contudo, a tensão ao redor do corpo do implante em ossos D3 é duas a três vezes maior que nos ossos de tipos mais fortes, e o comprimento de 9,2 mm apresentou quase 30% mais tensão que o implante com 14 mm de comprimento. Em ossos tipo 4, a quantidade de tensão ao redor de um implante de 9,2 mm foi quatro vezes superior à apresentada sobre os modelos simulados de ossos D1 e D2, e a do implante de 14 mm comprimento foi três vezes superior (Fig. 13-12). Além disso, implantes mais longos fixaram-se mais em ossos frágeis durante a instalação cirúrgica e podem resistir a mais movimento durante a cicatrização inicial. Esse aspecto reduz a taxa de fracasso durante a cicatrização para implantes em ossos frágeis. Portanto, implantes de até 15 mm de comprimento são indicados para tipos de ossos mais frágeis, especialmente quando existem cantiléveres ou cargas laterais na prótese.

A estabilização bicortical na região anterior da mandíbula, uma lógica frequentemente citada para uso de implantes mais longos, não é necessária em osso D1, que é um osso cortical homogêneo.[14] O superaquecimento do osso é a principal causa de falha cirúrgica em ossos densos, e a tentativa de ancorar o implante na lâmina cortical oposta em ossos D2 por meio de osteotomia mais longa pode resultar em superaquecimento do osso cortical.[35] Em ossos D3, um implante rosqueado pode não travar imediatamente no osso mais denso na lâmina cortical apical e as roscas do implante podem deformar o restante da osteotomia, especialmente por ser um tipo de osso trabecular. Além disso, após a formação da interface osso-implante, implantes excessivamente longos não transferem a tensão à região apical porque as maiores tensões são transmitidas nos 7 a 9 mm da crista óssea (exceto em ossos de natureza mais mole) e, portanto, implantes maiores que 12 mm frequentemente não são necessários na região anterior da mandíbula.[22]

A região anterior da mandíbula também é a que possui a menor força mastigatória e os implantes são mais longos no eixo da carga. Deve-se notar que a borda incisal de um dente da região anterior da mandíbula é frequentemente mais vestibular que a lâmina cortical inferior (Fig. 13-13).

Como resultado, um implante mais longo na região anterior da mandíbula com osso abundante frequentemente ocupa a lâmina cortical lingual, não a borda inferior. Uma vez que essa borda é mais superior, o dentista pode inadvertidamente perfurar a lâmina lingual e aumentar o risco de sangramento, edema do assoalho de boca e complicações pós-operatórias.

Ossos D3 e D4 estão presentes principalmente nas regiões posteriores dos maxilares, onde se observa menor disponibilidade de altura óssea, em comparação com as regiões anteriores. O reposicionamento do nervo alveolar inferior mandibular tem sido citado como um tratamento clínico aceitável para facilitar a instalação de implantes mais longos na região posterior da mandíbula (Fig. 13-14). Contudo, esse procedimento cirúrgico avançado representa maior risco de parestesia e não é muito indicado, especialmente quando outras opções de tratamentos estão disponíveis.[36]

Para instalar implantes mais longos nas regiões posteriores da maxila, um levantamento de seio maxilar pode ser necessário. Levantamento de seio maxilar vem mostrando-se capaz de levar ao crescimento de osso no enxerto pelas paredes ósseas circundantes, e o osso não se forma sob a mucosa do seio maxilar por vários anos. Por consequência, a região apical dos implantes mais longos não se beneficia do procedimento de elevação do seio maxilar por algum tempo e a crista óssea abaixo do enxerto permanecerá com maior risco. No entanto, deve-se perceber que implantes em ossos D4 de baixa densidade (frequentemente encontrados na região posterior da maxila) geram benefícios quando possuem ao menos 12 mm de comprimento. Implantes de até 15 mm podem ser benéficos em condições de fatores de força maior; portanto, um levantamento de seio maxilar é frequentemente necessário nessa região.

O aumento da área de superfície por meio do maior comprimento nas regiões posteriores dos maxilares frequentemente exige técnicas cirúrgicas avançadas de enxertos na maxila ou mandíbula. Quando a guia incisiva elimina todas as forças laterais e nenhum cantiléver está presente na prótese, as necessidades de comprimento do implante podem ser reduzidas, especialmente em ossos de boa qualidade. Implantes de comprimento superior a 12 mm proporcionam poucos benefícios sob essas condições e, com frequência, aumentam os riscos cirúrgicos do procedimento.

Comprimento de Implantes Curtos

Diferentes fatores de risco para a longevidade do implante surgiram ao longo dos anos. Uma revisão da literatura relacionada com a perda

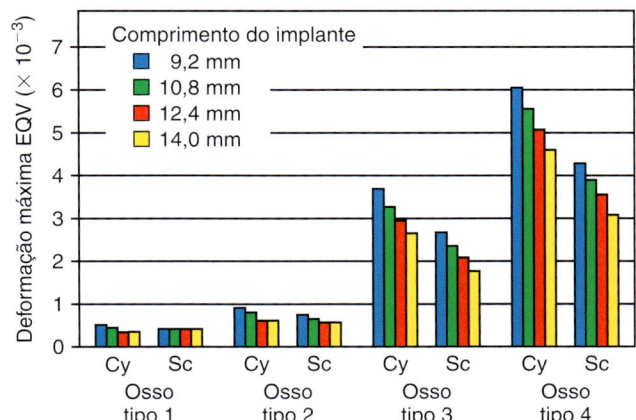

FIGURA 13-12. Tada et al. avaliaram o comprimento do implante em relação a qualidade óssea e tensões máximas. Os tipos ósseos mais suaves deformam nas condições de tensão mais do que o comprimento do implante.[34] Cy, Implante cilíndrico; Sc, implante parafusado.

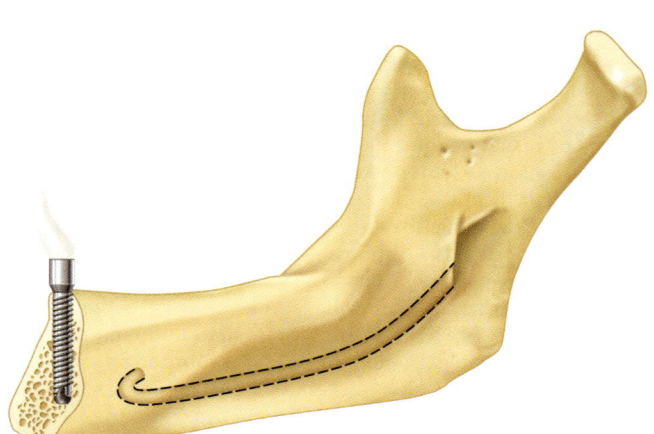

FIGURA 13-13. Os implantes em uma divisão A (osso abundante) muitas vezes envolvem a cortical lingual, não a borda inferior da mandíbula.

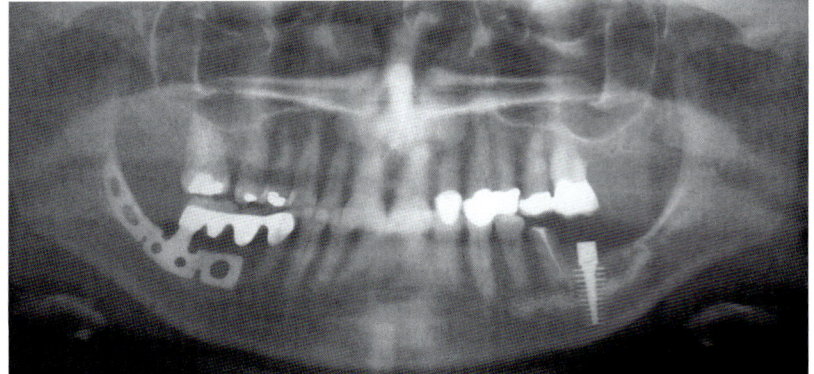

FIGURA 13-14. Reposicionamento do nervo mandibular tem sido sugerido para aumentar o comprimento do implante na região posterior da mandíbula.

TABELA 13-1
Implantes Curtos (Revisão da Literatura abaixo de 90%)

Autor (Ano)	Número de Implantes	Índice de Sucesso (%)	Sistema de Implante
Jemt e Lekholm[40] (1995)	298	76	Brånemark
Minsk et al.[28] (1996)	50	84	Brånemark (seis sistemas)
Saadoun e Le Gall[47] (1996)	15	79	Steri-Oss
De Bruyn et al.[47] (1999)	9	87	Screw-Vent
Winkler et al.[38] (2000)	152	81	Screw-Vent (seis desenhos)
Naert et al.[6] (2002)	1.168	67	Brånemark
Weng et al.[39] (2003)	97	79	3i

Total de implantes: 1.889
Média do índice de sucesso: 80,3%

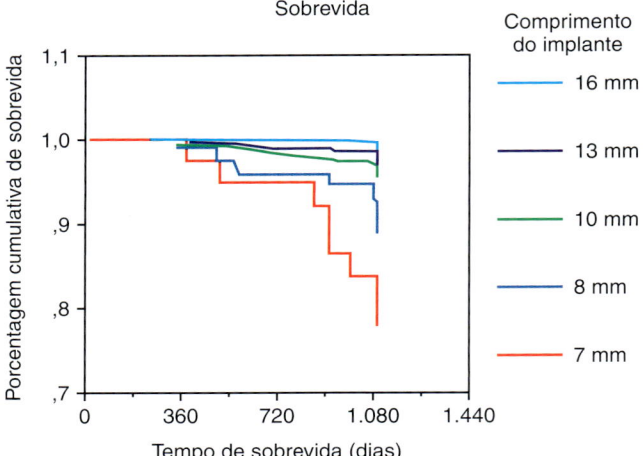

FIGURA 13-15. Um estudo multicêntrico constatou que, enquanto os implantes de 7 mm fracassaram 26,4% das vezes, os de 16 mm falharam 0,8% das vezes. Observe que nenhum implante foi perdido no primeiro ano. Em vez disso, eles fracassaram após a carga.[38]

e o comprimento de implantes foi publicada por Goodacre et al. em 2003.[32] Vários fabricantes de implantes oferecem implantes em comprimentos de 7, 8,5 e 10 mm. Na maioria dos artigos sobre o comprimento dos implantes, implantes com 10 mm ou menos possuem elevadas taxas de insucesso. Nos estudos resumidos, as taxas de fracasso desses implantes curtos foram de 15%, comparadas com um índice de perda de 3% em implantes mais longos. A perda ficou ainda mais aparente quando a literatura analisou implantes menores que 10 mm nas regiões posteriores de pacientes parcialmente edentados. Menos da metade dos estudos clínicos teve taxas de sobrevida maiores que 90%, e mais da metade dos estudos apresentou fracassos de implantes maiores que 19,7%[6,28,37-46] (Tabela 13-1).

Uma revisão de vários estudos multicêntricos sobre implantes curtos é digna de nota. Minsk et al. relataram os resultados acerca de um centro de treinamento em 1996, com 80 diferentes trabalhadores utilizando seis sistemas distintos durante um período de 6 anos.[28] Implantes de comprimento entre 7 e 9 mm tiveram um índice de perda de 16%. A taxa de sobrevida total de todos os implantes longos foi de 95%. Winkler et al. publicaram um estudo multicêntrico durante um período de 3 anos em 2000.[38] A sobrevida do implante estava diretamente relacionada com o comprimento do implante. Enquanto os implantes de 7 mm tiveram um índice de perda de 26,4%, os implantes de 16 mm apresentaram apenas 2,8% de perda. Enquanto implantes de 8 mm tiveram 13% de perda, implantes de 10 mm, no estudo, fracassaram a um índice de 10,9% e implantes de 13 mm fracassaram em 5,7% das vezes. (Fig. 13-15). Um estudo multicêntrico de Weng et al., em 2003, mostrou que 60% de todos os implantes perdidos possuíam o comprimento de 10 mm ou menos.[39] O índice total de perda dos implantes analisados no estudo foi de 9%; ainda assim, os implantes de 7 mm foram perdidos em 26% das vezes e os implantes de 8,5 mm tiveram um índice de perda de 19% (Fig. 13-16). Naert et al. relataram os resultados clínicos de implantes dentais curtos[6]. Enquanto implantes mais curtos que 10 mm tiveram uma taxa de sobrevida média de 81,5%, implantes mais longos apresentaram uma taxa de sobrevida superior a 95%.

Deve-se notar que os índices de perda, na maioria desses estudos, não correspondem a perdas cirúrgicas ou perdas de osseointegração. As perdas associadas a implantes curtos frequentemente ocorrem após carga funcional. Em outras palavras, o sucesso cirúrgico não foi influenciado pelo comprimento do implante. No entanto, após as próteses estarem em função, um aumento na perda da carga inicial foi observado, em especial entre os 6 e 18 primeiros meses.[39]

Quatro razões relacionadas à biomecânica poderiam explicar por que um implante curto pode ter um maior índice de perda após a carga, em comparação com implantes mais longos:[48]
1. Menor área de superfície para dissipar cargas oclusais
2. Maior força mastigatória nas regiões posteriores
3. Menor densidade óssea nas regiões posteriores
4. Tamanho da coroa aumentado (reabsorção da crista óssea diminui o comprimento do implante e aumenta o espaço do tamanho da coroa)

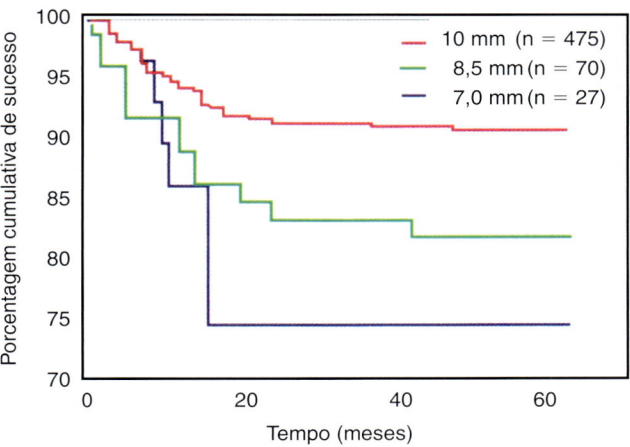

FIGURA 13-16. Um estudo multicêntrico observou que o implante de 7 mm fracassou em 26% das vezes e o implante de 8,5 mm falhou a uma taxa de 19%. Um total de 60% de todas as perdas correspondia a implantes mais curtos do que 10 mm de comprimento[39].

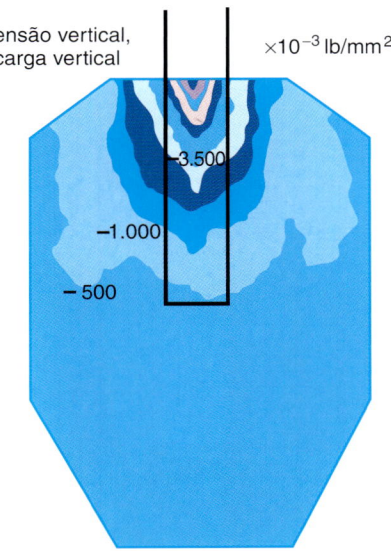

FIGURA 13-17. Uma análise tridimensional mostrou que a maioria das tensões ósseas estava na crista a 5 mm do osso. Nota-se que este é um osso denso.

Razões para os Implantes Curtos

A altura óssea disponível é muitas vezes usada pelo implantodontista para determinar o comprimento do implante, após a confirmação da largura e do espaço mesiodistal adequados. A altura óssea disponível é medida a partir da crista do rebordo edentado até o limite oposto. As regiões posteriores dos maxilares geralmente têm a menor altura de osso disponível porque o seio maxilar expande após a perda do dente e o canal mandibular está a pelo menos 10 mm acima da borda inferior do corpo da mandíbula[24]. Um estudo radiográfico em 431 pacientes parcialmente edentados revelou que a altura de osso existente na região posterior era de 6 mm ou mais em apenas 38% das maxilas e 50% das mandíbulas[36]. Misch observou que nas regiões posteriores de ambos os maxilares em pacientes completamente edentados há mais de 6 mm de perda óssea em 20% das vezes. Como resultado, nas regiões posteriores da boca com maiores forças mastigatórias, sem procedimentos cirúrgicos avançados (*i.e*, levantamento de seio maxilar, enxertos onlay, reposicionamento do nervo), os implantes geralmente são mais curtos quando comparados às regiões edentadas anteriores.

Vantagens dos Implantes Curtos

O comprimento dos implantes influencia a área de superfície funcional do corpo do implante e é, por consequência, teoricamente, desejável. Contudo, diferentemente do que ocorre em dentes naturais e com o ligamento periodontal, as tensões ao redor dos implantes durante a função e a parafunção estão comumente concentradas no osso marginal na crista do rebordo em ossos de boa qualidade.[22] Análises tridimensionais demonstram que, em um implante em contato direto com o osso, a maior magnitude da tensão está concentrada nos 5 mm coronais da interface osso-implante[33] (Fig. 13-17). As tensões distribuídas para o terço apical do implante são de menor magnitude do que as do terço coronal. Assim, sob determinadas condições clínicas, os padrões de transferências de tensão ao osso entre um implante curto e um implante mais longo podem ser similares.[49]

Implantes mais curtos podem oferecer diversas vantagens, quando comparados com implantes mais longos.[50] O enxerto ósseo antes e simultaneamente à instalação do implante não é tão frequente quando implantes curtos são utilizados. O enxerto ósseo é geralmente menos previsível que a cicatrização inicial da instalação de implantes na quantidade existente de osso. O tempo de tratamento frequentemente é aumentado, como resultado do enxerto ósseo antes da instalação do implante. O desconforto do paciente é geralmente maior para o enxerto ósseo do que para a cirurgia de instalação do implante. O custo do procedimento é aumentado quando enxerto ósseo é necessário. Também há menos risco cirúrgico de lesão do canal mandibular e de parestesia na região posterior inferior, comparado com o reposicionamento do nervo ou a instalação dos implantes laterais ao canal.

Quando uma raiz de dentes adjacentes apresenta angulações de mais de 15 graus ou possui dilacerações no ápice da raiz, o implante mais curto pode ser inserido acima do ápice dos dentes sem comprometer a posição do implante. Em rebordos com depressões ou fossas, ou quando o osso basal e o rebordo alveolar original não estão no longo eixo do dente ausente, um implante mais curto pode ser instalado em uma angulação melhor para a carga oclusal (Fig. 13-18).

Pelo ponto de vista do dentista, a cirurgia de implante é simplificada. A perfuração para a primeira broca é mais fácil de visualizar durante a cirurgia. Uma vez que as brocas para osteotomia podem ser mais curtas, o espaço interarcos para posicionar a broca é menor; então, o paciente pode abrir sua boca mais facilmente, de forma que os implantes podem ser colocados nas regiões posteriores. Isso é especialmente vantajoso em um paciente com um crânio de tamanho pequeno. O procedimento cirúrgico tem sua complexidade reduzida com a diminuição do risco de superaquecimento do osso e subsequente facilidade da preparação do local e instalação do implante. Pela perspectiva de um chefe de escritório, menos inventário e mais gerência no escritório são benefícios adicionais (Quadro 13-3).

Em 2006, Misch *et al*. realizaram um estudo retrospectivo multicêntrico com duração de 6 anos,[51] durante o qual 273 pacientes, consecutivamente, receberam 745 implantes, de 7 ou 9 mm de comprimento. Esses implantes suportaram 338 próteses, todas nas regiões posteriores da boca. Havia 102 implantes unitários e 236 próteses fixas sustentadas por múltiplos implantes. Do estágio I ao estágio II de cicatrização, ocorreram seis perdas (99,2% de taxa de sucesso). Durante a fabricação de próteses (período de carga inicial), ocorreram duas perdas de implantes (taxa de perda de 99,7%). Os 737 implantes bem-sucedidos e 338 próteses foram acompanhados de 1 a 6 anos após a entrega da prótese. Um total de 140 implantes foi avaliado por pelo menos 5 anos e 263 implantes por mais de 4 anos. Nenhum implante foi perdido após a instalação da prótese. Portanto, a taxa total de sucesso foi de 99% para até 5 anos (Tabela 13-2).

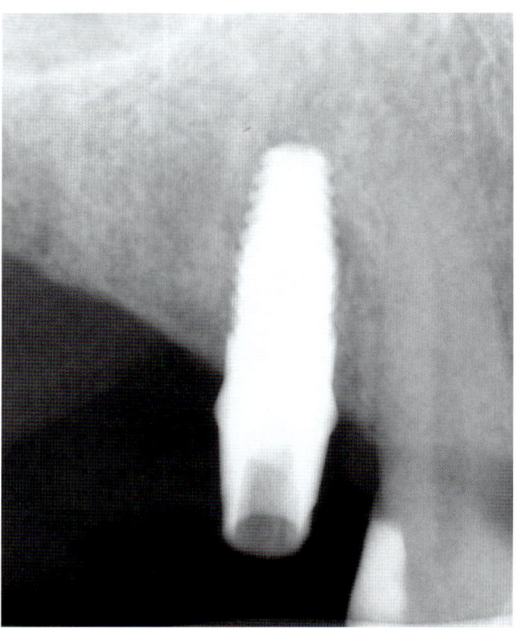

FIGURA 13-18. Quando um dente é angulado ou tem uma dilaceração apical, um implante curto pode ser instalado adjacente ao dente com menos risco de lesão da raiz do dente adjacente.

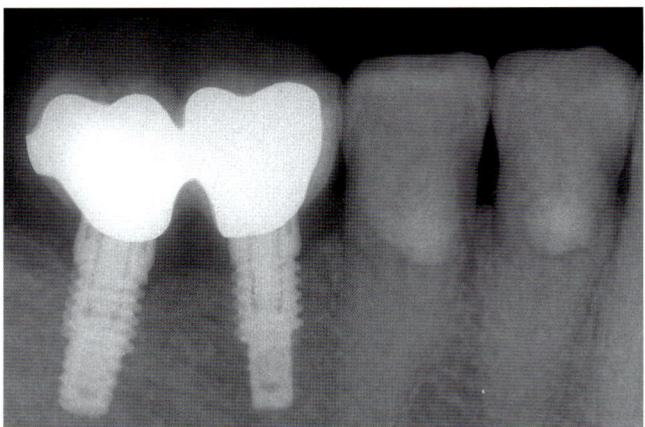

FIGURA 13-19. Implantes menores que 10 mm de comprimento devem usar uma abordagem biomecânica para diminuir a tensão. Aumento do número de implantes, implantes unidos, sem cantiléver e sem cargas laterais são indicados.

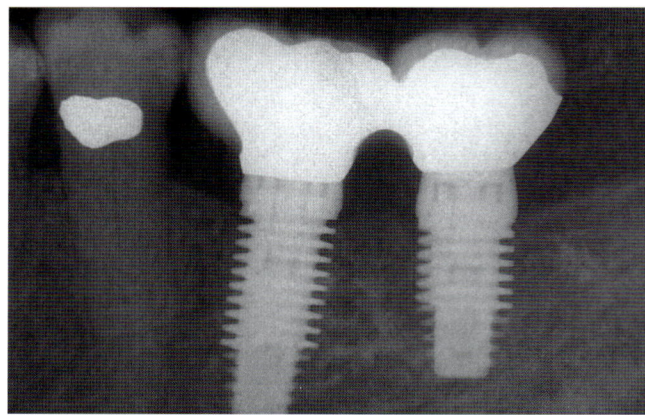

FIGURA 13-20. Quando os implantes curtos são utilizados, eles devem ser unidos com implantes mais longos, sempre que possível. Além disso, a largura do implante pode ser aumentada.

QUADRO 13-3 Vantagens dos Implantes Curtos

1. Padrões de tensão na crista semelhantes aos implantes mais longos em osso de qualidade
2. Menor necessidade de enxerto ósseo em altura
   a. Menor tempo de tratamento
   b. Menor desconforto
   c. Menor custo de tratamento
3. Menor risco cirúrgico de:
   a. Perfuração do seio maxilar
   b. Parestesia
4. Menos danos à raiz do dente adjacente se em ângulo ou dilaceração
5. Carga do implante mais correta e posição estética com fossa ou rebaixo
6. Facilidade cirúrgica
   a. Espaço interarcos reduzido necessário para localização do implante
   b. Trauma da osteotomia decorrente de aquecimento reduzido
7. Menos estoque e custo

TABELA 13-2
Implantes Curtos (Revisão da Literatura acima de 90%)

Autor (Ano)	Número de Implantes	Índice de Sucesso (%)	Sistema de Implante
Higuchi et al.[42] (1995)	109	94	Brånemark
Lekholm et al.[43] (1999)	101	94	Brånemark
van Steenberghe et al.[44] (2000)	16	100	Astra
Testori et al.[45] (2001)	31	97	3i
Tawil et al.[46] (2006)	116	93	Brånemark
Misch et al.[51] (2006)	437	99	BioHorizons

Total de implantes: 810
Média do índice de sucesso: 96,8%

Neste estudo multicêntrico, um protocolo de implantes de comprimento curto foi utilizado para reduzir fatores de tensão biomecânica (Fig. 13-19). Por exemplo, a guia incisiva eliminou forças laterais posteriores em excursões, implantes múltiplos sem cantiléveres foram sempre unidos e implantes adicionais ou mais largos foram utilizados quando possível (Fig. 13-20). Outros estudos recentes na literatura também reforçaram a utilização de implantes mais curtos, desde que providos de uma orientação apropriada da força e distribuição de carga favorável[44-46,50,52] (Tabela 13-2). Portanto, quando uma abordagem biomecânica para reduzir a tensão ou aumentar a área é seguida, a sobrevida de um implante similar a outros estudos pode ser obtida (Quadro 13-4).

É interessante notar que a maioria dos estudos acerca do sucesso de implantes curtos (sobrevida) localiza-se nas regiões posteriores da

QUADRO 13-4 Protocolo para Implantes Curtos

1. Aumentar o diâmetro
2. Unir os implantes
3. Minimizar a força lateral
4. Diminuir o comprimento do cantiléver
5. Aumentar o desenho da área de superfície
6. Sobredentadura *versus* prótese parcial fixa em pacientes com parafunção noturna
7. Melhorar a densidade óssea (carga progressiva)

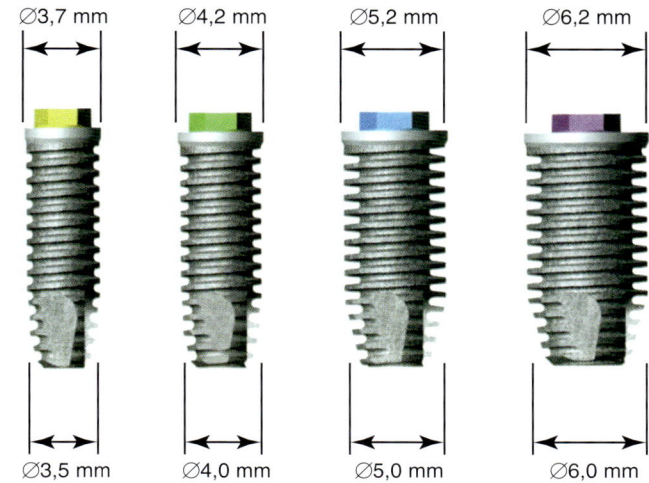

FIGURA 13-21. Diversos fabricantes oferecem implantes com vários diâmetros diferentes. (BioHorizons Implantes Dentários, Birmingham, AL.)

boca parcialmente edentadas ou mandíbulas completamente edentadas opostas à dentição convencional. Um paciente parcialmente edentado possui guia incisiva e nenhuma força lateral nas regiões posteriores. Uma mandíbula atrófica completamente edentada oposta à dentição apresenta uma redução dramática na força funcional, tem a vantagem biomecânica de um arco na região anterior da mandíbula e frequentemente possui ossos de boa qualidade.

Comprimento Ideal do Implante

Para obter um sucesso previsível na maior parte das situações que envolvam fatores de força do paciente ou as densidades ósseas, exige-se um comprimento ideal de implante, dependendo da largura do corpo do implante e seu desenho.[48] Quando a altura óssea disponível não é um fator, o implante deve possuir entre 12 e 15 mm de altura. Quando é utilizada uma altura reduzida de implante, é necessária mais atenção às condições biomecânicas que reduzem a tensão. Quanto mais mole o osso, maior o comprimento do corpo e do diâmetro do implante sugerido.

A literatura descreve uma grande variedade de estudos sobre implantes relatando maiores taxas de sobrevida quando o implante possui pelo menos 12 mm de comprimento. Por exemplo, Ivanoff *et al.* relataram uma perda de 30% com implantes curtos, comparada com 5% em implantes mais longos.[53] Winkler *et al.* estabeleceram a diferença na sobrevida em 25%, comparada com 3%;[38] Weng *et al.* estabeleceram-na em 26%, contra 9%;[39] e Naert *et al.* registraram-na em 19%, comparada com 8%, para implantes curtos.[6] Goodacre revisou 13 artigos e observou uma diferença combinada de 15% de perda, comparada com 3% em implantes mais longos.[32]

Implantes mais curtos geralmente aumentam o risco de perda e, portanto, não são planejados no tratamento inicial como uma primeira opção. Mais que estabelecer um plano de tratamento ideal que pode ser deficiente na área de superfície de carga do implante, o comprimento mínimo de um implante para um protocolo de cicatrização sem carga é geralmente de 12 mm ou mais para a maioria dos projetos de implante. Portanto, após o plano de tratamento ideal estabelecer as posições e o número do implante, o comprimento do implante selecionado para a maioria das opções de planos de tratamento é de pelo menos 12 mm de comprimento. Implantes de 12 a 15 mm em comprimento são geralmente considerados suficientes para a maioria das situações clínicas. Quando o comprimento ideal do implante não é possível (ou prático), um implante mais curto com maior número de implantes, largura aumentada, sem cantiléveres e sem forças laterais na prótese é uma alternativa.

É interessante notar que os dentes posteriores não possuem um comprimento diferente dos dentes anteriores. Embora eles difiram em largura e formato da raiz, o comprimento da raiz do dente é similar. Um comprimento típico do dente é superior a 12 mm. Portanto, sob condições ideais de revestimento cortical e do periodonto, o comprimento da raiz é uma variável mais consistente que outros fatores. É lógico para o plano de tratamento um comprimento ideal de implante, para um resultado ideal do tratamento.

Diâmetro do Implante

Implantes de Diâmetro Largo

Por várias décadas, implantes aumentaram gradualmente em largura. Os implantes agulhados da Scialom, nas décadas de 1960 e 1970, tinham menos de 2 mm de largura.[54] Brånemark *et al.* introduziram um diâmetro de corpo do implante constante de 3,75 mm.[1] Um implante de 4 mm em diâmetro também estava disponível e foi usado inicialmente como resgate ou "implante de segurança" quando o implante inicial instalado não apresentava estabilidade durante a instalação cirúrgica. Qualquer corpo de implante maior que 4 mm pode ser considerado um "implante de diâmetro largo."

Na década de 1990, vários fabricantes de implante ofereceram implantes com diâmetros superiores a 4 mm e alguns com diâmetros entre 8 e 10 mm (Fig. 13-21). Esses implantes de diâmetro largo foram usados inicialmente para simular o diâmetro do dente que estava sendo substituído e para melhorar o perfil de emergência da coroa do implante. A lógica era de que se o implante fosse similar em diâmetro ao tamanho do dente substituído, a coroa seria mais estética. O implante de diâmetro largo pode apresentar vantagens cirúrgicas, de carga e protéticas. Além do mais, tendo em vista que o custo do implante não está relacionado com o diâmetro, a instalação de um implante largo custa menos que dois implantes de diâmetro menor.

Vantagens Cirúrgicas

As vantagens cirúrgicas relacionam-se com o uso de um grande implante como um implante reserva quando o tamanho do corpo regular não trava adequadamente ao osso adjacente. O implante regular pode ser removido e substituído pelo implante de diâmetro largo. Quando um implante é perdido, em decorrência da falta de osseointegração ou de fratura, ele pode ser removido e o implante de diâmetro largo é imediatamente instalado.[55] Isso elimina a necessidade de enxerto ósseo, o tempo de cicatrização do aumento ósseo e uma cirurgia adicional para substituição do implante. O mesmo conceito pode ser usado para a instalação imediata de um implante após a exodontia.[56] Uma vez que os diâmetros da maioria dos dentes são superiores a 4 mm, um implante de diâmetro largo tem menos espaço entre as paredes do local de exodontia e o corpo do implante. Ele também possui mais travamento nas paredes apicais de suporte (Quadro 13-5).

QUADRO 13-5 Implantes de Diâmetro Largo: Vantagens Cirúrgicas

Implante de Resgate na Cirurgia
1. Implante não fixado quando instalado
2. Perda do implante: instalação imediata
3. Exodontia: colocação imediata

QUADRO 13-6 Implantes de Diâmetro Largo: Vantagens da Carga

1. Aumento da área de superfície
   a. Compensação dos fatores de força desfavoráveis ao paciente
   b. Diminuição do efeito de cantiléver
   c. Redução do efeito de implante angulado
   d. Compensação da má densidade óssea
   e. Aumento da área de superfície para implantes curtos

Vantagens da Carga

Um método lógico para aumentar a área da superfície funcional do corpo de um implante em condições de maior tensão (i.e., nas regiões posteriores) é aumentar o diâmetro do implante, especialmente quando limites anatômicos influenciam seu comprimento. Raízes em formatos mais largos exibem maior área de superfície de contato com osso do que implantes mais curtos de desenho similar, parcialmente em decorrência de um aumento no contato ósseo circunferencial. Para cada milímetro do diâmetro do implante que aumenta, a área de superfície funcional também é acrescida de 30% a 200%, dependendo do projeto do implante (i.e., cilíndrico versus rosqueado)[57] (Fig. 13-9) Um implante mais curto que 12 mm é usado mais frequentemente nas regiões posteriores da boca. Sob tais condições, o implante de diâmetro largo pode compensar pelo comprimento do implante menor que o ideal. Pelo fato de as tensões oclusais impostas à estrutura do implante serem concentradas na crista óssea de boa qualidade, a largura aparenta ser mais importante que altura depois de uma altura mínima ter sido alcançada para fixação inicial e resistência ao torque e cargas flexíveis. É interessante notar que essa tendência também é percebida em dentes naturais, para compensar o aumento da força nas regiões posteriores; dentes molares são maiores em diâmetro que incisivos, mas não necessariamente mais longos.

As vantagens de carga em um implante mais longo estão relacionadas com uma maior área de superfície, especialmente na região da crista do implante. A maior área de superfície é um benefício quando os fatores de força do paciente são maiores (p. ex., parafunção, aumento da altura da coroa, dinâmica mastigatória aumentada e regiões dos molares nas regiões posteriores da boca). A maior área de superfície é uma vantagem quando um cantiléver (seja em uma direção mesiodistal ou vestibulolingual) é necessário para restaurar a dentição. O implante mais distal com um cantiléver posterior age como fulcro e recebe a maior força. O implante mais longo reduz o risco de sobrecarga. Uma carga angulada no corpo do implante aumenta a magnitude da força na crista óssea marginal e no parafuso do pilar protético do implante. Um implante de diâmetro mais largo reduz a magnitude das forças aplicadas a todo o sistema de implante. Em situações de menor densidade óssea, pode haver sobrecarga mesmo com forças oclusais normais. Implantes de diâmetro mais largo, que distribuem forças sobre uma área de superfície maior, podem reduzir o risco (Quadro 13-6).

Uma avaliação comparativa sobre deformação na crista óssea alveolar dos implantes com diferentes diâmetros foi elaborada por Petrie e Williams.[58] Nessa análise de elemento finito tridimensional, houve uma redução maior que 3,5 em tensão quando implantes de diâmetro mais largo (até 6 mm) eram comparados com diâmetros mais curtos (3,5 mm). É necessário notar que o comprimento do implante reduziu a tensão em 1,6 e um implante cônico aumentou a tensão em uma quantidade similar a 1,6. Em 2004, Himmlova et al. confirmaram os achados em um modelo computadorizado tridimensional (usando osso de boa qualidade), avaliando o comprimento dos implantes e diâmetros de 2,9 a 6,5 mm.[59] As tensões estavam inicialmente nos níveis marginais do osso, na crista do implante. A maior diminuição em tensão foi encontrada entre implantes de 3,6 e 4,2 mm (31,5%); o implante de 5 mm comparado com o implante de 4,2 mm reduziu menos a tensão (16,4%). O comprimento do implante também reduziu a quantidade de tensão, mas não tão significativamente quanto o diâmetro. Um estudo realizado por Aparicio e Orozco, em 1998, usou valores do Periotest® para confirmar clinicamente menos tensão transferida ao complexo implante-osso.[60] Os valores do Periotest® observados em implantes de 5 mm de diâmetro na maxila e mandíbula foram 1,1 e 0,6 unidades menores que para os implantes de diâmetros de 3,75 mm nos mesmo pacientes. Portanto, neste estudo, ossos mais frágeis (i.e., maxila) apresentaram mais benefícios para um implante de diâmetro largo que densidades ósseas mais próximas à ideal.

Vários estudos clínicos na literatura relataram taxas de sobrevida do implante similares ou melhores com implantes de diâmetros mais largos comparados com diâmetros regulares. Graves et al., em 1994, relataram uma taxa de sobrevida de 96% em um período de 2 anos com 268 implantes largos em 196 pacientes.[61] Todas as perdas ocorreram antes do estágio II da cirurgia, devido à ausência de osseointegração do implante. Em 2000, Winkler et al. relataram sobre a influência do diâmetro e comprimento do implante associada à sobrevida do implante.[38] Enquanto a sobrevida dos implantes de 3 a 3,9 mm de diâmetro foi de 90,7%, a taxa de sobrevida daqueles com 4 a 4,9 mm foi de 94,6% por um período de 3 anos. Um implante largo de 5,5 mm foi avaliado por Krennmair e Waldenberger, em 2004, com 121 implantes em 114 pacientes.[62] O estudo rendeu uma taxa total de sobrevida de 98,3%, com 100% na mandíbula e 97,3% na maxila. Griffin e Cheung relataram implantes curtos e largos nas áreas posteriores com altura óssea reduzida de 167 pacientes para 168 implantes revestidos com hidroxiapatita (HA), de 6 mm em diâmetro e 8 mm de comprimento.[50] A taxa de sobrevida cumulativa total para até 68 meses (ou seja, 34,9 meses) após a carga foi de 100%.

Em 2005, Anner et al. relataram um taxa de sobrevida de 100% em 45 implantes com um período de carga de 2 anos com um implante de 6 mm de largura, cônico, revestido com HA.[63] Misch et al. compararam implantes de 4 e 5 mm que possuíam 7 e 9 mm de comprimento, respectivamente, na região posterior da maxila e mandíbula.[48] O estudo retrospectivo de 5 anos mostrou 100% de sucesso para os implantes de 5 mm e uma taxa de sobrevida de 98% para os implantes de 4 mm. Em 2007, Albreksson et al. relataram informações de 18 centros diferentes.[64] O implante de 3,5 mm fracassou em 11,8%, e o implante de 4,3 mm de diâmetro fracassou 2,8% das vezes. Portanto, vários relatos clínicos aparentemente indicando implantes de diâmetro largo podem obter sobrevida similar (ou maior), comparados com a plataforma de implante padrão de 3,75 mm de diâmetro.

Vantagens Protéticas

As vantagens protéticas do implante de diâmetro largo incluem melhor perfil de emergência para a coroa substituindo um dente de diâmetro mais largo. Quanto mais largo o diâmetro do implante, mais próximo o perfil de emergência de um dente natural, especialmente na região posterior da mandíbula. A maioria das raízes naturais é maior que 4 mm em um corte transversal. Quanto mais próximo o diâmetro do implante do diâmetro da raiz e o nível ósseo marginal 2 mm abaixo da junção cemento-esmalte (JCE), mais parecido o perfil de emergência da coroa de um dente natural. Isso é especialmente perceptível na região do primeiro molar superior porque o diâmetro da raiz se aproxima de 8 mm, ou o dobro do tamanho de um implante de 4 mm (Fig. 13-22). O contorno mais largo da coroa também pode reduzir o espaço interproximal da coroa e diminuir a incidência de impactação da comida durante função (Fig. 13-23, *A*). O implante de diâmetro largo também pode beneficiar a higiene oral diária do sulco por meio da melhora da emergência da coroa, evitando, assim, a necessidade de uma dobra no rebordo. O contorno melhorado também permite acesso ao sulco para sondagem periodontal ou limpeza.

Em 1997, Jarvis enfatizou a vantagem biomecânica de implantes largos, particularmente em reduzir a magnitude da tensão exercida nas diversas partes do implante.[65] O diâmetro do implante está relacionado com a resistência à fratura por flexão ou momento de inércia, e o aumento em diâmetro reduz o risco de fratura à energia elevada à quarta potência, tendo em vista que todos os outros atributos geométricos continuam os mesmos. Portanto, para reduzir o risco de fratura do implante, um implante colocado em um homem jovem com bruxismo deveria ter um diâmetro mais largo do que aquele em uma mulher mais velha, sem hábitos parafuncionais (Fig. 13-23, *B*).

A força em um parafuso do pilar protético é reduzida com um implante de diâmetro largo.[10] Boggan *et al.* modelaram o sistema do implante como um conjunto derivado da engenharia e chegaram à seguinte fórmula:

$$Fs = \frac{\{P(H) - R2(h)\}^2}{D}$$

Onde:
Fs = Carga no parafuso do pilar protético
P = Carga lateral no pilar prótetico
H = Altura do pilar protético
R2 = Força reativa no hexágono externo (ou interno)
h = Altura (ou profundidade) do hexágono externo (ou interno) do implante
D= Diâmetro da plataforma do implante
Ponto A = Ponto de rotação do pilar protético (Fig. 13-23)

Aumentando D (diâmetro da plataforma), a força sobre o parafuso é reduzida. Por consequência, implantes de diâmetros mais largos têm menor força no parafuso do pilar protético. Uma redução de força aplicada ao parafuso do pilar protético resulta em menor afrouxamento do pilar de parafuso e menor risco de fratura do parafuso do pilar protético (Fig. 13-24). Portanto, não apenas o risco de fratura é reduzido devido ao diâmetro, mas a força sobre esse parafuso do pilar é também reduzida para diminuir complicações decorrentes de perda de parafuso (Quadro 13-7). Quando um pilar de diâmetro menor é colocado em um implante (mudança de plataforma), a

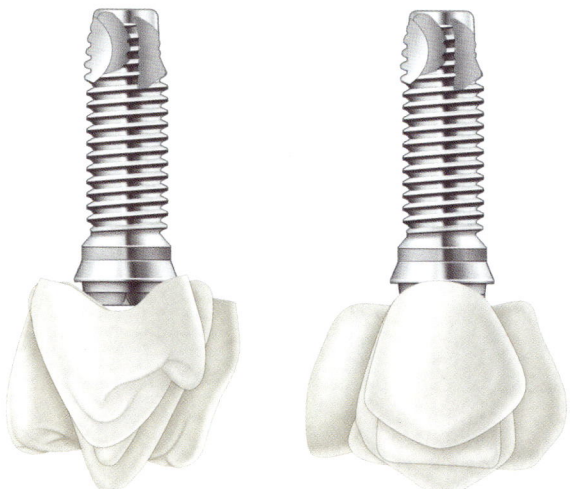

FIGURA 13-22. O diâmetro de um dente é muitas vezes maior do que um implante para substituí-lo. Como tal, quanto maior o implante, mais o perfil de emergência na região cervical se assemelha a um dente.

> **QUADRO 13-7** Implantes de Diâmetro Largo: Vantagens Protéticas
>
> 1. Melhora do perfil de emergência de dentes mais largos
> 2. Facilita a higiene oral e sondagem periodontal
> 3. Minimiza a fratura do corpo do implante
> 4. Diminui o afrouxamento do parafuso do pilar

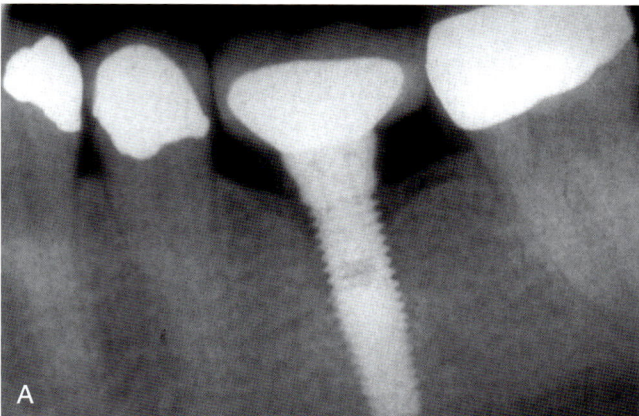
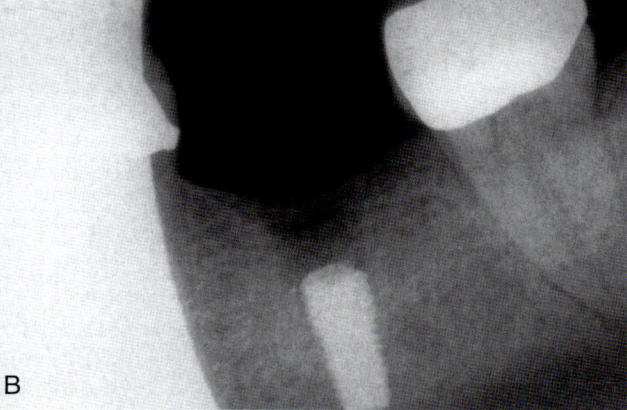

FIGURA 13-23. **A,** Um implante de diâmetro regular na região molar tem mais espaços interproximais e resulta mais frequentemente em impactação alimentar entre os dentes. Nota-se a perda óssea marginal. **B,** O implante em **(A)** fraturado como consequência de muita tensão biomecânica. A fratura ocorreu após a perda da crista óssea.

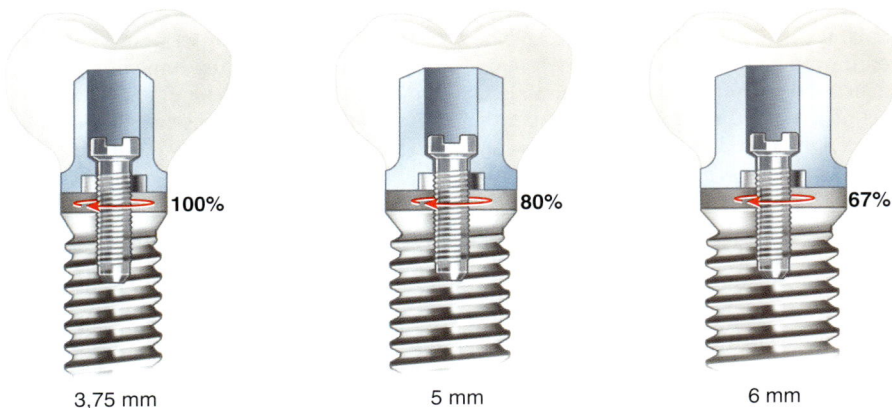

FIGURA 13-24. O implante de diâmetro mais largo transmite menos força para o parafuso do pilar. Assim, afrouxamento do parafuso é menos frequentemente observado.

força sobre o parafuso irá aumentar, simultaneamente ao risco de perda de parafuso.

Em um artigo clínico preparado por Cho et al. implantes de diâmetro largo tiveram 5,8% de afrouxamento de parafuso, comparado com 14,5% para implantes de diâmetro padrão.[66] Quando uma força maior é aplicada ao sistema, dois implantes de diâmetro regular, mais que um implante de largo diâmetro, são vantajosos para reduzir a perda de parafuso. Por exemplo, Balshi et al. relataram uma perda de 40% do parafuso do pilar protético durante um período de 3 anos ao substituir um molar com um implante.[67] Essa complicação foi reduzida a 8% quando dois implantes substituíram um único molar.

Desvantagens dos Implantes de Diâmetro Largo

As desvantagens de um implante de diâmetro largo estão principalmente relacionadas com os aspectos cirúrgicos e o período de cicatrização inicial. Alguns relatos indicam maior taxa de perda de implantes de diâmetro largo. Eckert et al. relataram 19% de perda de implantes na mandíbula e 29% na maxila com 85 implantes de plataforma larga em 63 pacientes.[68] Attard e Zarb compararam a taxa de sucesso do implante de diâmetro padrão de 3,75 mm durante 15 anos e a taxa de sobrevida de 5 anos de implantes de plataforma larga com 5 mm de diâmetro substituindo os dentes posteriores.[69] Enquanto os implantes de diâmetro padrão tiveram uma sobrevida de 91,6%, o implante de 5 mm apresentou uma taxa de 76,3%. Shin et al. encontraram uma taxa de sobrevida de 80,9% para implantes de 5 mm de diâmetro, comparada com 96,8% para os implantes de diâmetro regular em um período de 5 anos.[70]

Ivanoff et al. afirmaram que o maior índice de perda de implantes de diâmetro largo pode ser causado pela inexperiência do dentista, por implantes instalados em osso de baixa qualidade e pelo uso de implante de diâmetro largo como um resgate quando o implante de diâmetro padrão não conseguir a estabilidade ou fracassar.[53] Além do mais, para a maioria dos sistemas de implantes, o implante mais largo não utiliza tantas brocas sequenciais para aumentar o diâmetro da osteotomia do implante, comparado com o implante de diâmetro regular. Dessa maneira, a perfuração final corta mais osso e aumenta a quantidade de calor gerado durante o processo. Portanto, o trauma no osso pode ser aumentado.

A maior força mastigatória e a menor densidade óssea das regiões posteriores podem nem sempre ser capazes de ser dirigidas adequadamente pela largura inicial do implante. Ivanoff et al. descobriram que implantes de 6 mm de comprimento com 5 mm de diâmetro tiveram uma taxa de insucesso de 33% na mandíbula e 10% na maxila.[53] Os implantes de 8 mm de comprimento e 5 mm de diâmetro fracassaram em 25% das vezes na maxila e tiveram um índice de perda de 33% na mandíbula. Neste estudo, os implantes mais longos de 10 e 12 mm que possuíam 5 mm em diâmetro apresentaram 0% de

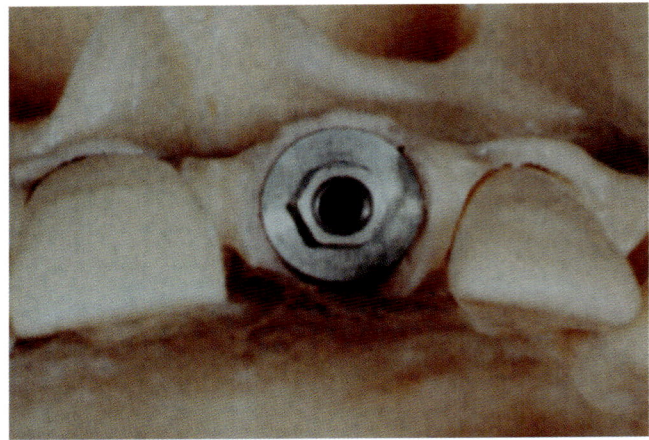

FIGURA 13-25. Um implante de diâmetro largo para substituir um dente anterior pode resultar em implante mais próximo de 1,5 mm a partir do dente adjacente ou tábua óssea vestibular.

perda na mandíbula e um insucesso de 10% na maxila. Portanto, nesse caso, um aumento apenas no diâmetro do implante não foi suficiente para compensar implantes mais curtos.

Um implante de diâmetro largo pode estar mais próximo que 1,5 mm do dente adjacente ou mostrar menos que 1,5 mm de osso vestibular ou palatino (Fig. 13-25). Como resultado, perda óssea ao redor da plataforma de um "espaço biológico do implante", posição da microdesadaptação, metal liso abaixo do osso ou perda óssea por carga também podem causar perda óssea sobre o dente adjacente ou perda de osso vestibular e recessão gengival.[71-73] Portanto, volume ósseo abundante é necessário para implantes de diâmetro largo, a fim de prevenir essas ocorrências.

A proteção da tensão se dá quando tensões insuficientes são transferidas à interface osso-implante, que resulta em atrofia do osso por desuso, similar à condição em que nenhuma deformação ocorre no osso após a perda de dente. Uma vez que o implante é feito de um material 10 vezes mais rígido que o osso cortical e o módulo do implante (curva de deformação-tensão) está relacionado com o diâmetro do implante, os implantes de diâmetro largo devem receber mais tensão para estimular o osso. Implantes de 6 mm ou mais em largura nas regiões anteriores da boca foram inicialmente instalados porque a raiz do incisivo central é de aproximadamente 6 mm na JCE. No entanto, esses implantes frequentemente apresentaram perda de crista óssea decorrente de condições de tensões inadequadas e também estavam muito próximos dos incisivos laterais adjacentes. Como resultado, perda óssea e recessão gengival eram comuns (Fig. 13-26). Nas regiões posteriores, implantes de 8 mm de diâmetro foram utilizados na região de molares. Novamente, o implante é tão largo que o osso frequentemente não era tensionado o suficiente para manter um padrão de suporte de carga lamelar. Em vez disso, a falta de deformação resultou em atrofia por desuso e perda óssea. (Titânio possui quase 20 vezes o módulo de elasticidade de um bom osso trabecular.) Em outras palavras, a resistência à fratura por flexão de um implante de 8 mm de diâmetro é 16 vezes maior que um implante de 4 mm de diâmetro e, como resultado, o estímulo da interface pode ser muito baixo para manter o osso. Portanto, um implante não deveria ser mais largo que 5 mm na região anterior quando há espaço mesiodistal adequado, e o implante não deveria ser maior que 6 mm na região posterior, a menos que existam forças adequadas para estimular o osso (Quadro 13-8).

Mini-implantes de Diâmetro Estreito

Na década de 1970, implantes de diâmetro reduzido inferior a 2 mm eram muito populares na Europa e América do Sul. Esses implantes "alfinete" eram frequentemente usados em duas ou três seções em cada dente (Fig. 13-27). Eles não mantinham a crista óssea, frequentemente fracassariam ou fraturariam e tornaram-se impopulares depois que os implantes em forma de raiz de 3,75 mm foram desenvolvidos. Mais recentemente, esses implantes voltaram ao mercado.

A inicial volta dos mini-implantes foi para uso em uma prótese provisória; o diâmetro desses implantes variava de 1,8 a 2,4 mm. Depois que as posições e os números definitivos dos implantes foram instalados em um processo de estágio II de cicatrização, mini-implantes adicionais foram utilizados para restaurar imediatamente e suportar uma prótese provisória. Essa abordagem ainda possui validade quando pacientes não querem utilizar uma prótese removível durante o processo inicial de cicatrização ou para proteger o local do enxerto ósseo durante o acréscimo. Embora os mini-implantes provisórios possam fracassar em algumas situações clínicas, os implantes de tamanho regular não são afetados e a restauração final não fica em risco.

Após alguns anos, os mini-implantes foram indicados para suporte da sobredentadura implantossuportada. O conceito (como mostrado) apresenta múltiplos mini-implantes com O-rings ou outros sistemas de conectores e imediatamente é utilizado para reter e sustentar a prótese (Fig. 13-28). Ele também é apresentado como "uma solução simples para o conforto da dentição em decorrência

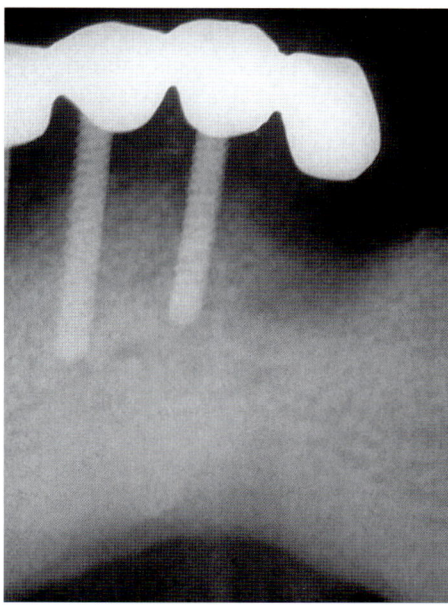

FIGURA 13-27. Na década de 1970, os implantes de diâmetro curto eram frequentemente unidos para implante suportado. Eles não mantinham a crista óssea e, muitas vezes, fracassavam ou fraturavam.

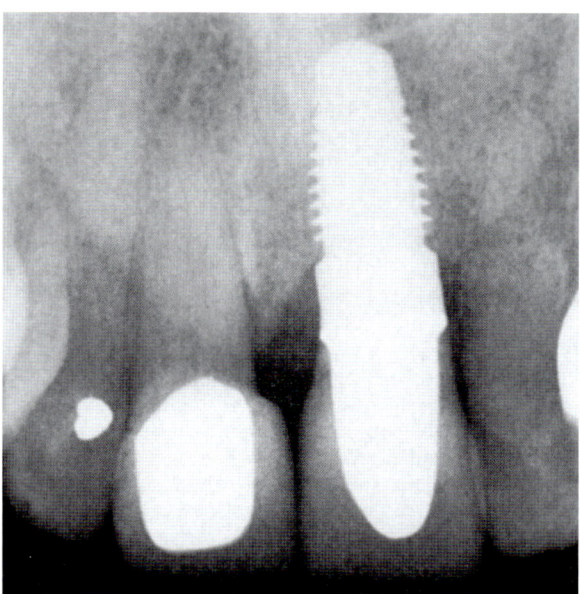

FIGURA 13-26. Implantes de 6 mm de diâmetro foram muitas vezes sugeridos para substituir incisivos centrais superiores. No entanto, eles eram muitas vezes mais próximos do incisivo lateral e poderiam perder crista óssea.

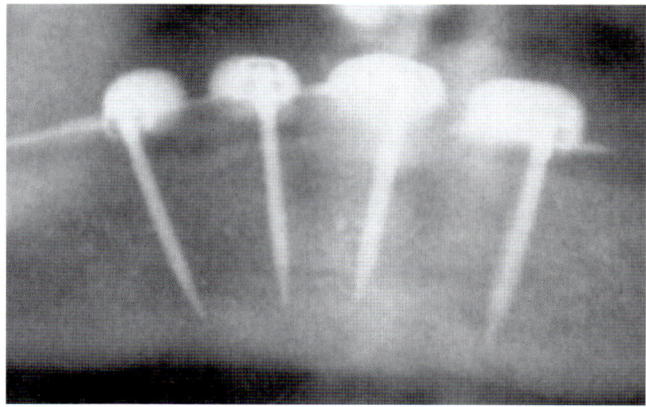

FIGURA 13-28. Um implante de pequeno diâmetro (mini-implante) foi recentemente reintroduzido no mercado para ser imediatamente utilizado para reter uma prótese total.

QUADRO 13-8 Implantes de Diâmetro Largo: Desvantagens

1. Aumento da taxa de falha
2. Trauma no osso – sequência de brocas
3. Muito próximo do dente adjacente; pobre estética interproximal
4. Diminuição da espessura do osso vestibular pode levar à perda óssea e aumento profundidades da bolsa ou recessão
5. Tensão de cisalhamento

da instalação de implantes desprovidos de bordas".[74] Esse conceito também estimula uma taxa reduzida a possuir maior aceitação entre os pacientes.

Desvantagens dos Mini-implantes

Comparados com implantes de 3,75 mm ou mais largos, com milhares de relatos clínicos, os implantes de pequeno diâmetro quase não possuem estudos de longo prazo. Mesmo estudos superiores a 3 anos são limitados em números. Tendo em vista que implantes menores que 3 mm em diâmetro são geralmente muito estreitos para o desenho do pilar de um implante de duas ou três peças, um implante de uma peça é mais frequentemente usado (Fig. 13-29). Isso exige que a porção do pilar do implante se estenda para o interior da boca, até a instalação. Portanto, o implante na maioria das vezes é colocado imediatamente em maior função quando comparado com a abordagem de uma ou duas etapas. Isso aumenta o risco de perda durante o período de cicatrização óssea, porque a cicatrização cirúrgica e o período de carga precoce ocorrem simultaneamente.

Um implante tem um risco maior de perda de 5 a 30% da cicatrização e carga inicial quando utilizado para uma prótese imediata, em parte relacionado com vários fatores, incluindo o diâmetro e o desenho do implante. Em um estudo realizado por Albrektsson *et al.* em 18 diferentes centros clínicos, implantes de carga imediata ou inicial tiveram uma taxa de perda de 11,8%, comparada com 1,7% para carga tardia.[64] Neste estudo, o implante de 3 mm de diâmetro fracassou 20% das vezes; o implante de 3,5 mm de diâmetro, 11,8%; e o implante de 4,3 mm de diâmetro, 2,8%. O mini-implante é normalmente menor que 2 mm em largura. Em um estudo feito por Misch, o implante de diâmetro reduzido (2,2-2,4 mm) teve uma taxa de sobrevida de 75,7% após 6 semanas, quando utilizado diretamente para retenção de uma dentadura mandibular usando quatro a cinco implantes por paciente.[74]

Para reduzir o risco de fracasso da cicatrização e da carga inicial, um implante de diâmetro largo com maior área de superfície é benéfico. Tendo em vista que os mini-implantes são muito estreitos para aumentar a profundidade de cada rosca, eles funcionam mais como um prego do que como um parafuso. Portanto, a área de superfície para fixação inicial, carga inicial e carga tardia é reduzida.

Os desenhos dos mini-implantes são geralmente deficientes em sete formas: (1) diâmetro curto ou menor área de superfície para carga, (2) profundidade de rosca reduzida, (3) menor fixação inicial, (4) maior risco de fratura, (5) pequena faixa de opções de suporte protético, (6) dificuldade para conectar os implantes e (7) restauração imediata frequentemente necessária (Quadro 13-9).

A abordagem cirúrgica "sem retalho" é frequentemente sugerida com os mini-implantes e tem um benefício claro de facilitação cirúrgica e menor desconforto do paciente. Contudo, há um maior risco de perfurações de osso nas áreas das concavidades ou regiões de espessura mínima da crista óssea. Se um escaneamento de tomografia computadorizada (TC) não for realizado antes da cirurgia, torna-se quase impossível avaliar a maioria das maxilas edentadas e muitas mandíbulas edentadas sem reflexo sobre o tecido. Em um estudo realizado por Misch, não houve diferença nas necessidades de medicação analgésica pós-operatória de pacientes com a cirurgia "sem retalho", comparada com a técnica cirúrgica regular com rebatimento.[74] Consequentemente, é indicado observar diretamente a região do osso antes e durante a instalação do implante, exceto se osso abundante e escaneamento de TC estiverem disponíveis.

Menor risco de perda precoce do implante está presente quando os implantes podem ser unidos. O mini-implante é utilizado mais frequentemente como uma unidade independente porque suportes angulares não estão disponíveis (considerando que o suporte do implante é todo uma única peça). Por consequência, as tensões são geralmente maiores e a taxa de riscos de perdas é maior porque os implantes são unidades independentes.

Em acréscimo a um maior risco de perda, a resistência à fratura por flexão e fratura por fadiga do mini-implante é 16 vezes menor que um implante regular de 4 mm de diâmetro (Fig. 13-30). Ciclos de fratura podem ser tão pequenos quanto 11.000 a 20.000 ciclos a 200 N (612 kg). Os dentes frequentemente possuem 400 ciclos/dia de ¾ da força máxima mastigatória.[75] Portanto, o mini-implante pode estar em risco de fratura mesmo durante o primeiro ano de carga.

Um mini-implante é frequentemente divulgado como uma opção menos cara para o paciente. O custo de um mini-implante para o dentista é de aproximadamente metade de um implante de tamanho normal. É mais seguro reduzir a taxa à metade e, então, adicionar o custo extra de um implante regular; usar um mini-implante do que reduzir a taxa; e ter um maior risco de perda precoce, maior risco de fratura, maior risco com unidades independentes e opções protéticas limitadas. Um sistema de implante de duas etapas pode ter a confirmação de cicatrização integrada bem-sucedida sem carga protética (Fig. 13-31). Uma faixa do pilar permite a carga individual ou conexão dos implantes após a integração ser confirmada. Contudo, os mini-implantes realmente possuem um benefício sobre próteses provisórias e soluções provisórias para proteger um enxerto de osso, especialmente quando o paciente não aceita uma prótese provisória removível.

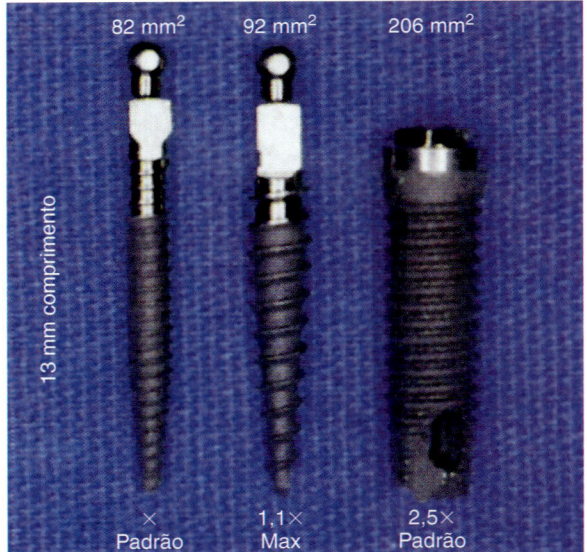

FIGURA 13-29. Muitos mini-implantes são curtos para uma conexão pilar-implante separada. Como resultado, eles são implantes de uma peça com pilar conectado ao corpo do implante e, muitas vezes, colocados em função após a instalação.

QUADRO 13-9 Mini-implantes de Diâmetro Curto: Desvantagens

1. Número pequeno de estudos, pouco mais de 2 anos
2. Restauração imediata muitas vezes necessária
3. Menor área de superfície para carga
4. Menor fixação inicial
5. Taxas de perdas mais elevadas
6. Opções protéticas limitadas
7. Maior risco de fratura
8. Procedimento de maior risco

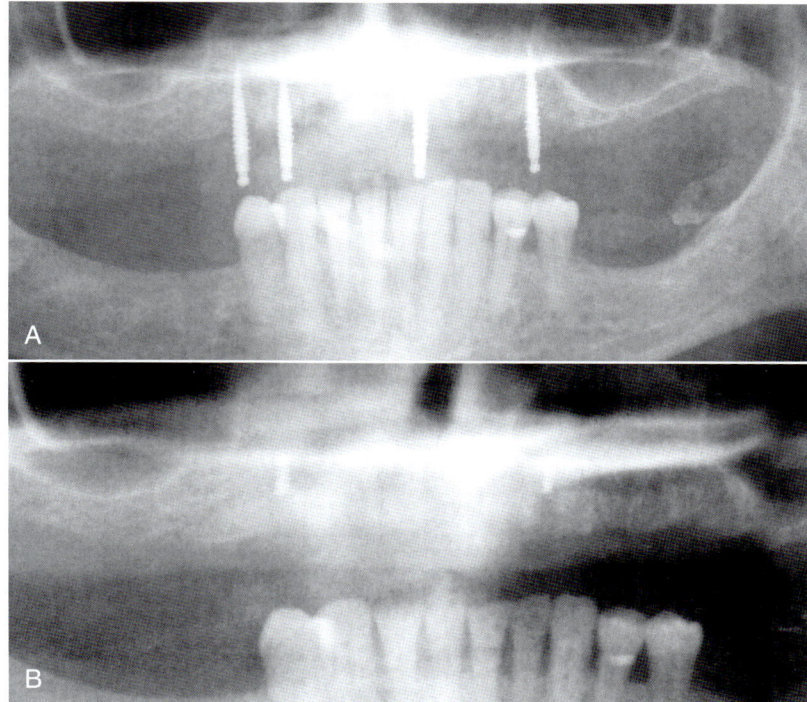

FIGURA 13-30. **A,** Cinco mini-implantes foram instalados na região anterior da maxila para suportar uma prótese. O implante do canino esquerdo sofreu fratura. **B,** Depois de um breve período, os outros quatro implantes também fraturaram.

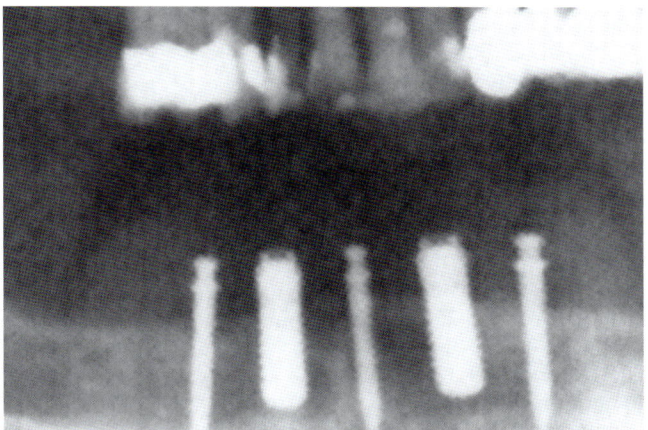

FIGURA 13-31. Um implante de diâmetro normal de dois estágios pode integrar antes da carga e tem uma ampla variedade de pilares para ajudar a reter a prótese.

> **QUADRO 13-10** Implantes de Diâmetro Ideal: Função
>
> Incisivos inferiores e incisivos laterais superiores: 3-3,5 mm de diâmetro
> Incisivos centrais superiores, caninos superiores e inferiores e pré-molares: 4 mm de diâmetro
> Molares: 5-6 mm de diâmetro

molares têm múltiplas raízes unidas conjuntamente a uma coroa. A região posterior da maxila tem a menor densidade óssea; a contraparte à região posterior da mandíbula possui um osso trabecular grosso. Os molares superiores têm mais raízes que os inferiores e, portanto, apresentam mais área de superfície para dissipar cargas no osso trabecular fino localizado nessa região da boca. As coroas dos molares possuem quase o dobro de largura em diâmetro, e as superfícies da raiz são o dobro das dos pré-molares. Isso compensa pelo aumento de cargas em duas ou três vezes e reduz o risco de tensões prejudiciais (Fig. 13-32).

Sob essa ótica, a região dos incisos inferiores e o inciso lateral superior podem ser substituídos com implantes de 3 a 3,5 mm de diâmetro; os incisivos centrais superiores, caninos e pré-molares em ambos os arcos podem utilizar implantes de 4 mm de diâmetro. Os molares podem ser restaurados com implantes de 5 ou 6 mm de diâmetro em ambos os arcos. Quando implantes de diâmetros mais largos não podem ser utilizados na região molar, dois implantes de 4 mm de diâmetro para cada molar deveriam ser considerados, especialmente na maxila (Quadro 13-10).

Largura Ideal do Implante

Biomecânica

Os dentes naturais podem ser utilizados como orientação para determinar o tamanho ideal do implante para cargas funcionais. As raízes da dentição natural otimizam a quantidade e direção de forças encontradas na boca. As raízes de menor diâmetro encontram-se na região anterior da mandíbula, onde as forças são menores e a direção da força acompanha o longo eixo da raiz. Os dentes superiores anteriores possuem raízes mais largas e um corte transversal de forma diferente, para compensar a carga fora do longo eixo que aumenta as forças laterais sobre a estrutura. Os caninos têm área de superfície da raiz maior, em resposta às maiores forças mastigatórias (6,3 kgf/cm^2 comparado com 2,46 kgf/cm^2) e à direção da força durante excursões mandibulares.

Os pré-molares possuem menor área de superfície que os caninos porque eles não recebem uma carga lateral durante as excursões. Os

Estética

Substituição de um Elemento Unitário na Região Anterior da Maxila

Quando uma coroa PF-1 é o tratamento de escolha, o osso disponível, o contorno de tecido mole, a posição e o tamanho do implante deveriam ser ideais. Desses parâmetros, o tamanho do implante é

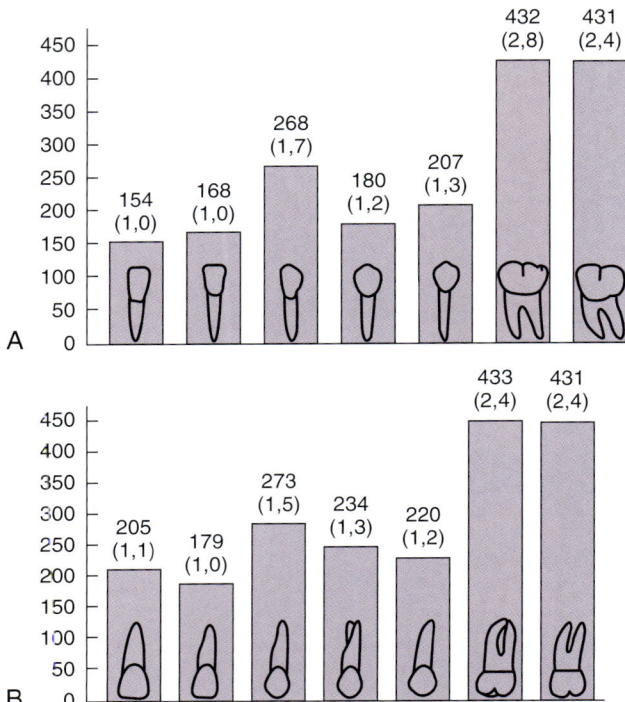

FIGURA 13-32. **A,** A área de superfície da raiz do dente mandibular é maior nas regiões posteriores, onde as forças mastigatórias são maiores. **B,** A área de superfície da raiz do dente superior é maior do que a dos dentes inferiores porque o osso circundante é menos denso.

QUADRO 13-11 Diâmetro Ideal do Implante: Considerações Estéticas

- Tamanho do dente natural
- Diâmetro mesiodistal do implante *versus* dente (diferença de 3 mm ou mais)
- Dimensão vestibulolingual do osso

uma das variáveis sob maior controle do dentista, o que pode afetar o resultado clínico. Geralmente é melhor errar pelo menor diâmetro do que colocar um implante muito largo.

Há muitos critérios para selecionar um diâmetro de implante baseado em estética. A primeira referência é o tamanho do dente natural que vai ser substituído. A dimensão mesiodistal padrão para um inciso central é 8,6 mm para um homem e 8,1 mm para uma mulher, um incisivo lateral é 6,6 para um homem e 6,1 para uma mulher, e um canino é 7,6 mm para um homem e 7,2 mm para uma mulher. Contudo, o corpo do implante não deve ser tão largo quanto o dente natural ou coroa clínica que ele substitui. Caso contrário, o perfil de emergência e região da papila interdental não poderá ser estabelecido apropriadamente. Os dentes ficam mais estreitos no sentido apical. A dimensão mesiodistal do incisivo central superior na JCE mede 6,4 mm, a dimensão do incisivo lateral é 4,7 mm, e os caninos naturais no cérvix são de 5,6 mm.[75,76] Essa dimensão também é muito larga para um implante restaurar o tecido mole e perfil de emergência de uma coroa associada ao implante.

O nível do osso em dentes naturais é 2 mm abaixo da JCE. As dimensões do dente natural (raiz) nesse nível ósseo são reduzidas a 5,5 mm para incisivos centrais, 4,3 mm para incisos laterais e 4,6 mm para caninos. Portanto, as últimas dimensões aproximam-se de um diâmetro mais largo do implante para mimetizar o perfil de emergência de um dente natural conforme ele emerge da crista óssea no tecido mole.

O segundo fator que determina o diâmetro mesiodistal ideal de um implante para substituir um dente para estética é a distância até a raiz do dente ou implante adjacente. A dimensão horizontal do defeito ósseo em formato triangular próximo a um implante na crista do rebordo a partir do "espaço biológico do implante" ou desenho do implante, ou sobrecarga oclusal, é de aproximadamente 1,4 mm de largura.[77] Quando o implante está mais próximo que 1,5 mm de uma raiz adjacente de um dente, um defeito vertical em formato triangular pode tornar-se um defeito horizontal, criando perda óssea ao redor de um implante durante o primeiro ano de carga funcional que varia de 0,5 mm a mais de 3 mm. Esse efeito é importante de se considerar, pois a altura do osso interproximal em parte determina a incidência de presença ou ausência de papila interdental entre os dentes ou implantes.[78] Como resultado, um implante deveria estar a pelo menos 1,5 mm dos dentes adjacentes, sempre que possível.

É necessário notar que raízes de dentes naturais estão frequentemente mais próximas do que 1,5 mm uma da outra. Como consequência do parâmetro de 1,5 mm ou mais, o comprimento mesiodistal ideal do implante é normalmente menor que a dimensão da raiz natural. Mais frequentemente, os diâmetros ideais dos implantes usados para substituir os dentes anteriores de tamanho padrão correspondem a um implante de 4 mm para um incisivo central, um implante de 3 a 3,5 mm para um incisivo lateral e um implante de 4 mm para um canino (Fig. 13-33).

Um terceiro critério para o diâmetro ideal de um implante é a dimensão vestibulolingual do osso. Na zona estética, 1,5 mm ou mais de osso na face do corpo do implante é um benefício caso ocorra perda da crista óssea. Caso contrário, é mais provável que ocorra recessão gengival se a perda óssea estiver presente. Além disso, a incidência de perda da crista óssea é reduzida quando a largura do sulco é de 2 mm ou mais larga que a plataforma do implante (com 1,5 mm no aspecto vestibular).

Três condições determinam o diâmetro ideal do implante dos dentes anteriores. O diâmetro ideal na maioria das vezes corresponde à largura do dente natural ausente, 2 mm abaixo da JCE. Além disso, o diâmetro do implante maior que 1,5 mm em cada lado deveria ser igual ou menor que a dimensão mesiodistal entre duas raízes naturais no nível da crista ou do sulco residual. Em terceiro lugar, a dimensão vestibulolingual do osso deveria ser 2 mm ou maior que o diâmetro do implante, com 1,5 mm ou mais no aspecto vestibular do módulo crestal (Quadro 13-11). Portanto, os determinantes funcionais e estéticos da largura ideal do implante são similares.

A dimensão do implante em questão é o tamanho da plataforma, não a dimensão do corpo do implante. Por exemplo, uma plataforma de 4,1 mm (sobre um corpo de implante de 3,75 mm) precisa de 7,1 mm de osso mesiodistal da crista, uma plataforma de 3,5 mm (sobre um corpo de implante de 3,25 mm) é indicada para 6,5 mm de osso, e um módulo de crista de 5,2 mm requer 8,2 mm de osso.

A diferença no perfil de emergência entre um implante de 4 mm e um implante de 5 mm frequentemente não é clinicamente relevante e proporciona uma zona de segurança relacionada com o osso disponível ao redor do implante.

Múltiplos Implantes Anteriores

Múltiplos implantes adjacentes devem ser unidos, o que permite que um diâmetro curto preencha as orientações biomecânicas. Portanto, na dúvida, um implante de menor diâmetro deve ser selecionado. Desse modo, um implante de 4 mm de diâmetro frequentemente é utilizado na posição do implante central. Assim, um implante de 3 mm de diâmetro costuma ser usado para a restauração do incisivo lateral quando a dimensão mesiodistal do dente é menor que

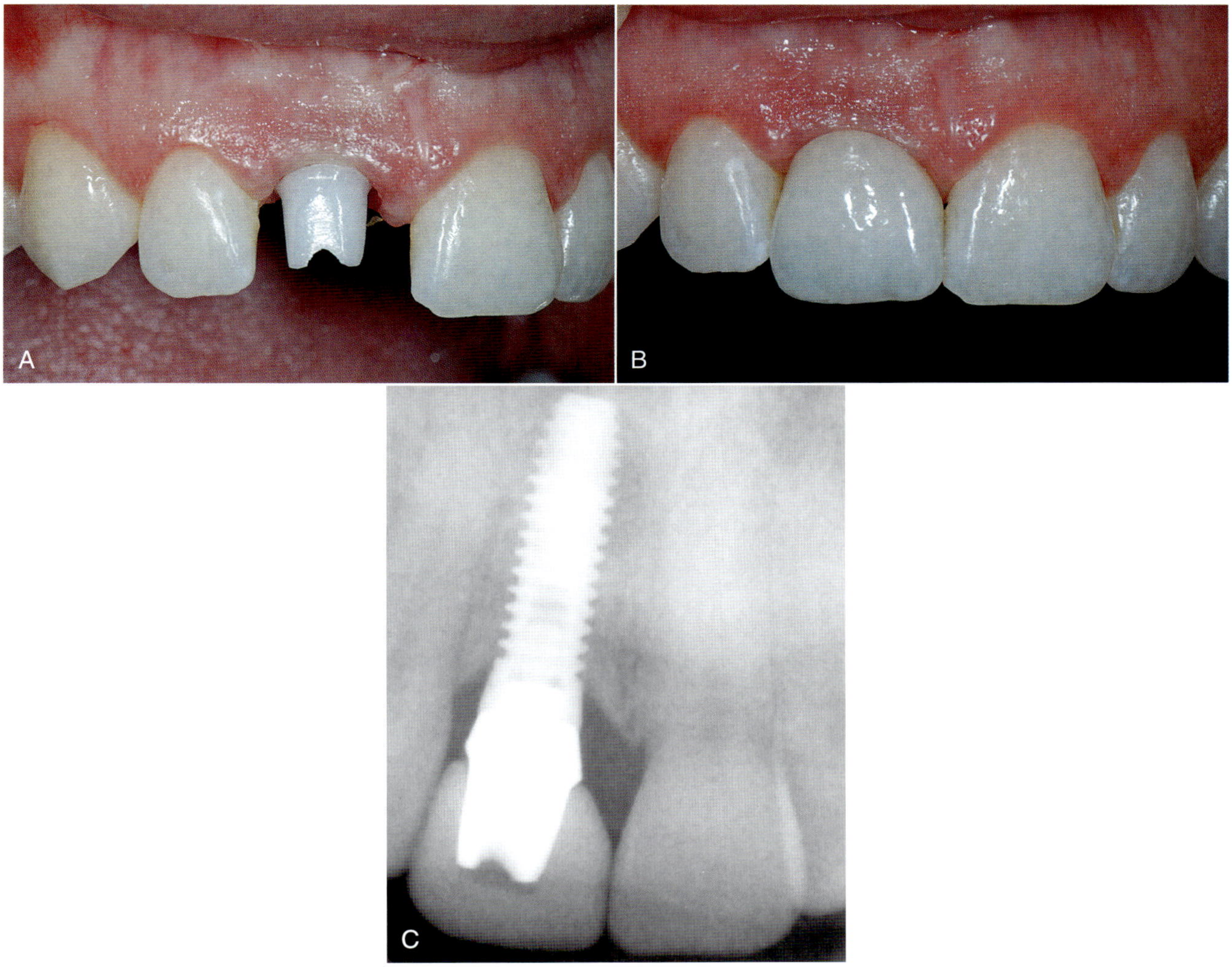

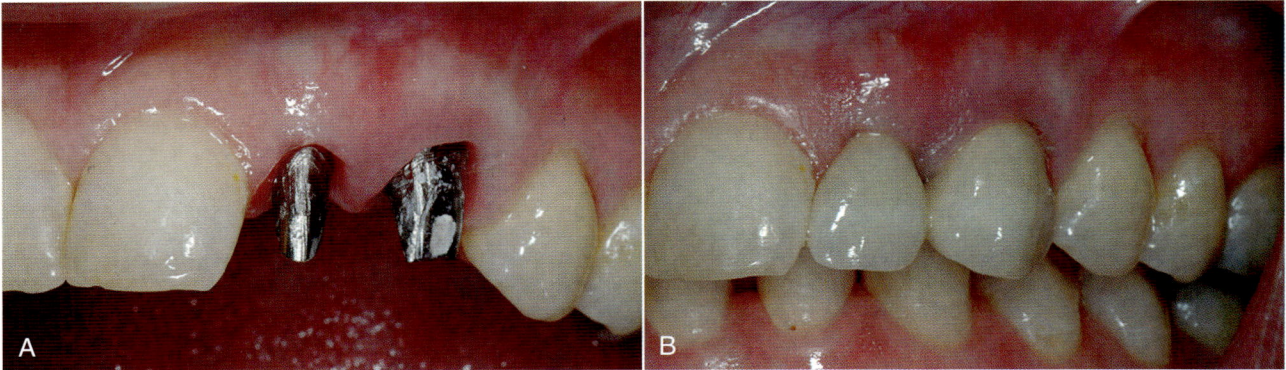

FIGURA 13-33. **A,** Um implante de 4 mm para substituir um incisivo central superior é mais frequentemente o diâmetro de escolha. **B,** O perfil de emergência da coroa do implante dá a percepção de um dente natural. **C,** Radiografia de 1 ano de pós-operatório de um implante de 4 mm de diâmetro.

FIGURA 13-34. **A,** Quando dois ou mais dentes adjacentes são substituídos por implantes, o diâmetro do implante é muitas vezes reduzido. O implante de incisivo lateral é de 3 mm de diâmetro, e o implante de canino é de 4 mm. **B,** As coroas de implantes são unidas. A largura reduzida do implante permite mais tecido entre os implantes e a restauração da papila interproximal.

6,5 mm (Fig. 13-34). As exceções a essa regra podem ocorrer em um paciente com bruxismo. Um implante de diâmetro largo reduzirá o risco de afrouxamento do parafuso do pilar protético, perda óssea marginal e perda de implantes de longo prazo em situações de maior carga oclusal.

Quando implantes são instalados adjacentes um ao outro, uma distância mínima de 3 mm é sugerida entre eles, especialmente quando a perda óssea marginal é esperada ao redor dos implantes, para compreender o risco de perda óssea marginal e manter os níveis do osso interproximal.[77] Essa distância permite a formação de um defeito de 1,5 mm nos implantes adjacentes, sem que a perda vertical triangular se torne um defeito horizontal e aumentando a ocorrência de recessão de tecido entre os implantes.

Para acomodar um espaço de 3 mm entre os implantes adjacentes, a dimensão dos dois implantes adjacentes anteriores deveria mais frequentemente ser reduzida, em comparação com as dimensões ideais de um implante unitário. Os diâmetros menores de implantes elevam a quantidade do osso na face vestibular, aumentam a quantidade de tecido mucoso interdental e reduzem o risco de complicações estéticas. Como de costume, os implantes adjacentes deveriam ser unidos para permitir a utilização de diâmetros de implantes menores sem complicações biomecânicas.

Substituição do Dente Posterior

O primeiro e segundo pré-molares superiores naturais possuem um tamanho mesiodistal médio de 7,1 e 6,6 mm, respectivamente. As dimensões desses dentes na JCE são de 4,8 e 4,7 mm.[75,76] A uma distância de 2 mm abaixo da JCE, os dentes também são similares em tamanho e medem 4,2 e 4,1 mm. Portanto, embora o primeiro pré-molar seja ligeiramente mais largo que o segundo pré-molar na superfície oclusal, ambos os dentes são similares ao nível do osso. Um implante de 4 mm é frequentemente utilizado para substituir um pré-molar, e dois implantes de 3,5 a 4 mm são usados para substituir pré-molares adjacentes.

O tamanho ideal do implante para os molares posteriores depende de quatro critérios:
1. A dimensão do implante deve corresponder à do dente natural (2 mm abaixo da JCE).
2. O implante deve estar a pelo menos 1,5 mm dos dentes adjacentes.
3. O implante deve estar a pelo menos 3 mm de um implante adjacente.
4. O implante deve ter pelo menos 4 mm em diâmetro, e o diâmetro entre 5 e 6 mm é frequentemente mais apropriado.

Dessa maneira, a perda óssea em um implante não afetará o dente ou implante adjacente e o implante é forte o suficiente para resistir a fratura por fadiga e afrouxamento do parafuso sob maiores forças mastigatórias na região posterior da boca.

Os molares superiores naturais possuem o maior diâmetro e a maior área de superfície de todos os dentes. Os molares superiores têm um aumento de 200% em área de superfície comparados com os dentes pré-molares, porque eles aumentam o diâmetro e o número de raízes. O primeiro molar tem dimensão mesiodistal de 10,4 mm, e o segundo molar de 9,8 mm.[75,76] As dimensões da JCE desses dentes são de 7,9 e 7,6 mm, respectivamente, e 2 mm abaixo da JCE esses dentes possuem, ambos, 7 mm. Contudo, o diâmetro ideal de implante é geralmente de 5 a 6 mm para os molares superiores. Titânio é aproximadamente 10 vezes mais rígido que dentes naturais, e o módulo de elasticidade para um implante de tamanho superior a 6 mm pode ser grande demais e causar tensão na proteção da interface osso-implante. Como resultado, a perda óssea ao redor do implante pode ocorrer pelo estímulo inadequado do osso. Deve-se ter em mente que o diâmetro de 6 mm não deveria ser usado nas regiões anteriores, porque a magnitude da força oclusal não é grande o suficiente para deformar o osso dentro das zonas fisiológicas ideais próximas ao implante de diâmetro largo.

Quando a densidade óssea é de osso D2, o aumento em diâmetro de um molar é menos necessário que quando a densidade óssea é D3 ou D4 e implantes de 4 mm de diâmetro têm sido utilizados com uma grande margem de sucesso.[79] Quando a densidade óssea é D3 ou D4, o diâmetro (ou número) do implante é mais importante para reduzir a sobrecarga biomecânica sobre o osso. Como regra, implantes de 5 mm de diâmetro são suficientes na maioria das regiões molares posteriores.

Quando os diâmetros dos implantes na região de molares não proporcionam área de superfície suficiente, o número de implantes deve ser aumentado. Em vez de dois implantes substituindo o primeiro e segundo molares, três implantes deveriam ser considerados. Planos de tratamento com número de implantes, a fim de compensar o tamanho do implante, podem ser utilizados para vários tipos de ósseos frágeis ou na presença de fatores de força desfavoráveis (p. ex., parafunção). Quando múltiplos dentes posteriores adjacentes estão ausentes, aumentar o número de implantes afeta a área de superfície total mais do que o tamanho do implante.

Resumo

O tamanho ideal do implante deve ser indicado dentro do plano de tratamento, e não no momento da cirurgia. O tamanho inicial de um implante é determinado tanto em comprimento quanto em diâmetro. Em um protocolo de cicatrização em dois estágios cirúrgicos, o comprimento ideal do implante deve possuir pelo menos 12 a 15 mm. Quanto mais macio o osso, mais longo deve ser o implante. Quanto maior a força mastigatória, maior o comprimento do implante. Portanto, implantes mais curtos podem ser o tratamento planejado na região anterior da mandíbula, a região anterior da maxila pode ter um implante ligeiramente mais longo, a região posterior da mandíbula pode ter um implante mais longo, e a necessidade do implante mais longo para um plano de tratamento ideal geralmente é encontrada na região posterior da maxila.

O diâmetro do implante também é parte importante de um plano de tratamento ideal. O diâmetro de um implante engloba considerações cirúrgicas, de carga e protéticas. No plano de tratamento inicial, os componentes de carga e protéticos são os mais importantes. A largura do implante está diretamente relacionada com a área de superfície funcional como um todo. Portanto, nos locais onde as forças são maiores ou o osso é menos denso, o implante é mais largo, variando entre 3 e 6 mm. Como uma regra, o implante mais estreito é encontrado na região anterior da mandíbula, seguido pela região anterior da maxila e pela região posterior da mandíbula; os requisitos para diâmetros mais largos são encontrados na região molares superiores.

Os aspectos protéticos da largura do implante estão principalmente associados à estética do perfil de emergência, à força sobre um parafuso do pilar protético e à resistência dos componentes do implante. Como resultado, os implantes de diâmetro mais largo são selecionados para as regiões dos molares; diâmetros padrão para a região de caninos, pré-molares e incisivos centrais superiores; e os implantes de menor tamanho para os incisos laterais superiores e incisivos inferiores.

A dentição natural segue os padrões estabelecidos nas considerações do plano de tratamento para o tamanho do implante. A correlação é encontrada provavelmente por relação biomecânica da quantidade e tipo das forças nos maxilares e tipo de osso na região. Portanto, na maxila, o osso trabecular fino é usado para dissipar forças e a quantidade de força é a maior na região de molares. O ângulo da força da pré-maxila é de 12 a 15 graus. A mandíbula é uma unidade de absorção de força e possui osso trabecular grosso e osso cortical denso. A diferença no tamanho do dente é refletida no diâmetro do dente, e não em seu comprimento total. Esses parâmetros são consistentes tanto para dentes quanto para implantes, quando princípios de engenharia determinam o tamanho do dente e do implante.

Referências Bibliográficas

1. Adell R, Lekholm U, Rockler B, et al: A 15-year study of osseointegrated implants in the treatment of the edentulous jaws, *Int J Oral Surg* 10:387-416, 1981.
2. Misch CE: Consideration of biomechanical stress in treatment with dental implants, *Dent Today* 25(5):80-85, 2006.
3. Brunski JB: Biomechanics of oral implants: future research directions, *J Dent Educ* 52:775-787, 1988.
4. Brunski JD, Hipp JA, Cochran GVB: The influence of biomechanical factors at the tissue-biomaterial interface. In Hanker JS, Gianmaria BC, editors: *Biomechanical materials and devices*, Pittsburgh, 1989, Materials Research Society.
5. Bidez MW, Misch CE: Force transfer in implant dentistry: basic concepts and principles, *J Oral Implantol* 18:264-274, 1992.
6. Naert I, Koutsikakis G, Duyck J, et al: Biologic outcome of implant-supported restorations in the treatment of partial edentulism. Part I: A longitudinal clinical evaluation, *Clin Oral Implants Res* 13:381-389, 2002.
7. Frost HM: Mechanical adaptation: Frost's mechanostat theory. In Martin RB, Burr DB, editors: *Structure, function and adaption of compact bone*, New York, 1989, Raven Press.
8. Misch CE: Early crestal bone loss etiology and its effect on treatment planning for implants, *Postgrad Dent* 3:3-17, 1995.
9. Misch CE, Suzuki J, Misch-Dietsh FD, et al: A positive correlation between occlusal trauma and peri-implant bone loss—literature support, *Implant Dent* 14:108-116, 2005.
10. Boggan S, Strong JT, Misch CE, et al: Influence of hex geometry and prosthetic table width on static and fatigue strength of dental implants, *J Prosthet Dent* 82:436-440, 1999.
11. Gibbs CH, Mahan PE, Mauderli A, et al: Limits of human bite strength, *J Prosthet Dent* 56:226-229, 1986.
12. Scott I, Ash MM Jr: A six channel intra-oral transmitter for measuring occlusal forces, *J Prosthet Dent* 16:56, 1966.
13. Graf H: Bruxism, *Dent Clin North Am* 13:659-665, 1969.
14. Misch CE: Bone density: effect on treatment planning, surgical approach and progressive loading, *Int J Oral Implantol* 6:23-31, 1990.
15. Misch CE, Qu Z, Bidez MW: Mechanical properties of trabecular bone in the human mandible: implications for dental treatment planning and surgical placement, *J Oral Maxillofac Surg* 57:700-706, 1999.
16. Misch CE: The effect of bruxism on treatment planning for dental implants, *Dent Today* 9:76-81, 2002.
17. Bidez MW, Misch CE: Issues in bone mechanics related to oral implants, *Implant Dent* 1:289-294, 1992.
18. Roberts WE, Garetto LP: De Castro RA: Remodeling of devitalized bone threatens periosteal margin integrity of endosseous titanium implants with threaded or smooth surfaces: indications for provisional loading and axially directed occlusion, *J Indiana Dent Assoc* 68:19-24, 1989.
19. Misch CE, Bidez MW, Sharawy M: A bioengineered implant for a predetermined bone cellular response to loading forces: a literature review and case report: a case report demonstrating proof of principle, *J Periodontol* 72:1276-1286, 2001.
20. Cowin SC: *Bone mechanics*, Boca Raton, FL, 1989, CRC Press.
21. Misch CE, Bidez MW: Implant protected occlusion: a biomechanical rationale, *Compend Contin Dent Educ* 15:1330-1343, 1994.
22. Borchers I, Reidhart P: Three dimensional stress distribution around dental implants at different stages of interface development, *J Dent Res* 62:155-159, 1994.
23. Cawood JJ, Howell RA: A classification of the edentulous jaw classes I to VI, *Int J Oral Maxillofac Surg* 17:232-279, 1988.
24. Misch CE: Divisions of available bone in implant dentistry, *Int J Oral Implantol* 7:9-17, 1990.
25. Engquist B, Bergendal T, Kallus T, et al: A retrospective multicenter evaluation of osseointegrated implants supporting overdentures, *Int J Oral Maxillofac Implants* 3:129-134, 1988.
26. Friberg B, Jemt T, Lekholm U: Early failures in 4,641 consecutively placed Brånemark dental implants: a study from Stage I surgery to the connection of completed prostheses, *Int J Oral Maxillofac Implants* 6:142-146, 1991.
27. Jaffin RA, Berman CL: The excessive loss of Brånemark fixtures in Type IV bone: a 5 year analysis, *J Periodontol* 62(2):4, 1991.
28. Minsk L, Polson A, Weisgold A, et al: Outcome failures of endosseous implants from a clinical training center, *Compend Contin Educ Dent* 17:848-856, 1996.
29. Sevimay M, Turhan F, Kilicarslan MA, et al: Three-dimensional finite element analysis of the effect of different bone quality on stress distribution in an implant-supported crown, *J Prosthet Dent* 93:227-234, 2005.
30. Misch CE: Short versus long implant concepts—functional surface area, *Dent Today* 18:60-65, 1999.
31. Misch CE: Short versus long implant concepts—functional surface area, *Oral Health* 89:13-21, 1999.
32. Goodacre CJ, Bernal G, Runcharassaeng K, et al: Clinical complications with implants and implant prostheses, *J Prosthet Dent* 90:121-132, 2003.
33. Rieger MR, Adams WK, Kinzel GL, et al: Finite element analysis of bone-adapted and bone-bonded endosseous implants, *J Prosthet Dent* 62:436-440, 1989.
34. Tada S, Stegariu R, Kitamura E, et al: Influence of implant design and bone quality on stress/strain distribution in bone around implants: a 3 dimensional finite element analysis, *Int J Oral Maxillofac Implants* 18:357-368, 2003.
35. Sharawy M, Tehemar M, Weller N, Misch CE: Heat generation during implant drilling. Report 1: The significance of motor speed, *J Oral Maxillofac Surg* 10:1160-1169, 2002.
36. Oikarinen K, Raustia AM, Hartikainen M: General and local contraindications for endosteal implants: an epidemiological panoramic radiographic study in 65-year-old subjects, *Comm Dent Oral Epidemiol* 23:114-118, 1995.
37. das Neves FD, Fones D, Bernardes SR, et al: Short implants—an analysis of longitudinal studies, *Int J Oral Maxillofac Implants* 21:86-93, 2006.
38. Winkler S, Morris HF, Ochi S: Implant survival to 36 months as related to length and diameter, *Ann Periodontol* 5:22-31, 2000.
39. Weng D, Jacobson Z, Tarnow D, et al: A prospective multicenter clinical trial of 3i machined-surface implants: results after 6 years of follow-up, *Int J Oral Maxillofac Implants* 18:417-423, 2003.
40. Jemt T, Lekholm U: Implant treatment in edentulous maxillae: a 5-year follow-up report on patients with different degrees of jaw resorption, *Int J Oral Maxillofac Implants* 10:303-311, 1995.
41. Saadoun AP: Le Gall MG: An 8-year compilation of clinical results obtained with Steri-Oss endosseous implants, *Comp Contin Educ Dent* 17:669-678, 1996.
42. Higuchi KW, Folmer T, Kultje C: Implant survival rates in partially edentulous patients: a 3-year prospective multicenter study, *J Oral Maxillofac Surg* 53:264-268, 1995.
43. Lekholm U, Gunne J, Henry P, et al: Survival of the Brånemark implant in partially edentulous jaws: a 10-year prospective multicenter study, *Int J Oral Maxillofac Implants* 14:639-645, 1999.
44. van Steenberghe D, De Mars G, Quirynen M, et al: A prospective split-mouth comparative study of two screw-shaped self-tapping pure titanium implant systems, *Clin Oral Implants Res* 11:202-209, 2000.
45. Testori T, Wiseman L, Woolfe S, et al: A prospective multicenter clinical study of the Osseotite implant: four-year interim report, *Int J Oral Maxillofac Implants* 16:193-200, 2001.
46. Tawil G, Aboujaoude N, Younan R: Influence of prosthetic parameters on survival and complication rates of short implants, *Int J Oral Maxillofac Implants* 21:275-282, 2006.
47. De Bruyn H, Collaert B, Linden U, et al: Clinical outcome of screw vent implants: a 7-year prospective follow-up study, *Clin Oral Implants Res* 10:139-148, 1999.
48. Misch CE: Short dental implants: a literature review and rationale for use, *Dent Today* 24:64-68, 2005.
49. Lum LB: A biomechanical rationale for the use of short implants, *J Oral Implantol* 17:126-131, 1991.
50. Griffin TJ, Cheung WS: The use of short, wide implants in posterior areas with reduced bone height: a retrospective investigation, *J Prosthet Dent* 92:139-144, 2004.

51. Misch CE, Steigenga J, Barboza E, et al: Short dental implants in posterior partial edentulism: a multicenter retrospective 6-year case series study, *J Periodontol* 77:1340-1347, 2006.
52. Rocuzzo M, Bunino M, Prioglio F, et al: Early loading of sandblasted and acid-etched (SLA) implants: a prospective split-mouth comparative study, *Clin Oral Implants Res* 12:572-578, 2001.
53. Ivanoff CJ, Grondahl K, Sennerby L, et al: Influence of variations in implant diameters: a 3- to 5-year retrospective clinical report, *Int J Oral Maxillofac Implants* 14:173-180, 1999.
54. Scialom J: Tripodial pin implants in oral implantology. In Cranin NA, editor: *Oral implantology*, Springfield, IL, 1982, Charles C Thomas.
55. Langer B, Langer I, Herrmann I, et al: The wide fixture: a solution for special bone situations and a rescue for the compromised implants, part I, *Int J Oral Maxillofac Implants* 8:400-408, 1993.
56. Jividen GI Jr: Immediate placement of wide-diameter implants in the premaxilla, *Dent Implantol Update* 9:89-92, 1998.
57. Strong JT, Misch CE, Bidez MW, Nalluri P: Functional surface area: thread form parameter optimization for implant body design, *Compedium* 19(3), 1998, special issue.
58. Petrie CS, Williams JL: Comparative evaluation of implant design: influence on diameter, length and taper on strains in the alveolar crest. A three-dimensional finite element analysis, *Clin Oral Implants Res* 16:486-494, 2005.
59. Himmlova L, Dostaloua T, Kacovsky A, et al: Influence of implant length and diameter on stress distribution: a finite element analysis, *J Prosthet Dent* 91:20-25, 2004.
60. Aparicio C, Orozco P: Use of 5mm diameter implants: periotest values related to a clinical and radiographic evaluation, *Clin Oral Implants Res* 9:398-406, 1998.
61. Graves SL, Jansen CE, Siddiqui AA, et al: Wide diameter implants: indications, considerations, and preliminary results over a two-year period, *Aust Prosthodont J* 8:31-37, 1994.
62. Krenmair G, Waldenberger O: Clinical analysis of wide diameter Frialit 2 implants, *Int J Oral Maxillofac Implants* 19:710-715, 2004.
63. Anner R, Better H, Chaushu G: The clinical effectiveness of 6 mm diameter implants, *J Periodontol* 76:1013-1015, 2005.
64. Albrektsson T, Gottlow J, Meirelles L, et al: Survival of Nobel Direct Implants: an analysis of 550 consecutively placed implants at 18 different clinical centers, *Clin Implant Dent Relat Res* 9(2):65-70, 2007.
65. Jarvis WC: Biomechanical advantage of wide-diameter implants, *Compend Contin Educ Dent* 18:687-694, 1997.
66. Cho SC, Small PN, Elian N, et al: Screw loosening for standard and wide diameter implants in partially edentulous cases: 3- to 7-year longitudinal data, *Implant Dent* 13:245-250, 2004.
67. Balshi TJ, Hernanez RE, Pryzlak MC, et al: A comprehensive study of one implant versus two replacing a single molar, *Int J Oral Maxillofac Implants* 11:372-378, 1996.
68. Eckert SE, Meraw SJ, Weaver AL, et al: Early experience with wide-platform MK II implants. Part I: Implant survival. Part II: Evaluation of risk factors involving implant survival, *Int J Oral Maxillofac Implants* 16:208-216, 2001.
69. Attard NJ, Zarb GA: Implant prosthodontic management of partially edentulous patients missing posterior teeth: the Toronto experience, *J Prosthet Dent* 89:352-359, 2003.
70. Shin SW, Bryant SR, Zarb GA: A retrospective study in the treatment outcome of wide-bodied implants, *Int J Prosthodont* 17:52-58, 2004.
71. Handelsman M: Treatment planning and surgical considerations for placement of wide body implants, *Compend Contin Educ Dent* 19:507-514, 1998.
72. Small PN, Tarnow DP, Cho SC: Gingival recession around wide-diameter versus standard-diameter implants: a 3- to 5-year longitudinal prospective study, *Pract Perio Aesthet Dent* 13:143-146, 2001.
73. Spray R, Black CG, Morris HF, et al: The influence of bone thickness on facial marginal bone response: stage 1 placement through stage 2 uncovering, *Ann Periodontol* 5:119-128, 2000.
74. Misch KA: Small diameter dental implants for the stabilization of complete dentures: outcome assessments of pain, use of pain medication and oral health–related qualities of life, Masters thesis, 2008, University of Michigan.
75. Carlsson GE: Bite force and masticatory efficiency. In Kawamura Y, editor: *Physiology of mastication*, Basel, Switzerland, 1974, Karger.
76. Kraus BS, Jordan RE, Abrams L: *Dental anatomy and occlusion*, Baltimore, 1969, Williams & Wilkins.
77. Tarnow DP, Cho SC, Wallace SS: The effect of interimplant distance on the height of interimplant bone crest, *J Periodontol* 71:546-569, 2000.
78. Tarnow DP, Magner AW, Fletcher P: The effect of the distance from the contact point to the crest of bone on the presence or absence of the interproximal papilla, *J Periodontol* 63:995-996, 1992.
79. Tada S, Stegaroiu R, Kitamura E, et al: Influence of implant design and bone quality on stress/strain distribution in bone around implants: a 3-dimensional finite element analysis, *Int J Oral Maxillofac Implants* 18:357-368, 2003.

CAPÍTULO 14

Osso Disponível e Planos de Tratamento para Implantes Dentais

Carl E. Misch

O sucesso a longo prazo na implantodontia requer a avaliação de mais de 50 critérios dentários, muitos dos quais são únicos desta disciplina.[1] Contudo, o treinamento e a experiência do dentista e a quantidade e a densidade do osso disponível no sítio edentado do paciente são comprovadamente fatores primários determinantes para a previsibilidade de sucesso individual do paciente. No passado, o osso disponível não era modificado e era o fator intraoral principal de influência no plano de tratamento. Atualmente, as necessidades protéticas e os desejos do paciente devem ser primeiramente determinados com relação ao número e à posição de dentes ausentes. Em seguida, os fatores de força e densidade do osso do paciente são então avaliados para determinar o número e o tamanho dos implantes. Depois que esses fatores são considerados, o elemento mais importante para completar o plano de tratamento ideal é o osso disponível na região do implante. Greenfield já reconhecia sua importância na implantodontia em 1913.[2] Este capítulo descreve o conceito tridimensional do osso disponível e as opções de tratamento com implantes para cada tipo de anatomia óssea.

Revisão da Literatura

O processo da atrofia do volume ósseo depois da perda dentária e seu efeito sobre as dentaduras foram relatados já em 1922 por J. Misch[3] (Fig. 14-1). Desde aquela época, muitos pesquisadores e clínicos estudaram seu processo e efeito na Odontologia.[4-17] As alterações das características do volume do osso após a perda dentária foram avaliadas na mandíbula anterior edentada por Atwood em 1963[4-6] (Fig. 14-2). Os seis estágios de rebordos residuais ajudam a avaliar as formas e as variações das perdas ósseas. Tallgreen reportou que a quantidade de perda óssea que ocorre no primeiro ano após a perda dentária é quase 10 vezes maior que nos anos seguintes.[7] Outros estudos mais recentes em usuários de próteses totais confirmaram uma taxa maior de reabsorção no primeiro ano de edentulismo.[10,11] Karkazis et al. sugeriram que, na sínfise mandibular, as mulheres apresentam maior redução total e perda óssea mais rápida durante os primeiros 2 anos.[9] A mandíbula posterior edentada reabsorve em uma taxa aproximadamente quatro vezes maior que a mandíbula anterior edentada.[8]

A região anterior da maxila reabsorve em altura mais lentamente que a região anterior da mandíbula. Contudo, a altura original do osso disponível na região anterior da mandíbula é o dobro da observada na região anterior da maxila. Logo, a atrofia maxilar resultante, embora mais lenta, afeta o osso disponível de um paciente candidato a implante com a mesma frequência. As alterações na dimensão do rebordo edentado da região anterior da maxila podem ser dramáticas em altura e largura (atingindo até 70%), principalmente quando múltiplas exodontias são realizadas.[12] Além disso, muitos pacientes perdem osso adicional por procedimentos de alveolectomias simultâneos, depois da exodontia ou antes da confecção de uma prótese. Apesar de existirem ligeiras diferenças entre as distintas técnicas de alveolectomias, todas são prejudiciais ao volume do rebordo.[14]

O rebordo residual reabsorve em uma direção palatina na maxila e lingualmente na mandíbula em relação à posição dentária na região

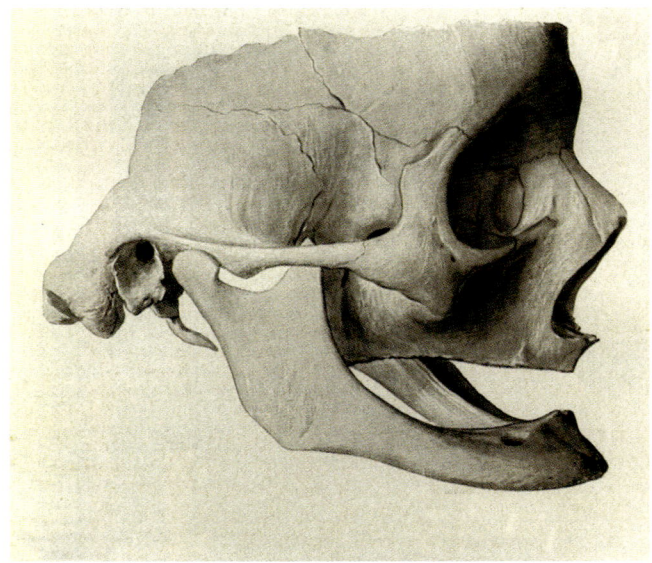

FIGURA 14-1. A atrofia maxilar e mandibular depois da perda dentária foi documentada por J. Misch em 1922.[3]

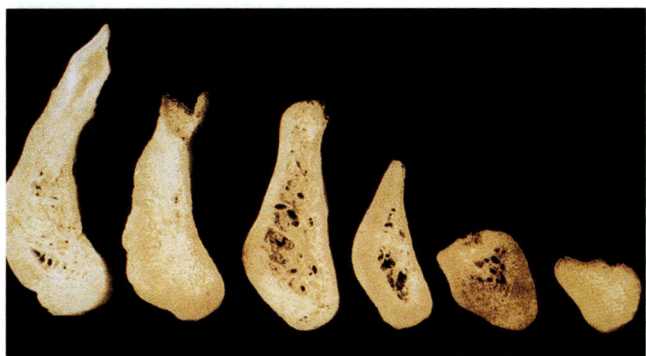

FIGURA 14-2. Atwood apresentou uma classificação da perda óssea após a perda dentária na região anterior da mandíbula em 1963.[4]

da cortical óssea vestibular em todas as áreas dos ossos maxilares, independentemente do número de dentes ausentes.[15-19] No entanto, depois da perda óssea inicial, a maxila continua a reabsorver em direção à linha média, mas o osso basal da mandíbula é mais largo que a posição original do osso alveolar e resulta na reabsorção tardia da mandíbula, que progride mais vestibularmente (Fig. 14-3). Isso, além de uma mudança acentuada na posição mandibular, leva à aparência clássica do usuário de prótese com uma protrusão do mento e inversão labial (p. ex., especialmente quando restaurada em uma dimensão vertical fechada).[20]

A região posterior da maxila perde o volume ósseo mais rapidamente que qualquer outra região. Não somente a doença periodontal causa a perda inicial do osso antes da perda do dente, mas a perda da crista óssea também é substancial após a exodontia. Além disso, o seio maxilar, depois da perda dentária, se expande em direção à crista do rebordo edentado (Fig. 14-4). Como resultado, a região posterior da maxila é mais frequentemente indicada para o enxerto ósseo quando comparada com qualquer outra localização intraoral.

Weiss e Judy desenvolveram uma classificação da atrofia mandibular e a sua influência no tratamento com implantes subperiosteais em 1974.[21] Kent apresentou uma classificação da deficiência do rebordo alveolar elaborada para o enxerto ósseo aloplástico em 1982.[22] Outra classificação do volume ósseo para as regiões anteriores dos maxilares foi proposta por Lekholm e Zarb em 1985 para a morfologia dos ossos maxilares remanescentes, relacionada com a instalação de implantes Brånemark.[23] Eles descreveram cinco estágios de reabsorção mandibular, variando de mínima à extrema (Fig. 14-5). A reabsorção mandibular foi descrita somente para a perda em altura. Todos esses cinco estágios de reabsorção em cada arcada usaram a mesma modalidade de implante, abordagem cirúrgica e tipo de prótese final. Além disso, conforme o volume de osso diminuía, os implantes tornavam-se mais curtos e o seu número reduzia para suportar uma prótese fixa em cantiléver. As classificações de Atwood e Zarb e Lekholm não descrevem o processo de reabsorção óssea em si na ordem cronológica e são mais descritivos do rebordo residual pela aparência clínica.

Um processo de reabsorção alveolar maxilar após a perda dentária, seguindo a descrição de Atwood para a região anterior da mandíbula, foi apresentado por Fallschüssel em 1986.[24] As seis categorias de reabsorção deste arco variavam desde um rebordo totalmente preservado, passando por moderadamente largo e alto, estreito e alto, pontiagudo e alto, largo com altura reduzida, chegando até o extremamente atrofiado. A classificação de Fallschüssel é mais anatomicamente correta.[25] Outra classificação de reabsorção óssea, que incluía a expansão do seio maxilar, foi proposta por Cawood e

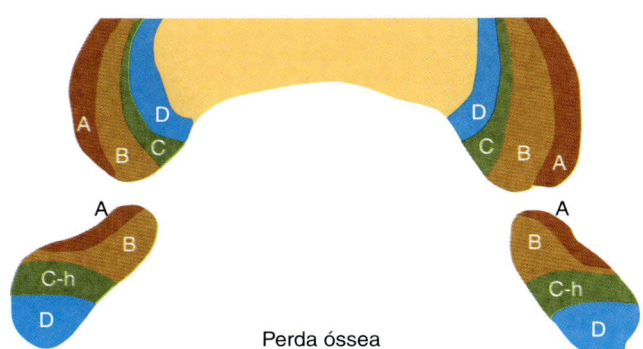

Perda óssea

FIGURA 14-3. A reabsorção do osso na maxila faz com que o rebordo torne-se mais estreito, pois ele reabsorve em direção à linha média. A perda óssea mandibular inicial também ocorre em direção à linha média. Contudo, as condições de perda óssea mandibular moderada à grave resultam em uma mandíbula mais larga que a crista mandibular original.

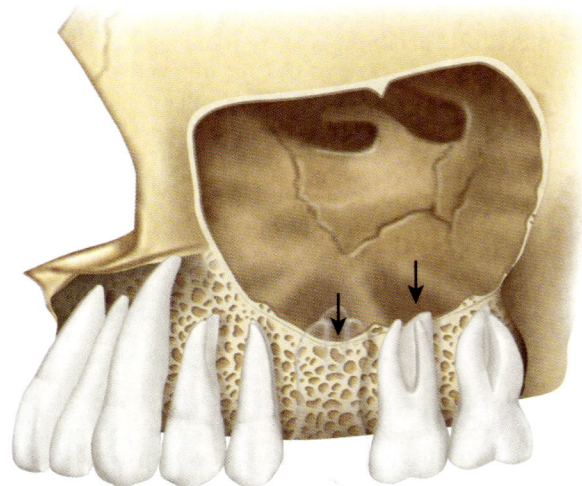

FIGURA 14-4. A região posterior da maxila perde altura óssea mais rapidamente que qualquer outra região, pois o seio maxilar expande-se após a perda dentária. Logo, a altura do osso é perdida a partir de ambas as regiões da crista óssea e apicais.

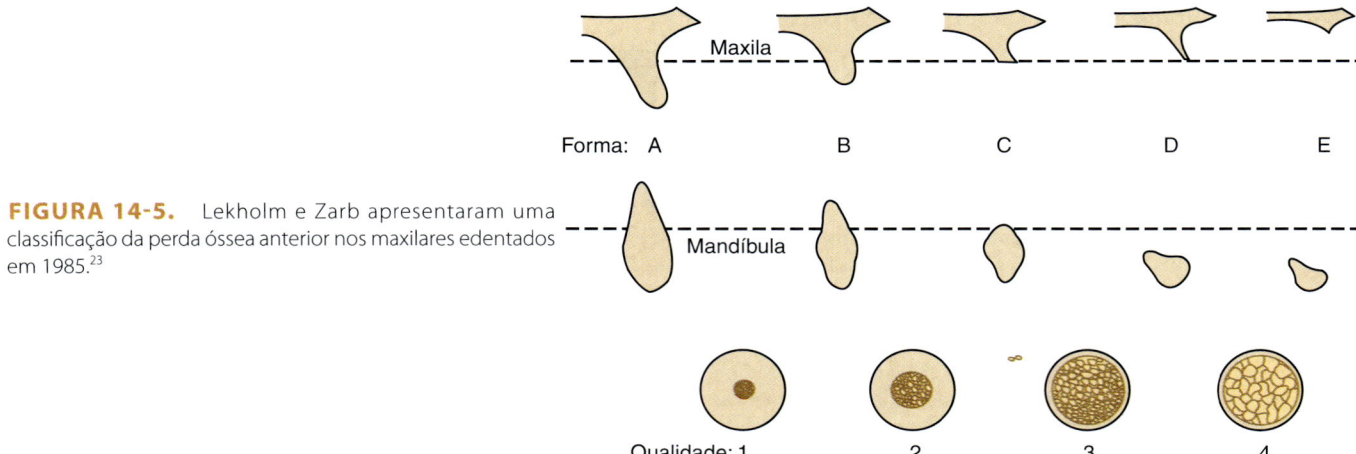

FIGURA 14-5. Lekholm e Zarb apresentaram uma classificação da perda óssea anterior nos maxilares edentados em 1985.[23]

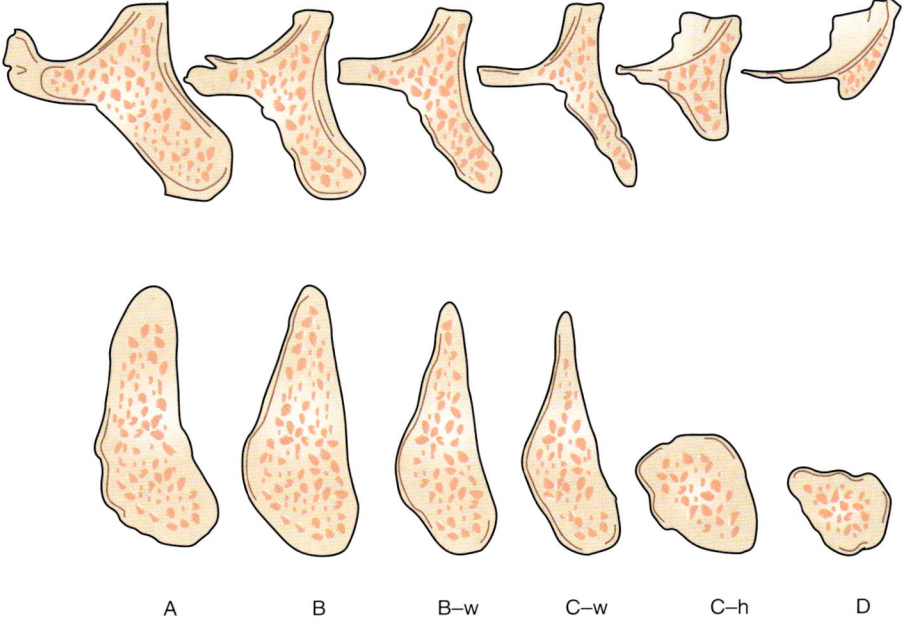

FIGURA 14-6. Em 1985, Misch e Judy apresentaram uma classificação do osso disponível (divisões A, B, C, D), que é similar para as duas arcadas. Foram sugeridos, para cada categoria de osso, tratamentos que levavam em conta os implantes, os métodos de enxertos ósseos e a reabilitação protética. A, abundante; B, apenas suficiente; C, comprometido; D, deficiente; h, altura inadequada; w, largura inadequada.

Howell em 1988.[26] Como consequência, ela é mais descritiva para a região posterior da maxila e é similar a outras classificações em relação às mudanças do volume ósseo.

Em 1985, Misch e Judy estabeleceram quatro divisões básicas de osso disponível para a implantodontia na maxila e na mandíbula edentadas, que seguem o fenômeno de reabsorção óssea natural de cada região e determinam uma diferente abordagem dos implantes para cada categoria.[27-33] A angulação do osso e a altura da coroa também foram incluídas para cada volume de osso, pois também afetam o tratamento protético. Essas quatro divisões originais foram expandidas com mais duas subcategorias, a fim de fornecer uma abordagem organizada para as opções de tratamento com implantes para cirurgia, enxerto ósseo e prótese[34] (Fig. 14-6).

A habilidade de organizar o osso disponível do sítio provável do implante em categorias específicas relacionadas com opções e condições comuns de tratamento é benéfica tanto para o clínico iniciante quanto para o experiente. A melhoria na comunicação entre os profissionais de saúde e a coleta de dados específicos e relevantes para cada categoria também são benéficas. A classificação óssea de Misch e Judy facilitou esses processos durante as 2,5 últimas décadas dentro da profissão, nas universidades, em programas de implantes e nas sociedades internacionais de implantodontia.

Osso Disponível

Para desenvolver um plano de tratamento ideal com implantes, a categoria e o desenho da prótese definitiva e as posições ideais dos implantes são primeiramente determinados após uma consulta com o paciente e avaliação das condições clínicas e dentárias existentes. Os fatores de força do paciente e a densidade óssea são de especial importância para ajudar a determinar os implantes adicionais necessários para suportar a prótese desejada. Os pilares necessários para apoiar a prótese são estabelecidos em posição, número e tamanho dos implantes, inicialmente sem considerar as condições do osso disponível. O osso disponível é, então, avaliado para determinar a abordagem cirúrgica necessária (ou seja, enxerto ósseo, inserção do implante ou ambos) para sustentar o plano de tratamento ideal.

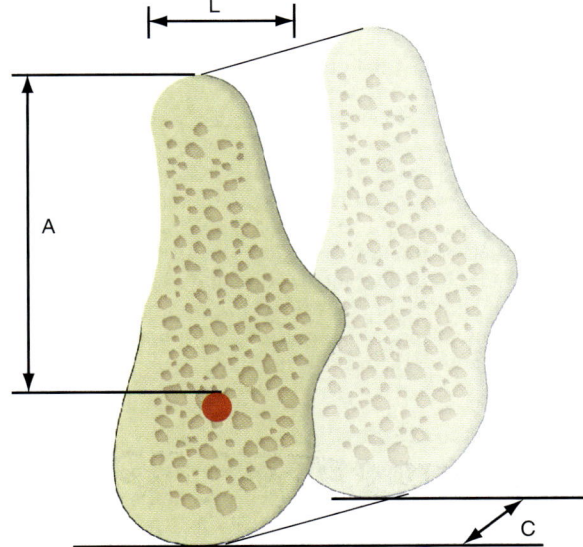

FIGURA 14-7. O osso disponível é medido pela altura (A), largura (L) e comprimento (C). Também são considerados o espaço da altura da coroa e angulação do osso (direção da força aplicada sobre o corpo do implante).

O osso disponível descreve a quantidade de osso na área edentada considerada para a instalação de implantes. Este é medido em largura, altura e angulação. Além disso, o espaço da altura da coroa (EAC) é considerado em relação ao osso remanescente (Fig. 14-7). Historicamente, o osso disponível não era modificado e ditava a posição, o número e o tamanho dos implantes. Atualmente, se o osso for inadequado para suportar um pilar ideal para a prótese planejada, um enxerto ósseo é considerado no sítio(s) ideal(is) ou sítios alternativos podem ser considerados quando são necessários implantes adicionais.

Os fabricantes descrevem as dimensões dos implantes de formato radicular em largura e comprimento. O comprimento do implante corresponde à altura do osso disponível. Portanto, este texto refere-se à altura ou ao comprimento do implante de formato radicular. A largura de um implante de formato radicular é mais frequentemente relacionada com seu diâmetro, pois a maioria dos implantes de formato radicular é circular. Esta dimensão também corresponde ao comprimento mesiodistal do osso disponível. Muitos fabricantes oferecem implantes com um colar cervical mais largo que a dimensão do corpo do implante. Ainda assim, muitas vezes, a dimensão que o fabricante disponibiliza é a largura do corpo que é menor. Por exemplo, o implante da Nobel Biocare® de 3,75 mm de diâmetro tem um colar cervical de 4,1 mm. O dentista deve estar atento a todas as dimensões dos implantes, especialmente porque o módulo mais largo da crista do implante é posicionado ao lado de um dente adjacente ou na dimensão da crista óssea, e esta geralmente é a dimensão responsável pela estética cervical ou é a região mais estreita do osso disponível.

Como orientação geral, pelo menos 1,5 a 2 mm de erro cirúrgico é mantido entre o implante e qualquer referência adjacente ou oposta. Isto é especialmente crítico em relação ao comprimento do implante quando a referência oposta é o nervo alveolar inferior. No entanto, o implante pode muitas vezes ser colocado sem complicação através da lâmina cortical da região posterior do seio maxilar ou da borda inferior da região anterior da mandíbula. A orientação de 1,5 a 2 mm ou mais também é sugerida em relação ao comprimento do implante adjacente a um dente natural. Caso contrário, se o implante ou o dente perderem a crista óssea ou tornarem-se móveis ou afetados por doença peri-implantar, a estrutura adjacente pode ser adversamente envolvida.

Todos os dentes naturais são diferentes quando considerados como pilares para uma prótese. O protesista sabe avaliar a área da superfície das raízes dos pilares naturais. Um primeiro molar superior hígido com mais de 450 mm^2 de área de superfície radicular constitui um pilar melhor para uma prótese fixa do que um incisivo lateral inferior com 150 mm^2 de suporte radicular. Os dentes que apresentam os maiores diâmetros correspondem às regiões da cavidade oral com maior força de oclusão. Da mesma maneira, nem todos os tamanhos dos corpos dos implantes são semelhantes uns aos outros para servirem de pilares protéticos. O volume ósseo existente é necessário para determinar isso, mas essa dimensão sozinha não deve determinar o tamanho ideal do implante. O capítulo anterior aborda o tamanho do implante relacionado com função e estética. Quando o tamanho de implante ideal não pode ser inserido dentro do osso existente disponível, enxerto ósseo, números adicionais de implantes (ou ambos) são considerados.

Altura do Osso Disponível

A altura do osso disponível é primeiramente estimada por meio da avaliação radiográfica nas regiões edentadas ideais e opcionais, em que os pilares do implante são necessários para a prótese desejada. A radiografia panorâmica é o método mais comum para a determinação preliminar da altura do osso disponível quando dentes adjacentes estão ausentes. A radiografia periapical é muitas vezes suficiente para estimar essa altura quando um ou dois dentes adjacentes estão ausentes.

A altura do osso disponível é medida da crista do rebordo edentado ao ponto de referência oposto. As regiões anteriores são limitadas na maxila pelo soalho do nariz ou na mandíbula pela borda inferior (Fig. 14-8). As regiões anteriores dos ossos maxilares apresentam as maiores alturas, pois o seio maxilar e o nervo alveolar inferior limitam essa dimensão nas regiões posteriores. A região da eminência canina na maxila, imediatamente lateral à margem piriforme lateral do nariz, frequentemente oferece a maior altura de osso disponível na região anterior de maxila.[35]

Como regra geral, a região anterior da mandíbula apresenta a maior altura de osso. Existe mais osso apical à região dos dentes inferiores anteriores que em qualquer outra região. Consequentemente,

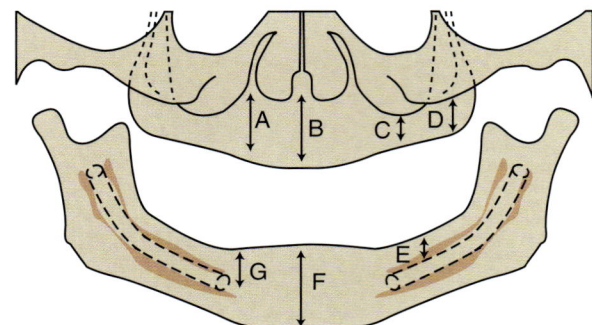

FIGURA 14-8. A altura do osso disponível é medida desde a crista do rebordo edentado até o ponto de referência oposto. O ponto de referência oposto pode estar na região dos caninos superiores (A), no assoalho da fossa nasal (B), no seio maxilar (C), na tuberosidade (D), na região anterior dos caninos inferiores (G), na região anterior da mandíbula (F) ou no osso acima do canal mandibular inferior (E).

mesmo depois da reabsorção do rebordo residual após a perda dentária, ainda há osso adequado para a inserção de implantes (Fig. 14-9). Contudo, a altura da coroa da prótese pode ser grande. Portanto, essa região possui com frequência o maior osso disponível, mas também com a maior EAC.

A região óssea anterior na mandíbula estende-se entre os forames mentais. O forame é mais frequentemente encontrado entre (e abaixo de) ápices dos segundos pré-molares. Logo, a região anterior do osso estende-se entre os caninos e, muitas vezes, para a região dos primeiros pré-molares. A presença de osso disponível na implantodontia envolve a anatomia existente da mandíbula e maxila edentadas. A altura óssea mandibular inicial é influenciada pela anatomia esquelética, com os pacientes classe II de Angle apresentando altura mandibular mais curta e os pacientes classe III de Angle exibindo maior altura.

As referências opostas da altura óssea inicial disponível são mais limitantes nas regiões posteriores distais ao primeiro pré-molar para a maxila e a mandíbula. Na região posterior da maxila, geralmente existe maior altura óssea na região do primeiro pré-molar que na do segundo pré-molar, a qual apresenta maior altura que as regiões dos molares devido à morfologia côncava do soalho do seio maxilar. Como consequência, a anatomia óssea existente do paciente candidato a implantes geralmente requer modificação para aumentar a possibilidade de sucesso a longo prazo dos implantes. Por exemplo, os enxertos sinusais na maxila posterior possibilitam a colocação de implantes endosteais mais longos dentro da altura óssea restaurada.

A altura óssea na região posterior da mandíbula é reduzida devido à presença do canal mandibular, localizado aproximadamente 12 mm acima da borda inferior da mandíbula (Fig. 14-10). A altura do osso na região posterior da mandíbula (antes da perda óssea na crista) é similar à altura óssea na maxila anterior (Fig. 14-11). Ocasionalmente, essa área de pré-molares pode apresentar uma altura reduzida comparada com a região anterior, pois a alça anterior do canal mandibular (quando presente) passa abaixo do forame e curva-se superior e distalmente antes da sua saída no forame mental (Fig. 14-9).

Como resultado, nas áreas em que são geradas as maiores forças e a dentição natural apresenta dentes mais largos com duas ou três raízes, os implantes mais curtos, quando houver, são frequentemente usados e em quantidade insuficiente, devido aos fatores anatômicos limitantes.[36] Oikarinen et al. revelaram que mais de 6 mm de altura óssea é encontrada em menos de 50% das regiões posteriores mandibulares e 40% das maxilares posteriores em pacientes parcialmente

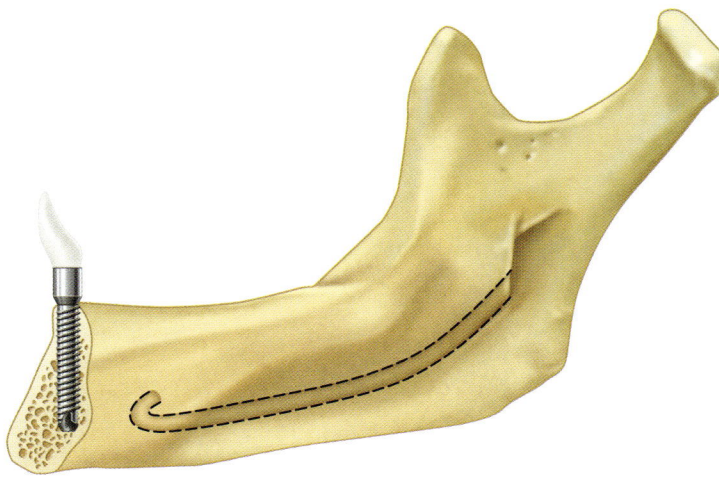

FIGURA 14-9. A região anterior da mandíbula apresenta a maior altura óssea que qualquer outra região dos maxilares. A margem incisal do dente é geralmente mais vestibularizada; logo, o implante frequentemente trava na cortical lingual do osso.

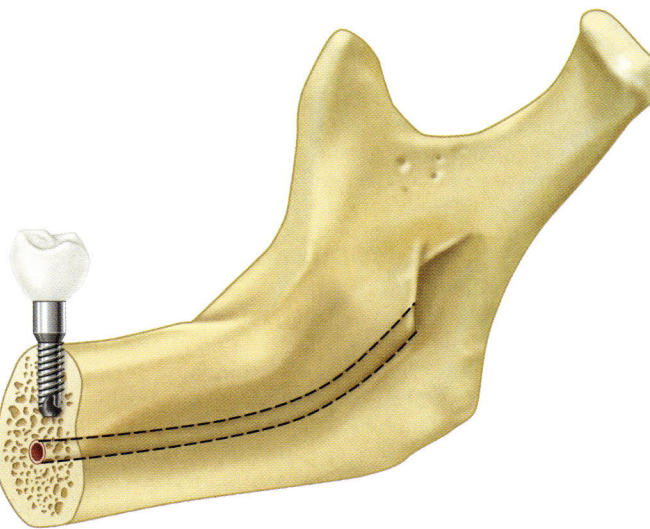

FIGURA 14-10. A região posterior da mandíbula tem a menor altura óssea, pois o canal alveolar inferior está aproximadamente a 12 mm do molar inferior.

edentados.[36] O autor observou que mais de 6 mm de osso é encontrado em menos de 20% das regiões posteriores mandibulares e 10% das maxilares posteriores quando o paciente é edentado total há mais de 5 anos.

A altura óssea mínima sugerida para o sucesso previsível a longo prazo de um implante endosteal é em torno de 12 mm. Taxas de insucesso, relatadas na literatura, para implantes mais curtos que 9 mm tendem a ser maiores independentemente do desenho do fabricante, da característica de superfície e do tipo de aplicação.[37-52] O dentista inexperiente deve desejar ter 14 mm de altura óssea para instalar um implante de 12 mm de comprimento antes de realizar a cirurgia. Essa precaução permite uma margem de erro cirúrgico de 2 mm ou uma osteoplastia para ganhar largura adicional de osso. A altura mínima de 12 mm se aplica à maioria dos formatos de corpo de implantes endosteais do tipo parafusado em osso de boa densidade (D2, D3). Esta exigência de altura mínima de implante pode ser reduzida no osso muito denso (D1) da sínfise de uma mandíbula atrófica quando a prótese apresenta menos carga (como uma sobredentadura) ou quando a menor dimensão pode ser compensada pela quantidade, largura ou formato do implante.[53-55]

A altura do osso disponível em um sítio edentado é a dimensão mais importante ao se considerar para a instalação de um implante, porque afeta tanto o comprimento do implante quanto a altura da coroa clínica. A altura da coroa afeta os fatores de carga e a estética. Além disso, o enxerto ósseo é mais viável em largura que em altura; então, até mesmo quando a largura for inadequada para instalação de um implante, o enxerto ósseo pode ser usado para criar os requisitos de sítio ideal para instalação do implante e reabilitação protética.

Largura do Osso Disponível

A largura do osso disponível é mensurada entre as corticais vestibulares e linguais na crista do sítio potencial do implante. O aspecto da crista do rebordo residual na mandíbula é frequentemente de natureza cortical e exibe maior densidade que as regiões ósseas trabeculares subjacentes. Esta vantagem mecânica permite a fixação imediata do implante, contanto que esta cortical não tenha sido removida por osteoplastia.

A crista do rebordo edentado é apoiada frequentemente por uma base mais larga na região anterior da mandíbula. Na maioria das situações mandibulares, por causa desse corte transversal de formato triangular, uma osteoplastia fornece maior largura óssea, embora reduza a altura (Fig. 14-12).

Deve-se observar que a redução da crista óssea afeta a localização do ponto de referência oposto, com possíveis consequências para a

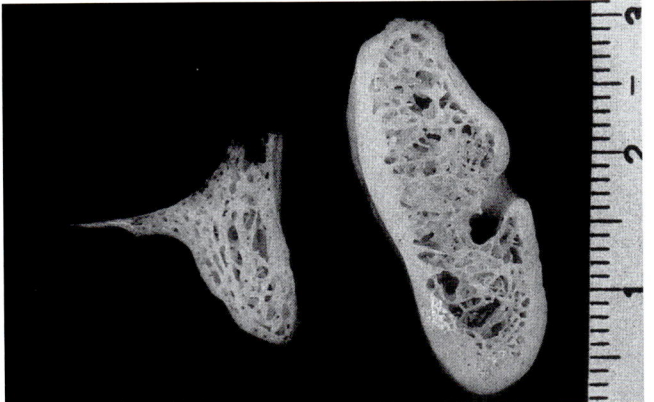

FIGURA 14-11. A altura óssea disponível (antes da perda óssea da crista) na região anterior da maxila *(esquerda)* é similar à altura do osso na região posterior da mandíbula.

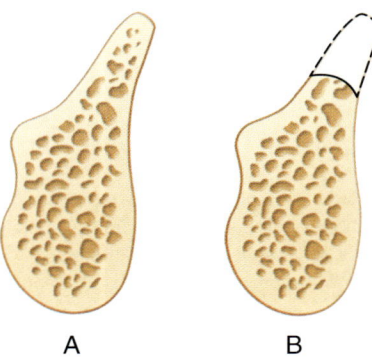

FIGURA 14-12. **A,** A região anterior da mandíbula tem uma base mais ampla que a crista do rebordo e frequentemente apresenta uma secção transversal de formato triangular. **B,** A osteoplastia para estreitar o rebordo na região anterior da mandíbula aumenta a largura do osso na crista (e reduz a altura do osso disponível).

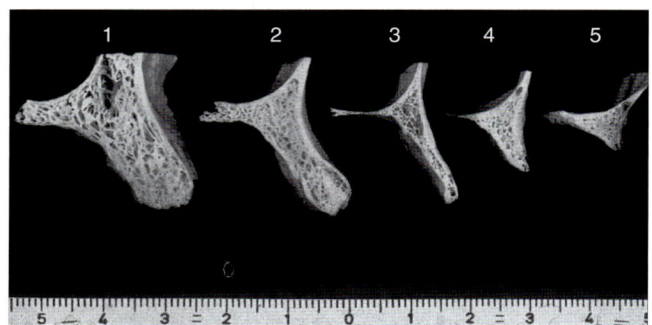

FIGURA 14-13. A região anterior da maxila geralmente contém a parede palatina do osso paralela à cortical vestibular. A osteoplastia é menos efetiva para aumentar a largura do osso. Os procedimentos de enxerto ósseo são muitas vezes recomendados.

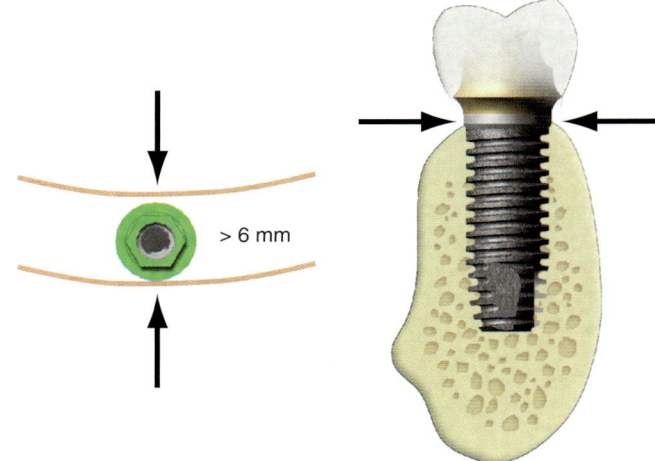

FIGURA 14-14. A largura mínima de osso para um implante de formato radicular de 4 mm de diâmetro é de 6 mm nas regiões vestibular e lingual, porque o projeto arredondado do implante resulta em mais osso em todas as outras direções ao redor do implante.

cirurgia, seleção do comprimento do implante, aparência e desenho da prótese definitiva. Isso é especialmente importante quando uma prótese PF-1 é planejada, com o objetivo de se obter um contorno normal e perfil de tecido mole ao redor da restauração de um único dente ausente.

Ao contrário da região anterior da mandíbula, a região anterior da maxila frequentemente não segue uma anatomia de formato triangular. A cortical palatina do osso é mais paralela à cortical vestibular na maxila (Fig. 14-13). Além disso, muitos rebordos edentados exibem uma concavidade vestibular na área dos incisivos, com uma configuração em ampulheta. Como resultado, a osteoplastia não aumenta tanto a largura do osso como ocorre na mandíbula. Como consequência, o enxerto ósseo para aumentar a largura é indicado com mais frequência na maxila.

Uma vez que a altura adequada esteja disponível, o próximo critério mais significativo, que afeta a sobrevida a longo prazo dos implantes endosteais, é a largura do osso disponível. Os implantes de formato radicular com 4 mm de diâmetro na região cervical geralmente requerem uma largura óssea superior a 6 mm para garantir a espessura suficiente do osso e o suprimento sanguíneo ao redor do implante para uma sobrevida previsível. Essa dimensão fornece mais que 1 mm de osso na crista óssea em cada lado do implante. Como o osso usualmente alarga-se apicalmente na mandíbula, esta dimensão mínima rapidamente aumenta. Para implantes de formato radicular, a espessura óssea mínima está localizada exclusivamente no contorno médio vestibular e lingual da região da crista (Fig. 14-14).

Os alvéolos das extrações com maior largura de osso na crista ao redor do alvéolo perdem menos osso durante a cicatrização inicial que aqueles com largura mínima das lâminas corticais no aspecto vestibular ou lingual do sítio da exodontia. A largura inicial do osso disponível também está relacionada com a quantidade de perda óssea na crista após a colocação de carga sobre o implante. Os rebordos edentados maiores que 6 mm em largura demonstraram menor perda óssea da crista do que quando dimensões mínimas de osso estão disponíveis.

Comprimento do Osso Disponível

O comprimento mesiodistal do osso disponível é muitas vezes limitado por dentes adjacentes ou implantes. Como regra geral, o implante deve estar a uma distância de no mínimo 1,5 mm de um dente adjacente e a 3 mm de um implante adjacente. Essa dimensão não só permite o erro cirúrgico, mas também compensa a largura de um implante ou um defeito na crista do dente, que costuma ser menor que 1,4 mm. Como resultado, se a perda óssea ocorrer na região do colar cervical de um implante ou devido à doença periodontal de um dente, o defeito ósseo vertical não se estenderá para um defeito ósseo horizontal, evitando causar perda de osso na estrutura adjacente.[56] Portanto, no caso de uma reabilitação de um único dente, o comprimento mínimo do osso disponível necessário para um implante endosteal depende da largura do implante. Por exemplo, um implante de 5 mm de diâmetro deve ter no mínimo 8 mm de osso mesiodistal, para que possa haver 1,5 mm presente em cada lado do implante. O comprimento mesiodistal mínimo de 7 mm é geralmente suficiente para um implante de 4 mm de diâmetro.

O diâmetro do implante também está relacionado com a largura do osso disponível e, em sítios múltiplos adjacentes, é especialmente limitado nesta dimensão. Por exemplo, uma largura de osso de 4,5 mm sem enxerto ósseo requer um implante de 3,5 mm ou menor, com comprometimentos inerentes (*i.e.*, menor área de superfície e maior concentração de tensão na crista sob carga oclusal no parafuso do pilar e no osso marginal). Portanto, no rebordo mais estreito, é indicada, na maioria das vezes, a instalação de dois ou mais implantes de diâmetros estreitos (quando possível), a fim de obter uma área de superfície de implante-osso suficiente para compensar essa deficiência. Como os implantes devem estar a 3 mm de distância um do outro e a 1,5 mm de cada dente, podem ser necessários 13 mm ou mais no aspecto mesiodistal do osso disponível quando implantes mais estreitos são usados para substituir um dente posterior.

A largura mesiodistal ideal do implante para a substituição de um único elemento dentário é frequentemente relacionada com o dente natural que está sendo substituído. O dente tem a sua maior largura no contato interproximal; é mais estreito na junção esmalte-cemento (JEC); e é ainda mais estreito no contato inicial da crista óssea, que é 2 mm abaixo da JEC.[57] O diâmetro ideal do implante corresponde à largura do dente natural a 2 mm abaixo da JEC, caso também esteja a 1,5 mm do dente adjacente. Deste modo, o perfil de emergência da coroa do implante através do tecido mole pode ser semelhante ao de um dente natural. Por exemplo, o primeiro pré-molar superior tem aproximadamente 8 mm no contato interproximal, 5 mm na JEC, e 4 mm em um ponto 2 mm abaixo da JEC. Portanto, um implante de 4 mm de diâmetro (no colar cervical) seria o diâmetro ideal se também estivesse pelo menos a 1,5 mm das raízes adjacentes (2 mm abaixo da JEC). A largura ideal do osso disponível para este implante de 4 mm de diâmetro é 6 mm ou mais, e o comprimento ósseo mesiodistal ideal é 7 mm ou mais.

Angulação do Osso Disponível

A angulação do osso é o quarto elemento determinante para o osso disponível. A angulação inicial do osso alveolar representa a trajetória da raiz do dente natural em relação ao plano oclusal. Idealmente, deve ser perpendicular ao plano oclusal, alinhada com as forças de oclusão e paralela ao longo eixo da restauração protética. As superfícies incisais e oclusais dos dentes seguem a curva de Wilson e a de Spee. Assim, as raízes dos dentes superiores estão anguladas em direção a um ponto comum, a aproximadamente 10 cm de distância. As raízes dos dentes inferiores alargam-se, de forma que as coroas anatômicas são mais inclinadas lingualmente nas regiões posteriores e mais vestibularmente inclinadas nas anteriores, quando comparadas com as raízes subjacentes. A ponta da cúspide do primeiro pré-molar é normalmente vertical em relação ao seu ápice radicular.

Os dentes anteriores da maxila são os únicos que não recebem carga no longo eixo das raízes dentárias; em vez disso, as cargas normalmente se aplicam em um ângulo de 12 graus. Assim, o seu diâmetro radicular é maior que o dos dentes anteriores da mandíbula. Em todas as outras regiões, os dentes recebem cargas perpendicularmente às curvas de Wilson e Spee.

Raramente a angulação do osso permanece ideal após a perda dentária, especialmente no arco edentado anterior. Nesta região, as concavidades vestibulares e a reabsorção após a perda dentária frequentemente demandam maior angulação dos implantes ou correção do sítio antes da inserção.[12,15,16] Por exemplo, na região anterior da mandíbula, a inserção do implante frequentemente trava na cortical lingual, em vez de na borda inferior da mandíbula, como consequência da posição da margem incisal e da angulação óssea (Fig. 14-9). Na região posterior da mandíbula, a fossa submandibular impõe a instalação de um implante com angulação crescente à medida que ela progride para o plano distal. Portanto, na região do segundo pré-molar, a angulação pode ser de 10 graus com o plano horizontal; nas áreas dos primeiros molares, 15 graus; e na região dos segundos molares, 20 a 25 graus.

O fator limitante da angulação da força entre o corpo e o pilar protético está correlacionado com a largura do osso. Em regiões edentadas com um rebordo largo, implantes com formato radicular podem ser selecionados. Tais implantes permitem modificações de até 30 graus de divergência com os implantes adjacentes, dentes naturais ou forças axiais de oclusão com comprometimento mínimo. As cargas anguladas no corpo de um implante aumentam a tensão na crista aos componentes do implante e ao osso, mas os implantes de diâmetros maiores diminuem a quantidade de tensão transmitida a essas estruturas. Além disso, a maior largura do osso oferece alguma latitude na angulação na instalação do implante. O corpo do implante pode ser muitas vezes inserido de forma a reduzir a divergência dos pilares protéticos sem comprometer o sítio transmucoso. Logo, uma angulação óssea aceitável no rebordo mais largo pode ser de até 30 graus.

O rebordo estreito, mas com largura adequada, frequentemente requer um implante de formato radicular com projeto de corpo mais estreito. Em comparação com os diâmetros maiores, os projetos de corpo de diâmetros menores causam maior tensão na crista ao sistema (parafusos dos pilares, crista óssea) e podem não oferecer o mesmo resultado dos pilares protéticos customizados. Além disso, a largura mais estreita do osso não permite tanta latitude durante a instalação, no que se refere à angulação no interior do osso. Isso limita a angulação aceitável de osso em um rebordo estreito a 20 graus do eixo das coroas clínicas adjacentes ou de uma linha perpendicular ao plano oclusal.

Espaço da Altura da Coroa

O espaço da altura da coroa (EAC) é definido como a distância vertical da crista do rebordo ao plano oclusal. Ele afeta a aparência da prótese definitiva e pode afetar a quantidade do momento da força no implante e a crista óssea circundante durante a carga oclusal. Esteticamente, quanto maior o EAC, menor a probabilidade de que a prótese venha a substituir somente a coroa anatômica do dente natural.

O EAC pode ser considerado um cantiléver vertical. Qualquer direção de carga que não esteja no longo eixo do implante aumentará as tensões da crista óssea para a interface implante/osso e também para os parafusos dos pilares protéticos na restauração. Quanto maior o EAC, maior o momento de força ou braço de alavanca com qualquer força lateral ou cantiléver (Fig. 14-15).

A ausência de um ligamento peri-implantar significa que as tensões osso-implante não podem ser reduzidas aumentando a altura do implante. Portanto, conforme o EAC aumenta e um cantiléver ou uma carga lateral é planejado na prótese, um maior número de implantes ou implantes mais largos devem ser inseridos para

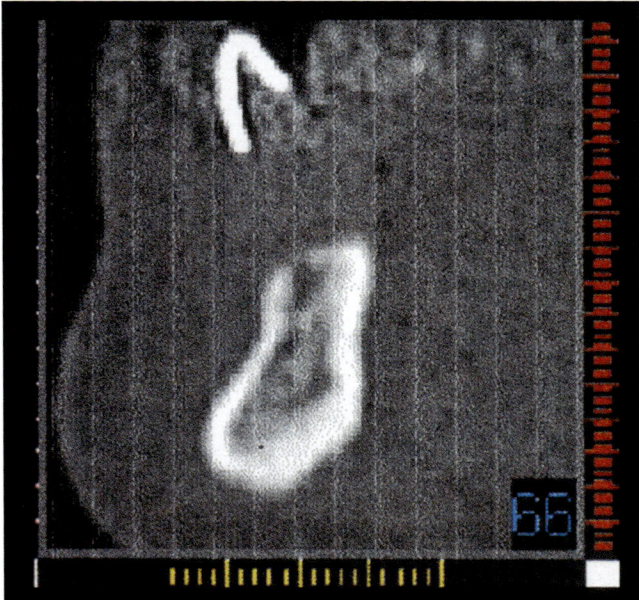

FIGURA 14-15. A altura do osso pode não estar no longo eixo do dente ausente, especialmente nas regiões anteriores da cavidade bucal. O espaço da altura da coroa (EAC) é mensurado do plano oclusal à crista do rebordo. A imagem de tomografia computadorizada foi obtida com a utilização de um guia tomográfico radiopaco de sulfato de bário posicionado sobre o sítio edentado de um dente anteroinferior. A trajetória do osso disponível diverge em 30 graus da angulação do dente e o EAC é menor que 15 mm.

compensar o aumento da tensão. Para um plano de tratamento ideal, o EAC deve ser igual ou menor que 15 mm.

Divisões do Osso Disponível

Divisão A (Osso Abundante)

O osso abundante da divisão A é formado, frequentemente, logo após o dente ser extraído. O volume ósseo abundante permanece durante alguns anos, embora a altura óssea residual seja lentamente reduzida e a largura original da crista seja geralmente diminuída em mais de 30% dentro de 2 anos.[12] A divisão A corresponde a um osso disponível abundante em todas as dimensões.

A altura do osso disponível na divisão A é 12 mm ou mais. Deve ser enfatizado que a altura do osso disponível pode ser de 20 mm para a divisão A, mas isso não significa que o comprimento do implante deve ser igual à altura do osso. Como as tensões na interface implante/osso de boa densidade são absorvidas pelos dois terços coronários do implante, foi comprovado que um implante de 12 mm não apresenta comprometimento no sucesso a longo prazo, embora o implante não envolva a cortical óssea oposta.

A largura do osso disponível na divisão A é 6 mm ou mais. A largura da divisão A de mais de 6 mm está relacionada com um diâmetro de implante de pelo menos 4 mm no colar cervical,. Em uma largura de osso maior que 7 mm (osso A +), um implante mais largo (5 mm de diâmetro) pode ser inserido, contanto que 1 mm de osso permaneça ao redor das suas margens vestibulares e linguais. A osteoplastia pode ser realizada com frequência para obter largura adicional de osso na mandíbula quando um implante de diâmetro mais largo for desejado.

A extensão edentada mesiodistal para o osso da divisão A é 7 mm ou mais. Esta é adequada para um implante de 4 mm de diâmetro.

A angulação do osso em relação ao plano oclusal é cerca de 30 graus. Logo, mesmo quando um pilar angulado é necessário para a correta confecção, a direção da carga não é excessiva. O EAC para a divisão A é menos de 15 mm. o que pode ser considerado uma dimensão ideal para uma prótese fixa sobre implantes (Quadro 14-1).

O implante de escolha para instalação em osso da divisão A deve ser um de formato radicular de 4 mm de diâmetro, igual ou maior de 12 mm de comprimento (altura). Um implante de maior diâmetro é sugerido nas regiões dos molares (5 a 6 mm de diâmetro). Implantes mais longos são sugeridos em opções de tratamento com cargas imediatas ou quando um implante é imediatamente inserido após a exodontia. Como regra geral, o osso da divisão A não deve ser tratado com implantes de diâmetros menores para a prótese definitiva (Fig. 14-16). Existem diversas vantagens no uso de implantes de diâmetros iguais ou maiores que 4 mm, quando comparados aos implantes de diâmetros menores (Quadro 14-2).

Opções Protéticas

Toda a gama de opções protéticas pode ser utilizada para a divisão A. Uma restauração PF-1 requer um rebordo da divisão A. Contudo, uma prótese PF-2 muitas vezes também requer um rebordo da divisão A. Uma restauração PF-2 é a restauração posterior mais

---

QUADRO 14-1 Dimensões do Osso da Divisão A

- Largura > 6 mm
- Altura > 12 mm
  - Comprimento mesiodistal > 7 mm
  - Angulação da carga oclusal (entre o plano oclusal e o corpo do implante) < 30 graus
  - Espaço da altura da coroa ≤ 15 mm

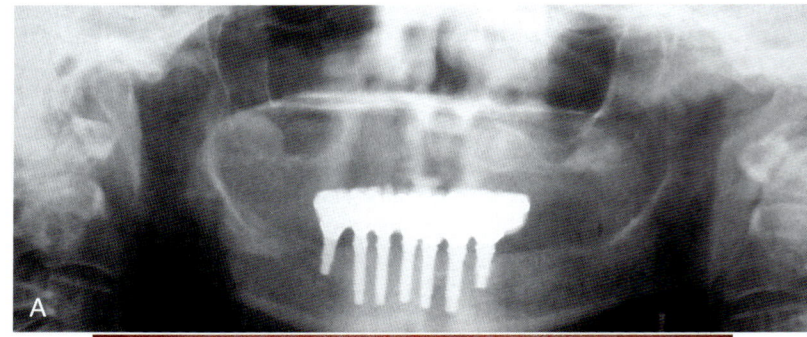
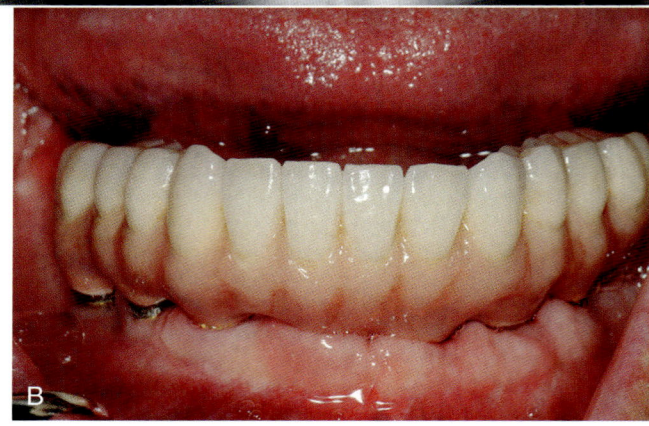

FIGURA 14-16. **A,** Radiografia panorâmica de sete implantes de formato radicular da divisão A nas regiões anterior e posterior da mandíbula com uma prótese PF-3. **B,** Prótese total fixa PF-3 de **A**.

> **QUADRO 14-2** Vantagens do Implante de Formato Radicular da Divisão A
>
> - Quanto maior o diâmetro de um implante, maior a área de superfície e menor a tensão distribuída na região da crista óssea.
> - Os implantes de diâmetros maiores estão mais próximos das corticais ósseas laterais, que apresentam maior densidade e, portanto, maiores resistência, módulo de elasticidade e porcentagens de contato do osso ao implante.
> - Os implantes de diâmetros maiores são menos suscetíveis à fratura, pois a resistência do material é aumentada em quatro vezes devido ao raio do implante (p. ex., um implante de 4 mm de diâmetro é 16 vezes mais forte que um implante de 2 mm de diâmetro).
> - Os implantes de diâmetro menores são frequentemente de peça única para diminuir o risco de fratura.
> - Os implantes de peça única requerem uma restauração imediata, em vez da abordagem submersa ou em um estágio. Assim, micromovimentos podem ocorrer na interface osso/implante, com um risco aumentado de perda da crista óssea e insucesso do implante.
> - O ângulo do perfil de emergência da coroa está relacionado com o diâmetro do implante. Os dentes de diâmetros maiores podem ser restaurados mais esteticamente com implantes de diâmetros maiores.
> - Quanto maior o diâmetro do implante, menor a tensão aplicada ao parafuso do pilar protético e, portanto, complicações como o afrouxamento ou fratura do parafuso são menos prováveis.
> - Os pilares protéticos com diâmetros maiores oferecem melhor retenção para a cimentação da coroa da restauração final.
> - Os procedimentos de higiene oral ficam mais comprometidos ao redor dos implantes de diâmetro menores, que são restaurados com maiores ângulos no perfil de emergência e com sobrecontorno.
> - O colar cervical e a porção cervical de muitos implantes de pequeno diâmetro de duas peças são feitos de metal liso para aumentar a espessura da parede do corpo, criando força de cisalhamento na crista óssea e aumentando o risco de perda óssea.
> - O custo dos implantes está relacionado com o número de implantes e não com seu diâmetro. Portanto, aumentar o número de implantes de pequenos diâmetros aumenta o custo para o paciente (e para o dentista).
> - Os implantes de formato radicular da divisão A podem oferecer maior amplitude de opções protéticas.

> **QUADRO 14-3** Dimensões da Divisão B
>
> - Largura de 2,5 a 6 mm
>   - B+: 4 a 6 mm
>   - B-w: 2,5 a 4 mm
> - Altura > 12 mm
>   - Comprimento mesiodistal > 6 mm
>   - Angulação < 20 graus
>   - Espaço da altura da coroa < 15 mm

implantes. Muito frequentemente, o dentista fracassa em educar o paciente sobre a diminuição rápida na largura do volume do osso e as consequências da demora do tratamento. Quando o volume de osso é da divisão A, há uma redução nos custos do tratamento, devido à redução na quantidade e na complexidade das cirurgias para a área edentada, com benefícios significativos para o paciente. Infelizmente, esses pacientes podem não apresentar problemas significativos com as próteses existentes e, portanto, podem não estar motivados para resolver a situação. À medida que o osso reabsorve e os problemas começam a surgir, é dada maior atenção para os benefícios das próteses implantossuportadas. Da mesma maneira que o protesista explica a necessidade de substituição de um elemento unitário antes da inclinação e extrusão dos dentes adjacentes e o risco de perda dentária adicional, o paciente deve ser educado sobre o benefício do tratamento com implantes enquanto a área edentada ainda apresenta osso abundante.

Divisão B (Osso Quase Suficiente)

Conforme o osso reabsorve, a largura do osso disponível diminui primeiramente na região da cortical vestibular, porque o osso cortical é mais espesso no aspecto lingual do processo alveolar, principalmente nas regiões anteriores da maxila. Ocorre uma diminuição na largura do osso de 25% no primeiro ano e 40% nos primeiros 1 a 3 anos após a exodontia.[12,13,16] O rebordo mais estreito resultante é muitas vezes inadequado para muitos implantes de formato radicular com 4 mm de diâmetro. A atrofia de leve a moderada é frequentemente usada para descrever essa condição clínica. Depois que esse volume de osso da divisão B é alcançado, pode permanecer por mais de 15 anos na região anterior da mandíbula.[5] Todavia, a altura da região posterior da mandíbula reabsorve quatro vezes mais rápido que a da região anterior. As regiões posteriores da maxila apresentam menor altura de osso disponível (como consequência da expansão do seio maxilar) e também apresentam a diminuição de altura do osso mais rápida de todas as regiões intraorais. Como resultado, as regiões posteriores da maxila podem tornar-se inadequadas na altura (C−h) mais rapidamente que as regiões anteriores.

O osso da divisão B oferece altura suficiente (Quadro 14-3). A largura de osso disponível da divisão B pode ser classificada adicionalmente em rebordos de 4 mm a 6 mm de largura, além da divisão B com a subtração da largura (B−w), de 2,5 mm a 4 mm, nos quais técnicas de enxerto são indicadas (Fig. 14-6). O comprimento mesiodistal do osso disponível está relacionado com o diâmetro do implante. Um implante de formato radicular da divisão B é mais estreito em diâmetro que um implante de formato radicular da divisão A. Portanto, o comprimento mesiodistal mínimo de um rebordo da divisão B é menor que um da divisão A. Como a largura do rebordo e o diâmetro do implante são mais estreitos, e a força aumenta à medida que o ângulo de carga aumenta, a angulação da carga oclusal também é menor e deve estar dentro de 20 graus do eixo dos dentes adjacentes ou do plano oclusal. Um EAC de 15 mm ou menos (similar à divisão A) é necessário na divisão B para reduzir o momento de forças com cargas laterais ou compensatórias, especialmente por causa da menor dimensão da largura.

Três opções de tratamento estão disponíveis para o rebordo edentado da divisão B:

comum suportada por implantes múltiplos adjacentes, em pacientes parcialmente edentados, por causa da perda óssea ou osteoplastia antes da instalação do implante. Uma prótese PF-3 é muitas vezes a opção selecionada na região anterior do osso da divisão A quando múltiplos dentes adjacentes estão ausentes e a posição da linha de sorriso é alta ou quando a linha do lábio inferior revela regiões além da posição da coroa anatômica natural durante a fala.

Para sobredentaduras suportadas por implante no osso da divisão A, a posição final dos dentes e a barra de suporte devem ser avaliadas antes da cirurgia. Um EAC limitado é mais comum no osso da divisão A, e uma restauração PR-4 ou PR-5 pode necessitar de osteoplastia antes da instalação do implante. O osso da divisão A pode representar uma contraindicação para as conexões do tipo O-ring ou para as barras de suporte posicionadas a vários milímetros acima do tecido por motivos de higiene, devido ao risco de comprometimento do EAC para acomodar os componentes protéticos (Fig. 14-17).

Um paciente com osso da divisão A deve ser informado que este é o momento mais ideal para restaurar a condição edentada com

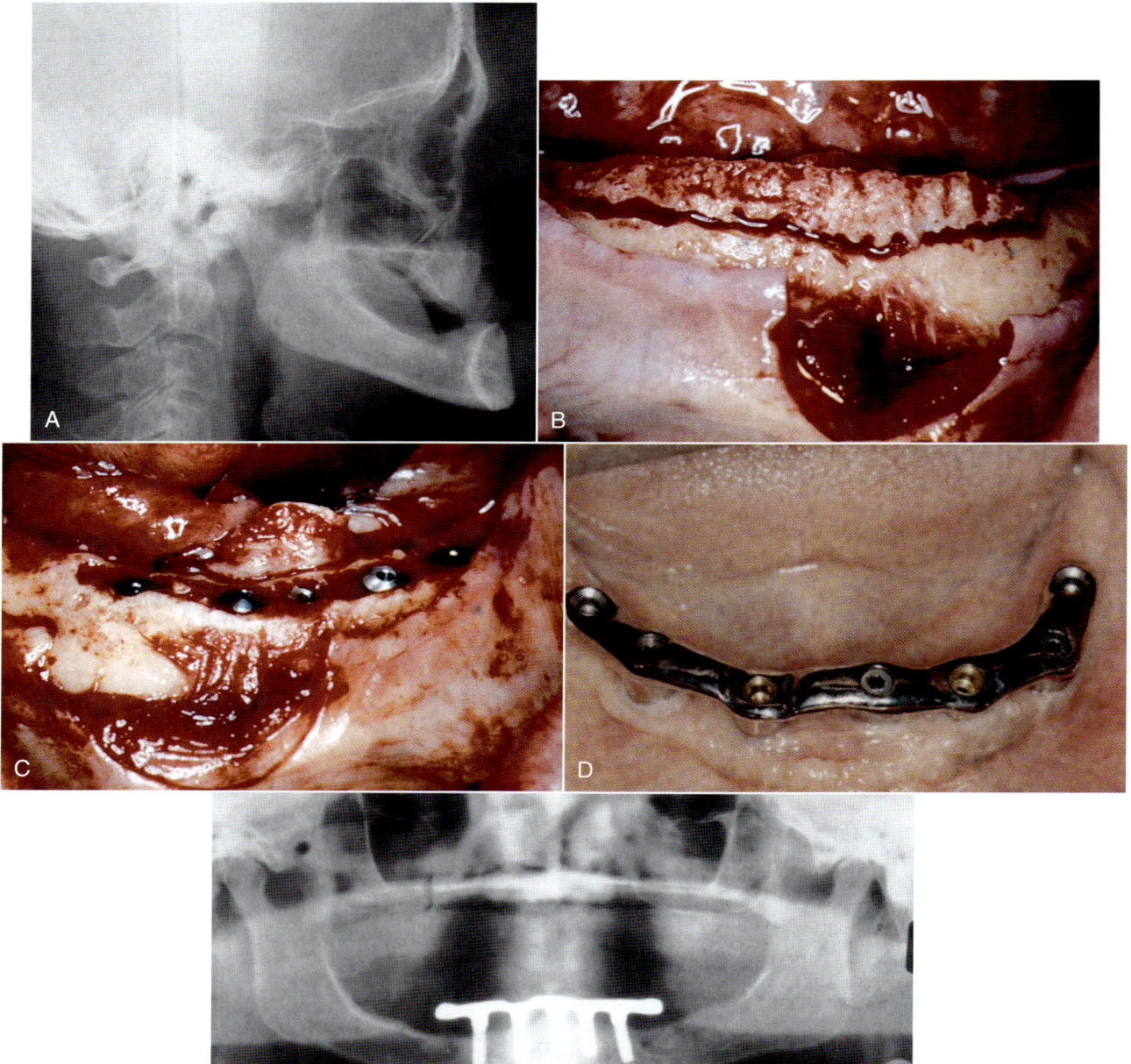

FIGURA 14-17. **A,** Radiografia cefalométrica lateral de um paciente com divisão A no osso anterior mandibular. Quando se planejam implantes na região anterior da mandíbula para uma sobredentadura, os seguintes fatores devem ser considerados: o espaço da altura da coroa (EAC) para os dentes da prótese, resina acrílica, barra e conectores. No osso da divisão A, o osso na crista pode necessitar de uma osteoplastia para aumentar a altura da coroa. **B,** Uma osteoplastia é realizada para aumentar o EAC, pois a restauração final é uma sobredentadura. **C,** Cinco implantes anteriores são posicionados acima do forame. **D,** Vista intraoral da barra de uma sobredentadura para uma restauração PR-4. O projeto com perfil baixo é mais comum para as situações ósseas da divisão A. **E,** Radiografia panorâmica de uma região anterior da mandíbula da divisão A com cinco implantes e uma barra de sobredentadura.

1. Modificar o rebordo existente através de osteoplastia para permitir a instalação de implante de formato radicular com diâmetro de 4 mm ou mais (Fig. 10-12). Quando mais de 12 mm de altura óssea permanece após a osteoplastia, o osso da divisão B é convertido para a divisão A. Quando o resultado é de menos de 12 mm de altura, o osso da divisão B é convertido para divisão C−h.
2. Inserir um implante estreito de formato radicular da divisão B (3 a 4 mm de diâmetro e 12 mm ou mais de comprimento) (Fig. 14-18).
3. Modificar o osso existente da divisão B em divisão A através de enxerto ósseo (Fig. 14-19).

Para selecionar a abordagem apropriada para situações da divisão B, a prótese definitiva deve ser primeiramente considerada. Quando um rebordo da divisão B é transformado em um da divisão A através de procedimentos de osteoplastia, o desenho da prótese final tem que compensar o EAC aumentado. Por exemplo, antes da cirurgia, a altura do osso disponível pode ser compatível com um desenho protético de uma PF-1. Se, no momento da cirurgia, o rebordo

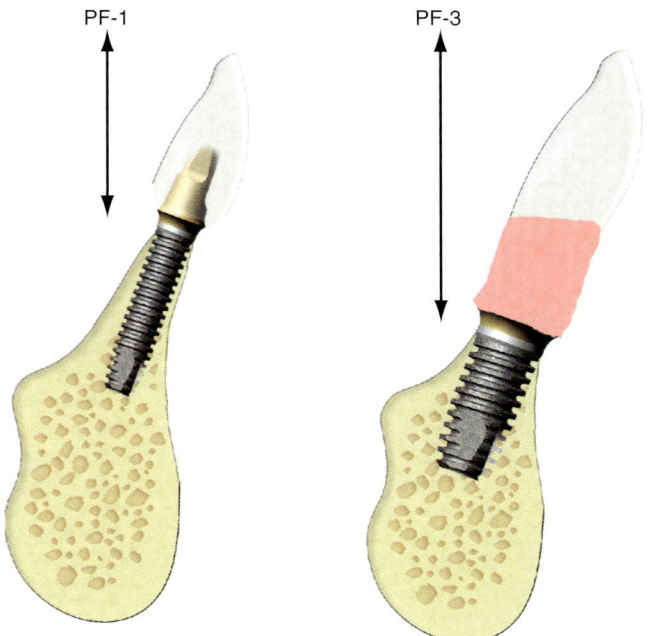

FIGURA 14-18. As opções de tratamento do rebordo da divisão B na região anterior da mandíbula incluem um implante estreito com uma prótese final mais próxima das dimensões anatômicas (PF-1) *(esquerda)* ou osteoplastia com formas radiculares da divisão A e altura aumentada da coroa (PF-2 ou PF-3) *(direita)*.

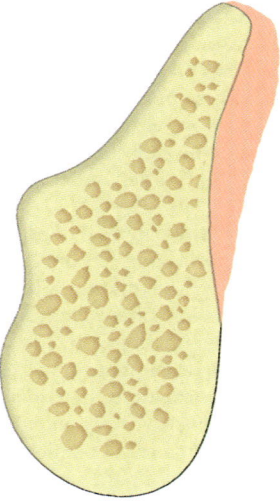

FIGURA 14-19. O osso da divisão B pode ser modificado para divisão A através de enxerto ósseo.

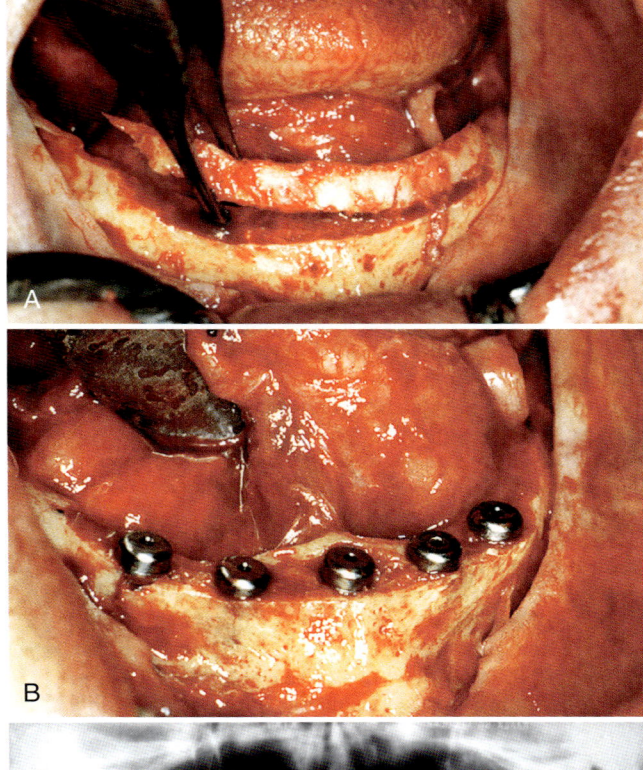

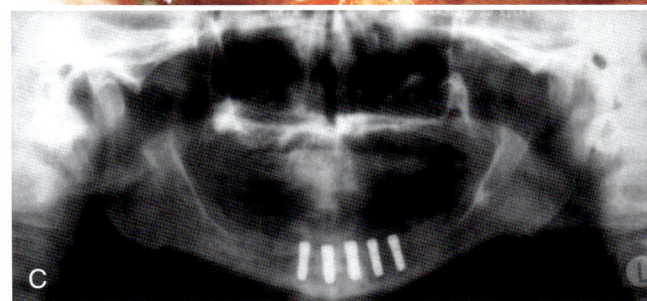

FIGURA 14-20. A, Um rebordo do osso da divisão B pode ser modificado por meio de osteoplastia para aumentar a largura do osso. A osteoplastia aumenta o espaço da altura da coroa para a prótese. **B,** Cinco implantes anteriores de 4 mm de diâmetro foram instalados após a osteoplastia. Esses implantes foram posicionados considerando a restauração definitiva. **C,** Radiografia panorâmica do rebordo da divisão B modificado para a divisão A através de osteoplastia e cinco implantes de formato radicular entre os forames mentais.

encontrado for deficiente na largura para a instalação do implante, não é incomum remover 3 mm da crista óssea antes da largura da divisão A ser alcançada. Isso significa que a prótese final necessitará de 3 mm adicionais na altura. Portanto, isso pode resultar em uma prótese com dente alongado (PF-2, PF-3). A opção pela osteoplastia é a menos provável de ser o tratamento de escolha para uma prótese PF-1 com um rebordo B-w, porque uma redução ainda maior da altura do osso é necessária durante a osteoplastia.

A abordagem mais comum para modificar o rebordo mais estreito da divisão B em outra divisão óssea através da osteoplastia é quando a prótese final for uma sobredentadura implantossuportada (Fig. 14-20). A crista do rebordo edentado pode ser reduzida, consequentemente aumentando a largura do rebordo. Se o EAC for menor que 15 mm, a divisão do rebordo se torna divisão A com uma largura maior que 6 mm. Se a altura do rebordo for reduzida de forma que o EAC se torne maior que 15 mm, a divisão do osso não é transformada em divisão A. Em vez disso, a anatomia é alterada para um volume de osso da divisão C−h e, quando as forças laterais ou cantiléveres estão presentes na prótese, o sucesso a longo prazo não é previsível ou os problemas mecânicos aumentam em comparação com as próteses na divisão A. Uma prótese PR-4 ou PR-5 requer, na maioria das vezes, a opção 1 – osteoplastia –, na qual um EAC adequado é criado para permitir a fabricação da sobredentadura e da barra de suporte com os retentores sem que haja um comprometimento protético.

A segunda principal opção de tratamento para situações anatômicas da divisão B é o implante de formato radicular de diâmetro pequeno. Os implantes de formato radicular de menor diâmetro (3,0 a 3,5 mm) são projetados principalmente para o osso disponível da divisão B. O osso da divisão B é mais estreito, então o corpo do implante deve atravessar o osso e a angulação é menos flexível. Os implantes de formato radicular de menor diâmetro (3,0 a 3,5 mm) utilizados na divisão B apresentam várias desvantagens inerentes, quando comparados aos implantes de diâmetros maiores (Quadro 14-4).[58] Devido a essas preocupações em relação ao formato radicular da divisão B, esta opção é mais usada para a substituição de um elemento unitário, como incisivos laterais, em que o osso disponível é restrito no sentido mesiodistal ou na região posterior da mandíbula empregando implantes múltiplos. Nessa região, a densidade óssea é boa e as necessidades estéticas são limitadas.[59,60]

A terceira alternativa de tratamento para o osso da divisão B é transformar o rebordo da divisão B em um da divisão A, por meio de enxerto autógeno ou de uma combinação de enxertos alógenos e aloplásticos, com ou sem técnicas de regeneração óssea guiada. Se este enxerto for realizado, um período de cicatrização de pelo menos 4 a 6 meses é necessário para a maturação do leito ósseo antes de os implantes endosteais serem instalados. Uma prótese PF-1 geralmente demanda a opção 3: enxerto ósseo. O ângulo do perfil de emergência da coroa definitiva, que não comprometa a higiene, requer um implante de formato radicular da divisão A (com a exceção dos incisivos laterais). Os fatores de tensão também podem ditar a abordagem de enxertia óssea da divisão B com o intuito de instalar implantes de diâmetros maiores. Na presença de fatores de tensão desfavoráveis, o número e a largura dos pilares devem ser elevados para aumentar o EAC e fornecer maior área de superfície de resistência às forças aumentadas. Para que este objetivo seja alcançado, o enxerto ósseo é indicado para situações clínicas da divisão B.

Uma alternativa para a enxertia óssea em situações clínicas da divisão B é a técnica de distração osteogênica. Uma pequena osteotomia pode ser realizada entre as duas corticais ósseas e afastadores de osso são conectados ao sítio edentado. O rebordo ósseo da divisão B pode ser expandido em um da divisão A com esta técnica e permitir que um implante indicado para situações clínicas da divisão A seja instalado, ou um material aloplástico seja inserido para aumento ósseo.[61]

> **QUADRO 14-4** Desvantagens dos Implantes de Formato Radicular da Divisão B
>
> 1. Quase o dobro da tensão é concentrado no topo da região da crista ao redor do implante.
> 2. Uma menor área de superfície total significa que as cargas laterais sobre o implante resultam em uma tensão quase três vezes maior que a dos implantes com forma radicular da divisão A.
> 3. As fraturas causadas por fadiga do pilar protético são maiores, especialmente sob cargas laterais.
> 4. O perfil de emergência da coroa é menos estético (exceto para incisivos laterais superiores ou incisivos inferiores).
> 5. As condições para o cuidado diário ao redor da região cervical da coroa são deficientes.
> 6. O projeto do implante é geralmente deficiente na região da crista. A fim de aumentar a espessura da parede do corpo do implante para reduzir a possibilidade de fraturas, nenhuma rosca ou desenho de força compressiva está presente, mas este aspecto acentua ainda mais a tensão e a intensidade das cargas de cisalhamento sobre o osso.
> 7. O ângulo da carga deve ser reduzido para menos de 20 graus, a fim de compensar o diâmetro pequeno.
> 8. Dois implantes são geralmente necessários para o suporte protético adequado, a não ser no reposicionamento de um elemento unitário anterior para incisivos laterais superiores ou incisivos inferiores, de modo que a área de superfície acabe sendo maior devido ao número de implantes e *não* por causa do tamanho.
> 9. Os custos dos implantes não são relacionados com diâmetro; por isso, o aumento do número de implantes resulta em um custo maior para o dentista e o paciente.

Divisão B–w (B Menos Largura)

O sucesso de materiais aloplásticos para o enxerto está correlacionado com o número de paredes ósseas em contato com esse material enxertado.[62] Portanto, um defeito ósseo de cinco paredes (como um alvéolo dentário) forma osso mais previsivelmente com um material aloplástico que um defeito de uma parede (como um enxerto *onlay*).

A distinção entre B e B–w é especialmente importante quando o enxerto ósseo for o método de escolha. O enxerto ósseo é mais previsível quando o volume do enxerto for mínimo e estiver sendo utilizado para aumentar a largura, e menos previsível quando um aumento em altura for desejado. Por exemplo, um aumento na largura de 1 a 2 mm pode ser obtido com um material aloplástico e regeneração óssea guiada; no entanto, para obter mais de 2 mm de largura, é mais previsível utilizar osso autólogo como parte do enxerto.

O rebordo da divisão B–w requer mais que 2 mm de aumento na largura; portanto, parece que o osso autógeno é a melhor opção para obtenção de resultados previsíveis. Se o contorno do rebordo da divisão B–w precisar de alterações para melhorar as proporções protéticas, um enxerto ósseo autógeno *onlay* particulado ou em bloco é indicado. O enxerto autógeno pode ser retirado de uma região intraoral (como a sínfise ou ramo mandibular) e posicionado ao longo do aspecto lateral do rebordo que corresponda à forma ideal do arco (Fig. 14-21). A instalação do implante deve geralmente esperar 4 a 6 meses após o procedimento de enxertia, para permitir um posicionamento ideal do implante e assegurar a formação completa do osso antes da instalação do implante.[63-65]

O paciente adiando tratamento com uma situação de osso da divisão B deve ser informado sobre a reabsorção futura do volume ósseo. O aumento do osso em altura é muito menos previsível e requer técnicas mais avançadas que somente o aumento de largura (Fig. 14-22). Por exemplo, o paciente pode não estar vivenciando problemas com o uso de uma prótese superior, mas o osso da divisão B irá reabsorver em altura e diminuir a estabilidade e a retenção da prótese removível mucossuportada. Quando o tratamento é adiado até que os problemas do paciente comecem, o resultado geral pode ser mais difícil de ser alcançado e custar mais para o paciente.

O tipo de prótese definitiva para os rebordos da divisão B depende da opção cirúrgica selecionada. Os enxertos de rebordo serão usados na maioria das vezes quando uma prótese fixa é desejada, enquanto os rebordos tratados com osteoplastia antes da instalação do implante serão provavelmente utilizados para apoiar próteses removíveis. A opção de tratamento pode ser influenciada pela região a ser restaurada. Por exemplo, na região anterior da maxila parcialmente edentada, o enxerto é frequentemente selecionado por causa da estética, e a anatomia óssea paralela do rebordo residual não é propícia para osteoplastia para ganhar largura do osso. Na região anterior edentada da mandíbula, a osteoplastia é comum. Na região de pré-molares da mandíbula posterior, os implantes de formato radicular da divisão B são utilizados com frequência, pois a densidade do osso é adequada, a altura do osso disponível é limitada e pode estar reduzida após osteoplastia, e a estética não é um fator principal.

Divisão C (Osso Comprometido)

O rebordo da divisão C é deficiente em uma ou mais dimensões (largura, comprimento, altura ou angulação) (Quadro 14-5) independentemente da posição do corpo do implante no sítio edentado. O padrão de reabsorção óssea acontece primeiro na largura e, então, na altura. Como resultado, o rebordo da divisão B continua reabsorvendo na largura, embora a altura do osso ainda esteja presente, até que fique inadequado para qualquer projeto de implante endosteal. Esta categoria de osso é chamada de divisão C menos largura (C–w) (Fig. 14-6). A abordagem cirúrgica para a divisão C–w é o enxerto em largura (geralmente em ambas as corticais vestibular e

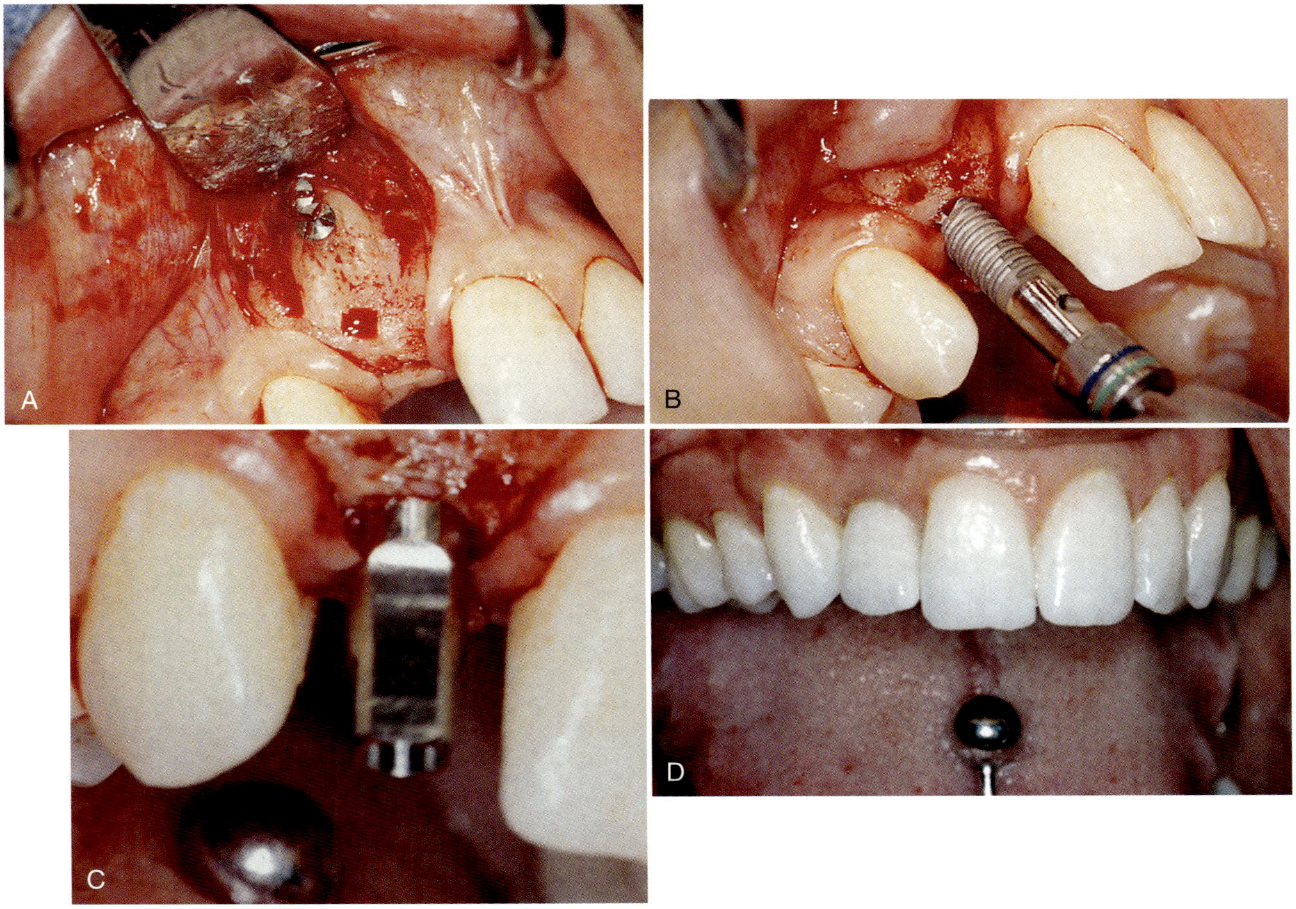

FIGURA 14-21. **A,** A anatomia do rebordo da divisão B pode ser modificada para a divisão A através de um procedimento de enxerto. Um segundo tempo cirúrgico de um enxerto ósseo do ramo *onlay* em um rebordo da divisão B-w. O rebordo é agora convertido para divisão A. **B,** Um implante de formato radicular pode ser agora inserido sem comprometer a largura do implante. **C,** O implante não é comprometido com relação à sua posição. **D,** Após branqueamento dos dentes naturais, a coroa do implante foi fabricada para substituir o incisivo lateral.

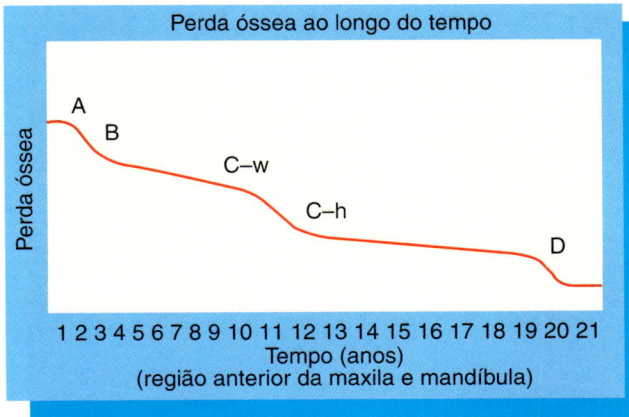

FIGURA 14-22. O osso reabsorve rapidamente da divisão A para a divisão B e, então, são observados longos platôs por muitos anos antes que ele se torne divisão C-w. Da divisão C-w para C-h, ele reabsorve rapidamente. Longos platôs são encontrados para ambas as divisões B e C-h.

QUADRO 14-5 Osso da Divisão C

- Largura (osso C-w): 0 a 2,5 mm
- Altura (osso C-h) < 12 mm
  - Angulação da carga oclusal (osso C-a) > 30 graus
  - Espaço da altura da coroa (EAC) > 15 mm

lingual) ou osteoplastia para converter o rebordo para C−h (em altura adequada).

Algumas vezes, o rebordo C−w pode ser tratado por osteoplastia na região anterior da mandíbula. Uma osteoplastia converte o rebordo C−h e, na região anterior da mandíbula, em uma largura na maioria das vezes satisfatória para instalação de implantes de formato radicular. A divisão do osso mais comum depois da osteoplastia da C−w é o osso disponível C−h, e não a divisão A, porque o EAC é maior que 15 mm. De vez em quando, a osteoplastia da C−w pode transformar o rebordo para a divisão D, especialmente na região posterior da mandíbula ou maxila. Deve-se tomar cuidado para não deixar isso acontecer, porque os procedimentos de enxerto ósseo serão mais desafiadores depois que a altura for reduzida.

Outra opção de tratamento para alterar a divisão C−w é pelo enxerto ósseo. Depois que o rebordo for aumentado, esse é tratado com as opções disponíveis para a divisão de osso adquirida. O paciente que deseja uma prótese fixa, na maioria das vezes, requer um enxerto autógeno antes da instalação do implante para adquirir suporte adequado para os lábios e altura de coroa ideal.

O enxerto ósseo da divisão C–w é mais frequentemente usado quando o planejamento protético indica a necessidade de uma prótese fixa ou quando fatores de força excessivos requerem implantes de maior área de superfície e biomecânica melhorada para a prótese. O enxerto ósseo da divisão C–h é mais difícil que para o osso da divisão B, pois a necessidade de volume ósseo é maior, e o sítio receptor mais deficiente. Portanto, enxertos ósseos em blocos são normalmente indicados.[63-65] (Fig. 14-23). As complicações de tecido mole, como o não fechamento da incisão, também são mais comuns em enxertos ósseos da divisão C–w, comparados com os da divisão B.

O dentista deve reconhecer que o osso da C–w reabsorverá até o ponto de rebordo C–h tão rapidamente quanto a divisão A reabsorve para B e mais rapidamente ainda que a B reabsorve para C–w. Além disso, sem implante ou intervenção de enxerto ósseo, o osso disponível C–h irá eventualmente evoluir com o tempo para uma divisão D (atrofia grave) (Fig. 14-22).

A altura vertical do osso para C–h é 7 a 9 mm, ou o espaço da altura da coroa é maior que 15 mm. O processo de reabsorção continua, e o osso disponível é, então, reduzido em altura (C–h). A atrofia moderada a avançada pode ser usada para descrever as condições clínicas da divisão C. A região posterior da maxila e mandíbula tem um volume ósseo da divisão C–h mais rapidamente que as regiões anteriores, pois o seio maxilar ou o canal mandibular limitam a altura vertical mais brevemente que as lâminas corticais opostas nas regiões anteriores.

Muitos pacientes completamente edentados são tratados com implantes na mandíbula e próteses totais convencionais na maxila, principalmente porque o arco mandibular C–h é mais frequentemente a causa de reclamação do paciente (Fig. 14-24). Contudo, o paciente deveria ser informado sobre a perda óssea futura da maxila, que fará com que o tratamento com implantes seja quase impossível de ser realizado sem procedimentos avançados de enxerto ósseo previamente à instalação dos implantes.

O rebordo edentado da divisão C não oferece muitos elementos para a previsibilidade da sobrevida do implante endosteal ou do tratamento protético como as divisões A ou B. Referências anatômicas para determinar as angulações ou posições dos implantes em relação à margem incisal geralmente não estão presentes; portanto, uma maior habilidade cirúrgica é necessária. O dentista e o paciente devem compreender que as próteses implantossuportadas em rebordos da divisão C são mais complexas e têm ligeiramente mais complicações na cicatrização dos implantes no desenho protético ou na manutenção a longo prazo. Por outro lado, os pacientes geralmente necessitam de maior suporte protético. Apesar do volume reduzido de osso, alterações no plano de tratamento que reduzam a tensão podem proporcionar um tratamento previsível a longo prazo. Quando a região anterior da mandíbula é C–h, o assoalho bucal está frequentemente nivelado com a crista do rebordo residual mandibular. Durante a deglutição, o assoalho pode deslocar-se para cima do rebordo remanescente e dos sítios de implantes, causando irritação constante ao redor dos pilares e impedindo o desenho adequado das estruturas protéticas.

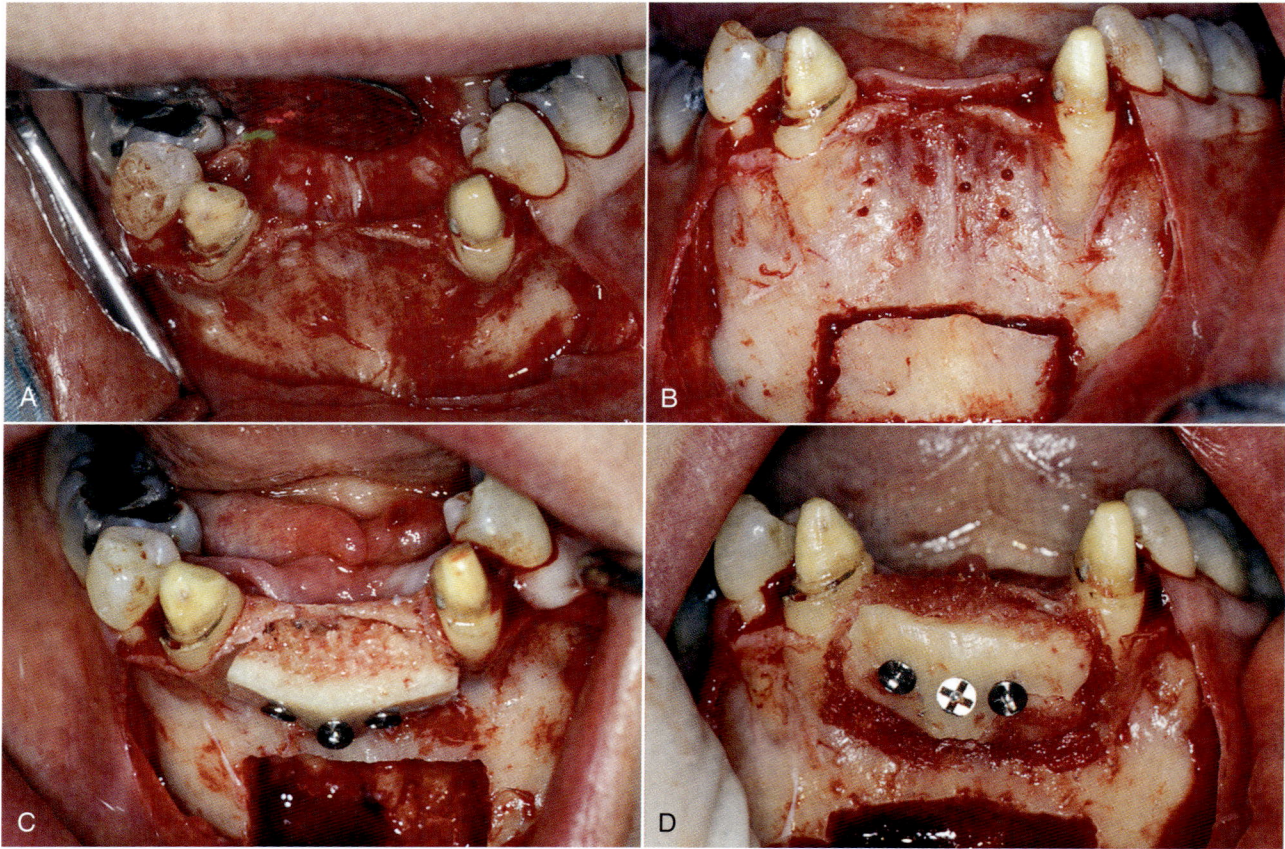

FIGURA 14-23. **A,** Região anterior da mandíbula com um rebordo parcialmente edentado da divisão C-w na região dos incisivos. **B,** Enxerto autógeno em bloco está sendo retirado da sínfise mandibular. **C,** Enxerto em bloco da sínfise é moldado e fixado ao rebordo C-w com três parafusos ósseos. **D,** Rebordo da divisão C-w é convertido para divisão A por meio de enxerto ósseo.

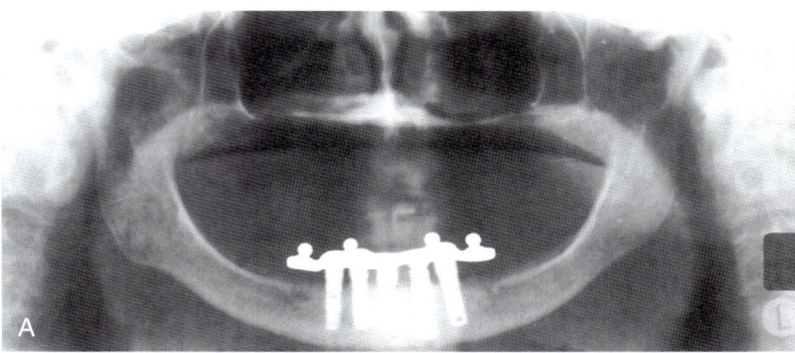
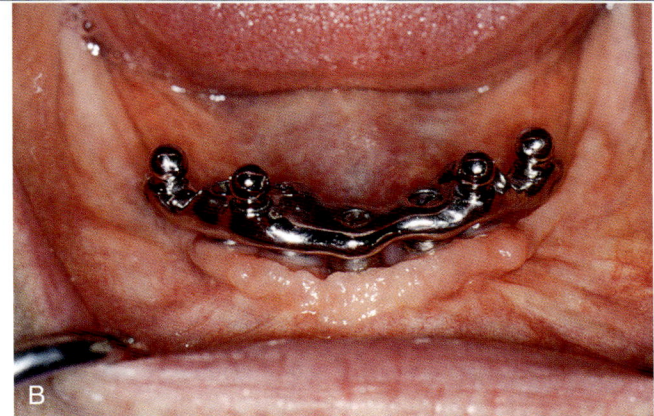

FIGURA 14-24. **A,** Radiografia panorâmica da região anterior da mandíbula da divisão C-h com cinco implantes de formato radicular opostos a uma prótese superior. O paciente deve ser informado da perda óssea contínua do osso maxilar e da região posterior da mandíbula com o passar do tempo. **B,** A barra da sobredentadura geralmente contém menos cantiléver para um rebordo da divisão C-h, pois o EAC é maior.

Existe uma subcategoria menos comum da divisão C, denominada C-a. Nesta categoria, o osso disponível é adequado em altura e largura, mas a angulação é maior que 30 graus independentemente do posicionamento do implante (Fig. 14-25). As limitações anatômicas para instalação de implantes de formato radicular podem ser a angulação ou a altura inadequada do osso. Quando a angulação óssea anterior é desfavorável, os implantes de formato radicular podem ser posicionados longe da cortical lingual para favorecer o suporte protético, a fonação e a higiene.

Mraiwa *et al.* concluíram que 28% das regiões mandibulares anteriores edentadas apresentavam uma angulação de 67,6 ± 6,5 graus.[66] Portanto, quase 10% dos pacientes podem ter um ângulo superior a 30 graus em relação ao plano oclusal. Quando presente, esta condição é mais frequentemente encontrada na região anterior de mandíbula. Os implantes de formato radicular posicionados nesta categoria óssea podem ser colocados no assoalho bucal e comprometer a reabilitação protética, a fonação e o conforto (Fig. 14-26). Outras regiões menos comuns observadas com a divisão C-a incluem a maxila com concavidades vestibulares graves ou a região do segundo molar inferior com uma concavidade lingual grave.

O plano de tratamento com implante para o arco completamente edentado C−h é mais complexo que na divisão A ou B. Existem sete opções de tratamento com implantes para o osso da divisão C (Quadro 14-6); todas requerem uma maior habilidade que as modalidades de tratamento similares na divisão A ou B.

Várias abordagens com implantes são utilizadas para o osso disponível da divisão C−h. Os implantes endosteais mais curtos são as opções mais comuns.[54,55] Um implante de formato radicular da divisão C−h geralmente mede 4 mm ou mais em largura do colar cervical e 10 mm ou menos em altura.[37,67,68] Por exemplo, um amplo estudo multicêntrico de 31 sítios diferentes e seis diferentes desenhos de implantes observou uma taxa de 13% de insucesso com implantes de 10 mm, 18% de insucesso com implantes de 8 mm e 25% de insucesso com implantes de 7 mm.[37] O insucesso do implante não

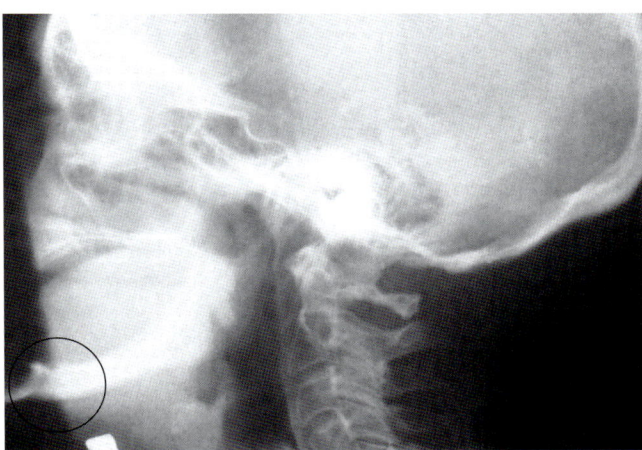

FIGURA 14-25. Cefalométrica lateral da região anterior da mandíbula com uma trajetória de 45 graus com o plano oclusal. Esta é uma região anterior da mandíbula da divisão C-a.

QUADRO 14-6 Opções de Tratamento da Divisão C

- Osteoplastia (C-w)
- Implantes de formato radicular (C-h)
  - Implante subperiosteal (C-h, C-a mandíbula parcial ou completamente edentada)
  - Procedimentos de enxerto ósseo antes da inserção do implante
  - Implantes em forma de disco (região posterior da mandíbula, região anterior da maxila)
  - Implante em forma de grade (mandíbula completamente desdentada C-h)
  - Implante transósseo (região anterior da mandíbula C-h)

ocorreu após a cirurgia, mas depois da reabilitação protética. Essa perda é o resultado do suporte inadequado de implante combinado com uma ampliação de força que é o resultado do EAC excessivo.

Quando implantes endosteais de formato radicular são usados no osso da divisão C-h com maiores alturas de coroa, implantes adicionais devem ser instalados para aumentar a área total de superfície osso-implante, e a prótese deve fornecer carga aos implantes em uma direção axial. Devido ao fato de o EAC ser maior que 15 mm, o desenho de uma prótese removível deve tentar reduzir ou eliminar o comprimento do cantiléver e incorporar um mecanismo de alívio da tensão. Em geral, espera-se uma previsibilidade reduzida a longo prazo se implantes adicionais ou próteses com menos tensão não forem usados, pois um momento maior de força é transmitido aos implantes.

Regiões Posteriores

A região posterior da maxila C–h é uma condição de edentulismo comum e singular. O rebordo residual reabsorve em largura e altura após a perda dentária, similar a outras regiões. Contudo, por causa da largura inicial do rebordo, uma diminuição em 60% da dimensão ainda é adequada para implantes de 4 mm de diâmetro. Além da reabsorção do osso alveolar remanescente, o seio maxilar expande-se após a perda dental. Como resultado, a altura do osso disponível é diminuída na crista óssea e no aspecto apical.

Os enxertos ósseos sinusais, que elevam a membrana do assoalho do seio maxilar e então enxertam a região prévia do seio maxilar, foram desenvolvidos por Tatum em meados dos anos 1970.[61] Esta área é a região intraoral mais previsível para que um aumento de mais de 10 mm de osso vertical seja conseguido. Até mesmo materiais aloplásticos podem ser utilizados com esta técnica. Portanto, o levantamento do seio é comumente indicado antes da instalação de implantes endosteais na região posterior da maxila C–h (Fig. 14-27).

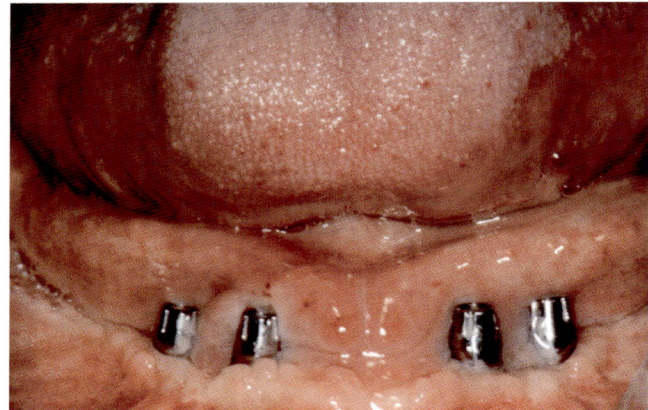

FIGURA 14-26. Região anterior da mandíbula da divisão C-a com quatro implantes de formato radicular. Os implantes invadem o assoalho da boca, complicando a fabricação da prótese, dificultando a fala e o conforto durante a função.

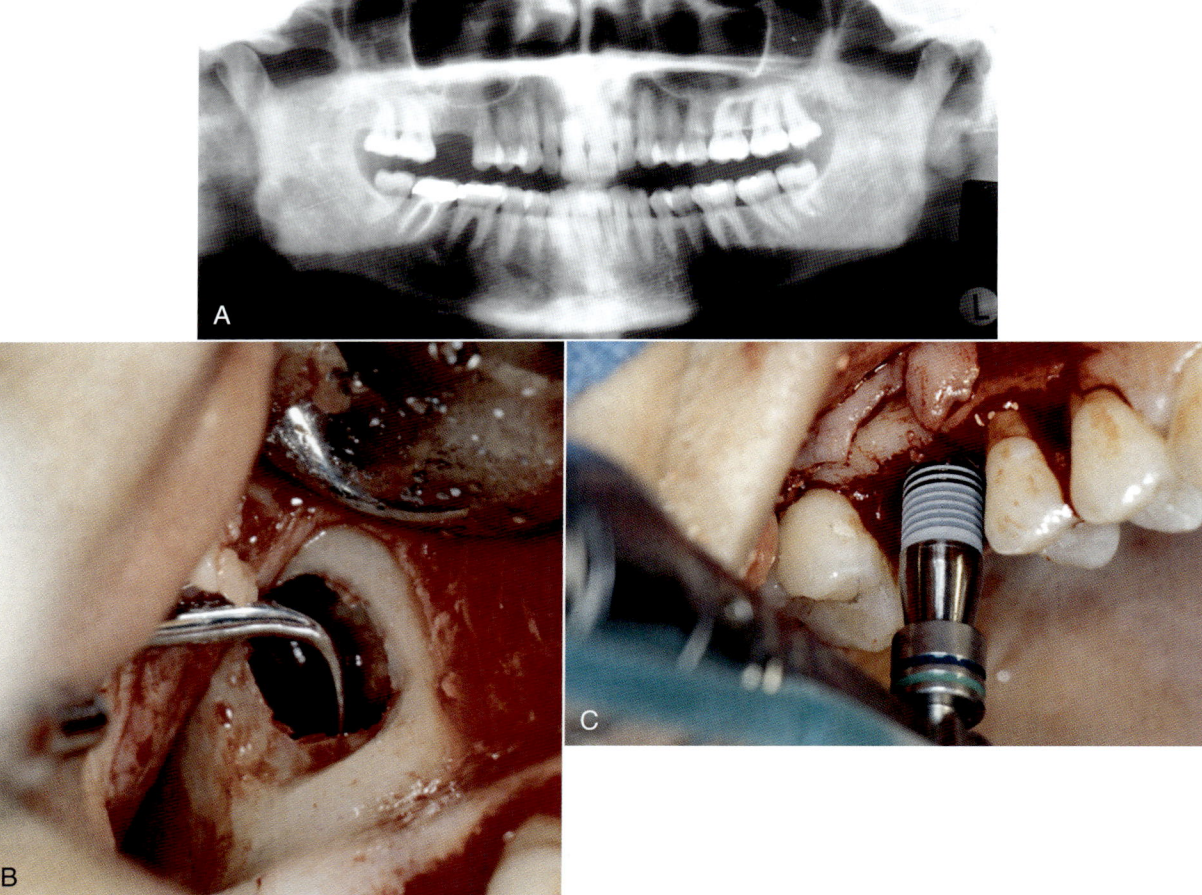

FIGURA 14-27. A, Radiografia panorâmica da região do primeiro molar superior com osso da divisão C–h. **B,** Abordagem da parede lateral de Tatum do assoalho do seio maxilar possibilita uma enxertia para aumentar a altura apical. **C,** O implante é inserido ao mesmo tempo do levantamento do seio.

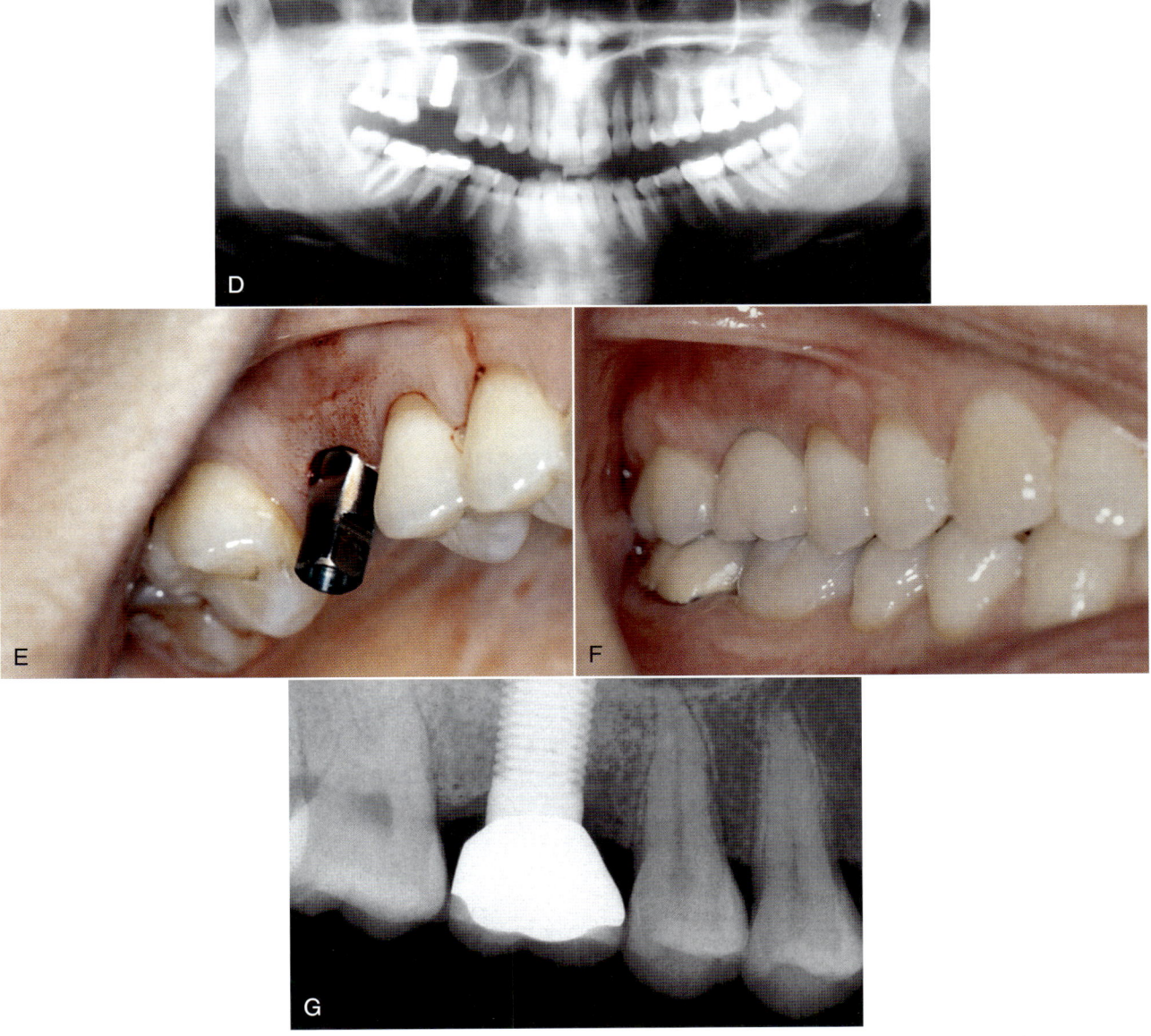

FIGURA 14-27. (Cont.) D, Radiografia pós-operatória do implante e do enxerto ósseo no seio. **E,** O pilar é inserido dentro do implante depois de 6 meses. **F,** A coroa restaura o implante do primeiro molar superior. **G,** Radiografia pós-operatória de 5 anos do implante e da coroa.

Abordagens alternativas para os implantes endosteais no arco posterior mandibular edentado da divisão C−h são os implantes subperiosteais e os implantes em forma de disco. Os implantes em forma de disco têm 7 a 10 mm de diâmetro com um pino transmucoso conectado de 3 mm de diâmetro, que suporta a prótese. Esses implantes podem ser usados no osso C−h, pois são inseridos por uma abordagem lateral, que permite que o disco maior trave no osso cortical vestibular ou lingual (ou ambos) (Fig. 14-28).[69,70] Como o implante em forma de disco trava no aspecto lateral do osso cortical, ele pode ser usado em altura disponível de osso de 5 a 7 mm (ou mais). Como regra geral, esses implantes são usados em adição aos outros implantes de formato radicular. Sua inclusão no plano de tratamento para as seções posteriores C−h das mandíbulas edentadas eliminam cantiléveres em próteses totais.[69]

Os implantes subperiosteais apresentam desenhos em forma de "raquete de neve" que repousam nos aspectos laterais e na crista do rebordo. Os implantes subperiosteais são mais previsíveis no arco mandibular que no maxilar. A estrutura de suporte e os pilares protéticos para os implantes subperiosteais são planejados e moldados antes da instalação do implante. Os pilares transmucosos podem ser projetados com maior latitude que os implantes endosteais. Quando implantes anteriores de formato radicular são instalados em uma mandíbula edentada que apresente um formato de arco quadrado, a estrutura pode não se apresentar em cantiléver distalmente devido a uma distância anteroposterior muito reduzida. Como resultado, uma prótese fixa ou uma sobredentadura PR-4 são contraindicadas com a utilização de implantes anteriores de formato radicular em um arco de forma quadrada. Um implante subperiosteal pode oferecer suporte ósseo anterior e posterior, e o arco de forma quadrada não contraindica uma prótese PR-4 ou fixa.

Enxertos autógenos ou reposicionamento do nervo podem ser necessários para a instalação de implantes endósseos na região posterior de mandíbula da divisão C−h. O aumento no tempo de tratamento,

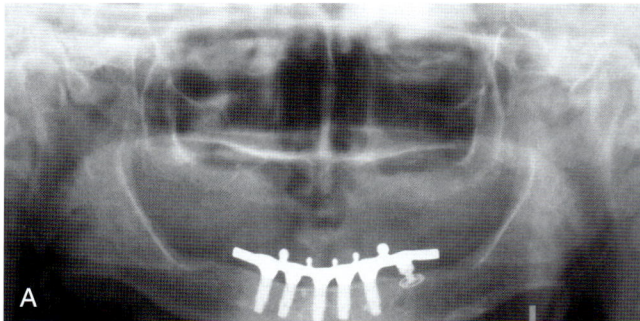
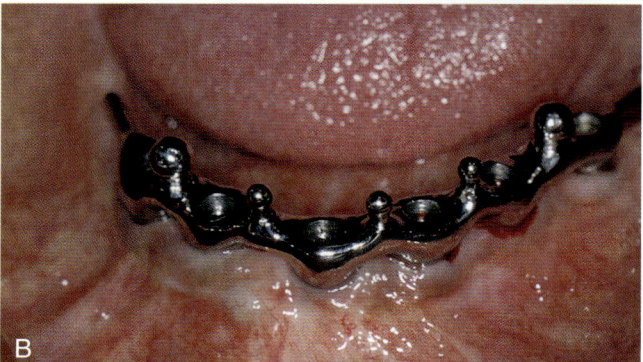
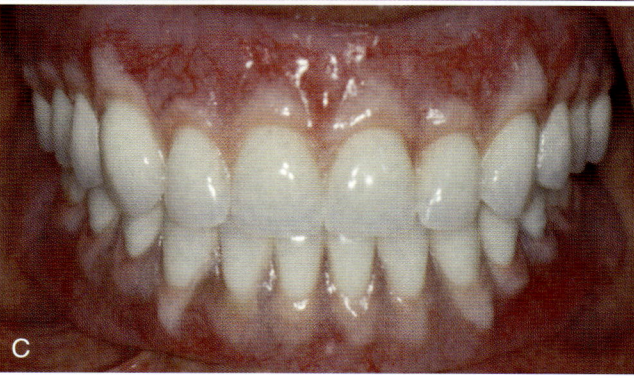

FIGURA 14-28. **A,** Radiografia panorâmica de uma mandíbula edentada C–h com um implante em forma de disco na região posterior esquerda, conectado a cinco implantes de formato radicular com uma barra de sobredentadura **B,** Vista intraoral da barra da sobredentadura para uma prótese PR-4 em uma mandíbula C–h. **C,** Os cinco implantes de formato radicular e o implante em forma de disco apoiam uma barra para uma sobredentadura mandibular PR-4 que oclui com uma prótese total superior convencional.

os riscos cirúrgicos e as complicações pós-operatórias (como a parestesia) devem ser amplamente discutidos com o paciente. Os implantes circunferenciais ou subperiosteais unilaterais permitem a colocação de unidades protéticas posteriores sem os riscos de parestesia oriunda do reposicionamento do nervo ou prolongamento do tempo de tratamento associado aos enxertos ósseos autógenos e os implantes endósseos[71] (Fig. 14-29).

Opções Protéticas

As opções protéticas para os rebordos da divisão C frequentemente consistem em próteses removíveis no arco maxilar completamente edentado. Uma sobredentadura superior no rebordo da divisão C sustenta o lábio superior sem comprometer a higiene. Na mandíbula da divisão C, o maior EAC geralmente permite um desenho de sobredentadura mucossuportada (PR-5). Uma prótese fixa na mandíbula da divisão C pode requerer um suporte com implantes tanto na região anterior quanto na posterior, quando os fatores de força são maiores que os usuais. As próteses fixas confeccionadas para um osso da divisão C com um EAC maior que 15 mm se apresentam, na sua maioria, como dispositivos híbridos formados pelos dentes da prótese sendo ligados por meio de resina acrílica a uma estrutura de suporte de metais preciosos. Dessa maneira, é possível reduzir as complicações e os custos de uma prótese fixa metalocerâmica.

Em geral, a divisão C–h apresenta fatores biomecânicos menos favoráveis ao suporte por implantes. Portanto, é necessário, muitas vezes, que implantes ou dentes adicionais, estabilização poligonal, suporte de tecido mole ou uma prótese removível no arco oposto sejam considerados no planejamento protético para melhorar o prognóstico a longo prazo. Tratar o rebordo da divisão C requer maior experiência, precaução e treinamento que nas duas divisões de osso previamente apresentadas; contudo, resultados excelentes podem ser alcançados.

O paciente completamente edentado que não tenha sido tratado com o uso de implantes deve ser bem instruído sobre o processo de reabsorção do osso que continuará ocorrendo, com aumento significativo dos riscos de uma prótese removível convencional. Esperar para tratar o paciente até que os problemas irreparáveis se desenvolvam é uma parca alternativa de tratamento que resulta na necessidade de procedimentos mais avançados (como o enxerto da crista ilíaca) e riscos significativos de complicações associadas.

Concluindo, como em todas as outras divisões de osso, a prótese final determina a opção de tratamento. Para próteses inferiores PR-4, cinco implantes de formato radicular podem ser usados na região anterior da mandíbula (se os outros critérios dentais permitirem). No entanto, um maior EAC ou um arco de formato quadrado pode comandar a necessidade de uma prótese PR-5 com implantes anteriores de formato radicular. A combinação de implantes anteriores de formato radicular e implantes posteriores subperiosteais (ou implantes em forma de disco) é uma opção de tratamento para uma prótese PR-4 ou fixa no arco mandibular. O enxerto ósseo é muitas vezes necessário para uma prótese fixa em qualquer um dos arcos completamente edentados da divisão C, se os fatores de tensão forem elevados e não puderem ser reduzidos.

Divisão D (Osso Insuficiente)
Regiões Anteriores

A reabsorção do osso, a longo prazo, pode resultar na perda completa do rebordo residual acompanhada pela atrofia do osso basal (Fig. 14-30). A *atrofia grave* descreve a condição clínica do rebordo da divisão D. Em um momento, acreditava-se que somente o processo alveolar reabsorveria depois da perda dentária e o osso basal permaneceria. Contudo, a perda óssea pode continuar além das raízes dentárias prévias e pode até mesmo incluir o osso que recobre o nervo alveolar inferior ou a espinha nasal da maxila. A maxila da divisão D ocorre quando 6 mm ou menos de osso existe na região anterior abaixo do assoalho do nariz ou quando menos que 6 mm de osso posterior está presente abaixo do seio maxilar. Na região anterior da mandíbula, o rebordo da divisão D tem 6 mm ou menos de osso entre o forame mental e na região posterior tem menos de 6 mm de osso acima do canal alveolar inferior. Na maxila, a perda óssea basal eventualmente resulta em uma maxila completamente plana.

Na mandíbula, os tubérculos genianos superiores se tornam o aspecto mais superior do rebordo. O músculo mental perde muito de sua inserção, apesar de a inserção da porção superior do músculo se aproximar à crista óssea do rebordo reabsorvido. Na região posterior da mandíbula, o músculo bucinador pode se ligar ao músculo milo-hióideo e formar uma aponeurose acima do corpo da mandíbula. O arco mandibular também apresenta o forame mental e porções do canal mandibular deiscentes. Portanto, não é raro que estes pacientes se queixem de parestesia do lábio inferior, especialmente durante a mastigação. O EAC é maior que 20 mm, o que representa um multiplicador significativo de força e raramente pode ser reduzido o bastante para render sucesso a longo prazo da prótese (Fig. 14-31; Quadro 14-7).

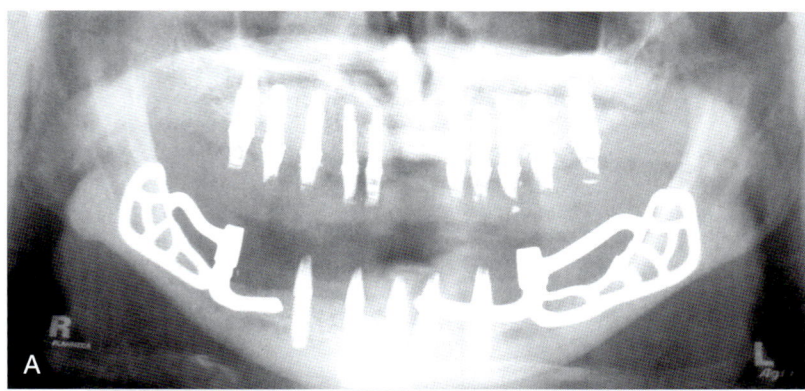

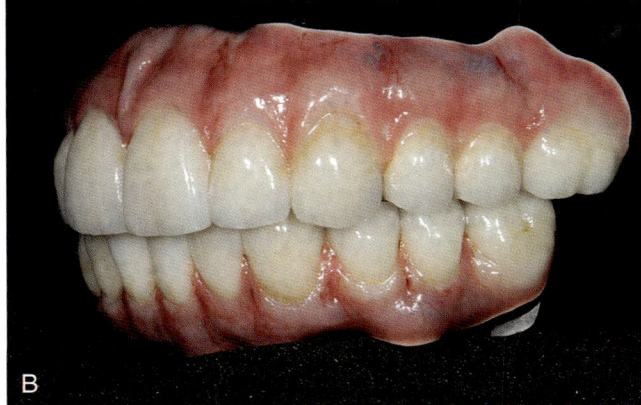

FIGURA 14-29. **A,** Radiografia panorâmica de 10 implantes instalados em uma maxila edentada após levantamento do seio maxilar bilateral. A mandíbula contém cinco implantes endósseos na região anterior C–h. A região posterior da mandíbula tem implantes subperiosteais bilaterais instalados para suporte protético posterior. **B,** Prótese superior e inferior PF-3. **C,** Radiografia panorâmica da prótese PF-3 colocada.

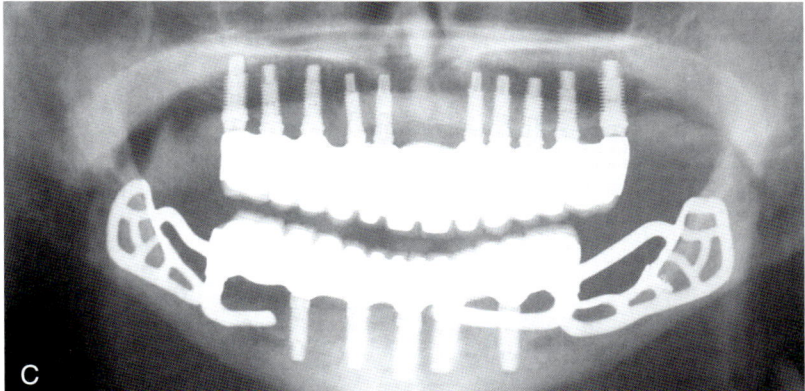

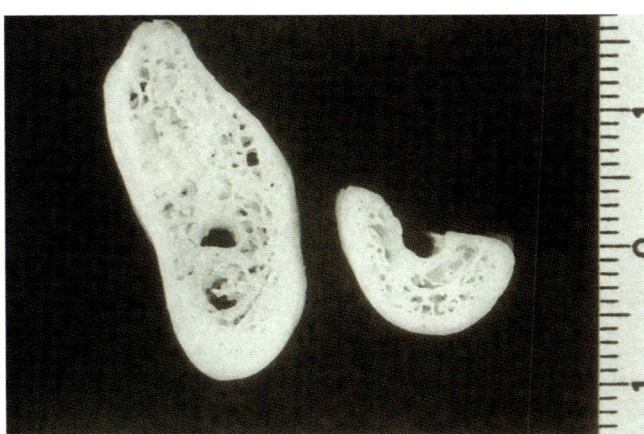

FIGURA 14-30. A região posterior da mandíbula *esquerda* é da divisão A, com osso abundante em altura e largura. O rebordo residual do lado *direito* é da divisão D com um canal mandibular deiscente.

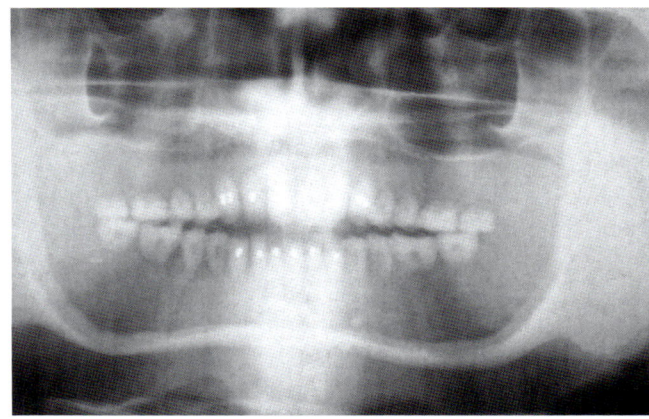

FIGURA 14-31. Radiografia panorâmica de um paciente com uma mandíbula da divisão D usando uma prótese total. Parestesia do nervo mental e fraturas da mandíbula são complicações frequentes.

QUADRO 14-7 Osso da Divisão D

- Atrofia grave
- Perda de osso basal
- Maxila plana
- Mandíbula extremamente delgada
- Altura de coroa > 20 mm

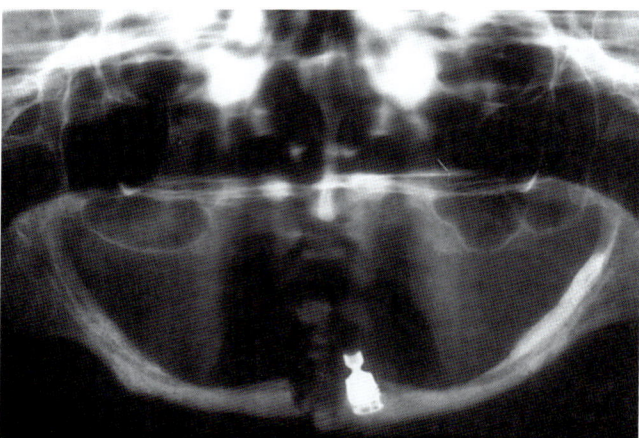

FIGURA 14-32. Dois implantes anteriores de formato radicular foram colocados na mandíbula da divisão D. Como resultado do insucesso de um implante, houve uma fratura de mandíbula e um defeito de descontinuidade.

O resultado protético para os rebordos anteriores da divisão D sem enxerto é o pior resultado de tratamento de todas as divisões ósseas. As próteses fixas são quase sempre contraindicadas, pois o EAC é muito significativo. Quando tratadas sem enxerto, as sobredentaduras completamente implantossuportadas são indicadas sempre que possível para diminuir as complicações do tecido mole e do nervo. Uma prótese PR-5 não é sugerida, pois a perda óssea continuará progredindo na região mucossuportada da sobredentadura. O enxerto ósseo nas regiões anteriores para a divisão D dificilmente diminui o EAC o bastante para possibilitar uma prótese fixa.

O paciente completamente edentado inferior da divisão D é o mais difícil de ser tratado na implantodontia. Os benefícios devem ser cuidadosamente pesados contra os riscos. Embora o clínico e o paciente muitas vezes considerem esta condição como a mais desesperadora, esses pacientes geralmente não apresentam características faciais fora do padrão após uma fratura mandibular antes do tratamento. Se ocorrer a perda do implante, o paciente pode se tornar um incapacitado dental – incapaz de utilizar qualquer tipo de prótese. A fratura idiopática durante a cirurgia ou devido ao insucesso ou remoção do implante é uma complicação mais provável que em qualquer outra divisão óssea (Fig. 14-32). Logo, os dentistas que tratam as regiões mandibulares anteriores da divisão D devem ser capazes de lidar com as complicações futuras, as quais podem ser extensas.

Os implantes endosteais de formato radicular sem enxertos autógenos podem ser usados em raras ocasiões na região anterior de mandíbula da divisão D, quando o osso remanescente for denso e o arco oposto for edentado. Deve-se tomar cuidado durante o procedimento, porque a fratura mandibular durante a instalação do implante ou na fase pós-operatória é uma complicação possível.[72] Sob essas condições, o EAC é muito grande e o número de implantes gira em torno de quatro ou menos. O insucesso do implante após a colocação de carga é um risco grande. Os resultados de insucesso do implante com perda de osso circundante podem ser associados à fratura mandibular no sítio do implante. Uma prótese PR-5 removível costuma ser indicada para a divisão D com somente implantes anteriores. Todavia, a prótese PR-5 permite a reabsorção continuada do osso, além da atrofia nas regiões posteriores. Portanto, a terapia prudente é educar o paciente sobre os riscos da situação e oferecer um enxerto ósseo autólogo e implantes para suportar uma prótese PR-4. A escolha do tratamento é do dentista e não do paciente. O suporte de implante não deve ser comprometido quando o insucesso do implante pode resultar em riscos significativamente maiores (Fig. 14-33).

A região anterior da maxila raramente fornece suporte suficiente no rebordo da divisão D para implantes de qualquer desenho. O enxerto ósseo autógeno da crista ilíaca para melhorar a divisão D anterior é fortemente recomendado antes de qualquer tentativa de tratamento com implantes.[73] Após o posicionamento do enxerto autógeno e o período de cicatrização de 5 meses ou mais, a divisão do osso é geralmente transformada na divisão C–h (ou até mesmo na divisão A), permitindo a instalação de implantes endósseos (Fig. 14-34).

Os enxertos ósseos autógenos não são planejados para melhorar o suporte da prótese em quaisquer arcos. Se próteses mucossuportadas forem fabricadas sobre enxertos autógenos, 90% do osso enxertado estará reabsorvido em um período de 5 anos, como resultado de uma reabsorção acelerada.[74] Enxerto adicional para compensar esta reabsorção não é indicado. Mudanças repetidas no perfil, tecido altamente móvel, regiões doloridas e frustração do paciente são todas consequências deste processo. Por outro lado, os enxertos ósseos autógenos são mantidos a longo prazo em conjunto com a instalação de implantes. A maxila completamente plana da divisão D não deve ser enxertada somente com hidroxiapatita para melhorar o suporte protético. Uma forma inadequada do rebordo existe para guiar a colocação do material. Como resultado, a migração do enxerto no momento da cirurgia ou no futuro após a colocação de carga no tecido mole é uma sequela frequente.

Regiões Posteriores

O paciente parcial ou completamente edentado com uma região posterior da maxila da divisão D que tenha dentes anteriores ou implantes saudáveis pode ser submetido aos procedimentos de levantamento de seio combinado ao enxerto ósseo autógeno local, osso liofilizado e substitutos ósseos à base de fosfato de cálcio.[61] O EAC pode ser insuficiente para enxertos *onlay* na região posterior da maxila, apesar da falta de altura de osso disponível, pois o seio se expande mais rapidamente que a reabsorção da crista óssea do rebordo. Implantes endósseos de altura adequada raramente podem ser posicionados na região posterior da maxila da divisão D sem um levantamento de seio. Após 6 meses do levantamento de seio, a região posterior da maxila da divisão D é restabelecida para a divisão A ou C–h, permitindo a instalação de implantes de formato radicular para o suporte protético posterior (Fig. 14-35).

Se estiver presente osso adequado da região anterior de mandíbula com um osso posterior da divisão D, os implantes de formato radicular, os subperiosteais tripoidais, aqueles em forma de grampo ou em forma de grade podem ser usados com cautela na mandíbula edentada anterior.

O arco da divisão D requer maior treinamento do dentista, e está frequentemente mais relacionado com complicações resultantes de enxertos ósseos, perda precoce do implante e insucesso no manejo do tecido mole; portanto, as opções de tratamento devem incluir um prognóstico mais ponderado. Deveria ser o objetivo de todo dentista educar e tratar o paciente antes do desenvolvimento da condição do osso da divisão D. O profissional trata as doenças periodontais antes do aparecimento de dor na região, e lesões cariosas são removidas antes da formação de um abscesso. O profissional monitora a perda óssea ao redor dos dentes em frações de milímetros e oferece cuidados continuados para reduzir os riscos de perdas dentárias e ósseas futuras. Da mesma maneira, o dentista prudente monitora

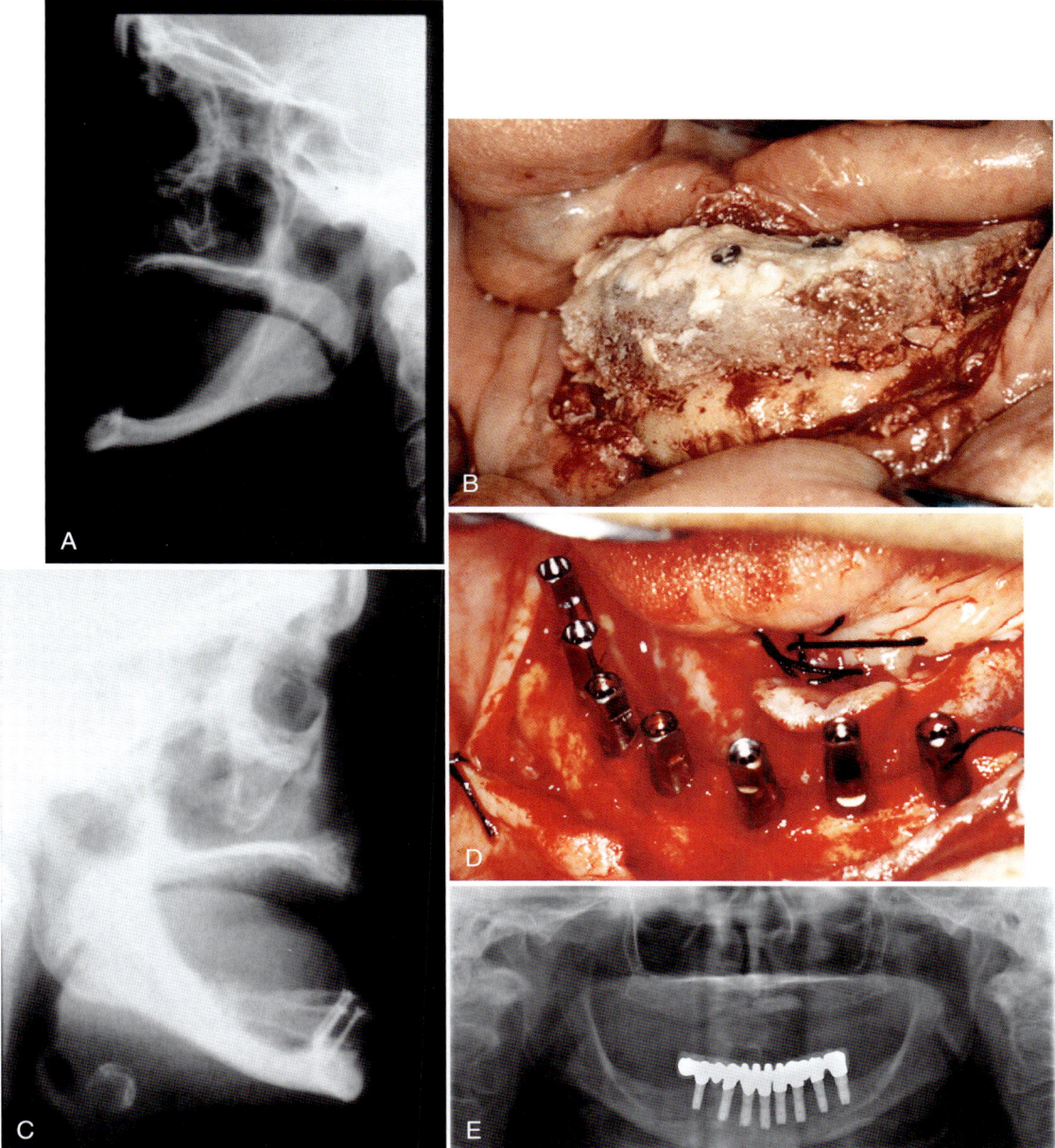

FIGURA 14-33. **A,** Radiografia cefalométrica lateral de uma mandíbula e maxila da divisão D. **B,** O enxerto ósseo autólogo da crista ilíaca *in situ*. O enxerto em bloco é fixado com parafusos entre os forames e se projeta sobre os canais posteriores. **C,** Radiografia cefalométrica do enxerto em bloco de **A** e **B**. A região anterior residual da mandíbula estava angulada em mais de 30 graus lingualmente, então o enxerto ósseo foi posicionado vestibularmente em direção à borda incisal da prótese definitiva. **D,** Segundo momento cirúrgico no local do enxerto em bloco da crista ilíaca e instalação de sete implantes (de 4 mm de diâmetro e 12 mm de comprimento). O rebordo residual foi restaurado para as dimensões da divisão A nas regiões anterior e posterior. **E,** Radiografia panorâmica da mandíbula restaurada com sete implantes inferiores. Na maxila, um enxerto denso de hidroxiapatita foi realizado para melhorar o contorno da prótese superior e retardar a reabsorção continuada.

a perda óssea em sítios edentados e oferece educação e tratamento antes do aparecimento de efeitos deletérios.

Resumo

Na implantodontia, a prótese é projetada no início do tratamento para satisfazer as necessidades e os desejos do paciente, e obter resultados ótimos. Isso pode variar de uma prótese completamente fixa a uma prótese principalmente mucossuportada. Depois que o tipo de prótese definitiva tiver sido estabelecido, as posições ideais dos implantes, os fatores de força dos pacientes, a densidade óssea nos sítios dos implantes e o número, o tamanho e o projeto dos implantes são determinados. O principal critério para o suporte adequado do implante é a quantidade de osso disponível. Foram apresentadas quatro divisões de osso disponível, com base na largura, altura, comprimento, angulação e EAC no sítio edentado. É necessário seguir os procedimentos consistentes ao plano de tratamento elaborado para os implantes em cada categoria de osso.

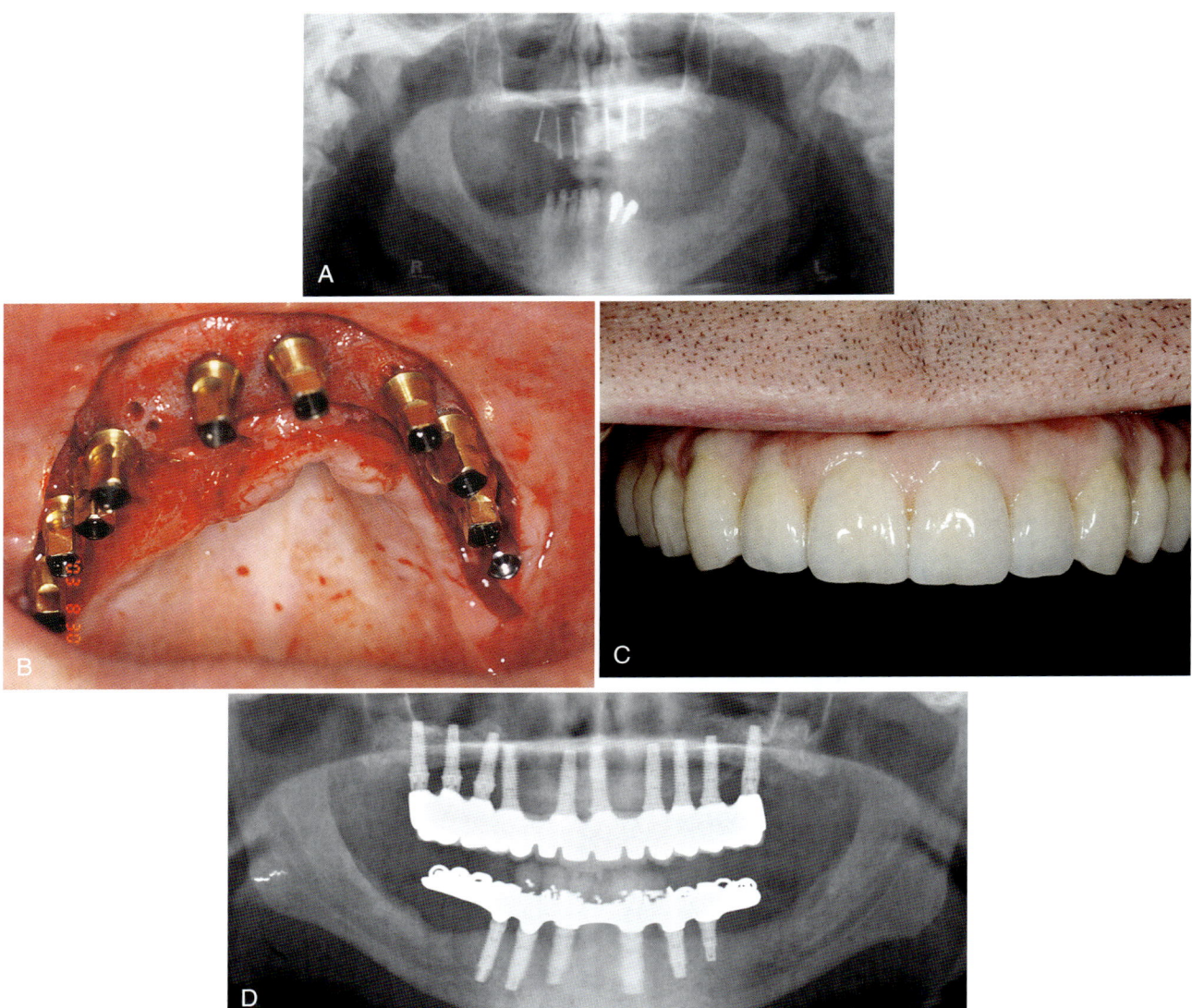

FIGURA 14-34. **A,** Radiografia panorâmica de uma maxila da divisão D em oposição aos dentes inferiores sem salvação. Um enxerto ósseo da crista ilíaca é fixado na maxila edentada. **B,** Dez implantes endosteais são instalados no enxerto ósseo da crista ilíaca após 6 meses. **C,** Uma prótese fixa maxilar foi fabricada após a integração dos implantes. **D,** Radiografia panorâmica dos implantes e as próteses definitivas na maxila e na mandíbula.

O rebordo edentado da divisão A oferece osso abundante em todas as dimensões. Os implantes de formato radicular da divisão A são otimamente usados e frequentemente como suporte independente para a prótese. O osso da divisão B pode fornecer largura adequada para implantes endosteais mais estreitos, de pequeno diâmetro e formato radicular.

A largura reduzida e a área de superfície normalmente exigem que implantes adicionais sejam incluídos no projeto da prótese definitiva. A divisão B pode ser transformada em uma divisão A por meio de enxerto ou osteoplastia. As opções de tratamento podem ser selecionadas levando-se em conta a área a ser tratada. Por exemplo, na região anterior da maxila, o enxerto ósseo geralmente é selecionado por causa da estética. Na região anterior da mandíbula, a osteoplastia é comum por causa da altura do osso disponível e preocupação estética reduzida. Na região posterior da mandíbula, múltiplos implantes da divisão B podem ser usados, porque a densidade do osso é boa, a altura do osso disponível é limitada e a estética não é um fator principal. Quando os fatores de tensão são maiores, o enxerto ósseo precede os implantes de formato radicular da divisão A, independentemente da localização anatômica.

O rebordo edentado da divisão C exibe reabsorção moderada e apresenta mais fatores limitantes para os implantes endósseos previsíveis. A decisão de utilizar tais implantes ou melhorar a divisão do osso através de enxerto ósseo antes da instalação dos implantes é influenciada pela prótese, pelos fatores de força dos pacientes e pelos desejos destes.

O rebordo edentado da divisão D corresponde à perda do osso basal e atrofia grave, resultando em canais mandibulares deiscentes ou em uma maxila completamente plana. O paciente muitas vezes necessita de enxerto com osso autógeno antes da reabilitação protética com implantes.

Se as condições existentes não são favoráveis para um resultado final previsível, o pensamento ou a cavidade oral do paciente devem ser modificados. Por exemplo, as expectativas do paciente devem ser

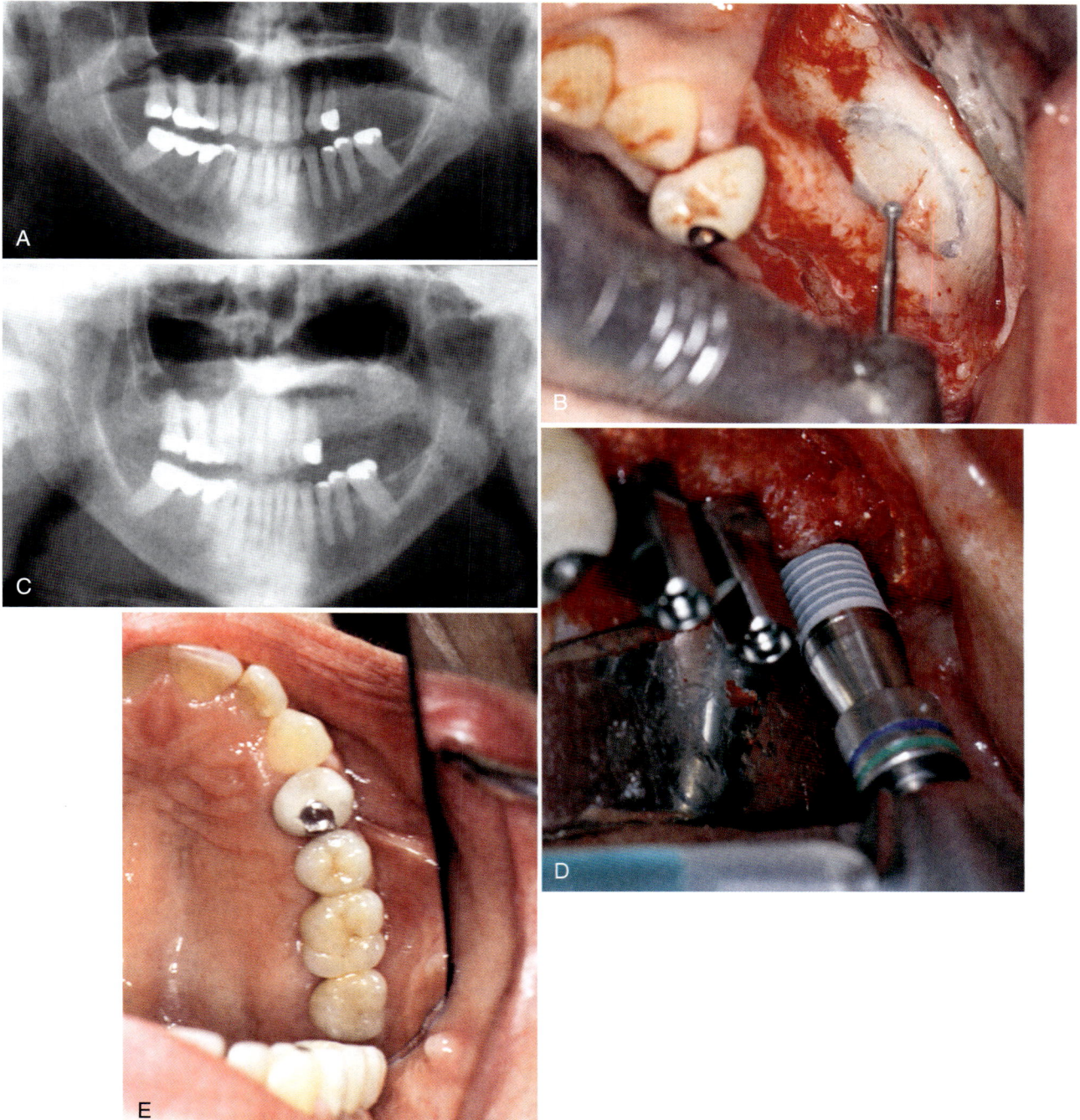

FIGURA 14-35. **A,** Radiografia panorâmica com uma região posterior da maxila unilateral com ausência de um pré-molar e dos molares. Na região do pré-molar, o osso é da divisão C–h; na região dos molares, o osso é da divisão D. **B,** A abordagem da parede lateral de Tatum é preparada com uma broca diamantada esférica. A mucosa do seio será elevada e um enxerto sinusal será realizado para aumentar a altura do osso. **C,** Radiografia pós-operatória de 6 meses de **A** e **B**. A região posterior da maxila foi modificada para a altura requerida da divisão A. **D,** Após a maturação do enxerto sinusal, três implantes foram inseridos em um segundo tempo cirúrgico na região posterior da maxila. **E,** A prótese fixa definitiva (PF-1) com três elementos é cimentada na posição sobre os três implantes.

reduzidas para que uma prótese possa ser alterada de PF-1 para PR-4, ou o osso deve ser enxertado para melhorar a altura e a largura e mudar a divisão, com o intuito de tornar compatíveis o suporte dos implantes e o planejamento protético a longo prazo.

Referências Bibliográficas

1. Misch CE, Judy KWM: Patient dental-medical implant evaluation form, *Int Cong Oral Implant*, 1987.
2. Greenfield EJ: Implantation of artificial crown and bridge abutments, *Dent Cosmos* 55:364-369, 1913.
3. Misch J: *Lehrbuch der Grenzgebiete der Medizin und Zahnheilkunde* (vol 1), ed 2, Leipzig, Germany, 1922, FCW Vogal.
4. Atwood DA: Postextraction changes in the adult mandible as illustrated by microradiographs of midsagittal sections and serial cephalometric roentgenograms, *J Prosthet Dent* 13:810-824, 1963.
5. Atwood DA: Reduction of residual ridges: a major oral disease entity, *J Prosthet Dent* 26:266-279, 1971.
6. Atwood DA, Coy WA: Clinical, cephalometric and densitometric study of reduction of residual ridges, *J Prosthet Dent* 26:280-295, 1971.
7. Tallgren A: The continuing reduction of the residual alveolar ridges in complete denture wearers. A mixed longitudinal study covering 25 years, *J Prosthet Dent* 27:120-132, 1972.
8. Atwood DA: Some clinical factors related to the rate of resorption of residual ridges, *J Prosthet Dent* 12:441-450, 1962.
9. Karkazis HC, Lambadakis J, Tsichlakis K: Cephalometric evaluation of the changes in mandibular symphysis after 7 years of denture wearing, *Gerodontology* 14:10-15, 1997.
10. Karagaclioglu L, Ozkan P: Changes in mandibular ridge height in relation to aging and length of edentulism period, *Int J Prosthodont* 7:368-371, 1994.
11. Kovacic I, Celebic A, Knezovic Zlataric D, et al: Influence of body mass index and the time of edentulousness on the residual alveolar ridge resorption in complete denture wearers, *Coll Antropol* 2(Suppl):69-74, 2003.
12. Lam RV: Contour changes of the alveolar process following extraction, *J Prosthet Dent* 10:25-32, 1960.
13. Berg H, Carlsson GE, Helkimo M: Changes in shape of posterior parts of upper jaws after extraction of teeth and prosthetic treatment, *J Prosthet Dent* 34:262-268, 1975.
14. Gazabatt C, Parra N, Meissner C: A comparison of bone resorption following intraseptal alveolectomy and labial alveolectomy, *J Prosthet Dent* 15:435-443, 1965.
15. Pietrokovski J, Sorin S, Hirschfeld Z: The residual ridge in partially edentulous patients, *J Prosthet Dent* 36:150-157, 1976.
16. Pietrokovski J, Massler M: Alveolar ridge resorption following tooth extraction, *J Prosthet Dent* 17:21-27, 1967.
17. Pietrokowski J: The bony residual ridge in man, *J Prosthet Dent* 34:456-462, 1975.
18. Parkinson CF: Similarities in resorption patterns of maxillary and mandibular ridges, *J Prosthet Dent* 39:598-602, 1978.
19. Wical KE, Swoope CC: Studies of residual ridge resorption. Part I: Use of panoramic radiographs for evaluation and classification of mandibular resorption, *J Prosthet Dent* 32:7-12, 1974.
20. Tallgren A, Lang BR, Miller RL: Longitudinal study of soft-tissue profile changes in patients receiving immediate complete dentures, *Int J Prosthodont* 4:9-16, 1991.
21. Weiss CM, Judy KWM: Severe mandibular atrophy: biological considerations of routine treatment with complete subperiosteal implants, *Oral Implantol* 4:431-469, 1974.
22. Kent JN: Correction of alveolar ridge deficiencies with non-resorbable hydroxyapatite, *J Am Dent Assoc* 105:99-100, 1982.
23. Lekholm U, Zarb G: Patient selection and preparation. In Brånemark PI, editor: *Tissue integrated prostheses: osseo-integration in clinical dentistry*, Chicago, 1985, Quintessence.
24. Fallschüssel GKH: Untersuchungen zur Anatomie des zahnlosen Oberkiefers, *Z Zahnarztl Implantol* 2:64-72, 1986.
25. Gruber H, Solar P, Ulm C: Maxillomandibular anatomy and patterns of resorption during atrophy. In Watzek G, editor: *Endosseous implants: scientific and clinical aspects*, Chicago, 1996, Quintessence.
26. Cawood JJ, Howell RA: A classification of the edentulous jaws classes I to VI, *Int J Oral Maxillofac Surg* 17:232-279, 1988.
27. Misch CE: Treatment planning and implant dentistry [abstract]. In *Misch Implant Institute Manual*, Dearborn, MI, 1985.
28. Misch CE, Judy KWM: Classification of partially edentulous arches for implant dentistry, *Int J Oral Implantol* 4:7-12, 1987.
29. Misch CE: Available bone influences prosthodontic treatment, *Dent Today* 7:44-75, 1988.
30. Misch CE: Bone classification, training keys to implant success, *Dent Today* 8:39-44, 1989.
31. Misch CE: Classifications and treatment options of the completely edentulous arch in implant dentistry, *Dent Today* 9:26-30, 1990.
32. Misch CE: Divisions of available bone in implant dentistry, *Int J Oral Implantol* 7:9-17, 1990.
33. Misch CE: Classification de l'os disponible en implantologie [in French], *Implantodontie* 6(/7):6-11, 1992.
34. Misch CE: Divisions of available bone. In Misch CE, editor: *Contemporary implant dentistry*, ed 2, St Louis, 1993, Mosby, pp 89-108.
35. Razavi R, Zena RB, Khan Z, et al: Anatomic site evaluation of edentulous maxillae for dental implant placement, *J Prosthet Dent* 4:90-94, 1995.
36. Oikarinen K, Raustia AM, Hartikainen M: General and local contraindications for endosseal implants—an epidemiological panoramic radiographic study in 65 year old subjects, *Community Dent Oral Epidemiol* 23:114-118, 1995.
37. Minsk L, Polson A, Weisgold A, et al: Outcome failures of endosseous implants from a clinical training center, *Compend Contin Educ Dent* 17:848-859, 1996.
38. Stultz RE, Lofland R, Sendax VI, et al: A multicenter 5-year retrospective survival analysis of 6,200 integral implants, *Compend Contin Educ Dent* 14:478-486, 1993.
39. Saadoun A, LeGall MG: An 8-year compilation of clinical results obtained with Steri-Oss Endosseous implants, *Compend Contin Educ Dent* 17:669-688, 1996.
40. van Steenberghe D, DeMars G, Quirynen M, et al: A prospective split mouth comparative study of two screw-shaped self-tapping pure titanium implant systems, *Clin Oral Implants Res* 11:202-209, 2000.
41. Naert I, Koutsikakis G, Duyck J, et al: Biologic outcome of implant-supported restorations in the treatment of partial edentulism, part I: A longitudinal clinical evaluation, *Clin Oral Implants Res* 13:381-389, 2002.
42. Pylant T, Triplett RG, Key MC, et al: A retrospective evaluation of endosseous titanium implants in the partially edentulous patient, *Int J Oral Maxillofac Implants* 7:195-202, 1992.
43. Naert I, Quirynen M, van Steenberghe D, et al: A six-year prosthodontic study of 509 consecutively inserted implants for the treatment of partial edentulism, *J Prosthet Dent* 67:236-245, 1992.
44. Jemt T, Lekholm U: Oral implant treatment in posterior partially edentulous jaws: a 5-year follow-up report, *Int J Oral Maxillofac Implants* 8:635-640, 1993.
45. Lekholm U, van Steenberghe D, Herrmann I, et al: Osseointegrated implants in the treatment of partially edentulous jaws: a prospective 5-year multicenter study, *Int J Oral Maxillofac Implants* 9:627-635, 1994.
46. Higuchi KW, Folmer T, Kultje C: Implant survival rates in partially edentulous patients: a 3-year prospective multicenter study, *J Oral Maxillofac Surg* 53:264-268, 1995.
47. Gunne J, Jemt T, Linden B: Implant treatment in partially edentulous patients: a report on prostheses after 3 years, *Int J Prosthodont* 7:142-146, 1994.
48. Friberg B, Jemt T, Lekholm U: Early failures in 4,641 consecutively placed Brånemark dental implants: a study from stage 1 surgery to the connection of completed prostheses, *Int J Oral Maxillofac Implants* 6:142-146, 1991.
49. Jemt T, Lekholm U: Implant treatment in edentulous maxillae: a 5-year follow-up report on patients with different degrees of jaw resorption, *Int J Oral Maxillofac Implants* 10:303-311, 1995.
50. Testori T, Younan R: Clinical evaluation of short, machined-surface implants followed for 12 to 92 months, *Int J Oral Maxillofac Implants* 18:894-901, 2003.

51. Testori T, Wisemen L, Wolfe S, et al: A prospective multicenter clinical study of the Osseotite implant: four-year interim report, *Int J Oral Maxillofac Implants* 16:193-200, 2001.
52. Weng D, Jacobson Z, Tarnow D, et al: A prospective multicenter clinical trial of 3i machined-surface implants: results after 6 years of follow-up, *Int J Oral Maxillofac Implants* 18:417-423, 2003.
53. Misch CE: Density of bone: effect on treatment plans, surgical approach, healing and progressive bone loading, *Int J Oral Implantol* 6:23-31, 1990.
54. Misch CE: Short dental implants: a literature review and rationale for use, *Dent Today* 24:64-68, 2005.
55. Misch CE, Steigenga K, Barboza E, et al: Short dental implants in posterior partial edentulism: a multicenter retrospective 5 year case study, *J Periodontol* 77:1470-1477, 2006.
56. Tarnow DP, Cho SC, Wallace SS: The effect of interimplant distance on the height of inter-implant bone crest, *Periodontology* 71:546-549, 2000.
57. Hebel KS, Gajjar R: Achieving superior aesthetic results: parameters for implant and abutment selection, *Int J Dent Symp* 4:42-47, 1997.
58. Misch CE, Wang HL: The procedures, limitations and indications for small diameter implants and a case report, *Oral Health* 94:16-26, 2004.
59. Misch CE: Maxillary anterior single tooth implant health esthetic compromise, *Int J Dent Symp* 3:4-9, 1995.
60. Misch CE, D'Alessio R, Misch-Dietsh F: Maxillary partial anodontia and implant dentistry—maxillary anterior partial anodontia in 255 adolescent patients: a 15 year retrospective study of 276 implant site replacements, *Oral Health* 95:45-57, 2005.
61. Tatum HO: Maxillary and sinus implant reconstructions, *Dent Clin North Am* 30:207-229, 1980.
62. Misch CE, Dietsh F: Bone grafting materials in implant dentistry, *Implant Dent* 2:158-167, 1993.
63. Misch CM, Misch CE, Resnik RR, et al: Reconstruction of maxillary alveolar defects with mandibular symphysis grafts for dental implants: a preliminary procedural report, *Int J Oral Maxillofac Implants* 3:360-366, 1992.
64. Misch CM, Misch CE: The repair of localized severe ridge defects for implant placement using mandibular bone grafts, *Implant Dent* 4:261-267, 1995.
65. Misch CM: Ridge augmentation using mandibular ramus bone grafts for the placement of dental implants: presentation of a technique, *Pract Perio Aesth Dent* 8:127-135, 1996.
66. Mraiwa N, Jacobs R, van Steenberghe D, et al: Clinical assessment and surgical implications of anatomic challenges in the anterior mandible, *Clin Implant Dent Relat Res* 5(4):219-225, 2003.
67. Ivanoff CJ, Grondahl K, Sennerby L, et al: Influence of variations in implant diameters: a 3- to 5-year retrospective clinical report, *Int J Oral Maxillofac Implants* 14:173-180, 1999.
68. Scurria MS, Morgan ZV, Guckes AD, et al: Prognostic variables associated with implant failure: a retrospective effectiveness study, *Int J Oral Maxillofac Implants* 13:400-406, 1998.
69. Scortecci GM: Immediate function of cortically anchored disk design implants without bone augmentation in moderately to severely resorbed completely edentulous maxillae, *J Oral Implantol* 25:70-79, 1999.
70. Judy KW, Misch CE: Evolution of the mandibular subperiosteal implant, *N Y Dent J* 53:9-11, 1983.
71. Misch CE, Dietsh F: The unilateral mandibular subperiosteal implant: indications and technique, *Int J Oral Implantol* 8:21-29, 1992.
72. Mason ME, Triplett RG, van Sickels JE, et al: Mandibular fractures through endosseous cylinder implants: report of cases and review, *J Oral Maxillofac Surg* 48:311-317, 1990.
73. Misch CE, Dietsh F: Endosteal implants and iliac crest grafts to restore severely resorbed totally edentulous maxillae: a retrospective study, *J Oral Implantol* 20:110, 1994.
74. Curtis TA, Ware WH, Beirne OR, et al: Autogenous bone grafts for atrophic edentulous mandibles: a final report, *J Prosthet Dent* 57:73-78, 1987.

CAPÍTULO 15

Fundamentação Científica para Modelos de Implantes Dentais

Carl E. Misch, J. Todd Strong e Martha Warren Bidez

A sequência do plano de tratamento para implantodontia se inicia com o projeto da restauração final.[1] Após a posição e o número de dentes repostos e o tipo de prótese serem determinados, os fatores de força do paciente são avaliados.[2,3] Quanto maiores os fatores de força, maiores os suportes de implantes requeridos. A densidade óssea na região dos pilares de implantes é então considerada, com baixas densidades ósseas necessitando de uma maior quantidade de implantes de suporte.[4] Posições estratégicas para o implante e o número adicional de implantes são então determinados, seguidos pelo tamanho ideal do implante.[5] O osso disponível em locais edentados é então avaliado.[6] Quando osso disponível está presente em quantidade para o número, a posição e o tamanho dos implantes para a prótese planejada, o tratamento segue com pouco comprometimento.

Quando osso disponível não está presente, uma modificação de um ou mais fatores do plano de tratamento é necessária. Essas modificações incluem (1) enxerto ósseo para preencher o plano de tratamento ideal, (2) consideração de localizações opcionais de implantes, (3) implantes adicionais, (4) aumento no tamanho do implante e (5) otimização do modelo do implante (Tabela 15-1). Um modelo favorável de implante pode ajudar a compensar o risco de cargas oclusais em excesso sobre densidades ósseas normais ou inferiores quanto à posição ou ao número ideal de implantes, ou ainda se abaixo de um tamanho ideal de implante.[7]

Muitos modelos de corpo de implante diferentes estão disponíveis na implantodontia. Eles podem ser categorizados como tipo: cilíndrico, parafuso, encaixe por pressão, ou uma combinação dessas características (Fig. 15-1). Implantes dentais são muitas vezes desenhados para responder a um foco primário ou acredita-se que a perda do implante possa provir de (1) cirurgia de implante, (2) complicações devido ao biofilme bacteriano dental, (3) perda óssea para a formação do espaço biológico ou (4) condições e carga.

Modelo do Implante

Perspectiva Cirúrgica

No passado, modelo do corpo do implante era direcionado pela facilidade cirúrgica de instalação. Um modelo de implante orientado cirurgicamente tenderá a ter um corpo de implante cônico curto ou uma inserção de encaixe por pressão. Essas características permitem a preparação do local do implante e que este seja cirurgicamente mais facilmente instalado. Um implante cilíndrico ou com encaixe por pressão tem uma inserção por fricção e pode ter menos risco de necrose por pressão a partir do controle da técnica. Nem sempre existe a necessidade de uma perfuração no osso (mesmo em osso denso), e pode ter o parafuso de cobertura do primeiro estágio já no local, pois nenhuma força rotacional é necessária para inserir o implante. Como resultado, foram muito populares nos anos 1980 e foram relatadas altas taxas iniciais de sucesso.[8,9] No entanto, após 5 anos de carga, relatos de implante cilíndrico, na maioria das vezes, incluem reabsorção de crista óssea e perda do implante. Por exemplo, no relato de Scortecci et al., a sobrevida, em um período de 3 anos, de um modelo cilíndrico, com encaixe por pressão e com um condicionamento de superfície rugosa foi de quase 100%. No entanto, após 10 anos de carga, a perda de implantes foi aproximadamente de 50%[10] (Fig. 15-2). Muito provavelmente, isso pode estar relacionado com uma condição de fadiga por sobrecarga e cargas de cisalhamento nocivas sobre o osso, causando amplas taxas de renovação óssea e, por fim, menor percentual de contato osso–implante e maior risco de perdas.

O aspecto mais previsível da implantodontia parece ser o sucesso cirúrgico. Após muitos anos de estudos clínicos e avaliações, a taxa de sucesso cirúrgico da inserção de implantes até a reabertura é comumente maior que 98% sem considerar modelo ou tamanho dos implantes.[8,9,11-14] Como tal, projetar um implante para uma facilidade cirúrgica não parece ser o aspecto mais importante do processo implante–prótese para reduzir a incidência de complicações.

Considerações sobre o Módulo da Crista

Um corpo de implante pode ser dividido em módulo da crista, do corpo e do ápice. O módulo da crista é uma região transóssea, que se estende do corpo de implante e muitas vezes incorpora os componentes antirrotacionais do pilar do implante (Fig. 15-3). O módulo da crista tem uma influência cirúrgica, uma preocupação com biofilme bacteriano caso perda óssea ocorra, influência no espaço biológico, uma consideração no perfil de carga (caracterizada como uma região de tensão mecânica altamente concentrada) e uma influência protética. Portanto, essa área do corpo de implante é um determinante maior para o modelo do implante.

Aspectos Cirúrgicos
Durante a fase cirúrgica, o desenho do módulo da crista primeiramente beneficia a interface da crista óssea com o implante. O módulo da crista do implante deve ser suavemente maior que o diâmetro da rosca externa do corpo do mesmo. Dessa forma, o módulo da crista sela completamente a osteotomia, promovendo uma barreira e impedindo o ingresso de bactérias ou tecido fibroso durante o reparo inicial. O selamento criado pelo maior módulo da crista também

---

TABELA 15-1
Osso Disponível Inadequado para Plano de Tratamento Ideal

Aumento ósseo
Localizações de implante opcional
Implantes adicionais
Aumentar o tamanho do implante
Otimizar o modelo de implante

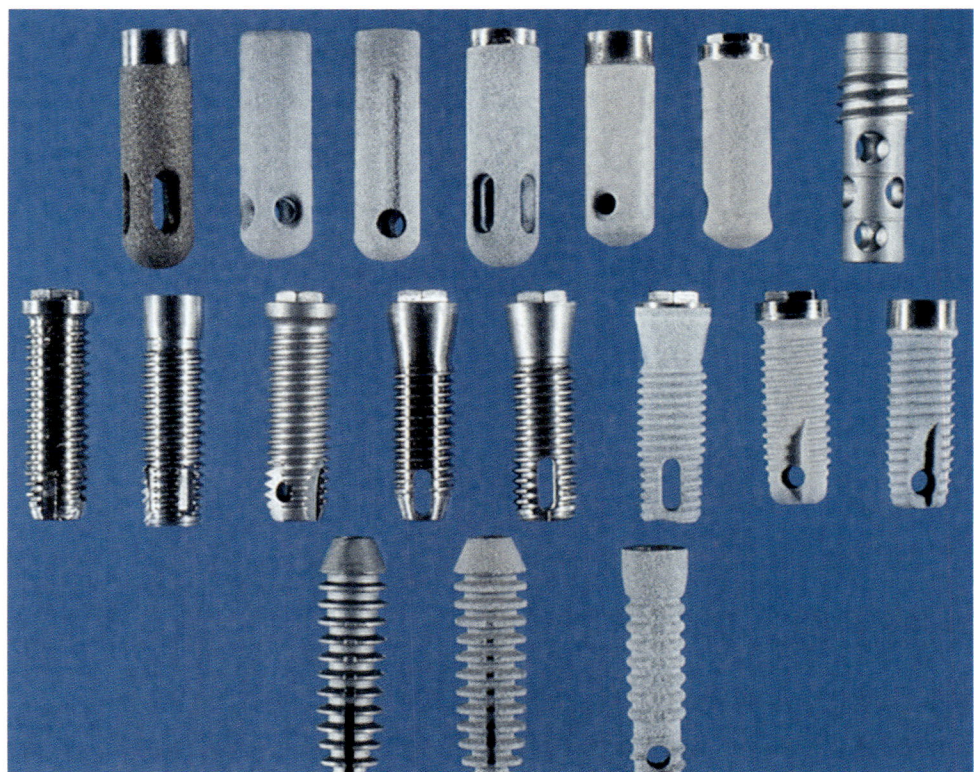

FIGURA 15-1. Corpos de implantes dentais podem ser categorizados pelo seu modelo como tipo cilíndrico (*linha superior*), tipo parafuso (*linha média*), encaixe por pressão (*linha inferior*) ou uma combinação dessas características (*linha superior, canto direito*).

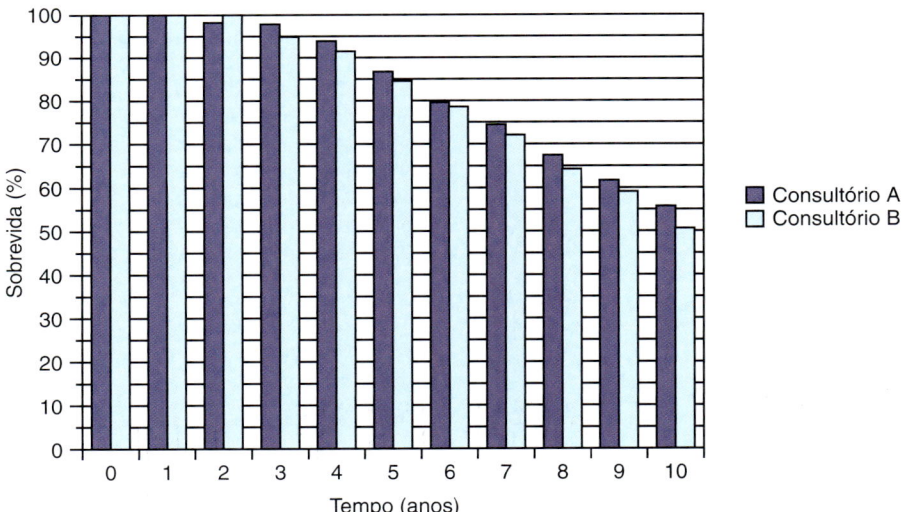

FIGURA 15-2. O implante cilíndrico revestido com hidroxiapatita teve quase 100% de sucesso em dois diferentes consultórios pelos primeiros 3 anos. Após 5 anos, taxa de falha de 20% foi observada e, em 10 anos, quase 50% de taxas de falha foram relatadas.

promove maior estabilidade inicial de implante após instalação, especialmente em um osso mais delgado não preparado, porque comprime a região de crista óssea.[15]

Modelos de "Espaço Biológico"

Existem no mínimo seis causas de perda óssea marginal na região de crista óssea de implantes, incluindo a formação de um "espaço biológico" e sobrecarga oclusal após o implante estar em função.[16,17]

O espaço biológico de um implante está relacionado com a perda óssea marginal anterior, ou de forma separada, com as influências de cargas oclusais. Essas duas entidades têm risco aumentado de perda óssea quando metal liso é colocado abaixo do osso.

Em um estudo em animais, Hermann *et al.* instalaram implantes de uma peça com um módulo de crista lisa de 1,5 mm abaixo do osso e compararam os resultados com um módulo de crista rugoso em cães[18] (Fig. 15-4). Os dois modelos de implante foram acompa-

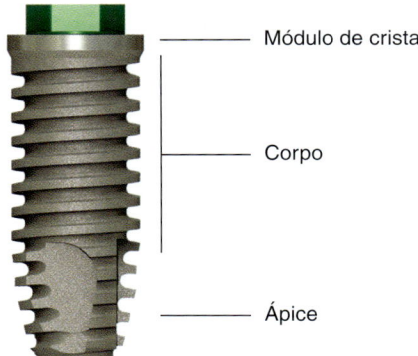

FIGURA 15-3. Um corpo de implante pode ser dividido em módulo de crista, corpo e ápice.

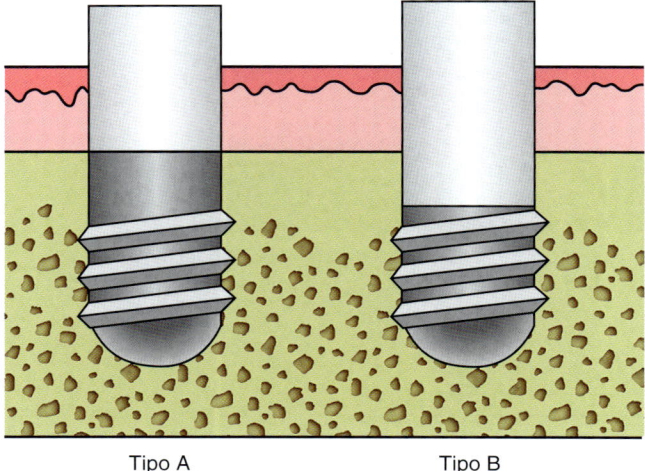

FIGURA 15-4. Herman et al. avaliaram o reparo inicial sem carga de 12 modelos de implante transgengivais em cães. O implante *à esquerda* (tipo A) teve metal rugoso instalado na região de crista óssea. O implante *à direita* (tipo B) teve um colar metálico liso de 1,5 mm instalado abaixo da crista óssea.[18]

nhados por 6 meses, sem nenhuma carga oclusal. Dentro de 1 mês após a inserção do implante e extensão além do tecido mole, perda óssea marginal ocorreu na região lisa 1,5 mm abaixo da região crestal. Nenhuma perda óssea ocorreu em implantes com o módulo de crista rugoso e colocado no nível da crista óssea (Fig. 15-5). Hammerle et al. inseriram modelos de implante similares em pacientes humanos e encontraram uma relação crestal similar ao metal liso abaixo do osso.[19] Hanggi et al. também compararam dois modelos de módulo de crista diferentes em pacientes e verificaram que um maior colar metálico liso teve maior perda de crista óssea.[20] O "espaço biológico" da perda óssea inicial parece estar diretamente relacionado com a quantidade de metal liso colocado abaixo do osso. Portanto, o módulo da crista de um implante não deve ter uma área metálica lisa extensa colocada abaixo do osso.

Um "espaço biológico" de 0,5 mm tem sido relatado apical à conexão pilar–implante na maioria dos modelos de módulo de crista de implantes, seja ou não o módulo de crista rugoso. Um colar liso de comprimento de 0,5 mm pode promover uma superfície lisa desejável justaposta à área perigengival enquanto preserva a *performance* biomecânica da porção remanescente do módulo da crista (Fig. 15-6). A "microfenda" entre o módulo de crista do implante e o pilar pode também ser eliminada quando superfícies polidas são aproximadas.

Os tecidos moles circundantes de um implante dental em muitas formas são similares aos dos dentes naturais. Ambas as entidades têm uma zona de "inserção" de epitélio juncional abaixo da região do sulco. A "inserção" presente para o dente ou implante baseia-se em hemidesmossomos com uma camada de glicosaminoglicanos. Esta não é uma inserção verdadeira, visto que o biofilme bacteriano pode destruí-la, e uma sonda dentária pode penetrá-la. No entanto, na saúde, ela pode evitar a invasão bacteriana do sulco para os tecidos subjacentes. Abaixo dessa região, no dente natural, está a zona de inserção de tecido conjuntivo (TC). A inserção de TC é uma barreira física, visto que as fibras colágenas de Sharpey se inserem dentro de cemento radicular. Um implante geralmente não tem essa zona de inserção (Fig. 15-7).

Superfícies lisas de implante em um módulo de crista do implante encorajam crescimento de fibroblastos e espraiamento dessas células sobre a superfície, o que estimula uma cápsula fibrosa que restringe a formação óssea. Por outro lado, concavidades similares ao tamanho de células podem guiar a migração e a orientação celular.[21] Tem sido observado em estudos *in vitro* que arquitetura microcavitada de 8 e 12 μm afeta adesão, espraiamento, orientação e crescimento de tipos

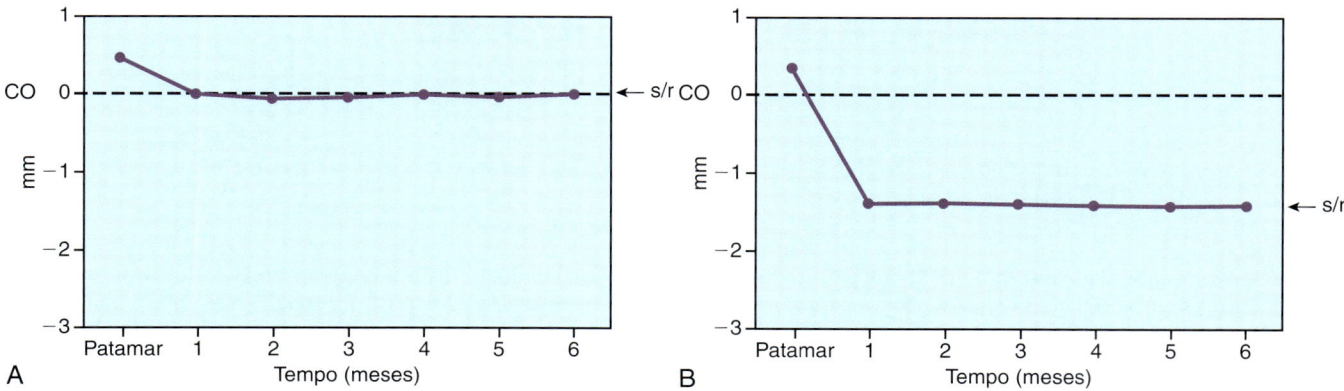

FIGURA 15-5. **A,** Os implantes com uma superfície rugosa na crista óssea (tipo A) não perderam osso durante um período de 6 meses sem carga. **B,** Os implantes com um colar metálico liso de 1,5 mm abaixo do osso (tipo B) perderam 1,5 mm de osso no primeiro mês durante o período de 6 meses sem carga.

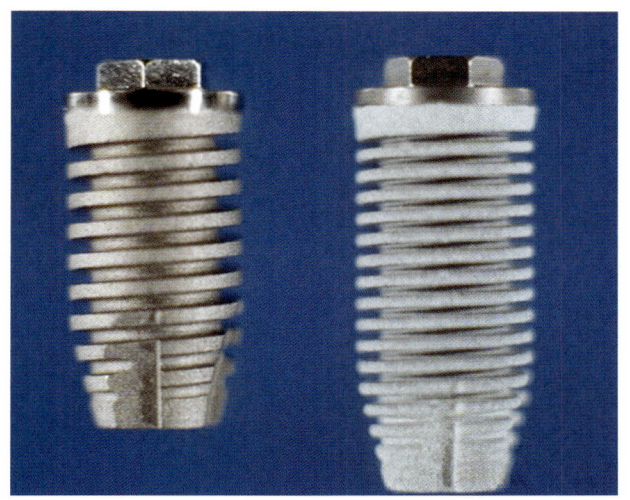

FIGURA 15-6. Um módulo de crista de implante deve ter até 0,5 mm de região lisa para aumentar a conexão do pilar ao implante (BioHorizons, Birmingham, AL).

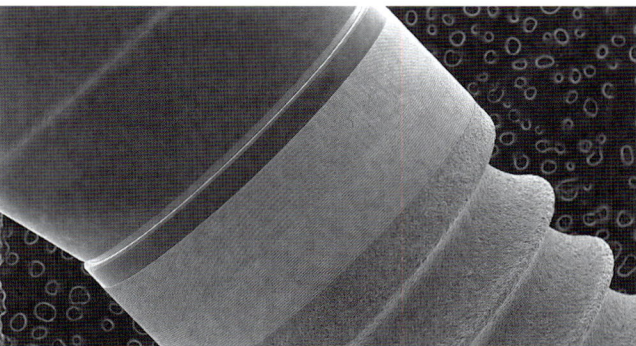

FIGURA 15-8. Microcanaletas (8 e 12 μm) podem ser instalados no módulo de crista do implante para guiar a inserção de tecido mole e duro. (Laser-Lok®, Implantes Dentais BioHorizons, Birmingham, AL).

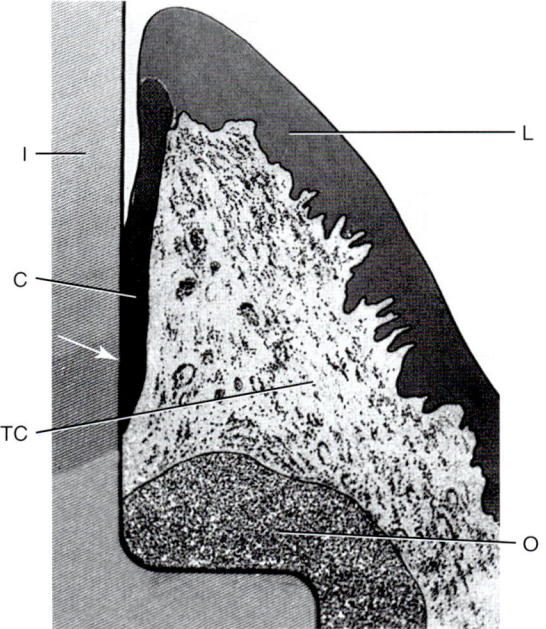

FIGURA 15-7. Um implante não tem uma zona de inserção de tecido conjuntivo (TC), como um dente natural. Assim, a única conexão entre o tecido mole e o implante é uma aproximação por hemidesmossomos. *O*, osso; *C*, aproximação por hemidesmossomos; *L*, margem gengival livre.

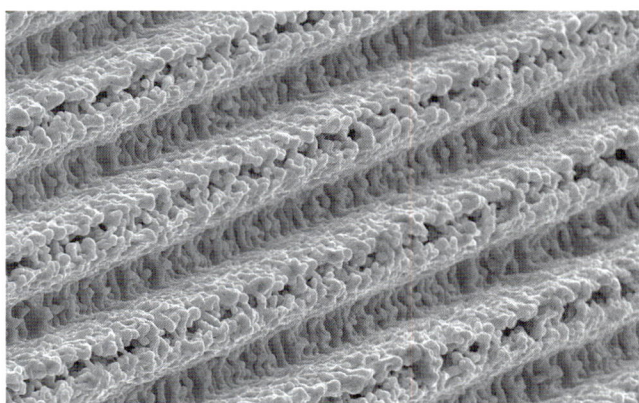

FIGURA 15-9. Essas microcanaletas tridimensionais são formadas por uma técnica de ablação a *laser* controlada por computador.

celulares, tais como: fibroblastos e osteoblastos. Uma microcavitação de 8 μm foi mais eficaz em inibir a migração celular ao longo desta microcavitação, agindo como uma barreira à migração. Foi verificada que microcavitação de 12 μm inibe o crescimento de tecido fibroso e permite o crescimento de células ósseas.

Histologia animal e humana tem observado conexão colágena de tecido mole a microcanais que têm estrutura tridimensional.[22,23] Essa zona de "inserção" de tecido mole age para restringir migração apical de células do epitélio gengival e fibroblastos em cavitações menores e permite ao tecido ósseo estabelecer inserção à maior superfície microtexturizada. Como consequência desses estudos, microcanais tridimensionais de 8 a 12 μm têm sido introduzidos no módulo da crista (ou pilar do implante) de um implante (Implantes Dentais Laser-Lok®, BioHorizons) e permitem uma inserção física de fibras de TC a superfície do implante acima do osso (Fig. 15-8). Essas microestruturas tridimensionais são formadas por uma técnica de ablação a *laser* controlada por computador (Fig. 15-9). Uma vantagem da arquitetura tridimensional de microcanais é que o tecido mole tem uma base de conexão ao implante, similar a de um dente (Fig. 15-10). O TC ao redor do implante pode se inserir fisicamente à superfície do implante (Fig. 15-11). Assim, o revestimento de tecido mole, incluindo a papila interimplante, pode ser mais estável e melhorar as regiões estéticas de tecido mole ao redor da prótese sobre implante. Isso pode ser particularmente vantajoso quando implantes estão adjacentes entre si e a papila interimplante está na zona estética (Fig. 15-12).

Modelo de Carga Oclusal. A próxima consideração sobre o módulo de crista é relacionada com a carga oclusal.[17] A maioria das tensões oclusais ocorre na região crestal de um implante.[16,24] Um diâmetro de módulo de crista maior comparado com um corpo de implante aumenta a área de superfície, que pode, além disso, diminuir as tensões na região crestal. A altura do módulo de crista de 2 mm, que é 4,2 mm em diâmetro comparado com um diâmetro de 3,7 mm, tem uma área de superfície 9% maior ($\pi \times$ Diâmetro $\times$ Altura).[5] Pelo fato de a tensão ser mais alta nessa região, a maior área de superfície diminui a transferência de forças para o osso. Além disso, o aumento no diâmetro do módulo da crista também afeta a resistência do corpo do implante. O diâmetro do módulo de crista aumenta a resistência do implante mais que a área de superfície,

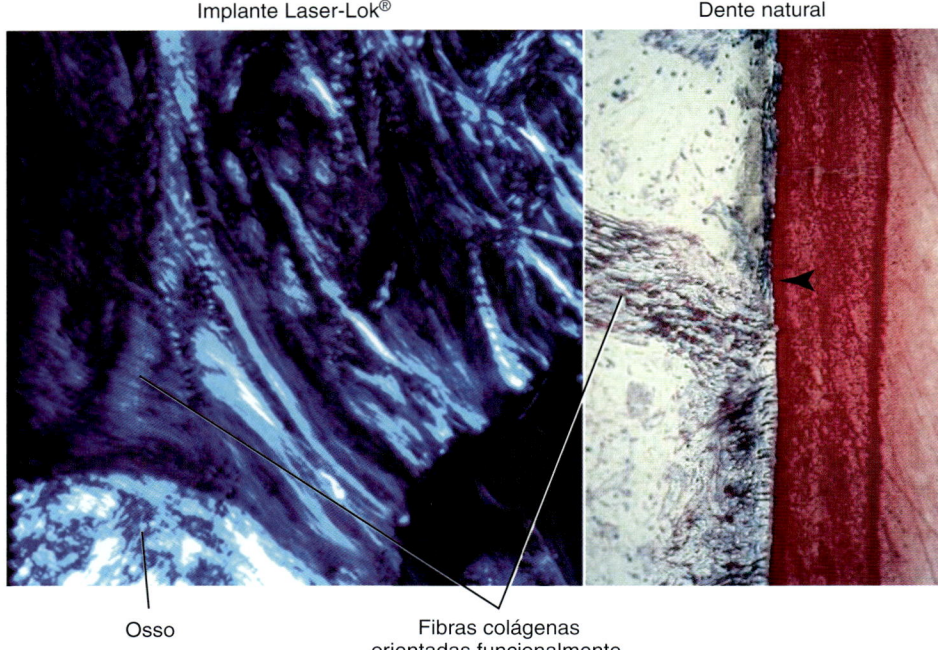

FIGURA 15-10. O dente natural (*lado direito*) tem fibras de Sharpey perpendiculares, que se inserem dentro do cemento do dente. O implante Laser-Lok® (*lado esquerdo*) pode desenvolver uma conexão mecânica perpendicular de tecido mole acima do osso para agir como uma inserção fisiológica ao implante. (Nevins M, Nevins ML, Camelo M, et al: Human histologic evidence of a connective tissue attachment to a dental implant, *Int J Periodontics Rest Dent* 28: 111-121, 2008.)

visto que resistência à flexão da fratura está relacionada com o raio do módulo de crista elevado à potência de 4.[7]

Em adição à perda óssea do "espaço biológico" antes da carga oclusal, o cilindro de superfície metálica lisa reduz o contato das células ósseas em comparação com o que ocorre com a superfície rugosa após a carga.[25] Quando a superfície de um implante é rugosa, o contato osso–implante (COI) aumenta durante o reparo inicial. A tensão aplicada a uma interface de implante com osso pode estar relacionada com COI, visto que a tensão equivale à força dividida pela área de contato. Testes de torque reverso após reparo inicial observam, consistentemente, maiores valores quando superfícies rugosas são comparadas com condições de superfícies usinadas ou polidas.[25] Perda significante de crista óssea após carga tem sido relatada para implantes com regiões coronais usinadas (lisas) e a quantidade de perda óssea está diretamente relacionada com o comprimento do módulo de crista lisa.[26]

Modelos de módulo de crista do implante promovem tensões de cisalhamento na interface implante/osso adjacente após a carga, desconsiderando a condição de superfície[27] (Fig. 15-13). O osso é 65% mais fraco para cargas de cisalhamento que para cargas de compressão, e 35% mais fraco para cargas de tensão[28] (Fig. 15-14). Assim, um modelo de módulo de crista para limitar cargas de cisalhamento seria o mais conveniente. Uma superfície rugosa, mas com um módulo de crista de lados paralelos, mantém o osso através do período de reparo ósseo durante a formação do espaço biológico. No entanto, muitas vezes, ocorre a perda do osso marginal durante condições de cargas oclusais por serem basicamente forças de cisalhamento.

O conceito de condição de superfície rugosa e cargas de cisalhamento representa duas entidades diferentes, que podem agir em conjunto. Embora grande parte do contato ósseo durante o reparo inicial seja, na maioria das vezes, evidentemente superior para a superfície rugosa do modelo do cilindro, a tensão para o osso após carga é ainda

TABELA 15-2
Taxas de Sucesso Usando 5 mm como Limite Comparado com Sobrevida Clínica

Tipo de Implante (Sobrevida Clínica)	Número de Implantes Instalados	<5 mm de Perda Óssea
Parafuso oco (95,4%)	112	101 (74%)
Cilindro oco (85,7%)	9	7 (63%)
Cilindro oco angulado (91,7%)	18	6 (61%)
Todos os implantes (92,4%)	179	154 (69,8%)

Dados de Karoussis IK, Bragger U, Salvi GE, et al: Effect of implant design on survival and success rates of titanium oral implants: a 10-year prospective cohort study of the ITI Dental Implant System, *Clin Oral Implants Res* 15:8–17, 2004.

uma força de cisalhamento. Por exemplo, Straumann ITI tem um módulo de crista rugoso, que é um cilindro abaixo do osso. A perda óssea inicial antes da colocação de cargas é mínima. No entanto, um relato clínico em pacientes demonstrou que quase 30% de implantes perdidos apresentaram mais que 5 mm de perda óssea e 22% perderam mais que 6 mm durante os 10 anos desse estudo prospectivo[29] (Tabela 15-2). DeBruyn *et al.* acompanharam clinicamente implantes com hexágono interno e módulo de crista do cilindro com grande rugosidade.[30] Perda de crista óssea foi, consistentemente, verificada no mínimo até a primeira rosca do implante, o que contabilizou mais que 2 mm de perda óssea. Em outras palavras, um módulo de crista rugosa com um modelo de cilindro pode não ser suficiente para parar a perda de crista óssea após o implante ser colocado sob cargas.

Essa tem sido uma observação clínica comum de que osso é muitas vezes perdido até a primeira rosca após colocação de cargas,

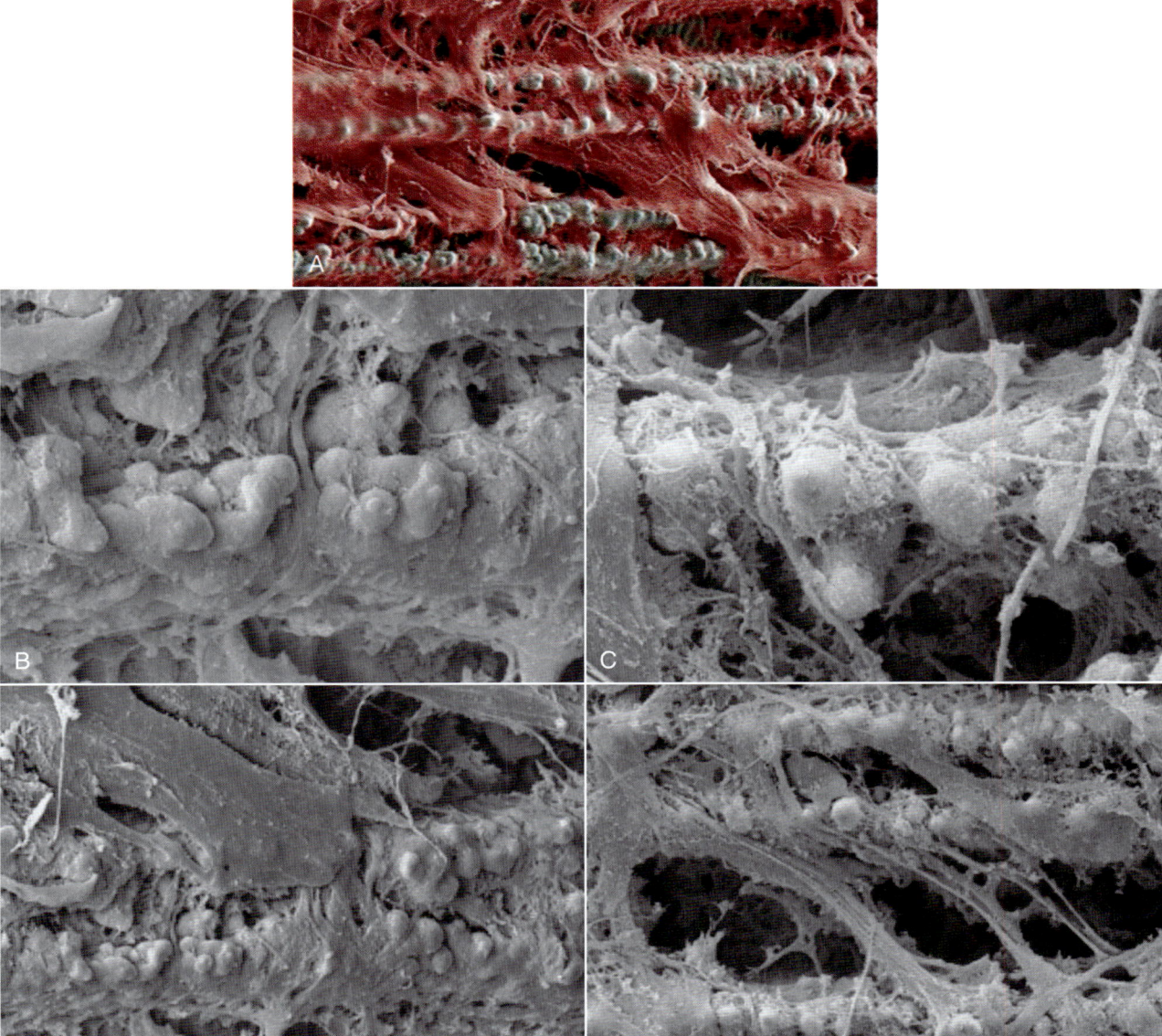

FIGURA 15-11. O tecido conjuntivo pode se inserir fisicamente nas microcavitações deselvolvidas por *laser*. (Nevins M, Nevins ML, Camelo M, et al: Human histologic evidence of a connective tissue attachment to a dental implant, *Int J Periodontics Rest Dent* 28:111-121, 2008.)

não considerando o tipo ou o modelo fabricado. Osso cresce acima das roscas durante o reparo inicial, mas após a colocação de carga da prótese, usando esta referência, perda óssea é muitas vezes observada. No entanto, a quantidade de perda de crista óssea é diferente para modelos distintos de implante e relacionada com comprimento do módulo de crista óssea. Por exemplo, a primeira rosca está 1,2 mm abaixo da plataforma do implante Nobel Biocare Mark IV, 2 mm abaixo da plataforma no modelo Nobel Replace e 3,5 mm nos modelos de implantes com hexágono interno Zimmer. A magnitude da perda de crista óssea está muitas vezes diretamente relacionada com a distância entre o módulo de crista e a distância da primeira rosca (sem considerar se a condição de superfície é lisa ou rugosa acima da rosca) (Fig. 15-15). Portanto, a perda óssea não pode ser relacionada com um "espaço biológico" específico, mas pode ser em parte causada pelo modelo do módulo de crista. A perda óssea muitas vezes para na primeira rosca porque esta transforma a carga de cisalhamento criada pelo módulo de crista do cilindro em um componente de carga compressiva (e o osso é 65% mais resistente). Em vez de planejar o módulo de crista para cisalhamento, um modelo melhorado que carrega o osso em compressão pode reduzir o risco da perda de crista óssea após carga oclusal.

Modelos de Inserção Protética. O modelo original de hexágono externo de Brånemark (Nobel Pharma) usou o hexágono do módulo da crista do implante somente durante a cirurgia, para se

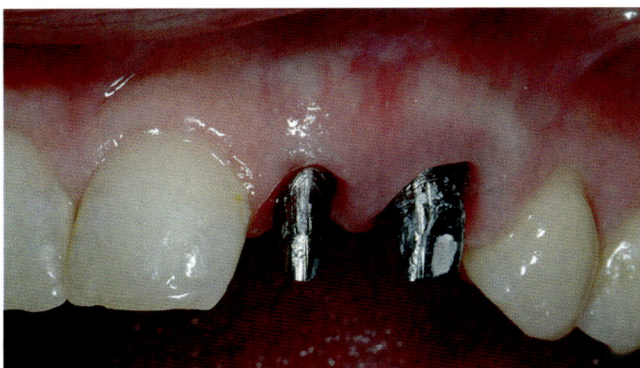

FIGURA 15-12. Dois implantes adjacentes em zona estética com papila interimplante.

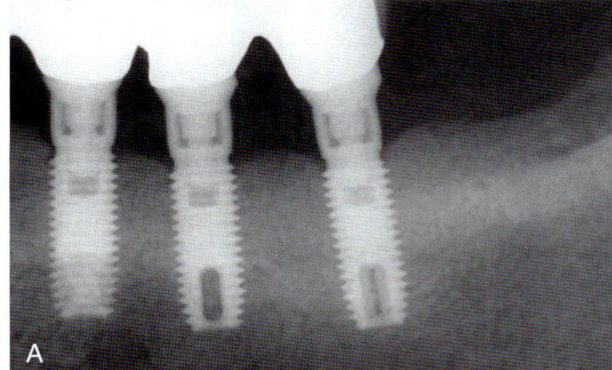

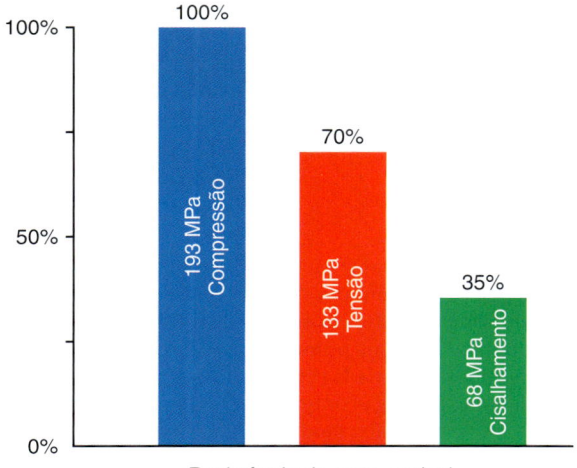

FIGURA 15-13. O módulo de crista com um colar cilíndrico transfere forças de cisalhamento primárias (↑↓) para o osso (*canto esquerdo*). Um módulo de crista angulado ou um com cavitações pode carregar o osso com componente compressivo (↓) (*direita*).

FIGURA 15-15. **A,** Os três implantes na radiografia periapical têm um colar com ataque ácido de 4 mm acima da primeira rosca. A perda óssea após carga para na primeira rosca. **B,** O tecido recuado após perda óssea e os módulos de crista de implante estão agora expostos.

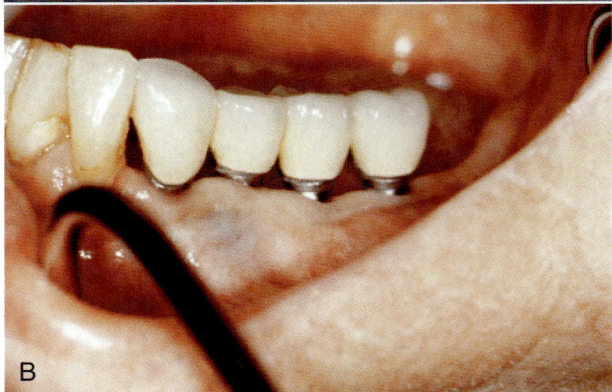

FIGURA 15-14. Osso cortical é mais resistente quando carregado em compressão, 30% mais fraco com cargas de tensão e 65% mais fraco com cargas de cisalhamento.[53]

engatar como uma ferramenta de inserção, e permitiu ao implante ser rosqueado no osso.[12] Componentes protéticos não se engatavam no hexágono. Em vez disso, tais componentes somente repousaram na periferia externa do módulo de crista (Fig. 15-16). Esse modelo original foi vantajoso quando os implantes foram cerclados juntos para próteses de arcos totais, visto que os implantes não estavam completamente paralelos uns aos outros. No entanto, após o emprego desta metodologia para reposição unitária de dentes ou quando pilares angulados foram desenvolvidos para permitir o ajuste do paralelismo entre os implantes (por volta de 1986), componentes do hexágono do módulo de crista foram engatados pelo pilar e fixados através do parafuso do pilar.

Como regra geral, o pilar se insere no corpo do implante com uma extensão interna (comumente um hexágono ou modelo com três lobos) ou uma dimensão externa (ou seja, hexágono externo) (Fig. 15-17). Depois que o conector e o implante são unidos através de um parafuso de pilar, todo o módulo de crista, pilar e conector são similares sem considerar se eles possuem hexágono externo ou interno (Fig. 15-18). Portanto, os resultados clínicos observados relativos à estética e retenção são similares. No entanto, as consequências de um tipo de conexão afetam o modelo de módulo de crista do implante.

Na maioria dos modelos de implantes com hexágono interno, a característica antirrotacional do pilar está estruturada dentro do módulo de crista. Como resultado, o implante está inferior em perfil quando disposto na crista alveolar e e mais fácil para obter cobertura com tecidos moles durante a cirurgia. Além disso, a característica antirrotacional é muitas vezes mais profunda dentro do corpo do implante comparado com a altura dos implantes de hexágono externo. Em perfil de hexágono mais profundo (ou maior), menor

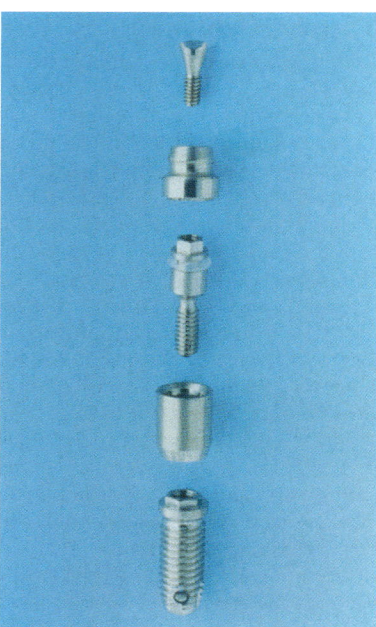

FIGURA 15-16. O implante original Nobel Pharma Brånemark tinha um hexágono externo. Os componentes protéticos não se engataram ao hexágono porque descansavam na periferia do módulo de crista do implante.

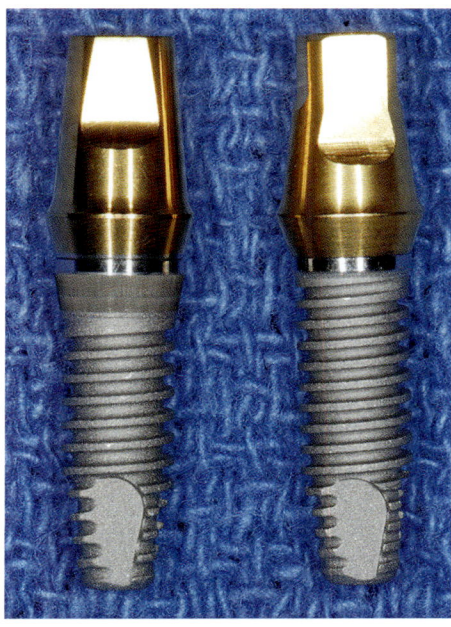

FIGURA 15-18. Quando os pilares são conectados ao módulo de crista, o hexágono antirrotacional (interno demonstrado *à esquerda* e externo *à direita*) é coberto, e a localização da margem do pilar é a mesma. Portanto, não existe diferença no aspecto estético para a coroa do implante.

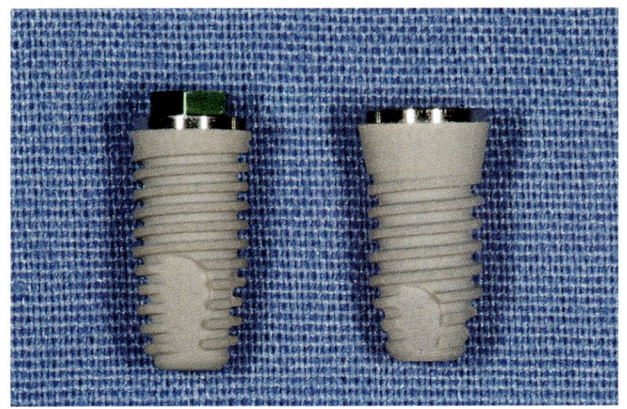

FIGURA 15-17. O implante *à esquerda* tem uma conexão protética com hexágono externo. O implante *à direita* tem uma conexão protética com hexágono interno. As roscas no hexágono externo são mais próximas à região de crista óssea.

a força aplicada para inserção do parafuso durante a carga. Assim, afrouxamento do pilar é reduzido quando o hexágono é mais profundo. Deve ser notado que se a altura do hexágono externo for tão alta quanto a profundidade do hexágono interno, a força no parafuso do pilar deve ser considerada similar.

Quanto maior em diâmetro o módulo de crista, maior o diâmetro da dimensão da plataforma da conexão do pilar. Existe uma redução de tensão passada ao parafuso do pilar durante carga lateral. Esta redução está relacionada com a dimensão da plataforma. De fato, a dimensão da largura da plataforma é mais crítica para a tensão aplicada no parafuso do pilar que na altura (ou profundidade) do hexágono antirrotacional da conexão do corpo do implante.[31]

A característica antirrotação interna de um corpo de implante é mais ampla que um parafuso de implante; além disso, a dimensão da parede do corpo no módulo de crista é reduzido comparado com um modelo de hexágono externo. Como resultado, as roscas no lado externo do corpo do implante muitas vezes não podem ser estruturadas no nível ou acima da característica antirrotacional de implantes com hexágono interno. Portanto, corpos de implante com hexágono, na maioria das vezes, têm modelos de módulo de crista cilíndricos, e forças de cisalhamento são observadas acima da primeira rosca do corpo do implante. As roscas no corpo do implante podem progredir mais crestalmente com o modelo de implante com hexágono externo, porque o diâmetro do parafuso do pilar é mais estreito que a dimensão de um de hexágono interno, e a parede do corpo do implante é mais espessa. Portanto, a profundidade da rosca pode aproximar-se mais da região de crista do implante (Fig. 15-17).

Em resumo, um modelo de módulo da crista que incorpora uma geometria angulada ou cavidades, conjugada com uma textura de superfície que aumente o contato ósseo, imporá um componente mais compressivo e diminuirá o risco de perda óssea após carga. Por exemplo, relatos clínicos demonstram que implantes estruturados com características de transferência de tensão (*i.e.*, Astra®, BioHorizons) muitas vezes exibem menos perda óssea após carga[14] (Fig. 15-19).

Modelos de Módulo de Crista Relacionados com Placa. Um dos objetivos de muitos modelos de implante é reduzir as complicações de tratamento relacionadas com biofilme bacteriano dental. Acúmulo bacteriano no implante é menor sobre metal liso que sobre o rugoso. O mesmo princípio se aplica à menor aderência bacteriana no esmalte que em uma raiz dentária rugosa.[32] Com esse conceito em mente, muitos módulos de crista estruturam características de superfícies metálicas lisas (Fig. 15-20). Um módulo de crista liso é mais fácil de se higienizar que superfícies mais rugosas. Portanto, a fundamentação é que se a perda óssea ocorre nas regiões marginais do implante, a superfície lisa irá apresentar uma aderência bacteriana mais lenta, inicialmente, e será mais fácil de ser higienizada.

Na maioria dos modelos de implante de duas peças, o módulo de crista é inicialmente colocado abaixo do osso. Portanto, a necessidade de higiene diária e controle do biofilme bacteriano não é

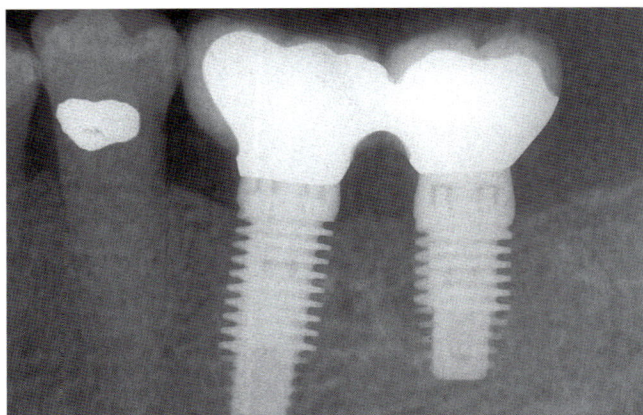

FIGURA 15-19. Modelos de implante com roscas mais próximas à crista do rebordo e módulos de crista mais amplos relatam menor perda de crista óssea após carga. (BioHorizons, Birmingham, AL.)

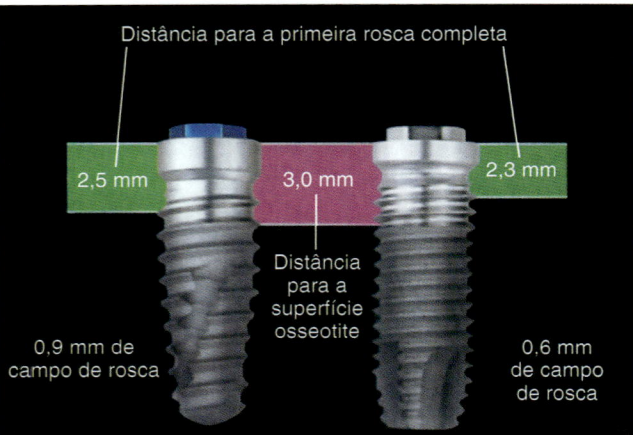

FIGURA 15-20. Muitos fabricantes estruturam um módulo de crista com uma superfície usinada ou lisa para reduzir acúmulo de biofilme bacteriano se a perda óssea ocorre após cirurgia (implantes Biomet 3i).

relevante para o módulo de crista, a menos que ocorra perda óssea. A espessura sulcular dos tecidos moles se encontra aproximadamente 3 mm acima do osso. Durante procedimentos de higine oral, as cerdas de uma escova dentária se estendem somente 0,5 a 1 mm dentro do sulco. Portanto, a menos que o tecido recue, mesmo quando a perda óssea ocorre no módulo de crista do implante, a profundidade do sulco gengival previne o acesso por procedimentos de higiene ao módulo de crista após perda de crista óssea, especialmente porque o sulco gengival comumente aumenta em profundidade após perda de osso marginal.

O problema com a filosofia de placa reduzida é que o módulo de crista lisa é muitas vezes posicionado abaixo da crista óssea e esse é um modelo que encoraja perda óssea marginal por duas razões: formação do espaço biológico após a reabertura do implante e forças de cisalhamento após carga oclusal.[16,17] Como resultado, esta característica de modelo de redução de placa aumenta a profundidade de sulco peri-implantar. Depois que o sulco ou a bolsa é maior que 5 mm, a incidência de bactérias anaeróbicas aumenta. Paradoxalmente, a característica estruturada para diminuir complicações induzidas por bacterias de fato aumenta os riscos. Além disso, o aumento na profundidade da bolsa pode também resultar em infiltração do tecido e pode mesmo expor o módulo da crista do implante. Essa complicação então pode causar deficiências estéticas.

Modelo do Corpo do Implante

A maioria das complicações do corpo do implante na literatura está relacionada com perda precoce do implante após carga e perda óssea marginal após carga da interface implante/osso. Perdas de implantes são, na maioria das vezes, observadas como falhas de carga precoce em tipos de osso mais delgados ou com implantes mais curtos. Uma revisão de literatura realizada por Goodacre et al. entre 1981 e 2003 verificou que, após o implante receber carga, taxas de falha aumentaram para uma média de 16% no osso delgado.[33] Misch revisou a literatura entre 1981 e 2004 e verificou 18% de taxa de perdas de implantes mais curtos que 10 mm.[34] Por exemplo, em um estudo multicêntrico de 6 anos, Weng et al. relataram sobrevida de implantes em reparo inicial maior que 98%. No entanto, implantes de 7 mm apresentaram 25% de perdas dentro de 18 meses de carga, e implantes curtos na maxila posterior tiveram a maior índice de perdas pós-carga precoce que implantes curtos em qualquer outra região intraoral.[35] Portanto, modelos de corpo de implante devem tentar abordar, principalmente, as causas primárias de complicações (i.e., os fatores que orientam as condições de carga do implante após os implantes serem colocados em função).

Muitos dentistas têm convencionado que "todos os implantes se integram e agem da mesma forma". Neste conceito, o custo de um implante é, portanto, um determinante fundamental para seleção do mesmo. Embora quase todos os implantes se integrem após reparo cirúrgico inicial, a perda óssea após carga não é similar para todos os modelos. De fato, diferentes taxas de sobrevida de implantes e diferentes perdas ósseas marginais após carga têm sido relatadas para modelos diferentes de corpo de implantes. Por exemplo, um relato de Zechner et al. avaliou o osso peri-implante por um período de 3 a 7 anos quanto à sua carga funcional, considerando implantes tipo parafuso com uma rosca em V e superfície usinada e um modelo de rosca quadrangular, jateada e com ataque ácido.[36] Esses dois tipos de implantes apresentavam um módulo de crista similar e uma conexão por hexágono externo; todos os implantes foram inseridos na mandíbula anterior (Fig. 15-21, A). Nesse estudo, a variação de perda óssea foi de 0,1 a 8,5 mm para uma rosca usinada em V e de 0,2 a 4,8 mm para um implante de superfície rugosa, com rosca quadrangular. Quase um terço dos implantes usinados com rosca em V perderam mais de 4 mm de osso em comparação com um pouco menos de 10% de implantes rugosos com roscas quadrangulares. Perda óssea de menos que 1 mm foi relatada para quase metade dos implantes com superfície rugosa comparada com somente 5% de implantes de superfície usinada (Fig. 15-21, B). A variação e a incidência de perda óssea indicam que o modelo de implante e a condição de superfície inpactaram os resultados desse estudo.

Um relato prospectivo de Karoussis et al. também indicou que modelos diferentes de implante rendem incidências diferentes de sobrevida e perda de crista óssea.[29] Três modelos diferentes de implante a partir do mesmo fabricante (Straumann ITI Dental Implant Systems, Basel, Suíça) foram avaliados em um estudo prospectivo de 10 anos (Tabela 15-2). A taxa de sobrevida de cada modelo de implante durante este tempo foi de 95,4, 85,7 e 91,2%. Considerando que o implante com maior taxa de sobrevida (modelo de parafuso oco) perdeu mais que 5 mm de osso em 26% das unidades, os dois outros modelos relataram 37 e 39%. Mais que 6 mm de perda de osso marginal ocorreu em 22% implantes com o primeiro modelo e em 35 e 33% para os outros dois modelos, respectivamente.

Em resumo, muitos relatos indicam que sobrevida de implantes e perda de osso marginal após carga estão relacionados com o modelo do implante e não afetam o período de reparo cirúrgico (quando inserção de implante em dois estágios é usada). No entanto, diferentes modelos de implantes influenciam não somente a taxa de sobrevida, mas também a quantidade de perda precoce de crista óssea

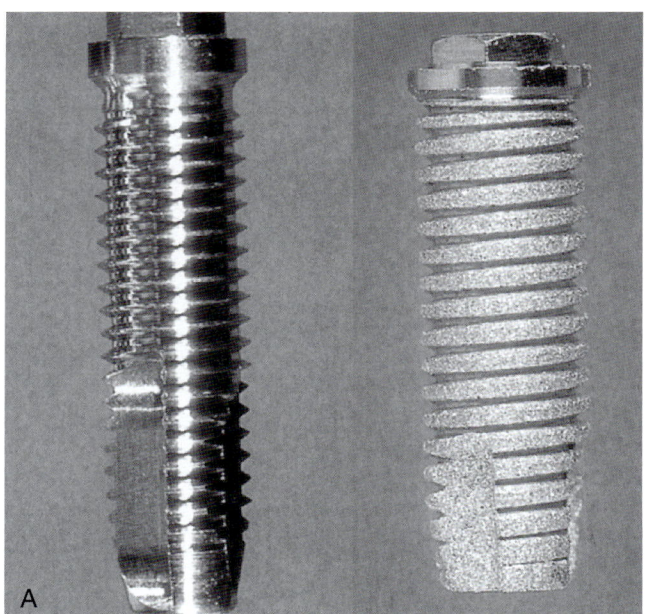

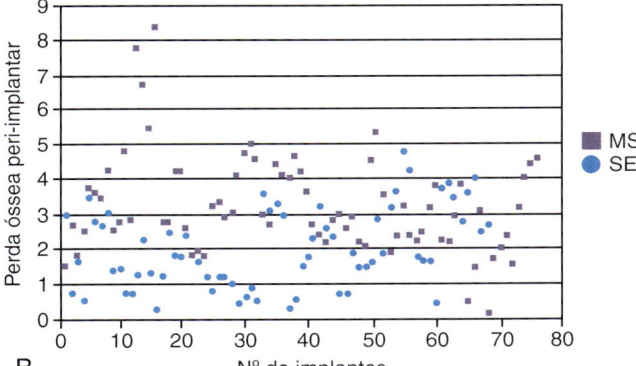

FIGURA 15-21. **A,** Dois diferentes modelos de implante foram avaliados no período de 3 a 7 anos na mandíbula anterior.[36] A posição de módulo de crista e a microfenda foram similares. O implante *à esquerda* era um rosqueado usinado em forma de V. O implante *à direita* era um modelo rugoso com rosca quadrangular. **B,** Quase um terço dos implantes com modelo de rosca em V (MS) perderam mais que 4 mm de osso ao longo de um período de 3 a 7 anos. No grupo de implante com modelo rosqueado quadrangular (SE), quase metade dos implantes perdeu menos que 1 mm de osso durante este quadro de tempo comparado com 5% dos implantes MS.

após carga. O módulo de crista e o modelo de corpo de implante podem afetar as taxas de sucesso clínico.

Área de Superfície Funcional contra Teorética

Um modelo de corpo de implante–módulo de crista pode afetar a quantidade de perda óssea por estar relacionada com tensão biomecânica.[17] Assim, compreender fatores que afetam a área de superfície e o tipo de carga para o osso é um benefício para reduzir as complicações biomecânicas.

A área de superfície sobre a qual as forças são aplicadas é relevante para perda óssea ou sobrevida do implante e é inversamente proporcional à tensão observada dentro do sistema de implante

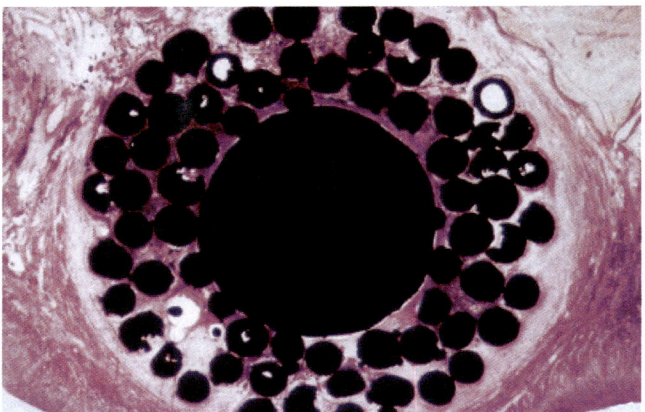

FIGURA 15-22. A área de superfície funcional de um modelo de implante não inclui espaços muito pequenos para o osso crescer para dentro e agir como um meio de transferência de tensão. (De Stefl ik D, Corpe RS, Young TR et al: Light microscopic and scanning electron microscopy retrieval analysis of implant biomaterials retrieved from humans and experimental animals, *J Oral Implantol* 27:5-15, 2001.)

(tensão = força ÷ área de superfície). Para reduzir o risco de tensão biomecânica, a força que é aplicada no sistema deve diminuir ou a área de superfície sobre a qual a força é dissipada deve aumentar. Esse conceito é suportado pelos relatos de sobrevida reduzida de implante curtos.

Para um dado volume ósseo, área da superfície do implante deve ser otimizada para receber as cargas funcionais. Então, uma distinção importante é feita entre a área de superfície total teorética e a área de superfície funcional de um implante. Visto que o osso é 65% mais fraco para forças de cisalhamento e 35% mais fraco para forças de tensão, a área de superfície funcional é definida como aquela que ativamente serve para dissipar cargas compressivas para a interface implante/osso.[37] Área de superfície funcional da rosca, além disso, é aquela porção do implante que participa na transmissão de carga compressiva sob a ação de uma carga oclusal axial (ou próxima a axial).

Condição de Superfície *versus* Modelo

Em contraste à área de superfície funcional, a área de superfície total é teorética, que pode incluir uma área "passiva" no implante que não participa na transferência de carga, ou tem uma característica tão pequena que o osso não pode se adaptar para transferir carga. Um implante tem um modelo de corpo macroscópico e um componente microscópico. Ambas as características de modelo (embora independentes) são relevantes para o comportamento clínico. Os achados microscópicos são mais importantes durante o reparo inicial do implante. O modelo do corpo do implante macroscópico é mais importante durante a carga inicial e períodos de carga avançados. Por exemplo, recobrimentos com pulverização de plasma são muitas vezes relatados para promover até 600% mais área de superfície total para o potencial de COI.[38,39] A superfície rugosa pode aumentar o COI inicial durante o reparo. No entanto, o tamanho de cada partícula de pulverização de plasma é menor que 8 μm, e uma célula óssea de 120 μm não recebe uma transferência de tensão mecânica durante carga com essa característica. Como resultado, a quantidade de COI real que pode ser usada para carga compressiva pode ser menor que 30% de área de superfície total teorética (microscópica) (Fig. 15-22).

Com superfície lisa ou rugosa, implantes cilíndricos promovem facilidade na instalação cirúrgica; no entanto, a interface osso/implante está sujeita a condições de cisalhamento

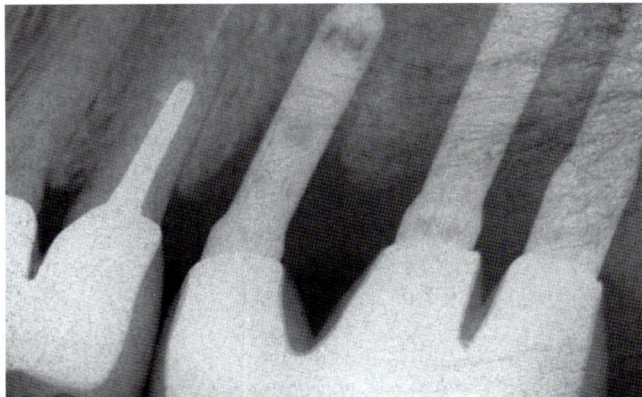

FIGURA 15-23. A macroestrutura de um implante cilíndrico localiza cargas de cisalhamento na superfície do osso. Assim, as condições de superfície devem ser rugosas para compensar o modelo do corpo do implante. Em situações que comprometem a integridade do revestimento de superfície, as capacidades de carga de flexão do modelo são fortemente comprometidas, e podem resultar em perda óssea.

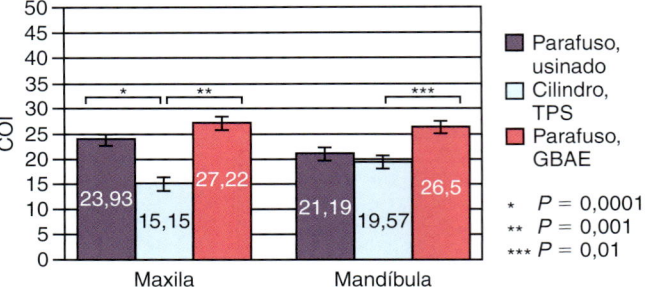

FIGURA 15-24. Comparação de modelos de implante, um cilíndrico e dois do tipo parafuso usados em babuínos. O contato osso–implante (COI) é maior na maxila e mandíbula para modelos do tipo parafuso.[44] A superfície rugosa (GBAE) tem mais COI que o parafuso de superfície usinada.

significativamente maiores. Um módulo de crista de um cilindro ou um corpo de implante cilíndrico tem tipo similar de força transferida para o osso após carga. Um corpo de implante cilíndrico resulta em essencialmente carga de cisalhamento na interface implante/osso. No entanto, esse tipo de geometria de corpo depende de um sistema de retenção microscópica, tal qual rugosidade ou revestimento (p. ex., ataque ácido, ataque mecânico ou revestimentos, tais como pulverização de plasma de titânio ou hidroxiapatita [HA]) para o período inicial de carga.[40] A integridade da interface implante/osso durante carga inicial depende, portanto, da resistência ao cisalhamento da adesão da superfície do implante ao osso. A qualidade do recobrimento (p. ex., HA) é absolutamente fundamental em tais aplicações.[41] Se a HA é alterada a partir de fricção durante a inserção cirúrgica de um implante e em situações de infecção, em que HA é mecanicamente removida durante o tratamento de peri-implantite, ou exposta pelo remodelamento ósseo ao longo de anos de função, o cilindro de face lisa remanescente é gravemente comprometido para a transferência de cargas para os tecidos circundantes[42] (Fig. 15-23).

As condições de superfície de um implante podem aumentar o COI e a adesão qualifica a interface osso/implante no reparo inicial. No entanto, os recobrimentos de superfície em cilindros não permitem que forças compressivas sejam efetivamente transmitidas para células ósseas porque as microcaracterísticas de recobrimento são muito pequenas para as células serem carregadas em compressão.[43] Portanto, a porcentagem área de superfície/contato ósseo é maior durante o reparo inicial, mas a área de superfície funcional sobre a qual cargas são efetivamente dissipadas a longo prazo para o osso circundante é mais dependente do modelo macroscópico do corpo do implante. Por exemplo, Watzek et al. avaliaram implantes em formato de parafuso usinados e rugosos e cilíndricos com superfície rugosa por meio de análise histológica e histomorfométrica após 18 meses de cargas oclusais em babuínos.[44] Houve diferença significante no COI, com implantes, tipo parafuso, tendo valores maiores tanto na maxila quanto na mandíbula (Fig. 15-24). O parafuso de superfície rugosa teve suavemente maior COI que o parafuso de superfície usinada. Além disso, o padrão de osso trabecular foi irregular ao redor de implantes cilíndricos, mas o osso se apresentou organizado e ao redor dos parafusos dos implantes (Fig. 15-25). Portanto, o padrão de osso trabeculado e o maior COI resultaram em um sistema de suporte superior para implantes rosqueados.

Bolind et al. avaliaram, em humanos, implantes cilíndricos comparados com implantes rosqueados a partir de próteses em função.[45] Implantes orais foram instalados consecutivamente de 117 pacientes, sendo 85 implantes cilíndricos e 85 rosqueados. Maior COI foi encontrado ao redor de implantes rosqueados, e maior perda de osso marginal foi observada ao redor de implantes cilíndricos (Fig. 15-26). Deve-se notar que, enquanto os implantes cilindricos tiveram uma condição de superfície rugosa, os implantes rosqueados tiveram uma superfície usinada. Numerosos relatos demonstram que superfícies rugosas têm maior COI em comparação com superfícies usinadas durante a fase de reparo inicial. Na Figura 15-27, um cilindro revestido com HA é cerclado para dois implantes rosqueados recobertos com HA. Após 5 anos de carga, maior perda de crista óssea foi observada no implante cilíndrico. Assim, modelo de implante pode ser mais importante após carga que a sua condição de superfície.

Qualquer superfície de cisalhamento em um corpo de implante aumenta o risco de perda óssea após carga por causa de transferência inadequada desta.[25] A Figura 15-28 descreve um exemplo desse, caracterizado pela reabsorção crestal extensa adjacente para uma grande superfície de cisalhamento nos dois corpos de implante (implante Core-Vent®/Paragon). A perda de crista óssea contribui para um aumento na altura da coroa (que amplia ainda mais a tensão de momentos de flexão) e a fratura de dois pilares. O corpo do implante próximo a esses implantes, tipo cilindro, foi carregado na mesma prótese, ainda que o modelo do corpo de implante inclinado (que é um modelo de carga compressiva) mantivesse a altura óssea ao longo dos anos.

Dimensão Funcional do Implante

Outra fundamentação relacionada com a área de superfície funcional está associada ao comprimento do implante. Uma área de superfície funcional aumentada por *unidade de comprimento do implante* (em contraste à área de superfície *total*) é benéfica para reduzir a tensão mecânica ao osso. A maioria da tensão à interface implante/osso em osso D1 a D2 está na crestal 5 a 9 mm do implante; portanto, o modelo do corpo do implante em 9 mm na coronal é mais importante para distribuir apropriadamente cargas oclusais para o osso.[35,37] Por exemplo, um implante convencional de formato em V de 20 mm ou de apoio de rosca reverso de uma profundidade de rosca constante pode ter mais área de superfície *total* em comparação com um implante de rosca quadrangular de 13 mm ou modelo inclinado. A área *funcional*, no entanto, que está disponível para resistir a cargas compressivas biomecânicas na zona crestal 5 a 9 mm de maior tensão para o COI, pode ser

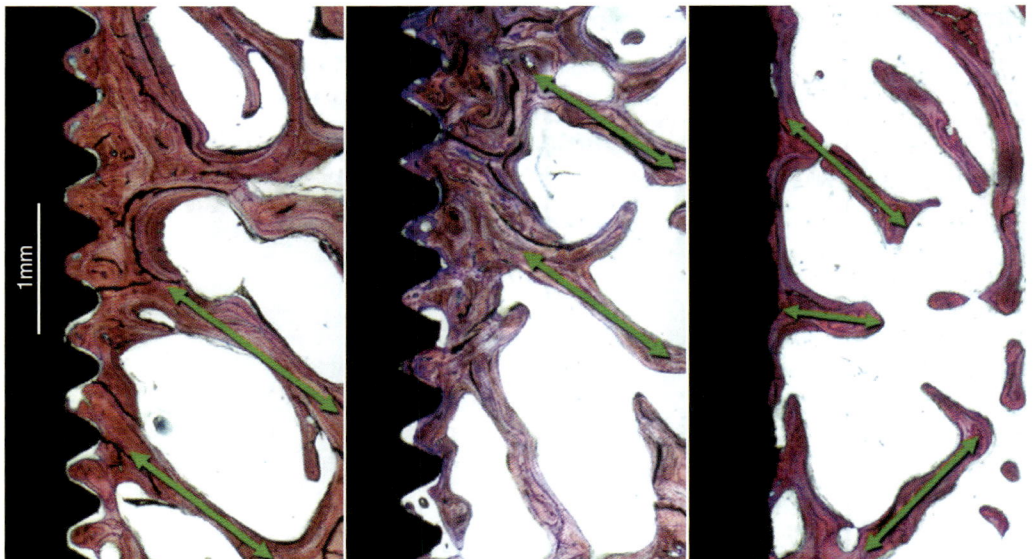

FIGURA 15-25. Osso trabecular tem uma forma mais organizada para resistir a tensões oclusais para implantes do tipo parafuso comparados com implantes cilíndricos. (Watzek G, Zechner W, Ulm C, et al: Histologic and histomorphometric analysis of three types of dental implants following 18 months of occlusal loading: a preliminar study in baboons, *Clin Oral Implants Res* 16:408-416, 2005.)

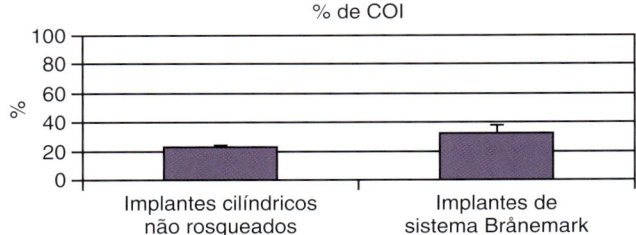

FIGURA 15-26. Avaliação de acompanhamento humano de 85 implantes cilíndricos de superfície rugosa e 85 implantes rosqueados (usinados).[45] O contato osso–implante (COI) foi maior nos implantes rosqueados (sistema Brånemark).

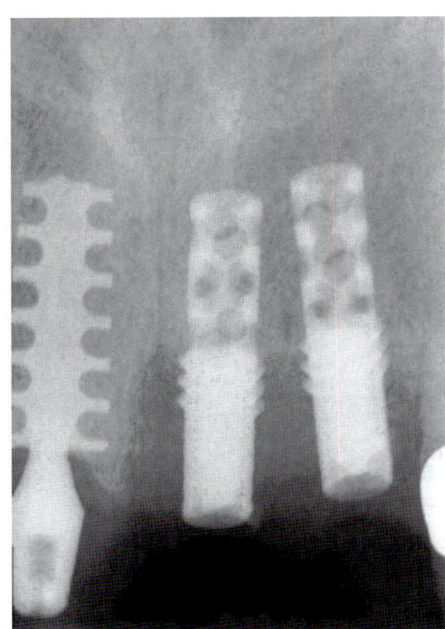

FIGURA 15-28. Dois implantes de modelo de colo cilíndrico foram cerclados a um modelo de implante inclinado. Após muitos anos de carga, a perda de crista óssea nos dois modelos de colo cilíndrico levou à fratura do pilar do implante.

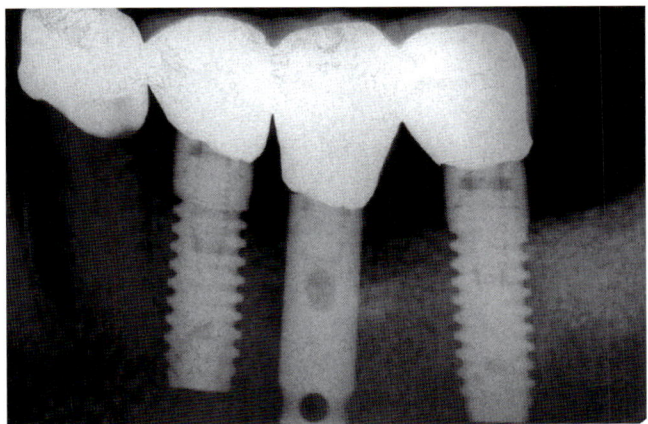

FIGURA 15-27. Um implante cilíndrico rugoso revestido por hidroxiapatita foi cerclado a outros dois parafusos de implantes com hidroxiapatita. Após um período de 5 anos, maior perda de crista óssea foi observada no implante cilíndrico.

significativamente maior em implante de 13 mm devido à geometria de rosca.

O diâmetro de um implante pode também afetar a área de superfície funcional.[46] No entanto, as maiores forças de mordida e menor densidade de osso das regiões posteriores da boca não podem sempre estar aptas a serem dirigidas adequadamente apenas pelo diâmetro do implante. Por exemplo, em 1999, Ivanoff *et al.*

verificaram que implantes de 6 mm de comprimento com 5 mm de diâmetro tiveram taxa de perdas de 33% na mandíbula e 10% na maxila.[47] Os implantes de 8 mm de comprimento e 5 mm de diâmetro apresentaram taxas de perdas de 33 e 25% na mandíbula e na maxila, respectivamente. Por outro lado, os implantes maiores de 10 mm e 12 mm, com 5 mm em diâmetro, não apresentaram perdas mandibulares e 10% de perdas na maxila. Em outras palavras, o aumento no diâmetro do implante sozinho não foi suficiente para melhorar a sobrevida dos implantes.

Área de Superfície Funcional

Área de superfície funcional é também afetada pela variável da zona inicial de COI relacionada com a densidade óssea sobre a carga inicial. Osso D1, o osso mais denso encontrado em osso gnáticos, é também o mais resistente; tem o mais denso módulo de elasticidade; e tem um percentual inicial mais alto de COI, que se aproxima de 80%. Ossos D2, D3 e D4 têm progressivamente diminuídas porcentagens de contato osso–implante. Osso D4 apresenta aproximadamente 25% de contato com o implante de titânio usinado, no reparo inicial e na cirurgia de reabertura.[4,48]

Além disso, a transferência da tensão para um corpo de implante é afetada pela densidade do osso. Em osso D1 e D2 com maior força de mordida sobre o implante, a tensão é maior na crista e depois reduzida ao longo do corpo do implante por aproximadamente 5 a 9 mm. Em osso D3, a alta tensão na crista com maior quantidade de força oclusal pode reduzir o nível de tensão e se estender até 12 mm do comprimento do implante. Osso D4 tem maiores condições de tensão e pode se estender para 12 a 15 mm de comprimento do implante, com uma força de mordida maior (Fig. 15-29).

Portanto, densidade óssea está relacionada com a área de superfície funcional. Em locais de osso mais comprometido (i.e., osso D4), implantes maiores são necessários para resistir às cargas fora de seu longo eixo devido à posição mandibular de equilíbrio, oclusão imprópria ou parafunção.[37] Deve-se lembrar que a tensão mecânica é equivalente à carga aplicada dividida pela área de superfície sobre a qual a carga é dissipada. Osso D4 tem resistência biomecânica mais fraca e menor área de COI para dissipar a carga na interface implante/osso. Os critérios de área de superfície funcional deveriam estipular um numero mínimo de implantes em osso D1 para um numero máximo de implantes em osso D4.[7]

Em resumo, densidade óssea, diâmetro, comprimento e condição de superfície do implante podem afetar a área de superfície; no entanto, o modelo de implante global deve ser mais eficaz para diminuir complicações biomecânicas relacionadas. Um plano de tratamento ideal poderia incluir um comprimento de implante de 12 mm ou maior e um diâmetro de 4 mm para locais mais anteriores e 5 mm ou maior em regiões de molares.[5] Quando o tamanho ideal do implante não pode ser inserido devido ao osso inadequado, uma alternativa para o emprego de técnicas de enxertia óssea pode ser aumentar a área de superfície funcional, aumentando o número de implantes ou promovendo modificações do modelo do corpo do implante.

Contato Osso–Implante (COI) Relacionado com Carga Oclusal

Taxas de sobrevida de implante diferentes e quantidades de perda óssea marginal podem estar diretamente relacionadas com COI de diferentes modelos de corpo de implantes. O macromodelo de um implante tem uma influência importante sobre a área global de superfície para resistir à transferência de cargas para o osso. Elementos protuberantes na superfície do implante, tais como rebordos, cristas, dentes, costelas ou bordas de roscas, podem agir como transferidores da tensão para o osso quando a carga é aplicada. Hoshaw et al. aplicaram cargas de tensão em implantes rosqueados em V de titânio (Nobel Biocare Brånemark) no osso cortical de tíbia de cães[49] (Fig. 15-30). Os ósteons na tíbia eram

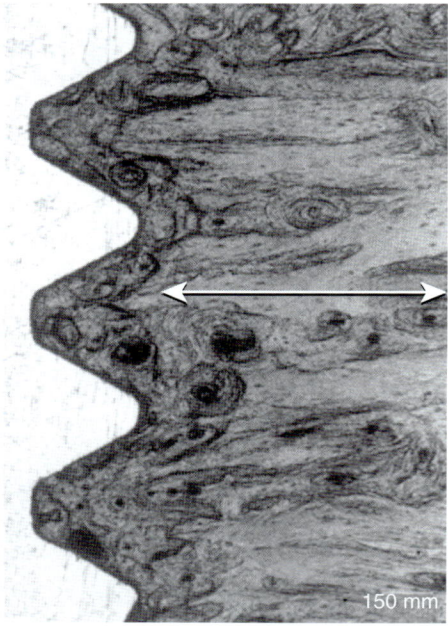

FIGURA 15-30. Implantes carregados com tensão de Hoshaw em tíbia de cães. Os ósteons na tíbia do cão correm paralelos ao longo eixo para resistirem ao peso e às forças axiais do animal. Quando os implantes foram inseridos perpendiculares ao longo eixo e carregados com tensão por 5 dias, os ósteons 4 a 5 mm ao redor dos implantes se reorientaram para circular o implante, a fim de resistir às cargas de tensão em vez de permanecerem paralelos ao longo eixo da tíbia. (De Hoshaw SJ, Brunski JB, Cochran GVB: Mechanical loading of Brånemark fixtures affects interfacial bone modeling and remodeling, *Int J Oral Maxillofac Implants* 9(3):345-360, 1994.)

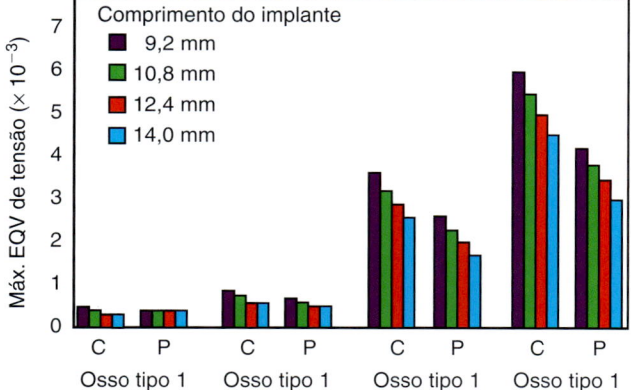

FIGURA 15-29. A área de superfície funcional necessária é menor para implantes em osso D1 (*canto esquerdo*) e maior para implantes em osso D4 (*canto direito*). Implantes tipo parafuso têm maior área de superfície funcional, que é uma vantagem, especialmente em tipos de osso mais delgados. *C*, implantes cilíndricos; *P*, implantes tipo parafuso. (De Tada S, Stegiaroiu R, Kitamura E, et al: Influence of Implant design and bone quality on stress/strain distribution in bone around implants: a 3-dimensional finite elemento analysis, *Int J Oral Maxillofac Implants* 18:357-368, 2003.)

comumente orientados paralelos ao longo eixo do osso para resistir ao peso do animal. No entanto, ao redor de implantes, com cargas de tensão, ósteons foram orientados circulares aos implantes, e ósteons secundários apareceram orientados ao redor da profundidade das roscas dos implantes. Essa orientação de osso foi observada 3 a 4 mm ao redor dos corpos dos implantes. A remodelação de osso cortical observada ao redor de implantes endósseos pode ser uma tentativa de melhoria da orientação da tensão do osso em relação às cargas funcionais.

Em um estudo animal usando implantes com roscas quadrangulares, observações microscópicas apresentaram maior volume ósseo no aspecto inferior comparado ao aspecto superior das roscas quadrangulares[50] (Fig. 15-31). Além disso, pontes ósseas foram encontradas a partir de uma rosca quadrangular para outra. O formato de rosca quadrangular dos implantes testados foi estruturado para aumentar as cargas de compressão e reduzir as cargas de cisalhamento. Duyck et al. verificaram em um modelo animal que a densidade de osso foi igualmente distribuída acima e abaixo de um implante rosqueado após reparo ósseo inicial.[51] No entanto, após carga dinâmica, a densidade óssea ao redor de um implante foi maior no inferior do ângulo da face da rosca (lado de pressão) e menor no topo da rosca (lado de tensão) (Fig. 15-32). Kohn e Hollister demonstraram que quando o implante (Nobel Biocare Brånemark) foi carregado lateralmente, não houve remanescente ósseo na ponta das roscas, e uma ponte óssea se formou a partir da profundidade de uma rosca a outra[52] (Fig. 15-33). O campo de tensão local dentro da interface osso/implante sob esta condição não é homogêneo. Durante uma carga lateral, a tensão foi mais concentrada na ponta da rosca, e a tensão foi diminuída a partir das regiões exteriores para os interiores da rosca. Eles especularam que, pelo fato de as tensões terem sido mais altas na ponta de cada rosca, osso foi reabsorvido; e onde tensões foram reduzidas na profundidade da rosca, osso foi mantido.

Uma revisão do relato de Bolind et al. confirmou um padrão consistente de localização do COI em humanos.[45] O contato ósseo foi mínimo na ponta de cada rosca (onde a maior tensão ocorre) e foi maior abaixo do ângulo da face da rosca (onde o osso é carregado mais em compressão). Portanto, isso mostra que o modelo do implante não somente governa a estabilidade inicial do implante como, de forma importante, também determina a porcentagem de COI e a localização do contato disponível para transferência eficaz de carga para o osso após carga oclusal.

Modelo do Corpo do Implante Relacionado com Forças Oclusais

A função de implantes dentais é transferir cargas para tecidos biológicos circundantes. Dessa maneira, o objetivo do modelo funcional primário é conduzir (dissipar e distribuir) cargas biomecânicas para

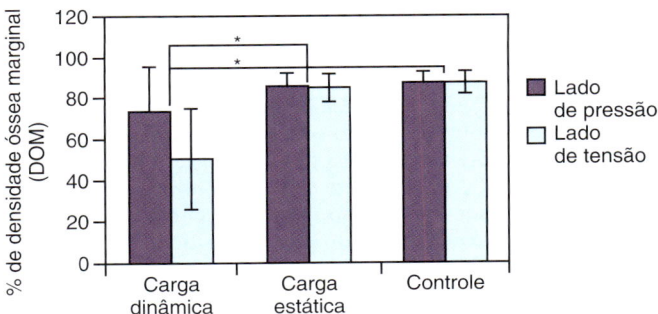

FIGURA 15-32. Houve mais osso no fundo do implante rosqueado em V (lado de pressão) comparado com o topo da rosca (lado de tensão) para implante com carga dinâmica. Implantes com carga estática ou não carregados tiveram um contato ósseo similar no topo e no fundo da rosca.[51]

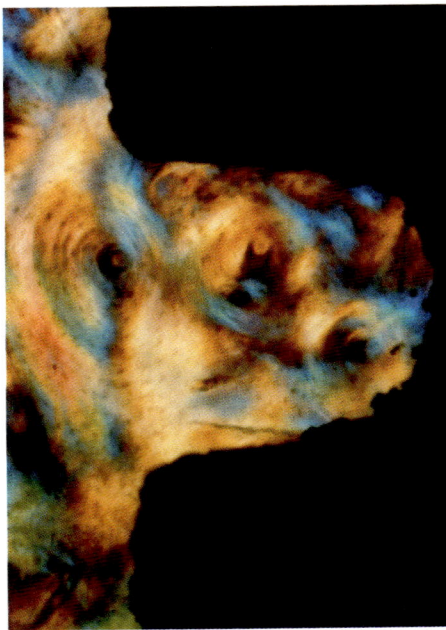

FIGURA 15-31. Pontes ósseas formadas de uma rosca quadrangular para outra, e maior porcentual de contato ósseo foi encontrado no fundo da rosca quadrangular, que é a parte da rosca que carrega o osso em compressão.

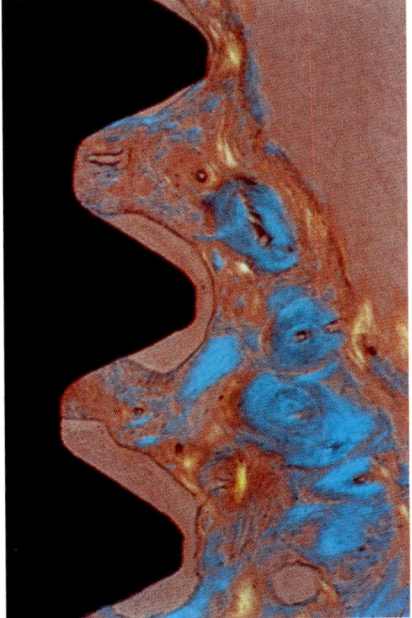

FIGURA 15-33. Cargas laterais foram colocadas em implantes com formato em V e ponte óssea foi verificada da profundidade de uma rosca à outra. Por isso, a tensão poderia ser maior no pico da rosca e menor na profundidade, enquanto o ponto de contato ósseo está relacionado com a posição de tensão mais baixa.

otimizar a função da prótese suportada por implantes. Tratamento da carga biomecânica depende de dois fatores: característica da força aplicada e área de superfície funcional ao longo da qual a carga é dissipada. Mais de 90 modelos de implantes dentais estão disponíveis. Uma fundamentação biomecânica dos modelos de implantes dentais deve avaliar a eficácia de cada um em conduzir cargas biomecânicas. Princípios científicos fundamentais relacionados com força e área de superfície podem então ser combinados com princípios de engenharia para alcançar os objetivos clínicos desejados.

Tipo de Força e Influência no Modelo do Corpo do Implante

Três tipos de forças podem ser impostas sobre os implantes dentais dentro do ambiente oral: compressão, tensão e cisalhamento. Como previamente convencionado, osso é mais resistente quando recebe carga de compressão, 30% mais fraco quando sujeito às forças de tensão e 65% mais fraco quando recebe cargas de cisalhamento[53] (Fig. 15-14). Uma tentativa deve ser feita para limitar forças de cisalhamento no osso, porque esse osso é menos resistente à fratura sob essas condições. É importante lembrar que a resistência do osso é também diretamente relacionada com sua densidade.[54]

Diferentemente de um corpo de implantes cilíndricos (de paredes paralelas), um implante cilíndrico, cônico, permite que um componente de carga compressiva seja entregue à interface osso/implante, dependendo do grau de conicidade.[38] Quanto maior a conicidade, maior o componente de carga compressiva entregue à interface. Infelizmente, a conicidade não pode ser maior que 30 graus ou o comprimento do corpo do implante é significativamente reduzido, juntamente com a fixação imediata requerida para o reparo inicial. Como característica negativa, quanto maior a conicidade de um implante cilíndrico, menor a área global de superfície do corpo do implante sob carga e menor a estabilidade inicial em uma situação de exodontia e inserção imediata do implante.

Em contraste ao implante de modelo cilíndrico cônico, um implante rosqueado cônico não oferece vantagem de área de superfície funcional porque as roscas de um parafuso transferem as cargas compressivas e de tensão para o osso. O implante cônico, rosqueado, propicia algumas vantagens cirúrgicas durante a inserção inicial, porque é posicionado dentro do meio do caminho da osteotomia antes do envolvimento ósseo. No entanto, a menor área de superfície do implante cônico aumenta a quantidade de tensão na crista óssea, como demonstrado em estudos de elemento finito tridimensionais.[46] Além disso, em um implante cônico, rosqueado, roscas na metade apical são muitas vezes menos profundas, porque o diâmetro externo do corpo do implante continua a diminuir (Fig. 15-34). Isso limita a fixação inicial do implante, além de reduzir a área de superfície funcional.

Direção da Força e Influência no Modelo de Corpo de Implante

Osso é mais fraco quando carregado sob uma força angulada.[55] Quanto maior o ângulo da carga, maior a tensão na interface implante/osso. O efeito nocivo das cargas anguladas para o osso é que, se exacerbadas, podem causar a anisotropia do osso.[56] Anisotropia se refere a como a característica de propriedades mecânicas do osso, incluindo resistência máxima, depende da direção direta em que o osso recebe cargas. Uma carga angulada de 30 graus aumentará a tensão geral em 50% comparada com a carga ao longo eixo, especialmente ao redor da porção crestal do implante.[57] Portanto, sob condições ideais, o longo eixo do corpo do implante deve ser perpendicular à curva de Wilson e curva de Spee, para que as cargas em oclusão cêntrica (em que as forças oclusais são comumente as

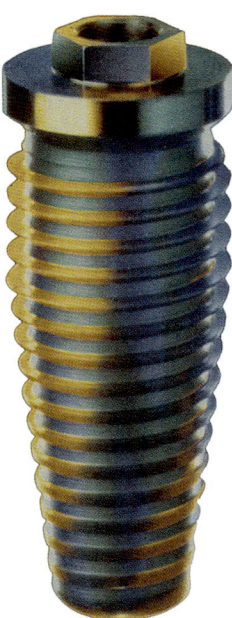

FIGURA 15-34. Um corpo de implante rosqueado, cônico, muitas vezes tem menos roscas profundas na porção apical (Nobel Biocare). Isso pode reduzir a fixação inicial e reduzir a área de superfície global.

maiores) incidam sob o longo eixo do implante. Quando o ângulo de carga em relação à interface implante/osso aumenta, a tensão ao redor do implante aumenta. Como resultado, virtualmente, todos os implantes são desenhados para serem instalados perpendicularmente ao plano oclusal. Adicionalmente, alinhamento axial transfere menos tensão de cisalhamento ao sistema global do implante (*i.e.*, porcelana, cimento, pilar e componentes do parafuso do pilar, crista óssea, corpo do implante e interface implante/osso) e diminui o risco de complicações como afrouxamento do parafuso e fraturas por fadiga.

Modelos de corpo de implantes com roscas têm a habilidade de converter cargas oclusais em, mais ou menos favoráveis, cargas compressivas, de tensão, ou de cisalhamento na interface implante/osso; portanto, formato da rosca é particularmente importante quando se considera transferência de carga a longo prazo para essa interface. Para um implante dental, sob cargas axiais, uma face angulada rosqueada em V (típica de implantes da Zimmer®, LifeCore, 3i, e alguns modelos da Nobel Biocare) traz carga ao osso em um ângulo de 30 graus, que resulta em mais cargas de cisalhamento para o osso (Fig. 15-35, *A*). O apoio de rosca reversa (típico de alguns modelos Nobel BioCare) é similar à face rosqueada em V devido à similaridade na porção inferior do ângulo da rosca. Sob cargas axiais para uma interface implante/osso, um apoio de rosca ou em formato quadrangular (típico de BioHorizons, Biocon e Ankylos) deveria primeiramente transmitir forças compressivas para o osso (Fig. 15-35, *B*).

Uma redução na carga de cisalhamento e subsequente tensão por cisalhamento na interface rosca/osso reduz o risco de perda óssea e de possível redução no percentual de COI após cargas se todos os outros fatores forem iguais. Isso é particularmente importante em densidades ósseas comprometidas ou em comprimentos mais curtos de implante.[37] A forma da rosca (modelo macroscópico) independe do recobrimento de superfície (modelo microscópico). Por exemplo, qualquer superfície de implante rosqueado pode também ser texturizada com revestimento de HA ou outras condições de superfície rugosa para aumentar a osseointegração inicial e o percentual de COI durante o reparo inicial.

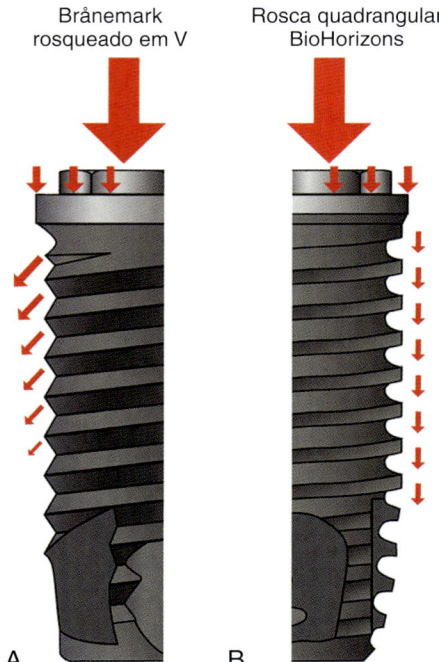

FIGURA 15-35. **A,** Uma carga axial na prótese pode resultar em uma carga axial para a plataforma do implante. No entanto, o modelo do corpo do implante pode converter as forças compressivas primárias para a prótese, resultando em uma força angulada com 30 graus com cargas de maior tensão e cisalhamento para a interface osso/implante (*esquerda*). **B,** Um modelo de corpo de implante rosqueado inclinado ou quadrangular pode dirigir uma força compressiva ao osso quando o implante é carregado no longo eixo. O modelo do corpo do implante determina o tipo de força transmitida à interface osso/implante.

Resposta da Célula Óssea ao Modelo do Corpo do Implante

Osso cortical e trabecular são modificados por modelamento e remodelamento.[58] Modelamento é o resultado de locais independentes de formação e reabsorção que alteram a forma do osso. Remodelamento é um processo de reabsorção e formação no mesmo local que repõe osso previamente existente e é primariamente responsável por alteração na qualidade do osso ou na habilidade de resposta a uma carga oclusal. Modelamento e remodelamento ósseos são primariamente controlados por um ambiente mecânico de tensão.

Existem quatro descrições histológicas de osso: osso lamelar, osso trabecular, osso composto e osso fascicular.[59] Os dois primeiros são muitas vezes encontrados próximos a um implante dental osseointegrado. Osso lamelar é mais organizado, altamente mineralizado, e o mais resistente dos tipos de osso. Ele tem sido chamado de *osso de suporte de carga* e é o mais desejado próximo a um implante. Osso trabecular é também chamado de *osso imaturo*, porque é desorganizado, menos mineralizado e tem menor resistência que os outros tipos. Esse é o tipo que é formado para reparar o osso. Esses termos histológicos podem ser usados para descrever os tipos microscópicos de osso na descrição macroscópica de osso cortical e trabecular.

Nicolella *et al.* verificaram que uma deformação de 0,15% em um espécime de osso pode ter valores de tensão tão altos quanto 3,5% em várias regiões dentro da microestrutura celular.[60,61] Níveis de microtensão 100 vezes menores que a resistência máxima de osso podem ser responsáveis pelas taxas de remodelamento dentro da estrutura, porque as membranas das células ósseas são aptas a agir como um sistema mecanorreceptor no osso.[62] Em outras palavras, o comportamento das células ósseas é amplamente determinado pelo ambiente mecânico de tensão ou de deformação.[63-65] É especulado que a fonte de energia para abrir os canais iônicos da membrana da célula óssea é a microtensão nas células como resultado da carga aplicada ao osso.[66,67]

Frost descreveu quatro zonas de microtensão para osso compacto e relacionou cada uma dessas categorias à adaptação mecânica a tensão.[68] Essas quatro zonas incluem zona de sobrecarga patológica, zona de sobrecarga leve, janela adaptada e janela de desuso agudo (Fig. 15-36). Resumidamente, a zona de sobrecarga patológica e a janela de desuso agudo são os dois extremos de reação do osso a condições de tensão. Cada uma dessas condições, no entanto, podem resultar em uma condição similar de menos osso. Sobrecarga patológica pode levar a microfraturas, que necessitam de reparo e podem resultar em uma rede de reabsorção óssea. A zona de desuso também aumenta o remodelamento, que diminui a massa óssea.

A taxa de remodelamento, ou reposição óssea, é o tempo necessário para o novo osso repor o osso existente e permite a adaptação do osso a este ambiente (p. ex., próximo ao implante dental).[69] A taxa de remodelamento ósseo (TRO) também tem sido expressa como uma porcentagem ou volume de novo osso dentro de um período específico. Enquanto osso lamelar forma em uma taxa de 1 a 5 μm a cada dia, osso trabecular pode formar em taxas maiores que 60 μm por dia.[70,71] Portanto, uma maior TRO está diretamente relacionada com um aumento na quantidade de formação de osso trabecular. A zona de sobrecarga leve é mais propensa a ter uma maior TRO que a zona de janela adaptada e maior formação de osso nativo trabecular (menos organizado, menos mineralizado e mais fraco) para criar e manter massa óssea em resposta ao desafio mecânico.[28] A zona de janela adaptada é mais provável de ser organizada, altamente mineralizada, de osso lamelar. Misch *et al.* convencionaram que a janela adaptada deveria ser uma condição ideal de tensão próxima a um implante dental, fornecendo osso que é mais maduro e mais resistente a alterações periódicas em condições de tensão.[72] Portanto, a TRO pode estar diretamente relacionada com a resistência da interface do implante e ao grau de risco para a interface implante/osso. O maior risco está relacionado com as maiores taxas de reposição óssea, visto que o osso é menos mineralizado, menos organizado e menos resistente na interface.

Remodelamento na interface permite formação de osso viável entre o implante dental e o osso original após o implante ter sido cirurgicamente inserido.[71] Antes da inserção do implante, o osso é comumente lamelar maduro. O trauma cirúrgico originado estimula o reparo, com formação de osso primariamente trabecular. Ao fim de 4 meses de uma fase de maturação próxima ao implante, osteoblastos depositaram cerca de 70% do mineral encontrado no osso vital maduro e têm o osso lamelar reformado. Os 30% remanescentes de depósito mineral ocorrem durante a mineralização secundária que acontece ao longo de um período aproximado de 8 meses.[59]

Após o osso ter reparado e o implante logo carregado, a interface de novo se remodela, influenciada pelo seu ambiente local de tensão.[58] Caso o osso trabecular se forme como um resultado de carga mecânica, ele é chamado de *osso trabecular reativo* e é muito similar em estrutura e propriedades ao "reparo" do osso trabecular a partir do trauma cirúrgico. A manutenção a longo prazo de implantes envolve um remodelamento contínuo do osso na interface com o implante. Em parte, isso permite novo osso para repor osso, que pode ter microfraturas contínuas ou fadiga como um resultado de cargas cíclicas. Microdano ao osso *in vivo* e uma atividade de remodelamento elevada para reparar essas regiões foram identificados por Frost.[73] Até a data, a TRO em ossos gnáticos para humanos não é bem documentada; no entanto, parece alcançar 40% a cada ano.[74]

Microdano ao osso cortical circundando implantes, tipo parafuso, tem sido relatado tanto durante a inserção quanto a forças de arrancamento, e a quantidade de microdano esta relacionada

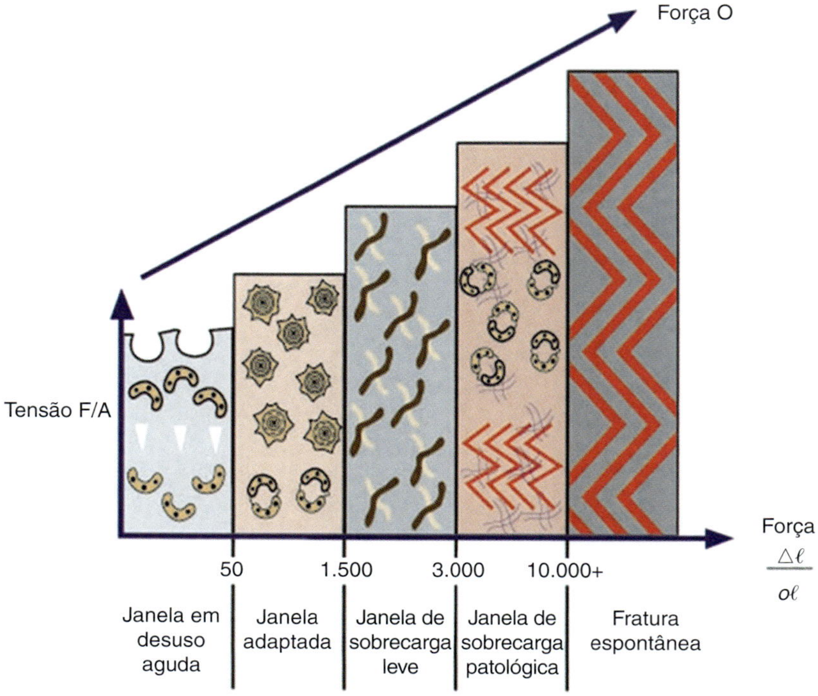

FIGURA 15-36. Quatro zonas de microtensão para osso se relacionam com as respostas celulares (antes da fratura). Quanto maior a tensão ao osso, maior a força. A relação ideal tensão–força para uma relação implante–osso é a zona de janela adaptada. *F*, Força; *A*, área; *D*, tensão.

com o modelo de rosca dos implantes.[75] Microdano age como etapa-chave na sinalização do aumento no remodelamento e reposição de tecido esquelético e é similar à resposta de remodelamento do tecido local à injúria física em outros tecidos.[76] Mori e Burr promoveram evidência de uma aumentada TRO em regiões de microfratura a partir de um dano por fadiga.[77] Verborgt *et al.* verificaram que em ulna de ratos, cargas de fadiga produziram um grande número de marcações de cauda terminal dUTP (TUNEL) para detectar células apoptóticas-osteócitos positivos em microfissuras de osso circundante.[78] A reabsorção intracortical foi quase 300% maior que em ratos controle. Os autores notaram uma forte associação entre microdano, apoptose de osteócito e, subsequente, remodelamento ósseo.

Em adição à aumentada TRO na interface que é relacionada com trauma induzido durante a cirurgia do implante, pode ocorrer aumento do remodelamento de osso a alguma distância da interface cirúrgica após carga. Hoshaw *et al.* verificaram o remodelamento do osso próximo aos implantes dentais rosqueados em tíbia de cães quando carregados por 5 dias consecutivos após um período de reparo inicial de 12 meses.[49] Hoshaw *et al.* também verificaram que implantes rosqueados de titânio com carga axial de tensão têm maiores taxas de remodelamento e menos osso mineralizado que implantes de controle que não receberam carga após o reparo.[79] O aumento na TRO encontrado na zona de sobrecarga de Frost e o aumento na TRO a partir da microfratura estão diretamente relacionados.

Barbier e Schaper investigaram próteses suportadas por implantes sob cargas não axiais e axiais.[80] Uma maior resposta celular, incluindo osteoblastos e células inflamatórias, foi observada próxima aos implantes sob condições de carga não axiais de cisalhamento em comparação com os dados obtidos com implantes que receberam cargas axiais (Fig. 15-37). Esses autores verificaram que, com o mesmo modelo de implante usando um estudo experimental, implantes carregados não axialmente exibiram maior TRO em comparação com implantes carregados axialmente. Isso sugere que o modelo de implante e/ou a direção da carga podem afetar o osso na interface com o implante, o que afeta a taxa de reposição de osso nessa interface. Pelo fato de o osso em ossos gnáticos comumente se remodelar 40% por ano, isso provavelmente representa a zona de janela adaptada. Quanto maior a TRO, passa a ser provável que o osso passe por uma condição de sobrecarga.

Geometria da Rosca e Área de Superfície Funcional

Roscas no corpo do implante são desenhadas para maximizar fixação inicial e contato ósseo, aumentar área de superfície e facilitar a dissipação de cargas na interface osso/implante.[37] Área de superfície funcional por unidade de comprimento do implante pode ser modificada pela variação de nove diferentes parâmetros, incluindo três parâmetros geométricos de rosca: campo da rosca, formato de rosca e profundidade de rosca[15,37] (Fig. 15-38).

Campo da Rosca

Campo da rosca é a distância medida paralelamente entre roscas adjacentes que formam as características de um implante.[37] O comprimento da porção rosqueada do corpo do implante dividido pelo campo iguala as roscas por unidade de comprimento. Quanto menor (ou mais fino) o campo, mais roscas no corpo do implante para uma dada unidade de comprimento e então maior área de superfície por unidade de comprimento do corpo do implante se todos os outros fatores são iguais. Novamente, uma diminuição da distância entre as roscas aumentará o número de roscas por unidade de comprimento. Quanto maior o número de roscas, maior a área de superfície se todos os outros fatores são os mesmos (Fig. 15-39). Pelo fato de a tensão estar diretamente relacionada com a magnitude da força e indiretamente com a área sobre a qual a força é aplicada, o campo do implante pode ser feito menor quando a magnitude da força é maior que o normal, a fim de obter uma magnitude reduzida de tensão.[37] Roberts *et al.* observaram em um modelo animal que o número de roscas pode afetar a porcentagem de COI.[71] Quando dois diferentes modelos de campo de roscas de implante foram instalados no mesmo animal, um maior COI foi

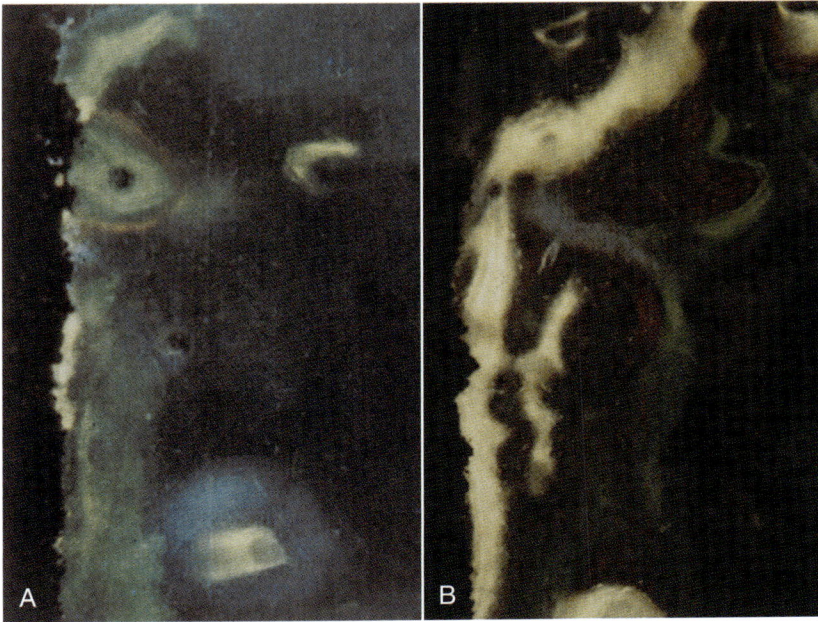

FIGURA 15-37. **A,** Neste estudo de implantes carregados em animal (cão), implantes carregados axialmente têm osso lamelar muitas vezes superior na interface. **B,** Implantes com cargas não axiais têm primariamente osso trabecular na interface, uma maior taxa de remodelamento ósseo e osteoclastos e células inflamatórias. (De Barbier L, Schepers E: Adaptive bone remodeling around oral implants under axial and nonaxial loading conditions in the dog mandible, *Int J Oral Maxillofac Implants* 12: 215-223, 1997.)

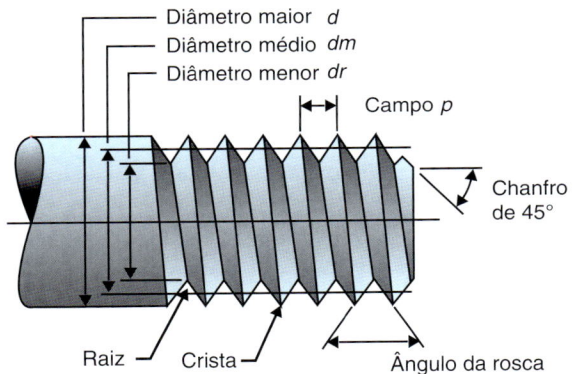

FIGURA 15-38. Existem nove parâmetros de forma de rosca de um implante que podem alterar a área de superfície funcional. Três dessas incluem o campo, o formato e a profundidade da rosca.[37]

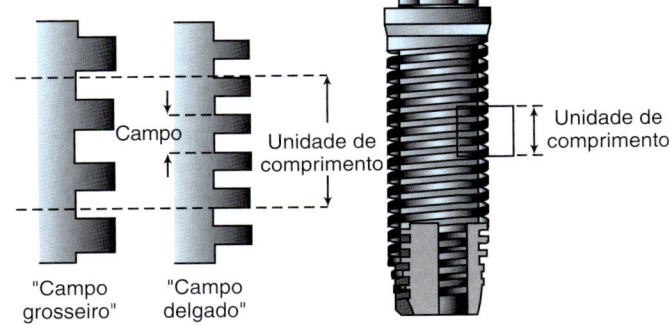

FIGURA 15-39. O campo da rosca descreve o número de roscas por unidade de comprimento de um implante. Enquanto o implante *à direita* tem um campo de rosca menor e área de superfície maior, o implante *à esquerda* tem um campo de rosca maior e menor área de superfície global.

observado com os implantes com um maior número de roscas (Fig. 15-40).

É interessante notar que, de todas as variáveis de modelos, o campo tem o efeito mais significativo na mudança da área de superfície do implante rosqueado. Esse é um ponto principal a considerar quando se procuram as limitações dimensionais anatômicas apresentadas no ambiente oral. Por exemplo, quando um comprimento ideal de implante não pode ser usado sem enxertos ósseos, um implante com número maior de roscas pode aumentar a área de superfície funcional.[25]

O campo da rosca pode também ser usado para melhorar o prognóstico de implantes em osso de baixa densidade.[37] Pelo fato de os tipos ósseos mais delgados serem 58% ou menos densos que o ideal, o número de roscas de um implante pode ser elevado para aumentar a área de superfície global e reduzir a quantidade de tensão pós-carga oclusal. Portanto, se a magnitude da força está aumentada, o comprimento do implante está diminuído, ou a densidade óssea diminuída, o campo da rosca pode ser diminuído para aumentar o número de roscas e aumentar a área de superfície funcional.

A maioria dos fabricantes fornece sistemas de implantes com um campo fixo e uma área de superfície fixa por unidade de comprimento sem considerar o tamanho do implante, característica de forças ou densidade óssea do local anatômico. No entanto, diferentes modelos populares de implantes muitas vezes têm diferentes campos de rosca. Por exemplo, enquanto a distância entre as roscas para um modelo de implante é 1,5 mm (Straumann ITI), um campo de rosca de 0,6 mm existe para outros (Zimmer Screw-Vent, Biomet 3i). Assim, o primeiro implante tem menos da metade das roscas quando comparado com outros. Cada campo de roscas de um determinado implante tem número diferente de roscas por unidade de comprimento e uma quantidade diferente de área de superfície funcional. Assim, quando o comprimento e a largura ideais de implantes não são usados no sistema de suporte protético, um implante com mais roscas pode diminuir o risco de condições de sobrecarga.

O número de roscas é mais significativo para implantes mais curtos em tipos de osso mais delgados. Por exemplo, os implantes Straumann ITI com 6 e 8 mm de comprimento podem somente ter três roscas para carregar a carga compressiva (Fig. 15-41). Por outro

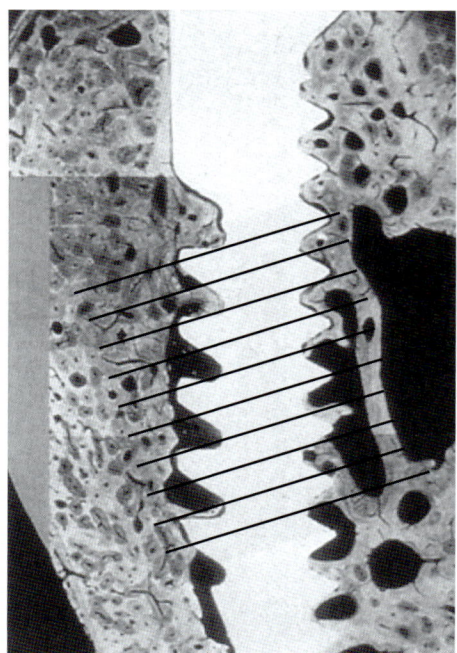

FIGURA 15-40. Existe um maior contato osso–implante (COI) com implantes de maior número de roscas comparados com implantes com menos roscas. Uma combinação de resultado típico demonstra um maior COI no lado direito se comparado com o lado esquerdo do implante.

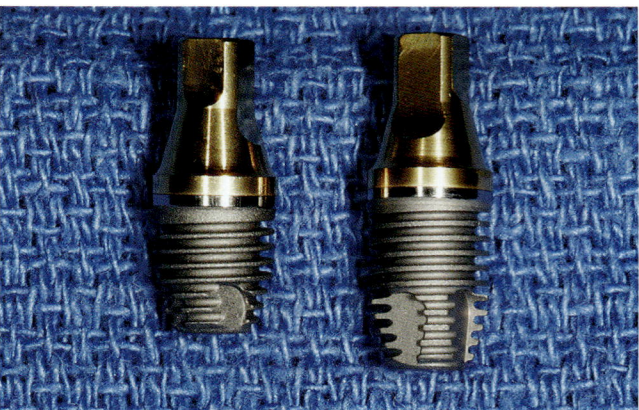

FIGURA 15-42. O implante Maestro da BioHorizons *à esquerda* (7 mm de comprimento) tem sete roscas. O implante *à direita* (9 mm) tem 10 roscas. Quanto maior o número de roscas, maior a área de superfície funcional.

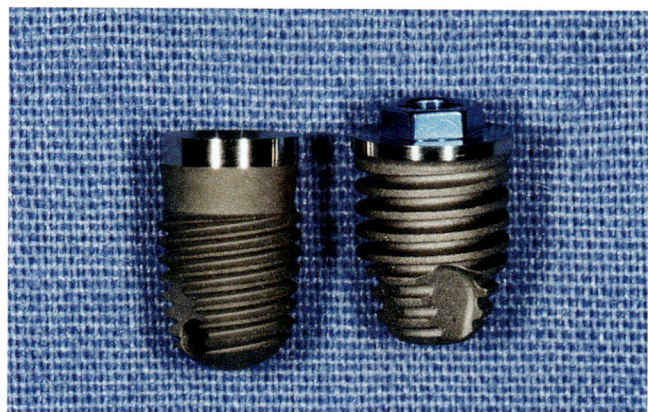

FIGURA 15-43. O modelo de implante com hexágono interno *à esquerda* (Zimmer Screw-Vent) tem por característica um hexágono interno. O implante *à direita* (Maestro da BioHorizons) tem um módulo de crista com hexágono externo. O implante à esquerda é 1 mm mais comprido mas tem menos roscas que o implante à direita. O implante à esquerda é fabricado com revestimento de rosca triplo; o implante à direita tem um revestimento de rosca único. No entanto, a área de superfície global não é afetada pelo revestimento de rosca.

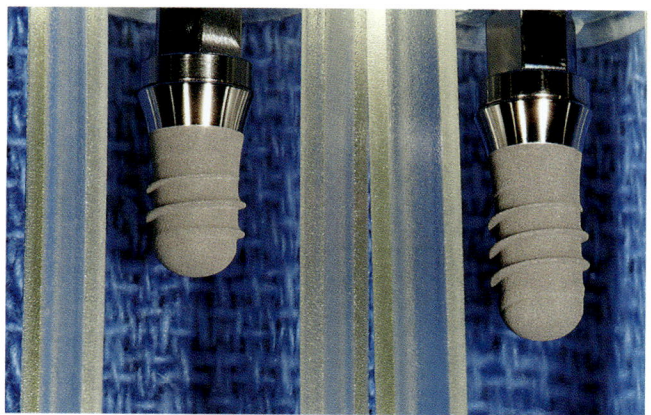

FIGURA 15-41. O comprimento do implante Strauman ITI *à esquerda* é de 6 mm, e o outro *à direita* é de 8 mm. Cada implante tem somente três roscas para fixação cirúrgica e carga de flexão após reparo.

lado, um campo de rosca de outros modelos de implantes (p. ex., Hexágono Externo BioHorizons) pode apresentar 7 a 10 roscas para um comprimento similar (Fig. 15-42). Quanto maior o número de roscas, maior a fixação inicial e, mais importante, maior a área de superfície funcional global após a carga.

O número de roscas pode ser afetado pelo modelo do módulo de crista do implante. Quando o corpo do implante tem um módulo de crista de cilindro extenso, o número de roscas para suportar a carga oclusal é reduzido. Por exemplo, enquanto alguns modelos de implantes têm um módulo de crista de cilindro de 3 mm ou mais, outros modelos têm somente uma área de 0,7 mm acima da primeira rosca. Quando o campo da rosca é 0,5 mm, existem menos de quatro roscas para cada 2 mm do módulo de crista do cilindro. Portanto, um implante de 7 mm em comprimento pode ter 28% menos roscas com um módulo de crista liso extenso (Fig. 15-43).

Muitos fabricantes advertem para corpos de implante com roscas com recobrimento duplo ou triplo (p. ex., Zimmer, Nobel Biocare). Esses termos se relacionam ao processo de fabricação e não aumentam a área de superfície funcional. Em vez de usinar uma rosca em um tempo com um instrumento de corte, uma rosca dupla usa duas lâminas cortantes, e uma rosca tripla usa três lâminas para fabricar as roscas. Como resultado, quando um implante de rosca revestida gira 1 rpm, o implante se insere à distância de uma rosca. Um implante de rosca dupla em 1 rpm insere duas roscas dentro do osso. Se as revoluções por minuto ocorrem em uma rosca de revestimento único e duplo (p. ex., 30 rpm contra 15 rpm), ambos os implantes são rosqueados dentro do osso na mesma taxa. Em qualquer caso, nenhuma mudança de área de superfície funcional é encontrada entre uma rosca de revestimento único, duplo ou triplo.

A facilidade cirúrgica de instalação do implante está relacionada com o número de roscas. Quanto menos roscas, mais fácil a inserção do implante. Se poucas roscas são usadas em um osso mais denso, a facilidade de instalação é aumentada, porque o osso duro é mais difícil de perfurar e inserir o implante.

Profundidade da Rosca

A profundidade da rosca é a distância entre o maior e menor diâmetro da rosca[37] (Fig. 15-44). Implantes convencionais fornecem uma profundidade de rosca uniforme através do comprimento do implante. Um diâmetro menor reto, que é usado em quase todos os implantes dentais, tipo parafuso, resulta em área transeccional uniforme através do comprimento do implante de paredes paralelas. Um implante cônico muitas vezes tem um diâmetro menor similar, mas o diâmetro mais externo diminui em relação ao cônico; por isso, a profundidade da rosca diminui em direção à região apical. Como resultado, um modelo de implante tem menor área de superfície global, que é mais crítico para implantes curtos. O implante cônico, rosqueado, pode ter menor habilidade para se fixar ao osso na região apical no momento da inserção inicial, e tem também menor área de superfície funcional. A conicidade do corpo do implante pode resultar em maior tensão, especialmente em implantes mais curtos.[46,81]

Quanto maior a profundidade de rosca, maior a área de superfície do implante se todos os outros fatores forem equivalentes. Diferentes fabricantes usam diferentes profundidades de rosca. Alguns implantes rosqueados têm uma profundidade de rosca de 0,24 mm (Nobel Replace), a profundidade de rosca de Straumann ITI é de 0,3 mm e a profundidade de rosca de muitas roscas em forma de V é 0,375 mm (Biomet 3i e Zimmer Screw-Vent). A rosca quadrangular BioHorizons de corpo de implante de 4 mm de diâmetro tem uma profundidade de rosca de 0,42 mm. Portanto, se todos os outros fatores forem equivalentes, cada tipo de implante nesses exemplos pode ter uma área de superfície funcional diferente diretamente relacionada com a profundidade da rosca, com BioHorizons tendo a maior área de superfície, e Nobel Replace a menor (Tabela 15-3).

Quanto mais rasas são as profundidades de roscas, mais fácil é rosquear o implante em osso denso e menos perfuração óssea provavelmente é necessária antes da inserção do implante. Pelo fato de, muitas vezes, cirurgiões de implante decidirem qual implante será inserido, com base na facilidade de inserção cirúrgica, não é comum que o implante com poucas roscas e roscas menos profundas seja selecionado, porque ambas as condições facilitam o procedimento. No entanto, após o implante ser instalado no osso, as condições que fazem a inserção cirúrgica do implante mais fácil criam menor área de superfície funcional e aumentam o risco de sobrecarga oclusal na interface osso/implante.

No modelo de implante convencional, o modelo do corpo de implante permanece idêntico, sem considerar o diâmetro do implante. Como consequência, o implante aumenta em área de superfície de 15 a 25% por cada aumento de 1 mm em diâmetro.[5] No entanto, como o implante se torna mais amplo, a profundidade da rosca pode ser maior sem diminuir a espessura da parede do corpo entre o diâmetro interno e o espaço do parafuso do pilar dentro do implante. Por exemplo, o implante de 4 mm de diâmetro da BioHorizons tem uma profundidade de rosca de 0,42 mm, mas o implante de diâmetro de 5 mm tem uma profundidade de rosca de 0,8 mm. Portanto, a profundidade de rosca pode ser modificada com relação ao diâmetro do implante e, desse modo, a área global de superfície pode ser aumentada de 150 a 200% para cada aumento de 1 mm em diâmetro (Fig. 15-45). Outro exemplo é o de um implante de 4,0 mm em diâmetro da Biomet 3i que tem 200 mm^2 de área de superfície. O implante de 5,5 mm tem 245 mm^2 de área (quando o implante tem 12 mm de comprimento). O implante de diâmetro de 4,0 mm da BioHorizons, com o mesmo comprimento, tem uma área de superfície de 215 mm^2 e o implante de 5 mm tem 356 mm^2 de área de superfície.[15,37]

A área global de superfície funcional de um corpo de implante é, portanto, relacionada com o campo e a profundidade da rosca. As Tabelas 15-3 e 15-4 ilustram a diferença em muitos modelos

TABELA 15-3
Área de Superfície de Modelos de Implante (4 mm em Diâmetro)*

Tipo de Implante	Tamanho de Implante	Milímetros Quadrados
BioHorizons (externo)	4 × 12	214,9
BioHorizons (interno)	4 × 12	206,5
Replace Select	4 × 12	167,1
Straumann ITI	4 × 12	161,3

*O campo de rosca mais fino (mais roscas) e a maior profundidade da rosca equivalem a uma área de superfície mais funcional.

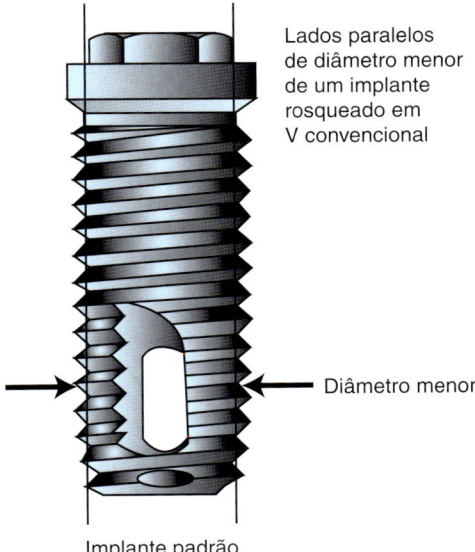

FIGURA 15-44. A profundidade da rosca de um implante se refere à distância entre o diâmetro externo (maior) e o interno (menor) da rosca. Quanto maior a profundidade da rosca, maior a área de superfície funcional.

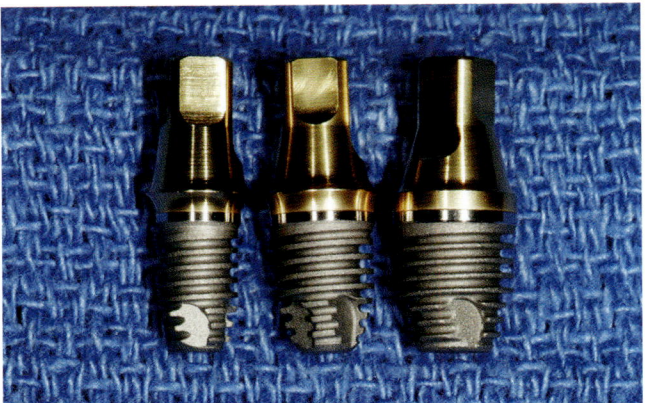

FIGURA 15-45. O implante BioHorizons à esquerda com 4 mm de diâmetro tem uma profundidade de rosca de 0,42 mm. Os implantes *ao centro* e *à direita* têm 5 e 6 mm em diâmetro, respectivamente, e têm uma profundidade de rosca de 0,78 mm. Como um resultado, a área de superfície dos dois implantes à direita aumenta o diâmetro do implante e a profundidade da rosca e tem acima de 200% de área de superfície em comparação com o implante à esquerda.

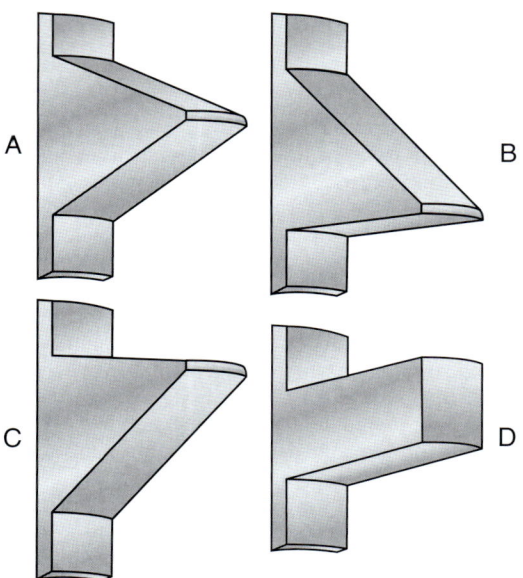

FIGURA 15-46. Os quatro tipos de rosca básicos para modelos de implante incluem rosca em V (**A**), rosca de apoio reverso (**B**), rosca de apoio (**C**) e rosca quadrangular (**D**).

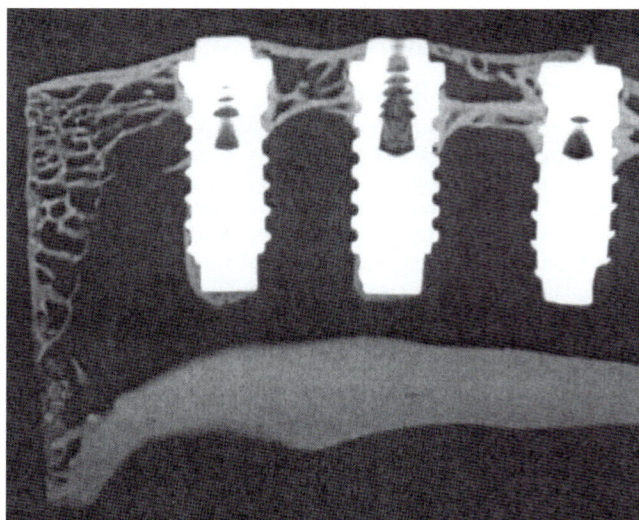

FIGURA 15-47. Neste estudo animal, três diferentes modelos de rosca foram avaliados quanto ao reparo ósseo inicial. O número de roscas, a profundidade e a condição de superfície (meio jateado reabsorvível) foram deixados idênticos. O comprimento do implante e o diâmetro foram também os mesmos. Os modelos de módulo de crista dos implantes também foram similares.[83,84] A rosca quadrangular resultou em um contato osso/implante maior e um valor de teste de torque reverso maior.

TABELA 15-4
Área de Superfície de Modelos de Implante (5 mm em Diâmetro)

Tipo de Implante	Tamanho de Implante	Milímetros Quadrados
BioHorizons (externo)	5 × 13	356,2
BioHorizons (interno)	5 × 12	332,5
3i	5 × 12	245,4
Straumann ITI	5 × 12	207,1
Replace Select	5 × 12	193,6

populares de implantes quando o corpo do implante tem 12 mm de comprimento. Deve-se notar a diferença entre implantes de diâmetro de 4 e 5 mm de diâmetro. É interessante notar que os molares de dentes naturais têm 200% maior área de superfície que os pré-molares. Dentes naturais não somente aumentam seus diâmetros, mas também modificam seu modelo para lidar com forças de mordida maiores nas regiões posteriores da boca. Até o momento, a maioria dos modelos de implantes somente aumenta a área de superfície de 10 a 30% com um corpo de implante de diâmetro mais amplo.

Formato da Rosca

O formato de rosca é outra característica importante da geometria global.[37] Como previamente descrita, formatos de rosca em modelos de implantes dentais incluem quadrangular, em forma de V, apoio e apoio reverso (Fig. 15-46). Em aplicações convencionais de engenharia, o modelo de rosca em V é chamado de *fixação* e é primeiramente usado para fixar partes metálicas juntas.[82] O ângulo da rosca em forma de V é de 30 graus, por isso pode aplicar cargas de tensão e de cisalhamento para o metal e forçar os componentes para encaixar mais firmemente juntos. Esse formato de rosca é mais comum na indústria (p. ex., Nobel BioCare, Biomet, Zimmer, Astra). É interessante notar que o implante original Brånemark da Nobel BioCare foi chamado de "fixação" em vez de ser referenciado como implante.

A forma do apoio de rosca foi inicialmente desenhada para cargas retiradas por Krupp.[82] Esse modelo de apoio foi usado para segurar canhões em paióis de concreto para que as forças de descarga durante o uso dos canhões não puxassem os parafusos para fora da fundação. Assim, esse modelo de rosca é aumentado por cargas retiradas. No entanto, a transferência de forças das cargas oclusais para o osso é similar àquelas de modelo de rosca em V. Esse modelo de rosca para implantes dentais é menos usado (Nobel BioCare).

Aplicações de implantes dentais ditam a necessidade por uma forma de rosca otimizada para função a longo prazo (transmissão de carga) sob carga de direção oclusal, intrusiva (o oposto da retirada). A rosca quadrangular (chamada de potência de rosca em engenharia) fornece uma área de superfície otimizada para transmissão de cargas intrusivas, compressivas.[82] A maioria dos macacos de automóveis ou modelos de engenharia construídos para suportar uma carga usa, de alguma maneira, o modelo de rosca quadrangular. No entanto, poucos modelos de implantes têm incorporado um modelo de rosca quadrangular (BioHorizons, Ankylos). A forma do apoio de rosca pode, também, primeiramente transferir cargas compressivas ao osso (p. ex., BioHorizons, BioLok, Straumann).

O formato de rosca tem, primeiramente, aplicações para transferência de cargas, mas pode também contribuir para o estágio de reparo inicial permitindo uma interface direta ao osso. Um estudo experimental realizado por Steigenga *et al.* comparou três formas de roscas de implantes com largura, comprimento, número de roscas, profundidade de roscas e condições de superfície idênticas[83,84] (Fig. 15-47). As formas de rosca em V e de apoio têm porcentual similar de COI. A rosca quadrangular tem o porcentual mais alto de COI (Tabela 15-5). Enquanto o modelo de rosca quadrangular tem um maior porcentual de COI e maior valor de teste de torque reverso, o apoio de rosca e a rosca em forma de V têm valores similares (Tabela 15-6). Portanto, parece que a forma de rosca pode também ser um parâmetro no modelo do implante para a fase de reparo inicial da osseointegração.

A abordagem do perfil de carga consistente é garantida em implantodontia. Em geral, materiais são mais resistentes sob cargas

TABELA 15-5
Porcentagem de Osso para Implante Comparando Modelos de Implantes Rosqueados com Forma em V, Apoio Reverso e Quadrangular (N = 12, n = 69)

Rosca Quadrangular	Rosca com Forma em V	Apoio Reverso
74,37	65,46	63,05

n, número de implantes avaliados; N, número de coelhos.

TABELA 15-6
Valores de Remoção de Torque Reverso (N-cm) Comparando Modelos de Implantes Rosqueados com Forma em V, Apoio Reverso e Quadrangular (N = 12, n = 36)

Rosca com Forma em V	Apoio Reverso	Rosca Quadrangular
15,58	15,46	23,17

N, número de coelhos; n, número de implantes avaliados.

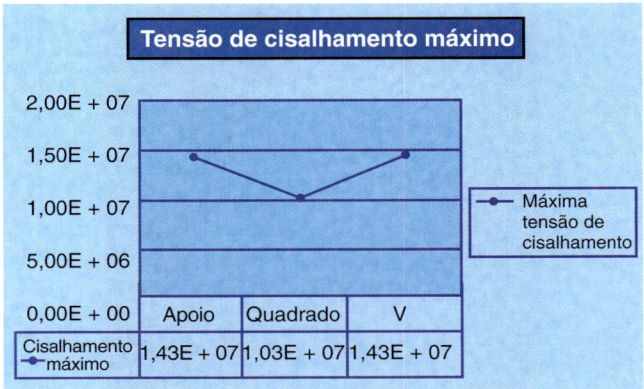

FIGURA 15-48. Avaliação de três tipos de roscas de implantes de diâmetro e comprimento similares, número de roscas e profundidade com uma análise tridimensional por elemento finito. A tensão global e a tensão por cisalhamento são comparadas. O implante de rosca quadrangular tem menos tensão global e menos tensão de cisalhamento. A rosca em forma de V e a rosca em forma de apoio reverso são similares. (De Kim WT, Cha YF, Oh SJ, et al: The three dimensional finite element analysis of stress according to implant thread design under the axial load, *Korean J Oral Surg* 27:3-8, 2001.)

compressivas e mais fracos sob cargas de cisalhamento. Isso é verdade para porcelana, cimentos odontológicos, materiais de implantes, parafusos de fixação e osso.[38] Portanto, um risco reduzido está presente quando uma força compressiva é aplicada a esses componentes, e força de cisalhamento deve ser eliminada ou reduzida onde possível.

O ângulo da face da rosca ou inclinação de um corpo de implante pode modificar a direção da carga oclusal imposta sobre a prótese e a conexão do pilar para uma direção diferente na interface óssea. O ângulo da face de uma rosca em forma de V é 30 graus fora do longo eixo, mas uma rosca quadrangular pode ser perpendicular ao longo eixo. Como resultado, cargas oclusais na direção axial de um corpo de implante podem ser compressivas na interface óssea quando o corpo do implante incorpora os modelos quadrado ou inclinado, mas é possível converter a maiores cargas de cisalhamento na interface óssea quando o corpo do implante incorpora roscas em forma de V[37] (Fig. 15-35).

A força de cisalhamento em uma face rosqueada em V que é 30 graus (típica da Nobel BioCare, Zimmer Screw-Vent e Biomet 3i) é aproximadamente 10 vezes maior que a força de cisalhamento em uma rosca quadrangular.[15] O componente de cisalhamento por unidade de comprimento de um modelo de apoio de rosca reversa é similar a uma rosca em V quando sujeita a uma carga oclusal. O componente de cisalhamento de um ângulo de face de 15 graus (implante de Straumann ITI) é cinco vezes maior que a força de cisalhamento na rosca quadrangular. A redução na carga de cisalhamento na interface rosca/osso fornece a transferência de maiores cargas compressivas, o que é particularmente importante em regiões de baixa densidade óssea, em implantes curtos ou em situações de maiores magnitudes de força.

Uma carga de 30 graus para um implante aumenta a força para a interface osso/implante em 50%, tendo como referência uma carga no longo eixo do implante, e o componente de força de cisalhamento está aumentado.[53] Uma carga de 30 graus para a interface implante/osso diminui a compressão e a resistência à tensão da interface. A carga de 30 graus para o osso diminui a resistência óssea na compressão em 11% e diminui a resistência à tensão do osso em 26%.[53] Portanto, quando uma carga na coroa do implante é direcionada ao longo eixo, o ângulo da face da rosca do corpo do implante pode modificar a resultante desta carga axial para um ângulo de carga osso–implante. Uma potência de rosca (quadrangular) pode carregar a interface óssea em compressão quando uma carga axial é destinada à coroa do implante.

Um estudo de elemento finito tridimensional de uma forma de rosca foi avaliado por Kim et al.[85] Um implante com mesmo número e profundidade de roscas e outros de diferentes formas de roscas (em forma de V, de apoio e quadrangular) foram avaliados (Fig. 15-48). As roscas em forma de V e apoio de roscas reversas têm valores similares. A rosca quadrangular teve menos tensão em ambas as forças, compressiva e, mais importante, de cisalhamento. Chun et al. também usaram análise de elemento finito para avaliar parâmetros de modelo de implantes dentais osseointegrados.[27] Eles também concluíram que o modelo rosqueado quadrangular tem uma forma benéfica para cargas oclusais em comparação com outros modelos de rosca. Portanto, forma de rosca pode alterar as condições de carga funcional e influencia o tipo de força transmitida ao osso. Uma revisão de literatura sugere que o modelo de implante de rosca quadrangular pode fornecer taxas de sucesso similares na maxila e mandíbula em uma vasta gama de diferentes densidades ósseas.[14,86-88]

Modelo do Implante e Resposta do Osso

Estudos têm mostrado que quando implantes agem como unidades funcionais para uma prótese, uma elevada TRO é uma resposta em curso adjacente a muitos implantes dentais.[89] Tem sido observada uma TRO maior que 500% por ano no osso imediatamente adjacente (dentro de 5 mm) a um implante rosqueado em forma de V, mas aproximadamente 50% nas regiões distantes da interface. Esses achados sugerem que o osso na interface de implantes em seu relato é provável na zona de sobrecarga leve (Fig. 15-49). Cooper apresentou um relato histológico de Roberts et al., que avaliaram a taxa de reposição de osso próximo a um modelo de superfície de implante com macroesfera (Endopore Sybron Corp) retirada de uma maxila humana na região de pré-molar.[90] Esse implante teve uma TRO que variou entre 400 e 908% por ano. É interessante notar que os preconizadores desse modelo de implante acreditam que a perda óssea é, muitas vezes, uma consequência da tensão, protegendo como uma prótese ortopédica de quadril em vez de condições de sobrecarga oclusal. Portanto, eles acreditam que mais tensão deva ser

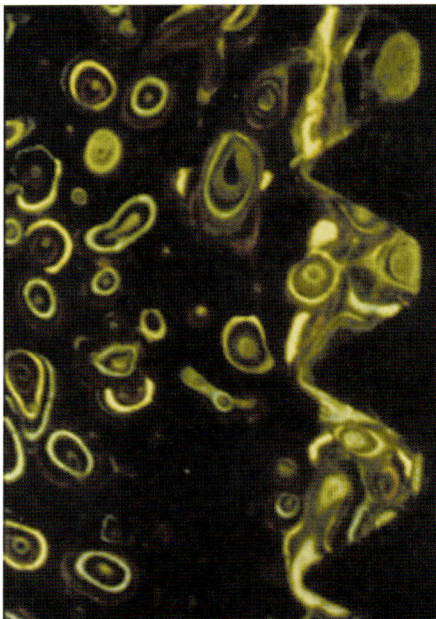

FIGURA 15-49. Em um modelo animal (cão), a taxa de remodelamento do osso longe do implante foi de 40% ao ano (fisiológica ou janela adaptada). A taxa de remodelamento ósseo próxima do implante Brånemark (Nobel Biocare) foi de 500% ao ano (zona de sobrecarga leve).

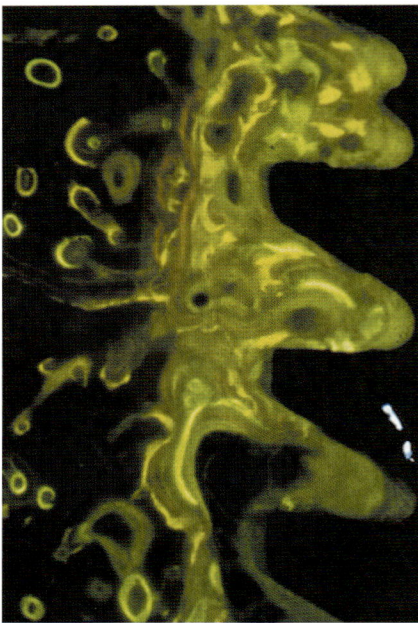

FIGURA 15-50. Garetto *et al.* avaliaram em um modelo animal (cão) a taxa de remodelamento ósseo (TRO) próximo ao implante dental Steri-Oss (Nobel Biocare).[89] Os muitos milímetros de osso longe do implante tiveram uma TRO de 40% ao ano. A região ao redor dos implantes teve uma TRO de 680% ao ano (sobrecarga leve a patológica). Como um resultado, implante dental Steri-Oss teve porcentagem menor de contato osso–implante comparada com o modelo de implante Brånemark.

aplicada à interface do implante. A TRO, ao menos em um paciente, parece indicar que uma condição de maior tensão existe com este modelo comparado com outros modelos de implantes ou condições que têm sido relatadas.

Roberts *et al.* observaram uma diferença na porcentagem da interface de contato entre um modelo de implante de rosca assimétrico (Nobel Biocare, Steri-Oss, Yorba Linda, CA) e um com superfície rosqueada simétrica (Nobel BioCare, Brånemark, Gothenburg, Suécia).[91] A rosca em formato de V ou Brånemark tem um maior contato ósseo e reduzida taxa de reposição óssea (500%) comparada com forma de apoio de rosca reversa com número reduzido de roscas de implante (Steri-Oss) com 680% de TRO (Fig. 15-50). Quanto maior TRO, maior a formação de osso trabecular e o risco de a interface estar na zona de sobrecarga patológica na próxima zona (que resulta em tecidos fibrosos na interface). A TRO observada nesses três relatos é diferente para cada modelo de implante, e é diretamente correlacionada com a área de superfície do implante avaliado. Quanto maior a área de superfície do corpo do implante, mais baixa a TRO.

A magnitude de carga pode também afetar a TRO na interface do implante. Roberts *et al.* avaliaram o sucesso de implantes em humanos, usados para ancoragem ortodôntica por 3 anos ou mais.[92] A duração de uma força ortodôntica é constante, e as forças usadas para movimento dentário (< 5 N) são muito menores que forças típicas de função ou parafunção (100–1.000 N). A interface osso/implante desses implantes somente remodela na taxa de variação de 30% por ano. Como resultado de uma diminuição na magnitude da força ou tipo de força aplicada (constante contra dinâmica), a taxa de reposição óssea inferior pode significar a diminuição na magnitude de força de cargas de tensão na interface do implante durante ancoragem ortodôntica, permitindo ao osso permanecer na zona de carga fisiológica.

Muitos estudos e relatos demonstram que condições de carga protética sobre implantes podem causar perda do implante ou perda óssea crestal.[93] É, portanto, hipotetizado por Misch *et al.* que o fenômeno da elevada TRO na interface implante/osso, comparada com aquela verificada muitos milímetros além, pode ser usada como um indicador de risco biomecânico aumentado para a interface de suporte implante/osso, como relatado ou criado por condições clínicas específicas.[72] Brunski *et al.* usaram cães em que cargas são aplicadas a implantes dentais com parafuso rosqueado com forma em V de titânio.[94] Implantes instalados em mandíbulas e em rádios foram acompanhados por 4 a 7 meses de reparo e depois carregados com compressão axial cíclica em mandíbulas e tensão axial nos locais radiais. Não houve diferenças significantes entre as interfaces de controle e carregadas. Brunski *et al.* acreditam que este foi mais provavelmente um resultado de níveis insuficientes de carga para observar diferenças. O resultado similar pode também estar relacionado com o corpo de implante de rosca em forma de V, que dá perfis similares de cargas em compressão e tensão. Um estudo de acompanhamento de Hoshaw *et al.* usando tíbia de cães e cargas axiais de tensão maiores, com maior tempo de reparo antes de carga, verificou maior perda de crista óssea ao redor de implantes carregados, uma elevada TRO na cortical e modelamento reabsortivo na superfície periosteal.[75] Assim, a magnitude e o tipo de força são também relacionados com as reações celulares no osso.

Se um modelo de implante e a aplicação de força são bioengenhados e, por isso, a carga produzirá uma microtensão dentro da zona de janela adaptada, isso deve manter o osso lamelar na interface durante carga, como representado por uma TRO similar adjacente à face distal a partir da interface osso/implante. Portanto, um objetivo prospectivo de Misch *et al.* de um projeto de modelo de implante envolveu modificação dos parâmetros de um modelo de implante que afeta a resposta do tecido ósseo circundante próximo ao implante no nível celular.[95]

Para reduzir cargas de cisalhamento ao osso, um modelo de rosca quadrangular para carga axial pode ser usado no corpo de um implante dental.[75,84,85] A taxa de reposição de osso dentro das roscas

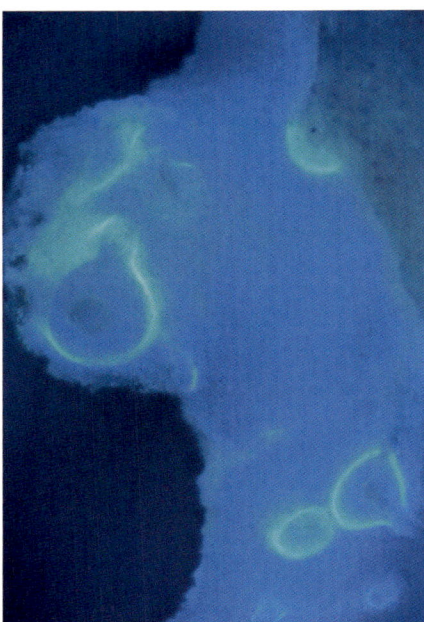

FIGURA 15-51. Um implante rosqueado quadrangular (BioHorizons, Birmingham, AL) foi carregado em um modelo animal. Uma taxa de remodelamento ósseo de 40 a 50% ao ano foi observada, que foi similar à taxa de remodelamento de muitos milímetros a partir da interface do implante.

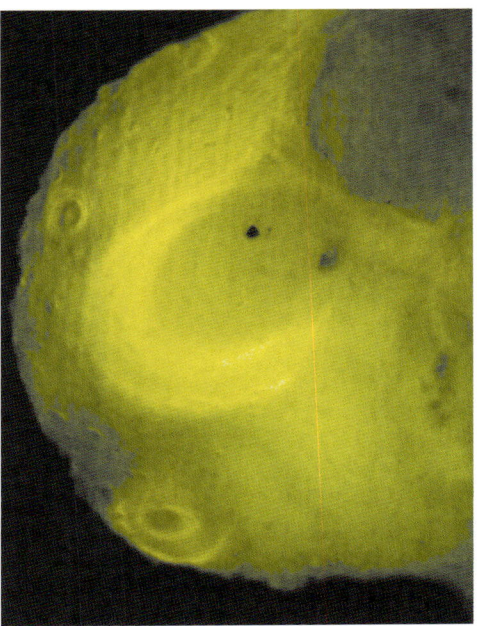

FIGURA 15-52. A taxa de remodelamento ósseo de implantes bilaterais de primeiro pré-molar superior com um modelo rosqueado quadrangular (BioHorizons, Birmingham, AL) foi avaliada após 1 ano de carga oclusal em humanos. Uma taxa de remodelamento ósseo foi de 40 a 50% ao ano e similar ao osso longe da interface do implante.

quadrangulares do implante (implantes D2 e D3 da BioHorizons Maestro) avaliada em cães e em relato de caso humano foi reportada como 40 a 50% e foi similar à observada no osso longe da interface do implante (Figs. 15-51 e 15-52).[50,72] Esta taxa corresponde à taxa de remodelamento de osso lamelar na zona de janela adaptada. Esta condição pode colocar a interface com um menor risco biomecânico, porque o osso lamelar é mais mineralizado, mais rígido, e mais resistente que o osso trabecular reativo verificado na zona de sobrecarga leve.

O conceito apresentado neste capítulo não significou sugerir que níveis adequados de tensão podem somente ser obtidos com um modelo de implante, ou mesmo que os níveis ideais de tensão são necessários para manutenção da osseointegração a longo prazo. O ambiente de tensão ao redor de implantes endósseos é muito complexo, e variáveis (como densidade, volume e forma óssea) são mais provavelmente influenciáveis, mas não ainda completamente compreendidas. Modelos experimentais futuros devem avaliar como a influência do modelo de implante, condição de superfície, intensidade de carga, frequência de carga, direção de força, e densidade óssea se inter-relacionam para o sucesso a longo prazo de implantes dentais. É sugerido que a taxa de reposição óssea possa ser um método para avaliar essas condições.

Considerações do Modelo Apical de Implantes

A porção apical dos implantes em forma radicular é, na maioria das vezes, cônica para permitir que o implante assente dentro da osteotomia antes do corpo deste engatar nos aspectos laterais da região óssea (Fig. 15-53). Como resultado, o paciente não necessita abrir a boca tão largamente, para que o implante venha a ser instalado. Esse aspecto é especialmente benéfico nas regiões posteriores de pacientes dentados. Essa característica apical também favorece a fase inicial de rosqueamento do implante. O ápice cônico também é um benefício para um implante que necessita ser posicionado próximo às raízes convergentes ou dilaceradas ou em osso subescavado.

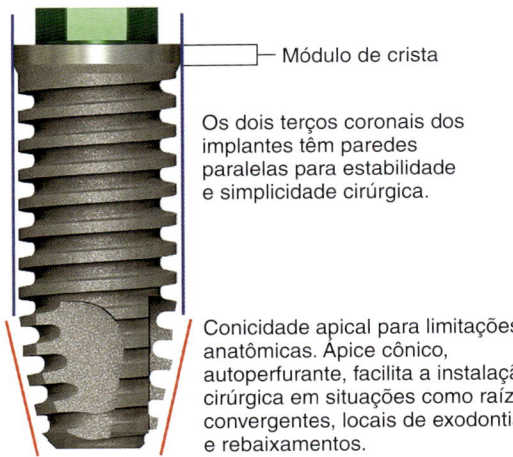

FIGURA 15-53. Um colar metálico liso de 0,5 mm pode fornecer uma conexão mais próxima pilar–módulo de crista comparado com uma conexão de superfície rugosa. O término apical de um implante é muitas vezes cônico para facilitar a instalação cirúrgica, porque ele se encaixa dentro da osteotomia antes de se engatar nas paredes ósseas. É também benéfico quando um implante é posicionado próximo a um dente com uma raiz convergente ou dilacerada ou osso disponível com uma região rebaixada. (BioHorizons, Birmingham, AL.)

A maioria dos implantes em forma de raiz são circulares em transecção. Isso permite a uma broca esférica preparar uma cavidade esférica, precisamente correspondendo ao corpo do implante. Transecções redondas, no entanto, não resistem às forças de torção ou cisalhamento quando parafusos de pilares são apertados ou quando permanecem livres, como implantes unitários recebendo força rotacional (torsional). Como resultado, uma característica antirrotacional é incorporada ao corpo do implante, geralmente na

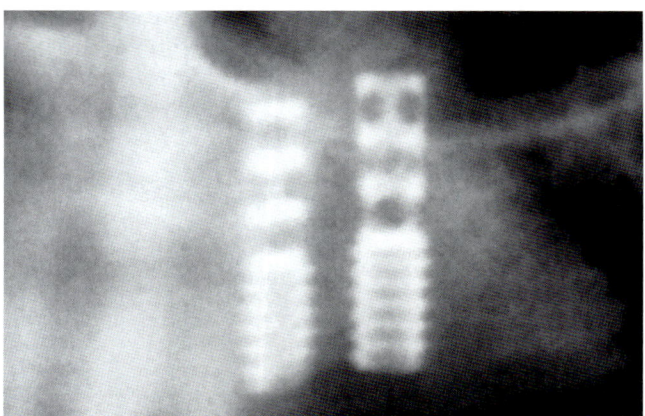

FIGURA 15-54. O orifício apical ou cilindro aberto pode ser preenchido com muco quando instalado dentro de um seio e resultar em uma infecção retrógrada ao redor do implante.

região apical. O modelo mais comum é um orifício ou uma abertura. Em teoria, osso pode crescer através do orifício apical e resistir a cargas tensionais aplicadas ao implante. A região do orifício apical pode também aumentar a área de superfície disponível para transmitir cargas compressivas ao osso.

Uma desvantagem do orifício apical ocorre quando o implante é instalado através do assoalho do seio ou se torna exposto através de uma lâmina cortical. O orifício apical pode ser preenchido com muco e se tornar uma fonte de contaminação retrógrada, ou provavelmente ser preenchido com tecido fibroso (Fig. 15-54). Se o orifício apical for preenchido com tecido fibroso, diminui o contato ósseo na região apical do implante. Esse padrão é maior com o modelo de corpo de cesta de basquete, menor com um orifício vertical de 4 mm, e ainda menor com um orifício redondo de 1 mm de diâmetro. O aspecto apical de um implante sólido (sem orifício apical) pode suavemente perfurar qualquer lâmina cortical de oposição e agir como uma cunha para selar a abertura.

Outra característica antirrotacional de um corpo de implante pode ser os lados planos ou cavitações ao longo do corpo ou região apical do implante. Osso cresce contra as regiões planas ou cavitadas e ajuda a resistir a cargas torcionais. Além disso, as cavitações ou áreas com recessão da porção apical do implante ajudam a aumentar o aspecto "autoperfurante" de um modelo de implante. Isso ocorre de várias maneiras. Primeiro, as áreas em recessão da porção apical permitem preenchimentos ósseos, a partir do corte das roscas, para preencher a área. Caso contrário, esses fragmentos de osso podem cair para o assoalho apical da osteotomia e evitam o completo assentamento do implante ou a compressão dentro do osso trabecular. Podem, portanto, contribuir para pressão ou resistência à inserção rotacional do implante. Segundo, a área de recessão pode ser desenhada para diminuir o ângulo de corte das roscas ao longo da porção apical do implante. Como resultado, menor torque é necessário para rosquear o implante no osso.

O término apical de cada implante deve ser plano em vez de pontiagudo. Geometria pontiaguda tem menor área de superfície, aumentando assim o nível da tensão naquela região óssea. Adicionalmente, se uma lâmina cortical de oposição é perfurada, um ápice de forma em V com definição pode irritar ou inflamar os tecidos moles se qualquer movimento ocorrer (p. ex., borda inferior da mandíbula).

Corpo do Implante Relacionado com Fratura

Corpos de implante e componentes têm risco de fratura, na maioria das vezes durante a condição de carga intermediária a longo prazo. De acordo com Goodacre *et al.*, o risco de fratura do corpo do implante no período precoce a intermediário para implantes com 3,75 mm em diâmetro é 1%, o risco de fratura do parafuso do pilar é 2% e o risco de fratura do parafuso protético é 4%.[33] No entanto, a incidência de fratura dramaticamente aumenta quando as condições de força são maiores ou as cargas cíclicas estão aumentadas. Cargas em movimentos de equilíbrio, cargas anguladas e parafunção aumentam o risco de fratura. O risco de fratura também aumenta ao longo do tempo, visto que o número de ciclos de carga está aumentado. Rangert *et al.* relataram que, em condição de carga a longo prazo, 80% de todas as perdas podem ser relacionadas com fratura de corpo do implante.[96] Os elementos do corpo de implante que influenciam o risco de fratura incluem o biomaterial, o tamanho e o modelo do implante.

Magnitude da Força e Modelo de Corpo do Implante

Fisiologia normal impõe restrições na magnitude de forças que deve ser resistida por modelos de engenharia no ambiente oral. A magnitude de forças de mordida varia tal como uma função da região anatômica e estado da dentição. A média de forças de mordida pode variar de 4,5 a 159 kg.[97] A magnitude de força é maior na região de molar (91 kg), menor na área canina (45 kg), e mínima na região anterior dos incisivos (11 a 16 kg). Essa média de forças de mordida aumenta com parafunção para magnitudes que podem se aproximar de 454 kg em regiões posteriores.[98]

Modelos de corpo de implante usados em áreas posteriores da boca com forças maiores devem incorporar características de modelo específicas que fazem deles menos suscetíveis a perfis de carga mais elevada; por conseguinte, ainda diminuir o risco de fratura. A habilidade de implantes e componentes (p. ex., parafusos do pilar) para resistirem à fratura a partir de cargas de flexão está diretamente relacionada com o momento de inércia do componente (ou fator de flexão de resistência de fratura). Esse parâmetro é uma função do tamanho da geometria transeccional do componente. Uma resistência à fratura de cilindro sólido é igual ao raio elevado à quarta potência.

$$I \text{ (Momento de inércia)}_{\text{Cilindro sólido}} = \frac{1}{4} \times \pi \times \text{raio}^4$$

Portanto, um implante ou componente duas vezes tão largos são 16 vezes mais resistentes à fratura. Como resultado, implantes com diâmetros mais largos podem ser usados se houver cargas compensadas (equilíbrio) ou condições de tensões maiores (i.e., parafunção, regiões de molares).

Considerando as mesmas equações, pode ser demonstrado que um parafuso de pilar, que tem uma área transeccional menor que um implante (geralmente ≈ 2 mm), é mais suscetível à fratura. Isso é particularmente verdade quando o parafuso do pilar se torna frouxo e suporta um componente grande, desproporcional a uma carga transversa.

Alguns pesquisadores têm sugerido que o fenômeno de quebra do parafuso seja uma vantagem a longo prazo para o implante. Voltando a expor, é melhor para o parafuso quebrar, em vez do implante, visto que o parafuso é facilmente removível, mas o implante não. Embora esse conceito tenha algum valor, ele é também um fator de segurança defeituoso. A maioria das próteses sobre implantes contém mais de um pilar de implantes. Tão logo quanto um parafuso se perde ou se quebra, a tensão é aumentada para os implantes remanescentes, componentes e interfaces com o osso. As cargas adicionais, fora do eixo resultante, a partir da fratura do parafuso aumentam a tensão no sistema global e podem contribuir para a perda óssea ou fratura do componente do implante de unidades fixas remanescentes. Portanto, em vez de depender de um fator de segurança como um parafuso quebrado quando a tensão é muito grande, contatos de carga transversa devem ser identificados e corrigidos pela estruturação de equilíbrio reduzido ou ajustes oclusais antes de a quebra do parafuso ser iminente.

Enquanto *t* representa tensão, *M* é a carga do momento causada pela carga excêntrica e em equilíbrio, *y* é um ponto no centro da parte, e *I* é o momento de inércia. Portanto, isso pode ser demonstrado que, pelo aumento de *I*, que depende em parte da geometria, tensão está diminuída. Voltando a expor, otimizando a geometria do corpo do implante dentro da limitação dimensional anatômica, é possível reduzir a tensão global no implante.

A relação do momento de inércia para a resistência global de fratura pode ser demonstrada pela seguinte equação de engenharia mecânica:

$$s = My/I$$

Modelo de corpo de implante pode também aumentar o risco de fratura por fadiga a longo prazo. O comprimento de parafuso do pilar é mais curto que o local receptor dentro do implante. Isso permite que este local seja usinado e possibilita que o parafuso do pilar para apertar o pilar sem o risco de "assentar para fora" antes do parafuso seja completamente apertado. A transecção dessa porção do corpo do implante pode ser modelada como um anel ou cilindro oco, similar à transecção de um tubo. A espessura de parede do corpo do implante na região abaixo do parafuso do pilar controla a resistência à fratura por fadiga. Portanto, o anel de um implante deve ser tão apical quanto possível dentro do corpo do implante, que requer um parafuso de pilar maior (Fig. 15-55).

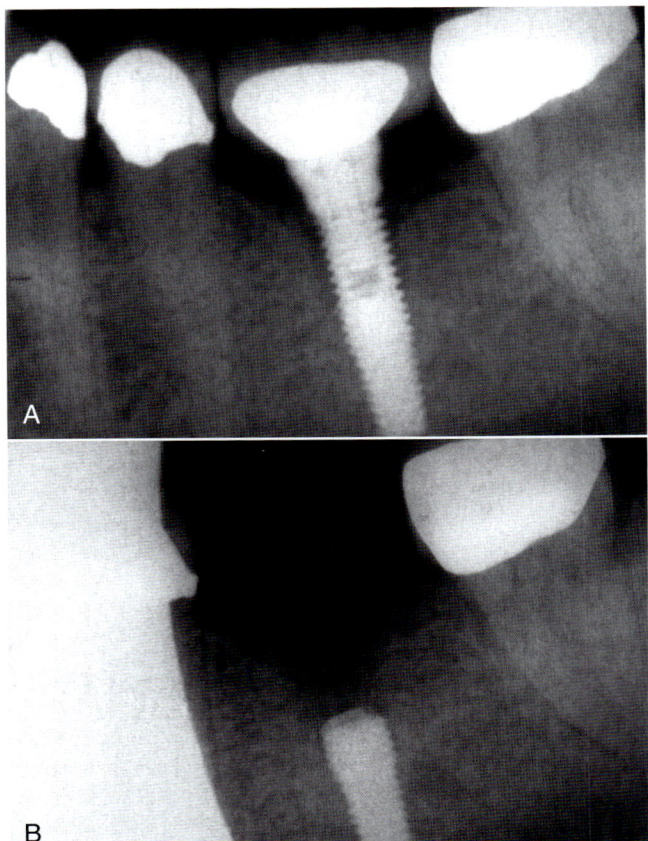

FIGURA 15-55. O anel é o espaço dentro do corpo do implante abaixo do parafuso do pilar. Neste modelo de implante, o anel está somente a poucos milímetros abaixo do módulo da crista. Quando perda óssea ocorre para o anel, o modelo de implante cilíndrico oco está sujeito à fratura.

Morgan *et al.* relataram perdas por fadiga de implantes Brånemark sujeitos a cargas de flexão.[99] Eletromicrografias das superfícies de fratura, acopladas com a posição conhecida de implantes dentro do ambiente oral, permitiram aos autores determinar a direção de carga flexionando em vestibulolingual. Fratura de implante ocorreu, como previsto, na região do implante que foi caracterizada pela transecção reduzida do anel. Quando o parafuso do pilar tem somente 6 mm em comprimento e perda de crista óssea de 6 mm ocorre, o anel (e a porção mais fraca do corpo do implante) é posicionado nas locações de mais alta tensão a partir de momento aumentado de flexão naquela localização. Como resultado, fratura do corpo do implante é iminente. Portanto, o comprimento do parafuso do pilar é um assunto importante do modelo de implante e deve ser tão longo quanto possível.

A fórmula para resistência à fratura em flexão em uma condição de anel está relacionada com o raio do diâmetro externo à quarta potência menos o raio do diâmetro interno à quarta potência. Por exemplo, se um implante de diâmetro de 3,75 mm tem uma profundidade de rosca de 0,4 mm, o diâmetro externo relacionado com o corpo da fratura é, na verdade, 2,95 mm (3,75−0,4 mm em cada lado ou 2,95 mm com um raio de 1,475 mm). Se esse implante tem um parafuso de pilar de 2,5 mm (raio interno do orifício de 1,25 mm), seu momento de inércia ou resistência à fratura em flexão no término do parafuso pode ser demonstrado como: $\frac{1}{4} \times \pi$ (R do diâmetro externo^4 − R do diâmetro interno^4)

$$I_{\text{Orifício do cilindro}} = \frac{1}{4} \times \pi (1{,}475^4 - 1{,}25^4)$$

Portanto, mesmo uma pequena mudança dimensional na espessura da parede pode resultar em uma alteração significativa na resistência à fratura em flexão, porque a dimensão é multiplicada para uma potência de quatro (Fig. 15-56).

Quando o diâmetro externo aumenta 0,1 mm e o diâmetro interno permanece inalterado, o momento de inércia aumenta para 2,329 mm^4 ou um aumento de 30% em resistência. Quando o diâmetro externo permanece inalterado e o diâmetro interno diminui 0,1 mm, o aumento é 2,087 mm^4, ou um aumento de 16%. Portanto, um aumento no diâmetro interno tem um efeito mais significativo sobre a resistência da parede do corpo, embora a espessura do metal venha a ser similar em ambos os cenários. Portanto, um corpo de implante com diâmetro de 4 mm tem um aumento significativo em resistência comparado com corpo de implante de 3,75 mm, especialmente na posição do anel. A tensão à flexão global (e probabilidade de fratura) diminui exponencialmente tal qual o momento de inércia (fator de resistência à fratura em flexão) aumenta (Fig. 15-57).

Uma análise interessante compara um implante de uma peça sólido com um implante em duas peças em forma de raiz tradicional. Um implante sólido com 1,23 mm em diâmetro tem a mesma resistência à fratura em flexão quanto a região de anel de um modelo tradicional de 3,75 mm na posição de anel. Além disso, um implante sólido de 3 mm tem aproximadamente 340% de aumento no momento de inércia sobre os 3,75 mm de um em forma de raiz de duas peças tradicional na posição de anel.

O módulo de crista de um corpo de implante pode ser estruturado para ter um espaço ao redor do parafuso do pilar. Esse espaço aumenta o risco de fratura dessa localização. Um implante com hexágono externo tem o espaço acima do corpo do implante, mas um sistema de hexágono interno tem o espaço dentro do corpo do implante. Portanto, o hexágono externo tem um risco levemente maior de fratura dentro do pilar e um corpo de implante com hexágono interno tem um risco aumentado de fratura do módulo de crista do implante. A resistência reduzida do corpo do implante não é tão boa quanto o anel no término do parafuso do pilar. No entanto, há perda da continuidade na crista do rebordo, em que as maiores forças ocorrem. Como resultado, condições como uma diminuição

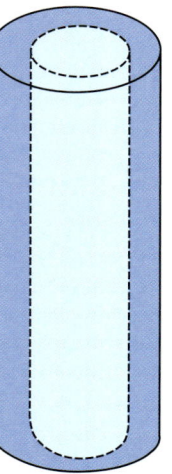

FIGURA 15-56. A equação para determinar resistência à fratura por fadiga é amplamente controlada pela espessura da parede em um implante dental.

$$I_{cilíndrico\ oco} = \frac{1}{4} \times \pi \times (r_{diâmetro\ externo}^4 - r_{diâmetro\ interno}^4)$$

$$I_{cilíndrico\ oco} = \frac{1}{4} \times \pi \times (1{,}475^4 - 1{,}25^4)$$

$$ou\ I = 1{,}799\ mm^4$$

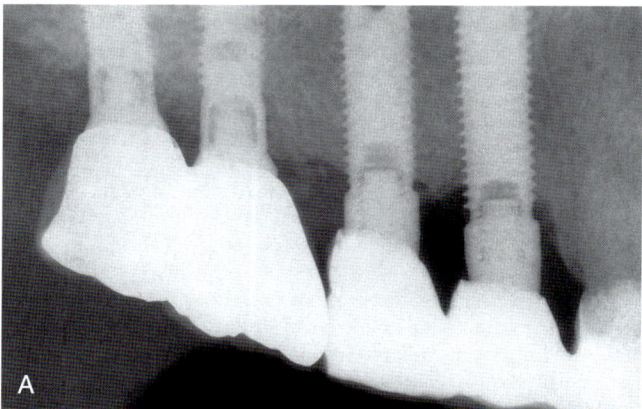
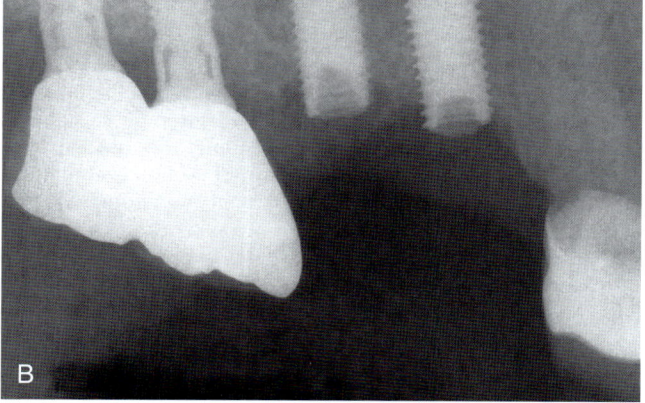
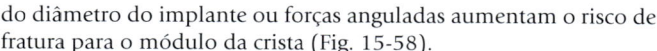

FIGURA 15-57. **A,** O implante na posição do primeiro molar está com 4 mm de perda óssea até a sétima rosca e no nível do anel do implante. **B,** O corpo do implante se tornou dramaticamente mais fraco na posição do anel e fraturou.

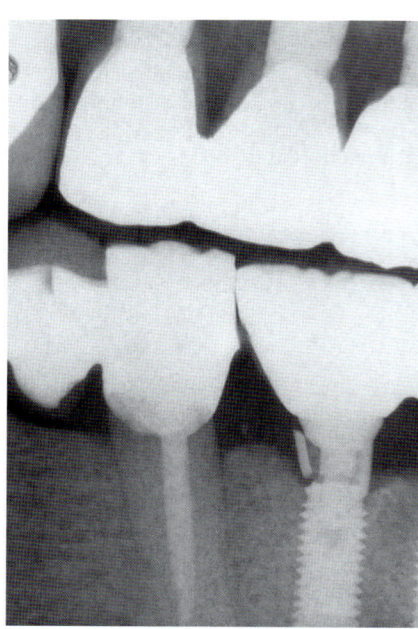

FIGURA 15-58. O implante de hexágono externo demonstrado (Screw-Vent, Zimmer, Encino, CA) fraturou no módulo de crista como resultado de fadiga e modelo do implante.

cônico é usado em osso denso, porque as forças de torque são maiores (Fig. 15-59).

Biomaterial do Corpo do Implante Relacionado com Fratura

Muitos materiais biocompatíveis não são aptos a resistir ao tipo e à magnitude de cargas parafuncionais que podem ser impostas sobre implantes dentais. Como um exemplo, cerâmica, que tem excelente biocompatibilidade, é muito suscetível à tensão e cargas de flexão. Como cargas são comumente aplicadas a implantes dentais, isso torna este material inadequado em muitas aplicações de corpo de implante. Além disso, materiais como hidroxiapatita são bastante biocompatíveis com os tecidos biológicos, mas perdem em propriedades mecânicas do material para resistir às cargas transmitidas sobre esse implante. Em aplicações contemporâneas, muitos desses

do diâmetro do implante ou forças anguladas aumentam o risco de fratura para o módulo da crista (Fig. 15-58).

A espessura de parede mais externa do corpo é reduzida para um implante de hexágono interno, porque a característica antirrotacional é mais ampla que um parafuso de pilar. Como resultado, um menor diâmetro de implante com um hexágono interno, ou modelo em três lobos, pode até fraturar à medida que o implante é assentado nessa posição. Isso é especialmente digno de nota quando um implante materiais são considerados para uso como revestimento quando aplicados a um material de substrato mais resistente.

Titânio e ligas de titânio têm uma longa história de uso bem-sucedido em implantes dentais e ortopédicos. A excelente biocompatibilidade do titânio e sua liga tem sido bem documentada.[100] Existem quatro graus de titânio comercialmente puro (CP) usados em Odontologia (graus 1–4) e um grau de liga de titânio (grau 5). Sem considerar o grau de titânio ou liga, a condição de superfície para o osso é similar (*i.e.*, óxido de titânio). Com essa camada de óxido de titânio altamente ativo, esses materiais são extremamente bem tolerados pelos tecidos locais.

Liga de titânio-alumínio-vanádio (Ti-6Al-4V) tem sido demonstrada por exibir a combinação mais atrativa de propriedades mecânicas e físicas, resistência à corrosão e biocompatibilidade geral de todos os biomateriais metálicos.[96] A vantagem primária da liga de titânio comparada com outros graus de titânio é sua resistência. Como demonstrado na Tabela 15-7, as propriedades mecânicas da liga de titânio são superiores àquelas do titânio comercialmente puro.[101-103] Liga de titânio é quatro vezes mais resistente que grau 1 do titânio CP e quase duas vezes tão resistente quanto grau 4. Resistência máxima e resistência à fadiga são uma consideração primária dada às ramificações dos perfis de carga para os quais corpos de implantes dentais estão sujeitos a possíveis fraturas de componentes incorridas devido a materiais ou estruturas mais fracas.

O módulo de elasticidade (dureza ou rigidez) de quatro diferentes graus de titânio é similar (103 GPa), e liga de titânio é somente levemente maior (113 GPa). Embora haja uma diferença significante em resistência entre graus de titânio CP e sua liga, o módulo elástico é similar para todos esses materiais. Titânio e sua liga representam a aproximação mais íntima de dureza do osso de qualquer metal de grau cirúrgico usado como um repositor artificial de tecido esquelético, apesar de ele ser quase seis vezes mais duro que osso cortical denso. No entanto, devido aos critérios geométricos e funcionais de implantes dentais, o módulo elástico não é de perto tão importante quanto a biocompatibilidade e a resistência oferecida pela liga de titânio. Então, a liga de titânio representa a mais comprometida (dada a tecnologia dos biomateriais atuais) dentre resistência biomecânica, biocompatibilidade e potencial para movimento relativo (do módulo elástico incompatível) na interface osso/implante.

Falhas no Modelo de Implante Relacionadas com Biomaterial e Magnitude da Força

Dois exemplos de falhas de corpo de implante relacionadas com a escolha de biomaterial têm aparecido na literatura histórica do implante. Os implantes de carbono vítreo otimizaram o módulo de elasticidade (dureza) do biomaterial (carbono) sem atenção apropriada às considerações de resistência máxima. Controversamente, implantes cerâmicos de Al_2O_3 otimizaram resistência máxima sem atenção adequada para o módulo de elasticidade ou tipo de condições de carga colocados sobre implantes em parafunção.

O modelo de implante de carbono vítreo foi composto de um corpo de carbono liso, afunilado com um aço inoxidável interno de suporte 316-L. A dureza de carbono era compatível com o osso circundante; no entanto, o corpo do carbono era incapaz de suportar as cargas fisiológicas dentro do ambiente oral.[102,104] O modelo geométrico do implante é igual, se não mais importante, para resistir a cargas oclusais. Microquebras no corpo se desenvolveram, e uma via de fluidos biológicos foi então introduzida para o suporte de aço inoxidável interno. O suporte foi então sujeito à dramática corrosão com liberação subsequente de íons metálicos dentro dos tecidos interfaciais. Inflamação tecidual bruta com perda de implantes e remoção foi resultante. Uma estreita correspondência da dureza do biomaterial e material ósseo não pode, em isolamento, fornecer sucesso clínico.

Os implantes cerâmicos, como uma classe, foram antitéticos para implantes de carbono. Resistência compressiva máxima foi otimizada no sacrifício de corresponder dureza de biomaterial e osso. Além disso, a natureza frágil da cerâmica e suscetibilidade da falha em tensão e cisalhamento requerem modelos geométricos de implantes que podem não ser compatíveis com limitações dimensionais anatômicas (*i.e.*, osso disponível em largura e altura) dos ossos gnáticos. O módulo de elasticidade para cerâmicas é aproximadamente 33 vezes mais duro que o do osso cortical.[105] O resultado foi tensão e aparente proteção de osso interfacial. Osso pode receber mais de 50 microtensões para função em uma janela de carga fisiológica.[106] Os muitos implantes cerâmicos carregaram uma quantidade desproporcional de carga, e o osso interfacial foi movido dentro da atrofia de desuso.

Mais recentemente, os implantes de zircônia têm sido introduzidos no mercado por causa da cor branca da zircônia e da superfície biocompatível. No entanto, o módulo de elasticidade desse material é similar à alumina e outras cerâmicas. Assim, proteção de tensão pode ocorrer acoplada com perda óssea e do implante (Fig. 15-60).

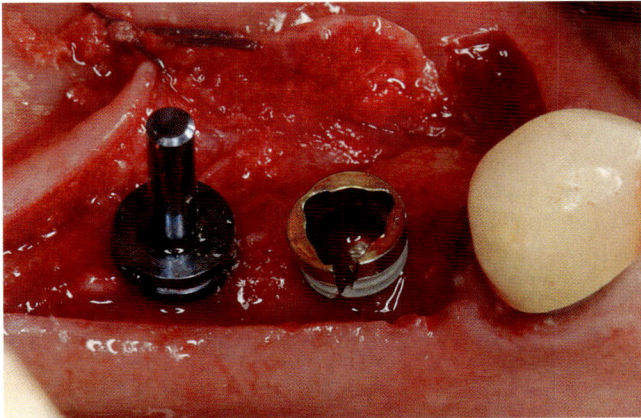

FIGURA 15-59. Um implante cônico com um hexágono interno em três lobos tem uma parede externa fina no módulo de crista e torque de inserção aumentado, podendo resultar em fratura da parede externa do corpo (Nobel BioCare, CA.)

TABELA 15-7
Propriedades Mecânicas de Diferentes Graus de Titânio

Propriedade	Grau 1	Grau 2	Grau 3	Grau 4	Ti-6Al-4V
Resistência mecânica, min (MPa)	240	345	450	550	930
Força de rendimento, 0,2% compensada, min (MPa)	170	275	380	483	860
Módulo de elasticidade (GPa)	103	103	103	103	113

Graus 1 a 4, titânio comercialmente puro; *Ti-6Al-4V*, liga de titânio-alumínio-vanádio.

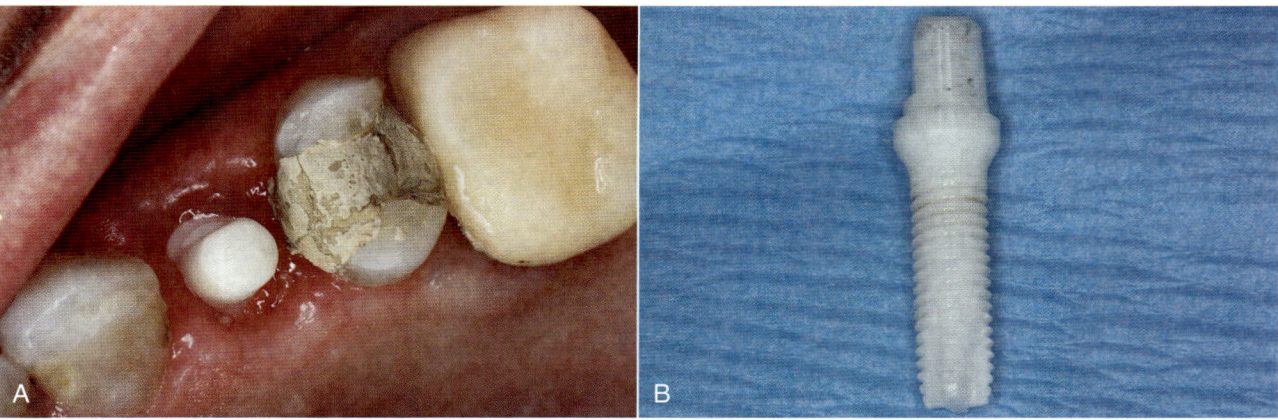

FIGURA 15-60. **A,** Um implante de zircônia tem um módulo de elasticidade similar à alumina (que é mais que 30 vezes mais resistente que o osso). Dessa maneira, proteção à tensão e perda óssea podem ser uma consequência. **B,** Este implante perdeu osso e se tornou móvel após carga.

Duração da Força e Modelo do Corpo do Implante

A duração das forças de mordida da dentição tem uma variação ampla. Sob condições ideais, os dentes se reúnem durante a deglutição e alimentação por somente contatos breves. O tempo total daqueles episódios breves é inferior a 30 min por dia.[107] Pacientes que exibem bruxismo, apertamento ou outros hábitos parafuncionais, no entanto, podem ter seus dentes em contato por muitas horas por dia. Essa duração da força essencialmente é apta a criar uma carga de fadiga no implante.

Influência sobre o Modelo do Corpo do Implante

Corpos e componentes do implante são propícios à fratura por fadiga, com incidência relatada entre 1 a 4%, após 5 a 10 anos de carga.[33] A causa mais comum de perdas a longo prazo ocorreu quando um corpo de implante de titânio grau 1 foi usado, acoplado com um plano de tratamento inferior ao ideal, que teve tensões maiores, assim como foi demonstrado com 80% de perdas a partir de fraturas de corpo de implante Brånemark ao longo de 15 anos.[97] Um aumento de risco de fratura foi também observado com forças parafuncionais quando uma carga de equilíbrio foi aplicada no corpo do implante.[99] Muitos fatores influenciam o risco de fratura devido à fadiga, incluindo material, tipo de força, direção da carga aplicada e modelo geométrico global.

Falhas mecânicas típicas são causadas tanto por cargas estáticas ou cargas de fadiga. Falhas de carga estática (*i.e.*, um ciclo de carga de longa duração) causam a tensão no material para exceder sua resistência máxima após aplicação de uma carga ao longo do tempo. Falhas de carga por fadiga acontecem se o material está sujeito a cargas inferiores mais ciclos repetidos dessa carga. O limite de resistência ou resistência de fadiga é o nível de tensão mais alto a que um material pode ser repetidamente ciclado sem falha. O limite de resistência de um material é muitas vezes menor que metade da sua resistência de tensão máxima. Portanto, valores de fadiga e resistência máxima estão relacionados, mas fadiga é um fator mais crítico, especialmente para pacientes com parafunção, porque eles impõem maior magnitude de tensão e maiores ciclos de carga. Materiais diferentes têm variados graus de resistência para cargas repetidas e subsequentes falhas relacionadas com fadiga. A resistência à fadiga da liga de titânio (Ti-6Al-4V) é quatro vezes maior (e segura) que titânio grau 1, e quase duas vezes maior que titânio grau 4[101] (Fig. 15-60). Portanto, fraturas a longo prazo de corpos e componentes de implante podem ser dramaticamente reduzidas com o uso de liga de titânio em vez de qualquer grau de titânio comercialmente puro. Portanto, graus de titânio 1 a 4 estão em risco maior de fratura de implantes sob qualquer condição comparada com liga de titânio (grau 5).

Resumo

O modelo do corpo do implante é responsável por transmitir a tensão oclusal da prótese para o osso de suporte. O produto usado pela equipe do implante pode aumentar ou diminuir o risco de afrouxamento do parafuso, perda de crista óssea, perda óssea do corpo do implante, peri-implantite, estética do revestimento de tecido mole, perda do implante e fratura do corpo do implante. Portanto, é prudente fazer uma seleção com base em uma abordagem científica em vez de publicidade ou opinião mercadológica. Essa decisão é ainda mais importante quando fatores de força são maiores que o usual, densidade óssea é mais baixa que a comum ou o tamanho do corpo do implante é reduzido.

Referências Bibliográficas

1. Misch CE: Considerations of biomechanical stress in treatment with dental implants, *Dent Today* 25:80-85, 2006.
2. Misch CE: Prosthetic options for implant dentistry, *Dent Today* 8:39-44, 1989.
3. Misch CE, Palattella A: Bruxism and its effect on implant treatment plans, *Int Mag Oral Implantol* 2:6-16, 2002.
4. Misch CE: Bone density: effect on treatment planning, surgical approach and progressive loading, *Int J Oral Implantol* 6:23-31, 1990.
5. Misch CE: Wide-diameter implant: surgical, loading, and prosthetic considerations, *Dent Today* 25:66-71, 2005.
6. Misch CE: Divisions of available bone. In Misch CE, editor: *Contemporary implant dentistry*, St Louis, 1993, Mosby.
7. Misch CE, Bidez MW: A scientific rationale for dental implant design. In Misch CE, editor: *Contemporary implant dentistry*, ed 2, St Louis, 1999, Mosby.
8. Golec TS, Krauser JT: Long-term retrospective studies on hydroxyapatite coated endosteal and subperiosteal implants, *Dent Clin North Am* 36:39-65, 1992.
9. McGlumphy EA, Peterson LJ, Larsen PE, et al: Prospective study of 429 hydroxyapatite-coated cylindric Omniloc implants placed in 121 patients, *Int J Oral Maxillofac Implants* 18:82-92, 2003.

10. Scortecci GM, Bert M, Leclercq P: Complications, prevention, correction and maintenance. In Scortecci GM, Misch CE, Brenner KU, editors: *Implant and restorative dentistry*, New York, 2000, Martin Dunitz.
11. Winkler S, Morris HF, Ochi S: Implant survival to 36 months as related to length and diameter, *Am Periodontol* 5:22-31, 2000.
12. Lekholm U, Gunne J, Henry P, et al: Survival of the Brånemark implant in partially edentulous jaws: a 10-year prospective multicenter study, *Int J Oral Maxollofac Implants* 14:639-645, 1999.
13. Buser D, Mericske-Stern R, Bernard JP, et al: Long-term evaluation of non-submerged ITI implants. Part 1: 8-year life table analysis of a prospective multi-center study with 2359 implants, *Clin Oral Implants Res* 8:161-172, 1997.
14. Misch CE, Hoar JE, Beck G, et al: A bone quality-based implant system: a preliminary report of Stage I and Stage II, *Implant Dent* 7:35-41, 1998.
15. Misch CE, Bidez MW: A scientific rationale for dental implant design. In Misch CE, editor: *Contemporary implant dentistry*, ed 2, St Louis, 1999, Mosby.
16. Misch CE: Early crestal bone loss etiology and its effect on treatment planning for implants, Dental Learning Systems Co, Inc, *Postgrad Dent* 3:3-17, 1995.
17. Misch CE, Suzuki JB, Misch-Dietsh FM, et al: A positive correlation between occlusal trauma and peri-implant bone loss: literature support, *Implant Dent* 14:108-116, 2005.
18. Hermann JS, Buser D, Schenk RK, et al: Biologic width around one- and two-piece titanium implants, *Clin Oral Implants Res* 12:559-571, 2001.
19. Hammerle CH, Bragger U, Burgin W, et al: The effect of subcrestal placement of the polished surface of ITI implants on marginal soft and hard tissues, *Clin Oral Implants Res* 7:111-119, 1996.
20. Hanggi MP, Hanggi DC, Schoolfield JD, et al: Crestal bone changes around titanium implants. Part I: A retrospective radiographic evaluation in humans comparing two non-submerged implant designs with different machined collar lengths, *J Periodontol* 76:791-802, 2005.
21. Weiner S, Simon J, Shrenberg DS, et al: The effects of laser microtextured collars upon crestal bone levels of dental implants, *Implant Dent* 17(2):217-228, 2008.
22. Nevins M, Nevins ML, Camelo M, et al: Human histologic evidence of a connective tissue attachment to a dental implant, *Int J Periodontics Restorative Dent* 28(2):111-121, 2008.
23. Nevins M, Kim DM, June SH: Histologic evidence of a connective tissue attachment to laser microgrooved abutment. A canine study, *Int J Periodontics Restorative Dent* 30(3):245-255, 2010.
24. Hansson S: The implant neck: smooth or provided with retention elements—a biomechanical approach, *Clin Oral Implants Res* 10:394-405, 1999.
25. Rasmusson L, Kahnberg KE, Tan A: Effects of implant design and surface on bone regeneration and implant stability: an experimental study in the dog mandible, *Clin Implant Dent Relat Res* 3:2-8, 2001.
26. Jung YC, Han CH, Lee KW: A 1-year radiographic evaluation of marginal bone around dental implants, *Int J Oral Maxillofac Implants* 11:811-818, 1996.
27. Chun HS, Cheong SY, Han JH, et al: Evaluation of design parameters of osseointegrated dental implants using finite element analysis, *J Oral Rehabil* 29:565-574, 2002.
28. Martin RB, Burr DB: *Structure, function, and adaption of compact bone*, New York, 1989, Raven Press.
29. Karoussis IK, Bragger U, Salvi GE, et al: Effect of implant design on survival and success rates of titanium oral implants: a 10-year prospective cohort study of the ITI Dental Implant System, *Clin Oral Implants Res* 15:8-17, 2004.
30. DeBruyn H, Collaert B, Linden U, et al: Clinical outcome of screw vent implants. A 7-year prospective follow-up study, *Clin Oral Implant Res* 10:139-148, 1999.
31. Boggan S, Strong JT, Misch CE, et al: Influence of hex geometry and prosthetic table width on static and fatigue strength of dental implants, *J Prosthetic Dent* 82:436-440, 1999.
32. Yukna RA: Optimizing clinical success with implants: maintenance and care, *Compend Suppl* 15(Suppl):554, 1993, 561.
33. Goodacre CJ, Bernal G, Runcharassaeng K, et al: Clinical complications with implants and implant prostheses, *J Prosthet Dent* 90:121, 2003.
34. Misch CE: Short dental implants: a literature review and rationale for use, *Dent Today* 24:64-68, 2005.
35. Weng D, Jacobson Z, Tarnow D, et al: A prospective multicenter clinical trial of 3i machined-surface implants: results after 6 years of follow-up, *Int J Oral Maxillofac Implants* 18:417-423, 2003.
36. Zechner W, Trinkl N, Watzek G, et al: Radiologic follow-up of peri-implant bone loss around machine-surfaced and rough-surfaced interforaminal implants in the mandible functionally loading for 3 to 7 years, *Int J Oral Maxillofac Implants* 19:216-221, 2004.
37. Strong JT, Misch CE, Bidez MW, et al: Functional surface area: thread form parameter optimization for implant body design, *Compend Contin Educ Dent* 19:4-9, 1998.
38. Lemons J: Biomaterials in implant dentistry. In Misch CE, editor: *Contemporary implant dentistry*, St Louis, 1993, Mosby.
39. Steflik D, Corpe RS, Young TR, et al: Light microscopic and scanning electron microscopy retrieval analysis of implant biomaterials retrieved from humans and experimental animals, *J Oral Implantol* 27:5-15, 2001.
40. Burr DB, Mori S, Boyd RD, et al: Histomorphometric assessment of the mechanics for rapid ingrowth of bone to HA/TCP coated implants, *J Biomed Mater Res* 27:645-653, 1993.
41. Thomas KA, Kay JF, Cook SD, et al: The effect of surface macrotexture and hydroxylapatite coating on the mechanical strengths and histologic profiles of titanium implant materials, *J Biomed Mater Res* 21L:1395-1414, 1987.
42. Baltag I, Watanabe K, Kusakari H, et al: Long term changes in hydroxylapatite coated dental implants, *J Biomed Mater Res* 53:76-85, 2000.
43. Cook SD, Kay JF, Thomas KA, et al: Interface mechanics and histology of titanium and HA coated titanium for dental implant applications, *Int J Oral Maxillofac Implants* 2:15-22, 1987.
44. Watzek G, Zechner W, Ulm C, et al: Histologic and histomorphometric analysis of three types of dental implants following 18 months of occlusal loading: a preliminary study in baboons, *Clin Oral Implants Res* 16:408-416, 2005.
45. Bolind PK, Johansson CB, Becker W, et al: A descriptive study on retrieved non-threaded and threaded implant designs, *Clin Oral Implants Res* 18:447-455, 2005.
46. Petrie CS, Williams JL: Comparative evaluation of implant design: influence on diameter, length and taper on strains in the alveolar crest. A three-dimensional finite element analysis, *Clin Oral Implants Res* 16:486-494, 2005.
47. Ivanoff CJ, Gronhahl K, Sennerby L, et al: Influence of variations in implant diameters: a 3- to 5-year retrospective clinical report, *Int J Oral Maxillofac Implants* 14:173-180, 1999.
48. Misch CE: Bone character: second vital implant criterion, *Dent Today* 7:39-40, 1988.
49. Hoshaw SJ, Brunski JB, Cochran GVB: Mechanical loading of Brånemark fixtures affects interfacial bone modeling and remodeling, *Int J Oral Maxillofac Implants* 9:345-360, 1994.
50. Baumgardner JD, Boring G, Cooper RC, et al: Preliminary evaluation of a new dental implant design in canine models, *Implant Dent* 9:252-260, 2000.
51. Duyck J, Rønold HJ, Van Oosterwyck H, et al: The influence of static and dynamic loading in marginal bone reactions around osseointegrated implants: an animal study, *Clin Oral Implant Res* 12:207-218, 2001.
52. Kohn DH, Hollister JP: Overview of factors important in implant design, *J Oral Implantol* 18:204-219, 1992.
53. Reilly DT, Burstein AH: The elastic and ultimate properties of compact bone tissue, *J Biomech* 8:393, 1975.
54. Misch CE, Qu Z, Bidez MW: Mechanical properties of trabecular bone in the human mandible: implications for dental implant treatment planning and surgical placement, *J Oral Maxillofac Surg* 57:700-706, 1999.

55. Bidez MW, Misch CE: Issues in bone mechanics related to oral implants, *Implant Dent* 1:289-294, 1992.
56. Cowin SC: *Bone mechanics*, Boca Raton, FL, 1989, CRC Press.
57. Misch CE, Bidez MW: Implant-protected occlusion: a biomechanical rationale, *Compend Cont Educ Dent* 15:1330-1343, 1994.
58. Currey JD: *The mechanical adaptations of bones*, Princeton, NJ, 1984, Princeton University Press.
59. Roberts WE, Turley PK, Brezniak N, et al: Bone physiology and metabolism, *Calif Dent Assoc J* 15:54-61, 1987.
60. Nicolella DP, Lankford J, Jepsen K, et al: Correlation of physical damage development with micro-structure and strain localization in bone, Chandrin KB, Vanderby R Jr, Hefzy MS, editors: *Bioengineering conference*, 35, New York, 1997, American Society of Mechanical Engineers.
61. Nicolella DP, Nicholls AE, Lankford J: Micromechanics of creep in cortical bone, *Transactions of the 44th Orthopedic Research Society, New Orleans, March 16-19, 1998*, Chicago, 1998, Orthopedic Research Society.
62. Cowin SC, Moss-Salentyin L, Moss MC: Candidates for mechanosensory system in bone, *J Biomech Eng* 113:191-197, 1991.
63. Rubin CT, Hausman MR: The cellular basis of Wolff's law: transduction of physical stimuli to skeletal adaption, *Rheum Dis Clin North Am* 14:503-517, 1988.
64. Brighton CT, Strafford B, Gross SB, et al: The proliferative and synthetic response of isolated calvarial bone cells of rats to cyclic biaxial mechanical strain, *J Bone Joint Surg* 73:320-331, 1991.
65. Jones DB, Nolte H, Scholubbers JG, et al: Biomechanical signal transduction of mechanical strain in osteoblast like cells, *Biomaterials* 12:101-110, 1991.
66. Sachs F: Mechanical transduction in biological systems, *Crit Rev Biomed Eng* 16:141-169, 1988.
67. Sachs F: Mechanical transduction by membrane ion channels: a mini review, *Mol Cell Biochem* 104:57-60, 1991.
68. Frost HM: Mechanical adaptation: Frost's mechanostat theory. In Martin RB, Burr DB, editors: *Structure, function and adaption of compact bone*, New York, 1989, Raven Press.
69. Parfitt AM: The physiological and clinical significance of bone histomorphometric data. In Reck RR, editor: *Bone histomorphometry: techniques and interpretation*, Boca Raton, FL, 1983, CRC Press.
70. Roberts WE, Garetto LP, De Castro RA: Remodeling of devitalized bone threatens periosteal margin integrity of endosseous titanium implants with threaded or smooth surfaces: indications for provisional loading and axially directed occlusion, *Indiana Dent J* 68:19-24, 1989.
71. Roberts WE, Smith RK, Zilerman Y, et al: Osseous adaptation to continuous loading of rigid endosseous implants, *Am J Orthod* 86:95-111, 1984.
72. Misch CE, Bidez MW, Sharawy M: A bioengineered implant for a predetermined bone cellular response to loading forces—a literature review and case report, *J Periodontol* 72:1276-1286, 2001.
73. Frost HM: Presence of microscopic cracks in vivo in bone, *Henry Ford Hosp Med Bull* 8:25-35, 1960.
74. Tricker ND, Garetto LP: Cortical bone turnover and mineral apposition in dentate dog mandible [abstract], *J Dent Res* 76(suppl I):201, 1977.
75. Hoshaw SJ, Schaffler MB, Fyhrie DP: Effect of thread design on microdamage creation in cortical bone, *Trans Orthopaed Res Soc* 19:537, 1994.
76. Qiui SJ, Hoshaw SJ, Gibson GJ, et al: Osteocyte apoptosis after acute matrix injury in compact bone [abstract]. *43rd Annual Meeting Orthopedic Research Society*, San Francisco.
77. Mori S, Burr DB: Increased intracortical remodeling following fatigue damage, *Bone* 14:103-109, 1993.
78. Verborgt O, Gibson GJ, Schaffler MB: Loss of osteocyte integrity in association with microdamage and bone remodeling after fatigue in vivo, *J Bone Miner Res* 15:60-67, 2000.
79. Hoshaw SJ: *Investigation of bone modeling and remodeling at a loaded bone-implant interface* [dissertation], Troy, NY, 1992, Rensselaer Polytechnic Institute.
80. Barbier L, Schaper E: Adaptive bone remodeling around oral implants under axial and nonaxial loading conditions in the dog mandible, *Int J Oral Maxillofac Implants* 12:215-223, 1997.
81. Rieger MR, Mayberry M, Brose MO: Finite element analysis of six endosseous implants, *J Prosthet Dent* 63:671-676, 1990.
82. Singley JE, Mischke CR: *Mechanical engineering design*, ed 5, New York, 1989, McGraw-Hill.
83. Steigenga JT: *The effect of implant thread geometry on strength of osseointegration and the bone implant contact* [master's thesis], Ann Arbor, MI, 2003, University of Michigan.
84. Steigenga J, Al-Shammari K, Misch CE, et al: Effects of implant thread geometry on percentage of osseointegration and resistance to reverse torque in the tibia of rabbits, *J Periodontol* 75:1233-1241, 2004.
85. Kim WT, Cha YF, Oh SJ, et al: The three dimensional finite element analysis of stress according to implant thread design under the axial load, *Korean J Oral Surg* 27:3-8, 2001.
86. Misch CE, Dietsh-Misch F, Hoar J, et al: A bone quality-based implant system (BioHorizons Maestro dental implants): a prospective study of the first year of prosthetic loading, *J Oral Implantol* 25:185-197, 1999.
87. Misch CE, Steigenga J, Barboza E, et al: Short dental implants in posterior partial edentulism: a multicenter retrospective 6-year case series study, *J Periodontol* 77:1340-1347, 2006.
88. Hoar JE, Beck GH, Crawford EA, et al: Prospective evaluation of crestal bone remodeling of a bone density-based dental implant system, *Compend Contin Educ Dent* 19:17-24, 1998.
89. Garetto LP, Chen J, Parr JA, et al: Remodeling dynamics of bone supporting rigidly fixed titanium implants: a histomorphometric comparison in four species including humans, *Implant Dent* 4:235-243, 1995.
90. Cooper C: Advantages of a short implant design, *Am Acad Implant Dent*, 1998, San Diego.
91. Roberts WE: Bone dynamics of osseointegration, ankylosis, and tooth movement, *J Indiana Dent Assoc* 78:24-32, 1997.
92. Roberts WE, Marshall KJ, Mosary PG: Rigid endosseous implants utilized as anchorage to protract molars and close an atrophic extraction site, *Angle Orthod* 60:135-152, 1990.
93. Scurria MS, Morgan V, Gucher AD, et al: Prognostic variables associates with implant failure: a retrospective effectiveness study, *Int J Oral Maxollofac Implants* 13:400-406, 1998.
94. Brunski JD, Hipp JA, Cochran GVB: The influence of biomechanical factors at the tissue-biomaterial interface. In Hanker JS, Girnmara BC, editors: *Biomechanical materials and devices*, Pittsburgh, 1989, Materials Research Society.
95. Misch CE, Bidez MW, Strong JT: Design process for skeletal implants to optimize cellular response, patent 5,628,630, issued May 13, 1997.
96. Rangert B, Krogh PH, Langer B, et al: Bending overload and implant fracture: a retrospective clinical analysis, *Int J Oral Maxillofac Implants* 10:326-334, 1995.
97. Gibbs CH, Mahan PE, Mauderli A, et al: Limits of human bite strength, *J Prosthet Dent* 56:226-229, 1986.
98. Scott I, Ash MM Jr: A six channel intraoral transmitter for measuring occlusal forces, *J Prosthet Dent* 16:56, 1966.
99. Morgan MJ, James DF, Pilliar RM: Fractures of the fixture component of an osseointegrated implant, *Int J Oral Maxillofac Implants* 8:409-413, 1993.
100. Williams DF: Biocompatibility of clinical implant materials 1, Boca Raton, FL, 1981, CRC Press.
101. ASTM 1472 93: *Standard specification for wrought Ti 6Al 4V alloy for surgical implant applications*, Philadelphia, 1993, American Society for Testing and Materials.
102. ASTM 136 96: *Standard specification for wrought titanium 6Al 4V ELI alloy for surgical implant applications*, Philadelphia, 1996, American Society for Testing and Materials.
103. Brown SA, Lemons JE: Medical applications of titanium and its alloys 1272, ASTM STP, 1996, Philadelphia, 103.

104. Dental implants: benefit and risk. In Schnitman PA, Schulman LB, editors: In *Proceedings of NIH—Harvard Consensus Development Conference, June 1978*, Washington, DC, 1978, US Department of Health and Human Services.
105. Lemons J: Biomaterials in implant dentistry. In Misch CE, editor: *Contemporary implant dentistry*, St Louis, 1993, Mosby.
106. Frost HM: The mechanostat: a proposed pathogenetic mechanism of osteoporosis and bone mass effects of mechanical and nonmechanical agents, *Bone Miner* 2:73-85, 1988.
107. Graf H: Bruxism, *Dent Clin North Am* 13:659-665, 1969.

CAPÍTULO 16

Próteses Pré-implante: Avaliação Geral, Critérios Específicos e Próteses Pré-tratamento

Carl E. Misch e Francine Misch-Dietsh

Implantes servem como base para o suporte protético dos dentes ausentes. No entanto, em um paciente parcialmente edentado, os dentes existentes podem frequentemente exigir restaurações ou outros tipos de tratamento. Dentes comprometidos devem ser extraídos e dentes com problemas periodontais avançados ou indicação endodôntica devem ser tratados antes da determinação da prótese final sobre implantes, da posição e do número de implantes (Fig. 16-1). Muitas vezes, um plano de tratamento detalhado (com modelos de estudo e tomografia computadorizada [TC]) é obtido antes da extração de dentes comprometidos. Após as exodontias, mais (ou menos) enxerto ósseo e tratamento com implantes são uma consequência habitual. Desta forma, tempo e esforço são desperdiçados. Além do mais, isto provoca confusão para o paciente e, muitas vezes, resulta no atraso de decisões críticas para um tratamento previsível.

Extração de Dentes com um Prognóstico Desfavorável

Manter os dentes naturais em saúde, função e estética é o objetivo principal de todos os dentistas. No passado, a manutenção de dentes naturais era fundamental, pois as técnicas de substituição de dentes eram caras e não tão previsíveis quanto a reparação natural dos dentes. No entanto, hoje os implantes dentais são bastante previsíveis quando volume e densidade óssea adequados estão presentes nos sítios edentados. Assim, sob algumas condições, procedimentos de reparo avançado, tais como retratamento de insucessos endodônticos, ou tratamento na região de furca, podem ter taxa de sucesso menor em comparação à substituição do elemento dentário por um implante. Assim, por vezes, quando o dente natural estiver significativamente comprometido, a exodontia e substituição por um implante é o tratamento de escolha. Além disso, vários procedimentos avançados no mesmo dente podem ser mais caros (e menos previsíveis) do que a extração do dente e substituição por um implante.

Um dente pode estar indicado para exodontia, por conta de considerações protéticas, endodônticas, periodontais ou cirúrgicas. Em raras ocasiões, a exodontia é considerada mais do que ortodontia para restaurar os dentes numa posição mais estética ou funcional.

Considerações Protéticas

A cárie em um dente natural é frequentemente possível de ser removida e o dente restaurado. No entanto, em alguns casos, a restauração do dente é impossibilitada depois que a cárie é removida. Um axioma protético é ter pelo menos 1,5 a 2 mm de estrutura dentária para uma coroa com a cervical fina. Além disso, retenção e resistência adequadas devem existir durante o preparo do dente.[1-2] Como resultado das cáries, tratamento adicional como terapia endodôntica, ou aumento da coroa, pode ser requisitado (Fig. 16-2). Desta maneira, os procedimentos para salvar o dente são caros e ocasionalmente menos previsíveis do que um implante. Além disso, o resultado final pode não ser esteticamente agradável. Por exemplo, quando um incisivo central requer considerável alongamento funcional da coroa, a margem gengival pode estar comprometida e apresentar um resultado estético desfavorável.

Um paciente com um histórico de alta taxa de deterioração, um alto índice de cáries e cáries recorrentes sob coroas requisitando endodontia e núcleo antes da restauração, pode ser mais bem atendido com exodontia e instalação do implante (Fig. 16-3). A cárie recorrente pode ser eliminada, pelo menos para aquele dente, com um implante. Além disto, quando a cárie se estende para o interior do canal radicular, as paredes externas estruturais da raiz natural podem estar muito finas para pino e prótese previsíveis. Como resultado, exodontia e instalação do implante têm um melhor prognóstico.

Quando o arco dentado se opõe a uma região posterior edentada, extrui para além do plano oclusal em alguns milímetros, o dente pode exigir vários procedimentos para restaurar o plano oclusal correto. Endodontia e aumento de coroa para além da furca das raízes podem ser necessários. Após estes procedimentos, a espessura da parede lateral da raiz pode ser mínima para a colocação de um núcleo. Uma falha estrutural é muito provável sob essas condições.

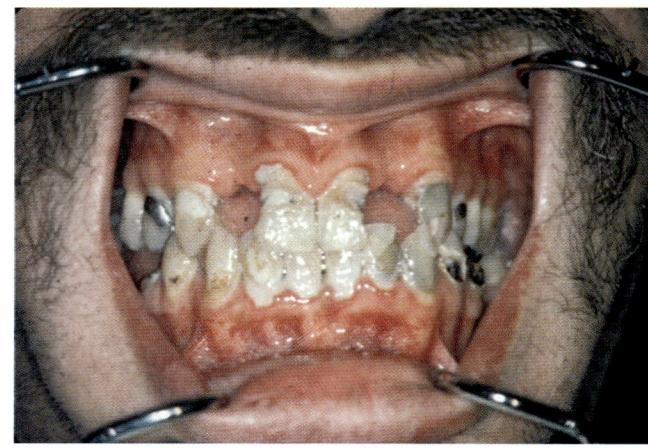

FIGURA 16-1. Antes de desenvolver um plano de tratamento definitivo, é indicada a exodontia dos dentes condenados e tratar dentes com condições bucais avançadas dos tecidos duros e moles.

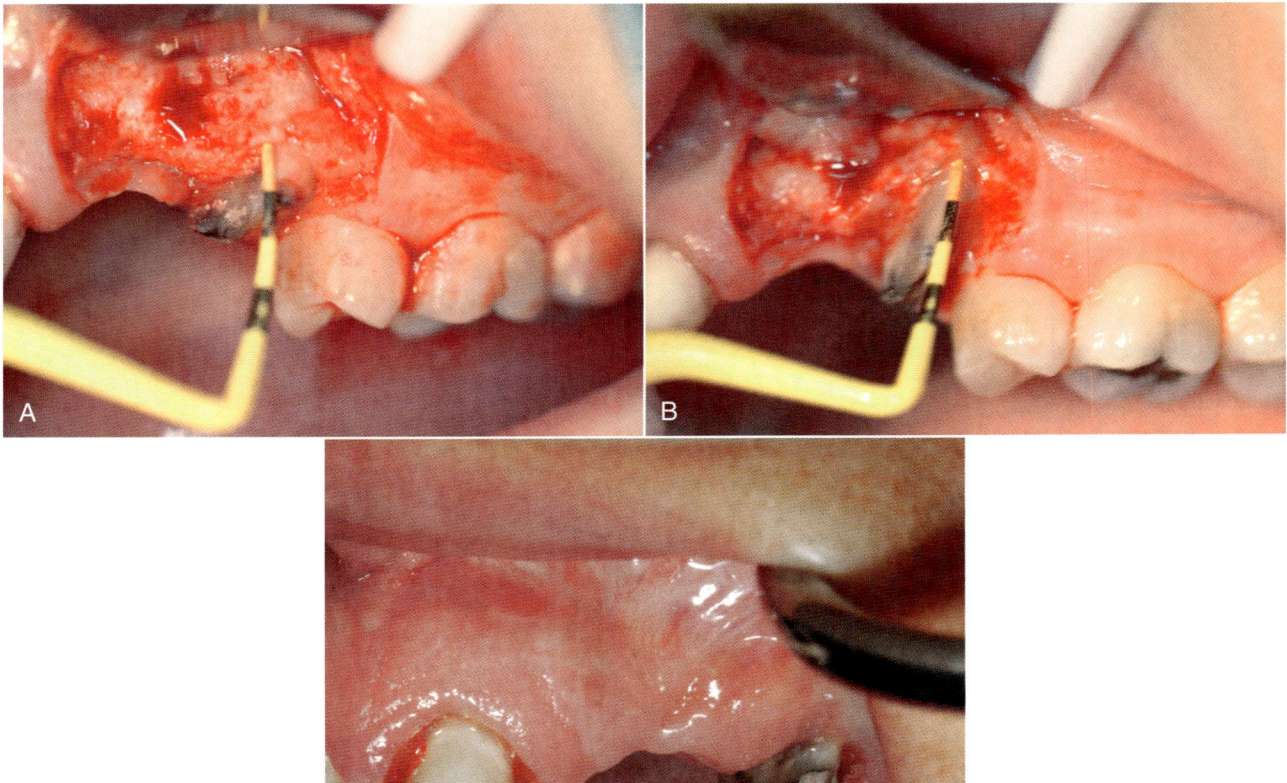

FIGURA 16-2. A, Um canino tratado endodonticamente, com estrutura do dente exposta inadequada para restaurar previsivelmente. **B,** Após aumento da coroa funcional, não há estrutura dentária adequada para um efeito de férula da coroa para ajudar a prevenir fraturas de dentes e melhorar a retenção e resistência da coroa. **C,** Após a cicatrização dos tecidos moles, um pino e um núcleo melhoram a retenção e a resistência da coroa do canino.

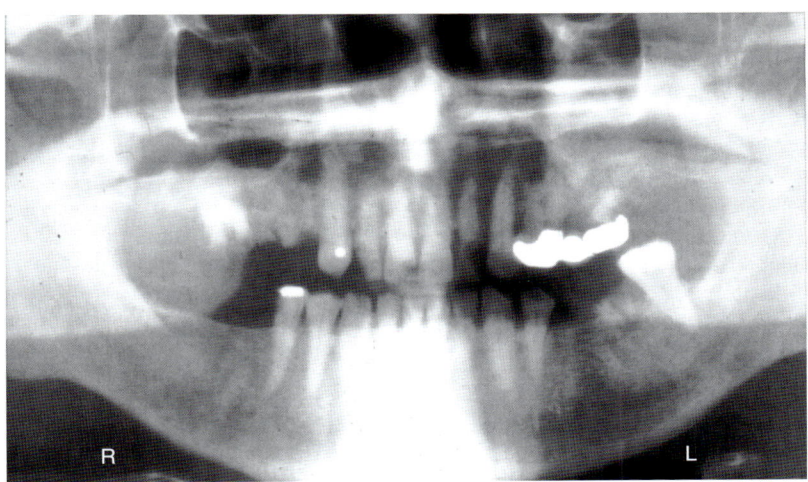

FIGURA 16-3. Radiografia panorâmica de um paciente com cárie recorrente e muitos dentes condenados.

Exodontia e implante podem ser apropriados, especialmente nos casos de parafunção moderada a grave. Outra opção para os dentes extruídos ou esfoliados pode ser a intrusão ortodôntica, muitas vezes com um mini-implante como um dispositivo de ancoragem de transição (DAT). Este tratamento é frequentemente escolhido quando a terapia ortodôntica é necessária para melhorar a posição dos outros dentes em ambos os arcos.

Considerações Endodônticas

Condições endodônticas podem levar o dentista a considerar a exodontia em vez do tratamento tradicional. Por exemplo, quando o canal radicular não pode ser acessado devido à anatomia anormal da raiz ou a uma restauração anterior, exodontia e instalação do implante devem ser consideradas mais do que uma apicectomia (Fig. 16-4). Em algumas ocasiões, o tratamento endodôntico na

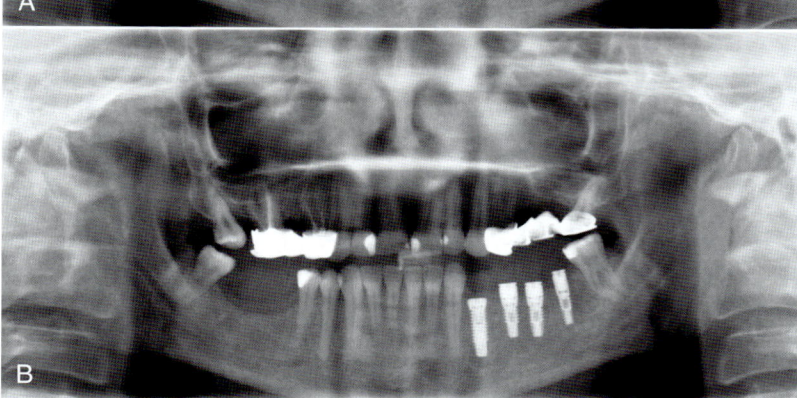

FIGURA 16-4. A, Radiografia panorâmica de um paciente com o segundo molar inferior com uma lesão de origem endodôntica e o acesso do canal está comprometido por um pino (e perfuração da raiz distal e da furca está presente). **B,** Radiografia panorâmica do paciente após a exodontia e instalação do implante.

região posterior da mandíbula requer uma apicectomia e tem risco de parestesia de moderado a alto. Um implante após exodontia pode ser menos invasivo e ter menor risco de parestesia.

Um dente com a síndrome da "raiz dividida" pode ter o canal radicular tratado, com dor ainda presente durante a função, e pode ser tratado com exodontia e instalação do implante. Se o procedimento endodôntico parece satisfatório, mas a dor persiste durante a função, o retratamento do dente muitas vezes não é previsível. Em vez de esperar por um sintoma observável, o achado subjetivo de dor durante a função pode ser causa suficiente para exodontia. Exodontia e instalação do implante é geralmente um tratamento definitivo que elimina a dor durante a função de forma mais previsível que o retratamento endodôntico.

Um estudo de meta-análise do sucesso endodôntico conclui que a taxa de sucesso do tratamento endodôntico é de 90% em 8 anos. No entanto, deve-se notar que as taxas de sucesso para endodontia são diferentes das taxas de "sucesso" relatadas com implantes[3,4]. As taxas de sucesso relatadas com implantes dentais são, na maioria das vezes, as taxas de sobrevida[5]. Se o implante está na boca, ele é considerado um "sucesso", independentemente da qualidade da saúde. No entanto, o sucesso em vários estudos endodônticos é muitas vezes relacionado com a resolução de toda patologia periapical. Assim, quando a sobrevida do dente após a terapia endodôntica é considerada, o tratamento endodôntico é similar à terapia com implantes. Como tal, a endodontia tradicional é o tratamento de escolha para a maioria dos dentes que são passíveis de serem restaurados.

Considerando que um dente vital tratado endodonticamente apresenta a taxa de sucesso de 93%, um dente não vital tem uma taxa de 89%.[6,7] Uma lesão periapical grande (maior do que 5 mm) compromete a taxa de sucesso da endodontia tradicional. Um dente não vital com grande patologia periapical tem uma taxa de sucesso de 78%. Como resultado de uma menor taxa de "sucesso", a terapia endodôntica ainda deve ser realizada, mas o dente deve ser avaliado ao longo de vários meses antes do tratamento com pino, núcleo e coroa (Fig. 16-5).

Se retratamento endodôntico é necessário, a exodontia pode ser justificável. Um retratamento de um dente endodonticamente tratado (que radiograficamente parece estar dentro dos limites normais), com uma lesão periapical tem uma taxa de "sucesso" relatada de 65%. Como resultado, o custo adicional do retratamento pode levar em consideração exodontia e substituição por implante. Portanto, para os dentes desvitalizados com mais de 5 mm de radiolucência apical que não desaparece após tratamento endodôntico inicial e lesões periapicais que permanecem ou reaparecem com consequências clínicas, exodontia deve ser considerada. Isto pode ser ainda mais justificado quando uma apicectomia é o tratamento de escolha para tratar o insucesso.[8]

Considerações Periodontais

Os dentes existentes em pacientes edentados parciais devem ser avaliados em relação à doença periodontal. Doença periodontal avançada pode ser tratada com exodontia dos pilares questionáveis com mais frequência do que no passado, de forma que a área edentada resultante apresente quantidade óssea suficiente para a instalação de implantes endósseos e um prognóstico previsível[9] (Fig. 16-6).

Herodontics (tratamentos heroicos) são desencorajados quando o prognóstico é pobre ou o insucesso do tratamento pode resultar em osso insuficiente para a instalação do implante. Isto é especialmente notado quando o osso disponível existente em torno das raízes dos dentes está comprometido em altura, especialmente na região posterior da mandíbula. Insucesso no tratamento periodontal e perda óssea contínua podem tornar o osso remanescente insuficiente para a instalação de implantes após a exodontia. A enxertia óssea para melhorar a altura do osso disponível na região posterior da mandíbula é mais imprevisível do que em qualquer outra região dos maxilares. Como resultado, quando 10 mm de osso é tudo o que resta do canal mandibular ao osso remanescente ao redor dos

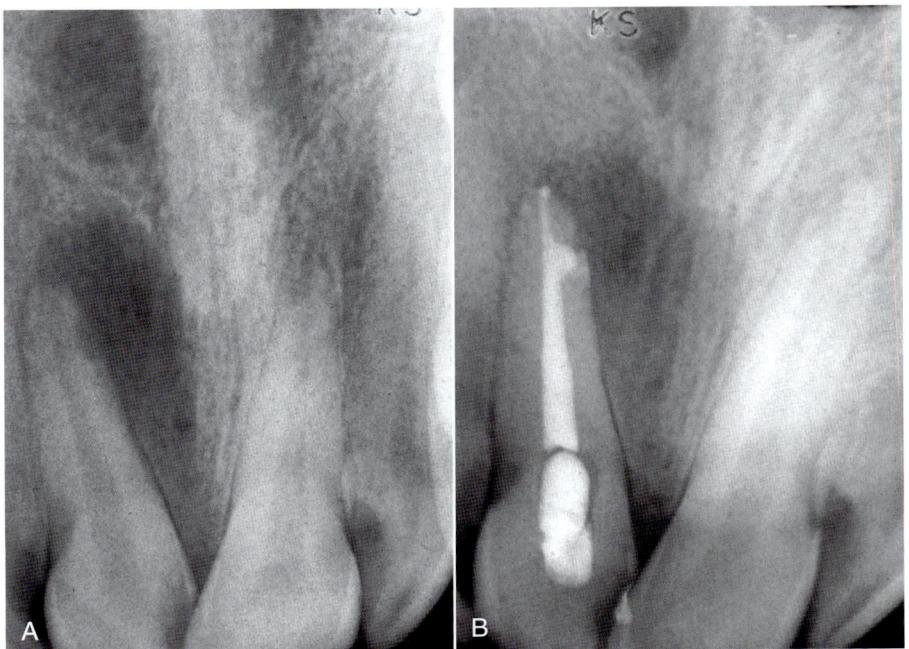

FIGURA 16-5. **A,** Radiografia periapical de um incisivo central superior com uma lesão periapical maior do que 5 mm de diâmetro. Um dente desvitalizado com uma lesão periapical maior do que 5 mm possui menos de 88% de índice de sucesso no tratamento. **B,** O acompanhamento pós-operatório do dente indica sucesso endodôntico. A lesão endodôntica começou a regredir. Ele pode agora ser restaurado com menor risco de falhas. Se não for bem-sucedido, a exodontia deve ser considerada em vez do retratamento, uma vez que o índice de sucesso desse tratamento é de 65%.

dentes periodontalmente envolvidos, deve-se considerar os aspectos previsíveis da terapia periodontal. Em caso de dúvida, os dentes devem frequentemente ser extraídos (Fig. 16-7).

A etiologia dos envolvimentos de furca inclui bactérias, bem como placa na furca com extensão de inflamação na região, com perda de osso inter-radicular. Isto leva a uma progressiva e localizada perda de inserção na maioria dos indivíduos. A entrada da furca de um primeiro molar não pode ser acessada com instrumentos manuais periodontais tradicionais em quase 60% dos casos.[10] Além disso, patologias pulpares com canais acessórios na furca podem causar uma combinação de problemas endodônticos e periodontais. Fratura radicular vertical também pode ocorrer com maior incidência após a terapia endodôntica. Assim, pacientes com doença periodontal moderada que inclui os molares estão em maior risco de continuação da doença.

Tratamento de furca de molares pode incluir amputação de raiz. A menor taxa de sucesso para ressecção radicular foi encontrada em secções radiculares distais mandibulares (75%).[11,12] Mesmo quando bem-sucedido, é indicado para a raiz remanescente, endodontia, núcleo e coroa, e a substituição da raiz distal com um implante ou prótese parcial fixa (PPF) (Fig. 16-8). Exodontia, colocação de enxerto e implante é o tratamento mais previsível para esta condição. Um implante também pode substituir todo o dente, com um custo mais baixo. Como consequência, a ressecção da raiz do molar inferior pode ser substituída por exodontia e terapia com implantes.

Uma furca distal em um molar superior é o envolvimento de furca mais comum, pois é diretamente abaixo do contato interproximal e tem difícil acesso para a higiene.[13,14] Um molar superior que perdeu o osso na região de furca, perdeu quase 30% da área de suporte da raiz. No entanto, quando uma raiz vestibular distal é seccionada na maxila, geralmente a coroa pode ser restaurada para preencher o espaço mesiodistal, e um procedimento adicional não é necessário. Assim, uma furca distopalatina tratada com ressecção radicular é geralmente indicada na maxila, em vez de exodontia e implante.

Quando um molar superior tem mais de uma condição de furca ou raízes curtas, ressecção da raiz, ou até mesmo um considerável aumento funcional da coroa, pode comprometer o suporte restante ou resultar em outro envolvimento de furca. Os tratamentos endodônticos com pino, núcleo e aumento funcional da coroa podem não ser tão previsíveis como a exodontia e instalação do implante. Além disso, o custo desse tratamento convencional pode ser duas vezes o custo de um implante.

Em algumas ocasiões, a terapia periodontal de sucesso é acompanhada por um resultado estético precário. Pode ser mais prudente extrair os dentes não estéticos, mesmo que a terapia periodontal tenha sido "bem-sucedida". Nessas condições, próteses sobre implantes podem restaurar a dentição de forma mais estética (Fig. 16-9).

Os métodos tradicionais para salvar um dente aumentaram em custo ao longo dos anos. O custo do tratamento periodontal questionável pode resultar na incapacidade do paciente de custear a subsequente terapia mais previsível com implantes. Atualmente, a terapia endodôntica de dentes multirradiculares se aproxima do custo de uma cirurgia de implante. Quando aumento funcional da coroa e pós-tratamento endodôntico são necessários, os custos são geralmente maiores do que os de uma exodontia e instalação do implante. Portanto, parte da equação de se extrair ou tratar um dente também pode estar relacionada ao custo do serviço prestado. O molar natural que requer endodontia, amputação de raiz, colocação de núcleos e pinos, e, no entanto, a raiz comprometida com uma área de superfície precária, pode ter um custo inviável para o serviço prestado. Nestes casos, um implante instalado após a exodontia é geralmente menos dispendioso e mais previsível no longo prazo.

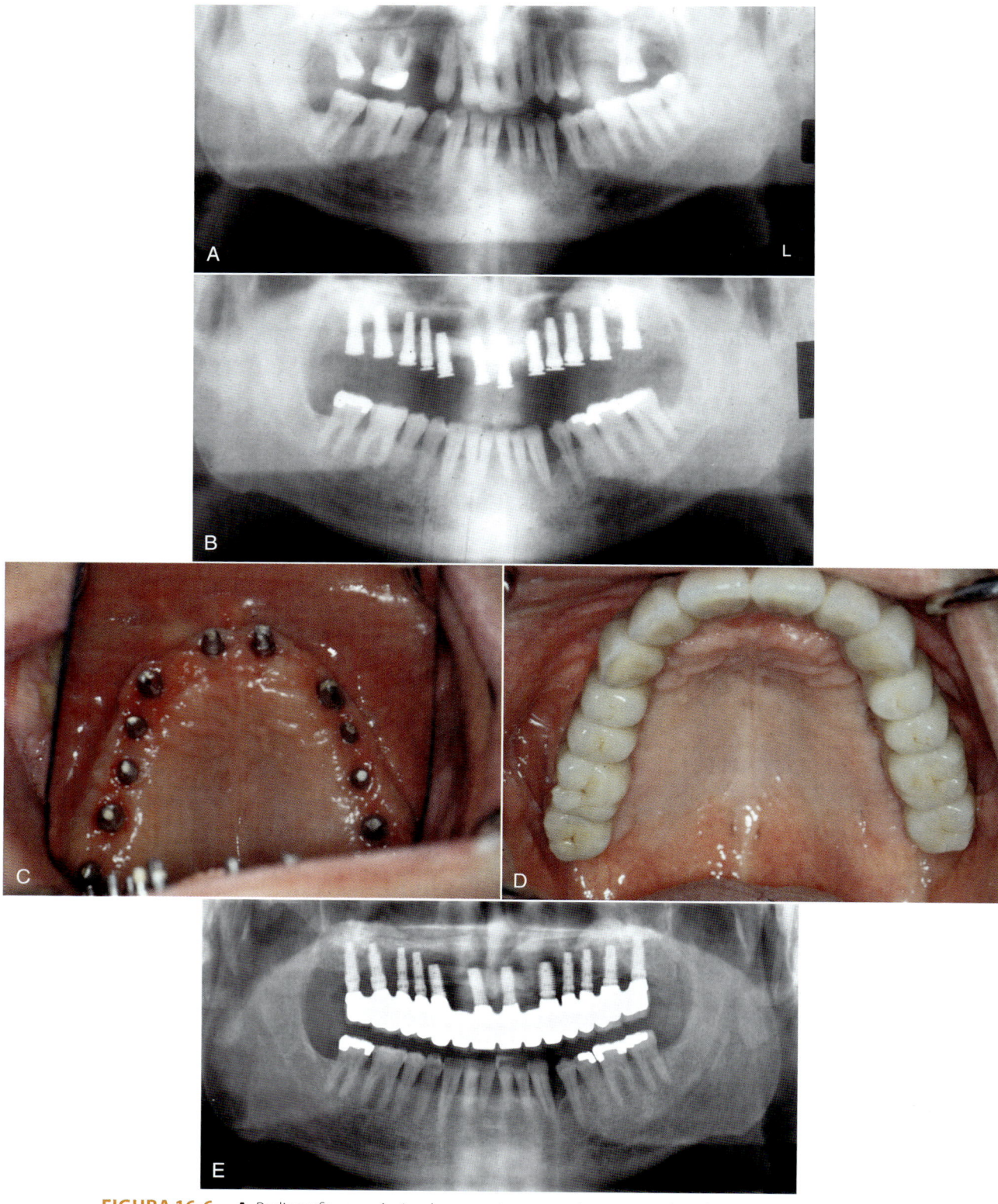

FIGURA 16-6. **A,** Radiografia panorâmica de um paciente com doença periodontal avançada no arco superior e doença moderada no arco inferior. **B,** Os dentes superiores foram extraídos, e após a cicatrização inicial, implantes dentais foram instalados. **C,** Uma visão intraoral dos pilares após a cicatrização inicial. **D,** Visão intraoral da prótese total superior implantossuportada. **E,** Radiografia panorâmica dos implantes maxilares e da prótese, após 10 anos.

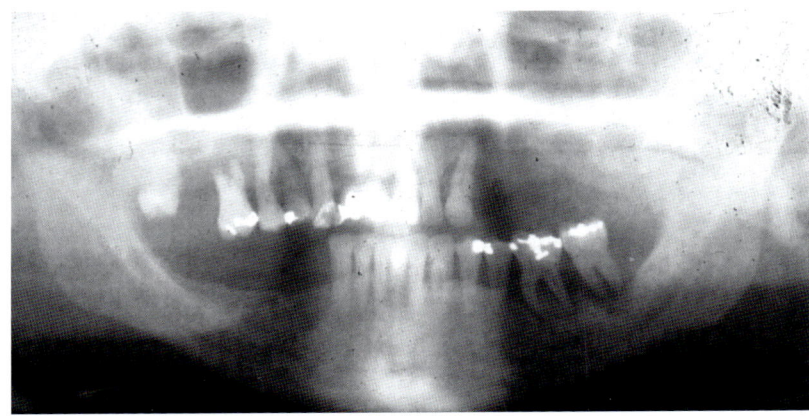

FIGURA 16-7. Radiografia panorâmica de um paciente com doença periodontal avançada na maxila e segundo molar inferior. O segundo pré-molar e o molar mandibulares também devem ser considerados para exodontia, pois o osso remanescente acima do canal ainda é adequado para implantes, e o prognóstico periodontal é questionável.

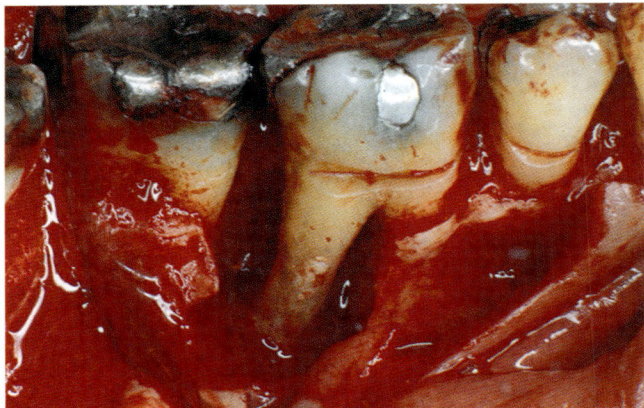

FIGURA 16-8. Um primeiro molar mandibular com uma recessão radicular distal geralmente apresenta uma taxa de sucesso de 75%. Mesmo quando bem-sucedido, a raiz mesial requer tratamento endodôntico, núcleo e coroa, e a raiz distal requer uma reposição. Portanto, um implante ou uma prótese parcial fixa com três elementos são indicados. A relação custo-benefício é melhor com a exodontia, implante e coroa, mesmo quando é indicado um enxerto ósseo.

QUADRO 16-1 Extrair ou Manter Dentes Naturais: Regra de Zero, Cinco e Dez Anos[12]

PROGNÓSTICO	PROTOCOLO
> 10 anos	Manter o dente e restaurar como indicado.
5-10 anos	Prótese implantossuportada independente. Se o dente natural deve ser incluído com os implantes na prótese, torná-lo um "pôntico vivo" pela adição de implantes de cada lado e união dos elementos.
<5 anos	Exodontia e enxerto da área ou considerar um implante.

Deve-se notar que a tendência recente para extrair os dentes com um bom prognóstico (com ou sem a necessidade de tratamento endodôntico ou periodontal) é desestimulada.[15] Implantes ainda não são 100% previsíveis, e os implantes não devem substituir dentes naturais que apresentam um bom ou mesmo um prognóstico justo.

Regra de 0, 5 ou 10 Anos

O dentista avalia a qualidade de saúde dos dentes naturais por meio de índices endodônticos, periodontais e protéticos, amplamente utilizados. Após isto ser feito, o dentista pode obter uma estimativa da longevidade e decidir se deseja extrair ou tratar e manter o dente seguindo uma regra 0, 5 ou 10 anos.[16] O Quadro 16-1 resume o protocolo de tomada de decisão envolvendo um dente natural. Se o dente natural tem um prognóstico favorável por mais de 10 anos, ele deve ser incluído no plano de tratamento. A decisão de usá-lo ou não como um pilar quando adjacente a um espaço edentado requer informações adicionais, mas algumas razões sustentam a remoção do dente para restauração do paciente parcialmente edentado.

Se o prognóstico do dente natural (após terapia periodontal, endodôntica ou restauradora quando necessária) for no período de 5 a 10 anos, o dente deve ser mantido. Se o dente é adjacente a um local de ausência dentária, uma prótese implantossuportada independente é indicada. Se a região edentada não fornece suporte suficiente para uma restauração independente, então a instalação de quantos implantes forem possíveis ao redor do dente, com alternativas de tratamento que vão permitir a remoção do dente sem sacrificar a restauração é indicada. Por exemplo, um pilar pode ser colocado sobre o dente com um prognóstico de 5 a 10 anos, e o dente pode atuar como "pôntico vivo" na restauração final, unida aos implantes adjacentes em cada lado. Se o dente estiver ausente ou presente não modifica a prótese. Deste modo, a prótese pode ser removida, no futuro, e o dente pode ser extraído (se indicado). Desta forma, a prótese é mantida essencialmente sem comprometimento.[17]

Quando os dentes com pilares são unidos aos implantes, os pilares sobre os dentes devem ser feitos com uma trajetória de inserção diferente da trajetoria da PPF, e o pilar deve ser cimentado com cimento permanente. A prótese fixa sobre implantes geralmente é cimentada com um cimento (acesso suave) mais fraco ou cimento temporário. Assim, o caminho de remoção da PPF difere daquele do dente natural e, juntamente com o cimento mais fraco, permite que a prótese seja removida enquanto o pilar continua permanentemente cimentado no dente. O preparo de pilares em dentes naturais muitas vezes requer a remoção adicional de estrutura dentária para evitar sobrecontorno das próteses, e como consequência pode determinar a terapia endodôntica.[19]

Quando a estimativa de sobrevida do dente natural é de 0 a 5 anos (mesmo após o tratamento), uma forte consideração é dada para a extração do elemento dentário e substituição por implante. Como consequência, o plano de tratamento definitivo é adiado até depois da(s) exodontia(s). Por exemplo, tomografias computadorizadas, modelos de gesso para estudo, tratamento protético, enxertos ósseos (exceto alvéolos de enxertos), e assim por diante, são adiados até depois que os sítios de exodontia

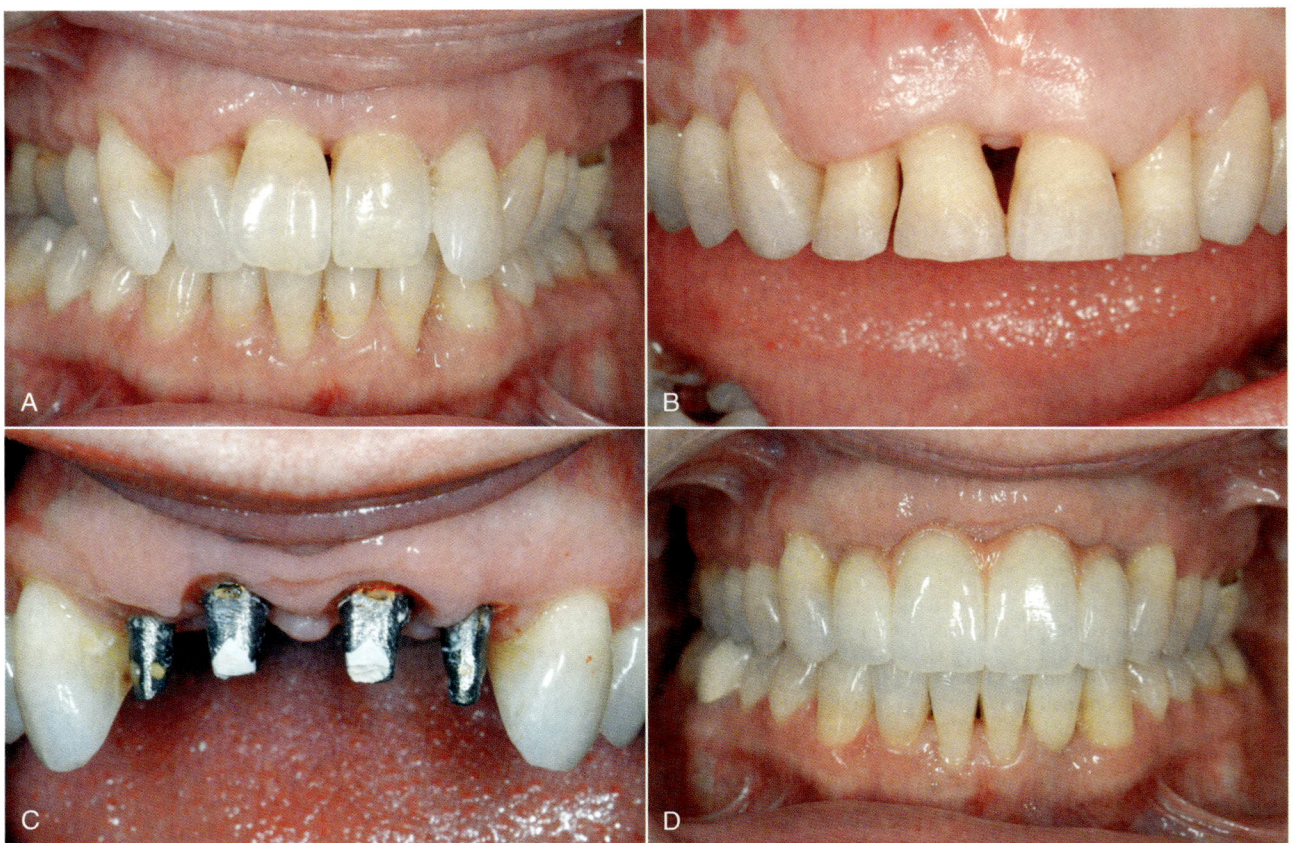

FIGURA 16-9. A, Visão pré-operatória de um paciente com perda óssea moderada por doença periodontal. **B,** O tratamento com cirurgia periodontal e ortodontia obtiveram êxito, mas um resultado estético satisfatório não foi alcançado. **C,** Os quatro dentes anteriores foram extraídos, osso foi enxertado, e implantes foram instalados. **D,** A prótese implantossuportada final é mais estética do que a condição original.

cicatrizem inicialmente, pois algumas condições intraorais podem ser modificadas durante este processo. Este cenário de tratamento também pode muitas vezes ser mais rápido e menos dispendioso ao longo de um período de 5 a 10 anos em comparação com a manutenção de um dente questionável, especialmente quando se está ao lado de uma área edentada.

Exemplos Clínicos

Se a higiene é deficiente em pacientes com envolvimento da furca graus II ou III em molares, o dente na maioria das vezes está na categoria de 0 a 5 anos e é indicado para exodontia. Isso é especialmente considerado quando outros dentes no mesmo quadrante estão ausentes ou sem esperança ou se apenas de 8 a 10 mm de osso permanece entre a crista óssea e a estrutura anatômica oposta. [12,13,18]

Molares com envolvimento de furca grau I muitas vezes são colocados na categoria de prognóstico entre 5 a 10 anos. No entanto, deve-se notar que molares superiores estão em maior risco de complicações na furca, e mesmo quando classificados como envolvimento da furca grau I, 33% são perdidos dentro do período de 5 anos sem tratamento.[14] Molares inferiores têm uma falha de 20% na mesma época de referência. Portanto, mesmo quando um envolvimento de furca classe I é diagnosticado, um tratamento agressivo e boa higiene oral são necessários, especialmente se o dente precisar de uma restauração extensa.

Pacientes com uma potencial falha estrutural após a restauração (como resultado de cárie ou trauma) e que necessitam de endodontia, aumento de coroa funcional, pinos e núcleos são considerados na categoria de 0 a 5 anos. Quando o índice de cárie é alto, especialmente associado à higiene deficiente, e várias restaurações falharam, pode ser indicada a exodontia desses elementos.

Quando o paciente tem uma lesão endodôntica maior do que 5 mm num dente previamente tratado endodonticamente (que parece ter sido dentro de uma técnica aceitável), o dente é indicado para exodontia. Um dente que apresenta dor durante a função, apesar da terapia endodôntica radiograficamente bem-sucedida, pode ter uma raiz de divisão e é considerado na categoria de 0 a 5 anos.

O dentista deve avaliar os dentes, especialmente os que estão ao lado de uma região edentada. Um dente natural distante do local do futuro sítio da prótese sobre implante é menos suscetível a afetar a prótese sobre implante e alterar as sequências do tratamento neste sítio. No entanto, a perda de um dente natural adjacente ao sítio do implante pode causar perda do implante adjacente e quase sempre (se ocorrer uma falha ou não) faz com que a prótese seja atrasada e comprometida. Portanto, se o clínico não estiver certo se o dente está na categoria de 0 a 5 anos ou de 5 a 10 anos, para o o dente adjacente ao sítio do futuro implante com mais frequência deve ser considerado pior prognóstico.

Avaliação Geral

A avaliação dos dentes remanescentes deve preceder o plano de tratamento definitivo para substituir dentes perdidos. As condições existentes do sistema estomatognático fora da faixa de normalidade

QUADRO 16-2 Avaliação Geral: Sequência de Tratamento
Posicionamento dos dentes maxilares anteriores
Dimensão vertical de oclusão
Borda incisal mandibular
Plano posterior maxilar
Plano posterior mandibular

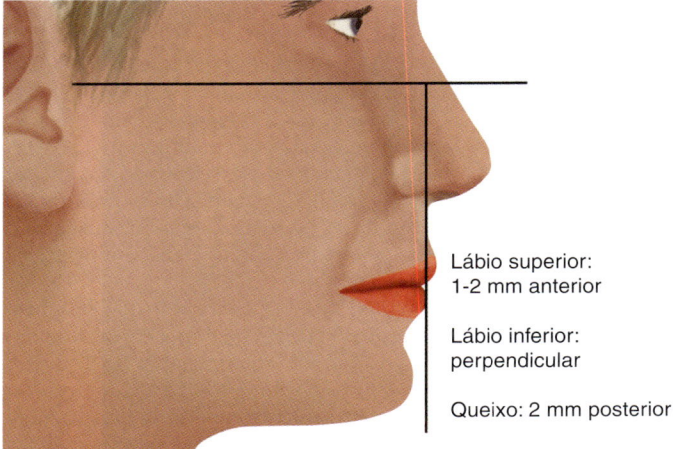

FIGURA 16-10. Primeiramente a posição labial dos dentes é avaliada em relação ao suporte do lábio maxilar. A referência é uma linha vertical que passa pelo ponto subnasal e perpendicular ao plano de Frankfurt. O lábio maxilar deve estar 1-2 mm anterior a essa linha, o lábio inferior deve coincidir com ela, e o queixo deve estar 2 mm trás da linha.

devem ser avaliadas e tratadas quando necessário. Este tratamento pode ser realizado antes ou em conjunto com terapia de implantes. Desta forma, as considerações protéticas pré-implante constituem fase essencial do tratamento.

As relações existentes entre dentes e arcos não precisam ser perfeitas antes da cirurgia de implantes. No entanto, como a implantodontia sempre diz respeito à substituição de dentes, pelo menos, um diagnóstico e um plano de tratamento devem ser feitos antes da instalação do implante. O objetivo é identificar e restaurar os parâmetros protéticos dos dentes remanescentes dentro dos limites normais. As posições dentárias corretas devem ser, em primeiro lugar, determinadas, então mesmo que o tempo total de tratamento seja estendido ao longo de vários anos, pelo menos, cada segmento terá um objetivo consistente. Muitas vezes o protesista presume que o paciente deseja o tratamento mais barato ou mais rápido relacionado a cada sessão de tratamento ou que permaneça dentro dos limites de reembolso do seguro dental. Como consequência, a boca é restaurada de um ou dois dentes de cada vez, adaptando a prótese de acordo com a condição oclusal presente do paciente, que geralmente piora com o tempo e nunca melhora por conta própria. Como resultado, depois de o paciente ter ido no mesmo profissional por várias décadas, a dentição geral encontra-se em pior condição do que quando o paciente começou. Embora seja mais fácil restaurar uma boca inteira para corrigir as relações oclusais em um só tempo, também é possível obter um resultado semelhante quando se trata um dente de cada vez, desde que cada etapa prossiga ao longo do percurso predeterminado de todo o tratamento.

A avaliação do estado protético geral pré-implante do paciente se assemelha à odontologia tradicional. Quando o protesista avalia as necessidades de próteses de um paciente, um processo ordenado é necessário, independentemente do estado atual da dentição. Em outras palavras, independentemente de o paciente ter todos os seus dentes ou a ausência destes, após o dentista aceitar a responsabilidade de orientação profissional e tratamento a longo prazo conforme necessário, uma abordagem consistente para cuidar é benéfica.

Há cinco elementos iniciais dos dentes existentes que devem ser avaliados em sequência e tratados quando indicado. Esses elementos são posição dos dentes anteriores da maxila, dimensão vertical de oclusão (DVO) existente, posição da borda do incisivo inferior, plano oclusal da maxila e plano oclusal da mandíbula[16] (Quadro 16-2). Esses elementos são avaliados em um paciente parcialmente edentado durante o exame clínico inicial e também podem ser avaliados em modelos de diagnósticos montados (que podem também servir para os procedimentos de encerramento de diagnóstico).

Posição dos Dentes Anteriores da Maxila

A posição dos dentes anteriores existentes na maxila é primeiramente avaliada. Na maioria das vezes esses dentes naturais têm localização e posição da borda incisal adequadas. No entanto, se a sua posição é indesejável por qualquer motivo, tratamento ortodôntico ou restaurador pode ser indicado. Neste ponto, a avaliação não é para aspectos cosméticos de cor ou forma do dente, mas a posição dos dentes também é examinada. Se a borda do incisivo superior é modificada tanto no plano horizontal ou vertical, todos os outros quatro elementos do sistema estomatognático também podem precisar ser mudados.

A posição labial dos dentes anteriores da maxila é primeiramente determinada com o lábio em repouso. Esta é avaliada principalmente pelo apoio total do lábio maxilar e a sua relação com o equilíbrio da face, especialmente em relação ao nariz e da presença ou ausência do *filtrum* na linha média.[19-21] A linha perpendicular a partir do plano de Frankfurt (plano que passa pelo ponto mais baixo no assoalho da órbita esquerda e o ponto mais alto de cada conduto auditivo externo do crânio) que toca o lábio inferior deve, na maioria das vezes, encontrar o lábio superior 1-2 mm à frente dessa linha e o queixo 1-2 mm atrás dessa linha (na DVO correta) (Fig. 16-10).

Quando os dentes estão posicionados mais para vestibular, a posição vertical do lábio é elevada. Da mesma forma, uma posição mais palatina dos dentes maxilares anteriores resulta em uma posição mais inferior ou estendida do lábio. Se a posição labial ou horizontal do lábio vai ser alterada, a terapia ortodôntica é o tratamento de escolha em uma pré-maxila dentada. Em algumas ocasiões, uma abordagem protética ou cirúrgica pode ser indicada com ou sem tratamento ortodôntico.

Uma alternativa para o aumento do comprimento dos dentes anteriores de forma que mais dentes fiquem visíveis com o lábio em repouso pode ser o aumento da espessura do rebordo da pré-maxila. Essa espessura adicional do rebordo alveolar traz o lábio para fora e levanta a borda do vermelhão. Como resultado, os dentes não estão mais longos, mas a margem do lábio fica mais alta. Além disso, se a largura adicionada ao rebordo é de osso autógeno, substituir os dentes por implantes, em vez da utilização de pônticos, ajuda a manter a situação. O lábio superior também pode parecer mais jovem porque as linhas verticais de idade também podem ser reduzidas.

Em um paciente edentado total, a flange vestibular da prótese existente do paciente pode ser removida e a posição do lábio avaliada antes de completado o plano de tratamento para uma prótese fixa. Quando o lábio precisa de suporte da flange vestibular para estética e uma restauração fixa está planejada, enxertos *onlay* com hidroxiapatita (HA), tecido conjuntivo, enxerto autógeno ou alógeno pode ser indicado para aumentar a espessura do tecido vestibular para suporte labial adequado.

O próximo passo no processo de avaliação (quando a posição labial é aceitável) é a posição vertical dos dentes maxilares anteriores relacionados com o lábio em repouso.[22] O canino superior é a chave para esta posição.[23] Misch sugeriu que a ponta do canino deve ser localizada ± 1 mm, com o lábio em repouso, independentemente da idade ou sexo do paciente (Fig. 16-11). Uma linha horizontal traçada a partir da ponta de um canino ao outro deve estar nivelada para o horizonte. Os incisivos centrais são de 1 a 2 mm mais compridos do que o plano horizontal dos caninos.

A posição do incisivo central superior, em relação ao lábio superior e a idade do paciente (uma variação de 8 mm), é muito mais variável do que a posição do canino (uma variação de 3 mm).[23] A curvatura no centro do lábio superior sobe alguns milímetros em algumas mulheres e é pouco evidente em outras. Quanto mais alta for a curvatura do lábio, mais a superfície do incisivo central é observada no paciente, independentemente da idade. Os homens raramente exibem uma curvatura labial exagerada e, por conseguinte, têm a borda do incisivo mais consistente para a posição do lábio. A posição do canino está mais perto do canto do lábio e não é afetada pelo efeito da curvatura labial na linha média. Desta forma, é uma posição mais consistente e geralmente corresponde ao comprimento do lábio na posição de repouso dos 30 aos 60 anos de idade tanto em homens quanto em mulheres.

Nenhuma outra região da boca deve ser restaurada até que esta posição seja corrigida, pois a mesma influencia negativamente a posição adequada de todos os demais segmentos (p. ex., DVO, posição dos dentes anteriores inferiores, e os planos oclusais posteriores). Se o paciente está usando uma prótese total maxilar, a posição dos dentes anteriores da maxila é muitas vezes incorreta. Como um resultado da reabsorção da pré-maxila, a prótese se desloca para apical e para posterior seguindo o padrão de perda de massa óssea.

Relações entre os arcos são frequentemente afetadas por padrões de reabsorção em rebordos edentados. A maxila anterior e posterior edentada reabsorve em direção ao palato após a perda do dente.[24] A largura do rebordo diminui em 40% em poucos anos, principalmente à custa da tábua vestibular. Por conseguinte, os implantes são instalados muitas vezes lingualmente à posição original do incisivo. A prótese final apresenta então sobrecontorno vestibular para restaurar os dois terços incisais na posição ideal do dente para a estética. Isto resulta numa força de cantiléver sobre o corpo do implante. A maxila é mais afetada que a mandíbula, pois a posição da borda incisal nas zonas estéticas não podem ser modificadas e é ditada por estética, discurso, posição dos lábios e oclusão. As coroas anterossuperiores sobre implantes em cantiléver geralmente exigem implantes adicionais unidos e um aumento na distância anteroposterior (AP) entre o mais distal e o implante mais anterior para compensar o aumento das cargas laterais e forças de momento para os implantes instalados na pré-maxila, especialmente durante as excursões mandibulares.

As posições horizontal e vertical dos dentes anterossuperiores são avaliadas antes de qualquer outro segmento dos arcos, incluindo a DVO. Se os dentes anterossuperiores estão significantemente mal posicionados, o clínico deve obter mais estudos de diagnóstico, tais como a radiografia cefalométrica, para determinar a relação da maxila com a base do crânio. O paciente pode ter relações esqueléticas desfavoráveis (excesso ou deficiência vertical maxilar). Se a posição dos dentes anterossuperiores naturais é indesejável, por qualquer motivo, ortodontia, cirurgia ortognática, ou prótese podem ser indicadas. Depois da posição dos dentes anteriores da maxila ser considerada aceitável, o próximo passo do tratamento reabilitador é a avaliação da DVO e do plano oclusal da maxila.

Dimensão Vertical de Oclusão Existente

Para determinar a posição anterior da mandíbula e o espaço da altura da coroa (EAC) da maxila, da mandíbula, ou de ambas, a questão geral de DVO deve ser analisada. A DVO existente do paciente deve ser avaliada no início de um plano de tratamento protético sobre implantes, pois qualquer modificação alterará significativamente todo o tratamento. Uma alteração na DVO não vai apenas requerer que pelo menos um arco completo seja reconstruído, mas também afetar o EAC e, portanto, o número, o tamanho, a posição e a angulação requeridos pelos implantes.

A DVO é definida como a distância entre dois pontos (um na maxila e outro diretamente abaixo na mandíbula), quando os membros de oclusão estão em contato.[25] Esta dimensão requer avaliação clínica do paciente e não pode ser avaliada apenas nos modelos de diagnóstico.

A determinação da DVO não é um processo preciso, porque uma gama de dimensões é possível sem sintomas clínicos.[26,27] Em um momento, acreditava-se que a DVO era muito específica e permanecia estável ao longo da vida de um paciente. No entanto, esta posição não é necessariamente estável quando os dentes estão presentes ou depois de os dentes serem perdidos. Estudos longitudinais mostram que esta não é uma dimensão constante e, muitas vezes, diminui ao longo do tempo, sem consequências clínicas em pacientes dentados, parcialmente edentados, e totalmente edentados. Um paciente totalmente edentado muitas vezes usa a

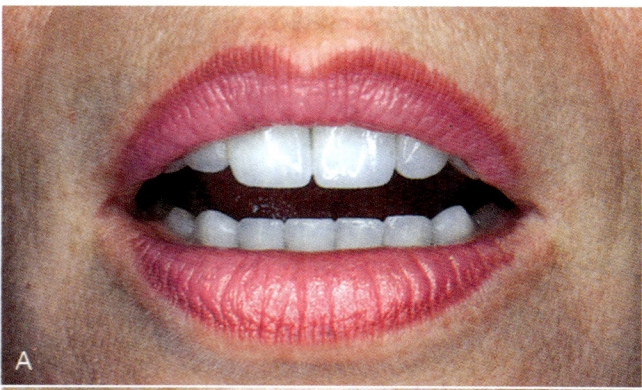
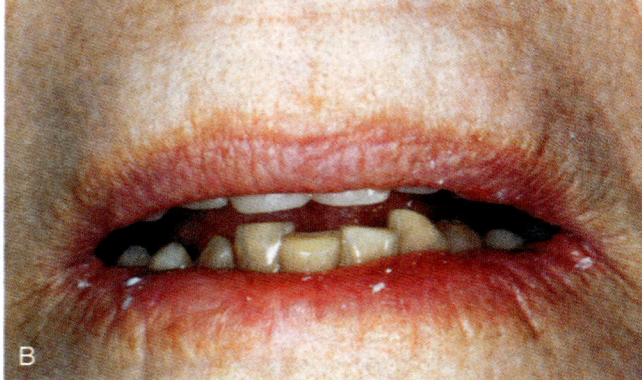

FIGURA 16-11. **A,** A posição vertical dos dentes anteriores da maxila é avaliada. A posição ideal é determinada pela ponta do canino ao lábio em repouso: uma linha horizontal é traçada a partir de uma ponta de canino a outra, e os incisivos centrais são de 1 a 2 mm mais compridos. **B,** Esta posição é constante (dentro de 1 mm), independentemente da idade ou do sexo do paciente.

mesma prótese total por mais de 10 anos, e durante esse tempo a DVO sofre redução de 10 mm ou mais, porém sem sintomas ou prejuízos ao paciente.

A DVO pode ser alterada sem os sintomas de dor ou disfunção, especialmente quando o disco condilar é saudável. No entanto, isto não significa que alterá-la não traga consequências. Pelo contrário, uma mudança na DVO afeta a estética da face, a posição do queixo e o EAC. Desta forma, pode afetar a biomecânica do sistema de suporte de uma prótese. Qualquer mudança na DVO vai modificar a relação horizontal da maxila com a mandíbula. Assim, uma mudança no DVO irá modificar o guia anterior, o limite de função e a estética facial.[28]

O efeito mais importante da DVO na carga sobre o dente (implante) pode ser o efeito sobre a biomecânica do guia anterior. Quanto mais fechada a DVO, mais para a frente é a rotação da mandíbula e mais à classe III esquelética o mento se assemelha (Fig. 16-12). Um paciente com bruxismo que tem a posição dentária em classe I esquelética pode desenvolver uma posição dentária de topo a topo juntamente com uma DVO fechada (Fig. 16-13). Porque este tipo de paciente perdeu a guia incisal, o bruxismo continuado irá desgastar mais rapidamente os dentes anteriores e posteriores. Assim, restaurar a DVO e a guia incisal é fundamental para qualquer reconstrução oral.

Em um paciente classe II esquelética, divisão 2, quanto mais fechada a DVO, mais íngreme a guia anterior e maior o trespasse vertical dos dentes anteriores. Quando a DVO é aberta, pode não haver qualquer contato anterior em oclusão. Assim, ortodontia para reposicionar os dentes anteroinferiores pode ser necessária para restaurar o guia incisivo. A guia anterior é necessária para manter o guia incisivo durante excursões mandibulares para reduzir o risco de interferências posteriores.

As condições de um aumento do trespasse vertical irão aumentar as forças aplicadas aos dentes anteriores (ou implantes). Assim, a DVO deve ser aumentada em um paciente classe II esquelética divisão II. O aumento da DVO tem o efeito oposto sobre o guia incisivo. Em geral, para um paciente dentado, é mais precário fechar a DVO do que a aumentar, porque a rotação anterior resultante da mandíbula vai posicionar os incisivos inferiores em oclusão cêntrica.

Em pacientes completamente edentados restaurados com prótese fixa implantossuportada, uma alteração na DVO em qualquer direção afeta a biomecânica. A abertura da DVO e a redução no guia incisal, resultando em uma oclusão balanceada bilateral, pode aumentar as forças sobre os implantes posteriores durante a excursão mandibular.

O fechamento da DVO pode aumentar as forças sobre os implantes anteriores durante qualquer excursão. Oportunamente, uma alteração na DVO pode também afetar os sons sibilantes devido à alteração da posição horizontal da mandíbula.

A DVO é quase nunca naturalmente tão grande e, a menos que qualquer interferência seja produzida, está dentro do padrão clínico ou colapsada. Portanto, o protesista deve determinar quando a DVO precisa ser aumentada. Em outras palavras, a DVO existente em um paciente sem sintomas na articulação temporomandibular (ATM) é uma posição para iniciar a avaliação, mas não necessariamente a que deve ser mantida.

De acordo com Kois e Phillips, três situações são principais mandatórias na modificação da DVO: (1) estética, (2) função e (3) as necessidades estruturais da dentição.[28] A estética está relacionada com DVO pelo posicionamento das bordas incisais, equilíbrio facial e posição do queixo e do plano oclusal. Função esta relacionada à posição dos caninos, guia incisal e ângulo da carga sobre os dentes ou implantes. Requerimentos estruturais

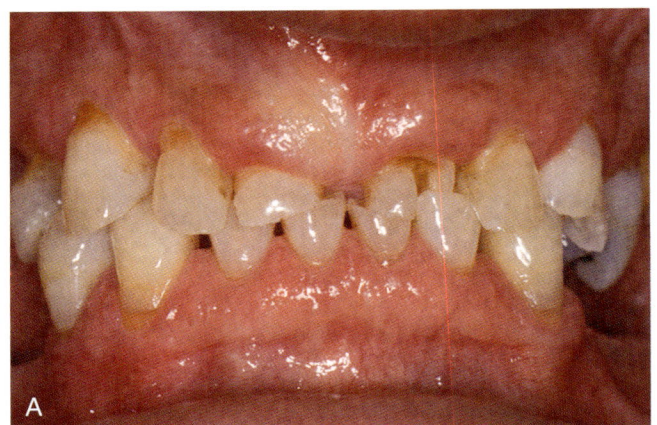

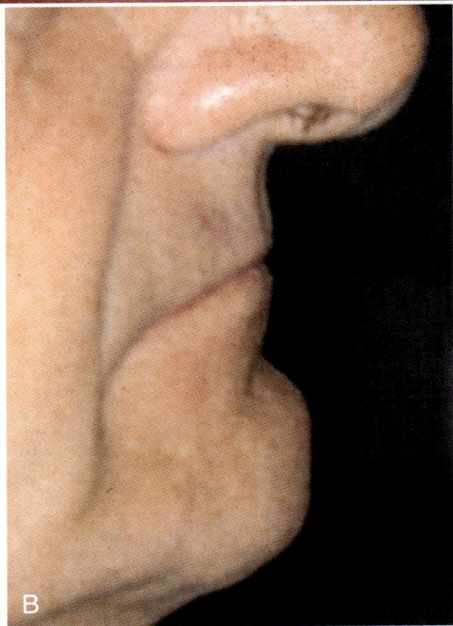

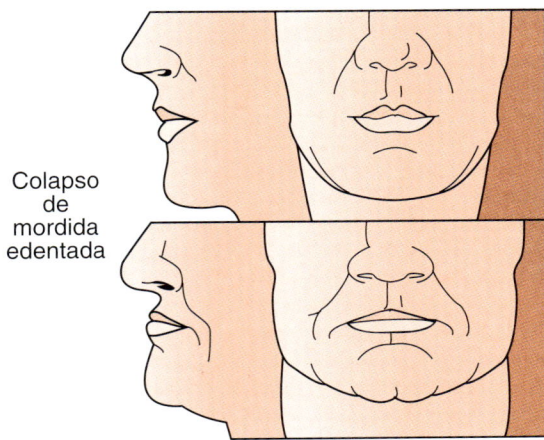

FIGURA 16-12. Uma dimensão vertical de oclusão (DVO) reduzida, rotaciona o queixo para a frente, em relação a sua posição original (superior).

FIGURA 16-13. **A,** Paciente com bruxismo apresentando desgaste dos dentes anteriores, e termina com oclusão de topo a topo final e uma dimensão vertical de oclusão fechada (DVO). Quanto mais fechada a dimensão vertical de oclusão, mais para a frente os dentes anteriores ocluem. **B,** Este mesmo paciente tem uma DVO fechada, e o queixo é anterior aos lábios.

estão relacionados às dimensões dos dentes para restauração, mantendo as distâncias biológicas, ou o EAC, o que pode modificar a força biomecânica.

Métodos para Avaliar a Dimensão Vertical de Oclusão

Na prótese tradicional, várias técnicas foram descritas para estabelecer a DVO. Considerando que métodos objetivos ultilizam mensurações das dimensões faciais, métodos subjetivos estão relacionados à estética, ao posicionamento dos arcos em repouso e a um espaço de pronúncia reduzido. Não existe consenso quanto ao método ideal para a obtenção da DVO. Portanto, essa dimensão é em parte arte e em parte ciência. E além disso, é muito importante que um plano de tratamento final não seja apresentado até que uma determinação em relação a essa dimensão tenha sido feita.

Os métodos subjetivos para determinar a DVO incluem a distância interoclusal de repouso e técnicas fonéticas utilizando sons sibilantes.[29,30] Niswonger propôs o uso da distância interoclusal ("espaço livre"), que presume que o paciente relaxe a mandíbula para a mesma posição fisiológica de repouso constante.[27] O profissional então subtrai 3 mm da medida para determinar a DVO. Duas observações discordam desta abordagem. Em primeiro lugar, a quantidade de espaço livre no mesmo paciente é altamente variável, em função de fatores, tais como postura da cabeça, estado emocional, presença ou ausência de dentes, parafunção e o momento do registro (maior pela manhã). Em segundo lugar, a distância interoclusal de repouso varia de 3 a 10 mm de um paciente para outro. Como resultado, a distância obtida para subtrair a partir do espaço livre é desconhecida para um paciente específico. Dessa forma, a posição fisiológica de repouso não deve ser o primeiro método para avaliar a DVO. Entretanto, uma vez que a DVO esteja estabelecida, deve ser avaliada para garantir que um espaço livre exista quando a mandíbula estiver em repouso.

Silverman afirmou que deveria existir cerca de 1 mm entre os dentes ao se fazer o som de S.[31] Pound ainda desenvolveu este conceito para o estabelecimento de registros da relação cêntrica e vertical da mandíbula para próteses totais.[32,33] Embora esse conceito seja aceitável, não está correlacionado à DVO original do paciente. Os pacientes frequentemente utilizam as mesmas próteses totais por mais de 14 anos e durante este período perdem 10 mm ou mais de sua DVO original. No entanto, todos esses pacientes são capazes de dizer "Mississippi" com as próteses existentes. Se a fala estivesse relacionada à DVO original, tais pacientes não seriam capazes de pronunciar o som de S, pois seus dentes estariam separados mais de 11 mm. Mas para dizer a letra "S" com o som correto, os dentes devem estar separados aproximadamente 1 mm entre si. Portanto, o espaço de pronúncia não deve ser utilizado como o único método para estabelecer a DVO. Depois que a DVO estiver determinada, o espaço de pronúncia deve ser observado, e os dentes não devem se tocar durante os sons sibilantes. Em algumas situações, pode ser necessário um curto período de ajuste de algumas semanas para estabelecer este critério. Desta forma, uma prótese provisória deve ser utilizada para avaliar esta posição, podendo ser modificada antes da prótese final.

Kois e Phillips observaram que o método subjetivo da estética para estabelecer a DVO é o mais difícil de ser ensinado a estudantes de odontologia inexperientes e por isso é menos apropriado que seja abordado no início, quando os conceitos de determinação da DVO são ensinados.[28] No entanto, os clínicos experientes quase sempre dão mais valor a este método do que a qualquer outro para calcular a DVO.

Após a posição da borda do incisal maxilar ser determinada, a DVO influencia a estética da face em geral. As dimensões faciais são objetivas (porque elas são medidas) e diretamente relacionadas com a estética facial ideal de um indivíduo. Podem ser facilmente determinadas, independentemente da experiência do clínico.[34-42] Esta avaliação objetiva normalmente é o método de escolha para avaliar a DVO existente ou para estabelecer uma DVO diferente durante a reconstrução protética. Além disso, ela pode ser realizada sem a necessidade de testes adicionais de diagnóstico.

Há indícios de mensurações faciais na antiguidade, quando escultores e matemáticos seguiram a *proporção áurea* nas proporções faciais e corporais, como descrito por Platão e Pitágoras. A proporção áurea está relacionada à extensão e largura dos objetos na natureza como 1 para 0,618. Observou-se que as características biológicas seguem esta razão. Proporções arquitetônicas muitas vezes seguem a proporção áurea, pois esta é considerada a mais esteticamente atraente para o olho humano.[35-37] Leonardo da Vinci, mais tarde, contribuiu com várias observações e desenhos sobre as proporções faciais, as quais ele chamou de *proporções divinas*.[39] Ele observou que a distância entre o queixo e a base do nariz (i.e., a DVO) tem dimensão semelhante à (1) distância entre a linha do cabelo e as sobrancelhas, (2) altura da orelha e (3) distância entre as sobrancelhas e a base do nariz, e cada uma dessas dimensões equivale a um terço da face.

Muitos profissionais, incluindo cirurgiões plásticos, cirurgiões orais, artistas, ortodontistas e agentes funerários, utilizam medidas faciais para determinar a DVO. Misch revisou a literatura e descobriu que muitas fontes diferentes revelam diversas correlações de aspectos que correspondem à DVO [40,41]:

1. A distância horizontal entre as pupilas.
2. A distância horizontal entre a comissura externa de um olho à comissura interna do outro.
3. Duas vezes a extensão horizontal de um olho.
4. Duas vezes a distância entre a comissura interna de um olho à comissura interna do outro.
5. A distância horizontal da comissura externa de um olho à orelha.
6. A distância horizontal de uma comissura labial a outra, seguindo a curvatura da boca (*cheilion* a *cheilion*).
7. A distância vertical do canto externo de um olho (comissura externa) à comissura da boca.
8. A altura vertical da sobrancelha à asa do nariz.
9. A extensão vertical do nariz na linha média (a partir da espinha nasal [subnásio] à glabela).
10. A distância vertical da linha do cabelo à linha da sobrancelha.
11. A altura vertical da orelha.
12. A distância entre a ponta do polegar e a ponta do dedo indicador com a mão espalmada com os dedos próximos uns dos outros (Fig. 16-14).

Todas essas medidas não correspondem exatamente às outras restantes, mas geralmente não variam mais que poucos milímetros (com exceção da altura vertical da orelha), quando as características faciais aparecem em harmonia. Uma média de várias dessas medidas pode ser utilizada para avaliar a DVO existente. Em um estudo clínico de Misch, a DVO mostrou-se levemente maior do que as mensurações faciais listadas (mais em homens do que em mulheres), mas raramente foi uma dimensão menor.[41] Os critérios subjetivos de estética agradável devem então ser considerados após as dimensões faciais estarem em equilíbrio umas com as outras.

A estética é influenciada pela DVO por causa da relação com as posições maxilomandibulares. Quanto menor a DVO, mais classe III esquelética a relação dos arcos se torna; quanto maior a DVO, mais classe II esquelética a relação se torna. A posição dos dentes anteriores da maxila é determinada em primeiro lugar, e é mais importante para os critérios estéticos da reconstrução. Alteração da DVO para estética raramente inclui a posição dos dentes maxilares. Por exemplo, a posição da DVO pode ser influenciada pela necessidade de atenuar

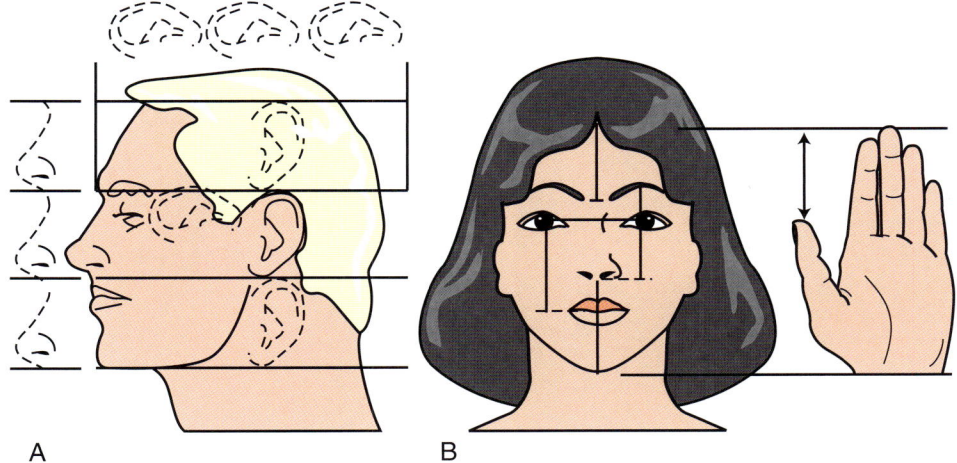

FIGURA 16-14. A, A dimensão vertical de oclusão (DVO) pode inicialmente ser avaliada por medidas objetivas, comparando as dimensões faciais à DVO existente. Leonardo da Vinci descreveu as proporções divinas da seguinte maneira: "A distância entre o queixo e o nariz e entre a linha do cabelo e as sobrancelhas são iguais à altura da orelha e um terço da face. Da comissura externa do olho à orelha, a distância é igual à altura da orelha e a um terço da altura da face". **B,** Além disso, a altura facial (do queixo à linha do cabelo) é igual à altura da mão, e o nariz é do mesmo tamanho da distância entre a ponta do polegar e a ponta do dedo indicador.

o queixo de um paciente com uma grande protuberância mental, aumentando a DVO.

Métodos radiográficos utilizados para determinar uma DVO objetiva, também estão documentados na literatura. Quando excessos ou deficiências grosseiras nos arcos são notados, sugere-se traçados em uma radiografia cefalométrica. Tais condições podem originar-se do excesso maxilar vertical; deficiência maxilar vertical; excesso mandibular vertical (queixo longo); deficiência mandibular vertical (queixo curto); situações de apertognatia ou classe II esquelética, divisão 2 (mordida profunda). O planejamento do tratamento ortodôntico de um paciente dentado quase sempre inclui um cefalograma lateral e pode ser usado para avaliar a DVO (glabela-subnásio, subnásio-mento). As mesmas medidas podem ser utilizadas em um paciente edentado.[43,44]

Após a DVO satisfazer a exigência estética da reconstrução protética, ela ainda pode ser ligeiramente refinada. Por exemplo, a DVO pode ser modificada para melhorar a direção da força exercida sobre os implantes anteriores. Além disso, em algumas ocasiões, implantes anteriores mandibulares estão mais vestibularizados em relação à posição da borda incisal, e aumentando a DVO fica muito mais fácil de restaurar. Portanto, já que a DVO não é uma medida exata, a habilidade de alterar esta dimensão dentro dos limites pode muitas vezes ser benéfica.

Síndrome Combinada

A avaliação da DVO no pré-tratamento também é muito importante para um paciente que utiliza uma prótese total maxilar em oposição a uma mandíbula parcialmente edentada, especialmente no caso de segmentos posteriores edentados que não são compensados por uma prótese parcial removível (Classe I de Kennedy-Applegate). Sob essas condições, uma síndrome combinada (Kelly) pode estar presente e é especialmente notável se a DVO estiver dentro dos limites normais.[45] Os sintomas clínicos incluem (1) incisivos superiores da prótese posicionados para cima e rotacionados para trás em relação ao ideal, (2) os dentes anteroinferiores naturais extruídos e invadindo o plano oclusal, (3) plano oclusal horizontal maxilar inclinado apicalmente na anterior e oclusalmente nas regiões posteriores, (4) tuberosidades aumentadas invadindo o espaço interarcos, (5) hiperplasia palatina maxilar e (6) tecido extremamente móvel na pré-maxila. Além disso, como os dentes posteriores mandibulares foram perdidos há muitos anos para desenvolver essas condições clínicas desta síndrome, há falta de osso posterior na mandíbula para instalar implantes endósseos (Fig. 16-15).

O posicionamento da borda incisal maxilar e DVO adequados são especialmente críticos para estes pacientes, devido à incidência de extrusão dos incisivos mandibulares além do plano oclusal maxilar. A extrusão é normalmente acompanhada pelo processo alveolar. Para posicionar os incisivos superiores corretamente, os dentes anteriores mandibulares devem ser reposicionados no plano oclusal adequado. Intrusão ortodôntica (muitas vezes com os implantes que são DAT) ou plastia do esmalte e tratamento endodôntico e procedimentos de aumento de coroa clínica muitas vezes precedem as restaurações no arco inferior a fim obter uma restauração retentiva e estética. Às vezes, após o aumento de coroa clínica ou ortodontia, as raízes remanescentes dos dentes anteriores mandibulares são curtas demais para serem levadas em conta na realização de prognóstico em longo prazo. Sob essas condições, podem ser indicados exodontia dos dentes mandibulares anteriores, alveoloplastia e instalação de implantes.

Quando a forma do arco residual após a exodontia é ovoide para triangular, cinco implantes anteriores podem ser adequados para servir como suporte para uma prótese total implantossuportada. Desta forma, os implantes substituem os dentes extraídos devido à extrusão, e podem ainda substituir os dentes posteriores ausentes. Isto geralmente é muito útil uma vez que segmentos posteriores edentados há um longo tempo normalmente são deficientes em volume ósseo. Deste modo, esta abordagem elimina a necessidade de enxertos ósseos posteriores que permitam restaurar o arco inferior com uma prótese fixa implantossuportada.

Posicionamento da Borda Incisal Mandibular

Após a borda incisal maxilar e a DVO serem consideradas clinicamente aceitáveis, avalia-se a posição dos dentes anteroinferiores. Quando os dentes naturais estão presentes ou quando uma

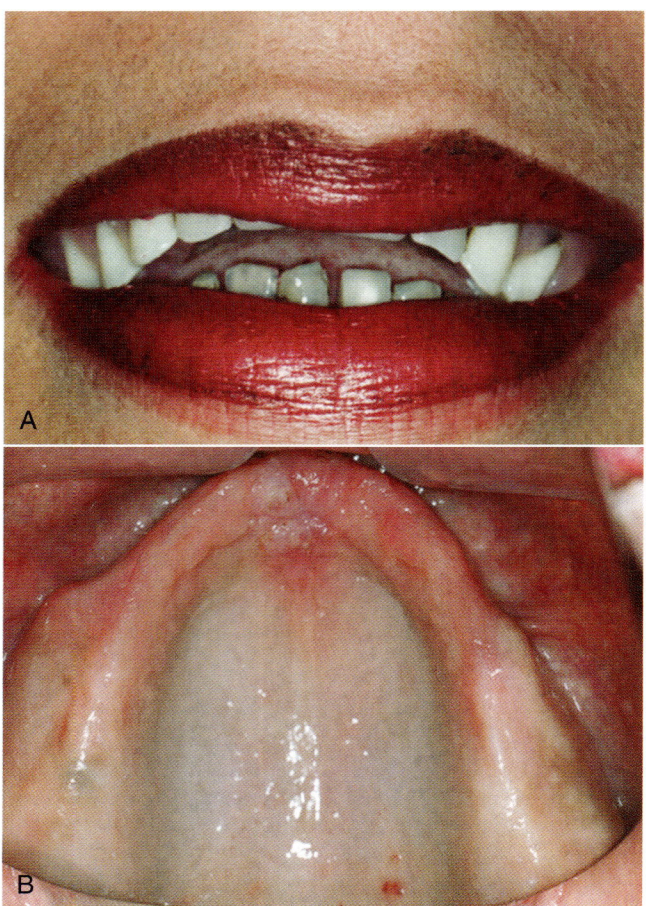

FIGURA 16-15. **A,** A síndrome da combinação descreve as condições clínicas que ocorrem quando uma prótese total maxilar se opõe aos dentes anteriores mandibulares e nenhuma prótese parcial. Os dentes inferiores extruem à medida que a prótese maxilar sobe na região anterior e desce na região posterior. **B,** O osso da pré-maxila é perdido e as tuberosidades ampliadas.

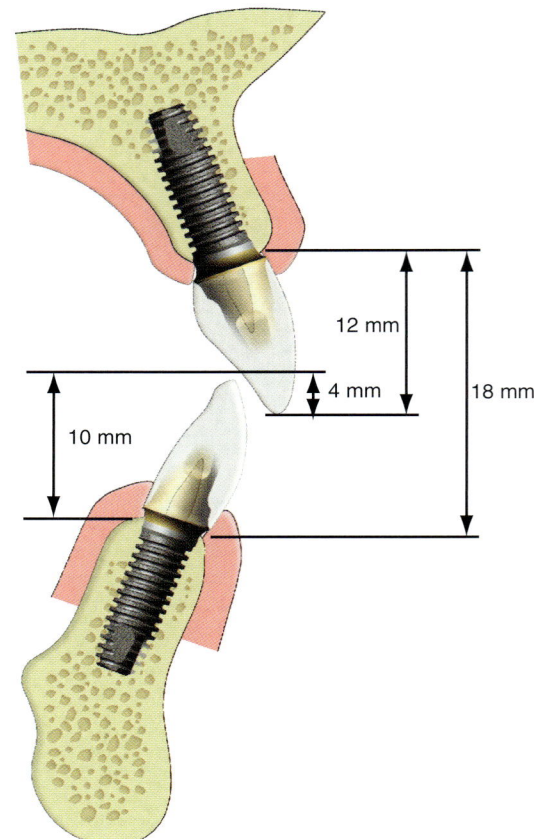

FIGURA 16-16. Uma prótese total maxilar e mandibular implantossuportada ou prótese total ou sobredentadura não tem contatos cêntricos anteriores em oclusão cêntrica. Além disso, o trespasse vertical é reduzido para 3 a 4 mm. O espaço da altura da coroa na região anterior é medido a partir do topo da crista óssea para a borda incisal.

prótese fixa suportada por dentes naturais é planejada na região anterior, as bordas incisais dos dentes inferiores devem entrar em contato com a face palatina dos dentes naturais anterossuperiores na posição de DVO desejada.[46] Em sobredentaduras maxilar e mandibular, prótese sobre implante ou dentadura maxilar, nenhum contato anterior em relação cêntrica (RC) oclusal é projetado.[47] Um trespasse vertical com os dentes anteriores maxilares naturais é geralmente na faixa de 5 mm. Quando uma prótese sobre implantes está prevista em ambas as regiões anteriores dos maxilares, uma redução de 3 a 4 mm do trespasse vertical é benéfica (Fig. 16-16).

O guia incisal é definido como a influência das superfícies em contato dos dentes anteriores mandibulares e maxilares durante os movimentos mandibulares.[25] O ângulo do guia incisal é formado pela intersecção do plano de oclusão e uma linha dentro do plano sagital determinada pela borda incisal dos incisivos centrais maxilares e mandibulares quando em máxima intercuspidação (MI). Ele é responsável pela quantidade de separação dos dentes posteriores durante as excursões mandibulares; e, para isso, deve ser mais íngreme do que a eminência articular que guia o conjunto côndilo-disco (fenômeno de Christensen). Portanto, qualquer prótese planejada e suas curvas de compensação associadas devem ser desenvolvidas dentro destes limites. Se não, o posicionamento maxilomandibular dos arcos pode ser inadequado (p. ex., em pacientes classe II esquelética, divisão I), e os dentes posteriores podem apresentar contatos laterais durante as excursões mandibulares. Sob essas condições, os músculos masseter e temporal não reduzem as forças de contração durante estes movimentos mandibulares (como fazem quando apenas dentes anteriores ocluem durante as excursões), e os potentes músculos da mastigação continuam a contrair e a exercer uma força maior sobre todo o sistema estomatognático.

Um cantiléver anterior sobre implantes no arco mandibular edentado pode corrigir a relação classe II esquelética, divisão I, entre os arcos maxilar e mandibular. Os dentes anterossuperiores apoiam o lábio inferior em repouso em ambas as relações esqueléticas de Angle classe I e classe II. Uma prótese total mandibular tradicional não pode se estender além do suporte anatômico ou zona neutra dos lábios sem diminuir a estabilidade da prótese. No entanto, com os implantes, os dentes da prótese podem ser colocados em uma posição estética e funcional mais ideal.[16]

O cantiléver anterior na mandíbula classe II depende do número adequado de implantes e da distância AP entre os implantes unidos. Para neutralizar o efeito cantiléver anterior, o plano de tratamento deve fornecer um maior apoio de implantes, aumentando a área de superfície através do número, tamanho, desenho, posição do implante ou posição A-P do implante. Nestes casos, uma prótese PR-4, destinada a impedir impacção de alimentos, pode facilitar os cuidados diários em comparação com uma prótese PR-3.

O padrão de reabsorção palatina da maxila, combinado com a rotação anterior da mandíbula e a diminuição da DVO encontrada no longo prazo, em pacientes que utilizam próteses totais, pode simular a relação classe III esquelética de Angle em uma radiografia cefalométrica lateral. No entanto, nesta condição, a mecânica de uma classe III mandibular não se aplica (principalmente mastigadores verticais, com pouca ou nenhuma excursão anterior durante a mastigação ou parafunção). Pelo contrário, os pacientes apresentam uma gama completa de excursões mandibulares e podem gerar significativas forças laterais sobre a prótese da maxila, que está em cantiléver fora da base do implante, para se obter uma restauração estética de classe I esquelética. Portanto, implantes adicionais unidos são sugeridos na maxila com a maior distância A-P disponível. Isto geralmente requer enxertos de seio e implantes posteriores na posição dos primeiros ou segundos molares unidos para o apoio do implante anterior.

O guia incisal é frequentemente avaliado nos modelos diagnósticos montados. Um guia incisal íngreme ajuda a evitar interferências posteriores em movimento de protrusão ou lateral. No entanto, quanto mais íngreme for o guia incisal, maior a força aplicada às coroas dos dentes anteriores. Isto pode representar um problema significativo para uma restauração unitária sobre implante. Às vezes, o dente é perdido como resultado de uma parafunção severa sobre um dente com um guia incisal íngreme (geralmente como consequência de uma fratura após o tratamento endodôntico).

Por outro lado, se o guia incisal existente é raso pode ser necessário planejar um recontorno ou uma restauração protética dos dentes posteriores que apresentam contatos durante as excursões. Por exemplo, um terceiro molar mandibular inclinado mesialmente muitas vezes se encontra nesta situação, e pode comprometer em grandes proporções um implante posicionado na região de um segundo molar superior.

Planos Oclusais Existentes (Planos Oclusais Posteriores Mandibular e Maxilar)

Depois que a posição dos dentes maxilares anteriores, a DVO e a posição dos dentes mandibulares anteriores são considerados aceitáveis, os planos oclusais horizontais são avaliados nas regiões posteriores da boca. O plano oclusal maxilar também pode ser determinado imediatamente após a posição da borda incisal maxilar estar correta. Um lado do arco deve ser paralelo ao outro. Quando ele não é, um ramo pode ser mais longo do que o outro ou um lado pode ter extruído (esfoliado) a partir da falta da dentição oposta.[46] Seus posicionamentos em relação às curvas de Wilson (mediolateral) e Spee (anteroposterior) e em relação um ao outro podem permitir uma oclusão harmoniosa, com máxima intercuspidação oclusal e desoclusão pelo canino, ou oclusão mutuamente protegida em excursões.

Na confecção de uma prótese total, o plano oclusal posterior é muitas vezes estabelecido por uma linha horizontal entre a extremidade do canino inferior para a metade da altura do triângulo retromolar.[29] A posição posterior do plano (na metade do triângulo retromolar) é geralmente paralela à linha da asa do nariz até a parte inferior da orelha. Em outras palavras, é bem abaixo do plano de Camper.[16] Idealmente, o plano oclusal posterior maxilar deve ser paralelo ao plano de Camper (*i.e.*, da posição média do trágus à asa do nariz) (Fig. 16-17).

As relações maxilomandibulares são avaliadas nos planos vertical, horizontal e lateral. Uma posição esquelética deficiente pode ser modificada por ortodontia, cirurgia ou próteses. É muito melhor discutir essas opções com o paciente antes da cirurgia de implantes, porque a instalação do implante pode comprometer o resultado protético final se as posições do arco forem alteradas

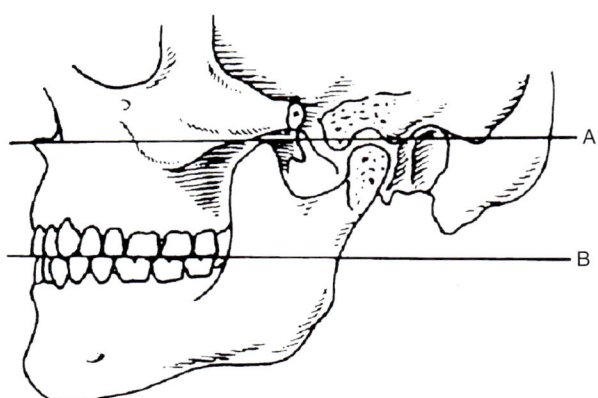

FIGURA 16-17. A linha espinha nasal-tragus (plano de Camper) (linha A) é paralela ao plano oclusal dos dentes maxilares (linha B).

após a instalação do implante. Os comprometimentos do resultado final devem ser discutidos com os pacientes quando a cirurgia ortognática ou o tratamento ortodôntico forem recusados pelos pacientes com discrepância esquelética.

O EAC nos sítios edentados pode ser significativamente reduzido como resultado da extrusão posterior ou esfoliação. As brocas de osteotomia e a instalação do corpo do implante muitas vezes requerem um EAC posterior com mais de 8 mm do plano de oclusão ideal, de forma que a peça de mão, broca ou implante podem ser instalados na angulação e posição corretas.

A dentição natural de um rebordo parcialmente edentado também deve ser cuidadosamente examinada e muitas vezes precisa de modificações antes da cirurgia de instalação de implantes, principalmente nas regiões posteriores da boca. Os dentes posteriores restantes estão muitas vezes afastados ou inclinados para o sítio edentado como resultado do contato oclusal oposto inadequado ou ausente.

Odontoplastia, tratamento endodôntico ou coroas são indicados para solucionar inclinações ou extrusões (esfoliação) de dentes naturais adjacentes ou antagonistas. Um encerramento diagnóstico pré-tratamento é bastante indicado para avaliar as mudanças necessárias antes da instalação dos implantes. Curvas de Spee e de Wilson adequadas também são indicadas para uma estética satisfatória e são reproduzidas nas curvas de compensação na confecção de próteses totais (Fig. 16-18).

A correção do plano oclusal parece um passo óbvio na avaliação dentária do paciente. Entretanto, uma avaliação de próteses fixas de três elementos em grandes laboratórios de prótese revelou que a maioria dos protesistas prepara coroas ou próteses de três elementos sem corrigir o plano oclusal antagonista. Aparentemente, o plano oclusal existente não é rotineiramente avaliado antes da confecção de próteses, ou o paciente e o dentista decidiram comprometer o resultado e restaurar os dentes ausentes na posição inadequada preexistente. Em vez disso, o dentista deveria esclarecer o paciente quanto à extrusão ou esfoliação dos dentes vizinhos, que quase sempre é óbvia em uma radiografia panorâmica ou modelos de estudo, depois de observada. A necessidade de restaurar os dentes perdidos o mais rápido possível é aparente para o paciente, uma vez que os dentes já estão se deslocando como resultado do colapso dos arcos. Se o paciente não pode arcar com o plano de tratamento completo relacionado aos dentes perdidos, o arco antagonista com o plano oclusal inadequado deve ser tratado primeiro, e não o arco com os dentes ausentes. Desta forma, os quadrantes opostos serão finalmente restaurados a uma relação adequada. Logicamente, os dentes ausentes devem ser repostos antes que o plano oclusal seja novamente comprometido.

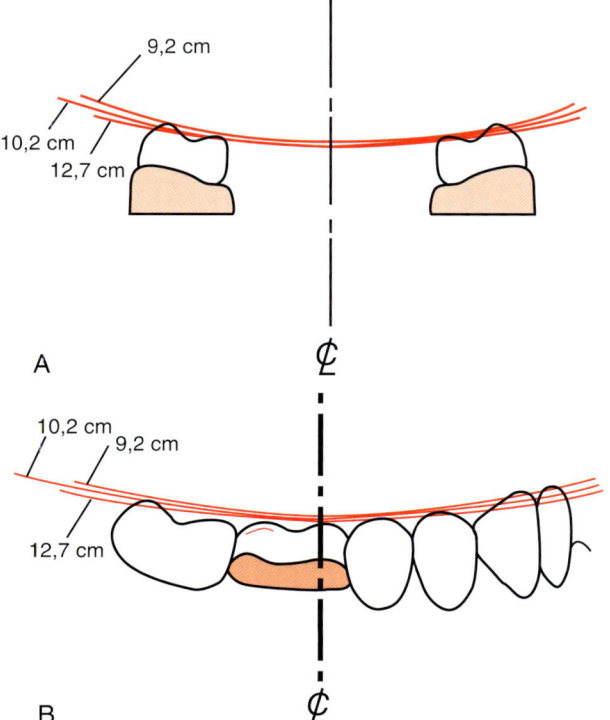

FIGURA 16-18. **A,** A curva de Spee também é semelhante ao raio de uma esfera de 10,2 cm e está relacionada com o tamanho do crânio. **B,** A curva de Wilson é avaliada antes da reabilitação da região. O raio médio da curva também corresponde ao raio de uma esfera de 10,2 cm.

Uma análise de plano oclusal pode ser realizada nos modelos de estudo para avaliar as condições de pré-tratamento e auxiliar na correção intraoral do plano oclusal. Dispositivos de análise oclusal são fabricados em vários tamanhos. O tamanho médio corresponde a uma esfera de 10,2 cm e oferece um ponto de partida para curvas de Wilson e Spee ideais. Qualquer discrepância observada no modelo pode ser corrigida na boca. Misch projetou um modelo em laboratório com esta intenção.[48] No laboratório, uma matriz acrílica é adaptada a vácuo ou prensada sobre o modelo. O guia de plano oclusal é então utilizado para avaliar e corrigir um plano oclusal inadequado. A peça de mão é usada para desgastar a matriz acrílica e as cúspides oclusais projetadas no modelo de estudo duplicado. A matriz de acrílico transparente é então levada intraoralmente e inserida nos dentes. Qualquer cúspide que se estende através da matriz de acrílico é recontornada ao nível do acrílico adjacente. Desta forma, o plano oclusal é rapidamente corrigido para uma condição ideal (Fig. 16-19).

O rebordo posterior parcialmente edentado com reabsorção vestibular pode requerer uma instalação mais medial do implante em relação à fossa central original da dentição natural. A ameloplastia das cúspides marcadas dos dentes opostos é muitas vezes indicada para redirecionar as forças oclusais para o longo eixo do corpo do implante e pode ser determinada com os modelos de estudo e modificadas na boca antes da moldagem do arco antagonista e registro interoclusal na consulta de moldagem final.[47] Depois, na prova do metal ou na entrega da prótese definitiva, são realizadas as modificações finais da dentição antagonista.

As relações transversais dos arcos incluem a existência de mordida cruzada posterior, que ocorre com frequência em implantodontia, especialmente quando eles estão fora da zona estética da linha labial alta. Arcos posterossuperiores edentados reabsorvem para a palatina e medial após a perda do dente. Enxertos de seio podem restaurar a altura óssea disponível, mas o rebordo restante permanece medial ao dente mandibular na fossa central. Isto é especialmente pronunciado quando se opõe a uma Misch-Judy divisão C-h ou mandíbula com atrofia moderada, pois a mandíbula aumenta após a reabsorção da crista alveolar residual. Por exemplo, quando os implantes mandibulares são utilizados em região com volume ósseo divisão C-h para o suporte de implantes se opondo a uma prótese total, os dentes posteriores podem ser definidos em mordida cruzada (especialmente quando fora de uma zona estética) para diminuir as forças de momento geradas nos dentes posterossuperiores, causando instabilidade da prótese.

Critérios Específicos

Após os cinco elementos dos dentes existentes (restaurações) serem avaliados e modificados quando necessário, várias outras condições podem modificar e prejudicar o curso do tratamento com implantes, se negligenciados. Essas condições devem ser consideradas antes de o plano de tratamento final ser apresentado ao paciente e incluem o seguinte:
1. Linhas labiais ativas.
2. Oclusão existente.
3. EAC.
4. Estado da articulação temporomandibular.
5. Próteses existentes.
6. Forma do arco (ovoide, afilado, quadrado).
7. Avaliação dos tecidos moles dos sítios edentados.

Um grande número destes itens pode ser avaliado nos modelos de estudo montados. Outros requerem a observação direta do paciente. A lista de verificação é útil para reunir metodicamente os dados, que podem influenciar diretamente o plano de tratamento.

Linhas Labiais Ativas

Número de Dentes
As posições labiais ativas são avaliadas, não só como lábio em repouso. A linha labial maxilar alta durante o sorriso e a linha labial mandibular baixa durante a fala são observadas em relação aos dentes e tecidos moles circundantes (o contorno de tecido mole). As posições da linha de lábio são especialmente notadas quando os dentes dentro da "zona estética" são substituídos ou restaurados.

O número de dentes exibidos na dimensão horizontal em um largo sorriso é avaliado primeiro e é variável[49] (Fig. 16-20). Aproximadamente 7% dos pacientes só mostram os seis dentes anteriores da maxila ou mandíbula ao sorrir ou durante a fala. O primeiro pré-molar maxilar é mais frequentemente visto durante o sorriso e representa 48,6% da população e é o maior grupo de pacientes. O segundo pré-molar pode ser visto em 40,6% da população. O primeiro molar pode ser visto em 3% dos pacientes e é o menor grupo (Fig. 16-21). Quando os dentes estão na zona estética, os contornos faciais dos dentes não devem ser comprometidos. O aumento ósseo pode ser necessário para instalar os implantes em posição mais ideal, de modo que a cobertura da crista do rebordo ou cantiléveres não sejam necessários.

As posições labiais ativas na posição vertical são também altamente variáveis, mas, em geral, estão relacionados com a idade do paciente e o sexo. Em geral, os pacientes mais velhos mostram menos os dentes maxilares durante o sorriso, mas demonstram mais dentes mandibulares durante sons sibilantes.[49] As mulheres mostram mais dentes superiores durante o sorriso, e os pacientes mais jovens mostram mais dentes do que os pacientes mais velhos. Os homens mostram mais dentes mandibulares durante a fala.[50] Um homem mostra menos dentes do que uma mulher da mesma idade.

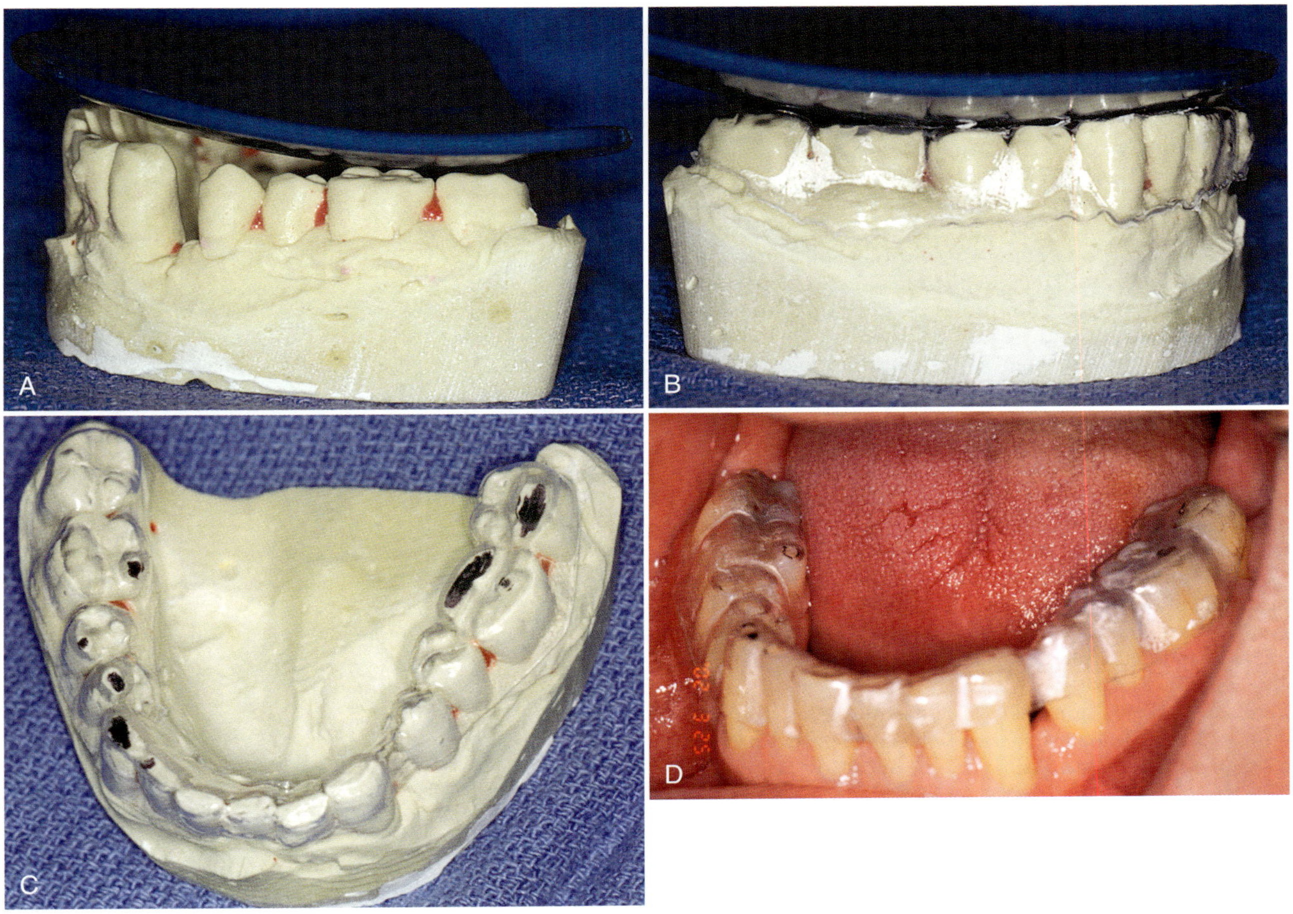

FIGURA 16-19. **A,** O analisador oclusal de Misch é fabricado em três tamanhos equivalentes a esferas de 9,2 cm, 10,2 cm e 12,7 cm. O plano oclusal do paciente é avaliado antes da reabilitação do arco oposto. **B,** Uma matriz confeccionada a vácuo é posicionada sobre o modelo de estudo duplicado do paciente. O gabarito modelo e os dentes são ajustados até que os modelos sigam o Analisador Oclusal de Misch mais precisamente. **C,** As áreas no modelo são marcadas para indicar as áreas a serem modificadas intraoralmente. O gabarito modificado é inserido na boca, e as regiões dentárias sobre o gabarito são recontornadas. **D,** Intraoralmente, a correção é realizada utilizando o gabarito.

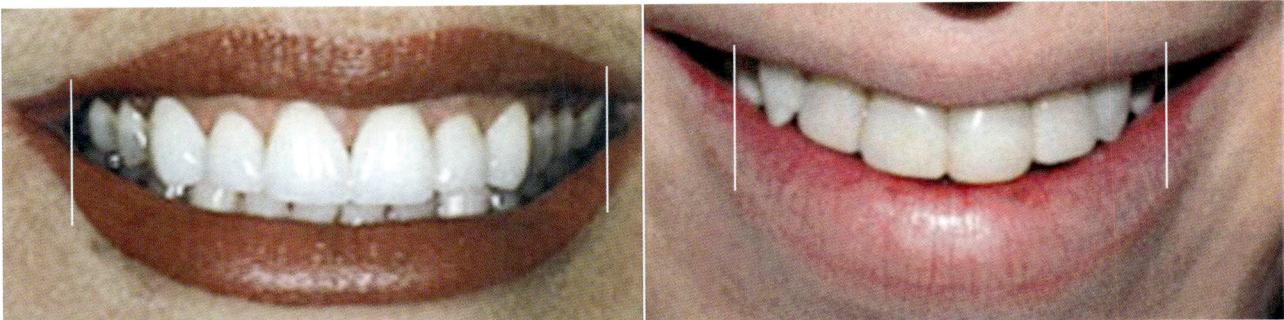

FIGURA 16-20. A profundidade horizontal de um sorriso é altamente variável e deve ser avaliada em relação aos dentes e ao contorno de tecido mole antes de se desenvolver um plano de tratamento.

Linha Labial Maxilar Alta

A translação vertical do lábio superior durante o sorriso é variável. A linha labial maxilar alta é determinada quando o paciente apresenta um amplo sorriso natural. Existem três categorias de linhas labiais maxilares: baixa, média (ideal) e alta (gengival) (Fig. 16-22). As linhas labiais ativas baixas não exibem tecido mole ao redor dos dentes (papila interdental ou gengiva acima dos dentes) durante o sorriso (Fig. 16-23). A linha labial baixa não mostra a papila interdental ou a gengiva acima dos dentes durante o sorriso. Este é levemente diferente da posição labial alta descrita na "odontologia estética", que na maioria das vezes usa 2 mm de guia de gengiva cervical.[49] Esta modificação é necessária com as próteses sobre implantes porque a gengiva cervical terá que ser substituída ou os dentes irão frequentemente aparecer muito longos (Fig. 16-24). As características clínicas do sorriso estético ideal incluem a exposição da coroa, alguma papila interdental e nenhuma exposição gengival sobre a linha cervical dos dentes (lábio superior na margem gengival livre dos centrais e caninos durante o sorriso) (Fig. 16-25).

Aproximadamente 70% da população adulta tem uma linha de sorriso alta a poucos milímetros da margem gengival livre, e aproximadamente 60% da população mostra papila interdental, mas não a gengiva cervical[49] (Fig. 16-26). Em próteses sobre implantes, se qualquer um dos tecidos moles (p. ex., papila interdental ou gengiva da região cervical) é exibido, a cirurgia de implantes, enxerto ósseo ou a prótese também deve substituir o tecido mole. Na implantodontia as próteses tipo PF-1 objetivam reproduzir um contorno normal da coroa. No entanto, com uma posição mais elevada do lábio durante o sorriso, este objetivo deve incluir também o contorno do tecido mole em volta da coroa. Como consequência, os requerimentos estéticos são muito mais exigentes e muitas vezes exigem passos cirúrgicos adicionais para aumentar os tecidos moles e duros antes da confecção da coroa. A seleção de uma prótese fixa PF-2 e PF-3 é quase sempre baseada somente na avaliação da linha labial alta. A prótese PF-2 é mais fácil de ser confeccionada, pois não exige materiais restauradores para a cor da gengiva, mas ela só pode ser usada quando nenhum dos tecidos moles é exposto durante o sorriso ou a fala.

Cerca de 30% dos homens e 12% das mulheres com idade superior a 35 anos de idade têm uma linha labial baixa e não mostram a papila interdental ao sorrir (média de 20%)[49] (Fig. 16-26).

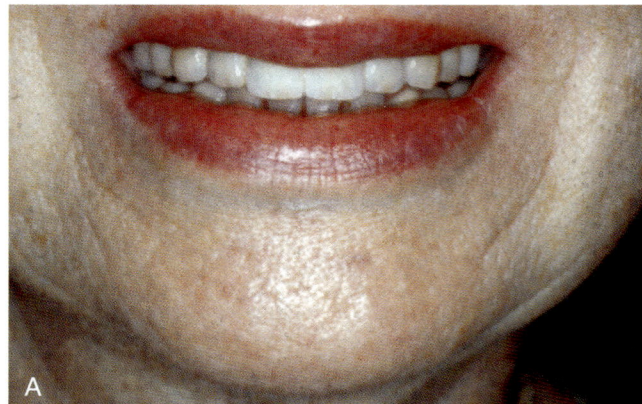
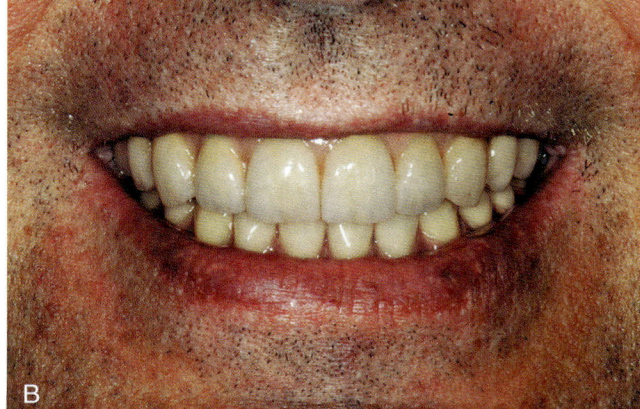
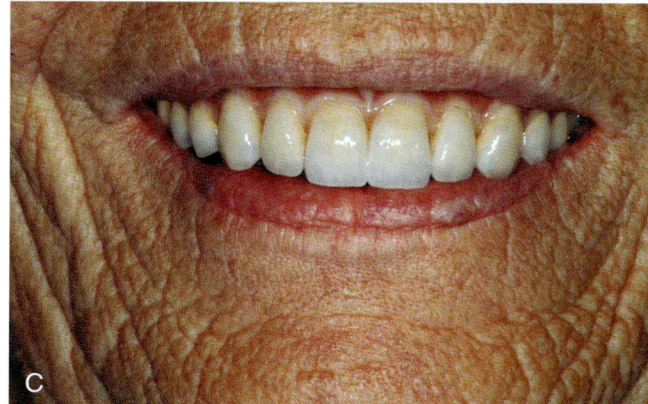

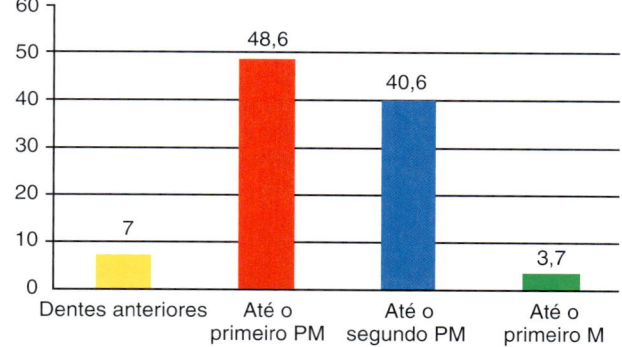

FIGURA 16-21. O número de dentes exibidos em um sorriso mais frequentemente inclui a região do primeiro e segundo pré-molar (PM).

FIGURA 16-22. A translação vertical do lábio maxilar é variável e é classificada como baixa **(A)**, média **(B)** e alta **(C)**.

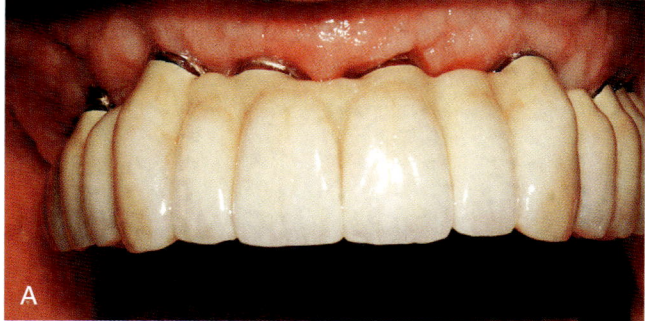
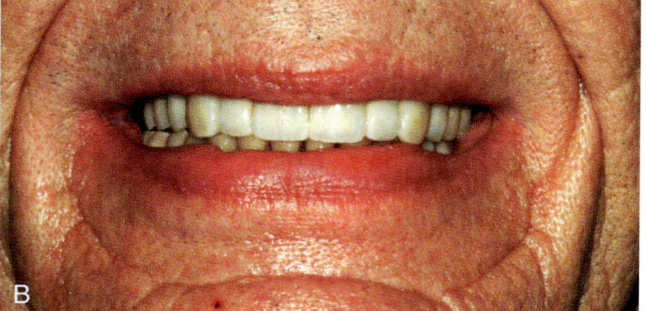

FIGURA 16-23. **A,** Uma prótese total maxilar tipo PF-2 implantossuportada. **B,** A linha baixa do lábio durante o sorriso não mostra qualquer contorno de tecido mole.

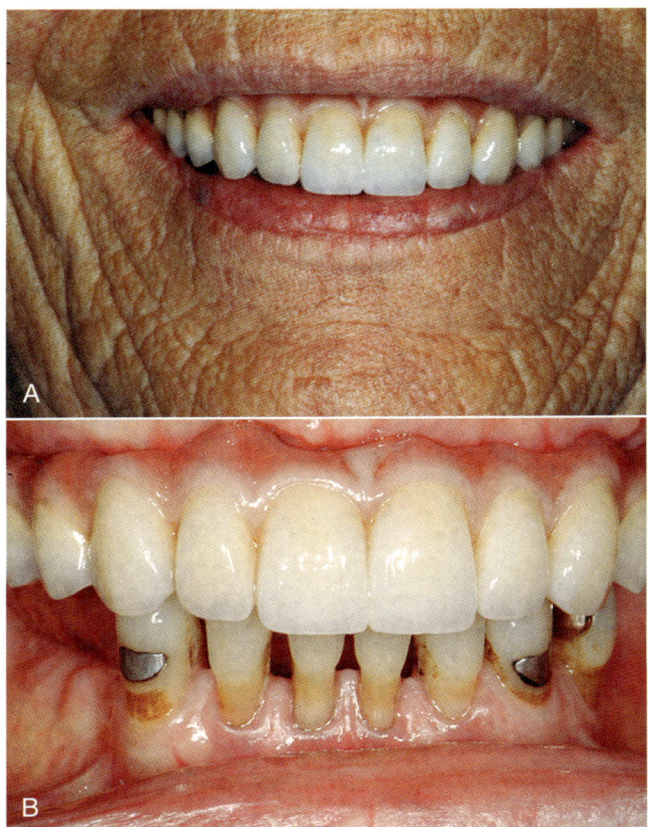

FIGURA 16-24. **A,** Uma linha do sorriso alta expõe toda a coroa clínica, a papila interdental e toda a margem gengival acima dos dentes. **B,** O paciente tem uma prótese total implantossuportada PF-3 em metalocerâmica.

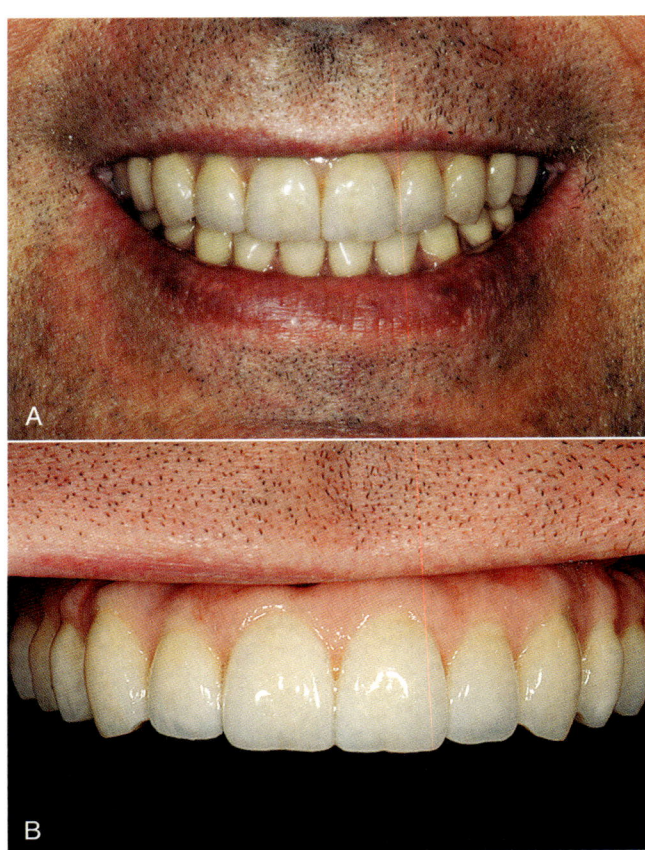

FIGURA 16-25. **A,** Uma linha de sorriso alta ideal expõe a coroa clínica e as papilas interdentais. **B,** O paciente em **A** tem uma prótese total em metalocerâmica rosa e branca (mostrado aqui em uma posição retraída).

Este percentual sobe para 40% atrás do canino superior e 70% atrás do primeiro pré-molar. Nestes pacientes, o contorno do tecido mole não requer um foco principal, e muitas vezes este pode ser ajustado com uma prótese PF-2, quando o paciente for informado antes do tratamento. No entanto, uma posição labial alta durante o sorriso contraindica este tipo de prótese devido à estética cervical precária.

Uma linha de sorriso gengival ou alta ocorre em 14% dos pacientes jovens do sexo feminino e 7% dos pacientes jovens do sexo masculino e menos em pacientes idosos[48] (Fig. 16-26). A altura da coroa clínica normal é de 10 mm para o incisivo central, 9 mm para o incisivo lateral e 10 mm para o canino. Se o paciente demonstra uma banda de gengiva sobre as zonas cervicais dos dentes, a altura das coroas clínicas é avaliada em relação à sua largura. A relação altura/largura é de 0,86 para o incisivo central, 0,76-0,79 para o incisivo lateral e 0,77-0,81 para o canino.[51] Um aumento estético da coroa é muitas vezes uma boa opção quando a altura da coroa clínica do incisivo central é inferior a 10 mm (e a largura é superior a 8 mm). Muitas vezes, o efeito do aumento da coroa é uma melhora drástica e pode ser realizado simultâneo à cirurgia de implantes.

Em pacientes com uma linha labial alta que tem ausência de todos os dentes anteriores, os dentes artificiais podem ser feitos mais longos (até 12 mm), em vez da altura média de 10 mm para reduzir a exposição gengival e resultar em uma restauração mais estética. Portanto, a altura dos dentes anteriores da maxila é determinada pelo estabelecimento do limite incisal do canino com o lábio em repouso. Em seguida, a linha do sorriso alta determina a altura do dente (de

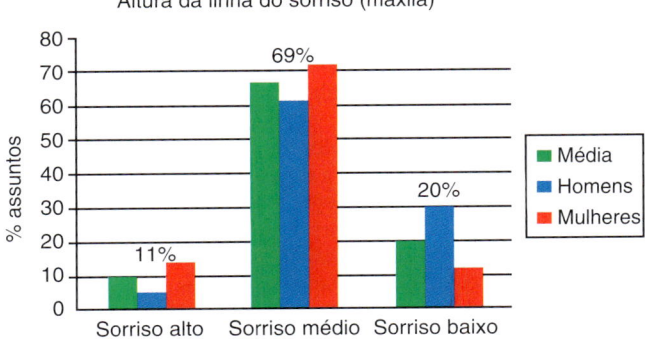

FIGURA 16-26. A altura do lábio superior durante o sorriso é variável e é geralmente mais alta em mulheres do que em homens.

9 a 12 mm).[16] Em terceiro lugar, a largura dos dentes anteriores é determinada pelas proporções de altura-largura.

O terço cervical dos pré-molares superiores também é observado com base em uma linha do sorriso alta. Não é incomum revelar o terço cervical e gengiva da papila interdental do pré-molar com uma linha labial alta (Fig. 16-27). Estes dentes não devem aparecer muito curtos (ou longos) e artificiais em altura. A reabsorção também pode fazer com que os implantes sejam instalados mais para palatina nesta área. A posição dessas coroas pode então ser muito palatina e, desta

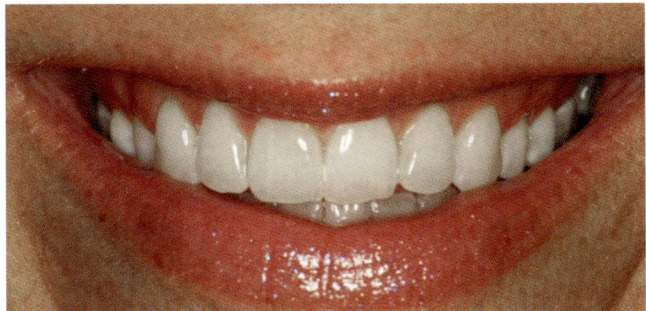

FIGURA 16-27. A linha alta do sorriso é avaliada para todos os dentes expostos na maxila. A região anterior pode ser ideal, no entanto a região posterior pode ter um sorriso "gengival".

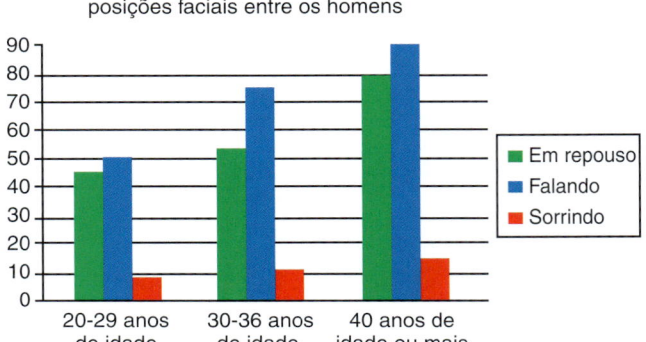

FIGURA 16-29. Os dentes anteroinferiores, muitas vezes são exibidos durante a fala, especialmente em homens mais velhos.

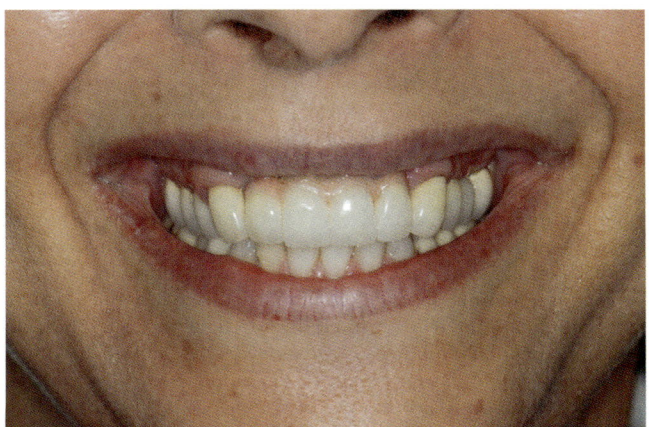

FIGURA 16-28. A linha alta do sorriso da paciente mostra o contorno de tecido mole ao redor de seus dentes naturais. Uma prótese anterior PF-3 é mais perceptível porque a porcelana rosa é difícil aparentar os tecidos moles.

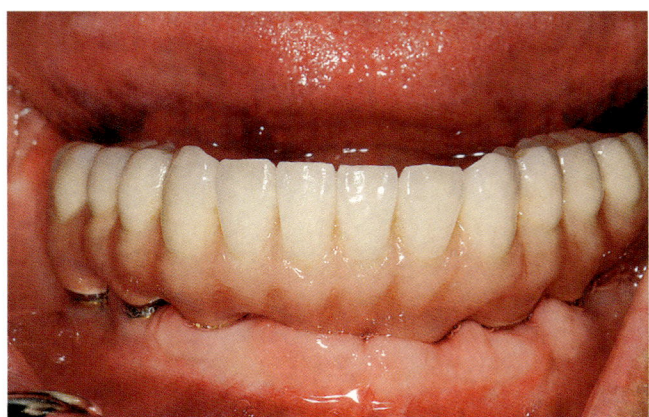

FIGURA 16-30. Prótese implantossuportada PF-3 para o arco mandibular.

forma, afetar o resultado estético. Enxertos ósseos são os principais métodos para eliminar a necessidade de epíteses ou a adição de porcelana rosa na gengiva, e também são indicados para reduzir a altura da coroa.

Para a substituição de múltiplos dentes nas regiões posteriores, quando a linha labial alta expõe a região da papila interdental, mas não a região gengival cervical, o espaço inter-implantar pode utilizar materiais restauradores de cor rosa para substituir as papilas. Quando a linha labial alta expõe as áreas cervicais, os aspectos interdentais e cervicais da região devem ser tratados com cirurgia (p. ex., enxerto) ou próteses (p. ex., próteses PF-3).

A posição da linha labial alta da maxila edentada restaurada com uma prótese PF-3, que exibe o tecido mole do paciente no sítio edentado é mais difícil para restaurar do que quando a EAC é maior do que normalmente, mas não mostra tecidos moles nos sítios edentados. Quando os tecidos moles do paciente são visíveis, a substituição protética da gengiva deve coincidir com a cor e textura dos tecidos do paciente (Fig. 16-28). Quando os tecidos moles do paciente não estiverem visíveis, os materiais restauradores não precisam combinar com a cor existente, e a obtenção de um resultado estético é mais fácil.

A prótese com porcelana rosa (PF-3) para substituir o tecido mole pode ser estética, mas raramente é o tratamento de escolha para a substituição de um único dente. A falta ou deficiência de papila interdental é difícil de combinar com o tecido mole existente. Por outro lado, na ausência de dentes anteriores múltiplos adjacentes, a prótese com porcelana rosa é muitas vezes o tratamento de escolha, porque o contorno de tecido mole geralmente é incapaz de ser ideal, mesmo com enxertos ósseos e de tecidos moles.

Linha Labial Mandibular Baixa

A posição labial mandibular baixa, é muitas vezes negligenciada durante o discurso, o que ocasiona um resultado estético desastroso. Os incisivos inferiores são mais visíveis do que os dentes superiores em pacientes de meia-idade e mais velhos durante a fala, especialmente em homens (Fig. 16-29). Além disso, os incisivos centrais inferiores são frequentemente visíveis em seus dois terços incisais durante sorrisos exagerados.[50] Embora a linha labial maxilar alta seja avaliada durante o sorriso, a posição labial mandibular baixa deve ser avaliada durante a fala. Na pronúncia do som de S, ou sons sibilantes, alguns pacientes podem expor todos os dentes inferiores anteriores e contorno gengival.

Os pacientes geralmente não estão conscientes desta posição preexistente do lábio inferior e culpam a prótese final pela exposição da gengiva mandibular, ou então se queixam que os dentes estão muito longos. Portanto, recomenda-se conscientizar o paciente das linhas labiais existentes, antes do início do tratamento e enfatizar que essas posições labiais serão similares ao final do tratamento. Uma prótese mandibular tipo PF-3 pode ser indicada para a reabilitação de um paciente com uma posição labial mandibular baixa. Raramente a prótese PF-3 é utilizada na distal do canino mandibular (Fig. 16-30).

Oclusão Existente

A *máxima intercuspidação* (MI) é definida como a intercuspidação completa dos dentes antagonistas, independente da posição condilar, algumas vezes descrita como o melhor encaixe dos dentes, independentemente da posição condilar.[25] *Oclusão cêntrica* é definida como a oclusão dos dentes antagonistas quando a mandíbula está em relação cêntrica.[25] Esta pode ou não coincidir com a posição dos dentes de MI. Sua relação com a RC – uma posição neuromuscular independente de contatos dentários com os côndilos em uma posição anterossuperior – é importante para os protesistas.[46] É importante avaliar a eventual necessidade de ajustes oclusais para eliminar contatos dentários deflectivos quando a mandíbula fecha em RC e a avaliação de seus potenciais efeitos nocivos sobre a dentição existente e a prótese planejada.

Correção dos contatos deflectivos antes do tratamento apresenta muitas vantagens e pode seguir uma variedade de abordagens, dependendo da gravidade do mau posicionamento dentário: odontoplastia seletiva (uma técnica subtrativa) restauração com coroa total (com ou sem tratamento endodôntico) ou exodontia dos dentes prejudicados. A oclusão existente é mais bem avaliada com modelos de estudos montados com arco facial e registro interoclusal em RC.

Existem controvérsias quanto à necessidade de haver uma harmonia entre a MI e a oclusão em RC. A maioria dos pacientes em todo o mundo não tem esta relação, mas eles não apresentam patologia clínica ou perda de dentes precocemente. Portanto, é difícil afirmar que essas duas posições devem ser semelhantes. O importante é avaliar a oclusão existente e as excursões mandibulares para decidir, de maneira consciente, se a situação existente deve ser modificada ou mantida. Em outras palavras, os dentistas devem determinar quando vão ignorar ou controlar a oclusão do paciente (Fig. 16-31).

Como regra geral, quanto mais dentes substituídos ou restaurados, mais adequada é que a restauração do paciente seja para oclusão em RC. Por exemplo, se uma mandíbula totalmente edentada precisa ser restaurada com uma prótese fixa implantossuportada, a oclusão em RC fornece consistência e reprodutibilidade entre o articulador e a condição intraoral, e pequenas alterações na DVO para a instalação dos implantes anteriores em uma posição mais favorável devem ser estudadas e implementadas no articulador, sem a necessidade de registrar a nova posição vertical de oclusão no paciente.

Por outro lado, quando um dente anterior está sendo substituído, a posição de MI existente geralmente é satisfatória para reabilitar o paciente, mesmo que uma interferência posterior e um deslize anterior para o encaixe completo estejam presentes. A questão fundamental que ajuda a determinar a necessidade de correção oclusal antes da restauração do paciente com implantes é a observação da ausência dos sintomas relacionados com a condição existente. Isso pode incluir condições da ATM, sensibilidade dentária, mobilidade, desgaste, fraturas de dentes ou abfração, ou fratura de porcelana. Quanto menor a quantidade de achados e quanto menos significantes estes são, menor a necessidade de uma modificação oclusal geral antes da reabilitação do paciente. No entanto, para avaliar corretamente essas condições, o dentista não deve ignorá-los antes do tratamento.

Espaço de Altura da Coroa

A *distância interarcos* é definida como a distância vertical entre os arcos dentados ou edentados sob condições específicas (p. ex., a mandíbula está em repouso ou em oclusão).[25] A dimensão de um arco não tem um termo definido na prótese; portanto, o autor propôs o termo *espaço de altura da coroa*.[52,53] O EAC em implantodontia é medido a partir da crista óssea ao plano oclusal na região posterior e à borda incisal do arco em questão na região anterior (Fig. 16-16). O EAC ideal para uma prótese fixa implantossuportada tipo PF-1 deve variar entre 8 e 12 mm. Esse espaço considera a "distância biológica", a altura do pilar para cimentação ou para fixação do parafuso, material oclusal para resistência, estética e fatores de higienização ao redor dos retentores (Fig. 16-32). Próteses removíveis exigem muitas vezes mais de 12 mm de EAC para a resistência dos dentes artificiais e da base de resina acrílica, conectores, barras e considerações de higiene oral.

Consequências Biomecânicas de um Espaço de Altura da Coroa Excessivo

Os índices de complicações mecânicas para próteses sobre implantes são, geralmente, as maiores de todas as complicações relatadas na literatura e são quase sempre causados por tensão excessiva

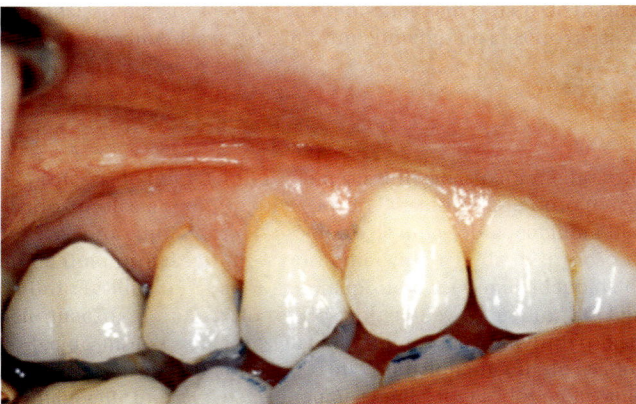

FIGURA 16-31. A oclusão existente é avaliada para decidir se a máxima intercuspidação (MI) é semelhante à oclusão cêntrica (mandíbula está em relação cêntrica). As excursões mandibulares também são avaliadas. A falta de guia canina com um contato prematuro no primeiro pré-molar e o plano oclusal irregular indicaram a correção da oclusão antes da reabilitação definitiva.

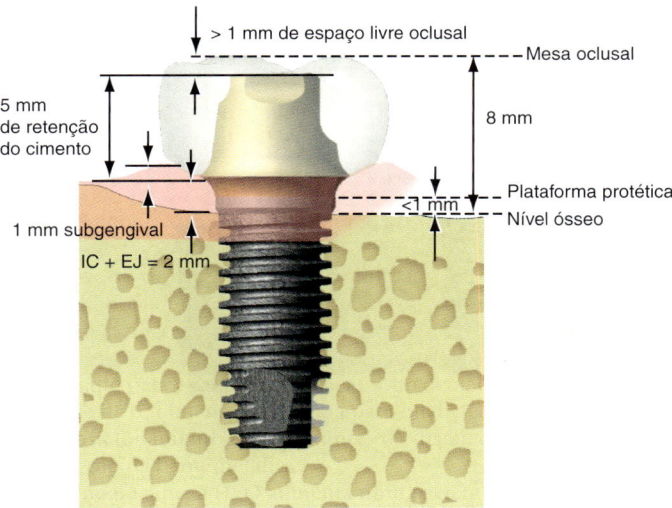

FIGURA 16-32. O espaço da altura da coroa é medido do plano oclusal ao nível ósseo. *TC*, tecido conjuntivo anexo; *EJ*, epitélio juncional.

aplicada ao sistema implante-prótese.[54] A perda do corpo do implante ou do componente pode ocorrer devido à sobrecarga e resultar em falha da prótese e perda óssea ao redor dos implantes que foram perdidos.[47] A perda da crista óssea também pode estar relacionada a forças excessivas e muitas vezes ocorre antes da fratura do corpo do implante. A biomecânica do EAC está relacionada à biomecânica das alavancas. As questões de cantiléveres e implantes foram demonstradas na mandíbula edentada, onde a extensão do cantiléver posterior está diretamente relacionada com complicações ou falha da prótese.[55] Mais do que um cantiléver posterior, o EAC é um cantiléver vertical e, portanto, também é um extensor de forças.

Quando a direção de uma força é no longo eixo do implante, as tensões para o osso não são extendidas em relação ao EAC (Fig. 16-33). No entanto, quando as forças sobre o implante são em cantiléver ou uma força lateral é aplicada à coroa, as forças são extendidas em relação direta com a altura da coroa. Bidez e Misch avaliaram o efeito do cantiléver sobre um implante e a sua relação com a altura da coroa.[47,55] Um cantiléver horizontal pode ter três diferentes direções de carga aplicada (oclusogengival, vestibulolingual e mesiodistal). Essas direções de força resultam em seis forças rotacionais diferentes aplicadas ao implante (forças de momento). Quando a altura da coroa é aumentada de 10 a 20 mm, duas das seis forças são aumentadas em 200%. Como consequência, quando a altura do osso disponível diminui, o EAC é aumentado, e as forças resultantes sobre os implantes mais curtos são aumentadas.

Uma força angulada sobre a coroa também amplia a força sobre o implante. Uma força de 12 graus para o implante aumenta a força em 20%. Esse aumento de força é mais amplificado pela altura da coroa.[47] Por exemplo, um ângulo de 12 graus, com uma força de 100 N resultará numa força de 315 N-mm numa altura da coroa de 15 mm. Dentes anterossuperiores estão geralmente em um ângulo de 12 graus ou mais em relação ao plano oclusal. Portanto, mesmo os implantes instalados numa posição ideal na pré-maxila são normalmente carregados com um ângulo em relação à carga oclusal. Além disso, as coroas maxilares anteriores são muitas vezes maiores do que qualquer outro dente no arco, e os efeitos de um aumento da altura da coroa causam maiores riscos. A força angulada para o implante também pode ocorrer durante a protrusão ou excursões laterais porque o ângulo do guia incisal geralmente é maior do que 20 graus.[46] Coroas de implantes anteriores irão, portanto, ser colocadas em um ângulo considerável durante as excursões em comparação com o eixo longitudinal do implante. Como resultado, um aumento na força de implantes anterossuperiores deve ser compensado no plano de tratamento.

A maioria das forças aplicadas ao corpo do implante osseointegrado está concentrada na crista com 7 a 9 mm de osso, independentemente do projeto do implante e da densidade óssea. Portanto, ao contrário de uma raiz do dente natural, a altura do corpo do implante não é um método eficaz para combater o efeito da altura da coroa. Perda óssea moderada antes da instalação do implante pode resultar numa relação altura da coroa – altura óssea superior a 15 mm, com maiores forças laterais aplicadas à crista óssea do que ao osso abundante (no qual a altura da coroa é menor). Existe uma relação linear entre a carga aplicada e tensões internas.[55] Por conseguinte, quanto maior a carga aplicada, maior a tração e as tensões de compressão transmitidas na interface óssea e aos componentes da prótese.

Quanto maior for o EAC, um maior número de implantes geralmente é requerido para a prótese, especialmente na presença de outros fatores de força. Esta é uma mudança completa de paradigma para os conceitos, defendida originalmente com muitos implantes em maior osso disponível e pequenas alturas da coroa e menos implantes com maiores alturas da coroa no osso atrofiado[56] (Fig. 16-34). Como um aumento das forças biomecânicas tem relação direta com o aumento do EAC, o plano de tratamento de próteses sobre implantes deve considerar opções para reduzir a tensão sempre que o EAC é aumentado (Quadro 16-3).

Espaço Excessivo da Altura da Coroa

O espaço da altura da coroa é excessivo quando é maior do que 15 mm. O tratamento de um EAC excessivo, como resultado de uma reabsorção óssea vertical antes da instalação dos implantes inclui métodos cirúrgicos para aumentar a altura óssea ou métodos de redução de tensão para o sistema de suporte e para as próteses. Várias técnicas cirúrgicas podem ser consideradas para aumentar a altura óssea, incluindo enxertos ósseos em bloco do tipo *onlay*, enxertos ósseos

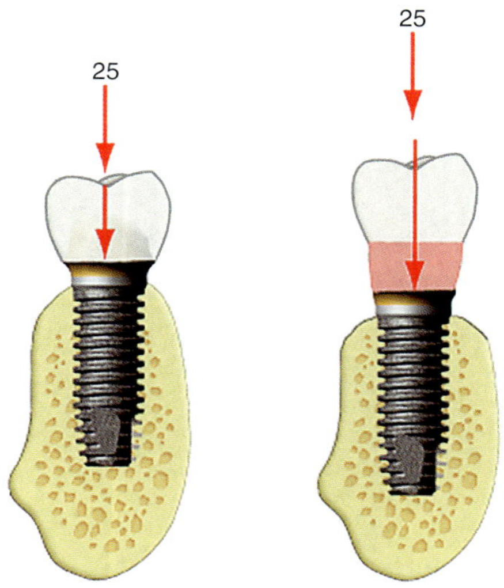

FIGURA 16-33. A altura da coroa não é um multiplicador de força, quando a carga é no longo eixo do implante. No entanto, qualquer força oblíqua ou cantiléver aumenta a força, e a altura da coroa amplia o efeito.

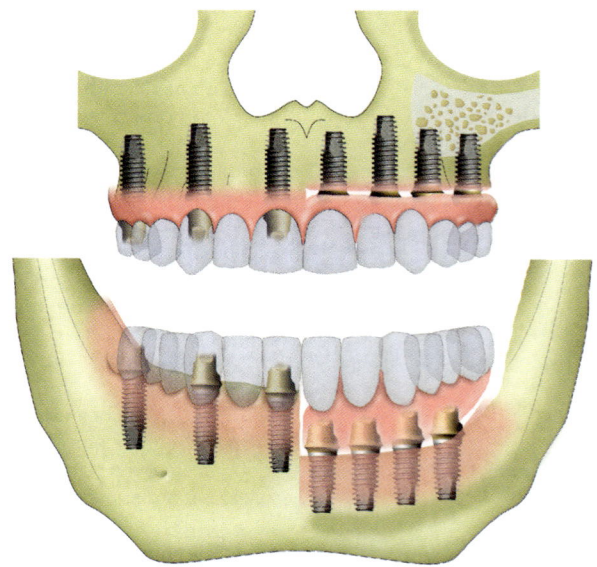

FIGURA 16-34. Quanto maior for o espaço de altura da coroa (EAC), mais implantes são necessários para restaurar o paciente (*lado direito*). Quanto menor a EAC (*lado esquerdo*), menor o número de implantes necessários para restaurar o paciente.

QUADRO 16-3 Espaço de Altura da Coroa Excessivo: Opções de Plano de Tratamento para Reduzir o Estresse

- Redução do comprimento do cantiléver.
- Minimizar as cargas vestibulares e linguais oblíquas.
- Aumentar o número de implantes.
- Aumentar o diâmetro dos implantes.
- Desenhar implantes para uma maior a área de superfície.
- Confeccionar próteses removíveis (menos retentivas) e incorporar o suporte mucoso.
- Remover a prótese removível durante as horas de sono para reduzir os efeitos nocivos da parafunção noturna.
- Unir os implantes, independentemente de suportarem uma prótese fixa ou removível.

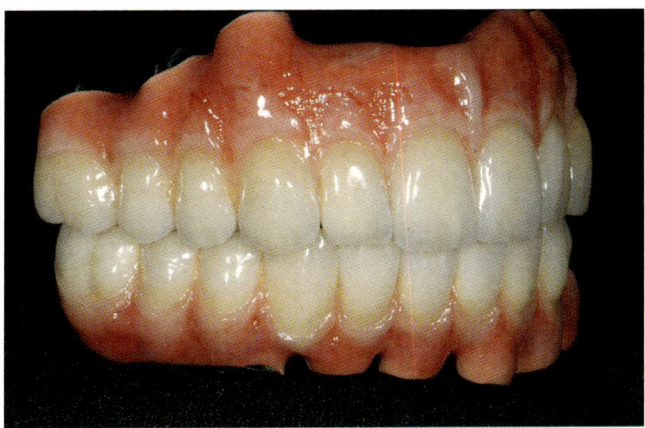

FIGURA 16-35. Um espaço de altura da coroa amplo com uma prótese metalocerâmica tradicional requer uma grande quantidade de metal na infraestrutura com um aumento do risco de complicações tais como a porosidades e fraturas durante o resfriamento.

particulados com malha de titânio ou membranas, enxertos ósseos interpostos e distração osteogênica.[52,53]

O aumento ósseo deve ser preferido em relação à substituição protética. Aumento cirúrgico da altura do rebordo residual irá reduzir o EAC, melhorar a biomecânica dos implantes, e muitas vezes, permitir a instalação de implantes de diâmetro mais largo com o benefício associado de aumento da área de superfície. Embora as próteses sejam a opção mais comumente usada para tratar o excesso de EAC com prótese, deveria ser a última opção empregada. Quando um EAC excessivo é restaurado, deve sempre ser cogitado o uso de materiais protéticos da cor da gengiva (porcelana rosa ou resina acrílica) em restaurações fixas ou a alteração do desenho protético para uma restauração removível.

Na maxila, uma perda óssea vertical resulta em uma posição mais palatina do rebordo. Como resultado, os implantes são quase sempre instalados mais palatinamente que os dentes naturais. As próteses removíveis PR-4 (removível, mas completamente implantossuportada, retida e estabilizada) apresentam inúmeras vantagens sob essas circunstâncias clínicas. A prótese removível não requer ameias para a higienização e pode ser removida durante o sono para reduzir os efeitos de um aumento no EAC durante uma parafunção noturna. Ele também pode melhorar a sustentação facial do lábio deficiente. A sobreprótese pode ter um volume suficiente de resina acrílica, para permitir o posicionamento dos dentes artificiais sem violação da subestrutura, e para reduzir risco de fratura da prótese. A prótese PR-4 também pode melhorar a higiene oral da interface com o implante porque pode ser removida antes de procedimentos de higiene diária. No entanto, ela tem exigências idênticas para o sistema de suporte de implante (p. ex., a posição, o número e o tamanho do implante), do que uma prótese fixa, pois é rígida durante função (situação de cantiléver oculta).

No caso das próteses removíveis com mobilidade e suporte de tecido mole (uma prótese PR-5), duas alavancas protéticas de altura devem ser consideradas. A primeira é a altura do sistema de conectores à crista óssea. Quanto maior a altura, maiores as forças aplicadas à barra, aos parafusos e aos implantes. O segundo EAC a considerar é a distância do conector ao plano oclusal. Essa distância representa o aumento das forças protéticas aplicadas aos conectores. Portanto, em um EAC de 15 mm, um O-ring deve estar a 7 mm da crista óssea, resultando em uma ação de alavanca de 7 mm aplicada ao implante. A distância do ponto de rotação do O-ring ao plano oclusal deve ser de adicionais 8 mm. Sob tais condições, uma maior ação de alavanca é aplicada do plano oclusal da prótese ao sistema de conectores. Isto resulta em um aumento da instabilidade da prótese sob forças laterais.[53]

Um EAC maior que 15 mm, significa que uma maior quantidade de metal deve ser utilizada na estrutura de uma prótese fixa convencional para manter a porcelana com seus ideais 2 mm de espessura (Fig. 16-35). Controlar as porosidades de superfície das estruturas metálicas após a fundição se torna cada vez mais difícil, porque diferentes partes resfriam em intensidades diferentes.[57,58] Se não forem controlados corretamente, estes dois fatores aumentam o risco de fratura da porcelana sob carga.[59] Uma vez que metais nobres são utilizados para controlar a expansão térmica ou a corrosão da liga, o custo da prótese implantossuportada é aumentado de maneira drástica. Para um EAC excessivo, o peso considerável da prótese (aproximadamente 85,05 g de liga) pode afetar as consultas de prova na maxila porque a prótese não permanece em posição sem uso de um adesivo. Métodos propostos para produzir estruturas ocas a fim de suavizar esses problemas incluem o uso de moldeiras individuais especiais para alcançar uma adaptação passiva, o que pode dobrar ou triplicar os custos laboratoriais.[56] Um método alternativo para fabricar próteses fixas em situações de EAC maior ou igual a 15 mm é a prótese total fixa ou a prótese híbrida, que tem uma infraestrutura metálica menor, dentes de estoque e resina acrílica para fazer a união destes elementos (Fig. 16-36). Este tipo de prótese fixa é muitas vezes indicado para próteses implantossuportadas com um grande EAC.

Às vezes, áreas interproximais subcontornadas são projetadas pelo laboratório em próteses com grande EAC para permitir a higiene bucal e têm sido chamadas como próteses *high-water*. Este é um excelente método na mandíbula; no entanto, resulta em retenção de alimentos, afeta os padrões de passagem de ar, e pode contribuir para problemas de fala na maxila anterior.

Uma vez que a altura da coroa é um extensor de forças considerável, quanto maior for a altura da coroa, menos o cantiléver protético deve se estender a partir do sistema de suporte de implante. Em coroas com mais de 15 mm de altura, nenhum cantiléver deve ser considerado a menos que todos os outros fatores de força sejam mínimos e o osso de boa qualidade (com mais frequência na mandíbula que se opõe a uma dentadura maxilar em uma idosa). A intensidade de contato oclusal deve ser reduzida em qualquer carga não axial no sistema de suporte do implante. Contatos oclusais em cêntrica devem ser eliminados na parte mais posterior de um cantiléver.[47] Desta forma, uma carga parafuncional deverá ser reduzida, porque a maior porção em cantiléver receberá cargas apenas durante as atividades funcionais durante a mastigação dos alimentos.

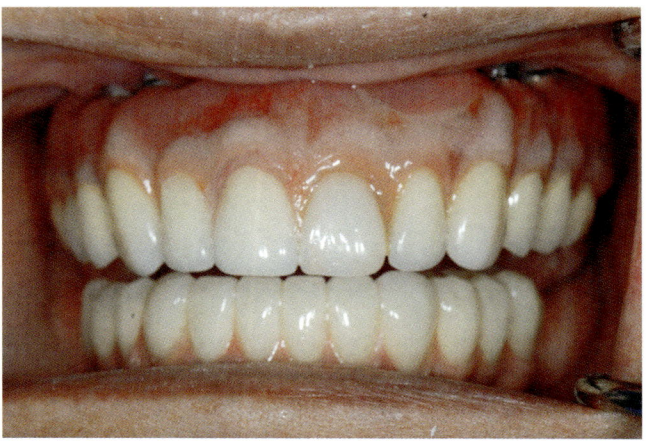

FIGURA 16-36. Uma prótese híbrida (arco superior) utiliza uma infraestrutura metálica fundida (menor em tamanho do que uma metalocerâmica), acrílico e dentes artificiais para restaurar o paciente.

QUADRO 16-4 Espaço de Altura de Coroa Reduzido

1. Problemas de integridade estrutural de uma restauração aumentam com EAC reduzido.
2. Os procedimentos cirúrgicos durante a instalação do implante podem aumentar o EAC.
3. As complicações de um EAC reduzido podem ser aumentadas pela posição cirúrgica do implante (p. ex., angulação inadequada, plataforma do implante situada acima do osso em vários milímetros).
4. Diferentes sistemas de implantes têm um EAC mínimo divergente em relação à altura dos componentes protéticos.

EAC, espaço da altura da coroa.

Espaço de Altura da Coroa Reduzido

As questões relacionadas ao EAC são acentuadas por um EAC excessivo que gera mais forças sobre o implante e sobre o sistema protético, e um EAC reduzido faz com que os componentes protéticos sejam mais frágeis. Um EAC ideal é de 8 a 12 mm. A necessidade de 8 mm para o EAC, consiste em 2 mm de espaço para o material oclusal, de 4 mm de altura mínima do pilar para a retenção, e 2 mm acima do osso para a distância biológica (que não inclui o sulco, uma vez que margem da coroa deve ser 1 mm subgengival para a retenção ou estética) (Fig. 16-32).

Um EAC reduzido tem questões biomecânicas relacionadas à resistência reduzida do implante ou dos componentes protéticos, um aumento da flexibilidade do material, e uma redução dos requisitos de retenção da prótese.[52] A resistência à fadiga e a flexão de um material estão relacionadas ao seu raio elevado à quarta potência.[55] Em próteses fixas, a flexão de material de diâmetro reduzido pode causar fratura da porcelana, afrouxamento do parafuso ou deslocamento das próteses. Portanto, na situação de EAC reduzido, falhas dos materiais são mais comuns (Quadro 16-4).

Discrepâncias esqueléticas (p. ex., mordida profunda), DVO reduzida por atrito ou abrasão, atrofia óssea mínima após a perda do dente e extrusão de dentes sem antagonistas podem resultar em um espaço menor do que o ideal para a reposição protética da dentição. Tratamentos protéticos convencionais e procedimentos de restauração são indicados para restaurar a DVO adequada e o plano de oclusão. No entanto, em certas ocasiões, até mesmo quando o arco antagonista e a DVO são corrigidos, o EAC pode ainda ser menor do que o ideal (<8 mm).

Quando a DVO estiver reduzida em pacientes parcialmente edentados poderá ser restabelecida pela ortodontia, que é o método ideal. DAT pode ser necessário para a extrusão dos dentes. Esta correção também pode exigir uma cirurgia ortognática, como uma osteotomia LeFort I e reposicionamento superior. No entanto, o uso de próteses é uma abordagem comum e pode envolver um arco inteiro.

Quando os dentes opostos se encontram na DVO correta e em posição de oclusão cêntrica e o EAC é insuficiente, um espaço adicional pode ser obtido cirurgicamente com osteoplastia e redução de tecidos moles de um arco, desde que uma altura óssea adequada permaneça após o procedimento a fim de haver condições para a instalação previsível dos implantes e suporte protético (Fig. 16-37). Se uma prótese removível implantossuportada é planejada, uma alveoloplastia agressiva deve geralmente ser realizada após a exodontia para proporcionar espaço protético adequado.

Espaço protético adicional pode ser obtido em muitas situações clínicas através da redução de tecido mole, especialmente na maxila. A redução de tecido mole pode ser realizada juntamente ao segundo tempo cirúrgico caso os implantes tenham cicatrizado em uma posição submersa. Isto permite que o tecido mais espesso proteja-os de uma carga descontrolada por uma prótese mucossuportada durante a cicatrização. Se os implantes cicatrizam através da mucosa (cirurgia de um passo), os procedimentos de redução dos tecidos moles devem ser feitos durante a instalação do implante. Os procedimentos de redução de tecidos moles podem incluir gengivectomia, remoção de tecido conjuntivo ou reposicionamento apical do retalho. Esforços devem ser feitos para manter tecido queratinizado adequado ao redor dos implantes. Redução de tecido mole também tem a vantagem de gerar uma profundidade de sondagem menor ao redor dos implantes. Entretanto, a definição do EAC é a partir do osso até o plano oclusal; portanto, embora o espaço protético seja aumentado, o EAC permanece semelhante quando apenas a redução dos tecidos moles é realizada.

Quando o EAC é inferior ao ideal, os seguintes parâmetros protéticos devem ser identificados[53]:

1. Espaço disponível.
2. Conicidade do pilar.
3. Área de superfície do pilar.
4. Tipo de cimento.
5. Acabamento superficial.
6. Topografia oclusal e material.
7. Carga na prótese final.
8. Adaptação da prótese ao pilar.
9. Retenção da prótese.
10. Fabricante do implante.
11. Plataforma do implante para a dimensão do plano oclusal.

As consequências de um EAC inadequado incluem uma diminuição da altura do pilar (que pode levar à retenção inadequada da restauração), volume insuficiente de material restaurador para resistência ou estética, e condições precárias para realização da higiene comprometendo a manutenção a longo prazo. Além disso, a prótese final flete inversamente ao cubo da espessura do material. A prótese fixa com metade da espessura vai fletir oito vezes mais e ainda resultar em perda da retenção do cimento, perda/fratura dos parafusos de fixação ou fratura da porcelana.[60] Uma espessura inadequada da porcelana ou acrílico na oclusal ou material oclusal sem suporte, causado por um projeto inadequado da infraestrutura metálica também pode resultar em complicações como fratura de um componente.

Os requerimentos restauradores mínimos variam em função do sistema de implante. Um espaço mínimo para prótese deve ser determinado limitando o material oclusal a 1 mm (oclusais metálicas) e reduzindo a altura do pilar ao topo do parafuso de

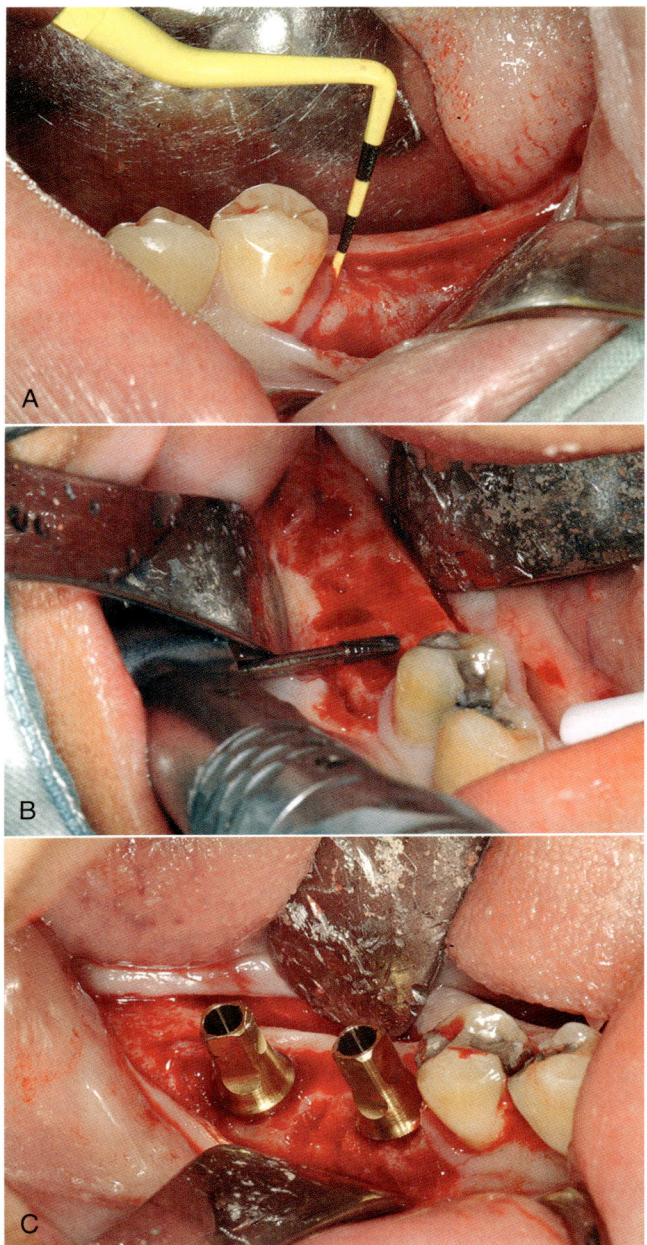

FIGURA 16-37. **A,** Um espaço de altura da coroa (EAC) reduzido resulta em pilares curtos, menor retenção pelo cimento e aumenta a flexibilidade do metal da prótese. **B,** Uma osteoplastia aumenta o EAC antes da instalação dos implantes. **C,** Os implantes podem ser posicionados com um aumento do EAC e complicações protéticas menores.

usados para fabricar a prótese permitem que subgengivalmente esta seja posicionada a mais do que 1 mm subgengival com maior precisão porque a margem subgengival e a técnica de impressão são mais difíceis quando a margem se estende pra mais de 1 mm abaixo do tecido. A técnica indireta também é utilizada para pilares personalizados, que podem ser projetados com um diâmetro ampliado para aumentar a área de superfície total para retenção. Um pilar personalizado pode também ser fabricado para diminuir o ângulo de convergência oclusal total com o objetivo de aumentar a retenção de próteses cimentadas. Portanto, a técnica de laboratório indireta representa benefício em uma situação em que o EAC está reduzido, especialmente quando o tecido mole apresenta vários milímetros de espessura.

A diferença de resistência e retenção entre um pilar de 3 mm de altura e um de 5 mm de altura pode ser de até 40%, para um pilar de 4,5 mm de diâmetro. Um pilar com menos de 3 mm de altura indica uma coroa parafusada; com 3 a 4 mm requer uma prótese parafusada ou uma prótese cimentada com cimento resinoso; e um pilar maior que 4 mm permite a escolha do profissional, embora a altura do pilar ideal seja de 6 mm para um EAC ideal e maior para situações de EAC aumentado. Unir os implantes, independentemente de as próteses serem parafusadas ou cimentadas, também pode aumentar a retenção.

Condições tais como a dureza do cimento, a condição da superfície do implante e o material oclusal (porcelana *versus* metal), também devem ser consideradas em situações de EAC limitado. O material oclusal deve ser levado em consideração em casos de EAC reduzido por duas razões prinicpais. Quando o metal é utilizado como superfície oclusal, é possível fornecer uma maior retenção da prótese, como um resultado de um aumento na altura do pilar. A altura do pilar pode ser maior, porque o espaço oclusal necessário acima do pilar é de apenas 1 mm, enquanto a porcelana requer 2 mm de espaço oclusal e a resina acrílica requer 3 mm ou mais. Outro fator é a resistência do material. Superfícies metálicas oclusais fornecem maior resistência à fratura e devem ser consideradas quando há EAC limitado. Quando um parafuso é utilizado para reter a coroa, a resistência da porcelana oclusal é reduzida em até 40%, porque um furo de acesso penetra na superfície. Portanto, próteses cimentadas são benéficas, a menos que o pilar tenha menos do que 4 mm de altura e o parafuso da prótese seja necessário para reter a prótese. A resina acrílica requer maior dimensão para obter resistência e a fratura é mais provável quando o EAC é limitado. Esta é uma razão pela qual as sobrepróteses em resina acrílica requerem um maior EAC do que uma prótese fixa em metalocerâmica.

EAC muito reduzido pode ser ainda mais complicado quando o profissional instala o implante acima do osso. O profissional pode aumentar o problema protético de um EAC limitado instalando o implante angulado em relação à posição ideal. Os pilares angulados perdem área de superfície para retenção no orifício do parafuso comprometendo ainda mais as condições de espaço limitado. Além disso, uma angulação de 30 graus em um pilar para corrigir o paralelismo leva a uma perda de mais do que 30% da área de superfície do pilar e a retenção do mesmo diminui drasticamente.

As sobredentaduras também apresentam grandes complicações em situações de EAC reduzido. Próteses removíveis requerem espaço para elementos tais como uma barra de conexão, tipo e posição dos conectores e material restaurador (metal *versus* resina). De acordo com English, o EAC mínimo para conectores individuais é de 10 mm para os conectores tipo "Locator" e entre 12 e 15 mm para a barra e O-rings.[62] O EAC ideal para próteses removíveis é maior do que 14 mm, e a altura mínima é de 10,5 mm.[53] O menor comprimento de conector possível deve ser utilizado em situações de EAC reduzido para se adaptar aos contornos da prótese, fornecer maior volume de resina acrílica para diminuir a possibilidade de fratura e permitir um posicionamento adequado dos dentes

retenção. O espaço mínimo para prótese corresponde a 4,21mm para o 3I Osseotite, 4,35 mm para o Replace Select (Nobel BioCare), 4,5 mm para o BioHorizons, e 4,56 mm para Frialit 2. Os maiores espaços requeridos foram encontrados nos sistemas Astra (6,6 mm), Lifecore (6,84 mm), e Straumann (7,0 mm).[61]

Para a confecção de uma prótese cimentada, a técnica de restauração (indireta *versus* direta) pode ser influenciada pelo EAC. Uma vez que uma altura adicional do pilar para a retenção pode ser alcançada com uma margem subgengival, a técnica indireta (fazendo uma moldagem no nível do corpo do implante) pode ter uma vantagem sobre a moldagem intraoral direta. Uma moldagem no nível do corpo do implante e um análogo do implante artificiais sem a necessidade de enfraquecer a força de retenção e a resistência da base de resina.[63]

Barras de sobredentaduras podem ser parafusadas ou cimentadas.[64] O método mais comum de retenção de uma prótese fixa é a cimentação. O método mais comum para a retenção de uma barra é através de parafusos. No entanto, as vantagens de retenção por cimento para uma prótese fixa também se aplicam a uma barra de sobredentadura. Então, em situações de EAC mínimo, a barra parafusada tem uma vantagem clara, mas em situações de EAC ideal ou excessivo, a barra cimentada deve ser considerada. Uma combinação de retenção parafusada em alguns pilares e retenção cimentada sobre os outros oferece uma vantagem para muitas próteses PR-4.

Articulação Temporomandibular

A articulação temporomandibular (ATM) pode apresentar sinais e sintomas de disfunção. Sintomas incluem dor e sensibilidade muscular sentidas pelo paciente. Ruídos ou cliques na articulação durante a abertura, desvio da mandíbula durante a abertura da mesma e movimentos mandibulares limitados são sinais de disfunção potencial observados durante o exame do paciente. Queixas ou sinais recolhidos durante a avaliação inicial dos pacientes devem ser cuidadosamente avaliados antes da realização de um tratamento restaurador.[46]

A palpação do temporal, do masseter e dos músculos pterigóideos lateral e medial faz parte do exame da ATM. Os músculos não devem estar sensíveis durante este processo. A parafunção pode contribuir para distúrbios da ATM e é uma fonte direta de sensibilidade muscular. Sob essas condições, os músculos são geralmente hipertrofiados como um resultado das forças oclusais em excesso. Os músculos masseter e temporal são mais facilmente palpados. O músculo pterigóideo lateral é muitas vezes sobreutilizado neste tipo de paciente, no entanto é difícil de ser palpado. O músculo pterigóideo medial ipsilateral pode ser utilizado como base do diagnóstico e é mais fácil de avaliar na região do processo hamular. Ele age como antagonista do músculo pterigóideo lateral em parafunção e, quando apresenta sensibilidade, é um bom indicador do uso excessivo de qualquer músculo.[46]

O desvio para um lado durante a abertura indica desequilíbrio do músculo do mesmo lado do desvio e possível doença degenerativa da articulação.[46] O paciente deve também ser capaz de realizar excursões mandibulares sem restrições. Abertura máxima é observada durante este exame e é normalmente maior que 40 mm a partir da borda incisal maxilar para a borda incisal mandibular em um paciente Classe I esquelética. Se qualquer trespasse horizontal ou vertical estiver presente, é subtraído da medida de abertura mínima de 40 mm.[65] A variação de abertura em relação ao trespasse é de 38-65 mm em homens e 36 a 60 mm nas mulheres, a partir de uma borda incisival para a outra.

O profissional é encorajado a avaliar cuidadosamente a situação da ATM. Está além dos objetivos deste texto abordar os métodos de tratamento para disfunção da ATM. No entanto, muitos pacientes com próteses mucossuportadas e disfunção temporomandibular se beneficiam da estabilidade e dos aspectos oclusais precisos que a terapia com implantes proporciona. Como tal, esses pacientes podem se beneficiar do apoio dado pelos implantes para melhorar a sua condição. No entanto, uma prótese provisória é muitas vezes um benefício para avaliar a função e os sintomas da ATM antes da fabricação da prótese final.

Próteses Existentes

Quando presentes, as próteses existentes são avaliadas quanto à função e ao projeto adequados. Uma prótese parcial removível mucossuportada antagonista a uma prótese implantossuportada proposta é de particular interesse. As forças oclusais variam amplamente enquanto o osso subjacente remodela. O paciente nem mesmo deverá usar a prótese parcial removível antagonista no futuro, o que irá modificar drasticamente as condições oclusais. Portanto, são indicadas manutenção continuada e avaliações de acompanhamento, incluindo reembasamentos e avaliações oclusais.

O paciente deve ser questionado se os desejos estéticos estão satisfeitos com as próteses atuais. Não é incomum que a prótese seja completamente aceitável ainda que o paciente deseje uma cor ou contorno diferentes para os dentes. Se insatisfatória para o paciente, os motivos de insatisfação são anotados. Além disso, as próteses existentes são avaliadas por toda a boca quanto à harmonia clínica. É melhor deixar uma prótese esteticamente inadequada que está em harmonia oclusal, do que fornecer uma que é estética, mas imprópria na posição porque este último pode influenciar todas as próteses futuras. Regiões de pônticos das próteses existentes podem muitas vezes ser otimizadas com a adição de enxertos de tecidos conjuntivos.

Uma prótese removível maxilar aceitável, que será substituída por uma prótese implantossuportada, pode ser usada como um molde para a reabilitação durante a confecção de uma prótese fixa ou removível implantossuportada.[64] A espessura da flange vestibular da prótese existente é avaliada e frequentemente removida para avaliar a diferença no posicionamento e suporte do lábio. Se os implantes devem ser instalados corretamente, ainda que um suporte de lábio adicional seja necessário quando a flange vestibular é removida, enxerto de HA, de tecido conjuntivo ou dérmico acelular geralmente é indicado. Este enxerto não é destinado para a sustentação ou instalação dos implantes, mas para aumentar o suporte da mucosa labial melhorando assim o sustento do lábio superior.

Forma do Arco

Duas formas diferentes de arco devem ser consideradas para as próteses implantossuportadas.[16] A primeira forma de arco é do osso residual edentado e determina a distância AP para suporte do implante. A segunda forma de arco é o da substituição da posição dos dentes. As formas do arco edentado e a forma do arco dentado no plano horizontal são descritas como ovoides, triangular ou quadrada. No arco edentado, a forma de arco ovoide é a mais comum, seguida pela quadrada e, em seguida, a forma triangular. A forma de arco quadrada pode resultar da formação inicial do osso esquelético basal. No entanto, a presença de uma forma de arco quadrada é mais comum em pacientes com implantes maxilares, como resultado da reabsorção óssea vestibular na região da pré-maxila, quando os dentes anteriores são perdidos antes do canino. A forma do arco triangular é frequentemente encontrada em pacientes Classe II esquelética, como resultado de hábitos parafuncionais durante o crescimento e desenvolvimento. Não é incomum encontrar formas diferentes de arcos na maxila e na mandíbula.

As formas de arcos dentados e edentados não estão necessariamente relacionadas, e a pior situação na maxila corresponde a uma forma de arco residual quadrada que suporta uma reabilitação dentária triangular. O cantiléver para fora do osso disponível é maior nesta combinação (Fig. 16-38).

A forma de arco biomecanicamente ideal depende da situação restauradora. A forma de arco triangular do rebordo residual é favorável quando implantes anteriores suportam cantiléveres posteriores. A forma de arco dentário quadrada é preferível quando implantes posteriores e caninos são utilizados para sustentar os dentes anteriores em ambos os arcos. A forma do arco ovoide tem propriedades de ambos os arcos triangulares e quadrados.

A forma do arco é um elemento crítico quando os implantes anteriores são unidos e sustentam uma prótese com um cantiléver

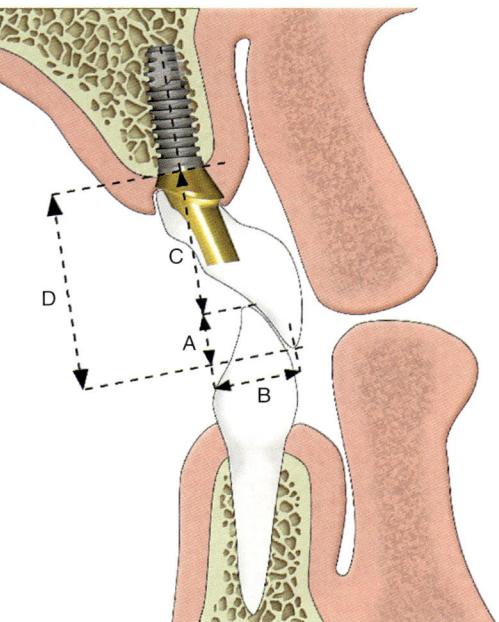

FIGURA 16-38. A forma do arco dentário pode ser diferente da forma do arco residual. Uma forma de arco triangular em uma forma de osso residual quadrada é a pior combinação porque os dentes anteriores ficarão em cantiléver em relação aos implantes.

posterior. Para essas condições, uma forma de arco quadrado fornece um prognóstico pior do que uma forma de arco triangular. A distância AP ou a extensão AP é a distância a partir do centro do implante mais anterior para uma linha que une as faces distais dos dois implantes mais distais.[66] Isto fornece uma indicação para a quantidade de cantiléver que pode ser razoavelmente planejada. Quando cinco implantes anteriores na mandíbula são usados para suporte de prótese, a sessão posterior em cantiléver da prótese não deve exceder duas vezes a extensão AP, quando todos os fatores de força e de tensão do paciente são baixos e a densidade óssea é favorável. A atual extensão do cantiléver não depende apenas da posição dos implantes, mas também de outros fatores de tensão, incluindo parafunção, altura da coroa, largura do implante e número de implantes.

Os fatores predominantes para determinar a extensão do cantiléver são relacionados à tensão, não só a distância AP.[16,67] Por exemplo, a distância entre os dois implantes que sustentam um cantiléver (C) forma uma alavanca de classe I. Para implantes distantes 10 mm um do outro e um cantiléver posterior de 10 mm, as seguintes forças são aplicadas: uma força de 11,3 kg no cantiléver C resulta em uma força de 11,3 kg sobre o implante mais anterior do cantiléver (A) e 22,6 kg no implante mais próximo do cantiléver (B), que atua como um fulcro. Uma distância interimplante de 5 mm com o mesmo cantiléver de 10 mm e uma força de 11,3 kg aplicada em C, resulta em uma força de 22,6 kg em A e uma força de 34 kg em B. A redução da distância entre os implantes aumenta significativamente as forças em ambos os implantes. Mas no primeiro exemplo, se um paciente com parafunção morde com uma força de 113,3 kg em C, a força sobre o implante A é de 113,3 kg, e a força sobre o implante B é de 226,8 kg. Em outras palavras, a parafunção é muito mais significativa em termos de força do que a distância interimplante (distância AP) no desenho de um cantiléver.[16] Portanto, a distância AP é apenas um fator de tensão para avaliar a extensão do cantiléver. Parafunção, altura da coroa, dinâmica da mastigação, posição de arco, arco antagonista, direção da força, densidade óssea, número de implantes, largura e projeto do implante, e distância AP são todos os fatores a serem considerados. Quando os fatores de força são baixos e os fatores de área (número, largura e desenho do implante) são altos, a extensão do cantiléver pode ser maior do que duas vezes a distância AP em osso de boa qualidade.

Como mencionado anteriormente, implantes endósseos anteriores muitas vezes não podem ser instalados na sua localização ideal na maxila, como resultado da reabsorção da lâmina vestibular e da espessura óssea inadequada no local do implante. Isso requer não apenas um posicionamento mais palatino do implante em comparação com os dentes naturais originais, mas também pode anular as posições laterais e centrais e requerer a utilização das regiões caninas em arcos com atrofia mais avançada. A prótese resultante é uma prótese fixa, com cantiléver anterior para restaurar a forma original do arco. Sob tais condições, maior tensão é levada às formas de arcos dentários triangulares em comparação com formas de arcos dentários quadradas, sendo todos os outros fatores idênticos.[67]

O cantiléver anterior maxilar para substituir dentes em forma de arco dentário triangular requer o suporte de implantes adicionais em maior largura e número para contrabalançar o aumento na carga lateral e na força de momento. Por exemplo, não apenas os implantes nas regiões dos caninos são necessários, mas mais dois implantes anteriores adicionais são indicados, ainda que o enxerto ósseo seja necessário antes de sua instalação. Além disso, os implantes posteriores adicionais na região de primeiro a segundo molar unidos aos implantes mais anteriores são altamente sugeridos. Portanto, se uma forma de arco maxilar requer este tipo de tratamento, são indicados pelo menos oito implantes (quatro de cada lado) e um aumento da distância AP de implantes na região dos molares unidos aos implantes anteriores. Além disso, implantes em região de segundos molares devem ser unidos aos implantes anteriores para aumentar a distância AP.[67] Na maxila, a dimensão recomendada para o cantiléver anterior é menor do que a dimensão recomendada para o cantiléver posterior na mandíbula devido à baixa densidade óssea e às forças direcionadas para fora do arco durante as excursões.

Suporte Mucoso

A avaliação do suporte mucoso diz respeito, primariamente, ao plano de tratamento de uma prótese PR-5 (sobredentaduras) que obtém sustentação dupla dos implantes e dos rebordos edentados. Próteses PR-5 devem ter retenção pelo implante e alguma estabilidade na região anterior. As regiões posteriores dos tecidos moles proporcionam suporte de tecido mucoso. Os seguintes fatores devem ser avaliados: forma, tamanho, paralelismo do rebordo e formato do palato.

Arcos maiores com pequena reabsorção fornecem um suporte melhor do que os arcos pequenos com maior atrofia tanto na maxila ou mandíbula. O tamanho do tecido mole não pode ser a única avaliação feita com base em radiografia, porque é fortemente dependente da posição das inserções musculares. Inserções musculares altas, em um osso moderado a abundante (divisão A ou B), podem ser rebaixadas por meio de procedimentos de vestibuloplastia em conjunto com a cirurgia de implante.

O suporte protético depende da forma do rebordo residual e, na maxila, da abóbada palatina. Uma forma de rebordo quadrada permite uma ótima resistência e estabilidade. Um rebordo relativamente plano representa um fator que compromete a retenção e a estabilidade embora o suporte permaneça adequado. Rebordos triangulares na abóbada palatina geralmente equivalem a uma estabilidade ruim.[56]

O paralelismo do rebordo com a arcada oposta também é avaliado. O rebordo edentado paralelo ao plano oclusal é mais favorável ao suporte mucoso. Se os rebordos são divergentes, a estabilidade da prótese total vai ser grandemente afetada.

A forma da *lateral throat* (que é o espaço na extremidade distal do sulco alvéolo lingual) em uma prótese total maxilar ou em uma prótese PR-5 é avaliada. Uma inclinação do palato mole é favorável quando possui um declive longo e gradual a partir da junção do palato duro com o palato mole, o que permite uma maior extensão do selamento palatino e melhora a retenção.[68] Por outro lado, uma palato mole Classe III, que forma um ângulo agudo com o palato duro, pode levar à sensibilidade, perda do vedamento e ânsia de vômito.[69]

Os elementos do tecido mole de suporte são de grande valor diagnóstico na avaliação do paciente edentado total superior que pode cogitar uma sobredentadura implantossuportada. Um maior número de estruturas anatômicas desfavoráveis pode direcionar o plano de tratamento para uma prótese PR-4, com maior suporte de implantes e nenhum suporte mucoso para atender a todas as necessidades do paciente.[70,71]

Deve ser enfatizado ao paciente que uma prótese parcial ou total mucossuportada não vai estabilizar a perda óssea. Como resultado, todos os dispositivos mucossuportados devem ser considerados como próteses provisórias. Todos requerem revestimentos, reembasamentos e uma nova confecção para substituir o osso ausente. Uma prótese totalmente implantossuportada (fixa ou removível) não requer suporte mucoso e pode ser considerada como uma prótese definitiva.

Muitas das próteses mucossuportadas são confeccionadas porque o paciente não pode custear uma prótese totalmente implantossuportada, especialmente aquele totalmente edentado. Entretanto, o dentista muitas vezes se esquece de que, se um paciente não pode custear o tratamento ideal hoje, isso não significa que não poderá custear qualquer tratamento posterior. Por exemplo, se o paciente precisa ter os quatro primeiros molares substituídos, mas não pode pagar todas as próteses ao mesmo tempo, o profissional pode restaurar um dos molares. Então, alguns anos mais tarde, o próximo dente pode ser restaurado. Eventualmente, os quatro molares são tratados e a forma do arco e a oclusão são restauradas. De modo similar, um paciente que pode custear apenas dois implantes para reter uma prótese total mandibular poderia, possivelmente, custear um tratamento adicional mais tarde. Consequentemente, uma estratégia de saúde em longo prazo deve ser estabelecida, o que pode incluir a adição de mais implantes no futuro para reduzir e, eventualmente, parar a contínua reabsorção óssea e suas consequências sobre a estética e função.

Próteses de Tratamento

Próteses Fixas

As próteses pré-tratamento na odontologia restauradora quase sempre são indicadas para se obter um diagnóstico, melhorar a saúde dos tecidos moles antes da confecção de próteses mucossuportadas, restabelecer ou avaliar a DVO, avaliar as considerações estéticas, ou tratar a disfunção da ATM (Fig. 16-39). A restauração de pacientes com implantes também pode requerer próteses de tratamento por razões semelhantes. Além disso, as próteses pré-tratamento também podem ser utilizadas até que seja selecionada uma opção protética, para colocar carga progressivamente no osso e melhorar sua resistência, e como uma prótese de transição proteger o enxerto ósseo ou implante em processo de cicatrização. A carga imediata do implante muitas vezes utiliza uma prótese provisória fora de oclusão em uma situação de edentulismo parcial. Na restauração de arco completo em carga imediata a prótese de transição não apresenta cantiléveres em áreas não estéticas. A prótese de tratamento também pode auxiliar na avaliação da atitude psicológica do paciente antes de procedimentos irreversíveis como a instalação de implantes (Quadro 16-5).

O diagnóstico em medicina é o primeiro passo no estabelecimento do tratamento para uma doença ou desordem. Da mesma forma, para estabelecer um plano de tratamento para um paciente parcial ou totalmente edentado, deve ser estabelecido um diagnóstico adequado. Uma prótese de tratamento pode ser necessária para ajudar neste processo. Por exemplo, dentes questionáveis podem requerer uma prótese provisória até que haja um prognóstico para definir se haverá necessidade de exodontia e instalação de implantes.

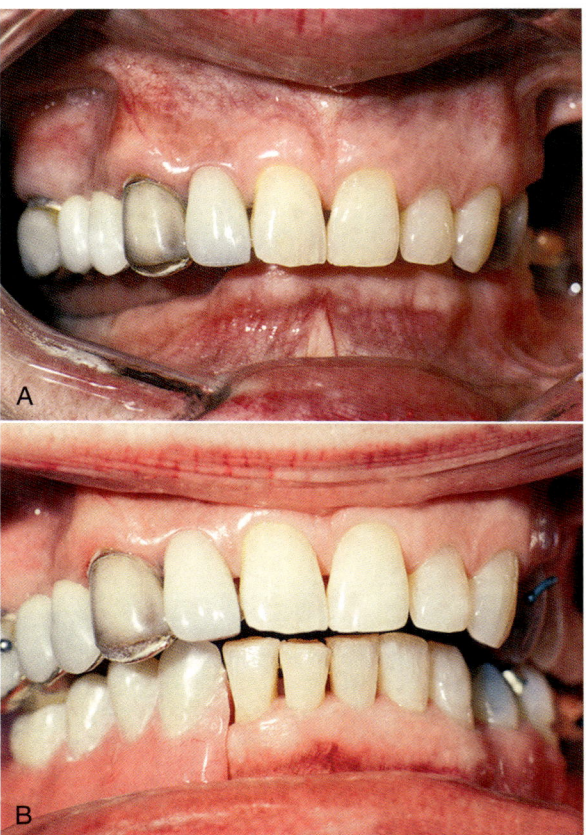

FIGURA 16-39. **A,** O paciente apresenta um colapso na dimensão vertical de oclusão (DVO) e um plano oclusal ruim. Quando o resultado final não está claro para o protesista, uma prótese de tratamento é quase sempre um benefício para avaliar e restabelecer parâmetros protéticos. **B,** Uma prótese parcial removível de acrílico é usada como uma prótese de tratamento para restabelecer a DVO adequada, o posicionamento dos arcos, o plano de oclusão, a condição da articulação temporomandibular, a fala e o resultado protético potencial.

QUADRO 16-5 Próteses de Tratamento sobre Implantes

1. Auxilia no diagnóstico
    a. Aumento de coroa
    b. Plano oclusal
    c. Dentes condenados
2. Avalia o perfil psicológico do paciente
    a. Prótese antes da cirurgia de implante
3. Melhora os tecidos moles antes da moldagem final para sobredentaduras implantossuportadas
4. Como pós-operatório à cirurgia de implantes
5. Avaliar dimensão vertical de oclusão
6. Avaliar disfunção da articulação temporomandibular
7. Melhorar a posição do implante com relação à posição dentária final
8. Avaliar a estética antes da cirurgia
9. Avaliar os contornos para higiene de próteses fixas
10. Determinar se a prótese removível é necessária para o suporte do lábio superior (PR *versus* PF)
11. Proteger o enxerto ósseo ou os implantes durante a cicatrização
12. Gerenciamento financeiro e de consentimentos do paciente
13. Carregamento progressivo do osso
14. Fonética e estética para próteses fixas de arco completo em pacientes totalmente edêntulos

PR, prótese removível; *PF*, prótese fixa

Uma prótese de tratamento pode corrigir o plano oclusal existente; identificar dentes extruídos; e indicar se a terapia endodôntica, aumento da coroa, ou a exodontia são necessários para completar o plano de tratamento final. É importante lembrar que, depois que o aumento de coroa é realizado, pelo menos 4 mm de estrutura dentária fica acima da crista óssea (2 mm para o espaço biológico e epitélio juncional e 2 mm para criar um efeito de férula na coroa a fim de reduzir o risco de fratura radicular). Como consequência, a proporção coroa-raiz é aumentada, e a mobilidade do dente deve ser avaliada após o tratamento. Mobilidade excessiva pode exigir implantes adicionais, a união dos dentes, ou ainda, a exodontia e a instalação de implante.

Um paciente parcialmente edentado com três ou mais dentes adjacentes ausentes geralmente utiliza uma prótese fixa de tratamento, que também atua como uma prótese provisória. Próteses de transição reforçadas com metal podem ser usadas quando de três a cinco pônticos estão presentes. Essas próteses fixas provisórias podem ser utilizadas durante a fase de cicatrização de enxertos ósseos ou de implantes para reduzir as forças sobre os tecidos moles e sobre o enxerto ou implantes.

Carga Progressiva

Uma prótese pré-tratamento para melhorar a qualidade do osso é quase sempre utilizada em implantes com suporte ósseo D3 ou D4 antes da confecção da prótese definitiva. Próteses acrílicas provisórias que carregam o osso progressivamente podem ser consideradas próteses pré-tratamento. Uma redução na perda da crista óssea e na perda de implantes, especialmente em tipos ósseos macios, são vantagens particulares do tratamento protético para carga progressiva. Próteses pré-tratamento também auxiliam na determinação da forma e função da prótese definitiva, especialmente nos pacientes completamente edentados, para quem a prótese "pré-tratamento" pode ser a primeira prótese fixa total que eles utilizam depois de vários anos de uso de uma prótese total.

Barreiras Financeiras

Um benefício extra das próteses pré-tratamento é que a gestão financeira do paciente pode ser facilitada e questões de consentimento podem ser resolvidas antes que fases mais irreversíveis do tratamento sejam realizadas. No entanto, é interessante estabelecer claramente os custos e enfatizar a necessidade de progresso do tratamento de uma forma ordenada. Poucas próteses pré-tratamento ou próteses de transição podem ser utilizadas por anos sem o risco de fraturas, perda de descimentação ou comprometimento no enxerto ósseo ou nos implantes.

Próteses Removíveis

As próteses de tratamento podem ser utilizadas para melhorar os tecidos moles atuantes como suporte, estabilidade ou retenção antes de procedimentos restauradores de uma sobredentadura PR-5 ou de uma prótese total. A primeira evidência da destruição do rebordo residual por causa de uma prótese total mal adaptada é a deformação ou trauma do tecido mole de revestimento.[69] O leito do tecido mole pode apresentar diferentes graus de hiperplasia, épulis, hipertrofia ou abrasão.[70] Um condicionamento de tecido é normalmente indicado para restaurar a saúde dos tecidos moles antes de ser realizada a moldagem final para a prótese mucossuportada.[71] O tratamento adicional como a remoção cirúrgica dos tecidos flácidos em excesso muitas vezes é necessário antes de ocorrer o condicionamento do tecido mole. O condicionador de tecido mole pode precisar ser substituído a cada 2 a 3 dias (embora de 10 a 14 dias sejam normalmente suficientes) para voltar o tecido mole à condição normal. A prótese existente pode muitas vezes ser utilizada como uma prótese de tratamento. Modificação no tecido condicionado ou desgaste sobre implantes em cicatrização é de costume.

Deve notar-se que os condicionadores de tecidos moles são diferentes de reembasadores macios utilizados em áreas de suporte mucoso de próteses removíveis. Os condicionadores de tecido sofrem alterações dimensionais durante as primeiras 18 a 24 horas. Desta forma, como o tecido retorna a uma condição mais normal, o material altera suas dimensões para permitir e promover essas mudanças. No entanto, os modificadores necessários para esta reação sofrem lixiviação do material, interrompem o processo em um dia e resultam em um material rígido. Reembasadores macios, por outro lado, permanecem macios por mais tempo do que os condicionadores de tecidos, especialmente quando cobertos com um verniz. No entanto, o material não altera sua dimensão durante o primeiro dia e, portanto, não acomodará uma condição de alteração do tecido.

Na maioria das vezes, os condicionadores de tecidos são usados para melhorar tecidos injuriados antes de uma moldagem final para uma prótese removível. Além disso, estes materiais são utilizados após a cirurgia de implante em regiões sob uma prótese removível, enquanto a interface implante/osso cicatriza. O condicionador de tecido pode responder ao edema e às alterações teciduais que acontecem logo após o rebatimento do retalho. Além disso, é aliviado sobre a área do implante. Na consulta de remoção da sutura, o condicionador de tecido é removido e substituído por um material macio de realinhamento. Este material permanece macio durante longo período de tempo e é menos propenso a levar cargas ao implante através do tecido mole.

Dimensão Vertical de Oclusão

Pacientes que permanecem edentados por um longo período de tempo e que têm utilizado a mesma prótese total podem necessitar de uma prótese de tratamento para restaurar a DVO e o relacionamento dos rebordos antes da realização do tratamento com implantes.[72] A DVO pode entrar em colapso gradualmente, especialmente em um paciente completamente edentado, como um resultado da perda óssea contínua e do desgaste oclusal da prótese. A disfunção da ATM e miofacial pode ser a consequência deste estado. Uma prótese de tratamento para restabelecer a DVO adequada ou avaliar um conjunto sintomático ajuda a determinar as necessidades específicas do paciente em relação à disfunção.

Como a DVO diminui, a mandíbula rotaciona para a frente e fecha em uma relação mais prognata de pseudo-Classe III esquelética. Para instalar os implantes na angulação correta, a DVO deve ser restabelecida antes da cirurgia de implante de modo que a posição correta dos dentes em relação ao arco seja estabelecida.

Uma prótese pré-tratamento em pacientes edentados totais, antes da instalação da prótese implantossuportada fixa ou removível, é na maioria das vezes uma prótese total. Ela é confeccionada com dentes de acrílico para facilitar o recontorno e a adição de resina acrílica termopolimerizada para reparos ou para mudar a DVO ou o suporte do lábio.

No caso de carga imediata do implante para um paciente completamente edentado, uma prótese de tratamento é instalada no momento ou logo após a cirurgia de implante. O projeto da supraestrutura protética concomitante com a subestrutura do implante é necessário para a carga imediata em sobredentaduras. Portanto, uma prótese de tratamento é indicada para estabelecer a DVO adequada e o posicionamento dentário antes da instalação dos implantes e confecção da barra metálica.

À medida que a DVO aumenta num paciente classe III, a relação maxilomandibular evolui em direção a uma relação de classe I. Isto influencia a posição ou a angulação do implante. Além disso, a localização de uma barra de sobredentadura pode igualmente ser influenciada por variações da DVO. Uma prótese de tratamento pode ser usada para estabelecer a posição protética dos dentes.

Avaliação Estética

Muitas vezes, o desejo do paciente por uma melhora estética pode ser muito exigente ou não realista. No paciente completamente edentado, uma prótese de tratamento (total ou parcial) pode ser utilizada para satisfazer essas questões estéticas antes da cirurgia de instalação dos implantes. A forma do dente, a qualidade da superfície, tamanho e posição, a cor dos dentes, o contorno dos lábios e dos tecidos moles, a cor da gengiva, e o suporte da papila devem ser avaliados.[73] Se o paciente não puder ser satisfeito com a prótese pré-tratamento, é muito melhor perceber isso antes da instalação do implante. Embora pacientes exigentes possam não se satisfazer com as próteses pré-tratamento, eles podem decidir por reduzir as expectativas e continuar o tratamento ou recorrer a outro profissional. Se a última opção for escolhida, é prudente entrar em contato com o próximo profissional e informá-lo que outra prótese pré-tratamento é indicada antes da instalação do implante.

Uma linha labial alta na maxila ou linha labial baixa na mandíbula pode influenciar a necessidade de um contorno e cor gengivais específicos na prótese, mas as necessidades de manutenção podem comprometer o resultado estético final. Uma prótese fixa pode ser desenhada para permitir o acesso a procedimentos de higiene adequados em torno dos dentes e implantes. Uma prótese pré-tratamento pode ajudar a determinar quando uma prótese removível implantossuportada, mais do que uma prótese fixa, é necessária para satisfazer os objetivos e desejos estéticos do paciente para a prótese, sendo, no entanto, removível para permitir uma manutenção diária adequada.

O vermelhão do lábio geralmente é alterado pela perda do suporte dos dentes maxilares anteriores. Depois que o osso também é perdido, o suporte natural de todo o lábio em geral é deficiente e depende da flange vestibular da prótese. Uma prótese parcial fixa pode requerer um cantiléver anterior, além do tecido mole em uma dimensão horizontal e vertical para fornecer tal suporte. Uma prótese pré-tratamento pode fornecer esta informação necessária para determinar se uma prótese fixa irá permitir a estética, o suporte ou as condições adequadas de higiene nesta região abaixo dos dentes.

Atitude Psicológica

O plano de tratamento finalizado e a avaliação física e mental do paciente devem ser realizados antes da cirurgia de implante. Se o protesista não está seguro se a prótese definitiva planejada é compatível com os desejos do paciente, ou se a atitude do paciente e as exigências não parecem racionais, avaliações complementares são necessárias. Uma prótese pré-tratamento fornece consultas e tempo adicionais para tais avaliações.[73,74]

Resumo

Prótese pré-implante para pacientes parcialmente edentados incluem uma avaliação geral dos cinco segmentos intraorais como: (1) borda incisal maxilar, (2) DVO, (3) borda incisal mandibular, (4) plano oclusal maxilar e (5) plano oclusal mandibular. Além disso, existem 10 critérios específicos que afetam um plano de tratamento: (1) linhas labiais, (2) relações maxilomandibulares, (3) oclusão existente, (4) espaço de altura da coroa, (5) estado da ATM, (6) exodontia de dentes condenados ou com prognóstico duvidoso, (7) próteses existentes, (8) forma do arco, (9) dentes naturais adjacentes ao espaço edentado e (10) avaliação dos tecidos moles. As próteses pré-tratamento também são utilizadas em um processo de avaliação para próteses implantossuportadas (Quadro 16-6).

QUADRO 16-6 Sequência de Tratamento para Reabilitações Implantossuportadas

O tratamento proposto para reabilitações implantossuportadas realizado pela equipe de implante pode ser da seguinte forma:

Consultas Iniciais
Histórico médico e dentário
Avaliação dentária e exames de raios X
Modelos de estudo
Discussões preliminares das alternativas de tratamento
Decisão de continuar o tratamento
Plano de tratamento inicial, apresentação do caso e alternativas
Procedimentos clínicos/laboratoriais prévios aos registros de diagnóstico complementares
Solicitações diagnósticas extraconsultório (p. ex., aparelhos, tomografias computadorizadas, testes para avaliação médica, consultas e membros da equipe)
Encerramento diagnóstico dos resultados sobre os modelos de estudo duplicados
Plano de tratamento final e alternativas
Testes médicos laboratoriais avaliados
Prescrições e instruções pré-operatórias
Formulários de consentimento e requisições para formas de tratamento
Fotografias da condição existente

Fase I Dentisteria
Consulta de restaurações pré-cirúrgicas – remoção inicial de cáries, exodontias, dentes temporários
Tratamento periodontal, tratamento endodôntico, ortodontia
Dimensão vertical de oclusão
Correção do plano oclusal, próteses de tratamento, recontorno dos dentes existentes, ameloplastia
Próteses provisórias (removíveis ou fixas) ou prova diagnóstica; condicionamento de tecido
Moldagem para confecção de guia cirúrgico (se a condição oral for alterada em relação ao modelo de estudo)

Cirurgia Óssea Reconstrutiva Pré-implante (Enxertos), Tecido Mole
Cirurgia de implante

Estágio I: Instalação do Implante
Fase de cicatrização

Estágio II: Extensão Secundária Transmucosa, Carga Inicial
Prótese: carga óssea progressiva
Preparo inicial do pilar e moldagem
Preparo final do pilar e moldagem
Prova do metal ou dos dentes encerados
Instalação inicial – oclusal
Instalação final – ajuste oclusal
Placa de mordida noturna

Manutenção
Primeiro ano: a cada 3 ou 4 meses
Radiografias em 6 meses, depois anualmente por 3 anos, e então somente quando necessárias
Educação caseira
Aplicação de flúor nos dentes
Aplicação de clorexidina nos implantes

A avaliação protética de um candidato a implantes apropria-se de vários critérios convencionais da avaliação de pilares naturais. Além disso, muitas dessas situações requerem uma abordagem única para as próteses sobre implantes e podem influenciar o plano de tratamento. O objetivo do profissional é alcançar uma fixação rígida e previsível dos implantes endósseos. A responsabilidade do protesista é manter a interface osso/implante em um ambiente que satisfaça todos os critérios protéticos tradicionais.

Referências Bibliográficas

1. Crispin BJ, Watson JF: Margin placement of esthetic veneer crowns. Part 1: Anterior tooth visibility, *J Prosthet Dent* 45:278-282, 1981.
2. Laney WR, Gibilisco JA: *Diagnosis and treatment in prosthodontics*, Philadelphia, 1983, Lea & Febiger.
3. Farzaneh M, Abitbol S, Friedman S: Treatment outcome in endodontics: the Toronto study. Phases I and II: orthograde retreatment, *J Endod* 30:627-633, 2004.
4. Farzaneh M, Abitbol S, Lawrence HP, et al: Treatment outcome in endodontics—the Toronto study, *Phase II: initial treatment*, *J Endod* 30:302-309, 2004.
5. Adell R, Lekholm U, Rockler B, et al: A 15 year study of osseointegrated implants in the treatment of edentulous jaw, *Int J Oral Surg* 6:387, 1981.
6. Sjogren U, Hagglund B, Sundquist G, et al: Factors affecting the long-term results of endodontic treatment, *J Endod* 16:498-504, 1990.
7. Peak JD: The success of endodontic treatment in general dental practice: a retrospective clinical and radiographic study, *Prim Dent Care* 1:9-13, 1994.
8. Rapp EL, Brown CE Jr, Newton CW: An analysis of success and failure of apicoectomies, *J Endod* 17:508-512, 1991.
9. Klokkevold PR, Newman MG: Current status of dental implants: a periodontal perspective, *Int J Oral Maxillofac Implants* 15:56-65, 2000.
10. Bower RC: Furcation morphology relative to periodontal treatment: furcation entrance architecture, *J Periodontol* 50:23-27, 1979.
11. Fugazzotto PA: A comparison of the success of root resected molars and molar position implants in function in a private practice: results of up to 15-plus years, *J Periodontol* 72:1113-1123, 2001.
12. Hamp S-E, Ravald N, Teiwik A, et al: Modes of furcation treatment in a long-term prospective study, *J Parodontol* 11:11-23, 1992.
13. Muller H-P, Eger T, Lange DE: Management of furcation-involved teeth: a retrospective analysis, *J Clin Periodontol* 22:911-917, 1995.
14. Wang HL, Burgett FG, Shyr Y, et al: The influence of molar furcation involvement and mobility on future clinical periodontal attachment loss, *J Periodontol* 65:25-29, 1994.
15. Balshi T: Newsletter, 2009.
16. Misch CE: Pre-implant prosthetics. In Misch CE, editor: *Contemporary implant dentistry*, ed 2, St Louis, 2005, Elsevier Mosby, pp 157-179.
17. Misch CE: The evaluation of natural teeth adjacent to implant sites. In Misch CE, editor: *Contemporary implant dentistry*, ed 2, St Louis, 2005, Elsevier Mosby, pp 151-162.
18. Reider CE: Copings on tooth and implant abutments for superstructure prostheses, *Int J Periodontics Restorative Dent* 10:437-454, 1990.
19. Rufenacht CR: *Fundamentals of esthetics*, Chicago, 1990, Quintessence.
20. Lynn BD: The significance of anatomic landmarks in complete denture service, *J Prosthet Dent* 14:456, 1964.
21. Harper RN: The incisive papilla: the basis of a technique to reproduce the positions of key teeth in prosthodontics, *J Dent Res* 27:661, 1948.
22. Vig RG, Brundo GC: The kinetics of anterior tooth display, *J Prosthet Dent* 39:502-504, 1978.
23. Misch CE: Guidelines for maxillary incisal edge position. A pilot study: the key is the canine, *J Prosthodont* 17(2):130-134, 2008.
24. Pietrokovski J, Masseler M: Alveolar ridge resorption following tooth extraction, *J Prosthet Dent* 17:21-27, 1967.
25. The glossary of prosthodontic terms, *J Prosthet Dent* 81:39-110, 1999.
26. Shannon TEJ: Physiologic vertical dimension and centric relation, *J Prosthet Dent* 6:741-747, 1956.
27. Niswonger ME: The rest position of the mandible and centric relation, *J Am Dent Assoc* 21:1572-1582, 1934.
28. Kois JC, Phillips KM: Occlusal vertical dimension: alteration concerns, *Compend Contin Educ Dent* 18:1169-1180, 1997.
29. Sherry JJ: *Complete denture prosthodontics*, New York, 1968, McGraw-Hill.
30. Robinson SC: Physiological placement of artificial anterior teeth, *Can Dent J* 35:260-266, 1969.
31. Silverman MM: Accurate measurement of vertical dimension by phonetics and the speaking centric space, part I, *Dent Dig* 57:265, 1951.
32. Pound E: Let /S/ be your guide, *J Prosthet Dent* 38:482-489, 1977.
33. Pound E: Utilizing speech to simplify a personalized denture service, *J Prosthet Dent* 24:586-600, 1970.
34. McGee GF: Use of facial measurements in determining vertical dimension, *J Am Dent Assoc* 35:342-350, 1947.
35. Danikas D, Panagopoulos G: The golden ratio and proportions of beauty, *Plast Reconstr Surg* 114:1009, 2004.
36. Amoric M: The golden number: applications to cranio-facial evaluation, *Funct Orthod* 12:18, 1995.
37. Haralabakis NB, Lagoudakis M, Spanodakis E: A study of esthetic harmony and balance of the facial soft tissue [in Greek (modern)], *Orthod Epitheorese* 1:175, 1989.
38. Ricketts RM: The biologic significance of the divine proportion and Fibonacci series, *Am J Orthod* 1:357-370, 1982.
39. da Vinci L: The anatomy of man. Drawings from the collection of Her Majesty Queen Elizabeth II, Windsor, United Kingdom, ca 1488.
40. Misch CE: Vertical occlusal dimension by facial measurement, Continuum: Misch Implant Institute Newsletter, *summer*, 1997.
41. Misch CE: Objective vs. subjective methods for determining vertical dimensions of occlusion, *Quintessence Int* 31:280-281, 2000.
42. Mach MR: Facially generated occlusal vertical dimension, *Compendium* 18:1183-1194, 1997.
43. Brzoza D, Barrera N, Contasti G, et al: Predicting vertical dimension with cephalograms, for edentulous patients, *Gerodontology* 22:98-103, 2005.
44. Ciftci Y, Kocadereli I, Canay S, et al: Cephalometric evaluation of maxillomandibular relationships in patients wearing complete dentures: a pilot study, *Angle Orthod* 75:821-825, 2005.
45. Kelly E: Changes caused by a mandibular removable partial denture opposing a maxillary complete denture, *J Prosthet Dent* 27:140-150, 1978.
46. Dawson PE: *Evaluation, diagnosis and treatment of occlusal problems*, ed 2, St Louis, 1989, Mosby.
47. Misch CE, Bidez MW: Implant protected occlusion: a biomechanical rationale, *Compend Contin Educ Dent* 15:1330-1343, 1994.
48. Misch CE: Dental Tooth System Patent #5,501,598, March 26, 1996.
49. Tjan AHL, Miller GD, Josephine GP: Some esthetic factors in a smile, *J Prosthet Dent* 51:24-28, 1984.
50. Cade RE: The role of the mandibular anterior teeth in complete denture esthetics, *J Prosthet Dent* 42:368-370, 1979.
51. Kokich VG, Spear FM, Kokich VO: Maximizing anterior esthetics: an interdisciplinary approach: esthetics and orthodontics. In McNamara JA, editor: *Craniofacial growth series*, Ann Arbor, MI, 2001, Center for Human Growth and Development, University of Michigan.

52. Misch CE, Goodacre CJ, Finley JM, et al: Consensus Conference Panel Report: crown-height space guidelines for implant dentistry—part 1, *Implant Dent* 14:312-318, 2005.
53. Misch CE, Goodacre CJ, Finley JM, et al: Consensus Conference Panel Report: crown-height space guidelines for implant dentistry—part 2, *Implant Dent* 15:113-121, 2006.
54. Goodacre CJ, Bernal G, Rungcharassaeng K, et al: Clinical complications with implants and implant prostheses, *J Prosthet Dent* 90:121-132, 2003.
55. Bidez MW, Misch CE: Force transfer in implant dentistry: basic concepts and principles, *J Oral Implantol* 18:264-274, 1992.
56. Zarb GA, Bolender CL, Hickey JC, et al: Diagnosis and treatment planning for the patient with no teeth remaining. In Zarb GA, Bolender CL, editors: *Boucher's prosthodontic treatment for edentulous patients*, ed 10, St Louis, 1990, Mosby.
57. Bidger DV, Nicholls JI: Distortion of ceramometal fixed partial dentures during the firing cycle, *J Prosthet Dent* 45:507-514, 1981.
58. Bryant RA, Nicholls JI: Measurement of distortion in fixed partial dentures resulting from degassing, *J Prosthet Dent* 42:515-520, 1979.
59. Bertolotti RL, Moffa JP: Creep rate of porcelain-bonding alloys as a function of temperature, *J Dent Res* 59:2061-2065, 1980.
60. Smyd E: Mechanics of dental structures. Guide to teaching dental engineering at undergraduate level, *J Prosthet Dent* 2:668-692, 1952.
61. Finley JM: *Personal communication*, 2005.
62. English CE: The mandibular overdenture supported by implants in the anterior symphysis: a prescription for implant placement and bar prosthesis design, *Dental Implantol Update* 4:9-14, 1993.
63. English CE: Prosthodontic prescriptions for mandibular implant overdentures—part 1, *Dental Implantol Update* 7:25-28, 1996.
64. Misch CE: Treatment options for mandibular implant overdentures. In Misch CE, editor: *Contemporary implant dentistry*, ed 2, St Louis, 2005, Elsevier Mosby, pp 175-192.
65. Tanaka TT: Recognition of the pain formula for head, neck and TMJ disorders. The general physical examination, *Calif Dent Assoc J* 12:43-49, 1984.
66. English CE: The critical A-P spread, *Implant Soc* 1:2-3, 1990.
67. Misch CE: Premaxillary implant considerations, treatment planning and surgery. In Misch CE, editor: *Contemporary implant dentistry*, St Louis, 1999, Mosby, pp 509-520.
68. House MM: The relationship of oral examination to dental diagnosis, *J Prosthet Dent* 8:208-219, 1958.
69. Lytle RB: Soft tissue displacement beneath removable partial and complete dentures, *J Prosthet Dent* 12:34-43, 1962.
70. Lambson GO: Papillary hyperplasia of the palate, *J Prosthet Dent* 16:636-645, 1966.
71. Lytle RB: The management of abused oral tissue in complete denture construction, *J Prosthet Dent* 7:27-42, 1957.
72. Turbyfill WF: The successful mandibular denture implant, *Part two*, *Dent Econ* 86(1):104-106, 1996.
73. Pound E: Preparatory dentures: a protective philosophy, *J Prosthet Dent* 15:5-18, 1965.
74. Smith DE: Interim dentures and treatment dentures, *Dent Clin North Am* 28:253, 1984.

CAPÍTULO 17

Dentes Naturais Adjacentes a um Sítio de Implante: Unindo Implantes a Dentes

Carl E. Misch

Um axioma protético comum é confeccionar uma prótese fixa para um paciente parcialmente edentado sempre que for possível. Geralmente, a implantodontia pode oferecer os pilares adicionais necessários para alcançar esse objetivo independentemente do número de dentes ausentes. A habilidade de instalar pilares em localizações específicas, em vez de ficar limitado a um determinado dente pilar natural remanescente, que pode não estar em condições adequadas de saúde, permite que o dentista possa expandir esse axioma protético para a maioria dos pacientes parcialmente edentados.

Na maioria das vezes, o dentista usa os implantes como suportes independentes para a prótese. Em raras ocasiões o implante pode ser unido aos dentes naturais na mesma prótese. Em qualquer situação, o plano de tratamento é fortemente influenciado pela avaliação dos dentes pilares naturais remanescentes adjacentes ao sítio edentado.

Os dentes naturais podem necessitar de terapia adicional antes que a prótese final seja finalizada. É melhor comunicar ao paciente todo o tratamento necessário para o processo de reabilitação antes da cirurgia de instalação dos implantes. Caso contrário, o resultado do tratamento, as etapas e os custos podem conflitar com o resultado originalmente projetado e levar à insatisfação, à necessidade de modificar o plano de tratamento original ou a um prognóstico mais desfavorável.

Independentemente de serem ou não considerados para servir de pilares, os dentes adjacentes a sítios parcialmente edentados devem ser avaliados de modo completo e de uma perspectiva diferente comparada ao resto de dentição.[1,2] No capítulo anterior, são apresentadas as condições que indicam a exodontia. Nesse capítulo, o planejamento é manter o dente adjacente ao sítio edentado. No entanto, ocasionalmente, o dente adjacente exibe perda óssea próxima ao sítio edentado e apresenta uma condição de saúde longe de ser ótima. Como consequência, as características do osso imediatamente adjacente ao dente são fortemente influenciadas pela sua presença. Geralmente, isso é fator determinante na escolha entre uma prótese independente sobre implantes, uma prótese parcial fixa tradicional (PPF) ou uma prótese removível. Quando vários dentes estão ausentes, o tratamento se torna ainda mais complexo com opções restauradoras adicionais, tais como implantes e dentes servindo de pilares na mesma prótese.

Nesse capítulo, os critérios dentários para o dente adjacente a um espaço edentado são: (1) opções de pilares; (2) anatomia do osso adjacente e do tecido mole; (3) cantiléveres; (4) implantes conectados a dentes, (4a) mobilidade (dos dentes e dos implantes), (4b) união de pilares naturais, (4c) pilares naturais e implantes; e (5) pilares de transição (Quadro 17-1).

Opções de Pilares

Há várias opções disponíveis para a restauração adequada de um segmento edentado. Antes da década de 1990, quando os implantes eram usados em pacientes parcialmente edentados, uma PPF de três a quatro elementos era fabricada com um implante usado como um pilar terminal junto com um dente natural separados por um ou dois pônticos[3,4] (Fig. 17-1). Quando o conceito de implantes osseointegrados para suportes de próteses fixas totais foi introduzido em meados da década de 1980, este mesmo conceito foi modificado para arcos parcialmente edentados para tornar uma prótese sobre implantes uma unidade independente. A principal razão para essa abordagem

QUADRO 17-1 Dentes Adjacentes ao Sítio de Implante

1. Opções de pilares
2. Anatomia do tecido ósseo adjacente e dos tecido moles
3. Cantiléveres
4. Implantes conectados a dentes
   a. Mobilidade (de dentes e implantes)
   b. União de pilares naturais
   c. Pilares intermediários naturais e sobre implantes
5. Pilares provisórios

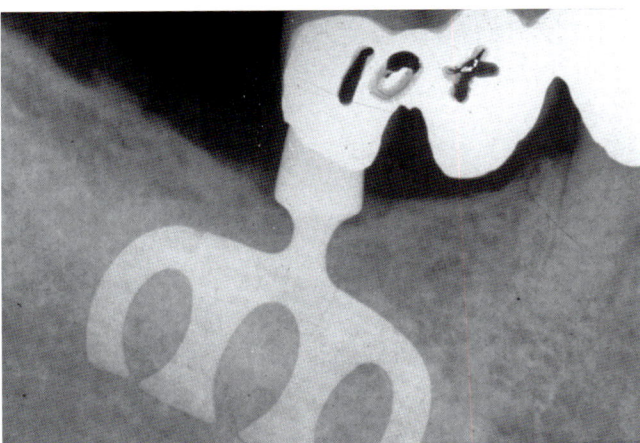

FIGURA 17-1. Antes da década de 1990, os implantes eram geralmente instalados nos maxilares de paciente parcialmente edentados e unidos a dente natural na mesma prótese fixa.

era limitar o efeito cantiléver de um dente "móvel" unido a um implante "rígido"[5,6] (Fig. 17-2). No entanto, a principal vantagem de duas unidade protéticas separadas está mais relacionada à redução de complicações biológicas associadas ao dente do que às implicações biomecânicas no implante.

Sob condições ideais, a instalação de implantes em número suficiente para confeccionar uma prótese implantossuportada completamente separada tem várias vantagens biológicas. A causa mais comum de insucesso das próteses fixas dentossuportadas é a presença de cárie nos dentes pilares.[7] Dentes naturais não restaurados não se tornam cariados com a mesma frequência que dentes restaurados, e os pilares sobre implantes não se tornam cariados. Além disso, o pôntico entre os pilares unidos (sejam eles dentes naturais ou um dente e um implante) agem como armadilhas para a placa bacteriana. Como resultado, enquanto a coroa de um dente natural apresenta taxa de desenvolvimento de cárie de 1% no período de 10 a 15 anos, o pilar de uma PPF tem uma taxa de cárie de mais de 20% (Fig. 17-3). A segunda causa mais comum de insucesso da prótese fixa é o tratamento endodôntico malsucedido, ou complicações em um pilar natural. Pilares sobre implantes não necessitam de terapia endodôntica. Dentes naturais não restaurados são menos prováveis de requererem tratamento endodôntico. Desse modo, sob condições ideais, um dente natural não deve ser unido a um implante. As taxas de sobrevida de 10 anos indicam uma melhoria de mais de 25% na taxa de sobrevida para próteses sobre implantes comparadas as PPF suportadas por dentes naturais (ou dentes naturais unidos a implantes), porque o dente natural é mais propenso a complicações biológicas. [8, 9]

Comparados aos dentes naturais não restaurados, os pilares naturais são mais difíceis de higienizar; colecionam e retêm mais placa; são comumente mais sensíveis à temperatura ou ao contato; e são mais propensos a futuros tratamentos protético, periodontal ou endodôntico. A cárie, os problemas endodônticos ou ambos podem causar não só a perda da prótese fixa, como também o insucesso e a exodontia de pelo menos um dos pilares naturais, com frequência praticamente igual. Como resultado, para um paciente parcialmente edentado, a prótese independente com uso de implante é o tratamento de escolha para quase todos os sítios edentados com ausência de vários dentes. Além da vantagem biológica de uma prótese independente por implante, também existem vantagens biomecânicas. Os dentes naturais respondem às forças oclusais de modo diferente dos implantes. Enquanto uma força leve produz a maioria dos movimentos registrados para um dente, a amplitude dos movimentos do implante está diretamente relacionada à força aplicada. [6-8,10,11] Em arcos com pilares naturais e implantes, é mais fácil ajustar a oclusão quando ambos os elementos são unidades independentes.

Em um planejamento de uma prótese independente por implante, em vez de usar um dente natural como um dos pilares terminais, o dentista geralmente requer a instalação de pelo menos mais um implante. Um aumento do número de pilares sobre implantes aumenta a interface implante-tecido ósseo e reduz, portanto, a tensão para o sistema de suporte, melhorando a habilidade da prótese fixa em suportar as forças adicionais, quando necessário. Além disso, devido às unidades retentivas adicionais, próteses não cimentadas ou não retentivas ocorrem com menos frequência. Prótese sem retenção é a terceira complicação mais comum relatada com próteses fixas. [7,8]

Uma complicação relatada em próteses sobre implantes especialmente durante o primeiro ano é o afrouxamento dos parafusos dos pilares. [9,11,12] O aumento no número de implantes também diminui o risco de afrouxamento dos pilares sobre implantes. Como resultado, muitas razões justificam o uso de um número suficiente de implantes para uma prótese independente. Desse modo, existem muitas vantagens em uma prótese fixa independente implantossuportada, com múltiplas unidades, de modo que este tratamento sempre é a primeira escolha, quando possível (Fig. 17-4).

Infelizmente, nem sempre é possível a confecção de próteses fixas totalmente implantossuportadas em pacientes parcialmente edentados e, às vezes, ainda podem carregar um risco cirúrgico maior. Assim, o dente natural ocasionalmente pode ser considerado um pilar em potencial. No entanto, o dentista deve considerar a possibilidade de unir implantes e dentes naturais na mesma prótese apenas quando a área de superfície de suporte do implante não permitir a substituição do número total de dentes ausentes, e quando a instalação de implante adicional não é indicada.

Anatomia do Tecido Ósseo Adjacente

Quando há a ausência de um ou mais dentes entre dentes existentes, a posição do tecido ósseo nas raízes adjacentes é cuidadosamente avaliada, especialmente quando a ausência dentária estiver na região estética. De modo ideal, o tecido ósseo adjacente a cada dente anterior próximo ao sítio edentado deverá ter 2 mm ou

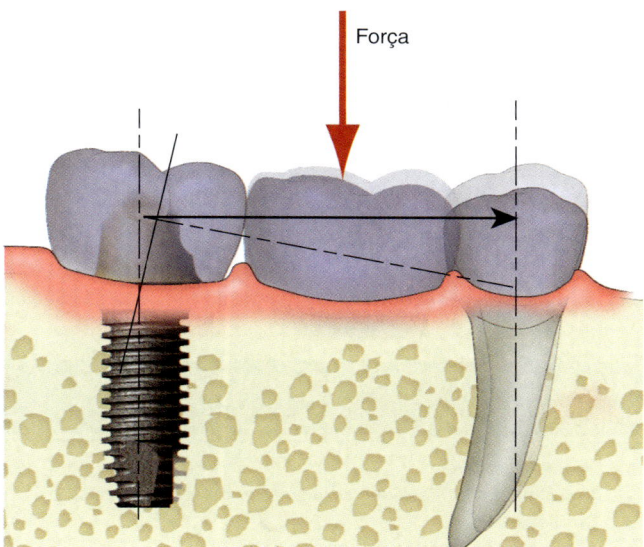

FIGURA 17-2. Unir um implante estável a um dente natural tem causado preocupações relativas às diferenças biomecânicas no movimento entre o implante e o dente. Em função de o dente se movimentar mais do que o implante, este pode receber uma força momentânea proveniente do cantiléver da prótese.

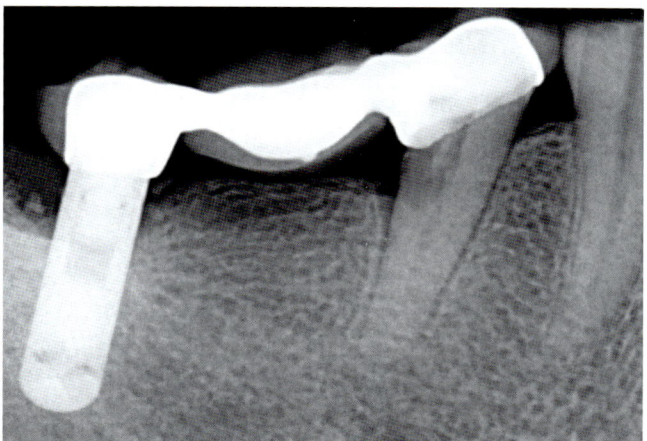

FIGURA 17-3. Quando um implante é unido a um dente natural separado por um pôntico, o pôntico atua como armadilha para a placa e aumenta o risco de cárie no dente natural.

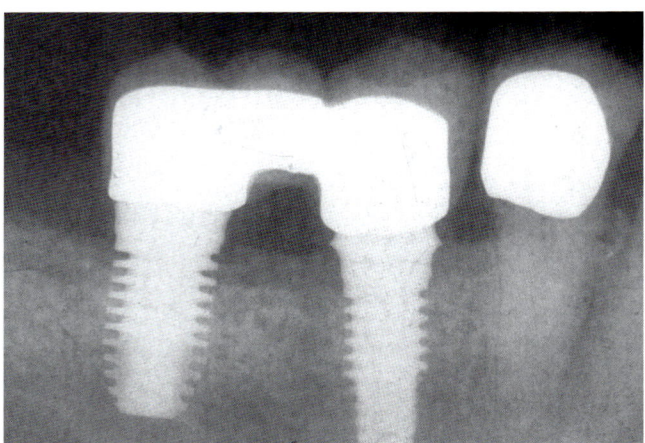

FIGURA 17-4. Uma prótese sobre implantes independente é o tratamento de escolha mesmo quando o dente adjacente requer uma coroa.

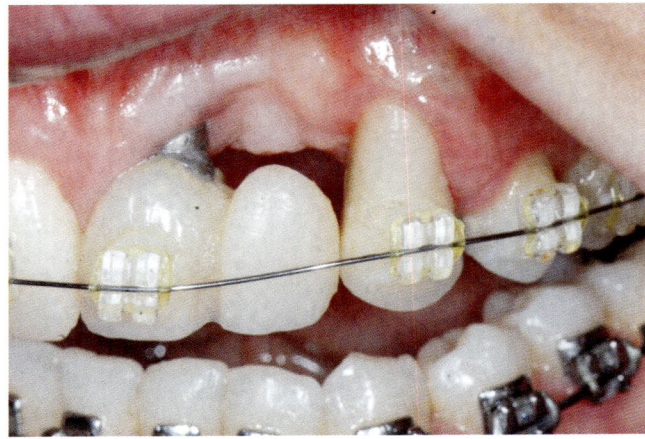

FIGURA 17-6. A extrusão ortodôntica do dente adjacente ao sítio do implante pode avançar o tecido ósseo interproximal na direção coronal e modificar o recobrimento de tecido mole.

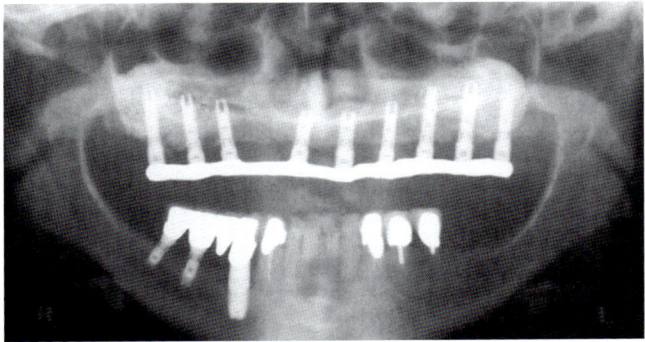

FIGURA 17-5. Implante no sítio do primeiro pré-molar direito inferior posicionado mais de 6 mm abaixo da junção cimento/esmalte. Embora o tecido ósseo esteja presente na distal do canino, a inclinação à volta do implante cria uma bolsa de tecido mole maior do que 5 mm e aumenta o risco de complicações perimplantares.

menos de distância da junção amelocementária interproximal (JAC) (que fica 3 mm acima da JAC vestibular). Quando esta situação estiver presente, a papila interdental adjacente ao sítio edentado vai ser ideal, uma vez que vai estar suportada pelo osso interproximal do dente.

A estrutura óssea edentada adjacente ao dente natural varia em altura, largura, extensão, angulação, e reflete o histórico do dente perdido, a exodontia e o período de tempo em que o sítio tem estado edentado. Caso a topografia do rebordo não seja ideal para a instalação de implantes endósseos no sítio imediatamente adjacente ao pilar natural, o dentista deve considerar um enxerto ósseo ou pôntico. A realização de uma osteoplastia para obter largura óssea adequada na região adjacente a um dente natural geralmente compromete o suporte da raiz natural, aumenta a altura da coroa do implante na prótese final e afeta o resultado estético especialmente na região da papila interdental (Fig. 17-5). Portanto, a osteoplastia adjacente a um dente natural para obter largura adicional, geralmente não é indicada.

No caso de o posicionamento ideal de um pilar protético ser adjacente a um dente natural e for observada largura óssea inadequada, o aumento do sítio edentado antes da instalação do implante pode otimizar a anatomia do tecido ósseo sem comprometer o pilar natural. Quando há largura óssea inadequada numa região adjacente a um dente cuja raiz apresenta tecido ósseo adequado, o dentista deverá considerar como opção de tratamento enxerto em espessura para permitir a instalação do implante em osso divisão A ou B.

Uma altura óssea inadequada adjacente a um dente oferece um prognóstico pior para conseguir aumento em comparação a outras situações. Em geral, obter aumento ósseo em altura é mais difícil do que obter aumento em largura. Além disso, quando a altura óssea inadequada no sítio edentado inclui a região adjacente a uma raiz natural (e resulta na perda óssea horizontal na raiz dentária), a possibilidade de aumento ósseo adicional em altura se torna ainda mais imprevisível e geralmente revela-se inexistente.

O aumento em altura óssea não é previsível em uma raiz de dente natural com um defeito horizontal. Caso a raiz do dente natural tenha perdido tecido ósseo adjacente ao sítio, usualmente não irá ocorrer aumento ósseo em altura acima da posição do osso existente na raiz. Há quatro alternativas para a altura óssea inadequada adjacente a um dente natural. A primeira opção é a extrusão ortodôntica do dente antes do enxerto ósseo. Quando um dos dentes tem tecido ósseo com anatomia desfavorável, considera-se a sua extrusão ortodôntica para aumentar o osso interproximal. O movimento ortodôntico vai aumentar a altura óssea próxima ao dente e melhorar o prognóstico do enxerto ósseo. Quando isso for alcançado, o enxerto ósseo no sítio de implante é mais previsível (Fig. 17-6). No entanto, após o processo de extrusão ortodôntica, o dente geralmente necessita de tratamento endodôntico e de restauração.

Uma segunda opção é a extração do dente adjacente e aumento do sítio edentado e do alvéolo dentário. Isso é mais indicado quando apenas um dente adjacente ao de implante estiver comprometido e a extrusão ortodôntica não é indicada nesse dente porque a quantidade de raiz intraóssea é inadequada. Nesses casos, após a extrusão ortodôntica, tratamento endodôntico e restauração, o resultado final ainda tem como consequência um dente comprometido (Fig. 17-7).

A terceira opção de tratamento é a confecção de uma PPF de três elementos. Esse é o tratamento geralmente mais previsível e o menos oneroso. Em um estudo conduzido por Tarnow et al., foi verificado que, quando a distância do osso interproximal até a região de contato interproximal da coroa for maior do que 5 mm, geralmente a papila interdental apresenta-se abaixo do ideal.[13] No entanto, quando a distância for de 6 mm, 40% das regiões de papila vão estar dentro dos limites normais e, com 7 mm, 25% das papilas terão aparência normal. Quando o osso interproximal entre dois dentes adjacentes

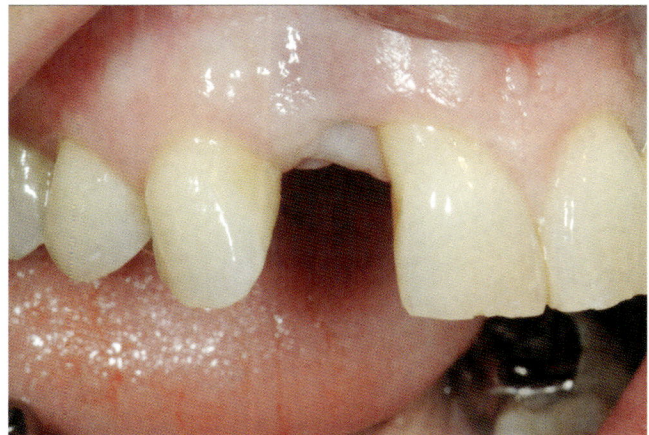

FIGURA 17-7. Quando um dente adjacente ao sítio edentado estiver comprometido (o incisivo central), as opções são a exodontia (quando a extrusão ortodôntica não é indicada) e o enxerto dos dois sítios adjacentes antes da instalação do implante.

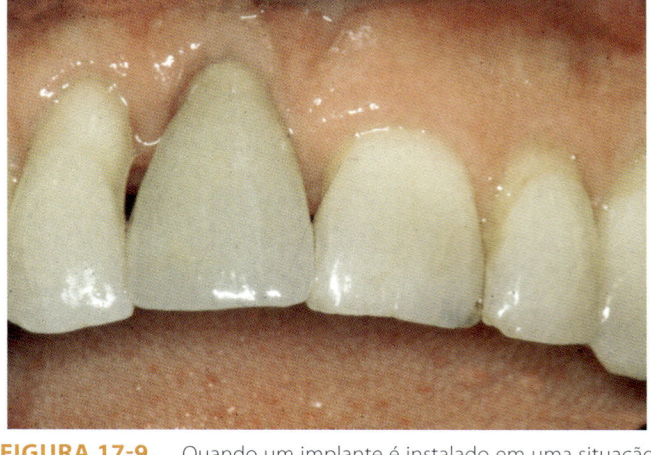

FIGURA 17-9. Quando um implante é instalado em uma situação em que o dente adjacente não tem altura adequada de osso na superfície radicular adjacente, o tecido comumente retrai e compromete a cobertura de tecido mole.

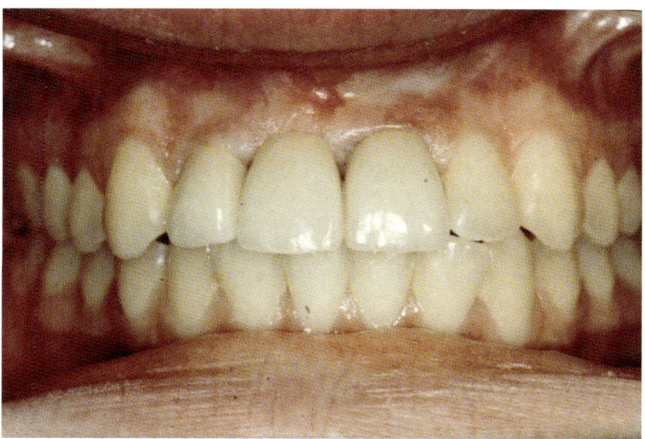

FIGURA 17-8. O sítio edentado tem perda de altura de tecido ósseo e o osso foi perdido nas raízes dos dentes adjacentes ao sítio edentado, mas a cobertura de tecido mole é adequada. Uma prótese parcial fixa de três elementos é geralmente o tratamento de escolha para substituir o dente ausente. Nesse caso, o incisivo central superior direito é um pôntico suportado pelos dentes adjacentes.

adjacente ao dente natural (Fig. 17-5). Desse modo, quando for necessário um enxerto para aumento em altura adjacente a um sítio edentado de vários dentes para instalar adequadamente um implante adjacente a uma raiz natural, o dentista deve considerar a colocação de um pôntico para substituir o elemento ausente próximo ao dente natural. O pôntico pode ser suportado por um cantiléver do implante ou dos dentes, ou através de suporte duplo de dentes e de implantes.

Em resumo, se a altura óssea for inadequada na raiz do dente e no sítio de implante, os seguintes procedimentos devem ser feitos: (1) extrusão ortodôntica e enxerto; (2) exodontia e enxertia de dois sítios; (3) confecção de uma PPF de três elementos; ou (4a) pôntico em cantiléver de dois ou mais dentes naturais ou dois ou mais implantes divisão A, ou (4b) confeccionar uma prótese fixa com um pôntico conectando um implante a um ou mais dentes adjacentes, dependendo da condição do dente adjacente.

Cantiléveres no Edentulismo Parcial

Em uma prótese fixa, os cantiléveres resultam em momentos de carga ou torque sobre os pilares.[14] São utilizados mais frequentemente para as próteses implantossuportadas do que em pilares de dentes naturais.[15,16] Várias diretrizes altamente divergentes têm sido recomendadas em relação ao uso de cantiléveres em pacientes parcialmente edentados, variando de quase nenhuma extensão a cantiléveres de vários dentes.[16,17] A prótese em cantiléver é, frequentemente, problemática. A complicação mais comum para a prótese em cantiléver de dentes naturais é a perda da cimentação do pilar mais distante do cantiléver.[8,18] Quando um pôntico está em cantiléver, o pilar mais próximo ao pôntico é um fulcro, e a força oclusal sobre o pôntico impõe forças de tensão e de cisalhamento no pilar mais distal (Fig. 17-11). O cimento é quase 20 vezes mais fraco em termos de tensão comparado às forças de compressão. Por exemplo, a resistência à compressão do cimento de fosfato de zinco é de 12.000 psi, mas a sua resistência à tração antes da fratura é de apenas 500 psi. Como resultado, a complicação mais comum é uma coroa que não se retém no pilar mais distal; então, o pilar do fulcro apresenta mobilidade e perde osso, fratura ou ambos.

É interessante notar que os cantiléveres de dentes pilares naturais são raramente utilizados em próteses convencionais. A taxa de insucesso de uma PPF tradicional de três elementos após 5 anos é comumente inferior a 5%. No entanto, o insucesso de uma PPF de

a um sítio edentado não for o ideal em ambos os dentes, mas as papilas interdentais estiverem dentro dos limites ideais, considera-se deixar o tecido mole do jeito que ele se apresenta e confeccionar uma PPF de três elementos (Fig. 17-8). Caso um implante seja instalado sem osso interproximal ideal, o tecido mole frequentemente retrai após a cirurgia, e a cobertura de tecido mole ao redor do implante fica comprometida e, ressalve-se, expõe a raiz dos dentes adjacentes.

A quarta opção é colocar um pôntico próximo ao dente natural (Fig. 17-9). Um implante posicionado apicalmente a mais de 3 ou 4 mm abaixo da JAC e do nível do osso interproximal da raiz do dente natural adjacente apresenta problemas potenciais em relação ao contorno de tecido mole (Fig. 17-10). Quando o dente natural mais distal apresenta altura óssea inadequada na raiz, o tecido mole entre o dente e o implante adjacente adquire uma inclinação mais rasa, diferentemente da inclinação acentuada do nível da crista óssea entre os elementos. Sob essas condições, uma bolsa de tecido mole maior do que 6 mm pode ocorrer em volta da coroa do implante

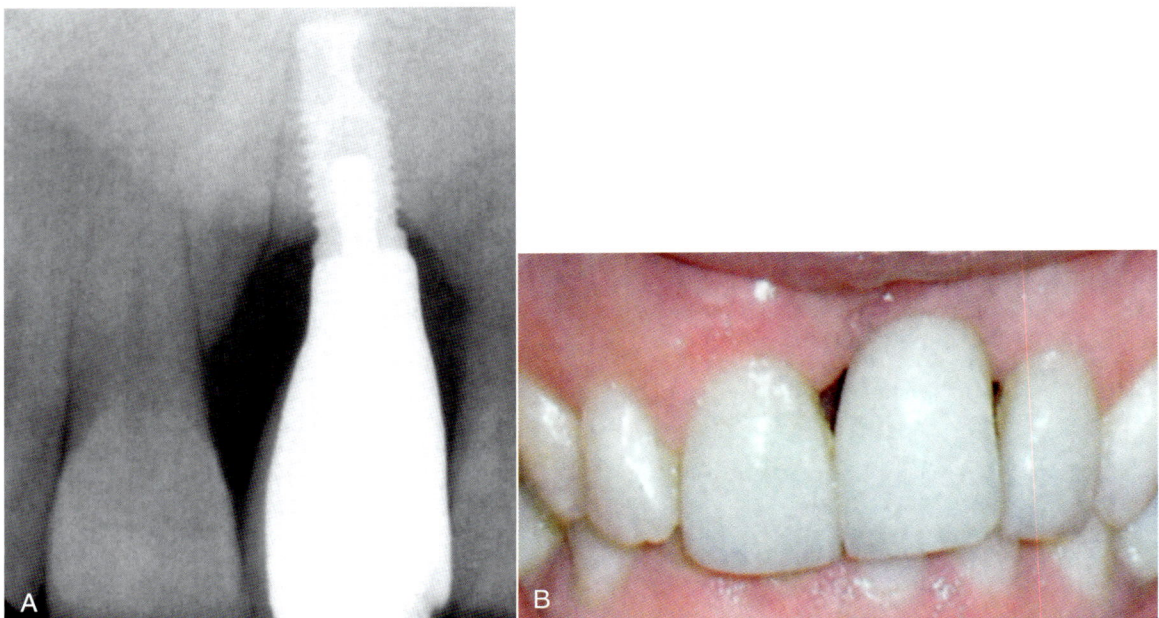

FIGURA 17-10. **A,** O implante é posicionado vários milímetros abaixo das junções cimento/esmalte dos dentes adjacentes. **B,** A cobertura de tecido mole sofreu recessão e comprometeu a estética cervical e interproximal.

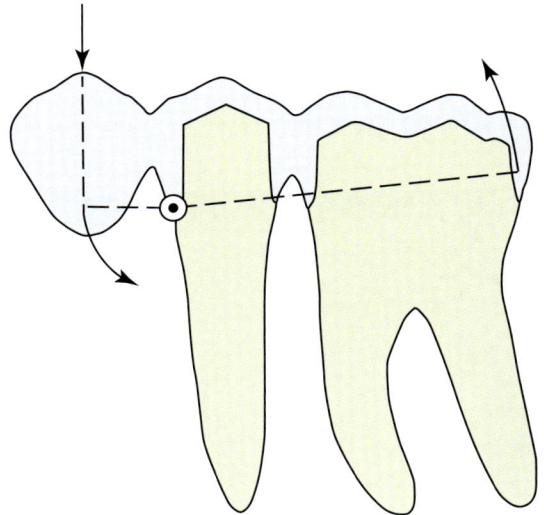

FIGURA 17-11. A principal complicação do pôntico em cantiléver de dois dentes naturais é uma prótese que não se retém. Uma força compressiva sobre o pôntico transfere forças de cisalhamento e de tensão para o pilar distal.

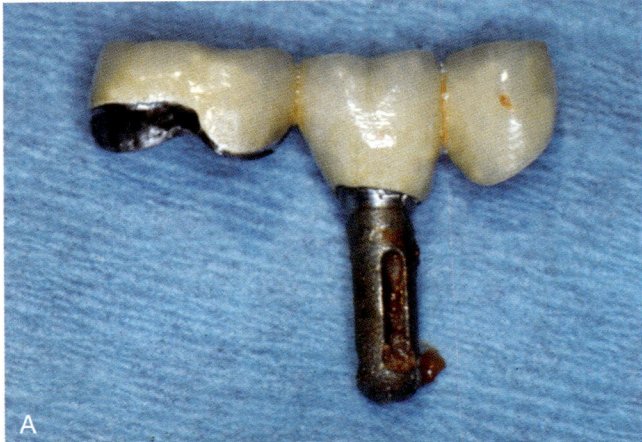

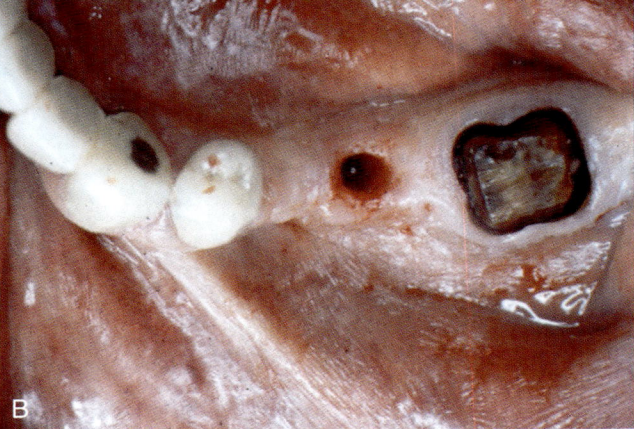

FIGURA 17-12. **A,** Um implante malsucedido e uma prótese de três elementos. O implante serviu de pilar próximo ao pôntico. **B,** O selamento do cimento se rompeu e resultou em uma prótese inteiramente suportada pelo implante, que foi perdido. Também há cárie no dente natural.

três elementos em cantiléver é de 25%, e 60% apresentam complicações.[8,19] O insucesso está geralmente relacionado à falta de retenção de um pilar (o pilar mais afastado do cantiléver), e é de natureza biomecânica. As falhas relacionadas à PPF tradicional de três elementos acontecem, com maior frequência, em decorrência de condições biológicas (p. ex., cárie, tratamento endodôntico), o que leva mais tempo para ocorrer. Os implantes são mais rígidos do que os dentes. Como consequência, a força sobre o selamento do cimento é *maior* nos pilares de implantes do que sobre os dentes! O implante adjacente ao pôntico age mais ainda como um fulcro. Em outras palavras, é pior planejar cantiléver em implantes do que em dentes naturais (Fig. 17-12).

A força sobre o cantiléver pode ser comparada à de uma alavanca de classe I. A distância entre o pilar mais anterior e o mais distal é dividida pelo comprimento do cantiléver para determinar a vantagem mecânica para o pilar mais distante do cantiléver. Takayama sugeriu que o cantiléver não deve se estender além da distância entre os implantes a fim de manter a vantagem mecânica menor do que uma vez essa distância.[20] A distância mais comum entre dois centros de implantes é de 7 a 8 mm, de modo que as dimensões mais externas dos implantes possam ficar 3 mm afastadas, e as coroas sobre os implantes sejam similares em tamanho a um pré-molar. Desse modo, o tamanho do cantiléver (quando for considerada a sua confecção) não deverá ser maior do que o de um pré-molar de tamanho semelhante quando dois implantes suportam a prótese de três elementos.

O fator mais importante para determinar o comprimento seguro de um cantiléver é a quantidade de força que o paciente coloca sobre o cantiléver. Por exemplo, um cantiléver pode ter uma vantagem mecânica (multiplicador de força) de duas vezes. Assim, se uma carga de 11 kg for aplicada ao pôntico, uma força de 22 kg (tensão) será aplicada ao pilar distal, e 34 kg serão aplicados ao fulcro (mecânica de alavanca de classe I). Desse modo, a força é aumentada em duas a três vezes. No entanto, se a carga sobre o pôntico for de 45 kg, isso é aumentado para uma força de 90 kg no pilar distal e uma força de 135 kg no fulcro, ou quatro vezes mais do que no primeiro exemplo. Em outras palavras, a quantidade de força aplicada ao cantiléver é ainda mais importante do que a extensão do cantiléver ou a distância entre os implantes.

Os cantiléveres sobre os implantes são mais problemáticos do que sobre os dentes por várias razões. O aumento das forças é dirigido através de todo sistema de implante. O cimento ou parafuso que retém a prótese pode falhar (Fig. 17-13). O implante pode fraturar (Fig. 17-14). O implante pode apresentar mobilidade e ser perdido. Essas complicações são geralmente mais significativas do que as das restaurações em cantiléver suportadas por dentes naturais.

De modo ideal, se um cantiléver for necessário, deverá ser estendido mesialmente em vez de distalmente para reduzir a quantidade de forças oclusais na alavanca[6] (Fig. 17-15). O cantiléver de um incisivo lateral de dois ou mais implantes adjacentes é o que apresenta menor risco porque o canino (implante) pode proteger o cantiléver de forças laterais, pois a região anterior tem menor quantidade de forças de mordida e o incisivo lateral é o menor dente da arcada.

A altura da coroa também influencia a quantidade de força sobre o cantiléver transferida ao cimento e à interface com o tecido ósseo. A força é aumentada pela altura da coroa quando qualquer força lateral ou cantiléver estiverem presentes[14] (Fig. 17-16). Uma força angulada sobre o cantiléver é mais prejudicial do que uma força sobre o longo eixo dos pilares. Assim, o cantiléver aumenta qualquer outro fator de força que se apresenta e deve, portanto, ser usado com precaução. Quando os cantiléveres são usados na prótese final, a oclusão sobre os pônticos em cantiléver deverá ser reduzida, evitando qualquer contato sobre o pôntico em cantiléver durante as excursões mandibulares.

Os cantiléveres sobre dois implantes não devem ser usados quando os fatores de força forem de moderados a significativos ou quando outros fatores de força estiverem presentes. Em vez disso, implantes adicionais, ou enxertos e implantes posicionados sem cantiléveres, reduzem tipicamente as complicações. Quando as forças sobre o cantiléver forem muito grandes, o dentista deverá considerar unir os implantes aos dentes adjacentes para eliminar o efeito do cantiléver (Fig. 17-17). Frequentemente, há menos risco biomecânico unindo um implante a um dente do que usando um cantiléver para substituir o dente ou dentes ausentes.

Implantes Conectados a Dentes

Conforme anteriormente mencionado, antes de 1988, muitos profissionais conectavam um implante a um ou dois dentes naturais.[3,4] Esses implantes eram desenhados para ter uma interface fibrosa ou estar em contato direto com o osso.[21,22] Quando o conceito de

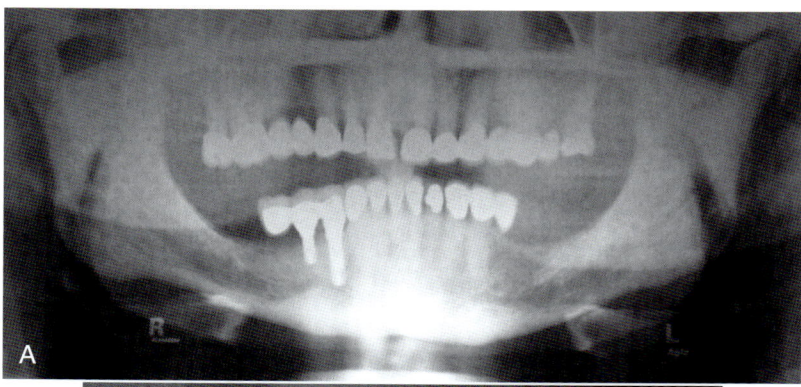

FIGURA 17-13. **A,** Uma PPF de três elementos com cantiléver distal de dois implantes. **B,** A prótese perdeu a cimentação no pilar mais distal do pôntico, e a perda de tecido ósseo ocorreu no pilar fulcro.

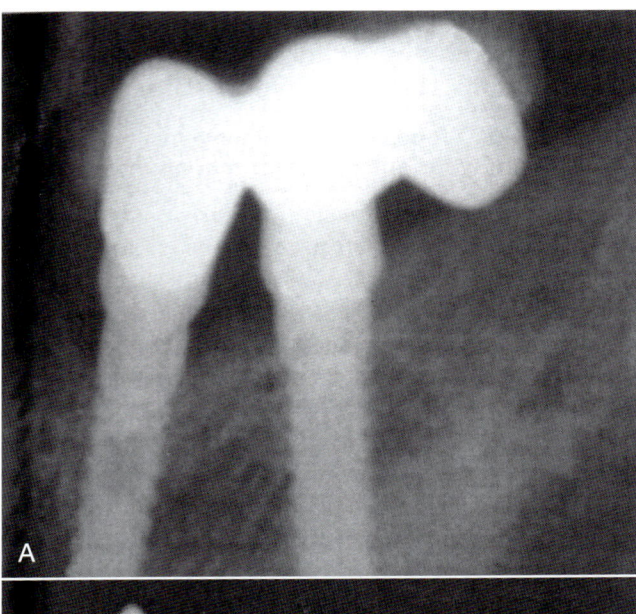

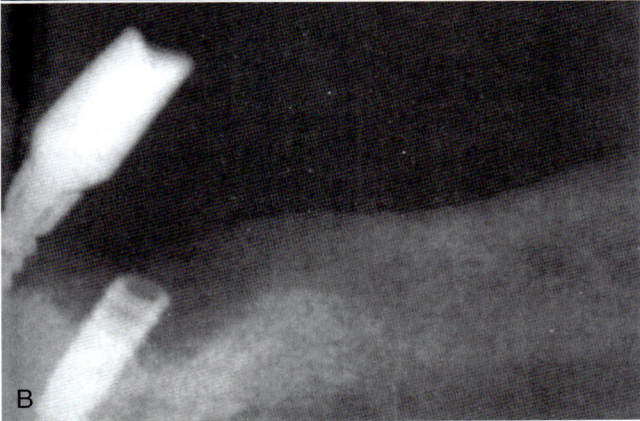

FIGURA 17-14. **A,** Uma prótese fixa de três elementos com cantiléver na distal. **B,** A prótese perdeu a retenção do pilar mais distal do cantiléver, e o implante em fulcro fraturou.

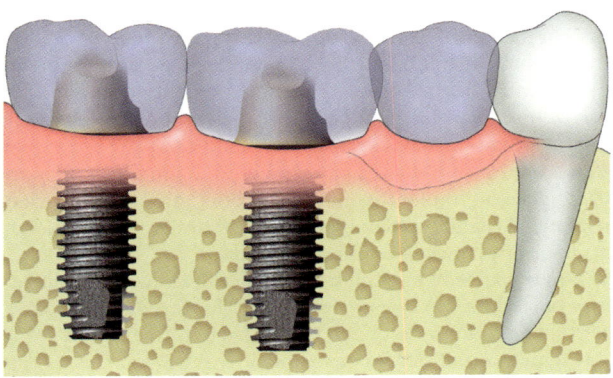

FIGURA 17-15. Se um cantiléver for necessário, é benéfico que ele seja anterior para reduzir a força de mordida.

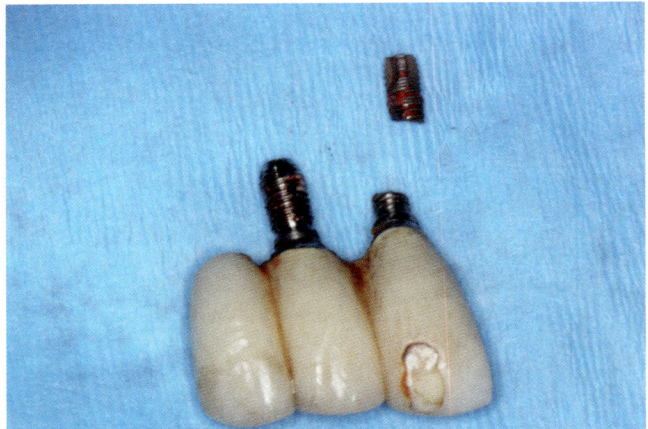

FIGURA 17-16. Um aumento da altura da coroa gerou ainda mais força sobre a prótese em cantiléver. Os dois implantes fraturaram em curto período de tempo como resultado do cantiléver e aumento da altura da coroa.

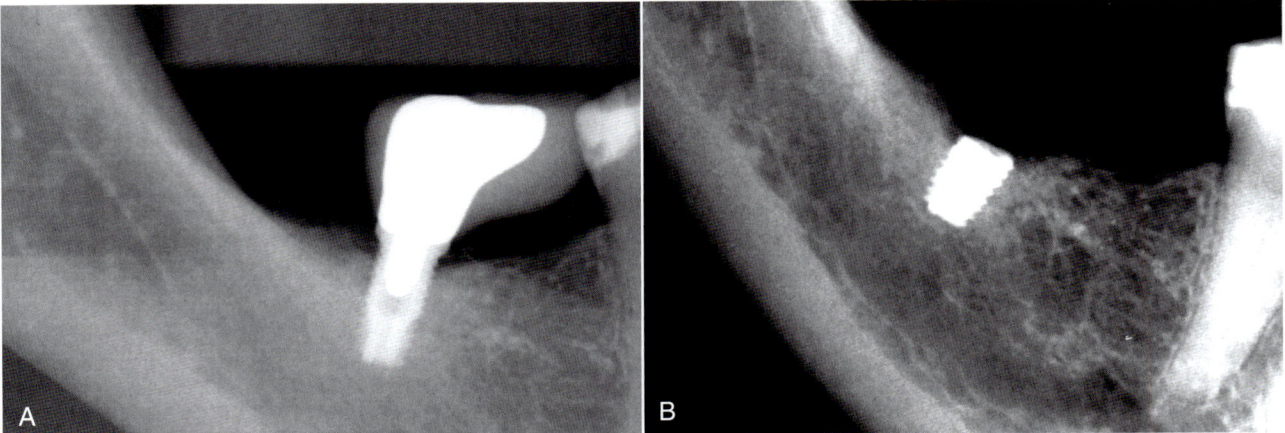

FIGURA 17-17. **A,** Um implante posterior com uma coroa em cantiléver na mesial. **B,** O implante fraturou em poucos anos. É comumente mais previsível unir um implante a um dente natural do que fazer um cantiléver sobre um implante.

Brånemark de osseointegração com implantes em forma de raiz para próteses fixas em arcos totalmente edentados se tornou mais dominante em meados de 1980, esses implantes passaram a ser usados em arcos parcialmente edentados. Na época, foi admitida a hipótese de que a união de um implante a um dente natural causaria complicações biomecânicas ao implante, à prótese sobre o implante, ou a ambos.[5,6] Desde então, vários relatos têm indicado que um implante pode ser unido a um dente natural na mesma prótese.[16,23,24] Na verdade, as próteses implantossuportadas com cantiléver em pacientes parcialmente edentados têm maior número de complicações do que quando os implantes são unidos aos dentes.

Há mais pacientes parcialmente edentados com ausência de dentes posteriores do que de dentes anteriores. Como resultado, o cenário mais comum no qual o implante em forma de raiz é unido a um dente natural ocorre nas regiões posteriores. Desses casos, o cenário mais frequente é a ocorrência de um pilar terminal em paciente com falta de molares. Por exemplo, em um paciente que não tenha o primeiro e o segundo molares em um quadrante (sem a presença do terceiro molar), o segmento requer ao menos dois implantes de tamanho e desenho apropriados para restaurar de modo independente esses dois dentes. Caso exista tecido ósseo adequado no segundo molar e na metade distal do primeiro molar, mas há tecido ósseo inadequado na metade mesial do primeiro molar, um pôntico do tamanho de um pré-molar é indicado. O pôntico poderá ser confeccionado em cantiléver a partir do dente natural anterior ou dos implantes posteriores. Qualquer uma das opções pode resultar em complicações devido às forças de tensão no selamento do cimento do pilar mais distante do pôntico.

Uma alternativa pode ser a de unir o(s) implante(s) a um dente natural caso todos os outros fatores sejam favoráveis. Essa opção de tratamento é mais provável de ocorrer na presença de divisão C-h de rebordo na região do pôntico, quando a altura inadequada de osso adjacente a um dente natural diminui o prognóstico de um enxerto vertical de tecido ósseo. Essa opção também é indicada quando um implante posterior é instalado muito distalmente para confeccionar uma coroa unitária. Quase sempre é melhor unir o implante ao dente adjacente do que planejar uma coroa com cantiléver a partir de um implante. Outro cenário que favorece esse plano de tratamento é quando os implantes posteriores têm um diâmetro menor do que o usual. Quando dois implantes em forma de raiz divisão B são instalados na mandíbula posterior para substituir os molares, não deve ser planejado cantiléver porque aumenta a força sobre os implantes. Os pônticos posteriores não devem ser confeccionados em cantiléver, nem mesmo quando dois implantes em forma de raiz divisão B estejam unidos, porque apresentarão um risco biomecânico maior. Um implante adicional ou um dente natural geralmente são requisitados como pilar para próteses fixas. Quando a instalação de um implante adicional não for uma opção, os implantes posteriores podem ser unidos por um conector rígido (*i.e.*, solda) a um dente ou dentes naturais na prótese, contanto que todos os fatores dentários sejam favoráveis.

A união de dentes naturais e implantes osseointegrados em uma única prótese fixa tem gerado preocupações e publicações de estudos e orientações para ambos os extremos (Fig. 17-18).[5,6,24,25] Em outras palavras, alguns artigos relatam problemas, mas outros alegam que não existe problema algum. Para ser mais específico quanto a uma situação em particular, mais informações fazem-se necessárias para elaborar um plano de tratamento bem-sucedido. Dois modelos protéticos estão disponíveis para a união de implantes a dentes na mesma prótese: uma PPF convencional ou uma PPF com conector não rígido. Para entrar nesse assunto, deve ser abordada a mobilidade do pilar natural.

Mobilidade: Movimento Vertical
Implante e Dente

Mais do que qualquer outro fator, a mobilidade dos potenciais pilares naturais influencia fortemente a decisão de unir implantes

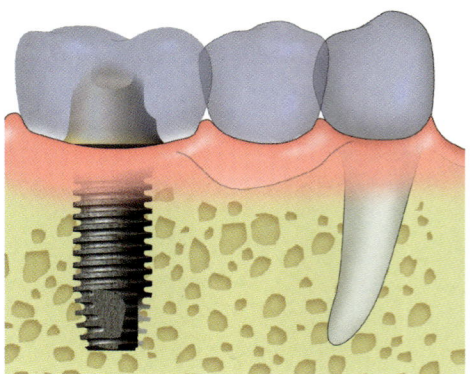

FIGURA 17-18. Unir um implante a um dente natural separado por um pôntico pode ser uma opção de tratamento aceitável.

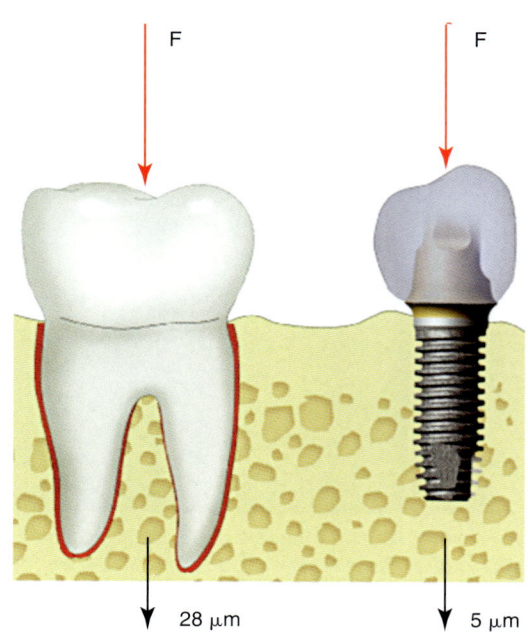

FIGURA 17-19. Enquanto uma força vertical (F) sobre um dente resulta em um movimento de 28 μm, um implante se movimenta apenas de 2 a 5 μm.

a dentes. Nas próteses fixas unindo implante e dente, cinco componentes podem contribuir para dar movimento ao sistema: o implante, o osso, o dente, a prótese, e os componentes do implante e da prótese.

O dente exibe movimentos fisiológicos normais nas direções vertical, horizontal e rotacional. A quantidade de movimento de um dente natural está relacionada à sua área de superfície e ao formato da raiz. Por essa razão, o número e a extensão das raízes; seu diâmetro, formato e posição; e a saúde do ligamento periodontal influenciam primariamente a mobilidade dentária.[26] Um dente saudável não exibe mobilidade clínica na direção vertical. O movimento dentário vertical inicial real é de aproximadamente 28 μm, e é o mesmo para dentes anteriores e posteriores.[15] O rebote imediato do dente é de aproximadamente 7 μm e requer quase 4 horas para uma recuperação completa, de modo que forças adicionais aplicadas dentro de 4 horas empurram menos o dente do que a força original.[27] O movimento vertical de um implante foi mensurado em sendo de 2 a 5 μm sob uma força de 4,5 kg, e é em grande parte atribuída às propriedades viscoelásticas do osso subjacente[28] (Fig. 17-19). O movimento do implante não é tão rápido quanto o movimento do dente porque o movimento do dente é consequência do ligamento periodontal, e não da elasticidade do osso adjacente.

Movimento da Prótese

A prótese fixa que une um dente a um implante também se movimenta. Sob uma força vertical de 11 kg, a prótese com um conector de 2 mm fabricado em metal nobre resulta em um movimento de 12 μm para um pôntico e um movimento de 97 μm para um intervalo de dois pônticos[29,30] (Fig. 17-20). Desse modo, o movimento da PPF ajuda a compensar a existência de alguma diferença na mobilidade vertical de um dente saudável e de um implante.

Componentes do Implante e da Prótese

Rangert et al. relataram um estudo in vitro de uma prótese fixa suportada por um implante e por um dente natural, e mostraram que o pilar ou a junção do parafuso cilíndrico de ouro do sistema também pode agir como elemento flexível.[31] A flexibilidade inerente foi igual à mobilidade de um dente natural. Desse modo, o mínimo movimento de um dente e o fato de o implante, a prótese e os pilares terem alguma mobilidade indicam que o risco na direção vertical é pequeno no que diz respeito à diferença biomecânica de um implante e um dente na mesma prótese quando um ou dois pônticos separam esses elementos.

Movimento Horizontal

Mobilidade do Dente

A mobilidade horizontal do dente é maior do que o movimento vertical. Uma força muito leve (500 g) move o dente horizontalmente de 56 a 108 μm (Fig. 17-21). O movimento horizontal inicial de um dente posterior saudável e sem mobilidade é menor do que o de um dente anterior, e varia de 56 a 75 μm, o que corresponde a duas a nove vezes o movimento vertical do dente.[10] A mobilidade horizontal inicial é até maior nos dentes anteriores e varia de 90 a 108 μm nos dentes saudáveis.[27]

Muhlemann verificou que o movimento dentário pode ser dividido em mobilidade inicial e movimento secundário.[10] A mobilidade inicial é observada com uma força leve, ocorre imediatamente e é consequência do ligamento periodontal. Caso uma força adicional seja aplicada ao dente, é observado um movimento secundário, que está relacionado diretamente à quantidade de força. O movimento dentário secundário está relacionado à viscoelasticidade do tecido ósseo e mede até 40 μm sob uma força consideravelmente maior (Fig. 17-22). O movimento dentário secundário é similar ao movimento do implante.

Mobilidade do Implante

A interface implante/osso também exibe movimento lateral. Sekine et al. avaliaram o movimento de implantes endósseos com fixação rígida e encontraram uma variação de 12 a 66 μm de movimentação na direção vestibulolingual.[28] Komiyama identificou movimentação do implante na direção mesiodistal de 40 a 115 μm s sob uma força de 2.000 g (≈4,5 psi), e uma variação vestibulolingual de 11 a 66 mm[32] (Fig. 17-23). O movimento cada vez maior do implante na dimensão mesiodistal corresponde à falta de osso cortical em volta do implante nessa direção em comparação com as lâminas corticais laterais mais espessas vistas na dimensão vestibulolingual. Desse modo, a mobilidade dos implantes varia na proporção direta à carga aplicada e à densidade óssea, e reflete a deformação elástica do tecido ósseo.

Embora o implante tenha uma variação de mobilidade, esta está relacionada ao componente viscoelástico do osso, e não ao aspecto fisiológico de uma membrana periodontal. Assim, quando

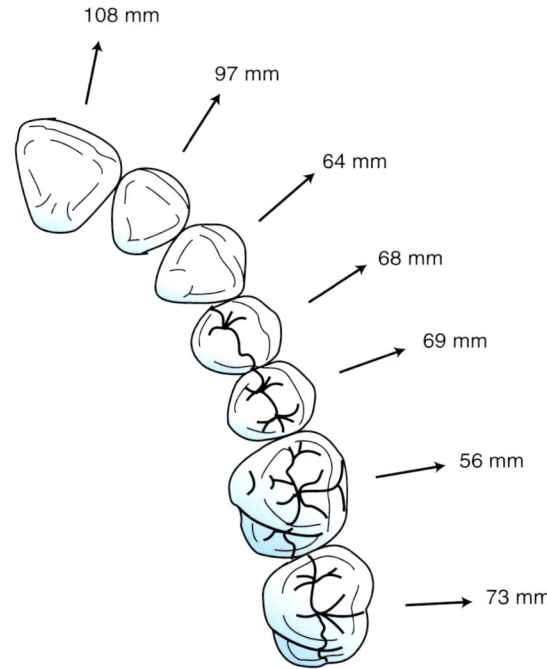

FIGURA 17-21. Um dente natural saudável pode se mover lateralmente de 56 a 108 μm, com os dentes anteriores se movimentando mais do que os dentes posteriores.

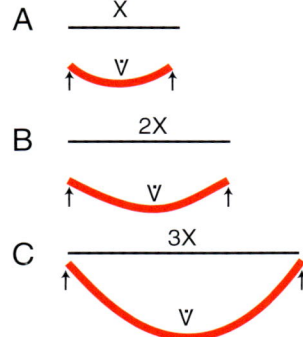

FIGURA 17-20. A flexão da ponte está relacionada ao cubo do intervalo entre os pilares. Enquanto um pôntico pode fletir 12 μm, uma prótese de dois pônticos flete até 97 μm.

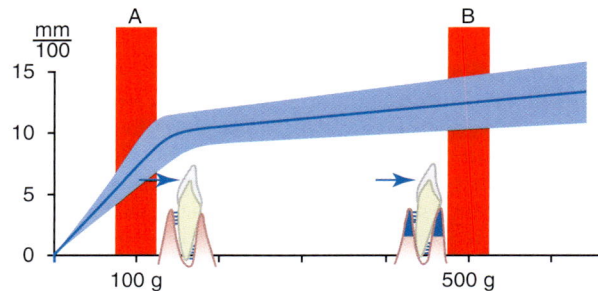

FIGURA 17-22. Os dentes têm um movimento dentário primário relacionado ao ligamento periodontal. Isso corresponde a um movimento apical de 28 μm e de 56 a 108 μm de movimento lateral. Também têm uma mobilidade secundária tardia relacionada à natureza viscoelástica do tecido ósseo.

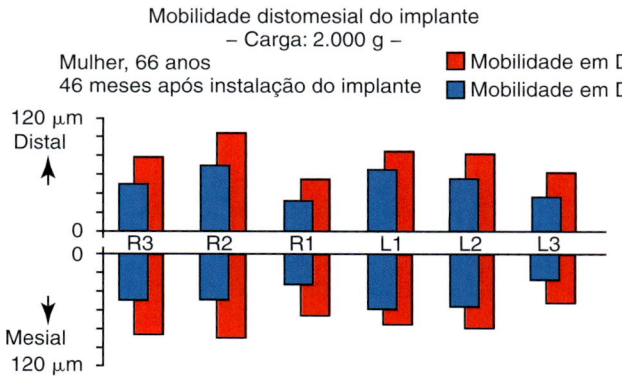

FIGURA 17-23. O movimento do implante é mais mesiodistal do que vestibulolingual, alcançando valores entre 40 a 115 μm.[32]

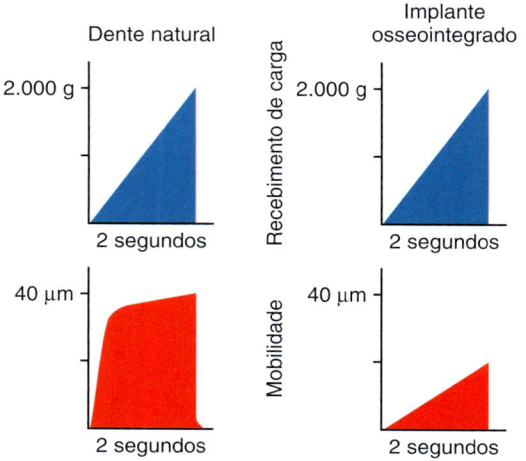

FIGURA 17-24. Sekine comparou o movimento do dente com uma carga gradual por mais de 2 segundos (esquerda) com movimento do implante.[28] O movimento secundário do dente foi similar ao movimento do implante.

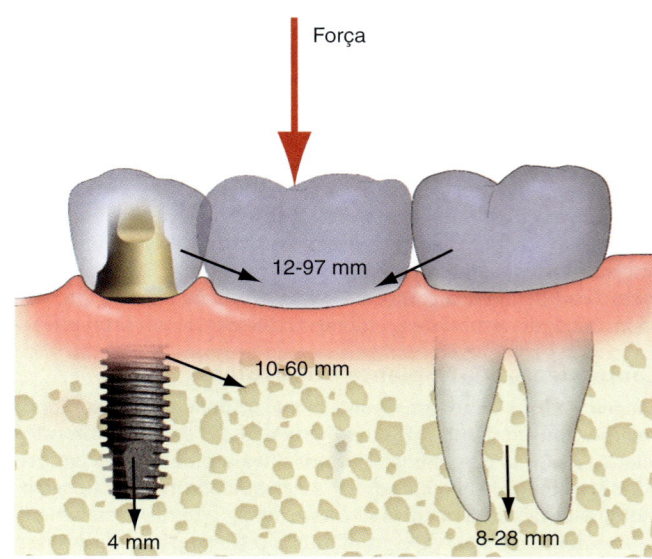

FIGURA 17-25. Uma prótese de três ou quatro elementos de metal precioso com um implante unido rigidamente a um dente posterior tem algum movimento inerente. O implante se movimenta apicalmente 0 a 5 mm e o dente se movimenta apicalmente 8 a 28 mm, mas este pode sofrer rotação de até 75 mm em direção ao implante devido a uma força momentânea. O metal da prótese pode flexionar de 12 a 97 mm dependendo do comprimento do intervalo e da largura das partes conectadas. O movimento do componente pilar/implante pode ser de até 60 μm devido à flexão do parafuso do pilar protético. Como resultado, uma carga vertical sobre a prótese cria risco biomecânico pequeno quando unida a um dente estável.

o implante e o dente recebem carga na mesma prótese, o dente se movimenta imediatamente (movimento dentário primário), e depois o implante e o dente se movimentam juntos. Em outras palavras, o movimento dentário secundário é similar ao movimento do implante porque ambos dependem da viscoelasticidade do osso. No estudo realizado por Sekine *et al.*, quando um dente recebeu carga gradual por um período de 2 segundos, o dente se movimentou imediatamente 36 μm e depois gradualmente moveu 6 μm adicionais.[28] O implante que recebeu carga gradual teve seu movimento diretamente relacionado à quantidade de carga, e eventualmente moveu até 22 μm. Assim, o movimento dentário secundário foi similar ao movimento do implante (Fig. 17-24).

Uma observação interessante na mobilidade do implante é que nenhuma diferença significativa foi relacionada ao comprimento do implante. Esse achado confirma mais ainda que o comprimento do implante não é o fator primário para o suporte ao implante, mesmo na presença de forças laterais. A densidade óssea afeta essa condição mais do que o comprimento do implante. Essas características de mobilidade são compatíveis com os achados de Fenton *et al.*, que aplicaram uma carga de 500 g durante 4 segundos em dentes anteriores da maxila e em implantes osseointegrados.[33] Os implantes se deslocaram uma média de 10 μm com retorno elástico rápido (menos de 1 ms), mas os dentes mostraram um deslocamento de 57 μm com um retorno viscoelástico prolongado.

Portanto, quando todos os fatores são considerados, um implante se movimenta vertical e horizontalmente, os pilares e a prótese se flexionam, e o dente tem movimentos apical e lateral. No entanto, a diferença principal entre o movimento de implantes e de dentes está mais relacionada à direção do movimento (a dimensão horizontal é mais comparada a muito menos diferença na dimensão vertical).

Orientações para Unir Implantes a Dentes

Para diminuir as condições biomecânicas, que aumentam o risco de complicações, um requisito para unir um implante a um dente natural é o de que nenhuma força lateral deva ser designada a uma prótese unilateral. As forças laterais aumentam a quantidade de movimentação dentária e diminuem a quantidade de movimentação do implante (vestibulolingual *vs.* mesiodistal). As forças horizontais colocadas sobre um implante também aumentam a quantidade de tensão na região da crista óssea.[34]

Um movimento vertical ou força colocada sobre o implante posterior unido a um dente posterior saudável causa tensão mesial no implante. O implante pode se movimentar verticalmente de 3 a 5 μm e mesialmente de 40 a 115 μm, e uma prótese fixa de metal nobre com um pôntico permite movimentação mesial de 6 μm (Fig. 17-25). Portanto, um dente natural sem mobilidade clínica pode ser unido de modo rígido a um implante osseointegrado sem forças laterais porque o implante, o osso e a prótese compensam a leve movimentação do dente. A análise de elemento finito, e a documentação fotoelástica e clínica confirmam que os implantes podem ser unidos de modo rígido a dentes sem mobilidade.[35-38] No entanto, a oclusão deverá ser modificada para permitir que os contatos oclusais iniciais incidam sobre os dentes naturais de modo que o implante não receba a porção maior da carga inicial.[34]

A mobilidade lateral de incisivos anteriores saudáveis geralmente é registrada como (+) com uma variação de movimento de 90 a 108 μm. Portanto, a avaliação clínica visual por meio do olho humano pode detectar movimentos maiores do que 90 μm. Quando a mobilidade horizontal de dentes naturais (anteriores ou posteriores) pode ser observada, a mobilidade é maior do que 90 μm e grande demais para ser compensada pelo implante, pelo osso e pelo movimento da prótese. Quando o movimento vertical do dente posterior, o movimento vertical do implante, o movimento mesiodistal do implante e o movimento da prótese são comparados com as mesmas condições de um dente "móvel" com cargas laterais, os fatores de risco biomecânicos não são os mesmos. Desse modo, uma das condições primárias para unir implantes a dentes naturais é a ausência de movimento clínico observável do pilar natural durante o movimento funcional. Assim, dentes posteriores sem mobilidade e sem forças laterais sobre a prótese podem ser unidos a implantes com estabilidade. No entanto, os implantes raramente devem ser unidos a um dente anterior individual porque (1) os dentes anteriores exibem mais de 10 vezes a mobilidade clínica do implante, e (2) as forças laterais aplicadas à prótese durante as excursões mandibulares são transmitidas ao dente natural e aos pilares do implante (Fig. 17-26).

Os implantes não devem ser unidos a dentes com mobilidade com conectores rígidos, que basicamente adicionam um cantiléver ao implante (o dente fazendo papel de pôntico viável). Caso os dentes naturais apresentem muita mobilidade em relação ao implante na mesma prótese, várias complicações podem ocorrer em detrimento do dente e do implante. Se a prótese for cimentada, a movimentação pode romper o selamento cimento-pilar. O cimento não adere tão bem ao titânio quanto à dentina. Além disso, o dente com mobilidade irá se movimentar (o que diminui a força de impacto) em vez de romper o selamento de cimento no dente. No entanto, o implante com estabilidade terá maior aplicação de tensão à coroa retida por cimento (ou parafuso). Após o afrouxamento da prótese sobre implante, uma tensão maior será aplicada ao dente natural com mobilidade. O dente poderá ter a sua mobilidade aumentada ou acabar fraturando (especialmente quando procedimentos endodônticos tiverem sido executados).

Um conector móvel entre o implante e o dente natural geralmente não é um benefício. Um conector móvel se movimenta mais do que um implante ou um dente. Portanto, não é um "conector". O pôntico fica em cantiléver em um implante, com pouco ou nenhum suporte proveniente do dente. É geralmente melhor ter um conector rígido entre os implantes e os dentes do que ter um conector móvel.

Quando o pilar natural exibe mobilidade clínica horizontal ou as condições promovem forças horizontais de encontro ao dente pilar, duas opções podem ser selecionadas para a prótese final. A primeira, e a opção de escolha, é instalar implantes adicionais e evitar a inclusão de pilares naturais na prótese final. Isso pode incluir a extração do dente com mobilidade e a substituição com o implante. A outra opção é melhorar a distribuição de tensão unindo pilares naturais adicionais até que nenhuma mobilidade clínica dos elementos unidos seja observada.

Orientações para Unir Elementos Dentais

Unir dentes naturais não diminui a mobilidade de um dente de modo significativo após a prótese ter sido removida; no entanto, o movimento da prótese na sua totalidade é diminuído, especialmente quando as unidades unidas formarem um arco. Se os contatos posteriores não puderem ser eliminados nas excursões laterais como resultado da relação esquelética ou quando da colocação de uma prótese removível antagonista, unir um dente com mobilidade é geralmente mais seguro em termos de redução das complicações a longo prazo. Além disso, unir pilares naturais também diminui a quantidade de carga para cada pilar (quando uma carga de 150 psi é distribuída para todos os pilares unidos, a força resultante em cada pilar é diminuída)[39] (Fig. 17-27).

O número de dentes a serem unidos é o número necessário para eliminar o movimento das próteses. A avaliação dentária inicial pode incluir ataque ácido e adesão de potenciais pilares naturais móveis para determinar quantos dentes devem ser unidos para reduzir a mobilidade clínica do pilar-prótese a zero. O dentista também deverá aplicar as seguintes orientações para próteses ao unir dentes:

1. O último dente conectado não deve apresentar mobilidade. Em outras palavras, para diminuir a mobilidade, ao menos o último dente (e às vezes até mais) deve estar estável.
2. A forma das coroas dos pilares terminais não deve apresentar retenção precária.
3. Dentes adjacentes unidos devem ser paralelos o suficiente para oferecer a mesma via de inserção da prótese.
4. Dentes adjacentes não devem ser apinhados ou sobrepostos, e devem ter espaço suficiente para uma higiene adequada das coroas unidas.

Na prótese dentária, um axioma clássico para união de dentes atesta: "Não é aconselhável que o último dente usado como pilar unido tenha falta de estabilidade comparável ao seu vizinho saudável porque a força no pilar estável poderá ser destrutiva."[18] As próteses sobre implantes podem usar pilares naturais secundários adicionais para diminuir o movimento da prótese de modo que a estabilidade do implante não será comprometida. No entanto, caso o último pilar apresente mobilidade, ele não servirá ao propósito desejado. Desse modo, uma orientação geral é a de não terminar uma prótese fixa no pilar mais fraco. O dente fraco não oferece suporte adicional e sobrecarrega ainda mais os pilares mais saudáveis. Além disso, caso ocorra falha na cimentação ou a prótese necessitar ser removida, é mais difícil retirar a prótese parcial do pilar com mobilidade, frequentemente resultando em fraturas da coroa e outras complicações.

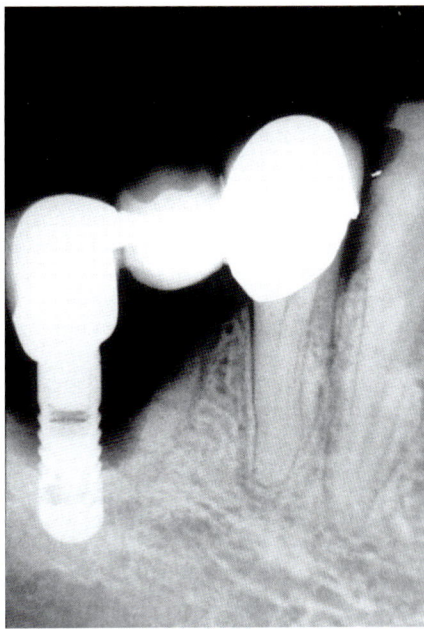

FIGURA 17-26. Um implante unido a um dente anterior ou forças laterais aplicadas a um dente natural geram maior rico de sobrecarga biomecânica. A força lateral sobre o dente causa maior movimentação do que uma força vertical. Dentes anteriores recebem mais forças laterais do que os dentes posteriores. As cargas laterais são transferidas para o implante. As cargas laterais ao implante aumentam a quantidade e a tensão sobre a crista óssea.

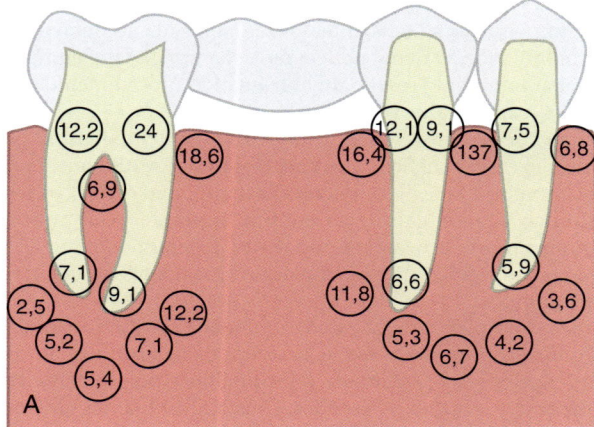

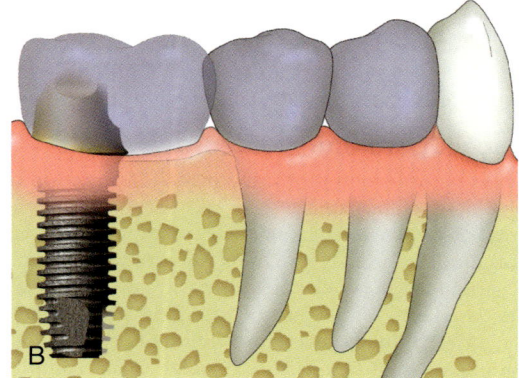

FIGURA 17-27. **A,** A união de dentes naturais diminui a sua mobilidade e reduz a quantidade de tensão transferida ao sistema de suporte (de Y Ismail, Pittsburgh, PA). **B,** Quando o dente natural terminal é levemente móvel, indica-se a união a um dente adjacente.

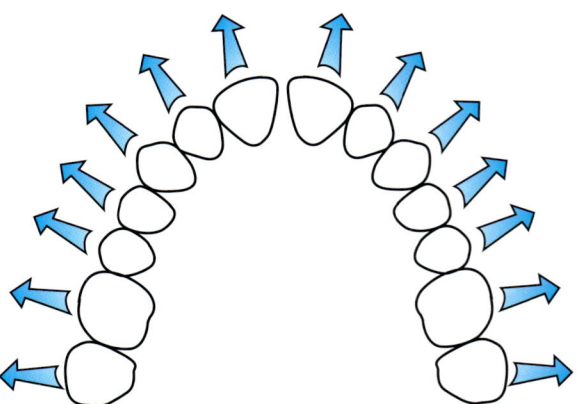

Cada dente se movimenta em uma direção diferente.

FIGURA 17-28. Em função de os dentes estarem posicionados em volta de um arco, o movimento vestibulolingual não ocorre no mesmo plano.

Quando são saudáveis, os dentes naturais exibem algum movimento vestibulolingual, que varia de 56 a 108 μm. O objetivo aqui é reduzir a mobilidade do dente quando é visível, de modo que os dentes com mobilidade possam ser conectados aos implantes. Embora os dentes se movam na direção vestibulolingual, as diferentes regiões da arcada têm diferentes direções de movimento relativas uma à outra. Em outras palavras, a direção vestibulolingual dos dentes anteriores corresponde à direção mesiodistal dos dentes posteriores; portanto, se esses elementos dentários forem unidos um ao outro, essa unidade pode se tornar estável (Fig. 17-28).

A arcada dentária pode ser descrita como uma estrutura de cinco lados.[1] Os dentes posteriores de um lado se movimentam em uma direção similar a cada um; o canino se move em uma direção diferente; os dentes anteriores se movem em uma terceira direção; o canino contralateral se move, em comparação, em uma direção diferente; e o outro componente posterior do arco se move em direção similar ao primeiro. Quanto mais os segmentos dentários forem conectados, mais estável ficará a estrutura. Como regra geral, três ou mais segmentos estáveis conectados de modo rígido criam uma estrutura dentaria rígida no todo. Até mesmo elementos dentários individuais com mobilidade de leve a moderada podem se tornar uma unidade não móvel.

A abordagem de unir implantes a dentes com mobilidade em posições diferentes nos arcos é geralmente limitada quando os múltiplos segmentos do arco já necessitem de restauração. Raramente seria considerado colocar coroas em oito ou mais dentes somente para uni-los ao componente do implante. Em vez disso, o uso de um dente natural como pilar intermediário pode ser indicado.

O último dente de uma prótese com segmentos unidos não pode ter uma forma de retenção deficiente. Quando uma força é aplicada à região terminal de uma prótese com múltiplos segmentos unidos, os pilares intermediários podem agir como fulcros. Em consequência, as forças de tensão e de cisalhamento podem ser aplicadas ao selamento do cimento. E, em função de os cimentos serem 20 vezes mais fracos em forças de cisalhamento comparadas às forças compressivas, o selamento da cimentação pode romper. Consequentemente, o pilar natural geralmente pode ser acometido por cárie e ser perdido. Assim, o dente mais distal de uma prótese com segmentos unidos deve ter altura e forma retentiva adequadas.

Os dentes adjacentes devem ser capazes de ter uma via de inserção, assim como as unidades dentárias nas próteses (Fig. 17-29). Pode ser necessário realizar tratamento endodôntico ou mesmo extrair um dente para alcançar o objetivo de união através de todo o arco.

Os dentes adjacentes que são unidos não devem estar superpostos ou apinhados (Fig. 17-30). Pode ser necessário realizar tratamento ortodôntico ou exodontias seletivas para preparar os dentes para terem vias de inserção similares à prótese sobre implantes. Quando os dentes adjacentes forem unidos, quantidade suficiente de tecido dentário interproximal deve ser removido para permitir a colocação de coroas metálicas, conectores, e para a aplicação de porcelana e manutenção da higiene interproximal (Fig. 17-31).

Em conclusão, o pilar natural conectado a um implante estável não deve apresentar mobilidade clínica ou uma forma retentiva deficiente. Esses dois critérios devem ser considerados para os dentes naturais usados como pilares secundários quando dentes forem unidos a uma PPF.

Conectores não Rígidos

Embora os conectores não rígidos tenham sido defendidos na literatura,[18,40] um conector não rígido em uma prótese unilateral raramente é indicado para próteses fixadas sobre implantes, e pode ser deletério. A conexão não rígida não melhora a distribuição de tensão entre os diferentes pilares[36,38] e tem sido relatada como causa de migração de dentes naturais.[41-43] Se o conector não rígido exibe qualquer mobilidade clínica visível, ele se move mais do que o implante. Com isso, a parte implantossuportada da restauração fica em cantiléver em relação ao conector. Além disso, o conector não rígido (ou com mobilidade) adiciona custo, cria pilares com sobrecontorno, dificulta a higiene diária e não diminui o movimento clínico do dente.

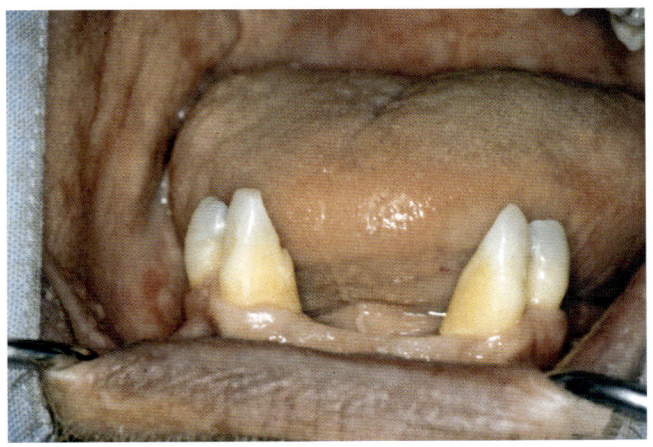

FIGURA 17-29. Os dentes unidos devem ser paralelos aos implantes o suficiente para que todos tenham a mesma via de inserção para a prótese.

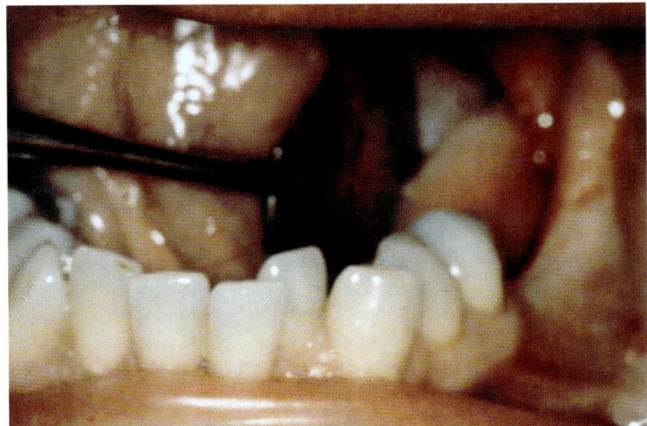

FIGURA 17-30. Dentes que potencialmente serão unidos não devem estar girados ou sobrepostos.

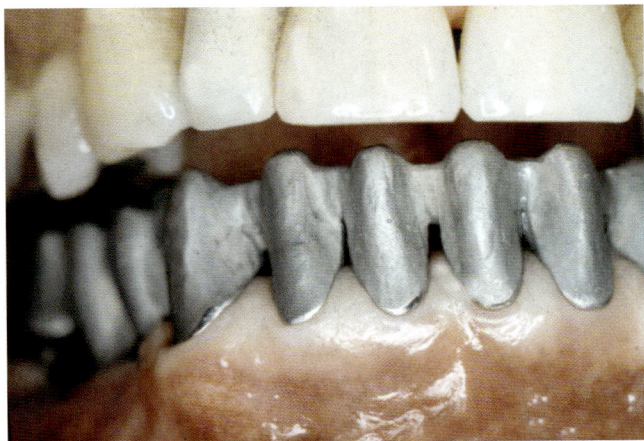

FIGURA 17-31. Deve existir espaço suficiente entre as raízes dos dentes de forma que, quando forem unidos, a higiene interproximal seja possível.

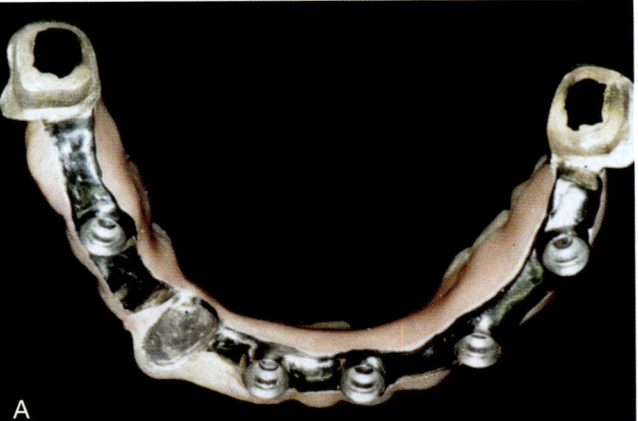

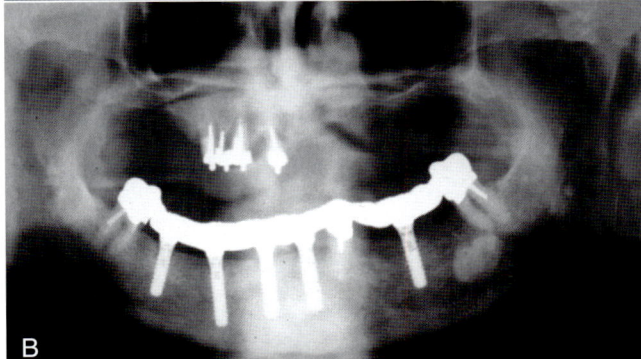

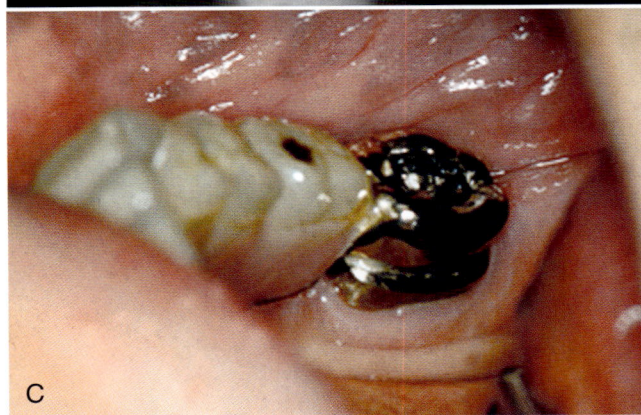

FIGURA 17-32. A, Uma prótese sobre implantes confecionada para unir implantes e dentes na mesma prótese. Foram desenhados pinos de moldagem para os dentes. **B,** Uma radiografia panorâmica dos implantes e da prótese instalada. **C,** Os dentes sofreram intrusão em relação à prótese. O selamento do cimento deve separar para que o dente sofra intrusão (ou exista uma conexão não rígida entre os elementos).

Os relatos de intrusão de um dente natural conectado a um implante geralmente incluem o uso de cimento temporário para selar um pino de moldagem ao pilar natural, deixando a prótese final não cimentada sobre o pino de moldagem, ou o uso de um conector não rígido[41] (Fig. 17-32). Quando os implantes são unidos a dentes que têm o papel de pilares terminais, um cimento definitivo deverá ser usado no dente natural. O dente não pode intruir, a não ser que se perca a retenção do pilar (ou tenha um conector rígido entre as unidades).

Uma possível explicação para a intrusão dentária pode ser a de que o dente é empurrado verticalmente 28 μm mas o rebote é de apenas 8 μm. A prótese fixa tem rebote imediato e puxa o dente. O selamento do cimento eventualmente se rompe permitindo o desenvolvimento de um espaço, que é inicialmente ocupado por ar. A prótese, então, atua como um aparelho ortodôntico e continuamente empurra o dente na direção vertical. Eventualmente, o espaço é ocupado por saliva, e a hidráulica dá continuidade às forças descendentes durante a mastigação. O dente eventualmente submerge ou sofre intrusão em relação à prótese.

Pilares Intermediários do Implante

Um pilar intermediário fica localizado entre dois pilares, sendo por isso denominado de pilar intermediário. O pilar intermediário pode ser um implante ou um dente natural, e cada tipo tem um papel diferente no tratamento global. Quando o implante é o pilar intermediário entre dois dentes naturais, a diferença na movimentação entre implante e dente pode aumentar o grau de complicação em comparação a um dente intermediário unido a dois implantes terminais (Fig. 17-33). O pilar intermediário do implante exibe menos movimentação do que os pilares naturais terminais, e age como fulcro de alavanca de classe I. Como consequência, uma força compressiva em uma das extremidades da prótese é convertida a força de tensão ou de cisalhamento no outro pilar terminal.[18] A resistência à tensão do cimento é frequentemente menor em 20 ou mais vezes comparada à resistência à compressão. Desse modo, quando o implante age como fulcro, um pilar não cimentado (geralmente o dente com menor mobilidade ou a coroa menos retentiva) é uma consequência comum, com a cárie sendo a segunda ocorrência mais frequente.

Este problema é aumentado caso haja um braço de alavanca mais longo, como um pôntico situado entre o implante e o dente. Quando o dente ou dentes naturais exibem mobilidade clínica, a força que ocorre é lateral à prótese, ou as forças são maiores que as habituais. Um implante intermediário pode causar complicações mesmo quando da união de dentes estáveis como pilares terminais.

Próteses não cimentadas são as complicações comuns nas PPFs mesmo quando todos os aspectos do tratamento estiverem dentro dos limites aceitáveis. Qualquer condição que possa aumentar esse problema, como a presentemente abordada, deve ser cuidadosamente evitada. Quando enxerto ósseo não for uma opção e implantes adicionais não puderem ser instalados, um conector móvel pode ser usado para auxiliar na restauração do implante intermediário (Fig. 17-34). Um conector não rígido conecta o implante e o dente com menor mobilidade para evitar que o implante intermediário atue como um fulcro.

O conector não rígido é usado entre o implante e o dente com maior mobilidade. Nas próteses fixas convencionais, a porção "macho" de um conector não rígido geralmente está localizada no lado mesial do pôntico posterior, e a porção "fêmea" está no lado distal do pilar intermediário natural. Isso previne o deslocamento mesial devido ao desencaixe do conector.[40] No entanto, um implante não sofre deslocamento mesial, e a localização do conector não rígido é mais variável na sua localização.

Pilares Intermediários Naturais

Quando um dente natural, em vez de um implante, servir de pilar intermediário entre dois ou mais implantes, a situação é completamente diferente do cenário anterior. Quando dois ou mais implantes suportam sozinhos a carga da prótese, o dente natural se torna um "pôntico viável" (Fig. 17-35). Em outras palavras, o dente não é necessário para suportar a prótese, e os pilares terminais estáveis constituem inteiramente o sistema de suporte da prótese. Na ausência do dente, a unidade dentária seria um pôntico sem comprometimento. Em função de o dente ter maior mobilidade do que os implantes terminais e contribuir pouco para suportar a carga da prótese, ele é denominado de pôntico com uma raiz, ou "pôntico viável". Não mais do que um sítio adjacente deve ser um pôntico, de modo que um intervalo de três pônticos não vai existir.

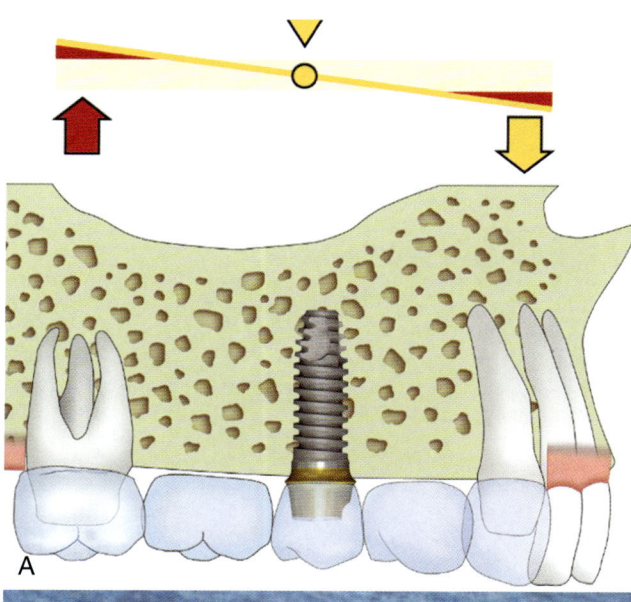

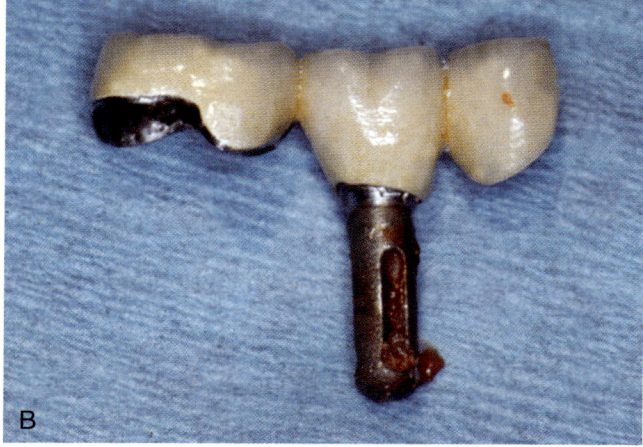

FIGURA 17-33. Um pilar intermediário entre dois dentes naturais causa rompimento do selamento do cimento no dente, especialmente se um apresentar mais mobilidade do que outro.

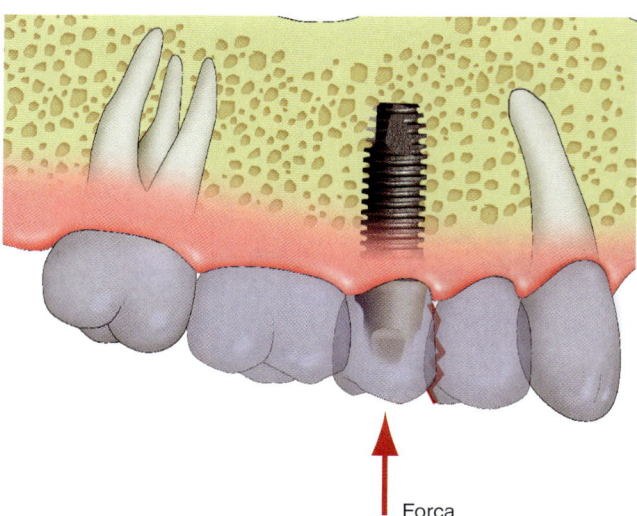

FIGURA 17-34. Quando a realização de enxertos e a instalação de implantes adicionais não forem uma opção, um conector móvel pode ser usado para prevenir o pilar intermediário de atuar como fulcro.

Portanto, esse cenário é melhor quando não há pônticos adicionais entre os implantes e o dente. Para um pilar intermediário natural entre dois implantes, não é indicado um dispositivo para alívio da tensão.

Ocasionalmente, múltiplos implantes em uma prótese total são unidos para ter um cantiléver de um ou dois pônticos, ainda que um dente natural saudável esteja posicionado entre os implantes. O dente é essencialmente ignorado no desenvolvimento do plano de tratamento, uma vez que o dentista tenha que fabricar uma coroa em vez de um pôntico unido à prótese (Fig. 17-36). Uma vantagem em manter o dente natural, mesmo que não contribua para suportar a prótese, é o aspecto proprioceptivo do complexo periodontal.[34] As próteses sobre implantes têm maiores forças durante a mastigação em relação às restaurações de dentes naturais devido à diminuição na consciência oclusal. Um pôntico viável pode diminuir a interação das forças encontradas durante a função.

Pilares Naturais Provisórios

Devido ao aspecto extensivo do tratamento com implantes, especialmente quando procedimentos de regeneração óssea são indicados antes da instalação do implante, inicialmente a manutenção de dentes estratégicos (mesmo com prognóstico ruim) como pilares transitórios pode ser desejável. Esses dentes geralmente são pilares terminais que suportam uma prótese fixa temporária, protegem implantes sem carga ou áreas de enxerto do trauma da mastigação, e evitam o uso de próteses parciais removíveis provisórias mucossuportadas. Esses dentes são extraídos após a cicatrização inicial do implante, e geralmente estão em locais ideais de implantes para a prótese final. Quando isso ocorre, o implante é, então, instalado no sítio de exodontia como uma fase cirúrgica secundária. Essa abordagem é benéfica para fornecer ao paciente uma prótese fixa provisória e para evitar próteses mucossuportadas nos locais de aumento ósseo, mas pode estender todo o tratamento por 6 meses.

O cenário de pilares provisórios é mais comum em pacientes com reabilitação de arcos totais que têm próteses fixas provisórias sobre dentes com envolvimento periodontal. O prognóstico desses pilares pode ser ruim, determinando a sua exodontia (categoria de menos de 5 anos de sobrevida). No entanto, se todos os dentes comprometidos forem extraídos, o paciente deve usar uma prótese total imediata como prótese temporária enquanto as fases de enxerto e de instalação de implantes são realizadas. As alterações psicológicas e fisiológicas associadas à prótese total, mesmo esta sendo uma solução temporária, podem ter consequências dramáticas para o paciente. Esses pacientes podem se beneficiar muito de uma abordagem passo a passo na qual poucos elementos dentários assintomáticos, precários e de baixo prognóstico são mantidos, enquanto todos os outros são extraídos com o propósito único de fornecer ao paciente uma prótese fixa temporária[44] (Fig. 17-37).

A seleção cuidadosa de pilares provisórios não deverá prejudicar o tratamento com implantes. No entanto, um tempo de tratamento prolongado com instalação de implantes adicionais pode ser necessário. Por exemplo, quatro dentes comprometidos e dispersos por todo o arco poderão ser mantidos para uma prótese fixa provisória. Nesse meio-tempo, outros locais são extraídos, enxertados e implantados. Quando esses implantes cicatrizarem e estiverem prontos para serem restaurados, os pilares naturais temporários poderão ser extraídos e implantes adicionais são instalados. Os implantes cicatrizados podem então suportar a prótese provisória. Na época em que a densidade óssea e os fatores biomecânicos permitirem, os novos implantes poderão ser restaurados imediatamente com uma prótese provisória modificada.

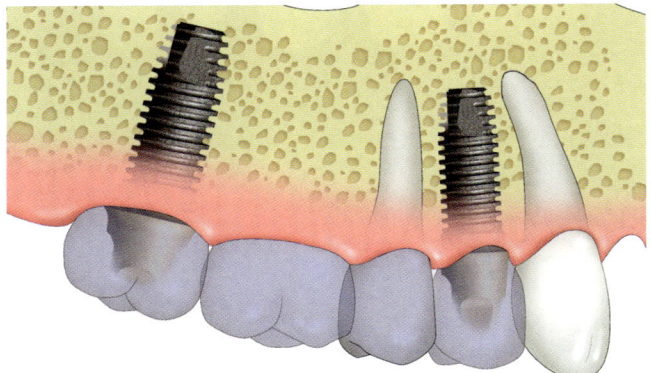

FIGURA 17-35. Quando um dente natural serve de pilar intermediário entre dois ou mais implantes, o dente age como um "pôntico viável". Não é necessário o uso de dispositivos para aliviar a tensão.

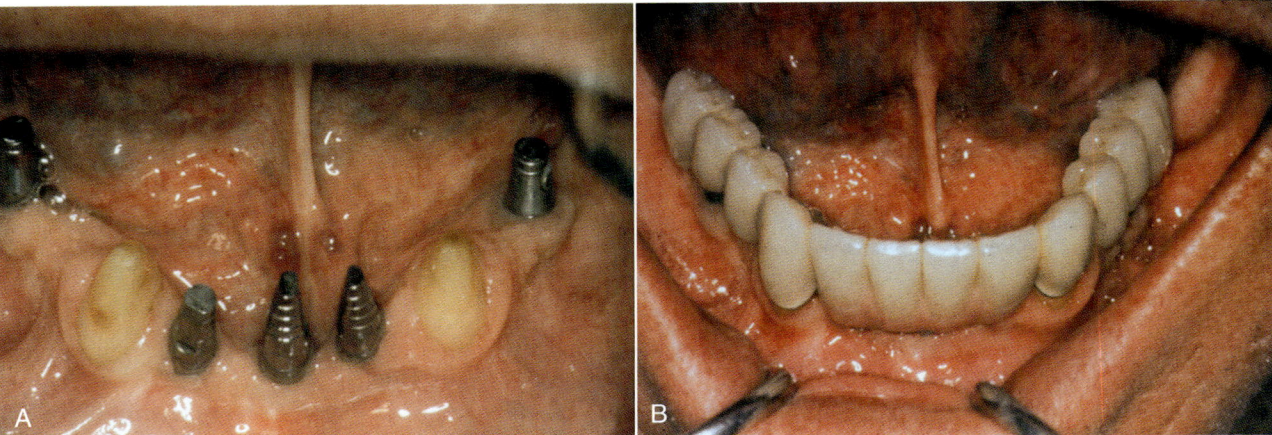

FIGURA 17-36. A, A prótese mandibular tem cinco implantes e dois dentes naturais unidos de modo que um cantiléver pode ser usado para substituir o dente posterior. Os cinco implantes suportam a carga da prótese. Os pilares intermediários de dentes naturais atuam como pônticos viáves. **B,** Uma visão intraoral da prótese fixa. Os dentes naturais podem oferecer alguma propriocepção à prótese, especialmente quando na posição do canino. O suporte da prótese é primariamente proveniente dos implantes, que estão situados ao redor dos dentes e unidos.

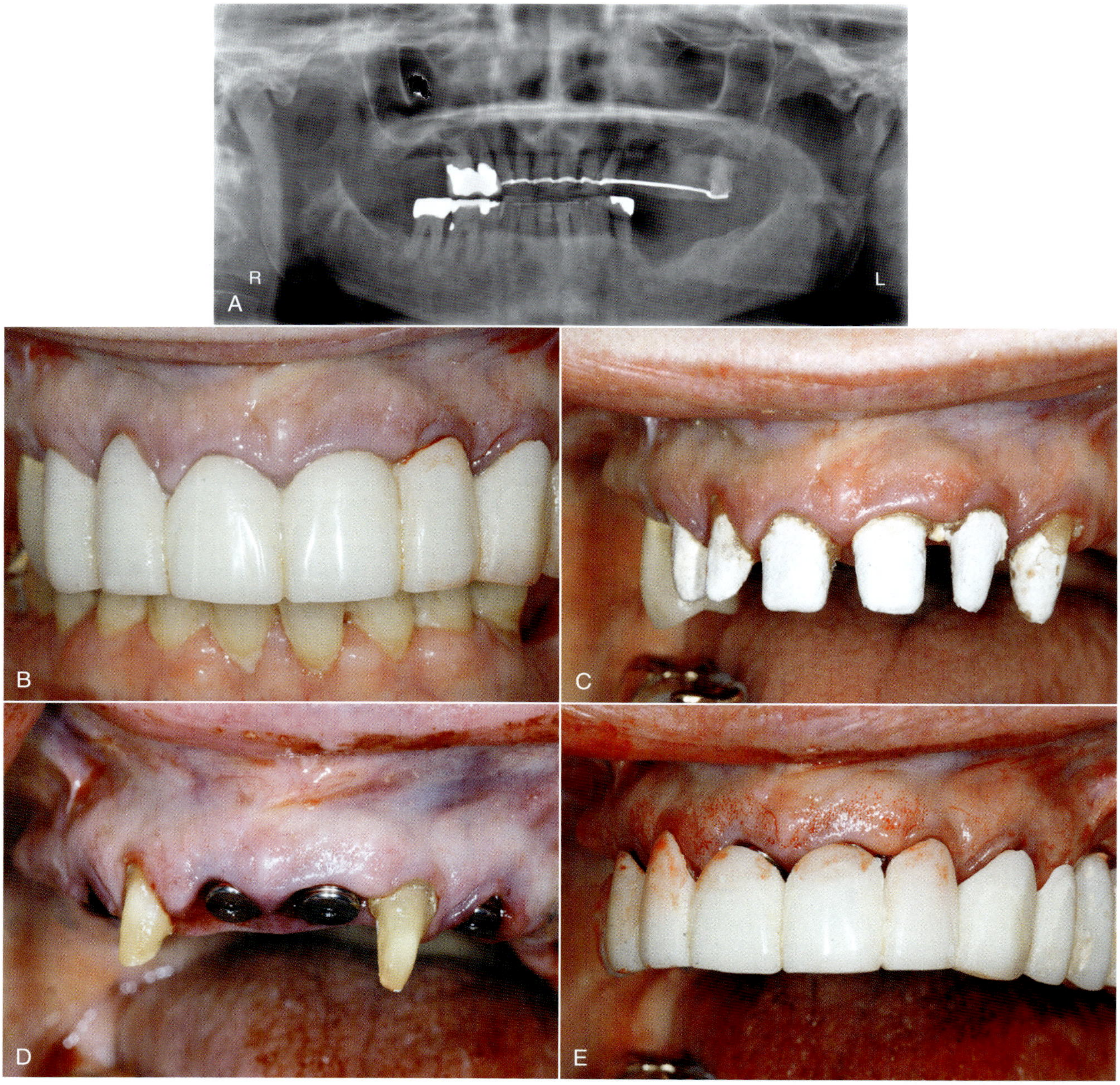

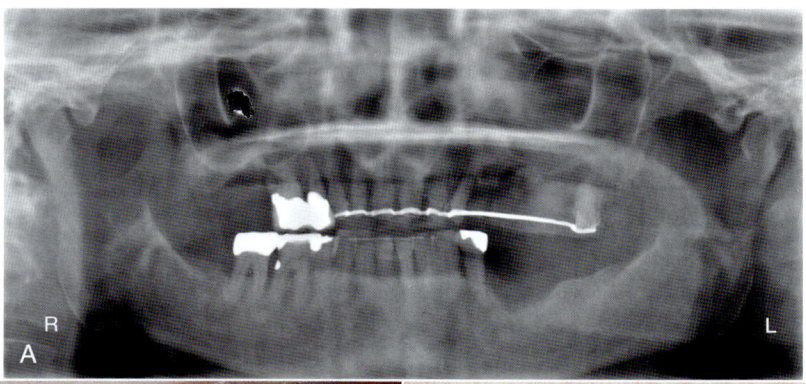

FIGURA 17-37. **A,** Uma radiografia panorâmica de dentes perdidos da maxila. **B,** Os dentes foram unidos por meio de uma prótese acrílica provisória para substituir os dentes ausentes. **C,** A prótese foi removida. **D,** Os implantes foram instalados em locais de exodontia estratégicos, e três dentes permaneceram para suportar a prótese provisória durante a integração inicial dos implantes. **E,** A prótese provisória foi reembasada e cimentada novamente em três dentes provisórios.

A vantagem dos procedimentos com pilares provisórios é a de que uma prótese fixa mantém o paciente durante todo o tratamento, protegendo o sítio cirúrgico do implante durante a fase submersa de cicatrização. As desvantagens incluem custo adicional, aumento do tempo de tratamento, risco de contaminação do sítio do implante caso ocorra qualquer problema ou piora na saúde dos pilares naturais, e risco aumentado para os implantes iniciais porque a base não é suficientemente adequada para o suporte até que os implantes adicionais estejam cicatrizados. O dentista deverá considerar as vantagens e os riscos desse tratamento cuidadosamente antes deste ser proposto ao paciente.

Uma prótese fixa provisória em um arco edentado também pode ser suportada por três a seis implantes adicionais colocados imediatamente em função logo após a instalação para permitir a confecção de prótese fixa provisória enquanto todos os outros implantes estão submersos.[45] O dentista avalia esses implantes adicionais no momento da fabricação da prótese final e, dependendo de sua condição na época, pode ou não incluí-los na restauração final. Mini-implantes provisórios também foram desenvolvidos para esse efeito.

É necessária precaução no uso de implantes adicionais de dimensões normais ou minimizadas porque o volume de tecido ósseo usado para a sua instalação pode ter importância estratégica durante o tratamento e corre o risco de ser destruído pela formação de tecido fibroso ou reabsorção óssea quando receber carga imediata, o que poderá afetar o prognóstico final. Essas opções de tratamento são indicadas apenas avaliando-se caso a caso.

Referências Bibliográficas

1. Misch CE: Pre-implant prosthetics. In Misch CE, editor: *Contemporary implant dentistry*, ed 2, St Louis, 2008, Mosby, pp 157-179.
2. Misch CE: The evaluation of natural teeth adjacent to implant sites. In Misch CE, editor: *Contemporary implant dentistry*, ed 2, St Louis, 2008, Mosby, pp 151-162.
3. Cranin AN: The anchor oral endosteal implant, *J Biomed Mater Res* 235(Suppl 4), 1973.
4. Kapur KK: Veterans Administration co-operative dental implant study—Comparison between fixed partial dentures supported by Blade-vant implants and partial dentures, *J Prosthet Dent* 59:499-512, 1987.
5. Ericsson I, Lekholm U, Brånemark PI, et al: A clinical evaluation of fixed bridge restoration supported by the combination of teeth and osseointegrated titanium implants, *J Clin Periodontol* 13:307-312, 1986.
6. English CE: Biomechanical concerns with fixed partial dentures involving implants, *Implant Dent* 2:221-242, 1993.
7. Holm C, Tidehaq P, Tillberg A, et al: Longevity and quality of FPDs: a retrospective study of restorations 30, 20, and 10 years after insertion, *Int J Prosthodont* 16:283-289, 2003.
8. Tan K, Pjetursson BE, Lang NP, et al: A systematic review of the survival and complication rates of fixed partial dentures (FPDs) after an observation period of at least 5 years. III. Conventional FPDs, *Clin Oral Implants Res* 15:654-666, 2004.
9. Pjetursson BE, Tan K, Lang NP, et al: A systematic review of the survival and complication rates of fixed partial dentures (FPDs) after an observation period of at least 5 years. I. Implant-supported FPDs, *Clin Oral Implants Res* 15:625-642, 2004.
10. Muhlemann HR: Tooth mobility: a review of clinical aspects and research findings, *J Periodontol* 38:686-708, 1967.
11. Klinge B: Implants in relation to natural teeth, *J Clin Periodontol* 18:482-487, 1991.
12. Dixon DI, Breeding LC, Sadler JB, et al: Comparison of screw loosening, rotation, and deflection among three implant designs, *J Prosthet Dent* 74:270-278, 1995.
13. Tarnow DP, Magnera W, Fletcher P: The affect of the distance from the contact point to the crest of bone on the presence or absence of the interproximal papilla, *J Periodontol* 63:995-996, 1992.
14. Bidez MW, Misch CE: Force transfer in implant dentistry. Basic concepts and principles, *J Oral Implant* 18(3):264-274, 1992.
15. Adell R, Lekholm U, Rockler B, et al: A 15-year study of osseointegrated implant in the treatment of the edentulous jaw, *Int J Oral Surg* 6:387, 1981.
16. Schackleton JL, Carr L, Slabbert JC, et al: Survival of fixed implant supported prostheses related to cantilever lengths, *J Prosthet Dent* 71:23-26, 1994.
17. McAlarney ME, Stavropoulos DN: Determination of cantilever length–anterior-posterior spread ratio assuming failure criteria to be the compromise of the prosthesis retaining screw-prosthesis joint, *Int J Oral Maxillofac Implants* 11:331-339, 1996.
18. Shillinburg HT, Hobo S, Whitsett LD, et al: *Fundamentals of fixed prosthodontics*, ed 3, Chicago, 1997, Quintessence.
19. Goodacre CJ, Bernal G, Rungcharassaeng K, et al: Clinical complications in fixed prosthodontics, *J Prosthet Dent* 90:31-41, 2003.
20. Takayama H: Biomechanical considerations on osseointegrated implants. In Hobo S, Ichida E, Garcia CT, editors: *Osseointegration and occlusal rehabilitation*, Chicago, 1989, Quintessence.
21. Linkow L: *Mandibular implants: a dynamic approach to oral implantology*, New Haven, CT, 1978, Glarus Publishing, pp 10-12.
22. Misch CE: Osseointegration and the submerged blade-vent implant, *J Houston District Dent Assoc* Jan:12-16, 1988.
23. Astrand P, Borg K, Gunne J, et al: Combination of natural teeth and osseointegrated implants as prosthesis abutments: a 2 year longitudinal study, *Int J Oral Maxillofac Implants* 6:305-312, 1991.
24. Cavicchia F, Bravi F: Free standing vs tooth connected implant supported fixed partial restoration: a comparative retrospective clinical study of the prosthetic results, *Int J Oral Maxillofac Implants* 9:711-718, 1996.
25. Lundgren D, Falk H, Laurell L: Prerequisites for a stiff connection between osseointegrated implants and natural teeth, *J Dent Res* 67:247, 1988.
26. Picton DCA: On the part played by the socket in tooth support, *Arch Oral Biol* 10:945-955, 1965.
27. Parfitt GS: Measurement of the physiologic mobility of individual teeth in an axial direction, *J Dent Res* 39:608-612, 1960.
28. Sekine H, Komiyama Y, Hotta H, et al: Mobility characteristics and tactile sensitivity of osseointegrated fixture-supporting systems. In van Steenberghe D, editor: *Tissue integration in oral maxillofacial reconstruction*, Amsterdam, 1986, Elsevier.
29. Phillips RW: *Personal communication*, 1990.
30. Bidez MW, Lemons JE, Isenberg BF: Displacements of precious and nonprecious dental bridges utilizing endosseous implants as distal abutments, *J Biomed Mater Res* 20:785-797, 1986.
31. Rangert B, Gunne J, Sullivan DY: Mechanical aspects of a Brånemark implant connected to a natural tooth: an in vitro study, *Int J Oral Maxillofac Implants* 6:177-186, 1991.
32. Komiyama Y: Clinical and research experience with osseointegrated implants in Japan. In Albrektsson T, Zarb G, editors: *The Brånemark osseointegrated implant*, Chicago, 1989, Quintessence.
33. Fenton AH, Jamshaid A, David D: Osseointegrated fixture mobility, *J Dent Res* 66:114, 1987.
34. Misch CE, Bidez MW: Implant protected occlusion, a biomechanical rationale, *Compendium* 15:1330-1342, 1994.
35. McGlumphy EA, Campagni WV, Peterson LJ: A comparison of the stress transfer characteristics of dental implants with a rigid or a resilient internal element, *J Prosthet Dent* 62:589-592, 1989.
36. Ismail YH, Misch CM, Pipko DJ, et al: Stress analysis of a natural tooth connected to an osseointegrated implant in a fixed prosthesis, *J Dent Res* 70:460, 1991.
37. Dimilano GP, Corrente G: Photoelastic evaluation of attachments in tooth connected implant restorations in relation to residual periodontal support, *Riv Ital Osteointegrazione* 2(Suppl 1):35, 1992.
38. Misch CM, Ismail YH: Finite element analysis of tooth to implant fixed partial denture designs, *J Prosthodont* 2:83-92, 1993.
39. Wylie R, Caputo AA: Force distribution to periodontally involved teeth by fixed splints [abstract], *J Dent Res* 61:1030, 1982.
40. Shillingburg HT, Fisher DW: Nonrigid connectors for fixed partial dentures, *J Am Dent Assoc* 87:1195-1199, 1973.
41. Cho GC, Chee WL: Apparent intrusion of natural teeth under an implant supported prosthesis: a clinical report, *J Prosthet Dent* 68:3-5, 1992.
42. Rieder CE, Parel SM: A survey of natural tooth abutment intrusion in implant connected fixed partial dentures, *Int J Periodontics Restorative Dent* 13:335-347, 1993.
43. Pesun IJ: Intrusion of teeth in the combination implant-to-natural-tooth fixed partial denture: a review of the theories, *J Prosthodont* 6:268-277, 1997.
44. Gotterher NR, Singer G: Full team approach for provisional stabilization of edentulous implant patients, *Dent Today* 15:56-59, 1996.
45. Schnitman PA, Wohrle PS, Rubenstein JE: Immediate fixed prostheses supported by two-stage threaded implants: methodology and results, *Oral Implantol* 16:96-105, 1990.

CAPÍTULO 18

Modelos de Diagnóstico, Guias Cirúrgicos e Provisionalização

Randolph R. Resnik e Carl E. Misch

O sucesso a longo prazo do tratamento com implantes dentais começa com o plano de tratamento abrangente e com uma excelente cirurgia de instalação. É amplamente aceito que a posição ideal do implante dental seja direcionada pelas próteses finais de acordo com sua estética, função e fatores biomecânicos. Caso os implantes dentais não sejam instalados e posicionados corretamente, com base nesses fatores, podem ocorrer complicações protéticas, aumentando a morbidade do caso. Desse modo, para minimizar a possibilidade de um posicionamento inadequado dos implantes dentais, um plano de tratamento abrangente deve ser realizado com o uso de radiografias e guias cirúrgicos.

Este capítulo enfatiza componentes importantes da fase de diagnóstico do planejamento do tratamento com implantes dentais. As diretrizes para o posicionamento ideal do implante dental são discutidas e implementadas com base nos princípios referentes ao plano de tratamento em consonância com a fabricação dos guias cirúrgicos e radiográficos. Além disso, diversas técnicas associadas à provisionalização de próteses pós-operatórias são descritas para auxiliar os clínicos na restauração das áreas edentadas após os procedimentos cirúrgicos.

Modelos de Diagnóstico

O primeiro passo no processo de planejamento do tratamento com implantes dentais é a confecção de modelos de diagnóstico precisos. O valor do modelo de diagnóstico e sua análise é crucial em todas as fases da odontologia, especialmente na implantodontia oral. Quando existe uma área edentada, a combinação de perda óssea contínua e as alterações na dentição relacionadas com a perda dos dentes aumentam significativamente o número de fatores que devem ser considerados na reabilitação oral, em comparação ao tratamento protético tradicional. O implantodontista deve determinar inicialmente o tipo de prótese final (p. ex., PF-1, PF-2, PF-3, PR-4, PR-5)[1] e, em seguida, número e localização ideal dos implantes e sítios de pilares opcionais e esquema oclusal final.

Os modelos de diagnóstico devem ser reproduções precisas das arcadas maxilar e mandibular com absoluta representação das áreas edentadas (Fig. 18-1). Modelos de diagnóstico montados em um articulador semiajustável permitem uma avaliação inicial para a seleção dos sítios do implante dental, requisitos de angulação, escolha da prótese final, oclusão existente e confecção do guia cirúrgico. Além disso, esses modelos de estudo possibilitam a avaliação pré-operatória das opções de tratamento, que podem ser discutidas com outros profissionais, com os técnicos de laboratório e com os pacientes.

Articuladores

Para examinar precisamente a relação maxilomandibular do paciente, a montagem adequada dos modelos de estudo deve ser realizada usando um articulador. Um articulador é definido como um "instrumento mecânico que representa as articulações temporomandibulares (ATMs) e maxilares, para as quais modelos mandibulares e maxilares podem ser unidos para simular alguns ou todos os movimentos mandibulares".[2] Atualmente, o uso e as indicações para os diversos tipos de articuladores aplicados em prótese dentária são muito controversos.

Estão disponíveis vários tipos de articuladores com uma gama de movimentos e ajustes, o que torna a classificação e nomenclatura muito confusas. Na literatura, existem diversas classificações; entretanto, a classificação mais simples e mais utilizada na maioria das vezes assemelha-se à do "Glossário dos Termos Protéticos".[2] Os articuladores podem ser classificados em quatro grupos de acordo com seus ajustes. A classificação baseia-se na capacidade do articulador em aceitar os cinco registros mais comuns dos pacientes: (1) transferência do arco facial, (2) registro da relação cêntrica, (3) registro protrusivo, (4) registros laterais (Bennett) e (5) distância intercondilar[3] (Tabela 18-1).

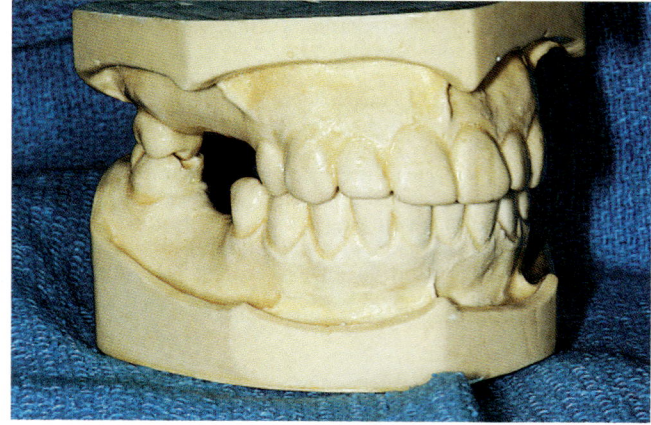

FIGURA 18-1. É essencial que os modelos de diagnóstico sejam uma cópia exata da anatomia dental do paciente, incluindo os rebordos edentados.

TABELA 18-1
Opções de Articuladores

	Eixo de Articulação (Arco Facial)	Registro RC	Movimento Protrusivo	Excursão Lateral	Movimento Bennett
NÃO AJUSTÁVEL (Simples e Padrão Médio)	Não	Sim	Não	Não	Não
SEMIAJUSTÁVEL	Aproximado (arbitrário)	Sim	Sim (linha reta)	Sim (linha reta)	Arbitrário
TOTALMENTE AJUSTÁVEL	Sim (cinemático)	Sim	Sim (curvo)	Sim (curvo)	Sim

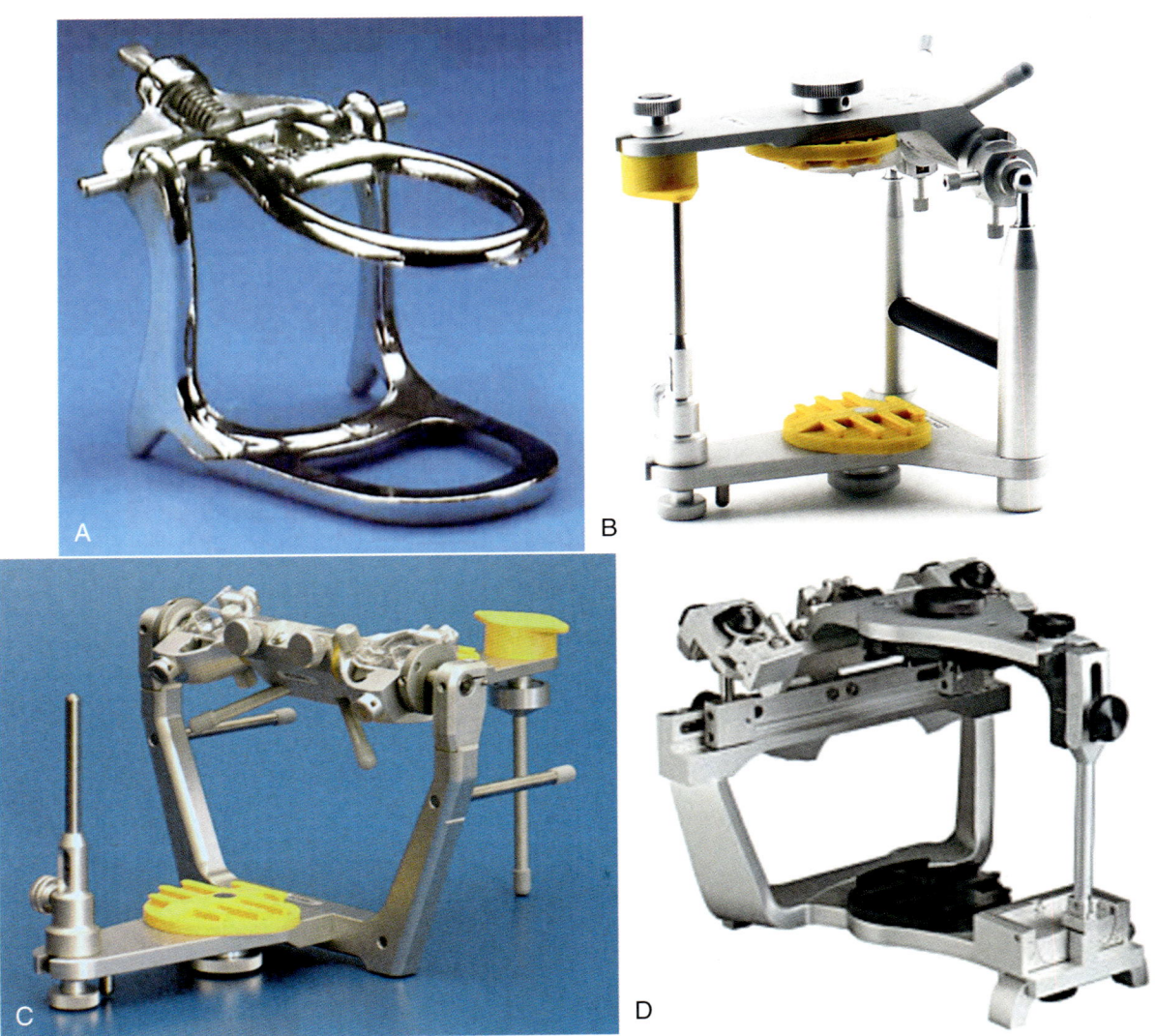

FIGURA 18-2. Exemplos de diversos articuladores utilizados em implantodontia. **A,** Simples. **B,** Arbitrário. **C,** Semiajustável. **D,** Totalmente ajustável.

Não Ajustáveis[2]
Classe 1: Articuladores Simples
Esse tipo de articulador utiliza a montagem arbitrária dos modelos de estudo sem a transferência do arco facial. A única posição que pode ser reproduzida é a da máxima intercuspidação (MIP), porque seu eixo de articulação fixo é impreciso em razão de os movimentos de abertura e fechamento serem previstos sobre um eixo fixo (sem correlação com o eixo de articulação do paciente) (Fig. 18-2, A).

Classe 2: Articuladores Arbitrários (Valor Médio)
Esse tipo de articulador evoluiu a partir de uma simples dobradiça que não permite movimentos de lateralidade restritos. Os articuladores arbitrários têm inclinações condilares arbitrárias fixas, eixos verticais de rotação e ângulos de Bennett. A principal desvantagem dos articuladores não ajustáveis é a diferença significativa entre o movimento de fechamento do articulador em comparação com a anatomia do paciente. Um registro em MIP deve ser realizado, porque

o registro de mordida aberta, em relação cêntrica, não corresponde ao fechamento do arco mandibular com um articulador não ajustável. A distância entre a articulação e os dentes é menor em um articulador não ajustável. Logo, há uma curva mais íngreme no fechamento, o que resulta em contatos prematuros, cristas e sulcos dentários incorretos na prótese final (Fig. 18-2, *B*).

Ajustáveis[2]
Classe 3: Articuladores Semiajustáveis
Esse tipo de articulador pode ser ajustado para simular de perto alguns movimentos mandibulares, que são geralmente suficientes em diversos casos protéticos. Eles exigem a utilização da transferência do arco facial e dos registros maxilomandibulares. A simulação dos movimentos laterais, protrusivos e de Bennett está disponível com esse tipo de articulador. Existem dois tipos de articuladores semiajustáveis: o Arcon (elemento condilar na parte maxilar) e o não Arcon (elemento condilar na parte mandibular). O tipo Arcon representa mais de perto a localização anatômica dos côndilos da cavidade glenoide (Fig. 18-2, *C*).

Os articuladores semiajustáveis são geralmente indicados para a maioria dos casos de rotina para próteses parciais fixas, em regiões parcial ou completamente edentadas. Como articuladores semiajustáveis têm semelhanças com a dimensão e a distância das estruturas anatômicas que representam, os modelos articulados podem ser montados com suficiente precisão para determinar e reduzir possíveis interferências oclusais.

Classe 4: Articuladores Totalmente Ajustáveis
Esse tipo de articulador Arcon é bastante complexo, aceita uma ampla variedade de posições e pode ser ajustado para simular os movimentos bordejantes do paciente. Para um articulador ser definido como totalmente ajustável, ele deve ser capaz de aceitar todos os registros, inclusive uma transferência do arco facial, bem como os registros de relação cêntrica, movimentos protrusivos, movimentos laterais e a distância intercondilar.[4] Articuladores totalmente ajustáveis contam com registros pantográficos dos movimentos mandibulares em vez de espaçadores de cera oclusais. Um arco facial cinético é utilizado juntamente aos complexos registros pantográficos. Como os articuladores totalmente ajustáveis podem reproduzir todos os movimentos bordejantes e os trajetos irregulares de movimento, as próteses complexas com alteração na dimensão vertical podem ser confeccionadas com ajustes mínimos (Fig. 18-2, *D*).

A precisão desse articulador depende de fatores como habilidade do profissional e do técnico de laboratório, erros inerentes na aquisição dos movimentos da articulação e nos dispositivos de registro e qualquer possível mau alinhamento causado pela musculatura e flexão da mandíbula.

Transferências dos Arcos Faciais
As transferências dos arcos faciais são utilizadas na prótese dental com o intuito de registrar as posições espaciais anteroposteriores e mediolaterais das extremidades das cúspides maxilares em relação à abertura e ao fechamento transversal da mandíbula do paciente.[5] Dois tipos de transferência do arco facial são reconhecidos no campo da prótese: arbitrário e cinemático.

Arbitrário
Esse tipo de arco facial transfere o eixo horizontal – transverso aproximado – e baseia-se em padrões anatômicos. Em geral, um ponto de referência anatômico, como o meato auditivo externo, é usado para estabilizar a transferência do arco facial e auxiliar nas montagens dos modelos de estudo. A transferência dos arcos faciais arbitrários é suficientemente precisa para a maioria dos diagnósticos e procedimentos protéticos com um articulador semiajustável (Fig. 18-3, *A*).

Cinemático
Esse tipo de arco facial é principalmente utilizado quando há a necessidade de uma localização mais precisa do eixo horizontal, como ocorre em próteses parciais complexas ou em uma reabilitação total, em que é utilizado o verdadeiro eixo de articulação do paciente. Todos os movimentos bordejantes da mandíbula são registrados a partir da posição mais retrusiva, posição lateral e a mais anterior. Esse tipo de transferência de arco facial só é utilizado em conjunto com um articulador totalmente ajustável (Fig. 18-3, *B*).

Seleção dos Tipos de Articuladores
Como pode ser visto, articuladores variam consideravelmente em suas capacidades para reproduzir fatores biomecânicos que são associados aos vários movimentos mandibulares. Não existe um articulador que seja "correto" para todas as condições dentárias. Além disso, há uma grande controvérsia em relação ao tipo de articulador que deve ser aplicado em várias situações. A escolha de um articulador de acordo com um determinado tratamento é extremamente dependente dos requisitos oclusais do paciente, do tipo de prótese dentária, da filosofia do profissional, sua experiência e conhecimento, bem como da habilidade do laboratório utilizado.[6]

Além disso, os profissionais também precisam diferenciar o objetivo pretendido e a necessidade da utilização do articulador. Se o propósito inclui apenas a fase do diagnóstico (enceramento diagnóstico para a confecção de um guia cirúrgico), isso é muito

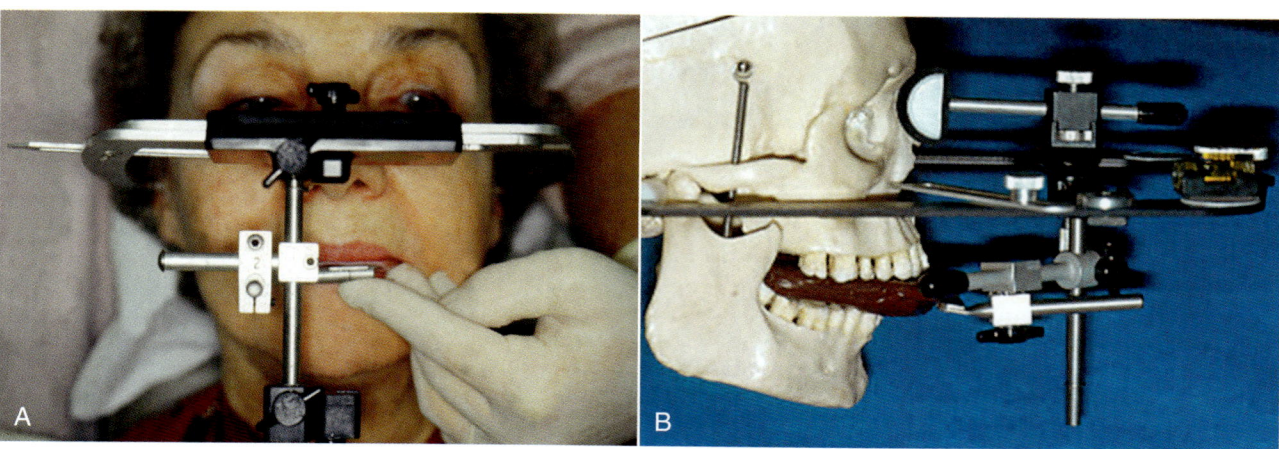

FIGURA 18-3. **A,** Eixo de articulação arbitrário. **B,** Transferência cinemática do arco da face.

diferente do uso de um articulador na fase protética (confecção da prótese final). Como um guia geral, a classificação de uso e indicações dos vários tipos de articuladores mostrada a seguir pode ser usada.

Não Ajustáveis (Classes 1 e 2)
Quando o paciente não apresenta uma desarmonia oclusal e o desejo de uma prótese implantossuportada final é encaixá-la dentro da oclusão existente, o articulador não ajustável pode ser utilizado. Isso, na maioria das vezes, representa uma área unitária ou pequenas regiões edentadas, que permitem, com precisão, máxima intercuspidação dos modelos de estudo (estabilidade oclusal tripoidal); um articulador não ajustável pode ser utilizado.

Indicações
Fase de diagnóstico: área unitária ou múltiplos espaços edentados com estabilidade tripoidal; nenhuma alteração na relação oclusal será indicada.

Fase protética: espaços edentados unitários ou múltiplos, com estabilidade tripoidal; nenhuma alteração na relação oclusal será indicada.

Semiajustáveis (Classe 3)
Nos casos de múltiplas regiões edentadas ou de total edentulismo, o articulador semiajustável é recomendado. Como extensos segmentos de oclusão precisam ser substituídos, um articulador semiajustável possibilita maior precisão da condição laboratorial e atual situação do paciente. A utilização da transferência do arco facial minimiza erros relacionados com o eixo dos dentes em articulação, juntamente à verificação dos registros laterais e registros protrusivos. Além disso, se qualquer mudança na dimensão vertical é justificada, ou ainda uma inclinação no plano oclusal existir, um articulador semiajustável deve ser definitivamente utilizado. Quando pacientes parcialmente edentados são avaliados, recomenda-se o registro de mordida com o propósito de analisar a oclusão existente para contatos prematuros até o fechamento dos modelos.

Indicações
Fase de diagnóstico: espaços edentados múltiplos e unitários sem estabilidade tripoidal, alterações significativas na oclusão ou dimensão vertical e todos os pacientes edentados.

Fase protética: espaços edentados múltiplos ou unitários, instabilidade oclusal na oclusão ou dimensão vertical e todos os pacientes edentados.

Completamente Ajustáveis (Classe 4)
Esse tipo de articulador é indicado em reabilitação oral completa, tratamentos extensos nos quais as arcadas opostas estão sendo restauradas, bem como na restauração da dimensão vertical em pacientes com significativo deslocamento lateral durante os movimentos laterais ou com severa parafunção, além de distúrbios da ATM. Conhecimento e habilidade do profissional na obtenção de eixos articulares, cinematicamente localizados, juntamente aos registros precisos do movimento mandibular, são obrigatórios para alcançar um alto grau de precisão com esse articulador.

Indicações
Fase do diagnóstico: geralmente não são indicados.

Fase protética: reabilitação oral completa requerendo modificação significativa nas relações maxilomandibulares, experiência do profissional e técnico de laboratório.

Relações Maxilomandibulares
A montagem adequada dos modelos de diagnóstico com um registro de mordida e a transferência do arco facial permite que existam relações estáticas e dinâmicas (articuladores classes 3 e 4), relações dos dentes e cristas ósseas edentadas sem a interferência da proteção dos reflexos neuromusculares. Além disso, anormalidades ou interferências que não são facilmente detectadas por via intraoral podem ser determinadas. A Tabela 18-1 detalha informações abrangentes que são fundamentais no plano de tratamento de implantes dentais[7-9] (Quadro 18-1).

Interferências Oclusais
O implantodontista deve avaliar a oclusão existente antes da instalação do implante dental. Pacientes parcialmente edentados muitas vezes apresentam interferências oclusais como resultado da migração dos dentes. O ideal é que todos os contatos anormais sejam identificados e eliminados antes da fase protética. Esse procedimento é apropriado quando há incidência de alguma desarmonia oclusal. Em prótese dental, há quatro tipos de interferências oclusais: (1) interferências oclusais cêntricas, (2) interferências oclusais nos movimentos de trabalho, (3) interferências oclusais nos movimentos de balanceio e (4) interferências oclusais nos movimentos protrusivos.[6]

Com as interferências oclusais cêntricas, o contato prematuro leva a mandíbula a se flexionar para a frente ou lateralmente aos côndilos mandibulares, na posição superior da fossa glenoide. Esses tipos de interferência podem causar hábitos parafuncionais como apertamento ou bruxismo, associados à fadiga muscular e dor na ATM.[10]

As interferências oclusais no movimento de trabalho ocorrem entre os dentes da maxila e da mandíbula durante o movimento lateral no lado correspondente ao da direção em que a mandíbula é movimentada. As interferências oclusais no movimento de balanceio

---

QUADRO 18-1 Informações de Diagnóstico Obtidas a partir da Montagem Adequada dos Modelos de Estudo na Implantodontia

1. Posição de relação cêntrica, incluindo contatos oclusais prematuros
2. Relações de rebordos edentados com os dentes adjacentes e arcos antagonistas
3. Posicionamento e localização dos sítios de pilares naturais potenciais, incluindo inclinação, rotação, extrusão, espaçamento, paralelismo e considerações estéticas
4. Morfologia do dente e sinais de parafunção (p. ex., desgastes de facetas; fraturas)
5. Avaliação da direção de força potencial necessária em futuros sítios de implantes
6. Esquema oclusal presente, incluindo a presença de contatos oclusais em trabalho e balanceio
7. Angulação, comprimento, localizações, posição estética perimucosa, inserções musculares e protuberância óssea (tórus, tuberosidades) dos tecidos moles e duros em áreas edentadas
8. Espaços interarcos
9. Curvas oclusais de Wilson e Spee
10. Relações esqueléticas
11. Avaliação da dentição oposta
12. Futuros esquemas oclusais em potencial
13. Avaliação dos sítios edentados
14. Localização dos futuros pilares no arco
15. Forma e assimetrias dos arcos
16. Localização do contato interdental
17. Utilização para encerramento diagnóstico

sucedem um movimento de contato deflectivo que ocorre no lado oposto ao da direção do movimento mandibular. Essas forças são potencialmente prejudiciais ao sistema mastigatório (especialmente com implantes dentais), já que elas aplicam forças de cisalhamento fora do longo do eixo dos dentes (ou dos implantes dentais), podendo causar perda óssea e rompimento da função normal do músculo. Além disso, aumentam a quantidade de força na dentição, durante as excursões, porque há mais massa muscular nos músculos masseter e temporal.

A interferência oclusal nos movimentos de protrusão geralmente inclui contato deflectivo entre as faces mesiais dos dentes posteriores da mandíbula e faces distais dos dentes posteriores da maxila, durante o movimento protrusivo da mandíbula. Esse movimento não é um limítrofe, sendo, em geral, menos prejudicial ao sistema estomatognático. Entretanto, esses tipos de interferências podem causar danos aos dentes e aos implantes dentais, já que resultam em forças de cisalhamento para evitar que os dentes posteriores sejam desocluídos pelos incisivos.

Os contatos prematuros podem ser determinados após uma apropriada montagem dos modelos de estudo com o uso de um espaçador de cera ou registro da mordida. Após a remoção dos registros oclusais, que separam os dentes, os contatos prematuros ou irregulares podem ser determinados e verificados quando os modelos forem ocluídos, e então, modificados intraoralmente.[11]

Existe uma considerável vantagem protética quando a relação de oclusão cêntrica é harmônica com a posição de máxima intercuspidação. A ausência de mudanças na dimensão vertical de oclusão permite o registro cêntrico durante a reconstrução protética para a elaboração de próteses dentais, sem a necessidade de um registro preciso do eixo condilar ou uso de articuladores totalmente ajustáveis. Quando a posição da borda incisal da maxila é estabelecida, seu posicionamento normalmente causa uma posição protrusiva ou excursiva mais íngreme do que a do conjunto do disco condilar nos articuladores semiajustáveis. Por esse motivo, uma desoclusão pode ser facilmente estabelecida. Essas condições permitem que a reconstrução protética seja confeccionada em laboratório e transferida precisamente ao paciente.

A oclusão pode exigir uma reabilitação completa a fim de eliminar potenciais forças desfavoráveis ao implante dental. Ambos os arcos podem requerer tratamento protético para estabelecer esquemas oclusais apropriados. O bruxismo associado à perda da guia incisal por atrito ou a uma prótese unitária antagonista consiste nas condições mais comuns que necessitam de uma modificação abrangente na dentição antagonista. Entretanto, a primeira condição sempre indica a necessidade de aumentar a guia anterior para uma desoclusão posterior em excursões e a segunda garante uma oclusão bilateral balanceada (Quadro 18-2).

Diagnóstico e Plano de Tratamento

As técnicas utilizadas para determinar a localização, a angulação e o contorno das próteses finais são iniciadas pela conclusão do enceramento diagnóstico. Os procedimentos variam do simples (dente unitário ausente) ao bastante complexo (reabilitação total).

Parcialmente Edentados

Enceramento Diagnóstico

Os modelos de diagnóstico são duplicados, montados em um articulador, e o enceramento diagnóstico é realizado para a elaboração da prótese final com contorno, esquema oclusal e aspectos estéticos desejados. Atenção deve ser dada a morfologia individual do dente, eixos de inclinação, contornos gengivais e contatos intradentais. Essa técnica é principalmente recomendada em uma reabilitação oral, principalmente se a alteração na dimensão vertical for desejada (Fig. 18-4 e Quadro 18-3).

QUADRO 18-2 Definições Comuns de Oclusão Utilizadas em Prótese Dental

Relação cêntrica: Relação maxilomandibular na qual os côndilos se articulam com a região mais fina e avascular dos respectivos discos, com o complexo na posição anterossuperior contra as formas das eminências articulares. Essa posição é independente do contato dos dentes.

Oclusão cêntrica: Está associada à oclusão dos dentes antagonistas quando a mandíbula se encontra na relação cêntrica. Essa relação pode ou não coincidir com a posição de máxima intercuspidação.

Posição de máxima intercuspidação: Completa intercuspidação dos dentes antagonistas independentes da posição condilar; às vezes, considerada o melhor encaixe dos dentes, independentemente da posição condilar.

Guia (incisal) anterior: Influência das superfícies de contato dos dentes anteriores mandibulares e maxilares sobre os movimentos da mandíbula.

QUADRO 18-3 Técnica: Enceramento Diagnóstico

1. **Fabricação de modelos de diagnóstico:** As moldagens são realizadas a partir dos rebordos maxilares e mandibulares. É mais importante que as moldagens não apresentem nenhuma bolha, já que elas podem ser consideradas como em um erro positivo se comparadas a uma representação negativa. Caso seja indicado, uma transferência do arco facial pode ser efetuada a fim de relacionar o modelo maxilar ao articulador junto ao registro interoclusal em relação de oclusão cêntrica. As moldagens são vazadas com gesso-pedra, com a proporção adequada pó-água.
2. **Seleção de um articulador:** Selecione o articulador desejado de acordo com a complexidade do caso. Idealmente, um articulador semiajustável deve ser usado para simular os movimentos da mandíbula, quando ocorrer algum problema oclusal.
3. **Montagem dos modelos de diagnóstico:** Os modelos de diagnóstico maxilares e mandibulares são montados com a transferência do arco facial e a oclusão cêntrica.
4. **Conclusão do enceramento diagnóstico:** Os futuros sítios de implantes são avaliados quanto a instalação de implante ideal, espaçamento e restrições do contorno. Os espaços edentados são encerados para replicar posicionamento e contorno ideais dos dentes. Nesse processo, os dentes de estoque podem ser utilizados para substituir o enceramento diagnóstico.
5. **Duplicação do enceramento diagnóstico final:** O modelo de diagnóstico final é duplicado para permitir a fabricação em laboratório de guias cirúrgicos e próteses totais, e que estas sejam usadas como próteses provisórias.

Totalmente Edentados

Não Requerem Alteração em Próteses Existentes

Em casos de totalmente edentados, a duplicação das próteses existentes dos pacientes (se forem estética e funcionalmente ideais) pode ser usada para a montagem dos modelos diagnósticos. A técnica mais simples é a utilização de um duplicador de prótese (Fig. 18-5)

É Indicada a Alteração em Próteses Existentes

Caso seja necessário alterar as próteses existentes em razão de uma mudança estética ou funcional, a instalação de uma prótese total tradicional é indicada. Após a aprovação, a prótese pode ser duplicada

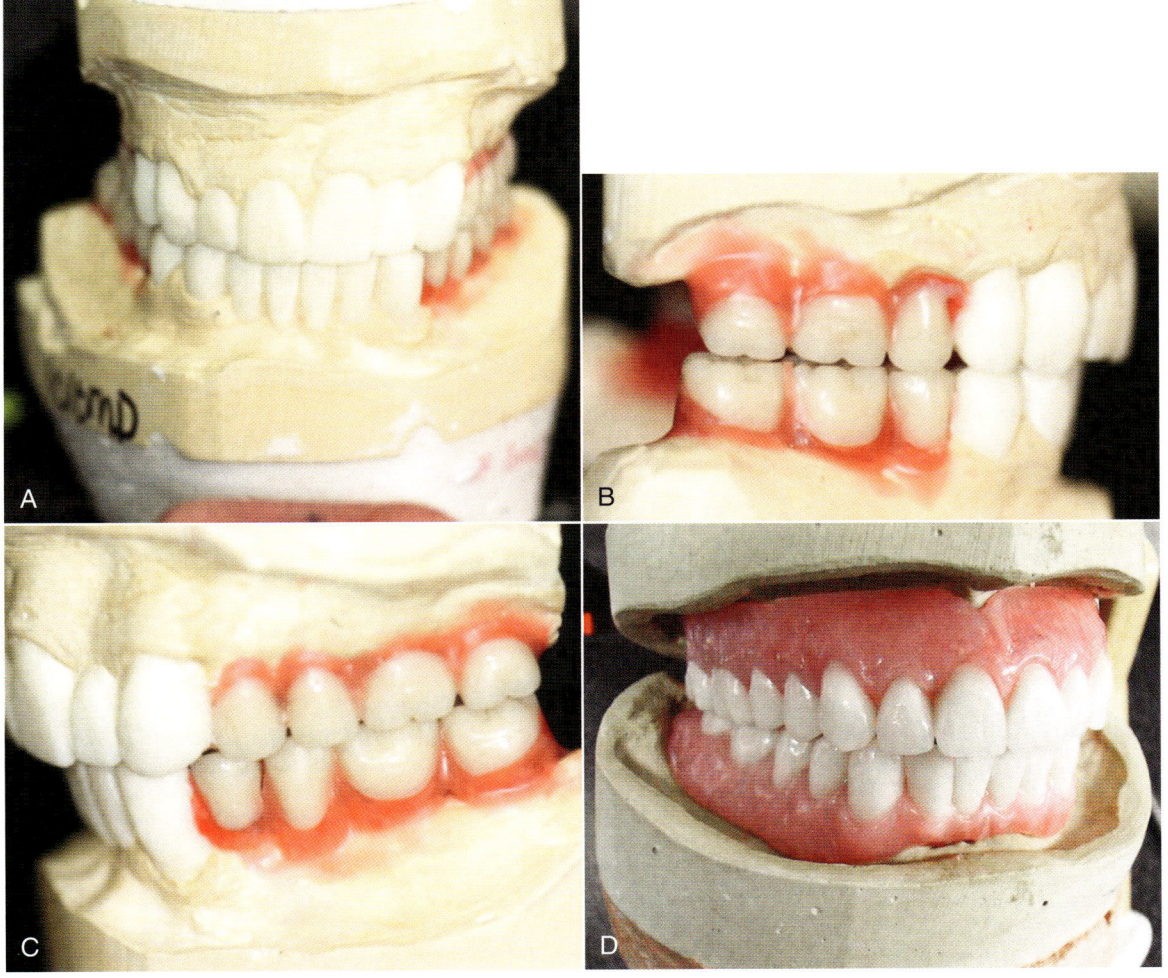

FIGURA 18-4. **A** a **C,** Enceramento diagnóstico em paciente parcialmente edentado. **D,** Enceramento diagnóstico em paciente totalmente edentado.

para ser usada na fabricação de um guia radiográfico ou cirúrgico (Fig. 18-4, *D*).

Diretrizes para o Posicionamento Ideal dos Implantes Dentais

No projeto e planejamento do enceramento diagnóstico, o conhecimento do posicionamento ideal do implante dental é importante para o sucesso do sistema de implantes a longo prazo. O correto posicionamento do implante dental deve considerar a instalação tridimensional, respeitando os princípios biomecânicos e protéticos relacionados com a prótese final. O implante dental deve ser posicionado em relação ao dente existente, às estruturas vitais e a outros implantes, bem como às dimensões vestibulolingual, mesiodistal e apicocoronal.[12,13]

Orientações Gerais do Posicionamento a partir de Estruturas Anatômicas e Vitais

Distância Dente Natural-Implante

Um implante instalado adjacente a um dente natural deve idealmente permanecer 1,5 a 2 mm distante da junção cimento-esmalte interproximal (JCE) (Fig. 18-6). Esse procedimento é mais importante em regiões estéticas, onde o contorno da papila interdental é um fator determinante na estética da prótese final. Portanto, quando for posicionar um implante adjacente a um dente, o centro do implante deve estar cerca de 4 mm de distância do dente natural para que um implante de 4,1 mm de diâmetro possa ser instalado na crista óssea. Tal processo requer espaço mesiodistal de pelo menos 7 mm na região edêntula.[14]

A instalação dos implantes dentais sem essas orientações pode levar a complicações na prótese final. Os implantes instalados muito próximos ao dente adjacente (< 1,5 mm) resultam, possivelmente, em complicações periodontais, danos aos dentes adjacentes, perda óssea e perfil de emergência inadequado da prótese final (Fig. 18-7). Estudos mostram uma correlação entre o aumento de perda óssea e a diminuição da distância do implante ao dente adjacente.[15] Quando os implantes dentais são instalados a mais de 2 mm de distância de um dente adjacente, um efeito de cantiléver acontecerá na borda marginal da coroa do implante dental, levando, em alguns casos, a uma sobrecarga biomecânica ou a problemas estéticos (Fig. 18-8).

Distância Implante-Implante

A distância entre dois implantes dentais tem sido determinada como sendo significativa no que diz respeito à perda óssea, à presença do papila perimplantar e à saúde do tecido gengival. Após a instalação, 3 mm ou mais de espaço devem estar presentes entre os implantes dentais. Esse processo permite espaço adequado para a

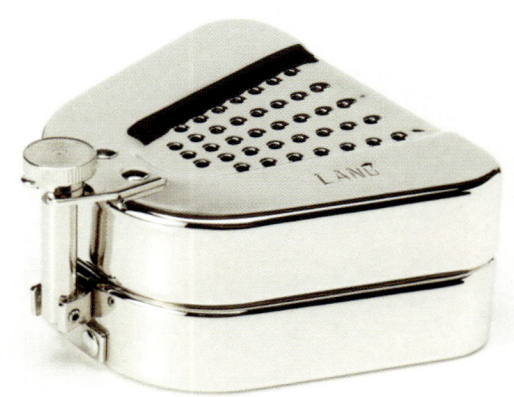

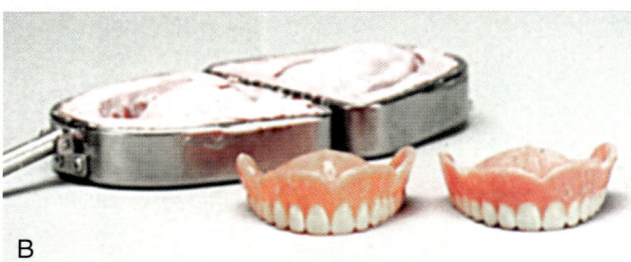

FIGURA 18-5. Se a prótese existente do paciente é estética e funcionalmente aceitável, a mesma deve ser utilizada no processo de diagnóstico. **A,** Duplicador de prótese (Lang). **B,** A duplicação é complementada com o uso de alginato e acrílico.

com a altura óssea comprometida nessa área, atribuída à perda óssea e à pneumatização do seio maxilar. Há quatro opções de tratamento para implantes instalados nessa região em relação à quantidade de osso do rebordo da crista à margem inferior do seio:[16]

1. SA-1: quando há mais que 12 mm de osso remanescente, um protocolo-padrão de instalação de implante é indicado.
2. SA-2: quando há entre 10 a 12 mm de osso remanescente, o implante é instalado, juntamente à elevação do assoalho do seio maxilar através da osteotomia entre 0 a 2 mm.
3. SA-3: quando há entre 5 a 10 mm de osso remanescente, o enxerto do seio maxilar é indicado com (SA-3I) ou sem (SA-3D) instalação simultânea do implante.
4. SA-4: quando há menos que 5 mm de osso remanescente, é exigida a elevação do seio através de parede lateral antes da instalação do implante.

Posicionamento e Angulação do Implante Dental

A instalação de um implante no osso disponível pode ser comparada à de um objeto no espaço, que é definida pelas coordenadas "x", "y" e "z". Na implantodontia, o eixo "x" é definido pelo plano mesiodistal, o eixo "y" corresponde à dimensão vestibulolingual e o eixo "z" é conhecido como apicocoronal (comprimento do corpo do implante em relação à crista óssea).[17]

Vestibulolingual ("Eixo y")

O posicionamento vestibulolingual dos implantes é crucial na elaboração da prótese final. Frequentemente, o posicionamento do implante é estabelecido pela disponibilidade de osso remanescente, levando à complicações na angulação. É comum a remodelação óssea após exodontias, através de sua reabsorção a partir da porção vestibular, diminuindo, assim, a espessura de osso.

A posição ideal do implante encontra-se no centro do rebordo ósseo com o mínimo de 1 mm de distância presente nos aspectos vestibular e lingual dos rebordos. A espessura de osso cortical previne futuras retrações dos tecidos duros e moles. Nesse caso, a posição vestibulolingual é também aplicada à prótese final.

PF-1 e PF-2

Se uma prótese PF-1 é indicada, a instalação exata de um implante será necessária. Na região anterior, a posição do implante permite a instalação de um pilar reto diretamente sob a borda incisal da coroa definitiva para uma prótese cimentada. Dessa maneira, as forças resultantes estão associadas ao eixo do implante, minimizando os danos das forças de cisalhamento. Se o implante for posicionado muito próximo à porção vestibular, haverá incidência de diversas complicações, incluindo perda da parede óssea vestibular, recessão de tecido mole, além da necessidade de um pilar angulado e complicações estéticas na prótese final. Já a instalação de um implante muito próximo à porção lingual pode induzir sobrecontorno lingual da prótese final (aumento de volume do rebordo), necessidade de um pilar angulado, restauração não estética e invasão do espaço da língua.

Para as próteses parafusadas, o implante deve emergir em direção ao cíngulo na região anterior, para que o orifício de acesso não afete a estética. Se o implante for instalado muito próximo à porção vestibular da maxila, o orifício de acesso comprometerá a estética da prótese final. Caso o implante esteja bem distante da porção lingual, o sobrecontorno da prótese final pode resultar em problemas biomecânicos (Fig. 18-12).

Na região posterior, o eixo longo do implante deve emergir no centro aproximado do dente para a prótese cementada PF-1 e PF-2. Isso permite que as forças oclusais sejam corretamente direcionadas ao longo do eixo longo do implante (Fig. 18-13).

papila perimplantar e a saúde dos tecidos gengivais, assim como minimiza a perda óssea horizontal. Além disso, o espaço apropriado permite que o paciente consiga higienizar as ameias e propicia espaço adequado para pinos de moldagem durante a moldagem protética[12] (Fig. 18-9).

Distância do Canal do Nervo Alveolar Inferior ou do Forame Mentoniano (Fig. 18-10, A)

O posicionamento preciso do implante próximo ao canal do nervo alveolar inferior ou forame mentoniano é crucial na prevenção de danos neurossensoriais. A correta localização do nervo e do canal deve ser precisamente determinada por meio das imagens tridimensionais, especialmente quando o implante pode estar a 2 mm de distância do nervo. Após a identificação de estruturas vitais, o implante deve ser instalado a mais de 2 mm de distância do canal do nervo alveolar inferior ou forame mentoniano. A instalação do implante a menos dessa distância aumenta o risco de compressão ou lesões traumáticas no ramo do nervo, bem como a ocorrência de déficits neurossensoriais.[12]

Distância da Cavidade Nasal (Fig. 18-10, B)

A instalação de implantes na região maxilar anterior pode tornar-se um desafio, especialmente quando há uma altura mínima do osso. Idealmente, o implante deve estar posicionado a uma curta distância da cavidade nasal. No entanto, as técnicas cirúrgicas mais avançadas estabelecem que o implante pode ser estendido para a cavidade nasal, entre 2 a 4 mm, através de um enxerto subnasal.[12]

Distância do Seio Maxilar (Borda Inferior) (Fig. 18-11)

Um dos maiores desafios na instalação de implantes envolve a região maxilar posterior. O implantodontista muitas vezes se depara

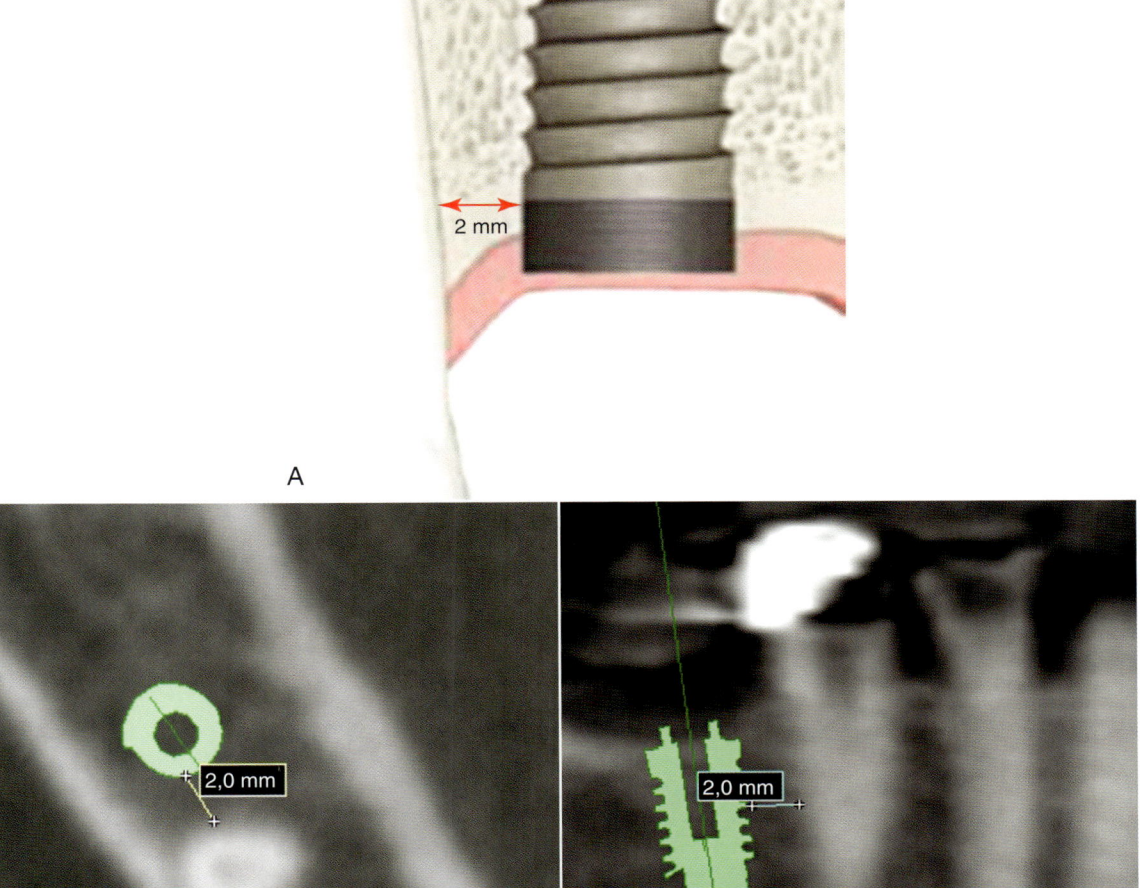

FIGURA 18-6. Planejamento virtual de implante decodificando uma distância do implante de 2 mm do dente (**A**), tomografia computadorizada axial (**B**) e visão panorâmica da tomografia (**C**).

PF-2 e PF-3

Após uma avaliação do esquema oclusal, da forma do arco dental, do osso disponível e dos fatores de força, devemos determinar se as próteses PF-2 e PF-3 serão parafusadas ou cimentadas. Para próteses parafusadas, o posicionamento ideal deve ser ligeiramente lingual aos dentes para a prótese de porcelana. Implantes posicionados muito próximos à porção vestibular irão colidir com a estética e complicar a inserção do parafuso protético. Implantes instalados muito lingualizados resultarão em uma prótese com sobrecontorno, levando a possíveis problemas de fala na maxila e aglomeração da língua na mandíbula.

Para restaurações cimentadas, o posicionamento do implante deve ser junto ao da borda incisal, na região anterior e na área da fossa central, na região posterior. Se os vetores de força forem uma preocupação, a instalação correta do implante é crucial para minimizar a sobrecarga biomecânica. Entretanto, se os vetores de força forem baixos, a incorreta instalação do implante torna-se o menor problema quando a angulação do pilar puder ser modificada (Fig. 18-14).

A posição mesiodistal dos implantes é normalmente menos importante que a posição vestibulolingual em próteses PF-2 e PF-3, porque os implantes não têm de ser posicionados de acordo com as dimensões dos dentes.

PR-4 e PR-5

Os implantes instalados para suporte de próteses removíveis devem ser posicionados para emergir dentro da base do corpo da prótese. Esse procedimento é importante para que os componentes conectados ao implante não colidam com a posição ideal dos dentes da prótese. Os implantes que se encontram bem distantes lingualmente podem interferir na fonética e resultar em superfície lingual com sobrecontorno, levando ao apertamento da língua. Implantes dentais que estão bem distantes vestibularmente afetarão o posicionamento ideal da prótese dental, induzindo possível projeção dos dentes. Além disso, implantes posicionados vestibularmente geralmente resultam na ausência de tecido aderido adequado e potenciais preocupações periodontais decorrentes da maior probabilidade de ocorrência de recessão gengival.

Mesiodistal ("Eixo x")

Ao se avaliar a posição de um implante no plano mesiodistal, a proximidade dos dentes adjacentes é o maior fator limitador seguido

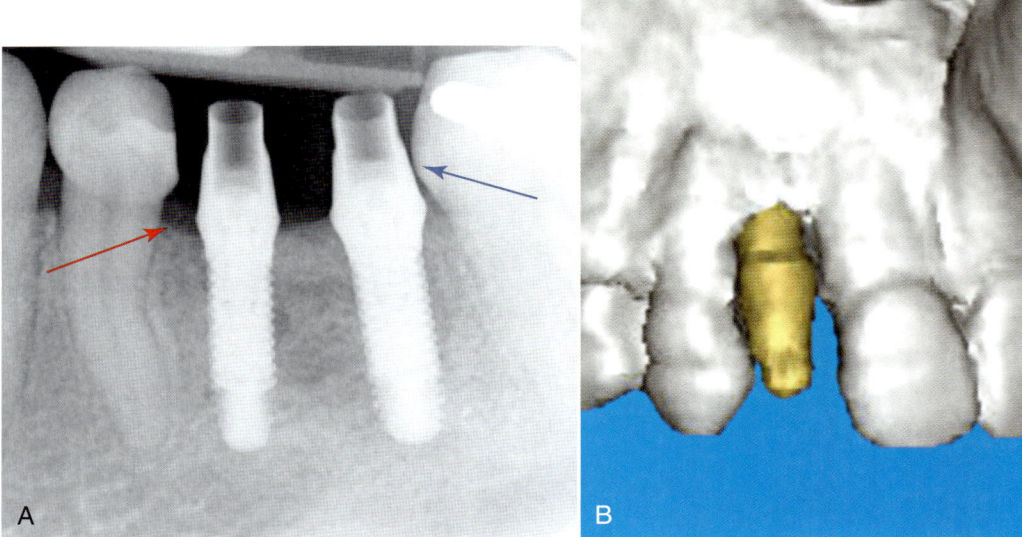

FIGURA 18-7. Distância implante-dente natural. Ideal entre 1,5 a 2 mm do implante a um dente adjacente para manter o nível do osso e a saúde periodontal. **A,** Instalação correta do implante (implante anterior, *seta vermelha*) e posicionamento incorreto do implante em relação ao dente natural (implante posterior, *seta azul*). **B,** Posicionamento inadequado do implante resultando em uma inabilidade no desenvolvimento de um perfil de emergência adequado.

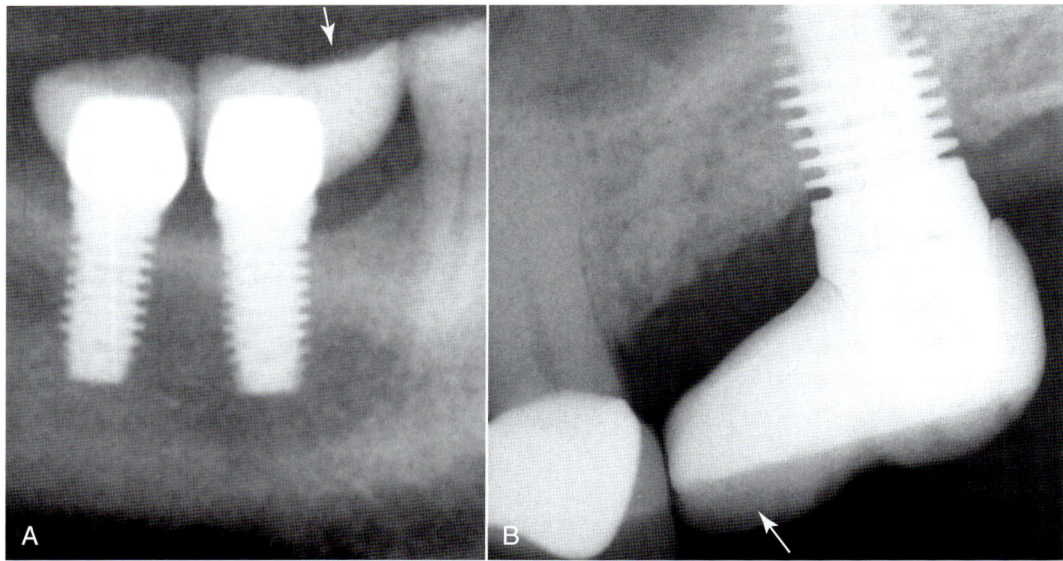

FIGURA 18-8. Implantes muito distantes do dente adjacente estabelecerão uma desvantagem biomecânica para a prótese final; um cantiléver *(seta)* aumenta o risco de complicações biomecânicas.

da reconstrução protética. Idealmente, a posição mesiodistal do implante é no centro do rebordo equidistante dos dentes adjacentes (Fig. 18-15).

PF-1

Na zona estética, a avaliação das dimensões ideais do dente, no lado oposto, deve ser determinada. Isso será primordial em instalar o implante na posição ideal e na estética futura. É de extrema importância que a posição do implante não esteja tão perto ou tão distante da existência do dente adjacente. A média mesiodistal da largura do dente permanente pode ser utilizada como um guia (Tabela 18-2).

TABELA 18-2
Largura Mesiodistal Média dos Dentes Permanentes [33]

Dente	Mandibular (mm)	Maxila (mm)
Incisivo central	5,3	8,6
Incisivo lateral	5,7	6,6
Canino	6,8	7,6
Primeiro pré-molar	7,0	7,1
Segundo pré-molar	7,1	6,6
Segundo molar	11,4	10,4
Segundo molar	10,8	9,8

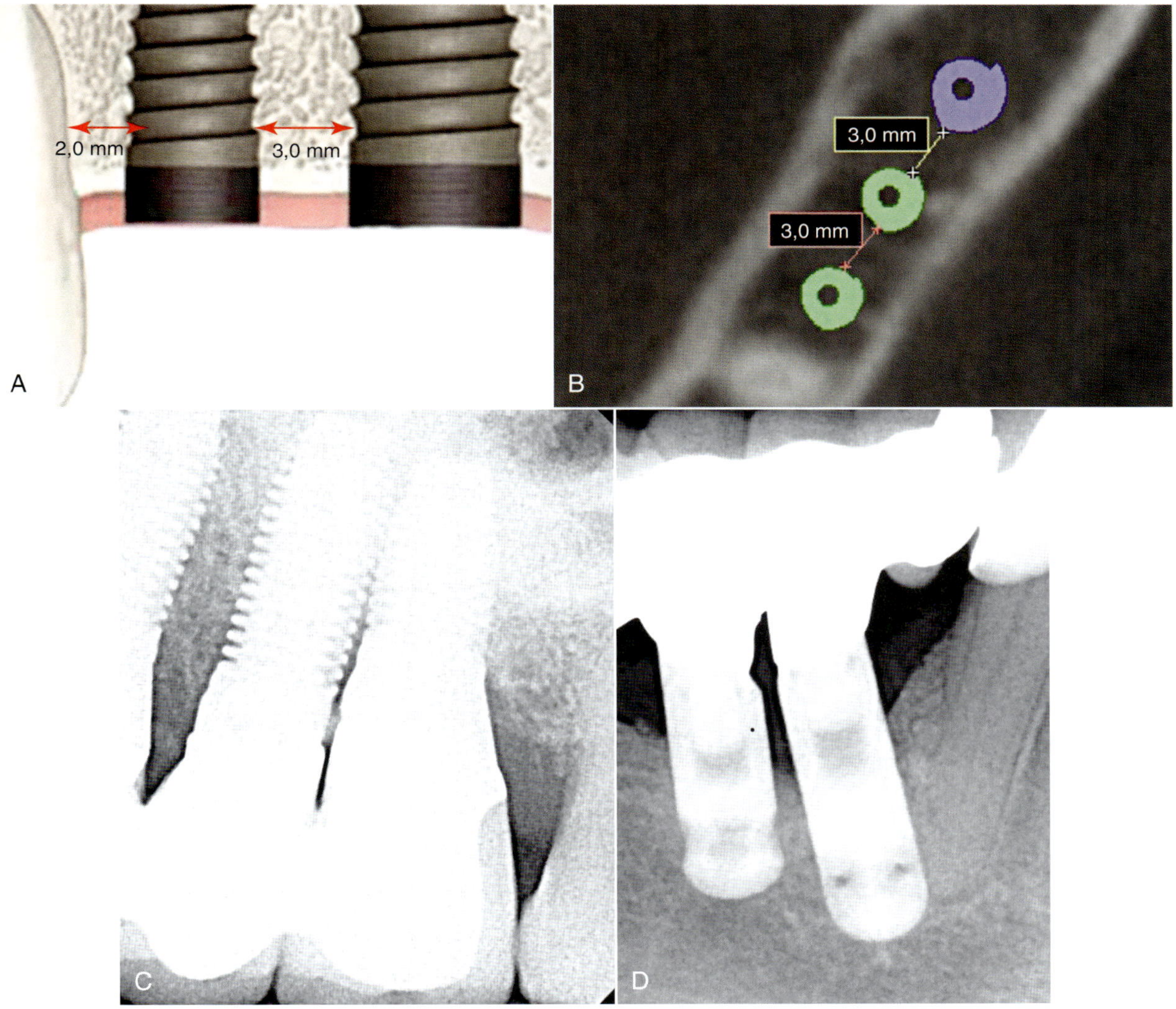

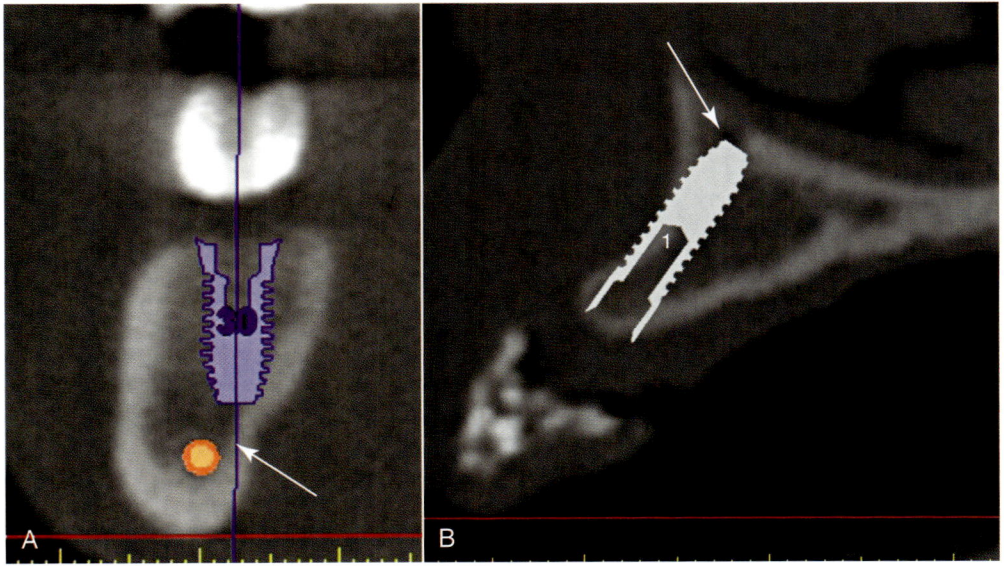

FIGURA 18-9. **A,** Distâncias ideais do dente (2 mm) e entre implantes (3 mm). **B,** Planejamento virtual dos implantes na imagem axial da tomografia computadorizada. **C** e **D,** Perda óssea atribuída à proximidade dos implantes.

FIGURA 18-10. Distâncias ideais de um implante ao canal do nervo alveolar inferior (> 2 mm) (**A**) e à cavidade nasal (**B**).

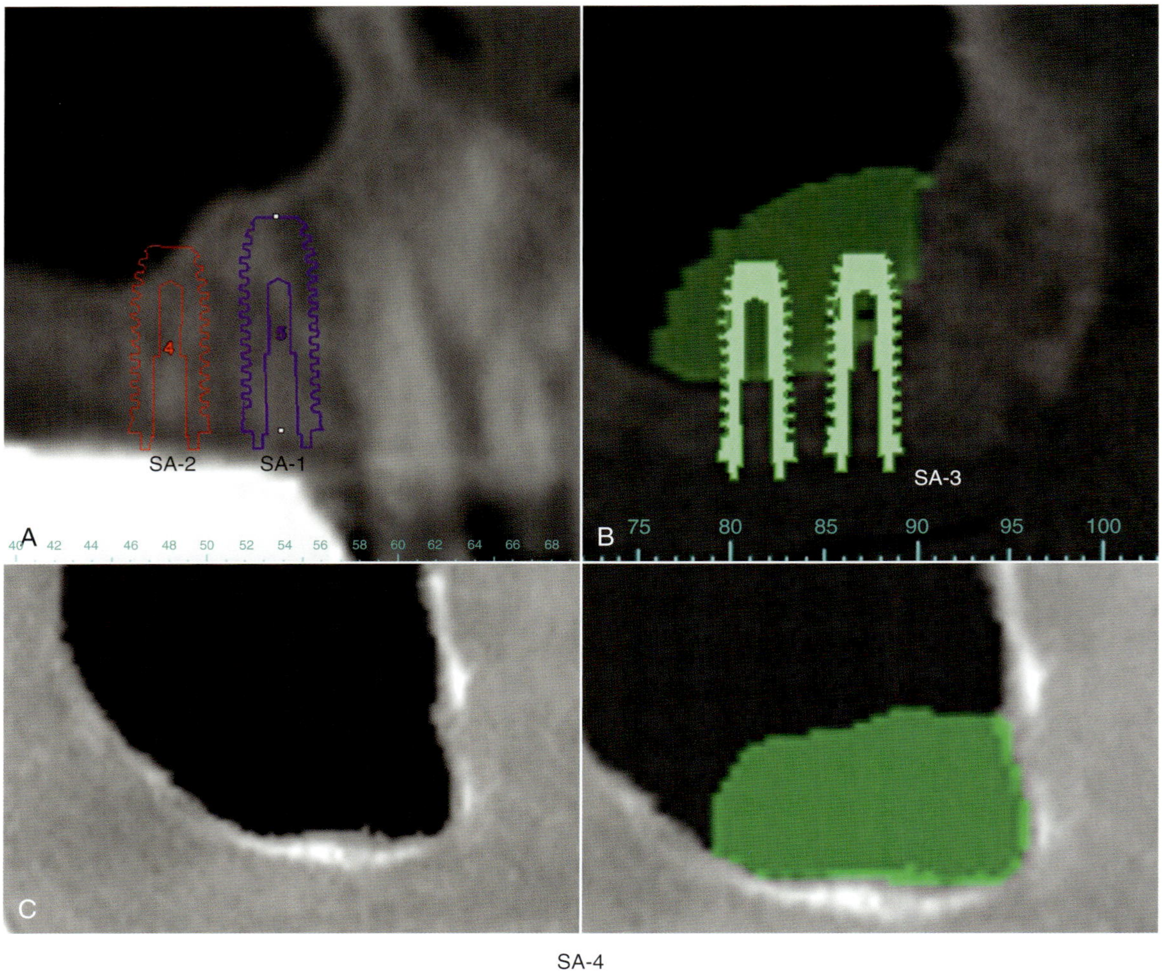

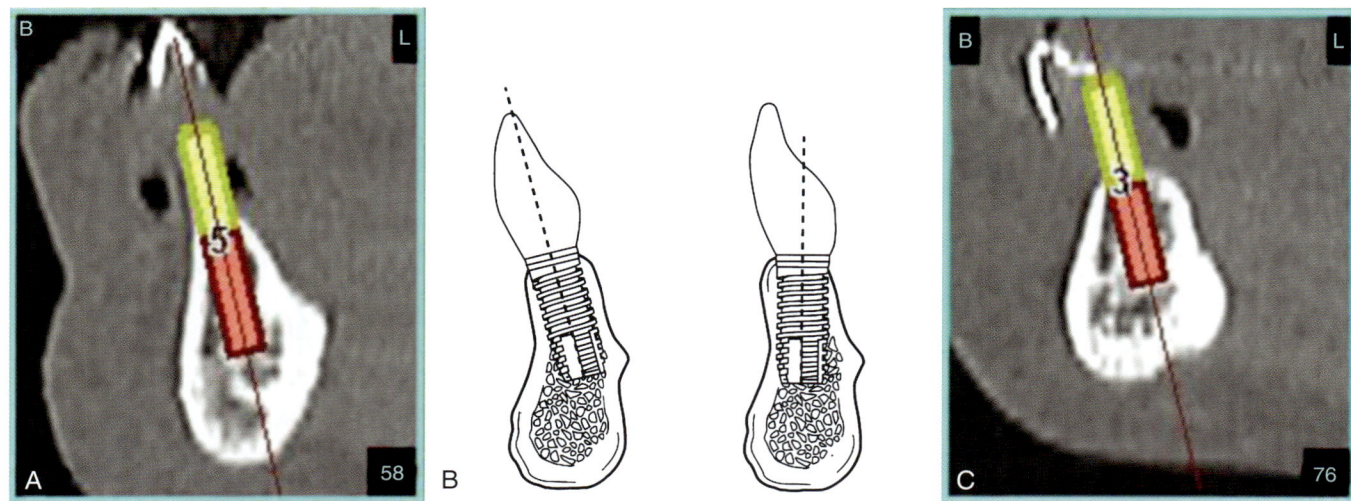

FIGURA 18-11. Plano de tratamento para a maxila posterior: SA-1 e SA-2 (**A**), SA-3 (**B**) e SA-4 (**C**).

FIGURA 18-12. Posição ideal para implantes anteriores. **A,** Prótese cimentada através da borda incisal. **B,** Retenção da prótese parafusada através da área do cíngulo.

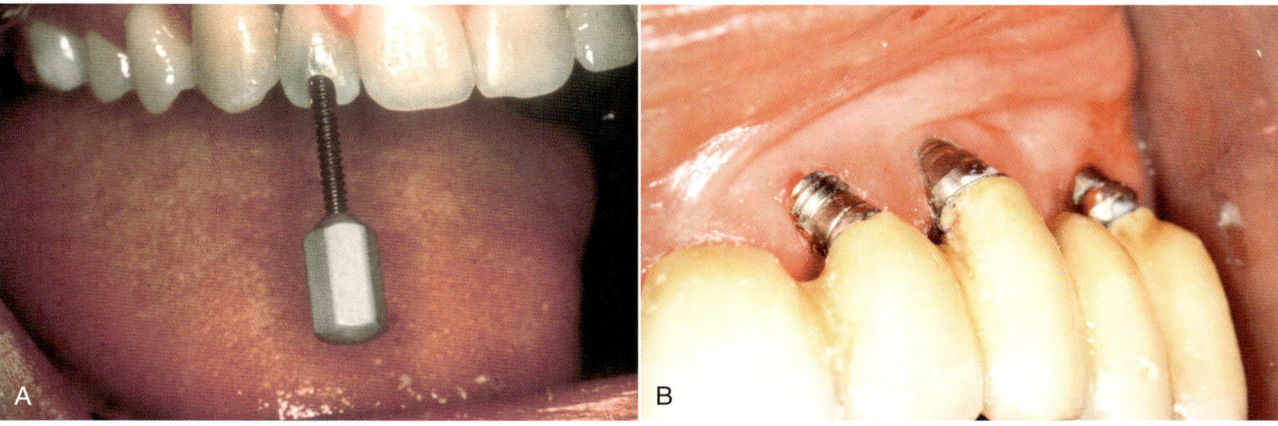

FIGURA 18-13. Complicações no posicionamento vestibular de um implante conduzindo a um sobrecontorno (**A**) e recessão do tecido e perda da crista óssea (**B**).

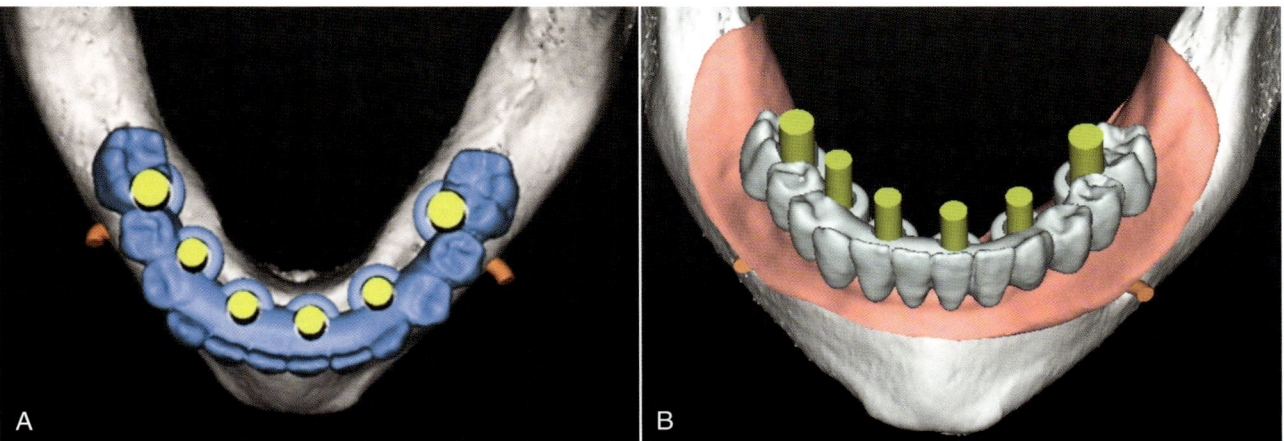

FIGURA 18-14. Instalação ideal do implante para uma prótese PF-3 **A,** Visão oclusal. **B,** Visão anterior.

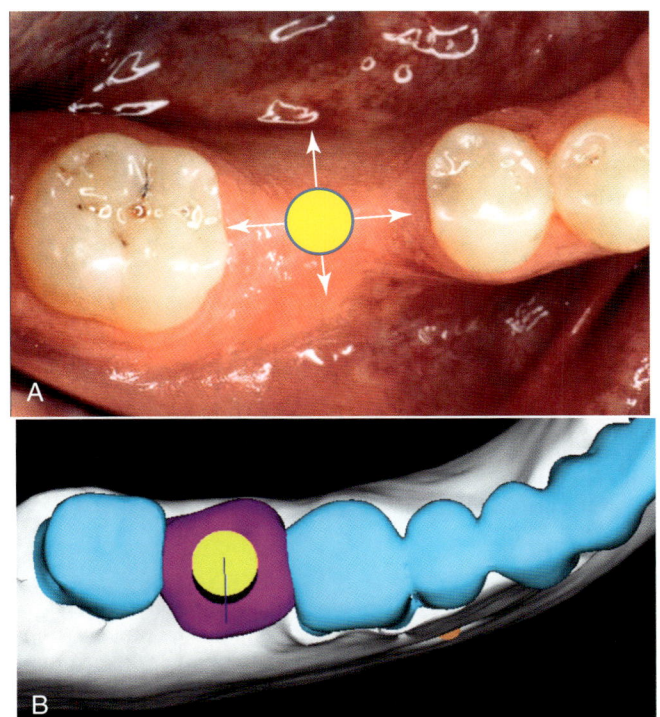

FIGURA 18-15. **A** e **B,** Instalação ideal do implante posterior com posicionamento vestibulolingual em linha com a fossa central.

PF-2, PF-3, PR-4 e PR-5

Existe maior extensão em relação ao posicionamento mesiodistal dos implantes para próteses PF-2, PF-3, PR-4 e PR-5; no entanto, o posicionamento anteroposterior (A-P) deve ser sempre maximizado. Uma vez que o tecido mole é substituído nesses tipos de próteses (acrílico rosa ou porcelana), os implantes não precisam ser instalados nas posições específicas dos dentes. O posicionamento dos implantes é normalmente ditado pelo espaçamento de 3 mm entre implantes e pela maximização da distância (A-P) sempre que possível.

Implantes posicionados muito distantes da porção lingual em próteses PF-3, PR-4 e PR-5 resultam em próteses volumosas ou com sobrecontorno, podendo, assim, comprometer a fonética. Implantes instalados muito próximos à porção vestibular resultarão em perda óssea e recessão do tecido gengival.

Variações

Em muitas situações, o estudo da localização ideal do implante se tornará problemática em razão do posicionamento das raízes dentárias. Por isso, para verificar o posicionamento dos implantes, o ideal é realizar uma avaliação tridimensional (3D) por tomografia computadorizada (TC) ou tomografia computadorizada *cone-beam* (TCCB). Uma das áreas problemáticas mais comuns é a substituição dos incisivos laterais ausentes. Geralmente, após o tratamento ortodôntico existe distância mesiodistal normal entre as coroas clínicas; entretanto, haverá ausência de espaço entre as raízes. Tal condição é especialmente comum na região apical. A instalação de implantes pode ser contraindicada pela falta de espaço ou requerer tratamento ortodôntico para o reposicionamento das raízes dentárias (Fig. 18-16).

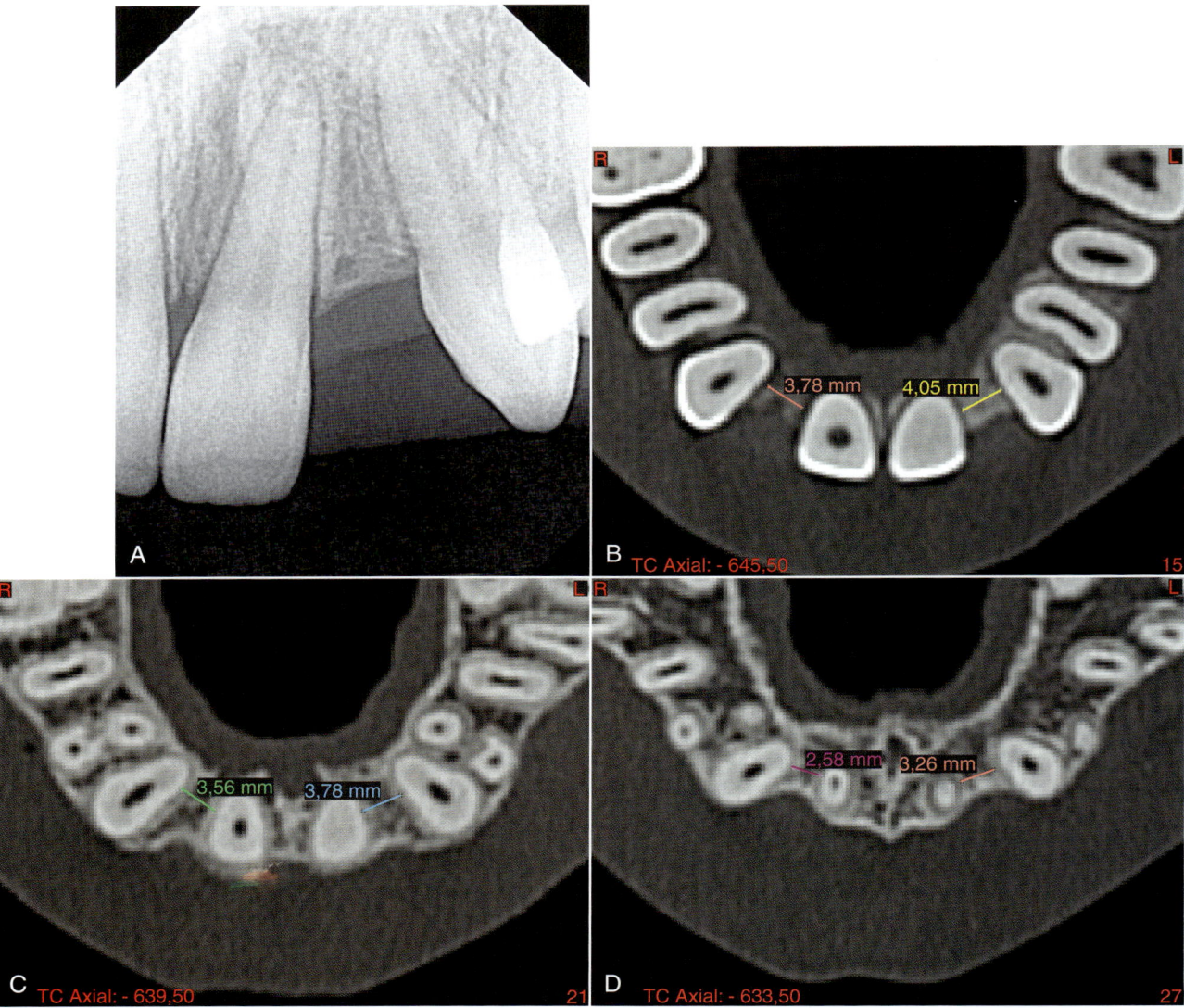

FIGURA 18-16. Uma área de posicionamento constantemente problemática envolve a substituição do inciso lateral maxilar. Essa situação costuma ocorrer posteriormente ao tratamento ortodôntico. **A,** Proximidade das raízes. A avaliação ideal da tomografia computadorizada deve incluir a análise das imagens axiais da crista (**B**), terço médio (**C**) e ápice radicular (**D**).

Outra área comum para problemas de proximidade das raízes dentárias é a região edentada do primeiro pré-molar maxilar. Logo, ressalta-se a necessidade de uma atenção especial na análise da angulação do canino natural. A inclinação média de 11 graus e a curvatura distal da raiz dentária do canino colocam o ápice da raiz dentária na área do futuro implante do primeiro pré-molar maxilar. Como consequência, o implante deve ser angulado de modo a seguir a inclinação da raiz dentária do canino e prevenir o contato ou perfuração da raiz natural. Neste caso, um implante mais curto é indicado, sobretudo quando um segundo pré-molar também está presente.[14]

Na avaliação das distâncias entre as raízes, deve-se ter cuidado com o uso exclusivo de radiografias bidimensionais ou análises dos modelos de estudo como únicos determinantes do posicionamento do implante. O ideal para verificar a distância entre as raízes é realizar uma avaliação tridimensional por TC ou TCCB. Medições precisas podem ser feitas nas imagens axias em três locais: na JCE, no meio da raiz e no ápice radicular.

Apicocoronal ("Eixo z")

Idealmente, a posição apicocoronal do implante deve ser cerca de 2 mm a partir da plataforma do implante até a JCE do dente ausente. A justificativa para isso inclui espaço adequado para o desenvolvimento de espaço biológico, perfil de emergência para uma transição suave da plataforma do implante para o pilar e a coroa, além de preocupações estéticas relacionadas com o posicionamento da margem gengival e possível recessão gengival.

PF-1

Para próteses PF-1, o posicionamento apicocoronal é crucial na obtenção do espaço adequado para os componentes protéticos, bem como na retenção adequada da prótese e espaço ideal para o perfil de emergência. Na zona estética, o implante deve estar a 2 mm de distância apical em relação à JCE dos dentes adjacente (Fig. 18-17, *A*).

A instalação do implante em uma distância maior que 2 mm resultará em um espaço de altura da coroa desfavorável (relação

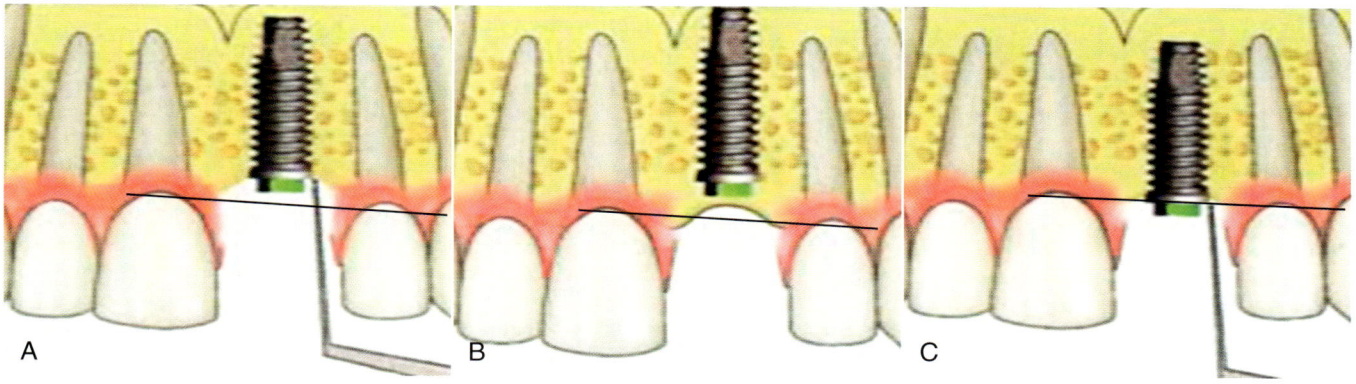

FIGURA 18-17. Implantes instalados no "eixo z". **A,** Instalação ideal (2 mm abaixo da junção cimento-esmalte [JCE]). **B,** Instalação muito apical (> 2 mm da JCE). **C,** Instalação muito coronária (< 2 mm da JCE).

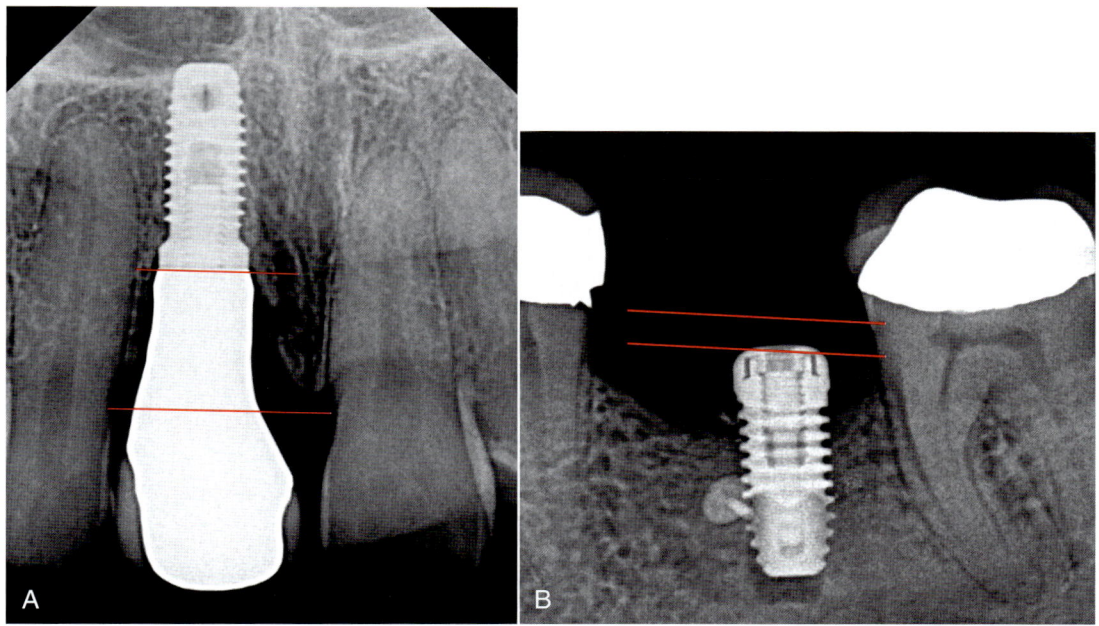

FIGURA 18-18. Complicações no posicionamento apicocoronal. **A,** Instalação muito apical (> 2 mm da junção cimento-esmalte [JCE]), resultando em uma prótese final muito larga. **B,** Instalação muito coronária (< 2 mm da JCE), resultando em ausência de retenção e inadequado perfil de emergência da prótese final.

coroa-implante) e problemas periodontais. Forças de momento mais altas irão ocorrer, podendo levar à perda da crista óssea (Figs. 18-17, *B* e 18-18, *A*). A instalação a menos de 2 mm levará a perfil de emergência inadequado (transição de um diâmetro de implante mais estreito comparado a uma dimensão mais larga da coroa) e diminuição da retenção do implante. Retenção diminuída causará perda de cimentação das próteses ou fratura dos componentes (Figs. 18-17, *C* e 18-18, *B*).

PR-4 e PR-5

Deve-se ter cuidado a fim de que exista espaço interoclusal adequado para a sobredentadura, especialmente se a barra de conexão for utilizada. Para uma barra e sobredentadura com conectores, sugere-se no mínimo 15 mm de distância do rebordo à margem incisal. Menos de 15 mm de espaço pode resultar em ausência de espaço para a barra ou conectores, o que resultará em contínuas complicações protéticas. Um mínimo de 2 mm de acrílico é necessário para a retenção adequada dos dentes da prótese dental.

Guias Radiográficos

Terminologia

Atualmente, há bastante divergência quanto ao uso da terminologia e nomenclatura ao descrever guias radiográficos e cirúrgicos. Os termos *stent*, guia, aparelho e modelo são usados na descrição dessas próteses. Às vezes, os termos adicionais utilizados na identificação dessas próteses incluem dispositivos de *scan*, *scan stent* ou dispositivos radiográficos ou cirúrgicos, além de dispositivos radiopacos. Entretanto, de acordo com o *Journal of Prosthetic Dentistry*, no "Glossário dos Termos Protéticos", a definição de *guia* melhor descreve o propósito dessa prótese[2] (Quadro 18-4).

QUADRO 18-4 Terminologia e Nomenclatura Protética[2]

Guia: Uma forma fina, transparente, duplicando a superfície do tecido da prótese e utilizada como guia para moldar cirurgicamente o processo alveolar; um guia é usado para auxiliar a instalação e angulação apropriada dos implantes dentais.

Stent: Denominado assim pelo dentista que descreveu primeiro sua utilização, Charles R. Stent, como próteses auxiliares usadas para pressionar os tecidos moles a fim de facilitar a cicatrização (*i.e.*, stent periodontal, *stent* de enxerto de pele).

Aparelho: Um dispositivo ou restauração; algo desenvolvido pela aplicação de ideias ou princípios que estão designados a um especial propósito ou realizam uma determinada função; um amplo termo aplicado a qualquer material ou prótese que restaura ou substitui estruturas dentárias, dentes ou tecidos orais perdidos.

Modelo: Utilizado pra fins de exibição; a representação de algo em miniatura.

Justificativa para os Guias Radiográficos

Para correlacionar o posicionamento do implante em relação ao osso disponível, a localização e posição ideal do dente ou da prótese final devem ser determinadas. Sem uma localização precisa, o implante pode ser instalado em uma posição incorreta, conduzindo a problemas biomecânicos e complicações futuras. Para obter essa informação, a correlação entre o local do dente ou da prótese final deve estar em consonância com a avaliação radiográfica. Se não houver correlação, o posicionamento ideal do implante ficará comprometido, podendo causas erros no posicionamento final (Fig. 18-19).

A TC com um guia radiográfico é comumente usada para a transferência dessas informações. Diversos tipos de guias radiográficos têm sido utilizados na implantodontia. Após o término do processo de diagnóstico do posicionamento do dente por meio do enceramento diagnóstico, da elaboração da prótese dental ou duplicação da prótese existente, essa informação é transferida para o guia e utilizada na análise radiográfica. Em algumas situações, o guia radiográfico é

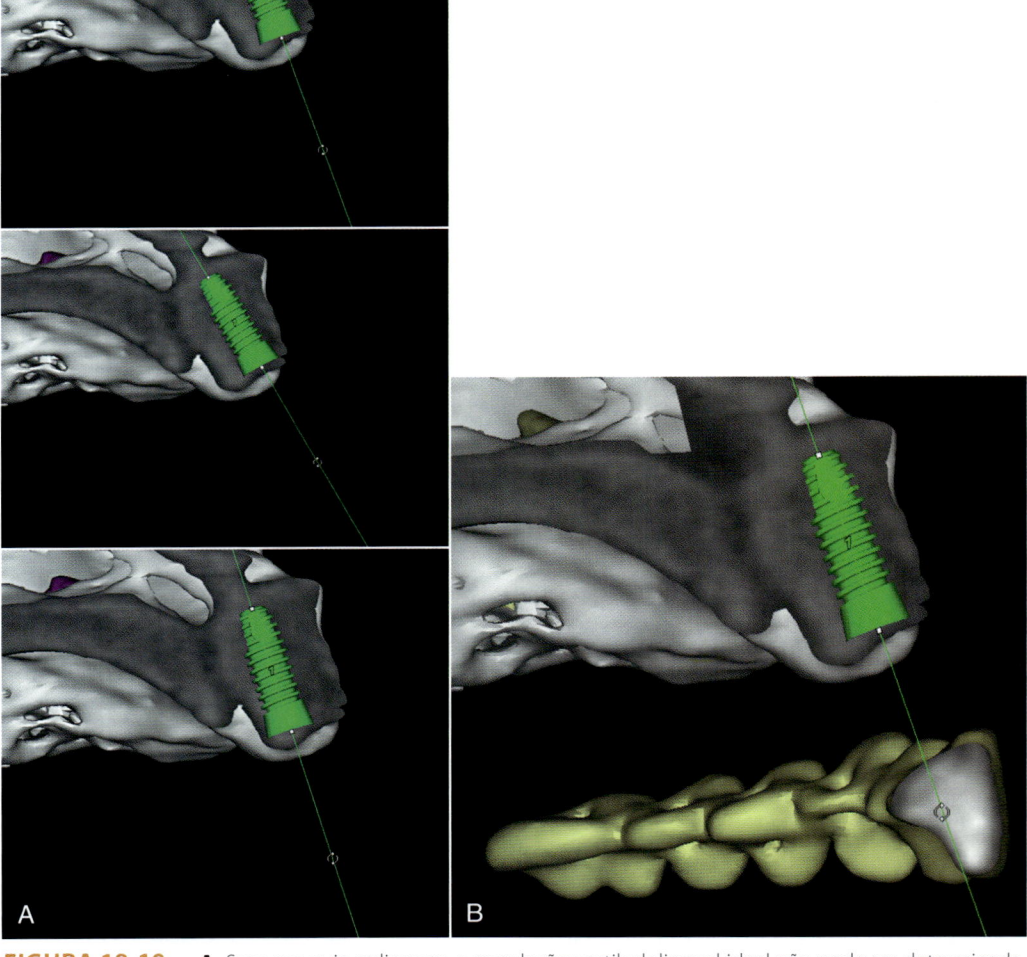

FIGURA 18-19. **A,** Sem um guia radiopaco, a angulação vestibulolingual ideal não pode ser determinada. **B,** Guia radiopaco mostrando o posicionamento ideal em relação à prótese final.

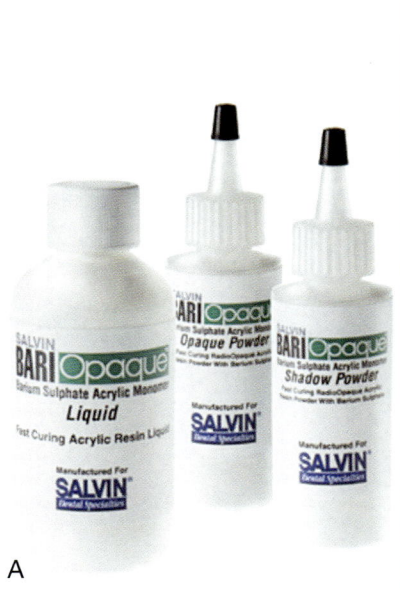
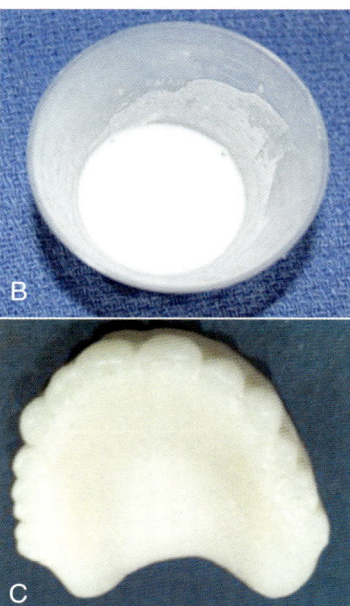

FIGURA 18-20. **A,** Sulfato de bário. **B,** Mistura homogênea ideal. **C,** Prótese duplicada com sulfato de bário.

transformado em um guia cirúrgico para uso durante a instalação do implante.

Fabricação dos Guias Radiográficos (Modelos de Digitalização)

Marcadores Radiopacos

Para correlacionar a posição dos dentes e dos tecidos em relação ao osso disponível e estruturas vitais, um material radiopaco deve ser usado. Vários materiais diferentes têm sido descritos na literatura e podem ser utilizados na fabricação de um guia radiopaco. O material mais difundido na implantodontia é o sulfato de bário ($BaSO_4$), que é um composto inorgânico utilizado clinicamente como um material de radiocontraste no diagnóstico médico por imagens (Fig. 18-20). Esse material é ideal para imagens maxilofaciais porque pode retratar contornos exatos dos dentes ou dos tecidos moles sem dispersão. Técnicas para incorporar o $BaSO_4$ em guias radiográficos incluem: (1) preencher a área edentada com $BaSO_4$, (2) pintar áreas externas das superfícies vestibular e lingual dos guias e (3) utilizar dentes pré-fabricados com $BaSO_4$. Deve-se tomar cuidado para evitar o uso elevado da concentração de $BaSO_4$, já que isso pode causar excessiva dispersão na digitalização. Outros materiais radiopacos utilizados são: guta-percha, amálgama, folha de chumbo e bilhas metálicas. No entanto, esses materiais são eficientes para marcar a posição final do dente, embora forneçam pouca informação a respeito dos contornos da prótese[18,19] (Fig. 18-21).

Escaneamento Único *versus* Escaneamento Duplo

Atualmente, a maioria dos *softwares* de planejamento utiliza o modelo radiopaco com a técnica de escaneamento único (discutida mais adiante para parcial e totalmente edentados). A composição e a forma do guia radiopaco dependem do tipo de *software* usado durante o planejamento. O protocolo deve ser obtido antes do exame para evitar complicações com a integração dos dados da TC no programa de digitalização (Quadro 18-5).

Escaneamento Único. O sulfato de bário é usado para identificar o dente no encerramento diagnóstico em uma solução de $BaSO_4$ a 20%. Se um guia de tecido mole (cirurgia sem retalho) for realizado, os dentes serão idealmente identificados pelo uso de $BaSO_4$ a 20%,

---

QUADRO 18-5 Configurações para Escaneamento Simples e Escaneamento Duplo

1. Matriz: 512×512
2. Espessura do corte: 0,4 a 0,8 mm
3. Aumento: 0,3 a 0,5 mm
4. Inclinação: 0
5. Resolução: alta

---

com a base (tecido mole) utilizando uma mistura a 10 %. Isso permite uma diferenciação entre o dente e o tecido mole. Uma mistura ineficiente resultará em uma mistura não homogênea, que exibe áreas de elevada radiolucência.[20]

Escaneamento Duplo. Alguns *softwares* de planejamento exigem o uso de um escaneamento duplo, que exibe menor dispersão do que a técnica de escaneamento único. Nessa técnica, os marcadores de referência (material radiopaco) são incorporados ao guia radiopaco. O paciente é, então, escaneado enquanto utiliza o guia. Em seguida, o guia é removido da boca do paciente e escaneado separadamente. O programa de *software* utiliza os marcadores para correlacionar as imagens. Por meio da técnica de escaneamento duplo, tanto a base de resina da prótese quanto os dentes artificiais podem ser reconstruídos para fins de planejamento. O tecido mole pode ser determinado pela diferença entre o guia e o osso. O número e a localização dos marcadores dependem do programa de *software* que está sendo utilizado (Quadro 18-6).

Fabricação de Guia Radiopaco para Edentados Parciais

Na literatura, são usadas diversas técnicas para a fabricação de guias radiopacos. Uma das mais simples é a seguinte: depois de realizar um encerramento diagnóstico, elabora-se, então, uma duplicata do modelo de estudo. Em seguida, uma placa de acrílico prensada a vácuo é confeccionada. Por meio do uso do $BaSO_4$, o material é adicionado ao sítio edentado. O paciente, então, coloca a prótese durante o processo de escaneamento. Essa prótese pode ser fabricada por um laboratório ou no próprio consultório (Fig. 18-22 e Quadro 18-7).

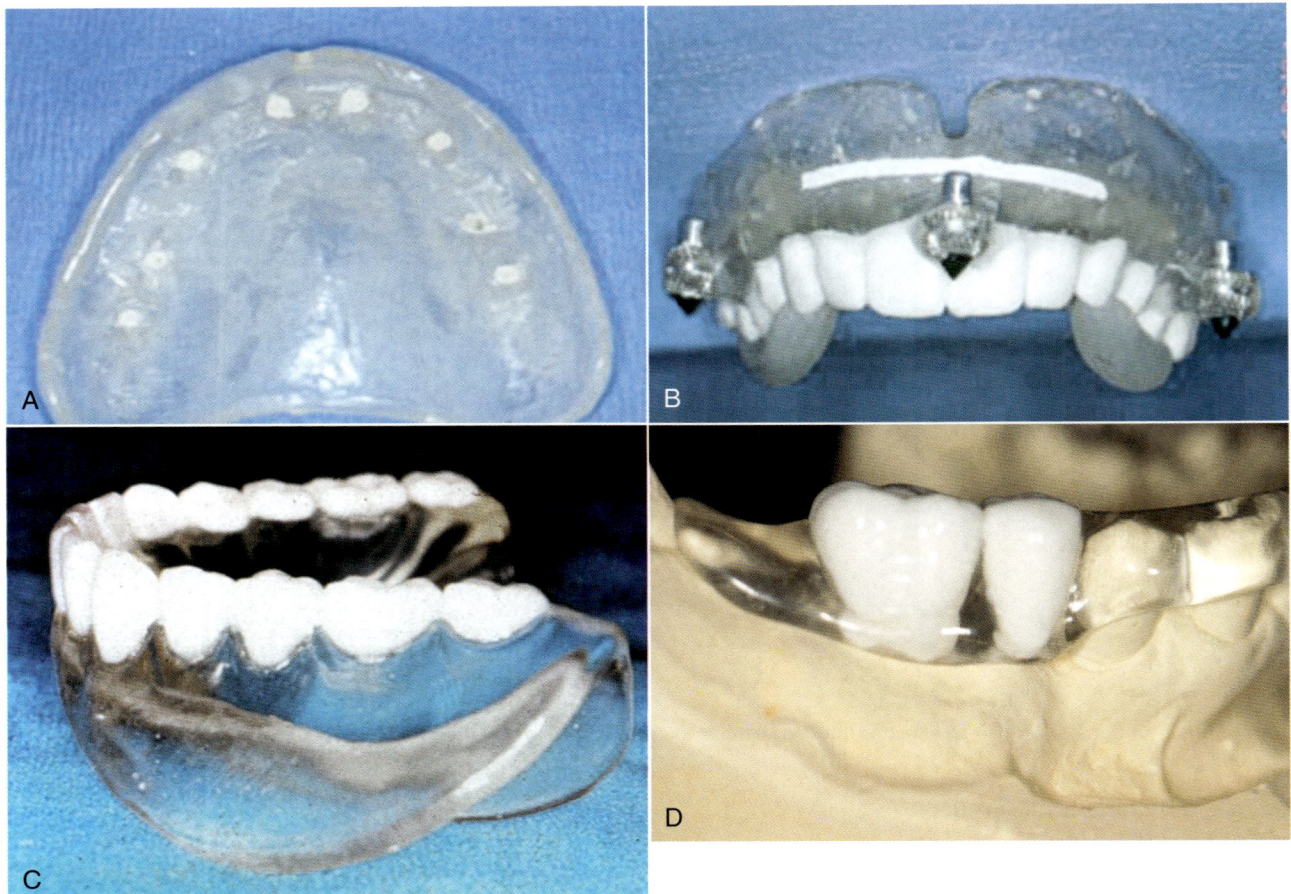

FIGURA 18-21. Vários tipos de guias radiopacos à base de sulfato de bário.

QUADRO 18-6 Técnica de Escaneamento Duplo

1. O primeiro escaneamento é realizado enquanto o paciente utiliza a prótese radiolucente com os marcadores do escaneamento duplo e o registro da mordida. O registro de mordida é utilizado para estabilizar a prótese durante o procedimento de escaneamento.
2. O posicionamento do paciente é comparado ao de uma tomografia computadorizada padrão. O plano de corte transaxial deve estar paralelo ao solo.
3. A maxila e a mandíbula, incluindo o guia tomográfico, devem estar dentro do campo de visão.
4. O segundo escaneamento é realizado com a prótese sozinha, aplicando, em seguida, as mesmas configurações gerais que foram utilizadas na obtenção do primeiro escaneamento.
5. É muito importante que a posição da prótese seja a mesma que a da boca do paciente. Os materiais empregados em sua fixação devem ser mais radiolúcidos do que a própria prótese. Podem ser utilizados materiais de polietileno e espuma à base de poliuretano. Além disso, uma caixa de papelão pode ser adotada para segurar a prótese na posição vertical.

QUADRO 18-7 Etapas Laboratoriais para a Fabricação de Guias Radiopacos para Pacientes Parcialmente Edentados

1. Confeccione um enceramento diagnóstico da área edentada, incluindo o contorno completo dos dentes que serão substituídos com oclusão apropriada.
2. Duplique o encerramento diagnóstico com hidrocoloide irreversível e vaze com gesso-pedra. Refine o modelo duplicado.
3. Utilize o material termoativado claro (~0,06 cm, 5 × 5 cm) para elaborar um guia de acrílico prensado a vácuo referente ao modelo duplicado.
4. Refine o guia para incluir o mínimo de cobertura da metade dos dentes adjacentes e a completa cobertura das áreas edentadas.
5. Bloqueie as retenções nos dentes adjacentes até a área edentada com cera ou composto.
6. Derrame a mistura de acrílico e sulfato de bário (20%) nas áreas edentadas do guia. Remova o guia e então desgaste e dê polimento, conforme necessário.

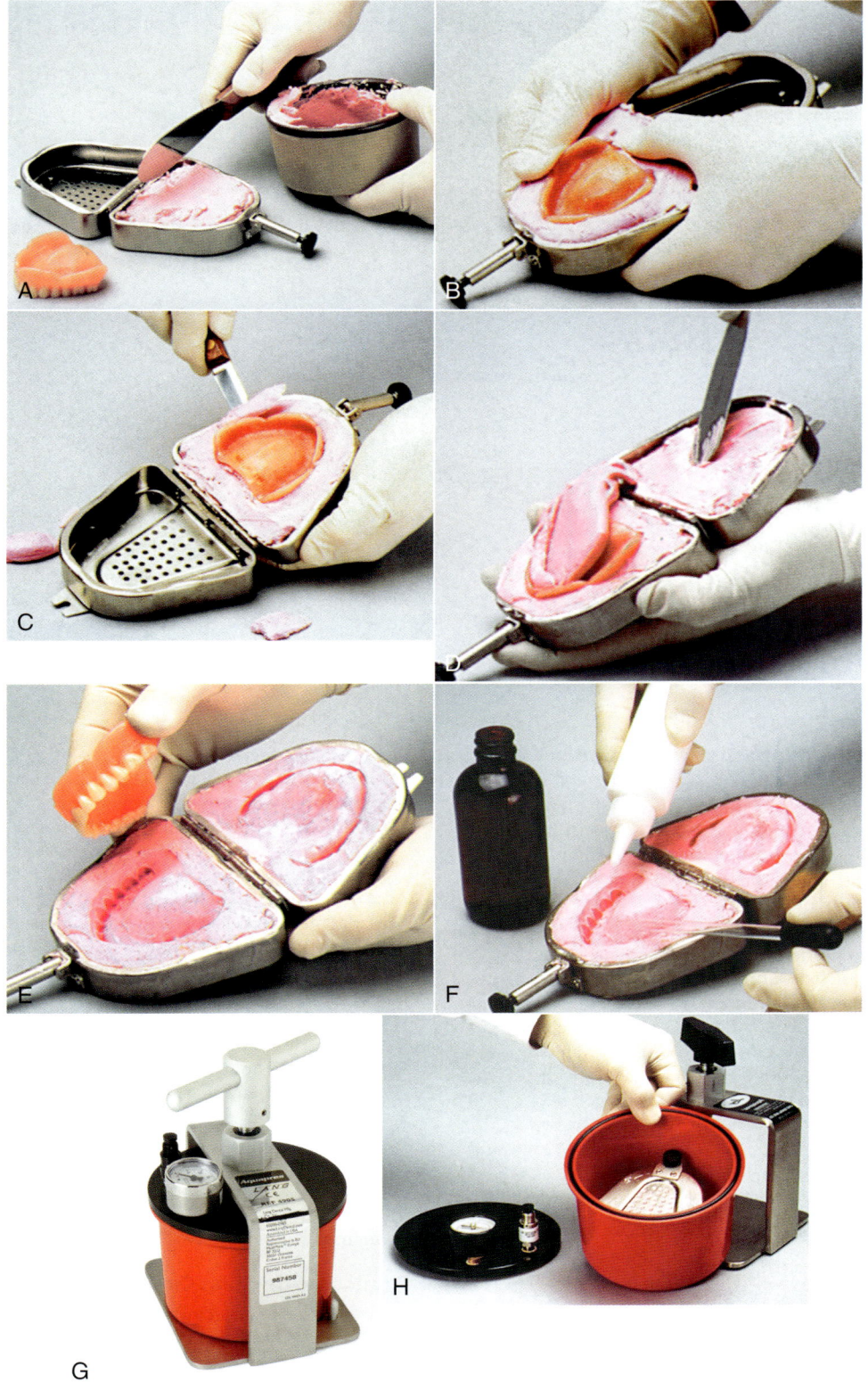

FIGURA 18-22. Etapas laboratoriais para obtenção de um guia radiopaco. **A** a **D,** Moldagem do enceramento diagnóstico. **E,** Enceramento diagnóstico removido. **F,** Sulfato de bário adicionado ao molde na posição dos dentes. **G** e **H,** Polimerização dos dentes com sulfato de bário.

(Continua)

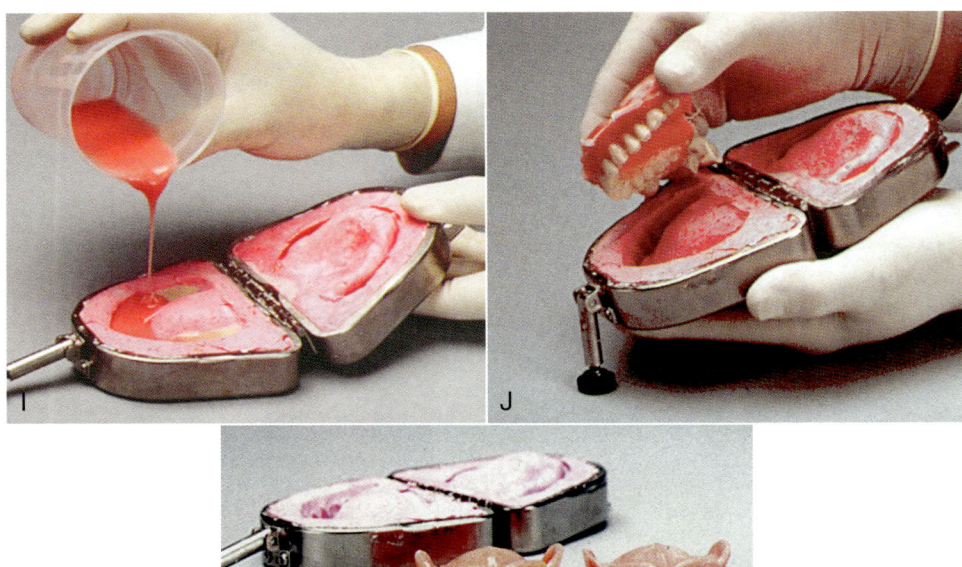

FIGURA 18-22. *(Cont.)* **I,** Adicionando resina acrílica ao dente. **J,** Removendo o enceramento duplicado. **K,** Enceramento e guia radiográfico.

Fabricação de Guia Radiopaco para Edentados Totais

Se a prótese dental do paciente não necessita de nenhuma modificação em relação à estética ou função, a mesma é duplicada via duplicador de dentadura. Durante o processo de escaneamento, o paciente utiliza o guia radiopaco para edentado total. Este procedimento deve ser realizado com cuidados para que a prótese permaneça estável durante o processo de escaneamento. Recomenda-se a colocação de adesivos de próteses dentais antes do escaneamento, a fim de evitar inexatidão na localização dos dentes. Outra opção seria adquirir um registro de mordida ligeiramente fora de oclusão, que o paciente poderá usar durante o processo de escaneamento. É imprescindível que a prótese tenha uma espessura de no mínimo 3 mm, pois a base da prótese fina resultará em fenestrações no processo de escaneamento e em possíveis áreas frágeis caso as mesmas sejam utilizadas como um guia cirúrgico (Figs. 18-24 e 18-25; Quadro 18-8).

Alternativa para o Guia Radiográfico

Com o uso do *software* SimPlant® da Materialise, a função de "dente virtual" pode ser aplicada nos pequenos espaços edentados ou na reposição de um único dente. Essa função permite que o profissional projete os dentes de reposição pelo programa de computador, sem a fabricação de um guia.[21] No entanto, é preciso ter cautela porque a utilização desta modalidade deve ser limitada em casos ideais, nos quais não são necessárias alterações maxilomandibulares (Fig. 18-25 e Quadro 18-9).

Guias Cirúrgicos

Requisitos de um Guia Cirúrgico

Um guia cirúrgico apresenta diversos requisitos:
1. O guia deve permitir ao clínico a instalação de implantes nas dimensões vestibulolingual, mesiodistal e apicocoronal ideais.
2. O guia deve ser estável, rígido e acessível quando colocado na posição correta. O guia não deve apresentar mobilidade ou assentamento incompleto.
3. Se a arcada que está sendo tratada possui dentes remanescentes, o guia deve envolver os dentes para manter estabilidade. Quando não há dentes remanescentes, o guia deve estender-se em direção às regiões de tecido mole não rebatido (p. ex., palato, tuberosidades maxilares e triângulo retromolar na mandíbula) para guias suportados por tecido mole.
4. Acesso adequado deve ser proporcionado durante os procedimentos cirúrgicos, especialmente nas regiões posteriores. O guia deve ser transparente, mas não volumoso, com a intenção de que o ponto de referência não fique oculto.
5. Deve ser possibilitado o acesso à irrigação. A osteotomia sem irrigação resultará no superaquecimento do osso.
6. O guia deve ser esterilizável para garantir a assepsia cirúrgica, a transparência e a habilidade de rever o modelo se necessário. A maioria dos guias deve ser capaz de ser desinfectada com gluteraldeído a 3,2% e imersa em clorexidina a 2% durante a cirurgia.
7. O guia deve ser reutilizável em um certo número de procedimentos.

Fabricação de Guias Cirúrgicos

A fabricação de guias cirúrgicos envolve configuração funcional e estética da oclusão ideal do paciente mediante as seguintes possíveis técnicas:
1. Enceramento diagnóstico
2. Enceramento da prótese total ou parcial
3. Duplicação da dentição existente ou prótese do paciente
4. Transferência do guia radiográfico em um guia cirúrgico

Classificação dos Guias Cirúrgicos

Os guias cirúrgicos e radiográficos podem ser classificados pelo tipo de material com base na fabricação da prótese e na quantidade de restrições (guia de brocas) a eles associadas.

QUADRO 18-8 Etapas Laboratoriais para a Fabricação de Guias Radiopacos para Pacientes Totalmente Edentados

Opção 1: Guia Fabricado em Laboratório (Fig. 18-23)
1. Com o uso de um duplicador de dentadura (Lang Dental Manufactoring, Chicago), misture e preencha metade do recipiente com alginato.
2. Coloque a prótese no alginato com o dente perpendicular ao fundo do recipiente.
3. Após o alginato tomar presa, apare os excessos que cobrem a flange da prótese.
4. Lubrifique o alginato e a prótese exposta.
5. Preencha a outra metade do recipiente juntamente ao longo do rebordo da prótese com o alginato.
6. Feche o duplicador, certificando-se de que está completamente vedado. Depois que o alginato tomar presa, abra e remova a prótese.
7. Despeje resina acrílica transparente (guia cirúrgico claro) ou resina acrílica radiopaca (guia radiopaco), nas superfícies incisais e oclusais, assegurando o não surgimento de bolhas. Leve o restante da mistura para a área do palato e vestíbulo.
8. Deixe por, no mínimo, 20 minutos na bancada do laboratório ou em uma panela de pressão a 30 psi.
9. Remova o excesso e dê polimento. Nota: Se houver a necessidade de fazer alguma modificação na prótese existente, uma prova da mesma deve ser duplicada após todas as alterações terem sido efetuadas.

Opção 2: Guia Imediato (Fig. 18-24)
1. Com a prótese total do paciente, elabore um guia prensado a vácuo com material termoplástico (~0,06 cm, 5 × 5 cm).
2. Utilize monômero de sulfato de bário e polímero, pinte as superfícies vestibular e lingual do guia. Deixe secar.
3. Faça a tomografia computadorizada *cone-beam* com o guia radiopaco.

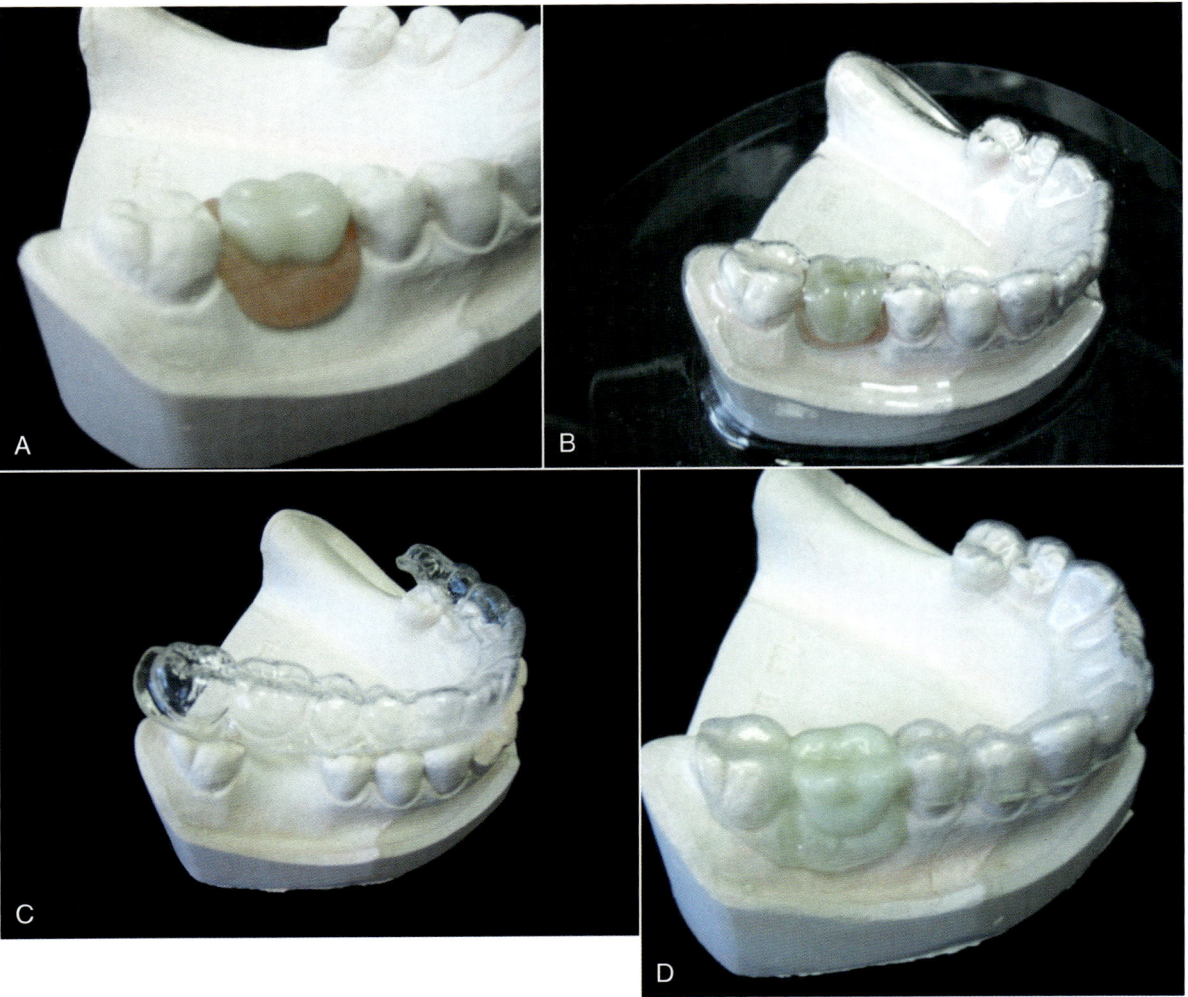

FIGURA 18-23. Etapas laboratoriais para a duplicação de uma prótese.

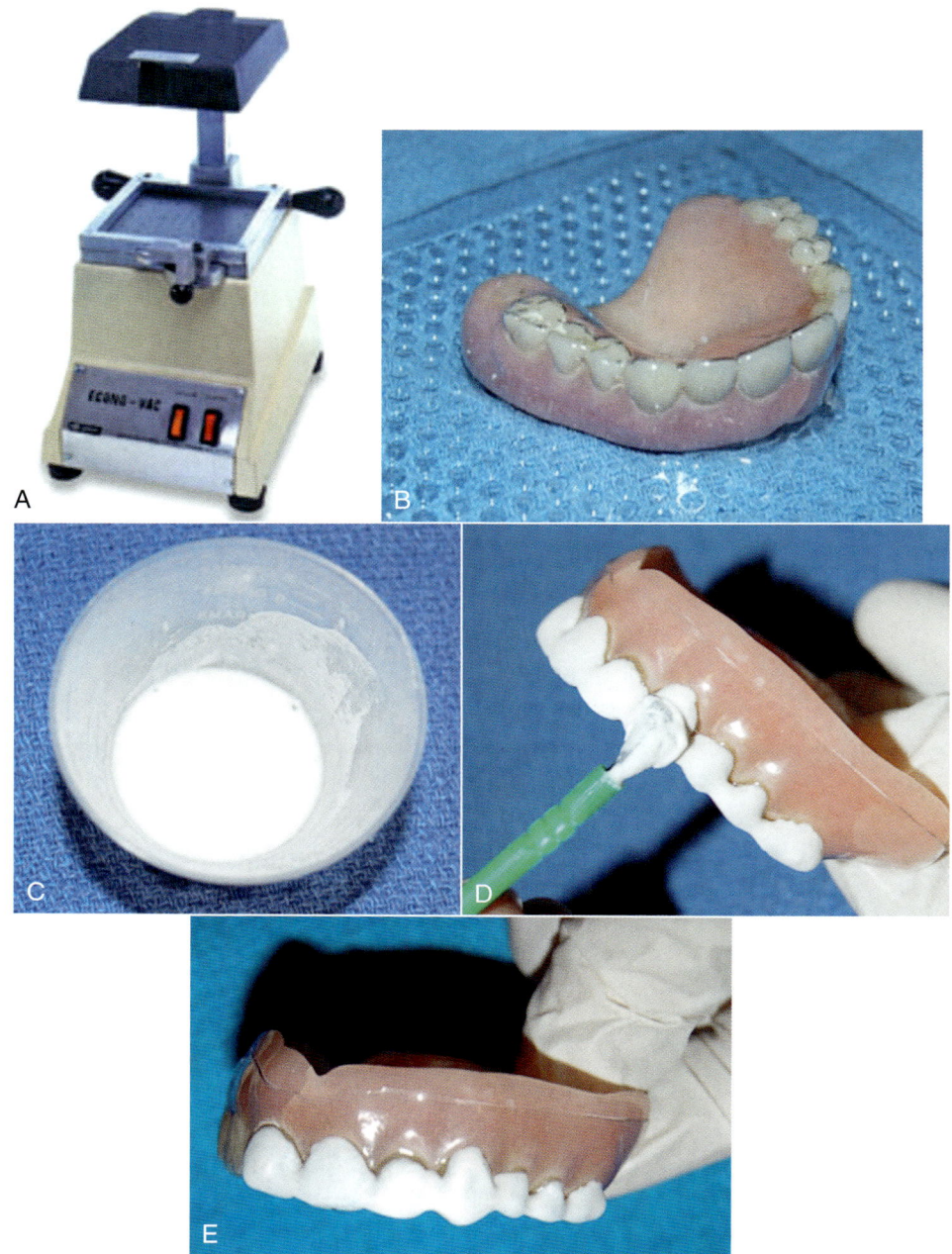

FIGURA 18-24. Técnica alternativa para a fabricação imediata de um guia radiopaco em um paciente totalmente edentado. **A,** Máquina plastificadora a vácuo. **B,** Fabricação de guia a vácuo sobre a prótese existente. **C,** Mistura homogênea de sulfato de bário. **D,** Pintura nos contornos vestibular e lingual. **E,** Paciente utiliza o guia radiopaco durante o escaneamento.

Material[22,23]

1. Placa acrílica prensada a vácuo: as vantagens da placa acrílica prensada a vácuo são diversas, incluindo relação custo-benefício, facilidade na fabricação, translucidez e variabilidade. Vários materiais diferentes têm sido adotados em adição à placa acrílica prensada a vácuo, como resina acrílica autopolimerizável, guta-percha e tubos de metal. Esses tipos de guias podem ser subclasificados como rígidos, flexíveis ou uma combinação de ambos (Fig. 18-26, *A*).
2. Resina acrílica autopolimerizável (Fig. 18-26, *B*)
3. Resina composta fotopolimerizável com tubos metálicos que se enquadram intimamente ao diâmetro das brocas ou ao tamanho do implante (Fig. 18-26, *C*). Esses guias são fabricados com o auxílio da tecnologia de projeto e fabricação por computador (CAD/CAM – *computer-aided design/computer-aided manufacturing*). Com o uso do planejamento de tratamento interativo via imagem de TCCB, a precisão e a facilidade de fabricação foram ampliadas (Fig. 18-26, *D*).[24-26]

Restrição Cirúrgica

Três diferentes formas de guias cirúrgicos têm sido descritos na literatura: não restritivos, parcialmente restritivos e totalmente restritivos.[27]

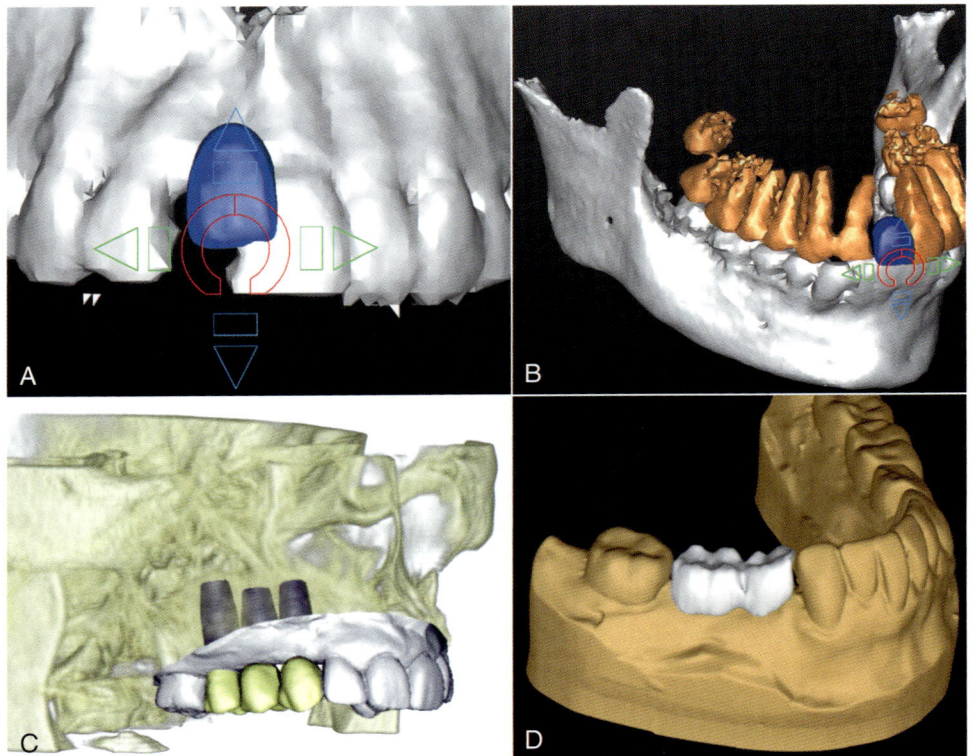

FIGURA 18-25. Exemplos de dentes virtuais em uma tomografia computadorizada de plano de tratamento interativo usando o *software* SimPlant®.

QUADRO 18-9 Criação de "Dentes Virtuais" pelo *software* SimPlant®

1. Selecione "Criar Dentes Virtuais" na janela correspondente à vista dimensional axial
2. Selecione o(s) dente(s) que você gostaria de criar, (b) gênero do paciente e (c) curva panorâmica.
3. Os dentes são criados, e suas posições podem ser modificadas pelo botão esquerdo do *mouse*.
4. Tamanho, forma e cor podem ser modificados, posicionando o cursor do *mouse* sobre o canto do ícone e arrastando o mouse à esquerda.

Guias Cirúrgicos não Restritivos

Os guias cirúrgicos não restritivos permitem ao dentista a variabilidade dimensional no sítio do implante, já que o guia indica o espaço ideal para a prótese final, e não a atual angulação mesiodistal. Eles vêm tornando-se populares em virtude da facilidade na fabricação e do baixo custo (Fig. 18-27).

Guias Cirúrgicos Parcialmente Restritivos

Os guias cirúrgicos parcialmente restritivos incorporam um orifício que propicia a angulação de um tamanho de broca, geralmente a broca-piloto. Depois que a primeira broca é utilizada, a sequência da osteotomia poderá ser concluída. Diversas técnicas podem ser efetuadas, incluindo guias fabricados em laboratório ou guias radiográficos, que são, em seguida, convertidos em guias cirúrgicos (Fig. 18-28).

Guias Cirúrgicos Totalmente Restritivos

O desenho dos guias cirúrgicos totalmente restritivos, a posição, a angulação e a profundidade da osteotomia são ditados pelos tubos ou orifícios-guia de metal, restringindo, assim, qualquer variação de direcionamento pelo implantodontista. Esse tipo de guia previne qualquer erro na osteotomia, nos planos vestibulolingual e mesiodistal. Além disso, limitadores de profundidade podem ser incorporados a fim de prevenir o preparo exacerbado do leito cirúrgico. Basicamente, com o desenho do guia cirúrgico totalmente restritivo, a posição final do implante é conhecida antes da cirurgia. Essa técnica vem tornando-se popular porque o pilar da prótese final ou a prótese provisória podem ser pré-fabricados para o processo de provisionalização imediata, após a instalação do implante.

Três técnicas são comumente adotadas para o posicionamento dos orifícios-guia e a fabricação dos guias cirúrgicos totalmente restritivos (Figs. 18-29 e 18-30).

Técnica da Mão Livre. A exatidão do posicionamento do orifício-guia por meio da técnica de mão livre é dependente do operador. Essa técnica não promove o paralelismo preciso entre os implantes e tem maior margem de erro. Normalmente, uma broca carbide é utilizada para marcar o orifício como um guia sem o uso de aparatos fixos (hidrógrafo). Duas formas diferentes podem ser ministradas com essa técnica, que inclui a técnica de "fenda" e de "orifício individual". O formato do orifício não promove um paralelismo apropriado, sendo altamente dependente da experiência do operador. A técnica permite uma ampla variação na angulação quando o preparo é completamente realizado por meio de um orifício largo[28-30] (Fig. 18-31).

Fresagem. A fresagem é uma técnica precisa, na qual uma máquina de fresa é utilizada para posicionar os tubos ou orifícios-guia. Essa técnica requer um equipamento especial, que é principalmente

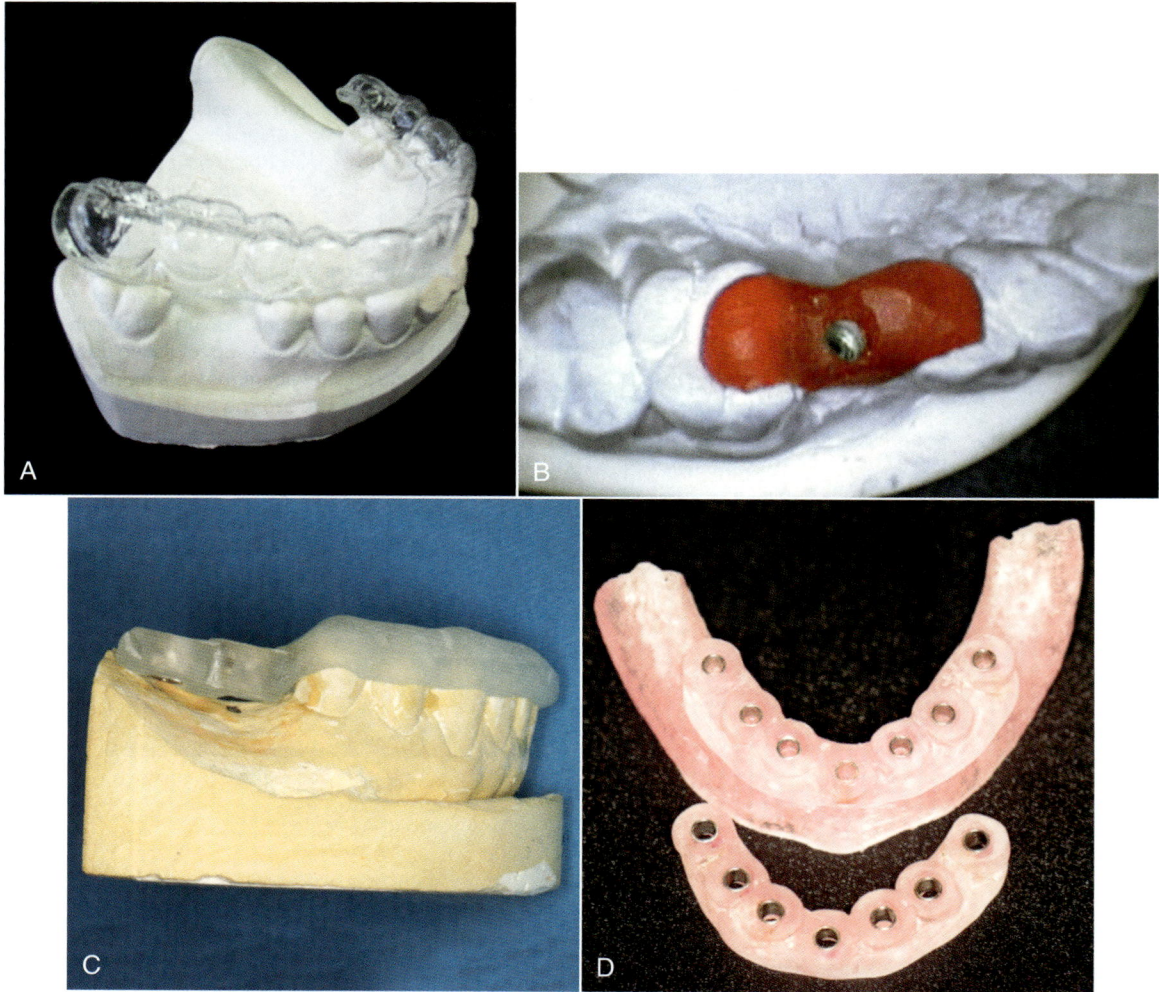

FIGURA 18-26. Classificação dos guias cirúrgicos de acordo com o material utilizado. **A,** Material claro e termoplástico. **B,** Acrílico autopolimerizável. **C,** Acrílico fotopolimerizável. **D,** Desenho e fabricação auxiliados por computador.

encontrado nos laboratórios dentários, sendo sua precisão, neste procedimento, altamente dependente do técnico do laboratório.[28]

Desenho e Fabricação Auxiliados por Computador. Essa técnica utiliza imagens tridimensionais (3D) com *software* especializado a fim de permitir a colocação precisa dos tubos ou dos orifícios-guias. Um exato posicionamento pode ser obtido por meio de TC da morfologia óssea, da densidade óssea, da oclusão dentária e do posicionamento ideal do implante.[31,32]

Técnicas de Fabricação de Guias Cirúrgicos em Laboratório

Guias Cirúrgicos não Restritivos

Os guias cirúrgicos não restritivos promovem uma localização generalizada do local ideal do implante. Nenhum guia direcional efetivo é elaborado neste tipo de guia, com exceção, possivelmente, dos contornos vestibular ou lingual do posicionamento ideal dos dentes. Um método simples e barato de fabricação deste tipo de guia é a duplicação de uma prótese dentária existente ou a modificação da "placa de splintagem" de Preston para diagnóstico do contorno e posição dentária e do esquema oclusal.[33]

O enceramento diagnóstico é realizado para analisar o tamanho do dente, sua posição, contorno e oclusão nas regiões edentadas onde os implantes serão instalados. Uma moldagem do arco total com hidrocoloide irreversível é feita a partir do enceramento diagnóstico e vazada em gesso-pedra. Na duplicata do modelo encerado, uma placa de acrílico é prensada a vácuo (0,060-0,080 cm) e aparada para ser encaixada sobre os dentes e contornos gengivais na posição vestibular do rebordo. Se nenhum dente natural estiver presente na região posterior, a porção posterior do guia deve ser mantida para cobrir os triângulos ou tuberosidades retromolares e o palato, a fim de auxiliar no posicionamento.

A superfície oclusal é ajustada sobre os sítios ideais e opcionais dos implantes, mantendo a face vestibular e a linha do ângulo vestíbulo-oclusal do guia cirúrgico. Uma linha preta é desenhada no guia com um marcador para indicar o centro de cada implante e a angulação desejada. Isso proporciona ao implantodontista a posição e angulação ideal do dente, bem como o direcionamento para a instalação do implante durante a cirurgia.

O guia cirúrgico deve simular o contorno vestibular ideal. Muitos rebordos edentados perderam osso vestibular, e o guia pode ajudar a determinar a quantidade de expansão e aumento necessário para a instalação do implante ou o suporte dos lábios e da face. O guia

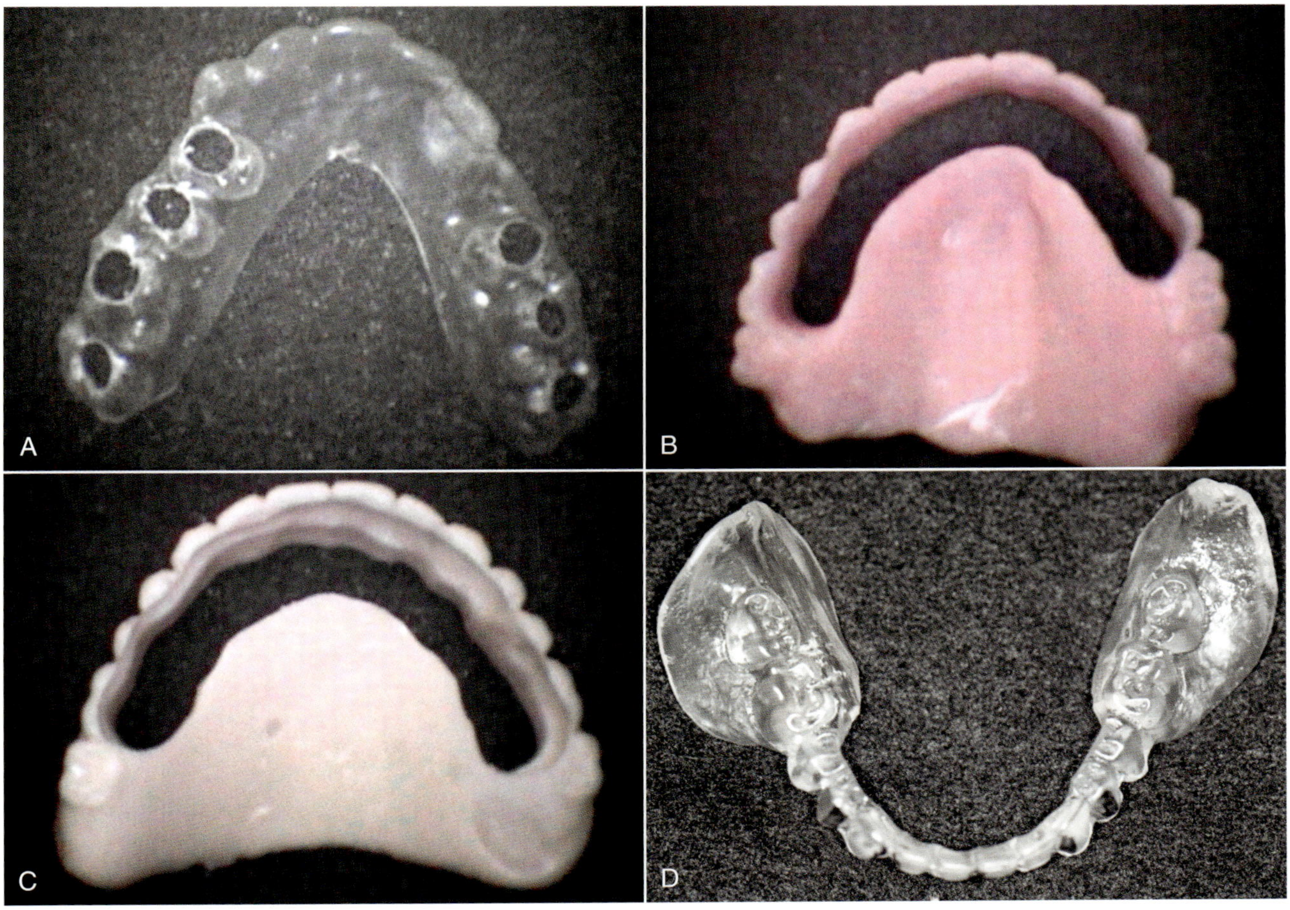

FIGURA 18-27. A a D, Exemplos de guias cirúrgicos não restritivos.

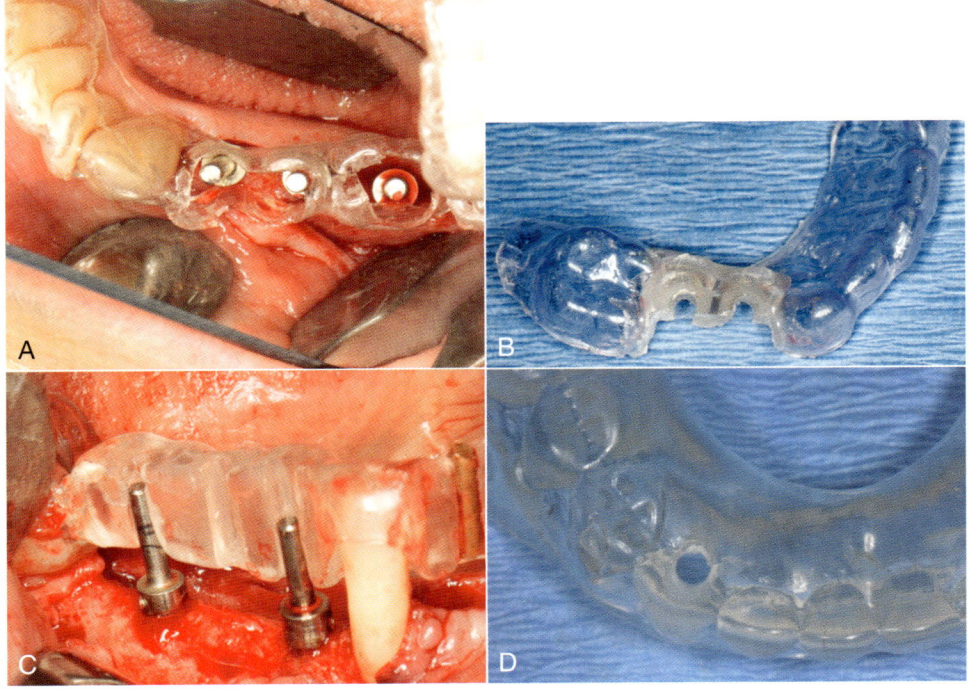

FIGURA 18-28. A a D, Exemplos de guias cirúrgicos parcialmente restritivos.

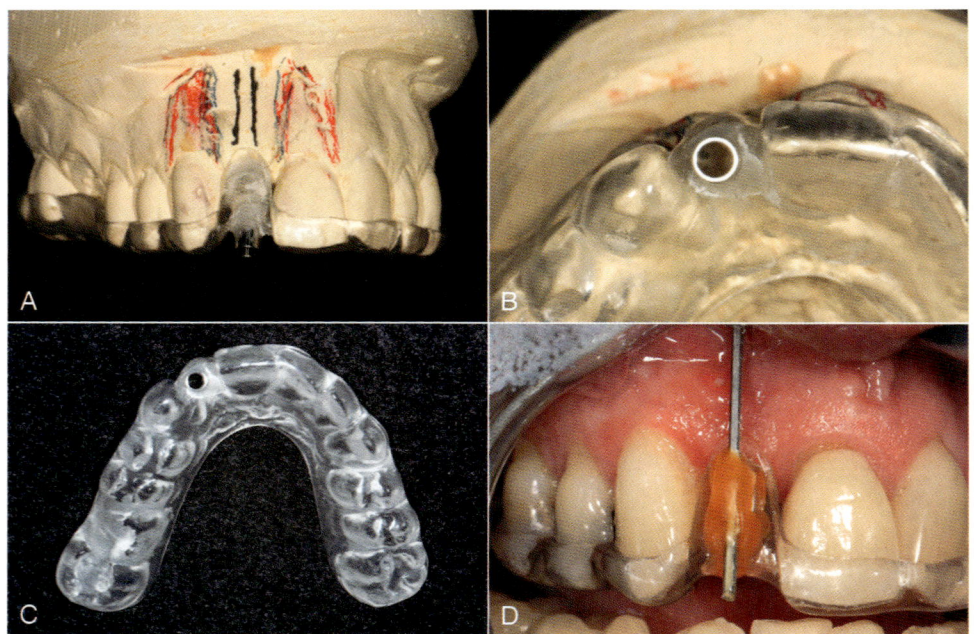

FIGURA 18-29. Guias cirúrgicos restritivos para implante unitário.

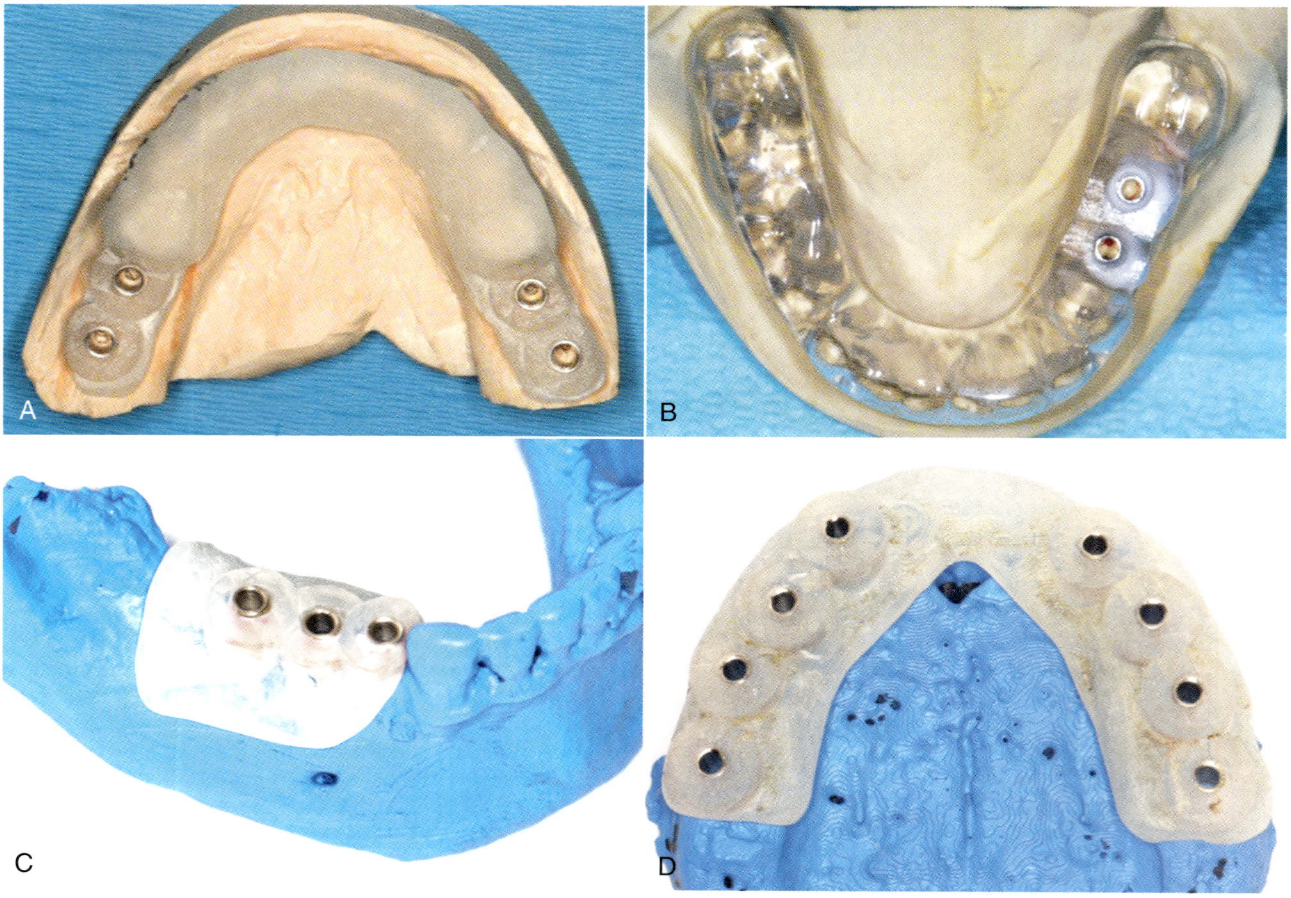

FIGURA 18-30. **A** e **B,** Guias cirúrgicos restritivos suportados por dentes. **C** e **D,** Guias cirúrgicos restritivos suportados por tecido ósseo.

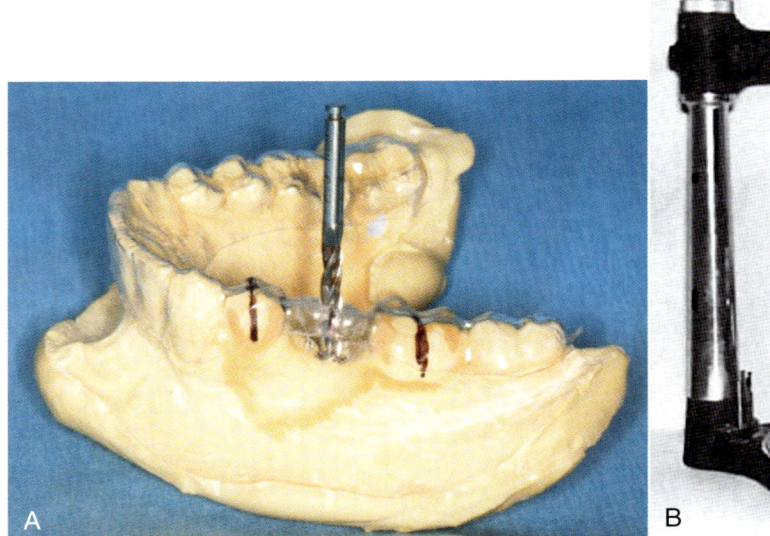
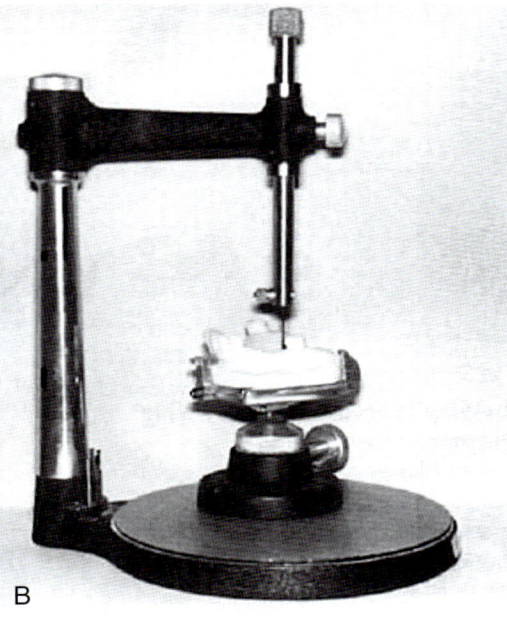

FIGURA 18-31. Fabricação de guias a mão livre. O cuidado deve ser exercido porque a verdadeira localização não pode ser determinada sem avaliação tridimensional. **A,** Estimativa de localização da raiz. **B,** A Um *surveyor* pode ser utilizado para paralelismo de múltiplos implantes.

cirúrgico pode ser utilizado para enxerto ósseo e, posteriormente, aplicado na instalação dos implantes e no momento da reabertura.

Guias Cirúrgicos Parcialmente Restritivos

Os guias cirúrgicos parcialmente restritivos são utilizados como um guia direcional para um tamanho de broca, geralmente a broca-piloto. As demais regiões da osteotomia são finalizadas pelo implantodontista. Este tipo de guia pode ser fabricado por meio de orifícios na superfície oclusal dos dentes de uma prótese dentária ou do enceramento diagnóstico no qual foi identificado o posicionamento ideal do implante. Nos casos de pacientes parcialmente edentados, a técnica de fabricação inclui a modificação de um guia convencional ao fazer orifícios de 2 mm na posição ideal ou ao inserir tubos ou orifícios no guia.

Em uma arcada edentada, a placa acrílica a vácuo pode ser confeccionada a partir da prótese removível existente, caso esteja dentro dos padrões aceitáveis. Um condicionador de tecido mole pode ser adicionado à tuberosidade e triângulos retromolares e a outras áreas do tecido mole não envolvidas na cirurgia. A resina acrílica, então, é aplicada sobre a porção oclusal do guia onde nenhum implante é planejado. O paciente, então, irá ocluir sobre este índice após receber isolante sobre os dentes antagonistas. Dessa maneira, o guia pode ser corretamente posicionado sobre o rebordo edentado durante a cirurgia depois que o tecido é rebatido. Caso contrário, o guia seria posicionado muito para vestibular ou desviado para um dos lados.

Após o tecido mole ser rebatido, o guia é posicionado sobre os dentes do arco oposto. O paciente pode ocluir nos pinos, e cada um determina a posição central ideal dos dentes. Uma broca-piloto pode ser utilizada para marcar cada posição do implante. A angulação da osteotomia também pode ser determinada pelo guia. O guia cirúrgico determina a posição do implante facilmente, enquanto o cirurgião mantém a boca do paciente aberta e faz a osteotomia com acesso e visão completa. O guia também pode ser usado no estágio de reabertura a fim de encontrar a posição de cada implante quando a reabertura de tecido mole for indicada para casos de prótese fixa tipo PF-1, em vez de rebatimento completo do tecido mole.

Guias Cirúrgicos Totalmente Restritivos

A maioria dos guias de restrição total é confeccionada via um terceiro grupo, que permite a instalação ideal com múltiplos guias ou com guias que permitem a variação do diâmetro das brocas de perfuração.

Transformando um Guia Radiográfico em Guia Cirúrgico

É fácil fabricar um guia cirúrgico a partir de um guia radiográfico. Se o posicionamento ideal dos dentes tiver sido determinado por meio de um enceramento diagnóstico, orifícios podem ser feitos a fim de propiciar precisa orientação do implante (Fig. 18-32).

Tomografia Computadorizada para Guias Cirúrgicos

Apesar de os guias cirúrgicos convencionais serem facilmente confeccionados, eles apresentam a desvantagem de não correlacionar a prótese planejada com a anatomia óssea subjacente em nível tridimensional. Após o plano de tratamento virtual ser completado, o guia cirúrgico pode ser fabricado. Os dois guias mais comuns são do Materialise (SimPlant®), também denominados "guias cirúrgicos", e da Nobel Biocare (NobelGuide®), chamados de "modelos cirúrgicos". Outros programas de *software* comercialmente disponíveis incluem ImplantMaster® (I-Dent Imaging Ltd., Hod Hasharon, Israel), Easy Guide® (Keystone-Dental, Burlington, MA) e coDiagnostiX® (IVS Solutions AG, Chemnitz, Germany).

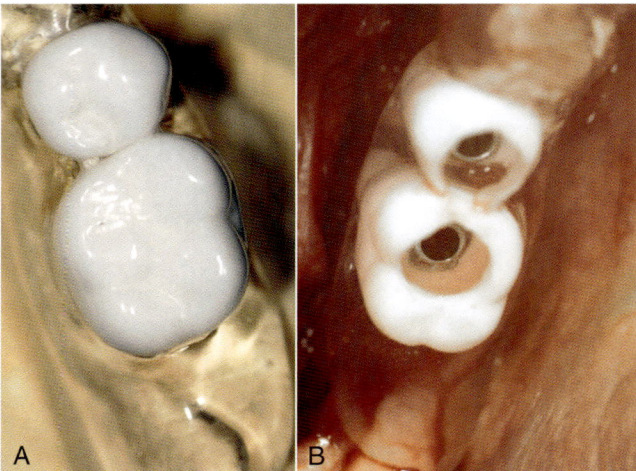

FIGURA 18-32. Guia radiopaco (**A**) que é transformado em guia cirúrgico (**B**) após a conclusão do escaneamento.

Com o uso de TCs geradas por programas de *software* (p. ex., Sim Plant®), essa relação anatômica pode ser previsivelmene determinada antes da cirurgia. Após um escaneamento completo com o guia radiopaco, a informação obtida deve ser convertida em um formato no qual pode ser usada pelo *software* de escaneamento. Todo *software* de planejamento de tratamento possui seu próprio protocolo específico. No entanto, todos os *softwares* são compatíveis com os arquivos DICOM (imagem e comunicação digitais na Medicina), que são gerados e transferidos a partir do escâner. Apesar de os fornecedores fazerem o planejamento de tratamento interativo para a instalação dos implantes, é altamente recomendável que o dentista esteja envolvido nesse processo.

Depois que os arquivos são convertidos para o programa de *software*, a avaliação dos potenciais sítios do implante nos locais protéticos desejados poderá ser efetuada. Os implantes virtuais podem ser instalados por meio de abrangentes possibilidades, que incluem a marca, o tipo, o diâmetro e a largura do implante. As dimensões ósseas disponíveis podem ser apuradas juntamente a densidade e angulação em relação à prótese planejada. Após a determinação das posições finais dos implantes, o plano de tratamento é armazenado e o guia cirúrgico é elaborado (Fig. 18-33).

Planejamento e Fabricação de Guias Cirúrgicos Auxiliados por Computador

Etapas da Fabricação de um Guia Cirúrgico por Tomografia Computadorizada

1. Uma prótese radiográfica é confeccionada a partir de um enceramento diagnóstico ou da prótese existente do paciente. Os marcadores radiopacos são colocados na prótese, mostrando o local ideal dos dentes a serem substituídos.
2. O paciente é escaneado enquanto utiliza a prótese radiopaca. É imperativo que um escaneamento preciso seja concluído.
   a. Caso haja uma falta de retenção da prótese radiopaca, o paciente deve usar a prótese com o adesivo para dentaduras a fim de garantir a estabilidade da mesma. Movimentação ou colocação inadequada induzirá erros que propiciam o posicionamento incorreto do implante.
   b. Instruir o radiologista a separar as arcadas a fim de que os contornos do dente sejam examinados (p. ex., rolete de algodão).
3. As informações da TC são, então, transferidas para o *software* (i.e., SimPlant®) no qual o planejamento do tratamento interativo é concluído com a instalação ideal dos implantes.
4. As informações do plano de tratamento são transferidas à empresa de *software* (*i.e.*, Materialise) para a fabricação do guia cirúrgico (Figs. 18-33 a 18-35).

Três guias cirúrgicos distintos podem ser utilizados: suportados por dentes, suportados por tecido ósseo e suportados por tecidos moles.[34]

Os **guias cirúrgicos suportados por dentes** são os mais precisos e fáceis de serem manuseados. Esses guias são utilizados, em sua maioria, em pacientes parcialmente edentados, sendo altamente dependentes da precisão da moldagem e do modelo de estudo. Esses guias são tipicamente translúcidos, permitindo, assim, a completa visualização do assentamento do guia. Nenhuma desadaptação deve estar presente entre o guia e os dentes no modelo de estudo ou na boca. Além disso, o guia deve estar estável e não apresentar movimento algum ao ser ligeiramente manipulado (Fig. 18-36).

Indicações
1. Pacientes parcialmente edentados
2. Número suficiente de dentes para o suporte do guia

Os **guias cirúrgicos suportados por tecido ósseo** podem ser utilizados em paciente parcial ou completamente edentados. Esses guias requerem rebatimento de espessura total para expor o rebordo ósseo, com o intuito de permitir assentamento apropriado do guia. Se modificação óssea for indicada, o assentamento apropriado do guia pode ser dificultado, resultando em erros na instalação do implante. Em alguns casos, um guia de redução óssea pode ser usado antes do assentamento do guia suportado por tecido ósseo. Deve-se observar que pequenas protuberâncias ósseas podem existir e estar abaixo da resolução do escaneamento. Portanto, uma meticulosa análise do contorno do osso deve ser realizada antes da osteotomia (Fig. 18-37).

Indicações
1. Pacientes edentados.
2. Pacientes parcialmente edentados (mínimo de três dentes perdidos).

Os **guias cirúrgicos suportados por tecidos moles** são indicados em pacientes totalmente edentados, visto que o guia ficará unicamente no tecido mole. Esses tipos de guia são, às vezes, difíceis de serem colocados corretamente, em especial se houver uma extensão demasiada além do vestíbulo ou do fundo da boca. Os registros de mordida geralmente são usados para garantir ideal colocação e posicionamento. Às vezes, é necessário o uso de pinos estabilizadores ou parafusos para melhorar a estabilidade durante a osteotomia e a instalação do implante. Nota: Para um guia suportado por tecido mole, a prótese radiográfica deve ser feita com diferentes proporções de material radiopaco na base comparada aos dentes para mostrar a delineação (Fig. 18-38).

Indicações
1. Apenas pacientes edentados.
2. Deve haver suporte suficiente.
   a. Maxila (palato).
   b. Mandíbula: suficiente suporte vestibular ou lingual.

Fabricação de Guias Cirúrgicos

Existem dois tipos de técnica de fabricação de guias cirúrgicos a partir do *software* de planejamento do tratamento:
1. Fotopolimerização a *laser* da resina líquida.
2. CAD/CAM.

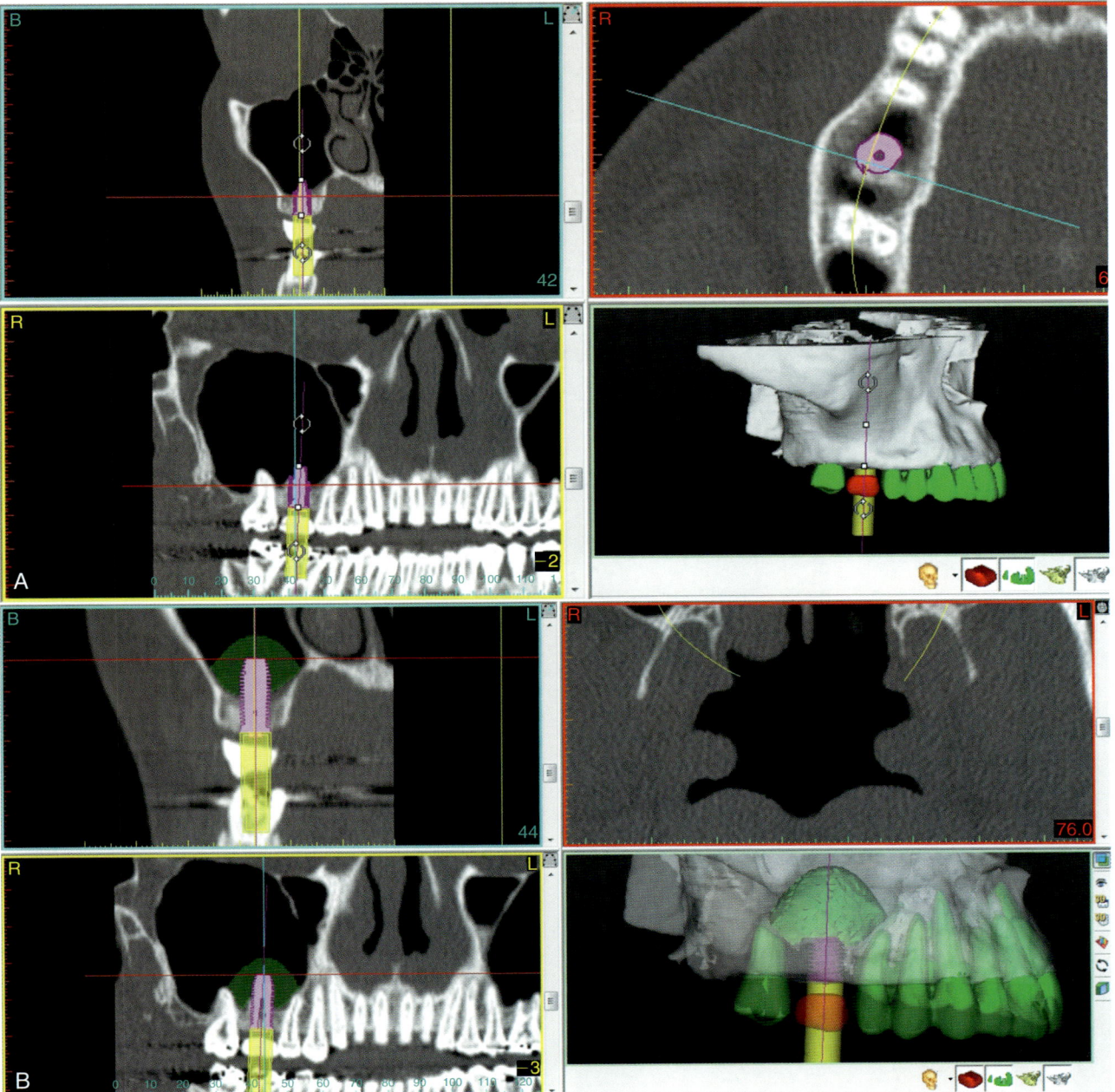

FIGURA 18-33. Plano de tratamento para a substituição do primeiro molar superior direito com a fabricação do guia cirúrgico. **A,** O implante é instalado na posição ideal. **B,** Em virtude da quantidade óssea inadequada, um aumento imediato do seio maxilar SA-3 é planejado via *software*.

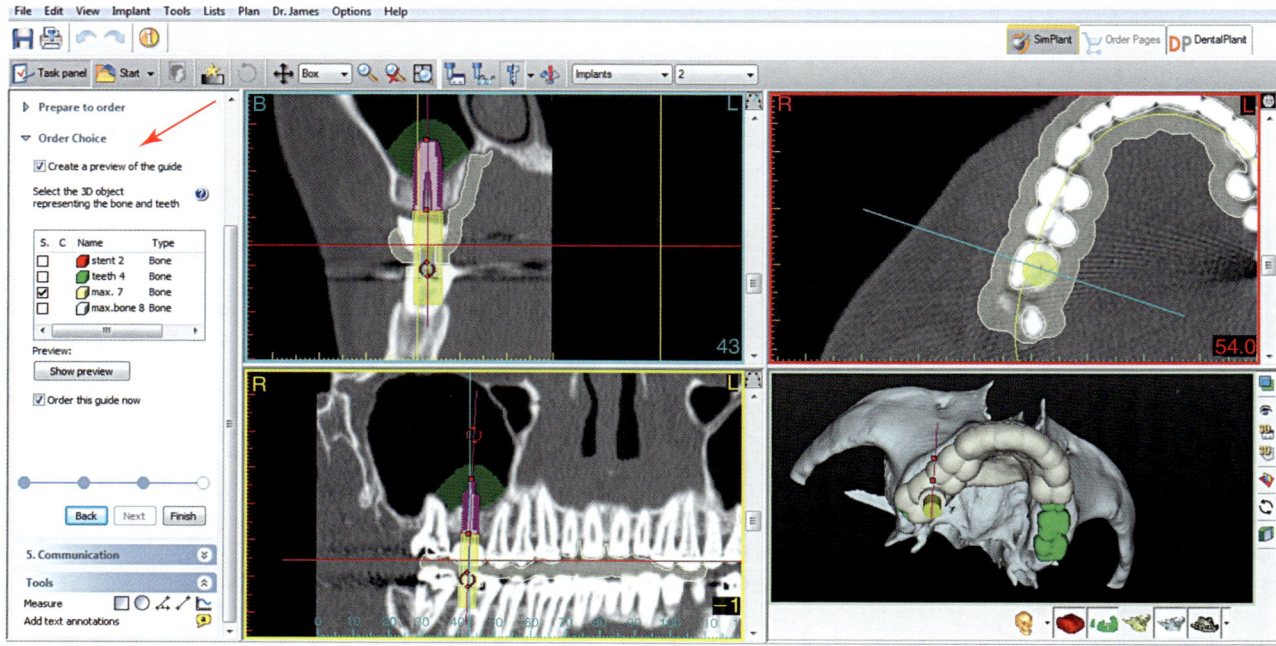

FIGURA 18-34. O guia cirúrgico é solicitado *on-line* (*seta vermelha*), e sua forma é verificada antes do envio do arquivo ao fabricante do guia cirúrgico (p. ex., SimPlant®, Materialise Dental).

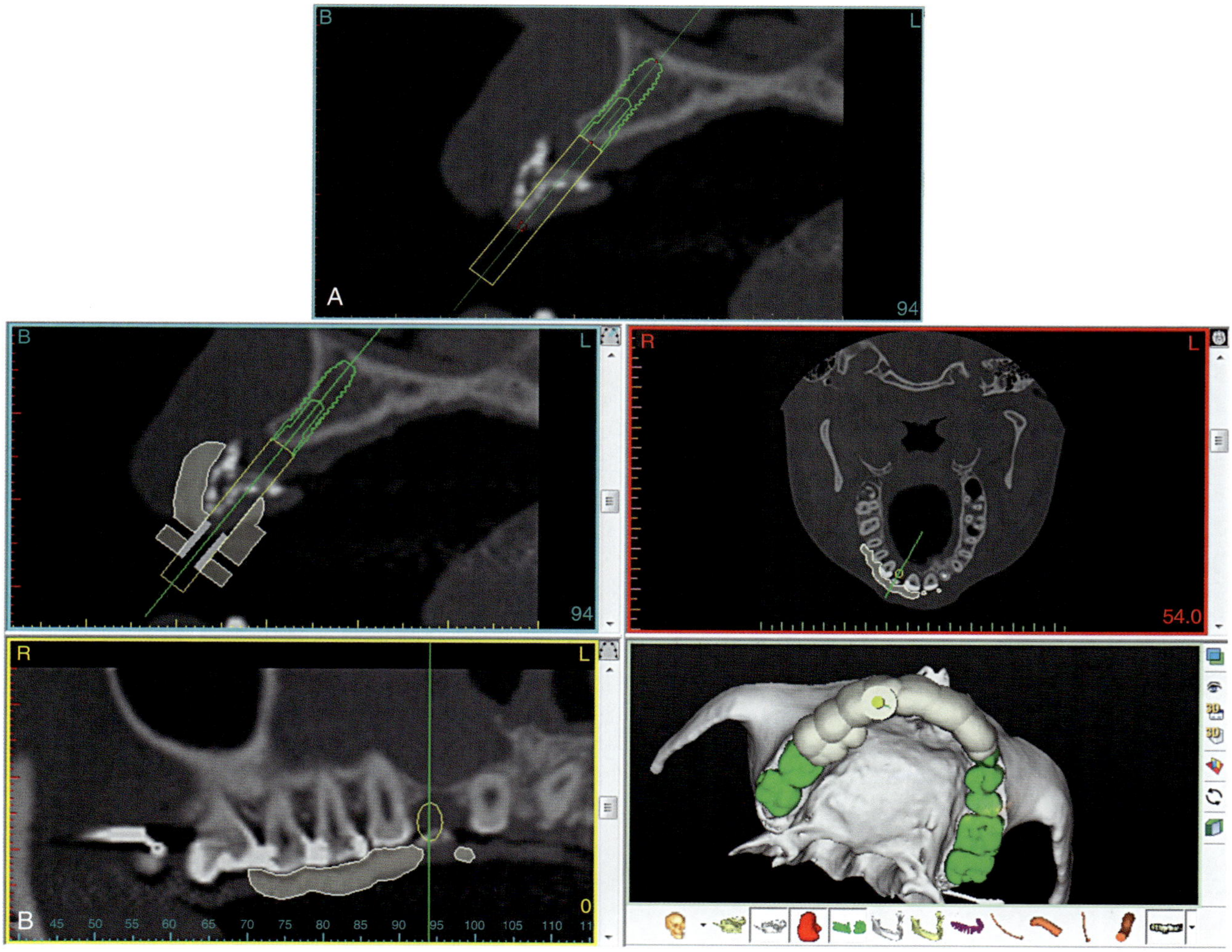

FIGURA 18-35. Imagem de um guia cirúrgico verificado.

CAPÍTULO 18 Modelos de Diagnóstico, Guias Cirúrgicos e Provisionalização 449

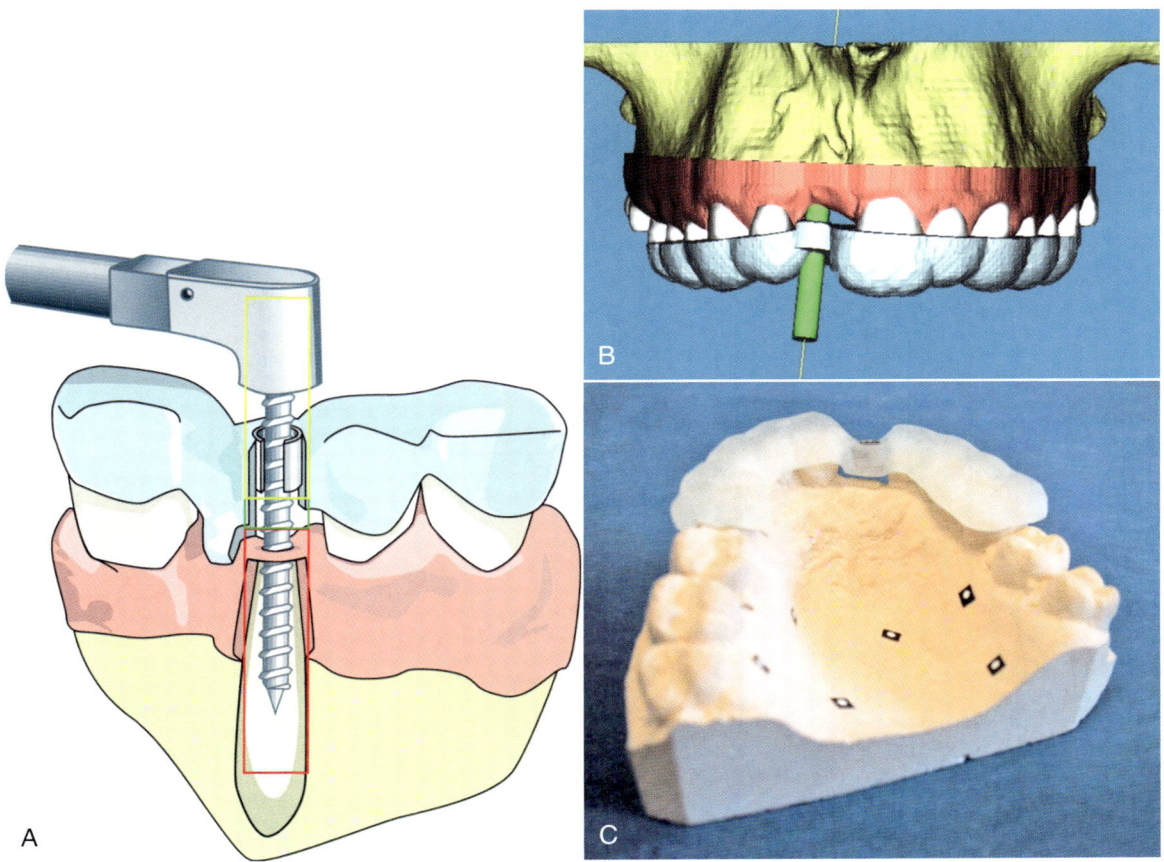

FIGURA 18-36. Guias cirúrgicos suportados por dentes. **A,** Diagrama de um guia cirúrgico suportado por dente. **B,** Planejamento virtual do guia. **C,** Guia suportado por dente gerado pela tomografia computadorizada.

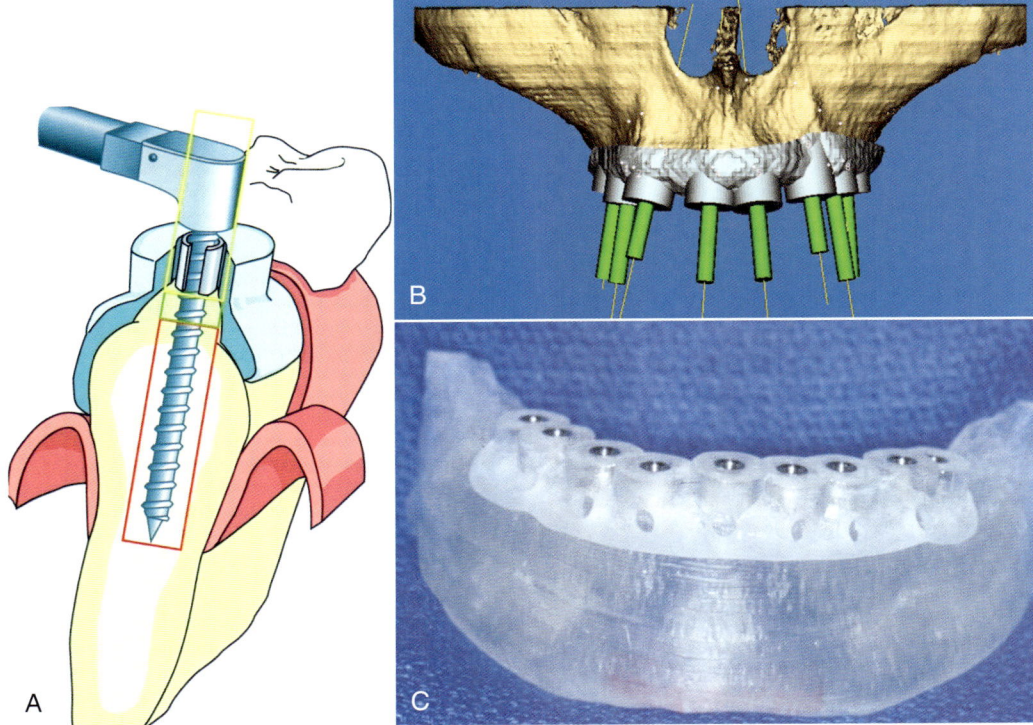

FIGURA 18-37. Guias cirúrgicos suportados por tecido ósseo. **A,** Diagrama de um guia suportado por tecido ósseo. **B,** Planejamento virtual do guia. **C,** Guia suportado por tecido ósseo gerado pela tomografia computadorizada.

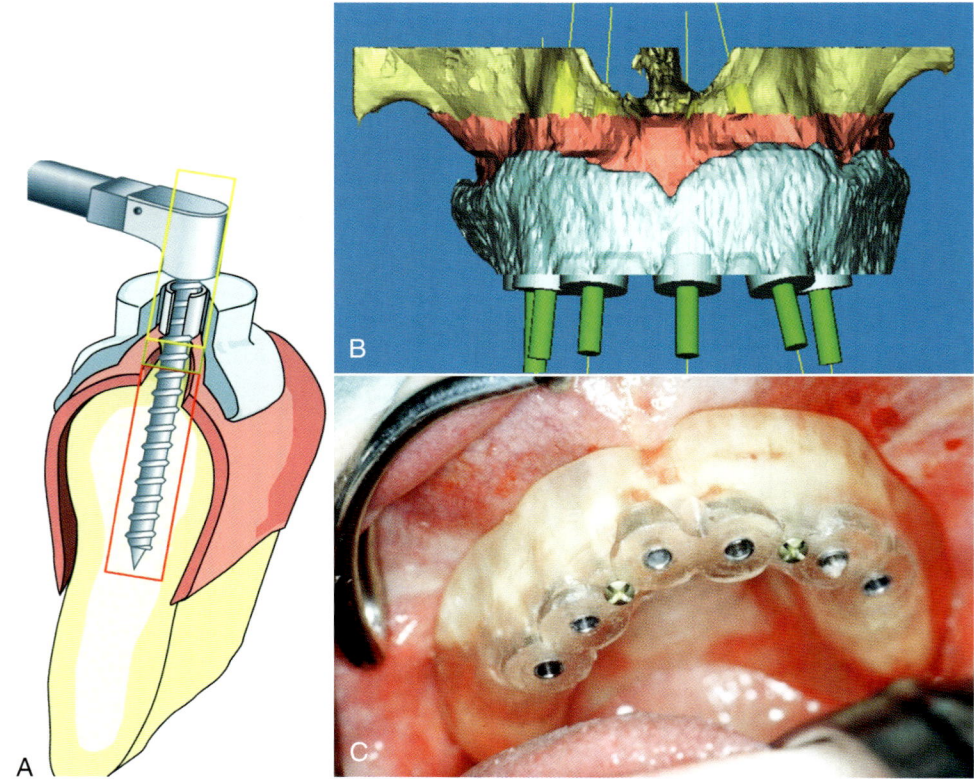

FIGURA 18-38. Guia cirúrgicos suportados pela mucosa. **A,** Diagrama de um guia suportado pela mucosa. **B,** Planejamento virtual do guia. **C,** Guia suportado pela mucosa gerado pela tomografia computadorizada.

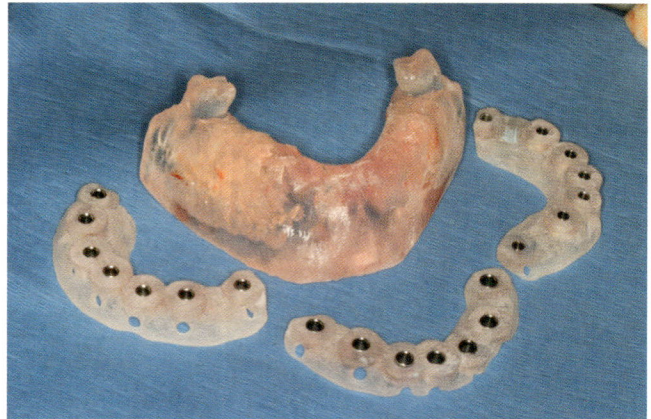

FIGURA 18-39. Guia esterolitográfico aplicado na fabricação de um guia com suporte em osso.

Tipos Adicionais de Guias Cirúrgicos
Modelos Estereolitográficos

A confecção dos modelos estereolitográficos é uma técnica de rápida polimerização dependente do *laser*, utilizando camadas sequenciais de polímeros especiais que podem duplicar a forma exata da anatomia óssea.[31,32,35] Esses tipos de modelos incluem:

1. Modelos de guias utilizados na fabricação de guias cirúrgicos (Fig. 18-39).
2. Guias pré-cirúrgicos usados na avaliação pré-operatória para a instalação de implante, enxerto ósseo e cirurgia ortognática (Figs. 18-40 e 18-41).
3. Guias de redução óssea: similares aos pilares de redução em coroas e pontes convencionais, esses guias são usados para reduzir a altura do osso antes da instalação do implante (Fig. 18-42).

Restaurações Provisórias: "Sorriso Imediato"

Levar a tecnologia gerada pela TC a outro nível significa confeccionar próteses provisórias antes da instalação do implante. Primeiramente, o plano de tratamento virtual é criado pelo implantodontista, seguido pelo desenvolvimento pelo fabricante dos guias cirúrgicos estereolitográficos gerados por computador. Um laboratório dental usa o guia cirúrgico e os modelos de diagnóstico articulados para elaborar uma prótese provisória (em alguns casos, final). O implantodontista, então, utiliza o guia cirúrgico para instalar os implantes e os pilares. A prótese provisória (ou final) é, então, colocada imediatamente após a instalação (Fig. 18-43).

Próteses Provisórias

Um dos maiores obstáculos na aceitação do tratamento de implante é a percepção pelo paciente da provisionalização das áreas edentadas após a instalação do implante ou do enxerto ósseo. Em muitos casos, a pressão direta ou indireta sobre o sítio cirúrgico, implante ou enxerto ósseo pode levar a perda óssea ou aumento na morbidade. Dessa maneira, diversos tipos de técnicas de provisionalização são efetuados, todos com vantagens e desvantagens. Os requisitos de uma prótese provisória aceitável são:
1. Confortável.
2. Funcional.
3. Estética.

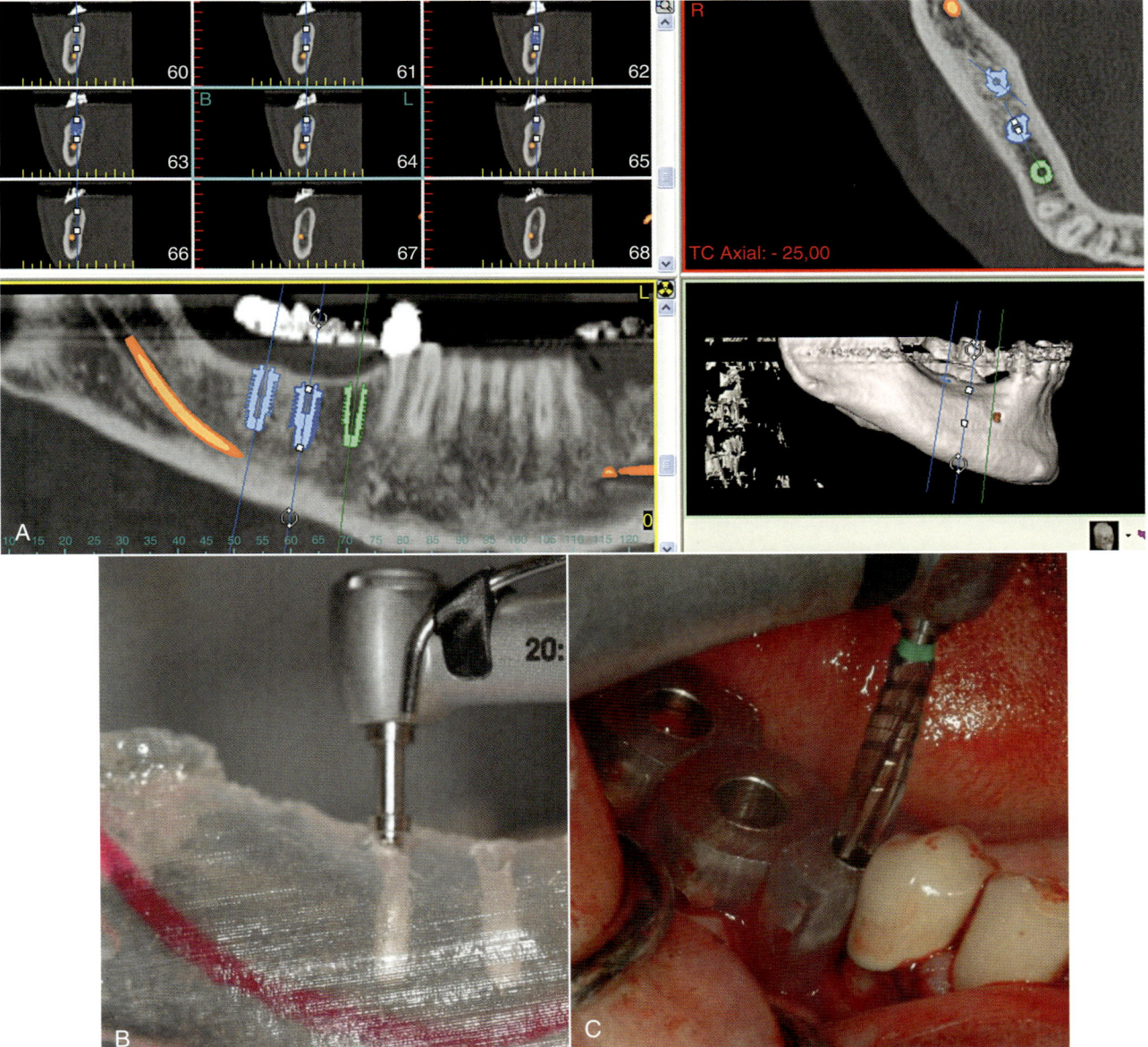

FIGURA 18-40. Modelo esterolitográfico. **A,** Plano de tratamento para a instalação de três implantes. **B,** Cirurgia concluída no guia antes da cirurgia. **C,** Guia com suporte ósseo utilizado durante a cirurgia.

4. Não invada ou pressione o implante ou o enxerto ósseo.
5. Longevidade.

Áreas Parcialmente Edentadas
Próteses Fixas
Idealmente, a melhor prótese provisória é a fixa que alivia a pressão sobre a área cirúrgica durante a fase de cicatrização. Os exemplos incluem prótese parcial fixa, provisória acrílica ou ponte provisória à base de resina acrílica. Deve-se tomar cuidado para aliviar a área dos pônticos a fim de não pressionar os tecidos moles (Figs. 18-44 e 18-45; Quadro 18-10).

Próteses Removíveis
As próteses removíveis podem ser elaboradas de diversas maneiras, dependendo do quadro clínico do paciente.

Próteses Parcialmente Removíveis (*i.e.,* Flipper, Stayplate)
Se uma prótese parcial removível for usada, o dente natural deve ter um suporte adequado para os grampos e nichos. A superfície de tecido sobre o implante deve ser aliviada e os condicionadores de tecidos colocados (Figs. 18-46 e 18-47).[8]

Vantagens
1. Resiste à pressão na área cirúrgica.
2. Estética.
3. A superfície do tecido pode ser aliviada para minimizar a pressão na área cirúrgica.
4. Removível.

Desvantagens
1. Taxa adicional de laboratório.
2. Possível comprometimento da fala.

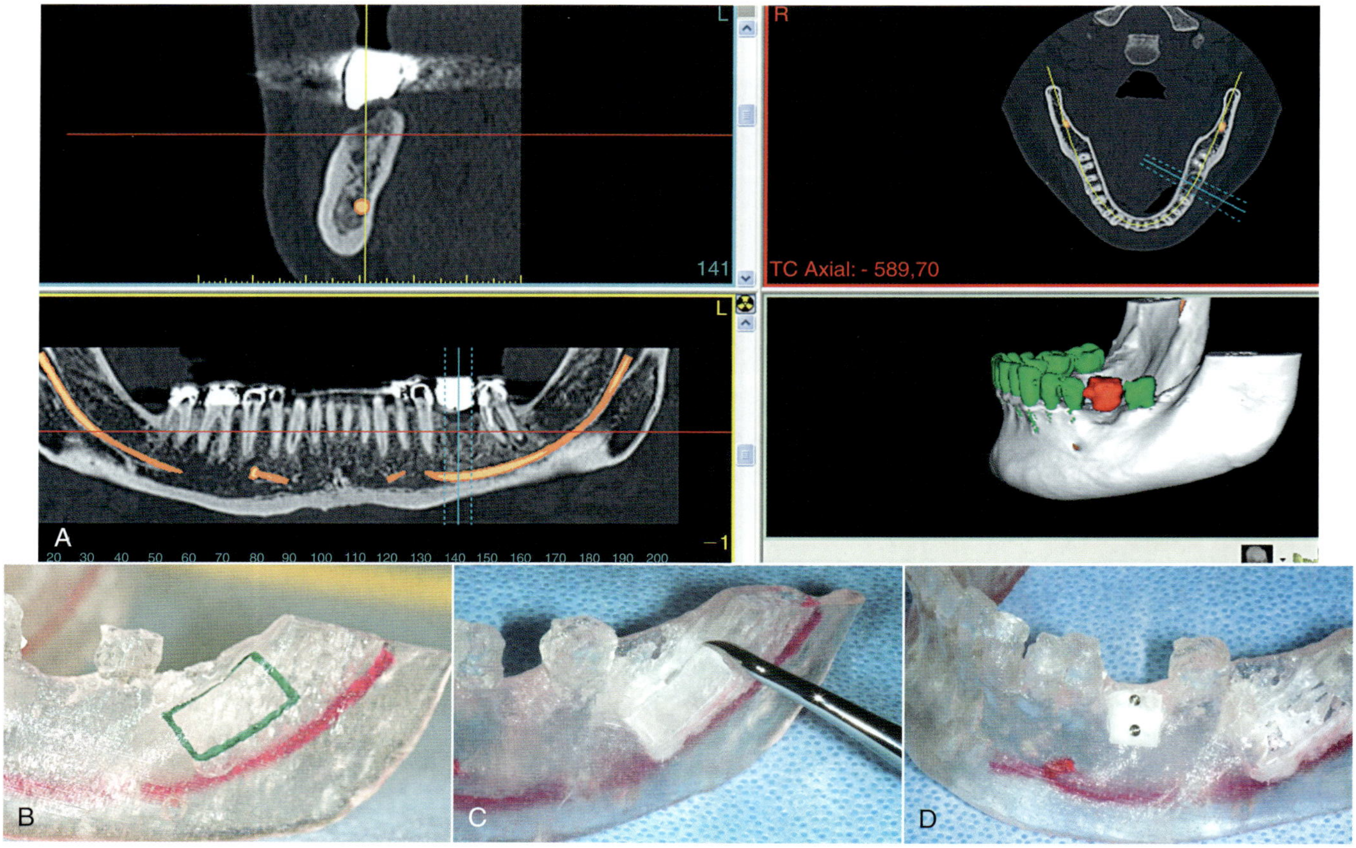

FIGURA 18-41. Modelo estereolitográfico. **A,** Planejamento de tratamento para enxerto ósseo autógeno de ramo mandibular. **B** a **D,** Procedimento cirúrgico concluído em um laboratório antes da cirurgia.

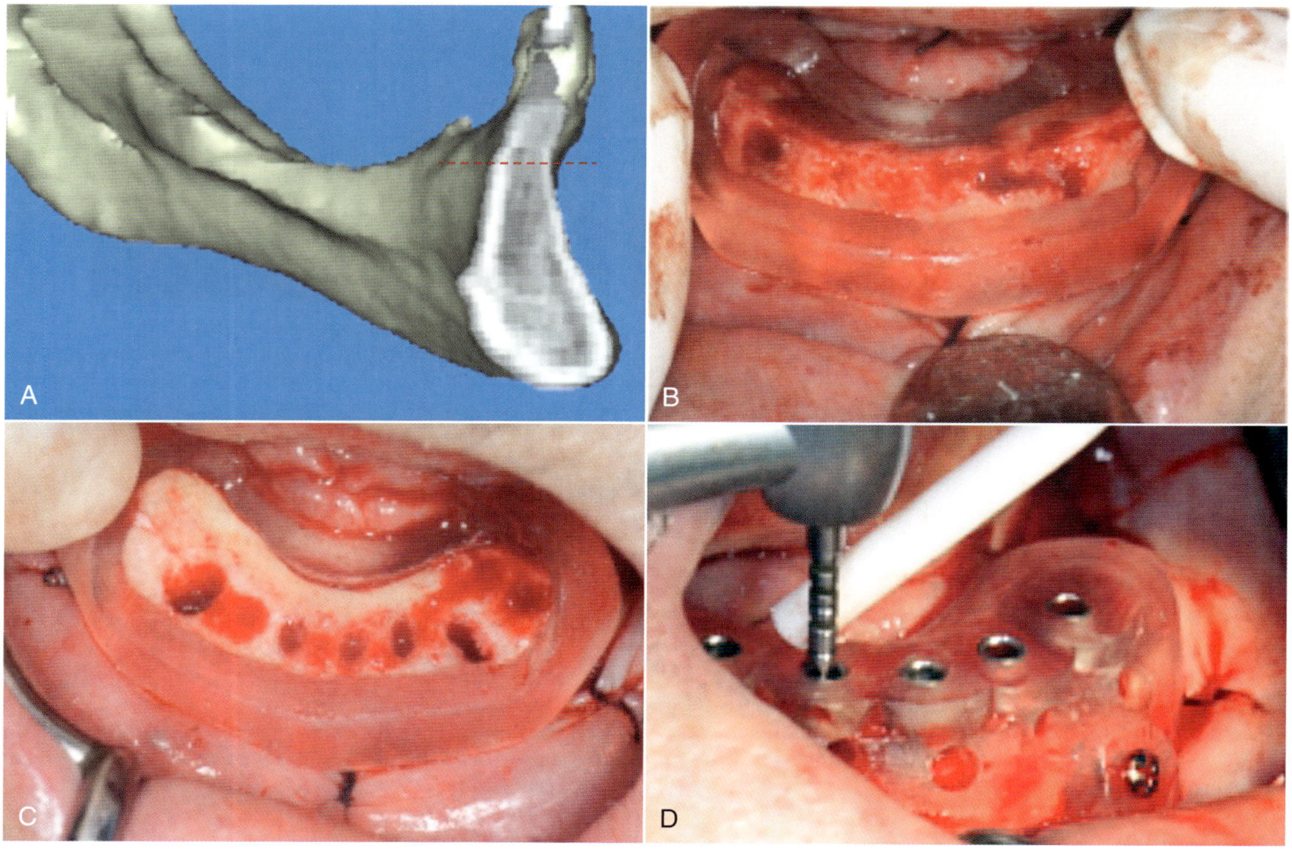

FIGURA 18-42. Guia de redução óssea. **A,** Secção transversal mostrando rebordo divisão B que requer osteoplastia. **B,** Guia de redução óssea inserido durante a cirurgia. **C,** Redução óssea. **D,** Guia com suporte ósseo utilizado após a redução do osso.

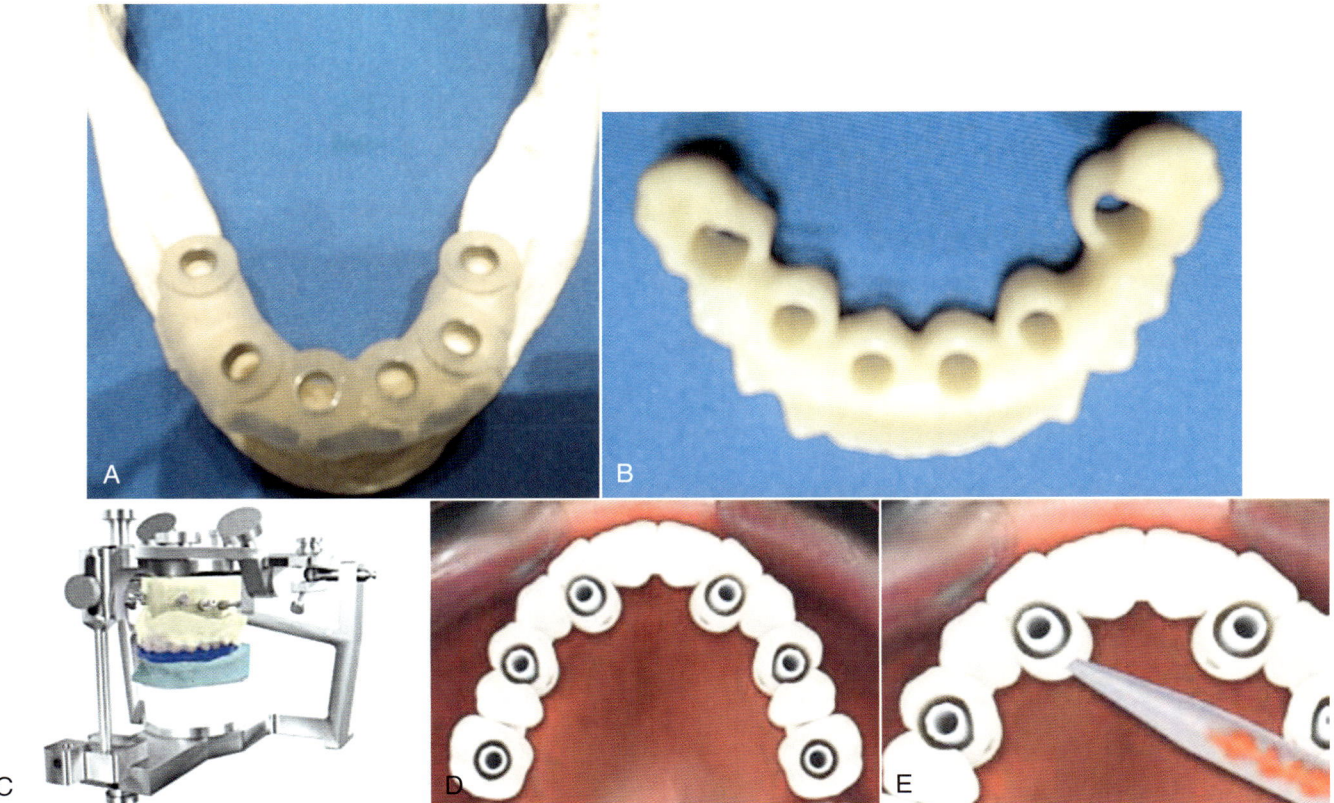

FIGURA 18-43. Técnica do "sorriso imediato". **A,** Enceramento diagnóstico articulado. **B,** Guia cirúrgico confeccionado por meio do planejamento virtual via tomografia computadorizada **C,** Próteses provisórias fabricadas em laboratório. Após a instalação do implante, a prótese provisória é inserida (**D**) e fixada com resina acrílica fotopolimerizável (**E**).

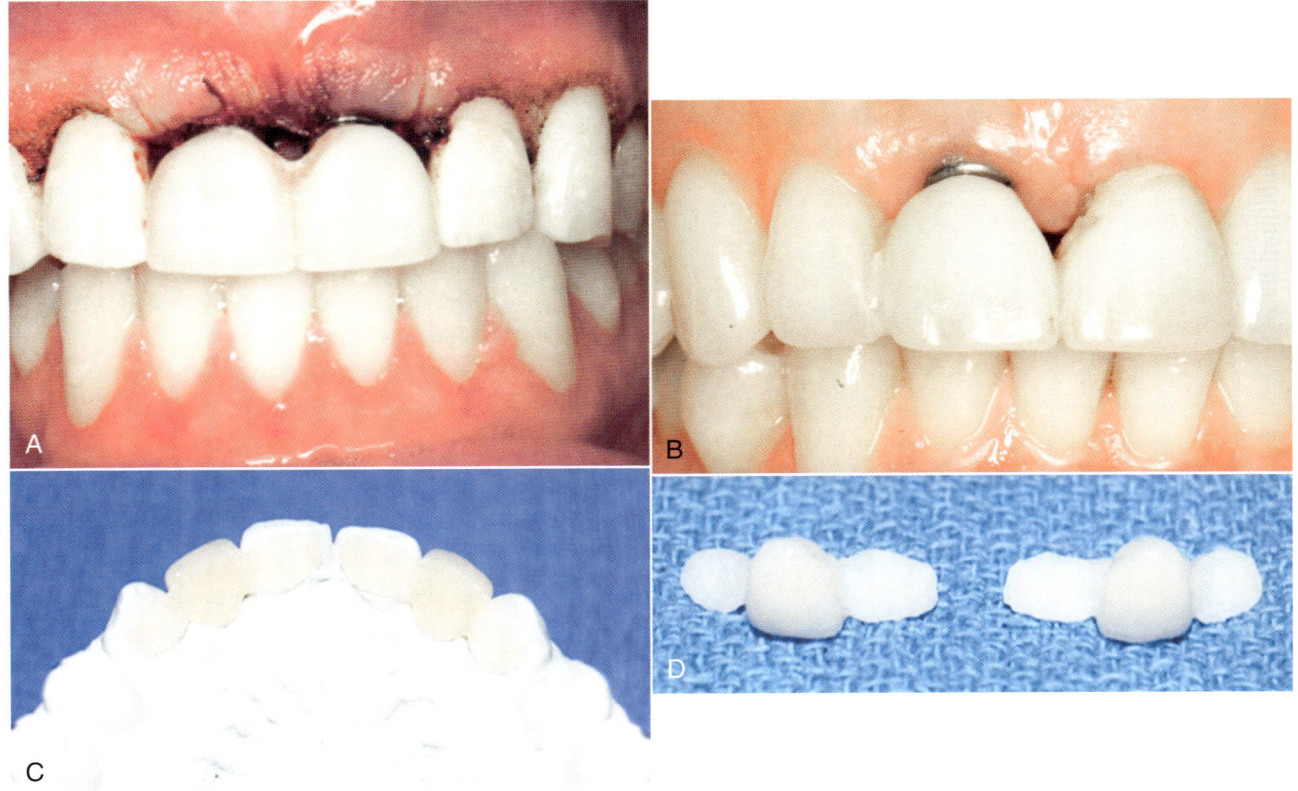

FIGURA 18-44. Restaurações provisórias em paciente parcialmente edentado: fixa (**A**), prótese fixa (**B**) e ponte adesiva (**C**).

Aparelhos Termoformados Essix®

Possuem múltiplas funções na odontologia geral e ortodontia. A prótese geralmente é elaborada no consultório pelo dentista ou por um membro da equipe (Figs. 18-48 e 18-49; Quadro 18-11).

Vantagens
1. Facilmente confeccionada; entrega rápida.
2. Os dentes adjacentes tiram a pressão da oclusão.
3. Econômica.

> **QUADRO 18-10** Etapas Laboratoriais para a Fabricação de Próteses Adesivas no Consultório
>
> 1. Após a fabricação do modelo de estudo e sua articulação, encaixe um dente provisório de tamanho e cor adequados para a área edentada. Apare a lingual dos dentes da prótese e fixe-a com acrílico fotopolimerizável (Fig. 18-45, A a C).
> 2. Corte um pequeno pedaço de cinta para estender até a região lingual dos dentes adjacentes e fixe no modelo com acrílico fotopolimerizável (Fig. 18-45, D).
> 3. Utilizando o metilmetacrilato, confeccione asas linguais nos dentes adjacentes para a retenção do cimento (Fig. 18-45, E e F).
> 4. Realize o polimento da prótese com a broca de acabamento em acrílico (Fig. 18-45, G).
> 5. Prótese final (Fig. 18-45, H).

4. Previne a movimentação do dente durante a fase de cicatrização.
5. Removível.

Desvantagens
1. Possíveis problemas estéticos.
2. Tendência a desgaste ou fratura em pacientes com parafunção.
3. Possível comprometimento na fala.

Snap-On Smile® (DenMat)

O DenMat é uma prótese parcial ou total removível, não invasiva e cosmética que se encaixa sobre a dentição existente do paciente. Essa prótese não invade nenhum tecido gengival, incluindo o palato, sendo considerada a melhor solução para a provisionalização do implante e das regiões de enxertos ósseos. A retenção é excelente, sem os adesivos normalmente exigidos. Uma moldagem dos dentes e dos tecidos moles adjacentes é feita com polivinil siloxano (Fig. 18-50 e Quadro 18-12).

Vantagens
1. Estética.
2. Excelente retenção.
3. Ausência de pressão na área cirúrgica.
4. Os dentes adjacentes absorvem a pressão oclusal.
5. Removível.

Desvantagens
1. Possíveis problemas estéticos em pacientes que apresentam linha do sorriso alta.
2. Possibilidade de fratura em pacientes com parafunção.

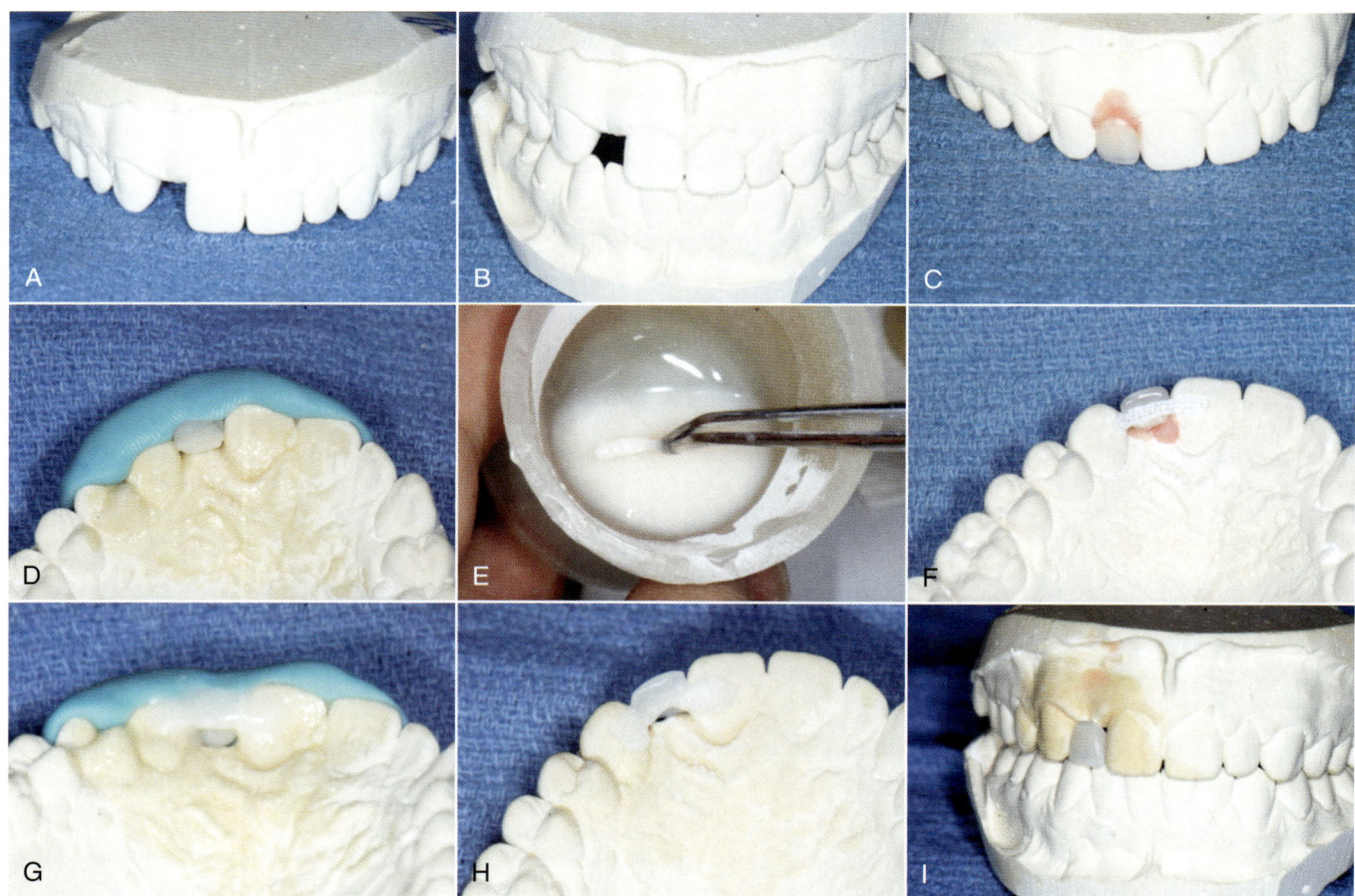

FIGURA 18-45. **A a I,** Etapas laboratoriais na fabricação de pontes adesivas no consultório.

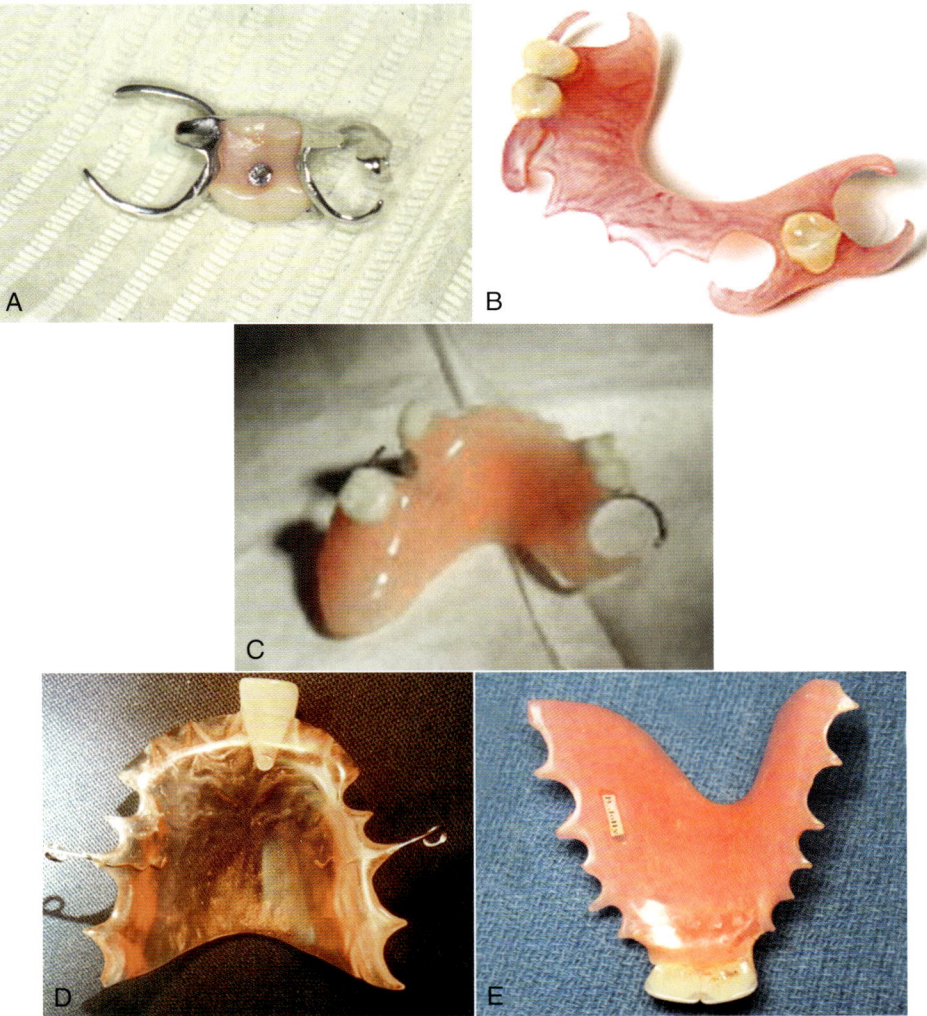

FIGURA 18-46. Exemplos de próteses provisórias removíveis.

3. Taxa laboratorial alta.
4. Possível desmineralização do esmalte.

Áreas Completamente Edentadas
Próteses Totais

Para os implantodontistas, as próteses provisórias mais complexas são aquelas relacionadas com a reabilitação de um edentado total. É muito técnico-sensitivo manter uma prótese total como uma prótese interina, que não estabeleça pressão alguma na área cirúrgica. Princípios fundamentais das próteses totais, como as áreas principais de suporte de tensão, também devem ser seguidos. Ao manter um forte suporte nessas regiões, haverá menos chance de incidência de pressão sobre o local.

Vantagens
1. Facilmente confeccionada ou propícia à alteração de próteses existentes.
2. Removível.

Desvantagens
1. Difícil de ser usada após o procedimento cirúrgico.
2. Possível problema de retenção.
3. Deve ser reembasada de maneira contínua.

Reembasadores de Próteses

A maioria dos pacientes é relutante em ficar sem suas próteses após a cirurgia e durante a fase de cicatrização. Atualmente, os pacientes apresentam uma vida profissional e social mais ativa do que há anos. Eles devem estar mais acessíveis a terem uma série de consultas para utilização de um material de condicionamento tecidual do que cumprirem suas atividades diárias sem o uso das próteses removíveis (p. ex., próteses totais maxilares e mandibulares).

Os implantodontistas se deparam com diversos tipos de reembasadores de próteses provisórias. Existe uma vasta gama de produtos disponíveis no mercado, mas os implantodontistas devem entender as diferenças entre os materiais para selecionar e escolher o mais adequado para determinada situação clínica.

Material Ideal
- Resiliência.
- Estabilidade dimensional.
- Resistência a desgates.
- Baixa solubilidade e absorção na saliva.
- Facilidade de limpeza.

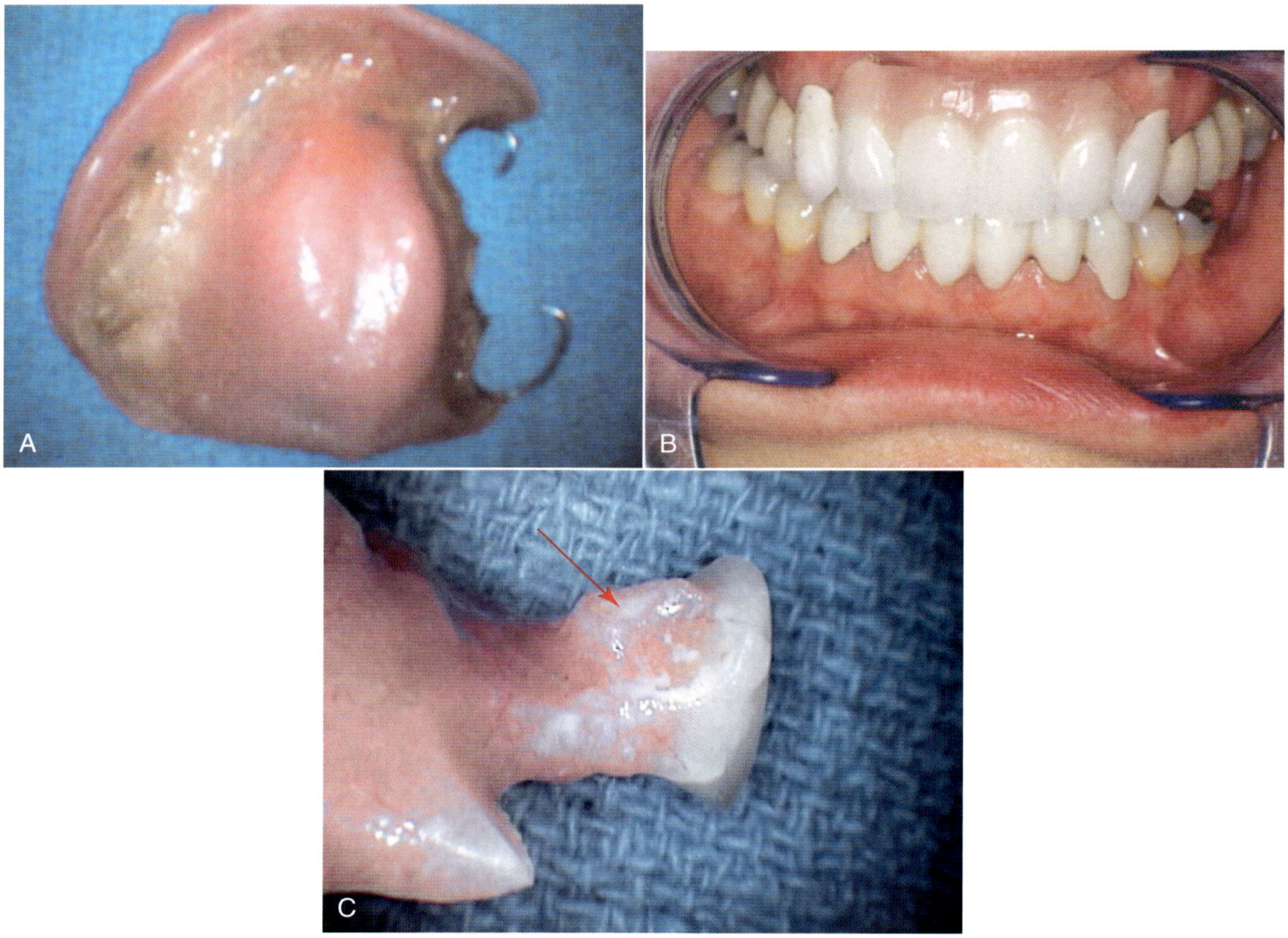

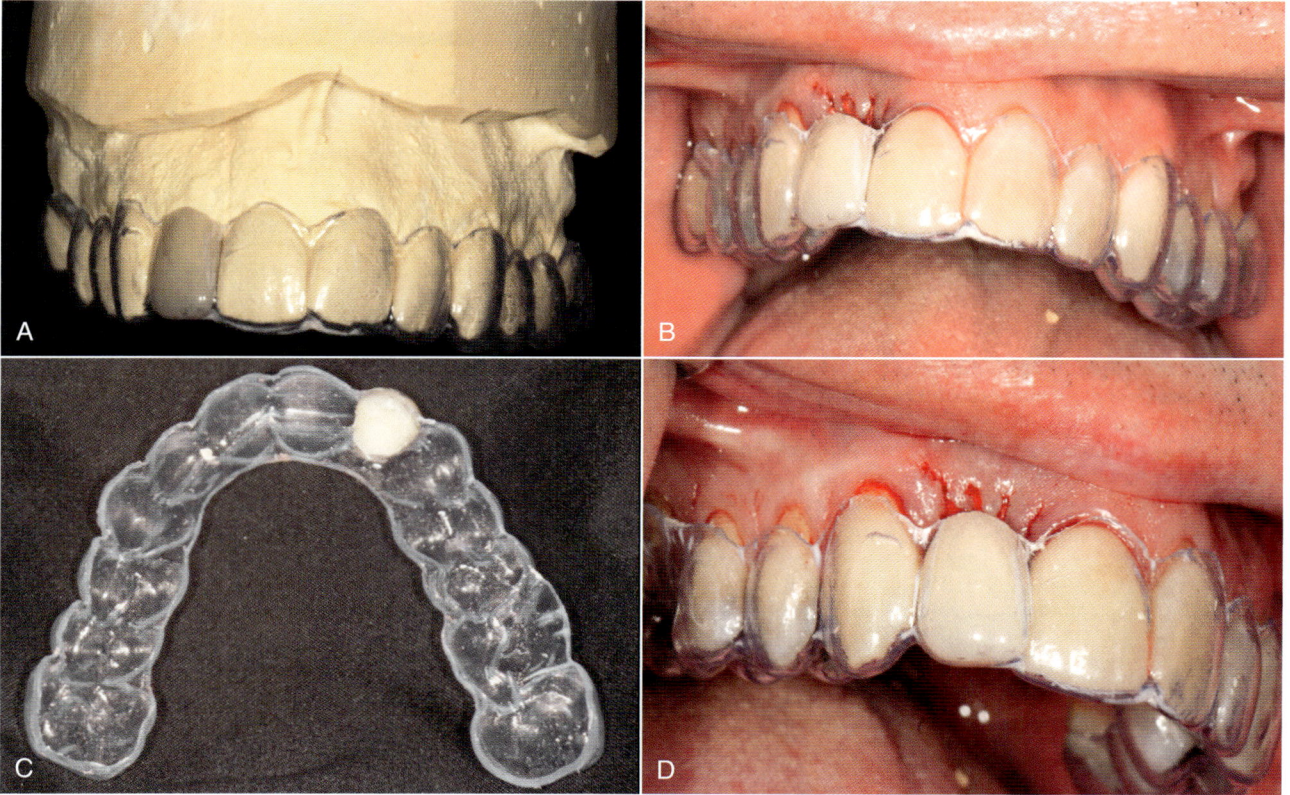

FIGURA 18-47. Erros em próteses provisórias de pacientes parcialmente edentados. **A,** O material de reembasamento que não é periodicamente trocado resultará em crescimento de fungos e endurecimento. **B,** Material de reembasamento protuberante no local cirúrgico. **C,** Flange excessivamente grande causando pressão no local da cirurgia.

FIGURA 18-48. **A** a **C,** Aparelho Essix® fabricado em laboratório. **D,** Aparelho Essix® inserido após a instalação do implante.

QUADRO 18-11 Etapas Laboratoriais para Fabricação de um Aparelho Essix®

1. Após a fabricação do modelo de estudo, encaixe um dente provisório de tamanho e cor adequados para a área edentada. Apare a base do pôntico para aproximar ao rebordo, permitindo um espaço entre o tecido (Fig. 18-49, A e B).
2. Reduza a distância mesiodistal na superfície lingual do dente provisório com uma broca esférica de # 4 ou uma broca de cone invertido # 34. Essa retenção mecânica irá segurar o dente provisório no aparelho Essix® (Fig. 18-49, C e D).
3. Ao empregar a máquina Ministar (Great Lakes Orthodontics), uma placa termoplástica (0,10 mm) é prensada a vácuo sobre o modelo. Tal processo servirá como um separador e um isolante.
4. Fixe o dente provisório na área edentada com o Triad Gel fotopolimerizável. Não utilize cera, porque ela irá derreter durante o processo termoformação (Fig. 18-49, D).
5. Com o dente provisório instalado no local, recoloque o modelo de estudo na máquina Ministar (Great Lakes Orthodontics).
6. Máquina a vácuo a 0,75 preserva o material de retenção transparente (Fig. 18-49, E).
7. Remova o modelo de estudo da máquina e, usando um aparador quente, corte o aparelho logo abaixo da junção mucogengival, na vestibular, e estenda vários milímetros para além da margem gengival por lingual. Separe cuidadosamente o aparelho do modelo. Caso necessário, apare o excesso de material com tesouras tornando as bordas lisas (Fig. 18-49, F).

Nota: Alerte os pacientes sobre uma possível desmineralização. Quando os alimentos ácidos são retidos no interior do aparelho por um longo período, o esmalte torna-se suscetível à desmineralização. Logo, deve-se salientar especial atenção na higiene, a fim de previnir esse processo. Comercialmente disponíveis, os enxáguatorios diários à base de flúor para remineralização dental são recomendados para evitar o processo de descalcificação.

QUADRO 18-12 Técnica Snap-On Smile®

1. Obtenha os modelos de estudo maxilar e mandibular.
2. Faça moldagens com silicona de adição das arcadas maxilar e mandibular.
3. Registro em oclusão cêntrica.
4. Tomada de cor.
5. Envie ao laboratório (DenMat).

QUADRO 18-13 Técnica de Reembasamento

1. Preparação da prótese: Remover acrílico suficiente da superfície que cobre o sítio cirúrgico. Um mínimo de 1 a 2 mm é necessário para o material fluir. Se existe uma flange que pode infringir o sítio cirúrgico, ela deve ser removida.
2. Misture o condicionador de tecido: siga as recomendações do fabricante para determinar a proporção correta de pó e líquido. Uma quantidade extra de pó pode ser adicionada para que a mistura obtenha uma consistência mais firme e, consequentemente, haja a redução do escoamento do material, quando a prótese for inserida. O isolante solúvel em agua é usado para facilitar a remoção do excesso de material.
3. Insira a prótese na boca do paciente. Coloque o paciente para ocluir em oclusão cêntrica.
4. Apare o excesso do material: Após suficiente tempo de enrijecimento (10 minutos), a prótese é removida da boca do paciente e o excesso de material é retirado com uma faca afiada ou bisturi.

Classificação[2]

Material Rígido de Reembasamento
Genericamente, os reembasadores rígidos são feitos de poli(metilmetacrilato) acrílico (PMMA), que, em virtude da sua inerente rigidez, nunca deve ser administrado para o reembasamento pós-cirúrgico.[36]

Material Macio de Reembasamento
Os reembasadores macios têm sido classificados como acrílico ou silicone. Os reembasadores de silicone incluem revestimentos termopolimerizáveis semelhantes aos reembasadores Molloplast-B. Isso representa um tipo de silicone termopolimerizado gama-metacriloxipropiltrimetoxissilano[36] (Quadro 18-13).

Condicionadores de Tecidos
Os condicionadores de tecidos são elastômeros macios, classificados como acrílicos polimerizados, que são compostos por uma mistura de poli(etilmetacrilato) plastificante e finalizados com 25% de etanol. O plastificante fechado diminui a temperatura de transição vítrea, de modo que a resina acrílica se torna rígida e resiliente, semelhante à borracha.

O material condicionador de tecido, quando corretamente misturado, resulta em um gel de polímero e monômero com uma consistência resiliente. O gel resiliente atua como um amortecedor para o tecido adjacente traumatizado, na superfície do material duro da base da prótese. Quando o revestimento do tecido em tratamento é frequentemente substituído, os tecidos intraorais danificados podem voltar a um estado de saúde. O uso efetivo de qualquer material de tratamento tecidual pode necessitar de uma substituição a cada 3 dias por aproximadamente 30 dias, dependendo do material. Eventualmente, esse material ficará duro, áspero e propício à proliferação de bactérias e fungos.

Antes da aplicação de um condicionador de tecido, os tecidos intraorais devem estar limpos e secos. Embora a maior parte dos materiais dentários seja misturada conforme as instruções do fabricante, às vezes as instruções de mistura de alguns materiais de tratamento tecidual podem ser alteradas de acordo com a viscosidade desejada e a necessidade clínica de escoamento. Após o material ser colocado na superfície da prótese e assentado intraoralmente, deve-se permitir seu escoamento enquanto o paciente morde em máxima intercuspidação ou em uma relação interoclusal apropriada. Em seguida, a quantidade excessiva é retirada com uma faca afiada ou bisturi aquecido.

A aplicação de um condicionador de tecido em uma prótese para a substituição frequente do reembasador é um procedimento relativamente simples, porém um material de reembasamento macio que não é frequentemente trocado segundo as recomendações do fabricante pode causar excesso de pressão e dano ao tecido na região cirúrgica. O plastificador pode extravasar do material, ocasionando, assim, seu enrijecimento. Dessa maneira, a seleção do material de condicionamento do tecido é essencial para minimizar a carga do implante ou do local do enxerto ósseo (Fig. 18-51).

Alguns dos condicionadores de tecidos mais comuns são: Coe-Comfort® (G-C America), Lynal® (Dentsply/Caulk) e Visco-Gel® (Dentsply). Quando há maior mobilidade do tecido e inflamação (após a instalação do implante ou do enxerto ósseo), o uso de um material menos viscoso (mais fluido) é indicado. Nesse caso, o vis-

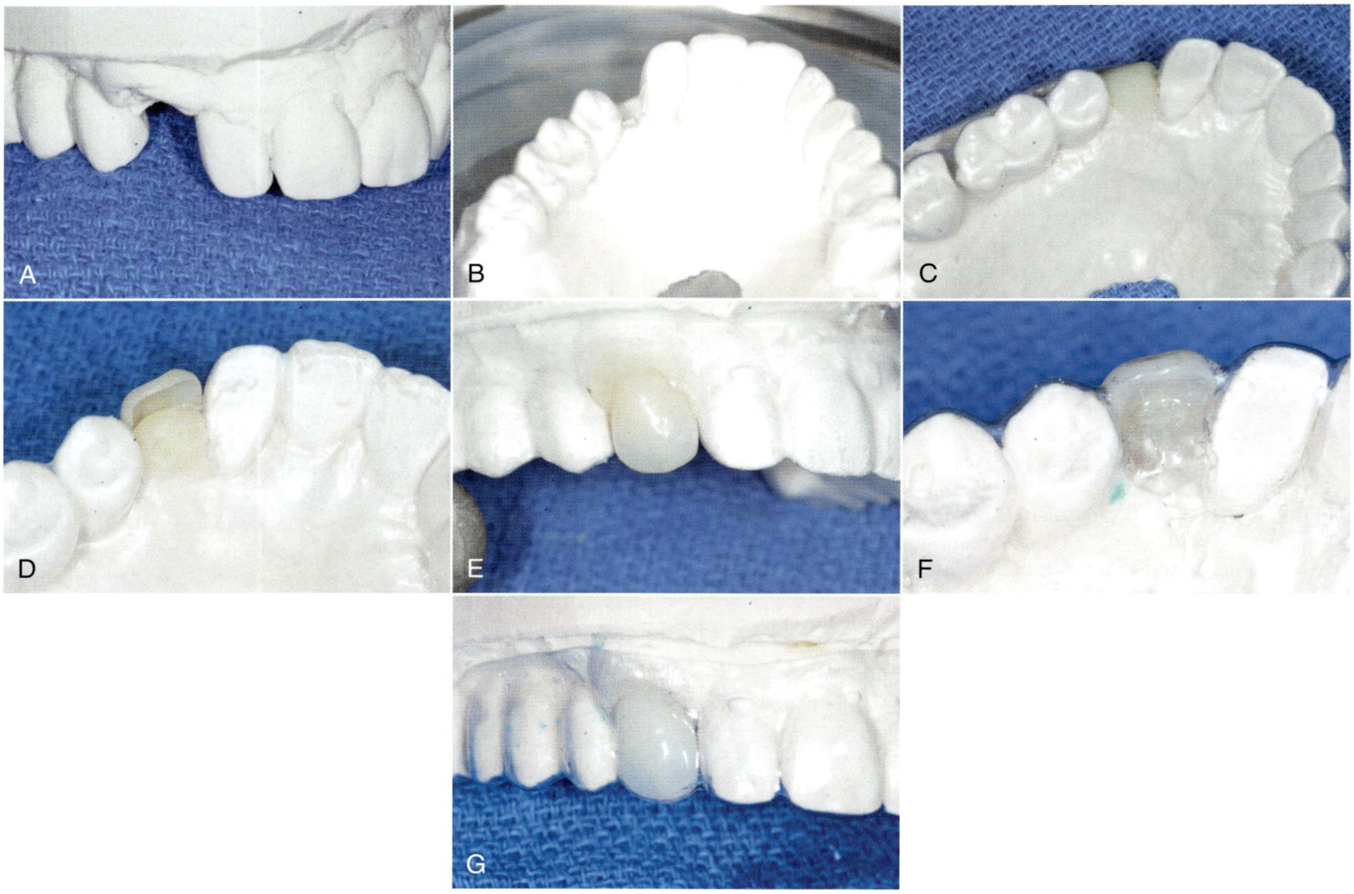

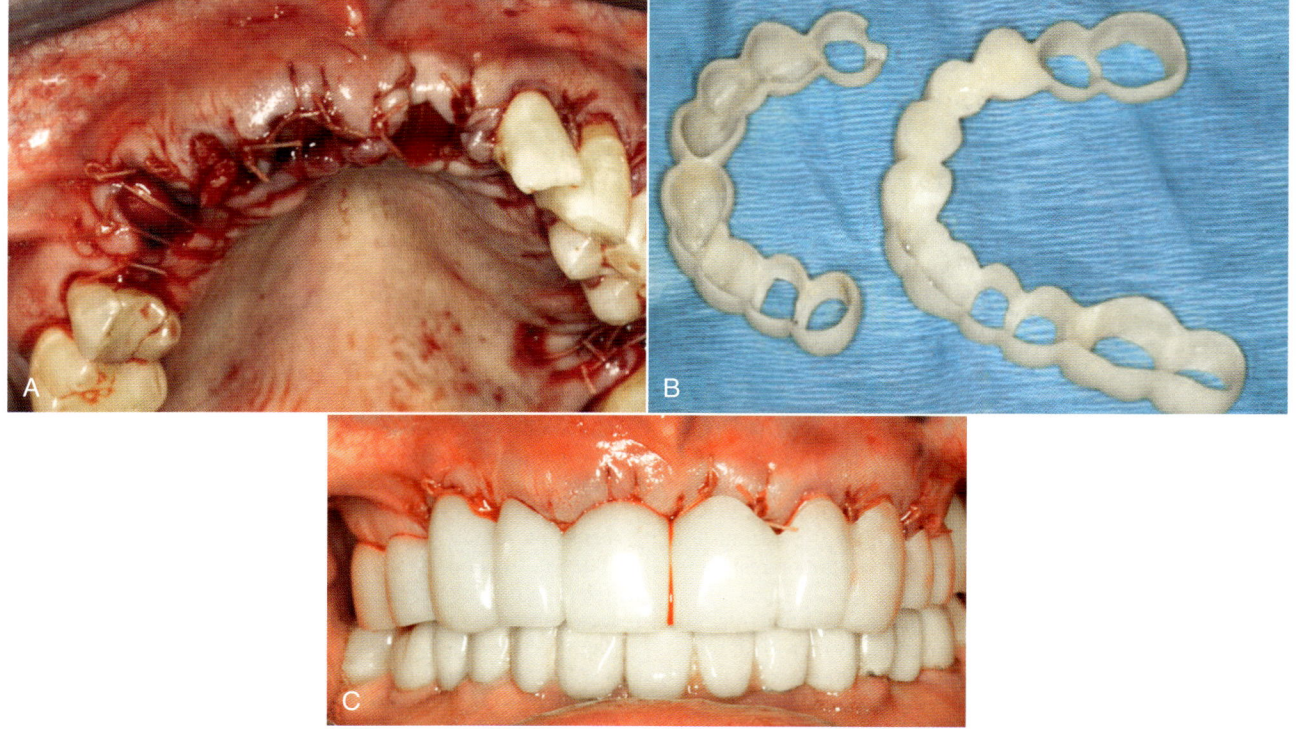

FIGURA 18-49. A a G, Etapas laboratoriais na fabricação do aparelho Essix®.

FIGURA 18-50. Próteses provisórias de pacientes parcialmente edentados: pós-cirúrgicas (**A**). Snap-On Smile® (**B**) e Snap-On Smile® inserido (**C**).

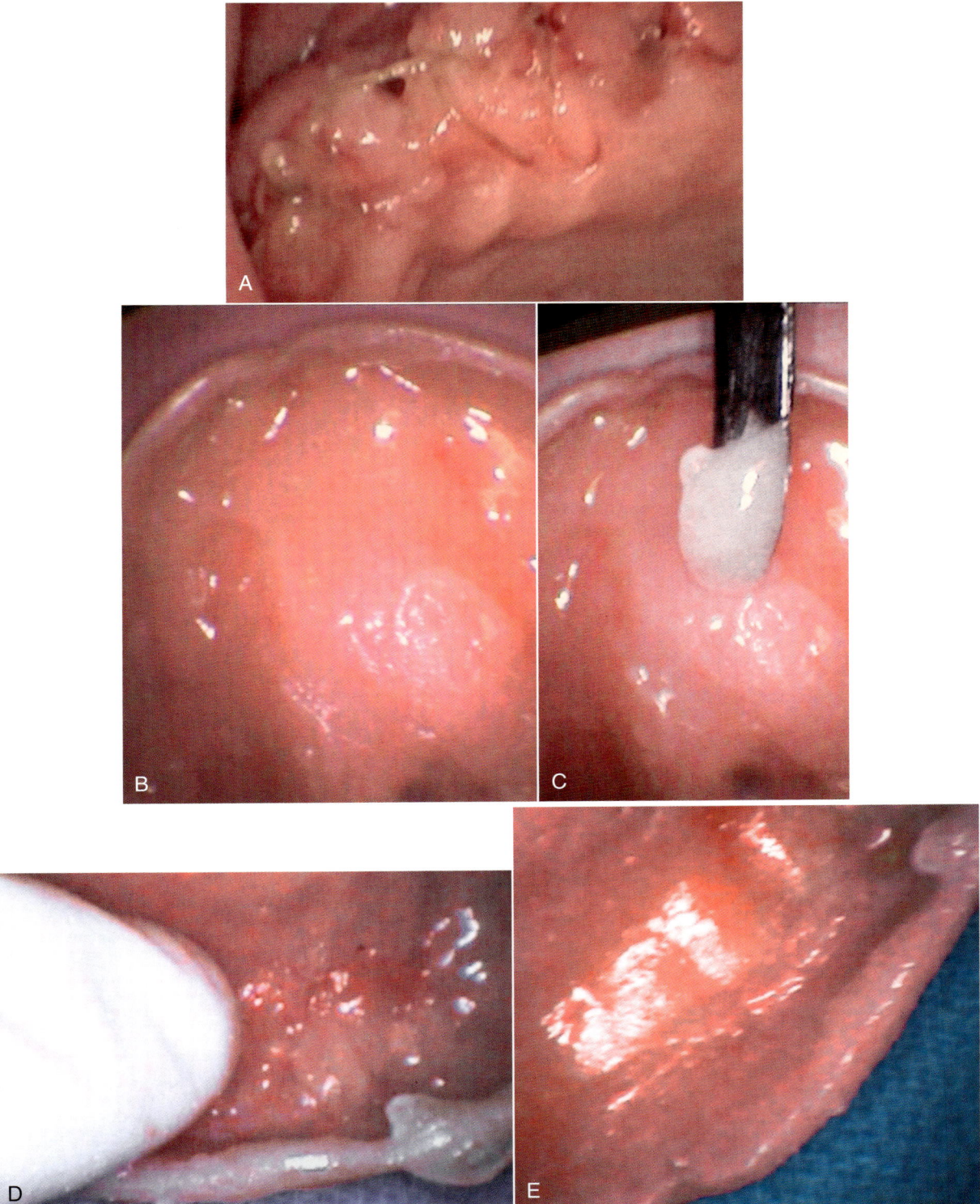

FIGURA 18-51. **A,** Sítio pós-cirúrgico. **B,** Viscosidade ideal (sem escoamento). **C,** Aplicação em uma prótese provisória. **D,** Após a aplicação inicial, o tecido pode ser manipulado e estabilizado para não haver invasão na região cirúrgica. **E,** Prótese final sem protrusão na área cirúrgica.

co-gel é geralmente o condicionador de tecido de escolha em razão das suas características de fluidez favoráveis e resistência quanto à invasão bacteriana, sendo usualmente substituído a cada 30 dias se comparado aos demais condicionadores de tecidos, que necessitam de substituição a cada 2 ou 3 dias.

Resumo

Próteses sobre implantes dentais revolucionaram a odontologia ao permitirem uma gama de opções no tratamento odontológico para seus respectivos pacientes. Visto que mais pacientes estão indagando e recebendo tratamento por meio de planejamentos complexos com implantes, os implantodontistas encaram desafios consideráveis na fase de planejamento do tratamento. Tendo em vista o padrão de reabsorção da maxila e da mandíbula após a perda dentária, ocorrem alterações como mudança da dimensão vertical, mudança do volume ósseo e desarmonias oclusais. Essas alterações na anatomia do paciente devem ser levadas em consideração antes do início do tratamento.

A fase de diagnóstico da implantodontia é muito importante para o sucesso a longo prazo do tratamento. A montagem e a avaliação apropriadas dos modelos de estudo são extremamentes importantes na confecção dos guias radiográficos e cirúrgicos. A análise das áreas edentadas e das relações maxilomandibulares é uma ferramenta de diagnóstico essencial na determinação da posição ideal do implante. Os implantes devem ser perfeitamente instalados por meio de diretrizes relacionadas com os dentes, implantes e estruturas vitais adjacentes e com base nos diversos planos em relação às áreas edentadas. Com o uso dos guias cirúrgicos e radiográficos, essa precisão tem melhorado e a incerteza e o tempo cirúrgico vêm reduzindo-se, levando ao tratamento mais confiante das reabilitações complexas. Além disso, o posicionamento previsível permite um melhor resultado protético ao simplificar a seleção do pilar e evitar a confecção complexa em laboratório quando o desalinhamento precisa ser corrigido. Futuros aperfeiçoamentos técnicos provavelmente permitirão aos dentistas acessar essas tecnologias enquanto controlam custos, reduzem o tempo cirúrgico e minimizam as etapas restauradoras.

Referências Bibliográficas

1. Misch CE: *Dental implant prosthetics*, St Louis, 2004, Mosby.
2. The glossary of prosthodontic terms: *J Prosthet Dent* 94(1):10-92, 2005.
3. Rihani A: Classification of articulators, *J Prosthet Dent* 43(3):344-347, 1980.
4. De: Toledo de Carvalho O: A new fully adjustable articulator system and procedure, *J Prosthet Dent* 80(3):376-386, 1998.
5. Simpson JW, Hesby RA, Pfeifer DL, Pelleu GB Jr: Arbitrary mandibular hinge axis locations, *J Prosthet Dent* 51(6):819-822, 1984.
6. Hobo S, Shillingburg HT Jr, Whitsett LD: Articulator selection for restorative dentistry, *J Prosthet Dent* 36(1):35-43, 1976.
7. Laney WR: Critical aspects of removable partial denture service. In Goldman HM, editor: *Current therapy in dentistry*, St Louis, 1968, Mosby.
8. Misch CE, editor: *Patient evaluation booklet*, Plattsburgh, NY, 1994, Medigraphics.
9. Desjardins RP: Tissue integrated prostheses for edentulous patients with normal and abnormal jaw relationships, *J Prosthet Dent* 59:180-187, 1988.
10. Dawson PE: Temporomandibular joint pain-dysfunction problems can be solved, *J Prosthet Dent* 29(1):100-112, 1973.
11. Dawson PE: *Evaluation, diagnosis and treatment of occlusal problems*, St Louis, 1989, Mosby.
12. Naitoh M, Ariji E, Okumura S, et al: Can implants be correctly angulated based on surgical templates used for osseointegrated dental implants? *Clin Oral Implants Res* 11:409-414, 2000.
13. Al-Harbi SA, Verrett RG: Fabrication of a stable surgical template using staged tooth extraction for immediate implant placement, *J Prosthet Dent* 94:394-397, 2005.
14. Misch CE: *Contemporary implant dentistry*, ed 3, St Louis, 2007, Mosby.
15. Esposito M, Ekestubbe A, Grondahl K: Radiological evaluation of marginal bone loss at tooth surfaces facing single Branemark implants, *Clin Oral Implants Res* 4:151-157, 1993.
16. Misch CE: Maxillary sinus augmentation for endosteal implants: organized alternative treatment plans, *Int J Oral Implantol* 4:49-58, 1987.
17. Stumpel L: Model-based guided implant placement; planned precision, *Inside Dent* 4(9):72-77, 2008.
18. Basten CHJ, Kois JC: The use of barium sulfate for implant templates, *J Prosthet Dent* 76(4):451-454, 1996.
19. Isrealson H, Plemons JM, Watkins P, et al: Barium-coated surgical stent and computer-assisted tomography in the preoperative assessment of dental implant patients, *Int J Periodontics Restorative Dent* 12:52-61, 1992.
20. Rosenfeld A, Mandelaris G: Prosthetically directed implant placement using computer software to ensure precise placement and predictable prosthetic outcomes, *Int J Periodontics Restorative Dent* 26(3):215-221, 2006.
21. Maloney K, Bastidas K, Freeman K, et al: Cone beam computed tomography and SimPlant Materialize dental software versus direct measurement of the width and height of the posterior mandible: an anatomic study, *J Oral Maxillofac Surg* 69(7):1923-1929, 2011.
22. Ku YC, Shen YF: Fabrication of a radiographic and surgical stent for implants with a vacuum former, *J Prosthet Dent* 83:252-253, 2000.
23. Weinberg LA: CT scan as a radiologic database for optimal implant orientation, *J Prosthet Dent* 69:381-385, 1993.
24. Becker CM, Kaiser DA: Surgical guide for dental implant placement, *J Prosthet Dent* 83:248-251, 2000.
25. Akca K, Iplikcioglu H, Cehreli MC: A surgical guide for accurate mesiodistal paralleling of implants in the posterior edentulous mandible, *J Prosthet Dent* 87:233-235, 2002.
26. Neidlinger J, Lilien BA, Kalant DC Sr: Surgical implant stent: a design modification and simplified fabrication technique, *J Prosthet Dent* 69:70-72, 1993.
27. Stumpel LJ III: Cast-based guide implant placement: a novel technique, *J Prosthet Dent* 100:61-69, 2008.
28. Mason WE, Rugani FC: Prosthetically determined implant placement for the partially edentulous ridge: a reality today, *J Mich Dent Assoc* 81:28-37, 1999.
29. Engleman MJ, Sorenson JA, Moy P: Optimum placement of osseointegrated implants, *J Prosthet Dent* 59:467-473, 1988.
30. Ku YC, Shen YF: Fabrication of a radiographic and surgical stent for implants with a vacuum former, *J Prosthet Dent* 83:252-253, 2000.
31. Lal K, White GS, Morea DN, Wright RF: Use of stereolithographic templates for surgical and prosthodontic implant planning and placement. Part I. The concept, *J Prosthodont* 15:51-58, 2006.
32. Lal K, White GS, Morea DN, Wright RF: Use of stereolithographic templates for surgical and prosthodontic implant planning and placement. Part II. A clinical report, *J Prosthodont* 15:117-122, 2006.
33. Hebel MKS, Gajjar R: Anatomic basis for implant selection and positioning. In Babbush C, editor: *Dental implants: the art and science*, Philadelphia, WB, 2001, Saunders, pp 85-103.
34. Molé C, Gérard H, Mallet JL, et al: A new three-dimensional treatment algorithm for complex surfaces: applications in surgery, *J Oral Maxillofac Surg* 53:158-162, 1995.
35. Nikzad S, Azari A: A novel stereolithographic surgical guide template for planning treatment involving a mandibular dental implant, *J Oral Maxillofac Surg* 66(7):1446-1454, 2008.
36. O'Brien WJ: *Dental materials and their selection*, ed 3, Chicago, 2002, Quintessence, 78-85.

CAPÍTULO 19

Planos de Tratamento com Implantes para Arcos Parcial ou Completamente Edentados

Carl E. Misch

Arcos Parcialmente Edentados

Para organizar os planos de tratamento com uma abordagem coerente, a classificação das condições do paciente se faz necessária. Há mais de 65 mil combinações possíveis de dentes e espaços edentados; como resultado, não existe nenhum acordo universal com relação ao uso de qualquer sistema de classificação. Numerosas classificações têm sido propostas para arcos parcialmente edentados. Seu uso permite aos profissionais visualizar e comunicar a relação de estruturas duras e moles. Este capítulo revisa a classificação para o diagnóstico e planejamento de tratamento de pacientes que são parcial ou completamente edentados e que necessitam de próteses e implantes. Ao utilizar essa classificação, apresentada primeiramente pelo autor em 1985, o profissional é capaz de transmitir as dimensões do osso disponível na área edentada e indicar a posição estratégica do segmento a ser restaurado.[1,2]

Histórico

Cummer,[3] Kennedy[4] e Bailyn[5] originalmente propuseram as classificações de arcos parcialmente edentados que são as mais familiares à profissão. Essas classificações foram desenvolvidas para organizar os desenhos e conceitos de prótese parcial removível (PPR). Outras classificações também foram propostas[6-16] (incluindo uma pelo American College of Prosthodontists), mas nenhuma tem sido universalmente aceita. A classificação Kennedy, no entanto, tem sido ensinada na maioria das faculdades de odontologia americanas.

A classificação Kennedy divide os arcos parcialmente edentados em quatro classes.[4] A classe I possui um espaço edentado posterior bilateral, a classe II tem um espaço edentado posterior unilateral, a classe III tem uma área edentada entre dentes e a classe IV apresenta uma área edentada anterior que cruza a linha média.

É difícil usar a classificação Kennedy em muitas situações sem certas regras de qualificação. As oito regras Applegate são utilizadas para ajudar a esclarecer e organizar o sistema.[13] Elas podem ser resumidas em três princípios gerais. O primeiro princípio é que a classificação deve incluir apenas os dentes naturais envolvidos na prótese final e suceder em vez de preceder quaisquer extrações de dentes que poderiam alterar a classificação original. Este conceito considera, por exemplo, se o segundo ou terceiro molares têm de ser substituídos na restauração final. A segunda regra é que a área edentada mais posterior sempre determina a classificação. O terceiro princípio é que as áreas edentadas, com exceção das que determinam a classificação, são referidas como *modificações* e designadas apenas pelo seu número. A extensão da modificação não é considerada.

Classificação dos Arcos Parcialmente Edentados

A classificação para implantes do volume ósseo desenvolvida por Misch e Judy em 1985 pode ser usada para embasar as quatro classes de edentulismo parciais descritas no sistema Kennedy-Applegate.[1,2] Isso facilita a comunicação das posições dos dentes e dos locais edentados primários entre o grande segmento de clínicos já familiarizados com essa classificação e permite a utilização de métodos e princípios comuns de tratamento instituídos para cada classe. A classificação para implantes dos pacientes parcialmente edentados descrita por Misch e Judy também inclui as mesmas seis divisões de volume ósseo disponível (A, B, B–w, C–w C–h, e D) apresentadas anteriormente para áreas edentadas. Outras regiões edentadas intradentais que não são responsáveis pela determinação da classe Kennedy-Applegate não são especificadas dentro da secção óssea disponível se os implantes não forem considerados na região de modificação. No entanto, se o segmento de modificação estiver também incluído no plano de tratamento, então ele é listado seguido pela divisão do osso disponível que ele caracteriza.

Planejamento de Tratamento: Classe I

Em pacientes classe I, segmentos edentados são distais bilaterais e dentes naturais anteriores estão presentes (Fig. 19-1). Na maioria destes arcos, só estão faltando molares e quase todos mantiveram pelo menos os incisivos e caninos anteriores.[17] Portanto, depois de restaurada a dimensão vertical de oclusão adequada, os dentes naturais anteriores contribuem para a distribuição de forças em oclusão cêntrica. Mais importante ainda, quando se opõem a dentes naturais ou a próteses fixas sobre implantes, eles também permitem excursões durante o movimento mandibular para descluir as próteses posteriores apoiadas nos implantes e protegê-las de forças laterais. No entanto, muitos destes pacientes classe I mandibular têm como antagonista uma prótese total superior, caso em que o equilíbrio bilateral é mais apropriado.

Os pacientes classe I são mais propensos a usar uma PPR do que pacientes classe II ou III, pois a mastigação e o apoio de uma prótese removível oposta são mais difíceis caso não se use a prótese mandibular bilateral. As próteses parciais posteriores de classe I suportadas por tecido mole são desenhadas para exercer carga essencialmente para as regiões edentadas ou os dentes naturais anteriores. O desenho do conector, que aplica menos força sobre os dentes (p. ex., grampos a barra, incluindo t, y rpi), coloca mais força sobre o osso. As PPRs, que colocam mais força sobre os dentes de apoio (p. ex., próteses parciais de precisão), aplicam menos força sobre o osso. Em ambos os casos, as próteses removíveis frequentemente aceleram a perda de osso posterior. Além disso, uma prótese parcial que não é bem

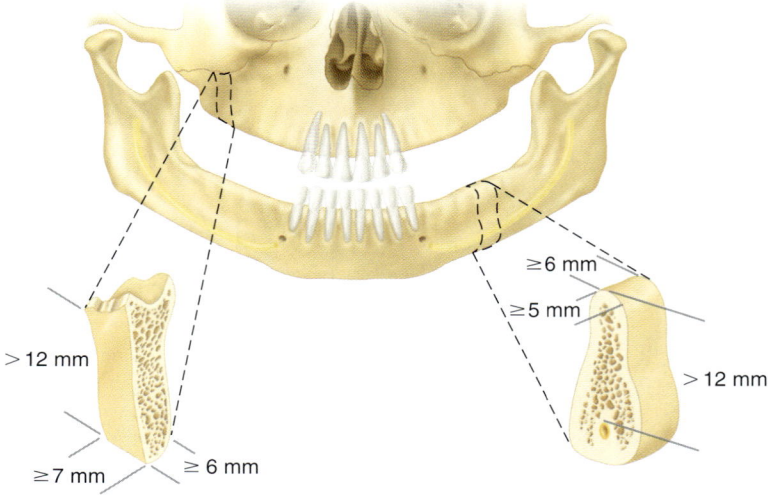

FIGURA 19-1. Uma arcada dentária de classe I, divisão A, possui dentes ausentes posterior e bilateralmente e volume ósseo abundante nos locais edentados.

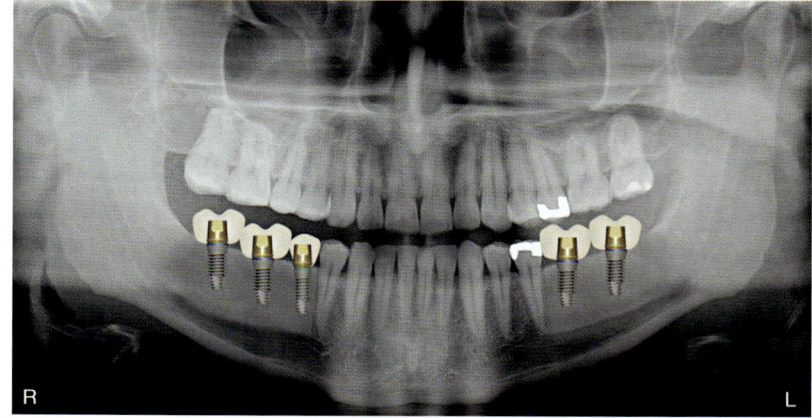

FIGURA 19-2. Mandíbula com classificação de classe I, divisão A. As posições-chave dos implantes são determinadas, e os tamanhos do implante são considerados ideais (4 mm × 12 mm nos pré-molares e 5 mm x 12 mm nos molares).

projetada ou mantida distribui as cargas adicionais aos dentes pilares e pode até contribuir para a má saúde periodontal. As combinações destas condições induzem a perda óssea nas regiões edentadas e pilares naturais adjacentes mais pobres.[18-20] Como resultado, é observação deste autor que, a longo prazo, pacientes classe I que têm usado uma PPR apresentam frequentemente rebordos de divisão C e dentes pilares móveis.

Pacientes classe I muitas vezes possuem dentes anteriores móveis porque a falta de apoio bilateral posterior a longo prazo causada pelo uso de uma PPR mal ajustada, ou mesmo nenhuma, resulta em sobrecarga para a dentição remanescente. Esses pacientes, portanto, frequentemente necessitam que a prótese posterior sobre um implante seja independente dos dentes naturais móveis. Além disso, o esquema oclusal deve acomodar as condições específicas dos dentes anteriores móveis. Isso requer maior apoio de implantes nos segmentos posteriores em comparação com a maioria dos pacientes classe II ou III, bem como maior atenção e frequência de visitas para ajustes oclusais.

O plano de tratamento deve considerar os fatores de força anteriormente identificados e relacioná-los com a condição edentada bilateral existente. A osteoplastia para aumentar a largura óssea não pode ser tão agressiva em um paciente classe I, em comparação com um paciente classe IV ou totalmente edentado com implantes principalmente nas regiões anteriores devido aos pontos de referência anatômicos opostos (seio maxilar ou canal mandibular). Procedimentos de aumento são muitas vezes necessários para melhorar o volume de osso posterior, aumentar a área superficial do implante e permitir a fabricação de uma restauração independente do implante.

Preocupações financeiras podem exigir o fracionamento do tratamento ao longo de anos. A região posterior com o maior volume de osso é geralmente restaurada primeiro se enxerto ósseo não for necessário. Dessa maneira, os implantes de maior tamanho e área superficial podem resistir a forças posteriores unilaterais, enquanto o paciente aguarda o tratamento posterior. Se muitos anos se passarem antes que os implantes sejam inseridos no osso menos disponível, a reabsorção continuada pode exigir um aumento ósseo antes da reconstrução.

Se ambos os segmentos posteriores precisarem de enxertos ósseos, o paciente é incentivado a ter os dois segmentos posteriores aumentados ao mesmo tempo. Desse modo, a porção autóloga do enxerto pode ser coletada e distribuída para ambas as regiões posteriores, diminuindo o número de episódios cirúrgicos para o paciente.

Planos de Tratamento para Divisão A

Quando os pacientes são descritos como sendo classe I, divisão A, uma prótese fixa implantossuportada independente é normalmente indicada. Dois ou mais implantes endósseos em forma de raiz são necessários para substituir molares com próteses independentes (Fig. 19-2). Quanto maior for o número de dentes ausentes, maior o tamanho ou número de implantes necessários. O osso posterior disponível é limitado em altura pelo canal mandibular na mandíbula ou pelo seio maxilar na maxila. Os primeiros implantes pré-molares posicionados devem prevenir invasões no ápice da raiz do canino e, ainda, evitar o seio maxilar. Na mandíbula, o primeiro implante na região de pré-molar é colocado, na maioria das vezes, anterior ao forame mental e à alça anterior, quando presente (Fig. 19-3).

Planos de Tratamento para Divisão B

Pacientes classe I, divisão B, possuem osso estreito nos espaços edentados posteriores e dentes anteriores naturais (Fig. 19-4). A prótese fixa também é indicada nesta categoria. A altura do osso disponível é restringida pelo canal mandibular ou seio maxilar. A osteoplastia para aumentar a largura óssea tem, portanto, aplicações limitadas. Implantes endósseos de pequeno diâmetro em forma de raiz podem ser colocados no rebordo edentado de divisão B mandibular posterior. Se forem utilizadas formas de raiz de diâmetro estreito, então um número maior é geralmente necessário do que para o tamanho da forma de raiz da divisão A. O uso de um implante para cada raiz de dente ausente sem cantiléver é recomendado.

Um paciente com os molares e ambos os pré-molares ausentes na mandíbula requer pelo menos três implantes em forma de raiz divisão B (distal do primeiro molar e primeiro pré-molar; e mesial do primeiro molar [o segundo molar não é substituído]), e isso pode ser a fundação de uma prótese parcial fixa independente (PPF) na mandíbula, dependendo dos outros fatores de estresse. Na maxila, o segundo molar é geralmente substituído e quatro implantes divisão B em forma de raiz são requeridos (primeiro pré-molar, segundo molar, primeiro molar, segundo pré-molar). Se fatores de estresse forem muito grandes (como resultado de parafunção) ou a densidade óssea for pobre (como na maxila), então o osso da divisão B deve ser aumentado para a divisão A antes da instalação de implantes de maior diâmetro. Os dentes anteriores em pacientes classe I devem fornecer desoclusão dos implantes posteriores durante todas as excursões quando antagônicos a dentes naturais ou a uma prótese fixa.

Implantes endósseos de molares não devem ser unidos rigidamente uns aos outros em um paciente classe I mandibular. A flexão da mandíbula na abertura e torção durante o apertamento pode levar uma união rígida a exercer forças laterais nos implantes posteriores. Por isso, próteses independentes são indicadas.

Uma outra opção em pacientes com osso divisão B pode ser um implante em forma de placa estreita. Esses implantes são geralmente utilizados para substituir um molar ou um molar e um segundo pré-molar (quando antagônicos a uma prótese total). O implante em forma de placa é frequentemente esplintado a um ou dois pré-molares estáveis pela prótese definitiva. Nenhuma carga lateral deve ser aplicada a esse implante, quando antagônico a dentes naturais.

Planos de Tratamento para Divisão C

Quando existe osso inadequado em altura, largura, comprimento ou angulação ou se o espaço da altura da coroa (EAC) for igual ou

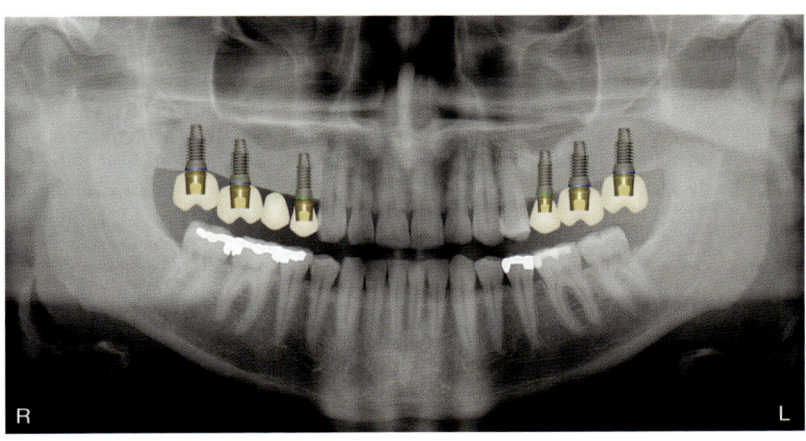

FIGURA 19-3. Maxila com osso classe I, divisão A. As posições-chave dos implantes e os seus tamanhos estão posicionados sem limitação.

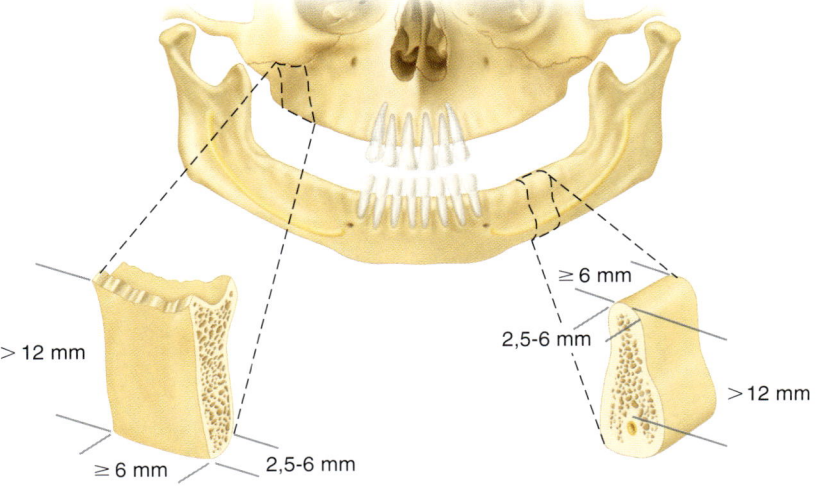

FIGURA 19-4. Uma arcada dentária de classe I, divisão B, tem altura óssea adequada, mas é quase insuficiente em largura.

maior que 15 mm, o clínico deve considerar várias opções. A primeira opção de tratamento é a de não usar implantes, mas sim uma prótese parcial removível convencional. No entanto, embora esta condição seja a mais fácil de tratar com uma prótese tradicional apoiada nos tecidos moles, a perda óssea continuará e pode, eventualmente, comprometer qualquer modalidade de tratamento.

A segunda opção é a utilização de procedimentos de aumento de osso. Se a intenção do enxerto ósseo é alterar uma divisão C para uma divisão A ou B para a instalação de implantes endósseos, então osso autógeno pode estar indicado. O aumento é usado geralmente em maxila classe I, em que levantamento de seio maxilar com uma combinação de aloenxerto e osso autógeno constitui uma modalidade previsível. Os implantes podem ser instalados depois que o enxerto tiver criado um rebordo de divisão A, e o plano de tratamento segue as opções anteriormente abordadas.

Na mandíbula, a terceira opção para o paciente classe I, divisão C, é colocar implantes subperiosteais unilaterais ou implantes em disco acima do canal (Fig. 19-5). Implantes de disco ou subperiosteal podem suportar bilateralmente próteses fixas posteriores independentes ou ser unidos a um ou dois pré-molares. Assim como com o implante em forma de placa, nenhuma carga lateral deve ser aplicada, quando antagônico a dentes naturais.

Na divisão A, o implante em forma de raiz pode geralmente ser inserido na posição do primeiro pré-molar até mesmo quando o restante do rebordo posterior for divisão C–h. Uma quarta opção de tratamento na mandíbula é o reposicionamento do nervo e implantes endósseos em pacientes classe I que são maus candidatos a aumento ósseo ou implantes subperiosteais. O riscos de parestesia a longo prazo que existem podem incluir hiperestesia e dor. Relatos na literatura também se referem a disestesia e fraturas de mandíbulas severamente atróficas.[21,22]

A instalação de implantes em disco ou o reposicionamento do nervo na mandíbula divisão C deve ainda compensar a altura da coroa (aumentada) e as forças desfavoráveis resultantes. Portanto, é importante que apenas as forças ao eixo longo sejam aplicadas sobre as próteses e que a guia anterior distribua forças bilaterais longe das próteses posteriores.

Planos de Tratamento para Divisão D

Classe I, divisão D, geralmente ocorre na maxila edentada a longo prazo (Fig. 19-6). O rebordo é divisão D porque o seio expande mais do que a crista do rebordo reabsorve. Um enxerto sinusal é normalmente realizado antes da instalação de implantes. Esses procedimentos são muito previsíveis. Os rebordos classe I, divisão D, são raramente encontrados em um paciente parcialmente edentado mandibular. Quando observados, as causas mais comuns são trauma ou excisão cirúrgica de neoplasias. Esses pacientes muitas vezes precisam de enxertos de osso autógeno *onlay* para melhorar o sucesso do implante e prevenir fraturas patológicas antes da reconstrução dentária com prótese. Depois que o enxerto estiver cicatrizado com o osso disponível melhorado, o paciente é avaliado e tratado de maneira semelhante a outros pacientes com volume ósseo favorável.

Uma outra opção em uma mandíbula classe I, divisão D, é extrair os dentes anteriores, colocar cinco ou seis implantes na região anterior entre o forame mental, e uma prótese fixa com cantiléver para restaurar o arco completo. Esta opção é mais frequentemente usada quando os dentes anteriores são periodontalmente comprometidos, o paciente deseja uma restauração fixa e a mandíbula anterior tem a forma de rebordo residual ovoide.

Planejamento de Tratamento: Classe II

Nos pacientes parcialmente edentados classe II de Kennedy-Applegate, estão faltando dentes em um segmento posterior (Fig. 19-7). Esses pacientes são muitas vezes capazes de funcionar sem uma prótese removível e são menos propensos a tolerar ou superar as complicações com o uso da prótese. Como resultado, eles não são tão propensos a usar uma prótese removível. O osso disponível é, portanto, muitas vezes adequado para implantes endósseos mesmo quando o edentulismo for de longo prazo. Implantes endósseos com osteoplastia mínima na mandíbula são uma modalidade comum nesses pacientes, que são considerados classe II, divisão tipos A ou B.[23,24] No entanto, na maxila, o seio geralmente expande e a densidade óssea local pode estar diminuída.

Uma vez que é menos provável que o paciente use a PPR, os dentes naturais opostos frequentemente extruem. O plano oclusal e dentes inclinados ou extruídos devem ser cuidadosamente avaliados e restaurados como indicado para fornecer um ambiente favorável em termos oclusais e de distribuição de forças. Não é incomum que exija extração do segundo molar, endodontia e uma coroa do primeiro molar, e ameloplastia do segundo pré-molar.

Planos de Tratamento para Divisão A

Quando os pacientes são classe II, divisão A, uma prótese fixa implantossuportada independente é normalmente indicada. Dois ou mais implantes endósseos em forma de raiz são necessários para substituir

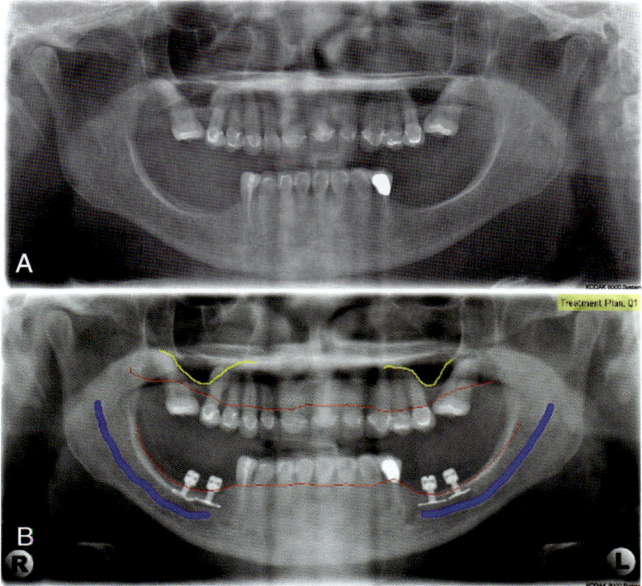

FIGURA 19-5. **A,** Na classe I, divisão C, as opções incluem implantes de pequena dimensão, tais como os implantes em disco, que podem ser colocados em alturas de osso mínimas acima do canal mandibular. **B,** Duas próteses fixas independentes são apoiadas pelos implantes posteriores ou, às vezes, podem ser unidas a um dente posterior.

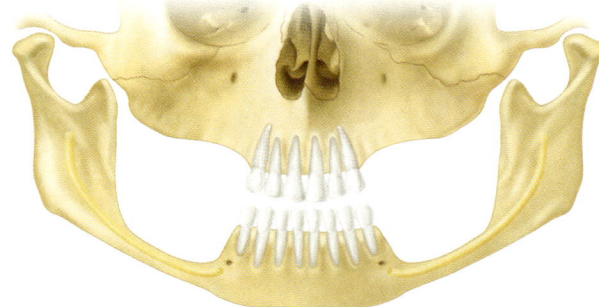

FIGURA 19-6. Observa-se um paciente classe I, divisão D, geralmente na maxila quando o seio maxilar tiver expandido e menos de 7 mm de osso esteja presente.

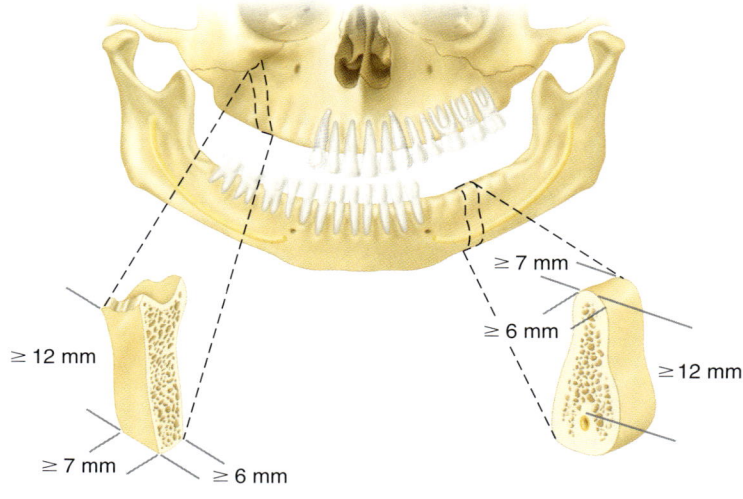

FIGURA 19-7. Paciente classe II tem dentes posteriores ausentes em um quadrante. Quando o osso disponível é abundante, trata-se da divisão A.

Divisão A

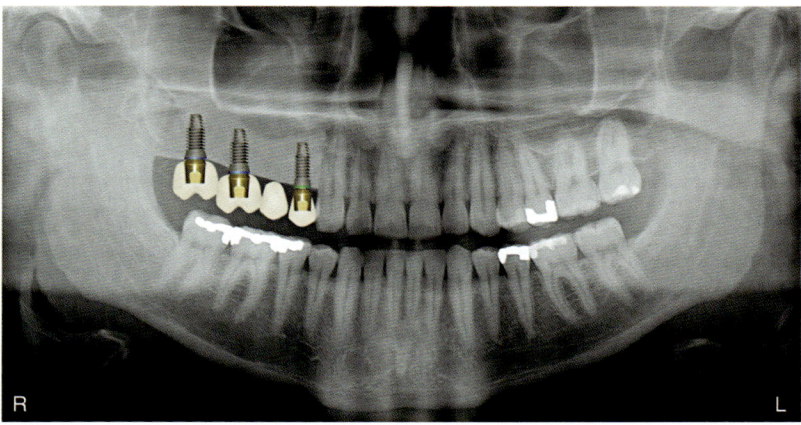

FIGURA 19-8. Um arco maxilar que é de classe II, divisão A, pode possuir implantes instalados nas posições-chave de implantes e que são de tamanhos ideais.

molares com próteses independentes. Quanto maior for o número de dentes ausentes, maior o tamanho ou número de implantes necessários. O osso posterior disponível é limitado em altura pelo canal mandibular ou pelo seio maxilar. Os implantes posicionados na região de primeiros pré-molares não devem tocar a raiz do canino e, ainda, evitar o seio maxilar (Fig. 19-8). Quando parafunção estiver presente, um implante para cada dente ausente deve ser considerado (Fig. 19-9).

Planos de Tratamento para Divisão B

Pacientes classe II, divisão B, possuem osso estreito em um espaço edentado posterior e dentes anteriores naturais. Uma prótese fixa também é indicada. A altura do osso disponível é restringida pelo canal mandibular ou pelo seio maxilar. A osteoplastia para aumentar a largura óssea tem, portanto, aplicações limitadas. Implantes endósseos de pequeno diâmetro em forma de raiz podem ser colocados no rebordo mandibular posterior de divisão B. Se forem utilizados implantes em forma de raiz de diâmetro estreito, então um número maior do que para o rebordo de divisão A é geralmente necessário e o uso de um implante para cada raiz de dente ausente sem nenhum cantiléver é recomendado quando os fatores de estresse são maiores (p. ex., parafunção, opondo-se a um implante de prótese). Lembre-se de que, na mandíbula, o segundo molar raramente é substituído. No rebordo maxilar de divisão B, expansão ou enxerto ósseo são terapias usuais, porque a densidade óssea é frequentemente pobre.

Quando os fatores de força são baixos (ou seja, pacientes idosos do sexo feminino, antagônico com prótese total, parafunção limitada), um implante em forma de placa pode ser usado para substituir um molar ou segundo pré-molar e molar na mandíbula. Este implante é geralmente unido a um dente posterior não móvel.

Um paciente com os molares e ambos os pré-molares ausentes requer suporte de implante adicional. Três implantes em forma de raiz podem ser a fundação de uma PPF independente na mandíbula divisão B, dependendo dos outros fatores de estresse. Se os fatores de estresse forem muito grandes (como resultado de parafunção) ou a densidade óssea for pobre (como na maxila), então o osso divisão B deve ser aumentado para a divisão A antes da instalação de implantes de maior diâmetro (Fig. 19-10). Os dentes anteriores em pacientes classe II devem fornecer disclusão dos elementos sobre implantes posteriores durante todas as excursões.

Planos de Tratamento para Divisão C

Quando existir osso inadequado em altura, largura, comprimento ou angulação ou se EAC for igual ou maior que 15 mm, o sítio edentado é divisão C (Fig. 19-11). Esta categoria possui diversas opções. Na mandíbula, a primeira opção de tratamento é a de não usar implantes, mas sim de considerar uma PPF posterior com cantiléver substituindo uma coroa de tamanho de um pré-molar usando dois ou três dentes anteriores como pilar. Esta é a opção mais fácil, sendo fortemente recomendada quando apenas os molares estão faltando.

A segunda opção é a utilização de procedimentos de aumento ósseo. Se a intenção do enxerto ósseo é alterar uma divisão C para uma divisão A ou B para instalação de implantes endósseos na mandíbula, então osso autógeno está indicado como parte do enxerto. O aumento é utilizado como a primeira escolha na maioria das vezes em maxila classe II, em que enxertos sinusais com uma combinação de aloenxerto e osso autógeno são uma modalidade previsível. Os implantes podem ser colocados depois que o enxerto tiver transformado o rebordo em divisão A, e o plano de tratamento segue as opções anteriormente abordadas (Fig. 19-12).

A terceira opção para o paciente mandibular divisão C é colocar um implante subperiósteo unilateral de classe II ou um implante em disco acima do canal. Uma prótese independente sem forças laterais nas excursões é então fabricada. Esses implantes podem ser unidos a um dente posterior não móvel ou a um implante em forma de raiz anterior ao forame mental.

Uma quarta opção de tratamento na mandíbula é o reposicionamento do nervo e a instalação de implantes endósseos em pacientes classe II que são maus candidatos para o aumento ósseo. Os riscos de parestesia que podem incluir hiperestesia e dor a longo prazo existem. Relatos na literatura também se referem a disestesia e fraturas de mandíbulas severamente atróficas.[21,22] Além disso, o EAC é maior que 15 mm e a prótese sobre o implante não deve apresentar forças laterais ou cantiléveres.

Planos de Tratamento para Divisão D

Classe II, divisão D, geralmente é observada na maxila edentada a longo prazo. Um enxerto sinusal é normalmente realizado antes da instalação de implantes e converte o rebordo para divisão A frequentemente com uma altura da coroa maior que o ideal. Os rebordos classe II, divisão D, são raramente encontrados em um paciente parcialmente edentado mandibular. Quando observados, as causas mais comuns são trauma ou excisão cirúrgica de neoplasias. Esses pacientes muitas vezes precisam de enxertos de osso autógeno *onlay* para melhorar o sucesso do implante e prevenir fraturas patológicas antes da reconstrução dentária com a prótese. Depois que o enxerto estiver cicatrizado com o osso disponível melhorado, o paciente é avaliado e tratado de maneira semelhante a outros pacientes com volume ósseo favorável.

Planejamento de Tratamento: Classe III

Normalmente, os dois pacientes classe III mais comuns em consulta para implantes estão com um único dente ausente (entre dentes adjacentes) ou possuem um intervalo longo edentado posterior (com um segundo ou terceiro molar presente) (Fig. 19-13). Na maioria das vezes, uma região posterior de múltiplos dentes ausentes pode ser restaurada com uma restauração independente, mas pode ocasionalmente precisar ser unida a um pilar natural posterior. O

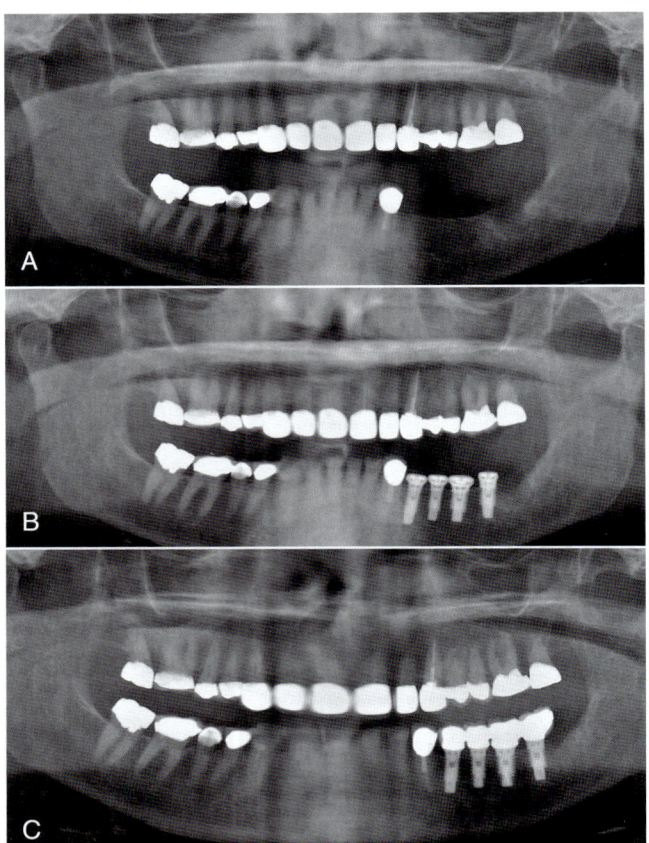

FIGURA 19-9. **A,** Mandíbula de classe I, divisão A. **B,** As posições-chave de implantes e os tamanhos de implantes são colocados no primeiro pré-molar, segundo molar (nenhum cantiléver) e primeiro molar (regra do primeiro molar). Um implante adicional é posicionado por causa de um apertamento moderado, paciente jovem do sexo masculino e dentição natural antagônica. **C,** Uma prótese final fixa em posição.

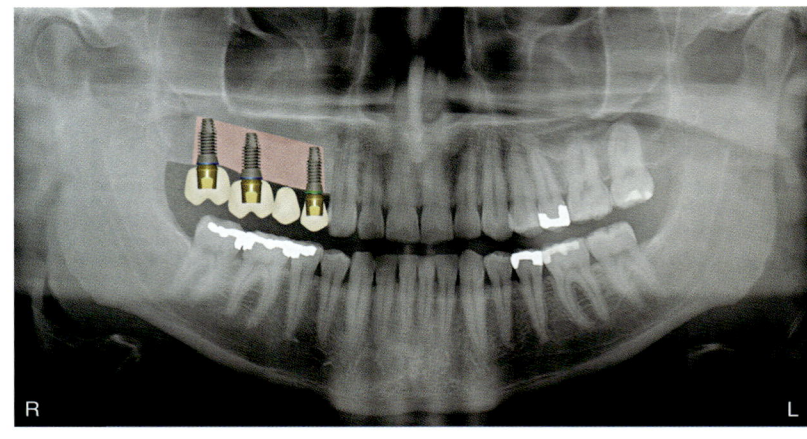

FIGURA 19-10. Um paciente classe maxilar II, divisão B, muitas vezes apresenta regeneração óssea guiada com membrana e empregada para aumentar a largura (*em rosa*), seguida de implantes de tamanhos ideais e nas posições-chave.

dente posterior geralmente exibe menos mobilidade em comparação com os dentes anteriores, e a desoclusão dos segmentos posteriores pode ser mais prontamente conseguida.

Uma revisão da literatura demonstra que unir dentes posteriores na mesma prótese sobre implantes é considerado terapia previsível sob condições específicas. Em contrapartida, um dente pilar anterior apresenta maior mobilidade e sustenta maiores forças laterais durante as excursões e não deve ser associado a um implante a menos que seja um "pôntico vivo" (implantes em cada um dos lados do dente) ou uma parte de uma restauração usando um conceito de arco unido para distribuir as forças laterais.

Um implante unitário é o tratamento de escolha quando osso e tecidos moles estão dentro da faixa normal, antes ou durante o tratamento. Próteses fixas sobre dentes naturais aumentam o risco de cárie, envolvimento pulpar e doença periodontal.[25] Como consequência, tanto a prótese tradicional quanto os dentes pilares têm uma taxa de sobrevida pior em comparação com próteses sobre implantes. Como resultado, os pilares de implantes e próteses independentes são muitas vezes o tratamento de escolha para a maioria dos pacientes classe III.[26,27]

Planos de Tratamento para Divisão A

Os pacientes classe III, divisão A, são bons candidatos para a instalação de implante endósseo em forma de raiz no espaço edentado. Isso permite que a restauração de dentes naturais seja independente e a fabricação de próteses seja feita com um menor número de elementos unidos. É mais fácil obter altura disponível máxima de osso para instalação de implantes anteriores ao forame mandibular ou ao seio maxilar (Fig. 19-14).

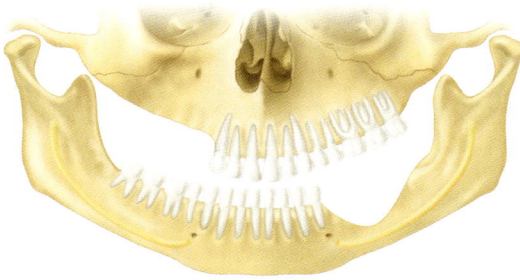

Divisão C

FIGURA 19-11. Um arco de classe I, divisão C, tem 7 a 9 mm de osso em altura no local edentado.

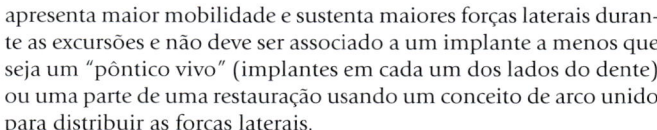

FIGURA 19-12. Um arco maxilar com classe II, divisão C–h, na maioria das vezes requer um enxerto ósseo sinusal (*em branco*) e, então, implantes nas posições-chave e de tamanhos ideais.

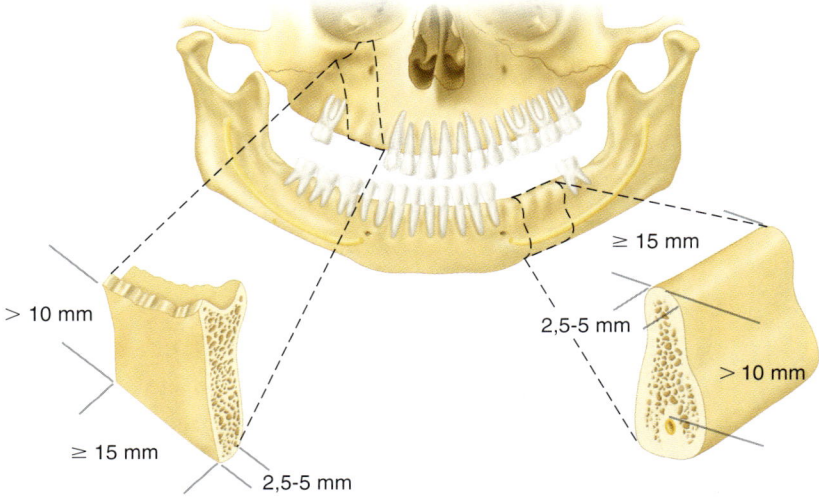

FIGURA 19-13. Paciente classe III tem um espaço edentado interdental. Quando é adequado em altura, mas quase insuficiente em largura, trata-se de osso da divisão B.

Divisão B

Como uma regra, a prótese final deve ser completamente implantossuportada, e dois implantes devem apoiar cada secção de três raízes de dentes ausentes (e não três coroas ausentes). Dentes naturais móveis adjacentes ao espaço edentado causam maiores cargas sobre os implantes; portanto, pode ser indicado um implante para cada raiz ausente. Se os dentes adjacentes forem móveis, então o implante deve apoiar tanto os dentes ausentes quanto os dentes móveis durante a oclusão.

Planos de Tratamento para Divisão B

Em pacientes classe III, divisão B, implantes endósseos de estreito diâmetro podem ser instalados no espaço mandibular de longo intervalo edentado. Quando os implantes de diâmetro estreito são utilizados, um implante para cada dente ausente e dois implantes para substituir um molar devem ser considerados quando os fatores de força do paciente são maiores do que o normal. Este plano de tratamento é utilizado principalmente para uma prótese fixa quando o intervalo é muito longo ou forças oclusais são grandes para os pilares naturais atuarem como suporte exclusivo para a prótese final. Na prótese final, os implantes devem ser independentes destes dentes (Fig. 19-15).

O longo intervalo edentado da divisão B entre dentes posteriores pode também ser tratado com um implante em forma de placa. Esses implantes estreitos são geralmente unidos a um dente adjacente não móvel sem forças laterais aplicadas à prótese.

O aumento ósseo em largura é um plano de tratamento comum para um paciente classe III divisão B. Para o volume ósseo de divisão B, enxertos ósseos e técnicas de regeneração óssea são muito previsíveis entre os dentes existentes. As posições dos implantes-chave podem, então, ser aplicadas juntamente à largura e ao comprimento ideais dos implantes (Fig. 19-16).

Planos de Tratamento para Divisão C ou Divisão D

Quando a divisão C ou D é encontrada em pacientes classe III, o plano de tratamento mais comum na maxila é o aumento ósseo (enxertos de seio), antes da instalação do implante para uma prótese independente (Fig. 19-17). Enxerto sinusal no rebordo posterior da divisão C e D é muito previsível.

Na mandíbula, volume ósseo divisão C para pacientes classe III pode muitas vezes indicar a realização de uma prótese fixa tradicional porque enxerto ósseo para ganho de altura é menos previsível do que na maxila. Quando o intervalo posterior de dentes ausentes é de três ou mais elementos, uma prótese fixa não é indicada. Portanto, um implante de disco pode ser considerado na mandíbula. Esses implantes são frequentemente unidos a um dente natural não móvel. Quando o osso disponível possui 9 mm e o comprimento do implante é de 7 mm na região posterior da mandíbula, a altura da coroa é geralmente superior a 12 mm. Uma correta guia incisal nos dentes anteriores é necessária nestas condições para eliminar quaisquer cargas laterais sobre a prótese (Fig. 19-18).

Planejamento de Tratamento: Classe IV

Em um paciente classe IV, o espaço edentado anterior atravessa a linha média (Fig. 19-19). No passado, PPF tradicionais eram

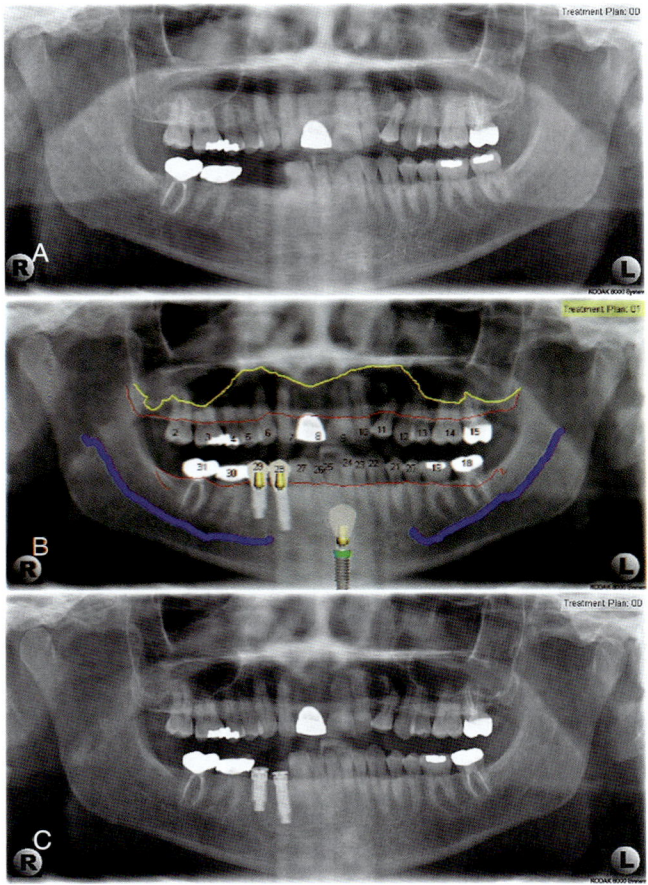

FIGURA 19-14. **A,** Tipicamente, nos pacientes com segmentos edentados classe III, um único dente está ausente ou apresenta um espaço posterior. **B,** O plano de tratamento ideal pode ser estudado por meio dos programas de cirurgia assistida por computador que ajudam a visualizar o posicionamento adequado e os contornos da prótese final (XCPT, Naples, FL). **C,** A fase cirúrgica de implantes replica a cirurgia programada assistida por computador. (Cortesia de N. Levine, Chicago, IL.)

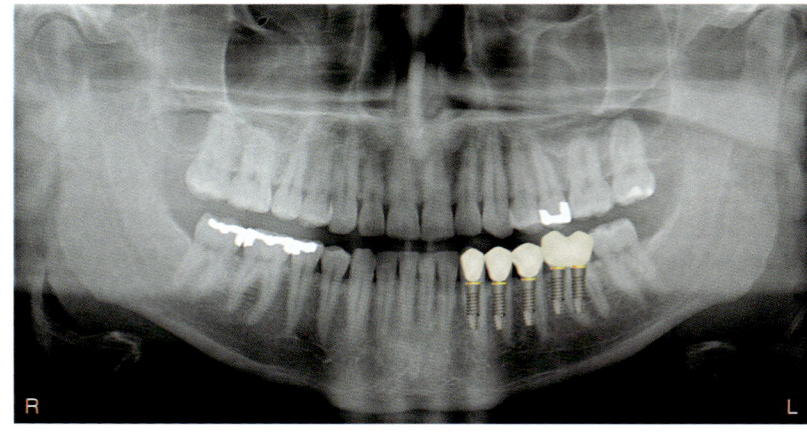

FIGURA 19-15. Em uma mandíbula classe III, divisão B, podem ser usados implantes de menor diâmetro. Quando esta opção for utilizada, um implante para cada raiz de dente ausente é frequentemente indicado.

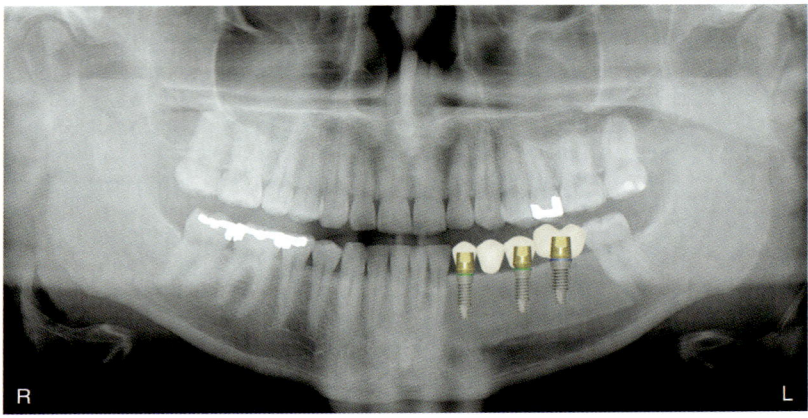

FIGURA 19-16. Uma mandíbula classe III, divisão B, pode receber um procedimento de regeneração óssea guiada por membrana para ganhar largura na região de pilar (*em cinza*), seguido de tamanhos ideais de implantes nas posições-chave.

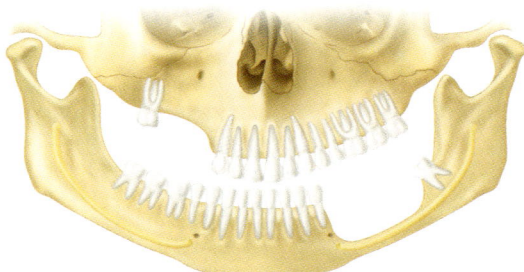

Divisão D

FIGURA 19-17. Observa-se um paciente classe III, divisão D, mais frequentemente no arco maxilar.

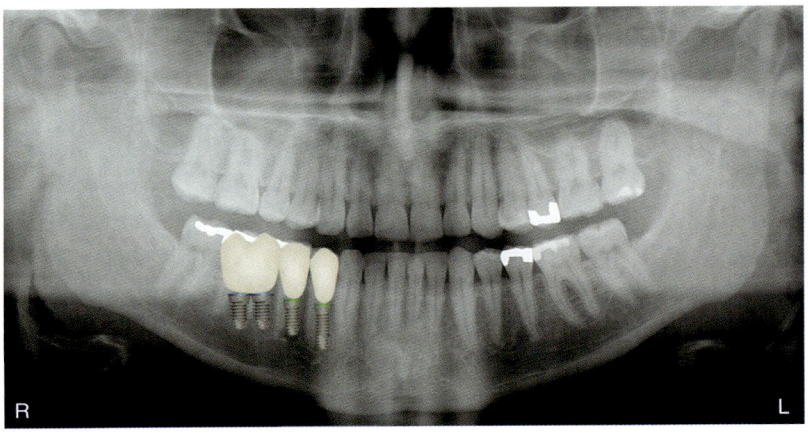

FIGURA 19-18. Um paciente classe III, divisão C–h, pode receber implantes em forma de raiz de 7 a 9 mm para apoiar uma prótese fixa. Um guia incisal nos dentes anteriores durante todas as excursões mandibulares é indicado para eliminar maiores forças sobre as coroas estendidas.

frequentemente o tratamento de escolha quando os caninos estavam presentes. Atualmente, próteses sobre implantes independentes dos dentes naturais são muitas vezes justificadas. No entanto, é comum uma falta de volume ósseo anterior na maxila e enxertos ósseos antes da instalação dos implantes são tipicamente necessários para evitar que eles sejam instalados palatalmente em relação às raízes naturais. Uma carga de compensação anterior é muitas vezes criada fora dos corpos de implante para colocar a borda incisiva superior na posição adequada para a estética e fonação. O momento de força gerado é maior do que quando se encontra na contraparte mandibular. Isso, adicionado a outros fatores, torna a pré-maxila uma das regiões da boca mais difíceis de tratar com sucesso. Como uma regra, três implantes são considerados para substituir os seis dentes anteriores na pré-maxila e três implantes em forma de raiz divisão B para os quatro incisivos. Na mandíbula, dois implantes podem ser utilizados frequentemente para substituir os quatro incisivos anteriores e três implantes para os seis dentes anteriores.

Planos de Tratamento para Divisão A

Os pacientes classe IV, divisão A, são bons candidatos para a instalação de implantes endósseos em forma de raiz no espaço edentado. Isso permite uma prótese independente dos dentes adjacentes, bem como a fabricação de prótese de intervalo mais curto. Esta situação também é indicada quando as forças oclusais são grandes para que os dentes naturais, sem mobilidade, atuem como pilares para uma prótese fixa (Fig. 19-20).

Em um osso de divisão A, as posições-chave dos implantes podem ser determinadas sem compromisso. Uma exceção à posição-chave dos implantes pode ser feita na mandíbula classe IV, divisão A, com oito dentes anteriores ausentes. Os pilares terminais (sem regra cantiléver) e posição canina (regra canina) são usados. No entanto, a regra de que três pônticos adjacentes não podem ser realizados pode ser violada para os incisivos anteriores quando os fatores de força do paciente são baixos e a densidade óssea boa (Fig. 19-21).

Se os dentes adjacentes forem móveis, durante a oclusão, os implantes devem apoiar tanto os dentes ausentes quanto os dentes móveis. Como regra, a prótese final deve ser completamente implantossuportada e dois implantes devem apoiar cada secção de três dentes ausentes. Dentes naturais móveis adjacentes ao intervalo edentado causam maiores cargas sobre os implantes. Portanto, um implante para cada dente ausente pode ser indicado sob estas condições.

Planos de Tratamento para Divisão B

Um paciente classe IV, divisão B na maxila, é mais frequentemente tratado com enxerto antes da instalação de implantes. Se o rebordo é de divisão B e inadequado em largura para implantes em forma de raiz como em um rebordo de divisão A, então os implantes em forma de raiz de diâmetro estreito comprometem a estética e os procedimentos de higiene oral. O enxerto ósseo é mais frequentemente usado em regiões anteriores edentadas com osso estreito (Fig. 19-22). Na divisão A para os incisivos centrais superiores, implantes são indicados para melhorar o contorno final das coroas, a aparência estética e a manutenção diária. Implantes e dentes devem permanecer independentes.

Em uma mandíbula classe IV, divisão B, implantes de diâmetro estreito (3 a 3,5 mm) podem muitas vezes ser utilizados para próteses independentes sem comprometimento da estética ou da função (Fig. 19-23). A densidade óssea é geralmente boa, e a direção da força em oclusão cêntrica está no longo eixo do implante.

O canino é um importante pilar natural. Quando o canino e dois dentes adjacentes estão ausentes, uma prótese fixa é contraindicada. Um implante deve substituir um canino sempre que múltiplos dentes estiverem ausentes.[28] Um enxerto de hidroxiapatita (HA) combinado com matriz celular dérmica é muitas vezes utilizado na face labial do

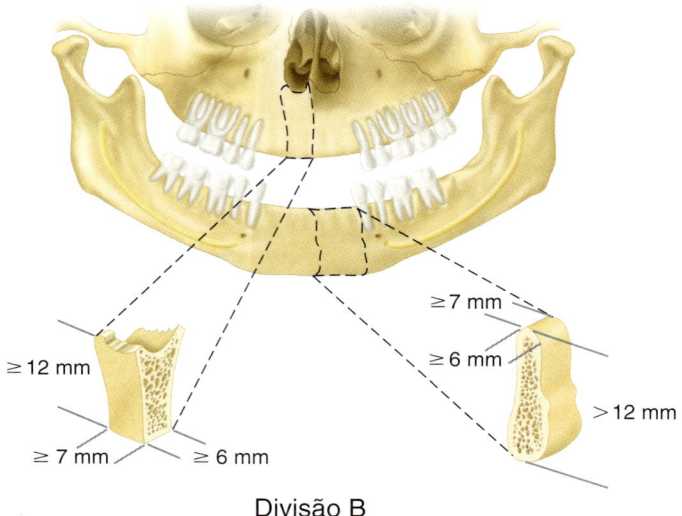

Divisão B

FIGURA 19-19. Um paciente classe IV possui dentes ausentes que cruzam a linha média. Quando o osso é adequado em altura, mas apenas suficiente em largura, trata-se da divisão B.

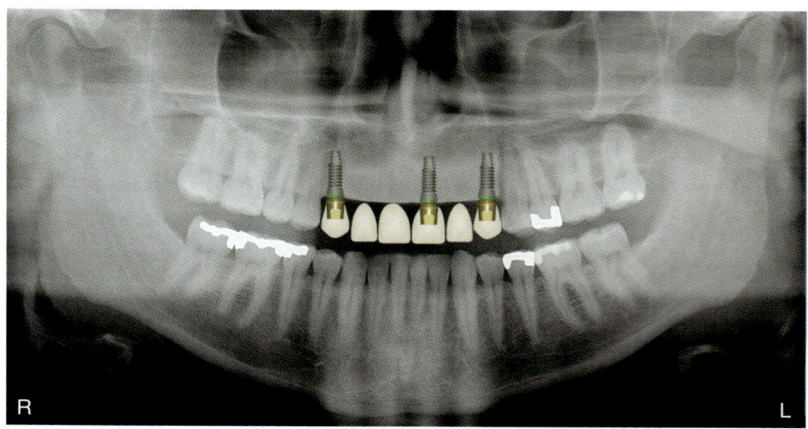

FIGURA 19-20. Um paciente classe IV, divisão A, tem implantes posicionados nas posições-chave com largura e comprimento ideais.

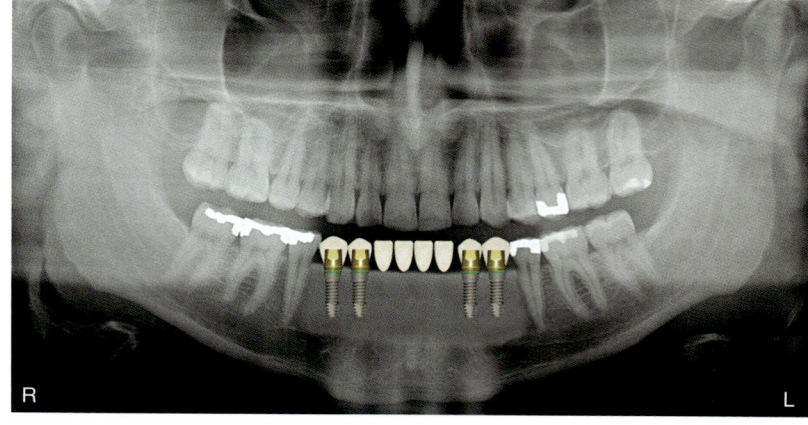

FIGURA 19-21. Uma mandíbula classe IV, divisão A, tem implantes posicionados nas posições-chave. Quando fatores de força são baixos a moderados e a densidade óssea boa, o implante entre as posições de canino pode ser eliminado, pois os implantes posteriores estão conectados aos implantes de caninos.

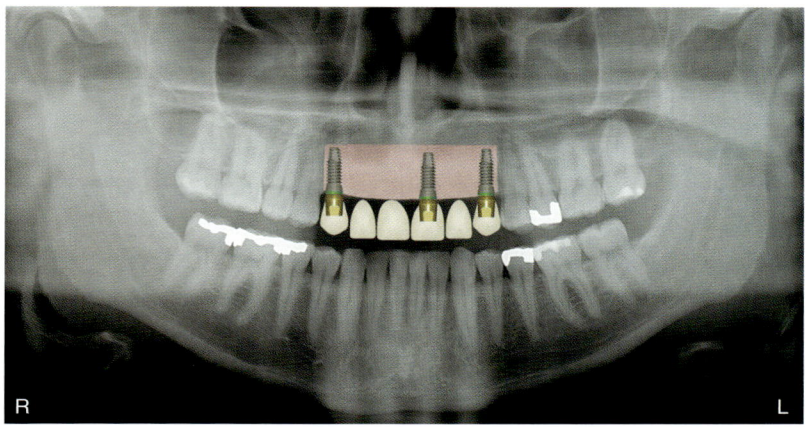

FIGURA 19-22. Paciente com maxila classe IV, divisão B, costuma apresentar necessidade de aumento ósseo (*em rosa*) para melhor volume ósseo. Após o aumento, implantes nas posições-chave e de tamanhos ideais podem ser usados para realizar uma prótese fixa.

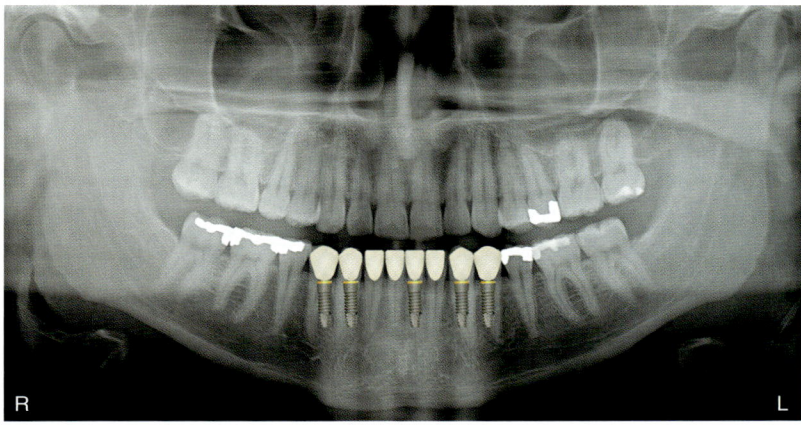

FIGURA 19-23. Em paciente com mandíbula classe IV, divisão B, pode-se usar um implante de diâmetro mais estreito (3-3,5 mm) e de comprimento ideal (12 mm ou mais). As posições-chave dos implantes devem ser selecionadas, incluindo um implante entre os caninos.

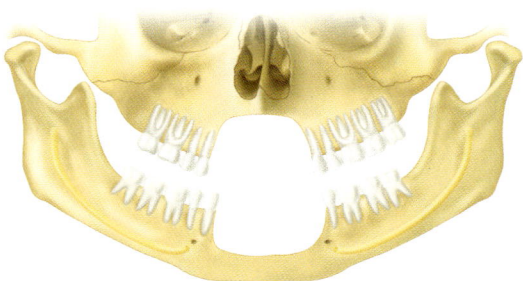

Divisão C

FIGURA 19-24. Uma arcada dentária de classe IV, divisão C–h, tem comprometimento ósseo em altura. Se o osso estiver comprometido em largura, trata-se de C–w.

rebordo edentado de divisão B, objetivando um contorno de tecido mole reforçado, perfil de emergência adequado e suporte melhorado do lábio para estética.

Planos de Tratamento para Divisão C e Divisão D

A primeira opção para um paciente classe IV na maxila é usar procedimentos de enxerto ósseo (Fig. 19-24). Se a intenção do enxerto ósseo for alterar o rebordo de uma divisão C ou D para uma divisão A ou B e instalar implantes endósseos, então osso autógeno é geralmente indicado. Os implantes podem ser instalados depois que o enxerto tenha criado um rebordo divisão A, e o plano de tratamento segue as opções anteriormente abordadas (Fig. 19-25).

Na região anterior de mandíbula, os implantes podem muitas vezes ser inseridos em osso da divisão C para a realização de próteses fixas com comprometimentos limitados (Fig. 19-26). A densidade óssea e direção da força permitem essa indicação, mesmo quando o EAC é de 15 mm. A restauração FP-3 é fabricada quando, ao falar, a posição do lábio inferior expõe as faces cervicais dos dentes anteriores.

Classificação dos Arcos Totalmente Edentados

As classificações de arcos totalmente edentados incluem a classificação de Kent e da Louisiana Dental School.[29] A classificação era para o aumento do rebordo com HA e uma prótese total convencional. Esta classificação trata todas as regiões de um arco edentado de modo semelhante e não aborda variações regionais. Da mesma forma, a classificação de Lekholm e Zarb apenas se refere à maxila e mandíbula anterior, sempre indicando implantes em forma de raiz, sem considerar a necessidade de enxerto ósseo, e sempre usando uma prótese fixa, independentemente de considerações biomecânicas.[30] As divisões de osso previamente apresentadas por Misch e Judy são a base da classificação de um paciente totalmente edentado apresentada neste capítulo.[1,2] Sua finalidade é permitir a comunicação não só do volume do osso, mas também da localização. Ela organiza as opções de tratamento com implantes para pacientes totalmente edentados.

O maxilar edentado é dividido em três regiões e descrito de acordo com a classificação de Misch-Judy.[31] Na mandíbula, as secções

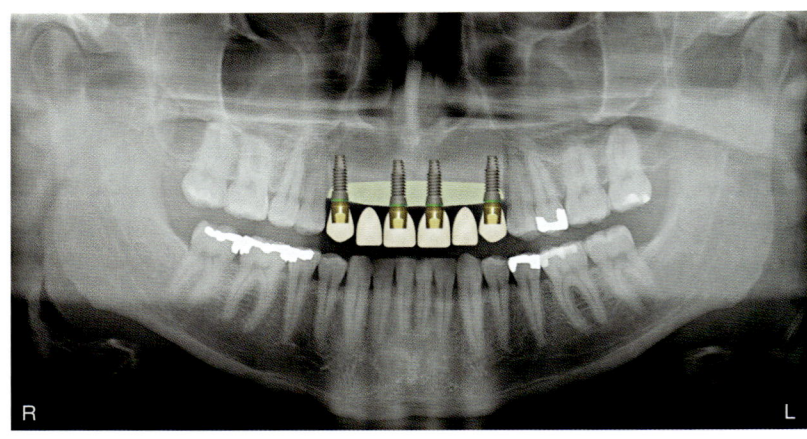

FIGURA 19-25. Um paciente com maxila classe IV, divisão C–w, deve requerer procedimentos de enxerto em bloco para aumentar a largura óssea e, depois, receber implantes nas posições-chave. Um implante adicional pode ser necessário se a densidade óssea for pobre ou fatores de força forem maiores do que o normal.

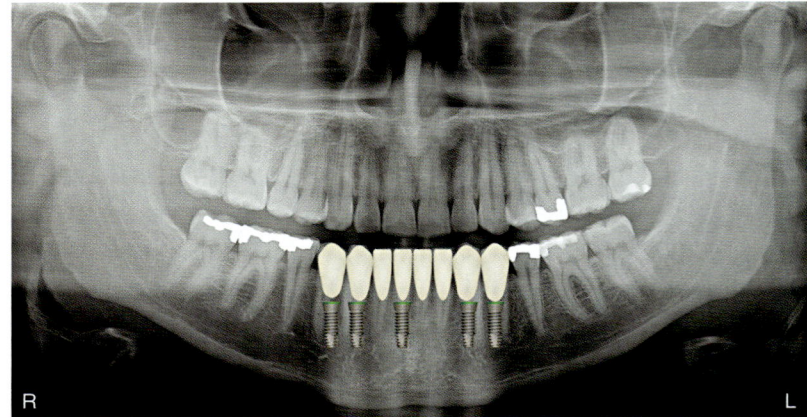

FIGURA 19-26. Uma mandíbula de classe IV, divisão C–h, muitas vezes pode receber implantes nas posições-chave. A densidade óssea é geralmente boa e, em oclusão cêntrica, os implantes podem ser carregados em seus eixos longos.

posteriores direita e esquerda estendem-se desde o forame mental às papilas retromolares e a área anterior é localizada entre os foramens mentais. A secção anterior geralmente se estende de primeiro pré-molar a primeiro pré-molar por causa da localização mais comum do forame (ou seja, entre os dois pré-molares).

As regiões posteriores direita e esquerda da maxila edentada também começam a partir do segundo pré-molar, onde o seio maxilar, na maioria das vezes, determina a altura do osso disponível. A secção anterior da maxila consiste na região entre os primeiros pré-molares e, em geral, é anterior ao seio maxilar (Fig. 19-27).

A divisão do osso em cada secção do arco edentado determina a classificação do maxilar edentado. As três áreas ósseas são avaliadas independentemente uma das outras. Portanto, uma, duas ou três divisões diferentes do osso podem existir. O termo "tipo" é utilizado na classificação de completamente edentado em vez de "classe", como na classificação de parcialmente edentado.

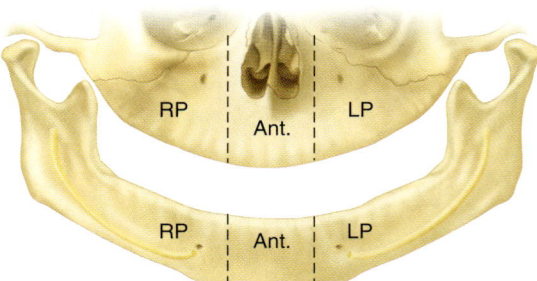

FIGURA 19-27. Uma mandíbula completamente edentada é dividida em três segmentos. O componente anterior (Ant.) situa-se entre os forames mentais ou em frente ao seio maxilar. Segmentos posteriores à direita (RP) e à esquerda (LP) correspondem aos lados direito e esquerdo do paciente.

Tipo 1

Em um arco edentado tipo 1, a divisão de osso é similar em todos os três segmentos anatômicos. Portanto, quatro categorias diferentes dos arcos edentados tipo 1 estão presentes. Em um rebordo tipo 1, divisão A, com osso abundante em todas as três secções, vários implantes em forma de raiz podem ser instalados (e os locais dos implantes não são limitados) para apoiar a prótese final. Como regra, cinco a nove implantes podem ser usados na mandíbula e sete a 10 na maxila para uma prótese fixa.

O rebordo edentado tipo 1, divisão B, apresenta osso adequado em todas as três secções para instalar implantes de diâmetro estreito em forma de raiz. É prática comum modificar a secção anterior do osso da mandíbula por meio de osteoplastia para uma divisão A e colocar implantes em forma de raiz de tamanho total nesta região.

É mais raro possuir altura suficiente na maxila posterior ou mandíbula para permitir osteoplastia para melhorar a divisão. Portanto, vários implantes mais estreitos são frequentemente indicados na mandíbula se implantes posteriores forem inseridos sem enxerto. Um implante é usado para cada raiz do dente, compensando a diminuição da superfície de apoio dos implantes.

O aumento por expansão óssea pode ser indicado na maxila se o paciente deseja uma prótese fixa, especialmente quando antagônico e de dentes naturais. Se fatores de estresse forem grandes, então enxerto ósseo lateral pode também ser necessário nas regiões posteriores para aumentar o diâmetro dos implantes.

Arcos edentados tipo 1, divisão C–w, apresentam alturas adequadas de osso disponível, mas possuem larguras inadequadas. Se o paciente deseja uma prótese removível implantossuportada, então uma osteoplastia pode ser usada para converter o rebordo mandibular para C–h. O plano de tratamento segue uma fórmula tipo 1, divisão C–h. Quando uma prótese fixa é desejada, é geralmente garantido que um enxerto autógeno *onlay* no arco C–w restaure o rebordo para a divisão A, antes da instalação dos implantes. Na maxila, a osteoplastia é menos eficaz para aumentar a largura e o aumento é mais comum para converter o rebordo para divisão A ou B.

Arcos edentados tipo 1, divisão C–h, muitas vezes não apresentam todos os requisitos essenciais para um apoio previsível a longo prazo com implantes para próteses fixas. Uma prótese removível RP-4 ou RP-5 implantossuportada é frequentemente indicada para reduzir as cargas oclusais. O arco mandibular pode ser tratado com um implante subperiósteo completo ou com implantes em forma de raízes na secção anterior. A prótese deve ser completamente implantosssuportada (RP-4) para parar a perda óssea continuada nas regiões posteriores da boca. Quando se trabalha em um arco edentado divisão C, apenas implantes em forma de raízes são inseridos na região anterior e o apoio posterior nos tecidos moles (RP-5) pode ser necessário.

A maxila edentada é muitas vezes tratada com uma prótese removível convencional até que a mandíbula seja completamente restaurada. Se esta prótese total precisar de retenção ou estabilidade adicional, então HA pode ser usado para aumentar a pré-maxila. Isso modifica a forma do rebordo e oferece estabilidade durante excursões oclusais. A maxila C–h deve muitas vezes considerar o aumento subnasal combinado com implantes em forma de raiz na região de iminência do canino e enxerto sinusal com implantes em forma de raiz com uma prótese RP-4.[32,33] Treinamento cirúrgico adicional é necessário para estas duas últimas alternativas, pois apresentam maior incidência de complicações.

Para a realização de próteses fixas em qualquer arco, pode ser necessário o uso de enxertos autógenos de crista ilíaca. Essa metodologia pode alterar a divisão anterior do osso e melhorar a taxa de sucesso e a resposta estética a longo prazo. Para a maxila, enxertos sinusais também são indicados nestas situações (Fig. 19-28).

Os arcos edentados classificados como tipo 1, divisão D, são os mais desafiadores para a odontologia. Se um implante falha em um paciente tipo 1, divisão D, fraturas patológicas ou condições quase inrestauráveis podem ocorrer, sendo estes os pacientes que precisam de mais auxílio para o apoio de suas próteses. A relação risco/benefício deve ser cuidadosamente ponderada para cada paciente. Implantes endósseos podem ser colocados na região anterior de mandíbula. No entanto, a altura desfavorável da coroa com mais de 20 mm e fratura mandibular durante a instalação do implante ou após falha do mesmo são aspectos que podem resultar em complicações significativas.[34]

Muitas vezes, a melhor solução é mudar a divisão com enxertos autógenos e, depois, reavaliar as condições melhoradas e alterar apropriadamente o plano de tratamento. Para os rebordos tipo 1, da divisão D, são usados mais frequentemente enxertos autógenos da crista ilíaca. Após 6 meses, o arco é reavaliado. Este rebordo pode ser convertido em um volume ósseo C–h ou de divisão A, dependendo de uma lista de fatores do paciente. Um total de cinco a nove implantes pode, então, ser instalado nas regiões anterior e posterior.[35,36]

Tipo 2

Em um arco totalmente edentado tipo 2, as secções ósseas posteriores são semelhantes, mas diferem do segmento anterior. Os arcos mais comuns nesta categoria apresentam menos osso em regiões posteriores, sob o seio maxilar ou sobre o canal mandibular, do que

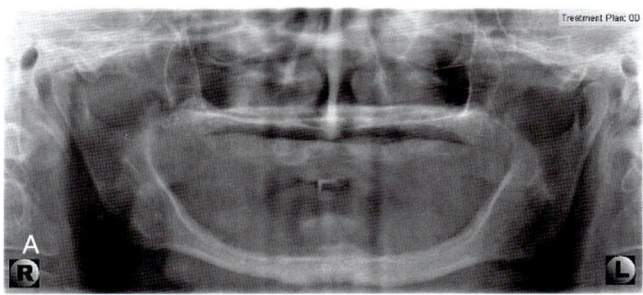
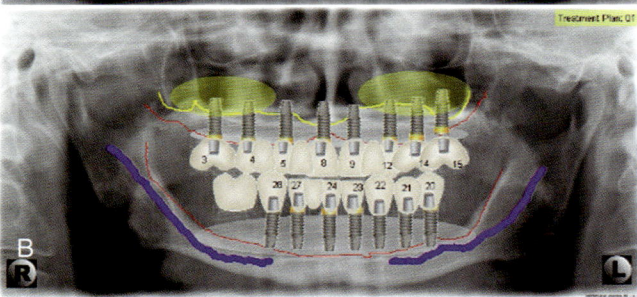
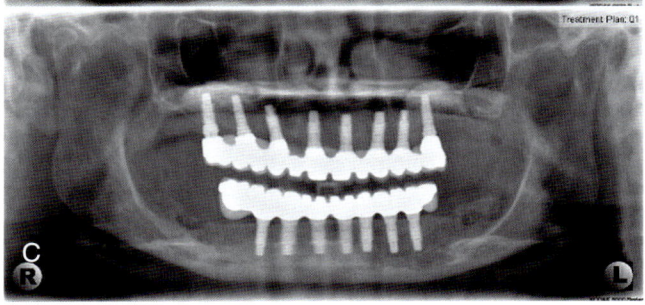

FIGURA 19-28. **A,** Mandíbula e maxila de tipo I, divisão C–h, devem ser restauradas para a divisão A, com enxerto autógeno quando uma prótese fixa é desejada. **B,** Planos de tratamento assistido por computador, com cinco a nove implantes colocados nos volumes ósseos enxertados, podem ser planejados antes do tratamento (XCPT, Naples, FL). **C,** Radiografia panorâmica de um paciente com maxila e mandíbula de divisão C–h restauradas para arcos de divisão A, com enxertos de crista ilíaca, implantes endósseos e próteses totais fixas.

no segmento anterior. Esses rebordos edentados são descritos na classificação de totalmente edentados com duas letras da divisão após tipo 2, com o segmento anterior sendo listado primeiro porque frequentemente determina o plano de tratamento global. Portanto, uma mandíbula com divisão A entre os forames mentonianos e divisão C distal ao forame é um arco tipo 2, divisão A, C. Esta condição é comum na mandíbula porque as regiões posteriores reabsorvem quatro vezes mais rápido do que as anteriores. Uma vez que enxertos *onlay* na região posterior de mandíbula são mais difíceis de serem realizados previsivelmente, a região anterior é muitas vezes o único segmento usado para instalação de implantes.

Em um tipo 2, divisão A, arco B, os segmentos posteriores podem ser tratados com implantes de diâmetro estreito, mas a secção anterior é adequada para implantes de maior diâmetro em forma de raiz com a finalidade de apoiar a prótese (Fig. 19-29). Quando possível, a secção da divisão B posterior é transformada em divisão A. Enxerto *onlay* com material sintético não é tão previsível ou oportuno quanto implantes endósseos da divisão B, que podem ser utilizados quando os fatores de estresse são baixos. Enxertos autógenos são mais debilitantes e requerem extensos períodos de cicatrização, porém podem ser indicados para beneficiar a largura do osso posterior, quando os fatores de estresse e o desejo do paciente são elevados. Enxertos em bloco coletados intraoralmente podem ser empregados

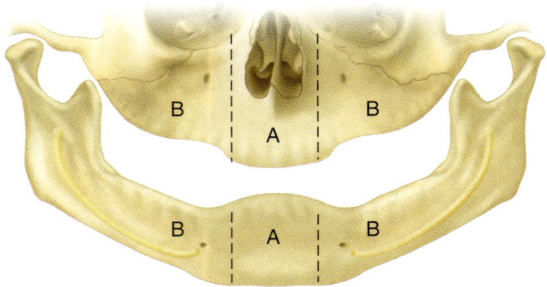

FIGURA 19-29. Um arco de tipo 2, divisão A, B, possui uma secção anterior classificada como divisão A (*A*) e as secções posteriores como divisão B (*B*). A região anterior domina o plano de tratamento global em todos os arcos edentados e, em geral, tem um volume ósseo maior que a posterior.

para segmentos menores. Na região posterior da maxila, divisão A, devem ser consideradas a expansão óssea e a instalação de implantes em forma de raiz. Quanto mais macio o osso, mais fácil é a expansão para obtenção de um volume ósseo de divisão A.

Existem dois módulos principais para restaurar o rebordo edentado tipo 2, divisão A, C. Na mandíbula, a opção mais comum é o uso da região anterior para implantes em forma de raiz e uma prótese implantossuportada (Fig. 19-30). O arco superior pode ser tratado com uma combinação de enxerto sinusal e implantes endósseos se um apoio adicional posterior for necessário para a prótese. Como a densidade óssea da mandíbula geralmente é superior à da maxila e os momentos de forças permanecem dirigidos dentro da forma do arco, raramente a mandíbula exige enxerto para apoio adicional posterior. No entanto, para um paciente com uma forma de arco quadrada ou elevada dinâmica de mastigação, apresentando dentes naturais como antagonista, o suporte posterior pode ser necessário para uma RP-4 ou para uma prótese fixa. Um implante em disco ou em forma de raiz com 7 mm de comprimento pode ser usado para este suporte adicional na mandíbula.

Um rebordo edentado com grave perda óssea posterior e osso abundante na região anterior é incomum e ocorre com mais frequência na maxila. Um paciente tipo 2, divisão A, D, é tratado de maneira similar ao paciente com um arco tipo 2, divisão A, C. Enxertos sinusais e implantes endósseos na maxila ou somente implantes anteriores, com ou sem um enxerto autógeno na mandíbula, são geralmente os tratamentos de escolha.

Um arco edentado tipo 2, divisão B, C, pode ser tratado com duas principais opções. A região anterior pode ser alterada à divisão A por osteoplastia se as condições anatômicas permitirem. Esses pacientes são, então, tratados exatamente como tipo 2, divisão A, C, o que foi anteriormente descrito. Quando o rebordo não apresenta altura suficiente depois da osteoplastia para melhorar a divisão, os segmentos posteriores podem ser melhorados por enxertos sinusais, e o arco inteiro tratado da mesma maneira que tipo 1, divisão B ou tipo 2, divisão B, A. Enxertos *onlay* são menos previsíveis que enxertos sinusais; por conseguinte, a mandíbula anterior pode ser alterada para uma divisão C por osteoplastia, e uma prótese RP-4 com implantes em forma de raiz na região anterior. Prótese RP-5 pode ser selecionada para pacientes mandibulares do tipo 1, divisão C.

Os pacientes que possuem avançada atrofia nos segmentos posteriores e largura e altura do rebordo adequadas no segmento anterior podem ser descritos como tipo 2, divisão B, D. Esta condição quase nunca ocorre na mandíbula, mas pode ser encontrada em certas ocasiões na maxila. Esses pacientes são tratados de modo semelhante aos pacientes tipo 2, divisão B, C, como descrito anteriormente.

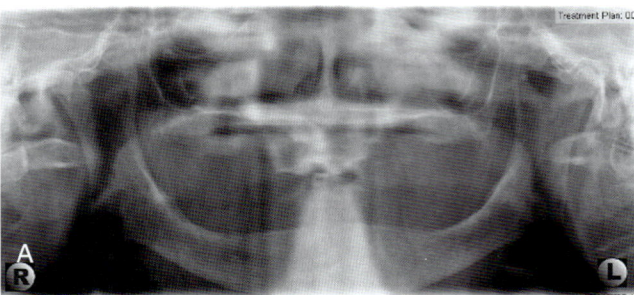
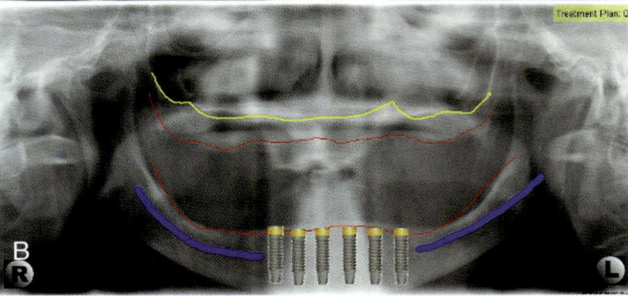
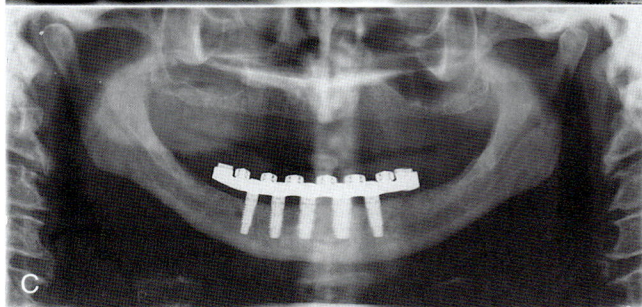

FIGURA 19-30. **A,** Uma opção de tratamento para o tipo 2, divisão A, C. **B,** Um plano de tratamento gerado por computador com biomecânica favorável coloca os implantes na secção anterior da mandíbula e restaura o arco com secções posteriores com cantiléver (XCPT, Nápoles, FL). **C,** Em uma situação com dinâmica de mastigação mais elevada ou parafunção noturna, este tipo de arco pode exigir a fabricação de uma prótese RP-4 em vez da fixa.

A diferença principal é que o enxerto posterior é mais extenso e requer meses adicionais para a cicatrização antes da instalação dos implantes e a reconstrução com a prótese. Na mandíbula, pacientes tipo 2, divisão C, D, podem ser tratados similarmente aos com uma mandíbula tipo 1, divisão D, realizando enxerto ósseo autógeno antes da instalação dos implantes (Fig. 19-31).

Tipo 3

Nos arcos edentados tipo 3, as secções posteriores da maxila ou da mandíbula são diferentes. Esta condição é menos comum do que os outros dois tipos e é encontrada com mais frequência na maxila do que na mandíbula. O volume de osso anterior é listado primeiro e, em seguida, o posterior direito seguido do segmento posterior esquerdo. Portanto, maxilar edentado com osso abundante na secção anterior, nenhum osso disponível para implantes na secção posterior esquerda e osso adequado no segmento posterior direito correspondem a um arco edentado tipo 3, divisão A, B, D (Fig. 19-32).

Um paciente com uma mandíbula que tem osso adequado no segmento posterior direito e osso inadequado no outro lado, mas osso abundante no segmento anterior tem um rebordo edentado tipo 3, divisão A, B, C. Um implante de diâmetro estreito pode ser colocado no segmento posterior direito, bem como implantes em forma de raiz na secção anterior, tal como indicado pela prótese. Se apoio

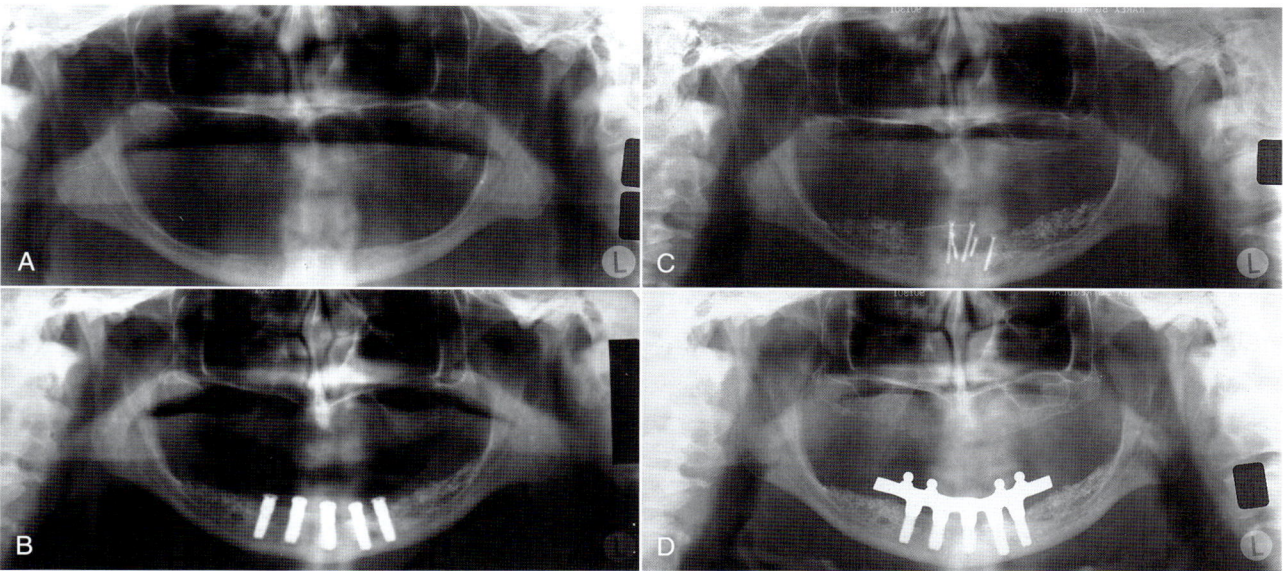

FIGURA 19-31. **A,** Pacientes com mandíbulas de tipo 2, divisão C, D podem ser tratados de maneira semelhante àqueles com arcos de tipo I, divisão D. Enxerto de crista ilíaca é necessário para restaurar o volume ósseo adequado para a divisão A. **B,** Antes da instalação do implante (**C**) e fabricação da prótese final (**D**).

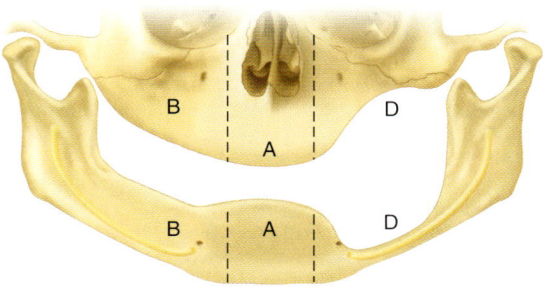

FIGURA 19-32. Este arco de tipo 3, divisão A, B, D, possui osso anterior abundante (*A*), atrofia moderada do osso posterior à direita (*B*) e atrofia grave no segmento posterior esquerdo (*D*). Enxerto sinusal é um tratamento comum se implantes posteriores forem necessários na maxila. No entanto, o aumento do osso na região posterior da mandíbula para a divisão D é mais incomum e implantes anteriores adicionais na divisão A com um cantiléver são mais típicos. Uma outra opção é a utilização de implantes mais estreitos no segmento posterior direito, unindo-se aos implantes anteriores.

prostético adicional for necessário na região mandibular esquerda, então implantes em forma de raiz adicionais são colocados e unidos aos implantes posteriores e aos dentes ou barra com cantiléver sem o apoio do implante na região posterior esquerda. Um paciente tipo 3, divisão A, C, B, é tratado como uma imagem espelhada de um paciente tipo 3, divisão A, B, C.

Um paciente tipo 3, divisão A, D, C (ou tipo 3, divisão A, C, D), recebe um plano de tratamento semelhante aos planos discutidos para o tipo 2, divisão A, C. Implantes endósseos em forma de raiz são colocados na secção anterior; se a prótese precisar de um suporte posterior adicional, então os enxertos são considerados, especialmente na maxila posterior. Os pacientes com arcos tipo 3 com divisão anterior B ou C são tratados semelhantemente aos pacientes correspondentes tipo 2 com divisão anterior B ou C.

Na maxila, não é incomum que a pré-maxila apresente volume ósseo insuficiente e um quadrante posterior necessite de um enxerto sinusal (tipo 3, divisão C, A, D). Neste caso, e se o volume ósseo

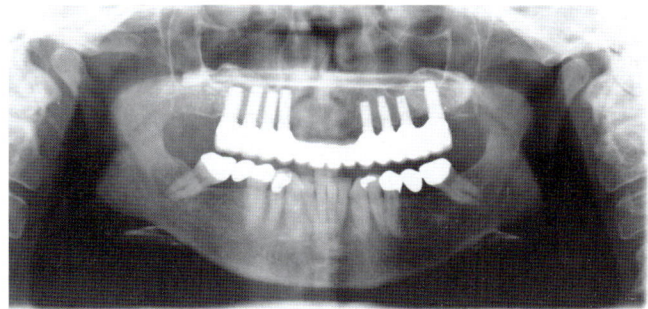

FIGURA 19-33. Arco maxilar edentado quadrado com tipo 3, divisão C, D, E, pode exigir enxertos sinusais bilaterais e implantes no canino com elevação nasal para apoiar uma prótese fixa.

estiver presente nas regiões de caninos com fatores de força favoráveis e uma forma de arco quadrada, deve-se realizar levantamento de seio maxilar. Após o enxerto sinusal e instalação dos implantes nas áreas de caninos e de elementos posteriores, uma prótese fixa de arco inteiro pode ser fabricada usando como pônticos incisivos laterais e centrais (Fig. 19-33).

O arco é de tipo 3, mesmo quando a região anterior for semelhante a uma das secções posteriores. Por exemplo, o rebordo tipo 3, divisão C, D, C, tem divisão C na região anterior, atrofia grave na secção direita e atrofia moderada na secção esquerda. Em um arco mandibular deste tipo, a instalação dos implantes na secção anterior apenas pode ser suficiente para a realização da prótese fixa do paciente, embora um implante de disco ou de forma de raiz de 7 mm de comprimento possa ser indicado na secção posterior divisão C. A maxila normalmente requer enxertos sinusais e elevação subnasal, em razão da má biomecânica e qualidade óssea. A secção anterior geralmente determina o plano de tratamento.

Raramente os implantes posteriores são inseridos sem qualquer suporte anterior com implantes. Em prótese tradicional, pacientes classe I de Kennedy-Applegate, modificação I, com dentes anteriores ausentes são muitas vezes restaurados com um PPF anterior e PPR posterior. Isso limita o equilíbrio da prótese e diminui as forças transmitidas aos pilares. Os conceitos de prótese convencional também ditam que a PPF não é indicada quando o canino e os dois dentes adjacentes estão ausentes. Isso também se aplica quando os seis dentes anteriores estão ausentes e implantes não podem ser inseridos. Estes axiomas do conhecimento de próteses convencionais testados pelo tempo indicam que implantes posteriores, isoladamente, não devem ser instalados sem qualquer implante ou dente natural anterior como suporte. No entanto, este conceito é frequentemente ignorado na maxila, onde muitas vezes o resultado clínico depende exclusivamente dos enxertos sinusais e de implantes nos segmentos posteriores. Se nenhum implante na região de caninos for inserido, então a falta de apoio anterior pode causar rotação da prótese e acelerar a perda do implante posterior.

As duas secções posteriores não estão conectadas porque o intervalo entre os primeiros pré-molares é muito grande, e os implantes posteriores são colocados quase em linha reta com pouca vantagem biomecânica. Balanço anterior e forças laterais posteriores sobre esses implantes em linha reta aumentam a falha dos implantes. A condição do paciente é, então, muitas vezes pior do que antes de qualquer terapia com implantes. Em geral, é muito mais prudente convencer o paciente a ser tratado com um enxerto anterior *onlay* e implantes anteriores de modo que uma prótese de arco completo (RP-4 ou fixa) possa ser fabricada.

Resumo

Foi delineada uma classificação que permite a visualização de dentes e ossos em arcos parcialmente edentados para o emprego de implantes como terapia. A fundação desta classificação é o sistema Kennedy-Applegate, que é a classificação mais utilizada em prótese dental. Uma classificação para o arco totalmente edentado baseada no osso disponível também foi desenvolvida. Como resultado desta fusão de classificações, planos de tratamento generalizados podem ser estabelecidos para a organização de restaurações de pacientes parcial ou totalmente edentados.

Referências Bibliográficas

1. Misch CE: *Available bone improved surgical concept in implant dentistry*. Paper presented at the Alabama Implant Study Group, Congress XI, Birmingham, AL, May 1985.
2. Misch CE, Judy WMK: Classifications of the partially edentulous arches for implant dentistry, *Int J Oral Implantol* 4:7-12, 1987.
3. Cummer WE: Possible combinations of teeth present and missing in partial restorations, *Oral Health* 10:421, 1920.
4. Kennedy E: *Partial denture construction*, Brooklyn, NY, 1928, Dental Items of Interest.
5. Bailyn M: Tissue support in partial denture construction, *Dent Cosmos* 70:988, 1928.
6. Neurohr F: *Partial dentures: a system of functional restoration*, Philadelphia, 1939, Lea & Febiger.
7. Mauk EH: Classification of mutilated dental arches requiring treatment by removable partial dentures, *J Am Dent Assoc* 29:2121, 1942.
8. Godfrey RJ: Classification of removable partial dentures, *J Am Coll Dent* 18:5, 1951.
9. Beckett LS: The influence of saddle classifications on the design of partial removable restoration, *J Prosthet Dent* 3:506, 1953.
10. Friedman J: The ABC classification of partial denture segments, *J Prosthet Dent* 3:517, 1953.
11. Austin KP, Lidge EF: *Partial dentures: a practical textbook*, St Louis, 1957, Mosby.
12. Skinner CNA: Classification of removable partial dentures based upon the principles of anatomy and physiology, *J Prosthet Dent* 9:240-246, 1959.
13. Applegate OC: *Essentials of removable partial denture prosthesis*, ed 3, Philadelphia, 1965, WB Saunders.
14. Avant WE: A universal classification for removable partial denture situations, *J Prosthet Dent* 16:533-539, 1966.
15. Parameters of care for the American College of Prosthodontists: *J Prosthodont* 5:3-71, 1996.
16. Garry TJ, Nimmo A, Skiba JF, et al: Classification system for partial edentulism, *J Prosthodont* 11:181-193, 2002.
17. Marcus SE, Drury TF, Brown LJ, et al: Tooth retention and tooth loss in the permanent dentition of adults: United States 1988-1991, *J Dent Res* 75(special issue):684-695, 1996.
18. Laney WR, Gibilisco JA: *Diagnosis and treatment in prosthodontics*, Philadelphia, 1983, Lea & Febiger.
19. Cecconi B, Asgtar K, Dootz E: The effect of partial denture clasp design on abutment tooth movement, *J Prosthet Dent* 25:44, 1971.
20. Thompson W, Kratochvil F, Caputo A: Evaluation of photoelastic stress patterns produced by various designs of bilateral distal-extension removable partial dentures, *J Prosthet Dent* 38:261, 1997.
21. Davis WH: Neurologic complications in implant surgery. In *American Association of Oral and Maxillofacial Surgeons Congress, Clinical Study Guide*, 1992.
22. Fonseca RJ, Davis HW: *Reconstructive preprosthetic oral and maxillofacial surgery*, ed 2, Philadelphia, 1995, WB Saunders.
23. Naert I, Quirynen M, van Steenberghe D, et al: A six year prosthodontic study of 509 consecutively inserted implants for the treatment of partial edentulism, *J Prosthet Dent* 67:236-245, 1992.
24. van Steenberghe D, Lekholm U, Bolender C, et al: The applicability of osseointegrated oral implants in the rehabilitation of partial edentulism: a prospective multi-center study on 558 fixtures, *Int J Oral Maxillofac Implants* 5:272-281, 1990.
25. Walton JN, Gardner MF, Agar JR, et al: A survey of crown and fixed partial denture failures: length of service and reasons for replacement, *J Prosthet Dent* 56:416-420, 1986.
26. Andersson B, Odman P, Lidvall AM, et al: Single tooth restorations supported by osseointegrated implants, *Int J Oral Maxillofac Implants* 10:702-711, 1995.
27. Henry PJ, Laney WR, Jemt T, et al: Osseointegrated implants for single tooth replacement. A prospective 5-year multicenter study, *Int J Oral Maxillofac Implants* 11:450-455, 1996.
28. Misch CE, Bidez MW: Implant protected occlusion, a bio-mechanical rationale, *Compend Contin Educ Dent* 15:1330-1344, 1994.
29. Kent JN: Correction of alveolar ridge deficiencies with non-resorbable hydroxylapatite, *J Am Dent Assoc* 105:99-100, 1982.
30. Lekholm U, Zarb GA: Patient selection and preparation. In Brånemark PI, Zarb GA, Albrektsson T, editors: *Tissue integrated prostheses: osseointegration in clinical dentistry*, Chicago, 1985, Quintessence.
31. Misch CE: Classification of partially and completely edentulous arches in implant dentistry. In Misch CE, editor: *Contemporary implant dentistry*, St Louis, 1993, Mosby.
32. Misch CE: Available bone influences prosthodontic treatment, *Dent Today* 7:44-75, 1988.
33. Misch CE: Maxillary sinus augmentation for endosteal implants: organized alternative treatment plans, *Int J Oral Implantol* 4:49-58, 1987.
34. Tolman DE, Keller EE: Management of mandibular fractures in patients with endosseous implants, *Int J Oral Maxillofac Implants* 6:427-436, 1991.
35. Misch CE: Iliac crest grafts and endosteal implants to restore 35 severely resorbed totally edentulous maxillae: a retrospective study. In *Proceedings of the Second World Congress of Osseointegration*, Rome, October 1996.
36. Li KK, Stephens WL, Gliklich R: Reconstruction of the severely atrophic edentulous maxilla using the Lefort I osteotomy with simultaneous bone graft and implant placement, *J Oral Maxillofac Surg* 54:542-547, 1996.

PARTE IV Opções Alternativas de Tratamento

CAPÍTULO **20**

Substituição de um Elemento Unitário Posterior: Opções de Tratamento e Indicações

Carl E. Misch

Setenta por cento da população dentada nos Estados Unidos tem pelo menos um dente ausente. O número médio de dentes perdidos, em uma pesquisa nos Estados Unidos, foi de 2,96 dentes para indivíduos acima do nível de pobreza e 4,15 dentes para indivíduos abaixo do nível de pobreza. Assim, a renda não é um fator importante para a perda média de dentes na população adulta (Fig. 20-1). A substituição de um elemento unitário provavelmente será composta por uma porcentagem maior de próteses dentárias no futuro, quando comparada com as gerações anteriores. Em 1960, a média dos americanos com idade superior a 55 anos possuía apenas sete dentes não restaurados. Hoje, a média de adultos de 65 anos de idade possui 18 dentes não restaurados, e os *baby boomers* (aqueles nascidos no período pós-segunda guerra mundial, entre 1946 e 1964) terão pelo menos 24 dentes não restaurados quando alcançarem 65 anos de idade (Fig. 20-2).

Os primeiros dentes permanentes são perdidos hoje geralmente entre as idades de 35 e 54 anos. Quase 30% das pessoas com 50 a 59 anos de idade, analisadas em uma pesquisa nacional dos Estados Unidos, exibiram espaços edentados posteriores delimitados por dentes naturais únicos ou múltiplos.[1] Este segmento da população tem maior renda disponível e é menos dependente das companhias de seguros para pagar por atendimento odontológico. O tratamento para repor dentes unitários nas regiões posteriores representa cerca de 7% do reembolso relativo ao atendimento odontológico anual das companhias de seguros, e totaliza mais de US$ 3,2 bilhões a cada ano.[2,3] Como a maioria das empresas costuma reembolsar menos de 50% do custo da substituição de dentes, os custos totais da substituição de um elemento unitário podem chegar a US$ 7 bilhões nos Estados Unidos a cada ano.

Perda Dentária Posterior

Os primeiros molares são os primeiros dentes permanentes a irromperem na boca, e muitas vezes desempenham um papel crucial na manutenção da forma do arco e para obtenção de esquemas oclusais adequados. Esses dentes são muitas vezes os primeiros a serem afetados pela cárie, e os pacientes adultos muitas vezes apresentam uma ou mais coroas confeccionadas para restaurar a integridade dos dentes e substituir grandes restaurações anteriores. Relatos sobre a longevidade de coroas tiveram resultados muito divergentes, com sobrevida média de 10,3 anos. As principais causas de perda das coroas são as terapias endodônticas, a fratura da porcelana ou do dente (ou ambos), ou a descimentação da restauração. Como consequência dessas complicações, juntamente com a reincidência da cárie, isso representa uma das principais causas de perda de um elemento unitário posterior em adultos[1-9] (Fig. 20-3).

Opções de Substituição de um Elemento Dental Posterior

A medicina baseada em evidências se caracteriza pelo uso consciencioso, explícito e criterioso da melhor circunstância para se tomar decisões sobre o cuidado de pacientes individuais.[10] Com o passar

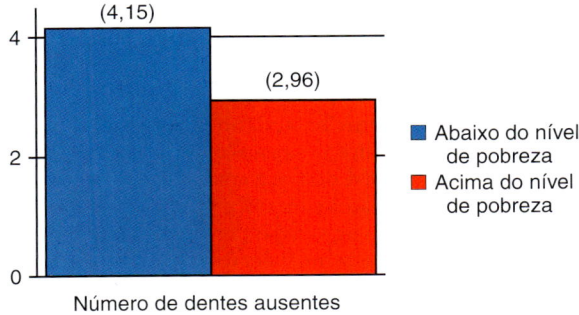

FIGURA 20-1. O número médio de dentes ausentes em uma população de 20 a 64 anos de idade é semelhante, independentemente da renda.

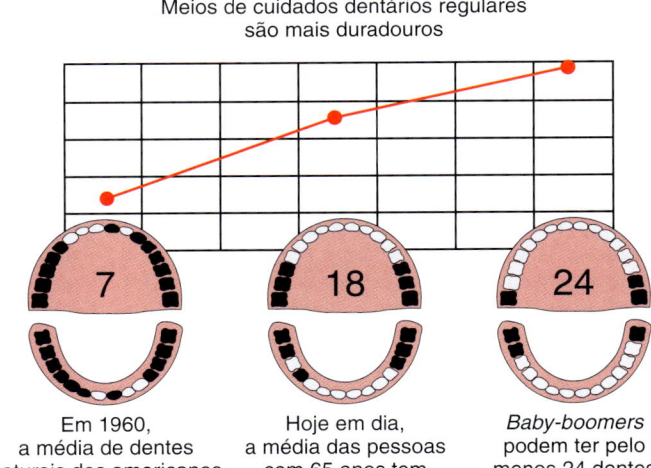

FIGURA 20-2. O número de dentes ausentes em pessoas com mais de 65 anos de idade tem diminuído desde 1960.

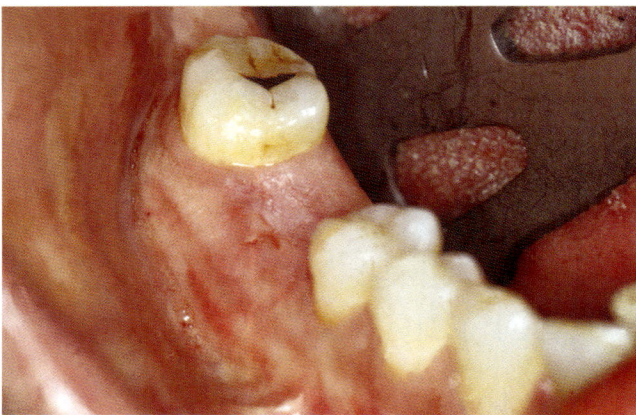

FIGURA 20-3. Um primeiro molar inferior muitas vezes é o primeiro dente ausente em uma dentição permanente.

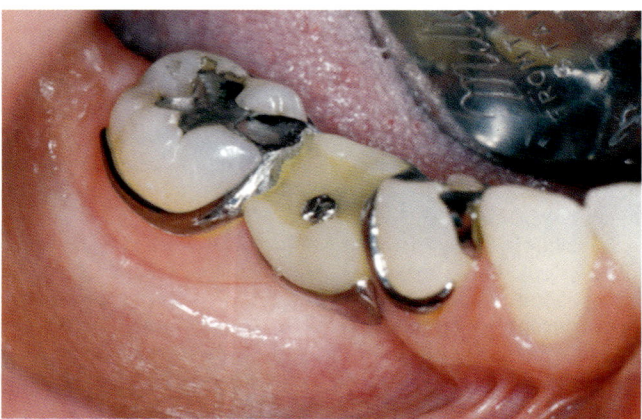

FIGURA 20-4. A prótese parcial removível para substituir uma ausência de dente posterior é raramente um aparelho definitivo.

QUADRO 20-1 Opções Alternativas: Substituição de um Elemento Unitário

1. Prótese parcial removível (PPR)
2. Prótese adesiva
3. Nenhuma restauração (espaço mantido)
4. Prótese parcial fixa (PPF)
5. Prótese sobre implante

QUADRO 20-2 Vantagens da Prótese Parcial Removível

1. Higiene
2. Substituição dos tecidos moles em áreas estéticas
3. Suporte labial superior em defeitos severos
4. Mínimo de preparo dentário
5. Redução do custo

QUADRO 20-3 Desvantagens de Próteses Parciais Removíveis com um Único Dente

1. Volume – Necessidade de estabilização do arco cruzando o palato
2. Restos de alimentos, biofilme bacteriano
3. Movimento
   a. Fala afetada
   b. Função diminuída
4. Não há estudos clínicos
5. Perda óssea no local edentado
6. Maior perda de dentes pilares (até 44% em 10 anos)

dos anos, os pesquisadores têm observado que a evidência clínica externa tanto invalida o tratamento previamente aceito quanto permite sua substituição por novas modalidades que são mais eficazes e seguras.[10] Uma abordagem baseada em evidências pode ser aplicada para a substituição de um elemento unitário posterior.

Existem cinco opções de tratamento para a substituição de um elemento unitário posterior perdido (Quadro 20-1). O espaço interoclusal deve ser avaliado cuidadosamente, independentemente do tratamento escolhido. Pacientes com espaço vertical insuficiente podem ter qualquer prótese contraindicada sem a prévia correção do plano oclusal e das relações maxilomandibulares.

Prótese Removível

Uma opção para substituir um único dente posterior perdido é uma prótese parcial removível (PPR) (Fig. 20-4). Um procedimento comum em odontologia restauradora é a utilização de uma prótese fixa, sempre que possível.[8] As próteses são geralmente indicadas para substituir um espaço posterior de três ou mais dentes, ou um canino perdido e dois ou mais dentes adjacentes. Raramente um paciente considera uma PPR como um substituto definitivo aceitável para um elemento unitário posterior.

As vantagens da prótese removível para múltiplas perdas dentárias incluem: a facilidade de cuidados diários dos dentes adjacentes, a capacidade de ter uma substituição dos tecidos moles ao redor do elemento dentário ausente em zonas estéticas com defeitos graves, suporte labial superior em defeitos severos, o mínimo de preparação dos dentes pilares e redução de custos (Quadro 20-2). No entanto, não existem vantagens relatadas para a substituição de um elemento unitário posterior com PPR.

As próteses removíveis não mantêm o osso. Os dentes superiores posteriores estão frequentemente na zona estética (especialmente os pré-molares), e a perda óssea pode comprometer o resultado estético. A função não é melhorada com uma prótese removível substituindo um ou dois dentes. Portanto, as duas principais razões para o paciente consentir em usar uma prótese são a estética e o medo de os outros dentes serem deslocados no arco. Devido ao seu volume e usualmente à necessidade de estabilização transversal do arco, uma PPR promove maior acúmulo de restos alimentares e do biofilme bacteriano sobre os dentes adjacentes do que qualquer outra modalidade de tratamento (Quadro 20-3). Poucos relatos clínicos estão disponíveis para avaliar a taxa de sobrevida a longo prazo, complicações ou a sobrevida de dentes adjacentes de uma PPR substituindo um único dente nas regiões posteriores. A partir de uma abordagem baseada em evidências, esse procedimento não é indicado.

O acúmulo do biofilme bacteriano com o uso de uma PPR aumenta o risco de complicações periodontais. Recentemente, Shugars et al.[3] e Aquilino et al.[11] descreveram as taxas de sobrevida dos dentes adjacentes aos espaços edentados posteriores tratados e não tratados. Quando próteses suportadas por dentes adjacentes de cada lado foram usadas para substituir dentes, a taxa de sobrevida dos dentes posteriores adjacentes ao espaço edentado era mais precária do que com qualquer outra opção de tratamento, com variação de 17% para 44% de perda do dente pilar de 4,2 para 13,5 anos, respectivamente.[3,11-14] Os pacientes que escolhem não usar PPR têm uma maior sobrevida dos dentes adjacentes ao sítio edentado do que aqueles que escolhem utilizar a prótese removível.

Em conclusão, uma avaliação baseada em evidências para a substituição de um único dente com uma PPR para restauração definitiva não é indicada, podendo até acelerar a perda dos dentes adjacentes. Essas próteses são mais frequentemente usadas como próteses provisórias na zona estética.

Prótese Parcial Fixa Adesiva

Uma segunda opção para restaurar um único dente perdido adjacente a dentes posteriores naturais é uma prótese parcial fixa adesiva. As principais vantagens desta restauração são o mínimo de preparo dos dentes adjacentes e o custo reduzido, comparados com uma prótese parcial fixa (PPF) (Quadro 20-4).

As taxas de insucesso relatadas na literatura são muito díspares, mas a maioria dos relatos indica uma taxa de insucesso de pelo menos 30% em 10 anos e até de 54% no prazo de 11 meses.[6,15-17] Também existem indícios de que os desenhos perfurados precocemente usados apresentaram menores taxas de sobrevida (Quadro 20-5).

A maioria das perdas de próteses parciais fixas adesivas inicialmente ocorre por falha na cimentação (que muitas vezes resulta em lesões de cárie, quando parcialmente retida), com diferentes regiões da boca exibindo diferentes taxas de retenção. As maiores taxas de sobrevida ocorrem nos dentes anteriores da maxila, seguida dos dentes anteriores da mandíbula, dos posteriores da maxila e dos posteriores da mandíbula, respectivamente.[18] Portanto, a substituição de dentes posteriores não é tão bem sucedida se comparada com uma prótese adesiva anterior.

Na maioria das vezes o descolamento ocorre durante a função. Como comer é muitas vezes uma experiência social, tal fato pode trazer constrangimento e insegurança ao paciente. A prótese pode também estar parcialmente descolada e resultar em decomposição sob o retentor. A seleção desta opção normalmente é impulsionada por aspectos econômicos e pelo desejo do paciente de manter a estrutura, tanto quanto possível, dos dentes pilares. Esta opção geralmente é mais aceita pelo paciente do que a opção com uma PPR, mas deve ser considerada como prótese provisória por causa de sua alta taxa de descolamento e decomposição.

Manutenção do Espaço Posterior

Uma terceira opção de tratamento para um dente posterior perdido é não substituir o dente, mas manter o espaço correspondente. Uma abordagem comum tem sido a substituição de um dente ausente para prevenir complicações como inclinação, extrusão, aumento da retenção de biofilme bacteriano, cárie, doenças periodontais e colapso da integridade do arco[8,14] (Fig. 20-5). Especula-se que essas condições causam a perda de dentes adicionais, e têm sido citadas como a segunda causa mais comum de falta de dentes após os 30 anos de idade. Estudos clínicos avaliando as consequências da perda do dente adjacente indicam que a perda de um ou dois dentes adjacentes ao espaço edentado pode variar de 25% a menos de 8%, no período de 8 a 12 anos, respectivamente.[3,13,14] Por exemplo, Aquilino et al.[11] relataram, em 10 anos, 18% de perda de um dos dentes adjacentes a um dente posterior perdido.

Uma indicação para não substituir um único dente posterior que está ausente é um espaço interdentário pequeno. Quando o espaço entre os dentes é menor do que 6 mm, os dentes adjacentes estão frequentemente impedidos de migração ou de extrusão a partir da oclusão existente. A oclusão existente muitas vezes tem cada um dos dentes adjacentes com contato oclusal com dois dentes opostos e, como tal, impede o depósito dos dentes adjacentes e a extrusão dos dentes opostos. Esta condição é mais frequentemente observada com um segundo pré-molar inferior ausente, quando um terceiro molar está presente, ou após ortodontia quando o primeiro pré-molar foi extraído. Quando a reduzida quantidade de espaço interdentário tiver que ser fechada, ortodontia ou coroa (s) sobrecontorno nos dentes adjacentes pode corrigir a situação.

A localização de um dente posterior ausente pode influenciar o plano de tratamento protético. Em geral, quando os terceiros molares estão ausentes o autor sugere não substituir um segundo molar inferior[19] (Fig. 20-6). O segundo molar inferior não está na

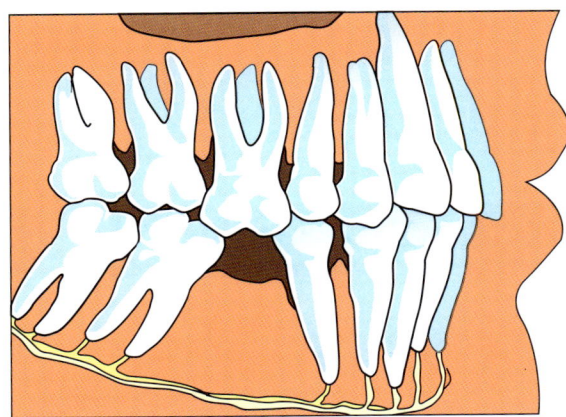

FIGURA 20-5. Existem 82 razões apresentadas na literatura para a substituição de um primeiro molar após a exodontia. As razões mais comuns são: inclinação de dentes adjacentes, extrusão de dentes antagonistas e eventual perda de dentes adicionais.

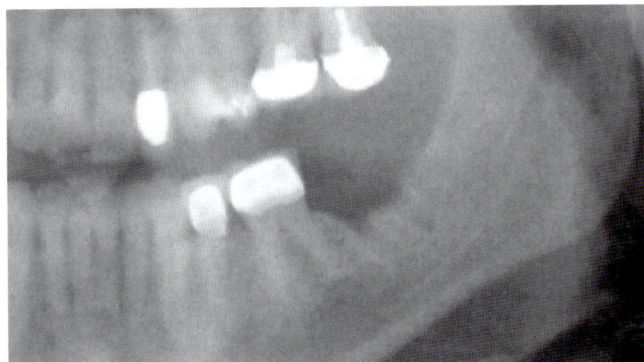

FIGURA 20-6. Quando um segundo molar inferior está ausente, existem menos consequências do que quando o dente não é substituído, e há vantagens.

QUADRO 20-4 Vantagens das Próteses Parciais Fixas Adesivas

1. Preparo mínimo de dentes
2. Boa para pacientes jovens (não há necessidade de coroa, sem risco de agressão à polpa)
3. Uma boa alternativa, quando o crescimento ósseo não está completo

---

QUADRO 20-5 Desvantagens das Próteses Parciais Fixas Adesivas

1. Taxas de descolagem elevadas (50% dentro de 3 anos)
   a. Inconveniente para o paciente e o dentista
2. Risco de lesões de cárie em dentes pilares quando parcialmente descolados

zona estética do paciente. Noventa por cento da eficiência mastigatória é gerada anteriormente à metade mesial do primeiro molar mandibular, de forma que a função raramente é uma razão primária para substituir o segundo molar. Uma força oclusal 10% maior é medida no segundo molar, em comparação com o primeiro molar. Como resultado, as complicações relacionadas à tensão biomecânica são mais um risco, incluindo o afrouxamento do parafuso do pilar. Este dente tem mais chances de apresentar interferência em trabalho ou equilíbrio durante as excursões mandibulares. Como resultado das forças elevadas e interferências oclusais, uma maior incidência de fratura da porcelana pode ocorrer. A altura da coroa diminui à medida que se movimenta posteriormente e representa um acesso limitado para a instalação do implante, do parafuso de pilar e do próprio pilar, especialmente quando se opõe à dentição natural. Uma redução no espaço da altura da coroa resulta em redução da altura do pilar, de modo que a retenção da coroa pode ser comprometida. Morder a bochecha é mais comum nesta região devido à proximidade do músculo bucinador (Quadro 20-6).

O curso do canal mandibular, anterior ao primeiro pré-molar, corresponde ao nível do forame mental. No entanto, na região do segundo molar o seu curso se torna altamente variável, com menor disponibilidade de altura óssea e um risco elevado de parestesia e danos ao feixe vasculonervoso durante a cirurgia de inserção do implante. A qualidade óssea na região do segundo molar inferior é muitas vezes menor que em outras regiões da mandíbula, com um maior risco de perda óssea ou perda do implante.[20] A topografia da fossa submandibular é mais profunda na região dos segundos molares, em comparação com a observada nos pré-molares ou primeiros molares, e exige maior angulação do implante, com um crescimento da tensão na região cervical do mesmo, aumentando assim o risco de perda óssea e afrouxamento do parafuso do pilar.

QUADRO 20-6 Desvantagens da Substituição de um Segundo Molar Mandibular

1. Não está em área estética
2. Extrusão do segundo molar superior sem consequência estética ou oclusal
3. Menos de 5% do total da eficiência de mastigação
4. Uma força de mordida 10% maior (aumento do risco de perda óssea, risco de fratura da porcelana e risco de afrouxamento do parafuso do pilar protético)
5. Exibe interferências oclusais durante excursões com mais frequência
6. Localização do canal mandibular superior e menos previsível neste sítio
7. Osso menos denso
8. Fossa submandibular mais profunda
9. Maior angulação do osso em relação ao plano oclusal
10. Espaço da altura da coroa para retenção do cimento de limitado a desfavorável (aumento do risco de descolamento)
11. Acesso limitado para a colocação do parafuso oclusal
12. Acesso limitado para a colocação correta do corpo do implante
13. Posição de mordida cruzada com o implante mais para vestibular em relação aos dentes maxilares
14. Acesso à higiene mais difícil
15. Mais comum ocorrer mordidas na bochecha
16. Maior abertura da linha de incisão após a cirurgia
17. Maior flexão mandibular durante a parafunção
18. Maior custo para o paciente
19. Quando existe terceiro molar mandibular, ele se move medialmente. Espaço interdental limitado

Além disso, a artéria facial está localizada na fossa submandibular antes que atravesse a chanfradura mandibular e cruze a face. A perfuração da tábua lingual na região do segundo molar pode violar a artéria facial e causar sangramento com risco de vida. A mandíbula exibe um aumento da flexão e da torção nessa área durante a abertura ou a mordida pesada, de um lado, e a dinâmica mastigatória é menos favorável. Como resultado, o implante pode não integrar em um paciente com bruxismo ou apertamento de grave a moderado. Finalmente, o custo de um implante ou prótese fixa para substituir o segundo molar muitas vezes não corresponde aos benefícios alcançados. Como consequência, quando o terceiro e o segundo molares são os únicos dentes inferiores posteriores ausentes, o segundo molar inferior muitas vezes não é substituído.

A principal desvantagem em optar por não substituir um segundo molar inferior é a de extrusão e potencial perda do segundo molar superior ou uma perda de contato interproximal adequada com o dente adjacente, proporcionando um risco aumentado de novas lesões de cárie, doença periodontal ou ambas. A extrusão do segundo molar superior geralmente não é uma preocupação estética ou oclusal. Quando a mandíbula se move em excursão, o segundo molar superior está por trás do primeiro molar mandibular e não altera o caminho do movimento mandibular, mesmo se o segundo molar superior estiver extruído. Se a extrusão do segundo molar superior é uma preocupação para o paciente ou o médico, em seguida uma coroa no primeiro molar inferior pode estabelecer um contato oclusal com a crista mesial do segundo molar superior, ou o segundo molar superior pode ser ligado ao primeiro molar superior.

Por outro lado, a falta do segundo molar superior se opondo ao segundo molar inferior com extrusão pode resultar em interferência oclusal quando a mandíbula se move em excursão. A extrusão de segundos molares inferiores gera interferência oclusal quando a mandíbula se move em excursão protrusiva e lateral. Por isso, como regra geral, segundos molares superiores são geralmente substituídos por um implante quando se opõem a um dente natural (Fig. 20-7).

O segundo molar inferior é substituído quando o terceiro molar está presente e permanecerá em função (Fig. 20-8). Além disso, alguns pacientes desejam uma dentição intacta e ter o dente substituído, tendo ou não o terceiro molar (Fig. 20-9). Se o osso é abundante e não há risco cirúrgico aparente de parestesia, então o segundo molar pode ser substituído. No entanto, isso geralmente é a exceção e não a regra de tratamento, e geralmente se substitui apenas um pré-molar.

A outra indicação para substituir um segundo molar inferior é quando os fatores de força são extremos (p. ex., parafunção severa) e o paciente também tem ausência de ambos os molares. Nesses casos, dois ou três implantes podem ser indicados para substituir os dentes perdidos (Fig. 20-10).

Prótese Parcial Fixa

O tratamento mais utilizado para a substituição de um elemento unitário posterior é a prótese fixa de três unidades (Fig. 20-11). Em 1990, mais de 4 milhões de próteses (PPFs) foram colocadas nos EUA.[21] Esse tipo de restauração pode ser fabricado dentro de uma a duas semanas e satisfaz os critérios de contorno normal, conforto, funcionalidade, estética, fonação e saúde. Devido a esses benefícios, a PPF tem sido o tratamento de escolha nas últimas seis décadas.[22,23] Existem poucas considerações de tecidos moles e duros no local do dente perdido. Todo dentista está familiarizado com o procedimento, e é amplamente aceito pelos profissionais, pacientes e companhias de planos odontológicos (Quadro 20-7).

Uma PPF de três elementos apresenta limitações de sobrevida para a restauração e os dentes pilares[7]. Em uma avaliação de 42 relatórios desde 1970, Creugers et al.[23] calcularam uma taxa de

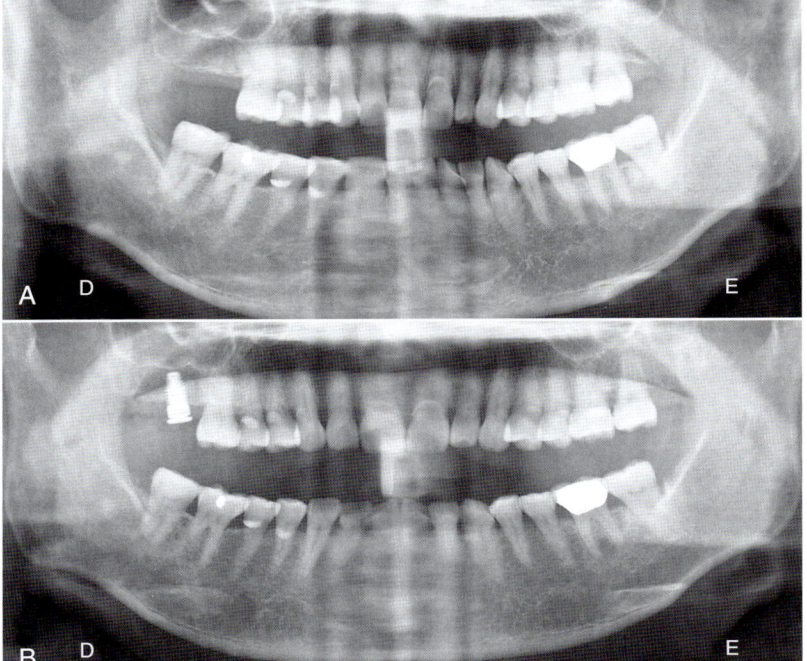

FIGURA 20-7. **A,** Quando um segundo molar superior está ausente, existem mais consequências quando o dente não é substituído. **B,** Como resultado, o plano de oclusão é corrigido, e um implante é usado para substituir o segundo molar superior.

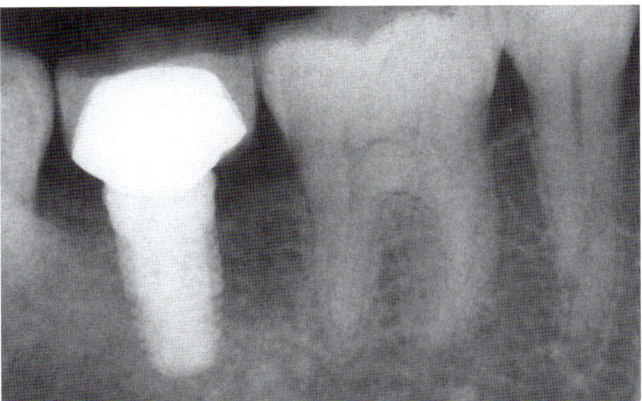

FIGURA 20-8. O segundo molar inferior é substituído quando o terceiro molar está presente e permanecerá na função.

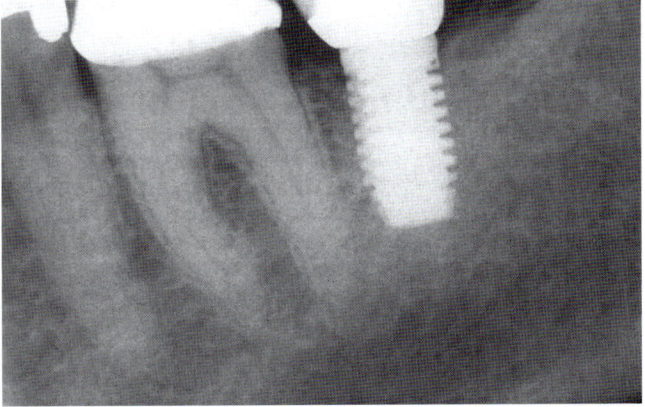

FIGURA 20-9. Alguns pacientes desejam a substituição do segundo molar, apesar de não haver necessidade. Quando as condições existentes são favoráveis, existem poucas desvantagens na colocação de um implante na região. Na maioria das vezes são usados dentes bicuspidados e um implante para a restauração nessa região.

QUADRO 20-7 Vantagens das Próteses Parciais Fixas

1. Tratamento mais comum (dentista amigável)
2. Redução do tempo (duas consultas, com uma ou duas semanas de intervalo)
3. Restauram a função, a estética e a saúde oclusal
4. Poucas considerações sobre o osso e os tecidos moles
5. A sobrevivência no longo prazo é comprovada
6. Planos odontológicos cobrem o procedimento (custo reduzido para o paciente)
7. Menos de 6 mm de espaço mesiodistal
8. Os pônticos utilizados que tiverem mobilidade têm o benefício de serem esplintados
9. Aumentam a confiança do paciente e reduzem o medo
10. Poucas consequências em caso de fracasso

sobrevida de 74% para próteses parciais fixas em 15 anos. Walton et al.[24] e Schwartz et al.[25] relataram a expectativa de vida média (50%) de 9,6 e 10,3 anos, respectivamente. Scurria et al.[26] realizaram uma meta-análise de diversos relatos de 10 a 15 anos e encontraram de 30 a 50% de perdas nesse espaço de tempo. No entanto, os relatos são muito inconsistentes, pois contêm discrepâncias como perdas em torno de 3% ao longo de 23 anos ou perdas de 20% ao longo de três anos.[4,5,23-26]

As causas mais comuns da falha da prótese são lesões de cárie e o insucesso endodôntico dos dentes pilares.[22,24,26] As lesões de cárie ocorrem em mais de 20%, e as complicações endodônticas em mais de 15% dos pilares de uma PPF. As lesões de cárie na coroa do pilar ocorrem primariamente na margem ao lado do pôntico (Fig. 20-12).

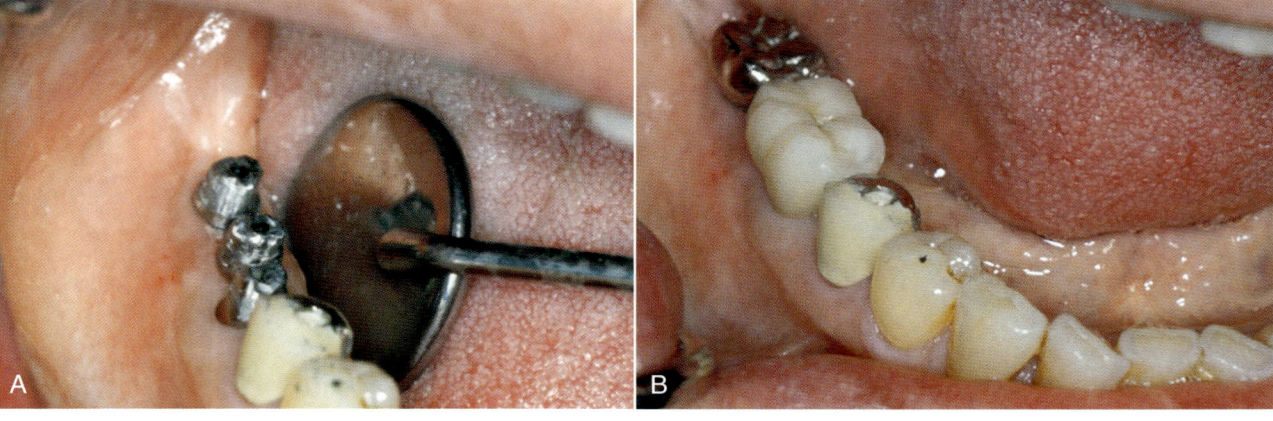

FIGURA 20-10. **A,** O segundo molar inferior é muitas vezes substituído quando o primeiro molar também está ausente. **B,** Fatores de força maior do que o normal podem indicar três implantes para substituir os dois molares.

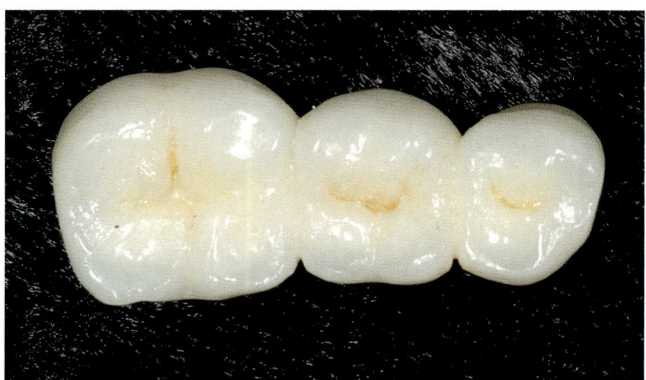

FIGURA 20-11. A prótese parcial fixa de três elementos é o método mais comum ensinado nas faculdades de odontologia para substituir um dente posterior.

QUADRO 20-8 Desvantagens das Próteses Parciais Fixas

1. A média de sobrevida muitas vezes é de 10 a 15 anos
2. As complicações mais comuns são a cárie e o insucesso endodôntico de dentes pilares
3. Aumento da retenção de biofilme bacteriano no pôntico. Aumento do risco de lesões de cárie e doença periodontal
4. Danos aos dentes saudáveis
5. A falha da prótese está relacionada à perda de dentes pilares (8 a 18% dentro em 10 anos)
6. Complicações de fraturas (porcelana, dente)
7. Complicações estéticas (coroas menos estéticas do que os dentes naturais)
8. Perda da cimentação da restauração

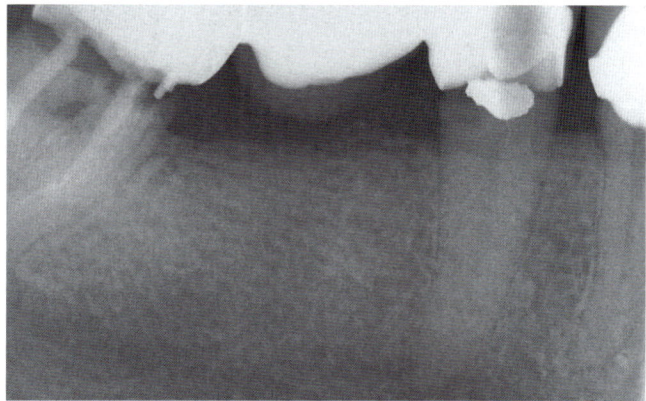

FIGURA 20-12. A razão mais comum para o fracasso de uma prótese parcial fixa é a cárie em um dente pilar resultante de maior retenção de biofilme bacteriano ao lado do pôntico. Lesões de cárie, insuficiência endodôntica, fratura e restaurações não cimentadas muitas vezes levam à perda do dente pilar.

Menos de 10% dos pacientes utilizam fio dental de forma regular, e aqueles que utilizam passa fio são ainda em menor número.[27] Como resultado, o pôntico atua como uma grande projeção ao lado da coroa e um reservatório para o biofilme bacteriano dental. No longo prazo, a saúde periodontal dos dentes pilares também pode estar em maior risco, como resultado do aumento do biofilme bacteriano, incluindo a perda óssea.

Quando um dente vital é preparado para uma coroa, existe um risco de 3 a 6% de lesão irreversível da polpa e posterior necessidade de tratamento endodôntico.[28] Não só a preparação do dente apresenta um risco para endodontia em cada um dos dentes pilares vitais, mas a margem da coroa ao lado do pôntico também está em risco de deterioração e, em consequência, da necessidade de terapia endodôntica. Até 15% dos dentes pilares para uma restauração fixa exigem terapia endodôntica, em comparação com 3 a 6% dos dentes com coroas preparadas que não são apoios de pônticos[29] (Quadro 20-8).

O resultado desfavorável de falhas da PPF inclui não só a necessidade de substituir a prótese perdida, mas também a perda de um pilar e a necessidade de pôntico adicional e pilar na substituição da ponte. O tratamento endodôntico não é garantido, e um estudo de meta-análise relata uma taxa de sucesso de 90% em 8 anos. Como 15% dos dentes pilares da PPF exigem endodontia, muitos dentes pilares podem, portanto, ser perdidos. Além disso, com o tratamento endodôntico o dente pilar posterior tem maior risco de fratura. Os relatos indicam que dentes pilares para uma PPF falham devido a complicações endodônticas (p. ex., fratura) quatro vezes mais do que aqueles com polpas vitais[27,30,31] (Fig. 20-13). A fratura pode resultar na falha da prótese e do dente pilar.

Os dentes pilares de uma PPF podem ser perdidos por lesões de cárie, complicações endodônticas ou fratura radicular em taxas de até 30% em um período de 8 a 14 anos.[3,13,14] Relatos recentes indicam

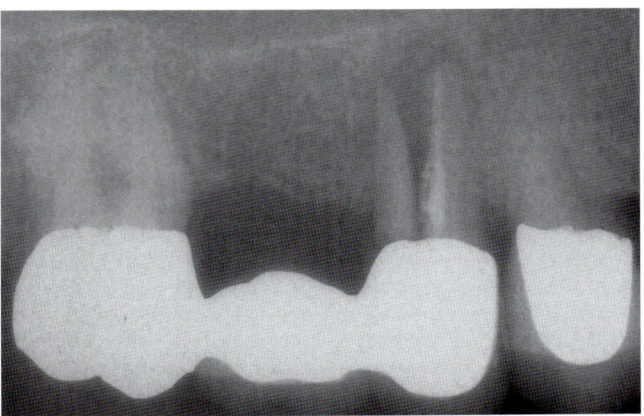

FIGURA 20-13. A fratura de um pilar ocorre quatro vezes mais em um dente com terapia endodôntica.

> **QUADRO 20-9** Contraindicação para o Uso de Próteses Parciais Fixas
>
> 1. Pouco suporte dos dentes pilares
> 2. Tecido duro ou mole (ou ambos) inadequado em regiões estéticas (contorno do pôntico)
> 3. O paciente não irá permitir o preparo dos dentes adjacentes (desejo do paciente)
> 4. Pacientes jovens com grandes cornos pulpares nas coroas clínicas

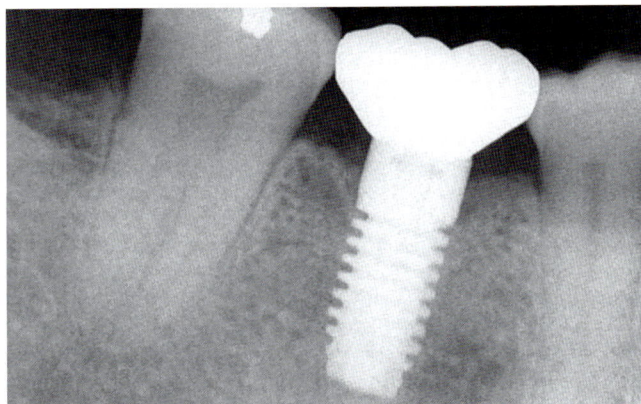

FIGURA 20-15. Um implante unitário é geralmente a melhor opção de tratamento para substituir um dente posterior.

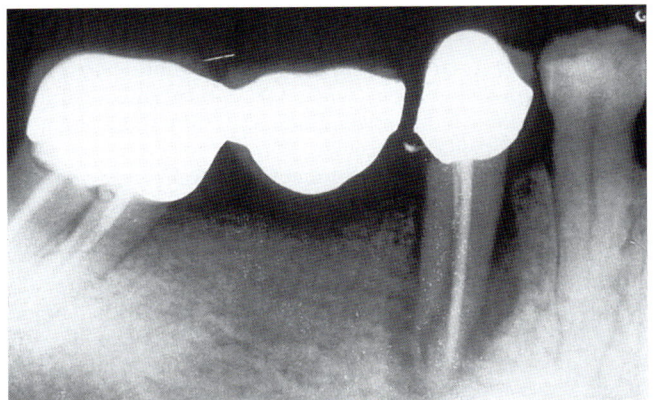

FIGURA 20-14. Diversas consequências de complicações de próteses parciais fixas resultam em perda do dente ou dentes pilares.

que 8 a 18% dos dentes pilares que sustentam uma PPF são perdidos em 10 anos (Fig. 20-14). Isso é o mais preocupante, porque 80% dos pilares não têm histórico de lesão de cárie ou estão minimamente restaurados antes da fabricação da PPF.[6,32]

Contraindicações para a prótese parcial fixa posterior estão principalmente relacionadas com os dentes pilares. Quando os dentes pilares têm perda óssea ou raízes curtas, o apoio adicional necessário para o dente de uma PPF pode colocá-lo em risco. Na zona estética, uma prótese PF-3 é mais difícil de ser confeccionada, principalmente quando os dentes e as áreas do pôntico têm tecidos duros e moles inadequados. Uma prótese parcial pode ser mais estética sob essas condições. Às vezes o paciente não quer que os dentes naturais sejam preparados para coroas porque eles são adequados em contorno, saúde e estética. A PPF não pode ser confeccionada sem o envolvimento desses elementos. Além disso, pacientes jovens com dentes pilares que ainda não entraram em erupção na posição final podem ser contraindicados para apoio de uma PPF, especialmente quando os grandes cornos pulpares das coroas clínicas ainda estão presentes (Quadro 20-9).

As indicações para a PPF incluem o tempo, o medo do paciente de sofrer a cirurgia, a mobilidade do dente adjacente e o tamanho do dente ausente desfavorável. A prótese final pode ser entregue dentro de duas semanas como uma PPF tradicional. A opção de implante na maioria das vezes requer vários meses. Raramente este é o fator determinante, mas em poucas ocasiões pode ser significativo. O paciente pode ter um medo psicológico da cirurgia de implante, e isso na maioria das vezes pode ser tratado com sedação consciente. Mas se a anestesia geral é necessária, uma PPF pode ser mais prudente.

Quando os dentes adjacentes a um espaço edentado têm mobilidade de classe II e todos os outros índices periodontais são normais, uma PPF pode ser o tratamento de escolha. O espaço posterior necessário para uma opção de implante é, na maioria das vezes, maior do que 6,5 mm de largura e 9 mm de altura. Se um canal mandibular ou seio maxilar não pode ser modificado com enxerto ou o espaço mesiodistal é muito estreito, a PPF é muitas vezes o tratamento de escolha (Quadro 20-7).

Implantes Unitários

A quinta opção de tratamento para substituir um elemento unitário posterior ausente é um implante unitário (Fig. 20-15). Durante anos os pacientes foram aconselhados a deixar os seus desejos de lado e aceitar as limitações de uma PPF. Os principais motivos para sugerir uma PPF eram sua facilidade clínica e a redução do tempo de tratamento. No entanto, uma PPR é mais rápida, mais fácil e menos dispendiosa. Se este conceito de mais rápido, mais fácil e mais barato fosse expandido, então as exodontias iriam substituir endodontias, e próteses até poderiam substituir a ortodontia (os dentes estão retos e brancos). O principal motivo para sugerir ou realizar um tratamento não deve estar apenas relacionado com o tempo de tratamento, o custo ou as dificuldades para realizar o procedimento, mas também deve refletir a melhor solução possível a longo prazo para cada indivíduo.

Antes de 1990 foram publicados poucos estudos de longo prazo sobre a substituição de um elemento unitário com implantes osseointegrados em qualquer região da boca. Os primeiros relatos indicaram que os resultados do implante unitário eram menos previsíveis do que nos últimos dez anos. Por exemplo, em 1990 Jemt et al.[33] relataram 9% de perda dos 23 implantes (21 na maxila, dois na mandíbula) após três anos de conclusão da prótese. Em 1992, Andersson et al.[34] publicaram um relatório preliminar de um estudo prospectivo com 37 implantes restaurados com coroas unitárias cimentadas em 34 pacientes. Um acompanhamento de três anos incluiu este "grupo de desenvolvimento" e um adicional de 23 pacientes com 28 coroas. A taxa de sucesso cumulativo dos implantes foi de 93,7%, com 89% do grupo de desenvolvimento em função de três a quatro anos.[24]

A partir de 1993 até os dias atuais, os implantes unitários tornaram-se o método mais previsível de substituição de dentes. Quase todos os estudos de cinco a dez anos demonstram uma taxa de sobrevida maior do que para qualquer outro método de substituição de dentes. Por exemplo, em 1993 Schmitt e Zarb[35] relataram que não houve perdas em 40 implantes colocados em 32 pacientes (28 na maxila, 12 na mandíbula, com 27 na região anterior e 13 na posterior). Após um período de até 6,6 anos, todos os implantes estavam em função. Em 1994, Ekfeldt et al[36] apresentaram um estudo retrospectivo de quatro a sete anos com 77 pacientes que receberam 93 implantes. Dois implantes foram perdidos, ambos no primeiro ano de função. Em 1995, Haas et al.[37] relataram que de 76 implantes unitários acompanhados por seis anos, apenas um foi perdido (2,6%). Simon,[38] em um acompanhamento de seis meses a dez anos de 70 implantes, apresentou uma taxa de sucesso de 97,1%. Levin et al[39] relataram, em um período de dez anos, uma taxa de sucesso de 93,6% para implantes unitários na região de molares.

Um estudo clínico prospectivo multicêntrico* foi iniciado em 1996.[40] Trinta e oito implantes foram instalados nas regiões posteriores dos maxilares: 15 na maxila e 23 na mandíbula. A taxa de sobrevida foi de 100% em cinco anos de acompanhamento. A perda óssea média a partir da instalação do implante até a abertura foi de 0,4 mm do topo da crista original, a perda óssea média extra durante o primeiro ano de função foi, em média, inferior a 0,3 mm e não houve perda óssea ao longo do ano seguinte. Neste estudo não houve incidência de afrouxamento do parafuso do pilar protético ou fratura de quaisquer componentes. Em 2000, Misch et al. informaram uma taxa de sobrevida de 100% para 30 implantes unitários na maxila posterior em um período de cinco anos. Em 2006, Misch et al., em um estudo multicêntrico de dez anos com 1.377 implantes unitários, observaram uma taxa de sobrevida de 98,9% para implantes unitários.[40,41] Relatos de dez anos por Priest indicaram que as taxas de sucesso de implantes unitários posteriores foram maiores que 97%.[6]

Talvez de maior significância tenham sido os relatos de Misch et al. e Priest, que avaliaram os dentes ao lado das coroas de implantes durante 10 anos.[6,32] Em ambos os estudos não foram relatadas perdas de dentes adjacentes por insucesso endodôntico ou lesões de cárie. Apenas um dente precisou de endodontia após a instalação do implante, e menos de 10% dos dentes necessitaram de uma restauração. Esses estudos identificam claramente que os dentes adjacentes estão em menor risco quando o dente perdido é substituído por um implante.

Apesar de a substituição de um elemento unitário posterior com um implante ser uma alternativa de tratamento relativamente nova, mais artigos foram publicados sobre esta opção do que sobre qualquer outra alternativa de tratamento. Se os relatos iniciais forem excluídos, então as taxas de sobrevida registradas variam da menor, 94,6%, para a mais alta, 100% em um período de 10 anos. Uma revisão da literatura realizada por Goodacre et al.[42] entre 1981 e 2003 verificou que a substituição de um elemento unitário por um implante teve uma média de sobrevida de 97%. Dentre as complicações relatadas, as mais comuns foram o afrouxamento do parafuso do pilar ou a fratura da porcelana, que não causou a perda do implante ou da prótese.

Estudos comparativos de custos concluíram que a restauração do implante demonstra uma relação custo-efetividade mais favorável.[6,42,43] Mesmo quando os dentes adjacentes não são perdidos, a PPF convencional muitas vezes precisa ser substituída a cada 10 a 20 anos por causa de cárie, complicações endodônticas, fratura da porcelana ou perda da restauração (que pode inclusive indicar a terapia endodôntica do elemento dentário). Os implantes não se deterioram ou necessitam de endodontia. Por isso, as restaurações têm uma vida útil prolongada. Ao contrário de uma PPF ou uma prótese adesiva, um implante pode substituir um dente posterior sem um pilar distal. Por isso, um segundo molar na maxila pode ser substituído e prevenir a extrusão do segundo molar antagônico.

Apesar de algumas limitações e desafios clínicos óbvios, o implante unitário posterior representa uma opção de tratamento altamente desejável e justificável. Quando os dentes adjacentes ao implante não estão preparados para coroas, a técnica apresenta muitas vantagens. Essas vantagens incluem a diminuição do risco de lesões de cárie e o tratamento endodôntico nos dentes pilares, a melhoria da capacidade de limpar as superfícies proximais dos dentes adjacentes (o que diminui o risco de lesões de cárie e de doença periodontal), uma diminuição do risco de sensibilidade ao frio ou ao contato de uma escova dental ou interproximal na raiz dos dentes pilares, uma estética melhor (os dentes adjacentes não restaurados parecem mais naturais do que uma coroa), vantagens psicológicas (especialmente com dentes congenitamente ausentes ou a perda de um dente após endodontia e confecção de uma coroa), e a diminuição do risco de perda do dente pilar por insucesso endodôntico ou lesão de cárie (Quadro 20-10). Essas vantagens são tão significantes para a saúde e a condição periodontal dos dentes adjacentes e a manutenção da forma do arco que o implante unitário se tornou o tratamento de escolha na maioria das situações.

Em conclusão, os implantes exibem as mais altas taxas de sobrevida das cinco opções de tratamento apresentadas para substituição de um elemento unitário. Além disso, os dentes adjacentes têm a mais elevada taxa de sobrevida e a menor taxa de complicação, o que é uma vantagem considerável (Fig. 20-16). Por outro lado, a longevidade das coroas dos implantes não foi adequadamente determinada porque esses relatos não duram tanto como os de outras opções de tratamento e muitas vezes não abordam complicações protéticas. No entanto, os dados de 10 anos indicam claramente que um implante e sua coroa têm maior sobrevida do que uma PPF, e os dentes adjacentes têm menos risco de falência.

QUADRO 20-10 Vantagens dos Implantes Unitários

1. Dentes adjacentes não necessitam de esplintagem das restaurações
   a. Menor risco de lesão de cárie
   b. Menor risco de tratamento endodôntico
   c. Menor risco de fratura da porcelana
   d. Menor risco de descolamento da restauração
   e. Menor risco de fratura do dente
2. Necessidade psicológica do paciente atendida: o paciente não deseja que os dois dentes adjacentes (muitas vezes hígidos) sejam preparados e esplintados para restaurar o dente ausente
3. Melhora das condições de higiene
   a. Menor risco de desenvolvimento de lesões de cárie
   b. Fio dental versus passa-fio
   c. Menor "deslocamento" do pôntico
4. Diminuição da sensibilidade ao frio ou ao contato
   a. Dentes preparados são mais sensíveis à mudança de temperatura
   b. Cemento radicular removido pelo preparo causa sensibilidade ao toque da escova de dentes ou da escova interdental;
5. Melhora estética: dente natural versus coroa estética
6. Manutenção óssea no sítio: 30% de perda de espessura óssea três anos após a exodontia
7. Redução da perda do dente adjacente: 30% versus 0,05% de risco em 10 anos

---

*Nota da Revisão Científica: Esse estudo teve a participação do Dr. Kline et al.

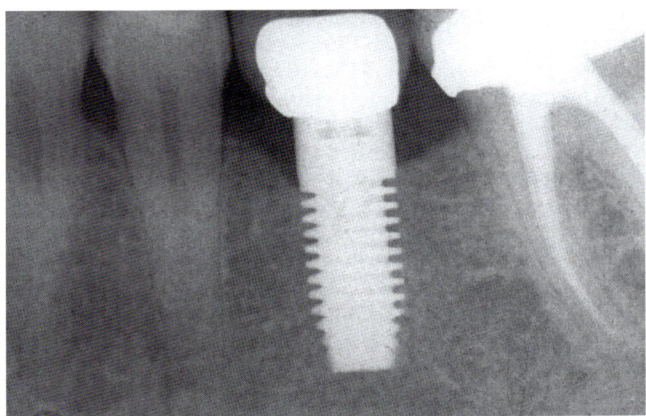

FIGURA 20-16. Uma vez que um implante unitário tem a maior taxa de sucesso de todas as opções de tratamento para substituir um único dente, é o tratamento de escolha, especialmente quando o dente adjacente é endodonticamente tratado ou quando os dentes adjacentes precisam de coroas (Nota: um dente com uma coroa tem uma incidência de 3% de tratamento endodôntico *versus* 15% para um dente que serve como um pilar de uma prótese fixa.)

Contraindicações e Limitações dos Implantes Unitários Posteriores

Contraindicações locais exclusivas para implantes unitários posteriores e que favorecerem uma PPF incluem: o volume ósseo insuficiente, o espaço vertical inadequado, a mobilidade visível dos dentes adjacentes, o tempo necessário para o tratamento e o medo psicológico da cirurgia. O emprego de enxerto ósseo pode alterar o volume ósseo inadequado, quer em altura ou largura. O enxerto ósseo para aumento de altura quando os dentes adjacentes perderam osso não é tão previsível quanto a instalação e a cicatrização do implante, independentemente da técnica utilizada. Portanto, uma PPF ainda pode ser o tratamento de escolha em algumas situações clínicas.

As consequências da perda precoce podem ser maiores para um implante unitário, quando comparado com uma prótese fixa de três elementos. Embora o sucesso da cirurgia seja muito alto, a perda do implante quase sempre resulta na perda de osso. Como resultado, se o paciente decide repetir o procedimento pode ser necessário fazer o enxerto ósseo. Isso na maioria das vezes é feito à custa do dentista, porque a maioria dos pacientes acredita que a perda precoce do implante, pelo menos em parte, é da responsabilidade do profissional. O enxerto ósseo não é tão previsível quanto a cirurgia de implante; se um enxerto for necessário (especialmente em altura), então o procedimento pode não ser bem-sucedido. No entanto, ao contrário de uma prótese fixa, a perda do implante geralmente não compromete os dentes adjacentes e não aumenta o risco de perdas.

A condição mais comum que torna a cirurgia de implantes unitários nas regiões posteriores contraindicada é encontrada na mandíbula e diz respeito à altura óssea. Nesta região as raízes dos dentes posteriores são curtas, e o canal mandibular pode se apresentar mais elevado do que o habitual no corpo da mandíbula. A altura óssea disponível ideal para um implante é de 12 mm ou mais, pois se o implante apresenta 9 mm de comprimento pode se ter uma zona de segurança de 2 mm acima do canal mandibular. Quando menos de 10 mm de altura óssea estão presentes, o dentista pode optar por não colocar um implante.

A maxila posterior frequentemente tem menos de 10 mm de altura óssea, porque o seio maxilar se expande rapidamente após a perda do dente. O levantamento do seio maxilar com enxerto é um procedimento muito previsível. No entanto, o aumento da formação, o aumento de custos e um seio saudável são os requisitos para ganhar altura óssea adicional. Alguns pacientes apresentam sinusites crônicas, e nem sempre é fácil resolver a patologia para colocar enxerto no seio. Nesses pacientes uma PPF pode ser o tratamento de escolha.

O espaço mesiodistal posterior deve ser pelo menos de 6,5 mm. Espaços interdentais menores devem ser restaurados com uma PPF ou duas coroas adjacentes sobrecontornadas (ou permitir que o espaço seja mantido). O uso do fio dental é mais fácil entre duas coroas adjacentes sobrecontornadas do que para uma prótese fixa, e o custo é menor. Se o espaço estiver fora da zona estética, então o clínico pode considerar a não substituição do dente se os dentes adjacentes não estiverem em risco de inclinação ou de extrusão, devido à relação oclusal presente.

Quando os dentes adjacentes têm mobilidade primária observável mas todos os outros índices periodontais estão dentro dos limites de saúde, uma prótese fixa de três unidades é superior às outras opções de tratamento. Quando os dentes adjacentes têm mobilidade de moderada a grave, o ajuste oclusal da coroa do implante pode ser difícil de realizar, porque é o único elemento rígido em um espaço de três a cinco dentes.

Dentes posteriores saudáveis sofrem extrusão de 28 μm e apresentam movimento lateral de menos de 75 μm durante o movimento dentário primário. Um ajuste oclusal de uma força de mordida pesada permite que os dentes se desloquem dentro de sua posição fisiológica antes que a coroa sobre o implante atinja o contato de oclusão. No entanto, quando os dentes adjacentes têm excessiva mobilidade, um equilíbrio de força não é possível porque a coroa do implante entrará em contato antes do término do movimento do dente natural adjacente. Como resultado, o implante suportará a carga de todos os dentes com mobilidade e, portanto, pode ser contraindicado quando ele estiver cercado por dentes com mobilidade clínica avançada.

Às vezes os pacientes podem ter um medo psicológico da cirurgia e precisar de anestesia geral quando esses procedimentos forem necessários. Se tais pacientes precisarem de um enxerto ósseo ou várias cirurgias, antes da cirurgia de implantes pode ser preciso optar por uma PPF.

Em raras ocasiões o tempo necessário para substituir o dente ausente constitui o principal fator desviante do tratamento. A PPF pode ser fabricada em menos de uma semana e permite a colocação de uma prótese provisória. Um implante pode exigir vários meses antes de a restauração final ser entregue.

Para resumir, as principais indicações para a seleção de uma PPF de três unidades correspondem às limitações da substituição pelo implante unitário: (1) período de tempo limitado, (2) ausência de altura óssea disponível com prognóstico desfavorável ou impossibilidade de aumentá-la, (3) espaço intraoral inadequado, (4) mobilidade clínica avançada dos dentes adjacentes e (5) medo psicológico da cirurgia. Sob a maioria das outras condições clínicas, um implante unitário é o tratamento de escolha.

Indicações Específicas para Implantes Unitários

Anodontia

A ausência de um ou mais dentes é conhecida como anodontia, e pode ser completa (muito rara) ou parcial (também chamada hipodontia). É muitas vezes mais comum do que dentes supranumerários.[44] A principal causa da anodontia parcial (excluindo os terceiros molares) é a hereditariedade familiar, e a incidência varia de 1,5 a 10% na população dos Estados Unidos.[45] A ausência congênita parece ocorrer com menos frequência em asiáticos e negros norte-americanos (2,5%) do que em brancos (5,15%). A média mais alta tem sido relatada em países escandinavos (10,1% na Noruega e 17,5% em lapões finlandeses). Além disso, descreve-se um certo número de síndromes na literatura que incluem vários dentes ausentes. A displasia ectodérmica é a mais comum.

Uma alta correlação é encontrada entre a ausência do dente decíduo e a do dente permanente; no entanto, um dente ausente ocorre com mais frequência na dentição permanente. Caprioglio *et al.*[46] avaliaram os registros de cerca de 10.000 pacientes entre cinco e 15 anos de idade. De todos os dentes unitários ausentes o segundo pré-molar inferior foi o mais frequentemente ausente (38,6%), seguido do incisivo lateral superior (29,3%), o segundo pré-molar superior (16,5%) e o incisivo central inferior (4,0%). A taxa de ausência dos demais dentes era de apenas 0,5 a 1,8%, com o primeiro molar superior sendo o menos afetado. O segundo pré-molar inferior ausente ocorre principalmente em pacientes do sexo masculino, e o incisivo lateral superior ocorre principalmente em pacientes do sexo feminino (Fig. 20-17).

A ausência múltipla mais comum (com exceção dos terceiros molares) é a dos incisivos laterais superiores, seguida pela dos segundos pré-molares inferiores e segundos pré-molares superiores. Dentes ausentes congenitamente são, portanto, um cenário comum em uma prática geral. Felizmente, menos de 1% das pessoas que possuem agenesia têm mais de dois dentes ausentes, e menos de 0,5% desse grupo apresenta falta de mais de cinco dentes permanentes. Normalmente a maioria das crianças com mais de cinco dentes ausentes está relacionada à displasia ectodérmica.

Existe um aspecto emocional para a substituição de um dente cuja ausência é congênita. Como a causa é genética, muitas vezes o pai com o defeito genético experimenta uma cura psicológica quando o implante devolve a estética do seu filho ou filha para o patamar de "normalidade". Um implante parece ser menos traumático porque os dentes saudáveis adjacentes não requerem preparação. Essas condições tornam o pai ansioso pela instalação de um implante, independentemente do tempo ou custo do procedimento. No entanto, se o enxerto ósseo, o implante ou ambos falharem, então surgem consequências emocionais. Nessas condições é especialmente perigoso colocar um dente adjacente sob risco. Se um paciente jovem perde um dente adjacente devido à instalação inadequada do implante ou em consequência de um enxerto ósseo a relação dentista-paciente é esticada até o limite. Como tal, o dentista deve usar procedimentos altamente previsíveis com cuidado, assegurando que a disponibilidade óssea e o espaço adequado estão presentes antes da instalação do implante.

O dentista deve primeiro determinar se a abertura de espaço (manutenção) ou o fechamento de espaço (ortodontia) é o tratamento de escolha para o dente ausente. As opções de tratamento são geralmente diferentes para um segundo pré-molar inferior, em comparação com um incisivo lateral superior.

Um segundo pré-molar inferior com ausência congênita na maioria das vezes tem um segundo molar decíduo. Quando o paciente está com cinco ou seis anos o segundo molar decíduo pode ser extraído. O primeiro molar permanente pode, então, entrar em erupção em uma posição mais mesial. Quando o primeiro molar decíduo é perdido naturalmente (em torno de nove a onze anos de idade), o primeiro pré-molar permanente e o primeiro molar podem ser ortodonticamente posicionados adjacentes um ao outro. Esta abordagem elimina a necessidade de substituição de um segundo pré-molar. Como o espaço do segundo pré-molar é eliminado com a ortodontia, não há necessidade de enxerto ósseo, cirurgia de implante ou coroa (ou a combinação desses tratamentos) para substituir o dente. Existem poucas desvantagens na utilização da ortodontia para eliminar esse espaço de um dente posterior ausente.

Um cenário comum é o de manter o segundo molar decíduo por tanto tempo quanto possível. Muitas vezes o dente finalmente irrompe e precisa ser extraído por volta dos 35, 40 anos. Quando o segundo molar decíduo é mantido pode estar anquilosado em aproximadamente 10% dos casos. Como resultado, o segundo pré-molar e os dentes adjacentes muitas vezes se inclinam (Fig. 20-18). Além disso, como o molar decíduo é 1,9 mm maior do que um pré-molar, o espaço mesiodistal é maior do que o espaço de pré-molares habitual. Um implante é geralmente o tratamento de escolha para substituir segundos pré-molares. No entanto, o dente decíduo não tem uma largura óssea vestibulolingual adequada para um implante de maior diâmetro. A coroa para esta maior dimensão de dente é apoiada em um implante de tamanho regular, o que aumenta as forças sobre o parafuso do pilar protético e também o risco de complicações de afrouxamento dos parafusos. No entanto, este é o tratamento de escolha mais frequente para pacientes adultos, em vez de preparar os dentes adjacentes para a realização de uma PPF tradicional (Fig. 20-19). Uma alternativa em um paciente adulto é aumentar a largura do sítio para colocar um implante de maior diâmetro (5 mm). Isso melhora o perfil de emergência e diminui o risco de afrouxamento do parafuso do pilar.

Outra opção em um paciente adulto com um pré-molar permanente ausente é o fechamento de espaço ortodonticamente. No entanto, deve-se ter cuidado para que o componente anterior de dentes não mude distalmente e abra a relação de mordida em cêntrica. Para evitar esta ocorrência, um mini-implante ortodôntico (dispositivo de ancoragem de transição) pode ser inserido distal à raiz do canino e utilizado como elemento de ancoragem para puxar os molares mesialmente, fechando o espaço (Fig. 20-20). Esta abordagem também pode tornar desnecessário extrair um terceiro molar no quadrante quando executada no paciente adolescente.

Limitações de Idade

Uma condição de anquilose de dentes decíduos ocorre em 8 a 14% das crianças e afeta principalmente os molares decíduos. O dente não completa a erupção e aparece abaixo do plano oclusal dos dentes adjacentes. Parece que a raiz desse dente tem um contato direto com o osso, o que impede o padrão de erupção. A mesma condição existe com um implante instalado em uma criança em desenvolvimento. O contato direto osso-implante impede que o corpo do implante se desloque em conjunto com o crescimento e o desenvolvimento facial. Em vez disso, o implante estabiliza o osso no espaço tridimensional e impede que o local se adapte ao ambiente em mudança.

Um estudo com implantes em suínos em desenvolvimento demonstrou que os dentes vizinhos continuaram a acompanhar o desenvolvimento da mandíbula e os dentes adjacentes estavam em posição facial e oclusal em relação aos implantes mandibulares e oclusal no arco maxilar.[47] Germes dentários em crescimento, adjacentes aos implantes, também foram deslocados em seu caminho de

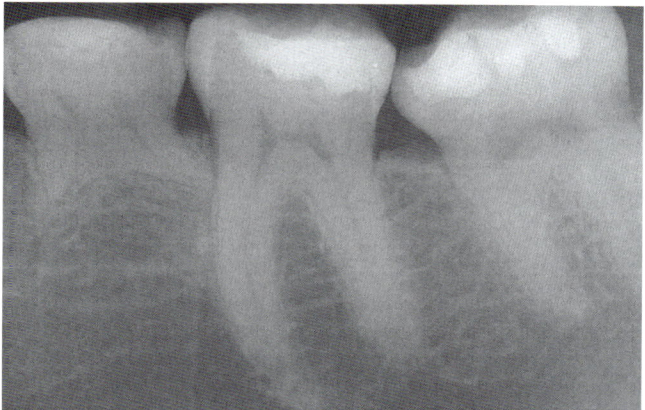

FIGURA 20-17. Uma radiografia periapical de um segundo molar decíduo e sem o segundo pré-molar permanente em um paciente do sexo masculino.

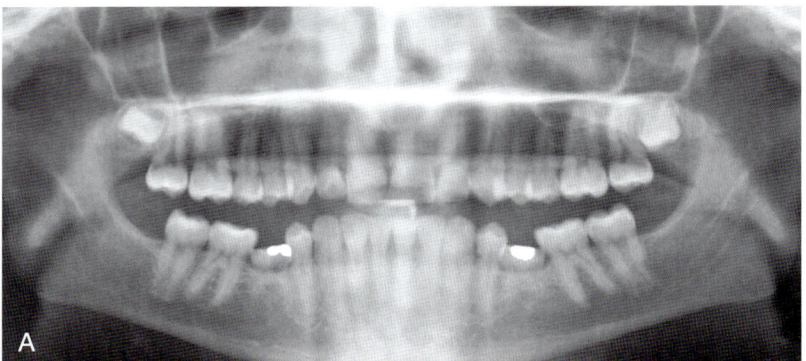
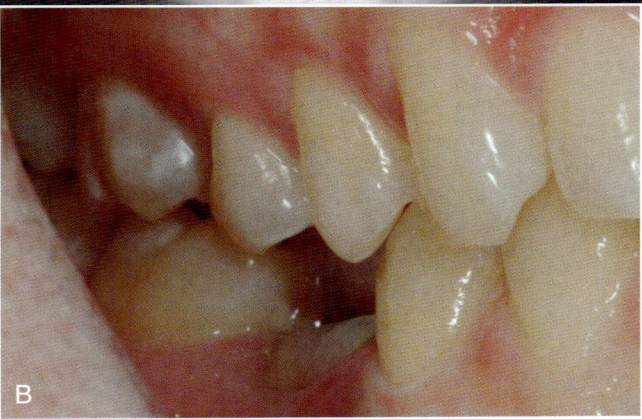

FIGURA 20-18. **A,** A radiografia panorâmica de um paciente com ausência dos segundos pré-molares inferiores com os molares decíduos anquilosados. **B,** Os pré-molares opostos tendem a extruir e os dentes adjacentes a empurrar os molares decíduos.

erupção. Vários relatos clínicos têm encontrado uma situação semelhante em pacientes jovens que receberam implantes. Portanto, os relatos clínicos e os estudos em animais confirmam que os implantes não acomodam o crescimento e o desenvolvimento dos maxilares e, em vez disso, permanecem em uma posição semelhante à de quando inicialmente inseridos.

O crescimento dos maxilares pode ser descrito em três planos diferentes: transversal (largura), anteroposterior (comprimento) e vertical[48]. A ordem de crescimento em ambos os maxilares é concluída primeiramente em largura, seguida por comprimento e crescimento vertical. O crescimento em largura é concluído na região anterior antes do surto de crescimento. Ambas as regiões posteriores da mandíbula e da maxila continuam a se expandir até que os segundos e terceiros molares estejam totalmente irrompidos. A maxila posterior tem mais crescimento em largura do que a maxila anterior[48] (Fig. 20-21).

Como a erupção dentária surge mais cedo e se desenvolve mais rapidamente em meninas do que em meninos, o crescimento em largura geralmente termina em meninas e jovens mulheres no período entre nove e quinze anos. Os meninos têm um ganho em largura maior do que as meninas e continuam a crescer mesmo após o surto de crescimento por um longo período (11-17 anos); em comparação, uma mulher jovem pode ter a região de molares com 3 mm ou mais de largura. Como consequência, um implante inserido na região posterior da maxila prematuramente pode resultar em mordida cruzada após o crescimento e o desenvolvimento terem sido completados, especialmente em homens jovens (Fig. 20-22).

Na maxila, o seio maxilar se expande conforme os dentes permanentes vão erupcionando. Assim, o implante pode também ter a membrana do seio sobre sua extremidade. Não está claro se a interface osso-implante é afetada por essa ação. O crescimento em largura nos pré-molares da mandíbula pode ser de 2 a 3 mm. Assim, uma coroa de implante na mandíbula colocada antes de o crescimento e o desenvolvimento estarem completos pode ficar localizada lingualmente.

O crescimento no sentido anteroposterior continua após a largura ser completada. Em mulheres jovens o crescimento normalmente é completado aos 16 anos de idade, quando já se passaram vários anos após a menarca. Em homens jovens, o crescimento anteroposterior pode continuar até os vinte e poucos anos, ou quatro anos após a entrada na puberdade.

O crescimento vertical da mandíbula é a última direção a ser completada. O crescimento vertical para mulheres jovens ocorre aproximadamente dos 17-18 anos, e mais tarde para os homens jovens. Esta direção é a dimensão mais frequentemente observada quando um implante é inserido antes da conclusão do crescimento e do desenvolvimento facial. Como resultado desse crescimento tridimensional da maxila, dos 9 aos 25 anos, os molares podem entrar em erupção mais de 8 mm para baixo, 3 mm lateralmente e 3 mm mesial, com 1,5 mm de mudanças por ano durante o surto de crescimento.

Na mandíbula o sentido anteroposterior é acoplado com o crescimento vertical, porque cresce para cima e para trás. O crescimento do corpo, do ramo e do côndilo faz com que o maxilar inferior aparente estar sendo deslocado para baixo e para a frente. No entanto, há pouca alteração real na região anterior.

Um implante inserido na posição de um pré-molar antes da conclusão do crescimento e do desenvolvimento pode ter os dentes adjacentes permanentes em erupção acima da coroa do implante e alterar os contatos interproximais (Fig. 20-23). O molar inferior pode até entrar em erupção sobre a coroa do implante, com o crescimento rotacional da mandíbula.

Um implante inserido no local de um pré-molar ausente pode prevenir a perda óssea em largura. No entanto, se o crescimento e o desenvolvimento facial não estão completos, os dentes adjacentes podem ser mais suscetíveis a uma posição desalinhada, o osso sobre o implante é mais apical do que a posição de raízes dos dentes adjacentes, o plano oclusal do arco oposto pode extruir ou esfoliar e uma bolsa de tecidos moles pode se desenvolver em torno do implante.

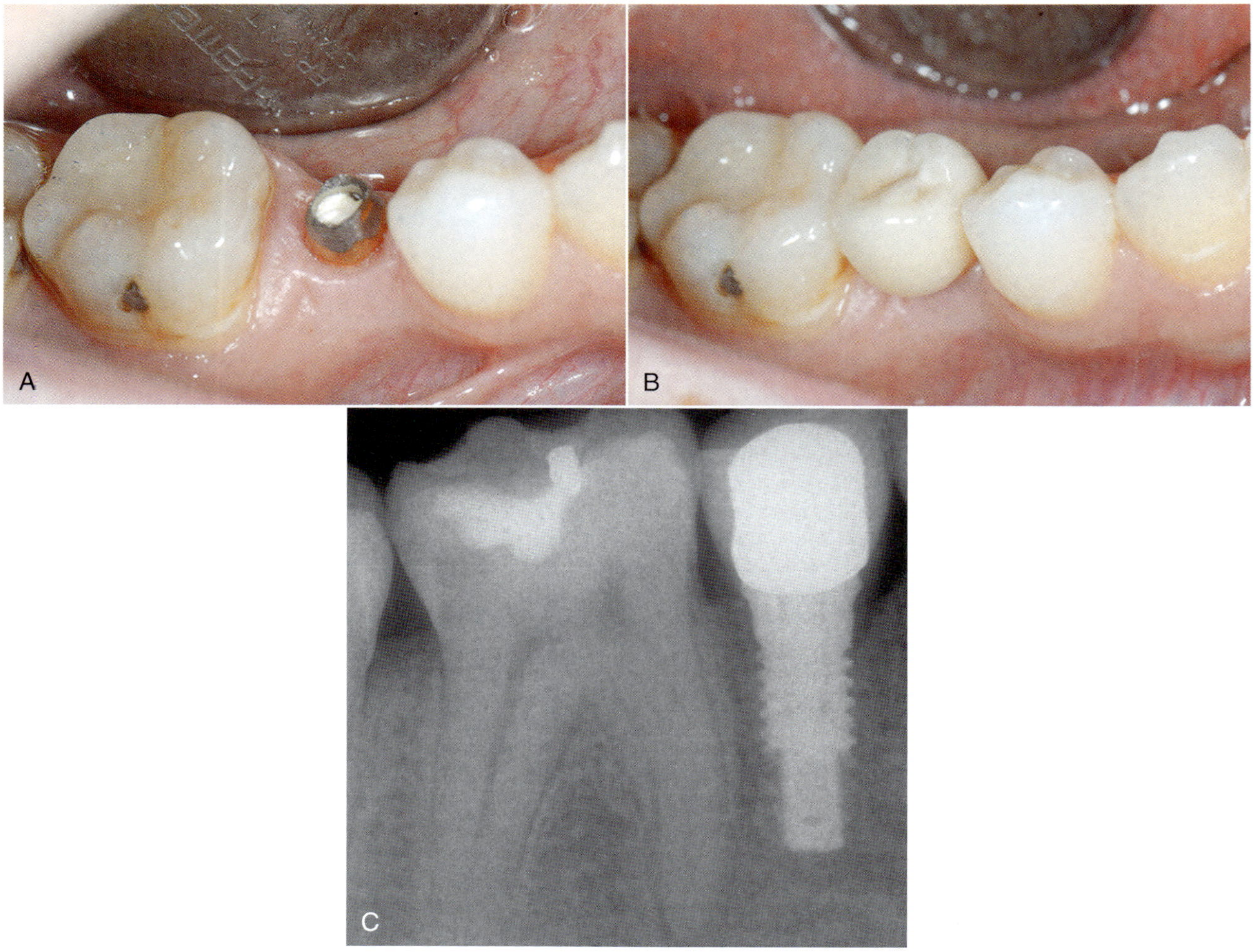

FIGURA 20-19. **A,** Um implante unitário é geralmente o tratamento de escolha quando um molar decíduo é perdido em um paciente adulto. **B,** O volume de osso é muitas vezes menor em largura, e o espaço mesiodistal é maior para o dente substituto. **C,** Um implante de 4 mm de diâmetro é muitas vezes usado para substituir o segundo pré-molar.

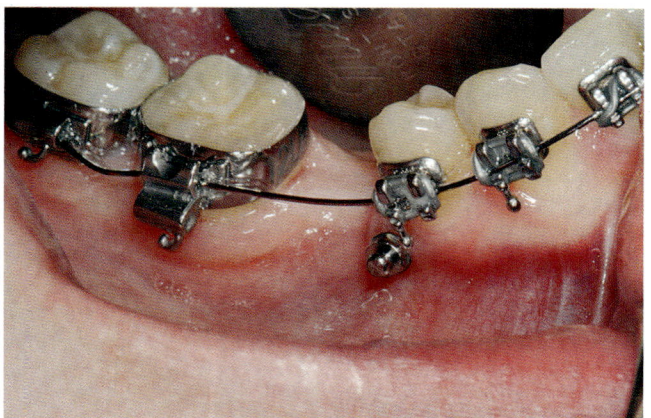

FIGURA 20-20. Um dispositivo de ancoragem de transição pode ser posicionado anterior ao espaço dos molares decíduos e ajudar a mover os molares para a frente, para fechar o espaço do dente perdido.

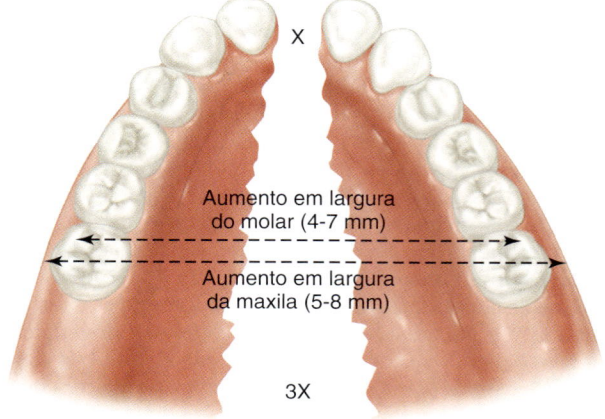

FIGURA 20-21. A maxila posterior aumenta sua largura, durante o crescimento e o desenvolvimento, mais do que a maxila anterior.

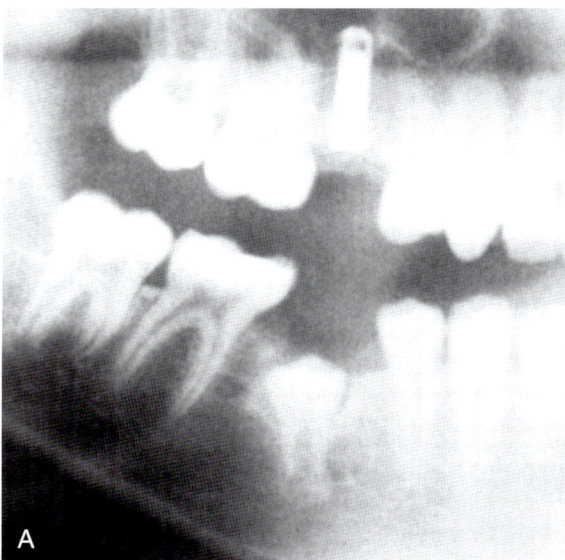
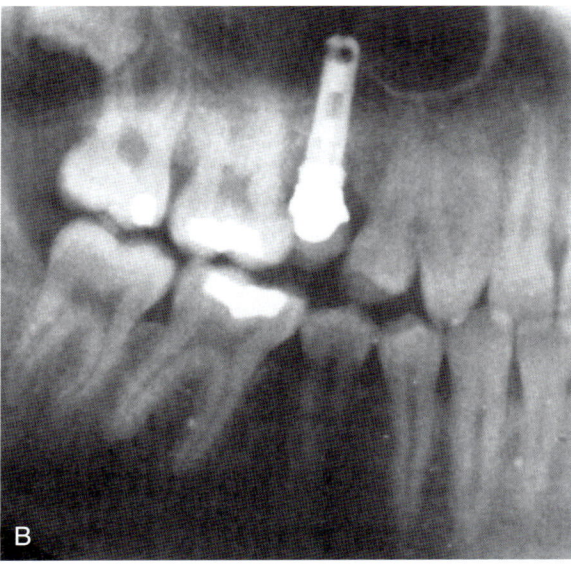

FIGURA 20-22. **A,** Um implante colocado em um sítio de segundo pré-molar maxilar antes do fim do crescimento e do desenvolvimento facial. **B,** Após a maturação, a coroa clínica do implante está cruzada em relação ao antagônico. O seio maxilar foi estendido sobre o final do implante, e a prótese sobre implante está em infraoclusão. (De Oosterle LJ: Implant considerations in the growing child. In Higuchi KW, editor: *Orthodontic applications of osseointegrated implants*, Chicago, 2000, Quintessence.)

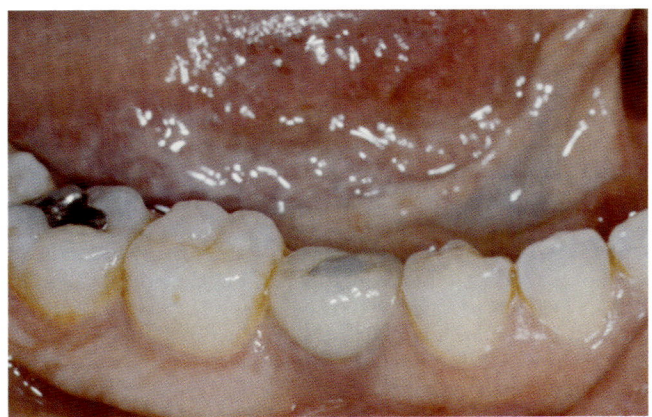

FIGURA 20-23. Um implante colocado no segundo pré-molar antes do completo crescimento e desenvolvimento facial pode aparecer em infraoclusão, mais lingualizado, e ter contatos interproximais abertos na distal.

Ao longo da última década, Misch et al.[49] criaram quatro diretrizes para implantes colocados em pacientes mais jovens. A primeira diretriz é a idade cronológica do paciente. A idade cronológica da interrupção do crescimento vertical para meninas é de aproximadamente 17-18 anos, e de 18-19 anos para os meninos (e é mais tardia nas regiões posteriores do que nas regiões anteriores da boca). É lógico esperar até que o crescimento do esqueleto e odontológico seja concluído para o correto posicionamento de implantes. Portanto, como regra geral a instalação do implante nas regiões posteriores é retardada para pacientes do sexo feminino até, pelo menos, 17 anos, e para os pacientes do sexo masculino até 18 anos de idade.[48] No entanto, essa diretriz é muito variável e não deve ser considerada como o único parâmetro. Idealmente, a idade está relacionada com a idade biológica do paciente mais do que a idade cronológica.

Outros fatores biológicos indicativos da conclusão do crescimento facial devem ser avaliados antes da instalação do implante.

O segundo critério para a instalação de implantes em relação às crianças são as alterações endócrinas. O surto de crescimento na puberdade está relacionado com essas alterações hormonais. Pacientes do sexo feminino devem estar aptas para menstruar, e os pacientes do sexo masculino devem ter passado pela puberdade. Esses critérios quase sempre aparecem por volta dos 17 a 18 anos, e essa fase é conhecida como "estirão".[50]

A altura da criança é o terceiro critério, e é também muito relevante para a instalação do implante. O paciente deve ter altura maior que a do seu pai. O tamanho do paciente é mais importante do que a idade do paciente, quando a idade mínima é considerada para a instalação do implante.

O quarto critério para a instalação do implante é que o paciente não tenha crescido durante os últimos seis meses. Thilander et al. notaram que se nenhum crescimento ocorreu nos últimos seis meses o crescimento e o desenvolvimento das maxilas estão, pelo menos, próximos da conclusão.[51,52] Este critério é mais fácil de observar do que cefalogramas ou radiografias de mão e punho com um período de avaliação de dois anos.

Autores têm sugerido telerradiografias de dois anos consecutivos sem alteração.[44] Embora seja difícil sobrepor radiografias realizadas ao longo de vários anos, este critério é a melhor indicação de que o surto de crescimento na puberdade está terminado e a maior parte do crescimento facial está acabada. No entanto, se todas as mudanças ocorreram no último ano, é necessário usar esta técnica mais um ano para avaliar se o crescimento amadureceu o suficiente para a instalação do implante.

Restaurações Provisórias

Não substituir provisoriamente um dente posterior é uma situação mais frequente durante a cicatrização do enxerto ósseo e do implante em uma região não estética, como na região posterior da mandíbula. Embora a oclusão e os dentes adjacentes possam mudar durante o período de cicatrização de quatro meses, raramente esse é o motivo para uma restauração provisória em regiões não estéticas (Fig. 20-24).

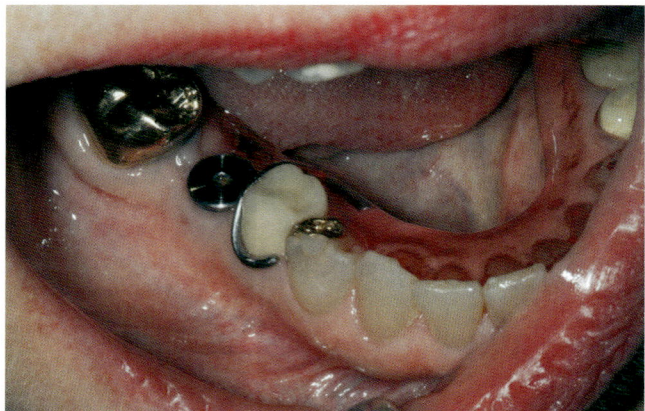

FIGURA 20-24. Raramente há mudança nos dentes adjacentes durante o período de quatro meses de cicatrização de um implante. No entanto, o espaço deve ser monitorado, e se as mudanças começam a ocorrer um mantenedor de espaço pode ser indicado.

Uma prótese removível não é muito indicada como um tratamento definitivo para a substituição de um elemento unitário posterior. No entanto, a prótese removível muitas vezes é utilizada como uma restauração provisória em regiões estéticas durante a fase de cicatrização do implante. O profissional deve estar ciente de que uma prótese removível provisória pode transmitir cargas aos tecidos moles que cobrem o enxerto ósseo e comprometer o resultado final. Apesar de raramente ocorrer, a PPR também pode causar perda óssea ou talvez até mesmo a perda do implante pela colocação precoce de carga no implante durante a fase I de cicatrização. A PPR provisória também pode comprimir as papilas interdentais dos dentes adjacentes, resultando em um comprometimento estético. Como resultado, pode-se fabricar uma PPR com nichos e grampos, um aparelho Essix® suportado pelos dentes ou uma prótese fixa adesiva para substituir dentes na zona estética, o que proporciona uma melhor prótese provisória funcional e protege a região. Uma prótese adesiva é mais frequentemente a opção primária quando é necessário um enxerto ósseo antes ou em conjunto com a instalação do implante, devido ao longo período de cicatrização requerido e à extrema vulnerabilidade do enxerto ósseo aos movimentos mandibulares.

Tanto uma prótese removível quanto uma prótese fixa adesiva podem ser fabricadas como restaurações provisórias suportadas pelos dentes. A prótese removível (p.ex., aparelho Essix®) é usada imediatamente após a cirurgia para proteger a região de sutura durante a cicatrização incial.[53] Depois que as suturas são removidas, a prótese adesiva (sem preparação do dente) pode ser entregue. Como ambas as restaurações adesivas e removíveis necessitam de tempo para a fabricação, o paciente pode usar uma prótese removível se a prótese adesiva descolar. Isso elimina o constrangimento estético até que a prótese seja recolada. No entanto, essa abordagem aumenta o custo total do tratamento. A prótese adesiva posterior não pode ser indicada no caso de coroas clínicas curtas ou relações oclusais desfavoráveis.

Uma segunda opção para substituir provisoriamente um elemento unitário posterior é um acrílico com cantiléver ou uma restauração provisória de três elementos. Isso é feito quando o dente ou dentes adjacentes requerem uma coroa. A coroa do dente ou dos dentes adjacentes é preparada e serve como pilar de transição para a prótese provisória de acrílico. Após o implante se integrar, as coroas e a coroa do implante podem ser fabricadas ao mesmo tempo como unidades independentes.

Seleção do Corpo do Implante

O corpo de um implante unitário posterior deve incluir recursos específicos para reduzir as complicações. O corpo do implante deve ser feito de liga de titânio para reduzir o risco de fratura a longo prazo, porque a liga é quatro vezes mais resistente à ruptura do que o titânio de grau 1 e duas vezes mais forte que o titânio de grau 3. Um implante aparafusado oferece uma maior área de superfície funcional do que um cilindro, e um implante cônico proporciona menos área de superfície do que um implante de paredes paralelas. Quando os corpos de implante são projetos com hexágonos internos, a dimensão do implante nas regiões posteriores deve ser de pelo menos 4 mm ou mais de diâmetro para aumentar a espessura da parede externa do corpo e reduzir o risco de fratura a longo prazo.

O problema mais comum associado a um implante unitário é o afrouxamento do parafuso do pilar protético.[42] Portanto, são indicados projetos da plataforma e do pilar protético que diminuem as forças para o parafuso do pilar protético. O implante deve ter uma disposição antirrotacional (p. ex., hexágonos externos ou internos). Quanto maior for a altura ou profundidade do dispositivo antirrotacional, menor será a força transmitida ao parafuso do pilar. Precisão de encaixe do componente e do projeto do parafuso do pilar, bem como o número de roscas no parafuso do pilar, são outras características importantes.[54-56]

O diâmetro ideal de um implante unitário depende da dimensão mesiodistal do dente ausente e a dimensão vestibulolingual do local do implante. Um defeito angular pode se desenvolver em torno da conexão implante-pilar protético medindo 1,0 a 1,4 mm de largura. Como resultado, quando o implante é colocado mais perto de um dente adjacente a uma distância inferior à citada, a dimensão do defeito vertical angular pode ser perpetuada e causar perda óssea horizontal sobre o dente adjacente. A perda óssea horizontal em torno do implante irá causar um aumento na profundidade de sondagem ou um aumento do risco de recessão de tecidos moles. Estes podem afetar a flora bacteriana ou a estética cervical da cortina de tecidos moles. Quando os ossos da face têm espessura inferior a 1,0 mm de osso cortical ou 1,5 mm de osso trabecular, há um risco acrescido de perda do osso e do implante.[57] Como consequência, a distância ideal do implante é de 1,5 mm ou mais a partir de cada dente adjacente e 1,0 mm ou mais a partir de cada uma das placas laterais da crista. Portanto, o diâmetro ideal do implante na região posterior da boca deve ser pelo menos 3 mm menor do que a dimensão mesiodistal do dente ausente (a partir da junção amelo cementária [JAC]) e pelo menos 2 mm mais estreito do que a dimensão vestibulolingual do osso. Como regra geral, o implante do molar deve ser maior em diâmetro que um implante de pré-molar (Fig. 20-25).

Implante para Substituição de Pré-molar

O primeiro pré-molar é o dente posterior ideal para ser substituído por um implante em ambos os arcos (Fig. 20-26). Quando utilizado como um pilar para uma PPF de três elementos, o canino tem um risco aumentado de fratura do material ou perda da cimentação (devido às forças laterais aplicadas), e é na maioria das vezes mais difícil de ter sua aparência original restaurada do que os outros dentes. O osso vertical disponível é geralmente maior nas regiões do primeiro pré-molar do que em qualquer outra região dos dentes posteriores. Na maxila é quase sempre anterior ou inferior ao seio maxilar, e no primeiro pré-molar mandibular é quase sempre anterior ao forame mental e ao plexo vasculonervoso mandibular associado. A trajetória óssea para a instalação do implante é mais favorável no primeiro pré-molar mandibular do que em qualquer outro dente na arcada.

Os pré-molares superiores muitas vezes estão na zona estética daqueles pacientes que possuem uma linha alta de sorriso.

Dimensões dos dentes da maxila					
	Coroa Mesio-distal	Junção Amelo-cementária	Junção Amelo-cementária 2 mm	Implante	Implante + 3 mm
Primeiro Pré-molar	7,1	4,8	4,2	3,8	6,8
Segundo Pré-molar	6,8	4,7	4,1	3,8	6,8
Primeiro molar	10,4	7,9	7,0	5,7	8,6
Segundo molar	9,8	7,6	7,0	5,7	8,6

Dimensões dos dentes da mandíbula					
	Coroa Mesio-distal	Junção Amelo-cementária	Junção Amelo-cementária 2 mm	Implante	Implante + 3 mm
Primeiro Pré-molar	7,0	4,8	4,5	3,8	6,8
Segundo Pré-molar	7,1	5,0	4,7	3,8	6,8
Primeiro molar	11,4	9,2	9,0	5,7	8,7
Segundo molar	10,8	9,1	8,5	5,7	7,7

FIGURA 20-25. **A,** A média do tamanho mesiodistal (M-D) dos dentes posteriores da maxila varia entre 6,8 e 10,4 milímetros. **B,** O tamanho médio M-D dos dentes posteriores da mandíbula varia de 7,0 a 11,4 milímetros, com os molares um pouco maiores do que os da maxila. *CEJ,* junção amelo-cementária.

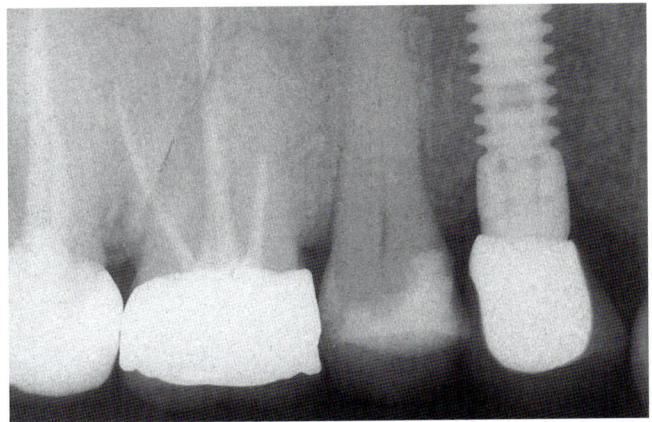

FIGURA 20-26. Um implante na região de primeiro pré-molar é normalmente anterior ao seio maxilar ou ao forame mental.

A necessidade de enxerto ósseo maxilar antes da colocação do implante do primeiro pré-molar superior é muito comum, porque o processo de exodontia da raiz vestibular com um fino osso vestibular muitas vezes provoca perda óssea vestibular durante ou após a exodontia. A instalação do implante sem enxerto ósseo pode resultar em um perfil de emergência retraído; antigamente esse problema era corrigido com a fixação de uma crista vestibular em torno da coroa. No entanto, isso não permite a higiene adequada ou a sondagem da região do sulco vestibular da coroa, e deve ser utilizado como último recurso.

Para garantir um bom resultado estético e evitar a necessidade de uma coroa com uma crista ao seu redor, o implante é frequentemente posicionado de modo semelhante a um implante anterior, sob a ponta da cúspide vestibular (um terço bucal, dois terços linguais),

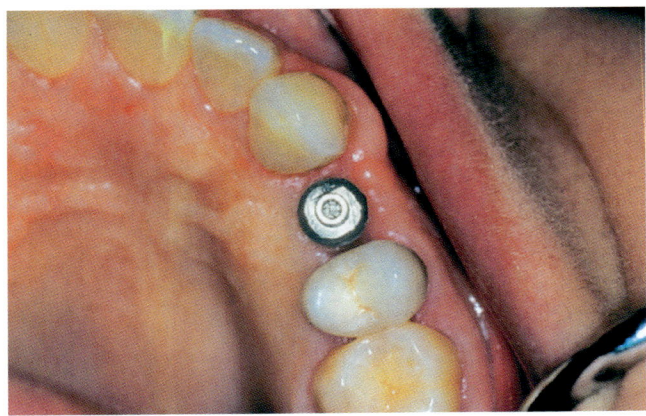

FIGURA 20-27. Um implante no primeiro pré-molar maxilar é colocado normalmente mais facial do que um implante no primeiro pré-molar mandibular, porque a região cervical está muitas vezes em uma zona estética durante o sorriso.

em vez de na crista medial (que está sob a fossa central). A ligeira instalação vestibular do implante melhora o perfil de emergência cervical da coroa do pré-molar superior (Fig. 20-27).

O pré-molar natural possui 7 mm de largura na mandíbula e 6,5–7 mm na maxila. A raiz do pré-molar natural possui geralmente 4,2 mm de diâmetro, em média, e se localiza a uma distância de 2 mm abaixo da junção cemento-esmalte, que é a posição ideal do osso. Como consequência, o diâmetro mais comum do implante ocupa cerca de 4 mm na sua plataforma. Isso também fornece aproximadamente 1,5 mm de osso sobre as superfícies proximais adjacentes aos dentes naturais, quando o espaço mesiodistal é de 7 mm ou maior. No entanto, quando a dimensão mesiodistal é de apenas 6,5 mm, um implante de 3,5 mm é sugerido.

A raiz do canino superior muitas vezes é angulada distalmente em 11 graus e apresenta uma curva distal em 32% dos casos, a qual pode se estender sobre a raiz mais curta do primeiro pré-molar. Com a instalação do implante posterior, o corpo do implante é muitas vezes mais longo do que a raiz do dente natural. O cirurgião pode, inadvertidamente, instalar o implante paralelo ao segundo pré-molar e, consequentemente, atingir a raiz do canino. Isso pode resultar não apenas na necessidade de terapia endodôntica do canino, mas também pode causar fratura da raiz e a perda do dente. Portanto, na região de primeiro pré-molar superior é preciso ter cuidado para avaliar a angulação dos caninos e o limite de altura vertical. Por isso o implante de um primeiro pré-molar pode precisar ser instalado paralelamente à raiz do canino e ter um comprimento mais curto do que o considerado ideal (Fig. 20-28). Um implante de corpo cônico no terço apical também pode ser benéfico para evitar o contato na região apical do canino.

Os ápices radiculares dos segundos pré-molares podem estar localizados ao longo do canal vasculonervoso mandibular (ou forame) ou do seio maxilar. O forame está frequentemente 2 mm ou mais acima do canal vasculonervoso. Por isso, a altura óssea disponível do segundo pré-molar pode ser menor do que a região do primeiro molar. Isso também resulta em uma altura óssea reduzida em comparação com a região anterior da mandíbula. Como resultado, um implante menor do que o ideal é comumente instalado na região do segundo pré-molar.

Implante para Substituição do Primeiro Molar

O primeiro molar é um dos dentes que mais se perde no segmento posterior. Os molares recebem duas vezes mais carga do que os pré-molares e têm uma área de superfície radicular até 200% maior,

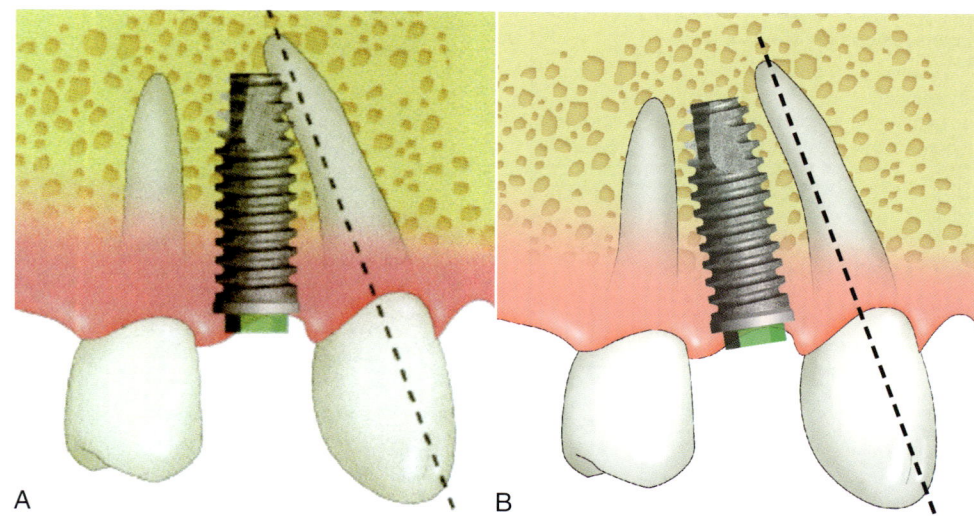

FIGURA 20-28. **A,** A raiz do canino é muitas vezes angulada 11 graus para distal e tem uma curva distal apical em 32% das vezes. Como consequência, o implante do primeiro pré-molar pode encostar na raiz do canino. **B,** O implante do primeiro pré-molar pode necessitar ser angulado de modo que esteja paralelo ao canino, em vez de estar paralelo ao segundo pré-molar.

sendo assim é de se esperar que o pilar do implante em uma região de molar deva ser maior do que o mesmo na região de um pré-molar. A sua dimensão mesiodistal normalmente varia entre 8 e 12 mm, dependendo do tamanho do dente original e do grau de mesialização do segundo molar antes da instalação do implante. Deve-se notar que o tamanho ideal do implante deve ser medido pela distância interdental a partir da junção amelo cementária de cada dente adjacente, e não pela distância interproximal das cristas marginais. Um dente adjacente inclinado deve ser reanatomizado para uma condição ideal, de modo que não ocorra impacção alimentar abaixo do contato interproximal no espaço triangular da papila interdental, que é formada após a instalação da coroa do implante.

Quando um implante de 4 mm de diâmetro é instalado para suportar uma coroa com uma dimensão mesiodistal de 12 mm pode ser criado um cantiléver de 4 a 5 mm sobre as cristas marginais da coroa do implante (Fig. 20-29). As forças oclusais aumentadas (especialmente importantes na parafunção) podem causar perda óssea (o que pode prejudicar a higiene oral caseira), aumentar a possibilidade de afrouxamento do pilar do implante, aumentar as chances de perda do pilar protético ou até mesmo do implante por sobrecarga.[58,59] Sullivan[59] relatou um índice de fraturas de 14% dos implantes unitários de 4,0 mm substituindo molares. Esses implantes eram fabricados de titânio de grau 1, e ele concluiu que este não é um tratamento viável (Fig. 20-30). Rangert et al.[60] relataram que a reabsorção óssea induzida por sobrecarga parecia preceder as fraturas do implante em um número significante de implantes unitários de molares de 4,0 mm de diâmetro. Dessa forma, um implante de maior diâmetro deve ser instalado para melhorar as propriedades mecânicas do sistema do implante através da ampliação da área de superfície, maior resistência à fratura, aumento da estabilidade do pilar do implante e perfil de emergência otimizado para as coroas[61-64] (Fig. 20-31).

Quando a dimensão mesiodistal do dente ausente é de 8 a 12 mm, com uma largura vestibulolingual superior a 7 mm, é sugerido um corpo de implante de 5 a 6 mm de diâmetro (Fig. 20-32). Langer et al. também recomendaram o uso de implantes de diâmetro mais largo em áreas de má qualidade óssea ou para substituição imediata de implantes que foram perdidos.[61] O implante de maior diâmetro não exige um corpo de implante tão longo para resultar em uma área de superfície maior e melhor resposta a cargas semelhantes, o que também é uma vantagem, por causa da altura óssea vertical posterior

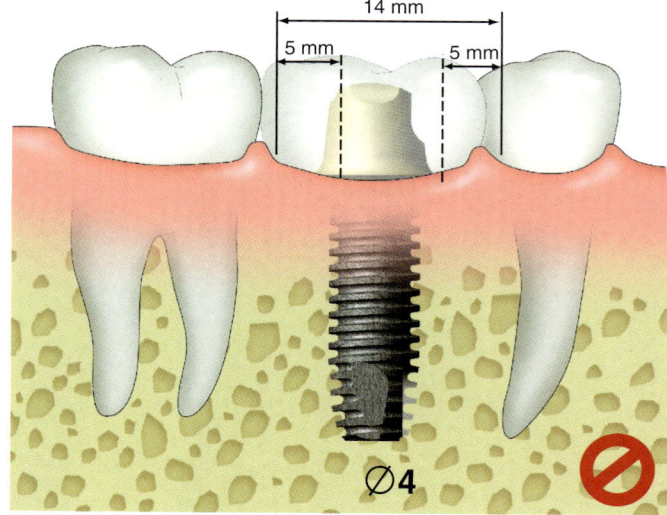

FIGURA 20-29. Quando um implante com 4 mm de diâmetro substitui um molar, um cantiléver mesial e distal é criado na coroa.

reduzida devido às limitações anatômicas e às estruturas presentes, como o seio maxilar ou o canal mandibular[65,61,66] (Fig. 20-33).

Quando a dimensão mesiodistal de um dente ausente é de 14 a 20 mm, devem ser considerados dois implantes com diâmetros de 4 a 5 mm para restaurar essa área (Fig. 20-34). Quando dois implantes são usados na região de um molar, deve-se lembrar que cada implante deve ser instalado a 1,5 mm do dente adjacente. A área da superfície total de suporte é maior para dois implantes em comparação com a área de superfície proporcionada por um implante de maior diâmetro (dois implantes de 4 mm de diâmetro > um implante com diâmetro de 5 a 6 mm). Além disso, os dois implantes de tamanho regular fornecem maior redução de tensão do que apenas um implante de maior diâmetro, o que por sua vez reduz a incidência de afrouxamento do parafuso do pilar protético.

Em 1996, Bahat et al. relataram os resultados de uma seleção de vários números e tamanhos de implantes.[65] A taxa global de perda

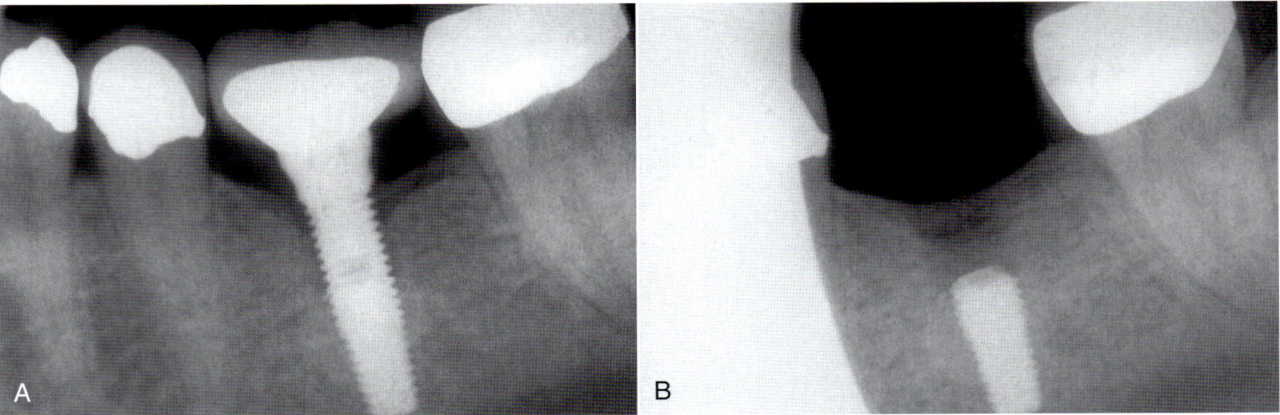

FIGURA 20-30. **A,** Um implante com 4 mm de diâmetro foi usado para substituir um primeiro molar. O cantiléver mesial e distal sobre a coroa aumentou a força biomecânica. **B,** O corpo do implante perdeu osso e depois fraturou.

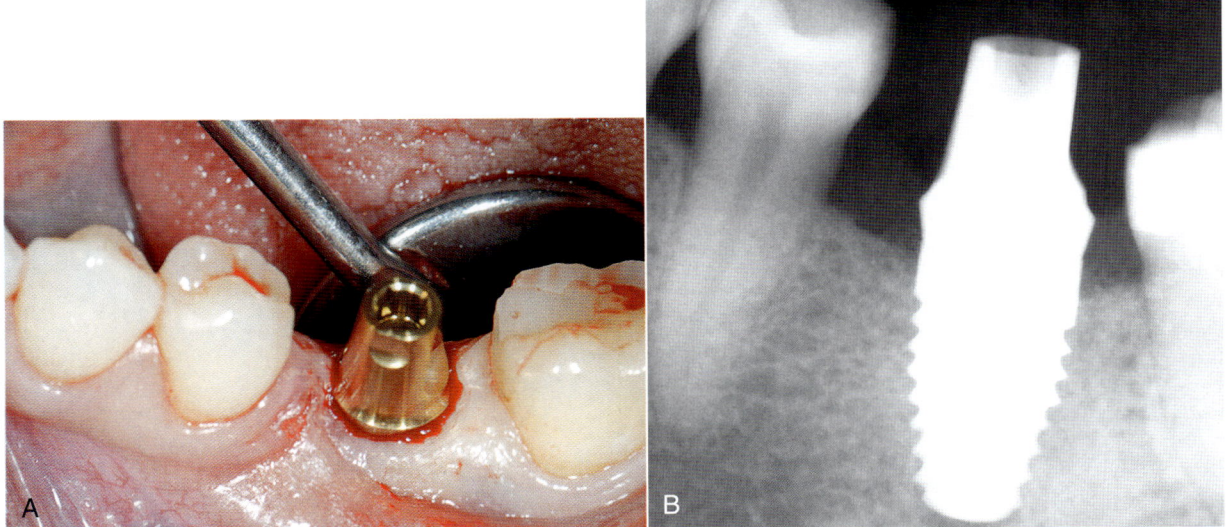

FIGURA 20-31. **A,** Quando um primeiro molar está ausente, um implante de diâmetro mais largo é normalmente indicado. **B,** O implante de diâmetro mais largo tem menos forças de cantiléver sobre a coroa e várias vantagens biomecânicas.

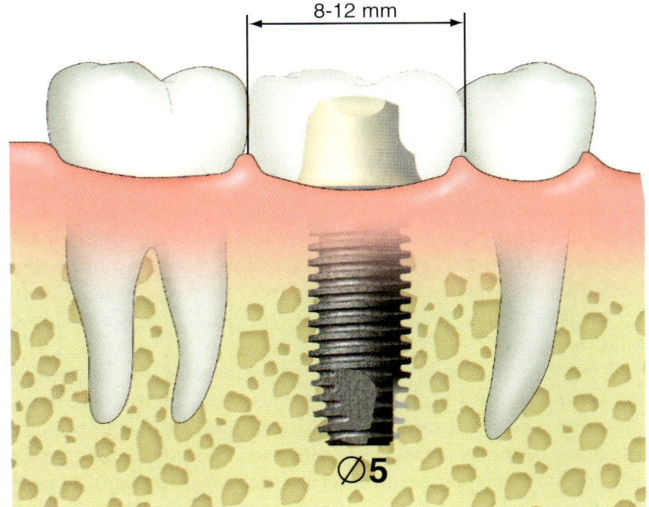

FIGURA 20-32. Quando o espaço mesiodistal nas regiões posteriores é de 8 mm a 12 mm, um implante de 5 a 6 mm de diâmetro é sugerido.

foi de 1,2% com dois implantes de 5 mm. No mesmo ano, Balshi et al. compararam a utilização de um implante ou dois para substituir um único molar.[67,68] A taxa cumulativa de sucesso em um período de três anos foi de 99%. A mobilidade protética e o afrouxamento do parafuso foram as complicações mais comuns para o grupo de um implante (48%). Essa taxa de complicação foi reduzida para 8% no grupo com dois implantes. Um estudo in vitro comparou o afrouxamento do parafuso de um implante de diâmetro largo versus o de dois implantes de diâmetro padrão e concluiu que o grupo do implante largo tinha maiores índices de afrouxamentos do parafuso. Em uma análise de elemento finito de três implantes sustentando um projeto de coroa de molar, Geramy e Morgano mostraram uma redução de 50% na tensão mesiodistal e vestibulolingual entre um implante de 5 mm e dois de diâmetro padrão.[70] A estrutura com implante duplo apresentou a menor tensão de todas; por isso, sempre que possível devem ser utilizados dois implantes para substituir o espaço de um único molar a fim de reduzir as cargas de cantiléver e o afrouxamento do pilar do parafuso (Fig. 20-35).

Quando o espaço posterior é de 14 a 20 mm, um implante de diâmetro mais largo pode ser substituído por dois implantes. Para tanto, subtraindo-se 6 mm (1,5 mm de cada dente para os tecidos

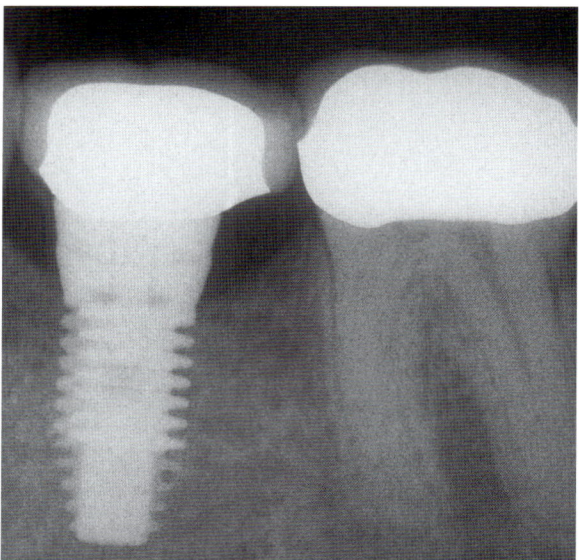

FIGURA 20-33. Um implante com 6 mm de diâmetro tem uma área de superfície maior do que um implante com 4 mm de diâmetro e pode ser utilizado quando a altura óssea é limitada pelo canal mandibular.

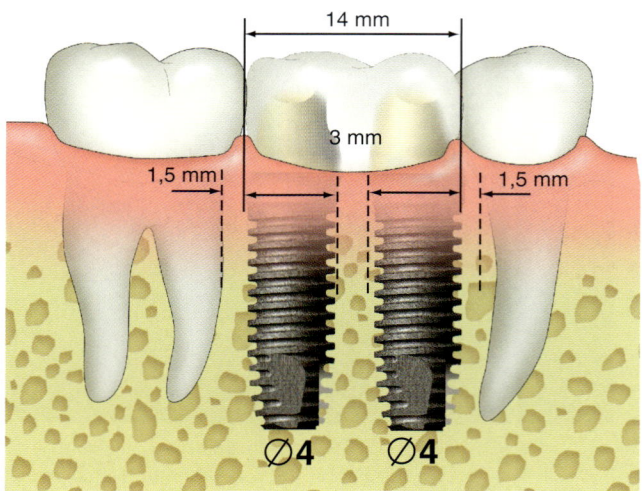

FIGURA 20-34. Quando o espaço mesiodistal é de 14 a 20 mm, dois implantes devem ser usados para suportar as coroas.

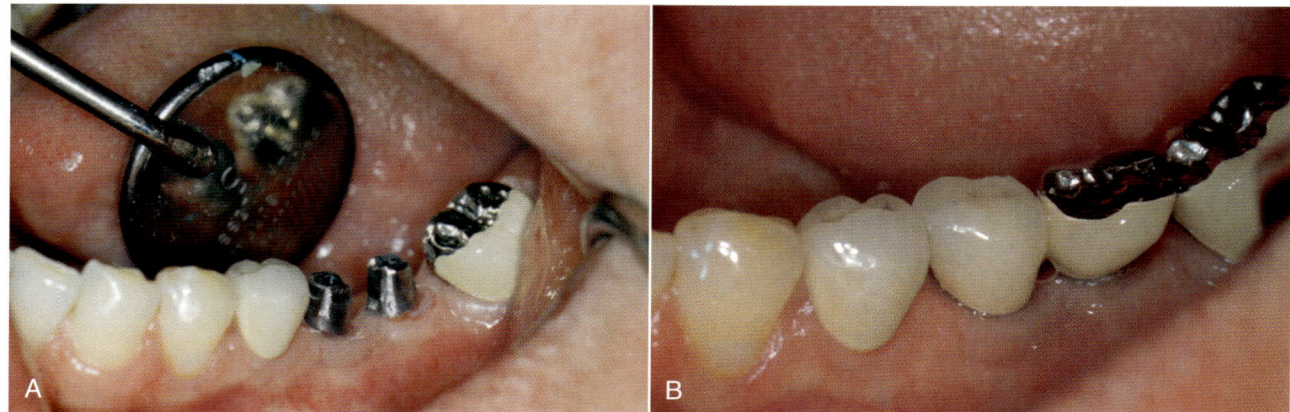

FIGURA 20-35. A, Quando o espaço mesiodistal é de 14 a 20 mm, dois implantes devem ser usados para suportar os dentes em falta. **B,** As duas coroas de implantes têm muitas vezes a forma de duas coroas de pré-molares.

moles e o risco cirúrgico, e 3 mm entre os implantes) a partir da distância interdental e dividindo por 2 para determinar o diâmetro de cada implante (16 mm − 6 mm = 10 mm ÷ 2 = 5 mm cada implante). Lembre-se, quando dois molares adjacentes estão ausentes é vantajoso instalar cada implante com 1,5 mm a 2 mm dos dentes adjacentes (ou sob a mesial do primeiro molar e a distal da coroa do segundo molar) e esplintá-los, em vez de instalar um implante no centro de cada dente. Isso elimina o cantiléver mesial e distal ao implante (Fig. 20-36).

O diâmetro desejado do implante é a dimensão da plataforma (não o do corpo do implante), o que é muitas vezes de 0,2 a 0,35 mm maior do que a dimensão do corpo do implante (p. ex., Bio-Horizons, NobelBiocare, 3i, Lifecore) (Fig. 20-37). Preferencialmente, os dois implantes devem estar 3 mm separados entre si, porque uma perda da crista óssea em torno de cada implante pode ocorrer. A extensão do defeito da crista é geralmente inferior a 1,5 mm. Portanto, os 3 mm ou mais entre os dois implantes adjacentes não irão converter um defeito angular próximo ao implante em um defeito horizontal que pode aumentar a profundidade do sulco e ocasionar uma perda na altura da papila.[71] Embora essa região esteja muitas vezes fora da zona estética, a perda em altura da papila aumenta a impacção alimentar.

Quando o espaço mesiodistal é de 12 a 14 mm a partir das junções amelocementárias adjacentes, o plano de tratamento de escolha é menos claro. Um implante de 5 mm de diâmetro pode resultar em um cantiléver de até 5 mm em cada borda marginal da coroa. No entanto, dois implantes apresentam um maior risco cirúrgico, protético e com maior dificuldade de realização dos cuidados de higiene. Infelizmente, espaços de 12 a14 mm não são incomuns. O objetivo principal é obter pelo menos 14 mm de espaço em vez de 12 a 14 mm (Fig. 20-38). O espaço adicional pode ser obtido de várias maneiras.

O tratamento ortodôntico pode ser uma escolha para a verticalização do segundo molar quando este estiver inclinado ou para aumentar o espaço interdental. Um primeiro implante pode ser instalado e uma mola ortodôntica pode ser colocada na coroa provisória; a atração da mola promoverá a verticalização movendo a coroa do dente para a distal. Após o movimento ortodôntico o segundo implante pode ser, então, instalado com menor risco e melhora das condições de higiene entre os implantes. Uma outra opção é a

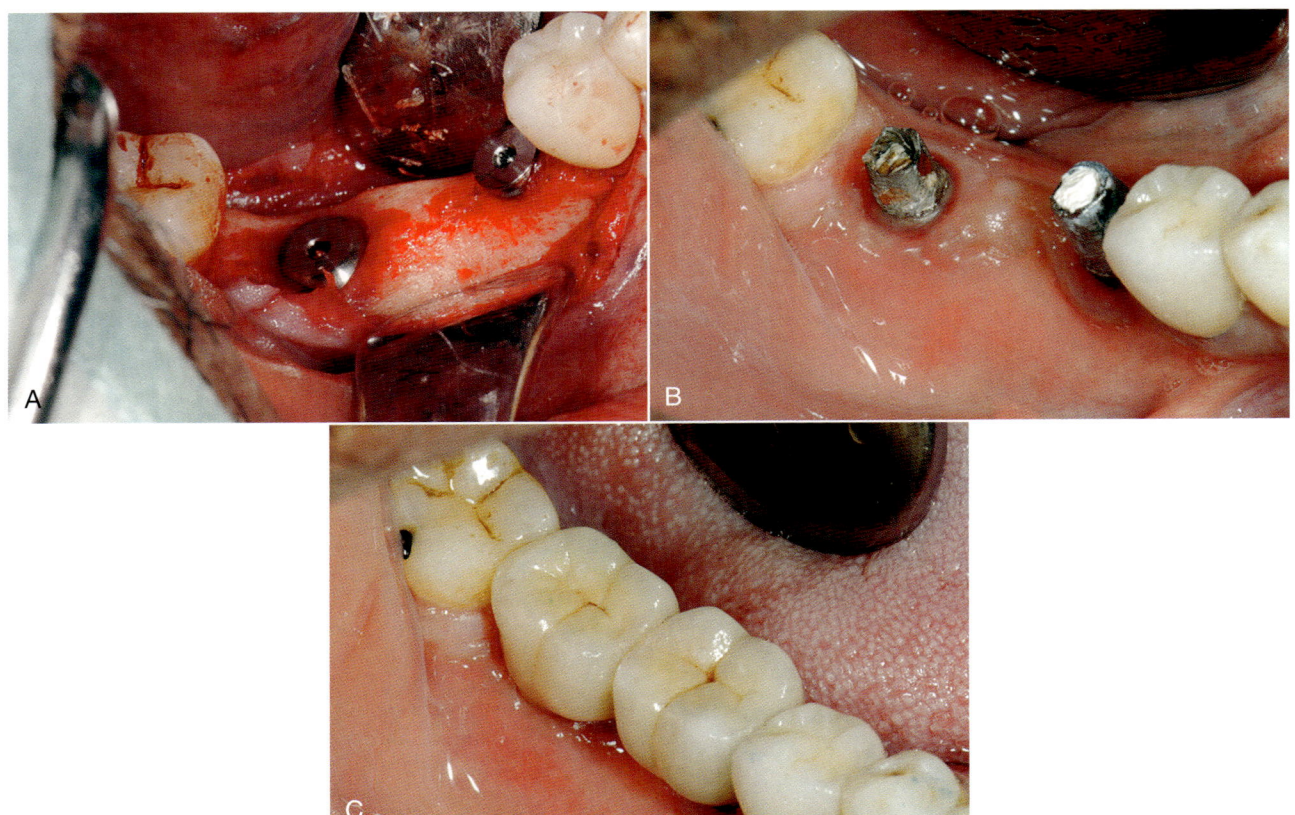

FIGURA 20-36. **A,** Quando o espaço mesiodistal é de 14 a 20 mm, os dois implantes estão posicionados perto dos dentes adjacentes, em vez de no centro dos dentes ausentes. **B,** Os dois implantes são sempre esplintados. **C,** As duas coroas não têm cantiléver mesial ou distal sobre a prótese.

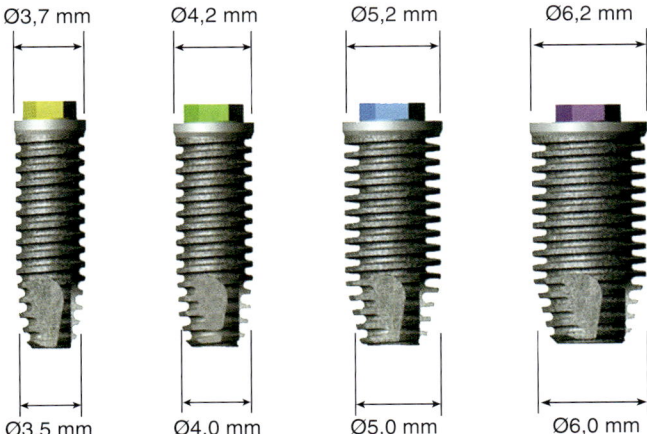

FIGURA 20-37. O módulo de crista de um implante é muitas vezes mais largo do que a dimensão do corpo do implante. (BioHorizons Dental Implants, External Hex, Birmingham, AL.)

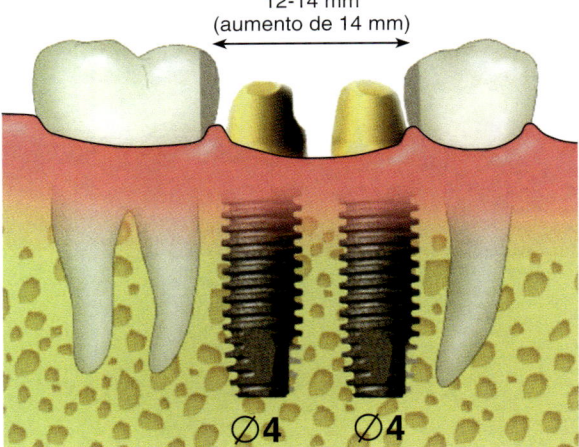

FIGURA 20-38. Quando o espaço entre os dentes naturais é 12 a 14 milímetros, a escolha do tamanho e do número dos implantes é menos óbvia.

utilização do tratamento ortodôntico, a fim de reduzir o espaço e instalar apenas um implante e uma coroa.

Os implantes podem não estar centralizados na largura da crista óssea. Assim, um implante é colocado mais para a vestibular e o outro em diagonal mais para a lingual (Fig. 20-39). A dimensão diagonal aumenta o espaço mesiodistal de 0,5 a 1,0 mm. Quando os implantes são colocados dessa forma, considerações são feitas para a higiene oral e a oclusão. Na mandíbula, o implante mais anterior é instalado mais para a lingual em relação ao centro da crista e o implante distal é instalado mais para a distal, facilitando o acesso de um passa-fio a partir da vestibular entre o espaço interimplantes. Os contatos oclusais também são ligeiramente modificados no aspecto vestibular do implante mesial, para que este oclua na fossa central do elemento antagonista (Fig. 20-40). Na maxila, o implante mesial é instalado mais para vestibular, e o implante distal mais para o palato, para melhorar a estética da metade visível da coroa do dente. O

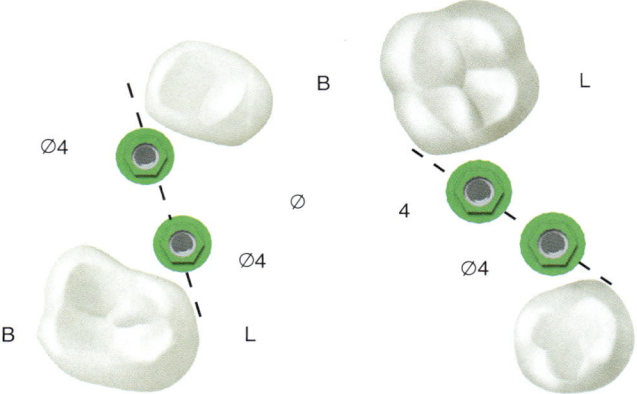

FIGURA 20-39. Do lado *esquerdo* (na maxila) o implante mesial é posicionado mais facial e o implante distal mais palatal. No lado *direito* (na mandíbula), o implante mesial é colocado mais lingual e o implante distal mais bucal.

TABELA 20-1
Opções de Substituição de um Único Molar

Mesiodistal	Diâmetro do Implante
7–8 mm	4 mm
8–12 mm	5–6 mm
12–14 mm	Ganhar espaço adicional; em seguida, colocar dois Implantes de 4 mm
14–20 mm	Dois implantes, um sob a crista marginal mesial e um sob a crista marginal distal e esplintá-los

Resumo

A ausência de um único dente é um cenário comum na odontologia restauradora. As opções para a reposição de um único dente ausente geralmente são uma PF ou um implante unitário. A PF raramente é a primeira opção de tratamento nas regiões posteriores da boca. O índice de cárie e os procedimentos endodônticos colocam esses dentes em maior risco de perda. Em algumas ocasiões, o dente posterior pode não ser implantado (p. ex., um segundo molar mandibular ou um pequeno espaço no qual os dentes adjacentes estão interligados para evitar extrusão ou inclinações).

O principal método para substituir um único dente deve ser um implante unitário de tamanho, forma e material adequados. Quando há um espaço interdental adequado, há quantidade óssea suficiente presente ou esta pode ser criada, o implante é o tratamento restaurador de escolha. O implante unitário nas regiões posteriores da boca é o tratamento de escolha na maioria dos pacientes.

Referências Bibliográficas

1. Meskin LH, Brown LS: Prevalence and patterns of tooth loss in U.S. employed adult senior populations, *J Dent Educ* 52:686-691, 1988.
2. Hayden JW: Dental health services research utilizing comprehensive clinical data bases and information technology, *J Dent Educ* 61:47-55, 1997.
3. Shugars DA, Bader JD, White BA, et al: Survival rates of teeth adjacent to treated and untreated posterior bounded edentulous spaces, *J Am Dent Assoc* 129:1085-1095, 1998.
4. Palmquist S, Swartz B: Artificial crowns and fixed partial dentures 18 to 23 years after placement, *Int J Prosthodont* 6:205-279, 1993.
5. Holm C, Tidehag P, Tillberg A, et al: Longevity and quality of FPDs: a retrospective study of restorations 30, 20 and 10 years after insertion, *Int J Prosthodont* 6:283-289, 2003.
6. Priest GF: Failure rates of restorations for single tooth replacements, *Int J Prosthodont* 9:38-45, 1996.
7. Goodacre CJ, Bernal G, Rungcharassaeng K, et al: Clinical complications in fixed prosthodontics, *J Prosthet Dent* 90:31-41, 2003.
8. Shillingburg HT, Hobo S, Whitsett LD, et al: *Fundamentals of fixed prosthodontics*, ed 3, Chicago, 1997, Quintessence.
9. Cheung GSP, Dimmer A, Mellor R, et al: A clinical evaluation of conventional bridgework, *J Oral Rehabil* 17:131-136, 1990.
10. Chalmers I: The Cochrane Collaboration: preparing, maintaining, and disseminating systematic reviews of the effects of health care, *Ann N Y Acad Sci* 703:156-165, 1993.
11. Aquilino SA, Shugars DA, Bader JD, et al: Ten year survival rates of teeth adjacent to treated and untreated posterior bounded edentulous spaces, *J Prosthet Dent* 85:455-460, 2001.
12. Carlsson GE, Hedegard B, Kiovumina KK: Studies in partial denture prosthesis IV. A 4 year longitudinal investigation of dentogingivally supported partial dentures, *Acta Odontol Scand* 23:443-472, 1965.
13. Bell B, Rose CL, Damon A: The Normative Aging Study: an interdisciplinary and longitudinal study of health and aging, *Int J Aging Hum Dev* 3:5-17, 1972.

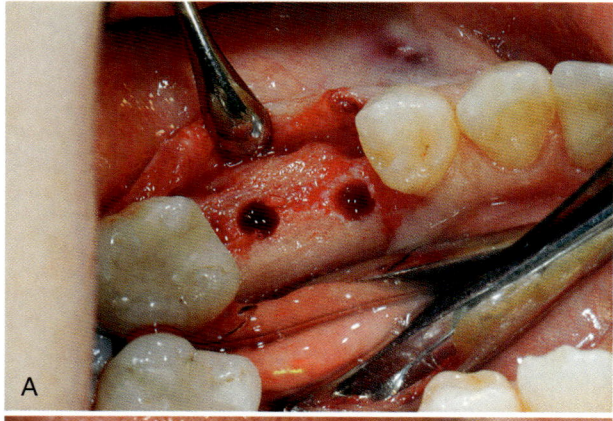

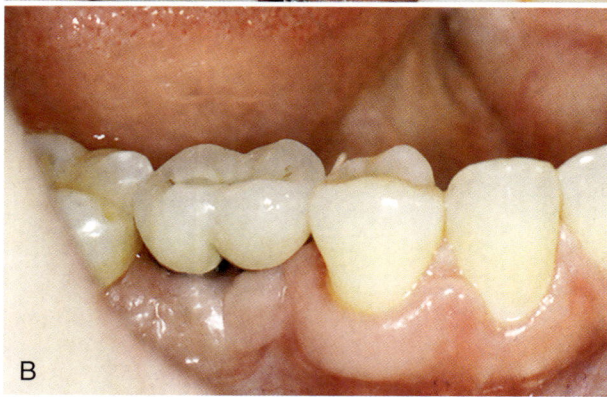

FIGURA 20-40. **A,** O espaço mesiodistal do molar mandibular foi de 13 mm. O implante anterior está posicionado mais lingual e o implante distal mais bucal (fotografia no espelho). **B,** A coroa do molar tem uma região cervical semelhante a dois pré-molares para melhorar a higiene oral.

contato oclusodistal é colocado sobre a cúspide lingual, e o contato oclusomesial está localizado na posição da fossa central. A estética cervical do molar superior fica comprometida na distal do dente, com o benefício de uma maior distância intradental e melhor acessibilidade para os cuidados com a higiene oral caseira. Essa instalação do implante maxilar requer uma furca entre os implantes para ter acesso a partir do palato, mais do que o posicionamento vestibular, como na mandíbula (Tabela 20-1).

14. Kapur KK, Glass RI, Leftus ER, et al: The Veterans Affairs longitudinal study of oral health and disease, *Int J Aging Hum Dev* 3:125-137, 1972.
15. Hansson O: Clinical results with resin bonded prostheses and an adhesive cement, *Quintessence Int* 25:125-132, 1994.
16. Barrack G, Bretz WA: A long term prospective study of the etched-cast restoration, *Int J Prosthodont* 6:428-434, 1993.
17. Thompson VP, deRij KW: Clinical evaluation and lifetime predictions for resin-bonded prostheses. In Anusavice K, editor: *Quality evaluation of dental restoration: criteria for placement and replacement*, Chicago, 1989, Quintessence.
18. Wood M, Kern M, Thomson VP, et al: Ten year clinical and microscopic evaluation of resin bonded restorations, *Quintessence Int* 27:803-807, 1996.
19. Misch CE: Single tooth implants—difficult, yet overused, *Dent Today* 11:46, 1992.
20. Fugazzotto PA: A comparison of the success of root resected molars and molar position implants in function in a private practice: results of up to 15-plus years, *J Periodontol* 72:113-123, 2001.
21. American: Dental Association Survey Center: Changes in dental services rendered 1959-1990. In *ADA 1990 survey of dental services rendered*, Chicago, 1994, American Dental Association.
22. Johnston JE, Phillips RN, Dykema RW, editors: *Modern practice in crown and bridge prosthodontics*, Philadelphia, 1971, WB Saunders.
23. Creugers NH, Kayser HF, Van't Hof MA: A meta-analysis of durability data on conventional fixed bridges, *Community Dent Oral Epidemiol* 22:448-452, 1994.
24. Walton JN, Gardner FM, Agar JR: A survey of crown and fixed partial denture failures, length of service and reasons for replacement, *J Prosthet Dent* 56:416-421, 1986.
25. Schwartz NL, Whitsett LD, Berry TG: Unserviceable crowns and fixed partial dentures, life span and causes for loss of serviceability, *J Am Dent Assoc* 81:1395-1401, 1970.
26. Scurria MS, Bader JD, Shugars DA: Meta-analysis of fixed partial denture survival: prostheses and abutments, *J Prosthet Dent* 79:459-464, 1998.
27. Payne BJ, Locker D: Oral self-care behaviours in older dentate adults, *Community Dent Oral Epidemiol* 20:376-380, 1992.
28. Jackson CR, Skidmore AE, Rice RT: Pulpal evaluation of teeth restored with fixed prostheses, *J Prosthet Dent* 67:323-325, 1992.
29. Bergenholtg G, Nyman S: Endodontic complications following periodontal and prosthetic treatment of patients with advanced periodontal disease, *J Peridontol* 55:63-68, 1984.
30. Reuter JE, Brose MO: Failures in full crown retained dental bridges, *Br Dent J* 157:61-63, 1984.
31. Randow K, Glantz PO, Zoger B: Technical failures and some related clinical complications in extensive fixed prosthodontics: an epidemiological study of long-term clinical quality, *Acta Odontol Scand* 44:241-255, 1986.
32. Misch CE, Misch-Dietsh F, Silc J, et al: Posterior implant single tooth replacement and status of abutment teeth: multicenter 10 year retrospective report, *J Periodontol* 79(12):2378-2382, 2008.
33. Jemt T, Lekholm U, Grondahl K: Three year follow up study of early single implant restoration ad modum Brånemark, *Int J Periodontics Restorative Dent* 10:340-349, 1990.
34. Andersson B, Odman P, Lidvall AM, et al: Single tooth restoration supported by osseointegrated implants: results and experience from a prospective study after 2 to 3 years, *Int J Oral Maxillofac Implants* 10:702-711, 1995.
35. Schmitt A, Zarb GA: The longitudinal clinical effectiveness of osseointegrated dental implants for single tooth replacement, *Int J Prosthodont* 6:187-202, 1993.
36. Ekfeldt A, Carlsson GE, Borjesson G: Clinical evaluation of single tooth restorations supported by osseointegrated implants: a retrospective study, *Int J Oral Maxillofac Implants* 9:179-183, 1994.
37. Haas R, Mensdorff Pouilly N, Mailath G, et al: Brånemark single tooth implants: a preliminary report of 76 implants, *J Prosthet Dent* 73:274-279, 1995.
38. Simon RL: Single implant-supported molar and premolar crowns: a ten-year retrospective clinical report, *J Prosthet Dent* 90:517-521, 2003.
39. Levin L, Laviv A, Schwartz-Arad D: Long-term success of implants replacing a single molar, *J Periodontol* 77:1528-1532, 2006.
40. Kline R, Hoar JE, Beck JH, et al: A prospective multicenter clinical investigation of a bone quality based dental system, *Implant Dent* 11:224-234, 2002.
41. Misch CE, Steigenga J, Barboza E, et al: Short dental implants in posterior partial edentulism: a multicenter retrospective 6-year case series study, *J Periodontol* 77:1340-1347, 2006.
42. Goodacre CJ, Bernal G, Rungcharassaeng K, et al: Clinical complications with implants and implant prostheses, *J Prosthet Dent* 90:121-132, 2003.
43. Bragger U, Krenander P, Lang NP: Economic aspects of single tooth replacement, *Clin Oral Implants Res* 16:335-341, 2005.
44. Graber TM: Anomalies in number of teeth. In Graber TM, editor: *Orthodontics: principles and practice*, ed 2, Philadelphia, 1966, WB Saunders.
45. Maklin M, Dummett CO Jr, Weinberg R: A study of oligodontia in a sample of New Orleans children, *J Dent Child* 46:478-482, 1979.
46. Caprioglio D, Vernole B, Aru G, et al: *Le agenesie dentali*, Milan, Italy, 1988, Masson, pp 1-14.
47. Odman J, Grondahl K, Lekholm U, et al: The effect of osseointegrated implants on the dento-alveolar development: a clinical and radiographic study in growing pigs, *Eur J Orthod* 3:279-286, 1991.
48. Oosterle LJ: Implant considerations in the growing child. In Higuchi KW, editor: *Orthodontic applications of osseointegrated implants*, Chicago, 2000, Quintessence.
49. Creugers NH, Kreuler PA, Snoek RJ, et al: A systematic review of single tooth restorations supported by implants, *J Dent* 28:209-217, 2000.
50. Op Heij DG, Opdebeeck H, Steenberghe DV, et al: Age as compromising factor for implant insertion, *Periodontol 2000* 33:172-184, 2003.
51. Thilander B, Odman J, Grondahl K, et al: Osseointegrated implants in adolescents: an alternative in replacing missing teeth? *Eur J Orthod* 16:84-95, 1994.
52. Thilander B, Odman J, Jemt T: Single implants in the upper incisor region and their relationship to the adjacent teeth: an 8-year follow-up study, *Clin Oral Implants Res* 10:346-355, 1999.
53. Sheridan J, Ledoux W, McMinn R: Essix technology for the fabrication of temporary anterior bridges, *J Clin Orthod* 18:482-486, 1994.
54. Boggan RS, Strong TT, Misch CE, et al: Influence of hex geometry and prosthetic tooth width on static and fatigue strength of dental implants, *J Prosthet Dent* 82:436-440, 1999.
55. Binon PP: Evaluation of three slip fit hexagonal implants, *Implant Dent* 5:235-248, 1996.
56. Binon PP: The effect of implant/abutment hexagonal misfit on screw joint stability, *Int J Prosthodont* 9:149-160, 1996.
57. Spray JR, Black CG, Morris HF, et al: The influence of bone thickness on facial marginal bone response: stage 1 placement through stage 2 uncovering, *Ann Periodontol* 5:119-128, 2000.
58. Malevez C, Hermans M, Daelemans P: Marginal bone levels at Brånemark system implants used for single tooth restoration. The influence of implant design and anatomical region, *Clin Oral Implants Res* 7:162-169, 1996.
59. Sullivan DY: Wide implants for wide teeth, *Dent Econ* 84:82-83, 1994.
60. Rangert B, Krogh PH, Langer B, et al: Bending overload and fixture fracture: a retrospective clinical analysis, *Int J Oral Maxillofac Implants* 10:326-334, 1995.
61. Langer B, Langer L, Herrman I, et al: The wide fixture: a solution of special bone situations and a rescue for the compromised implant, *Int J Oral Maxillofac Implants* 8:400-408, 1993.
62. Davarpanah M, Martinez H, Kibir M, et al: Wide-diameter implants: new concepts, *Int J Periodontics Restorative Dent* 21:149-159, 2001.
63. Sato Y, Shindoi N, Hosokawa R: A biomechanical effect of wide implant placement and offset placement of three implants in the posterior partially edentulous region, *J Oral Rehabil* 27:15-21, 2000.
64. Ivanoff C-J, Grondahl K, Sennerby L, et al: Influence of variations in implant diameters: a 3- to 5-year retro-spective clinical report, *Int J Oral Maxillofac Implants* 14:173-180, 1999.

65. Bahat O, Handelsman M: Use of wide implants and double implants in the posterior jaw, a clinical report, *Int J Oral Maxillofac Implants* 11:379-386, 1996.
66. Renouard F, Arnoux JP, Sarment D: Five mm diameter implants without a smooth surface collar. Report on 98 consecutive placements, *Int J Oral Maxillofac Implants* 14:101-107, 1999.
67. Balshi TJ, Hernandez RE, Pryzlak MC, et al: A comparative study of one implant versus two replacing a single molar, *Int J Oral Maxillofac Implants* 11:372-378, 1996.
68. Balshi TJ, Wolfinger GJ: Two-implant-supported single molar replacement: interdental space requirements and comparison to alternative options, *Int J Periodontics Restorative Dent* 17:426-435, 1997.
69. Bakaeen LG, Winkler S, Neff PA: The effect of implant diameter, restoration design, and occlusal table variations on screw loosening of posterior single-tooth implant restorations, *J Oral Implantol* 27:63-72, 2001.
70. Geramy A, Morgano SM: Finite element analysis of three designs of an implant-supported molar crown, *J Prosthet Dent* 92:434-440, 2004.
71. Tarnow DR, Cho SC, Wallace SS: The effect of inter-implant distance on the height of inter-implant bone crest, *J Periodontol* 71:546-549, 2000.

CAPÍTULO **21**

Próteses sobre Implantes Unitários: Regiões Anteriores e Posteriores da Maxila

Carl E. Misch

Entre 1990 e 2000 o número de implantes instalados por profissionais tornou-se 10 vezes maior, assim como aumentou também o mercado geral de implantes.[1] Os implantes unitários são agora um dos procedimentos odontológicos mais comumente executados no mundo. Em 2010, em vários países a substituição de um a cada três dentes era feita com implantes. O implante unitário na região posterior não estética é um dos procedimentos mais simples em cirurgias de implante e em prótese. No entanto, deve-se notar que a substituição do incisivo central maxilar é geralmente o procedimento mais difícil de executar em toda a implantodontia.

Coroas sobre Implantes Anteriores da Maxila

Implantes para substituir um único dente na região anterior da maxila têm sido usados nesta profissão há muitas décadas. Por exemplo, Strock registrou a substituição de um incisivo lateral superior com um implante cilíndrico em 1942.[2] Quarenta anos mais tarde esse implante continuava em função (Fig. 21-1). Antes de 1989, o implante unitário mais comum usava o volume ósseo existente. Quando o osso não era ideal em largura, implantes laminados ou pinos eram usados para sustentar a coroa (Fig. 21-2). Quando os implantes com forma de raiz se tornaram o tipo mais usado pelos profissionais, a osteoplastia para aumentar a largura do osso seguida da instalação do implante era o tratamento escolhido (Fig. 21-3). Já em 1995, os procedimentos de aumento ósseo permitiram que os implantes anteriores comprometessem menos o resultado estético. No entanto, o tecido mole ao redor da coroa do implante era frequentemente deficiente e não tratado (Fig. 21-4).

Desde 2000, o crescimento exponencial da implantodontia tem acontecido paralelamente ao forte crescimento da odontologia estética e das cirurgias plásticas regenerativas do tecido mole. O profissional agora percebe que a restauração peri-implantar dos tecidos moles e duro em uma arquitetura ideal é a chave de uma prótese sobre implante bem-sucedida. Já não basta mais alcançar a osseointegração do implante. O implante anterior e a prótese só serão completamente bem-sucedidos se a restauração final estiver completamente integrada à dentição adjacente (Fig. 21-5).

Ao contrário do que acontece com os dentes posteriores, quase todos os pacientes têm uma reação emotiva quanto à perda de um dente superior anterior. A necessidade de repor o dente é inquestionável, e as considerações financeiras são menos importantes. Quando os dentes posteriores são extraídos o dentista sofre pouca resistência quanto ao preparo dos dentes adjacentes. No entanto, quando é necessário preparar dentes anteriores de aparência normal para servirem de apoio da prótese parcial fixa (PPF), o paciente fica mais ansioso e costuma procurar uma alternativa. Na perspectiva do paciente, PPFs anteriores nunca têm a mesma estética dos dentes naturais. Em parte isso é porque os pacientes conseguem distinguir os resultados estéticos bons dos ruins. Como os pacientes só conseguem notar as restaurações que não são naturais na aparência, eles pensam que as PPFs anteriores não são estéticas. Como consequência, o implante unitário anterior é considerado a opção de tratamento lógica e mais favorável.

A região pré-maxilar, altamente estética, frequentemente exige restaurações tanto do tecido duro (osso e dente) quanto do mole antes ou em conjunto, com a substituição do dente unitário anterior por meio de implante. O contorno de tecido mole (regiões de emergência da papila interdental e cervical) costuma ser o aspecto mais difícil do tratamento. O formato da coroa do implante por baixo do tecido e seu perfil de emergência é único, não apenas se

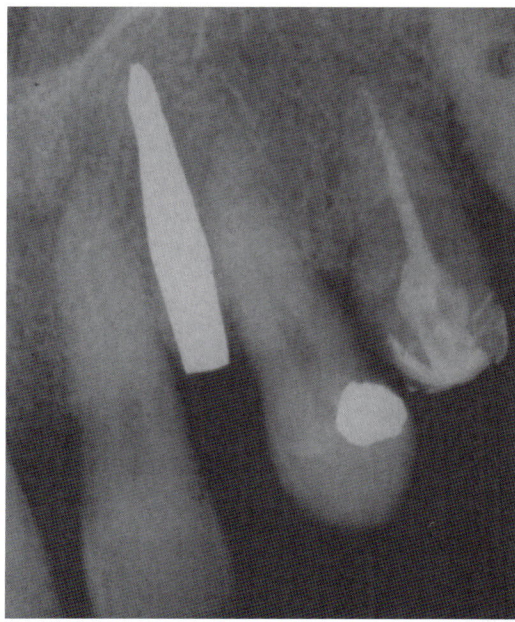

FIGURA 21-1. Al Strock, de Boston, Massachusetts, colocou esse implante em 14 de setembro de 1948, e essa radiografia é de 22 de novembro de 1986 (38 anos depois). (Cortesia de Al Strock.)

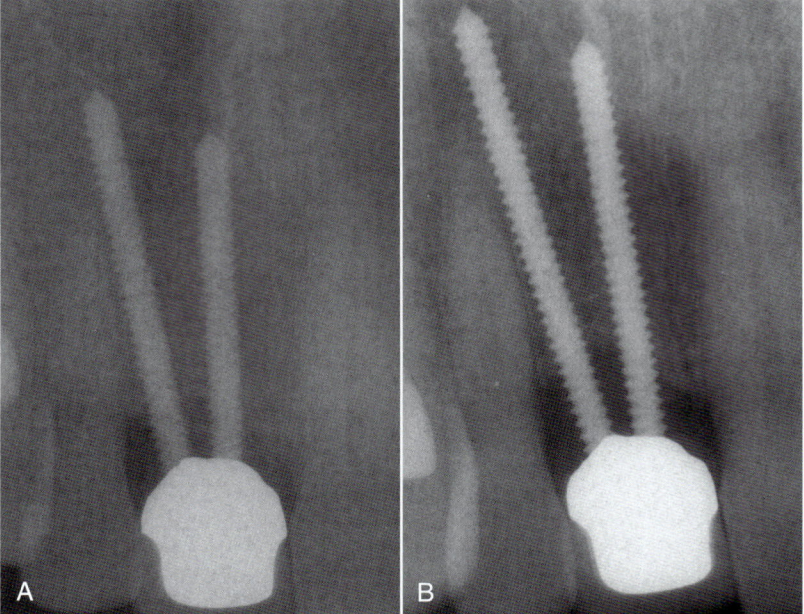

FIGURA 21-2. **A,** Uma radiografia periapical de 1979 de um implante unitário com pinos. **B,** Uma radiografia 9 anos depois, com perda óssea dos implantes e dentes adjacentes.

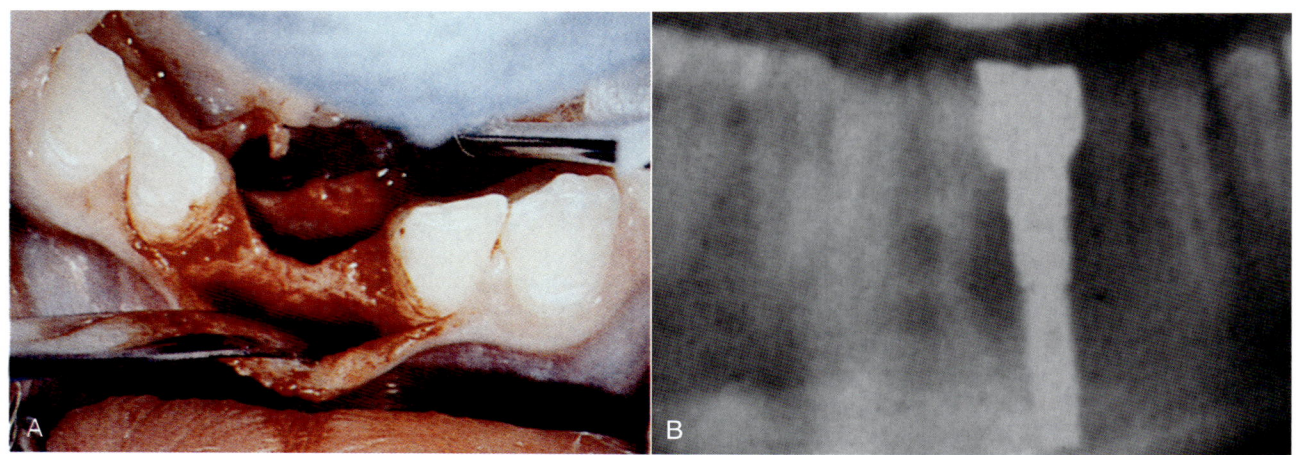

FIGURA 21-3. **A,** Ausência de incisivo inferior com largura óssea inadequada. **B,** Osteoplastia realizada para aumento da largura óssea seguida da instalaçãodo implante a nível apical do dente adjacente.

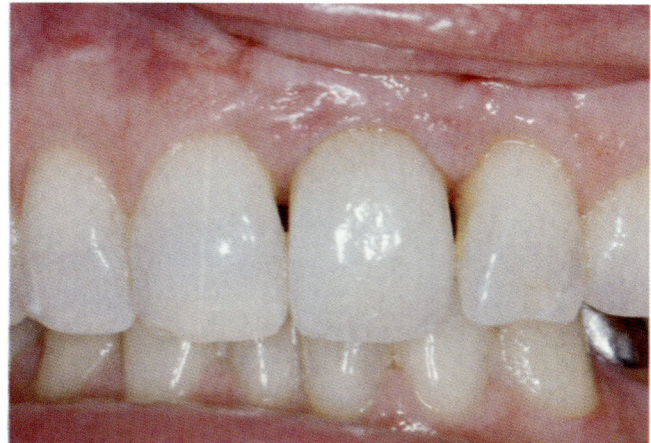

FIGURA 21-4. O incisivo central esquerdo do paciente é um implante com coroa. O formato, a tonalidade e o contorno da coroa são aceitáveis. Contudo, o tecido mole está comprometido, principalmente nas regiões da papila interdental.

comparado a uma coroa sobre um dente, mas único a cada restauração. Consequentemente, a substituição de um único dente na maxila anterior geralmente se torna um desafio, independentemente da experiência e da habilidade do técnico de laboratório e do dentista.

Opções de Tratamentos Alternativos para Substituição de um Dente Anterior

As alternativas para se restaurar um único dente perdido da maxila anterior incluem: a tradicional PPF, a PPF com cantiléver (para a perda de incisivo lateral), a prótese parcial removível (PPR), a prótese adesiva em resina ou uma única prótese suportada por implante. A substituição do dente anterior maxilar é uma das restaurações mais desafiadoras da odontologia. No entanto, à luz de todas as vantagens da longevidade do implante unitário, manutenção óssea, redução das complicações com dentes pilares e aumento da sobrevida dos dentes adjacentes, os implantes unitários têm se tornado o tratamento de escolha.

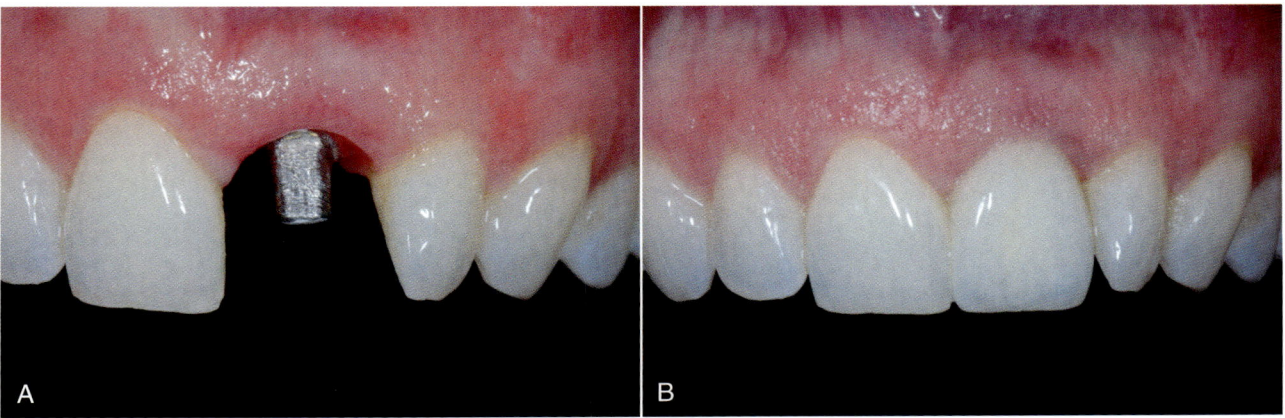

FIGURA 21-5. **A,** Um implante inserido dentro da região do incisivo central esquerdo. **B,** A coroa implantada e o tecido mole estão bem integrados dentro da dentição adjacente.

O implante unitário tem a maior taxa de sobrevida em comparação com qualquer outra opção de tratamento para substituir dentes ausentes (p. ex., *sobredentaduras*, PPF curta, PPF de arco inteiro e implantes unitários).[3] No ano de 2005 Misch *et al.* analisaram 276 implantes unitários no maxilar anterior utilizados para restaurar dentes ausentes por agenesia.[4] Em 255 pacientes adolescentes os implantes foram monitorados por um período de dois a 16 anos, com taxa de 98,6% de sobrevida de implantes e coroas. No mesmo ano, Wennstrom *et al.* relataram, em um estudo prospectivo de cinco anos com 45 implantes unitários, uma taxa de 97,7% de sobrevida dos implantes com perdas ósseas mínimas.[5] Em 2006, Zarone *et al.* relataram 34 situações de agenesia de incisivos laterais superiores tratadas com implantes. Observou-se uma taxa de sobrevida de 97% em 39 meses.[6] A revisão da literatura realizada por Goodacre *et al.* encontrou estudos sobre implantes unitários que tiveram uma taxa média de sobrevida de 97%, a maior taxa de sobrevida de qualquer tipo de prótese.[3]

Mais recentemente sobreveio uma tendência favorável aos implantes em estágio único, parecendo sobretudo atraentes para a região anterior maxilar, preferencialmente quando o tecido mole é ideal. Kemppainen *et al.*, em um estudo prospectivo com 102 implantes unitários na maxila anterior, informaram uma taxa de sobrevida de 99% utilizando implantes de um ou dois estágios.[7] Vários estudos têm também recomendado, em situações específicas, a instalação e a restauração imediatas do implante após exodontia de um dente anterior.[8-10]

Desafiando a Estética

A estética de uma coroa unitária anterior maxilar sobre um dente natural costuma ser um dos grandes desafios da odontologia restauradora. A prótese sobre um implante anterior é um desafio ainda maior. O implante geralmente é igual ou inferior a 5 mm de diâmetro e redondo na sua secção transversal. A região cervical da coroa, em um dente natural da maxila, varia entre 4,5 e 7 mm na secção transversal mesiodistal, e nunca é totalmente redonda (Fig. 21-6). De fato, normalmente a dimensão dos incisivos e caninos é maior no sentido vestibulopalatino na altura da junção cemento-esmalte (JCE) do que na dimensão mesiodistal.[11,12]

O osso é perdido primeiro na largura vestibulopalatina; portanto, quanto maior o diâmetro do implante para simular a raiz do dente, maior será o aumento ósseo exigido, ainda maior do que aquele defendido atualmente. Portanto, sugere-se a instalação de um implante redondo de diâmetro menor, e a estética cervical da coroa do implante unitário deve acomodar um implante de diâmetro redondo e buscar o equilíbrio dos parâmetros de higiene e estética. Muitas vezes alguns passos protéticos adicionais e

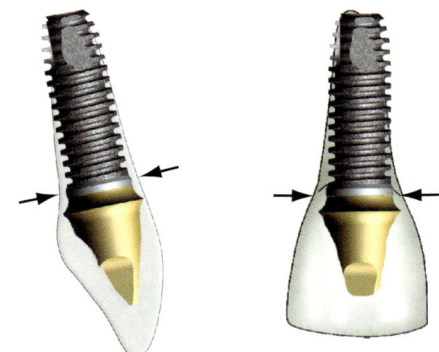

FIGURA 21-6. O implante anterior maxilar é circular e de menor diâmetro do que a raiz do dente a ser substituído.

componentes com variados perfis de emergência ou pilares customizados são necessários para dar a ilusão de uma coroa com um suporte natural.

Os requisitos do espaço mesiodistal, a altura óssea e sua relação com a gengiva, a largura vestibulopalatina, o contorno de tecido mole e os dentes anteriores maxilares remanescentes em relação ao tamanho e à posição são todos todos apresentados. Além disso, o biótipo tecidual, o *desenho* da plataforma do implante, o tamanho ideal do implante e a prótese provisória durante o período de cicatrização serão discutidos em detalhes.

O objetivo principal desta parte do capítulo é o de abordar a prótese sobre um implante unitário anterior maxilar. A chave para a restauração estética ideal de um implante anterior é o tecido mole. Existem seis momentos diferentes em que o implantodontista pode lidar com as complexidades do tecido mole. Tais momentos são: antes do aumento ósseo no sítio edentado, durante um enxerto ósseo no sítio do implante, durante a cirurgia de instalação do implante, durante a reabertura, durante a fase protética do tratamento e durante o acompanhamento no longo prazo e a manutenção (Quadro 21-1). Este capítulo enfatiza os métodos durante a reconstrução protética, mas outros elementos cirúrgicos importantes também são apresentados.

Para a restauração ideal de um dente anterior maxilar, o implante deverá ser posicionado em relação a três dimensões, dentro dos contornos protéticos exigidos na prótese final. Assim, a posição ideal do implante é primeiramente identificada. Em seguida, temos os aspectos protéticos do desenvolvimento do contorno do tecido mole após integração. Os aspectos protéticos específicos para esse tipo de prótese são então apresentados. As opções de tratamentos e as complicações também serão discutidas.

Posição do Corpo do Implante

Posição Mesiodistal

O implante unitário anterior maxilar deve estar localizado precisamente em três planos. Sob o aspecto mesiodistal o implante costuma ser colocado no meio do espaço, com uma quantidade óssea interproximal igual em direção a cada dente adjacente. O objetivo é manter 1,5 mm ou mais da JCE de cada dente adjacente. A largura do defeito ao redor de um implante com perda óssea geralmente é menor do que 1,5 mm. Portanto, se ocorrer perda óssea ao redor do implante o defeito permanecerá vertical e não causará perda óssea nos dentes naturais adjacentes. O osso no dente adjacente irá manter a altura da papila interdental.

O forame incisivo é variável em tamanho e posição. Quando o implante é planejado na região de um incisivo central e o forame que se encontra entre a raiz do incisivo central existente e o local do implante é maior do que o habitual, a dimensão óssea remanescente pode ser inadequada. O forame pode também estar expandido para um dos lados da linha mediana dentro do canal ósseo. Quando o implante na região de incisivo central é instalado em um paciente com essas variações de aberturas, o implante pode invadir o canal e resultar numa falta de osso na superfície mesiopalatina do próprio implante.

Como medida de precaução, quando for instalar um implante na região de incisivo central maxilar, o cirurgião deve afastar o tecido do palato, sondar o forame e, se necessário, instalar o implante em uma posição mais distal. Isso também pode exigir um implante de diâmetro menor que o habitual para manter-se 1,5 mm a partir do JCE do incisivo lateral. Nessas ocasiões, o implante do incisivo central é posicionado um pouco para a distal do espaço interdental (Fig. 21-7). Quando necessário, os resíduos do forame devem ser removidos e um enxerto ósseo deve ser colocado para reduzir o tamanho do canal incisivo (Fig. 21-8).

QUADRO 21-1 Momentos para Lidar com o Tecido Mole no Tratamento

1. Antes do enxerto ósseo
2. Durante o enxerto ósseo
3. Durante a instalação do implante
4. Durante a reabertura do implante
5. Métodos protéticos
   a. Reduzir o contato interproximal
   b. Modificar o contorno subgengival
6. Acompanhamento a longo prazo

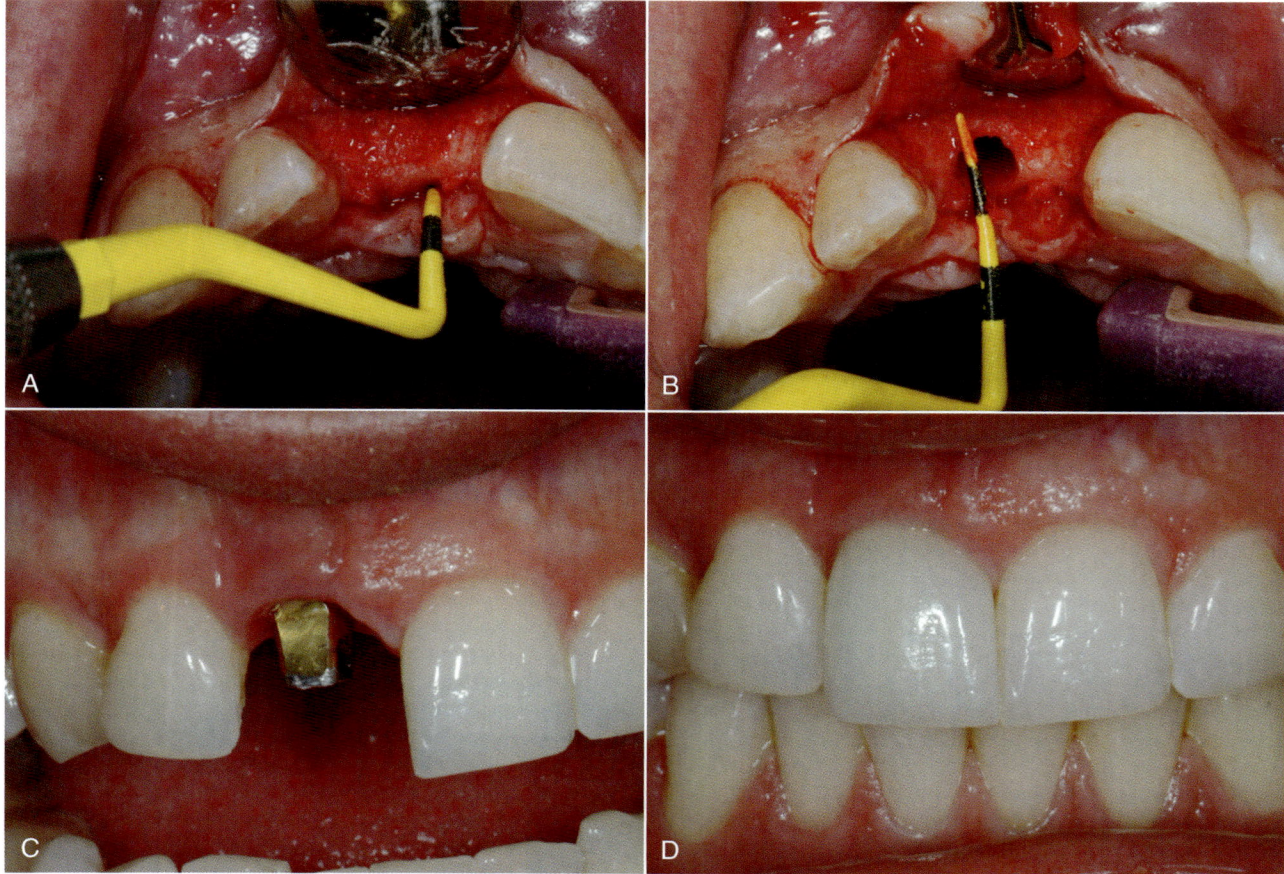

FIGURA 21-7. **A,** O forame incisivo é sondado no palato, invadindo a região do incisivo central direito do paciente. **B,** A osteotomia do implante é mais distal e menor em diâmetro do que de costume. **C,** O implante integrado após cicatrização. **D,** O perfil de emergência da coroa final é modificado para o implante de diâmetro menor.

Posição Vestibulopalatina

A posição vestibulopalatina do implante em um rebordo com largura óssea adequada é central, ligeiramente para palatina do espaço edentado. Esta abordagem permite a utilização de um implante com maior diâmetro. A crista óssea deve apresentar pelo menos 1,5 mm de largura na face vestibular do implante e 0,5 mm ou mais no aspecto palatino. Neste cenário, se ocorrer perda óssea no implante, a tábua óssea vestibular permanecerá intacta e não provocará recessão no aspecto vestibular da coroa do implante. Portanto, para um implante de 4 mm de diâmetro necessita-se de no mínimo 6 mm de largura óssea vestibulopalatina para a instalação do central ou do canino, e de 5,5 mm de largura óssea para um implante de 3,5 mm. A expansão do osso em conjunto com a instalação do implante ou enxerto ósseo na face vestibular do espaço edentado pode ser utilizada quando o arco não é tão largo quanto desejável.

A espessura do osso na face vestibular de uma raiz natural é de normalmente 0,5 mm. O implante é instalado 1 mm mais palatino do que a emergência vestibular das coroas adjacentes na crista óssea. A prótese final deverá compensar para que a emergência da margem gengival livre (MGL) seja semelhante à do dente adjacente.

Angulação do Corpo do Implante

O centro do implante da crista tem sido posicionado em relação à posição vestibulopalatina e mesiodistal do rebordo edentado. A angulação do corpo do implante a partir desse ponto será considerada em seguida. Na literatura, são sugeridas três angulações vestibulopalatinas do corpo de implante: (1) semelhante à posição vestibular do dente natural adjacente, (2) sob a borda incisal da prótese final e (3) dentro da posição do cíngulo da coroa sobre o implante (Fig. 21-9).

Angulação Vestibular do Corpo do Implante

Em teoria, a angulação do corpo do implante anterior maxilar deve ser posicionada na emergência vestibular da coroa final, que deve estar na mesma posição do dente natural. A princípio isso faz algum sentido. Contudo, o contorno vestibular da coroa de um dente natural tem dois planos, e sua borda incisal é palatina à emergência vestibular do dente natural em 12 a 15 graus (Fig. 21-10). É por isso que o preparo da coroa anterior é feito em dois ou três planos (Fig. 21-11). Além disso, como o implante é mais estreito em diâmetro do que as dimensões vestibulopalatinas da raiz, quando o corpo do implante é orientado como o dente natural e possui emergência vestibular, um pilar reto não é largo o suficiente para permitir que a redução em dois ou três planos torne a borda incisal do preparo mais palatino. Consequentemente, a borda incisal do preparo permanece vestibular demais. Portanto, quando o implante é angulado para emergência vestibular de um dente, um pilar angulado em 15 graus deve ser usado para posicionar a borda incisal mais palatinizada (Fig. 21-12).

A maioria dos pilares angulados de duas peças tem um desenho achatado que compromete a estética cervical vestibular. O orifício de acesso ao parafuso do pilar está virado para a vestibular. A flange vestibular metálica para pilar parafusado é mais fina do que a de um pilar reto, e pode resultar em fratura (principalmente porque as cargas anguladas ficam colocadas no implante posicionado para vestibular). Os fabricantes de implantes aumentam o perfil do pilar no aspecto vestibular e reduzem o risco de fratura. Contudo, essa imperfeição no desenho deixa a margem vestibular cervical mais vestibular e larga do que o corpo do implante, que já é tão vestibular quanto o dente adjacente (Figs. 21-13 e 21-14). Consequentemente, a margem da coroa do implante apresenta sobrecontorno vestibular. O protesista então tem que preparar o aspecto vestibular do pilar por causa da estética e, quando necessário, eliminar o metal do orifício do parafuso do pilar, e o pilar angulado deve então ser substituído. Mesmo quando o aspecto vestibular do pilar angulado é reduzido sem comprometer a integridade, o contorno reduzido enfraquece o pilar e o torna mais propenso a fraturas (Fig. 21-15). Já que o profissional modificou o pilar, a empresa de implante é

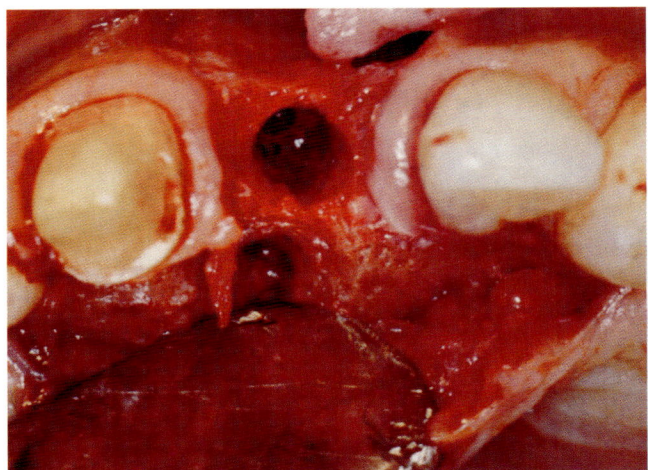

FIGURA 21-8. O forame incisivo está largo e fora do centro, o conteúdo foi removido e o enxerto ósseo foi inserido para a instalação do implante na região do incisivo central.

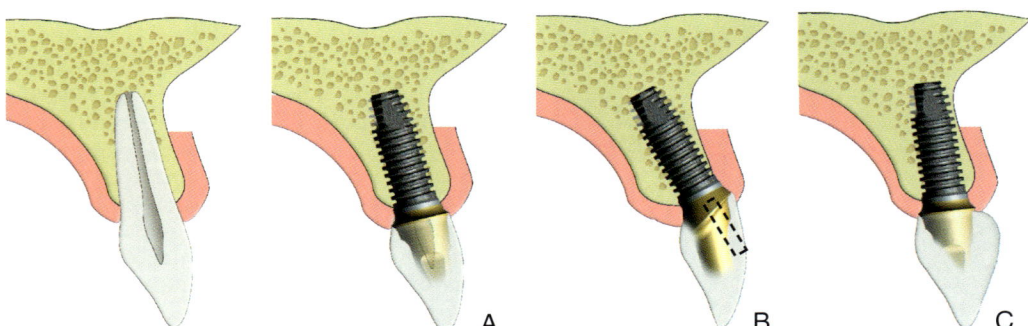

FIGURA 21-9. Três posições de angulação de implante são sugeridas na literatura para o implante unitário anterior maxilar: abaixo da borda incisal (**A**), semelhante à posição vestibular do dente adjacente (**B**) e abaixo da posição do cíngulo da coroa do implante (**C**).

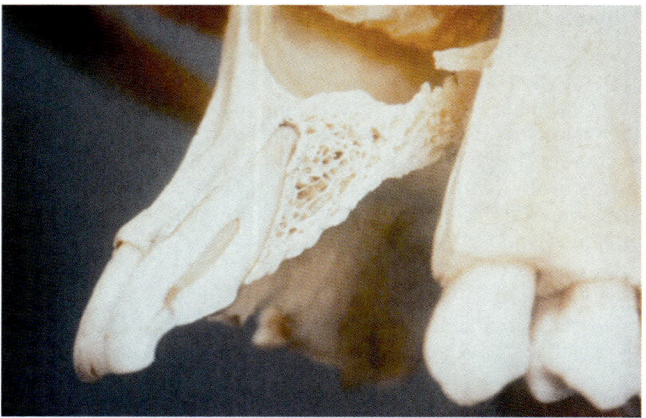

FIGURA 21-10. Os dentes anteriores maxilares possuem uma borda incisal de 12 a 15 graus mais palatina do que a posição de emergência vestibular da coroa.

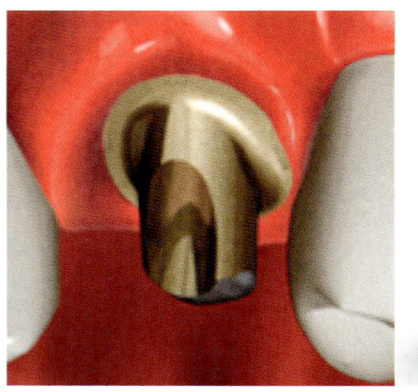 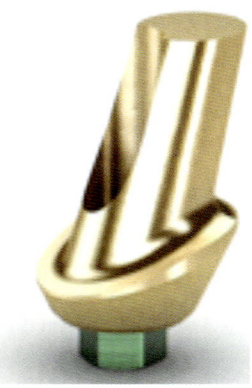

FIGURA 21-13. Um pilar angulado tem um orifício de acesso para a fixação do parafuso, que sai do vestíbulo do pilar. Consequentemente, há menos metal no vestíbulo. O fabricante geralmente aumenta a espessura do metal para melhorar a resistência *(esquerda)*. Por causa da borda de metal no pilar angulado, este fica mais vestibular do que o corpo do implante *(direita)*.

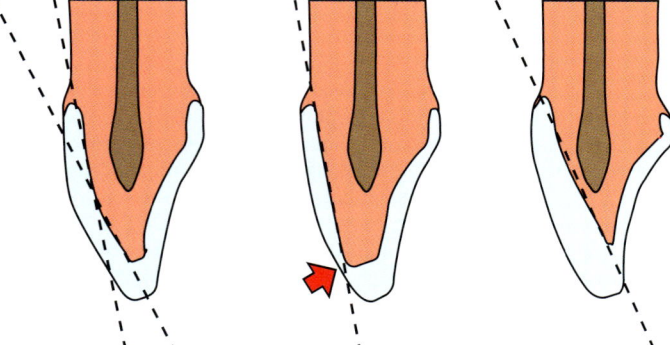

FIGURA 21-11. Preparos para a coroa anterior maxilar são feitos em dois ou mais planos (**A**). Quando só se usa o plano do perfil de emergência (**B**), a borda incisal do preparo é demasiado vestibular.

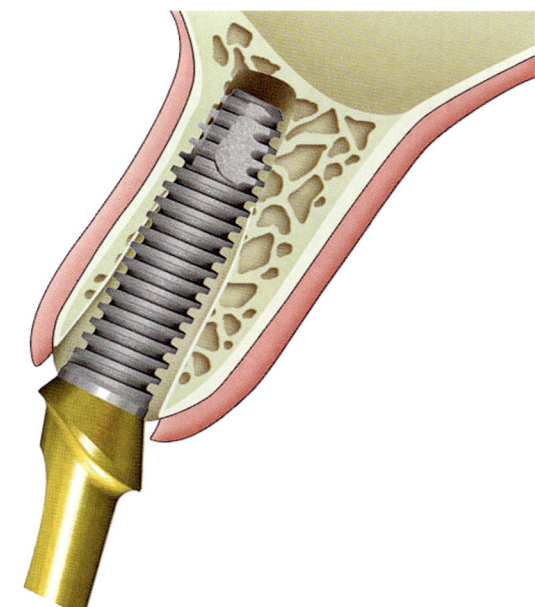

FIGURA 21-14. O pilar angulado costuma ser mais largo no vestíbulo.

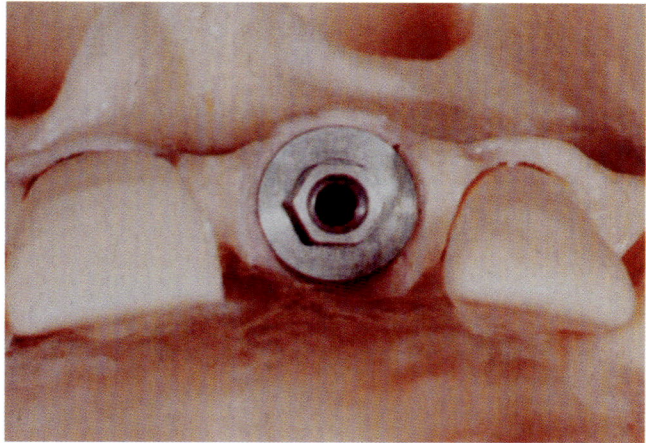

FIGURA 21-12. O implante é posicionado de maneira semelhante à posição do dente adjacente. Um pilar angular deve ser usado para tornar a borda incisal do preparo mais palatina para restaurar o dente.

considerada isenta de responsabilidade, mas, apesar de tudo, o paciente e o profissional estão em risco aumentado.

O corpo do implante deve ser posicionado de modo mais palatino do que a raiz natural, para que exista 1,5 mm de osso no vestibular. Lembre-se de que há apenas 0,5 mm de osso na vestibular da raiz do dente natural. Quando o cirurgião tenta alinhar o corpo do implante com a face vestibular dos dentes adjacentes, o implante pode inadvertidamente ser instalado em demasia para vestibular. Não existe nenhum método previsível para restaurar a estética quando o pilar do implante está vestibularizado e acima da MGL dos dentes adjacentes. Na melhor das hipóteses, a coroa final parecerá muito longa. Esse problema é agravado quando o implante também está instalado muito superficialmente. Os enxertos de tecido mole e o aumento ósseo raramente melhoram essa condição após o implante já ter sido assim posicionado (Fig. 21-16).

Os dentes anteriores maxilares são colocados em um ângulo de 12 a 15 graus devido à sua angulação natural, se comparados com os dentes anteriores inferiores. Esta é uma das razões pelas

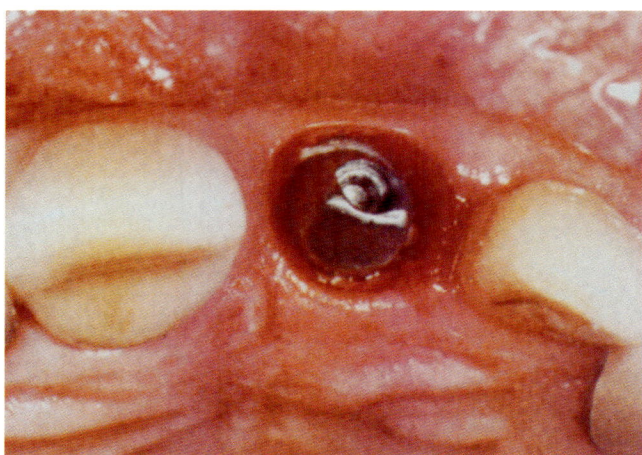

FIGURA 21-15. Um pilar inclinado é usado para restaurar o implante porque o corpo do implante está posicionado de modo semelhante ao dente adjacente. O pilar é reduzido no lado vestibular do parafuso para abrir espaço para o material restaurador da coroa.

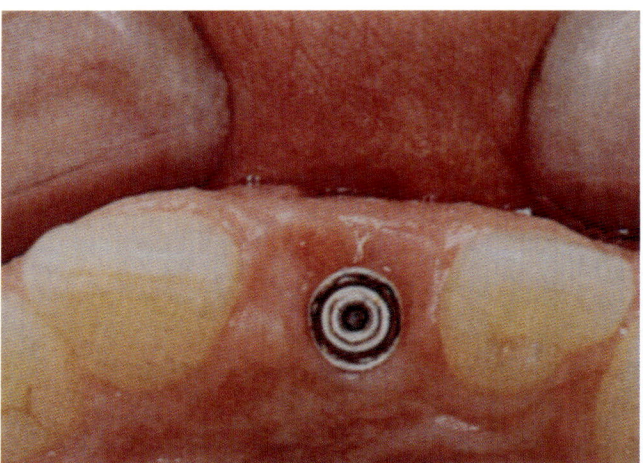

FIGURA 21-18. O implante é inserido sob a posição do cíngulo da coroa final. Esta é uma posição sugerida quando o osso é deficiente em largura, quando se precisa de um parafuso protético para manter a coroa ou quando é desejável ter mais osso no vestibular do implante.

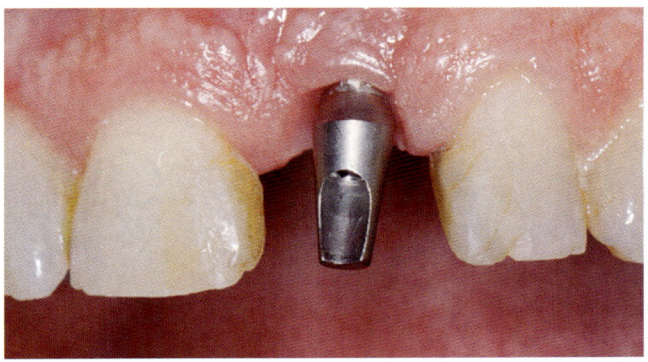

FIGURA 21-16. Um implante com posicionamento muito vestibularizado e raso. O pilar angulado deve ser preparado para abrir espaço para o material restaurador e permitir uma posição mais apical da margem da coroa.

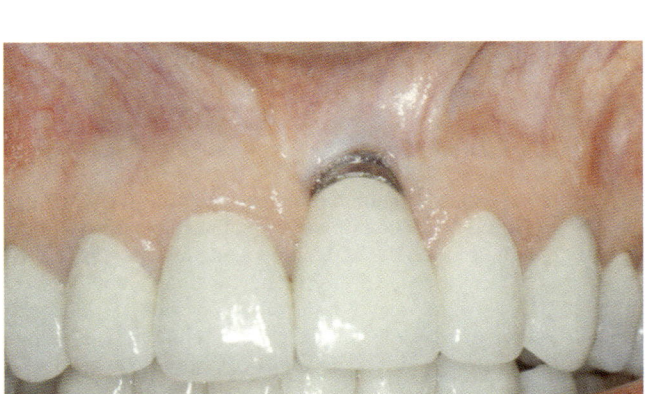

FIGURA 21-17. Um implante muito vestibularizado e o recuo do tecido fino após a perda da crista óssea.

quais os dentes anteriores maxilares são mais largos do que os dentes anteriores mandibulares (que são colocados no seu longo eixo). A angulação vestibular do implante geralmente corresponde à angulação do corpo do implante, com carga extra-axial de 15 graus. Esse ângulo aumenta a força para o complexo pilar-parafuso-osso-implante em 25,9%, se comparado à carga no longo eixo.[13] Essas cargas compensadas aumentam os riscos de afrouxamento do parafuso do pilar, perda da crista óssea e contração da margem do tecido mole cervical.[14] Como resultado, os implantes inclinados vestibularmente podem comprometer a estética e aumentar o risco de complicações (Fig. 21-17).

Angulação do Cíngulo do Corpo do Implante

Uma segunda angulação sugerida na literatura é mais palatina, com emergência sob o cíngulo da coroa. Ela pode também ser resultado da instalação do implante em um rebordo deficiente (divisão B), porque o osso é perdido primeiramente a partir da vestibular. Esta posição também costuma ser objetivada quando a coroa parafusada é usada na restauração prótese final. O parafuso de fixação da prótese (para reter a coroa anterior superior) não pode ficar localizado na região incisal ou vestibular da coroa por razões óbvias. Essa posição também é sugerida para aumentar a espessura óssea na vestibular do corpo do implante (Fig. 21-18).

A posição do cíngulo do implante pode causar um considerável comprometimento da higiene. O corpo do implante é arredondado e normalmente tem de 3,5 a 5,5 mm de diâmetro. O contorno cérvico-labial da coroa sobre o implante deve ser semelhante ao dente adjacente para surtir máximo efeito estético. Como o longo eixo da coroa parafusada deve emergir a partir da posição do cíngulo, isso requer uma projeção vestibular da coroa, ou "correção bucal", virada para fora do corpo do implante. A sela do vestíbulo deve estender-se por 2 a 4 mm, e seu contorno costuma ser similar ao pôntico em sela modificado de uma prótese fixa de três elementos (Fig. 21-19). O termo *coroa em sela modificada* é apropriado.

A coroa em sela modificada tornou-se uma solução comum para corrigir a estética da prótese quando o implante é instalado em osso estreito ou segue uma posição de angulação palatina.[16,17] Contudo, o controle do biofilme bacteriano na vestibular do implante é quase impossível. Ao contrário de um pôntico para a PPF, a coroa em sela tem um sulco gengival que requer higiene. Mesmo que a escova de dentes (ou a sonda) pudessem atingir a sela vestibular do sulco gengival, nenhum dispositivo de higiene ou medição poderia ser manipulado no ângulo correto para estar inserido no sulco gengival vestibular. Consequentemente, mesmo que uma prótese estética aceitável seja desenvolvida, principalmente com a adição de uma

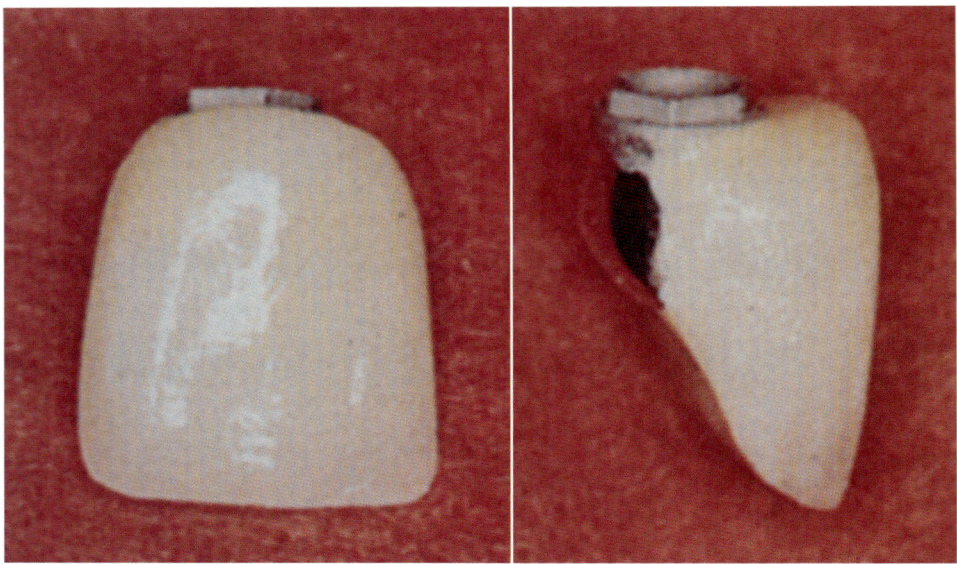

FIGURA 21-19. Uma coroa com implante posicionado debaixo do cíngulo (*esquerda*). A coroa tem uma sela vestibular de porcelana de vários milímetros, então o perfil de emergência será similar aos dentes adjacentes (*direita*).

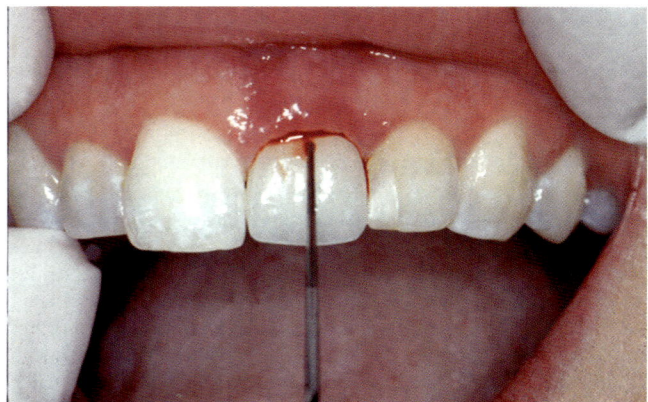

FIGURA 21-20. Uma coroa implantada com uma "sela modificada". O tecido fica inflamado periodicamente porque os instrumentos de higiene (ou a sonda) não conseguem entrar nos sulcos do implante, apenas deslizam ao longo da sela vestibular da margem gengival livre.

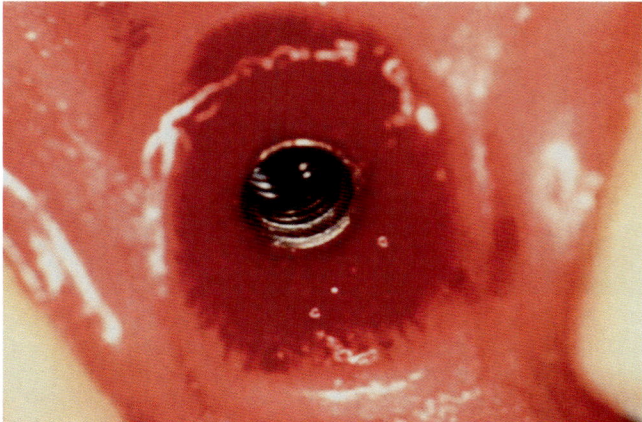

FIGURA 21-21. Um implante com uma "coroa em sela subgengival" e sulco gengival inflamado.

porcelana cervical, os requisitos de higiene tornam essa abordagem menos aceitável (Fig. 21-20).

Alguns autores argumentam que um contorno melhorado poderia ser desenvolvido subgengivalmente, em vez de supragengivalmente com um posicionamento mais palatino. Para criar esse contorno, o corpo do implante necessita estar posicionado mais apicalmente do que o desejável. Esta posição previne a retenção alimentar na "mesa" cervical da coroa. Contudo, o colo "subgengival" não permite acesso ao sulco vestibular do corpo do implante para a eliminação do biofilme bacteriano, bem como para avaliar o índice de sangramento ou perda óssea vestibular (Fig. 21-21). Portanto, os requisitos de manutenção para a região sulcular vestibular sugerem que essa modalidade não é uma primeira opção.

Geralmente é necessário um maior espaço interarcos com o posicionamento palatino do implante, porque a conexão permucosa sai do tecido numa posição mais palatina. O espaço interarcos inadequado pode principalmente dificultar a restauração de pacientes classe II, divisão 2 de Angle com implantes nessa posição.

A crista óssea deve ser aumentada caso seja muito estreita para diâmetro e posição ideais do implante, ou uma opção de tratamento alternativo deve ser selecionada. Frequentemente, o implante unitário anterior deve usar uma coroa cimentada, então a angulação do implante para o cíngulo não é necessária. Contudo, depois que o implante estiver integrado e em posição, a melhor opção de tratamento geralmente é restaurar o implante com uma "coroa em sela", em vez de removê-lo, fazer um enxerto ósseo (e talvez um enxerto de tecido mole) ou substituir o implante.

Angulação Ideal do Implante

A terceira angulação na literatura descreve a angulação mais desejável do implante. Uma linha reta é determinada ao ligar dois pontos. O profissional determina a linha para a melhor angulação a partir do ponto de posicionamento da margem incisal da coroa do implante e a posição média vestibulopalatina na crista do osso. O centro do implante fica localizado diretamente embaixo da borda incisal da coroa, de modo que um pilar reto para retenção

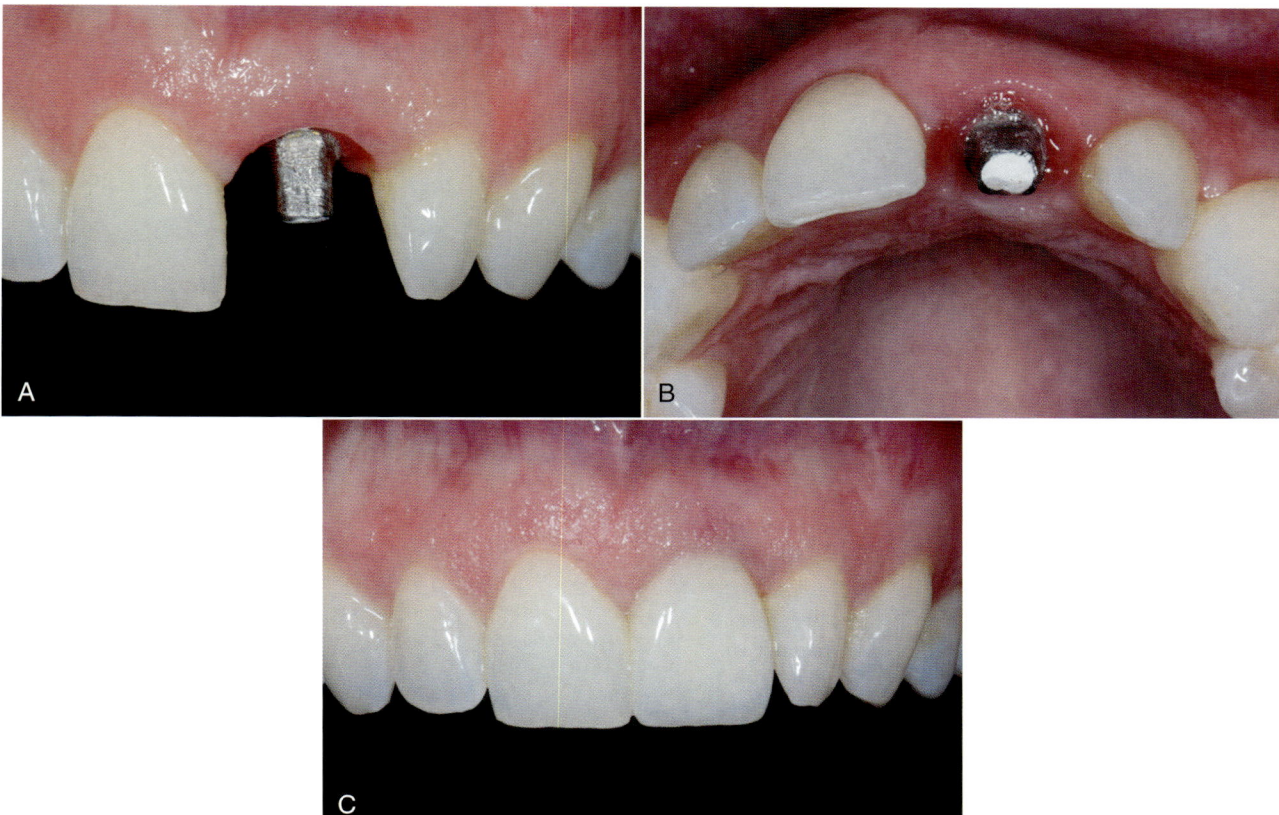

FIGURA 21-22. **A,** O implante está posicionado no meio do local do dente perdido, a 1,5 mm ou mais dos dentes adjacentes. **B,** O implante é colocado sob a borda incisal da futura coroa. **C,** O perfil de emergência da coroa final na face vestibular é semelhante ao dos dentes adjacentes.

de uma prótese cimentada surja diretamente embaixo da borda incisal[15] (Fig. 21-22). Como o perfil da coroa é em dois planos, com a borda incisal mais palatina do que a porção cervical, a posição da borda incisal é ideal para a colocação do implante e acomoda um pouco da perda vestibular do osso, que muitas vezes ocorre antes da instalação do implante.

A emergência vestibular da coroa imita o dente adjacente, procedendo a partir do corpo do implante sob o tecido (Fig. 21-23). O ângulo de força para o implante é menor a partir do longo eixo, o que diminui as tensões na crista óssea e nos parafusos do pilar. Em caso de dúvida, o implantodontista deve se direcionar à face palatina da posição da borda incisal e não à face vestibular, porque é mais fácil de corrigir um desvio mais palatino no contorno final da coroa em comparação com o corpo do implante inclinado vestibularmente.

O pilar do implante selecionado para um implante unitário maxilar anterior é geralmente para uma prótese cimentada. Existe uma grande variedade de opções protéticas corretivas com coroa cimentada para implantes mal posicionados. As coroas unitárias anteriores não necessitam de restaurações prontamente recuperáveis. O pilar deve ser na maioria das vezes superior a 5 mm de altura. A localização da margem cervical de uma coroa cimentada pode ficar em qualquer lugar no pilar ou até mesmo no corpo do implante, desde que esteja a 1 mm ou mais acima do osso e a menos de 1,5 mm abaixo da MGL.

A angulação do corpo do implante sob a borda incisal pode também ser usada para próteses parafusadas. Nesses casos será inserido um pilar angulado para a retenção parafusada, e o parafuso da coroa

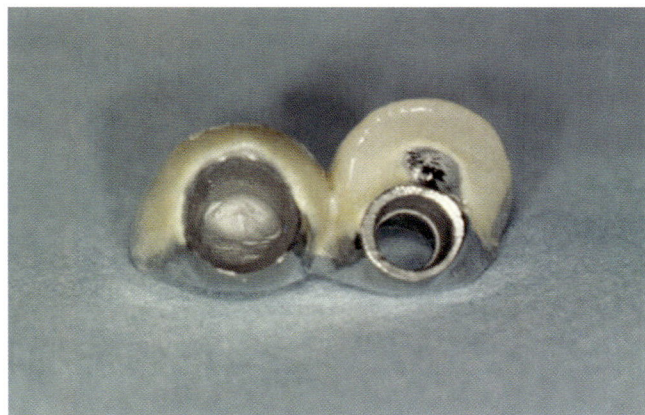

FIGURA 21-23. A coroa do implante do lado *esquerdo* está posicionada sob a borda incisal e tem um perfil de emergência vestibular semelhante ao dos dentes adjacentes. O implante do lado *direito* foi posicionado sob o cíngulo e exige uma coroa aparafusada com uma sela vestibular para ter uma coroa vestibular similar à dos dentes adjacentes.

pode ficar localizado dentro do cíngulo. Este método não requer a sela vestibular da coroa final, o que reduz o risco de comprometimento da higiene. Contudo, deve-se notar que o afrouxamento do parafuso protético é uma das complicações mais comuns da coroa anterior maxilar parafusada.[3] Quando isso ocorre, há um aumento

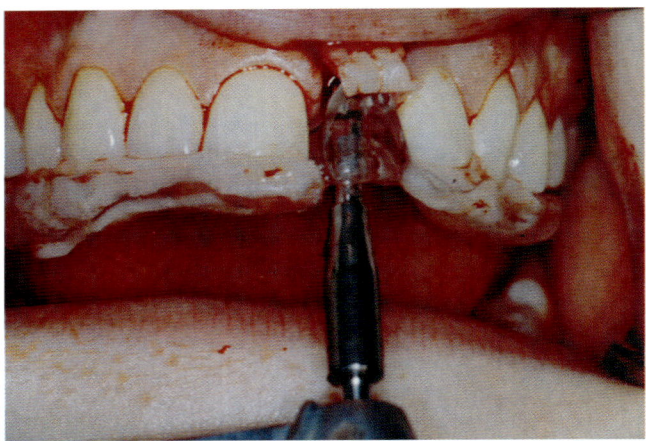

FIGURA 21-24. Um modelo cirúrgico para um único dente anterior maxilar, com um furo guiado sob a borda incisal da coroa do implante.

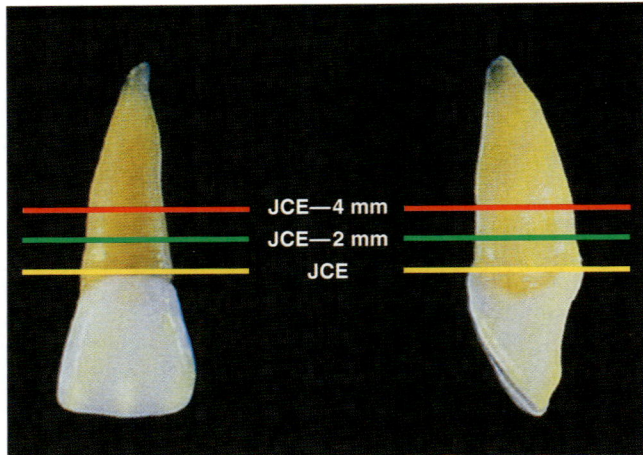

FIGURA 21-25. A raiz central incisiva é de 4 mm de diâmetro quando medida a partir de 4 mm abaixo da junção cemento-esmalte (JCE).

do risco de perda óssea marginal resultante do movimento da coroa e da desadaptação criada pelo parafuso solto.

Quando o volume ósseo ideal está presente, pode ser usado um guia cirúrgico que indique a borda incisal e o contorno vestibular da prótese final. A borda incisal do modelo pode ser preparada para as brocas, pois a melhor posição da broca é diretamente através da borda incisal (Fig. 21-24). No entanto, a maioria dos cirurgiões não requisita um guia porque os dentes adjacentes guiam a posição do implante. Além disso, a integridade da placa cortical vestibular é mais prontamente avaliada durante a cirurgia quando não se usa o guia.

Posição da Profundidade do Implante

Mais de 4 mm a Partir da Junção Cemento-Esmalte Adjacente (Muito Profundo)

Alguns autores têm sugerido que o implante seja escareado abaixo da crista óssea a mais de 4 mm abaixo da JCE vestibular dos dentes adjacentes para desenvolver um perfil de emergência da coroa semelhante à do dente natural.[16,17] Isso proporciona uma transição de emergência subgengival de cerca de 5 mm na face vestibular para se alcançar a largura do dente natural (4 mm abaixo da JCE, e a MGL ideal na vestibular é de 1 mm acima da JCE). Esse conceito foi originalmente desenvolvido para um implante de 4 mm de diâmetro, e o diâmetro da raiz do incisivo central é de 4 mm em uma posição de 4 mm abaixo da JCE[16] (Fig. 21-25). Muitas restaurações estéticas podem ser fabricadas com essa profundidade do implante, porque o volume da porcelana subgengival oferece cor e contorno bons para a coroa (Fig. 21-26, A). No entanto, várias preocupações surgem quanto à saúde sulcular a longo prazo ao redor do implante quanto este está a 4 mm ou mais abaixo da JCE (Fig. 21-26, B).

O primeiro ano muitas vezes corresponde a uma perda óssea média entre 0,5 e 3,0 mm, dependendo em parte do modelo do implante. A perda óssea ocorre pelo menos 0,5 mm abaixo da conexão do pilar com o corpo do implante e se estende a qualquer superfície lisa ou usinada para além da plataforma.[18] Por exemplo, Malevez *et al.* observaram perdas ósseas mais acentuadas em implantes cônicos que tinham plataformas longas, lisas e estreitas.[19] Isso pode levar a uma profundidade de sondagem sulcular vestibular de 7 a 8 mm ou mais. Grunder avaliou implantes unitários em função por um ano e observou que os níveis ósseos estavam 2 mm apicais à junção pilar-implante, e a profundidade de sondagem sulcular ficou entre 9,0 e 10,5 mm, utilizando um modelo de implante Brånemark.[20] Consequentemente, dispositivos de cuidados diários não podem manter a saúde do sulco, e bactérias anaeróbias são mais propensas a se desenvolverem. As regiões interproximais da coroa sobre implante, que correspondem à incidência ou ausência de papilas interdentais, geralmente exibem profundidades de sondagem até maiores (Fig. 21-26, C). Consequentemente, a contração do tecido gengival é mais propensa de ocorrer quando o implante é instalado a mais de 4 mm abaixo da posição vestibular da JCE do dente adjacente.

O mecanismo de adesão do tecido mole por cima do osso é menos tenaz se comparado a um dente, e o mecanismo de defesa dos tecidos de peri-implantes pode ser mais fraco do que o do dente.[21] O dentista, para se manter na margem de segurança para as melhores condições de saúde sulcular, deve limitar a profundidade sulcular adjacente aos implantes em menos de 5 mm.[22] Isso pode ser ainda mais relevante para implantes unitários por causa das consequências devastadoras da retração gengival para a estética a longo prazo. Adicionalmente, as regiões interproximais da coroa sobre um implante unitário são compartilhadas com os dentes adjacentes, e as bactérias anaeróbias que se formam na região próxima ao implante podem afetar o dente natural adjacente, resultando em defeito horizontal (principalmente quando o implante está a menos de 1,5 mm do dente).

Quando o implante é escareado abaixo do osso cortical da crista (como acontece com a técnica de profundidade), o osso esponjoso em torno da plataforma do implante é mais fraco sob cargas oclusais. Além disso, quando o implante é instalado abaixo da crista óssea, a altura resultante inicial da coroa é aumentada, assim como os momentos de forças. O aumento do risco de perda óssea adicional também provém do aumento dos momentos de força aplicados ao osso esponjoso mais fraco, que pode também resultar em contração do tecido mole no longo prazo. Como resultado final tem-se coroas clínicas mais longas, que também diminuem gradualmente em largura (conforme as dimensões do estreitamento do corpo do implante). A região interproximal pode resultar em espaços triangulares escuros em vez de papilas interdentais. O aumento da altura da coroa também aumenta as forças sobre o pilar e aumenta o risco de afrouxamento do parafuso.

Menos de 2 mm Abaixo da Margem Gengival Livre (Muito Superficial)

Quando o corpo do implante está posicionado a menos de 2 mm abaixo da MGL vestibular da coroa, a estética cervical da prótese fica em risco porque existe um espaço limitado subgengivalmente

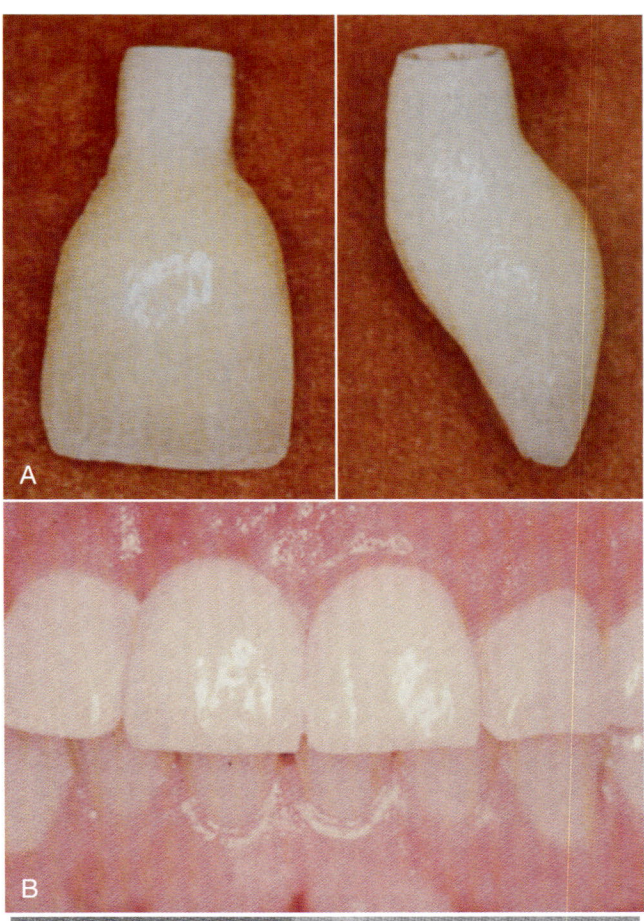

para desenvolver o perfil de emergência vestibular da coroa. A porcelana da coroa pode não ser suficientemente subgengival para mascarar a cor de titânio do pilar ou do implante abaixo da margem da coroa (Fig. 21-27, A). Se a perda óssea ocorrer, o pilar ou o corpo do implante de titânio também pode lançar uma sombra escura nos tecidos gengivais. Se a contração apical do tecido ocorrer, então o pilar de titânio escuro e o corpo do implante podem se tornar diretamente visíveis. Procedimentos cirúrgicos periodontais para posicionar o tecido mole sobre o titânio exposto são imprevisíveis.

Às vezes a altura da crista óssea é coronal à altura óssea ideal (3 mm abaixo da MGL vestibular). As duas condições mais comuns resultantes dessa hipótese são: (1) quando o dente adjacente está mais próximo do que 6 mm (na agenesia de um incisivo lateral) e (2) quando um enxerto ósseo em bloco ou tecido ósseo regenerado exceder a largura e a altura do osso. Idealmente, o osso médio-crestal fica 3 mm abaixo do osso interproximal e acompanha o serrilhado interproximal JCE do dente perdido. Quando os dentes estão mais perto do que 6 mm (*i.e.*, um incisivo lateral na maxila), a altura óssea interproximal de cada dente adjacente ao espaço perdido é capaz de estimular e manter o mesmo nível osso. As mesmas condições podem ocorrer quando o aumento do osso ganha altura interproximal. Quando um implante unitário substitui um dente perdido com essas condições, uma osteoplastia deve ser realizada de modo que a região mediocrestal fique 3 mm apical em relação à MGL da futura coroa. Caso contrário, a posição do implante vai ser muito superficial e resultará em uma coroa nas margens gengivais.

Para resolver o problema de um corpo de implante instalado muito superficialmente, o dentista precisa preparar a plataforma do implante e colocar a margem da coroa diretamente sobre o corpo do implante (mesmo que aumento de coroa estético do osso circundante e do tecido mole) (Fig. 21-27, B a D).

A 3 mm Abaixo da Margem Gengival Livre (Profundidade Ideal)

O melhor nível de plataforma para um implante de dois estágios é semelhante ao mais desejável nível ósseo antes da perda de um dente natural, que é 2 mm abaixo da JCE do dente adjacente.[15] Isso posiciona a plataforma do implante 3 mm abaixo da MGL vestibular da coroa do implante. Esta posição oferece 3 mm de tecido mole para a emergência da coroa na região médio-vestibular e mais, conforme as medições dos tecidos moles prosseguirem para as regiões interproximais. Essa profundidade também aumenta a espessura dos tecidos moles ao longo da parte vestibular do corpo do implante de titânio, que esconde a cor mais escura do que uma raiz natural acima do osso. A MGL do dente adjacente é mais fácil para ajudar a determinar a profundidade do que tentar observar a JCE (Fig. 21-28). Deve-se notar que a MGL de um incisivo lateral pode ser 1 mm mais incisal do que o dente adjacente natural.

Em conclusão, a posição ideal do corpo de um implante anterior é (1) uma distância média mesiodistal entre os dentes (1,5 mm ou mais a partir da JCE adjacente), (2) 1,5 mm ou mais vestíbulopalatina da tábua vestibular na crista e 0,5 mm ou mais do osso palatino, (3) sob a angulação da borda incisal e (4) 2 a 4 mm abaixo da MGL vestibular da futura coroa do implante. A profundidade de uma plataforma de implante maior do que 4 mm abaixo da JCE adjacente é muito profunda. O posicionamento da plataforma de implante menor do que 2 mm abaixo da MGL da coroa é muito superficial. A posição de profundidade ideal da plataforma do implante deve ser maior do que 2 mm e menor do que 4 mm abaixo da MGL da futura coroa sobre o implante (Quadro 21-2).

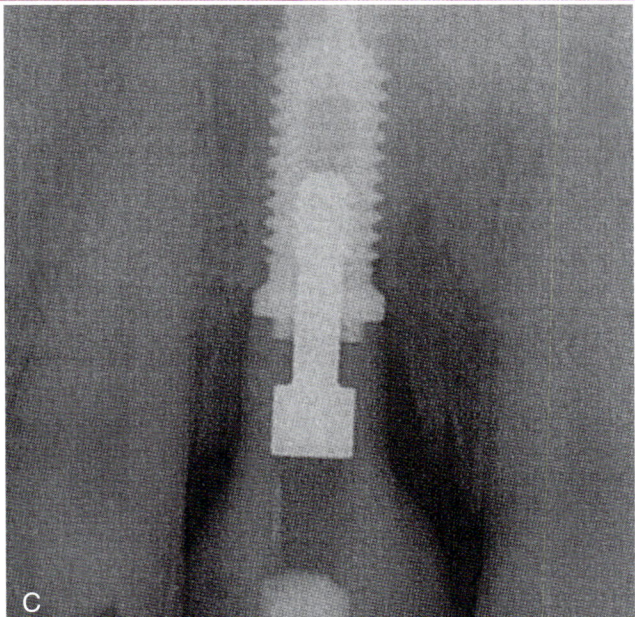

FIGURA 21-26. **A,** Uma coroa do implante incisivo central maxilar que restaura um implante inserido 4 mm abaixo da junção cemento-esmalte. **B,** O incisivo central maxilar colocado dentro da boca. **C,** Uma radiografia periapical do paciente anterior. A profundidade de sondagem sulcular é superior a 6 mm.

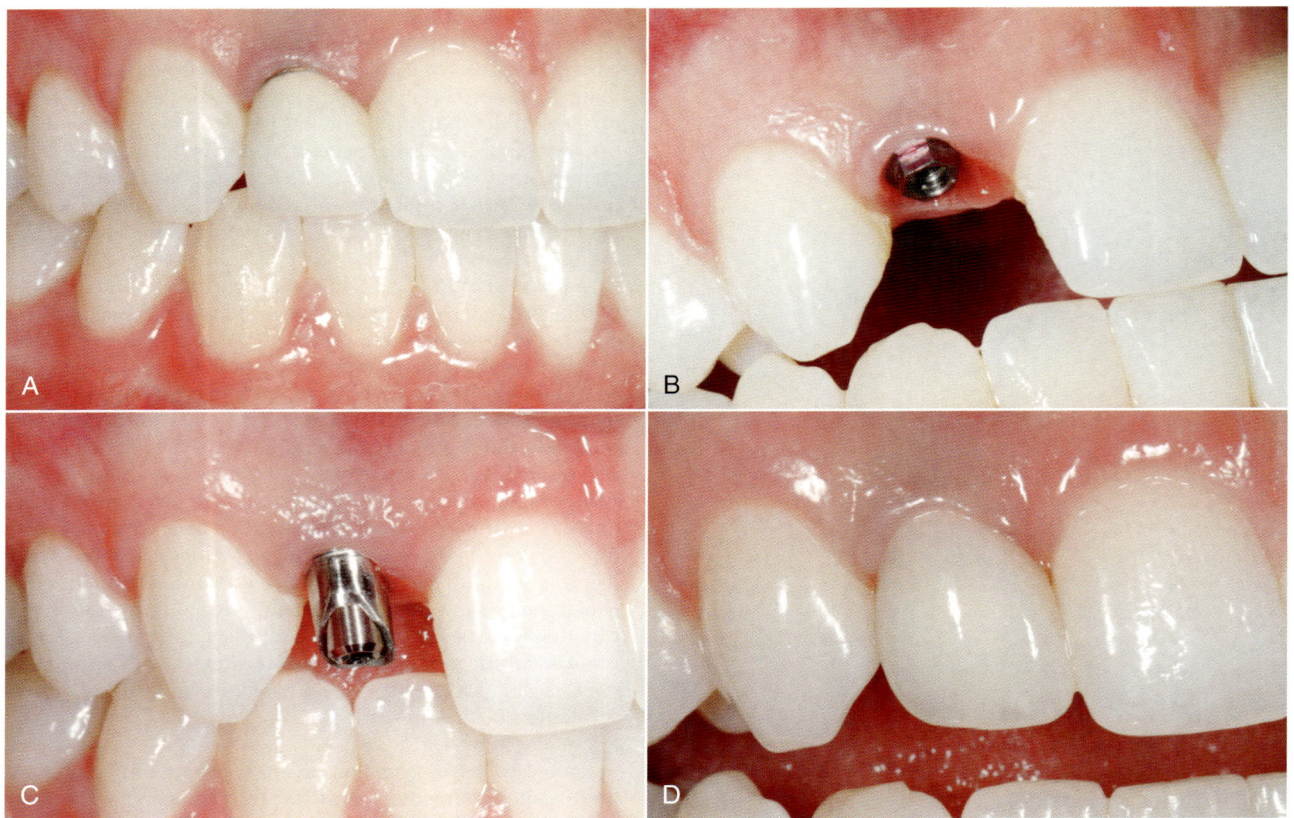

FIGURA 21-27. **A,** Um implante substituindo um incisivo lateral maxilar que está inserido muito superficialmente. A coroa sobre implante não está posicionada de maneira suficientemente subgengival para desenvolver o perfil de emergência ou mascarar a cor do pilar. **B,** O implante é posicionado muito superficialmente. **C,** Um pilar é inserido, e uma margem subgengival é criada sobre o corpo do implante. **D,** A coroa final é inserida 1,5 mm abaixo do tecido e sobre o corpo do implante.

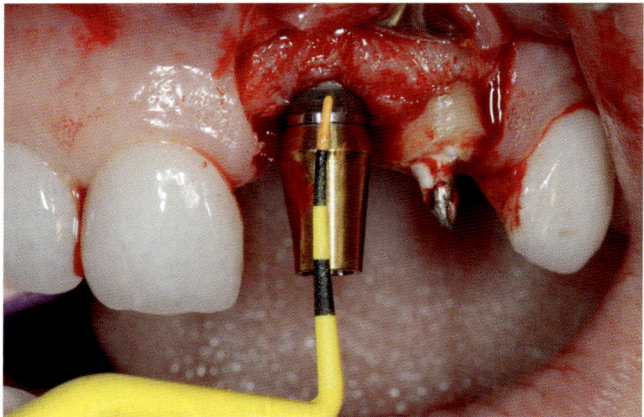

FIGURA 21-28. A profundidade ideal é de 3 mm abaixo da margem gengival livre da futura coroa sobre implante. Esse implante está muito superficial para o posicionamento ideal.

QUADRO 21-2 Posição Ideal do Implante Anterior

1. Mésiodistal
    a. Distância média entre os dentes de 1,5 mm ou mais da JCE adjacente.
        (1) Incisivo central: observe o forame incisivo
2. Vestibulopalatina
    a. 1,5 mm ou mais do osso na vestibular
    b. 0,5 mm ou mais do osso na lingual
3. Angulação
    a. Sob a borda incisal da coroa
4. Profundidade
    a. Maior do que 2 mm e menor do que 4 mm abaixo do MGL vestibular

JCE, Junção cemento-esmalte; *MGL,* margem gengival livre.

Segundo Estágio Cirúrgico e Contornos de Emergência do Tecido Mole

O dentista deve usar radiografias para avaliar a crista da interface osso/implante mesial e distal em relação à ausência de perda de crista óssea antes que o pilar seja conectado ao corpo do implante. A sondagem é necessária para avaliar as condições vestibulares e palatinas. Se houver suspeita de perda óssea, o tecido mole deve então ser afastado para uma avaliação direta. A correção de um defeito horizontal cervical inclui enxertos autógenos locais cobertos com uma barreira de membrana e reaproximação do tecido mole. Para um defeito ósseo vertical inferior a 2 mm pode-se enxertar osso autógeno, e a reabertura do implante pode ser realizada porque o crescimento ósseo é mais provável na presença das paredes laterais do osso.

Quando a interface osso/implante é aceitável, a exposição do corpo do implante deve ser realizada tendo em mente a arquitetura final do tecido mole. O contorno de tecido mole pode ser modificado:

(1) antes de um procedimento de enxerto ósseo, (2) em conjunto com o enxerto ósseo no local do implante e (3) no momento da instalação do implante.

A quarta vez na sequência estética do implante em que o tecido mole pode ser abordado é no procedimento de reabertura no segundo estágio. Para alcançar a arquitetura adequada do tecido mole, várias opções estão disponíveis, dependendo da aparência dos tecidos moles antes da reabertura. Esses procedimentos nos tecidos moles poderão ser classificados como *subtrativos, aditivos* ou *uma combinação* destes.

Técnica Subtrativa

O objetivo ideal do contorno de tecidos moles em uma abordagem cirúrgica de dois estágios após a instalação do implante é que o tecido mole fique na altura da papila interdental desejada (Fig. 21-29, *A*). Quando o tecido mole ao longo da crista edentada está no nível da papila interdental desejada e é de qualidade e volume suficientes, uma técnica de subtração (p. ex., gengivoplastia com broca de diamante) esculpe os tecidos gengivais da crista para reproduzir o contorno de emergência cervical da coroa, completado com papila interdental e contorno labiogengival adequado (Fig. 21-29, *B*).

O contorno da posição mediovestibular do tecido depois da gengivoplastia é 1mm mais incisivo do que o contorno dos dentes adjacentes para permitir a retração gengival que é comumente observada após a gengivoplastia e durante o primeiro ano do implante em função. As zonas de papila interdental também são feitas ligeiramente mais largas na base do que a forma final desejada para compensar possíveis retrações. O contorno do tecido é então mantido ou melhorado com o contorno subgengival da prótese provisória (Fig. 21-29, *C* e *D*). A prótese provisória é mais côncava no aspecto mediovestibular subgengival do que a coroa natural perdida. Os contornos faciais reduzidos aumentam a espessura do tecido mole e ajudam a prevenir a contração gengival da região mediovestibular.

Uma técnica semelhante com o tecido mole pode ser utilizada no primeiro estágio da cirurgia de instalação do implante. Uma extensão permucosa cirúrgica de um estágio (PME) é usada para manter o tecido mole esculpido durante o processo de cicatrização. Essa PME pode exigir um contorno personalizado através da adição de compósito ou de resina em volta do contorno de um PME pré-fabricado.

Técnica de Adição

Se o contorno gengival na reabertura é insuficiente para uma arquitetura adequada da papila interdental, então uma cirurgia aditiva é realizada para obter a espessura e a altura do tecido. Foram propostas diversas técnicas aditivas.[23-25] Por exemplo, uma incisão é feita na face palatina do rebordo, a partir do ângulo da linha palatina de cada dente adjacente. O tecido é elevado a partir da crista do rebordo, e o parafuso de cobertura do primeiro estágio é identificado. Após a remoção, uma cápsula de cicatrização de perfil baixo de 3 mm é inserida. Um enxerto de tecido conjuntivo ou de tecido acelular (AlloDerme®) é colocado ao redor da

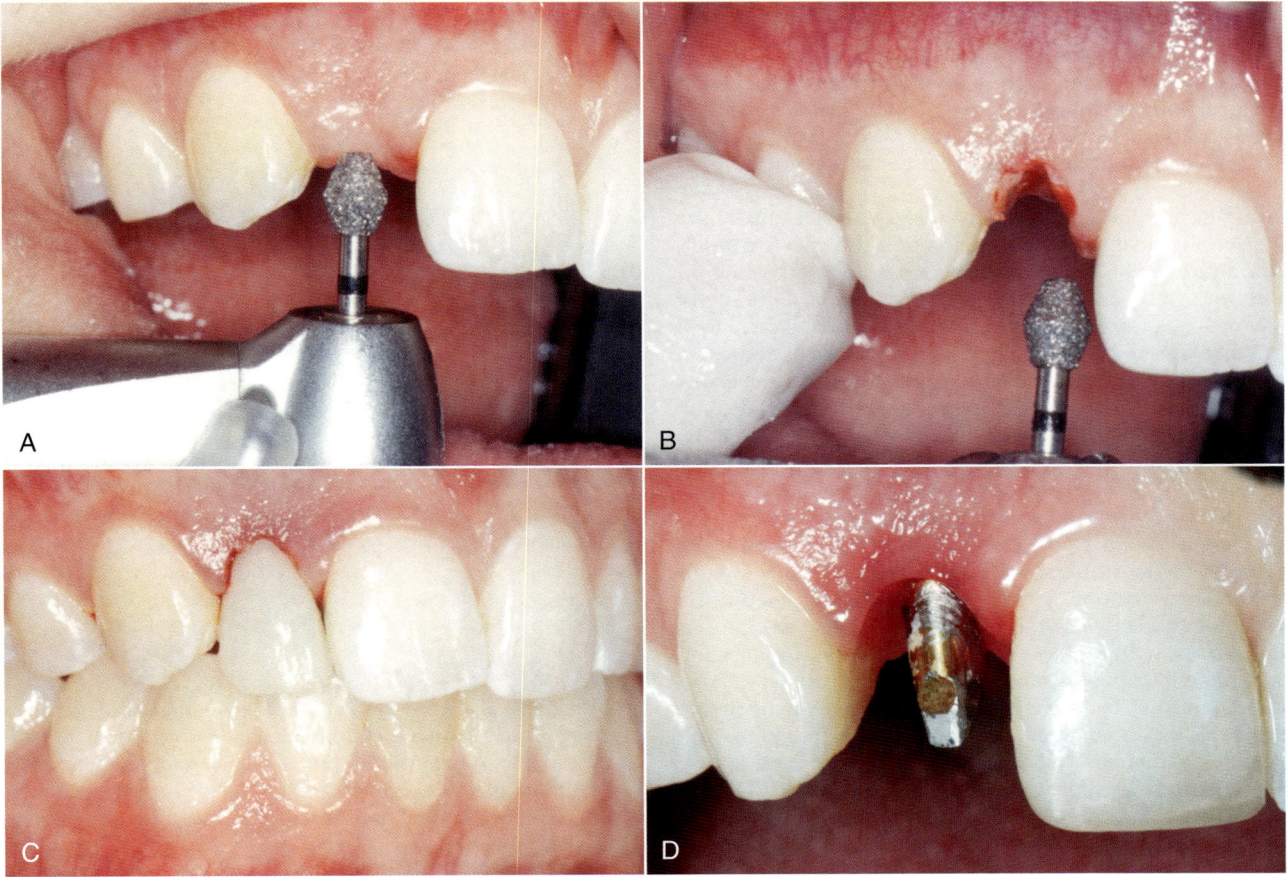

FIGURA 21-29. **A,** A meta ideal para o tecido mole no local do implante está na altura desejada da papila interdental. **B,** Uma broca diamantada grossa esculpe o tecido mole da coroa do implante. **C,** A coroa provisória mantém e ajuda a melhorar o caimento dos tecidos moles. **D,** O tecido mole após dois meses.

cápsula de cicatrização de perfil baixo. Os tecidos da crista são então estendidos sobre a cápsula de cicatrização e suturados ao tecido palatino. Em outras palavras, o PME atua como elevador do tecido mole para obter espaço. O tecido cicatriza por intenção secundária na área do palato, e forma-se excesso de tecido nas áreas vestibular e interproximal, na altura da papila interdental (Fig. 21-30). Após oito semanas ou mais será feito o segundo estágio de reabertura através de gengivoplastia (uma técnica subtrativa) para se obter o contorno do perfil de emergência da coroa. Uma técnica semelhante pode ser utilizada na primeira etapa da cirurgia de instalação de implante para elevar a região da papila e da crista.

Uma técnica aditiva alternativa no procedimento de reabertura desenvolvido pelo autor é chamada de *técnica de split-finger*.[26] Quando a altura da papila é inferior a 2 mm a partir da extremidade do objetivo final, é feita uma incisão no sulco gengival do dente adjacente. A incisão continua na linha do ângulo distolingual dos dentes adjacentes e forma um laço na localização emergente vestibular da coroa do implante. Isso cria dois *fingers* de pelo menos 2 mm de largura na base, adjacentes a cada dente natural. Depois de serem elevados, esses dois *fingers* vestibulares se tornam as faces vestibulares de cada papila interdental.

Um *finger* sustentado centro-palatinamente com largura de 3,5 a 4 mm é também criado durante esse processo. O tecido palatino é então elevado, e o parafuso de cobertura do implante é exposta e substituída por um pilar. O *finger* palatino pode então ser dividido em dois segmentos (ou seja, o chamado *split-finger*). O pilar final é posicionado e modificado conforme necessário, e uma prótese provisória é fabricada. Cada segmento palatino é rotacionado para a região interproximal para apoiar os dois *fingers* vestibulares elevados. Uma sutura de colchoeiro modificada em 4-0 ou 5-0 posiciona as papilas no local apropriado adjacente a uma coroa provisória (Fig. 21-31).

A técnica do *split-finger* poderá ser usada em conjunto com um enxerto de tecido conjuntivo ou de tecido acelular (AlloDerme®) para aumentar mais o volume tecidual. A opção *split-finger* também poderá ser realizada na cirurgia de instalação do implante quando se desejar a abordagem em apenas um estágio ou uma provisionalização imediata.

Depois de os tecidos moles serem retirados ou adicionados para se obter o contorno de emergência desejado, o cirurgião tem primeiramente duas opções para manter essa região. A primeira opção é a de que um pilar PME pode ser inserido. Seu tamanho e sua forma devem ser menores que o contorno cervical da coroa final e estender-se através do tecido em 1 a 2 mm. Muitas vezes o pilar é personalizado adicionando-se compósito ou acrílico nas regiões interproximais. A emergência do PME desenvolverá uma forma inicial de tecido mole. Não se deve usar um PME de perfil mais largo do que o contorno do tecido mole ideal quando os tecidos estiverem na posição ideal, porque isso pode causar retração gengival na parte vestibular e limitar a habilidade do dentista de esculpí-lo em sua forma ideal.

A prótese provisória removível é recontornada para ficar encaixada sobre a cápsula de cicatrização pelas próximas semanas, até que na próxima consulta o paciente seja examinado em sua primeira consulta protética. O tecido mole cicatriza no contorno da cápsula de cicatrização ou do dispositivo permucoso. Seis a oito semanas após a maturação do tecido o paciente é encaminhado para o protesista, para a confecção da coroa definitiva. Essa é a opção mais simples quando se utiliza a abordagem de equipe em implantodontia.

Quando o cirurgião é também o protesista ou é capaz de fazer a coroa provisória fixa, a consulta de restauração inicial pode ser combinada com o procedimento de segundo estágio de reabertura.[27] Um pilar pré-fabricado, usinado de duas peças é colocado no corpo do implante na conclusão do recontorno dos tecidos moles. O hexágono antirrotacional é encaixado, e o parafuso do pilar é apertado manualmente com cerca de 5 a 10 N-cm (ou com uma força manual moderada). A radiografia periapical é o exame de referência para

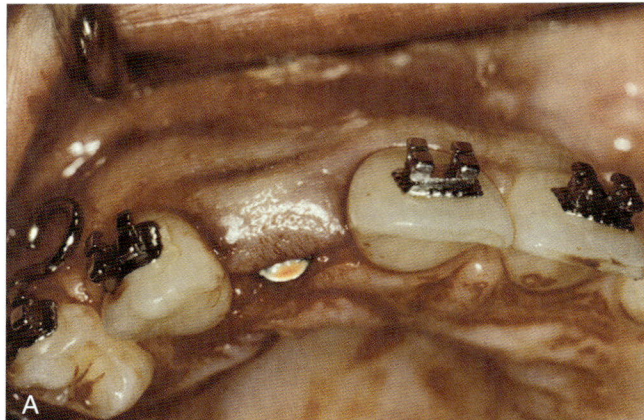
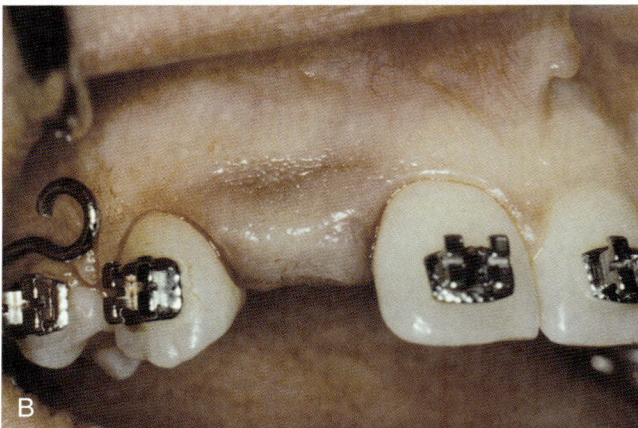
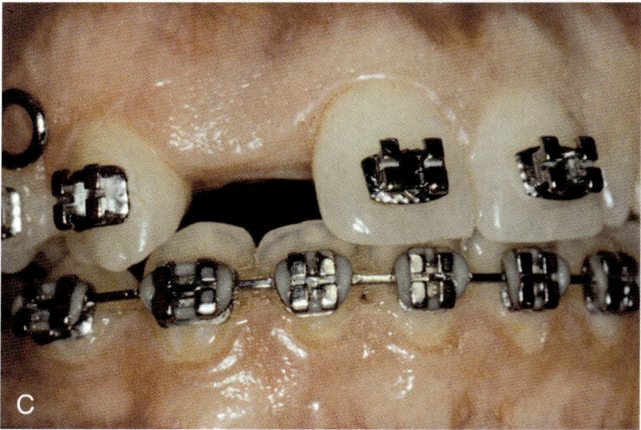

FIGURA 21-30. **A,** Uma incisão é feita no ângulo da linha palatina para reabertura do implante. **B,** O tecido é elevado à altura da papila interdental e deixado para cicatrizar sobre um elevador de tecido mole (extensão permucosa). **C,** Depois de dois meses ou mais, uma técnica subtrativa esculpirá o tecido mole ao redor da futura coroa.

visualização da plataforma do implante, da região de conexão do pilar e da adaptação do encaixe adequado do componente. Após a confirmação, o parafuso do pilar é então fixado em 20 a 35 N-cm (dependendo do fabricante), enquanto o hemostato segura o pilar com resistência contra torque para reduzir as forças de cisalhamento na crista óssea.

Na técnica de restauração direta, o pilar é preparada *in situ*, de forma semelhante ao preparo de um dente anterior, com margens subgengivais de menos de 1,5 mm. A prótese provisória semelhante ao contorno subgengival da prótese final é fabricada totalmente

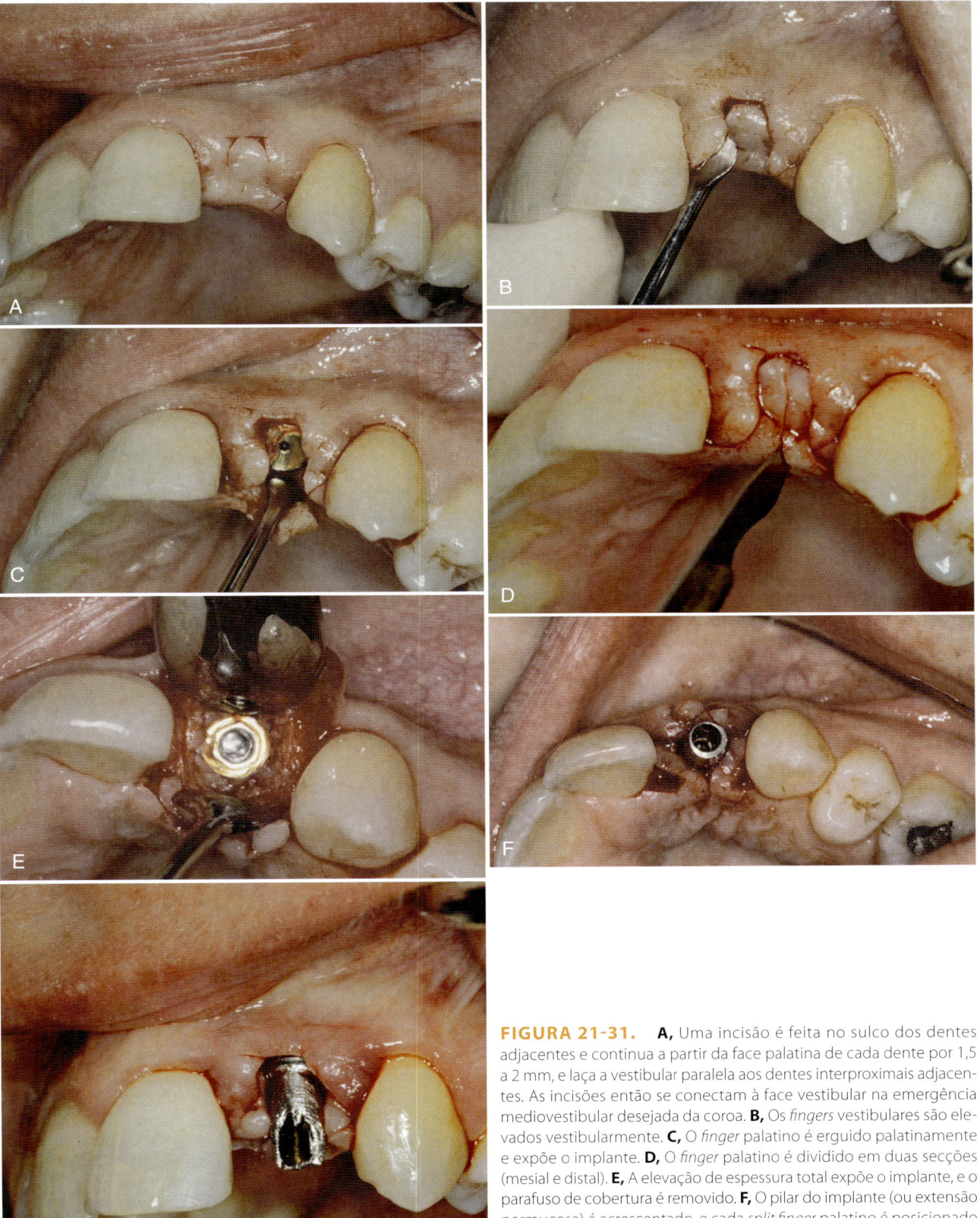

FIGURA 21-31. A, Uma incisão é feita no sulco dos dentes adjacentes e continua a partir da face palatina de cada dente por 1,5 a 2 mm, e laça a vestibular paralela aos dentes interproximais adjacentes. As incisões então se conectam à face vestibular na emergência mediovestibular desejada da coroa. **B,** Os *fingers* vestibulares são elevados vestibularmente. **C,** O *finger* palatino é erguido palatinamente e expõe o implante. **D,** O *finger* palatino é dividido em duas secções (mesial e distal). **E,** A elevação de espessura total expõe o implante, e o parafuso de cobertura é removido. **F,** O pilar do implante (ou extensão permucosa) é acrescentado, e cada *split finger* palatino é posicionado debaixo do finger vestibular correspondente. **G,** O pilar do implante e os fingers vestibulares elevados estão em posição. *(Continua)*

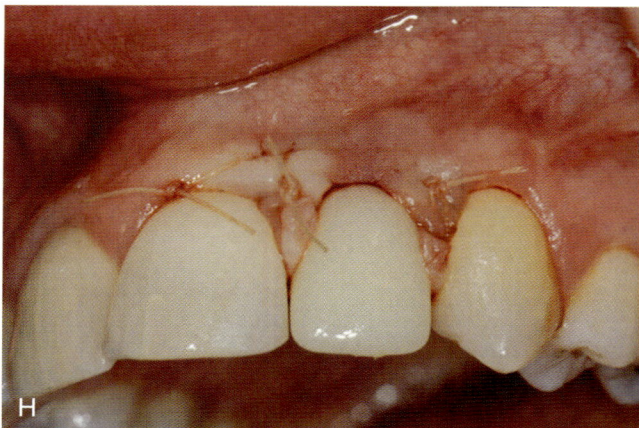
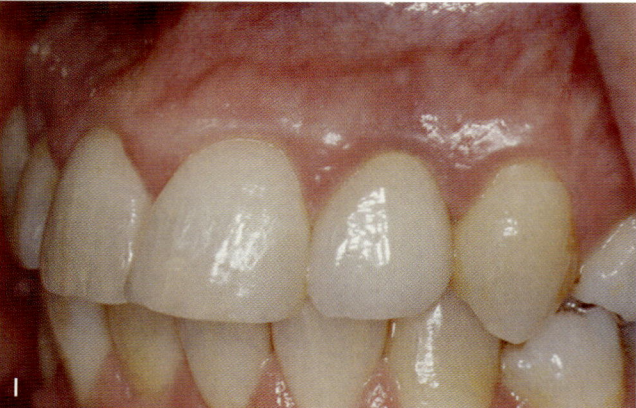

FIGURA 21-31. (Cont.) **H,** A coroa provisória é cimentada e os *fingers* são suturados na posição. **I,** A coroa final em posição com a papila interdental devidamente desenvolvida.

fora de oclusão. O tecido mole começa a cicatrizar usando a coroa provisória para ajudar a formar o contorno de tecido mole.

Instalação Imediata do Implante depois da Exodontia

Segundo Kois, existem cinco fatores de diagnóstico para a estética peri-implantar previsível em implantes unitários quando a exodontia e a instalação imediata do implante são realizadas: (1) a posição do dente em relação à MGL, (2) a forma do periodonto, (3) o biótipo do periodonto, (4) o formato do dente e (5) a posição da crista óssea antes da exodontia.[28,29] Portanto, o tecido mole e o osso compreendem três dos cinco fatores para um resultado estético previsível. Quando todos os cinco fatores de diagnóstico estão presentes em torno do dente a ser extraído, a instalação imediata do implante pode ser considerada.

O objetivo da prótese de um implante anterior é simular a aparência de um dente natural. Deve existir um volume ósseo adequado para suportar os contornos dos tecidos moles e duros. O osso disponível perde largura três meses após a exodontia. A instalação do implante logo após a exodontia e a cicatrização óssea alveolar inicial é geralmente mais vantajosa se o osso existente for ideal. Assim, a instalação imediata do implante em um local de exodontia tornou-se um método popular na área estética.[30-33]

Vantagens

Os benefícios da instalação do implante imediatamente após a exodontia estão relacionados à melhor preservação do tecido mole e da arquitetura óssea em comparação ao colapso que ocorre após a exodontia. Assim, o aumento do osso e o enxerto de tecidos após a cicatrização e antes da instalação do implante podem ser evitados. Como há menos cirurgias, há redução no tempo de tratamento e no desconforto e no custo para o paciente. O procedimento tem sido descrito como uma técnica de preservação que objetiva a manutenção harmoniosa da arquitetura gengival.[34]

A forma do dente é uma das cinco chaves do diagnóstico de Kois, e é um dos principais fatores relacionados a risco quando se considera a técnica de instalação imediata do implante. Os dentes podem ser classificados quanto à forma em cônico, ovóide ou quadrado. Os dentes com uma forma de coroa cônica têm maior risco de comprometimento da gengiva após a exodontia porque a papila interdental pode ter mais de 6 mm de altura nesta situação. A coroa cônica também tem mais osso interproximal entre os dentes e mais osso vestibular sobre a raiz cônica. Isso melhora as condições para a instalação de um implante imediato. Como tal, sob condições ideais o dente de forma cônica pode ser o que melhor apresenta resultados positivos para a técnica de exodontia e instalação imediata do implante porque as alterações de tecido mole são maiores do que o habitual, há mais osso para a fixação do implante e menos espaço vazio entre o implante e o alvéolo de exodontia. Portanto, sob condições que incluem ausência de patologias, tecidos gengivais espessos, contorno ideal do osso alveolar, contorno ideal dos tecidos moles e o dente de formato cônico, a instalação imediata de implante após a exodontia pode ser considerada (Fig. 21-32).

Desvantagens

Ao colocar um implante em um local de extração imediata, o cirurgião deve considerar a dimensão do encaixe e o defeito entre a tábua óssea vestibular e o implante. A dimensão vestibulopalatina de um dente anterior pode ser maior do que sua dimensão mesiodistal. O implante frequentemente mede entre 4 e 5 mm de diâmetro, para um incisivo central, e o alvéolo da extração é muitas vezes maior do que 6 mm (especialmente na dimensão vestibulopalatina), assim um defeito cirúrgico de até 2 mm permanece em torno do implante. Relata-se que espaços mais ou menos amplos, ovais ou em forma de rim têm sido utilizados corono apicalmente ao longo de toda a superfície do alvéolo ao lado do implante.[33] Consequentemente, o implante terá menos fixação e um risco maior de mobilidade sob carga precoce.

Um dente de formato quadrado tem a menor altura da papila interdental, que pode ser de apenas 2 mm de altura. Consequentemente, ocorre menos retração gengival após a extração porque há menos recorte no osso interproximal e vestibular próximo à raiz do dente em questão. Por conseguinte, existe um risco menor de complicações relacionadas ao tecido mole no protocolo tardio de inserção do implante. Há também menos osso entre as raízes dos dentes de formato quadrado e um espaço maior entre o alvéolo da extração e o implante em potencial. Portanto, pode ser mais difícil que o implante obtenha estabilidade, e o defeito entre a parede óssea e o implante pode necessitar de um enxerto ósseo para ser preenchido. Consequentemente, uma inserção imediata de implante após a extração oferece menos benefício para o tecido mole e um risco para a interface osso/implante.

É necessário que as desvantagens da técnica de extração de dentes e inserção imediata do implante sejam consideradas ao decidir-se

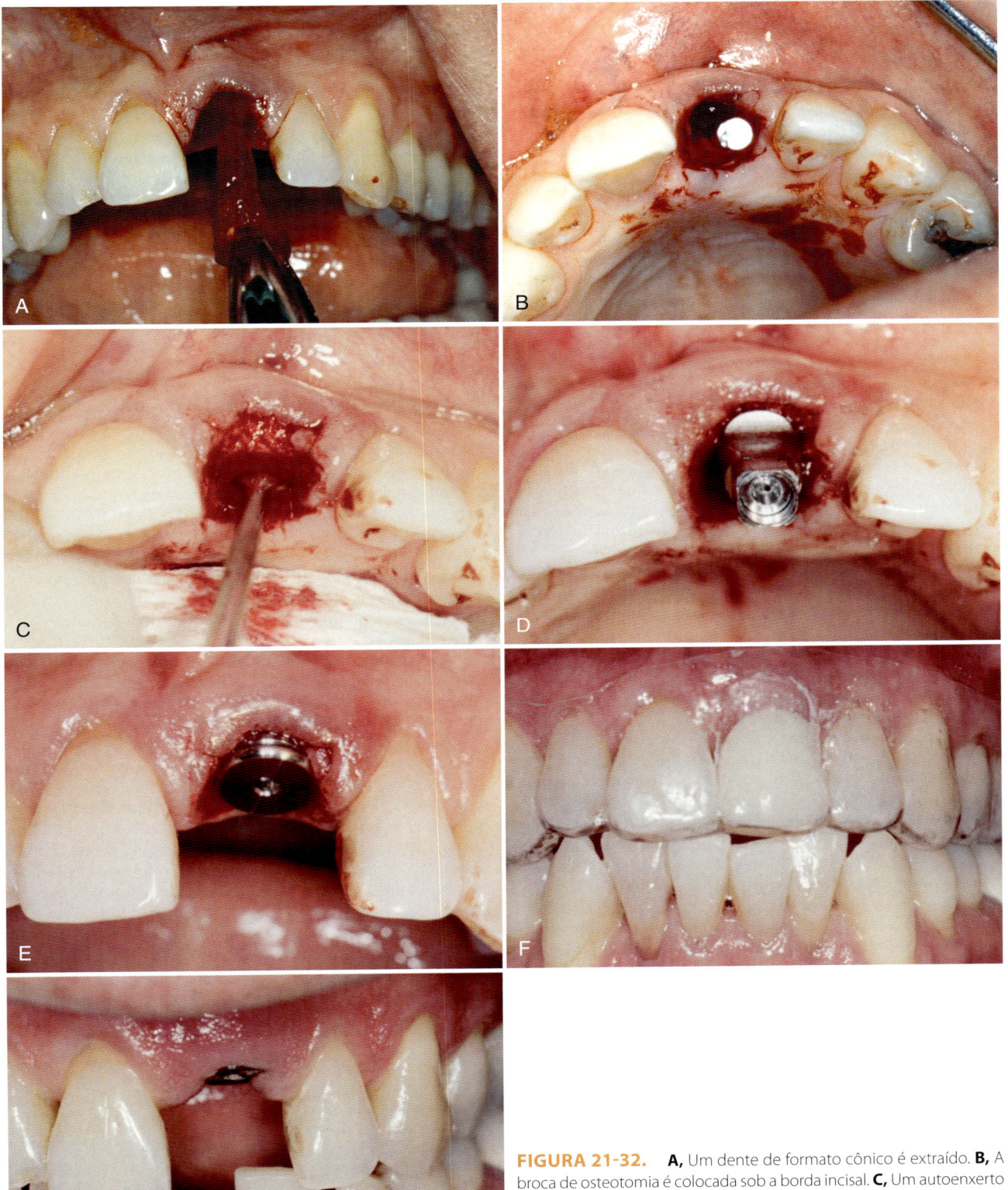

FIGURA 21-32. **A,** Um dente de formato cônico é extraído. **B,** A broca de osteotomia é colocada sob a borda incisal. **C,** Um autoenxerto é colocado no vestíbulo da osteotomia do implante. **D,** O implante é aparafusado na posição de 3 mm abaixo da margem gengival livre vestibular. **E,** A extensão permucosa sustenta o tecido mole. **F,** Um Essex® temporário é usado durante a cicatrização. **G,** Após quatro meses, o tecido mole e o implante estão prontos para a restauração.

pelo seu uso. Para um resultado previsível o implante deverá obter estabilidade inicial. No entanto, o objetivo do implante unitário anterior não se limita apenas à estabilidade. A incapacidade de atingir os parâmetros adequados de estética e saúde constitui-se como resultado comprometido e aumenta o risco estético ou de perda do implante.[35] O dentista (e o paciente) deve estar ciente de que pode ocorrer perda do implante durante o período inicial de cicatrização. Um risco crescente de perda está presente quando o implante é inserido imediatamente após a extração do dente, mesmo sob condições ideais.

Se ocorrer perda do implante, o tecido mole pode ser significativamente alterado, e a correção pode ser difícil mesmo depois de várias cirurgias adicionais. Portanto, a extração dentária e a inserção imediata são uma espada de dois gumes. É um dos melhores métodos disponíveis para se obter um resultado estético ideal. Mas se ocorre perda do implante, o resultado estético pode ficar para sempre comprometido. Deve-se notar que quando o tecido mole é ideal, a técnica de extração e instalação imediata do implante em uma etapa permite uma manutenção mais fácil da posição do tecido mole. No entanto, se houver perda do implante, perda óssea ou posicionamento incorreto do implante torna-se difícil manter ou corrigir o tecido mole.

Quando um dente anterior é indicado para extração, durante o procedimento a tábua óssea vestibular, que é fina, geralmente fica comprometida ou é perdida. Frequentemente sugere-se o enxerto ósseo ou a colocação de membrana em conjunto com a inserção do implante. Os enxertos sintéticos colocados ao redor do implante de titânio produzem osso de qualidade menos densa, o que também é limitado no contato com o implante. A capacidade desse osso menos denso, ao redor dos implantes, de suportar cargas parece ser limitada, e estudos em animais indicam que praticamente 85% podem se perder depois da colocação de cargas sobre o implante.[36] Uma explicação pode ser que não existem vasos sanguíneos que provenham do implante. Ao contrário, isso reduz o número de paredes ósseas do defeito e limita o suprimento sanguíneo para o enxerto de osso. Consequentemente, o osso é menos propenso a se formar, e quando se forma é menos denso, apresentando, portanto, maior risco de reabsorção quando o implante é carregado.

As técnicas para a instalação imediata do implante após a extração incluem o aumento do comprimento do implante em 2 mm ou mais abaixo da tábua vestibular (que já está mais apical do que a tábua palatina) e a colocação de fosfato de cálcio ($CaPO_4$), HA reabsorvível ou osso autólogo para preencher o defeito labial com ou sem a adição de enxertos de tecidos conjuntivos ou membrana.[33] Quando o implante é aumentado abaixo da parte óssea vestibular, a plataforma do implante pode ser de 4 mm ou mais apical para o JCE do dente adjacente, o que não é ideal e aumenta a altura anatômica da coroa e a profundidade da bolsa, especialmente após a perda de crista óssea durante o primeiro ano.

A instalação de um implante imediato na região anterior usando um implante redondo geralmente requer que a osteotomia e a inserção do implante envolvam a parede lingual do alvéolo e penetrem entre metade e dois terços do local de extração no osso apical e lingual remanescentes, para obter a estabilidade inicial do implante. Como resultado da osteotomia e do encaixe do implante no osso apenas no aspecto palatino, o implante frequentemente fica muito vestibular. Essa abordagem cirúrgica é mais desafiadora do que preparar a osteotomia em uma densidade óssea homogênea.

Com a técnica de extração do dente e instalação imediata do implante pode haver um risco aumentado de infecção pós-operatória como consequência das bactérias associadas à causa da perda do dente, quando não foi feita uma escolha criteriosa do caso clínico. A presença de exsudato bacteriano diminui o pH, o que provoca reabsorção do osso enxertado e contaminação do corpo do implante com uma camada bacteriana, o que, por sua vez, reduz o contato implante/osso.

A reabsorção natural da tábua óssea vestibular não pode ser interrompida pela inserção do implante, e o contato osso/implante é reduzido quando ocorre o processo de reabsorção da tábua óssea vestibular.[36] Em outras palavras, o processo inicial de reabsorção óssea após a extração do dente não é reduzido apenas porque um implante é inserido. Como consequência, um dos principais fatores que inicialmente promoveram essa técnica não se faz presente. No entanto, o contorno dos tecidos moles pode ser mantido com a opção de tratamento em que um PME ou coroa provisória dão suporte à papila interdental e ao contorno de emergência após a extração do dente. Por isso, esta é uma opção viável de tratamento quando os cinco principais fatores de diagnóstico de Kois estiverem presentes (Quadro 21-3). Sempre que a técnica de extração e instalação imediata do implante for considerada, a técnica da extrusão ortodôntica e inserção do implante oferece muitos benefícios.[23]

Exodontia e Instalação Tardia de Implante

Após a extração do dente e o enxerto do alvéolo, ocorre a formação do tecido de granulação sobre o local da extração, criando, assim, um aumento da área de gengiva inserida. Uma melhor interface do osso pode ser obtida se o local mais largo da extração for enxertado e cicatrizar antes da instalação do implante. Se a tábua óssea vestibular estiver comprometida, indica-se uma colocação adicional de osso intraoral ou a realização de procedimentos de regeneração óssea guiada (ROG).[37] A instalação tardia do implante parece aumentar a formação da propagação capilar e trabecular antes da inserção do implante, facilitando a formação ideal da interface com o osso.[38]

O resultado do enxerto no alvéolo pode ser avaliado antes da instalação do implante com a técnica tardia, em vez de lidar com comprometimentos após a integração do implante. O osso cribriforme do alvéolo foi remodelado após a cicatrização e não influencia a posição das brocas durante a cirurgia ou a posição final do implante. Desse modo, o implante pode ser instalado em uma posição mais ideal em relação à crista óssea e aos dentes adjacentes e dentro do contorno exato da restauração final. No entanto, o tecido mole costuma ficar mais comprometido com a técnica tardia, especialmente a altura das papilas interdentais.[39] Independentemente do emprego da técnica de instalação imediata do implante após a extração ou da técnica de instalação tardia, a posição do implante deve estar dentro das diretrizes ideais anteriormente abordadas.

QUADRO 21-3 Inserção Imediata de Implante após Extração

Vantagens
1. Manter o tecido mole ideal
2. Reduzir o número de cirurgias
    a. Diminui os custos
    b. Diminui o desconforto
3. Diminuir o tempo de tratamento

Desvantagens
1. A perda do implante pode afetar severamente a estética
2. Necessidade de enxerto ósseo
    a. Menos contato com o osso implantado
3. Risco de perda óssea
4. Alteração na posição do implante
    a. Muito profundo
    b. Muito superficial

Fase Protética

Seleção do Pilar

O implante unitário requer um pilar com dispositivo antirrotacional. O recurso de travamento interno para estabilizar a conexão do pilar da prótese implantada foi desenvolvido para uma melhor compreensão e aplicação dos parâmetros biomecânicos, tais como torque, pré-carga, fixação, mecânica de rosca, micromovimentos e acomodação.[40] A busca por uma conexão ideal implante/pilar parece continuar (Fig. 21-33). Atualmente, um hexágono com uma conexão interna continua a ser o mais utilizado. Como resultado das específicas limitações anatômicas do implante unitário, o pilar protético não deve apenas ser projetado com características antirrotacionais (o que requer um sistema de duas peças), mas também precisa ser angulado para compensar as inserções do corpo do implante que não estão dentro dos contornos da restauração final. Isso também requer pelo menos duas peças: o pilar que engata o hexágono ou o *dispositivo* antirrotacional e um parafuso de pilar que conecte o pilar ao corpo do implante.[45]

Quatro *designs* de contorno de pilar subgengival pré-fabricados são usados para restaurar implantes. Incluem (1) um pilar do mesmo tamanho (ou ligeiramente menor) em diâmetro, (2) um pilar com uma borda de 1 mm cerca de 1 a 2 mm acima do corpo do implante, (3) um pilar com borda de 2 mm cerca de 1 a 2 mm acima do corpo do implante e (4) um pilar anatômico semelhante em diâmetro cervical e contorno em relação ao dente a ser substituído.[46] Esses pilares podem ser de titânio, de liga metálica, de titânio com revestimento de nitrato de titânio ou de cerâmica (alumina ou zircônia). Eles podem também ser angulados ou retos. Os fabricantes fornecem pilares pré-angulados com angulações variadas, geralmente entre 15 e 25 graus.

Os pilares também podem ter um desenho personalizado. Existem três opções de pilares para customização de próteses cimentadas:[47,48] (1) um molde do tipo ucla calcinável, (2) um molde usinado com cilindro de plástico e (3) um pilar personalizado de (liga de) titânio ou cerâmica em CAD-CAM (Quadro 21-4).

Pilares Pré-fabricados

Pilares de Diâmetro Estreito

Um pilar com o mesmo diâmetro (ou mais estreito) do que o módulo da parte superior do implante tem várias vantagens:

1. O mesmo tamanho de pilar pode ser utilizado para quase todos os pacientes.
2. O pilar é assentado na plataforma do implante e encaixa o hexágono sem interferência circunferencial no tecido duro ou mole, o que é benéfico, porque a ligação pilar-implante pode ficar vários milímetros abaixo dos tecidos.
3. Um preparo mínimo é necessário se o implante não estiver em uma posição ideal (ou seja, muito perto de um dente ou em posição vestibular).
4. A emergência da coroa é usada para criar o contorno gengival e pode ser personalizada para a necessidade específica da condição de cada paciente.
5. A margem da coroa pode ser como um gume de faca e ser colocada em qualquer lugar no pilar.
6. O pilar pode ser utilizado direta e indiretamente nas técnicas de fabricação da coroa.
7. Na técnica indireta (assistida pelo laboratório), uma margem afiada pode ser aumentada ou reduzida em laboratório após o modelo tecidual ter sido fabricado.
8. O tecido mole abaixo da margem da coroa é mais espesso e menos propenso a retroceder.
9. O tecido mole é mais espesso, de modo que a linha acinzentada abaixo da coroa fica menos notável.

O pilar que é semelhante em diâmetro ao corpo do implante (ou mais estreito, como na troca da plataforma) também tem desvantagens: (1) modificar o contorno de tecido mole é uma considerável desvantagem. O contorno subgengival só é desenvolvido pela coroa, que fica cerca de 1,5 mm ou menos abaixo do MGL. Essa dimensão pode ser inadequada para modificar totalmente o tecido mole. Assim, esse modelo de pilar é limitado a situações em que os tecidos moles são mais ideais ou quando um espaço mínimo é uma variável entre o implante e o dente adjacente. (2) O pilar é menos afunilado porque ele é mais estreito na base. Por isso, é mais difícil modificar a maneira de inserção da coroa. (3) Existe uma fina parede exterior do pilar, de modo que menos material é necessário para preparar o afunilamento ou a margem quando um chanfro ou ombro for preferível. (4) Não há uma regra específica para o laboratório determinar a localização desejada da margem da coroa, a menos que haja um pequeno chanfro ou este seja preparado no pilar selecionado.

Pilares com Diâmetro mais Amplo

O pilar com borda de 1 a 2 mm mais larga do que o corpo do implante é o tipo mais comum fornecido pelos fabricantes, e é o mais popular para a técnica intraoral direta. Ele é fornecido em configuração reta e angulada (Fig. 21-34). Um pilar com 1 a 2 mm, posicionado cerca de 1 a 2 mm acima da plataforma do implante, apresenta diversas vantagens. A região cervical mais ampla melhora o perfil de emergência do tecido mole, que começa 1 a 2 mm acima do osso. O pilar mais amplo também proporciona uma área de superfície maior para a retenção com um afunilamento pré-fabricado (Fig. 21-35). Como o implante é frequentemente posicionado cerca de 1,5 mm mais palatino do que a emergência dos dentes adjacentes, a borda de 1 a 2 mm começa o processo de desenvolvimento de

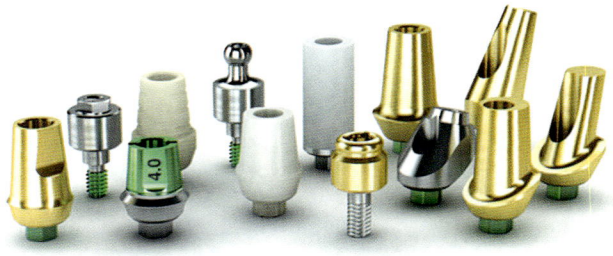

FIGURA 21-33. Uma grande variedade de tipos de pilares pode ser utilizada na restauração de um implante.

QUADRO 21-4 Seleção de Pilares

1. Pré-fabricado
   a. De diâmetro igual ou menor do que o implante
   b. Borda 1 mm mais larga do que o implante
   c. Borda 2 mm mais larga do que o implante
   d. Pilar anatômico
   e. Pilares angulados (15-30 graus)
2. Customizado
   a. Ucla calcinável
   b. Casquete usinado/cilindro de plástico
   c. CAD-CAM (titânio [liga metálica], cerâmica)

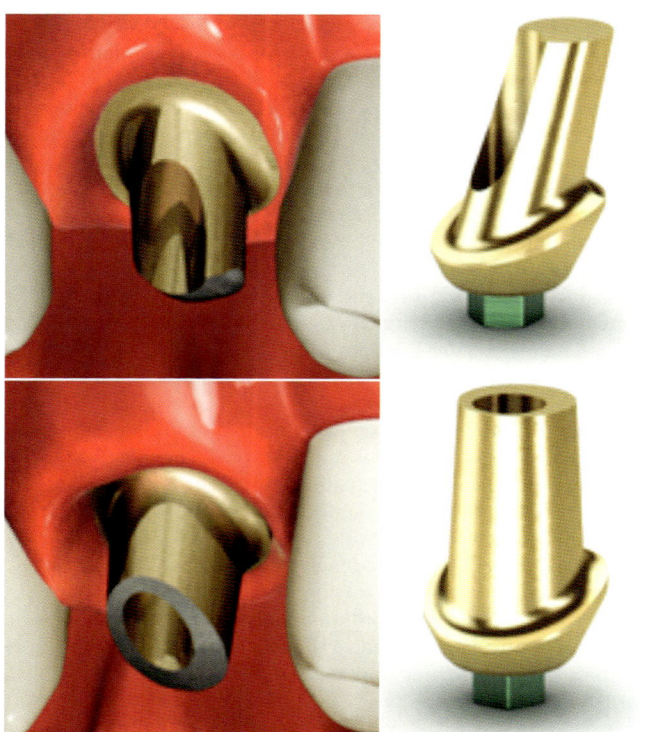

FIGURA 21-34. Um pilar pré-fabricado mais largo na base do que a plataforma do implante é o modelo mais popular utilizado na indústria. Pode ser angulado (*acima*) ou reto (*abaixo*).

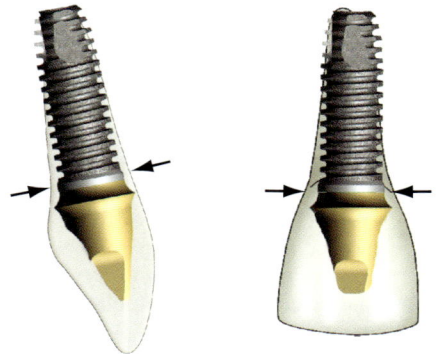

FIGURA 21-35. Quando a borda do pilar é mais larga do que o implante, ela permite maior afunilamento do caminho de inserção, mais retenção e capacidade de modificar o tecido mole a partir de 1 a 2 mm acima do osso.

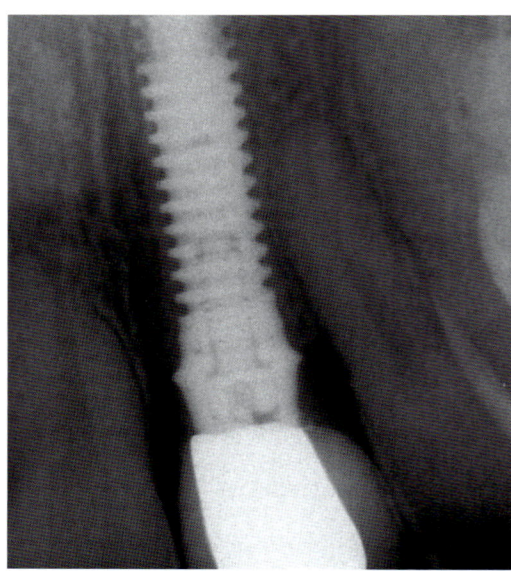

FIGURA 21-36. A margem da coroa é de 1 mm ± 0,5 mm subgengival abaixo da margem gengival livre, não da própria borda do pilar. Isso permite um acesso mais fácil para remover qualquer resíduo de cimento (como na distal dessa coroa).

um perfil de emergência ideal da coroa 1 a 2 mm acima do osso. O dentista pode modificar a forma, a condição e o lugar do pilar para cada paciente. Ao contrário de um pilar personalizado feito com um componente plástico, a precisão do ajuste da interface implante/pilar pré-fabricado diminui a força no parafuso de fixação do pilar e reduz o risco de afrouxamento do mesmo. É um pilar mais barato do que o personalizado e, quando o corpo do implante é comprado com o mesmo, pode até mesmo ser fornecido sem custos pelo fabricante (p. ex., BioHorizons).

O desenho do pilar mais largo também apresenta desvantagens:
1. O pilar é mais largo em todo o corpo do implante. Quando posicionado muito perto de um dente ou de um implante adjacente, muito vestibular ou muito lingual, o pilar deve ser modificado.
2. O pilar mais largo apresenta uma borda que se afunila na direção do corpo do implante, com seus problemas inerentes. A margem da coroa deve ser colocada no nível da borda ou acima deste nível. Muitas vezes o dentista acaba colocando a borda do pilar como término da coroa, que pode estar vários milímetros abaixo do tecido. Isso torna mais difícil copiar o término cervical em uma moldagem direta, e também dificulta o assentamento da coroa e a remoção do excesso de cimento. O término da coroa deve estar relacionado com a MGL, e só deve estar em 1 mm ± 0,5 mm subgengival por razões estéticas, independentemente de onde a borda do pilar estiver localizada (Fig. 21-36).
3. Se o implante foi posicionado abaixo do osso crestal, o dentista restaurador não pode acomodar o pilar sobre a plataforma do implante sem uma osteoplastia em torno do implante. Se o EPM em duas etapas for da mesma dimensão que a parte mais larga do pilar, a osteoplastia tem que ser realizada pelo cirurgião no momento da colocação do implante.
4. É mais difícil assentar o pilar abaixo da margem da gengiva porque ele deve afastar o tecido gengival do aspecto mais estreito do corpo do implante.

Pilar Anatômico Pré-fabricado

Para os dentistas inexperientes, um pilar anatômico pré-fabricado parece uma solução atraente. Parece lógico ter um pilar como uma cópia do preparo da coroa do dente natural.[46] Os pilares anatômicos pré-fabricados apresentam vantagens e desvantagens semelhantes às citadas para os pilares largos. A vantagem adicional é que já que os dentes anteriores são mais largos no sentido vestibulolingual do que no mesiodistal, o pilar pode refletir a seção transversal do dente natural. No entanto, existem algumas desvantagens adicionais:
1. Necessariamente, o cirurgião deve posicionar precisamente o hexágono da plataforma do implante. Isto é, além das posições vestibulopalatina, mesiodistal e angulação corretas. Até mesmo uma rotação de 10 graus pode afetar a estética final da coroa.
2. A emergência do ângulo entre o implante e o pilar deve variar, dependendo da espessura da gengiva. Portanto, para um pilar anatômico pré-fabricado vários tipos de pilares costumam ser oferecidos com diferentes alturas e espessuras cervicais, que devem

estar armazenados e serão selecionados pelo dentista ou pelo laboratório, levando a um aumento dos custos de tratamento.
3. O desenho de pilar pré-fabricado tem a margem da futura prótese pré-fabricada. A posição da margem é, portanto, predeterminada com alturas e angulações variadas do pescoço de metal abaixo da margem da prótese. Desse modo, ocorre uma ainda maior variação de pilares para a seleção por parte do profissional.
4. Esse pilar é projetado principalmente para ser usado com a técnica de moldagem indireta, utilizando análogos do implante, o que aumenta diretamente o custo de fabricação e restauração da prótese no pilar do implante.
5. Quando usado com uma abordagem direta, a moldagem deve capturar completamente os 360 graus da margem do implante. Se qualquer material de moldagem migrar, a fina margem de gesso do modelo muitas vezes quebra quando removida da moldagem. Consequentemente, a margem da coroa fabricada sobre esse modelo costuma apresentar sobrecontornos que se estendem para a gengiva.

Como consequência dessas desvantagens, esta categoria de pilar é raramente usada pelos profissionais.

Pilares de Cerâmica

Os pilares pré-fabricados de cerâmica são geralmente de cor branca (Fig. 21-37). Os pilares pré-fabricados de cerâmica tornaram-se populares, pois impedem que o metal que ficaria abaixo da margem da coroa cause uma tonalidade acinzentada da borda da prótese que pode ser vista através do tecido cervical, quando se trata de um paciente com biótipo fino (Fig. 21-38). O pilar de cerâmica branca abaixo do tecido mole faz com que os tecidos aparentem uma cor mais rosada (Fig. 21-39).

Dois tipos de pilares de cerâmica são geralmente oferecidos pelos fabricantes: um todo em cerâmica fresada ou outro em cerâmica sobre um componente de titânio fresado. O pilar fresado em peça única não tem nenhuma ligação de metal com a cerâmica e, portanto, é mais forte (e, geralmente, mais barato). No entanto, o material é mais duro do que a conexão com o corpo do implante, sendo mais difícil de controlar a variação de tamanho, e qualquer falta de ajuste irá desgastar o dispositivo antirrotacional, o que aumentará o risco de afrouxamento do parafuso de fixação. O modelo usinado é mais preciso na acoplagem do dispositivo antirrotacional do corpo do implante e é feito de um material com dureza similar, o que diminui o risco de afrouxamento do parafuso do pilar. No entanto, a interface cimentada de um modelo de metal com cerâmica pode ser tornar uma complicação. Esses aspectos ainda não foram avaliados no médio ou longo prazo.

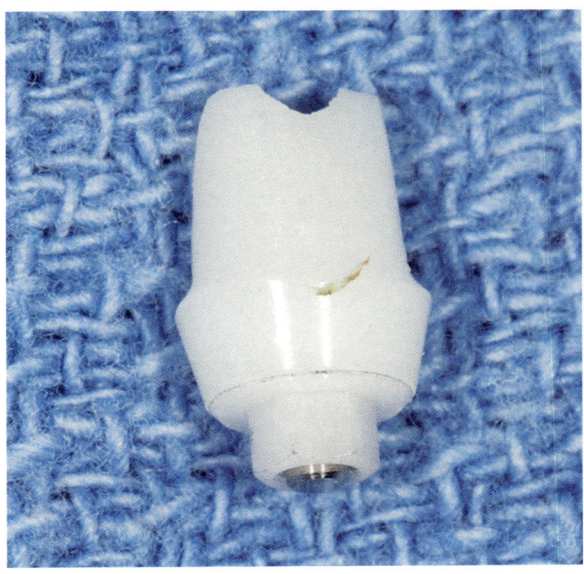

FIGURA 21-37. Um pilar pré-fabricado de cerâmica.

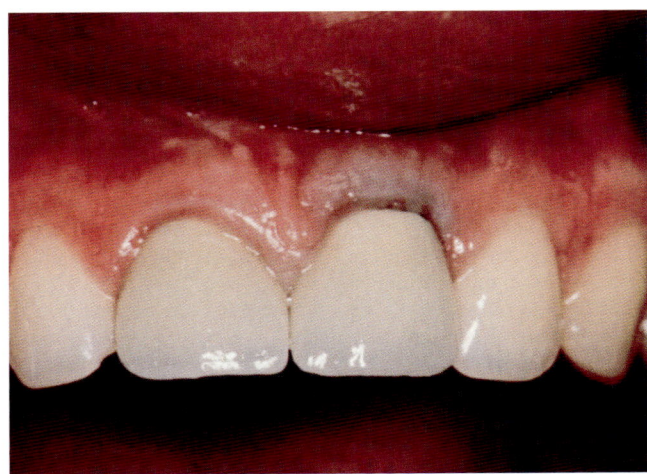

FIGURA 21-38. Um biótipo fino (ou um implante muito vestibular) pode fazer com que o pilar de titânio lance uma tonalidade acinzentada nos tecidos cervicais.

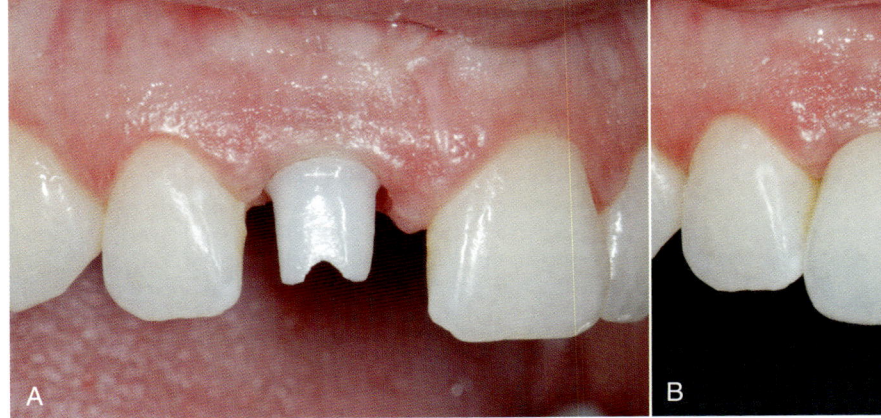
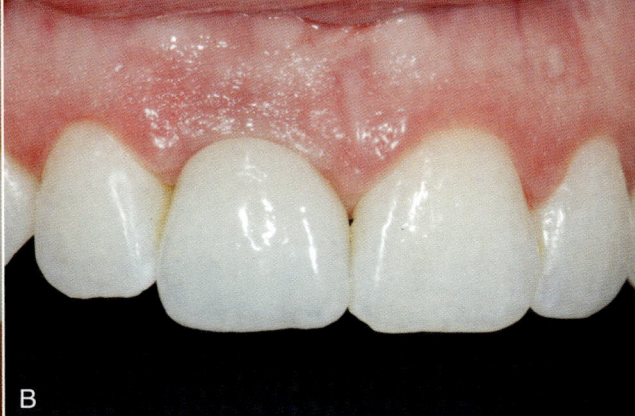

FIGURA 21-39. **A,** Um pilar de cerâmica *in situ*. **B,** A coroa e o pilar permitem que o tecido mole pareça mais rosado.

Pilares Angulados

O pilar angular pré-fabricado pode ser feito de titânio, de ligas metálicas ou de cerâmica. Os pontos fracos dos *desenhos* de pilares angulados pré-fabricados já foram discutidos anteriormente, e seu uso deve ser limitado a situações em que um implante vestibular ou angulado impede a restauração sem correção da angulação. Quando o corpo do implante não tem uma posição favorável, este pilar pode ser a única solução racional para a restauração do paciente (Fig. 21-40). O pilar angulado é mais eficaz quando a superfície antirrotacional dentro do corpo do implante é mediovestibularmente posicionada. Caso contrário, o ângulo do pilar rodará para o centro, tornando mais difícil o preparo e a restauração ideal.

Pilares Customizados

Os pilares anatômicos ou estéticos personalizados em laboratório viraram tendência. No passado, um pilar feito por encomenda geralmente era fabricado a partir de uma moldagem com ucla calcinável, ou com cilindro usinado e casquete de ucla calcinável. Esse tipo de pilar foi desenvolvido originalmente pela Universidade da Califórnia, Los Angeles (daí a nomenclatura: pilar UCLA).[47] O laboratório faz o enceramento e a fundição de metal para o desenho do pilar personalizado usando luva de plástico ou metal.

A principal vantagem do pilar personalizado é que ele é fabricado para a condição específica de cada paciente. A posição da margem da coroa subgengival e os contornos podem ser estendidos onde necessário. Outra grande vantagem do pilar personalizado é que pode ser fabricado, como coroas e pontes, com metal precioso, para que a região vestibular possa ser coberta com porcelana (da cor do dente, da raiz ou da gengiva), podendo ser prolongada até a conexão implante-pilar para alcançar uma melhor estética vestibular[15] (Fig. 21-41). A margem vestibular da coroa é fabricada e desenvolvida no laboratório sobre esse pilar, geralmente sendo adaptada cerca de 1 mm abaixo do nível do tecido. Dessa forma, se a retração tecidual ocorrer a longo prazo, a margem de metal do pilar não fica visível. Essa é a parte mais benéfica ao se colocar uma coroa unitária em um paciente jovem, que representa um grande potencial para a remodelação gengival ao longo do tempo.

As desvantagens de pilares feitos sob medida estão relacionadas primeiramente à fase laboratorial. Com a moldagem em ucla calcinável, o pilar pode ser fabricado em qualquer metal precioso (para diminuir o risco de corrosão entre o metal do pilar e a estrutura fundida), sem uma interface entre dois metais. O pilar em padrão plástico é muito mais barato. Contudo, a conexão pilar-implante é

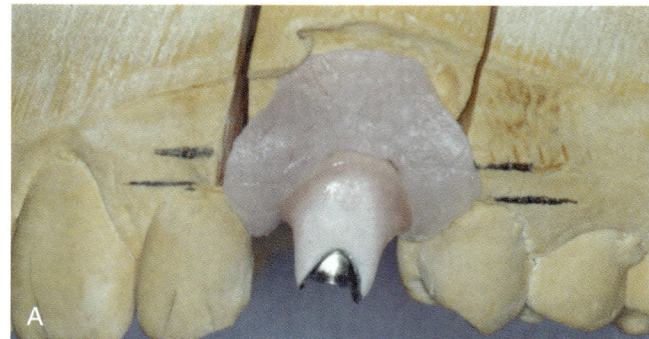

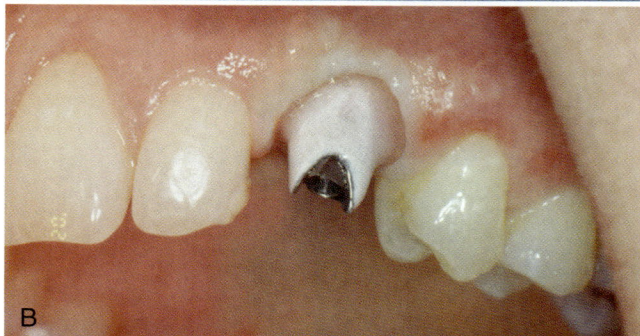

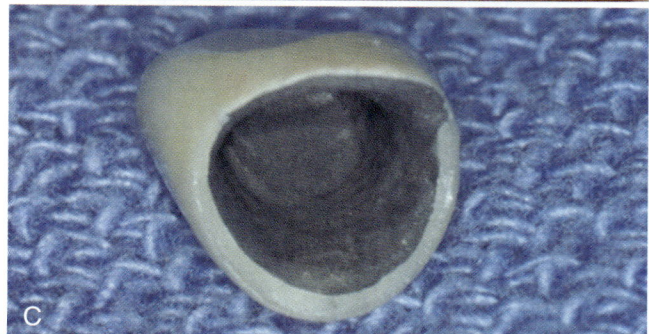

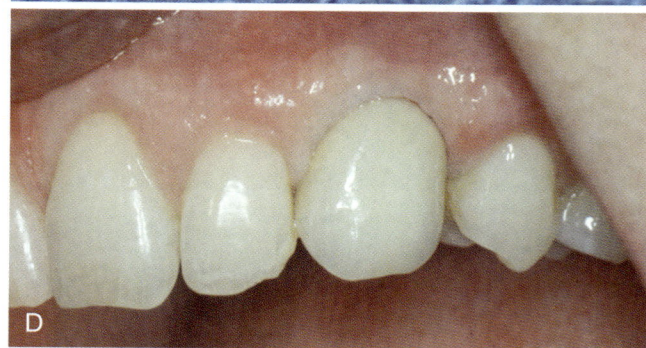

FIGURA 21-41. **A,** Um pilar personalizado anatômico pode ter contornos para encaixar o implante existente e a gengiva. A porção da mordida do pilar pode ser em porcelana rosa ou da cor do dente. **B,** O pilar personalizado com porcelana subgengival rosa é colocado na posição. Quando o tecido ficar de uma cor pálida, os tecidos gengivais serão moldados em uma posição diferente. Para evitar o encolhimento vestibular, o contorno vestibular do pilar personalizado deverá ser reduzido quando o branqueamento não retornar ao normal dentro de 10 minutos. **C,** A coroa do implante geralmente tem uma junta de topo de porcelana para melhorar a estética. **D,** Um implante de pilar e coroa *in situ*.

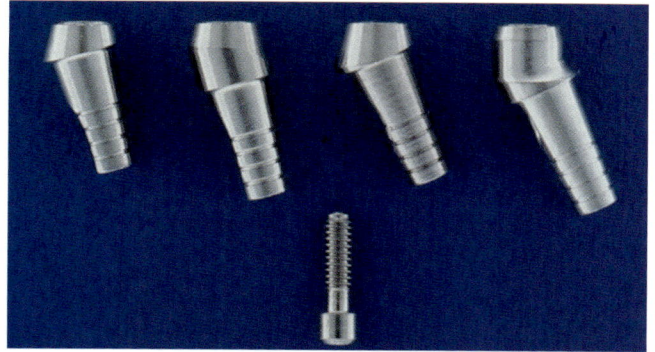

FIGURA 21-40. O pilar angulado pré-fabricado é fornecido em várias angulações diferentes, geralmente variando de 15 a 30 graus para fora do eixo.

menos precisa. Sugere-se uma broca diamante de polimento para aprimorar o acabamento entre as faces pilar-implante, mas um acabamento exagerado pode criar uma falha. Além disso, a plataforma interna para o parafuso do pilar não pode ser moldada com perfeição. Portanto, o ombro do parafuso do pilar não se assenta com precisão, o que causa um risco maior de afrouxamento do parafuso do pilar e complicações associadas.[49] Assim, não se deve utilizar o pilar em padrão plástico quando a situação necessita de customização.

Pilares de ucla com estrutura de metal dentro de pilares customizados possuem alto grau de encaixe implante-pilar, além da vantagem de diminuir o afrouxamento do parafuso. Portanto, embora o custo possa ser maior, sugere-se o emprego de pilares usinados.[48,49]

Pilares CAD-CAM

Os pilares CAD-CAM podem ser customizados e fabricados em praticamente qualquer material e angulação. Uma técnica laboratorial indireta se faz necessária. O dentista faz a moldagem do implante (usando uma técnica de moldeira fechada ou aberta) que usa um transferente de moldagem que emprega a característica antirrotacional do implante. Depois que o pilar é desenhado pelo computador no laboratório, ele é fabricado com tecnologia digital e acabado. À medida que a aplicação da tecnologia digital aumentar na fabricação de próteses sobre implantes, essa abordagem restauradora se tornará cada vez mais popular.

Em resumo, o dentista possui muitas opções de pilares para restaurar um dente anterior. Mais frequentemente, quando o corpo do implante foi posicionado de maneira correta, aplica-se a abordagem direta com um pilar pré-fabricado ligeiramente mais largo que o corpo do implante. Esse pilar pode ser facilmente modificado quando estiver largo demais na face vestibular ou perto demais de um dente adjacente. Quando o implante é posicionado corretamente, a profundidade vertical de 2 a 3 mm de tecido na vestibular quase sempre esconde a cor do pilar metálico abaixo da coroa. Quando o pilar pré-fabricado de liga de titânio possui a cobertura dourada do nitreto de titânio, obtém-se um benefício estético subgengival.

Quando o implante fica posicionado de maneira muito coronal e a profundidade do tecido é mínima ou se há biótipo tecidual fino, o pilar de cerâmica ou o customizado com cervical cerâmica é benéfico. Esses pilares tornam as áreas subgengivais favoráveis à estética cervical das restaurações. Quando a papila interdental é achatada e se deseja aplicar um método protético para elevar a altura da papila, o pilar customizado também oferece muitos benefícios.

Preparo Final e Moldagem

Construção da Prótese: Técnica Direta versus Indireta

Antes de ler esta seção devem ser revistos o Capítulo 26, sobre princípios de restaurações cimentadas, e o Capítulo 28, sobre princípios dos componentes aparafusados. São usados dois métodos principais para confeccionar uma prótese sobre implante: técnica direta e indireta. A construção de uma prótese na técnica direta é semelhante à construção de uma coroa sobre um dente natural. Na verdade, a técnica é semelhante à da construção de uma coroa de um dente natural, com tratamento e núcleo endodôntico, e o troquel de gesso representa o pilar no modelo. A construção de uma coroa indireta exige o uso de um análogo, e o laboratório executa a maior parte do trabalho relacionado com o preparo do pilar e a construção da coroa diretamente sobre o pilar do implante.

Em qualquer método, direto ou indireto, os dentes adjacentes e a coroa do implante são muitas vezes reformulados antes da moldagem final. Se o dente adjacente é maior do que o ideal ou está girado, esses aspectos podem ser melhorados com uma simples odontoplastia. Os dentes antagonistas são também avaliados e, se necessário, modificados para uma melhoria da oclusão e da estética. A região interproximal dos dentes vizinhos é especialmente analisada. O contato interproximal deve estar um pouco acima da altura da papila. Quando a papila é pressionada, o contato interproximal entre os dentes adjacentes pode estar reduzindo o espaço dessa área.[15,50]

Opção 1: Técnica Direta

Algumas semanas após o procedimento de reabertura na fase II o protesista avalia o contorno do tecido mole em torno do perímetro do cicatrizador do implante. A camada de tecido ao redor de um implante num local previamente cicatrizado está geralmente diminuída interproximalmente, e com frequência a crista do rebordo do tecido mole é ligeiramente coronal à metade da margem gengival livre (MGL). O objetivo do protesista, quando essas condições são observadas, é aumentar o volume das papilas interproximais e contornar a MGL da face vestibular para a mesma ficar integrada à dentição adjacente.

Quando há muito tecido mole presente para uma emergência ideal a partir do corpo do implante este é retirado com uma broca diamantada de alta rotação ou com *laser*. O contorno gengival deve ser similar ao do dente natural correspondente (quando este está ideal). Pode ser necessário remover o cicatrizador para o recontorno das regiões subgengivais. Quando a(s) zona(s) de papila interdental é (são) deficiente(s) e a opção cirúrgica para corrigi-la(s) não é considerada, o contorno subgengival da coroa e os pontos interproximais podem ser modificados.

Na maioria das vezes os minipilares com duas peças para a prótese cimentada, onde a mesma é maior do que o corpo do implante cerca de 1-2 mm, são adaptados com um torque digital de 5-10 N-cm, e sua adaptação verificada radiograficamente. Se o tecido vestibular está deficiente em contorno, o volume vestibular do pilar é desgastado antes de se assentá-lo no corpo do implante. Depois de confirmada a adaptação do pilar é realizado um contratorque digital e apertado de 20 a 35N-cm (dependendo do fabricante) e, em seguida, solto e reapertado. Aspectos científicos da mecânica para diminuir o afrouxamento do parafuso do pilar serão abordados no Capítulo 28.

Primeiro o pilar é preparado com uma posição de 2 a 3 mm abaixo da borda incisal final. O pilar pode ser preparado na boca, semelhante a um dente, sob constante irrigação com uma broca carbide (# 702). A altura final do pilar deve ser maior do que 4 mm, quando existir uma margem subgengival de 1 mm, de modo a possuir uma altura mínima de 5 mm para retenção da coroa cimentada.

O aspecto vestibular do terço incisal do pilar é então preparado do mesmo modo que a borda incisiva, o que garante a espessura do material adequado para estética vestibular. Um pilar na região anterior para preencher os requisitos de posição da borda incisal e estética da restauração deve corresponder a um terço da coroa final.

A margem cervical pode, então, ser preparada de acordo com a altura dos tecidos moles vestibulares com término em topo, em chanfro ou em linha zero, dependendo da posição vestibular na região cervical. Quanto mais próximo da posição cervical ideal, mais provável que o término do preparo venha a ser em topo (Fig. 21-42, *A a D*). Quanto mais palatina a posição do pilar, mais frequente é o término da margem em linha zero. Um chanfro é preparado quando o implante se encontra numa posição mediana em relação ao contorno vestibular. Na face lingual da coroa é mais frequente um preparo da margem em linha zero no

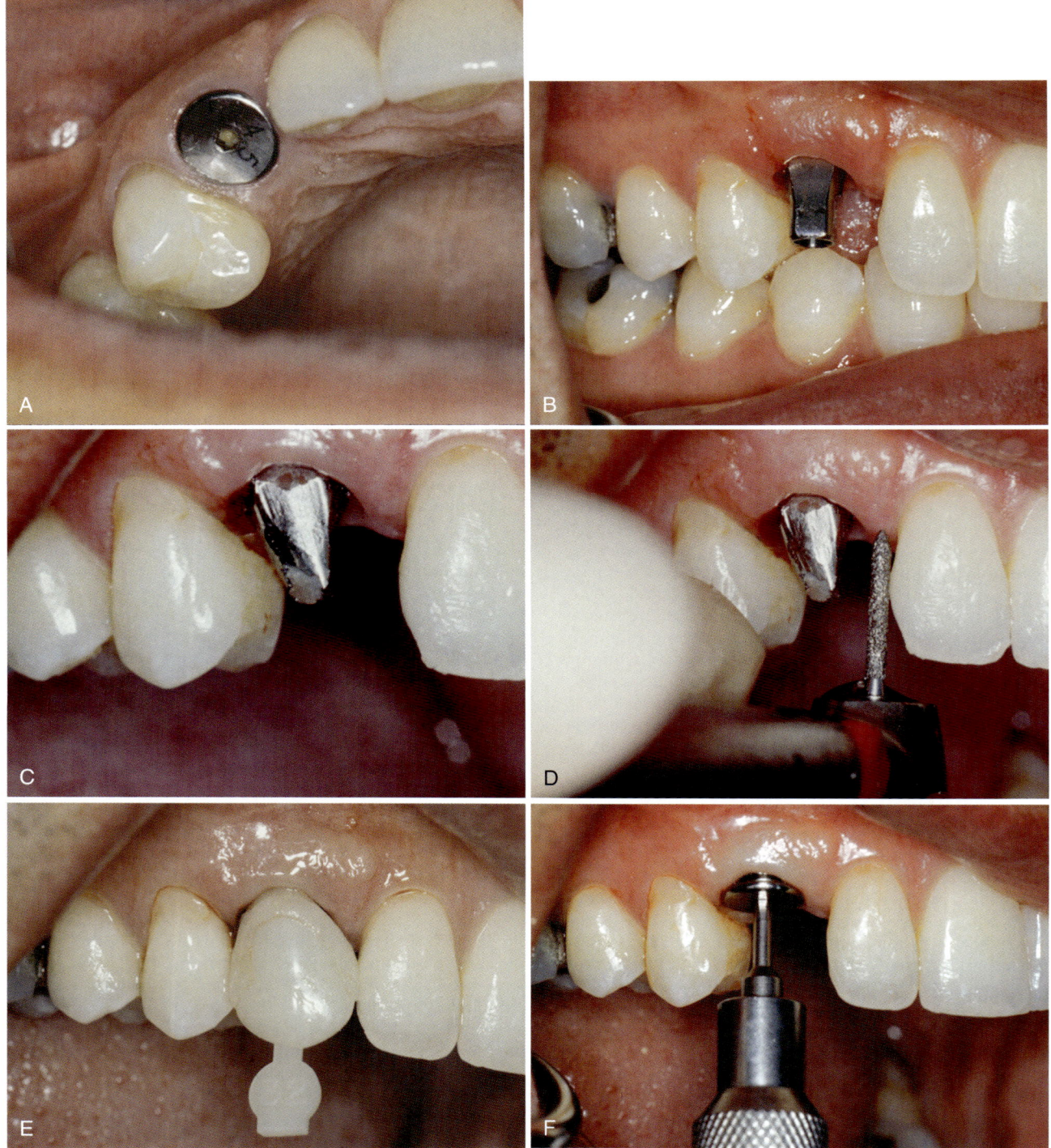

FIGURA 21-42. **A,** Um implante de canino superior do lado direito com um cicatrizador será restaurado pela técnica direta. **B,** É inserido o pilar intermediário pré-fabricado reto para prótese cimentada. Uma radiografia confirma sua adaptação completa. **C,** A borda incisal é preparada, depois o terço incisal vestibular e, em seguida, a porção do colo cervical, de acordo com a altura da margem gengival livre. **D,** Os contactos interproximais dos dentes adjacentes foram modificados na palatina, de modo que eles são aumentados para a formação da papila interdental. **E,** A coroa provisória foi construída no nível da margem do tecido mole. **F,** O pilar intermediário é removido, e um cicatrizador transmucoso (PME) é inserido para evitar o colapso do contorno do tecido mole sobre a plataforma do implante.

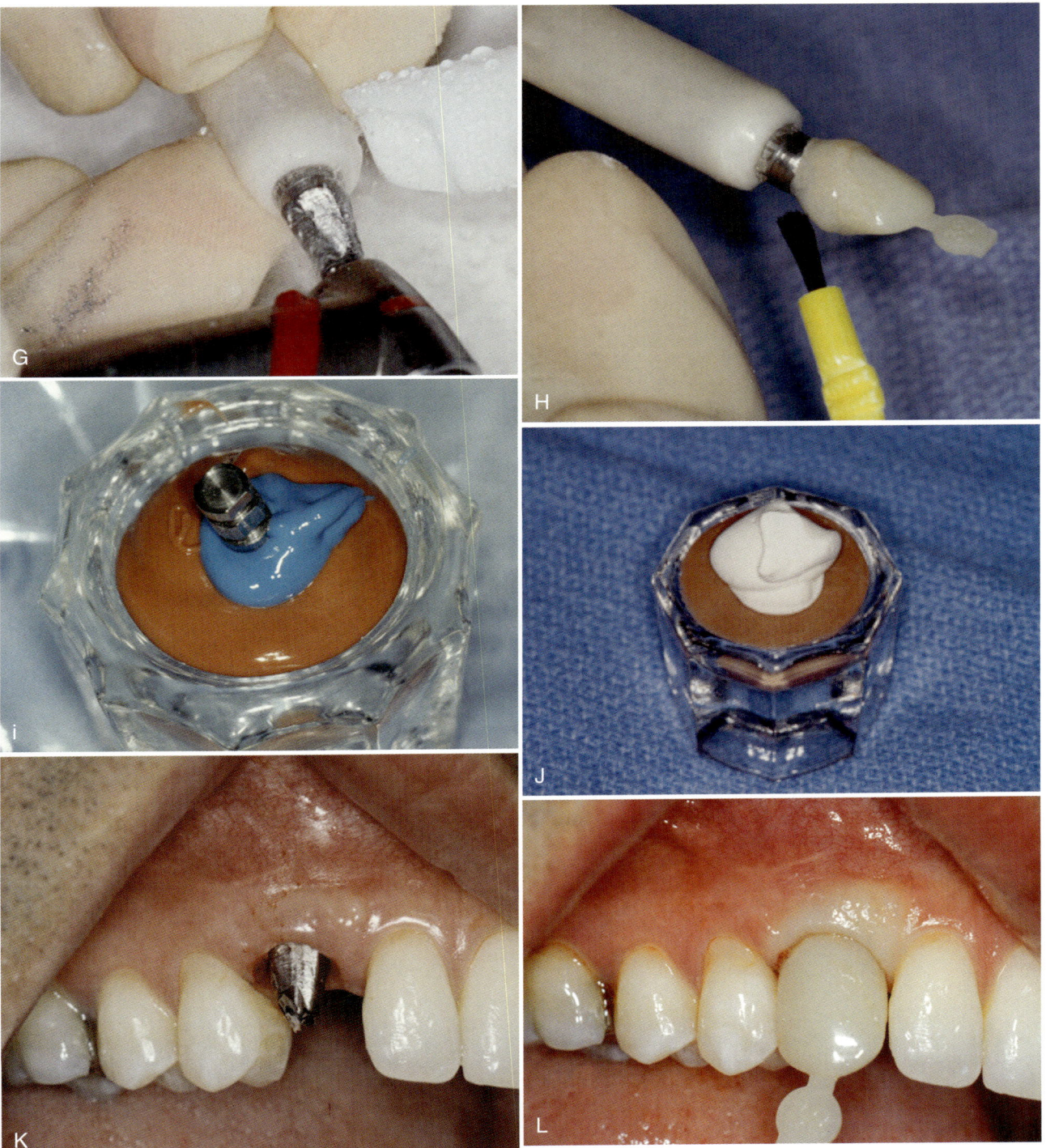

FIGURA 21-42. *(Cont.)* **G,** O pilar intermediário é aparafusado no análogo do implante (serve como pega). A margem no pilar é estendida de 1 a 1,5 mm abaixo da margem gengival livre. **H,** A coroa provisória é inserida sobre o pilar, previamente lubrificado, fora da boca, e reembasado com resina acrílica para estender a margem da coroa para subgengival. O contorno (condicionamento) da região subgengival é desenvolvido com o uso da coroa provisória. **I,** O pilar assim preparado é colocado em um outro análogo do implante (sem o dispositivo de pega), e uma moldagem é feita. O pilar e o análogo são inseridos em um pote *dappen* para moldagem, o que representa uma cópia exata do pilar. A moldagem completa intraoral do arco dental será utilizada para oclusão, contatos interproximais e para o contorno do plano de emergência. **J,** As margens da coroa podem ser construídas a partir dessa moldagem, porque a mesma representa a matriz do pilar. **K,** O pilar preparado foi reintroduzido sobre o corpo do implante. **L,** A coroa provisória com contorno subgengival adequado foi adaptada. Há uma isquemia do tecido ao redor da margem do implante causada pela compressão da coroa provisória que condiciona o tecido. *(Continua)*

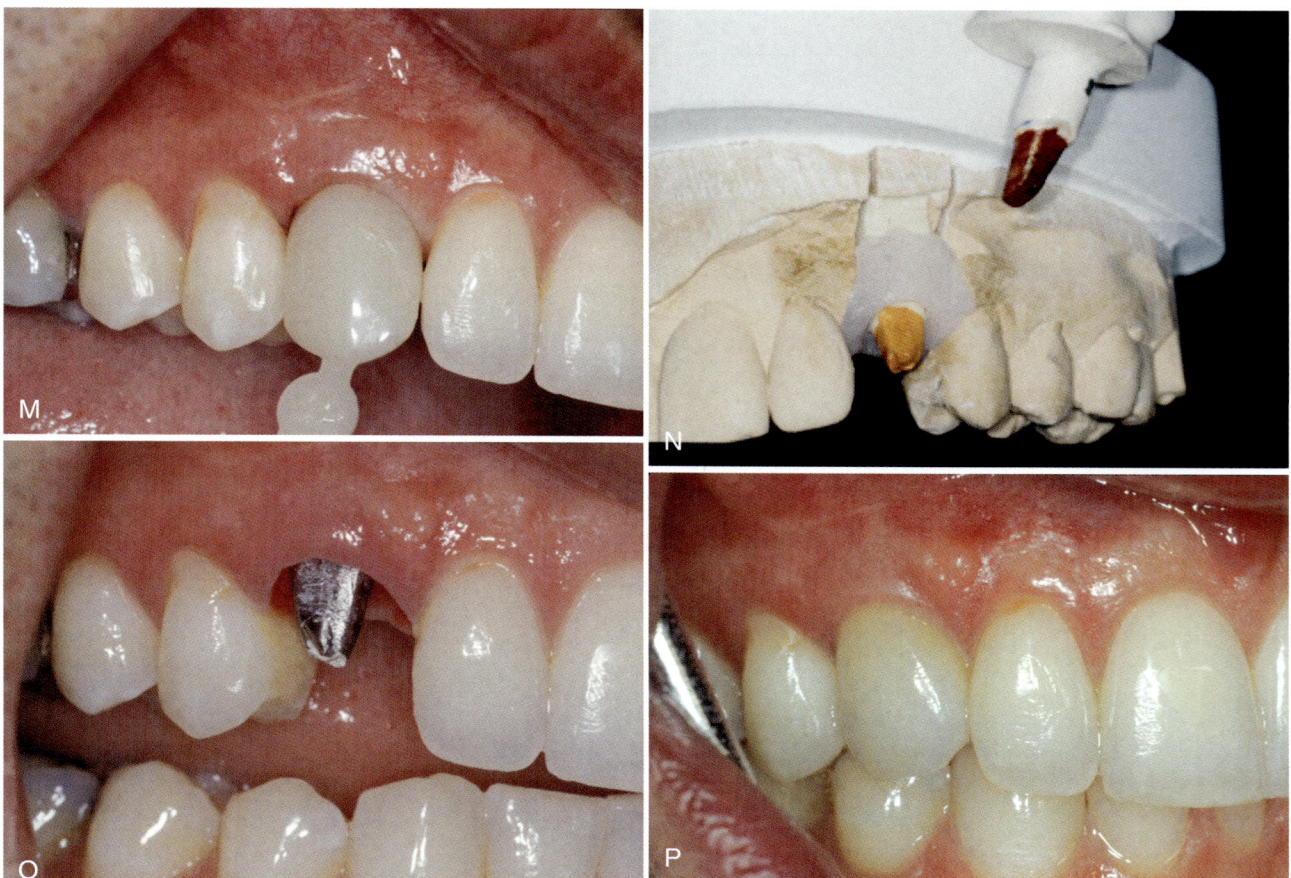

FIGURA 21-42. *(Cont.)* **M,** Depois que o tecido volta à cor normal, a coroa provisória pode ser removida, e é feita uma moldagem final do pilar, do perfil de emergência do tecido mole e dos dentes vizinhos. **N,** Um modelo com gengiva artificial foi construído a partir da moldagem tradicional com moldeira fechada. O *coping* para a coroa pode ser construído na matriz individual feita a partir da moldagem do pilar em pote *dappen*. O *coping*, em seguida, foi colocado sobre o modelo total do arco para a construção final da coroa. **O,** Na consulta de entrega da prótese definitiva a coroa provisória é removida, o pilar e o perfil do tecido mole são avaliados. **P,** Com a coroa final assentada, foram realizados a avaliação e o ajuste funcional da oclusão. Ajustada e com o contorno, a cor e os tecidos adjacentes adequados, a coroa é cimentada.

nível da gengiva. As áreas interproximais também geralmente são preparadas com uma margem em linha zero, porque elas possuem 1,5 mm ou mais de distância do dente adjacente.

Um fio retrator é inserido em torno do pilar. O fio de retração para moldagem é geralmente mais fácil de colocar entre o pilar de implantes e os tecidos do que entre eles e um dente natural, porque não existem fibras de tecido conjuntivo inseridas no pilar do implante. Normalmente, o fio é posicionado 1,5 mm abaixo da margem gengival. As margens finais da coroa nas faces vestibular e proximal são então preparadas de 1 a 1,5 mm abaixo da margem gengival livre (MGL), que, idealmente, coloca a margem da coroa de 1,5 a 2 mm acima do osso alveolar. Esta posição da margem da coroa é geralmente acima do equador do pilar. Uma margem subgengival na lingual apenas é usada quando é necessária retenção adicional para a coroa.

O canal de acesso ao parafuso é obturado após se inserir uma bolinha de algodão para proteger a cabeça do parafuso do pilar: do cimento ou do material restaurador. Os materiais podem ser obturadores de acesso endodôntico, compósitos ou materiais elásticos (*i.e.*, Fermit®).

O paciente então oclui, e a liberdade oclusal é avaliada. Ele realiza os movimentos excursivos de protrusão e lateralidade mandibular, e é avaliada a "liberdade" de pelo menos 1,5 a 2 mm. A prótese provisória é então cimentada no pilar. O seu contorno marginal segue o perfil esculpido pela gengivoplastia e deve ser semelhante ao desenho do perfil de emergência desejado em harmonia com o existente na dentição natural.

Todos os ângulos do preparo do pilar são arredondados e lisos, especialmente no preparo oclusal. Um modelo de gesso irá representar o pilar no laboratório, e se houver fratura ou lasca ocorre um não assentamento do casquete.

O contorno subgengival de um pilar ou de uma coroa (provisória ou definitiva) está diretamente relacionado com o contorno do perfil do tecido mole. Os tecidos gengivais podem ser ligeiramente modificados por pressão, quase como se fossem um balão cheio d'água.[51] Não existem fibras de tecido conjuntivo inseridas no pilar do implante. As fibras circulares que rodeiam o pilar acima do osso sustentam a aderência do epitélio juncional (menos tenaz do que de um dente natural). Como consequência, o contorno subgengival do pilar e da coroa pode modificar o perfil do tecido mole. O contorno subgengival da coroa pode aumentar a altura das papilas (quando ao lado de um dente natural) ou levantar a margem cervical no meio do dente.

Às vezes, para desenvolver o contorno subgengival o pilar intermediário é removido do implante e substituído por um cicatrizador. O cicatrizador impede o tecido mole de invadir a área sobre a plataforma do implante. O pilar é inserido no corpo do análogo do implante. O preparo final da margem da coroa sobre o pilar pode ser estendido de 1 a 1,5 mm abaixo do nível do tecido gengival na região vestibular e interproximal enquanto o pilar é mantido fora da boca. Por isso, as margens subgengivais são preparadas enquanto estão no corpo do análogo, sem trauma ao tecido mole e sob visão direta (Fig. 21-42, E a G).

As margens da coroa provisória e o perfil de emergência também são confeccionados enquanto estão no pilar extraoral. Para se fazer isso o pilar é lubrificado e a prótese provisória adaptada no pilar. Resina fluida pode ser adicionada à margem da coroa provisória para estendê-la sempre que necessário ou quando se desejar melhorar o contorno (Fig. 21-42, H).

Com um material de moldagem elástico e um pote *Dappen*, é feita uma moldagem extraoral do pilar intermediário preso a um análogo do implante, tendo como referência 2 mm além das margens preparadas. Esse molde é vertido em gesso pedra e representa o pilar intermediário sem a necessidade de cortar o gesso do modelo de trabalho. Embora esta técnica proporcione uma margem de precisão para o pilar e a coroa provisória, uma moldagem intraoral ainda é necessária para correlacionar o pilar com os outros dentes e tecidos moles adjacentes (Fig. 21-42, I e J).

O pilar intermediário da prótese cimentada é reinserido no implante. Uma radiografia periapical é usada para comprovar o assentamento completo. Uma chave de torque é usada para apertar o parafuso do pilar com 30 N-cm (dependendo das especificações do fabricante, do material, do tipo de implante e da espessura do pilar), enquanto um dispositivo contratorque mantém o sistema. Esta técnica de pré-carga é usada para apertar o parafuso do pilar e ajuda a evitar o afrouxamento do parafuso. O orifício de acesso do pilar é então novamente obturado (Fig. 21-42, K).

Um fio retrator pode ser novamente colocado em torno do pilar do implante, abaixo da margem do preparo. Esse procedimento nem sempre se faz necessário. A coroa provisória, então, é assentada com pressão gradual, afastando o tecido mole porque as margens estão estendidas subgengivalmente. A coroa pode permanecer na posição por alguns minutos, agindo como um fio retrator de moldagem. A coroa provisória é também inserida para moldar o perfil de emergência do tecido de 5 a 10 minutos antes da moldagem final. A coroa provisória é então removida e o tecido mole avaliado, e a moldagem intraoral realizada. O fio de retração (quando usado) pode permanecer no local, abaixo da margem da coroa, durante a moldagem final (Fig. 21-42, L e M).

Esta técnica proporciona as vantagens de: (1) margens subgengivais sem risco de trauma para o tecido, como na técnica direta; (2) perfil de emergência personalizado, criado pelo dentista, em vez da forma padrão a partir de um pilar anatômico pré-fabricado ou construído em laboratório; (3) entrega de uma prótese provisória na mesma consulta; e (4) margens precisas da coroa definitiva, já que trabalhar em um modelo individual extraoral é tão preciso quanto trabalhar direto no pilar.

Quando os tecidos moles não estão ideais e requerem manipulação na consulta inicial protética, as próteses provisórias podem ser utilizadas durante dois a três meses, antes de se fazer a moldagem final. Dessa forma, a altura e a largura da papila interdental podem ser avaliadas antes da moldagem final, juntamente com o perfil de emergência do tecido mole a partir da coroa.

A carga óssea progressiva no implante pode reduzir a sua perda, e o aumento da densidade óssea tem sido relatado, minimizando a perda precoce da crista óssea em tipos de ossos menos densos.[52] Em um estudo comparativo de substituição dos primeiros pré-molares superiores ocorreu menor perda da crista óssea em implantes que receberam carga progressiva em comparação com os implantes que não foram gradualmente carregados. Portanto, o provisório de acrílico entregue na consulta de moldagem não é colocado em função durante as quatro a seis semanas seguintes. Além disso, o paciente é orientado a evitar esta área durante a mastigação.

Fase Laboratorial

Modelo de Gengiva Artificial. O modelo de gesso para construir a coroa definitiva pode ser semelhante ao de coroas construídas para dentes naturais. No entanto, ao contrário da coroa de um dente natural, as coroas sobre implantes têm um contorno subgengival personalizado. A plataforma do implante varia de 3,5 a 5,5 mm de largura e de 2 a 4 mm abaixo da margem do tecido mole. No modelo de trabalho a margem subgengival fica dentro (abaixo) do gesso, e sua posição tem de ser correlacionada com precisão em relação ao perfil de emergência da gengiva. Depois de o técnico aparar os modelos para a construção de uma coroa, a porção de tecido mole do modelo é destruída. Como resultado, o técnico de laboratório muitas vezes não é capaz de contornar as coroas adequadamente nas regiões interproximais para evitar espaços triangulares acima da gengiva. Portanto, ao contrário das restaurações nos dentes naturais, um modelo com gengiva artificial resiliente é muitas vezes construído para uma coroa unitária sobre implante. Um modelo com gengiva artificial permite ao técnico manter o contorno do tecido mole ao redor do pilar, e tornou-se uma ajuda popular na construção de contornos cervicais das coroas sobre implantes.

A técnica direta de próteses unitárias usa modelos de gesso para representar o pilar. Neste, a moldagem final é vertida primeiro em gesso. Depois da separação, um segundo vazamento é feito na moldagem. A parte do pilar é preenchida com resina epóxi ou resina acrílica autopolimerizável. Um dispositivo de retenção é colocado no interior da resina e projetado vários milímetros. Depois que ele estiver pronto, um material macio e resiliente que representa o tecido mole (gengiva) é injetado ao redor da base de acrílico. O restante da moldagem é vertido em gesso. Quando separado, o pilar de retenção é representado em acrílico e rodeado pela gengiva artificial, macia e flexível (Fig. 21-42, N). Um modelo de gesso é feito a partir do primeiro molde (como sempre) e é utilizado para construir a infraestrutura da coroa (*coping*). Quando é feita a moldagem de um pilar individual, ela é realizada com esta intenção. O modelo de gengiva artificial é usado para definir o perfil de emergência durante as diferentes etapas laboratoriais.

O modelo de gengiva artificial chama a atenção para as regiões interproximais e a altura da papila interdental. A parte subgengival da coroa na região interproximal deve possuir um ligeiro sobrecontorno, se necessário, para preencher os potenciais espaços triangulares e um subcontorno na região cervical vestibular. Em outras palavras, o contorno vestibular é côncavo abaixo da margem gengival livre (MGL), e os contornos subgengivais mesial e distal são convexos. A gengiva artificial pode ser modificada antes da construção da coroa para melhorar o perfil de emergência. Assim, se o espaço disponível for insuficiente para um perfil de emergência ideal, a gengiva artificial pode ser reconstruída. Em seguida, a coroa pode ser construída com a forma ideal (Fig. 21-42, S e P; Quadro 21-5).

QUADRO 21-5 Construção da Coroa na Técnica Direta

1. Avaliar e modificar o local do implante
   a. Fixação rígida
   b. Tecido queratinizado
   c. Altura das papilas
   d. Altura do tecido cervical
   e. Perda óssea
2. Modificar os dentes naturais
   a. Contatos interproximais
   b. Dentes girados ou irregulares
   c. Contatos oclusais
3. Seleção do pilar pré-fabricado
   a. Liga de titânio
   b. Cerâmica
4. Modificar o pilar
   a. Na incisal
   b. Vestibular-incisal
   c. Vestibular-cervical
   d. Subgengival
5. Confecção do provisório
6. Modificar o provisório e a margem subgengival, se necessário
   a. Técnicas intra e extraorais
7. Obturar o acesso do parafuso do pilar
8. Moldagem final e moldagem do antagonista
9. Entregar a coroa provisória

Fase de Laboratório
1. Preparo do modelo de trabalho
2. Gengiva artificial
   a. Modificar como necessário
3. Coroa definitiva
   a. Contorno subgengival côncavo na vestibular e convexo na interproximal

Opção 2: Técnica Indireta

A técnica indireta para a confecção da coroa se tornou mais popular nos últimos anos. Tal como na técnica direta, o cicatrizador é removido e o tecido mole é condicionado para obter a emergência desejada (Fig. 21-43, A e B). No entanto, em vez da inserção de um pilar, um pino de moldagem de duas peças, que envolve o hexágono da plataforma do implante, é adaptado e sua adaptação confirmada radiograficamente. Em seguida é feita uma moldagem do implante e do arco total com um material elástico (Fig. 21-43, C).

Para um implante unitário pode ser utilizada uma técnica de moldagem com moldeira aberta ou fechada. Temos que ter em mente que o ponto-chave é o pino de moldagem capturar o dispositivo antirrotacional da plataforma do implante durante a moldagem. Quando o pino de moldagem é projetado com retenções que travam na moldagem, uma moldeira aberta deve ser usada para permitir o acesso ao parafuso de fixação. Após a moldagem concluída, o parafuso do pilar é desrosqueado para liberar o conjunto pino de moldagem e moldagem. O cicatrizador é então reintroduzido na plataforma do implante. Quando o tecido mole for modificado, o cicatrizador deve ser personalizado para o desejado contorno subgengival da restauração.

Na técnica com moldeira fechada o transferente não permanecerá preso na moldagem. Esse transferente também deve capturar a posição do hexágono do implante, o qual utiliza um parafuso de retenção, ou também pode ser utilizado um sistema de cápsula de moldagem que se encaixa no interior ou sobre o dispositivo antirrotacional (Fig. 21-43, D). A cápsula mantém-se presa à moldagem e fornece um mecanismo de orientação seguro para a inserção do análogo neste conjunto cápsula-moldagem. A cor da coroa final é determinada junto com qualquer instrução necessária do laboratório.

Técnica Laboratorial

Gengiva Artificial. O método para construir um modelo com gengiva artificial é mais fácil para a técnica laboratorial indireta. O análogo do implante é adaptado ao pino de moldagem e, se necessário, será substituído na moldagem (Fig. 21-43, E). Um material macio e flexível que imita o tecido mole é injetado em torno do conjunto pilar análogo. O gesso é então vertido no restante da moldagem. Quando separados, o análogo do implante é mantido firmemente no gesso, com um material macio, flexível que representa o tecido mole em torno dele. Esse material resiliente pode ser retirado e colocado no modelo de trabalho, o que pode servir para construir a coroa definitiva e avaliar o perfil de emergência da mesma (Fig. 21-43, F).

O técnico do laboratório dental pode selecionar um pilar pré-fabricado ou preparar um pilar semelhante ao realizado pelo dentista na opção 1. No laboratório pode-se construir um pilar personalizado, normalmente com um componente que é uma combinação de uma cinta metálica com uma manga de plástico calcinável. O pilar personalizado também pode ser desenvolvido com a tecnologia CAD-CAM (Fig. 21-43, G).

Após a personalização do pilar podem ser utilizados dois métodos. No primeiro constrói-se no laboratório uma restauração provisória, devolvendo-a ao clínico. O clínico insere o pilar personalizado (ou prepara o pilar) e confirma as margens do preparo e a adaptação adequada com uma radiografia. O dentista faz a moldagem final e uma moldagem do contorno subgengival da coroa temporária, que é cimentada provisoriamente sobre o pilar final. O laboratório, então, faz a coroa definitiva sobre um modelo de gesso, e uma outra consulta é necessária para a entrega do trabalho.

No segundo método, no laboratório a restauração definitiva sobre o pilar é terminada. Assim, o clínico pode inserir o pilar e entregar a restauração final em uma única sessão. Esta opção de tratamento é a mais comum para a técnica laboratorial indireta (Fig. 21-43, H-J; Quadro 21-6).

O primeiro método é o mais seguro para garantir uma coroa ideal, porque o dentista pode confirmar o preparo laboratorial e o contorno da prótese provisória antes da construção da coroa definitiva. O clínico também pode optar por instalar o pilar e a coroa provisória, esperando por algumas semanas para o condicionamento dos tecidos moles, antes de fazer a moldagem final. Isso permite que o profissional e o paciente possam avaliar a aparência do dente e do tecido gengival e, caso necessário, realizar as modificações necessárias antes da construção da coroa final. Esse método também permite o carregamento progressivo para implantes em ossos de baixa densidade.

Prótese Final

As próteses sobre implantes são frequentemente metalocerâmicas, fabricadas com ligas nobres, que são menos propensas à corrosão do metal, especialmente as que possuem margens subgengivais sobre um implante de metal. Quando a porcelana é escolhida como material restaurador é preferível que o preparo da margem seja em ombro. Quando a coroa é construída toda em porcelana uma maior força de impacto sobre o implante a torna mais suscetível à fratura. Além disso, quando o implante tem um pilar de metal, uma coroa totalmente cerâmica não apresenta grandes vantagens.

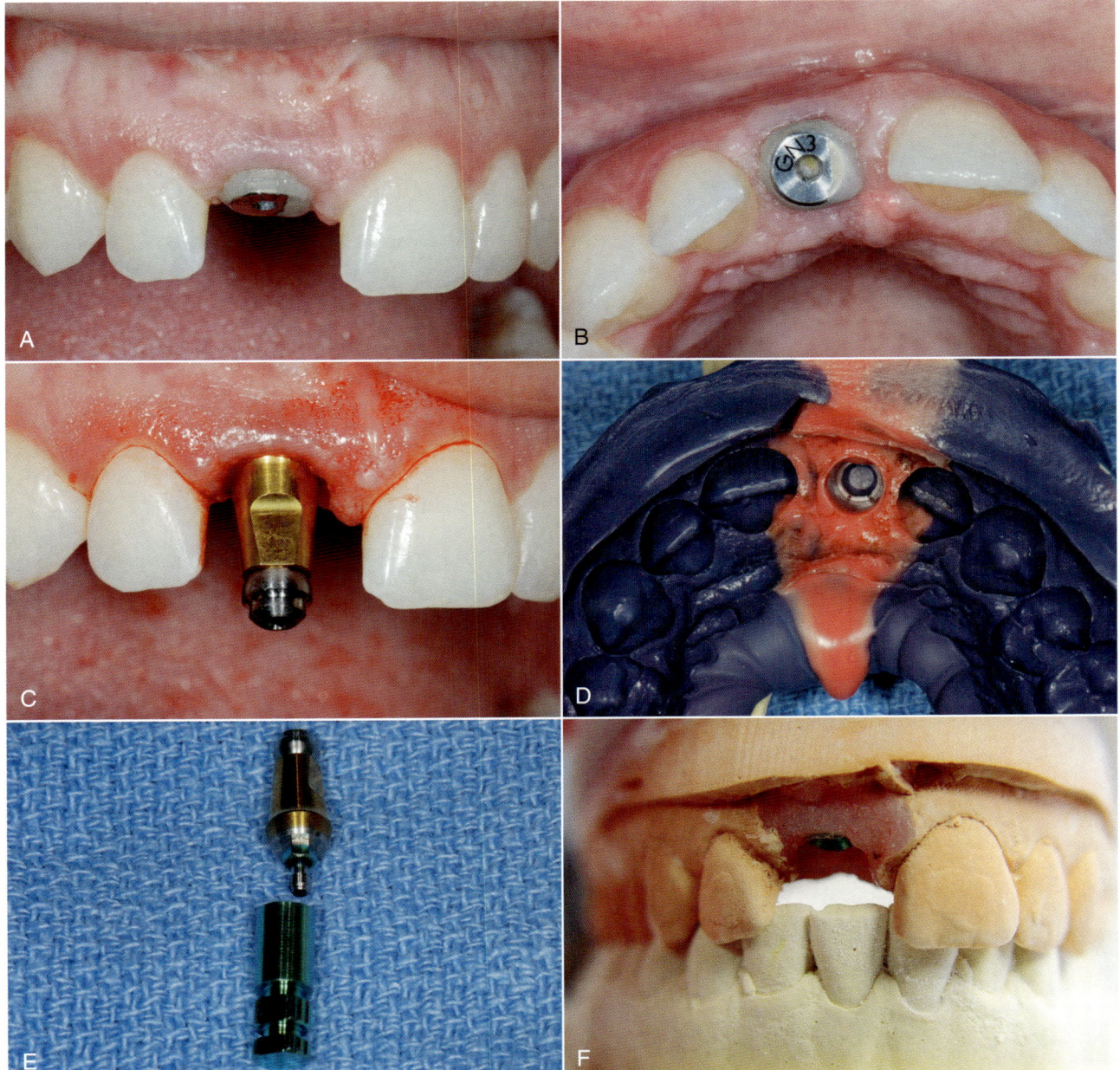

FIGURA 21-43. **A,** Um implante de incisivo central superior direito com um cicatrizador personalizado (PME) durante a cicatrização de estágio único. **B,** Um cicatrizador personalizado permite a manutenção da altura da papila interdental. **C,** Um transferente de moldagem com hexágono antirrotacional é inserido na plataforma do implante. **D,** A técnica de moldeira fechada é realizada para a transferência do implante e a moldagem dos dentes adjacentes. **E,** O transferente é inserido no corpo do análogo, e então reinserido no molde de trabalho. **F,** A gengiva artificial é preparada para o modelo de trabalho, com o transfer análogo do implante em posição. *(Continua)*

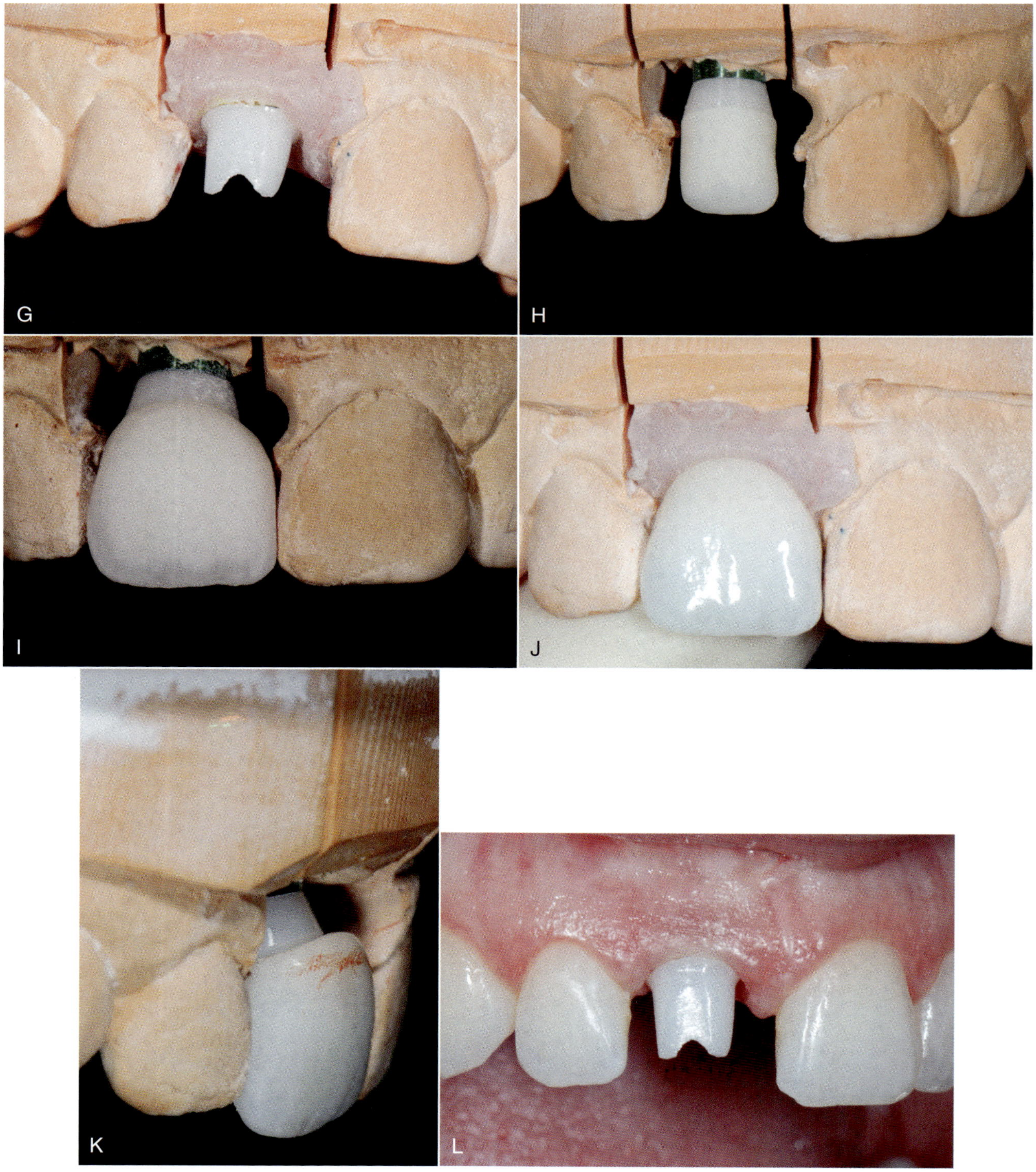

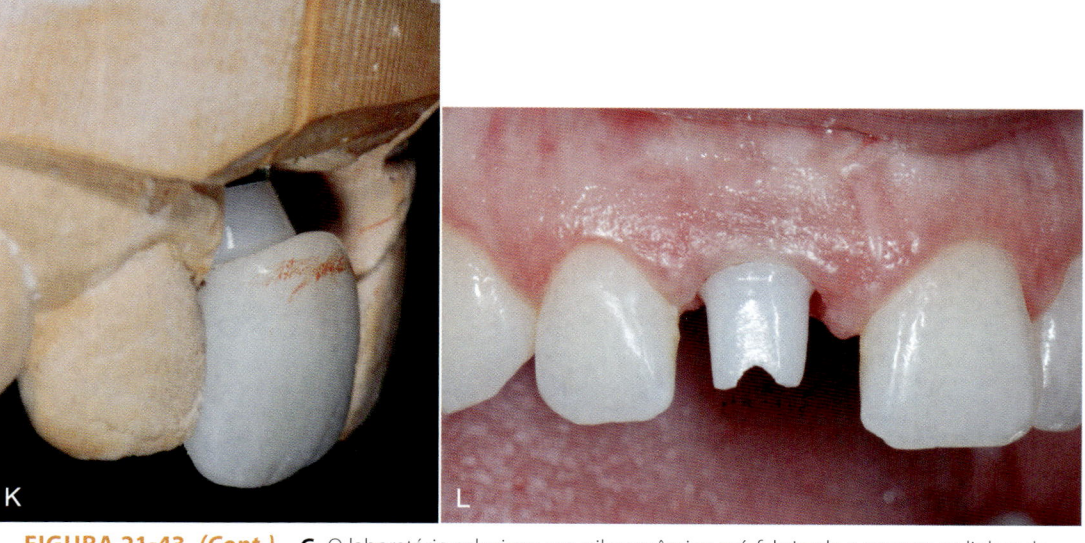

FIGURA 21-43. *(Cont.)* **G,** O laboratório seleciona um pilar cerâmico pré-fabricado e prepara as linhas de acabamento para a coroa. **H,** O *coping* para a coroa definitiva é feito sobre o pilar do implante. **I,** A coroa é construída sobre o *coping*. **J,** O contorno final da coroa se desenvolve de acordo com o modelo da gengiva artificial. **K,** Esta coroa apresenta o perfil de emergência semelhante aos dentes adjacentes à margem gengival livre. Os contornos subgengivais da coroa final são únicos para cada paciente. Na maioria das vezes são convexas nas áreas interproximais e côncavas na região subgengival vestibular. **L,** Na técnica indireta insere-se primeiro o pilar preparado pelo laboratório.

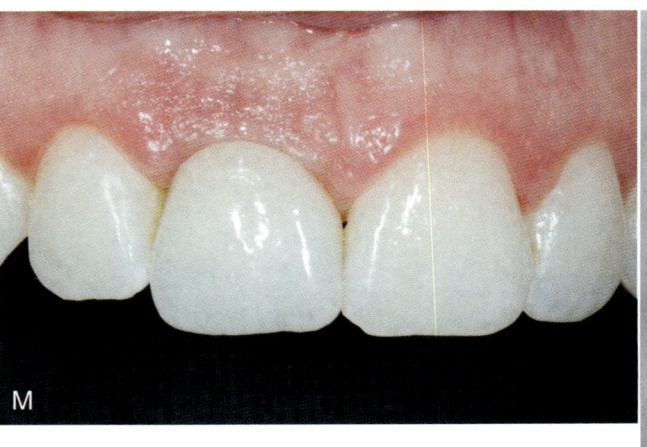
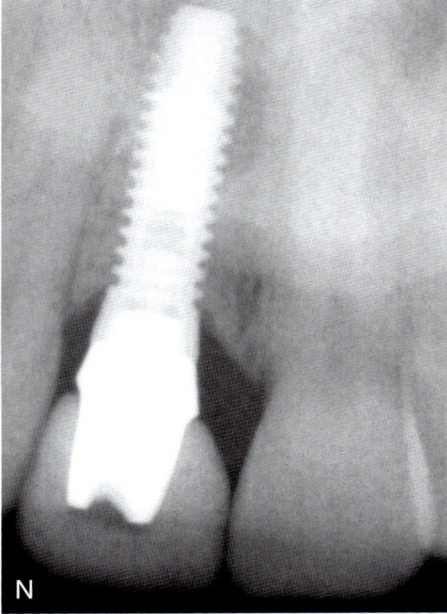

FIGURA 21-43. *(Cont.)* **M,** A coroa final é avaliada quanto ao matiz, ao croma, aos contornos e à oclusão. **N,** Uma radiografia periapical confirma que nenhum cimento residual está presente.

QUADRO 21-6 Confecção Indireta da Coroa

1. Avaliar e modificar o sítio do implante
2. Modificar os dentes naturais
   a. Contatos interproximais
3. Moldeira para moldagem aberta ou fechada
   a. Pino de moldagem de duas peças para plataforma do implante
4. Substituir extensão permucosa (modificar como indicado)

Fase Laboratorial
1. Fabricar modelo de trabalho ou modelo com gengiva artificial
2. Selecionar o pilar
   a. Pré-fabricado
   b. Personalizado
3. Preparo do pilar
4. Confeccionar a coroa

Os contornos da coroa definitiva são ditados pelas características que envolvem os tecidos duros e moles. O ideal é que no momento em que a coroa definitiva é construída todos os parâmetros para um desenvolvimento harmonioso de coroa bem adaptada sejam postos em prática. A coroa deve seguir os critérios normais para um dente anterior, independentemente do sistema de suporte no osso, implante ou dente natural. No entanto, na maioria das vezes os contornos subgengivais devem ser personalizados para melhorar o perfil dos tecidos moles. A espessura do osso no aspecto vestibular de uma raiz natural é geralmente de 0,5 mm. O implante está a 1 mm mais para a palatina, na crista do osso alveolar, do que a emergência vestibular das coroas adjacentes. A restauração definitiva irá compensar o perfil de emergência da MGL para ser semelhante aos dentes adjacentes (Fig. 21-43, *K*).

Entrega da Coroa Definitiva

Na técnica indireta, o pilar deve ser instalado antes da entrega da coroa definitiva (Fig. 21-43, *L*). A coroa definitiva é então adaptada e avaliada quanto a matiz, croma, contorno e oclusão. Antes da cimentação a força de mordida é avaliada tanto em oclusão cêntrica quanto nas excursões mandibulares. Isto é importante porque os dentes adjacentes, na região anterior da boca, apresentam maior mobilidade em comparação com os elementos unitários posteriores (Fig. 21-43, *M*). A coroa será cimentada com um material radiopaco, para que este possa ser visualizado com uma radiografia periapical (Fig. 21-43, *N*). Na maioria das vezes é usado um cimento de policarboxilato de zinco, de modo que a coroa possa ser removida se houver o afrouxamento do parafuso do pilar.

Na entrega da coroa definitiva, o perfil de emergência mais largo do contorno subgengival da coroa poderá pressionar e, por isso, isquemiar o tecido mole por cerca de 10 minutos, durante a expansão e a reorganização tecidual em torno da coroa. Se o tecido não retornar à cor normal dentro de 10 minutos essa expansão pode fazer com que o tecido recue à custa da papila ou do tecido vestibular, com improvável regeneração. Assim, o contorno subgengival pode precisar ser desenvolvido ao longo de um período de tempo. Primeiro a coroa será adaptada de um terço até a metade do seu corpo por 10 minutos, e quando a cor do tecido mole voltar ao normal será, então, adaptada totalmente (Fig. 21-44).

Complicações

As complicações dos implantes unitários anterossuperiores incluem, principalmente, deficiência das papilas interproximais, afrouxamento do parafuso do pilar e perda da crista óssea alveolar (com ou sem retração gengival após a entrega da coroa). A complicação do afrouxamento do parafuso do pilar e a perda da crista óssea foram abordadas em capítulos anteriores. A complicação abordada neste capítulo está relacionada com os métodos protéticos para tratar os tecidos moles.

Comprometimento dos Tecidos Moles

As principais complicações estéticas dos implantes unitários anterossuperiores incluem deficiência das papilas interdentais, deficiência do contorno vestibular e retração gengival após a instalação da coroa. A junção cemento-esmalte (JCE) interproximal de um dente natural

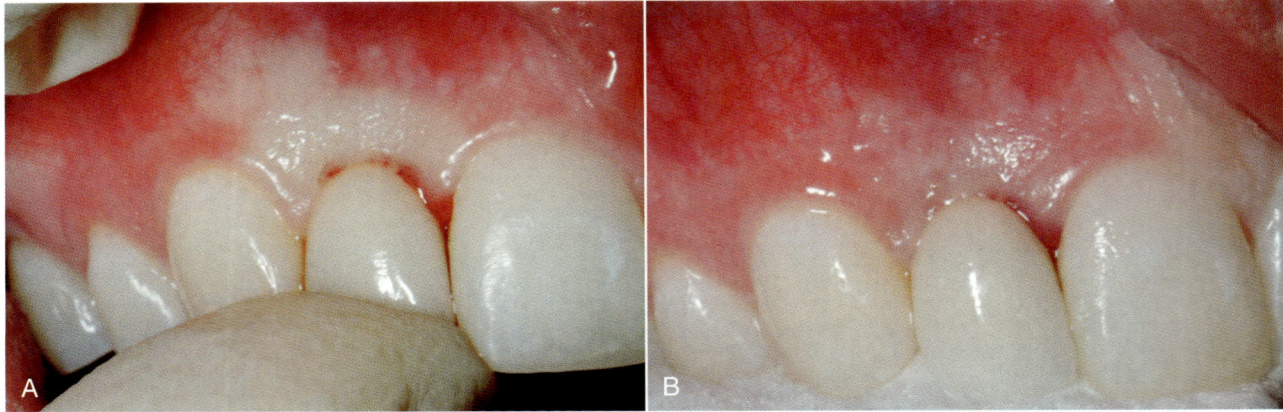

FIGURA 21-44. **A,** A coroa definitiva é muitas vezes inserida em etapas. Quando o tecido fica isquemiado, o perfil do tecido mole está sendo modificado. **B,** O tecido mole deve voltar à cor normal dentro de 10 minutos. Senão, está indicado um desgaste.

apresenta um escalonamento em direção à borda incisal. O mesmo padrão é seguido pelo osso alveolar interproximal, que é mais coronal nas regiões interproximais do que nas faces vestibulares ou linguais. Como resultado, a profundidade de sondagem, na região da papila de um dente natural é semelhante à profundidade de sondagem da vestibular ou da palatina.

O contorno ósseo interproximal ao redor de um implante não segue tal padrão. Como resultado, a papila interdental, quando natural, sobe para preencher as regiões interproximais entre os dentes adjacentes saudáveis e apresenta maiores profundidades de sondagem do que as outras superfícies da coroa do implante. Na verdade, quando a altura óssea interproximal é perdida próximo aos dentes adjacentes, a papila do dente natural ou do implante também corresponde a uma maior profundidade de sondagem interproximal do lado do dente natural adjacente. O sulco gengival com maior profundidade aumenta o risco de retração após gengivoplastias ou posteriormente com um bom cuidado diário. Como resultado, anos mais tarde o tecido pode se retrair e resultar em uma situação de estética interproximal precária.

A profundidade de sondagem da face vestibular em torno de uma coroa sobre implante também é maior do que em um dente natural. O pilar do implante, mesmo quando é colocado 3 mm abaixo da margem da crista do tecido vestibular, não tem uma inserção de tecido conjuntivo. Além disso, a perda de 0,5 mm da crista óssea a partir da conexão do pilar é normal e pode ocorrer na altura da superfície rugosa ou da primeira rosca do corpo do implante, e esta pode ser de até 3 mm da conexão pilar/implante.[18] Como consequência, profundidades de sondagem vestibular podem ser superiores a 4 mm. O aumento da profundidade da bolsa aumenta o risco de retração da gengiva e exposição da margem da coroa do implante.

A posição vestibular do implante pode não ter 1,5 mm de osso ao redor do corpo do implante. O contorno da coroa (ou o aspecto vestibular de um pilar mais amplo) pode estar sobre-estendido. O resultado é que muitas vezes o aspecto vestibular da coroa definitiva pode causar retração e expor mais a coroa sobre o implante.

Papila Interdental Deficiente

Como abordado anteriormente, existem quatro sequências de tempo cirúrgico para tratar da altura do tecido interproximal: (1) antes, com um enxerto ósseo, com um tecido livre ou enxerto de tecido conjuntivo; (2) em conjunto com um enxerto de osso, geralmente com o emprego de uma membrana acelular (p. ex., AlloDerm®); (3) na instalação do implante, com uma elevação do tecido sobre o cicatrizador; e (4) na reabertura do implante (ou seja, a técnica do retalho dividido). Além desses, há vários outros métodos para melhorar o perfil do tecido mole. Muitas dessas técnicas são utilizadas para modificar o tecido mole com interesse protético.

Uma solução protética pode ser usada para atenuar as limitações do tecido mole.[51] Essas técnicas são úteis quando a cirurgia de tecido mole não recriou uma altura de papila interproximal ideal. O método mais comum é o de modificar a posição do contato interproximal e o contorno cervical da coroa.[50] A região interproximal pode ser tratada de forma semelhante à região interproximal entre os pônticos de uma prótese parcial fixa (PPF) de três elementos (Fig. 21-45). Raramente as papilas presentes junto aos pônticos da prótese fixa apresentam contorno completo. Em vez de elevar a papila para o contato interproximal, o contato interproximal é estendido em direção à papila, e a região cervical do pôntico é ligeiramente sobre-estendida em largura.

Uma abordagem interproximal semelhante pode ser aplicada ao implante unitário.[50] Os contatos interproximais dos dentes adjacentes são redesenhados, especialmente sobre o ângulo da linha palatina, para que se tornem triangulares e se estendam para o tecido mole (Fig. 21-46). Isso é especialmente vantajoso para as coroas sobre implantes dos incisivos laterais ou dos caninos. A mesial do primeiro pré-molar ou canino é muitas vezes convexa a partir da junção amelocementária interproximal. O contato interproximal dos dentes adjacentes pode ir em direção ao tecido, e como o dente contralateral não é visto diretamente (em especial quando se olha para um canino), o paciente não tem conhecimento da ligeira mudança no contorno do dente adjacente.

Quando a papila central está diminuída e o contato interproximal do dente adjacente precisa ser modificado, a ameloplastia é realizada na linha do ângulo do ponto de contato com a palatina. A região cervical do implante unitário possui ligeiro sobrecontorno convexo, em largura, semelhante ao pôntico de uma prótese parcial fixa. Esses conceitos se referem ao contorno da coroa e do tecido mole em relação à estética interproximal (Fig. 21-47). A papila não é tão elevada ou volumosa junto às coroas dos implantes como entre a dos dentes naturais, e a largura cervical da coroa é geralmente maior cerca de 0,5 mm ou mais. No entanto, a profundidade do sulco é reduzida em comparação com uma papila aumentada, e são melhoradas as condições de higiene diária. Além disso, a retração gengival a longo prazo é menos provável. Talvez a razão mais importante para seguir este protocolo é que o paciente está menos atento para uma diminuição na altura da papila, se comparado com a ausência total da papila preenchendo o espaço interdental. Sempre que possível, este deve ser o método de escolha, quando a altura da papila não estiver ideal.

CAPÍTULO 21 Próteses sobre Implantes Unitários: Regiões Anteriores e Posteriores da Maxila 531

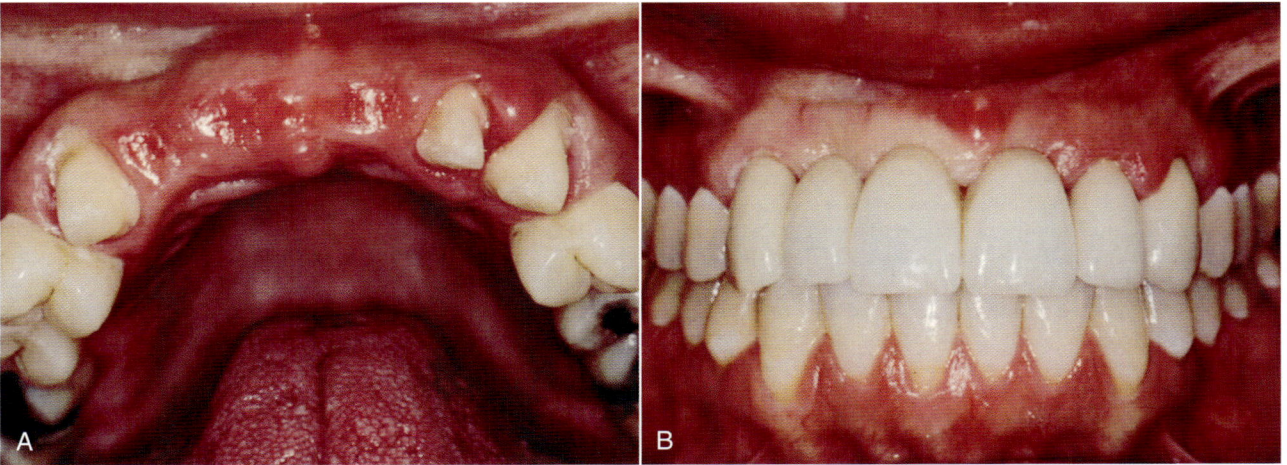

FIGURA 21-45. **A,** Os dentes anteriores foram preparados para uma prótese parcial fixa tradicional (PPF). **B,** Uma PPF de seis elementos foi instalada. As regiões interproximais estão preenchidas com os seus contatos e a forma dos dentes, em vez de ter espaços negros triangulares nas proximais dos dentes.

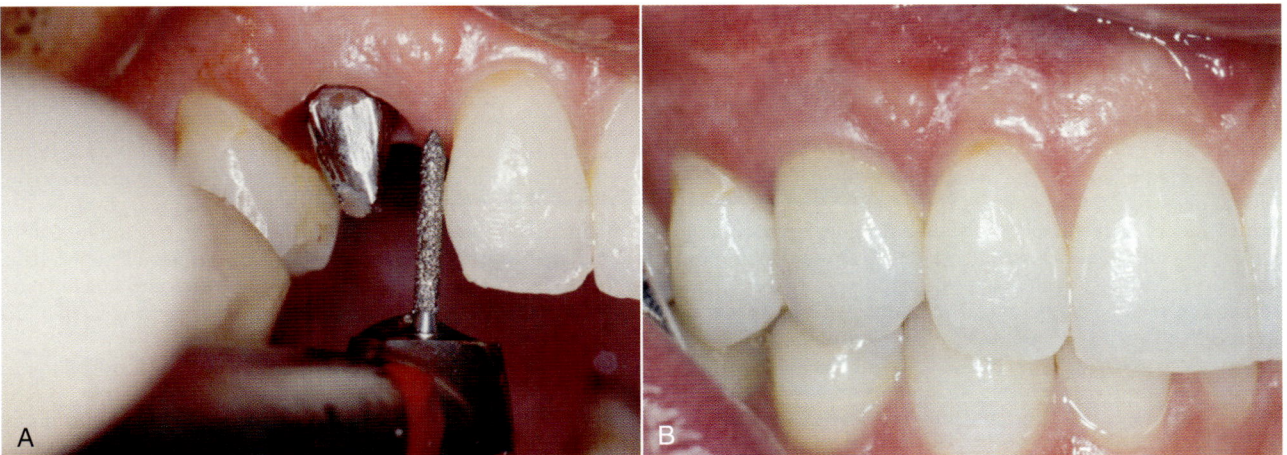

FIGURA 21-46. **A,** O contato interproximal do incisivo lateral está recontornado, por isso pode se estender em direção à papila interdental. **B,** O contorno da coroa definitiva é modificado para ser mais ovoide (convexo) para preencher o espaço interdental.

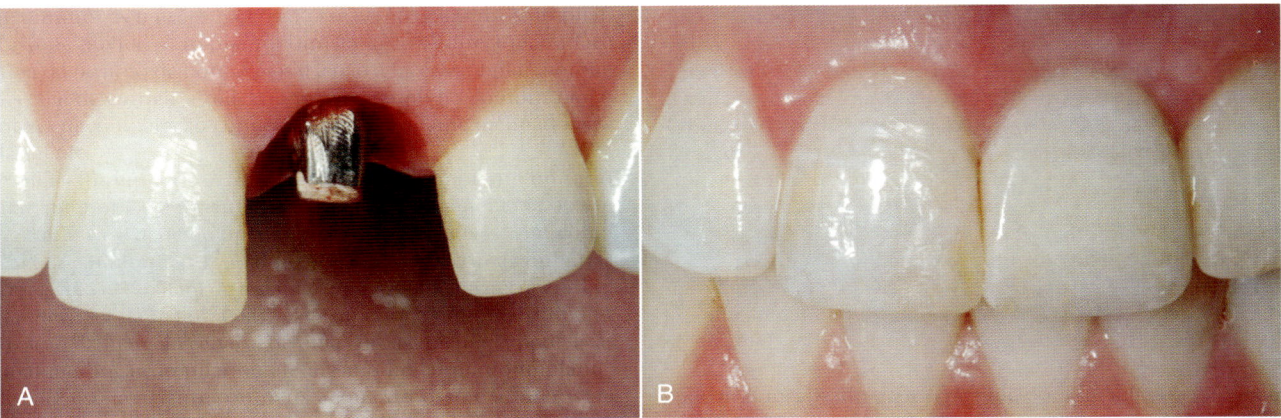

FIGURA 21-47. **A,** Um implante de incisivo central com uma altura de papila interdental deficiente. **B,** Os contatos interproximais se estendem para o tecido, especialmente na linha do ângulo palatino. O contorno da coroa também está mais quadrado a ovoide.

A técnica para alterar a forma e a posição dos contatos interproximais e o aumento da largura cervical do dente fica melhor quando o dente está mais afastado da linha média.

Quando a altura da papila distal de um canino é observada, o outro canino não pode ser visto. Assim, as mudanças sutis no contorno das coroas ficam despercebidas. Quando a papila está deficiente ao redor de uma coroa de incisivo central, a diferença na região cervical é nítida. Pode-se, no entanto, esperar que a linha labial durante o sorriso não mostre qualquer parte do tecido mole.

O contorno da dimensão subgengival da coroa do implante na mesial ou distal pode ser aumentado para empurrar o tecido em direção ao dente adjacente e formar a papila interdental. A técnica para condicionar o tecido interproximal contra um dente adjacente é geralmente a última opção de tratamento quando o paciente não está disposto a se submeter a uma solução cirúrgica ou ortodôntica (por extrusão dos dentes adjacentes). Os contatos interproximais são reduzidos, especialmente na linha do ângulo palatina. A coroa provisória ficará com uma forma de dente quadrado, primeiramente construída à altura do tecido mole. O pilar é então removido e colocado em um análogo (com cabo de mão), e a coroa provisória é encaixada nesse pilar preparado. Uma quantidade de 1 a 1,5 mm de perfil de emergência subgengival é criada com resina composta sobre a coroa provisória. O pilar é recolocado no implante, e a coroa provisória será encaixada, com incrementos em intervalos de tempo baseado na isquemia do tecido ao seu redor. Depois que os tecidos ficarem com a cor normal o provisório é removido, e uma moldagem final é realizada.

A coroa definitiva é feita de forma semelhante ao contorno do provisório. Um cimento radiopaco é utilizado (p. ex., fosfato de zinco), e uma radiografia é feita para garantir que nenhum cimento residual permaneça subgengival (Fig. 21-48). O sobrecontorno da coroa é menos perceptível ao paciente do que o espaço negro triangular pela ausência de papila ao lado da coroa do implante. A percepção da forma dos dentes pode ser alterada visualmente, usando-se um recurso de coloração do contorno interproximal do dente (Fig. 21-49). O resultado estético final não é o ideal. No entanto, os espaços triangulares abaixo dos contatos interproximais de uma coroa comum com a forma de um dente ideal são mais que uma necessidade estética. O paciente está mais atento à cor, ao valor e ao matiz do que ao próprio formato dos dentes.

Um pilar personalizado é usado frequentemente para o aumento do perfil de emergência subgengival por duas razões: (1) Pode começar perto da plataforma do implante. Quando apenas o contorno subgengival de uma coroa cimentada é utilizado para esta finalidade, o cimento residual é uma consequência comum no nível da conexão do pilar com o implante. (2) O parafuso do pilar pode assentar o mesmo em várias etapas. O pilar é inicialmente inserido até que o tecido fique isquemiado. Quando a cor do tecido mole retorna ao normal ele é novamente apertado até que o tecido fique pálido novamente. Depois que a cor retorna, a coroa estará completamente encaixada. Ela também é projetada com um sobrecontorno mesial ou distal. Esse sobrecontorno começa 1,5 mm abaixo da gengiva marginal livre interproximal.

Quando um pilar é usado com essa finalidade, o "alargamento" vestibular e lingual do pilar estendido é frequentemente reduzido quando o plano mesiovestibular dos tecidos moles não é tão volumoso. Caso contrário, o tecido mediocervical pode se retrair, resultando em uma coroa que parece ser mais longa na face vestibular. Além disso, pressionando-se o tecido mole em todas as direções pode-se realmente fazer com que o tecido interproximal recue, em vez de aumentar (Fig. 21-50).

Às vezes a falta de papila interdental é significativa. Isso ocorre mais frequentemente com as formas de dentes cônicos adjacentes ao espaço ausente. Essa condição deve ser especialmente notada quando o dente é um incisivo central superior. Como consequência da forma do dente e da posição da papila interdental, o dentista deve considerar a necessidade de uma restauração ou coroa veneer no incisivo central adjacente. A forma dos dois incisivos centrais pode ser modificada da forma ovoide para a forma quadrada, o que reduz o contato interproximal e diminui ou elimina o espaço negro triangular entre o ponto de contato e a papila interproximal. Além disso, a sombra, o valor e o matiz das coroas dos incisivos centrais (implantes e dentes naturais) são mais fáceis de combinar quando as duas coroas adjacentes são construídas ao mesmo tempo (Fig. 21-51).

Uma resina composta pode ser utilizada na região interproximal de um dente ao lado de um implante para modificar sua forma e diminuir o contato interproximal na altura do tecido. Esse procedimento é mais frequentemente realizado em incisivos laterais e primeiros pré-molares quando a região cervical é especialmente estreita, em comparação com a coroa do dente.

O problema da cobertura de tecido mole é primordial na região central vestibular da coroa. Esta condição pode ser melhorada tornando a coroa do implante côncava abaixo da margem gengival livre. Quando o paciente tem uma linha alta de sorriso e expõe parte da margem gengival livre, o dentista pode optar por tornar mais alongada a parte estética da coroa dos dentes naturais anteriores. É mais fácil elevar a margem gengival livre para o alongamento estético da coroa sobre os dentes adjacentes do que o aumento da cobertura por tecido mole sobre a coroa do implante.

A última opção de tratamento para restabelecer o perfil do tecido mole deficiente é com porcelana rosa. Embora este método seja muitas vezes o tratamento de escolha quando vários dentes adjacentes são restaurados e o arcabouço gengival está comprometido, não é a melhor opção de tratamento para uma coroa unitária. É mais difícil fazer com que a porcelana rosa se assemelhe ao tecido mole circundante existente dos dentes adjacentes. Quando um sorriso alto mostra a porcelana rosa da coroa do implante e os olhos podem compará-la diretamente com o tecido natural circundante, uma discrepância na cor geralmente é vista. A linha entre a gengiva natural e a porcelana rosa é facilmente observada. O conceito funciona melhor quando o comprometimento do arcabouço da gengiva não inclui a região interproximal (Fig. 21-52).

Uma opção para restaurar o tecido mole com porcelana rosa é construir um pilar personalizado de porcelana rosa e um término marginal para adaptar a coroa. Este método é mais eficaz quando o aspecto cervical da gengiva está deficiente, em vez da região da papila interdental (Fig. 21-53).

Tempo para a Técnica

Foi observado por Jemt que a altura da papila interdental de implantes unitários aumenta, em 80% dos casos, em um período de dois anos após a instalação da coroa.[53] Ele publicou uma classificação para papilas, onde afirma que uma papila classe 3 é a ideal em altura (preenchendo todo o espaço interproximal). Uma classe 2 preenche a metade ou mais do espaço interdental. Uma papila classe 1 preenche menos do que a metade da região interproximal. E, finalmente, uma classe 0 é quando há uma completa falta de papila (Quadro 21-7). Na entrega da coroa sobre implante, avaliando tanto

Texto continua na página p. 538

QUADRO 21-7 Classificação da Papila Segundo Jemt[53]

ÍNDICE DE PONTUAÇÃO	DESCRIÇÃO
0	Papila ausente
1	<1/2 da altura da papila
2	≥1/2 da altura da papila, mas com contato interproximal curto
3	Espaço completamente preenchido
4	Sobrecontorno, tecido hiperplásico

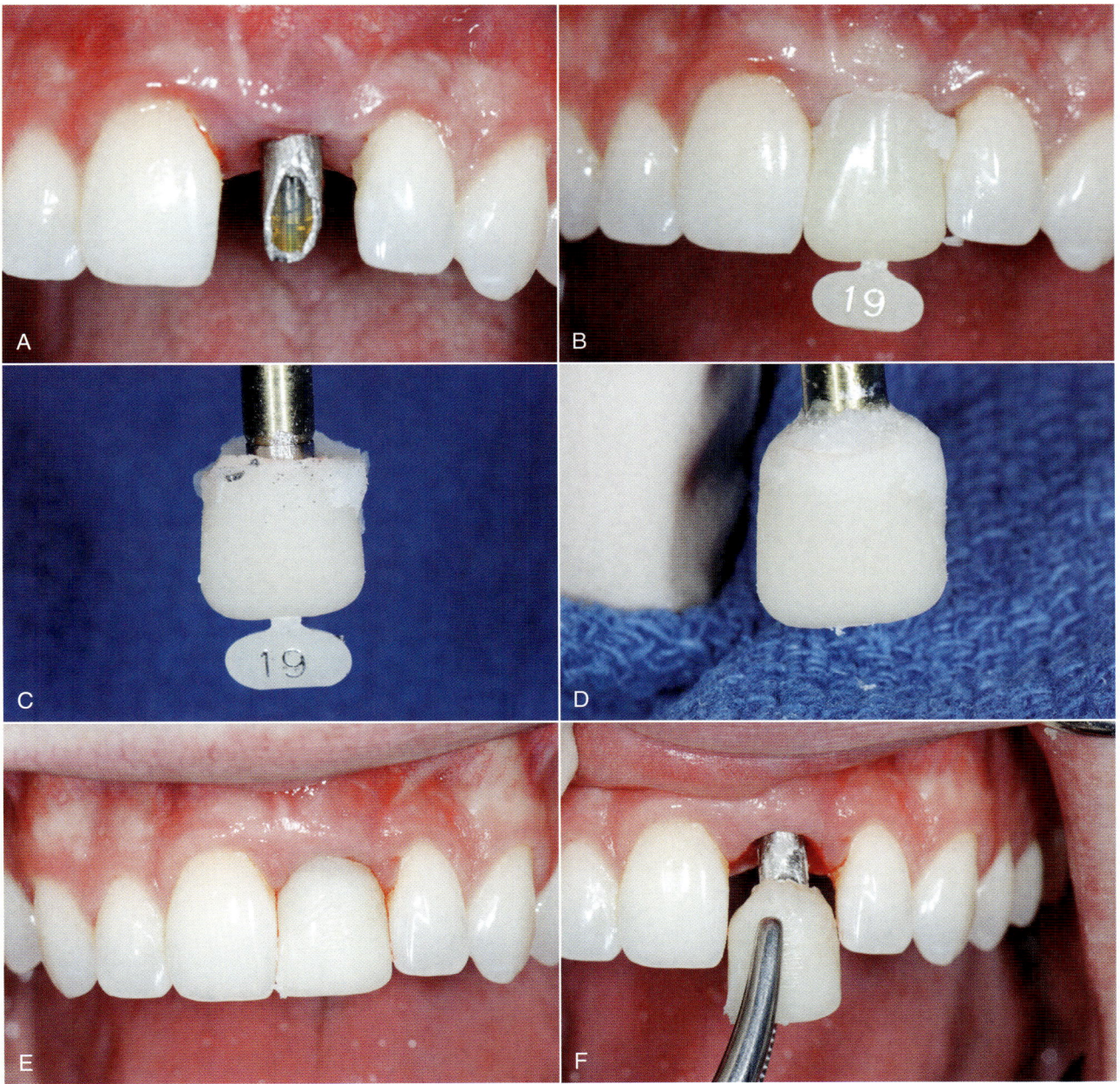

FIGURA 21-48. **A,** Um implante de incisivo central superior e o pilar com tecido mole comprometido. **B,** A coroa provisória é construída para condicionar o tecido mole (após os contatos interproximais serem estendidos em direção ao tecido na linha do ângulo palatino). **C,** O pilar é removido, inserido no análogo do implante e manuseado. O preparo da margem da coroa é estendido 1,5 mm abaixo da margem gengival livre (MGL). A coroa provisória está adaptada no pilar lubrificado. **D,** Resina composta é adicionada à coroa provisória de modo a formar um dente com forma quadrada. **E,** O pilar e a coroa são reinseridos no implante e mantidos em posição durante pelo menos 10 minutos, e podem permanecer assim durante vários meses. **F,** A coroa provisória é removida, e uma moldagem final é realizada.

(*Continua*)

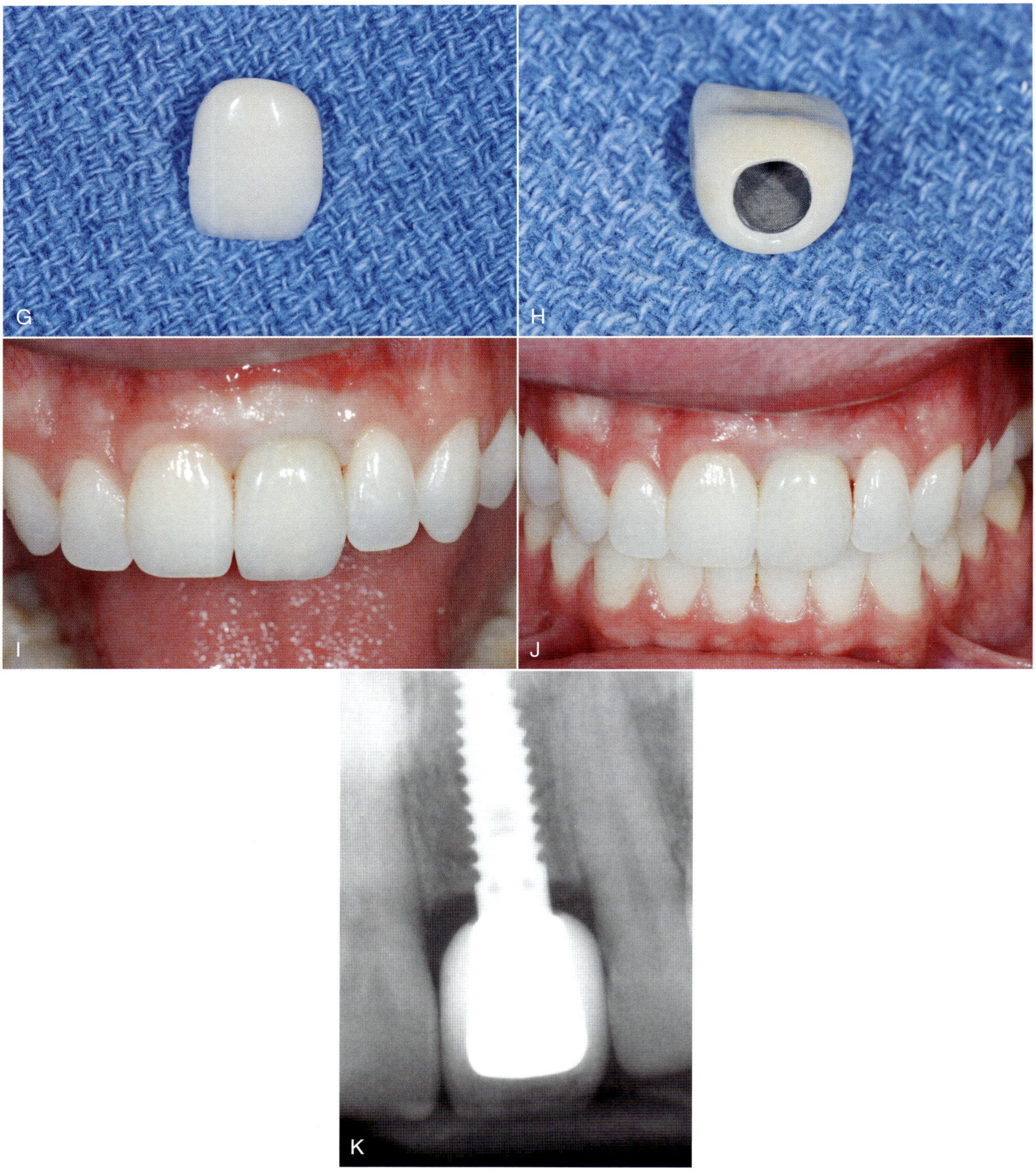

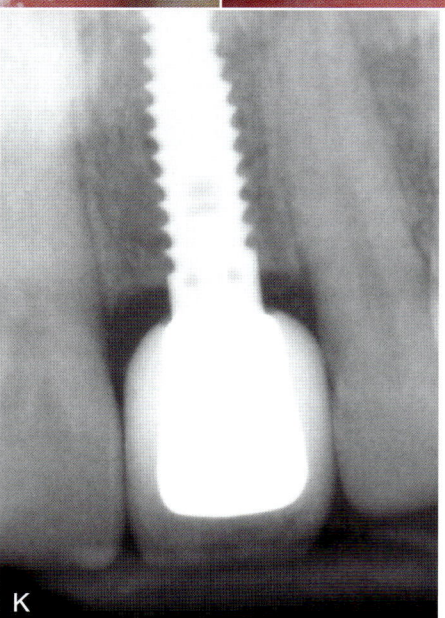

FIGURA 21-48. (Cont.) **G,** É construído no laboratório um dente quadrado acima e abaixo da margem gengival livre-MGL. **H,** O dente quadrado se estende subgengivalmente para modificar a forma do tecido. **I,** A coroa do incisivo central superior esquerdo está adaptada no implante com seus incrementos, e ocorre uma isquemia do tecido mole por 10 minutos, conforme o tecido é modificado. **J,** A gengiva deve voltar à cor normal dentro de 10 minutos, quando finalmente a coroa é adaptada. **K,** Uma radiografia periapical confirma que não há nenhum cimento residual abaixo da margem da coroa após a cimentação.

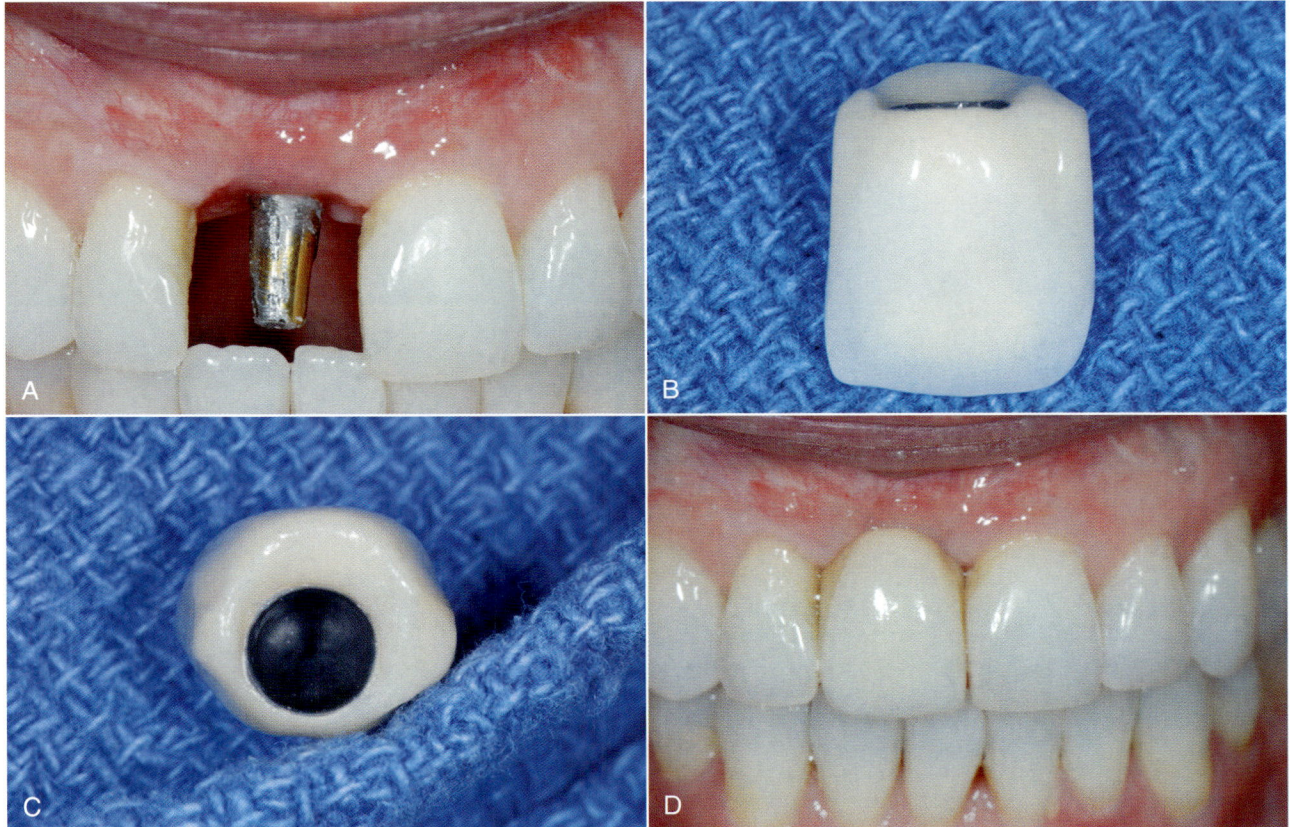

FIGURA 21-49. **A,** Implante e pilar do incisivo central superior direito com a falta de papila interproximal. **B,** É construído um dente na forma quadrada. **C,** A forma quadrada preenche o espaço interproximal. **D,** A coroa do central superior direito em posição comum à forma de dente quadrado e um sombreamento interproximal. O resultado final não é o ideal, mas a estética é menos prejudicada em comparação com os espaços negros triangulares abaixo dos contatos interproximais.

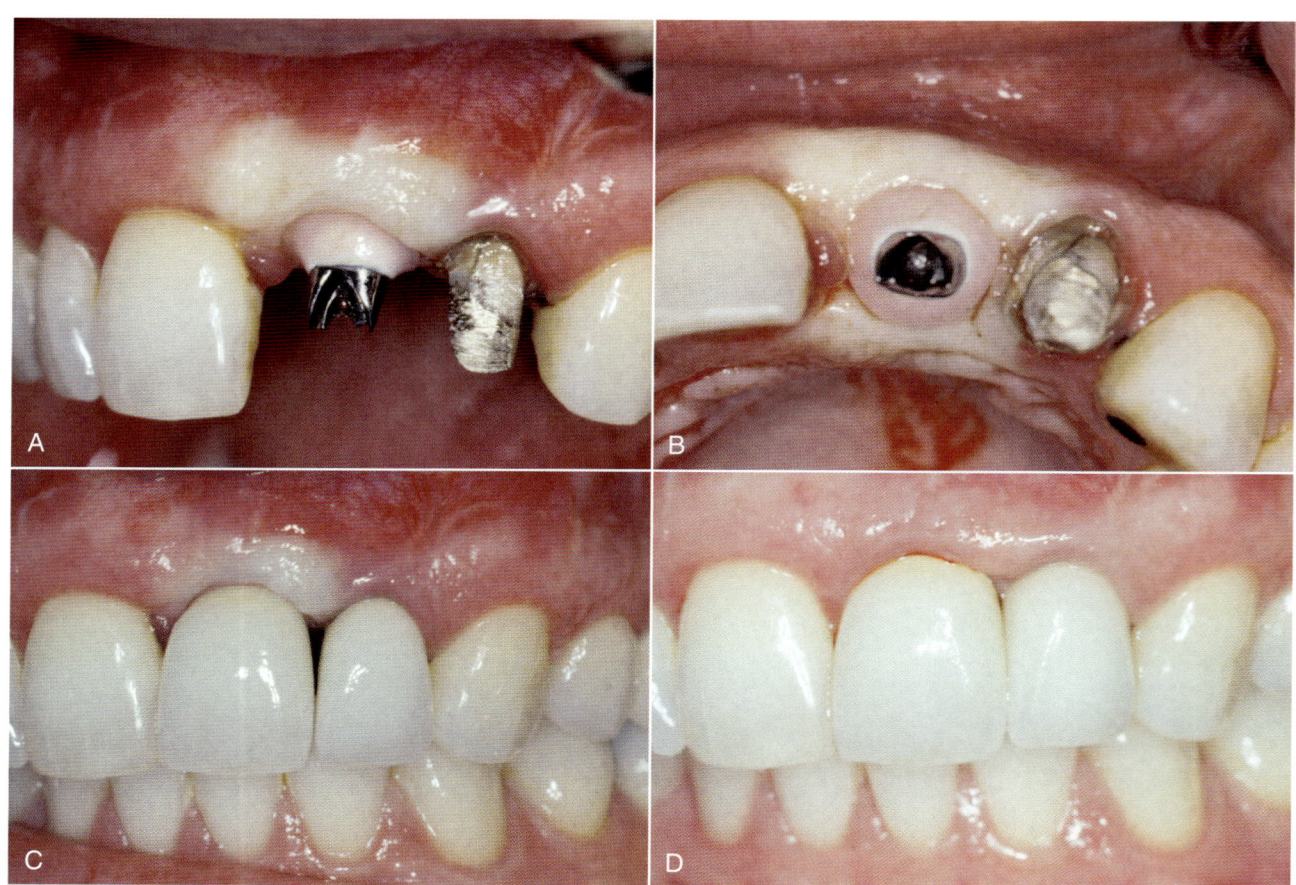

FIGURA 21-50. **A,** Um pilar personalizado com sobrecontorno. **B,** O pilar personalizado tem um sobrecontorno de 360 graus. O tecido ainda está isquemiado e não voltou à cor normal após 10 minutos. **C,** A vestibular e a papila distal estão diminuídas, e o tecido ainda está isquemiado após 10 minutos. **D,** A papila distovestibular recuou como consequência de muita pressão por muito tempo.

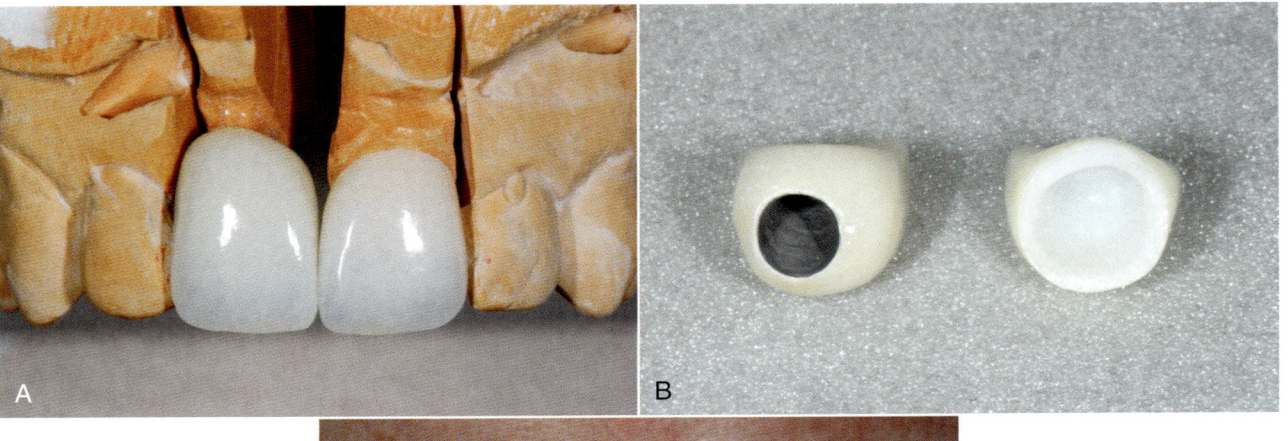
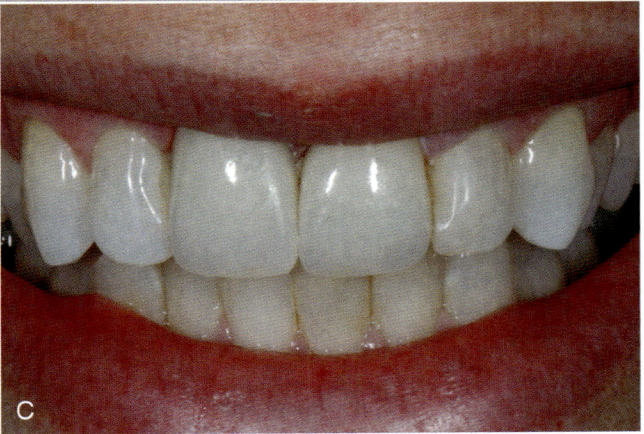

FIGURA 21-51. **A,** Dois incisivos centrais, uma coroa sobreimplante e uma coroa de porcelana sobre dente que foram convertidas da forma ovoide para a forma de dentes quadrados. **B,** A coroa sobre implante (*à esquerda*) e a coroa do dente (*à direita*) têm formato quadrado. **C,** A sombra, o valor, o matiz e o contorno das coroas adjacentes estão mais no controle do dentista quando são restaurados juntos.

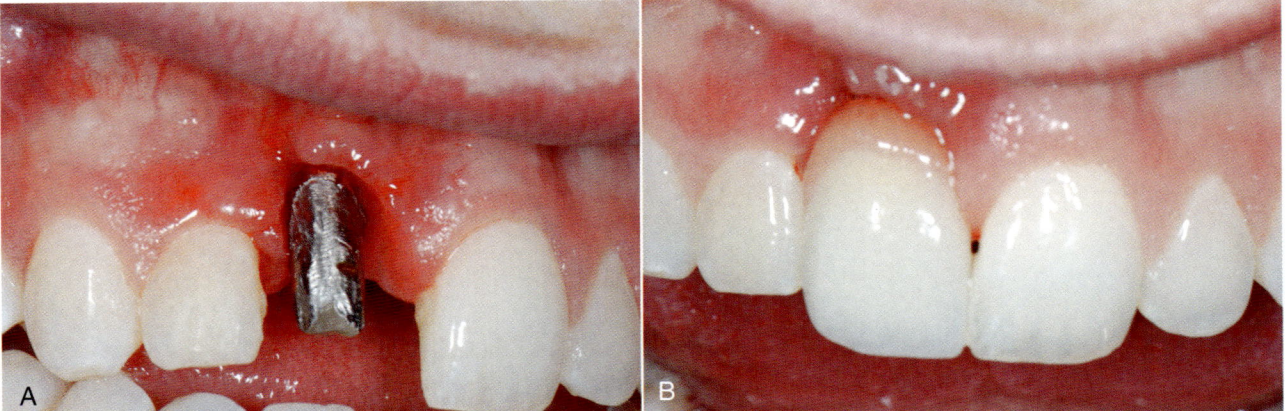

FIGURA 21-52. **A,** O pilar de um implante com o arcabouço do tecido mole comprometido. **B,** A porcelana rosa adicionada à coroa do implante é uma tentativa de substituir a falta cervical de tecido mole ao redor do implante do incisivo lateral superior esquerdo.

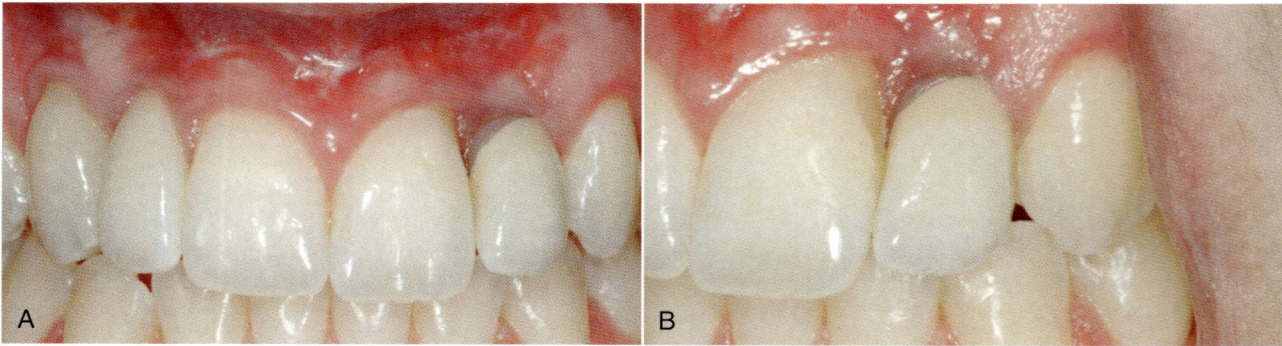

FIGURA 21-53. **A,** Um pilar individualizado com porcelana rosa abaixo da margem da coroa é usado para substituir a ausência de tecido mole. **B,** A restauração de compósito no incisivo central adjacente e a falta de osso interproximal comprometeram a cobertura de tecido mole na região. Um pilar personalizado com porcelana rosa tenta melhorar o resultado estético.

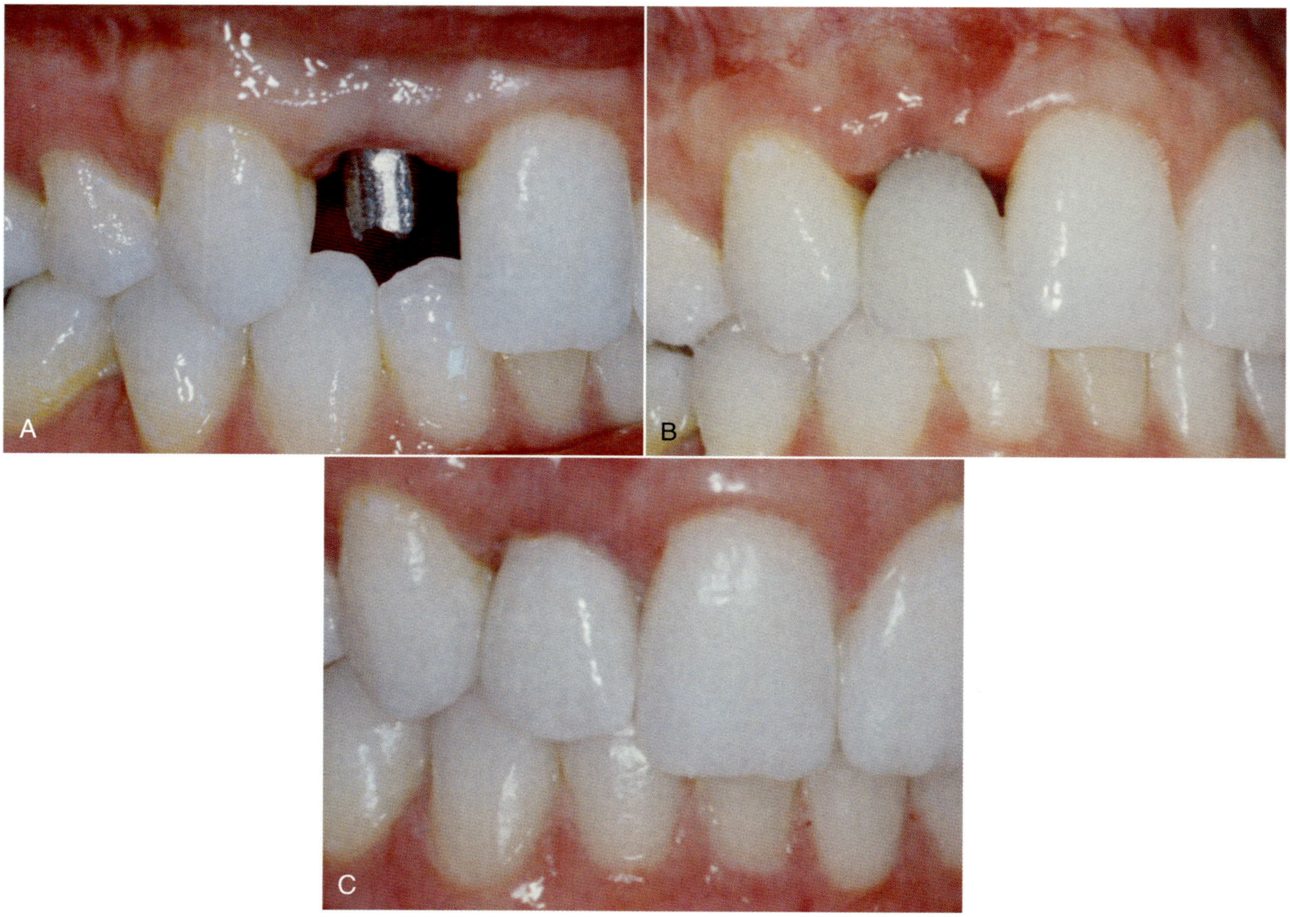

FIGURA 21-54. **A,** Um implante do incisivo lateral superior direito e seu pilar. **B,** As regiões interproximais apresentam, segundo Jemt, papilas interdentais tipo 2. **C,** Após dois anos, as papilas preencheram o espaço interproximal mesial e distal, e a papila distal também está melhorada.

a região mesial quanto a região distal, as papilas foram classificadas como tipo 2. Após dois anos, 80% das papilas eram de classificação tipo 3. Mais importante ainda, nesse estudo, quando da instalação das coroas, metade das papilas era da classe 0 ou 1. Dois anos mais tarde, menos de 10% eram de classe 0 ou 1, sendo a maior parte de classe 3 (Fig. 21-54).

Alguns dentistas preferem deixar o paciente com a coroa provisória durante um a dois anos para tirar vantagem dessa melhoria dos tecidos moles antes da construção da coroa final. A desvantagem dessa técnica é que o paciente estará olhando para esta região específica por dois anos. Ao contrário, esta técnica pode ser utilizada para desviar a atenção do paciente da falta de tecido interdental na área interproximal. Se o paciente percebe essa deficiência no momento da entrega da coroa, é dito a ele ou a ela que ocorrerá uma evolução em dois anos. Na maioria das vezes o paciente esquece essa deficiência durante esse tempo.

Deve-se entender que a falta da papila interdental não significa que a restauração falhou, e que frequentemente existem espaços interproximais entre os dentes naturais saudáveis. Num estudo realizado por Tarnow et al., a falta de papila preenchendo o espaço interdental é uma observação comum.[54] Cerca de 90% da distância entre a parte inferior do ponto de contato interproximal da coroa e o nível do osso alveolar na dentição natural foi de 5, 6 ou 7 mm. Oitenta por cento das vezes foi de 6 mm ou mais (Fig. 21-55). Quando a distância era maior do que 5 mm foi encontrado um espaço interproximal entre os dentes de 40, 75 e 80%, respectivamente (Fig. 21-56). Assim, essa condição ocorre com frequência com dentes naturais (Fig. 21-57).

Confecção da Prótese

O paciente, na maioria das vezes, vai ao dentista para a primeira consulta protética com um cicatrizador de perfil baixo adaptado sobre o implante. Nesse encontro preliminar, o protesista deve verificar se a instalação do implante está dentro dos padrões aceitáveis, rígido (sem mobilidade) e se está rodeado por tecido mole maduro e queratinizado (Fig. 21-58). A profundidade de sondagem ao redor do implante deve ser inferior a 4 mm, e a crista óssea, no exame radiográfico, deve estar no intervalo de 1,5 mm da união pilar-implante.

O dentista avalia o contorno dos dentes adjacentes e o plano oclusal, e os corrige quando necessário. Na maioria das vezes o dente natural antagonista está extruído, e o plano oclusal (especialmente as pontas das cúspides) deve ser submetido a uma ameloplastia para corrigir a curva do plano oclusal e seus contatos. Os contatos interproximais adjacentes frequentemente devem ser reconstruídos, especialmente quando o dente adjacente se inclinou em direção ao local edentado. Caso contrário, surgirá um grande espaço interproximal triangular após a entrega da coroa sobre implante, resultando em acúmulo de alimentos e do biofilme bacteriano. O dentista deve avaliar a oclusão do paciente. Durante essa consulta o protesista também pode identificar todas as chaves e os componentes protéticos necessários para a realização do trabalho na próxima consulta. Uma infinidade de modelos de pilares está disponível para cada sistema de implantes. Quando há disponibilidade de tempo, o dentista pode efetuar a moldagem do antagonista e determinar a futura cor da porcelana.

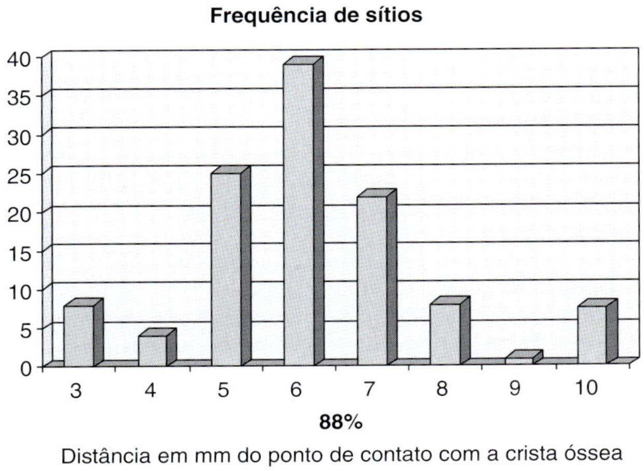

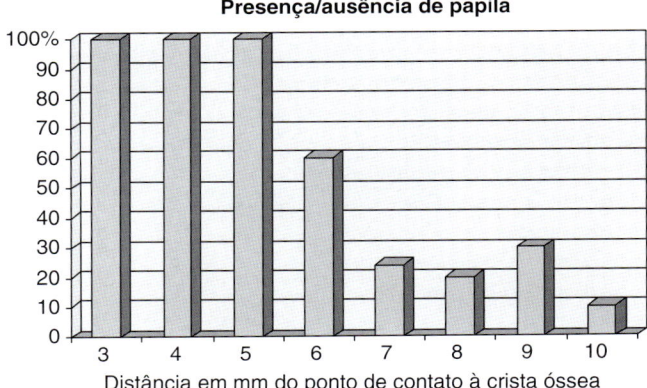

FIGURA 21-55. Tarnow et al. Mediram a distância da parte inferior do ponto de contato interproximal ao nível da crista óssea alveolar em dentes naturais. Medidas de 5, 6 ou 7 mm estavam presentes em 88% das vezes.[54]

FIGURA 21-56. Quando a distância do contato interproximal à crista óssea alveolar for de 6, 7 ou 8 mm, a papila não preenche o espaço interdental em 40, 75, 80%, respectivamente.[54]

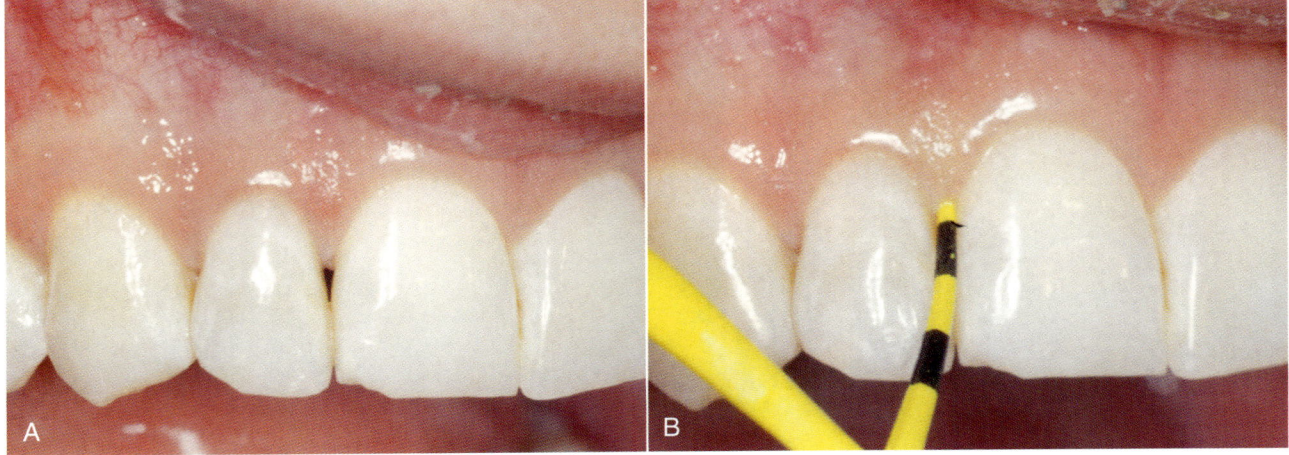

FIGURA 21-57. **A,** Um paciente com dentição natural e um espaço interproximal na mesial da coroa do incisivo lateral. **B,** A sondagem óssea até a parte inferior do contato interproximal é de 3 mm. Este dente de forma triangular está saudável, mas há um espaço negro triangular presente.

Nessa consulta o protesista deve decidir se a restauração será construída com uma abordagem direta ou uma técnica indireta. Na técnica direta a construção da coroa sobre o implante é similar à de um dente com um núcleo endodôntico pré-fabricado. A técnica indireta usa um análogo do implante, e no laboratório prepara-se o pilar construindo a coroa diretamente sobre este. Uma moldeira fechada com um transferente de moldagem indireta ou uma moldeira aberta com um transferente de moldagem direta também pode ser utilizada para a técnica indireta (assistida pelo laboratório) (Fig. 21-59).

Técnica Restauradora Direta

A próxima consulta protética é a chave para a prática restauradora, e representa o principal tempo de produção para o processo. Para um dentista experiente, esse procedimento também pode ser realizado na primeira consulta de avaliação. Em áreas não estéticas, um padrão de minipilares (mais largo do que a plataforma do implante) é a primeira escolha. As áreas com requisito estético ou de contorno específico podem exigir a construção de um pilar personalizado. Neste caso, o dentista não deve selecionar o método direto. Em vez disso, o dentista deve obter uma moldagem da plataforma do implante para a confecção do pilar e da coroa no laboratório com o método da técnica indireta.

O dentista remove o cicatrizador, geralmente com uma chave hexagonal de 0,50 polegada e normalmente sem anestesia. Então insere um minipilar de engate antirrotational na plataforma do implante, imediatamente após a remoção do cicatrizador (Fig. 21-60, *A*). Caso contrário, as fibras circulares do tecido conjuntivo podem entrar em colapso ao redor da plataforma do implante, e para restaurá-las o dentista necessita excisar esse tecido com um perfurador circular de tecido ou um bisturi, ou com uma broca diamantada de alta rotação ao longo do topo do implante. Esse procedimento requer anestesia e prolonga todo o processo, e além disso o sangramento gengival pode complicar a moldagem do pilar.

Após o engate do pilar antirrotational com o parafuso introduzido inicialmente, o pilar deve caber dentro dos contornos da futura coroa. Se a plataforma do implante estiver inclinada mais do que 15 graus em relação ao plano de oclusão, o pilar poderá estar inclinado para além do contorno da coroa final. Assim, o dentista deve selecionar um pilar pré-angulado de 15, 20 ou 30 graus (disponível na maioria dos fabricantes) para corrigir a inclinação do implante. Uma radiografia periapical *bitewing* confirma o assentamento adequado dos componentes (Fig. 21-60, *B*). Às vezes, o pilar não engata corretamente no hexágono ou capturou tecido mole na interface, e é necessário que o encaixe seja confirmado radiograficamente.

Após confirmada a correta posição do pilar, o dentista utiliza uma chave de torque para apertar o parafuso. O torque mais comum aplicado ao parafuso é de 30 N-cm, dependendo do desenho do parafuso, e representa de 50 a 75% do módulo de elasticidade do material. O dentista utiliza uma pinça hemostática para fixar o pilar durante o torque para reduzir as forças aplicadas à crista óssea em torno da plataforma do implante. Isto é especialmente importante na qualidade óssea D4. O dentista então solta o parafuso do pilar e o aperta novamente com 30 N-cm. Isso aumenta um pouco a elasticidade da rosca e reduz o afrouxamento do parafuso.

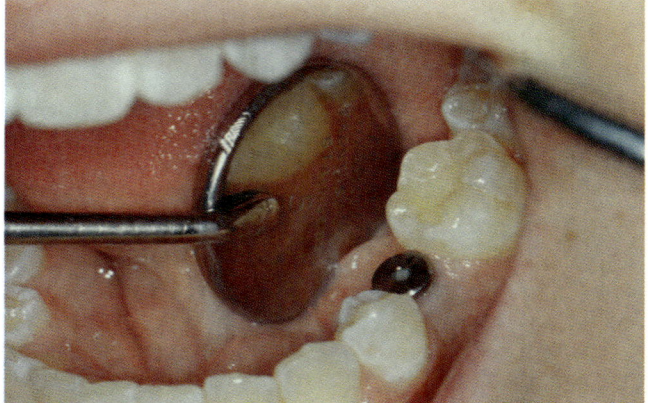

FIGURA 21-58. O sítio de um segundo pré-molar mandibular com uma extensão de cicatrização permucosa em posição. O implante está rígido, tem tecido estático circundante adequado e está dentro dos contornos da restauração final.

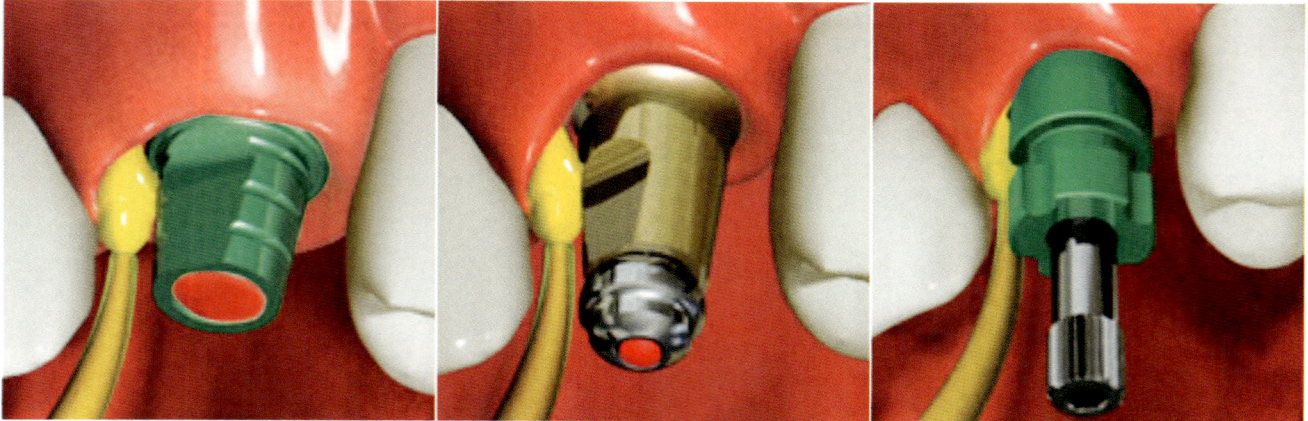

Direta   Moldeira fechada indireta   Moldeira aberta indireta

FIGURA 21-59. Há três opções para a restauração de uma prótese: (1) a técnica restauradora direta, que usa um pilar pré-fabricado (*à esquerda*); (2) um procedimento com moldeira fechada indireta, que usa um *transfer* de moldagem indireta (*meio*); e (3) uma técnica de moldeira aberta indireta, que utiliza um *transfer* de moldagem direta (*direita*).

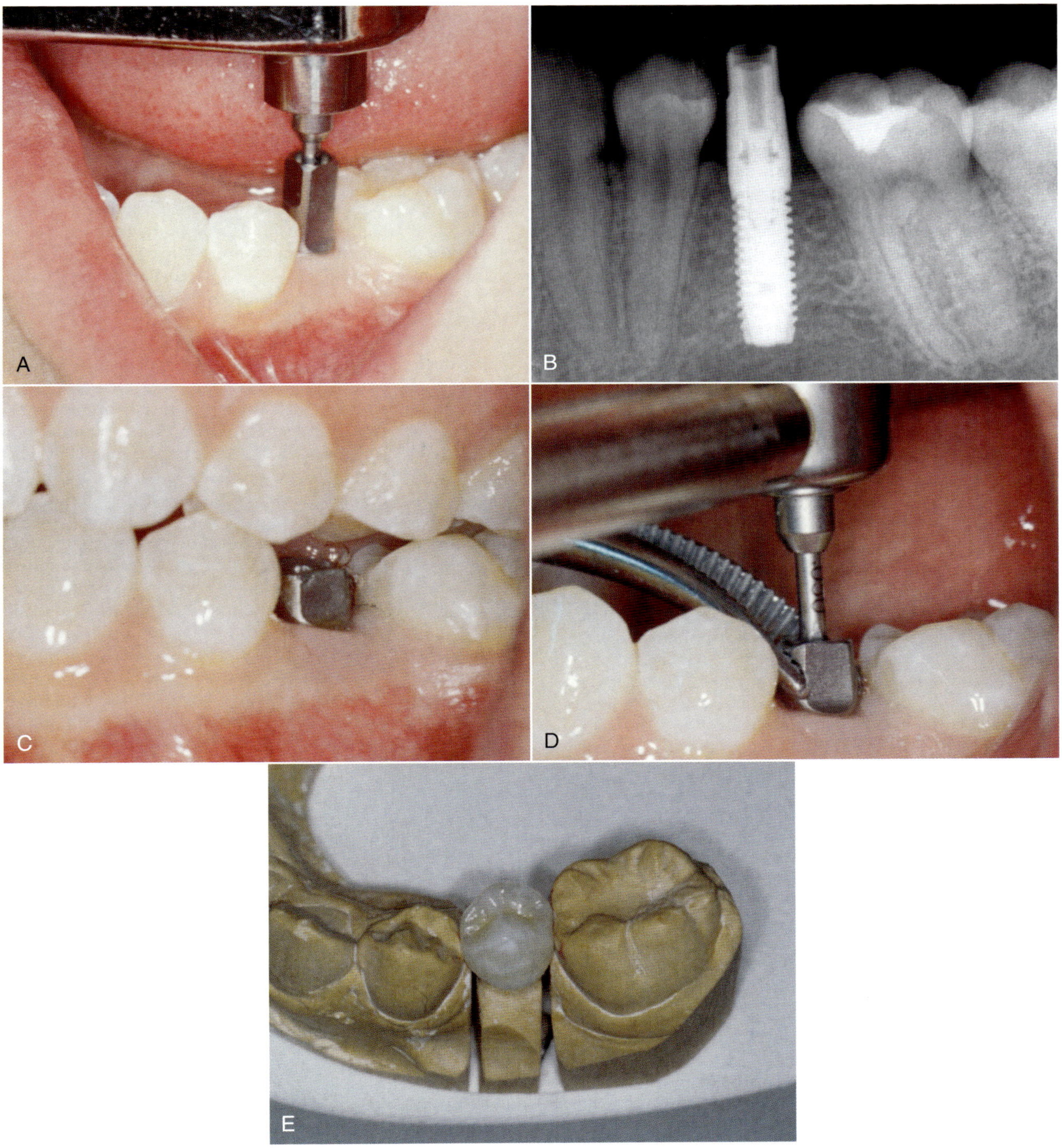

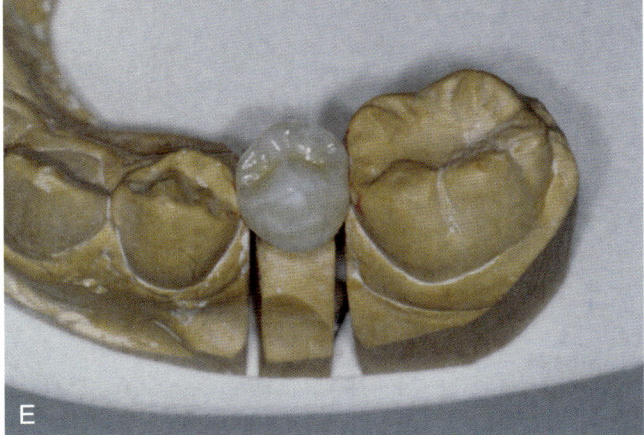

FIGURA 21-60. **A,** Um minipilar para prótese cimentada está posicionado sobre o hexágono antirrotacional da plataforma do implante. O pilar deve estar dentro do contorno da restauração e dentro de no máximo 15 graus do plano oclusal. **B,** O pilar está completamente encaixado na plataforma. A radiografia periapical é usada para confirmar a adaptação. **C,** O pilar do implante do pré-molar tem 4 mm de altura acima do tecido mole. Por isso, uma margem subgengival está indicada. **D,** Uma chave de torque 30-N-cm é utilizada novamente para apertar o parafuso do pilar e coloca uma força de cisalhamento sobre o implante, de modo que um contratorque é usado com uma pinça hemostática. **E,** A coroa do implante é feita em um modelo de gesso, semelhante a uma coroa de um dente natural, mas com a fossa central mais larga, diretamente sobre o pilar do implante para o contato oclusal primário.

O dentista usa uma caneta de alta rotação com bastante irrigação e uma broca nova de corte transversal (p. ex., #702 e #703) para preparar a altura do pilar para a prótese cimentada. Deverá haver 2 mm de espaço oclusal para as coroas com envolvimento estético. O material é selecionado antes do preparo do pilar, pois irá definir a quantidade de desgaste necessário da altura desse pilar (somente oclusais metálicas precisam de 1 mm de espaço oclusal).

O pilar é então preparado em forma de cone, determinando o plano de inserção. A linha do término pode ser em chanfro ou linha zero. O pilar pode precisar ser preparado com um chanfro se menos de 1,5 mm de espaço estiver presente entre os pilares (naturais ou implantes). Quando dois implantes restauram um molar, a região interimplantar dos pilares de suporte pode requerer um preparo de chanfro para aumentar o espaço entre eles e garantir contorno interproximal e acesso adequado para higiene. Alguns pilares são usinados com uma linha de término individualizada. Nesses casos, o dentista avalia a posição da linha do término construído e pode modificá-la conforme necessário.

Pelo menos de um lado do pilar (normalmente a vestibular) deve haver um contorno plano (em vez de arredondado). Além disso, na vestibular ou lingual (ou ambos) é geralmente preparada uma ranhura no pilar, onde a coroa será adaptada. Dessa forma, as forças compressivas aplicadas na coroa resistirão às forças de cisalhamento contra a rotação, melhorando a vedação pelo cimento.

As margens da coroa final nas regiões posteriores, fora da zona estética, estão mais frequentemente posicionadas no mesmo nível gengival ou supragengival, se a retenção para a coroa for adequada. Se a região cervical do implante não está na zona estética, o término no nível ou supragengivalmente permite uma moldagem mais fácil e uma melhor higienização diária. No entanto, o pilar deve ter pelo menos 5 mm de altura para assegurar a retenção adequada da coroa final. Quando o pilar do implante está 4 mm acima do tecido uma margem subgengival de 1 mm está indicada (Fig. 21-60, C). Se a coroa do implante está na zona estética, uma margem subgengival também está indicada nas regiões vestibular e interproximal. Em regiões estéticas ou nos casos de espaços interarcos limitados, o dentista deve realizar uma margem subgengival para compensar a redução da altura dos pilares. Finalmente, antes de preparar a margem subgengival, o dentista insere um fio retrator no sulco. Este procedimento no implante é mais fácil do que em um dente natural, porque não há fibras do tecido conjuntivo inseridas no pilar do implante.

Uma chave de torque de 30 N-cm e uma pinça hemostática para o contratorque são usadas novamente, após o preparo da coroa, no parafuso do pilar (Fig. 21-60, D). Isso confirma que o parafuso do pilar não irá vibrar solto durante o preparo da coroa. Além disso, o tempo de preparo do pilar permite alguma tensão no parafuso, e uma conferência de torque é necessária.

Depois do segundo procedimento de aperto do parafuso, o orifício de acesso ao parafuso do pilar é obturado com um material de preenchimento usado nos acessos endodônticos (p. ex., Cavit, compósito ou resina). Antes da obturação, uma bolinha de algodão é colocada sobre a cabeça do parafuso do pilar. Se os materiais de obturação preencherem a fenda do parafuso será difícil reapertá-lo, se algum dia ele ficar solto.

Todos os ângulos do preparo devem ser arredondados (suaves), especialmente na oclusal. Um troquel de gesso irá representar o pilar no laboratório, e quaisquer arestas vivas podem resultar em quebra ou lascamento do gesso do modelo, e isso fará com que o casquete não assente completamente na boca.

O dentista faz a moldagem definitiva do pilar do implante com um material elástico, junto com um registro de mordida e a moldagem do arco antagonista. Os materiais das coroas são selecionados. O dentista constrói uma restauração provisória na zona estética, totalmente fora de oclusão, para reduzir o risco de sobrecarga precoce da crista óssea. Na qualidade óssea satisfatória (D1 e D2) e em regiões fora da zona estética a coroa provisória não é necessária, a menos que o pilar fique afiado ou gere incômodo para a língua. O dentista dispensa o paciente até a próxima consulta.

Procedimento de Laboratório

O laboratório verte gesso no molde e monta o modelo do arco antagonista com o registro de mordida. Devemos notar que o pilar é representado por um modelo de gesso. Esse modelo pode se fraturar quando removido da moldagem, porque possui somente de 4 a 5 mm de diâmetro. Para diminuir o risco de fratura, o gesso é deixado em repouso por mais de um dia antes de ser separado da moldagem. Este longo período de tempo aumenta a resistência do modelo de gesso.

A coroa final é construída com uma fossa central ampla e mais plana do que de costume, sobre a parte superior do pilar do implante, para o contato oclusal primário (Fig. 21-60, E). Quando a porcelana é usada na superfície oclusal, o *coping* de metal se prolonga para as bordas marginais para assegurar que não ocorra fratura da porcelana que não está suportada sobre essas bordas marginais de metal (Fig. 21-61). Os contatos vestibulares da coroa mandibular e os palatinos na maxila muitas vezes são reduzidos para diminuir cargas no implante durante a oclusão.

Existe um risco maior de afrouxamento do parafuso do pilar nas regiões posteriores da boca em alguns sistemas de implantes, especialmente nos pacientes com bruxismo moderado a grave. Quando essas condições estão presentes, um orifício de acesso oclusal é preparado na coroa cimentada como uma medida preventiva. Este é um orifício de acesso para o parafuso do pilar, e não para o parafuso de *coping* de uma prótese aparafusada. O parafuso do pilar é maior em diâmetro do que o parafuso do *coping e*, por conseguinte, mais forte. O parafuso do pilar é também geralmente mais longo e, portanto, mais retentivo. Assim, o afrouxamento do parafuso do pilar ocorre menos do que o afrouxamento do parafuso da prótese.

A coroa é cimentada sobre o pilar de retenção, e não aparafusada. No entanto, se ocorrer afrouxamento do parafuso do pilar, o dentista pode usar o buraco de acesso oclusal para reapertá-lo. O orifício de acesso oclusal para o parafuso do pilar apenas necessita ter o diâmetro da chave de fenda (normalmente 2 mm). O orifício deve estar rodeado por um eixo de metal para minimizar o risco de fratura da porcelana quando selecionada como material de oclusão (Fig. 21-62). A bolinha de algodão e a resina composta irão obturar o orifício de acesso após a cimentação da coroa. Contatos oclusais primários são dirigidos no longo eixo do implante, que se estende até 3 mm em torno da abertura do acesso central.

Entrega da Coroa Definitiva

A coroa posterior unitária é entregue na consulta protética seguinte. O dentista adapta a coroa, avalia os contatos interproximais com fio dental e confirma a integridade marginal. Primeiro se faz um ajuste oclusal, semelhante ao de um dente natural, com uma força de mordida leve, reduzindo ou eliminando qualquer contato fora do eixo oclusal. A força da mordida pesada, em seguida, é usada para avaliar a oclusão final[63,64] (Fig. 21-63).

A coroa definitiva geralmente é cimentada com um cimento radiopaco mais forte do que os cimentos temporários de óxido de zinco, mas não tão forte como um cimento definitivo (ou seja, o cimento de policarboxilato). Esse cimento permite que a coroa seja removida, caso ocorra fratura da porcelana ou afrouxamento do parafuso do pilar. O dentista deve informar ao paciente que, de vez em quando, esse cimento não reterá a restauração de forma adequada, mas, ao contrário dos dentes naturais, não causará cárie ou sensibilidade se a coroa se tornar frouxa. Se a coroa se soltar no

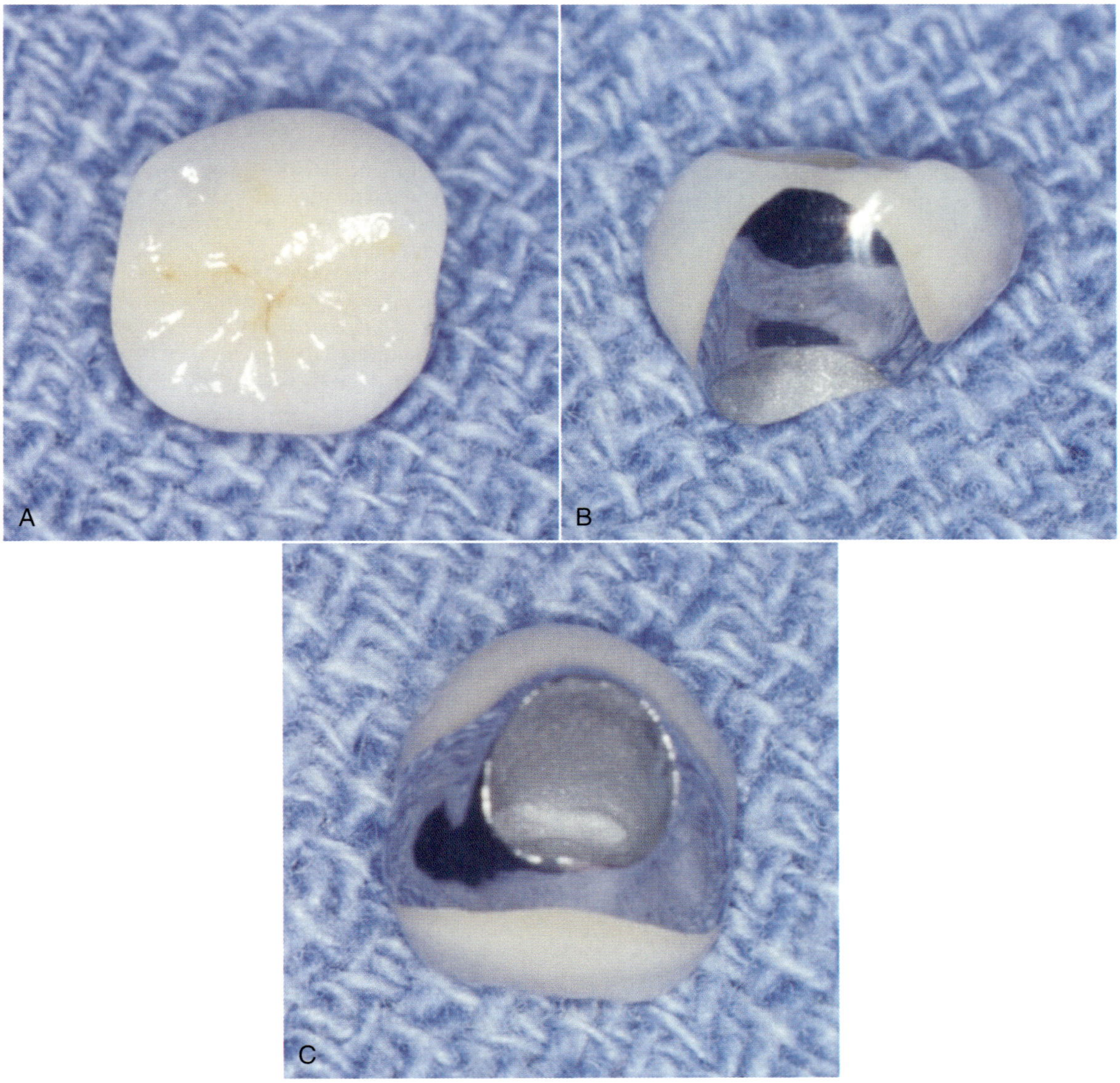

FIGURA 21-61. **A,** Uma coroa metalocerâmica sobre implante. **B,** O *coping* de metal é estendido para as cristas marginais para reduzir a carga de cisalhamento nas cristas marginais em porcelana. **C,** As bordas marginais são suportadas pela estrutura metálica para diminuir a fratura da porcelana.

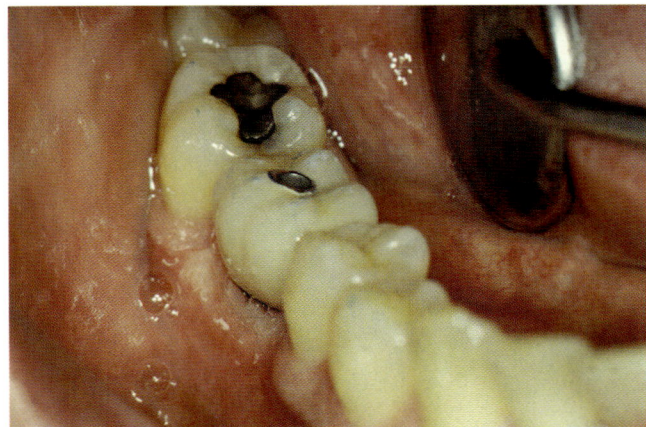

FIGURA 21-62. Um orifício de acesso ao parafuso do pilar, cercado por metal para reduzir a fratura de porcelana, é utilizado quando há aumento do risco de afrouxamento do parafuso.

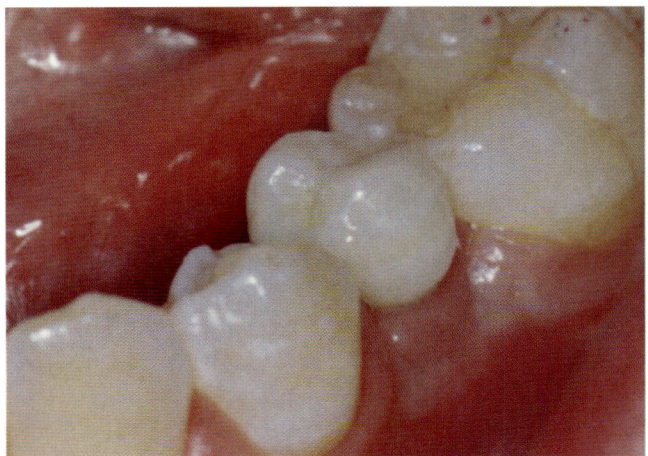

FIGURA 21-63. A coroa definitiva posterior mandibular tem um contorno vestibular reduzido por não estar na zona estética. Isso ajuda a melhorar a higiene e diminui a sobrecarga na cúspide vestibular.

primeiro ano, o dentista pode utilizar um cimento mais resistente (*i.e.*, fosfato de zinco).

Construção da Coroa na Técnica Indireta

O dentista pode optar por uma coroa com a técnica indireta. Na primeira consulta o protesista remove o cicatrizador e instala o pilar, e após realiza uma moldagem com um *coping* de transferência (Fig. 21-64). A moldagem de transferência não possui um travamento hexagonal e não deve ser utilizada para um implante unitário. A transferência da característica antirrotacional do hexágono requer a utilização de duas peças, de modo semelhante ao uso de um minipilar. A técnica de moldeira aberta permite que a moldeira possa ser removida depois que o parafuso de fixação do transferente seja desrosqueado do implante. Na técnica de moldeira aberta, um *pino* de moldagem de duas peças é adaptado e fixado por um parafuso transferência. Esse parafuso se estende vários milímetros acima da borda do *pino* de transferência e atravessa a parte superior da moldeira (daí o nome de técnica da moldeira "aberta"). A moldeira é fabricada pelo laboratório sobre uma moldagem preliminar ou pode ser usada uma moldeira de estoque plástica modificada pelo dentista.

A maior parte das empresas proporciona um transferente de duas peças que se conecta ao dispositivo antirrotacional do implante para uso com a técnica de moldeira fechada. O transferente de moldagem é inserido no implante e adaptado ao dispositivo antirrotacional (Fig. 21-65, *A*). O orifício para a chave de aperto do transferente na técnica indireta (com moldeira fechada) é obturado com material usado para vedar acessos endodônticos (p. ex., Cavit, Fermet) (Fig. 21-65, *B*). Isso evita que o material de moldagem entre nesse orifício, o que resultaria em uma característica positiva dessa moldagem. Se isso ocorrer, o *pino* de moldagem não pode ser adaptado completamente quando reintroduzido na moldagem. A moldagem final de todo arco é feita com uma moldeira fechada no local do implante e dentes remanescentes. Então, o dentista remove o transferente de moldagem indireta e o substitui por um cicatrizador no corpo do implante. Também obtém uma moldagem do arco oposto e o registro de mordida.

Procedimentos de Laboratório

O técnico de laboratório insere um análogo do implante no pino de moldagem e reinsere esse conjunto na moldagem (Fig. 21-65, *C* e *D*). Um modelo com gengiva artificial pode ser feito para indicar o contorno gengival existente (Fig. 21-65, *E*). Depois de o gesso ter tomado presa, o técnico de laboratório remove o transferente de moldagem do análogo do implante e coloca sobre esse análogo um pilar de duas peças (Fig. 21-66). O registro de mordida ajuda a montar o modelo do arco antagonista.

O pilar, então, será preparado de acordo com a altura, o formato cônico e o acabamento dos ângulos com a localização da coroa. Uma linha ou um ponto é colocado na face vestibular do pilar para ajudar a orientar o dentista na inserção do pilar na boca, na mesma posição (Fig. 21-67).

O técnico de laboratório, em seguida, pode usar o pilar do implante como um modelo dentário para a confecção da coroa. Uma precisa adaptação marginal do *coping* definitivo pode ser obtida como resultado (Fig. 21-68), e os contatos oclusais e o contorno da coroa final a partir do modelo de trabalho finalizam o processo (Fig. 21-69).

Entrega da Coroa Definitiva

A entrega da coroa unitária posterior definitiva também depende da adaptação do pilar preparado em laboratório para a retenção da prótese cimentada (Fig. 21-70). A coroa é adaptada para confirmar se a posição rotacional está correta. Uma radiografia é usada para confirmar a adaptação total do pilar sobre a plataforma do implante e sua característica antirrotacional. Após a confirmação radiográfica de que o pilar e a coroa estão em local apropriado, a utilização da chave de aperto sobre o pilar e o ajuste oclusal na coroa são realizados de forma semelhante aos procedimentos de construção diretada da coroa (Fig. 21-70, *C*; Tabela 21-1).

Coroas Posteriores sobre Implantes

Idealmente, o implantodontista deve instalar o implante perpendicularmente ao plano oclusal, enquanto o protesista, em seguida, pode colocar, se necessário, a coroa do implante angulada. O emprego de métodos de análise de elementos finitos fotoelásticos e tridimensionais confirmou que maiores tensões na crista óssea são observadas após forças oblíquas.[63,64,71,72] Se uma carga oclusal é aplicada a um implante angulado ou uma carga oblíqua (p. ex., um contato prematuro na cúspide angular) é aplicada sobre um implante que está perpendicular ao plano de oclusão, os estresses resultantes são semelhantes (Fig. 21-71). O risco biomecânico é aumentado para o próprio sistema do implante (p. ex., o pilar e a interface implante/osso).

Forças oblíquas podem aumentar a carga de cisalhamento, diminuindo a resistência óssea, e podem também aumentar o cisalhamento para os componentes do implante, para o osso e para os parafusos dos pilares. Assim, um implante angulado ou uma carga oblíqua na coroa do implante aumenta a quantidade de tensão sobre o sistema

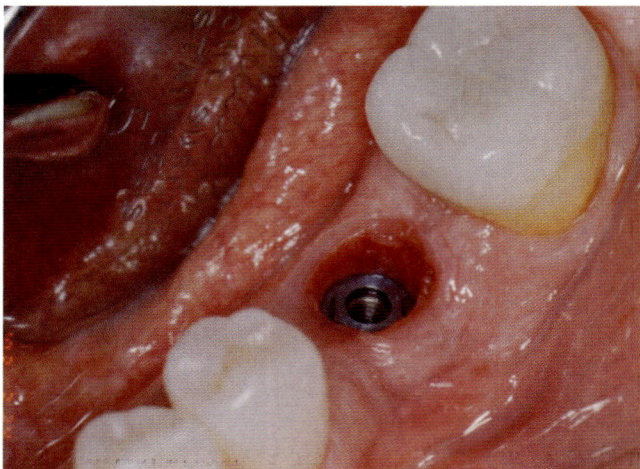

FIGURA 21-64. O cicatrizador é removido do implante de um primeiro molar inferior para ser restaurado através da técnica de coroa indireta.

TABELA 21-1
Comparação da Técnica Direta *versus* Indireta

	Direta	Indireta
Tempo de cadeira	Mais	Menos
Custo do laboratório	Menos	Mais
Componentes	Menos	Maior número
Passos	Menos	Mais
Finalização	Intraoral	Laboratório
Moldagem	Tradicional	Transferente
Provisório	Opcional	Nenhum
Carga progressiva	Uso provisório	Não
Radiografias	Sim	Sim
Pilar personalizado	Não	Sim

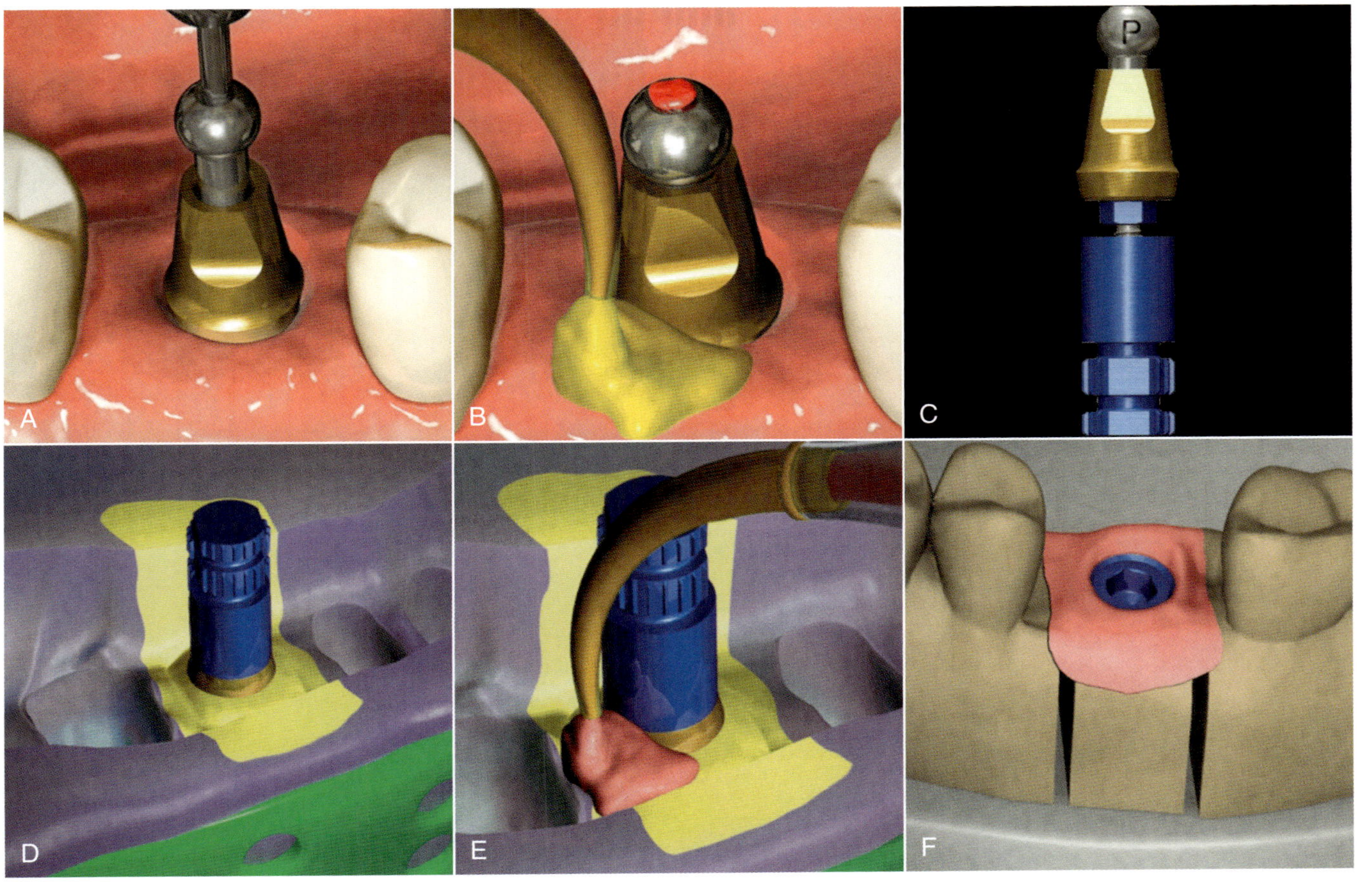

FIGURA 21-65. **A,** Um transferente de moldagem indireta (moldeira fechada) é inserido na plataforma do implante e adaptado no dispositivo antirrotacional. **B,** O orifício para chave de fenda no transferente de moldagem indireta é obturado, e é realizada uma moldagem final de todo o arco. **C,** O laboratório adapta o transferente de moldagem em um análogo do implante. **D,** O conjunto transferente e o análogo do implante são reinseridos no molde exatamente no local do implante. **E,** Um modelo de gengiva artificial é construído com um material macio, flexível, vertido em torno da cervical do análogo do implante. **F,** A gengiva artificial com a plataforma do análogo do implante.

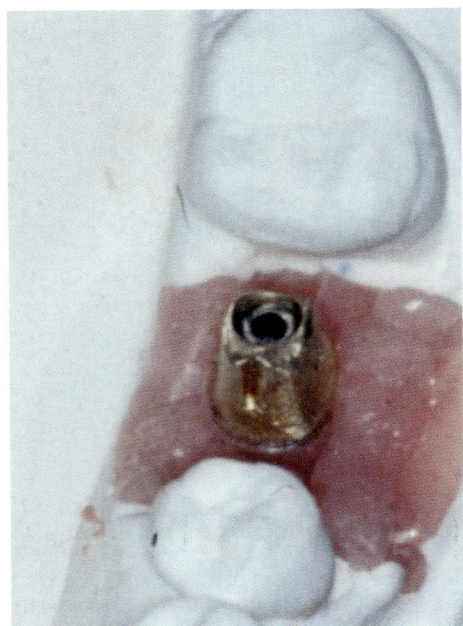

FIGURA 21-66. O pilar é aparafusado no análogo do implante e pode ser preparado para receber a coroa.

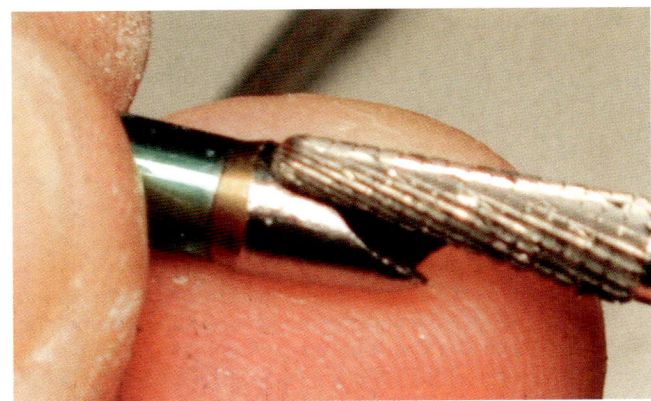

FIGURA 21-67. O pilar é preparado pelo técnico de laboratório, incluindo a posição da linha do término de coroa.

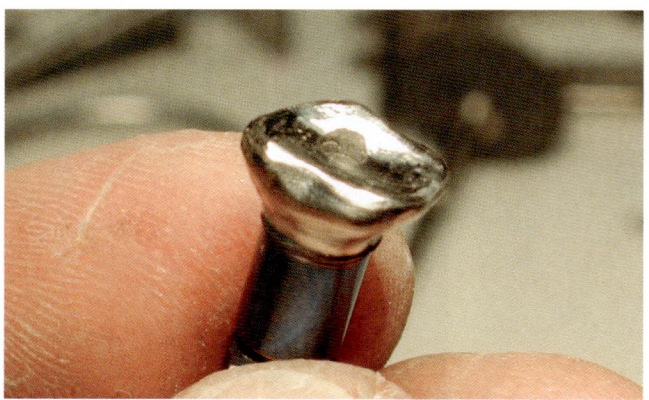

FIGURA 21-68. A margem da coroa definitiva é construída sobre o pilar do implante.

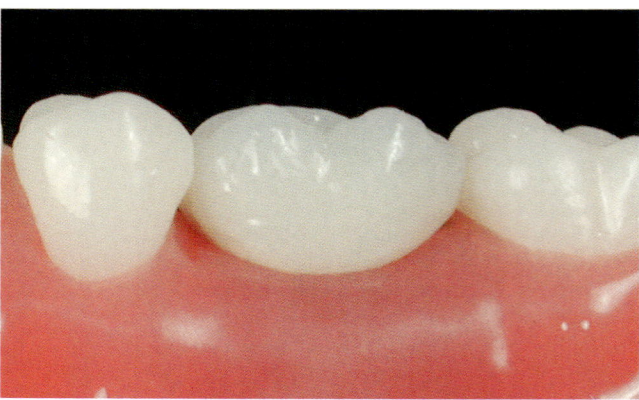

FIGURA 21-69. A coroa definitiva é construída no modelo de trabalho.

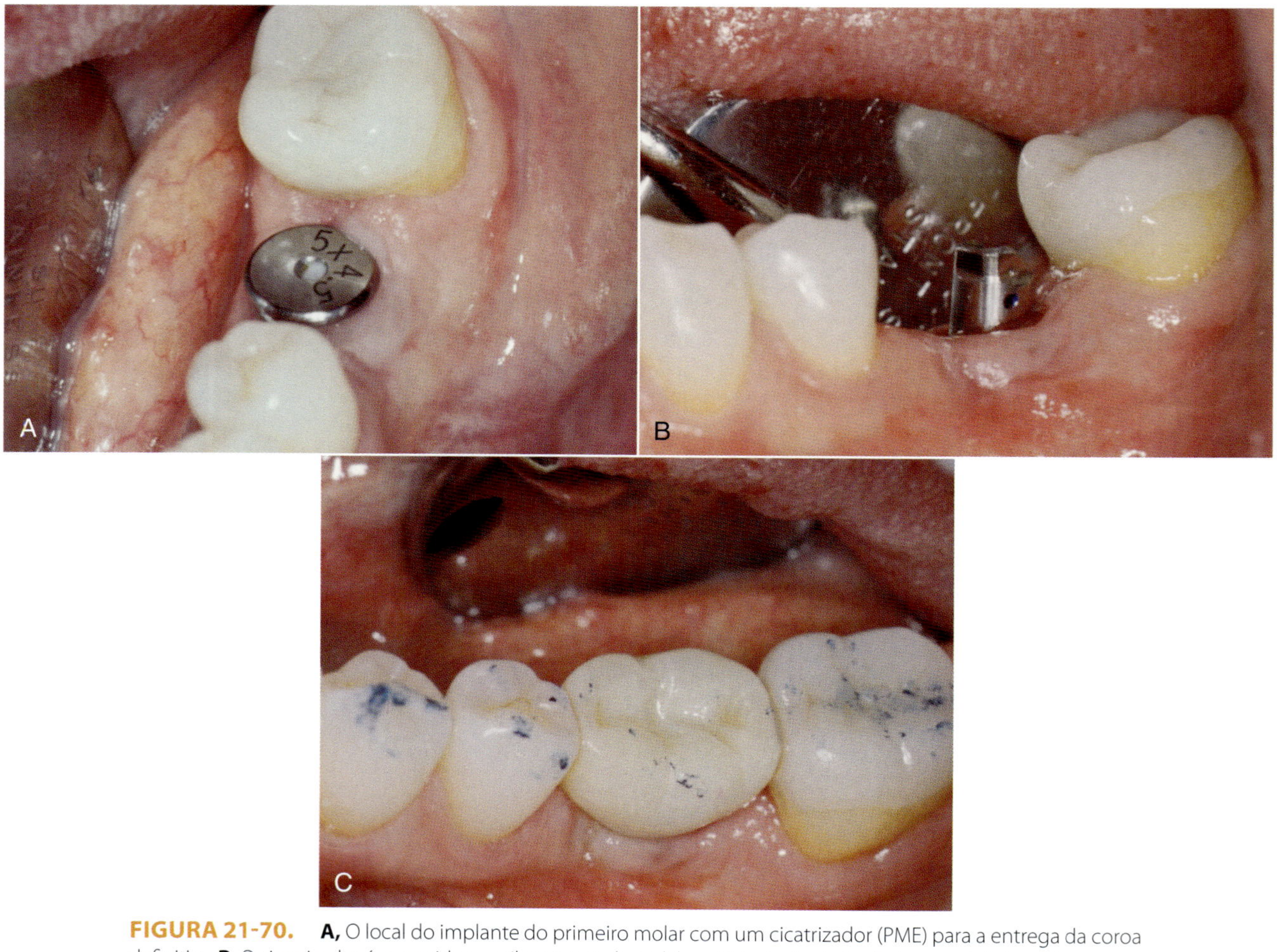

FIGURA 21-70. **A,** O local do implante do primeiro molar com um cicatrizador (PME) para a entrega da coroa definitiva. **B,** O cicatrizador é removido e o pilar preparado no laboratório é adaptado. **C,** A coroa definitiva é entregue usando a técnica indireta (laboratório-assistida).

do implante; transforma a maior porcentagem dessa força em força de cisalhamento; reduz o osso, fratura a porcelana e se contrapõe à resistência do cimento. Em contraste, a magnitude das tensões que circundam o sistema de implante é mínima e a força sobre o osso, a porcelana e o cimento é aumentada sobre o longo eixo do corpo do implante. Todos esses fatores tornam obrigatória a redução das forças oblíquas para o sistema de implante.

Ângulo da Cúspide da Coroa Posterior

O ângulo de força para o implante pode ser influenciado pela inclinação da cúspide da coroa do implante, de maneira similar a uma carga angular sobre o corpo de um implante.[63,64] A dentição natural posterior costuma ter inclinação cuspidal íngreme, tanto que cúspides de 30 graus já foram concebidas em dentes artificiais e dentes

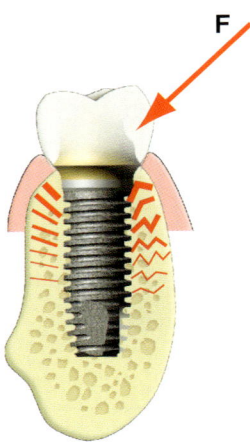

FIGURA 21-71. Uma carga angular para um corpo de implante aumenta as forças de cisalhamento e tração no sistema de implantes.

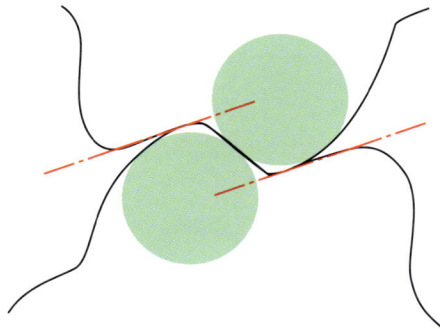

FIGURA 21-73. Para anular uma carga sobre o corpo do implante a partir de uma coroa com ângulos de cúspides são necessários dois ou mais contatos simultâneos.

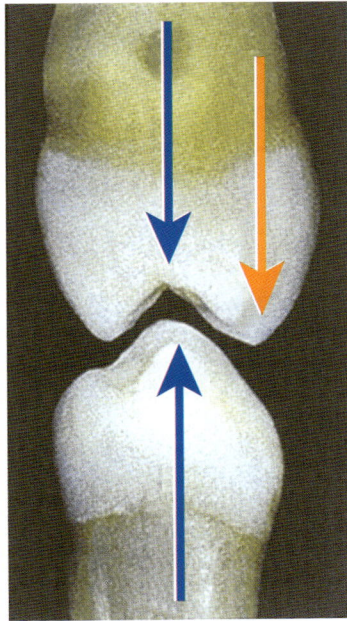

FIGURA 21-72. Um ângulo de cúspide de 30 graus é muitas vezes usado para restaurar uma coroa de implante.

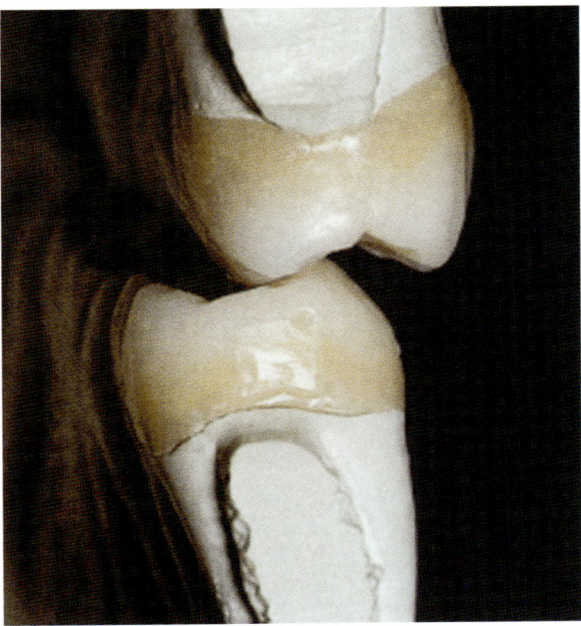

FIGURA 21-74. Um contato oclusal em uma cúspide angular resulta em uma carga angular sobre o sistema do implante.

naturais de coroas protéticas (Fig. 21-72). Os maiores ângulos de cúspides costumam ser considerados mais estéticos e podem até cortar alimentos com maior facilidade e eficiência. No entanto, para negar o efeito negativo do contato de ângulo-limite os dentes opostos precisam ocluir ao mesmo tempo em duas ou mais posições exatas sobre o ângulo ipsilateral das cúspides das coroas (Fig. 21-73). Isso não é possível em um ambiente clínico.

O contato oclusal ao longo de apenas uma das cúspides angulares resulta em uma carga angular no sistema do implante (Fig. 21-74). A magnitude da força é minimizada quando o contato angular oclusal não é um contato prematuro, mas sim uma carga uniforme ao longo de vários dentes ou implantes. No entanto, a carga-limite angular faz aumentar a força de cisalhamento e tração sem qualquer benefício notável. Por isso, nenhuma vantagem é adquirida, mas o risco biomecânico é maior (p. ex., aumenta-se o risco de perda do parafuso do pilar, fratura da porcelana e não permanência da restauração).

O contato oclusal sobre uma coroa implantada, portanto, idealmente deveria ser sobre uma superfície reta perpendicular ao corpo do implante. Esta posição de contato oclusal geralmente é realizada para aumentar a largura da fossa central em 2-3 mm da coroa de um implante posterior. A cúspide oposta é recontornada para ocluir com a fossa central da coroa implantada diretamente sobre o corpo do implante (Fig. 21-75). Em outras palavras, o técnico de laboratório deve identificar o meio do corpo do implante e, em seguida, fazer uma fossa central de 2 a 3 mm de largura sobre a posição paralela às curvas de Wilson e Spee (Fig. 21-76). Os contornos bucal e lingual da coroa podem então ser estabelecidos (redução bucal para a mandíbula e lingual para a maxila posterior). O dente oposto pode exigir recontorno da cúspide oposta para ajudar no direcionamento da força oclusal que deve estar ao longo do eixo do corpo do implante.

Contorno da Coroa do Implante Posterior

O cantiléver bucal ou lingual nas regiões posteriores é chamado de *carga de compensação*, e são aplicados os mesmos princípios de

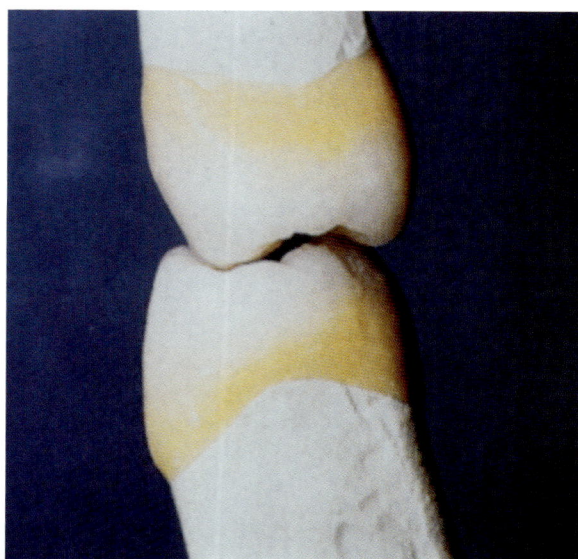

FIGURA 21-75. Uma coroa posterior geralmente tem o alargamento da fossa central posicionado sobre o pilar do implante. Isso direciona o carregamento oclusal ao longo do eixo do corpo do implante.

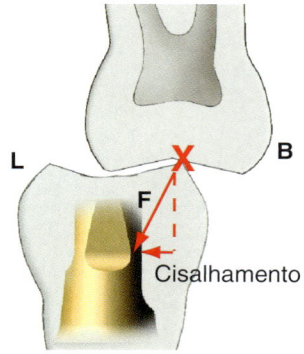

FIGURA 21-77. Um contato oclusal para uma cúspide bucal de uma coroa implantada costuma ser uma carga de compensação sobre o implante, o que aumenta o componente de cisalhamento de uma carga.

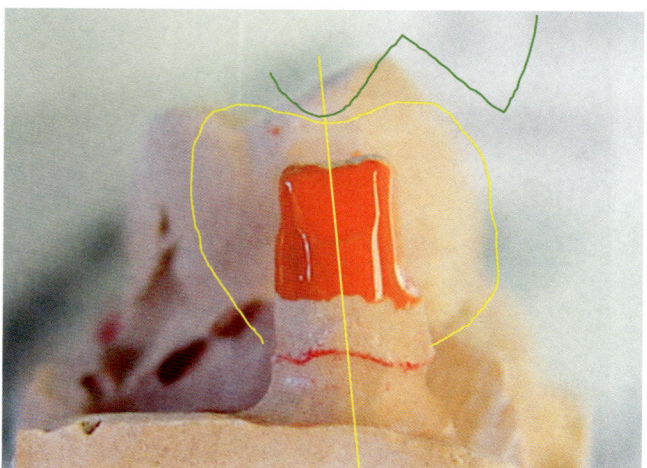

FIGURA 21-76. O técnido de laboratório dental determina a posição do implante relacionada à carga oclusal do implante sobre a coroa.

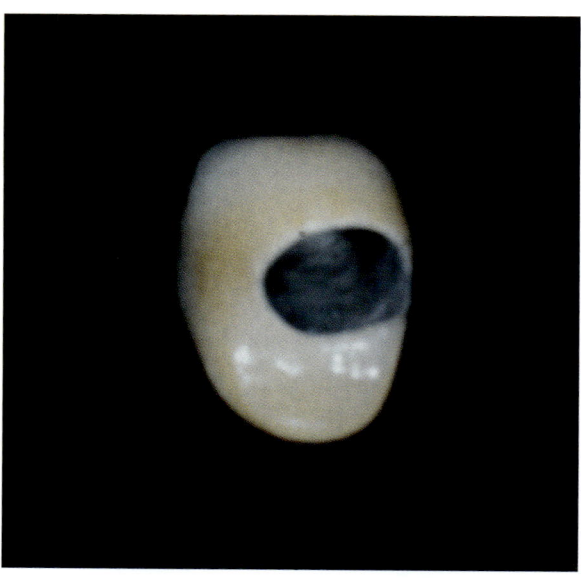

FIGURA 21-78. Um contorno da coroa do implante semelhante ao dente natural costuma resultar em selas vestibulares na região cervical.

magnificação da força com alavancas de primeiea classe. Em outras palavras, quanto maior for a compensação, maior a carga no sistema do implante.[63,64] As cargas de deslocamento podem também ser resultantes do contato oclusal bucal ou lingual e criar uma força momentânea. Essas cargas aumentam as forças de compressão, tração e cisalhamento no sistema de implante (Fig. 21-77).

O técnico de laboratório muitas vezes tenta fabricar uma coroa sobre implante com contornos faciais e linguais oclusais semelhantes aos dos dentes naturais. A coroa de implante posterior deve ter uma largura oclusal reduzida, se comparada com a de um dente natural, quando fora da zona estética. Uma tábua oclusal favorece os contatos compensatórios durante a mastigação ou a parafunção. Quanto mais estreito for o contorno oclusal de uma coroa implantada, mais se reduz o risco de fratura da porcelana.

Um perfil vestibular a um dente natural sobre um implante de pequeno diâmetro (p. ex., um implante de 10 mm *versus* um implante de 4 a 6 mm) resulta em próteses com cantiléver. Esse contorno da coroa em cantiléver é muitas vezes concebido como um pôntico em sela de um PPF (Fig. 21-78). A porcelana vestibular na maioria das vezes não é sustentada por uma subestrutura de metal porque a região gengival da coroa é também de porcelana. Como resultado, em cúspides bucais na coroa mandibular ou em cúspides linguais na coroa maxilar as forças de cisalhamento provocam um maior risco da fratura da porcelana. Esse risco é agravado ainda mais pela maior força de impacto desenvolvida nos pilares de implantes, se comparados com as aplicadas aos dentes naturais.

A extensão do contorno da coroa não só aumenta as cargas de compensação, mas também resulta frequentemente em selas ou extensões de porcelana na margem gengival vestibular do pilar do implante. Como resultado, os cuidados diários de higiene na região sulcular do implante são prejudicados pelo *desenho* do contorno da coroa. O fio dental ou a sonda pode chegar ao colo da coroa sobre implante para a MGL, mas não pode entrar no sulco gengival. Assim, a higiene diária é quase impossível de ser realizada. Portanto, a mesa oclusal posterior mais estreita facilita os cuidados diários de higiene.

Assim, uma tábua oclusal estreita combinada com o contorno reduzido facilita a higienização, melhora a carga axial e diminui o risco de fratura da porcelana. No entanto, na zona estética pode ser melhor fazer o *desenho* em sela para a restauração do implante do que removê-lo, fazer enxerto ósseo ou realocá-lo em uma posição esteticamente mais adequada.

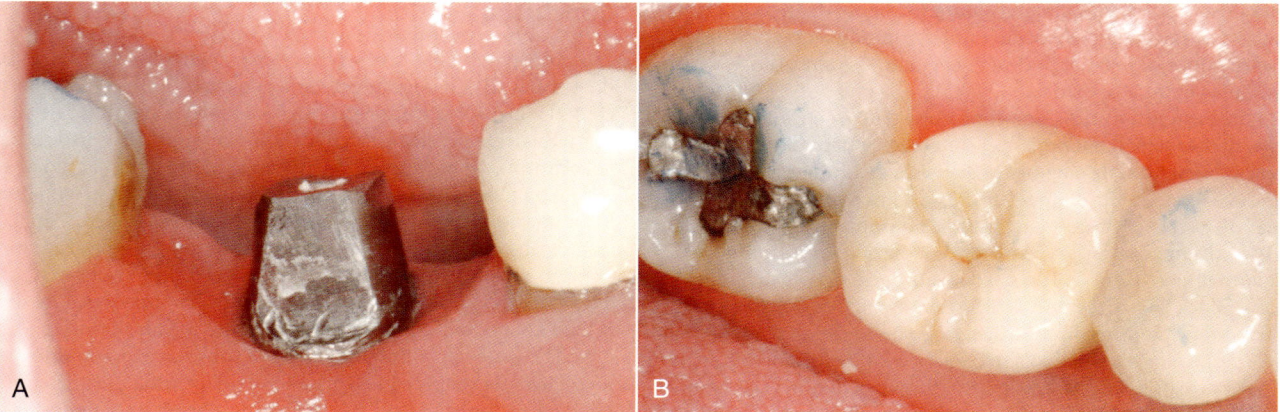

FIGURA 21-79. **A,** Implante e pilar do primeiro molar mandibular. **B,** O implante da coroa é reduzido em largura no bucal. O contorno lingual é semelhante aos dentes adjacentes para impedir que a língua seja mordida durante a oclusão.

Coroas Mandibulares Posteriores

A mandíbula posterior reabsorve lingualmente, enquanto o osso reabsorve da divisão A a B.[73] Como resultado, o implante endósseo também fica mais lingual do que seus dentes naturais ausentes. A divisão C-h e D do arco mandibular se torna bucal, se comparada ao arco maxilar. No entanto, o implante endosteal tipicamente não pode ser inserido porque o osso disponível acima do nervo mandibular é inadequado.

A coroa mandibular sobre implantes deve ser reduzida a partir do bucal (e a coroa maxilar reduzida a partir do lingual). Assim, a carga de compensação da "cúspide de trabalho" é reduzida. O contorno bucal reduzido na região posterior da mandíbula não influi na mordida da bochecha porque a sobressaliência bucal horizontal é mantida (e aumentada). O contorno lingual da coroa do implante mandibular é semelhante ao de um dente natural (Fig. 21-79). Isso permite a existência de uma sobressaliência horizontal e empurra a língua para fora do caminho durante contatos oclusais (assim como fazem os dentes naturais). Tal como acontece com o dente natural, a cúspide lingual não tem nenhum contato oclusal.

Na região posterior da mandíbula, conforme o diâmetro do implante diminui o contorno da cúspide bucal é reduzido. Isso diminui o comprimento de compensação da carga do cantiléver. O contorno lingual da coroa permanece semelhante, independentemente do diâmetro do implante. O contorno lingual permite uma sobremordida horizontal com a cúspide lingual maxilar, então a língua também é empurrada para longe da parte oclusal durante a função. A cúspide mandibular lingual não é carregada oclusalmente (como acontece com os dentes naturais).

Durante a mastigação, a quantidade de força usada para penetrar no bolo alimentar pode estar relacionada à largura da parte oclusal. Por exemplo, é necessário menos força para cortar um pedaço de carne com uma faca afiada (estreitamento da parte oclusal) do que com uma faca cega (alargamento da parte oclusal). Quanto maior a área de uma tábua oclusal larga, maior a força para alcançar um resultado similar. Assim, quanto mais larga a tábua oclusal, maior é a força desenvolvida pelo sistema biológico para penetrar no bolo alimentar. No entanto, essas forças funcionais são tipicamente menores que 30 psi. O verdadeiro vilão no que diz respeito às forças biomecânicas está relacionado à parafunção, porque forças 10 ou 20 vezes maiores podem ser geradas.

Coroas Posteriores Maxilares

Na área estética (posição superior do lábio durante o sorriso) o contorno bucal da coroa do implante maxilar é semelhante ao de um dente natural. Isso melhora a estética e mantém a sobressaliência

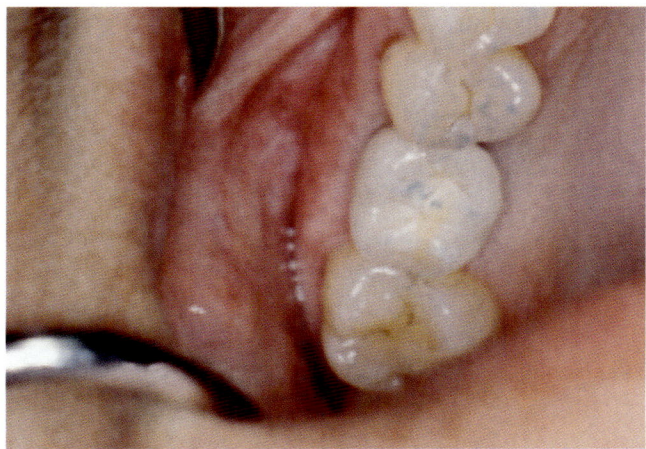

FIGURA 21-80. O implante da coroa do primeiro molar maxilar tem contato primário sobre o implante. Quando o implante está sob a fossa central da cúspide lingual, o contorno da coroa é reduzido à lingual, e a carga oclusal é direcionada ao longo do eixo do implante.

bucal para evitar a mordida da bochecha. Assim como com os dentes naturais, não há contato oclusal na cúspide bucal. Preferencialmente, quando os implantes posteriores da maxila estão na área estética, eles são posicionados mais para o aspecto vestibular do arco do que no centro. O contorno lingual de uma coroa maxilar deve ser reduzido porque fica fora da área estética e serve como cúspide de trabalho (que é uma carga de compensação).

A posição funcional ideal para o implante posterior na maxila é sob a fossa central, quando a região cervical não está na área estética. Por isso, a cúspide lingual é sustentada por cantiléver a partir de um implante similar à cúspide bucal na posterior da mandíbula. Portanto, a redução do contorno lingual consequentemente reduz a carga de compensação sobre a lingual (Fig. 21-80).

O arco maxilar posterior é ligeiramente posicionado de maneira mais vestibular do que o seu homólogo, porque os dentes do maxilar têm sobremordida. Quando os dentes maxilares são perdidos o arco edentado reabsorve em uma direção mediana à medida que evolui da divisão A para B, da divisão B para C e da divisão C para D.[73] Como resultado, a posição do implante maxilar se desloca gradualmente em direção à linha média conforme o arco reabsorve. O enxerto no seio permite a colocação de implante endosteais na maxila posterior mesmo em arcos anteriormente da divisão D. No entanto, por causa da reabsorção em largura o posicionamento do implante posterior maxilar pode até ser palatino em relação ao dente mandibular natural oposto.

Na área estética muitos dos contornos da coroa são feitos para obter a melhor semelhança possível com o dente natural. No entanto, fora da área estética, nas regiões posteriores da boca, o contorno da coroa deve ser diferente daquele do dente natural. A dimensão bucolingual do corpo do implante é menor do que a do dente natural. O centro do implante é na maioria das vezes colocado no centro do arco edentado. Com o processo de reabsorção a parte mais alta do arco se desloca lingualmente. O corpo do implante costuma não estar sob as pontas das cúspides opostas, mas sim perto da fossa central ou até mesmo mais lingual. Na maxila, pode até estar sob a posição original da cúspide lingual do dente natural. Na maioria das vezes o técnico de laboratório fabrica uma coroa para implante posterior que é semelhante em tamanho a um dente natural, com um contorno vestibular em cantiléver. Além disso, os contatos oclusais estão muitas vezes na "cúspide de trabalho" da mandíbula (cúspide bucal). No entanto, essas "cúspides de trabalho" muitas vezes representam cargas de compensação (cantiléveres bucais).

Quando os dentes posteriores da maxila estão fora da área estética, a coroa pode ser concebida para uma mordida cruzada (Fig. 21-81). A sobressaliência lingual impede a mordida na língua, a sobressaliência bucal (a partir do dente mandibular) impede a mordida da bochecha, o implante é carregado pelo longo eixo e a higiene dental é facilitada.

Em resumo, as restaurações imitando o contorno da coroa e a anatomia oclusal dos dentes naturais muitas vezes resultam em cargas de compensação (aumento da tensão e risco de complicações associadas), higiene diária complicada e aumento do risco de fratura de porcelana. Consequentemente, em regiões não estéticas da boca a tábua oclusal deve ser reduzida em largura em comparação com a dos dentes naturais.

Conclusão

O corpo do implante deve receber carga na direção axial. Na divisão A do arcoma xilar, o implante pode ser colocado entre a região da fossa central e a cúspide bucal da posição dos dentes naturais. A cúspide bucal do dente natural no arco mandibular é a de oclusão dominante. O contorno palatino da coroa posterior maxilar implantada é reduzido para eliminar as cargas de compensação. A posição da cúspide bucal maxilar deve permanecer semelhante à do dente original, para que se observe uma estética adequada, e deve permanecer fora da oclusão cêntrica e em todos os movimentos madibulares. Quando ainda ocorre a reabsorção e o arco evolui na parte óssea da divisão B para C, a cúspide palatina de um dente maxilar pode se tornar a área de contato primário, direcionada sobre o corpo do implante. A angulação da cúspide palatina é reduzida, e uma área de contato é criada direcionada ao pilar do implante. Assim, os contatos oclusais diferem dos de um dente natural.

Enquanto na divisão óssea mandibular A o implante fica localizado sob a fossa central, na divisão B o implante fica localizado mais perto da cúspide lingual de um dente natural preexistente. Em outras palavras, os implantes endósseos mandibulares sempre se posicionam de maneira mais medial do que as cúspides bucais originais dos dentes naturais. Todos os contatos oclusais estão na fossa central mais larga e costumam ser mais mediais do que aqueles nos dentes mandibulares naturais.

Resumo

As opções de tratamento para a perda de um único dente incluem a prótese removível, a restauração com resina, a prótese fixa de três elementos, a prótese em cantiléver, a não substituição do dente e o implante unitário. No passado, a escolha mais comum para substituir o dente perdido era a prótese fixa de três elementos. A restauração de resina foi inicialmente criada para diminuir as dificuldades econômicas dos pacientes, mas esse método costuma demonstrar maior taxa de complicações e menor taxa de sobrevida. Esse tipo de prótese é sugerido na área estética, de forma temporária, quando um enxerto ósseo cicatriza antes da fixação do implante. A prótese dentária removível tem os níveis mais baixos de durabilidade e o maior risco de perda do dente pilar. No entanto, a prótese removível ainda representa a modalidade de tratamento mais fácil em regiões estéticas quando o implante se encontra submerso, na gengiva, pelo período de cicatrização. A não substituição do dente é a opção que ocorre com mais frequência para os segundos molares mandibulares, mas essa opção também pode ser selecionada quando o espaço interno do dente é pequeno e a oclusão existente previne a movimentação. Hoje, com os avanços dos materiais, do *design*, da abordagem cirúrgica e das diretrizes protéticas dos implantes e com a divulgação de uma taxa de sucesso superior a 97%, a utilização de implantes para substituir um único dente é muitas vezes o tratamento escolhido. A melhoria da higiene, o menor risco de cárie nos dentes adjacentes, o menor risco endodôntico, o menor risco de perda do dente adjacente, a manutenção óssea e a longevidade das próteses favorecem a realização da restauração através de implante em comparação à prótese fixa de três elementos.

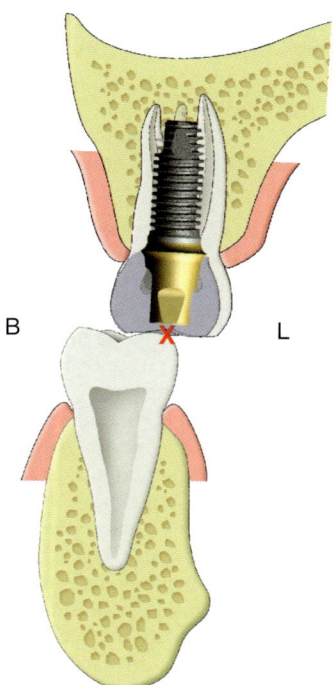

FIGURA 21-81. Quando o local do implante é fora da área estética e o implante está numa posição mais lingual, pode-se desenhar uma mordida cruzada na coroa do implante. *B*, Vestibular; *L*, Lingual.

Referências Bibliográficas

1. Watson MT: Implant dentistry: a 10 year retrospective report, *Dent Prod Rep* 12:25-32, 1996.
2. Strock A: Personal communication and pictures, 1979.
3. Goodacre CJ, Kan JK, Rungcharassaeng K: Clinical complications of osseointegrated implants, *J Prosthet Dent* 81:537-552, 1999.
4. Misch CE, D'Alessio R, Misch-Dietsh F: Maxillary partial anodontia and implant dentistry: a 15 year retrospective study of 276 implant site replacements, *Oral Health* 95:45-57, 2005.

5. Wennstrom JL, Ekestubbe A, Grondahl E, et al: Implant supported single tooth restorations: a 5 year prospective study, *J Clin Periodontol* 32:567-574, 2005.
6. Zarone F, Sorrentino R, Vaccaro F, et al: Prosthetic treatment of maxillary lateral incisor agenesis with osseointegrated implants: a 24-39 month prospective clinical study, *Clin Oral Implants Res* 17:94-101, 2006.
7. Kemppainen P, Eskola S, Ylipaavalniemi P: A comparative prospective clinical study of two single tooth implant. A preliminary report of 102 implants, *J Prosthet Dent* 77:382-387, 1997.
8. Kan JY, Rungcharassaeng K: Immediate implant placement and provisionalization of maxillary anterior single implants: a surgical and prosthetic rationale, *Pract Periodont Aesthet Dent* 12:817-824, 2000.
9. Groisman M, Frossard WM, Ferreira H, et al: Single tooth implants in the maxillary anterior region with immediate provisionalization: a 2 year prospective study, *Pract Periodontics Aesthet Dent* 15:115-122, 2003.
10. Rosenqust B, Grenthe B: Immediate placement of implants into extraction sockets: implant survival, *Int J Oral Maxillofac Implants* 11:205-209, 1996.
11. Woelfel JB: *Dental anatomy: its relevance to dentistry*, ed 4, Philadelphia, 1990, Lea & Febiger.
12. Wheeler RC: *A textbook of dental anatomy and physiology*, ed 4, Philadelphia, 1965, Lea & Febiger.
13. Misch CE, Bidez MW: Occlusion and crestal bone resorption: etiology and treatment planning strategies for implants. In McNeil C, editor: *Science and practice of occlusion*, Chicago, 1997, Quintessence.
14. Ha C-Y, Lim Y-J, Kim M-J, et al: The influence of abutment angulation on screw loosening of implants in anterior maxilla, *J Oral Maxillofac Implants* 26:45-55, 2011.
15. Misch CE: The maxillary anterior single tooth implant aesthetic–health compromise, *Int J Dent Symp* 3:4-9, 1995.
16. Perel S, Sullivan Y, editors: *Esthetics and osseointegration*, Chicago, 1994, Quintessence.
17. Saadouin AP, Sullivan DY, Korrschek M, et al: Single tooth implant management for success, *Pract Periodontics Aesthet Dent* 6:73-82, 1994.
18. Hansson S: The implant neck smooth or provided with retention elements, *Clin Oral Implants Res* 10:394-405, 1999.
19. Malevez C, Hermans M, Daelemans P: Marginal bone levels at Brånemark system implants used for single tooth restoration: the influence of implant design and anatomical region, *Clin Oral Implants Res* 7:162-169, 1996.
20. Grunder U: Stability of the mucosal topography around single tooth implants and adjacent teeth: 1 year results, *Int J Periodontics Restorative Dent* 20:11-17, 2000.
21. Berglundh T, Lindhe J, Ericsson I, et al: The soft tissue barrier at implants and teeth, *Clin Oral Implants Res* 2:81-90, 1991.
22. Yukna RA: Periodontal considerations for dental implants. In Block MS, Kent JN, editors: *Endosseous implants for maxillofacial reconstruction*, Philadelphia, 1995, WB Saunders.
23. Salama H, Salama M, Garber DA, et al: Techniques for developing optimal peri-implant papillae within the esthetic zone. I. Guided soft tissue augmentation: the three-stage approach, *J Esthet Dent* 7:3-9, 1995.
24. Salama H, Salama M, Garber D, et al: The interproximal height of bone: a guidepost to predictable aesthetic strategies and soft tissue contours in anterior tooth replacement, *Pract Periodontics Aesthet Dent* 10:1131-1141, 1998.
25. Palacci P: Peri-implant soft tissue management: papilla regeneration technique. In Palacci P, Ericsson I, Engstrand P, et al, editors: *Optimal implant positioning and soft tissue management for the Brånemark system*, Chicago, 1995, Quintessence.
26. Misch CE, Al-Shammari KF, Wang HI: Creation of interimplant papillae through a split-finger technique, *Implant Dent* 13:20-27, 2004.
27. Groisman M, Frossard WM, Ferreira H, et al: Single tooth implants in the maxillary incisor region with immediate provisionalization: 2-year prospective study, *Pract Proced Aesthet Dent* 15:115-122, 2003.
28. Kois JC: Predictable single tooth peri-implant esthetics: five diagnostic keys, *Compendium* 22:199-218, 2001.
29. Kois JC: Predictable single tooth peri-implant esthetics: five diagnostic keys, *Compend Contin Educ Dent* 25:895-896, 2004, 898.
30. Gomez-Roman G, Kruppenbacher M, Weber H, et al: Immediate postextraction implant placement with root-analog stepped implants: surgical procedure and statistical outcome after 6 years, *Int J Oral Maxillofac Implants* 16:503-513, 2001.
31. Barzilay I: Immediate implants, their current status, *Int J Prosthodont* 6:169, 1993.
32. Kan JY, Rungcharassaeng K: Immediate implant placement and provisionalization of maxillary anterior single implants: a surgical and prosthodontic rationale, *Pract Periodontics Aesthet Dent* 12:817-824, 2000.
33. Schwartz-Arad D, Chaushu G: The ways and wherefores of immediate placement of implants into fresh extraction sites: a literature review, *J Periodontol* 68:915-923, 1997.
34. Choquet V, Hermans M, Adriaenssens P, et al: Clinical and radiographic evaluation of the papilla level adjacent to single tooth dental implants: a retrospective study in the maxillary anterior region, *J Periodontol* 72:1364-1371, 2001.
35. Creugers NH, Kreuler PA, Snoek RJ, et al: A systematic review of single tooth restorations supported by implants, *J Dent* 28:209-217, 2000.
36. Araryo MG, Sukekava F, Wennstrom SL, et al: Tissue modeling following implant placement in fresh extraction sockets, *Clin Oral Implants Res* 17:615-624, 2006.
37. Becker W, Dahlim C, Becker VE, et al: The use of e-PTFE barrier membranes for bone promotion around titanium implants placed into extraction sockets: a prospective multicenter study, *Int J Oral Maxillofac Implants* 9:31-40, 1994.
38. Ogiso M, Tabata T, Lee RR, et al: Delay method of implantation enhances implant bone binding, a comparison with the conventional method, *Int J Oral Maxillofac Implants* 10:415-420, 1995.
39. Schropp L, Isison F, Kostopoulos L, et al: Interproximal papilla levels following early versus delayed placement of single tooth implants: a controlled clinical trial, *Int J Oral Maxillofac Implants* 20:753-761, 2005.
40. English CE: Externally hexed implants abutments and transfer devices: comprehensive overview, *Implant Dent* 1:273-283, 1992.
41. English CE: The Maestro System by BioHorizons Implant Systems, Inc. In Clepper DP, editor: *Syllabus of prosthetics for osseointegrated implants*, Augusta, GA, 1997, Omega.
42. Binon PP: Implants and components entering the new millennium, *Int J Oral Maxillofac Implants* 15:76-94, 2000.
43. Prestipino V, Ingber A: Esthetic high-strength implant abutments, part I, *J Esthet Dent* 5:29-35, 1993.
44. Binon PP: The role of screws in implant systems, *Int J Oral Maxillofac Implants* 9(special suppl):48-63, 1994.
45. Kallus T, Henry P, Jemt T, et al: Clinical evaluation of angulated abutments for the Brånemark system: a pilot study, *Int J Oral Maxillofac Implants* 5:39-45, 1990.
46. Daftary F, Bahat O: Prosthetically formulated natural esthetics in implant prostheses, *Pract Periodontics Restorative Dent* 6:75-83, 1994.
47. Lewis SG: The UCLA abutment: a four year review, *J Prosthet Dent* 67:509-515, 1992.
48. Carr AB, Brantley WA: Titanium alloy cylinders in implant framework fabrication: a study of the alloy-cylinder interface, *J Prosthet Dent* 69:391-397, 1993.
49. Binon PP: The evolution and evaluation of two interference fit implant interfaces, *Postgrad Dent* 3:3-13, 1996.
50. Misch CE: Single tooth implants difficult, yet overused, *Dent Today* 11(3):46-51, 1992.
51. deLange GL: Aesthetic and prosthetic principles for single tooth implant procedures: an overview, *Pract Periodontics Aesthet Dent* 7:51-61, 1995.
52. Misch CE: Progressive bone loading, *Pract Periodontics Aesthet Dent* 2:27-30, 1990.
53. Jemt T: Restoration of gingival papillae after single tooth implant treatment, *Int J Periodontics Restorative Dent* 17:327-333, 1997.

54. Tarnow DP, Magner AW, Fletcher P: The effect of the distance from the contact point to the crest of bone on the presence or absence of the interproximal papilla, *J Periodontol* 63:995-996, 1992.
55. Palmquist S, Swartz B: Artificial crowns and fixed partial dentures 18 to 23 years after placement, *Int J Prosthodont* 6:205-279, 1993.
56. Schwartz NL, Whitsett LD, Berry TG: Unserviceable crowns and fixed partial dentures: life span and causes for loss of serviceability, *J Am Dent Assoc* 81:1395-1401, 1970.
57. Priest GF: Failure rates of restorations for single tooth replacements, *Int J Prosthodont* 9:38-45, 1996.
58. Walton JN, Gardner FM, Agar JR: A survey of crown and fixed partial denture failures, length of service and reasons for replacement, *J Prosthet Dent* 56:416-421, 1986.
59. Meskin LH, Brown LS: Prevalence and patterns of tooth loss in US employed adult senior populations: 1985-86, *J Dent Educ* 52:686-691, 1988.
60. Hayden JW: Dental health services research utilizing comprehensive clinical data bases and information technology, *J Dent Educ* 61:47-55, 1997.
61. Misch CE, Silc J, Barboza E, et al: Posterior implant single tooth replacement and status of adjacent teeth over a 10 year period. A retrospective report, *J Periodontol* 79(12):2378-2382, 2008.
62. Hebel KS, Gajjar R: Achieving superior esthetic results: parameters for implant and abutment selection, *Int J Dent Symp* 4:42-47, 1997.
63. Misch CE: Occlusal considerations for implant-supported prostheses. In Misch CE, editor: *Contemporary implant dentistry*, St Louis, 1993, Mosby.
64. Misch CE, Bidez MW: Implant protected occlusion: a biomechanical rationale, *Compend Contin Dent Educ* 15:1330-1343, 1994.
65. Sullivan DY: Wide implants for wide teeth, *Dent Econ* 84:82-83, 1994.
66. Rangert B, Krogh PH, Langer B, et al: Bending overload and fixture fracture: a retrospective clinical analysis, *Int J Oral Maxillofac Implants* 10:326-334, 1995.
67. Langer B, Langer L, Herrman I, et al: The wide fixture: a solution of special bone situations and a rescue for the compromised implant, *Int J Oral Maxillofac Implants* 8:400-408, 1993.
68. Davarpanah M, Martinez H, Kibir M, et al: Wide-diameter implants: new concepts, *Int J Periodontics Restorative Dent* 21:149-159, 2001.
69. Bahat O, Handelsman M: Use of wide implants and double implants in the posterior jaw: a clinical report, *Int J Oral Maxillofac Implants* 11:379-386, 1996.
70. Balshi TJ, Hernandez RE, Pryzlak MC, et al: A comparative study of one implant versus two replacing single molar, *Int J Oral Maxillofac Implants* 11:372-378, 1996.
71. Misch CE: Early crestal bone loss etiology and its effect on treatment planning for implants, *Postgrad Dent* 3:3-17, 1995.
72. Kaukinen JA, Edge MJ, Lang BR: The influence of occlusal design on simulated masticatory forces transferred to implant-retained prostheses and supporting bone, *J Prosthet Dent* 76:50-55, 1996.
73. Misch CE: Divisions of available bone in implant dentistry, *Int J Oral Implantol* 7:9-17, 1990.

CAPÍTULO **22**

Maxila Posterior Edentada: Opções de Tratamento para Próteses Fixas

Carl E. Misch

O edentulismo maxilar posterior parcial ou total é uma das ocorrências mais comuns na odontologia. Sete por cento da população adulta dos Estados Unidos (12 milhões de pessoas) possui ausência de todos os dentes superiores e apresenta pelo menos alguns dentes inferiores — uma condição que ocorre com frequência 35 vezes maior do que o edentulismo mandibular completo em oposição a uma maxila com dentes.[1,2] A taxa de edentulismo total da população adulta é de 10,5%. Portanto, 30 milhões de pessoas nos Estados Unidos, 17,5% da população adulta, apresentam ausência de todos os dentes superiores. Além disso, 20 a 30% da população adulta parcialmente edentada acima de 45 anos de idade apresenta ausência de dentes superiores posteriores em um quadrante, e 15% desse grupo etário apresenta ausência da dentição superior em ambas as regiões posteriores.[2] Em outras palavras, aproximadamente 40% dos pacientes adultos apresentam ausência de pelo menos alguns dentes superiores posteriores. Portanto, a região posterior da maxila é uma das áreas mais comumente envolvidas em um plano de tratamento com implantes para suportar uma prótese fixa ou removível.

A região maxilar posterior edentada apresenta diversas condições únicas e desafiadoras na implantodontia. Contudo, as modalidades de tratamento existentes tornam os procedimentos nessa região tão previsíveis quanto em qualquer outra região intraoral. Os métodos cirúrgicos mais notáveis incluem enxertos sinusais para aumentar a altura óssea disponível, enxertos *onlay* para aumentar a espessura óssea, e abordagens cirúrgicas modificadas para instalação de implantes em regiões de baixa densidade óssea.[3] Este capítulo aborda os conceitos específicos do plano de tratamento para as regiões maxilares posteriores parcial ou completamente edentadas.

Plano de Tratamento com Implantes — Fatores Relacionados

Diversas condições tornam a região posterior da maxila única no desenvolvimento de um plano de tratamento ideal. Estes itens incluem a espessura óssea, o espaço da altura da coroa (EAC), a densidade óssea, a altura óssea, as forças oclusais, o tamanho do implante, o número de implantes, e o projeto do implante (Quadro 22-1).

Espessura Óssea

A maxila dentada posterior apresenta uma lâmina cortical mais estreita no lado vestibular comparada à mandíbula. Além disso, o osso trabecular na região posterior da maxila é mais fino do que em outras regiões dentadas (Fig. 22-1). A perda dos dentes superiores posteriores resulta em uma diminuição inicial na espessura óssea às custas da cortical óssea vestibular. A espessura da maxila posterior diminui mais rapidamente do que em qualquer outra região dos maxilares.[4] O fenômeno de reabsorção é acelerado pela perda de vascularização do osso alveolar e o tipo de osso trabecular fino existente. Entretanto, como o rebordo residual inicial é muito espesso na região posterior da maxila, mesmo com uma diminuição de 60% na largura do rebordo, geralmente podem ser instalados implantes de forma radicular de diâmetro adequado.

Diferentemente da mandíbula atrófica reabsorvida, o rebordo maxilar posterior reabsorvido é deslocado progressivamente para o palato até que seja posicionado em uma posição mediana com um volume de osso mais estreito[5] (Fig. 22-2). Isso resultará na necessidade frequente de posicionar a cúspide vestibular da prótese final, nos rebordos atróficos moderados a severos, em cantiléver em direção vestibular para satisfazer os requisitos estéticos à custa da biomecânica das cargas oclusais (Fig. 22-3).

Espaço da Altura da Coroa

O EAC deve ser avaliado antes da instalação do implante. Após a restauração ou modificação apropriada do plano oclusal, o EAC deve ser idealmente maior do que 8 mm para uma prótese fixa e maior

> **QUADRO 22-1** Considerações Específicas do Plano de Tratamento com Implantes
>
> 1. Espessura do osso
> 2. Espaço da altura da coroa
> 3. Densidade do osso
> 4. Altura do osso
> 5. Forças oclusais
> 6. Tamanho do implante
> 7. Número de implantes
> 8. Desenho do implante

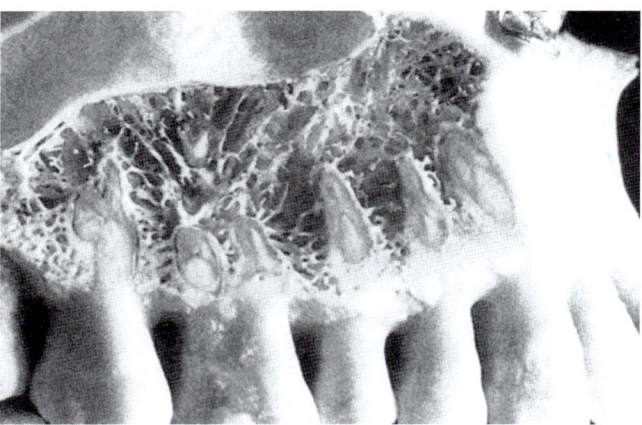

FIGURA 22-1. A maxila posterior dentada possui uma lâmina cortical fina e osso trabecular mais delgado comparada à mandíbula.

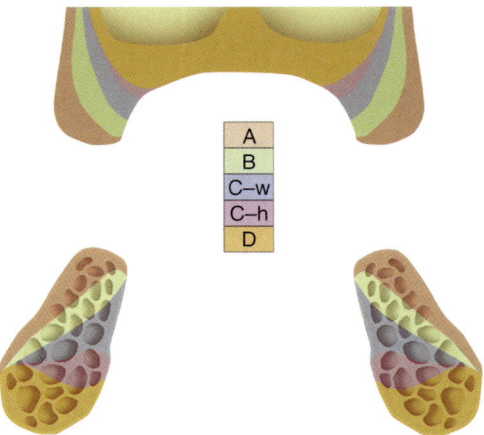

FIGURA 22-2. A perda de dentes posteriores causa reabsorção da maxila posterior. À medida que o rebordo edentado é reabsorvido da divisão A para a D, a crista do rebordo se inclina em direção ao palato. Como consequência, sem aumento vestibular, o implante endósseo pode ser instalado sob a cúspide lingual da posição original dos dentes naturais.

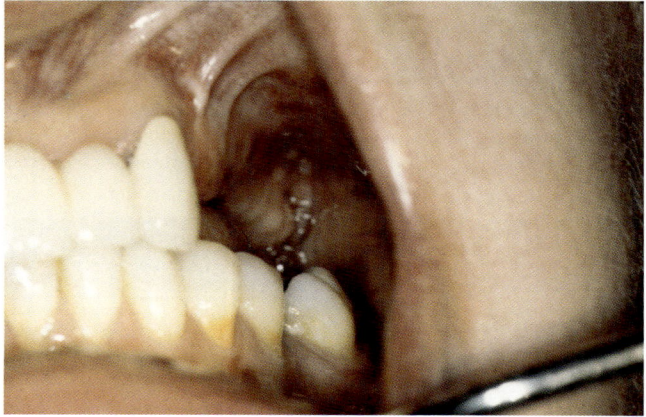

FIGURA 22-3. A espessura reabsorvida do osso requer aumento ou próteses vestibulares com cantiléver na zona estética.

do que 12 mm para uma sobredentadura implantossuportada. Não é incomum a presença de um excesso de espessura tecidual nessa região; e, quando o espaço clínico disponível para reconstrução protética é menor devido à espessura gengival, primeiro se considera uma gengivectomia. Contudo, se a redução tecidual não for capaz de corrigir o problema de altura clínica da coroa, são indicadas osteoplastia ou osteotomia vertical do processo alveolar superior posterior para restaurar a orientação correta do rebordo antes da cirurgia (Fig. 22-4). Este procedimento pode reduzir a altura óssea disponível. O levantamento de seio para restaurar a altura vertical é muito previsível. Portanto, após uma osteoplastia, o enxerto no assoalho do seio é frequentemente necessário para aumentar o EAC e ainda permitir a instalação de implantes de comprimento adequado para reabilitar o paciente.

Baixa Densidade Óssea

Em geral, a qualidade óssea é mais precária na região posterior da maxila edentada comparada a qualquer outra região intraoral.[6] Uma revisão da literatura dos estudos clínicos de 1981 a 2001 revela que a densidade óssea mais precária pode diminuir a sobrevida dos implantes em função em média 16%, já tendo sido relatada tão baixa quanto 40%.[7] A causa desses insucessos está relacionada a diversos fatores. A resistência do osso é diretamente relacionada à sua densidade, e a densidade óssea dessa região é geralmente cinco a 10 vezes menor em comparação ao osso encontrado na região anterior da mandíbula.[8] As densidades ósseas influenciam diretamente o percentual de superfície de contato entre implante e osso, o que influencia a transmissão de força ao osso. O contato osso-implante (COI) é menor no osso D4 comparado a outras densidades ósseas (Fig. 22-5). Os padrões de tensão desenvolvidos no osso de baixa densidade migram muito além do ápice do implante. Como resultado, a perda óssea é mais pronunciada e mais frequentemente ocorre ao longo de todo o corpo do implante em vez de somente na crista, como ocorre nas condições de osso mais denso. O osso tipo IV (D4) também exibe a maior diferença no módulo elástico biomecânico quando comparado ao titânio sob carga.[8] Esse desencontro biomecânico desenvolve uma condição de maior força no osso, que pode estar numa escala de sobrecarga patológica. Desta forma, sugerem-se escolhas estratégicas para aumentar o contato osso-implante.

Na região posterior da maxila, as estruturas ósseas deficientes e a ausência de lâmina cortical na crista do rebordo comprometem a estabilidade inicial do implante no momento da instalação (Fig. 22-6). A lâmina cortical vestibular é fina e o rebordo é frequentemente espesso. Como resultado, o COI para estabilizar o implante

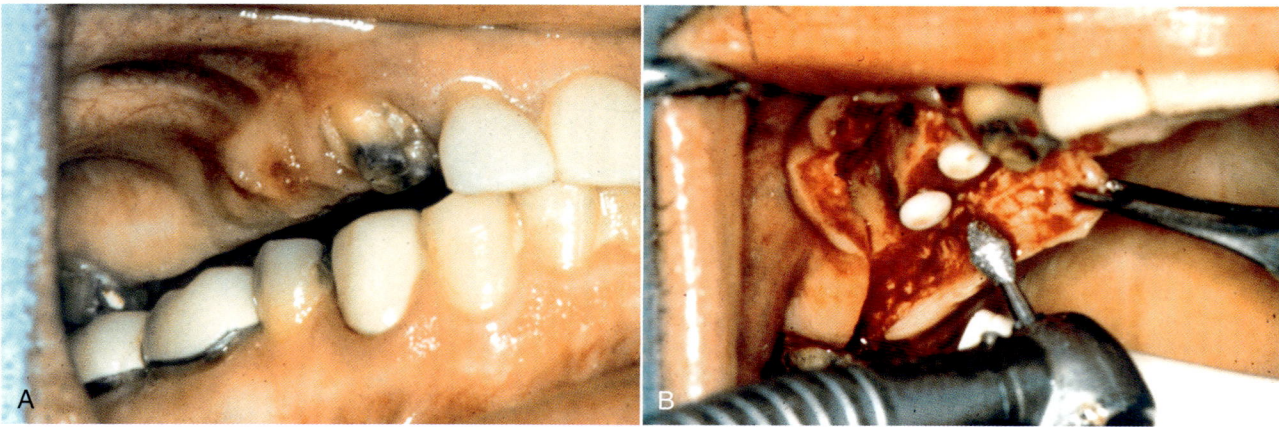

FIGURA 22-4. **A,** O espaço da altura da coroa (EAC) é inadequado para restaurar os dentes posteriores. **B,** A osteoplastia aumenta o EAC, mas reduz a altura óssea disponível.

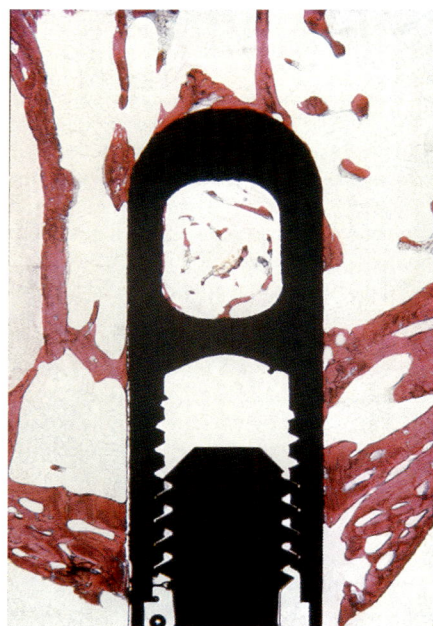

FIGURA 22-5. O contato osso-implante é o menor no osso D4, o qual é frequentemente encontrado na região posterior da maxila.

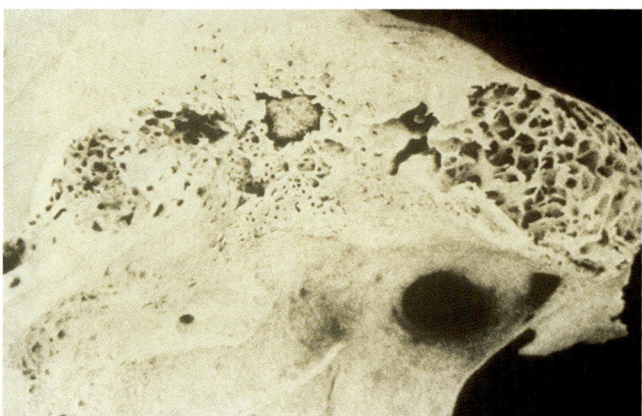

FIGURA 22-6. A densidade do osso na maxila posterior edentada é mais precária do que em qualquer outra região. Devido à falta de osso cortical na crista, o fino osso trabecular é menos forte e apresenta menor módulo de elasticidade.

é muitas vezes insignificante. Portanto, a cicatrização inicial de um implante em um osso D4 geralmente é comprometida, e os relatos clínicos indicam um menor sucesso da cicatrização inicial do que no osso D2 ou D3.

Altura Óssea

As condições anatômicas locais dos rebordos alveolares edentados na região posterior da maxila podem ser desfavoráveis à instalação de implantes. A altura óssea alveolar disponível é perdida na maxila posterior como resultado de doença periodontal antes da perda dentária. As regiões dos molares superiores frequentemente apresentam envolvimento de furca distal porque a furca encontra-se diretamente sob o contato distal e não apresenta acesso vestibular ou palatino para higienização. A furca também é mais estreita do que muitas curetas odontológicas, tornando difícil a eliminação de cálculos após sua formação. Como resultado, a doença periodontal é comum e está associada à perda de altura óssea antes da perda dentária.

Embora o seio maxilar mantenha seu tamanho enquanto os dentes estão presentes, o fenômeno da expansão do seio maxilar ocorre com a perda dos dentes posteriores[9] (Fig. 22-7). O antro se expande em ambas as dimensões inferior e lateral. Essa expansão pode até invadir a região da eminência canina e atingir a abertura piriforme do nariz. Ele também se expande em direção à crista do rebordo edentado, frequentemente até que somente uma fina lâmina de osso cortical separe o antro da crista do rebordo residual (Fig. 22-8). A expansão do seio é mais rápida do que as alterações na altura da crista óssea. A dimensão da altura óssea disponível da região posterior da maxila é bastante reduzida como resultado da reabsorção da crista do rebordo e da pneumatização do seio após a perda dos dentes. Como resultado da expansão inferior do seio, a quantidade de osso disponível na maxila posterior diminui acentuadamente em altura. Como consequência, é necessário o conhecimento do seio maxilar e do enxerto ósseo do assoalho sinusal para desenvolver um plano de tratamento ideal.

Anatomia do Seio Maxilar

Os seios maxilares foram primeiramente ilustrados e descritos por Leonardo da Vinci em 1489 e posteriormente documentados pelo anatomista inglês Nathaniel Highmore em 1651. O seio maxilar ou

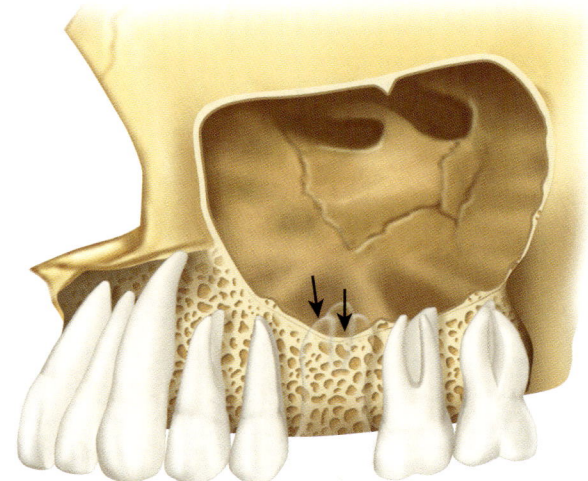

FIGURA 22-7. Quando um dente posterior superior é perdido, o seio maxilar começa a se expandir para o interior do osso residual e a altura óssea disponível para um implante diminui. (Extraído de Watzek G: *Implants in qualitatively compromised bone*, London, Quintessence Publishing Company, 2004.)

antro de Highmore se encontra dentro do corpo do osso maxilar e é o maior e o primeiro dos seios paranasais a se desenvolver (Fig. 22-9). Os seios maxilares de um adulto são cavidades preenchidas por ar em forma de pirâmide e delimitadas pela cavidade nasal. Existe muito debate sobre qual é a real função do seio maxilar. Teoricamente, as possíveis funções do seio seriam redução do peso do crânio, ressonância fonética, participação no aquecimento e umidificação do ar inspirado, e olfato. Uma adaptação biomecânica do seio maxilar direciona as forças desviando-as da órbita e da cavidade craniana quando um impacto atinge o terço médio da face.[10]

Expansão do Seio Maxilar

Uma pneumatização primária do seio maxilar ocorre aproximadamente aos 3 meses de desenvolvimento fetal por meio de uma projeção externa da mucosa nasal dentro do infundíbulo etmoidal. Nesse momento, o seio maxilar é um botão situado na superfície infralateral do infundíbulo etmoidal entre os meatos superior e médio.[11] Antes do nascimento, ocorre uma segunda pneumatização.

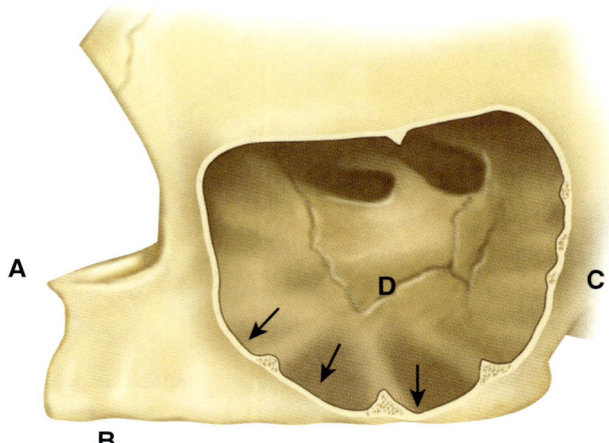

FIGURA 22-8. Quando todos os dentes superiores posteriores são perdidos, a expansão do seio frequentemente se estende à crista do rebordo residual. **A,** Espinha nasal. **B,** Rebordo maxilar anterior. **C,** Maxila posterior. **D,** Seio maxilar. (Extraído de Watzek G: *Implants in qualitatively compromised bone,* London, Quintessence Publishing Company, 2004.)

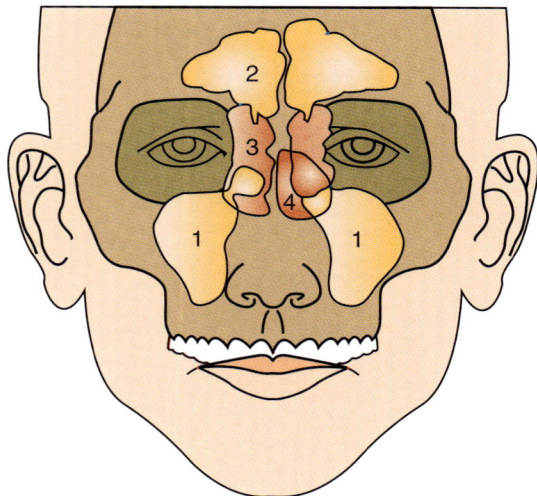

FIGURA 22-9. O seio maxilar *(1)* é o maior dos quatro seios paranasais. A formação inicial do seio maxilar é completa na idade de 16 a 18 anos. *2,* Seio frontal; *3,* seio etmoidal; *4,* seio esfenoidal.

Ao nascimento, o seio ainda é um sulco alongado na face medial da maxila logo acima do germe do primeiro molar decíduo, e as cavidades sinusais são preenchidas por fluido.[9] Após o nascimento e até os 3 meses de idade da criança, o crescimento do seio maxilar está intimamente relacionado com a pressão exercida pelo olho no assoalho da órbita, com a tensão da musculatura superficial na maxila e com a dentição em formação. À medida que ocorre maturação do crânio, esses três elementos influenciam seu desenvolvimento tridimensional. Aos 5 meses de idade, o seio aparece como uma área triangular medial ao forame infraorbital.[12]

Durante o 1° ano da criança, o seio maxilar se expande lateralmente abaixo do canal infraorbital, que é protegido por uma fina ponte óssea. O antro cresce apicalmente e progressivamente substitui o espaço originalmente ocupado pela dentição em desenvolvimento. O crescimento do seio em altura é mais bem refletido pela posição relativa do assoalho sinusal. Aos 12 anos de idade, a pneumatização se estende para o plano da parede lateral da órbita, e o assoalho do seio encontra-se nivelado com o assoalho nasal. Durante os anos seguintes, a pneumatização se expande inferiormente à medida que os dentes permanentes erupcionam.

O principal desenvolvimento do antro ocorre com a erupção da dentição permanente e a pneumatização se estende através do corpo da maxila e do processo maxilar do osso zigomático. A extensão para o processo alveolar abaixa o assoalho do seio cerca de 5 mm. Anteroposteriormente, a expansão do seio corresponde ao crescimento do terço médio da face e somente está completa com a erupção dos terceiros molares permanentes quando o jovem tem aproximadamente 16 a 18 anos de idade.[13] O seio maxilar do adulto possui um volume de aproximadamente 15 mL (34 mm × 33 mm × 23 mm) (Fig. 22-10).

No adulto, o seio aparece como uma pirâmide de cinco paredes ósseas com a base voltada para a parede nasal lateral e o ápice se estendendo em direção ao osso zigomático (Fig. 22-11). O assoalho da cavidade do seio maxilar é a referência oposta da altura óssea disponível e é reforçado por septos ósseos ou membranosos unindo as paredes medial ou lateral com tramas oblíquas ou transversas. Eles se desenvolvem como resultado da genética e da transferência de tensão dentro do osso sobre as raízes dos dentes. Eles apresentam a aparência de tramas reforçadas em um "barco de madeira" e raramente dividem o antro em compartimentos separados. Esses elementos estão presentes desde a região dos pré-molares até a região dos molares e tendem a desaparecer na maxila dos pacientes edentados há muito tempo quando as tensões sobre o osso são reduzidas. Karmody *et al.* observaram que o septo oblíquo mais comum está localizado no canto anterossuperior do seio ou no recesso infraorbital (que pode se expandir anteriormente para o ducto nasolacrimal).[14] A parede medial do seio maxilar é justaposta aos meatos médio e inferior do nariz.

Após doença periodontal, perda dentária e expansão sinusal, frequentemente restam menos do que 10 mm de osso disponível entre a crista do rebordo alveolar e o assoalho do seio maxilar, resultando em uma quantidade de osso inadequada para instalação de implante. Uma limitada revisão da literatura revelou que implantes com 9 mm ou menos de altura podem apresentar um índice de sobrevida 16% menor comparados àqueles maiores do que 10 mm.[7] Portanto, a altura do osso é de importância fundamental para o suporte previsível do implante. Essa dimensão limitada é acompanhada pela diminuição da densidade óssea e pelo problema da posição posterior medial do rebordo resultante após a reabsorção da espessura óssea. Como resultado, são relatados insucessos e complicações em longo prazo de muitos sistemas de implantes endósseos.

Forças Oclusais Elevadas

As forças oclusais na região posterior são maiores do que nas regiões anteriores da boca. Os estudos têm demonstrado que a força máxima de mordida na região anterior varia de 16 a 23 kg/cm². A força de mordida na região de molar de uma pessoa dentada varia de 91 a 113 kg/cm² g/mm². Em consequência, para resistir a essas elevadas forças oclusais, os molares superiores da dentição natural apresentam uma área de superfície 200% maior do que os pré-molares e são significativamente maiores em diâmetro (Fig. 22-12). Essas características reduzem a tensão no osso, o que também reduz a força durante a carga oclusal. Seguindo essa seleção natural, o suporte do implante deve ser maior na região posterior do que em qualquer outra área da boca.[3] A diminuição na quantidade e na qualidade ósseas e as forças maiores devem ser consideradas no plano de tratamento dessa região da boca.

Tamanho do Implante

Os planos de tratamento com implantes devem tentar simular as condições encontradas com os dentes naturais na região posterior da maxila. Como as tensões ocorrem principalmente na região da crista em osso de boa qualidade, devem ser implementados desenhos biomecânicos dos implantes para minimizar seus efeitos nocivos.[15]

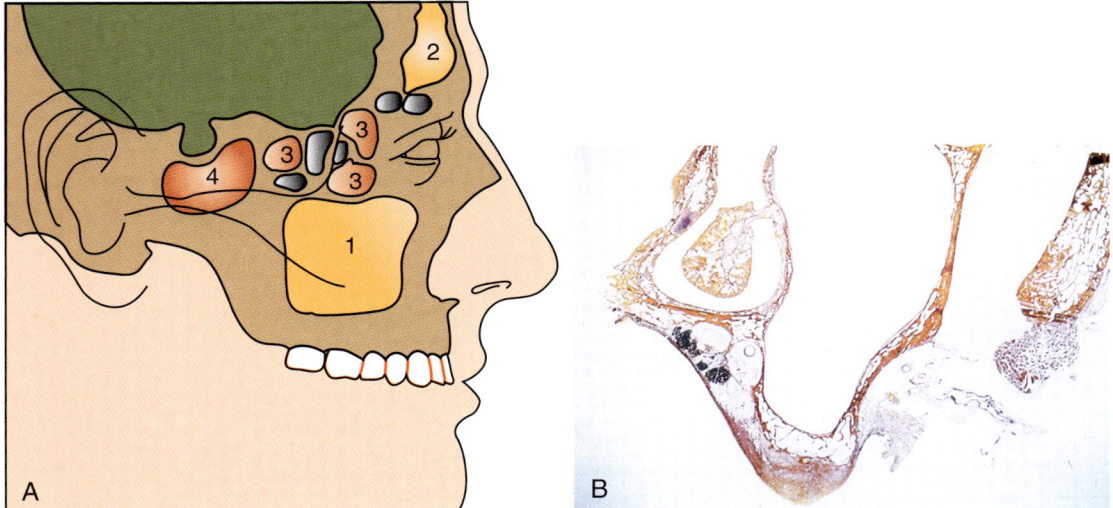

FIGURA 22-10. **A,** O seio maxilar adulto é formado na idade de 16 a 18 anos. A dimensão média anteroposterior e coronal-apical é de 34 mm × 33 mm, encontrando-se acima das raízes posteriores do segundo pré-molar ao terceiro molar. *1,* Seio maxilar; *2,* seio frontal; *3,* seio etmoidal; *4,* seio esfenoidal. **B,** Corte coronal da região posterior de maxila humana edentada. Observe a expansão do assoalho sinusal inferiormente muito abaixo do nível do assoalho do nariz. O osso do rebordo alveolar é acentuadamente atrófico enquanto a mucosa do rebordo se tornou fibrótica (2,4 ×). Corado com Fucsina Rescorcin e contracorado com van Gieson. (B, Cortesia de Mohamed Sharawy, Augusta, GA.)

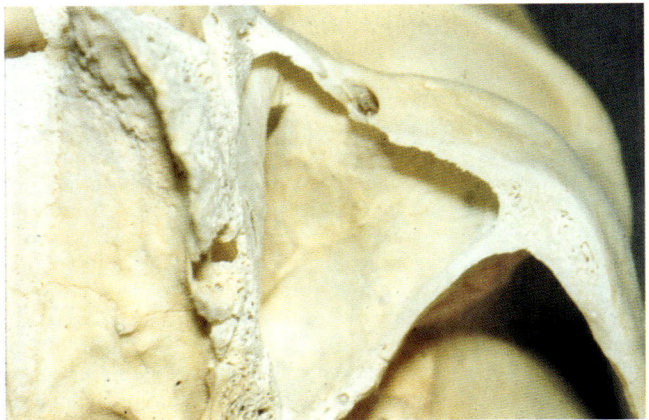

FIGURA 22-11. O seio maxilar adulto possui cinco paredes ósseas e se estende em direção ao processo zigomático.

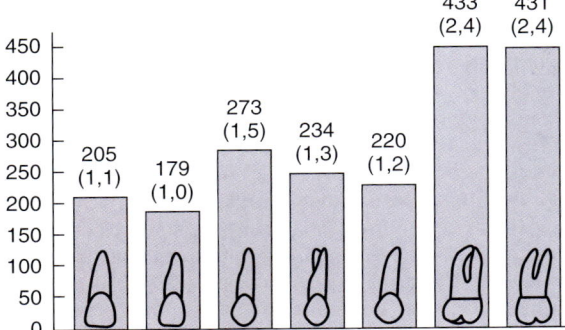

FIGURA 22-12. Os molares apresentam o diâmetro mais largo e a maior área de superfície de suporte de raiz comparados a qualquer outro dente na boca. Um plano de tratamento com implante deve reproduzir esse suporte.

O diâmetro do implante é um método eficaz de aumentar a área de superfície na região da crista.[16] Idealmente, os implantes da divisão B (mais estreitos) não são usados na maxila posterior. Em vez disso, são sugeridos implantes de pelo menos 4 mm de diâmetro e os implantes de 5 a 6 mm são desejáveis na região de molar.

O comprimento do implante está diretamente relacionado a largura e desenho do implante, quantidade de forças e densidade óssea. Como o sucesso do implante após função é reduzido em implantes de 10 mm ou mais curtos, é lógico planejar implantes mais longos nessa região. Em geral, implantes rosqueados de forma radicular de 4 mm de diâmetro devem ter no mínimo 12 mm de comprimento quando a densidade óssea é precária (D3). Isso usualmente fornece um contato osso-implante adequado para dissipar as cargas aplicadas sobre a prótese. Quando a densidade óssea é muito precária (D4), são sugeridos implantes de 5 mm de diâmetro (ou dois implantes por dente) e também com pelo menos 12 mm de comprimento.

Número de Implantes

Número-chave de Implantes

As posições-chave dos implantes para a região posterior da maxila estão principalmente relacionadas à (1) ausência de cantiléver, (2) à ausência de três pônticos adjacentes e (3) à regra do primeiro molar. As posições-chave dos implantes são determinadas antes da avaliação do osso disponível. Logo, quando o segundo pré-molar, o primeiro e o segundo molares estão ausentes, três posições-chave dos implantes são necessárias: o primeiro pré-molar e o segundo molar (regra 1), e o primeiro molar (regra 3). Quando o primeiro e o segundo pré-molares e o primeiro molar estão ausentes, as posições-chave dos implantes são o primeiro pré-molar e o primeiro molar (regras 1 e 3).

Um plano comum de tratamento é instalar um primeiro molar em cantiléver a partir de dois ou mais implantes instalados na região dos pré-molares. Como afirmado previamente, a região do primeiro molar possui duas vezes a força de mordida da região do pré-molar. Como resultado, um molar com uma área de superfície 2,4 vezes maior é instalado naquela região. Quando um cantiléver substitui um molar, a força oclusal maior é então multiplicada aos implantes anteriores. Os riscos de próteses não cimentadas, o afrouxamento do parafuso, a perda óssea na crista e o insucesso do implante são aumentados (Fig. 22-13). A regra "sem cantiléver" para próteses fixas deve ser aplicada especialmente às regiões dos molares.

Implantes Adicionais

Implantes adicionais são usados quando a densidade óssea é precária ou quando os fatores de força do paciente são grandes. Por exemplo, quando a densidade do osso é D4 ou o paciente é um homem que tem bruxismo, um implante adicional é necessário. O número de implantes é um excelente método de diminuir a tensão na crista. Como regra geral nessa área, é geralmente usado um implante para cada dente ausente (Fig. 22-14). Se os fatores de tensão são amplificados ou o diâmetro ideal do implante é reduzido, são sugeridos dois implantes para cada molar ausente. Os implantes devem ser sempre unidos para reduzir a tensão sobre o osso, reduzir o afrouxamento do parafuso do pilar e aumentar a retenção da prótese. Em geral, mais implantes são indicados na maxila em comparação à mandíbula (Fig. 22-15).

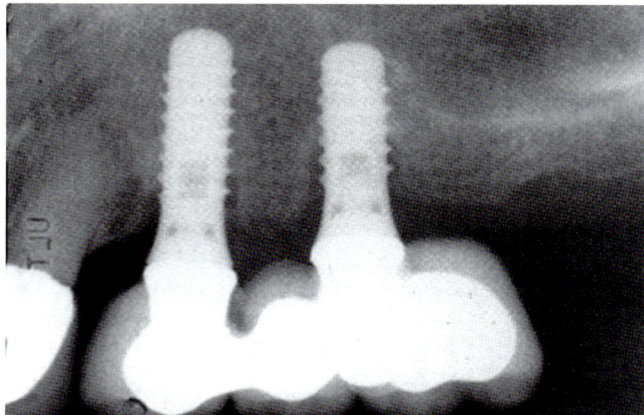

FIGURA 22-13. Um plano de tratamento comum para evitar o seio maxilar é instalar dois implantes na região de pré-molares e um cantiléver no primeiro molar. A perda óssea nesses dois implantes é um dos grandes riscos desta opção de tratamento.

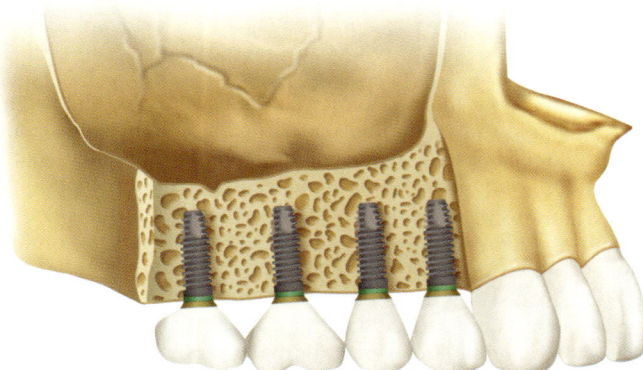

FIGURA 22-14. Quando a densidade óssea é baixa ou os fatores de força do paciente são moderados a altos, geralmente é indicado um implante para cada dente perdido.

Desenho do Implante

O desenho do implante pode aumentar a área de superfície de suporte. Um implante rosqueado apresenta uma área de superfície 30 a 200% maior quando comparado a um implante cilíndrico de mesmo tamanho. Embora seja de instalação mais difícil, o implante rosqueado em osso de menor densidade é altamente recomendado. Os aspectos biomecânicos dos desenhos das roscas também afetam o aumento total da área de superfície (ou seja, inclinação, forma e profundidade das roscas).[17]

Foi mostrado que as condições de rugosidade de superfície ou a cobertura de hidroxiapatita no implante aumentam a taxa de adaptação óssea dos implantes e fornecem maior estabilidade inicial. Além disso, aumentam a superfície de contato ósseo e a quantidade de osso lamelar, e fornecem uma força relativamente maior do osso coronal ao redor dos implantes de superfície rugosa quando comparados a implantes de titânio usinados ou de superfície lisa.[18,19] Portanto, são sugeridos jateamentos ou rugosidades das superfícies em densidades ósseas comprometidas do tipo D3 ou D4 (Fig. 22-16).

Contraindicações Dentárias para o Tratamento com Implantes

A chave para o sucesso a longo prazo dos implantes na região posterior da maxila é a presença de dentes ou implantes adequados na região anterior. Portanto, o plano de tratamento deve incluir a manutenção ou restauração de dentes anteriores saudáveis ou osso da divisão A na pré-maxila para a instalação de implante. É necessário no mínimo um canino natural hígido ou um implante na região canina para cada quadrante posterior antes de se considerar a instalação de implantes posteriores.

Uma regra na prótese tradicional é que a prótese fixa é contraindicada quando estão ausentes o canino e dois dentes adjacentes. Portanto, quando o canino e ambos os pré-molares estão ausentes, uma restauração fixa é contraindicada. Em um paciente com ausência do primeiro pré-molar, canino e lateral, também é contraindicada uma prótese fixa. Quando o paciente apresenta ausência do canino e dos incisivos central e lateral, a prótese fixa também é contraindicada.

Uma prótese removível que é completamente implantossuportada e que não apresente movimento sob função é considerada uma prótese fixa em relação ao suporte por implantes. Portanto, o sistema rígido dos implantes para a sobredentadura deve seguir as regras do plano de tratamento para uma prótese fixa em relação ao número e à posição dos implantes. Isto é importante de ser notado, pois o seio maxilar usualmente se estende desde a região dos pré-molares até a parede posterior da maxila. Os enxertos sinusais para aumentar a altura óssea desde o segundo pré-molar até o segundo molar são muito previsíveis e também mais convenientes do que enxertar a pré-maxila. Contudo, quando o paciente possui somente osso posterior para os implantes, uma prótese fixa sobre implantes não é indicada. A largura e a altura ósseas disponíveis são necessárias na região do canino tanto para uma prótese fixa quanto para uma sobredentadura superior (PR-4). Logo, se um implante não puder ser instalado na região canina e forem usados somente implantes posteriores, haverá um aumento nas complicações da sobredentadura.

Em resumo, o plano de tratamento para a maxila posterior deve incluir a manutenção ou restauração de dentes anteriores hígidos ou osso adequado na pré-maxila para a instalação de implantes de formato radicular. É necessário no mínimo um canino natural hígido ou um implante na região de canino antes de se considerarem implantes posteriores no quadrante tanto para uma prótese fixa quanto para uma removível.

Anatomia anormal do seio, patologias e condições intraorais anormais podem comprometer o resultado final dos procedimentos de enxerto sinusal ou os índices de sobrevida de implantes dentários instalados na região posterior da maxila. Portanto, as

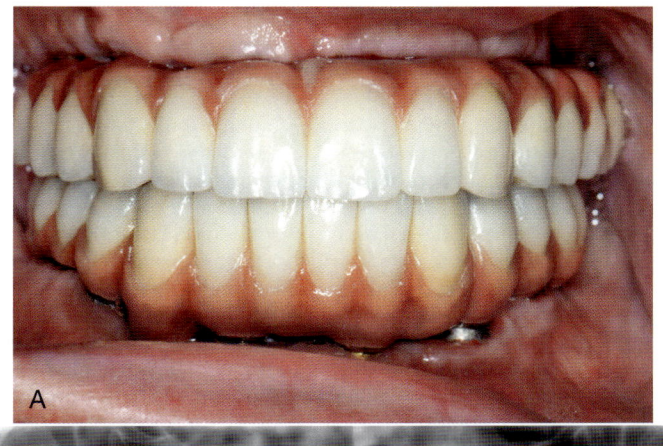

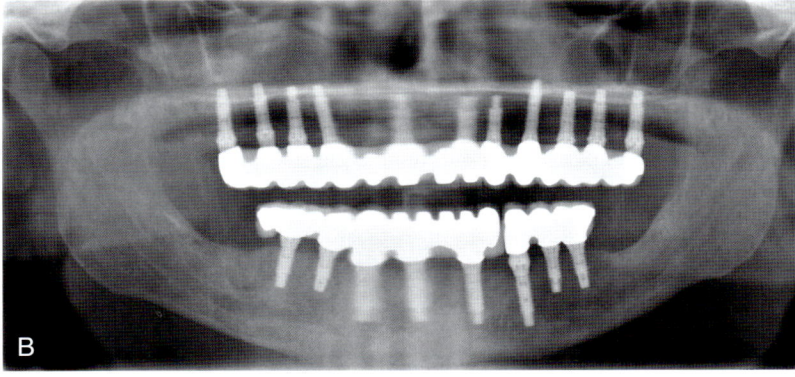

FIGURA 22-15. **A,** Próteses fixais totais superior e inferior. **B,** Uma radiografia panorâmica das próteses fixas superiores e inferiores. Mais implantes são frequentemente indicados na maxila em comparação à mandíbula.

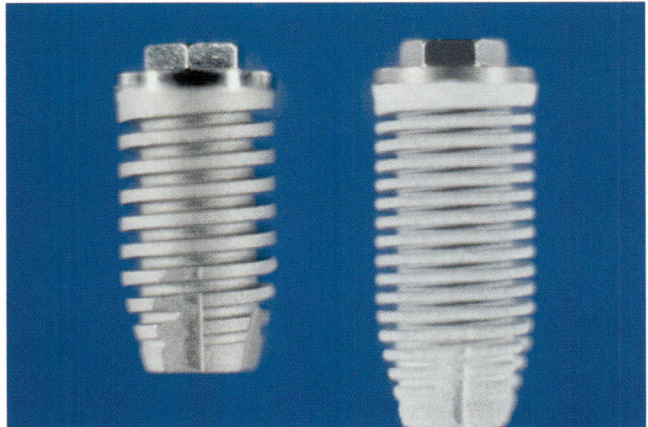

FIGURA 22-16. Os implantes na região posterior da maxila devem ter uma maior área de superfície. O implante à direita possui uma maior área de superfície comparada ao da esquerda. Ele é mais longo, possui mais roscas e tem uma superfície mais rugosa.

contraindicações dentárias relativas são similares àquelas relatadas nos casos de tratamento-padrão com implantes em pacientes edentados, e também podem incluir patologia do seio maxilar ou incapacidade de aumentar as regiões posteriores com osso.

Histórico do Tratamento

Revisão da Literatura

Ao longo dos anos, várias estratégias têm sido preconizadas para restaurar a região posterior da maxila e são endereçadas à deficiência de volume e à baixa qualidade óssea. As diversas abordagens podem ser divididas da seguinte forma:

- Evitar o seio e posicionar os implantes anterior, posterior ou medialmente.[20-22]
- Instalar os implantes e perfurar o assoalho sinusal.[23,24]
- Utilizar implantes subperiosteais.[25,26]
- Realizar osteotomia horizontal, enxerto ósseo interposicional e implantes endósseos.[27,28]
- Levantar o assoalho sinusal durante a instalação do implante.[29,30]
- Realizar enxerto por meio de abordagem pela parede lateral do seio com instalação simultânea ou tardia do implante.[29,30]

No passado, os implantes eram instalados na maxila posterior sem modificação da topografia do seio maxilar. Implantes curtos eram frequentemente instalados abaixo do antro. A área de superfície diminuída, juntamente com a baixa qualidade óssea, resultava em baixa estabilidade do implante. As tentativas de se instalar implantes endósseos maiores posteriormente ao antro e dentro da tuberosidade e lâminas pterigoides também resultaram em situações comprometidas. Além disso, embora viável sob o ponto de vista cirúrgico, raramente são indicados pilares para os terceiros ou quartos molares para suporte protético apropriado. A abordagem do implante pterigoide frequentemente requer três ou mais pônticos entre os implantes anteriores e posteriores. O espaço longo entre os pônticos resulta em flexibilidade excessiva da prótese, risco aumentado de próteses sem retenção, tensão excessiva dos pilares e risco aumentado de insucesso do implante.

O osso fino, poroso e compacto frequentemente presente na crista do rebordo e na face lateral da maxila serve como uma fundação fraca para implantes subperiosteais. A ausência de altura óssea adequada geralmente resulta no deslocamento lateral do implante subperiosteal, para fora do rebordo ósseo, devido às forças oclusais e parafuncionais.

No final dos anos 1960, Linkow relatou que o implante laminado poderia ser rombo e a membrana do seio maxilar poderia ser levemente elevada para permitir a colocação do implante "dentro" do seio na maxila posterior.[31] Essa técnica requisitava a existência de pelo menos 7 mm de altura óssea vertical abaixo do antro. Geiger e Pesch relataram que os implantes cerâmicos colocados através do assoalho do seio maxilar poderiam cicatrizar e estabilizar sem complicação.[23] Brånemark et al. demonstraram que implantes podem ser colocados dentro do seio maxilar sem consequências se a integração ocorrer entre os implantes e o osso abaixo do seio. Ele também relatou um maior índice de perda (70% de sucesso em 5 a 10 anos) com essa técnica.[24] Para resultados previsíveis a longo prazo, foi clinicamente determinada a necessidade de uma altura óssea de pelo menos 10 mm para osso D3 na maxila posterior quando o diâmetro do implante for de 4 mm ou mais. Como a maxila posterior frequentemente apresenta osso D3 ou D4, os implantes de formato tradicional deveriam apresentar uma altura ainda maior.

Ashkinazy e outros relataram o uso de tomografias computadorizadas para determinar se existe osso adequado na face palatina do seio maxilar para implantes agulhados.[22] Contudo, Stoler afirmou que, após 25 exames consecutivos de tomografias computadorizadas da maxila, não foi encontrado osso adequado para suporte de implante na face medial do seio.[32] Dessa forma, parece que, se houver osso suficiente medialmente ao seio, trata-se de uma rara exceção.

No início dos anos 1970, Tatum introduziu o levantamento da maxila posterior com osso autógeno de costela em bloco para produzir osso vertical adequado para suporte de implante.[29,30] Ele observou que enxertos *onlay* abaixo da crista alveolar existente diminuiriam de maneira significativa a altura intradental posterior, ainda que muito pouco osso para implantes endósseos pudesse ser obtido. Portanto, em 1974, Tatum desenvolveu um procedimento de Caldwell-Luc modificado para levantamento da membrana sinusal e elevação subantral (SA).[29,30] A crista do rebordo da maxila foi fraturada para dentro e utilizada para elevar a membrana do assoalho do seio maxilar. O osso autógeno foi então adicionado na área previamente ocupada pelo terço inferior do seio. Os implantes endósseos foram instalados nesse osso enxertado após aproximadamente 6 meses. Então, foi colocada carga sobre a prótese final sobre os implantes após mais 6 meses.

Em 1975, Tatum desenvolveu uma técnica cirúrgica de abordagem lateral que permitia o levantamento da membrana sinusal e a instalação de implante no mesmo tempo cirúrgico.[29,30] O sistema utilizado foi um implante cerâmico de uma peça, e foi necessário um pilar transmucoso durante o período de cicatrização. Os primeiros implantes cerâmicos não tinham o formato adequado para esse procedimento e os resultados com essa técnica eram imprevisíveis. Em 1981, Tatum desenvolveu um implante de titânio submerso para uso na região posterior da maxila.[33,34] As vantagens da cicatrização submersa, o uso do titânio em vez de óxido de alumínio como biomaterial, uma melhor biomecânica e uma melhor técnica cirúrgica tornaram essa modalidade de implante previsível.

De 1974 a 1979, o principal material de enxerto para o procedimento de enxerto sinusal era o osso autógeno. Em 1980, a aplicação das técnicas de levantamento de seio com abordagem lateral foi expandida por Tatum com o uso de osso sintético. No mesmo ano, Boyne e James relataram o uso de osso autógeno para enxertos subantrais.[35] A maioria dos dados publicados nos anos 1980 era empírica ou baseada em amostras muito pequenas.

Em 1987, o autor realizou uma abordagem de tratamento para a região posterior da maxila baseada na quantidade de osso abaixo do antro; e, em 1989, ele expandiu este procedimento para incluir a espessura óssea disponível do seio maxilar relacionada à abordagem cirúrgica e à forma do implante.[36] Desde então, também têm sido propostas pequenas modificações nos materiais de enxerto ou na abordagem cirúrgica.

Nos anos 1990, desenvolveu-se um interesse muito maior pela técnica de enxerto sinusal.[37] Diversos relatos surgiram na literatura descrevendo as pequenas alterações na técnica, os diferentes materiais utilizados nos enxertos, as diferentes origens para a porção autógena do enxerto, os dados histomorfométricos relativos à cicatrização do enxerto, assim como os outros estudos retrospectivos relacionados aos índices de sobrevida de implantes instalados em seios enxertados com a abordagem simultânea ou tardia.[38-62]

Os resultados em longo prazo foram relatados por Tatum como sendo acima de 95%, tendo sido realizados mais de 1.500 levantamentos de seio.[63] Logo, o procedimento de enxerto sinusal tem sido o método mais previsível de se criar altura óssea de 5 a 20 mm quando comparado com qualquer outra técnica intraoral de enxerto ósseo, com um índice de sucesso do enxerto e um índice de sobrevida do implante acima de 95%. Após a altura óssea vertical ser melhorada, número, tamanho e localização ideais dos implantes podem ser usados para restaurar previsivelmente a região posterior da maxila.

Opções de Enxertos Sinusais para a Região Posterior da Maxila

Em 1987, Misch e Judy publicaram uma classificação de volume ósseo que seguiu o padrão de reabsorção óssea dos rebordos edentados na maxila e na mandíbula.[5] O rebordo com espessura abundante de osso disponível foi classificado com rebordo da divisão A. Desde então, as dimensões desse rebordo foram levemente modificadas como maiores de 6 mm em largura, maiores de 7 mm no comprimento mesiodistal, maiores de 12 mm em altura, e uma angulação menor que 30 graus em relação à carga oclusal. A espessura residual de 6 mm foi selecionada para esse volume ósseo porque essa dimensão pode suportar adequadamente pelo menos um implante de 4 mm de diâmetro, que é o diâmetro de implantes mais frequentemente usado. O rebordo edentado da divisão B foi descrito como tendo 2,5 a 6 mm de largura, 7 mm ou mais de comprimento mesiodistal, mais de 12 mm de altura e uma angulação em relação à carga oclusal menor que 20 graus. A diminuição da espessura do osso em todas as localizações dos maxilares ocorre primariamente a partir da face vestibular em direção ao aspecto medial do osso remanescente disponível. Os rebordos da divisão C–w apresentaram espessura inadequada de 1 a 2,5 mm e uma altura maior que 12 mm. Um rebordo C–h é aquele inadequado em altura (<12 mm) com uma proporção entre o EAC e o osso maior do que 1. O rebordo bastante atrófico da divisão D de Misch-Judy apresentou reabsorção significativa da altura e o osso remanescente apresentou uma proporção entre o EAC e o osso remanescente maior que 5:1. Na região posterior da maxila, a altura da coroa é menos afetada nos rebordos da divisão C–h ou D, pois o seio expande-se mais rapidamente do que a altura da crista óssea é reduzida.

Uma classificação baseada na opção de abordagem de tratamento para fornecer pilares protéticos adicionais específicos para a região posterior da maxila edentada foi apresentada por Misch e Judy em 1987,[5] dependente da altura óssea disponível entre o assoalho do antro e a crista do rebordo residual na região das localizações ideais dos implantes[36] (Fig. 22-17). Esse protocolo também sugeria uma abordagem cirúrgica, material para enxerto ósseo, e o tempo de cicatrização antes da reconstrução protética. Em 1988, Cawood e Howell também classificaram a maxila posterior edentada, o que incluiu a perda de osso e a pneumatização do seio maxilar.[64]

Em 1995, Misch modificou sua classificação de 1987 para incluir a dimensão lateral da cavidade sinusal, e essa dimensão foi usada para modificar o protocolo do período de cicatrização, visto que os seios de largura menor (0 a 10 mm) formam osso mais rapidamente do que os mais largos (>15 mm).[65] Outras classificações do procedimento de enxerto sinusal foram propostas por Jensen em 1991[66] e Chiapasco em 2003.[67,68]

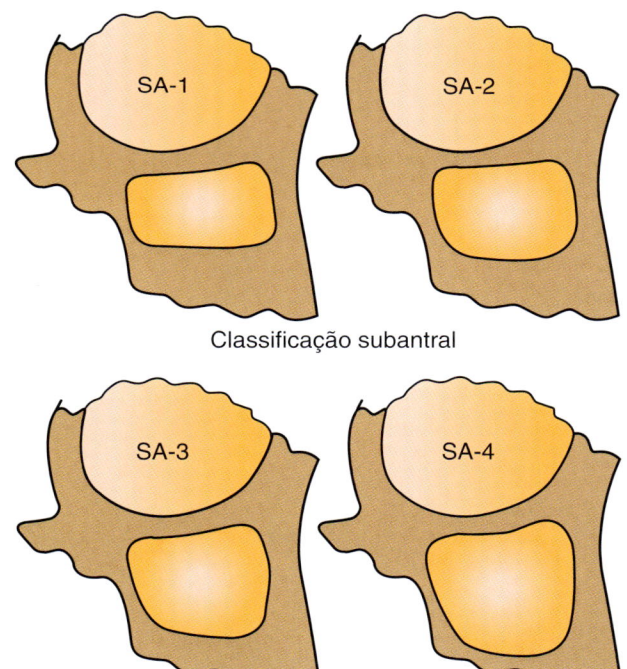

FIGURA 22-17. Em 1987, Misch apresentou quatro opções de tratamento subantral (SA) baseadas na quantidade de osso abaixo do seio maxilar. A categoria de elevação subantral 1 (SA-1) utiliza as abordagens tradicionais para instalação do implante. A categoria SA-2 utiliza um procedimento de levantamento de seio dentro da osteotomia. Para as categorias SA-3 e SA-4, um procedimento de enxerto sinusal de Tatum é realizado antes da instalação do implante.

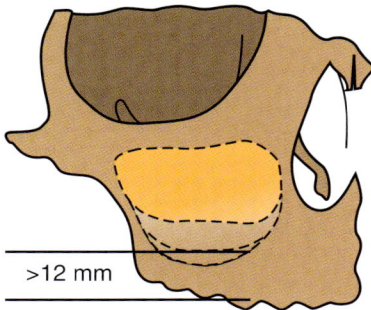

FIGURA 22-18. Uma maxila posterior com mais de 12 mm de altura óssea é colocada na opção de elevação subantral 1. Quando mais de 5 mm de espessura estão presentes, o rebordo é da divisão A e está pronto para a instalação do implante; quando 2,5 a 5 mm estão presentes, o rebordo é da divisão B e deve ser aumentado em largura.

Classificação Maxilar Posterior de Misch

Opção Subantral 1: Instalação Convencional de Implante

A primeira opção de tratamento SA (subantral), a SA-1, ocorre quando existe altura óssea suficiente para permitir a instalação de implantes endósseos após um protocolo cirúrgico usual. No volume ósseo abundante (divisão A), são utilizados implantes de forma radicular para suporte protético. A altura óssea mínima "ideal" está relacionada à forma do implante e à densidade óssea; contudo, sugere-se um implante rosqueado de pelo menos 12 mm de altura por 4 mm de diâmetro (Figs. 22-18 e 22-19).

Os pacientes com volume ósseo mais estreito (divisão B) podem ser tratados com osteoplastia ou enxerto para aumentar a espessura do osso. A instalação de implantes com menor área de superfície não é sugerida porque as forças são maiores nas regiões posteriores da boca e a densidade óssea é menor do que a da maioria das regiões. Além disso, o rebordo estreito frequentemente é mais medial do que a fossa central dos dentes inferiores e resulta em um deslocamento da carga sobre a restauração, aumentando a tensão sobre o osso.

A osteoplastia na maxila posterior do tipo SA-1 pode alterar a categoria SA se a altura do osso remanescente for menor do que 12 mm depois de concluída a modificação óssea. Aumentos de espessura podem ser conseguidos por meio de expansão óssea e enxertos autógenos *onlay* ou aposicional. Os implantes de diâmetros maiores são frequentemente necessários na região dos molares, e a expansão óssea para a instalação de implantes mais largos é a abordagem mais comum quando a densidade óssea é baixa. Se houver menos do que 2,5 mm de espessura disponível na região posterior edentada (divisão C–w), a opção de tratamento mais previsível é aumentar a largura com enxertos ósseos autógenos *onlay*.[69] Após a maturação do enxerto, a área é então reavaliada para se determinar a classificação apropriada do plano de tratamento.

Embora na implantodontia exista o conceito básico de se permanecer 2 mm ou mais a partir da referência oposta, isso não é indicado na região subantral. Contanto que o antro esteja saudável e os instrumentos não perfurem a fina mucosa que reveste o assoalho sinusal, não existem contraindicações para a preparação ou instalação de implantes no nível ou até mesmo através da lâmina cortical do assoalho do seio.

Os implantes endósseos na categoria SA-1 devem ter um período de cicatrização em ambiente não funcional por aproximadamente 4 a 8 meses (dependendo da densidade óssea) antes da colocação dos pilares para reconstrução protética. Deve-se ter o cuidado de se assegurar que os implantes não estejam sendo traumatizados durante o período inicial de cicatrização. Sugere-se carga progressiva durante as fases protéticas do tratamento no osso D3 ou D4.

Opção Subantral 2: Levantamento de Seio e Instalação Simultânea de Implante

A segunda opção subantral, a SA-2, é selecionada quando 10 a 12 mm de osso vertical estão presentes (0 a 2 mm menos do que a altura mínima na SA-1) (Fig. 22-20). Para se obterem os 12 mm ou mais de osso vertical necessários para melhores os índices de sobrevida do implante em rebordos de espessura adequada (divisão A), o assoalho sinusal é elevado por meio de osteotomia do implante (Fig. 22-21). Essa técnica foi originalmente desenvolvida por Tatum em 1970[29,30] e publicada por Misch em 1987,[36] e muitos anos depois por Summers.[70]

A osteotomia para os implantes endósseos é preparada conforme determinado pelo protocolo da densidade do osso. A profundidade da osteotomia é aproximadamente 1 a 2 mm aquém do assoalho do antro (Fig. 22-22). É selecionado um osteótomo com a ponta ativa côncava de mesmo diâmetro da perfuração final.[71] Ele apresenta a ponta ativa diferente dos osteótomos usados para expansão óssea. O osteótomo é inserido e martelado firmemente em aumentos de 0,5 a 1 mm além da osteotomia até sua posição final 2 mm além da osteotomia pré-preparada para o implante. Essa abordagem cirúrgica causa uma fratura em galho verde no assoalho do antro e lentamente eleva o osso não preparado e a membrana sinusal sobre o osteótomo de base ampla.

O implante pode ser instalado na osteotomia após o levantamento de seio e estendido 2 mm acima do assoalho do seio. O implante é lentamente rosqueado para a posição de modo que a membrana tenha pouca probabilidade de se lacerar conforme é

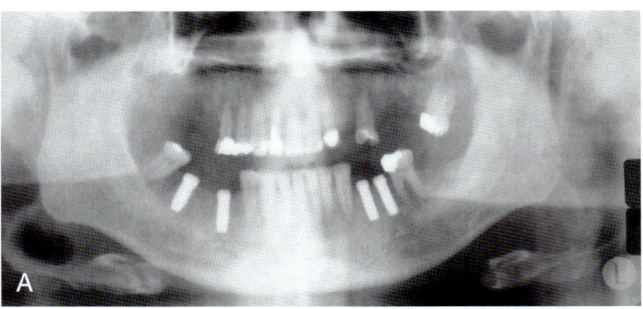

FIGURA 22-19. **A,** Uma radiografia panorâmica da região posterior da maxila com a condição de opção subantral 1. **B,** Implantes de forma radicular de pelo menos 4 mm de diâmetro e 12 mm de comprimento são instalados e um implante para cada dente ausente são o tratamento de escolha para as condições da opção subantral 1.

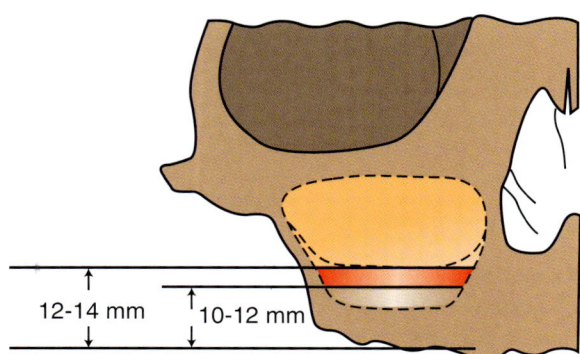

FIGURA 22-20. A maxila posterior com 10 a 12 mm de altura vertical é tratada com a opção subantral 2. O assoalho sinusal é elevado com a osteotomia do implante (levantamento do seio). Quando a espessura óssea é maior do que 5 mm, o tratamento segue a divisão A com um levantamento do seio. Uma espessura de 2,5 a 5 mm é da divisão B e deve ser aumentada.

elevada. A porção apical do implante se encaixa no osso abaixo do assoalho do seio com osso sobre o ápice e uma membrana sinusal intacta. O implante pode se estender até 2 mm além do assoalho sinusal e a espessura óssea de 1 a 2 mm que cobre o ápice resulta em uma elevação de até 4 mm da mucosa do seio (Fig. 22-23).

O osso autógeno presente acima da porção apical do implante aumenta a probabilidade de nova formação óssea. O sucesso do levantamento da membrana sinusal intacta não pode ser confirmado antes ou no momento da instalação do implante. As tentativas de sentir a elevação da membrana a partir da osteotomia de 8 mm de profundidade do implante que apresenta aproximadamente 3 mm de diâmetro podem facilmente causar laceração do revestimento sinusal.

Quatro a 6 meses após o procedimento cirúrgico, uma radiografia pode ser usada para comprovar o bem-sucedido aumento de 0 a 2 mm na altura óssea (Fig. 22-24). O tratamento protético do paciente pode proceder de maneira similar ao da categoria SA-1. Se houver formação inadequada de osso ao redor da porção apical de um implante após a cicatrização inicial, sugere-se o protocolo de carga progressiva.

Alguns autores têm utilizado o procedimento de levantamento de seio SA-2 para ganhar mais de 2 mm de altura vertical do implante ou para colocar materiais de enxerto no sítio de osteotomia antes da instalação do implante.[53] Essas técnicas cirúrgicas cegas aumentam o risco de perfuração da membrana sinusal. Quando a mucosa do seio é perfurada, o material de enxerto pode se deslocar para dentro do antro e aumentar o risco de infecção pós-operatória. Se ocorrer uma infecção sinusal, uma camada de esfregaço bacteriano pode se acumular no ápice do implante. Isso impede o futuro contato entre osso e implante, e pode contribuir para infecções sinusais futuras.

Se a perfuração da membrana sinusal ocorrer durante o início do procedimento de instalação do implante, provavelmente não haverá o aumento de altura óssea. Essa é a razão básica pela qual não se tenta ganhar altura maior do que 2 mm com essa técnica. Todavia, mesmo quando ocorre perfuração da membrana ou não há crescimento ósseo ao redor do ápice do implante, a técnica SA-2 apresenta benefícios, pois o ápice do implante é frequentemente circundado por osso denso. Isso aumenta a fixação rígida durante a cicatrização e aumenta o contato osso-implante, levando a melhores condições de carga.

Worth e Stoneman relataram um fenômeno comparável ao crescimento ósseo sob uma membrana sinusal elevada, que foi denominado *formação de auréola*.[72] Eles observaram a elevação natural da membrana sinusal ao redor de dentes com doença periapical. A elevação da membrana resultou em nova formação óssea depois da eliminação da infecção dentária.

Opção Subantral 3: Enxerto Sinusal com Instalação Imediata ou Tardia de Implante Endósseo

A terceira abordagem à região posterior da maxila edentada, a SA-3, é indicada quando estão presentes pelo menos 5 a 10 mm de osso vertical e espessura suficiente entre o assoalho do antro e a crista do rebordo residual na área onde é necessário um pilar protético

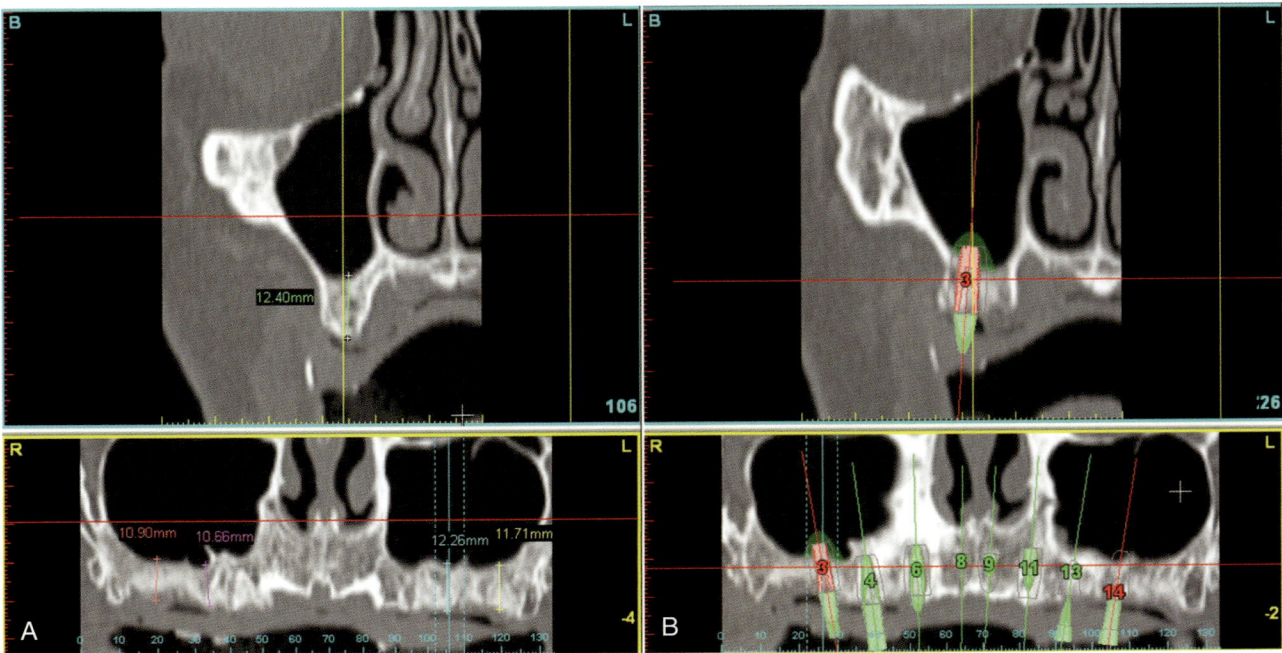

FIGURA 22-21. O plano de tratamento SA-2 determina a elevação de 0 a 2 mm do assoalho do seio maxilar no mesmo momento da instalação do implante. Durante a fase de plano de tratamento, uma tomografia computadorizada com *software* de implante pode ser usada para visualizar o levantamento de seio e a relação final entre o implante e o osso adjacente. (Cortesia de S. Caldwell, El Paso, Texas.)

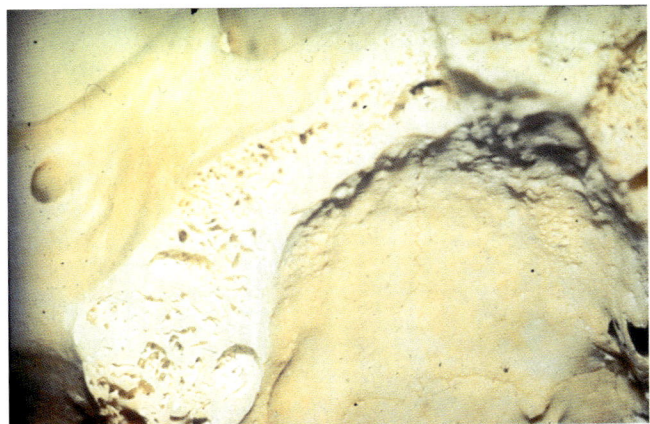

FIGURA 22-22. A osteotomia do implante para um levantamento de seio é preparada 1 a 2 mm abaixo do assoalho do seio.

(Fig. 22-25). Uma abordagem de Tatum através da parede lateral da maxila é realizada imediatamente superior ao osso alveolar residual. Após a rotação da janela lateral de acesso e da membrana para dentro e para cima para uma posição superior, uma mistura de osso autógeno e alógeno ou material aloplástico é colocada no espaço previamente ocupado pelo seio. Quando o rebordo original é maior do que 6 mm em espessura, o implante pode ser instalado no mesmo momento do levantamento de seio, sob condições ideais, ou posteriormente após um período de 2 ou mais meses[17-22] (Quadro 22-2). A pequena espera entre a colocação do enxerto e a instalação do implante assegura que o enxerto esteja mais estável e cicatrize sem comprometimentos relacionados à infecção sinusal pós-operatória. Quando a espessura original do rebordo é da divisão B ou C–w, o enxerto *onlay* em conjunto com o levantamento de seio é uma opção de tratamento possível (Quadro 22-3).

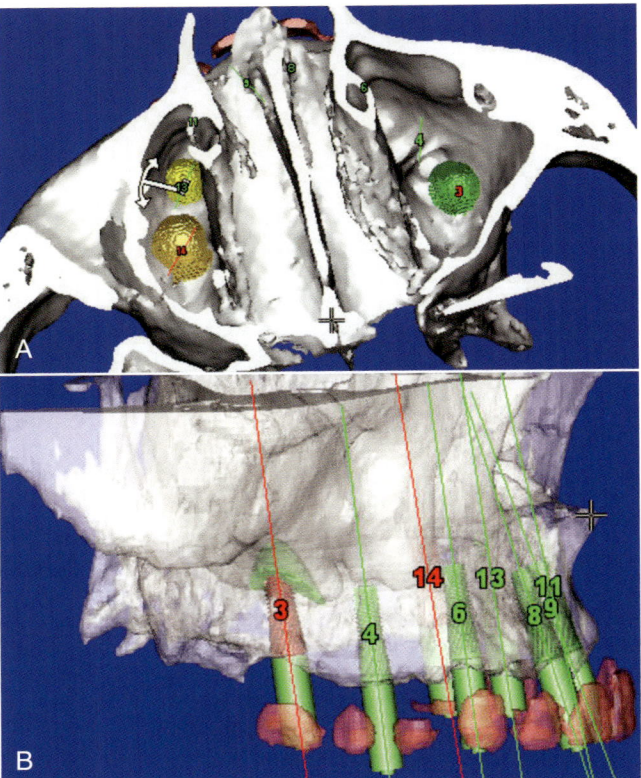

FIGURA 22-23. **A,** Uma visão tridimensional (3D) do seio maxilar ilustra a membrana sendo elevada somente nas proximidades do ápice do implante, criando uma imagem semelhante a um halo. **B,** Uma visão 3D do seio maxilar ilustrando a instalação do implante durante a fase do plano de tratamento com o nível final proposto do assoalho sinusal após SA-2. (Cortesia de S. Caldwell, El Paso, Texas.)

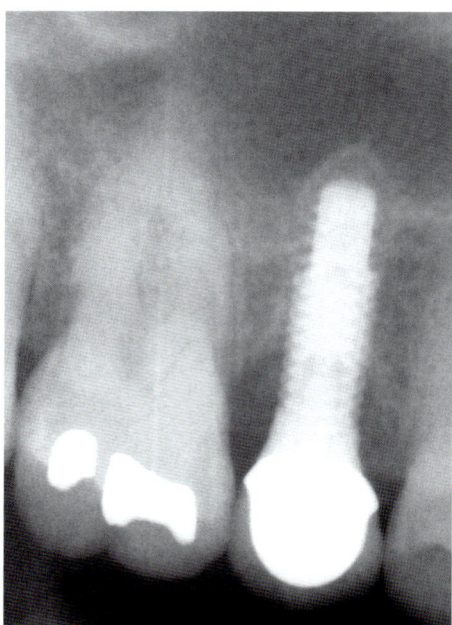

FIGURA 22-24. Após cicatrização, o efeito de halo no ápice do implante pode ser visualizado na imagem pós-operatória.

QUADRO 22-2 Com Instalação de Implante (SA-3I)

Quando são instalados implantes endósseos no mesmo momento do enxerto sinusal, várias condições são exigidas:
1. >5 mm de altura óssea (D3 ou melhor)
2. >6 mm de espessura óssea
3. Ausência de patologia sinusal
4. Ausência de histórico de sinusite
5. Ausência de contraindicações relativas
6. Ausência de parafunção ou PPR provisória
7. Ausência de perfuração da membrana sinusal

PPR, Prótese parcial removível; *SA*, subantral.

QUADRO 22-3 Sem Instalação de Implante (SA-3)

Os implantes não devem ser instalados no mesmo momento do enxerto sinusal quando existirem as seguintes condições:
1. >5 mm de altura óssea (D4)
2. <6 mm de espessura óssea
3. Patologia sinusal tratada
4. Histórico de sinusite
5. Contraindicações relativas (fumo, diabete, doença periodontal)
6. Parafunção ou PPR provisória
7. Perfuração da membrana sinusal durante a cirurgia

PPR, Prótese parcial removível; *SA*, subantral.

Opção Subantral 4: Cicatrização do Enxerto Sinusal e Espera Extensa para Instalação do Implante

Na quarta opção de tratamento com implantes na maxila posterior, a SA-4, a região subantral é primeiramente aumentada para futura instalação do implante endósseo. Essa opção é indicada quando restam menos de 5 mm entre a crista óssea residual e o assoalho do seio maxilar (Fig. 22-28). Existem diversas razões para postergar a instalação do implante nas condições SA-4.

1. A taxa de cicatrização do enxerto sinusal pode ser avaliada após a cicatrização inicial durante a osteotomia e instalação do implante. O período de cicatrização do seio e do implante já não é mais arbitrário, e sim específico de cada paciente.
2. A infecção sinusal pós-operatória do enxerto ocorre em aproximadamente 3 a 20% dos pacientes, o que é maior do que a porcentagem da cirurgia de instalação do implante. Se o enxerto sinusal tornar-se infectado com um implante em posição, uma camada de esfregaço bacteriano pode se desenvolver no implante e tornar o futuro contato do osso com o implante menos previsível. A infecção também é mais difícil de tratar quando os implantes estão em posição e pode resultar em uma maior reabsorção do enxerto. Se a infecção não puder ser adequadamente tratada, o enxerto e o implante devem ser removidos. Há também uma diminuição do risco de perda do enxerto e do implante se uma infecção pós-operatória ocorrer no caso de instalação tardia do implante. Os relatos na literatura de fato indicam um índice de insucesso levemente maior dos implantes instalados simultaneamente quando comparados com a abordagem tardia.[37]
3. São necessários vasos sanguíneos para formar e remodelar o osso. Um implante no meio do enxerto sinusal não fornece uma fonte de vasos sanguíneos. Ele pode até tornar o suprimento sanguíneo mais problemático.
4. O aumento da espessura óssea pode ser indicado em conjunto com enxertos sinusais para restaurar as relações maxilomandibulares do rebordo ou aumentar o diâmetro do implante na região molar. Esse aumento pode ser realizado simultaneamente com o

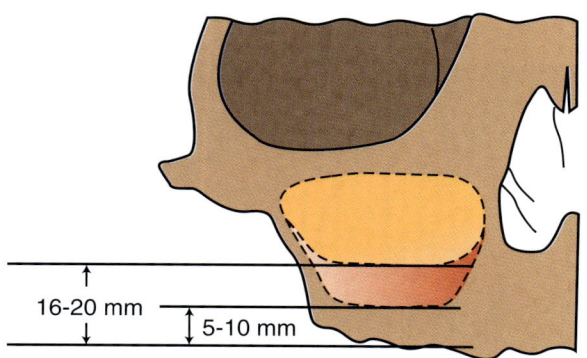

FIGURA 22-25. Na opção subantral 3, é colocada uma maxila posterior com 5 a 10 mm entre a crista do rebordo e o assoalho sinusal. Um enxerto sinusal de Tatum é indicado antes da instalação do implante. Quando existe mais de 5 mm de espessura, o enxerto sinusal converte o rebordo para a divisão A. Quando há 2,5 a 5 mm de espessura, o rebordo da divisão B deve ser enxertado em sua espessura.

A altura óssea inicial de 5 a 10 mm em uma maxila posterior SA-3 pode estabilizar um implante que é instalado no momento do enxerto e permitir sua rígida fixação. Portanto, um implante endósseo pode ser instalado nessa consulta, e isto tem sido preconizado por muitos anos (Fig. 22-26). No entanto, diversas condições devem ser avaliadas quando implantes são instalados ao mesmo tempo. Muitas destas condições são específicas de um seio maxilar saudável.

A principal desvantagem de adiar a instalação do implante no momento do enxerto sinusal é a necessidade de uma cirurgia adicional. Se a duração total do tratamento for um fator importante para o paciente, o implante pode ser instalado após 2 meses, o que já reduz consideravelmente o risco de infecção relacionado ao enxerto sinusal. Por outro lado, um período de 4 meses ou mais é o usual para instalação do implante com a técnica SA-3 com uma abordagem tardia (Fig. 22-27).

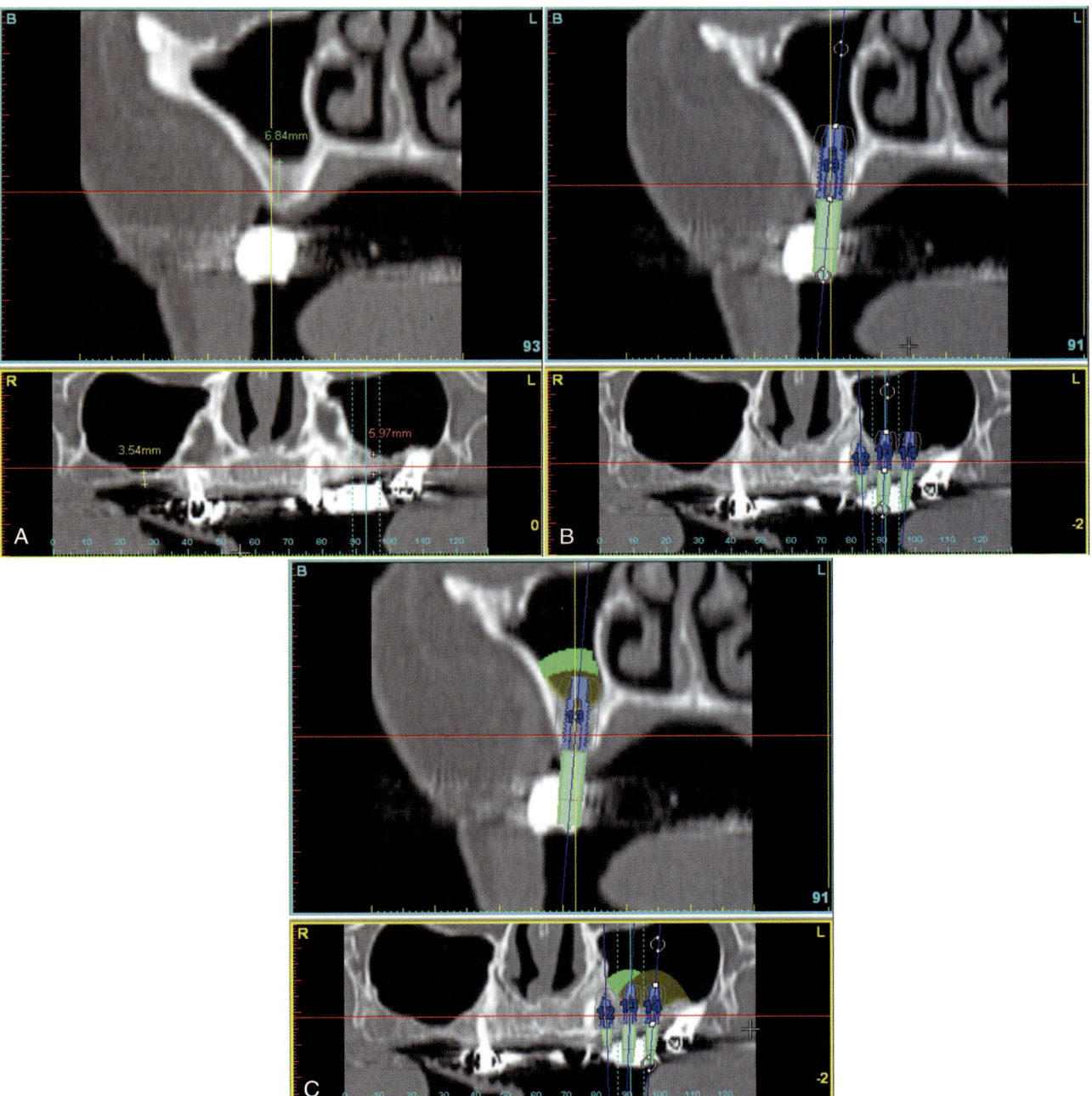

FIGURA 22-26. **A,** Uma maxila posterior SA-3 exibindo somente 5 a 10 mm de osso abaixo do assoalho do seio maxilar. **B,** O comprimento do implante necessário em um osso de baixa qualidade como o da maxila posterior é o de 12 mm ou mais. Portanto, será realizado um enxerto sinusal para se obter a altura óssea necessária antes da instalação do implante. **C,** A quantidade de enxerto ósseo necessário pode ser avaliada em uma imagem de tomografia computadorizada com o auxílio de um programa de visualização de cirurgia. (Cortesia de S. Caldwell, El Paso, Texas.)

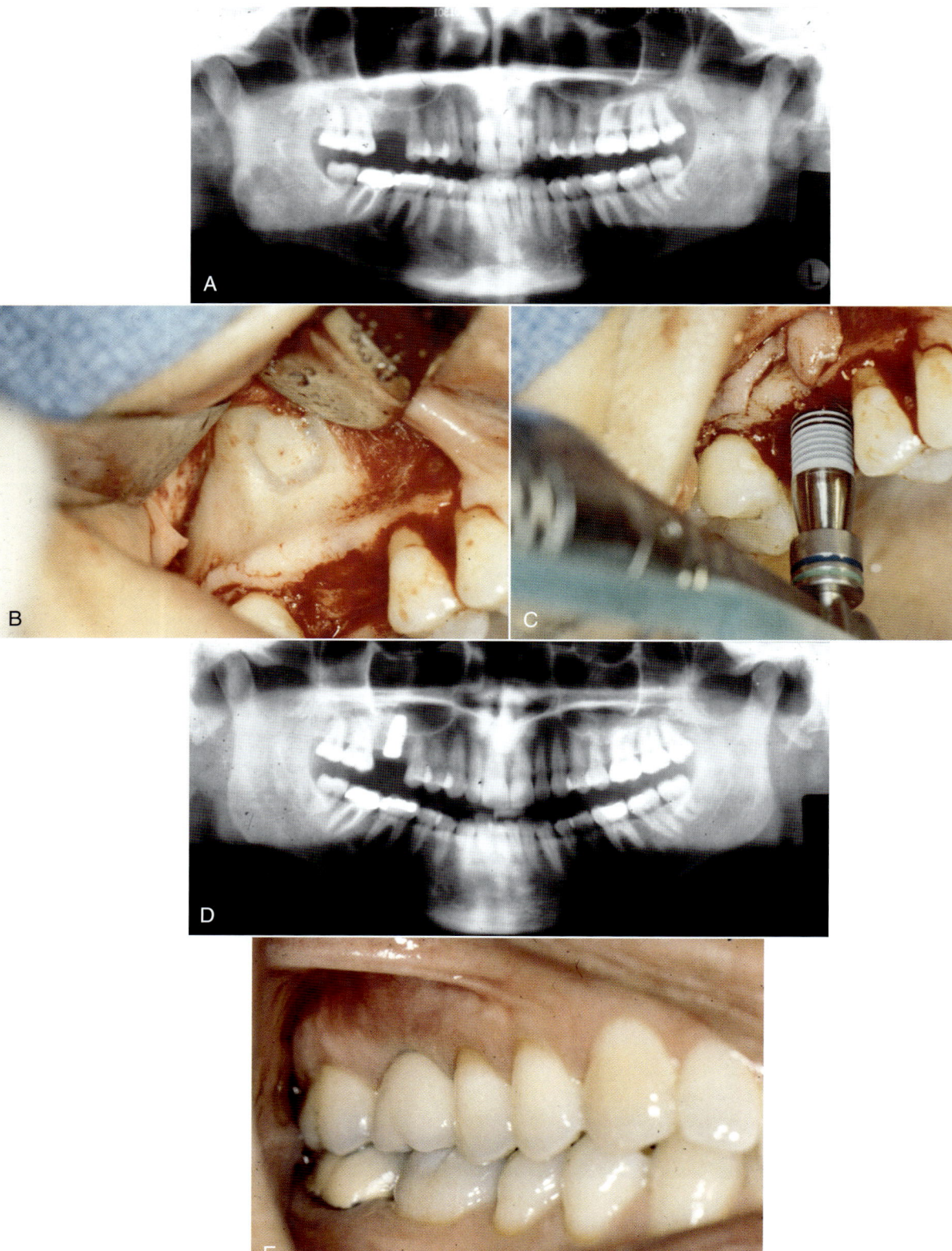

FIGURA 22-27. **A,** Uma radiografia panorâmica de um primeiro molar superior ausente com 7 mm de osso abaixo do antro. **B,** A janela de acesso lateral de Tatum é preparada na parede lateral da maxila. **C,** Após enxertia, é instalado um implante de 5 mm de diâmetro, 12 mm de comprimento rosqueado e de superfície rugosa. **D,** Uma radiografia pós-operatória do implante em posição com o enxerto sinusal. **E,** A coroa final unitária sobre implante substituindo o primeiro molar superior direito.

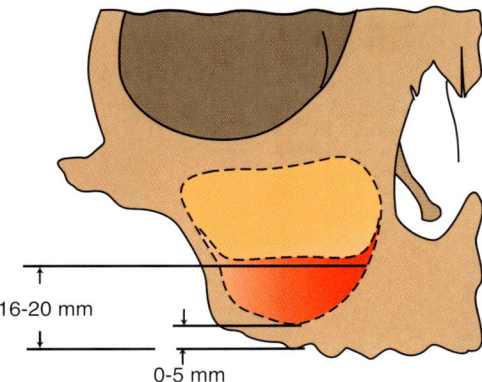

FIGURA 22-28. Uma maxila posterior com 0 a 5 mm de osso abaixo do antro é colocada na opção de levantamento subantral 4. Um enxerto sinusal de Tatum é realizado e maturado antes da instalação de implante. Após o enxerto sinusal, a espessura óssea de 5 mm ou mais é classificada na divisão A, e uma de 2,5 a 5 mm é classificada na divisão B e modificada para divisão A antes da instalação do implante.

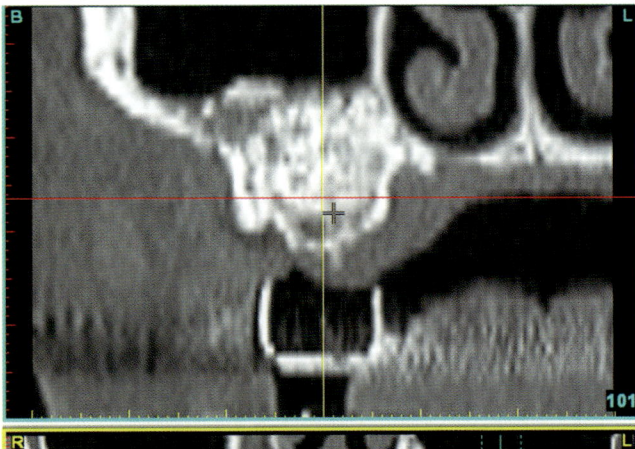
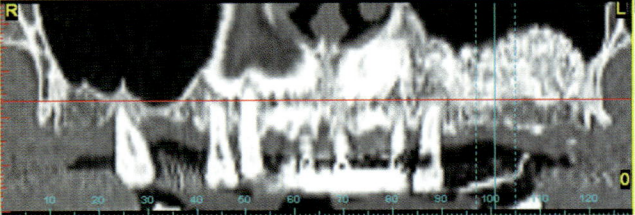

FIGURA 22-29. As imagens de tomografia computadorizada (TC) podem ser usadas após o enxerto sinusal (SA-4) antes da instalação do implante para verificar a localização apropriada do enxerto. (A parede medial foi elevada para permitir a colocação apropriada do material de enxerto ósseo.) Essa imagem de TC ilustra a diferença na altura óssea entre o sítio SA-4 antes e depois do enxerto. (Cortesia de S. Caldwell, El Paso, Texas.)

enxerto sinusal. Como resultado, implantes de maior diâmetro podem ser instalados com a técnica tardia.

5. O osso no enxerto sinusal é mais denso com a instalação tardia do implante. Dessa forma, a angulação e a posição do implante podem ser melhoradas porque não são determinadas pelas limitações anatômicas existentes no momento do enxerto sinusal.
6. O dentista pode avaliar o enxerto sinusal antes da instalação do implante. Nesse caso, a insuficiência do enxerto sinusal ou o desconhecimento da condição durante a instalação simultânea do implante resultam no posicionamento do implante dentro do seio em vez de no sítio do enxerto (Fig. 22-29).
7. A SA-4 corresponde a um antro maior do que as condições SA-2 ou SA-3, e ela tipicamente exibe maiores dimensões mediodistal e lateromedial; e mínima quantidade de osso do hospedeiro está presente nas regiões lateral, anterior e distal do enxerto, pois o antro geralmente se expande mais agressivamente para estas regiões.
8. Há também menos osso autógeno para retirar da tuberosidade, o que promove um atraso na regeneração óssea no sítio. Além disso, geralmente há poucos septos ou tramas no seio, o que aumenta a regeneração óssea.

Portanto, pouca quantidade de paredes ósseas, pouco leito vascular favorável, mínimo osso autógeno local e grande volume de enxerto, todos esses fatores demandam uma período de cicatrização mais longo e uma abordagem cirúrgica levemente alterada.

A abordagem de Tatum pela parede lateral para enxerto sinusal é realizada como no procedimento SA-3 anterior (Fig. 22-30). A maioria das regiões SA-4 fornece melhor acesso cirúrgico do que as SA-3 porque o assoalho do antro está mais próximo da crista comparado à maxila SA-3 (Fig. 22-31).

A maturação da região enxertada ocorre de 6 a 10 meses antes da reabertura para instalação dos implantes endósseos. O grau de cicatrização inicial está relacionado ao tamanho do seio (incluindo os tamanhos lateromediais pequeno, médio e grande) e à quantidade de osso autógeno utilizado no terço inferior do seio.

Tipicamente, a espessura do osso da crista é suficiente nas regiões SA-4 para a instalação de implantes de forma radicular após a maturação do enxerto. A espessura do sítio doador para enxertos sinusais é mais frequentemente da divisão A; contudo, quando existe a divisão C–w ou B, indica-se um enxerto *onlay* para aumentar a espessura. Quando o enxerto não puder ser fixado no osso receptor, muitas vezes é preferível realizar o enxerto sinusal 6 a 9 meses antes do enxerto autógeno para se ganhar espessura. Então, após a maturação do enxerto, os implantes podem ser instalados.

A cirurgia de reabertura para instalação do implante nas técnicas SA-3 e SA-4 é similar à SA-1, mas há uma exceção. O retalho mucoperiosteal na região lateral é descolado para permitir inspeção direta da janela de acesso anteriormente realizada para o enxerto sinusal. Essa janela de acesso pode estar completamente cicatrizada com osso, pode estar mole e preenchida por material de enxerto desorganizado, pode apresentar crescimento cônico de tecido fibroso (com a base do cone voltada para a parede lateral) ou em qualquer estágio de variação. Se o sítio do enxerto se parecer clinicamente com osso, a osteotomia e a instalação do implante seguem a abordagem determinada pela densidade óssea.

O intervalo de tempo para a reabertura do estágio II e os procedimentos protéticos após a instalação do implante dependem da densidade do osso durante a instalação do implante. A densidade óssea mais comumente observada é a D3 ou D4, e é frequentemente menor do que a região geral. A carga progressiva após a reabertura é mais importante quando o osso é particularmente macio e menos denso.

A formação de osso inadequado após o período de cicatrização do enxerto sinusal na cirurgia SA-4 é uma complicação possível, mas incomum. Quando observada, a técnica SA-3 pode ser usada para a colocação adicional de enxerto subantral antes da cirurgia de instalação de implante.

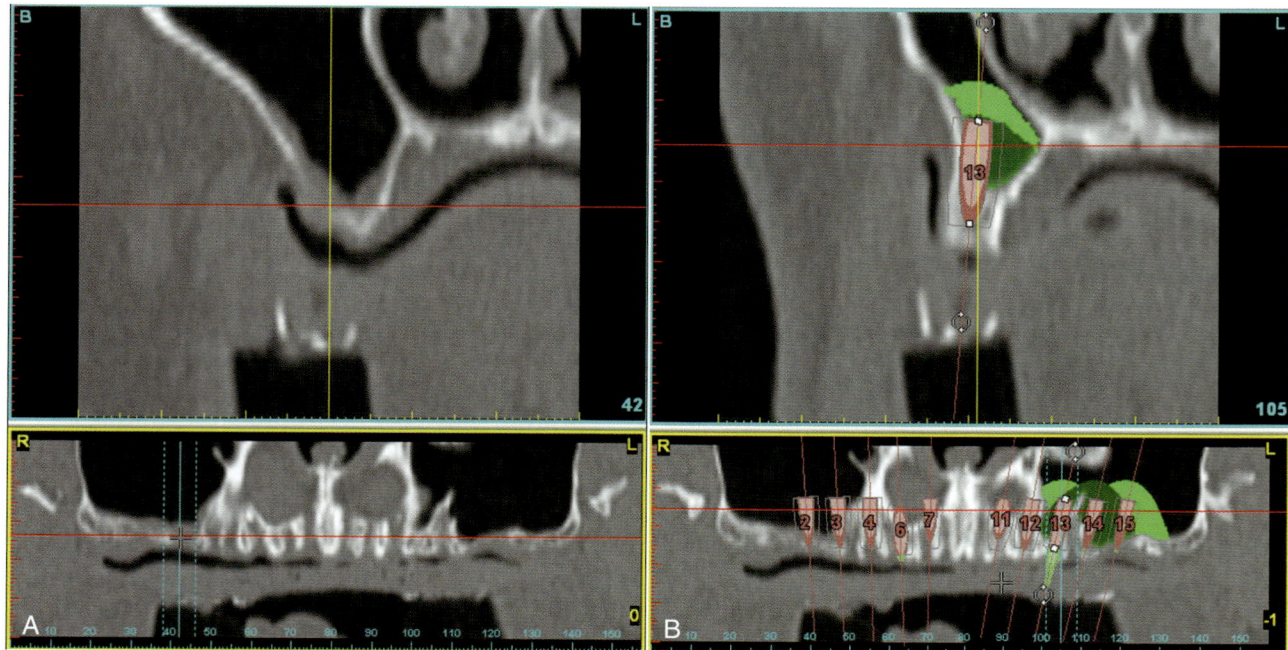

FIGURA 22-30. **A,** Quando estão disponíveis 0 a 5 mm de osso entre a crista do rebordo e o assoalho do antro, um enxerto sinusal é necessário para restaurar o volume ósseo antes da instalação do implante. **B,** O uso de imagem tridimensional e *software* de implante permite a visualização dos implantes na fase do plano de tratamento. (Cortesia de S. Caldwell, El Paso, Texas.)

TABELA 22-1
Períodos de Cicatrização para as Categorias de Tratamento

Opção de Levantamento Subantral	Altura (mm)	Procedimento	Tempo de Cicatrização (Meses): Enxerto	Tempo de Cicatrização (Meses): Implante
SA-1	>12	Instalação de implante de forma radicular, divisão A	—	4-6*
SA-2	10-12	Levantamento de seio; instalação simultânea de implante de forma radicular, divisão A	—	6-8*
SA-3	5-10	Enxerto sinusal por abordagem pela parede lateral; instalação tardia de implante de forma radicular, divisão A	2-4	4-8*
SA-4	<5	Enxerto sinusal por abordagem pela parede lateral; instalação tardia de implante de forma radicular, divisão A	6-10	4-10*

*Avaliar na instalação do implante.

Resumo

No passado, a região posterior da maxila era relatada como sendo a área menos previsível para a sobrevida do implante. As causas citadas incluíam altura óssea inadequada, pouca densidade óssea e grandes forças oclusais. As modalidades prévias tentavam evitar essa região com abordagens tais como cantiléveres excessivos, quando implantes posteriores não eram instalados, ou número excessivo de pônticos, quando os implantes eram instalados posteriormente ao seio.

O seio maxilar pode ser elevado e o osso subantral, regenerado para melhorar a altura do implante. Tatum começou a desenvolver essas técnicas em meados dos anos 1970. Misch desenvolveu quatro opções de tratamento da maxila posterior em 1987 baseado na altura do osso entre o assoalho do antro e a crista do osso residual (Tabela 22-1). Essas opções foram posteriormente modificadas para considerar a espessura de osso disponível após obtenção da altura adequada. Os implantes de forma radicular são indicados nestas condições. Quando a anatomia do rebordo é muito estreita para essa forma de implante, esses rebordos podem ser tratados por meio de osteoplastia ou com enxertos autógenos. As forças maiores e o osso menos denso frequentemente requerem implantes de largo diâmetro.

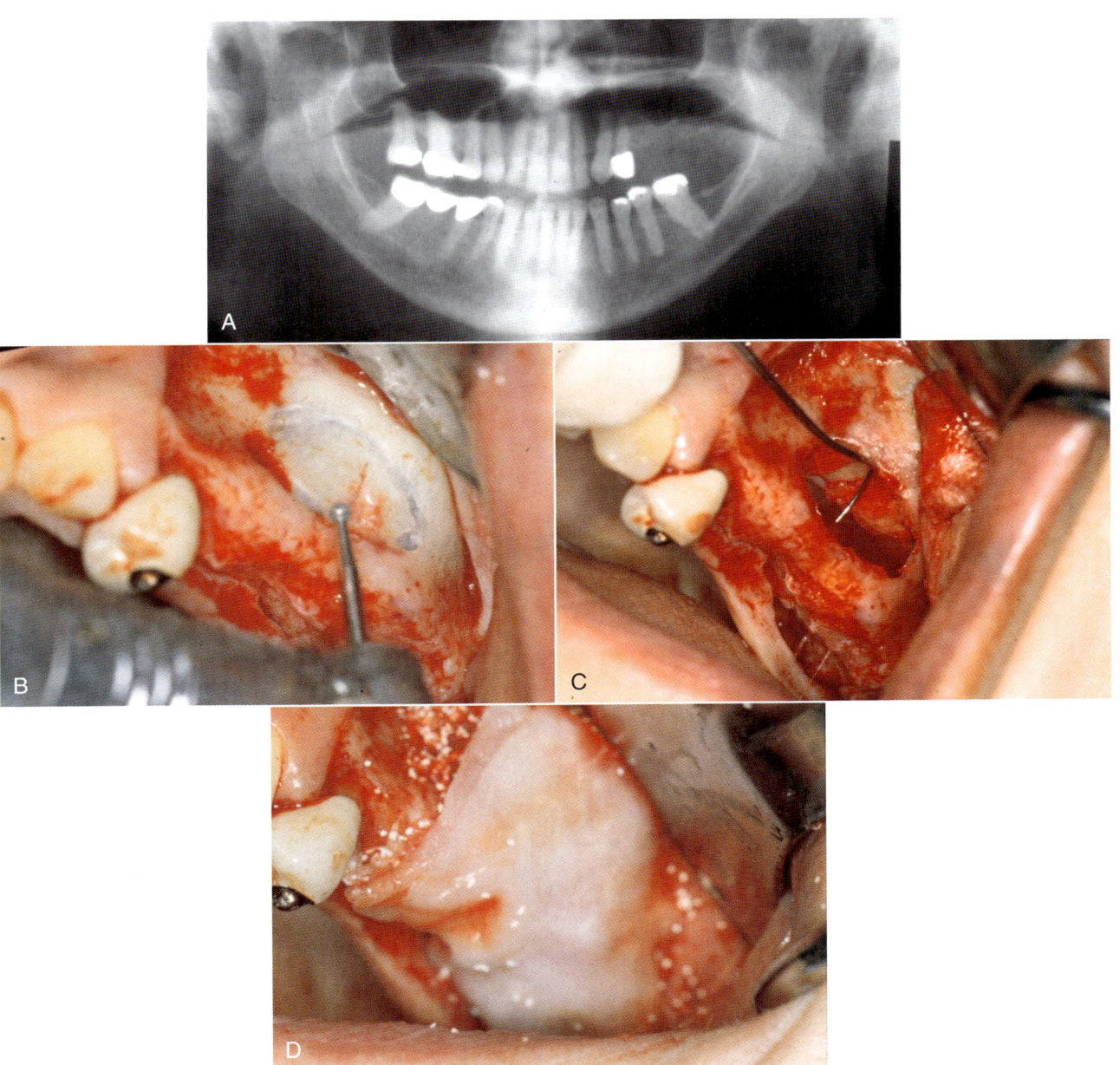

FIGURA 22-31. **A,** Uma radiografia panorâmica de dentes superiores posteriores ausentes com menos de 5 mm abaixo do antro (SA-4). **B,** Uma janela de acesso de Tatum é preparada na parede lateral do seio. **C,** A parede lateral é rotacionada para dentro e para cima juntamente com a mucosa sinusal. **D,** Um enxerto é colocado e coberto por uma membrana de colágeno.

(Continua)

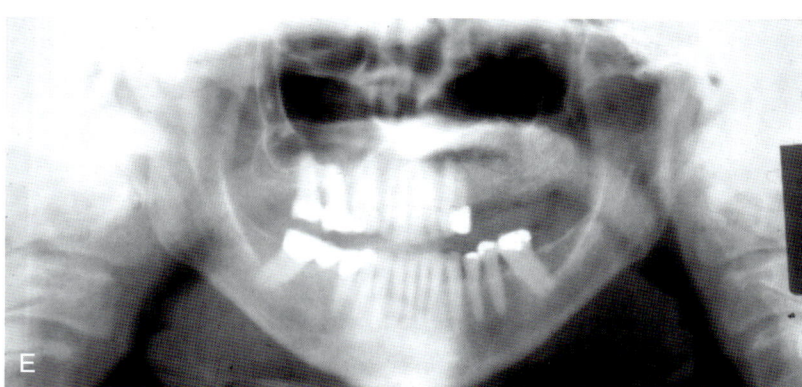

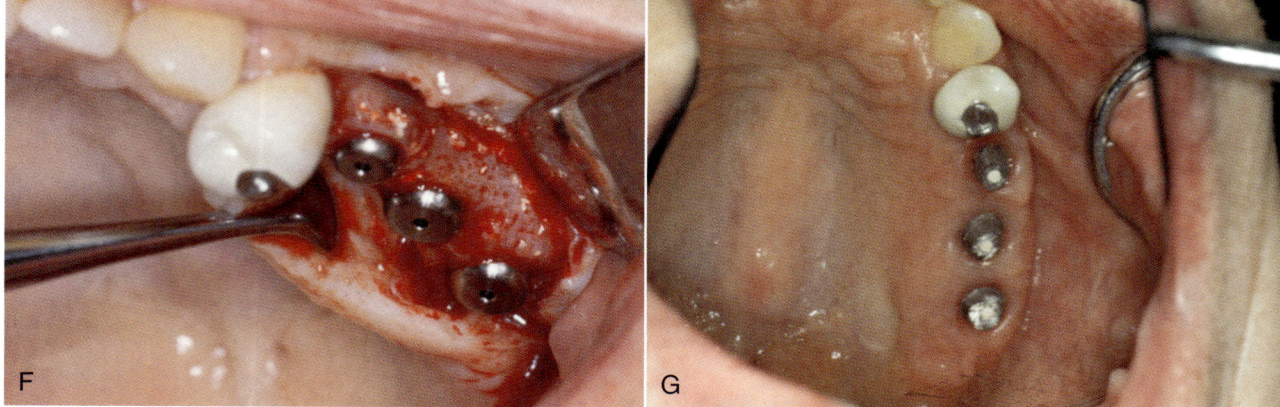

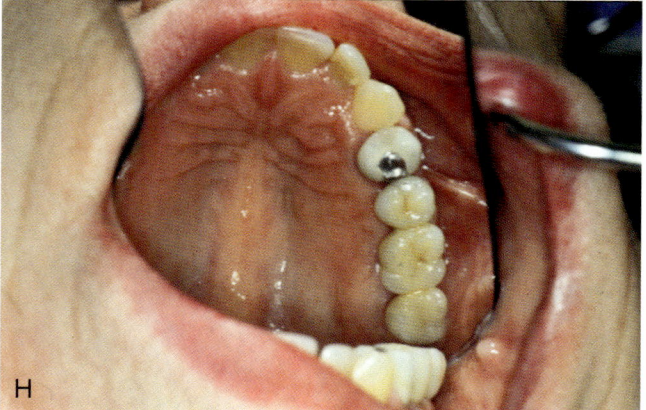

FIGURA 22-31. *(Cont.)* **E,** O enxerto fica em processo de maturação por 4 meses ou mais. **F,** Os implantes são instalados, um para cada dente ausente. **G,** Após 4 ou mais meses, os pilares são inseridos para suportar a prótese. **H,** Uma prótese parcial fixa de três elementos é cimentada aos pilares protéticos.

Referências Bibliográficas

1. Marcus SE, Drury JF, Brown LS, et al: Tooth retention and tooth loss in the permanent dentition of adults: United States, 1988-1991, *J Dent Res* 75(special issue):684-695, 1996.
2. Meskin LH, Brown LJ: Prevalence and patterns of tooth loss in the U.S. employed adult and senior population, *J Dent Educ* 52:686-691, 1988.
3. Misch CE: Treatment planning for edentulous maxillary posterior region. In Misch CE, editor: *Contemporary implant dentistry*, St Louis, 1993, Mosby.
4. Pietrokovski J: The bony residual ridge in man, *J Prosthet Dent* 34:456-462, 1975.
5. Misch CE, Judy KW: Classification of the partially edentulous arches for implant dentistry, *Int J Oral Implantol* 4:7-12, 1987.
6. Misch CE: Bone character: second vital implant criterion, *Dent Today* 7:39-40, 1988.
7. Goodacre JC, Bernal G, Rungcharassaeng K, et al: Clinical complications with implants and implant prostheses, *J Prosthet Dent* 2:121-132, 2003.
8. Misch CE, Qu Z, Bidez MW: Mechanical properties of trabecular bone in the human mandible: implications for dental implant treatment planning and surgical placement, *J Oral Maxillofac Surg* 57:700-706, 1999.
9. Anon JB, Rontal M, Zinreich SJ: *Anatomy of the paranasal sinuses*, New York, 1996, Thieme.
10. Blitzer A, Lawson W, Friedman WH, editors: *Surgery of the paranasal sinuses*, Philadelphia, 1985, WB Saunders.
11. Lang J, editor: *Clinical anatomy of the nose, nasal cavity and paranasal sinuses*, New York, 1989, Thieme.
12. Stammberger H: History of rhinology: anatomy of the paranasal sinuses, *Rhinology* 27:197-210, 1989.
13. Takahashi R: The formation of the human paranasal sinuses, *Acta Otolaryngol* 408:1-28, 1984.

14. Karmody CS, Carter B, Vincent ME: Developmental anomalies of the maxillary sinus, *Trans Am Acad Ophthalmol Otol* 84:723-728, 1977.
15. Fanuscu MI, Iida K, Caputo AA, et al: Load transfer by an implant in a sinus-grafted maxillary model, *Int J Oral Maxillofac Implants* 18:667-674, 2003.
16. Herzberg R, Doley E, Schwartz-Arad D: Implant marginal bone loss in maxillary sinus grafts, *Int J Oral Maxillofac Implants* 21:103-110, 2006.
17. Strong JT, Misch CE, Bidez MW, et al: Functional surface area: thread for parameter optimization for implant body design, *Compend Contin Educ Dent* 19:4-9, 1998.
18. Trisi P, Marcato C, Todisco M: Bone-to-implant apposition with machined and MTX microtextured implant surfaces in human sinus graft, *Int J Periodontics Restorative Dent* 23:427-437, 2003.
19. Xie J, Baumann MJ, McCabe LE: Osteoblasts respond to hydroxyapatite surfaces with immediate changes in gene expression, *J Biomed Mater Res* 71(1):108-117, 2004.
20. Linkow LI: Tuber blades, *J Oral Implantol* 9:190-216, 1980.
21. Tulasne JF: Implant treatment of missing posterior dentition. In Albrektsson T, Zarb G, editors: *The Branemark osseointegrated implant*, Chicago, 1989, Quintessence.
22. Ashkinazy LR: Tomography in implantology, *J Oral Implantol* 10:100-118, 1982.
23. Geiger S, Pesch HJ: Animal experimental studies of the healing around ceramic implants in bone lesions in the maxillary sinus region, *Dtsch Zahnarztl Z* 32:396-399, 1977.
24. Brånemark PI, Adell R, Albrektsson T, et al: An experimental and clinical study of osseointegrated implants penetrating the nasal cavity, *J Oral Maxillofac Surg* 42:497-505, 1984.
25. Linkow LI: Maxillary pterygoid extension implants: the state of the art, *Dent Clin North Am* 24:535-551, 1980.
26. Cranin AN, Satler N, Shpuntoff R: The unilateral pterygo-hamular subperiosteal implant evolution of a technique, *J Am Dent Assoc* 110:496-500, 1985.
27. Keller EE, van Roekel NB, Desjardins RR, et al: Prosthetic surgical reconstruction of severely resorbed maxilla with iliac bone grafting and tissue integrated prostheses, *Int J Oral Maxillofac Implants* 2:155, 1987.
28. Sailer HF: A new method of inserting endosseous implants in totally atrophic maxillae, *J Craniomaxillofac Surg* 17:299-305, 1989.
29. Tatum OH: *Maxillary subantral grafting*, Birmingham, AL, 1977, Lecture presented at Alabama Implant Study Group.
30. Tatum OH: Maxillary and sinus implant reconstruction, *Dent Clin North Am* 30:207-229, 1986.
31. Linkow LI: *Maxillary implants: a dynamic approach to oral implantology*, North Haven, CT, 1977, Glarus.
32. Stoler A: *The CAT-scan subperiosteal implant*, Hong Kong, 1986, International Congress of Oral Implantologist World Meeting.
33. Tatum OH: *Omni Implant Systems, S Series Implants*, St Petersburg, FL, 1981, Omni.
34. Tatum OH: The Omni implant system. In Hardin JF, editor: *Clarke's clinical dentistry*, Philadelphia, 1984, Lippincott.
35. Boyne PJ, James RA: Grafting of the maxillary sinus floor with autogenous marrow and bone, *J Oral Surg* 38:613-616, 1980.
36. Misch CE: Maxillary sinus augmentation for endosteal implants: organized alternative treatment plans, *Int J Oral Implant* 4:49-58, 1987.
37. Jensen OT, Shulman LB, Block MS, et al: Report of the Sinus Consensus Conference of 1996, *Int J Oral Maxillofac Implants* 13(suppl):11-45, 1998.
38. Smiler DG, Holmes RE: Sinus lift procedure using porous hydroxylapatite: a preliminary clinical report, *J Oral Implantol* 13:2-14, 1987.
39. Tong DC, Rioux K, Drangsholt M, et al: A review of survival rates for implants placed in grafted maxillary sinuses using meta-analysis, *Int J Oral Maxillofac Implants* 13:175-182, 1998.
40. Tidwell JK, Blijdorp PA, Stoelinga PJW, et al: Composite grafting of the maxillary sinus for placement of endosteal implants, *Int J Oral Maxillofac Surg* 21:204-209, 1992.
41. Smiler DG, Johnson PW, Lozada JL, et al: Sinus lift grafts and endosseous implants: treatment of the atrophic posterior maxilla, *Dent Clin North Am* 36:151-186, 1992.
42. Jensen J, Sindet-Petersen S, Oliver AJ: Varying treatment strategies for reconstruction of maxillary atrophy with implants: results in 98 patients, *J Oral Maxillofac Surg* 52:210-216, 1994.
43. Chiapasco M, Ronchi P: Sinus lift and endosseous implants: preliminary surgical and prosthetic results, *Eur J Prosthodont Restor Dent* 3:15-21, 1994.
44. Blomqvist JE, Alberius P, Isaksson S: Retrospective analysis of one-stage maxillary sinus augmentation with endosseous implants, *Int J Oral Maxillofac Implants* 11:512-521, 1996.
45. Valentini P, Abensur DJ: Maxillary sinus grafting with anorganic bovine bone: a clinical report of long-term results, *Int J Oral Maxillofac Implants* 18:556-560, 2003.
46. Lozada JL, Emanuelli S, James RA, et al: Root form implants in subantral grafted sites, *J Calif Dent Assoc* 21:31-35, 1993.
47. Wallace SS, Froum SJ: Effect of maxillary sinus augmentation on the survival of endosseous dental implants, A systematic review, *Ann Periodontol* 8:328-343, 2003.
48. Del Fabbro M, Testori T, Francetti L, et al: Systematic review of survival rates for implants placed in grafted maxillary sinus, *Int J Periodontics Restorative Dent* 24:565-577, 2004.
49. Peleg M, Garg AK, Mazor Z: Predictability of simultaneous implant placement in the severely atrophic posterior maxilla: a 9-year longitudinal experience study of 2132 implants placed into 731 human sinus grafts, *Int J Oral Maxillofac Implants* 21:94-102, 2006.
50. Piattelli M, Favero GA, Scarano A, et al: Bone reactions to anorganic bovine bone (Bio-Oss) used in sinus augmentation procedures: a histologic long-term report of 20 cases in humans, *Int J Oral Maxillofac Implants* 14:835-840, 1999.
51. Valentini P, Abensur D, Wenz B, et al: Sinus grafting with porous bone mineral (Bio-Oss) for implant placement: a 5-year study on 15 patients, *Int J Periodontics Restorative Dent* 20:245-253, 2000.
52. Velich N, Nemeth Z, Toth C, et al: Long-term results with different bone substitutes used for sinus floor elevation, *J Craniofac Surg* 15:38-41, 2004.
53. Fugazzotto PA, Vlassis J: Long-term success of sinus augmentation using various surgical approaches and grafting materials, *Int J Oral Maxillofac Implants* 13:52-58, 1998.
54. Hallman M, Sennerby L, Lundgren S: A clinical and histologic evaluation of implant integration in the posterior maxilla after sinus floor augmentation with autogenous bone, bovine hydroxyapatite, or a 20:80 mixture, *Int J Oral Maxillofac Implants* 17:635-643, 2002.
55. Rodoni LR, Glauser R, Feloutzis A, et al: Implants in the posterior maxilla: a comparative clinical and radiologic study, *Int J Oral Maxillofac Implants* 20:231-237, 2005.
56. Maiorana C, Sigurta D, Mirandola A, et al: Bone resorption around dental implants placed in grafted sinuses: clinical and radiologic follow-up to 4 years, *Int J Oral Maxillofac Implants* 20:261-266, 2005.
57. Small SA, Zinner ID, Panno FV, et al: Augmenting the maxillary sinus for implants: report of 27 patients, *Int J Oral Maxillofac Implants* 8:523, 1993.
58. Hising P, Bolin A, Branting C: Reconstruction of severely resorbed alveolar ridge crests with dental implants using a bovine bone mineral for augmentation, *Int J Oral Maxillofac Implants* 16:90-97, 2001.
59. Aghaloo TL, Moy PK: Which hard tissue augmentation techniques are the most successful in furnishing bony support for implant placement? *Int J Oral Maxillofac Implants* 22(Suppl):49-70, 2007.
60. Jensen J, Simonsen EK, Sindet-Pedersen S: Reconstruction of the severely resorbed maxilla with bone grafting and osseointegrated implants: a preliminary report, *J Oral Maxillofac Surg* 48:27-32, 1990.
61. Wood RM, Moore DL: Grafting of the maxillary sinus with intraorally harvested autogenous bone prior to implant placement, *Int J Oral Maxillofac Implants* 3:209-214, 1988.
62. Raghoebar GM, Brouwer TJ, Reintsema H, et al: Augmentation of the maxillary sinus floor with autogenous bone for the placement of endosseous implants: a preliminary report, *J Oral Maxillofac Surg* 51:1198-1203, 1993.
63. Tatum OH, Lebowitz MS, Tatum CA, et al: Sinus augmentation: rationale, development, long term results, *N Y State Dent J* 59:43-48, 1993.

64. Cawood JI, Howell R: A classifications for the edentulous jaws, *Int J Oral Maxillofac Surg* 17:232-236, 1998.
65. Misch CE: Maxillary posterior treatment plans for implant dentistry, *Implantodontie* 19:7-24, 1995.
66. Jensen O: *The sinus bone graft*, Carol Stream, IL, 1999, Quintessence.
67. Misch CE, Chiapasco M: Identification for and classification of sinus bone grafts. In Jensen O, editor: *The sinus bone graft*, ed 2, Carol Stream, IL, 2006, Quintessence.
68. Chiapasco M: Tecniche ricostruttive con innesti e/o osteo-tomie. In Chiapasco M, Romeo E, editors: *Riabilitazione implanto-protesica dei casi complessi*, Torino, Italy, 2003, UTET ed.
69. Misch CE, Dietsh F: Bone grafting materials in implant dentistry, *Implant Dent* 2:158-167, 1993.
70. Summers RB: Maxillary implant surgery: the osteotome technique, *Compend Contin Educ Dent* 15:152-162, 1994.
71. Zaninari A: Rialzo del Seno Mascellare Prima parte, *Tam Tam Dentale* 2:8-12, 1990.
72. Worth HM, Stoneman DW: Radiographic interpretation of antral mucosal changes due to localized dental infection, *J Can Dent Assoc* 38:111, 1972.

CAPÍTULO **23**

Mandíbulas Edentadas: Planos de Tratamento para Sobredentaduras

Carl E. Misch

A completa população de edentados compreende mais de 10% da população adulta e está diretamente relacionada com a idade do paciente. Na faixa etária de 70 anos, cerca de 45% da população não tem dentes em qualquer arco. A maioria desses pacientes é tratada com próteses totais. No entanto, os dentistas e a população estão mais conscientes dos problemas associados a uma prótese total mandibular completa do que qualquer outra prótese dentária.

A instalação de implantes melhora o suporte, a retenção e a estabilidade de uma prótese total. Como resultado, os pacientes edentados estão muito dispostos a aceitar um plano de tratamento utilizando uma sobredentadura implantossuportada mandibular. Há maior flexibilidade na posição do implante ou na fabricação de uma prótese como uma sobredentadura implantossuportada em mandíbula; como resultado, é também uma modalidade de tratamento ideal para começar uma curva de aprendizagem de cirurgia de implantes e próteses. Portanto, um dos tratamentos mais benéficos prestados a pacientes é também uma das melhores introduções para um dentista na disciplina de Implantodontia.

O maior conhecimento da profissão e dos pacientes já tornou a sobredentadura implantossuportada mandibular o tratamento de escolha em pacientes edentados, independentemente da maior parte das situações clínicas, densidades ósseas e desejo dos pacientes para restaurar cada vez mais crescente.[1-38] Como consequência, sobredentaduras mandibulares tornaram-se o padrão mínimo de cuidados para a maioria das mandíbulas totalmente edentadas.

Vantagens das Sobredentaduras Mandibulares

O paciente recebe várias vantagens com uma sobredentadura implantossuportada[7,8,11] (Quadro 23-1). A prótese total convencional mandibular muitas vezes não apresenta estabilidade nos movimentos mandibulares durante a função e a fala. Uma prótese mandibular pode mover 10 mm durante a função. Sob essas condições, contatos oclusais específicos e controle de forças mastigatórias são quase impossíveis. Uma sobredentadura proporciona melhor retenção e estabilidade da prótese, e o paciente é capaz de reproduzir de maneira consistente uma determinada oclusão cêntrica.

A perda óssea após edentulismo completo, especialmente na mandíbula, tem sido observada há anos na literatura.[39-41] Abrasões de tecidos moles e perda óssea acelerada são mais sintomáticos no movimento horizontal da prótese sob forças laterais. Uma sobredentadura implantossuportada pode limitar os movimentos laterais e direcionar as forças longitudinalmente. Os implantes anteriores estimulam o osso e mantêm o volume ósseo anterior.[40-44] A inserção de vários músculos, inclusive do mentoniano, é mantida e como resultado, portanto, melhora a estética facial.

Forças de mordida mais elevadas têm sido documentadas em sobredentaduras mandibulares. A força máxima de oclusão de um paciente com próteses totais convencionais pode melhorar em 300% com uma prótese implantossuportada.[44,45] Um estudo de eficiência mastigatória comparando desgaste de próteses totais com desgaste de sobredentaduras implantossuportadas, demonstrou que o grupo de prótese total necessitou de 1,5-3,6 vezes o número de golpes mastigatórios em comparação ao grupo com sobredentaduras.[38] A eficiência mastigatória de pacientes com uma sobredentadura implantossuportada melhorou em 20% comparando-se aos pacientes que utilizavam prótese total convencional.[6,7,46,47]

Mericke-Stern[48] e Mericke-Stern et al.[49] também compararam a mastigação entre sobredentaduras sobre raízes dentais e sobredentaduras implantossuportadas. Considerando que as primeiras eram mais discriminativas, as sobredentaduras implantossuportadas apresentaram golpes mastigatórios mais rígidos e tenderam a mastigar mais verticalmente. Jemt et al.[50] mostraram um decréscimo na força de oclusão, quando a barra conectada aos implantes foi removida, o que foi atribuído à perda de suporte, estabilidade e retenção. Como resultado, pacientes com sobredentadura podem mastigar significativamente melhor que com suas próteses totais convencionais[6] (Fig. 23-1).

A contração dos músculos mentoniano, bucinador e milo-hióideo pode deslocar com facilidade uma prótese total convencional. Como consequência, os dentes podem tocar durante a fala e gerar ruídos. A retenção das sobredentaduras implantossuportadas permite a estabilização da prótese durante movimentos mandibulares. A musculatura da língua e perioral pode retomar uma posição normal, porque ela não é necessária para limitar o movimento da prótese total mandibular.

A sobredentadura implantossuportada pode reduzir a quantidade de cobertura de tecido mole e a extensão da prótese. Isso é especialmente importante para os portadores da nova prótese, pacientes com tórus ou exostose e aqueles com facilidade de engasgar. Além disso,

---

QUADRO 23-1 Vantagens da Sobredentadura Implantossuportada Mandibular

- Prevenção da perda óssea anterior
- Melhora da estética
- Melhora da estabilidade (reduz ou elimina o movimento da prótese)
- Melhora da oclusão (relação cêntrica de oclusão)
- Redução de escoriações nos tecidos moles
- Melhora da eficiência e da força mastigatória
- Aumento da eficiência oclusal
- Maior retenção da prótese
- Melhor suporte da prótese
- Melhora fonética
- Redução do tamanho da prótese (diminuição das flanges)
- Melhora da prótese bucomaxilofacial

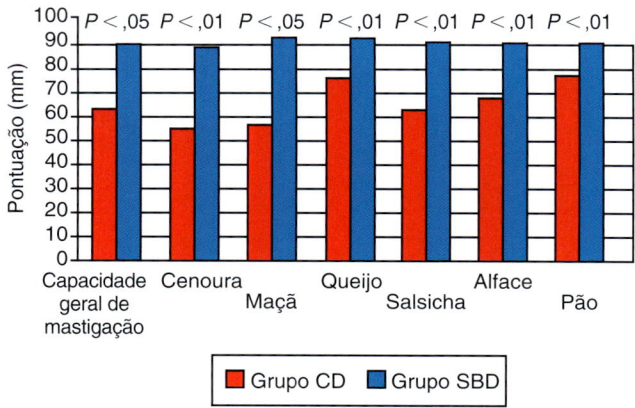

FIGURA 23-1. Em um estudo realizado por Awad et al.,[6] pacientes com sobredentadura (SBD) foram capazes de mastigar diferentes tipos de alimentos melhor do que os pacientes com próteses totais (CD). (Dados de Awad MA, Lund JP, Dufresne E, et al: Comparing the efficacy of mandibular implant-retained overdentures and conventional dentures among middle-aged edentulous patients: satisfaction and functional assessment, *Int J Prosthodont* 16:117-122, 2003.)

QUADRO 23-2 Vantagens da Sobredentadura Implantossuportada *versus* Prótese Fixa

- Menor número de implantes (PR-5)
- Menos enxerto ósseo necessário antes do tratamento
- Instalação de implante menos específico
- Melhora da estética
- Dentes artificiais
- Flange labial
- Suporte de tecido mole substituído por acrílico
- Considerações dos tecidos moles
- Melhoria da sondagem peri-implantar (*follow-up*)
- Higiene
- Redução do estresse
- Parafunção noturna (remover prótese à noite)
- Alívio da tensão
- Menor custo e menor custo de laboratório (PR-5)
- Menos implantes (PR-5)
- Menos enxerto ósseo (PR-5)
- Reparação fácil
- Diminuição do custo de laboratório (PR-5)
- Dispositivo de transição é menos exigente do que a restauração fixa

a existência de um flange labial pode dar uma aparência de contorno facial exagerado, principalmente em pacientes com exodontias recentes. Próteses implantossuportadas não exigem extensões labiais nem coberturas extensas de tecidos moles.

Defeitos dos tecidos moles e duros, resultantes da retirada de um tumor ou trauma, não permitem o sucesso da reabilitação de pacientes utilizando uma prótese total convencional. Pacientes submetidos à hemimandibulectomia e outros pacientes maxilofaciais também podem ser restaurados mais favoravelmente com uma sobredentadura implantossuportada quando comparados àqueles com procedimentos convencionais.[51]

Uma sobredentadura implantossuportada também oferece algumas vantagens práticas sobre uma prótese parcial fixa implantossuportada (Quadro 23-2). Menos implantes podem ser necessários quando uma restauração PR-5 é fabricada, já que áreas de tecidos moles servem como suporte adicional. A prótese total pode fornecer alívio à tensão entre a sobre-estrutura e a prótese, e os tecidos moles podem compartilhar uma parte da carga oclusal. Regiões de osso insuficiente para a instalação do implante, portanto, podem ser eliminadas do plano de tratamento, em vez de indicar enxertos ósseos ou instalar implantes com um pior prognóstico. Com a negativa do emprego de enxerto ósseo e o uso de um número menor de implantes, o custo de tratamento é drasticamente reduzido.

Quando o custo é um fator a ser considerado, uma sobredentadura com dois implantes oferece uma condição econômica melhor para o paciente do que uma prótese implantossuportada fixa.[52] Uma pesquisa realizada por Carlsson et al. em 10 países indicou uma ampla gama de opções de tratamento.[53] A proporção de seleção de sobredentadura implantossuportada contra próteses fixas sobre implantes foi maior nos Países Baixos (93%) e menor na Suécia e Grécia (12%). Custo foi citado como o principal fator determinante na escolha da técnica.

Na estética para muitos pacientes edentados com perda óssea moderada a avançada, o resultado estético é melhor com uma sobredentadura comparado ao obtido com uma restauração fixa. Suporte de tecido mole para aparência facial frequentemente é necessário para um paciente por causa da perda óssea avançada, especialmente na maxila. Papila interdental e tamanho dos dentes são mais fáceis de reproduzir ou controlar em uma sobredentadura. Dentes artificiais reproduzem facilmente perfil de emergência e aspectos estéticos em comparação à técnica sensível e demorada de aplicação de porcelana em metal nas restaurações fixas. A flange labial pode ser planejada para oferecer uma aparência ideal e um ótimo acesso à higiene diária. Além disso, os pilares não necessitam de um posicionamento mesiodistal específico para um resultado estético, pois a prótese irá cobri-los completamente.

As condições de higiene e os cuidados domésticos e profissionais são melhores em pacientes com uma sobredentadura comparados àqueles com prótese fixa. A sondagem peri-implantar é mais fácil em torno da barra do que de uma prótese fixa porque o contorno da coroa muitas vezes impede o acesso linear, ao longo do pilar, para a crista do osso. A prótese total pode ser estendida ao longo dos pilares para evitar o aprisionamento de alimentos durante a função na maxila.

Uma sobredentadura pode ser retirada na hora de dormir para reduzir o efeito nocivo de parafunção noturna, o que aumentaria as tensões sobre o sistema de suporte do implante. Além disso, a prótese fixa nem sempre é desejada, como muitas vezes ocorre em portadores de prótese total de longo prazo. Pacientes portadores de prótese total de longo prazo não parecem ter um problema psicológico associado a uma reabilitação removível em comparação a uma prótese fixa.[54-62]

Em um estudo clínico randomizado, Awad et al.[6] compararam satisfação e função de pacientes com próteses totais *versus* pacientes com sobredentaduras mandibulares implantossuportadas com dois implantes. Houve significativamente maior satisfação, conforto e estabilidade no grupo com sobredentaduras implantossuportadas (Fig. 23-2). Um estudo semelhante em uma população idosa produziu resultados parecidos.[7] Thomason et al., no Reino Unido, também relataram uma satisfação 36% maior para os pacientes com sobredentaduras implantossuportadas do que usuários de próteses totais nos critérios conforto, estabilidade e mastigação.[8]

A sobredentadura é geralmente mais fácil de reparar do que uma prótese fixa. Gastos laboratoriais reduzidos e menor número de implantes permitem a restauração de pacientes a um custo menor se, comparado ao custo de uma prótese fixa.

Em suma, as principais indicações para a sobredentadura mandibular implantossuportada estão relacionadas a problemas encontrados em próteses inferiores, tais como falta de retenção ou estabilidade, diminuição da função, dificuldades fonéticas, sensibilidade tecidual e escoriações dos tecidos moles. Se um paciente edentado está disposto a permanecer com uma prótese removível, uma prótese total é muitas vezes o tratamento de escolha. Além disso, se o custo for um problema para um paciente que deseje uma restauração fixa, a prótese total pode servir como um dispositivo de transição até que implantes adicionais possam ser inseridos e restaurados.

Variável	Grupo prótese total convencional Média (DP)	Grupo sobredentadura Média (DP)
Satisfação geral	63,7 (34,7)	89,2 (21,8)*
Conforto	63,6 (36,8)	88,9 (21,4)†
Estética	88,9 (17,8)	90,6 (14,9)
Capacidade de falar	85,2 (20,9)	91,7 (11,8)
Estabilidade	64,5 (36,4)	90,6 (19,8)†
Capacidade de limpar	89,9 (17,8)	91,1 (18,3)

*Diferença significativa entre os grupos; t testes. P≤0,001.
†Diferença significativa entre os grupos; t testes. P<0,05.

FIGURA 23-2. Em um estudo realizado por Awad et al.,[6] pacientes com sobredentaduras implantossuportadas apresentaram maior satisfação geral, conforto e estabilidade em comparação àqueles com próteses totais convencionais. DP, desvio-padrão. (Dados de Awad MA, Lund JP, Dufresne E, et al: Comparing the efficacy of mandibular implant-retained overdentures and conventional dentures among middle-aged edentulous patients: satisfaction and functional assessment, Int J Prosthodont 16:117-122, 2003.).

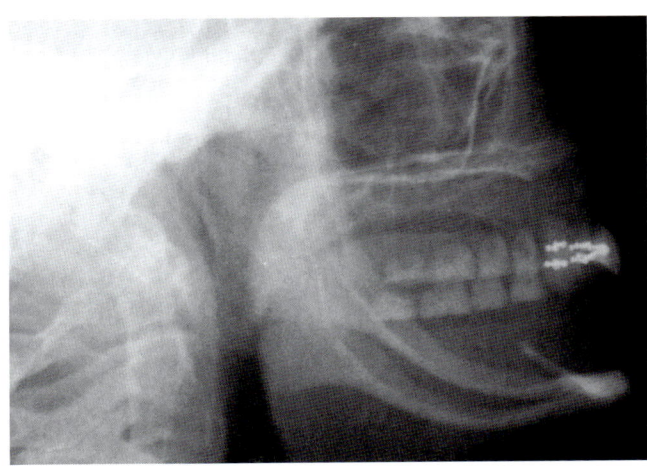

FIGURA 23-3. Edentulismo total a longo prazo pode resultar em atrofia óssea grave. Esta radiografia cefalométrica demonstra que o corpo da mandíbula apresenta menos de 5 mm de altura e o tubérculo genial superior encontra-se 10 mm acima da crista do rebordo.

Filosofia para Implantes em Edentados Mandibulares

De um ponto de vista de conservação do volume ósseo nos maxilares, edentados totais devem ser tratados com número suficiente de implantes para suportar a prótese. A perda óssea contínua após a perda do dente e compromissos associados a estética, função e saúde tornam todos os pacientes edentados candidatos a receberem implantes. Estas questões são abordadas no Capítulo 1. Em geral, pacientes com próteses totais não consultam regularmente um dentista. Na verdade, normalmente períodos maiores que 10 anos separam consultas odontológicas de pacientes edentados. Como consequência, os pacientes não estão cientes da insidiosa perda de osso no maxilar edentado.

Durante o longo intervalo entre as visitas ao dentista, utilizando as próteses totais, a quantidade de reabsorção desde a entrega dessas próteses até a próxima interação profissional já causou a perda do processo alveolar original de cada paciente. A perda de massa óssea que ocorre durante o primeiro ano após a exodontia é 10 vezes maior do que nos anos seguintes. No caso de múltiplas exodontias, isso geralmente significa 4 mm de perda óssea vertical nos primeiros 6 meses. Essa perda óssea continua ao longo dos próximos 25 anos, com a mandíbula experimentando uma perda de massa óssea vertical quatro vezes maior do que o observado na maxila[35] (Fig. 23-3). Com o rebordo ósseo reabsorvido em altura, as inserções musculares se posicionam no nível do rebordo edentado.[39,40] Quanto mais um paciente usa sua prótese total, maior é a perda óssea, lembrando que mais de 80% dos pacientes com próteses totais utilizam suas próteses dia e noite. Ao contrário, com o uso de uma sobredentadura, o osso anterior reabsorve bem menos, como 0,6 mm verticalmente por 5 anos, e a reabsorção a longo prazo pode permanecer inferior a 0,05 mm por ano.[4,35,43]

Por conseguinte, o profissional deve tratar a perda óssea após a exodontia de maneira semelhante como trata a perda óssea de uma doença periodontal. Em vez de esperar até que o osso seja reabsorvido ou o paciente se queixe de problemas com a prótese, o dentista deve explicar o processo de perda óssea após a perda do dente. Além disso, o paciente deve ter o conhecimento do processo de perda de massa óssea e de que este pode ser diminuído por um implante dental. Portanto, a maioria dos pacientes completamente edentados deve ser informada da necessidade de implantes dentais para manter o volume de osso existente e melhorar a função da

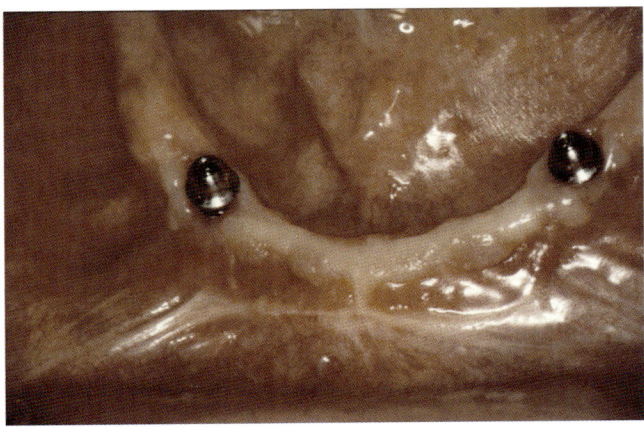

FIGURA 23-4. A maioria das sobredentaduras mandibulares realizadas são com dois implantes, independentemente de fatores como osso remanescente, arco antagonista e queixas do paciente. Embora este método de tratamento possa ser considerado uma evolução em comparação a uma prótese total removível, a perda de osso posterior é contínua e os implantes anteriores podem experimentar problemas maiores do que quando implantes adicionais são utilizados.

prótese, a atividade da musculatura mastigatória, a estética e a saúde psicológica.

A maioria das sobredentaduras mandibulares utilizadas é suportada por dois implantes anteriores ao forame mental e pelos tecidos moles nas regiões posteriores (Fig. 23-4). No entanto, a perda óssea posterior ocorre quatro vezes mais rápido do que a perda óssea anterior. Em um paciente totalmente edentado, podem ocorrer uma eventual parestesia e fratura do corpo mandibular como consequência da perda óssea posterior (Fig. 23-5). Os implantes anteriores permitem melhor manutenção óssea anterior, e os benefícios abrangem melhora da função, da retenção e da estabilidade da prótese. No entanto, a falta de suporte posterior em sobredentaduras sobre dois e três implantes possibilita a continuação da perda óssea posterior. A principal preocupação com sobredentaduras PR-5 (suporte de tecidos moles em regiões posteriores), em comparação a próteses fixas (próteses completamente, dente ou implantossuportadas, mantidas e estabilizadas) ou PR-4, é a continuação da perda de massa óssea nas regiões posteriores. O osso posterior reabsorve mais rapidamente do que o osso anterior, e próteses sobre implantes com o suporte posterior do tecido mole podem acelerar a reabsorção óssea posterior duas a três vezes mais rápido do que em um portador da prótese total.[41-43] Portanto, o benefício a curto prazo de diminuição de custos para sobredentaduras PR-5 pode ser negativamente compensado pela aceleração da perda óssea, que deve ser uma consideração primária especialmente em pacientes edentados mais jovens.

Pacientes que usam próteses fixas implantossuportadas mostram pouca ou nenhuma perda de massa óssea e ocorrências habituais de aposição óssea.[44,63] Por exemplo, estudos de Wright et al.[31] e Reddy et al.[40] apontam para o fato de que próteses suportadas por implantes na mandíbula edentada podem, na verdade, permitir um aumento do volume ósseo posterior (embora implantes posteriores não tenham sido inseridos) (Fig. 23-6). Portanto, a próxima progressão na filosofia de tratamento com implantes é converter próteses mandibulares e suportadas por tecidos moles em uma prótese totalmente suportada por implantes. Como resultado, as próteses totais implantossuportadas devem ser a terapia da escolha.

Como consequência da contínua perda óssea posterior com sobredentaduras sobre dois ou três implantes, a recomendação é considerar a prótese PR-5 como um instrumento provisório projetado para melhorar a retenção da prótese. Essas próteses não devem ser consideradas como um resultado final para todos os pacientes. Em vez disso, uma avaliação periódica do desempenho dos pacientes associada à educação sobre o tipo de trabalho e os cuidados necessários deve possibilitar a transformação de uma prótese fixa (PR-4 ou PF-3). Além disso, os estudos indicam que sobredentadura mandibular PR-5 pode causar uma síndrome combinada semelhante, com perda de estabilidade e adaptação, e fratura da prótese total superior na linha média.[64-68] Apesar de ainda não estabelecida como uma situação de causa e efeito, essa condição pode ser reduzida com um ajuste oclusal adequado.[66]

Considerações financeiras foram identificadas como a razão para a escolha de um tratamento limitado, com dois ou três implantes para suportar a prótese total.[14,25,34] Essas próteses PR-5 podem ser usadas como dispositivos de transição até que o paciente tenha recursos para realizar uma prótese totalmente implantossuportada. Quando um paciente parcialmente edentado não pode se dar ao luxo de substituir a falta dos quatro primeiros molares simultaneamente, o dentista muitas vezes substitui um molar de uma vez ao longo de muitos anos. Da mesma forma, a equipe de Implantodontia pode inserir um ou dois implantes adicionais de modo sequencial, até que finalmente uma prótese completa implantossuportada seja alcançada.

O objetivo final da manutenção óssea com uma prótese completa implantossuportada pode ser planejado no início do tratamento, embora possa demorar muitos anos para ser completado. A vantagem de desenvolver um plano de tratamento para a saúde a longo prazo, em vez de ganhos a curto prazo, é benéfica para o paciente. Como tal, se as finanças não representarem um problema, o dentista deve planejar uma prótese totalmente suportada, mantida e estabilizada por implantes. Se o custo é um fator a ser considerado, uma prótese implantossuportada de transição com menos implantes melhora muito o desempenho de um trabalho mandibular. Então, o dentista pode estabelecer uma estratégia para os próximos um ou dois passos, com o intuito de obter uma prótese final total implantossuportada.

Desvantagens da Sobredentadura sobre Implantes

A principal desvantagem de uma prótese total inferior está associada ao desejo do paciente, de não ser capaz de remover a prótese. A prótese fixa muitas vezes é percebida como uma parte do corpo real do paciente, e se o pedido principal dele é não remover a prótese, uma sobredentadura implantossuportada não satisfaria a sua necessidade psicológica.

O osso da mandíbula também pode ser uma desvantagem para uma sobredentadura implantossuportada. O plano de tratamento com sobredentadura mandibular exige mais do que 12 mm de espaço entre crista óssea e o plano oclusal (Fig. 23-7). Quando o espaço suficiente para a altura da coroa (CHS) é inexistente, a prótese é mais propensa a fadiga e fratura de componentes e tem mais complicações do que próteses fixas em metalocerâmica. A altura de, no mínimo, 12 mm da coroa fornece espaço adequado para volume de acrílico que resista à ruptura; espaço para os dentes da prótese total sem modificação; e espaço para componentes, barras, tecidos moles e

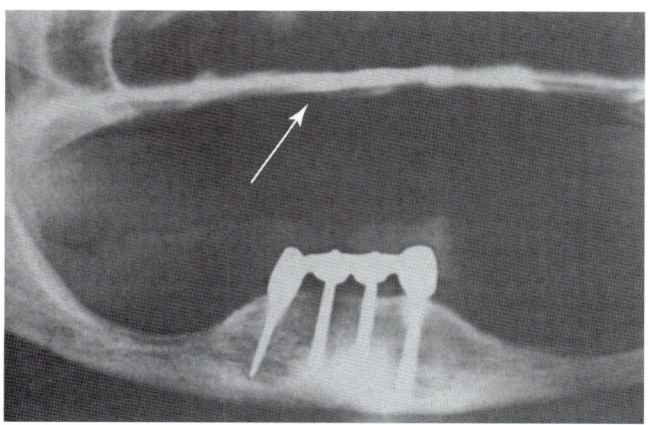

FIGURA 23-5. Radiografia panorâmica de um paciente tratado há mais de 30 anos com sobredentadura implantossuportada inferior. A perda óssea posterior foi contínua, e o paciente apresenta parestesia parcial. O osso maxilar também se apresenta completamente atrofiado.

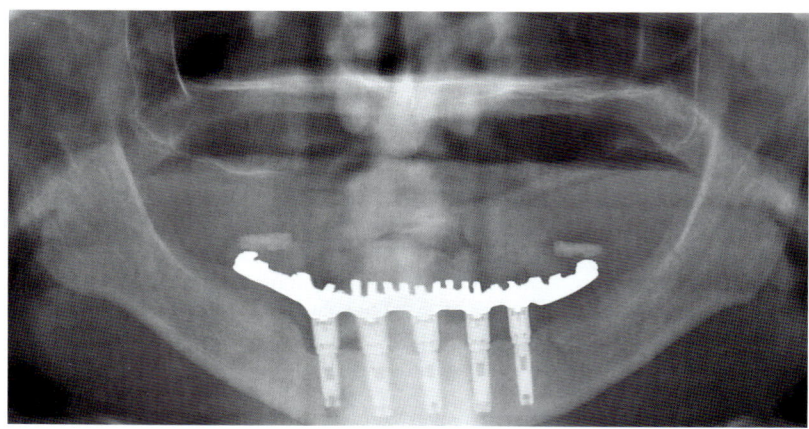

FIGURA 23-6. Wright et al.[31] e Reddy et al.[40] observaram que próteses implantossuportadas em arco total podem evitar a perda de osso posterior e ainda causar algum ganho de volume ósseo, embora os implantes não sejam inseridos nas regiões posteriores. Esta prótese fixa de 25 anos de idade tem mantido o osso anterior e posterior na mandíbula.

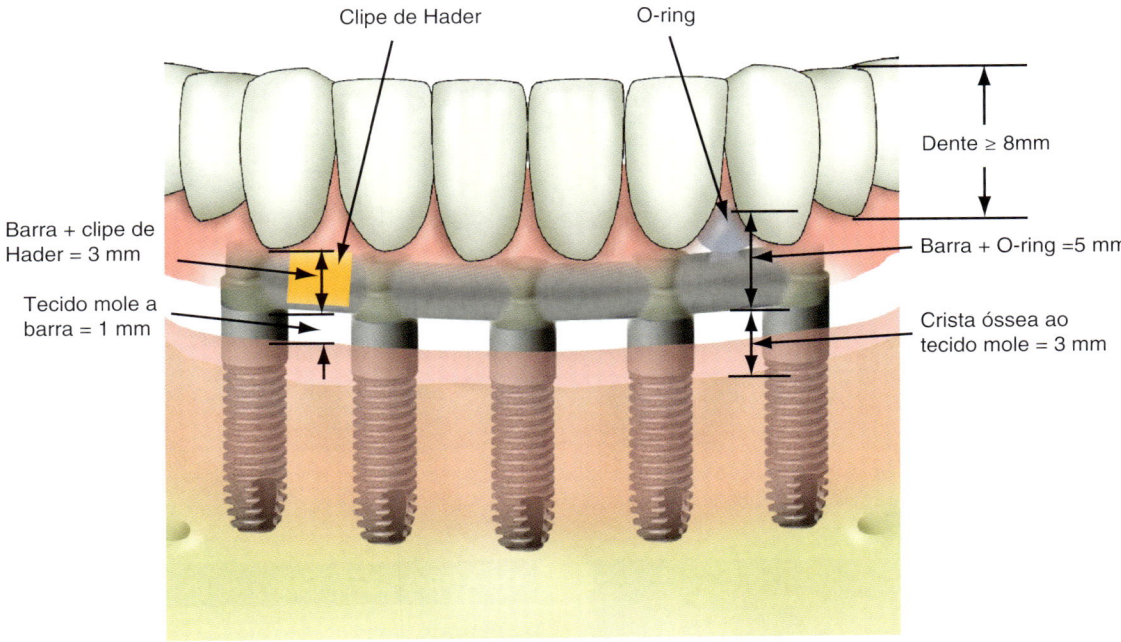

FIGURA 23-7. A sobredentadura mandibular requer pelo menos 12 mm entre o tecido mole e o plano oclusal a fim de proporcionar espaço suficiente (15 mm do nível ósseo para plano oclusal) para a barra, os componentes e os dentes.

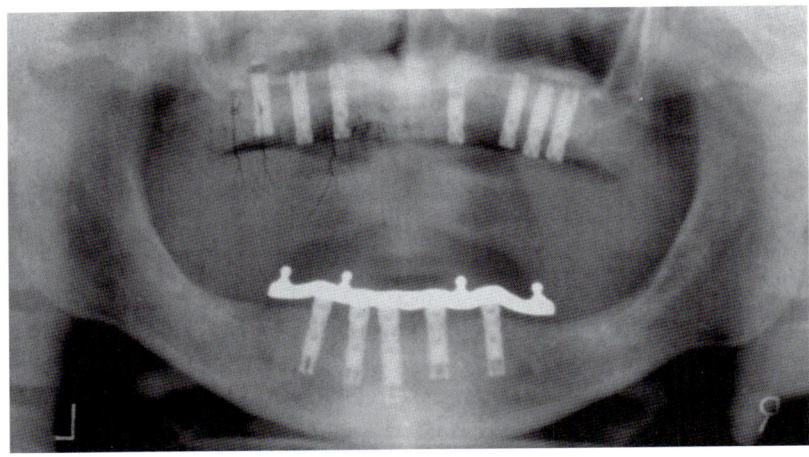

FIGURA 23-8. Radiografia panorâmica de um paciente com osso mandibular abundante e uma sobredentadura implantossuportada. Próteses fraturadas várias vezes cada ano porque não havia volume adequado de acrílico para a restauração.

higienização. Na mandíbula, o tecido mole apresenta muitas vezes 1 a 3 mm de espessura, de modo que do plano de oclusão até o tecido mole deverá ter pelo menos 10 mm de altura. Uma osteoplastia para aumentar a altura das coroas antes da instalação do implante é muitas vezes indicada, especialmente quando a altura e largura ósseas abundantes estão presentes (Fig. 23-8). Caso contrário, uma prótese fixa em metalocerâmica deve ser considerada.

Outra complicação relacionada ao volume ósseo disponível é a inclinação ou angulação da mandíbula, especialmente quando o processo alveolar é reabsorvido. A divisão de um C-a de mandíbula anterior é inclinado mais do que 30 graus. Se o cirurgião não tem conhecimento da angulação, os implantes podem perfurar a face lingual e irritar os tecidos do assoalho bucal (Fig. 23-9). Se os implantes forem colocados dentro do osso, podem entrar na crista do rebordo no assoalho da boca, o que torna a reabilitação quase impossível de ser realizada (Fig. 23-10). Quirynen et al., em um estudo realizado com 210 imagens de tomografias computadorizadas, observaram que 28% das mandíbulas anteriores eram inclinadas -7,6 graus ± 5,5 graus.[7] As mandíbulas com menos de -60 graus de inclinação representam cerca de 5% dos casos.

Embora o custo inicial do tratamento possa ser menor para uma sobredentadura implantossuportada, os pacientes muitas vezes apresentam maiores despesas a longo prazo do que aqueles com restaurações fixas. Componentes (como O-rings ou clipes) gastam-se regularmente e devem ser substituídos. Substituições aparecem mais frequentemente durante o primeiro ano, mas continuam a ser uma etapa de manutenção necessária.[18,21,35,69-76] Em um estudo realizado por Bilhan et al. em 59 pacientes, dois terços daqueles com sobredentaduras tiveram complicações protéticas no primeiro ano.[77] Por exemplo, consertos foram necessários em 16%, perda de retenção em 10,2%, fratura da sobredentadura em 8,5%, pontos de pressão em 8,5%, deslocamento do componente em 6,8% e afrouxamento de parafusos em 3,4%.

Dentes artificiais se desgastam mais rapidamente em uma sobredentadura do que com uma prótese tradicional, porque a força de mordida e a dinâmica da mastigação são melhoradas. Quando uma

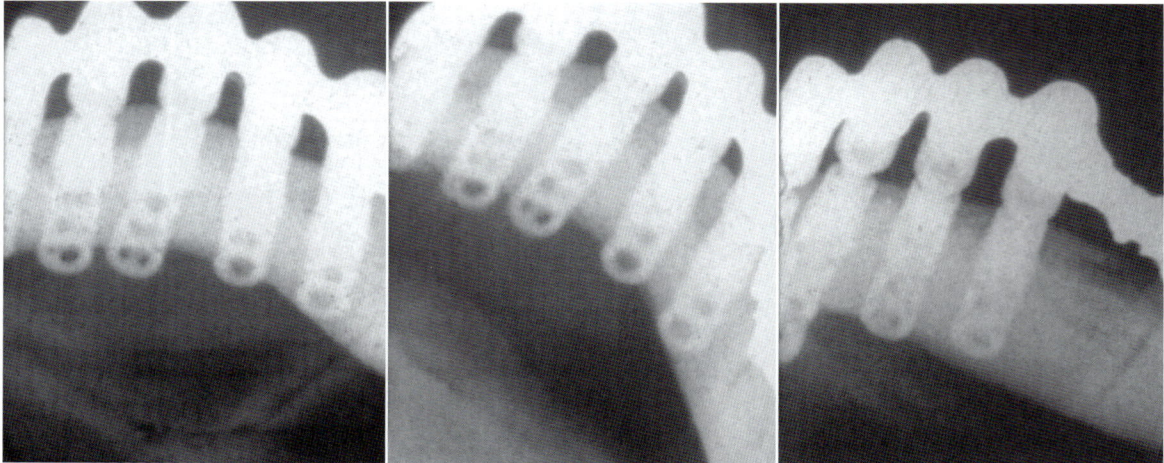

FIGURA 23-9. Um filme oclusal de uma mandíbula C-a e cinco implantes perfurantes da face lingual do osso. O assoalho bucal iria edemaciar e permanecer irritado.

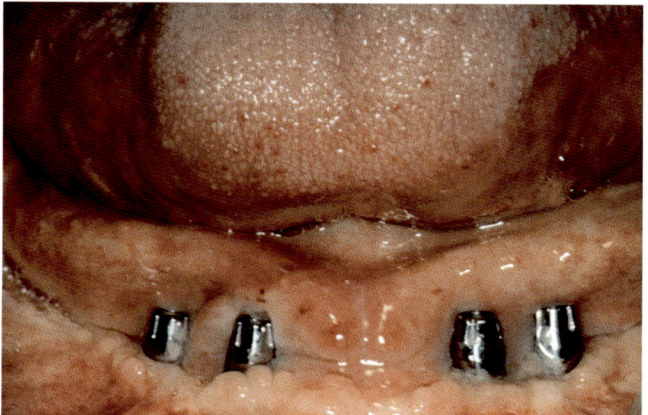

FIGURA 23-10. Quatro implantes anteriores em uma mandíbula C-a. A inserção de implantes no assoalho bucal causa irritação constante, e esses implantes são difíceis de restaurar.

QUADRO 23-3 Desvantagens da Sobredentadura

- Fator psicológico (necessidade de dentes não removíveis)
- Maior altura necessária para o pilar
- Mais manutenção a longo prazo
  - Componentes (troca)
  - Refazer (PR-5)
  - Nova prótese a cada 7 anos
- Perda óssea posterior continuada
- Impacção alimentar
- Movimento (PR-5)

nova prótese total é realizada, muitas vezes incrementos no período de 5 a 7 anos são necessários em razão de desgaste dos dentes da prótese e alterações no suporte de tecido mole. Portanto, a educação do paciente sobre a necessidade de manutenção a longo prazo deve ser definida no início da terapia com implantes.[57]

Um efeito colateral de uma sobredentadura mandibular é a impacção alimentar. As flanges da prótese não se estendem até o assoalho da boca na posição de repouso (para eliminar mazelas causadas pela elevação do assoalho da boca durante a deglutição). No entanto, durante a alimentação, as partículas de alimentos migram sob a prótese durante a deglutição. Uma condição semelhante é encontrada com uma prótese total convencional. No entanto, por causa da menor estabilidade, a prótese fica "flutuando" durante a função e a comida passa mais facilmente por baixo. Em uma sobredentadura implantossuportada, ocorre a retenção de restos de alimentos contra implantes, barras e componentes (Quadro 23-3).

Revisão da Literatura

O conceito de sobredentaduras implantossuportadas mandibulares tem sido usado por muitos anos. Relatos de sucesso foram publicados originalmente com implantes subperiosteais mandibulares ou com implantes imediatamente carregados e estabilizados na mandíbula anterior há mais de 4 décadas.[1,2]

Em 1986, um estudo multicêntrico relatou 1.739 implantes instalados na sínfise mandibular de 484 pacientes.[2] Esses implantes foram carregados imediatamente e restaurados com sobredentaduras usando barras e clipes como retenção. A taxa final de sucesso do implante foi de 94%. Engquist et al.[3] relataram perda de 6 a 7% de implantes para sobredentaduras implantossuportadas mandibulares. et al. Em um estudo prospectivo e multicêntrico de 5 anos, Jemt et al.[4] apresentaram os resultados de 30 maxilas (117 implantes Brånemark) e 103 mandíbulas com 393 implantes. As taxas de sobrevivência na mandíbula foram de 94,5% para os implantes e 100% para as próteses.[4] Attard e Zarb acompanharam usuários de sobredentaduras implantossuportadas por 20 anos com uma taxa de sucesso de 84% e 87% para próteses e implantes, respectivamente.[35]

Uma revisão da literatura dos implantes realizada por Goodacre et al. em 2003 relatou sobredentaduras implantossuportadas mandibulares com taxas de sobrevivência de implantes mais altas em comparação a qualquer outro tipo de prótese sobre implantes.[78] Em uma avaliação de 6,5 anos envolvendo 64 pacientes e 218 implantes de titânio com superfícies de plasma pulverizado, Wismeijer et al.[5] observaram uma sobrevida de 97% dos implantes que estavam apoiando sobredentaduras. Naert et al.[15] relataram 100% de sucesso dos implantes em 5 anos para sobredentaduras mandibulares com diferentes sistemas de ancoragem. Na Bélgica, Naert et al. apresentaram 207 pacientes tratados consecutivamente com 449 implantes Brånemark e Dolder-bar em sobredentaduras mandibulares. Neste estudo, a taxa de perda acumulada de implantes foi apenas de 3% referente a 10 anos.[9,10] Da mesma forma, Hutton et al.[12] relataram taxas de sobrevivência de 97% para implantes em sobredentaduras mandibulares.

Misch[13] descreveu menos de 1% de perda de implantes e nenhuma falha de prótese ao longo de um período de 7 anos de 147 sobredentaduras mandibulares implantossuportadas ao usar as opções de tratamento organizadas e as diretrizes protéticas apresentadas neste capítulo. Em um estudo com 266 sobredentaduras implantossuportadas mandibulares de 51 pacientes, Kline et al. relataram taxa de sobrevida de 99,6% dos implantes e 100% das próteses.[79] Em um estudo com sobredentaduras implantossuportadas na mandíbula apoiadas em dois implantes, Mericke-Stern et al. relataram taxa de 95% de sobrevida. Em um estudo de 10 anos de sobredentaduras implantossuportadas em Israel, com 285 implantes e 69 sobredentaduras, Schwartz-Arad et al. descreveram 96,1%, de sobrevida dos implantes com maiores taxas de sucesso na mandíbula.[42]

Em suma, foram publicados ao longo das últimas duas décadas muitos estudos concluindo que sobredentaduras implantossuportadas mandibulares representam uma opção previsível para usuários de prótese total.

Sobredentaduras: Opções de Tratamento

Sobredentaduras tradicionais devem contar com os dentes remanescentes para apoiar a prótese. A localização destes pilares naturais é muito variável, e muitas vezes eles possuem no passado uma perda óssea associada à doença periodontal. Para uma sobredentadura implantossuportada mandibular, os implantes podem ser colocados em locais previstos, específicos, e o seu número pode ser determinado pelo profissional em conjunto com o paciente. Além disso, os pilares da sobredentadura são saudáveis e rígidos e proporcionam um excelente sistema de suporte. Como resultado, os benefícios e riscos relacionados de cada opção de tratamento podem ser predeterminados.

Em 1985, o autor apresentou cinco opções organizadas de tratamento para sobredentaduras implantossuportadas mandibulares em pacientes completamente edentados.[13,80,81] As opções de tratamento variam de suporte essencialmente suave sobre o tecido e retenção por implante (PR-5) até prótese completamente suportada por implantes (PR-4) com a estabilidade rígida (Tabela 23-1). Para essas opções, as próteses são apoiadas por dois a cinco implantes anteriores. As quatro opções de PR-5 possuem uma gama de mecanismos de retenção, suporte e estabilidade. A terapia para PR-4 tem uma barra rígida com cantiléver que suporta completamente, estabiliza e mantém a prótese (Fig. 23-11).

As opções de sobredentadura pecam pelo excesso de segurança, mas reduzem o risco de fracasso e as complicações como perda óssea e afrouxamento da sobrestrutura. As opções de tratamento iniciais são apresentadas para os pacientes totalmente edentados com osso anterior divisão A (abundante) ou B (suficiente). Nessas situações, implantes em forma de raiz de 4 mm ou mais de diâmetro são os empregados. Modificações relacionados ao suporte posterior do rebordo e formato do arco também são discutidas. Seguindo essas condições padronizadas, são apresentadas as condições de volume ósseo anterior de atrofia moderada (altura divisão C menos [C-h]).

Movimento da Sobredentadura

Para desenvolver um plano de tratamento para uma sobredentadura implantossuportada mandibular, a prótese final deve ser determinada com a necessária retenção, o suporte e a estabilidade. A retenção da prótese está relacionada com a força vertical necessária para o seu deslocamento. O suporte está relacionado com a quantidade de

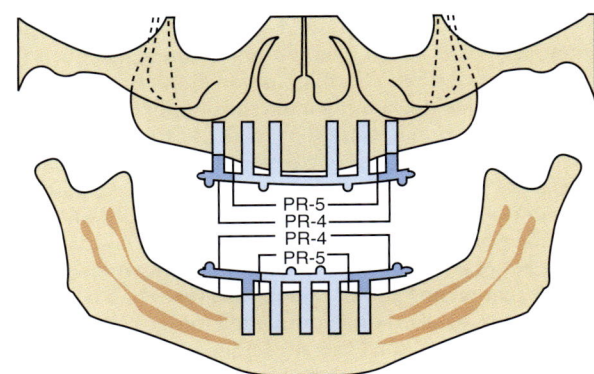

FIGURA 23-11. Cinco opções protéticas são projetadas para sobredentaduras mandibulares. Quatro opções são PR-5 (tecido mole posterior como suporte) e uma opção é PR-4 (prótese completamente suportada por implantes e barra).

TABELA 23-1
Sobredentaduras Mandibulares: Opções de Tratamento

Opção	Descrição	Tipo 5 de Prótese Removível
SB-1	Implantes nas posições B e D independentes entre si	Prótese total ideal Formato ideal do rebordo anterior e posterior O custo é um fator importante Retenção apenas MP-6
SB-2	Implantes nas posições B e D rigidamente unidos por uma barra	Rebordo posterior com formato ideal PM-3 para PM-6 Prótese total ideal O custo é um fator importante Retenção e menor estabilidade PM-3 para PM-6
SB-3A	Implantes nas posições A, C e E rigidamente unidos por uma barra se for um rebordo posterior bom	Rebordo posterior com formato ideal Prótese total ideal Retenção e estabilidade moderada PM-2 para PM-6 (cadeira de dois apoios)
SB-4	Implantes nas posições A, B, D e E rigidamente unidos por uma barra com cantiléver distal de 10 mm	Paciente deseja maior retenção, maior estabilidade e suporte PM-2 para PM-6 (cadeira de três apoios)
SB-5	Implantes nas posições A, B, C, D e E rigidamente unidos por uma barra com cantiléver distal de 15 mm	Paciente tem alta demanda e desejos Retenção, estabilidade e suporte PM-0 (cadeira de quatro apoios)

SB, opção de sobredentadura; *PM*, classe do movimento prótese.
De Misch CE: *Misch Implant Institute manual*, Dearborn, MI, 1984, Misch International Implant Institute.

movimento vertical da prótese sobre o tecido. A estabilidade de uma prótese é avaliada com forças aplicadas horizontalmente ou no cantiléver da prótese. A quantidade de retenção está associada ao número e tipo de componentes de sobredentadura. A estabilidade de uma sobredentadura implantossuportada está mais relacionada à posição dos implantes (a barra), e o suporte associa-se essencialmente ao número de implantes e ao desenho da barra com extensão posterior. Reclamações de pacientes, necessidades anatômicas, desejos e compromisso financeiro determinam a quantidade de implantes, retenção e estabilidade necessárias para enfrentar essas condições de maneira previsível. Como diferentes condições anatômicas dos pacientes e fatores de força influenciam o resultado de uma sobredentadura, nem todas as próteses devem ser tratadas da mesma maneira. Em outras palavras, uma prótese total apoiada em dois implantes não deve ser o único plano de tratamento oferecido a um paciente. Deve-se ressaltar que as sobredentaduras mandibulares devem ser planejadas para, eventualmente, resultar em uma prótese PR-4, como anteriormente discutido.

As complicações mais comuns encontradas com sobredentaduras implantossuportadas mandibulares estão relacionadas a próteses e uma compreensão dos fatores de retenção, suporte e estabilidade das mesmas. Por exemplo, quando uma prótese fixa é fabricada sobre implantes, é rígida e cantiléveres ou deslocamento de cargas são claramente identificados. Raramente o profissional realiza no arco inteiro uma prótese fixa apoiada em três implantes, especialmente com cantiléveres excessivos por causa do posicionamento dos implantes. No entanto, três implantes anteriores com uma barra de ligação podem apoiar completamente uma sobredentadura, unicamente por causa do desenho ou localização dos componentes. O profissional acredita que a sobredentadura apoiada em três implantes tem menos apoio, mas muitas vezes não percebe se a sobredentadura que não se move durante a função é realmente uma prótese fixa. Portanto, uma sobredentadura sem movimento deve ser apoiada pelo mesmo número, posição e desenho de implantes como em uma prótese fixa.

Muitos componentes de precisão com diferentes amplitudes de movimento são usados em sobredentaduras implantossuportadas. O movimento pode ocorrer em zero (rígida) a até seis direções ou planos: oclusal, gengival, facial, lingual, mesial e distal. Um componente de fixação do tipo 2 move-se em dois planos e um componente do tipo 4, em quatro planos. Uma sobredentadura implantossuportada também pode ter uma gama de movimentos durante a função. Deve entender-se que o movimento resultante durante a função pode ser completamente diferente do oferecido por componentes independentes e pode variar de zero a seis direções, dependendo da posição e do número de dispositivos, mesmo quando se utiliza o mesmo tipo de componente. Por exemplo, um O-ring adicional pode permitir seis direções do movimento. No entanto, quando quatro O-rings são colocados em uma barra, o movimento da prótese durante a função ou parafunção pode ser considerado zero (Fig. 23-12). Portanto, o componente de acoplamento e de movimento são independentes um do outro e devem ser avaliados como tal. Um item importante para o plano de tratamento de sobredentadura é considerar o quanto de movimento da prótese o paciente pode tolerar.

Classificação do Movimento Prótese

O sistema de classificação proposto pelo autor em 1985 avalia o movimento da prótese implantossuportada, mas não o do componente individualmente; portanto, a quantidade de movimento da prótese é a principal preocupação. Uma sobredentadura é por definição removível, mas em função ou parafunção, esta prótese não deveria se mover. Se a prótese não tem movimento durante o funcionamento, é designada MP-0 e exige um suporte semelhante de implantes de uma prótese fixa. A prótese com um movimento de dobradiça é chamada de MP-2, e uma prótese com um movimento

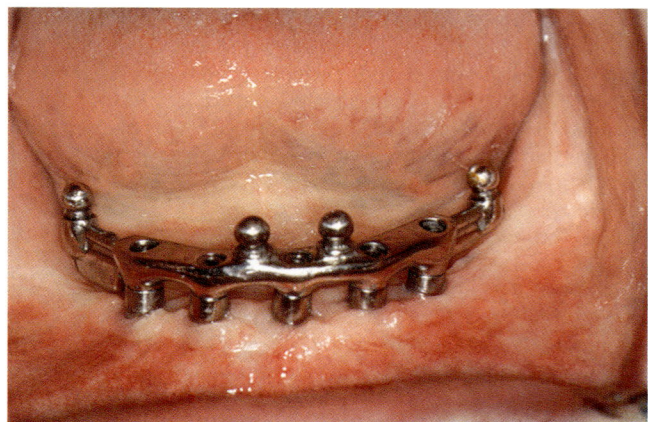

FIGURA 23-12. O movimento das sobredentaduras é muitas vezes diferente do dos componentes. Nesta barra da sobredentadura PR-4, O-rings (movimento do componente classe 6) e clipe de Hader (movimento do componente classe 2) suportam uma prótese total rígida. O movimento da prótese é PM-0.

de dobradiça e apical é denominada MP-3. A MP-4 permite o movimento em quatro direções, e uma MP-6 tem variação em todas as direções.

Movimento da Prótese

O dentista determina a quantidade de MP que o paciente deseja ou que a anatomia pode tolerar. Se a prótese é rígida, quando no lugar, mas pode ser removida, o MP é chamado de MP-0, independentemente dos componentes colocados. Por exemplo, O-rings podem fornecer movimento em seis direções diferentes. Mas se quatro O-rings são colocados ao longo de uma barra de um arco completo e a prótese repousa sobre a barra, a situação pode resultar em MP-0. Uma dobradiça permite o movimento da prótese em dois planos (MP-2) e, na maioria das vezes, se faz de uma dobradiça como componente. Por exemplo, a barra Dolder, sem um espaçador, ou o sistema de barra Hader e clipe são os componentes do tipo dobradiça mais comumente usados. Uma barra Dolder tem formato oval, em seção transversal, e uma barra Hader é arredondada. Um clipe de fixação pode rodar diretamente na barra Dolder. Uma barra Hader é mais flexível porque barras arredondadas flexionam à quarta potência, em relação a distância e outras formas de barras que flexionam à terceira potência (ao cubo). Assim, muitas vezes, é colocada uma porção vertical no lado da barra Hader para limitar a flexão do metal; esta situação pode contribuir para que os clipes fiquem sem retenção ou ocorra uma fratura da barra. A secção transversal da barra Hader, que confere a resistência do sistema em comparação com os ganhos de um desenho em barra arredondada, também limita a amplitude de rotação do grampo (e da prótese) em torno do fulcro de 20 graus, transformando a prótese e a barra em um conjunto mais rígido (Fig. 23-13). Portanto, o sistema de barra Hader e clipe pode ser utilizado para um MP-2 quando os formatos do rebordo posterior são favoráveis e tecidos moles são firmes o suficiente para limitar a rotação da prótese.

Para que esses sistemas funcionem, a dobradiça deve estar perpendicular ao eixo de rotação da prótese, de modo que o MP também será em dois planos (i.e., MP-2). Se as barras Hader ou Dolder estiverem em ângulo ou paralelas ao sentido de rotação pretendido, a prótese fica mais rígida e pode assemelhar-se a um sistema de MP-0 (Fig. 23-14). Como consequência, o sistema pode ficar sobrecarregado e causar complicações como afrouxamento dos parafusos, perda de crista óssea e, inclusive, perda de um ou mais implantes. O sistema de barra Hader e clipe é uma inserção ideal de perfil baixo para uma prótese PR-4, com PM-0. Normalmente,

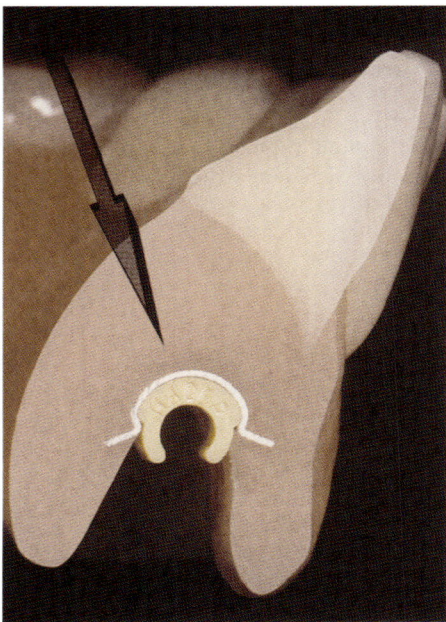

FIGURA 23-13. Uma sobredentadura implantossuportada com um clipe de Hader pode rodar 20 graus em torno da barra quando esta é posicionada perpendicularmente à linha média da mandíbula.

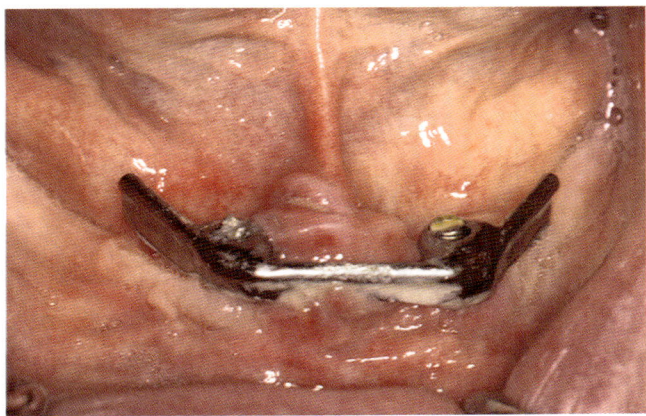

FIGURA 23-14. Barra Hader e clipe é um sistema de fixação de classe 2. No entanto, quando os grampos são colocados paralelos ou com um ângulo para o movimento da prótese desejado (PM), a prótese se torna rígida. Neste caso, dois implantes não são suficientes para suportar um trabalho PM-0. Afrouxamento dos parafusos, perda óssea e perda de implantes sao os resultados.

esses clipes são colocados na barra em planos diferentes ao longo do arco.

O Cantiléver Oculto

O cantiléver oculto é a porção da prótese que se estende além do último implante ou na barra. Se a prótese não rodar na extremidade da barra para apoiar-se no tecido mole, existe um cantiléver oculto. Por exemplo, se uma barra é estendida em cantiléver até o primeiro molar mas as forças sobre o segundo molar da prótese não resultarem em movimento desta prótese para baixo na parte posterior e para cima na anterior, o braço de suporte é realmente estendido para a posição do segundo molar. Portanto, o comprimento do cantiléver é medido para o ponto de MP, não para a extremidade do sistema de barra e clipe. Os dentes na sobredentadura geralmente não se estendem para

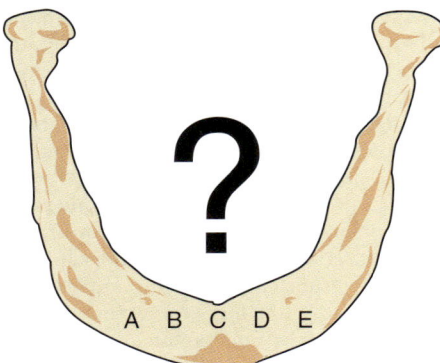

FIGURA 23-15. A região anterior da mandíbula entre os forames mentonianos é dividida em cinco colunas iguais de osso: A, B, C, D e E.

além do primeiro molar. Isso ajuda a evitar um cantiléver oculto, que pode estender-se para além desta posição.

Seleção dos Sítios de Implantes no Arco Inferior

A retenção e estabilidade na região anterior de uma sobredentadura oferecem várias vantagens. Sobredentaduras com movimentos posteriores apresentam melhor aceitação do que as que apresentam movimentos anteriores. Os dentes artificiais anteriores na maioria das vezes ficam posicionados anteriormente ao rebordo de edentado. Como resultado, as forças horizontais ou verticais nos dentes anteriores causam uma rotação para baixo da parte anterior da sobredentadura e para cima da parte posterior. A amplitude de movimento é frequentemente excessiva porque não há suporte ósseo sob os dentes anteriores da sobredentadura. Em próteses totais, os dentes posteriores podem ser posicionados sobre o osso (do rebordo ou do fundo de vestíbulo), o qual é muitas vezes paralelo ao plano de oclusão. Como tal, quando as forças de mordida verticais são aplicadas, o movimento da prótese é limitado ao movimento dos tecidos.

Um ensinamento no desenho de prótese parcial removível (PPR) para um arco parcialmente edentado classe 4 de Kennedy-Applegate (dentes posteriores presentes e anteriores perdidos ultrapassando a linha média) é ganhar suporte rígido para a prótese na região anterior. Quando a prótese tem uma estabilidade pobre anterior e boa posterior, ocorrerá um balanço durante a função. Esta ação de balanço aplica torque nos pilares e aumenta as tensões sobre os implantes e os componentes da sobredentadura. Portanto, enquanto as forças anteriores em sobredentadura devem ser dissipadas por implantes ou barras, forças posteriores podem ser direcionadas em uma área de tecidos moles, como o fundo de vestíbulo.

A maior altura disponível de osso em um homem edentado está localizada na região anterior da mandíbula entre os forames mentais. Esta região também apresenta normalmente ótima densidade óssea para o implante. Portanto, nas opções de tratamento com sobredentaduras implantossuportadas, os implantes são instalados na região anterior entre os forames mentonianos. Dessa forma, o movimento das próteses será mais limitado e o volume ósseo disponível e a densidade mais favoráveis do que quando os implantes são inseridos mais posteriormente.

O osso disponível na região anterior da mandíbula (entre os forames mentais) está dividido em cinco colunas iguais de osso servindo como sítios potenciais de implante, entitulados A, B, C, D e E, a partir do lado direito do paciente[80,81] (Fig. 23-15). Independentemente da opção de tratamento que está sendo executada, todos os cinco sítios de implantes são mapeados no momento do planejamento do tratamento e da cirurgia. Há quatro razões para esta abordagem de tratamento:

1. O paciente tem sempre a opção de receber um implante adicional para maior suporte e estabilidade da prótese no futuro, desde que todos os cinco sítios não tenham sido inicialmente utilizados. Por exemplo, um paciente pode apresentar estabilidade e suporte adequados, para a manutenção de uma sobredentadura com quatro implantes. No entanto, no futuro, se o paciente desejar uma prótese fixa, esses quatro implantes podem estar aquém das novas exigências protéticas. Se o implantodontista não planejar um sítio de implante adicional na cirurgia inicial e posicionar os quatro implantes separados de forma equidistante, o espaço que sobrar poderá ser insuficiente para outro implante, sendo necessário remover um dos implantes preexistentes.
2. Um paciente pode desejar uma prótese completamente implantossuportada (p. ex., PR-4 ou prótese fixa), mas não pode pagar o tratamento de uma só vez. De início, podem ser colocados três implantes nas regiões A, C e E e uma sobredentadura realizada. No futuro, podem ser fornecidos dois outros implantes agora nas regiões B e D, e uma sobredentadura ou prótese fixa completamente implantossuportada pode ser realizada (Fig. 23-16).
3. Se ocorrer complicação com um implante, as regiões pré-selecionadas permitem procedimentos corretivos. Por exemplo, se os implantes foram colocados em A, B, D e E e as posições de um implante não conseguem estabilidade inicial, o implante perdido pode ser removido e um outro adicional colocado na posição C, ao mesmo tempo. Isso poupa a realização de uma cirurgia adicional e elimina o tempo necessário para que o processo de cicatrização ocorra antes da instalação de outro implante (Fig. 23-17).
4. A quarta razão para que os cinco locais de implante sejam repetidos para cada opção de tratamento é para a experiência do reabilitador. Em sobredentaduras suportadas por dentes naturais, o dentista é forçado a escolher os melhores dentes remanescentes para apoiar a prótese. Esses dentes restantes têm uma ampla gama de condições clínicas e locais. Como consequência, cada dente que suporta a sobredentadura é ligeiramente diferente em relação a retenção, estabilidade e suporte. Em Implantodontia, pilares previsíveis saudáveis em locais pré-selecionados e em número adequado permitem a obtenção de resultados clínicos mais semelhantes para cada opção de tratamento selecionado. Assim, um tratamento mais previsível pode ser planejado para cada paciente, dependendo da necessidade psicológica, das condições anatômicas e das restrições financeiras.

Sobredentaduras: Opção 1

A primeira opção de tratamento para sobredentaduras mandibulares (SB-1) é indicada principalmente quando o custo é o fator mais significativo para o paciente. No entanto, é importante notar que os desejos do paciente também devem ser mínimos e o volume do osso em ambas as regiões, anterior e posterior, deve ser abundante (divisão A ou B). A forma do rebordo posterior deve ser em "U" invertido, com paredes paralelas altas e condições anatômicas boas a excelentes para suporte e estabilidade de uma prótese convencional (Quadro 23-4). O problema associado à prótese preexistente refere-se principalmente à retenção. Além disso, o arco oposto deve ser restaurado com uma prótese total convencional.

Sob essas condições intraorais mais ideais, dois implantes podem ser inseridos nas posições B e D (Fig. 23-18). Os implantes permanecem independentes e não são unidos. Os componentes da sobredentadura melhoram a retenção da prótese. O tipos mais comumente usados em SB-1 são O-ring ou *Locator*. Com eles, a estabilidade da prótese é melhorada na região anterior, onde estão os

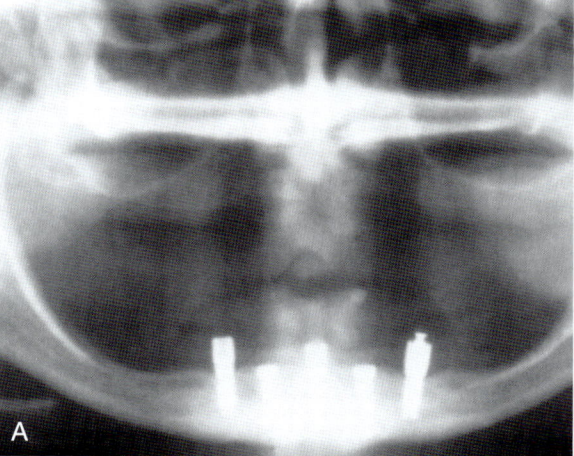
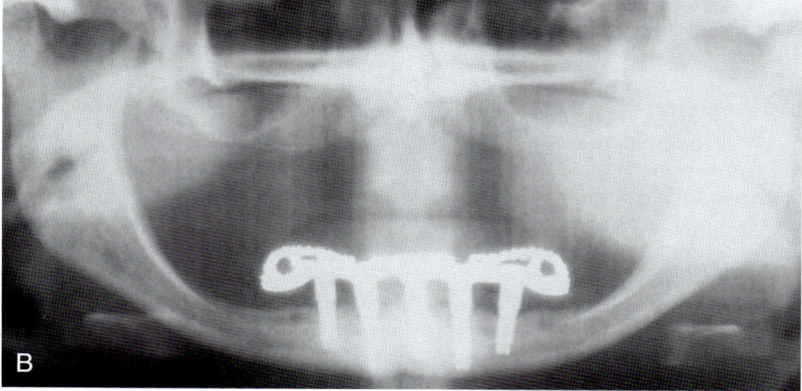

FIGURA 23-16. **A,** A paciente usava uma sobredentadura sobre três implantes por vários anos. Ela decidiu então, melhorar o suporte, a estabilidade e a retenção da prótese. Os locais de implantes B e D podem ser adicionados mais tarde, porque, no planejamento, todos os cinco locais de implantes foram inicialmente identificados e respeitados. **B,** Uma prótese fixa híbrida foi fabricada depois que os dois implantes adicionais foram colocados (mesma paciente como em **A**).

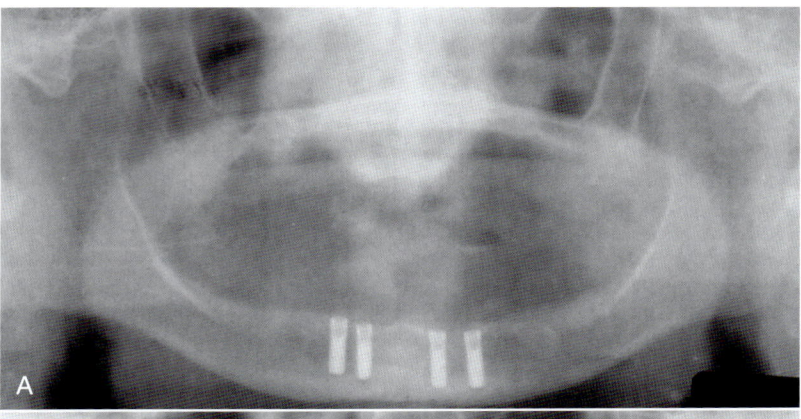
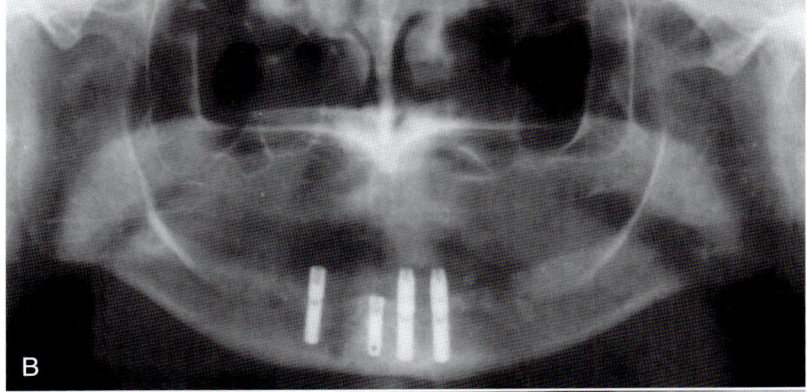
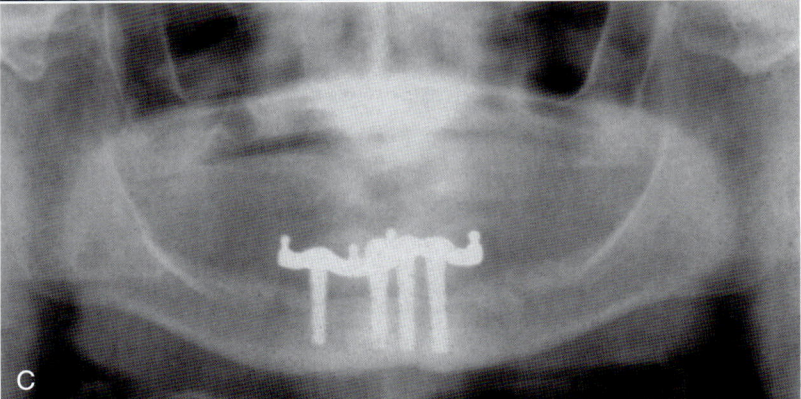

FIGURA 23-17. **A,** Radiografia panorâmica dos implantes nas posições A, B, D e E. **B,** Radiografia panorâmica pós-operatória da remoção do implante B e inserção do implante C (e reabertura de A, D, E). **C,** Uma opção SB-4 com prótese PR-5.

QUADRO 23-4 Critérios de Seleção de Pacientes: SB-1

- Prótese total como antagonista
- Condições anatômicas boas a excelentes (divisão A ou B óssea em regiões anterior e posterior)
- Rebordo posterior em forma de U invertido
- Necessidades e desejos do paciente sendo mínimos, principalmente relacionados à falta de retenção da prótese
- Rebordo edentado, não sendo quadrado com um arco dentado de formato cônico
- O custo é o fator principal
- Implantes adicionais serão inseridos dentro de 3 anos

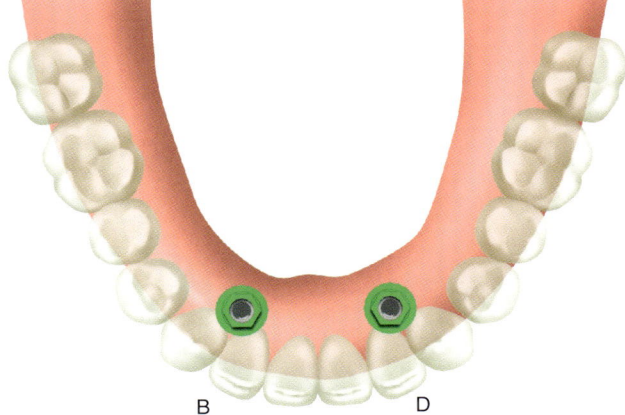

FIGURA 23-18. Sobredentadura de opção 1 é composta por dois implantes independentes. Estes são mais bem colocados nas posições B e D para limitar a báscula da prótese durante a função.

implantes e, nas regiões posteriores, fica sob a responsabilidade da forma do rebordo. O suporte da prótese é fornecido principalmente a partir da plataforma bucal, no rebordo posterior e na crista anterior, semelhante à de uma prótese total convencional. A sobredentadura implantossuportada deve ser do tipo PR-5, o que significa que tem de ser capaz de rodar e, com isso, carregar as regiões posteriores dos tecidos moles da mandíbula (Fig. 23-19). O mecanismo de suporte do implante é inferior porque o alívio da tensão do componente é permitida em qualquer região. Em outras palavras, a estabilidade e o suporte da prótese são obtidos principalmente a partir da anatomia da mandíbula e da prótese, semelhante a uma prótese total convencional.

Em SB-1, uma opção protética muito melhor do que colocar os implantes nas regiões A e E é a sua instalação nas regiões B e D (Fig. 23-20). Pacientes classe 1 de Kennedy-Applegate (com extensões distais bilaterais) e falta de dentes anteriores muitas vezes são restaurados com uma prótese fixa anterior e uma prótese parcial removível classe 1. Isso elimina as alavancas de balanço desfavoráveis que existem quando a substituição dos dentes da prótese total for anterior à linha de fulcro.[85] Implantes independentes nas regiões A e E estão localizados na região do primeiro pré-molar, que é mais posterior à linha de fulcro dos dentes anteriores, permitindo maior amplitude do movimento da restauração (Fig. 23-21). Quando são utilizados implantes nas posições B e D (semelhante às posições dos caninos naturais), o movimento anterior da prótese é reduzido.

Nota-se que o rebordo em pacientes edentados pode ser quadrado, ovalado ou triangular. A forma do arco dentado também divide-se nas categorias quadrado, ovoide e triangular e pode ter diferentes formas de rebordo. Quando uma forma cônica de arco dentado é suportada por dois implantes independentes em uma forma de rebordo quadrado, os dentes anteriores ficam em cantiléver a partir do sistema de retenção da prótese sobre o implante. Mais implantes são necessários nesta combinação para ajudar a estabilizar a prótese.

A prótese pode agir como um *splint* para os dois implantes em sítios B e D durante a carga mastigatória anterior, diminuindo, assim, parte da tensão em cada implante. No entanto, a maioria das situações não permite que a prótese atue como um verdadeiro *splint* porque um encaixe que venha a aliviar o estresse possibilita o movimento em qualquer plano. Como resultado, na maioria das situações, apenas um implante por vez recebe carga, deixando as próteses mais instáveis do que quando os implantes estão ligados por uma barra.

A vantagem principal do paciente com a opção de tratamento SB-1 é o custo reduzido. Essa sobredentadura geralmente é a que utiliza o menor número de implantes, e o fato de não haver nenhuma barra de conexão reduz as consultas protéticas e os custos de laboratório. A prótese total já existente pode até ser adaptada com um reembasamento intraoral e procedimento de transferência da posição dos implantes e componentes. Isso reduz ainda mais o custo. Além disso, a barra de conexão pode não ser passiva e complicações adicionais podem acontecer. Como essa opção não tem uma barra com conexão, pode haver menos complicações. Além disso, procedimentos de higiene também são facilitados com implantes independentes.

As desvantagens de SB-1 referem-se à sua sustentação e estabilidade consideradas relativamente fracas, comparando-se a qualquer uma das outras opções de prótese (que têm barras de ligação e mais implantes), em razão da natureza independente dos implantes instalados em sítios B e D. Jemt *et al.*[4] demonstraram uma diminuição da força de oclusão quando a barra de conexão foi removida dos pacientes com sobredentaduras sobre implantes. Além disso, a perda óssea nas regiões edentadas da mandíbula não é reduzida significativamente, uma vez que apenas dois implantes anteriores são inseridos.

As outras desvantagens de SB-1 para restaurações estão relacionadas com o aumento no número de consultas para manutenção protética. Para a restauração ser inserida e funcionar de modo ideal, os dois implantes devem ser paralelos um ao outro e perpendiculares ao plano de oclusão na mesma altura horizontal (paralela ao

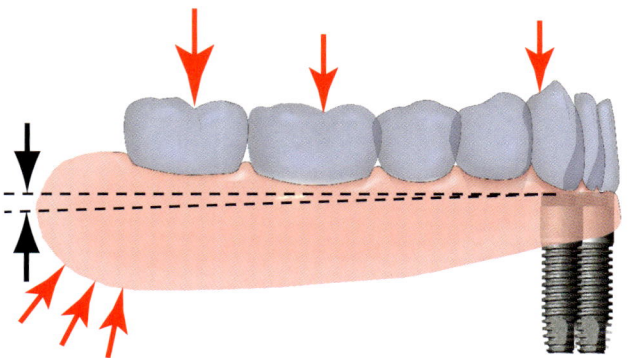

FIGURA 23-19. A prótese PR-5 deve girar durante a função nos implantes anteriores, de modo que ela possa carregar os tecidos moles da região posterior da mandíbula.

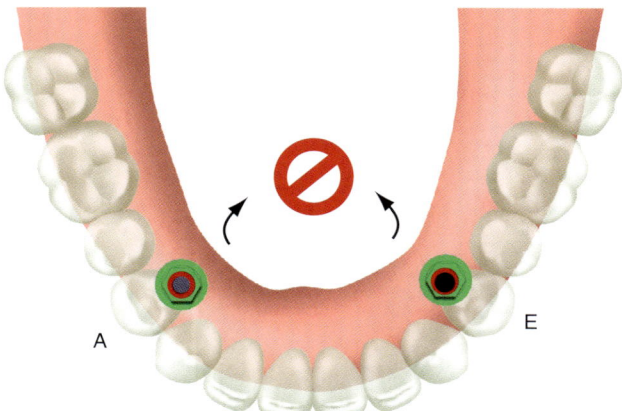

FIGURA 23-20. Implantes independentes nas posições A e E permitem maior báscula da prótese e fornecem maior força de alavanca contra os implantes.

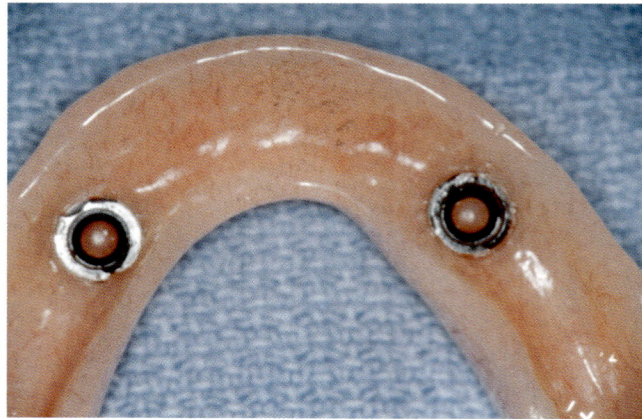

FIGURA 23-21. Implantes independentes nas posições A e E encontram-se distalmente em relação à borda incisal dos dentes anteriores. Como resultado, a báscula anterior da prótese é comum durante a alimentação.

plano de oclusão) e a uma distância igual da linha mediana. Se os implantes não estiverem paralelos, a prótese desgastará mais rápido em virtude do maior deslocamento durante a inserção e remoção. Se a diferença de angulação for severa, a prótese pode não se prender totalmente ao sistema (Fig. 23-22).

Os implantes devem estar posicionados perpendicularmente ao plano oclusal, pois o objetivo é permitir que as regiões posteriores da sobredentadura se movimentem para baixo e coloquem carga nos tecidos moles da mandíbula. O movimento de dobradiça deverá ser de 90 graus em relação à trajetória de rotação, pois, de outra forma, um dos lados é carregado diferentemente do outro. Além disso, já que apenas dois implantes mantêm a carga de oclusão durante a função ou parafunção, deve-se minimizar as forças nos componentes dos implantes e na crista óssea.

Os dois implantes independentes devem ser posicionados na mesma altura paralelamente ao plano de oclusão. Se um implante estiver mais alto do que o outro, a prótese irá se soltar durante a função e rotacionar principalmente sobre o implante mais alto (Fig. 23-23). Esta situação irá acelerar o desgaste do O-ring ou do encaixe no implante mais baixo. Além disso, uma vez que o implante mais alto recebe a maior parte da carga oclusal, pode ocorrer um aumento do risco de complicações, incluindo afrouxamento do parafuso do componente, perda de osso marginal em torno desse implante e seu fracasso.

Os implantes devem estar equidistantes da linha mediana. Se um implante estiver mais distal, servirá como o ponto de rotação primário ou fulcro, quando o paciente ocluir nos segmentos posteriores. Dessa maneira, o componente do implante mais medial desgastará mais rapidamente e o implante mais distal receberá uma maior carga de oclusão. Quando o paciente oclui na região anterior, o implante mais anterior age como fulcro e o componente posterior se desgasta mais rapidamente.

Como consequência dos riscos adicionais de manutenção, os implantes independentes devem ser usados com menor frequência do que os unidos por uma barra. Os componentes da barra podem ser colocados no laboratório em planos similares (horizontais, verticais e axiais) com mais facilidade do que no consultório.

Ressalta-se que o osso mandibular disponível deve ser de divisão A ou B e o antagonista, para uma opção de tratamento SB-1 mandibular, deve ser uma prótese total tradicional (Fig. 23-24). As forças de oclusão são reduzidas quando o paciente está completamente edentado antes do tratamento. A prótese total maxilar tem algum movimento durante a função e atua na diminuição da tensão. A instabilidade da prótese total maxilar e da SB-1 mandibular

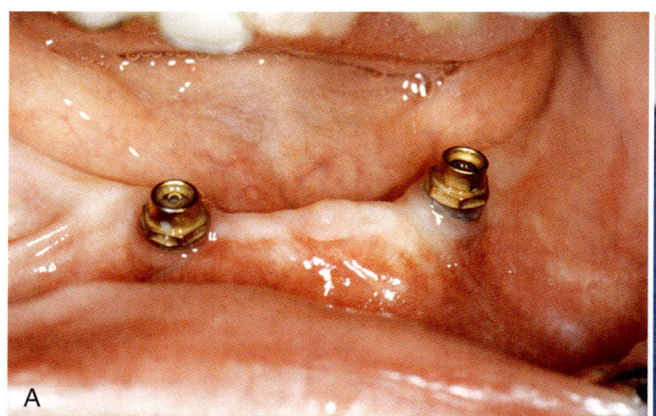
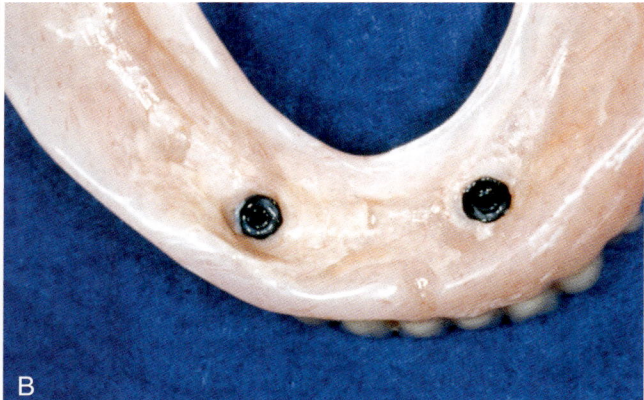

FIGURA 23-22. **A,** Quando um implante é colocado mais anteriormente do que o outro (como mostrado), o implante mais distal é o fulcro durante a mastigação na região posterior e o implante mais anterior é o fulcro quando o paciente incisa os alimentos. Isso causa instabilidade, desgaste de componentes e afrouxamento dos O-rings dos implantes. **B,** Quando dois implantes independentes não estão paralelos, com distância igual da linha mediana e à mesma altura oclusal, os componentes são rapidamente desgastados e precisam ser substituídos com mais frequência.

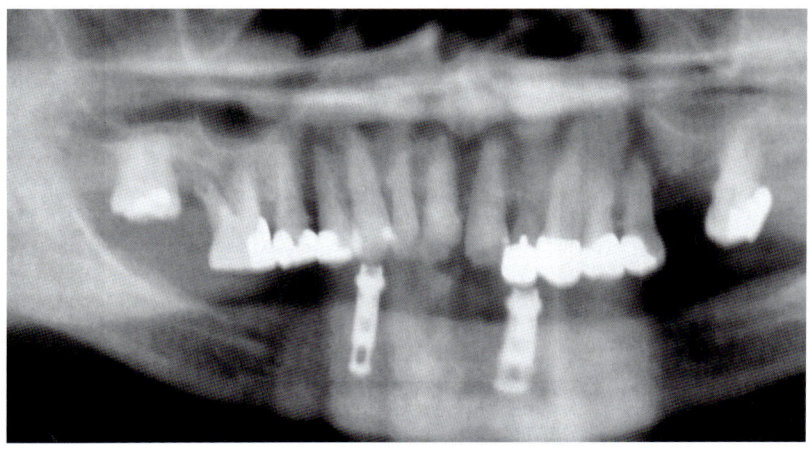

FIGURA 23-23. Dois implantes independentes devem estar na mesma altura, equidistantes da linha mediana e paralelos entre si. Quando os implantes são posicionados como nesta radiografia, um implante (não dois) torna-se o ponto de apoio dominante e aumenta o risco de complicações com sobrecarga. Isso é especialmente importante quando os fatores de força são mais elevados do que o habitual. Em uma sobredentadura PR-5, o plano oclusal do paciente também deve ser modificado para permitir uma oclusão bilateral balanceada.

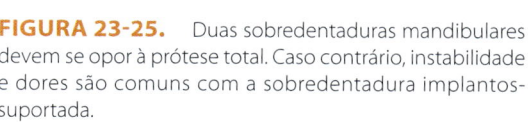

FIGURA 23-24. **A,** Radiografia panorâmica com dois implantes independentes na mandíbula de divisão D. **B,** Um implante falhou e ocorreu fratura da mandíbula no local da perda do implante.

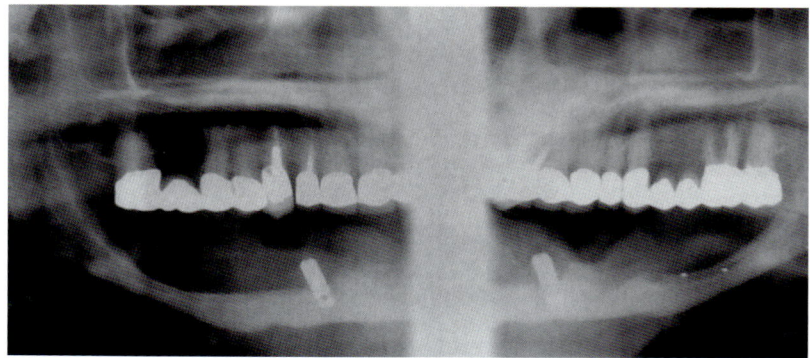

FIGURA 23-25. Duas sobredentaduras mandibulares devem se opor à prótese total. Caso contrário, instabilidade e dores são comuns com a sobredentadura implantos-suportada.

é compartilhada. Os requisitos de suporte das regiões posterior da mandíbula são reduzidos quando esta se opõe a uma prótese total (Fig. 23-25).

A SB-1 é usada como uma opção de tratamento quando os pacientes entendem que é benéfico um suporte adicional dado pelos implantes, mas que as restrições finaceiras exigem um período de transição de alguns anos antes de colocar os implantes adicionais. O objetivo final no plano de tratamento é converter uma situação SB-1 para uma PR-4 ou prótese fixa com maior suporte e estabilidade, antes que ocorra a perda óssea posterior na mandíbula. Assim que o paciente puder pagar mais de dois implantes, os implantes podem ser colocados nas posições A e E e todos os quatro implantes ABDE devem ser unidos através de uma barra que pode receber um cantiléver para auxiliar a reduzir a perda óssea posterior. Se um implante adicional puder ser inserido (após os dois iniciais), este pode ser posicionado na posição C ou, se a altura do osso distal e a distância para o forame mentoniano forem adequadas, o implante adicional pode ser posicionado na região de primeiro molar. Com implantes nas posições A, B, C, D, E ou A, B, D, E, e do molar, os implantes conectados a uma barra resultarão em uma prótese RP-4 fixa e ajudarão a manter o nível ósseo da região posterior. A barra pode ter cantiléver para proporcionar suporte posterior, pelo fato de a distância anteroposterior (distância AP) ter sido aumentada e, também, pelo maior número de implantes (Fig. 23-26).

Sobredentaduras: Opção 2

A segunda opção de tratamento com uma sobredentadura mandibular (SB-2) é usada mais frequentemente do que a opção SB-1. As necessidades anatômicas e os desejos dos pacientes são semelhantes aos de uma SB-1 (Quadro 23-5). Os implantes também são posicionados em sítios B e D, mas nesta opção são imobilizados por uma barra sem qualquer cantiléver distal (Fig. 23-27). Cargas de forças reduzidas são exercidas sobre dois implantes anteriores quando unidos com uma barra, em comparação a implantes individuais.[82-85] A barra é confeccionada para posicionar os dispositivos a uma distância igual da linha mediana em paralelo um ao outro na mesma

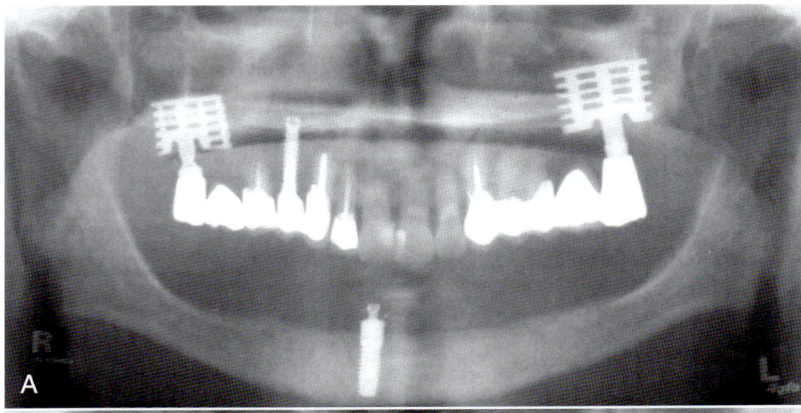
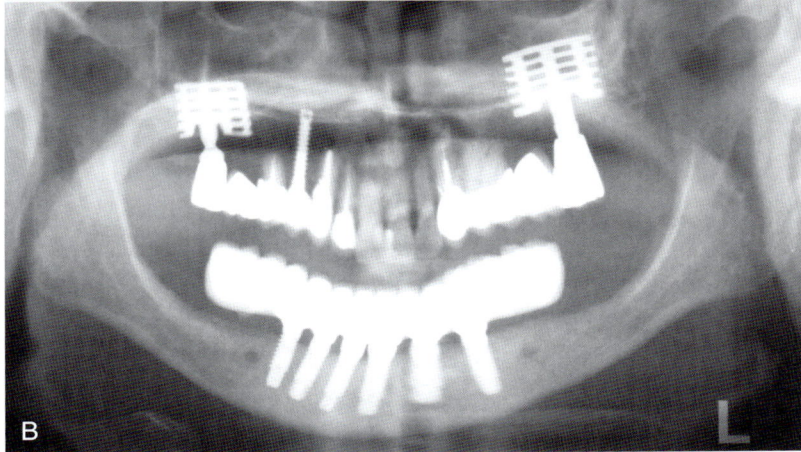

FIGURA 23-26. **A,** Radiografia panorâmica do paciente com uma sobredentadura apoiada em dois implantes e tendo como antagonista uma prótese fixa. Um implante falhou. **B,** Implantes adicionais foram instalados e uma nova prótese fixa fabricada.

QUADRO 23-5 Critérios de Seleção de Pacientes: SB-2

- Prótese total como antagonista
- Condições anatômicas boas a excelentes (divisão A ou B óssea em regiões anterior e posterior)
- Rebordo posterior em forma de U invertido
- Necessidades e desejos do paciente sendo mínimos, principalmente relacionados à falta de retenção da prótese
- Paciente pode dispor de uma nova prótese e barra de ligação
- Implantes adicionais não serão inseridos antes de 3 anos
- Paciente com baixo fator de força (p. ex., parafunção)

altura oclusal e em uma angulação semelhante, o que proporcionará uma retenção adicional.[28] (Figs. 23-28 e 23-29). A distância ideal entre os implantes é na escala de 14 a 16 mm ou nas posições B e D. No entanto, deve-se notar que os implantes colocados mais perto de B do que de D resultarão em redução da estabilidade da prótese durante a função. A barra não deve possuir cantiléver distal nos dois implantes (Figs. 23-30 e 23-31).

Os dois implantes que serão esplintados não devem ser inseridos nas posições A e E (Fig. 23-32). Há muitas razões para não esplintar os implantes colocados nas posições A e E. Os implantes nesta posição são colocados anteriormente aos forames mentonianos e, portanto, na maioria das vezes, na posição de primeiros pré-molares. Isso resulta em uma forma de arco curva anterior aos implantes. A sobre-estrutura que segue a curva anterior do arco resulta em melhor contorno lingual da prótese. No entanto, a curva representa um aumento do comprimento e maior flexibilidade desta sobre-estrutura. Como a barra está anterior aos implantes, um maior momento de força também é criado.

As barras que correm em direção tangencial não permitem rotação sem atrito da prótese em torno do fulcro. O excesso de carga de torção é exercido sobre os implantes e a barra, resultando em afrouxamento do parafuso ou reabsorção da crista óssea. A distância entre implantes A e E representa aproximadamente um espaço de seis dentes. A flexibilidade da sobre-estrutura está relacionada ao seu comprimento. Como resultado, é observada uma flexão cinco vezes maior que se os implantes estivessem nas posições B e D.[85] O aumento do movimento da sobre-estrutura pode resultar em afrouxamento dos parafusos de fixação da barra. Se um parafuso torna-se frouxo, o outro implante suporta um braço de alavanca de sete dentes. Consequentemente, o outro implante recebe um aumento drástico de momento de forças devido ao longo braço de alavanca da sobre-estrutura. Como consequência, perda óssea e risco de perda do implante são aumentados. Esta elevação de força pode resultar em perda de massa óssea, mobilidade do implante e possível fratura de um ou dos dois componentes dos implantes[85] (Fig. 23-33).

Unir os implantes posicionados em A e E com uma sobre-estrutura em linha reta também pode causar problema. Se a barra for reta e não seguir o arco, ela ocupa uma posição lingual a este. A flange lingual da prótese estende-se até 10 mm para lingual e 7 mm verticalmente para acomodar o encaixe, que é conectado ao longo da sobre-estrutura. Uma vez que os dentes estão anteriores à crista do rebordo (anterior à sobre-estrutura da barra), a rotação e inclinação da prótese

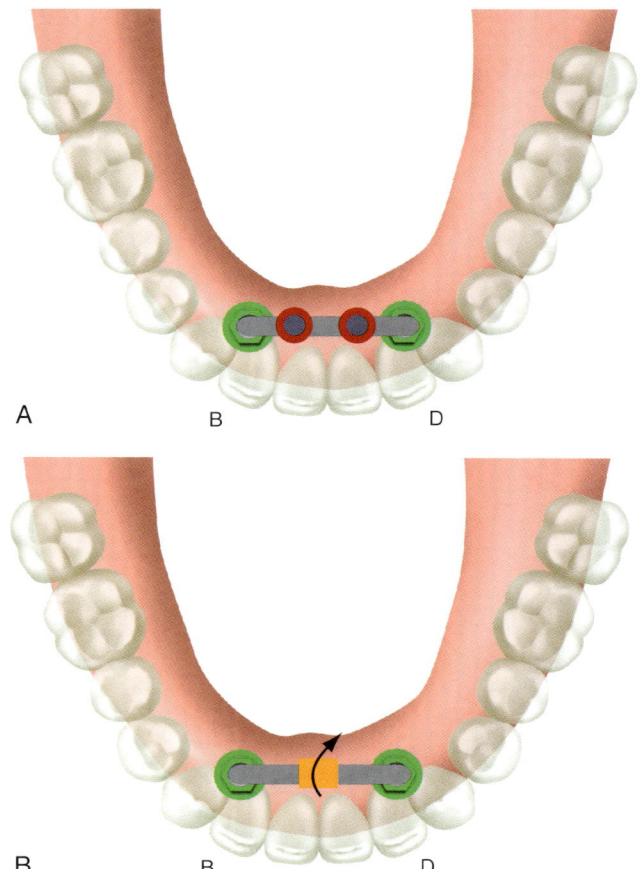

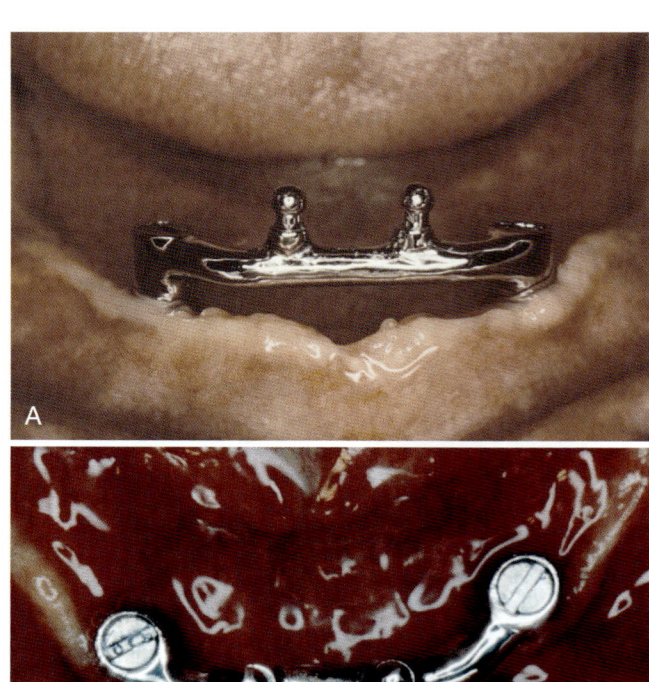

FIGURA 23-27. Opção de tratamento 2 apresenta implantes nas posições B e D e uma barra de conexão. A barra não deve ter cantiléver distal aos implantes. O movimento da prótese será reduzido, e muita força sobre a barra e os implantes aumentará a possibilidade de complicações. Componentes como O-ring (**A**) ou clipe de Hader (**B**), que permitem o movimento da prótese, podem ser adicionados à barra. Os componentes são colocados na mesma altura, equidistantes da linha mediana e paralelos entre si.

FIGURA 23-29. **A,** Quando O-rings são usados para SB-2, os componentes são colocados paralelos entre si e na mesma altura oclusal. **B,** Os componentes do O-ring também estão posicionados equidistantes da linha mediana.

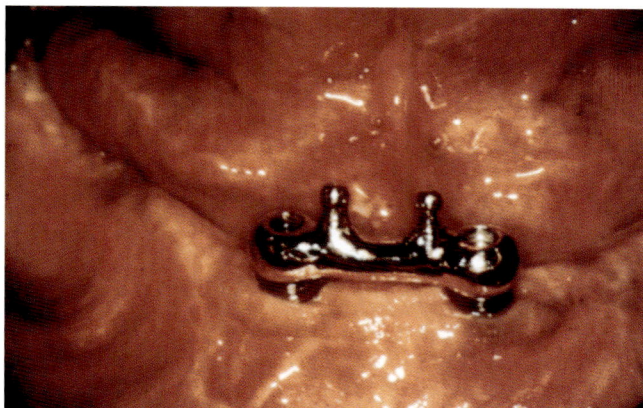

FIGURA 23-28. Os implantes posicionados em B e D estão conectados à barra. O-rings são muitas vezes usados nessas sobredentaduras.

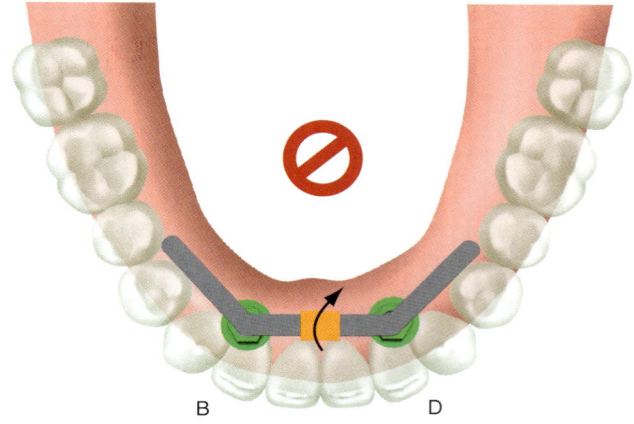

FIGURA 23-30. A conexão da barra entre os implantes nas posições B e D não pode possuir cantiléver distal.

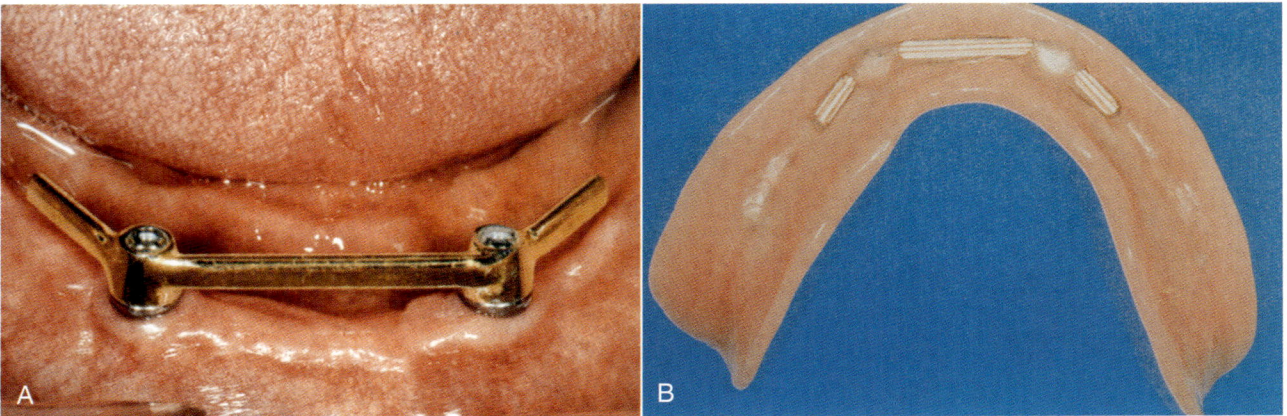

FIGURA 23-31. **A,** Implantes nas posições B e D e conectados pela barra basculam distalmente. **B,** Os clipes de Hader posicionados não permitem o movimento das próteses. Assim, esta é uma sobredentadura MP-0 e causará repetidas complicações mecânicas.

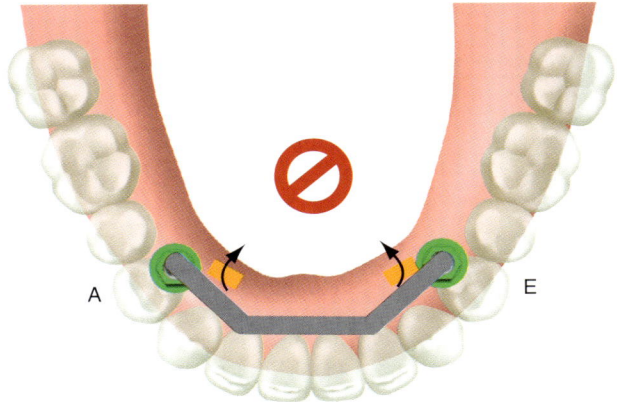

FIGURA 23-32. Implantes nas posições A e E não devem ser esplintados.

QUADRO 23-6 Desvantagens de Implantes Posicionados em A e E Esplintados (Primeiro Pré-molar a Primeiro Pré-molar)

- Os implantes unidos com barra reta terão esta barra posicionada em sentido lingual.
  - Dificuldade na fala
  - Inclinação anterior da sobredentadura
  - Flexão da barra cinco vezes maior com implantes nas posições B e D
- Os implantes são unidos com barra curva anterior.
  - Maior flexibilidade da barra (nove vezes maior para implantes nas posições B e D)
  - Aumento da possibilidade de afrouxamento dos parafusos
  - Aumento dos momentos de forças na face anterior da prótese
  - Fixação da barra curva pode impedir o movimento da prótese
- A força de mordida é maior do que nos implantes localizados nas posições B e D.
- Maior carga lateral da prótese sobre os implantes do que em posições B e D.

são mais prevalentes. O momento de força em uma barra reta unindo os implantes nas posições A e E é o dobro quando comparado a uma barra sobre implantes nas posições B e D.[85]

O sistema de componentes protéticos para sobre-estrutura também pode ficar comprometido se clipes Hader e Dolder forem usados para a retenção. A barra e os clipes devem ser perpendiculares à trajetória de rotação. Uma barra curva coloca frequentemente os clipes mais perto dos implantes e impede a rotação da prótese. Se a prótese estiver adaptada aos lados da barra curva, o MP pode ainda ser reduzido a MP-0. Isso coloca maiores cargas vertical e lateral no sistema de implantes.

Implantes esplintados nas posições A e E têm maior potencial de carga por unidade de superfície em comparação aos implantes nas regiões B e D, pois a força da mordida aumenta em relação à área posterior da boca. Como resultado, maior carga vertical também está presente, com tensões aumentadas quando os implantes são colocados nas posições A e E em comparação aos inseridos nas posições B e D. Isso é mais importante de se considerar quando o paciente tem forças parafuncionais, como bruxismo ou apertamento.

Implantes nas posições A e E esplintados dão mais estabilidade lateral à prótese do que implantes nas posições B e D. No entanto, apenas dois implantes resistem a essa carga lateral. Em contrapartida, implantes nas posições B e D aumentam o movimento lateral da prótese, o que é uma desvantagem para o paciente, mas também diminuem as forças laterais sobre o sistema (p. ex., nos parafusos de fixação da barra) (Quadro 23-6).

Deve-se notar que as posições A e E mais frequentemente correspondem aos locais de primeiros pré-molares. Uma barra de conexão de dois primeiros pré-molares é muito longa para uma sobredentadura e resultará em muitas complicações (Fig. 23-34). Da mesma forma, os implantes nas posições A e E esplintados também podem apresentar complicações biomecânicas. Como resultado de muitos destes inconvenientes, a instalação de apenas dois implantes nas posições A e E é fortemente contraindicada independentemente do fato de os implantes estarem independentes ou imobilizados.

Se o cirurgião insere inadvertidamente os implantes nas posições A e E, existem duas opções. A primeira consiste em colocar pelo menos um implante adicional, geralmente na posição C. A segunda é deixar os implantes independentes utilizando O-rings. Com a segunda opção, a forma anatômica do rebordo deve ser boa a excelente e a sobredentadura deve ter excelente suporte e retenção independentes dos implantes. Os dois implantes não devem ser imobilizados por estarem muito distantes. O comprimento da extensão edentada, a posição da barra, a flexão do metal e as forças adicionais no sistema

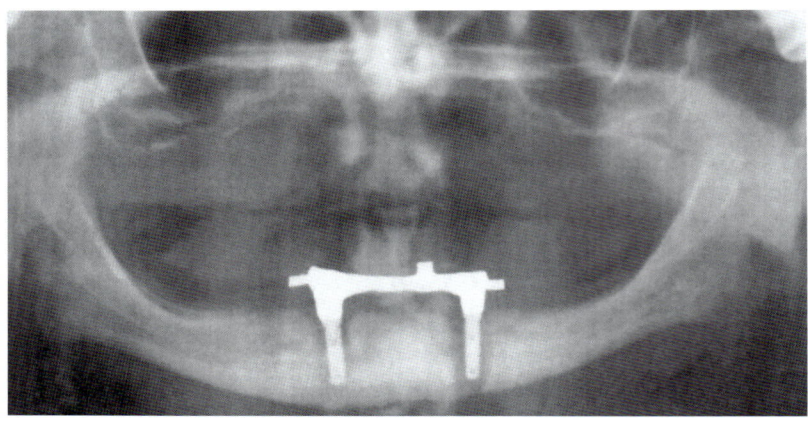

FIGURA 23-33. Implantes nas regiões A e E estavam esplintados por uma barra. O parafuso da prótese tornou-se solto sobre o implante A, o que resultou em um longo cantiléver sobre o implante E, que, em seguida, foi perdido.

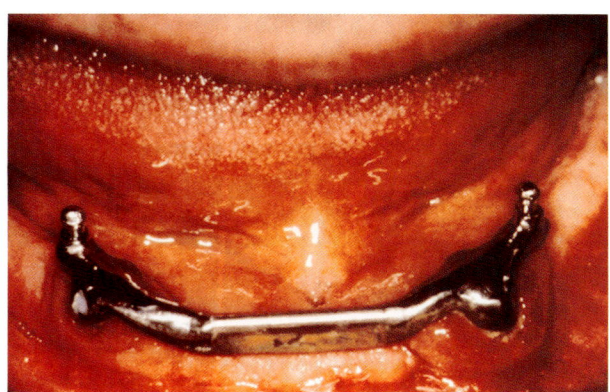

FIGURA 23-34. Este paciente tinha uma sobredentadura construída sobre os dois primeiros pré-molares. A barra colocada no lado direito do paciente agiu como um cantiléver no pré-molar esquerdo. Esta situação é semelhante à posição do implante A e E, pois os forames mentonianos localizam-se frequentemente entre os pré-molares ou distais aos segundo pré-molares.

> **QUADRO 23-7** Critérios de Seleção de Pacientes: SB-3
>
> - Prótese total como antagonista
> - Condições anatômicas moderadas a excelentes
> - Rebordo posterior em forma de U invertido
> - Necessidades e desejos do paciente voltados para a melhora de retenção, suporte e estabilidade da prótese
> - Custo moderado
> - Paciente pode ter baixo fator de força (p. ex., parafunção)

de implantes criam um risco considerável de complicações protéticas nesta opção de tratamento. Em outras palavras, as posições dos implantes B e D estão mais próximas das posições dos caninos e são muito mais adequadas para a força e orientações de próteses SB-1 ou SB-2 como opções de tratamento.

Critérios de seleção dos pacientes para tratamentos com SB-2 incluem o seguinte:

1. Arco oposto do paciente sendo uma prótese total.
2. Condições anatômicas para uma prótese tradicional, sendo boas a excelentes.
3. Formato do rebordo posterior sendo em forma de U invertido e fornecendo bom a excelente suporte e estabilidade lateral.
4. Poucas queixas do paciente com principal referência à falta de retenção da prótese.
5. Paciente requerendo uma nova prótese e estando pronto para investir ligeiramente mais tempo e gastos do que o paciente com a opção SB-1.
6. Arco residual mandibular quadrado ou ovoide e forma do arco dentado ovoide ou triangular, e apenas dois implantes utilizados para suporte.
7. Quando o paciente é incapaz de receber implantes adicionais dentro de um curto espaço de tempo (3 anos), SB-2 é mais segura do que uma abordagem SB-1 com implantes independentes.

Desvantagens

Sobredentaduras com dois implantes não são indicadas em C-h ou osso D. Também não são indicadas quando existem dentes naturais, anteriores ou posteriores, como antagonistas. O aumento da altura da coroa e o formato do rebordo posterior insuficiente geram maiores forças de mordida e tensões adicionais no sistema rígido de implantes e aumentam as complicações. Implantes adicionais devem ser utilizados para diminuir os riscos de insucesso.

Algumas desvantagens adicionais de tratamentos SB-2 comparados a SB-1 incluem possível hiperplasia dos tecidos moles sob a barra, higienização mais difícil sob a barra (em comparação com a opção 1) e uma opção de tratamento inicial mais cara em relação à opção 1 (porque uma barra e elementos de retenção estão incluídos).

Sobredentaduras: Opção 3

A terceira opção de tratamento pode ser utilizada quando o arco antagônico é uma prótese total e o paciente tem necessidades anatômicas de moderadas a baixas. Três implantes em forma de raiz são colocados nas posições A, C, E para a terceira opção de tratamento com uma sobredentadura (SB-3) (Quadro 23-7). Uma sobre-estrutura faz a união dos implantes, mas sem cantiléver (Fig. 23-35). Além disso, o arco oposto deve ser uma prótese total para limitar a força de mastigação. Deve-se notar que, quando o formato do rebordo posterior é insignificante (C-h ou D), a SB-3 é a opção mais deficiente de tratamento. A posição dos implantes em A, C e E é muito mais estável para a prótese do que as posições B e D. Há muitas vantagens em esplintar os implantes posicionados em A, C e E quando se compara ao observado com os implantes nas posições B e D (Quadro 23-8).

O implante adicional proporciona uma redução em seis vezes da flexão na sobre-estrutura e limita as complicações como previamente discutido quando somente com implantes nas posições A e E.[83] Afrouxamentos de parafuso também ocorrem com menor frequência, porque três parafusos mantêm a sobre-estrutura, em vez de dois. O risco de afrouxamento do pilar ou do parafuso é ainda mais reduzido porque os fatores de força para cada unidade são diminuídos.

As forças nos implantes são reduzidas em um terço, em comparação às observadas na solução com dois implantes. A maior área de interface implante/osso permite melhor distribuição das forças. Três sítios peri-mplantares distribuem as tensões mais eficientemente e minimizam a perda óssea marginal. A redução máxima do momento de força é duplicada em um sistema com três implantes contra o de dois implantes nas regiões A e E.[85] Assim, esta modalidade de tratamento é melhor do que as modalidades SB-1 ou SB-2 quando o paciente tem parafunção moderada.

Os implantes esplintados nas posições A, C e E em geral não formam uma linha reta. O implante na posição C fica anterior aos implantes nas posições A e E mais distais (nas regiões de pré-molares) e, idealmente, com o posicionamento direto sob o cíngulo dos dentes incisivos da prótese (Fig. 23-36). Os benefícios da carga oclusal direta na prótese com suporte nos implantes anteriores são a redução da inclinação das forcas e a melhora na estabilidade

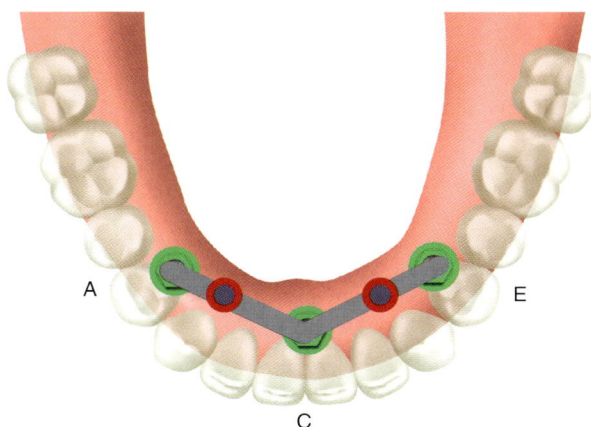

FIGURA 23-35. A opção 3 de tratamento com sobredentadura corresponde a implantes instalados nos sítios A, C e E e conectados por uma barra. Os componentes podem ser posicionados para permitir o movimento distal da prótese.

> **QUADRO 23-8** Vantagens da Esplintagem dos Implantes Instalados nos Sítios A, C e E
>
> - Flexão da barra seis vezes menor quando comparada à flexão da barra com implantes nas posições A e E
> - Menor afrouxamento do parafuso
>   - Menor flexão do metal
>   - Três pilares de implantes
> - Menor tensão para cada implante em comparação à alternativa com implantes nos sítios A e E
>   - Maior área de superfície
>   - Mais implantes
>   - Maior distância anteroposterior
> - Metade da força de momento linear em comparação à alternativa com implantes nos sítios A e E
> - Menor movimento da prótese
> - A perda de um implante ainda oferece suporte adequado para a prótese

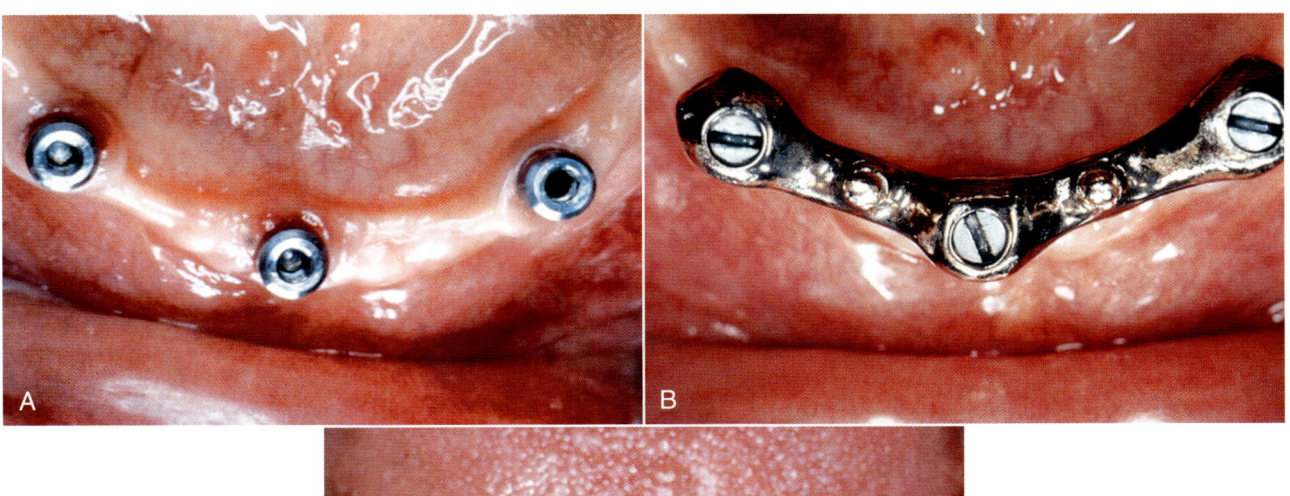

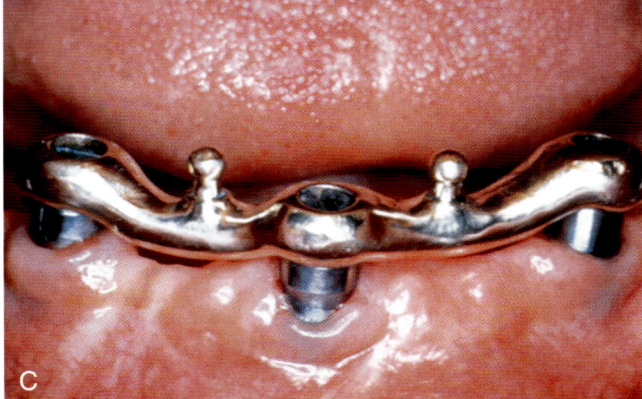

FIGURA 23-36. **A,** Mandíbula com osso divisão A e sobredentadura de opção 3, com implantes nas posições A, C e E. **B,** Os componentes são mais distais do que em SB-2 e equidistantes à linha mediana, paralelos e na mesma altura. **C,** O implante na posição C é mais anterior do que os implantes nas posições A e E, melhorando, assim, a estabilidade anteroposterior.

da prótese. Como consequência, quando mais de dois implantes estão na região anterior da mandíbula, pode ser criado um sistema de suporte de tripé.

Para determinar o benefício de uma maior distância AP, as distais dos implantes mais posteriores de cada lado são conectadas por uma linha reta. A distância desta linha até a face mesial do implante mais anterior é chamada de distância AP.[85-87] Quanto maior for esta dimensão, melhor a estabilidade biomecânica da prótese quando os implantes são esplintados. Quanto maior for a distância AP dos implantes A, C e E, maior a vantagem biomecânica da barra para reduzir a tensão sobre os implantes.

Além disso, as tensões encontram-se reduzidas e a estabilidade lateral da sobredentadura também é melhorada porque os implantes estão nas posições A e E, as quais são mais distais do que SB-2. Com isso, a rotação da prótese é mais limitada em comparação a resoluções SB-1 e SB-2. Por conseguinte, o terceiro implante para SB-3 é uma vantagem considerável no paciente edentado mandibular. A opção SB 3 não costuma usar apenas um clipe de Hader. Com dois clipes, a prótese é geralmente rígida, pois eles não giram no mesmo plano (Fig. 23-37).

A opção de tratamento SB-3 é geralmente a primeira opção apresentada para o paciente com queixas mínimas cuja preocupação envolve retenção e estabilidade anterior da SBD quando o custo é um fator moderado. O formato do rebordo posterior deve ser avaliado porque determina a extensão da flange lingual posterior da prótese, o que limita o seu movimento lateral nesta opção de tratamento.[81]

No futuro, se o paciente puder receber implantes adicionais àqueles nas posições A, C e E, o posicionamento do próximo implante será nas posições B e D, quando o osso é insuficiente para implantes posteriores (C-h). Quando há volume ósseo posterior, os dois novos implantes serão posicionados na região de molares e lateralmente na posição B ou D. A nova barra e a sobredentadura constituem, assim, uma prótese PR-4 (ou fixa).

Sobredentaduras: Opção 4

Na quarta opção de sobredentaduras mandibulares (SB-4), quatro implantes são colocados nas posições A, B, D e E. Este é muitas vezes o número mínimo de implantes quando o paciente tem, em oposição, dentes superiores ou C-h anterior volume de osso com CHS maiores que 15 mm. Esses implantes geralmente oferecem suporte suficiente para incluir um cantiléver distal de até 10 mm em cada lado, se os fatores de tensão forem baixos (ou seja, parafunção, CHS, dinâmica da mastigação e dentição oposta) (Fig. 23-38).

O cantiléver é uma característica desta opção de tratamento com quatro implantes de um arco completamente edentado, por três razões: A primeira refere-se ao aumento no suporte com implantes em relação a SB-1 para SB-3. A segunda é que a biomecânica é melhorada com os implantes esplintados no arco de forma ovoide ou triangular comparada à biomecânica em SB-1 ou SB-2. A terceira está relacionada com a manutenção adicional fornecida pelo quarto implante para a sobre-estrutura, o que limita o risco de afrouxamento do parafuso protético e de outras complicações relacionadas à prótese.

Ao considerar um cantiléver distal na mandíbula, a posição dos implantes é fator determinante. Cantiléveres, em mecânica, podem ser comparados a uma alavanca de classe 1. O implante mais distal

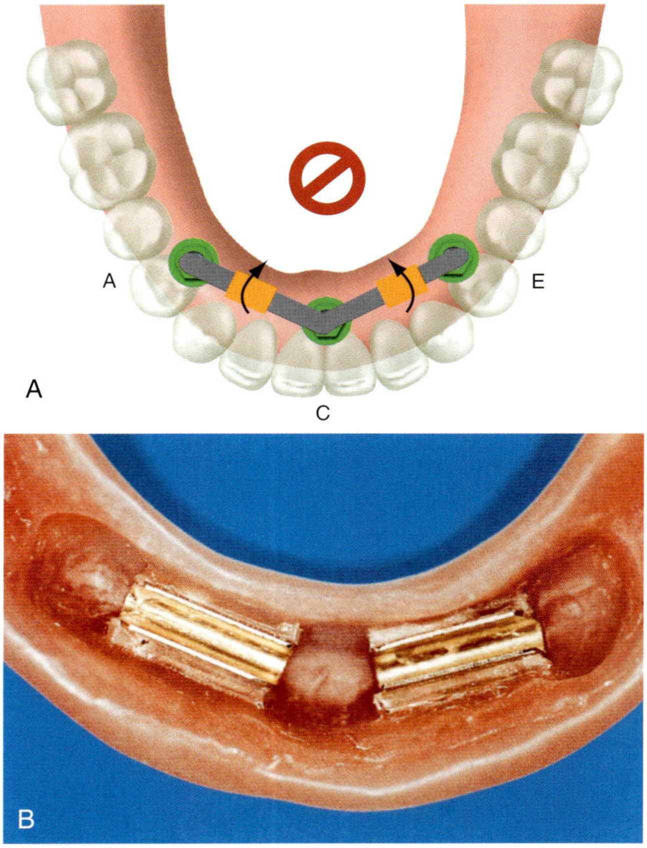

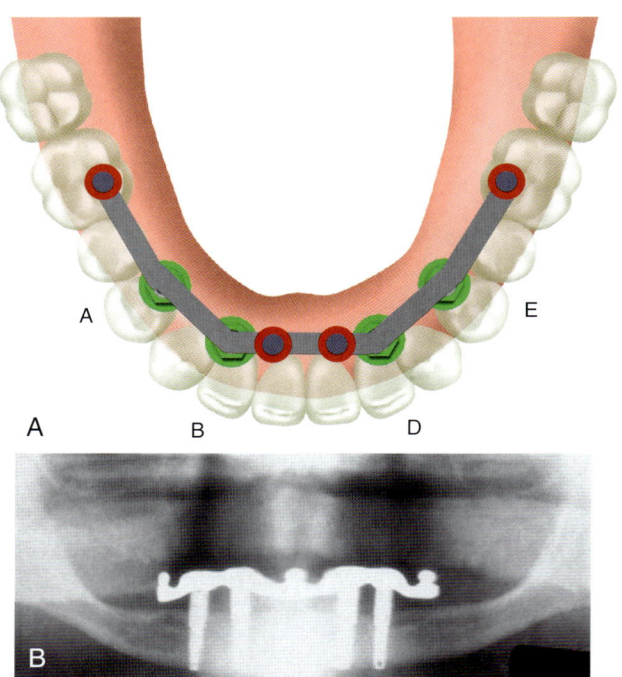

FIGURA 23-37. **A,** Uma sobredentadura implantossuportada de opção 3 raramente usa clipes de Hader como sistema de retenção. **B,** Os clipes de Hader rotacionam em diferentes planos e, portanto, permitem que a prótese se torne rígida com três implantes.

FIGURA 23-38. **A,** Em uma sobredentadura de opção 4, quatro implantes são colocados nas posições A, B, D e E. Os implantes são suficientes para suportar um cantiléver distal de 10 mm. **B,** Radiografia panorâmica de uma sobredentadura inferior de opção 4. Nessa opção, implantes nas posições A, B, D e E são unidos por uma barra com cantiléver de 10 mm. Os componentes são desenvolvidos para permitir algum movimento durante a função da prótese.

de cada lado atua como um ponto de apoio quando as forças oclusais são aplicadas no cantiléver distal. Portanto, a força de oclusão é aumentada pelo comprimento do braço de suporte, que atua como uma alavanca. Por exemplo, uma carga de 25 lb para a barra com extensão de 10 mm resulta em uma força no cantiléver de 250 lb.

O momento da força é suportado pelo comprimento da barra anterior ao fulcro. Portanto, se os dois implantes anteriores (B e D) estão a 5 mm do fulcro (implantes distais A e E), o efeito no cantiléver posterior é reduzido. Se os implantes estão a 5 mm dos outros, a vantagem mecânica da alavanca é igual ao braço de suporte de 100 mm, dividido pelo distância AP de 5 mm, o que é igual a 2. Em vez de um momento de força de 250 lb no implante distal, a barra que esplinta os implantes faz com que uma força distal de 25 lb seja aumentada a 50 lb para os implantes anteriores e 75 lb (50 + 25 = 75) para os implantes distais (fulcro). Como regra, o cantiléver posterior a partir dos implantes anteriores pode ser igual à distância AP quando outros fatores de estresse são considerados baixos a moderados.

O formato do arco mandibular pode ser quadrado, triangular ou ovoide. A forma do arco quadrado limita a distância AP dos implantes e pode não ser capaz de contrapor o efeito de um cantiléver distal. Por conseguinte, raramente os cantiléveres são distais em arcos de formatos quadrado (Fig. 23-39). Em um arco mandibular de forma ovoide para triangular, a distância AP entre os implantes nas posições A, E e D, B é maior e, portanto, permite um cantiléver distal. Este diferencial AP é normalmente de 8 a 10 mm nesses formatos de arco e, portanto, muitas vezes permite um cantiléver de até 10 mm a partir das posições A e E (Fig. 23-40).

Pode ser ressaltado que a distância AP é apenas um dos fatores que determinam o comprimento do cantiléver. Quando os fatores de tensão (p. ex., forças oclusão) são maiores, o cantiléver deve ser menor. Parafunção, arcos opostos, dinâmica da mastigação e CHS afetam a quantidade de força sobre o cantiléver. Por exemplo, quando a altura da coroa é duplicada, os momentos de forças são dobrados. Portanto, sob condições ideais de força reduzida (altura da coroa inferior a 15 mm, sem parafunção, paciente do sexo feminino com mais idade, opondo-se uma prótese total maxilar), o cantiléver pode ser até 1,5 vez a distância AP para SB-4. Quando os fatores de força são moderados, o cantiléver deve ser reduzido. O comprimento distal do cantiléver está associado principalmente a fatores de força, ao formato do arco e à distância AP.

Indicações para o tratamento com a opção SB-4 como requisito mínimo incluem moderada a má anatomia posterior que provoca uma falta de retenção e estabilidade da SBD, história de escoriações recorrentes de tecidos moles ou dificuldade na fonação. Vale lembrar que a região posterior da mandíbula edentada reabsorve quatro vezes mais rápido do que a região anterior. No C-h posterior da mandíbula, as linhas oblíqua externa e milo-hióidea são altas (em relação ao rebordo residual) e muitas vezes correspondem à crista do rebordo residual. As inserções musculares, portanto, estão perto da crista do rebordo posterior. Outras condições que indicam SB-4 como uma opção de tratamento é quando os pacientes são mais exigentes do que para as opções anteriores de tratamento (Quadro 23-9).

A prótese SB-4 é indicada para obter maior estabilidade e uma gama menor de movimentos da prótese. Os componentes colocados na distal da sobredentadura frequentemente são os O-ring. A prótese ainda é PR-5, mas com o menor suporte nos tecidos moles de todos os modelos de PR-5. A fixação anterior deve permitir o movimento distal da prótese que rotaciona. Clipes, que permitem a rotação, são difíceis de serem usados nas sobre-estruturas. Para permitir o movimento, o clipe deve ser colocado perpendicularmente e não ao longo da barra, onde a sua única função é, então, a de retenção (e limitar a rotação).

Os benefícios para o paciente a partir da opção de quatro implantes incluem maior suporte oclusal, estabilidade lateral da prótese e

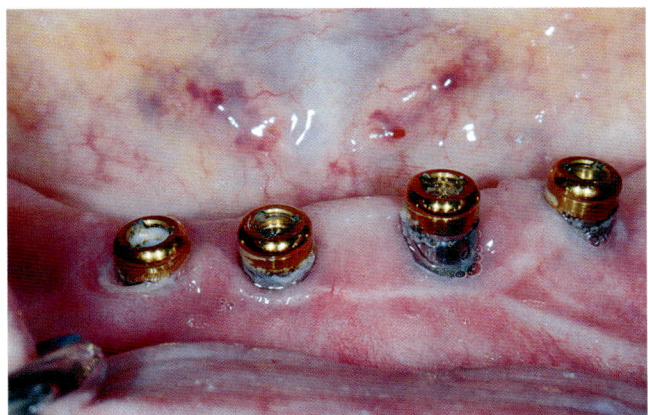

FIGURA 23-39. Esses quatro implantes foram colocados em um arco com formato quadrado e nao possuem uma distância anteroposterior. Assim, o cantiléver nao pode ser estendido distalmente.

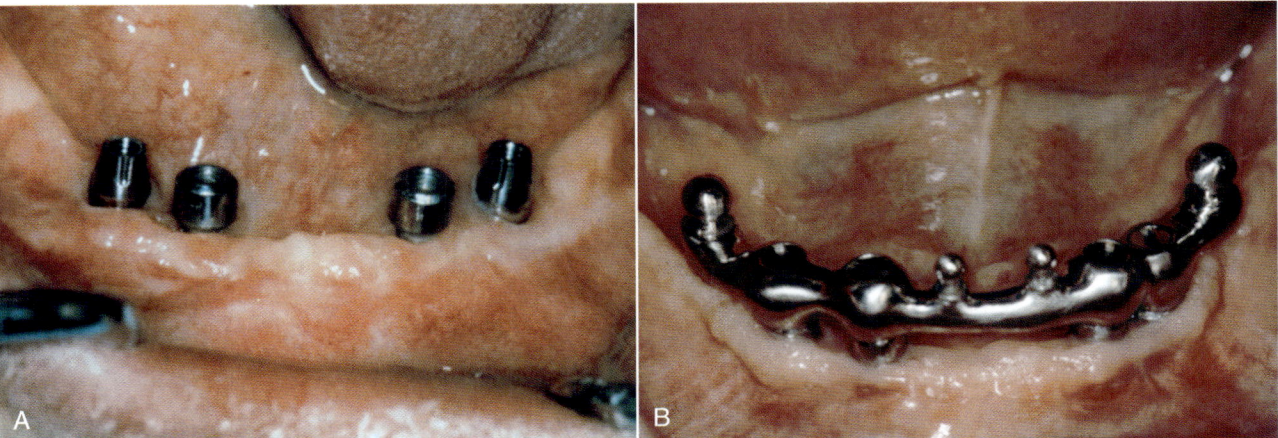

FIGURA 23-40. **A,** Esses quatro implantes anteriores (A, B, D e E) estão em um arco de formato ovoide. **B,** Os quatro implantes anteriores estão esplintados por uma barra com um cantiléver de aproximadamente 8 a 10 mm. O tipo de prótese é PR-5 porque a região de molar é suportada por tecido mole.

melhor retenção. A prótese também se apoia no tecido mole da região retromolar e da região dos primeiros e segundos molares. Portanto, a força de oclusão no sistema de implantes é reduzida (em comparação a uma limitação fixa ou PR-4) porque a barra não se estende para a região de molares, onde as forças são maiores.

A opção de tratamento SB-4 é o tratamento que rende menos quando o paciente tem dentes superiores. As forças verticais e horizontais maiores para a SBD mandibular exigem desoclusão anterior em excursões para diminuir a força da mordida. Como tal, mais implantes anteriores são necessários,.

A próxima opção de plano de tratamento para o paciente com uma moderada disponibilidade financeira é adicionar um implante no futuro, em uma das posições dos primeiros molares (preferencial) ou na posição C. Ambas as opções aumentam a distância AP para uma prótese PR-4 com um sistema de suporte sobre implantes melhorado. O objetivo é converter todos os pacientes, eventualmente, a uma PR-4 ou a uma prótese fixa, prevenindo a perda óssea posterior e as desvantagens associadas (incluindo estética facial da região posterior).

Sobredentaduras: Opção 5

Na opção de tratamento SB-5, cinco implantes são inseridos nas posições A, B, C, D e E. A sobre-estrutura é geralmente com um cantiléver distal até duas vezes a distância AP (se quase todos os fatores de tensão forem baixos) e médias de 15 mm, chegando até a área dos primeiros molares (Figs. 23-41 e 23-42). O comprimento do cantiléver distal da barra está relacionado (em parte) com a distância AP. Um formato de rebordo quadrado geralmente tem uma distância AP inferior a 5 mm e deve ter um braço de suporte mínimo mesmo com cinco implantes unidos. Um arco ovoide tem uma distância AP de 5 a 8 mm, e uma forma de arco triangular tem uma distância AP de mais de 8 mm. Nestas situações, um cantiléver com duas vezes esse comprimento é indicado quando os fatores de força não são excessivos (Fig. 23-43). Se qualquer um dos principais fatores de tensão (p. ex., parafunção) não for favorável, o cantiléver deve ser reduzido. Tensões são aumentadas com uma proporção direta ao comprimento do cantiléver, que deve ser planejado com cuidado e com base nos fatores de força do paciente e da anatomia existente.[87-94]

A quinta opção de sobredentadura mandibular (SB-5) é projetada para dois tipos de pacientes. Mais importante, esta é uma opção de tratamento para pacientes que apresentam moderados a graves problemas relacionados com uma prótese total convencional mandibular. As necessidades e os desejos do paciente muitas vezes são mais exigentes e podem incluir limitação do volume ou valor da prótese, grandes preocupações quanto à função (mastigação e fonação) ou estabilidade, pontos posteriores dolorosos ou incapacidade de usar uma prótese mandibular (Quadro 23-10).

A segunda condição do paciente que determina esta opção é para o tratamento de perda óssea continuada na região posterior de mandíbula. Se não houver carga protética no osso posterior, o processo de reabsorção retarda-se consideravelmente e, muitas vezes, é invertido. Mesmo quando não há inserção de implantes posteriores, o balanço da barra da sobredentadura evita carga no rebordo posterior e muitas

QUADRO 23-9 Critérios de Seleção de Pacientes: SB-4

- Problemas moderados a graves com próteses convencionais
- Necessidades ou desejos exigidos pelos pacientes
- Necessidade de diminuir o volume da prótese
- Incapacidade de usar próteses convencionais
- Desejo de diminuir a perda óssea posterior
- Anatomia desfavorável para próteses totais
- Problemas com a função e estabilidade
- Mazelas posteriores
- Dentes naturais como antagonistas
- Volume ósseo C-h
- Fatores de força desfavoráveis (parafunção, idade, sexo, tamanho, espaço da altura da coroa > 15 mm)

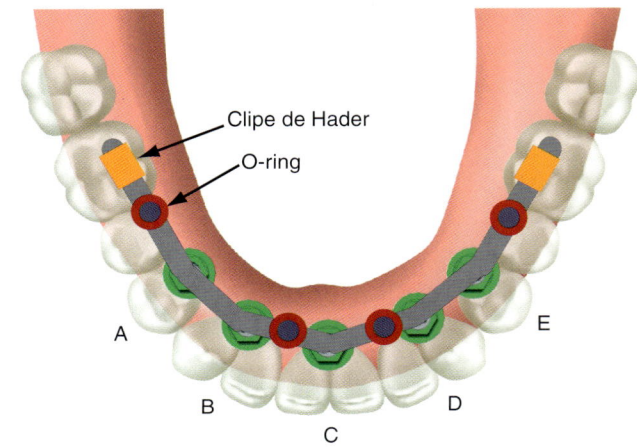

FIGURA 23-41. Em uma sobredentadura de opção 5, implantes são colocados nas posições A, B, C, D e E. Os implantes são esplintados pela barra que possui um cantiléver distal. O comprimento do cantiléver depende da distância anteroposterior e dos fatores de força.

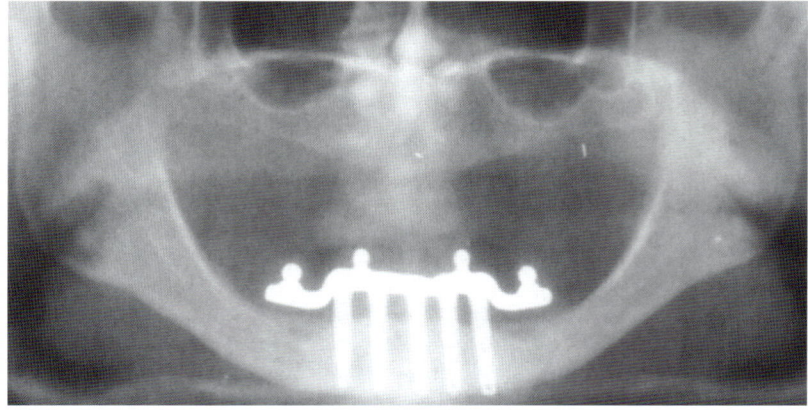

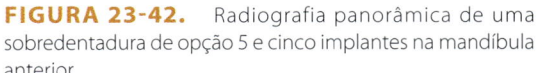

FIGURA 23-42. Radiografia panorâmica de uma sobredentadura de opção 5 e cinco implantes na mandíbula anterior

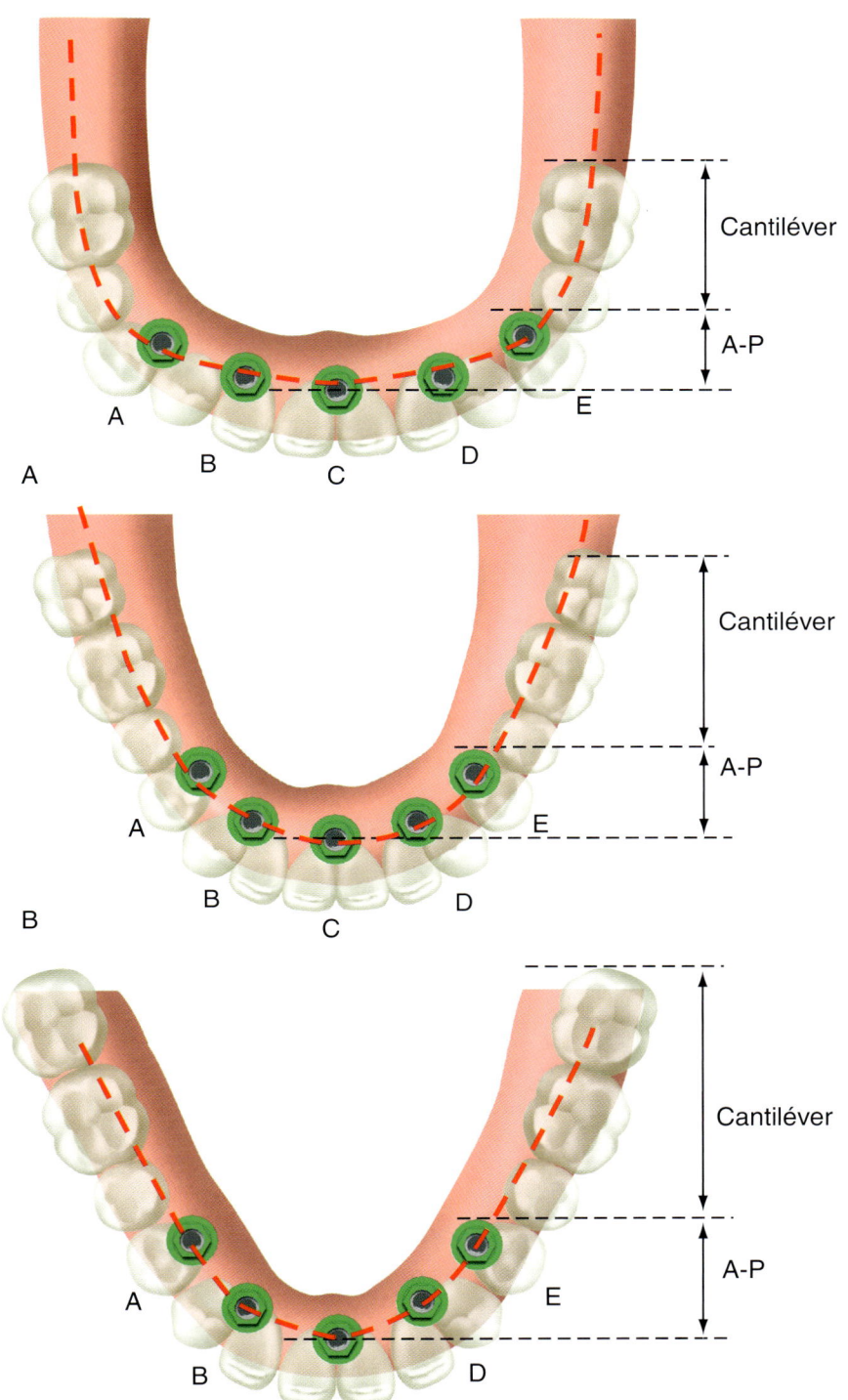

FIGURA 23-43. O fomato do arco afeta a distância (AP). **A,** No arco de formato quadrado, normalmente a distância AP é inferior a 5 mm. **B,** O formato ovoide do arco frequentemente tem distância AP de 5 a 8 mm. **C,** O formato triangular do arco em geral tem distância AP maior que 8 mm.

vezes interrompe seu processo de reabsorção. Evidências recentes mostram que as próteses totalmente implantossuportadas, muitas vezes, aumentam a altura óssea posterior, mesmo quando não há implantes posteriores.[44,63] No entanto, deve-se notar que a melhor opção para evitar esta perda óssea posterior e aumentar a distância AP é a inserção de um ou mais implantes posteriores antes que a atrofia óssea tenha ocorrido. A opção de tratamento SB-5 também é indicada quando o paciente deseja uma restauração PR-4 ou fixa, a forma do arco é quadrada para uma prótese PR-5 ou o arco superior apresenta dentes naturais (especialmente em um paciente jovem ou do sexo masculino).

Os fatores de força do paciente são tão importantes quanto a distância AP. Em um estudo no qual o critério de insucesso foi o fracasso da articulação do parafuso com componentes de três, quatro, cinco e seis implantes com uma distância AP semelhante submetidos às forças de 143-400 N, as forças maiores transmitidas à conexão protética sempre ultrapassaram o limite de elasticidade do sistema. Este estudo enfatiza o fato de que a quantidade e a duração da carga oclusal são ainda mais importantes do que a distância AP a ser considerada para a determinação de comprimento do cantiléver.[88]

Exigência dos Fatores de Força: Fatores Anatômicos e do Paciente

As cinco opções de tratamento propostas para sobredentaduras implantossuportadas mandibulares fornecem uma abordagem organizada para a solução das queixas ou das limitações anatômicas dos pacientes. O suporte da prótese e amplitude de movimentos devem ser partes do diagnóstico inicial. As opções de tratamento inicialmente propostas são para pacientes totalmente edentados com divisão óssea anterior A ou B e com desejo de uma sobredentadura. Essas opções são modificadas quando o CHS é grande (como quando o osso anterior é divisão C-h) e eliminado para a divisão D. O aumento da proporção coroa-implante e a diminuição da superfície do implante modificam essas opções de tratamento. Além disso, quando os fatores de força do paciente são maiores do que o habitual (parafunção, dinâmica da mastigação, antagonista é dentição natural) ou a forma do arco é quadrado (distância AP reduzida), essas opções de tratamento devem ser modificadas.

Por exemplo, nestas condições adversas, mais de um implante é adicionado para cada opção e SB-1 é eliminado completamente. Portanto, SB-2 tem três implantes (posições A, C e E), SB-3 tem quatro implantes (posições A, B, D e E), SB-4 tem cinco implantes (posições A, B, C, D e E) e SB-5 tem seis implantes, com um posicionado atrás de um dos forames mentonianos (quando possível) (Fig. 23-44). Caso seis implantes não possam ser colocados por causa do inadequado osso posterior, o comprimento do braço de suporte é reduzido e uma prótese PR-5 é confeccionada.

Discussão

O profissional e a equipe podem explicar ao paciente o suporte que cada opção de tratamento pode proporcionar, comparando com o sistema de apoios de uma cadeira. A opção de tratamento SB-1 é semelhante a uma cadeira de uma perna só. A cadeira de

QUADRO 23-10 Critérios de Seleção de Pacientes: SB-5

- Problemas moderados a graves com próteses convencionais
- Necessidades ou desejos exigidos pelos pacientes
- Necessidade de diminuir o volume da prótese
- Incapacidade de usar próteses convencionais
- Desejo de diminuir a perda óssea posterior
- Anatomia desfavorável para próteses totais
- Problemas com a função e estabilidade
- Mazelas posteriores
- Anatomia posterior moderada a má
- Falta de retenção e estabilidade
- Abrasão dos tecidos moles
- Dificuldades na fala
- Tipo de paciente mais exigente

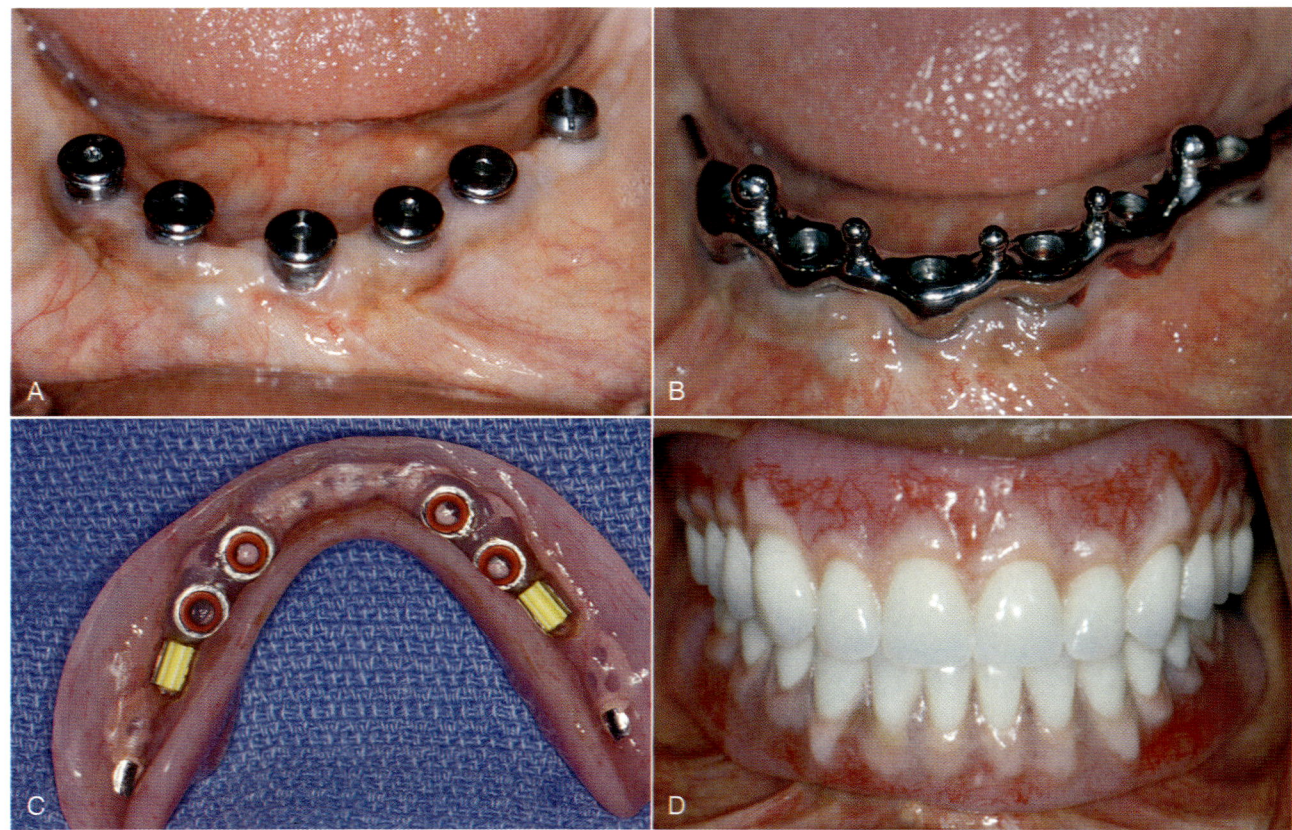

FIGURA 23-44. **A,** Seis implantes foram colocados na mandíbula edentada. **B,** Os implantes estão esplintados, e a barra possui um cantiléver para a região de molar. **C,** A opção de sobredentadura implantossuportada é uma prótese PR-4. **D,** Sobredentaduras implantossuportadas na maxila e na mandíbula.

uma perna só pode apoiar o peso, mas fornece pouca estabilidade. As opções de tratamento SB-2 ou SB-3 são semelhantes a uma cadeira de duas pernas. A prótese fornece algum suporte vertical, mas ainda pode balançar para trás e para frente e proporciona estabilidade limitada nas regiões posteriores. A opção SB-4 com quatro implantes é comparada a uma cadeira de três pernas. Este sistema proporciona melhor suporte e tem estabilidade melhorada. No entanto, ele pode balançar de uma maneira ou de outra por efeito de forças laterais. Uma cadeira de quatro pernas fornece o maior suporte e estabilidade e é semelhante a SB-5, o qual é máximo para suporte da prótese e da estabilidade, porque é um desenho em PR-4.

Resumo

Sobredentaduras implantossuportadas utilizam-se de vários princípios de sobredentaduras dentossuportadas. As vantagens das sobredentaduras implantossuportadas referem-se à capacidade de colocar os pilares rígidos saudáveis nas posições de escolha. Número, localização, desenho da sobre-estrutura e movimento da prótese podem ser predeterminados com base nas necessidades e desejos dos pacientes e em suas condições anatômicas. O mesmo tratamento SBD não deve ser fornecido a todos os pacientes edentados. Apenas dois implantes colocados anteriormente ao forames mentonianos raramente devem ser usados. Esta opção de tratamento tem mais complicações protéticas. A sobredentadura deve ser projetada para satisfazer de maneira previsível os desejos e sobrepujar as limitações anatômicas do paciente.

A opção de tratamento com sobredentaduras comumente usada é a que apresenta dois implantes, com componentes O-rings individuais. No entanto, os únicos benefícios desta abordagem são retenção melhorada e custo inicial reduzido. A perda óssea é acelerada nas regiões posteriores, e a manutenção do osso anterior é limitada ao redor de cada implante. Além disso, as complicações protéticas representam um resultado negativo, tanto para o paciente quanto para o profissional.

Uma abordagem ideal para a saúde global a longo prazo na mandíbula é uma prótese total implantossuportada (PR-4 ou prótese fixa). O volume de osso é mantido na região anterior e a perda óssea posterior significativamente reduzida, melhorando o suporte de carga oclusal sobre os implantes, e não sobre os tecidos moles. A estabilidade da prótese é máxima, porque ela não se move durante a função (mastigação, fonação). A retenção é melhorada pelo fato de que pode haver quatro a seis componentes de sobredentadura.

De início, o paciente pode não ser capaz de arcar financeiramente com uma SB-5 (com uma PR-4 ou prótese fixa). No entanto, uma SB-3 pode ser convertida para uma SB-4 depois de vários anos e, eventualmente, para uma SB-5 depois de vários anos. Se a transição de uma opção para outra ocorrer em um curto espaço de tempo (1 a 2 anos), os implantes podem ser independentes e usar um sistema de O-ring a curto prazo. Isso reduz os valores para a prótese de transição, porque nenhuma barra é fabricada, e uma alteração de base pode ser usada para modificar a prótese.

Referências Bibliográficas

1. Perel ML: *Dental implantology and prostheses*, Philadelphia, 1980, JB Lippincott.
2. Babbush CA, Kent JN, Misiek DJ: Titanium plasma spray (TPS) Swiss screw implants for the reconstruction of the edentulous mandible, *J Oral Maxillofac Surg* 44:247-282, 1986.
3. Engquist B, Bergendal T, Kallus T, et al: A retrospective multicenter evaluation of osseointegrated implants supporting overdentures, *Int J Oral Maxillofac Implants* 3:129-134, 1988.
4. Jemt T, Chai J, Harnett J: A 5-year prospective multicenter follow-up report on overdentures supported by osseointegrated implants, *Int J Oral Maxillofac Implants* 11:291-298, 1996.
5. Wismeijer D, Van Waas MAJ, Vermeeren J: Overdenture supported by implants: a 6.5 year evaluation of patient satisfaction and prosthetic after care, *Int J Oral Maxillofac Implants* 10:744-749, 1995.
6. Awad MA, Lund JP, Dufresne E, et al: Comparing the efficacy of mandibular implant-retained overdentures and conventional dentures among middle-aged edentulous patients: satisfaction and functional assessment, *Int J Prosthodont* 16:117-122, 2003.
7. Awad MA, Lund JP, Shapiro SH, et al: Oral health status and treatment satisfaction with mandibular implant overdentures and conventional dentures: a randomized clinical trial in a senior population, *Int J Prosthodont* 16:390-396, 2003.
8. Thomason JM, Lund JP, Chehade A, et al: Patient satisfaction with mandibular implant overdentures and conventional dentures 6 months after delivery, *Int J Prosthodont* 16:467-473, 2003.
9. Naert IE, Hooghe M, Quirynen M, et al: The reliability of implant-retained hinging overdentures for the fully edentulous mandible: an up to 9-year longitudinal study, *Clin Oral Investig* 1:119-124, 1997.
10. Naert I, Alssaadi G, van Steenberghe D, et al: A 10-year randomized clinical trial on the influence of splinted and unsplinted oral implants retaining mandibular overdentures: peri-implant outcome, *Int J Oral Maxillofac Implants* 19:695-702, 2004.
11. Naert I, Alsaadi G, Quirynen M: Prosthetic aspects and patient satisfaction with two-implant-retained mandibular overdentures: a 10-year randomized clinical study, *Int J Prosthodont* 17:401-410, 2004.
12. Hutton JE, Heath MR, Chai JY, et al: Factors related to success and failure rates at 3-year follow-up in a multicenter study of overdentures supported by Brånemark implants, *Int J Oral Maxillofac Implants* 10:33-42, 1995.
13. Misch CE: Treatment options for mandibular implant overdentures: an organized approach. In Misch CE, editor: *Contemporary implant dentistry*, St Louis, 1993, Mosby.
14. Carlsson GE, Kronstrom M, de Baat C, et al: A survey of the use of mandibular implant overdentures in 10 countries, *Int J Prosthodont* 17:211-217, 2004.
15. Naert I, DeClercq M, Theuniers G, et al: Overdentures supported by osseointegrated fixtures for the edentulous mandible: a 2.5 year report, *Int J Oral Maxillofac Implants* 3:191-196, 1988.
16. Mericke-Stern R: Clinical evaluation of overdenture restorations supported by osseointegrated titanium implants: a retrospective study, *Int J Oral Maxillofac Implants* 5:375-383, 1990.
17. Mericske-Stern R, Steinlin Schaffner T, Marti P, et al: Peri-implant mucosal aspects of ITI implants supporting overdentures: a five-year longitudinal study, *Clin Oral Implants Res* 5:9-18, 1994.
18. Naert I, Gizani S, Vuylsteke M, et al: A 5-year prospective randomized clinical trial on the influence of splinted and unsplinted oral implants retaining a mandibular overdenture: prosthetic aspects and patient satisfaction, *J Oral Rehabil* 26:195-202, 1999.
19. Batenburg RH, Meijer HH, Raghoebar GM, et al: Treatment concept for mandibular overdentures supported by endosseous implants: a literature review, *Int J Oral Maxillofac Implants* 13:539-545, 1998.
20. Burns DR: Mandibular implant overdenture treatment: consensus and controversy, *J Prosthodont* 9:37-46, 2000.
21. Geertman ME, Boerrigter EM, Van Waas MA, et al: Clinical aspects of multicenter clinical trial of implant-retained mandibular overdentures in patients with severely resorbed mandibles, *J Prosthet Dent* 75:194-204, 1996.
22. Hemmings KW, Schmitt A, Zarb GA: Complications and maintenance requirements for fixed prostheses and overdentures in the edentulous mandible: a 5-year report, *Int J Oral Maxillofac Implants* 9:191-196, 1984.
23. Davis DM, Rogers JO, Packer ME: The extent of maintenance required by implant retained mandibular overdentures: a 3-year report, *Int J Oral Maxillofac Implants* 11:767-774, 1996.
24. Jemt T, Book K, Linden B, et al: Failures and complications in 92 consecutively inserted overdentures supported by Brånemark implants in severely resorbed maxillae: a study from prosthetic treatment to first annual check-up, *Int J Oral Maxillofac Implants* 7:162-166, 1992.

25. Takanashi Y, Penrod JR, Lund JP, et al: A cost comparison of mandibular two-implant overdenture and conventional denture treatment, *Int J Prosthodont* 17:181-186, 2004.
26. Judy KWM, Richter R: Implant supported overdenture prosthesis, *Pract Periodontics Aesthet Dent* 3:51-56, 1991.
27. Naert I, Quirynen M, Theuniers G, et al: Prosthetic aspects of osseointegrated fixtures supporting overdentures: a 4-year report, *J Prosthet Dent* 65:671-680, 1991.
28. Naert I, Quirynen M, Hooghe M, et al: A comparative prospective study of splinted and unsplinted Brånemark implants in mandibular overdenture therapy, *J Prosthet Dent* 71:486-492, 1994.
29. Chan MFW, Johnston C, Howell RA, et al: Prosthetic management of the atrophic mandible using endosseous implants and overdentures: a 6-year review, *Br Dent J* 179:329-337, 1995.
30. Bergendal T, Engquist B: Implant supported overdentures: a longitudinal prospective study, Int J: *Oral Maxillofac Implants* 13:253-262, 1998.
31. Wright PS, Watson RM: Effect of prefabricated bar design with implant-stabilized prostheses on ridge resorption: a clinical report, *Int J Oral Maxillofac Implants* 13:77-81, 1998.
32. Goodacre CJ, Bernal G, Rungcharassaeng K, et al: Clinical complications with implant and implant prostheses, *J Prosthet Dent* 90:121-132, 2003.
33. Feine JS, Carlsson GS, Awad MA, et al: The McGill consensus statement on overdentures, *Int J Prosthodont* 15:413-414, 2002.
34. Palmqvist S, Owall B, Schou S: A prospective randomized clinical study comparing implant-supported fixed prostheses and overdentures in the edentulous mandible: prosthodontic production time and costs, *Int J Prosthodont* 17:231-235, 2004.
35. Attard NJ, Zarb GA: Long-term treatment outcomes in edentulous patients with implant overdentures: the Toronto study, *Int J Prosthodont* 17:425-433, 2004.
36. Schwartz-Arad D, Kidron N, Dolev E: A long-term study of implants supporting overdentures as a model for implant success, *J Periodontol* 76:1431-1435, 2005.
37. Naert I, Gizani S, Vuylsteke M, et al: A 5-year randomized clinical trial on the influence of splinted and unsplinted oral implants in the mandibular overdenture therapy. 1. Peri-implant outcome, *Clin Oral Implants Res* 9:70-177, 1998.
38. Geertman ME, Slagter AP, van Waas MA, et al: Comminution of food with mandibular implant retained overdentures, *J Dent Res* 73:1858-1864, 1994.
39. Atwood DA, Coy WA: Clinical, cephalometric, and densitometric study of reduction of residual ridge, *J Prosthet Dent* 26:280-295, 1971.
40. Tallgren A: The continuing reduction of the residual alveolar ridges in complete denture wearers: a mixed-longitudinal study covering 25 years, *J Prosthet Dent* 27:120-132, 1972.
41. Tallgren A: The reduction in face height of edentulous and partially edentulous subjects during long-term denture wear: a longitudinal roentgenographic cephalometric study, *Acta Odontol Scand* 24:195-239, 1966.
42. Kordatzis K, Wright PS, Meijer HJ: Posterior mandibular residual ridge resorption in patients with conventional dentures and implant overdentures, *Int J Oral Maxillofac Implants* 18:447-452, 2003.
43. Blum IR, McCord JF: A clinical investigation of the morphological changes in the posterior mandible when implant-retained overdentures are used, *Clin Oral Implants Res* 15:700-708, 2004.
44. Jacobs R, Schotte A, van Steenberghe D, et al: Posterior jaw bone resorption in osseointegrated implant supported overdentures, *Clin Oral Implants Res* 3:63-70, 1992.
45. Wright PS, Glantz PO, Randow K, et al: The effects of fixed and removable implant-stabilized prostheses on posterior mandibular residual ridge resorption, *Clin Oral Implants Res* 13:169-174, 2002.
46. Haraldson T, Jemt T, Stalblad PA, et al: Oral function in subjects with overdentures supported by osseointegrated implants, *Scand J Dent Res* 96:235-242, 1988.
47. Jemt T, Stalblad PA: The effect of chewing movements on changing mandibular complete dentures to osseo-integrated overdentures, *J Prosthet Dent* 55:357-361, 1986.
48. Reddy SM, Geurs NC, Wang IC, et al: Mandibular growth following implant restoration: does Wolff's law apply to residual ridge resorption? *Int J Periodontics Restorative Dent* 22:315-321, 2002.
49. Goodacre CJ, Bernal G, Rungcharassaeng K, et al: Clinical complications with implants in implant prostheses, *J Prosthet Dent* 90:121-132, 2003.
50. Kline R, Hoar J, Beck GH, et al: A prospective multicenter clinical investigation of a bone quality based dental implant system, *Implant Dent* 11:224-234, 2002.
51. Mericke-Stern R: The forces on implant supporting overdentures: a preliminary study of morphologic and cephalometric considerations, *Int J Oral Maxillofac Implants* 8:256-263, 1993.
52. Harle TH, Anderson JD: Patient satisfaction with implant supported prostheses, *Int J Prosthodont* 6:153-162, 1993.
53. Wismeijer D, van Waas MA, Vermeeren JI, et al: Patient satisfaction with implant-supported mandibular over-dentures: a comparison of three treatment strategies with ITI-dental implants, *Int J Oral Maxillofac Surg* 26:263-267, 1997.
54. Jemt T, Book K, Karlsson S: Occlusal force and mandibular movements in patients with removable overdentures and fixed prostheses supported by implants in the maxilla, *Int J Oral Maxillofac Implants* 8:301-308, 1993.
55. Beumer J III, Roumanas E, Nishimura R: Advances in osseointegrated implants for dental facial rehabilitation following major head and neck surgery, *Semin Surg Oncol* 11:2000-2007, 1995.
56. Feine JS, de Grandmont P, Boudrias P, et al: Within-subject comparisons of implant-supported mandibular prostheses: choice of prosthesis, *J Dent Res* 73:1105-1111, 1994.
57. de Grandmont P, Feine JS, Tache R, et al: Within-subject comparisons of implant-supported mandibular prostheses: psychometric evaluation, *J Dent Res* 73:1096-1104, 1994.
58. Burnes DR, Unger JW, Elswick RK: Jr, et al: Prospective clinical evaluation of mandibular implant overdentures, II. Patient satisfaction and preference, *J Prosthet Dent* 73:364-369, 1995.
59. Strietzel FP: Patients' informed consent prior to implant-prosthodontic treatment: a retrospective analysis of expert opinions, *Int J Oral Maxillofac Implants* 18:433-439, 2003.
60. Boerrigter EM, Geertman ME, Van Oort RP, et al: Patient satisfaction with implant-retained mandibular overdentures: a comparison with new complete dentures not retained by implants—a multicentre randomized clinical trial, *Br J Oral Maxillofac Surg* 33:282-288, 1995.
61. Humphris GM, Healey T, Howell RA, et al: The psychological impact of implant-retained mandibular prostheses: a cross-sectional study, *Int J Oral Maxillofac Implants* 10:437-444, 1995.
62. Meijer HJ, Raghoebar GM, Van't Hof MA, et al: Implant-retained mandibular overdentures compared with complete dentures: a 5 year follow up study of clinical aspects and patient satisfaction, *Clin Oral Implants Res* 10:238-244, 1999.
63. Davis WH, Lam PS, Marshall MW, et al: Using restorations borne totally by anterior implants to preserve the edentulous mandible, *J Am Dent Assoc* 130:1183-1189, 1999.
64. Jacobs R, van Steenberghe D, Nys M, et al: Maxillary bone resorption in patients with mandibular implant supported overdentures or fixed prosthesis, *J Prosthet Dent* 70:135-140, 1993.
65. Barber HD, Scott RF, Maxson BB, et al: Evaluation of anterior maxillary alveolar ridge resorption when opposed by the transmandibular implant, *J Oral Maxillofac Surg* 48:1283-1287, 1990.
66. Thiel CP, Evans DB, Burnett RR: Combination syndrome associated with a mandibular implant-supported overdenture: a clinical report, *J Prosthet Dent* 75:107-113, 1996.
67. Lechner SK, Mammen A: Combination syndrome in relation to osseointegrated implant-supported overdentures: a survey, *Int J Prosthodont* 9:58-64, 1996.
68. Kreisler M, Behneke N, Behneke A, et al: Residual ridge resorption in the edentulous maxilla in patients with implant-supported mandibular overdentures: an 8-year retrospective study, *Int J Prosthodont* 16:295-300, 2003.
69. Attard N, Wei X, Laporte A, et al: A cost minimization analysis of implant treatment in mandibular edentulous patients, *Int J Prosthodont* 16:271-276, 2003.
70. Carlsson GE, Kronstrom M, de Baat C, et al: A survey of the use of mandibular implant overdentures in 10 countries, *Int J Prosthodont* 17:211-217, 2004.

71. Watson RM, Jemt T, Chai J, et al: Prosthodontic treatment, patient response, and the need for maintenance of complete implant-supported overdentures: an appraisal of 5 years of prospective study, *Int J Prosthodont* 10:345-354, 1997.
72. Walton JN: A randomized clinical trial comparing two mandibular implant overdenture designs: 3-year prosthetic outcomes using a six-field protocol, *Int J Prosthodont* 16:255-260, 2003.
73. McEntee MI, Walton JN, Glick N: A clinical trial of patient satisfaction and prosthodontic needs with ball and bar attachments for implant-retained complete overdentures: three-year results, *J Prosthet Dent* 93:28-37, 2005.
74. Johns RB, Jemt T, Heath MR, et al: A multicenter study of overdentures supported by Brånemark implants, *Int J Oral Maxillofac Implants* 7:513-522, 1992.
75. Walton JN, McEntee MI: Problems with prostheses on implants: a retrospective study, *J Prosthet Dent* 71:283-288, 1994.
76. Payne AG, Solomons YF: Mandibular implant-supported overdentures: a prospective evaluation of the burden of prosthodontic maintenance with 3 different attachment systems, *Int J Prosthodont* 13:246-253, 2000.
77. Bilhan H, Geckili D, Mumcu E, Bilmenoglu C: Maintenance requirements associated with mandibular implant overdentures: clinical results after first year of service, *J Oral Implantol* 37(6):697-704, 2011.
78. Rissin L, House JE, Manly RS, et al: Clinical comparison of masticatory performance and electromyographic activity of patients with complete dentures, overdentures and natural teeth, *J Prosthet Dent* 39:508-511, 1978.
79. Sposetti VJ, Gibbs CH, Alderson TH, et al: Bite force and muscle activity in overdenture wearers before and after attachment placement, *J Prosthet Dent* 55:265-273, 1986.
80. Misch CE: Implant overdentures relieve discomfort for the edentulous patient, *Dentist* 67:37-38, 1989.
81. Misch CE: Mandibular overdenture treatment options. In *Misch Implant Institute manual*, Dearborn M.I, 1985, Misch International Implant Institute.
82. Dolder E: The bar joint mandibular denture, *J Prosthet Dent* 11:689-707, 1961.
83. Jager K, Wirz EJ: *In vitro spannung analysen on implantaten fur zahnartzt und zahntechniker*, Berlin, 1992, Quintessenz.
84. Mericke-Stern R, Piotti M: Sirtes G: 3-D in vivo force measurements on mandibular implants supporting overdentures: a comparative study, *Clin Oral Implants Res* 7:387-396, 1996.
85. Bidez MW, Misch CE: The biomechanics of interimplant spacing. In *Proceedings of the Fourth International Congress of Implants and Biomaterials in Stomatology*, Charleston, SC, May 24-25, 1990.
86. English CE: Finite element analysis of two abutment bar designs, *Implant Dent* 2:107-114, 1993.
87. English CE: Bar patterns in implant prosthodontics, *Implant Dent* 3:217-229, 1994.
88. Van Zyl PP, Grundling NL, Jooste CH, et al: Three dimensional finite element model of a human mandible incorporating osseointegrated implants for stress analysis of mandibular cantilever prostheses, *Int J Oral Maxillofac Implants* 10:51-57, 1995.
89. Clelland NL, Papazoglou E, Carr AB, et al: Comparison of stress transferred to a bone simulant among overdenture bars with various levels of misfit, *J Prosthet Dent* 4:243-250, 1995.
90. Bidez MW, McLoughlin SW, Chen Y, et al: Finite element analysis (FEA) studies in 2.5 mm round bar design: the effects of bar length and material composition on bar failure, *J Oral Implantol* 18:122-128, 1992.
91. White S, Caputo AA, Anderkuist T: Effect of cantilever length on stress transfer by implant supported prostheses, *J Prosthet Dent* 71:493-499, 1994.
92. Osier JF: Biomechanical load analysis of cantilever implant systems, *J Oral Implantol* 17:40, 1991.
93. Hertel RC, Kalk W: Influence of the dimensions of implant superstructure on periimplant bone loss, *Int J Prosthodont* 6:18-24, 1993.
94. McAlarney ME, Stavropoulos DN: Determination of cantilever length: anterior posterior spread ratio assuming failure criteria to be the compromise of the prosthesis retaining screw prosthesis joint, *Int J Oral Maxillofac Implants* 11:331-339, 1995.

CAPÍTULO 24

Mandíbula Completamente Edentada: Opções de Tratamento para Próteses Fixas

Carl E. Misch

Vinte milhões de norte-americanos têm arcadas inferiores totalmente edentadas.[1] Nos últimos 15 anos, muitos deles foram tratados com sobredentaturas implantossuportadas, o que é uma grande melhora em comparação com a prótese total. A opção de tratamento mais comum para uma sobredentadura implantossuportada é a instalação de dois implantes anteriores independentes (opção SD-1) (Fig. 24-1). Em geral, a opção de prótese fixa nem é apresentada ao paciente. Apesar de essas próteses terem mais retenção que uma dentadura, elas não previnem a contínua perda óssea nas regiões posteriores da arcada. Essa perda óssea contínua afeta a estética, a função e, a longo prazo, a saúde. Isso pode eventualmente causar parestesia e fratura da mandíbula (Fig. 24-2). A retenção, a estabilidade e o suporte de uma sobredentadura são tão superiores a outras formas de tratamento que quase todos os pacientes deveriam ser candidatos a terem uma prótese implantossuportada (Fig. 24-3). Existem várias razões para uma prótese implantossuportada (incluindo restaurações fixas) ser indicada para um paciente edentado.

Comparando Próteses sobre Implantes Fixas e Removíveis

O número e a localização dos implantes para uma sobredentadura completamente implantossuportada, retida e estabilizada por implantes, conectados por uma barra e para uma prótese fixa são praticamente os mesmos. Os custos laboratoriais e de componentes de uma restauração híbrida fixa (dentes artificiais, subestrutura metálica e acrilização) normalmente são similares aos de uma sobredentadura totalmente implantossuportada (removível tipo 4 [PR-4]) com barra e retentores. O tempo gasto no consultório para confeccionar uma sobredentadura e sua barra é o mesmo gasto em uma prótese fixa implantossuportada. Portanto, essas duas modalidades de prótese deveriam custar os mesmos honorários. Como dentaduras e as próteses parciais geralmente custam muito menos que as restaurações fixas sobre dentes, o profissional costuma cobrar a metade do preço de uma sobredentadura implantossuportada e barra, em

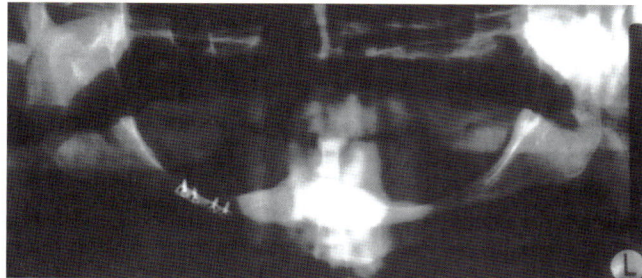

FIGURA 24-2. Radiografia panorâmica de uma mandíbula gravemente reabsorvida com uma fratura e uma placa na região direita do corpo da mandíbula. O paciente apresentava parestesia do lábio inferior.

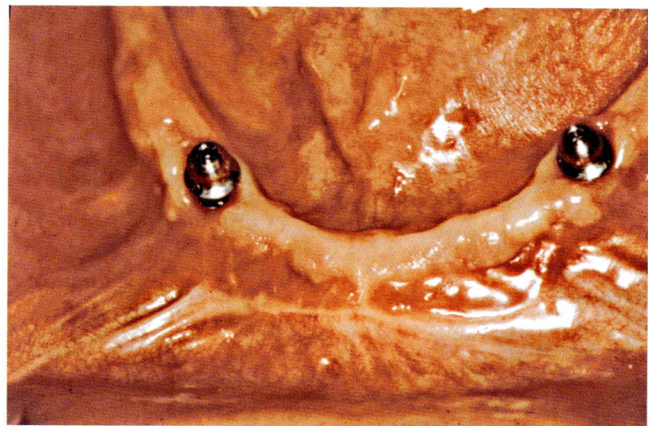

FIGURA 24-1. Sobredentadura mandibular sobre dois implantes é a opção de tratamento mais comum oferecida a um paciente com uma dentadura inferior.

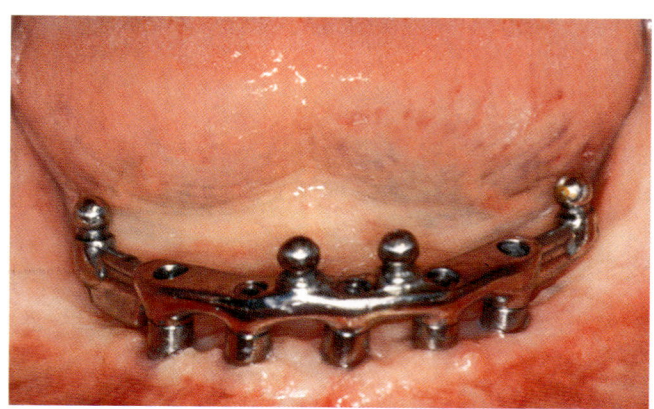

FIGURA 24-3. Sobredentadura mandibular pode apresentar completo suporte, retenção por implantes e estabilidade através de todo o sistema de suporte de implantes (prótese PR-4).

comparação com uma restauração fixa. Como resultado, muitos pacientes preferem próteses fixas, mas geralmente por considerações financeiras escolhem uma prótese removível. Entretanto, o número de implantes, os custos de laboratório e componentes e o tempo de cadeira para as suas modalidades de próteses são similares. Se os custos entre as duas modalidades forem similares, muitos pacientes poderiam optar pela prótese fixa (Fig. 24-4).

Uma prótese fixa oferece a vantagem psicológica de ação e sensação similares aos dentes naturais. Uma sobredentadura, mesmo que totalmente implantossuportada, ainda é uma prótese removível. De fato, uma constatação comum ouvida de pacientes com próteses fixas sobre implantes é de que "os dentes implantados são melhores que os meus próprios". Os comentários relacionados com as sobredentaduras implantossuportadas são: "essas sobredentaduras são melhores que minha prótese".

Sobredentaduras implantossuportadas precisam de muita manutenção e apresentam complicações protéticas mais frequentes que as restaurações fixas. Por exemplo, Walton e McEntee observaram que há a necessidade do triplo de manutenção e ajustes para as próteses removíveis, em comparação com as fixas.[2] Sobredentaduras normalmente precisam que seus retentores sejam trocados ou modificados em intervalos de 6 meses a 2 anos, e os dentes artificiais geralmente sofrem desgaste, levando à necessidade de uma nova prótese a cada 5 ou 7 anos.[2-7] Em uma revisão de literatura realizada por Goodacre et al., sobredentaduras implantossuportadas apresentaram problemas de retenção e ajustes em 30% dos casos, de reembasamento em 19% dos casos, fraturas dos clipes e retentores em 17% dos casos e fratura da prótese em 12% dos casos.[6] As próteses fixas necessitam de menos reparo e manutenção, e normalmente prolongam a vida do implante de suporte. Embora as fraturas de porcelanas possam ocorrer e sejam caras para serem reparadas, a longo prazo, a prótese removível implantossuportada pode ser mais cara.

Diferentemente da flange vestibular da prótese superior, a flange vestibular de uma sobredentadura inferior raramente é necessária por questões estéticas. Uma sobredentadura inferior costuma acumular resíduo alimentar entre suas flanges, como uma prótese. As próteses e as sobredentaduras têm o selamento periférico no nível da inserção muscular para possibilitar que o assoalho da boca se eleve durante a deglutição. Consequentemente, o alimento se acumula por baixo da flange da prótese enquanto os músculos estão em repouso, sendo então comprimidos sob a prótese durante a deglutição. O contorno de uma prótese é menos propenso ao acúmulo alimentar. O cuidado diário com uma sobredentadura implantossuportada com barra (PR-4) é similar ao de uma prótese fixa inferior, pois os pônticos sobrepostos à crista não são necessários para a estética ou fonética, como no caso de algumas próteses fixas.

Um recente estudo clínico realizado por Wrigth et al. avaliou a perda óssea mandibular em pacientes com sobredentaduras implantossuportadas (prótese removível tipo 5 [PR-5]) em comparação com pacientes com próteses fixas sobre implantes anteriores com cantiléveres posteriores.[8] O índice de perda óssea anual observado em sobredentaduras PR-5 variou de +0,02 a –0,05 com 14 de 20 pacientes perdendo osso na região posterior. Por outro lado, o grupo com prótese fixa teve uma variação de +0,07 a –0,015 com 18 de 22 pacientes apresentando ganho ósseo na região posterior da mandíbula (Fig. 24-3). Reddy et al. também relataram uma observação clinica similar em 60 casos consecutivos tratados com próteses fixas suportadas por cinco a seis implantes e cantiléveres posteriores.[9] A altura do corpo mandibular foi mensurada 5, 10, 15 e 20 mm distalmente ao último implante. As medidas iniciais em até 4 anos após a função aumentaram de 7,25 ± 0,25 mm para 8,18 ± 0,18 mm. Praticamente todo crescimento ósseo ocorreu durante o primeiro ano de função. Assim, um importante papel para as próteses completamente implantossuportadas é a manutenção e até a regeneração do osso posterior da mandíbula. Isso é especialmente importante porque a contínua perda óssea nessa região poder levar à parestesia e até fraturas da mandíbula (Fig. 24-5; Quadro 24-1).

Muitas vezes, o dentista oferece a sobredentadura como a única opção para o paciente edentado, em vez de incluir as opções de tratamento fixo. As vantagens de uma prótese fixa em relação a uma sobredentadura justificam que seja oferecida a opção fixa para quase todos os pacientes edentados. Este capítulo discute opções de planos de tratamento para arcos mandibulares completamente edentados.[10] Esses mesmos locais para instalação de implantes podem ser usados para próteses tipo PR-4.

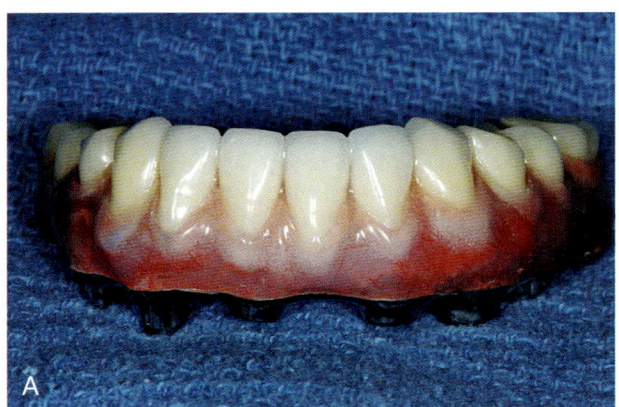
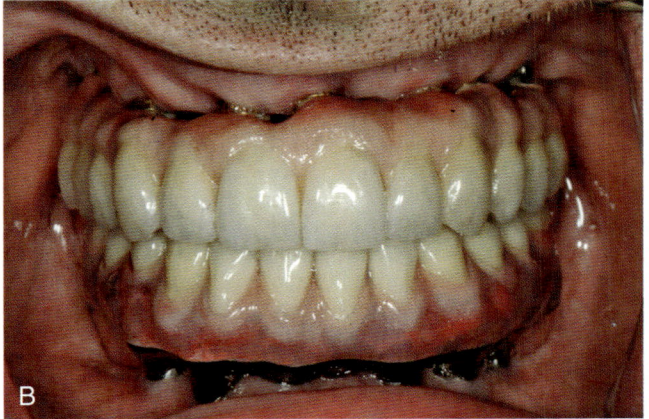

FIGURA 24-4. **A,** Uma prótese fixa total sobre implantes pode ser híbrida, com dentes artificiais e acrílico, unidos por uma infraestrutura metálica. **B,** Uma prótese fixa híbrida pode ter um número de implantes e custos de laboratório semelhantes a uma sobredentadura implantossuportada.

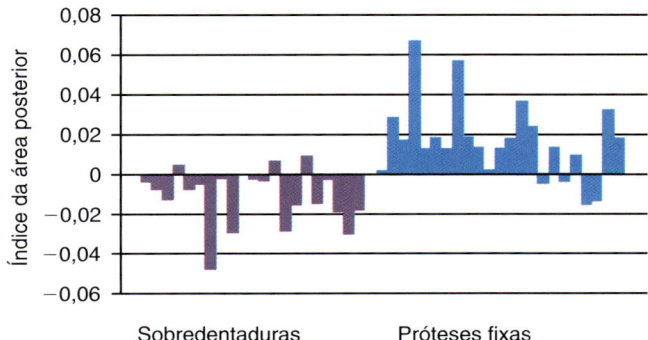

FIGURA 24-5. Sobredentaduras implantorretidas e mucossuportadas perdem osso na região posterior em 75% dos casos (*barras roxas*). Próteses fixas com implantes anteriores e cantiléveres posteriores ganham osso em regiões posteriores em mais de 80% dos casos (*barras azuis*).[8]

> **QUADRO 24-1** Vantagens de uma Prótese Parcial Fixa em Relação a uma Sobredentadura
>
> - Psicológica: "sente que são iguais a dentes"
> - Menos manutenção protética (p. ex., retentores, reembasamentos, nova sobredentadura)
> - Menos acúmulo de alimentos
> - Ganho ósseo posterior mandibular

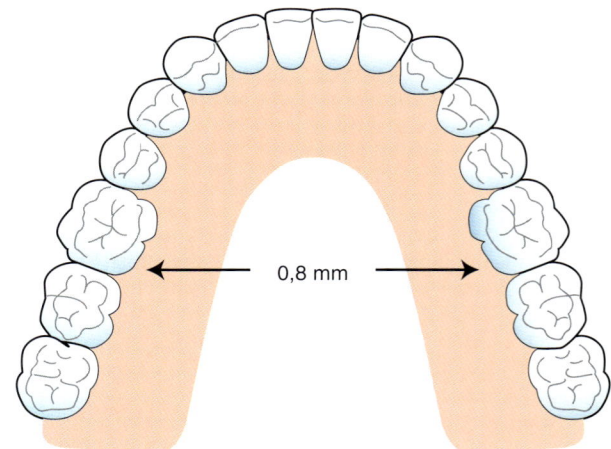

FIGURA 24-6. A flexão da mandíbula durante os movimentos de abertura e protrusivos ocorre distalmente aos forames mentonianos. A quantidade de flexão depende da quantidade de volume ósseo e dos sítios em questão. Na região do primeiro molar, o movimento medial pode ser de 800 μm.

Fatores de Força

A quantidade de força transmitida para uma prótese fixa sobre implantes é a mesma transmitida para uma sobredentadura totalmente implantossuportada (PR-4). Assim, de certa maneira, o número de implantes para sustentar qualquer um desses tipos de prótese deve ser similar. As sobredentaduras inferiores podem ser removidas à noite para diminuir o risco de sobrecarga parafuncional noturna. Entretanto, a maioria dos pacientes edentados da arcada inferior também apresenta arcada superior edentada. Assim, se o paciente desejar remover a prótese superior à noite, o risco de parafunção noturna também pode ser eliminado para pacientes com próteses fixas mandibulares. Como consequência, o número de implantes necessários para restaurar essa prótese fixa pode ser similar ao de uma sobredentadura totalmente implantossuportada.

Se o paciente tiver dentes naturais ou implantes na arcada superior, entretanto, costumam ser indicados mais implantes para reduzir o risco de sobrecarga oclusal, ou é necessária redução no comprimento do cantiléver. Fatores de força como parafunção, altura de coroa, dinâmica mastigatória e a densidade óssea das regiões implantadas também devem modificar posição, número, tamanho e desenho dos implante para uma prótese fixa. Fatores de força aumentados também contribuem para próteses sem retenção, afrouxamento do parafuso, fratura de componente, perda de crista óssea e até mesmo perda do implante. Como resultado, a prótese fixa geralmente pode necessitar de uma melhor posição biomecânica ou maior número de implantes, comparada com um sistema de suporte de sobredentadura implantossuportada.

Dinâmica Mandibular

Movimento Medial

Muitos relatos foram direcionados às alterações dimensionais da mandíbula durante a atividade mandibular, como resultado de ação dos músculos da mastigação.[11-19] Cinco movimentos diferentes foram postulados.[18] A convergência medial é o mais comumente avaliado.[19] A mandíbula, entre os forames mentonianos, é estável quanto à flexão e torsão. Contudo, distalmente aos forames, a mandíbula apresenta considerável movimento em direção à linha mediana durante a abertura.[15,16] Esse movimento é provocado principalmente pela inserção dos músculos pterigoides internos na parte média do ramo mandibular.

A deformação da mandíbula ocorre precocemente no ciclo de abertura e as alterações máximas ocorrem com até mesmo 28% de abertura (ou por volta de 12 mm).[11] Essa flexão também tem sido observada durante movimentos mandibulares protrusivos.[20,21] Quanto maior a abertura e os movimentos protrusivos, maior a amplitude da flexão. A quantidade de movimento varia de pessoa para pessoa e depende da densidade e do volume ósseos e do sítio em questão. Geralmente, quanto mais distal os sítios, mais medial a mandíbula. A amplitude da flexão do corpo mandibular foi medida em 800 μm da região do primeiro molar ao primeiro molar, até 1.500 μm nos sítios de um ramo a outro (Fig. 24-6). Em um estudo de Hobkirk e Havthoulas sobre a deformação da mandíbula em pacientes com próteses fixas sobre implantes, uma convergência medial de até 41 mm foi observada.[22]

Torsão

A torsão do corpo mandibular distal aos forames também tem sido documentada em estudos animais e humanos.[23-26] Hylander avaliou grandes membros de uma família de macacos rhesus e encontrou a mandíbula girada sobre o lado de trabalho e inclinada no plano parassagital sobre o lado de balanceio durante a mastigação forte e mordida unilateral[26] (Fig. 24-7). A inclinação parassagital da arcada humana durante a mordida unilateral foi confirmada por Marx,[27] que mediu a distorção mandibular localizada *in vivo* em humanos através de medidores de tensão conectados aos parafusos inseridos no osso cortical das regiões de sínfise e gônio. Abdel-Latif *et al.* confirmaram que mandíbulas de pacientes com próteses sobre implantes poderiam sofrer até 19 graus de torsão dorsoventral.[23] A torsão durante a parafunção ocorre principalmente devido à contração forçada das inserções do músculo masseter (Fig. 24-8). Assim, o bruxismo e o apertamento parafuncionais podem provocar problemas relacionados com torsão no sistema implantossuportado e próteses, quando os dentes inferiores são esplintados de molar a molar.

O ganho ósseo posterior em pacientes edentados tratados com próteses sobre implantes anteriores e cantiléveres posteriores pode ser uma consequência da flexão e torsão mandibular, que estimulam as células ósseas da região. Uma vez que a força da mordida pode aumentar em 300% com uma prótese sobre implantes em comparação com uma dentadura, um aumento da torsão pode estimular o corpo mandibular posterior a aumentar em tamanho, como relatado por Reddy *et al.*,[9] e Wrigth *et al.*[8]

Misch observou aumento da flexão na região posterior da mandíbula como resultado do enfraquecimento da cortical óssea vestibular na região de forames mentonianos.[10] Assim, a mandíbula flexiona e sofre torsão distalmente aos forames. A posição mais comum dos forames mentonianos é entre os primeiros e segundos pré-molares. Por isso, quando há uma esplintagem bilateral de implantes distais à posição de pré-molares, a dinâmica mandibular deve ser considerada.[22] Implantes posteriores, estáveis, esplintados em uma prótese total são sujeitos a uma força vestibulolingual considerável

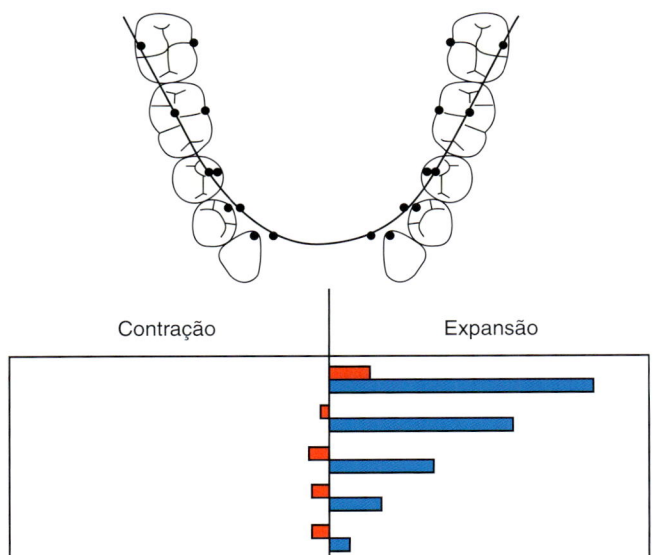

FIGURA 24-7. Mordida unilateral de molar leva a mandíbula a uma torção com a base da mandíbula expandindo, enquanto a crista da mandíbula gira medialmente.[26]

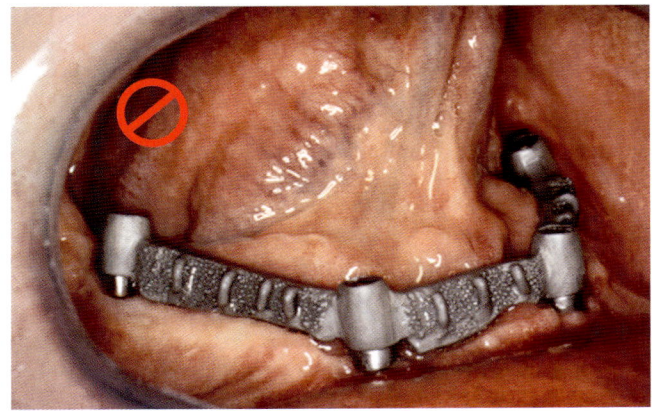

FIGURA 24-9. Alguns autores propõem que as posições ideais do implante, para suportar uma prótese total inferior, são os molares e os caninos bilaterais, esplintados com uma estrutura rígida. Essas posições não são ideais, por causa da dinâmica mandibular durante abertura e função.

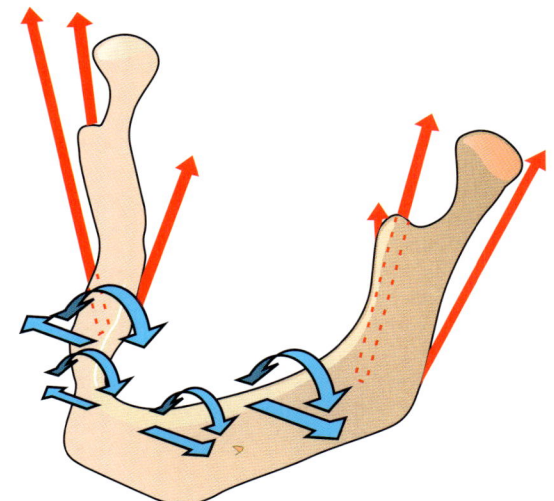

FIGURA 24-8. A mandíbula flexiona em direção à linha média durante os movimentos de abertura ou protrusivos, como resultado de inserções do músculo pterigóideo medial no ramo. A mandíbula também sofre torque, com a margem inferior girando para fora e para cima, e a região da crista girando para lingual. O movimento é causado pelo músculo masseter durante mordida forte ou parafunção.

durante a abertura e a parafunção.[22,28,29] Um estudo de Miyamoto et al., identificou a flexão da mandíbula como a principal causa de perda de implantes posteriores em próteses mandibulares de arco total.[28] Quanto mais distal o esplinte de um lado ao outro, maior o risco de a dinâmica mandibular influenciar nos implantes ou no prognóstico da prótese. Além disso, o corpo mandibular flexiona mais quando o tamanho do osso diminui.[10] Assim, para casos com arcada inferior divisão C menos altura (C-h), ou D, a mandíbula flexiona ou apresenta torção maior que a arcada divisão A, e todos os outros fatores são similares.

A diferença no movimento entre um implante e um dente tem sido tratada como uma preocupação dos dentistas ao unirem os dois. Os movimentos de dentes naturais variam de 28 μm apicalmente e 56 a 108 μm lateralmente. Em contraste, um implante tem movimentação de até 5 μm apicalmente e 10 a 60 μm lateralmente. No entanto, a flexão e a torção mandibulares podem ser mais de 10 a 20 vezes o movimento de um dente saudável. Por isso, a flexão e a torção do corpo mandibular são críticas na avaliação do paciente, principalmente em casos em que o implante deve ser unido à dentição natural.

Outros autores sugeriram quatro implantes na arcada inferior com uma prótese total fixa, dois nos primeiros molares e outros dois nas regiões de canino[30] (Fig. 24-9). Implantes adicionais foram usados com essa opção restauradora esplintada por todo o arco, com até quatro implantes nas regiões de pré-molares e incisivos.[31] Contudo, a esplintagem de implantes estáveis para uma prótese total deve ser reconsiderada na arcada inferior. A flexão da mandíbula é impedida pela prótese,[22,23,29,32-34] mas isso leva tensão lateral ao sistema de implantes (cimento, parafuso, crista óssea e interface osso/implante). Essa tensão lateral coloca os implantes, os parafusos e o osso na região dos molares sob maior risco, devido à flexão e torção mandibulares previamente discutidas.

Nos implantes inferiores subperiosteais totais, foi observada dor durante a abertura em 25% dos pacientes na consulta de remoção de sutura, quando uma barra rígida unia as regiões de molar a molar. Quando a barra conectora foi dividida em duas secções entre os forames, a dor durante a abertura foi eliminada imediatamente. Essa observação clínica não significa que os outros 75% dos pacientes não apresentaram flexão da mandíbula durante a abertura. A observação demonstra, entretanto, que a flexão pode ser relevante para complicações pós-operatórias. As consequências de um plano de tratamento com conexão total dos implantes posteriores inferiores podem incluir perda óssea ao redor dos implantes, perda do implante, fratura de material (implante ou componente de prótese), restauração sem retenção e desconforto durante a abertura. Assim, até que estudos clínicos estejam disponíveis e afirmem o contrário, as próteses esplintadas por todo arco, unindo implantes na região de molares bilateralmente, não devem ser uma opção de tratamento.

Implantes instalados na frente dos forames e esplintados ou implantes em um quadrante posterior, unidos aos implantes anteriores, não apresentaram essas complicações relacionadas com flexão e torsão da mandíbula. Próteses fixas implantossuportadas podem estagnar a perda óssea posterior associada ao edentulismo, melhorar a saúde psicológica e produzir menos complicações que as próteses removíveis. Deste modo, para todos os pacientes edentados, deve ser dada a opção de receber uma prótese fixa. Entretanto, o aumento nas forças mastigatórias, o aumento da força em pacientes com fatores de força aumentados (p. ex., parafunção, espaço de altura da coroa, tipo de arco antagonista) ou densidade óssea reduzida no sítio de implante justifica um aumento no número de implantes ou no posicionamento de implantes em regiões anteriores e posteriores.

Cinco opções de tratamento podem ser usadas para reabilitar uma arcada inferior totalmente edentada com uma prótese fixa. Essas opções de posição de implante também podem ser consideradas para sobredentaduras implantossuportadas. Quando uma sobredentadura mandibular é completamente suportada e retida por implantes e estabilizada por uma barra com cantiléver, ela atua de modo similar a uma prótese fixa em função e na manutenção óssea. Desse modo, as cinco opções de tratamento incluídas nesse capítulo podem ser usadas tanto para uma sobredentadura tipo PR-4 quanto para próteses fixas sobre implantes.

Opções de Tratamento com Implante para Próteses Fixas

Opção de Tratamento 1: Protocolo Brånemark

A opção de tratamento 1 indica a instalação de quatro ou seis implantes entre os forames mentonianos, e um cantiléver distal em cada lado, para substituir os dentes inferiores. A mandíbula não flexiona ou apresenta torsão significativa entre os forames mentonianos. Assim, os implantes anteriores podem ser esplintados sem risco ou comprometimento.

A instalação de quatro a seis implantes cilíndricos entre os forames mentonianos e cantiléveres bilaterais era o tratamento de escolha para relatos clínicos de 1967 a 1981, com o sistema de Brånemark[35] (Fig. 24-10). Essa abordagem de tratamento resultou de 80 a 90% de sobrevida do implante em 5 a 12 anos após o primeiro ano de carga. A longo prazo, com 18 a 23 anos de estudo, Attard e Zarb[36] relataram uma taxa de sucesso de 84% utilizando essa opção de tratamento (Fig. 24-11).

A distância do centro do implante mais anterior à linha que une a face distal dos dois implantes mais distais, de cada lado, é chamada *distância anteroposterior (A-P)* ou *distribuição A-P*[37] (Fig. 24-12). Quanto maior a distância A-P, maior a probabilidade de o cantiléver distal estender-se para substituir os dentes posteriores ausentes. Como regra geral, quando cinco a seis implantes são instalados na região anterior da mandíbula, entre os forames, o cantiléver não deve passar de duas vezes a distância A-P, com todos os outros fatores de tensão baixos.

A variação de sobrevida do implante e da prótese pode ser devido à ampla aplicação da mesma posição do implante, independentemente da altura da coroa, da dentição antagonista, do comprimento do implante, da posição anteroposterior (A-P) dos implantes e da parafunção. O formato do arco, a posição dos forames mentonianos, os fatores de força e a densidade óssea são critérios importantes quando quatro a seis implantes são instalados apenas na região anterior para substituir todo o arco inferior. O formato da região anterior do arco e a posição dos forames afetam a posição dos implantes mais distais. Assim, a distância do cantiléver é variável para diferentes pacientes.

A distância A-P é afetada pela forma do arco. Os tipos de formas dos arcos podem ser separados em quadrados, ovais e triangulares. Um arco quadrado na região anterior da mandíbula tem de 0 a 6 mm de distância A-P entre o implante mais distal e o mais anterior (Fig. 24-13). Um arco oval tem uma distância A-P de 7 a 9 mm e é o tipo mais comum (Fig. 24-14). Um arco com formato triangular tem uma distância A-P maior que 9 mm (Fig. 24-15). Assim, um arco com formato triangular pode suportar um cantiléver de até 20 mm, já um arco quadrado necessita que o cantiléver seja reduzido a 12 mm ou menos.

A posição dos forames mentonianos pode afetar a distância A-P. O forame mentoniano é mais comumente encontrado entre os ápices radiculares dos pré-molares. Entretanto, ele pode estar localizado mais próximo aos caninos (geralmente em mulheres brancas) ou mais próximo à raiz mesial do primeiro molar (geralmente em homens negros)[38]. Quanto mais próximo o forame, menor o tamanho do cantiléver, pois a distância A-P é reduzida.

A distância A-P é apenas um dos fatores de força a serem considerados para extensão do cantiléver distal. Se os fatores de tensão forem altos (p. ex., parafunção, altura da coroa, dinâmica de musculatura mastigatória e arco antagonista), a extensão do cantiléver deve ser reduzida ou até mesmo contraindicada (Fig. 24-16). A densidade óssea é também um importante critério a ser observado. Tipos ósseos menos densos (D3 e D4) não devem receber cantiléveres mais extensos que tipos ósseos mais densos (D1 e D2). Portanto, a extensão do cantiléver posterior depende dos fatores de força específicos do paciente, dos quais a distância A-P é apenas um deles.

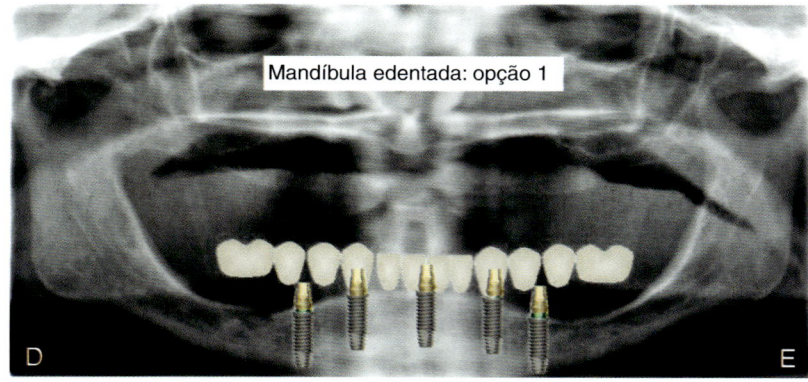

FIGURA 24-10. Opção 1 para prótese fixa utilizando cinco ou seis implantes instalados entre os forames mentonianos para suportar uma prótese fixa com cantiléveres. Note as próteses fixas com cantiléveres bilaterais e os fatores de força baixos. As posições-chave para os implantes são A, B, C, D e E.

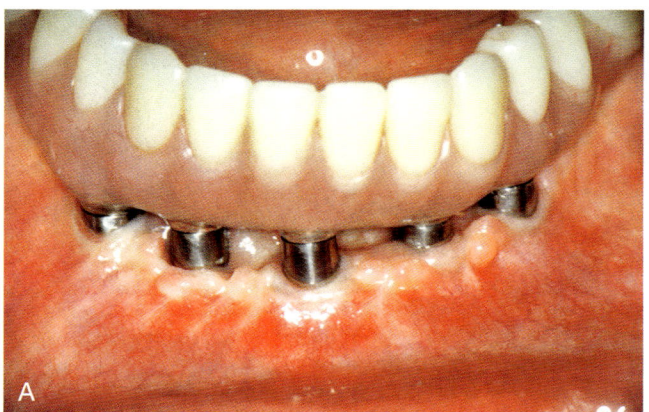
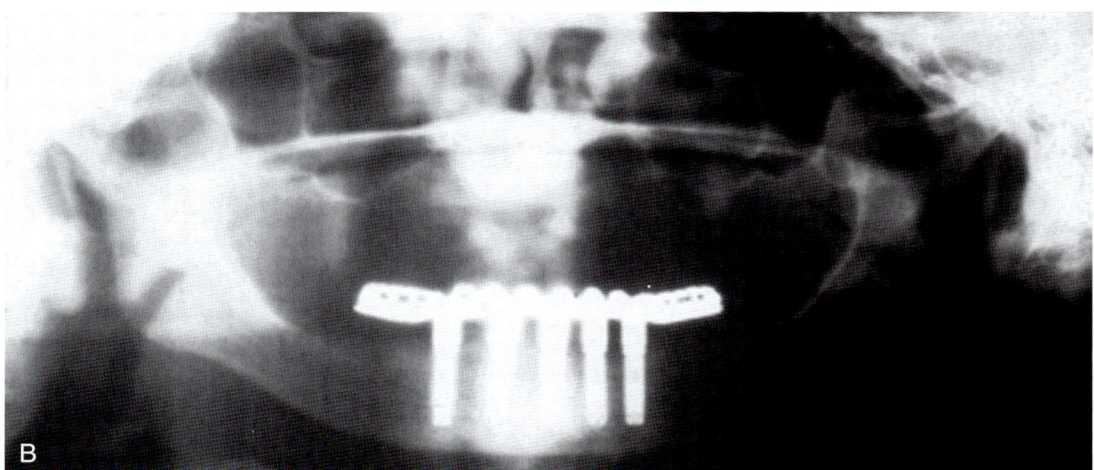

FIGURA 24-11. **A,** Prótese fixa inferior com cinco implantes instalados entre os forames mentonianos e uma prótese fixa híbrida com cantiléveres na região de primeiro molar. **B,** Uma radiografia panorâmica de uma prótese fixa híbrida com cinco implantes endósseos instalados entre os forames mentonianos e cantiléveres.

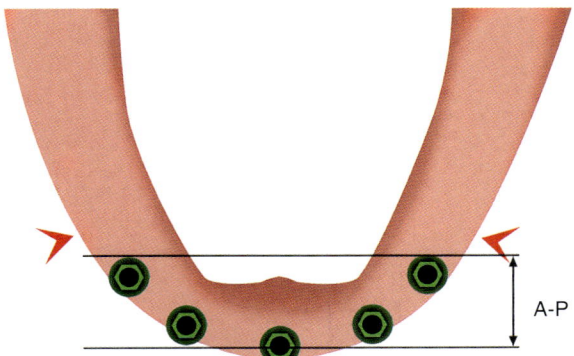

FIGURA 24-12. A distância anteroposterior (A-P) é determinada traçando uma linha a partir da área distal dos implantes mais posteriores de cada lado do arco e uma linha paralela desenhada pelo centro do implante mais anterior do cantiléver.

O número de implantes também pode afetar a extensão do cantiléver. *Tensão* é igual à *força* dividida pela *área* sobre a qual a *força* é aplicada. A área sobre a qual as forças são aplicadas, da prótese aos implantes, pode ser modificada pelo número, tamanho e modelo dos implantes. Um cantiléver raramente é indicado em três implantes, mesmo com uma distância A-P similar para cinco implantes. O número de implantes mais comumente utilizado hoje, nessa opção de tratamento, é cinco (Fig. 24-17). Esse número permite a mesma distância obtida com seis implantes, com maior distância interimplantes, de forma que, caso ocorra perda óssea em um implante, a perda não afetará automaticamente o local adjacente ao implante. O cantiléver pode ser maior para cinco implantes, comparado com três ou quatro implantes em razão da maior área de superfície de implante e do maior número de componentes protéticos para diminuir o afrouxamento dos parafusos. Em geral, implantes de diâmetro estreito não foram desenhados para suportar um cantiléver, enquanto os de maior diâmetro podem sustentar um cantiléver maior.

A opção de tratamento 1 depende muito dos fatores de força do paciente, do formato do arco e do número, tamanho e modelo dos implantes. Como resultado, a ação mais segura é reservar essa opção para pacientes com baixos fatores de força, tal como uma mulher mais idosa usando uma prótese total superior, com osso anterior abundante, altura de coroa inferior a 15 mm, arcada inferior triangular ou oval, boa densidade óssea e com regiões posteriores com altura inadequada para a instalação de implantes. Para alguns pacientes, uma prótese fixa pode ser contraindicada, como resultado de fatores de força excessivos quando os implantes estão limitados à região entre os forames.

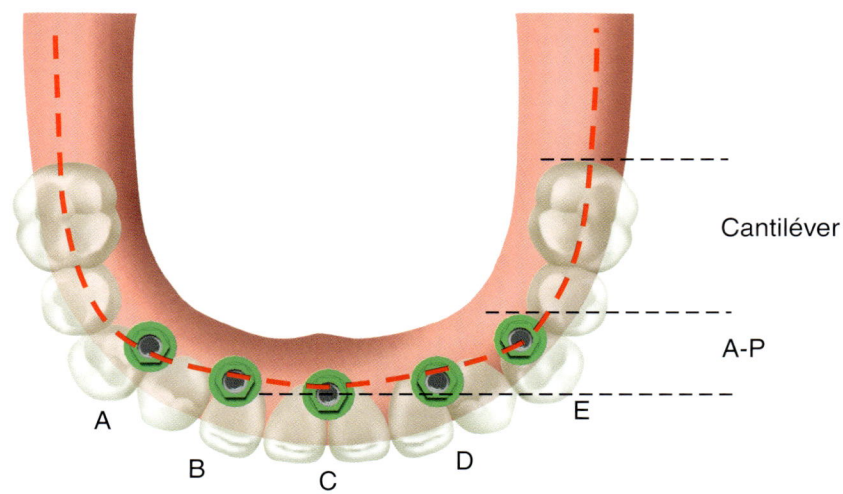

FIGURA 24-13. Um arco mandibular quadrado tem uma distância anteroposterior (A-P) de 0 a 6 mm. Como resultado, um cantiléver é limitado.

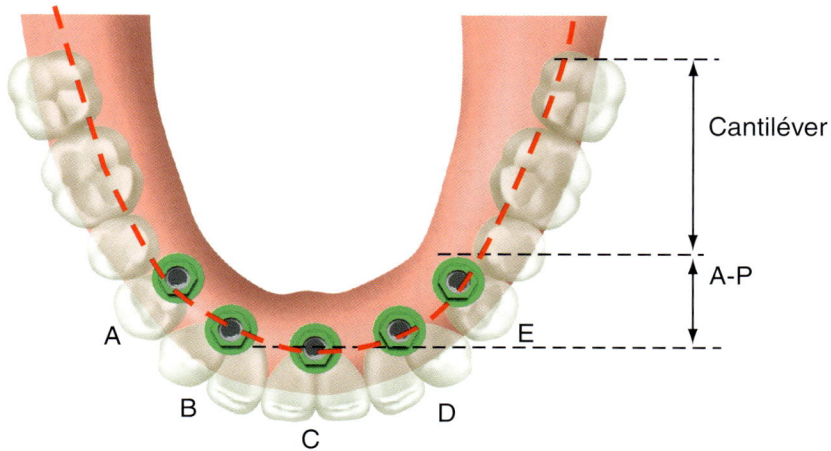

FIGURA 24-14. Um arco mandibular oval tem uma distância anteroposterior (A-P) de 7 a 9 mm e é o tipo mais comum. Um cantiléver pode se estender até 18 mm com o tipo de arco oval.

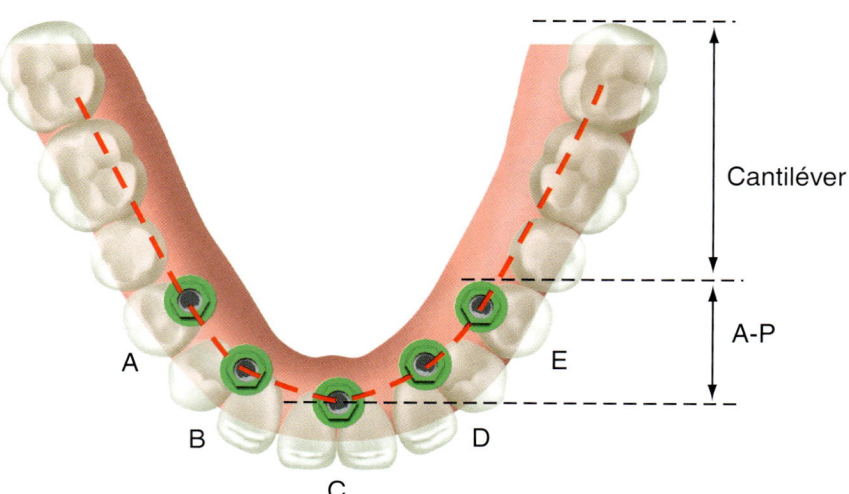

FIGURA 24-15. Um arco mandibular triangular tem distância anteroposterior (A-P) maior que 9 mm, e é o tipo menos observado. Um cantiléver tem menor risco com esse tipo de arco.

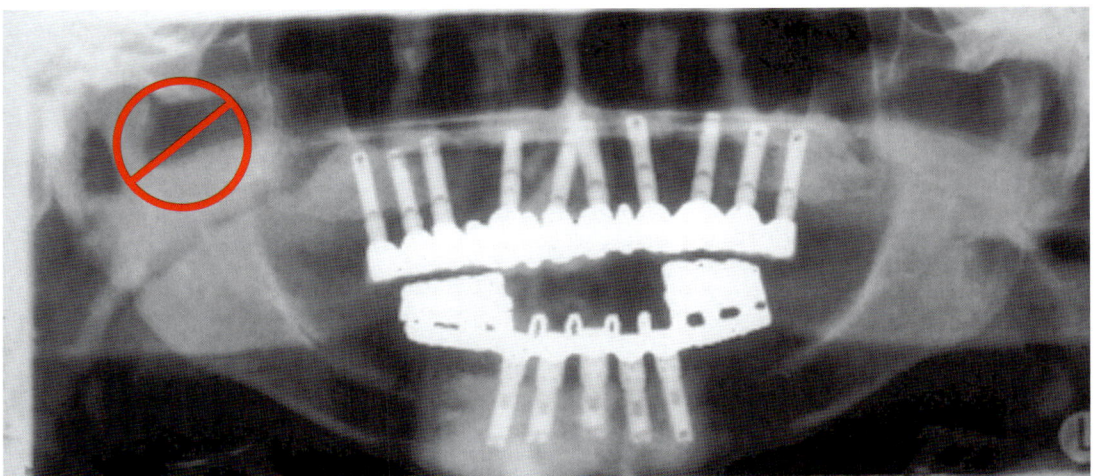

FIGURA 24-16. A extensão do cantiléver distal deve ser reduzida quando o antagonista for uma prótese sobre implantes, ou quando o espaço oclusal for maior que 15 mm. Uma diminuição da percepção oclusal provoca forças de mordida elevadas nas próteses sobre implantes, e a altura da coroa é um ampliador de forças na presença de um cantiléver. O cantiléver nesta radiografia deve ser reduzido para diminuir o risco de complicações relacionadas com tensão.

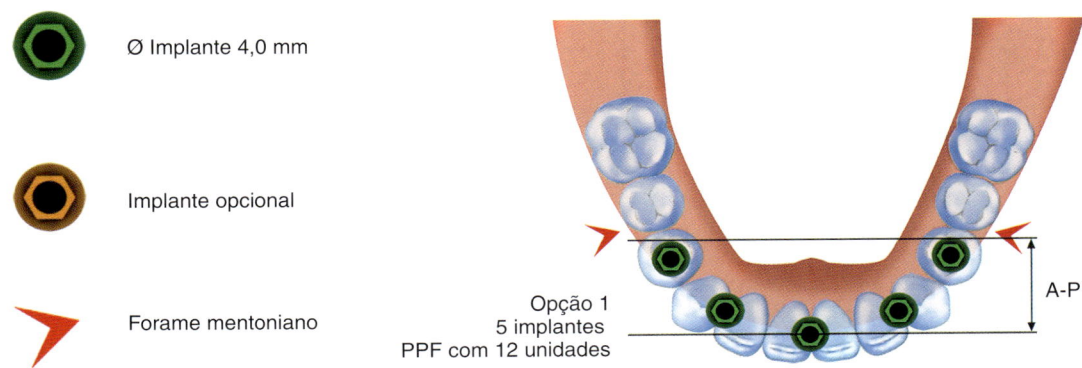

FIGURA 24-17. O número mais comum de implantes entre os forames, para a opção de tratamento 1, é cinco. Esses implantes proporcionam uma distância anteroposterior (A-P) maior, tanto quanto for possível entre os forames, com espaço entre os implantes suficiente para tratamento das complicações. PPF, prótese parcial fixa.

Opção de Tratamento 2

Bidez e Misch avaliaram mandíbulas dentadas e edentadas e desenvolveram um modelo tridimensional de flexão e torsão[10] (Fig. 24-18). Estudos foram realizados para avaliar diferentes opções de restaurações esplintadas que não comprometeriam a estrutura protética. Como consequência, mais sítios para a instalação de implantes se tornaram disponíveis.

A instalação de implantes adicionais acima dos forames mentonianos é uma leve variação do protocolo *ad modum* Brånemark, visto que a mandíbula flexiona distalmente ao forame (Fig. 24-19). Um implante acima de um ou ambos os forames apresenta várias vantagens. Primeiro, o número de implantes pode ser aumentado até sete (o que aumenta a área de superfície dos implantes). Segundo, a distância A-P para a instalação de implantes aumenta muito (normalmente em 7 mm), mesmo quando o número total de implantes permanece em cinco (Fig. 24-20). Quanto mais distal a posição do implante, menores as forças de alavanca Classe 1 geradas do cantiléver distal. Terceiro, a extensão do cantiléver é reduzida dramaticamente porque o implante mais distal é instalado um dente mais à distal (Fig. 24-21).

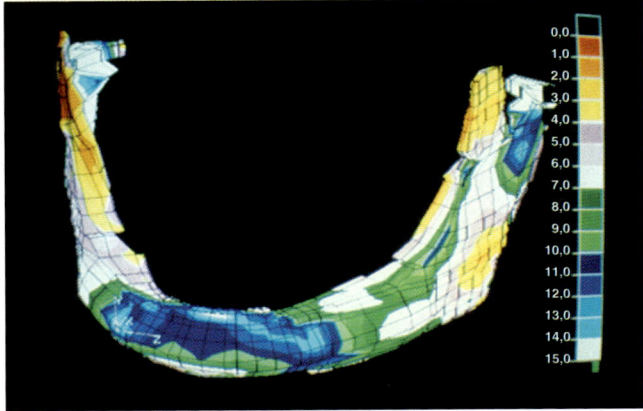

FIGURA 24-18. Estudos na escola de engenharia da Universidade do Alabama em Birmingham usaram modelos dentados e edentados, para avaliar as condições de deformação no osso durante flexão e torsão. Consequentemente, inúmeras opções de sítios de implantes tornaram-se disponíveis. (Cortesia de M.W. Bidez.)

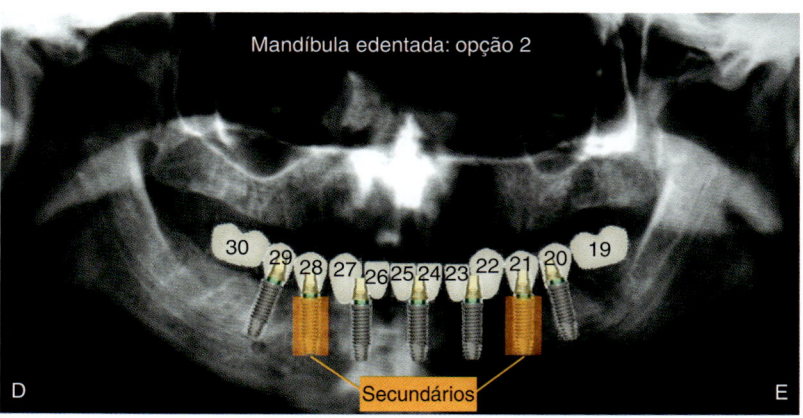

FIGURA 24-19. Uma radiografia panorâmica com uma prótese fixa com sete implantes instalados após opção de tratamento 2: dois implantes sobre os forames, dois implantes na região dos primeiros pré-molares (opcional), dois implantes na posição de caninos e um implante na linha média. Note o cantiléver bilateral. Fatores de força adicionais requerem implantes em posições secundárias A e E.

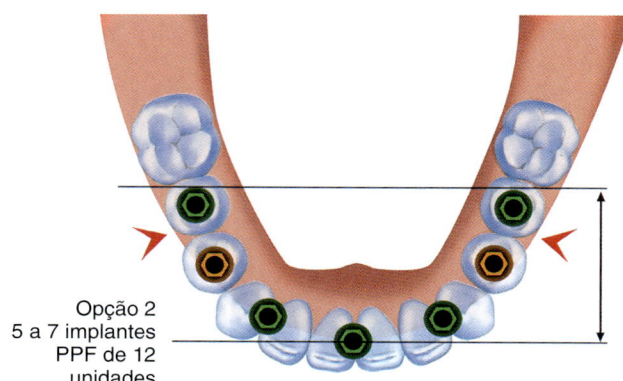

FIGURA 24-20. Opção de tratamento 2 tem cinco implantes em posições-chave: dois sobre os forames mentonianos, dois em posição de caninos e um implante na linha média. Implantes secundários podem ser instalados em regiões de primeiro pré-molar. Isso leva a uma distância anteroposterior otimizada e reduz a extensão do cantiléver para o primeiro molar. PPF, prótese parcial fixa.

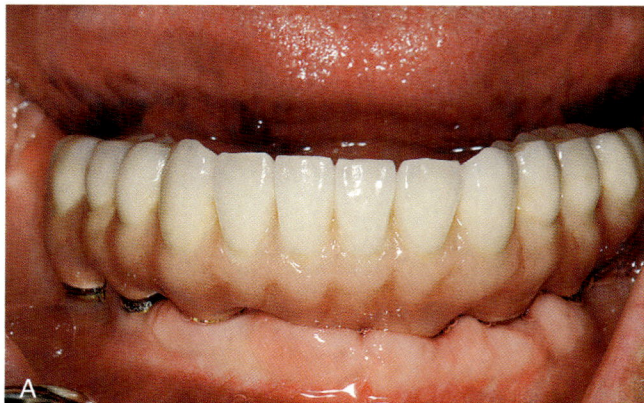

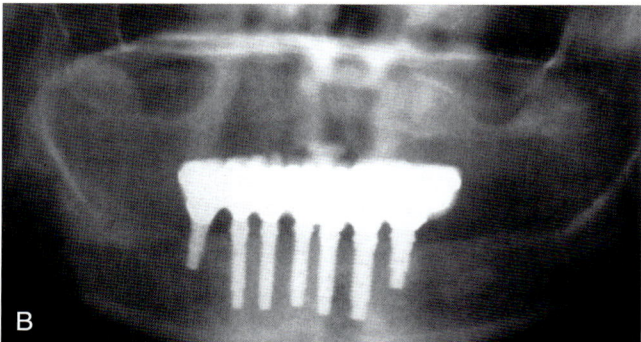

FIGURA 24-21. A, Visão intraoral de uma prótese fixa com a opção 2: um cantiléver para a região do primeiro molar é reduzido porque os implantes são instalados sobre o forame mentoniano. **B,** Uma radiografia panorâmica com a opção 2: sete implantes suportando uma prótese fixa total inferior.

Um pré-requisito para a opção de tratamento 2 é a presença de osso disponível na altura e largura sobre um ou sobre os dois forames. Como normalmente o forame está localizado 12 a 14 mm acima da borda inferior da mandíbula, a altura óssea disponível é reduzida nesse local. Quando disponível, o forame normalmente requer implantes com comprimento reduzido, comparado com os implantes anteriores. O implante mais distal suporta a maior carga, quando as cargas são aplicadas no cantiléver (age como fulcro). Dessa forma, as forças maiores são geradas sobre os implantes mais curtos. O comprimento mínimo recomendado para o implante é 9 mm, além de diâmetro maior e área de superfície otimizada, para compensar o comprimento reduzido (Fig. 24-22).

A posição-chave dos implantes na opção de tratamento 2 é a região dos segundos pré-molares, caninos e incisivos centrais (linha média). Os outros dois sítios disponíveis são na região dos primeiros pré-molares, e são muitas vezes indicados quando os fatores de força no paciente forem maiores que os habituais.

Opção de Tratamento 3

O modelo de tensão Bidez e Misch de uma mandíbula edentada indicou que os implantes em uma secção posterior podem ser unidos a implantes anteriores sem comprometimentos funcionais. O autor avaliou, durante a última década, próteses totais fixas sobre implantes com o segmento posterior unido à região anterior e não encontrou complicações adicionais durante esse período, em comparação com os resultados de segmentos independentes. Portanto, uma melhor opção de plano de tratamento para suportar uma prótese fixa inferior consiste em implantes adicionais na região de primeiro molar ou segundos pré-molares (ou ambos) (Fig. 24-23) unidos a quatro ou cinco implantes entre os forames mentonianos. Assim, são instalados cinco a sete implantes nessa opção de tratamento.

As posições-chave de implantes são o primeiro molar (em apenas um dos lados), os primeiros pré-molares e caninos bilateralmente e as posições caninas bilaterais e o primeiro pré-molar no lado contralateral. As posições secundárias de implantes incluem o segundo pré-molar no mesmo lado que o implante molar e a posição do incisivo central (linha média). Às vezes, um sítio adicional pode

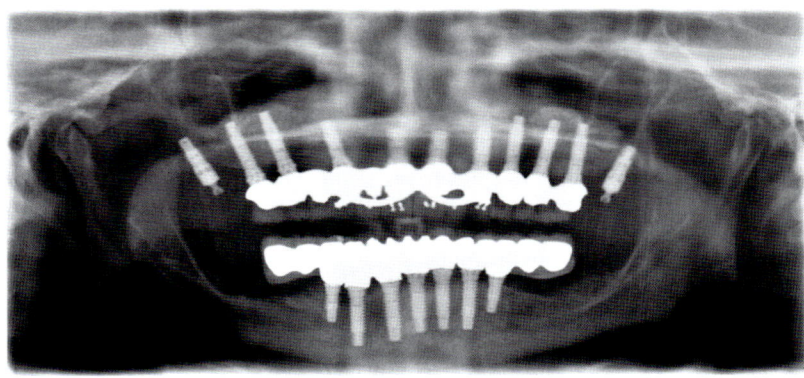

FIGURA 24-22. Radiografia panorâmica com uma prótese fixa total inferior com a opção 2 e antagonista de uma prótese fixa superior sobre implantes.

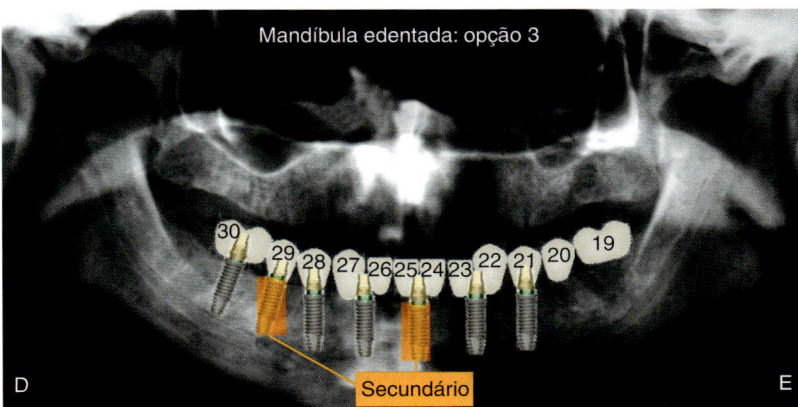

FIGURA 24-23. Opção de tratamento 3 tem implantes instalados nas posições-chave de primeiro molar, primeiros pré-molares bilaterais e dois caninos. Implantes secundários (laranja) podem ser usados em regiões de segundos pré-molares bilateralmente e em posições de linha média. Note o aumento dos fatores de força a os implantes secundários na região de segundo pré-molar e sítio C.

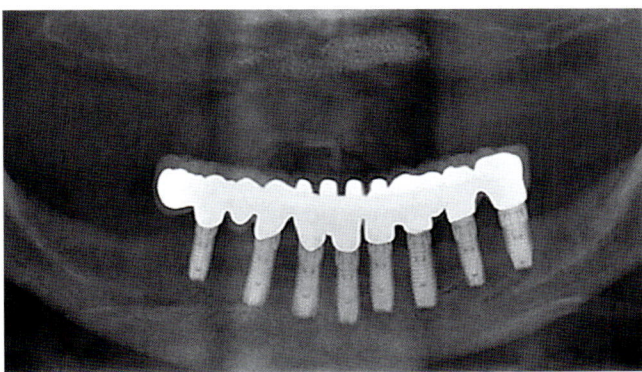

FIGURA 24-24. Ocasionalmente a opção 3 pode também incluir um implante sobre o forame no lado do cantiléver e usar até oito implantes.

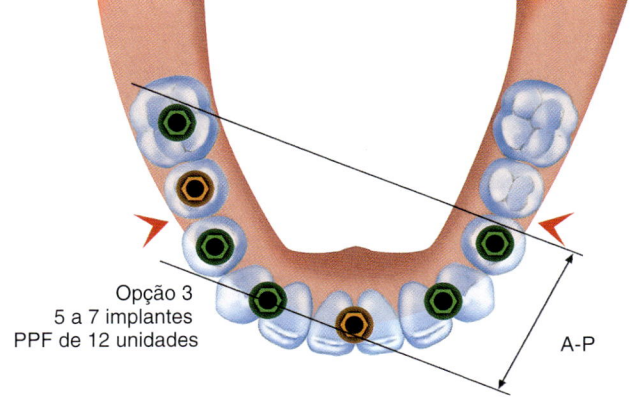

FIGURA 24-25. Cinco de sete implantes mandibulares são posicionados entre os forames mentonianos, dois são instalados do lado esquerdo do paciente. A distância anteroposterior (A-P) é mensurada a partir dos implantes mais distais para o implante mais anterior. Essa disposição aumenta a distância A-P e elimina o cantiléver do lado esquerdo. PPF, prótese parcial fixa.

incluir a posição sobre o forame mentoniano no lado do cantiléver (Fig. 24-24). Pode ser confeccionada uma estrutura monobloco, e um cantiléver no lado oposto pode substituir os dentes posteriores. Embora ocorra movimento mandibular durante a função, não foram observadas complicações, desde que o lado oposto ao molar não tenha implantes esplintados.

A opção de tratamento 3 é, por várias razões, uma opção melhor que implantes anteriores com cantiléver bilateral. Quando são instalados um ou dois implantes distais ao forame, em um dos lados, e unidos aos implantes anteriores entre os forames, obtém-se considerável vantagem biomecânica. Embora o número de implantes possa ser igual ao da opção 1 ou 2, a distância A-P é de 1,5 a 2 vezes maior, porque, em um dos lados, a área distal do último implante corresponde agora à porção distal do primeiro molar (Fig. 24-25). Além disso, somente um cantiléver está presente, em vez de cantiléveres bilaterais. Quando os fatores de força são maiores, podem ser instalados de seis a sete implantes para essa opção. A disposição mais frequente consiste em cinco implantes, entre os forames, e um ou dois na distal de um dos lados (Fig. 24-26).

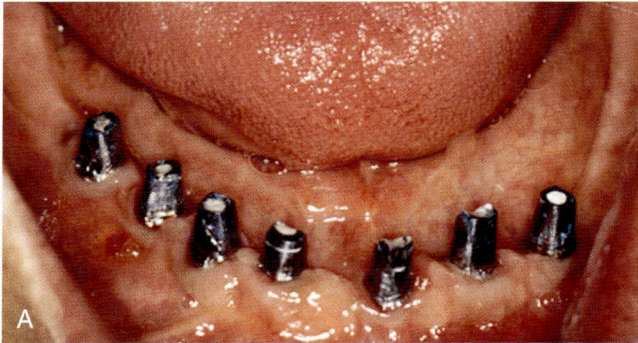
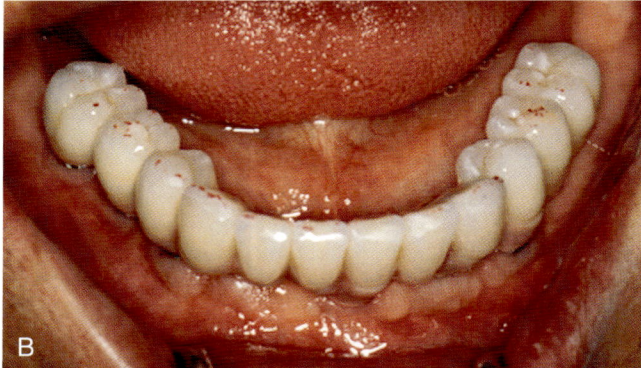
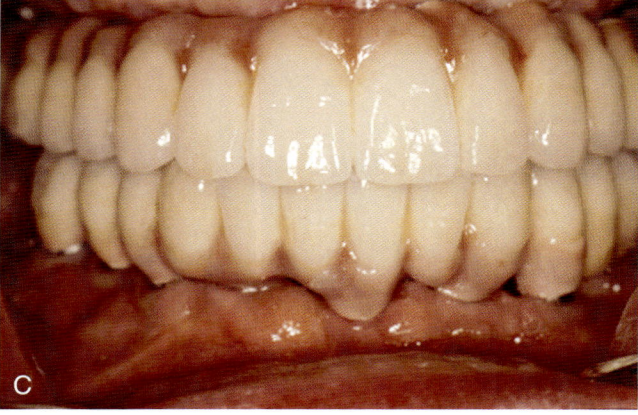

FIGURA 24-26. **A,** Cinco implantes são instalados entre os forames mentonianos e dois do lado posterior direito. **B,** Prótese fixa inferior *in situ*. **C,** Visão intraoral final das próteses fixas inferior e superior implantossuportadas.

da maxila, mas, às vezes, também é encontrada na mandíbula. Essa opção também é usada quando o corpo da mandíbula for divisão C-h e implantes subperiosteais, ou implantes com desenho de disco forem utilizados para suporte de implante posterior. Várias opções para restaurações fixas estão disponíveis quando os implantes posteriores bilaterais são incluídos.

Na opção de tratamento 4, implantes são instalados em todos os três segmentos da mandíbula. As posições-chave para implantes nessa opção de tratamento incluem os dois primeiros molares, os dois primeiros pré-molares e os dois caninos. Implantes secundários podem ser adicionados nas posições de segundo pré-molar ou incisivos (linha média) (ou os dois) (Fig. 24-28). Todos os implantes, no lado anterior e um lado posterior, são esplintados com uma prótese fixa com nove elementos. O outro segmento posterior é restaurado de forma independente com uma prótese fixa com três elementos, sustentada por implantes na região de primeiro pré-molar e primeiro molar, como posições-chave (Fig. 24-29). São utilizados três implantes (primeiro pré-molar, segundo pré-molar e molar) com maior frequência para o menor segmento, a fim de compensar os fatores de força e o alinhamento dos implantes (porque eles estão quase em uma linha reta). Pelo menos seis implantes costumam ser usados nessa opção, mas sete implantes são mais frequentemente utilizados, de forma que o menor segmento tenha três implantes (Fig. 24-30). Implantes adicionais podem ser instalados (até nove) quando os fatores de força são grandes ou quando protocolos de próteses imediatas são selecionados.

A principal vantagem dessa opção de tratamento é a eliminação de cantiléveres. Assim, riscos de próteses soltas e sobrecarga oclusal são reduzidos. Outra vantagem é que a prótese tem dois segmentos, em vez de um. O maior segmento (molar ao canino contralateral) tem uma vantagem adicional, porque os implantes estão em três a quatro planos horizontais diferentes. Devido à ausência de um cantiléver, cimentos mais fracos podem ser utilizados na cimentação da prótese. Se ela necessitar de reparo, o segmento afetado pode ser removido mais facilmente, visto que só aquele que precisa de reparo deve ser removido. As próteses devem apresentar desoclusão posterior em excursivas, a fim de limitar as cargas laterais, especialmente em próteses suportadas por menos implantes.

As desvantagens desta opção de tratamento incluem a necessidade de osso abundante em ambas as regiões inferiores posteriores e os custos adicionais incorridos para um a quatro implantes.

Nos últimos 10 anos, o autor confeccionou mais de 55 próteses com cinco a sete implantes nas posições da opção 3. Até esta data, nenhuma prótese foi refeita ou nenhum implante foi perdido. Além disso, não houve necessidade de recimentação de próteses ou afrouxamento de parafusos. Essa abordagem é superior às opções de tratamento 1 e 2, com cantiléveres bilaterais, porque (1) a distância A-P aumentou dramaticamente, (2) podem ser usados mais implantes se necessário, e (3) somente um dos lados tem um cantiléver. Entretanto, essa opção requer osso disponível em pelo menos uma das regiões posteriores da mandíbula (Fig. 24-27).

Opção de Tratamento 4

As opções de plano de tratamento com próteses totais fixas também podem incluir implantes posteriores bilaterais, desde que eles não estejam esplintados a uma prótese. Essa opção é selecionada quando os fatores de força são altos ou a densidade óssea é baixa. A baixa qualidade óssea geralmente é observada na região posterior

Opção de Tratamento 5

Outra modificação para mandíbulas totalmente edentadas é confeccionar três próteses independentes, em vez de uma ou duas. A região anterior da mandíbula pode ter de quatro a cinco implantes. Os implantes-chave estão na região dos primeiros molares, dos primeiros pré-molares e dos caninos. As posições secundárias são as regiões de segundos pré-molares e de incisivos centrais (linha média) (Fig. 24-31). Com essa configuração, as próteses posteriores se estendem do primeiro molar ao primeiro pré-molar, e a prótese anterior substitui os seis dentes anteriores. Entretanto, esses seis sítios de implantes são mais bem utilizados na opção 4, uma vez que segmentos maiores melhoram a disposição biomecânica. Portanto, quando a opção 5 é indicada, normalmente são implantes bilaterais em regiões de primeiros molares, segundos pré-molares, primeiros pré-molares e caninos. Esses oito implantes podem também ter um implante secundário na linha média. A prótese fixa anterior geralmente se estende do primeiro pré-molar ao primeiro pré-molar (menos usualmente de canino a canino). As próteses posteriores são duas próteses implantossuportadas independentes, geralmente com duas unidades (Fig. 24-32).

As vantagens dessa opção são segmentos menores para próteses unitárias, em caso de um deles sofrer fratura ou ficar sem cimentação. Além disso, se for esperado mais movimento do corpo da mandíbula,

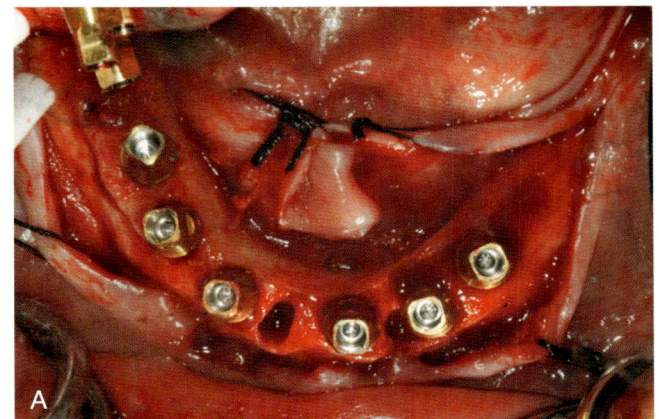
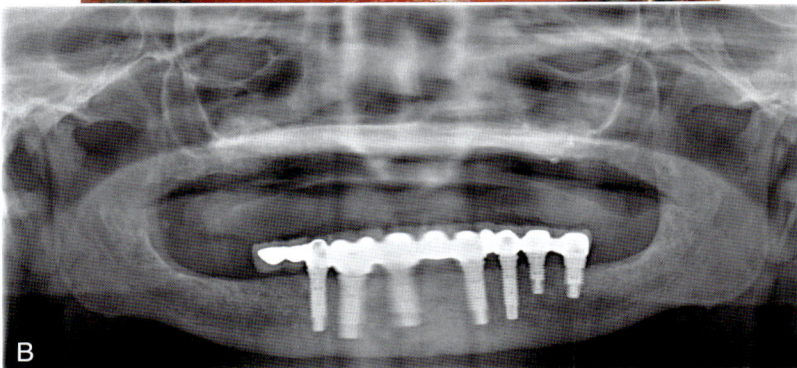

FIGURA 24-27. **A,** Visão espelhada de sete implantes da opção de tratamento 3. **B,** Radiografia panorâmica com a prótese fixa instalada.

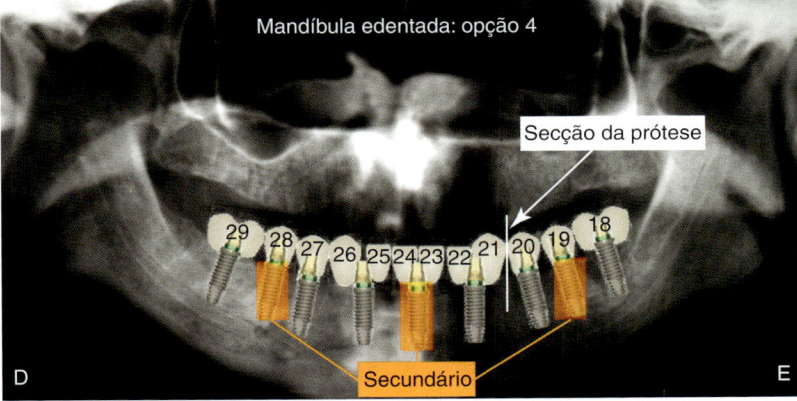

FIGURA 24-28. Opção de tratamento 4 tem implantes em regiões de molares bilateralmente. Outras posições-chave incluem os dois primeiros pré-molares e os dois caninos. Implantes secundários podem ser instalados em região de segundos pré-molares e na linha média (laranja). Note os fatores de força adicionais e os implantes secundários nos segundos pré-molares e sítios C.

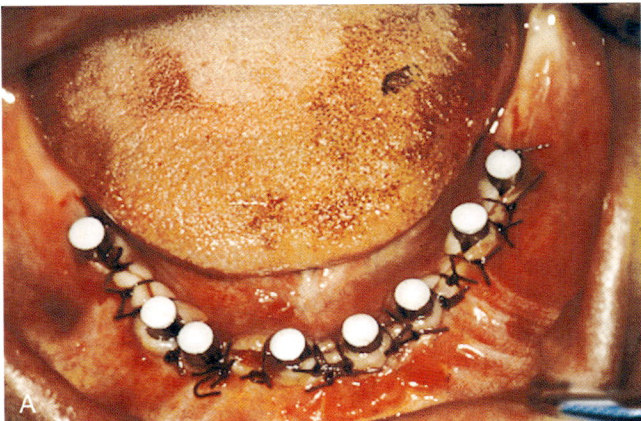
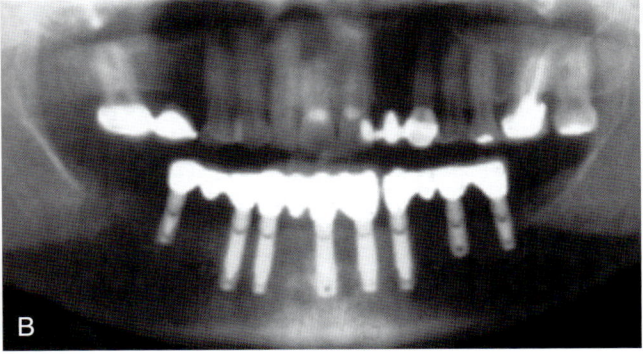

FIGURA 24-29. **A,** Oito implantes endósseos no segundo estágio de reabertura com os dois quadrantes posteriores com altura e espessura óssea suficientes para instalação de implantes. **B,** Radiografia panorâmica de uma prótese fixa total inferior para opção de tratamento 4. A prótese é separada em duas secções entre os sítios de primeiro pré-molar e de canino.

devido à parafunção ou diminuição no tamanho do corpo da mandíbula, as próteses independentes permitem mais flexibilidade e torsão da mandíbula.

A principal desvantagem é o maior número de implantes necessários. Além disso, a necessidade de osso disponível é maior com essa opção. Nove implantes são raramente requisitados para substituir os dentes inferiores, independentemente da densidade óssea ou dos fatores de força presentes. A opção 5 é o tratamento de escolha quando os fatores de força forem graves; no entanto, a opção 4 também pode ser usada quando os fatores de força graves estiverem presentes e houver maior distância A-P em próteses maiores.

O cenário mais comum para a opção 5 é quando a porção posterior da mandíbula for uma divisão C-h em volume ósseo e um implante subperiosteal circunferencial ou um implante com desenho de disco for utilizado como suporte no segundo pré-molar e no primeiro molar. A diminuição do volume ósseo da região posterior da mandíbula aumenta a flexão e a torsão. Como resultado, três próteses independentes são justificadas (Fig. 24-33).

Plano de Tratamento de Longo Prazo

Há evidência e concordância esmagadoras de que uma sobredentadura com dois implantes (PR-5) é uma opção melhor que a prótese total convencional. Entretanto, uma sobredentadura sobre dois implantes não deve ser considerada como um dispositivo para toda a vida. A região posterior inferior reabsorve quatro vezes mais rápido que a anterior. Uma sobredentadura anterior implantossuportada pode acelerar a perda óssea, visto que a força de mordida aumenta e o paciente passa a ser capaz de usar a prótese inferior. Quando o dentista e o paciente consideram uma "estratégia de tratamento para toda a vida" em vez de um plano de tratamento para 1 ano, todo o plano de tratamento é então tratado como uma abordagem para a vida toda, e tanto dentista quanto paciente podem se beneficiar.

Uma sobredentadura inferior pode ser convertida de uma PR-5 para uma prótese totalmente implantossuportada (PR-4), para uma prótese fixa tipo 3 (PF-3), ou ambos. Se o custo envolvido para a instalação de dois ou três implantes puder ser investido a cada 5 anos, em 4 a 10 anos quase todos os pacientes poderão ter uma prótese fixa, se osso disponível e fatores de força forem compatíveis. Como resultado, o objetivo do dentista deve ser estabelecer uma estratégia de saúde por toda a vida, com agendamento da programação de aperfeiçoamento da prótese, de acordo com a situação financeira do paciente. Por exemplo, se os implantes forem instalados na posição dos caninos, no passo 1 de uma sobredentadura, o dentista pode planejar a instalação de implantes no primeiro molar esquerdo e no primeiro molar direito, no passo 2. No passo 3, implantes podem ser instalados na região do primeiro pré-molar esquerdo para alcançar o objetivo do passo 4: uma restauração PR-4 ou PF-3.

Resumo

Muitos pacientes totalmente edentados desejam uma prótese fixa em vez de uma removível. Os custos de uma prótese fixa sobre implantes geralmente são fatores restritivos, embora devessem ser

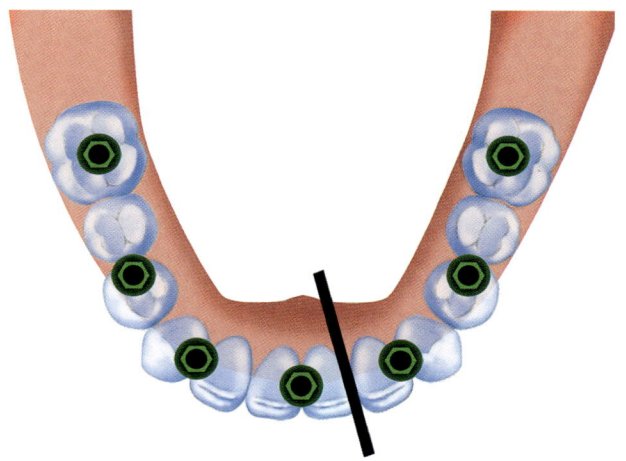

FIGURA 24-30. A opção de tratamento 4 utiliza pelo menos sete implantes; assim, o menor segmento tem três implantes.

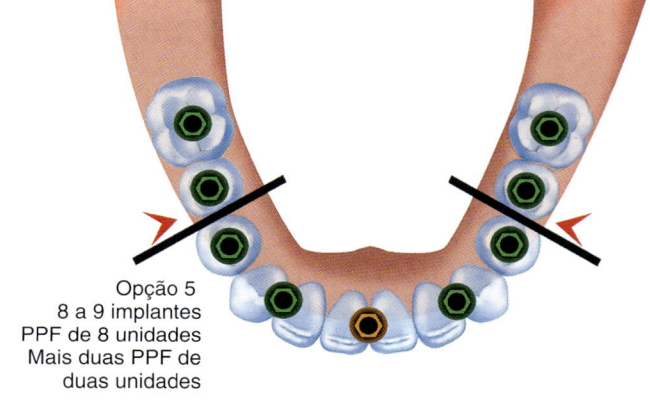

Opção 5
8 a 9 implantes
PPF de 8 unidades
Mais duas PPF de duas unidades

FIGURA 24-32. A opção 5 tem uma prótese fixa entre os primeiros pré-molares suportada por quatro a cinco implantes. Os segmentos posteriores têm duas unidades cada.

FIGURA 24-31. A opção de tratamento 5 é desenhada para suportar três próteses independentes. As posições-chave dos implantes são os primeiros molares, segundos pré-molares, primeiros pré-molares e caninos. As próteses posteriores são separadas entre os dois pré-molares. Essa opção oferece a máxima flexão e torsão para o corpo da mandíbula durante função e parafunção. Note os fatores de força extremos e o implante secundário no sítio C.

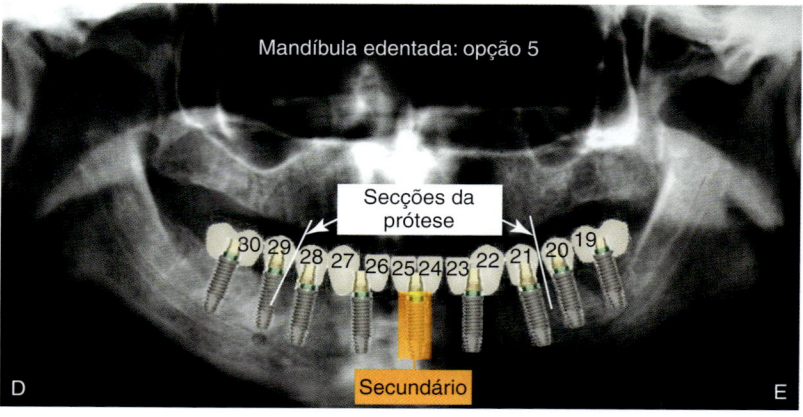

de tratamento 2 é um sistema de suporte aperfeiçoado, mas os cantiléveres bilaterais (que são mais curtos que na opção de tratamento 1) ainda causam preocupação. A opção de tratamento 3 é superior às opções anteriores, mas requer osso posterior em um quadrante para a instalação de implantes endósseos, subperiosteais ou com desenho de disco. As opções de tratamento mais ideais são as 4 e 5, pois não necessitam de cantiléveres, e o dentista confecciona duas ou três próteses separadas. Essas opções de tratamento também possibilitam uma dinâmica óssea mandibular mais forte, sem afetar a prótese. Entretanto, osso posterior bilateral deve estar presente ou ser obtido através de enxerto para os implantes endósseos, ou ser usado um implante subperiosteal circunferencial ou com desenho de disco para suporte em ambos os quadrantes posteriores.

As opções de tratamento 4 e 5 aumentam os custos, visto que mais implantes são utilizados para o suporte da prótese fixa. Contudo, os valores passados aos pacientes podem ser similares para todas as opções, pois o tempo de trabalho e os custos laboratoriais são semelhantes. As centenas de dólares de custos adicionais em implantes para o dentista nas opções de tratamento 3 a 5 geralmente não garantem aumento de alguns milhares de dólares por causa do pequeno aumento no tempo cirúrgico necessário para a instalação de implantes adicionais.

Referências Bibliográficas

1. Marcus SE, Drury JF, Brown LS, et al: Tooth retention and tooth loss in the permanent dentition of adults: United States, 1988-1991, *J Dent Res* 75(special issue):684-695, 1996.
2. Walton JN, McEntee MI: Problems with prostheses on implants: a retrospective study, *J Prosthet Dent* 71:283-288, 1994.
3. Watson RM, Davis DM: Follow up and maintenance of implant supported prostheses: a comparison of 20 complete mandibular overdentures and 20 complete mandibular fixed cantilever prostheses, *Br Dent J* 181:321-327, 1996.
4. Payne AG, Solomons YF: Mandibular implant-supported overdentures: a prospective evaluation of the burden of prosthodontic maintenance with 3 different attachment systems, *Int J Prosthodont* 13:246-253, 2000.
5. Watson RM, Jemt T, Chai J, et al: Prosthodontics treatment, patient response, and the need for maintenance of complete implant-supported overdentures: an appraisal of 5 years of prospective study, *Int J Prosthodont* 10:345-354, 1997.
6. Goodacre CJ, Bernal G, Rungcharassaeng K, et al: Clinical complications with implant and implant prostheses, *J Prosthet Dent* 90:121-132, 2003.
7. Dudic A, Mericske-Stern R: Retention mechanisms and prosthetic complications of implant-supported mandibular overdentures: long-term results, *Clin Implant Dent Relat Res* 4:212-219, 2002.
8. Wright PS, Glastz PO, Randow K, et al: The effects of fixed and removable implant-stabilized prostheses on posterior mandibular residual ridge resorption, *Clin Oral Implants Res* 13:169-174, 2002.
9. Reddy MS, Geurs NC, Wang IC, et al: Mandibular growth following implant restoration: does Wolff's Law apply to residual ridge resorption? *Int J Periodontics Restorative Dent* 22:315-321, 2002.
10. Misch CE: Treatment options for mandibular full arch implant-supported fixed prostheses, *Dent Today* 20:68-73, 2001.
11. De Marco TJ, Paine S: Mandibular dimensional change, *J Prosthet Dent* 31:482-485, 1974.
12. Fischman B: The rotational aspect of mandibular flexure, *J Prosthet Dent* 64:483-485, 1990.
13. Goodkind RJ, Heringlake CB: Mandibular flexure in opening and closing movement, *J Prosthet Dent* 30:134-138, 1973.
14. Grant AA: Some aspects of mandibular movement: acceleration and horizontal distortion, *Ann Acad Med Singapore* 15:305-310, 1986.
15. Osborne J, Tomlin HR: Medial convergence of the mandible, *Br Dent J* 117:112-114, 1964.
16. Regli CP, Kelly EK: The phenomenon of decreased mandibular arch width in opening movement, *J Prosthet Dent* 17:49-53, 1967.
17. Gates GN, Nicholls JI: Evaluation of mandibular arch width change, *J Prosthet Dent* 46:385-392, 1981.

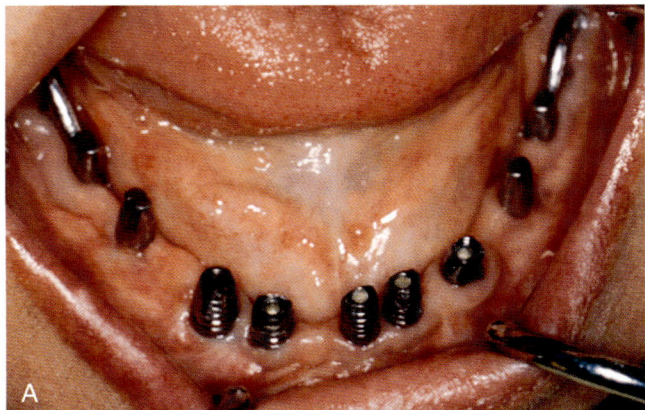
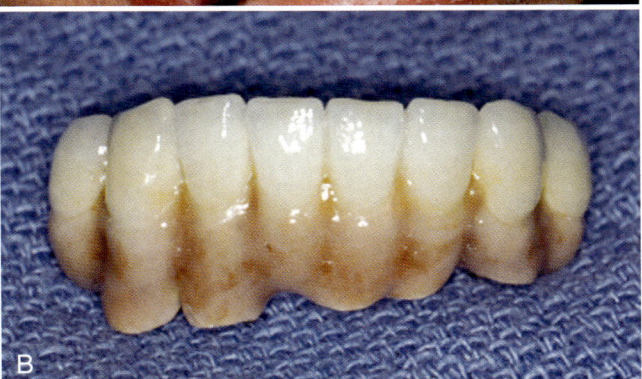
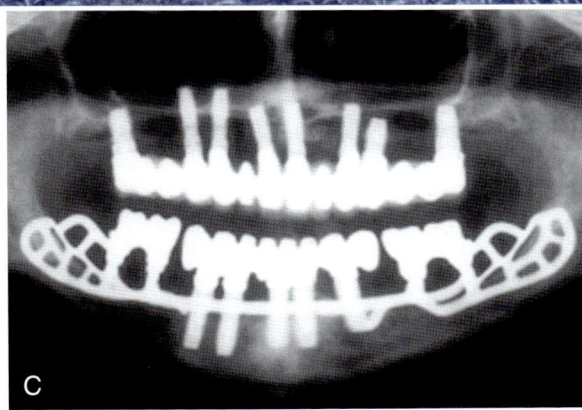

FIGURA 24-33. **A,** Uma visão intraoral de cinco implantes posicionados entre os forames mentonianos. Os quadrantes posteriores têm implantes subperiosteais. Essa paciente mulher desejava próteses fixas superiores e inferiores, mas não aceitou enxerto de ilíaco na região posterior da mandíbula. **B,** A prótese fixa anterior é independente das próteses posteriores. Isso permite uma máxima flexão da mandíbula. Essa quinta opção é mais indicada para mandíbulas com divisão óssea C-h que para mandíbulas divisão A. **C,** Radiografia panorâmica da prótese final e dos implantes. As três próteses inferiores independentes permitem a flexão da região posterior da mandíbula.

mais similares a uma sobredentatura totalmente implantossuportada. O número e a posição dos implantes devem ser relacionados com a quantidade de tensão transmitida ao osso durante oclusão e parafunção, e com a densidade óssea. Outras considerações incluem a flexão e a torsão mandibulares. Cinco opções de tratamento geralmente estão disponíveis para uma prótese fixa inferior totalmente implantossuportada. A principal vantagem da opção de tratamento 1 com cinco implantes anteriores é o custo. As desvantagens incluem situações de sobrecarga resultante de cantiléveres bilaterais. A opção

18. Hylander WL: Stress and strain in the mandibular symphysis of primates: a test of competing hypotheses, *Am J Phys Anthropol* 64:1-46, 1984.
19. Hylander WL: The human mandible: lever or link? *Am J Phys Anthropol* 43:227-242, 1975.
20. McDowell JA, Regli CP: A quantitative analysis of the decrease in width of the mandibular arch during forced movements of the mandible, *J Dent Res* 40:1183-1185, 1961.
21. Burch JG: Patterns of change in human mandibular arch width during jaw excursion, *Arch Oral Biol* 17:623-631, 1972.
22. Hobkirk JA, Havthoulas TK: The influence of mandibular deformation, implant numbers, and loading position on detected forces in abutments supporting fixed implant superstructures, *J Prosthet Dent* 80:169-174, 1998.
23. Abdel-Latif HH, Hobkirk JA, Kelleway JP: Functional mandibular deformation in edentulous subjects treated with dental implants, *Int J Prosthodont* 13:513-519, 2000.
24. Omar R, Wise MD: Mandibular flexure associated with muscle force applied in the retruded axis position, *J Oral Rehabil* 8:209-221, 1981.
25. Picton DCA: Distortion of the jaws during biting, *Arch Oral Biol* 7:573-580, 1962.
26. Hylander WL: Mandibular function in *Galago crassicaudatus* and *Macaca fascicularis:* an in vivo approach to stress analysis of the mandible, *J Morphol* 159:253-296, 1979.
27. Marx H: Untersuchungen des funktionsbedingten elastis-chen Deformierung der menschlichen Mandibula, *Dtsch Zahnarztl Z* 21:937-938, 1966.
28. Miyamoto Y, Fujisawa K, Takechi M, et al: Effect of the additional installation of implants in the posterior region on the prognosis of treatment in the edentulous mandibular jaw, *Clin Oral Implants Res* 14:727-733, 2003.
29. Zarone F, Apicell A, Nicolais L, et al: Mandibular flexure and stress build-up in mandibular full-arch fixed prostheses supported by osseointegrated implants, *Clin Oral Implants Res* 14:103-114, 2003.
30. Parel SM, Sullivan D: Full arch edentulousceramometal restoration. In Parel SM, Sullivan D, editors: *Esthetics and osseointegration,* Dallas, 1989, Osseointegration Seminars.
31. Balshi TJ: Opportunity to prevent or resolve implant complications, *Implant Soc* 1:6-9, 1990.
32. Fishman BM: The influence of fixed splints on mandibular flexure, *J Prosthet Dent* 35:643-667, 1976.
33. de Oliveria RM, Emtiaz S: Mandibular flexure and dental implants: a case report, *Implant Dent* 9:90-95, 2000.
34. Paez CY, Barco T, Roushdy S, et al: Split-frame implant prosthesis designed to compensate for mandibular flexure: a clinical report, *J Prosthet Dent* 89:341-343, 2003.
35. Adell R, Lekholm U, Rockler B, et al: A 15-year study of osseointegrated implants in the treatment of the edentulous jaw, *Int J Oral Surg* 10:387-416, 1981.
36. Attard NJ, Zarb GA: Long-term treatment outcomes in edentulous patients with implant-fixed prostheses: the Toronto study, *Int J Prosthodont* 17:417-424, 2004.
37. English CE: The mandibular overdenture supported by implants in the anterior symphysis: a prescription for implant placement and bar prosthesis design, *Dent Implantol Update* 4:9-14, 1993.
38. Cutright B, Quillopa N, Shupert W, et al: An anthropometric analysis of key foramina for maxillofacial surgery, *J Oral Maxillofac Surg* 61:354-357, 2003.

CAPÍTULO 25

Considerações sobre Implantes Maxilares: Planos de Tratamento para Edentados Parciais e Totais – Próteses Fixas e Sobredentaduras

Carl E. Misch

Mais de 18 milhões de pessoas nos Estados Unidos, ou 10,5% da população adulta, são completamente edentadas.[1] Próteses totais superiores geralmente são mais bem toleradas pelos pacientes do que uma prótese total mandibular. Assim, inicialmente muitos planos de tratamento se concentraram nos problemas associados à prótese inferior (Fig. 25-1). No entanto, depois que o paciente recebe uma prótese implantossuportada inferior que é estável e retentiva (e talvez uma prótese mandibular fixa), muitas vezes sua atenção se volta para as insuficiências da prótese superior.

Além do segmento edentado da população, 7% da população adulta trabalhadora usa uma prótese total superior oposta a alguns dentes inferiores remanescentes.[2] Essas pessoas normalmente têm mais problemas com sua prótese total superior, porque seu arco antagonista é fixo e o plano oclusal está muitas vezes comprometido. Isto significa um total de 17% da população adulta dos Estados Unidos (30 milhões de pessoas) que não tem dentes superiores naturais.

O primeiro capítulo deste livro é direcionado às consequências estéticas e psicológicas da perda dos dentes superiores. Depois que os pacientes se tornam conscientes das consequências anatômicas e estéticas da falta de vários dentes anteriores (como resultado da contínua perda óssea), há um aumento do desejo de próteses sobre implantes osseointegrados. Além disso, próteses tradicionais fixas e removíveis podem acelerar a perda de dentes adicionais. Como resultado da educação continuada de paciente e profissional relacionada às consequências da perda de vários dentes adjacentes, as próteses sobre implantes na região superior edentada se tornarão ainda mais predominantes no futuro.

Pacientes parcialmente edentados com a perda de vários dentes anterossuperiores não são incomuns. Próteses parciais fixas (PPF) perdidas muitas vezes resultam na perda de dentes adicionais. Acidentes de carro e outras fontes de trauma também resultam na perda de vários dentes anteriores (Fig. 25-2). Menos frequentes são os efeitos da doença periodontal afetando somente os dentes anteriores. A maioria dos pacientes parcialmente edentados prefere uma prótese fixa para restaurar sua dentição. Há muitas vantagens em restaurar dentes perdidos com uma prótese fixa sobre implantes, independentemente dos dentes naturais remanescentes.

Edentulismo na Região Anterior da Maxila

Limitações do Tratamento

Em uma revisão da literatura realizada por Goodacre *et al.*, próteses associadas à maxila edentada têm a maior taxa de perda do implante por carga precoce em comparação com qualquer outra prótese dentária num prazo de 20 anos.[3] Por exemplo, sobredentaduras

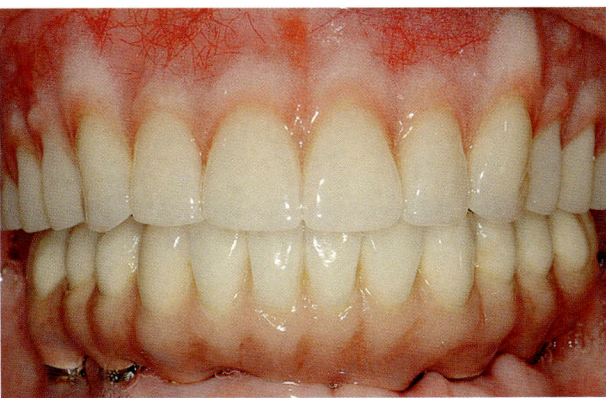

FIGURA 25-1. Plano de tratamento com implantes em paciente edentado total para tratamento de mandíbula porque é a unidade menos estável. A maxila é frequentemente restaurada com uma prótese tradicional. Este paciente tem uma prótese total superior opondo-se a uma prótese fixa implantossuportada em mandíbula.

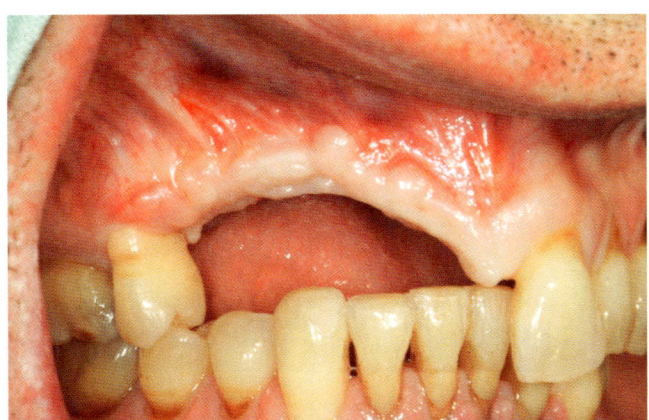

FIGURA 25-2. Vários dentes anteriores adjacentes podem ser perdidos a partir de trauma e menos provavelmente por doença periodontal.

no arco superior têm perda média de implantes de 19%, e próteses fixas na maxila edentada têm uma perda de implante inicial de 10%. Em comparação, sobredentaduras mandibulares e próteses fixas parciais inferiores demonstraram uma taxa de perda do implante de 3%. Quando se observa 10 a 20% de perda de implantes em uma prótese superior, o número de próteses afetadas pode ser mais do que a metade dos pacientes. Por exemplo, se quatro implantes são utilizados para suportar uma prótese (fixa ou removível) e 25% dos implantes forem perdidos (um por cada paciente), todas as próteses finais seriam afetadas porque os três implantes restantes não podem suportar a prótese superior total de forma previsível.

Limitações Anatômicas

Vários fatores afetam a condição da maxila edentada e podem resultar numa diminuição na sobrevida do implante ou em um aumento de complicações protéticas. A tábua cortical vestibular da maxila sobre as raízes dos dentes é muito fina e pode ser reabsorvida devido à doença periodontal ou é frequentemente fraturada durante a exodontia desses elementos (Fig. 25-3). Além disso, a cortical vestibular reabsorve rapidamente durante a remodelação óssea inicial, e o rebordo anterior perde mais de 25% da sua largura dentro do primeiro ano depois da perda de dentes, e de 40 a 50% ao longo de um ano, principalmente à custa da parede óssea vestibular. Como resultado, o osso disponível residual migra para uma posição mais palatina.[4-7]

O paciente prefere usar e acomodar funcionalmente uma prótese total no arco superior em comparação com o seu antagonista. Maior retenção, suporte e estabilidade em comparação à prótese inferior estão bem documentadas. Dessa forma, o paciente muitas vezes é capaz de usar uma prótese removível na maxila por muitos anos antes de surgirem complicações. Durante este tempo, a partir da perspectiva de um paciente, a necessidade de substituir a prótese superior está mais relacionada com o desejo de melhorar a estética e ter um trabalho fixo como fatores motivantes. No momento em que o paciente relata problemas de estabilidade e retenção causados pela reabsorção da pré-maxila, o osso maxilar muitas vezes já apresenta atrofia avançada e pode ser de divisão C-h ou D no volume (Fig. 25-4). Portanto, ao contrário da região anterior da mandíbula (em que as complicações de próteses ocorrem antes da atrofia óssea avançada), na maxila completamente edentada, na região anterior a disponibilidade óssea é muitas vezes insuficiente para a instalação adequada de implantes endósseos, embora existam poucas complicações na prótese. É responsabilidade do profissional informar o paciente sobre a contínua perda óssea na maxila antes de surgirem complicações.

Para alcançar uma estética previsível para uma prótese fixa maxilar anterior ou total, volume e características dos tecidos moles devem ser adequados na maioria dos aspectos. O osso disponível deve ser intimamente avaliado para a instalação de implantes em regiões estéticas, devido à sua influência sobre a arquitetura do tecido mole, o tamanho do implante, a instalação do implante (angulação e profundidade) e o resultado protético final. A perda óssea após a perda do dente anterior da maxila é rápida e tem consequências consideráveis. Portanto, a maioria dos sítios edentados na região anterior da maxila exige pelo menos, antes ou durante a instalação do implante, a colocação de enxerto ósseo e o aumento de tecido mole e/ou a reabertura do implante.

À medida que o osso é reabsorvido da divisão B a C-w na mandíbula edentada anterior, a secção transversal do rebordo é triangular (com uma base larga). Como consequência, uma osteoplastia remove a crista óssea estreita e o rebordo residual se torna mais amplo, geralmente convertido para uma divisão A de volume ósseo. Na maxila, porém, o rebordo divisão B ou C-w permanece muitas vezes estreito quase até a parede anterior da fossa nasal. Uma osteoplastia para ganhar largura óssea resulta em um rebordo divisão C-h a D (Fig. 25-5). O implantodontista muitas vezes tem dificuldades de instalar implantes na posição correta quando o aumento ósseo não restaura a região antes da

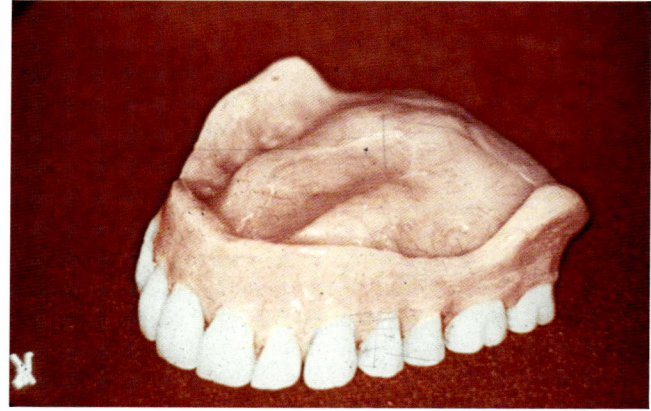

FIGURA 25-4. O paciente não pode se queixar de uma prótese total superior até a atrofia óssea avançada ocorrer.

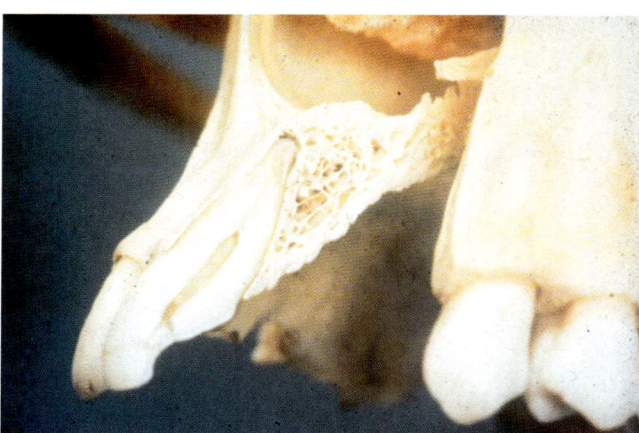

FIGURA 25-3. O osso na região anterior de maxila edentada muitas vezes é estreito porque a cortical vestibular é fina sobre as raízes e frequentemente fratura durante a exodontia ou reabsorve logo após a perda do dente.

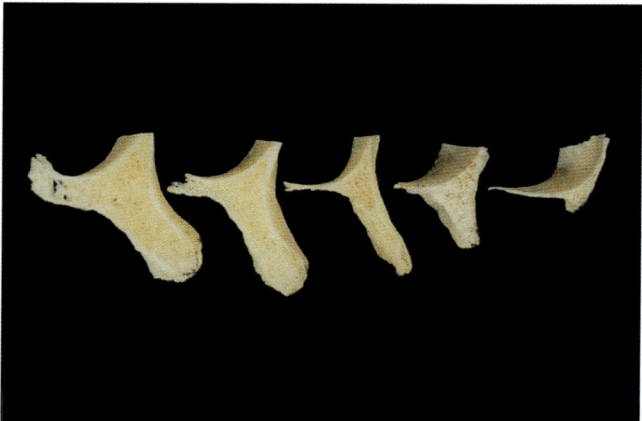

FIGURA 25-5. A anatomia da pré-maxila edentada muitas vezes não é propícia para procedimentos de osteoplastia para ganhar largura do rebordo porque as tábuas ósseas opostas muitas vezes são paralelas entre si.

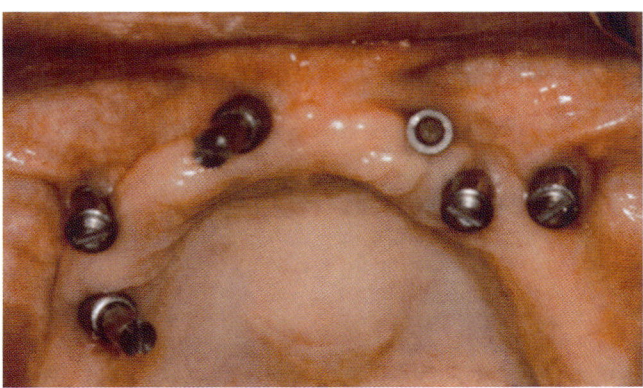

FIGURA 25-6. A instalação ideal de implante na pré-maxila é frequentemente mais difícil do que em outras regiões da boca, porque o osso é muitas vezes mais estreito do que a maioria das outras regiões da boca.

> **QUADRO 25-1** Pré-maxila: Condições Anatômicas Comprometidas
>
> - Rebordo estreito é comum na região anterior da maxila e geralmente requer implantes estreitos. Rebordos reduzidos em altura usam implantes mais curtos
> - Estética exige cantiléveres para vestibular
> - Contatos cêntricos oblíquos contra uma tábua cortical mais fina
> - Aumento de cargas de momentos com forças laterais durante excursões mandibulares
> - A direção da força em excursão é para fora
> - Redução da densidade óssea trabecular
> - Ausência de espessura cortical
> - Espaço de altura da coroa protética muitas vezes maior do que o ideal
> - Arco maxilar se opondo a próteses sobre dentes ou implantes na mandíbula

instalação do implante (Fig. 25-6). Portanto, o aumento ósseo é mais frequentemente requisitado para aumentar a largura óssea na região anterior da maxila em comparação com a região anterior da mandíbula.

Em geral, a pré-maxila exige os procedimentos cirúrgicos mais variados para otimizar a taxa de sucesso, e é a região mais crítica para a estética e a fonética. Inicialmente, a maxila anterior tem menos altura do que o osso mandibular anterior e pode compor apenas um terço da dimensão vertical. O enxerto ósseo é muito mais previsível para os ganhos em largura, do que em altura. As opções cirúrgicas para o osso divisão B e C-w requerem mais frequentemente aumento do osso em vez de osteoplastia, como muitas vezes indicada na região anterior da mandíbula. A enxertia do osso divisão B pode utilizar um componente ósseo sintético; a divisão C-w muitas vezes requer pelo menos algum osso autógeno como doador.

Em alguns casos, na pré-maxila divisão C-h os implantes podem ser instalados para confecção de uma prótese fixa PF-3 ou uma sobredentadura. Deve-se notar que o ponto de referência oposto é o assoalho da fossa nasal, e essa estrutura pode ser modificada ligeiramente por elevação nasal de 1 a 2 mm, para otimizar o suporte do implante. No entanto, quando a pré-maxila é inferior a 7 mm em altura e uma maxila edentada D está presente, essa condição requer aumento de altura antes da instalação do implante. Como resultado, o dentista muitas vezes precisa recorrer à crista ilíaca ou a outras áreas doadoras extraorais para obter grandes volumes de osso. Como tal, o paciente com maxila totalmente edentada deve compreender que a reabilitação cirúrgica é muito mais complexa e extensa, pois o volume de osso necessário para reconstruir a maxila atrófica aumenta. Portanto, informar os pacientes da contínua perda óssea maxilar é ainda mais importante na região anterior da mandíbula do que esperar que problemas maiores com suas próteses removíveis aconteçam.

Limitações Biomecânicas

Do ponto de vista biomecânico, a região anterior da maxila restaurada com implantes é muitas vezes a região mais frágil em comparação com outras partes da boca. Condições biomecânicas comprometidas e suas consequências incluem o seguinte (Quadro 25-1):

1. Rebordos estreitos se formam logo após as exodontias. O aumento ósseo é muitas vezes necessário e pode determinar a necessidade de implantes de menor diâmetro. Seu uso resulta no aumento das concentrações de tensão no implante e nos tecidos interfaciais prótese, particularmente na região da crista.
2. Na pré-maxila, estética e fonética ditam que os dentes reposicionados devem ser colocados em suas posições originais ou próximos a ela. Os dentes estão frequentemente em cantiléver em relação aos implantes e ao rebordo, que normalmente reabsorve palatina e superiormente. O uso de cantiléveres vestibulares resulta em aumento de cargas momentâneas na crista do implante e, muitas vezes, leva à perda localizada de crista óssea e à recessão dos tecidos moles. As cargas sobre o cantiléver também são aplicadas ao cimento ou ao parafuso que retém a prótese e a os parafusos do pilar que conectam os componentes do implante. Isso aumenta o risco de próteses parcialmente não retidas (Fig. 25-7).

    Quanto mais vestibularizadas as coroas superoanteriores são posicionadas em relação aos implantes, maior será a força de alavanca sobre os implantes, a interface osso/implante, os parafusos dos pilares e os componentes protéticos. No entanto, muitos dentistas tentam fazer a cirurgia plástica na esperança de eliminar linhas verticais no lábio aumentando a flange vestibular de uma sobredentadura e posicionando os dentes mais para a frente do que a posição natural dos mesmos. Os pacientes que desejam eliminar rugas nos lábios devido à perda óssea devem ser submetidos à cirurgia plástica e ao aumento ósseo, e não ter os dentes posicionados mais para vestibular na prótese superior.

    A posição facial do lábio em relação à estética é um critério importante para ser avaliado no início do tratamento, antes da instalação dos implantes. Isto é ainda mais importante quando o paciente deseja uma prótese fixa. O aumento de osso e de tecidos moles é geralmente necessário para restaurar a aparência natural do rosto, sem a ajuda de uma flange vestibular na prótese total quando uma prótese fixa é planejada. Este critério por si só pode indicar a confecção de uma sobredentadura, em vez de uma prótese fixa ou de um enxerto *onlay* para posicionar os implantes mais para vestibular.

3. O arco de fechamento da mandíbula é anterior ao rebordo da maxila e está geralmente a um ângulo de 15 graus ou mais. Uma carga angular sobre uma coroa implantossuportada aumenta a força em 25,9% quando está 15 graus fora do eixo. Como consequência, a força de momento é maior sobre coroas anterossuperiores implantossuportadas em comparação com qualquer outra posição na boca. Contatos cêntricos oblíquos resultam em componentes de força potencialmente nocivos fora do eixo. A força é também direcionada ao osso vestibular mais fino (Fig. 25-8).
4. Todas as excursões mandibulares impõem forças laterais sobre os dentes anteriores da maxila, com o consequente aumento da tensão no sistema de implantes, incluindo a prótese e a crista óssea, especialmente no aspecto vestibular. Essas cargas laterais

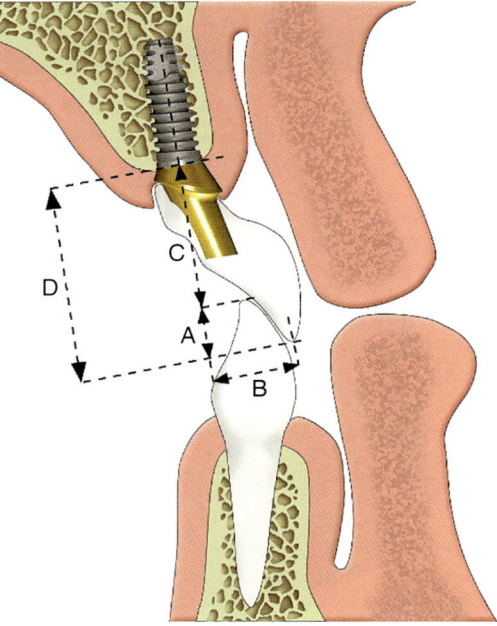

FIGURA 25-7. Existem muitas vezes cantiléveres vestibulares em implantes anteriores (*A* e *B*). O peso da coroa é maior que o do dente natural (*C* em oclusão cêntrica e *D* em protrusiva).

em excursão aumentam ainda mais as forças de momento aplicadas ao sistema de implante (Fig. 25-9).

5. Um arco inferior recebe uma carga a partir do lado de fora do arco na direção do centro. Um arco é construído para essa direção de força. Um arco superior recebe uma força de dentro do arco para o lado de fora da estrutura, especialmente em excursões mandibulares. Um arco não é tão eficaz para resistir a esse tipo de força (Fig. 25-10).

6. Na maioria dos pacientes com osso disponível, o osso é menos denso na região anterior da maxila do que na região anterior da mandíbula, onde uma camada cortical densa rodeia o trabeculado espesso de resistência óssea adequada para oferecer suporte ao implante. Em contraste, a maxila apresenta tecido ósseo fino e poroso sobre a face vestibular, osso cortical poroso muito fino sobre o assoalho da fossa nasal e na região dos seios e osso cortical mais denso no aspecto palatino.[8,9] O osso trabecular da maxila é geralmente fino e menos denso do que a região anterior da mandíbula. O osso trabecular D3, muitas vezes encontrado na maxila, é 45 a 65% mais fraco do que o osso trabecular D2, geralmente encontrado na região anterior da mandíbula.[10] A redução da densidade óssea trabecular da maxila resulta em uma resistência óssea comprometida e uma interface osso/implante mais fraca.

7. A ausência de uma lâmina cortical espessa na crista da pré-maxila resulta em perda da alta resistência de apoio do implante e menor resistência às cargas angulares.

8. O espaço de altura da coroa (EAC) é muitas vezes maior do que o ideal, e é um potencializador para qualquer força angular ou em cantiléver. Um aumento em altura da coroa potencializa o efeito de um cantiléver anterior.

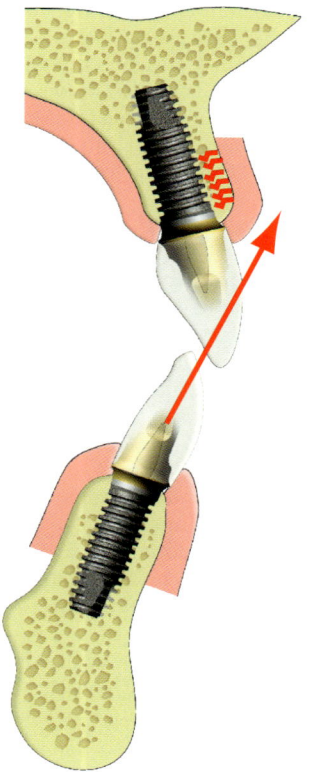

FIGURA 25-8. O fechamento do arco mandibular é anterior ao rebordo maxilar; como resultado, forças da maxila aumentadas são aplicadas à cortical vestibular mais fina.

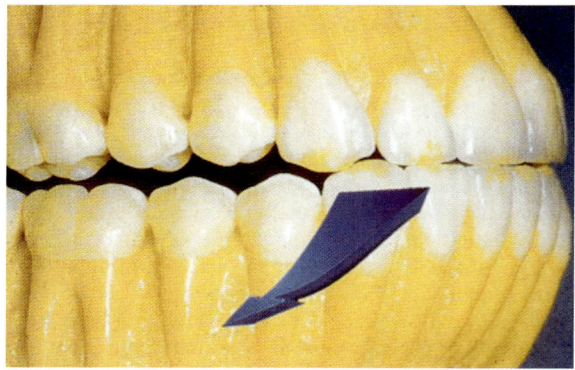

FIGURA 25-9. Excursões mandibulares colocam forças laterais sobre os implantes anterossuperiores, que aumentam as tensões resultantes.

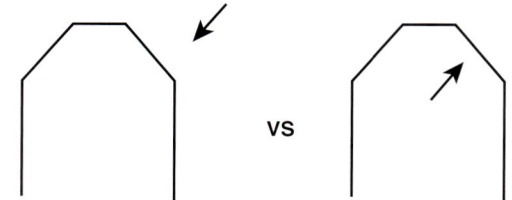

FIGURA 25-10. Durante a função, as forças da maxila são direcionadas contra e dentro da forma do arco mandibular, que é projetado para reduzir as tensões (*esquerda*). Na maxila, forças da mandíbula são direcionadas para fora da forma do arco (*direita*). Esse arco é muito menos efetivo contra as forças exteriores do que as forças interiores.

9. Enquanto o arco superior restaurado com implantes quase sempre se opõe à dentição fixa ou a uma prótese sobre implantes, muitas próteses sobre implantes mandibulares se opõem a uma prótese total superior. Dessa forma, as forças de mordida e parafunção contribuem mais frequentemente para complicações com as próteses superiores implantossuportadas e implantes.

Como consequência desses fatores biomecânicos, não somente a perda de implantes é mais comum, mas complicações protéticas também são encontradas com mais frequência em próteses superiores.

Opções de Tratamento

As opções de tratamento para a restauração de um paciente parcialmente edentado com vários dentes anterossuperiores ausentes incluem uma prótese removível parcial ou total, uma sobredentadura implantossuportada ou uma prótese fixa implantossuportada. A maioria das próteses tradicionais superiores tem retenção, estabilidade e função adequadas, e os tecidos moles raramente apresentam problemas. Portanto, menor benefício é percebido com uma sobredentadura implantossuportada (SBI) em comparação com a situação de uma mandíbula edentada.

A principal desvantagem de uma prótese total superior é o aspecto psicológico de dentes removíveis, especialmente quando o inferior arco é composto por dentes naturais ou uma prótese fixa. Em contraste, uma prótese fixa apresenta significativos benefícios para os pacientes usuários de prótese total superior. Na verdade, depois de três anos de função a maioria dos pacientes sente como se a prótese fixa fosse tão boa ou melhor do que os dentes naturais. Por outro lado, uma sobredentadura é sempre considerada por parte dos pacientes como uma prótese removível.

A prótese implantossuportada fixa independente tornou-se o tratamento de escolha para a maioria dos pacientes com edentulismo total ou parcial. A prótese fixa apresenta várias vantagens sobre uma prótese parcial removível ou uma sobredentadura para um paciente edentado total superior. No entanto, quando um ou dois dentes caninos ou implantes estão ausentes, além de dois ou mais dentes adjacentes, uma prótese fixa é contraindicada, independentemente do número de dentes (ou implantes) que são unidos, a menos que dois ou mais implantes sejam utilizados para substituir os dentes[11,12] (Fig. 25-11). Contraindicações adicionais para a PPF incluem longos espaços edentados, pobre apoio de pilar e osso edentado inadequado para o contorno correto da prótese.

A principal razão para uma prótese removível superior convencional é de origem econômica ou porque o paciente não está disposto a se submeter ao enxerto ósseo ou a uma cirurgia de implante. Porém, o método de tratamento com prótese mais fácil para a substituição de vários dentes anteriores durante a cicatrização de implantes submersos é uma prótese removível. Se o aumento do osso for necessário, essa prótese pode ser usada durante mais de um ano antes da entrega da prótese final implantossuportada.

Sequência de Plano de Tratamento

Posição do Lábio Superior

A região anterior da maxila com ausência de vários dentes adjacentes geralmente é restaurada com uma sobredentadura ou uma prótese fixa que substitui dentes e a arquitetura dos tecidos moles (prótese do tipo PF-3) (Fig. 25-12). Se uma prótese total, uma sobredentadura ou uma prótese fixa está sendo fabricada, a reconstrução de um arco edentado total ou anterior começa com a determinação da posição vestibular da margem incisal maxilar. Sua modificação em uma etapa posterior pode alterar todos os outros determinantes de uma reconstrução. Uma placa-base e um plano de cera (ou a prótese existente do paciente) podem determinar o apoio necessário para o contorno vestibular do lábio superior. Na maioria das vezes as superfícies vestibulares dos incisivos centrais têm 12,5 mm a partir da parte mais posterior da papila incisiva.[13,14] O plano de cera é inicialmente posicionado com isso em mente. Quanto mais se levar a flange e os dentes para uma posição vestibular, mais alta a posição de repouso do lábio e a maior a exposição da borda incisiva. O lábio deve ter uma depressão visível na linha média, sob o nariz. Se for muito grande, o lábio está demasiadamente estendido e a cera deve ser removida a partir do aspecto labial do plano de cera.

A posição do lábio superior também pode ser determinada pela posição do lábio inferior e do queixo com a face numa dimensão vertical adequada. Uma linha horizontal, representada pelo plano de Frankfurt, pode ser feita a partir do ponto mais alto do conduto auditivo (parte superior do trago) ao ponto mais baixo na margem da órbita, com a cabeça do paciente em posição vertical. Idealmente, uma linha perpendicular vertical entre o plano de Frankfurt e o lábio inferior deve ter o lábio superior anterior 1 a 2 mm desse ponto de referência e o queixo 2 mm posterior a essa linha[15] (Fig. 25-13).

A posição do lábio em relação ao osso da pré-maxila é o principal critério para determinar se uma prótese fixa, uma prótese fixa com enxerto ósseo ou uma sobredentadura superior é indicada. Quando a posição labial do plano de cera é para a frente do rebordo residual mais de 5 mm, um enxerto ósseo antes de implantes ou um enxerto de hidroxiapatita na tábua vestibular é necessário para suportar o

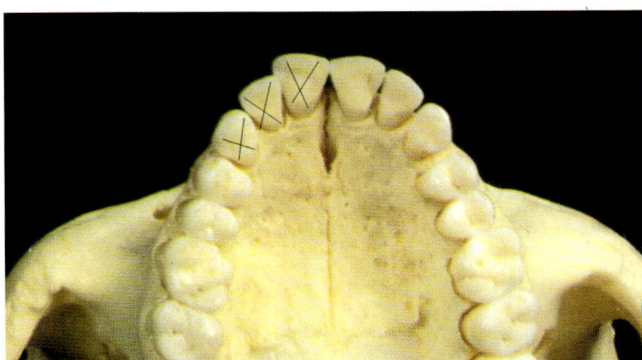

FIGURA 25-11. Quando o paciente não apresenta o canino e dois dentes adjacentes, é contraindicada uma prótese fixa a menos que dois implantes (ou mais) sejam instalados para substituir os dentes.

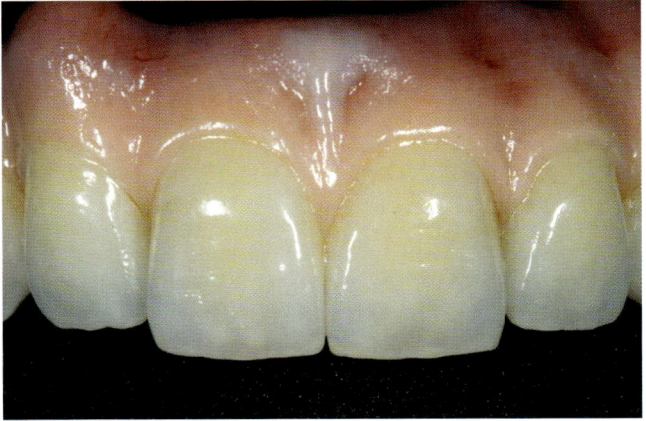

FIGURA 25-12. Uma prótese fixa para restaurar múltiplos dentes anterossuperiores adjacentes, na maioria das vezes reposiciona também o contorno de tecido mole (uma prótese PF-3).

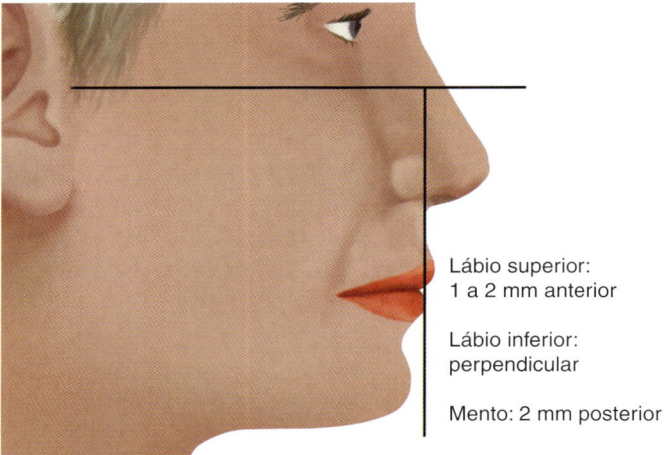

FIGURA 25-13. Uma linha perpendicular ao plano de Frankfurt na posição do lábio inferior deve estar 1 a 2 mm atrás do lábio superior e 2 mm à frente do queixo.

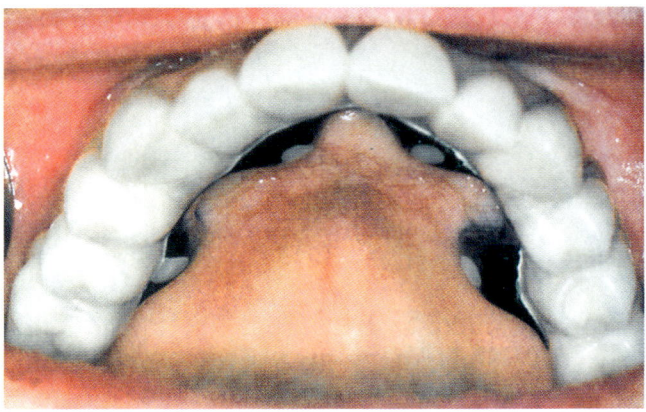

FIGURA 25-15. Esta prótese maxilar tinha dentes anteriores suspensos a partir dos implantes de dentes anteriores e posteriores suspensos a partir dos implantes posteriores. Como a maxila está em risco biomecânico aumentado, comparado com a mandíbula, o cantiléver posterior deverá ser geralmente eliminado através da instalação de implantes na região molar.

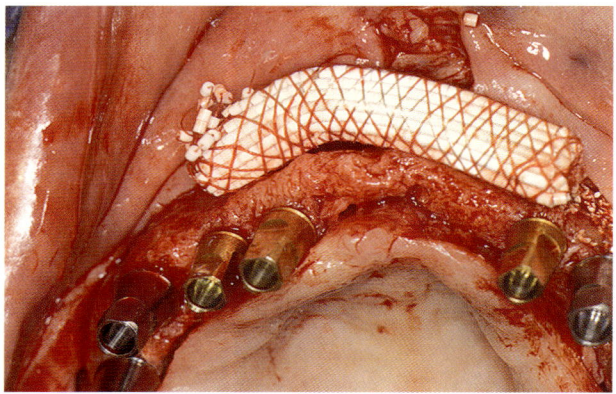

FIGURA 25-14. Quando a posição vestibular dos dentes necessários para apoiar o lábio superior é mais que 5 mm anterior ao rebordo residual, um enxerto ósseo ou enxerto de hidroxiapatita na vestibular do rebordo residual é necessário para suportar o lábio superior com uma prótese fixa. Outro método para apoiar o lábio superior é uma prótese do tipo sobredentadura com uma flange vestibular.

lábio no caso de uma prótese fixa, ou uma sobredentadura superior com uma flange vestibular é considerada (Fig. 25-14).

Posição Estratégica dos Implantes

Após escolher o tipo de prótese e a posição vestibular dos dentes as posições estratégicas dos implantes são então determinadas pela prótese superior.[16,17] Um parâmetro importante no plano do tratamento é proporcionar posição biomecânica adequada e área de superfície de suporte para a carga transmitida à prótese. Quatro diretrizes são apresentadas no Capítulo 9 para posições estratégicas dos implantes em uma prótese sobre implantes. Para o maxilar edentado, essas quatro diretrizes podem ser ligeiramente modificadas e assim resumidas: não existência de cantiléver posterior, não colocação posterior de três pônticos adjacentes, a regra do canino e o local dos primeiros molares.

Além dessas quatro diretrizes principais para a posição do implante, a maxila totalmente edentada deve reduzir ainda mais o aumento dos riscos biomecânicos adicionando uma diretriz quanto aos cinco lados do arco[12] (Quadro 25-2).

> **QUADRO 25-2** Posições Estratégicas para Implantes na Maxila Edentada
>
> 1. Sem cantiléver
> 2. Não colocação de três pônticos adjacentes posteriores
> 3. Regra canina
> 4. Sítio do primeiro molar
> 5. Arco de cinco lados

Diretriz 1: Não Existência de Cantiléver Posterior

Os dentes da pré-maxila podem ser posicionados para a frente a partir dos implantes para otimizar a estética e a fonética. Por isso, é mais importante instalar implantes posteriores conectados aos implantes anteriores para aumentar a distância anteroposterior (AP) e contrapor este efeito. Deve haver pouco ou nenhum cantiléver posterior em uma maxila totalmente edentada (Fig. 25-15).

Diretriz 2: Não Colocação de Três Pônticos Posteriores Adjacentes

Quando os dentes posteriores são incluídos em uma prótese não deve haver três (ou mais) pônticos adjacentes.[11] Nessas condições, os pilares adjacentes devem suportar cinco ou mais dentes adjacentes, o valor da força é maior nas regiões posteriores e o metal da restauração flexiona 27 vezes mais do que um pôntico protético. Além disso, a densidade do osso para suportar os implantes é muitas vezes menor na maxila posterior, por conseguinte a resistência do osso é reduzida (Fig. 25-16). Isso aumenta ainda mais o risco de sobrecarga dos implantes.

Quando todos os seis dentes anteriores estão ausentes, pelo menos um implante deve geralmente ser posicionado entre os caninos no arco maxilar. No entanto, a regra de "não colocação de três pônticos" pode ser modificada na região anterior da boca porque a força é menor nessa região, em comparação com a região posterior. Além disso, um incisivo lateral é o menor dente da maxila, de modo que o comprimento do intervalo é reduzido (em comparação com as regiões posteriores).

Diretriz 3: A Regra Canina

A prótese fixa para substituir um canino apresenta um risco maior do que qualquer outro dente na boca. O incisivo lateral adjacente é o

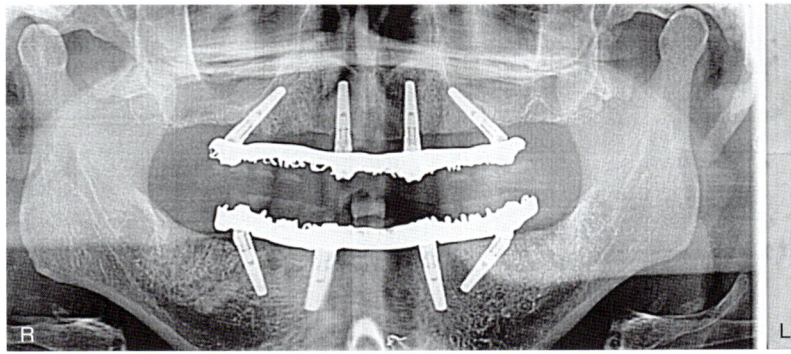

FIGURA 25-16. Quando três ou mais pônticos adjacentes são usados em uma prótese, os pilares adjacentes estão suportando a carga de cinco ou mais dentes. O osso maxilar posterior é geralmente mais fraco do que qualquer outra região, o que aumenta ainda mais o risco de sobrecarga para os implantes.

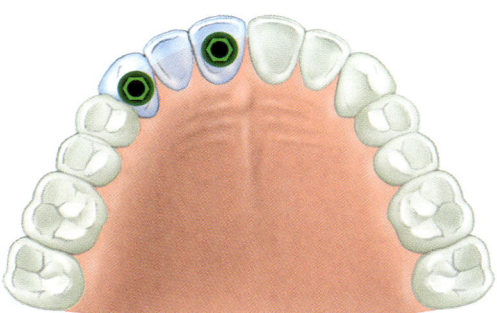

FIGURA 25-17. O paciente com ausência de um canino, incisivo lateral e incisivo central requer pelo menos dois implantes para restaurar esses dentes.

QUADRO 25-3 Ausência do Canino e de Dois Dentes Adjacentes (Contraindicado para Próteses Parciais Fixas)

1. Comprimento do intervalo (três dentes)
2. Quantidade de força (caninos e dentes posteriores têm mais força do que dentes anteriores)
3. Direção de força (carga não axial com dentes inferiores em relação cêntrica e excursões)
4. Ausência de propriocepção do canino
5. Orientação anterior dos dentes posteriores é necessária para a prótese com implantes

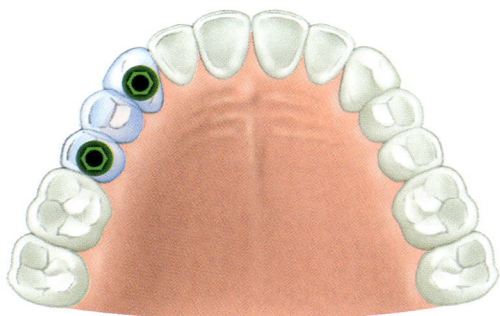

FIGURA 25-18. O paciente que perdeu um segundo pré-molar, um primeiro pré-molar e um canino requer pelo menos dois implantes para restaurar esses três dentes ausentes.

mais fraco dos dentes anteriores, e os primeiros pré-molares são muitas vezes os mais fracos da região posterior. Um axioma em prótese tradicional indica que uma prótese fixa é contraindicada quando um canino e dois ou mais dentes adjacentes estão ausentes.[11] Portanto, se um paciente deseja uma prótese fixa, implantes são necessários sempre que os seguintes dentes adjacentes estiverem ausentes: (1) o primeiro pré-molar, um canino e um incisivo lateral; (2) o canino, o incisivo lateral e o incisivo central (Fig. 25-17); e (3) o canino, o primeiro e o segundo pré-molares (Fig. 25-18).

Quando quaisquer dessas três combinações de dentes ausentes estiverem presentes, uma prótese fixa é contraindicada devido ao comprimento da região edentada (três pônticos), à quantidade de força sobre os pilares (forças maiores na região de canino, em comparação com o anterior, e a força nos pilares inclui os três dentes ausentes), à direção da força nos pilares (forças anguladas para a região do canino), a propriocepção do sítio canino, bem como a necessidade de estabelecer desoclusão posterior dos dentes em excursões (Quadro 25-3).

A prótese sobre dentes está sob menor risco biomecânico do que uma prótese sobre implantes quando o canino e dois dentes adjacentes estiverem ausentes. Os dentes apresentam mais mobilidade do que os implantes; portanto, o mecanismo de alívio da tensão do ligamento periodontal reduz a flexão, a força e o efeito de uma força angular. Apesar disso, é contraindicado para pacientes com dentes naturais usar três pônticos em uma prótese fixa sempre que o canino natural e dois dentes adjacentes estiverem ausentes. Portanto, nessas condições, em planos de tratamento com implantes pelo menos dois implantes são indicados para suportar uma prótese fixa independente (geralmente nas posições terminais da extensão para eliminar as forças de cantiléver) (Fig. 25-19).

Usando a diretriz do canino ausente e dois dentes naturais adjacentes, uma prótese fixa é obviamente contraindicada quando um (ou ambos) canino(s) anterior(es) e os quatro incisivos estiverem faltando. Por exemplo, quando um canino direito, incisivo lateral direito, incisivo central direito, incisivo central esquerdo, incisivo lateral esquerdo e canino esquerdo estiverem ausentes, a situação é contraindicada para uma prótese fixa. No entanto, em alguns planos de tratamento, implantes são instalados em cada quadrante maxilar posterior, e uma prótese fixa com cinco ou seis pônticos é fabricada para substituir os dentes anteriores (Fig. 25-20). O cantiléver anterior à região dos primeiros pré-molares desta opção de tratamento é mais deletério do que um cantiléver posterior por causa de todas as questões biomecânicas da pré-maxila. Aparentemente, as justificativas para violar as diretrizes protéticas estabelecidas na literatura para os dentes são as seguintes:

1. Para aumentar a pré-maxila completa, enxertos ósseos autólogos são muitas vezes necessários, mas materiais sintéticos podem ser usados para enxertia previsível do seio maxilar posterior. Os grandes volumes de autoenxerto necessários para a pré-maxila completa podem exigir procedimentos avançados de enxertia

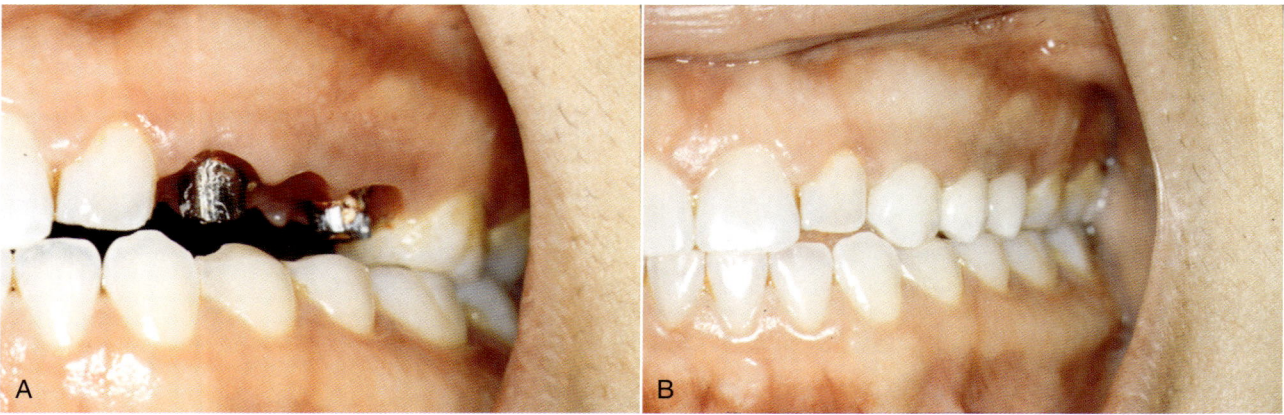

FIGURA 25-19. **A,** O paciente com canino, primeiro pré-molar e segundo pré-molar ausentes. Um implante foi instalado nas posições do dente terminal. **B,** A PPF de três elementos é cimentada aos dois pilares de implantes.

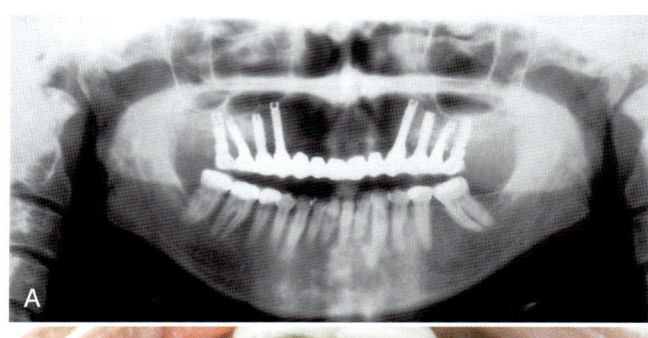

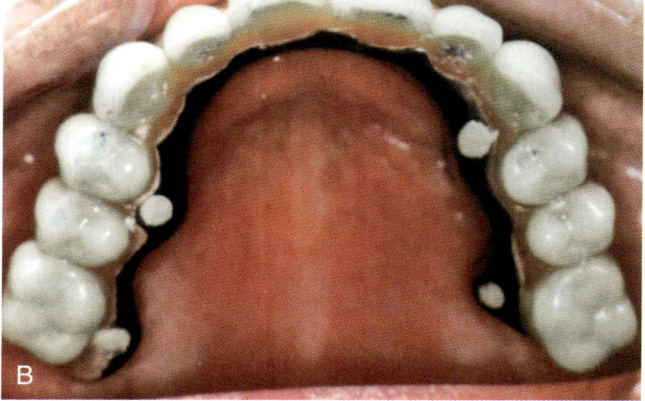

FIGURA 25-20. **A,** Radiografia panorâmica de uma prótese fixa com cinco pônticos adjacentes, incluindo um canino. Esta prótese é subsuportada, especialmente porque ela se opõe à dentição natural em um paciente mais jovem. **B,** É contraindicada para substituir três dentes adjacentes, que incluem um canino. Esta prótese sobre implantes tem pelo menos cinco pônticos adjacentes que incluem um canino.

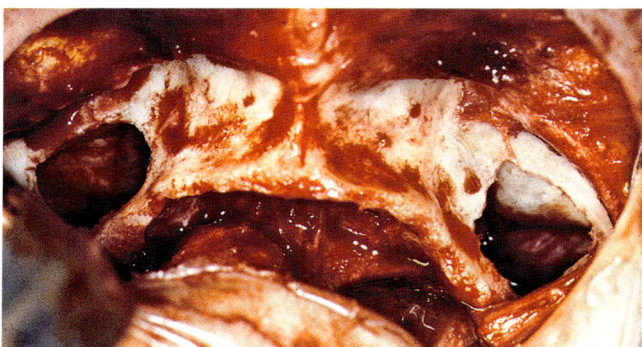

FIGURA 25-21. Um arco edentado superior com as duas paredes laterais da maxila giradas medialmente para enxertos de seio com material de enxerto alógeno ou sintético. Materiais de enxerto similares utilizados na pré-maxila não são tão previsíveis para ganhar altura e largura ósseas.

óssea (que os pacientes não querem e poucos profissionais estão treinados adequadamente para fazê-los) (Fig. 25-21).

2. A impressão é que os implantes são mais rígidos e, portanto, mais fortes do que as raízes naturais. No entanto, esta é uma falsa segurança. O fato de que os implantes são mais rígidos do que os dentes faz com que os três ou mais pônticos adjacentes e a diretriz da regra canina sejam mais importantes a ser em seguidos quando os pilares são implantes. Os pilares rígidos aumentam o problema de flexibilidade do metal e direção da força aplicada à prótese. Portanto, o canino é um sítio de implante especialmente importante quando os seis dentes anteriores estão ausentes. Quando não houver osso disponível, um enxerto ósseo na região do canino é indicado antes da instalação do implante, ou então é preciso instalar um implante na região de incisivos laterais e primeiros pré-molares para compensar a falta do canino.

Diretriz 4: Região do Primeiro Molar

O primeiro molar é uma importante posição de pilar em uma maxila edentada. A força de mordida nesta região aumenta para 90 kg, em comparação à metade desse valor na região de pré-molares. Como consequência, a área de superfície do primeiro molar natural é mais de duas vezes maior que a dos pré-molares. Além disso, a densidade óssea na região do molar é muitas vezes mais pobre do que nas regiões de pré-molares. Como resultado, sugerem-se implantes de maior diâmetro ou em maior número, e não a aplicação de forças em cantiléver na região dos molares.

Um problema anatômico para o tratamento com implantes na maxila posterior é a rápida expansão do seio maxilar após a perda do dente. Como resultado, a região posterior da maxila edentada raramente tem altura óssea suficiente sem enxerto sinusal. Portanto, uma opção de tratamento com cantiléver posterior é usada para eliminar o enxerto posterior do seio. Cantiléveres posteriores de implantes maxilares anteriores são menos previsíveis do que os de implantes mandibulares anteriores por todos os motivos abordados anteriormente neste capítulo. Além disso, quando os implantes em região de primeiros molares não estão presentes, a distância AP dos implantes unidos é reduzida, e o cantiléver anterior a partir dos implantes mais anteriores é mais do que um risco biomecânico (Fig. 25-22). Em vez de um cantiléver posterior, um enxerto de seio e implantes de maior diâmetro (ou dois implantes de diâmetro menor, em vez de um diâmetro maior) são indicados na região de primeiro molar e apresentam melhores taxas de sucesso global do implante, além de um menor número de complicações protéticas importantes.

Diretriz 5: Arco de Cinco Lados

O arco dental pode ser dividido em cinco diferentes componentes relacionados com sua direção de movimento (Fig. 25-23). As regiões posteriores (primeiro pré-molar, segundo pré-molar, primeiro e segundo molares) se movem cada uma em direções laterais à linha média. A região do canino se move em duas direções oblíquas diferentes, e os dentes anteriores (incisivos laterais e centrais) se movimentam em uma direção AP. Quando três ou mais componentes diferentes de um arco são imobilizados em conjunto, as diferentes direções de força são misturadas e o conjunto apresenta menos movimento. Além disso, quando três ou mais secções são unidas, uma dimensão AP está presente e também resiste às forças laterais. Quanto mais secções de arco estiverem unidas, maior será a distância AP e mais resistente será o conjunto contra qualquer força lateral ou cantiléver.

Na maxila, na maioria das vezes, pelo menos um implante deve ser instalado em cada uma das cinco secções de dentes ausentes e, em seguida, eles devem ser unidos ao substituir vários dentes adjacentes. Isto significa que pelo menos três implantes geralmente são necessários para substituir os seis dentes anteriores da pré-maxila: um em cada região de canino e um em qualquer posição dos quatro incisivos[16,17] (Fig. 25-24). Estudos anteriores realizados por Bidez e Misch demonstraram que a força distribuída sobre os três pilares resulta em menos tensão localizada para a crista óssea do que dois pilares.[17,18] Quando esses três implantes são imobilizados em torno de um arco, que liga pelo menos três segmentos, cria um efeito de tripé e fornece uma distância AP com propriedades mecânicas superiores a uma linha reta e com maior resistência às forças laterais.

Quando dentes anteriores e posteriores estão ausentes, implantes posteriores adicionais são normalmente exigidos (Fig. 25-25). Como a prótese da pré-maxila apresenta muitas condições biomecânicas que aumentam as forças (tanto em cêntrica quanto em excursões), pode-se considerar um cantiléver a partir do sistema de suporte de implantes. Quando os implantes em cinco secções são imobilizados em conjunto funcionam como um lado de uma alavanca classe I, com os implantes mais anteriores na posição de fulcro e a borda incisal da prótese como cantiléver da alavanca. A distância AP dos implantes para o cantiléver anterior nas próteses da pré-maxila corresponde à distância entre o centro dos implantes mais distais de cada lado e o aspecto anterior do implante mais anterior. Assim, um implante na posição do dente ausente mais distal melhora muito a extensão AP e reduz as forças da pré-maxila ao sistema de implante (Fig. 25-26).

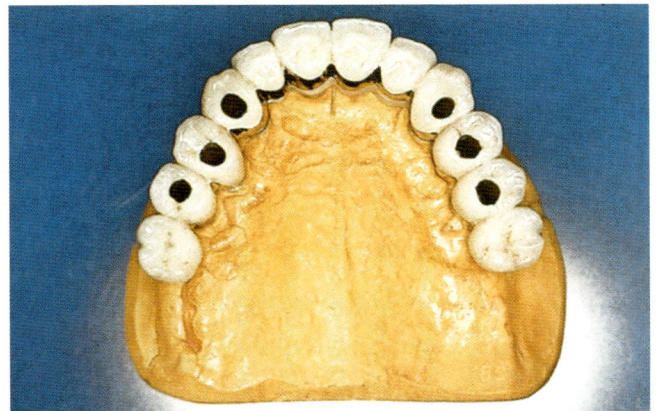

FIGURA 25-22. A prótese fixa com cantiléveres anterior e posterior. Um implante na posição de primeiro molar eliminaria a força de mordida posterior em um cantiléver e aumentaria a distância anteroposterior entre os implantes para combater o efeito de um cantiléver anterior.

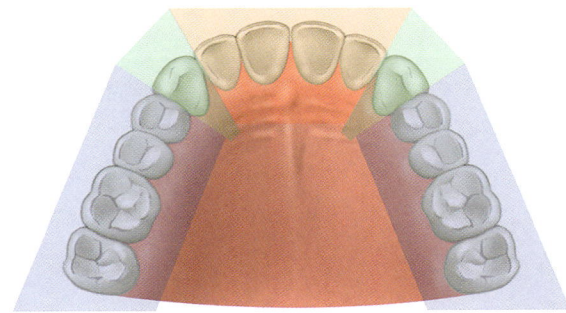

FIGURA 25-23. O arco superior pode ser tratado como um pentágono aberto, com cinco segmentos de linha reta. Quando os dentes estão ausentes em vários segmentos, pelo menos um implante é necessário em cada secção.

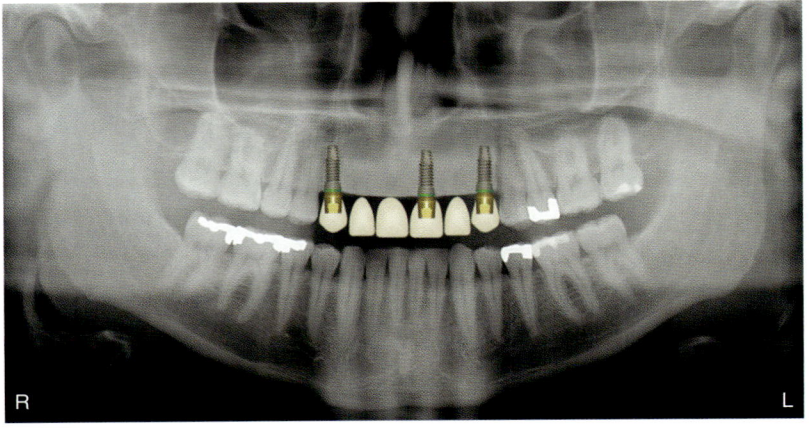

FIGURA 25-24. Radiografia panorâmica, com ausência de seis dentes anterossuperiores. A instalação de três implantes é indicada, um em cada secção dos cinco lados de dentes ausentes no pentágono.

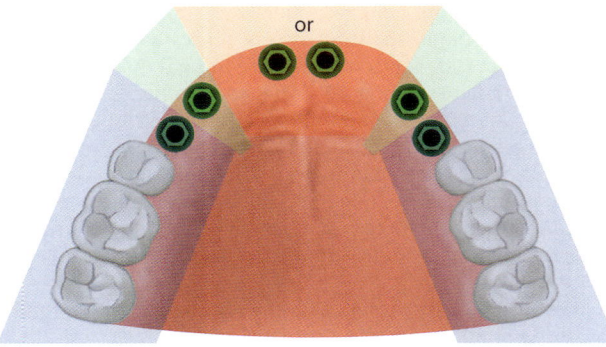

FIGURA 25-25. Quando oito dentes anteriores (primeiro pré-molar ao primeiro pré-molar) estão ausentes, os implantes devem ser instalados em cada segmento de cinco lados do arco para fornecer apoio adequado. Por conseguinte, pelo menos cinco implantes são idealmente indicados.

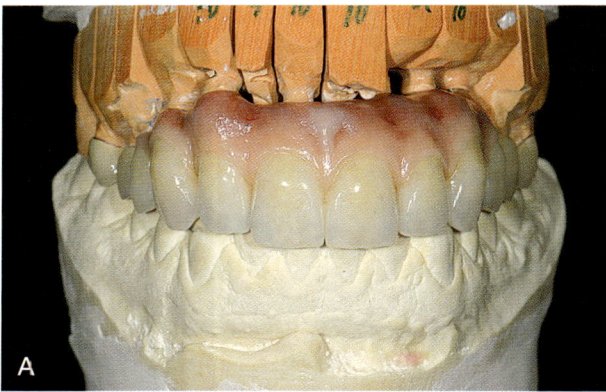
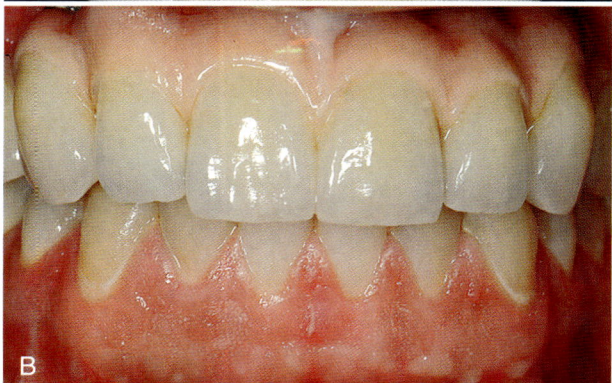
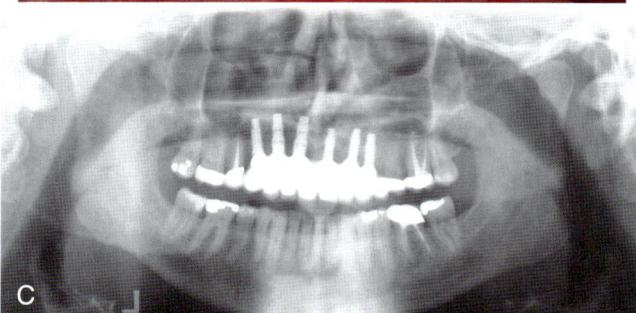

FIGURA 25-26. A, A forma do arco dentado pode ser diferente da forma de osso residual, uma vez que o rebordo reabsorve apical e para longe da posição original do dente. Em tais casos, a prótese é projetada para restaurar o adequado contorno dos dentes e o suporte labial. **B,** Prótese fixa FP-3 substitui oito dentes anteriores adjacentes e é suportada por seis implantes. **C,** Radiografia panorâmica do mesmo paciente.

Forma do Arco da Pré-maxila

A forma do arco maxilar influencia o plano de tratamento com próteses fixas na pré-maxila edentada. Três formas de arco dentado típicas para a maxila são quadrado, ovóide e triangular. A forma do arco dental do paciente é determinada pela posição final dos dentes na pré-maxila, e não pela forma do arco do rebordo residual. Há também três formas de arcos ósseos edentados. Como consequência da reabsorção óssea, a forma do arco edentado pode ser diferente da forma do arco dentado. Um rebordo residual poderá parecer quadrado por causa de reabsorção ou trauma. No entanto, as posições finais dos dentes podem estar em um cantiléver vestibular com a prótese final. Em outras palavras, pode ser necessária uma forma ovoide ou um arco dental triangular para restaurar uma forma quadrada do arco edentado residual (Fig. 25-27). O número e a posição dos implantes estão relacionados com a forma do arco da dentição final (prótese), não só com a forma do arco edentado existente.

A forma do arco dental na região anterior da maxila é determinada pela distância entre duas linhas horizontais. A primeira linha é traçada a partir de uma ponta da borda incisal de um canino para o outro. Esta linha, na maioria das vezes, corta a papila incisiva independentemente da forma do arco dentado.[13,14] A segunda linha é traçada paralelamente à primeira linha ao longo da face vestibular dos dentes anteriores[16] (Fig. 25-28). Quando a distância entre essas duas linhas é inferior a 8 mm, uma forma quadrada do arco dental está presente. Quando a distância entre essas duas linhas é de 8 a 12 mm, uma forma de arco dentado ovoide é detectada — a mais comumente observada. Quando a distância entre as duas linhas horizontais é superior a 12 mm, a forma de arco dentado é triangular[12,17] (Tabela 25-1).

Em uma forma de arco dental quadrado, incisivos lateral e central não estão em cantiléver muito vestibular a partir da posição do canino. Portanto, excursões mandibulares e forças oclusais exercem menos tensão sobre os implantes na região dos caninos. Como resultado, os implantes instalados na região dos caninos para substituir os seis dentes anteriores podem ser suficientes quando os fatores de força forem baixos (parafunção, dinâmica da mastigação, EAC) e se eles estiverem unidos a implantes posteriores adicionais (Fig. 25-29). Os quatro pônticos entre os caninos podem contrariar a regra 2 das posições estratégicas dos implantes (sem três pônticos adjacentes)

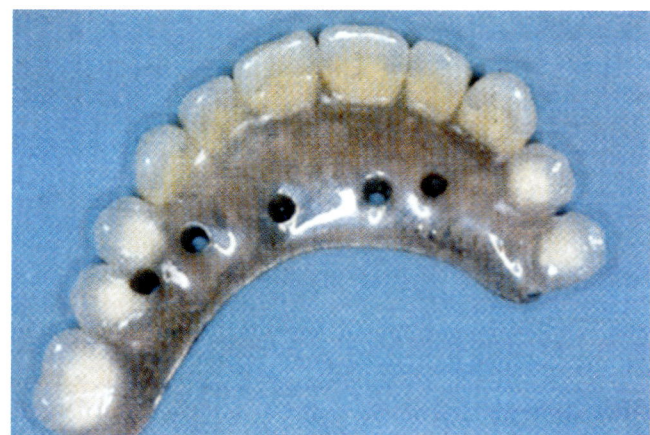

FIGURA 25-27. A forma do rebordo residual é quadrada, e a forma do arco dentado é triangular. Como resultado, os dentes anteriores estão em cantiléver a partir dos implantes. Como implantes posteriores não foram utilizados para substituir os dentes posteriores, eles também estão em cantiléver na prótese. A distância anteroposterior reduzida coloca esta prótese em maior risco de complicações biomecânicas.

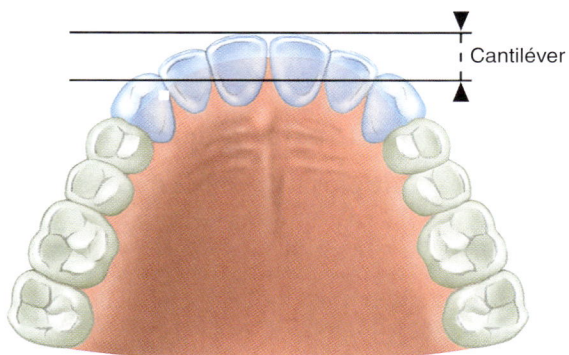

FIGURA 25-28. Duas linhas horizontais são desenhadas. A primeira linha corta a papila incisiva e conecta as pontas dos caninos. A segunda linha é paralela e ao longo da posição vestibular do incisivo central. A distância entre essas linhas determina se a forma do arco dentado é quadrada, oval ou afinada.

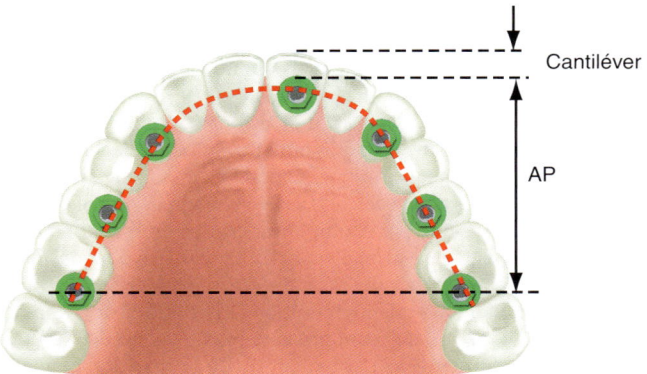

FIGURA 25-30. Em uma forma de arco dentado ovoide, três implantes devem ser instalados no pré-maxilar, um em cada posição canina e um implante anterior adicional. Além disso, pelo menos quatro implantes posteriores devem ser unidos de modo a formar um arco em uma maxila edentada. A-P, distância anteroposterior.

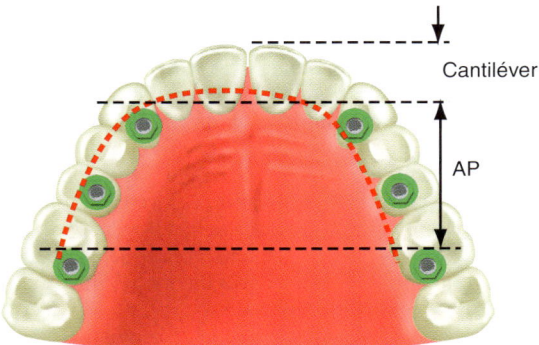

FIGURA 25-29. Quando fatores de força são baixos, uma forma quadrada de arco dentado pode usar dois implantes nas posições dos caninos se implantes adicionais são utilizados nas regiões posteriores. Um total de seis implantes para uma prótese fixa ou uma PR-4 pode ser usado em uma maxila edentada de arco quadrado. A-P, distância anteroposterior.

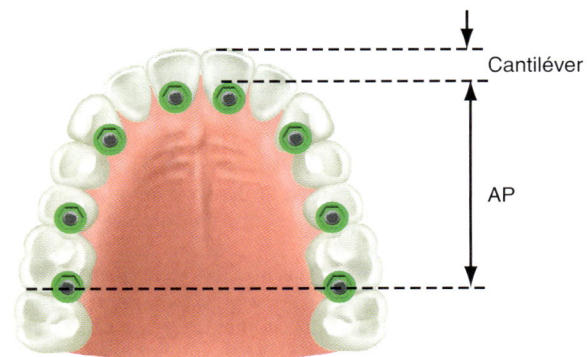

FIGURA 25-31. Na forma de arco afilado, o cantiléver anterior é maior e deve ser apoiado por mais implantes na pré-maxila. Pelo menos quatro implantes posteriores também devem ser adicionados para restaurar o arco totalmente edentado. A-P, distância anteroposterior.

TABELA 25-1
Plano de Tratamento para Pré-maxila Edentada

Forma do Arco	Cantiléver Anterior	Número de Implantes	Posição do Implante
Quadrado	<8	Dois	Caninos
Ovoide	8-12	Três	Dois caninos e um incisivo
Triangular	>12	Quatro	Dois caninos e dois incisivos

porque (1) as forças são mais baixas na região dos incisivos e (2) em uma forma de arco dentado quadrado na maxila cantiléveres mínimos são colocados sobre os caninos.

Se a posição final dos dentes é um arco de forma ovoide, pelo menos três implantes devem ser instalados na pré-maxila: um em cada canino e um entre os caninos (de preferência um na posição de um incisivo central) (Fig. 25-30). A posição do incisivo central aumenta a distância AP do canino para os centrais e oferece melhor suporte biomecânico para a prótese. Na maxila edentada a longo prazo isso provavelmente exigirá aumento ósseo antes da instalação do implante. Quando os fatores de força do paciente são de baixo a moderado o implante anterior pode ser instalado na região de incisivo lateral, mas quando os implantes anteriores são conectados ao implante na região de molar a distância AP é aumentada. Estas três posições dos implantes anteriores resistem às forças adicionais criadas nessa forma de arco, melhoram a retenção da prótese e reduzem o risco de afrouxamento do parafuso do pilar.

A prótese de um arco dental de forma triangular coloca as maiores forças sobre os implantes anteriores, especialmente durante as excursões mandibulares, quando o osso residual é um rebordo de forma ovoide ou quadrada. Os dentes anteriores criam um significativo cantiléver vestibular a partir da posição de canino. Dessa forma, quatro implantes devem ser considerados para substituir os seis dentes anteriores (Fig. 25-31). As posições bilaterais de caninos e de incisivos centrais representam a melhor opção. Essas posições são preferidas quando outros fatores de força são maiores, como EAC, parafunção e dinâmica muscular mastigatória. Quando mais de seis dentes anteriores estiverem ausentes, implantes posteriores adicionais também devem ser unidos ao segmento anterior. Quanto mais posteriores forem os implantes unidos aos implantes anteriores, maior é a distância AP.

O pior cenário para as complicações biomecânicas é um paciente que necessita da restauração de um arco dental triangular com uma forma quadrada de rebordo residual. Não são apenas os quatro implantes anteriores idealmente necessários para compensar a posição do dente em cantiléver anterior, mas também esses implantes devem ser conectados aos implantes posteriores adicionais, de preferência incluindo implantes tão distais quanto os sítios de segundos molares (Fig. 25-32). Implantes nas posições de segundos molares aumentam a distância AP para se opor às forças anteriores (note que os implantes na região de primeiros molares também estão incluídos).

Quando uma região de canino não pode ser utilizada para instalar um implante na pré-maxila edentada, sugere-se um implante em cada lado do canino ausente para compensar esta posição fundamental (implantes em região de primeiro pré-molar e incisivo lateral). Um implante na região de incisivo central e outro na posição de canino na secção contralateral podem ser unidos a esses outros dois implantes para atuar como pilares para próteses fixas ou sobredentaduras.

Quando os fatores de força são maiores do que o normal, quatro implantes são sugeridos para substituir seis dentes anteriores. Os quatro implantes na pré-maxila devem ser imobilizados em conjunto e compartilhar quaisquer forças laterais durante as excursões. Na presença dessas forças maiores (p. ex., bruxismo moderado a severo), implantes de maior diâmetro também devem ser usados nas posições de caninos (que aumentaram a carga de angulação em excursões e forças de mordida maiores). Em outras palavras, na maioria dos casos a maxila completamente edentada é restaurada com três ou quatro implantes unidos, para juntos substituírem os seis dentes anteriores.

Idealmente, cantiléveres posteriores não devem ser colocados sobre os implantes maxilares anteriores (regra 1 em posições estratégicas de implantes). Se os dentes posteriores também estão sendo substituídos na prótese, implantes adicionais são necessários. Sete a 10 implantes muitas vezes são instalados para restaurar uma maxila completamente edentada com uma prótese fixa ou uma sobredentadura (PR-4), especialmente quando se opõem a uma dentição natural ou a uma prótese fixa.

Deve-se notar que a maioria das próteses totais superiores é fixa (PF-3) ou sobredentaduras (PR-4). Em qualquer um dos cenários a posição do implante mesiodistal não tem de se correlacionar estritamente com a posição dos dentes. Em outras palavras, a posição vestibulopalatina é geralmente mais importante do que o sítio mesiodistal do dente porque o aspecto gengival da prótese separa a coroa clínica do sítio do implante. Como tal, o sítio do implante é determinado mais pela biomecânica, pelo espaçamento entre implantes ou pela disponibilidade óssea do que pela posição rigorosa do dente (como em uma prótese PF-1). Portanto, quando os implantes estão posicionados em região de canino e incisivo lateral podem estar a 3 mm (ou mais) de distância e não comprometer a estética cervical ou a higiene da prótese.

Planos de Tratamento para Pré-maxila Edentada

Diâmetros de Múltiplos Implantes Adjacentes

A prótese sobre implantes tipo PF-1 tenta restaurar apenas a coroa do dente ausente, de modo que a prótese é semelhante à coroa de um dente natural. Para fazer isso o osso e o contorno de tecido mole devem ser quase ideais. Quando as condições estão dentro das diretrizes recomendadas, o diâmetro do implante pode afetar o sucesso inicial e a longo prazo da estética da prótese. Várias condições devem ser consideradas para a escolha do diâmetro de implante adequado, incluindo o tamanho do dente, a distância do dente adjacente, a distância entre implantes, a dimensão dos ossos da face e as forças de carga.

Um fator primordial para o tamanho do implante é a distância necessária de uma raiz do dente adjacente ou implante. A dimensão horizontal de um defeito ósseo em forma de cunha em torno de um implante na crista do rebordo, do espaço biológico, do projeto do implante ou sobrecarga oclusal varia de 0,5 a 1,4 mm.[19,20] A perda óssea vertical inicial em torno de um implante durante o primeiro ano de carga varia de 0,5 a mais de 3 mm. Quando o implante está a 1,5 mm de uma raiz natural adjacente, o defeito vertical em forma de cunha pode evoluir para um defeito horizontal, criando a perda óssea na raiz do dente adjacente. Isso é importante porque a altura do osso interseptal determina em parte a incidência do preenchimento completo ou parcial do espaço das papilas dentais entre dentes ou implantes, assim como a incidência de profundidade à sondagem maior que 5 mm.[19] Como consequência, sempre que possível um implante deve estar a pelo menos 1,5 mm ou mais dos dentes adjacentes (Quadro 25-4).

Quando os implantes são instalados adjacentes uns aos outros e um contorno ideal do tecido mole é desejado, uma distância mínima de 3 mm é sugerida para acomodar a eventual perda de crista óssea e manter os níveis de osso interseptal.[21] Tarnow et al. observaram que a dimensão horizontal de um defeito de crista ao lado de um implante mede quase 1,5 mm.[19] Dessa forma, se dois implantes estão mais próximos do que 3,0 mm, um defeito angular vertical sobre cada implante pode resultar na perda de osso horizontal entre os dois implantes. Essa perda de massa óssea, por sua vez, pode favorecer a proliferação de bactérias anaeróbicas no ambiente sulcular, ou os tecidos podem encolher e comprometer contornos dos tecidos moles entre dentes e implantes em uma área altamente estética (Fig. 25-33). Degidi e Misch observaram que a largura do defeito vertical ao lado de um implante pode ser de até 0,5 mm em vez de 1,3 mm, dependendo do projeto do implante, e permite a instalação de implantes mais próximos.[21] Entretanto, a diretriz de 3 mm é um fator de segurança ideal para uma distância entre implantes. Também é mais previsível formar a papila entre implantes quando a distância de 3 mm ou mais está presente entre os implantes. Embora a distância do implante possa ser reduzida e a manutenção do osso seja possível, a faixa de

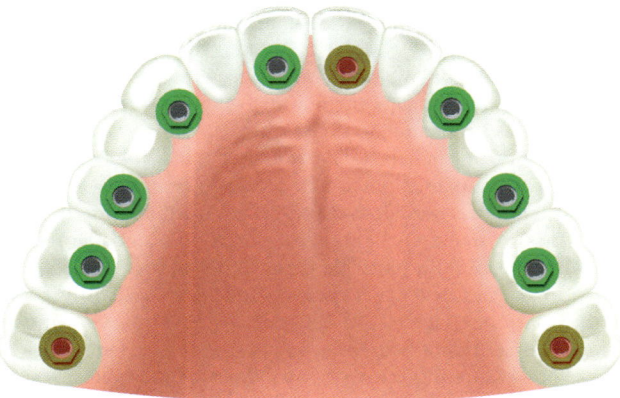

- Sítio Primário
- Sítio Secundário

FIGURA 25-32. Fatores de força moderados geralmente requerem quatro implantes na pré-maxila, unidos a implantes posteriores adicionais. Implantes na posição de segundo molar compensam um cantiléver anterior porque a distância anteroposterior é aumentada.

QUADRO 25-4 Critério de Seleção do Tamanho de Múltiplos Implantes para uma Prótese PF-1 na Maxila:

- Dente natural 2 mm acima da junção cemento-esmalte
- 1,5 mm do dente adjacente
- 1,5 mm de osso vestibular
- 3 mm do implante adjacente
- 3 a 4 mm de diâmetro para maxila anterior
- Mínimo de 4 mm de diâmetro para maxila posterior

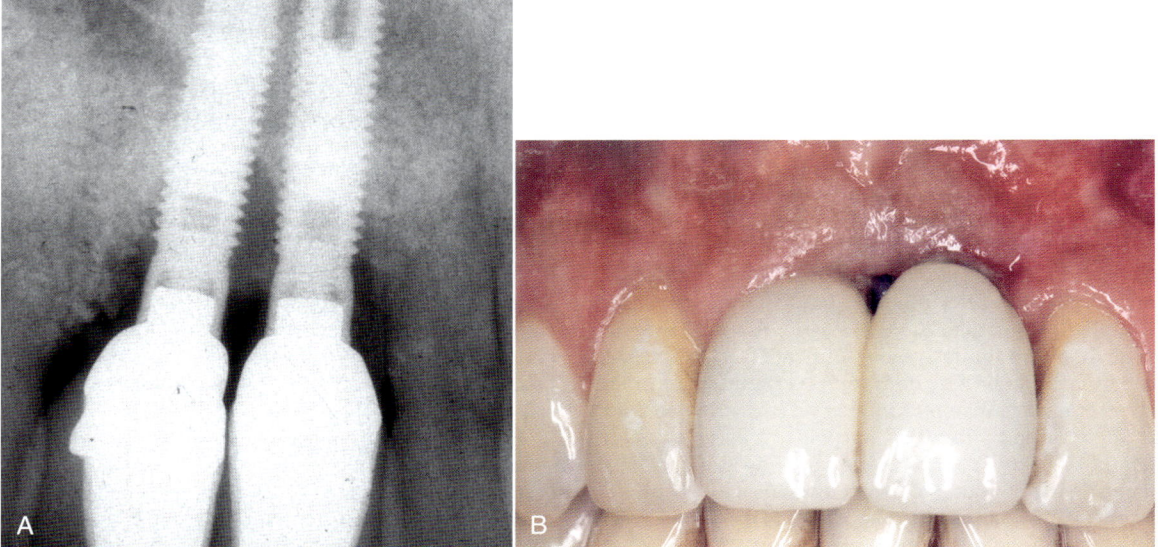

FIGURA 25-33. A, Os implantes adjacentes estão mais próximos do que 3 mm um do outro. Como consequência, a perda óssea em cada implante cria um defeito horizontal. **B,** O contorno de tecido mole retraiu como resultado da perda óssea horizontal entre os implantes.

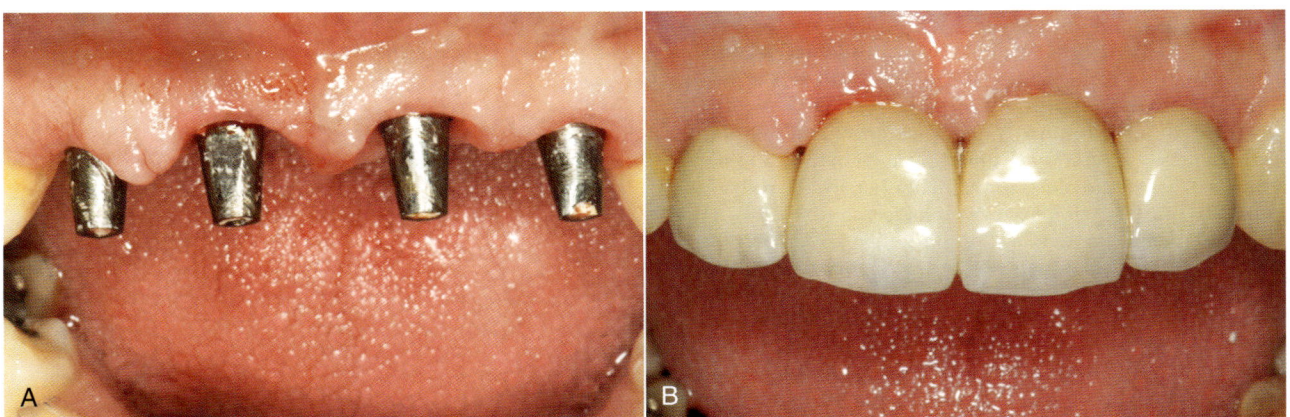

FIGURA 25-34. A, Quando múltiplos implantes adjacentes são usados para uma prótese PF-1, o diâmetro deve ser reduzido de modo que restem 3 mm de osso entre os implantes. **B,** A prótese final tem muitas vezes uma forma de dente quadrado e uma altura reduzida da papila entre implantes.

tecido mole é mais difícil de formar, especialmente na região da papila entre implantes. Ao instalar dois implantes adjacentes na zona estética, seus diâmetros devem ser reduzidos em comparação com as dimensões ideais de um implante unitário.

O diâmetro ideal de um implante para uma prótese do tipo PF-1 também deve considerar a dimensão vestibulopalatina do osso. Um defeito de 1,4 mm, que pode se formar junto ao implante após ser submetido à carga, forma 360 graus em torno da plataforma do implante. Como tal, se menos do que aproximadamente 1,5 mm de osso está presente no aspecto vestibular de um implante, o defeito vertical pode se tornar um defeito horizontal, e o tecido pode apresentar recessão quando é fino ou formar uma bolsa de tecido mole quando é espesso. A primeira condição diminui a estética porque a plataforma do implante pode tornar-se visível, mas a segunda condição aumenta o risco de peri-implantite e futura perda óssea. Portanto, a posição ideal e o diâmetro do implante devem ter 1,5 mm ou mais de osso na vestibular do implante.

A dimensão do implante em questão é o tamanho da plataforma do implante, e não a dimensão do corpo do implante. Por exemplo, uma plataforma de 4,1 mm (sobre um corpo de implante de 3,75 mm) precisa de 7,1 mm de crista óssea mesiodistal, uma plataforma de 3,5 mm (sobre um corpo de implante de 3,25 mm) é indicada para o osso de 6,5 mm e uma plataforma de 5,2 mm requer um osso de 8,2 mm.

A média de altura da papila entre dois dentes adjacentes é de 3,4 mm, variando de 1 a 7 mm (dependendo da forma do dente: quadrada, ovóide ou triangular). A altura mais comum da papila entre implantes é reduzida em comparação com dentes, e é de 2 a 4 mm. Portanto, quando uma prótese PF-1 é desejada, o desenho da prótese (formas de dentes quadrados) e as posições dos implantes podem necessitar de alteração de forma a aperfeiçoar o resultado estético (Fig. 25-34).

A quantidade de força transmitida para o corpo do implante e o parafuso do pilar é também uma consideração para o diâmetro do implante. Quanto maior o diâmetro, menor tensão para o osso e componentes protéticos. Portanto, em um paciente com bruxismo moderado a grave, um implante de maior diâmetro deve ser considerado, especialmente na região de canino, para auxiliar na posterior desoclusão posterior dos dentes e na guia canina. No entanto, unir múltiplos implantes é mais eficaz do que o diâmetro do implante para diminuir complicações com tensão. Assim, o diâmetro reduzido do implante relacionado com as forças funcionais é menos importante quando vários implantes são imobilizados em conjunto.

A diferença no perfil de emergência entre um implante de 4 mm de diâmetro e um implante de 5 mm de diâmetro é desprezível, e muitas vezes não é clinicamente relevante. No entanto, um diâmetro maior de implante tem menos tecido mole e torna mais difícil controlar a criação de uma papila. Portanto, em caso de dúvida (e fatores de tensão não estão em consideração) um implante de diâmetro menor deve ser selecionado quando implantes adjacentes são instalados na região estética. Assim, um implante de 3,5 a 4 mm de diâmetro muitas vezes é utilizado na posição do incisivo central para uma prótese do tipo PF-1. Da mesma forma, um implante de 3 mm de diâmetro muitas vezes é utilizado para um incisivo lateral numa prótese do tipo PF-1. A exceção a essa regra seria em um paciente com bruxismo, quando os benefícios de um implante de maior diâmetro com a diminuição de ocorrência de afrouxamento do parafuso do pilar, de perda da crista óssea e de perda do implante a longo prazo são mais desejáveis.

Número e Diâmetro do Implante

Vários fatores afetam a seleção estratégica de tamanho e posição do implante para restaurar um arco pré-maxilar completamente edentado com uma restauração PF-1. Em geral, dois implantes deveriam estar a 3 mm ou mais de distância um do outro. Usando a referência entre implantes de 3 mm, a dimensão da forma do arco edentado quadrada a ovoide muitas vezes não acomoda espaçamentos entre implantes para mais de quatro implantes anteriores de canino a canino. A maior distância entre implantes é normalmente encontrada em uma forma de arco triangular. À medida que o raio do círculo se torna menor (a partir de reabsorção vestibular, do tamanho do paciente ou da forma do dente), a distância da pré-maxila é reduzida. Como resultado, geralmente não mais do que quatro implantes são utilizados para substituir os seis dentes anteriores, mesmo quando o enxerto ósseo restaura uma forma de rebordo mais compatível (Fig. 25-35). Portanto, geralmente não é indicada a instalação de seis implantes para substituir os seis dentes anteriores quando é importante considerar a faixa de tecido mole (mesmo quando o desejo é o de seis coroas independentes) (Fig. 25-36).

Quando os caninos naturais estão presentes e os dentes ausentes são os quatro incisivos superiores, o número de implantes não é tão dependente da forma do arco dental. Como regra geral, o tamanho de um incisivo lateral é inferior a 6,5 mm, e o arco de osso restante é menor do que o arco dentado. Como resultado, o uso de um implante por dente muitas vezes resulta em implantes muito próximos um do outro (a menos de 3 mm). Na maioria das vezes dois ou três implantes podem ser utilizados para substituir os quatro incisivos superiores. No entanto, o número de implantes é mais importante do que o tamanho do implante para diminuir complicações biomecânicas. Em outras palavras, três implantes de diâmetro menor são melhores do que dois implantes de maior diâmetro (Fig. 25-37). Portanto, o cenário mais comum é instalar três implantes em forma de raiz divisão B (3,0-3,5 mm de largura) em incisivos laterais e um na região de incisivo central, em vez de dois implantes em forma de raiz divisão A nos sítios de incisivos laterais. Forma-se uma raiz nos locais de incisivos laterais (4,0 mm de largura) (Fig. 25-38). A opção de tratamento de dois implantes é geralmente concebida para uma forma de arco dental quadrado, em uma mulher idosa com pouca ou nenhuma parafunção para fabricar uma prótese PF-1 e com uma linha de lábio alta quando os caninos naturais estão presentes.

Em um paciente com ausência de um lateral e de dois incisivos centrais, os três dentes ausentes podem ser restaurados adequadamente com dois implantes. Três implantes adjacentes geralmente resultam em um comprometimento das papilas entre implantes, entre o incisivo lateral e central. Um implante (divisão B) é instalado na região do incisivo lateral, e o outro implante (divisão A) é instalado na região do incisivo central oposto (Fig. 25-39, A).

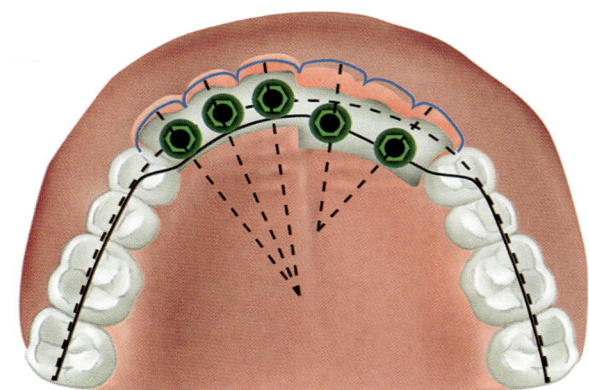

FIGURA 25-35. Quando múltiplos implantes adjacentes são instalados numa pré-maxila, a dimensão do arco geralmente não permite a instalação de implantes na localização original dos dentes sem que os implantes estejam a menos de 3 mm um do outro (*esquerda*). Quando vários dentes anteriores estão ausentes, na maioria das vezes apenas dois implantes podem ser posicionados para substituir os três dentes anteriores (*direita*).

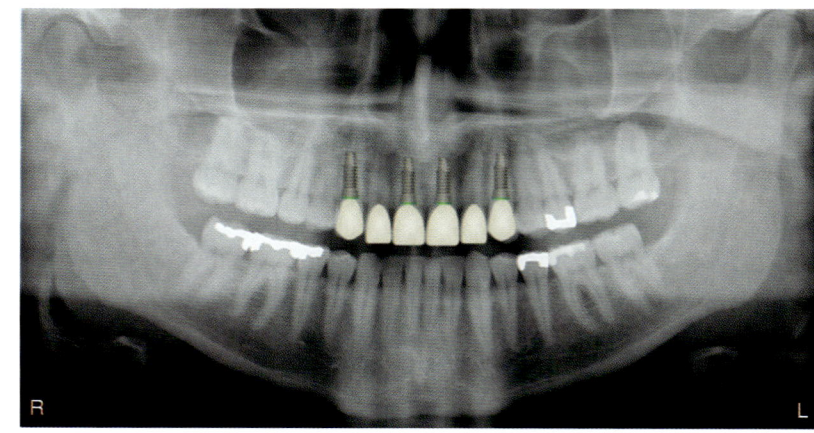

FIGURA 25-36. Quando os seis dentes anteriores estão ausentes e o desejo é uma prótese do tipo PF-1 com contorno adequado dos tecidos moles, quatro implantes são sugeridos.

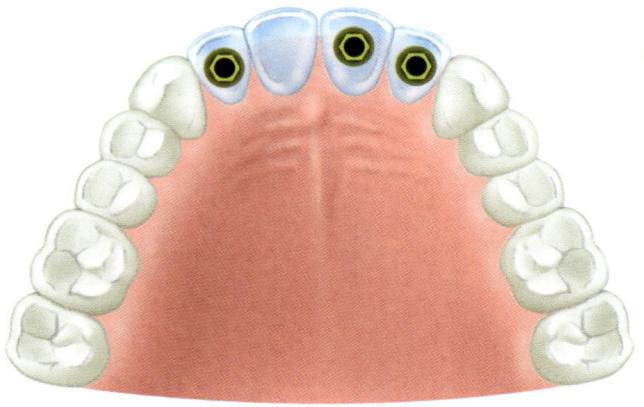
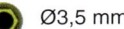

FIGURA 25-37. Quando quatro incisivos anteriores estão ausentes, na maioria das vezes três implantes de menor diâmetro são usados como suporte protético.

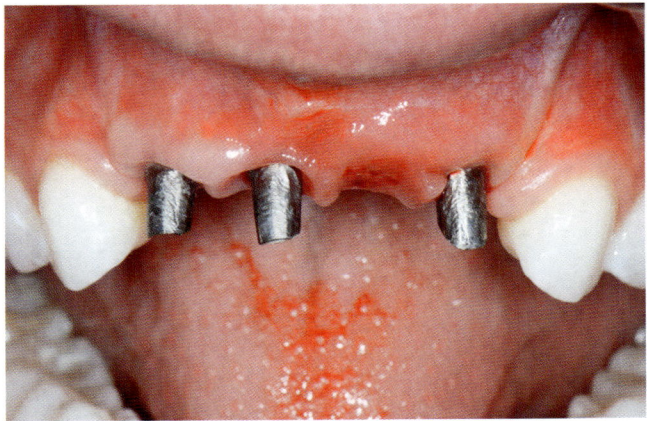

FIGURA 25-38. Os quatro dentes anteriores são substituídos com três implantes de menor diâmetro para permitir que a papila interdental seja formada entre os dois implantes, e um pôntico ovoide desenvolve papilas ao lado do pôntico.

Isto elimina um cantiléver quando implantes só são instalados nas posições de incisivos centrais e diminui o risco de afrouxamento do parafuso. A papila interdental do canino natural adjacente e do incisivo lateral determina a altura da papila ao lado das coroas de implantes adjacentes.

Na presença de perda óssea horizontal marginal em dentes anteriores adjacentes ao sítio de implante, extrusão ortodôntica pode ser indicada para corrigir o nível ósseo interproximal. Quando esta opção for usada, uma coroa é geralmente necessária para restaurar o dente adjacente após a extrusão ortodôntica. O protesista pode colocar uma coroa, diminuir o contato adjacente ou modificar a forma das coroas sobre implante e dentes naturais para uma forma mais quadrada, o que diminui os requisitos de altura da papila e elimina a ausência de tecido na região interproximal encontrado na condição original. Essas decisões do plano de tratamento devem ser tomadas antes da instalação do implante.

Quando o paciente não tem os dois incisivos centrais, dois implantes de menor diâmetro deverão ser usados para restaurar o sítio (Fig. 25-39, B). Tem sido sugerido que uma papila interdental ao lado de um pôntico oval é mais estética do que a papila entre dois implantes. No entanto, um implante com um pôntico em cantiléver aumenta o risco de afrouxamento do parafuso, de perda da crista óssea e de fratura do componente. Sempre que dois implantes forem utilizados para substituir dois incisivos centrais adjacentes, o diâmetro do implante não deve ser tão largo quanto ao substituir um dente ausente (Fig. 25-40). Um implante de 5 mm resulta frequentemente em implantes muito próximos e compromete faixa de tecido mole (Fig. 25-41). Em vez disso, os implantes adjacentes são de diâmetro reduzido, comparados com um implante unitário. Isso proporciona um maior volume de tecido mole entre os implantes, permite que o dentista coloque o implante mais distal para evitar o forame incisivo e deixa uma tábua cortical vestibular mais espessa para o implante (Fig. 25-42). A papila entre os implantes pode ser criada de um modo semelhante ao lado de um pôntico ovóide.

Quando o paciente tem ausência de um incisivo lateral e central, dois implantes de divisão B também podem ser utilizados para restaurar essa condição em vez de usar um implante divisão A na posição de incisivo central com uma coroa em cantiléver lateral (Fig. 25-43). O cantiléver dos incisivos centrais aumenta as complicações biomecânicas, como afrouxamento do parafuso, perda de cimentação da prótese perda óssea e fratura do implante (Fig. 25-44). O implante no incisivo lateral geralmente tem 3,0 mm de largura, e no incisivo central tem 3,5 mm de largura. O espaço interproximal adicional permite uma melhor condição da faixa de tecido mole. Quando os implantes estiverem fora da região estética (PF-2, PF-3, PR-4 ou PR-5), o diâmetro do implante é mais relacionado com a quantidade de força aplicada ao sistema implante-osso-prótese. Dimensões ósseas vestibulares e o espaçamento entre implantes são menos importantes.

Planos de Tratamento para Maxilas Posteriores Edentadas

Diâmetro do Implante

A dimensão mesiodistal de um pré-molar é geralmente de 7,0 mm, e dimensão d a junção cemento-esmalte (JCE) é de 4,8 mm, e 2 mm abaixo da JCE (onde o osso geralmente está localizado) a dimensão da raiz é de 4,2 mm. Como tal, as regiões de pré-molares devem na maioria das vezes usar diâmetros de implantes de 3,7 a 4,2 mm para uma prótese do tipo PF-1. Deve-se notar que a região de pré-molar é muitas vezes considerada zona estética. Como tal, o aumento na largura pode ser necessário para instalar o implante sob a cúspide vestibular para melhorar a estética de uma prótese do tipo PF-1. Caso contrário, uma volta do rebordo vestibular sobre a coroa pode ser necessária.

Os molares superiores têm mais de 200% de aumento da área de superfície em comparação com os pré-molares. Assim, os implantes na região de molares devem aumentar o diâmetro ou o número. O primeiro molar tem 10,4 mm de dimensão mesiodistal, e o segundo molar tem 9,8 mm. As dimensões da JCE desses dentes são 7,9 e 7,6 mm, respectivamente, e 2 mm abaixo da JCE esses dentes medem ambos 7 mm de tamanho (Tabela 25-2). No entanto, o diâmetro do implante ideal é de 5 a 6 mm para os molares

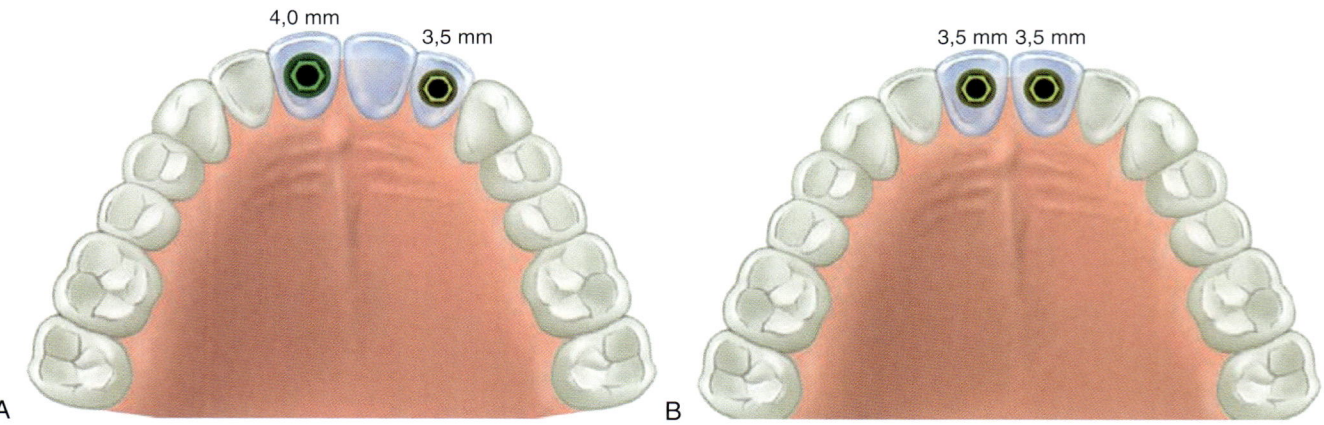

FIGURA 25-39. **A,** Quando dois Incisivos centrais e um incisivo lateral estão ausentes, geralmente dois implantes são utilizados para substituir os três dentes (*esquerda*). **B,** Quando dois incisivos centrais estão sendo substituídos, dois implantes de menor diâmetro são utilizados para suporte protético.

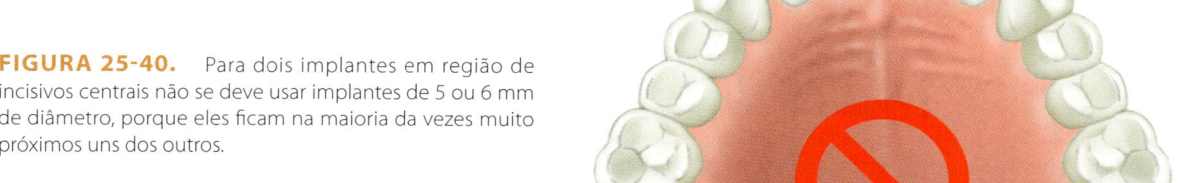

FIGURA 25-40. Para dois implantes em região de incisivos centrais não se deve usar implantes de 5 ou 6 mm de diâmetro, porque eles ficam na maioria da vezes muito próximos uns dos outros.

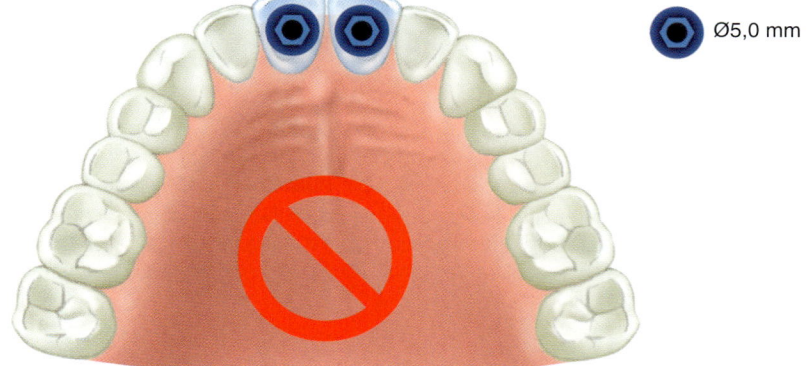

Ø5,0 mm

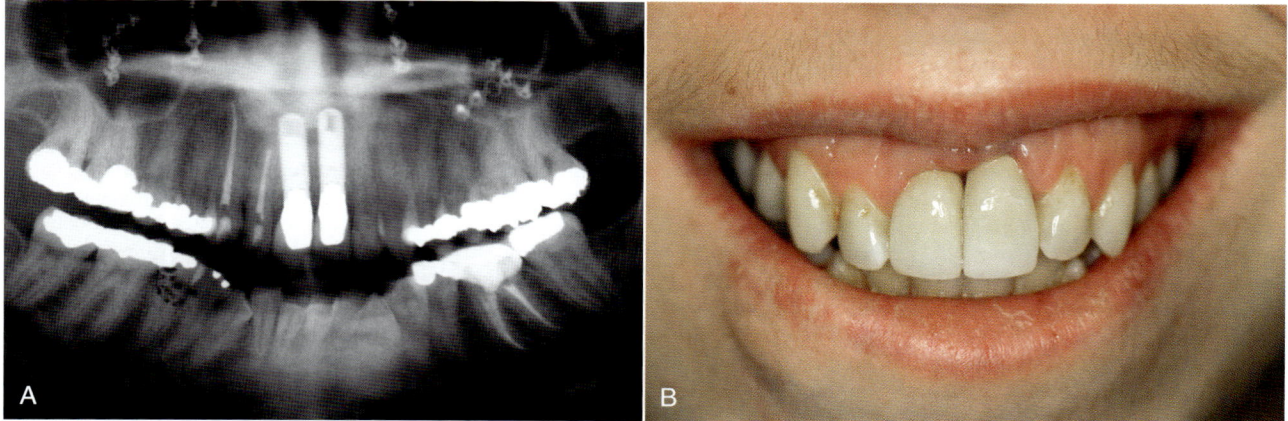

FIGURA 25-41. **A,** Dois implantes adjacentes de 5 mm de diâmetro ficam geralmente muito próximos para restaurar dois incisivos centrais. **B,** Qualquer perda de osso em ambos resulta em perda de altura da papila e nas margens de tecido mole cervical em risco.

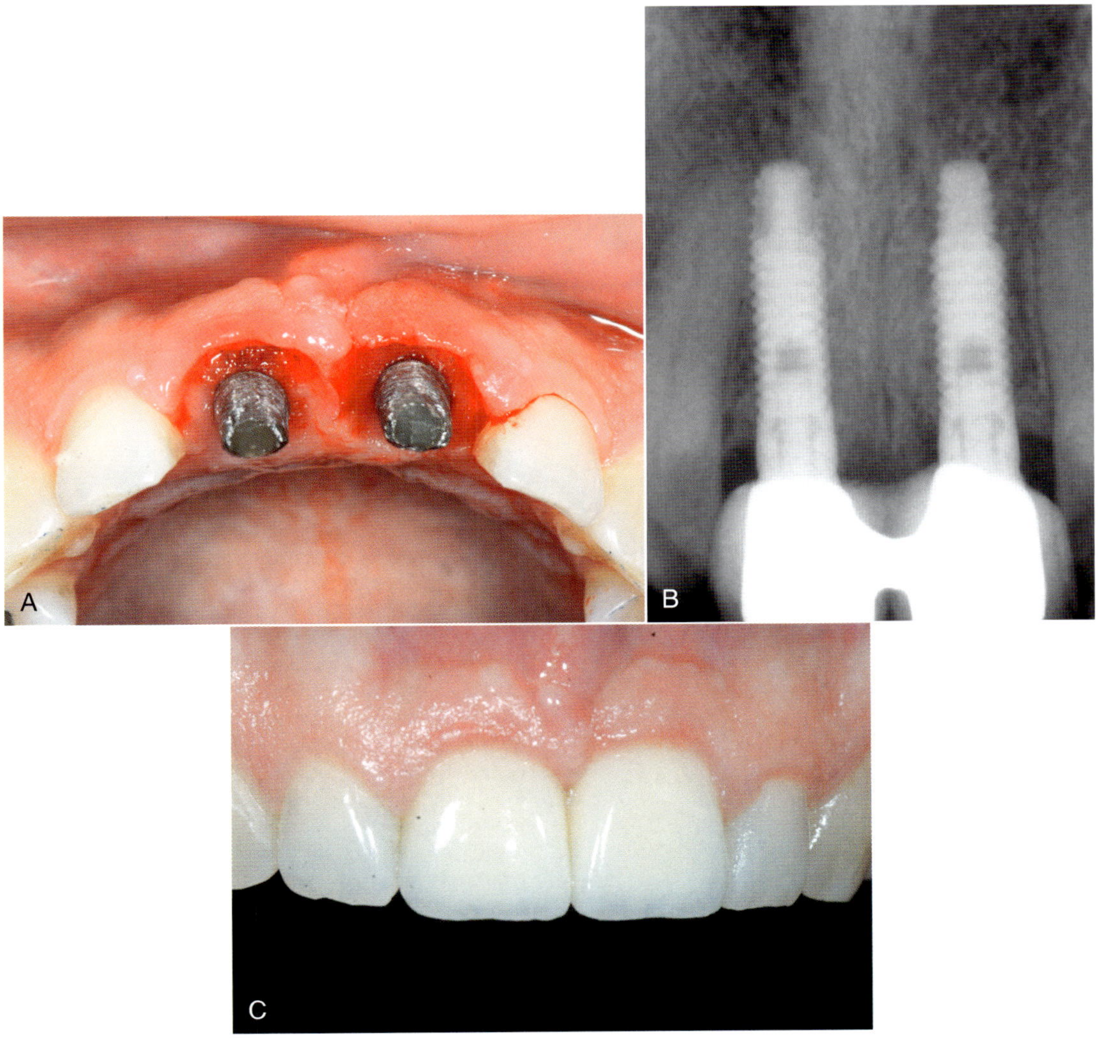

FIGURA 25-42. **A,** Incisivos centrais ausentes devem ser restaurados com dois implantes. Na maioria das vezes são indicados implantes de diâmetro estreito (3,5 mm). Isso permite que o tecido entre os implantes possa desenvolver uma faixa de tecido mole semelhante à papila ao lado de um pôntico ovoide. **B,** Os dois implantes a 3 mm ou mais de distância um do outro. **C,** As duas coroas sobre implantes são geralmente mais quadradas para abaixar o contato interproximal.

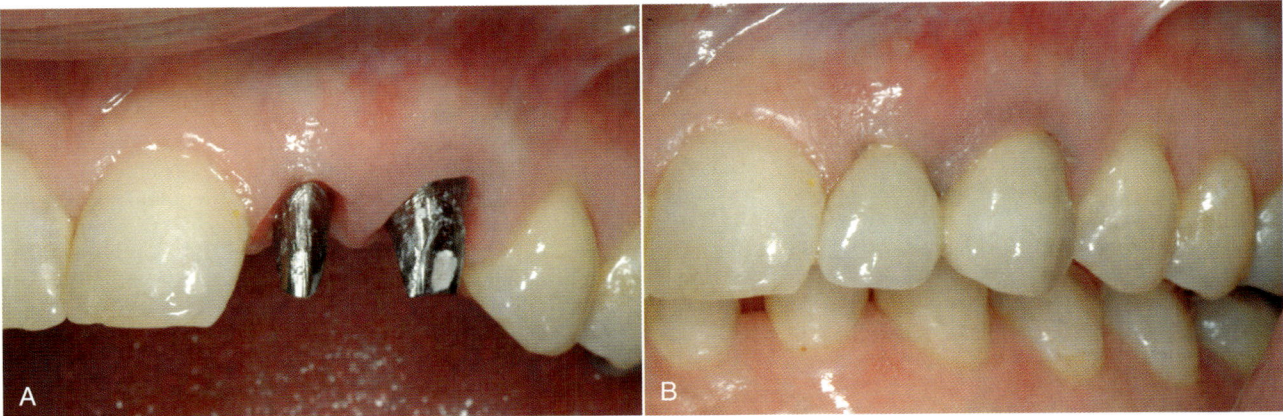

FIGURA 25-43. **A,** Quando um incisivo lateral e o incisivo central adjacente estão ausentes, são indicados dois implantes de menor diâmetro. **B,** 3 mm ou mais de espaço entre implantes permitem a formação de uma papila para preencher o espaço interproximal.

TABELA 25-2
Dimensões dos Dentes Superiores (Média)

Tipo do Dente	Altura Cervico-incisal (mm)	Largura Mesiodistal da Coroa (mm)	Largura Mesiodistal do Colo (mm)	Largura Mesiodistal na JCE (mm)	Largura Vestibulo-lingual da Coroa (mm)	Largura Vestibulo-lingual do Colo (mm)
Incisivo central	10	8,6	6,4	5,5	7,1	6,4
Incisivo lateral	9	6,6	4,7	4,3	6,2	5,8
Canino	10	7,6	5,6	4,6	8,1	7,6
Primeiro pré-molar	8	7,1	4,8	4,2	9,2	8,2
Segundo pré-molar	8	6,6	4,7	4,1	9,0	8,1
Primeiro molar	8	10,4	7,9	7,0	11,5	10,7
Segundo molar	8	9,8	7,6	7,0	11,4	10,7

JCE, junção cemento–esmalte.

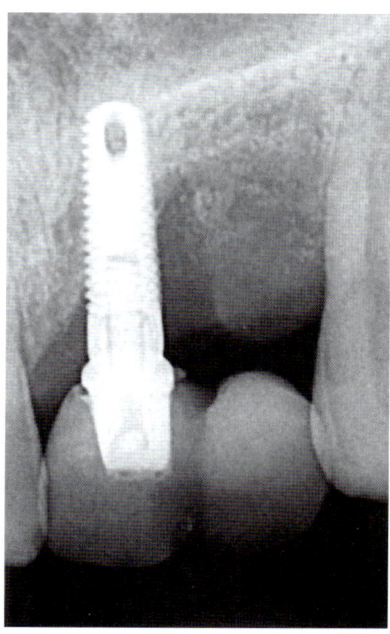

FIGURA 25-44. Um cantiléver a partir do implante na região de incisivo central aumenta o risco de complicações biomecânicas.

superiores. Como o titânio é 10 vezes mais rígido do que os dentes naturais, ou mais, o módulo de elasticidade para um implante com dimensões maiores que 6 mm pode ser demasiado grande e causar tensão de blindagem e perda óssea. O diâmetro do implante de 6 mm não deve ser utilizado especialmente na região anterior, porque a magnitude da força não é suficientemente grande para comprimir o osso dentro da janela fisiológica ideal ao lado de um implante tão grande. Como consequência, a perda de crista óssea é frequentemente observada.

Quando o diâmetro ou os projetos de implantes na região de molares não oferecem área de superfície suficiente, o número de implantes deve ser aumentado. Em vez de um implante substituindo um molar, dois implantes de 4 mm de diâmetro devem ser considerados para compensar tipos ósseos muito macios ou fatores de força desfavoráveis (p. ex., parafunção).

Número de Implantes

A revisão da literatura indica que as próteses maxilares totais fixas implantossuportadas podem ser fabricadas sobre quatro a seis implantes de diâmetro padrão com cantiléveres em molares. Uma média de quatro a seis implantes também são usados para apoiar sobredentaduras com barras. No entanto, o maxilar edentado apresenta a menor sobrevida do implante tanto para próteses fixas quanto para removíveis, em comparação com as próteses mandibulares com esses tipos de tratamento.[3,22-31] Relatos concordam que o osso maxilar tende a ser de pior qualidade e volume e apresenta várias desvantagens biomecânicas, que foram listadas anteriormente neste capítulo. Para compensar as condições locais precárias, deve ser utilizado um maior número de implantes no arco superior para apoiar a prótese, juntamente com uma maior distância AP. Os locais de instalação dos implantes na região de molares em uma maxila completamente edentada quase sempre foram invadidos pelo seio maxilar, e as regiões mais anteriores dos maxilares edentados são inadequadas em largura. Portanto, para instalar mais implantes em posições ideais a maioria dos arcos vai necessitar de enxertos de seio, e muitos também demandam a reconstrução da pré-maxila para restaurar o arco superior edentado de forma ideal.

Com essas preocupações em mente, de preferência o número mínimo de implantes na pré-maxila edentada para uma prótese fixa ou uma prótese PR-4 é sete em um arco de forma oval (Fig. 25-30). Os locais sugeridos para essa forma de arco dentado são pelo menos um em posição de incisivo central (ou lateral), posições bilaterais de caninos, posições bilaterais de segundo pré-molar e metade distal em região de molares bilateralmente (Fig. 25-45). Esses sete implantes devem ser imobilizados em conjunto para funcionar como um arco biomecânico. Essas posições de implantes criam espaço suficiente entre cada implante para permitir maiores diâmetros de implantes nas regiões molares (quando necessários por conta da força ou da densidade óssea), sem preocupação com o implante adjacente. Deve-se ter em mente que a posição exata do implante não é necessária para uma prótese do tipo PF-3. Assim, o espaçamento entre os implantes é menos específico (Fig. 25-46).

Um arco de forma quadrada pode usar um mínimo de seis implantes: caninos bilaterais, segundos pré-molares bilaterais e primeiros molares bilaterais (Fig. 25-29). Fatores de força mais moderados ou tipos de ossos mais suaves podem exigir oito implantes na arcada edentada (Fig. 25-47). Quando os fatores de força são de moderados a graves ou a forma do arco dental é mais fina, o número mínimo de implantes deve aumentar para oito implantes (Fig. 25-31). Quando oito ou mais implantes são selecionados, os implantes adicionais são geralmente colocados na pré-maxila, na posição de incisivo central (ou lateral), ou na região de segundos molares (Fig. 25-48).

Quando os fatores de força são maiores do que o habitual e a densidade do osso é mais baixa, implantes adicionais devem ser utilizados em qualquer das formas de arco. Na forma de arco quadrado e ovóide um implante adicional é muitas vezes instalado na pré-maxila (Fig. 25-49). Além disso, para pacientes com maiores fatores de força e baixa densidade óssea um implante adicional está

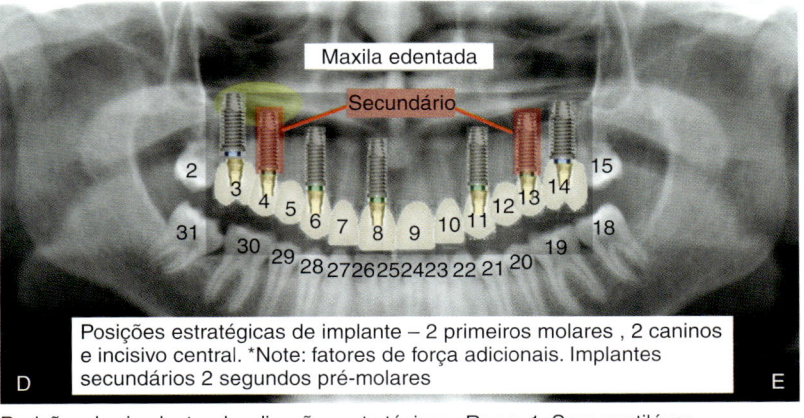

FIGURA 25-45. Idealmente, uma maxila completamente edentada deve receber sete implantes para uma reabilitação fixa total (ou uma sobredentadura completamente implantossuportada).

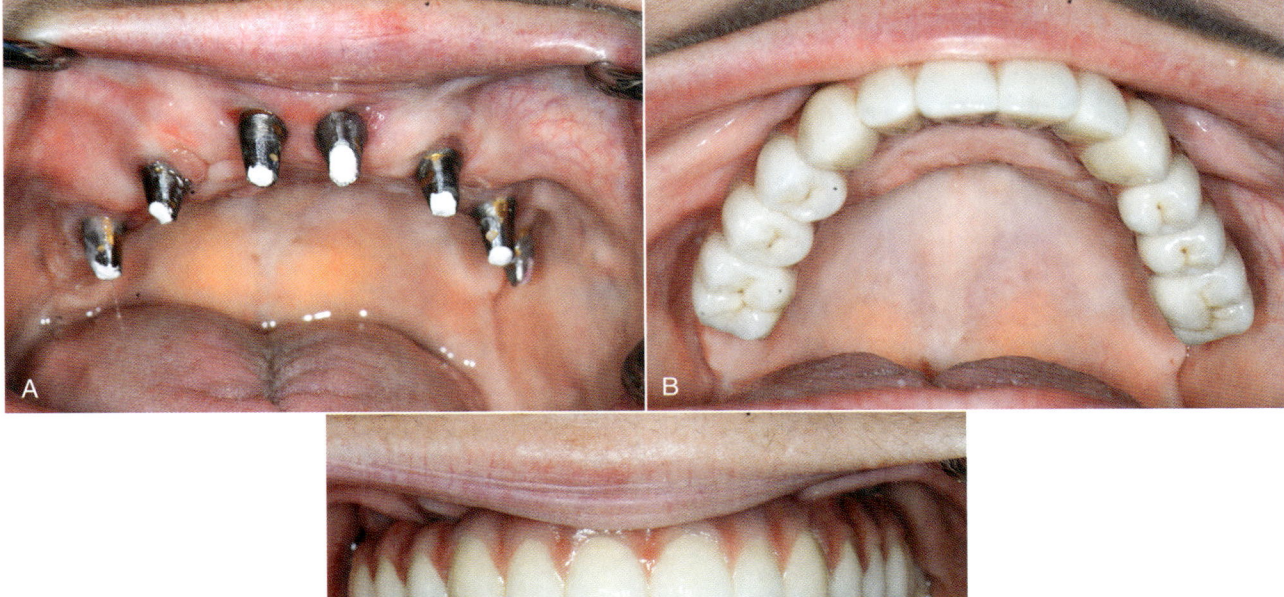

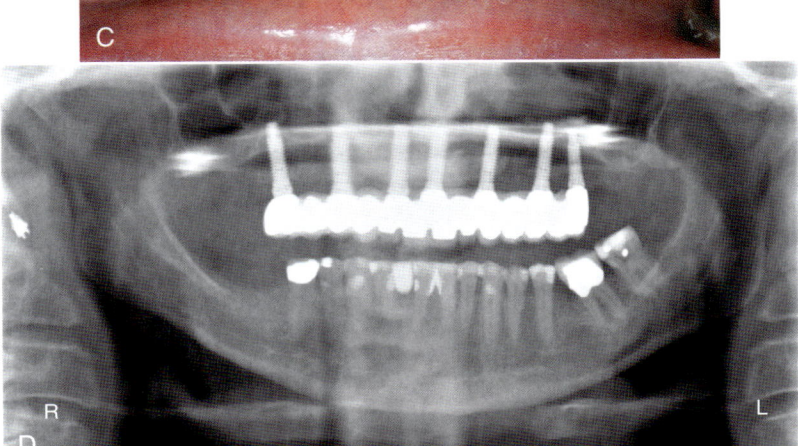

FIGURA 25-46. **A,** Uma forma de arco ovoide em um paciente com três implantes instalados na pré-maxila e um total de sete implantes para uma prótese de PF-3. **B,** Prótese PF-3 que tem uma forma de arco anterior ovoide suportada por implantes. **C,** O paciente foi restaurado com uma prótese implantossuportada em arco superior como antagonista de uma dentição natural. **D,** A radiografia panorâmica do paciente com uma forma de arco ovoide. A posição do implante é menos específica quando a prótese é do tipo PF-3.

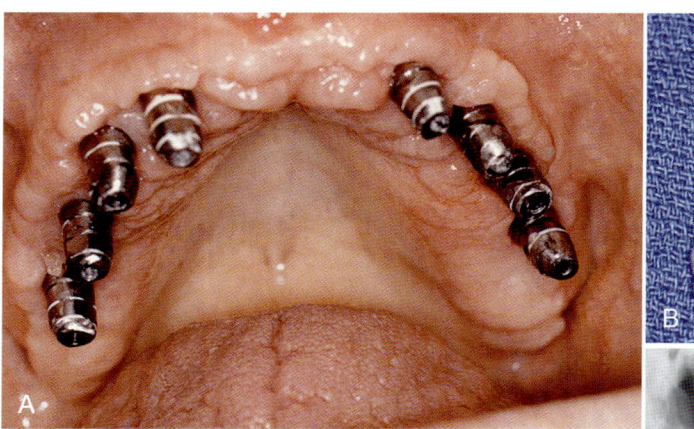
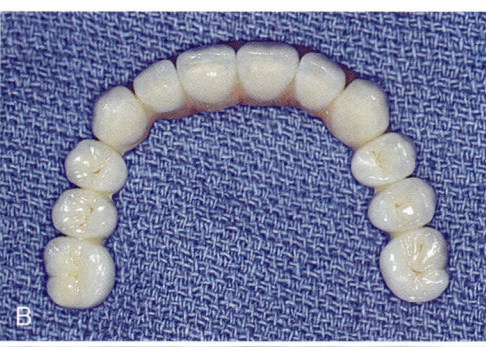
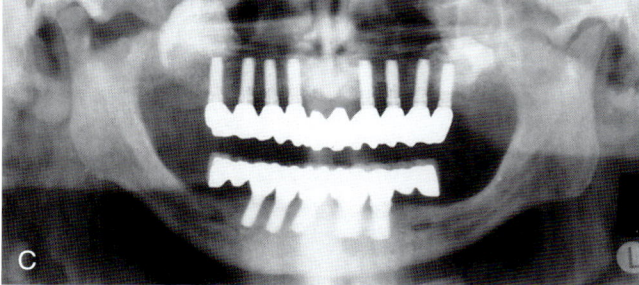

FIGURA 25-47. **A,** Oito implantes foram usados em um arco dentado quadrado para fabricar uma prótese fixa. Implantes adicionais foram indicados porque o paciente é um homem, e o arco oposto é uma prótese fixa implantossuportada. **B,** A prótese fixa segue a forma de arco dentado quadrado. Como resultado, os dentes anteriores estão em cantiléver a menos de 8 mm a partir dos implantes na região de caninos. **C,** A radiografia panorâmica do paciente com uma forma do arco maxilar quadrado dentado.

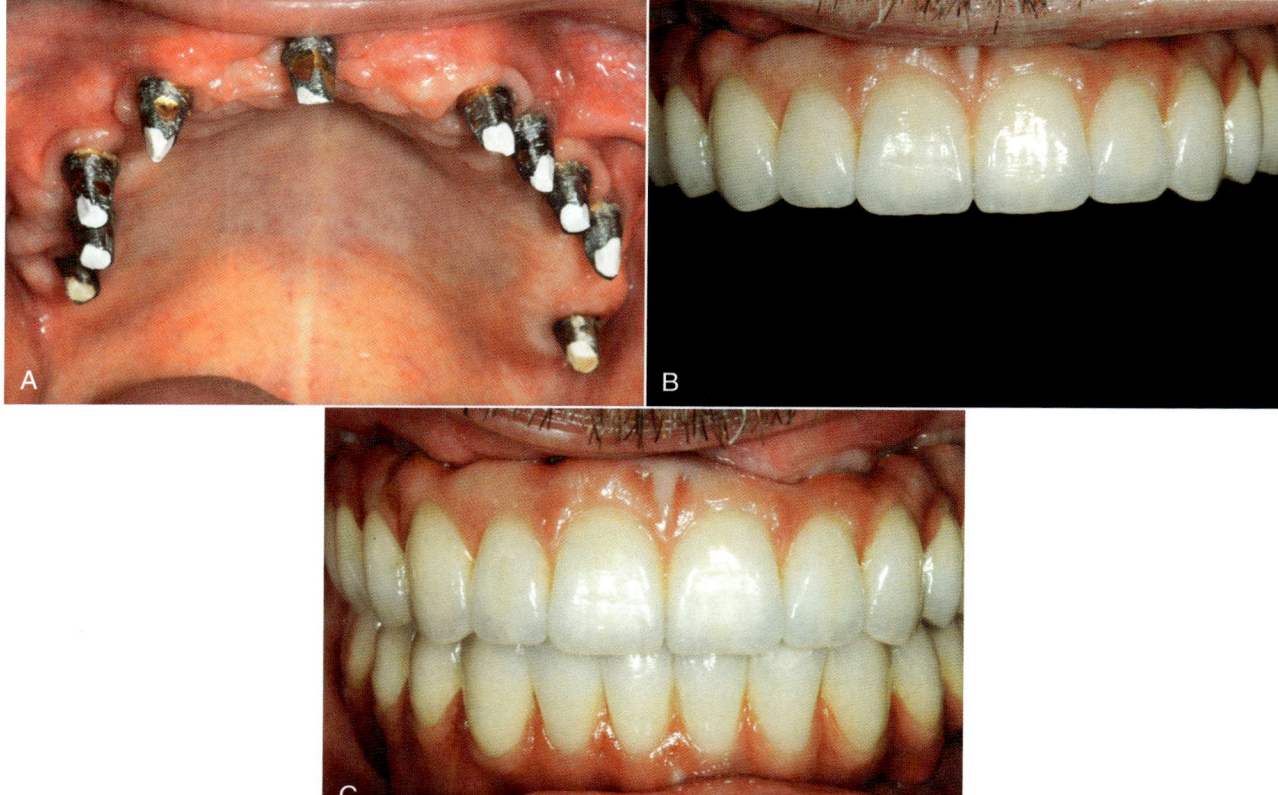

FIGURA 25-48. **A,** Um paciente com uma forma de arco triangular (depois de um enxerto de crista ilíaca) foi restaurado com quatro implantes na pré-maxila (10 implantes no total). **B,** A prótese fixa PF-3 do paciente é suportada por meio de implantes em posição de canino e de incisivos centrais. Implantes adicionais posteriores são unidos. **C,** Prótese Fixa PF-3 se opõe a uma prótese fixa sobre implantes.

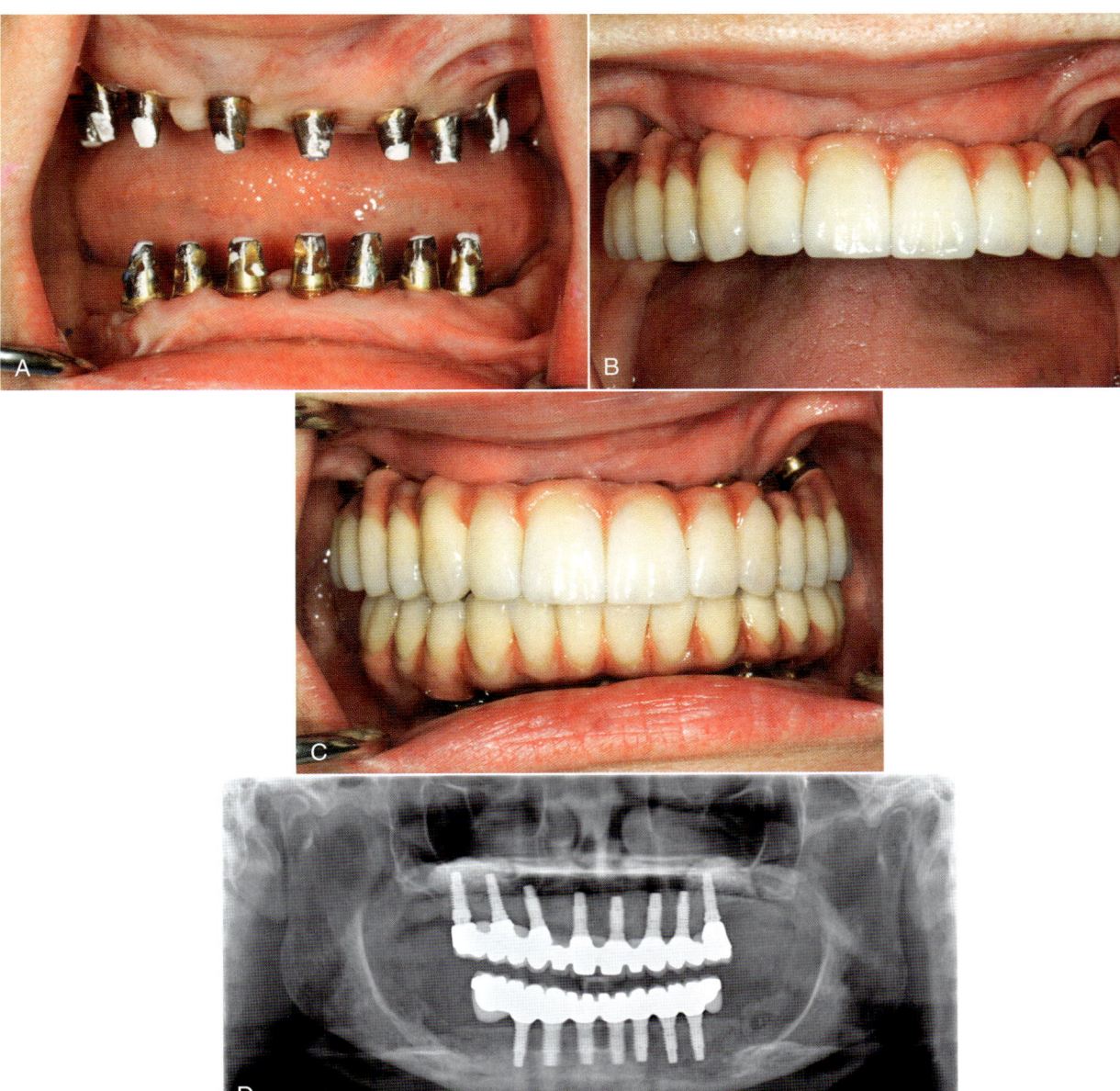

FIGURA 25-49. **A,** Um arco maxilar totalmente edentado com uma forma de arco dentado ovoide. Foram utilizados oito implantes (quatro da pré-maxila) para compensar o tipo de osso mais macio opondo-se a uma prótese fixa. O paciente fez um enxerto da crista ilíaca na maxila e na mandíbula. **B,** Prótese superior *in situ*. **C,** Próteses fixas superiores e inferiores *in situ*. **D,** Uma radiografia panorâmica do maxilar e do enxerto de osso mandibular, implantes e próteses.

previsto na metade distal de cada região de segundo molar para aumentar a forma biomecânica do arco, aumentar a distância AP em comparação com a região de primeiro molar e adicionar um implante (Fig. 25-50). Este também é um excelente desenho biomecânico para minimizar a tensão quando uma forma triangular de arco dentado é restaurada em uma forma ovoide ou em forma quadrada (Fig. 25-51). Essas orientações quanto ao número e à posição do implante também podem ser benéficas quando uma carga imediata é colocada sobre os implantes.

A desvantagem do implante na região de segundo molar para um plano de tratamento ideal é o custo adicional do implante na região de segundo molar e as restaurações associadas. Muitos pacientes não apresentam o segundo molar e não requerem este dente para função. Como tal, para diminuir o custo o dentista pode usar de copings unidos ao arco, em vez de uma coroa de metalocerâmica. A razão para isso é a posição do implante para a transferência de força e não, necessariamente, a estética ou a função.

Concluindo, o número de implantes utilizados em uma maxila edentada pode variar de seis a 10, e o número de implantes necessários numa maxila edentada está relacionado com a forma do arco. Quando os fatores de força são de moderados a graves ou a densidade óssea é fraca, devem ser instalados mais implantes e com maior diâmetro para aumentar a área da superfície de suporte para a prótese. A distância AP também deve ser aumentada pela adição de implantes na região de segundo molar, sempre que forças na pré-maxila forem maiores do que o habitual.

O dentista pode usar as seguintes diretrizes para a posição de implante em uma maxila completamente edentada:
1. A posição bilateral de caninos é uma posição estratégica e com planejamento para implantes de 4 mm de diâmetro.

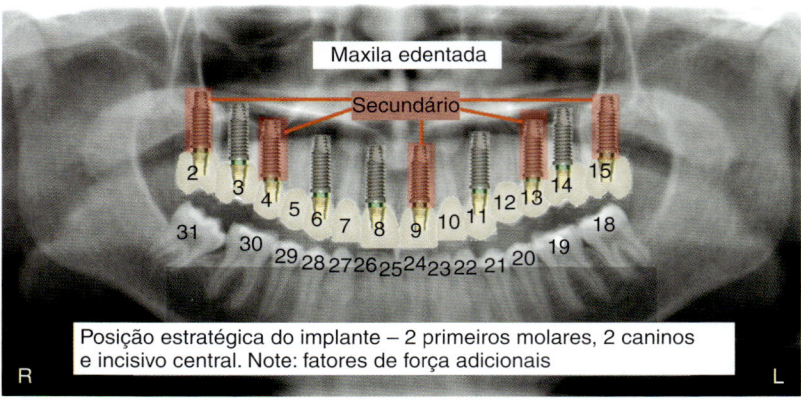

FIGURA 25-50. O posicionamento ideal de sete implantes para um arco maxilar edentado inclui pelo menos uma posição de incisivo central, posições bilaterais de caninos, segundos pré-molares bilaterais e posições bilaterais na região distal dos primeiros molares. Em caso de fatores pesados de tensão, um implante anterior adicional e posições bilaterais de segundos molares (para aumentar a distância anteroposterior) podem ser benéficos.

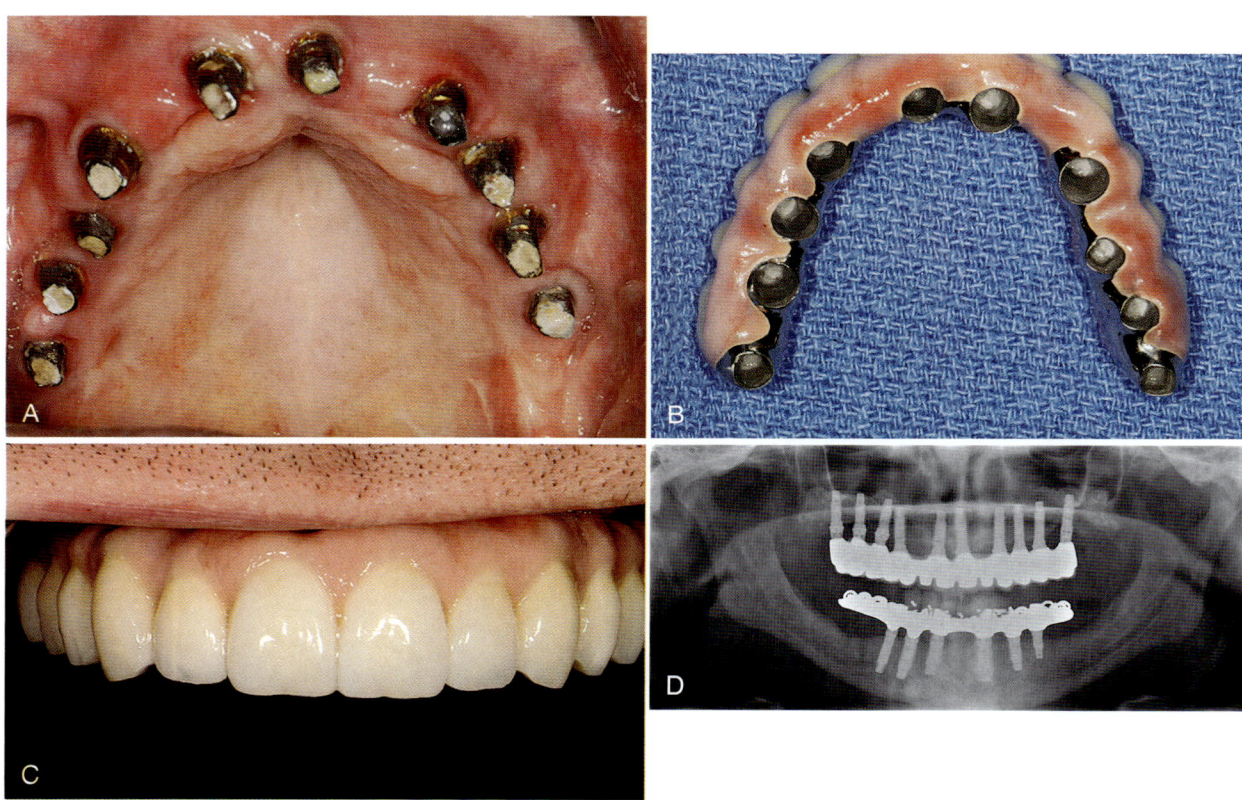

FIGURA 25-51. **A,** Uma maxila edentada após enxerto ósseo com uma forma de arco dentado triangular e 10 implantes, incluindo o segundo molar. **B,** Prótese total superior com quatro implantes na pré-maxila em um arco dentado triangular. **C,** A prótese superior *in situ*. **D,** Radiografia panorâmica de próteses e implantes superiores e inferiores.

2. O centro do primeiro pré-molar deve estar de 7 a 8 mm distais do centro do implante na região de canino (com um implante de 4,0 mm de diâmetro). Este é um sítio de implante opcional quando a parafunção é de moderada a grave.
3. O centro do segundo pré-molar deve estar de 7 a 8 mm distal do sítio do primeiro pré-molar (14 mm a partir do meio da posição do canino) com um implante de 4,0 mm de diâmetro de cada lado. Esta é uma posição estratégica do implante.
4. A metade distal do primeiro molar deve estar de 8 a 10 mm distal em relação à segunda metade do pré-molar (isso coloca o implante no distal do primeiro molar e aumenta a distância AP). Idealmente, o implante deve ser de 5 a 6 mm de diâmetro. Esta também é uma posição estratégica para a instalação de implante. Quando um diâmetro de 4 mm é usado, o primeiro implante deve estar de 7 a 8 mm da metade do sítio do segundo pré-molar, e o segundo implante deve estar 7 a 8 mm mais distal do que o primeiro implante.
5. O centro do implante de segundo molar deve estar 8 a 10 mm distal em relação ao centro do implante de primeiro molar. Esta posição é a mais importante do arco edentado com forma triangular, tipo de osso D4 ou fatores de força graves.

O número de implantes em pacientes com múltiplos dentes posteriores ausentes é muitas vezes aumentado, especialmente quando os fatores de força são elevados, a densidade óssea é pobre e implantes de diâmetros mais largos não são usados. Quando vários dentes posteriores adjacentes estão ausentes, o número de implantes é mais importante do que o tamanho do implante. Quando molares adjacentes estão ausentes, dois implantes de tamanho regular são muitas vezes considerados quando o diâmetro do implante não puder ser aumentado para 5 ou 6 mm.

Espaço da Altura da Coroa e Número de Implantes

A distância interarcos é definida como a distância vertical entre o maxilar e o mandibular dentados ou arcos dentados em condições específicas (p. ex., a mandíbula está em repouso ou em oclusão).[32] A dimensão de apenas um arco não tem um termo definido em prótese; portanto, o autor propôs o termo "espaço da altura da coroa".[33] O EAC para implantodontia é medido a partir da crista óssea ao plano oclusal na região posterior e a borda incisal do arco em questão na região anterior. Na região anterior da boca a presença de um trespasse vertical significa que o EAC é maior na maxila do que o espaço a partir da crista até a borda incisal dos dentes. Em geral, quando os dentes anteriores estão em contato em oclusão cêntrica existe um trespasse vertical. O EAC mandibular anterior é, portanto, geralmente medido a partir da crista do rebordo até a borda incisal mandibular. No entanto, o EAC da maxila anterior é medido a partir da crista óssea até a borda incisal maxilar, não a posição de contato oclusal (Fig. 25-52).

O EAC ideal necessário para uma prótese fixa sobre implantes deve variar entre 8 e 12 mm. Esta medida conta para o "espaço biológico", a altura do pilar para prótese cimentada ou aparafusada, a resistência do material oclusal, a estética e as considerações higiênicas em torno das coroas.

Espaço da Altura da Coroa Excessivo

O espaço da altura da coroa superior a 15 mm é considerado excessivo e é principalmente o resultado da perda vertical do osso alveolar com edentulismo a longo prazo.[33] Outras causas podem incluir a genética, o trauma e a perda do implante. O tratamento do EAC excessivo antes da instalação do implante inclui métodos ortodônticos e cirúrgicos. A ortodontia em pacientes parcialmente edentados (especialmente em estado de crescimento e desenvolvimento) é o método de escolha, pois outros métodos cirúrgicos ou protéticos são geralmente mais caros e têm maiores riscos de complicações. Várias técnicas cirúrgicas também podem ser consideradas, incluindo enxertos ósseos *onlay* em bloco, enxertos ósseos particulados com tela de titânio ou membranas para regeneração, enxertos ósseos interposicionais e distração osteogênica. Uma abordagem em etapas para a reconstrução dos maxilares é muitas vezes preferível em relação à instalação simultânea de implantes, especialmente quando são necessários ganhos de grande volume. Enxertos ósseos significativos podem até mesmo exigir vários procedimentos cirúrgicos.

A distração osteogênica tem várias vantagens sobre as técnicas de enxerto ósseo *onlay* para o crescimento ósseo vertical. Ganhos ósseos verticais não estão limitados por fatores como o tamanho do enxerto ou a expansão do volume existente de tecidos moles. Não há morbidade do sítio doador, e a cirurgia pode ser realizada em um ambiente de consultório. No entanto, a distração osteogênica requer a cumplicidade do paciente, e os ganhos de volume ósseo são frequentemente unidirecionais. Além disso, estudos clínicos descobriram que procedimentos de aumento ósseo secundário são muitas vezes necessários para a instalação de implantes dentais.[34] Misch *et al.* apresentaram uma abordagem única que combina distração vertical e enxerto ósseo horizontal *onlay* para reconstruir a deficiência tridimensionalmente.[35,36] A distração óssea é realizada primeiro para aumentar verticalmente o rebordo e expandir o volume dos tecidos moles. Secundariamente, um enxerto ósseo *onlay* é usado para concluir o reparo do defeito.

Em caso de EAC excessivo, o aumento ósseo pode ser preferível em relação à substituição protética, especialmente em volumes ósseos C-h ou D. O aumento cirúrgico da altura do rebordo residual reduz o EAC e melhora a biomecânica dos implantes tanto em posição quanto em número. O aumento ósseo muitas vezes permite a instalação de implantes mais largos, com o benefício associado de uma maior área de superfície.

A prótese é a opção mais comumente usada para tratar o EAC excessivo, porque não exige as cirurgias adicionais. No entanto, a partir de um cenário de risco biomecânico não é favorável para reduzir a tensão no sistema. Portanto, o suporte de implante deve ser aumentado e os cantiléveres limitados para reduzir o risco. Usar materiais protéticos com cor de gengiva (cerâmica ou resina acrílica rosa) em próteses fixas ou alterar o desenho protético para uma prótese removível deve geralmente ser considerado quando a prótese é usada para restaurar EAC excessivo.

Consequências Biomecânicas do EAC Excessivo

Magnificadores de força são situações ou dispositivos que aumentam a quantidade de força aplicada a um sistema, e incluem um parafuso, polia, plano inclinado e alavanca.[37] A biomecânica do EAC está relacionada à mecânica da alavanca. As propriedades de uma alavanca têm sido observadas desde a época de Arquimedes, há 2.000 anos ("Dê-me uma alavanca e um ponto de apoio e um lugar para ficar, e eu posso mover o mundo"). As questões de cantiléveres e implantes foram demonstradas na mandíbula edentada, em que o comprimento do cantiléver posterior está diretamente relacionado com complicações ou perda da prótese.[38] Em vez de um cantiléver posterior, o EAC é um cantiléver vertical quando qualquer carga lateral ou em balanço é aplicada e, portanto, também é um magnificador de força.[39] Como resultado, já que o excesso de EAC aumenta a quantidade de força, quaisquer das complicações de origem mecânica relacionadas às próteses sobre implantes também podem aumentar, incluindo perda de cimentação da prótese afrouxamento do parafuso (protético ou pilar), complicações de retenção da sobredentadura e assim por diante.

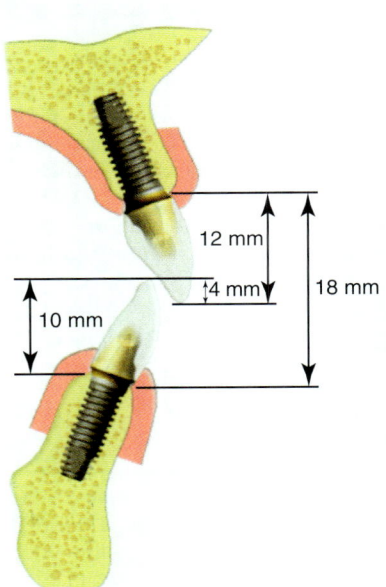

FIGURA 25-52. O espaço da altura da coroa na região anterior da maxila é medido a partir da crista óssea para a borda incisal, sem o contato oclusal.

Quando a direção de uma força é no longo eixo do implante, as tensões ao osso não são magnificadas em relação ao EAC. No entanto, quando as forças no implante são sobre um cantiléver ou uma força lateral é aplicada à coroa, as forças são magnificadas em uma relação direta com a altura da coroa. Bidez & Misch avaliaram o efeito de um um cantiléver sobre o implante e a sua relação com a altura da coroa.[39] Quando um braço de suporte é colocado sobre um implante existem seis diferentes pontos potenciais de rotação (isto é, momentos) sobre o corpo do implante. Quando a altura da coroa é aumentada de 10 a 20 mm, dois de seis desses momentos são aumentados em 200%.

Uma força em balanço pode ser em qualquer direção: vestibular, lingual, mesial ou distal. Forças suspensas em direção vestibular e lingual são frequentemente chamadas de cargas de compensação. A diminuição da largura óssea é principalmente a partir do aspecto vestibular do rebordo edentado. Como resultado, os implantes são geralmente instalados mais palatinizados do que o centro da raiz do dente natural. Esta condição muitas vezes resulta em uma prótese com cantiléver para a vestibular, e os implantes mais linguais resultam em cargas de compensação.

A distância vertical a partir do plano oclusal para o marco oposto para instalação de implante é tipicamente uma constante em um indivíduo (com a exceção da maxila posterior, porque a cavidade do seio se expande mais rapidamente do que a reabsorção da crista óssea em altura). Portanto, à medida que o osso é reabsorvido a altura da coroa se torna maior, mas a altura do osso disponível diminui. Uma relação indireta é encontrada entre a coroa e a altura do implante. A perda moderada de osso antes da instalação do implante pode resultar em uma relação altura da coroa-altura do osso superior a 1, com maiores forças laterais aplicadas à crista óssea do que no osso abundante (em que a altura da coroa é menor).

Existe uma relação linear entre a carga aplicada e as tensões internas dentro do osso.[40,41] Portanto, quanto maior a carga aplicada, maior será a força de tração e as tensões de compressão transmitidas à interface do osso e aos componentes protéticos. No entanto, muitos planos de tratamento com implantes são projetados com mais implantes em situações de osso abundante e menos implantes em volume ósseo atrofiado. O cenário oposto deveria existir. Quanto menor o volume de osso, maior a altura da coroa e maior o número de implantes indicados.

Uma carga angulada em uma coroa também irá aumentar a força aplicada ao implante. Uma força de 12 graus sobre o implante será aumentada em 20% em comparação com uma carga no longo eixo. Este aumento na força é mais adiante magnificado pela altura da coroa. Por exemplo, um ângulo de 12 graus, com uma força de 100 N, resultará numa força de 315 N-mm sobre uma coroa com altura de 15 mm.[39] Em outras palavras, o aumento da força do EAC é ainda maior do que o aumento da carga angulada.

Dentes anterossuperiores estão geralmente em um ângulo de 12 graus ou mais em relação aos planos oclusais. Mesmo implantes instalados em uma posição ideal recebem geralmente cargas anguladas. Coroas anterossuperiores são muitas vezes mais longas do que quaisquer outros dentes no arco, de modo que os efeitos da altura da coroa causam maiores riscos. A força angular sobre o implante também pode ocorrer durante as excursões protrusivas ou laterais, uma vez que o ângulo de guia incisivo pode ser de 20 graus ou mais.[42] Coroas anteriores implantossuportadas irão, portanto, receber cargas em um ângulo considerável durante as excursões em comparação com a posição do longo eixo do implante. Como resultado, um aumento na força sobre os implantes anterossuperiores deve ser compensado no plano de tratamento.

Na maioria dos tipos de modelos de implantes e de densidade óssea grande parte das forças aplicadas ao corpo do implante osseointegrado é concentrada nas regiões de crista a 7-9 mm de osso.[39] Portanto, a altura do corpo do implante geralmente não é um método eficaz para combater os efeitos da altura da coroa. Em outras palavras, a razão coroa-raiz é um conceito protético que pode guiar o protesista ao avaliar um dente natural como pilar. Quanto maior a raiz do dente natural, mais curta a altura da coroa, que atua como uma alavanca para girar o dente em torno de um eixo localizado dois terços abaixo da raiz. No entanto, a razão altura da coroa-implante não é uma comparação direta. A altura da coroa é um cantiléver vertical que aumenta qualquer força lateral ou em cantiléver tanto em próteses sobre dentes quanto sobre implantes. No entanto, esta condição não é melhorada pelo aumento do comprimento do implante para dissipar as tensões. O implante não gira a partir da força em relação ao comprimento do implante. Em vez disso, ele capta a força na crista do rebordo.

Quanto maior for o EAC, maior será o número de implantes geralmente requeridos para a prótese, especialmente na presença de outros fatores de força. Esta é uma mudança completa de paradigma a partir dos conceitos defendidos originalmente, com muitos implantes instalados em muito osso disponível e pequenas alturas da coroa, e menos implantes usados com maiores alturas de coroa em osso atrofiado. O cantiléver também deve ser reduzido em condições de maior EAC, e pode ser necessário eliminá-lo completamente se outras condições de força estiverem presentes.

Um EAC excessivo pode aumentar as forças submetidas à crista óssea em torno dos implantes e aumentar o risco de perda de crista óssea. O EAC aumenta quando a perda de crista óssea ocorre ao redor dos implantes. Isto, por sua vez, pode aumentar ainda mais tanto o EAC quanto as forças de momento para todo o sistema de suporte, resultando em afrouxamento do parafuso, perda da crista óssea, fratura e perda do implante.

Um aumento nas forças biomecânicas está em relação direta com o aumento do EAC. Portanto, o plano de tratamento de próteses sobre implantes deve considerar as opções para reduzir a tensão sempre que o EAC aumenta. Métodos para reduzir a tensão incluem:[35,36]

1. Diminuição da extensão de cantiléver.
2. Minimizar as cargas de compensação para vestibular ou lingual.
3. Aumentar o número de implantes.
4. Aumentar o diâmetro dos implantes.
5. Projetar implantes para maximizar a área da superfície dos implantes.
6. Confeccionar próteses removíveis, que são menos retentivas e incorporam o suporte dos tecidos moles.
7. Retirar a prótese removível durante o horário de dormir para reduzir os efeitos nocivos da parafunção noturna.
8. Unir implantes, se eles suportarem uma prótese fixa ou removível.

Como uma consequência do aumento do risco de questões biomecânicas relacionadas com o aumento de EAC na maxila, o número de implantes deve muitas vezes ser aumentado. Assim, o número de implantes no arco superior com um grande EAC deve ser maior do que um arco inferior, mesmo quando a densidade do osso for semelhante (Fig. 25-53).

Desenho da Prótese Fixa

O EAC ideal para uma prótese fixa é entre 8 e 12 mm, correspondendo a um ideal de 3 mm de tecido mole, 2 mm de espessura do material oclusal e uns 5 mm ou mais de altura do pilar. Um EAC superior a 12 mm pode ser motivo de preocupação na prótese fixa. Os dentes de substituição são alongados e muitas vezes requerem a adição de material em tom gengival nas regiões estéticas. A força de impacto maior sobre os implantes, comparada com os dentes, em combinação com o aumento da altura da coroa, cria forças de

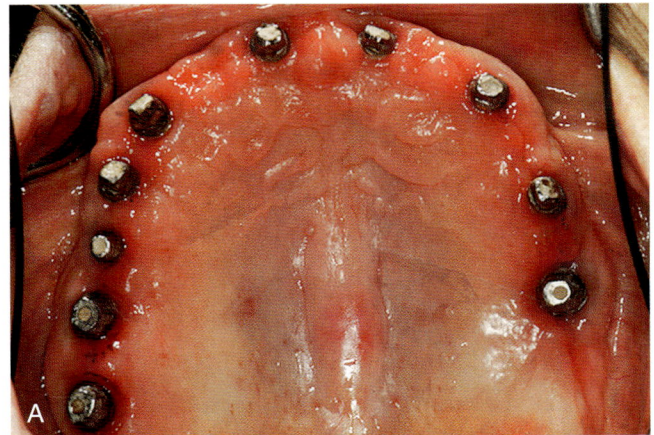
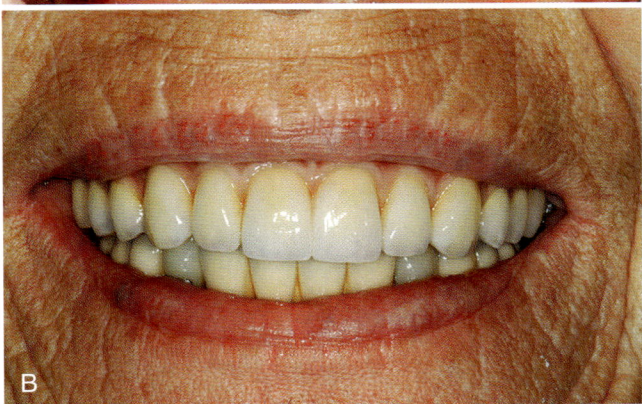
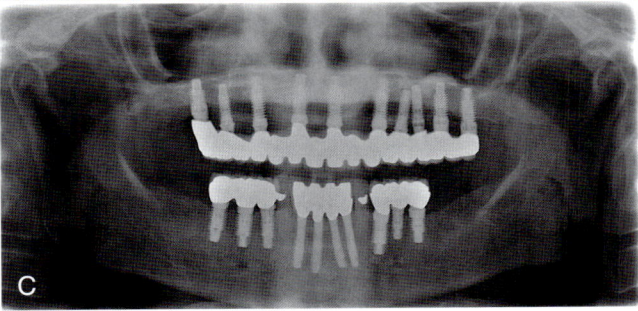

FIGURA 25-53. **A,** Uma maxila edêntula com um espaço de altura da coroa (EAC) maior do que 15 mm com 10 implantes (quatro na pré-maxila). A forma de arco ovoide com osso mais macio na esquerda, opondo-se a dentes, e implantes na mandíbula requer mais implantes. **B,** Uma prótese fixa PF-3 em metalocerâmica suportada por 10 implantes em um paciente com EAC maior, fatores de força moderados e tipo ósseo mais macio. **C,** Radiografia panorâmica do paciente ilustrando os 10 implantes superiores opondo-se a dentes e uma prótese sobre implantes na mandíbula.

momento aumentadas sobre os implantes, e riscos de não reter prótese e componentes e de fratura do material.

Esses problemas são especialmente notados quando associados a uma biomecânica menos favorável sobre secções de próteses fixas em cantiléver.

O espaço de altura da coroa maior do que 15 mm significa que uma maior quantidade de metal tem que ser usada na subestrutura de uma prótese fixa tradicional para manter a porcelana na espessura ideal de 2 mm (Fig. 25-54). As técnicas de refinamento de próteses fixas tradicionais são requisitadas sob essas circunstâncias.[36,43] O controle de porosidades de superfície de subestruturas metálicas após fundição torna-se mais difícil, uma vez que as diferentes partes resfriam em diferentes taxas.

Além disso, quando a peça fundida é reinserida no forno para a queima da cerâmica, o calor é mantido no interior da peça em proporções diferentes, de modo que a porcelana resfria em diferentes regiões a diferentes taxas.[43] Se não forem controlados corretamente, esses fatores aumentam o risco de fratura da porcelana depois da carga[44] (Fig. 25-54, *B* a *D*). Para EAC excessivo, o peso considerável da prótese (chegando a 3 oz de liga) pode afetar as consultas de instalação porque a prótese não permanece no local sem o uso de adesivos. Os metais nobres devem ser usados para controlar a expansão ao calor ou a corrosão da liga; portanto, os custos de tais próteses sobre implantes têm aumentado substancialmente.[45] Métodos propostos para produzir estruturas ocas para aliviar esses problemas, incluindo o uso de moldeiras customizadas especiais para obter uma moldagem passiva, podem duplicar ou triplicar os custos laboratoriais.

Um método alternativo de fabricação de próteses fixas em situações de EAC igual ou superior a 15 mm é a prótese total fixa ou a prótese híbrida, com uma menor estrutura metálica, dentes de estoque e resina acrílica para juntar todos esses elementos (Fig. 25-55). As estruturas metálicas reduzidas em comparação com a prótese fixa em metalocerâmica exibem menos alterações dimensionais e podem encaixar os pilares mais precisamente, o que é especialmente importante para próteses aparafusadas. A fabricação é menos onerosa do que a prótese fixa em metalocerâmica, é altamente estética (dentes de estoque), fácil substituição dos dentes e aparência de tecidos moles, e é mais fácil de consertar, se a fratura ocorrer. Os dentes artificiais nessas próteses não devem ser de acrílico ou compósito, devido a uma elevada taxa de fratura. Em vez disso, os dentes de cerâmica para próteses removíveis são sugeridos. Como os de resina acrílica agem como intermediários entre os dentes de porcelana e a estrutura de metal, a força de impacto durante a carga oclusal dinâmica pode ser reduzida em comparação com uma prótese fixa em metalocerâmica. Como regra geral, as próteses fixas híbridas (PF-3) são usadas em situações com EAC de 15 mm ou mais. No entanto, quando o EAC é inferior a 15 mm, a diminuição no volume de acrílico aumenta o risco de fratura e de complicações. Nesse caso, uma prótese em metalocerâmica é indicada.

Às vezes áreas interproximais subcontornadas são projetadas pelo laboratório para auxiliar a higiene oral, e foram referidas como restaurações "águas altas". Este é um excelente método na mandíbula; no entanto, resulta em retenção de alimentos, afeta os padrões e pode contribuir para problemas de fala na maxila anterior. Assim, a condição de EAC excessivo tem vários fatores que podem alterar o plano de tratamento.

O espaço da coroa é um considerável magnificador de força; portanto, quanto maior a altura da coroa menor o cantiléver da prótese que deve se estender desde o sistema de suporte de implante. Quando o EAC é maior do que 15 mm, nenhum cantiléver deve ser considerado, a menos que todos os outros fatores de força sejam mínimos. A intensidade do contato oclusal deve ser reduzida em qualquer carga de compensação do sistema de suporte do implante. Contatos oclusais em relação cêntrica podem até ser eliminados no aspecto mais posterior (ou região de compensação) de um cantiléver. Desse modo, uma carga parafuncional pode ser reduzida, porque a parte em cantiléver da prótese só recebe carga durante a atividade funcional (p. ex., mascar).

Sobredentaduras Implant ossuportadas na Maxila

As principais vantagens de uma SBI maxilar do tipo PR-4, em comparação com uma prótese fixa, são a capacidade de fornecer uma flange para suporte labial superior, a higiene melhorada do sulco e

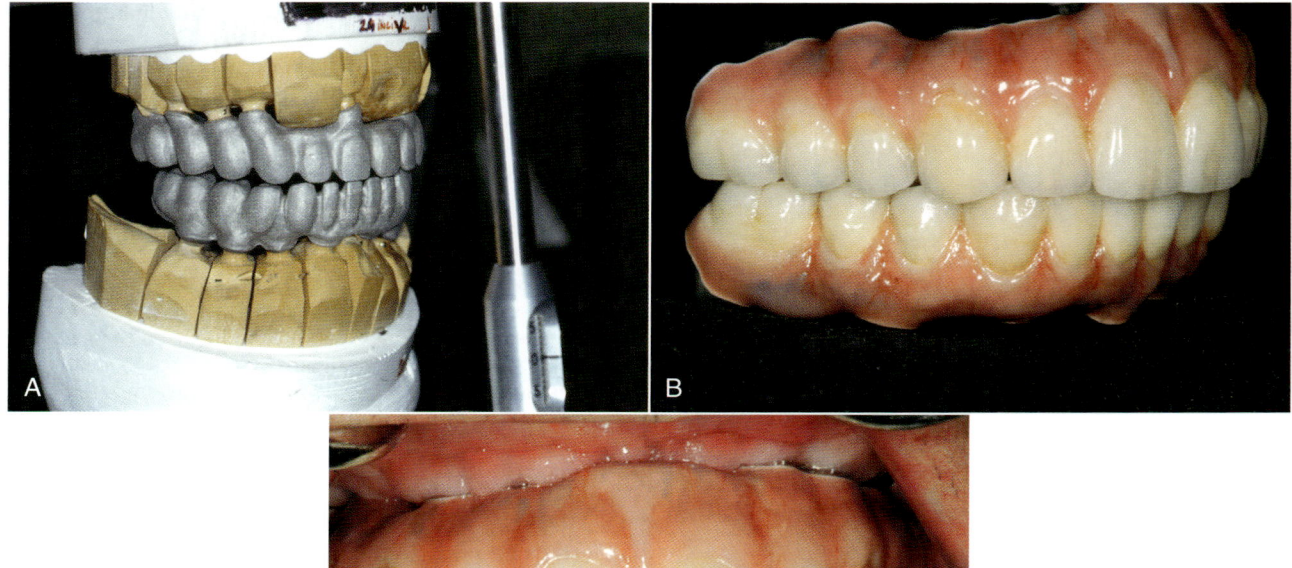

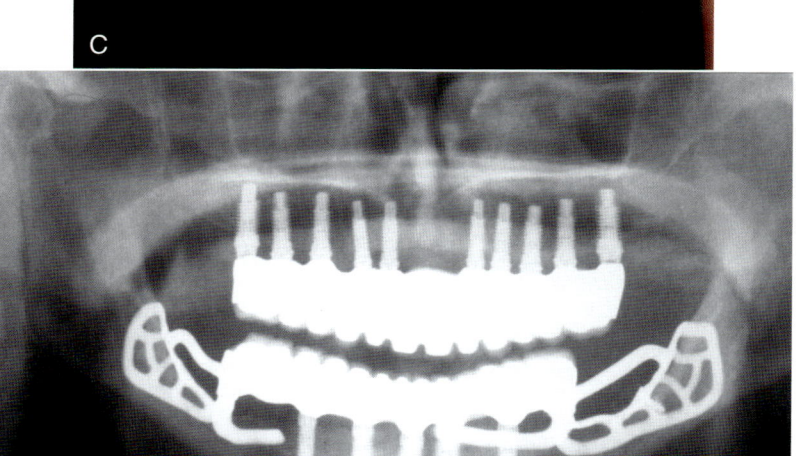

FIGURA 25-54. **A,** Uma prótese fixa em metalocerâmica de um arco com um EAC maior que 15 mm deve usar uma grande quantidade de metal para segurar a cerâmica, que é de apenas 2 mm de espessura em qualquer direção. **B,** A cerâmica sobre uma prótese PF-3 deverá ser de 2 mm de espessura, para reduzir o risco de fratura. Aquecimento e arrefecimento de grandes peças de metal são mais difíceis de controlar a fim de reduzir as complicações. **C,** A prótese superior *in situ*. **D,** A radiografia panorâmica das próteses implantossuportadas superiores e inferiores com um aumento do EAC.

o custo de laboratório reduzido em comparação com uma prótese fixa. Como consequência, antes da seleção de um tipo específico de prótese e para facilitar o diagnóstico, a flange vestibular acima dos dentes da maxila da prótese existente (ou o enceramento de uma nova prótese) pode ser removida e a aparência do lábio superior sem apoio labial avaliada. Se o lábio superior requer suporte adicional, duas opções estão disponíveis:
1. Um enxerto de osso ou de tecidos moles para a pré-maxila é realizado antes ou em conjunto com a instalação do implante ou na reabertura de um implante instalado para o suporte de uma prótese fixa.
2. Uma SBI maxilar é fabricada com uma flange vestibular na prótese.

Próteses removíveis muitas vezes exigem um EAC superior a 12 mm para os dentes de estoque e para a base de resina acrílica, conectores e considerações de higiene oral.[35,36] A quantidade de EAC em uma região edentada varia muito. O EAC maior pode facilitar o processo de fabricação de sobredentaduras, porque é mais fácil para a instalação da prótese dentária e permite maior volume de acrílico para reforçar a prótese. O EAC inadequado pode contraindicar a sobredentadura. Nessas situações, a posição dos dentes na prótese pode ser alterada, a prótese pode fraturar repetidamente e os conectores podem ser comprometidos (Fig. 25-56). Quando menos de 12 mm de EAC estiverem presentes considera-se uma osteoplastia antes da instalação do implante (Fig. 25-57). Deve-se notar que se o paciente deseja ter uma PR-4 ou uma prótese fixa, e enxertos de seio maxilar são necessários, o osso removido da pré-maxila é ideal para aumentar o assoalho do seio.

Na maxila, a perda óssea horizontal e vertical resulta em uma posição mais palatina do rebordo. Como consequência, os implantes são geralmente instalados mais palatinamente do que a posição do dente natural. Próteses removíveis apresentam várias vantagens sob circunstâncias clínicas. A prótese removível não necessita de embrasuras para a higiene. O cantiléver vestibular de uma prótese fixa pode tornar impossível a realização da higiene sulcular. A prótese removível pode ser removida durante o sono para diminuir os efeitos de um aumento do EAC em parafunção noturna. A prótese removível pode melhorar o apoio labial e facial, que é deficiente devido à perda óssea avançada. A sobredentadura deve ter volume deficiente de resina acrílica para diminuir o risco de fratura da prótese. O aumento do EAC permite a instalação de prótese dentária sem violação da subestrutura implante-prótese.

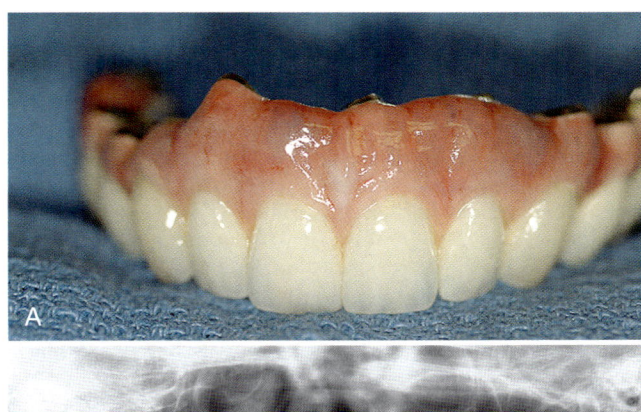
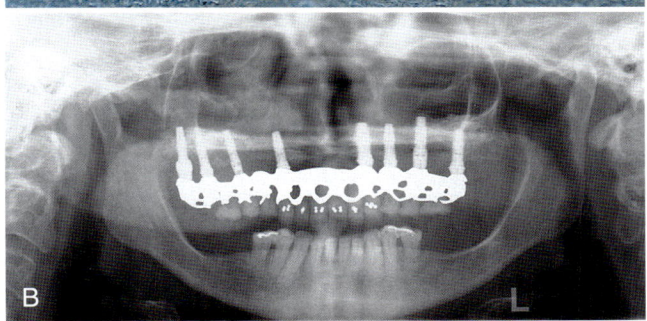
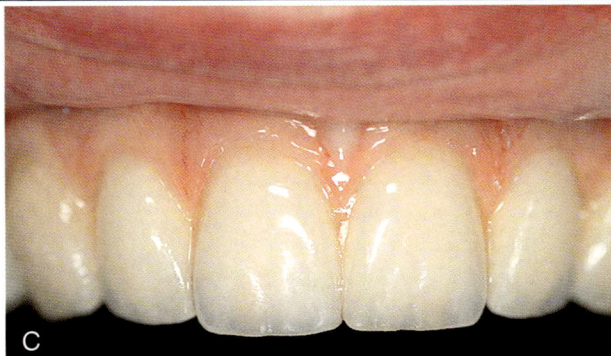

FIGURA 25-55. **A,** um grande espaço de altura da coroa pode ser restaurado com uma prótese híbrida com uma estrutura metálica, dentes de cerâmica e acrílico. **B,** Radiografia panorâmica de uma prótese híbrida superior PF-3, com uma estrutura de metal, dentes de cerâmica e acrílico. **C,** A prótese híbrida fixa superior *in situ*. Pode ser feita com estética, com custos de laboratório reduzidos, é leve e pode ser reparada mais facilmente do que uma prótese tradicional de metalocerâmica.

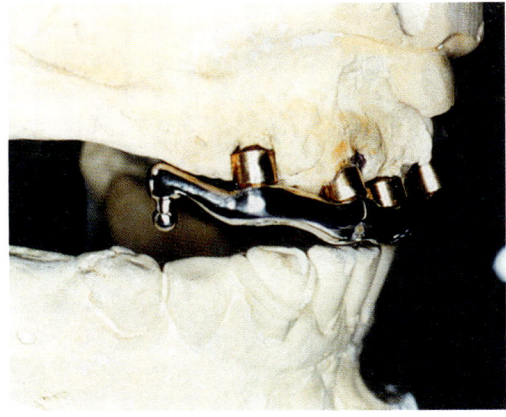

FIGURA 25-56. Menos do que 12 mm de espaço de altura da coroa (EAC) para uma sobredentadura implant ossuportada pode comprometer a posição dos dentes e aumentar o risco de fratura de prótese. Um EAC insuficiente é um grande problema para a fabricação de uma sobredentadura superior.

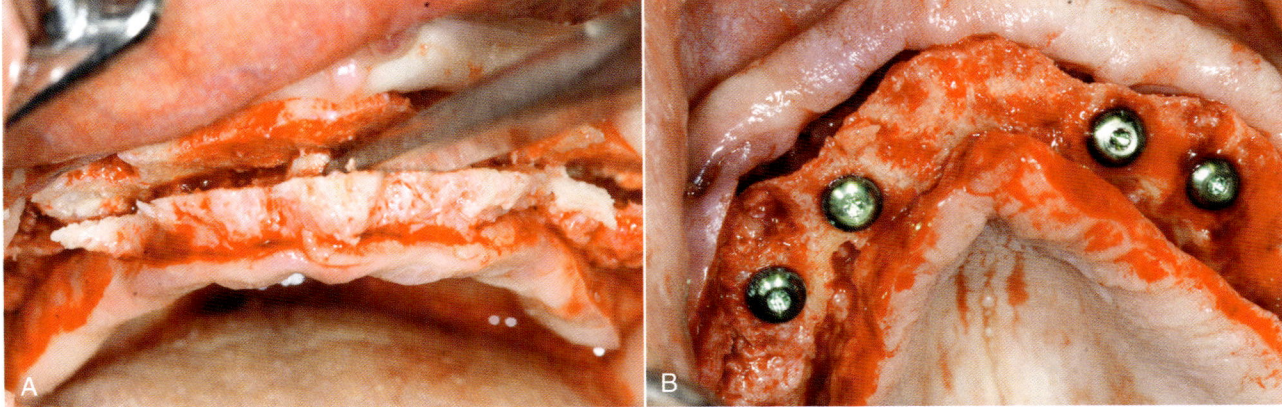

FIGURA 25-57. **A,** Durante a cirurgia, o EAC para uma sobredentadura pode exigir uma osteoplastia antes da instalação do implante. **B,** Os implantes são instalados para uma sobredentadura PR-5.

Uma sobredentadura rígida (PR-4) tem requisitos idênticos em relação à posição e ao número dos implantes de suporte como uma prótese fixa, porque é rígida durante a função. Os suportes dos tecidos moles, além das próteses removíveis implantossuportadas com um EAC excessivo são recomendados quando não for possível projetar adequadamente o sistema de suporte de implante. Misch descreve o "cantiléver escondido" para além da barra em cantiléver com uma SBI rígida.[46] Quando a sobredentadura não tem movimento durante a função, o cantiléver não para no final da subestrutura em cantiléver, mas termina na última posição de contato oclusal na prótese, muitas vezes na distal do segundo molar (Fig. 25-58).

A posição e o tipo de conectores de uma sobredentadura podem tornar uma sobredentadura rígida durante a função, mesmo na ausência de cantiléveres distais. Por exemplo, quando três implantes anteriores são unidos e um clipe do tipo Hader é usado para reter a prótese, se os clipes Hader são colocados em ângulos com a linha média, os conectores têm movimento limitado e resultam em uma prótese total rígida durante a função (Fig. 25-59). Misch sugere que o movimento da prótese, e não o movimento individual do conector, deve ser avaliado.[46] Sobredentaduras tanto com suporte em implante quanto em tecido mole se beneficiam de uma prótese projetada para ter mais de uma direção de movimento.

O EAC excessivo em uma prótese PR-5 muitas vezes torna a prótese mais instável, e muitas vezes requer mais suporte de tecidos moles. Em sobredentaduras PR-5 existem dois componentes diferentes do EAC: (1) a distância da crista do rebordo até a altura do conector da sobredentadura e (2) a distância do conector da sobredentadura ao plano oclusal. Quanto maior for a distância do conector ao plano oclusal, maior será a força sobre a prótese de se mover ou girar sobre o conector, e maior será a mobilidade da prótese (e menor a estabilidade). Por isso é necessário mais suporte tecidual durante a função, o que pode causar manchas e feridas sob a prótese e acelerar a perda óssea posterior.

Menos artigos foram publicados sobre SBI maxilares em comparação com sobredentaduras mandibulares. A maioria dos relatos clínicos aborda as próteses do tipo PR-5 com suporte de tecido mole posterior e retenção sobre implante anterior. De acordo com Goodacre et al., sobredentaduras mandibulares têm uma das taxas de sucesso mais altas de implantes, e a prótese com a maior taxa de perda de implantes é uma sobredentadura superior (19% taxa de perda).[3] Por exemplo, em 1994 Palmqvist et al. relataram resultados precários semelhantes em um estudo prospectivo, multicêntrico de 5 anos, com 30 maxilas e 103 mandíbulas.[24] Jemt e Lekholm informaram que a taxa de sobrevida de implantes mandibulares

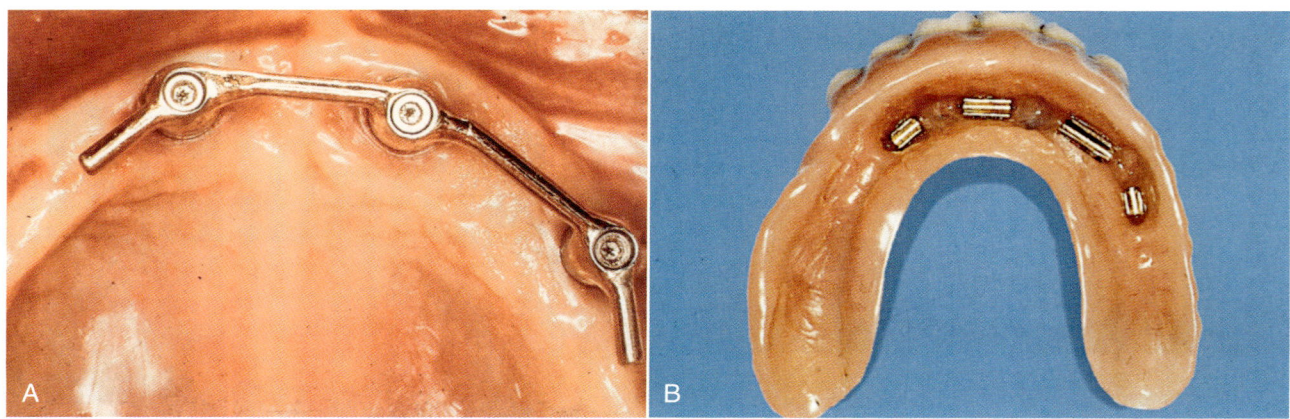

FIGURA 25-58. **A,** O cantiléver é escondido quando a prótese do tipo sobredentadura é rígida e, por isso, o cantiléver se estende para além da barra de ligação. Quando os clipes Hader estão posicionados em ângulo em relação um ao outro, a prótese é rígida. Neste caso, o cantiléver se estende bilateralmente para o segundo molar na prótese. **B,** Clipes Hader giram em torno de uma barra. No entanto, quando colocados em diferentes planos de movimento a prótese é rígida e não tem movimento durante a função.

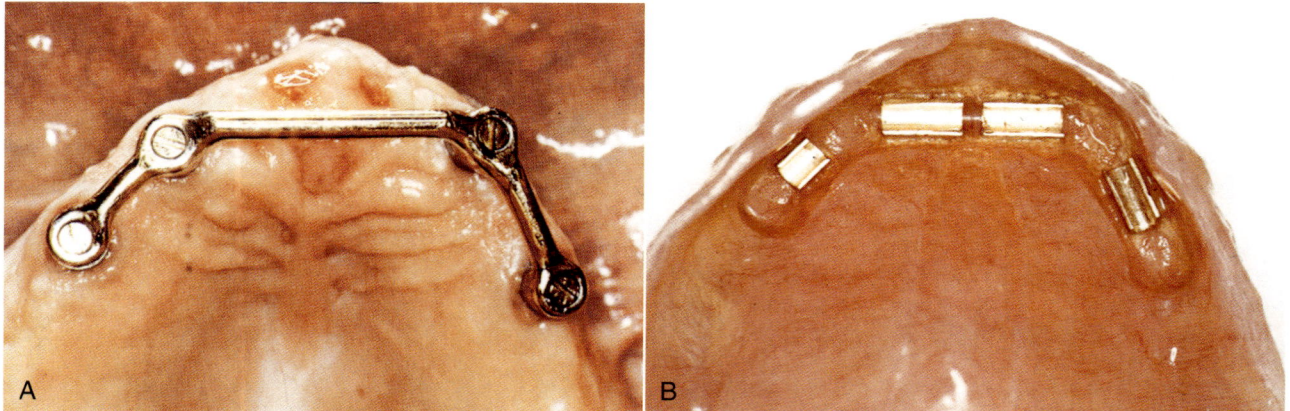

FIGURA 25-59. **A,** A barra Hader neste paciente está em três planos de rotação diferentes. **B,** Os três clipes Hader não podem girar em torno do arco, de modo que os quatro implantes apoiam uma prótese removível PR-4. O cantiléver se estende para o segundo molar.

foi de 94,5% e de 100% para próteses mandibulares.[26] Na maxila, a taxa de sobrevida do implante foi de 72,4%, e a taxa de sobrevida da prótese foi de 77,9%. Os autores sugeriram que o resultado do tratamento pode ser previsto através do volume e da quantidade óssea. Um estudo prospectivo realizado por Johns et al. analisaram SBIs maxilares em 1 ano, 3 anos e 5 anos.[27] Dezesseis pacientes foram acompanhados ao longo de todo o estudo, com uma taxa de sucesso cumulativa de 78% para as próteses e 72% para os implantes. A taxa de sobrevida do implante cumulativa de SBIs maxilares foi relatada em 76,6% em 5 anos.[28-31]

Alternativamente, Misch acompanhou 75 SBIs maxilares (PR-4) e 615 implantes por 10 anos, com 97% de sobrevida do implante e 100% nas taxas de sobrevida da prótese. As principais diferenças nessas modalidades de tratamento têm sido uma SBI maxilar completamente implantossuportada, retida e estabilizada (PR-4); um número maior de implantes; e posições estratégicas dos implantes seguindo as diretrizes de planejamento de tratamento com base em conceitos biomecânicos básicos para reduzir perdas e diminuir os riscos.

Sobredentadura Implantossuportada na Maxila — Opções de Tratamento

Enquanto apenas duas opções de tratamento estão disponíveis para SBIs maxilares, cinco opções de tratamento estão disponíveis para a SBI mandibular (Quadro 25-5). A diferença se deve principalmente às desvantagens biomecânicas da maxila em comparação com a mandíbula. Implantes independentes não são uma opção para as SBIs superiores, porque a qualidade do osso e a direção da força são severamente comprometidas. Além disso, o conector fica mais próximo do tecido, e o EAC a partir do conector é maior, de modo que a prótese tem mais movimento (Fig. 25-60). Barras em cantiléveres não são recomendadas pelos mesmos motivos.[47] Dessa forma, as duas opções de tratamento são limitadas a uma prótese removível PR-5 com quatro a seis implantes, com algum suporte de tecido mole posterior, ou a uma prótese PR-4, com seis a 10 implantes (que é completamente suportada, retida e estabilizada por implantes).

Implantes posteriores (em região de pré-molares e molares), sem suporte de implantes na região de caninos, são por vezes conectados com uma barra total para uma sobredentadura superior (Fig. 25-61). Isto não é indicado quando uma barra se estende de pré-molar a pré-molar em torno de um arco, porque a sobredentadura é completamente suportada por implantes (PR-4), já que ela não se move durante a função ou a parafunção. Assim, a prótese total atua como uma prótese fixa. A SBI rígida removível deve ter o mesmo suporte de implantes de uma prótese fixa total (não menos).

Outra opção de tratamento precária para maxilares totalmente edentados é a instalação de implantes em cada quadrante posterior (sem implante na região de canino), com segmentos de barras independentes e uma sobredentadura (Fig. 25-62). Esta opção de tratamento é propensa a falhas, pelas seguintes razões:

1. Se a SBI na maxila tem apenas implantes posteriores e não é rígida, a prótese se move para a frente e para cima cada vez que o paciente morde o alimento ou a mandíbula se move durante as excursões. Os implantes posteriores estáveis atuam como fulcro, e a prótese não é estável. Os implantes nas regiões de pré-molares atuam como fulcro, e a borda incisal da prótese é suspensa a partir dessa posição. Como resultado, o sistema de conectores falha repetidamente. Este tipo de prótese se assemelha a uma prótese parcial classe IV de Kennedy, e é a configuração menos estável em próteses (Fig. 25-63). Na verdade, é geralmente menos estável do que uma prótese convencional.
2. Os implantes posteriores neste tipo de prótese estão em uma linha reta e não resistem às forças laterais tão bem. Muitas vezes, os conectores precisam repetidamente de substituição, e todos os implantes de um lado do arco podem ser perdidos (Fig. 25-64). Próteses fixas e sobredentaduras totais superiores têm uma maior incidência de perda de implante e complicações protéticas que as sobredentaduras inferiores, mesmo quando as posições dos implantes são similares.[3,22,24] Essas observações reforçam ainda mais a necessidade de mais implantes e menos pônticos na restauração de uma maxila em comparação com a mandíbula.

> **QUADRO 25-5** Opções de Sobredentaduras Superiores Implantossuportadas
>
> 1. Prótese PR-5: quatro a seis implantes em três a cinco posições no arco
> 2. Prótese PR-4: seis a 10 implantes em todas as cinco posições do arco

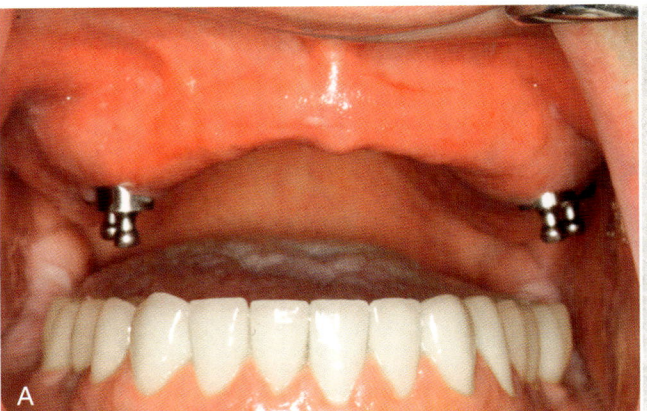 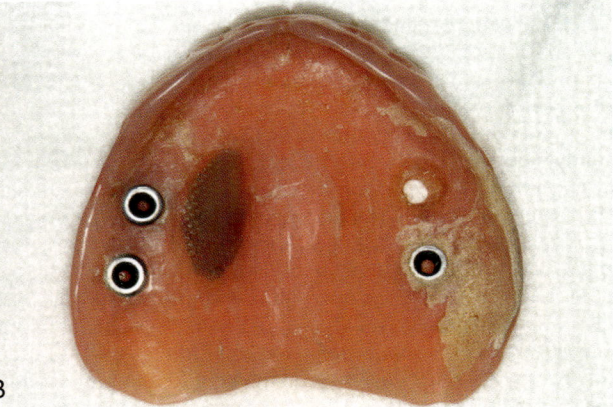

FIGURA 25-60. **A,** Implantes individuais nas regiões posteriores de uma sobredentadura. A prótese é instável e se move para a frente e para baixo na parte de trás. Sobredentaduras com implantes bilaterais e independentes são mais propensas a complicações do sistema de implante (interface implante/osso, parafusos dos pilares, parafusos protéticos e assim por diante). **B,** A prótese apresenta instabilidade. Os componentes se desgastam repetidamente e precisam de substituição.

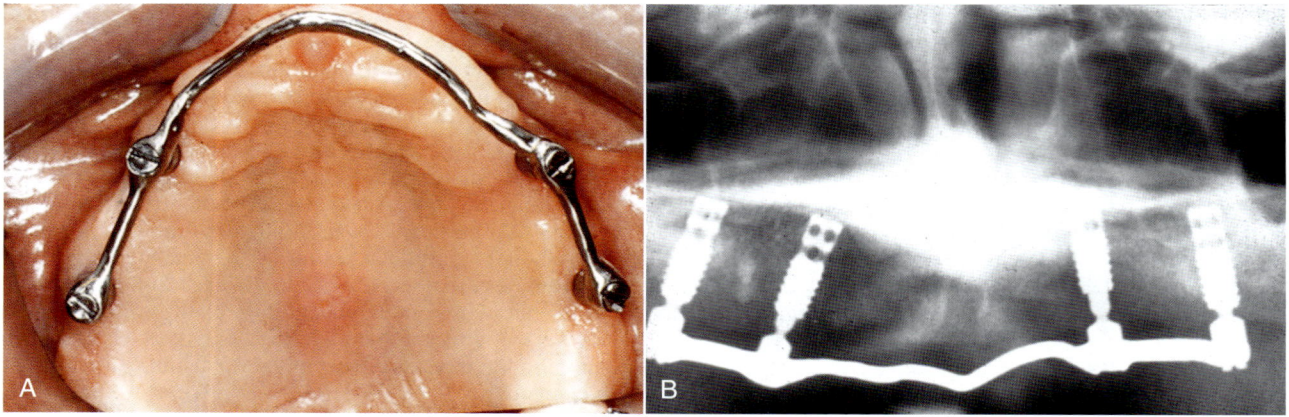

FIGURA 25-61. **A,** Esta barra de sobredentadura se estende de segundo pré-molar a segundo pré-molar. A barra anterior representa a extensão de oito pônticos e é muito longa para apoio adequado da prótese. A prótese total, quando está em posição, fica rígida sobre essa barra e, como tal, exige o máximo de apoio como uma prótese fixa. **B,** Uma radiografia panorâmica dos quatro implantes e da barra para uma sobredentadura PR-4. O implante anterior tem 50% de perda óssea no primeiro ano de função.

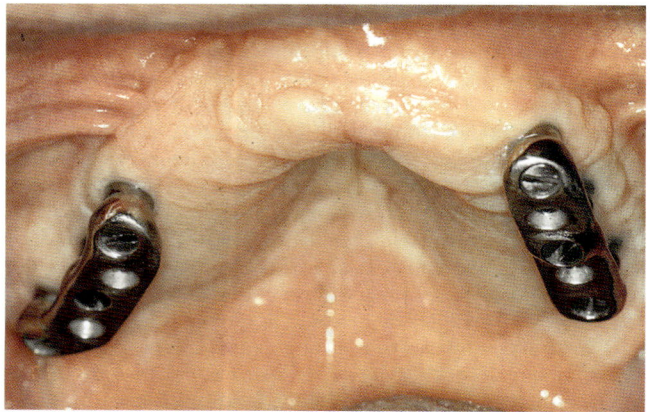

FIGURA 25-62. Implantes posteriores com barras individuais permitem movimento da prótese, o que acelerou o desgaste da prótese e o afrouxamento do parafuso.

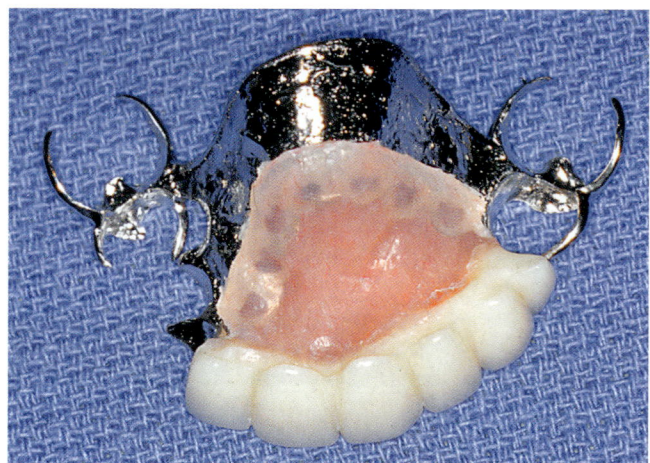

FIGURA 25-63. Uma prótese parcial classe IV da classificação de Kennedy-Applegate em próteses removíveis tem dentes posteriores naturais para apoio dos grampos e a prótese substitui os dentes anteriores. Este é um tipo muito instável de prótese, porque sobrecarrega os dentes posteriores rígidos.

Opção 1: Sobredentaduras Maxilares Implantossuportadas PR-5

A primeira opção de tratamento é uma prótese do tipo PR-5. Essa opção não é tão benéfica para o paciente em comparação com próteses mandibulares do tipo PR-5. A prótese total superior muitas vezes tem boa retenção, suporte e estabilidade. A SBI PR-5 superior pode balançar e tem mais movimento do que uma dentadura porque os implantes anteriores atuam como fulcro sob a prótese. As principais vantagens de uma SBI PR-5 superior são duas, a manutenção do osso anterior e um tratamento menos oneroso do que uma PR-4 ou uma prótese fixa. O tratamento com uma sobredentadura PR-5 é menos oneroso do que uma sobredentadura PR-4, porque enxertos de seio bilaterais não são necessários para suportar implantes na região de molares. Portanto, o plano de tratamento com uma PR-5 é muitas vezes usado como uma transição para uma prótese PR-4 quando as considerações financeiras do paciente requerem um tratamento estagiado durante vários anos.

Quando a pré-maxila sob uma prótese convencional perde altura óssea, a prótese total começa a rodar para cima, na parte da frente, e para baixo, na parte de trás. Como resultado, a prótese total superior se torna muito menos estável a quaisquer forças laterais. Assim, a proteção do osso da pré-maxila é essencial. Os

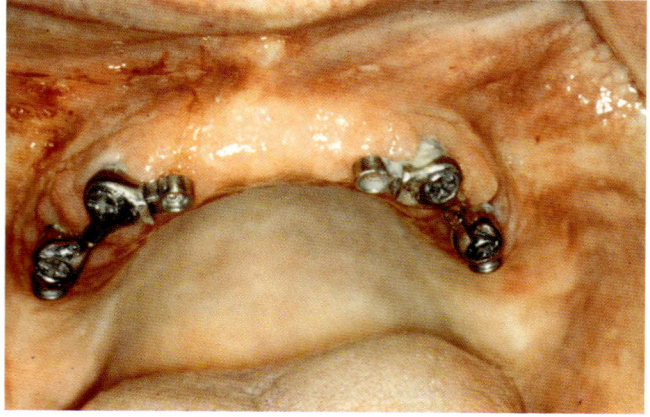

FIGURA 25-64. Implantes posteriores com barras individuais. O parafuso do componente se tornou repetidamente solto e o implante foi perdido.

implantes podem prevenir a reabsorção óssea continuada da pré-maxila. O paciente é encorajado a receber implantes antes de complicações relacionadas à perda óssea. A primeira opção de tratamento para uma maxila completamente edentada é instalar quatro a seis implantes suportando uma prótese PR-5, dos quais três são normalmente posicionados na pré-maxila. Com base nas baixas taxas de sucesso relatadas na literatura, requisitos biomecânicos específicos e baixa qualidade óssea, o menor número de implantes para uma sobredentadura maxilar PR-5 deve ser quatro, com uma ampla distância AP (Fig. 25-65). Número e localização dos implantes são mais importantes do que o tamanho do implante, mas os implantes devem ter pelo menos 9 mm de comprimento e 3,5 mm de diâmetro do corpo.

A quantidade mais adequada de implantes para uma prótese do tipo PR-5 é de cinco implantes. Os implantes principais estão posicionados nas regiões de caninos bilateralmente (diretriz 3 do plano do tratamento), e pelo menos um, na região do incisivo central (diretriz 2 do plano do tratamento). Outros implantes secundários podem ser instalados na região de primeiro ou segundo pré-molares (plano do tratamento do arco de cinco lados) (Fig. 25-66).

Quando um implante não pode ser instalado em pelo menos uma região de incisivo central, o forame incisivo pode ser considerado para a instalação do implante. Outra alternativa é a utilização de um implante na região de incisivo lateral. Em tais casos, devido à redução da distância AP dos incisivos laterais no local de implante mais anterior, a região de segundos pré-molares também deve ser utilizada no lado contralateral (juntamente com o canino) para melhorar a distância AP. Seis implantes geralmente são indicados para uma prótese PR-5 quando os fatores de força são maiores (Fig. 25-67).

Os implantes são sempre unidos com uma barra rígida. Não há cantiléver distal, e o desenho da barra deve seguir a forma do arco dental, mas ligeiramente lingual aos dentes anterossuperiores. A prótese deve ter pelo menos duas direções de movimento; no entanto, são preferidas três ou mais. Assim, um clipe Dolder ou um O-ring pode ser usado se for colocado no centro do arco e perpendicular à linha média. Um clipe Dolder tem um espaçador sobre o grampo para permitir algum movimento vertical antes da rotação. Quando O-rings são usados para reter a prótese, podem ser posicionados mais distais do que um clipe Dolder central, muitas vezes imediatamente distal para a posição de canino. O-rings também podem ser usados imediatamente distais ao último pilar de cada lado, ou entre os implantes. Quando O-rings intermediários são utilizados, o alívio é distal à barra para permitir o movimento da prótese em direção ao tecido sob forças oclusais posteriores.

Uma SBI superior PR-5 é projetada exatamente como uma prótese total, com palato totalmente estendido e flanges. Deve ser permitido que a prótese se desloque ligeiramente na região incisal durante a função para que ela possa girar em direção ao tecido mole posterior em torno de um ponto de apoio localizado na posição de canino ou pré-molar.

Os benefícios de uma sobredentadura superior PR-5 são retenção e estabilidade dos implantes. O suporte posterior é obtido a partir do tecido mole. Naturalmente, outro benefício principal é a manutenção do osso da pré-maxila devido ao estímulo do implante. Há também um gasto reduzido, quando comparada com uma prótese do tipo PR-4 porque os enxertos bilaterais de seio maxilar não são necessários

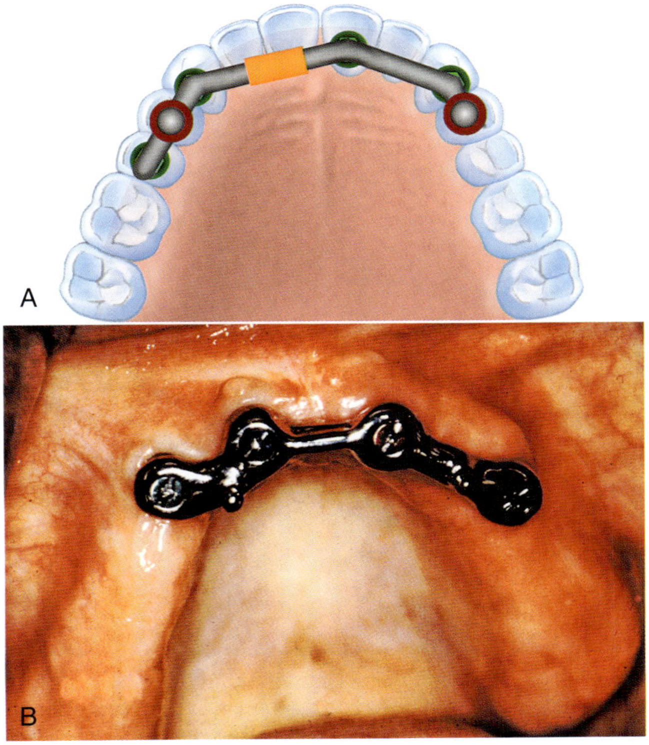

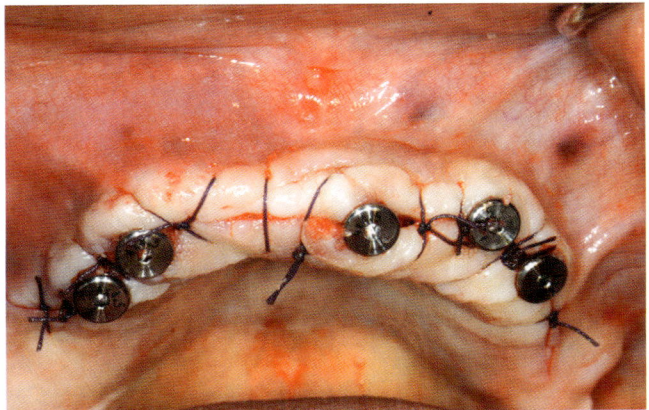

FIGURA 25-66. Para otimizar uma sobredentadura PR-5 são necessários cinco implantes. Os implantes ficam em cada uma das cinco posições de rotação de um arco.

FIGURA 25-65. Pelo menos quatro implantes unidos são indicados para uma sobredentadura superior, pelo menos três dos quais são instalados na pré-maxila.

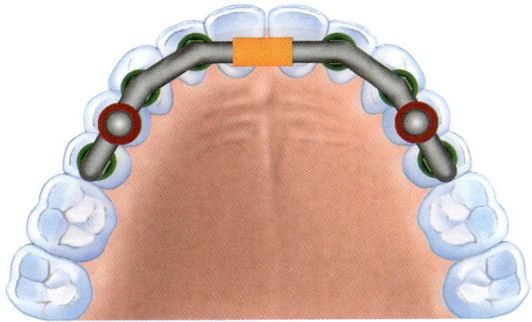

FIGURA 25-67. Um projeto alternativo com seis implantes inclui implantes estratégicos nas regiões de caninos, implantes nas regiões dos incisivos laterais e implantes secundários nas regiões de segundo pré-molar para melhorar a distância anteroposterior. Clipes Dolder ou O-rings podem ser usados de maneira a permitir duas direções de movimento da prótese.

para os implantes na região de molares, e o número de implantes pode ser de até quatro.

Opção 2: Sobredentaduras Maxilares Implantossuportadas PR-4

A segunda opção para uma SBI superior é uma prótese PR-4, com seis a 10 implantes, que é rígida durante a função (Fig. 25-68). Essa opção é o desenho preferido de SBI porque mantém maior volume ósseo e proporciona maior segurança e confiança para o paciente em comparação com uma prótese total ou uma PR-5. A perda de osso em largura na pré-maxila não requer enxerto de osso ou de hidroxiapatita para suporte labial, como em uma prótese fixa. No entanto, o custo do tratamento é mais semelhante ao de uma prótese fixa híbrida. Uma PR-4 na maioria das vezes ainda requer enxertos de seio e implantes posteriores. O enxerto ósseo para toda a pré-maxila para uma prótese fixa pode exigir a crista ilíaca como área doadora, porque grandes volumes de osso são necessários. Assim, a prótese PR-4 pode ser necessária para a estética facial, se os procedimentos de aumento não forem realizados (Fig. 25-69).

Infelizmente, muitos profissionais acreditam que a sobredentadura PR-4 exige menos implantes e menos atenção à biomecânica da carga oclusal em comparação com uma prótese fixa só porque é removível. Na opinião do autor, esta é a principal causa de perda de implantes em SBIs superiores. Quando a SBI está completamente suportada, retida e estabilizada por implantes, ela atua como uma prótese fixa. Uma combinação de fatores, como a redução de custos, o medo do paciente em relação ao enxerto ósseo e a falta de treinamento avançado do dentista são muitas vezes os fatores determinantes que motivam a escolha de uma SBI superior.

O planejamento do tratamento para sobredentaduras superiores PR-4 é muito semelhante ao de uma prótese fixa, porque a SBI permanece fixa durante a função. Duas das posições estratégicas dos implantes para a SBI superior PR-4 estão nas regiões bilaterais de caninos e na metade distal das posições de primeiro molar (diretrizes 3 e 4 no planejamento do tratamento). Essas posições geralmente requerem enxertos de seio na região de molares. Implantes posteriores adicionais estão localizados bilateralmente na região de pré-molar, de preferência na posição de segundo pré-molar. Além disso, é necessário muitas vezes pelo menos um implante anterior entre os caninos (diretriz 2 no planejamento do tratamento). O implante anterior muitas vezes pode ser instalado no canal incisivo, quando uma largura óssea inadequada estiver presente (Fig. 25-70). Portanto, seis implantes são o número mínimo sugerido para a opção de tratamento com uma PR-4, e sete implantes são usados com mais frequência. Quando os fatores de força são maiores, os próximos locais mais importantes são as regiões de segundos molares (bilateralmente) para aumentar a distância AP e melhorar a biomecânica do sistema. Um décimo implante pode ser instalado na pré-maxila para uma forma triangular do arco.

Os seis a 10 implantes são unidos em torno do arco com uma barra rígida (cinco lados do arco no planejamento do tratamento). Quatro ou mais conectores geralmente são posicionados ao redor do arco. Isso proporciona uma sobredentadura retentiva e estável. Normalmente, a cobertura do palato é mantida. Isso ajuda a evitar problemas de fala e de impactação alimentar.

O esquema oclusal para esta prótese PR-4 é semelhante ao de uma prótese fixa: oclusão central em torno do arco e único contato anterior durante as excursões mandibulares (a menos que se oponha

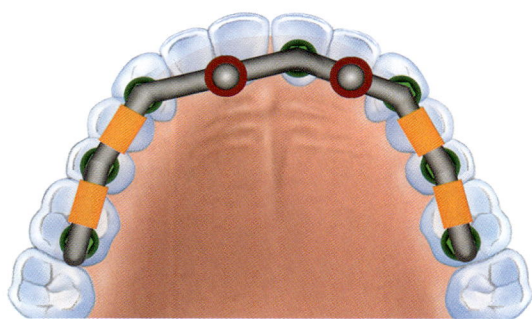

FIGURA 25-68. A barra de uma sobredentadura superior PR-4 é apoiada por sete a 10 implantes e é rígida durante a função.

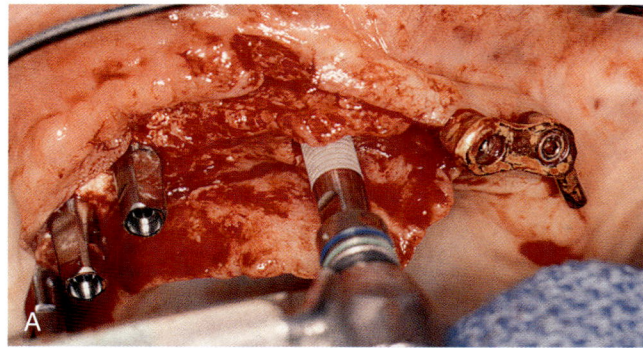

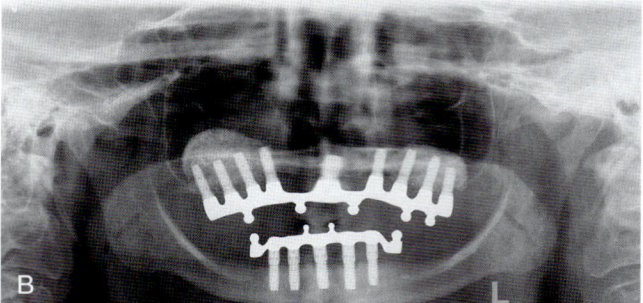

FIGURA 25-70. **A,** Um implante anterior pode ser posicionado no canal incisivo quando o rebordo é insuficiente para um implante na posição do incisivo central. **B,** Uma radiografia panorâmica dos implantes superiores e inferiores suportando uma prótese PR-4. O implante na posição de incisivo central permite o uso de três implantes na pré-maxila, unidos aos posteriores.

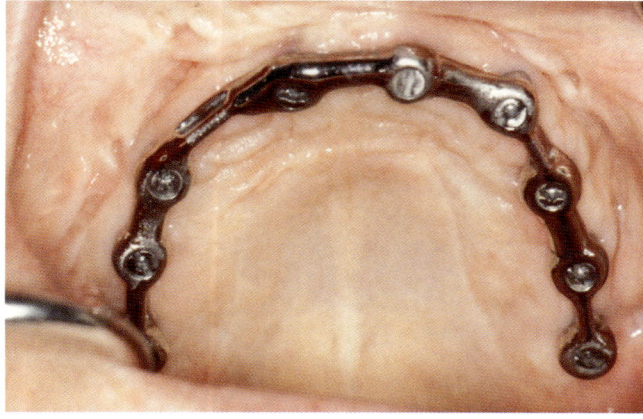

FIGURA 25-69. Uma sobredentadura PR-4 pode usar seis a 10 implantes, de modo semelhante a uma prótese fixa, porque a prótese é rígida. Neste caso os nove implantes são utilizados em um paciente com um espaço excessivo de altura da coroa e maiores fatores de força.

a uma prótese total mandibular). A sobredentadura superior deve ser removida durante o sono para evitar parafunção noturna. Se o paciente usar sobredentaduras superior e inferior, apenas a prótese inferior precisa ser removida.

Prótese Fixa *versus* Sobredentadura — Complicações

As complicações de uma SBI superior, tais como o desgaste do conector e a fratura da prótese ou do componente, são mais frequentes do que com uma prótese fixa e ocorrem principalmente como resultado da maior quantidade de acrílico e menor resistência da pequena estrutura em comparação com uma prótese fixa (Tabela 25-3).

O EAC é fundamental para sobredentaduras superiores, e mais frequentemente a falta de espaço pode comprometer a posição dos dentes em relação à situação mandibular. Um mínimo de 12 mm de EAC é necessário para a SBI visando garantir espaço adequado para uma barra de conexão para os implantes e o volume de acrílico na SBI.

A cobertura palatina das SBIs superiores deve ser semelhante à de uma prótese total (Fig. 25-71). A extensão da variação de desenhos que vai do total ao do tipo ferradura foi relatada na literatura com graus variados de sucesso.[47] Muitos usuários de próteses totais superiores podem ter se acostumado com o palato de resina acrílica. No entanto, muitos protesistas rotineiramente eliminam o palato das SBIs maxilares com consequências como a impactação de alimentos (porque a língua muitas vezes esmaga alimentos contra o palato e empurra restos de alimentos sob a prótese) e fala prejudicada (porque o ar é forçado sob a flange palatina e sobre a flange vestibular da prótese) (Fig. 25-58, *B*). O paciente raramente se queixa desses dois problemas com uma prótese total e, como resultado, está descontente com a prótese final implantossuportada. Além disso, o risco de fratura da prótese aumenta quando o palato é removido porque o volume de acrílico é então reduzido. Portanto, o palato da prótese geralmente deve ser mantido em uma SBI.

Alguns pacientes expressam o desejo primário de eliminar o palato da prótese total superior. Dentre esses pacientes temos apresentadores e pacientes desconfortáveis com qualquer coisa que toque o palato mole, pacientes com tórus palatinos ou exostoses, cantores e atores por causa de uma alteração percebida na voz causada pela mudança no volume das próteses, degustadores que utilizam o seu paladar para saborear diferenças sutis nos reparos, e um novo usuário de prótese total superior ainda não familiarizado com o aspecto palatino de uma prótese total superior. Como resultado, as necessidades e os desejos dos pacientes podem fazer com que o palato natural do paciente seja deixado descoberto, quando usa uma sobredentadura superior.[48]

Para reduzir as complicações da fala ou da impactação alimentar quando o palato da prótese é reduzido, a seguinte técnica tem sido usada com algum sucesso. O palato da prótese preexistente é revestido com uma pasta ou pulverizador de indicação de pressão. O paciente é solicitado a pronunciar as consoantes *T* e *D*. Em pacientes dentados, quando esses sons são produzidos a ponta da língua entra em contato com o rebordo alveolar anterior, e os lados da língua estão em contato íntimo com os dentes superiores e a gengiva palatina. O palato de uma sobredentadura superior não é eliminado mais do que 5 mm posterior à área de contato da língua. Isso assegura que a língua continue a manter contato com a resina acrílica sobre o palato, e irá impedir que o alimento e o ar sejam forçados sob a prótese total.

O modelo de processamento para a prótese então é marcado a 1 mm de largura e 1 mm de profundidade com uma broca esférica correspondendo a essa posição. A linha de pontuação procede na posterior ao longo do palato duro 5 mm medial ao ângulo da linha da crista palatina alveolar (posição da artéria palatina maior) para o aspecto anterior 5 mm distais à posição da língua observada anteriormente. O modelo não é marcado sobre a sutura mediopalatina porque esse tecido mole é muito fino e não pode ser adequadamente comprimido. Quando a prótese é processada, uma pequena borda de resina acrílica preenche a linha de pontuação, e quando a sobredentadura é inserida ela vai deprimir o tecido ao longo dessa região gentilmente e garantir o contato íntimo com o tecido. Isso impede que alimento e ar sejam empurrados para baixo da sobredentadura. Como a posição *D* e *T* da língua está muitos milímetros posterior à posição dos dentes superiores, vários milímetros de resina acrílica permanecem sobre a pré-maxila. Isso reduz o risco de fratura da sobredentadura superior.

Os implantes anteriores, a barra de conexão e os conectores devem estar linguais à posição dos dentes anteriores, de modo a não interferir na posição correta da prótese dentária. No entanto, essa posição pode aumentar a altura da inclinação palatina na região de pré-maxila, comparada com a prótese original. Para reduzir essa ocorrência, uma barra e um conector com perfil mais baixo são muitas vezes o projeto de escolha para minimizar o volume da prótese. Antes de projetar o desenho de barra e conector, uma placa prensada a vácuo é feita a partir do contorno da prótese preexistente ou da sobredentadura (semelhante ao método utilizado para o modelo cirúrgico), e o modelo ajuda a projetar o sistema barra-conector dentro da conformidade com a prótese final.

TABELA 25-3
Comparação de Próteses da Maxila

Fator	PF3	PR-4
Psicológico	+++	+
Material	Metalocerâmica	Barra, metal e sobredentadura
Suporte labial	+	+++
Estético	Cerâmica rosa (=)	Resina (=)
Fonético (vias respiratórias, passagem de ar)	+	+++
Função (retenção de alimentos)	+++	+
Manutenção	+++	Mais alterações na prótese (−)
Reparo	−	+
Fatores de força	−	Remover à noite (+)
Número de implantes	=	=

+++, Superior; +, melhor; =, similar; −, inferior.

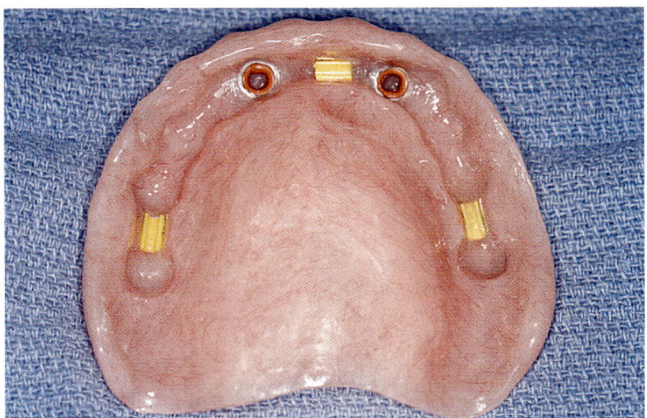

FIGURA 25-71. Uma sobredentadura superior implantossuportada deve ter uma cobertura de palato para reduzir fratura, impacção alimentar e problemas fonéticos.

Conclusão

SBIs superiores podem ser tão previsíveis quanto sobredentaduras mandibulares quando considerações biomecânicas específicas à maxila são incorporadas ao plano de tratamento. Em geral, isso requer implantes em maior número e um maior conhecimento dos princípios protéticos.

Apenas duas opções de tratamento de SBI maxilar estão disponíveis. O menor número de implantes para essa prótese é de quatro a seis implantes para suportar uma PR-5. Uma SBI rígida (PR-4) geralmente requer a instalação de sete ou mais implantes. Uma sobredentadura completamente implantossuportada requer o mesmo número e posição de implantes como uma prótese fixa. Assim, enxertos de seio e implantes anteriores geralmente são indicados, se a prótese for fixa ou removível. Em outras palavras, SBIs superiores são completamente diferentes de sua antagonista mandibular. Na maxila completamente edentada, uma SBI é muitas vezes o tratamento de escolha. Ao contrário do que ocorre na mandíbula, o lábio superior muitas vezes requer um apoio adicional como consequência da perda de estrutura óssea. Uma linha alta do lábio expõe as papilas interdentais entre os dentes anteriores. Usar sobredentaduras para substituir tecido duro e mole é mais fácil do que a tentativa para fazer isso com osso e tecido mole ou próteses metalocerâmicas.

Arcos edentados parciais e totais superiores são uma ocorrência comum em odontologia. Próteses sobre implantes são geralmente o tratamento de escolha em comparação com próteses fixas tradicionais ou próteses parciais ou próteses totais.

O plano de tratamento para uma maxila edentada ou pré-maxila parcialmente edentada com vários dentes adjacentes ausentes é diferente de uma prótese mandibular. Como consequência, os aspectos originais do arco incluem o uso de enxertia com mais frequência, mais implantes para substituir os dentes perdidos e uma maior especificação do tamanho do implante.

Referências Bibliográficas

1. Marcus SE, Drury JF, Brown LS, et al: Tooth retention and tooth loss in the permanent dentition of adults: United States, 1988-1991, *J Dent Res* 75(special issue):684-695, 1996.
2. Meskin LH, Brown IJ: Prevalence and patterns of tooth loss in the US employed adult and senior population, *J Dent Educ* 52:686-691, 1988.
3. Goodacre CJ, Bernal G, Rungcharassaeng K, et al: Clinical complications with implants and implant prostheses, *J Prosthet Dent* 90:121-132, 2003.
4. Pietrokowski J: The bony residual ridge in man, *J Prosthet Dent* 34:456-462, 1975.
5. Atwood DA, Coy WA: Clinical cephalometric and densitometric study of reduction of residual ridges, *J Prosthet Dent* 26:200-295, 1971.
6. Gruber H, Solar P, Ulm C: Anatomie und Atrophie bedingte veranderungen der kiefer knochen. In Watzek G, editor: *Enossale Implantate in der Orale Chirurgie*, Berlin, 1993, Quintessence.
7. Schropp L, Wenzel A, Kostopoulos L, et al: Bone healing and soft tissue contour changes following single-tooth extraction: a clinical and radiographic 12-month prospective study, *Int J Periodontics Restorative Dent* 23:313-323, 2003.
8. Misch CE: Bone character, second vital implant criterion, *Dent Today* 7:39-40, 1988.
9. Misch CE: Density of bone: effect on treatment plans, surgical approach, healing and progressive bone loading, *Int J Oral Implantol* 6:23-31, 1991.
10. Misch CE, Qu Z, Bidez MW: Mechanical properties of trabecular bone in the human mandible. Implications of dental implant treatment planning and surgical placement, *J Oral Maxillofac Surg* 57:700-706, 1999.
11. Shillinburg HT, Hobo S, Howell D, et al: Treatment planning for the replacement of missing teeth. In Shillinburg HI, Hobo S, editors: *Fundamentals of fixed prosthodontics*, ed 3, Chicago, 1997, Quintessence.
12. Misch CE: Partial and complete edentulous maxilla implant treatment plans. In Misch CE, editor: *Dental implant prosthetics*, St Louis, 2005, Mosby.
13. Lynn BD: The significance of anatomic landmarks in complete denture service, *J Prosthet Dent* 14:456, 1964.
14. Harper RN: The incisive papilla: the basis of a technique to reproduce the positions of key teeth in prosthodontics, *J Dent Res* 27:661, 1948.
15. Peremack J: Lip modification enhances esthetic appearance, *J Oral Maxillofac Surg*, 2005.
16. Misch CE: Treating the edentulous premaxilla. In *Misch Implant Institute manual*, Dearborn, MI, 1991.
17. Misch CE: Premaxilla implant considerations: surgery and fixed prosthodontics. In Misch CE, editor: *Contemporary implant dentistry*, St Louis, 1993, Mosby.
18. Bidez MW, Misch CE: The biomechanics of inter-implant spacing. In *Proceedings of the Fourth International Congress of Implants and Biomaterials in Stomatology*, Charleston, SC, May 24-25, 1990.
19. Tarnow D, Eliag N, Fletcher P, et al: Vertical distance from the crest of bone to the height of the interproximal papilla between adjacent implants, *J Periodontol* 74:1785-1788, 2003.
20. Tarnow DP, Cho SC, Wallace SS: The effect of interimplant distance on the height of interimplant bone crest, *J Periodontol* 71:546-569, 2000.
21. Degidi M, Misch CE: Vertical and horizontal peri-implant bone loss: relevance of interimplant spacing. Submitted for publication.
22. Widbom C, Soderfeldt B, Kronstrom M: A retrospective evaluation of treatments with implant-supported maxillary overdentures, *Clin Implant Dent Relat Res* 7:166-172, 2005.
23. Kiener P, Oetterli M, Mericske E, et al: Effectiveness of maxillary overdentures supported by implants: maintenance and prosthetic complications, *Int J Prosthodont* 4:133-140, 2001.
24. Palmqvist S, Sondell K, Swartz B: Implant-supported maxillary overdentures: outcome in planned and emergency cases, *Int J Oral Maxillofac Implants* 9:184-190, 1994.
25. Bryant SR, MacDonald-Jankowski D, Kwonsik K: Does the type of implant prosthesis affect outcomes for the completely edentulous arch? *Int J Oral Maxillofac Implants* 22:117-139, 2007.
26. Jemt T, Lekholm U: Implant treatment in edentulous maxillae: a 5-year follow-up report on patients with different degrees of jaw resorption, *Int J Oral Maxillofac Implants* 10:303-311, 1995.
27. Johns RB, Jemt T, Heath MR, et al: A multicenter study of overdentures supported by Brånemark implants, *Int J Oral Maxillofac Implants* 7:513-522, 1992.
28. Hutton JE, Heath MR, Chai JY, et al: Factors related to success and failure rates at 3-year follow-up in a multicenter study of overdentures supported by Brånemark implants, *Int J Oral Maxillofac Implants* 10:33-42, 1995.
29. Jemt T, Chai J, Harnett J, et al: A 5-year prospective multi-center follow-up report on overdentures supported on osseointegrated implants, *Int J Oral Maxillofac Implants* 11:291-298, 1996.
30. Chan MF, Narhi TO, de Bart C, Kalk W: Treatment of the atrophic edentulous maxilla in the implant supported overdentures: a review of the literature, *Int J Prosthodont* 11:7-15, 1998.
31. Kramer A, Weber H, Benzing U: Implant and prosthetic treatment of the edentulous maxilla using a bar supported prosthesis, *Int J Oral Maxillofac Implants* 7:251-255, 1992.
32. The glossary of prosthodontic terms, *J Prosthet Dent* 81:39-110, 1999.
33. Misch CE, Misch-Dietsh F: Pre-implant prosthodontics. In Misch CE, editor: *Dental implant prosthetics*, St Louis, 2005, Mosby.
34. Jensen OT, Cockrell R, Kuhlke L, et al: Anterior maxillary alveolar distraction osteogenesis: a prospective 5-year clinical study, *Int J Oral Maxillofac Implants* 17:507-516, 2002.
35. Misch CE, Goodacre CJ, Finley JM, et al: Consensus conference panel report: crown-height space guidelines for implant dentistry—part 1, *Implant Dent* 14:312-318, 2005.
36. Misch CE, Goodacre CJ, Finley JM, et al: Consensus conference panel report: crown-height space guidelines for implant dentistry—part 2, *Implant Dent* 15:113-121, 2006.

37. Bidez MW, Misch CE: Force transfer in implant dentistry: basic concepts and principles, *Oral Implantol* 18:264-274, 1992.
38. Cox JF, Zarb GA: The longitudinal clinical efficacy of osseointegrated dental implants: a 3-year report, *Int J Oral Maxillofac Implants* 2:91-100, 1987.
39. Misch CE, Bidez MW: Biomechanics in implant dentistry. In Misch CE, editor: *Contemporary implant dentistry*, St Louis, 1993, Mosby.
40. Kakudo Y, Amano N: Dynamic changes in jaw bones of rabbit and dogs during occlusion, mastication, and swallowing, *J Osaka Univ Dent Sch* 6:126-136, 1972.
41. Kakudo Y, Ishida A: Mechanism of dynamic responses of the canine and human skull due to occlusal, masticatory, and orthodontic forces, *J Osaka Univ Dent Sch* 6:137-144, 1972.
42. Dawson PE: *Differential diagnosis and treatment of occlusal problems*, ed 2, St Louis, 1989, Mosby.
43. Bidger DV, Nicholls JI: Distortion of ceramometal fixed partial dentures during the firing cycle, *J Prosthet Dent* 45:507-514, 1981.
44. Bertolotti RL, Moffa JP: Creep rate of porcelain-bonding alloys as a function of temperature, *J Dent Res* 59:2062-2065, 1980.
45. Bryant RA, Nicholls JI: Measurement of distortion in fixed partial dentures resulting from degassing, *J Prosthet Dent* 42:515-520, 1979.
46. Misch CE: Mandibular implant overdenture. In Misch CE, editor: *Contemporary implant dentistry*, ed 2, St. Louis, 1998, CV Mosby/Elsevier.
47. Seifert E, Runte C, Riebandt M, et al: Can dental prostheses influence vocal parameters? *J Prosthet Dent* 81:579-585, 1999.
48. Darley FL: Speech pathology. In Laney WR, Gibilisco JA, editors: *Diagnosis and treatment in prosthodontics*, Philadelphia, 1983, Lea & Febiger.

PARTE V   Aspectos Protéticos da Implantodontia

CAPÍTULO **26**

Princípios da Prótese Fixa sobre Implantes: Próteses Cimentadas

Carl E. Misch

Proteção da Prótese

Um protocolo cirúrgico previsível para implantes endósseos foi desenvolvido e relatado por Brånemark e Adell et al. há mais de 30 anos.[1,2] No entanto, em algumas ocasiões, o implante pode ser perdido durante o processo de cicatrização inicial devido a cirurgia traumática, cicatrização comprometida, precária seleção de casos, ou por razões desconhecidas. Os pacientes compreendem que a medicina não é uma ciência exata e que seus corpos podem responder de maneira diferente a um procedimento-padrão. Como resultado, os pacientes são mais suscetíveis a aceitar a perda cirúrgica do implante. No entanto, uma vez que é feita a reabertura do implante e dito ao paciente que este foi um sucesso, qualquer pequena complicação pode levar a perda ou comprometimento do implante, o que muitas vezes pode se tornar inaceitável para o paciente.

O paciente raramente pode avaliar as causas da perda cirúrgica do implante; mas, ao contrário, pode avaliar diversos aspectos do resultado protético, tais como estética, oclusão, função, fala e manutenção. O tempo adicional, consultas, etapas de laboratório e custos de uma prótese mal adaptada sobre implantes mal posicionados não são apreciados. Os pacientes podem acreditar que a perda óssea ou a perda de implante ocorreu por causa dos parafusos, que foram muito apertados ou que estavam frouxos, que o elemento não foi fixado adequadamente ou que a oclusão estava incorreta em vez de entender a causa original de baixa qualidade óssea ou implantes com uma angulação desfavorável na fase cirúrgica. Todos esses fatores complicam a condução do paciente pelo protesista.[3]

O tempo necessário para remover um implante perdido após a cicatrização e instalar um implante adicional geralmente é mínimo e muitas vezes pode ser realizado na consulta da segunda etapa cirúrgica. O tempo necessário para confeccionar a prótese é de geralmente cinco ou mais consultas protéticas. A perda do implante após a entrega final da prótese também pode resultar em cinco consultas protéticas adicionais e em taxas adicionais de laboratório. Além disso, a perda do implante pode levar à perda de tecido ósseo e tecido mole. Como resultado, substituir o implante pode exigir enxerto ósseo e de tecido mole mais tempo adicional antes da reinstalação. O paciente pode culpar o protesista pela perda óssea associada à perda do implante.

O protesista usualmente orienta o paciente sobre as limitações da restauração de um dente mal posicionado. Tratamento ortodôntico ou exodontia são muitas vezes sugeridos para dentes naturais em vez de para um resultado final comprometido da prótese. Ainda assim, muitas vezes, os dentistas consideram o implante um sucesso somente com o critério de rigidez. Eles muitas vezes negligenciam a estrutura com poucos implantes, a instalação inadequada do implante nas direções mesiodistal e vestibulolingual, a excessiva profundidade do sulco, a área de superfície de contato do corpo do implante para suporte de carga insuficiente, a má angulação, a má qualidade óssea, a qualidade e a quantidade de tecidos moles inaceitáveis, e a relação entre estes requisitos estéticos e sua influência sobre as complicações. Devem ser estabelecidos critérios aceitáveis em longo prazo e os fatores limitantes identificados antes da reconstrução protética para minimizar a ocorrência de complicações relacionadas com a restauração, a manutenção ou os cuidados do paciente.

O sistema de retenção da prótese deve ser planejado antes da cirurgia. Em uma prótese fixa parafusada, os implantes devem ser posicionados mais lingual do que com as próteses cimentadas porque a abertura de acesso para o parafuso protético é colocado no cíngulo. A correção dos implantes vestibularizados para próteses parafusadas pode ser mais difícil e pode levar a comprometimentos estéticos.

Próteses cimentadas devem ter 8 mm ou mais espaço da altura da coroa (EAC). Esta dimensão permite pelo menos 1 mm de material oclusal sobre a coroa, 5 mm de altura do pilar como forma de retenção e resistência (com uma margem subgengival), 1 mm de margem subgengival e 2 mm para uma inserção do epitelial juncional acima do osso (Fig. 26-1).

Se o espaço for inadequado, uma osteoplastia é indicada antes da instalação do implante. Em outras palavras, o protesista deve identificar o tipo e o contorno da prótese, incluindo o tipo de sistema de retenção (ou seja, cimentada ou parafusada), no início do plano de tratamento e transmitir essa informação ao implantodontista antes da instalação do implante. A fase cirúrgica deve visar fornecer a melhor base possível para proteger a função da prótese a longo prazo.[3]

Prótese Fixa Cimentada versus Parafusada

A discussão sobre prótese parafusada versus cimentada se aplica à coroa ou à superestrutura, não ao pilar (Fig. 26-2). O pilar é parafusado no corpo do implante devido à área de superfície reduzida do diâmetro menor e comprimento do pilar e para eliminar o risco de presença de cimento na margem do nível ósseo do pilar e no implante. O afrouxamento do parafuso do pilar é uma complicação protética e é abordada no Capítulo 28.

Prótese Recuperável

Próteses sobre implantes têm mais complicações (afrouxamento do parafuso do pilar, fratura da porcelana, perda da crista óssea

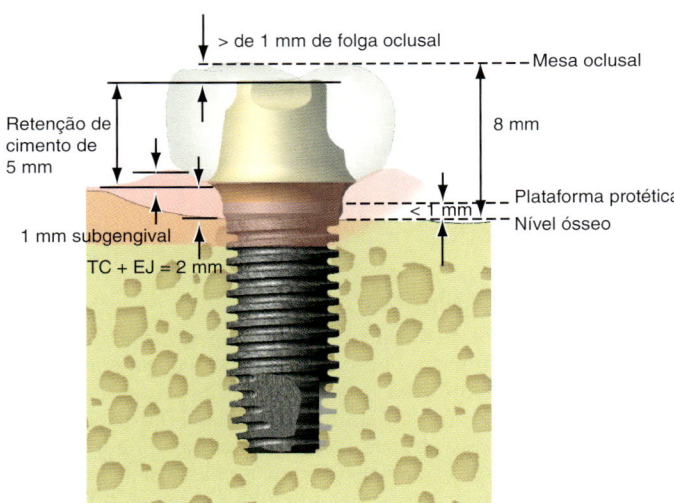

FIGURA 26-1. Uma coroa de implante cimentada ideal deve ter 8 mm ou mais de altura da coroa. Esta dimensão permite um pilar com altura de 5 mm (com uma margem subgengival de 1 mm). *TC*, tecido conjuntivo; *EJ*, epitélio juncional.

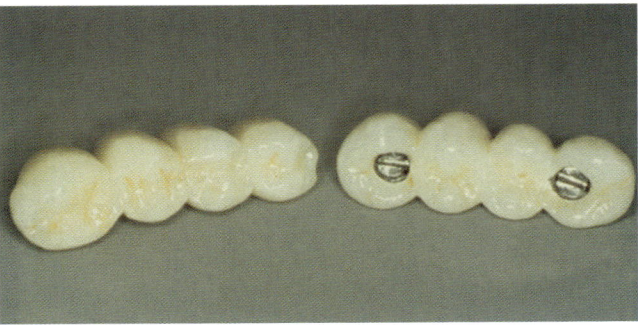

FIGURA 26-3. A principal vantagem de uma prótese parafusada (*direita*) é a sua recuperabilidade. No entanto, isto implica que a prótese cimentada sobre implantes (*esquerda*) não pode ser removida facilmente.

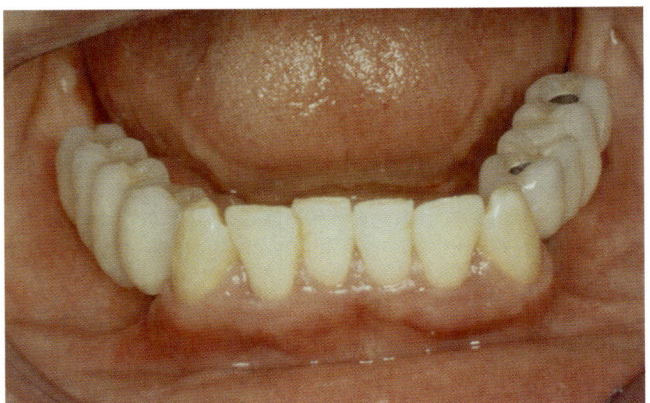

FIGURA 26-2. As próteses sobre implante podem ser parafusadas (*direita*) ou cimentadas (*esquerda*) nos pilares do implante.

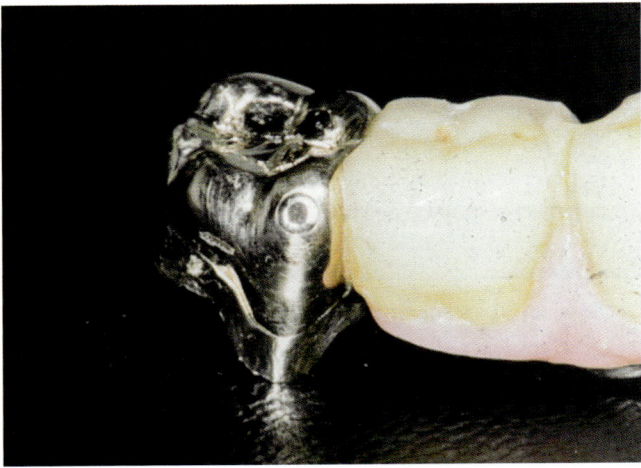

FIGURA 26-4. Um *coping* pode ser cimentado em um dente natural, e um parafuso lingual ou palatino pode ser usado para retenção da prótese.

e perda do implante) durante o 1° ano de carga. No entanto, seria vantajoso se as próteses fossem capazes de serem removidas. Alguns fabricantes de implantes e dentistas recomendam próteses parafusadas como regra geral, sugerindo que apenas uma prótese parafusada seja recuperável (Fig. 26-3). Além disso, se o afrouxamento do parafuso ocorrer e a coroa já não estiver ligada ao corpo do implante, o implante é protegido contra sobrecarga. No entanto, estas duas razões para próteses parafusadas ignoram vários fatores.

Embora vários trabalhos tenham sido publicados, pode-se estimar que as próteses parciais fixas (PPF) sobre dentes naturais têm vida útil média de 10 a 15 anos[4-8]. Em contrapartida, as próteses fixas implantossuportadas rotineiramente demonstraram uma taxa de sobrevida do implante maior que 90%.[9-16] As complicações mais frequentemente observadas nas próteses fixas dentossuportadas naturais para as quais uma nova prótese é necessária são a recorrência de cárie.[4,7] A segunda complicação que frequentemente ocorre está relacionada com a endodontia. Pilares de implantes não ficam cariados nem precisam de terapia endodôntica. Como resultado, esta é principal razão pela qual próteses fixas em dentes naturais muitas vezes têm uma vida mais curta do que próteses fixas sobre implantes. Por isso, as próteses sobre implantes têm complicações a curto prazo e as sobre dentes naturais têm mais complicações a longo prazo.

Se um protesista desejar fabricar uma prótese parafusada para permitir a remoção e facilitar o manejo de possíveis complicações, um pensamento coerente seria usar este tipo de retenção para próteses sobre dentes naturais por causa de sua maior incidência de complicações tardias. Uma prótese parafusada pode ser fabricada para dentes naturais em poucas consultas e com um menor custo do que para os implantes. Um *coping* pode ser cimentado ao dente com um sítio receptor para o parafuso, e o parafuso pode reter a prótese (usando-se a mesma técnica de moldagem e modelo de gesso) (Fig. 26-4). Contudo, a maioria dos protesistas escolhe fazer próteses dentossuportadas cimentadas. Muitos desses mesmos dentistas ainda se sentem obrigados a reter próteses implantossuportadas com parafusos devido à possibilidade de reparação, ainda que continuem a usar o cimento permanente nos pilares naturais. Esta é uma filosofia inconsistente para retenção de próteses fixas.

A necessidade de remoção da prótese sobre implantes frequentemente é justificada pela necessidade de avaliar os problemas que resultaram do procedimento da prótese parafusada (p. ex., afrouxamento do parafuso protético e aumento do risco de fratura de porcelana). A experiência clínica, os estudos de casos e os registros de implantes indicam maiores taxas de complicação com próteses parafusadas.[12,14,17] Os profissionais evoluíram e entenderam os benefícios das próteses cimentadas; com isso, a tendência para o uso de próteses cimentadas tem crescido.[15-20]

Vantagens das Próteses Cimentadas

Vantagens consideráveis podem ser adquiridas com próteses cimentadas, incluindo recuperabilidade, facilidade de união dos implantes, redução da incidência de próteses não retidas, fundições mais passivas, melhor correção de uma fundição não passiva, cargas progressivas, melhor direção de cargas, melhor higiene do sulco do implante, estética melhorada, melhoria do acesso, redução da fratura dos componentes, redução da perda de crista óssea, redução de fratura da porcelana, redução de custos e menos tempo de cadeira[18-20] (Quadro 26-1). Como resultado, a maioria das próteses fixas nos Estados Unidos é cimentada. Este capítulo apresenta os princípios para as próteses fixas sobre implantes cimentadas.

Recuperação de Próteses Fixas Cimentadas

A declaração de que próteses parafusadas são recuperáveis implica que próteses cimentadas não são. Para cada prótese fixa sobre dentes naturais, uma prótese provisória é cimentada e então recuperada para cimentar a prótese final (Fig. 26-5).

QUADRO 26-1 Vantagens das Próteses Cimentadas

1. Recuperáveis (cimento provisório)
2. Facilidade de união dos implantes
3. Redução da incidência de próteses não retidas
4. Fundições mais passivas
5. Fácil correção de fundição não passiva
6. Carga progressiva
7. Melhor direção de cargas
8. Melhor higiene do sulco do implante
9. Estética melhorada
10. Melhoria do acesso
11. Redução de fratura dos componentes
12. Redução da perda de crista óssea
13. Redução de fratura da porcelana
14. Redução de custos
15. Menos tempo de cadeira

Assim, próteses fixas cimentadas podem ser recuperáveis quando um cimento provisório é utilizado como agente de união.

Em uma prótese parafusada, o orifício de acesso é coberto com resina. Para recuperar a prótese parafusada, o dentista deve remover a obturação oclusal, o pedaço de algodão subjacente e o parafuso do *coping*. Depois que a prótese é reinserida, os parafusos podem precisar de troca ou de torque, e o acesso oclusal está restaurado pelo dentista. Isto representa um investimento de tempo considerável. Remover e recolocar uma prótese cimentada é mais fácil e mais rápido.

Proteção do Implante

Um parafuso protético frouxo pode proteger o implante sob a coroa frouxa porque a mobilidade da coroa reduz a tensão para o corpo do implante. Mas, para próteses implantossuportadas com mais de um implante unidos, é preciso lembrar que toda vez que um parafuso afrouxa, os pilares restantes suportam uma força adicional. As forças incluem aumento na força de momento, forças de compensação e forças adicionais sobre os pilares restantes. As cargas aumentadas nos outros implantes podem levar a perda do implante, fratura do componente e perda óssea.[21,22] É mais fácil unir coroas cimentadas do que conectar próteses parafusadas.

Próteses não Retidas

Relatórios indicam que 6 a 20% dos parafusos de próteses maxilares afrouxam pelo menos uma vez durante o 1° ano de função. Os parafusos das próteses têm menos do que 1,5 mm de largura e envolvem apenas três ou quatro roscas do pilar (Fig. 26-6). A condição é encontrada mais frequentemente em próteses unitárias do que quando os pilares são unidos.[13,14,22] No entanto, em estudos clínicos, os relatos de próteses sobre implantes cimentadas não retidas abrangeram menos de 5% dos casos.[24,25] As próteses não cimentadas recorrentes são uma ocorrência mais incomun em comparação com parafusos dos pilares frouxos. Assim, quando os pilares são unidos, é mais seguro que a prótese seja cimentada do que parafusada.

Fundição Passiva

Idealmente, quando uma prótese é retida por meio de parafusos, a prótese, assenta-se passivamente sobre o topo dos pilares, e os parafusos fixam os dois componentes juntos. Os parafusos colocam forças compressivas ou de tração sobre os pilares, mas nenhuma força é transmitida para os corpos do implante (Fig. 26-7). Se, no entanto, a fundição da prótese não se assentar passivamente nos pilares sobre

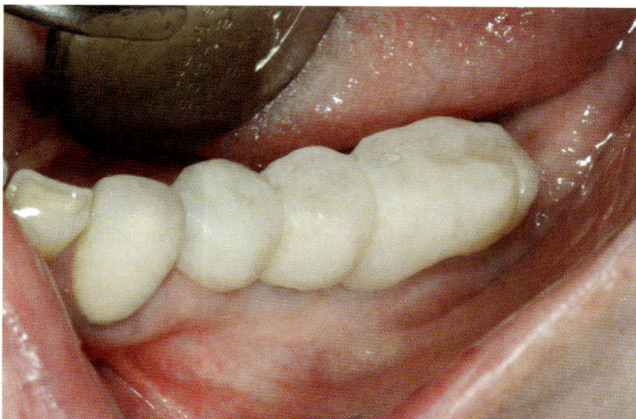

FIGURA 26-5. Uma prótese provisória sobre dentes é cimentada. Assim, próteses fixas cimentadas podem ser recuperadas.

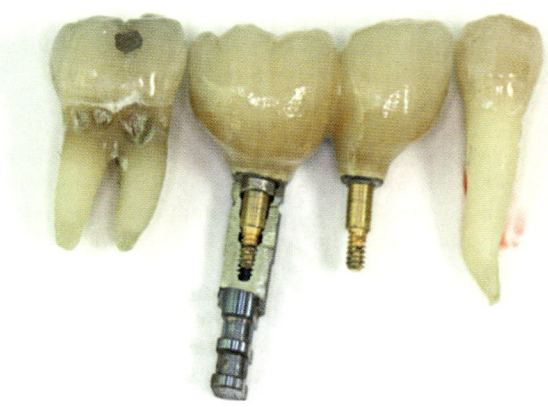

FIGURA 26-6. Um parafuso protético tem apenas 1,5 mm de diâmetro e envolve apenas três ou quatro roscas do pilar.

os parafusos, a força dos parafusos protéticos é transmitida para os corpos de implante (Fig. 26-8).

Um parafuso é uma combinação de fendas e planos inclinados, e é um dos projetos mecânicos mais eficientes. Uma força de torque de 20 N-cm aplicada em um parafuso pode mover dois vagões de trem. Essa mesma força aplicada a uma fundição não passiva tende a distorcer a superestrutura, a base óssea e os componentes do implante (Fig. 26-9). Como a força é constante, ela pode introduzir um arrastamento biomecânico no sistema, que pode desgastar materiais e osso. Um implante não se move previsivelmente dentro do osso, ainda que tensões retidas de fundições não passivas devam ser acomodadas por meio de um processo de remodelação óssea.

Quando as próteses parafusadas são unidas ao pilar para a retenção parafusada do implante, não existe espaço algum entre a coroa e o pilar. Em vez disso, é criado um sistema de metal-metal com tolerância zero para erros. Próteses parafusadas não passivas podem criar condições de deformação permanente sobre o sistema de implantes que podem ser muitas vezes maiores que a de próteses cimentadas. As microdeformações aplicadas ao osso podem cair para além da zona de sobrecarga e para a zona patológica na qual a remodelação óssea ocorre com a perda de crista óssea ou até perda do implante.

Fundições não passivas são a principal causa de restaurações de crista óssea não retidas, perda de crista óssea, fratura do componente do implante e mobilidade do implante.[26,27] A prótese parafusada verdadeiramente passiva é praticamente impossível de confeccionar sobre vários implantes unidos.[27] Muitas variáveis estão fora do controle do dentista ao tentar confeccionar uma prótese com tolerância zero para erros, e os procedimentos laboratoriais podem não ter a precisão necessária para um resultado tão exato.

Todos os materiais de moldagem encolhem durante o processo de fixação.[28] Por exemplo, os materiais de polissulfeto encolhem 0,22% e o silicone de adição (polivinilsiloxano) encolhe 0,06% em 24 horas.[29,30] O encolhimento pode ser clinicamente relevante porque os análogos dos implantes usados na moldagem para próteses parafusadas não compensam a alteração dimensional do material de moldagem (Fig. 26-10).

O gesso se expande 0,01 a 0,1% e não se correlaciona com a alteração dimensional dos materiais de moldagem.[31-33] Além disso, os padrões de cera distorcem durante a fixação, e o material de revestimento se expande[32] (Fig. 26-11). As fundições de metal deformam-se ao resfriamento, e a deformação não permite uma conexão precisa metal-metal.[34-37] As barras metálicas são frequentemente mais grossas e maiores nas próteses sobre implantes do que nas próteses tradicionais porque o pilar do implante é de diâmetro reduzido e o volume de perda óssea é recolocado frequentemente na prótese final. As alterações dimensionais durante a fabricação de metais são correlacionadas diretamente com o tamanho da fundição.[38]

O ajuste marginal e a tolerância entre o análogo e o pilar do implante muitas vezes são diferentes dos componentes de implante e pilares reais.[39] Os componentes do implante não são todos fabricados com dimensões exatas, e cada transferência de um componente

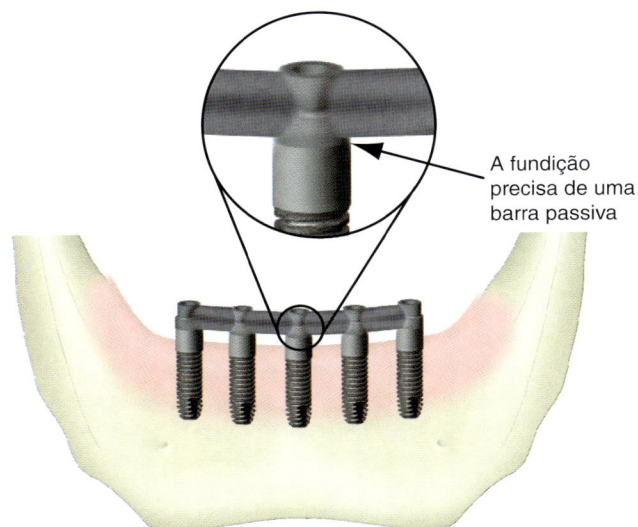

FIGURA 26-7. Uma prótese parafusada se assenta passivamente de modo ideal sobre os pilares e os parafusos são mantidos no lugar por compressão, tensão e forças de cisalhamento.

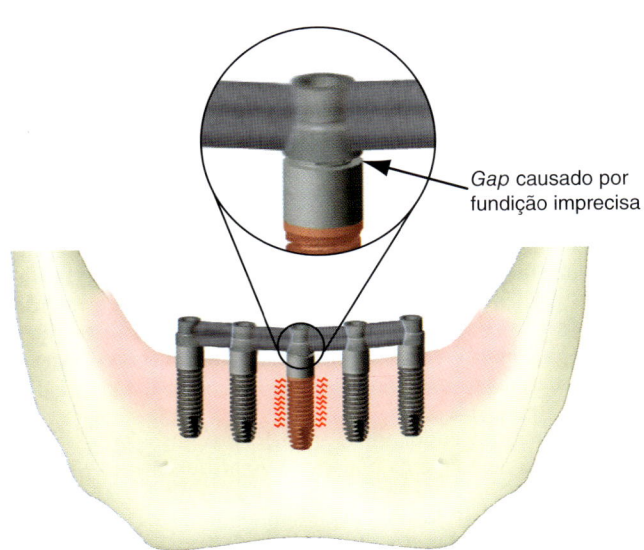

FIGURA 26-8. Se a prótese não estiver passiva, a força de torque colocada no parafuso protético é transferida para o corpo do implante.

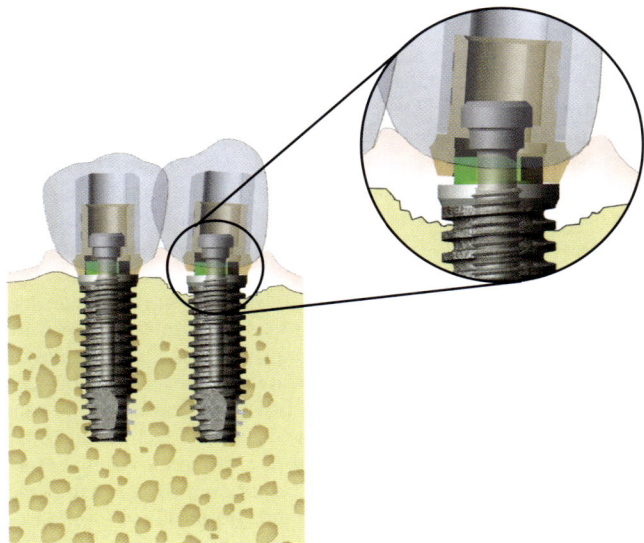

FIGURA 26-9. Uma fundição não passiva vai se distorcer, e o implante pode mover ou deformar o osso quando o parafuso for torqueado na posição.

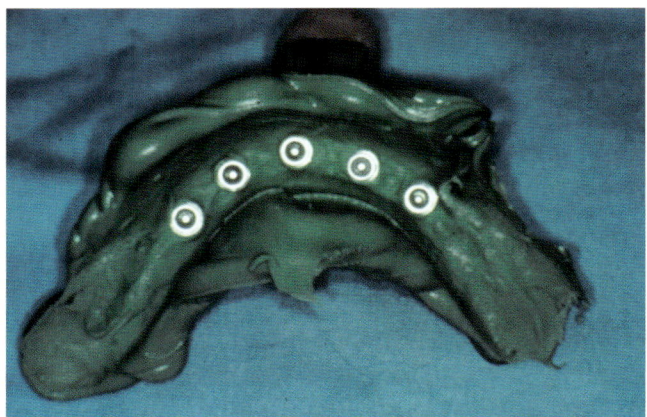

FIGURA 26-10. Todos os materiais de moldagem encolhem após a fixação. Isso faz com que os análogos dos implantes fiquem em uma posição diferente do que na boca.

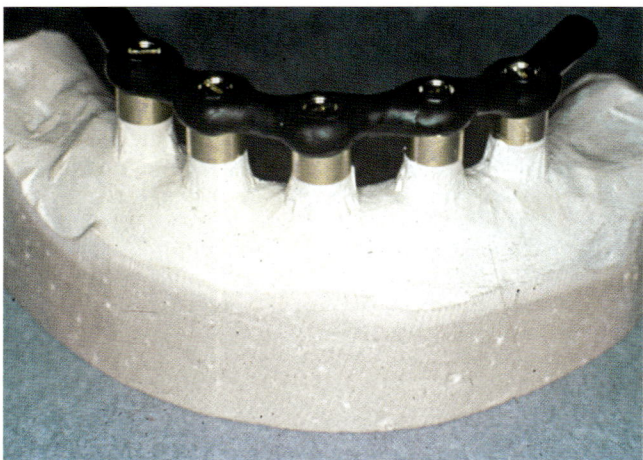

FIGURA 26-11. O gesso se expande durante a fixação, e distorce os padrões de cera. Ambas as condições alteram a posição do análogo do implante.

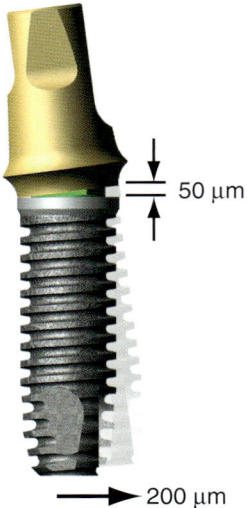

FIGURA 26-12. Uma desadaptação de 50 mícrons da fundição pode exigir que a prótese e o implante movam 200 mícrons antes que tudo esteja passivo.

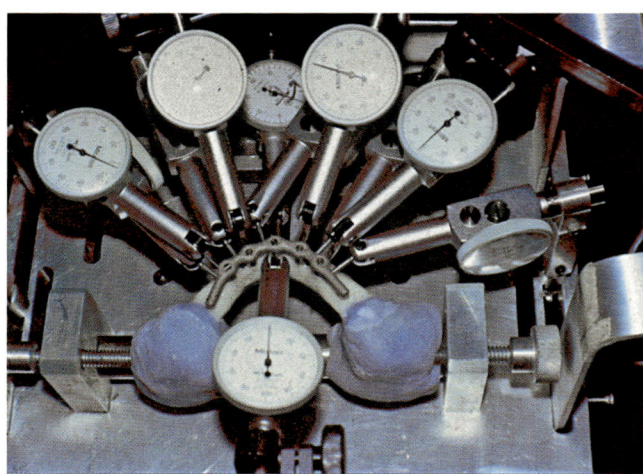

FIGURA 26-13. Em um estudo realizado por Strong e Misch com 100 peças fundidas, a fundição mais passiva fabricada para unir cinco implantes moveu todos os implantes em um simulador de osso D1 em 3 a 8 mícrons.

do implante tem uma ligeira diferença de tamanho, o que leva à desadaptação e é ampliada pelo número de peças diferentes utilizadas durante as etapas de fabricação.

Próteses totais frequentemente não ficam passivas apesar de um teste aceitável do metal porque o volume de deformação da porcelana ou do acrílico pode ter causado distorção do material. As deformações da porcelana e do acrílico estão relacionadas diretamente com o volume do material, e podem distorcer a barra mesmo que esta esteja inicialmente passiva.[32]

Como resultado de todas essas variáveis, a distorção da prótese sobre implante varia de 291 a 357 mícrons e pode ser observada durante a confecção das próteses finais passivas.[37] Próteses finais passivas são altamente improváveis quando mais de dois implantes estão unidos e suportam uma prótese parafusada. Se uma fundição tem uma desadaptação de 50 mícrons, a fundição e o implante podem mover-se 200 mícrons antes que o sistema esteja completamente passivo (Fig. 26-12). Este é um risco considerável de perda de crista óssea, afrouxamento do parafuso e perda do implante.

Em um estudo realizado por Strong e Misch, uma barrra parafusada foi fabricada sobre cinco implantes Nobelpharma instalados em uma mandíbula anterior simulada feita de polimetilmetacrilato com um fator de dureza de densidade óssea D1. Três diferentes materiais de moldagem e dois tipos de gesso foram usados (ambos com o mesmo procedimento de moldagem direta e indireta). As fundições usaram metais preciosos. Após a fabricação de 100 peças fundidas, a barra mais passiva (mantida com 10 N-cm) moveu todos os implantes em 3 a 8 mícrons (Fig. 26-13). Isso propicia uma comprovação visual de que as próteses parafusadas com carga imediata são suficientes para distorcer a interface osso/implante, o que faz com que a peça pareça clinicamente passiva.

O "travamento" enquanto se aperta os parafusos protéticos de uma estrutura desadaptada pode levar ao afrouxamento e à fratura do parafuso.[40] Após a entrega da prótese, o pilar para retenção parafusada ou o parafuso da prótese podem afrouxar-se entre as consultas.[41] Isso geralmente indica que a fundição não está assentada passivamente; no entanto, a causa é frequentemente ignorada. Em vez disso, os parafusos são apertados novamente (muitas vezes com mais torque), e o osso deve remodelar-se para liberar a tensão do sistema de implantes. Essa tensão pode levar à perda da crista óssea e do implante.

Fundições passivas representam uma vantagem considerável para próteses cimentadas. Modelos de gesso *stone dies* são frequentemente utilizados para próteses cimentadas, e a expansão do gesso faz com que a cobertura fique mais passiva. Além disso, o espaço morto do gesso *stone dies* ajuda a criar um espaço de 40 mícrons para o cimento que compensa algumas das variações dimensionais dos materiais de laboratório e permite a confecção de uma fundição mais passiva com próteses cimentadas (Fig. 26-14). Este espaço para o cimento pode até se estender à margem da prótese porque o cimento preenche o espaço e a cárie não é uma consequência dos implantes.

Correção de Próteses não Passivas

Se uma prótese cimentada não está passiva, a fundição ou o pilar podem ser ligeiramente modificados na consulta de teste. Carbides de alta rotação com irrigação abundante podem ser usadas para modificar o pilar, ajustar o aspecto interno da fundição, ou ambos, e podem fornecer uma solução imediata.

Uma prótese parafusada que não está clinicamente passiva requer separação da fundição e soldagem da fundição ou uma nova moldagem (Fig. 26-15). A separação da barra metálica deve respeitar as dimensões específicas para garantir a precisão da solda (0,008 polegada). Muito espaço causa deformação da solda e uma articulação fraca; pouco espaço pode causar distorção a partir da expansão durante o aquecimento da fundição.[42] Indexar as partes separadas também requer mais tempo, e o paciente deve retornar para outra consulta após o procedimento laboratorial de solda, o que inclui a cobrança de uma taxa adicional pelo laboratório.

Carga Progressiva

O osso ao redor de um implante leva 1 ano ou mais para obter a sua total resistência. Como consequência da cirurgia, o osso se remodela com *bone woven* (o osso de reparo), que é 60% mineralizado e é menos organizado que osso lamelar (suporte de cargas). Além disso, a resistência do osso é geralmente aumentada após a carga em resposta às condições de microdeformações que mudam dentro da célula óssea. Um processo gradual de carga pode aumentar a resistência óssea e atrasar toda a carga oclusal até que o osso fique mais forte.[43] Um estudo comparativo bilateral demonstrou que implantes unitários sofreram a maior perda de crista óssea e exibiram osso menos denso quando não receberam carga gradualmente comparados com os que receberam carga progressiva.[44]

A prótese provisória parafusada é mais difícil de ser confeccionada. Portanto, os dentistas geralmente não confeccionam uma prótese provisória em regiões não estéticas ou mantêm a mesma prótese removível durante a confecção da prótese final como foi usada durante a cicatrização do implante. E mesmo quando uma prótese provisória parafusada é fabricada, esta não fica completamente passiva. Como resultado, a interface implante/osso não recebe carga gradual para melhorar a sua densidade. Em vez disso, a interface implante/osso recebe inicialmente carga quando a prótese parafusada não passiva é inserida. Uma prótese parafusada apresenta dificuldade de carga progressiva do osso devido aos fatores de desadaptação para um sistema de tolerância zero, como previamente discutido.

Uma prótese provisória cimentada pode ser utilizada antes da entrega da prótese final cimentada e gradualmente submete carga à interface implante/osso com oclusais de acrílico e aumenta gradualmente os contatos oclusais durante um período de tempo prolongado. Este protocolo não afeta as propriedades de retenção da prótese final e leva a um aumento na resistência e na densidade óssea.

Carga Axial

A prótese cimentada e o corpo do implante podem receber cargas axiais, diminuindo, assim, a carga sobre a crista óssea. A diminuição na tensão de crista óssea pode reduzir a incidência de perda óssea.[45,46] Além disso, a literatura forneceu evidências de que cargas de compensação podem causar aumento da incidência de perda do componente ou afrouxamento do parafuso.[47,48]

Em contraste, as cargas axial e oclusal em uma prótese parafusada devem colocar carga na região de parafuso oclusal. As aberturas costumam ser de 3 mm de diâmetro, o que representa 30% ou mais da superfície oclusal total de dentes posteriores e 50% de sua área funcional porque apenas dois terços da mesa oclusal estão nas regiões de cargas funcionais.[20] Parafusos oclusais estão geralmente no local ideal (ao longo do eixo longitudinal) para o contato oclusal primário[45] (Fig. 26-16). A maioria dos fabricantes sugere a colocação de uma resina composta na oclusal sobre o orifício de acesso do parafuso ou o deslocamento da carga da coroa lateral para a região do parafuso oclusal. Para direcionar as cargas ao longo do eixo longitudinal do implante com uma coroa parafusada, ajustes oclusais

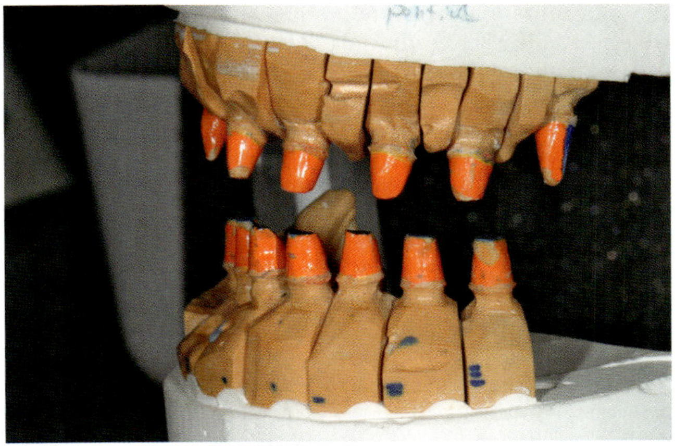

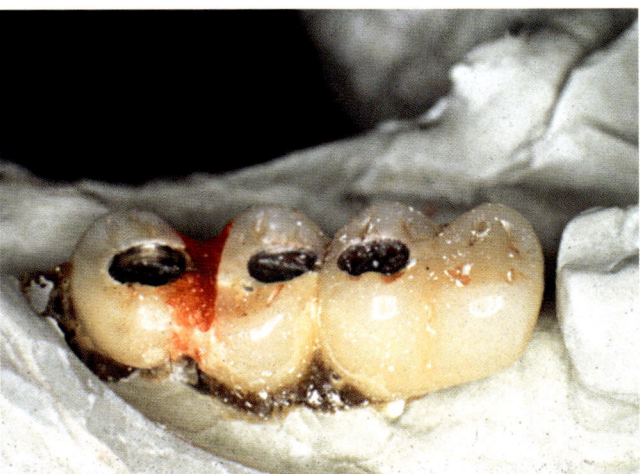

FIGURA 26-14. A expansão do gesso e o espaço morto são vantajosos para uma prótese cimentada passiva.

FIGURA 26-15. Uma prótese parafusada não passiva requer separação e solda para melhorar essa condição.

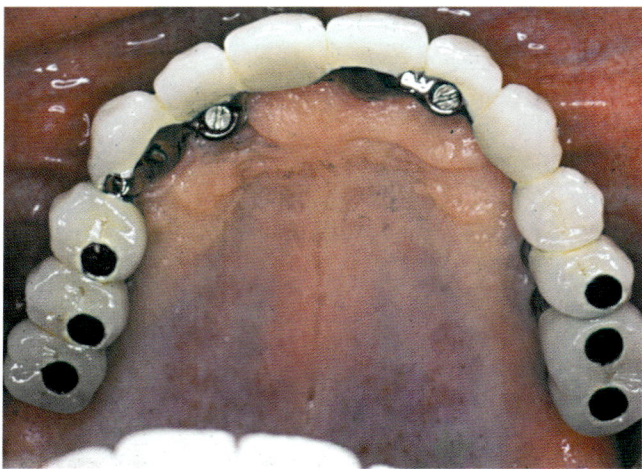

FIGURA 26-16. O local ideal para um contato oclusal situa-se diretamente sobre o corpo do implante. O orifício de acesso raramente recebe carga mesmo quando preenchido com resina composta. Assim, a maioria das coroas parafusadas está fora do eixo que recebeu carga.

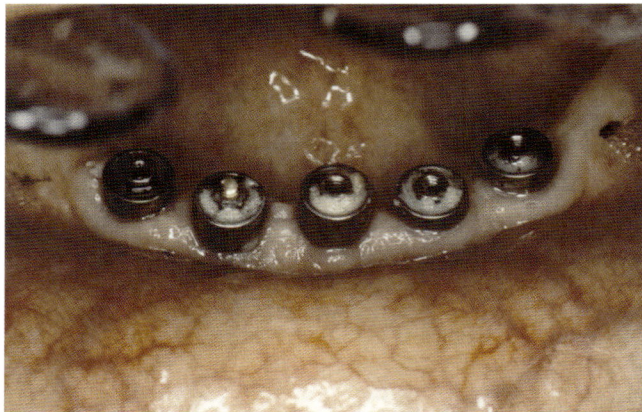

FIGURA 26-17. Uma prótese parafusada não tem uma vedação hermética. Portanto, as bactérias podem estar presentes na fenda e contribuir para a perda de crista óssea.

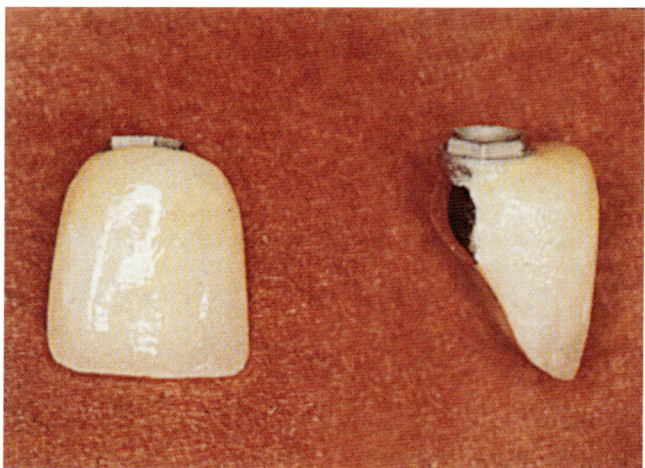

FIGURA 26-18. Uma coroa anterior parafusada tem normalmente um contorno facial, o que dificulta a higiene sulcular. O fio dental pode chegar ao topo da margem gengival livre, mas não pode entrar no sulco (que está em um ângulo direito com o colo em volta da coroa).

são feitos sobre a prótese composta oclusal colocada por cima do parafuso. Estas restaurações exigem desgaste e tempo de cadeira adicional, mas são mais práticas do que a porcelana ou o metal, que é o material de contato oclusal de escolha para uma prótese cimentada. Próteses anteriores que são fixadas por parafusos não podem receber cargas de forma ideal como nas próteses cimentadas. Os parafuso de fixação de prótese são muitas vezes colocados na área do cíngulo.

Uma vantagem relacionada é que próteses cimentadas permitem que sejam projetadas mesas oclusais estreitas porque não há dimensões mínimas necessárias para a abertura e o metal circundante. Por sua vez, isso propicia uma vantagem valiosa para prevenir sobrecontorno e promover o desenho de um perfil de emergência favorável para a saúde do tecido perimplantar.

Higiene do Sulco do Implante

Uma prótese parafusada não se encaixa no pilar ou no corpo do implante como uma vedação hermética. Portanto, uma prótese parafusada não sela a interface pilar-coroa ou a margem gengival, que pode abrigar bactérias na fenda (Fig. 26-17). A fenda pode agir como uma bomba de endotoxinas se os componentes flexionarem-se por causa da carga, estimulando a proliferação de micro-organismos na região sulcular.[49,50] Isto é uma preocupação especialmente em uma margem subgengival. Quando esses componentes parafusados são desmontados, o dentista muitas vezes sente um odor indicativo de atividade de bactérias anaeróbias. Uma coroa cimentada veda a ligação coroa-pilar e dificulta a penetração de bactérias.

A prótese parafusada na região anterior ou na zona estética geralmente requer que o pilar para a retenção do parafuso esteja posicionado no cíngulo ou na região da fossa central da coroa. Como consequência, o aspecto vestibular da coroa do implante fica em cantiléver com uma dobra de porcelana, o que dificulta os procedimentos de higiene nas regiões facial e cervical[51] (Fig. 26-18). O perfil de emergência de uma coroa cimentada anterior não exige um colo ao redor da porcelana porque o implante pode ser instalado sob a borda incisal em vez de no cíngulo. Isto também facilita a obtenção de um resultado estético.

Estética

Um pilar levemente angulado para prótese cimentada pode ser preparado como para um dente natural. O corpo do implante pode também ser preparado para este efeito. A prótese parafusada colocada sobre um implante levemente vestibularizado pode não ser capaz de ser modificada. Portanto, pode comprometer o aspecto estético da prótese.[52] Os parafusos de cobertura oclusais em próteses parafusadas posteriores exigem próteses oclusais para evitar um resultado antiestético. Mesmo quando a resina é colocada para o acesso das aberturas, a prótese é menos estética. O aspecto oclusal da prótese cimentada é todo em porcelana e é mais estético.

Fratura do Material Oclusal

A terceira complicação mais comum para próteses fixas sobre dentes naturais é a fratura da porcelana.[4,5] A fratura do material oclusal é mais comum com os implantes do que em dentes naturais por causa da falta do alívio de tensão periodontal nos implantes e uma maior da força de impacto oclusal resultante.[23] Uma diminuição da incidência de fratura da prótese de porcelana ou acrílica tem sido observada com próteses cimentadas em comparação com as próteses parafusadas. A abertura do parafuso pode aumentar a concentração de força para o material restaurador e mais frequentemente leva a uma porcelana sem suporte (Fig. 26-19). Por exemplo, um estudo apresentado por Nissan *et al.* analisou a incidência de fratura de porcelana de próteses parafusadas comparadas com próteses cimentadas.[53] O estudo utilizou uma avaliação dos sítios edentados bilaterais em pacientes parcialmente edentados. As fraturas de cerâmicas parafusadas alcançaram o percentual de 38% contra 4% das próteses cimentadas. A média do período de carga para essas próteses foi de 5 anos.

Após a fratura do material, o sítio regenerado fica mais fraco do que a sua resistência original e fraturas recorrentes tornam-se mais comuns. As preocupações do paciente e o conforto psicológico com a prótese muitas vezes são afetados. Uma prótese cimentada não tem um ponto fraco através da superfície do material oclusal.

Acesso

O acesso é mais difícil nas regiões posteriores da boca para inserção de próteses parafusadas, especialmente em pacientes com abertura limitada da mandíbula. As chaves protéticas para colocar e apertar os parafusos protéticos têm geralmente mais que 15 mm de altura. A manipulação de pequenos parafusos e chaves protéticas é muito mais demorada e desafiadora do que a preparação do pilar e a cimentação da prótese.

Quando um parafuso ou chave protética cair na região posterior da boca, o paciente pode engolir ou aspirar o dispositivo.[54-56] É um risco maior quando se trabalha na região posterior; os pequenos componentes não são magnéticos porque metais preciosos ou titânio são usados para os parafusos, portanto um ajuste funcional é necessário para levá-los ao local receptor, e podem não ser encontrados.

Fratura do Componente

Uma complicação a longo prazo das próteses parafusadas é o insucesso por fadiga no parafuso[23,57]. O diâmetro estreito do parafuso da prótese reduz sua força no longo prazo. A resistência da fratura de um objeto sólido é de $\pi/4\ (R^4)$.[58] Em outras palavras, um parafuso com o dobro de diâmetro é 16 vezes mais resistente. Uma vez que o diâmetro do parafuso oclusal é o menor que todo o componente do implante, o parafuso tem mais risco de fratura (Fig. 26-20).

A fratura por fadiga está relacionada com o número de ciclos de carga. O limite de fadiga ou de resistência é de cerca da metade da força máxima. Os parafusos de prótese recebem aumentos cíclicos de cargas sob parafunção. Como resultado, os parafusos do pilar apresentam risco de fratura ou afrouxamento a longo prazo. Essas complicações são encontradas nas próteses parafusadas, com afrouxamento do parafuso relatado em até 38% nas próteses unitárias posteriores.[59,60] O afrouxamento do parafuso aumenta a força em outra parte do implante e pode levar a complicações adicionais, afrouxamento do parafuso do pilar ou fratura, e até mesmo fratura do corpo do implante por um componente que permaneça conectado.

O desgaste das roscas do parafuso pode ocorrer quando a prótese é removida e reinstalada várias vezes ao longo dos anos ou quando novo torque é dado depois de soltar. Como resultado, a fratura do parafuso e o afrouxamento do componente podem aumentar em próteses de longo prazo. Próteses cimentadas não têm componentes de pequeno diâmetro e nenhum desgaste metal-metal; portanto, complicações semelhantes não são observadas.

Tempo e Custo

Os custos de laboratório para uma prótese parafusada são maiores do que os custos para uma prótese cimentada[17,60]. Próteses parafusadas requerem componentes adicionais de laboratório, tais como pinos de moldagem, análogos, pilares e parafusos (Fig. 26-21). Como consequência de próteses implantossuportadas, os fabricantes

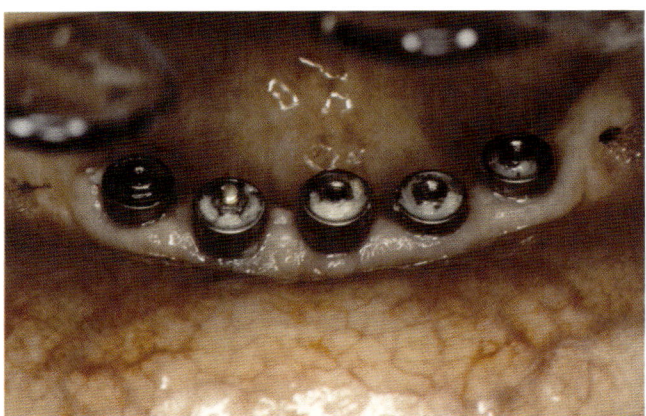

FIGURA 26-20. A fratura por fadiga de parafusos protéticos ocorre mais frequentemente do que com os parafusos de pilar porque eles têm diâmetro menor.

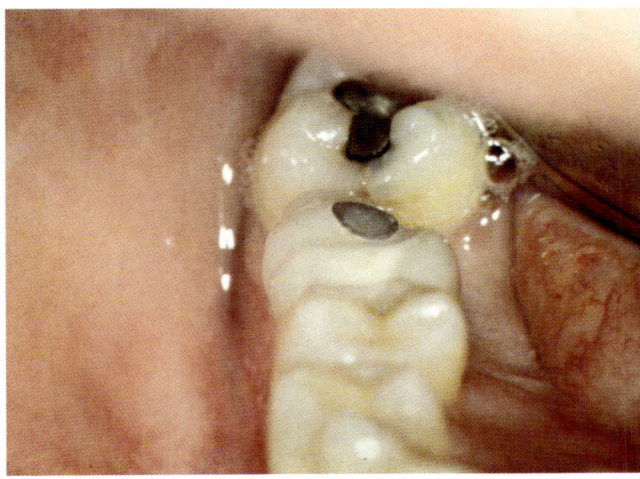

FIGURA 26-19. Coroas parafusadas têm uma maior incidência de fratura de porcelana do que coroas cimentadas.

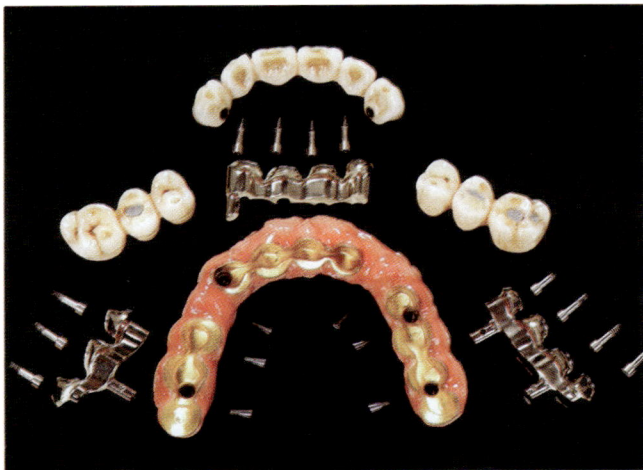

FIGURA 26-21. Existem muitos mais componentes protéticos necessários para fabricar uma prótese parafusada comparada com uma prótese cimentada.

de implantes podem auferir quatro vezes mais lucro com as restaurações parafusadas comparadas com as restaurações cimentadas. Além disso, tempo e componentes laboratoriais são maiores para fabricar a prótese. Consequentemente, os custos de laboratório são uma vez e meia a duas a vezes maiores que no caso de uma prótese cimentada.

As consultas protéticas necessárias para restaurar um paciente com uma prótese cimentada são mais curtas e em menor número comparadas com as consultas necessárias para uma prótese parafusada. Fundições passivas, cargas progressivas e gerenciamento de estética são menos complexos para próteses cimentadas.

Vantagens das Próteses Parafusadas

Existem várias vantagens de uma prótese parafusada em comparação com uma prótese cimentada. Elas incluem baixo perfil de retenção, forças de momento reduzidas com sobredentaduras, risco reduzido de cimento residual e união dos pilares não paralelos (Quadro 26-2).

Baixo Perfil de Retenção

A principal vantagem de uma estrutura parafusada é o baixo perfil de retenção do sistema do pilar.[62] Próteses cimentadas exigem um componente vertical de, pelo menos, 5 mm para fornecer retenção e resistência.[63] Uma redução da altura da coroa em 2 mm pode diminuir a retenção em 40% quando o pilar do implante tiver apenas 4 mm de diâmetro.[18] O sistema parafusado é mais resistente às forças de remoção que o pilar para retenção cimentada quando a altura do pilar é inferior a 5 mm. O pilar de perfil baixo também pode oferecer vantagens significativas em relação às próteses removíveis (PR-4 ou PR-5) (Fig. 26-22). A menor altura da estrutura facilita a colocação de dentes artificiais. O maior volume de acrílico também aumenta a resistência da prótese.

Em alguns momentos, a retenção de perfil baixo é exigida para próteses posteriores fixas com coroas curtas. No entanto, em tais condições, o espaço necessário para inserir uma chave de parafuso pode ser uma limitação não observada até a consulta protética. A prótese deve ser parafusada se a coroa não oferecer altura suficiente para o pilar e superfície para a cimentação de parafuso.

Uma osteoplastia antes da instalação do implante pode aumentar a altura do pilar para melhorar a retenção da prótese cimentada. No entanto, o dentista deve considerar a diminuição da altura do implante. Além disso, uma gengivoplastia após osteoplastia quase sempre é indicada para diminuir a profundidade sulcular e melhorar as condições da higiene bucal. O dentista também pode considerar a instalação de implantes adicionais e pilares ou um pilar personalizado para aumentar a retenção de cimento.

Um pilar com altura reduzida pode ser necessário quando o implante estiver posicionado muito lingualizado ou palatinizado (Fig. 26-23). Um pilar com altura de 5 mm ou maior pode interferir na posição da língua ou na oclusão.

Forças de Momento Reduzidas

Uma barra de metal parafusada para uma sobredentadura PR-5 (suporte em implantes e tecidos moles) pode ser submetida a menos força durante o movimento da prótese. A força de momento para o implante é reduzida com um pilar de perfil baixo quando quebradores de tensão sobre a superestrutura separam a prótese removível do sistema de implantes (Fig. 26-24). Estes elementos diminuem o efeito de cargas laterais sobre o implante.

Risco de Cimento Residual no Sulco

Outra vantagem das próteses parafusadas é a ausência da possibilidade de ter cimento residual no sulco gengival, o que pode causar irritação nos tecidos adjacentes e provocar aumento de retenção da placa e inflamação, condição semelhante ao excesso de cimento com coroas sobre dentes naturais.[64]

Quando possível, a margem da coroa de uma prótese cimentada deve ficar acima do tecido para que o excesso de cimento possa ser facilmente removido. Margens subgengivais aumentam a incidência de remoção incompleta de cimento nos dentes ou pilares de

---

QUADRO 26-2 Vantagens das Próteses Parafusadas

1. Baixo perfil de retenção
2. Forças de momento reduzidas para sobredentaduras
3. Redução do risco de cimento residual
4. União de implantes não paralelos

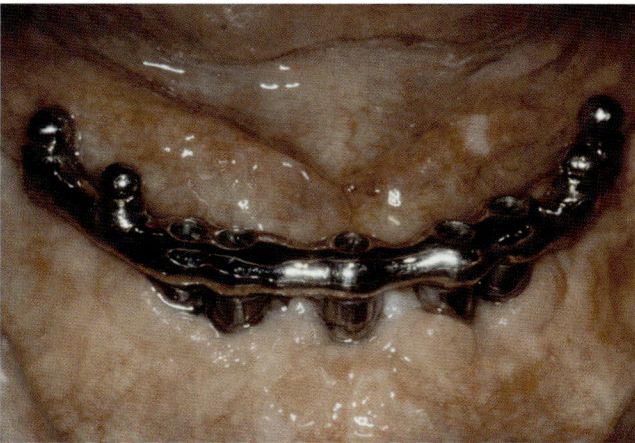

FIGURA 26-22. Uma barra de sobredentadura é muitas vezes parafusada com um pilar de perfil baixo, porque o volume adicional de acrílico reduz a fratura, e a posição dos dentes da prótese é menos afetada pela posição da barra.

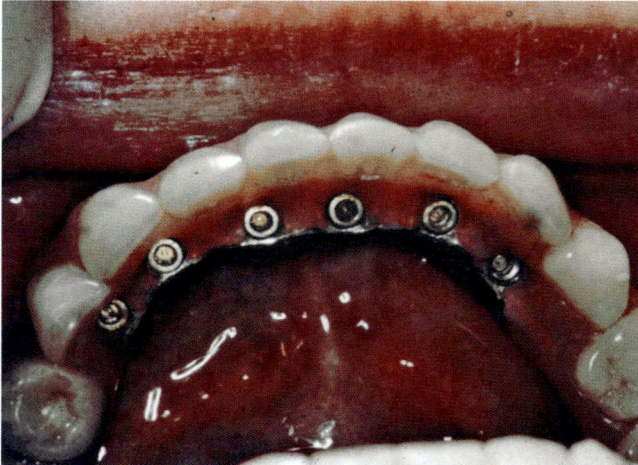

FIGURA 26-23. Um pilar de perfil baixo pode ser necessário para restaurar um implante posicionado lingualizado na região anterior da mandíbula.

implantes. O cimento pode permanecer incorporado no sulco mais profundo do pilar do implante devido ao tecido epitelial juncional ser menos firme e à ausência de tecido conjuntivo em comparação com um dente natural.

Implantes não Paralelos

Quando os implantes não estão paralelos em mais de 30 graus, um pilar para retenção cimentada não pode ter um caminho de inserção adequadamente preparado. Um parafuso de pilar de perfil baixo pode envolver os corpos de implante em ângulos significativos. Por exemplo, um implante zigomático ou pterigóideo pode ser colocado a 45 graus dos implantes anteriores; no entanto, esses implantes podem ser unidos em conjunto com uma prótese parafusada (Fig. 26-25).

Portanto, maior retenção de perfil baixo, força de momento reduzida em sobredentaduras PR-5, maior espaço para os dentes da dentadura ou materiais oclusais e ausência de resíduos de cimento são vantagens para as estruturas parafusadas. A maioria dessas condições é mais característica de sobredentaduras implantossuportadas do que de próteses fixas.

Uma nota interessante é que, em meados de 1980 e 1990, os profissionais que desafiaram o conceito de próteses cimentadas implantossuportadas foram considerados uma minoria. Nas últimas décadas, a profissão tem reavaliado sua posição, e hoje a maioria das próteses fixas sobre implantes ($\cong$90%) é cimentada em vez de parafusada.[20,60,65]

Complicações das Próteses Cimentadas

Cimento Residual

A complicação mais comum de uma prótese cimentada é o cimento residual deixado no sulco gengival no implante[65] (Fig. 26-26). Cimento residual no sulco após a cimentação da prótese é uma fonte de peri-implantite.[64,66,67] A ocorrência dessa complicação é mais frequentemente encontrada em implantes do que em dentes naturais. Em um relatório de Wilson, foi encontrado excesso de cimento dental em 81% dos pacientes com sinais clínicos ou radiológicos de doença peri-implantar.[68] Assim, esta complicação tem levado alguns profissionais a incentivar o planejamento de próteses parafusadas.

Há várias razões para que as próteses sobre implantes tenham mais complicações de cimento residual do que os dentes naturais. Elas são, principalmente, a posição da margem protética em relação à margem gengival livre e uma diferença na adesão do sulco ao implante ou ao dente.

Diferença na Inserção Gengival

A interface dente natural-tecido mole inclui (1) o sulco, (2) a inserção do epitélio juncional e (3) a inserção do tecido conjuntivo. Cada uma dessas três regiões tem aproximadamente 1 mm de altura nas posições dos dentes mediovestibular e lingual. Uma sonda periodontal inserida na fenda de tecidos moles irá atravessar o sulco e as zonas de fixação epitelial. A sonda periodontal para na região de fixação de tecido conjuntivo, pois seis dos 11 grupos de fibras do tecido mole se inserem fisicamente na cimentação do dente (Fig. 26-27). Por isso, se o cimento em excesso ficar retido no sulco gengival, isso não se estende ao nível do osso.

Uma interface implante-tecido mole não tem uma região de fixação do tecido conjuntivo. Uma sonda periodontal introduzida no sulco pode prosseguir para o nível do osso. Assim, não há nenhuma

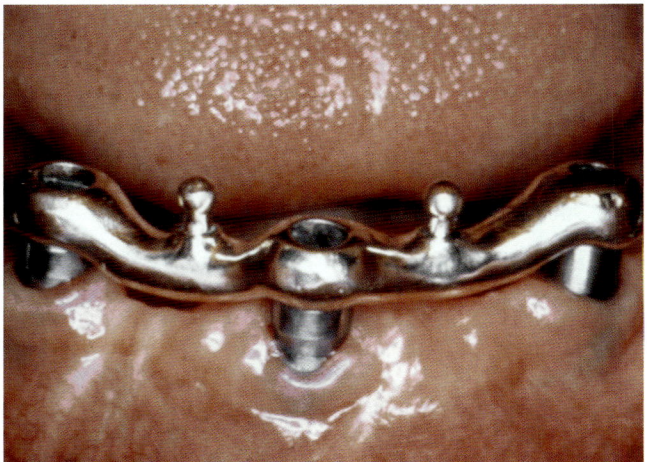

FIGURA 26-24. Um pilar de baixo perfil reduz forças de momento laterais sobre implantes quando uma restauração de PR-5 (suporte de tecidos moles e implante de retenção) é fabricada.

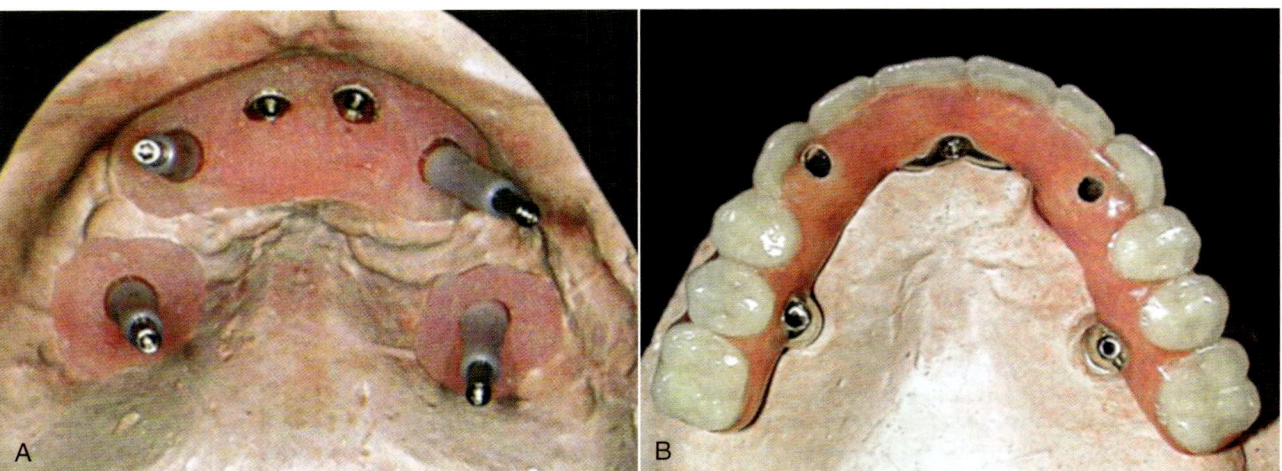

FIGURA 26-25. **A,** Seis implantes maxilares posicionados além da angulação de 30 graus e implantes zigomáticos posicionados em direção ao palato. **B,** Uma prótese parafusada permite que estes implantes possam ser unidos. O pilar de perfil baixo sobre os implantes medialmente posicionados também é uma vantagem.

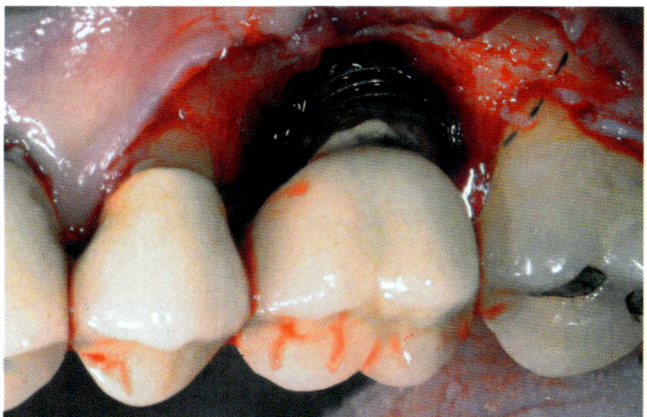

FIGURA 26-26. Cimento residual abaixo da margem da coroa do implante é uma fonte de peri-implantite.

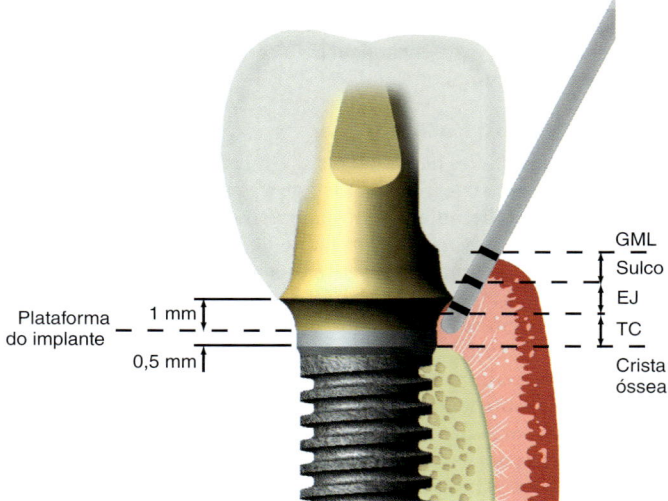

FIGURA 26-28. Uma sonda periodontal inserida ao lado de um implante pode avançar para o nível do osso porque não há nenhuma barreira física sobre o implante acima do osso. *TC*, tecido conjuntivo; *GML*, margem gengival livre; *EJ*, epitélio juncional.

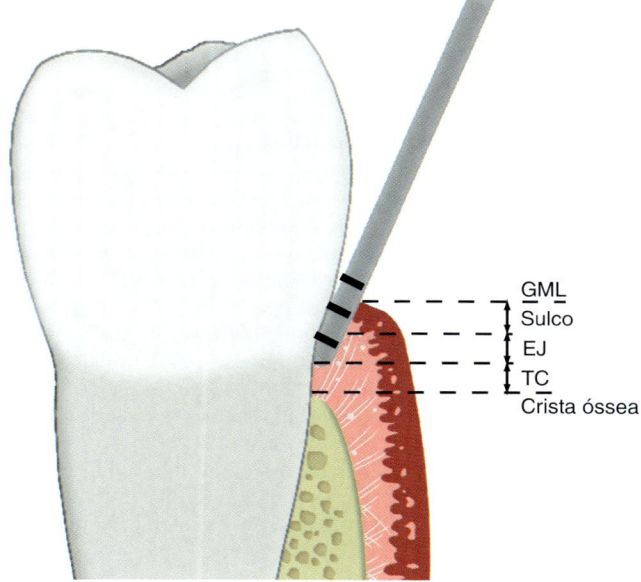

FIGURA 26-27. Uma sonda periodontal penetra o sulco e a zona de inserção epitelial. Parou na região de inserção do tecido conjuntivo porque fibras periodontais estão inseridas no cemento do dente. *TC*, tecido conjuntivo; *GML*, margem gengival livre; *EJ*, epitélio juncional.

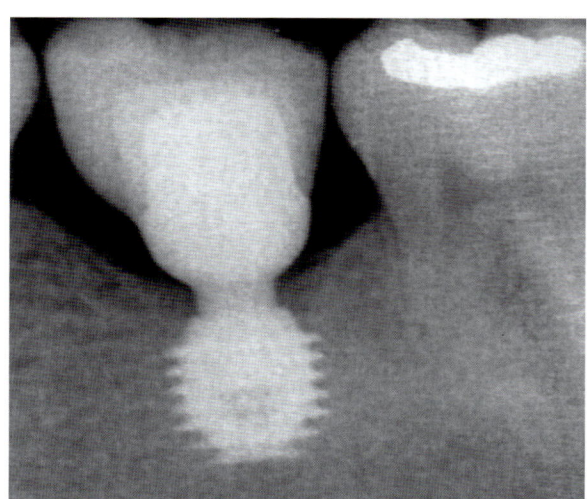

FIGURA 26-29. Quando o implante é posicionado abaixo do osso, o osso geralmente remodela-se abaixo da conexão do pilar e aumenta a profundidade da bolsa peri-implantar.

QUADRO 26-3 Indicações de Margem Subgengival da Coroa

1. Cárie existente
2. Restaurações prévias
3. Aumento da retenção de*
4. Fratura subgengival*
5. Defeitos cervicais
6. Sensibilidade radicular

*Implantes e dentes.

barreira para impedir o excesso de cimento de se estender mais profundamente na região de tecido mole (Fig. 26-28).

Além disso, o sulco gengival de um implante pode ter mais de 3 mm de profundidade, especialmente na região interproximal porque não existe uma altura do osso ao redor do implante (comparado com os 3 mm de espaço incisal de um dente anterior natural). Os tecidos na crista óssea podem ser mais espessos que 3 mm, até mesmo nas regiões mediovestibular e palatina. Como resultado, a profundidade sulcular do implante pode ter mais que 3 mm de espessura, especialmente na maxila. Quando a plataforma do implante é posicionada abaixo do osso, a perda óssea abaixo da conexão do pilar também aumenta a profundidade do sulco (Fig. 26-29). Como tal, a extrusão de cimento em excesso pode se estender muitos milímetros abaixo da margem gengival livre da coroa do implante.

Posição da Margem da Coroa

Existem sete indicações para uma margem subgengival em próteses: cárie existente, para substituir uma restauração anterior com margem subgengival, para aumentar a retenção, para melhorar a estética, fratura subgengival do dente, para corrigir defeitos cervicais e para reduzir sensibilidade radicular do dente[69] (Quadro 26-3).

Prótese sobre implante não se deteriora nem tem defeitos cervicais ou fraturas dentárias. Assim, em próteses cimentadas, a margem da coroa deve ser igual ou superior à gengiva marginal livre fora da região estética quando a altura do pilar aumentada não for necessária para aumentar a retenção.[18] Isto permitiria acesso fácil à margem da coroa para remover qualquer excesso de cimento.

Quando uma margem subgengival é indicada em uma prótese, ela não deve proceder mais de 1 mm ± 0,5 mm dentro do sulco.[69,70,71] Infelizmente, muitos profissionas (e laboratórios) tentam colocar a margem de coroa no pilar largo de um implante com pilar cimentado. Uma vez que o pilar é normalmente mais largo que o implante e se afunila para a porção incisal, muitos dentistas utilizam o pilar cônico como uma margem de coroa (Fig. 26-30).

O pilar cônico de implante é muitas vezes colocado perto da crista óssea residual, especialmente quando o implante está abaixo da crista óssea residual (Fig. 26-31). Como consequência, o dentista tem dificuldade em indentificar a "margem" do pilar cônico em uma moldagem porque ele pode residir mais de 2 mm abaixo da margem gengival livre, especialmente na região interproximal.

Para capturar o pilar cônico ("margem") vários milímetros abaixo do tecido, o dentista muitas vezes faz uma moldagem de transferência do implante para capturar a posição do pilar cônico. Se o laboratório estiver utilizando uma moldagem da "margem" ou um pilar de estoque para retenção cimentada com uma moldagem do implante, ele posiciona a margem de coroa no pilar vários milímetros abaixo da margem gengival.

Quando o dentista tenta assentar a coroa de implante alguns milímetros abaixo do tecido, o contorno subgengival empurra o tecido para longe do pilar, que muitas vezes impede o assentamento passivo da coroa, e o tecido empurra a coroa e eleva sua posição em relação à "margem". Como resultado, o dentista muitas vezes cimenta a prótese antes da avaliação oclusal ou estética. Assim, um ajuste oclusal ou estético não é realizado antes da cimentação.

Quando o excesso de cimento sai da "margem" da coroa subgengival, ele então se estende para além do pilar cônico para baixo do pilar subgengival (Fig. 26-32). Como a margem está vários milímetros abaixo da margem gengival livre e abaixo do pilar cônico, o dentista tem dificuldade de remover o excesso de cimento.

Uma alternativa para este problema realizada por muitos dentistas e laboratórios é a transferência de corpo do implante e do análogo utilizando uma técnica de laboratório indireta seguida da fabricação de um pilar personalizado. A customização do pilar é projetada com a margem de coroa 1 mm abaixo da margem gengival livre (Fig. 26-33). Portanto, a coroa pode ser assentada passivamente, a estética e a oclusão, modificadas conforme necessário e com o excesso de cimento capaz de ser facilmente removido. Essa opção é muitas vezes incentivada pelos laboratórios dentais e pelos fabricantes de implantes porque esta técnica está associada a um maior preço, e a compra de um pino de moldagem e um análogo é necessária.

Todos os problemas da dificuldade de realizar a moldagem, aumento das taxas de laboratório e de fabricantes de implantes, dificuldade do assentamento da prótese e excesso de cimento decorrem de o dentista (e o técnico de laboratório) acreditarem que o pilar cônico cimentado é uma margem da coroa. O pilar cônico não é "margem" para a coroa; pelo contrário, é uma característica biomecânica para aumentar a conicidade do pilar, aumentar a retenção da

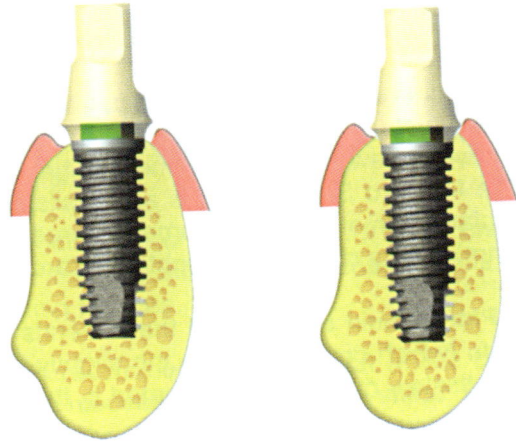

FIGURA 26-31. O pilar cônico é geralmente colocado perto da crista óssea residual, especialmente quando o implante está posicionado abaixo da crista (*lado direito*).

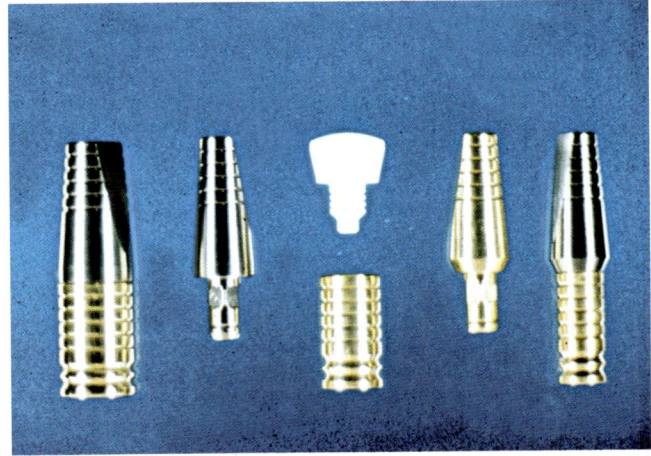

FIGURA 26-30. O pilar cônico é mais largo que o corpo do implante e, para muitos dentistas e técnicos, se parece com uma margem da coroa.

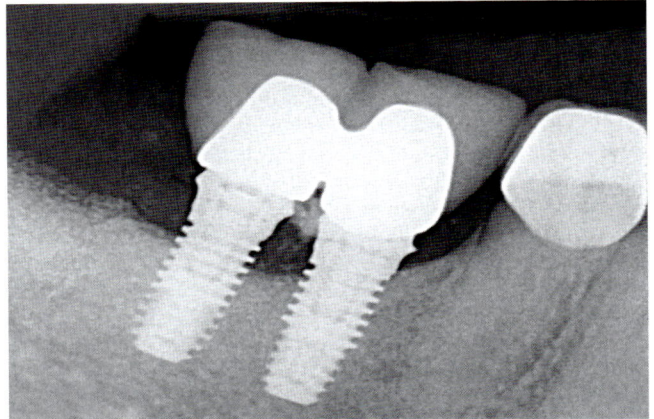

FIGURA 26-32. Quando a margem da coroa está no pilar cônico, a resistência do tecido muitas vezes aperta a coroa mais coronalmente e o cimento é empurrado para baixo do pilar cônico dentro de uma região rebaixada.

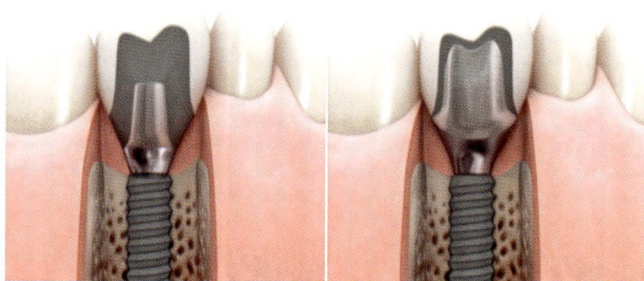

FIGURA 26-33. O pilar cônico pré-fabricado da maioria dos projetos de implantes coloca o pilar cônico próximo da plataforma do implante, que pode estar vários milímetros abaixo do tecido (*esquerda*). Um pilar personalizado pode ser fabricado posicionando-se a margem 1 mm abaixo do tecido (*direita*).

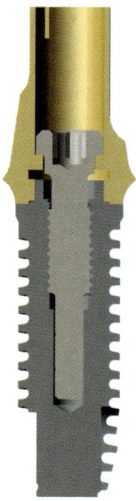

FIGURA 26-34. O parafuso do pilar tem geralmente 2,5 mm de diâmetro e passa através do pilar para cimentação. Como consequência, o aspecto incisal do pilar não pode afunilar além de 3 mm no topo. Assim, o alargamento do pilar aumenta a quantidade de conicidade da área de superfície e a resistência à fratura.

QUADRO 26-4 Vantagens do Pilar Cônico

1. Aumento da conicidade do pilar
2. Aumento da retenção da coroa
3. Aumento da resistência da parede do pilar
4. Melhor contorno cervical subgengival

coroa e aumentar a resistência da parede do pilar. Ele também pode melhorar o contorno subgengival cervical do tecido, o que melhora o perfil de emergência de uma coroa para melhorar a estética cervical (Quadro 26-4).

O Pilar Cônico

Quanto maior a base de um pilar, mais conicidade pode ser aplicada a ele. Como o corpo do implante tem um diâmetro menor que o dente que ele substitui, o volume de conicidade é reduzido. Um fator limitante da conicidade é a parede exterior do pilar no aspecto incisal. O pilar para retenção cimentada tem o orifício para parafuso de fixação com 2,5 mm de diâmetro de modo que o parafuso do pilar possa ser introduzido e fixar o pilar ao implante (Fig. 26-34). Como consequência, um pilar de 3,5 mm de diâmetro na base pode ter uma conicidade de apenas 5 graus. Um pilar de 6 mm de largura na base pode ter uma conicidade de 25 graus. Quanto maior a conicidade, mais fácil é para o dentista unir os implantes ou obter uma melhor inserção da prótese. Quando o aspecto cervical do pilar é de 3 a 4 mm de diâmetro (e é semelhante à dimensão do corpo do implante), a conicidade do pilar é limitada a 5 a 10 graus. Isto torna quase impossível unir coroas sobre implantes e torna necessário que as posições dos implantes sejam semelhantes ao trajeto de inserção da coroa. Portanto, o pilar cônico destina-se a ser mais largo do que o corpo do implante para que sua conicidade possa ser maior.

Quanto mais largo é o pilar, maior a área de superfície para cimentação e maior a retenção de uma coroa cimentada. Assim, quando o pilar é mais largo que o corpo do implante, a retenção do cimento é aumentada. Quanto maior for a retenção, menor a dureza requisitada para o cimento em cisalhamento e a tensão usada para reter a prótese. Portanto, a prótese pode ser facilmente removida para corrigir uma complicação protética.

Quanto maior a dimensão do metal que acompanha o orifício de fixação do parafuso, maior a resistência do pilar para evitar fratura. Quando o aspecto cervical do pilar para retenção cimentada for mais largo que o corpo do implante, a resistência do pilar para evitar fratura é dramaticamente aumentada. Um pilar para retenção cimentada pode ser comparado a um cilindro aberto em mecânica.

A resistência de um cilindro aberto é de $\frac{\pi}{4}(R^4 - RI^4)$, onde R é o raio externo e RI é o raio interno.[52] Em outras palavras, qualquer pequena alteração no diâmetro do pilar aumenta a resistência do pilar à potência de quatro vezes.

O pilar mais largo na base permite o aumento do contorno subgengival e melhora o perfil de emergência da coroa para ser mais semelhante a um dente natural. Como o corpo do implante é menor do que o dente que substitui, um pilar mais largo permite que a coroa tenha um perfil de emergência melhor.

Como consequência das vantagens biomecânicas de uma porção cervical mais larga e uma melhora no perfil de emergência, há um rebaixamento do pilar cônico para o corpo do implante. Esta característica aumenta a dificuldade para remover o cimento residual que vai além da margem da coroa quando essa margem está posicionada no pilar cônico.

Em vez de posicionar a margem de coroa no pilar cônico do implante, a margem da coroa deve ser posicionada no sulco gengival (ou superior) quando estiver fora da área estética, ou não mais de 1,5 mm abaixo do sulco da gengiva marginal livre (para maior estética ou para mais retenção). O preparo da margem da coroa pode ser uma linha zero porque o pilar é mais estreito do que o dente a ser substituído (Fig. 26-35). Logo, a margem de coroa pode ser mais facilmente capturada na moldagem, um pilar provisório pode ser usado, o modelo de gesso pode ser utilizado para confeccionar a coroa, a coroa pode ser mais facilmente assentada passivamente para verificar ou modificar a oclusão ou a estética, e o cimento residual pode ser mais facilmente removido da margem da coroa (Fig. 26-36).

Concluindo, quando o alargamento do pilar cônico é de 1 mm ± 0,5 mm para dentro da margem gengival, ele pode ser usado como a margem de coroa. Quando o pilar cônico está mais de 1,5 mm abaixo da margem de tecido, ele pode permanecer abaixo do tecido e da margem da coroa sem nenhuma consequência. Não há nenhum relato indicando que o alargamento subgengival do pilar abaixo da margem da coroa aumenta o risco de retenção de placa bacteriana ou de contração gengival, ou contribui para a perda de crista óssea. Se o alargamento estiver acima da margem gengival do tecido como resultado da contração gengival ou o implante estiver protuindo vários milímetros acima do osso e uma margem subgengival é desejada, o pilar cônico pode ser preparado para colocar a margem de coroa abaixo da margem do tecido (Fig. 26-37).

Retenção de Pilar

Próteses não cimentadas em dentes naturais são uma das complicações mais comuns da prótese fixa.[4,5] Após a coroa sobre o pilar natural tornar-se não cimentada, uma preocupação importante é a cárie. A cárie pode avançar rapidamente e resultar na perda do pilar, criando a necessidade de tratamento endodôntico, pino e núcleo, uma prótese nova ou um pilar de retenção ainda menos resistente. Essas mesmas condições existem se o retentor natural perder a cimentação em uma prótese implante-dente.

O pilar do implante apresenta um risco maior de perda de cimentação que um dente natural (Fig. 26-38). O pilar é feito de metal, de modo que os cimentos dentais não aderem na interface como na dentina de um dente natural. A porosidade de um pilar é geralmente menor que a de um dente. O pilar é geralmente menor em diâmetro e fequentemente tem menos área de superfície do que um dente natural. O dentista muitas vezes deseja tornar a prótese recuperável para lidar mais facilmente com complicações futuras. Dessa forma, um cimento provisório é muitas vezes usado nas coroas sobre implantes. Além disso, há maior força de impacto para uma interface cimento-pilar nas próteses implantossuportadas em comparação com os pilares de dentes naturais. A prótese sobre implante parcialmente retida funciona como um cantiléver, com um aumento dramático na força de momento sobre os implantes que ainda mantêm a prótese. Perda da crista óssea, fratura de parafuso da prótese ou do pilar, fratura do implante, ou mobilidade e perda do implante são possíveis complicações.

Os princípios de retenção e resistência podem ser atribuídos especificamente para ambos, dentes naturais e pilares sobre implantes. Os fatores de retenção de uma prótese fixa cimentada resistem à remoção do retentor ao longo do caminho de inserção. As forças

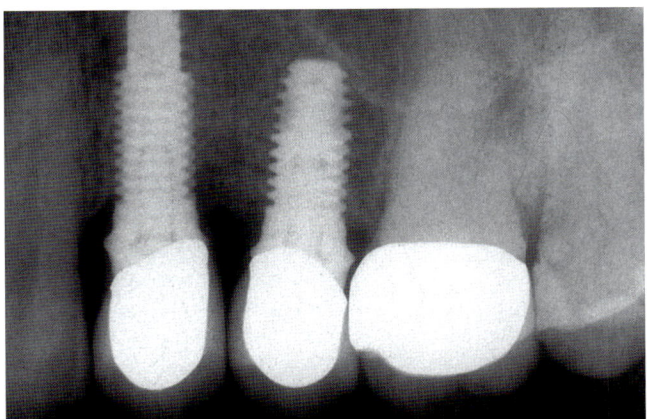

FIGURA 26-35. A margem da coroa é posicionada a 1,5 mm da gengiva marginal livre e acima do pilar cônico.

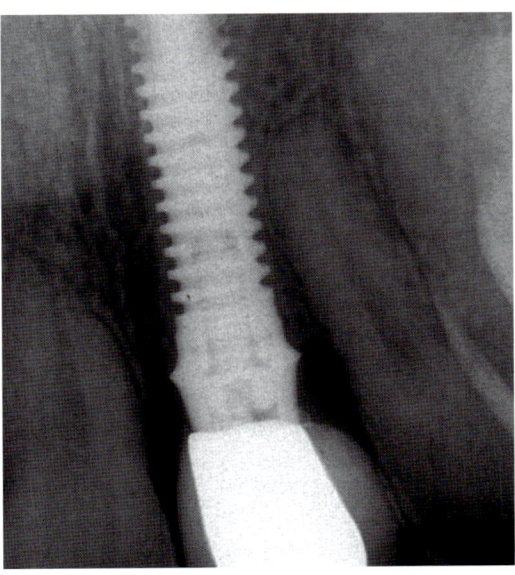

FIGURA 26-36. A margem de coroa é posicionada a 1 mm ± 0,5 mm abaixo da margem gengival livre em áreas estéticas. O excesso de cimento pode ser facilmente removido, semelhantemente a uma coroa sobre um dente natural.

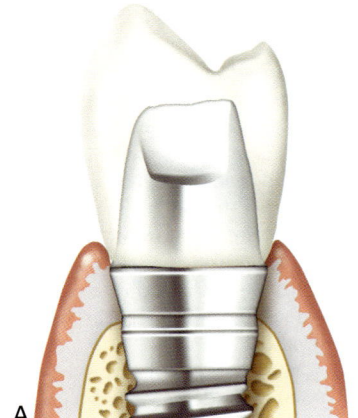
A

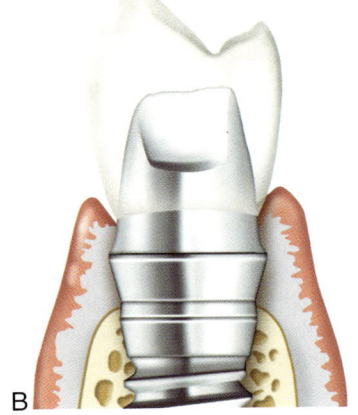
B

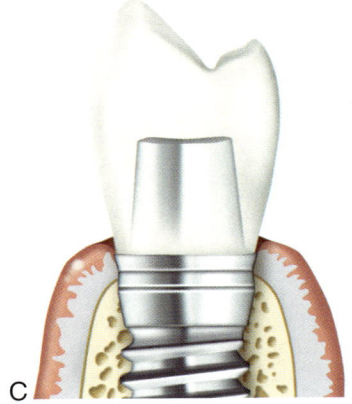
C

FIGURA 26-37. Quando o pilar cônico está a 1,5 mm da margem gengival, ele pode ser usado como a margem para a coroa (*esquerda*). Quando o pilar cônico está abaixo de 1,5 mm da margem gengival livre, a margem de coroa é coronal à conicidade e dentro de 1 mm ± 0,5 mm da margem gengival livre (*centro*). Quando o pilar cônico está acima do tecido, ele é preparado, e a margem de coroa é posicionada em 1 mm ± 0,5 mm da margem gengival livre.

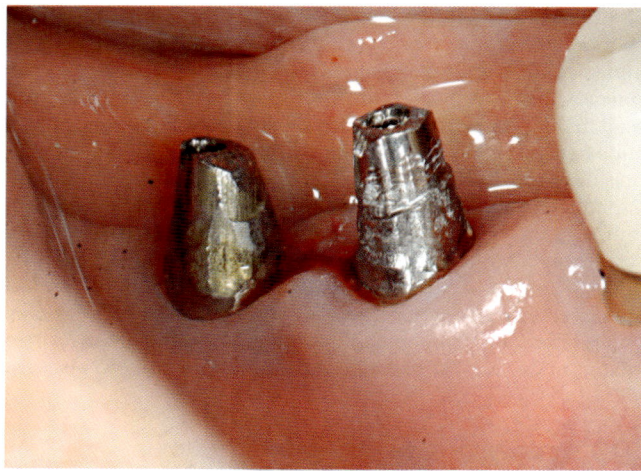

FIGURA 26-38. Coroas cimentadas sobre pilares implantossuportadas podem se tornar menos retentivas do que sobre dentes naturais. O implante distal perdeu a cimentação e o pilar mesial teve um aumento na força de momento causando o afrouxamento do parafuso do pilar.

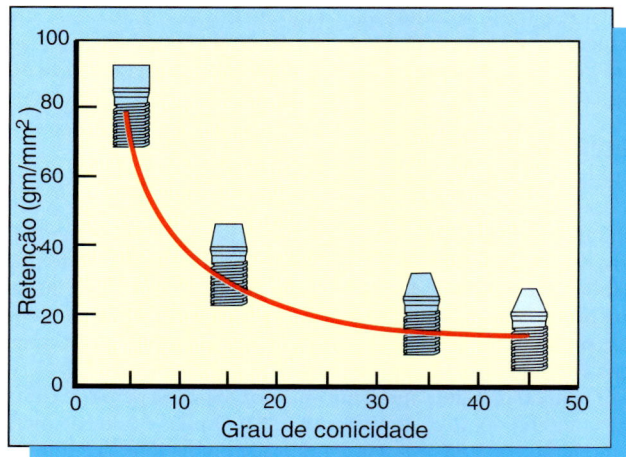

FIGURA 26-39. Como a conicidade de um pilar implantossuportado é aumentada de 6 para 25 graus, a retenção da coroa é reduzida rapidamente.

> **QUADRO 26-5** Características dos Pilares Relacionadas com Retenção e Resistência
>
> 1. Conicidade
> 2. Área de superfície
> 3. Altura
> 4. Geometria do pilar
> 5. Rugosidade da superfície
> 6. Agente de cimentação

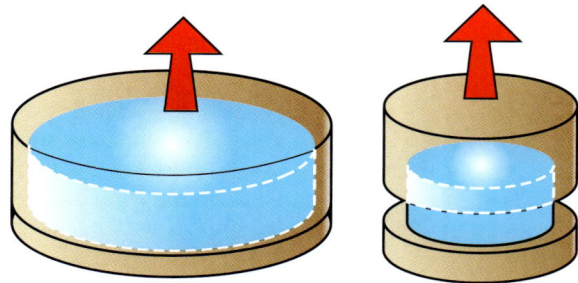

FIGURA 26-40. Quanto maior a área da superfície de um pilar sobre implante, maior a retenção. Por isso, pilares mais amplos têm maior retenção (*esquerda*) que pilares mais estreitos (*direita*).

aplicadas para remover a coroa nesta direção são principalmente forças de cisalhamento ou tração sobre o cimento. A resistência de uma coroa se opõe ao movimento do pilar sobre cargas oclusais e impede a remoção da prótese por forças aplicadas no sentido apical ou oblíquo. Estas são principalmente as forças de compressão e tração no cimento. Tal como acontece com a maioria dos materiais, os cimentos apresentam força de retenção menor que a sua força de resistência (p. ex., o fosfato de zinco apresenta resistência à compressão maior que 100 MPa e somente 5 a 9 Mpa de resistência à tração).[69]

Características específicas na configuração geométrica do pilar para retenção cimentada ou de um dente preparado são requisitos para evitar a não cimentação. Os princípios de retenção e resistência de próteses fixas são diretamente aplicáveis aos pilares sobre implantes e incluem conicidade, área de superfície, altura, geometria do preparo do pilar, rugosidade da superfície e agentes de cimentação[70-72] (Quadro 26-5).

Conicidade do Pilar

A retenção de uma coroa diminui rapidamente à medida que a conicidade é aumentada de 6 para 25 graus[71] (Fig. 26-39). O grau de conicidade é a soma de ambos os lados do preparo. Uma broca cônica diamantada típica mostra uma conicidade de cerca de 3 graus de cada lado ou um total de 6 graus. O paralelismo das paredes axiais foi reconhecido como sendo o fator mais eficaz para retenção.[73] A conicidade ideal originalmente recomendada foi de 2 a 5 graus de paralelismo do trajeto de inserção, que também estava colocando concentrações mínimas de tensão sobre os pilares preparados.[69] No entanto, os preparos clinicamente aceitáveis apresentam uma conicidade na faixa dos 20 graus.[73-75]

Os pilares implantossuportados pré-fabricados para retenção cimentada podem apresentar uma conicidade total de 10 graus a um excesso de 30 graus. Como resultado, as superfícies de retenção de alguns pilares sobre implantes mais cônicos sem preparo podem fornecer menos retenção do que os pilares naturais. Portanto, o preparo no terço cervical do pilar perto das margens da coroa pode ser indicado nos pilares mais cônicos para reduzir a conicidade dos pilares mesmo quando o trajeto de inserção é satisfatório.

Área de Superfície do Pilar

Os parâmetros de retenção são semelhantes para o dente ou para o implante, e são influenciados principalmente pelo diâmetro e pela altura do pilar.[76] A área de superfície do pilar influencia na quantidade de retenção. Um aumento linear na retenção ocorre à medida que o diâmetro do preparo com altura idêntica aumenta, e um pilar mais largo oferece maior retenção do que um pilar mais estreito[77] (Fig. 26-40). Molares são mais retentivos do que pré-molares por causa da sua maior área de superfície, sendo todos os outros fatores iguais. Deve notar-se que existe controvérsia de quanto a maior área de superfície é responsável pelo aumento de retenção ou se a proporção altura-largura é mais relevante.[78-80]

O diâmetro de um pilar para retenção cimentada é muitas vezes inferior a 5 mm, que é comparado ao preparo de um incisivo lateral. Portanto, a diminuição da área de superfície resulta em retenção mais precária do que os pilares naturais. Além disso, o cimento não adere tão bem como na dentina preparada. Como resultado, muitas vezes devem ser incorporados ao pilar fatores de retenção adicionais.

Pilares mais largos têm mais retenção que os pilares de tamanho padrão. O pilar mais largo normalmente é obtido por dois métodos. Primeiro, um implante mais largo tem um pilar mais largo para cimentação do que um implante de menor diâmetro. Em segundo lugar, o pilar pode ter um *design* de emergência mais largo do que o corpo do implante (ou pilar cônico). O pilar de maior diâmetro tem a vantagem de proporcionar uma maior conicidade, uma parede exterior mais espessa e maior área de superfície para retenção.

Altura do Pilar

Um preparo mais alto proporciona maior retenção do que um pilar curto.[76,81] Um adicional de 2 mm de altura pode aumentar a retenção em até 40%, especialmente quando o pilar tem apenas 4 mm de diâmetro. O aumento da altura e da proporção altura-largura são determinantes para a retenção. Um aumento na altura de 4 a 7 mm resulta em um aumento de 67% de retenção.[18] Quando a altura do pilar é inferior a 5 mm, o diâmetro do pilar de implante torna-se mais importante para melhorar a retenção ou a resistência do cimento. Um pilar personalizado, de maior diâmetro que o pilar de estoque, pode ser necessário para reter a prótese.

Uma adicional altura do pilar aumenta não somente a área de superfície, que aumenta a retenção, mas também aumenta a resistência porque coloca mais paredes axiais sob forças compressivas e de tração em vez de forças de cisalhamento. Portanto, a retenção e a resistência são aumentadas, o que diminui o risco de perda de cimentação.

Uma limitada altura da coroa do dente natural (por causa do espaço interarcos limitado ou coroa clínica curta) também diminui a retenção. A união de dentes naturais com altura de coroa limitada para melhorar a retenção muitas vezes compromete o acesso para higiene nas áreas interproximais. Em vez disso, o alongamento da coroa é muitas vezes indicado em caso de espaço interarco limitado para melhorar a retenção da prótese e o resultado estético sem comprometer os cuidados caseiros. As coroas de tamanho reduzido necessitarão de conicidade mínima e elementos adicionais de retenção tais como sulcos ou caixas para limitar o trajeto de inserção e a direção do deslocamento.[69,81]

Geometria do Pilar

A resistência da interface do cimento é mais fraca sob o componente de cisalhamento de uma força. A área da superfície de um pilar submetido a forças de cisalhamento é mais importante do que a área de superfície total sob força de tensão.[69,81] Os pilares fabricados para retenção cimentada são geralmente circulares em secção transversal, oferecendo pouca resistência às forças de cisalhamento, especialmente nas coroas individuais isoladas. Um lado plano sobre o preparo do pilar de implante diminui as forças de cisalhamento na interface de cimento. Sempre que possível, o preparo com um ou dois lados planos deve ser feito em pilares circulares para próteses cimentadas.

Um pino do pilar cônico pode fornecer vários trajetos de inserção ou remoção. A adição de um ou mais sulcos paralelos a um pilar limita o trajeto de retirada da coroa para uma direção[69,82] (Fig. 26-41). Portanto, sempre que possível, elementos de retenção tais como sulcos paralelos ao trajeto de inserção devem ser adicionados a um pilar curto ou excessivamente cônico para uma retenção cimentada. Sulcos adicionais paralelos ao trajeto de inserção resistem mecanicamente às forças rotacionais, colocam forças compressivas sobre o cimento nestas regiões e melhoram drasticamente a cimentação[83] (Fig. 26-42). A parede externa de alguns pilares de duas peças pode ser fina. Dessa forma, um sulco pode perfurar ou enfraquecer o componente.

Textura da Superfície do Pilar

A textura da superfície do pilar aumenta a retenção de uma prótese criando irregularidades microrretentivas para as quais os agentes de cimentação se projetam. A superfície de retenção varia de acordo com a textura da superfície, o tipo de broca usada no preparo, e o tipo de espessura e do agente de cimentação.[84-87] O dentista pode usar uma broca de corte transversal de grandes dimensões (p. ex., Brassler #702) e jato de água abundante para reduzir a altura e realizar a redução bruta do pino de metal do pilar.[88] O dentista pode, em seguida, usar uma broca diamantada grossa sobre a superfície do pilar para aumentar a quantidade e a profundidade dos arranhões microscópicos na superfície em mais de 40 mícrons (Fig. 26-43). O aspecto interno da fundição também deve ser desgastado com 50 mícrons de alumina para melhorar a sua retenção para cimentação em até 64%.[86]

Vários fabricantes de implantes fornecem pilares de cimentação com linhas de retenção de 1 mm de distância, que aumentam a retenção mecânica e ajudam na determinação da altura do pilar adequada. No entanto, os padrões de cera são mais difíceis de remover em laboratório quando essas linhas de retenção estão presentes. Como consequência, os laboratórios frequentemente bloqueiam esses componentes de retenção.

Resistência e Pilares

A resistência opõe a prótese sem cimentação a forças em direção apical, oblíqua ou horizontal.[69,81] A resistência fornecida pelos pilares do implante é geralmente maior que a retenção porque o cimento é colocado principalmente sob as forças de

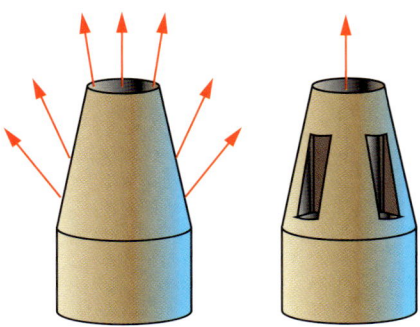

FIGURA 26-41. Um pilar cônico (*esquerda*) tem vários trajetos de inserção ou remoção. As ranhuras nas paredes axiais do pilar limitam o trajeto de remoção e diminuem as próteses não cimentadas.

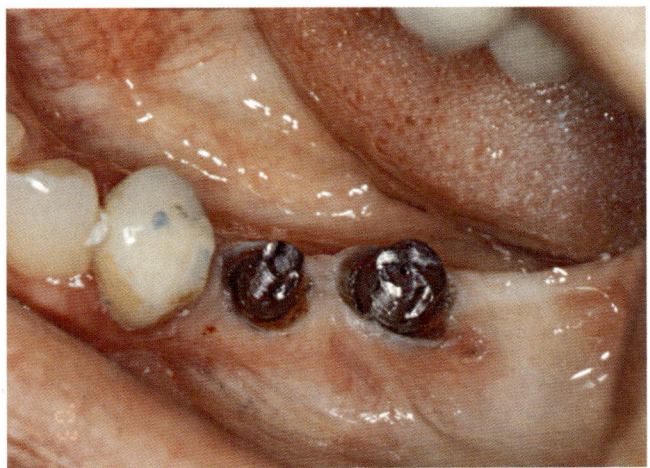

FIGURA 26-42. Pilares curtos podem aumentar a retenção e a resistência por meio do preparo de sulcos paralelos nas paredes axiais e tendo uma margem subgengival que aumenta a altura do pilar.

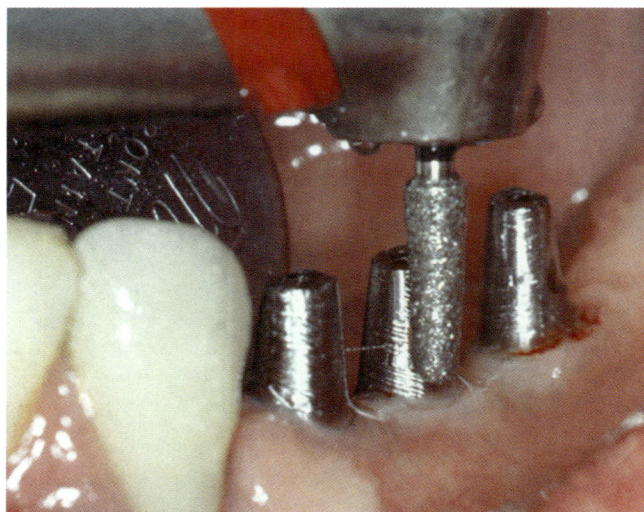

FIGURA 26-43. Uma broca diamantada pode ser utilizada para promover rugosidades na superfície do pilar acima da linha de acabamento da margem da coroa.

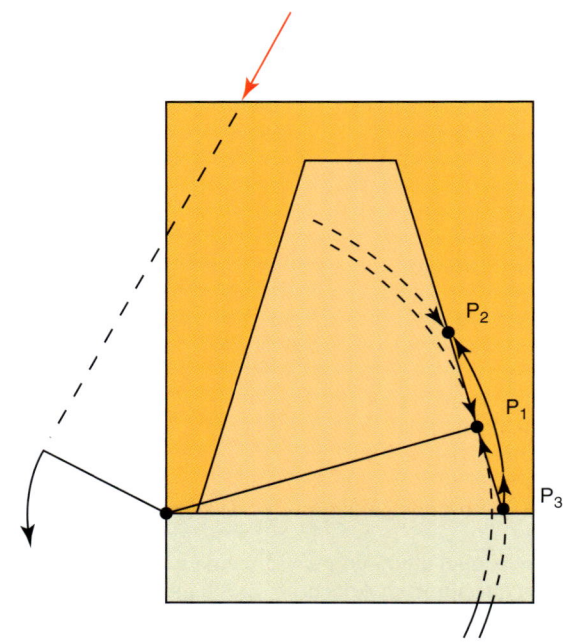

FIGURA 26-44. A força de deslocamento para uma coroa está relacionada com o arco de rotação e é o raio do círculo determinado pela borda da margem da coroa até a base do pilar (P_3). Quanto mais alto o pilar, maior a resistência à força lateral.

compressão ou tração. As forças mais suscetíveis a causar a perda de cimentação das próteses relacionadas à resistência são associadas a parafunção, longos espaços, cantiléveres, pilares de dentes naturais com mobilidade unidos a implantes, deslocamento para compensação de cargas e cargas horizontais de contatos oclusais.

Quando uma força é direcionada para dentro das margens das coroas, as forças de alavanca ou de tombamento são limitadas. No entanto, para as próteses implantossuportadas, as forças muitas vezes são projetadas para longe do pilar, geralmente para vestibular. Além disso, os movimentos excursivos geram uma força de alavanca, especialmente sobre os pilares maxilares anteriores. As forças afetam não apenas a interface osso/implante, como também a coroa do pilar cimentado. O arco de rotação da coroa influencia as forças de deslocamento e é afetado pela direção das forças. O desenho da superfície e as condições do preparo mais distante do ponto de fulcro ou rotação oferecem resistência à não cimentação.

Os maiores fatores de resistência do pilar para retenção de cimento a uma força de momento são uma conicidade mínima e uma altura máxima do pilar. Quanto maior for o pilar, maior sua resistência às forças laterais. A altura do pilar deve ser maior que o arco formado pelo giro da coroa sobre o ponto de fulcro na margem do lado oposto da prótese[69] (Fig. 26-44).

As alturas dos pilares de implantes pré-fabricados variam de 4 a 10 mm e têm, frequentemente, 5, 7 ou 9 mm de altura. Alguns fabricantes fornecem apenas 5 mm de altura do pilar para poupar o tempo de preparo para o dentista. Embora isto possa ser adequado em algumas situações, um cantiléver ou prótese fixa com uma grande altura de coroa podem muitas vezes exigir pilares mais longos para resistir ao arco de remoção ou resistir às forças laterais na região anterior da boca (Fig. 26-45).

Um pilar de implante de maior diâmetro fornece maior retenção, mas pode também oferecer menos resistência às forças mastigatórias do que um pilar estreito com altura e conicidade similares. O maior pilar para cimentação tem um longo eixo de rotação e fornece uma área reduzida de resistência no lado oposto da prótese. A pior resistência acontece com um pilar curto e largo em uma região de molar, por exemplo (Fig. 26-46, *parte superior*).

Existe uma relação linear entre ângulos de convergência e a resistência de uma coroa ao deslocamento. Quanto maior for o

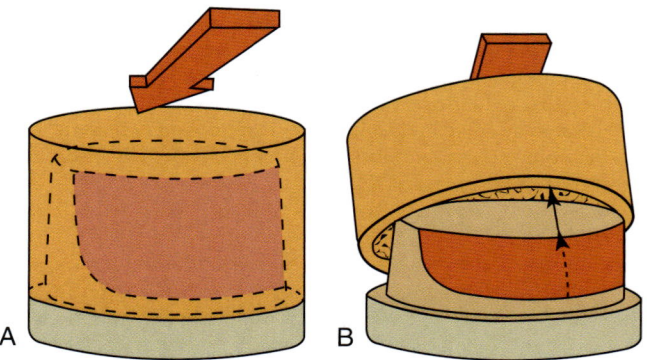

FIGURA 26-45. O aumento da altura do pilar aumenta a resistência a uma força lateral porque as paredes axiais são colocadas sob forças de compressão (**A**). Um pilar curto tem menos resistência a uma força lateral ou força cantiléver (**B**).

ângulo de convergência e maior a circunferência do pilar, maior a altura necessária para proporcionar resistência ao deslocamento.[69,89,90] Portanto, por um lado, um pilar mais largo tem mais área de superfície para retenção de cimento; mas, por outro lado, quando as forças laterais ou a força mastigatória provocam basculamento na coroa, o arco mais largo de forças de ruptura faz com que a altura de um pilar seja fundamental para resistir às forças de ruptura. Estas condições são melhoradas quando o caminho de rotação é alterado colocando-se caixas ou sulcos perpendiculares ao arco de rotação, desde que o trajeto de inserção seja preservado (Fig. 26-46). Assim, pinos de pilares posteriores curtos e largos oferecem melhores resultados com sulcos mesiais e distais quando a oclusão balanceada bilateral é utilizada (p. ex., contra uma prótese total antagonista).

Esses fatores são importantes não apenas para uma coroa unitária, mas também para prótese fixa sobre implantes. Como um implante

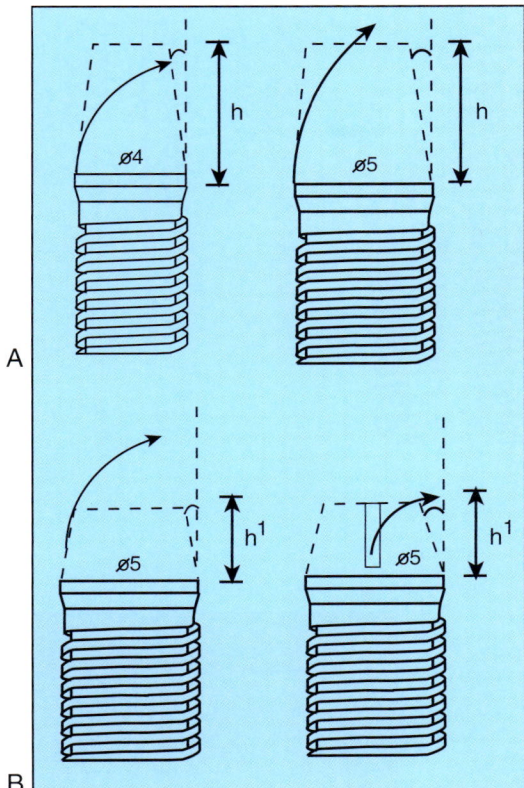

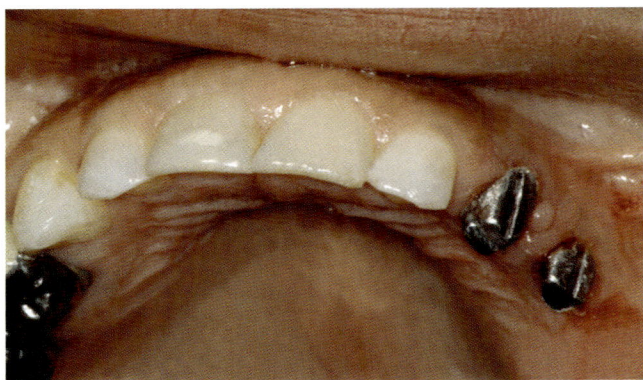

FIGURA 26-47. Dois implantes substituindo o canino e primeiro pré-molar têm altura mínima de pilar e receberão forças laterais. Sulcos direcionais verticais paralelos ao trajeto de inserção da prótese diminuem o risco de não cimentação.

FIGURA 26-46. Quando uma coroa recebe uma força lateral, tende a girar para cima em um dos lados do implante. O arco de rotação está relacionado com o diâmetro do implante. Quanto maior a largura e a altura, maior o arco de rotação. O pilar deve ser maior que o arco de rotação. Portanto, um implante maior exige um pilar mais alto do que um implante de diâmetro menor (*topo*). O arco de rotação é diminuído quando sulcos direcionais são preparados no pilar (*parte inferior*). Portanto, quando a altura do pilar é questionável, sulcos direcionais diminuem o risco de não cimentação (*canto inferior direito*).

na região de canino tem uma força lateral, a altura do pilar é importante. Quando questionável, um sulco direcional vertical diminui o risco de perda de cimentação (Fig. 26-47). Ao se considerar uma prótese fixa maxilar total, forças oclusais colocadas sobre os dentes anteriores inclinam a prótese apicalmente na região anterior e na região posterior, formando um arco de deslocamento com raio igual à distância entre o mais anterior e o mais posterior do implante. A altura do pilar mais distal deve estar acima do arco de deslocamento. Quanto maior for a distância anteroposterior (A-P), maior o raio para o arco de deslocamento e, portanto, maior as exigências da altura do pilar.

Desde a introdução das próteses implantossuportadas com cantiléver para arcos completamente edentados (ou seja, o protocolo Brånemark), o cantiléver ganhou aceitação em implantodontia. A prótese com cantiléver geralmente forma um arco de remoção quando a força é aplicada na parte em cantiléver. O raio do arco de deslocamento é igual aos contatos anterior a posterior, não à distância A-P dos implantes. A altura do pilar mais distante do ponto de fulcro do implante ou cantiléver é o principal elemento para resistência[69] (Fig. 26-48).

Forças de momento produzem rotação ou flexão. O momento é definido como um vetor, M, cuja magnitude equivale ao produto da magnitude de força (*f*) multiplicado pela distância perpendicular (*d*, também chamada de braço de momento) do ponto de aplicação à linha de ação da força (M = f × d). O

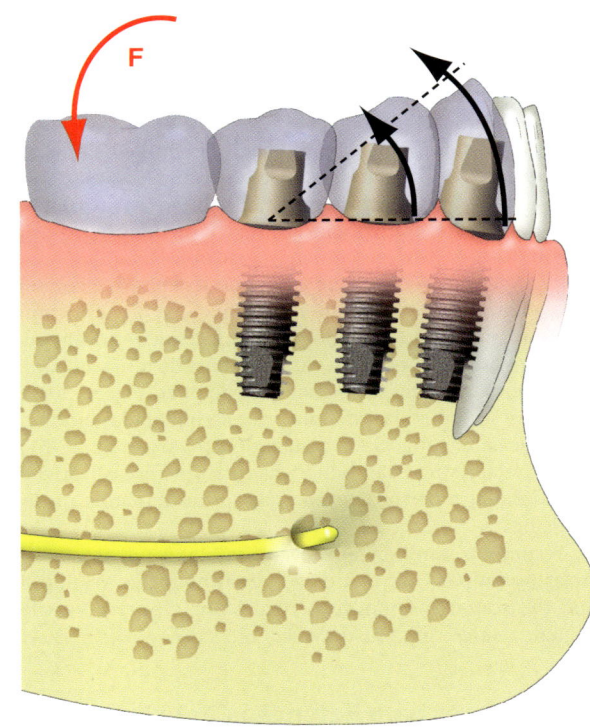

FIGURA 26-48. Em uma prótese em cantiléver, forças de tensão (F) são aplicadas na coroa mais afastada do cantiléver. A altura do pilar de implante deve ser maior que a do arco de deslocamento da prótese para aumentar a quantidade de resistência e as forças de compressão ao selamento do cimento abaixo do arco de deslocamento. O pilar mais afastado do cantiléver requer uma maior altura.

momento em que a carga é imposta também é conhecido como torque ou carga tensional e pode ser destrutivo para sistemas de implantes.

Torque ou momentos de flexão colocados sobre implantes como resultado de, por exemplo, pontes cantiléver ou secções da barra podem resultar em ruptura da interface; reabsorção óssea; afrouxamento do parafuso protético; ou fratura do implante, de componentes ou das próteses. No entanto, uma das complicações mais comuns é uma prótese não cimentada, o que pode ocorrer em 60% dos casos em próteses com três unidades em cantiléver. Os projetos adequados de próteses devem incluir recursos para resistir

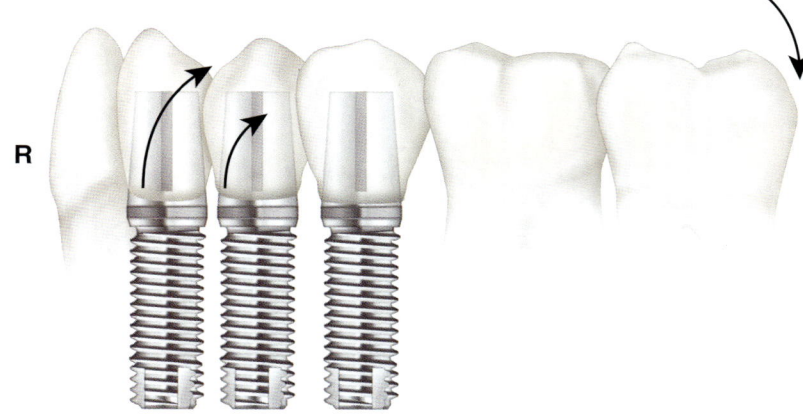

FIGURA 26-49. Sulcos verticais vestibulares ou linguais (ou ambos) podem ser usados com um cantiléver distal ou mesial para modificar o arco de deslocamento e diminuir o risco de não cimentação.

a essas forças. A resistência à tensão e às forças de cisalhamento sobre o pilar para retenção cimentada da barra com cantiléver posterior ou pônticos pode ser reduzida por sulcos verticais nas faces vestibular e lingual de pilares posteriores. Como resultado, o arco de deslocamento e a força de momento na prótese são reduzidos mecanicamente[69,77] (Fig. 26-49).

Muitas vezes os implantes são instalados mais mediais do que os contatos oclusais ou incisais das próteses sobrejacentes. Ambas as condições criam cargas de deslocamento sobre os pilares e maiores forças de tração e de cisalhamento sobre o cimento ou dispositivos de fixação. Cargas de deslocamento vestibulolingual colocam o cimento sob tensão, o que pode aumentar a perda de cimentação. Quando a coroa sobre implante tem uma carga de deslocamento para vestibular ou lingual, o raio de rotação para deslocamento de forças é aumentado. Por isso, as características de resistência adicional estão indicadas na mesial ou na distal do pilar (Fig. 26-50). Essas cargas podem ser reduzidas em uma prótese cimentada colocando-se sulcos verticais nas mesiais e distais do preparo (Fig. 26-51). As mesmas características são benéficas quando forças horizontais são introduzidas a partir de uma oclusão mutuamente protegida ou bruxismo.

Em resumo, quando o cantiléver é mesial ou distal, os sulcos ou caixas no preparo do pilar devem estar na região vestibular ou lingual de preparo. Quando o cantiléver é para a vestibular ou lingual, o sulco ou caixa deve ser colocado na mesial ou distal do pilar.

Tipos de Pilares para Retenção Cimentada

Duas grandes categorias de pilares para retenção cimentada são utilizadas em implantodontia: pilar unitário (ou de uma peça) e pilar de duas peças para retenção cimentada. O pilar de uma peça não envolve o recurso antirrotacional do implante, mas encaixa nivelado com a plataforma do implante (Fig. 26-52). Em um pilar de duas peças para cimentação, um componente (pilar) envolve o recurso antirrotacional do implante (ou seja, hexágono externo) e outro componente (parafuso do pilar) fixa o pilar ao implante (ou análogo) (Fig. 26-53).

Pilar de Uma Peça para Retenção Cimentada

Um pilar de uma peça pode ser apertado em posição com uma força de 20 N-cm ou mais. O pilar de uma peça não envolve o hexágono do corpo do implante, eliminando o risco de não se encaixar. O pilar é menos caro e mais fácil de ser fabricado, e tem apenas um componente. O pilar também tem paredes mais espessas porque o centro não tem acesso ao parafuso do pilar. Isto permite o preparo de sulcos adicionais para resistência ou para preparações com maior conicidade ou ângulo do que um pilar de

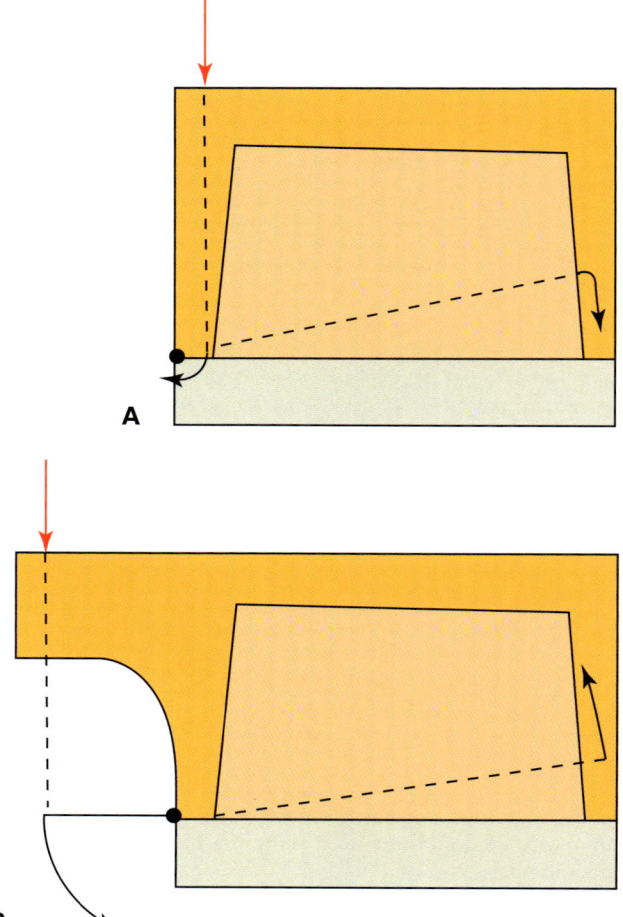

FIGURA 26-50. A, Uma carga de deslocamento é muitas vezes colocada sobre uma coroa implantossuportada. **B,** Essa carga age como uma força de cantiléver e aumenta o raio do arco de rotação para as forças de deslocamento.

duas peças, que pode perfurar as paredes axiais mais finas de um sistema múltiplo.

O pilar de uma peça para cimentação deve ser preparado com um ou dois lados planos para limitar a rotação do pilar e o afrouxamento na retenção da prótese, colocando a superfície de cimento em baixo relevo da coroa sob forças de compressão. Cimentos são até 20

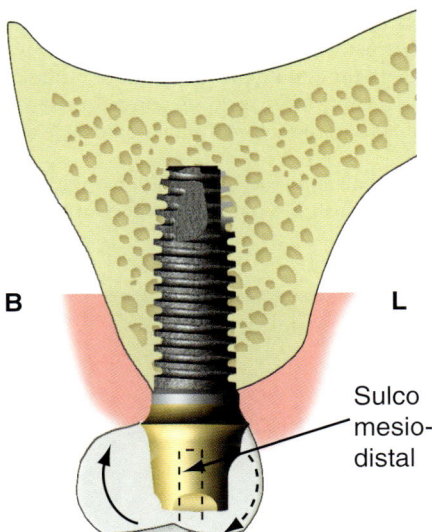

FIGURA 26-51. Sulcos verticais mesiais e distais diminuem a tensão e a força de cisalhamento sobre uma prótese submetida a cargas de deslocamento linguais ou bucais.

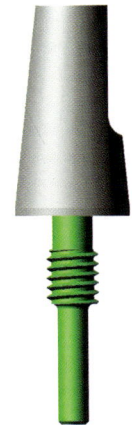

FIGURA 26-52. Um pilar de peça única para uma prótese cimentada não envolve o dispositivo antirrotacional do corpo de implante.

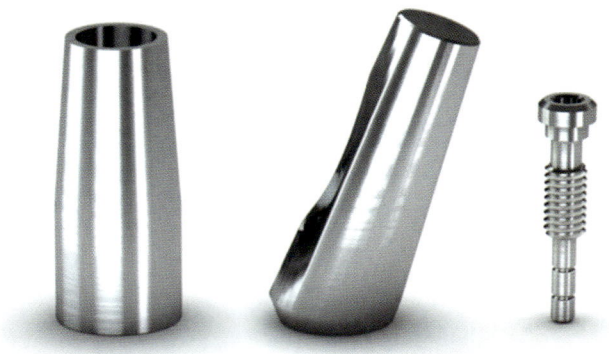

FIGURA 26-53. Um pilar de duas peças para uma prótese cimentada tem um componente (pilar) que envolve o dispositivo antirrotacional do implante (ou seja, hexagono externo), e outro componente (parafuso do pilar) fixa o pilar ao implante (ou análogo). O pilar pode ser reto (*esquerda*) ou angulado (*direita*).

vezes mais fortes na compressão em comparação com as forças de cisalhamento.

Pilares de peça única também têm desvantagens, e muitos fabricantes não oferecem essa opção de pilar. Como o pilar não envolve o dispositivo antirrotacional do corpo do implante, o pino pode afrouxar e girar, o que é frequentemente observado quando usado como um pilar de coroa independente. Portanto, todas as coroas de implante unitário devem ter um pilar de duas peças para envolver o dispositivo antirrotacional do corpo do implante.

A segunda desvantagem é evidente quando um pilar angulado é indicado. Pilares angulados de peça única são rosqueados no implante e giram em um amplo arco e não são estabilizados em uma posição constante. Portanto, mesmo quando capaz de ser parafusado em posição, na maioria das vezes o pilar é angulado na direção errada.

Uma terceira desvantagem é a força rotacional aplicada ao torque do pilar e que é transferida para a interface osso/implante, especialmente perto da região da crista óssea. Essas forças de torque são forças de cisalhamento para osso e podem estar na zona de sobrecarga patológica de tensão óssea em ossos mais suaves, como também podem contribuir para a perda de crista óssea ou mesmo podem fazer o implante rotacionar e perder a osseointegração. Como regra geral, o pilar de peça única não é usado para restaurar próteses sobre implantes.

Alguns fabricantes fornecem pilares de peça única cimentados em ângulo semelhante a um pino endodôntico. No entanto, como a parte do pino da coroa tem apenas 2 a 2,5 mm de diâmetro, um problema comum é a existência de uma área de superfície inadequada para a retenção do cimento. Além disso, a plataforma do implante é frequentemente nivelada ou encaixada abaixo do nível do osso. Como consequência, há um risco de haver cimento residual abaixo do tecido, prejudicando sua remoção neste nível.

Pilar de Duas Peças para Retenção Cimentada

O pilar de duas peças para retenção cimentada é usado para a maioria das situações quando a prótese é cimentada. O dentista especialmente deve usar um pilar de duas peças para implantes unitários ou independentemente restaurados para envolver o dispositivo antirrotational do corpo do implante. Um pilar angulado também usa um pilar de duas peças para envolver o recurso antirrotational na posição angular correta antes da colocação do parafuso do pilar. Pilar de duas peças e parafuso de pilar também são recomendados quando um pilar angulado é necessário para melhorar a estética ou corrigir o trajeto de inserção de próteses cimentadas se o implante for independente ou unido a outros implantes.

O dentista deve usar um pilar de duas peças ao selecionar uma técnica indireta para a fabricação de próteses cimentadas. O dentista faz uma moldagem do corpo de implante que também transfere o recurso antirrotational do implante. O laboratório pode, em seguida, anexar o análogo (e recurso antirrotacional) para a moldagem de transferência antes de vazar gesso. O laboratório pode, em seguida, selecionar e preparar os pilares e fabricar a prótese no modelo indireto. O dentista pode, depois, posicionar os pilares na boca em posição semelhante à do modelo de gesso com o uso do recurso antirrotational.

Pilares de duas peças angulados têm várias desvantagens. Pilares angulados estão geralmente 15 a 30 graus fora do eixo do corpo do implante. Portanto, o implantodontista pode instalar o implante sem levar em conta a posição da coroa final ou a carga oclusal. Quanto maior for o ângulo da carga para o sistema de implante, maior o componente de cisalhamento da carga e maior o risco de afrouxamento do parafuso do pilar ou fratura do pilar sob cargas de deslocamento.

A espessura do metal no lado de um pilar angulado também diminui em relação direta com o grau de angulação (Fig. 26-53). A resistência à fratura de flexão para o pilar é proporcional à espessura do metal elevada à potência de 4 ([raio externo]^4 — [raio interno]^4). Portanto, o risco de fratura é aumentado tanto com uma carga de cisalhamento quanto com a diminuição da força do componente de metal.

O aspecto fino do pilar angulado também impede o preparo e a redução do pilar quando o implante estiver muito vestibularizado. A espessura do pilar também pode impedir o preparo de recursos de retenção adicionais como sulcos direcionais. Portanto, a redução de metal ao longo do pilar angulado pode resultar em um comprometimento significativo.

Os fabricantes geralmente aumentam a conicidade do pilar em pilares angulados para aumentar a espessura do metal (Fig. 26-54). Portanto, um corpo de implante que é muito vestibularizado torna-se ainda pior quando o pilar é angulado com conicidade. A margem da coroa mais frequentemente deve envolver o pilar cônico porque a abertura de acesso ao pilar está um pouco acima da conicidade. Quando um pilar angulado é planejado para a prótese, o implante não deve ser posicionado na parte cervical da coroa. Em vez disso, o implante e o pilar devem ser instalados mais profundamente no sulco, e então o pilar cônico fica na margem desejada da coroa.

Existem duas categorias de pilar de duas peças: pilar pré-fabricado de estoque e pilar personalizado em laboratório projetado para um implante específico. Os projetos de pilar podem ser personalizados para melhorar o perfil de emergência da coroa em relação ao tecido mole ou aumentar a retenção de coroa (tornando o pilar mais largo ou mais alto). Os técnicos de laboratório também podem preferir estes pilares "anatômicos" porque eles muitas vezes se assemelham a um dente preparado, o que facilita o preparo da coroa do implante, pois as condições são semelhantes àquelas nas quais eles são treinados para pilares de dentes naturais (Fig. 26-55).

O pilar personalizado mais amplamente utilizado é um padrão de plástico que é encerado para contorno e altura e fundido em

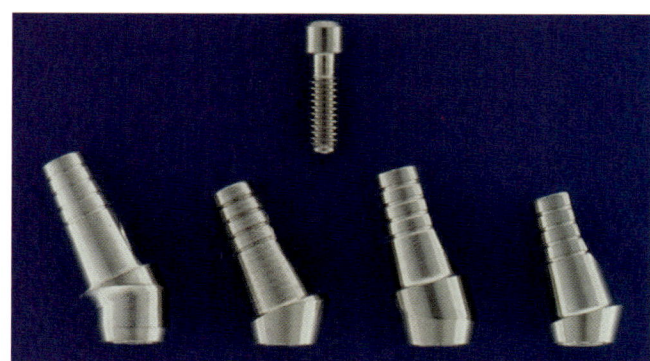

FIGURA 26-54. Pilares de duas peças angulados para retenção cimentada têm menos metal flanqueando o parafuso do pilar de um lado. Como consequência, muitos projetos colocam mais metal na conicidade do implante, o que compromete o aspecto cervical da prótese.

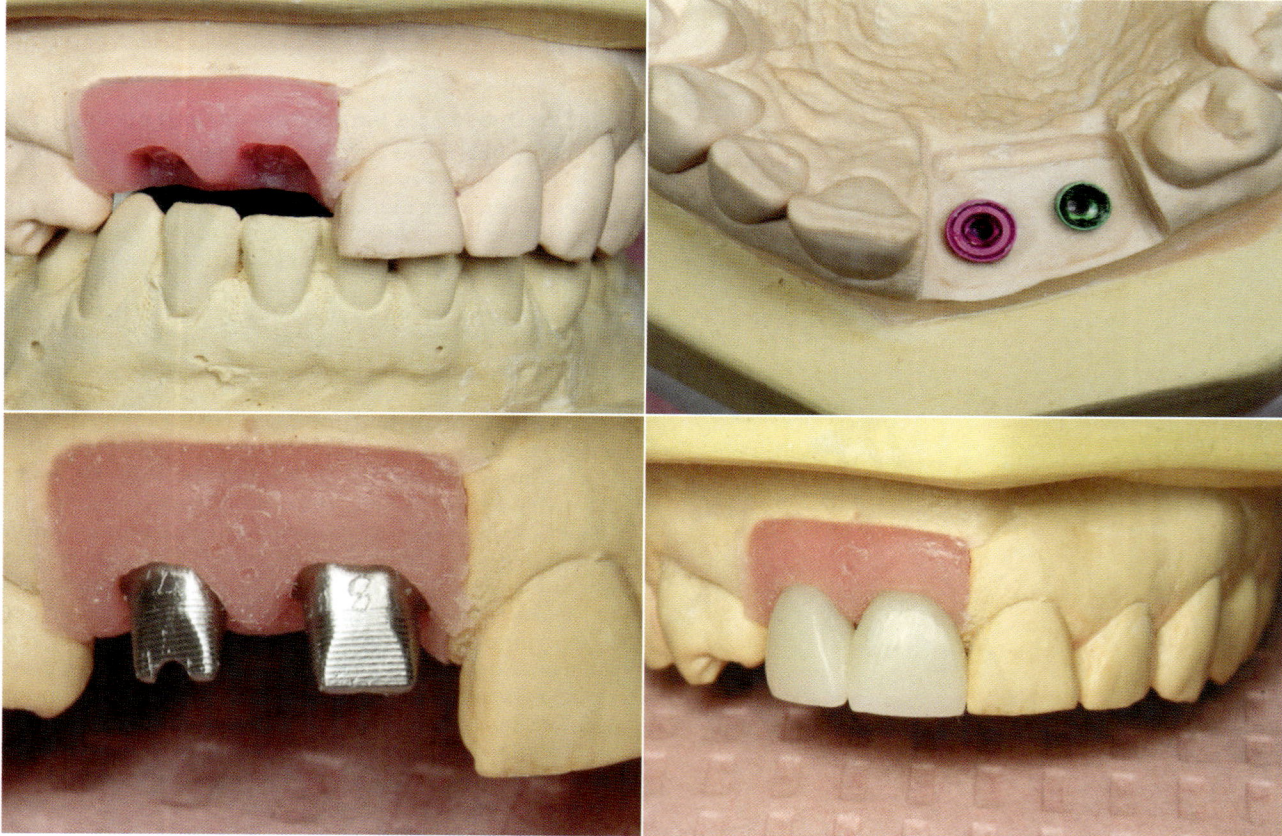

FIGURA 26-55. Um implante pode ser restaurado com um pilar personalizado. O dentista faz uma moldagem do corpo do implante e usa um análogo para transferir a posição do implante (*superior esquerdo* e *superior direito*). O pilar personalizado é feito para ser semelhante ao preparo do dente natural (*inferior esquerdo*).

metal precioso. A vantagem é o custo reduzido. A desvantagem é que a fundição pode não ser tão precisa quanto a de uma interface usinada para o recurso antirrotacional do corpo do implante. Como resultado, o desajuste leva a um risco mais elevado de afrouxamento do parafuso do pilar.

A falta de precisão em um pilar personalizado ocorre principalmente em duas regiões da fundição. A primeira é a zona de canto de cada hexágono. Uma ferramenta de polimento é usada para dar acabamento na fundição, mas não pode fornecer a mesma precisão que o pilar usinado pré-fabricado. Como resultado, há menos resistência rotacional de superfícies planas e nas forças rotacionais que são aplicadas para o parafuso do pilar, com aumento do risco de afrouxamento e de fratura a longo prazo.

A segunda zona de falta de precisão é o assentamento da cabeça do parafuso do pilar. O pilar metálico fundido tem um lado da cabeça do parafuso do pilar mais seguro para um pilar do que o outro. A ferramenta de polimento não alcança a parede interna da abertura do parafuso do pilar na fundição e nenhuma melhoria pode ser feita no sítio receptor dentro do pilar. Esta conexão menos estável é mais suscetível ao afrouxamento do parafuso do pilar.

Uma segunda opção para um pilar personalizado é um componente pré-fabricado de titânio. O laboratório encera na cinta metálica e funde com liga preciosa o *coping* usinado. Uma retenção mecânica une os materiais na cinta de titânio e funde para dar resistência adequada. A principal vantagem da abordagem é a precisão do ajuste do encaixe de hexágono e a cabeça do parafuso do pilar. Como resultado, a conexão do parafuso é mais segura, e o risco de afrouxamento do parafuso é reduzido. A desvantagem deste componente é que a união entre a liga de titânio e a fundição de metal precioso não é química e pode levar a fratura e ruptura na fenda. A literatura alerta sobre o risco de contaminação e má ligação química entre a porção de titânio do pilar personalizado e a liga preciosa usada para fundir a resina. Assim, o pilar personalizado pode se separar e exigir refabricação no futuro.

O pilar personalizado também pode usar uma combinação da luva de plástico e pilar de metais preciosos usinados (Fig. 26-56). O "pilar de combinação personalizada" tem as vantagens de um ajuste exato usinado e uma conexão mais segura de metal-metal depois que a fundição é fixada ao pilar de metal. Uma interface usinada é superior a uma interface personalizada fundida porque mantém a precisão da interface hexagonal no corpo do implante e a posição da cabeça do parafuso. O pilar de metal fundido personalizado liga o pilar de metal precioso com uma força maior que quando convertido em titânio. Os estudos sugerem que, quando os cilindros de metal nobre usinados são combinados com ligas de fundição que são ricas em ouro ou paládio como no *design* combinado, as interfaces do pilar tornam-se microestruturas sólidas.[91] A principal desvantagem desse projeto de pilar personalizado é seu custo mais elevado.

A porcelana pode ser adicionada ao pilar de combinação personalizada porque metais preciosos são usados como parte da fundição. A porcelana pode ser personalizada para qualquer cor de dente ou até mesmo rosa em áreas subgengivais para melhorar cor e aparência em zonas de alta necessidade estética (Fig. 26-57).

O dentista deve fazer uma seleção cuidadosa do projeto do pilar mais adaptado ao caso em questão. Pilares personalizados requerem conhecimentos de laboratório mais do que o pilar de titânio de duas peças pré-fabricado. No entanto, em casos como um implante unitário anterior com altas exigências estéticas, a utilização do perfil de emergência reforçado com porcelana branca ou rosa no pilar pode significar a diferença entre uma prótese ruim e uma coroa aceitável.

Mesmo se for utilizado um pilar de estoque ou um personalizado, pilares exigem implantes bem posicionados porque muitos erros na instalação do corpo do implante não podem ser corrigidos simplesmente adicionando um pilar angulado ou personalizado. Por exemplo, a região anterior do implante pode ser posicionada angulada ou vestibularizada. O pilar de estoque angulado ou anatômico sob estas condições cria um sobrecontorno vestibular que pode afetar negativamente os aspectos cervicais da coroa.

Dentes Naturais e Pilares sobre Implantes: Uma Comparação dos Índices Protéticos

A sobrevida a longo prazo das próteses fixas sobre dentes naturais está bem documentada. As quatro causas mais comuns de insucesso de próteses fixas sobre dentes naturais são cárie nos dentes (22–38%), complicações endodônticas (insucesso e fratura), restaurações não cimentadas (17%) e fratura da porcelana (16%).[4,7,8] As próteses fixas sobre implantes em pacientes parcialmente edentados apresentaram taxas de sobrevida igual ou superior. As causas mais comuns para o insucesso das próteses cimentadas implantossuportadas são falha no início da colocação de carga, próteses não cimentadas, fratura de materiais oclusais ou afrouxamento dos componentes do implante.

Estudos retrospectivos que identificam as causas para o fracasso de prótese fixa permitem o ajuste fino dos princípios fundamentais de próteses fixas e destacam as áreas onde é necessária mais atenção aos detalhes. Por exemplo, fatores de tensão representam as complicações mais comuns de próteses sobre implantes e quase dois terços das complicações de próteses fixas sobre dentes naturais. Após o diagnóstico e o plano de tratamento serem estabelecidos corretamente, as causas mais comuns de tensões excessivas em próteses cimentadas podem ser sobrecarga, esquemas oclusais defeituosos e próteses parcialmente retidas não diagnosticadas (que causam forças de cantiléver).[58]

Localização da Margem da Coroa
Posição para Dentes Naturais

Um axioma comum em odontologia restauradora é estabelecer margens supragengivais sempre que possível. Elas permitem a visualização e o preparo das linhas de acabamento, facilitam as moldagens precisas, permitem a avaliação pós-inserção, melhoram as condições de higiene e promovem a preservação do espaço biológico.[69,70,92] Próteses subgengivais são indicadas nos casos de (1) cárie, (2) substituição de próteses preexistentes, (3) estética, (4) retenção, (5) fratura de raiz, (6) defeitos cervicais e (7) sensibilidade radicular[70] (Quadro 26-3). Se a margem da coroa não pertence a pelo menos uma dessas categorias, um desenho de margem supragengival é indicado. O principal objetivo de uma margem supragengival é reduzir os riscos de inflamação gengival (que inclui a redução do risco de cimento residual), que tem sido descrita como uma das principais consequências de margens subgengivais.[93,94]

Pacientes parcialmente edentados que necessitam de implantes muitas vezes precisam de reabilitação oral total. Coroas podem ser necessárias em vários dentes para restaurar a anatomia adequada, o plano oclusal e o esquema oclusal. Doença periodontal ou extrusão dos dentes existentes são comuns, e as superfícies radiculares desses dentes muitas vezes estão expostas após terapia periodontal e manipulação dos tecidos moles. As áreas de cemento expostas dos dentes são particularmente vulneráveis à cárie, mais do que a superfície do esmalte, especialmente se estiverem à margem da coroa. A causa mais comum de insucesso do pilar natural é a cárie. Portanto, estratégias para reduzir a cárie em dentes restaurados são incentivadas, tais como a escolha criteriosa do local de margem, uso de medicamentos, e a adição de resistência e retenção para neutralizar as forças de deslocamento.

O conceito de margem da coroa supragengival pode ser modificado ligeiramente para o desenho de margens da coroa não apenas sobre o tecido, mas também sobre o esmalte para diminuir o risco de cárie (Fig. 26-58). Portanto, o princípio supragengival pode ser substituído pelo critério de margem de esmalte nos pacientes com cemento acima da gengiva.[18]

O aspecto lingual dos dentes raramente está envolvido na estética, cárie ou sensibilidade radicular. Se uma retenção adicional não for necessária ou próteses anteriores não exigirem uma margem subgengival, a face lingual da margem da coroa dental pode ser supragengival e sobre o esmalte. Além de reduzir o risco de cárie, a sensibilidade dentária lingual é reduzida, evitando a exposição da dentina pela remoção do cemento para preparo da margem da coroa e da margem da coroa final curta no preparo marginal. Além disso, a moldagem final pode capturar mais facilmente a margem lingual do preparo da coroa porque a retração de tecidos moles é desnecessária e um risco reduzido de sangramento sulcular é observado.

Cáries nas coroas de dentes naturais e pilares podem ser reduzidas por regulares aplicações tópicas de flúor por um profissional e diariamente nos cuidados em casa. A restauração de uma boca geralmente envolve duas a quatro consultas clínicas, durante as quais os dentes são preparados para estar acessíveis às medicações tópicas. Essas consultas representam uma oportunidade para aplicar flúor diretamente sobre as superfícies dos dentes preparados com a dupla vantagem da diminuição da sensibilidade e da vulnerabilidade para cárie.[18]

Uma aplicação diária de fluoreto neutro e fluoreto nos cremes dentais para as margens da coroa após o tratamento também ajuda a prevenir cáries nos dentes do pilar e é prescrita como parte dos cuidados normais em casa. Como a cárie é a principal causa de complicações de próteses fixas dentossuportadas, o flúor, em vez da clorexidina, é usado em dentes naturais. Em pacientes com implantes e pilar de dente natural, a combinação desses dois produtos pode deixar ambos menos eficazes. Portanto, sugere-se alternância de aplicações de flúor e clorexidina (p. ex., um de manhã, outro à noite).

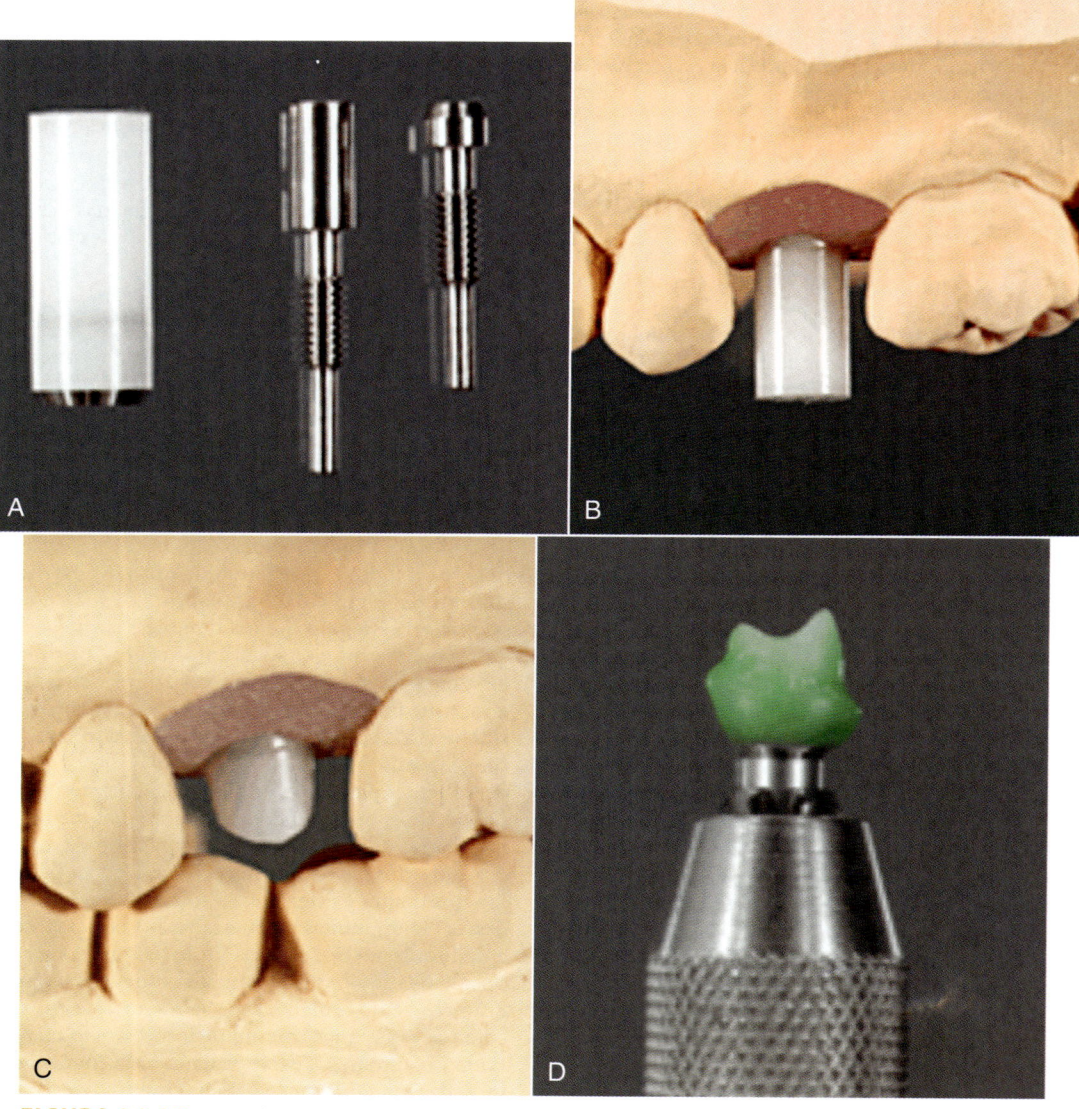

FIGURA 26-56. **A,** Pilar combinando plástico e ouro. **B,** Pilar colocado no modelo de gesso com tecidos moles. **C,** As modificações necessárias são feitas na luva de plástico. **D,** Enceramento do pilar para criar os perfis de emergência adequados.

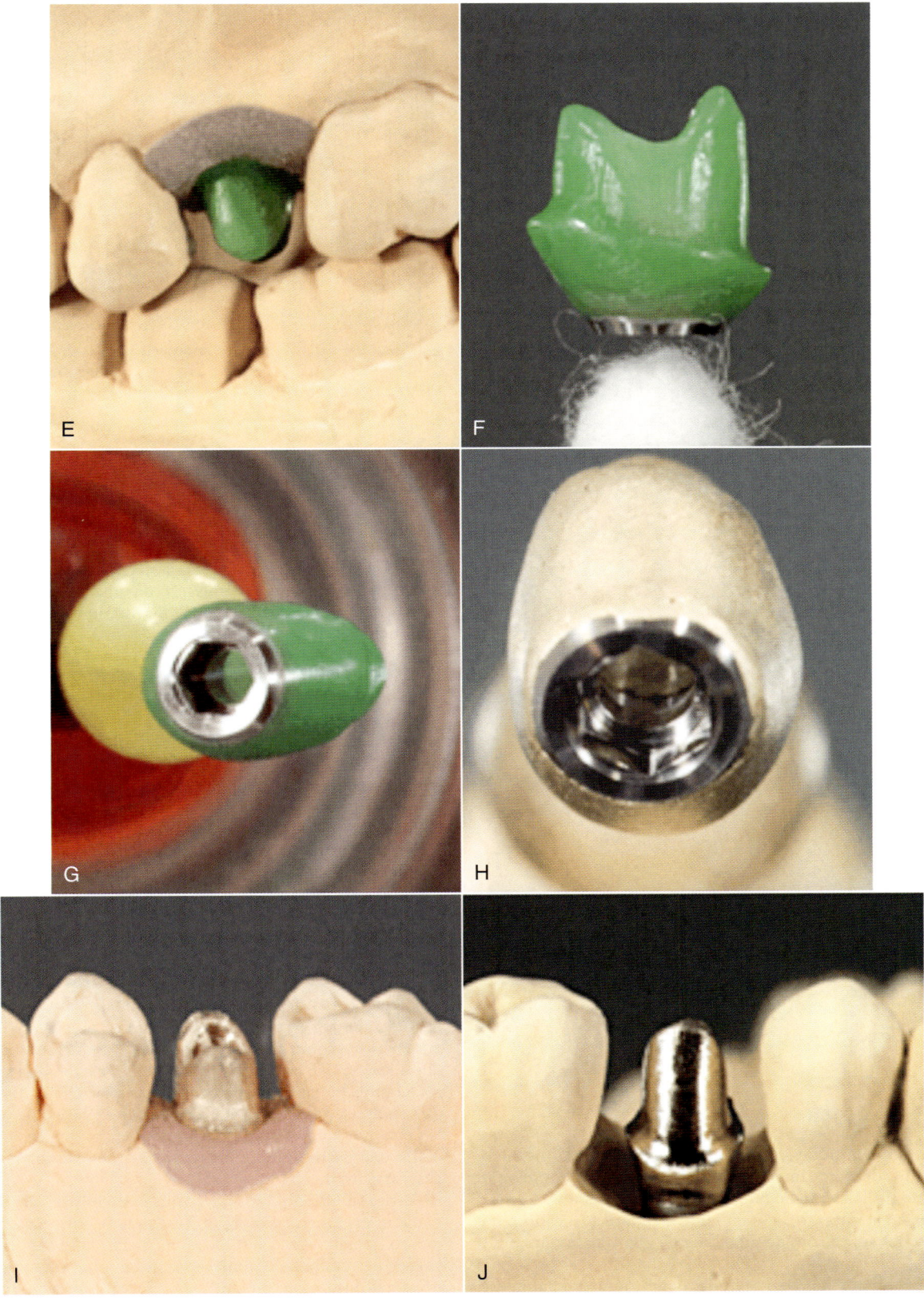

FIGURA 26-56. *(Cont.)* **E,** enceramento no modelo de gesso. **F,** Enceramento final. **G,** Enceramento preparado para revestimento. **H,** O pilar fundido é despojado; o despojamento químico garante que a geometria da interface do implante seja mantida dentro da tolerância do fabricante. **I,** Fundição no modelo de gesso com tecido mole. **J,** A fundição final é polida, e a interface do implante e as margens do pilar são checadas.

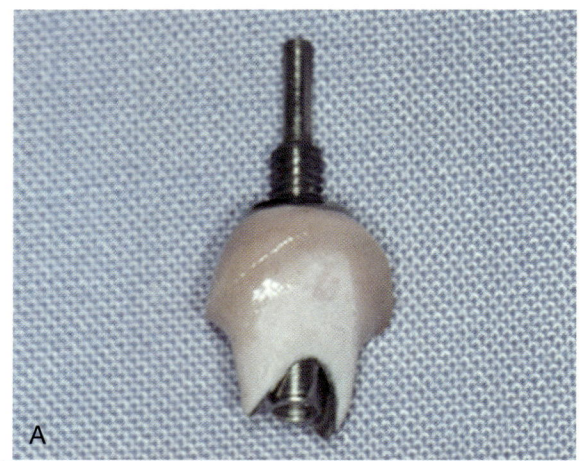

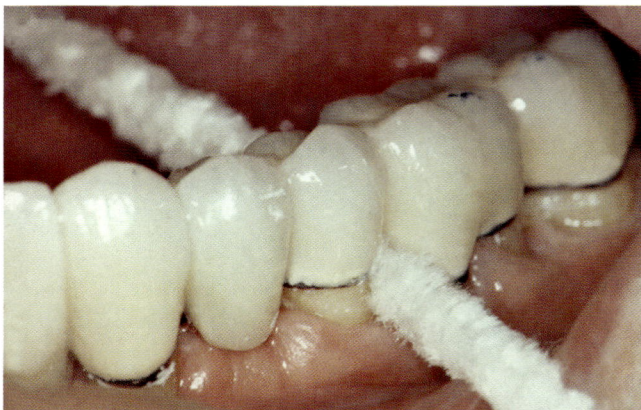

FIGURA 26-58. Cárie é a complicação mais comum das coroas sobre dentes naturais. As diretrizes indicam que a margem da coroa não só deve ser supragengival, mas também deve ser posicionada no esmalte. Isto não só facilita o acesso para a higiene, mas também diminui o risco de cárie porque o esmalte é mais resistente à cárie.

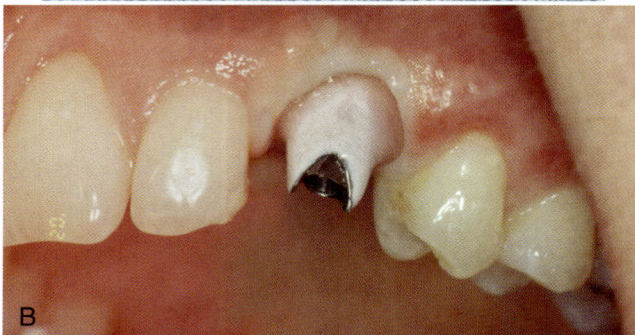

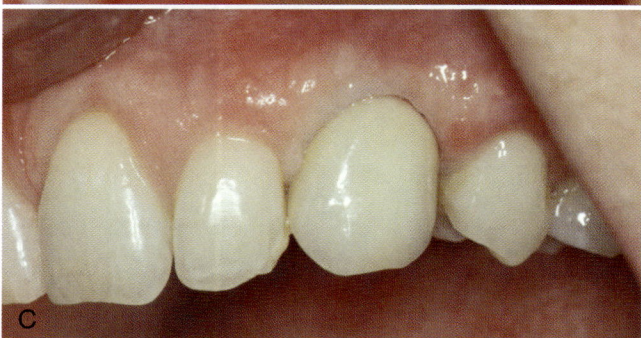

FIGURA 26-57. **A,** Um pilar personalizado com porcelana rosa adicionado à região subgengival é fabricado para melhorar a estética cervical. **B,** O paciente tem um implante substituindo o canino esquerdo. Um pilar personalizado com porcelana rosa é colocado após a moldagem do corpo do implante ser obtida. **C,** O pilar personalizado e a coroa são assentados. A porcelana rosa subgengival é vantajosa em situações nas quais os tecidos moles são finos e a cor acinzentada do pilar de titânio pode afetar o resultado estético.

O flúor também pode ser encontrado no cimento ionômero de vidro utilizado para cimentação final, que pode proporcionar um aumento na absorção de flúor na estrutura do dente ao redor das margens. No entanto, esse cimento é menos indicado para cimentação das superfícies de metal-metal, como para implantes dentais.

A cárie também é um resultado de uma prótese parcialmente cimentada. A combinação de pilares naturais e sobre implantes na mesma prótese geralmente não é defendida por causa de possíveis complicações biomecânicas. Na maioria das vezes, o pilar mais rígido na prótese vai se tornar não cimentado. Em uma prótese combinando dente com implante, a porção não cimentada da prótese frequentemente é o pilar sobre implante. No entanto, quando um implante serve como um pilar de suporte, o dente natural pode se tornar não cimentado porque o implante pode agir como um ponto de apoio. Formas de retenção e resistência dos pilares são essenciais para minimizar tal complicação. A instalação de um implante adicional para permitir a confecção de uma prótese independente é o tratamento de escolha, em vez do uso do implante em posição intermediária.

Posição da Margem da Coroa sobre Implantes

As indicações para as margens subgengivais descritas para os dentes podem ser adaptadas para os implantes e, portanto, são indicadas por duas razões: maior retenção e estética. Portanto, as vantagens das margens supragengivais sugerem seu uso em implantes na maioria das situações em que estão fora das zonas estéticas.

A margem subgengival para dentes ou implantes não deve prosseguir além de 1,5 mm abaixo da margem gengival livre, mesmo na região interproximal. É importante notar que a conicidade do pilar de implante está frequentemente 1 mm acima da conexão do corpo do implante, que muitas vezes situa-se na crista óssea. Portanto, quando os tecidos têm 2,5 mm de espessura (ou mais), pilar cônico é apical à localização da margem da coroa.

Design da Margem do Pilar em Linha Zero

Os preparos tradicionais nos dentes normalmente restringem a utilização das margens em linha zero (mínimo preparo do dente) para evitar o sobrecontorno da prótese final. Não há estudos científicos que afirmam que os chanfros ou chanfro e a cobertura são superiores a outras linhas de acabamento, mas a facilidade do preparo os tornou desejáveis e eles evitam o volume excessivo de restauração. No entanto, sempre que um mínimo preparo do pilar de implante ou do dente é indicado, uma linha de acabamento em linha zero deve ser considerada.

Várias indicações muito comuns existem para um preparo da margem em linha zero em prótese dental por causa da redução mínima exigida. Essas indicações incluem (1) pilares de implante, (2) regiões de furca de molares ou pré-molares, (3) região interproximal dos incisivos mandibulares, (4) superfícies linguais dos dentes posteriores da mandíbula, (5) uma superfície axial muito convexa e (6) uma superfície em relação a qual o pilar está inclinado em mais de 15 graus[18] (Quadro 26-6).

Os pilares de implantes são uma indicação comum para redução mínima das margens dos pilares porque eles geralmente são menores em diâmetro que um dente natural preparado para a coroa e têm

QUADRO 26-6 Indicações para uma Margem em Linha Zero

1. Pilares de implantes
2. Regiões de furca
3. Região interproximal de incisivos mandibulares
4. Superfície lingual dos dentes mandibulares posteriores
5. Superfícies axiais convexas
6. Pilar inclinado em mais de 15 graus

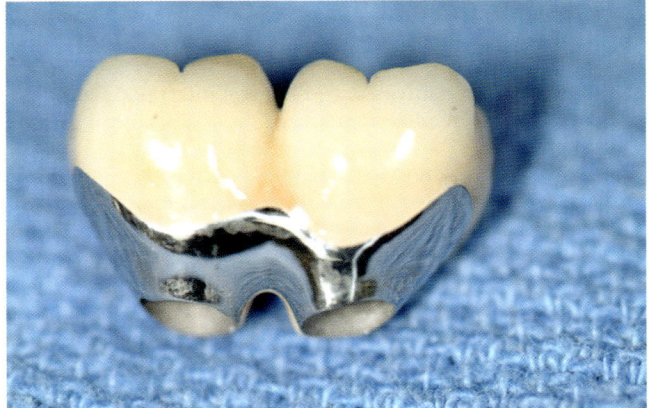

FIGURA 26-59. Uma coroa sobre implante muitas vezes tem uma margem em linha zero porque a redução ou o preparo do pilar não é necessário.

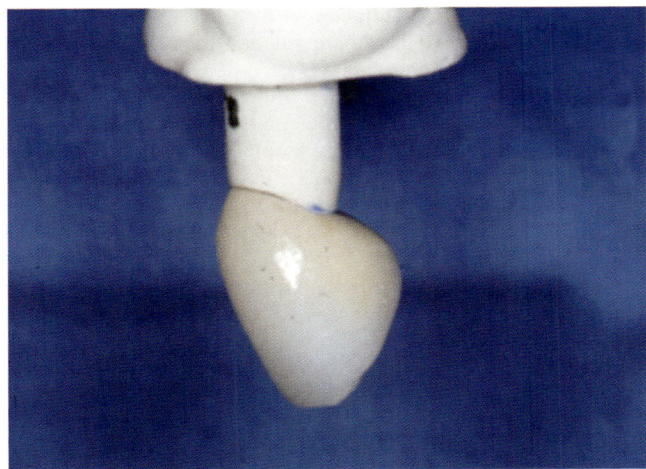

FIGURA 26-61. A porcelana pode ser aderida à margem em linha zero quando grandes quantidades e contorno adicionais são necessários para desenvolver a emergência da coroa. A porcelana aplicada à margem em linha zero pode estender-se a partir do pilar metálico para um contorno de emergência desejado.

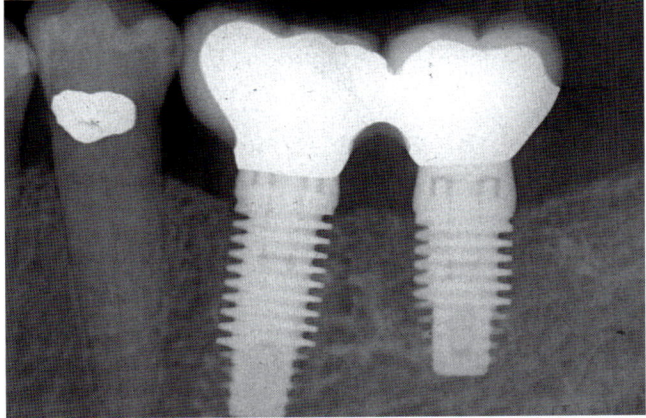

FIGURA 26-60. Margens em linha zero estão dentro de 1 mm ± 0,5 mm da margem gengival livre.

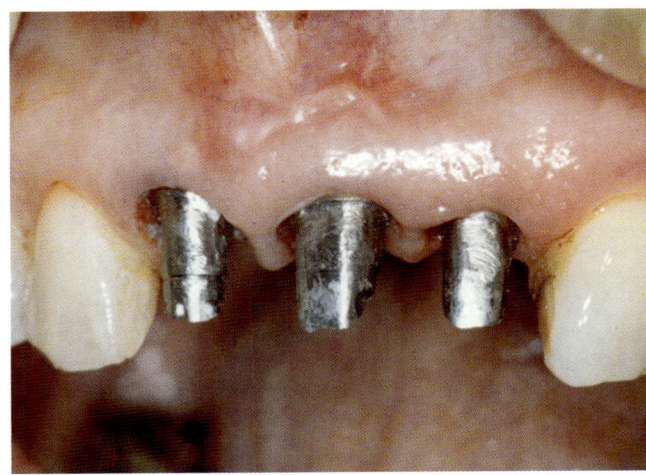

FIGURA 26-62. A posição vestibular desses dois pilares de implantes requer um preparo de chanfro para fornecer maior espaço para a porcelana.

5 mm ou menos de diâmetro. A redução do diâmetro do pilar para conseguir espaço para a porcelana ou uma margem chanfrada diminui mais ainda a área de superfície para retenção. Espaço adicional para metal e porcelana na região das margens normalmente não é necessário porque o implante já está menor em diâmetro que o aspecto cervical do dente e volume suficiente está disponível para os materiais restauradores (Figs. 26-59 a 26-61). Portanto, uma margem em linha zero é o preparo de pilar de implante mais comum. Na verdade, muitas vezes uma moldagem pode ser feita sem nenhum preparo do pilar de implante, e o técnico do laboratório apara o gesso ao nível de tecido do pilar.

Uma exceção para uma margem de pilar em linha zero é quando o implante está muito vestibularizado ou muito perto de um dente adjacente e uma margem de coroa de porcelana é desejada. Uma margem da coroa projetada como um ombro ou chanfro pode ser selecionada nos casos em que os implantes estão instalados também vestibularizados a fim de criar espaço suficiente para a prótese e evitar sobrecontorno (Fig. 26-62). Outra indicação para maior redução é permitir espaço suficiente em uma dimensão mesiodistal para a prótese quando dois implantes estão muito perto um do outro.

A linha de acabamento em linha zero também é indicada na parte lateral do implante ou no pilar natural inclinado em mais de 15 graus. A quantidade de material removido para o paralelismo compromete a largura do pilar do implante ou colide com o contorno pulpar do dente inclinado. Remoção mínima da estrutura do implante ou do dente natural ao lado em direção à angulação é sugerida para reduzir essas complicações.

Uma terceira indicação para uma margem em linha zero é para os molares (ou, ocasionalmente, primeiros pré-molares maxilares) com passado periodontal de perda óssea, que pode ser resgatada em uma reconstrução com implante. A área de furca de molares está muitas vezes mais perto da câmara pulpar. Uma remoção excessiva de dentina nesta região aumenta o risco de terapia endodôntica. Como resultado, uma margem em linha zero pode ser usada em áreas de furca para melhorar a higiene e, ainda, diminuir o risco de dano pulpar (Fig. 26-63). Cerca de 30% da superfície de um primeiro molar maxilar encontra-se acima do tronco radicular. Os valores para o primeiro molar inferior são semelhantes.[95,96] Além disso, a doença periodontal é mais provável nestas condições. Quando uma furca é exposta por perda óssea, esses molares são menos adequados como pilares para uma prótese fixa. Como resultado, é indicada uma prótese de implante independente nestas condições.

Uma margem em linha zero também pode ser indicada para dentes anteriores inferiores, que podem ser unidos para diminuir a mobilidade ou corrigir a posição da borda incisal. Os cornos pulpares laterais se projetam em direção às áreas interproximais e as margens em linha zero nessas áreas reduzem o risco de exposição da polpa (Fig. 26-64). A margem em linha zero mais frequentemente é necessária quando a borda incisal é larga e a região cervical é estreita, como acontece em dentes periodontalmente tratados. Por razões semelhantes, a margem em linha zero também é aceitável em dentes com superfícies axiais muito convexas. Portanto, para um implante ou dente natural, o dentista prepara uma margem em linha zero sempre que a necessidade de uma redução mínima do pilar é uma preocupação primordial.

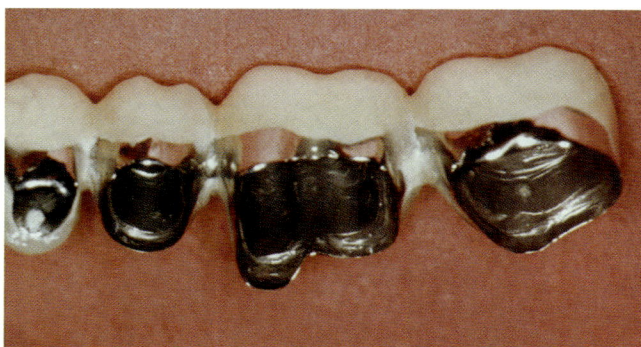

FIGURA 26-63. O primeiro molar maxilar tinha uma furca bucal exposta. O preparo em linha zero reduz o rebaixo da furca e diminui o risco de exposição pulpar.

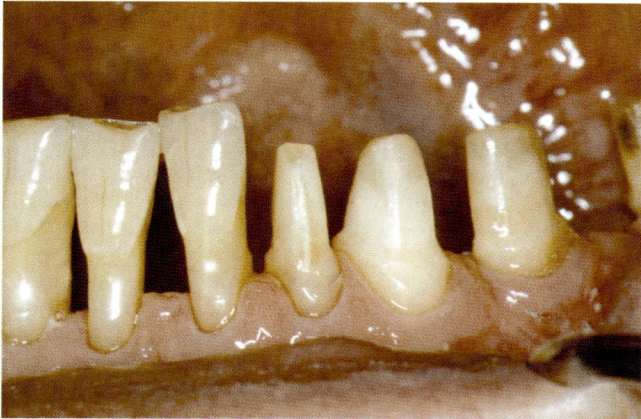

FIGURA 26-64. Na região interproximal dos dentes anteroinferiores, uma preparação em linha zero pode ser indicada, especialmente quando a borda incisal é ampla e a região cervical é estreita em diâmetro.

Coroas Esplintadas
Dentes Naturais *versus* Implantes

A complicação mais comum na união das coroas em dentes naturais é a cárie. O pôntico entre pilares atua como um reservatório de placa bacteriana e um dos quatro dentes adjacentes desenvolve cárie dentro de 10 a 15 anos. Quando dentes adjacentes estão unidos, a higienização na região interproximal é restrita. Como resultado, sempre que possível, os dentes naturais não devem ser unidos.

A principal desvantagem de implantes unidos é a higiene interproximal. No entanto, a maioria dos implantes está a 3 mm ou mais de distância, o que é melhor do que os dentes adjacentes, que podem estar apenas 0,5 mm afastados. Quando coroas adjacentes sobre dentes naturais são unidas, a higiene interproximal e os cuidados caseiros costumam ser insuficientes. No entanto, quase todos os dispositivos para a higiene interproximal podem ser facilmente utilizados para a higiene diária com implantes adjacentes.

Pilares sobre implantes não têm cárie (ou exigem terapia endodôntica). As complicações mais comuns estão relacionadas com a tensão biomecânica. Como consequência, os métodos para diminuir a causa da maioria das complicações estão em plena vigência.

Para reduzir a tensão biomecânica e maximizar os benefícios de implantes adjacentes para substituir vários dentes perdidos, os implantes devem ser unidos. Há muitas vantagens na união de implantes. Implantes unidos (1) aumentam a área de superfície funcional de suporte, (2) aumentam a distância A-P (extensão A-P) para resistir a cargas laterais ou em cantiléver, (3) aumentam a retenção de cimento da prótese, (4) oferecem mais facilidade para remoção da prótese para tratamento ou reparo de complicações, (5) diminuem o risco de perda óssea marginal, (6) diminuem o risco de fratura da porcelana, (7) diminuem o risco de afrouxamento do parafuso do pilar, (8) diminuem o risco de fratura do componente de implante e (9) tornam as complicações e perdas do implante mais fáceis de tratar. Em outras palavras, todo o sistema de implante é beneficiado[18] (Quadro 26-7).

1. Implantes unidos aumentam a área de superfície funcional para o sistema de suporte. Quando os implantes são independentes, eles não podem compartilhar a carga oclusal de um implante para outro. Como consequência, com implantes com coroas unidas, são reduzidos os riscos associados à sobrecarga biomecânica para o sistema de implantes (porcelana oclusal, cimento ou parafuso que retém as próteses, osso marginal, interface implante/osso e componentes de implantes). Se um implante no segundo molar maxilar é conectado com um implante no primeiro molar maxilar, ele pode compartilhar uma carga oclusal para o segundo molar, mesmo quando o segundo molar não tem carga oclusal direta (Fig. 26-65). Como consequência da união, a sobrevida do implante pode ser maior. Por exemplo, taxas de sucesso de 90% para os implantes unitários, 97% para dois implantes unidos e 98% para três implantes unidos são encontradas em vários estudos.[14,15,92]

QUADRO 26-7 Vantagens da União de Implantes

1. Maior área de superfície funcional
2. Aumento da distância anteroposterior
3. Aumento da retenção de cimento
4. Facilidade de remoção da prótese
5. Diminuição da perda óssea marginal
6. Diminuição da fratura da porcelana
7. Diminuição do afrouxamento do parafuso do pilar
8. Diminuição da fratura de componente
9. Complicações mais fáceis de serem tratadas

2. Uma distância A-P entre dois ou mais implantes é um benefício para qualquer carga angular ou um cantiléver, especialmente quando três ou mais implantes não estão em linha reta[58] (Fig. 26-66). A biomecânica de um arco é de máximo benefício porque há cinco planos diferentes conectados (molar bilateral e pré-molar, caninos bilaterais e um implante anterior).[17] Forças rotacionais, forças anguladas e cantiléveres para vestibular ou para lingual (cargas de deslocamento) são todos reduzidos quando os implantes unidos não estão no mesmo plano e recebem uma carga em comparação com unidades individuais.
3. Elementos dentais unidos fornecem maior área de superfície do pilar e forma de resistência de modo que a prótese tenha mais retenção e resistência. Além disso, há menos força transferida para a interface de cimento. Como resultado, é menos provável que a prótese se torne não cimentada (Fig. 26-67). Isto é especialmente importante quando os pilares são curtos ou forças laterais estão presentes. A prótese é menos provável de tornar-se não cimentada; assim, cimentos menos duros podem ser usados. Isso permite que a prótese seja mais facilmente removida quando necessário.
4. Se uma prótese tornar-se parcialmente retida ou um parafuso do pilar afrouxar, uma prótese unida é muito mais fácil de ser removida do que unidades individuais. A força de impacto em uma coroa individual que torna-se móvel como resultado do afrouxamento do parafuso do pilar diminui a força para o selamento do cimento e é geralmente difícil para remoção da coroa. Além disso, a tentativa de envolver uma única margem da coroa é muitas vezes difícil para o removedor de coroa, especialmente quando uma margem subgengival está presente. Como consequência, a coroa pode precisar ser cortada e destruída para se obter acesso ao parafuso de pilar solto (Fig. 26-68). Em vez de tentar envolver a margem da coroa unitária para removê-la, é preciso somente envolver o espaço interproximal da prótese quando as coroas são unidas. Esta posição para o removedor de coroa e de ponte está acima do tecido e tem uma grande região rebaixada (Fig. 26-69).
5. Implantes unidos transmitem menos tensão para a crista óssea marginal. A tensão pode estar relacionada com a perda de osso marginal ao redor de um implante. Como consequência, há menos risco de perda óssea marginal (Fig. 26-70).
6. Coroas unidas têm menos risco de fratura da porcelana. As cristas marginais de coroas sobre implantes geralmente não são suportadas pelo trabalho metálico subjacente. Como consequência, a carga em uma crista marginal é uma carga de cisalhamento, com porcelana mais fraca para cargas de cisalhamento. Segundo um relato de Kinsel e Lin, fraturas da porcelana podem ocorrer em 35% dos pacientes com coroas sobre implantes, especialmente quando os pacientes com bruxismo são restaurados em funções de grupo.[93]

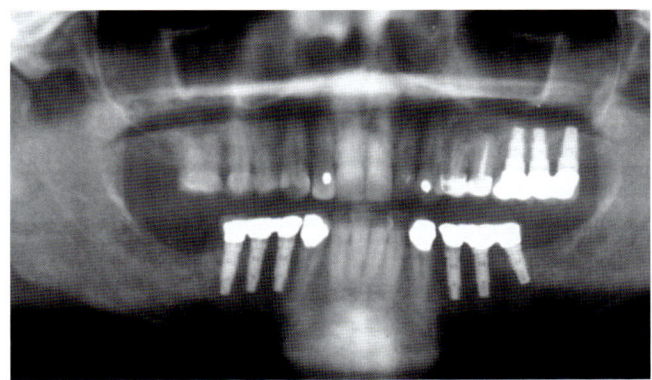

FIGURA 26-65. Os implantes maxilares estão em osso D4. O paciente tem parafunção e está se opondo a uma prótese sobre implantes. Três implantes unidos na maxila posterior suportam duas coroas em carga oclusal.

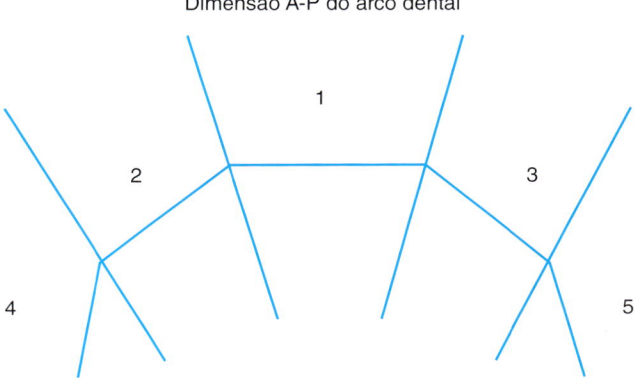

FIGURA 26-66. Um arco dental tem cinco diferentes direções de movimento: incisivos centrais e laterais, caninos bilaterais e dentes posteriores bilaterais. Unir dois ou mais componentes resulta em uma distância anteroposterior (A-P) para resistir às cargas horizontais.

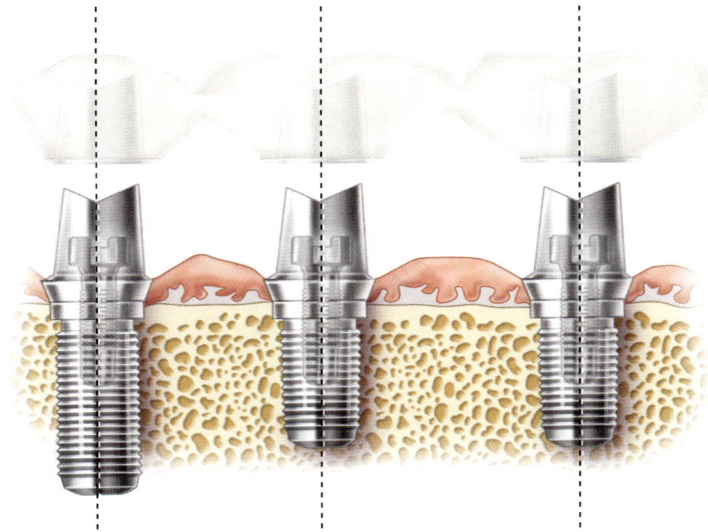

FIGURA 26-67. Implantes unidos têm mais retenção para a prótese.

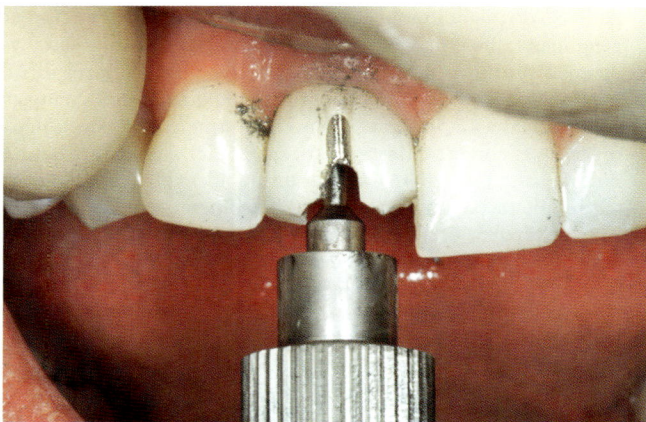

FIGURA 26-68. Coroas individuais cimentadas sobre implantes podem precisar ser destruídas para remover a coroa para resolver complicações dos implantes.

Coroas sobre implantes unidas têm conectores de metal da fundição abaixo das cristas marginais. Assim, a porcelana interproximal é suportada pelo metal e tem uma força de compressão aplicada à interface metal-porcelana durante a carga, sendo a porcelana mais forte para as cargas compressivas (Fig. 26-71).

7. Implantes unidos reduzem o risco de afrouxamento do parafuso. Uma das maiores complicações protéticas com coroas unitárias ou implantes independentes é o afrouxamento do parafuso do pilar. Em uma revisão da literatura realizada por Goodacre *et al.*, coroas independentes tinham uma taxa de afrouxamento do parafuso de 8%, chegando a atingir 22%.[56] Em um relato de Balshi, implantes unitários, substituindo um molar apresentavam 48% de afrouxamento do parafuso em um período de 3 anos.[21] Quando os dois implantes foram unidos para substituir um molar, a incidência de afrouxamento do parafuso foi reduzida para 8% durante o mesmo período.

8. Implantes unidos distribuem menos força para os corpos de implantes, o que diminui o risco de fratura do corpo do implante. Em um relato de Sullivan, houve fratura em 14% dos implantes unitários de 4 mm substituindo um molar.[94] Em comparação, os implantes múltiplos unidos apresentaram relatos de 1% de fratura do corpo do implante[23] (Fig. 26-72).

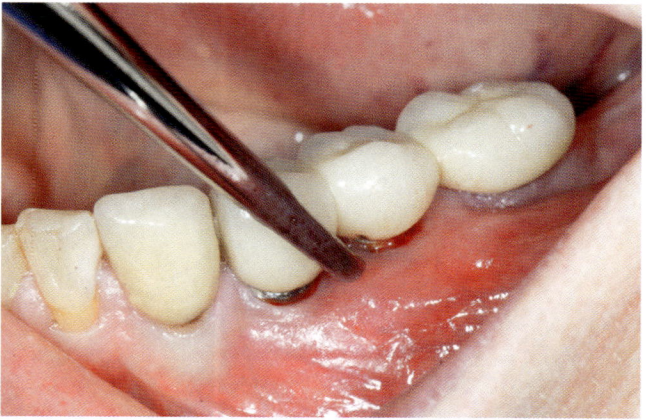

FIGURA 26-69. Para remover coroas unidas, o removedor de ponte só precisa envolver uma região interproximal em vez de uma margem da coroa.

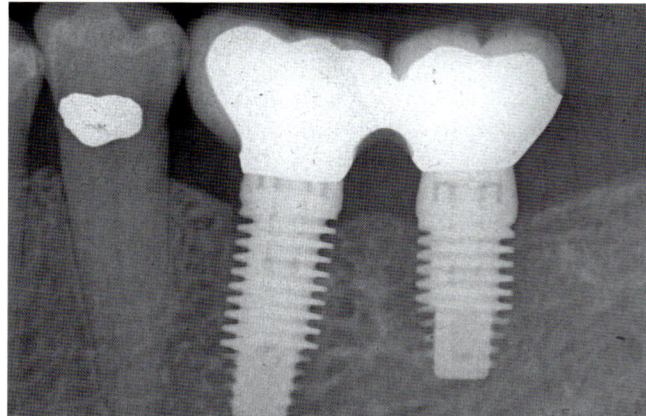

FIGURA 26-71. Cristas marginais de coroas sobre implantes são muitas vezes de porcelana sem suporte, que as carrega em cisalhamento. Implantes unidos têm as cristas marginais de porcelana suportadas pelo metal para que a porcelana receba cargas de compressão.

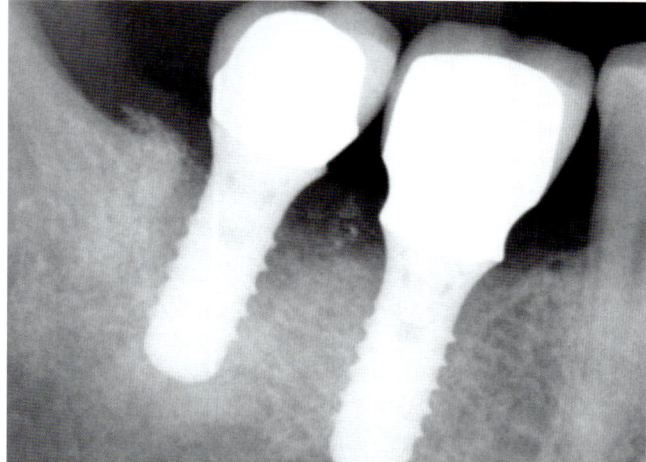

FIGURA 26-70. Coroas individuais transmitem cargas oclusais maiores para o osso e aumentam o risco de perda óssea marginal.

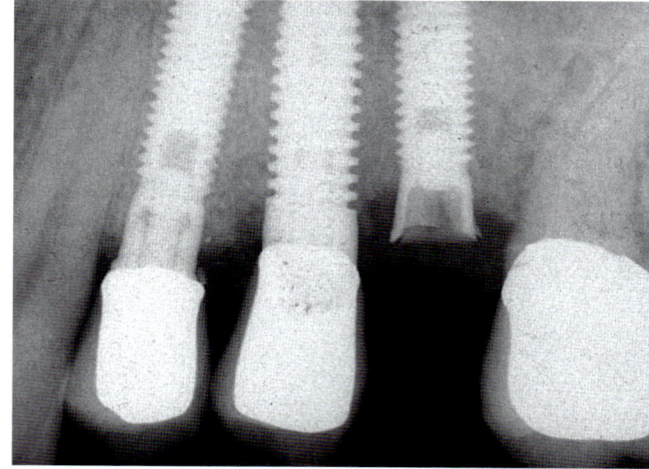

FIGURA 26-72. Coroas individuais sofrem maior tensão e podem resultar em fratura de componente ou do corpo do implante.

9. Se um implante independente é perdido ao longo do tempo, o implante pode ser removido; e o sítio, enxertado e reimplantado. Isso pode exigir várias cirurgias ao longo de anos. Além disso, uma coroa nova deve ser fabricada. Quando se tem vários implantes unidos e um implante é perdido, o implante afetado muitas vezes pode ser removido, e a coroa do implante, convertida em um pôntico usando-se a mesma prótese (Fig. 26-73). Como resultado, em vez de vários procedimentos cirúrgicos e protéticos durante um período prolongado quando unidades independentes são restauradas, o problema pode ser resolvido em uma consulta relativamente curta.

Como consequência de todas as vantagens das coroas sobre implantes unidos em comparação com unidades individuais, a regra é, sempre que possível, manter os dentes naturais como unidades independentes e, também sempre que possível, unir coroas sobre implantes.

Uma exceção que favorece a união dos dentes naturais é quando dentes com mobilidade circundam coroas sobre implantes. Dentes anteriores podem ter mobilidade após uma terapia periodontal bem-sucedida. Quando os implantes são rodeados por dentes com mobilidade, os implantes suportam a maioria da carga oclusal de todo o arco. Isto pode ser excessivo quando a parafunção está presente. Um método para reduzir a mobilidade é a união dos dentes naturais. Quando isso está sendo considerado para reduzir a mobilidade, o aspecto terminal da união não deve terminar no dente com mais mobilidade.

A exceção à regra de união de implantes é a prótese mandibular implantossuportada de arco total. O corpo da mandíbula flexiona distalmente ao forame durante a abertura e sofre torsão durante a mordida pesada com potencial significado clínico para próteses sobre implantes em arco total.[97] Como resultado, uma prótese total sobre implantes mandibulares não deve ser unida de molar a molar em lados opostos. Portanto, próteses mandibulares de arco total devem ter um cantiléver ou serem feitas em duas ou três seções para acomodar a dinâmica mandibular durante a função. O conceito de flexão e torção não afeta a maxila, onde todos os implantes muitas vezes são unidos independentemente de suas posições no arco.

Trajeto de Inserção
Paralelismo para Dentes Naturais

Os dentes anteriores naturais muitas vezes estão apinhados ou rotacionados. Como consequência, quando há união desses dentes para diminuir a mobilidade, vários pilares naturais podem precisar de terapia endodôntica para alcançar um objetivo restaurador. Se isto não for explicado ao paciente antes do início do tratamento e terapia endodôntica for necessária, o paciente muitas vezes sente que um tratamento inadequado foi realizado. Terapia endodôntica ou pinos e coroas para sobreposição para dentes anteriores podem ainda oferecer ameias inadequadas para a higiene. Esta condição compromete não apenas a estética, mas também pode resultar na perda de mais de um dente por causa da doença periodontal. Exodontia seletiva dos incisivos até pode ser indicada se rotações ou a sobreposição de dentes que estão unidos criam um ambiente desfavorável para a manutenção diária.

Uma das indicações para os conectores de uma prótese parcial fixa ou removível é a adesão de dentes não paralelos ou a união de dentes anteriores e posteriores na mesma prótese. Geralmente, o conector deve ser rígido em desenho, tamanho e fabricação. Todos esses fatores limitam o trajeto de inserção da prótese final.

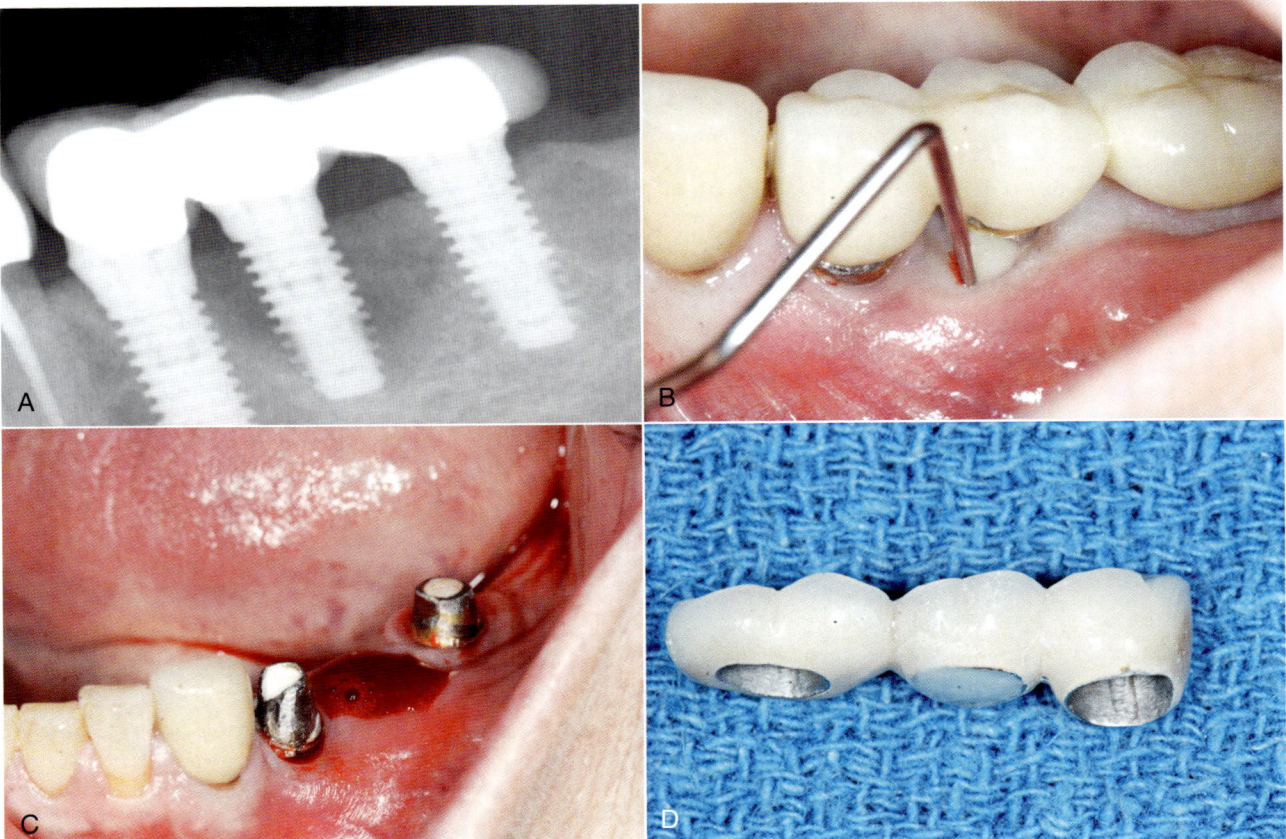

FIGURA 26-73. **A,** Três unidades da prótese sobre implantes unidas com perda óssea grave do implante medial. Há exsudato. **B,** A prótese foi removida juntamente com o implante do meio. **C,** A coroa do meio é convertida para um pôntico.

Quando dentes adjacentes foram perdidos há muito tempo, o pilar natural remanescente muitas vezes se afastou de sua posição ideal e frequentemente apresenta tombamento, inclinação, rotação ou extrusão. O dentista deve considerar a correção da posição do pilar natural no plano original de tratamento para o paciente parcialmente edentado, ou não unir o pilar natural ao implante. Se o dente inclinado adjacente à prótese do implante não for modificado, um grande espaço triangular estará presente na região interproximal, que será um retentor de alimentos (Fig. 26-74).

Um bom hábito clínico é avaliar e corrigir qualquer elemento dental que entrará em contato com a nova prótese. Não é incomum um ajuste oclusal para melhorar a oclusão ou alterar a forma de contato e a posição ao lado da prótese sobre implante. O trajeto de inserção da prótese sobre implantes e o tamanho e a forma do espaço interproximal geralmente exigem modificações. O tratamento também pode consistir em uma coroa individual para alterar o contorno quando além da capacidade meramente para remodelar o dente.

Movimento ortodôntico para correção interarco ou correção oclusal bruta pode ser indicado especialmente quando padrões esqueléticos necessitam de melhoria. Pode-se planejar o tratamento ortodôntico na fase de cicatrização dos implantes osseointegrados. O tratamento ortodôntico também pode desenvolver osso disponível para um sítio de implante ao lado de um dente natural. Mover o dente lentamente através do osso para uma posição mais remota gera crescimento ósseo e um sítio melhorado para um implante adjacente ao dente ortodonticamente removido.

Pilares de Implantes

O ideal é que semelhantes trajeto de inserção e orientação da carga oclusal permitam a utilização de pilares de implante retos e auxiliem o laboratório a projetar uma prótese que direciona as forças ao longo do eixo axial dos corpos de implante, o que é mais desejável para manutenção da crista óssea e redução do risco de afrouxamento do parafuso do pilar. No entanto, sempre que o trajeto de inserção de uma PPF é idêntico à direção das forças oclusais, maiores forças de tração são colocadas sobre o cimento durante a mastigação de alimentos pegajosos. Portanto, em condições ideais, o trajeto de inserção da prótese deve ser ligeiramente diferente do que o sentido da carga durante a mastigação.

Uma boa sugestão é que o trajeto da inserção da prótese deva ser cerca de 10 graus divergentes da carga axial do implante durante a oclusão para melhorar a resistência à perda de cimentação da ponte. Um pilar reto ainda pode ser utilizado; no entanto, o preparo e o trajeto de inserção da prótese, os lados planos e os sulcos no pilar divergem 10 graus do eixo do corpo do implante enquanto ainda permitirem carga oclusal axial para o corpo do implante (Fig. 26-75).

Por exemplo, os pilares posteriores para cimentação (não o corpo do implante) devem ser mesialmente angulados para a carga axial ao corpo do implante. O trajeto de inserção facilita o preparo, a remoção da moldagem e o assentamento da prótese já que corresponde à abordagem do operador na boca. As cargas oclusais podem ser longitudinais ao corpo do implante ainda que o trajeto de inserção da prótese (e remoção) seja mais inclinado para a anterior.

Pilares não Paralelos

O diâmetro do pilar de implante é mais estreito do que os dentes naturais; assim, o dentista não tem tanta latitude para corrigir pilares não paralelos por meio de um preparo para pilar reto. Para uma prótese cimentada, o pilar de implantes posteriores não paralelos pode ser corrigido de várias maneiras, dependendo do grau de divergência.

1. Se a divergência do pilar em relação à cimentação for inferior a 20 graus, o dentista pode preparar um pilar de duas peças reto inicialmente com uma broca de corte transversal, grandes quantidades de água e contato intermitente (Fig. 26-76). O pilar resultante não deve ser rotacionado em seção transversal, deve ter um lado plano para criar resistência contra o afrouxamento e deve ser o mais longo possível (Fig. 26-77). O dentista, então, dá acabamento ao pilar com uma broca diamantada grossa para aumentar a rugosidade da superfície; em seguida, usa uma broca de corte transversal para adicionar sulcos paralelos para o trajeto de inserção. Embora essa abordagem seja mais

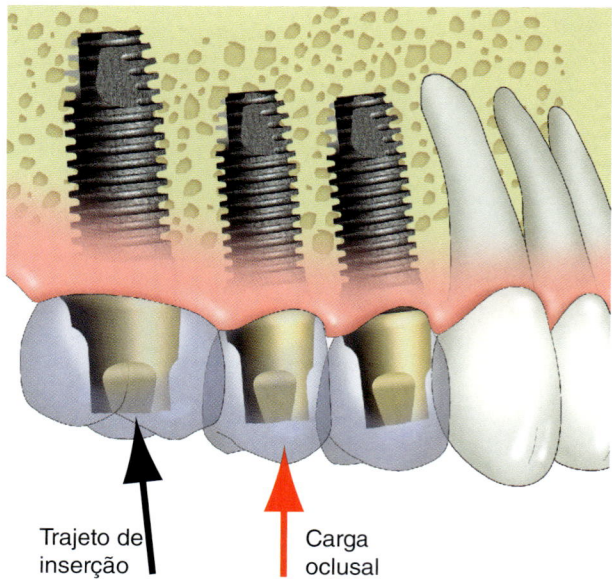

FIGURA 26-75. Quando o trajeto de inserção é semelhante às forças de mastigação, alimentos pegajosos podem exercer forças de cisalhamento e de tração sobre a prótese e contribuir para a não cimentação das próteses. O corpo do implante deve receber uma carga no longo eixo para reduzir a tensão da crista. Um trajeto de inserção diferente da direção da força oclusal é selecionado para diminuir as forças de cisalhamento para o selamento do cimento para os alimentos pegajosos. Um caminho em ângulo para a mesial facilita o preparo do pilar e o assentamento da prótese.

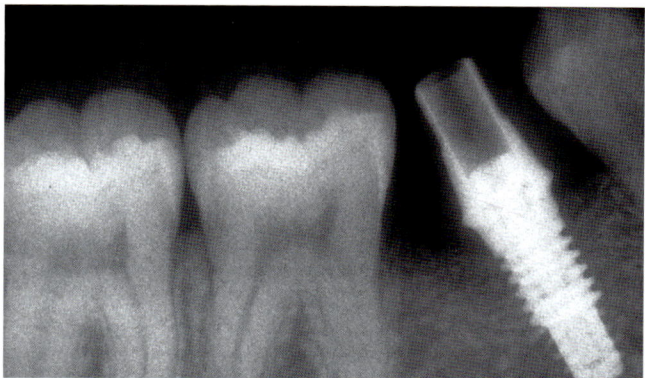

FIGURA 26-74. Um implante posicionado entre dentes adjacentes inclinados resulta em um grande espaço triangular entre as coroas. Portanto, as regiões interproximais devem ser modificadas por desgaste ou ortodontia.

CAPÍTULO 26 Princípios da Prótese Fixa sobre Implantes: Próteses Cimentadas 681

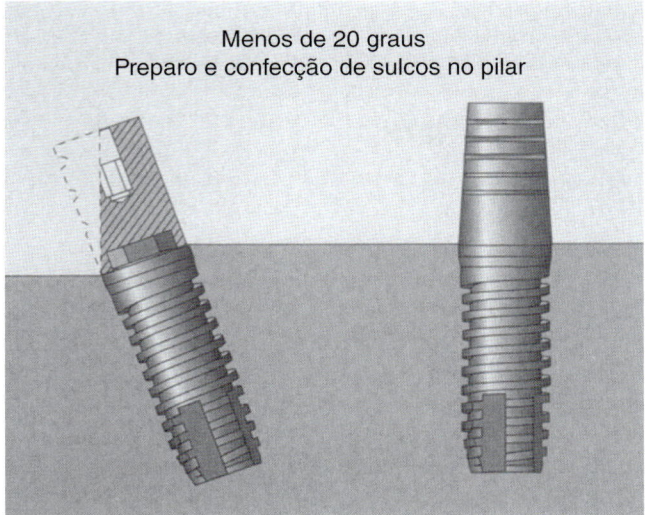

FIGURA 26-76. Quando o pilar angulado necessita de uma correção de menos de 20 graus, um pilar reto pode ser usado e preparado intraoralmente (pilar de uma ou duas peças) ou em laboratório (usando-se uma moldagem de transferência do corpo de implante e um pilar de duas peças).

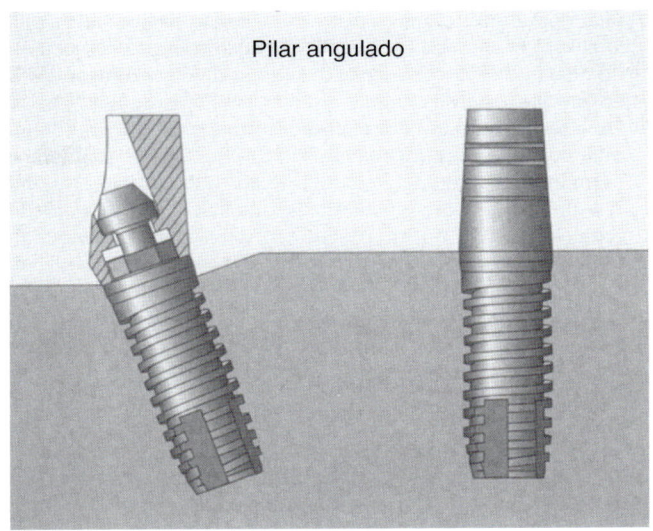

FIGURA 26-78. Quando o corpo do implante está entre 15 e 35 graus do ideal, um pilar angulado de duas peças pré-fabricado pode ser usado para melhorar o trajeto de inserção.

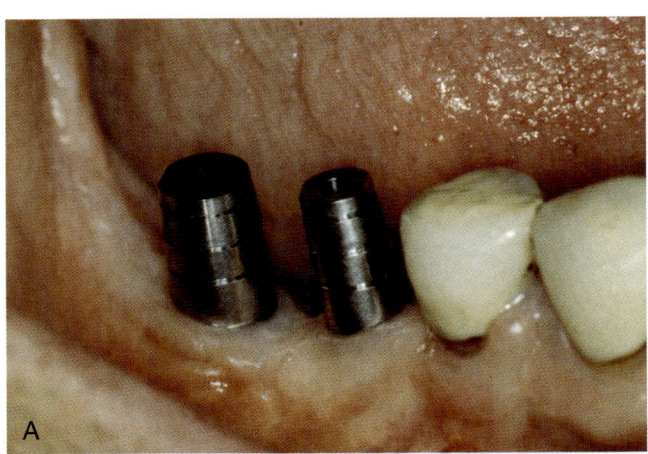

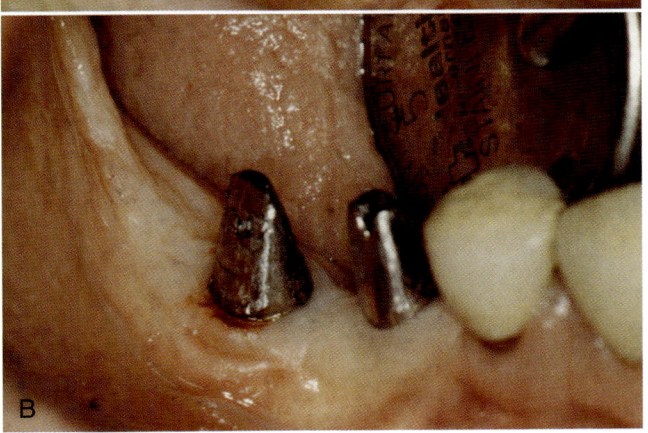

FIGURA 26-77. A, Pilares para a cimentação foram colocados nesses dois corpos de implante. O implante distal é angulado lingualmente. **B,** Uma peça de mão de alta rotação é usada para o preparo do pilar e a correção do trajeto de inserção.

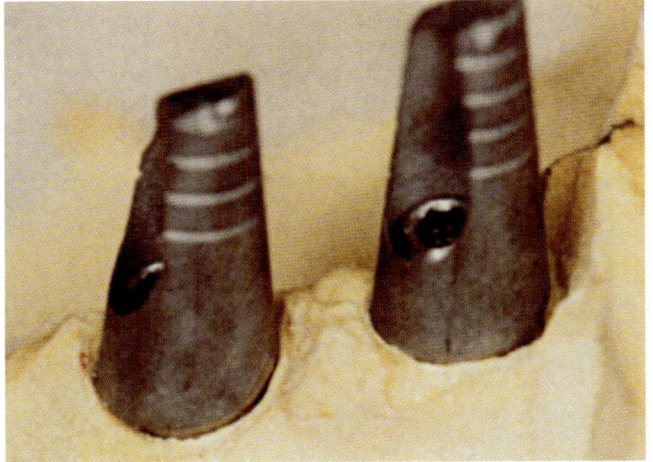

FIGURA 26-79. Pilares angulados têm menos metal em um dos lados do parafuso do pilar.

familiar para o protesista, a desvantagem é a diminuição da área de superfície do pilar sobre implante quando este é preparado para paralelismo. Além disso, a abordagem intraoral direta é menos precisa do que preparar um pilar no laboratório sobre um análogo.

2. Uma segunda opção para um pilar não paralelo para uma prótese cimentada é colocar um pilar angulado (Fig. 26-78). Vários projetos estão disponíveis, dependendo do fabricante, com diferentes graus de ângulo (15–30 graus). Um pilar de duas peças angulado que envolve o hexágono ou o dispositivo antirrotacional do corpo do implante oferece mais vantagens. Essa opção geralmente é selecionada para implantes anteriores.

A maioria dos pilares angulados é mais fraca que o corpo do implante, especialmente no lado cervical do ângulo. A resistência à fratura do pilar diminui conforme o ângulo aumenta devido ao aumento de carga angular e à diminuição da espessura do metal lateral para o parafuso de fixação do pilar (Fig. 26-79). Os fabricantes muitas vezes colocam mais conicidade do lado do ângulo. Essa característica permite mais metal ao redor do parafuso do pilar (Fig. 26-80). O maior diâmetro da região cervical de um pilar angulado é inferior à margem de coroa. Portanto, a cor metálica do pilar pode aparecer através de tecido fino ou se tornar exposta se recessão gengival ocorrer.

3. Uma terceira opção para melhorar o trajeto de inserção de um pilar posterior é usar um *coping* (Fig. 26-81). O pilar do implante permanece não paralelo em relação aos outros pilares. O pilar reto pode ser rugoso e pode incorporar sulcos em suas paredes paralelas ao seu próprio trajeto de inserção, mas diferente do trajeto de inserção da prótese. Um *coping* então é fabricado com paredes paralelas ao trajeto da prótese fixa. O dentista cimenta o *coping* com um cimento permanente (p. ex., fosfato de zinco) no pilar para retenção cimentada com um caminho diferente

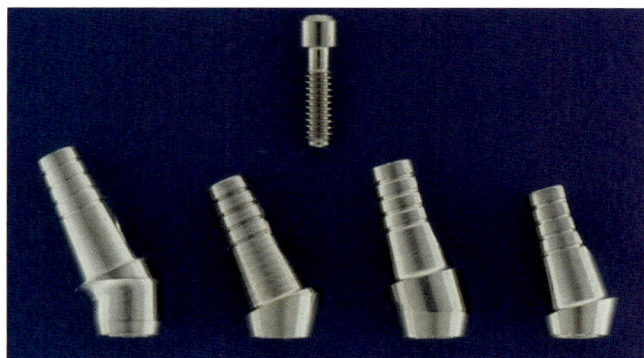

FIGURA 26-80. A região cervical de um pilar angulado é muitas vezes mais larga em diâmetro para aumentar a espessura do metal no lado da abertura do parafuso do pilar. Esta parte do pilar é colocada subgengivalmente, mas pode tornar-se exposta após a recessão gengival.

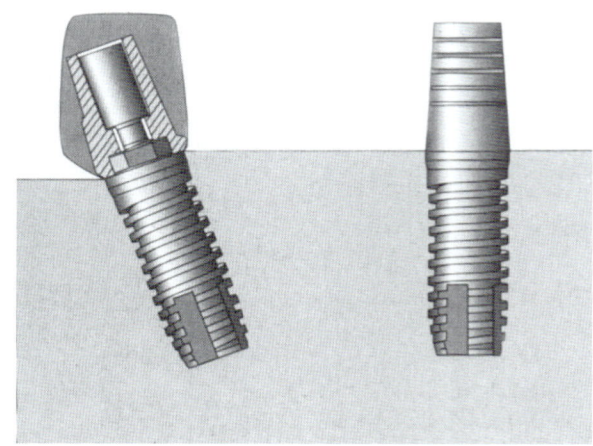

FIGURA 26-81. Um *coping* pode ser cimentado sobre o pilar reto. O contorno do *coping* é feito em paralelo ao trajeto de inserção para a prótese.

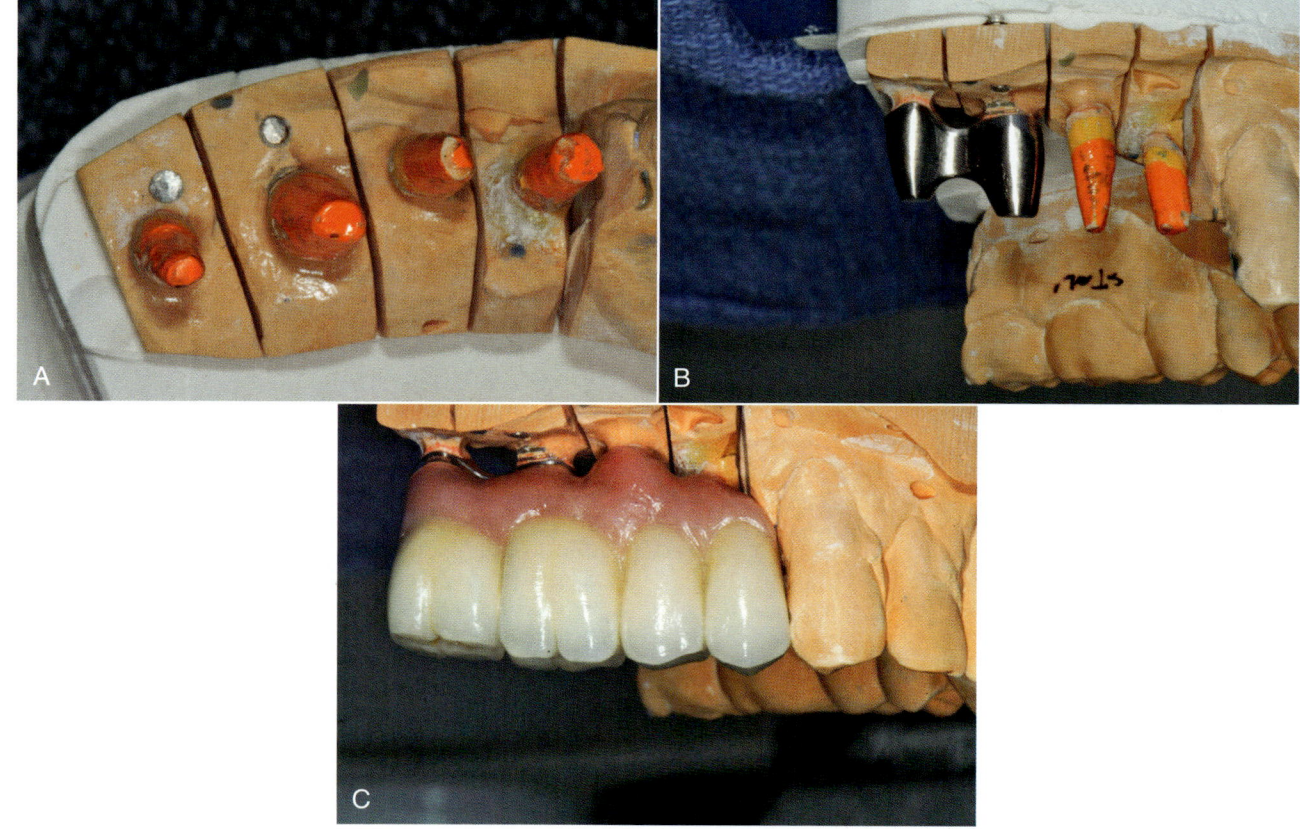

FIGURA 26-82. **A,** Quatro implantes posteriores não paralelos entre si. **B,** Um *coping* é feito sobre os dois implantes mais distais e é feito em paralelo com os dois implantes mais anteriores. **C,** A prótese fixa pode agora ser unida.

de inserção do que aquele da prótese final (Fig. 26-82). Acesso macio ou cimento temporário (ou seja, policarboxilato) podem ser usados sobre a prótese fixa para recuperabilidade. O *coping* permanece no lugar durante a remoção da prótese por causa de seu trajeto divergente de inserção e cimento mais duro (Fig. 26-83).

Esta técnica tem várias vantagens. O diâmetro do *coping* é mais largo do que o pilar original, então a retenção é maior. Além da maior área de superfície, o laboratório pode preparar o *coping* com uma conicidade ideal simultaneamente para melhorar as formas de retenção e resistência. Sulcos paralelos também podem ser adicionados pelo laboratório para o *coping*. Este procedimento é indicado com menos frequência para um implante anterior vesibularizado, e com mais frequência para um implante posterior distalmente inclinado.

O procedimento de *coping* pode ser usado quando uma moldagem final é feita, mas os pilares não estão paralelos entre si. Desta forma, em vez de refazer os pilares e realizar outra moldagem final, o caso pode prosseguir na consulta de prova do metal (e prova do *coping*).

4. Uma quarta opção é projetar um pilar personalizado. O pilar pode ser fabricado em qualquer comprimento ou angulação. Metal precioso deve ser usado para limitar a corrosão porque o pilar será cimentado ou parafusado dentro do corpo do implante. As vantagens incluem uma angulação, forma e volume adequados, melhor perfil de emergência e uso facilitado da coroa, possibilidade de fácil preparo das margens subgengivais, superando condições de espaço interarcos, ajuste e fabricação precisos. As desvantagens incluem a sensibilidade do procedimento laboratorial, o custo adicional e a precisão quando o hexágono do implante deve ser envolvido.

Fabricação de Próteses
Opção Protética Direta

O pilar do implante pode ser restaurado como uma prótese sobre dente natural. O pilar de duas peças para cimentação (reto ou angulado, geralmente pré-fabricado) é inserido no corpo do implante. O parafuso do pilar é apertado, solto e apertado novamente a 30 N-cm ou mais (para a maioria dos sistemas). Um torquímetro é usado durante este processo no pilar (Fig. 26-84).

Um modelo de prótese pode ser fabricado antes da consulta de enceramento pré-protético para representar os contornos da prótese final. Se os pilares estão a 15 graus um do outro, os pilares são preparados intraoralmente com uma broca de corte transversal #703 sob irrigação abundante. Uma broca carbide de corte tranversal remove metal de forma mais eficiente do que uma diamantada (Fig. 26-85). A haste de uma broca #703 é mais grossa o que a de uma #557; portanto, o risco de fratura da broca durante o preparo do pilar é reduzido. A linha de acabamento mais comum é uma margem em linha zero (Fig. 26-86). A superfície oclusal e as superfícies planas axiais opostas são preparadas. Uma broca diamantada é usada para aumentar a rugosidade da superfície acima da linha de acabamento (Fig. 26-87).

Após o preparo do pilar (quando necessário) na boca, um pedaço de algodão pode ser colocado sobre a cabeça do parafuso do pilar, e o

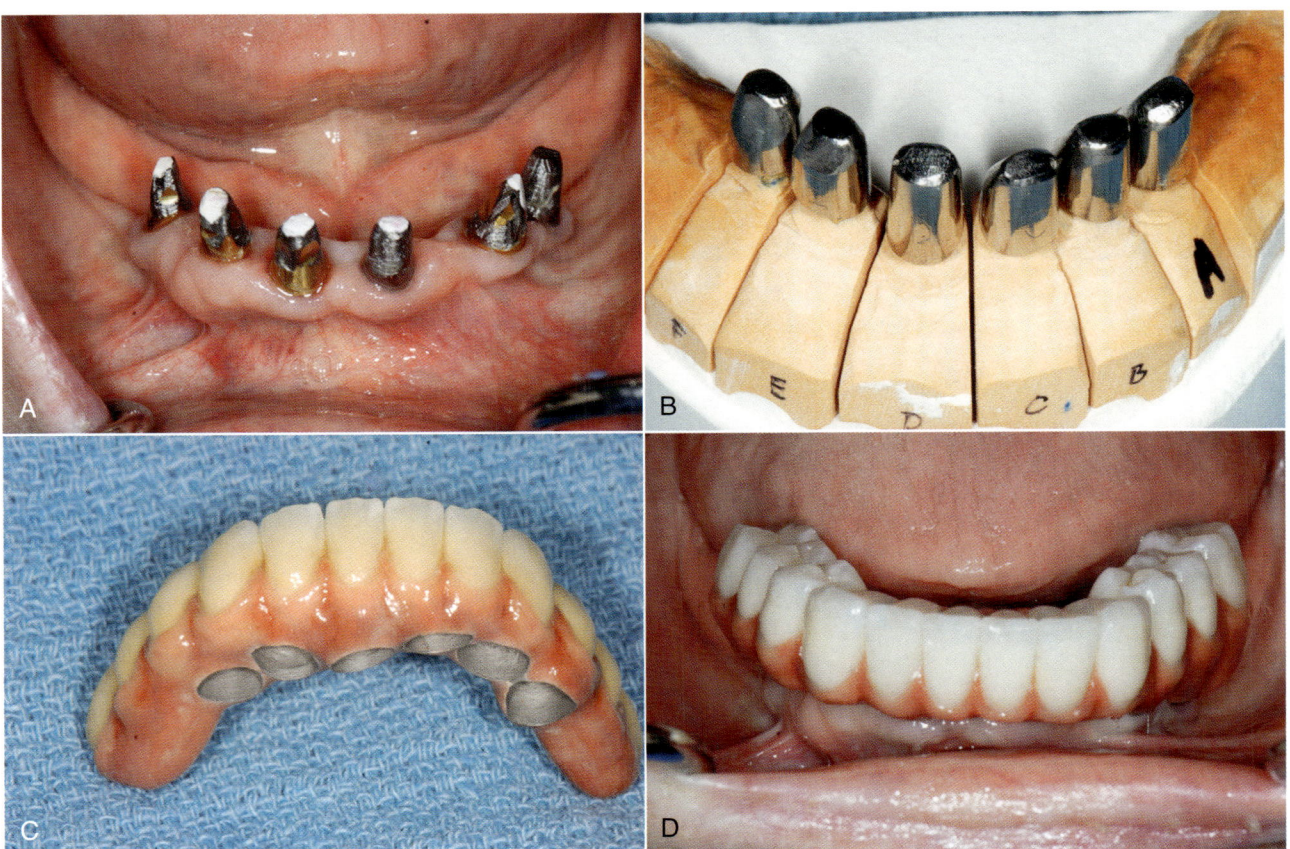

FIGURA 26-83. **A,** Seis implantes com pilares retos não paralelos entre si. **B,** Os *copings* são feitos com um trajeto de inserção semelhante ao da prótese. **C,** Uma prótese de arco total cimentada. **D,** Os pilares são cimentados com cimento definitivo (fosfato de zinco) e a prótese com um cimento provisório (policarboxilato).

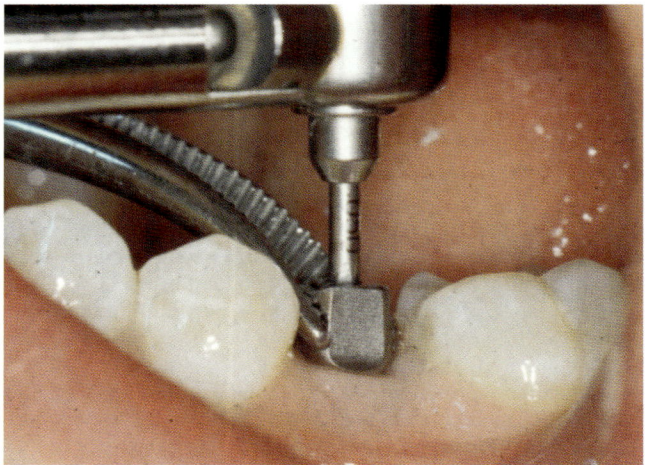

FIGURA 26-84. O pilar para retenção cimentada é posicionado sobre o implante e o torque é aplicado ao parafuso do pilar com um torquímetro no pilar.

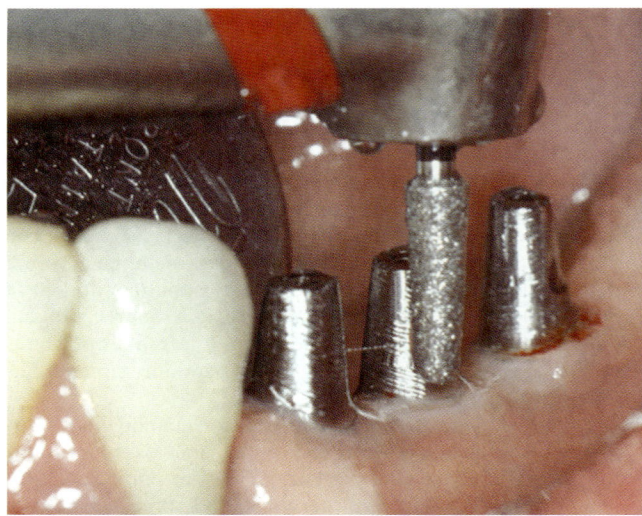

FIGURA 26-87. Uma broca diamantada aumenta a rugosidade da superfície acima da linha de acabamento.

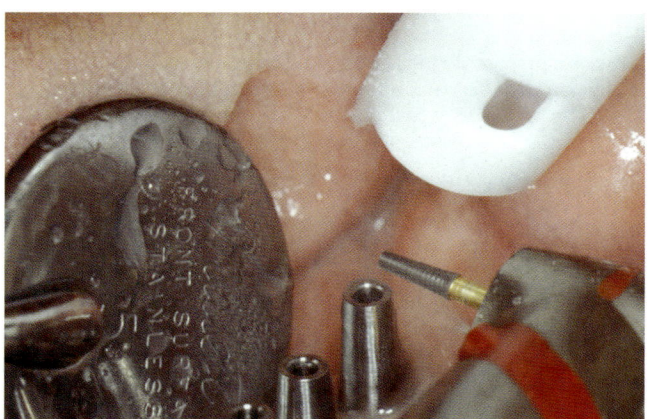

FIGURA 26-85. Uma broca de corte transversal com sulcos grossos prepara o pilar.

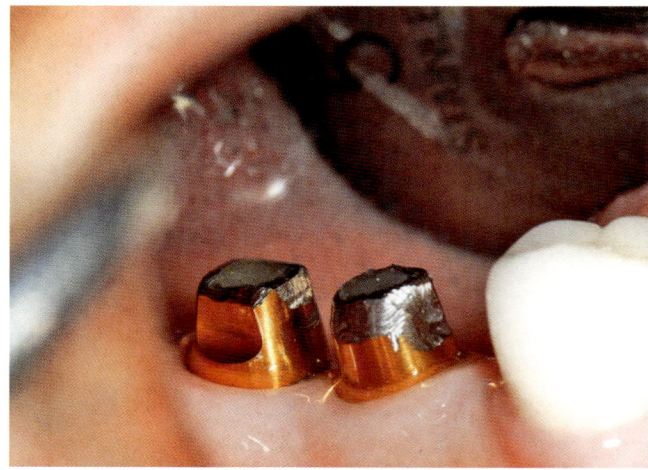

FIGURA 26-88. A abertura do parafuso do pilar é obturada e as bordas afiadas são arredondadas.

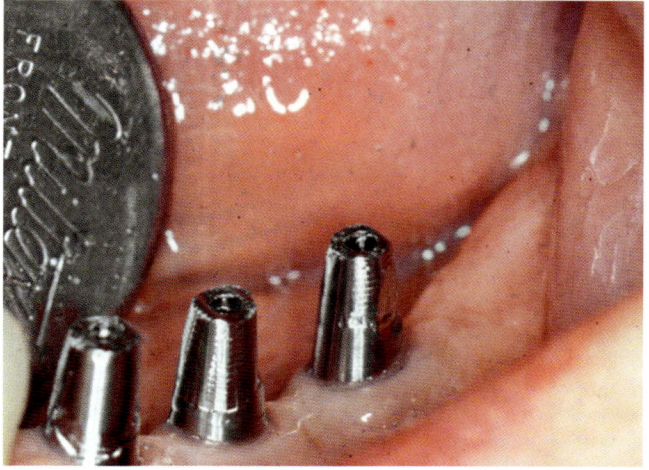

FIGURA 26-86. Uma linha de acabamento em linha zero é a mais comum na margem do preparo.

espaço do parafuso do pilar obturado com resina ou com obturador endodôntico temporário (ou seja, Cavit ou Fermit) (Fig. 26-88). A borda do contorno do preparo do pilar não deve ser fina ou afiada, de forma que o gesso derramado na moldagem não frature na borda de preparo.

Se a margem de coroa não for subgengival, a moldagem da coroa ou da ponte é feita. Se a margem da coroa for estética ou subgengival (para aumentar a altura do pilar para retenção), um fio retrator é inserido 1,5 mm ou mais no sulco (Fig. 26-89). O fio retrator é mais facilmente inserido no sulco peri-implantar do que de um dente porque não há nenhuma zona de adesão do tecido conjuntivo. Uma moldagem do pilar é feita (com o fio retrator no lugar). Estas etapas são semelhantes ao preparo de dentes para próteses fixas.

Próteses Provisórias

A necessidade de uma restauração provisória para próteses cimentadas varia de acordo com a opção de confecção da prótese final (direta ou indireta), a densidade óssea, os contornos de tecidos moles e a localização em zona estética.

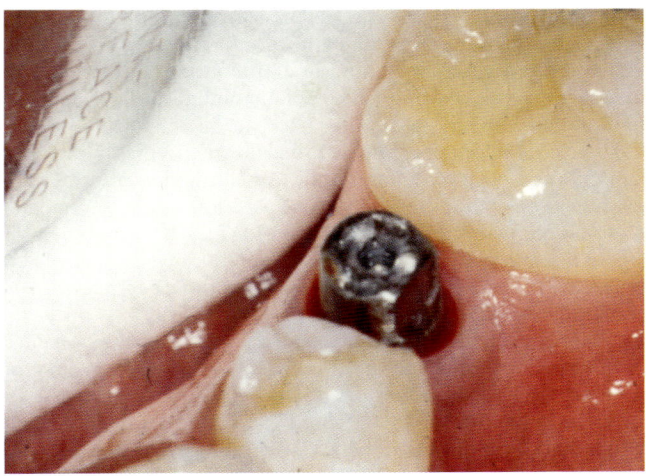

FIGURA 26-89. Um fio retrator é usado para capturar uma margem subgengival na moldagem (para estética ou para aumentar a altura do pilar de retenção).

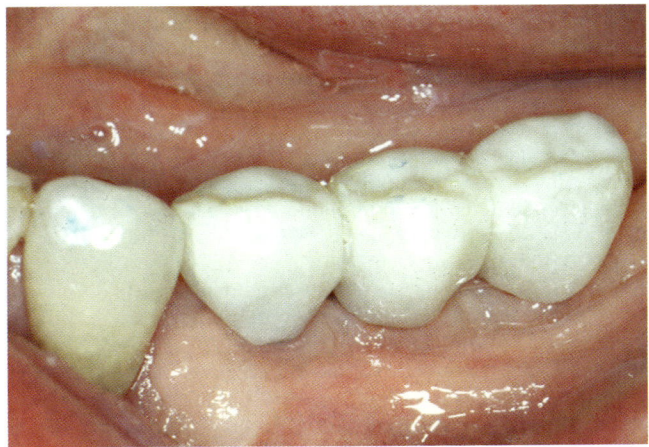

FIGURA 26-90. Para tipos ósseos mais suaves, é fabricada uma prótese temporária sem contato oclusal.

Após a moldagem final para a técnica direta ser obtida, quando o implante não estiver na zona estética, não é necessária prótese provisória no caso de a densidade óssea ser do tipo D1 ou D2. Ao contrário de um dente natural, o implante não é sensível à temperatura ou à função.

Quando os implantes são instalados em osso de má qualidade (D3 ou D4), um protocolo de carga progressiva é altamente recomendado. Uma prótese provisória é usada como uma prótese de tratamento sob estas condições. A primeira prótese provisória fica completamente fora de oclusão, e a dieta do paciente é restrita a alimentos macios (Fig. 26-90). Após 3 ou 4 semanas (ou mais), a prótese provisória é colocada em oclusão sem cantiléveres (se presente). Esta consulta é feita junto com o procedimento de prova de metal. Após mais 3 a 4 semanas, a prótese final é entregue ao paciente.

Para uma prótese sobre implantes PF-1 na zona estética, uma prótese provisória é usada para avaliar e auxiliar no contorno de tecido mole ao redor da coroa do implante. Essa prótese pode permanecer no lugar por 2 meses ou mais enquanto os tecidos moles maduros e as regiões da papila interdental evoluem em seu contorno final.

Modelos Mestres

Próteses cimentadas sobre implantes muitas vezes são fabricadas em modelos de gesso semelhantes aos dentes naturais. O modelo de gesso é vazado e o pilar individual é cortado. No entanto, o diâmetro do pino do pilar é pequeno (3,5 a 5 mm) e pode quebrar o molde principal quando a moldagem for removida após a fixação do gesso. Várias estratégias podem reduzir esta complicação.

A fixação em gesso é usada para dentes naturais ou pilares de implantes. A maior resistência à compressão da matriz de gesso deve ser usada. Como regra geral, quanto maior for a força, mais o gesso se expande. A expansão do gesso compensa alguns encolhimentos do material de moldagem. A resistência à compressão do modelo de gesso seco após 48 horas de tempo de fixação pode variar de 10.000 a 17.000 psi. Esta força aumenta quando deixado em repouso por até 1 semana. Em vez de vazar a moldagem no primeiro dia e separar a moldagem/fundição no mesmo dia, a moldagem deve repousar por vários dias (até 1 semana).[95] A força de fixação do gesso pode aumentar em mais de 30% por este atraso.

A moldeira pode ser cortada e destruída para remover a moldagem. Isto pode reduzir a quebra do gesso, mas é arriscado caso a moldagem precise ser refeita por causa da presença de bolhas. Destruindo-se a moldeira, também pode ocorrer um segundo vazamento, se o primeiro quebrar o modelo mestre.

Uma resina epóxi pode ser despejada nas regiões de retenção de cimento do modelo. No entanto, a resina epóxi encolhe ao invés de se expandir quando endurece. Os materiais de moldagem encolhem para que o molde principal se expanda para compensar a contração. Quando são usadas resinas epóxi, várias condições devem ser cumpridas para compensar seu encolhimento inerente.[96,98] Silicone de adição (siloxano polivinilo) exibe a menor contração entre os materiais de moldagem e é o material da escolha quando epóxi é usada.[99] A contração dimensional do material está relacionada com o seu volume. Portanto, em vez de vazar todo o molde em resina, apenas os pilares de suporte são despejados em resina, o que é especialmente importante em próteses totais sobre implantes. Resina metilmetacrilato ou etilmetacrilato encolhe muito (até 17%) para ser usada como molde para próteses cimentadas. Em vez disso, uma epóxi projetada para molde dental é indicada.

Um alívio no molde (40 mícrons) é utilizado no molde mestre para permitir um espaço para o cimento e melhorar o ajuste da fundição passiva.[97] Para os dentes naturais, o alívio é geralmente de 25 a 40 mícrons; no entanto, como os implantes não têm cárie e fundições passivas são desejáveis para reduzir a perda de crista óssea e o insucesso precoce no implante, um espaço de 40 mícrons é preferido (Fig. 26-91). Uma espessura adicional de alívio no molde deve ser usada com materiais de resina epóxi porque estes exibem retração, ao invés de expansão, como o gesso dental.

A prótese cimentada é frequentemente fabricada muito semelhantemente à coroa de um dente, com algumas modificações (Cap. 31). Esta abordagem protética pode ser chamada de uma opção protética direta (Fig. 26-92).

As vantagens de se colocar e preparar o pilar para a retenção cimentada na boca e deixando-o no lugar o tempo todo nas etapas protéticas são muitas:

1. Situação bem conhecida pelos dentistas (similares aos dentes naturais).
2. Os preparos são feitos pelo dentista, não pelo técnico de laboratório. Por isso, a quantidade de preparo, o tipo e a localização da margem estão sob o controle do dentista.
3. Nenhum componente análogo de laboratório é necessário.
4. A união das coroas é menos complicada por causa da precisão do fabricante, e análogos e componentes de transferência não são necessários.

5. Redução do custo porque os análogos e as taxas de laboratório para os pilares são eliminados.
6. Uma prótese provisória pode ser fabricada nos pilares finais e iniciar o processo de carga óssea progressiva na primeira consulta.

As desvantagens da opção de prótese direta são: (1) os pilares são preparados na boca; (2) é necessária a colocação do fio retrator em zonas estéticas ou quando é necessária altura adicional do pilar para a retenção da prótese; (3) uma moldagem exata das margens de pilar é necessária; e (4) uma prótese provisória diferente é fabricada, além da prótese que foi usada durante a cicatrização do implante, uma vez que o pilar é inserido.

Opção Protética Indireta

A terminologia genérica e as fotos passo a passo das opções protéticas indiretas foram apresentadas no Capítulo 2.

Opção 1

A técnica indireta precisa do laboratório para selecionar e preparar o pilar. O laboratório encera a moldagem e, em seguida, podem ser fabricadas diretamente sobre o pilar que vai ser ultilizado para a prótese. Duas técnicas diferentes indiretas podem ser usadas para fazer um modelo mestre e cada uma usa um pino de moldagem de desenho diferente conforme a técnica de moldagem realizada. Para usar o procedimento laboratorial indireto, o dentista faz uma moldagem do corpo de implante com um pino de moldagem direta ou indireta.

Um *pino de moldagem* pode ser utilizado em próteses tradicionais para marcar a posição de um molde. A maioria dos fabricantes de implante usa os termos *transfer* e *coping* para descrever o componente usado no corpo do implante para o molde final. Um pino de moldagem é usado para posicionar o *análogo* do *corpo do implante* em um molde ou fundição e é definido pela porção do implante que é transferida para o modelo principal.

A primeira opção indireta utiliza um *coping de transferência indireta* e uma moldeira "fechada" com um material de moldagem com propriedades elásticas. O *pino de moldagem indireta* é parafusado no corpo do implante e permanece no lugar quando uma moldagem tradicional de "moldeira fechada" é definida e removida da boca. O *pino de moldagem indireta* é então removido do *corpo do implante* na boca e conectado ao *análogo*, e depois reinserido na moldagem da moldeira fechada; portanto, a moldagem é "indireta". A *pino de moldagem indireta* geralmente tem áreas retentivas para envolver o material de moldagem elástico quando reinserido ligeiramente inclinado para permitir facilidade na remoção da moldagem, e muitas vezes tem lados planos ou retenções para facilitar a reorientação do molde após ser removido (Fig. 26-93).

A segunda opção de prótese indireta usa um *pino de moldagem direta* e consiste em duas partes que incluem um componente de transferência oco (muitas vezes quadrado) e um parafuso longo central para fixá-lo ao *corpo do implante*. O pino de moldagem para a técnica direta é usado com moldeira aberta.

Um pino de moldagem de duas peças encaixa-se no hexágono antirrotacional do corpo do implante, e um parafuso semelhante a pilar envolve o corpo do implante e se estende por vários milímetros acima do pino de moldagem. O dentista verifica a posição correta com uma radiografia ou visualmente. A moldeira "aberta" é colocada sobre o pino de moldagem de modo que o parafuso do pilar se estenda acima da moldeira.

Depois que o material de moldagem é definido, o *parafuso do pino de moldagem direta* é rosqueado (portanto, é necessária uma moldeira "aberta") para permitir a remoção da moldagem da boca. O pino da moldagem fica no molde; portanto, a transferência é "direta". O *pino de moldagem direta* tem a vantagem dos materiais de moldagem apresentarem propriedades rígidas e

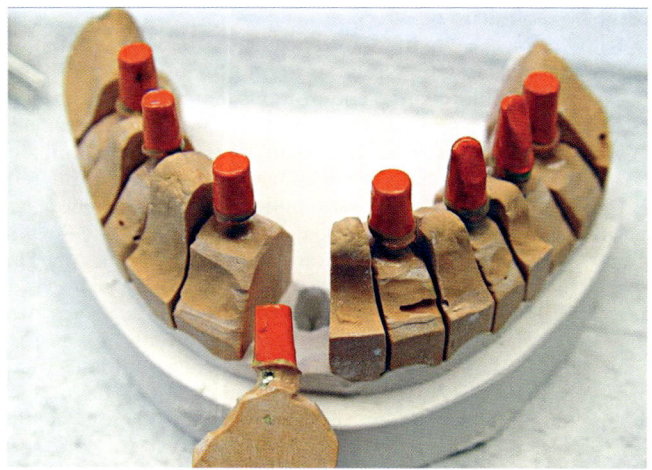

FIGURA 26-91. Um alívio é aplicado no modelo de gesso.

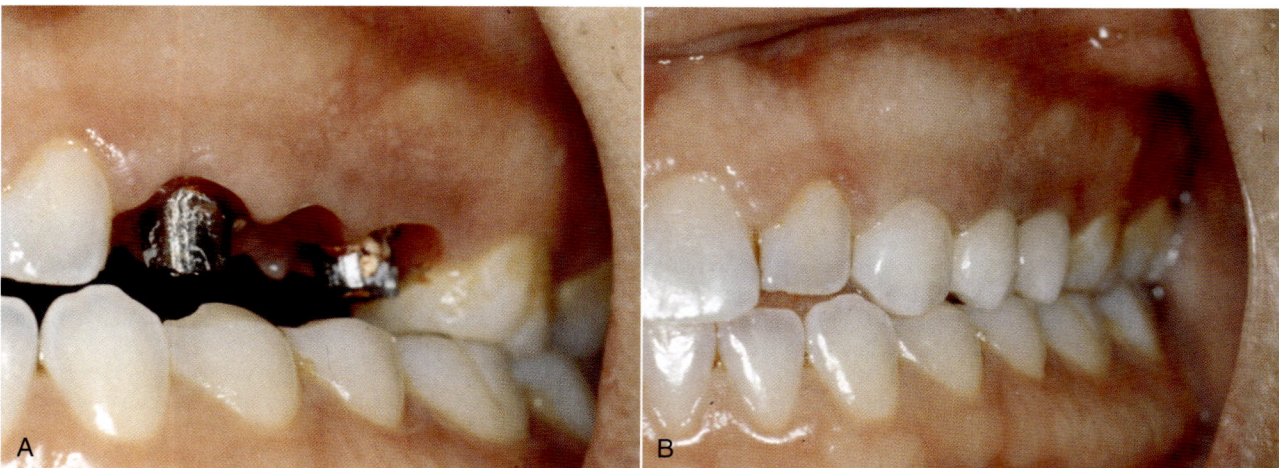

FIGURA 26-92. **A,** Dois pilares com margens em linha zero e fio retrator pronto para a moldagem final. **B,** Uma prótese fixa de três elementos substitui o canino e primeiro e segundo pré-molares.

eliminarem o problema de deformação permanente dos materiais de moldagem, ou o assento incorreto da moldagem, porque o pino de moldagem permanece dentro do molde até que o modelo principal seja vazado e separado (Fig. 26-94). O dentista acopla um análogo, que envolve o recurso antirrotacional (ou seja, o hexágono) e aperta o parafuso do pilar na posição. As moldagens diretas também são menos propensas a serem giradas ou movidas enquanto o modelo é vazado em um vibrador em comparação com as técnicas indiretas.

O dentista faz uma moldagem do arco antagonista e obtém uma relação oclusal cêntrica ou ajuste da boca de mordida fechada.

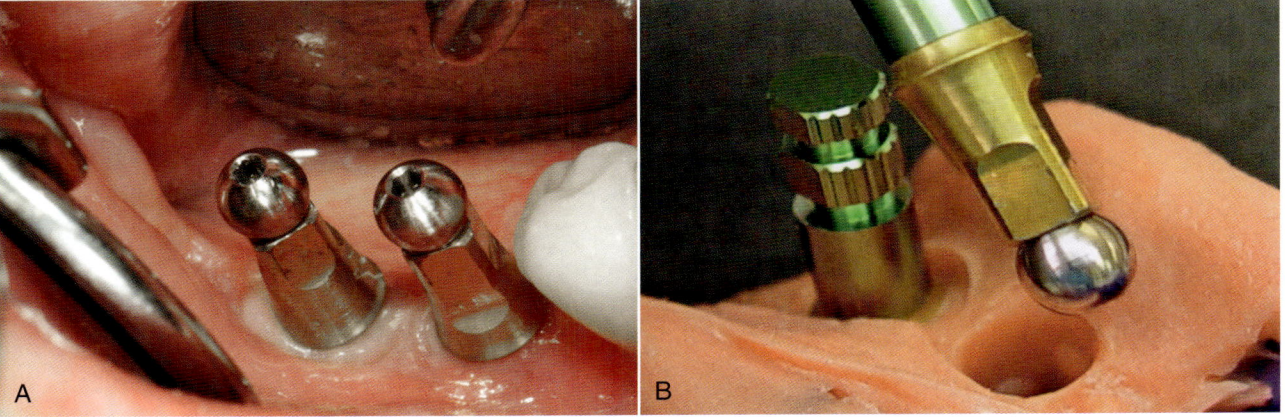

FIGURA 26-93. **A,** Pino de moldagem indireta é inserido nos corpos de implante. O pino de moldagem de duas peças encaixa-se no hexágono do implante. **B,** A moldagem indireta é removida da boca e ligada a um análogo do corpo do implante. **C,** Ela então é reposicionada na moldagem.

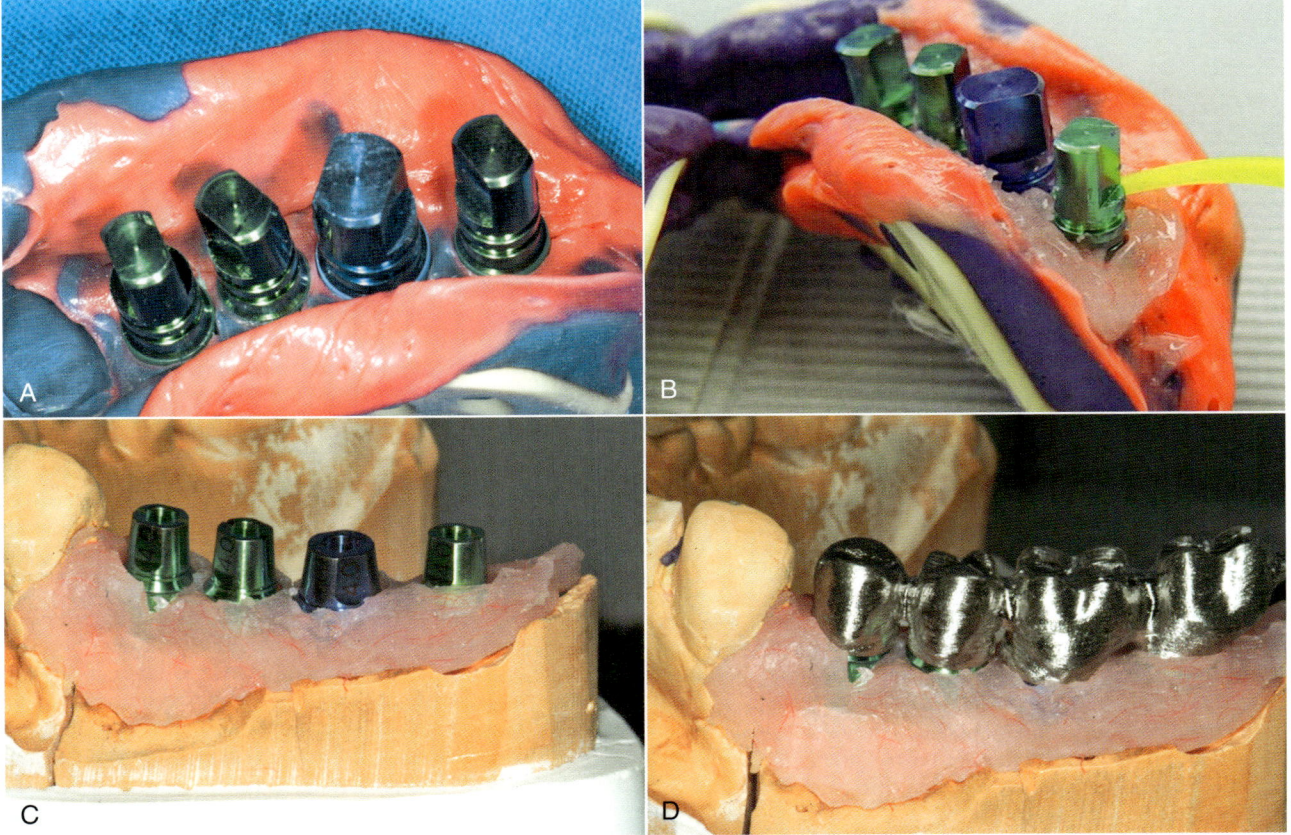

FIGURA 26-94. **A,** Os análogos de implantes são inseridos na modalgem. **B,** Material macio e resiliente é colocado ao redor dos análogos quando uma margem subgengival é desejada. **C,** O modelo mestre é vazado e os pilares preparados. **D,** A estrutura da prótese é fundida.

(Continua)

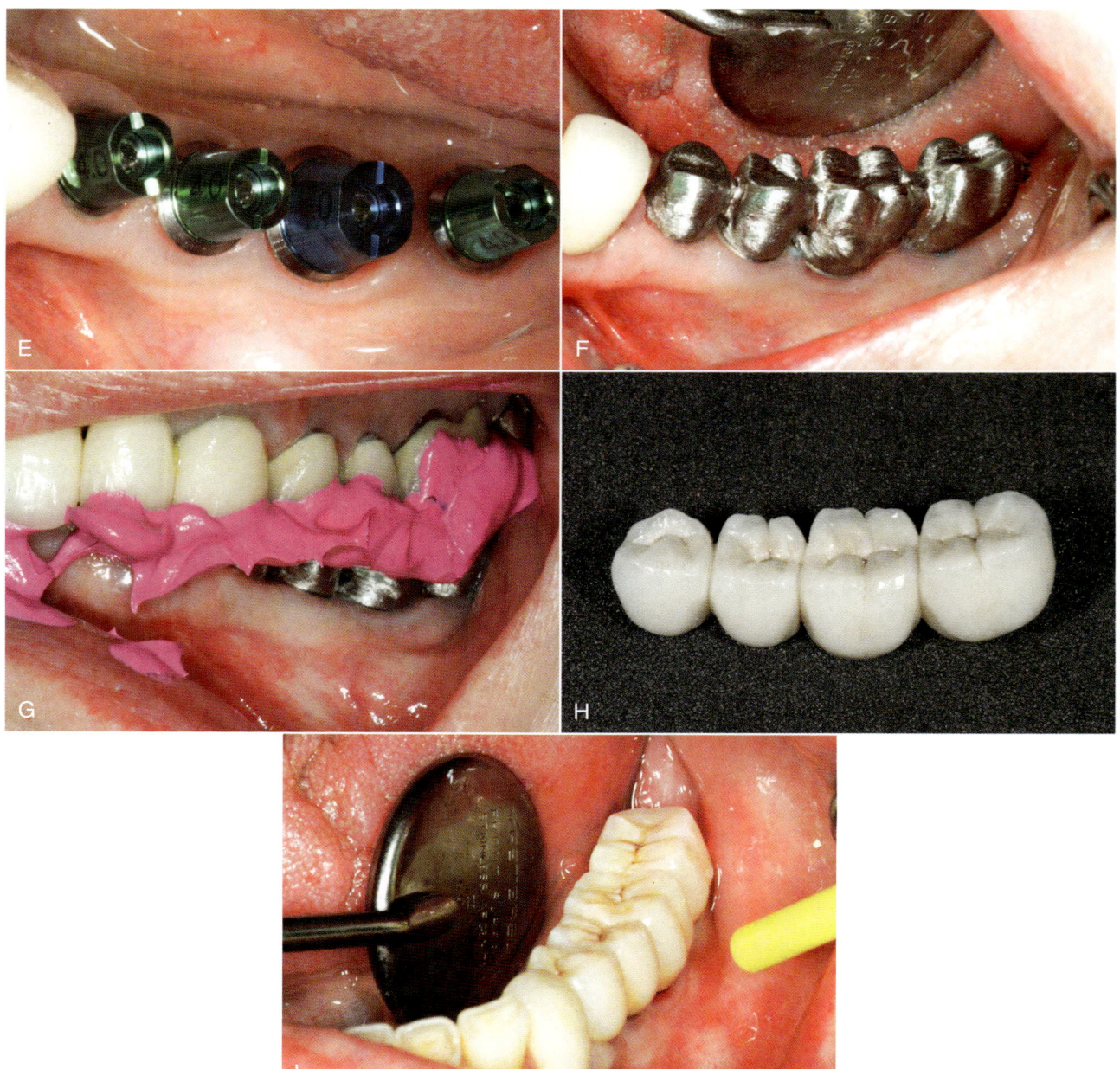

FIGURA 26-94. *(Cont.)* **E,** Os pilares preparados em laboratório são colocados na boca e apertados na posição. **F,** O trabalho metálico é avaliado na boca. **G,** Um novo registro de mordida geralmente é feito. **H,** O laboratório adiciona a porcelana na estrutura. **I,** A prótese final é entregue ao paciente.

Confecção no Laboratório

O laboratório então vaza um modelo de trabalho com os análogos. Um *análogo* é definido como algo que é semelhante a outra coisa. Um *análogo do implante* é usado na moldagem para duplicar a porção de retenção para o corpo do implante (*análogo do corpo do implante*). Após a moldagem ser obtida, o análogo correspondente é anexado ao *pino de moldagem* e o conjunto é vazado com gesso para fabricar o modelo mestre (Fig. 26-94, *B*).

Em qualquer opção de método de moldagem, direta ou indireta, o laboratório vaza e monta a moldagem final com um análogo do implante. Um pilar de duas peças é inserido aos corpos dos implantes e os pilares são preparados em laboratório por paralelismo (Fig. 26-94, *C*). Se pilares personalizados forem necessários, eles podem ser fabricados neste momento. O laboratório também encera e funde a estrutura para a prótese final em metais preciosos (Fig. 26-94, *D*). Um gabarito de transferência também pode ser feito para permitir o dentista posicionar os pilares preparados corretamente na boca (Fig. 26-94, *E*).

Em casos protéticos com implantes mais largos, uma prova da estrutura metálica é sugerida juntamente com um novo registro de mordida em relação cêntrica (Fig. 26-94, *F* e *G*). Na prótese com um ou dois dentes, o laboratório frequentemente termina a prótese, e na consulta seguinte o dentista insere os pilares e entrega a prótese final (Fig. 26-94, H e I). Em osso com boa qualidade, fora da zona de estética, utilizando o processo de fabricação laboratorial indireta, não é necessária uma prótese provisória.

Usar técnicas laboratoriais indiretas tem várias vantagens:

1. A principal vantagem da opção indireta é que o laboratório pode preparar vários pilares por paralelismo e podemos fabricar coroas unitárias para próteses de arco total.
2. Os requisitos de moldagem são menos exigentes porque pequenas bolhas ou vazios não afetam a transferência do pilar e não é tão importante capturar ou registrar as margens.
3. Se um pilar angulado é necessário, o laboratório pode escolher o componente certo. Pode ser fabricado um pilar personalizado (p. ex., para uma altura de coroa curta quando um diâmetro maior ajudaria na retenção). Como resultado, menos tempo é necessário no consultório.
4. Uma estrutura pode ser fabricada diretamente sobre os pilares, permitindo uma margem de ajuste mais precisa.
5. O tempo de cadeira é diminuído por causa do preparo, e provisórios são fabricados no laboratório.

As vantagens adicionais do pilar preparado em laboratório podem ser resumidas em (1) modelos mais precisos para fabricar a prótese, (2) margens e perfil de emergência da prótese provisória ou definitiva melhoradas, (3) e preparos de margem subgengival sem risco de trauma de tecido ou recessão.

As desvantagens do método assistido por laboratório são as seguintes:

1. Os pinos de moldagem podem não ser registrados ou transferidos com precisão. Quando a moldagem é feita e os pilares são os primeiros a serem removidos e inseridos em um modelo de laboratório, a rotação do análogo do implante pode estar diferente em vários graus do que no corpo do implante na boca. Como consequência, a prótese implantossuportada unida pode não se assentar passivamente.
2. Nenhuma prótese provisória fixa é usada para colocar carga gradualmente no osso durante a confecção da estrutura metálica. Isto aumenta o risco de perda precoce do osso ou perda precoce do implante em tipos de osso mais suaves. Este risco pode ser aliviado por meio da entrega da prótese sobre um pilar provisório com a desvantagem adicional de tempo de cadeira e maior custo de laboratório.
3. O laboratório decide sobre a localização da margem e o estilo do preparo.
4. O custo de laboratório é aumentado.
5. A fundição é feita diretamente sobre o pilar do implante e pode encaixar o pilar com tanta precisão quanto produzir uma fundição não passiva. A expansão de gesso e um alívio de 40 mícrons ajudam a garantir fundições passivas.

A técnica de moldagem indireta pode começar no dia da instalação do implante. Desta forma, o laboratório pode realizar seus procedimentos enquanto a interface osso/implante está sendo desenvolvida. Como resultado, a primeira consulta protética é realizada junto com a consulta de cirurgia de instalação do implante. Outra opção é fazer a moldagem do implante no estágio de reabertura. Esta é uma opção mais segura porque os implantes estão osseointegrados e seu deslocamento ou movimento é menos provável quando a moldagem é removida da boca. Além disso, o material de moldagem tem menor probabilidade de ficar preso entre o osso e o implante porque a crista óssea remodelou-se ao lado do módulo de crista do implante.

Materiais Oclusais

Os materiais oclusais da superfície afetam a transmissão das forças oclusais e a manutenção dos contatos oclusais. Além disso, a fratura do material oclusal é uma das complicações mais comuns em próteses sobre dentes naturais ou implantes. Portanto, é sugerido que o dentista considere um material oclusal para cada prótese individualmente. Materiais oclusais podem ser avaliados em termos de estética, força de impacto, carga estática, eficiência mastigatória, fratura, desgaste, espaço interarcos e precisão das peças fundidas (Tabela 26-1). Os três grupos mais comuns de materiais oclusais são porcelana, acrílico e metal. Esses materiais para próteses fixas implantossuportadas são avaliados segundo sua relevância para oito critérios preliminares.

Estética

A estética é uma preocupação primária para os pacientes. O material mais estético disponível hoje é a porcelana (Fig. 26-95). O acrílico é aceitável para a estética, e o metal é uma má escolha quando a estética é o principal critério. No entanto, em muitas situações, a estética não é um aspecto importante da prótese. Por exemplo, quando o segundo molar maxilar ou mandibular é restaurado, a maioria dos pacientes não expõe esta área ao sorrir. No entanto, na maioria das vezes, o dentista restaura a coroa do segundo molar com porcelana sobre as superfícies vestibular e oclusal, aumentando o risco de fratura da porcelana.

Fratura de porcelana é a segunda causa mais comum de insucesso de prótese. As forças de mordida são maiores na região do segundo molar. Em vez de aumentar o risco de uma complicação, em região não estética pode ser considerada uma superfície oclusal com base

TABELA 26-1
Características do Material Oclusal

	Porcelana	Ouro	Resina
Estética	+	−	+
Força de impacto	−	+	+
Carga estática	+	+	+
Eficiência mastigatória	+	+	−
Fratura	−	+	−
Desgaste	+	+	−
Espaço interarcos	−	+	−
Precisão	−	+	−

+, Favorável; −, desfavorável.

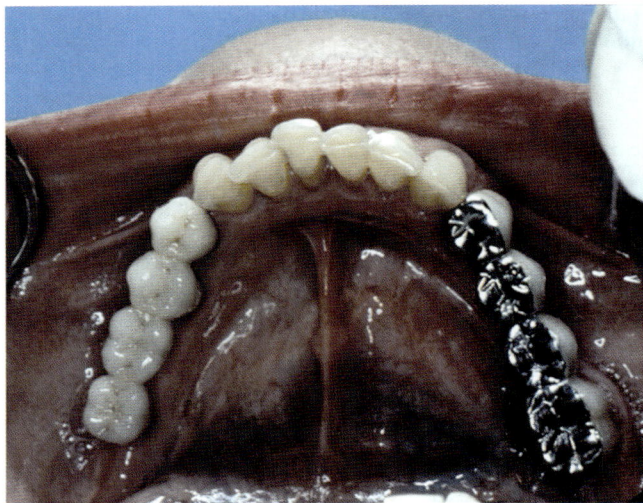

FIGURA 26-95. Metal na oclusal de coroas implantossuportadas tem uma estética mais insatisfatória (*direita*). A porcelana é o material oclusal mais estético (*esquerda*).

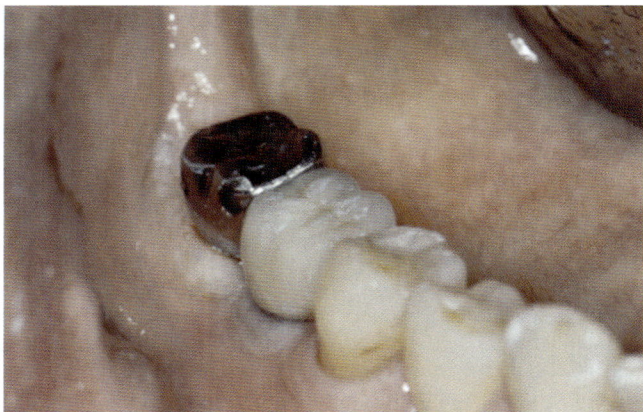

FIGURA 26-96. Na região de segundo molar mandibular, o uso de metal na oclusal apresenta menos risco de fratura.

em outros critérios (Fig. 26-96). O uso de porcelana é sugerido principalmente quando a estética é o principal critério para a escolha do material oclusal.

Forças de Impacto

Os materiais na superfície oclusal afetam a transmissão de força para o sistema de implante. Cargas de impacto dão origem a breves episódios de força maior, estes relacionados principalmente com a velocidade de fechamento e o efeito de amortecimento do material oclusal. A dureza do material está relacionada com a sua capacidade de absorver a tensão das cargas de impacto. Uma superfície oclusal de porcelana exibe uma dureza duas vezes e meia maior que os dentes naturais. Por outro lado, a resina acrílica tem uma dureza de 17 kg/mm^2 e o esmalte tem 350 kg/mm^2 de dureza.[81] Uma resina composta pode apresentar uma dureza equivalente a 85% da dureza do esmalte. Portanto, cargas de impacto são menores com acrílico, aumentam com compósitos e metais occlusais, são maiores com esmalte, e aumentam ainda mais com a porcelana. Como resultado, o uso de superfícies oclusais de resina em próteses sobre implante foi originalmente sugerido por causa de suas características de amortecimento.[1,2]

Próteses provisórias acrílicas fornecem carga progressiva ao osso. O acrílico pode reduzir a força de impacto precoce na interface osso/implante. Na medida em que o osso amadurece e sua densidade aumenta, diminui a necessidade de redução de força.

Chibirka *et al.* não encontraram diferença estatística na mandíbula em termos de tensão na interface implante/osso usando extensômetros com uma força correspondente ao esmagamento de um amendoim entre superfícies oclusais de ouro, porcelana ou resina.[100] Também na experiência dos autores e em estudos clínicos, menos efeitos adversos ocorreram no sistema de implantes com o uso de porcelana oclusal em relação ao acrílico.[101]

Para um paciente sem parafunção, o dentista pode selecionar qualquer material oclusal com risco mínimo. Pacientes sem parafunção ocluem menos de 30 minutos por dia com uma força menor que 30 psi. No entanto, o bruxismo pode aumentar a duração, a velocidade e a quantidade da força por 10 vezes ou mais. Portanto, o tipo de material oclusal selecionado pode afetar o sistema de implante sob tais condições de carga anormais. Para o paciente com problemas de bruxismo, o dentista pode reduzir a força de impacto com metal ou acrílico em vez de materiais oclusais de porcelana. No entanto, a força de impacto não é a única questão. O risco de fratura do material é maior no acrílico, seguido de porcelana, sendo o metal o menos provável a ter essa complicação.

Uma restauração híbrida pode usar os dentes da dentadura de porcelana rodeados por acrílico sobre uma subestrutura de metal. O efeito de amortecimento do acrílico para diminuir a força de impacto ainda está presente, embora seja reduzido o risco de fratura da porcelana oclusal. Esta estrutura também é de mais fácil reparo se a fratura ocorrer a longo prazo.

Forças Oclusais Estáticas

Forças oclusais estáticas ou contínuas (p. ex., com apertamento) são afetadas minimamente pelo material oclusal. Uma carga estática ou constante no material oclusal resulta em uma quantidade semelhante de tensão sobre o sistema de implante independentemente do tipo de material oclusal.

Assim, o apertamento nos pacientes não tem uma quantidade considerável de redução da tensão quando materiais acrílicos são utilizados na superfície oclusal em vez de porcelana.

Eficiência Mastigatória

A eficiência mastigatória relacionada com o tipo de superfície oclusal dos dentes das próteses é controversa. Próteses fixas apresentam uma melhor eficiência comparada com próteses removíveis mucossuportadas independentemente do material oclusal. Shultz comparou a diferença entre acrílico, ouro e porcelana em próteses totais idênticas em dois pacientes.[102] O acrílico foi 30% menos eficiente do que a porcelana ou o metal, e nenhuma diferença foi encontrada entre ouro e porcelana.

Desgaste

A manutenção de um esquema oclusal está relacionada, em parte, com o desgaste do material. Mudanças drásticas em contatos oclusais em relação cêntrica e excursões, dimensão vertical de oclusão e estética podem ocorrer devido a desgaste oclusal significativo.

A definição de desgaste é a deterioração, alteração ou perda de uma superfície causada pelo uso.[103] Os fatores que afetam a quantidade de desgaste são magnitude, ângulo, duração, velocidade da força, e a dureza e o acabamento da superfície oposta, junto com o lubrificante, a temperatura e a natureza química do ambiente ao redor.[104] A maior parte do desgaste oclusal ocorre como resultado do bruxismo.[105]

Um sentimento intuitivo é que, quanto mais duro o material oclusal, menor o desgaste. No entanto, a dureza da superfície tem se mostrado como um bom indicador da taxa de desgaste.[106,107] O volume total de desgaste é mais significativo do que a taxa de desgaste de um determinado material. Em outras palavras, quando duas superfícies de oclusão ocluem, a soma de ambas as superfícies é mais relevante para manter contatos oclusais estáveis do que para compreender que determinada superfície desgasta mais. Por exemplo, a resina acrílica desgasta sete a 30 vezes mais rápido quando se oclui com ouro, esmalte, resina ou porcelana polida em comparação com ouro quando oclui ouro, esmalte ou porcelana. Superfícies oclusais de ouro apresentam menor perda de volume (a soma da perda de superfícies oclusais opostas) do que qualquer outra combinação de material. Porcelana ocluindo com porcelana desgasta mais do que porcelana ocluindo com ouro ou metal.

O ideal é que a taxa de desgaste dos materiais oclusais, especialmente em pacientes parcialmente edentados com dentes não restaurados, deve ser semelhante à do esmalte. Desta forma, as alterações oclusais não mudarão drasticamente o esquema oclusal. Um trabalho *in vivo* relatou desgaste vertical do esmalte dos pré-molares e molares em 20 a 40 mícrons por ano quando ocluindo com o esmalte dos dentes naturais, mas o desgaste pode ser quatro vezes maior que isso, de acordo com Ramp *et al.*[108]

A perda de volume total de superfícies oclusais antagonistas é mais significativa em relação à manutenção oclusal, em vez de se avaliar onde o material desgasta mais ou menos.[109] A média total de perda de volume é determinada por esmalte, acrílico, ouro e porcelana ocluindo entre si[104] (Fig. 26-97). A cerâmica é suscetível a desgaste por fadiga em vez de desgaste abrasivo, que normalmente ocorre mais com um material mais duro do que com um material mais macio. Desgaste por fadiga provoca microfissuras, que levam à fratura, deixando grandes espaços irregulares na superfície.[110] Como resultado, as superfícies oclusais dos antagonistas à porcelana podem sofrer maior desgaste.

Desgaste adesivo ocorre quando uma superfície dura desliza sobre uma superfície de dureza menor. Como resultado, os desgastes e os fragmentos de um material aderem a outros materiais, tais como as partículas de ouro das superfícies oclusais de ouro se aderem ao esmalte.[111] O desgaste de ouro, independentemente da combinação oposta, proporciona sempre uma mínima perda em relação ao volume total. O desgaste adesivo pode ser responsável por uma menor perda de volume total quando o metal oclui com outros materiais. É interessante notar neste estudo que os materiais antagonistas com uma maior perda de volume total é o esmalte ocluindo com esmalte.[104] Como resultado, o bruxismo nos dentes naturais pode ser facilmente identificado.

Em princípio, para os pacientes parcialmente edentados terem maior desgaste oclusal sobre os implantes ao invés de menor, seria preferível que forças adicionais colocadas sobre os dentes fossem mais bem toleradas do que nas próteses sobre implantes. Como resultado, o desgaste de volume total pode favorecer a porcelana ocluindo com esmalte em próteses sobre implantes e ocluindo com os dentes do paciente parcialmente edentado, como também pode favorecer o metal ocluindo com o esmalte em outras regiões da boca que requerem a restauração de dentes naturais.

A superfície mais áspera da porcelana tem uma maior taxa de desgaste que os dentes. Polimento da porcelana pode ocorrer ocluindo com dentes ao longo do tempo, mas ocorre lentamente ou não ocorre em todos quando a porcelana áspera oclui com o ouro.[109]

Para próteses totais implantossuportadas, o dentista pode considerar o metal em áreas oclusais não estéticas para minimizar o desgaste e prolongar a precisão dos esquemas oclusais a longo prazo. Porcelana em regiões estéticas ocluindo com ouro em áreas não estéticas ou metal oclusal em ambos os arcos quando parafunção ou EAC marginal estão presentes são os materiais mais frequentemente selecionados para próteses sobre implante. Materiais de resina composta melhorada estão disponíveis com menos desgaste do que acrílico e próximos do esmalte. No entanto, o desempenho a longo prazo desses materiais sobre implantes ainda não foi estabelecido.

Fratura do Material Oclusal

Fratura de materiais é um dos fatores mais comuns que levam à refabricação de uma prótese.[23] Em porcelana e acrílico, fraturas compostas ocorrem sob cargas excessivas ou até mesmo com uma carga menor de duração, angulação ou frequência mais longa (Fig. 26-98). Acrílico ou materiais compósitos fraturam mais facilmente do que o esmalte, o metal ou a porcelana. A resistência à compressão da resina acrílica é de 11.000 psi comparada com 40.000 psi do esmalte.[99] A resina composta é três vezes mais forte do que o acrílico. Fraturas do acrílico ocorrem mais frequentemente quando utilizado em uma coroa e ou ponte oclusal de porcelana fundida com ouro.

Fratura do acrílico é uma complicação muito mais comum em próteses fixas do que em próteses removíveis. Dentes artificiais de acrílico sobre dentaduras tradicionais não sustentam as forças desenvolvidas sobre próteses implantossuportadas. Além disso, ao contrário da porcelana, o acrílico obtém sua força em massa. Retenção mecânica deve ser incorporada à superestrutura metálica com resistência adequada às forças oclusais. Acrílico posterior ou revestimentos compostos fraturam muitas vezes por causa de volume insuficiente e inadequado, pontos fortes de rendimento e fadiga em comparação com a força de mordida desenvolvida sob parafunção ou em cantiléveres de próteses fixas.

Porcelana ocluindo com porcelana não é sugerido em situações de parafunção grave, pois pode fraturar mais facilmente do que a porcelana ocluindo com metal. Oclusais metálicas não fraturam facilmente, fornecem boa resistência ao desgaste e sofrem menos carga de impacto em comparação com a porcelana (Fig. 26-99). Quando o paciente está preocupado com a estética, é sugerido oclusais metálicas na mandíbula e porcelana na maxila (Fig. 26-100).

Em um relato de Kinsel e Lin em 2009, quando uma coroa de porcelana implantossuportada ocluía com metal contra outra porcelana

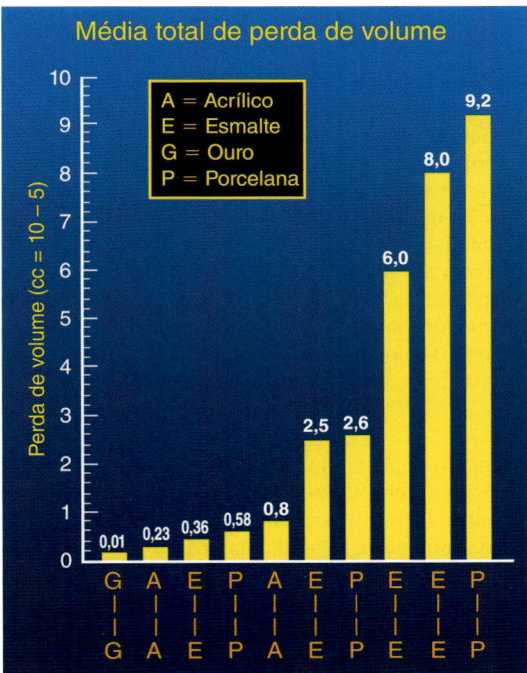

FIGURA 26-97. Quando as superfícies oclusais metálicas ocluem com qualquer outro material, a perda de volume total é inferior a qualquer outra combinação de materiais antagonistas. Esmalte ocluindo com esmalte tem uma das maiores quantidades de desgaste de volume total. Considerando que o dente natural pode erupcionar com o esmalte desgatado, a coroa de implante fica em uma posição mais constante com o desgaste do material oclusal.

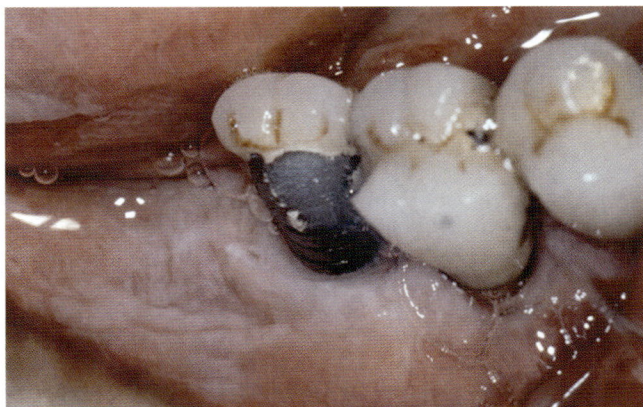

FIGURA 26-98. Fratura da porcelana é uma das causas mais comuns de insucesso das próteses suportadas por dentes naturais. Coroas sobre implantes têm mais forças de impacto e maior risco de fratura. Porcelana sem suporte em uma coroa sobre implante gera risco adicional sobre estas próteses.

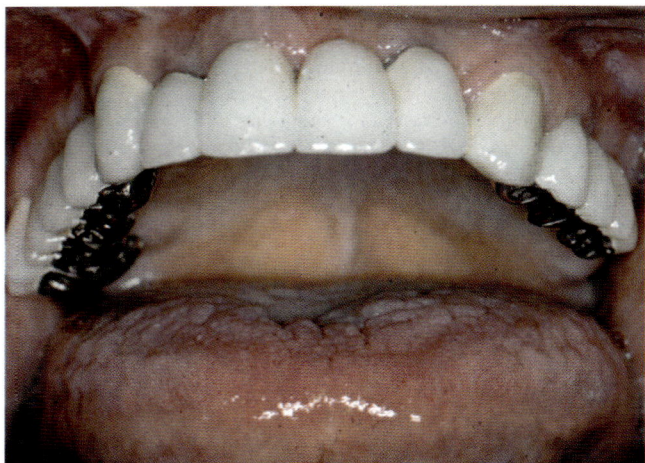

FIGURA 26-99. Oclusais metálicas são sugeridas para pacientes com parafunção grave.

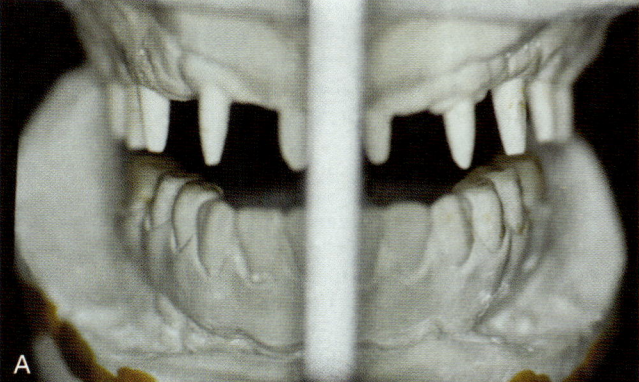

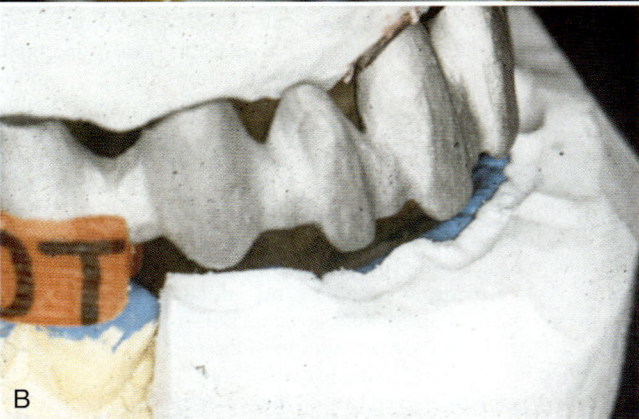

FIGURA 26-101. **A,** A maxila anterior é restaurada com uma prótese sobre implante. **B,** A borda incisal é primeiro determinada; então, o trabalho de metal terá apenas 2 mm de espessura de porcelana.

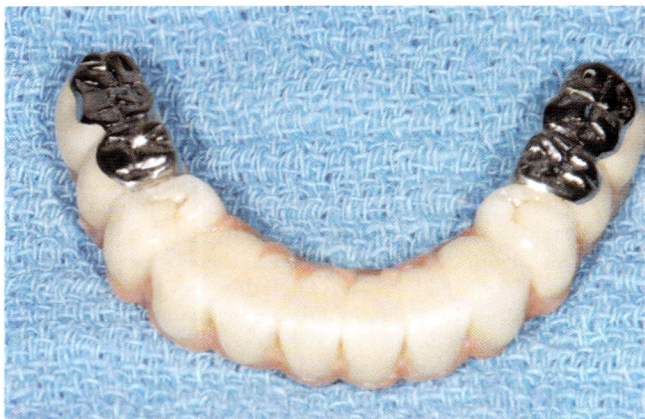

FIGURA 26-100. Quando os implantes ocluem entre si, a prótese mandibular geralmente é projetada para ter metal nas oclusais pelo menos na região posterior.

com metal da coroa do implante, a incidência de fratura foi 16,2%.[93] Quando a coroa sobre implante ocluía com uma coroa sobre dente, a taxa de fratura da coroa sobre implante foi de 5,7%. Ocluindo em dente natural, a incidência de fratura da coroa sobre implante foi de 3,2%; e, quando ocluía com uma prótese total, não foi relatada fratura. A taxa de fratura foi maior para os pacientes com bruxismo ou pacientes com funções oclusais em grupo, com 34,9 e 51,9% dos pacientes, respectivamente, afetados. A porcentagem de unidades de porcelana que fraturaram nessas duas condições foi de 18,9 e 16,1%, respectivamente.

Componentes dos implantes e da prótese estão sujeitos a cargas com uma ampla gama de magnitude, duração, direção e frequência. Como resultado, pode ocorrer deformação permanente, e fratura e desgaste são esperados após anos de função. Esses efeitos dizem respeito a fatores de força. Uma visão a longo prazo destas complicações associadas a implantes ainda não foi adquirida pelos profissionais. Fratura de porcelana é uma das três condições mais comuns que exigem a substituição de uma prótese fixa suportada por dentes naturais. É provável que seja mais comum em próteses sobre implantes por causa das tensões biomecânicas maiores.

A espessura ideal da porcelana para evitar a ruptura é de cerca de 2 mm.[112] Regiões sem suporte de porcelana podem ser observadas em próteses metalocerâmicas PF-2 ou PF-3 por causa de seu grande volume quando a superestrutura metálica não foi projetada corretamente. Muitos laboratórios de próteses fabricam pinos de metal fino sobre implantes e dentes e, em seguida, adicionam a porcelana para o contorno final e a mesa oclusal. Como resultado, as próteses PF-2 ou PF-3 podem ter mais de 6 mm de porcelana não suportada. Para limitar a quantidade de porcelana não suportada, a borda incisal e a posição da mesa oclusal da prótese devem ser planejadas antes da fabricação da superestrutura metálica (Fig. 26-101). Em seguida, o técnico pode fabricar um contorno completo com enceramento da prótese definitiva e depois reduzir o contorno em 2 mm nas regiões onde a porcelana for adicionada.

Precisão

O encolhimento do metal durante o resfriamento da fundição é 10 vezes menor que o encolhimento da porcelana ou do acrílico; portanto, permite a fabricação de uma fundição mais passiva. Quando a precisão da fundição é fundamental, como é o caso das próteses parafusadas, o material oclusal pode fazer uma diferença significativa. Se a porcelana é selecionada como o material para uma prótese particular, várias camadas de incremento de cozimento resultarão em menos alteração dimensional em comparação com apenas um ciclo de cozimento para a porcelana. A precisão é mais importante nas regiões de extensões longas ou com um grande volume de material (ou próteses parafusadas).

Espaço Interarcos

Metais oclusais requerem um mínimo de espaço interarcos; dessa forma, a altura do pilar pode ser maior do que no caso de oclusais metálicas serem utilizadas. Quando for necessário o aumento de

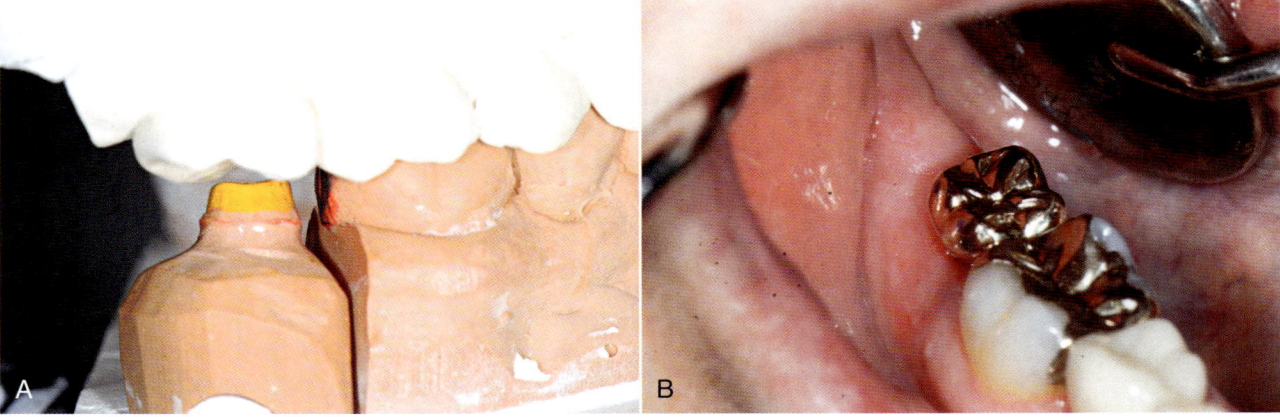

FIGURA 26-102. **A,** O espaço da altura da coroa é mínimo. **B,** Oclusais metálicas permitem que o pilar seja mais alto para retenção.

retenção de uma prótese cimentada, uma altura maior do pilar e uma maior retenção podem ser alcançados com uma prótese com oclusal metálica porque a quantidade de acesso oclusal sobre o pilar é de 1 mm em vez de 2 mm para porcelana (Fig. 26-102). A porcelana é intermediária no espaço interarcos onde é exigida a altura do pilar. Próteses acrílicas recebem sua força em massa; portanto, requerem maior espaço interarcos.

Conclusão sobre os Materiais Oclusais

Quando todos os sete critérios para materiais oclusais são avaliados, o metal revela-se um excelente material oclusal, com melhores características em precisão, desgaste, resistência à fratura, retenção do pilar, e boas qualidades de impacto ou força estática. A estética é mais satisfatória com a porcelana, que tem melhores características em comparação com o acrílico no que diz respeito a fraturas e retenção.

Tipos de Cimento para Implantes

Cimentos para próteses fixas podem aderir quimicamente à dentina de dentes naturais. Além disso, quase todas as preparações de dentes apresentam rebaixamento ou irregularidades por causa de restaurações prévias ou cáries. Como resultado, as tentativas de remover uma prótese cimentada em dentes naturais podem resultar em fratura involuntária do dente.

Coroas e pontes cimentadas não aderem firmemente a pilares de titânio, que são livres de retenção ou cáries. Como resultado, um cimento mais duro pode ser mais utilizado em implantes do que nos dentes e ainda ser facilmente removido. Próteses fixas sobre implantes podem ser cimentadas com cimentos de dureza variável, que podem ser selecionados em função do número e da localização dos pilares e sua altura, largura, grau de conicidade, retenção, forma de resistência e desenho. A prótese provisória pode ser utilizada como um guia para encontrar um cimento removível que não se soltará durante a função. A entrega inicial da prótese antes da avaliação final e a consulta de higiene 1 mês depois ainda permite que o dentista possa ajustar a dureza do cimento necessária sem automaticamente usar os cimentos definitivos indicados para dentes naturais.[18]

Quanto mais duro o cimento, mais provável que o pilar do implante seja arranhado durante a remoção do excesso de cimento. O cimento de fosfato de zinco é o mais fácil de ser removido do que o ionômero de vidro, de titânio e suas ligas; e cimentos resinosos são mais difíceis de remover seu excesso sem alterar os componentes do implante por baixo da margem do metal da prótese.[113] Já foi mostrada placa seguindo na direção de riscos na superfície do titânio. Assim, os riscos de escala não devem ser verticais, em direção à crista do osso, porque a placa formada na margem da coroa pode migrar mais rapidamente para baixo dos riscos da região de crista óssea.[114] Os componentes de liga de titânio são preferidos em relação aos graus 1 a 4 de titânio para diminuir o efeito da superfície do implante de arranhar porque tem propriedades mecânicas melhoradas.

Cimentação Provisória

Na entrega da prótese final, a prótese fixa sobre implante muitas vezes é cimentada com um "acesso macio" ou cimento temporário. O implante difere de um dente natural que não fornece os primeiros sintomas de desarmonia oclusal, tais como hiperemia. Portanto, uma segunda avaliação da oclusão em uma consulta de acompanhamento propicia segurança adicional. Além disso, a higiene e a saúde dos tecidos moles devem ser avaliadas na consulta de acompanhamento e podem determinar modificação de ameias ou pônticos para melhorar o acesso.

A desvantagem dos cimentos provisórios em dentes naturais é o risco da perda de cimentação e, como consequência, a cárie. Como os implantes não têm cárie, uma cimentação temporária muitas vezes pode ser utilizada como o cimento definitivo e permitir uma fácil recuperação do intermediário da prótese ou das complicações desenvolvidas a longo prazo.

O cimento de acesso provisório mais utilizado para a prótese definitiva com vários pilares unidos e sem cantiléver é o óxido de zinco e eugenol com EBA (ácido 2-etoxibenzoico) (Fig. 26-103). Esse cimento combina as propriedades de sua força de compressão e de tração para ser semelhante a um policarbonilato ainda como uma resistência ao cisalhamento semelhante ao óxido de zinco eugenol. Assim, as próteses podem ser removidas, mas não se tornam não cimentadas durante a função normal. Esse cimento é inadequado quando cantiléveres ou cargas de deslocamento significativas estão presentes. Seu uso na cimentação é limitado a pilares sobre implantes com a prótese final como um cimento temporário usado com restaurações de acrílico; o eugenol predomina nas alterações com acrílico em procedimentos como reembasamento ou reparo que não vão aderir.

Cimentação Definitiva

A cimentação final para uma prótese sobre implante deve ser feita em um ambiente seco. Se o paciente tem uma profusão de saliva na consulta protética inicial, um anticolinérgico como o glicopirrolato (Rubinol) é sugerido 1 hora antes da consulta de entrega final. As contraindicações médicas são menores em relação a medicamentos que não atravessam a barreira hematoencefálica, mas existem

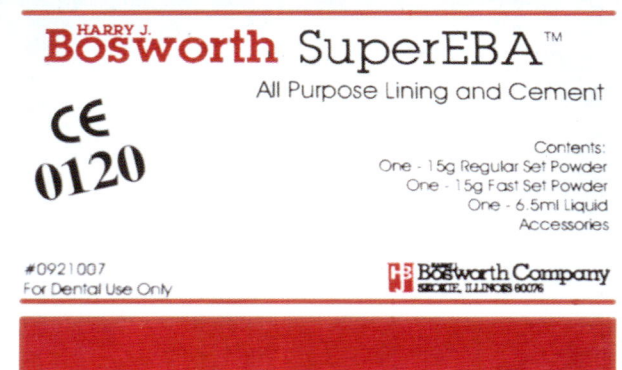

FIGURA 26-103. O cimento de acesso suave mais utilizado para a prótese final com vários pilares unidos e sem cantiléver é o cimento EBA (ácido 2-etoxibenzoico).

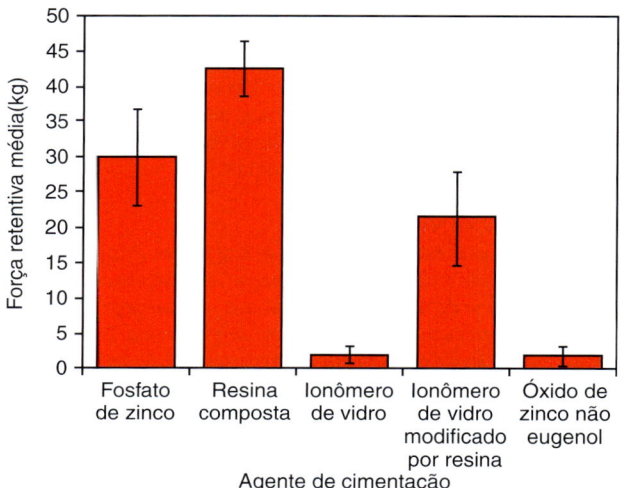

FIGURA 26-104. Forças de retenção cimentada foram avaliadas para conexões de metal-metal por Squier et al. (De Squier RS, Agar JR, Duncan JP, et al.: Retentiveness of dental cements used with metallic implant components, Int J Oral Maxillofac Implants 16:793-798, 2001.)

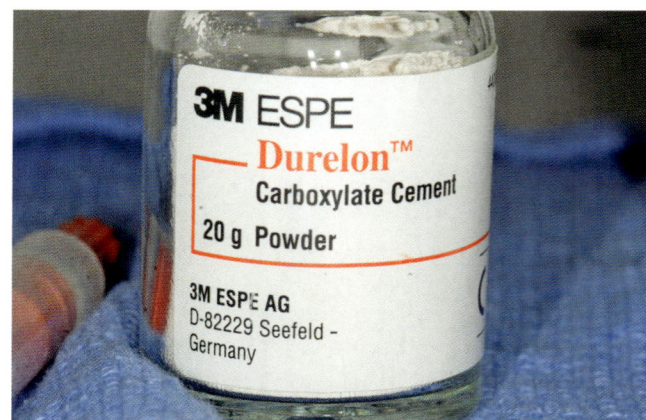

FIGURA 26-105. O cimento de policarboxilato de zinco é usado frequentemente para coroas individuais sobre implante quando um cimento provisório é desejado.

algumas poucas contraindicações, e o dentista deve prestar atenção a elas para evitar a prescrição desses medicamentos para pacientes com risco médico.

A escolha de um cimento final em implantodontia é mais ampla e variada do que para dentes naturais. Cimentos tradicionais podem ser usados para próteses fundidas. A propriedade de cimentação de cimentos tradicionalmente usados em odontologia foi reavaliada para a implantodontia quando a adesão ocorre entre dois componentes metálicos[115] (Fig. 26-104). No entanto, cimentos provisórios ou agentes de cimentação definitiva podem ser usados para aumentar ou diminuir a retenção da coroa ou dos componentes de implante. Portanto, um dos primeiros requisitos na seleção de uma classe de agentes de cimentação é o tipo de cimentação desejada.

Os cimentos usados com mais frequência em implantodontia para a prótese final são o óxido de zinco e eugenol com EBA, o policarboxilato, o fosfato de zinco e, raramente, cimentos resinosos compostos. O óxido de zinco eugenol fornece uma excelente vedação, mas apresenta a menor resistência à compressão e uma alta solubilidade. O cimento é usado frequentemente como um cimento provisório no início da entrega da prótese final.[116-119] A gama de resistência à tração foi medida com base em diferentes fabricantes. A adição de modificador de EBA aumenta a resistência à compressão, levando quase ao valor do cimento do policarboxilato. EBA muitas vezes é usado para a prótese final quando a prótese provisória foi mantida adequadamente com um cimento temporário sem eugenol; no entanto, um cimento ligeiramente mais duro e menos solúvel é desejado a longo prazo para uma prótese ainda recuperável.

O cimento de policarboxilato de zinco pode aderir aos dentes uma vez que se une aos íons de cálcio. No entanto, o policarboxilato de zinco não adere a uma fundição de ouro, ou serve para um pilar de titânio. O tempo de trabalho é 50% menor do que para o cimento de fosfato de zinco (2½ minutos em comparação com 5 minutos).[69] Este é um problema na cimentação de vários pilares. Se o cimento for removido antes do endurecimento final, pode puxar o material debaixo da margem e causar aberturas marginais para a retenção de placa bacteriana. Depois que ele estiver definido, o cimento residual é mais difícil de ser removido do que a maioria das outras opções, e pode ocorrer risco no pilar ao longo da margem. A resistência à compressão do policarboxilato de zinco é inferior à do cimento de fosfato de zinco, e sua resistência à tração é superior e a retenção total é inferior aos cimentos de fosfato de zinco. Como resultado, o policarboxilato de zinco não é usado frequentemente em pilares sobre implantes como um cimento definitivo.

O uso mais comum do cimento policarboxilato se dá quando vários pilares unidos estão presentes, não há nenhum cantiléver ou significativos deslocamento de cargas, e uma cimentação provisória é desejada mas o óxido de zinco com o EBA não era suficientemente retentivo para esta aplicação (Fig. 26-105). Ele também é usado para coroas sobre implantes unitários quando a coroa provisória acrílica foi suficientemente retentiva com cimento de óxido de zinco e eugenol. O policarboxilato de zinco também pode ser utilizado como um cimento provisório mais forte para a prótese provisória quando o óxido de zinco e eugenol se mostrarem insuficientes.

O cimento de fosfato de zinco exibe boas forças de compressão e tração quando em uma espessura de película de 25 mícrons. Uma placa de vidro resfriada permite a incorporação de mais pó na mistura, o que aumenta a resistência à compressão e reduz a solubilidade após a fixação. Além disso, a placa resfriada aumenta o tempo de trabalho. Vários pilares necessitam mais do que um tempo de trabalho adequado para cimentação adequada com este material e técnica. É fácil remover o excesso de material sem riscar a superfície do implante.

O cimento de ácido fosforoso ou de fosfato de zinco não é desfavorável, como acontece com os dentes naturais. Fosfato de zinco sobre implante não requer um verniz cavitário (como acontece com os dentes para proteger a polpa), que reduz a retenção. O fosfato de zinco, muitas vezes, é a escolha para cimentação definitiva de

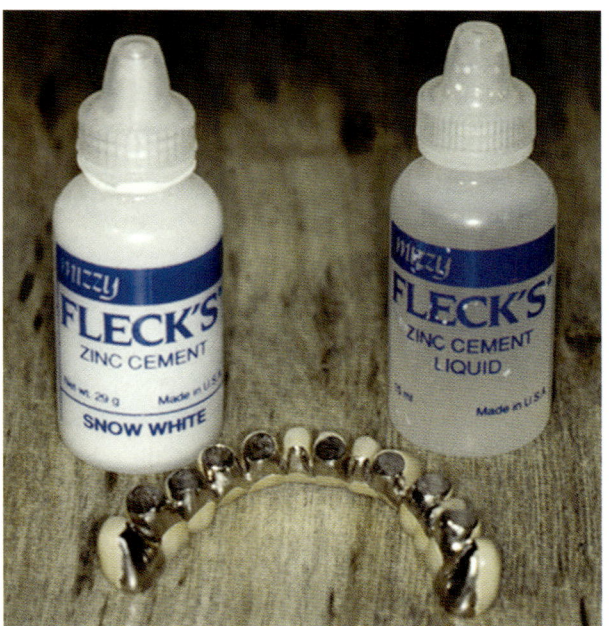

FIGURA 26-106. O cimento de fosfato de zinco tem muitas qualidades favoráveis para próteses sobre implantes que exigem uma cimentação definitiva.

uma prótese sobre implante (Fig. 26-106). Em geral, a maioria dos cimentos não atinge suas forças finais antes das 24 horas.[69]

Cimentos de ionômero de vidro podem aderir ao esmalte ou dentina e liberar flúor para um efeito anticariogênico. Suas propriedades para cimentação fixa de uma prótese sobre dentes naturais são excelentes. No entanto, seu desempenho como agentes de cimentação em pilares metálicos tem gerado controvérsia porque é menos retentivo do que a maioria dos cimentos definitivos.[115]

Cimentos de resina composta têm maior resistência à compressão e à tração, que é cinco vezes maior do que o fosfato de zinco.[69,120] Quando esses cimentos são utilizados em implantodontia, a intenção é não remover a prótese no futuro. Esses cimentos são mais frequentemente usados para cimentar um pino no corpo do implante para servir de pilar para uma prótese cimentada. Uma indicação secundária é quando o pilar é muito curto para retenção adequada e a remoção de prótese não está prevista para uma data posterior. Ao contrário do cimento de policarboxilato, o excesso de cimento deve ser removido antes do ajuste final; caso contrário, uma broca rotativa pode ser necessária para eliminar qualquer excesso.

Radiopacidade

O agente de cimentação de uma coroa sobre implante deve ser radiopaco, pois assim ele pode ser visto em uma radiografia. Muitos cimentos projetados para implantes são radiopacos (ou seja, cimentos de resina composta). Como agente de cimentação, o zinco processa o material radiopaco. Assim, o óxido de zinco (com ou sem EBA), o policarboxilato de zinco e os cimentos de fosfato de zinco oferecem uma vantagem, especialmente quando existem margens subgengivais nas próteses. Estudo retrospectivo de 25 anos na Universidade do Alabama em Birmingham não mostrou nenhuma corrosão ou complicação relacionada com o zinco em cimentos dentais em contato com titânio ou liga de titânio.

Cimentação

Quase todos os cimentos são solúveis em fluidos orais. A precisão da margem da coroa não só minimiza a retenção de placa bacteriana e melhora a saúde do tecido mole, mas também minimiza os efeitos da solubilidade do cimento. Fendas marginais superiores a 75 mícrons levam ao insucesso no esmaecimento e na retenção de cimento acelerado. Para reduzir a espessura de margem de cimento, várias abordagens têm sido sugeridas.[97,100-114,121,122] Um sulco pode ser colocado no preparo ou na fundição para atuar como um espaçador adicional ou respiradouro para o cimento. Nas próteses sobre implantes, a fundição é muitas vezes mais espessa do que em dentes naturais. Como resultado disso, um sulco pode ser colocado no interior da oclusal (incisal) da fundição alguns milímetros acima da margem. A vedação do cimento pode ser reduzida a quase metade de sua espessura com esta técnica.

Outro método para reduzir a espessura da película é o *timing* da inserção da prótese. A espessura do filme pode aumentar em 10 mícrons ou mais a cada 30 segundos a mais depois que o cimento é misturado corretamente. Como resultado, embora a maioria dos cimentos definitivos apresente uma espessura entre 10 e 25 mícrons, a espessura pode aumentar drasticamente por conta do muito tempo decorrido antes da cimentação.

A quantidade de cimento e a sua localização são processos importantes para diminuir o risco de excesso de cimento residual após o processo de cimentação de uma prótese. Quando há um espaço de cimento de 40 mícrons em torno do pilar do implante, a quantidade de cimento para preencher completamente o espaço e a margem é mínima em comparação com o volume de cimento que pode segurar uma coroa. Em outras palavras, se o volume de espaço que uma coroa pode conter quando cheio é 100%, apenas 3% desse volume são necessários para encher o espaço de cimento e a margem depois que a coroa esteja completamente encaixada. Wadhwani *et al.* observaram, em um relatório de 401 dentistas, que 36% deles preenchiam a coroa com cimento em um a dois terços do volume antes da cimentação.[123] Como resultado, o excesso de cimento é considerável e aumenta o risco de extravasar para além da margem e para debaixo do pilar cônico, especialmente quando é subgengival.

À medida que a coroa preechida com cimento está assentada, flui em direção ao topo do pilar e então começa a expulsar cimento em excesso a partir da margem quando ocupa o espaço entre o pilar e a coroa (Fig. 26-107). Portanto, é lógica a aplicação do cimento na região da marginal da coroa e na borda da margem da coroa cerca de um quarto da dimensão da parede axial. Wadhwani *et al.* relataram que menos de 20% dos dentistas utilizaram o método marginal de aplicação.[123] O aspecto mais importante da margem da coroa para vedar um pilar de implante é a região da margem porque as bactérias podem se acumular na fenda se esta não for selada. Assim, a técnica de aplicação de margem parece prudente.

Outro método preconizado pelos autores é pincelar o cimento na superfície em relevo da coroa, geralmente incluindo a superfície oclusal. Quase 50% dos dentistas, segundo o relato de Wadhwani *et al.*, usaram esta técnica. Não houve diferença estatística na quantidade de cimento usado para preencher a coroa entre o grupo de dentistas que recorreu ao processo de aplicação marginal e o grupo que usou o método de colocação do cimento por pincel. No entanto, quando vários pilares são unidos, a técnica com pincel pode aumentar a espessura do cimento por causa do tempo de aplicação adicional.

Para evitar que o excesso de cimento seja expulso da coroa marginal, o pilar para o cemento pode ser modificado antes da cimentação. A abertura do parafuso no pilar é obturada antes de se fazer a moldagem final. Isto é necessário para que a região marginal fina do metal do modelo de gesso não seja fraturada quando removida da moldagem quando o modelo de gesso é fabricado. Antes da cimentação, uma parte deste material de obturação pode ser removida a fim de deixar uma região de recesso e evitar excesso de cimento (Fig. 26-108). Este aspecto da coroa é menos responsável

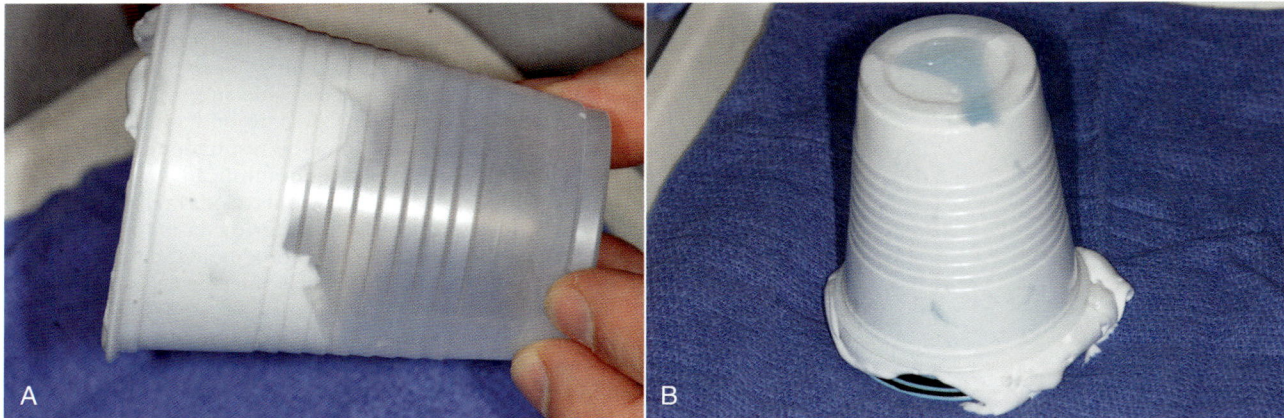

FIGURA 26-107. **A,** Um copo tranparente com um terço cervical revestido por um cimento. **B,** O cimento prossegue até os lados enquanto ele está assentado no pilar, e em seguida o excesso é expulso para fora da margem do copo.

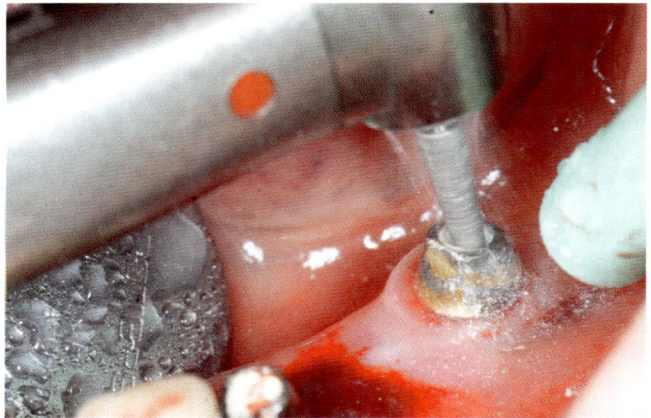

FIGURA 26-108. O material de obturação sobre o parafuso do pilar pode ser parcialmente removido para atuar como um reservatório para o excesso de cimento.

pela retenção ou resistência da coroa. Na verdade, se o cimento é capturado na superfície oclusal, impedirá a coroa de assentar-se completamente. Assim, uma coroa sem alívio na oclusal não assenta tanto no preparo do pilar como quando várias camadas de alívio são usadas antes de fabricar a coroa.[124]

Passar no sulco de implante um fio retrator colocado abaixo da margem antes da cimentação é um excelente protocolo a seguir quando se utiliza um cimento mais duro. No entanto, deve-se tomar cuidado para não capturar qualquer fio retrator sob a coroa, que fará a remoção do cimento mais difícil.

Resumo

Próteses fixas são as restaurações mais comuns exigidas pelos implantodontistas. Mais de 60 milhões de pacientes parcialmente edentados nos Estados Unidos apresentam ausência de dentes posteriores em pelo menos um quadrante, ou têm longos espaços entre os dentes naturais. Um axioma comum usado em odontologia é a realização de uma prótese fixa para pacientes parcialmente edentados sempre que possível. A implantodontia permite a colocação de pilares adicionais, de modo que este axioma pode ser expandido para incluir a maioria dos pacientes. Uma prótese cimentada apresenta várias vantagens para próteses fixas sobre implantes. Os conceitos de retenção, resistência e fundamentos do preparo do pilar incluem conicidade, área de superfície, altura, rugosidade, forças de cisalhamento, trajeto de inserção dos pilares não paralelos e margens em linha zero. Com algumas variações, estes mesmos parâmetros ditam os princípios da prótese fixa cimentada. É dada uma atenção especial para as limitações de diâmetro e angulação do pilar do implante.

Referências Bibliográficas

1. Brånemark P-I: *Osseointegrated implants in the treatment of the edentulous jaw: experience from a 10-year period*, Stockholm, 1977, Almquist and Wesell Internat.
2. Adell R, Lekholm U, Rockler B, et al: A 15-year study of osseointegrated implants in the treatment of the edentulous jaw, *Int J Oral Surg* 10:387-416, 1981.
3. Misch CE: Protect the prosthesis, *Int J Oral Implantol* 8(2,3):9, 1991.
4. Walton JN, Gardner FM, Agar JR: A survey of crown and fixed partial dentures: length of service and reasons for replacement, *J Prosthet Dent* 56:416-421, 1986.
5. Schwartz NL, Whitsett LD, Berry TD, et al: Unserviceable crowns and fixed partial dentures: life span and causes for loss of serviceability, *J Am Dent Assoc* 81:1395-1401, 1970.
6. Kerschbaum T: Uberlebenzeiten von kronen und brucken zohne ratz heute, *Zahnartzl Mitt* 76:2315-2320, 1986.
7. Libby G, Arcuri MR, Lavelle WE, et al: Longevity of fixed partial dentures, *J Prosthet Dent* 78:127-131, 1997.
8. Barreto MT: Failures in ceramometal fixed restorations, *J Prosthet Dent* 51:186-189, 1984.
9. O'Roark WL: Improving implant survival rates by using a new method of at risk analysis, *Int J Oral Implantol* 8:31-57, 1991.
10. Adell R, Eriksson B, Lekholm U, et al: Long term follow-up study of osseointegrated implants in the treatment of totally edentulous jaws, *Int J Oral Maxillofac Implants* 5:357-359, 1990.
11. Zarb GA, Schmitt A: The longitudinal clinical effectiveness of osseointegrated dental implants: the Toronto study. 1. Surgical results, *J Prosthet Dent* 63:451-457, 1990.
12. Attard NJ, Zarb GA: Implant prosthodontic management of partially edentulous patients missing posterior teeth: the Toronto experience, *J Prosthet Dent* 89:352-359, 2003.
13. Jemt T, Laney WR, Harris D, et al: Osseointegrated implants for single tooth replacement: a 1-year report from a multicenter prospective study, *Int J Oral Maxillofac Implants* 6:29-36, 1991.
14. Jemt T, Linden B, Lekholm U: Failures and complications in 127 consecutively placed fixed partial prostheses supported by Brånemark implants: from prosthesis treatment to first annual checkup, *Int J Oral Maxillofac Implants* 7:40-44, 1992.

15. Taylor TD, Agar JR: Twenty years of progress in implant prosthodontics, *J Prosthet Dent* 88:89-98, 2002.
16. Parein AM, Eckert SE, Wollan PC, et al: Implant reconstruction in the posterior mandible: a long term retrospective study, *J Prosthet Dent* 78:35-42, 1997.
17. Marinbach MG: The influence of implants on the dental profession through the eyes of a laboratory owner, *Implant Dent* 5:81, 1996.
18. Misch CE: Principles for cement retained fixed implant prosthodontics. In Misch CE, editor: *Contemporary implant dentistry*, St Louis, 1993, Mosby.
19. Misch CE: Screw-retained versus cement-retained implant supported prostheses, *Pract Periodontics Aesthet Dent* 7:15-18, 1995.
20. Hebel KS, Gajar RC: Cement-retained versus screw-retained implant restorations. Achieving optimum occlusion and esthetics in implant dentistry, *J Prosthet Dent* 77:29-35, 1997.
21. Balshi TJ: An analysis and management of fractured implants: a clinical report, *Int J Oral Maxillofac Implants* 11:660-666, 1996.
22. Kallus T, Bessing C: Loose gold screws frequently occur in full arch fixed prostheses supported by osseointegrated implants after 5 years, *Int J Oral Maxillofac Implants* 9:169-178, 1996.
23. Goodacre CJ, Kan JYK, Rungcharassaeng K: Clinical complications of osseointegrated implants, *J Prosthet Dent* 81:537-552, 1999.
24. Misch CE: *Implant registry of graduates from the Misch Implant Institute*, Dearborn, MI, 1991.
25. Singer A, Serfaty V: Cement retained implant supported fixed partial dentures: a 6 month to 3 year follow up, *Int J Oral Maxillofac Implants* 11:645-649, 1996.
26. Carr AB, Stewart RB: Full arch implant framework casting accuracy: preliminary in vitro study, *J Prosthodont* 2:2-8, 1993.
27. Pietrabissa R, Gionso L, Quaglini V, et al: An in vivo study on compensation mismatch of screwed vs cement-retained implant supported fixed prostheses, *Clin Oral Implants Res* 11:448-457, 2000.
28. Lewinstein I, Craig RG: Accuracy of impression materials measured with a vertical height gauge, *J Oral Rehabil* 17:303-310, 1990.
29. Reisbick MH, Matyas J: The accuracy of highly filled elastomer impression materials, *J Prosthet Dent* 33:67-72, 1975.
30. Dounis GS, Ziebert GJ, Dounis KS: A comparison of impression materials for complete arch fixed partial dentures, *J Prosthet Dent* 65:165-169, 1991.
31. Finger W, Ohsawa M: Accuracy of stone casts produced from selected addition type silicone impressions, *Scand J Dent Res* 91:61, 1983.
32. Phillips RW: *Skinner's science of dental materials*, ed 9, Philadelphia, 1991, WB Saunders.
33. Linke B, Nicholls J, Faucher R: Distortion analysis of stone casts made from impression materials, *J Prosthet Dent* 54:794-802, 1985.
34. Hollenback GM, Skinner EW: Shrinkage during casting of gold and gold alloys, *J Am Dent Assoc* 33:1391-1399, 1946.
35. Preston JD, Berger R: Some laboratory variables affecting ceramo-metal alloys, *Dent Clin North Am* 21:717-728, 1977.
36. Schiffleger BD, Ziebert GJ, Dhuro VB, et al: Comparison of accuracy of multiunit one piece castings, *J Prosthet Dent* 54:770-776, 1985.
37. Tan K, Rubenstein JE, Nicholls JI, et al: Three dimensional analysis of the casting accuracy of one piece osseointegrated implant retained prostheses, *Int J Prosthodont* 6:346-363, 1993.
38. Tan KBC: The clinical significance of distortion in implant prosthodontics: is there such a thing as passive fit? *Ann Acad Med Singapore* 24:138-157, 1995.
39. Binon PP: Evaluation of machining accuracy and consistency of selected implants, standard abutments and laboratory analogs, *Int J Prosthodont* 8:162-178, 1995.
40. Duyck J, Van Osterwyck H, Vander Sloten J, et al: Pre-load on oral implants after screw tightening fixed full prostheses: an in vivo study, *J Oral Rehabil* 28:226-233, 2001.
41. Sahin S, Cehreli MC: The significance of passive fit in implant prosthodontics: current status, *Implant Dent* 10:85-92, 2001.
42. Willis LM, Nicholls JI: Distortion in dental soldering as affected by gap distance, *J Prosthet Dent* 43:272-278, 1980.
43. Misch CE: Density of bone: effect on treatment plans, surgical approach, healing and progressive bone loading, *Int J Oral Implantol* 6(2):23-31, 1990.
44. Appleton RS, Nummikoski PV, Pogmo MA, et al: *Peri-implant bone changes in response to progressive osseous loading*, Orlando, FL, 1997, IADR Abstract.
45. Misch CE, Bidez MW: Implant protected occlusion: a biomechanical rationale, *Compend Contin Dent Educ* 15:1330-1343, 1994.
46. Clelland NL, Van Putten MC: Comparison of strains produced on a bone simulant between conventional cast and resin-luted implant frameworks, *Int J Oral Maxillofac Implants* 12:793-799, 1997.
47. Carlsson B, Carlsson G: Prosthodontic complications in osseointegrated dental implant treatment, *Int J Oral Maxillofac Implants* 9:90-95, 1994.
48. Katona T, Goodacre CJ, Brown DT, et al: Force-moment systems on single maxillary anterior implants: effects of incisal guidance, fixture orientation and loss of bone support, *Int J Oral Maxillofac Implants* 8:512-522, 1993.
49. Quirynen M, Bollen CML, Eyssen H, et al: Microbial penetration along the implant components of the Brånemark system: an in vitro study, *Clin Oral Implant Res* 5:239-244, 1994.
50. Jansen VK, Conrads G, Richter EJ: Microbial leakage and marginal fit of the implant abutment interface, *Int J Oral Maxillofac Implants* 12:527-540, 1997.
51. Misch CE: Maxillary anterior single tooth implant esthetic-health compromise, *Int J Dent Symp* 3:4-9, 1995.
52. Misch CE: The health-esthetic compromise in implant dentistry, *Compendium* 18:930-937, 1997.
53. Nissan J, Narobi D, Gross D, et al: Long–term outcome of cemented versus screw retained implant supported partial restorations, *Int J Oral Maxillofac Implants* 26:1102-1107, 2011.
54. Worthington P: Ingested foreign body associated with oral implant treatment: report of a case, *Int J Oral Maxillofac Implants* 11:679-681, 1996.
55. Pang I: A modified rotary instrument for tightening the lingual locking screw of an implant-supported prosthesis, *J Prosthetic Dent* 85:308-309, 2001.
56. English CE: *Complications in implant dentistry*, Lecture at the 44th annual meeting of the American Academy of Implant Dentistry, Boston, October 1995.
57. Allen PF, McMillan AS, Smith DG: Complications and maintenance requirements of implant-supported prostheses provided in a UK dental hospital, *Br Dent J* 182:298-303, 1997.
58. Misch CE: Influence of biomechanics on implant complications, *Acad Dental Mater Proc* 14:49-62, 2000.
59. Hemmings KW, Schmitt A, Zarb GA: Complications and maintenance requirements for fixed prostheses and overdentures in the edentulous mandible: a 5-year report, *Int J Oral Maxillofac Implants* 9:191-196, 1994.
60a. Root Laboratories Statistics: Percentages of cement retained vs screw retained implant prostheses from April 1992 to April 1993, Leawood, KS, 1995.
60b. Nu-Life Statistics: Percentages of cement retained vs screw retained implant prostheses from 1989 to 1995, Long Island, NY, 1995.
61. Baird B: A step by step guide to successful implant dentistry (letter). *Simple dental concepts*, Granbury, TX, 1994, Glidewell Laboratories.
62. Binon PP: The role of screws in implant systems, *Int J Oral Maxillofac Implants* 9(spec suppl):48-63, 1994.
63. Kaufman EG, Coelho DH, Collin L: Factors influencing the retention of cemented gold castings, *J Prosthet Dent* 11:487-498, 1961.
64. Pauletto N, Lahiffe BJ, Walton JN: Complications associated with excess cement around crowns on osseointegrated implants, A clinical report, *Int J Oral Maxillofac Implants* 14:865-868, 1999.
65. Chee W, Felton DA, Johnson PF, et al: Cemented vs screw retained implant prostheses: which is better? *Int J Oral Maxillofac Implants* 14:137-141, 1999.

66. Gapski R, Neueboren N, Pomeraz AZ, Reissner MW: Edentulous implant failure influenced by crown cementation: a clinical case report, *Int J Oral Maxillofac Implants* 23:943-946, 2008.
67. Thomas GW: A positive relationship between excess cement and peri-implant disease. A prospective clinical endoscopic study, *J Periodontol* 891:1388-1392, 2009.
68. Wilson TG: Positive relationship between excess cement and peri-implant disease: a prospective clinical endoscopic study, *J Periodont* 80:1388-1391, 2009.
69. Shillinburg HT, Hobo S, Whitsett LD, et al: *Fundamentals of fixed prosthodontics*, ed 3, Chicago, 1997, Quintessence.
70. Silness J: Fixed prosthodontics and periodontal health, *Dent Clin North Am* 24:317-329, 1980.
71. Malone WFP, Koth DL: *Tylman's theory and practice of fixed prosthodontics*, ed 8, St Louis, 1989, Ishiyaku EuroAmerica.
72. Rosenstiel SF, Land MF, Fujimoto J: *Contemporary fixed prosthodontics*, ed 2, St Louis, 1995, Mosby-Year Book.
73. Goodacre CJ, Campagni WV, Aquilino SA: Tooth preparations for complete crown: an art form based on scientific principles, *J Prosthet Dent* 85:363-376, 2001.
74. Norlander J, Weir D, Stoffer W, et al: The taper of clinical preparations for fixed prosthodontics, *J Prosthet Dent* 60:148-151, 1988.
75. Leempoel PJB, Lemmens PL, Snoek PA, et al: The convergence angle of tooth preparations for complete crowns, *J Prosthet Dent* 58:414-416, 1987.
76. Lorey RE, Myers GE: The retentive qualities of bridge retainers, *J Am Dent Assoc* 76:568-572, 1968.
77. Gilboe DB, Teteruck WR: Fundamentals of extracoronal tooth preparation. 1. Retention and resistance form, *J Prosthet Dent* 32:651-656, 1974.
78. Covey DA, Kent DK, St-Germain HA, et al: Effects of abutment size and luting cement type, *J Prosthet Dent* 83:344-348, 2000.
79. Kent DK, Koka S, Froeschle ML: Retention of cemented implant-supported restorations, *J Prosthodont* 6:193-196, 1997.
80. Darveniza M, Basford KE, Meek J, et al: The effects of surface roughness and surface area on the retention of crowns luted with zinc phosphate cement, *Aust Dent J* 32:446-457, 1987.
81. Dykema RW, Goodacre CJ, Phillips RW: *Johnston's modern practice in fixed prosthodontics*, ed 4, Philadelphia, 1986, WB Saunders.
82. Potts RG, Shillingburg HT, Duncanson MG: Retention and resistance of preparations for cast restorations, *J Prosthet Dent* 43:303-308, 1980.
83. Woolsey GD, Matich JA: The effect of axial grooves on the resistance form of cast restorations, *J Am Dent Assoc* 97:978-980, 1978.
84. Juntavee N, Millstein PL: Effect of surface roughness cement space on crown retention, *J Prosthet Dent* 68:482-486, 1992.
85. Ayad MF, Rosenstiel SF, Salama M: Influence of tooth surface roughness and type of cement on retention of complete cast crowns, *J Prosthet Dent* 77:116-121, 1997.
86. Tuntiprawon M: Effect of surface roughness on marginal seating and retention of complete metal crowns, *J Prosthet Dent* 81:142-147, 1999.
87. Oilo G, Jorgesen KD: The influence of surface roughness on the retentive ability of two dental luting cements, *J Oral Rehabil* 5:377-389, 1978.
88. Gross M, Laufer BZ, Ormianar Z: An investigation on heat transfer to the implant bone interface due to abutment preparation with high speed cutting instruments, *Int J Oral Maxillofac Implants* 10:207-212, 1995.
89. Wiskott HW, Nicholls JI, Belser UC: The relationship between abutment taper and resistance of cemented crowns to dynamic loading, *Int J Prosthodont* 9:117-139, 1996.
90. Dodge WW, Weed RM, Baez RJ, et al: The effect of convergence angle on retention and resistance form, *Quintessence Int* 16:191-194, 1985.
91. Carr AB, Brantley WA: Characterization of noble metal implant cylinders: as received cylinders and cast interfaces with noble metal alloys, *J Prosthet Dent* 75:77-85, 1996.
92. Ingber JS, Rose LF, Coslet JG: The biologic width: a concept in periodontics and restorative dentistry, *Alpha Omegan* 70:62-65, 1977.
93. Kinsel RP, Lin D: Retrospective analysis of porcelain failures of metal ceramic crowns and fixed partial dentures supported by 729 implants in 152 patients: patient specific and implant-specific predictors of ceramic failure, *J Prosthet Dent* 101:388-394, 2009.
94. Sullivan D: Wide implants for wide teeth, *Dent Econom*, 1994.
95. Leinfelder KF, Lemons JE: *Clinical restoration materials and techniques*, Philadelphia, 1988, Lea & Febiger.
96. Chaffee NR, Bailey JH, Sherrard DJ: Dimensional accuracy of improved dental stone and epoxy resin die materials. 1. Single die, *J Prosthet Dent* 77:131-135, 1997.
97. Webb EL, Murray HV, Holland GA, et al: Effects of preparation relief and flow channels on seating full coverage castings during cementation, *J Prosthet Dent* 49:777-780, 1982.
98. Chaffee NR, Bailey JH, Sherrard DJ: Dimensional accuracy of improved dental stone and epoxy resin die materials. 2. Complete arch form, *J Prosthet Dent* 77:235-238, 1997.
99. Leinfelder KF, Lemons JE: *Clinical restoration materials and techniques*, Philadelphia, 1988, Lea & Febiger.
100. Chibirka RM, Razzoog ME, Lang BR, et al: Determining the force absorption quotient for restorative materials used in implant occlusal surfaces, *J Prosthet Dent* 66:361-364, 1992.
101. Parein AM, Eckert SE, Wollan PC, et al: Implant reconstruction in the posterior mandible: a long term retrospective study, *J Prosthet Dent* 78:34-42, 1997.
102. Shultz AW: Comfort and chewing efficiency in dentures, *J Prosthet Dent* 65:38-48, 1951.
103. Lipson C, editor: *Wear considerations in design*, Englewood Cliffs, NJ, 1967, Prentice Hall.
104. Mahalik JA, Knap FJ, Weiter EJ: Occlusal wear in prosthodontics, *J Am Dent Assoc* 82:154-159, 1971.
105. Okesm JP: *Management of temporomandibular disorders and occlusion*, St Louis, 1989, Mosby.
106. Seghi RR, Rosentiel SF, Bauer P: Abrasion of human enamel by different dental ceramic in vitro, *J Dent Res* 70:221-225, 1991.
107. Hudson JP, Goldstein GR, Georgescur M: Enamel wear caused by three different restorative materials, *J Prosthet Dent* 74:647-654, 1995.
108. Ramp M, Suzuki S, Cox CF, et al: Evaluation of wear: enamel opposing three ceramic materials and a gold alloy, *J Prosthet Dent* 77:523-530, 1997.
109. Monasky GE, Tough DF: Studies of wear of porcelain, enamel and gold, *J Prosthet Dent* 25:299-306, 1971.
110. Grossman DG: Structure and physical properties of Dicor/MGC glass-ceramics. In Mormann WH, editor: *International symposium on computer restorations*, Chicago, 1991, Quintessence.
111. Rabinowitz E: *Friction and wear of materials*, New York, 1965, Wiley.
112. Seghi RR, Daher T, Caputo A: Relative flexural strength of dental restorative ceramics, *Dent Mater* 6:181-184, 1990.
113. Agar JR, Cameron SM, Hughbanks JC, et al: Cement removal from restorations luted to titanium abutments with simulated subgingival margins, *J Prosthet Dent* 78:43-47, 1997.
114. Quirynen M, Marechal M, Busscher HJ, et al: The influence of surface energy and surface roughness on early plaque formation: an in vivo study in man, *J Clin Periodontol* 17:138-144, 1990.
115. Squier RS, Agar JR, Duncan JP, et al: Retentiveness of dental cements used with metallic implant components, *Int J Oral Maxillofac Implants* 16:793-798, 2001.
116. Singer A, Serfaty V: Cement-retained implant-supported fixed partial dentures: a 6-month to 3-year follow up, *Int J Oral Maxillofac Implants* 11:645-649, 1996.
117. Breeding LC, Dixon DL, Bogacki MT, et al: Use of luting agents with an implant system, part 1, *J Prosthet Dent* 68:737-741, 1992.
118. Ramp MH, Dixon DL, Ramp LC, et al: Tensile bond strength of provisional luting agents used with an implant system, *J Prosthet Dent* 81:510-514, 1999.
119. Michalakis KX, Pissiotis AL, Hirayama H: Cement failure loads of four provisional luting agents used for the cementation of implant-supported fixed partial dentures, *Int J Oral Maxillofac Implants* 15:545-549, 2000.

120. Miller GD, Tjan AHL: An internal escape channel: a simplified solution to the problem of incomplete seating of full cast-gold crowns, *J Am Dent Assoc* 104:332-335, 1982.
121. Misch CE: The single tooth maxillary anterior abutment preparation, impression emergence profile, and transitional prosthesis, *Misch Implant Institute Newsletter Summer*:1-3, 1998.
122. Miller GD, Tjan AHL: An internal escape channel: a simplified solution to the problem of incomplete seating of full cast-gold crowns, *J Am Dent Assoc* 104:332-335, 1982.
123. Wadhwani C, Hess J, Pineyro A, et al: Cement application technique in luting implant support crowns: a quantitative and qualitative survey, *Int J Oral Maxillofac Implants* 27:859-864, 2012.
124. Ramp MH, Dixon DL, Ramp LC, et al: Tensile bone strength of provisional luting agents used with an implant system, *J Prosthet Dent* 81:510-514, 1999.

CAPÍTULO 27

Tecnologia Digital em Implantodontia

Lee Culp, Natalie Y. Wong e Carl E. Misch

A Harmonia entre a Função e a Estética com Tecnologia Digital

O objetivo final de substituir a dentição natural é restaurar o perfil normal, o conforto, a função, estética e a saúde do paciente. A perfeição na duplicação da dentição natural é a realização conclusiva em odontologia estética contemporânea. Compreender a complexa relação entre a forma e a função do dente, como se relacionam e combinam é a base de estudo para alcançar o sucesso previsível em reconstrução oral. Com o passar dos anos, surgem e desaparecem técnicas e tendências restauradoras. Alguns desenvolvimentos de materiais transformaram a face da odontologia estética, mas outros conceitos iniciais vêm tornando-se gradualmente reduzidos até se extinguirem.

Conforme os pacientes se informam mais sobre novos avanços em odontologia, suas motivações e desejos pela odontologia estética restauradora natural aumentam a um ritmo significativo. Como previsto, dentistas estão cumprindo as exigências dos pacientes, mas frequentemente necessitam dos laboratórios de prótese dentária e de técnicas restauradoras que não oferecem a eficiência e qualidade previstas. A odontologia digital é uma metodologia para expandir o aspecto previsível da odontologia restauradora, principalmente quando se substitui parte ou toda a dentição natural.

O conceito de odontologia digital começou pequeno e cresceu progressivamente, até seus limites parecerem sem fim. No entanto, novas tecnologias em odontologia só terão sucesso se combinadas com o entendimento da odontologia abrangente básica. Mesmo podendo facilitar procedimentos, deixando-os mais eficientes, menos trabalhosos e mais consistentes, essas novas tecnologias e a informatização não substituem educação, experiência prática e julgamento clínico e técnico.

O fator mais empolgante a respeito destas tecnologias não consiste somente nas suas potenciais aplicações que estão sendo hipotetizadas por profissionais de odontologia. O entusiasmo reside verdadeiramente no fato de que essas "hipotéticas" aplicações vêm desenvolvendo-se de maneira progressiva e algumas já se encontram em estágios finais. Os implantes são agora bem documentados para atender aos requisitos funcionais na substituição de dentes perdidos. Essas novas tecnologias, simultaneamente à evolução das técnicas cirúrgicas e protéticas, permitem que a equipe odontológica obtenha os resultados previstos e consistentes em reabilitação com implantes. Em um período relativamente curto, a tecnologia digital vai revolucionar a qualidade do atendimento odontológico que está sendo realizado na prática moderna.

A mais recente tecnologia a ser introduzida na odontologia restauradora é CAD/CAM (do inglês, *computer-aided design/computer-aided manufacturing*). Baseando-se na tecnologia adotada desde a indústria aeroespacial, automotiva e até mesmo a indústria relojoeira, essa tecnologia é aceita porque oferece vantagens como maior velocidade, precisão e eficiência. Atualmente, os sistemas CAD/CAM estão sendo usados para projetar e fabricar estruturas de metal, alumina e zircônia, bem como cerâmica pura, coroas totais, *inlay* e facetas, que podem ser mais resistentes, com melhor adaptação e muitas vezes mais estéticas do que restaurações fabricadas aplicando os métodos tradicionais. Quando combinada com a tecnologia previsível de implantes, CAD/CAM oferece a dentistas e técnicos um horizonte que se amplia com diversas opções de próteses dentárias. Este sucesso desperta um novo foco; estética em próteses sobre implantes agora é uma grande preocupação nas fases cirúrgicas e protéticas do tratamento.

Conforme a odontologia evolui para o mundo digital, a incorporação bem-sucedida da informatização e de novas tecnologias continuará fornecendo métodos de comunicação e fabricação mais eficientes, ao mesmo tempo mantendo a criatividade individual e artística de dentistas e técnicos dentários qualificados. O uso da nova tecnologia será ampliado por uma estreita cooperação e relações de trabalho do dentista-equipe técnica. A evolução do encerramento manual para "encerramento digital" usando o encerramento diagnóstico e restaurações provisórias e suas réplicas digitais para nos guiar na criação do CAD/CAM será apresentada. A utilização dessas novas tecnologias, em conjunto com a evolução de projeto "feito à mão" para projeto "digital", com a adição dos mais novos desenvolvimentos em escaneamento intraoral a *laser*, nos materiais, em fresagem computadorizada e tecnologia de impressão, só irá reforçar a estreita cooperação e a relação de trabalho entre o dentista e a equipe do laboratório.

O Laboratório de Prótese Dentária

O papel principal do laboratório de prótese dentária em odontologia restauradora é copiar perfeitamente todos os parâmetros funcionais e estéticos que foram definidos pelo dentista em uma solução restauradora. Durante todo o processo de restauração, desde a primeira consulta do paciente, diagnóstico e planejamento de tratamento inicial até a colocação final da restauração, as vias de comunicação entre o dentista e o técnico de laboratório agora podem fornecer uma transferência de completa de informações. Componentes funcionais, parâmetros oclusais, fonética e requisitos estéticos são apenas alguns dos tipos de informações essenciais que são necessários para que técnicos possam completar a fabricação de restaurações funcionais bem-sucedidas e estéticas. Hoje, como no passado, as ferramentas de comunicação entre o dentista e o técnico incluem fotografia, documentação escrita e impressões da dentição existente do paciente. Os modelos clínicos dessas impressões podem ser criados e montados em um articulador, que simula os movimentos da mandíbula.

O Laboratório Digital

À medida que a odontologia restauradora expande-se para o mundo digital de captura de imagem, projeto de computador e criação de restaurações dentárias através da robótica, os laboratórios de prótese dentária também devem evoluir (Fig. 27-1). Para entender completamente este conceito, um laboratório deve ser definido. À primeira vista, pode parecer que um laboratório é o lugar no qual o dentista envia as impressões do paciente que serão transformadas em restaurações, sendo então reenviadas ao dentista para ajustes e posterior entrega. Esta definição enquadra-se bem ao conceito tradicional de um fluxo de trabalho entre o laboratório e o dentista. No entanto, assim como a internet modificou para sempre o panorama da comunicação através da tecnologia de computadores interligados, a possibilidade de usar arquivos de restauração de CAD/CAM eletronicamente forneceu o catalisador para uma mudança significativa na forma como vemos e estruturamos a relação dentista-laboratório.

Imagine que o laboratório não é um lugar físico, mas existe apenas no talento daqueles na execução do processo restaurador: o dentista e o técnico. O equipamento utilizado para criar a restauração pode estar localizado centralmente, remotamente ou ambos. O laboratório apresenta essencialmente um fluxo de trabalho, que é tão flexível quanto as habilidades do dentista, o técnico e o equipamento permitirem. A principal decisão torna-se onde a entrega de um parceiro para outro deve ocorrer. O dentista que tem a capacidade de opticamente digitalizar os dentes para fazer impressão e escolhe restaurações CAD/CAM como opção de tratamento para seus pacientes melhorou a liberdade onde a entrega para o técnico deve ocorrer. Como resultado, o laboratório não é um lugar; em vez disso, é em grande medida, virtual.

O Processo Digital

O novo milênio trouxe muitas mudanças em odontologia digital, pois mais de 20 sistemas de CAD/CAM diferentes foram introduzidos como soluções para a odontologia restauradora. A introdução da tecnologia de escaneamento a *laser* junto aos *softwares* permitiu que o laboratório de prótese dentária criasse um ambiente odontológico digital que representasse com precisão um modelo real e tridimensional (3D) que automaticamente leva em consideração o efeito dos dentes adjacentes e da oclusão da dentição oposta. Este processo inclui também a capacidade de projetar 16 dentes anatomicamente corretos e com contorno completo ao mesmo tempo (Fig. 27-2). Este processo abrange essencialmente um complexo esquema oclusal e seus parâmetros, condensando a informação e exibindo-a em um formato intuitivo que permite a profissionais dentários com

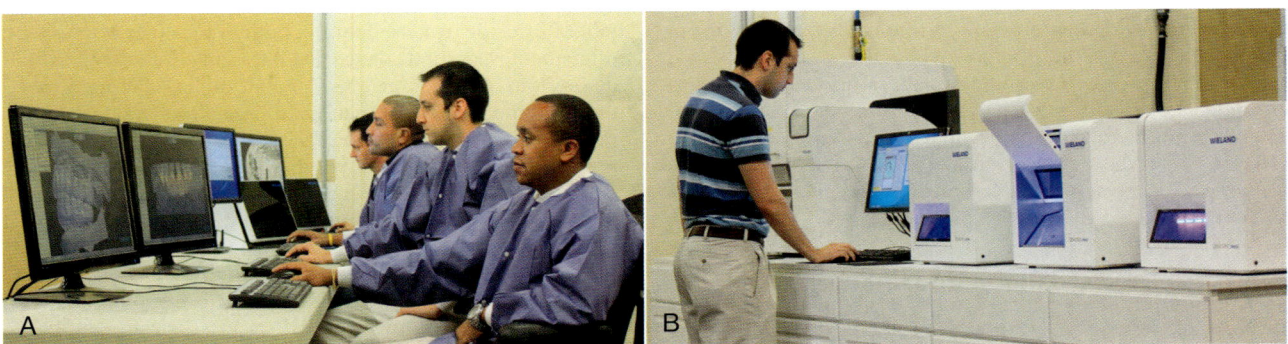

FIGURA 27-1. A, *Designers* digitais odontológicos. B, Sistema CAD/CAM.

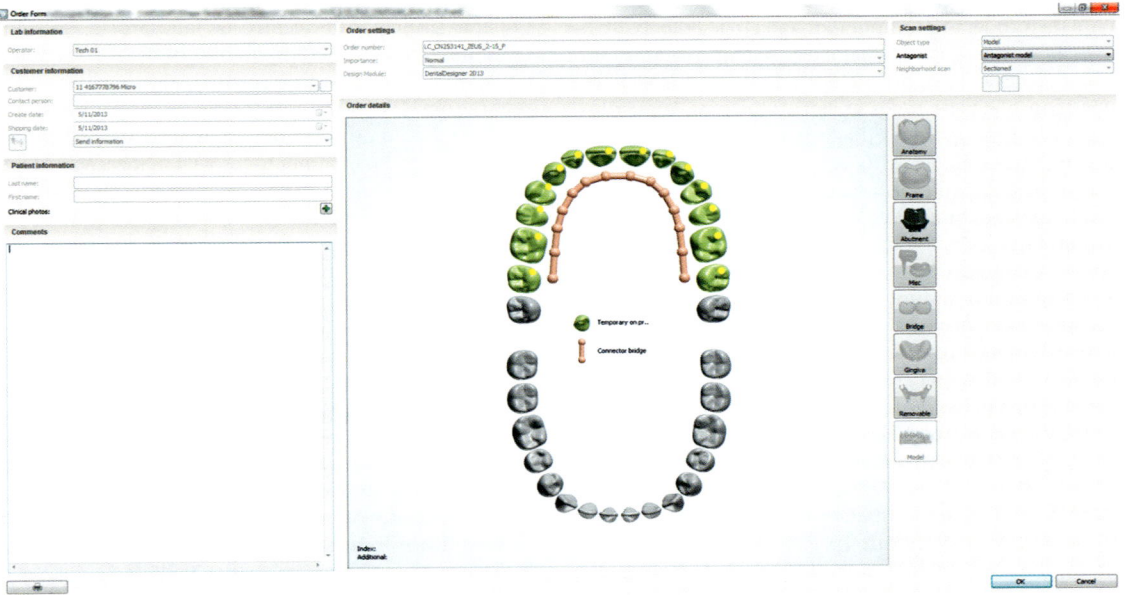

FIGURA 27-2. Um modelo tridimensional virtual inclui a capacidade de projetar até 16 coroas totais individuais, anatomicamente corretas ao mesmo tempo.

o conhecimento básico da anatomia dental e de oclusão fazerem modificações no projeto e, então, encaminharem para uma unidade fresadora automatizada. Para o laboratório de prótese dentária, a introdução de tecnologia digital pode efetivamente automatizar ou mesmo eliminar alguns dos procedimentos mais mecânicos, e que requerem mais trabalho intensivo (enceramento, revestimento, queima, fundição e prensagem), envolvidos na fabricação convencional de uma restauração dental, dando ao dentista e ao técnico a capacidade de criar restaurações dentárias funcionais com um método preciso e consistente.

Fabricação Vertical versus Linear

O laboratório de sucesso do futuro terá que focar não só a qualidade do produto final, mas também métodos mais eficientes de produção que reduzam o tempo de resposta dentro do processo laboratorial. A tecnologia digital permite que a produção no laboratório se torne vertical, em vez de linear. O atual processo de fabricação no laboratório segue uma progressão muito linear; fabricação do modelo no dia 1, enceramento no dia 2, acabamento no dia 3, cerâmica no dia 4, e assim por diante. A média do tempo de produção de uma restauração em cerâmica pura ou porcelana fundida ao metal (PFM) é de 5 a 7 dias úteis com este método de fabricação.

No laboratório digital, as impressões ainda serão recebidas do cliente. Mas em vez de demorar dias ou semanas para passar por vários processos, o mesmo pode ser realizado em cerca de 2 a 3 dias. Após a impressão ser recebida no laboratório, ela tem a possibilidade de ser digitalizada e seus dados serão enviados a várias estações de produção digital ao mesmo tempo. Isso potencialmente permite que o modelo e as restaurações, incluindo a estrutura, o enceramento e a restauração cerâmica final, sejam concluídos simultaneamente.

Diagnóstico Digital e Plano de Tratamento

A base de todo o sucesso a longo prazo em odontologia restauradora é um diagnóstico e plano de tratamento abrangente. A capacidade de visualizar um caso clínico do início ao fim, comunicando e codiagnosticando com outros especialistas e especialidades através do mundo virtual, é o verdadeiro poder e capacidade da odontologia digital.

O surgimento da tomografia computadorizada *cone-beam* (CBCT, do inglês *cone-beam computed tomography*), dos sistemas de imagem volumétrica e digitalização 3D agora oferece a dentistas e especialistas visualizações completas de todas as estruturas orais e maxilofaciais, fornecendo informações do diagnóstico melhoradas para uma variedade de áreas de tratamento. A odontologia digital pode fornecer um diagnóstico e um plano de tratamento mais precisos, o que leva a resultados de tratamentos mais previsíveis. Isso inclui a colocação do implante e restauração, o diagnóstico e tratamento das disfunções da articulação temporomandibular e a criação de restaurações em cerâmica pura funcionais e estéticas. Agora, com a capacidade de combinar dados de alta resolução que são adquiridos por meio do escaneamento intraoral a *laser*, com a incrível informação global que a CBCT oferece, temos a capacidade de criar um verdadeiro paciente digital. Esta combinação de conjuntos de dados propiciará à Odontologia a capacidade de oferecer previsivelmente diagnósticos precisos, o planejamento do tratamento e os resultados restauradores.

A combinação de tomografia computadorizada (TC) e tecnologia de escaneamento a *laser* em laboratório (p. ex., 3 Shape, Laserdenta, Dentalwings), simultaneamente à tecnologia de captura de impressão digital intraoral (p. ex., E4D, NEVO, 3M Lava COS, Cerec e iTero), em harmonia com os recursos de projetos de *softwares* de última geração, poderia oferecer pela primeira vez na odontologia a representação correta de um paciente virtual. Este conceito terá a capacidade de visualizar e até mesmo testar diferentes opções de tratamento para melhorar a assistência ao paciente. Combinando os dados, pode-se desenvolver um plano de tratamento adequado para a análise e o tratamento do paciente. Como resultado, é possível criar soluções que incluam todos os aspectos funcionais e estéticos da reabilitação oral.

O *software* de projeto dental está atualmente disponível e permitirá a dentistas, técnicos e até mesmo pacientes a capacidade de comunicar e criar numerosos arranjos dos dentes anteriores baseados em parâmetros funcionais e estéticos, bem como nos desejos do paciente. Isso englobaria *software* e dispositivos de saída, para simular e fabricar dispositivos intraorais de movimentação dentária, restauração e substituição de dentes.

Prótese Fixa Digital

Historicamente, as restaurações PFM têm sido fabricadas por meio do processo tradicional de fundição de cera perdida. A recente proliferação de sistemas CAD/CAM para odontologia vem tendo pouco efeito sobre o processo de fabricação PFM, porque a usinagem de subestruturas metálicas em ligas populares é ineficiente e cara. No entanto, agora com a tecnologia de sinterização de metal a *laser*, laboratórios de prótese dentária podem produzir pontes e pilares diretamente a partir de dados de CAD, sem enceramento e fundição de precisão. A tecnologia praticamente alivia o laboratório de prótese dentária das tarefas menos valiosas na cadeia de produção de próteses. O laboratório não precisa mais gastar tempo encerando, revestindo e fundindo; em vez disso, pode concentrar-se nas competências essenciais, tais como o revestimento cerâmico da estrutura metálica. O processo de sinterização a *laser* é mais rápido, mais econômico e requer apenas uma quantidade mínima de trabalho manual, proporcionando ao laboratório de prótese dentária uma tecnologia escalável, independentemente da disponibilidade do técnico. Ao mesmo tempo, o tempo do ciclo é reduzido, resultando em enorme aumento na produtividade e definitivo avanço tecnológico para a indústria odontológica.

O Processo Digital

O papel principal do técnico de laboratório em odontologia restauradora é copiar perfeitamente todos os parâmetros funcionais e estéticos que foram definidos pelo dentista em uma solução reparadora. É como a relação de um arquiteto e um construtor. Durante todo o processo da restauração, desde a primeira consulta, planejamento do tratamento, provisionalização e colocação final, as rotas de comunicação entre o dentista e o técnico exigem uma transferência completa de situações existentes, desejadas, situações realistas e expectativas existentes para o ambiente clínico. Componentes funcionais, parâmetros oclusais, fonética e informações estéticas (cor e contorno) são apenas alguns dos dados essenciais exigidos pelo técnico para completar a preparação de restaurações bem-sucedidas, funcionais e estéticas.

Comunicação da Oclusão

Historicamente, a transferência de informação oclusal e funcional a partir do ambiente clínico para o laboratório sempre foi um pouco limitada. Houve pouca ou nenhuma comunicação direta dos requisitos funcionais para um caso clínico, além de um modelo oposto e uma impressão fornecida pelo dentista, e por vezes um registro interoclusal com as preferências de cor. Com uma orientação limitada, o técnico iria montar e articular os modelos (na maioria das vezes em um articulador de charneira) e restaurar o caso, preenchendo os espaços, tentando imitar a dentição existente usando sua própria experiência e interpretação. O resultado era bem aproximado, e o técnico esperava que atendesse ou excedesse as expectativas do dentista e do paciente. Em situações como essa, já era esperado que o dentista despendesse um tempo considerável na cadeira ajustando a oclusão e recontornando as restaurações. Os resultados eram, com frequência, a total remoção da anatomia, da forma oclusal e, às vezes, um comprometimento estético e funcional da restauração final.

Havia, é claro, dentistas e técnicos que desejavam resultados mais previsíveis e procuravam uma solução por meio de cursos avançados de educação continuada que incentivavam a aproximação do dentista e da equipe técnica e a combinação de requisitos funcionais e restauradores. Este grupo foi introduzido ao conceito de odontologia abrangente, que levou em conta uma ótima saúde oral, harmonia anatômica e funcional e estabilidade oclusal em vez de focar somente na restauração no aspecto do dente.[1] Para realizar isso, a parceria dentista-técnico tornou-se uma "equipe de diagnóstico" com ambos, o dentista e o técnico, participando da completa compreensão da relação de causa e efeito dos problemas antes de iniciar o tratamento.

Projeto Computadorizado e Fabricação

Com os procedimentos laboratoriais tradicionais, após a moldagem com elastômero do pino de moldagem do implante ser obtida, o laboratório de prótese dentária deve verter gesso ou preparar um modelo de trabalho em epóxi para que a restauração e o pilar do implante sejam fabricados. A técnica de cera perdida desenvolvida em 1907 por Taggart ainda é usada por muitos laboratórios de prótese dentária.[2] Imprecisões durante a fase do laboratório podem incluir instabilidade dimensional do gesso ou cera, revestimento de fundição e liga do material, que resulta em uma restauração e pilar com encaixe impreciso.[3,4]

A tecnologia CAD/CAM originou-se na década de 1950, com máquinas controladas numericamente, alimentando números em uma fita de papel com controladores conectados a motores de posicionamento de trabalho em máquinas-ferramenta. Na década de 1960, foram feitos avanços com a criação de recentes *softwares* de computadores que permitiram o projeto de produtos nas indústrias aérea e automotiva. A introdução do conceito CAD/CAM em odontologia foi a inovação apresentada pelo Dr. François Duret em sua tese intitulada "Empreinte Optique" ("Impressão Óptica"), em 1973.[5] Ele desenvolveu e obteve a patente para o dispositivo CAD/CAM em 1984 e levou-a para o Chicago Midwinter Meeting em 1989, onde dentistas testemunharam a fabricação de uma coroa em 4 horas. Em 1980, um dentista suíço, Dr. Werner Mörmann, e um engenheiro elétrico, Marco Brandestini, desenvolveram o conceito que viria a ser introduzido em 1987 pela Sirona Dental Systems LLC (Charlotte, NC) como o primeiro sistema CAD/CAM comercialmente viável para fabricação de restaurações dentárias – CEREC.[6]

Impressões Dentárias

Como em qualquer processo de restauração convencional em laboratório, esse procedimento se inicia da mesma forma: o clínico prepara o caso de acordo com as diretrizes adequadas, impressões do caso são realizadas e, então, todos os aspectos críticos de comunicação com o laboratório são enviados. Quando o laboratório recebe todo o material, as impressões são vertidas, os modelos montados e os troquéis cortados. Um registro da mordida é, então, usado para que os modelos sejam montados e utilizados no passo subsequente.

Em odontologia, a excelência e adaptação marginal de qualquer restauração definitiva fixa dependem da precisão da impressão dental. A introdução do conceito CAD/CAM em odontologia pelo sistema de impressão digital tem aberto o caminho para um processo de fabricação completamente digitalizado, o que simplifica a fabricação de restaurações e as torna mais confiáveis.[7]

Impressões dentais digitais eliminaram potencialmente a necessidade de tirar moldes convencionais de coroas e outras próteses fixas.[2] Em implantodontia, o objetivo na fase protética do tratamento é fabricar o pilar com o perfil de emergência apropriado e uma restauração precisa de alta qualidade com oclusão e apelo estético. Na abordagem para fabricar coroas e pontes com o ajuste ideal, o material usado para a impressão deve capturar os detalhes da margem do pilar, a anatomia gengival e a dentição adjacente e oposta.[3] A precisão de coroas e pontes é determinada pela exatidão de todos os passos do processo, incluindo tomada de impressão, vazamento do molde seguindo as corretas propriedades do gesso dental, cortes e acabamento dos troquéis. Cada um destes passos diminui a exatidão do trabalho do clínico, o que leva a um dispendioso aumento do tempo de cadeira, repetições de laboratório caras e pacientes insatisfeitos.

Para fazer uma boa impressão, o material usado deve atender a todos os requisitos e propriedades ideais (Tabela 27-1). Tais requisitos incluem tempo de configuração e trabalho suficiente, hidrofilicidade, molhabilidade, resistência ao rompimento e recuperação elástica.[4] Semelhantes ao usados em prótese fixa convencional, materiais de moldagem utilizados para fabricar uma restauração e pilar para o implante devem cumprir todos os requisitos de captura de uma boa impressão. No entanto, materiais de moldagem em odontologia foram projetados para capturar a margem dos dentes e podem não ser tão precisos quando usados com metal ou materiais do pilar cerâmico.[8,9] Um estudo sobre técnicas de laboratório indicou que 90% de moldagens dentais convencionais possuem registros incompletos de linhas de acabamento.[10] Sem uma duplicação exata de linhas de acabamento, a prótese torna-se pouco mais do que uma aproximação de uma prótese adequadamente ajustada.

Materiais Convencionais de Moldagem

O propósito de fazer uma moldagem dentária do paciente é simplesmente transferir dados 3D da boca do paciente para um modelo mais preciso e confortável possível. O objetivo do material utilizado para fazer a impressão dentária deve ser replicar as estruturas dos tecidos duro e mole sob ambas as condições, úmida intraoral e seca laboratorial, com o mínimo de distorção higroscópica. Uma ampla variedade de materiais de moldagem foi desenvolvida para ajudar a alcançar este objetivo. A base de borracha (com tempo de trabalho lento e odor desagradável) foi o material mais comum e mais disponível em meados da década 1970. No final dessa década, os materiais de impressão de polivinil hidrofóbico foram introduzidos e ganharam popularidade. Eles são os materiais de impressão mais usados na América do Norte. Em meados de 1990, materiais de polivinil verdadeiramente hidrofílicos que poderiam oferecer impressões precisas de superfícies úmidas intrabucais foram introduzidos. Outros aperfeiçoamentos incluíam força do material, resistência à ruptura, possibilidade de repetidas vazagens e coloração fácil de entender. Os materiais de moldagem de polivinilsiloxano (PVS) rapidamente tornaram-se os de escolha para impressões convencionais, pois eram mais precisos, rápidos e previsíveis; por último, mas não menos importante, fáceis de usar.[11] A Tabela 27-1 é uma comparação entre as vantagens e desvantagens das propriedades de todos os materiais de impressão. PVS é o material mais comumente

TABELA 27-1
Propriedades dos Materiais de Moldagem

	Viscosidade	Margem	Lavagem	Colaminação entre Viscosidades	Hidrofilicidade	Alta Resistência à Ruptura	Envolve Áreas Retentivas	Tempo de Trabalho e Presa	Paciente	Operador
Gesso	Leve	Não	Sim	Não	Sim	Não	Não	Não constante	Sensível	Sensível
Godiva	Pesada	Sim	Não	Não	Não	Não	Não	Não constante	Sensível	Sensível
ZOE	Leve e média	Não	Sim	Não	Não	Não	Não	Não constante	Sensível	Sensível
Alginato	Leve e pesada	Não	Sim	Não	Sim	Não	Sim	Não constante	Sensível	Sensível
Polissulfeto	Leve e pesada	Sim	Sim	Não	Não	Sim	Sim	Um tanto constante	Sensível	Sensível
Poliéter	Múltipla	Sim	Sim Fraco	Sim	Sim	Sim Fraco	Sim	Constante	Pouco sensível	Não Sensível
Silicone de condensação	Leve e média	Sim	Sim	Sim Fraco	Não	Sim	Sim Fraco	Não constante	Não sensível	Não Sensível
Polivinilsiloxano	Múltipla	Sim	Sim	Sim	Sim	Sim	Sim	Constante	Não sensível	Não Sensível

usado para impressões dentárias convencionais, e suas propriedades serão comparadas com impressões digitais.

Precisão Dimensional

A precisão dimensional do PVS é excelente se as margens do preparo são isoladas, o material de impressão cobre o preparo de forma adequada e uniforme e o material é completamente endurecido antes da remoção da moldagem. Caso contrário, a precisão diminui porque há risco de distorção do material de impressão. Em comparação, uma técnica de impressão digital terá igual ou melhor precisão dimensional, porque não há material de moldagem e, portanto, qualquer risco de distorção do mesmo. Embora o controle de umidade e a gestão dos tecidos sejam necessários para ambas, as impressões digitais requerem este controle apenas por uma imagem de cada vez.

Captura de Detalhes

A captura de detalhes em uma impressão convencional é boa quando não há movimentação da moldeira, nenhum ar aprisionado e quando se permite que o material endureça completamente. No caso da técnica de impressão digital, as imagens capturam detalhes e são ampliadas, o que permite que todos os problemas com os preparos sejam visualizados imediatamente. Além disso, espaços livres oclusais também são verificados (Fig. 27-3).

Tempo

Materiais de moldagem odontológicos disponíveis no mercado exigem, em média, 5 a 8 minutos de tempo de presa. A técnica de impressão digital tem uma curva de aprendizagem inicial de aproximadamente 5 a 10 escaneamentos, sendo que um escaneamento de quadrante leva em torno de 3 a 5 minutos. Pode parecer que é apenas uma pequena economia de tempo; no entanto, a tarefa na qual a técnica de impressão digital mostra sua superioridade está em uma situação em que se tenha que refazer a moldagem. Refazer uma moldagem convencional dobra o tempo de trabalho, pois requer outros 5 a 8 minutos para a repetição. Além disso, toda a moldagem tem que ser refeita. Uma pesquisa realizada pela Consilium Associates em Irvine, Califórnia, afirma que 36% dos dentistas têm que refazer suas moldagens, pelo menos, três vezes ou mais por mês. Com a técnica de impressão digital, a única área que precisa ser escaneada novamente é a que não foi copiada.

Acesso Intraoral

Acesso intraoral utilizando técnicas convencionais de moldagem pode ser um desafio para aqueles com reflexo faríngeo ativo, excesso de saliva, cavidades orais pequenas ou com língua e bochecha grande. Com a técnica convencional, toda a moldagem (a moldeira e o material) precisa estar dentro da boca e estável até que o material de moldagem tome presa completamente. Com a técnica de impressão digital, a vantagem significativa é que o processo de captura de imagem pode ser interrompido e continuado várias vezes, garantindo, assim, o conforto do paciente. Uma desvantagem neste momento é o tamanho da câmera, que pode criar dificuldades na captura de elementos posteriores como os segundos ou terceiros molares em cavidades orais menores (Fig. 27-4). À medida que a tecnologia avança, a dimensão da câmera pode diminuir.

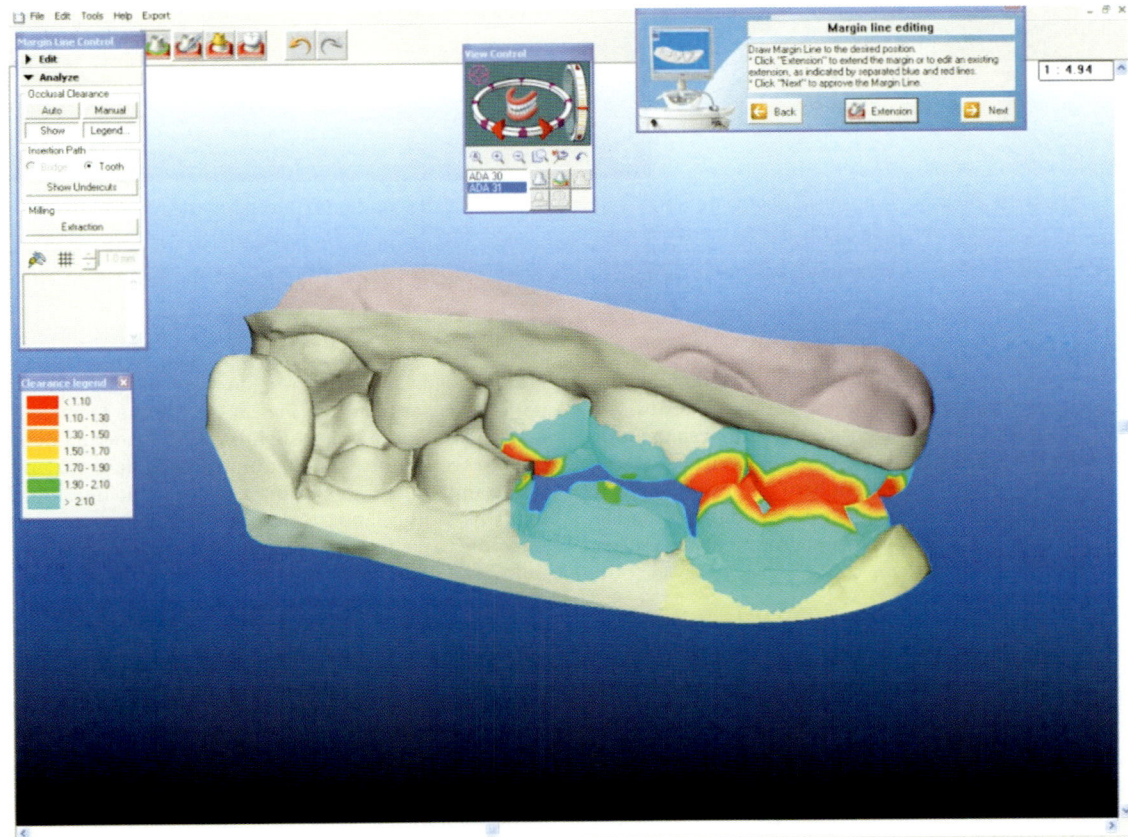

FIGURA 27-3. *Feedback* no consultório em tempo real durante o qual margens, oclusão e contatos podem ser imediatamente verificados.

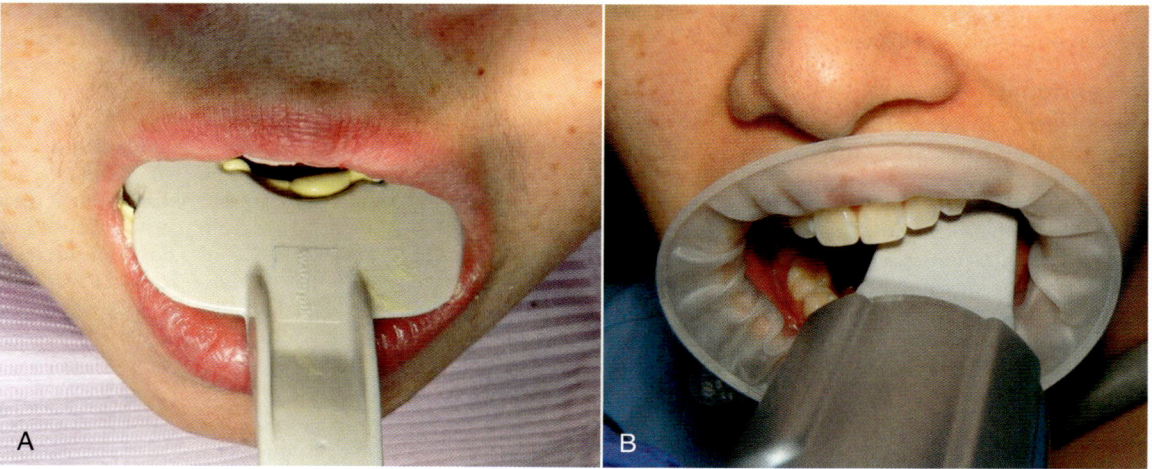

FIGURA 27-4. Acesso intraoral com técnicas de impressão convencional (**A**) e digital (**B**).

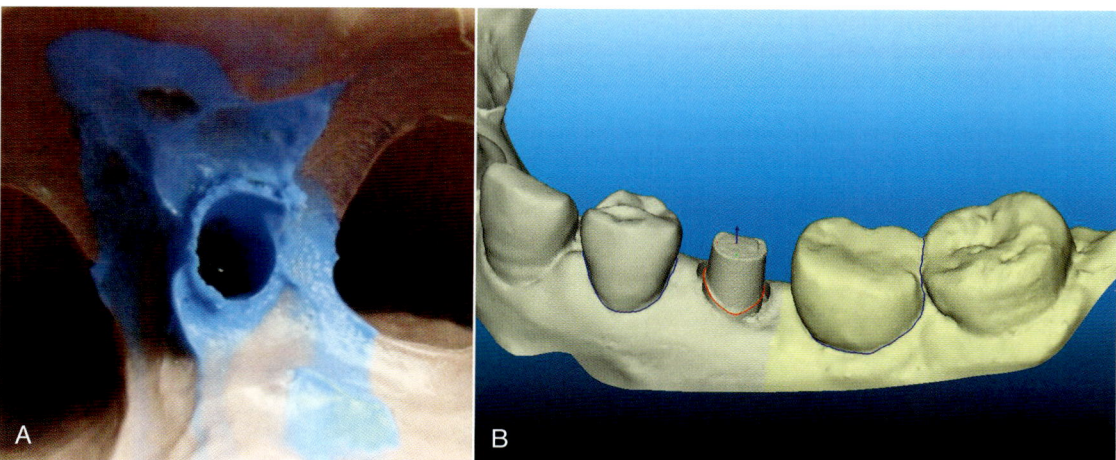

FIGURA 27-5. Comparação das margens subgengivais com técnicas de impressão convencional (**A**) e digital (**B**).

Estabilidade a Longo Prazo

A estabilidade a longo prazo dos modelos feitos com PVS é excelente, o que permite que sejam armazenados durante longos períodos. No entanto, isso requer significativo espaço físico para armazenamento, o que às vezes pode vir a ser um desafio. O modelo virtual criado a partir da técnica de impressão digital também tem estabilidade a longo prazo excelente, pois as imagens podem ser armazenadas indefinidamente em um disco rígido, que requer muito pouco espaço físico.

Custo

O custo inicial do equipamento de escaneamento digital é elevado comparado com a estocagem e o armazenamento de PVS na clínica. No entanto, depois que esse custo de instalação da unidade é resolvido, as futuras impressões digitais são feitas em uma taxa nominal, simplesmente a do custo dos materiais descartáveis. A técnica de impressão digital tem uma vantagem sobre a técnica de moldagem convencional em situações nas quais se precisa refazer o procedimento. O custo do PVS é dobrado. Com a técnica de impressão digital, o custo não aumenta quando imagens adicionais são tomadas na mesma consulta.

Margens

A necessidade de visualização da margem subgengival é um desafio para ambas as técnicas (Fig. 27-5). Com a técnica de moldagem convencional, um *coping* de impressão e um análogo do implante podem ser usados para criar um modelo de gesso no nível do corpo do implante. Isso elimina a necessidade de capturar quaisquer margens, pois o laboratório pode selecionar e preparar o pilar do implante e sua margem para receber a restauração final. A técnica de impressão digital tem evoluído para incluir pilares de digitalização de implantes, que permitem a criação de um modelo virtual no nível do implante, mais uma vez eliminando a necessidade de capturar quaisquer margens (Fig. 27-6).

Outros Desafios com as Moldagens Convencionais

Alguns outros desafios com moldagens convencionais incluem trações e rompimentos ao retirar a impressão, bolhas e espaços vazios com a moldagem, distorção do material, pobre adesão deste à moldeira, sensibilidade do tempo, entre outros. Para superar esses problemas, tecnologia CAD/CAM e impressão digital com dispositivos de digitalização foram introduzidas na odontologia, eliminando o uso de tradicionais materiais de moldagem no consultório e técnicas

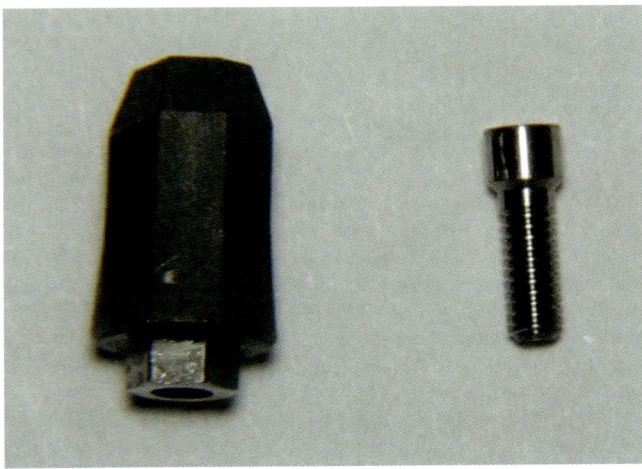

FIGURA 27-6. Pilar de digitalização do implante.

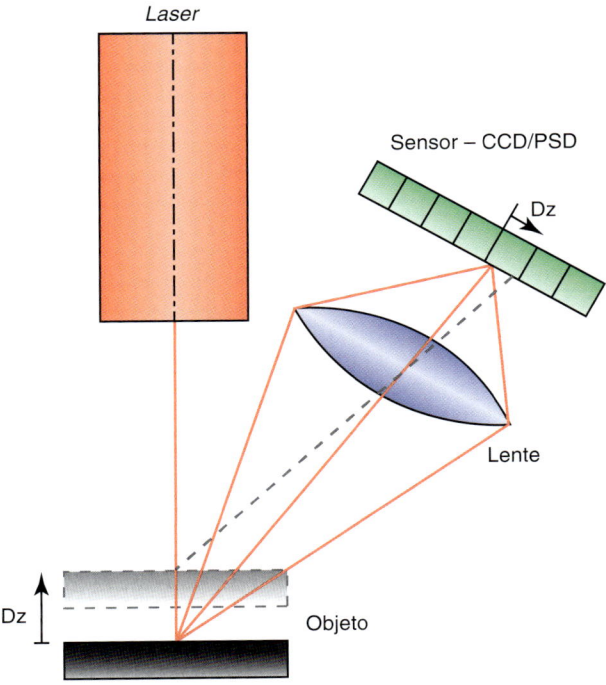

FIGURA 27-7. Triangulação de tecnologia de luz.

de laboratório.[2,8] Aparelhos de tecnologia digital asseguram uma impressão mais precisa, resultando em restauração com melhor adaptação.

Diferenciação das Tecnologias de Impressão Digital

Desde a introdução de dispositivos de digitalização no mundo odontológico, os fabricantes têm expandido amplamente o alcance das indicações para o uso de seus respectivos sistemas nos consultórios. Eles também integraram *hardwares* e *softwares* com a maioria dos laboratórios odontológicos. Alguns desses aparelhos incluem os produtos de CAD/CAM CEREC (Sirona Dental Systems), E4D Dentist (E4D Tecnologies), Cadent iTero (Cadent Align Technology, Inc.), Lava Chairside Oral Scanner C.O.S. (3M ESPE) FastScan (IOS Technologies), Densys3D Solution (Densys) e DirectScan (Hint-EL/Fraunhofer).[12]

A utilização de dispositivos de escaneamento intraoral em odontologia já é feita há 25 anos.[9] Um dos componentes críticos no fluxo de trabalho é a captura digital de implantes e da dentição do paciente para planejamento, posicionamento e restauração. Os aparelhos de uso intraoral utilizam uma sofisticada tecnologia de escaneamento de superfície óptica que funciona como uma câmera, mas em vez de meramente capturar luzes e cores, os sensores avaliam os tempos de reflexão da luz de várias superfícies por meio de processos de captura 3D. O *software* 3D usa algoritmos de alinhamentos específicos que permitem o registro do objeto e, em seguida, a captura dessa informação.

Em odontologia atualmente, existe uma diversidade de marcas comerciais disponíveis para o escaneamento e captura detalhada de superfícies intraorais. Três dos princípios mais comuns de escaneamento intraorais são: triangulação, amostragem de *wave-front* ativo e escaneamento paralelo confocal a *laser*.[13]

Triangulação de Tecnologia de Luz

Duret *et al.* introduziram e descreveram o uso de um sistema de impressão eletrônico digital que incorporou a tecnologia CAD/CAM.[14-16] O primeiro sistema de escaneamento intraoral utilizado na odontologia foi baseado no conceito de triangulação da luz.[15] Existem três elementos para esse sistema: (1) a fonte de luz que (2) ilumina o objeto, o qual está posicionado em um ângulo para (3) um detector. A técnica de triangulação usa uma luz de *laser* temporizada e dirigida para a estrutura do dente, que é refletida de volta para a câmera, e os dados são capturados para registrar a imagem. O formato da triangulação permite que um cone angular de luz capture uma única imagem em 15.000 mícrons. Esses sistemas de escaneamento dentário requerem que um pó reflexivo seja aplicado nos dentes antes da digitação para garantir uma captura precisa da imagem (Fig. 27-7).

A técnica de escaneamento de triangulação foi introduzida na odontologia em 1987 através do CEREC por Sirona Dental Systems LLC.[13] O sistema de escaneamento digital CEREC com sua unidade de fresagem de bloco de cerâmico no consultório é capaz de obter uma impressão intraoral digital direta na qual a interseção da luz de três feixes lineares é usada para localizar um ponto definido no espaço 3D.[15-17] Entretanto, superfícies que não dispersam luz de forma uniforme, tais como esmalte, amálgama ou superfícies curvadas não contínuas, afetam a precisão do escaneamento com essa tecnologia.[17] Portanto, a utilização de um revestimento refletivo ou pó opaco para criar uma dispersão de luz uniforme tem sido defendida durante o processo de digitalização[18] (Fig. 27-8).

Técnica do *Wave-Front* Ativo por Amostragem

A técnica do *wave-front* ativo por amostragem também requer um pó, mas em vez de usar o *laser* para capturar os dados do dente, esses sistemas de escaneamento utilizam uma lente com abertura rotatória. Isso permite a captura de dados em 3D em uma sequência de vídeo e modelos de dados em tempo real. (≈20 conjuntos de dados 3D por segundo) (Fig. 27-9). O escâner Lava C.O.S. intraoral da 3M ESPE utiliza esta tecnologia.[13]

Tecnologia de Imagem Confocal Paralela

Cadent (Align Technology, Inc.) desenvolveu um sistema de escaneamento digital *free-standing* que oferece aos clínicos uma alternativa precisa a técnicas de impressão dental convencionais, sem a exigência de uma unidade de fresagem restauradora no consultório. Esse sistema digital refinado, introduzido em ortodontia para escanear modelos convencionais de gesso vazado para aplicações ortodônticas, foi então aplicado a próteses convencionais.[19,20] Com base no conceito de tecnologia de imagem confocal paralela utilizada em microscopia, o dispositivo de escaneamento Cadent iTero projeta

100 mil pontos de *laser* vermelho paralelo com o foco perfeito em 300 profundidades focais da estrutura do dente que converte a luz refletida em dados digitais.[21,22] Somente os objetos a uma profundidade focal de 50 micrômetros ou menos são capazes de refletir a luz através de um pequeno dispositivo de filtragem. Os feixes de luz com *laser* vermelho agem como sondas ópticas ao contatar as superfícies de um objeto e são capazes de gravar os detalhes da superfície anatômica, detectando os pontos confocais (Fig. 27-10).

A vantagem desta tecnologia é que ela é capaz de capturar os detalhes da anatomia das diferentes superfícies dentro de 15 micrômetros, sem utilizar um pó reflexivo. Esta propriedade permite técnicas de escaneamento de contato, que posicionam o escâner a *laser* portátil diretamente no objeto (dente ou dispositivo de digitalização do pilar). Isso aumenta a estabilidade e diminui a necessidade de examinar novamente o paciente. Vários materiais dentários, tais como esmalte, ouro, amálgama e resinas, são detectados e registrados com igual precisão.[9]

Comparação de Alguns dos Escâneres Intraorais Digitais Tridimensionais

A impressão digital ideal permite escanear apenas um quadrante ou toda uma arcada (Fig. 27-11) e possibilita a fabricação de todos os tipos de restaurações dentárias, até mesmo com preparos subgengivais. O uso de tal tecnologia avançada produz uma imagem 3D precisa do objeto a ser digitalizado em tempo real. O clínico é capaz de ver a réplica 3D quando o processo de digitalização estiver concluído.

O escâner a *laser* intraoral iTero da Cadent Align Technology, Inc. consiste em um carrinho sobre rodas que pode ser movido para diferentes consultórios[23] (Fig. 27-12). A ponteira do escâner a *laser* portátil libera um leve fluxo de ar comprimido durante o processo de escaneamento para evitar o embaçamento das lentes que estão ligadas a um cabo de dados específico (Fig. 27-13). O cabo de dados está conectado a um computador com uma tela de cristal líquido (*light-emitting diode* [LED]) que processa a informação eletrônica. Um teclado sem fio, *mouse*, pedal e instrumentos de análise que são patenteados pelo fabricante controlam todo o processo de escaneamento digital.

O escâner usa imagem confocal paralela para captar uma imagem 3D digital.[24,25] Ele emite um feixe de *laser* através de um pequeno orifício e dirige-o para a superfície do dente. Apenas um objeto na distância focal adequada irá refletir a luz através do dispositivo de filtragem.[10] A câmera cobre uma área de 14mm^2 × 18mm^2 a uma profundidade de digitalização de 13,5 mm.[26] Nenhum meio reflexivo é necessário para a luz do *laser* ser refletida de superfícies intraorais. Não tem que ser realizada a uma distância fixa do dente, ela escaneará ao tocar os dentes.[24] O pedal é usado para ativar a câmera que captura imagens sucessivas. Após cada escaneamento, a opção de aceitar ou rejeitar a digitalização é apresentada para o clínico. Depois de ser aceita, a digitalização é integrada ao modelo digital. A unidade também fornece avisos visuais e verbais de orientação durante o processo de impressão digital.[25]

O *software* solicitará uma série de cinco escaneamentos (vistas oclusal, vestibular, lingual, mesial e distal) por dente ou pilar preparado, com escaneamentos adicionais necessários para os dentes adjacentes e a dentição antagonista. A série habitualmente pode variar de 15 a 30 imagens digitalizadas para registrar o preparo, os dentes opostos e a relação oclusal.[10]

O Planmeca PlanScan Intraoral Scanner da E4D Technologies utiliza tecnologia de *laser* azul que oferece taxas de imagem de vídeo de dentes e tecidos moles, modelos ou moldagens para o monitor[24] (Fig. 27-14). Espelhos aquecidos na ponta do escâner continuamente evitam o embaçamento durante o escaneamento intraoral. Para iniciar o processo de digitalização, o escâner é posicionado diretamente sobre a superfície oclusal do local da restauração com a ponta apontando no sentido distal, de modo a atingir a distância focal ideal.

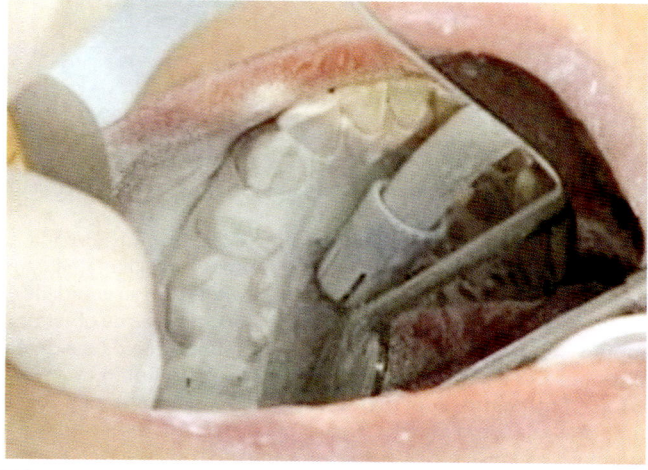

FIGURA 27-8. Aplicação de pó reflexivo na superfície dos dentes.

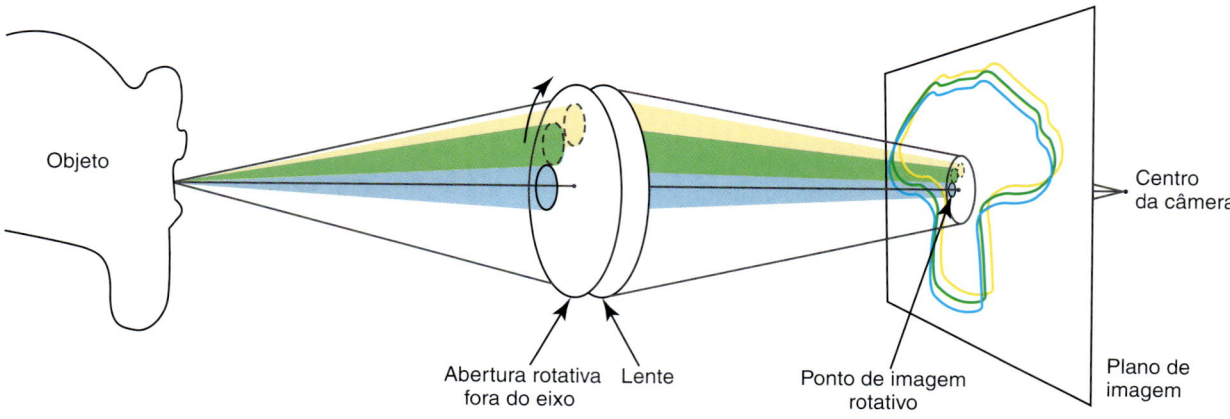

FIGURA 27-9. *Wave-front* ativo por amostragem.

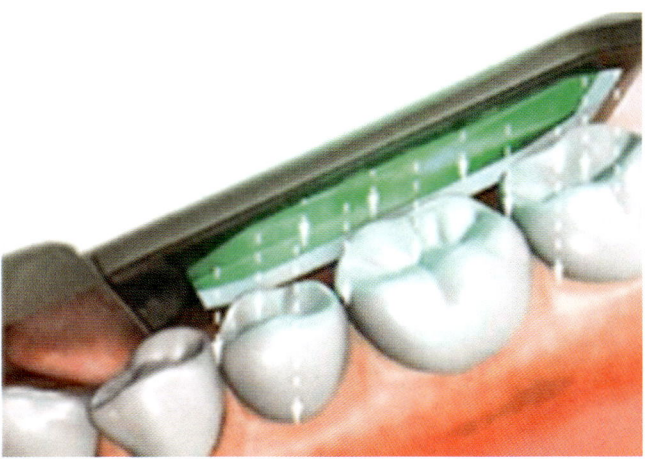

FIGURA 27-10. Tecnologia de imagem confocal paralela.

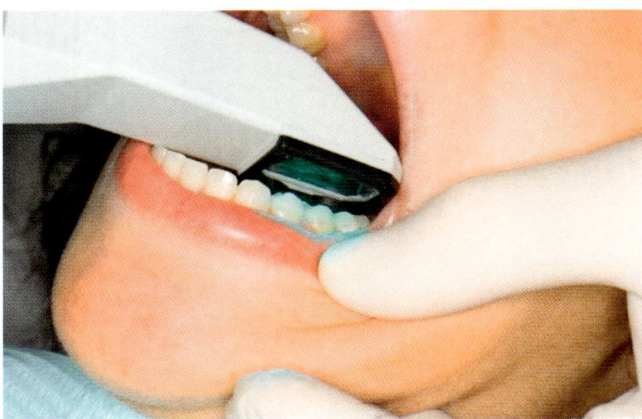

FIGURA 27-13. Ponteira de escaneamento iTero da Align Technology, Inc.

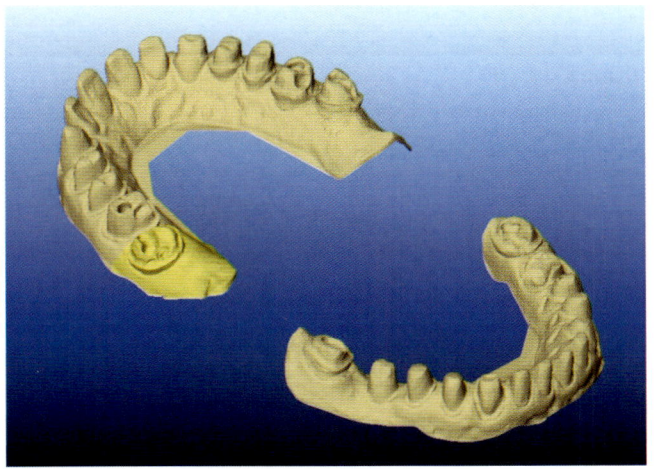

FIGURA 27-11. Arcos completos digitalizados utilizando escâner intraoral iTero da Align Technology, Inc.

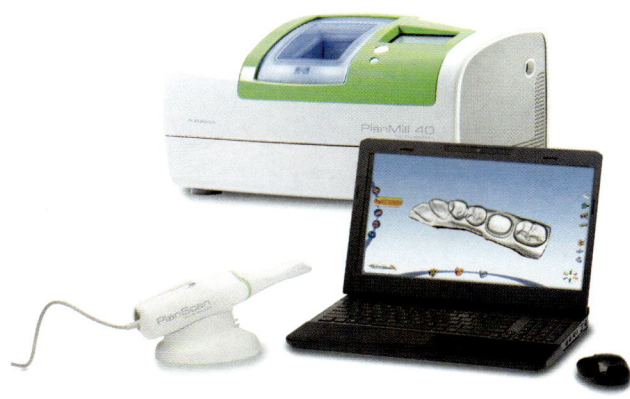

FIGURA 27-14. Planmeca PlanScan System: escâner, laptop e unidade fresadora. (Cortesia de E4D Technologies.)

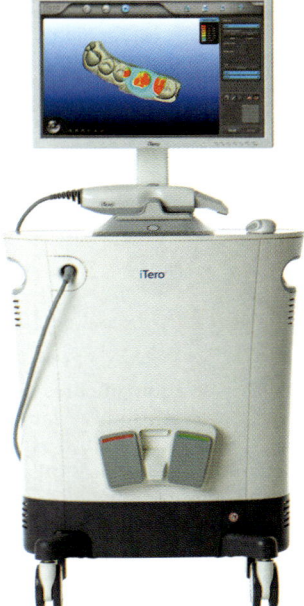

FIGURA 27-12. Escâner intraoral iTero da Align Technology, Inc.

Para captura 3D, o *streaming* de vídeo captura e grava todas as superfícies dos dentes preparados e adjacentes do quadrante. Uma característica do *software* ICE (IC Everything) é tirar imagens fotográficas dos dentes e tecidos gengivais. Conforme imagens sucessivas são registradas, elas são envolvidas em torno do modelo 3D em desenvolvimento para criar a visão ICE. Isso proporciona ao usuário imagens sem restrições e atuais dos tecidos mole e duro e auxilia com a identificação de margens.[27] O *software* Planmeca Romexis guarda modelos dos implantes, pilares e modelos de coroa na biblioteca Planmeca Romexis. O dentista pode, então, importar projetos de coroa com dados CBCT (*cone-beam*) e sobrepor a um escaneamento. Isso permite a realização de um planejamento fácil e a confirmação da posição do implante.

CEREC AC da Sirona tem uma câmera de LED azul em vez de câmera de *laser* vermelho dos sistemas CEREC anteriores (Figs. 27-15 e 27-16). O curto comprimento de onda projetada pelo LED permite maior precisão da imagem óptica resultante[28] (Fig. 27-17). A câmera usa a técnica de triangulação ativa para gravar imagens. Um padrão de luz azul é projetado sobre o objeto e, em seguida, ocorre a leitura de um ângulo ligeiramente diferente. Ele usa um feixe telecêntrico, que permite a captura de informação essencial de todas as superfícies do dente preparado em uma única visualização. A câmera fica posicionada diretamente sobre o dente preparado para iniciar um escaneamento. Quando a câmara estiver estabilizada dentro da distância focal de 14 mm e permanecer imóvel por contato com os dentes adjacentes, a imagem é gravada automaticamente.[29]

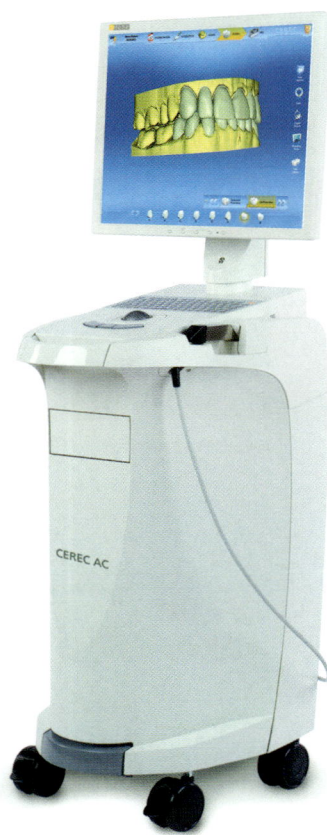

FIGURA 27-15. CEREC AC Bluecam. (Cortesia de Ceramics Dental Laboratory, North Miami Beach, FL.)

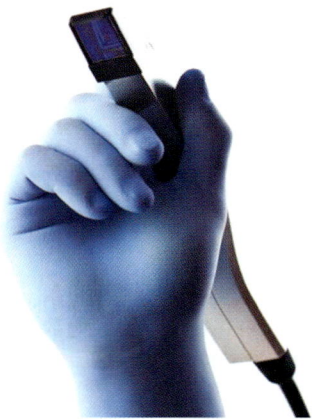

FIGURA 27-16. Ponteira de escaneamento CEREC Bluecam. (Cortesia de Ceramics Dental Laboratory, North Miami Beach, FL.)

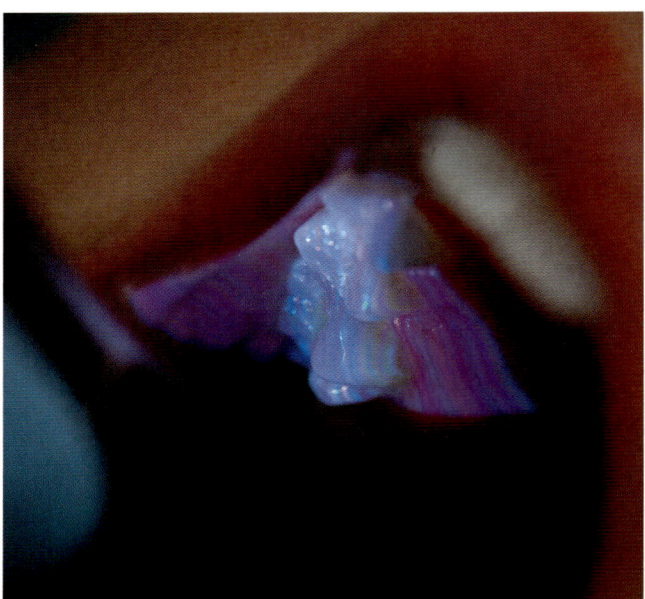

FIGURA 27-17. Fonte de luz azul de comprimento de onda curto CEREC AC Bluecam. (Cortesia de de Ceramics Dental Laboratory, North Miami Beach, FL.)

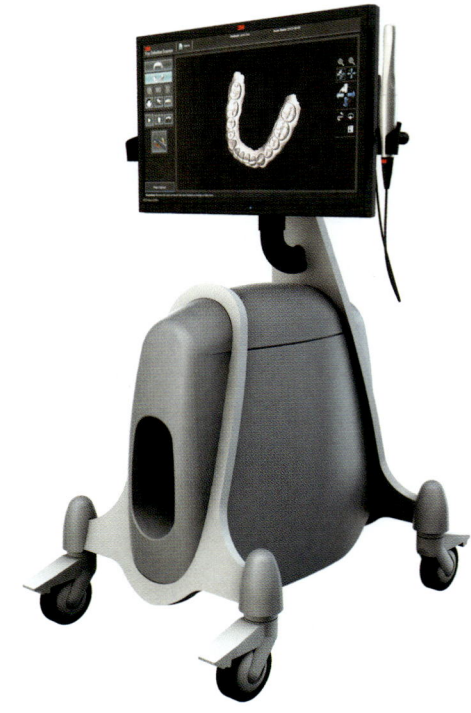

FIGURA 27-18. Lava C.O.S.

Isso impede a gravação de imagens imprecisas em decorrência da movimentação da câmera. Depois que a imagem é gravada, a câmera é movida sobre dentes adjacentes para gravar imagens adicionais. O *software* junta os dados sobrepostos das sucessivas imagens para calcular um único modelo 3D.

Sirona também oferece o portal CEREC Connect, por meio do qual o dentista pode tirar uma impressão digital e transmitir os dados para um laboratório de prótese dentária na rede Sirona. Por sua vez, o laboratório pode fabricar a restauração dentária e devolvê-la ao dentista para inserção em uma segunda visita do paciente. Ela também oferece aos laboratórios de prótese dentária o inLab System, uma série de equipamentos e *softwares* CAD/CAM que possibilita que o técnico fabrique restaurações com base em um banco de dados. Sirona introduziu o escâner digital azul, o inEos, como parte da família de produtos inLab, possibilitando ao laboratório escanear modelos vazados e/ou fabricar restaurações *in-house* ou fazer o *upload* dos arquivos de dados para a base central de produção Sirona infiniDent.

O escâner Lava C.O.S intraoral da 3M ESPE tem 13,2 mm de largura na extremidade de trabalho e contém 192 LED e 22 sistemas de lentes (Fig. 27-18). O escâner Lava C.O.S. intraoral é baseado no princípio de amostragem de *wave-front* ativo (óptico).[30] Três sensores capturam a visão clínica de diferentes perspectivas e geram superfícies 3D em tempo real por meio de algoritmos próprios de processamento de imagem.[30] Esta tecnologia "3D em movimento" grava imagens de vídeo 3D contínuas para criar um modelo do quadrante ou da arcada em tempo real no monitor do computador.

A câmera captura 20 conjuntos de dados 3D por segundo, ou cerca de 2.400 conjuntos de dados 3D ou 24 milhões de pontos de dados por arco, para criar o modelo.[26] O Lava C.O.S. é o único escâner de vídeo intraoral em oposição ao modo de imagem fixa de outros sistemas. A câmera é mantida a 5 a 15 mm da superfície do dente e dos tecidos moles para ativar o escaneamento.[24] O movimento da câmera fora desta faixa focal faz com que a gravação de vídeo pare até a câmera ser trazida de volta à faixa. Isso serve como um mecanismo de segurança que previne que haja gravação de dados de má qualidade. A quantidade de dentição a ser gravada é determinada pelo dentista e pode incluir um sextante ou uma arcada completa.[31]

Imagem Digital Integrada ao Fluxo de Trabalho do Consultório

Antes de se iniciar a fase protética do tratamento, o nível ósseo em torno de cada um dos implantes é avaliado com uma radiografia periapical (Fig. 27-19, *A*). A estabilidade primária do implante é confirmada. Cada implante dentário é exposto, e um pilar de cicatrização transmucoso é colocado sobre o implante para permitir que a cicatrização do tecido mole ocorra ao longo de um período de 2 a 3 semanas (Fig. 27-19, *B*). A obtenção de uma impressão precisa para isolar o posicionamento do implante na boca do paciente é fundamental para proporcionar a precisão necessária para a restauração dentária.

Com a conclusão do período de cicatrização do tecido mole, tradicionalmente, técnicas de moldagem de implante dentário usam *copings* de impressão que são inseridos dentro do implante no momento da moldagem. Materiais de moldagem tradicionais, como PVS ou poliéter, são usados para capturar a mucosa e os dentes representativos. Após a tomada de impressão, análogos dos

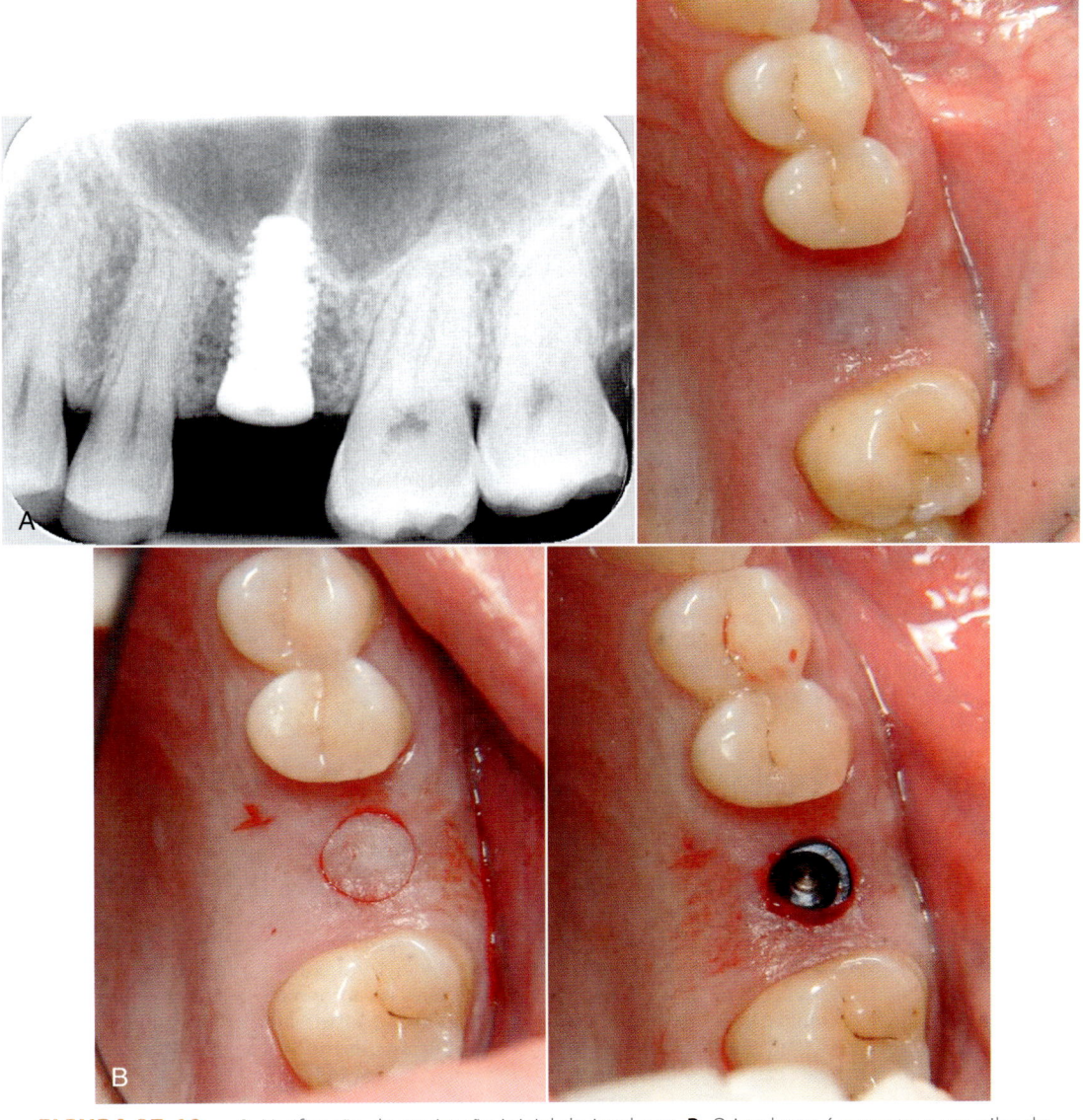

FIGURA 27-19. **A,** Verificação da catrização inicial do implante. **B,** O implante é exposto e um pilar de cicatrização transmucoso é inserido para a cicatrização do tecido mole.

(Continua)

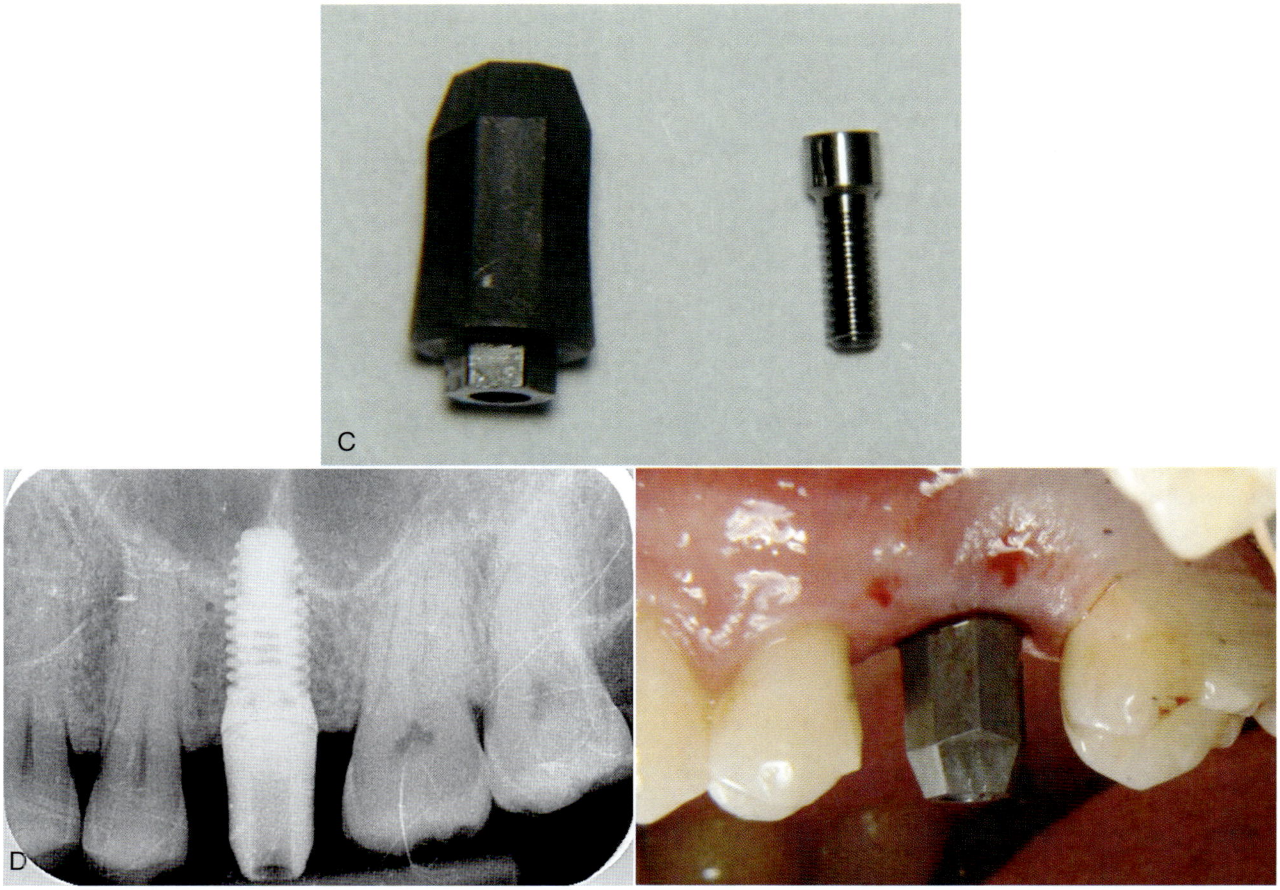

FIGURA 27-19. (Cont.) C, Pilar de digitalização do implante. D, O pilar de digitalização do implante é inserido e uma radiografia periapical é feita para confirmar o encaixe.

implantes são posicionados nos *copings* de impressão e um modelo de gesso é criado com os análogos representando o posicionamento dos implantes no modelo. Embora esta técnica tenha sido utilizada em implantodontia durante vários anos, há possíveis imprecisões associadas às diferentes etapas envolvidas.[13]

A técnica de impressão digital substitui a tradicional moldagem no nível de fixação do *coping* por um escaneamento do pilar do implante (ISA) (Fig. 27-19, *C* e *D*), que é específico para cada implante. O ISA transfere a posição 3D intraoral do implante dentro do molde virtual digital através de um processo de registro de geometria de forma específica e facetas das superfícies anatômicas. Isso permite uma impressão digital precisa e fornece informações para o laboratório em relação ao diâmetro da plataforma do implante, à posição do implante e ao perfil de emergência desejado. Além disso, essa técnica de impressão digital elimina o uso do análogo do implante no laboratório de prótese que é utilizado juntamente à impressão dentária tradicional e resulta no moldelo mestre.[13] (Fig. 27-20).

O fluxo de trabalho clínico começa com o escaneamento do ISA e dos dentes adjacentes para obter a anatomia da superfície necessária (Fig. 27-21). Para garantir relações oclusais e a dimensão vertical, a dentição oposta também é digitalizada com o paciente colocado em intercuspidação máxima (Fig. 27-22). Isso elimina a necessidade de obter o registro de mordida tradicional para casos de próteses fixas, reduzindo o tempo de cadeira e o custo com materiais. Depois que os arcos são digitalizados, o ISA é removido e os dentes são colocados em intercuspidação máxima para obter um registro de mordida. Esta etapa exige a remoção do ISA, pois o pilar pode ser muito longo verticalmente, impedindo a intercuspidação precisa dos dentes e interferindo no apropriado registro de mordida.

Ao obter o registro de mordida, é extremamente importante que o paciente seja instruído a apertar seus dentes na posição de máxima intercuspidação habitual (MIH). Isso possibilita que os dentes naturais estejam pressionando ligeiramente o ligamento periodontal nos alvéolos e, dessa forma, ajudem a compensar o movimento fisiológico dos dentes que estão em torno de uma coroa sobre o

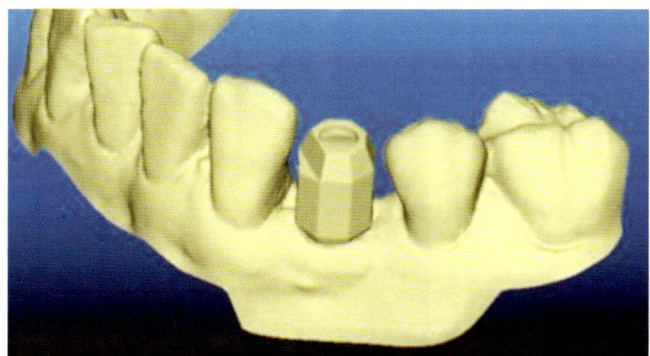

FIGURA 27-20. Pilar de digitalização do implante digitalizado com os dentes adjacentes.

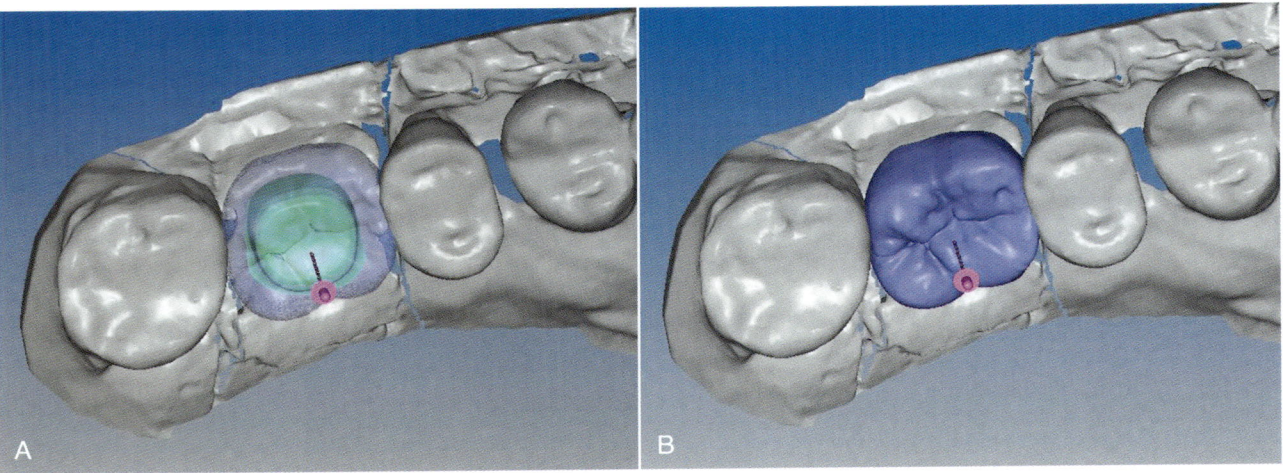

FIGURA 27-21. *Software* orientado funcional e esteticamente.

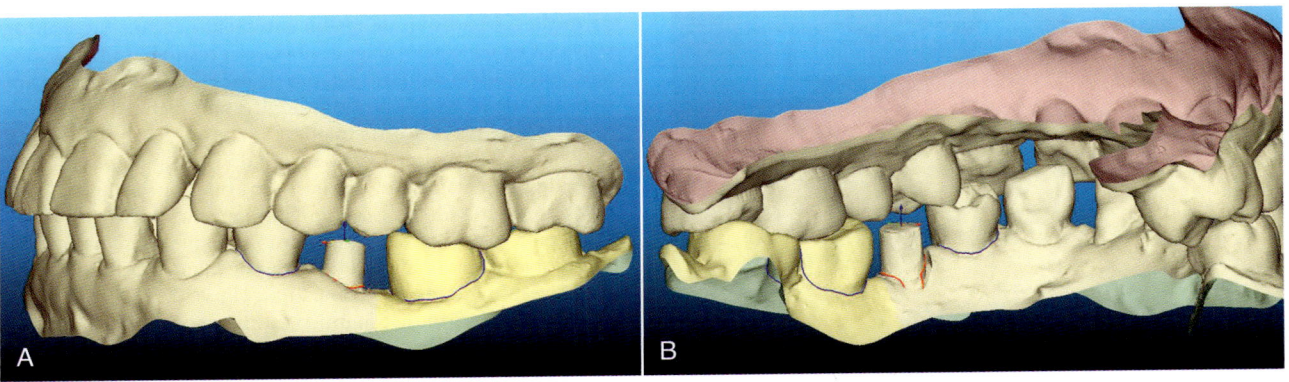

FIGURA 27-22. Pilar de digitalização do implante digitalizado com os dentes adjacentes.

implante. Essa técnica permite que a fabricação da restauração seja em infraoclusão ou ligeiramente fora de oclusão, com uma leve força de mordida para evitar que a restauração fique "muito alta" durante uma força de mordida pesada, o que pode resultar em contatos oclusais prematuros indesejáveis.

Durante o processo de escaneamento do ISA, tecidos moles circundantes, dentes adjacentes e opostos podem ser vistos em tempo real na tela do computador. Com a ajuda de avisos visuais e sonoros, o operador pode fazer os ajustes necessários para obter uma impressão intraoral digital precisa. O *software* do computador automaticamente "pontua" junto a múltiplas e sobrepostas imagens em um processo transparente chamado de modelagem em tempo real para obter os arcos opostos na MIH.

A cada verificação, o *software* capta 100 mil pontos de referências ópticas a *laser* para construir o objeto 3D que está sendo escaneado.[13,14,21,22] Depois que uma impressão digital satisfatória é obtida, o arquivo da linguagem padrão de triangulação (*standart triangulation language* [STL]) é enviado eletronicamente para o laboratório através da internet usando o próprio *software*. Uma prescrição eletrônica para o laboratório é realizada pelo dentista e inclui informações do paciente e o tipo de restauração a ser fabricada. Os dados eletrônicos da impressão digital são produzidos sob a forma de um arquivo STL de "arquitetura aberta" do pilar de escaneamento do implante, incluindo os tecidos circundantes a ele.[13]

Ao eliminar o processo convencional de moldagem, não nos preocupamos mais com a possibilidade de erros como bolhas de ar ou espaços vazios puxando ou rompendo o material de moldagem, movimentos da moldeira, desvios da moldeira, pouca quantidade de material de moldagem, adesivo inadequado de moldeira ou distorção do material. Além disso, a oclusão cêntrica tem sido historicamente documentada por meio de registros de mordida de cera ou de silicone. Quando a impressão é realizada digitalmente, não existe material colocado entre os dentes superiores e inferiores. Isso reduz consideravelmente o risco de se obter uma relação imprecisa.

Em suma, as impressões digitais odontológicas estão provando ser um avanço tecnológico que ultrapassa a precisão e a eficiência das técnicas anteriores para a obtenção de réplicas de dentes preparados com o propósito de fabricar restaurações. A adoção dessa tecnologia digital pelos dentistas rapidamente está suplantando o uso de materiais de moldagem elastoméricos. O objetivo de dentistas dedicados a próteses de qualidade está em realizar o tratamento de seus pacientes da maneira mais precisa e eficiente possível. As empresas que desenvolveram sistemas para ajudar os dentistas a atingir essas metas estão constantemente aumentando a precisão e o alcance das indicações de seus produtos para melhorar a qualidade da odontologia fornecida.[12]

Integração entre a Prática Odontológica e o Laboratório

Nos últimos anos, os laboratórios odontológicos têm adotado sistemas de impressão digital que lhes permitem analisar modelos ou

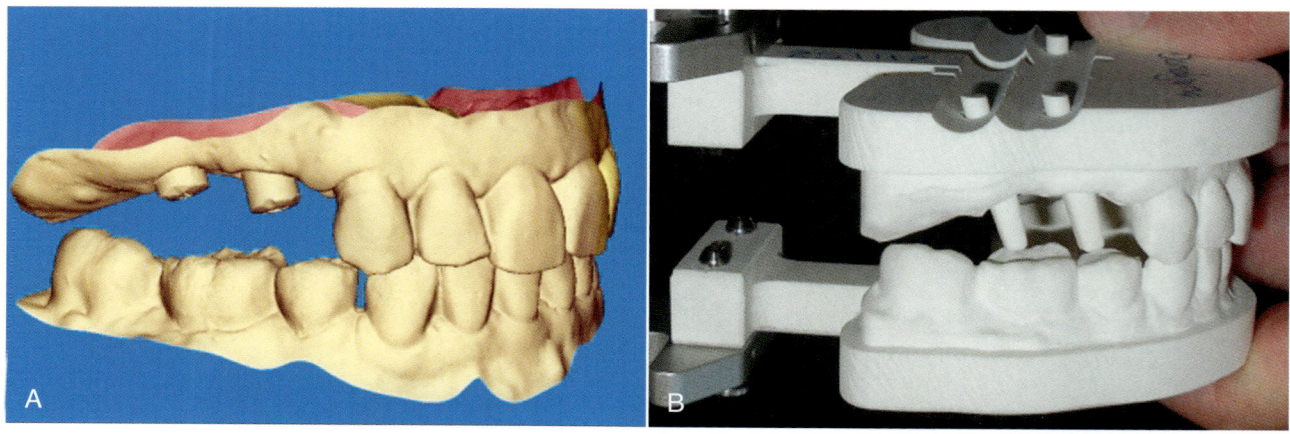

FIGURA 27-23. Conversão da impressão digital a um modelo físico.

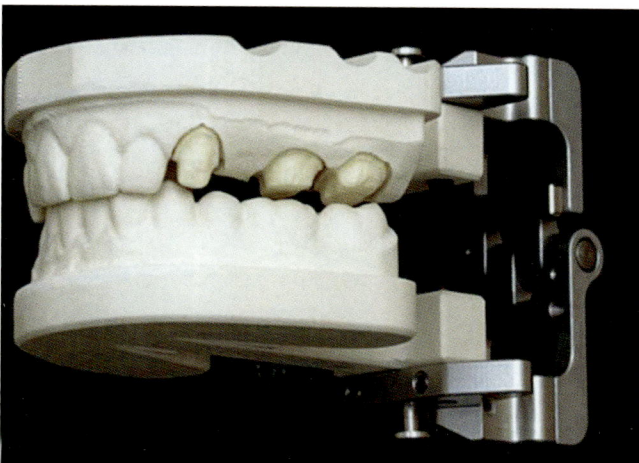

FIGURA 27-24. Modelos estereolitográficos sobre um articulador iTero.

impressões elastoméricas convencionais. Eles vêm usando também escaneamentos digitais e dispositivos CAD/CAM na fabricação de modelos, *copings*, estruturas e restaurações, essencialmente em nome da maior precisão, consistência e eficiência. Na última década, os laboratórios odontológicos rapidamente passaram para a fabricação digital. A base para todos os processos de fabricação digitais é a criação de um arquivo digital para a única anatomia dental de cada paciente.

No laboratório odontológico, os dados transmitidos da impressão digital têm duas aplicações complementares. O técnico de laboratório pode introduzir diretamente dados em um programa compatível com CAD/CAM para projetar e fresar subestruturas ou restaurações de coroas totais. Os primeiros a adotarem a tecnologia foram limitados a sistemas de "arquitetura fechada" nos quais os dados digitais poderiam somente ser usados com o *software* e *hardware* combinados com o fabricante do escâner intraoral.[32] Atualmente, a "arquitetura aberta" está evoluindo enquanto fabricantes entram em parceria com outras empresas que fabricam *hardwares* e *softwares* de terceiros para usar seus dados de escaneamento digital.

O técnico de laboratório também pode usar os dados das impressões digitais para processar um modelo de trabalho (Fig. 27-23). Os dados são transmitidos para um centro de produção digital para pós-processamento das imagens e criação de modelos mediante um processo de fresagem subtrativo CAD/CAM (iTero) ou um processo de impressão aditivo de resina conhecido como estereolitografia (Lava COS, CEREC)[33] (Fig. 27-24). Isso resulta em maior precisão tanto do modelo dentário quanto da prótese final.[6] Historicamente, o técnico de laboratório odontológico tem realizado a maior parte desses processos de forma manual.

O laboratório pode fazer o *upload* do projeto da restauração e do pilar de processamento, enquanto os modelos estereolitográficos estão sendo fresados. Esses modelos e moldes removíveis são fabricados para a conclusão da restauração e do pilar. O *software* destinado à restauração foca criar projetos ideais de pilar, da estrutura, do *coping* e do revestimento de porcelana final (Fig. 27-25, *A*). Esta metodologia permite, a partir de um único escaneamento a *laser*, a fabricação do *coping* que suporta corretamente o revestimento de porcelana baseado na forma ideal do pilar personalizado. Os parâmetros do *software* para fabricar a restauração e o pilar personalizados incluem contorno da coroa, perfil de emergência, contatos interproximal e oclusal e espessura do material para garantir a resistência da restauração às forças oclusais.[14]

Usando a tecnologia CAD/CAM, o pilar de implante pode ser fresado em titânio, zircônia ou em um híbrido (conexão de metal com um núcleo de zircônia). A restauração definitiva pode ser fresada como uma restauração de cerâmica pura ou uma PFM usando os tradicionais procedimentos de laboratório. Modelos personalizados, de resina em poliuretano, fresados em CAD/CAM também estão disponíveis para o dentista restaurador com o propósito de verificar o ajuste final da restauração antes de esta ser entregue ao paciente. Tais modelos são mais duráveis e resistentes a deformação, retração, expansão, lascamento e fraturas comparados aos modelos de gesso.[13]

O resultado é uma restauração com adaptação mais precisa, com pouco ou nenhum ajuste necessário na cadeira (Fig. 27-25, *B* e *C*). A forma final do pilar personalizado é fresada no modelo de poliuretano, eliminando a necessidade do laboratório em trabalhar diretamente sobre o pilar final. Esta tecnologia avançada pode ajudar a evitar as imprecisões associadas à utilização de técnicas laboratoriais artesanais tradicionais, como revestimento, fundição, jateamento e polimento.[13] Além disso, o nível de comunicação entre o dentista e o técnico tem aumentado dramaticamente.

Processo Passo a Passo

Depois da impressão digital e do registro da mordida, o procedimento é movido para o mundo computadorizado para a digitalização e a fabricação.

Passo 1. Criação do arquivo. Um arquivo é criado no *software* para cada caso individual. O operador insere o nome do paciente, número do caso, nome do dentista, data e número do(s) dente(s) e o tipo da restauração desejada (coroa total, faceta, *inlay* ou *onlay* ou estrutura de *coping*). Preferências adicionais podem ser definidas de forma global para todos os casos de um clínico ou especificamente com base no caso individual. Estas opções incluem ajuste preferido de contato, intensidade de contato oclusal e espaço do molde virtual que define a adaptação interna da restauração final. Depois que toda essa informação é inserida, o computador pode começar sua busca na biblioteca do banco de dados para adquirir a forma correta dos dentes (Fig. 27-26).

Passo 2. Escaneamento. Usando o aparelho de escaneamento óptico CEREC 3D, o modelo de trabalho com a matriz recortada é escaneado, capturado digitalmente e transferido para o laboratório virtual no computador. O computador agora tem todas as informações necessárias para realizar a prótese no modelo de trabalho, no preparo e nos parâmetros oclusais (da imagem antagônica).

Passo 3. Modelo virtual. O modelo virtual em 3D é apresentado na tela e pode ser girado e visto sob qualquer perspectiva (Fig. 27-27).

Passo 4. Projeto. O primeiro passo no projeto da restauração é virtualmente seccionar o modelo e remover o troquel. Os parâmetros e as bordas da restauração final são definidos usando as informaçõees do antagonista, dos dentes adjacentes, das áreas de contato e, finalmente, das margens gengivais do preparo. As áreas desejadas de contato são eletronicamente marcadas nos dentes adjacentes, e as margens do preparo são muito facilmente identificadas e delineadas com a ajuda do computador.

Passo 5. Seleção do banco de dados. O computador agora vai apresentar o menu do banco de dados que permitirá ao operador selecionar a idade relativa do dente no projeto desejado examinando a dentição circundante. A partir desta informação e dos parâmetros definidos, o *software* irá propor uma restauração, a sua posição sobre o preparo e dentro da arcada (Fig. 27-28).

Passo 6. Colocação virtual. O computador colocou a restauração na posição mais apropriada (com base nos dados que foram inseridos), porém a experiência do operador e seu conhecimento de forma e função são necessários para posicionar manualmente o contorno da restauração na localização dentária preferencial. Simplesmente com alguns cliques do *mouse*, a posição e a rotação da coroa podem ser alteradas conforme desejado e o aplicativo Cusp Settling do *software* irá automaticamente reajustar cada ponta de cúspide, vertente, contatos e cristas marginais da restauração com base nas preferências e nas informações do antagonistas de acordo com a recém-desejada posição e rotação. A restauração virtual responde e adapta-se imediatamente a todos os parâmetros enquanto se relaciona com a nova posição (Figs. 27-29 e 27-30).

Passo 7. Confirmação oclusal. Uma função automatizada do *software* foi projetada para propor pontos de contato de fossas nas

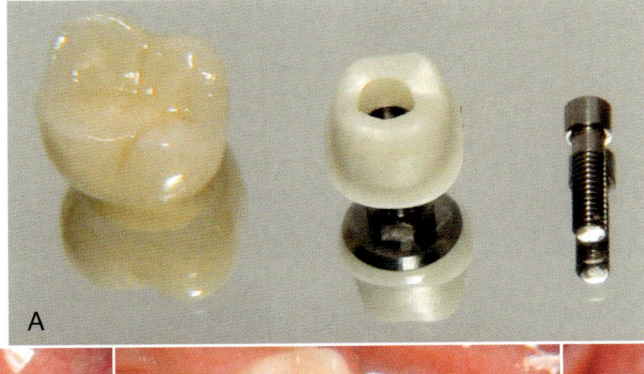

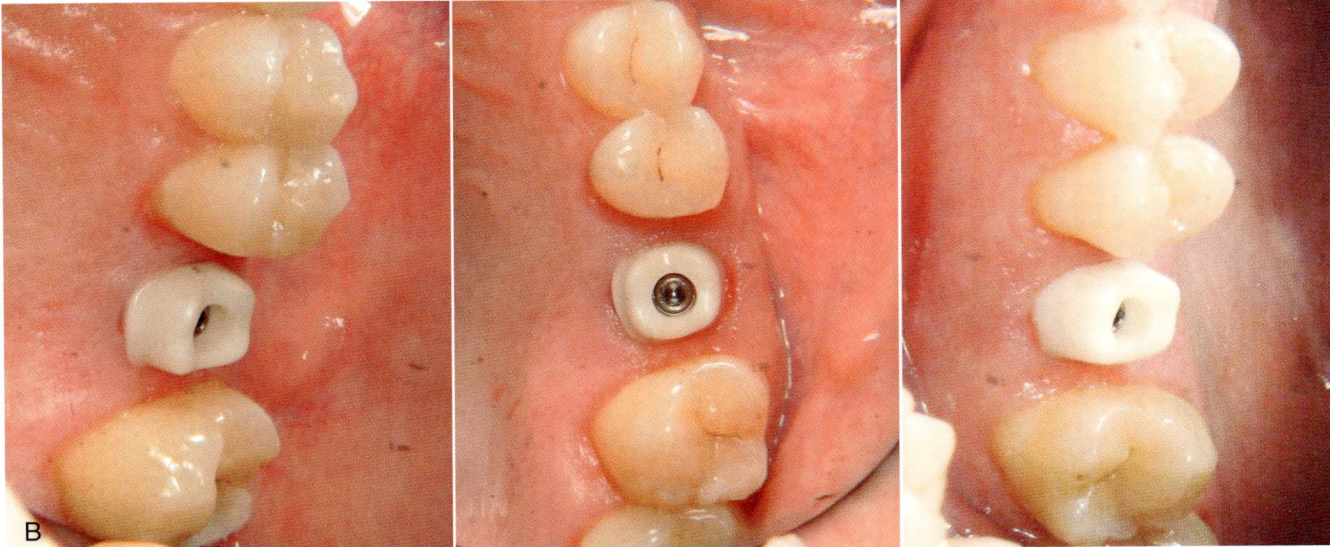

FIGURA 27-25. **A,** Pilar e restauração personalizados criados usando *software* guiado em relação à restauração. **B,** Pilar personalizado inserido.

(Continua)

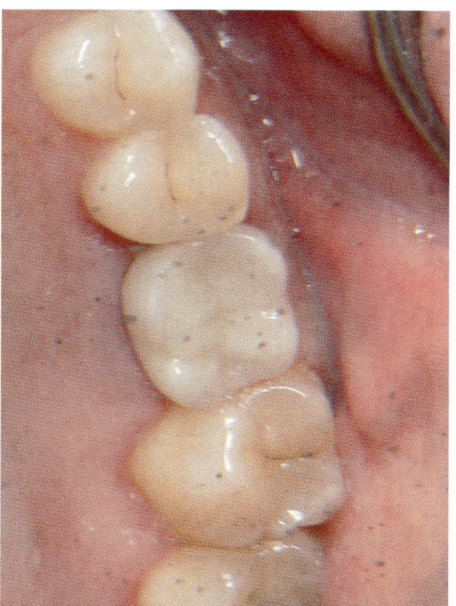
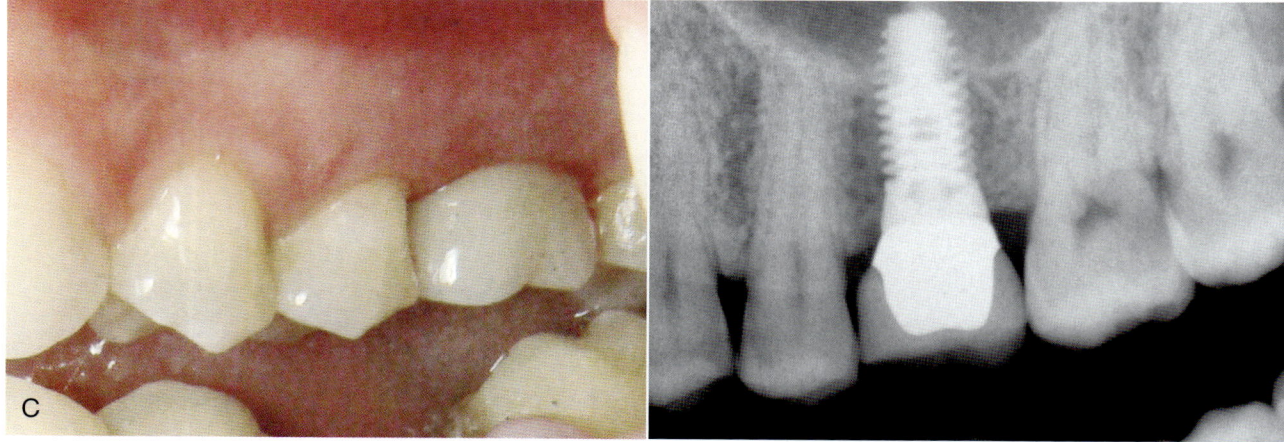

FIGURA 27-25. (Cont.) C, Coroa sobre implante inserida e radiografia periapical para avaliar o encaixe.

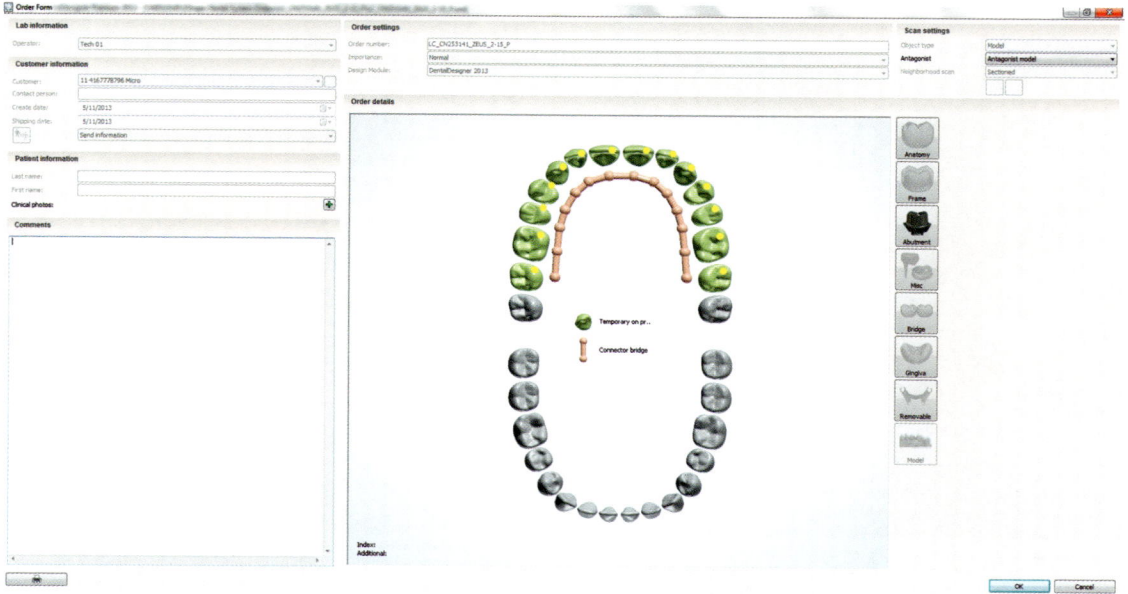

FIGURA 27-26. Criação de arquivo digital.

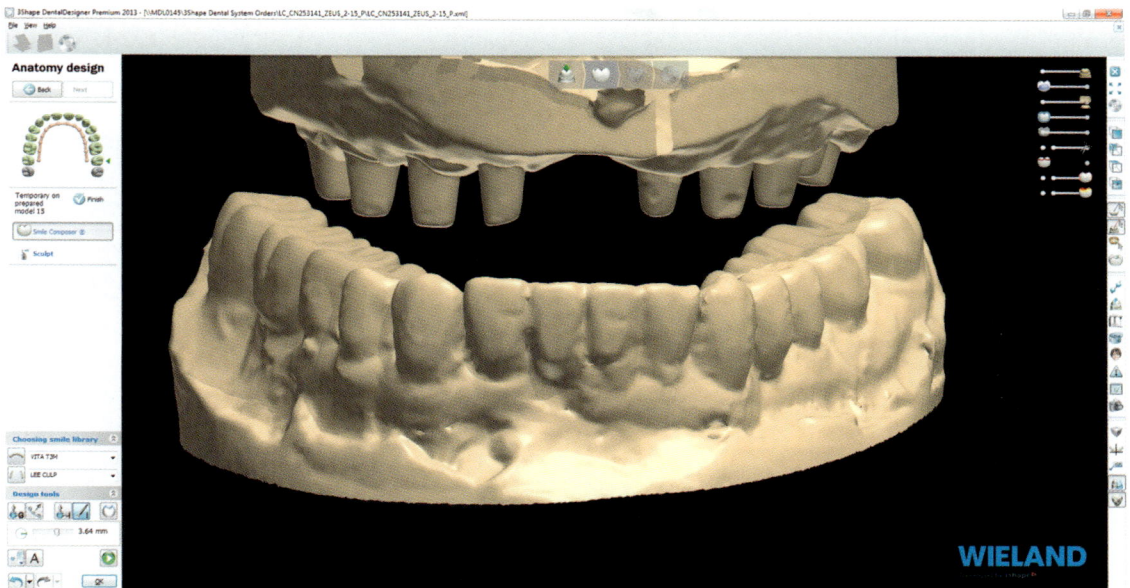

FIGURA 27-27. Escaneamento óptico do modelo de trabalho.

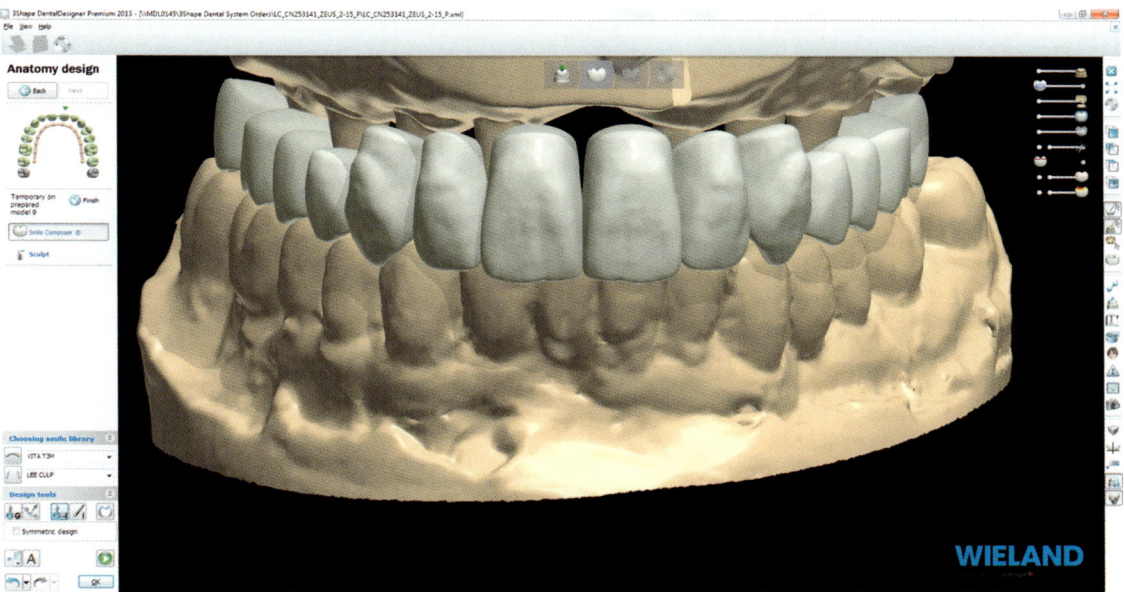

FIGURA 27-28. Proposta do computador para a posição da restauração.

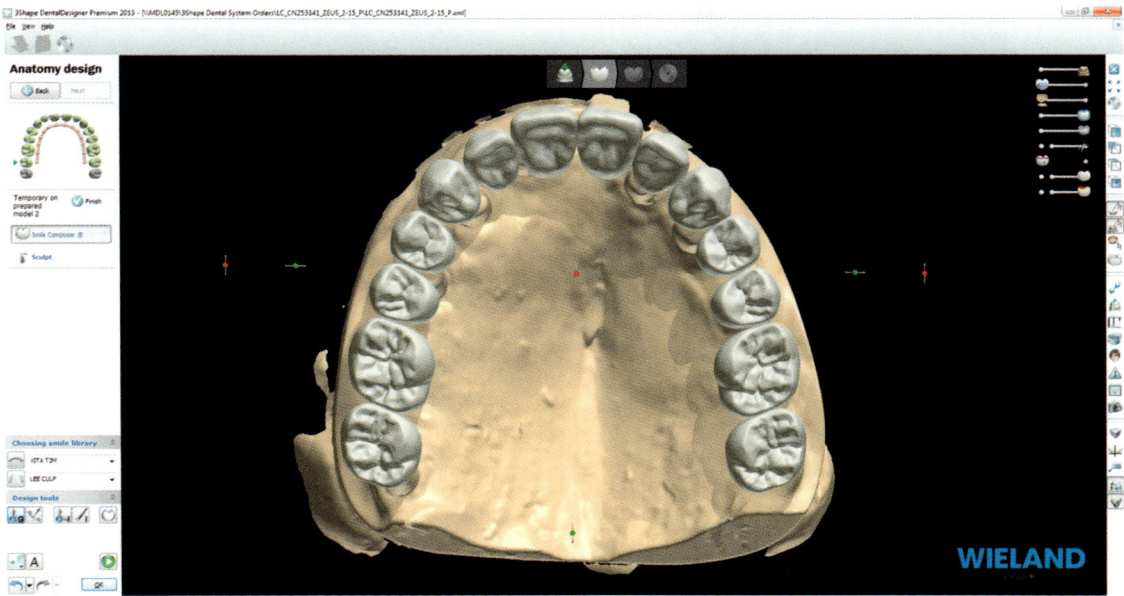

FIGURA 27-29. Vista oclusal da proposta inicial.

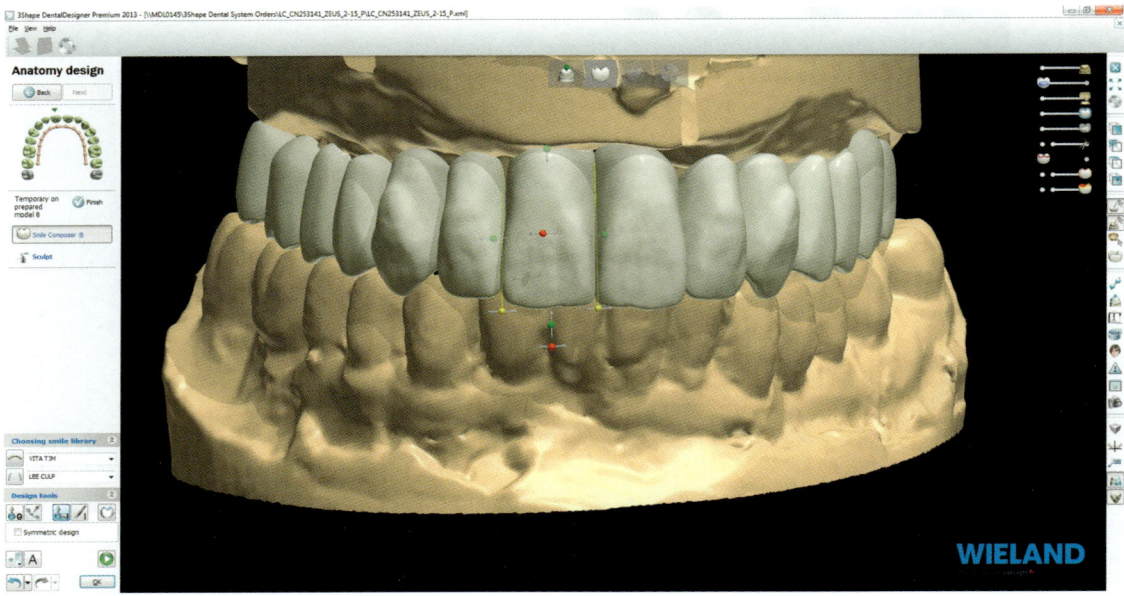

FIGURA 27-30. Vista facial do projeto digital da arcada completa após modificações com "ferramentas de enceramento" digitais.

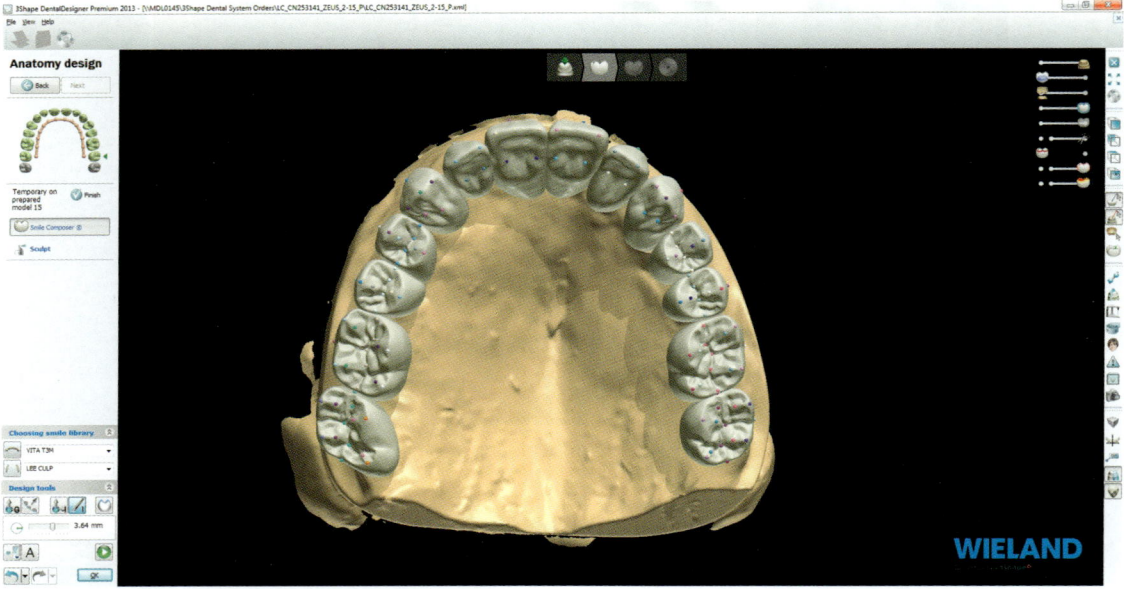

FIGURA 27-31. Vista oclusal do projeto digital da arcada completa após modificações com "ferramentas de enceramento" digitais.

vertentes apropriadas. Usando a ferramenta virtual de trituragem, isso pode ser facilmente modificado para fornecer um tipo de arranjo tipo Dawson de "pilão de argamassa" de contatos da fossa oclusal com áreas amplas e planas das pontas das cúspides opostas (Fig. 27-31). A posição e intensidade de cada ponto de contato são demonstradas graficamente e mapeadas com cores imediatamente na tela, podendo ser facilmente ajustadas dependendo da preferência clínica ou do operador.

Passo 8. Personalização anatômica. Aspectos personalizados e criatividade artística também são possíveis por meio de um conjunto de ferramentas de escultura e enceramento virtuais. Estes podem ser usados também para manipular a anatomia oclusal, contornos e preferências oclusais, imitando os atuais métodos artesanais do laboratório. Cada passo é imediatamente atualizado na tela para que o operador possa ver os efeitos de quaisquer mudanças (Figs. 27-32 a 27-36).

Passo 9. Fresagem. Após a restauração virtual final ter sido projetada, é simplesmente uma questão de carregar a câmara da fresadora com o bloco de cerâmica ou de compósito, com cor e tamanho predeterminados, pressionar um botão na tela e, em aproximadamente 15 minutos, uma réplica exata do projeto é produzida (Figs. 27-37 e 27-38).

Passo 10. Acabamento e polimento. A restauração fresada pode ser personalizada convencionalmente usando técnicas de coloração e glazeamento apropriadas para a cerâmica selecionada (Figs. 27-39 a 27-41).

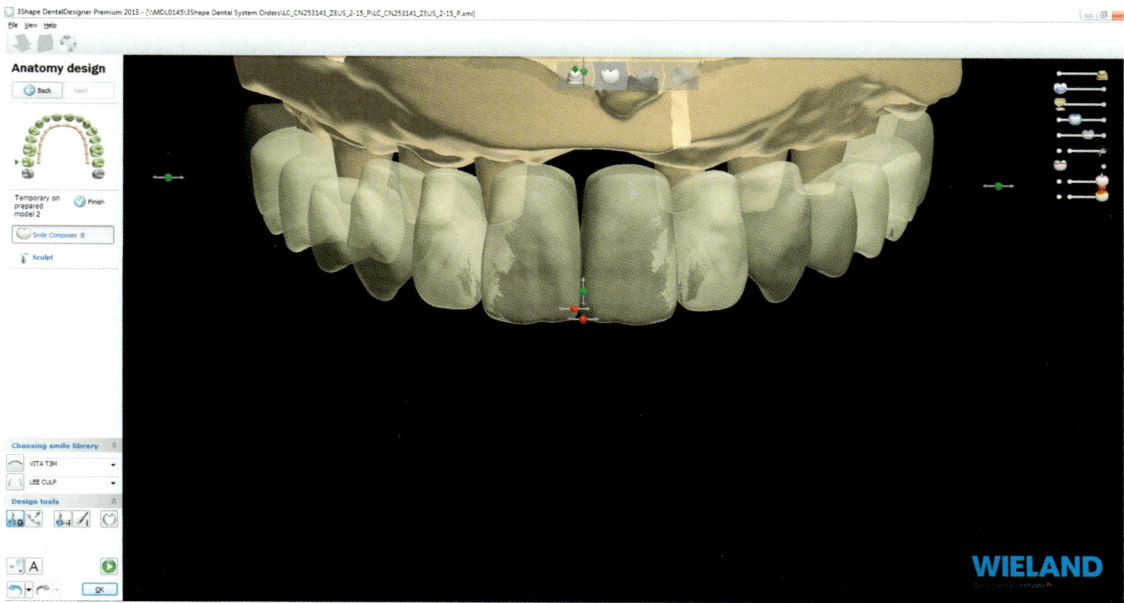

FIGURA 27-32. Vista facial translúcida mostrando a colocação dos implantes.

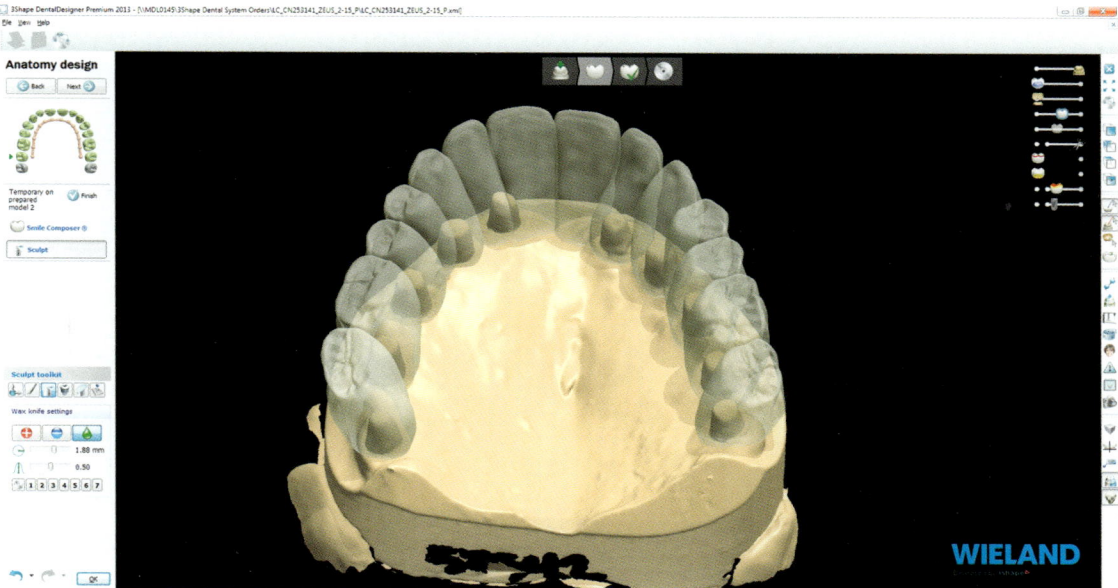

FIGURA 27-33. Vista oclusal translúcida mostrando a colocação dos implantes.

O Futuro da Odontologia CAD/CAM

Onde as abordagens tradicionais para odontologia requeriam a fabricação de uma moldagem e do uso subsequente de um enceramento diagnóstico para comunicar os contornos e a forma dos dentes desejados para o técnico, modernas tecnologias permitirão que o clínico transmita uma impressão digital capturada e um modificável enceramento diagnóstico que possa, então, ser utilizado para melhorar a comunicação imediata com o paciente e o laboratório. Transferência de cor é outro aspecto do tratamento dentário que atualmente permanece baseada em sistemas de guias tradicionais que transmitem um certo grau de precisão, mas que se mantêm limitados pela interpretação do usuário. Como as tecnologias continuam a avançar, os dispositivos automatizados de captura de cor eventualmente poderão ser aplicados em conjunto com os formatos de CAD/CAM e melhorar ainda mais a confiabilidade e o rigor da transferência de dados para os resultados que antes eram inatingíveis.

Avanços em odontologia digital vêm desenvolvendo-se rapidamente, aproveitando as capacidades existentes de sistemas modernos, buscando melhorar a capacidade dos profissionais e fornecer os melhores cuidados em uma fração de tempo. O desenvolvimento de novos sistemas de CAD/CAM e *softwares* permitiu o posicionamento personalizado de projetos para pilares de implantes. Após os pilares serem colocados, as restaurações continuam sua jornada digital para a conclusão. À medida que os processos de fabricação e *softwares* relacionados continuam a evoluir, novas gerações de tecnologias propiciarão maior capacidade de diagnóstico que permitirá ao usuário entregar uma Odontologia abrangente, com maior previsibilidade, tendo em conta as preocupações críticas funcionais, tais como oclusão e *nuances* anatômicas.

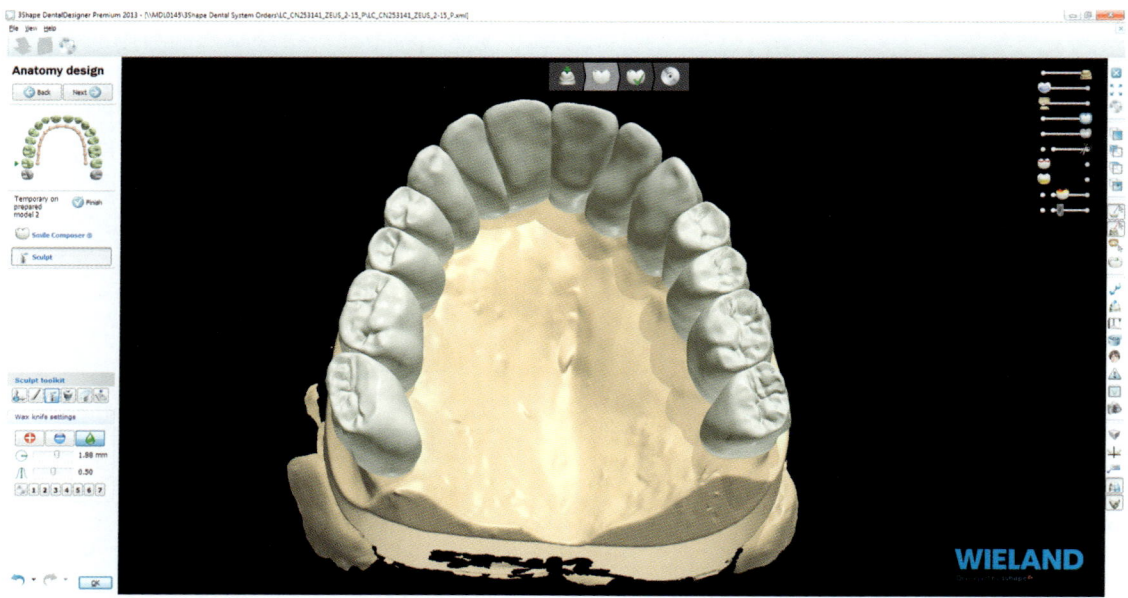

FIGURA 27-34. Projeto digital oclusal final para uma arcada completa; restauração de coroas totais em zircônia.

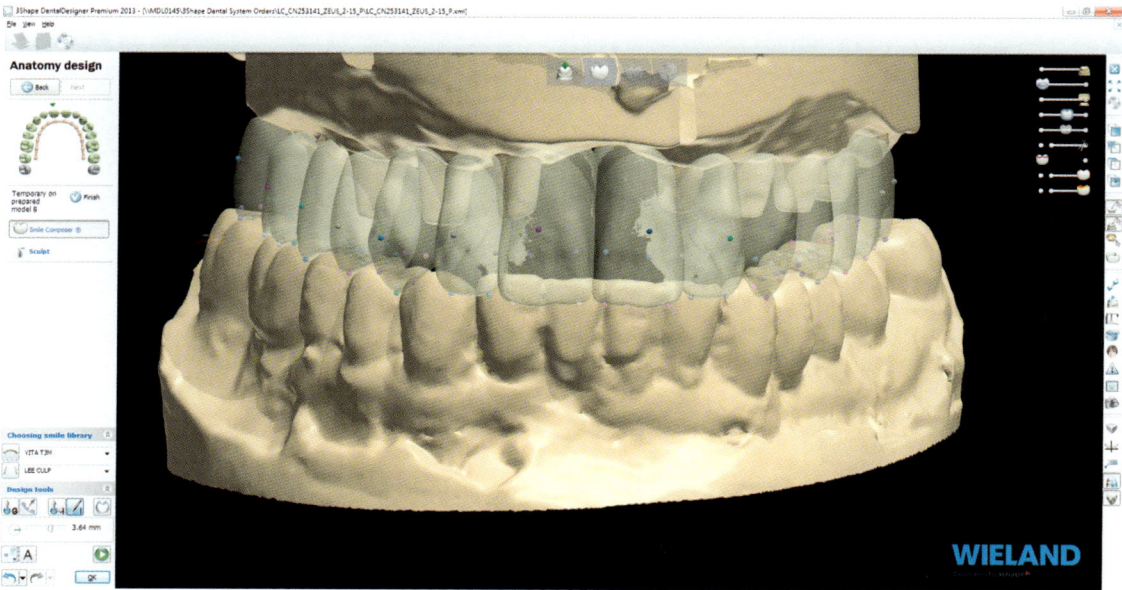

FIGURA 27-35. Projeto digital facial final para uma arcada completa; restauração de coroas totais em zircônia.

Conclusão

Os avanços tecnológicos sempre consistiram em um projeto inicial que é melhorado em várias interações até que um formato ideal seja atingido. No passado, os tradicionais métodos de comunicação resultaram em transferência de dados insuficientes e aumento da insatisfação do paciente com a necessidade de refazer uma restauração mal ajustada ou indesejada. Enquanto as tecnologias CAD/CAM foram evoluindo, profissionais de odontologia continuaram a usar métodos testados e comprovados para transferência de dados, incorporando a odontologia digital para preencher algumas das lacunas causadas por métodos familiares. Como o campo da odontologia digital vem expandindo-se ainda mais, sistemas CAD/CAM serão cada vez mais aplicados para procedimentos de planejamento de tratamento, implementados desde o início e ao longo de todo o processo restaurador. Ao incorporar sistemas avançados na fase de diagnóstico, os profissionais de odontologia continuarão a reduzir a margem de erros dos métodos tradicionais e ainda permitirão que se replique a estética natural, mantendo o foco na função adequada e harmonia oclusal com a tecnologia CAD/CAM.

O fator mais empolgante a respeito dessas tecnologias não consiste somente nas suas potenciais aplicações que estão sendo hipotetizadas por profissionais de odontologia. O entusiasmo reside verdadeiramente no fato de que essas "hipotéticas" aplicações vêm desenvolvendo-se de maneira progressiva e algumas já se encontram estágios finais.

Estes avanços não são, portanto, algo que "eventualmente" emergirá no mercado, e sim realidades que serão lançadas dentro

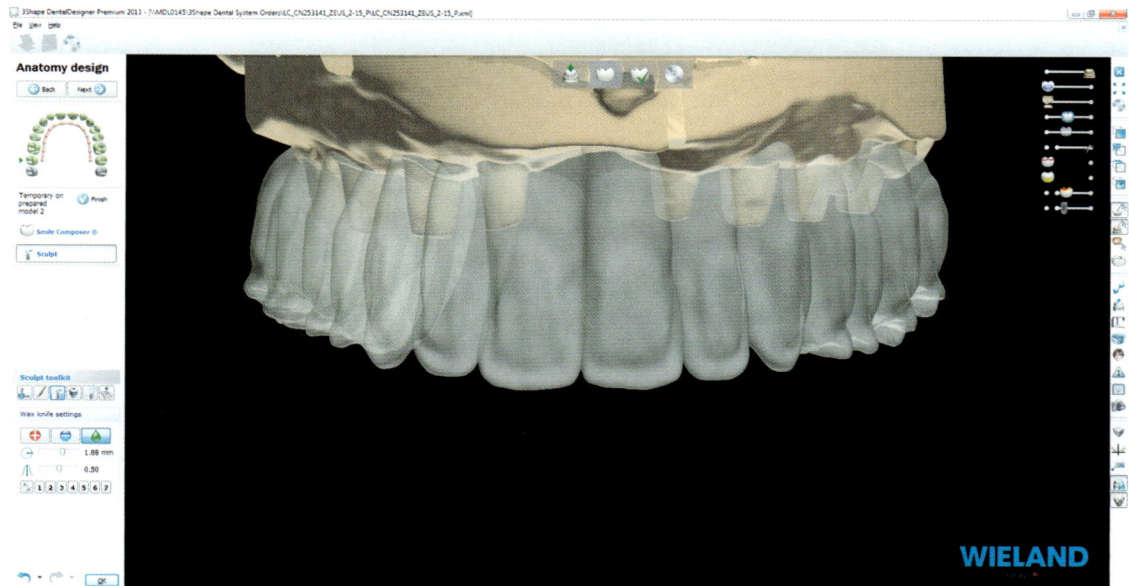

FIGURA 27-36. Vista da redução de translúcido.

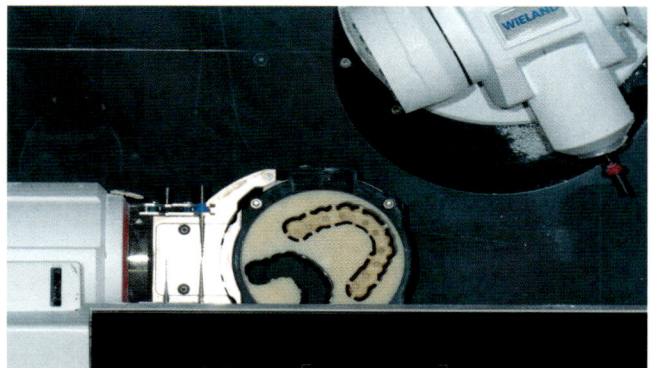

FIGURA 27-37. Restauração final fresada ainda dentro da máquina de fresagem.

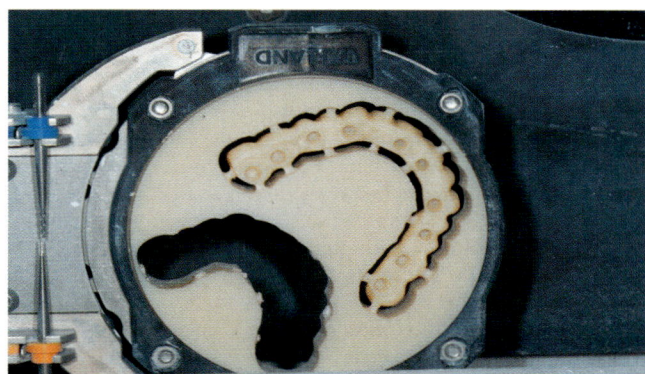

FIGURA 27-38. Restauração fresada ainda conectada ao disco.

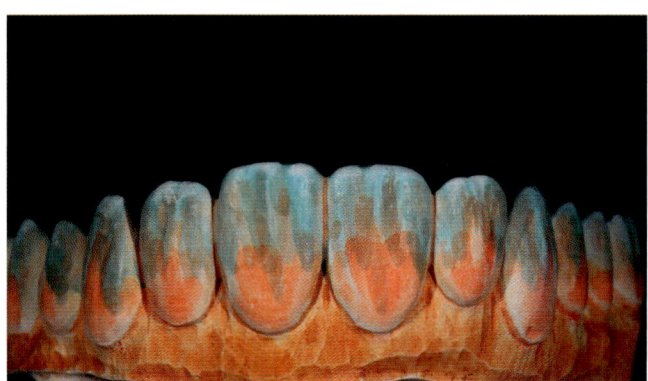

FIGURA 27-39. Restauração em zircônia fresada no "estágio verde." Ela é mostrada com os tons de cores adicionados à pré-sinterização.

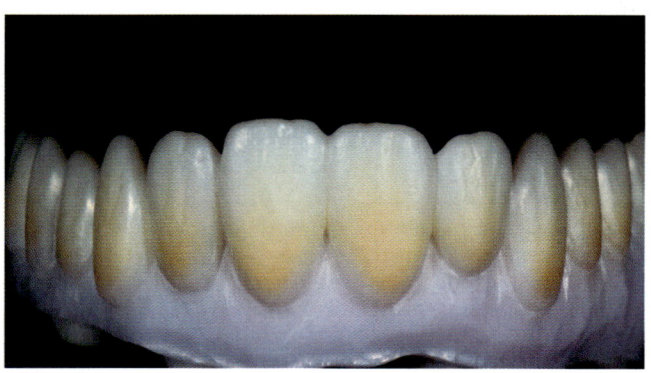

FIGURA 27-40. Restauração em zircônia fresada após a sinterização mostrando os tons de cores internos e pronta para aplicação de cerâmica mínima final.

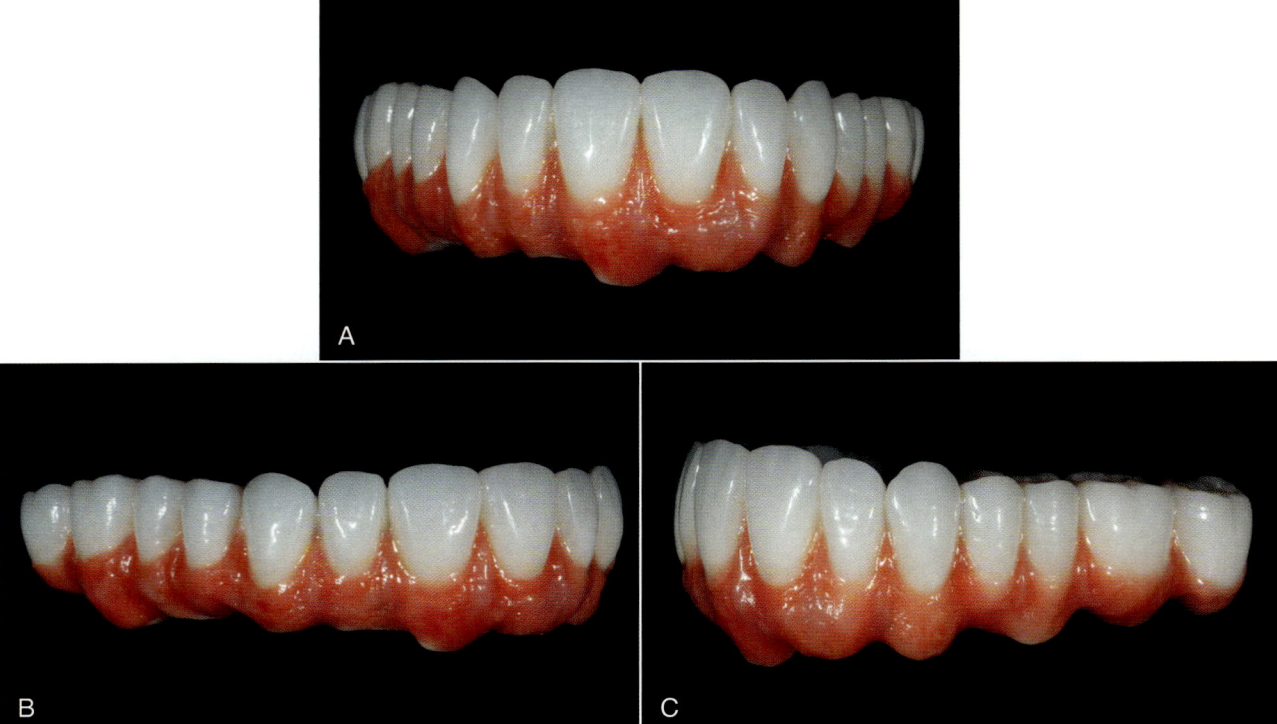

FIGURA 27-41. **A** a **C,** Restauração final implantossuportada de arcada completa, totalmente em zircônia. É mostrada a restauração final com a adição de cerâmica de dentes e tecidos.

de um período relativamente curto para revolucionar ainda mais a qualidade do atendimento odontológico que está sendo entregue na prática moderna.

A odontologia atualmente considera a tecnologia CAD/CAM como apenas máquinas que fabricam restaurações de cerâmica ou estruturas. Odontologia digital e equipe odontológica digital representam uma modalidade totalmente nova de diagnosticar, planejar o tratamento e criar restaurações estéticas funcionais para nossos pacientes de forma mais produtiva e eficiente. Odontologia CAD/CAM reforçará ainda mais o relacionamento técnico-dentista-assistente à medida que avançamos juntos para esta nova era do atendimento ao paciente.

Automação tem sido lenta para alcançar a odontologia e, apesar de novos equipamentos serem introduzidos para tornar o nosso trabalho mais fácil, ainda criamos próteses dentárias complexas usando técnicas milenares. E mesmo que a técnica de "cera perdida" ainda seja um método testado e comprovado de fabricação, virá um dia, no futuro próximo, em que todas as estruturas e coroas completamente anatômicas serão projetadas em computadores. Só então vamos realmente perceber a admiração e reverência da tecnologia CAD/CAM para a Odontologia que inicialmente foi introduzida há muito tempo.

Resumo

A incorporação bem-sucedida da informatização e novas tecnologias para o laboratório de prótese dentária continuará fornecendo métodos mais eficientes de comunicação e fabricação, mantendo, ao mesmo tempo, a criatividade individual e artística do técnico dentário qualificado. A utilização da nova tecnologia será reforçada por uma estreita cooperação e melhores relações de trabalho entre o dentista e a equipe técnica.

A filosofia, a técnica e os procedimentos que foram descritos neste livro são princípios fundamentais da odontologia restauradora.

Novas tecnologias só serão bem-sucedidas se forem combinadas com uma compreensão completa da odontologia abrangente básica. Apesar das novas tecnologias e da informatização poderem tornar os procedimentos mais eficientes, menos trabalhosos e mais consistentes, não substituirão a educação, a experiência prática e o julgamento clínico e técnico.

Agradecimento

Todo o trabalho técnico foi realizado por Jack Marrano, CDT, Micro Dental DTI, 5601 Arnold Road, Dublin, CA 94568.

Referências Bibliográficas

1. The technological future for occlusal restoration. In Culp L, Dawson P, editors: *Functional occlusion from TMJ to smile design*, St Louis, 2007, Mosby Elsevier, pp 582-594.
2. Christensen GJ: Impressions are changing: deciding on conventional, digital or digital plus in-office milling, *J Am Dent Assoc* 140(10):1301-1304, 2009.
3. Christensen GJ: The state of fixed prosthodontic impressions: room for improvement, *J Am Dent Assoc* 136(3):343-346, 2005.
4. Hack GD: In vitro evaluation of the iTero digital impression system, *ADA Prof Prod Rev* 6(2):6-10, 2011.
5. Duret F, Termoz C, inventors: *Method of and apparatus for making a prosthesis, especially a dental prosthesis*. US patent 4 663 720, 1987.
6. Birnbaum NS, Aaronson HB, Stevens C, et al: 3D digital scanners: a high-tech approach to more accurate dental impressions, *Inside Dent* 5(4):70-77, 2009.
7. Ganz SD, Desai N, Weiner S: Marginal integrity of direct and indirect castings for implant abutments, *J Oral Maxillofac Implants* 21(4):593-598, 2006.
8. Ganz SD: Finally, a "win-win"solution: increasing accuracy while saving time, money with computer-milled abutments, *Dent Econ*:80-86, May 2005.

9. Lee CYS, Wong NY, Ganz SD, et al. Integrating cone beam CT with an intraoral laser scanner during the prosthetic phase of implant dentistry. Part 2, *Implant* Dent in press.
10. Henkel GL: A comparison of fixed prostheses generated from conventional versus digitally scanned dental impressions, *Compend Contin Educ Dent* 28(8):422-431, 2007.
11. Freedman G: Product focus: impression materials, *Dent Today*, Jun:20 2011.
12. Birnbaum NS, Aaronson HB: Digital dental impression systems, *Inside Dent* 7(2):84-90, 2011.
13. Bolding SL: *Advanced digital implant dentistry: a peer reviewed publication*.
14. Duret F, Blouin JL, Duret B: CAD/CAM in dentistry, *J Am Dent Assoc* 117:715-720, 1988.
15. Mormann WH: The evolution of the CEREC system, *J Am Dent Assoc* 137(Suppl):7S-13S, 2006.
16. Allen KL, Schenkel AB, Estafan D: An overview of the CEREC 3D CAD/CAM system, *Gen Dent* 52:234-235, 2004.
17. Kutulakos K, Steger E: *A theory of specular and refractive shape by light-path triangulation*, Microsoft Research Technology. MSR-TR; 2005.
18. Sirona The Dental Company: *Cerec 3. Operating instructions for the acquisition unit*, 2004.
19. Marcel TJ: Three-dimensional on-screen virtual models, *Am J Orthod Dentofacial Orthop* 119:666-668, 2001.
20. Peluso MJ, Josell SD, Levine SW, et al: Digital models: an introduction, *Semin Orthod* 10:226-239, 2004.
21. Kennedy J: *Confocal imaging*. Andor Technology. Available at http://www.andor.com. Accessed August 10, 2011.
22. Wilton T, Masters BR: Confocal microscopy: introduction to the feature issue, *Appl Opt* 33:565-566, 1994.
23. Cadent. Available at http://www.cadentitero.com. Accessed August 10, 2011.
24. Kachalia PR, Geissberger MJ: Dentistry a la carte: in-office CAD/CAM technology, *J Calif Dent Assoc* 38(5):323-330, 2010.
25. Garg AK: Cadent iTero's digital system for dental impressions: the end of trays and putty? *Dent Implantol Update* 19(1):1-4, 2008.
26. McMaster D, Cohen B, Spitz SD: Digital workflow, *Dent Econ* Aug:30-36, 2008.
27. Birnbaum NS, Aaronson HB: Dental impressions using 3D digital scanners: virtual becomes reality, *Compend Contin Educ Dent* 29(8):494-505, 2008.
28. Mehl A, Ender A, Moermann W, et al: Accuracy testing of a new intraoral 3D camera, *Int J Comput Dent* 12(1):11-28, 2009.
29. Pieper R: Digital impressions—easier than ever, *Int J Comput Dent* 12(1):47-52, 2009.
30. Syrek A, Reich G, Ranftl D, et al: Clinical evaluation of all-ceramic crowns fabricated from intraoral digital impressions based on the principle of active wavefront sampling, *J Dent* 38(7):553-559, 2010.
31. 3M ESPE: *Lava Chairside Oral Scanner C.O.S. technical datasheet*, 2009.
32. Tinschert J, Natt G, Hassenpflug S, et al: Status of current CAD/CAM technology in dental medicine, *Int J Comput Dent* 7(1):25-45, 2004.
33. Schoenbaum TR: Decoding CAD/CAM and digital impression units, *Dent Today* 29(2):140-145, 2010.

CAPÍTULO 28

Princípios para Pilar e Parafusos Protéticos e Componentes e Próteses Parafusadas

Carl E. Misch

O parafuso é um mecanismo simples que segue a mecânica de um plano inclinado em espiral e, portanto, é altamente eficiente. Tem sido usado por vários séculos na maioria das civilizações. O corpo do implante com desenho de parafuso é o mais comumente usado para fixar inicialmente um implante no osso e colocar carga no osso após a cicatrização do tecido duro. Um parafuso também quase sempre é usado para conectar os componentes do pilar ao corpo do implante. Além disso, um parafuso pode ser utilizado para fixar a prótese no pilar ou diretamente no corpo do implante (Fig. 28-1).

O afrouxamento do pilar protético é a complicação mais comum em próteses sobre implantes. Desta forma, dentistas devem ter um entendimento da mecânica do parafuso do implante em vez de apenas depender de um fabricante de implantes para atender às necessidades da especialidade. Este capítulo aborda os principais aspectos da mecânica do parafuso para componentes do implante e apresenta métodos para fabricar e lidar com complicações de pilares ou próteses parafusados.

Retenção Parafusada

Parafusos dos Pilares

A principal finalidade de parafusos em próteses sobre implantes é fixar os componentes protéticos juntos. Em quase todos os sistemas de implantes, um parafuso é utilizado para fixar o componente do pilar (ou seja, pilar para a retenção cimentada, pilar para retenção parafusada e pilar para a fixação) ao corpo do implante (Fig. 28-2, *A*). Muitos anos atrás, a retenção com cimento era frequentemente utilizada para esta finalidade, mas atualmente tal prática não é comum, pelas seguintes razões:

1. Pressões hidrostáticas durante a cimentação muitas vezes impedem os componentes de estarem completamente adaptados, levando a uma margem de cimento na crista óssea.
2. O excesso de cimento está a nível do osso, vários milímetros abaixo da margem tecidual, e é quase impossível remover completamente sem rebatimento cirúrgico do tecido.

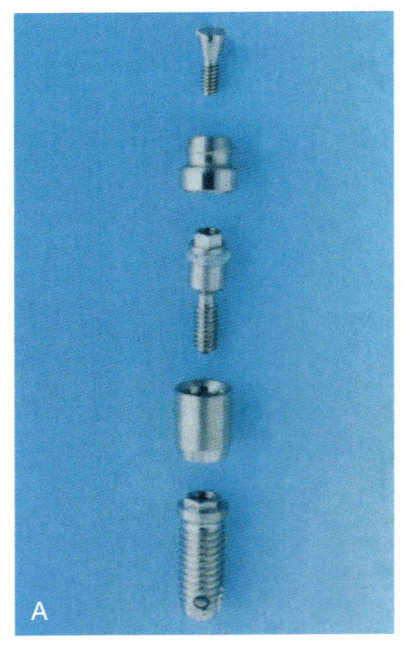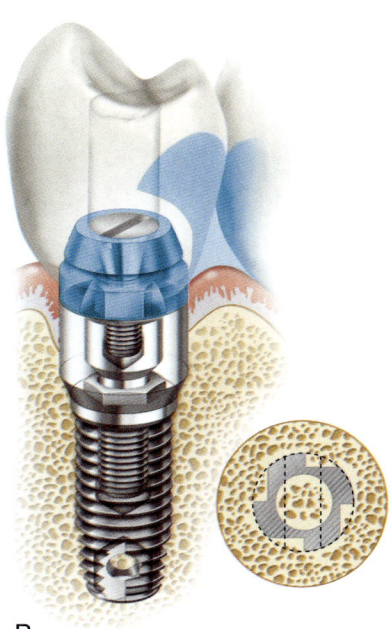

FIGURA 28-1. **A,** Em 1985, o implante Nobelpharma era uma série de parafusos para agir como uma fundação para uma prótese. **B,** O corpo do implante foi parafusado no osso. O parafuso do pilar fixou um pilar para a retenção parafusada. O *coping* parafusado reteve a prótese.

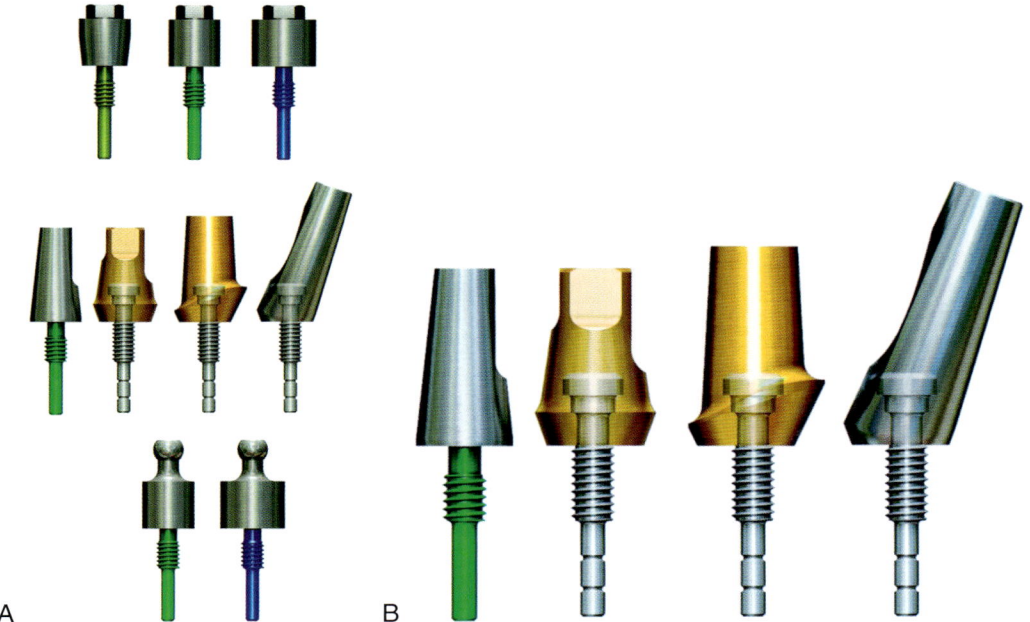

FIGURA 28-2. **A,** O pilar quase sempre é parafusado no corpo do implante. Os pilares para retenção parafusada (*acima*), os pilares para a retenção cimentada (*meio*), e os pilares para conectores (*abaixo*) vêm em vários tamanhos e modelos. **B,** O pilar para a retenção cimentada é parafusado no corpo do implante.

3. O pilar é apenas de 2 a 3 mm de diâmetro, muito pequeno para a cimentação previsível. Além disso, cimentar componentes de metal com metal não é tão previsível como cimentação à estrutura do dente.
4. Sempre que um pilar é cimentado em um corpo do implante, um compósito de cimento resinoso é indicado porque tem a maior resistência à compressão e tração. No entanto, resina composta é ainda mais difícil de remover do que qualquer outro tipo de cimento, e cimento residual pode contribuir para a perda da crista óssea. Além disso, muitos cimentos resinosos não são radiopacos, e a presença de cimento residual é difícil de ser determinada.
5. O pilar de pequeno diâmetro tem um risco aumentado de fratura, especialmente quando não está encaixado completamente no corpo do implante.
6. Se o pilar fratura por fadiga no longo prazo, ele deve ser cortado do corpo do implante. Este procedimento é difícil e muitas vezes superaquece os implantes, levando à perda óssea ou do mesmo. O processo também pode perfurar a fina parede externa do implante, o que geralmente leva a perda (Quadro 28-1). Portanto, um pilar cimentado raramente é indicado a menos que todos os outros métodos de retenção do parafuso tenham falhado, caso em que um pilar cimentado em seguida é utilizado como um dispositivo de salvamento.

Várias vantagens justificam o uso de um componente de pilar parafusado. O pilar parafusado é o mais fácil, mais seguro e mais eficiente método para fixar componentes protéticos ao corpo do implante. O pilar parafusado fornece retenção mesmo para pequenas dimensões. O pilar parafusado é facilmente recuperável, então moldagens de transferência podem ser feitas. *Copings* de transferência podem ser utilizados para transferir a posição do corpo do implante para o laboratório. Estes componentes devem ser desacoplados, após a realização da moldagem. Além disso, o dentista pode decidir trocar um pilar para um ângulo, desenho, ou altura ligeiramente diferentes, então a fácil inserção e remoção é um benefício. Portanto, o aspecto prontamente recuperável de um parafuso é uma vantagem significativa.

Também não existe qualquer risco de cimento residual na interface (Quadro 28-2).

QUADRO 28-1 Desvantagens do Pilar Cimentado

1. A pressão hidrostática causa um assentamento incompleto
2. Excesso de cimento na crista óssea é de difícil remoção
3. Cimento residual provoca peri-implantite
4. Diâmetro pequeno do pilar
   a. Menos retenção
   b. Risco de quebra
5. Propriedades metal com metal dos agentes cimentantes
6. Difícil substituição de componentes (não recuperável)

QUADRO 28-2 Vantagens do Pilar Aparafusado

1. Fácil
2. Eficiente e previsível
3. Recuperável para componentes de transferência etc.
4. Sem cimento em tecido mole na área perimplantar
5. Retenção mesmo em pequenas dimensões

Afrouxamento do Parafuso do Pilar e de Próteses Parafusadas

O parafuso de retenção do pilar também apresenta alguns problemas em potencial. A conexão do pilar ao corpo do implante se aproxima do nível ósseo e está a vários milímetros abaixo da margem tecidual. Pode não ser completamente hermeticamente selado e pode contribuir para uma infecção bacteriana, especialmente quando o parafuso do pilar afrouxa.

Afrouxamento crônico do parafuso pode custar dinheiro e tempo de cadeira.[1-24] Os relatos indicam que de 6 a 20% das próteses maxilares parafusadas afrouxam pelo menos uma vez durante o primeiro ano de função.[4,25] O parafuso do *coping* é geralmente o elo mais fraco da cadeia protética. Qualquer discrepância na oclusão, encaixe de modelos ou forças podem resultar em vibração durante a função e afrouxamento ou ruptura do parafuso, em que a força é maior ou a dimensão do metal é mais fraca. Esta complicação protege o corpo do implante de complicações mais graves. No entanto, depois de ocorrer em uma restauração unida, os outros pilares sobre implantes estão em maior risco de sobrecarga e complicações do que um implante danificado porque um cantiléver e amplificação da carga serão criados. A quantidade de aumento da força varia, mas pode ser extrema. Por exemplo, momentos de força podem multiplicar a tensão na crista da interface osso/implante em relação direta com a distância para o próximo pilar fixado. Como resultado, um momento de força 0 pode aumentar para um momento de força de 113 kg mm com 11 kg de força, no entanto o próximo pilar está somente a 10 mm de distância.

Muitas condições que causam afrouxamento do parafuso protético também afetam uma prótese cimentada, mas o selamento com cimento muitas vezes não é o elo mais fraco. Como resultado, ao contrário da prótese parafusada, a sobrecarga resulta em complicações limitadas à região de maiores forças. Além disso, as tensões não são amplificadas pelos momentos de forças criados a partir de uma prótese parcialmente retida. O aumento da tensão biomecânica durante a instalação da prótese pode levar a uma variedade de complicações (p. ex., perda óssea marginal, perda do implante, afrouxamento do parafuso).

O orifício de acesso através do material oclusal resulta em um maior risco de fratura da porcelana comparada a próteses cimentadas. Em um estudo de boca dividida realizado por Nissan *et al.* de sítios edentados bilaterais, a fratura da cerâmica ocorreu em 38% das próteses parafusadas em comparação com 4% das próteses cimentadas.[13] O período médio de carga para essas próteses foi de 5 anos.

A prótese parafusada não recebe carga no longo eixo, então regiões da crista óssea marginal recebem maior tensão.[2] Os orifícios de acesso oclusal são menos estéticos do que uma prótese cimentada. O acesso na parte de trás da boca pode ser limitado para as chaves de instalação do parafuso. Carga óssea progressiva não pode ser efetivamente realizada porque as próteses esplintadas não são passivas.[17] O custo adicional de análogos e componentes de moldagem de transferência é necessário para a confecção da prótese (Quadro 28-3). A maior parte destas desvantagens é abordada no Capítulo 26.

Após o pilar final ser selecionado e posicionado, o protesista não deseja que o pilar afrouxe, ainda que o afrouxamento do parafuso do pilar para próteses fixas seja uma das complicações mais comuns especialmente em implantes unitários. O pilar para próteses cimentadas é parafusado no corpo do implante (Fig. 28-2, *B*). O afrouxamento do pilar parafusado é menos provável em próteses esplintadas, mas também tem sido frequentemente relatado. Inicialmente, na década de 1980, a ocorrência de afrouxamento do parafuso do pilar foi relatada como sendo tão elevada quanto 65% das vezes dentro de um período de 3 anos.[9,14] Quando o parafuso afrouxa, a remoção da prótese cimentada é diferente em relação ao acesso ao parafuso do pilar. Como consequência, muitos dentistas recomendam uma prótese parafusada. Desde aquela época, os fabricantes têm abordado a questão usando a mecânica dos parafusos de metal.

Mecânica do Parafuso de Metal

O aumento do risco do parafuso da prótese ou do pilar afrouxar pode ser diminuído ao se entender a mecânica dos parafusos de metal.

O objetivo de uma simples máquina é o de reduzir o esforço necessário para o trabalho. Cinco sistemas aumentam uma força aplicada: (1) parafuso, (2) plano inclinado, (3) alavanca (4) roda e (5) polia. Destes, a alavanca e o parafuso são os mais importantes para o protesista. Um cantiléver é capaz de aumentar uma força em relação ao comprimento de uma alavanca (ou seja, M_f = F × comprimento do cantiléver, onde M_f é momento de força e F é a força). Um parafuso é ainda mais eficiente com um aumento de força. Uma força de 20 Ncm em um parafuso é capaz de mover dois vagões ferroviários sobre uma superfície plana. Uma junta parafusada (*screw joint*) é o termo usado para descrever a conexão.

Vários fatores relacionados ao projeto e à fabricação do parafuso podem aumentar ou diminuir o risco de afrouxamento da prótese ou do pilar em um sistema parafusado metal com metal. Estes são principalmente relacionados com a pré-carga. Além disso, fatores que afetam os parafusos dos pilares também incluem encaixe do componente, altura (ou profundidade) do hexágono e diâmetro da plataforma (Quadro 28-4).

Pré-carga

Pré-carga de um pilar ou de prótese é a carga inicial criada através da aplicação de um torque e causa o alongamento do parafuso. A pré-carga coloca o parafuso em tensão e leva a uma força de sobretravamento entre as partes do sistema de implante.[26] O objetivo de apertar um parafuso usando tensão de pré-carga é maximizar a vida de fadiga do parafuso ainda oferecendo resistência satisfatória ao afrouxamento. A pré-carga é afetada por sete fatores: (1) magnitude do torque, (2) desenho da cabeça do parafuso, (3) desenho e número de rosca, (4) composição do metal, (5) encaixe do componente, (6) a condição da superfície e (7) diâmetro do parafuso (Quadro 28-5).

Magnitude do Torque

A quantidade de força aplicada para apertar um parafuso de articulação está relacionada ao sucesso de os componentes permanecerem conectados. Forças rotacionais de torque sobre um parafuso podem ser medidas em newton-centímetros (N-cm). Um torque muito pequeno leva à diminuição da força do aperto, o que aumenta o risco de afrouxamento. As forças de apertamento sobre um componente de parafuso de metal com metal são uma das mais importantes considerações para o longo prazo da fixação do parafuso. A resistência da junta é melhorada através do aumento das forças de apertamento do que qualquer outra condição relacionada diretamente ao parafuso. A força de travamento é diretamente proporcional à força usada para apertar o parafuso. A magnitude da pré-carga está relacionada diretamente ao vigor do apertamento.

QUADRO 28-3 Desvantagens de Próteses Aparafusadas

1. Risco do afrouxamento do parafuso
2. O risco de fratura de parafusos protéticos
3. Ausência de selamento do dispositivo (crescimento bacteriano)
4. Fundições não passivas
5. Falta de cargas oclusais axiais
6. Menos restaurações estéticas
7. Aumento do risco de fratura da porcelana
8. Dificuldade de acesso
9. Falta de carga progressiva
10. Aumento do custo

QUADRO 28-4 Parâmetros do Parafuso que Afetam seu Afrouxamento

1. Pré-carga
2. Encaixe do componente
3. Dimensão da plataforma
4. Altura do hexágono

QUADRO 28-5 Parâmetros da Pré-carga que Afetam o Afrouxamento e a Fratura do Parafuso
1. Magnitude do torque
2. Projeto da cabeça do parafuso
3. Projeto e número de rosca
4. Composição do metal
5. Condição da superfície
6. Diâmetro do parafuso

Chave de torque

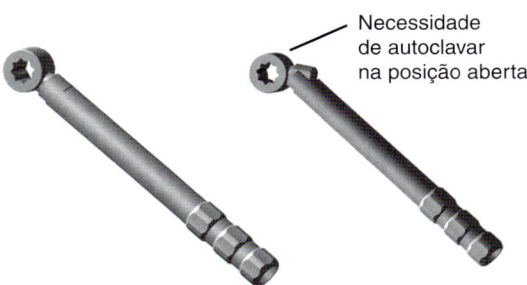

FIGURA 28-4. Uma chave de torque muitas vezes é usada para colocar um pré-carga consistente sobre o parafuso, o que diminui o risco de afrouxamento. A chave de torque deve ser autoclavada na posição aberta para diminuir corrosão dos componentes de acoplamento, o que aumenta o torque e diminui a precisão da chave.

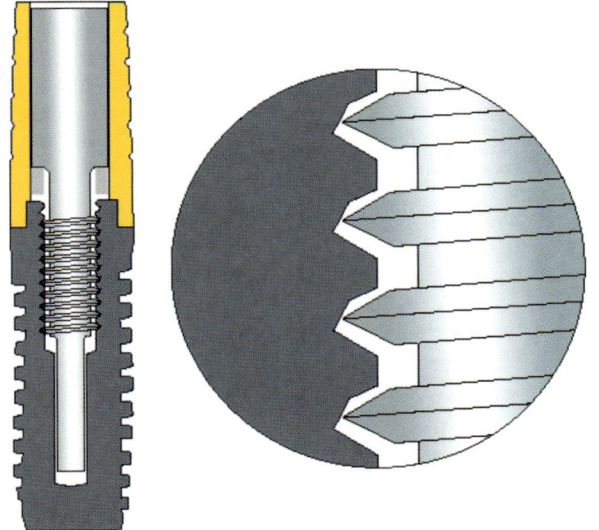

FIGURA 28-3. O parafuso macho do pilar (cinza) engata o receptor local fêmea (azul), e à medida que roda em posição, o componente macho é esticado (tensão) em relação à força de pré-carga.

O torque aplicado a um componente do parafuso afeta tanto as forças de compressão nas roscas quanto à força de compressão aplicada à cabeça do parafuso no componente receptor. O torque aplicado ao parafuso também resulta em forças de tração no interior do componente macho do parafuso. As forças de compressão e de tração do torque são ampliadas porque elas são aplicadas no plano inclinado dos componentes de parafuso (Fig. 28-3). As forças de tração tentam alongar (deformar) o parafuso quando torque suficiente é aplicado. A deformação (alteração no comprimento dividido pelo comprimento original) do parafuso também está relacionada diretamente com a quantidade de força de torque. Quanto maior a força, maior a tensão.[27] Um torque muito grande provoca deformação plástica ou permanente ou uma mudança permanente no material, no ponto em que o parafuso não é recuperável e força adicional causa a fratura do parafuso. Em outras palavras, um torque muito grande resulta na fratura do parafuso ou expõe os componentes de rosca. O valor sugerido para o torque de pré-carga deve ser 75% do valor para alcançar uma deformação permanente no parafuso para proporcionar uma válvula de segurança para a junta do parafuso.[28]

A quantidade de pré-carga aplicada a uma junta de parafuso deve ser consistente e grande o suficiente para provocar a deformação (tensão) no interior da rosca do parafuso. No sistema original de retenção do parafuso da Nobelpharma de 1980 a 1990, somente as forças dos dedos sobre uma chave de fenda portátil foram utilizados para apertar parafusos. Uma chave de fenda de mão não pode produzir um valor consistente de torque.[29,30] Em um estudo realizado por Misch com 136 dentistas, o torque médio colocado em uma junta de parafuso com uma chave de fenda de mão foi de 11 N-cm e variou de 5 a 21 N-cm. Como consequência, o afrouxamento do parafuso e do pilar durante esta época foi observado em quase 50% das próteses.

No início de 1990, uma chave de torque foi usada para fornecer estas forças de apertamento. Uma chave de torque utiliza as vantagens de uma alavanca para aplicar a força. O comprimento da alavanca de uma chave de torque pode aumentar a amplitude do torque para mais de 100 N-cm a força de aperto do parafuso, para além do limite elástico do material. Portanto, a chave tem uma válvula de segurança que limita o valor de torque para um limite consistente. Uma chave de torque com alta força de tensão estende o parafuso do pilar. Este conceito reduz o afrouxamento do parafuso do pilar para menos de 16% durante o primeiro ano de carga.[31]

Uma chave de torque é necessária para obter um valor consistente de torque. No entanto, vários estudos demonstraram que as chaves de torque não são totalmente precisas e os componentes podem corroer após muitas sessões de autoclavagem, o que pode aumentar o torque aplicado ao sistema.[29,32,33] Portanto, autoclavar chaves de torque de mão em uma posição aberta e testar a chave de torque antes do uso é sugerido para ter certeza de que as peças não estão emperradas (Fig. 28-4). Periodicamente, a chave de torque deve ser recalibrada por uma empresa de implante ou fabricante.[33]

Uma rosca de parafuso com ângulo de 30 graus e em forma de V é usada na maioria das vezes para a ligação metal com metal de um sistema de implante e é chamado de projeto de *rosca do implante*.[34] Esta inclinação de 30 graus coloca cargas de cisalhamento sobre os componentes metálicos e permite que o metal seja esticado durante a pré-carga para evitar a perda do parafuso. A quantidade de torque sugerida pela maior parte dos fabricantes de implantes em parafusos de pilar varia de 20 a 35 N-cm. No entanto, uma grande divergência nos valores de torque ideal aplicados aos componentes do parafuso tem sido relatada na literatura, variando de 12,4-83,8 N-cm, dependendo do material e do desenho do parafuso.[35,36]

Deve notar-se que, como o valor do torque utilizado durante a pré-carga é menor que a deformação permanente do material do parafuso, o comprimento estendido do parafuso recua ligeiramente e reduz a força de travamento. Como consequência, é sugerido que o parafuso seja torqueado para 75% da sua deformação permanente (isto é, 30 N-cm) e então aliviado e apertado novamente. Após 10 minutos, o parafuso é apertado de novo (não deve ser afrouxado depois do segundo tempo). Este método de torque reduz a quantidade de recidiva da deformação do parafuso.[37]

Como os componentes de parafuso funcionam uns contra os outros, o desgaste (sedimentação) diminui lentamente a força de apertamento do parafuso para manter juntos os componentes. Como consequência, pode ser vantajoso apertar um parafuso periodicamente depois de um período de vários anos, especialmente em um paciente com forças externas maiores do que as habituais (*i.e.*, parafunção).

O dentista deve tomar cuidado ao introduzir torque nos parafusos porque as forças de torção também são transmitidas para a interface corpo do implante/osso (Fig. 28-5). O osso é 65% mais fraco para forças de cisalhamento, e torque coloca forças de cisalhamento sobre o osso. A quantidade de torque para quebrar a interface de um implante osseointegrado depende do projeto do implante, da condição de superfície e da densidade óssea, mas pode ser inferior a 20 N-cm em tipos ósseos esponjosos.[38] Portanto, a utilização de um procedimento de contratorque é defendida, especialmente no osso esponjoso.

Um método de contratorque simples é a utilização de uma pinça hemostática modificada para manter o pilar enquanto o torquímetro aperta o parafuso (Fig. 28-6). Uma vez que o componente do pilar engata ao componente antirrotacional do corpo do implante e o pilar não pode mais rodar com a pinça hemostática em posição, as forças de rotação aplicadas ao parafuso do pilar não são transmitidas para a interface implante/osso.[38]

Para utilizar esta técnica de contratorque, o pilar deve envolver o desenho sextavado ou antirrotational do implante. Para assegurar que o pilar assentou completamente no corpo do implante e se encaixou totalmente no hexágono ou dispositivo antirrotational do corpo do implante, uma radiografia muitas vezes é necessária antes de usar a chave de torque quando a plataforma do implante é colocada abaixo do tecido mole. A técnica de contratorque para reduzir carga de cisalhamento para a crista óssea só é eficaz quando os componentes não apresentam desencaixe rotacional.

Coping ou parafusos protéticos que não engatem um dispositivo antirrotational no pilar não podem usar a técnica de contratorque para prevenir o torque aplicado ao sistema de implante (Fig. 28-7). Esta questão é um fator menor quando o torque aplicado ao parafuso protético é menor do que ao parafuso do pilar (isto é, 10-20 N-cm) e os implantes são unidos em conjunto. Quando possível, coroas de implantes individuais com próteses estruturadas devem acoplar o pilar sextavado. Como resultado, o torque aplicado aos parafusos protéticos pode ser resistido por uma técnica de contratorque.

Desenho da Cabeça do Parafuso

Em um esforço para minimizar as complicações clínicas, as características do parafuso foram melhoradas para maximizar a pré-carga e minimizar a perda de torque de entrada para o atrito. A cabeça do parafuso é mais larga do que o diâmetro da rosca externa, e para um parafuso do pilar do implante ou da prótese pode ser afunilada ou plana.

Na fixação do parafuso fora da odontologia, cabeça cônica entre 30 a 45 graus, muitas vezes é usada para ajudar a alinhar os componentes individuais que têm um desajuste durante a fixação.[39] A cabeça cônica atua como um plano inclinado para alinhar as peças em desajuste enquanto o parafuso é apertado na posição. O parafuso protético também foi inicialmente usado por implantes Nobelpharma em meados dos anos 1980 (Fig. 28-1, *A*). No entanto, o desenho do parafuso protético de cabeça cônica reduz o efeito de apertamento e reduz a força de tração nas roscas do parafuso. A maior parte da força no interior da cabeça do parafuso cônico é distribuída para a cabeça, em vez de ser distribuída para o componente do parafuso de fixação. Quando 20 N-cm de força de torque é aplicada a um parafuso de cabeça cônica, 15 N-cm é distribuída para a inclinação da cabeça cônica, e 5 N-cm é aplicada às roscas do parafuso.

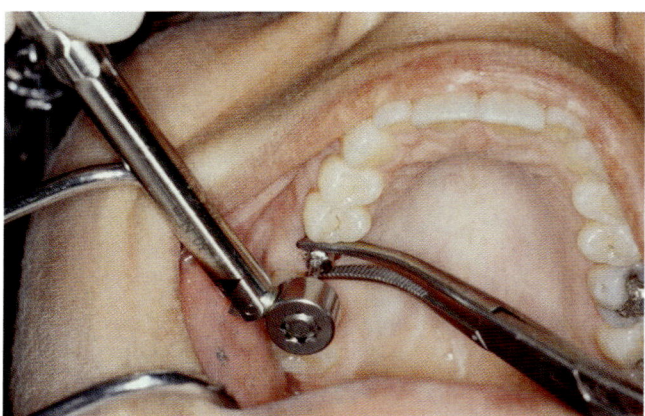

FIGURA 28-6. Uma técnica de contratorque (que impede a rotação do pilar) é utilizada quando possível para resistir à força rotacional aplicada ao parafuso sendo aplicada à interface implante/osso.

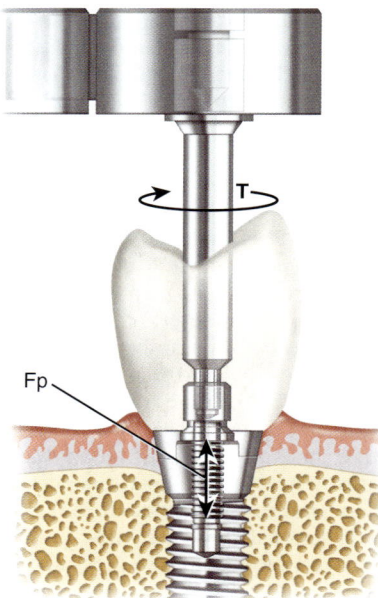

FIGURA 28-5. O torque (T) aplicado a um parafuso do pilar que pressiona o parafuso (Fp) também é aplicado à interface implante/osso.

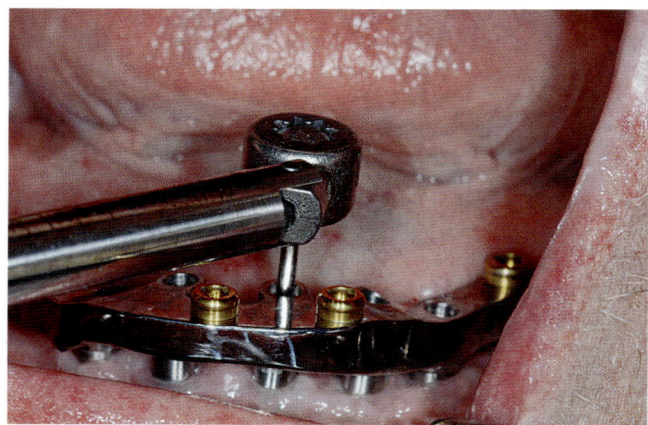

FIGURA 28-7. Uma técnica de contratorque não pode ser aplicada a parafusos protéticos se não envolverem um dispositivo antirrotacional no componente. No entanto, porque os implantes são imobilizados em conjunto quando o componente é utilizado, o risco de sobrecarga para a interface implante/osso é reduzido.

Coping ou parafusos protéticos projetados com cabeças cônicas (em vez de planas) devem ser limitados em próteses sobre implantes[28] (Fig. 28-8). A cabeça do parafuso cônico distorce e alinha estruturas não passivas, dá uma fusão não passiva e aparência de bem-ajustada. No entanto, a superestrutura não é deformada permanentemente e, portanto, conduz a tensões contínuas no sistema. Mesmo uma força de torque 10 N-cm aplicada a um plano inclinado de um parafuso pode distorcer uma superestrutura e resultar em tensão significante na região da crista óssea.

Um parafuso de cabeça plana é o preferido para parafusos protéticos. Quando 20 N-cm da força de torque é aplicada a um parafuso de cabeça plana, 10 N-cm de força de fixação é aplicada à cabeça do parafuso, e 10 N-cm é distribuída para as roscas do parafuso. O aumento do torque para as roscas aumenta a tensão nos componentes e diminui o risco de afrouxamento. Um parafuso de cabeça chata também distribui as forças de forma mais uniforme para as roscas e a cabeça do parafuso e é menos suscetível de distorcer em uma fusão não passiva. Como resultado, o dentista pode identificar mais facilmente uma fusão não passiva[40,41] (Fig. 28-9).

Desenho e Número de Roscas

O desenho da rosca é também um fator primário que influencia o risco de afrouxamento do parafuso. Como mencionado anteriormente, o desenho do parafuso do pilar mais comum utilizado por fabricantes de implantes é em forma de V com 30 graus[39] (Fig. 28-10). O projeto do implante permite que a pré-carga do torque seja aplicada ao parafuso para esticar o componente macho 30 graus para baixo do componente fêmea do parafuso para ajudar a fixar os componentes metálicos. No entanto, este desenho do parafuso coloca quase toda a tensão nas primeiras roscas (Fig. 28-11, *A*). Como consequência, quando um segmento em forma de V com 30 graus é usado, o número de roscas não precisa ser mais do que duas vezes o diâmetro do parafuso.[34] Como resultado, a maioria dos fabricantes tem apenas algumas roscas sobre seu pilar ou desenhos de parafusos protéticos. Em decorrência de o parafuso protético ter menor diâmetro do que o parafuso do pilar, ele tem menos roscas. O desenho mais comum do parafuso do pilar é uma cabeça chata com cinco roscas e quatro roscas para um parafuso protético.[42]

A indústria espacial também utiliza parafusos para fixar os componentes de metal juntos. Quando o ônibus espacial escapa e entra na atmosfera da Terra, uma agitação violenta dos componentes ocorre. Estas forças de distribuição irregulares de carga podem resultar no afrouxamento do parafuso. Por estas razões, um desenho de parafuso diferente foi criado pela indústria espacial para distribuir as cargas pré-torque na rosca para cada componente macho e fêmea do parafuso (Spiralock; Detroit Tool Industries, Madison Heights, MI) (Fig. 28-11, *B*). Como resultado, o esboço do parafuso é mais harmonioso dentro de cada de rosca, e mais segmentos são beneficiados e podem ser adicionados ao sistema. Roscas adicionais sobre o parafuso aumentam ainda mais a sua resistência ao afrouxamento.[41,43] Esta forma de rosca Spiralock modificada foi utilizada no ônibus espacial para manter a integridade articular do parafuso.

A forma de rosca Spiralock tem sido utilizada exclusivamente por um fabricante de implantes (BioHorizons Dental Systems, Birmingham, AL). Os pilares e os parafusos protéticos do implante Spiralock têm de oito a 10 roscas cada um (Fig. 28-12). Em um estudo prospectivo de 5 anos, não foi relatado afrouxamento do pilar parafusado.[44] Em um estudo multicêntrico de 10 anos sobre a substituição de um único dente posterior, o afrouxamento do parafuso do pilar ocorreu em menos de 1% das próteses.[45] Eliminação de afrouxamento do parafuso não é uma consequência de uma característica. Entretanto, o uso de melhores princípios de engenharia, aparentemente, pode diminuir drasticamente o risco de afrouxamento do parafuso.

Composição do Metal

A composição do material é um fator que modifica o desempenho do parafuso. A composição do metal pode influenciar a quantidade

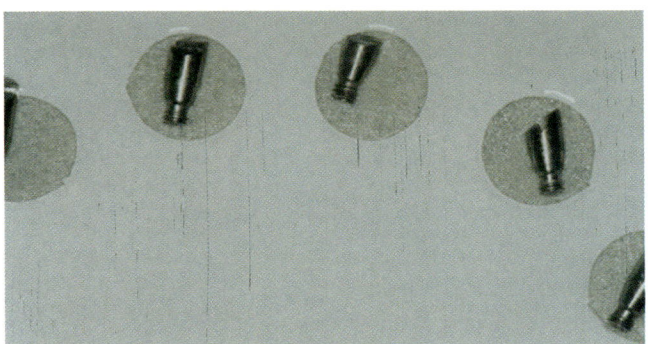

FIGURA 28-8. A cabeça do parafuso cônica não é indicada para fixação das estruturas sobre implantes porque a cabeça afilada reduz o torque dentro das roscas.

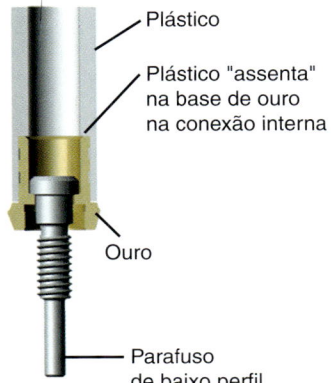

FIGURA 28-9. A força de apertamento aplicada a um parafuso de cabeça chata segura os componentes com pré-cargas mais elevadas dentro das roscas. Os componentes plásticos, que são fundidos, não se encaixam contra o parafuso de cabeça plana com tanta precisão como a um componente usinado. Um projeto otimizado usa um *coping* de metal usinado combinado com uma conexão plástica.

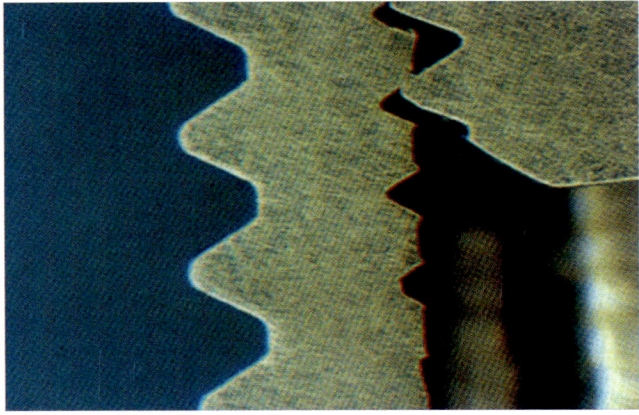

FIGURA 28-10. Uma rosca em forma de V de 30 graus é chamada de acessório. Este projeto é usado na maioria das vezes para fixar componentes metálicos, porque o componente macho do parafuso é esticado até o receptor fêmea em um ângulo de 30 graus quando o torque é aplicado à cabeça do parafuso. Os corpos de implantes da Nobel Biocare, 3i, Paragon, e Lifecore também usam este mesmo projeto de rosca para o corpo do implante.

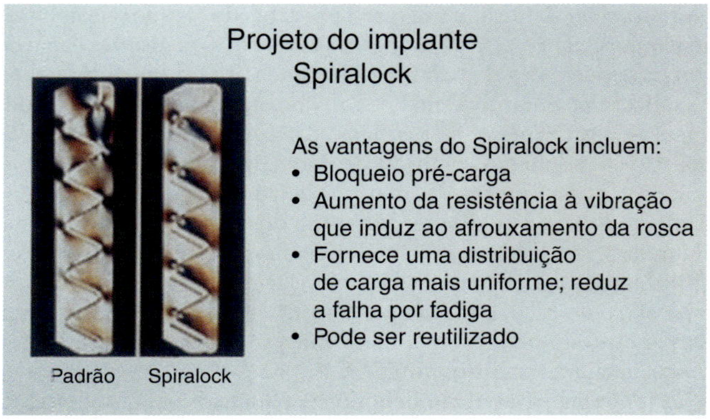

FIGURA 28-11. **A,** O projeto de rosca de 30 graus (*esquerda*) tem quase todo o torque de pré-carga aplicada às primeiras roscas. Assim, o número de segmentos não é crítico. **B,** O projeto de rosca Spiralock (*direita*) distribui a tensão para cada rosca no sistema, de modo que o aumento do número de roscas é um benefício para reduzir o afrouxamento.

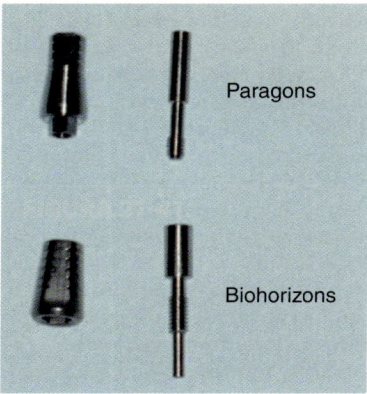

FIGURA 28-12. O número de roscas em um pilar ou parafuso de *coping* varia de acordo com o fabricante. A rosca Spiralock da BioHorizons tem 10 segmentos (*abaixo*). A fixação do parafuso do pilar de 30 graus da Zimmer tem seis roscas (*acima*).

de tensão no parafuso a partir da pré-carga e do ponto de fratura e, portanto, afeta diretamente a quantidade de pré-carga que pode ser usada com segurança. Material do parafuso e força do produto variam muito, quando todos os outros fatores são semelhantes (de 12,4 N para um parafuso de ouro a 83,8 N para a fixação do parafuso de liga de titânio).[35,26] Uma prótese parafusada pode apresentar uma fratura dúctil torsional em 16,5 N-cm *versus* 40 N-cm, dependendo do material do qual é fabricado.[34]

A deformação plástica ou deformação permanente do parafuso é o ponto final do módulo de elasticidade. Liga de titânio tem quatro vezes a resistência à flexão de fratura que o grau 1 de titânio. Portanto, parafusos de pilar feitos de titânio grau 1 deformam e fraturam mais facilmente do que os de liga. Liga de titânio é 2,4 vezes mais forte que o grau 4 de titânio. Como tal, uma magnitude superior de torque pode ser usada nos parafusos de pilar de liga de titânio e nos componentes fêmea (que se encontram dentro do corpo do implante), menor no titânio grau 4, menor no titânio grau 1, e por último em parafusos de ouro.

O alongamento do metal está relacionado com o módulo de elasticidade, o que depende do tipo de material, a sua largura, o seu desenho e a quantidade de tensão aplicada. O material de que é feito o parafuso (p. ex., liga de titânio, titânio ou ouro) tem um módulo específico de elasticidade. Um parafuso protético de ouro apresenta maior alongamento do que uma rosca feita de liga de titânio (mas uma resistência mais baixa).

Embora as dosagens de diferentes graus de titânio sejam dramaticamente diferentes, o módulo de elasticidade é semelhante para os graus 1 a 4 de titânio. Assim, a tensão do parafuso do pilar é semelhante com cada grau de titânio, mas a carga de segurança em relação à fratura é diferente. Liga de titânio (grau 5) tem um módulo de elasticidade ligeiramente superior. Apesar de não ser clinicamente relevante para a osseointegração metal-osso, o parafuso de liga de titânio deve usar um valor de pré-carga um pouco maior. Esta não é uma consequência relativa à deformação permanente ou fratura, porque é mais de duas vezes tão forte como os outros graus de titânio.

Também é importante considerar o metal da chave de parafusos utilizado na chave de torque. A deformação da cabeça do parafuso impede o profissional de apertar ou de retirar o parafuso. Alguns fabricantes fazem a chave de torque de liga de titânio, e o parafuso é feito de ouro ou titânio. O conceito é que a chave de torque não vai deformar o hexágono e não desgasta, de modo que o dispositivo dure mais tempo. No entanto, este não é o ideal. É mais fácil substituir a chave de torque do que o pilar ou parafuso protético. Assim, a chave de torque deve ser feita de titânio e o parafuso de liga de titânio.

Do ponto de vista clínico, o sítio receptor para a chave de torque é também uma característica da cabeça do parafuso para se considerar. A cabeça do parafuso tem um recurso de rotação, normalmente um *slot* reto ou um desenho de hexágono. Quanto mais lados para o recurso de rotação, mais frequentemente a cabeça irá sair. Assim, um *slot* ou recurso triangular irá sair menos do que um hexágono.

Condição da Superfície

A condição da superfície do parafuso é uma questão controversa na mecânica do parafuso. Uma escola de pensamento acredita que a condição de superfície mais áspera aumenta a resistência (atrito) na articulação do parafuso e minimiza o risco de afrouxamento. No entanto, aqueles que defendem o uso de revestimentos redutores de atrito afirmam que o ganho na pré-carga de tensão é uma forma eficaz de aumentar a fixação. Testes em parafusos ásperos e lisos indicam que pode não haver qualquer diferença estatística para as dimensões de um parafuso protético ou do pilar.[39,46]

Diâmetro do Parafuso

O diâmetro do parafuso pode afetar a quantidade de pré-carga aplicada ao sistema antes da deformação. Quanto maior o diâmetro, maior a pré-carga que pode ser aplicada e maior é a força de apertamento sobre o conjunto de parafuso.[39] A maioria dos parafusos de pilar de diferentes fabricantes de implantes é de tamanho similar. No entanto, os *copings* e parafusos protéticos de muitas empresas são menores em diâmetro (e pode ser um material diferente). A resistência do material está relacionada com o raio, vezes a quarta potência. Em outras palavras, um parafuso com a metade do diâmetro é 16 vezes mais fraco. Como resultado, os parafusos do pilar soltam com menos frequência, porque eles podem tomar uma pré-carga maior em comparação com os *coping* e parafusos protéticos. Algumas empresas oferecem diâmetros semelhantes para parafusos protéticos e de pilares. Como resultado, uma força de apertamento semelhante pode ser usada para cada um dos componentes.

Conexão do Pilar Parafusado

Os fatores de forças externas e as condições que afetam a pré-carga aplicam-se tanto para o parafuso do pilar quanto para os parafusos protéticos. Além disso, algumas características encontradas em conexões do parafuso do pilar podem aumentar ou diminuir as complicações relacionadas com parafusos.

Encaixe do Componente

Nem todos os fabricantes de implantes têm a mesma gama de desajuste do componente. Na ciência da usinagem de componentes de metal, há uma variedade de dimensões fabricadas. Em outras palavras, um implante com 4 mm de diâmetro é realmente uma variação entre 3,99 mm e 4,01 mm. Da mesma forma, o pilar e as conexões do pilar protético também têm uma variação. Como resultado, se um corpo de implante sextavado com menores dimensões é acoplado em uma conexão de pilar maior, os componentes podem não se encaixar adequadamente. A maioria das empresas de implantes permite uma variação de desajuste, o que resulta no pilar ou *coping* ser capaz de rotacionar ± 10 graus sobre o corpo do implante. Desajuste dos componentes do pilar entre o pilar e o corpo do implante pode ter um desajuste de 10 graus em uma dimensão rotacional, e discrepâncias rotacionais têm sido relatadas como sendo maiores que 99 µm.[47-50] Estas variações são diferentes em cada sistema de implante. A tolerância de usinagem de alguns sistemas pode ser tão pequena como 5 µm e menos de 1 grau em rotação. Quanto mais preciso o encaixe entre os componentes, menor a força aplicada ao parafuso do pilar ou ao parafuso protético (Fig. 28-13).

A incidência de afrouxamento do parafuso é também uma função da precisão de adaptação da conexão plano a plano do implante e pilar ou componente protético. Conexões de pilares de implantes ou conexões protéticas com uma interface de acoplamento instável colocam pressão indevida sobre o parafuso que liga os componentes.[47-50] Testes mecânicos demonstraram uma correlação direta entre a dimensão de tolerância do plano a plano do hexágono externo e a estabilidade do pilar ou parafuso protético. Binon sugeriu que uma série plano a plano média de menos de 0,005 mm existe no hexágono, e uma série plano a plano de menos do que 0,05 mm para toda a amostra resultaria em conjunto de parafuso mais estável.[48] Um padrão de plástico moldável pode ter um desajuste vertical tão alto quanto 66 µm.[47,50]

Quando a conicidade da cabeça do pilar é reduzida para menos de 5 graus (cone Morse), um aumento no encaixe friccional ocorre. Diversos desenhos de pilares sobre implantes usam somente o cone Morse, sem roscas, para fixar componentes em conjunto (Fig. 28-14). O cone Morse tem sido chamado de "soldagem a frio" na publicidade. No entanto, nenhuma composição do metal mudou, e tensão limitada está presente na conexão, de modo que este conector é principalmente um encaixe friccional.

Cone Morse em engenharia é projetado para tornar componentes facilmente recuperáveis, não para mantê-los fixados juntos.[39] Qualquer força de tração ou de cisalhamento vai separar as peças individuais. Assim, um cantiléver ou força angular para a coroa irá transmitir cargas de tração e de cisalhamento para o pilar e fazer com que o cone Morse se solte. O dispositivo mais comum que usa um cone Morse na odontologia é um torno dental. Como resultado, as rodas de polir são facilmente removidas e substituídas. Em vez de rosquear uma roda de pedra-pomes para a posição, apenas para afrouxar e rosquear uma roda de polimento, um cone Morse permite que o dentista remova e substitua os componentes rapidamente.

As mesmas condições aplicam-se à fabricação de moldagens de transferência dos *coping* e análogos. Muitos fabricantes têm uma ampla variedade de usinagem (+ ou – variância) para os componentes protéticos para reduzir o custo de produção (Fig. 28-15). Assim, quando os transferentes e os análogos são utilizados em moldagens e, em seguida, para fabricar a prótese no laboratório e os implantes são esplintados, a estrutura pode não assentar passivamente.

Sedimentação é um termo usado para descrever o efeito de desgaste das peças e encaixes mais próximos. Pequenas irregularidades sobre ou dentro de uma estrutura que incorpora o topo de um pilar para o parafuso pode causar ligeira elevação da estrutura ou da

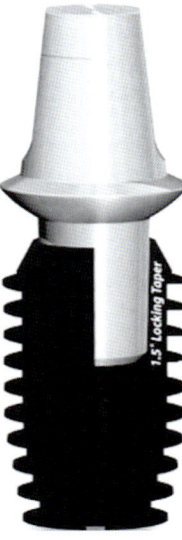

FIGURA 28-14. O pilar (*cinza*) pode ser retido pelo implante (*preto*) com um ajuste funcional chamado de cone Morse.

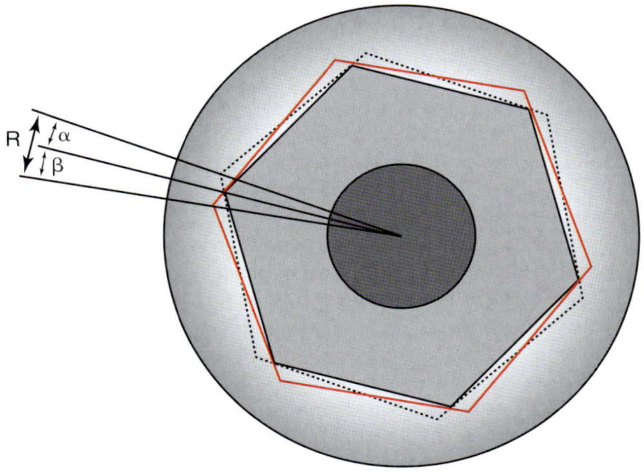

FIGURA 28-13. O encaixe rotacional do pilar ao corpo do implante é variável de um fabricante para outro. Quanto maior for o desajuste de rotação (linha vermelha e linha tracejada), mais força é aplicada ao parafuso do pilar.

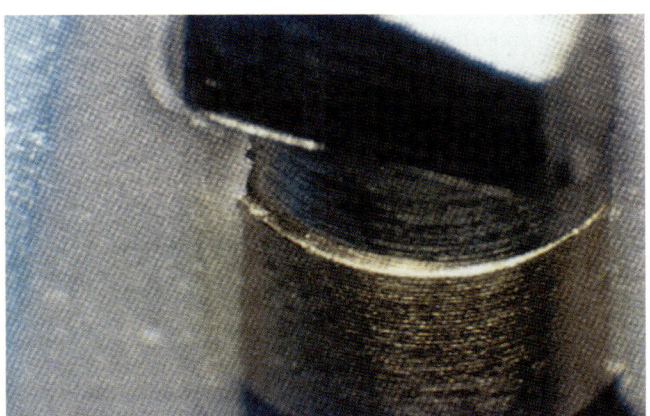

FIGURA 28-15. Os pinos de moldagem direta devem ser fabricados para encaixar o parafuso do pilar do implante ou na plataforma precisamente. Um encaixe preciso é necessário para reduzir o risco de uma fundição não passiva.

cabeça do parafuso. Ao longo do tempo, micromovimentos desgastam as irregularidades, e as peças se encaixam mais próximas. No entanto, esta sedimentação relaxa a força de pré-carga sobre o parafuso protético e é mais suscetível a causar afrouxamento do parafuso.

Quando um componente fundível é utilizado, o jateamento altera a superfície e, por conseguinte, o encaixe dos componentes. Alteração química das peças fundidas com um ácido comercial tem sido defendida para diminuir o dano ao *coping*. Polir os pilares e as margens dos *copings* com cápsulas de polimento com aço inoxidável endurecido para proteger a interface pilar *coping* também é recomendado.[51]

A queima plástica dos *copings* protéticos custa menos, mas eles apresentam uma variância laboratorial muito maior e encaixe precário por causa das irregularidades e sedimentação da superestrutura. Além dos custos, outra vantagem de um padrão de queima plástica para o *coping* é que um tipo de metal é utilizada para o *coping* e a superestrutura, diminuindo o risco de corrosão do metal ou de separação entre o *coping* e a superestrutura.

Para reduzir a sedimentação, um *coping* usinado pode ser usado para encaixar no pilar do implante com mais precisão. Alguns fabricantes sugerem um *coping* de titânio para reduzir o risco de desajuste. No entanto, óxidos se formam sobre a superfície de titânio dos *copings* usinados, prejudicando a adesão do metal quando a prótese ou o pilar de metal de trabalho é fundido ao *coping*. Características de retenção mecânica no *coping* melhoram esta ligação de metal com metal.[52]

Estudos laboratoriais demonstram que existe uma compatibilidade quando ligas de metais nobres são usadas em vez de titânio para uma ligação superior de metal com metal. Uma conexão mecânica do *coping* ainda está presente, por isso é superior aos componentes de plástico utilizados para fundir um metal.[53] O risco da formação de óxidos entre o *coping* e o metal da prótese é também reduzido (Fig. 28-9).

Características Antirrotacionais

Como regra geral, a maioria dos corpos de implante tem uma característica antirrotacional para a conexão com o pilar. Os desenhos mais comuns são hexágono externo, hexágono interno, cone Morse, e cone Morse com roscas.

Muitos fabricantes têm afirmado que as conexões internas são mais estéticas para a coroa do implante. Isso não é verdade. Os dispositivos antirrotacionais internos e externos têm a mesma consequência estética. Todos os corpos de implante com hexágono interno têm um pilar que possui um hexágono interno correspondente. Quando os dois componentes são conectados, eles formam uma linha de união entre eles. A margem da coroa é colocada acima da linha de união do pilar ao corpo do implante. Todos os corpos dos implantes com hexágonos internos têm um pilar que tem um hexágono externo correspondente. Quando os dois componentes são fixados em conjunto, eles formam uma linha de união entre eles. Assim, depois de o componente do pilar ser conectado, não há nenhuma diferença estética para a coroa que está unida ao pilar (Fig. 28-16).

Os fatores que afetam a conexão do parafuso do pilar e o afrouxamento do mesmo incluem altura (ou profundidade) do hexágono e o diâmetro da plataforma.[47-49,54] Boggan *et al.* estudaram a influência dos fatores do desenho na resistência mecânica e na qualidade de encaixe da interface implante-pilar.[54] Considerando que o modo de perda para amostras em testes estáticos foram flexão e deformação do pilar aparafusado, a fratura do pilar aparafusado foi a falha mais comum para as amostras em teste de fadiga. A carga de falha estática foi maior para os implantes com hexágonos externos de 1 mm de altura, em comparação com implantes com hexágono interno de 1,7 mm. O implante de maior diâmetro teve a maior carga estática antes da perda (Tabela 28-1).

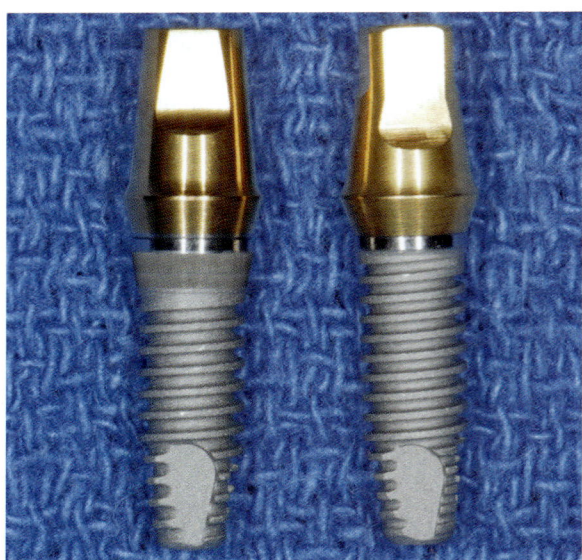

FIGURA 28-16. Um implante com hexágono interno (*esquerda*) tem um pilar com uma conexão de hexágono externo. Um implante com hexágono externo (*direita*) tem um pilar com uma conexão de hexágono interno. Quando os pilares (ouro) estão conectados ao implante, a margem pilar-implante é semelhante em relação à estética.

TABELA 28-1
Perda por Carga de Vários Tipos de Implantes

Tipo de Implante	Carga Estática de Perda (N)
Hexágono externo de 1,0 mm, 4 mm	966
Hexágono externo de 1,0 mm, 5 mm	1.955
Hexágono externo de 0,7 mm	756
Octógono interno de 0,6 mm	587
Hexágono interno de 1,7 mm	814

A análise mecânica da interface pilar-implante foi realizada a fim de esclarecer a importância da altura (ou profundidade) do hexágono e diâmetro da plataforma. A carga sobre o pilar parafusado mostrou ser uma função da altura (ou profundidade) do hexágono e do diâmetro da plataforma de acordo com o seguinte equação:

$$Fs = \frac{(P[H] - R2[h])2}{D}$$

Onde *Fs* é a carga no parafuso do pilar, *P* é a carga lateral no pilar, *H* é a altura do pilar, *R2* é a carga de reação do hexágono do implante sobre o pilar, *h* é a altura (ou profundidade) externa do hexágono do implante, e *D* é o diâmetro da plataforma do implante.

A utilização dessa equação demonstra que à medida que a altura (ou profundidade) do hexágono aumenta, a carga sobre o parafuso do pilar diminui. Da mesma forma, como o diâmetro das plataformas dos implantes aumenta, a força exercida sobre o parafuso do pilar diminui. A redução da carga lateral (*P*) sobre o parafuso do pilar é importante, de modo a não colocar carga sobre o parafuso para além do limite de elasticidade do material ou para reduzir o número de ciclos para fratura (pois a fadiga está relacionada tanto com a força quanto com os ciclos).

Altura (ou Profundidade) do Hexágono

A altura (ou profundidade) do hexágono antirrotacional está diretamente relacionada com a força aplicada ao parafuso do pilar com qualquer carga lateral[54] (Fig. 28-17). Uma vez que a coroa essá ligada ao pilar e o pilar repousa sobre a plataforma do implante, uma força lateral sobre a coroa cria uma força de inclinação sobre o pilar. Essa força inclinada é resistida pela altura ou profundidade do hexágono, a plataforma e o parafuso do pilar. Quando o arco de rotação está acima da altura do hexágono, toda a força é aplicada ao parafuso do pilar. Para a altura do hexágono estar acima do arco de forças de ruptura, a altura do hexágono deve ser de pelo menos 1 mm para um implante de 4 mm de diâmetro. Contudo, muitos fabricantes de implantes utilizam um hexágono com a altura de apenas 0,7 mm, de modo que a quase totalidade da força é dirigida para o parafuso do pilar aumentando a ocorrência de afrouxamento do parafuso e fratura.

A dimensão hexagonal de 0,7 mm foi o desenho original para o implante Nobelpharma de parafuso de titânio.[55] Na pesquisa de Brånemark, o corpo do implante foi colocado 1 mm abaixo da crista óssea, e um parafuso de cobertura de 1 mm de altura foi colocado sobre o hexágono externo.[56,57] Isto resultou no parafuso e *cover* do implante posicionados a nível ósseo. Quando o implante não foi embutido, o hexágono externo ficou acima do osso e tornou mais difícil de obter e manter o fechamento dos tecidos moles. O hexágono externo foi usado apenas para rosquear o implante no osso. O parafuso de cobertura e do pilar não envolvem o hexágono da plataforma do implante. Assim, a altura do hexágono não era uma característica antirrotacional da prótese. Quanto mais baixa for a altura do hexágono, menor seria o rebaixamento do implante no osso.

Quando os implantes com hexágonos internos foram introduzidos, a conexão interna não alterou a altura global da posição da plataforma do implante no osso. O dispositivo antirrotacional não afetou o fechamento dos tecidos moles. Assim, a dimensão do hexágono pôde ser maior, e esta altura adicional reduziu a força adicional sobre o parafuso do pilar. No estudo sobre falha estática de Boggan et al., o hexágono interno de 1,7 mm tinha uma carga maior antes da perda do que o hexágono externo de 0,7 mm.[54] No entanto, foi menos do que os implantes com hexágono externo de 1,0 mm (Tabela 28-1).

Diâmetro da Plataforma

O diâmetro da plataforma permite que o pilar assente no hexágono antirrotacional (externo ou interno). As forças inclinadas quando aplicadas ao pilar formam um arco com um raio a partir da margem externa do pilar oposto à força para a dimensão do hexágono no mesmo lado da força. A largura da plataforma resiste ao arco de rotação do lado oposto à força de inclinação. A plataforma mais estreita tem um ponto de fulcro e largura da plataforma curtos, tornando-se mais vulnerável às forças de inclinação. Quanto maior é o diâmetro da plataforma, maior a resistência às forças de inclinação. Portanto, quanto maior o diâmetro da plataforma, menor a força aplicada ao parafuso do pilar.

No estudo de Boggan et al. a força sobre o parafuso do pilar foi reduzida por 12 unidades quando a altura do hexágono de 0,7 mm foi aumentada para 1,0 mm. Quando a força sobre o parafuso foi avaliada em um implante com 4 mm de diâmetro em comparação com um implante de 5 mm de diâmetro (com a mesma altura do hexágono), uma redução da força em 40 unidades foi observada[54] (Fig. 28-18). Em outras palavras, o diâmetro do implante (e dimensão da plataforma correspondente) foi mais importante para reduzir o risco do afrouxamento do parafuso do que a altura (ou profundidade) do hexágono antirrotacional. Em um estudo clínico realizado por Cho et al., o afrouxamento do pilar parafusado foi observado durante um período de 3 a 7 anos em 14,5% dos implantes de 4 mm de diâmetro. Quando um implante de 5 mm de diâmetro apoiou a prótese, o afrouxamento do parafuso reduziu para 5,8%.[58]

Implantes de maior diâmetro com uma plataforma mais ampla devem ser usados para diminuir a força aplicada ao parafuso do pilar quando os fatores da força externa são maiores do que o normal. Assim, um implante mais amplo no canino ou no incisivo central maxilar, uma restauração de um único dente é sugerida para pacientes bruxistas.

Os parâmetros que afetam a incidência de afrouxamento do parafuso do pilar e dos parafusos protéticos variam de um paciente para outro, porque os fatores de força externa são diferentes. Os dentistas devem considerar fatores como pré-carga, posição do implante, número de implantes e diâmetro do implante para reduzir esta complicação. Outros fatores estão relacionados com o produto específico do implante selecionado para suportar e reter a prótese. Estes incluem desenho da cabeça do parafuso, desenho da rosca, composição do metal, componente do encaixe e diâmetro do parafuso.

Método para Reapertar Pilares Parafusados

Uma complicação comum em um implante endósseo de duas peças é o afrouxamento do pilar do corpo do implante com uma coroa cimentada a ele. A remoção de uma coroa cimentada a partir de um

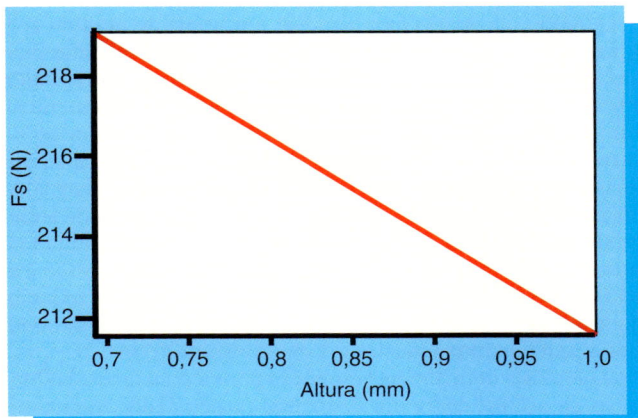

FIGURA 28-17. Quanto mais alto (ou mais profundo) o componente antirrotacional em hexágono (componente x do gráfico), menor é a força aplicada ao parafuso do pilar (Fs) no eixo y. A altura do hexágono de 0,7 mm é padrão na indústria e foi usado pela primeira vez pelo Nobel Biocare. Um hexágono de 1 mm de altura tem menos risco de afrouxamento do parafuso porque a força sobre o parafuso é diminuída.

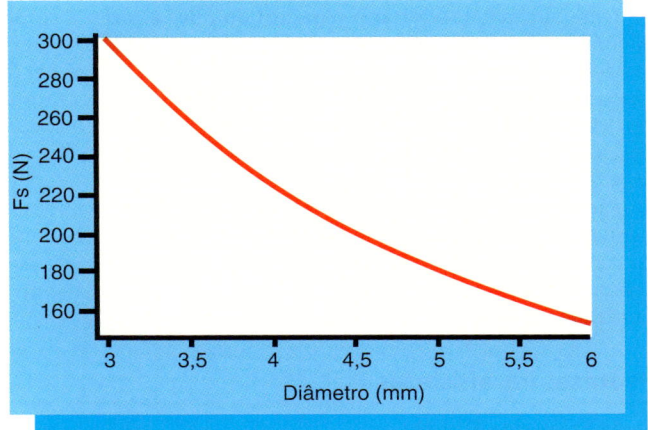

FIGURA 28-18. Para reduzir as forças sobre o parafuso do pilar, o diâmetro da plataforma do implante é mais importante do que a altura do hexágono. Quanto maior for o diâmetro (eixo x), menor a força aplicada ao parafuso (eixo y).

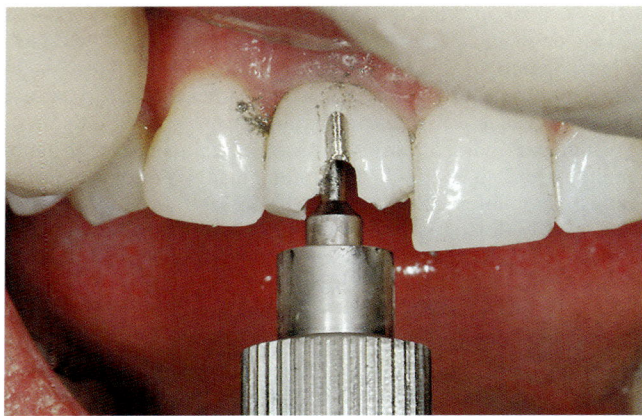

FIGURA 28-19. Uma opção para reapertar um pilar parafusado frouxo é cortar a coroa cimentada, apertar o parafuso, e refazer a coroa.

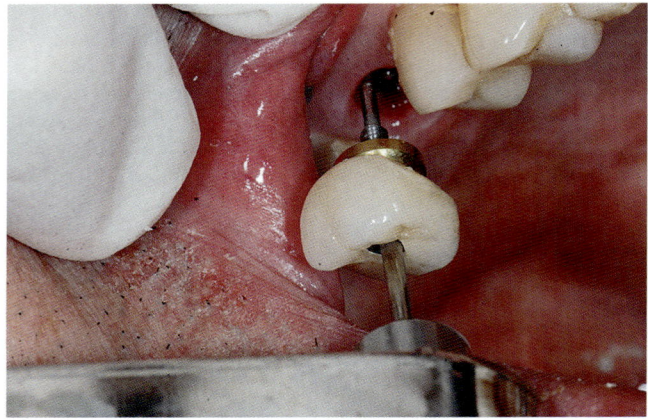

FIGURA 28-21. Uma coroa cimentada em um pilar parafusado é difícil de remover, quando o parafuso do pilar afrouxa. Em coroas posteriores, um orifício de acesso ao parafuso do pilar é preparado na superfície oclusal.

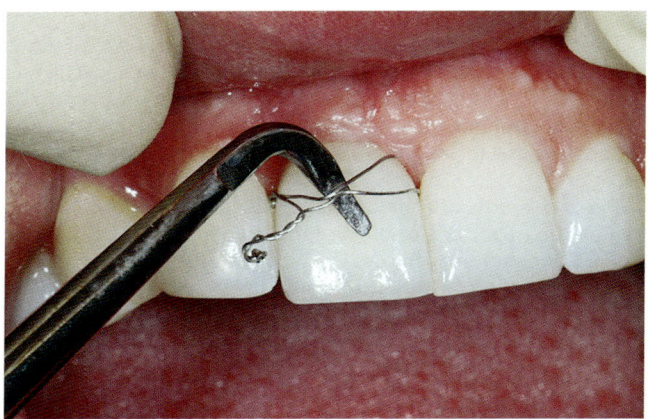

FIGURA 28-20. Um fio ortodôntico pode ser enrolado em torno do dente abaixo dos contatos interproximais. O removedor de coroa pode em seguida, ser ligado ao fio em vez de uma margem subgengival.

pilar com mobilidade é muitas vezes difícil. A força de impacto aplicada à coroa com mobilidade é dissipada por causa do parafuso do pilar frouxo. Além disso, quando a margem da coroa é subgengival, fica difícil envolvê-la com um removedor de coroa.

Uma opção para apertar o parafuso do pilar é cortar a coroa, apertar o parafuso do pilar e refazer a coroa (Fig. 28-19). Se o dentista não pode envolver a margem subgengival com um removedor de coroas e pontes, um fio ortodôntico pode ser envolvido em torno do dente abaixo do contato interproximal (Fig. 28-20). O removedor de coroa e ponte pode, em seguida, usar o fio para aplicar a força de impacto ao selamento de cimento.

Para resolver este problema, nas regiões posteriores da boca, o dentista pode realizar um orifício de acesso através da face oclusal da coroa para ter acesso ao parafuso do pilar (Fig. 28-21). Este procedimento, no entanto, também pode danificar a porcelana ou a borda incisal da coroa e pode levar à substituição da coroa.[59]

Próteses Parafusadas

Proteção das Próteses

Um protocolo cirúrgico previsível para fixação rígida endóssea foi desenvolvido e relatado por Brånemark e Adell *et al.* mais de 30 anos atrás.[55,56] No entanto, ocasionalmente, um implante pode ser perdido durante o processo de cicatrização inicial devido ao trauma cirúrgico, à cicatrização comprometida, à pobre seleção do caso, ou por razões desconhecidas. Pacientes entendem que a medicina não é uma ciência exata e que seus corpos podem responder com variação individual, mesmo em um procedimento padronizado. Como resultado, os pacientes estão mais inclinados a aceitar o insucesso cirúrgico do implante. Ao contrário, após a reabertura do implante, o paciente é informado do sucesso de implantes, e todas as complicações de curto prazo que levam a perda ou comprometimento do implante muitas vezes se tornam inaceitáveis para o paciente.

O paciente raramente pode avaliar as causas da perda cirúrgica do implante, mas ao contrário pode avaliar vários aspectos do resultado protético, como estética, oclusão, função, fonética e manutenção. Tempo, consultas, passos laboratoriais e os custos adicionais associados a próteses inventivas necessárias em implantes precariamente instalados não são totalmente apreciados. Pacientes podem acreditar que a perda óssea ou perda do implante ocorreu porque os parafusos estavam muito apertados ou muito frouxos, os modelos não se encaixaram adequadamente, ou a oclusão estava incorreta em vez de entender a causa original de má qualidade óssea ou angulação inadequada dos implantes na fase cirúrgica. Todos esses fatores complicam a transferência do paciente para o protesista.[60]

O tempo necessário para remover um implante perdido após cicatrização inicial e instalar um implante adicional é muitas vezes mínimo e, muitas vezes, pode ser realizado na segunda fase cirúrgica. O tempo necessário para confecção da prótese é normalmente de cinco ou mais consultas protéticas. Uma perda de implante após a entrega final da prótese também pode resultar em outras cinco consultas protéticas, assim como taxas de laboratório adicionais. Além disso, a perda de implante após a colocação de cargas pode levar à significativa perda de osso e de tecidos moles. Como resultado, a substituição do implante pode exigir enxerto de tecido ósseo e de tecido mole, além de tempo adicional necessário antes de reinstalação. O paciente pode culpar o protesista pela perda óssea associada após a perda do implante.

O protesista normalmente explica ao paciente a respeito das limitações da prótese sobre um dente mal posicionado. Tratamento ortodôntico ou exodontia são sugeridos muitas vezes para dentes naturais, em vez do risco de um resultado protético final comprometido. No entanto, ainda muitas vezes, os dentistas consideram os implantes como bem-sucedidos segundo o critério único de rigidez. Eles muitas vezes ignoram a precariedade de uma estrutura com poucos implantes, implantes instalados em direções mesiodistal e vestibulolingual impróprias, uma profundidade excessiva do sulco, área insuficiente de suporte de carga da superfície do corpo do implante, má angulação, má qualidade óssea, contorno e quantidade inaceitáveis dos tecidos moles, e a relação destes com os requisitos estéticos e sua influência sobre as complicações. Critérios de longo prazo aceitáveis devem ser estabelecidos, e os fatores limitantes devem ser identificados antes da reconstrução protética para minimizar a ocorrência de complicações relacionadas com a reabilitação, manutenção ou gestão de pacientes.

O sistema de retenção da prótese deve ser designado antes da cirurgia. Em uma prótese fixa parafusada, implantes anteriores são instalados mais lingualizados do que para uma prótese cimentada, porque o orifício de acesso da prótese parafusada é localizado no cíngulo. A correção de próteses parafusadas com implantes instalados vestibularmente pode ser mais difícil e pode levar ao comprometimento estético incontrolável.

A prótese cimentada deve, idealmente, ter 8 mm ou mais de espaço da altura da coroa (EAC). Esta dimensão permite pelo menos 1 mm de material oclusal na coroa, 5 mm de altura do pilar como forma de retenção e resistência (com uma margem subgengival), uma margem subgengival de 1 mm e 2 mm para adesão do epitélio juncional acima do osso. Se o espaço for inadequado uma osteoplastia é indicada antes da instalação do implante. Em outras palavras o protesista deve indicar o tipo e o contorno da prótese incluindo o tipo de retenção (p. ex., cimentada ou parafusada), no plano de tratamento inicial e transmitir essas informações para o cirurgião antes da instalação do implante. A fase cirúrgica deve assegurar a melhor base possível para garantir o desempenho da prótese a longo prazo.[61]

Vantagens de Próteses Parafusadas

Existem várias vantagens para uma prótese parafusada em comparação com uma prótese cimentada. Estas incluem facilidade e recuperabilidade, baixo perfil de retenção, momentos de forças reduzidos com sobredentaduras, redução do risco de cimento residual e união dos pilares não paralelos (Quadro 28-6). Os benefícios recuperáveis foram anteriormente apresentados.

Perfil Baixo de Retenção

A principal vantagem de uma superestrutura parafusada é o perfil de retenção mais baixo do sistema de pilares. Próteses cimentadas requerem um componente vertical de 5 mm ou mais para proporcionar uma forma de retenção e resistente. Uma redução de 2 mm da altura da coroa pode diminuir a retenção em até 40% quando o pilar do implante for de apenas 4 mm de diâmetro.[62] O sistema parafusado é mais resistente às forças de remoção do que o pilar cimentado quando a altura do pilar é inferior a 5 mm. A prótese deve ser parafusada, se a altura do pilar não oferecer superfície suficiente para a cimentação.

O EAC é medido a partir da crista do rebordo para o plano de oclusão e é menor na região posterior da boca porque o espaço está mais perto da articulação temporomandibular. Os pontos anatômicos opostos nas regiões posteriores(i.e., seio maxilar e canal neurovascular mandibular) limitam a altura óssea para a instalação do implante e, muitas vezes, contraindicam osteoplastia para melhorar a altura da coroa. Um mínimo de 8 mm de EAC é necessário para uma prótese cimentada. Portanto, se o EAC é inferior a 8 mm, uma prótese parafusada deve ser considerada. No entanto, em tais condições, o espaço necessário para inserir uma chave de parafusos pode ser uma limitação não vivenciada até a consulta protética.

Osteoplastia antes da instalação do implante pode aumentar a altura do pilar para melhorar a retenção da prótese fixa cimentada. No entanto, o dentista deve considerar a diminuição na altura do corpo do implante. Além disso, uma osteoplastia ou gengivoplastia quase sempre são indicadas para diminuir a profundidade sulcular e melhorar as condições de higiene oral. O dentista também pode considerar a instalação de implantes e pilares adicionais ou um pilar personalizado para aumentar a retenção de cimento.

O pilar de perfil baixo também pode oferecer vantagens significativas para próteses removíveis (PR-4 ou PR-5). A altura mais baixa da superestrutura permite fácil colocação de dentes artificiais. O maior volume de acrílico também aumenta a resistência da parte acrílica da prótese.

A posição mais lingual dos implantes na mandíbula pode interferir na a língua. Nestes casos, uma prótese aparafusada de baixo perfil pode ser fabricada de forma que não comprometa o contorno lingual da coroa ou da sobredentadura. Um pilar com altura reduzida pode ser necessário quando o implante é instalado muito para lingual ou na região palatina da maxila (Fig. 28-22). Um pilar de 5 mm ou mais alto pode interferir na posição da língua ou na oclusão com o arco oposto. Portanto, em situações clínicas de pilares curtos é indicada a utilização de um sistema de retenção parafusado.

Momentos de Força Reduzidos

Uma barra parafusada para uma sobredentadura PR-5 (implanto e mucossuportada) pode ser submetida a menos momentos de forças durante o movimento da prótese. O momento de força para o implante é reduzido com um pilar de perfil baixo quando bloqueadores de tensão sobre a estrutura separam a prótese removível do suporte do implante (Fig. 28-23). Estes elementos diminuem o efeito de cargas laterais sobre o corpo do implante e parafusos da prótese.

Risco de Cimento Residual no Sulco

Outra vantagem de coroas parafusadas é a ausência de cimento residual no sulco gengival, o que pode causar irritação aos tecidos circundantes e levar a um aumento de retenção de placa e inflamação,

> **QUADRO 28-6** Vantagens das Próteses Parafusadas
>
> 1. Facilidade de recuperabilidade
> 2. Retenção de baixo perfil
>   a. Espaço limitado da altura da coroa
>   b. Perfil baixo da barra para sobredentaduras
>   c. Exigência do contorno da coroa
> 3. Cargas de momentos reduzidas (sobredentaduras)
> 4. Nenhum cimento residual
> 5. União de pilares não paralelos

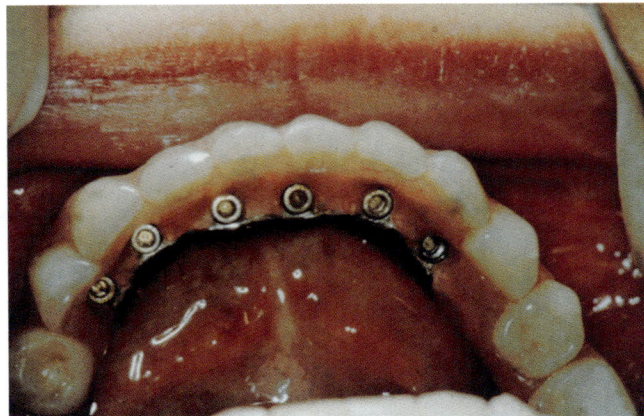

FIGURA 28-22. A posição do implante nesta mandíbula anterior está lingual ao contorno da coroa necessário para restaurar o paciente. Um pilar de baixo perfil permite espaço para a língua durante a fala e deglutição.

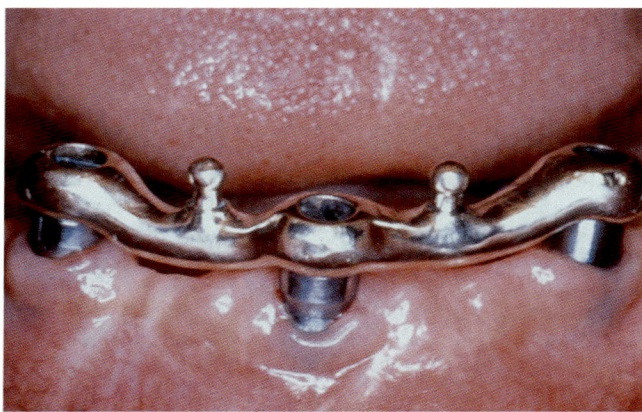

FIGURA 28-23. Uma barra de baixo perfil tem menos forças de momento aplicadas contra o sistema implante-barra quando uma sobredentadura mucossuportada é fabricada.

semelhante à condição em que há excesso de cimento em coroas de dentes naturais.[61]

Quando possível, a margem da coroa de uma prótese cimentada deve ficar acima do tecido de modo que o cimento em excesso possa ser facilmente removido. Margens subgengivais aumentam a incidência de remoção incompleta do cimento em dentes ou pilares sobre implantes. O cimento pode permanecer incorporado no sulco mais profundo do pilar devido ao tecido epitelial juncional menos tenaz e à falta de inserção de tecido conjuntivo em comparação com um dente natural.

Implantes não Paralelos

Quando os corpos de implantes não são paralelos com mais de 30 graus de divergência, um pilar cimentado não pode ser adequadamente preparado para permitir um trajeto de inserção. Um pilar de perfil baixo pode encaixar no corpo do implante em ângulos significantes. Por exemplo, um implante no pterigoide ou zigomático pode ser colocado a 45 graus em relação aos implantes anteriores, mas esses implantes podem ser esplintados com uma prótese parafusada (Fig. 28-24). Deve notar-se que para unir implantes não paralelos junto a uma prótese parafusada, o dispositivo antirrotacional do corpo do implante normalmente não pode ser encaixado. Além disso, na maioria das vezes o pilar para prótese parafusada tem um hexágono externo, então uma dimensão mais larga da plataforma é disponível.

Portanto, quanto mais baixo o perfil, maior a retenção, a redução dos momentos de força em sobredentaduras PR-5, maior espaço para os dentes da prótese ou para materiais oclusais, e ausência de resíduos de cimento são vantagens das estruturas parafusadas. A maioria destas condições são mais características de sobredentaduras implantossuportadas que de próteses fixas.

Uma nota interessante é que em meados dos anos 1980 e nos anos 1990, os profissionais que desafiaram o conceito de próteses implantossuportadas e cimentadas foram considerados como minoria. Nas últimas décadas, a odontologia reavaliou sua posição, e hoje observam-se mais próteses fixas implantossuportadas cimentadas do que próteses parafusadas.[62,63]

Complicações de Próteses Parafusadas

Fatores de Força Externa

As forças externas que atuam sobre uma junta de parafuso aumentam muito o risco de afrouxamento. Essas forças podem ser chamadas de forças de separação de juntas quando relacionadas ao afrouxamento do parafuso, mas são as mesmas forças anteriormente apresentadas como condições de risco para a perda do implante, perda da crista óssea e fratura de componente. Quando os parafusos são apertados e colocados em uma mesa sem forças de separação, eles permanecerão para sempre apertados. Quando as forças de juntas de separação externas são maiores do que a força para manter os parafusos juntos (chamada de força de fixação), os parafusos irão se soltar. Portanto, as forças externas de parafunção, altura da coroa, dinâmica da mastigação, posição do arco dentário e dentição antagonista são os fatores que podem aumentar drasticamente a tensão para o implante e para a junta do parafuso. Além disso, as condições que ampliam esses fatores são consideradas, incluindo cantiléveres, carga angulada e desenhos oclusais precários (Quadro 28-7).

É importante considerar as forças externas aplicadas ao sistema de articulação para diminuir a incidência de afrouxamento do parafuso. Por exemplo, um estudo realizado por Boggan et al. demonstrou que a força exercida sobre o parafuso foi diretamente relacionada com a altura da coroa.[54] A altura da coroa é um cantiléver vertical e amplifica a força sobre o pilar. Assim, um implante unitário em um paciente com perda óssea causada por doença periodontal e maior altura da coroa está em maior risco de sofrer afrouxamento do parafuso do pilar.

A fadiga está relacionada com a quantidade de força e o número de ciclos (Fig. 28-25). Existe uma magnitude de força tão grande que um ciclo pode quebrar o material (p. ex., um martelo batendo

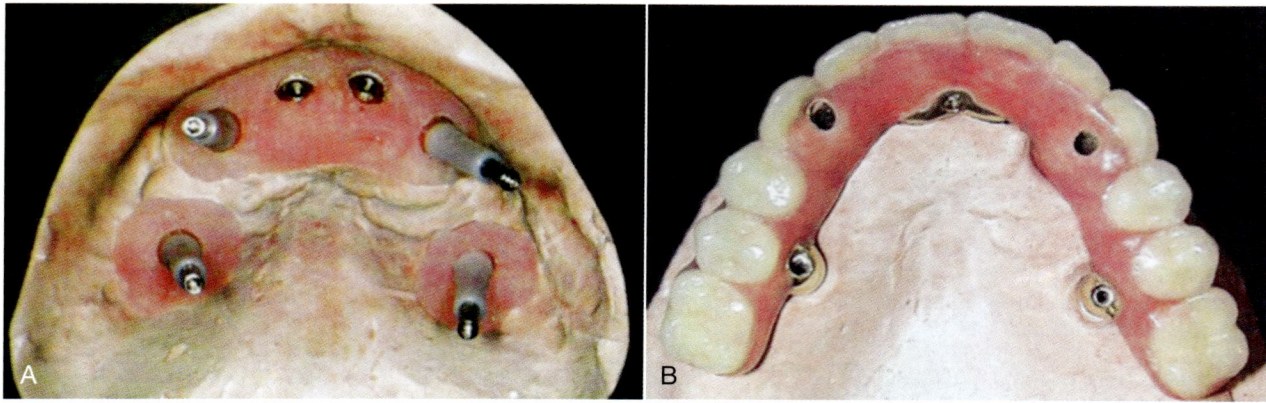

FIGURA 28-24. **A,** Esta prótese maxilar tem implantes instalados com mais de 30 graus em relação paralela. **B,** Os implantes podem ser unidos para restaurar o arco edentado com uma prótese fixa.

QUADRO 28-7 Forças Externas que Aumentam o Afrouxamento do Parafuso

1. Parafunção
2. Espaço da altura da coroa
3. Dinâmica da musculatura mastigatória
4. Posição do arco (anterior, média, posterior)
5. Arco oposto
6. Cantiléveres
7. Forças angulares
8. Projetos oclusais pobres
9. Falta de posições estratégicas de implantes
   a. Canino
   b. Primeiro molar
10. Número inadequado de implantes
    a. Sem três pônticos adjacentes
11. Próteses não passivas

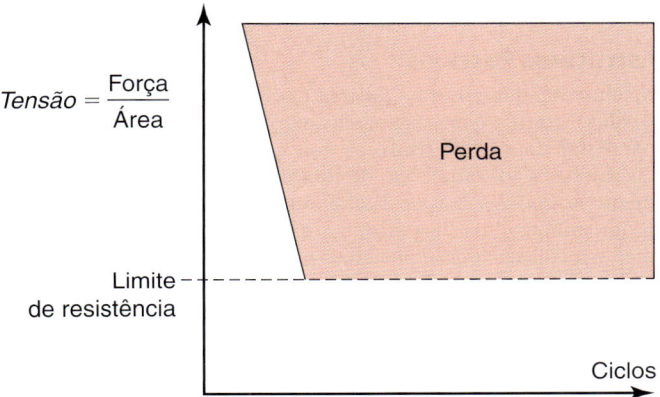

FIGURA 28-25. A curva de fadiga está relacionada com a fratura ou com o afrouxamento do parafuso. A incidência de complicações aumenta à medida que a força ou os ciclos aumentam (quando acima do limite de resistência).

um pedaço de vidro). Há uma força externa que é tão baixa que um número infinito de ciclos não fratura o material (p. ex., o dedo batendo numa peça de vidro). O limite de resistência de um material é a quantidade de força necessária para fraturar o objeto quando ciclos suficientes são aplicados (p. ex., dobrando um fio – na primeira curva não fratura o fio, mas dobras repetidas ao longo do tempo vão fraturar o fio). Quanto maior a força, menos ciclos são necessários antes da fratura. Por isso, é a combinação e a relação de ambos, a quantidade de força e o número de ciclos, que causam a complicação.

De todas as forças externas, o principal fator é a parafunção. Um paciente com bruxismo horizontal está colocando carga sobre a coroa do implante com uma força angular repetidamente e aumenta a magnitude de força, ciclos até a falha por fadiga e o ângulo da força de cisalhamento na interface. O afrouxamento do parafuso pode ser esperado em um paciente com um bruxismo severo. Um paciente com parafunção aumenta quantidade de força para o sistema e, o mais importante, aumenta o número de ciclos para o sistema. Por isso, as fraturas da porcelana e do selamento do cimento e o afrouxamento ou fratura do parafuso são inevitáveis. Quando os dentes naturais adjacentes apresentam mobilidade para forças laterais ou anguladas, coroa e implante estáveis podem estar sobrecarregados. Um ajuste da força oclusal, que permite que os dentes adjacentes se movam antes do contato da coroa do implante, é necessário para reduzir o risco de sobrecarga.

As próteses parciais não retidas são mais comuns com estruturas parafusadas do que com as próteses cimentadas. O afrouxamento do parafuso é mais provável de ocorrer durante o primeiro ano e pode ocorrer de 8 a 20% das vezes.[25] O afrouxamento dos pilares ou dos parafusos da prótese ocorre mais frequentemente em coroas sobre implantes individuais do que quando as coroas sobre implantes estão unidas. Por exemplo, em um estudo no qual foi feita a substituição de um único molar, a taxa de afrouxamento do parafuso do pilar foi de 40% durante um período de 3 anos. Quando dois implantes foram esplintados, o afrouxamento do parafuso foi reduzido para 8%.[24] O afrouxamento do parafuso é mais comum em próteses fixas em pacientes parcialmente edentados e é muito menos comum em sobredentaduras implantossuportadas fabricadas com alívios para evitar estresse sobre a superestrutura.[64,65]

Condições que levam à carga oclusal excessiva aumentam o risco de afrouxamento do pilar e do parafuso da prótese. Qualquer uma destas forças externas aplicadas a um cantiléver vai amplificar ainda mais as forças de separação. Por exemplo, cantiléveres sobre próteses levam a cargas oclusais irregulares. Cargas oclusais irregulares causam ciclos de compressão e, em seguida, tensão e forças de cisalhamento sobre os componentes do implante. Parafusos são especialmente vulneráveis a forças de tensão e de cisalhamento. Ambas são aumentadas drasticamente com as forças de cantiléver ou cargas angulares. Como o parafuso é um plano inclinado, a vibração contínua faz com que ele afrouxe. Quanto maior a variação de forças externas, menor o número de ciclos antes do afrouxamento do parafuso.

Cargas oclusais podem ter um efeito cumulativo sobre a pré-carga, e o material do parafuso pode entrar em deformação plástica, portanto excedendo a resistência à deformação do material.[66] Quando a força excede a resistência à deformação do material, a deformação plástica ocorre, e o parafuso começa a deformar. Essa deformação do material causa o afrouxamento do parafuso e leva à potencial avaria do dispositivo.

Afrouxamento do parafuso é também afetado pelo volume de força e número de ciclos, e é semelhante à fadiga. Métodos externos para limitar o afrouxamento do parafuso incluem fatores que reduzem a tensão biomecânica. Estes incluem posições estratégicas do implante, número suficiente de implantes, estruturas passivas e esquemas oclusais adequados[37] (Quadro 28-7).

Próteses Parafusadas Passivas

As causas mais comuns da perda de implantes ou complicações no curto prazo com próteses implantossuportadas parafusadas, muitas vezes, são consequências de superestruturas não passivas ou próteses parcialmente retidas.[54-58] Estas condições amplificam as forças na parte do sistema de implantes que se encontra ainda retido, levando a perda óssea, mobilidade do implante, fratura de componentes ou necessidade de reparar a prótese.[67] Essas complicações têm uma maior incidência com próteses aparafusadas em comparação com próteses cimentadas porque as próteses cimentadas são mais passivas exercendo menos pressão sobre o sistema de implantes.[68] Apesar de uma prótese cimentada ser muitas vezes preferida, próteses parafusadas são indicadas quando retenção de baixo perfil é necessária em um pilar curto ou quando os corpos de implantes estão a mais de 30 graus um do outro e a união deles é necessária para restaurar o paciente.

Afrouxamento do parafuso e próteses parcialmente não retidas são complicações comuns de modelos não passivos. Quanto mais passivo for o encaixe no pilar do implante para retenção parafusada, e quanto mais controladas forem as forças oclusais, mais seguro o dispositivo de fixação. As repetidas forças de compressão e de tração em modelos não passivos sob cargas oclusais causam vibrações e afrouxamento dos componentes parafusados. Por isso, a precisão no desenho e fabricação da superestrutura metálica são fatores determinantes para a redução de forças no pilar e na interface osso/implante.

A fabricação de próteses parafusadas passivas é mais difícil do que de próteses cimentadas passivas. Quando o parafuso é rosqueado na posição, a superestrutura pode distorcer, o implante pode mover dentro do osso ou o parafuso do pilar pode distorcer. A distorção da superestrutura e do sistema de implante pode chegar a um nível tal que uma desadaptação original de 500 μm pode não ser detectável.[69] Como resultado, pode parecer que a estrutura se ajusta ao pilar do implante para a retenção parafusada. No entanto, as superestruturas, o osso e os componentes não se dobram para além do seu limite elástico, e forças de compressão, de tração e de cisalhamento são aplicadas na interface osso/implante.[70,71] O osso deve se remodelar para eliminar essas forças.[72] Se as forças estão além dos limites fisiológicos ou de máxima resistência, a reabsorção da interface osso/implante ocorre. Como resultado, maior perda da crista óssea tem sido associada a estruturas fundidas não passivas. *Creep* (uma força constante aplicada ao longo do tempo em um material) ou fadiga também podem contribuir para a fratura dos componentes ao longo do tempo devido a uma carga constante ou a frequência de carga cíclica.

Próteses parafusadas verdadeiramente passivas são praticamente impossíveis de fabricar.[9,65,73] Quase nenhuma tolerância de erro é possível na fabricação da prótese, por causa de uma ligação direta metal com metal existente, e muitas variáveis não estão sob controle do dentista. Originalmente, o termo adaptação passiva foi utilizado em implantodontia para descrever uma adaptação da prótese compatível com a capacidade do corpo para se adaptar adequadamente e remodelar ao estímulo. Adaptação passiva foi descrita por Branemark como sendo ideal na faixa de 10 μm.[57] A definição evoluiu para descrever uma adaptação clinicamente aceitável, na qual condições de tensão e deformação estão dentro do intervalo fisiológico e no qual o implante permanece intacto quando a prótese é parafusada no lugar.

Idealmente, os parafusos na posição final geram forças de compressão, tração e cisalhamento que estão limitadas ao *coping*, ao pilar do implante e ao parafuso, e mantêm a prótese firmemente no lugar (Fig. 28-26). Por não existir um espaço entre o *coping* e pilar, a estrutura deve encaixar passiva e precisamente antes de o parafuso ser inserido com uma considerável força de torque. A deformação elástica dos materiais de moldagem (encolhimento dimensional), a expansão do gesso, a variação do análogo, a distorção da cera, a expansão do investimento, a contração do metal, a contração do acrílico ou da porcelana, as imprecisões de solda, e a variação dos fabricantes de uma série de componentes dos implantes influenciam na fabricação de superestruturas completamente passivas, e, não são controlados diretamente pelo dentista[73] (Quadro 28-8). O protesista pode tentar apenas minimizar os erros no processo de fabricação. Esta é a base para as discussões neste capítulo.

> **QUADRO 28-8** Fatores que Influenciam a Fabricação de uma Fundição Esplintada Passiva
>
> 1. Material para moldeira individualizada
> 2. Material de moldagem (variação dimensional)
> 3. Expansão do gesso
> 4. Distorção da cera
> 5. Expansão do revestimento
> 6. Contração do metal
> 7. Contração do acrílico ou da porcelana
> 8. Variação ou tolerância do fabricante
> 9. Variação de componente
> 10. Variação do análogo
> 11. Técnica

Estruturas Passivas

Idealmente, quando uma prótese é retida por parafuso protético (*coping*), a prótese encaixa passivamente no topo dos pilares, e os parafusos da prótese fixam os dois componentes em conjunto. Os parafusos aplicam forças de compressão, de tração e de cisalhamento nos pilares, mas nenhuma força é transmitida aos implantes propriamente ditos. Se a estrutura da prótese não assentar passivamente no pilar, a força do parafuso protético é então transmitida aos corpos dos implantes (Fig. 28-27).

Um parafuso é uma combinação de planos inclinados e cunhas e é um dos desenhos de máquinas mais eficientes. Um torque 20 N-cm aplicado em um parafuso pode mover dois vagões de trem. Esse mesmo torque aplicado em uma estrutura não passiva tende a distorcer a superestrutura, o osso subjacente e os componentes do implante (Fig. 28-28). Por a força ser constante, pode levar a uma deformação biomecânica no sistema, o que pode levar material e osso à fadiga. Um implante não se move previsivelmente dentro osso, e o acúmulo de tensão a partir de estruturas não passivas pode ser acomodado através de um processo de remodelação óssea.

Quando a prótese parafusada está conectada ao pilar para a retenção parafusada do implante, não existe espaço entre a coroa e o pilar. Em vez disso, um sistema de metal com metal com tolerância zero para erro é criado. Próteses parafusadas não passivas

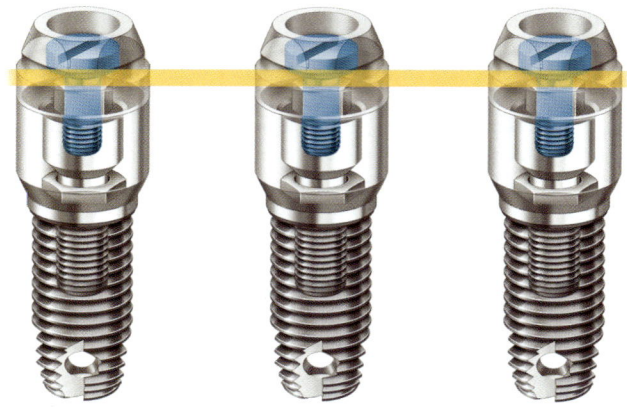

FIGURA 28-26. Quando uma prótese parafusada (*amarela*) é fixada no lugar, forças de compressão, tração e de cisalhamento estão presentes com os componentes sobre parafuso (*azul*).

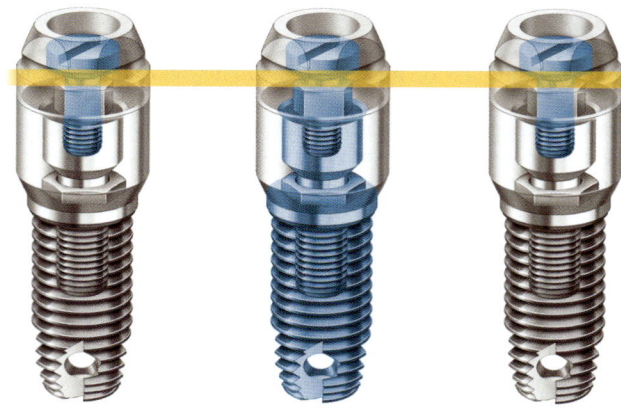

FIGURA 28-27. Quando a prótese não é passiva (*amarela*), as forças de tração e de cisalhamento são diretamente aplicadas ao sistema de implantes (p. ex., pilar, corpo do implante, parafuso do pilar, osso marginal, interface implante/osso).

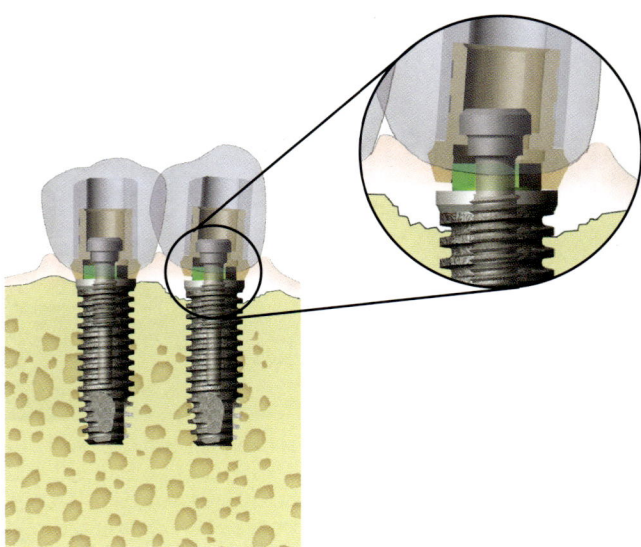

FIGURA 28-28. Próteses parafusadas não passivas ou encaixadas de forma incorreta podem ser distorcidas quando assentadas na posição quando o parafuso protético é rosqueado. A distorção da superestrutura causa tensão que se concentra a nível de crista óssea e pode causar perda óssea.

podem criar condições permanentes de deformação no sistema de implantes que podem ser muitas vezes maiores do que os de próteses cimentadas. A microtensão aplicada ao osso pode ocorrer para fora da zona de sobrecarga e ir para a zona patológica na qual a remodelação óssea ocorre com perda de crista óssea ou mesmo perda do implante.

Estruturas não passivas são as principais causas de próteses não retidas, perda da crista óssea, fratura do componente do implante e mobilidade do implante.[67] A prótese parafusada verdadeiramente passiva é praticamente impossível de se fabricar sobre múltiplos implantes esplintados.[74] Muitas variáveis estão fora do controle do profissional quando se tenta fabricar uma prótese com tolerância zero para o erro, e procedimentos laboratoriais podem não ter a precisão necessária para um resultado tão exato.

Todos os materiais de moldagem sofrem contração.[75] Por exemplo, enquanto materiais de polissulfeto encolhem 0,22%, silicona de adição (siloxano de polivinilo) encolhe 0,06% em 24 horas.[76,77] A contração pode ser clinicamente relevante porque os análogos dos implantes utilizados na moldagem para uma prótese parafusada não compensam as mudanças dimensionais do material de moldagem, e as dimensões entre e ao redor deles são afetadas pelo encolhimento do material (Fig. 28-29).

O gesso expande 0,01 a 0,1% e não se correlaciona às alterações dimensionais dos materiais de moldagem.[78-80] Além disso, os padrões de cera distorcem durante o ajuste ou fundição, e o material de revestimento se expande[79] (Fig. 28-30). As fundições de metal contraem quando esfriadas, e a contração não permite uma conexão precisa de metal com metal.[81-83] As superestruturas de metal são muitas vezes mais espessas e maiores na prótese sobre implantes do que nas próteses tradicionais porque o pilar do implante é de diâmetro reduzido e o volume de perda óssea, muitas vezes é compensado pela prótese final. Alterações dimensionais durante a fabricação da estrutura de metal estão diretamente relacionadas com o tamanho da peça de fundição.[84,85]

A adaptação marginal e tolerância entre o análogo e o pilar do implante são geralmente diferentes do implante atual e dos componentes do pilar.[86] Componentes do implante não são todos fabricados para dimensões exatas, e cada pino de moldagem de um componente do implante tem um tamanho ligeiramente diferente,

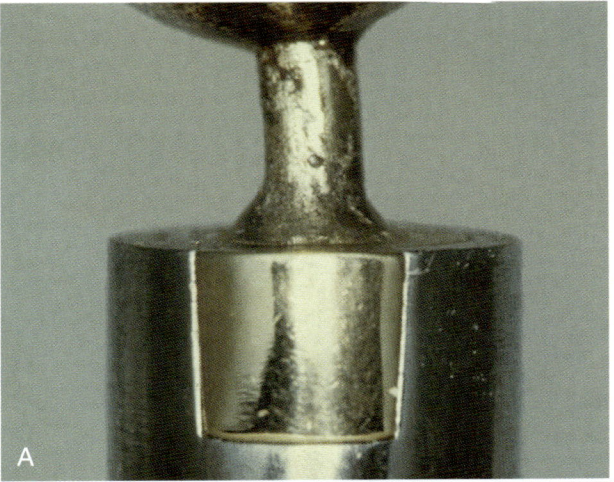
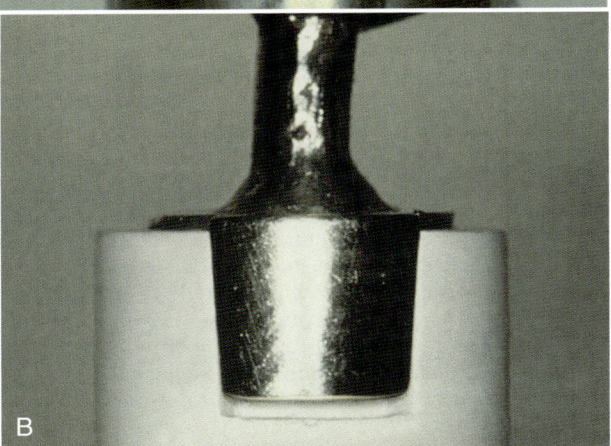
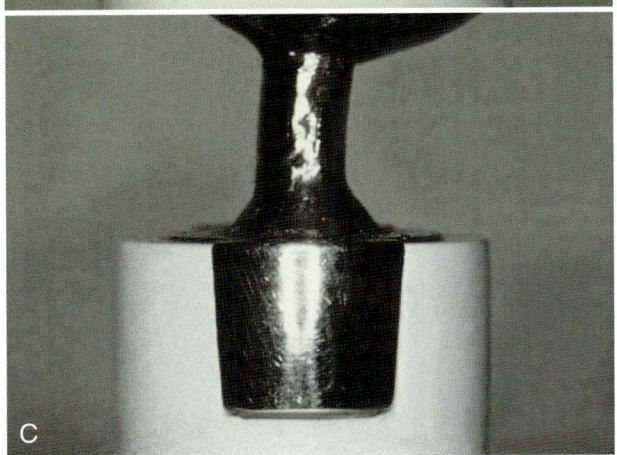

FIGURA 28-29. **A,** Os componentes macho e fêmea foram fabricados para encaixarem um no outro com precisão. As paredes axiais são ligeiramente afuniladas de modo que se possa avaliar a precisão do encaixe. Uma moldagem foi feita do componente fêmea com diferentes materiais de moldagem, que foram vertidos 24 horas mais tarde. **B,** Quando o polissulfeto foi usado para fazer a moldagem do componente fêmea, a inserção do macho não encaixou precisamente. A contração de 0,22% do material é primariamente responsável por esta falta de adaptação. **C,** Quando a moldagem do componente fêmea foi feita com silicona de adição (siloxano de polivinil), o macho se encaixou precisamente no lugar com nenhuma discrepância visual.

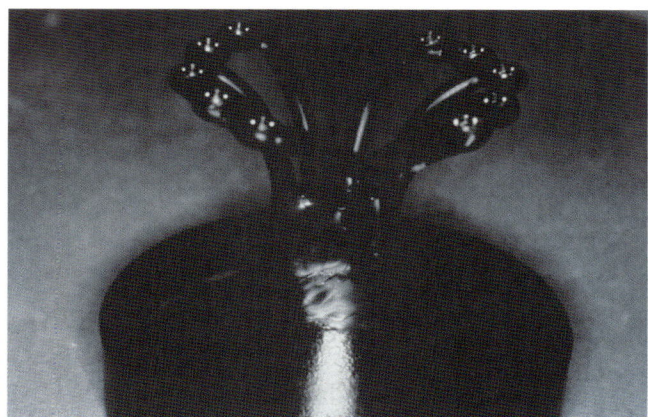

FIGURA 28-30. Matriz de cera de uma subestrutura pode distorcer enquanto a cera esfria durante a fabricação ou durante a fundição.

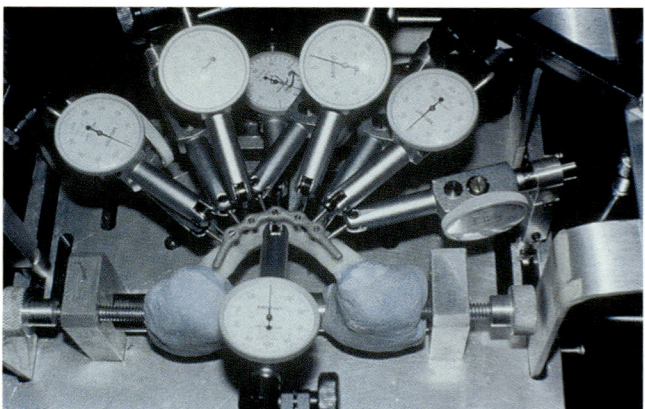

FIGURA 28-32. Em um estudo realizado por Strong e Misch, 100 barras parafusadas foram feitas usando várias técnicas, materiais de moldagem, materiais de revestimentos, gessos dentais e metais.[22] Os cinco implantes foram retidos em um simulador de osso D1. Com uma força de 10 N-cm sobre os parafusos protéticos, cada implante moveu 3 a 8 μm com a fundição mais passiva.

o que leva ao desencaixe que é aumentado pelos diferentes números de peças utilizadas durante as etapas de fabricação.

Próteses totais não são passivas na maioria das vezes, apesar de uma prova de metal aceitável, pois o volume de contração da porcelana ou do acrílico pode ter causado a distorção do material. A contração da porcelana e do acrílico também está diretamente relacionada com o volume de material e pode distorcer a superestrutura, mesmo que a superestrutura esteja inicialmente passiva.[79]

Como resultado de todas estas variáveis, distorções de próteses implantossuportadas variando entre 291 e 357 μm podem ser observadas durante a confecção da prótese.[84] Próteses finais passivas são altamente improváveis quando mais de dois implantes são unidos para o suporte de uma prótese parafusada. Se uma fundição tem um desajuste de 50 μm, a estrutura e o implante podem ter que se mover 200 μm antes que o sistema esteja completamente passivo (Fig. 28-31). Há um risco considerável relativo à perda da crista óssea, afrouxamento de parafusos protéticos e perda do implante.

Em um estudo realizado por Strong e Misch, uma barra parafusada foi fabricada sobre cinco implantes Nobelpharma instalados na parte anterior de uma mandíbula simulada feita de polimetilmetacrilato com um fator de dureza de densidade óssea D1.[73] Três materiais de impressão diferentes e dois gessos dentários diferentes foram utilizados (com procedimentos de impressão, direta e indireta). As estruturas foram fundidas com metais preciosos. Depois de 100 peças fundidas fabricadas, a barra mais passiva (retida com 10 N-cm) moveu cada implante em 3 a 8 μm (Fig. 28-32). Isto fornece um relato visual de que próteses parafusadas imediatamente colocam cargas sobre os implantes, que são suficientes para distorcer a interface osso/implante, que faz a estrutura parecer como clinicamente passiva.

O "apertando para baixo" enquanto aperta os parafusos protéticos de uma estrutura imprecisa pode levar ao afrouxamento e à fratura do parafuso.[87,88] Após a entrega da prótese, um pilar para prótese ou retenção parafusada pode afrouxar entre as consultas.[89] Isso geralmente indica que a estrutura não está encaixada passivamente, mas a causa muitas vezes é negligenciada. Em vez disso, os parafusos são novamente apertados (muitas vezes com mais torque), e o osso deve remodelar para liberar a tensão no sistema de implante. Essa tensão pode levar à perda da crista óssea e até mesmo à perda do implante.

Estruturas passivas representam uma vantagem considerável para próteses cimentadas.[88,90] Modelos de gessos são frequentemente utilizados para próteses cimentadas, e a expansão do gesso torna a estrutura mais passiva. Além disso, espaçadores no gesso ajudam a criar um espaço com aproximadamente 40 μm para o cimento que compensa alguma variação dimensional dos materiais de laboratório e permite a fabricação de uma peça fundida mais passiva com próteses cimentadas. Esse espaço para o cimento ainda pode se estender para a margem da restauração, pois o cimento preenche o espaço, e a lesão de cárie não é uma consequência nos implantes.

Passos do Procedimento de Moldagem

Foram propostas várias técnicas de moldagem para a produção de uma réplica de um modelo mestre tão precisa quanto possível, embora nenhuma tenha provado ser absolutamente precisa. Os princípios descritos nos parágrafos a seguir podem ser aplicados, independentemente da técnica preconizada.[91-99]

Materiais de Moldagem

As quatro categorias de materiais de moldagem elásticos são polissulfetos, silicona de condensação, silicona de adição (siloxano de polivinilo) e poliéter. Até o momento, nenhum material de moldagem é completamente preciso.[100-105] O volume de deformação permanente e alteração dimensional dos materiais de moldagem são fatores críticos na geração de estruturas passivas.

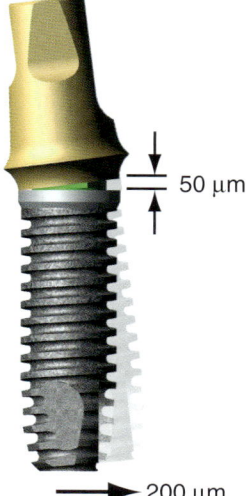

FIGURA 28-31. Um desajuste de 50 μm pode exigir que o implante se mova 200 μm apicalmente antes que o sistema esteja completamente passivo.

Alterações Dimensionais

A alteração dimensional do material de moldagem a partir de 2 minutos após ser retirada da boca até 24 horas depois é uma propriedade importante. A quantidade de modificação pode ser usada como referência para avaliar outras propriedades do material. Todos os materiais de moldagem elásticos contraem depois que eles são removidos da boca. A taxa de contração não é uniforme. Em geral, cerca de metade da contração ocorre durante a primeira hora após a remoção da boca. Portanto, a maior precisão ocorre se as impressões são vazadas logo depois que elas são feitas. Poliéteres absorvem água, o que aumenta a variação dimensional e, portanto, não deve ser mantido neste meio. Além disso, a maioria dos materiais de moldagem continua a mudar após o período de 24 horas. A exceção a esta regra são as siliconas de adição, que são estáveis e não alteram por vários dias.[106,107]

A maior alteração dimensional ocorre com siliconas de condensação (Tabela 28-2), que exibem uma alteração dimensional maior que 0,5%. Esta mudança é clinicamente relevante. Superestruturas fabricadas a partir destes modelos serão menos precisas. Portanto, o uso de silicona de condensação deve ser evitado. Polissulfetos têm cerca de metade do volume de contração que as siliconas de condensação (0,2%). Isto também pode ser clinicamente relevante. Polissulfetos continuam contraindo dramaticamente após 24 horas. Portanto, vazar a moldagem o mais cedo possível é altamente recomendável.

Em um estudo comparando o desempenho da moldeira e do material de moldagem ao longo do tempo, materiais de moldagem de silicone de adição exibiram maior estabilidade, com até 720 horas.[105] Embora resultados variados tenham sido publicados, a maioria dos estudos parece concluir que a menor quantidade de variação dimensional ocorre com siliconas de adição (0,06%) e poliéteres (0,1%).[108-112] Portanto, o uso destes materiais para fazer a moldagem final para uma prótese parafusada é altamente recomendável.

Deformação Permanente

A deformação permanente é medida pelo fabricante com uma compressão de 10% de uma moldagem por 30 segundos após tomar presa completamente. A deformação permanente dos materiais de moldagem em implantodontia pode ser uma preocupação quando a moldagem distorce a região rebaixada da moldagem indireta do pino de moldagem, durante a remoção da moldagem da boca. Sessenta por cento da deformação encontrada no material pode ocorrer quando uma moldagem com elastômero é removida de estruturas tendo 1 mm de rebaixamentos em altura e profundidade.[113] O material deforma para fora do rebaixamento, e não pode retornar à sua posição original ao lado do pino de moldagem.

Como consequência da deformação permanente, o orifício receptor para o pino de moldagem pode ser permanentemente maior do que a dimensão inicial. A deformação permanente foi medida em quase 3% para os materiais de moldagem de polissulfetos e de 0,07% para as siliconas de adição[96-116] (Tabela 28-2). Distorção da moldagem foi um resultado consistente em um estudo de transferências

TABELA 28-2
Definindo Propriedades dos Materiais de Moldagem Elásticos

	Deformação Permanente (%)	Mudança Dimensional em 24 Horas (%)
Polissulfeto	3,0	0,22
Silicona		
Condensação	0,4	0,58
Adição	0,07	0,06
Poliéter	1,1	0,10

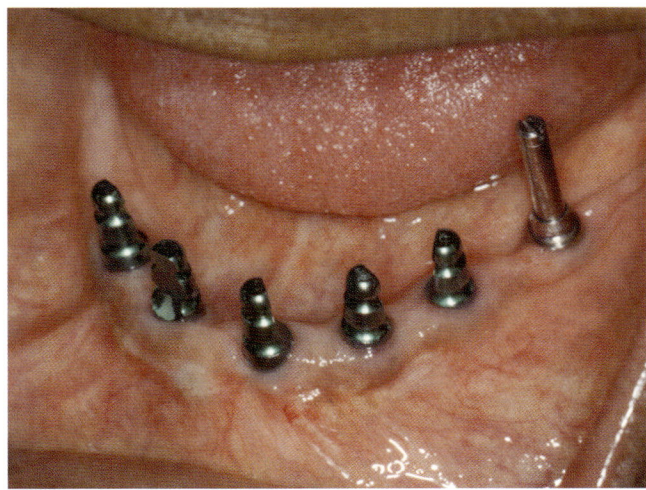

FIGURA 28-33. Pinos de moldagem indireta são inseridos intraoralmente, e uma moldagem com moldeira fechada é feita. Esses pinos são, então, removidos, conectados a um análogo do implante, e reinseridos no material de moldagem elástico.

de pinos de moldagem direta e indireta, como resultado das manipulações da moldagem.[97]

Os pinos de moldagem indireta permanecem na boca quando o molde é removido e são substituídos na moldagem antes de vazar o trabalho ou o molde mestre (Fig. 28-33). Quanto maior é a deformação permanente, menos retentivo o pino de moldagem e mais variável a sua posição no sítio receptor distorcido.[117] O gesso é vibrado ao redor do pino de moldagem indireta, o análogo conectado pode se mover, e a posição final não é precisa em relação à posição intraoral do pilar.

Outra fonte de erro da moldagem pode ocorrer quando esta é feita. Uma bolha de ar pode se apresentar inadvertidamente no topo do pino de moldagem; como resultado, o pino de moldagem pode ser reinserido neste vácuo para além da sua posição inicial. Alguns fabricantes têm incorporado um orifício para o parafuso ou ranhura na parte superior do pino de moldagem, que deve ser bloqueado antes da realização da moldagem. Caso contrário, a réplica positiva na moldagem pode impedir o pino de moldagem indireta de assentar completamente na moldagem antes de vazar o modelo mestre.

O efeito da deformação permanente ou colocação imprecisa do pino de transferência indireta na moldagem pode ser eliminado usando um pino de moldagem direta para a moldagem final (Fig. 28-34). O pino de moldagem direta não é removido da moldagem final antes do modelo principal ser fabricado, mas é projetado para ser mantido de forma rígida, enquanto o gesso é vertido na moldagem. Portanto, o uso do pino de moldagem direto elimina duas fontes de erro e é fortemente recomendado para próteses parafusadas.[91-93,98,118] Uma técnica comum é conectar os pinos de moldagem direta com acrílico antes de realizar a moldagem. No entanto, a prática de unir pinos de moldagem com resina não foi comprovada como uma vantagem definitiva.[97] Na verdade, a contração da resina pode fazer com que os implantes ou componentes se aproximem uns dos outros antes da finalização do processo de moldagem.

Moldeira Personalizada

Uma moldeira personalizada proporciona a vantagem de uma espessura uniforme do material de moldagem. Como resultado, o uso de uma moldeira personalizada minimiza o erro na distância entre pilares e a distorção cruzada do arco em comparação com moldeiras de estoque.[119-121] Em um estudo realizado por Gordon et al., a mensuração da mudança no arco cruzado da posição da estrutura de metal foi de 0,6% para uma moldeira de estoque

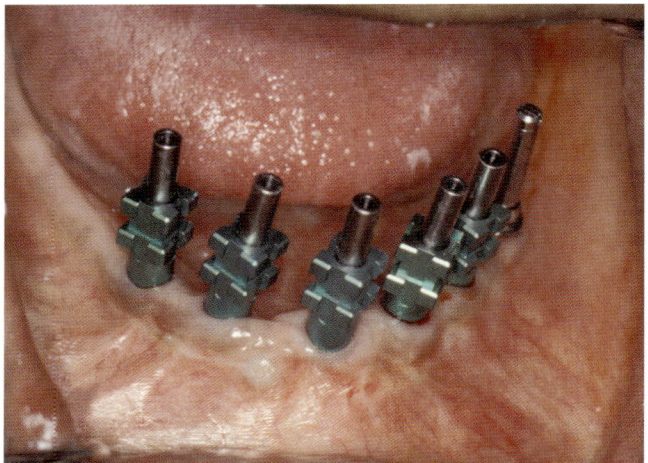

FIGURA 28-34. Pinos de moldagem direta têm dois componentes, incluindo um parafuso de fixação longo. Uma moldagem com moldeira aberta é feita e os parafusos de fixação são desenroscados antes de a moldagem ser removida da boca.

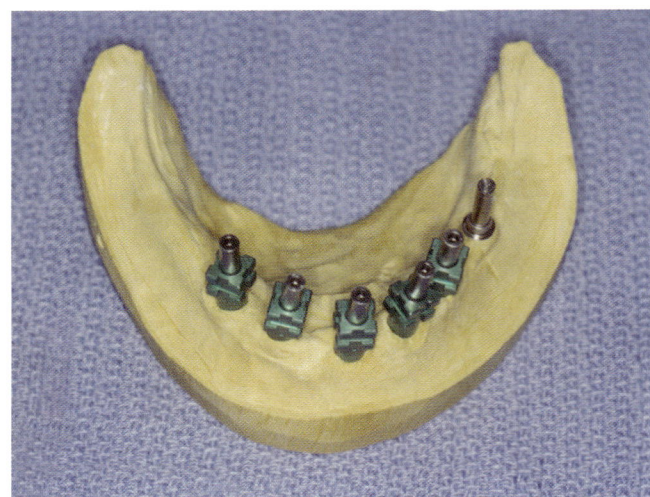

FIGURA 28-36. Uma moldeira personalizada é feita a partir da moldagem de transferência indireta. A moldagem de transferência indireta (Fig. 28-33) é substituída por moldagens de transferência direta no modelo antes da fabricação de moldeiras customizadas abertas.

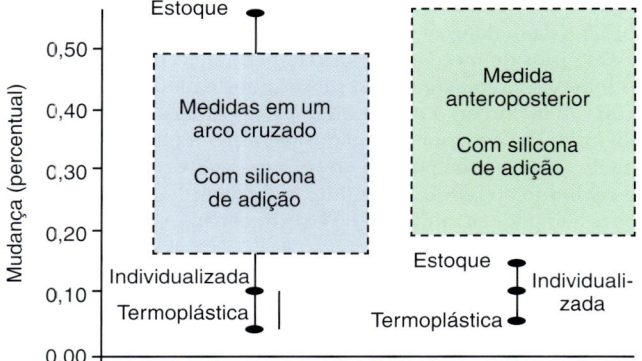

FIGURA 28-35. Em um estudo realizado por Gordon et al.,[124] alterações nas medidas de um arco cruzado para as posições da matriz de metal ou para as posições antero-posteriores foram maiores para uma moldeira de estoque.

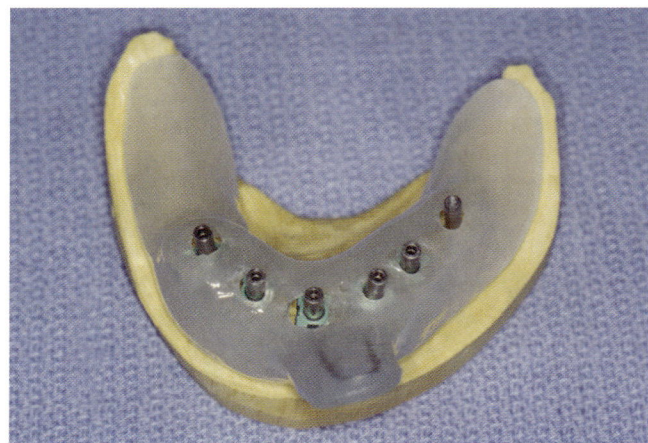

FIGURA 28-37. A moldeira aberta personalizada é fabricada de modo que os parafusos de fixação longos das moldagens de transferências diretas passem pela superfície oclusal da moldeira.

em comparação com 0,1% para uma moldeira individualizada[119] (Fig. 28-35). Isto é clinicamente significativo para uma prótese total parafusada.

A técnica para um paciente edentado total com implantes captura tanto os tecidos moles quanto as posições dos implantes. O modelo de trabalho é primeiramente fabricado a partir de uma moldagem preliminar feita com uma moldeira fechada e pinos de moldagem indireta na segunda fase cirúrgica, na remoção da sutura ou na primeira consulta protética. Quando silicona de adição é utilizada para a primeira impressão em vez de hidrocoloide irreversível, o laboratório de prótese dentária pode vazar a moldagem posteriormente. O laboratório conecta os análogos aos pinos de moldagem indireta e reinsere os componentes na moldagem antes de vazar o modelo. O modelo de trabalho é vazado com o gesso dentário.

Os pinos de moldagem indireta são substituídos por pinos de moldagem direta (Fig. 28-36). Cera ou cimento é colocado junto com os pinos de moldagem direta para criar um espaço de aproximadamente 3 mm e espaço de 1 mm com um *stop* nos tecidos moles em regiões edentadas. O espaço de 3 mm permite que o pino de moldagem seja posicionado na boca em qualquer posição de rotação, antes da realização da moldagem final.

Acrílico autopolimerizável ou fotopolimerizável pode ser usado para fabricar a moldeira aberta individualizada. A moldeira é colocada sobre as regiões aliviadas pela cera e permite que os longos parafusos de fixação se projetem através da parte superior da moldeira (Fig. 28-37). A moldeira individualizada aberta fabricada de acrílico autopolimerizável deve ser feita 24 horas ou mais antes da moldagem final. Durante este tempo, a moldeira distorce e altera dimensionalmente por causa da evaporação do monômero.

Se a moldeira individualizada não puder ser fabricada mais de 24 horas antes da impressão final, duas opções estão disponíveis. A moldeira pode ser inserida em água e fervida durante mais de 15 minutos para remover o excesso de monômero eliminando a distorção. Um procedimento alternativo é a utilização de materiais acrílicos fotopolimerizáveis para fabricação da moldeira individualizada, que pode ser usada imediatamente para moldagem sem o problema de distorção adicional.[122]

O pino de moldagem de duas peças deve ser parafusado firmemente no pilar (ou corpo do implante) na boca do paciente para garantir o assentamento completo sem colocar muita força de cisalhamento na interface osso/implante. A moldeira aberta é inserida e avaliada quanto ao sobrecontorno e assim por diante, antes de a moldagem ser realizada. Um adesivo é então usado na moldeira personalizada para a retenção do material elástico e para controlar a direção da contração da polimerização. A silicona de adição rígida, ou poliéster, é o material de escolha para a moldagem final de transferência direta.

Para aumentar o tempo de trabalho do material de moldagem, a silicona de adição pode ser guardada no refrigerador. O tempo de trabalho pode ser aumentado em até duas vezes, se a temperatura for de 20° C em vez de 37° C. A silicona de adição é mais sensível à temperatura do que qualquer outro material de moldagem. Após a presa do material de moldagem, o pino de moldagem parafusado é desenroscado do pilar. A moldagem é removida incorporando os pinos de moldagem direta (Fig. 28-38).

Variação do Análogo

O pilar para retenção parafusada é normalmente fabricado em titânio ou liga de titânio. O pino de moldagem e o análogo do implante geralmente são feitos de titânio, aço inoxidável, alumínio ou latão. Como afirmado anteriormente, os fabricantes muitas vezes não usinam os pinos de moldagem e os análogos do implante com mais ou menos a mesma variação que o pilar real para a retenção parafusada. Como resultado, os análogos podem não ser uma representação precisa do pilar para retenção parafusada na boca[42,47,49] (Fig. 28-15). Roscas inseridas em análogos de latão ou alumínio também podem distorcer, e o pino de transferência pode não ser completamente encaixado. O dentista deve tomar cuidado para garantir que o análogo fique nivelado e encaixado corretamente no pino de moldagem direta antes de vazar o gesso. Tem sido relatada uma variação de 20 μm na posição final do pino de moldagem.[93]

Se a prótese final deve ser conectada ao pilar, o análogo utilizado deve representar o pilar para retenção parafusada, e não o corpo do implante. Alguns fabricantes de implantes sugerem que os pinos de moldagem devem ser sempre do corpo do implante. Um análogo do implante é transferido para o modelo mestre, e o pilar para prótese parafusada é selecionado e colocado na fundição pelo laboratório. A vantagem desta abordagem é que o laboratório seleciona o pilar, o que leva a uma redução de estoque de pilares para prótese parafusada pelo dentista. Como esses pilares podem variar de 3 a 6 mm de altura, isto pode representar uma sobrecarga significativa de custo. No entanto, este procedimento pode introduzir outro fator de erro porque as duas transferências são feitas no laboratório de prótese dentária.

Ocasionalmente, em caso de EAC limitado, a prótese pode ser desenhada para se conectar diretamente ao corpo do implante. Uma moldagem do implante é então indicada sob estas condições. Nenhum pilar para retenção parafusada é usado no sistema de prótese sobre implantes. Em vez disso, a prótese está conectada ao corpo do implante. Deve notar-se que, quando este é o efeito desejado, o implante deve ter um hexágono externo como componente antirrotacional. A prótese não engata no hexágono, mas a dimensão da plataforma é maior sobre o hexágono externo e mais facilmente permite uma fixação direta.

Expansão do Gesso

O modelo mestre para uma prótese parafusada apresenta exigências diferentes em comparação com uma prótese cimentada. Em uma prótese cimentada, um espaço é desejado entre o pilar e a prótese para a retenção de cimento. O espaço é ocupado por cimento e permite o assentamento completo da prótese, quando o cimento é colocado dentro do *coping*. O espaço é de cerca de 40 μm, mas pode ser maior, especialmente nas regiões sobre as margens. Portanto, a expansão do gesso é um benefício para a prótese cimentada. Além disso, um espaçador é adicionado à superfície do molde antes da fabricação do *coping*.

A prótese cimentada é geralmente fabricada em matriz composta de gesso especial. Isto requer um material rígido capaz de resistir à abrasão e fratura. Como regra geral, quanto mais forte o gesso dental, maior é a sua configuração de expansão. Gesso especial é mais duro do que o gesso dental e menos propenso à fratura ou alteração durante o processo laboratorial. O material de gesso Gypsum® (American Dental Association [ADA] classificação do produto IV) tem sua expansão, geralmente, variando entre 0,01 e 0,1%, dependendo do fabricante.[123] A adição de endurecedores, tais como sílica coloidal e cianoacrilato aumentam ainda mais a expansão de presa (p. ex., Die-Keen® [Heraeus-Kulzer, Hanau, Germany] é de 0,2%).[124-127]

No modelo mestre para a prótese parafusada, componentes análogos de metal representam o pilar para retenção parafusada. Como resultado, a dureza da superfície do gesso especial não é crítica, mas a percentagem de expansão é, pois pode alterar a distância entre os pilares[128,129] (Fig. 28-39). Por todos os materiais de moldagem sofrerem contração, o gesso dental deve expandir-se para compensar a alteração dimensional.[130] Uma vez que as siliconas de adição ou o poliéter contraem de 0,1 a 0,06%, a expansão do gesso especial deve estar numa faixa semelhante. A expansão do gesso pedra (classificação ADA do produto III) varia conforme o produto, mas como

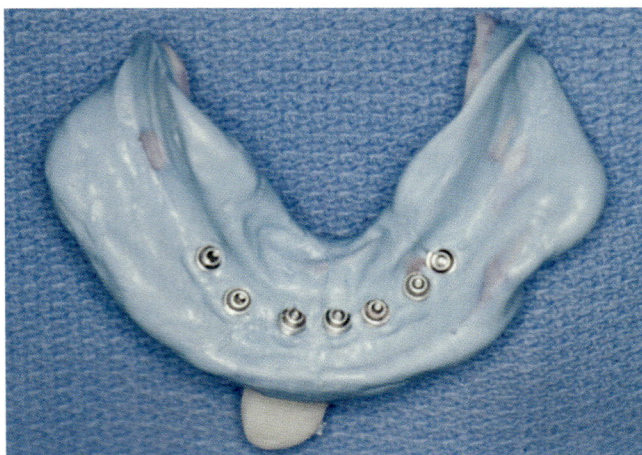

FIGURA 28-38. O corpo do pino de transferência direta permanece na moldagem em moldeira aberta, e isso minimiza erros de posicionamento quando o modelo é vazado.

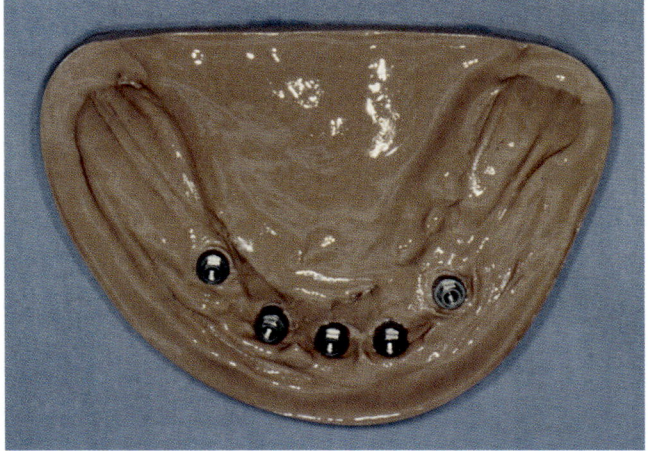

FIGURA 28-39. A moldagem com pino de transferência direta e vazada com gesso dental ou gesso especial que possui uma expansão similar à contração do material de moldagem.

regra geral, apresenta menor expansão do que o gesso especial (classificação ADA do produto IV).[123]

As resinas epóxi têm propriedades comparáveis às do gesso *gypsum*, com o benefício adicional de aumento da resistência à compressão, resistência à abrasão e reprodução detalhada. No entanto, as resinas epóxi diminuem, em vez de se expandir, na faixa de 0,2% e não devem ser utilizadas para modelos mestres parafusados.[131] O dentista e o laboratório devem estar cientes das propriedades do material de impressão e do gesso e deve tentar usar produtos que tendem a compensar um ao outro.[132]

O laboratório dental deve seguir as orientações sugeridas pelo fabricante para o peso do material e da quantidade de água destilada para misturar o gesso dental. A diminuição da quantidade de água provoca um aumento da expansão.[133] Uma mistura feita no vácuo proporciona um modelo mais denso e mais consistente. Poliéter ou silicone de adição são sugeridos para a moldagem, que, em seguida, é vazada com gesso de classificação III da ADA, que se expande em quantidade similar à contração do material de moldagem.

Contração do Acrílico

Metilmetacrilato processado contrai cerca de 7% em volume e em até 18% quando polimerizado a frio, especialmente com excesso de monômero, e alguns estudos sugerem que a contração pode continuar até 180 dias.[123,133,134] A alteração real na dimensão final está relacionada com a quantidade de material polimerizado de uma só vez. Portanto, a técnica de polvilhar sal e pimenta geralmente é indicada para placas base de modo que volumes menores polimerizem a cada vez, minimizando as alterações dimensionais.[135]

No laboratório, os pinos de moldagem direta são ligados aos análogos depois do vazamento da moldagem e antes de fazer a placa de base (Fig. 28-40). A placa de base é então fabricada de modo que a ligação entre o pino de moldagem e de pilar seja visível. Desta forma, a placa de base pode ser utilizada com o rolete de cera e como um *jig* de verificação para confirmar a precisão da moldagem (Fig. 28-41). O acrílico conectando estas unidades análogas de metal não pode alterar a posição do pilar no gesso (ao contrário do osso), porque eles estão incorporados em gesso, mesmo que alguma contração do acrílico ocorra ao seu redor. Como resultado, as placas de base e a verificação dos *jigs* podem ser fabricadas a partir de acrílico fabricado sobre os modelos de gesso.

A preocupação com a contração do acrílico no que diz respeito à placa de base e o rolete de cera como verificação do *jig* também é uma preocupação quando a moldagem final é feita. O uso do acrílico autopolimerizável intraoral para unir implantes antes de moldagens diretas é uma técnica popular; no entanto, esta pode mover o pilar de sua posição original durante a presa do acrílico.

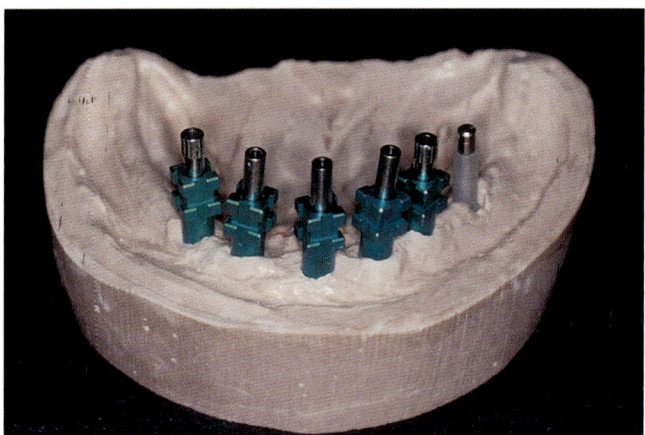

FIGURA 28-40. Os pinos de moldagem direta são recolocados nos análogos depois que o modelo dentário está pronto.

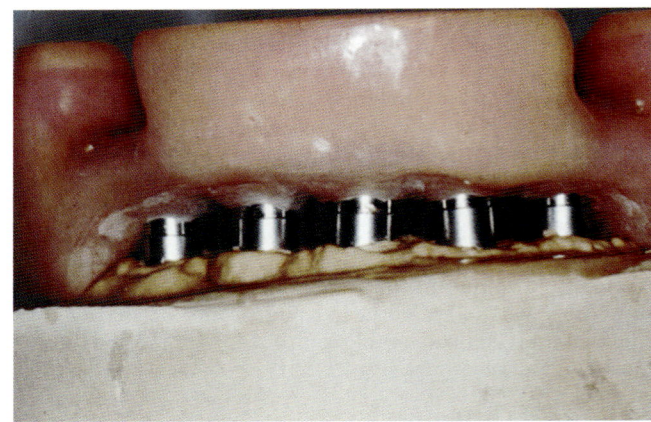

FIGURA 28-41. Uma placa base e rolete de cera ou jig de verificação são fabricados sobre o modelo final usando os pinos de moldagem direta.

Padrões de resina acrílica testados em modelos mestres em torno de cilindros de ouro produziram resultados de contração em todas as dimensões.[136] A contração de material fotopolimerizável está na faixa de 4%, e, embora menor do que a resina acrílica polimerizável a frio, ainda é significativo.

A experiência clínica demonstra que os pacientes muitas vezes são capazes de sentir o efeito da pressão da contração em dentes naturais durante a polimerização intraoral de uma prótese acrílica provisória e quando os os pinos de moldagem são unidos com acrílico. Um estudo realizado para avaliar o movimento de um implante específico durante este procedimento concluiu que ocorreu maior desvio com a união dos pinos de moldagem do que com a técnica sem a união.[137] Portanto, a prática clínica de rotina não conecta os pinos de moldagem na boca antes de fazer a moldagem.

Também é importante considerar a contração do acrílico (ou porcelana) quando a prótese fixa final é fabricada em resina acrílica e metal. O acrílico ganha resistência quando em grande quantidade, e considerável quantidade de resina pode ser utilizada na prótese sobre implantes. O processamento da resina da prótese pode distorcer a infraestrutura metálica. Como resultado, mesmo que a fundição esteja passiva na consulta de prova, a restauração final pode não ser passiva.

Longas extensões ou superestruturas metálicas estreitas estão em maior risco de distorção a partir da contração do acrílico porque a flexibilidade do metal está relacionada com o cubo da distância ou com a espessura do metal. Por exemplo, uma extensão de 10 mm de metal pode fletir 6 μm, mas uma extensão de 20 mm vai fletir 97 μm, quando todas as outras condições são semelhantes. Próteses com oclusais metálicas podem apresentar menor contração quando porcelana ou acrílico são adicionados à restauração final porque menor quantidade de material acrílico é introduzida e um maior volume de metal está presente para resistir à contração do acrílico ou da porcelana.

Distorção da Cera

A técnica de cera perdida é a técnica preferida para restaurações fundidas.[123] Especificações de cera da ADA permitem um escoamento de no máximo de 1% a 30°C a um máximo de 90% a 45°C.[138] Além disso, a expansão linear pode atingir 0,7% com um aumento na temperatura de 20°C, e 0,35% de contração pode ocorrer quando o arrefecimento de 37° a 25°C.[139] A contração de fundição é inversamente proporcional ao escoamento da cera. Depois da matriz de cera ser fabricada pelo técnico, várias condições adicionais podem levar à distorção da cera. Como a cera é aquecida e esfriada, tensão residual pode ser formada dentro do material. Quando a matriz de cera é removida do pilar antes de fundição, a tensão pode ser liberada e distorcer a matriz (Fig. 28-30). A manipulação da matriz de cera também pode distorcer a sua precisão, especialmente em próteses totais. Fundições parafusadas podem ser mais precisas e passivas quando fabricadas em secções menores para reduzir esta distorção.

A precisão de encaixe da fundição final é afetada não apenas pela temperatura de amolecimento da cera, mas também pelas propriedades de revestimento. Um material de revestimento com expansão térmica ou higroscópica é indispensável para compensar a contração relacionada à fabricação da superestrutura.[140,141] A expansão do material de revestimento é altamente sensível à técnica.

O tamanho, a forma, a temperatura e o fabricante do anel de fundição e a posição do material no interior do anel afetam as dimensões finais da fundição metálica.[123] Como resultado, a fundição final pode ser maior ou menor do que a matriz de cera original (que também pode distorcer). Um estudo realizado por Carr e Brantley sobre a precisão das estruturas totais sobre implantes mostrou que o material de revestimento, a concentração de líquido, o completo preenchimento do molde e a forma de revestimento do molde são fatores essenciais para a precisão da fundição.[53] Um anel de fundição maior é sugerido para modelos de padrões espessos (p. ex., grandes estruturas metálicas de implantes) ou cera com alta resistência, alta temperatura de amolecimento e baixa porcentagem de escoamento[141] (Fig. 28-42).

Contração da Fundição de Metal

Os problemas associados à contração do metal durante o processo de fundição têm sido uma preocupação por muitos anos nas próteses fixas cimentadas tradicionais.[142] A taxa de contração dos metais preciosos varia dependendo do fabricante e técnica, mas aproxima-se de 1,5%; a contração de ligas semipreciosas pode ser duas vezes este percentual.[143,144] Em um estudo realizado por Misch, 50 pares de peças fundidas de metais preciosos e não preciosos foram feitos para cinco próteses parafusadas implantossuportadas. Nenhuma das peças não preciosas era passiva sobre os modelos. Portanto, os metais preciosos devem ser utilizados para as próteses parafusadas. Ligas dentais tipo IV com forças com rendimento de alta resistência (necessárias para resistir às forças oclusais), ligas de alta fusão (p. ex., altas ligas de paládio) ou ligas de ouro de baixa fusão normalmente são usadas.[144-146]

Metal precioso é também preferido para a fundição da superestrutura porque a corrosão do metal em contato direto com o titânio é reduzida, a precisão da fundição é melhorada e a separação e solda (se necessário) é menos técnico-sensível. *Alta nobreza* significa resistência a manchas e corrosão. Durante a fusão da superestrutura, a separação das peças fundidas e a solda são necessárias periodicamente para obter uma fundição mais passiva.[147] Entre as vantagens da fundição das superestruturas em uma única peça estão o menor tempo de laboratório e a manutenção de propriedades de endurecimento.[95] No entanto, independentemente das outras variáveis, os valores de todas as fundições de peça única *in vitro* superaram em 10 vezes a exigência de ajustes passivos (uma média de erro de 0,130 mm) e levou Carr e Brantley à conclusão de que fundições de peça únicas não são satisfatórias.[53] Tensão óssea reduzida tem sido medida quando superestruturas foram soldadas a *laser* ou não.[124-127,148-150] Fundir algumas peças juntas e soldar a *laser* geralmente fornece uma fusão mais passiva do que fundir uma extensa parte em peça única[118] (Fig. 28-43).

Um fundição em peça única pode ser indicada se a extensão da infraestrutura é curta e a expansão térmica para o revestimento é usada porque menos etapas de solda produz menos erros. No entanto, peças grandes em volume ou em extensão para próteses parafusadas devem ser fabricadas em secções por causa das alterações dimensionais altamente variáveis durante a fabricação e fundição.[148-151]

Contração da Porcelana

Contração da porcelana de cerca de 20% ocorre durante o processo de queima e pode distorcer a superestrutura de metal. Essa contração é relacionada com o volume de material, de modo que é mais propensa de ocorrer quando a prótese tem um grande EAC e a estrutura de metal é fina ou quando vários pônticos estão presentes

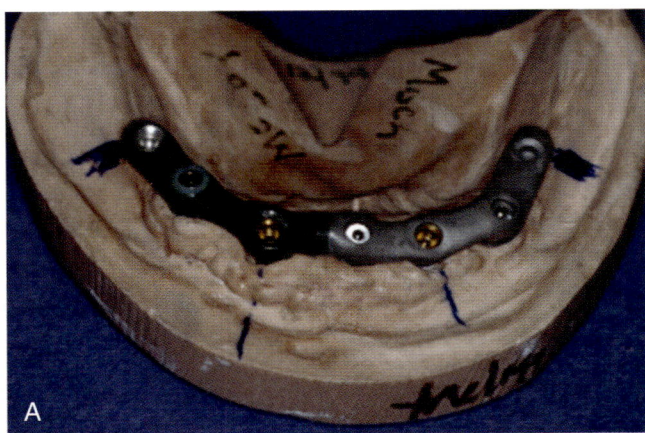

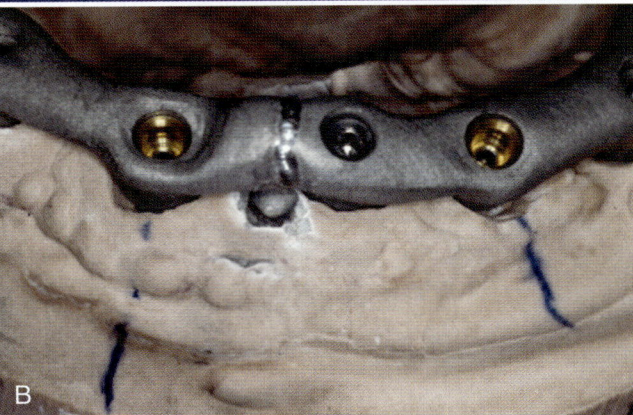

FIGURA 28-43. **A,** A contração do metal pode conduzir a uma fundição não passiva. Quando a barra é fabricada em duas ou mais secções, o volume de metal é reduzido e a quantidade de contração é minimizada. **B,** Quando a fundição é feita em partes, estas podem então ser soldadas a *laser* juntas. Os resultados da secção transversal em duas etapas é uma união mais forte do que quando as secções são divididas numa dimensão.

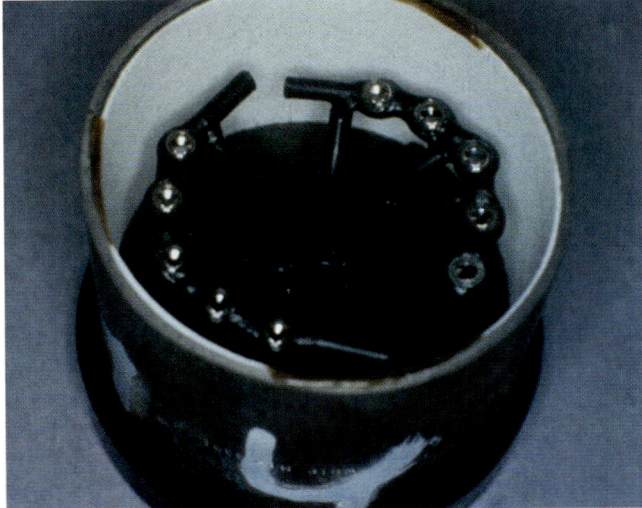

FIGURA 28-42. O tamanho do anel de fundição e a expansão do revestimento podem ser outras fontes de variação dimensional, resultando em uma fundição não passiva.

na prótese. A distribuição de tensão durante a contração em coroas de metalocerâmica com sobrecontorno fundidas em ouro sobre implantes de menor diâmetro é aumentada e ainda mais suscetível de provocar distorções no metal.[149] Portanto, um enceramento total com redução de 2 mm é indicado para que a espessura de porcelana não seja maior que 2 mm em espessura.

Fratura da porcelana é a segunda complicação mais comum em coroas sobre dentes naturais e ocorre mais frequentemente com grandes pontes e próteses sobre implantes.[152] Portanto, oclusais metálicas sobre próteses parafusadas resultam na diminuição da contração do material e na diminuição da contração do metal quando a porcelana é adicionada, para que eles tenham um risco menor de fundições não passivas. Além disso, o risco de fratura da porcelana é reduzido. Como resultado, em regiões não estéticas, o uso de metal nas oclusais é estimulado em casos de próteses parafusadas.

Soldagem

Fundições de metal geralmente parecem clinicamente passivas. A fundição é clinicamente aceitável, se a adaptação marginal está dentro de uma faixa de abertura horizontal ou vertical de menos de 75 μm, semelhante a uma coroa sobre dente natural. Quando pilares unidos são usados, a fundição é posicionada sobre os implantes, e o dentista tenta balancear a fundição.[151] O balanço lateral de um lado para o outro indica que um dos pilares mais distais não está passivo. O balanço para a frente e para trás indica que o pilar central não está passivo (Fig. 28-44). De acordo com Dedmon, discrepância ou peças fundidas aceitáveis sobre próteses parafusadas por profissionais experientes podem apresentar uma faixa de abertura de 32 a 250 μm no plano horizontal e de 43 a 196 μm na dimensão vertical.[153]

Quando a fundição não é passiva, a superestrutura é separada em torno do pilar atingido (s) (Fig. 28-45). Após a separação, cada componente é testado para um ajuste passivo.[154-156] A distância de separação de fundição é de 0,005-0,008 polegada (0,13- 0,20 mm), ou a espessura de duas folhas de papel.[157-159] Uma separação muito pequena causa uma mudança dimensional quando o modelo é aquecido e se expande, e uma abertura muito grande pode fornecer uma articulação mais fraca e distorção da fundição por causa da contração da solda durante a solidificação.[160]

Após a fundição não passiva ser separada a distância ideal, a fundição pode ser aparafusada na posição com longos parafusos de fixação, tais como os usados para os pinos de moldagem direta (Fig. 28-46). Uma moldeira, então é modificada para permitir que os parafusos de fixação saiam no topo. Silicona de adição pode ser injetada em torno da superestrutura para indexar e cercar as peças e a moldeira (Fig. 28-47). Depois do material tomar presa,

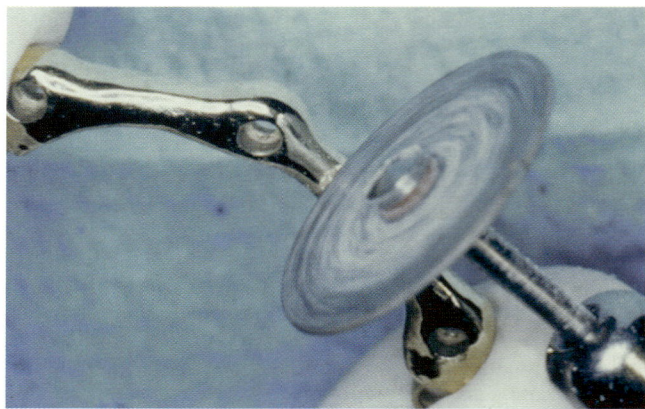

FIGURA 28-45. Uma peça fundida não passiva é separada com um disco fino. A dimensão do corte deve ser mais fina do que um cartão de jogo (005-0,008 polegada).

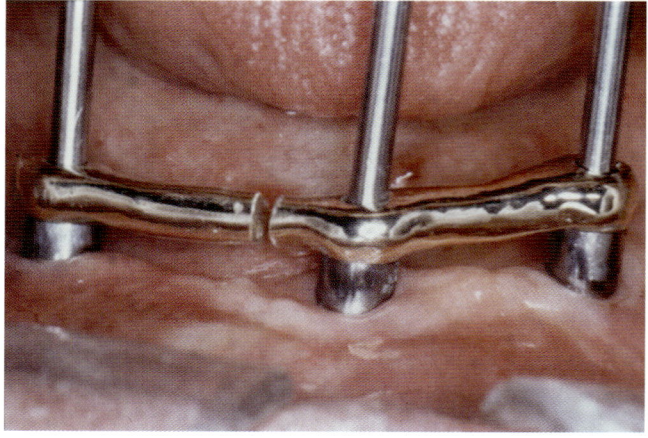

FIGURA 28-46. Parafusos longos das moldagens de transferência são utilizados para fixar a barra seccionada.

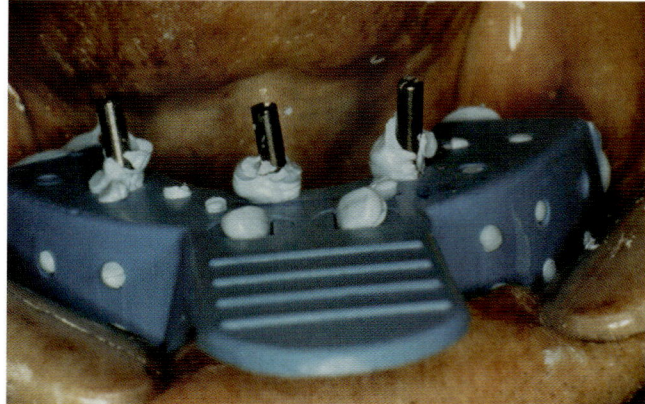

FIGURA 28-47. Uma moldeira é modificada para uma moldagem aberta, e a moldagem da barra é feita, enquanto ela é fixada em posição.

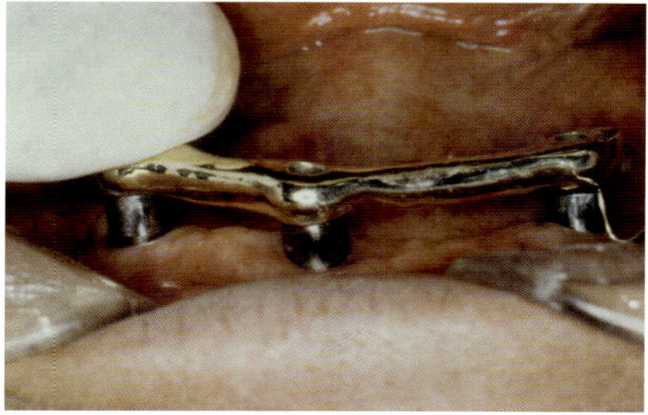

FIGURA 28-44. Quando uma fundição balança, ela não é passiva. Balanço de um lado ao outro significa que os pilares mais distal não estão passivos. Balanço para a frente e para trás significa que o pilar central não está passivo.

os parafusos longos e a moldeira assentada são removidos com a fundição incorporada e são enviados para o laboratório dental (Fig. 28-48). Esta técnica resgata a barra no interior da moldagem e permite a transferência para o laboratório sem o risco de separação da superestrutura durante o transporte. O laboratório insere o análogo para prótese parafusada na fundição e pulveriza uma base para

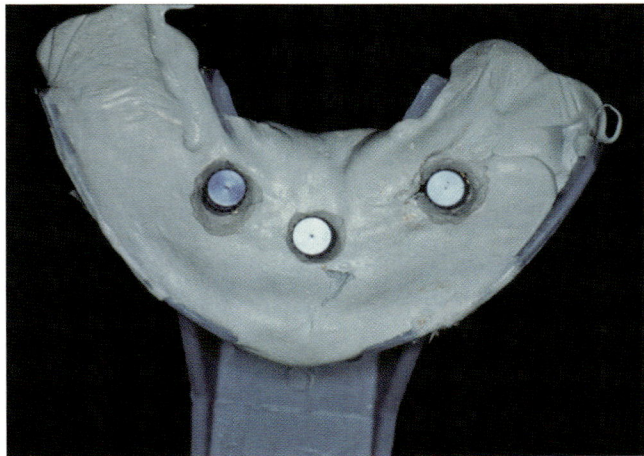

FIGURA 28-48. Os parafusos de fixação são desenroscados, e a moldagem captura a barra. O laboratório acrescenta análogos à barra e vaza um modelo para a soldagem.

preparar a superestrutura para soldar. A superestrutura é soldada, polida e checada quanto a sua colocação passiva.

A solda de duas seções termina com uma fundição mais passiva em comparação com uma fundição de arco total em peça única. Embora melhor em um estudo comparativo de Mendes *et al.*, até mesmo o procedimento de soldagem de fundições de arco total resulta numa fundição não passiva que leva à deformação do pilar quando parafusada no lugar.[161]

Fixação do Parafuso

A ordem em que os parafusos de fixação são fixados pode afetar a precisão do encaixe da prótese e sua taxa de passividade. Quando os parafusos protéticos são totalmente apertados em posição, em ordem de uma extremidade da prótese a outra, a desadaptação da prótese é maior.[162] Neste exemplo, o primeiro parafuso protético é mais passivo. A próxima conexão é menos passiva. O último pilar e parafuso protético tem a pior condição em unidades esplintadas. Todas as imprecisões são agravadas na última conexão.

Em vez disso, o pilar no centro da prótese é primeiro inserido levemente com pressão digital. A fundição é então balançada para mesial e distal e, em seguida, vestibular e lingual. Um movimento de balanço da fundição indica uma fundição não passiva. Quando estável, os pilares adjacentes são encaixados com parafusos protéticos. Em seguida, os próximos dois parafusos adjacentes são conectados. Após isto ser completado, o processo recomeça no centro. Os parafusos são apertados com uma firme pressão digital na mesma ordem. Finalmente, a chave de torque é usada nos parafusos na mesma ordem.

Odontologia Digital

Odontologia digital tem melhorado dramaticamente a capacidade de ter próteses parafusadas passivas. As moldagens intraorais podem ser realizadas através do escaneamento da boca, o que elimina problemas de contração dos materiais de moldagem. As moldagens escaneadas podem utilizar um modelo virtual. Isto elimina os efeitos de erro de transferência do laboratório e de expansão do gesso. Se a moldagem de transferência for feita com a técnica tradicional de moldeira aberta, os modelos tradicionais podem ser escaneados por computadores, o que elimina os erros de fabricação. A estrutura pode ser digitalmente usinada, o que elimina as preocupações com a distorção da cera e contração do metal. Como consequência, os futuros avanços da odontologia digital são mais vantajosos para próteses implantossuportadas parafusadas.

Complicações

As complicações mais comuns de parafusos utilizados em implantologia oral são o afrouxamento do parafuso do pilar protético. A causa é muitas vezes relacionada a fundições não passivas. Ambas as entidades foram abordadas em detalhes neste capítulo. Além disso, pode ocorrer a fratura do parafuso. Fratura dos componentes do implante é uma complicação de médio a longo prazo. Uma revisão da literatura de dispositivos médicos para implantes dentais e componentes relacionados revelou que a fratura dos componentes continua apresentando problemas para os sistemas de implantes dentais. As fraturas ocorrem em implantes, parafusos protéticos e pilares para todos os seis líderes fabricantes dentais e representam de 1 a 3% dos dispositivos.[23]

Fratura do Parafuso

As causas mais comuns de fratura do parafuso são uma prótese parcial não retida ou fadiga relacionada com a quantidade de força ou o número de ciclos. Fratura do parafuso protético ocorre em aproximadamente 4% das vezes e fratura do parafuso dos pilares em 2% das vezes. A diferença está relacionada com o diâmetro do componente.

Existem cinco opções para remover um parafuso fraturado, e o método prossegue em uma ordem particular. O primeiro método sempre é bem-sucedido e leva apenas alguns minutos. Uma broca muito pequena, redonda é utilizada numa peça de mão de velocidade lenta, de preferência abaixo de 50 rpm. A broca esférica é colocada no limite do parafuso fraturado e do pilar (implante). À medida que a broca gira no sentido horário, o atrito com o parafuso faz com que rode no sentido contrário, e o parafuso desenrosque (Fig. 28-49).

Se esta técnica não é bem-sucedida, o complexo de parafuso pode ter passado por deformação plástica e distorcido os componentes antes da fratura. As tentativas de desenroscar o componente com um dispositivo de ultrassom ou Cavitron raramente são eficazes, uma vez que isso ocorre.

O segundo método para remover um parafuso fraturado funciona somente com parafusos protéticos de ouro. Uma broca de cone invertido e a peça de mão de baixa rotação são utilizadas para perfurar no centro do parafuso. A peça de mão é interrompida imediatamente após penetrar de 1 a 2 mm o parafuso. A broca prende no parafuso de ouro. A broca é solta da peça de mão, e a broca e o parafuso fraturado são desenroscados. Dispositivos comerciais estão disponíveis para seguir este mesmo esquema.

O terceiro método (e, geralmente, o segundo tentado) é fazer uma ranhura de 1 mm de profundidade através do centro do parafuso com uma peça de mão de alta velocidade e uma broca de fenda muito estreita. Uma pequena chave de fenda é então utilizada para desenroscar o parafuso (Fig. 28-50).

O quarto método para remover um parafuso fraturado é utilizado quando o parafuso protético fratura em um pilar para retenção parafusada. O pilar é removido e substituído com um novo pilar e parafuso da prótese de mesmo desenho e tamanho. Esta abordagem custa um pouco mais, mas é muito efetiva.

A última opção para recuperar um parafuso do pilar é desgastar o parafuso fraturado com uma caneta de alta rotação e broca cilíndrica. Este processo apresenta o maior risco. O calor gerado durante esse processo é suficientemente elevado para provocar necrose óssea e perda do implante. O processo é realizado com grande quantidade de água e sem anestesia. O paciente é instruído para notificar o dentista quando o calor gerado é perceptível, o que geralmente acontece menos do que 5 a 10 segundos após a perfuração inicial. O processo continua nestes pequenos intervalos até o pilar ser removido.

Tenha cuidado ao usar esta técnica. A broca pode inadvertidamente perfurar o lado do corpo do implante. Não existe abordagem para reparar o corpo do implante, se isto ocorrer. O paciente deve ser informado de que a perda do implante pode ser uma consequência desta técnica.

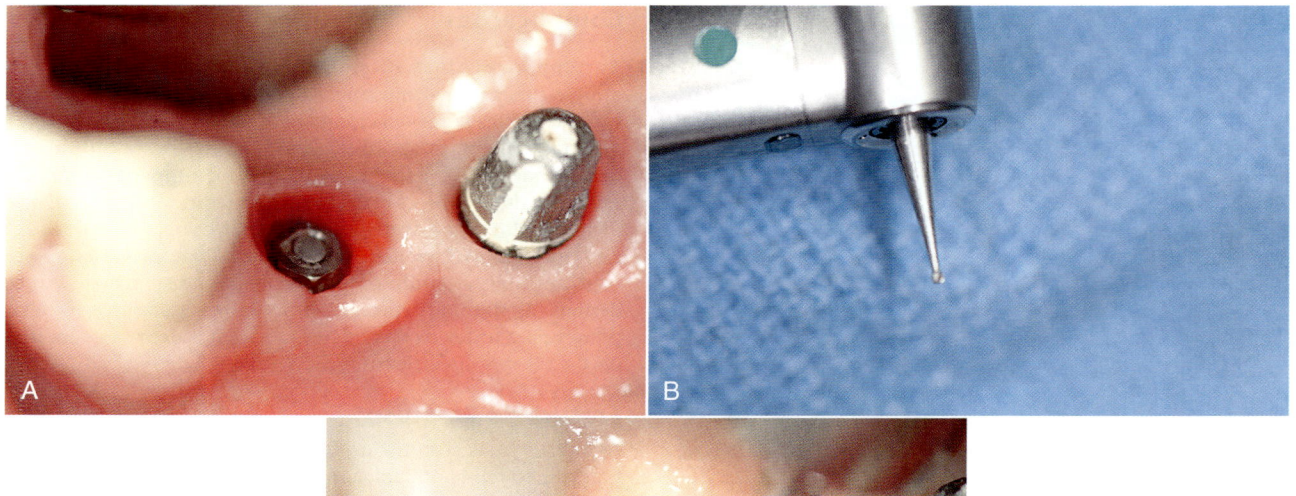

FIGURA 28-49. **A,** O parafuso do pilar fraturado em um paciente com bruxismo. **B,** A Uma broca esférica muito pequena é utilizada em uma peça de baixa rotação. **C,** A broca é posicionada na linha de junção do parafuso e do implante e à medida que roda no sentido horário, a fricção desenrosca o parafuso.

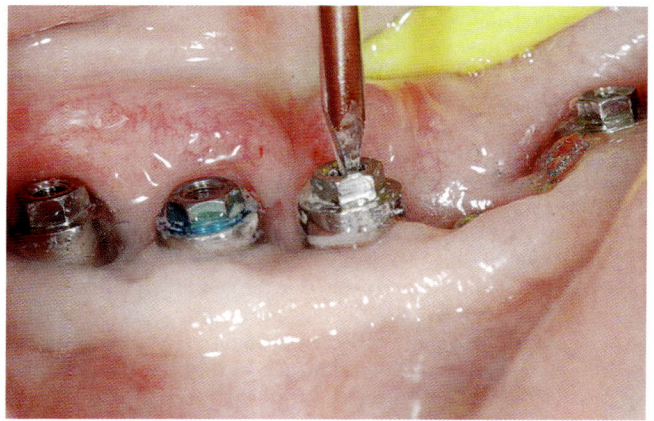

FIGURA 28-50. Uma ranhura é feita no parafuso com uma peça de alta rotação e uma fissura estreita na barra. Uma chave de fenda é então utilizada para desenroscar o parafuso.

Depois que o parafuso do pilar é reduzido a pedaços para fora do corpo do implante, um novo parafuso é provado. Na maioria das vezes ele não vai rosquear na posição, mas é encaixado por pressão (similar a um pino endodôntico personalizado). O novo parafuso do pilar é então cimentado no corpo do implante com um cimento resinoso.

Esteja ciente de que o resíduo de cimento é uma complicação que pode levar à peri-implantite. O cimento resinoso geralmente não é radiopaco e é difícil de observar em uma radiografia. A conexão pilar-implante é frequentemente subgengival e mais do que 2 mm abaixo do tecido. A anestesia geralmente é necessária para confirmar que nenhum cimento residual está presente.

Resumo

Afrouxamento do parafuso é uma complicação comum em implantodontia e pode afetar o pilar aparafusado ou o parafuso da prótese. A mecânica do parafuso pode ser utilizada para reduzir drasticamente esta incidência. Muitos destes fatores são controlados pelo produto selecionado, e fabricantes diferentes têm diferentes taxas de complicação. Muitas destas condições estão relacionadas a fatores de força externa e são mais influenciadas pelo plano de tratamento. Outras condições que mais causam isto estão principalmente no controle do protesista. Cada uma dessas entidades tem sido abordada neste capítulo.

Uma prótese parafusada prende-se ao pilar do implante com forças de compressão significativas (10-30 N-cm de torque). O parafuso do pilar não deve colocar tensão, forças de compressão ou de cisalhamento sobre a superestrutura. Para alcançar o objetivo de uma superestrutura passiva, todos os aspectos da reconstrução protética são analisados em uma tentativa de compensar os erros e variações durante o processo. As variáveis de fabricação mais importantes para o dentista incluem contração do material de moldagem, deformação permanente, moldeiras individualizadas *versus* moldeiras de estoque, variação entre os fabricantes de peças análogas, expansão do gesso e do revestimento, contração do metal, contração do acrílico e da porcelana, solda, e quantidade de força de torque aplicada ao parafuso do pilar. O protocolo clínico passo a passo para próteses parafusadas é apresentado para produzir fundições o mais passiva possível tecnicamente e, portanto, minimizar a perda da crista óssea e afrouxamento do parafuso.

Referências Bibliográficas

1. Jemt T, Book K: Prosthesis misfit and marginal bone loss in edentulous implant patients, *Int J Oral Maxillofac Implants* 11:620-625, 1996.
2. Misch CE, Bidez MW: Implant protected occlusion: a biomechanical rationale, *Compend Contin Dent Educ* 15:1330-1343, 1994.
3. McGlumphy E: Keeping implant screws tight, are we beyond retrievability? *J Prosthet Dent* 72:628, 1994.
4. Kallus T, Bessing C: Loose gold screws frequently occur in full arch fixed prostheses supported by osseointegrated implants after 5 years, *Int J Oral Maxillofac Implants* 9:169-179, 1994.
5. Jemt T, Linden B, Lekholm U: Failures and complications in 127 consecutively placed fixed partial prostheses supported by Brånemark implants: from prosthetic treatment to first annual checkup, *Int J Oral Maxillofac Implants* 7:40-44, 1992.
6. Jemt T, Lekholm U: Oral implants treatment in posterior partially edentulous jaws: a 5 year follow up report in patients with different degrees of jaw resorption, *Int J Oral Maxillofac Implants* 10:303-311, 1995.
7. Jemt T: Failures and complications in 391 consecutively inserted fixed prostheses supported by Brånemark implants in edentulous jaws: a study of treatment from the time of prosthesis placement to the first annual check up, *Int J Oral Maxillofac Implants* 6:270-276, 1991.
8. Zarb G, Schmitt A: The longitudinal clinical effectiveness of osseointegrated implants: the Toronto study III. Problems and complications encountered, *J Prosthet Dent* 64:185-196, 1990.
9. Sones AD: Complications with osseointegrated implants, *J Prosthet Dent* 62:581-585, 1989.
10. Quirynen NI, van Steenberghe D, Darius P: A six year prosthodontic study of 509 consecutively inserted implants for the treatment of partial edentulism, *J Prosthet Dent* 67:236-245, 1992.
11. Carlsson B, Carlson G: Prosthodontic complications in osseointegrated dental implant treatment, *Int J Oral Maxillofac Implants* 9:90-95, 1994.
12. Ekfeldt A, Carlsson GE, Borjesson G: Clinical evaluation of single-tooth restorations supported by osseointegrated implants: a retrospective study, *Int J Oral Maxillofac Implants* 9:179-183, 1994.
13. Nissan J, Narobi D, Gross D, et al: Long term outcome of cemented verses screw retained implant supported fixed partial restorations, *Int J Oral Maxillofac Implants* 26:1102-1107, 2011.
14. Jemt T, Lekholm U, Grondahl K: 2-year follow-up study of early single implant restorations ad modum Brånemark, *Int J Periodontics Restorative Dent* 10:341-350, 1990.
15. Becker W, Becker BE: Replacement of maxillary and mandibular molars with single endosseous implant restoration: a retrospective study, *J Prosthet Dent* 74:51-55, 1995.
16. Henry PJ, Landy WR, Jemt T, et al: Osseointegrated implants for single tooth replacement: a prospective 5-year multicenter study, *Int J Oral Maxillofac Implants* 11:450-455, 1996.
17. Misch CE: Density of bone: effect on treatment plans, surgical approach, healing and progressive bone loading, *Int J Oral Implantol* 6(2):23-31, 1990.
18. Enquist B, Nilson H, Astrand P: Single tooth replacement by osseointegrated Brånemark implants: a retrospective study of 82 implants, *Clin Oral Implants Res* 6:238-245, 1995.
19. Anderson B, Odman P, Lindvall AM, et al: Single tooth restoration supported by osseointegrated implants: results and experience from a prospective study after 2 to 3 years, *Int J Oral Maxillofac Implants* 10:702-711, 1995.
20. Taylor TD: Prosthodontic problems and limitations associated with osseointegration, *J Prosthet Dent* 79:74-78, 1998.
21. Cavazos E, Bell FA: Prevent loosening of implant abutment screws, *J Prosthet Dent* 75:566-569, 1996.
22. Dixon DL, Breeding LC, Sadler JP, et al: Comparison of screw loosening, rotation and deflection among three implant designs, *J Prosthet Dent* 74:270-278, 1995.
23. *Medical device reports*, Rockville, MD, 1995, US Food and Drug Administration.
24. Balshi TJ, Hernandez RE, Pryszlak MC, et al: A comparative study of one implant versus two replacing a single molar, *Int J Oral Maxillofac Implants* 11:372-378, 1996.
25. Goodacre CJ, Kan JYK, Rungcharassaeng K: Clinical complications of osseointegrated implants, *J Prosthet Dent* 81:537-552, 1999.
26. Haack JE, Sakaguchi RL, Sung T, et al: Elongation and preload stress in dental abutment screws, *Int J Oral Maxillofac Implants* 10:529-536, 1995.
27. Burguete RL, Johns RB, King I, et al: Tightening characteristics for screwed joints in osseointegrated dental implants, *J Prosthet Dent* 71:592-599, 1994.
28. Jorneus L: Loads and designs for screw joints for single crowns supported by osseointegrated implants, *Int J Oral Maxillofac Implants* 7:353-359, 1992.
29. Goheen K: Torque generated by handheld screw drivers and mechanical torquing devices for osseointegrated implants, *Int J Oral Maxillofac Implants* 9:149-155, 1994.
30. Gross M, Kozak D, Laufer BZ, et al: Manual closing torque in five implant abutment systems: an in vitro comparative study, *J Prosthet Dent* 81:574-578, 1999.
31. Haas R, Mensdorff-Pouilly N, Mailath G, et al: Brånemark single tooth implants: a preliminary report of 76 implants, *J Prosthet Dent* 73:274-279, 1995.
32. Dellinges M, Curtis D: Effects of infection control procedures on the accuracy of a new mechanical torque wrench system for implant restoration, *J Prosthet Dent* 75:93-98, 1996.
33. Gutierrez J, Nicholls JI, Libman WJ, et al: Accuracy of the implant torque wrench following time in clinical service, *Int J Prosthodont* 10:562-567, 1997.
34. Bickford JH: *An introduction to the design and behavior of the bolted joints*, ed 3, New York, 1995, Marcel Dekker.
35. McGlumphy EA, Elfers CL, Mendel DA: A comparison of torsional ductile fracture in implant coronal screws (abstract), Academy of Osseointegration Proceedings, *Int J Oral Maxillofac Implants* 7:124, 1992.
36. Jaarda MJ, Razzoog ME, Gratton DG: Ultimate tensile strength of five interchangeable prosthetic retaining screws, *Implant Dent* 5:16-19, 1996.
37. Hurson S: Practical clinical guidelines to prevent screw loosening, *Int J Dent Symp* 3(1):23-25, 1995.
38. Jividen G, Misch CE: Reverse torque testing and early loading failures: help or hindrance? *J Oral Implantol* 26:82-90, 2000.
39. Shigley J: *Mechanical engineering design*, ed 3, New York, 1987, McGraw-Hill.
40. Patterson EA, Johns RB: Theoretical analysis of the fatigue life of fixture screw joints in osseointegrated dental implants, *Int J Oral Maxillofac Implants* 7:26-33, 1992.
41. English CE: The Maestro System by BioHorizons Implant Systems, Inc. In Clepper DP, editor: *Syllabus of prosthetics for osseointegrated implants*, Augusta, GA, 1997, Omega.
42. Binon PP: Evaluation of machining accuracy and consistency of selected implants, standard abutments and laboratory analogs, *Int J Prosthodont* 8:162-172, 1995.
43. Strong N, Misch CE, Bidez MW, et al: Functional surface area: thread form parameter optimization for implant body design, *Compendium* 19(3; special issue):4-9, 1998.
44. Kline R, Hoar JE, Beck GH, et al: A prospective multicenter clinical investigation of a bone quality based dental implant system, *Implant Dent* 10:224-234, 2002.
45. Misch CE, Misch-Dietsh F, Silc J, et al: Posterior single tooth replacement and status of abutment teeth Multi center 10 year retrospective report, *J Periodontol* 79(12):2378-2382, 2008.
46. Blake JC, Kurtz HJ: The uncertainties of measuring fastener preload, *Machine Des* 37:128-131, 1965.
47. Binon PP, McHugh MJ: The effect of eliminating implant/abutment rotational misfit on screw-joint stability, *Int J Prosthodont* 9:511-519, 1996.

48. Binon PP: The effect of implant/abutment hexagonal misfit on screw joint stability, *Int J Prosthodont* 9:149-160, 1996.
49. Binon PP: Evaluation of three slip fit hexagonal implants, *Implant Dent* 5:235-248, 1996.
50. Binon PP: The evolution and evaluation of two interference fit implant interfaces, *Postgrad Dent* 3:3-13, 1996.
51. Hurson S: Laboratory technique to prevent screw loosening on dental implants, *J Dent Technol* 13(3):30-37, 1996.
52. Patrick D: Interfacial character/strength between cast materials and implant prosthetic component (abstract), 7th meeting of the Academy of Osseointegration, *Int J Oral Maxillofac Implants* 7:127, 1992.
53. Carr AB, Brantley WA: Characterization of noble metal implant cylinders: as received cylinders and cast interfaces with noble metal alloys, *J Prosthet Dent* 75:77-85, 1996.
54. Boggan RS, Strong JT, Misch CE: Influence of hex geometry and prosthetic table width on static and fatigue strength of dental implants, *J Prosthet Dent* 82:436-440, 1999.
55. Brånemark P-I: *Osseointegrated implants in the treatment of the edentulous jaw: experience from a 10-year period*, Stockholm, 1977, Almquist and Wesell International.
56. Adell R, Lekholm U, Rockler B, et al: A 15-year study of osseointegrated implants in the treatment of the edentulous jaw, *Int J Oral Surg* 10:387-416, 1981.
57. Brånemark PI: Osseointegration and its experimental background, *J Prosthet Dent* 50:399-409, 1983.
58. Cho SC, Small DN, Elian N, et al: Screw loosening for standard and wide diameter implants in partially edentulous cases: 3 to 7 year longitudinal date, *Implant Dent* 13(2):245-250, 2004.
59. Binon P, Sutter F, Beaty K, et al: The role of screws in implant systems, *Int J Oral Maxillofac Implants* 9(suppl):48-63, 1994.
60. Misch CE: Protect the prosthesis, *Int J Oral Implantol* 8(23):9, 1991.
61. Pauletto N, Lahiffe BJ, Walton JN: Complications associated with excess cement around crowns on osseointegrated implants A clinical report, *Int J Oral Maxillofac Implants* 14:865-868, 1999.
62. Misch CE: Principles for cement retained fixed implant prosthodontics. In Misch CE, editor: *Contemporary implant dentistry*, St Louis, 1993, Mosby.
63. Nu-Life Laboratory Statistics: *Percentages of cement retained vs screw retained implant prostheses from 1989 to 1995*, Long Island, NY, 1995, Nu-Life Laboratory.
64. Hemming KW, Schmitt A, Zarb GA: Complications and maintenance requirements for fixed prostheses and overdentures in the edentulous mandible: a 5-year report, *Int J Oral Maxillofac Implants* 9:191-196, 1994.
65. Misch CE: Principles for screw retained prostheses. In Misch CE, editor: *Contemporary implant dentistry*, ed 1, St Louis, 1993, Mosby.
66. Wie H: Registration of localization occlusion and occluding material for failing screw joints in the Brånemark implant system, *Clin Oral Implants Res* 6:47-53, 1995.
67. Jemt T, Book K: Prosthesis misfit and marginal bone loss in edentulous implant patients, *Int J Oral Maxillofac Implants* 11:620-625, 1996.
68. Clelland NL, Van Putten MC: Comparison of strains produced in a bone stimulant between conventional cast and resin-luted implant frameworks, *Int J Oral Maxillofac Implants* 12:793-799, 1997.
69. Clelland NL, Papazoglou E, Carr AB, et al: Comparison of strains transferred to a bone stimulant among implant overdenture bars with various levels of misfit, *J Prosthodont* 4:243-250, 1995.
70. Jemt T: In vivo measurement of precision fit involving implant supported prostheses in the edentulous jaw, *Int J Oral Maxillofac Implants* 11:151-158, 1996.
71. Lie A, Jemt T: Photogrammetric measurements of implant positions: description of a technique to determine the fit between implants and superstructures, *Clin Oral Implants Res* 5:30-36, 1994.
72. Waskewicz GA, Ostrowski JS, Parks VJ: Photoelastic analysis of stress distribution transmitted from a fixed prosthesis attached to osseointegrated implants, *Int J Oral Maxillofac Implants* 9:405-411, 1994.
73. Strong TJ: *Dental framework passivity in a five implant mandibular model*, master of science thesis, Birmingham, 1994, University of Alabama.
74. Pietrabissa R, Gionso L, Quaglini V, et al: An in vivo study on compensation mismatch of screwed vs cement-retained implant supported fixed prostheses, *Clin Oral Implants Res* 11:448-457, 2000.
75. Lewinstein I, Craig RG: Accuracy of impression materials measured with a vertical height gauge, *J Oral Rehabil* 17:303-310, 1990.
76. Reisbick MII, Matyas J: The accuracy of highly filled elastomer impression materials, *J Prosthet Dent* 33:67-72, 1975.
77. Dounis GS, Ziebert GJ, Dounis KS: A comparison of impression materials for complete arch fixed partial dentures, *J Prosthet Dent* 65:165-169, 1991.
78. Finger W, Ohsawa M: Accuracy of stone casts produced from selected addition type silicone impressions, *Scand J Dent Res* 91:61, 1983.
79. Phillips RW: *Skinner's science of dental materials*, ed 9, Philadelphia, 1991, WB Saunders.
80. Linke B, Nicholls J, Faucher R: Distortion analysis of stone casts made from impression materials, *J Prosthet Dent* 54:794-802, 1985.
81. Hollenback GM, Skinner EW: Shrinkage during casting of gold and gold alloys, *J Am Dent Assoc* 33:1391-1399, 1946.
82. Preston JD, Berger R: Some laboratory variables affecting ceramo-metal alloys, *Dent Clin North Am* 21:717-728, 1977.
83. Schiffleger BD, Ziebert GJ, Dhuro VB, et al: Comparison of accuracy of multiunit one piece castings, *J Prosthet Dent* 54:770-776, 1985.
84. Tan K, Rubenstein JE, Nicholls JI, et al: Three dimensional analysis of the casting accuracy of one piece osseointegrated implant retained prostheses, *Int J Prosthodont* 6:346-363, 1993.
85. Tan KBC: The clinical significance of distortion in implant prosthodontics: is there such a thing as passive fit? *Ann Acad Med Singapore* 24:138-157, 1995.
86. Binon PP: Evaluation of machining accuracy and consistency of selected implants, standard abutments and laboratory analogs, *Int J Prosthodont* 8:162-178, 1995.
87. Duyck J, Van Osterwyck H, Vander Sloten J, et al: Pre-load on oral implants after screw tightening fixed full prostheses: an in vivo study, *J Oral Rehabil* 28:226-233, 2001.
88. Kallus T, Bessing C: Loose gold screws frequently occur in full arch fixed prostheses supported by osseointegrated implants after 5 years, *Int J Oral Maxillofac Implants* 9:169-178, 1996.
89. Sahin S, Cehreli MC: The significance of passive fit in implant prosthodontics: current status, *Implant Dent* 10:85-92, 2001.
90. Singer A, Serfaty V: Cement retained implant supported fixed partial dentures: a 6 month to 3 year follow up, *Int J Oral Maxillofac Implants* 11:645-649, 1996.
91. Assif D, Fenton A, Zarb G, et al: Comparative accuracy of implant impression procedures, *Int J Periodontics Restorative Dent* 12:113-121, 1992.
92. Barrett MG, de Rijk WG, Burgess JO: The accuracy of six impression techniques for osseointegrated implants, *J Prosthodont* 2:75-82, 1993.
93. Carr A: A comparison of impression techniques for five implant mandibular models, *Int J Oral Maxillofac Implants* 6:448-455, 1991.
94. Loos L: A fixed prosthodontic technique for mandibular osseointegrated titanium implants, *J Prosthet Dent* 57:198-204, 1987.
95. Rasmussen ET: Alternative prosthodontic technique for tissue integrated prostheses, *J Prosthet Dent* 57:198-204, 1987.
96. Assif D, Marshak B, Schmidt A: Accuracy of implant impression techniques, *Int J Oral Maxillofac Implants* 11:216-222, 1996.
97. Spector MR, Donovan TE, Nicholls JI: An evaluation of impression techniques for osseointegrated implants, *J Prosthet Dent* 63:444-447, 1990.
98. Goll GE: Production of accurately fitting full arch implant frameworks I. Clinical procedures, *J Prosthet Dent* 66:377-386, 1991.

99. Philips KM, Nicholls JI, Ma T: The accuracy of three implant impression techniques: a three dimensional analysis, *Int J Oral Maxillofac Implants* 9:533-540, 1994.
100. Reisbick MII, Maeyas J: The accuracy of highly filled elastomer impression materials, *J Prosthet Dent* 33:67-72, 1975.
101. Augsburger RM, Sodberg KB, Pelzner RB, et al: Accuracy of casts from three impression materials and effect of a gypsum hardener, *Oper Dent* 6:70-74, 1981.
102. Finger W, Obsawa M: Accuracy of stone casts produced from selected addition type silicone impressions, *Scand J Dent Res* 91:61, 1983.
103. Linke BA, Nichols JI, Faucher RR: Distortion analysis of stone casts made from impression materials, *J Prosthet Dent* 54:794-802, 1985.
104. Lewinstein I, Craig RG: Accuracy of impression materials measured with vertical height gauge, *J Oral Rehabil* 17:303-310, 1990.
105. Thongthammachat S, Moore BK, Barco MT, et al: Dimensional accuracy of dental cast influence of tray—material, impression material and time, *J Prosthodont* 11:98-108, 2002.
106. Cho GC, Donovan TE, Chee WWL, et al: Tensile bone strength of polyvinyl siloxane impressions bonded to a custom tray as a function of drying time (part 1), *J Prosthet Dent* 73:419-423, 1995.
107. Chai J, Takahashi Y, Lautenschlager EP: Clinically relevant mechanical properties of elastomeric impression materials, *Int J Prosthodont* 11:219-223, 1998.
108. Craig RG, O'Brien WJ, Powers JM: *Restorative dental materials*, ed 5, St Louis, 1993, Mosby.
109. Henry PJ, Harnist DJR: Dimensional stability and accuracy of rubber impression materials, *Aust Dent J* 19:162-166, 1974.
110. Lacy AH, Fukui H, Bellman T, et al: Time dependent accuracy of elastomer impression materials II. Polyethers, polysulfides and polyvinyl siloxanes, *J Prosthet Dent* 45:329-333, 1981.
111. Dounis GS, Ziebert GJ, Dounis KS: A comparison of impression materials for complete arch fixed partial dentures, *J Prosthet Dent* 65:165-169, 1991.
112. Wee AG: Comparison of impression materials for direct multi implant impressions, *J Prosthet Dent* 83:323-331, 2000.
113. Jorgesen KD: A new method of recording the elastic recovery of dental impression materials, *Scand J Dent Res* 84:175, 1976.
114. Hosada J, Fusayama T: Distortion of irreversible hydrocolloid and mercaptan rubber base impressions, *J Prosthet Dent* 11:318-333, 1961.
115. Stockhouse JA: A comparison of elastic impression materials, *J Prosthet Dent* 39:305-313, 1975.
116. Craig RG: A review of properties of rubber impression materials, *J Mich Dent Assoc* 59:254, 1977.
117. Liou AD, Nicholls JI, Yudebs RA, et al: Accuracy of replacing three tapered transfer impression copings into two elastomeric impression materials, *Int J Prosthodont* 6:377-383, 1993.
118. Carr AB, Stewart RB: Full arch implant framework casting accuracy: preliminary in vitro observations for in vivo testing, *J Prosthodont* 2:2-8, 1993.
119. Gordon GE, Johnson GJ, Drenron DG: The effect of tray selection on accuracy of elastomeric impression materials, *J Prosthet Dent* 63:12-15, 1990.
120. Eames WB, Sieweke JC, Wallace SW, et al: Elastomeric impression materials: effect of bulk on accuracy, *J Prosthet Dent* 41:304-307, 1979.
121. Rueda LJ, Sy-Munoz JT, Naylor WP, et al: The effect of using custom or stock trays on the accuracy of gypsum casts, *Int J Prosthodont* 9:367-373, 1996.
122. Ogle RE, Sorensen SE, Lewis EA: A new visible light-cured resin system applied to removable prosthodontics, *J Prosthet Dent* 55:592-597, 1986.
123. Anusavice KJ: *Phillips' science of dental materials*, ed 10, Philadelphia, 1996, WB Saunders.
124. Gettleman L, Ryge G: Accuracy of stone, metal and plastic die materials, *J Calif Dent Assoc* 46:28-31, 1970.
125. Toreskog S, Phillips RW, Schnell RJ: Properties of die materials: a comparative study, *J Prosthet Dent* 16:119-131, 1966.
126. Millstein PL: Determining the accuracy of gypsum casts made from type IV dental stone, *J Oral Rehabil* 19:239-243, 1992.
127. Vigolo P, Millstein PL: Evaluation of master cast techniques for multiple abutment implant prostheses, *Int J Oral Maxillofac Implants* 9:439-464, 1993.
128. Aramouni P, Millstein P: A comparison of the accuracy of two removable die systems with intact working casts, *Int J Prosthodont* 6:533-539, 1993.
129. Hsu CC, Millstein PL, Stein RS: A comparative analysis of the accuracy of implant transfer techniques, *J Prosthet Dent* 69:588-593, 1993.
130. Brown D: An update on elastometric impression materials, *Br Dent J* 15:35-40, 1981.
131. Moser JB, Stone DG, Willoughby GM: Properties and characteristics of a resin die material, *J Prosthet Dent* 34:297-304, 1975.
132. Schelb E, Mazzocco CV, Jones JD, et al: Compatibility of type IV dental stones with polyvinyl siloxane impression materials, *J Prosthet Dent* 58:19-22, 1987.
133. Leinfelder KF, Lemons JE: *Clinical restoration materials and techniques*, Philadelphia, 1988, Lea & Febiger.
134. Mowery WE: Dimensional stability of denture base resins, *J Am Dent Assoc* 57:345-353, 1958.
135. Zarb GA, Bolender CL, Hickey JC, et al: *Bouchers' prosthodontic treatment for edentulous patients*, ed 10, St Louis, 1990, Mosby.
136. Ness E, Nicholls J, Rubenstein J, et al: Accuracy of the acrylic resin pattern for implant retained prostheses [abstract], *Int J Maxillofac Implants* 7:12, 1992.
137. Burawi G, Houston F, Byrne D, et al: A comparison of the dimensional accuracy of the splinted and unsplinted techniques for Bonelock implant system, *J Prosthet Dent* 77:68-75, 1997.
138. American Dental Association specification 4 for dental inlay wax, vol 46, New York, 1974, American National Standards Institute/American Dental Association, 300-305.
139. Chashi M, Pattenbarger GC: Melting flow and thermal expansion characteristics of some dental and commercial waxes, *J Am Dent Assoc* 72:1141-1149, 1966.
140. Jorgesen KD, Okamoto A: Non-restraining factors affecting setting expansion of phosphate bonded investments, *Scand J Dent Res* 94:77-88, 1986.
141. Ito M, Yamagishi T, Oshida Y, et al: Effect of selected physical properties of waxes on investments and casting shrinkage, *J Prosthet Dent* 75:211-216, 1996.
142. Hollenback GM, Skinner EW: Shrinkage during casting of gold and gold alloys, *J Am Dent Assoc* 33:1391-1399, 1946.
143. Bryant RA, Nicholls JI: Measurement of distortion in fixed partial dentures resulting from degassing, *J Prosthodont* 42:515-520, 1979.
144. Ito M, Nagasawa S, Miyazawa T: Studies on the accuracy of castings, The effect of heat on the phosphate bonded investment mold, *J Jpn Dent Mat* 59:202-212, 1981.
145. Stevens PJ, Frederickson EJ, Gress ML: *Implant prosthodontics: clinical and laboratory procedures*, St Louis, 2000, Mosby.
146. Gourley JM: Current status of semi-precious alloys in restorative dentistry, *J Can Dent Assoc* 41:453-455, 1975.
147. Tan KB, Rubenstein JE, Nicholls JI, et al: Three-dimensional analysis of the casting accuracy of one-piece, osseointegrated implant-retained prostheses, *Int J Prosthodont* 6:346-363, 1993.
148. Clelland N, Carr AB, Gilat A: Comparison of strains transferred to a bone simulant between a cast and post soldered implant framework for a 5 implant supported fixed prosthesis, *J Prosthodont* 5:193-200, 1996.
149. Craig RG, El-Ebrashi MK, Peyton FA: Stress distribution in porcelain-fused to gold crowns and preparations constructed with photoelastic plastics, *J Dent Res* 50:1278-1283, 1971.
150. Hellden LB, Derand T: Description and evaluation of a simplified method to achieve passive fit between cast titanium frameworks and implants, *Int J Oral Maxillofac Implants* 13:190-196, 1998.
151. Kan JY, Rungcharassaeng K, Bohsali K, et al: Clinical methods for evaluating implant framework fit, *J Prosthet Dent* 81:7-14, 1999.
152. Allen PF, McMillan AS, Smith DG: Complications and maintenance requirements of implant-supported prostheses provided in a UK dental hospital, *Br Dent J* 182:298-302, 1997.

153. Dedmon HW: Disparity in expert opinion on size of acceptable margin openings, *Oper Dent* 7:97-101, 1982.
154. Bruce RW: Clinical application of multiple unit castings for fixed prostheses, *J Prosthet Dent* 18:359-364, 1967.
155. Gegauff AG, Rosenstiel SF: The seating of 1-piece and soldered fixed partial dentures, *J Prosthet Dent* 62:292-297, 1989.
156. Fusayama T, Wakumoto S, Hosada H: Accuracy of fixed partial dentures made by various soldering techniques and one-piece casting, *J Prosthet Dent* 14:334-342, 1964.
157. Shillingburg HT, Hobo S, Whitsett LD: *Fundamentals of fixed prosthodontics*, ed 3, Chicago, 1997, Quintessence.
158. Ryge G: Dental soldering procedures, *Dent Clin North Am* 2:747-757, 1958.
159. Stackhouse JA: Assembly of dental units by soldering, *J Prosthet Dent* 18:131-139, 1967.
160. Willis LM, Nicholls JI: Distortion in dental soldering as affected by gap distance, *J Prosthet Dent* 43:272-278, 1980.
161. Mendes SNC, Renende CEE, Neto RTM, et al: Effect of framework soldering on the deformation of implant abutments after framework seating: a study with strain gauges, *Implant Dentistry* 22(2):193-198, 2013.
162. White GE: *Osseointegrated dental technology*, London, 1993, Quintessence.

CAPÍTULO 29

Sobredentaduras sobre Implantes Mandibulares e Maxilares: *Design* e Confecção

Carl E. Misch

A taxa média de pacientes edentados totais pelo mundo é de 20% da população adulta com idade de 65 anos; entretanto, existe uma diferença entre países.[1] Por exemplo, no grupo de 65 a 74 anos, o número total de edentados no Quênia e na Nigéria foi de 4%, mas na Holanda e Islândia de 65,4 e 71,5%, respectivamente. O número de edentados no Canadá foi de 47% entre as idades de 65 a 69 anos, e 58% entre as idades de 70 a 98 anos (sendo Quebec com 67% dos indivíduos acima de 65 anos comparados com 41% observados em Ontário.)

Um levantamento feito nos Estados Unidos, de 1999 a 2002, observou que o número total de edentados em ambas as arcadas era de quase 20 milhões de pessoas.[2] Como esperado, pessoas com mais idade estão mais propensas a perder todos os dentes.

Edentados totais têm sido observados em 5% dos adultos empregados com idades de 40 a 44 anos, aumentando gradualmente para 26% aos 65 anos e quase 44% em senhores com mais de 75 anos[3] (Fig. 29-1). Gênero não está associado à perda dentária.

O arco maxilar completamente edentado, tendo como antagonista ao menos alguns dentes na mandíbula, é uma condição que ocorre 35 vezes mais frequentemente do que o contrário. Aos 45 anos, 11% da população é edentada total na maxila com ao menos alguns dentes na mandíbula, o que aumenta para 15% aos 55 anos e se mantém relativamente constante.[2,3]

Logo, mais 12 milhões de indivíduos nos Estados Unidos tem edentulismo total do arco maxilar, representando 7% da população adulta.

A porcentagem de um ou dois arcos totalmente edentados traduz-se em mais de 30 milhões de pessoas ou 17% da população adulta dos Estados Unidos.[4] Para colocar estes números em perspectiva, 30 milhões de pessoas representam aproximadamente a população inteira afro-americana, os latino-americanos, a população inteira do Canadá, ou a população total dos Estados Unidos com mais de 65 anos.

Apesar de a taxa do edentulismo estar diminuindo a cada década, a população idosa está crescendo mais rapidamente do que a população adulta que precisa de uma ou duas próteses completas, e irá aumentar de 33,6 milhões de adultos em 1991 para 37,9 milhões de adultos em 2020. O número total de arcos edêntulos foi estimado em 56,5 milhões em 2000, 59,3 milhões em 2010 e 61 milhões em 2020. Edentulismo completo, entretanto, permanece uma preocupação significante, e pacientes afetados frequentemente requerem implantes dentários para resolver diversos problemas relacionados. Se implantes fossem usados para suportar cada arco edentado total, um total de 226 milhões de implantes seriam necessários. Contudo, apenas 10 milhões de implantes foram usados nos Estados Unidos em 2010.

A vasta maioria de pacientes completamente edentados é tratada com próteses totais removíveis. Apesar dos números, quase 70% dos dentistas gastam menos de 1 a 5% do seu tempo de tratamento com pacientes edentados, deixando um grande número de pacientes a serem tratados com implantes dentários.

Contudo, os profissionais da odontologia e o público estão mais interessados nos problemas associados à prótese total mandibular do que a qualquer outro tipo de prótese dentária.

A colocação de implantes aumenta o suporte, a retenção e a estabilidade de uma sobredentadura. Com isto, pacientes estão muito propensos a aceitar o plano de tratamento de uma sobredentadura mandibular sobre implante (SBD). Existe uma grande flexibilidade na posição dos implantes ou fabricação das próteses mandibulares sobre implantes (SBD).

Como resultado, isso tem sido uma modalidade de tratamento ideal para começar uma curva de aprendizado precoce em cirurgia de implantes e próteses. Portanto, uma das melhores formas de tratamento oferecida aos pacientes é também uma das melhores introduções para os dentistas na disciplina de implantes dentários.

Um aumento do conhecimento dos profissionais e pacientes tem tornado a SBD mandibular opção de tratamento de escolha para pacientes edentados independentemente da maioria das situações clínicas, inclusive no que diz respeito à densidade óssea.[6-43] Como consequência, sobredentadura mandibular sobre implantes tem se tornado o padrão mínimo de cuidado para a maioria dos casos de edentulismos totais mandibulares.[38]

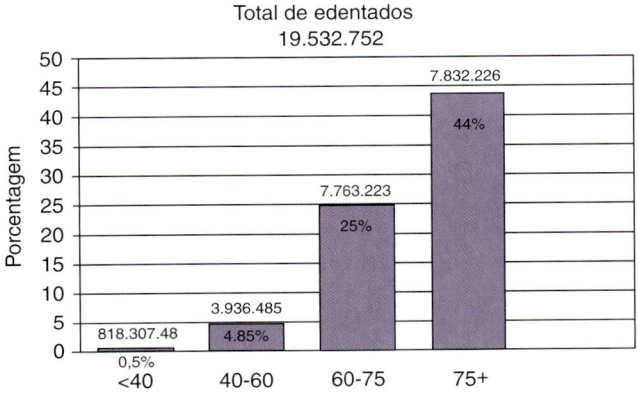

FIGURA 29-1. Quase 20 milhões de indivíduos da população americana são totalmente edentados. Após os 60 anos de idade, mais de um terço da população não possui nenhum dente.

Consequências Anatômicas do Edentulismo

Pacientes completamente edentados sofrem várias consequências negativas. Isto inclui contínua perda óssea dos maxilares; consequências nos tecidos moles de suporte das próteses; na estética facial pela perda óssea; diminuição da performance mastigatória, resultando em problemas de saúde relacionados à dieta; problemas psicológicos relacionados à perda total dos dentes (Quadro 29-1). Alguns desses problemas estão descritos no Capítulo 1. Outros problemas relacionados a sobredentaduras serão revistos neste capítulo.

Perda Óssea

A lei de Wolff (1892) declara que o remodelamento ósseo está relacionado com forças aplicadas.[44] Toda vez que a função óssea é modificada, uma alteração definitiva ocorre na sua arquitetura interna e na configuração externa.[45] Em odontologia, as consequências do edentulismo total e volume ósseo restante foram observados por J. Misch em 1922, quando foi descrita a arquitetura esquelética de uma mulher de 90 anos sem dentes por diversas décadas[46] (Fig. 29-2).

Osso precisa de estimulação para manter a sua forma e densidade. Roberts *et al.* relatam que 4% do sistema esquelético mantém o osso por meio de fenômenos de formação e reabsorção óssea.[47] Dentes transmitem forças de tensão e compressão ao osso. Essas forças têm sido mensuradas com piezoeletricidade nos cristais imperfeitos de hidroxiapatita que compõe a porção inorgânica do osso.[48]

Quando um dente é perdido, a falta de estimulação no osso residual causa uma diminuição no trabeculado e na densidade óssea da área, com perda externa da largura e da altura do osso.[49] Existe uma perda de 25% da largura de osso durante o primeiro ano da perda dentária e um total de 4 mm de perda de altura após o primeiro ano pós-extrações com prótese imediata.[50]

Em um estudo longitudinal de 25 anos com pacientes edêntulos, a cefalometria lateral demonstrou uma contínua perda óssea durante este tempo, com uma perda quatro vezes maior observada na mandíbula.[51] Em 1963, cinco diferentes estágios de perda óssea anterior da mandíbula após perda dentária foram identificados[52] (Fig. 29-3).

Apesar de a perda óssea ter sido notada por centenas de anos, os profissionais da odontologia têm olhado mais frequentemente para a perda óssea que ocorre após a perda dentária. Os pacientes não são educados para as mudanças anatômicas e o seu potencial de contínua perda óssea. A perda óssea aumenta quando o paciente utiliza uma prótese mal adaptada sobre os tecidos moles. Pacientes não entendem que o osso está sendo perdido abaixo de próteses mal adaptadas. Pacientes não retornam às consultas regulares para avaliação da sua condição; em vez disso, retornam anos depois quando as próteses já estão com os dentes desgastados ou não conseguem mais ser toleradas. Na verdade, a média de pacientes que usam próteses visitarem seus dentistas é de 14,8 anos após a colocação da primeira prótese.

Assim, o tradicional método de reposição da perda dentária (próteses) frequentemente afeta a perda óssea de forma que nem sempre são observadas pelos pacientes e dentistas. O dentista deveria informar ao seu paciente que a prótese dentária substitui mais osso e tecido mole do que dentes, e a cada 5 anos um realinhamento ou nova prótese deverá ser sugerida para repor a adicional perda óssea provocada pela atrofia que irá ocorrer (Fig. 29-4).

Odontologia preventiva tem tradicionalmente enfatizado os métodos para diminuir a perda dentária ou óssea ao redor do elemento dentário. A perda óssea ao redor do dente é frequentemente monitorada em milímetros, porém nenhuma terapia tem sido promovida e aceita pelos profissionais para impedir as mudanças ósseas resultantes da perda dentária.

As mudanças ósseas após a perda de todos os dentes podem ser mensuradas em centímetros. Hoje os profissionais devem considerar ambas as perdas do dente e do osso. A perda dentária causa remodelação e reabsorção dos tecidos ósseos de suporte e eventualmente leva à formação de cristas edêntulas atróficas.

Quase toda garota após 14 anos de idade está consciente da osteoporose. Dieta e exercícios são incentivados durante toda a sua vida para diminuir este risco. Porém, osteoporose primariamente afeta a densidade óssea, não o volume. O único local onde o volume corpóreo ósseo é perdido ao extremo é na mandíbula, após perda dentária. Mesmo assim, ninguém do público e muito poucos profissionais descrevem esta condição.

QUADRO 29-1 Consequências do Edentulismo Total

- Contínua perda óssea mandibular
- Efeitos negativos no tecido mole
- Estética facial comprometida
- Diminuição da performance mastigatória
- Efeitos na saúde devido a dieta comprometida
- Impacto psicológico

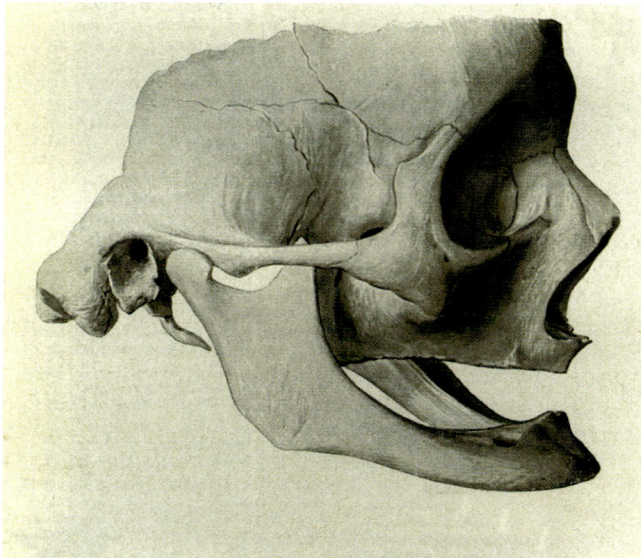

FIGURA 29-2. Em 1922, J. Misch descreveu as consequências anatômicas em uma mulher edentada de 90 anos de idade.

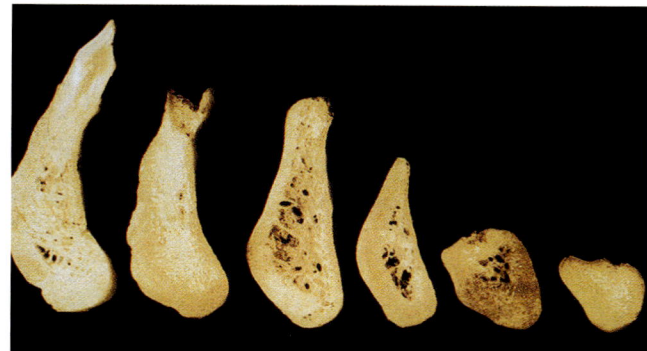

FIGURA 29-3. Em 1963, Atwood descreveu os cinco diferentes estágios de perda óssea na mandíbula anterior antes da perda do dente[52].

Trata-se de negligência, se um dentista não monitorar os milímetros de perda óssea ao redor dos dentes com uma sonda. No entanto, o centímetros de perdas ósseas das regiões edentadas geralmente são ignorados.[53]

Consequências de cristas edêntulas com perda óssea estão relacionadas a problemas anatômicos que muitas vezes prejudicam os resultados previsíveis de um tratamento odontológico tradicional. Vários desses problemas anatômicos estão listados no Quadro 29-2. Perda de osso na maxila ou mandíbula não é limitada ao osso alveolar; as porções do osso basal podem também ser reabsorvidas (Fig. 29-5), especialmente no aspecto posterior da mandíbula, onde reabsorção grave pode resultar em mais de 80% perda óssea.[54] O conteúdo do forame mentoniano ou canal mandibular eventualmente torna-se deiscente e serve como parte da área de suporte da prótese.[55] Como resultado, dor aguda e transitória, e parestesia permanente da região são possíveis. O corpo da mandíbula também tem um risco de fratura, mesmo sob forças baixas de impacto (Fig. 29-6). A fratura faz com que a mandíbula se desloque para um lado, dificultando a obtenção de um resultado estético pós-tratamento da fratura.

É comum pacientes que usam dentaduras não consultarem um dentista regularmente. Na verdade, mais de 10 anos geralmente separam consultas dentárias de pacientes edentados totais. Como consequência, o paciente não está ciente da insidiosa perda de osso na mandíbula edentada. A perda de massa óssea que ocorre durante o primeiro ano pós-perda de dente é 10 vezes maior do que nos anos seguintes. No caso de extrações múltiplas, isto geralmente significa uma perda óssea vertical de 4 mm dentro dos primeiros 6 meses. Essa perda óssea continua ao longo dos 25 anos seguintes, com a mandíbula enfrentando um quadro de maior perda óssea vertical que a maxila.[56,57] Durante o longo hiato entre as visitas ao dentista, depois que próteses dentárias são usadas para substituir a dentição, a quantidade de reabsorção da dentadura inicial entregue para a próxima interação profissional já causou a destruição do processo alveolar original.

> **QUADRO 29-2** Problemas Anatômicos de Edentados Totais
>
> - Diminuição da largura do osso de suporte da prótese
> - Diminuição da altura do osso de suporte da prótese
> - Milo-hióideo e cristas do oblíquo interno proeminentes com o aumento de pontos sensíveis.
> - Diminuição progressiva da mucosa queratinizada
> - Tubérculos genianos superiores proeminentes com o aumento da movimentação da prótese
> - Inserção muscular próxima à crista do rebordo edentado
> - Posterior elevação da prótese com contração dos músculos milo-hióideo e bucinador durante função.
> - Movimento da prótese para a frente devido à inclinação anatômica com perda óssea de moderada a avançada
> - Afinamento da superfície mucosa, com maior sensibilidade à abrasão
> - Perda de osso basal
> - Parestesia por deiscência do forame mental e do canal neurovascular
> - Aumento do risco de fratura do corpo mandibular com perda óssea avançada

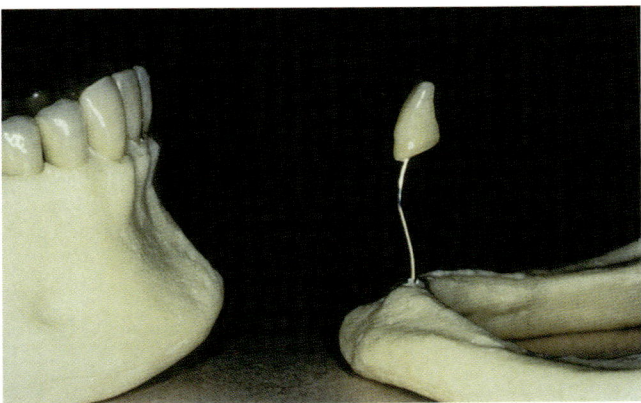

FIGURA 29-4. O paciente deve compreender que uma dentadura completa muitas vezes substitui mais osso do que dentes após a contínua perda de massa óssea associada à perda destes.

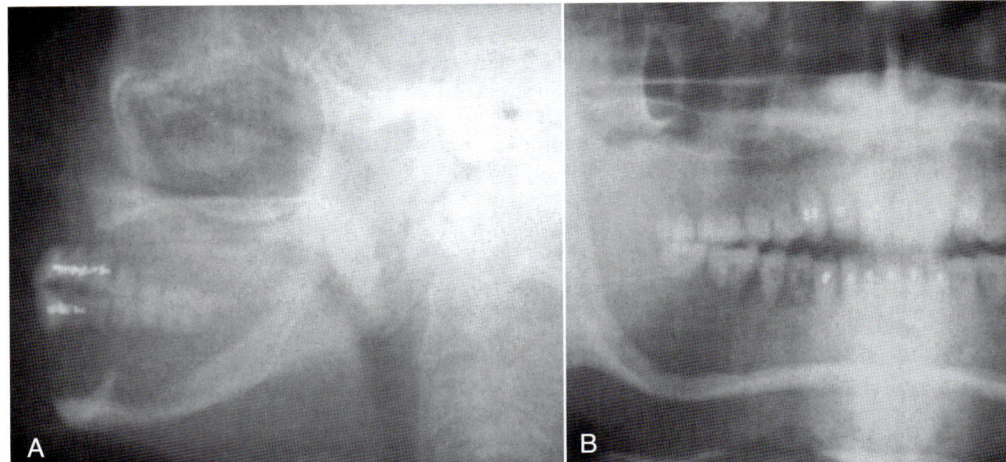

FIGURA 29-5. **A,** Uma perda óssea associada à perda de dentes pode incluir tanto o osso alveolar, que foi formado para alojar os dentes, quanto o osso basal dos maxilares. Esta radiografia panorâmica com a dentadura no lugar demonstra a atrofia avançada do osso residual. **B,** A longo prazo, o edentulismo completo pode resultar em severa atrofia óssea. A radiografia cefalométrica demonstra que o corpo da mandíbula é inferior a 5 mm de altura, e o superior tubérculo genial está 10 mm acima da crista do rebordo.

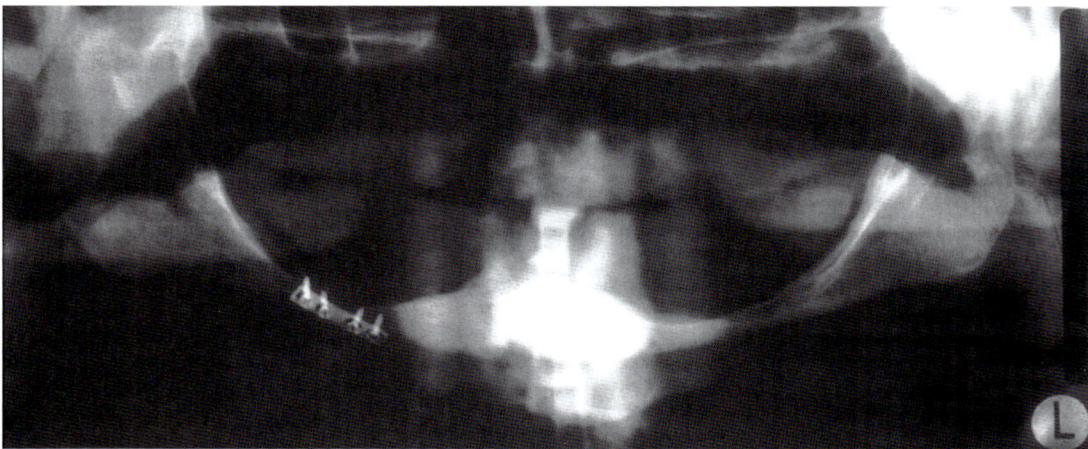

FIGURA 29-6. Avançada atrofia do corpo mandibular pode resultar em fratura da mandíbula.

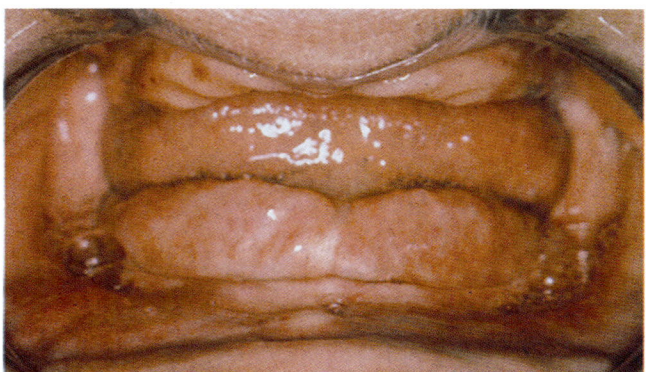

FIGURA 29-7. As consequências nos tecidos moles da perda óssea muitas vezes fazem com que a inserção de músculos intraorais esteja acima da crista do rebordo residual. Nesta mandíbula, o assoalho de boca é superior aos demais ossos e os músculos mentual e bucinador estão ao mesmo nível da crista óssea.

O processo alveolar residual anterior também continua a reabsorção durante este intervalo de tempo, e os tubérculos geniais superiores (que são 20 mm abaixo da crista do osso quando os dentes estão presentes) tornam-se os mais superiores da crista anterior do rebordo edentado. Quando mais um paciente desgasta uma prótese, maior será a perda de massa óssea; mais de 80% dos pacientes fazem uso da dentadura dia e noite.

Consequências nos Tecidos Moles

A perda de osso primário causa diminuição na largura óssea. O rebordo residual estreito muitas vezes causa desconforto quando os finos tecidos sobrejacentes são carregados por uma prótese removível (PR). À medida que o osso perde em largura, em seguida em altura, e logo depois em largura e altura novamente, a gengiva inserida diminui gradualmente. Um tecido inserido muito fino geralmente situa-se sobre a mandíbula com atrofia avançada ou está totalmente ausente. O aumento das zonas de gengivas não queratinizadas está propenso à abrasão provocada pela sobreposição da prótese. Além disso, bridas musculares altas e tecido hipermóvel muitas vezes complicam ainda mais a situação.

Como a crista óssea é reabsorvida em altura, os músculos anexos tornam-se nivelados com a crista de um rebordo edentado (Fig. 29-7). A contínua atrofia da mandíbula posterior eventualmente provoca proeminência do oblíquo interno coberta por uma fina e móvel mucosa solta. Com tais características é difícil evitar que a prótese avance contra o lábio inferior durante função ou fala. Esta condição

> **QUADRO 29-3** Efeitos do Edentulismo no Tecido Mole
>
> - Ocorre perda de gengiva queratinizada assim como de osso.
> - Mucosa solta para suporte da dentadura acarreta o aumento de lesões.
> - Espessura do tecido diminui com a idade e com doença sistêmica, o que provoca mais lesões pelo uso das dentaduras.
> - A língua aumenta em tamanho, o que diminui a estabilidade da prótese total.
> - A língua desempenha papel mais ativo na mastigação, o que diminui a estabilidade da prótese total.
> - Há diminuição do controle neuromuscular da mandíbula em adultos idosos.

é mais evidente no movimento vertical da extremidade distal da prótese durante a contração do músculo bucinador e a inclinação anterior da mandíbula atrófica, comparando-se com o que ocorre na maxila.[58] No entanto, estes tecidos comprometidos são o apoio e a estabilidade da prótese total (Quadro 29-3).

Função Mastigatória

A diferença de forças oclusais máximas registradas em uma pessoa com os dentes naturais e uma que está completamente edentada é dramática. Na região de primeiro molar de uma pessoa dentada, a força média tem sido de 150 a 250 psi.[59] Um paciente que aperta ou range os dentes pode exercer uma força que se aproxima 1.000 psi. A força máxima oclusal dos pacientes edentados é reduzida para menos de 50 psi. Os pacientes edentados há mais tempo são capazes de gerar menor força. Pacientes que usam dentaduras completas por mais de 15 anos têm uma força máxima oclusal inferior a 6 psi.[60]

Como resultado da diminuição da força oclusal e da instabilidade da prótese, a eficiência mastigatória também diminui com a perda de dente. Noventa por cento do alimento mastigado com os dentes naturais se encaixam nos furos de uma peneira de tamanho 12; esta porcentagem é reduzida para 58% em pacientes usando próteses totais.[61] Um estudo de 367 pacientes (158 homens e 209 mulheres) verificou que 47% apresentaram baixo desempenho mastigatório.[62] A diminuição de 10 vezes no vigor e a redução de 40% na eficácia afetam a capacidade mastigatória do paciente.

Menor ingestão de frutas, verduras e vitamina A por mulheres são anotadas neste grupo. Pacientes com próteses também tomam significativamente mais medicamentos (37%) em comparação com aqueles com capacidade mastigatória superior (20%), e 28% tomam medicamentos para distúrbios gastrointestinais.[63] A redução do consumo de

QUADRO 29-4 Efeitos Negativos da Dentadura Completa

- Força de mordida é diminuída de 200 psi em pacientes dentados para 50 psi em pacientes edentados.
- Usuários de prótese total de 15 anos reduziram a força de mordida para 6 psi.
- Eficiência mastigatória é diminuída.
- Mais medicamentos são necessários para tratar doenças gastrointestinais.
- Seleção de alimentos é limitada.
- Ingestão de alimentos saudáveis é reduzida.
- A vida útil pode ser diminuída.
- Redução da satisfação com a prótese.
- Dificuldade de fala.
- Efeitos psicológicos.

QUADRO 29-5 Vantagens da Prótese Implantossuportada

- Manutenção do osso
- Restauração e manutenção da dimensão vertical de oclusão
- Manutenção da estética facial (tônus muscular)
- Melhora da estética (dentes posicionados pela aparência *versus* diminuição do movimento da dentadura)
- Melhora da fonética
- Melhora da oclusão
- Melhora/recuperação da propriocepção oral (consciência oclusal)
- Aumento do sucesso da prótese
- Melhora do desempenho mastigatório e manutenção dos músculos da mastigação e expressão facial
- Redução do tamanho da prótese (eliminação do palato, flanges)
- Melhora fixação *versus* próteses removíveis
- Melhora a estabilidade das próteses removíveis
- Melhora a retenção das próteses removíveis
- Aumento no tempo de sobrevivência das próteses
- Não há necessidade de alterar dentes adjacentes
- Substituição mais permanente
- Melhora da saúde psicológica
- Melhora da saúde relacionada com a dieta
- Melhora das próteses maxilofaciais

alimentos ricos em fibras pode provocar problemas gastrointestinais em pacientes edentados com performance mastigatória deficiente. Além disso, o bolo alimentar mais grosseiro pode prejudicar a digestão e as funções de extração dos nutrientes.

Desconforto mandibular foi listado em um estudo realizado por Misch e Misch com igual frequência em movimento (63,5%) e, surpreendentemente, 16,5% dos pacientes afirmaram nunca terem usado a prótese mandibular.[64] Em comparação, pacientes com dentadura maxilar relataram desconforto com frequência (32,6%), e apenas 0,9% raramente usavam a prótese. Função foi o quarto problema mais comum relatado por estes 104 usuários de próteses totais. Em pessoas com próteses, 29% eram capazes de comer apenas alimentos macios ou amassados; 50% evitavam muitos alimentos; e 17% afirmaram que comem de forma mais eficiente, sem a prótese.[64] Os efeitos psicológicos da impossibilidade de comer em público podem ser relacionados com estes achados. Outros relatos concordam que os principais fatores de motivação para os pacientes submetidos a tratamento estavam relacionados a dificuldades com alimentação, forma da prótese e desconforto[63] (Quadro 29-4).

Vantagens das Sobredentaduras Implantossuportadas

O uso de implantes dentários fornece suporte para uma SBD e oferece muitas vantagens em comparação com a prótese removível mucossuportada (Quadro 29-5). A primeira razão para considerar os implantes dentários como substitutos dos dentes perdidos é a manutenção do osso alveolar. A posição mais comum de implantes para uma sobredentadura está na região anterior da mandíbula. Após os implantes serem colocados, o osso anterior sob uma prótese total pode reabsorver tão pouco quanto 0,6 milímetro na vertical durante 5 anos, e reabsorção de longo prazo pode permanecer em menos do que 0,05 mm por ano.[35,40] E tensão e tração podem ser aplicados ao osso circundante do implante. Como resultado, a diminuição do volume do trabeculado ósseo que ocorre após extração dentária é revertida. Existe um aumento no osso trabecular e na densidade quando o implante dentário inserido entra em função. O volume total do osso em torno do implante também é mantido. Um implante intraósseo pode manter a largura e a altura do osso, desde que permaneça saudável.[47] Como com um dente, a perda de osso peri-implantar pode ser medida em décimos de milímetro e pode representar uma manutenção de mais de 20 vezes da estrutura óssea perdida em próteses removíveis.

As características do terço inferior da face estão intimamente relacionadas com o esqueleto de apoio. Quando osso é perdido verticalmente, as próteses apenas agem como "fachada oral" para melhorar os contornos da face. As próteses tornam-se mais volumosas com a continuação do processo de reabsorção óssea, tornando mais difícil de controlar a função, a estabilidade e a retenção. Com próteses implantossuportadas, a dimensão vertical pode ser restaurada, de forma semelhante àquela observada com os dentes naturais. Além disso, a prótese implantossuportada permite um cantiléver dos dentes anteriores, proporcionando um contorno ideal dos lábios e tecidos moles e uma aparência melhorada, em todos os planos faciais. Isto acontece sem a instabilidade que normalmente ocorre quando um cantiléver anterior é incorporado em uma prótese tradicional. Com o emprego de implantes o perfil facial pode ser melhorado a longo prazo em vez de se deteriorar, como pode ocorrer com o uso de próteses tradicionais.

A prótese total mandibular muitas vezes se move durante os movimentos mandibulares de função e fala. Além da falta de retenção, da perda óssea, uma prótese na mandíbula, muitas vezes se move quando os músculos milo-hióideo e bucinador se contraem durante o fala ou a mastigação. Os dentes superiores são frequentemente posicionados para a estabilidade da prótese inferior em vez da localização dos dentes naturais que residem neste espaço. Com os implantes, os dentes superiores podem ser posicionados para melhorar a estética e a fonética em vez de nas zonas neutras ditadas por técnicas tradicionais de confecção de dentaduras.

É difícil estabelecer a oclusão e estabilizar a prótese apoiada completamente sobre um tecido macio. Como a prótese mandibular pode se movimentar em 10 mm ou mais durante a função, contatos oclusais adequados podem ocorrer por acaso.[65,66] Uma restauração implantossuportada é estável. O paciente pode retornar de forma mais consistente à oclusão de relação cêntrica, em vez de adotar posições variáveis ditadas pela instabilidade da prótese mucossuportada.

A propriocepção é a consciência de uma estrutura no tempo e no lugar. Os receptores do ligamento periodontal ajudam a determinar a posição de oclusão. Embora os implantes endósseos não tenham ligamento periodontal, eles proporcionam maior consciência oclusal do que as próteses totais. Considerando que os pacientes com dentes naturais podem perceber uma diferença de 20 mícrons entre os dentes, os pacientes com implantes podem determinar diferenças de

50 mícrons com pontes fixas em comparação com os 100 mícrons observados em pessoas com próteses totais (uma ou duas próteses).[67] Como resultado da consciência oclusal melhorada, o paciente funciona em um nível mais consistente de oclusão.

Com uma prótese implantossuportada, o sentido das cargas oclusais é controlado pelo dentista. As forças horizontais sobre próteses removíveis aceleram a perda óssea, diminuem a estabilidade da prótese e aumentam a abrasão nos tecidos moles. Portanto, a redução das forças horizontais que são aplicadas às próteses implantossuportadas melhoram os parâmetros locais e ajudam a preservar os tecidos moles e duros subjacentes. Uma SBD proporciona uma melhor retenção e estabilidade da prótese, e o paciente é capaz de reproduzir de forma consistente uma oclusão central determinada.[43]

Em um ensaio clínico randomizado por Kapur et al., o grupo de pacientes com implantes demonstrou um nível mais elevado de prazer ao comer e uma melhora da fala, da mastigação, do conforto e da segurança com a prótese, além da satisfação em geral.[68] A capacidade de comer diversos tipos de alimentos foi avaliada por Awad e Feine.[69] Em um estudo comparando usuários de prótese total com usuários de sobredentadura mandibular, a SBD foi superior para todos os alimentos, não só os mais duros, tais como cenouras e maçãs, mas também alimentos mais macios, como pão e queijo. Geertman et al. avaliaram usuários de próteses totais com mandíbulas severamente reabsorvidas antes e depois do IOD mandibular. A capacidade de comer alimentos duros ou difíceis melhorou significativamente.[70, 71]

Pesquisadores da Universidade McGill avaliaram os níveis de sangue de 30 pacientes que tinham próteses totais e 30 pacientes com próteses totais superiores se opondo a próteses inferiores implantossuportadas, 6 meses após o tratamento.[72] Dentro deste período bastante curto, pacientes com implantes apresentaram maior hemoglobina B_{12} (relacionado a um aumento de ferro) e melhores níveis de albumina (relacionado à nutrição). Esses pacientes também apresentaram maior gordura corporal em seus ombros e braços, com a diminuição da gordura corporal em suas cinturas. Os efeitos benéficos tais como diminuição na gordura, colesterol e os grupos de hidratos de carbono dos alimentos têm sido relatados, bem como uma melhoria significativa em comer, se divertir e viver socialmente.[73-75]

A força máxima de oclusão de um portador de prótese total varia de 2.3 a 22,7 kg. Pacientes com uma prótese fixa implantossuportada (PF) pode aumentar a sua força máxima de mordida em 85% dentro do período de 2 meses após a conclusão do tratamento. Depois de 3 anos, a força média pode chegar a mais de 300% em comparação com os valores de pré-tratamento.[60] Como resultado, um usuário de prótese implantossuportada pode demonstrar uma força semelhante à de um paciente com uma restauração fixa suportada por dentes naturais.

A eficiência mastigatória com uma prótese implantossuportada é muito melhor em comparação com a de uma prótese mucossuportada. A performance mastigatória de próteses totais, sobredentaduras e da dentição natural foi avaliada por Rissin et al., e a prótese tradicional mostrou uma diminuição de 30% na eficiência mastigatória.[61] A sobredentadura perde apenas 10% da eficiência mastigatória em comparação com os dentes naturais. Estes achados são semelhantes àqueles relacionados com sobredentaduras implantossuportadas. Geertman et al. apresentaram resultados semelhantes comparando mastigação de próteses totais convencionais com mastigação de SBD mandibulares.[70,71] Além disso, próteses implantossuportadas rígidas podem funcionar da mesma forma que os dentes naturais.

A estabilidade e a retenção de uma prótese implantossuportada são bem maiores do que a observada com próteses mucossuportadas. Os meios mecânicos de retenção das próteses sobre implantes são muito superiores aos meios de retenção das próteses aos tecidos moles e apresentam menos problemas associados. O suporte da prótese final sobre implantes é variável, dependendo do número e da posição dos implantes; ainda assim, todas as opções de tratamento demonstram melhora significativa.

A fonética pode ser prejudicada pela instabilidade de uma prótese convencional. Os bucinadores e milo-hióideo podem flexionar e projetar a porção posterior da prótese para cima, causando um estalido, independentemente da dimensão vertical.[66] Como resultado, um paciente no qual a dimensão vertical já sofreu um colapso de 10 a 20 mm pode ainda produzir estalidos durante a fala. Muitas vezes, a língua do usuário da prótese é achatada nas regiões posteriores em função da necessidade de manter a prótese no lugar. Os músculos mandibulares anteriores da expressão facial podem se contrair para evitar que a prótese inferior deslize para a frente. A prótese implantossuportada tem estabilidade e retenção e não requer estas manipulações orais. A prótese implantossuportada permite reduzir flanges e palatos das próteses. Este é um benefício especial para novos usuários de próteses totais que frequentemente relatam desconforto com o volume da prótese.

Oitenta por cento dos pacientes tratados com próteses implantossuportadas julgaram que ocorre uma melhora da saúde psicológica geral em comparação com o observado enquanto usavam dispositivos protéticos tradicionais removíveis. Eles perceberam a prótese implantossuportada como parte integrante do seu corpo. Por exemplo, Raghoebar et al. em um estudo multicêntrico randomizado[76] avaliaram 90 pacientes edêntulos. Cinco anos após o tratamento, com uma prótese total inferior, uma prótese total inferior após vestibuloplastia e de uma sobredentadura mandibular retida por dois implantes, um questionário que avaliava o grau de satisfação do paciente, a estética, a retenção, o conforto, bem como com a capacidade de falar e de comer, foi aplicado. SBD teve avaliações significativamente mais altas, mas não foi encontrada nenhuma diferença significativa entre os dois grupos de próteses totais removíveis.

Para os pacientes com incapacidade de pagar uma prótese fixa sobre implante, a SBD traz uma melhoria significativa em comparação com a dentadura tradicional. Em um relatório clínico randomizado, Awad et al. compararam satisfação e função em pacientes com próteses totais versus pacientes com duas SBD mandibulares implantossuportadas.[11] A satisfação, o conforto e a estabilidade foram significativamente maiores no grupo SBD. Um estudo semelhante em uma população idosa produziu resultados semelhantes.[12] Thomason et al., no Reino Unido, também relataram uma satisfação 36% maior para os pacientes SBD do que os usuários de próteses totais nos critérios de conforto, estabilidade e mastigação.[13]

A taxa de sucesso das próteses varia, dependendo de uma série de fatores que mudam para cada paciente. No entanto, em comparação com os métodos tradicionais de substituição de dentes, as ofertas de próteses sobre implantes aumentam a longevidade, melhoram da função, melhoram a preservação do osso e os resultados psicológicos.

Vantagens da Sobredentaduras Implantossuportada sobre Próteses Fixas

A SBD oferece algumas vantagens práticas comparadas com uma prótese suportada completamente por implantes ou com uma prótese parcialmente fixa (Quadro 29-6). Menos implantes podem ser necessários quando uma prótese PR-5 é fabricada, pois áreas de tecidos moles podem prestar apoio adicional. A prótese total pode fornecer alívio de estresse entre a superestrutura e a prótese, e os tecidos moles podem compartilhar uma parte da carga oclusal. Regiões de insuficiente volume ósseo para a colocação dos implantes, portanto, podem ser eliminadas do plano de tratamento, em vez

QUADRO 29-6 Vantagens das Sobredentaduras Implantossuportadas em Relação a Próteses Fixas

- Menor quantidade de implantes (RP-5)
- Menor necessidade de enxerto ósseo antes do tratamento
- Colocação de implante em locais menos específicos
- Melhoria da estética
- Flange labial
- Cortina de tecido mole substituído por acrílico
- Melhoria da sondagem peri-implantar (follow-up)
- Melhoria da higiene
- Redução da tensão ao sistema de implante
- Parafunção noturna (remover prótese à noite)
- Menor custo e custo de laboratório (RP-5)
- Reparação fácil
- Diminuição do custo de laboratório (RP-5)
- Dispositivo de transição é menos exigente do que para a prótese fixa

QUADRO 29-7 Desvantagens das Sobredentaduras

- Psicológico (necessidade de dentes fixos)
- Necessidade maior de altura pilar/coroa
- Necessidade maior de manutenção a longo prazo
- Encaixes (trocas)
- Reembasamentos (PR-5)
- Nova prótese a cada sete anos
- Perda óssea posterior contínua (RP-5)
- Impactação alimentar
- Movimentaçao (PR-5)

de necessitar de enxertos ósseos ou colocação de implantes com um pior prognóstico. Como resultado, com menos enxerto de osso e menor número de implantes, o custo do tratamento para os pacientes é drasticamente reduzido.

A posição dos implantes é menos específica para uma prótese total do que para uma PF. Os contornos cervicais da prótese fixa são controlados pela posição do implante. Os implantes têm uma maior demanda de paralelismo para a realização de uma PF, especialmente quando uma prótese cimentada é desejada. A avaliação pós-operatória e de higiene em um tratamento com uma SBD é mais fácil de ser realizada do que de um tratamento com uma PF, especialmente quando colos cervicais são utilizados na prótese.

A sobredentadura implantossuportada é mais fácil de reparar, porque já é facilmente removível. A PF quando é cimentada ou mesmo quando é aparafusada pode ser difícil de remover, levando tempo e um esforço considerável. A prótese de transição, durante a fabricação da prótese final, é tipicamente a prótese total que o paciente usava antes do tratamento. A restauração fixa, muitas vezes requer uma restauração provisória adicional a ser fabricada, durante o processo de tratamento.

A SBD pode ser removida durante a noite para reduzir os efeitos nocivos da parafunção noturna. Estas forças cíclicas aumentam o risco de problemas não só na biomecânica dos implantes, mas também de todo o sistema de implantes, incluindo o material oclusal da prótese, os parafusos e os cimentos que a retêm, os parafusos dos pilares, o osso da crista marginal, a completa interface osso/implante, e a fratura de qualquer um dos componentes protéticos ou mesmo os próprios implantes.

Uma sobredentadura implantossuportada pode ser mais estética do que uma PF, especialmente no arco superior quando os tecidos moles da face necessitam de suporte adicional, por consequência da perda de massa óssea. Procedimentos de higiene também não são comprometidos quando o apoio facial adicional é adquirido com a flange vestibular da sobredentadura comparada com a situação de uma PF.

Quando o custo é um factor determinante, sobredentaduras retidas por dois implantes podem melhorar esta condição para o paciente, a um custo total mais baixo do que o tratamento com uma prótese fixa implantossuportada. Uma pesquisa realizada por Carlsson et al. em 10 países indicou uma ampla gama de opções de tratamento.[19] A proporção de seleção de SBD contra próteses totais fixas sobre implantes foi maior nos Países Baixos (93%) e menor na Suécia e na Grécia (12%). O custo foi citado como um fator determinante na escolha.

Concluindo, as indicações preliminares para uma SBD inferior referem-se a problemas encontrados em próteses totais inferiores, tais como falta de retenção ou de estabilidade, a diminuição da função, dificuldades na fala, a sensibilidade dos tecidos e as abrasões dos tecidos moles. Se um paciente edentado deseja uma PF, uma SBD é muitas vezes o tratamento de escolha se o custo for um problema para um paciente que deseja uma restauração fixa. Podendo, portanto, a sobredentadura servir como um dispositivo de transição até que os implantes adicionais possam ser inseridos e restaurados.

Desvantagens da Sobredentadura Implantossuportada

Sobredentaduras implantossuportadas também têm desvantagens em comparação com a próteses fixas (Quadro 29-7). Este aspecto do tratamento com sobredentaduras deve ser revisto com o paciente, com o objetivo de reduzir as queixas após o tratamento. Enquanto a sobredentadura é considerada uma prótese, uma restauração fixa é considerada uma parte do corpo. Pacientes com uma SBD respondem: "Esta é muito melhor do que a minha dentadura." Quando os pacientes têm uma restauração fixa, muitas vezes dizem: "Estes são melhores do que os meus dentes."

Um espaço maior do que a altura das coroas (CHS) é necessário para uma sobredentadura. Assim, quando temos osso em abundância e implantes já estão inseridos, uma PF terá menos problemas de fraturas de dentes ou de posicionamento ao longo da barra.

Mais manutenção é necessária para uma sobredentadura. Acessórios se desgastam e precisam ser substituídos regularmente, para restaurações PR-5, e os dentes da sobredentadura desgastam mais rapidamente do que de uma prótese tradicional. Como resultado, uma nova SBD pode precisar de ser produzida a cada 7 anos.

Um efeito colateral de uma SBD é impactação alimentar sob a prótese. A prótese tem a borda moldada, de modo que os músculos estão em sua posição contraída. Entretanto, em função de a prótese ser mais rígida do que uma prótese tradicional, pontos sensíveis se desenvolvem durante a função. No estado do músculo relaxado, alimentos vão além da borda da dentadura. Em seguida, quando o paciente engole, o alimento é empurrado para debaixo da prótese. Isto porque a SBD move menos que uma prótese tradicional e a comida permanece sob o trabalho.

A maioria das SBD mandibulares utilizadas pelos profissionais são suportadas por dois implantes anteriores ao forame mental e suportados pelos tecidos moles nas regiões posteriores (Fig. 29-8). No entanto, a perda óssea posterior ocorre de forma quatro vezes mais rápida do que a perda óssea anterior.[51,52] Em um paciente edentado total, uma eventual parestesia e fraturas do corpo mandibular são principalmente por perda óssea posterior. Os implantes dentários colocados na mandíbula anterior ajudam a reter uma prótese inferior e são um benefício à prótese total. Mas a perda de massa óssea posterior continuará e pode eventualmente levar a complicações significativas.[77-79] Os implantes anteriores permitem uma melhor manutenção óssea anterior, e os benefícios de melhorar a prótese em função, retenção e estabilidade. No entanto, a falta de apoio posterior na sobredentadura com dois ou três implantes permite a contínua perda óssea posterior.

A diferença principal de uma sobredentadura PR-5 (suportada por tecidos moles em regiões posteriores), em comparação com prótese fixa ou PR-4 (restaurações completamente suportada, retida e estabilizada) deve ser a perda óssea contínua nas regiões posteriores. O osso da região posterior reabsorve mais rapidamente do que o da região anterior, mas a prótese sobre implantes com suporte de tecidos moles na região posterior pode também acelerar, de duas a três vezes, a reabsorção óssea posterior do que em um portador da prótese total convencional.[80] Portanto, o benefício em curto prazo de custos reduzidos para a sobredentadura PR-5 pode ser compensado pela perda óssea acelerada que é uma consideração primária, especialmente no paciente edentado mais jovem (Fig. 29-9).

Pacientes que usam próteses fixas suportadas por implantes mostram pouca ou nenhuma perda de massa óssea posterior e ocorrências habituais de formação óssea. Por exemplo, estudos de Davis et al.,[81] Reddy et al.,[82] Wright et al.,[83] observaram que as próteses completamente suportadas por implantes na mandíbula edentada efetivamente podem aumentar o volume posterior do osso (embora implantes posteriores não sejam inseridos) (Fig. 29-10). Misch notou uma condição similar na manutenção óssea, posterior e anterior, com sobredentaduras implantossuportadas, embora nenhum implante tenha sido posicionado atrás do forame mental (Fig. 29-11). Observou, ainda, que enxertos de osso do ilíaco nos maxilares, que normalmente reabsorvem em até 5 anos sem a inserção de implantes, em vez disso mantiveram o volume ósseo total em ambas as regiões, anterior e posterior, e ao mesmo tempo mantiveram a integração dos implantes. Portanto, a próxima evolução na filosofia de tratamento com implantes é converter próteses suportadas por tecidos moles em uma prótese totalmente implantossuportada (fixa ou removível).

Concluindo, o profissional deve tratar a perda óssea após a extração do dente de uma forma semelhante à perda óssea da doença periodontal. Em vez de esperar até que o osso seja reabsorvido ou que o paciente se queixe de problemas com as próteses, o dentista deve educar o paciente sobre o processo de perda óssea após a perda do dente. Além disso, o paciente deve estar ciente de que o processo de perda de massa óssea pode ser interrompido por um implante dentário. Portanto, a maioria dos pacientes completamente edentados devem ser informada da necessidade de implantes dentários para manter o volume ósseo existente e com isso melhorar a função da prótese, a atividade da musculatura mastigatória, a estética e a saúde psicológica.

Do ponto de vista de conservação do volume ósseo nos maxilares completamente edentados, devemos tratar com um número de implantes suficientes para suportar a prótese, sendo o paciente parcial ou completamente edentado. A perda óssea contínua após a perda do dente compromete a estética, a função e a saúde, fazendo de todos os pacientes edentados candidatos a implantes. Como resultado, as próteses implantossuportadas devem ser as escolhidas.

Em consequência da contínua perda óssea posterior com uma sobredentadura sobre dois ou três implantes, a recomendação é considerar a prótese PR-5 como um instrumento provisório projetado para melhorar a retenção da prótese convencional. Essa prótese não deve ser considerada como um resultado final para todos os pacientes. Em vez disso, uma avaliação periódica do desempenho desta

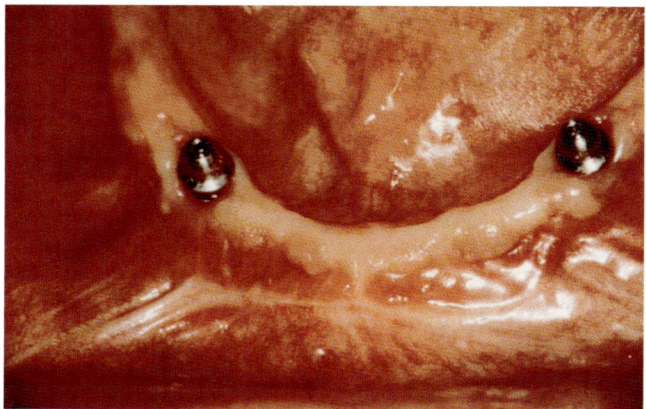

FIGURA 29-8. A maioria das sobredentaduras implantossuportadas mandibulares usam dois implantes independentes anteriores ao forame mentual, com o apoio nos tecidos moles em regiões posteriores.

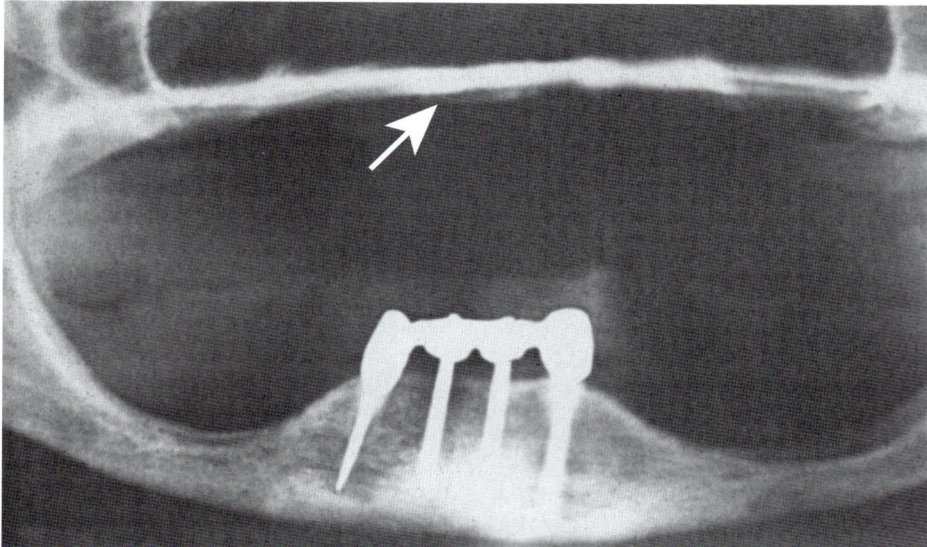

FIGURA 29-9. Uma radiografia panorâmica de implantes de 25 anos colocados na região anterior da mandíbula para apoiar uma sobredentadura. O arco superior tem quase nenhum osso residual, perda óssea mandibular posterior expôs o forame mentual, e uma atrofia severa ocorreu no corpo da mandíbula. A mandíbula anterior manteve o volume ósseo durante este período de tempo.

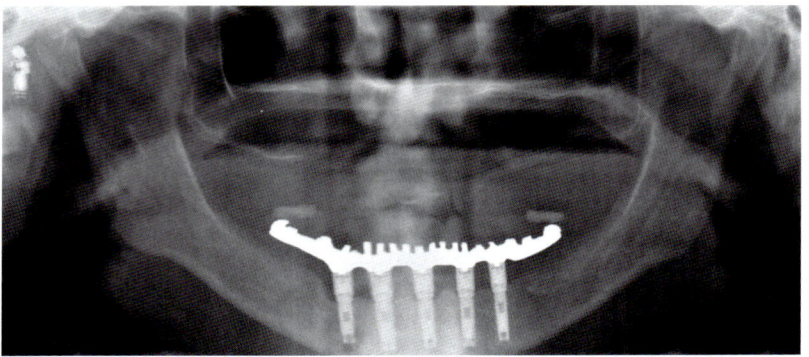

FIGURA 29-10. Davis *et al.*, Wright *et al.*, E Reddy *et al.* observaram que as próteses implantossuportadas podem prevenir a perda óssea posterior e até mesmo pode causar algum ganho em volume ósseo, apesar de os implantes não estarem inseridos nas regiões posteriores.[81-83] Esta antiga prótese fixa implantossuportada de 25 anos tem mantido o osso anterior e posterior da mandíbula.

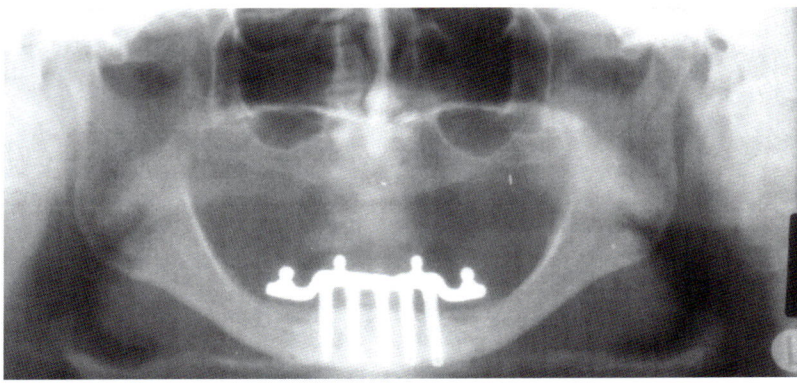

FIGURA 29-11. Uma radiografia com 25 anos de uma sobredentadura implantossuportada PR-4 mandibular com manutenção óssea anterior e posterior.

modalidade de tratamento combinada com a educação do paciente deve possibilitar a transformação em uma prótese PR-4 em PF-3.

Condições financeiras têm sido a razão para a escolha de um tratamento limitado, o qual pode ser constituído por dois ou três implantes e uma sobredentadura.[13,24] Estas restaurações PR-5 podem ser usadas como dispositivos de transição até que o paciente tenha recursos para trocar a prótese. Quando um paciente parcialmente edentado não pode pagar pela substituição dos quatro primeiros molares ausentes, o dentista, muitas vezes, pode substituir um molar de uma vez ao longo de muitos anos. Da mesma forma, a equipe de tratamento pode inserir um ou dois implantes adicionais ao longo dos anos até que finalmente uma prótese totalmente implantossuportada possa ser confeccionada. O objetivo final de manutenção óssea com uma prótese implantossuportada completa pode ser projetado no início do tratamento, embora possa demorar muitos anos para ser concluído.

Desenvolver um plano de tratamento para a saúde a longo prazo, em vez de ganhos de curto prazo, é benéfico para o paciente. Como tal, se o problema não for financeiro, o dentista deve projetar uma prótese totalmente implantossuportada, retida e estabilizada. Se o custo for um fator importante, uma prótese implantossuportada de transição com um número menor de implantes melhora muito o desempenho da prótese mandibular. Então, o dentista pode estabelecer uma estratégia para os próximos passos a fim de obter a prótese implantossuportada final.

Revisão da Literatura

O Capítulo 23 fornece uma revisão da literatura relacionada à instalação de implantes e à sobrevivência de sobredentaduras implantossupordadas mandibulares. Artigos relacionados com a fabricação e a manutenção das próteses também estão disponíveis. Por exemplo, Naert *et al.* relatam um índice superior a 97% de sobrevivência de implantes em sobredentaduras implantossuportadas mandibulares e observou que as complicações foram mais relacionadas com a técnica.[20] Estudos recentes confirmam estes resultados e afirmam que menos manutenção era necessária para o sistema de fixação de barra-clipe comparando-se com implantes individuais.[32] Implantes Brånemark foram instalados e três formas de retenção de sobredentaduras implantossuportadas mandibulares: ímãs ou bolas, ou clipes e barras.[33] Os métodos de retenção de prótese foram classificados como bons em todos os três grupos. Mais complicações foram encontradas para próteses com encaixes independentes (bolas ou ímãs) pois eram menos retentivos do que as barras que tiveram menor número de requisitos de manutenção.

Mericske-Stern avaliou 62 sobredentaduras implantossuportadas mandibulares com dois implantes (conectados ou independentes) ou quatro implantes.[21] As taxas de sobrevivência de implantes foram semelhantes às de outros estudos. A complicação mais comum foi a necessidade de substituir os componentes de plástico de retenção. Johns *et al.* em um estudo prospectivo com 127 pacientes observaram que as taxas de sobrevivência foram semelhantes aos de próteses fixas, com taxas de sobrevivência mais elevadas na mandíbula do que na maxila.[83] A complicação mais comum foi a necessidade de reativação dos clipes de retenção ou fratura dos mesmos durante o primeiro ano. Wright *et al.* compararam projetos de barras para sobredentaduras e descobriram que as próteses removíveis apresentaram problemas semelhantes em relação aos clipes e retenções.[36] Hemmings *et al.* compararam também a manutenção das próteses removíveis e fixas.[27] As sobredentaduras implantossuportadas precisavam de mais manutenção durante o primeiro ano. No entanto, para todos os anos sucessivos (em um estudo de 5 anos), as próteses fixas tiveram maiores taxas de complicações. Em contraste, Walton e McEntee relataram três vezes mais manutenção e ajustes de próteses removíveis em comparação com as próteses fixas.[84]

Chan *et al.* relataram altos níveis de manutenção em sobredentaduras mandibulares que usavam barra IMZ e clipes.[34] Davis *et al.* compararam a retenção de pilares com a observada com ímã numa sobredentadura implantossuportada mandibular e não relataram diferenças estatisticamente significantes entre os dois grupos.[28] Bergendal e Engquist relataram sobre 32 sobredentaduras implantossuportadas mandibulares barra clipe ou O-ring que foram avaliadas em função durante 7 anos com uma taxa de 100% de sucesso.[35] Problemas com os sistemas retentivos ocorreram nos primeiros anos, que, para os autores, correspondem ao período de adaptação. Bilhan *et al.* avaliaram os requisitos para a manutenção de 59 sobredentaduras mandibulares durante o primeiro ano de serviço em 2011.[29] Vinte e cinco sobredentaduras usaram O-ring, 18 usaram encaixes localizados e 16 pacientes uma barra conectada aos implantes. Somente 33,9% das SBDs não apresentaram complicações com as próteses. As complicações mais comuns foram ulcerações, fratura da base da prótese, clipe de fixação desalojado e afrouxamento de parafusos. As menores complicações foram encontradas em sobredentaduras com três implantes esplintados por uma barra.

Portanto, os relatórios parecem concordar que a modalidade de sobredentadura mandibular é bem-ucedida, com a preocupação de que os componentes retentores possam ser os elos fracos do sistema. Em geral, os implantes unidos com um sistema de fixação com barra e clipe para a prótese têm menos problemas de manutenção protética do que o uso de sistema de fixação individual ou encaixes. Entretanto, o início da curva de aprendizagem resulta em uma taxa de complicações mais elevada relacionada ao *design* da prótese.

Opções de Tratamento com Sobredentaduras

Sobredentaduras tradicionais devem contar com os dentes remanescentes para sustentar as próteses. A localização destes pilares naturais é altamente variável, e eles sempre abrangem a perda óssea anterior associada à doença periodontal. Para uma sobredentadura implantossuportada, os implantes podem ser colocados conforme o planejado, em lugares específicos, e suas quantidades podem ser determinados pelo dentista e o paciente. Além disso, os pilares dos implantes da sobredentadura são saudáveis e rígidos e fornecem um excelente sistema de sustentação. Como resultado, os benefícios e riscos relacionados a cada opção de tratamento podem ser predeterminados.

Menos de 10% dos dentistas regularmente tratam pacientes edentados. Menos de 6% dos dentistas têm uma curva de aprendizagem supervisionada para SBDs, e menos de 15% fizeram cursos depois da graduação especificamente para esta opção de tratamento. Portanto, a vasta maioria dos dentistas usa o treinamento adquirido na faculdade de odontologia para dentaduras e experiência clínica limitada para pacientes de sobredentaduras. Como resultado, a maioria dos dentistas atenta para restaurar todas as condições dos pacientes de sobredentaduras da mesma maneira com uma quantidade limitada de implantes e implantes individuais. Isto porque a sobredentadura é tida como a opção de tratamento mais fácil (que é também associada ao custo mais baixo). Isto é um erro que leva a um aumento de complicações.

Em 1985, o autor apresentou cinco opções de tratamentos organizados para sobredentaduras implantossuportadas mandibulares em pacientes edentados totais. O autor relatou menos de 1% de falha nos implantes e nenhuma falha de prótese durante um período de 7 anos com 147 sobredentaduras mandibulares (SBD) quando usa as opções de tratamentos padronizadas e as orientações de próteses apresentadas neste capítulo.[18] Kline *et al.* relataram sobre 266 implantes para sobredentaduras mandibulares implantossuportadas com barras em 51 pacientes com protocolo de Misch.[85] Uma taxa de sobrevivência de 99,6% para implantes e uma taxa de sobrevivência de 100% para próteses foram relatadas.

As opções de tratamentos SBD vão desde prótese implantorretida e mucossupportada (PR-5) até uma prótese totalmente implan-

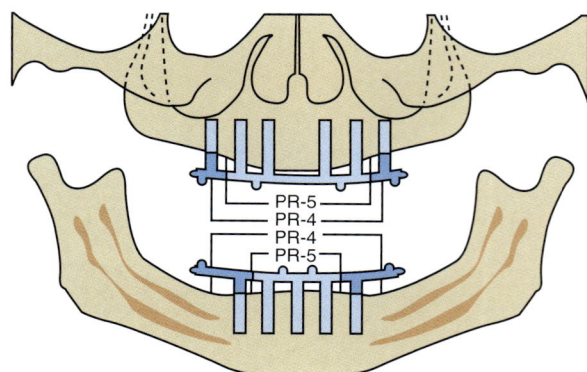

FIGURA 29-12. Cinco opções protéticas são desenhadas para as sobredentaduras mandibulares. Quatro opções são PR-5 (apoio posterior em tecido mole) e uma opção é PR-4 (prótese totalmente sustentada por implantes e barra)

tossuportada (PR-4) com estabilidade rígida e ganho de retenção principalmente nas fixações das sobredentaduras. As próteses são apoiadas por de dois a cinco implantes anteriores para essas cinco opções de tratamento. Há quatro opções PR-5 que têm um limite de retenção, sustentação, e estabilidade. A restauração PR-4 tem uma barra rígida que sustenta completamente, estabiliza e mantém a prótese (Fig. 29-12). Essas cinco opções são apresentadas pormenorizadamente no Capítulo 21. Este capítulo destina-se a discutir os métodos para a restauração de SBD.

As opções de sobredentaduras apresentadas neste capítulo pode reduzir o risco de falha dos implantes e complicações protéticas. As opções de tratamentos iniciais para pacientes completamente edentados com osso anterior A (abundante) ou B (suficiente), tratados com implantes em forma de raiz anterior divisão A de 4 mm ou maior. Modificações relacionadas ao suporte do rebordo posterior e à forma da arcada também são discutidas. Após discussões destas opções padronizadas, as condições do volume ósseo anterior com atrofia moderada (divisão C menos altura [C-h]) são apresentadas.

Movimento da Sobredentadura

Para desenvolver uma SBD mandibular com complicações reduzidas a prótese final deve ser predeterminada com relação a necessária retenção, sustentação, e estabilidade requeridas. A retenção da prótese está relacionada com a força vertical necessária para desalojá-la.[58] A quantidade de rotação da sobredentadura está relacionada com a quantidade e o tipo de retenções. A sustentação está relacionada com a quantidade de movimento vertical da prótese em direção ao tecido. A estabilidade da prótese é avaliada com as forças horizontais aplicadas no cantiléver da prótese. A estabilidade da SBD está mais relacionada à posição do implante (e barra), e a sustentação está mais relacionada com a quantidade de implantes e o desenho da barra na região posterior.

As reclamações, a anatomia, o desejo e o comprometimento financeiro dos pacientes, determinam a quantidade de implantes para apoio, retenção e estabilidade requeridos para abordar estas condições de maneira previsível. Por causa das diferentes condições anatômicas dos pacientes e de fatores de força que influenciam uma SBD, nem todas as próteses devem ser tratadas do mesmo modo. Em outras palavras, os dois implantes de sobredentaduras não devem ser os únicos planos de tratamento oferecidos a um paciente. Um deve enfatizar que a maioria das sobredentaduras mandibulares devem ser desenhadas para ter como resultado final uma prótese PR-4, como previamente discutido.

As complicações mais comuns encontradas com SBDs mandibulares estão relacionadas à falta de retenção, suporte, e estabilidade das próteses. Quando restaurações fixas são realizadas sobre os implantes, são rígidas, e cantiléveres ou cargas fora do longo eixo são claramente identificadas. Raramente um profissional planejará uma reabilitação fixa sobre três implantes, especialmente com cantiléveres excessivos devido à posição dos mesmos.

Entretanto, três implantes anteriores unidos por uma barra podem sustentar uma sobredentadura fixa, unicamente devido ao desenho e posicionamento dos encaixes. O dentista acredita que uma sobredentadura necessita de um suporte menor, mas não percebe que se uma sobredentadura não se movimenta durante a função é, na verdade, uma prótese fixa. Portanto, uma sobredentadura sem movimento de prótese (MP) deve ser sustentada pelo mesmo número, posição e desenho dos implantes similares aos de uma prótese fixa.

Muitos encaixes de precisão com limites variáveis de movimento são usados em SBD. Os movimentos podem acontecer em zero (rígido) a seis direções ou planos: oclusal, gengival, facial, lingual, mesial e distal.[86,87] Um encaixe tipo 2 se movimenta em dois planos e o encaixe tipo 4 em quatro planos. Uma SBD pode também ter um limite de movimento durante a função. No entanto, o movimento resultante da sobredentadura durante a função pode ser completamente diferente do permitido pelos encaixes individualmente, e podem variar de uma a seis direções, dependendo da posição e do número dos encaixes, mesmo quando usando o mesmo tipo.[18] Por exemplo, um O-ring permite movimentação em seis direções diferentes. Entretanto, quando quatro O-rings são colocados ao longo de uma barra em um arco facial, o MP durante a função ou parafunção pode não ter nenhuma direção de movimento (Fig. 29-13). Portanto, os encaixes e MP são independentes um do outro e devem ser avaliados como tal. Um item importante para o plano de tratamento da SBD é levar em consideração a quantidade de MP a que o paciente consegue se adaptar ou aguentar na prótese final.

Um aspecto importante da sobredentadura tipo MP também está relacionado com a altura das conexões. Há duas dimensões de altura da coroa para sobredentaduras PR-5: (1) o plano oclusal na altura da rotação do encaixe e (2) a altura do encaixe ao nível do osso (Fig. 29-14). O plano oclusal na altura do encaixe é um ampliador da força para a sobredentadura com qualquer força lateral ou cantiléver. Quando a fixação é ligada diretamente a um implante, a altura da coroa acima da fixação é superior à de quando a fixação é colocada em uma barra. Se você dobrar a altura da coroa, a força é aumentada em 200%. Assim, a fixação do implante individual tem uma altura maior acima do encaixe e mais força lateral pela prótese. Portanto, a sobredentadura é menos estável.

Quando um encaixe é colocado em uma barra, a estabilidade da prótese é melhorada porque menos força lateral é aplicada à prótese (porque a altura da coroa acima da fixação é reduzida). Assim, sempre que possível, os implantes devem ser ligados por uma barra e um encaixe deve ser colocado na parte de cima da barra. A rotação da prótese deveria ficar o mais distante possível do osso. Portanto, deveria haver 3 mm ou mais de espaço para o acrílico entre o encaixe e os dentes da prótese. Isto permite dimensão adequada, diminuindo a possibilidade de fratura da prótese ou desalojamento dos dentes. A segunda EAC é a fixação na altura do osso. Quanto maior a fixação na altura do osso, maior a força colocada no parafuso do pilar do implante, no osso marginal e na interface implante/osso com qualquer carga lateral. Quando a fixação na altura do osso é superior a 7 mm, os implantes devem ser esplintados para diminuir o risco de complicaçoes no sistema de implante.

Classificação do Movimento da Prótese

O sistema de classificação proposto pelo autor em 1985 avalia a direção do movimento da prótese implantossuportada, e não a quantidade total de movimento do encaixe individualmente; portanto, a quantidade de MP é a principal preocupação.[18] Uma sobredentadura é removível por definição, mas sob função ou parafunção, a prótese pode ter um limite de movimento que vai de 0 a 6. O dentista deve determinar a quantidade de MP que o paciente deseja e que a anatomia pode tolerar.

Se a prótese for rígida quando estiver no lugar, mas puder ser movimentada, o movimento é chamado de MP-0 independentemente do encaixe usado. Por exemplo, encaixes do tipo O-rings permitem movimentação nas seis diferentes direções. Mas se quatro desses encaixes forem colocados ao longo de uma barra em um arco

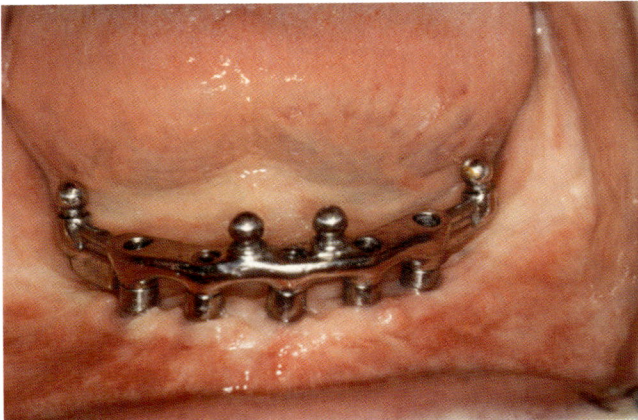

FIGURA 29-13. O Movimento da prótese (MP) para sobredentadura é frequentemente diferente das categorias de movimentos dos encaixes. Nesta PR4 uma sobredentadura rígida, (encaixe com movimentação classe 6) e clipes tipo Hader (encaixe com movimentação classe 2). O movimento da prótese é MP-0.

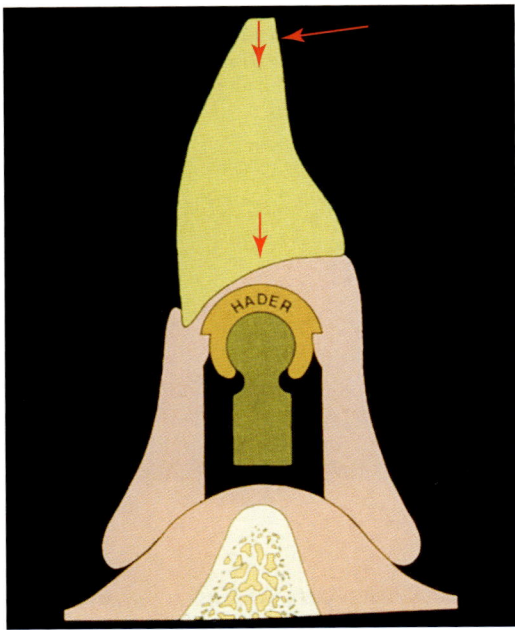

FIGURA 29-14. Há duas dimensões de altura da coroa para SBD. O encaixe no plano oclusal aumenta a força na altura da coroa para a sobredentadura. Qualquer carga lateral será ampliada em relação à altura da coroa acima da fixação.

total e a prótese se apoiar sobre a barra, a situação pode resultar em uma restauração tipo MP-0 (Fig. 29-13).

Uma prótese tipo dobradiça permite movimento em dois planos (MP-2). Por exemplo, a barra Dolder e clipe sem um espaçador ou barra Hader e clipe são os encaixes mais comumente usados.[88,89] A barra Dolder tem uma seção transversal em formato oval, e a barra Hader é redonda. O clipe pode girar diretamente sobre a barra Dolder. A barra Hader é mais flexível porque barras flexionam a uma força de 4 em relação à distância, e outros formatos de barra a uma força de 3. Como resultado, um reforço é frequentemente adicionado ao lado do tecido mole da barra de Hader para limitar a flexão do metal, que pode contribuir com o afrouxamento dos pilares ou fratura da própria barra.[90] Uma secção transversal da barra Hader e do sistema de clipe revela que o reforço, pelo qual o sistema ganha força comparado com o desenho de barra redonda, também limita a amplitude da rotação do clipe (e da prótese) ao redor do fulcro em até 20 graus, transformando assim a prótese e a barra em um conjunto mais rígido (Fig. 29-15). Portanto, o sistema da barra Hader e clipe podem ser usados para uma MP-2 quando a forma do rebordo posterior for favorável e o suporte de tecido mole for rígido o suficiente para limitar a rotação da prótese.

Devemos observar que para esses sistemas funcionarem de maneira eficiente, a fixação em dobradiça necessita estar perpendicular ao eixo de rotação da prótese, de modo que o MP também seja em dois planos (*i.e.*, MP-2). Se a barra de Hader ou Dolder estiver angulada ou paralela à direção de rotação desejada, a prótese é mais rígida e pode se assemelhar a um sistema MP-0 (Fig. 29-16). Consequentemente, o sistema de implante pode ficar sobrecarregado e causar complicações como afrouxamento ou fratura dos parafusos perda da crista óssea e até mesmo a perda do implante. Um sistema de barra e clipe de Hader é o ideal por apresentar fixação com baixo perfil para uma PR-4 com MP-0. Geralmente, esses clipes são instalados na barra em diferentes planos de rotação em torno do arco.

Uma prótese com uma movimentação apical e flexível é uma MP-3. Um exemplo é a barra Dolder com um espaço fornecido acima da barra. Como resultado, a prótese se move em direção ao tecido e depois gira. Uma MP-4 permite movimento em quatro direções, e a MP-6 tem uma gama de movimentos em todas as direções. Os encaixes mais comuns para uma sobredentadura do tipo MP-6 são do tipo O-ring ou encaixe localizado (Fig. 29-17).

O Cantiléver Oculto

O cantiléver oculto aplica-se àquela porção do PR que se estende além do último implante ou da barra de ligação.[18] Se a PR não girar no fim do implante ou barra para carregar o tecido mole, haverá um cantiléver oculto. Por exemplo, se a barra se estender até o segundo pré-molar, mas forçar no segudo molar da prótese não resulta em movimento desta (para baixo atrás e para cima na frente), o cantiléver realmente é estendido até a posição do segundo molar. Portanto, o comprimento do cantiléver é medido até o ponto do MP, não até o final da barra e do sistema de encaixe (Figs. 29-18 e 29-19). Os dentes na prótese final geralmente não se estendem além do primeiro molar, logo o último dente não se estende além da barra. Próteses removíveis com cantiléveres podem resultar na perda óssea marginal e até na falha do implante (Fig. 29-20). Em muitos destes casos o sistema de encaixe não desgasta porque na PR MP-0 e portanto a prótese, os parafusos dos pilares e o osso marginal estão mais em risco.

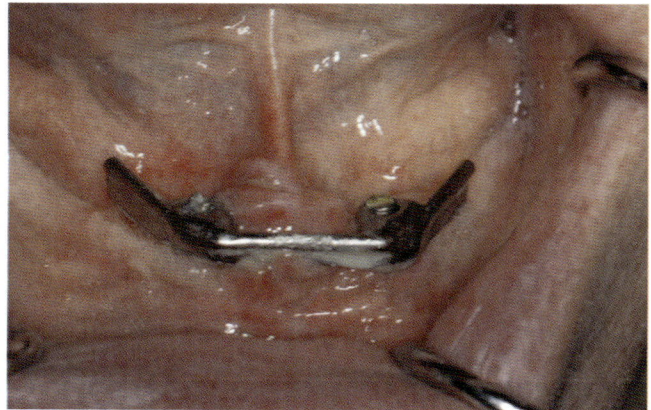

FIGURA 29-16. Uma barra e clipe Hader formam um sistema de conexão classe 2. Entretanto quando os clipes são colocados paralelamente ou em um ângulo desejado para o movimento da prótese (MP), a prótese é rígida. Nesse caso, dois implantes são não suficientes para suportar uma sobredentadura implantossuportada com MP-0, podendo resultar em afrouxamento de parafusos, perda óssea e do implante.

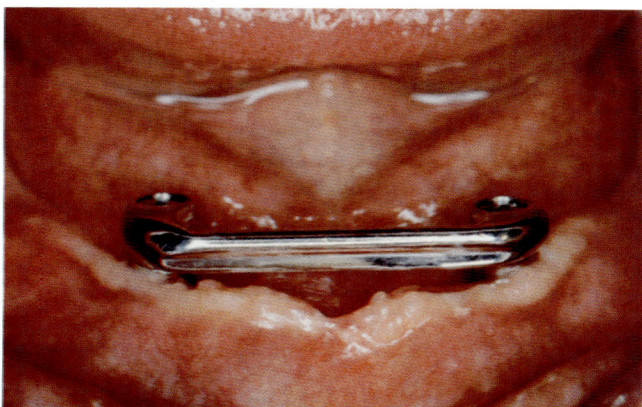

FIGURA 29-15. Uma barra e um clipe Hader podem ser utilizados em uma sobredentadura sobre implantes. (SBD). Uma flange abaixo da barra restringe a rotação do clipe. Uma SBD com um clipe de Hader pode girar até 20 graus em torno da barra quando essa estiver perpendicular à linha média da mandíbula.

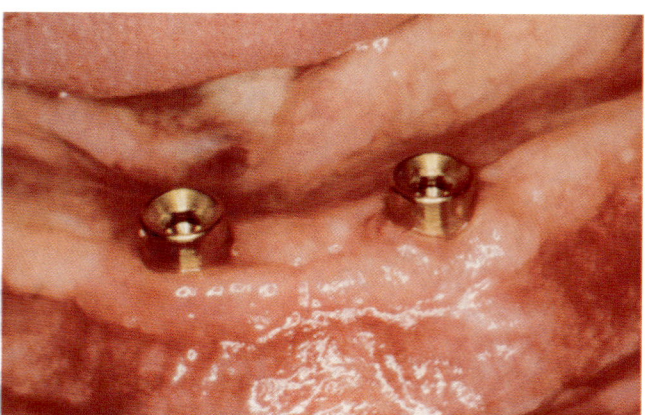

FIGURA 29-17. O sistema de conexão mais comum para sobredentaduras sobre implantes independentes ou para movimento de prótese MP-6 é um O-ring ou Locator. O Locator possui perfil baixo e apresenta a porção macho localizada na prótese total e a fêmea fixada na boca.

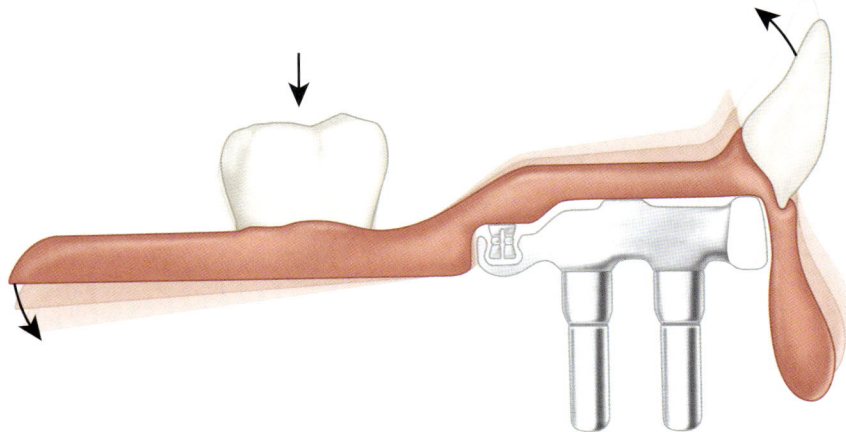

FIGURA 29-18. O cantiléver é aquela porção da prótese removível que se estende além da barra de ligação, e que não gira. Se a prótese girar tendo o fulcro na posição do primeiro molar e a barra se estender até o pré-molar, o verdadeiro comprimento do cantiléver fica na posição do primeiro molar.

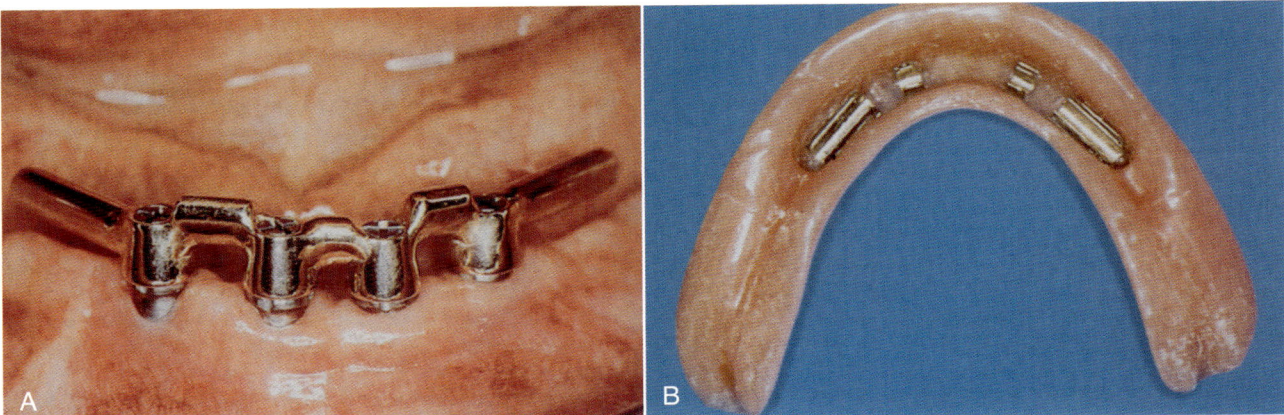

FIGURA 29-19. **A,** Quatro implantes anteriores com uma barra e um cantiléver de 10 mm. Os clipes Hader em quatro posições diferentes de rotações são colocados ao redor da arcada. **B,** Os implantes da sobredentadura com quatro clipes Hader com diferentes locais de rotação. Assim, o movimento da prótese é MP-0 e o cantiléver oculto se estende até o segundo molar.

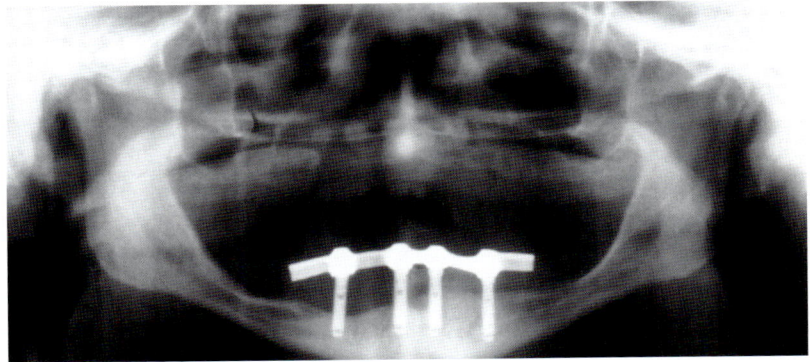

FIGURA 29-20. Uma radiografia panorâmica com quatro implantes anteriores e uma barra Hader em cantiléver. Um MP-0 com perda óssea significativa nos implantes distais direitos do paciente.

Encaixes da Sobredentadura Implantossuportada

Entre múltiplos encaixes oferecidos aos profissionais, o autor elegeu o uso de dispositivos aprovados, simples, previsíveis, de boa relação custo/benefício, limitados a um mínimo de esforços. Quanto mais sofisticados os encaixes, mais complexas a fabricação e seus procedimentos de manutenção.

Uma sobredentadura implantossuportada ideal deve ter várias características para diminuir as complicações clínicas. Uma sobredentadura implantossuportada permite a movimentação durante a função ou remoção da boca.[86,89,91] Como resultado, todos os encaixes das sobredentaduras se desgastam e se tornam menos retentores. A porção do encaixe na prótese, não a porção ligada a superestrutura ou aos implantes, deveria ser projetada para ser usada e substituída. Assim, os componentes plásticos ou de silicones são frenquentemente usados nas próteses, que envolvem componentes metálicos ligados à barra ou aos implantes.

A substituição do encaixe na prótese não deve ser realizada no consultório, e a cura fria do acrílico pode travar a prótese na barra dos implantes e adicionar consideráveis tempo, risco e frustração cada vez que o encaixe é trocado. Uma cápsula de metal no interior da prótese, que retém um dispositivo de plástico ou semelhante à borracha, elimina o risco de imprevistos na substituição do encaixe.

Idealmente, o encaixe da sobredentadura deve oferecer a possibilidade de controlar o grau de retenção. Um encaixe utilizado na entrega inicial garante MP e diminui o afrouxamento de parafusos durante os primeiros meses. Um aumento gradual na capacidade de retenção pode ser alcançado depois da substituição do componente dentro da cápsula por um mais retentivo. Da mesma forma, se mais retenção for necessária no futuro, um elemento mais rígido, que é utilizado pelo mesmo encapsulador, facilmente resolverá o problema. Um componente mais duro também pode ser necessário quando o metal desgasta parte do encaixe usado a longo prazo.

O encaixe ideal da sobredentadura é capaz de ser substituído pelo paciente. Em razão de todos os encaixes se desgastarem com o uso, o paciente irá retornar ao dentista para ter o encaixe substituído. O tempo para fazer a consulta de limpeza deve ser um compromisso; diz-se ao paciente sobre a troca do encaixe. O encaixe pode ser trocado e a consulta para limpeza elimina estes custos adicionais. Se o paciente mantém seu cronograma de consulta de limpeza e o encaixe prematuramente desgasta-se, este ser enviado para o paciente e substituído pelo próprio.

Um encaixe de sobredentadura ideal tem o componente macho na boca e o fêmea na prótese. O macho pode ser mais facilmente limpo enquanto na boca, o encaixe é mais difícil de limpar e pode ser realizado com visão direta já que o acesso é fora da boca. Quando o encaixe fêmea é parte da barra, se biofilme bacteriano ou alimentos acumular dentro do encaixe, a prótese não assentará completamente, e há uma perda de retenção, e a oclusão da prótese também é afetada. Por isso, o acessório do sistema O-ring tornou-se popular porque tem uma gama de diferentes tipos de retenções, tem um encapsulador de metal que pode ser alterado ou substituído por um leigo, e tem o componente macho na boca. O poste do O-ring pode também ser fabricado com o mesmo metal da barra de ligação, o que reduz o custo total (Fig. 29-21).

Sistema de Encaixe O-ring

O sistema de encaixe tipo O-ring é constituído por um anel de vedação elástico, um encapsulador de metal, e um poste de metal. Ele pode ser usado como uma unidade independente ou parte de uma barra que une os implantes (Fig. 29-22).

O-rings

O-rings, são polímeros sintéticos em forma de anel que possuem a capacidade de dobrar a resistência e, em seguida, retornar à sua forma original aproximada. Em parte, esta característica resulta de uma rede tridimensional de cadeias elastoméricas flexíveis. O O-ring conectado liga-se a um núcleo com um sulco ou uma área rebaixada para o O-ring. O anel de vedação é comprimido radialmente entre duas superfícies de acoplamento que consistem num poste de metal e o encapsulador de metal no qual o anel de vedação é instalado.[92] O anel de vedação tem sido usado principalmente em próteses removíveis como dispositivo de retenção.[93] O O-ring tem demonstrado um ressurgimento da popularidade nas sobredentaduras suportadas por implantes endosteais e está amplamente disponível em uma variedade de sistemas de implantes.[92]

O O-ring foi originalmente feito de borracha natural. O látex era tratado termicamente, com teor de enxofre (vulcanização) para melhorar suas propriedades. O polímero resultante, conhecido como poli-isopreno, ainda é usado na indústria. As vantagens dos anéis de vedação são a facilidade na mudança da fixação, a vasta gama de movimentos, o baixo custo, diferentes graus de retenção e, eventualmente, a eliminação do tempo e do custo de uma superestrutura para a prótese.

Todas as categorias de O-ring são classificadas em termos de movimento relativo. Em situações que exigem pouca ou nenhuma parte móvel ou movimento, o O-ring é classificado como estático (p. ex., junta ou máquina de lavar). Em situações que envolvem reciprocidade, a rotação ou o movimento de oscilação em relação ao O-ring, é classificado como dinâmico. O movimento dinâmico do anel de vedação permite um dos tipos mais resilientes ou móveis de encaixes.

O-rings podem permitir o movimento em seis direções diferentes. No entanto, se uma superestrutura conecta os implantes, a amplitude de movimento diminui.

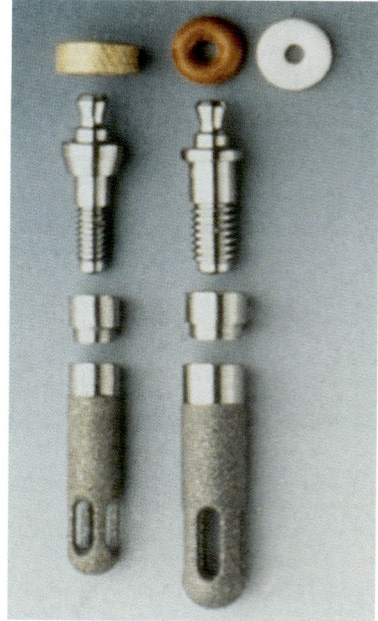

FIGURA 29-22. Um encaixe O-ring tem um anel de vedação resiliente na junta (*canto superior direito*), um encapsulador de metal (*em cima à esquerda*), e um poste de macho (*meio*).

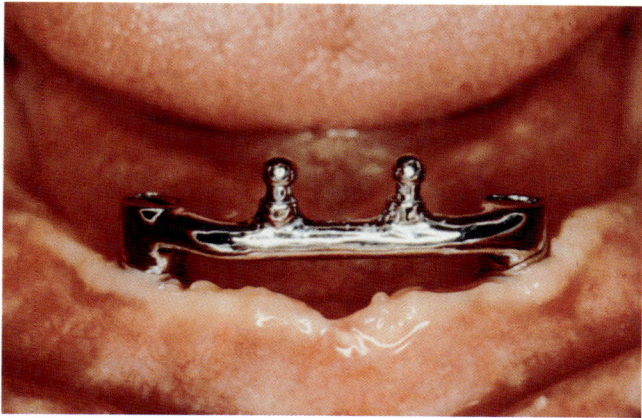

FIGURA 29-21. Dois implantes conectados com uma barra e dois componentes macho do mesmo material para o uso do sistema O-ring.

Se o O-ring é colocado numa barra de arco total em quatro locais diferentes e a prótese repousa sobre a superestrutura da barra, a prótese pode ter MP de 0 (MP-0) (Fig. 29-23). Uma prótese com dois O-rings colocados em uma barra perpendicular à linha média pode ter de duas a seis direções de MP, se um espaçador é posto sobre a cabeça, ou houver espaço por cima da barra (Fig. 29-24).

Metal Encapsulador

Um metal ou plástico encapsulador permite a fácil substituição do O-ring depois do uso ou dano. Isto elimina a necessidade de cura a frio de um novo O-ring no lugar. Praticamente todos os O-rings encapsulados têm uma região rebaixada, que aloja o O-ring, chamado de cavidade interna. O volume do O-ring tem de ser maior do que a cavidade interna. Como resultado, o O-ring pressiona o encapsulador em posição impedindo que o O-ring mova ou role, enquanto está no lugar, e cause danos prematuramente. O tamanho total da encapsulador é maior do que o O-ring e deve ser colocado com o O-ring no poste durante a fabricação da prótese para garantir espaço adequado (2 mm ou mais deve estar presente na prótese) (Fig. 29-25).

Em geral, o uso de metais leves, tais como alumínio, latão, bronze ou ouro devem ser evitados para o encapsulador de metal. O aço inoxidável é recomendado, pois evita danos ao encapsulador. Arredondamento de todos os cantos do encapsulador é recomendado para evitar o corte do anel de vedação durante inserção ou operação.

Conector O-Ring

O conector O-ring geralmente é fabricado a partir de uma liga de titânio maquinada quando utilizada como um dispositivo independente ou um implante "Delrin" que é encerado e fundido em metal precioso juntamente com a barra da superestrutura em forma de raiz (Fig. 29-26). O implante tem uma cabeça, um pescoço e um corpo. A cabeça é maior que o pescoço, e O-ring é comprimido através da cabeça durante a inserção. Sob a cabeça do implante há uma região reduzida chamada de pescoço ou sulco, onde o O-ring se acopla após sua compressão pela cabeça. O corpo do implante é conectado ao pilar do implante ou barra.

A superfície interna do O-ring ("anel de vedação") corre contra o pós-pescoço ou sulco. O diâmetro interno (diâmetro do orifício)

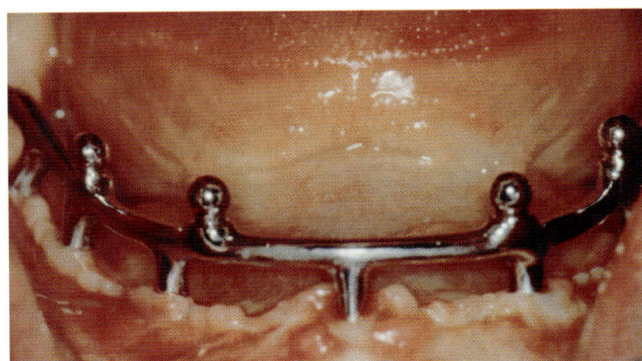

FIGURA 29-23. Quando os O-rings estão posicionados em torno de um arco, e unidos por uma barra, o movimento da prótese (MP) pode ser MP-0.

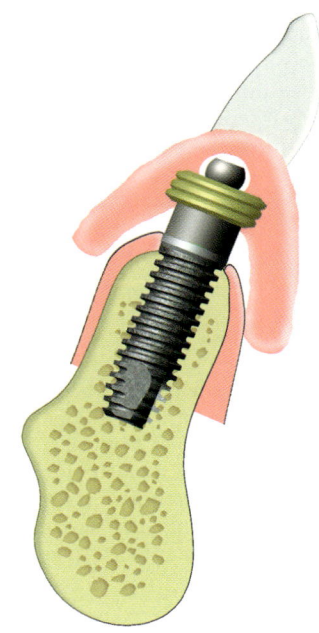

FIGURA 29-25. O encapsulador de metal do O-ring deve encaixar dentro dos contornos da sobredentadura implantossuportada, de modo que pelo menos haja 2 mm de acrílico em torno dessa estrutura.

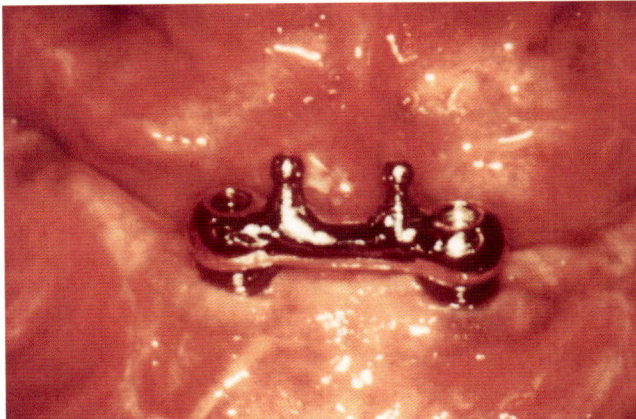

FIGURA 29-24. Quando O-rings estão posicionados em uma barra perpendicular à linha média, a sobredentadura implantossuportada pode girar de duas a seis direções, dependendo do espaço existente sobre o poste ou a barra.

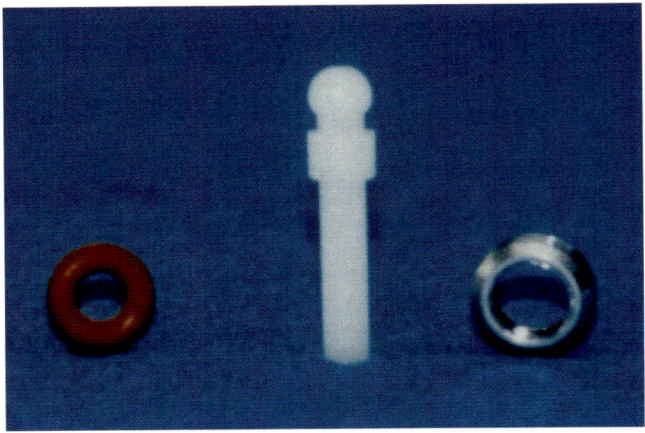

FIGURA 29-26. O O-ring pode ser um material de Delrin, que é encerado, como parte da barra. A queima é realizada a fim de permitir que o mesmo metal da barra possa ser utilizado como poste.

do O-ring deve ser menor do que o pós-pescoço e se encaixar perfeitamente no diâmetro do sulco. O diâmetro interno do O-ring será esticado de 1 a 2% (não excedendo 5%) quando colocado contra o pós-pescoço.[94] Caso contrário, o O-ring irá rolar ou oscilar e aumentar o desgaste do acessório. O excesso de polimento de uma região pós-pescoço pode inadvertidamente causar esta complicação.

O sistema de encaixe do O-ring precisa de 5 mm ou mais de altura, o maior de todos os acessórios para sobredentaduras. Além disso, um espaço de 1 a 2 mm acima do O-ring é sugerido para garantir que o anel se assente completamente sobre a cabeça pós-cabeça da cápsula. Este espaço também previne que a cápsula penetre ou frature a prótese através da cabeça e permite movimento apical em uma PR parcial suportada por tecidos moles (PR-5).

Os requisitos de altura do acessório do O-ring apresentam várias desvantagens. A diminuição do EAC pode exigir um perfil de fixação inferior (Fig. 29-27). Dente de estoque, O-ring, pilar, barra e espaço para higienização frequentemente exigem no mínimo de 12 a 15 mm de EAC para permitir espaço suficiente para que a base acrílica da prótese resista à fratura. Além disto, quanto maior a liberdade de movimento de uma ligação de alívio de esforço (necessária para todas as próteses parciais apoiadas em tecidos moles), maior o momento de força no acessório. Porque o ponto de rotação dos O-rings está no gargalo do pós O-ring, o ponto de rotação não é tão elevado como primeiramente percebido. No entanto, se a prótese é feita de forma incorreta e insere forças laterais sobre as cápsulas, o braço de alavanca da altura das cápsulas pode aumentar a força na barra nos parafusos, nos implantes e no osso.

Tamanho

O-rings e cápsulas podem vir em uma variedade de diâmetros dependendo do espaço disponível dentro do volume da prótese. Quanto maior o diâmetro do sistema do O-ring, mais fácil é para colocar o O-ring dentro do encapsulador. Resolver problemas de retenção também é fácil, e uma maior retenção é possível com um O-ring de maior diâmetro. Normalmente, três tamanhos de O-rings são utilizados em próteses sobre implantes (pequeno, médio e grande).

Rigidez do O-ring

A rigidez do O-ring é medida com um durômetro, que mede a resistência da superfície à penetração de um ponto de indentação/reentrância. A classificação numérica resultante de rigidez varia de 0 a 100 em uma escala Shore A.[94] Os O-rings mais macios são geralmente de 30 a 40, e os mais rígidos são de 80 a 90. Cor não é um indicativo de dureza. De fato, a maioria dos O-rings são pretos. Às vezes, no entanto, para a codificação de produção ou por razões estéticas, cores fora de padrão são desejadas. A substituição de carbono preto com enchimentos muito coloridos/escuros (ou seja, argila, carbonato de cálcio, ou silicatos) pode resultar em alterações indesejáveis de trabalho e propriedades físicas aumentando taxas de desgaste e complicações.

Material do O-ring

A Food and Drug Administration (FDA) emitiu orientações para O-rings utilizados em medicina.[94] Os materiais elastoméricos que cumprem estes requisitos incluem silicone, nitrila, fluorocarboneto e etileno-propileno. Os materiais estão disponíveis a partir de uma variedade de fabricantes industriais.[95-102]

O silicone é constituído por um grupo de elastômeros produzidos a partir de silicone, oxigênio, hidrogênio e carbono. Silicones são conhecidos por sua retenção, características de flexibilidade e ajuste de baixa compressão. Os silicones também são resistentes a fungos, inodoros, insípidos e não tóxicos. No entanto, as características de pouca tração e resistência ao rasgamento, baixa resistência à abrasão e alta fricção impedem silicones de serem usados efetivamente em O-rings na maioria das situações dinâmicas com implantes. Além disto, o silicone não é compatível com os produtos à base de petróleo, tais como vaselina.[102,103] Etileno-propileno é um copolímero de etileno e propileno, às vezes combinado com um terceiro comonômero. Similar ao silicone, este elastômero tem baixo desempenho quando exposto a produtos à base de petróleo.

Nitrila é um dos elastômeros mais amplamente utilizados para O-rings de implantes. Nitrila combina excelente resistência a produtos à base de petróleo, lubrificantes de silicone, água e álcoois com um bom equilíbrio de propriedades desejáveis tais como elevada resistência à tração e à abrasão.[102] Fluorocarboneto também combina excelente resistência a produtos de petrolíferos com uma notável resistência química. Compostos à base de fluorocarboneto se aproximam do ideal para um material de O-ring.[103]

O tratamento superficial dos O-rings com lubrificantes ajuda a protegê-los de abrasão, compressão e corte durante o uso. A lubrificação externa também ajuda a assentar os O-rings no metal encapsulador com mínima torção ou dano e velocidade máxima de montagem. Em todos os casos que requerem lubrificação do O-ring, devem ser selecionados lubrificantes que sejam compatíveis com os componentes do O-ring e com a cavidade bucal. O-rings de nitrila devem ser lubrificados com vaselina ou pomadas à base de petróleo. Produtos à base de petróleo irão danificar O-rings de silicone, então um lubrificante à base de água (como, p. ex., KY® [Johnson & Johnson]) que possui um componente de glicerina deve ser o utilizado.

Solução de Problemas dos O-rings

O-rings normalmente falham em sua aplicação por causa da combinação de efeitos adversos de estresse com elementos ambientais (*i.e.*, atrito, calor e inchaço).[104-106] Tais fatores ambientais podem ser agravados por tamanho incorreto do O-ring, técnica de laboratório inadequada, danos de instalação durante a montagem do componente final e falta de manutenção adequada ou lubrificação do O-ring.

Extrusão e "Mordiscar"

Extrusão e mordiscar ocorrem com a extensão forçada de uma parte do O-ring para dentro de uma folga do metal encapsulador. O problema é identificado pelo aumento do diâmetro do O-ring ou por diversas pequenas mordidas (mordiscadas) recolhidas a partir do diâmetro interno do O-ring, que resultam quando os materiais do O-ring são macios demais, os fluidos orais degradam o O-ring ou

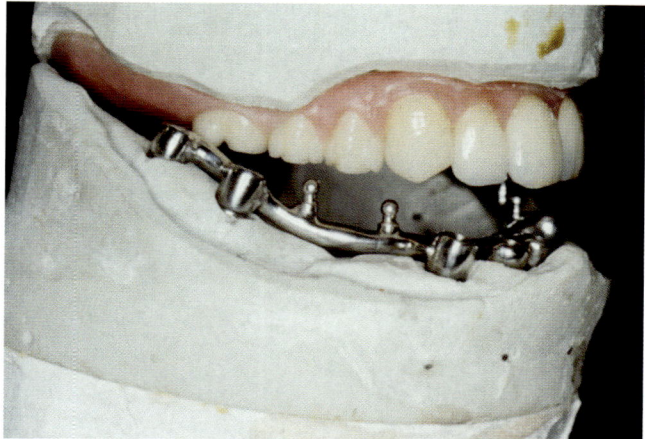

FIGURA 29-27. O O-ring em uma barra apresenta um perfil mais elevado do que a maioria dos acessórios. Como resultado, a fratura da dentadura ou da base da dentadura pode ocorrer, se houver espaço inadequado na altura das coroas.

o O-ring é muito grande para o metal encapsulador. A solução clínica para este problema é usar no O-ring um material mais rígido ou instalar um O-ring de tamanho apropriado.

A Falha Espiral

A falha espiral ocorre quando certos segmentos do O-ring deslizam enquanto outros segmentos rolam simultaneamente (Fig. 29-28). Em um ponto em sua periferia, o O-ring fica preso em um componente "alavanca" ou contra a parede metálica da cápsula, causando torção, espiralamento ou cortes na superfície. Causas de problemas incluem uma superfície desigual ou pós-acabamento da colocação (ou regulagem) pelo laboratório, lubrificação inadequada ou material excessivamente macio do O-ring. As sugestões feitas são avaliar a colocação para se certificar de que esta não esteja fora do "cilindro", "esfera", aumentando a rigidez do O-ring, e certificar-se de que o paciente use lubrificante diariamente.

Abrasão

Abrasão pode ocorrer em O-rings dinâmicos envolvidos em movimentos alternados, oscilantes e rotatórios. Este padrão de falha pode ser identificado por uma superfície gasta e achatada no diâmetro interno da seção cruzada do O-ring. A causa mais comum é o bruxismo e assentamento da sobredentadura como um hábito nervoso. Outra fonte de problema inclui uma superfície metálica dura, áspera na colocação (atuando como abrasivo). As sugestões são utilizar os acabamentos metálicos; mudança para um O-ring de material mais abrasivo-resistente; ou eliminação de contaminação abrasiva, que pode ser encontrada na dieta (como partículas abrasivas encontradas em tabaco mastigável).[107]

Conjunto de Compressão

Falha no conjunto de compressão produz superfícies planas em ambos os lados da seção cruzada do O-ring (Fig. 29-29). A causa mais comum deste tipo de falha é o aperto parafuncional na prótese. Outras causas de problemas incluem seleção de um elastômero com conjunto precário de propriedades compressórias, ou compressão excessiva, ou cortes da prótese no local de assentamento da prótese. A solução é certificar-se de que a prótese seja removida à noite ou realizar a redução da rigidez do O-ring, que consequentemente reduz a compressão necessária para a inserção da prótese.

Danos de Instalação

Danos na instalação é um dos tipos mais comuns de complicações com O-rings. Este modo de falha é marcado por pequenos cortes, entalhes e ou descascamento da superfície da pele (Fig. 29-30). As causas incluem bordas afiadas no encapsulador provenientes de técnicas laboratoriais precárias, bordas afiadas no pós-cabeça do O-ring, O-ring muito grande para o encapsulador, torção ou compressão do O-ring no encapsulador, tentativa de inserção do O-ring com um instrumento afiado, O-ring muito pequeno para o poste, ou falta de lubrificação do O-ring durante a instalação. As sugestões incluem a instalação de O-ring de tamanhos adequados, utilizando instrumentos atenuantes e lubrificação durante a montagem.

Barra Hader e Clipe

Helmut Hader desenvolveu a barra Hader e o sistema de ajuste no final da década de 1960, e este sistema não foi modificado for mais de 30 anos. Os ingleses, Donnel e Staubli, modificaram o sistema em 1992 para o formato sistema Hader EDS.[90,108] Enquanto a barra EDS tem somente 3 mm de altura, a original tinha 8,3 mm. A altura total da montagem da barra Hader e do clipe deve ser menor que 4 mm em vez de 5 a 7 mm necessários para o sistema de O-ring (Fig. 29-31). Portanto, o maior momento de força é situado na barra durante a rotação, e espaço é necessário sob a base da dentadura. No entanto, o aumento no EAC sobre a fixação pode tornar a prótese menos estável a carregamentos laterais para próteses do tipo MP-2 (Fig. 29-32).

Os clipes possuem três tipos distintos de forças para retenção e uma rotação de 20 graus, que aumenta a flexibilidade do sistema para uma variedade de necessidades e desejos dos pacientes. Além disto, um invólucro de lâmina de ouro mantém o grampo, o que reduz a necessidade de remediar novas fixações no local. Esta é uma vantagem significativa. A lâmina de ouro minimiza a diferença de coloração da prótese. A barra Hader e o clipe são encaixes

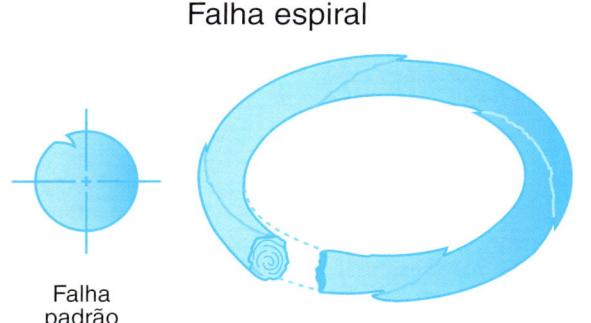

FIGURA 29-28. Falha espiral de um O-ring apresenta uma série de cortes profundos em espiral na superfície.

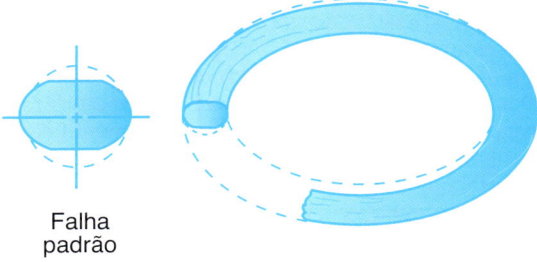

FIGURA 29-29. Falha no conjunto de compressão é representada por superfícies planas na parte superior e na parte inferior do O-ring.

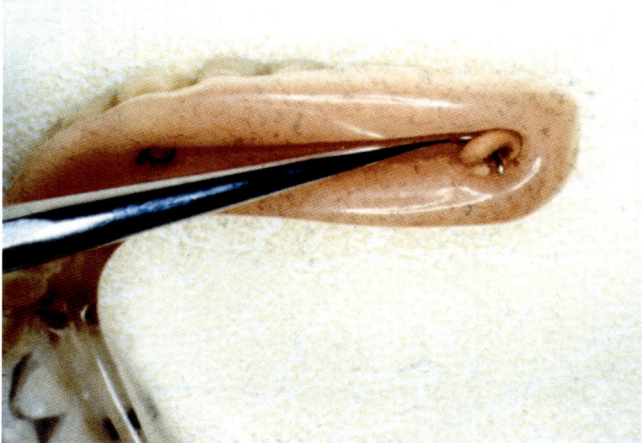

FIGURA 29-30. Uma fonte comum de falha do O-ring ocorre durante a sua instalação. Instrumentos cortantes não devem ser utilizados para este fim.

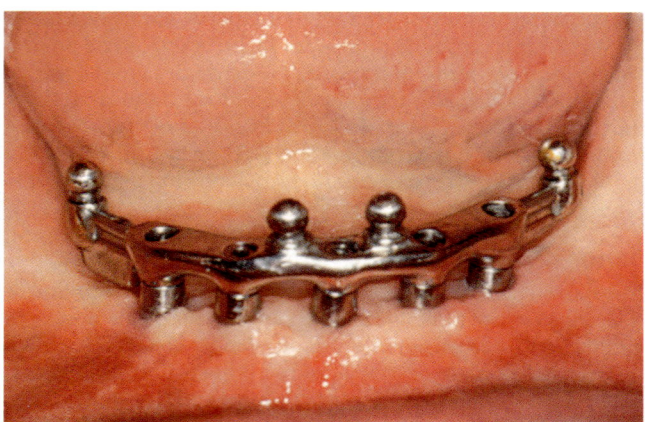

FIGURA 29-31. A barra Hader (mediodistal) é uma fixação de perfil mais baixo do que o O-ring (fixação medial e distal).

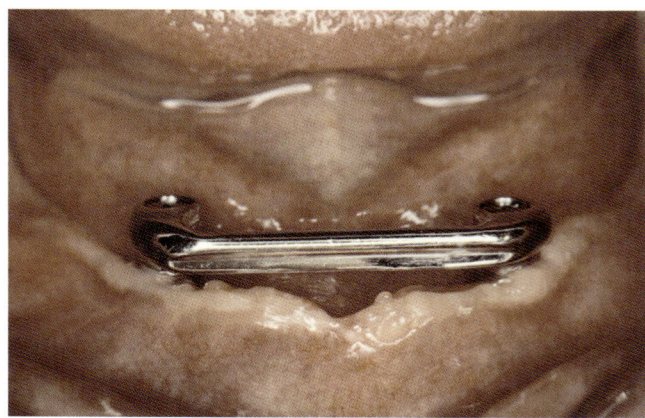

FIGURA 29-33. Quando a barra de Hader é perpendicular à linha mediana e paralela ao plano de oclusão, um sistema MP-2 é criado.

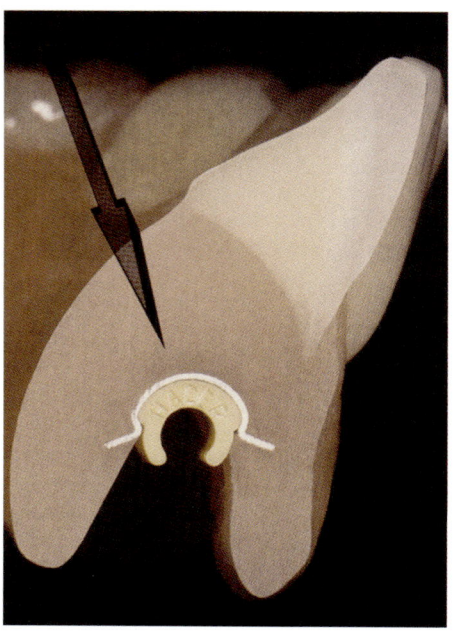

FIGURA 29-32. O grampo Hader e o metal encapsulador é uma ligação de classe 2 que pode ser utilizada em sistemas MP-0 a MP-2, pode ser de perfil baixo, e tem três diferentes forças de retenção de grampo. O clipe e a barra Hader podem ter um perfil mais baixo, de modo que podem ser utilizados em situações de espaço da altura da coroa (EAC) reduzido. No entanto, quando o sistema de baixo perfil é utilizado em situações de EAC maiores, a prótese pode ser menos estável a quaisquer cargas laterais/forças transversais.

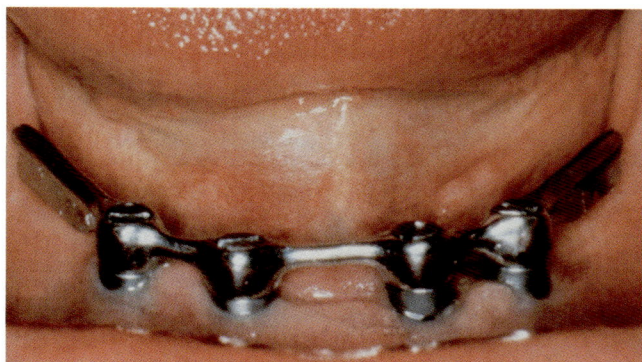

FIGURA 29-34. Uma barra e um clipe Hader podem ser utilizados para sobredentadura com MP-0 para uma prótese RP-4. Estudos feitos por Bidez e Misch e por English avaliaram a barra Hader com cantiléver em 10, 15 e 20 mm, com 1, 2 e 3 mm de altura reforçada.[115,116]

do tipo 2 e devem ser usadas para os planos de tratamentos MP-0 ou MP-2.

O padrão da barra Hader EDS possui um aspecto superior arredondado e um "avental" abaixo na direção dos tecidos. Esse avental atua como um reforço para aumentar a força da barra e limitar sua flexibilidade. O design arredondado da barra flexiona em fator X^4. Em outras palavras, uma barra duas vezes mais longa flexiona $2 \times 2 \times 2 \times 2 = 16$ vezes mais. Outros formatos de barra flexionam a X^3 ou $2 \times 2 \times 2 = 8$ vezes mais. Esta é uma melhora considerável. A altura do avental ou reforço está relacionada à quantidade de espaço livre entre a barra e a gengiva.

A rotação do clipe compensa a resiliência do tecido mole posterior, o qual é, geralmente, 0.5 a 1 mm na mandíbula. Tecido altamente móvel, mais comumente encontrado na maxila, requer uma maior extensão de movimentação do clipe. Para o clipe e a barra rotacionarem, várias características importantes de design devem ser consideradas. Por exemplo, a barra deve estar alinhada perpendicularmente à bissetriz do ângulo entre os arcos posteriores e deve estar paralela ao plano de oclusão[86] (Fig. 29-33).

A barra Hader e o clipe também podem ser usados para uma SBD MP-0. Bidez *et al.* realizaram uma análise de elementos finitos de barras de Hader em quatro pontos laterais com reforços de alturas de 1, 2 e 3 mm, com três diferentes escoras de comprimentos (10, 15 e 20 mm) e de três ligas dentais, ouro (tipo IV), 85% ouro, e cobalto-cromo-molibdênio[109,110] (Fig. 29-34). Com um reforço de 1 mm de altura, aumentando o comprimento da escora de 10 para 20 mm aumentou a tensão máxima no aspecto superior da barra para a junção apical em 111%. O comprimento das escoras foi mais significativo que a rigidez das ligas testadas, e previsões de falhas ocorreram. Embora 2 e 3 mm de rigidez tenham melhorado os resultados, uma escora de 20 mm atingiu o nível de fadiga estabelecido para o estudo em estimados 5 a 10 anos. Portanto, a recomendação é que quando a escora é utilizada com o sistema de barra de Hader, esta deve ser inferior a 10 a 12 mm com uma rigidez de 3 mm de altura.

Seleção do Local para o Implante Mandibular

Retenção anterior em vez da posterior da sobredentadura oferece várias vantagens, inclusive melhor estabilidade. Um axioma no desenho da dentadura parcial removível para um arco parcialmente edêntulo classe IV Kennedy-Applegate (dentes posteriores ausentes bilateralmente e dentes anteriores ausentes através da linha média) é ganhar um rígido suporte protético na região anterior. Quando a prótese possui uma pobre estabilidade anterior e boa posterior, ela balança para trás e para a frente durante a função. Esta ação de balançar aplica torque aos pontos de contatos e aumenta a tensão nos componentes da sobredentadura e na interface osso/implante. Assim, a retenção e a estabilidade da prótese devem ser primariamente da parte anterior da boca.

Este conceito é favorável devido a quase todos os implantes na mandíbula serem inseridos em sua região anterior. Deve ser notado, no entanto, que nas sobredentaduras maxilares, os implantes são frequentemente inseridos em regiões posteriores (após enxertos de seio) quando há osso inadequado na região anterior. Isto frequentemente causa uma restauração instável e pode até ser pior do que a dentadura completa.

Sobredentaduras com movimento posterior apresentam melhor aceitação do que próteses removíveis com movimentação anterior. Os dentes anteriores da dentadura são frequente e levemente anteriores à crista sem dentes. Como resultado, embora a prótese seja mais estável com implantes anteriores, forças horizontais ou vertical nos dentes mandibulares anteriores causam o balanço da prótese na frente para baixo (e para cima na parte posterior). A amplitude do movimento é limitada pelos implantes porque não existe osso abaixo dos dentes anteriores. Nas regiões posteriores, os dentes da dentadura podem ser posicionados sobre o osso (sobre a crista ou "prateleira" bucal do osso), os quais são frequentemente paralelos ao plano de oclusão. Assim, quando as forças de mordida posteriores verticais são aplicadas, a MP posterior é limitada ao movimento do tecido. Portanto, forças anteriores na sobredentadura devem ser resistidas por implantes ou barras, mas forças posteriores devem ser direcionadas em uma área de tecido macio, como a "prateleira" mandibular bucal.

A maior altura disponível do osso em uma mandíbula sem dentes está localizada na região anterior entre os forames mentuais. Esta região também costuma apresentar densidades ótimas de ossos para retenção de implantes, estabilidade e suporte para as próteses. Portanto, as opções de tratamento de sobredentaduras apresentadas são projetadas para implantes anteriores posicionados entre os forames mentuais porque o movimento da prótese será mais limitado e a disponibilidade de volume ósseo e densidade são mais favoráveis do que nas regiões mais posteriormente.

O osso disponível na região anterior de mandíbula (entre os forames mentuais) é dividido em cinco colunas iguais, servindo como potenciais locais para a instalação de implantes, classificados como A, B, C, D e E, começando do lado direito do paciente[18,111] (Fig. 29-35). Independentemente da opção de tratamento executada, todos os cinco pontos são mapeados no momento do planejamento do tratamento e da cirurgia. Existem quatro razões para esta abordagem de tratamento:

1. O paciente sempre tem a opção de obter implantes adicionais e suporte para a estabilidade de próteses no futuro, se todos os cinco pontos não forem inicialmente utilizados. Por exemplo, o paciente deve receber retenção, estabilidade e suporte adequados para uma sobredentadura com quatro implantes. Porém, se o paciente deseja uma PF no futuro, esses quatro implantes podem não ser suficientes para os novos requisitos da prótese. Se não for planejado um local de implante adicional durante a cirurgia inicial, mas posicionar os quatro implantes a uma distância igual, um espaço adicional entre os implantes pode não estar disponível sem a remoção de um dos preexistentes.
2. Um paciente pode desejar uma prótese total sobre implantes (p. ex., um PR-4 ou PF) mas não pode custear o tratamento completo de uma única vez. Três implantes nas posições A, C e E e uma sobredentadura devem ser realizados primeiramente. Afinal, a sobredentadura oferece vantagens consideráveis sobre uma dentadura total. No futuro, mais dois implantes devem ser adicionados nas localizações B e D, e uma sobredentadura completamente suportada por implantes ou uma prótese fixa deve ser então fabricada (Fig. 29-36).

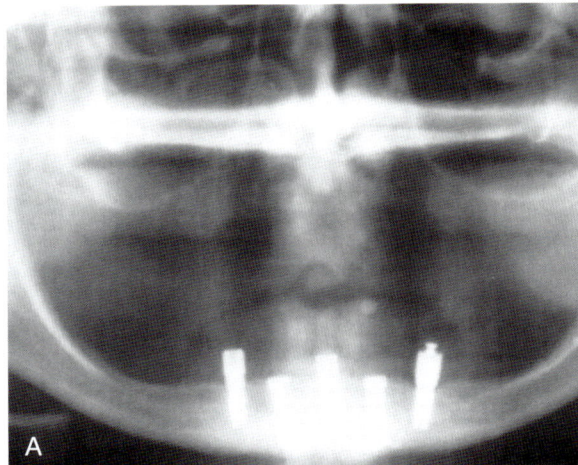

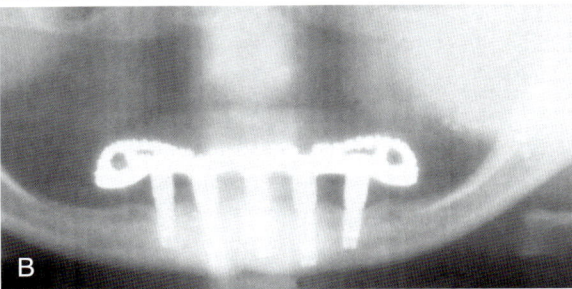

FIGURA 29-36. **A,** Esta paciente usava uma sobredentadura apoiada em três implantes por vários anos. Ela, então, decidiu melhorar o suporte, estabilidade e retenção da sobredentadura. Os implantes nos locais B e D podem ser adicionados mais tarde, porque todos os cinco locais de implantes foram inicialmente planejados. **B,** Uma prótese fixa híbrida foi fabricada depois que os dois implantes adicionais foram colocados.

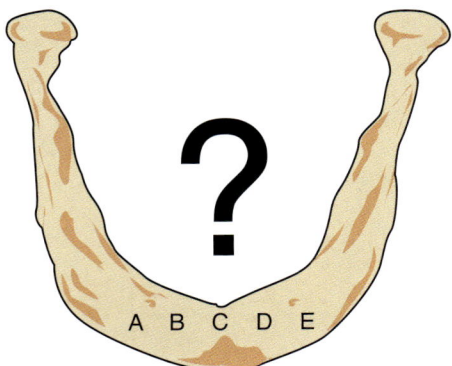

FIGURA 29-35. A região anterior da mandíbula é dividida em cinco colunas iguais de osso entre os forames mentuais A, B, C, D e E.

3. Se uma complicação ocorrer em um dos implantes, as opções de localização pré-selecionadas permitem repetidos procedimentos corretivos. Por exemplo, se implantes foram posicionados nas posições A, B, D e E e um deles falha em atingir osseointegração, este pode ser removido e um implante adicional pode ser posicionado em C ao mesmo tempo. Isto poupa uma nova cirurgia e elimina o tempo necessário para o enxerto ósseo e a cicatrização antes que um novo implante possa ser inserido (Fig. 29-37).
4. A quarta razão para que os quatro pontos de implante sejam repetidos para cada opção de tratamento é para facilitar o trabalho do dentista que realizará a prótese. Em sobredentaduras suportadas por dentes naturais, o dentista é forçado a escolher os melhores dentes para realizar a prótese. Esses dentes remanescentes possuem uma ampla variedade de condições clínicas e locais. Como consequência, cada sobredentadura suportada por dentes é ligeiramente diferente em relação a retenção, estabilidade e suporte. Em implantes odontológicos, presumidos pilares saudáveis são pré-selecionados em locais e a variedade no número de implantes permite que o dentista restaurador obtenha resultados clínicos mais similares para cada opção de tratamento selecionada. No entanto, um previsível tratamento predeterminado deve ser estabelecido para cada paciente, dependendo das necessidades psicológicas, condições anatômicas e restrições financeiras.

Superestruturas Aparafusadas

Existem cinco opções de tratamento para sobredentaduras mandibulares. Opções de sobredentaduras 1 a 4 possuem suporte posterior de tecido mole, principalmente da região da "prateleira" bucal como em dentaduras mandibulares tradicionais. Entretanto, as técnicas clínicas para sobredentaduras incluem fórmulas clássicas para fabricação de dentaduras. Devido a maioria das opções de sobredentaduras terem barras de conexão aparafusadas, a fabricação de próteses aparafusadas é indicada.

A barra da sobredentadura deve ser fixada por cimento ou parafusos. Uma vantagem primária de próteses aparafusadas é quando os pilares possuem menos de 5 mm de altura. Restaurações cimentadas requerem área de superfície e forma de resistência para promover fixação a fim de prevenir a descimentação. Portanto, condições clínicas com pilares curtos são uma indicação para um sistema de retenção por parafusos. Diversas condições resultam em encurtamento da altura dos pilares, incluindo (1) EAC e (2) sobredentaduras.

O EAC é medido a partir da crista até o plano de oclusão. Nas regiões posteriores da boca, o EAC é menor do que nas regiões anteriores, simplesmente porque está mais próximo à articulação temporomandibular.

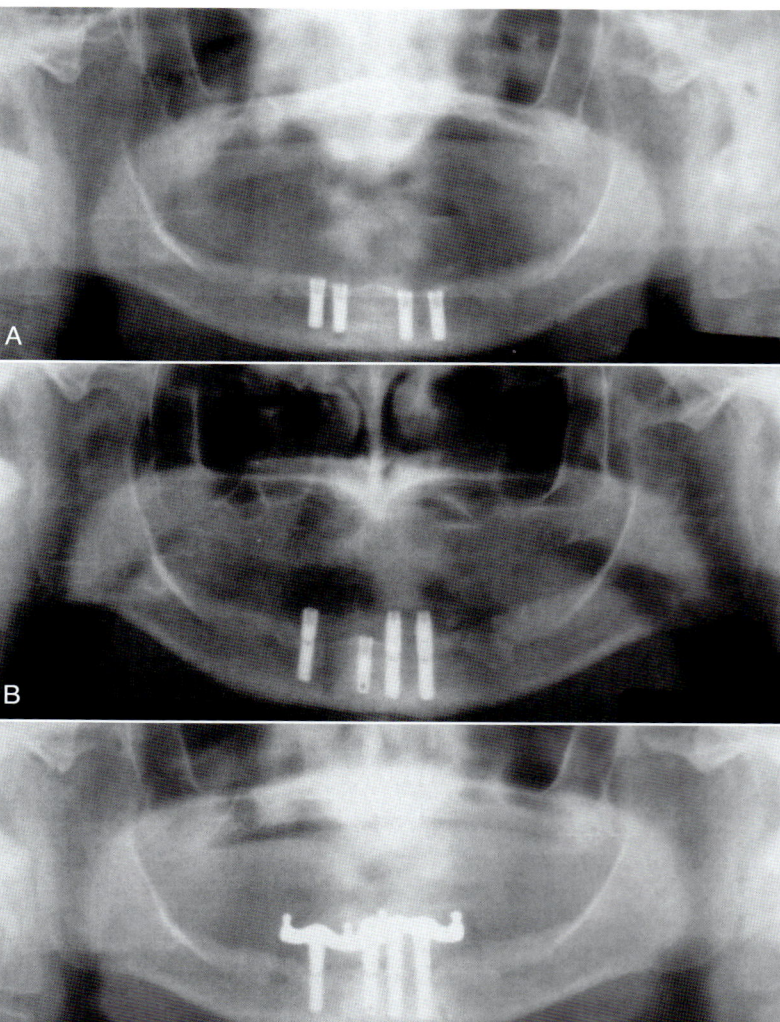

FIGURA 29-37. **A,** Uma radiografia panorâmica dos implantes nas posições A, B, D, E. **B,** Uma radiografia panorâmica pós-operatória da remoção do implante no sítio B e inserção do implante no sítio C (e descoberta de A, D, E). **C,** Uma opção 4 de sobredentadura com uma prótese PR-5 foi fabricada.

Os marcos opostos às regiões posteriores (p. ex., seios maxilares e canal mandibular) limitam a altura do osso para inserção do implante. Portanto, osteoplastia para aumentar o EAC deve ser contraindicada. Para restaurações fixas, quando menos de 8 mm de EAC está disponível, uma restauração aparafusada é recomendada, ao menos que uma osteoplastia para aumento da altura da coroa seja realizada.

Sobredentaduras requerem mais EAC do que próteses fixas. Dentaduras podem perder a forma retentiva quando a base oca se encaixar sobre a fixação. Acrílico requer grandes quantidades de força e um espaço de 3 mm ou mais é necessário. Implantes geralmente estão 2 mm sobre o tecido. A barra de conexão da crista e fixação requer de 3 a 7 mm de comprimento, dependendo do tipo de design. O espaço sob a barra requer ao menos 1 mm para higiene (Fig. 29-38). Pilares aparafusados reduzem a necessidade do comprimento da coroa e permitem um volume adicional do acrílico para o fortalecimento da sobredentadura. Como resultado, um mínimo de 12 mm a partir da gengiva até o plano de oclusão geralmente é necessário para uma sobredentadura (Fig. 29-39).

Opções de Tratamento com Sobredentaduras

Existem cinco opções de tratamento com uma sobredentadura mandibular (SD 1-5) (Fig. 29-40). Estas alternativas de tratamentos são apresentadas no Capítulo 23 e devem ser revisadas, juntamente com o Capítulo 28, sobre princípios de próteses aparafusadas, antes da leitura deste capítulo. Adicionalmente, o Capítulo 33, sobre dentaduras maxilares contrapondo próteses sobre implantes, deve ser compreendido para estabelecer a correta dimensão vertical de oclusão (DVO) e a posição dos dentes posteriores (oclusão lingualizada de posicionamento medial).

Para explicar ao paciente a quantidade de suporte que cada opção de tratamento pode fornecer pode-se compará-las com o sistema de suporte de uma cadeira. A opção de tratamento SD-1 é similar a uma cadeira de uma perna. Uma cadeira de uma perna pode suportar seu peso, mas fornece pouquíssima estabilidade. Opções de tratamento SD-2 ou SD-3 são relacionadas a cadeiras com duas pernas. A prótese oferece algum suporte vertical mas ainda sim pode balançar para

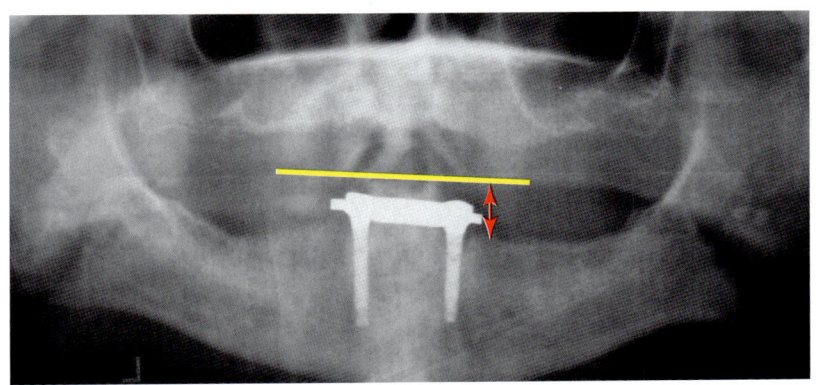

FIGURA 29-38. Radiografia panorâmica de uma sobredentadura de dois implantes (SBD) e barra de ligação. O plano de oclusão (*linha amarela*) até a crista do osso (*linha vermelha*) é apenas de 5 mm. Fratura da SBD e prótese dentária "saltar" são complicações comuns.

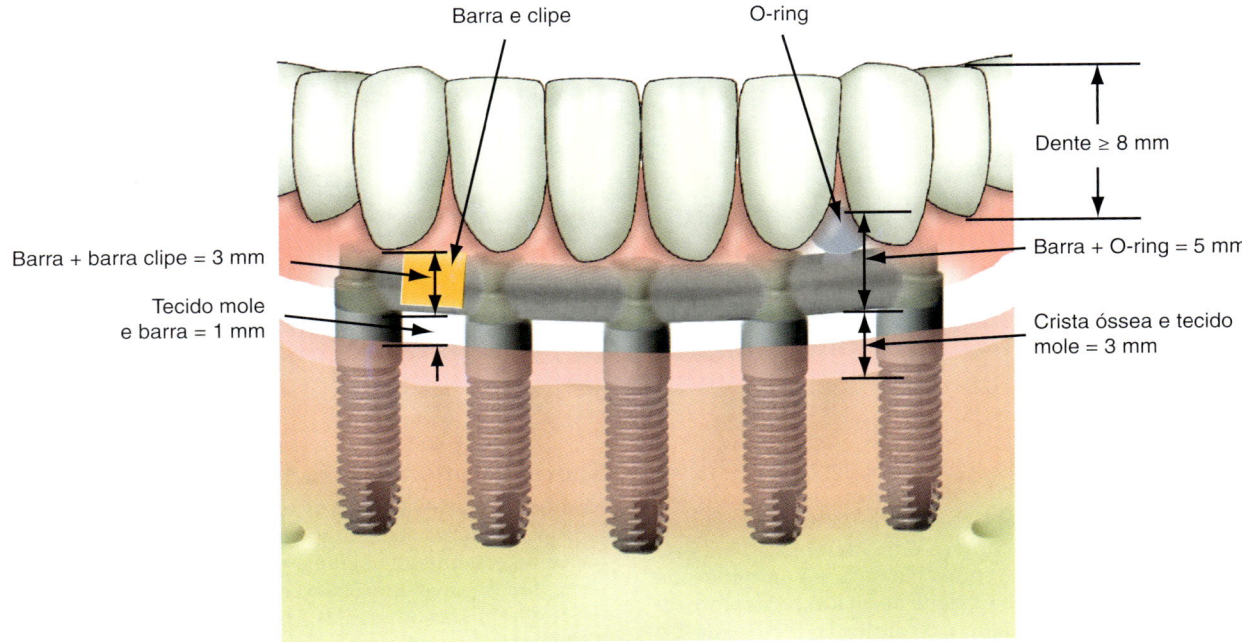

FIGURA 29-39. A sobredentadura mandibular requer pelo menos 12 mm entre o tecido mole e o plano oclusal para proporcionar espaço suficiente (15 mm a partir do nível ósseo ao plano oclusal) para a barra, anexos e dentes.

OPÇÕES DE TRATAMENTO MANDIBULAR		
Opção	Descrição	Prótese Removível Tipo 5
SD-1 (dentadura ideal)	Implantes na posição B e D independentes um do outro.	Forma ideal da crista anterior e posterior. O custo é um fator importante. Retenção apenas MP-6.
SD-2	Implantes na posição B e D rigidamentes unidos por uma barra.	Forma ideal da crista posterior. Dentadura ideal. Custo é um fator importante. Retenção e menor estabilidade MP-3 a MP-6.
SD-3 A	Implantes na posição A, C e E rigidamente unidos por uma barra se a forma da crista posterior é boa.	Forma ideal da crista posterior. Dentadura ideal. Retenção e moderada estabilidade MP-2 a MP-6 (cadeira de duas pernas).
SD-3 B	Implantes na posição B, C e D unidos por uma barra rígida quando a forma da crista posterior é ruim.	Divisão C-h volume ósseo anterior. Forma ruim da crista anterior. Retenção e menor estabilidade MP-3 a MP-6.
SD-4	Implantes na posição A, B, D e E, rigidamente unidos por uma barra com cantiléver distalmente 10 mm.	Paciente deseja maior retenção, estabilidade e suporte. MP-2 a MP-6 (cadeira de três pernas).
SD-5	Implantes na posição A, B, C, D e E, rigidamente unidos por uma barra com cantiléver distalmente 15 mm	Paciente tem desejos e exigências elevados. Retenção estabilidade e suporte MP-0 (cadeira de quatro pernas)

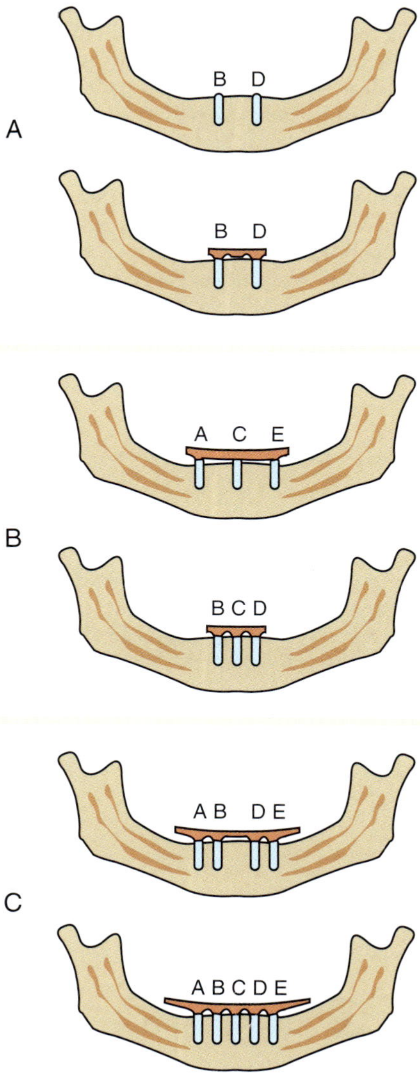

FIGURA 29-40. **A,** Há cinco opções de tratamento para uma sobredentadura sobre implantes mandibular. Dois implantes nas posições B e D podem ser independentes (SD-1) ou imobilizadas (SD-2). **B,** Três implantes podem ser utilizados, imobilizados com uma barra (SD-3). **C,** Quatro implantes com uma barra e seu cantiléver (SD-4) ou cinco implantes e uma barra com cantiléver (SD-5) podem ter uma restauração RP-5 ou RP-4. *C-h:* Divisão C menor altura óssea; *SD:* Opção da sobredentadura; *MP:* Classe do movimento da prótese. (De Misch CE: *Misch Implant Institute Manual,* Dearborn, MI, 1984, Misch Implant Institute.)

trás e para a frente, fornecendo estabilidade limitada nas regiões posteriores.

Opção SD-4 com quatro implantes é comparada a uma cadeira de três pernas. Este sistema fornece uma melhora no suporte e na estabilidade. No entanto, pode balançar de um modo ou outro sobre forças laterais. Uma cadeira de quatro pernas fornece o melhor suporte e estabilidade e é similar ao SD-5, que é o máximo em suporte e estabilidade de uma prótese, pois possui um design PR-4.

Sobredentadura Opção 1

A primeira opção de sobredentadura mandibular (SD-1) é indicada principalmente quando o custo é o fator significativo para o paciente. No entanto, é importante notar que os desejos do paciente devem ser mínimos e o volume ósseo em ambas as regiões anterior e posterior devem ser abundantes (divisão A ou B). A forma da crista posterior deve ter o formato de um "U" invertido, com paredes altamente paralelas para condições anatômicas de boas a excelentes para convencional suporte e estabilidade da dentadura (Quadro 29-8).

O problema associado à dentadura existente deve ser relatado principalmente à quantidade de retenção, não estabilidade ou suporte. Além disso, o arco oposto deve ser completamente edentado e reconstruído com uma dentadura tradicional total.

Sob estas melhores condições intraorais, dois implantes devem ser inseridos nas posições B e D (Fig. 29-41). Os implantes permanecem independentes um do outro e não são conectados com uma superestrutura. A sobredentadura melhora principalmente em relação à retenção e fornece suporte adicional ou melhor estabilidade à prótese. A estabilidade da prótese é ligeiramente melhorada na seção anterior pelos implantes, e as regiões posteriores em formato de "U" invertido a partir do cume são necessárias para melhorar este fator.

O suporte da prótese SD-1 é fornecido principalmente pela "prateleira" bucal na parte posterior e o cume na anterior, similar a uma dentadura tradicional. A sobredentadura deve ser PR-5 com preferencialmente um MP-3 ou mais, o que significa que é capaz de girar e preencher as regiões de tecido mole da mandíbula (Fig. 29-42). O tipo mais comum de fixação utilizado na SD-1 é o O-ring ou o "locator" (Fig. 29-17). O mecanismo de suporte do implante é pobre porque a tensão liberada da fixação é permitida em qualquer plano. Em outras palavras, a estabilidade e o suporte da prótese são ganhos principalmente da anatomia da mandíbula e no design da prótese, a qual é similar a uma dentadura.

No passado, para a maioria das sobredentaduras se posicionava os implantes imediatamente anteriores ao forame mental nas posições A, E. O posicionamento dos implantes nas posições B e D é uma opção protética muito melhor em SD-1 do que nas regiões A e E (Fig. 29-43). Os pacientes classe 1 de Kennedy-Applegate (com extensões distais bilaterais e dentes anteriores ausentes) frequentemente são restaurados com uma PF anterior e uma prótese parcialmente removível classe I. Isto elimina o balanço de alavanca desfavorável que existe quando os dentes são anteriores à linha de fulcro.[112] Implantes independentes nas posições A e E, são implantes da região do primeiro pré-molar, que é mais posterior à linha de fulcro anterior dos dentes anteriores, e permite uma grande amplitude e balanço da prótese (Fig. 29-44). Quando utilizam-se os implantes em B e D (que é similar às posições naturais dos caninos), o movimento anterior da prótese é reduzido.

A principal vantagem do paciente com a opção de tratamento SD-1 é a redução dos custos. Estes dois implantes são geralmente o menor número instalado, e a ausência de barras conectoras reduzem a necessidade de manutenções e os custos laboratoriais. A dentadura existente pode até ser adaptada com uma nova base intraoral e o procedimento de reembasamento em torno dos implantes. Isso posteriormente reduz a conta. Na ocasião, a barra conectora das outras opções de tratamento pode não ser passiva, e complicações adicionais podem ocorrer. Por esta opção não possuir uma barra conectora, menos complicações relacionadas a estas barras podem ocorrer. Adicionalmente, procedimentos de higiene são facilitados com implantes independentes.

> **QUADRO 29-8** A Seleção de Pacientes: SD-1
> - Opondo-se uma prótese total maxilar
> - Condições anatômicas são de boa a excelente (divisão A ou B do osso anterior e posterior)
> - A forma da crista posterior é de U invertido
> - As necessidades e os desejos do paciente são mínimas, principalmente relacionadas à falta de retenção da prótese
> - O cume edentado não se enquadra com o formato de um arco dentado cônico
> - O custo é o principal fator
> - Implantes adicionais serão inseridas dentro de 3 anos

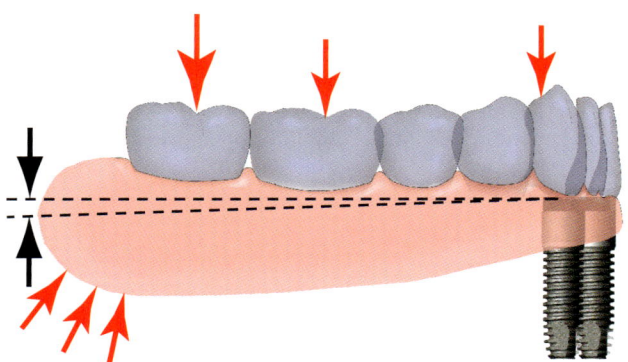

FIGURA 29-42. A prótese RP-5 deve girar durante o funcionamento nos implantes anteriores, de modo que a prótese pode carregar os tecidos moles da região posterior da mandíbula.

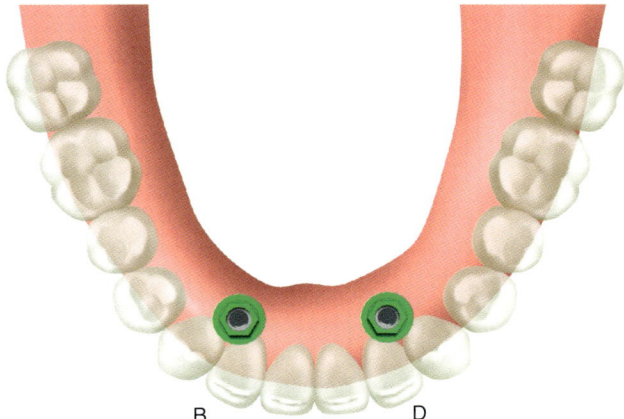

FIGURA 29-41. Sobredentadura opção 1 consiste em dois implantes independentes. Estes são mais bem inseridos nas posições B e D para limitar o balanço para a frente durante sua função.

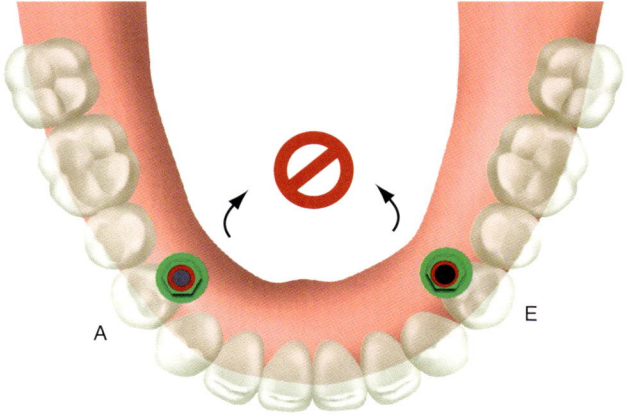

FIGURA 29-43. Implantes independentes nas posições A e E permitem um maior balanço anterior da prótese e oferecem maior força de alavanca contra os implantes.

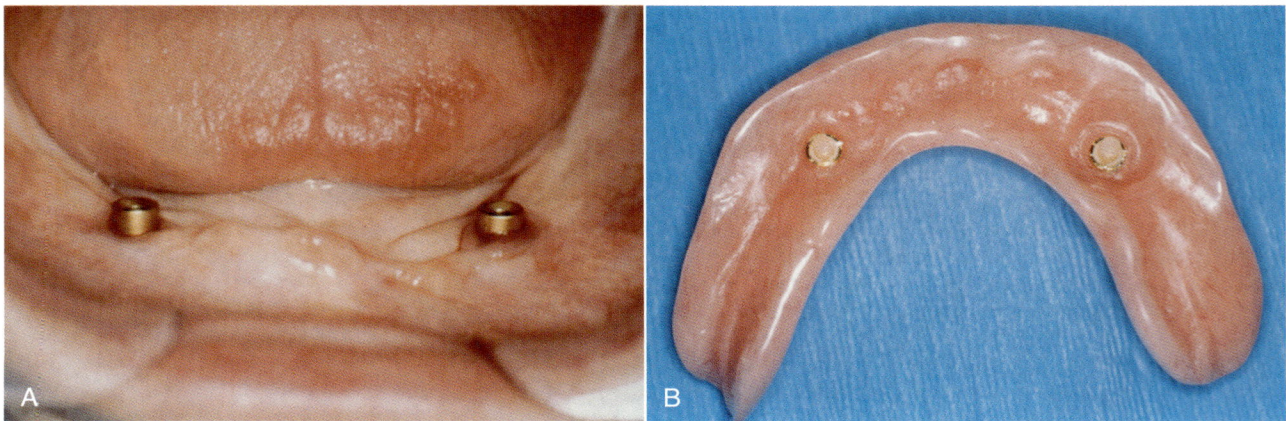

FIGURA 29-44. **A,** Implantes independentes na posição A e E são distais à borda incisal do dentes anteriores. **B,** Como resultado, a inclinação anterior da sobredentadura durante a função é comum de se observar.

Os sistemas de retenção com dois implantes independentes eventualmente apresentam complicações relacionadas à prótese. Existem muitos fatores que aumentam o risco de complicações. Os implantes devem estar perpendiculares ao plano oclusal porque o objetivo é permitir que as áreas posteriores da sobredentadura se movam para baixo pressionando os tecidos moles e distribuindo as forças pelas estruturas da mandíbula. A rotação da prótese sobre o pilar deve ser de 90 graus no sentido padrão da rotação; se isso não acontecer, um lado receberá cargas maiores que o outro. Além disso, como apenas dois implantes receberão as cargas oclusais nos movimentos, funcionais e parafuncionais, é ideal que as forças estejam no longo eixo dos implantes e perpendicular ao plano oclusal.

Os dois implantes devem ser posicionados na mesma altura oclusal. Se um implante estiver mais alto que o outro a prótese vai se desconectar do mais baixo durante os movimentos e, depois disso, rodar no implante mais alto. Esta situação vai acelerar o desgaste dos O-rings ou dos *attachments* de bola. Além disso, como o implante mais alto recebe a maioria das forças oclusais, pode haver um maior risco de complicações, como afrouxamento deste pilar, perda do osso marginal e fracasso desse implante.

Os implantes devem estar à mesma distância da linha média. Se um deles estiver mais distal, servirá como ponto primário de rotação ou fulcro quando o paciente ocluir com as estruturas posteriores. Da mesma forma, o implante mais medial, ou algum de seus componentes de prótese, irá se desgastar mais rápido e em seguida o implante mais distal receberá uma carga oclusal maior (Fig. 29-45). Quando o paciente morde na região anterior, o implante mais anterior age como fulcro e o posterior se desgasta mais rapidamente.

Os dois implantes nesta opção de tratamento devem estar paralelos. A direção de inserção da prótese deve também estar similar à direção de inserção dos componentes. Quando os implantes não estão paralelos, o primeiro componente a se acoplar se desgasta menos e o segundo componente fricciona com o implante aumentando o desgaste (Fig. 29-46). Quando a direção de inserção da prótese é diferente da dos componentes (como quando há uma perda óssea facial abaixo da crista), os componentes se desgastarão prematuramente. Esse desgaste irá provavelmente redirecionar a inserção dos componentes (Fig. 29-47).

Deve ser notado que a crista residual dos pacientes edentados pode ser quadrada, ovoide ou triangular. O arco dentado também é classificado da mesma forma, o que pode ser diferente da forma da crista. Quando um arco dentado triangular é suportado por dois implantes independentes numa forma de crista residual quadrada, os dentes anteriores são ancorados pelo sistema retentivo dos implantes. Mais implantes são necessários nesta combinação de formas para ajudar a estabilizar a prótese, e a opção da sobredentadura-1 vai apresentar uma desvantagem considerável.

A literatura indica que com os implantes individuais se têm mais complicações protéticas do que com os unidos por uma barra. Como consequência dos riscos adicionais de manutenção, os implantes individuais devem ser usados com menor frequência do que os unidos por uma barra. É muito mais fácil para o laboratório colocar os componentes que estão na mesma barra de conexão em similares planos vertical, horizontal e axial do que para o cirurgião fazer isto com cada implante separadamente.

É importante apontar que o osso mandibular disponível deve ser dividido em A ou B para implantes independentes. A barra de conexão usada para uma sobredentadura-3, uma sobredentadura-4 e uma sobredentadura-5 eleva o componente bem acima do tecido, logo o espaço da borda incisal da coroa até o componente é menor e a prótese é mais estável a forças laterais (Fig. 29-48).

Para um tratamento mandibular de sobredentadura-1 o arco antagonista ideal deve ser uma prótese total tradicional. As forças da mordida são reduzidas quando o paciente já é edentado antes do tratamento. A prótese total maxilar se movimenta durante os movimentos funcionais e atua como um atenuador do estresse tecidual. A prótese total maxilar e a sobredentadura-1 mandibular são ambos instáveis. Os requisitos de suporte das regiões mais posteriores da mandíbula são reduzidos quando estão em oposição a uma prótese total removível. Logo, o arco antagonista deve ser uma prótese total removível quando o tratamento de escolha é uma sobredentadura-1 mandibular (Fig. 29-49).

A sobredentadura-1 é usada como opção de tratamento para o paciente que entende que uma barra conectora ou implantes adicionais são superiores quando restrições financeiras exigem que haja um período de transição até que se possa fazer implantes adicionais. O objetivo principal do plano de tratamento é transformar uma sobredentadura-1 em PR-4 ou em PF com mais implantes e melhor estabilidade antes da perda de osso na região posterior na mandíbula. Assim que o paciente puder pagar por mais dois implantes, eles devem ser colocados nas posições A e E e todos os quatro implantes (A, B, D e E) devem ser conectados com uma barra que pode ter um cantiléver posterior diminuindo a perda óssea na região posterior.

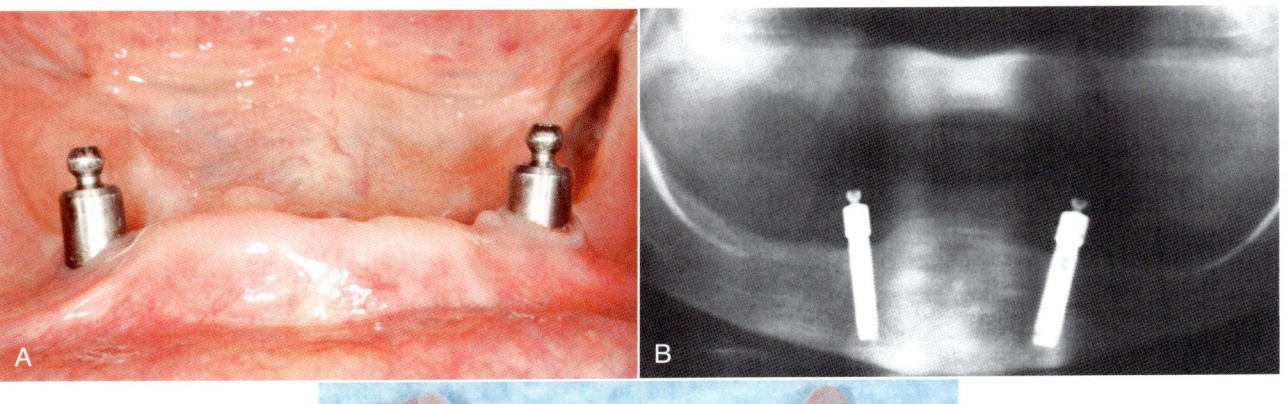

FIGURA 29-45. **A,** Quando um implante está mais anterior que o outro, o mais distal é o fulcro quando se está mastigando na região anterior e o mais mesial é o fulcro quando o paciente morde com os dentes anteriores. Isso causa instabilidade, desgaste dos componentes e afrouxamento dos O-rings dos corpos dos implantes. **B,** Uma radiografia de dois implantes nas posições A e E em planos oclusais diferentes e não paralelos. **C,** Quando dois implantes independentes nas posições A e E não estão paralelos à mesma distância da linha média e na mesma altura oclusal, os componentes vão se desgastar mais rapidamente e ter necessidade de troca mais vezes.

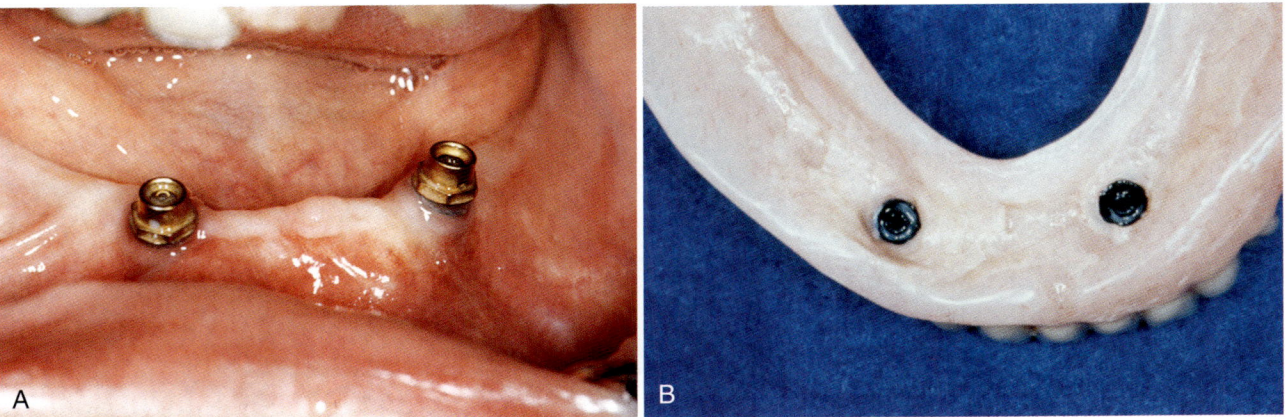

FIGURA 29-46. **A,** Dois implantes independentes devem estar na mesma altura, com a mesma distância da linha média e paralelos um ao outro. Quando os implantes estão posicionados como nesta foto, um implante (não os dois) se torna o fulcro dominante e aumenta o risco de complicações relacionadas à sobrecarga. **B,** Os componentes logo se desgastam quando os implantes não estão paralelos. Isto é importante quando os fatores de força são mais altos que o normal. O plano oclusal do paciente também deve ser modificado para permitir uma oclusão bilateral equilibrada numa sobredentadura PR-5.

Com a possível inserção de um implante adicional (depois de A, B, D, E), ele pode ser colocado na posição C ou se a altura e a largura óssea distal ao forame mentoniano forem adequadas, o implante adicional pode ser posicionado em uma das regiões de primeiro molar. Com implantes A, B, C, D, E ou A, B, D, E em posições molares, os implantes conectados pela barra equilibrada resultarão em PR-4 ou restauração fixa e ajudarão a manter o osso superior. Devido ao aumento no número de implantes e à distância anteroposterior e melhorada (propagação A-P), a barra pode providenciar suporte superior.

Passos Protéticos

Dois implantes independentes são mais comumente usados quando o fator mais importante é o custo. Nestas condições, os dentistas geralmente transformam as próteses já existentes numa sobredentadura. Quando este é o objetivo do tratamento, o dentista avalia a dimensão vertical desta prótese e seu equilíbrio bilateral quando o antagonista é uma prótese total. Quando os aspectos funcionais e estéticos estão aceitáveis, o processo pode continuar.

Os dois implantes independentes geralmente usam um sistema O-ring ou um sistema "locator" (Figs. 29-50 e 29-51). Após a cicatrização, o dentista tira os tapa-implantes e insere o já confeccionado O-ring de liga de titânio ou pilares "Locators" nos corpos dos implantes. Os pilares substituem os tapa-implantes. Os componentes devem ser paralelos um ao outro e estar na mesma altura. Quanto mais alto o pilar, mais estabilidade lateral para a prótese. De qualquer forma, pelo menos 2 mm de acrílico devem existir entre os dentes e as bordas da prótese em volta da cápsula do componente.

Os componentes são feitos em diferentes alturas (Fig. 29-52) e devem estar no mínimo 2 mm acima da mucosa e 2 mm abaixo dos dentes da prótese para que haja uma espessura adequada de acrílico (Fig. 29-53). O componente e a cápsula são posicionados nos implantes. Os pilares, então, são apertados com uma alavanca de torque numa força de 20 N/cm a 30 N/cm (dependendo do profissional) (Fig. 29-54).

Um bastão marcador aplica um pigmento em cima dos componentes (Fig. 29-55). A prótese é posicionada sobre esses componentes dos implantes e o pigmento marca a parte interna da prótese. A prótese é então desgastada na região dos componentes. As posições B e D são aliviadas no lado interno da prótese para que não ocorram interferências (Fig. 29-56). Um componente do sistema é testado de cada vez e, depois, ambos ao mesmo tempo para confirmar que a DVO e a oclusão

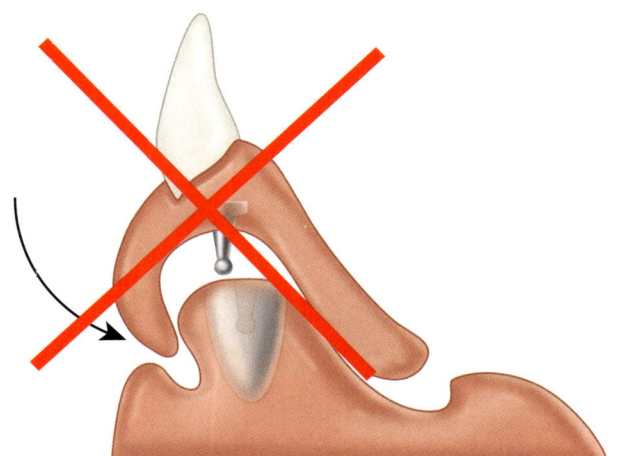

FIGURA 29-47. Quando existe um desgaste anterior, isto determina o sentido de inserção da prótese e deveria ser similar ao sentido de inserção dos componentes.

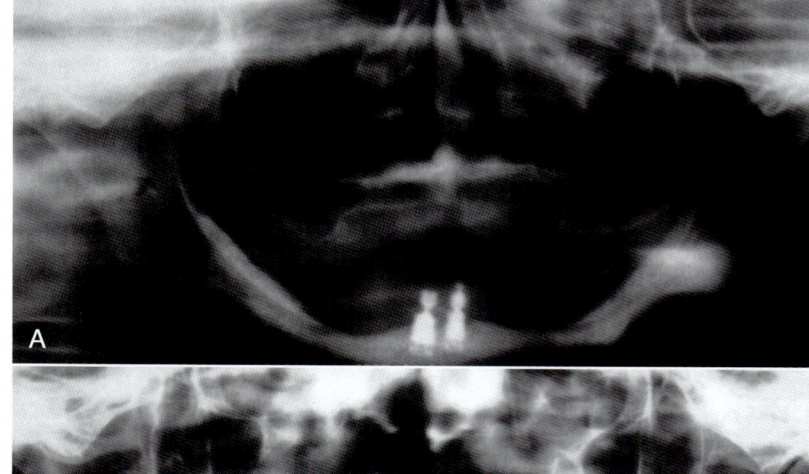

FIGURA 29-48. **A,** Uma radiografia panorâmica de dois implantes independentes numa mandíbula de divisão D. **B,** Um implante fracassou e a madíbula fraturou neste lugar.

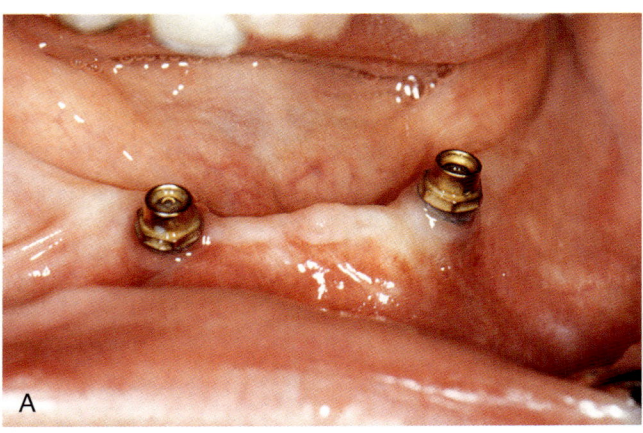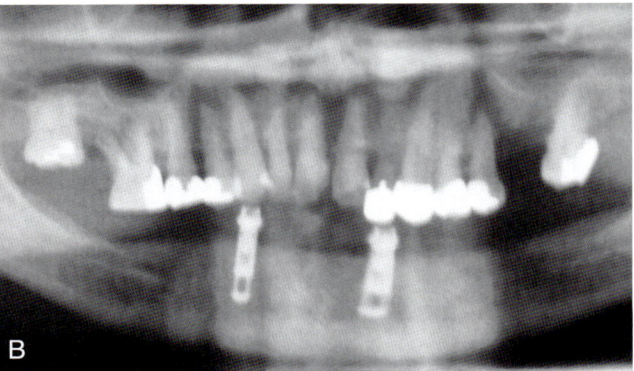

FIGURA 29-49. Uma sobredentadura sobre dois implantes na mandíbula deve ocluir com uma prótese total. Do contrário, a instabilidade e os pontos de ulceração poderão ser complicações comuns relacionadas com a sobredentadura implantossuportada.

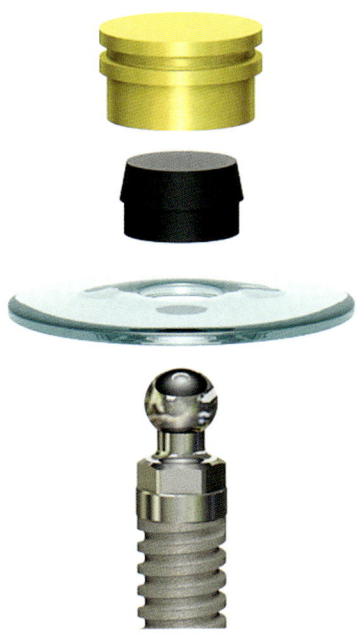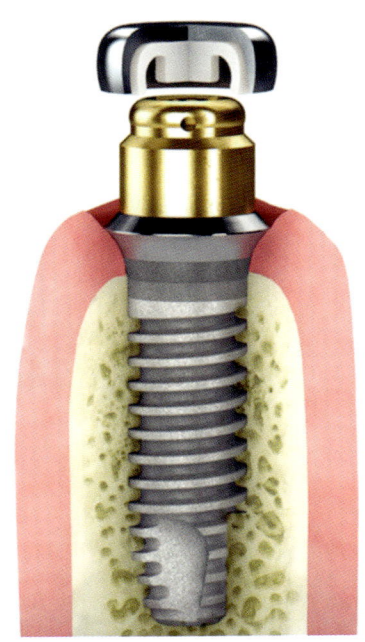

FIGURA 29-50. O O-ring tem um encápsulador de metal (*em cima*), um O-ring resiliente ou componente de plástico (*meio*) e o pilar O-ring convexo (ou macho) para cada componente (*embaixo*).

FIGURA 29-51. Um "Locator" tem um encapsulador (*em cima*), um componente "macho" dentro e um componente "fêmea" no pilar do componente.

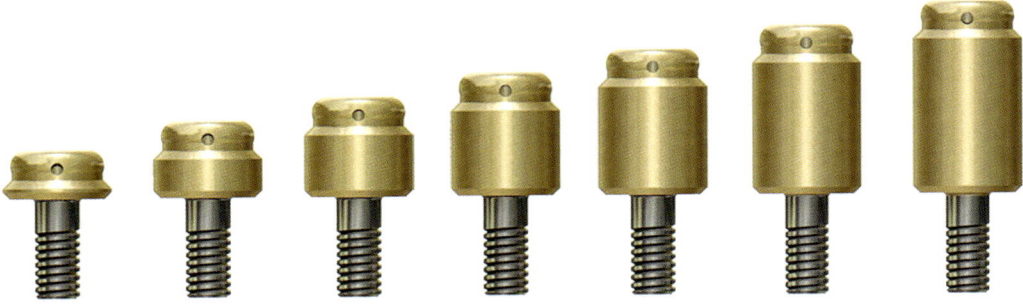

FIGURA 29-52. O pilar do componente pode ter diferentes alturas.

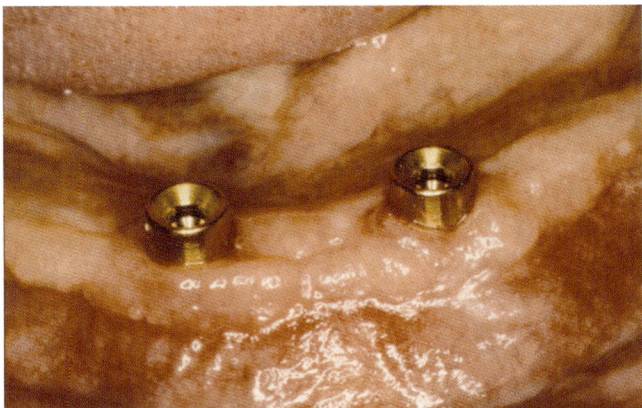

FIGURA 29-53. O pilar deve estar 2 mm ou mais acima do tecido.

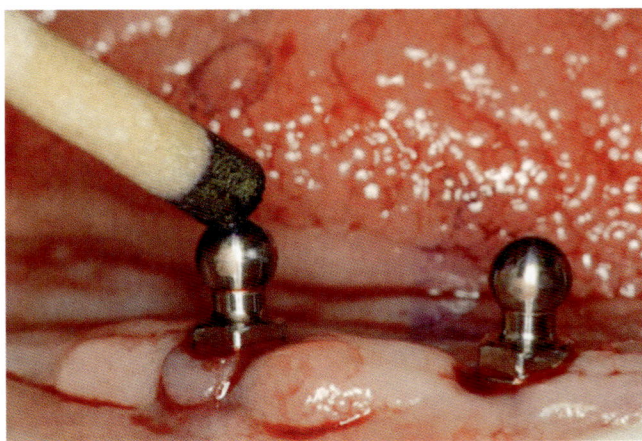

FIGURA 29-55. Um bastão de pigmentação marca o topo do componente.

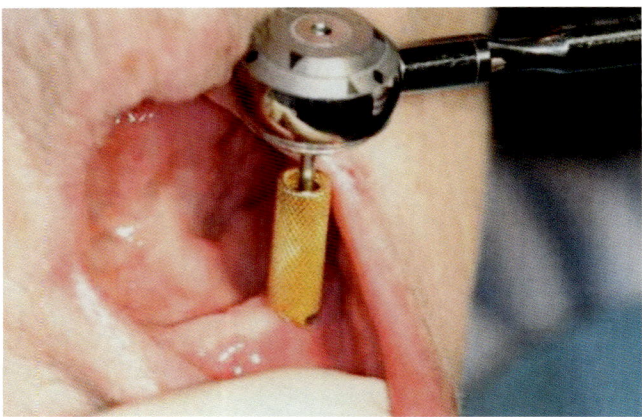

FIGURA 29-54. Uma alavanca de torque é usada para apertar a rosca do pilar.

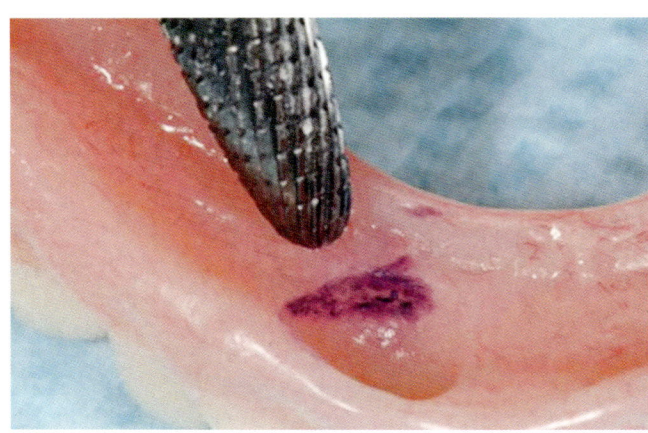

FIGURA 29-56. A superfície interna da prótese é aliviada para se adaptar sobre o pilar, componente e encapsulador de metal.

são similares à preexistente. Então, o dentista posiciona a cápsula de metal e o O-ring nos componentes e avalia a prótese de novo. Quando removida, a cápsula de metal não deve ser colocada fora do lugar.

Quando a oclusão e dimensões são as mesmas de antes, as cápsulas são inseridas e a prova da prótese é repetida (Fig. 29-57). É feito, então, um furo na porção lingual da prótese para permitir que o excesso de acrílico escape e que o acrílico fotopolimerizável seja usado na moldagem de transferência (Fig. 29-58).

Neste ponto, deve-se decidir se a técnica de transferência direta do componente da prótese será usada ou se será feito um procedimento de realinhamento da base da prótese. Quando a prótese satisfaz os requisitos de suporte e estabilidade na região posterior no rebordo lingual, a moldagem de transferência pode ser feita. Um conector é capturado por vez. A parte interna da prótese é avaliada depois de os componentes serem moldados com resina fotopolimerizável. Quaisquer espaços são preenchidos com resina (Fig. 29-59).

Quando as bordas da prótese são insuficientes, é realizado o realinhamento. As bordas são reduzidas em 2 mm ou mais. O dentista, então, aplica adesivo nessas bordas e usa um composto dental ou material de impressão de poliéter para moldar o entorno da prótese normalmente, como se fosse para uma prótese total removível.

O dentista, então, faz perfurações na face lingual da prótese localizadas em volta de cada O-ring. Essas perfurações servem como um alívio para que o excesso de material de moldagem escoe. As cápsulas de impressão são posicionadas nos implantes (Fig. 29-60). O dentista, então, faz a impressão final do arco inferior com poliéter ou silicone de adição, usando a prótese já existente como uma moldeira individual (Fig. 29-61). O poliéter é um material de impressão rígido o suficiente para segurar as cápsulas e os O-rings na moldagem quando da sua remoção da boca. Os O-rings têm que ter uma pequena retenção, em vez de ter um alto nível na escala de Brinell, para facilitar o processo.

Análogos dos "machos" dos O-ring são inseridos na moldagem, que é, então, vazada em gesso (Fig. 29-62). O laboratório reembasa a prótese inferior e incorpora as cápsulas de metal neste reembasamento (Fig. 29-63). Um alívio de 2 mm é feito em torno de cada O-ring para assegurar que a base da cápsula não saia do lugar durante a confecção da prótese.

O dentista insere a prótese sobredentadura, se certificando de que os O-rings vão reter apenas a prótese. O suporte desta sobredentadura é realizado pelas estruturas bucais da porção posterior da mandíbula e pela crista na região anterior. A estabilidade lateral na região posterior vem principalmente dos rebordos linguais da prótese. A oclusão bilateral balanceada ajuda a prótese a se estabilizar durante a parafunção.

CAPÍTULO 29 Sobredentaduras sobre Implantes Mandibulares e Maxilares: *Design* e Confecção

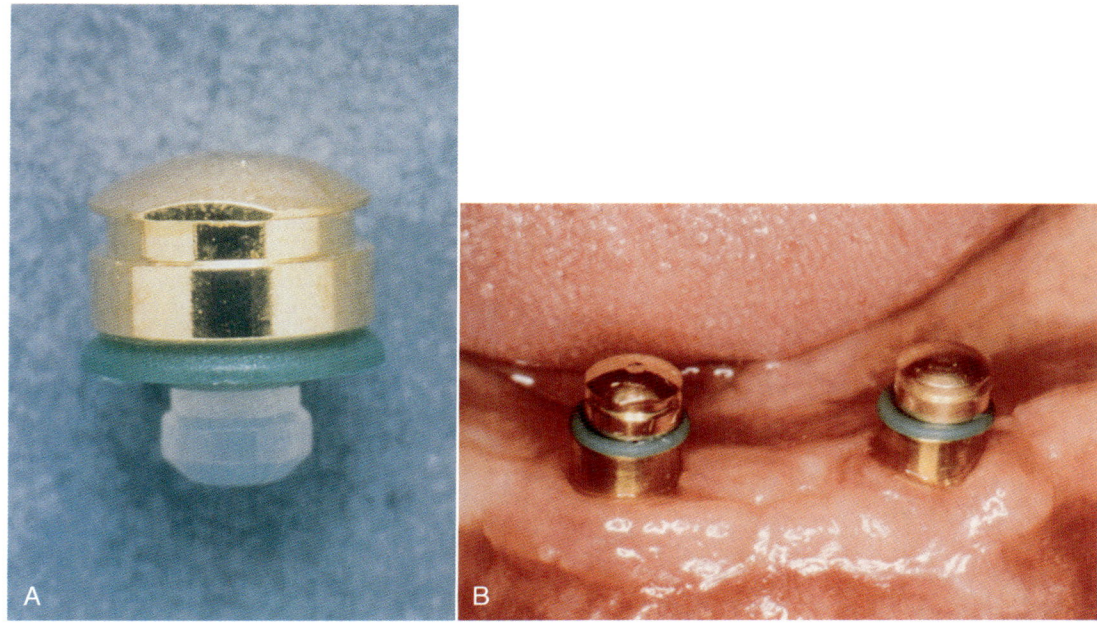

FIGURA 29-57. **A,** Um encapsulador e o componente. **B,** O encapsulador e o componente são inseridos sobre os implantes.

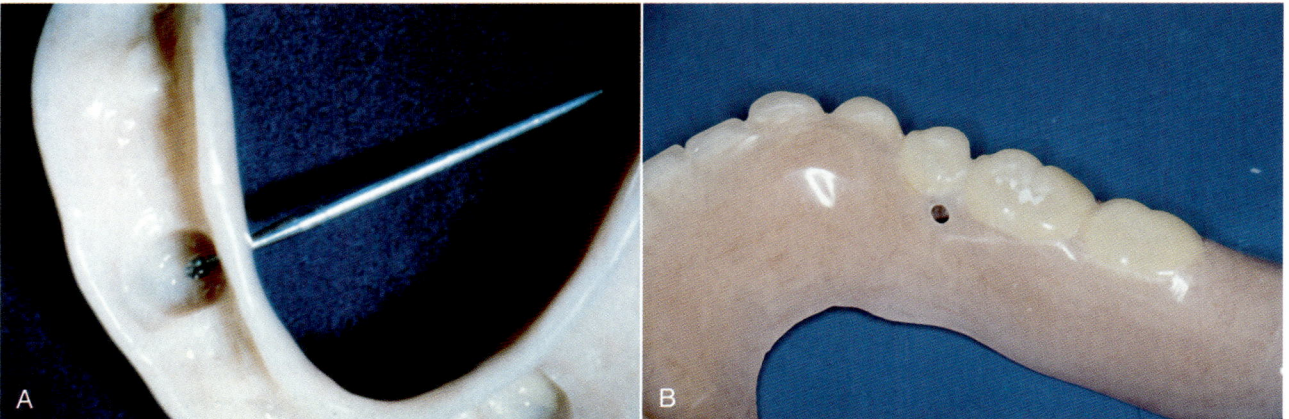

FIGURA 29-58. **A,** Um furo é feito na parede lingual da prótese próximo ao local receptor. **B,** O furo lingual permite que o excesso de acrílico escape e que a resina fotopolimerizável chegue ao componente resiliente e ao encapsulador.

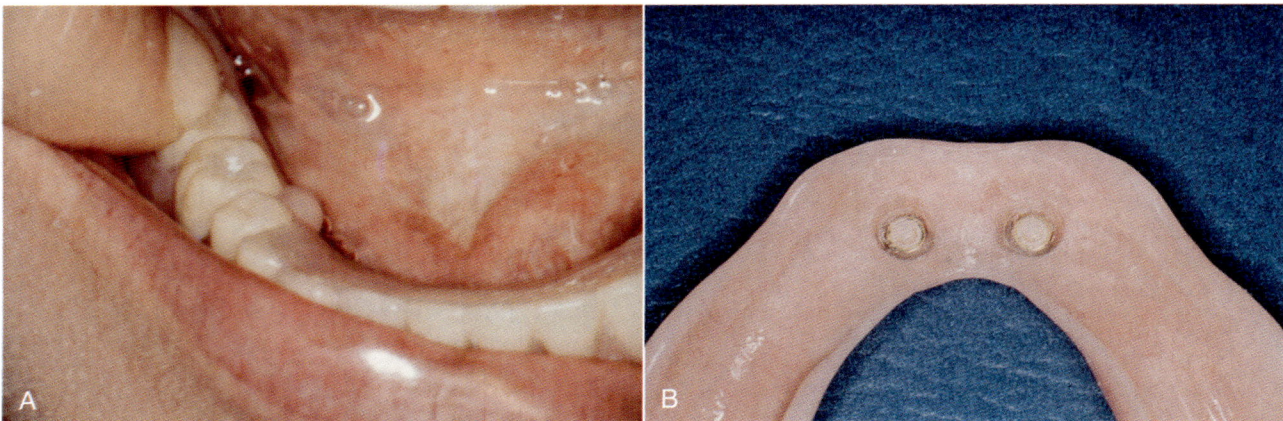

FIGURA 29-59. **A,** Quando a prótese está adequada, uma moldagem de transferência do encapsulador e do componente resiliente pode ser feita. **B,** A moldagem de transferência no acrílico é avaliada e quaisquer vãos são preenchidos com acrílico adicional.

Sobredentadura Opção 2

Os implantes na SD-2 também são colocados nas posições B e D, mas, nesta opção, são unidos por uma barra sem nenhuma ancoragem distal (Fig. 29-64). Cargas menores são aplicadas nos implantes unidos quando compradas às aplicadas nos implantes individuais. Esta segunda opção de tratamento é geralmente considerada como opção inicial mais do que a SD-1, que é teoricamente a primeira opção. Os requisitos anatômicos e objetivos do paciente são similares nas duas opções de tratamento.

Mesmo quando um implante está mais distal do que o outro, a barra é desenhada para posicionar os componentes a igual distância da linha média, na mesma linha oclusal e mesma angulação (Fig. 29-65). A distância ideal entre os implantes é entre 14 e 16 mm ou as posições B e D. Deve-se notar que se os implantes forem colocados mais perto um do outro do que nas posições B e D, isto vai diminuir a estabilidade da prótese durante os movimentos de função, estando eles conectados ou não.

A barra de conexão não deve estar apoiada na distal dos implantes (Fig. 29-66). Quando a barra estiver apoiada além dos implantes anteriores, não existirá uma distância A-P entre os implantes suficiente para opor ao efeito do apoio. Esse apoio irá aumentar os riscos protéticos e o risco de afrouxamento dos pilares (Figs. 29-67 e 29-68).

Os implantes não devem estar nas posições A e E, mesmo conectados por uma barra. Estas áreas são geralmente as áreas de primeiros pré-molares e, dependendo da raça e do sexo, podem ser até as de segundos pré-molares (Fig. 29-69). Quando os implantes são unidos com uma barra reta, a barra é mais lingual que a crista anterior. A borda da prótese é normalmente muito irregular e pode até se posicionar sobre o ducto submandibular (Fig. 29-70). Esta configuração de prótese pode afetar a fala. Os dentes da prótese são anteriores à crista residual e logo agem como uma alavanca em relação à barra, o que tira a estabilidade da prótese.

A barra de conexão entre as posições A e E se flexiona cinco vezes mais do que quando a barra conecta as posições B e D; logo, o risco de afrouxamento dos conectores é maior[114] (Fig. 29-71). Quando uma barra é curvada para se posicionar mais anteriormente, a prótese geralmente se posiciona ao longo dos lados da barra e isto limita o movimento da prótese. Se a prótese se assentar contra os lados da barra curva, o movimento da prótese pode ser reduzido a um MP-0 (Fig. 29-72). Isto faz com que as cargas tanto verticais quanto laterais aplicadas sobre o sistema de implantes seja muito maior. Existem maiores forças laterais para implantes nas posições A e E, o que pode aumentar o índice de afrouxamento dos componentes (Quadro 29-9). Se o paciente já tem implantes nas posições A e E, a melhor opção é inserir outro na posição C unindo-os com uma barra.

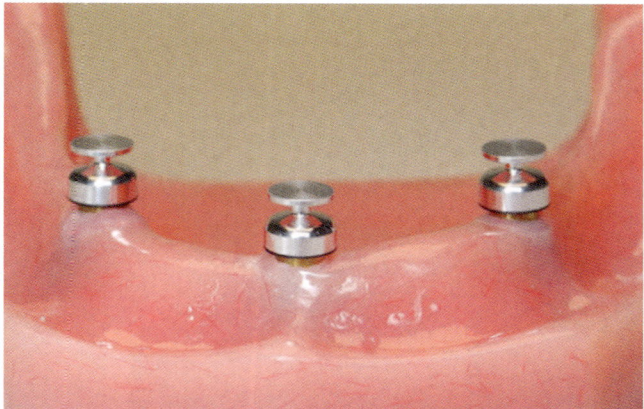

FIGURA 29-60. O encapsulador e componentes (transferidos na impressão) são posicionados nos pilares.

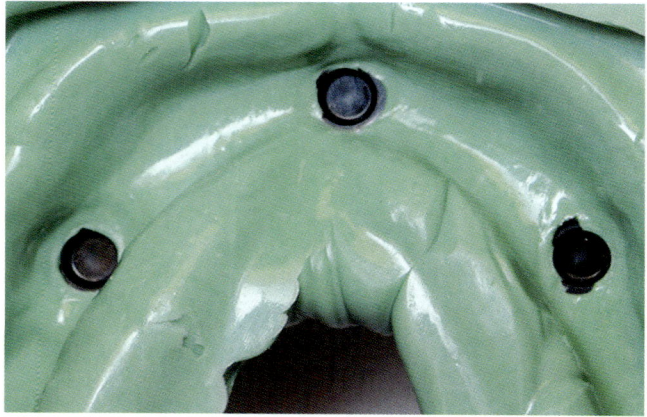

FIGURA 29-61. A prótese é usada como uma moldeira e captura os componentes na impressão.

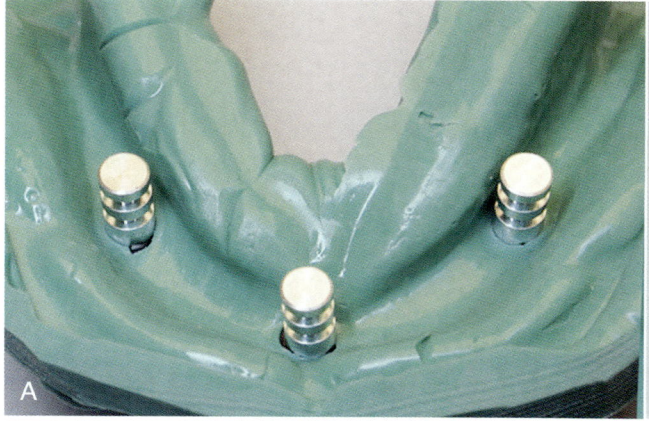
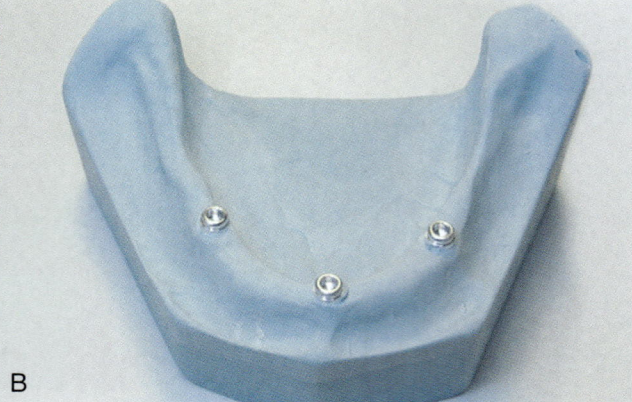

FIGURA 29-62. A, Os análogos do pilar do implante são inseridos nas cápsulas (transferências) dentro do material de impressão. **B,** A impressão é vazada com gesso-pedra.

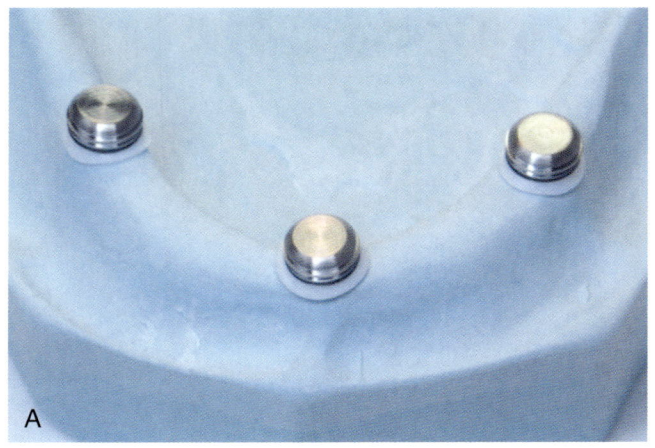
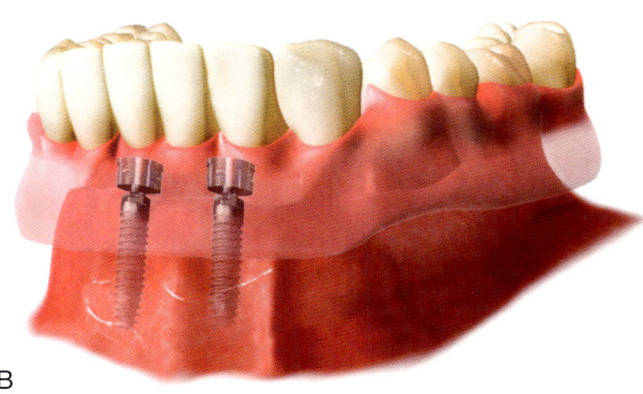

FIGURA 29-63. **A,** Os análogos do pilar do implante são inseridos nas cápsulas (transferências). **B,** A base da prótese é reajustada e inclui as cápsulas de metal.

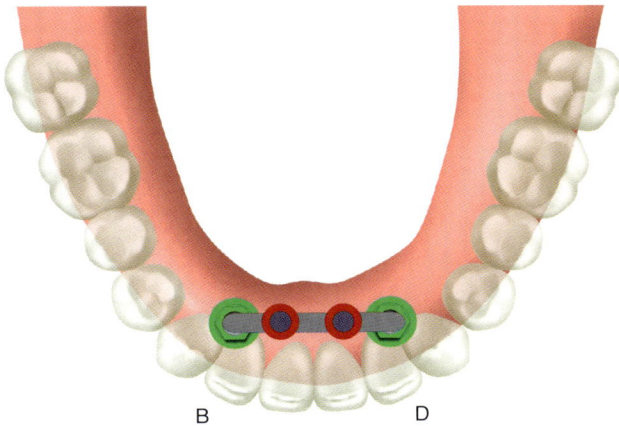

FIGURA 29-64. Opção de tratamento 2 tem implantes nas posições B e D, unidos por uma barra. Encaixes, como O-rings ou como um clipe Hader, que permitem o movimento da prótese, podem ser adicionados à barra. Os encaixes são colocados na mesma altura em distâncias iguais da linha mediana e paralelos uns aos outros.

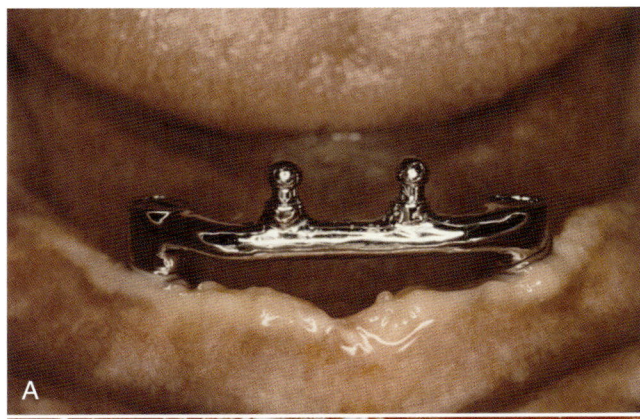
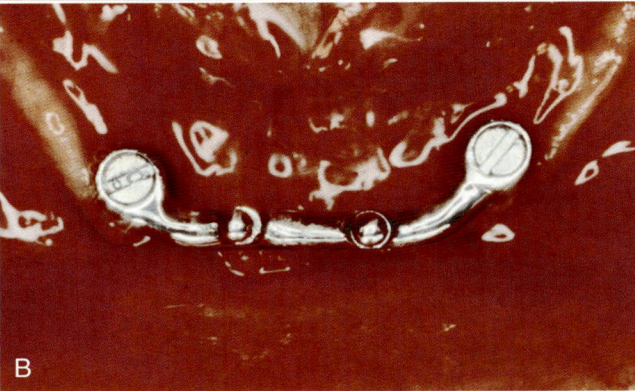

FIGURA 29-65. **A,** Quando O-rings são usados para SD-2, os encaixes são colocados paralelamente uns aos outros e na mesma altura oclusal. **B,** Os encaixes O-ring estão posicionados à mesma distância da linha média, embora um implante possa ser mais distal do que o outro.

QUADRO 29-9 Desvantagens dos Implantes nas Posições A e E (Primeiro Pré-molar ao Primeiro Pré-molar)

- Implantes unidos por uma barra reta lingual na crista
- Dificuldade na fala
- Inclinação anterior da sobredentadura
- Cinco vezes maior flexão da barra do que nas posições B e D
- Os implantes são unidos com uma barra curva anterior
- Maior flexibilidade da barra (nove vezes maior do que nas posições B e D)
- Aumento do afrouxamento dos parafusos
- Aumento dos momentos de forças na face anterior da prótese
- Fixação da barra curva pode impedir o movimento da prótese
- A força de mordida é maior do que quando as posições são B e D
- Maior carga lateral da prótese nos implantes do que se eles estiverem nas posições B e D

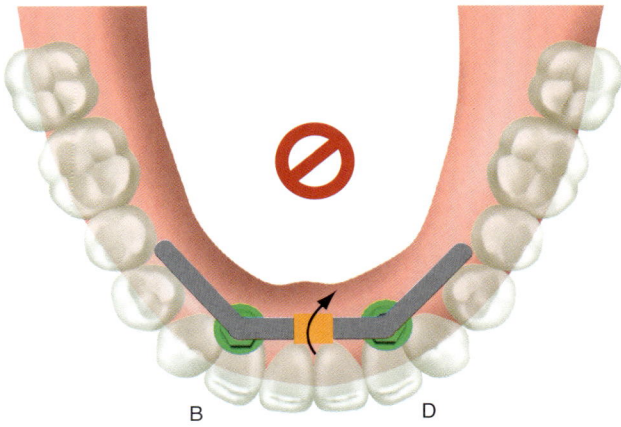

FIGURA 29-66. A barra de ligação entre implantes B e D não deve ser balançeada para a distal.

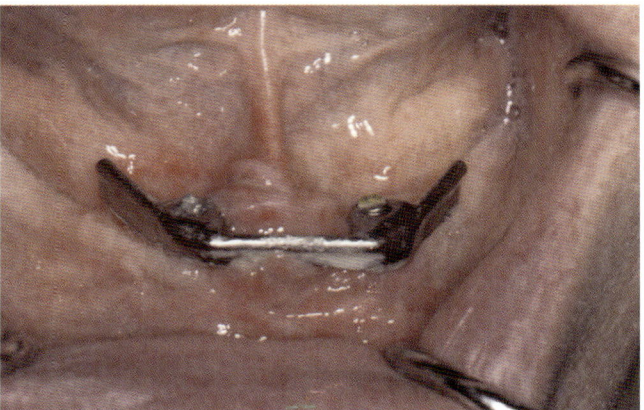

FIGURA 29-67. Implantes nas posições B e D e uma barra em cantiléver para a distal. Os clipes Hader na prótese não permitem o movimento da prótese. Assim, esta é uma sobredentadura implantossuportada (MP-0) e provavelmente ocorrerá complicação biomecânica.

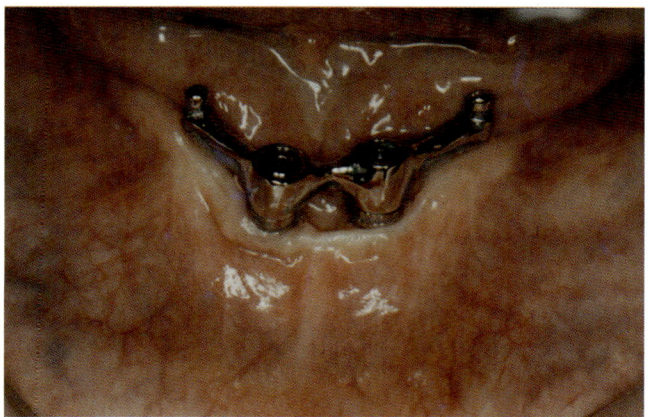

FIGURA 29-68. Dois implantes conectados por uma barra sem distância anteroposterior e biomecânica precária para cantiléver bilateral.

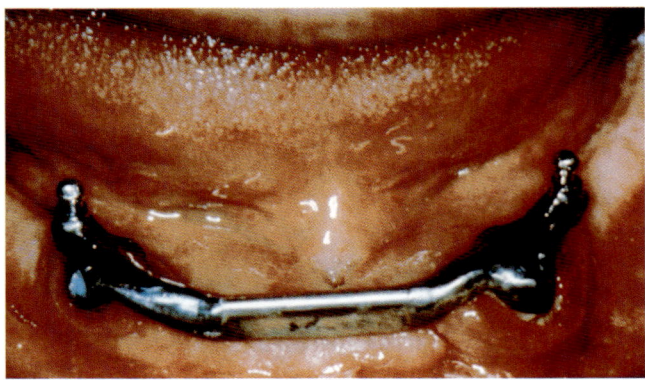

FIGURA 29-69. Este paciente tinha uma sobredentadura construída sobre dois primeiros pré-molares. A barra se tornou não cimentada do lado direito e, em seguida, agiu como um cantiléver no pré-molar do lado esquerdo do paciente. Esta situação é semelhante a um caso com implantes nas posições A e E porque os forames mentuais são mais frequentemente entre os pré-molares ou distal ao segundo pré-molar.

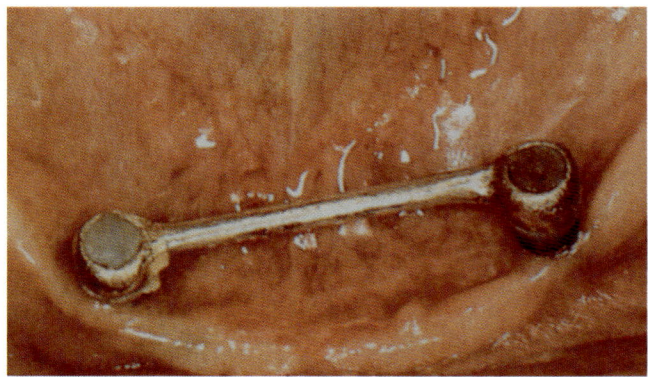

FIGURA 29-70. Quando uma barra reta liga os implantes em A e E, os implantes muitas vezes são colocados na lingual do rebordo e podem até mesmo sobrepor o ducto submandibular no assoalho da boca.

Critérios de seleção dos pacientes para tratamentos SD-2 incluem o seguinte:

1. A arcada oposta do paciente é uma prótese total.
2. Condições anatômicas para uma prótese mandibular tradicional são de boas a excelentes.
3. A forma posterior da crista é de U invertido e fornece suporte e estabilidade lateral que podem ser considerados de bom a excelente.
4. Queixas do paciente são mínimas e referem-se principalmente a retenção.
5. O paciente necessita de uma nova prótese e está disposto a investir um pouco mais do que o com a opção SD-1
6. O arco residual mandibular é quadrado ou oval, e a forma de arco dentado também.
7. Quando o paciente é incapaz de receber os implantes adicionais dentro de um curto espaço de tempo (mais ou menos 3 anos), uma SD-2 é mais segura do que uma abordagem SD-1 independente (Quadro 29-10).

O desenho protético SD-2 tem duas vantagens principais sobre SD-1. Forças exercidas são reduzidas sobre os dois implantes devido à barra. Isto pode resultar em menos afrouxamento dos parafusos e perda da crista óssea do que observado com a opção 1. Em segundo lugar, o laboratório pode posicionar os componentes paralelamente, na mesma altura e com a mesma distância da linha média,

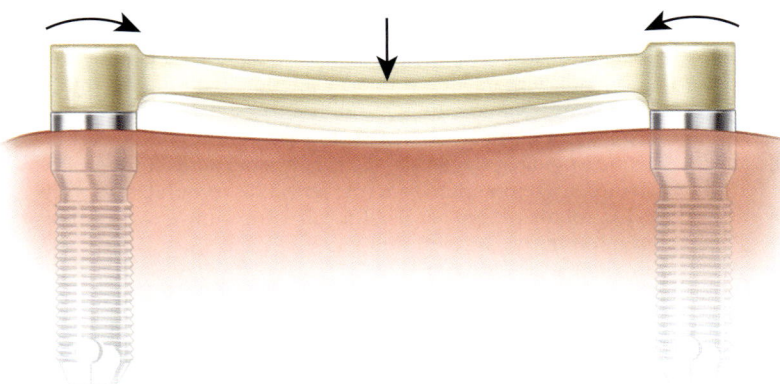

FIGURA 29-71. Uma barra com apoios nas posições A e E fletirá cinco vezes mais do que uma barra com implantes nas posições B e D. Como consequência, risco de afrouxamento do parafuso é aumentado. Os implantes em posições A e E não devem ser unidos. Para uni-los o ideal é primeiramente um implante na posição C.

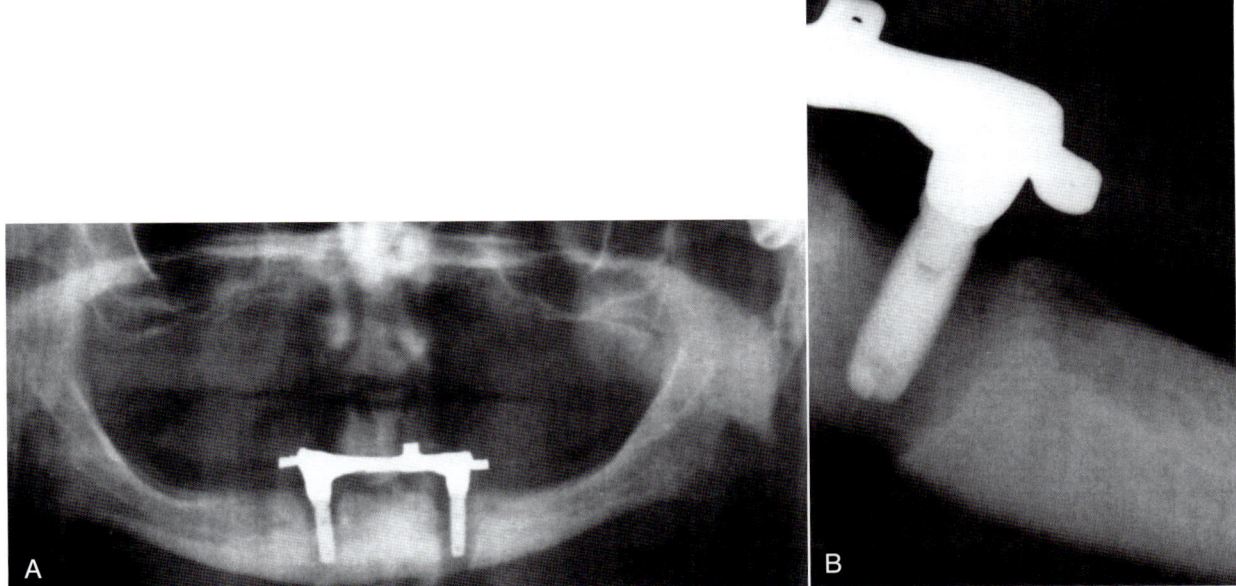

FIGURA 29-72. A, Uma radiografia de implantes nas posições A e E, que foram imobilizadas por uma barra. O parafuso da prótese se soltou no implante da posição A, o que resultou num longo braço de alavanca sobre o implante da posição E que consequentemente falhou. **B,** A barra curva ficou adaptada tão próxima dos lados laterais da sobredentadura que a prótese teve MP-0

QUADRO 29-10 Critério de Seleção de Paciente: SD-2

- Arcada oposta é uma dentadura maxilar.
- Condições anatômicas são de boas a excelentes (divisão A ou B óssea nas regiões anteriores e posteriores).
- Crista posterior constitui uma forma de U invertido.
- Necessidade e desejos do paciente são mínimos, principalmente relacionados à falta de retenção.
- Paciente pode arcar com uma nova prótese com barra.
- Implantes adicionais não serão inseridos por até 3 anos.
- Pacientes com fatores de baixa força (p. ex., parafunção).
- O formato de rebordo mandibular varia de quadrado a oval, e a forma do arco dentado também.

independentemente das posições dos implantes, reduzindo assim as complicações protéticas.

O elemento de retenção da barra pode ser um O-ring ou clipe, dependendo da altura da coroa disponível. A barra pode ser similar às desenhadas por Dolder ou Hader.[115,117] A secção transversal da barra ideal é ovoide (Dolder) ou redonda com um avental, de modo a aumentar a resistência e reduzir sua flexibilidade. Em uma visão vertical, a barra deve apresentar mais de 1 mm de distância do tecido mole para proporcionar fácil acesso às medidas de higiene. Um espaço estreito dificulta os procedimentos de higiene bucal e pode também ser a causa de impactação alimentar e, consequentemente, levar à inflamação dos tecidos moles. A posição da barra pode ser alcançada mais facilmente pela seleção do implante e altura adequada dos pilares.[117]

O sistema de fixação da prótese à barra é examinado de perto quando Hader e Dolder usam clipes para retenção. A barra e os clipes devem estar perpendiculares ao percurso de rotação e paralelos ao plano de oclusão. Para isto normalmente é necessária uma barra reta perpendicular à linha mediana (Fig. 29-73). Uma barra curva coloca frequentemente os clipes mais perto dos implantes e impede a rotação da prótese.

O sistema de barra e clipe deve ser paralelo ao plano de oclusão com os anéis de vedação na mesma altura e igual distância da linha média. Uma barra angulada não permitirá a rotação da prótese para carregar o tecido mole posterior. O conector da barra deve estar alinhado perpendicularmente a uma linha que atravessa o ângulo entre os sulcos edentados posteriores para permitir a rotação da prótese. A prótese deve ter um MP-3 ou maior, se o tecido posterior for móvel. O movimento vertical do pêndulo anterior (barra Dolder ou O-rings) permite um alívio da tensão para compensar o movimento do tecido posterior.

A barra deve ser fabricada após a definição final dos contornos e das posições dos dentes. Caso isto não ocorra, comprometerá o espaço para os dentes da prótese (mais frequentemente na superfície lingual). A barra pode ser conectada sobre a face de cada coping do implante. Deste modo, a flange da lingual da prótese permanece dentro do contorno de uma prótese tradicional.

Quanto maior o encaixe, mais estável é a sobredentadura. O EAC acima do encaixe funciona como alavanca. Quanto maior for a altura da coroa, maior é a força e menos estável a sobredentadura quando recebe força lateral. No entanto, a altura dos encaixes na barra deve permitir uns 3 mm de acrílico entre os dentes da prótese e o encaixe para permitir adequada dimensão de força. O aspecto interno de uma sobredentadura retida por barra não deve ser processado contra os lados dos pilares ou da barra, porque isso pode limitar a rotação (Fig. 29-74).

Desvantagens

Dois SBDs não são indicados nas divisões ósseas C-h ou D e só não são indicados quando se opõem anterior ou posteriormente a dentes naturais. O aumento da altura da coroa e a parte posterior mais pobre da crista aumentam as forças de mordida da mesma forma que a rígida oposição ao arco gera tensões adicionais no sistema de implantes aumentando a incidência de complicações. Implantes adicionais devem ser usados para diminuir a carga protegendo os implantes, os componentes e as próteses que estão sob estas condições de risco.

Algumas desvantagens adicionais de tratamentos do tipo SD-2 comparados com SD-1 são possíveis hiperplasias dos tecidos por baixo da barra, dificuldades de realização dos métodos de higiene sob a barra, além de ser uma opção inicial de tratamento mais cara. Uma barra é necessária para SD-2, e uma nova prótese na maioria das vezes também é o indicado. Desta forma, com uma barra e uma nova prótese o custo do tratamento é aumentado.

Fabricação da Prótese

A fabricação da barra independentemente do número de implantes segue basicamente o mesmo protocolo. Com a prótese, o primeiro passo é remover as extensões permucosa e selecionar os pilares de retenção (Fig. 29-75, *A*). Estes pilares têm várias alturas. O pilar ideal é de 2 mm acima do tecido.

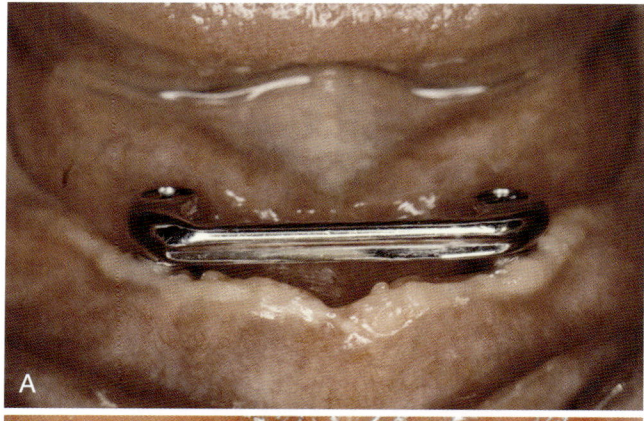

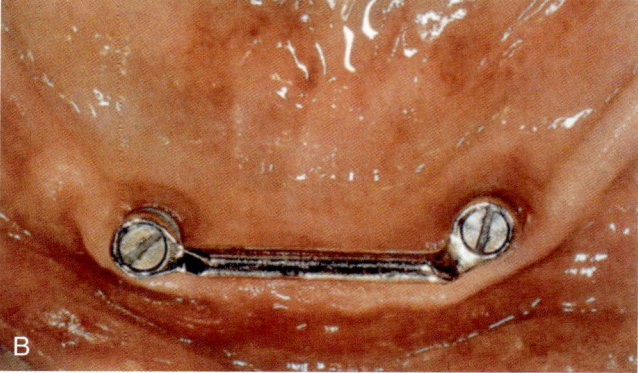

FIGURA 29-73. **A,** A barra e o clipe de Hader podem ser usados para conectar os implantes na posição B e D. **B,** A barra está posicionada perpendicular à linha média e paralela ao plano de oclusão, embora um implante esteja mais distal do que o outro.

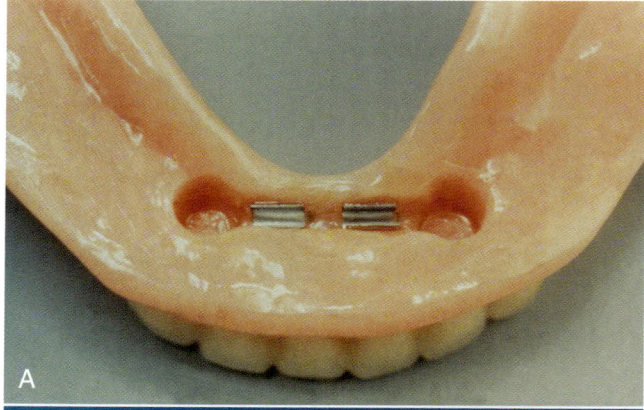

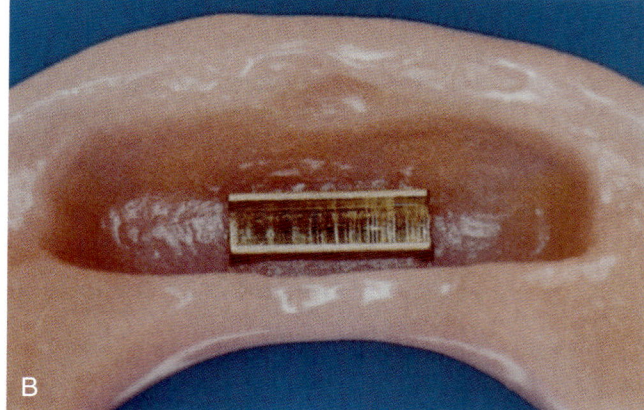

FIGURA 29-74. **A,** Esta prótese é processada com o acrílico ao lado do receptor sobre os copings e a barra. Este acrílico irá limitar (ou evitar) rotação da sobredentadura durante a função. **B,** O clipe deve se adaptar sobre a barra, e a prótese não deve apoiar sobre os implantes e nem sobre a barra.

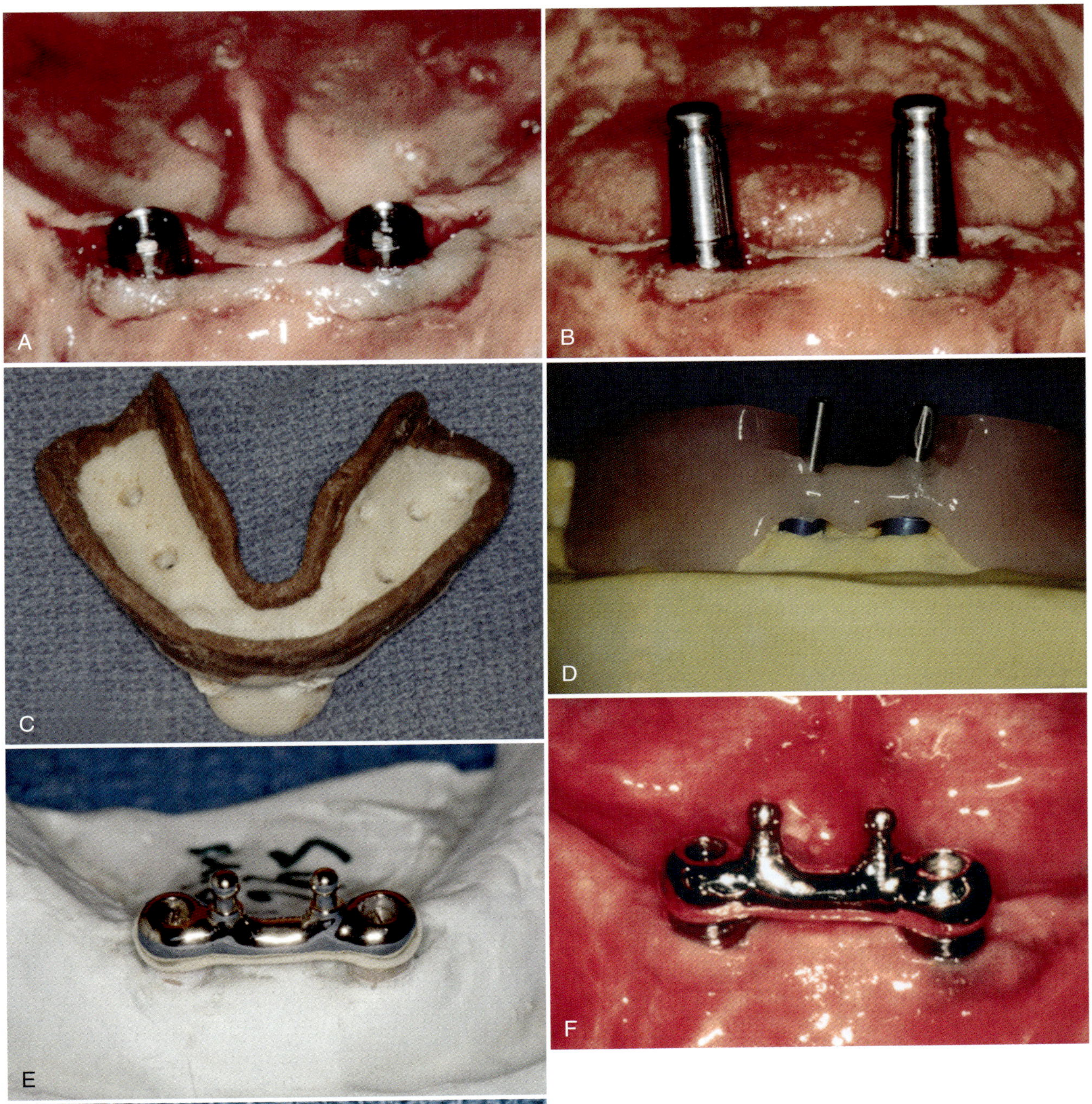

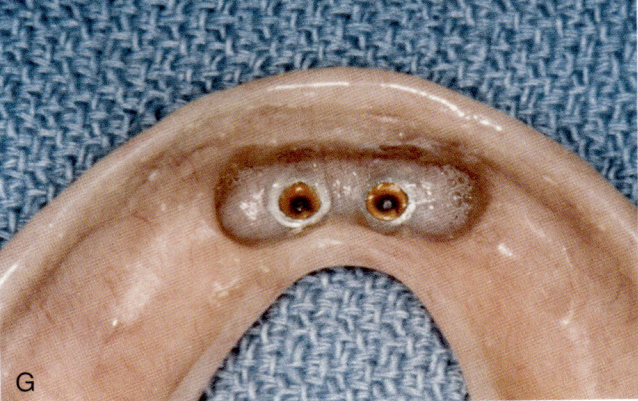

FIGURA 29-75. **A,** Os implantes nas posições A e D foram expostos, e os componentes são inseridos sendo retidos por parafusos. Geralmente a altura desejada é de 2 mm acima dos tecidos. **B,** Transferentes para impressão indireta são usados para uma impressão preliminar com moldeira fechada. **C,** A moldeira individual personalizada é usada para fazer a impressão final dos implantes da sobredentadura. **D,** A placa base e o plano de cera são fabricados no modelo final utilizando moldagem direta de transferência. **E,** O laboratório fabrica a barra e a sobredentadura implantossuportada. Os O-rings devem apresentar os mesmos eixos de inserção com a mesma altura oclusal e igual distância da linha média. **F,** A barra e os componentes estão retidos pelos parafusos nos pilares. **G,** A prótese final é avaliada para assegurar que tem, pelo menos, duas direções de movimento e não está sobrecarregando os rebordos.

Isto proporciona espaço para a higiene ao redor do pilar e por baixo da barra. O passo seguinte é inserir os transferentes de impressão indireta (Fig. 29-75, B). Uma impressão preliminar com moldeira fechada copiando os bordos de forma agressiva é feita na mandíbula, semelhante à moldagem preliminar para uma prótese completa. Uma moldagem preliminar, também é feita da maxila. Protetores são então inseridos sobre os componentes como tampas para evitar acúmulo de alimentos nas roscas internas. No laboratório os pinos de moldagem são posicionados nos análogos dos implantes e inseridos na moldagem preliminar. O gesso-pedra é então vertido na moldagem.

Os pinos de moldagem indireta são substituídos por pinos de moldagem direta no modelo. Uma camada de cera de 1 mm é colocada separando a área de tecido mole do modelo. Um stop de tecido é então criado nas regiões de primeiros molares quando se remove a tira de cera 1 mm × 3 mm. O modelo é lubrificado para que o acrílico não derreta a cera ou grude nele. Uma moldeira aberta individual na maioria das vezes é feita de Triad® (Dentsply, York, PA) o que reduz o efeito de contração do acrílico sobre o modelo.

A segunda etapa clínica é inserir os pinos de moldagem direta nos pilares dos implantes. A moldeira individual aberta é testada para confirmar se se encaixa sobre os parafusos de fixação longos e se os pinos de moldagem não estão sobrecarregados. A moldeira individual é então pressionada moldando todas as áreas dos tecidos moles. (Fig. 29-75, C). A impressão final é então feita, na maioria das vezes com material à base de poliéter, que tem mais corpo e é mais hidrofílico do que o material leve de impressão de tecidos. Esta impressão deve incluir todos os limites anatômicos de uma prótese tradicional, como flange lingual, região retromolar e freio lingual. Os pinos de moldagem são, em seguida, desenroscados e a impressão removida e avaliada. A impressão final para a prótese do arco maxilar também é feita. Os tapa-implantes são inseridos nos pilares, e o paciente é agendado para próxima consulta.

O laboratório verte as impressões finais depois de encaixar os análogos dos implantes nos pilares de impressão. Uma placa-base com lâmina de cera é preparada no modelo final incorporando os copings dos transferentes de impressão direta (Fig. 29-75, D).

O acesso aos copings é feito através da lâmina de cera. Assim, a placa-base e a lâmina de cera também podem ser utilizadas como um gabarito para verificar e avaliar as posições dos pilares dos implantes no modelo. O laboratório também fabrica uma placa-base com bordo em cera para uma impressão final da maxila.

Na terceira consulta clínica, o dentista usa a placa-base com bordo em cera para determinar a DVO, a relação cêntrica e o registro oclusal. Esta placa-base é aparafusada usando os transferentes de moldagem direta, que também é usado como verificador de jig. Os registros da relação oclusal DVO e relação cêntrica são idênticos às técnicas para construção de próteses totais tradicionais. O dentista utiliza um arco facial e o registro de mordida em protusão. A seleção de cor e forma dos dentes são documentadas.

Com a transferência do arco facial e o auxílio da placa-base de cera, o laboratório monta o modelo maxilar e depois monta o modelo inferior usando a placa-base com borda de cera. Os dentes artificiais são, então, definidos com uma equilibrada oclusão bilateral quando se opõem a uma prótese maxilar.

Durante a quarta consulta, dentista e paciente avaliam a posição e os contornos finais das próteses. Após a aprovação, o laboratório encera a barra que ficará dentro dos contornos do enceramento, portanto os clipes ou O-rings poderão ser colocados a vários milímetros de distância dos dentes ou do contorno da prótese total. Os encaixes finais devem ser definidos com cápsula metálica para assegurar quantidades adequadas de acrílico ao seu redor. O laboratório então pode vazar os encaixes conectados à barra no modelo (Fig. 29-75, E). Após a fabricação da barra os componentes são posicionados e presos e a dentadura final é processada. Um método alternativo é duplicar o modelo da barra, dos encaixes e tecidos moles e processar a prótese no modelo duplicado.

Na quinta consulta, a barra e a prótese final são entregues (Fig. 29-75, F e G). O dentista avalia os contornos dos tecidos moles como para uma prótese tradicional e executa ajustes oclusais como indicado. O paciente recebe as instruções pós-operatórias por escrito e nova marcação de consulta para que o tecido mole adjacente e a oclusão possam ser avaliados.

Sobredentadura Opção 3

Três implantes são colocados nas posições A, C e E para a terceira opção de tratamento com sobredentaduras (SD-3) (Quadro 29-11). Uma barra une os implantes, mas sem cantiléver distal. Um MP-2 ou maior pode ser concebido com três implantes anteriores em A, C e E (Fig. 29-76). A terceira opção de tratamento pode ser utilizada quando o arco oposto é uma prótese total e o paciente tem necessidades anatômicas de moderada a baixa. O antagônico deve ser uma prótese o que limita a magnitude da força de mordida. Deve-se notar que quando o rebordo posterior tem forma pobre (divisão C-h), SD-3 é a opção de tratamento menos indicada.

Há muitas vantagens em esplintar os implantes em A, C, E do que com implantes nas posições B e D (Quadro 29-12). Os implantes em A, C, E geralmente não estão em uma linha reta.

QUADRO 29-11 Critério de Seleção de Pacientes: SD-3

- Arco contrário é uma dentadura maxilar.
- Condições anatômicas de moderadas a excelentes.
- Rebordo posterior constitui uma forma de U invertido.
- Necessidades e desejos do paciente exigem o reforço da retenção, de apoio e a estabilidade.
- Custo é um fator moderado.
- O paciente pode ter fatores de força moderada (p. ex., parafunção).

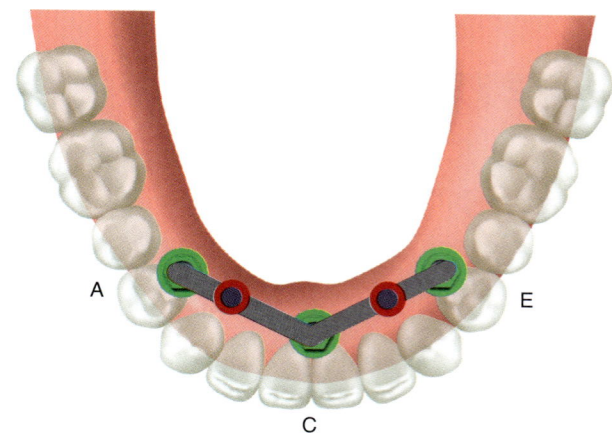

FIGURA 29-76. Opção de sobredentadura 3 corresponde a implantes nas posições A, C, E e unidos por uma barra. Os implantes devem ser posicionados para permitir o movimento da inserção distal da prótese.

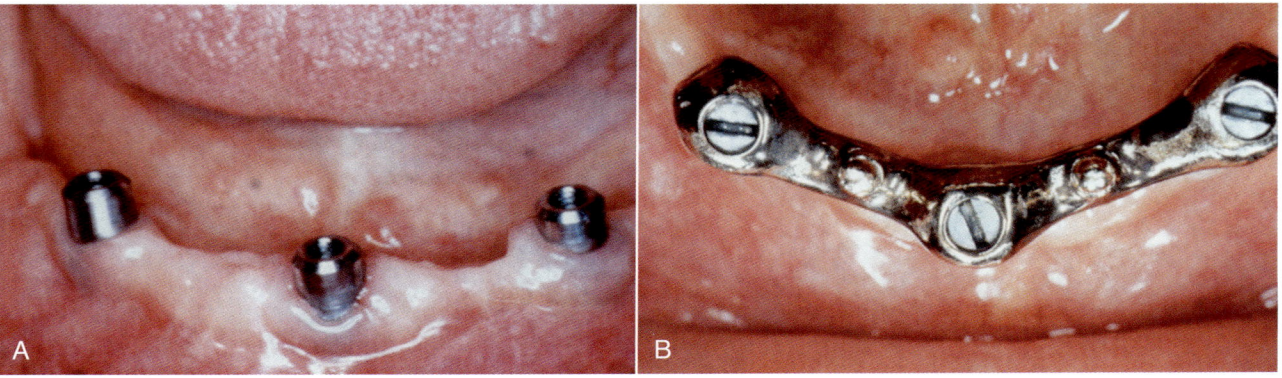

FIGURA 29-77. **A,** Osso da mandíbula com divisão A e uma sobredentadura opção 3, com implantes nas posições A, C e E. **B,** O implante em C é mais anterior do que os implantes de A e E, a estabilidade anteroposterior é melhorada.

QUADRO 29-12 Vantagens da União dos Implantes em A, C, e E

- Seis vezes menos flexão da barra em comparação com a barra com os implantes nas posições A e E
- Menos afrouxamento de parafusos
- Menos flexão de metal
- Três implantes como pilares
- Menos estresse para cada implante em comparação com implantes A e E
- Maior área de superfície
- Mais implantes
- Maior distância anteroposterior
- Metade do momento de força em comparação com uma barra que se apoia em implantes nas posições A e E
- Menor movimento da prótese
- A falha de um implante ainda oferece adequado pilar de suporte

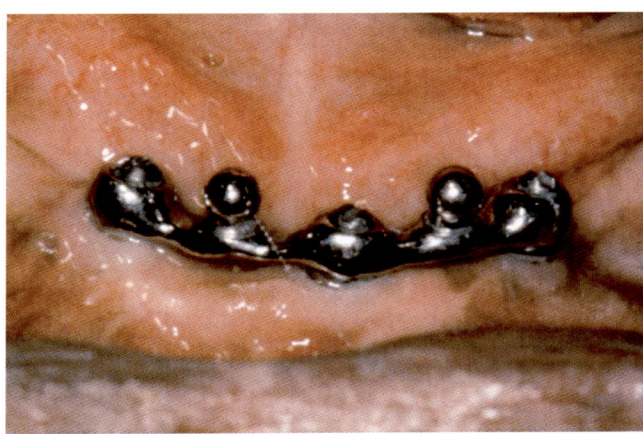

FIGURA 29-78. Os implantes estão mais distantes do que o SD-2 e estão ainda a uma distância igual da linha mediana, e em paralelo, a mesma altura.

O implante em C na maioria das vezes está anterior aos implantes nas posições A e E que são mais distais (nas regiões pré-molares). O implante na posição C deve estar sob o cíngulo dos incisivos anteriores (Fig. 29-77). Os implantes na região anterior do arco reduzem a flexão e melhoram a estabilidade da prótese. Como consequência, quando mais de dois implantes estão na região anterior da mandíbula, um suporte de tripé pode ser estabelecido.

Para determinar o benefício de uma distância AP, as distais dos implantes mais posteriores em cada lado são unidas com uma linha reta. A distância perpendicular entre esta linha e a posição do implante ao centro é designada distância A-P.[18,117] Quanto maior a distância A-P melhor é a estabilidade biomecânica quando os implantes são espintados. Quanto maior a distância AP dos implantes posicionados em A, C e E, melhor a biomecânica do trabalho já que a barra reduz o estresse sobre os implantes porque estes estão imobilizados.

Uma barra unindo os implantes em A-C-E é mais estável do que se estes estão em posição B-D. A estabilidade lateral da sobredentadura é melhorada porque os implantes estão em posições A e E e os clipes nas posições B e D mais distais do que em uma SD-2 (Fig. 29-78). Além disso, a barra pode estar mais fora do tecido, quando a distância da dimensão vertical e a altura de fixação do osso podem ser maiores. Como um resultado disso, a rotação da prótese é mais limitada em comparação com o SD-1 e SD-2. Portanto, o terceiro implante para SD-3 é uma vantagem considerável para um paciente desdentado mandibular que é a divisão C-h disponível de altura do osso.

A SBD opção 3 normalmente não usa dois clipes Hader para fixação. Como os dois clipes não rodam na mesma posição, a prótese é em geral demasiadamente rígida, e os clipes não rodam a menos que expandam (Fig. 29-79). Assim, ao usar clipe e barra, esta é uma complicação comum. Se um clipe de encaixe é desenhado para a prótese, a barra pode ligar a face vestibular dos pilares dos implantes A e E e a face lingual do pilar C. Como resultado, uma barra reta pode ser fabricada perpendicular à trajetória de rotação (Fig. 29-80).

Os encaixes de O-rings conectados à superestrutura oferecem maior liberdade de movimento na posição e desenho da barra (Fig. 29-81). Um O-ring é frequentemente utilizado quando o EAC permite aumentar a dimensão altura da coroa-osso e diminuir a dimensão plano oclusal-conector. Quanto menor a distância plano oclusal-conector, mais estável a sobredentadura em relação às forças laterais. A superfície de baixo relevo da prótese deve não entrar em contato com os lados da barra de conexão, porque isto resultaria em um sistema muito rígido.

A barra de ligação deve ser paralela ao plano oclusal, e os conectores devem ser instalados na mesma altura ao longo da barra. Tal instalação é necessária para a prótese rotacionar efetivamente durante a função. Nenhum cantiléver da barra deve ser projetado neste sistema de três implantes. Porém, os conectores podem ser instalados

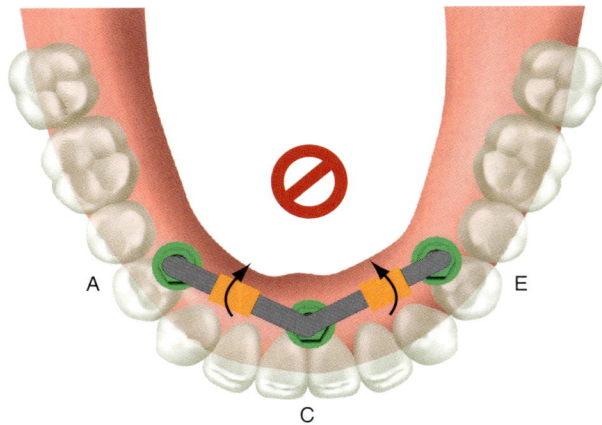

FIGURA 29-79. Uma opção sobredentadura implante 3 raramente deve usar um clipe de Hader para o sistema de fixação.

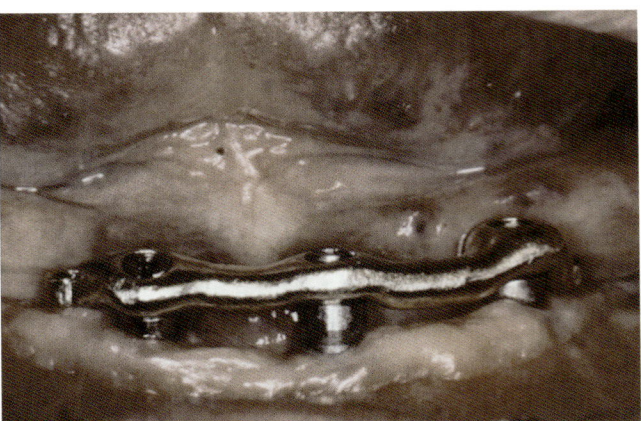

FIGURA 29-82. Nenhum cantiléver da barra deve ser utilizado com uma sobredentadura de três implantes. No entanto, o acessório pode ser posicionado distal para o implante A e E.

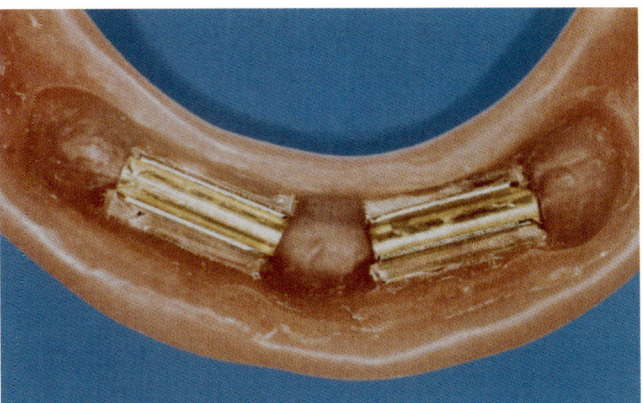

FIGURA 29-80. Quando os clipes Hader rodam em diferentes planos fazem uma prótese ser demasiadamente rígida para três implantes

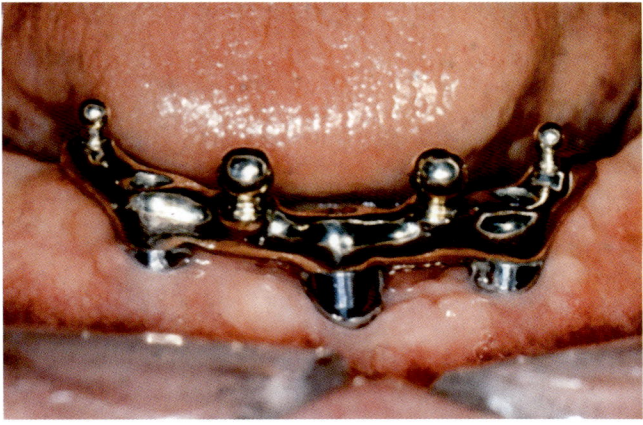

FIGURA 29-81. Anexos O-ring têm uma ampla gama de posições para melhorar a retenção e estabilidade ao longo da barra.

na distal dos pilares A e E, similar ao projeto de uma prótese parcial classe I de Kennedy (Fig. 29-82).

A opção de tratamento SD-3 é geralmente a primeira opção apresentada para um paciente com queixas mínimas, que está preocupado principalmente com retenção e estabilidade anterior da SBD quando custo é um fator moderado. A forma do rebordo posterior deve ser avaliada, pois determina a extensão da flange lingual da dentadura, o que limita o movimento lateral da prótese nesta opção de tratamento. No futuro, quando o paciente tiver recursos e puder instalar implantes adicionais àqueles nas posições A, C, e E, as próximas instalações serão nas posições B e D quando o osso posterior for inadequado para implantes (C-h). Quando o osso posterior permitir, os dois novos implantes serão posicionados um na região de molar e o outro instalado na posição B ou D contralateral. A nova barra de sobredentadura e prótese então permite uma prótese PR-4 (ou fixa).

Quando três ou mais implantes são utilizados para um sistema de sobredentadura, próteses parafusadas passivas são mais difíceis de alcançar. Assim, os procedimentos para SD-3, SD-4 e SD-5 são muito mais específicos para cada passo clínico e laboratorial (Fig. 29-83). Considerações passo a passo são apresentadas sob a Opção SD-5.

Sobredentadura Opção 4

Na quarta opção de sobredentadura mandibular (SD-4), os quatro implantes são instalados nas posições A, B, D e E. Este é frequentemente o número mínimo de implantes quando o paciente tem como antagonista os dentes superiores, ou volume ósseo anterior C-h com EAC superior a 15 mm. Esses implantes geralmente fornecem apoio suficiente para incluir um cantiléver distal de até 10 mm em cada lado, se os fatores de tensão são de intermediários a baixos (p. ex., parafunção, EAC, dinâmica da mastigação e dentição antagonista) (Fig. 29-84).

A superestrutura em cantiléver é uma característica das quatro ou mais opções de tratamento com implantes em um edentado completo, por três razões: A primeira relaciona-se com o aumento do suporte do implante em comparação com SD-1 para SD-3. A segunda é que a posição biomecânica dos implantes unidos é otimizada em uma forma oval de arco em comparação com SD-1 ou SD-2. A terceira está relacionada com a retenção adicional fornecida pelo quarto implante para a barra de superestrutura, o que limita o risco de afrouxamento do parafuso protético e outras complicações relacionadas à fixação da prótese.

Ao considerar um cantiléver distal na barra para uma sobredentadura mandibular, a posição do implante é o determinante primário na área. Cantiléveres podem ser comparados a uma alavanca de classe 1 na mecânica. O implante mais distal de cada lado atua como um ponto de apoio quando forças oclusais são aplicadas sobre o cantilever distal. Portanto, a quantidade de força de oclusão é ampliada pela extensão do cantiléver, que atua como uma alavanca. Por exemplo, uma carga de 11 kg para um cantiléver de 10 mm resulta em uma força de 113 kg mm.

Esta força de momento é sustentada pela extensão da barra anterior ao fulcro. Portanto, se os dois implantes anteriores (B e D) estão a 5 mm do fulcro (implantes distais A e E), o efeito do cantiléver distal é reduzido. Se os implantes estão a 5 mm um do outro, a vantagem mecânica da alavanca é o cantiléver de 10 mm dividido por 5 mm da extensão A-P, que é igual a 2. Porque os implantes estão unidos, uma força distal 11 kg é ampliada para 22 kg no implante anterior e 33 kg (22 + 11 = 33) no implante distal (fulcro).

Como regra geral, o cantiléver posterior aos implantes anteriores pode ser igual à distância AP quando os fatores de tensão são de baixos a moderados. A forma do arco mandibular pode ser quadrada, cônica ou ovoide. A forma de arco está relacionada à distância AP dos implantes AE e BD. Formas de arcos quadrados limitam a extensão AP entre os implantes e podem não ser capazes de conter o efeito de um cantiléver distal.

Uma forma de arco quadrado resulta muitas vezes numa distância AP de 4 mm ou menos. Sob estas condições, um cantiléver mínimo deve ser concebido, e uma restauração com MP- 3 a MP-6 é indicada. Portanto, cantiléveres distais são significativamente reduzidos para arcos quadrados (Fig. 29-85). Em um arco mandibular de forma ovoide a cônica, a extensão AP entre os implantes nas posições A, E e D, B é maior e, portanto, permite um cantiléver distal mais longo. Esta extensão A-P é normalmente de 8 a 10 mm e, portanto, muitas vezes permite um cantiléver de até 10 mm das posições A e E (Fig. 29-86).

Deve-se enfatizar que a extensão AP é apenas um fator para determinar o comprimento do cantiléver. Quando fatores de tensão tais como as forças oclusais são maiores, o cantiléver é diminuído. Parafunção, arco antagonista, dinâmica da mastigação e EAC afetam a quantidade de força sobre o cantiléver. Por exemplo, quando a altura da coroa é dobrada, as forças de momento são dobradas. Portanto, sob condições ideais de baixa força (altura da coroa inferior a 15 mm, ausência de parafunção, paciente idosa do sexo feminino, antagonista a uma prótese total), o cantiléver pode ser até 1,5 vez a extensão A-P para uma sobredentadura SD-4. Quando os fatores de força são moderados, o cantiléver deve ser reduzido em uma vez a extensão A-P. A extensão do cantiléver distal está relacionada principalmente aos fatores de força e à forma de arco, que corresponde à extensão A-P.

Os indicadores do paciente para a opção de tratamento SD-4 como requisito mínimo incluem anatomia posterior de moderada

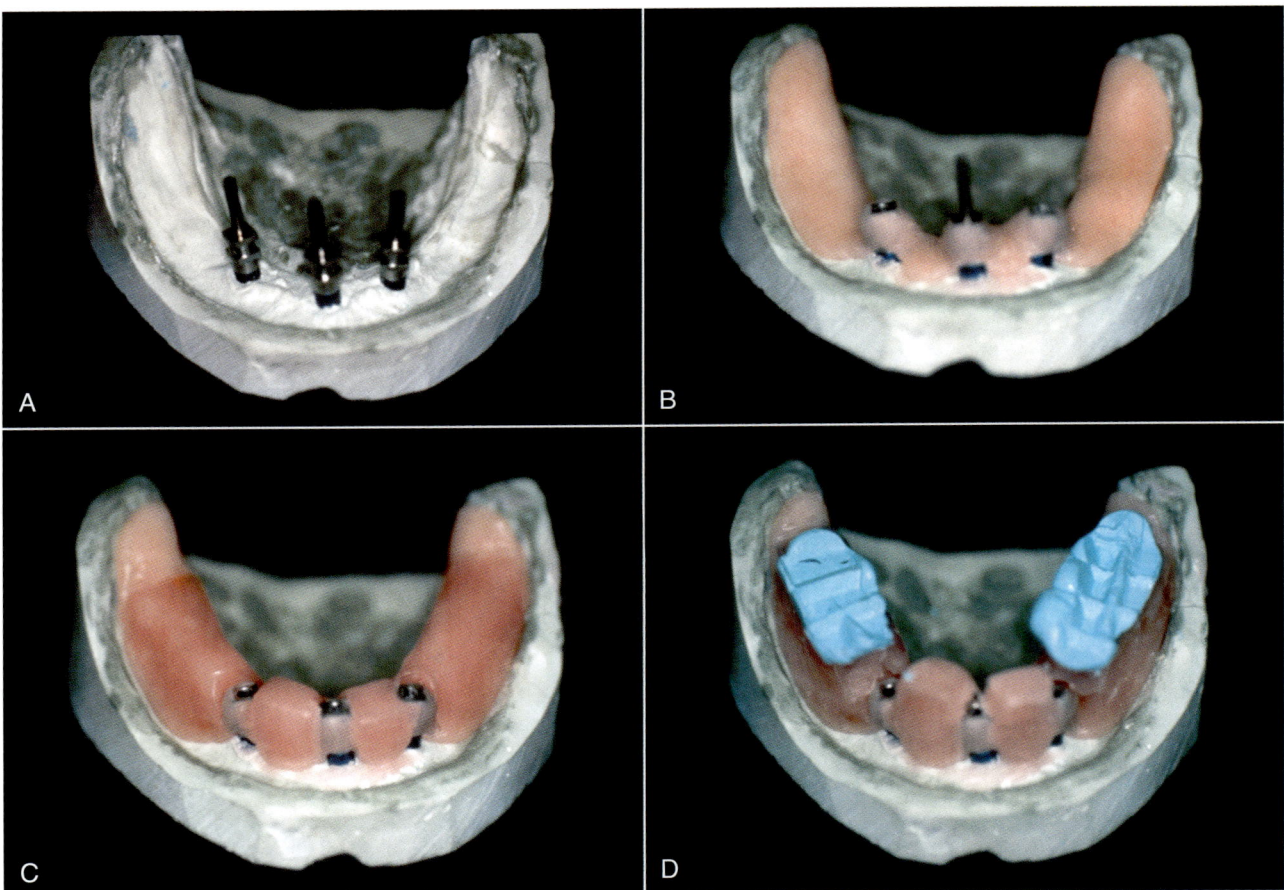

FIGURA 29-83. **A,** Moldagem final é feita com uma moldeira aberta individual. Quando a moldagem final é vazada, pilar de implante para análogos parafusados são conectados aos pinos de moldagem direta. Os pinos de moldagem são então reconectados no modelo. **B,** O encerramento é adicionado à placa base. Este dispositivo também age como um verificador de jig para confirmar que a moldagem da posição do implante está correta. **C,** A borda de cera está ligada à placa de base. Este dispositivo também atua como uma verificação de registro para confirmar se a impressão da localização dos implantes estão correta. **D,** Dimensão vertical de oclusão e registro de mordida são registrados e usados para montar os planos de cera superior e inferior.

(Continua)

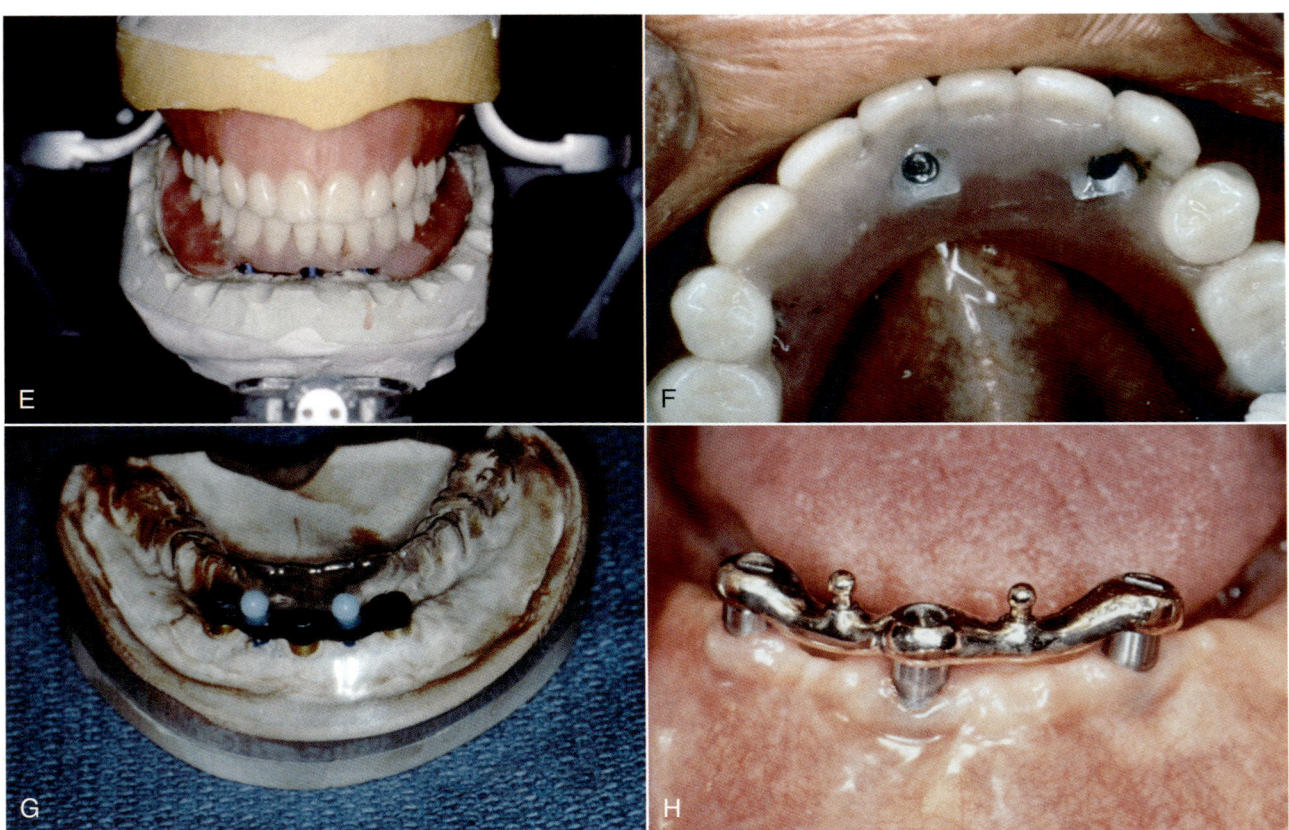

FIGURA 29-83. (Cont.) **E,** Dentes de estoque são inseridos nas planos de cera montados. **F,** A prova do enceramento é feita para verificar estética, oclusão e posição dos pilares. **G,** Uma placa clara prensada a vácuo do contorno da sobredentadura (SBD) foi feita, e a barra de ligação e os conectores são colocados no interior do contorno de prótese e longe dos dentes de estoque. **H,** A barra e a SBD são entregues ao paciente.

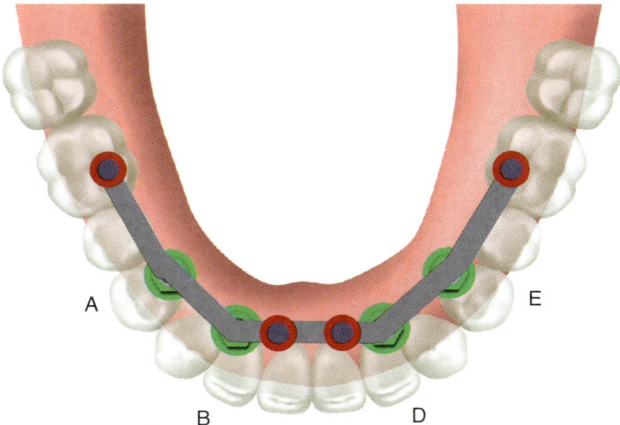

FIGURA 29-84. Na sobredentadura opção 4, quatro implantes são instalados nas posições A, B, D, e E. Os implantes geralmente oferecem apoio suficiente para um cantiléver distal de até 10 mm.

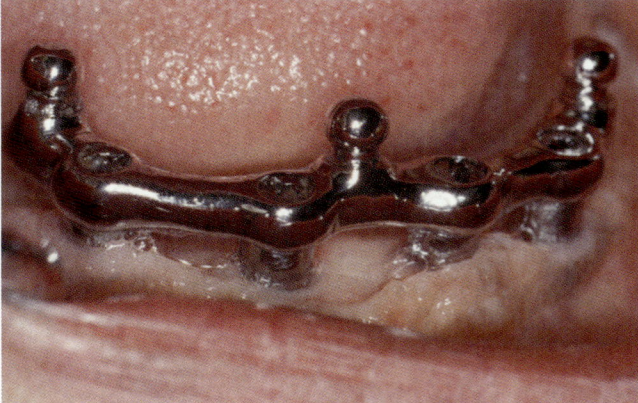

FIGURA 29-85. Estes quatro implantes foram instalados num rebordo de forma quadrada e com pouca dimensão anteroposterior. Portanto, menos cantiléver deve ser extendido a partir dos implantes.

a pobre que provoca falta de retenção e estabilidade da SBD, história de recorrentes abrasões dos tecidos moles ou dificuldade com a fala. Lembre-se de que a região posterior da mandíbula edentada reabsorve quatro vezes mais rápido do que a mandíbula anterior. No rebordo posterior da mandíbula divisão C-h, as linhas oblíqua externa e milo-hióidea são elevadas (em relação ao rebordo) e correspondem frequentemente à crista do rebordo residual. As inserções musculares, portanto, estão perto da crista do rebordo posterior. Outras condições que indicam uma SD-4 como uma opção de tratamento é quando o paciente tem queixas e desejos mais exigentes do que para as opções de tratamento anteriores (Quadro 29-13).

Os benefícios ao paciente a partir da opção de quatro implantes são maior suporte de carga oclusal, estabilidade lateral da prótese e retenção otimizada. A prótese coloca carga sobre o tecido mole vestibular, sobre os primeiros e segundos molares e sobre os triângulos retromolares. Portanto, a quantidade de força oclusal no sistema de implante é reduzida (em comparação com uma prótese fixa ou uma PR-4), porque a barra não se estende até a posição do molar, onde as forças são maiores.

QUADRO 29-13 Critério de Seleção de Pacientes: SD-4

- Problemas de moderados a graves com próteses tradicionais
- Necessidades ou desejos são exigentes
- Necessidade de diminuir volume de prótese
- Incapacidade de usar próteses tradicionais
- Desejo de diminuir a perda óssea posterior
- Anatomia desfavorável para próteses totais
- Problemas com a função e estabilidade
- Lesões posteriores
- Dentes naturais como antagonistas
- Volume ósseo C-h
- Fatores de força desfavoráveis (parafunção, idade, tamanho, espaço da altura da coroa > 15 mm).

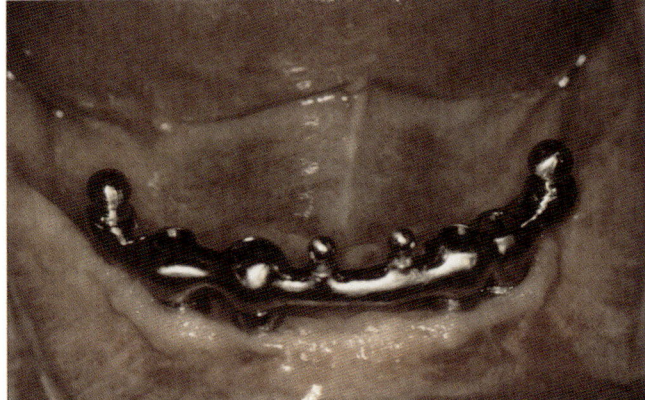

FIGURA 29-86. Uma sobredentadura mandibular opção 4 em um arco ovoide. Nesta opção, implantes nas posições A, B, D e E são conectados com uma barra em cantiléver (de até 10 mm). Os conectores são desenhados para aliviar as tensões e para permitir algum movimento da prótese durante a função.

A opção de tratamento SD-4 é o menor tratamento prestado quando o paciente tem dentes superiores. A maioria das forças verticais e horizontais em uma SBD mandibular exige desoclusão anterior em excursões para diminuir a força da mordida. Desta forma, mais implantes anteriores são necessários nestas condições.

A próxima opção de plano de tratamento para o paciente com um moderado orçamento financeiro é futuramente adicionar um implante em uma das posições dos primeiros molares (preferencialmente) ou na posição C. Ambas as opções aumentam a distância A-P para fabricar uma prótese PR-4 com sistema de suporte de implante reforçado. O objetivo é converter, eventualmente, todos os pacientes para uma prótese PR-4 ou fixa para prevenir a perda óssea posterior e as desvantagens associadas (incluindo a estética das regiões vestibulares posteriores).

Para reduzir o efeito de cantiléver oculto, o segundo molar não é instalado na sobredentadura mandibular (Fig. 29-87, A). Além disso, a sobredentadura deve mover-se quando as cargas são colocadas na região do molar. Portanto, a posição e o tipo de conectores na barra de conexão são importantes. A prótese SD-4 é indicada para obter uma maior estabilidade e uma maior limitação na quantidade de movimento da prótese. Os conectores da sobredentadura geralmente são colocados nos cantiléveres distais com um conector O-ring na linha média (Fig. 29-87, B). A prótese ainda é PR-5, mas com menor apoio nos tecidos moles de todos os desenhos de uma PR-5. O conector anterior deve permitir o movimento vertical para o aspecto distal da prótese para ela rotacionar em direção ao tecido.

Clipes que permitem a rotação são difíceis de serem usados em superestruturas com cantiléveres. Para permitir o movimento, o clipe deve ser colocado perpendicular à trajetória de rotação, e não ao longo da barra com cantiléver, onde a sua única função é a retenção (e limitar a rotação) (Fig. 29-88, A e B).

O tipo mais comum de conector é um O-ring ou um Locator, porque a sua posição permite uma maior liberdade. A posição mais comum do O-ring é na face distal de cada barra e entre as posições AB e DE. Uma alternativa é posicionar um O-ring na posição do implante C (porque nenhum implante está neste local). Os dois O-rings distais permitem a rotação da prótese para o rebordo vestibular, e os O-rings anteriores permitem a rotação da prótese em direção à incisal. A barra de conexão dá suporte ao implante da região do pré-molar para a frente e estabilidade lateral. Os O-rings proporcionam uma retenção adequada. Um O-ring de menor tamanho ou de um material menos retentivo é geralmente posicionado anteriormente, especialmente quando dois O-rings são usados.

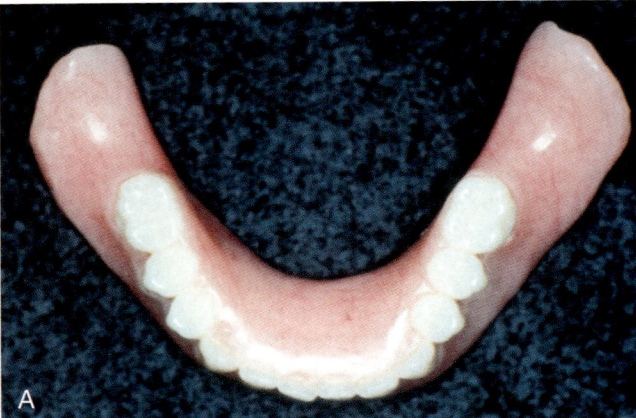 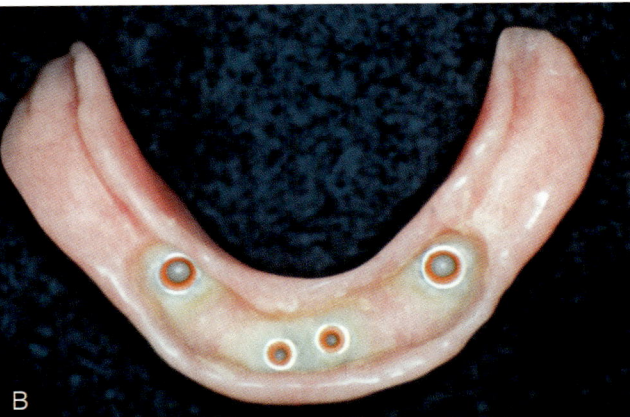

FIGURA 29-87. **A,** A sobredentadura implantossuportada mandibular para a opção 4 e 5 geralmente não tem o segundo molar para reduzir o risco de um cantiléver oculto. **B,** Os conectores distais de uma barra em cantiléver permitem rotação de modo que a prótese coloque carga sobre o tecido vestibular nas regiões de molares.

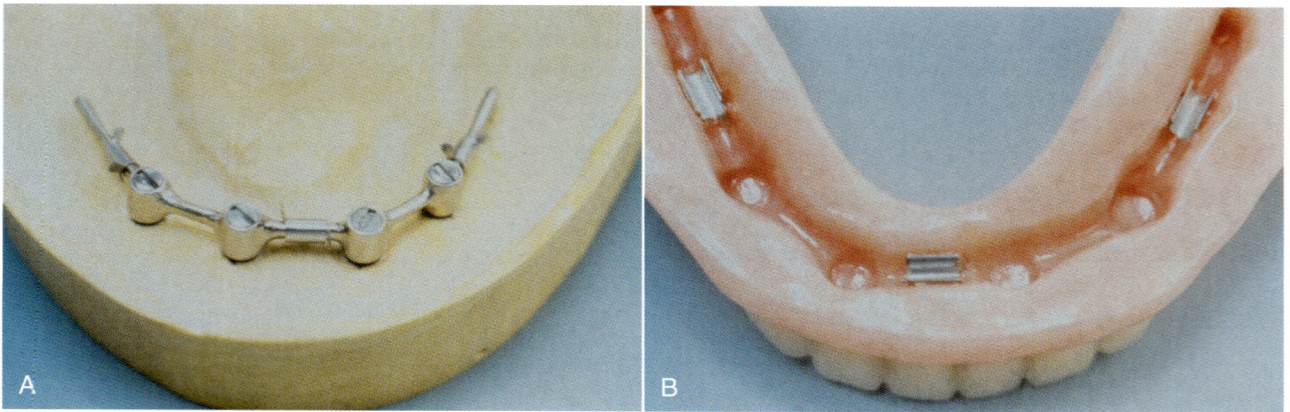

FIGURA 29-88. **A,** Clipes geralmente não são indicados em barras com cantiléver porque impedem a rotação da sobredentadura implantossuportada e resultam em um MP-0. **B,** Quando os clipes são posicionados em torno do arco com cada um tendo um trajeto diferente de rotação, a prótese não tem movimento é semelhante a uma prótese fixa.

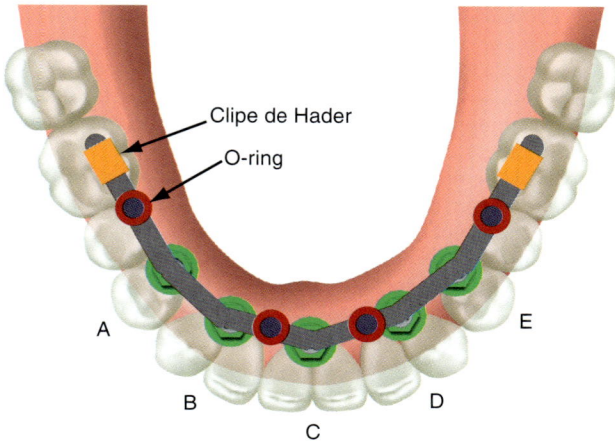

FIGURA 29-89. Na sobredendatura opção 5, os implantes são instalados na posição A, B, C, D, e E. Uma barra une os implantes e apresenta um cantiléver distal. O comprimento do cantiléver depende da distância anteroposterior e de fatores de força.

Sobredentadura Opção 5

Na opção de tratamento SD-5, cinco implantes são instalados nas posições A, B, C, D, e E. A supraestrutura geralmente apresenta cantiléver distal de até duas vezes a extensão A-P (se quase todos os fatores de tensão forem baixos) e mede em média 15 mm, o que o coloca sob a área de primeiro molar (Fig. 29-89). A extensão distal da barra em cantiléver está relacionada (em parte) à distância A-P. As forças exercidas sobre os implantes e desenhos de barras em cantiléveres têm sido estudadas por vários autores.[118-124] Um achado constante é que a maioria dos implantes mais distais recebem tensões duas a três vezes maiores do que os outros implantes. A concentração mais elevada de tensão está no nível da crista distal do implante mais distal do lado sob carga. Nenhuma diferença estatística foi encontrada entre os diferentes comprimentos de implantes. As tensões aumentam com a extensão do cantiléver. Portanto, fatores de tensão precisam ser avaliados cuidadosamente antes de projetar um extenso cantiléver.

Tensões são ampliadas em proporção direta com o comprimento de cantiléver e devem ser planejadas com cuidado com base nos fatores de força e na anatomia existente do paciente.[119-121] A distância A-P é maior do que na SD-4 porque o implante C é geralmente mais anterior do que os sítios B e D. Uma forma quadrada de rebordo geralmente tem uma extensão A-P inferior a 5 mm e deve ter um cantiléver mínimo, mesmo com cinco implantes unidos. Um arco ovoide tem uma distância A-P de 5 a 8 mm, e uma forma cônica de arco de mais de 8 mm (Fig. 29-90). Nestas situações, um cantiléver de duas vezes esta distância é indicado quando os fatores de força não são excessivos (Fig. 29-91).

Se qualquer um dos principais fatores de tensão (p. ex., parafunção, arco antagonista) não é favorável, o cantiléver deve ser reduzido. Os fatores de força dos pacientes são tão importantes quanto a distância A-P. Em um estudo no qual o critério de falha era a perda na junta do parafuso com arranjos de três, quatro, cinco e seis implantes com uma distância A-P semelhante submetida a forças de 143 a 400 N, as maiores forças transmitidas às conexões protéticas excederam a resistência da tensão do sistema.[118] Este estudo enfatiza o de fato de que a quantidade e a duração da carga oclusal é ainda mais importante que a distância A-P a ser considerada para determinação do comprimento do cantiléver.

A barra da supraestrutura pode ter um cantiléver de até duas vezes a distância A-P com baixos fatores de tensão, por três razões. O implante C adicional aumenta a área de superfície osso-implante do sistema, acrescenta outros elementos de retenção à barra para reduzir o afrouxamento do parafuso, e aumenta a distância A-P. Isto ajuda a combater a ação da alavanca classe 1 criada pelo cantiléver distal (Fig. 29-92).

A quinta opção de sobredentadura mandibular (SD-5) é projetada para dois tipos de pacientes. Mais importante, esta é uma opção de tratamento mínima para pacientes com problemas de moderados a graves relacionados com uma prótese total mandibular tradicional. As necessidades e os desejos do paciente são muitas vezes mais exigentes e podem incluir a limitação da quantidade de volume da prótese, maiores preocupações em relação à função (mastigação e fala) ou estabilidade, pontos posteriores doloridos, ou a incapacidade de usar uma prótese total mandibular. Esta opção é muitas vezes indicada quando se tem os dentes superiores ou uma prótese fixa implantossuportada no arco antagonista (Quadro 29-14).

Cinco implantes também permitem que a supraestrutura da prótese tenha um cantiléver para a frente a partir do rebordo anterior. Isto é um benefício particular para pacientes classe II esquelética de Angle. O lábio inferior é suportado pelos dentes superiores quando a mandíbula está em repouso. Próteses tradicionais mandibulares reconstroem o verdadeiro trespasse horizontal, de modo que a posição dos dentes anteriores inferiores não invada a zona neutra durante repouso ou função. No entanto, em uma prótese PR-4, os dentes podem ser definidos em um padrão de

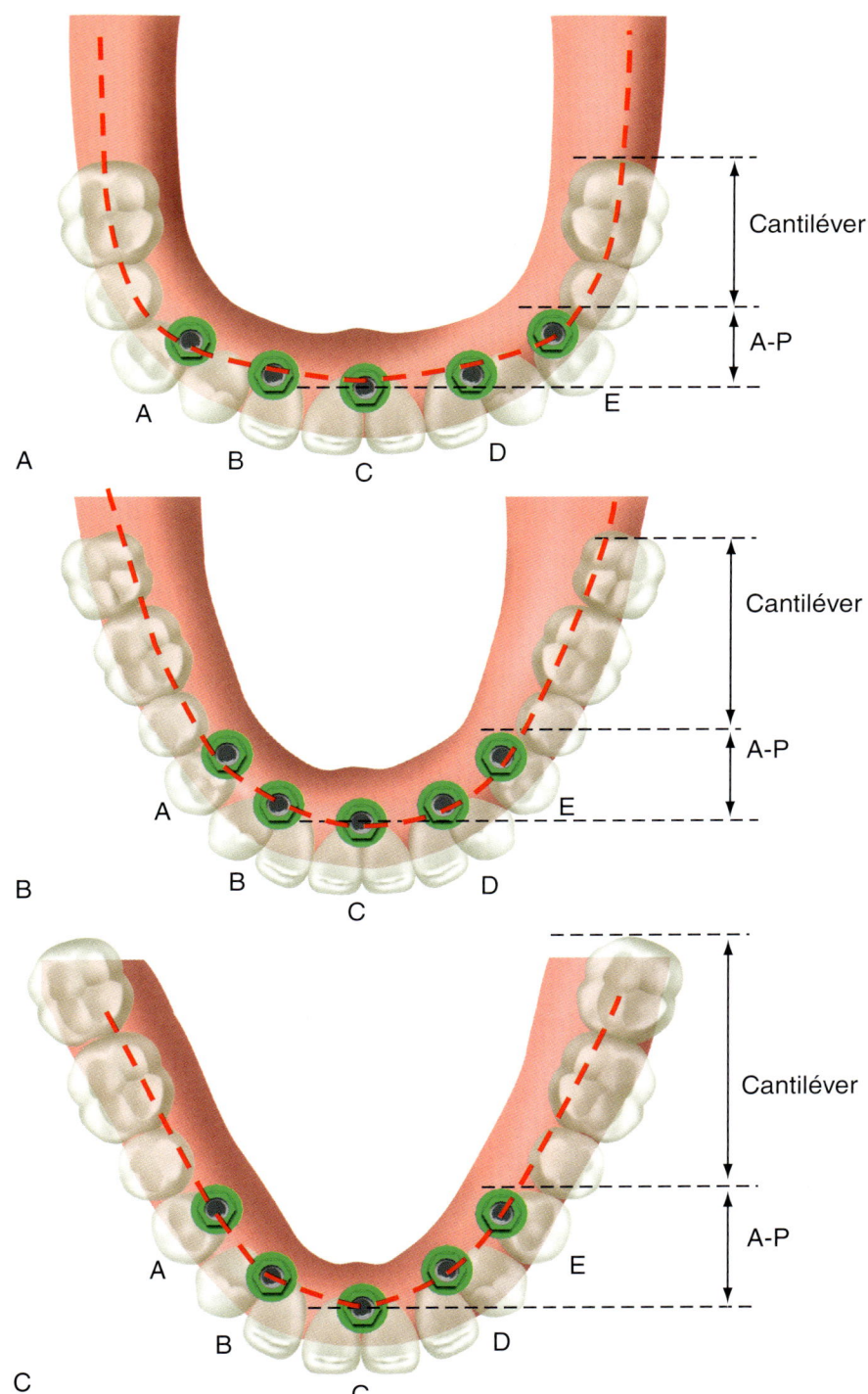

FIGURA 29-90. **A,** A forma do arco afeta a distância anteroposterior (A-P). A forma de arco quadrado é inferior a 5 mm. **B,** O arco de forma oval muitas vezes tem uma distância A-P de 5 a 8 mm. **C,** A forma do arco cônico tem a maior distância A- P, maior do que 8 mm.

classe I esquelética, onde eles fornecem o melhor resultado estético. Isto também aumenta a quantidade de função na região anterior. Para estes pacientes serem classe II esquelética, a posição dos dentes anteriores para a frente também coloca os molares para a frente, reduzindo a necessidade de um cantiléver mais distal. A redução do cantiléver distal também diminui a força de alavanca posterior (Fig. 29-93).

A segunda condição do paciente que determina esta opção é tratamento de parar a perda óssea contínua na mandíbula posterior. Se nenhuma carga protética é colocada no osso posterior, o processo de reabsorção é consideravelmente retardado e, muitas vezes é até revertido. Mesmo quando não há implantes posteriores instalados, a barra em cantiléver evita carga no rebordo alveolar posterior e muitas vezes interrompe seu processo de reabsorção. Evidências recentes mostram que as próteses totalmente implantossuportadas geralmente aumentam a quantidade de altura óssea posterior, mesmo quando não há implantes posteriores instalados.[81-83] No entanto, deve ser observado que a melhor opção para prevenir esta perda óssea posterior e aumentar a distância A-P é a instalação de um ou mais implantes posteriores antes que a reabsorção óssea tenha ocorrido. A opção de tratamento SD-5 também é indicada quando o paciente deseja uma prótese PR-4 ou uma prótese fixa, a forma do arco é quadrada para uma prótese PR-5, ou o arco superior tem dentes naturais (especialmente em um paciente jovem ou masculino).

Geralmente de quatro a seis conectores de retenção são incluídos no desenho da barra em cantiléver. Os conectores são tipicamente O-rings ou clipes de Hader. Devido ao seu número e distribuição, os conectores fornecem retenção e se opõem ao MP. Tipicamente, quatro O-rings são distribuídos uniformemente (dois anteriores e dois posteriores aos implantes distais). Se a DVO é limitada ou parafunção está presente, a SBD pode utilizar uma estrutura de metal no interior da prótese (semelhante a uma dentadura parcial). Este desenho reduz o risco de fratura da SBD (Fig. 29-94).

Um clipe de Hader pode ser colocado distalmente aos últimos O-rings de cada secção em cantiléver. Na entrega, os O-rings podem ser apenas os conectores usados. O clipe Hader pode ser adicionado como um sistema de backup para a retenção adicional no caso de quebra do O-ring ou no caso da dimensão vertical de oclusão não permitir o uso de alto perfil retentivo dos O-rings e causar repetidas fraturas do acrílico sobrejacente da prótese. Também pode proporcionar uma retenção adicional para evitar que os alimentos pegajosos elevem a parte posterior da prótese.

O desenho de barra com seis conectores também permite um método para diminuir a tensão na barra e nos implantes se o afrouxamento do parafuso ou perda óssea ao redor dos implantes forem notados. O clipe e a barra de Hader podem ser seccionados da barra de ligação. A prótese PR-4 em seguida é convertida em uma prótese PR-5, pois agora pode girar sobre os dois O-rings colocados distalmente aos implantes posteriores (Fig. 29-95).

Passo a Passo do Procedimento Restaurador

Seleção de Pilar Inicial e Moldagem Preliminar

Durante a primeira consulta protética, as extensões transmucosas são removidas e os pilares para retenção parafusada são selecionados e

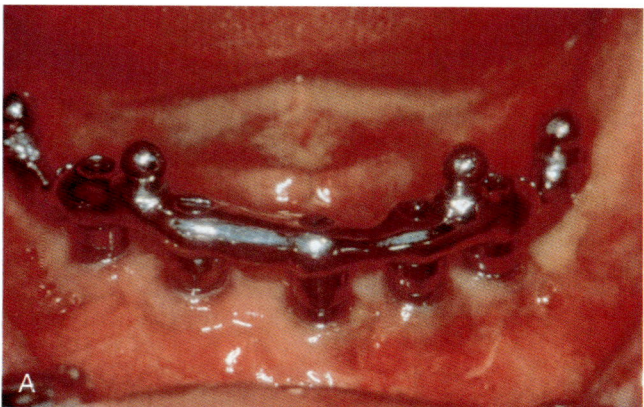
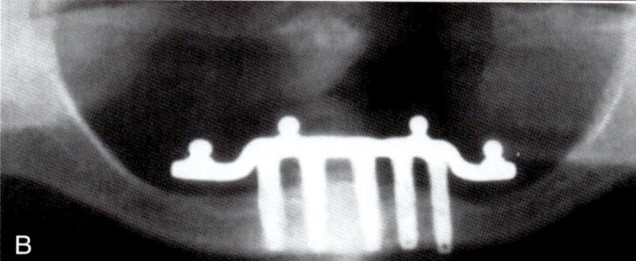

FIGURA 29-91. **A,** Uma sobredentatura sobre cinco implantes em um arco ovoide opondo-se a uma prótese total em uma idosa pode deixar um cantiléver na barra de duas vezes a distância A-P. **B,** Uma radiografia panorâmica de uma sobredentadura opção 5 e cinco implantes na mandíbula anterior.

QUADRO 29-14 Critérios de Seleção de Pacientes: SD-5

- Problemas de moderados a graves com próteses tradicionais
- Necessidades ou desejos são exigentes
- Necessidade de diminuir volume de prótese
- Incapacidade de usar uma prótese tradicional
- Desejo de diminuir a perda óssea posterior
- Anatomia desfavorável para próteses totais
- Problemas com a função e a estabilidade
- Lesões posteriores
- Anatomia posterior de moderada à precária
- Falta de retenção e estabilidade
- Abrasão dos tecidos moles
- Dificuldades na fala
- Tipo de paciente mais exigente
- Dentes superiores ou prótese fixa implantossuportada
- Mandíbula divisão I classe II de Angle restaurado para classe I

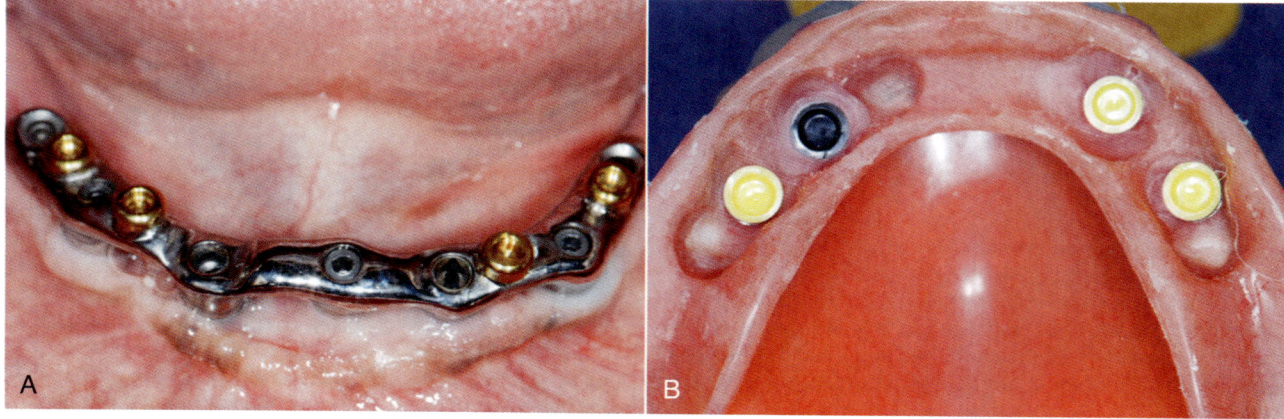

FIGURA 29-92. **A,** Sobredentadura com cinco implantes em um arco oval em um paciente com parafunção moderada pode ter um cantiléver distal, que é uma vez a distância anteroposterior e tem algum suporte nos tecidos moles na região do molar. **B,** O conector da sobredentadura mandibular deve permitir algum movimento para colocar carga sobre o tecido mole na região molar.

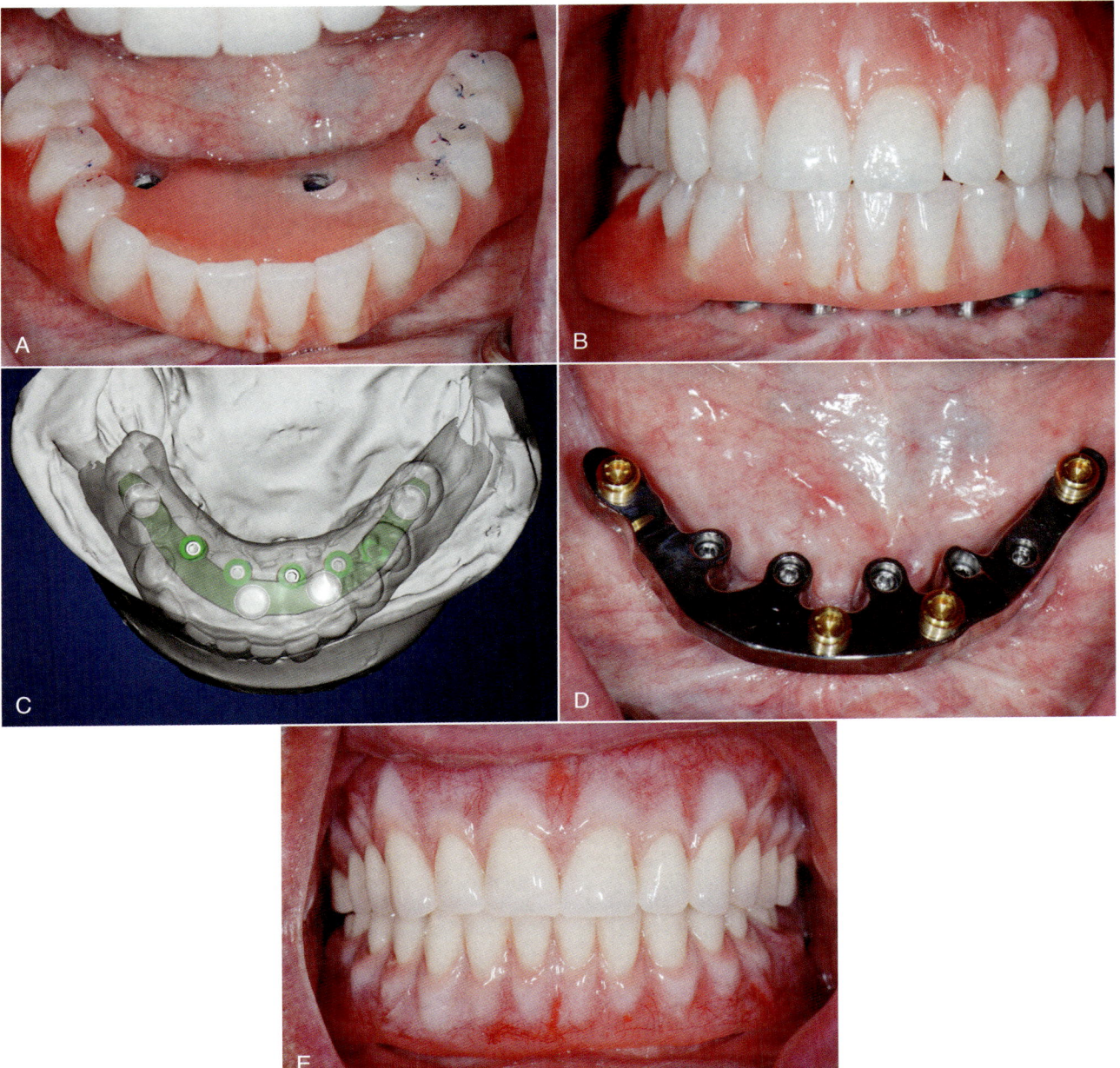

FIGURA 29-93. **A,** A prova do enceramento da sobredentadura implantossuportada (SBD) em um paciente classe II esquelética com os dentes em cantiléver para a anterior. **B,** A prova do enceramento da prótese total superior e SBD inferior com oclusão dentária classe I. **C,** A fabricação digital da barra de conexão coloca o componente anterior da barra em cantiléver sob os dentes anteriores. **D,** A barra é fabricada e inserida nos cinco implantes. **E,** A prótese maxilar final e uma sobredentadura implantossuportada PR-4 mandibular com opção de tratamento 5.

colocados sobre os implantes (Fig. 29-96, *A*). O pilar para a plataforma parafusada é normalmente colocado a 2 mm acima do tecido na mandíbula para facilitar os cuidados diários. O EAC é avaliado e deve ser adequado para a colocação final do pilar e do parafuso de fixação. Em algumas situações, a barra pode ser ligada diretamente ao corpo do implante, sem um pilar intermediário.

Um pino de moldagem indireta é colocado no pilar para a retenção parafusada (ou corpo do implante) e é usado para confirmar angulação adequada e o contorno da prótese final (Fig. 29-96, *B*). Um pilar inclinado para prótese parafusada pode ser usado, se indicado para melhorar o contorno da prótese. Se este for ainda inadequado, o profissional deve considerar a remoção do implante e a instalação de outro implante na posição correta. Um pino de moldagem indireta ajuda a visualizar a angulação do implante, escolhendo o pilar protético final, e a fabricar uma moldeira individual.

Uma moldagem elástica preliminar da prótese é feita com hidrocoloide irreversível ou silicona de adição dos pinos de moldagem indireta e dos tecidos adjacentes. Injetar o material de moldagem em torno dos pinos de moldagem e dos tecidos facilita o registro destes pilares. A moldagem preliminar é semelhante àquelas feitas para prótese removível total ou parcial. Se silicona de adição for usada, a moldagem pode ser enviada ao laboratório para vazamento e montagem. Para confeccionar uma moldeira individual com precisão, a moldagem preliminar deve capturar os pontos do tecido mole para

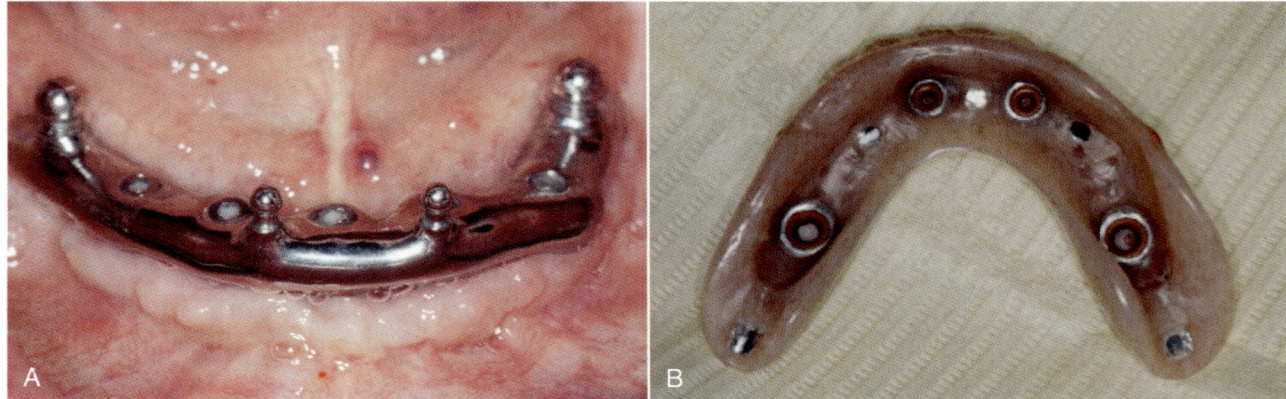

FIGURA 29-94. **A,** Uma sobredentadura implantossuportada (SBD) com cinco implantes pode utilizar uma barra em cantiléver com quatro conectores O-rings. **B,** A prótese pode utilizar uma estrutura de metal para reduzir o risco de fratura da SBD.

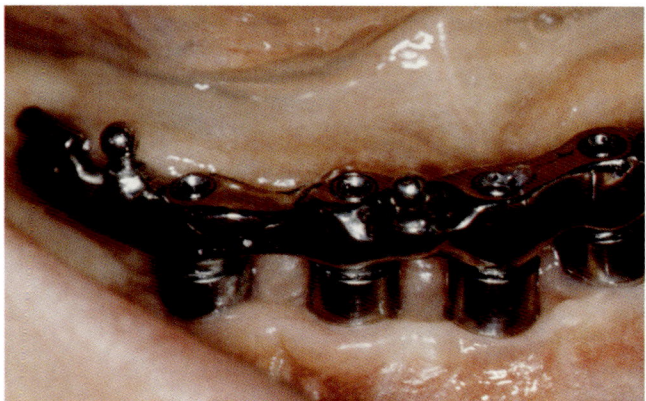

FIGURA 29-95. Uma sobredentadura mandibular implantossuportada PR-4 com opção de tratamento 5, e 6 conectores para reter a prótese (quatro O-rings e dois clipes Hader distais). Quando o clipe Hader é mais distal ao último O-ring, pode ser cortado a partir da barra, o cantiléver é reduzido, e a prótese convertida a uma prótese PR-5.

a construção de prótese (triângulos retromolares, mucosa frouxa adjacente e morfologia do arco residual).

Após a remoção da moldagem preliminar, o dentista inspeciona-a. Nenhuma bolha deve estar presente nas transferências indiretas. Os pinos de moldagem indireta são então desaparafusados dos pilares para prótese parafusada na boca e ligados aos análogos. Cada pino de moldagem indireta com análogo é colocado cuidadosamente no correspondente orifício da impressão. Nenhuma discrepância deve estar presente. Sentir resistência e depois um estalo é o que indica um assentamento apropriado (Fig. 29-96, C). Parafusos de cobertura são colocados sobre os pilares para proteger as roscas de cálculos e detritos. Os pilares finais para a retenção parafusada podem permanecer na boca do paciente entre as consultas se eles estiverem acima do tecido e o hexágono é protegido com um parafuso de cobertura (Fig. 29-96, D).

Para os pacientes que usam uma PR, o condicionador de tecido existente é removido e substituído por um revestimento macio, que é aliviado em torno dos pilares. A dieta do paciente, neste momento, consiste em alimentos mais macios, e o paciente é instruído a deixar a prótese fora da boca, tanto quanto possível, especialmente durante o sono. O paciente é convidado a retornar em 1 a 2 semanas. Quanto mais rápido a estrutura se conectar aos implantes, menos provável que a sobrecarga de um implante possa ocorrer. A segunda consulta protética é programada 1 a 2 semanas após a primeira consulta, dependendo de onde a correção do tecido mole tenha sido indicada. Mais tempo não é indicado, porque a carga incremental da interface implante não é possível neste momento. Os períodos prolongados podem colocar os implantes individuais em situação de risco, porque eles não são unidos e são submetidos individualmente a forças locais.

Fase Laboratorial I

A primeira etapa de laboratório para um projeto de prótese parafusada em um arco completo é a fabricação de uma moldeira individual que pode incorporar pinos de moldagem direta ("moldeira aberta individual"). As moldagens preliminares, com pinos de moldagem indireta e pilares para a retenção de análogos, são vertidos em gesso (Fig. 29-96, E).

Os pinos de moldagem indireta são então substituídos por pinos de moldagem direta com parafuso de fixação longo no modelo de trabalho (Fig. 29-96, F). Esses pinos de moldagem direta não engatam o hexágono rotacional do análogo (ou corpo do implante). Os pinos de moldagem direta são travados 3 mm ao redor e entre a placa base de cera ou argila, permitindo que o parafuso de fixação possa ser exposto (Fig. 29-96, G). Um alívio de 1 mm na cera é feito sobre as regiões de tecido mole do rebordo para ser capturado na moldagem com o primeiro molar. Um stop de tecido mole é adicionado na região do molar, de modo que a moldeira não toque o rebordo edentado a não ser no stop de tecido, que assegura espaço para o material de montagem entre a moldeira e o tecido mole. O modelo e o encerramento são lubrificados com um pouco de vaselina para evitar que a cera derreta na moldeira individual. Pontos do tecido mole para ser capturado na impressão incluem os utilizados para a construção de uma PR porque muitas destas estruturas ajudam a determinar a posição dos dentes em relação à estética, à fonética e à função. A prótese PR-5 mandibular deve incluir volume vestibular, triângulos retromolares e todos os outros pontos de referência específicos para uma prótese total mandibular, porque essas regiões são áreas principais de suporte para os componentes distais da prótese quando dois a quatro implantes são unidos.

Uma moldeira de acrílico aberta individual é então fabricada sobre o modelo de trabalho (Fig. 29-96, H). Os parafusos de fixação se projetam 3 mm ou mais através da parte superior da moldeira, a moldeira é ainda fechada em torno de cada parafuso. O modelo é removido do molde; recortada de 1 a 2 mm aquém da periferia da prótese, semelhante a uma moldeira total individ-

(O texto continua na página 805)

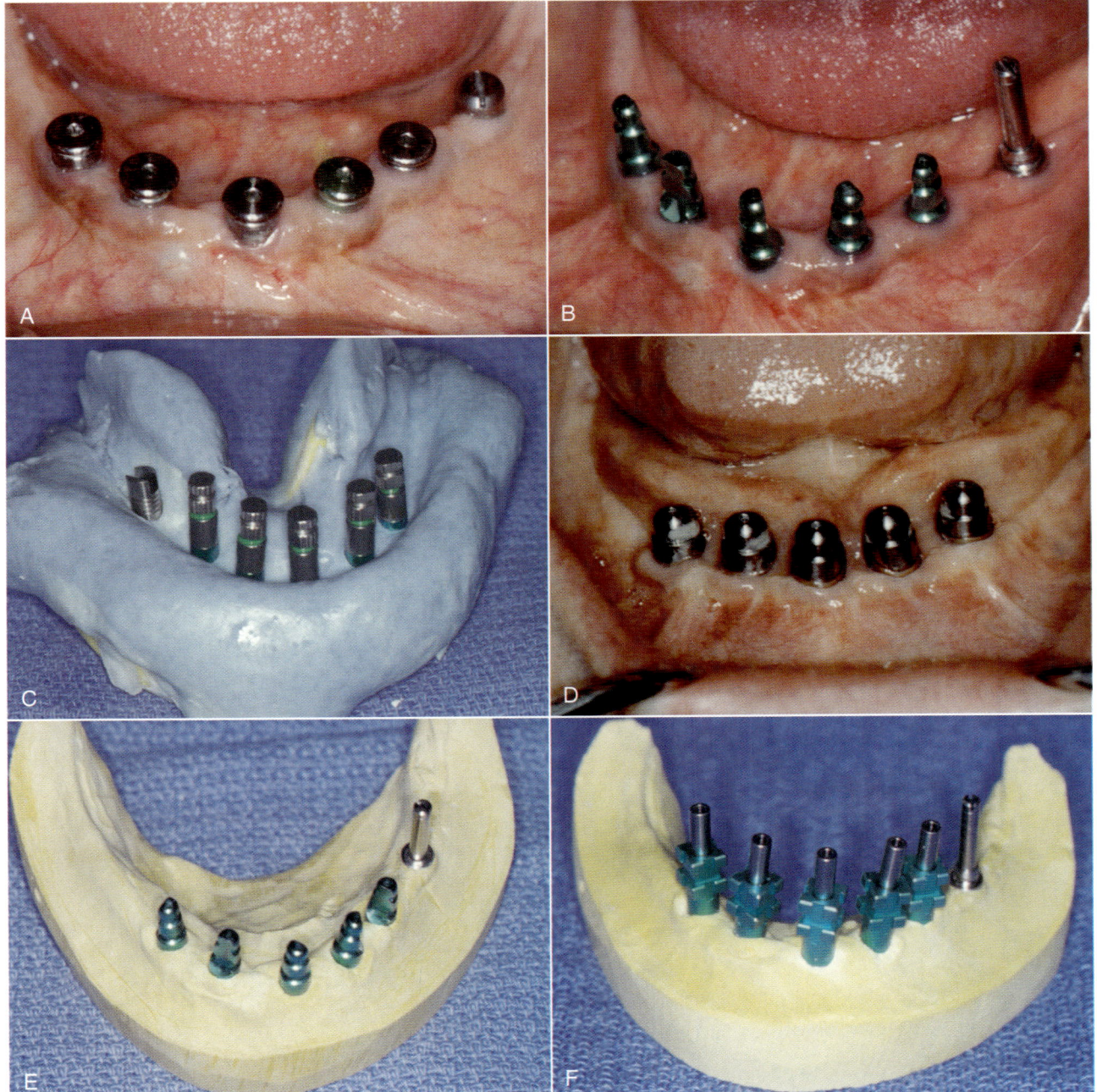

FIGURA 29-96. **A,** A primeira consulta protética é destinada a avaliar os implantes, retirar extensões transmucosas e inserir pilares para retenção parafusada. **B,** Os pinos de moldagem indireta são parafusados nos pilares para retenção parafusada (ou corpo do implante). **C,** Um hidrocoloide irreversível é mais frequentemente usado para fazer uma moldagem preliminar. Os pinos de moldagem indireta são desaparafusados dos pilares. Os pinos de moldagem são, em seguida, parafusados nos análogos e inseridos na moldeira fechada. **D,** Parafusos de cobertura são rosqueados nos pilares para proteção de parafuso. **E,** Os análogos dos pilares, pinos de moldagem e a moldagem preliminar são vazados com gesso-pedra. **F,** Pinos de moldagem direta substituem o pino de moldagem indireta no modelo de gesso.

(Continua)

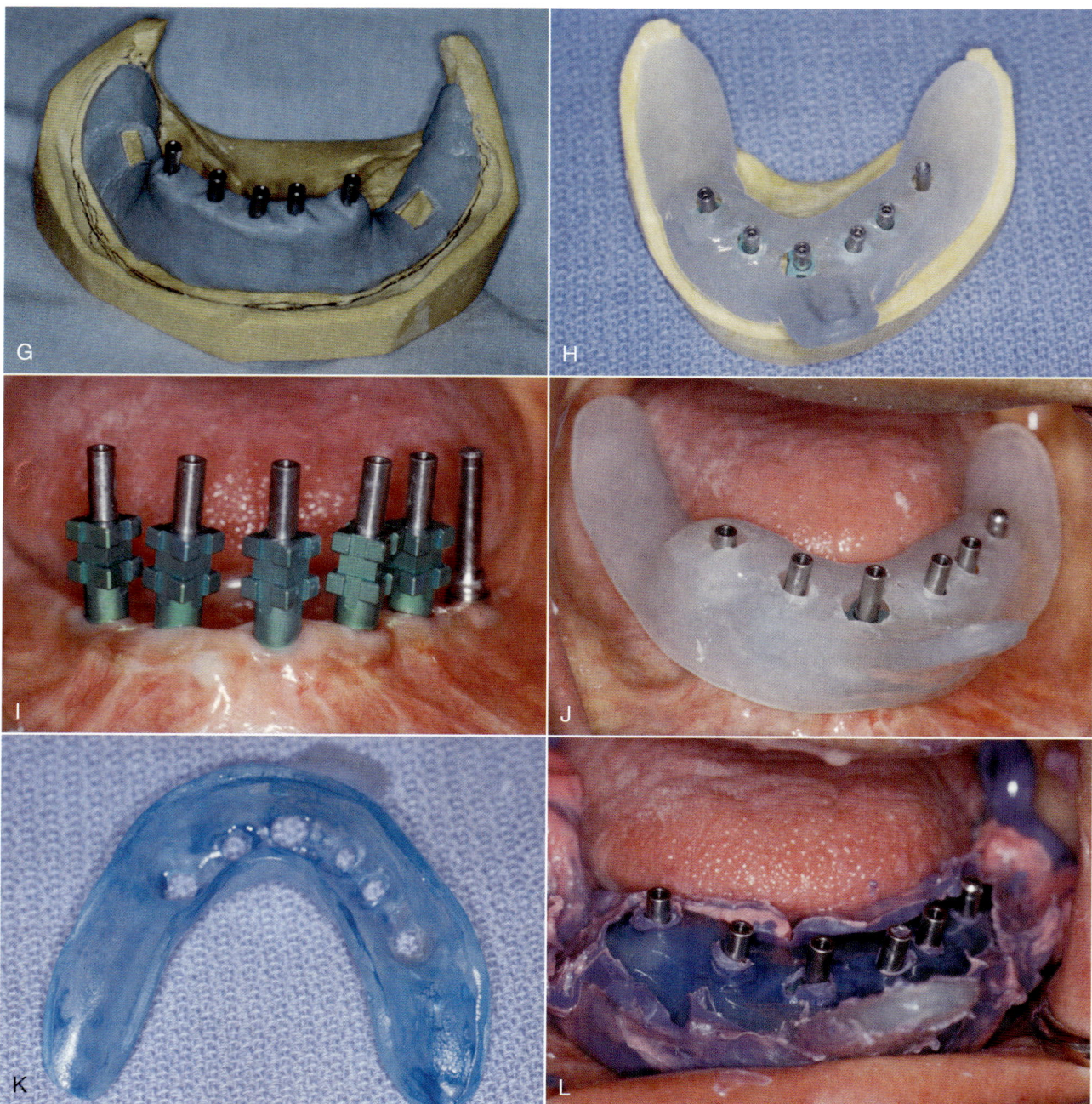

FIGURA 29-96. (Cont.) **G,** Massa foi utilizada para bloquear 3 mm dos pinos de moldagem direta e 1 mm (com uma barreira de tecido) sobre os rebordos posteriores. Os parafusos de fixação longos saem da massa, pelo menos, alguns milímetros. **H,** Uma moldeira individual aberta é feita sobre o modelo preliminar. Os parafusos de fixação saem por vários milímetros da moldeira aberta. **I,** Pinos de moldagem direta são parafusados nos pilares para retenção parafusada (ou corpo do implante). **J,** A moldeira individual é testada para confirmar o assentamento apropriado. **K,** Adesivo de moldeira é passado no interior da moldeira individualizada. **L,** A moldeira individualizada aberta está assentada e a borda é moldada durante a moldagem final.

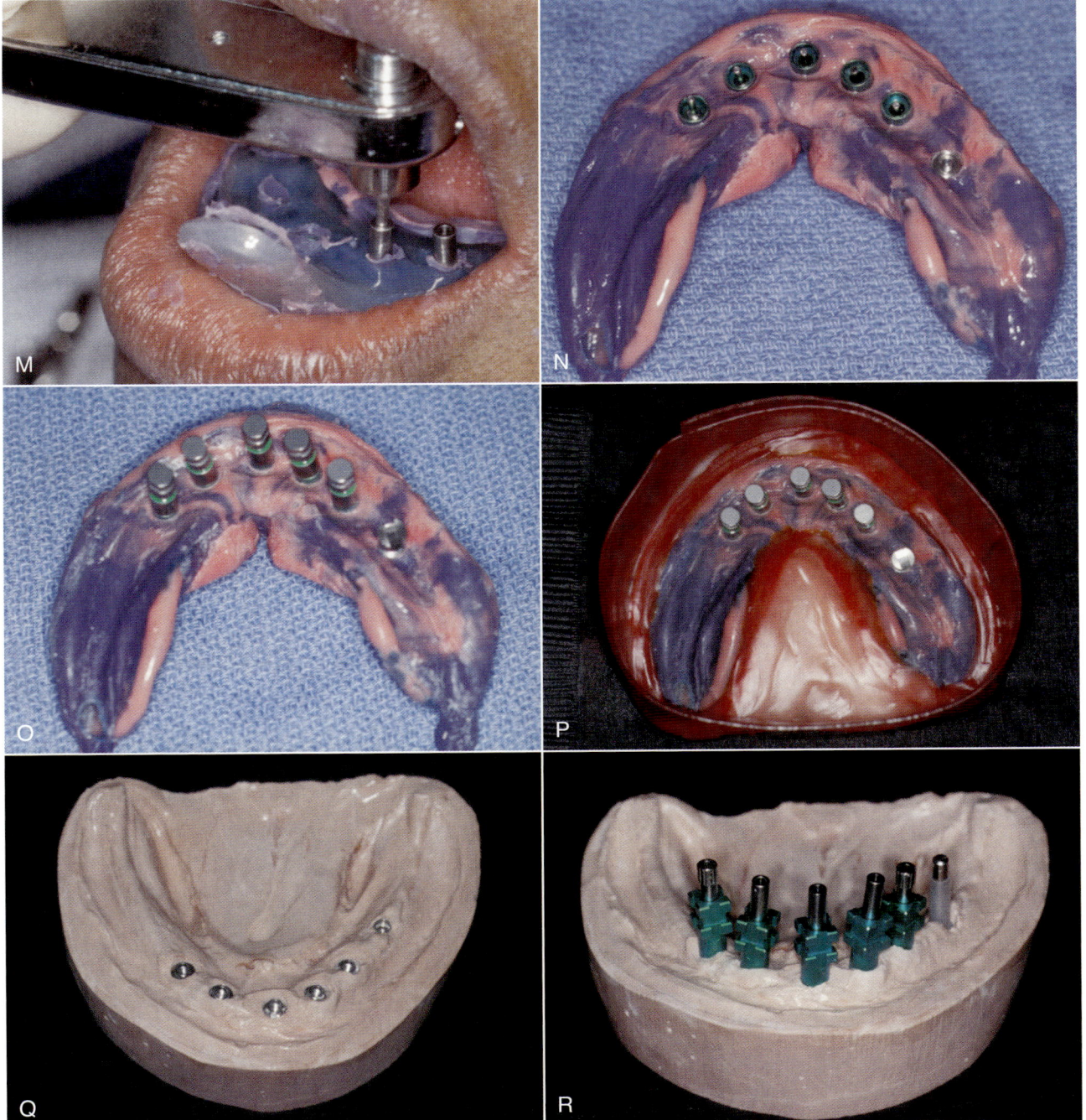

FIGURA 29-96. (Cont.) **M,** Os parafusos de fixação longos são parafusados nos pilares. **N,** A moldeira aberta individual, a moldagem final e os pinos de moldagem direta são removidos da boca. **O,** Os análogos dos pilares são parafusados nos pinos de moldagem direta. **P,** A moldagem final e análogos são estabilizados com cera. **Q,** A moldagem final e os pinos de moldagem são removidos do modelo de gesso-pedra. **R,** Os pinos de moldagem direta são parafusados nos análogos dos pilares.

(Continua)

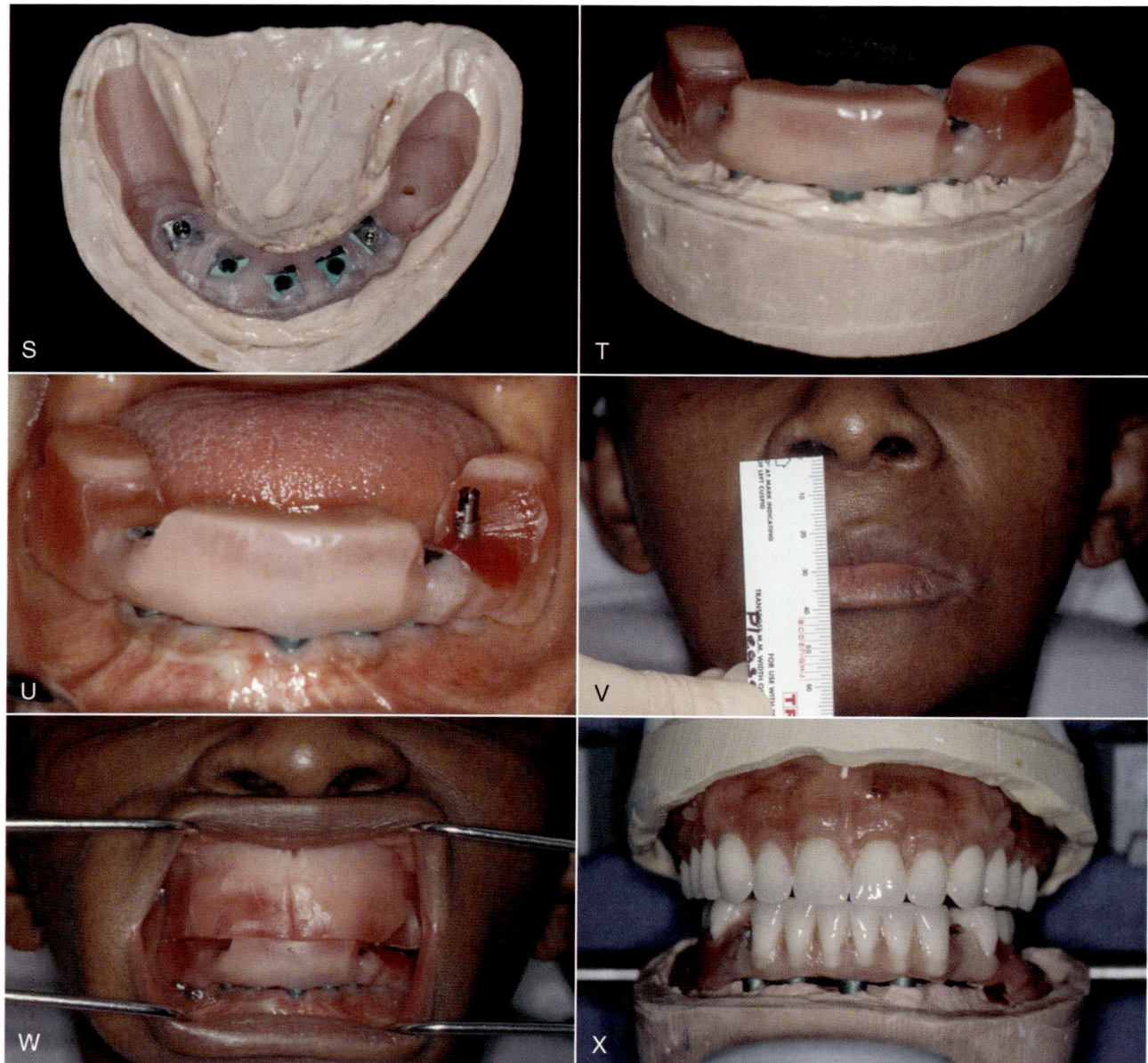

FIGURA 29-96. *(Cont.)* **S,** A placa base é fabricada sobre o modelo e incorpora os pinos de moldagem. Isto será usado como um verificador de jig e uma placa-base e um enceramento. **T,** Cera é adicionada à placa de base, e a conexão dos pinos de moldagem aos pilares é visível. **U,** O verificador de jig e placa-base e o enceramento são parafusados nos implantes mais distais. **V,** A placa-base com os enceramentos maxilar e mandibular são utilizados para determinar as relações maxilomandibulares, incluindo a dimensão vertical de oclusão (DVO). **W,** A relação de mordida cêntrica é registrada com o maxilar e a mandíbula juntos no enceramento na DVO. **X,** Os dentes superiores e inferiores são colocados em posição medial e oclusão lingualizada de acordo com conceitos desenvolvidos pelo autor (Cap.34).

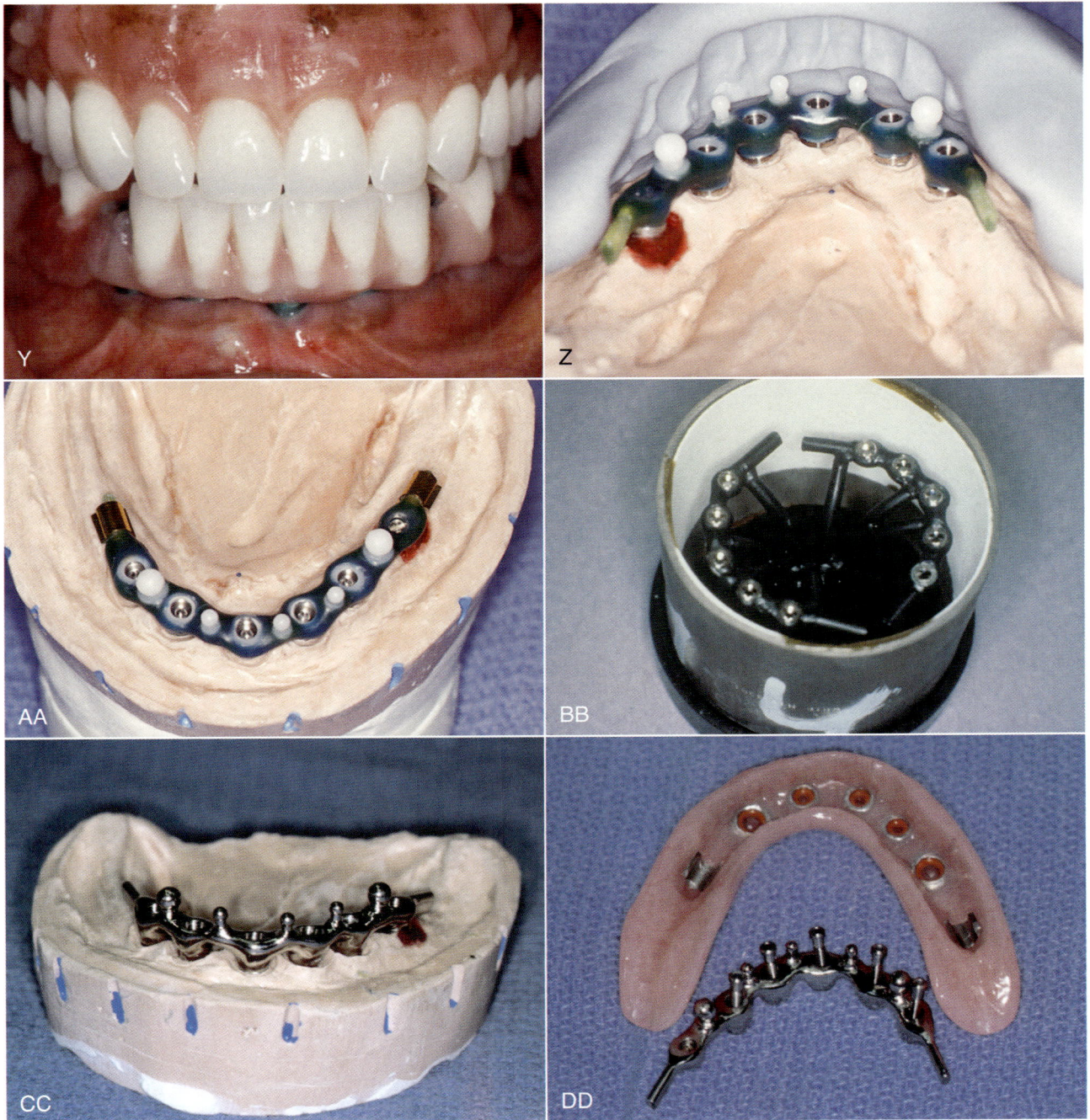

FIGURA 29-96. (Cont.) **Y,** Prova maxilar e mandibular confirma a posição correta dos dentes. **Z,** A barra de conexão e os conectores são encerados de acordo com os modelos para permanecer dentro dos contornos da prótese e afastadas dos dentes. **AA,** O enceramento da barra e dos conectores incluem copings de metais preciosos para se conectar aos pilares dos implantes. **BB,** A barra de conexão encerada é fundida. **CC,** A barra é fundida em metal precioso. **DD,** A prótese é então fabricada para a barra.

(Continua)

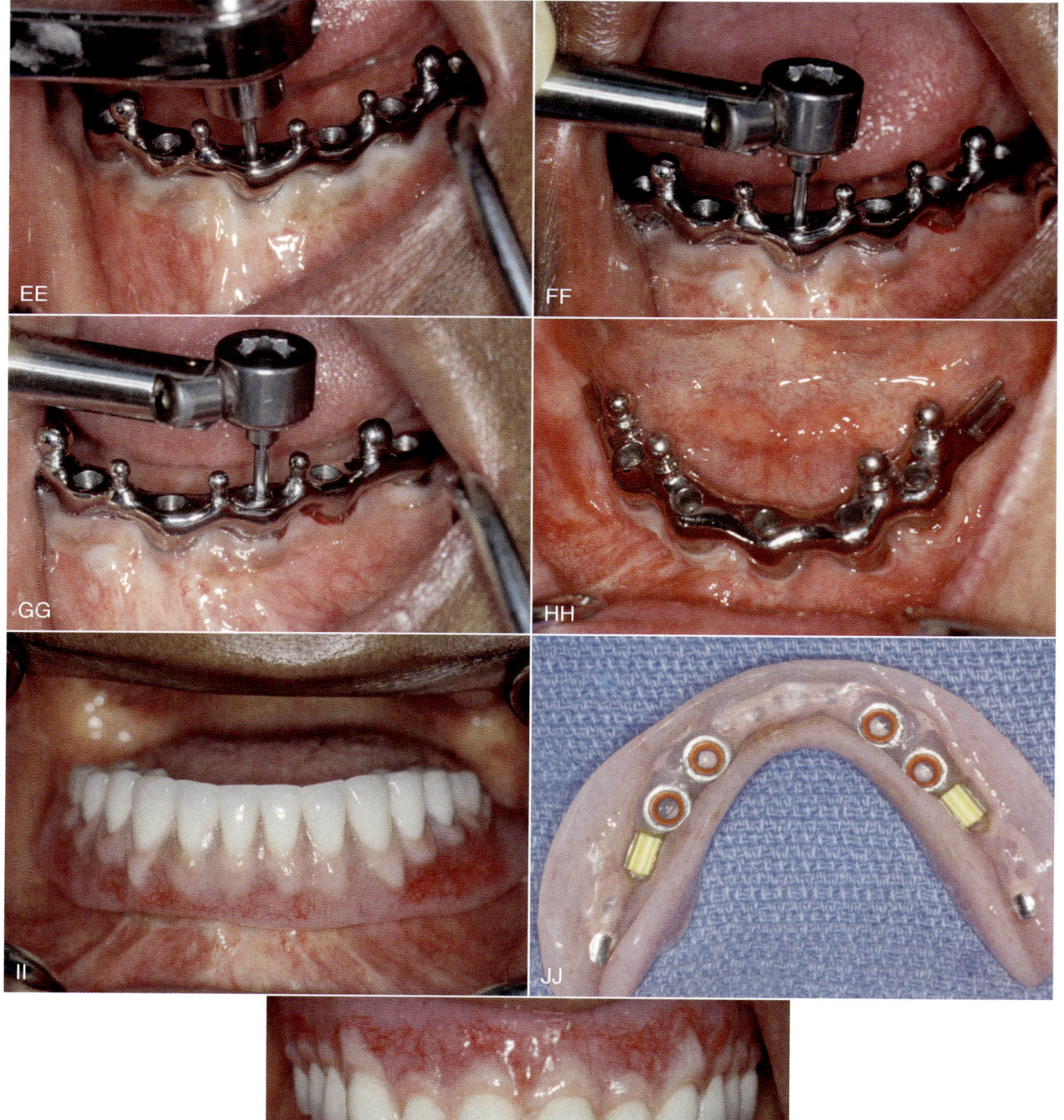

FIGURA 29-96. (Cont.) **EE,** A barra de conexão é colocada sobre os pilares e o parafuso central da prótese é parcialmente enroscado em posição. **FF,** Os parafusos protéticos são parafusados na barra e nos pilares começando com o implante de C, em seguida, os implantes B e D, até os implantes E e A. **GG,** Uma chave de torque aperta os parafusos na mesma sequência que os parafusos foram enroscados na primeira posição. **HH,** A barra de conexão não deve promover nenhuma dor na inserção. **II,** A sobredentadura implantossuportada mandibular final é inserida sobre os conectores e a barra. **JJ,** A sobredentadura SD-5 é projetada semelhante a uma prótese total e muitas vezes tem uma estrutura de metal incorporada à prótese. **KK,** A oclusão é avaliada e modificada como necessária para o equilíbrio bilateral (quando antagonista a uma prótese).

dualizada; e polida. Os orifícios para a fixação dos parafusos são aumentados para permitir a fácil inserção e remoção no modelo. As aberturas em torno dos parafusos de fixação permitem que a moldeira individualizada assente consistentemente na mesma posição intraoral.

A técnica original de moldagem individualizada desenvolvida por Zarb et al. usou uma moldeira individual aberta em torno dos pinos de moldagem direta coberta com cera.[125] Depois do material de moldagem tomar presa, a cera é removida da moldeira aberta, e os parafusos de fixação são observados. No entanto, a moldeira total aberta pode não ter assentado o suficiente para a observação direta dos parafusos de fixação. Os parafusos de fixação com a moldeira aberta individualizada são claramente visíveis para facilitar a remoção dos pinos de moldagem antes de remover a moldeira. Além disso, orifícios de tamanho limitado na moldeira para os parafusos de fixação garantem que a moldeira é assentada na posição correta.

Moldagem Final: Segunda Consulta

O principal objetivo da segunda consulta é fazer uma última moldagem para o modelo mestre. O tecido mole está completamente cicatrizado neste momento. O pilar final pode ser adequadamente selecionado e verificado para encaixe e posição. É necessário cuidado para evitar prender qualquer tecido mole entre o pilar e a plataforma do implante durante este processo. A radiografia é usada para confirmar o assentamento completo do pilar quando a interface está abaixo do tecido mole. Sondagem peri-implantar confirma uma bolsa com profundidade de 4 mm ou menos. O pilar final para retenção parafusada é apertado com uma chave de torque em 20 a 30 N/cm (ou de acordo com a especificação do fabricante).

Os pinos de moldagem direta e parafusos de fixação são apertados nos pilares finais com pressão manual moderada (Fig. 29-96, I). Uma radiografia pode ser usada para confirmar o assentamento apropriado de todos os componentes antes de fazer a moldagem quando a interface é subgengival. A moldeira individualizada é assentada e deve ser inspecionada intraoralmente a fim de garantir que o espaço é adequado para o material de moldagem e que os parafusos de fixação dos pinos de moldagem direta estão acessíveis e não atrapalharão na hora de inserir a moldeira (Fig. 29-96, J). Adesivo de moldeira é passado na superfície interna e nas bordas da mesma (Fig. 29-96, K). A moldeira individualizada molda o rebordo, se uma prótese PR-5 for projetada e combinar as técnicas para moldagem da prótese total com a moldagem de transferência. Silicona de adição rígida ou poliéter é injetado em torno dos pinos de moldagem e dentro da moldeira. A moldeira individualizada é assentada, e qualquer excesso é removido a partir dos furos em torno dos parafusos (Fig. 29-96, L).

Após a presa completa do material de moldagem, os parafusos de fixação são desenroscados e puxados vários milímetros para verificar se desprenderam dos pilares para retenção parafusada (Fig. 29-96, M). Os pinos de moldagem direta são presos na moldagem. A moldagem e os pinos de moldagem são removidos e avaliados (Fig. 29-96, N). Não deve haver material de moldagem entre o pino de moldagem e o pilar. Parafusos de cobertura são inseridos nos pilares para retenção parafusafa a fim de proteger as roscas internas. Um reembasador macio é colocado na prótese aliviada se qualquer risco de carga estiver presente. A dieta continua a ser muito suave.

Fase Laboratorial II

O análogo do pilar de retenção parafusada correspondente é parafusado cuidadosamente sobre os pinos de moldagem direta (Fig. 29-96, O). A moldagem é vasada com gesso e pedra-pomes para uma técnica de dois passos (Fig. 29-96, P). As instruções do fabricante especificam a quantidade adequada de gesso e de água destilada, que corresponde à contração do material de moldagem. O gesso-pedra selecionado é compatível com a contração do material de moldagem. Um misturador a vácuo é usado para misturar o gesso dental, e um vibrador é usado para derramá-lo na moldagem. Após o gesso-pedra tomar presa, os parafusos longos são removidos dos pinos de moldagem direta, e a moldagem é retirada do modelo mestre (Fig. 29-96, Q). Os pinos de moldagem rígida podem ser recuperados da moldagem, esterilizados e reutilizados.

Uma base de registro de cera é fixada no implante, então o enceramento pode ser fabricado. Este dispositivo também atua como um verificador de jig para assegurar que a moldagem final foi correta em relação à posição do pilar do implante. Os pinos de moldagem são colocados em posição sobre o modelo mestre e vão ser usados na fabricação de um verificador de jig (Fig. 29-96, R). Se a altura vertical for limitada, os pinos de moldagem podem ser cortados pela metade, ou pilares de metal preciosos podem ser usados no final. Usando sprue de cera de calibre 8, as áreas ao redor, abaixo e entre a interface entre os pinos de moldagem e os análogos dos pilares são bloqueados no modelo para que eles possam ser observados abaixo da placa de base. Um alívio na cera impede a vedação da ligação pilar-implante pelo acrílico e, depois sendo removido, permite a visão direta dos pinos de moldagem encaixados nos análogos no modelo e dos parafusos dos pilares de retenção intraoral.

O modelo mestre é lubrificado com um pouco de vaselina. Para reduzir a distorção durante a contração do acrílico da base de registro, incrementos de acrílico ou resina fotopolimerizável são aplicados ou a técnica "sal e pimenta" é usada em torno dos pilares, incorporando os pinos de moldagem. Quantidades adicionais de acrílico são colocadas sobre o rebordo posterior. Acrílico termopolimerizavel é deixado repousar durante 24 horas, e acrílico fotopolimerizável de 8 a 10 minutos, seguido de revestimento de barreira ao ar e uma polimerização adicional de 3 minutos (Fig. 29-96, S). A base de registro é removida, e os bordos são acabados e polidos. Uma placa-base com rolete de cera rosa é aplicada à base do registo. O rolete é ajustado para cerca 20 mm do plano oclusal para o vestíbulo na área de freio labial. A borda posterior é ajustada para cima a dois terços de altura do triângulo retromolar. Aberturas na cera são feitas no parafuso de fixação mais distal em cada lado do arco (Fig. 29-96, T).

Teste do Enceramento e Registros: Terceira Consulta

Esta consulta é usada para verificar o ajuste do jig-placa-base nos pilares para retenção parafusada intraorais e para obter os registros de dimensão vertical e de relação cêntrica do paciente (Fig. 29-96, U). Os pilares para retenção parafusada são verificados primeiro para garantir que eles estão assentados completamente. A conexão pilar-implante pode separar, e o parafuso do pilar pode desenroscar algumas voltas durante a semana. O registro da placa-base é verificado e depois experimentado. Se a placa-base se adapta passivamente, a dimensão vertical pode ser estabelecida. Se algum balanço ou discrepância existir na placa-base, o pilar incorreto é identificado. A placa-base é modificada removendo o pilar inadequado e é testada novamente. Se um ajuste estável e preciso pode ser obtido nos outros pilares, o laboratório é instruído para fazer a supraestrutura em duas (ou mais) secções separadas da(s) mesma(s) região (ões) como a placa-base na distância adequada para a soldagem. Na consulta de prova do metal, a superestrutura metálica pode ser arrastada em uma moldeira modificada e parafusos longos de fixação usados a fim de possibilitar uma solda passiva. Uma abordagem alternativa é a de separar o pino de moldagem errado da placa-base e refazer a moldagem final no modelo mestre ou separar o pilar do análogo no modelo mestre e proceder semelhante a uma técnica de modelo modificado (Cap. 28).

Após a placa-base maxilar e o enceramento terem sido ajustados para o contorno apropriado, a dimensão vertical (DVO) é estabelecida, e as relações maxilomandibulares são determinadas (Fig. 29-96, *V*). O registro de mordida em relação cêntrica é obtido, assim como o registro do arco facial (Fig. 29-96 *W*). Movimentos de protrusão e de lateralidade também são registrados. Seleção dos dentes anteriores levando em consideração tamanho, forma, sombra, e arranjo é feita.

A dieta permanece macia, e o paciente é lembrado de remover as próteses temporárias, tanto quanto for possível, especialmente à noite. Uma placa protetora macia usada à noite, que pode ser aliviada sobre o pilar do implante, pode ser necessária quando o arco antagonista apresenta dentição natural. A próxima consulta está marcada para uma semana depois.

Fase de Laboratório III

O modelo mestre está montado no articulador com o registro oclusal. Os dentes artificiais anteriores são fixados visando estética, fonética, função e suporte labial. A guia incisiva deve ser tão plana quanto a estética e a fonética permitirem ao se opor a uma prótese; isto corresponde a um registo de protrusão que permite que o guia condilar do articulador seja definido em relação ao caminho do côndilo da mandíbula. Este registro é necessário para desenvolver um esquema oclusal equilibrado para a prótese antagonista. Durante esta etapa de laboratório, os dentes anteriores serão modificados conforme necessário, e o dentes posteriores são definidos em uma oclusão lingualizada posicionada medialmente (Cap. 33). Este esquema oclusal incorpora o conceito de oclusão lingualizada de Payne e Pound com uma posição mais medial, equilíbrio bilateral e plano oclusal elevado dos dentes posteriores, tal como descrito pelo autor [126,127] (Fig. 29-96, *X*).

Prova dos Dentes: Quarta Consulta

A configuração de dentes é avaliada intraoralmente levando em consideração a estética, a fonética e o suporte do lábio. A oclusão é verificada com precisão em relação cêntrica e excursões (Fig. 29-96, *Y*). A prova da cera é removida da boca, e os parafusos de cobertura são inseridos nos pilares. O paciente permanece com dieta tão suave quanto possível, e a prótese provisória é removida durante a noite. A próxima consulta é programada em 1 a 2 semanas, dependendo do cronograma do laboratório.

Fase de Laboratório IV

O laboratório fabrica um índice da posição dos dentes no modelo mestre. Um método é o de fabricar uma réplica do modelo de gesso prensada a vácuo. Outra é a formação de um índice vestibular e lingual. Esse modelo reproduz o contorno vestibular, oclusal ou incisal e lingual do modelo de prova. A porção oclusal e incisal do modelo também permite a posição dos dentes a serem identificados. O modelo então pode ser fixo ao modelo antagonista com cera pegajosa na posição oclusal correta. Desta forma, o articulador pode ser aberto para permitir o acesso ao modelo de trabalho com análogos ou pode ser fechado para transmitir facilmente a posição do contorno da flange da prótese e dos dentes lingual e vestibularmente. Desta maneira, o desenho da barra ou da suprestrutura pode ser encerado e fabricado a distância com contorno, resistência e posição adequados (Fig. 29-96, *Z* e *AA*). Pilares de metais preciosos são utilizados no enceramento para conectar a barra aos implantes. A suprarestrutura é revestida, e fundida em uma única peça ou em secções como indicado pelo tamanho, técnica e verificação do assentamento da placa-base (Fig. 29-96, *BB* a *DD*).

Um método otimizado para fabricar a barra é com a odontologia digital. Um computador escaneia os pilares e projeta uma barra e o sistema de pilares dentro dos contornos da sobredentadura final. A barra é confeccionada de titânio de sua liga. Este método melhora a precisão de adaptação final porque a distorção da cera, expansão do revestimento e contração do metal fundido são eliminados.

Prova do Metal e Entrega Final: Quinta Consulta

O objetivo principal da quinta consulta protética é avaliar a fundição da superestrutura, verificar a passividade e precisão da adaptação, e entregar a prótese final. A avaliação da superestrutura intraoral para prótese implantossuportada parafusada é mais importante. Os pilares para a retenção parafusada são avaliados primeiro para garantir que eles estão completamente assentados e parafusados em posição. Qualquer mobilidade ou sensibilidade é observada e indica a avaliação da interface implante/tecido duro e do tecido mole, que pode estar presente entre o corpo do implante e pilar para retenção parafusada solta.

A fundição inicialmente é instalada e avaliada quanto à estabilidade (Fig. 29-96, *EE*). O parafuso central é inserido parcialmente quando vários pilares estão presentes. Se houver pilar de uma extremidade a outra, o parafuso do pilar mais distal pode ser inserido até a metade do comprimento do parafuso. Balanço lateral então é observado, e se estiver presente indica que um pilar intermediário da prótese não está passivo. Visão direta ou uma sonda exploradora avalia e explora uma margem aberta entre o coping e o pilar. A abertura marginal pode ser apenas de um lado, e quando presente representa uma ponta do coping sobre o pilar. Se balanço lateral não é evidente e todas as margens estão aproximadas, os parafusos remanescentes são inseridos.

Os parafusos protéticos são apenas apertados moderadamente, primeiro utilizando uma abordagem de contrapeso. Um cenário comum é primeiro apertar o parafuso mais central firmemente na posição. Os parafusos intermediários são então inseridos, um de cada lado, e apertados manualmente com torque firme seguido por cada componente terminal.

Os parafusos das próteses não devem ser apertados a partir de uma extremidade da prótese para a outra. Isto distribui uma falha de fundição completamente para o último pilar no sistema (Fig. 29-96, *FF* e *GG*). Uma chave de torque com torque final não é usada na consulta de prova do metal ou logo na entrega da prótese. Em vez disso, como a maioria das próteses parafusadas não está completamente passiva, a pré-carga ou alongamento do parafuso são realizados após a remodelagem do osso com a pressão inicial na entrega da prótese.

Deve-se notar o desconforto do paciente, particularmente durante este procedimento. A anestesia local não é indicada. Qualquer tensão, pressão, sensibilidade ou dor, são sinais de uma fundição não passiva, colocação incorreta, afrouxamento do pilar para retenção parafusada, interface osso/implante precária, ou impactação da fundição no tecido mole.

Fundições geralmente parecem passivas. A fundição é clinicamente aceitável se o encaixe marginal está dentro de uma gama horizontal e vertical de abertura de menos de 80 mícrons semelhante a uma coroa sobre dente natural. Para uma PR (PR-4 ou PR-5), a barra e a prótese podem ser entregues nesta consulta (Fig. 29-96, *HH* e *II*).

A sobredentadura SD-5 deve cobrir os triângulos retromolares e se estender sobre a linha oblíqua, mesmo quando a prótese é PR-4. Caso contrário, a impactação de alimentos é comum. Uma estrutura metálica pode ser inserida quando a DVO é limitada ou fatores de força de moderados a graves estão presentes (Fig. 29-96, *JJ*). A oclusão é avaliada junto com estética e fonética (Fig. 29-96, *KK*).

A maior parte dos artigos sobre sobredentaduras (Judy e Richter e Rocha de Carvalho *et al.*) são sobre sobredentaduras com barras cimentadas em uso por um período maior do que 10 anos.[128-129] Barras cimentadas apresentam as vantagens de ajuste mais passivo e o custo reduzido para o paciente e para o dentista. No entanto, a altura requisitada do pilar para retenção cimentada pode interferir no espaço interarcos para os dentes da prótese e para grandes volumes de acrílico necessários para a fabricação e resistência da prótese. Quando a altura do pilar para retenção cimentada é inferior a 5 mm, a retenção é reduzida, e como consequência, barras cimentadas podem requerer cantiléveres mais curtos para reduzir a incidência de barras não cimentadas. Além disso, as barras em cantiléver para sobredentaduras podem tornar-se não cimentadas mais frequentemente, porque cargas de tração são transmitidas para o selamento de cimento cada vez que a prótese é removida. Assim, os pilares cimentados devem ser superiores a 5 mm de altura (Fig. 29-97).

A supraestrutura passiva, o custo reduzido e uma técnica de moldagem da barra mais fácil são as vantagens de uma barra de conexão cimentada para uma sobredentadura. Relatos na literatura documentam taxas de sucesso semelhantes para ambas as opções, e a escolha pode ser a critério do protesista. No entanto, cimentos mais fortes e uma redução da extensão do cantiléver podem ser considerados para planos de tratamento SD-4 e SD-5 por causa das forças de tração sobre os selamentos de cimentos anteriores, que podem quebrar e causar complicações.

Fatores Força Desafiadora: Paciente e Anatômica

As cinco opções de tratamento propostas para sobredentaduras mandibulares implantossuportadas fornecem uma abordagem organizada para resolução das queixas ou limitações anatômicas de um paciente. O suporte da prótese e a amplitude de movimento devem ser parte do diagnóstico inicial. As opções de tratamento inicialmente propostas são projetadas para pacientes completamente edentados com osso anterior divisão A ou B, que desejam uma sobredentadura. Essas opções são modificadas quando o EAC é grande (como quando o osso anterior é divisão C-h) e eliminado para divisão D. O aumento na relação coroa-implante e a diminuição da área de superfície do implante ordenam modificações dessas opções iniciais. Além disso, quando os pacientes têm fatores de força maiores do que o normal (parafunção, dinâmica da mastigação, arco antagonista é uma dentição natural) ou a quando a forma de arco é quadrado (extensão A-P reduzida), essas opções de tratamento devem ser modificadas.

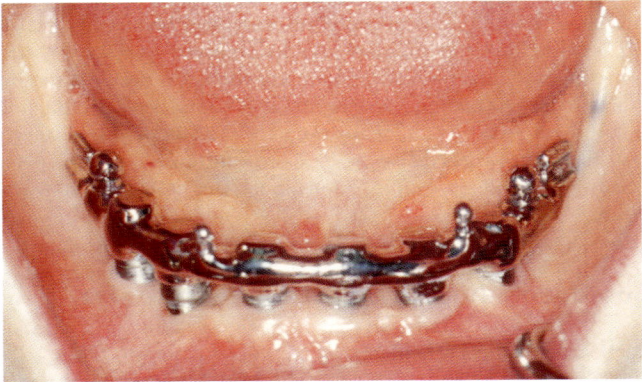

FIGURA 29-97. Sobredentadura mandibular implantossuportada pode usar barra cimentada quando os pilares para retenção cimentada são superiores a 5 mm de altura.

Por exemplo, sob essas condições adversas, mais um implante é adicionado para cada opção, e a SD-1 está completamente eliminada. Portanto, SD-2 tem três implantes (posições A, C e E), SD-3 tem quatro implantes (posições A, B, D e E), SD-4 tem cinco implantes (posições A, B, C, D e E), e a SD-5 tem seis implantes, com um posicionado atrás de um dos foramens mentonianos (quando possível). Se seis implantes não podem ser instalados por causa do osso posterior inadequado, a extensão do cantiléver é reduzida, e uma prótese PR-5 é fabricada.

Sobredentadura Maxilar Implantossuportada

Próteses totais superiores geralmente são mais bem toleradas pelos pacientes edentados totais que os seus antagonistas inferiores. Como tal, muitos planos de tratamento, inicialmente concentram-se no problema associado à prótese total mandibular. No entanto, quando os pacientes desfrutam de uma prótese fixa mandibular estável, retentiva, normalmente a sua atenção é direcionada para o arco superior. Quando os pacientes tornam-se cientes das consequências anatômicas e estéticas da falta de dentes, o seu desejo de ter prótese sobre implantes aumenta. Como resultado, futuras próteses da maxila edentada vão incluir o implante.

O arco superior pode ser completamente edentado, opondo-se pelo menos a alguns dos dentes na mandíbula. Esta condição ocorre 35 vezes mais do que a situação inversa. Na idade de 45 anos, 11% da população apresenta edentulismo total maxilar opondo-se a dentes, que aumenta para 15% em 55 anos de idade e depois permanece relativamente constante.[2,3] Portanto, um total de aproximadamente 12 milhões de pessoas nos Estados Unidos têm edentulismo total somente no arco superior, representando 7% da população adulta global.

Consequências do Edentulismo

Depois de um paciente ter uma prótese mandibular implantossuportada, o arco superior deve ser abordado. A perda de osso contínua que se torna evidente na mandíbula também ocorre na maxila. O benefício da manutenção óssea é especialmente notável no arco edentado maxilar. No entanto, as consequências clínicas desta perda óssea não são observadas até que a pré-maxila se torne reabsorvida em altura. Em vez de utilizar implantes apenas no arco mandibular edentado – porque os principais problemas mecânicos e reclamações são neste arco – o arco superior também deve ser abordado. Quando implantes são instalados para apoiar e posicionar uma prótese mandibular, o osso na maxila continua a ser perdido e, eventualmente, o paciente pode queixar-se de perda de retenção e incapacidade funcional da prótese maxilar.

O paciente é mais capaz de usar e acomodar uma prótese total superior em comparação com a sua antagonista mandibular. Maior retenção, suporte e estabilidade em relação à prótese inferior também estão bem documentados. Desta forma, o paciente geralmente é capaz de usar a prótese por períodos de tempo maiores antes de surgirem as complicações. Quando chegar o momento, os problemas mais relatados pelo o paciente são de estabilidade e retenção, causadas pela falta da pré-maxila, o osso maxilar, muitas vezes reabsorve completamente e é divisão D (Fig. 29-98, *A*).

A perda da estética facial geralmente ocorre primeiro no arco maxilar, com a perda do vermelhão do lábio, aumento do comprimento do lábio maxilar, e a falta de suporte ósseo facial. No entanto, os pacientes podem não perceber que estas mudanças estão relacionadas com as perdas dos dentes e do osso. Os implantes devem ser usados para tratar a contínua perda óssea e prevenir as complicações posteriores encontradas no arco superior (Fig. 29-98, *B*). Além disso, relatórios indicam que a PR-5

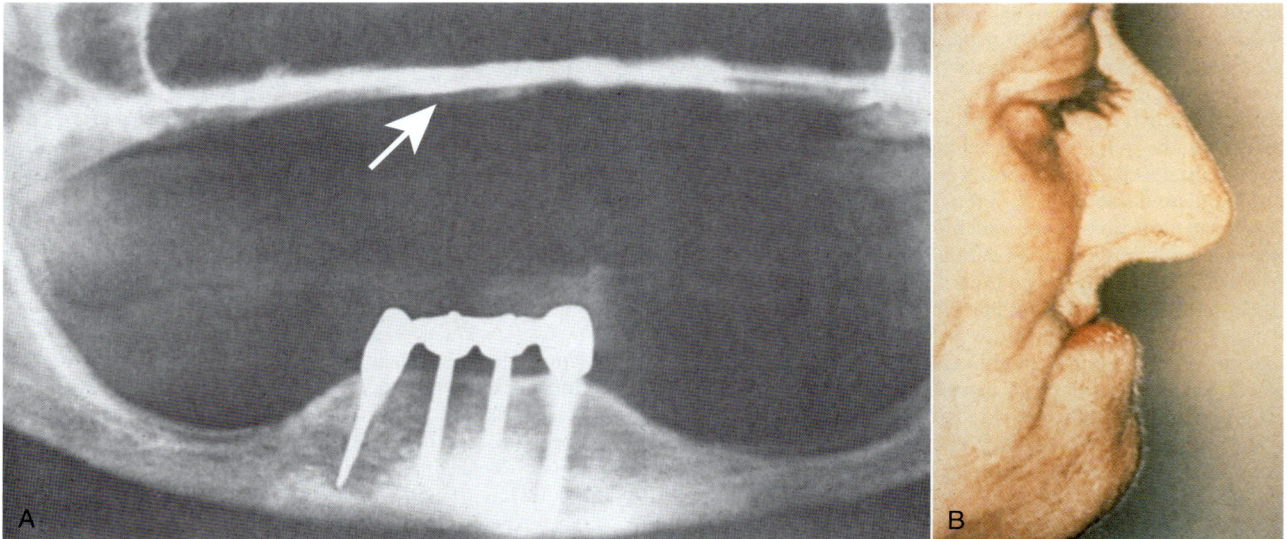

FIGURA 29-98. **A,** O arco mandibular foi tratado com quatro implantes anteriores 25 anos antes desta radiografia. O osso foi mantido na região anterior da mandíbula durante este período de tempo. O arco maxilar tem continuado a perder massa óssea e agora tem atrofia grave. **B,** Estética facial é afetada pela perda óssea no arco. A mandíbula tem ainda um vermelhão do lábio, e os músculos mentonianos permanecem inseridos. O lábio superior perdeu o vermelhão, e linhas profundas aparecem junto com um aumento no ângulo columela-filtro.

mandibular pode causar uma síndrome da combinação, com afrouxamento aumentado, perda subjetiva de encaixe e fratura da linha média do arco superior. Apesar de não ser ainda uma situação de causa e efeito, a condição pode ser eliminada com uma SBD maxilar.

A cobertura estendida do tecido mole oferecida por uma prótese maxilar afeta o sabor dos alimentos e atua como um isolante para alterar a temperatura, o que contribui para satisfação. Os tecidos moles podem se tornar sensíveis nas bordas vestibulares estendidas e na crista dos rebordos reabsorvidos. O palato de uma prótese maxilar pode causar engasgos em alguns pacientes. A maioria destes problemas negativos podem ser eliminados com uma prótese implantossuportada.

A redução do volume da prótese, especialmente quando o palato é eliminado da sobredentadura, é mais do que um benefício para o paciente do que quando grande volume de uma sobredentadura mandibular é reduzido. Eliminar o palato reduz o efeito de engasgo em alguns pacientes, melhora o gosto do alimento em alguns pacientes e tem uma vantagem sexual oral em outros. Alguns indivíduos têm os fatores gustativos a partir do décimo primeiro par craniano que inerva o palato. Apesar de incomum, esses pacientes se beneficiam da redução do palato na sobredentadura.

Quando a pré-maxila está reabsorvida, a prótese maxilar começa a se tornar instável. Os dentes anterossuperiores são posicionados à frente do osso residual. Como resultado, a prótese gira na posição anterior, o que significa que gira para baixo na parte posterior. A prótese perde a vedação da válvula como uma consequência. Por isso, no arco superior, uma prótese implantossuportada deve ser considerada antes que o osso seja perdido na pré-maxila. Inicialmente, a altura do osso mandibular é o dobro da maxila; por conseguinte, qualquer perda óssea em altura no arco superior é significativa em pacientes edentados a longo prazo. Todo o rebordo anterior e ainda a espinha nasal pode ser reabsorvido na maxila, causando dor e um aumento no movimento da prótese durante função.[51,54,130]

Vários fatores afetam a condição de pré-maxila e podem ter como resultado uma diminuição na sobrevida do implante ou um aumento nas complicações da prótese. O rebordo ósseo anterior totalmente edentado é muitas vezes insuficiente para implantes endósseos. A tábua cortical vestibular pode ser reabsorvida por doença periodontal ou, muitas vezes, fratura durante a exodontia. Além disso, a tábua cortical vestibular reabsorve durante a remodelação óssea inicial, e a crista anterior perde 25% da sua largura dentro do primeiro ano após a perda de dentes e de 40% para 60% ao longo de 3 anos, principalmente às custas da tábua vestibular.[49] Como resultado, a prótese maxilar migra para uma posição mais palatal.[49]

O dentista tem a responsabilidade de informar ao paciente sobre a perda contínua de osso da maxila. O enxerto ósseo é muito mais previsível para os ganhos de largura, em vez de aumento de altura. Enxerto ósseo divisão B muitas vezes usa um componente ósseo sintético para o enxerto, e a divisão C menos largura (C-w) requer, muitas vezes osso autógeno, tendo geralmente a mandíbula como um doador. Com a maxila edentada exigindo aumento de altura (divisão C-h ou D), o dentista muitas vezes precisa recorrer à crista ilíaca como área doadora para grandes volumes de osso.[131] Assim, pacientes com maxilar completamente edentado devem entender que a cirurgia de reabilitação é muito mais complexa e extensa, pois o volume de osso a reconstruir no arco torna-se maior. Portanto, notificar os pacientes de sua perda óssea contínua é importante em vez de esperar até que os problemas com a sua prótese removível se desenvolvam.

Sobredentadura Maxilar *versus* Prótese Fixa

Vantagens

Uma sobredentadura maxilar tem várias vantagens em relação a uma PF, e muitas são semelhantes a uma comparação de prótese mandibular. No entanto, como uma prótese maxilar tem mais retenção e suporte do que uma prótese mandibular, uma prótese PR-5 apresenta menos benefícios do que uma prótese mandibular PR-5. A principal vantagem de uma SBD PR-5 maxilar está no custo reduzido. A taxa reduzida não diz respeito apenas à redução do número de implantes (p. ex., quatro contra sete), mas também à necessidade reduzida de enxerto no seio. Assim, o tempo de tratamento é reduzido, assim como a taxa cirúrgica, podendo ser inferior a 50% de uma PR-4 ou de uma prótese fixa.

A vantagem estética de uma sobredentadura maxilar em comparação com uma prótese fixa é mais evidente na maxila em comparação com a mandíbula. A posição vestibular do lábio superior para estética pode exigir uma flange labial, o que faz com que seja quase impossível o acesso para higiene quando uma prótese fixa é utilizada. Em geral, quando os dentes têm que estar em cantiléver na pré-maxila com rebordo residual superior a 7 mm, uma sobredentadura é fortemente considerada (Fig. 29-99).

Um estudo clínico por Heydecke et al. avaliou 13 pacientes que receberam tanto uma sobredentadura PR-4 e uma PF, ambas por 2 meses cada.[132] Avaliação psicométrica de satisfação geral, conforto, capacidade de falar, estabilidade, estética, facilidade de higiene oral e oclusão foi realizada para prótese. A habilidade de mastigação com sete tipos de alimentos também foi determinada com ambas as próteses. A taxa de satisfação geral foi significativamente maior para o grupo de sobredentadura PR-4. A habilidade de falar e a facilidade de higiene foram melhores, mas a dinâmica mastigatória foram similares em ambas as próteses em relação à estabilidade, à oclusão e à mastigação. Nove dos 13 pacientes optaram por uma sobredentadura PR-4 em vez de uma PF-3.

Por outro lado, Brennan et al. também avaliaram os pacientes quanto à satisfação e à qualidade de vida e resultado da saúde oral das SBDs maxilares e próteses totais fixas completas.[133] Pacientes com sobredentaduras maxilares relataram satisfação geral significativamente menor, com pontuações mais baixas em relação à capacidade de mastigação e estética. As vantagens citadas para a prótese total foram a redução de custos e a capacidade de realizar procedimentos de higiene oral.

Os pacientes que desejam uma prótese fixa são geralmente aqueles que querem as vantagens psicológicas de dentes fixos ou pacientes que muito recentemente perderam os dentes, e não estão completamente habituados a uma PR, e ainda têm suporte vestibular do lábio. Aparentemente, a longo prazo, o portador de prótese total não percebe a vantagem de ser o portador de uma prótese fixa em questão de fala e benefícios de higiene. A estética também pode ser um fator motivador para o planejamento de uma sobredentadura quando o lábio maxilar precisa de suporte adicional.

Revisão da Literatura

Poucos estudos foram publicados a respeito de sobredentaduras maxilares se comparado a mandíbulas edentadas.[133-154] A maioria das sobredentaduras maxilares na literatura são próteses PR-5. Quase todos os relatos indicam maiores riscos de perda de implante e de complicações na prótese. Por Exemplo, Engquist et al. relatam uma taxa de 6 a 7% de perda de implante para sobredentadura implantossuportadas mandibulares e taxa de perda de 19 a 35% para SBDs maxilares.[134] Em um estudo de acompanhamento por Jemt com 70 pacientes que receberam 336 implantes, a taxa de sobrevida foi de 70% no osso reabsorvido e de 88% no grupo intermediário, com uma taxa geral de sobrevida de 85%.[148] Smedberg et al. relataram uma taxa de sobrevida de 86% para 20 pacientes com 86 implantes superiores, e os resultados mostraram uma disparidade semelhante de resultados com base na qualidade do volume ósseo.[135] Em um estudo multicêntrico prospectivo de 5 anos, em 30 maxilas e 103 mandíbulas, Jem e Lekholm relataram que a taxa de sobrevida dos implantes mandibulares foi de 94,5 e 100% para próteses mandibulares. Na maxila, a taxa de sobrevida do implante foi 72,4%, e a taxa de sobrevida da prótese foi de 77,9%.[137]

Johns et al. avaliaram 133 pacientes com 117 implantes em maxilas para o suporte de sobredentaduras. A taxa de insucesso do implante foi de 28%.[145] Windborn et al. avaliaram 22 pacientes com 13 sobredentaduras planejadas em comparação com PFs que se transformaram em sobredentaduras durante um período de observação médio de 5,7 anos. A taxa de sobrevida do implante no grupo planejado foi de 77% e taxa de sobrevida no grupo não planejado foi de 46%.[147] Palmqvist et al. também obtiveram resultados semelhantes.[136]

Um estudo prospectivo por Johns et al. relatou o uso de sobredentadura maxilar por mais de 5 anos.[138] Dezesseis pacientes foram acompanhados ao longo de todo o estudo com as taxas de sucesso cumulativas de 78 e 72% para próteses e implantes, respectivamente. Jemt et al. relataram uma taxa de sobrevida de 84% para 430 implantes maxilares em 92 pacientes consecutivos em 1 ano.[139] Chan et al. e Goodacre e Kan combinaram dados de vários relatos, chegando a uma taxa média de perda de 21% para sobredentadura na maxila, a mais alta taxa de perda entre todos os tipos de prótese.[140,141]

Por outro lado, em 1991, Naert et al. relataram o desempenho de seis sobredentaduras maxilares em 4 anos sem nenhum implante perdido.[142] Misch acompanhou 75 pacientes com sobredentaduras superiores (PR-4) por 10 anos com uma taxa de sobrevida dos implantes de 97% e uma taxa de sobrevida da prótese de 100%.[155] As principais diferenças nestas modalidades de tratamento têm sido número e posição dos implantes, e diretrizes dos movimentos protéticos que seguem os conceitos básicos biomecânicos para reduzir perdas e diminuir os riscos para as sobredentaduras maxilares.

Sanna et al. compararam quatro a seis implantes conectados com uma barra com dois implantes desconectados durante um período de 10 anos.[146] Os implantes conectados com a barra apresentaram uma taxa de sobrevida de 99,3% em relação a uma taxa de sobrevida de 85,7% para os implantes independentes. Houve também uma maior perda de osso marginal nos implantes independentes. Uma revisão de literatura foi realizada por Slot et al. comparando sobredentaduras maxilares por 1 ano ou mais, com seis implantes conectados com uma barra, quatro implantes com uma barra e quatro implantes com ancoragem através de encaixes bola.[143] A maior taxa de sobrevida foi de seis implantes conectados com uma barra, seguido de quatro implantes conectados com uma barra. A menor taxa de sobrevida ocorreu quando quatro encaixes de esferas independentes foram utilizados para retenção da prótese. No entanto, as taxas de sobrevida de implantes foram de 95 a 98% para os 31 estudos revisados.

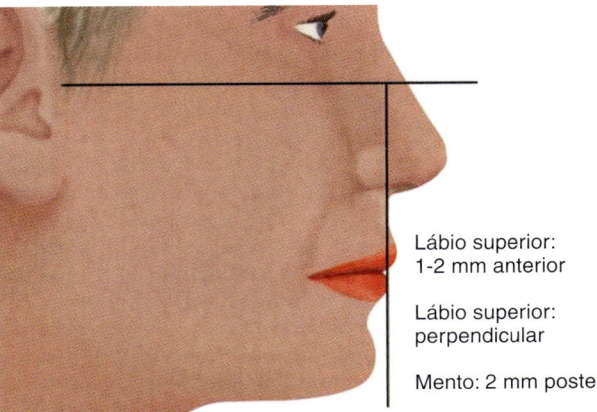

FIGURA 29-99. A posição horizontal do lábio superior deve ser anterior ao lábio inferior, de 1 a 2 mm. Quando os dentes são suspensos a mais de 7 mm do rebordo anterior, uma sobredentadura maxilar implantossuportada com uma flange vestibular tem uma vantagem sobre uma prótese fixa implantossuportada.

Assim, a taxa de sobrevida dos implantes no primeiro ano foi similar. A sobredentadura com quatro implantes conectados com uma barra apresentou uma taxa de sobrevida do implante em 5 anos de 94,2% relatado por Mericske-Stern et al.[44]

Considerações sobre o Planejamento do Tratamento

Para aumentar as taxas de sobrevida de implantes e próteses, o tratamento de sobredentaduras maxilares com osso divisão A é planejado de forma semelhante ao tratamento para mandíbulas com osso divisão C menos altura (C-h) e maiores fatores de forças. Em outras palavras, quatro ou mais implantes são instalados de primeiro pré-molar a primeiro pré-molar. Além disso, o aumento subantral muitas vezes é executado e implantes são instalados mais distais a fim de melhorar dramaticamente a distância A-P quando os implantes anteriores e posteriores são imobilizadas com uma barra. Este método de tratamento tem mostrado altas taxas de sucesso semelhantes às de mandíbulas com sobredentaduras.

De uma perspectiva biomecânica, a maxila anterior restaurada com implantes é muitas vezes a secção mais fraca em comparação com outras regiões da boca. Condições anatômicas comprometidas e as suas consequências incluem o seguinte.

Na maioria dos pacientes com osso disponível, o osso é menos denso na região anterior da maxila do que na região anterior da mandíbula. Na mandíbula, uma camada cortical densa é acoplada com grande resistência óssea trabecular e permite que os implantes sejam apoiados por uma qualidade de osso denso. A maxila apresenta osso poroso fino no aspecto labial, osso cortical poroso muito fino na área da região nasal e o osso cortical mais denso sobre a região palatina.[156,156] O trabeculado ósseo geralmente é mais fino e menos denso do que a região anterior da mandíbula.[157]

Na pré-maxila, a estética e fonética ditam que os dentes de substituição devem ser colocados na sua posição original ou perto dela, frequentemente em cantiléver no rebordo residual, que geralmente está reabsorvido palatina e superiormente. A altura da coroa como um ampliador para qualquer força é de suma importância na região anterior da maxila, onde a altura natural da coroa já é maior do que em qualquer outra região, mesmo em condições ideais. O fechamento do arco é anterior ao rebordo; como consequência, a força de momento é maior contra as coroas maxilares anteriores apoiadas por implantes e dirigida contra o osso vestibular mais fino (Fig. 29-100). Todas as excursões mandibulares colocam forças laterais sobre os dentes anterossuperiores, resultando em aumento da tensão na crista óssea, especialmente sobre o aspecto vestibular do implante.

Como consequência, muitos aspectos do plano de tratamento colocam a maxila edentada em um alto risco de perda do implante.

1. O rebordo estreito de uma pré-maxila tem paredes ósseas paralelas de modo que uma osteoplastia para aumentar a largura é menos eficaz. Portanto, os rebordos estreitos mais frequentemente precisam de implantes estreitos (resultando no aumento das concentrações de tensão no implante e nos tecidos interfaciais contíguos, particularmente na região da crista).
2. A utilização de cantiléveres vestibulares (resultando num aumento de cargas de momento na crista do implante, levando muitas vezes à remodelação da crista localizada e fratura do pilar ou do implante).
3. Contatos cêntricos oblíquos (resultando em componentes de carga fora do eixo, potencialmente prejudiciais).
4. Forças laterais na excursão (resultando em maiores cargas de momento aplicadas ao implante).
5. Densidade óssea reduzida (resultando no comprometimento da resistência óssea e na perda de suporte do implante).
6. Ausência de tábua cortical espessa na crista (resultando em perda da alta resistência do suporte de implante e uma menor resistência às cargas angulares, que aumentam a tensão).

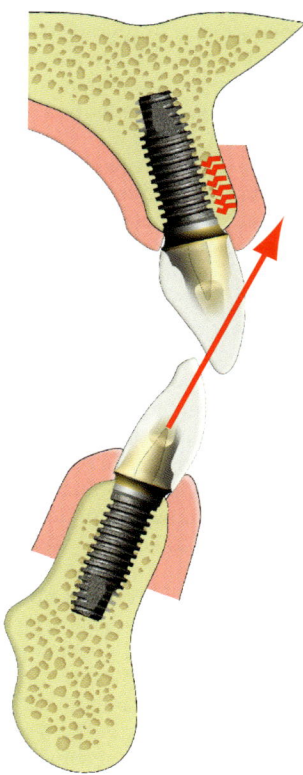

FIGURA 29-100. O arco de fechamento e os movimentos excursivos da mandíbula resultam em forças de momento aumentadas para a pré-maxila.

QUADRO 29-15 Pré-maxila: Condições Anatômicas Comprometidas

- Rebordo estreito
- Menor densidade óssea
- Cantiléver vestibular
- Contatos cêntricos oblíquos
- Forças laterais durante as excursões mandibulares
- Ausência de tábua cortical espessa
- Perda óssea acelerada na região dos incisivos

7. A perda de volume ósseo acelerada na região de incisivos, muitas vezes resultando na incapacidade de instalar implantes na região de incisivo central e lateral sem procedimentos substanciais de aumento (Quadro 29-15).[155,158]

O arco superior pode ser dividido em cinco segmentos, semelhantes a um pentágono aberto (Fig. 29-101). Os incisivos central e lateral representam um segmento, cada canino um segmento separado, e os pré-molares e molares posteriores segmentos individuais. Para unir dentes móveis a fim de criar uma prótese rígida, três ou mais segmentos devem ser conectados entre si. Em outras palavras, cada segmento é essencialmente uma linha reta, com pouca resistência às forças laterais. Mas porque eles estão alinhados ao longo do arco, conectando pelo menos três segmentos cria-se um tripé e fornece-se uma extensão A-P com propriedades mecânicas superiores a uma linha reta e com maior resistência às forças laterais. A extensão para um cantiléver anterior (ou posterior) corresponde à distância entre o centro do implante mais distal (na conexão) e a face anterior do implante mais anterior (Fig. 29-102).

Três dos cinco segmentos descritos fazem parte da pré-maxila: canino, incisivos e canino oposto. Portanto, para alcançar um

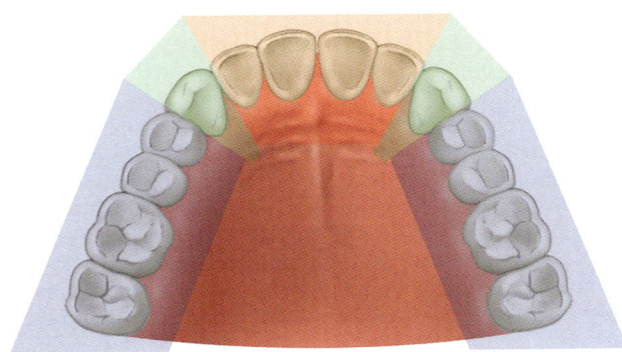

FIGURA 29-101. O arco superior pode ser considerado um arco de cinco lados composto pelos incisivos, caninos bilaterais e as regiões posteriores. Imobilização de três ou mais lados adjacentes juntos resulta em uma estrutura rígida.

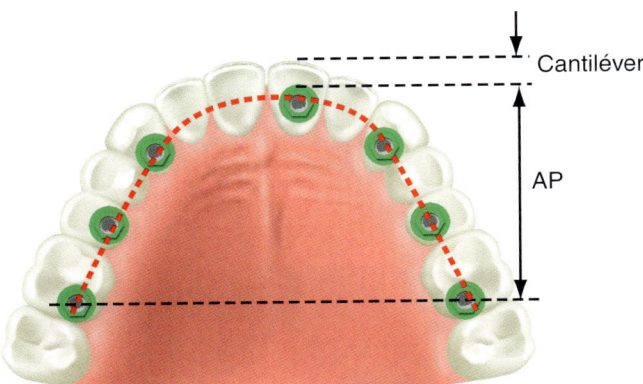

FIGURA 29-102. Na pré-maxila a distância anteroposterior corresponde à distância entre o centro do mais distal implante no arco e a face anterior do implante mais anterior.

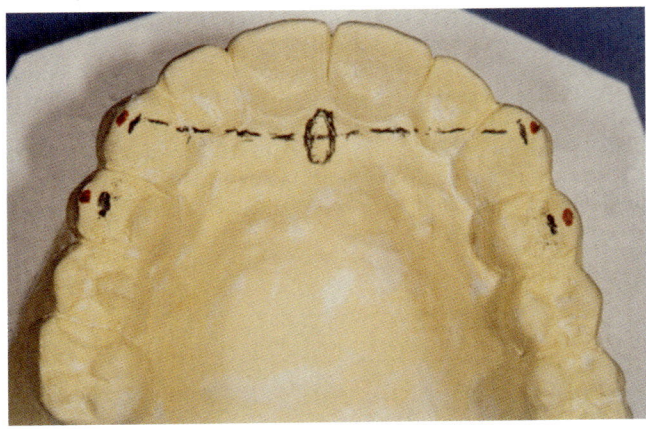

FIGURA 29-103. A forma do arco dental quadrado com uma linha horizontal traçada através do centro da papila incisiva e as pontas dos caninos.

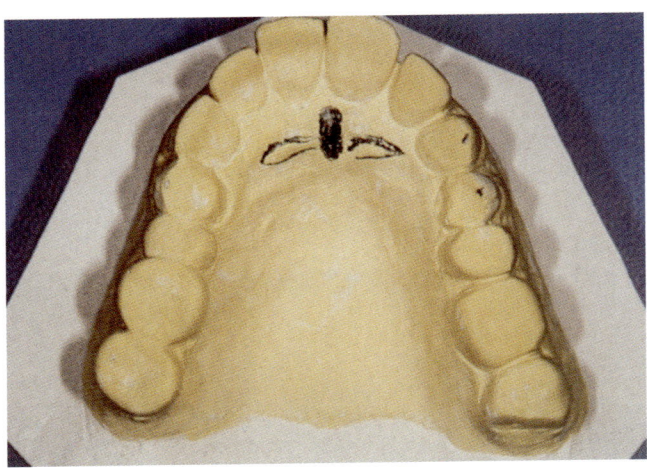

FIGURA 29-104. A forma do arco dental cônico com uma linha horizontal traçada através do centro da papila incisiva e as pontas dos caninos.

sistema biomecânico capaz de sustentar as forças laterais durante as excursões mandibulares e as forças angulares da oclusão cêntrica, pelo menos um implante deve ser instalado em cada secção anterior e, em seguida, unidos. Assim, pelo menos, três implantes anteriores geralmente são necessários: um em cada posição do canino e, pelo menos, um em uma das quatro posições dos incisivos.

Estudos anteriores demonstraram que a distribuição de forças através de três pilares resulta em menos tensão localizada na crista óssea do que com dois pilares.[159] Para resistir às excursões mandibulares, implantes devem ser unidos, e como resultado em uma pré-maxila edentada, implantes normalmente devem ser instalados em ambos os caninos e pelo menos um dos incisivos posicionados na região anterior do arco.[155,158]

Forma de Arco da Pré-maxila: Dentado e Osso Residual

A forma do arco da maxila influencia o plano de tratamento da sobredentadura maxilar. As três formas típicas de arco dental superior são quadrada, ovoide e triangular. O rebordo ósseo maxilar edentado também pode ter três formas arco. Requisitos estéticos podem exigir uma forma de arco dental diferente a partir da forma do rebordo residual. A forma do arco dental do paciente é determinada pela posição final dos dentes na pré-maxila e não pela forma do rebordo residual. Um rebordo pode parecer quadrado devido à reabsoção ou trauma. No entanto, a posição final dos dentes pode ter que ficar em cantiléver vestibular na prótese final. Em outras palavras, um arco dental ovoide pode ser necessário para restaurar um arco quadrado edentado. O número e a posição dos implantes anteriores são relacionados com a forma do arco da dentição final (prótese), e não a forma de arco edentado existente.

Para determinar a forma do arco dentado, é traçada uma linha através da papila incisiva para separar a direita e a esquerda da maxila em duas partes iguais. Uma segunda linha é então traçada no meio do forame incisivo perpendicular à primeira linha. A segunda linha vai passar sobre a posição da ponta incisal do canino superior, sendo que o arco dentado é quadrado, ovoide ou triangular (Figs. 29-103 e 29-104).

Uma terceira linha é então traçada paralelamente à segunda linha ao longo da vestibular dos incisivos centrais superiores (Fig. 29-105). Quando a distância entre a segunda e terceira linha é menor do que 8 mm, um arco dental quadrado está presente. Quando a distância entre essas linhas é de 8 a 12 mm, uma forma de arco dental ovoide está presente. Uma distância de mais do que 12 mm indica que uma forma de arco dental triangular está presente.

Em uma forma de arco dental quadrado, incisivos laterais e centrais não formam um cantiléver muito vestibularizado em relação aos caninos. Excursões mandibulares e forças oclusais podem ser reduzidas sobre os implantes instalados na região de canino. Como resultado, os implantes na posição do canino podem substituir os seis dentes anteriores em uma prótese PR-4, porque eles estão unidos aos implantes adicionais posteriores (Fig. 29-106). Os quatro pônticos entre os caninos criam forças reduzidas porque (1) as forças são mais baixas na região de incisivos e (2) um arco quadrado na maxila tem menos forças oclusais em cantiléver para os caninos.

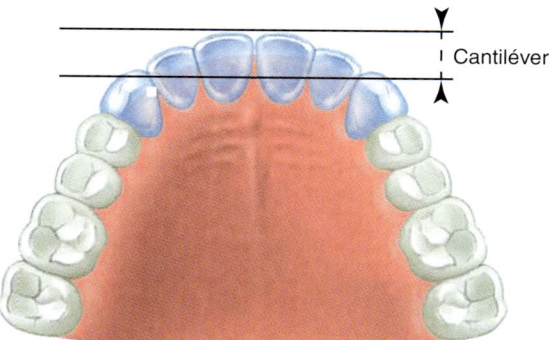

FIGURA 29-105. Uma linha horizontal é traçada através das pontas dos caninos e através da papila incisiva, e uma segunda linha paralela é desenhada ao longo da vestibular dos incisivos superiores.

Se a posição final dos dentes é em forma de arco ovoide, três implantes devem estar presentes na pré-maxila para uma sobredentadura (Fig. 29-107). Este plano de tratamento pode necessitar de aumento ósseo antes da instalação do implante. Para a sobredentadura num arco dental ovoide (que é a forma de arco mais comum), o planejamento para implantes nas posições dos caninos e pelo menos um implante adicional, de preferência, na posição de um dos incisivos centrais, é importante. O implante adicional resiste às forças adicionais criadas nesta forma de arco, aumenta a retenção da prótese e reduz o risco de afrouxamento do parafuso de fixação.

A sobredentadura em uma forma de arco triangular coloca as maiores forças sobre os implantes anteriores, especialmente quando os pônticos substituem os incisivos. Os dentes anteriores criam um cantiléver vestibular a partir da posição de canino, com o aumento das forças em oclusão cêntrica e durante as excursões mandibulares. Desta forma, quatro implantes devem ser considerados para substituir os seis dentes anteriores em uma prótese PR-4. O pior cenário é um paciente exigindo uma forma de arco dental cônico para ser restaurado sobre uma forma quadrada de rebordo residual (Fig. 29-108). Como resultado, o enxerto de osso pode ser necessário para restaurar esse rebordo de forma mais compatível. As posições de caninos e incisivos centrais bilaterais são biomecanicamente a melhor opção. Essas posições são preferidas quando outros fatores de força são maiores, como a altura da coroa, parafunção e a dinâmica muscular mastigatória.

Quando o arco dental cônico é restaurado sobre uma forma quadrada de arco, a instalação dos implantes na região posterior é

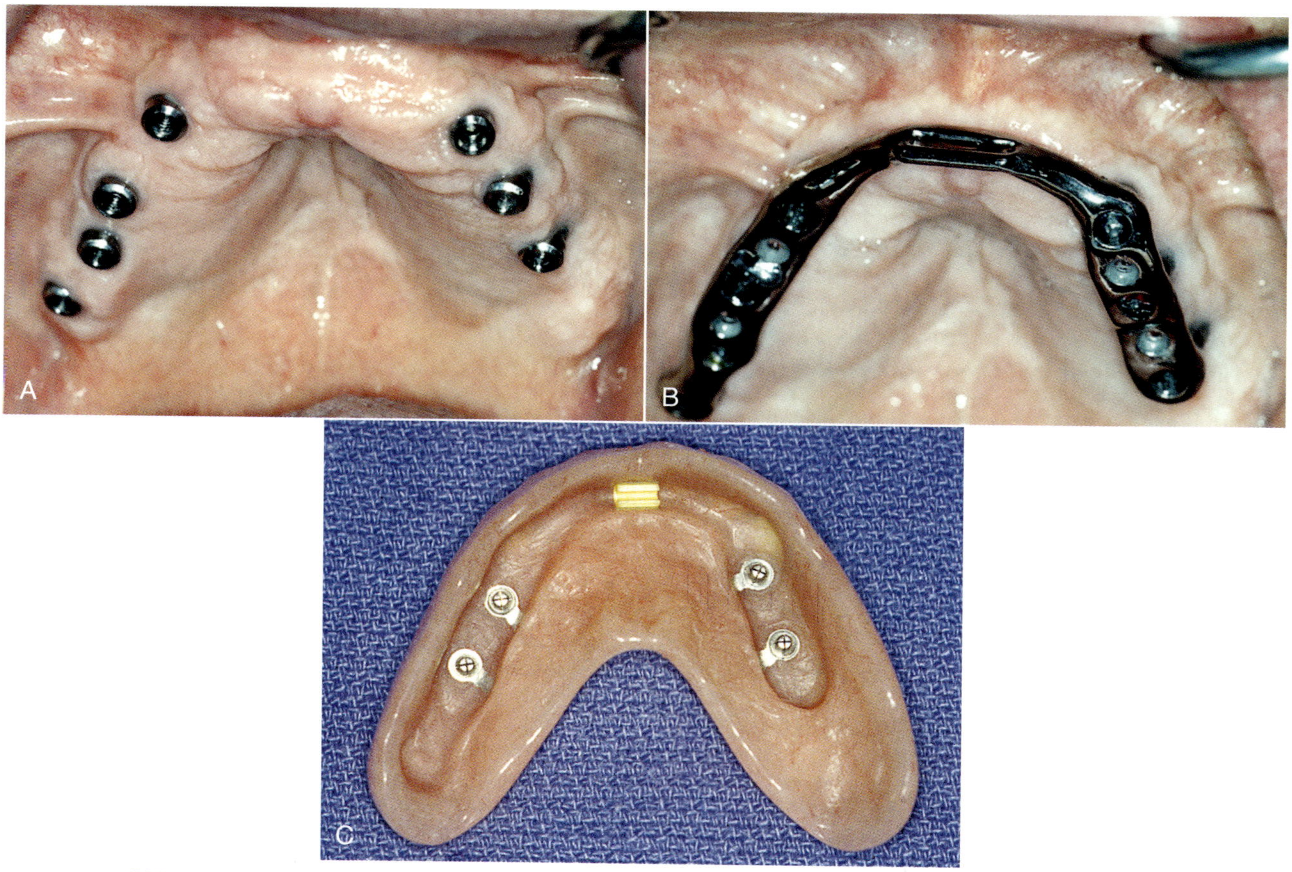

FIGURA 29-106. **A,** Em uma forma de arco dentado quadrado, os incisivos não estão em cantiléver em relação à posição do canino. Implantes na região de caninos unidos às regiões posteriores são muitas vezes suficientes para apoiar uma prótese PR-4. **B,** Uma barra conecta os implantes anteriores e posteriores. **C,** A sobredentadura maxilar implantossuportada para um arco dental quadrado pode usar dois implantes anteriores na posição dos caninos.

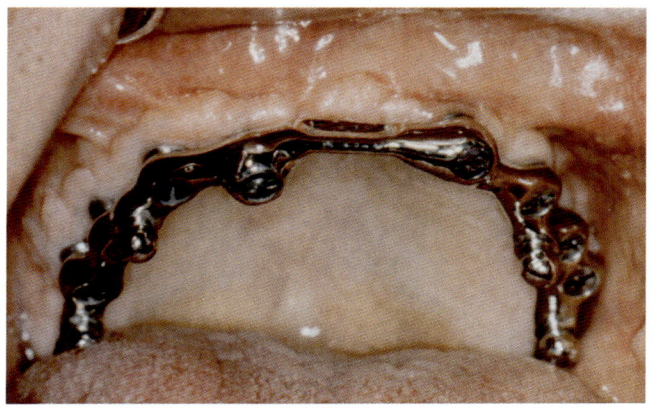

FIGURA 29-107. A forma do arco dental ovoide requer geralmente três implantes anteriores (canino bilateral, e incisivo) unidos aos implantes posteriores para uma prótese PR-4.

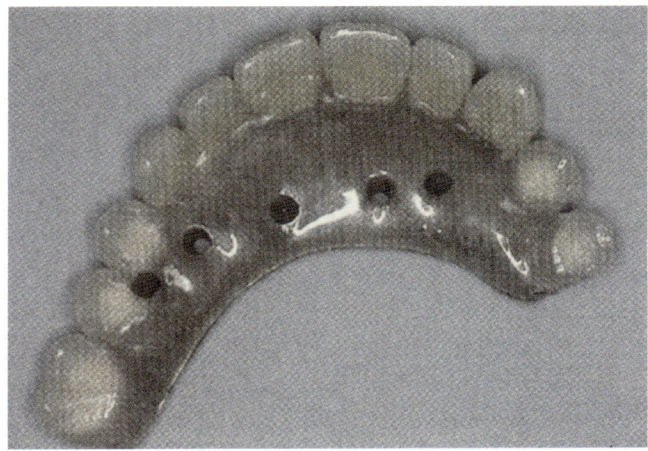

FIGURA 29-108. Uma linha é traçada a partir do aspecto mais distal dos implantes. Outra linha é colocada paralelamente a esta linha através do distância anteroposterior (A-P) e contraria o cantiléver para a frente da prótese. O pior cenário é encontrado com uma forma de arco dental triangular combinado com uma forma quadrada de arco edentado. Esta prótese, suportada por cinco implantes, não vai ser previsível no longo prazo por causa da distância A-P precária dos implantes e do grande cantiléver anterior da prótese.

indicada. A maior parte dos implantes posteriores são instalados na posição de segundo molar (juntamente com um implante na região de primeiro molar) para aumentar a distância A-P e contrabalançar algum efeito do cantiléver anterior.

Quando uma região de canino não pode ser utilizada para instalar implante na maxila edentada, um implante na região de pré--molar e um implante na região de incisivo lateral de cada lado do canino ausente são necessários para compensar esta posição vital. Um implante na região de incisivo central e um implante na posição do canino contralateral podem ser unidos a estes dois implantes para atuar como pilares para a sobredentadura ou para a prótese fixa.

Na presença de fatores de força maiores do que o normal, geralmente mais dois implantes são necessários para sustentar a direção da força criada durante uma excursão da mandíbula, o que significa o mínimo de quatro implantes sugeridos para substituir os seis dentes anteriores. Na presença destas forças severas (p. ex., bruxismo), implantes de diâmetro maior devem ser usados, especialmente na posição de canino (que tem maior angulação de carga e maiores forças de mordida). Desta forma, em muitos casos, a maxila anterior edentada é restaurada com três ou quatro implantes unidos para apoiar uma sobredentadura. Além disso, implantes posteriores são geralmente necessários, especialmente para uma prótese PR-4.

Implante no Forame Incisivo - Divisão C-h

A pré-maxila exige os mais variados procedimentos cirúrgicos para melhorar a taxa de sucesso e é a região mais crítica para a estética e fonética. Opções para osso divisão B e C-w mais vezes exigem aumento em vez de osteoplastia, tal como preconizado em outras regiões intraorais. O ponto de referência é o assoalho nasal, e esta estrutura pode ser ligeiramente modificada para melhorar o suporte do implante no rebordo C-h.

O dentista pode utilizar a região do forame incisivo em vez da região do incisivo central para instalar um implante endósseo quando uma sobredentadura é planejada.[151,155] O canal incisivo varia em extensão de 4 a 26 mm, e está relacionado com a altura do osso na pré-maxila. O canal tem um eixo médio de 20 graus fora da vertical (33 a 0,5 graus).[152] Esta estrutura contém ramos e terminais do nervo nasopalatino, a artéria palatina maior e uma mucosa do organismo (organismo de Stensen). A artéria é muitas vezes de tamanho mínimo, raramente é de consideração cirúrgica, e fornece pouco ou nenhum suprimento sanguíneo aos tecidos moles anteriores. Como a altura do alvéolo foi reabsorvida, o canal reduz em comprimento. A projeção vertical ao longo do assoalho nasal é chamada de asa da pré-maxila. O processo nasal da pré-maxila sobe de 2 a 3 mm acima do assoalho nasal. Como resultado, quando 8 a 10 mm de osso está presente abaixo do assoalho nasal, um osteótomo grande pode criar uma fratura em galho verde acima do forame e permitir a instalação de um implante de 10 a 13 mm de comprimento, normalmente com 5 mm ou mais de diâmetro (Fig. 29-109).

Localização do Implante Posterior

Vários fatores afetam a seleção estratégica de tamanho e posição do implante para restaurar o arco superior completamente edentado com uma sobredentadura. Tarnow *et al.* observaram que a dimensão horizontal de um defeito de crista ao lado de um implante media quase 1,5 mm.[160] Desta forma, se o implante está mais próximo do que isto do implante adjacente, um defeito angular vertical pode resultar numa perda óssea horizontal entre os implantes. Essa perda óssea, por sua vez, pode favorecer a proliferação de bactérias anaeróbias no ambiente sulcular. Como resultado, em geral, dois implantes devem ter 3 mm ou mais de distância entre eles. Além disso, quando os implantes estão a mais de 5 mm de distância e unidos com uma barra, há espaço para um encaixe da sobredentadura.

Conforme apresentado anteriormente, a maxila pode ser comparada a um pentágono aberto com cinco secções diferentes: os centrais e laterais, os caninos bilaterais, e os pré-molares bilaterais e molares. Assim, implantes posteriores unidos com os implantes anteriores representam uma vantagem especial porque quatro ou cinco diferentes planos de movimento são conectados entre si.

O número de implantes mais frequentemente usado em um edentado maxilar para uma sobredentadura PR-4 deve estar em um intervalo de sete a 10 implantes. Muitos relatos concordam sobre o fato de que o osso maxilar tende a ser de qualidade inferior e o seu volume apresenta algumas vantagens biomecânicas. Para compensar as precárias condições locais, um maior número de implantes pode ser planejado para criar uma maior extensão A-P, daí a necessidade de enxertos de seio ou da reconstrução da pré--maxila (ou ambos). Quando os fatores de força são de moderados a graves ou a densidade óssea é precária, mais implantes devem ser

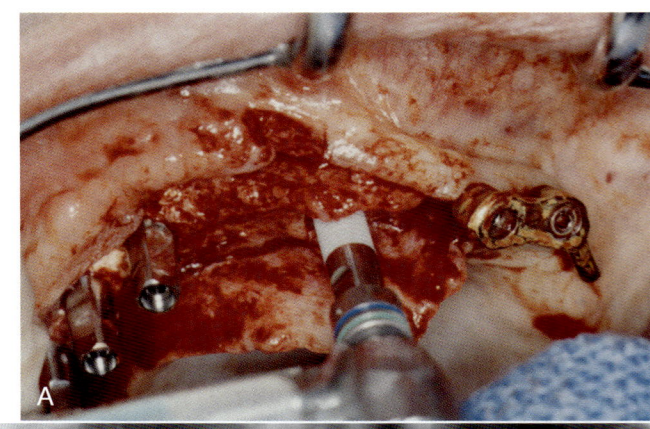

FIGURA 29-109. A, Um implante pode ser muitas vezes instalado no forame incisivo quando há insuficiência óssea nas regiões dos incisivos. **B,** A radiografia panorâmica de uma maxila e mandíbula com sobredentadura PR-4. A maxila possui um implante instalado no forame incisivo e enxertos de seio bilateral.

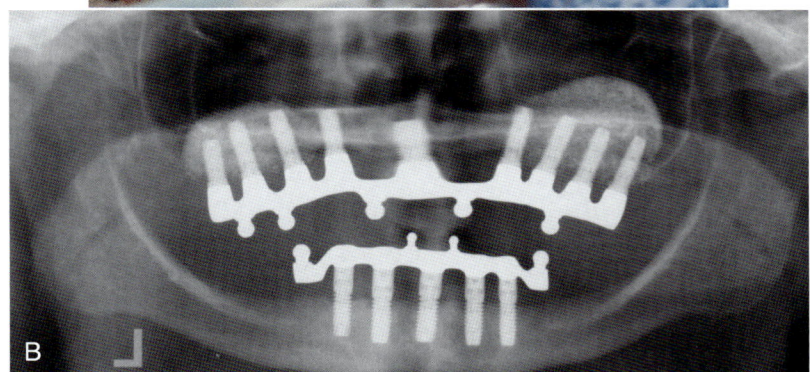

instalados e em maior diâmetro para melhorar a área de superfície. Da mesma forma, o número de implantes necessários em uma pré-maxila edentada está relacionado com a forma de arco, como anteriormente abordado.

Com essas preocupações em mente, o número mínimo de implantes e locais sugeridos para uma prótese PR-4 para um maxilar totalmente edentado geralmente são sete: pelo menos um no incisivo central (ou forame incisivo), posições bilaterais de caninos, segundos pré-molares bilaterais e metade distal bilateral dos sítios dos primeiros molares maxilares (Fig. 29-110). Esses sete implantes deveriam ser unidos para funcionar como um arco. Nestas posições criam-se espaços suficientes entre cada implante para receber qualquer diâmetro sem se preocupar com o local adjacente. O implante na região de primeiro molar em uma maxila completamente edentada quase sempre precisa de enxerto do seio maxilar, porque regiões mais posteriores edentadas são inadequadas em altura óssea disponível.

Quando os fatores de força são moderados, o número de implantes deve aumentar para oito ou 10 implantes. Quando oito implantes são selecionados, o implante adicional é geralmente instalado na pré-maxila na região de incisivo central. Quando 10 implantes são usados para pacientes com fatores de força mais altos ou densidade óssea baixa, os implantes adicionais são planejados na metade distal do segundo molar para melhorar a forma de arco, aumentar a distância A-P e eliminar cantiléveres posteriores. Este é um excelente projeto biomecânico para minimizar a tensão. Esse projeto também pode combater o efeito de um cantiléver incisal fora do osso residual (forma de arco dentado cônico) para uma posição dentária estética e também é indicado para pacientes com parafunção como bruxismo horizontal crônico.

A posição de primeiros e segundos molares é também um benefício quando a pré-maxila tem fatores de força altos ou está mecanicamente desfavorável como em número ou tamanho de implantes.

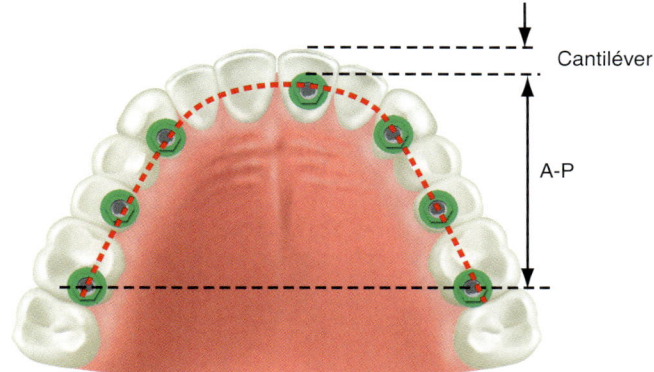

FIGURA 29-110. O posicionamento ideal de sete implantes para um arco maxilar edentado inclui pelo menos um implante na região de incisivo central, nas regiões de caninos bilaterais, áreas do segundo pré-molar bilateral, e áreas bilaterais da metade distal dos primeiros molares. Em caso de fortes fatores de tensão, um implante anterior adicional e nas regiões bilaterais do segundo molar (para aumentar a distância A-P), podem ser benéficos.

O aumento da distância A-P entre o canino e o segundo molar é um benefício considerável.

Opções de Tratamento para Sobredentaduras Maxilares Implantossuportadas

Apenas duas opções de tratamento estão disponíveis para as SBD maxilares, enquanto cinco opções de tratamento estão disponíveis para as mandibulares. A diferença principal se deve às desvantagens biomecânicas da maxila em comparação com a mandíbula, incluindo

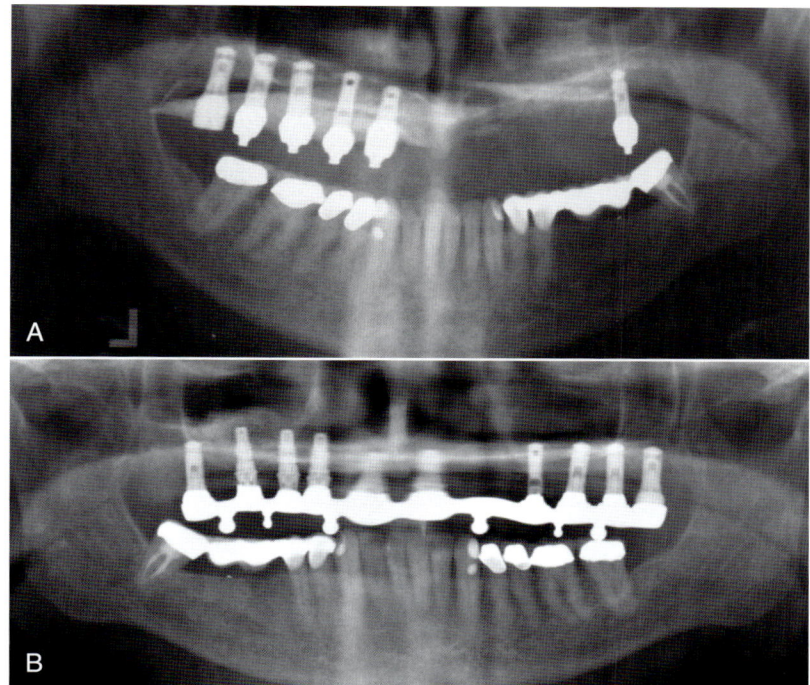

FIGURA 29-111. **A,** Uma radiografia panorâmica de uma sobredentadura maxilar implantossuportada instalada sobre implantes individuais. Cinco implantes foram perdidos como consequência de fatores de força excessivos. **B,** O paciente foi restaurado com implantes unidos (após a instalação de implantes adicionais).

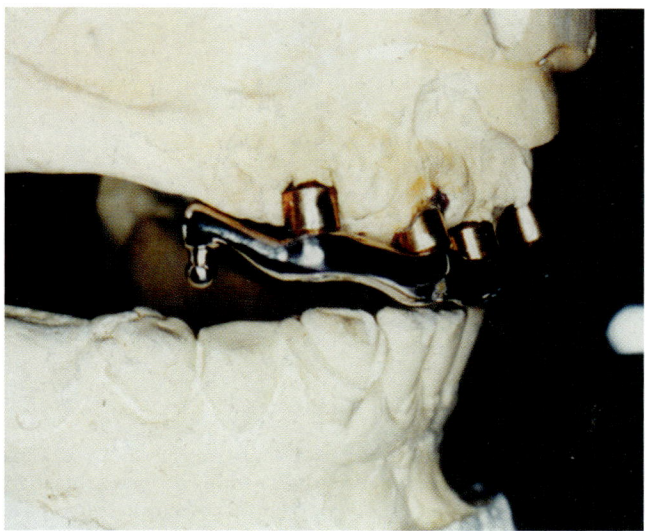

FIGURA 29-112. Espaço de altura da coroa inadequado para uma sobredentadura implantossuportada é um problema mais frequente na maxila do que na mandíbula.

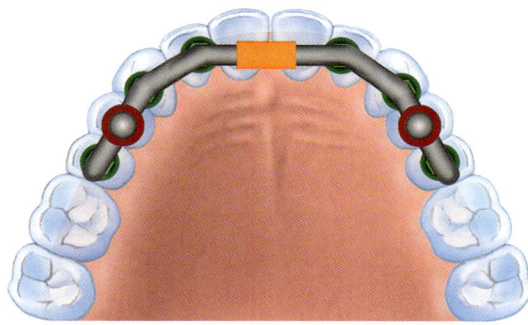

FIGURA 29-113. Quatro implantes na pré-maxila são geralmente o mínimo para a sobredentadura maxilar PR-5.

o fato de o arco oposto ser sempre de dentes mais naturais ou uma prótese dentária. Implantes independentes não são uma opção devido à qualidade óssea e direção das forças que podem ser severamente comprometidas (Fig. 29-111). Barras de cantiléver geralmente não são recomendadas pelas mesmas razões.[148,149] A propósito, as duas opções de tratamento proporcionam uma prótese PR-5 com algum sustento de tecido mole posterior ou uma prótese PR-4, que é completamente suportada, retida e estabilizada por implantes.

O EAC é importante para as sobredentaduras maxilares, e mais frequentemente uma falta de espaço pode comprometer a posição do dente quando comparada com a situação mandibular (Fig. 29-112). Pelo menos 12 mm de EAC posterior são necessários e 15 mm de espaço anterior, porque o dente incisivo central é maior em altura. Baseado nas precárias taxas de sucesso relatadas na literatura, específicas exigências biomecânicas e qualidade óssea pobre, o menor número de implantes para uma sobredentadura maxilar PR-5 deveria ser quatro com uma extensão A-P tão larga quanto possível.

Sobredentadura Maxilar Implantossuportada – Opção 1

A primeira opção de tratamento para uma maxila completamente edentada tem de quatro a seis implantes, dos quais pelo menos três são posicionados na pré-maxila (Fig. 29-113). A quantidade e a localização do implante são mais importantes do que o tamanho, mas o implante deveria ter 9 mm de comprimento e 3,5 mm de diâmetro. Os implantes principais são posicionados nas regiões caninas bilaterais. Quando possível, pelo menos um na posição de incisivo central é recomendado. Outros implantes secundários podem ser instalados na região do primeiro pré-molar (Fig. 29-114). Quando um implante não pode ser instalado em pelo menos uma posição de incisivo central, o forame incisivo pode ser considerado para a instalação do implante. Uma alternativa é o uso de implantes em região de incisivos laterais bilaterais. Nesta opção, devido à extensão A-P reduzida, dois implantes são planejados na região anterior. Nestas condições, a forma de arco dental deveria ser quadrada à ovalada (Fig. 29-115). Quando o incisivo lateral é o sítio de implante mais

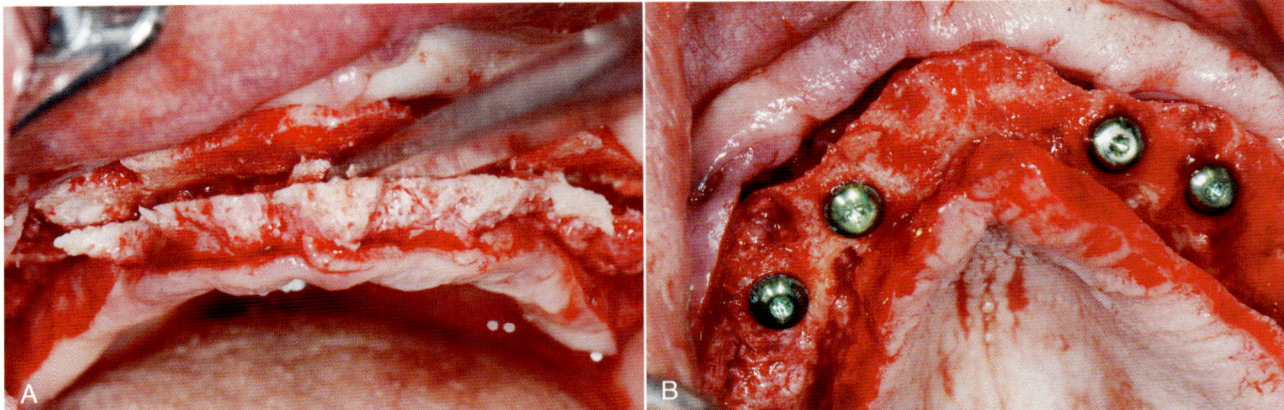

FIGURA 29-114. **A,** Uma sobredentadura maxilar implantossuportada PR-5 (SBD) deveria ter pelo menos 15 mm de altura de espaço da coroa na região anterior. Uma osteoplastia pode ser necessária para obter espaço suficiente. **B,** Uma SBD maxilar PR-5 deveria ter pelo menos quatro implantes. As regiões dos caninos são as posições chave. Neste caso, a região de incisivo lateral esquerdo do paciente e a região do primeiro pré-molar direito seriam também usadas. Quando quatro implantes estão limitados à pré-maxila para uma prótese PR-5, a forma do arco dental deveria ser quadrada a ovalada.

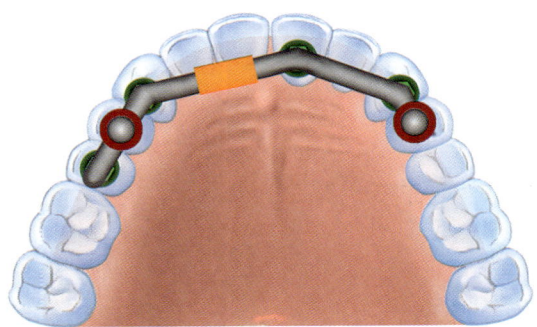

FIGURA 29-115. Esta sobredentadura maxilar implantossuportada tem quatro implantes para suportar uma PR-5, na posição de incisivo lateral e canino esquerdos e na posição de canino e de primeiro molar direitos.

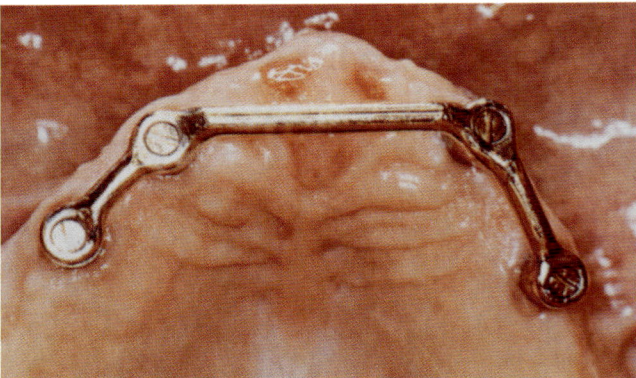

FIGURA 29-117. Um clipe Hader pode ser usado para uma prótese PR-5 na linha mediana para ganhar suporte do tecido mole posterior. Quando o clipe também é posicionado nas regiões posteriores, a prótese é mais rígida, semelhante a uma prótese fixa de 14 elementos.

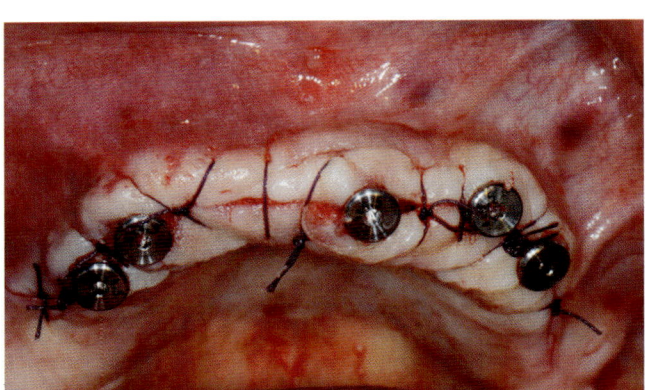

FIGURA 29-116. Quando fatores de força são maiores, cinco ou seis implantes devem ser unidos para o planejamento de uma sobredentadura implantossuportada PR-5. As posições do primeiro pré-molar aumentam a extensão anteroposterior.

anterior e os fatores de força são maiores, a posição do segundo pré-molar também pode ser usada (juntamente com o canino) para melhorar a extensão A-P e aumentar o número de implantes. A região do primeiro pré-molar é geralmente anterior ao seio e previne a necessidade de um levantamento de seio (Fig. 29-116).

Os implantes são unidos com uma barra rígida. A barra não apresenta cantiléver distal e deve seguir a forma do arco dental ligeiramente lingual aos dentes anteriores maxilares. A prótese deveria ter pelo menos duas direções de movimento. Assim, quando um clipe Hader é usado, este é colocado no centro do arco e perpendicular à linha mediana. Um alívio é realizado sobre o topo dos implantes distais à barra para permitir o MP na direção do tecido sob forças oclusais posteriores.

Quando O-rings são usados para reter a prótese, eles podem ser posicionados mais distais do que um clipe Hader, com frequência, imediatamente distal à posição do canino. A prótese deveria poder mover levemente na região incisal durante a função para girar na direção do tecido mole posterior ao redor de um fulcro (ponto de apoio) localizado na região do canino ou de pré-molar. Os benefícios são retenção e estabilidade, e suporte obtido a partir do tecido mole. Além disso, os implantes anteriores podem reprimir o processo de reabsorção do osso da pré-maxila.

A prótese total é desenhada como uma prótese completa com flanges e palato totalmente ampliados. Múltiplos clipes Hader não devem ser posicionados ao redor do arco. O trajeto da rotação não pode girar em três direções diferentes. Consequentemente a prótese é muito rígida (Fig. 29-117).

Sobredentadura Maxilar Implantossuportada – Opção 2

Na segunda opção para uma SBD maxilar, de sete a 10 implantes suportam uma prótese PR-4, que é rígida durante a função (Fig. 29-118). Essa opção é o tratamento mais comum porque mantém maior volume de osso e fornece ao paciente segurança e confiança ampliadas. Muitos pacientes desejam uma prótese fixa superior. Porém, a perda óssea na pré-maxila requer um enxerto ósseo ou uma flange labial para apoio dos lábios. Enxertos para a pré-maxila inteira pode requerer a crista ilíaca como uma área de doação, porque maiores volumes de ossos são requisitados para PF. Fatores combinados como medo do tratamento e falta de treinamento avançado do dentista são frequentemente determinantes para a escolha da sobredentadura maxilar.

Infelizmente, muitos profissionais pensam que a sobredentadura requer menos implantes e menos atenção em relação à biomecânica só porque a prótese é removível. Na opinião do autor, esta é uma causa primária de perda do implante em SBDs maxilares. As posições estratégicas do implante para uma SBD PR-4 maxilar são os caninos bilaterais e metade distal do primeiro molar. Essas posições nos molares geralmente requerem enxerto do seio maxilar. Implantes adicionais posteriores são localizados bilateralmente na posição do pré-molar (preferencialmente o segundo pré-molar). Além disso, pelo menos um implante anterior entre os caninos geralmente é necessário. Assim, sete é usualmente o número mínimo de implantes para esta opção de tratamento. Quando fatores de força são maiores, as próximas áreas mais importantes são as áreas do segundo molar (bilateralmente) para aumentar a extensão A-P e melhorar a biomecânica do sistema. O décimo implante seria colocado na pré-maxila para uma forma de arco triangular.

Os implantes são unidos com uma barra rígida. Quatro ou mais conectores são posicionados ao redor do arco. Isto fornece uma prótese retentiva e estável (Fig. 29-119). Geralmente, a cobertura do palato é mantida. O esquema oclusal para esta prótese PR-4 é semelhante a uma PF: oclusão cêntrica ao redor do arco e contato anterior somente durante excursão mandibular (a menos que antagonista a uma prótese total mandibular) como descrito no oclusão protegida sobre implantes (Cap. 33).

A sobredentadura maxilar antagonista de uma prótese fixa sobre dentes naturais deveria ser removida durante a noite para prevenir parafunção noturna. Se o paciente usa sobredentaduras maxilar e mandibular, apenas a prótese mandibular precisa ser removida.

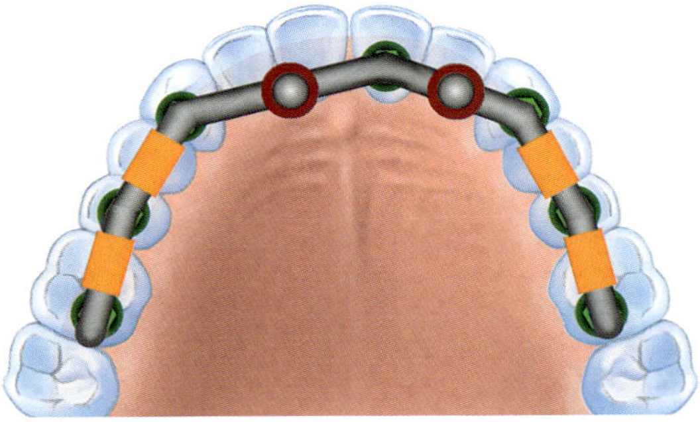

Complicações de Sobredentadura Maxilar

O aspecto do palato da maioria das SBDs maxilares deveria ser semelhante ao de uma prótese total. A extensão para cobertura do palato, que varia de completa ao formato de ferradura, tem sido relatada na literatura com graus variados de sucesso[134,136,148] (Fig. 29-120). Muitos usuários de prótese total maxilar adaptam-se facilmente ao palato de resina acrílica, no que diz respeito à fala

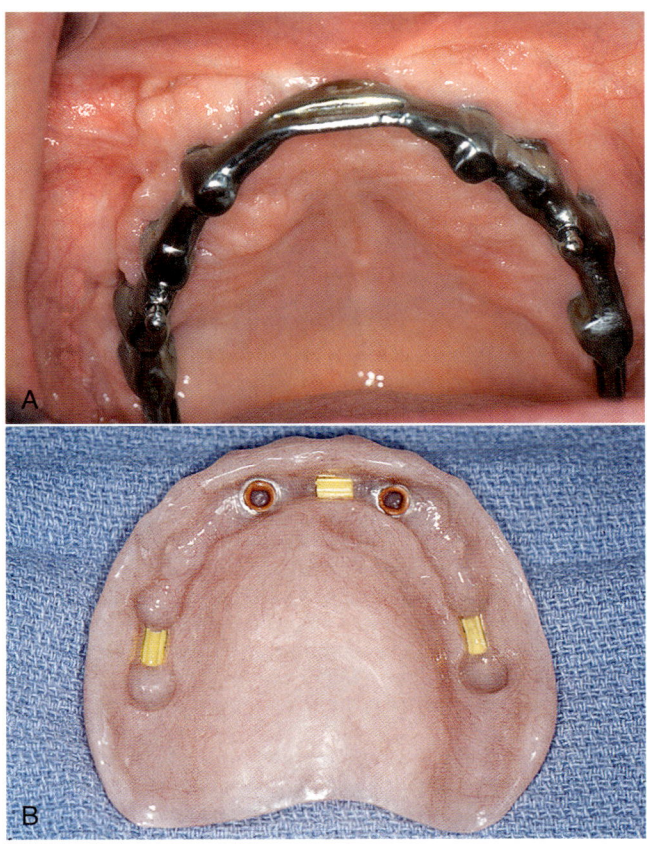

FIGURA 29-119. **A,** Uma sobredentadura maxilar PR-4 implantossuportada geralmente tem de quatro a seis conectores em volta do arco. Clipes de Hader são comumente usados quando o espaço de altura da coroa é limitado. **B,** A SBD maxilar é desenhada com cobertura total do palato e flange labial, parecida com uma prótese total.

FIGURA 29-118. Uma sobredentadura maxilar PR-4 implantossuportada deve ter sete posições estratégicas de implante, similar a uma prótese fixa maxilar.

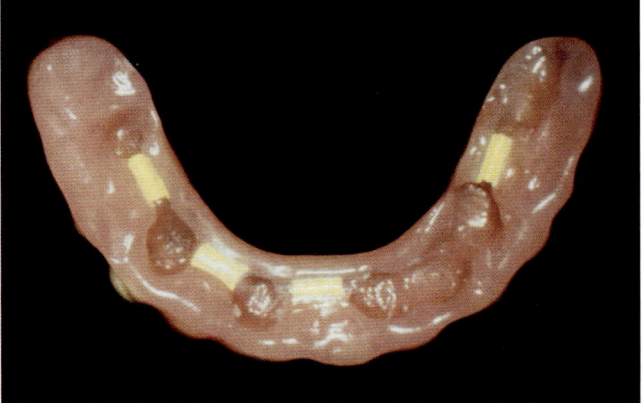

FIGURA 29-120. Sobredentaduras com formato de ferradura foram descritas na literatura. No entanto, um aumento de complicações nas próteses tem sido comumente observado.

e ao conforto, ainda que muitos protesistas eliminem o palato em SBDs maxilares com consequências protéticas. Por exemplo, retenção de alimento embaixo da sobredentadura é uma reclamação comum quando o palato da prótese é eliminado. A língua frequentemente esmaga a comida contra o palato e empurra os restos de comida para baixo da prótese. A fala deficiente é também mais frequentemente observada, porque o ar é forçado para baixo do flanco palatal e acima do flanco labial da dentadura.[25] O paciente raramente reclama destes dois problemas com a dentadura e fica infeliz com o resultado da prótese implantossuportada definitiva. No entanto, o palato da prótese geralmente deveria ser mantido na SBD maxilar. Isto aumenta o risco de fratura da SBD maxilar porque o palato recebe sua força primeiramente através do acrílico.

Alguns pacientes expressam um desejo primário de eliminar o palato da prótese total maxilar. Esses pacientes incluem: aqueles com náuseas, e que ficam desconfortáveis com qualquer aproximação com o palato mole; pacientes com toros ou exostose; cantores e atores, devido à perceptível mudança de voz causada pela mudança no volume da prótese; degustadores de alimentos e vinho que usam seus palatos para provar diferenças sutis nas preparações; e novos usuários de próteses totais não familiarizados com o aspecto palatal da prótese. Como um resultado, as necessidades e desejos do paciente podem requerer o palato natural do paciente exposto ao usar uma sobredentadura maxilar.[158,159]

Para reduzir as complicações da fala ou impactação de alimentos, a seguinte técnica tem sido usada com algum sucesso. O palato da prótese preexistente é revestido com uma pasta ou spray de indicação de pressão. É pedido ao paciente para pronunciar as consoantes linguoalveolares "T" e "D". Em pacientes dentados, quando esses sons são produzidos, a ponta da língua contacta o rebordo alveolar anterior e as laterais da língua estão em contato estreito com os dentes maxilares e gengiva palatina. O palato da sobredentadura maxilar não é eliminado além de 5 mm posteriores à área de contato da língua. Isto assegura que a língua ainda contactará o acrílico no palato e prevenirá alimento e ar de serem forçados para baixo da prótese.

O modelo de processamento para a prótese é marcado com 1mm de largura e 1mm de profundidade com um broca esférica sobre uma linha correspondente à posição periférica da prótese (Fig. 29-121). A linha de marcação continua do sulco hamular na região posterior ao longo do palato duro, 5 mm medial ao ângulo da linha rebordo alveolar-palato (posição da maior artéria palatina) para o aspecto anterior 5 mm distal à posição da língua previamente percebida. A fundição não é marcada acima da sutura palatina mediana, porque este tecido mole é muito fino e não pode ser apertado imediatamente. Quando a prótese total é processada, um pequeno lábio de acrílico preenche esta linha marcada, e quando a sobredentadura é inserida, ela gentilmente apertará o tecido ao longo desta região e assegurará contato íntimo com o tecido (Fig. 29-122). Isto futuramente prevenirá que alimentos e ar sejam empurrados para baixo da sobredentadura. A posição "D" e "T" da língua está a vários milímetros posteriores à posição dos dentes maxilares. Como um resultado, vários milímetros de acrílico permanecem na pré-maxila. Isto também reduz o risco de fratura da sobredentadura maxilar.

Os implantes anteriores, a barra de conexão e os conectores deverm estar em uma posição mais lingual à posição dos dentes anteriores, para não interferir na posição apropriada do dente na prótese total. Entretanto, esta posição pode aumentar a altura da inclinação palatal na região da pré-maxila comparada com a prótese total original. Uma barra de perfil baixo e um conector são frequentemente o desenho de escolha para minimizar o volume da prótese. Antes de desenhar a barra, uma matriz a vácuo ou sob pressão é feita do contorno da prótese total e sobredentadura experimentais preexistentes, semelhante à usada para o guia cirúrgico. O sistema de design da barra de conexão está dentro do limite final da prótese. Quando o apoio pré-maxilar para implante é subplanejado em relação a quantidade, tamanho e posição, um grampo palatino pode ser usado para auxiliar a força de transferência de um lado do arco para o outro. Por esta razão, o arco de cinco lados é convertido para uma caixa anterior (Fig. 29-123 A). A sobredentadura maxilar cobre a barra palatina de conexão e geralmente tem um baixo perfil de conexão (Fig. 29-123 B). Este mesmo conceito pode ser usado para pacientes com fenda palatina ou quando os implantes não podem se instalados nas posições ideais do arco (Fig. 29-124). Quando os fatores de força são baixos, a falta de implantes na pré-maxila pode ser biomecanicamente melhorada com um grampo palatino (Fig. 29-125).

Processo Restaurador

A restauração de uma SBD maxilar é semelhante ao método de cinco consultas passo a passo descrita para sobredentaduras mandibulares (Fig. 29-126). A posição dos dentes e a dimensão vertical são semelhantes aos conectores medialmente posicionados numa oclusão lingualizada para uma prótese total maxilar discutidos no

(O texto continua na página 824)

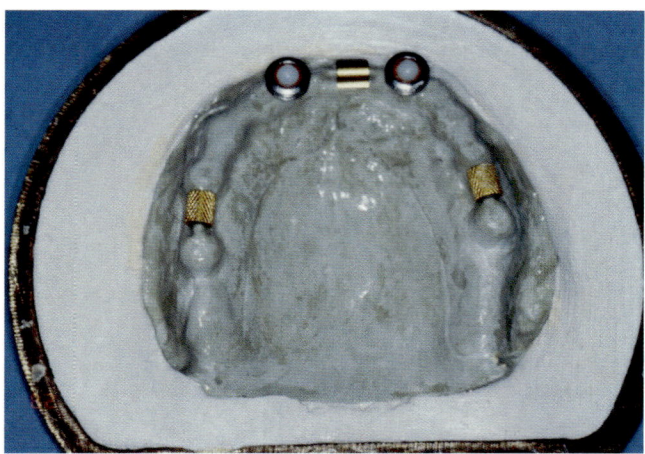

FIGURA 29-121. A linha marcada no modelo de processamento é feita de 1 mm de largura e profundidade do sulco hamular e ao longo da periferia do palato da prótese total exceto sobre a sutura medial palatina.

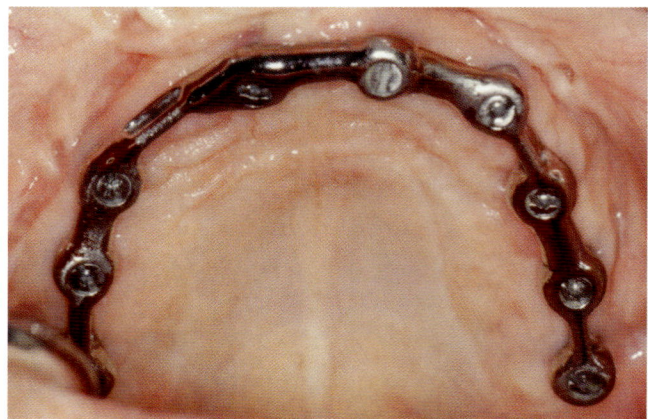

FIGURA 29-122. O palato de uma sobredentadura maxilar PR-4 implantossuportada com palato de ferradura. Uma linha pode ser vista no palato que corresponde à linha marcada na prótese.

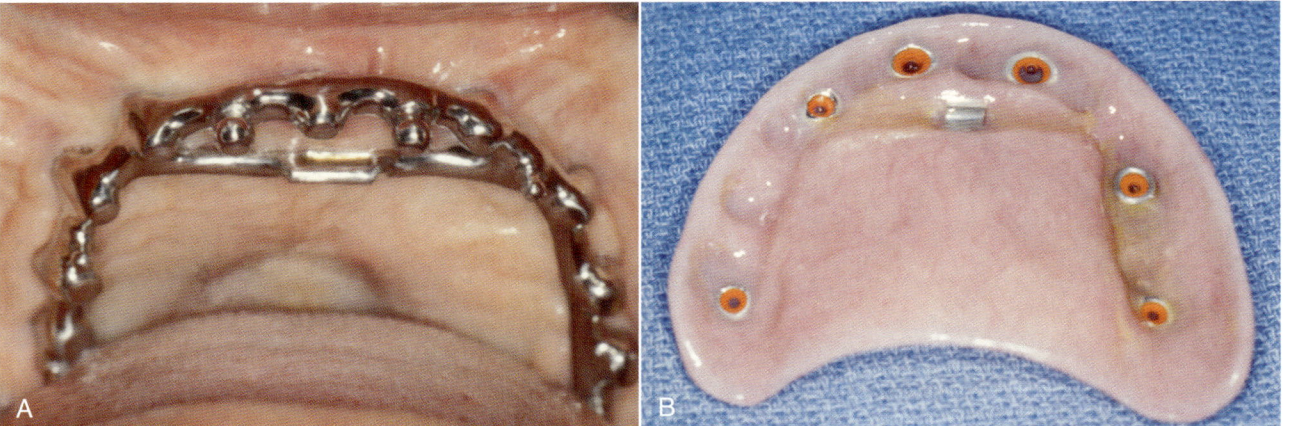

FIGURA 29-123. A, O grampo palatino é usado na região anterior que une os implantes na região do canino. A caixa biomecânica na pré-maxila é benéfica quando o suporte do implante é inadequado ou os fatores de força do paciente são excessivos. **B,** A sobredentadura maxilar PR-4 implantossuportada cobre o grampo palatino e frequentemente usa um clipe Hader nesta região.

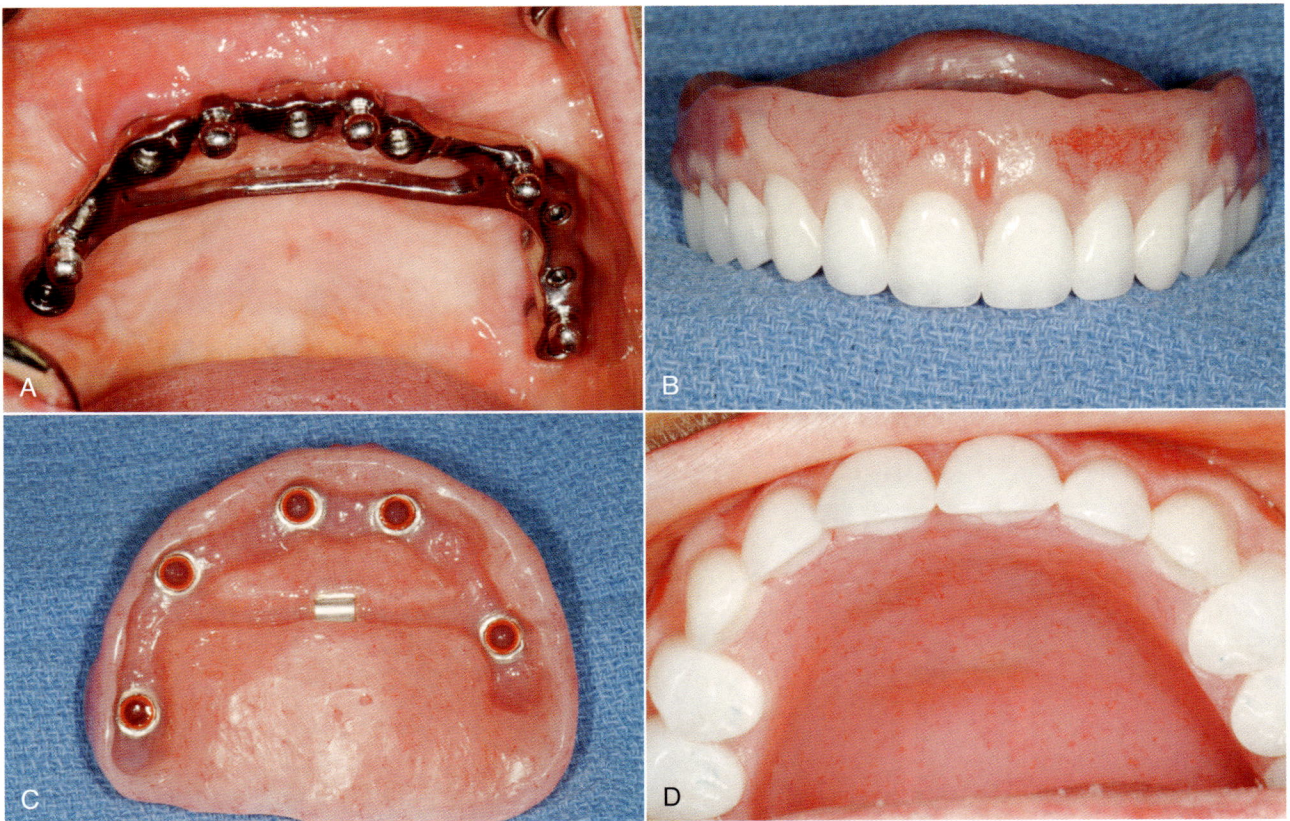

FIGURA 29-124. A, Um paciente com uma fenda maxilofacial e implantes que não foram instalados na posição de pré-molar, no canino esquerdo ou direito. O clipe do palato conecta um lado do arco ao outro. **B,** A sobredentadura maxilar PR-4 implantossuportada (SBD), é aparentemente fabricada de forma similar a uma prótese tital. **C,** As conexões fazem uma restauração MP-0 e incluem um clipe Hader no grampo palatal. **D,** O palato de uma SBD maxilar cobre o grampo palatal.

FIGURA 29-125. A falta de implantes entre os caninos pode ser otimizada pela inclusão de um grampo palatal posterior.

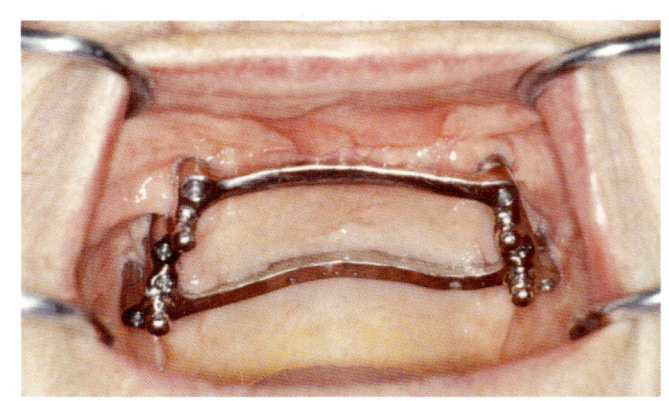

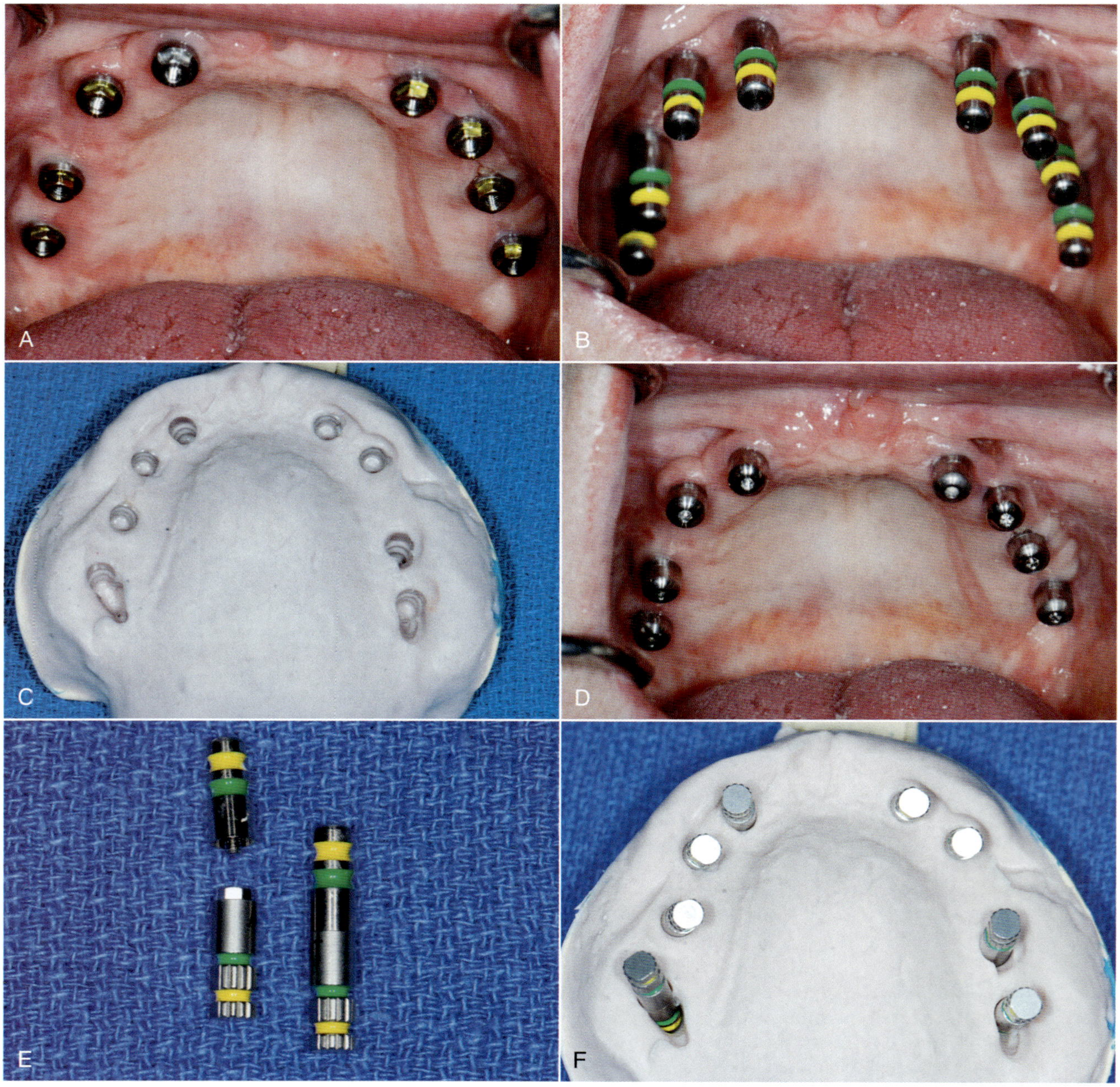

FIGURA 29-126. **A,** Um arco maxilar com oito implantes servindo de fundação para a sobredentadura maxilar PR-4 implantossuportada. Pilares para retenção parafusada 1-2 mm acima do tecido têm recebido torque em posição. **B,** Pinos de moldagem indireta são rosqueados dentro dos pilares de retenção parafusada. **C,** Uma moldeira fechada com alginato é feita semelhante à moldagem de uma prótese total maxilar. **D,** Parafusos de cobertura são parafusados aos pilares para protegê-los de cálculos e impactação de alimentos. **E,** Os pinos de moldagem indireta são rosqueadas no suporte para parafusos analógicos. **F,** Os pinos de moldagem indireta e análogos dos implantes são inseridos dentro da moldagem preliminar da maxila.

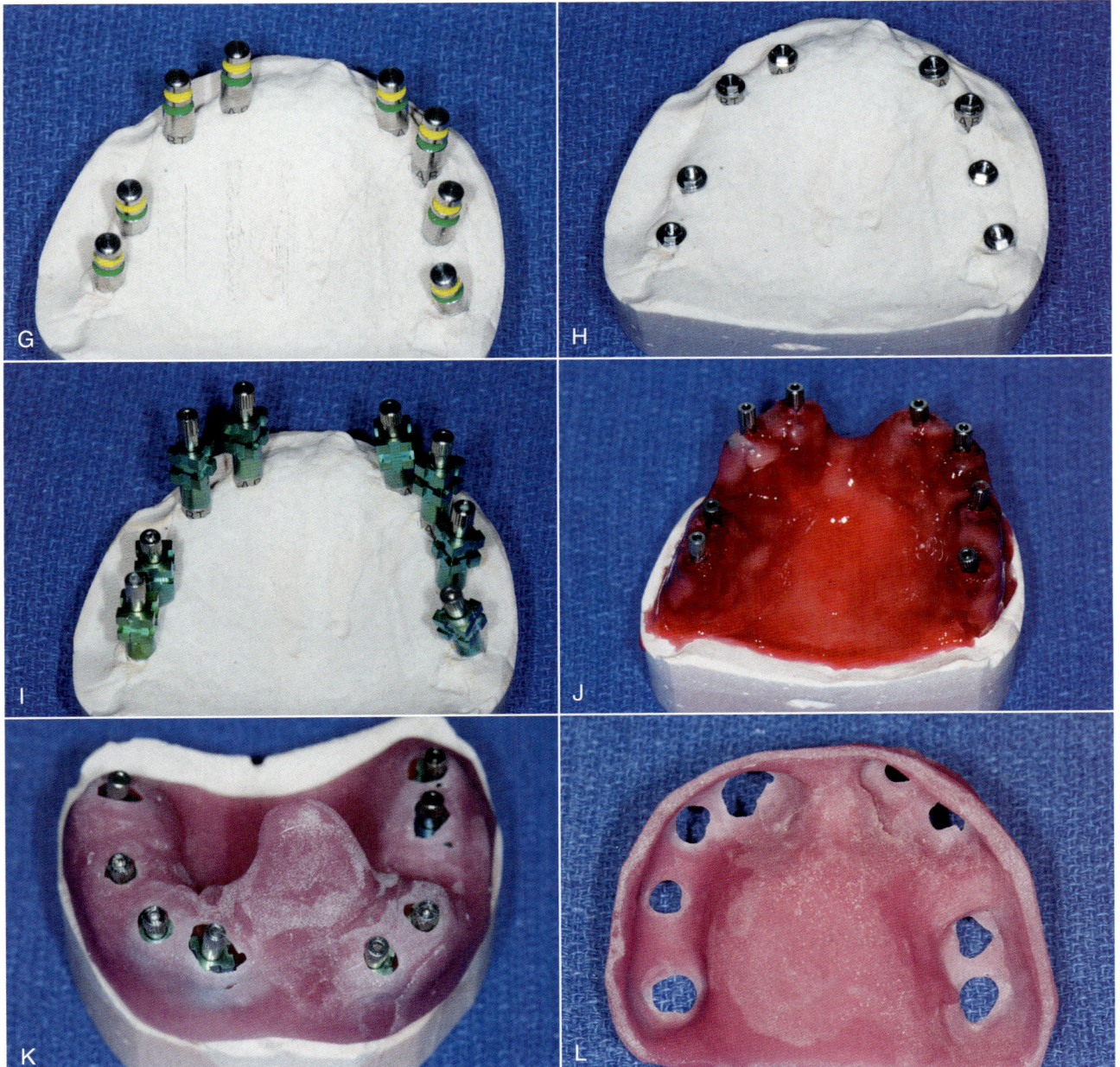

FIGURA 29-126. *(Cont.)* **G,** A impressão é vazada com gesso dental e separada tomar presa. **H,** Os pinos de moldagem indireta são removidos do modelo. **I,** Os pinos de moldagem direta são parafusados nos pilares dentro do modelo. **J,** Um espaçador de 3 mm é colocado em torno dos pinos de moldagem direta e um espaçador de 1 mm é aplicado sobre os tecidos moles. **K,** Uma moldeira aberta modificada é feita com resina acrílica fotopolimerizável. **L,** Uma moldeira é removida do modelo e modificada conforme necessário.

(Continua)

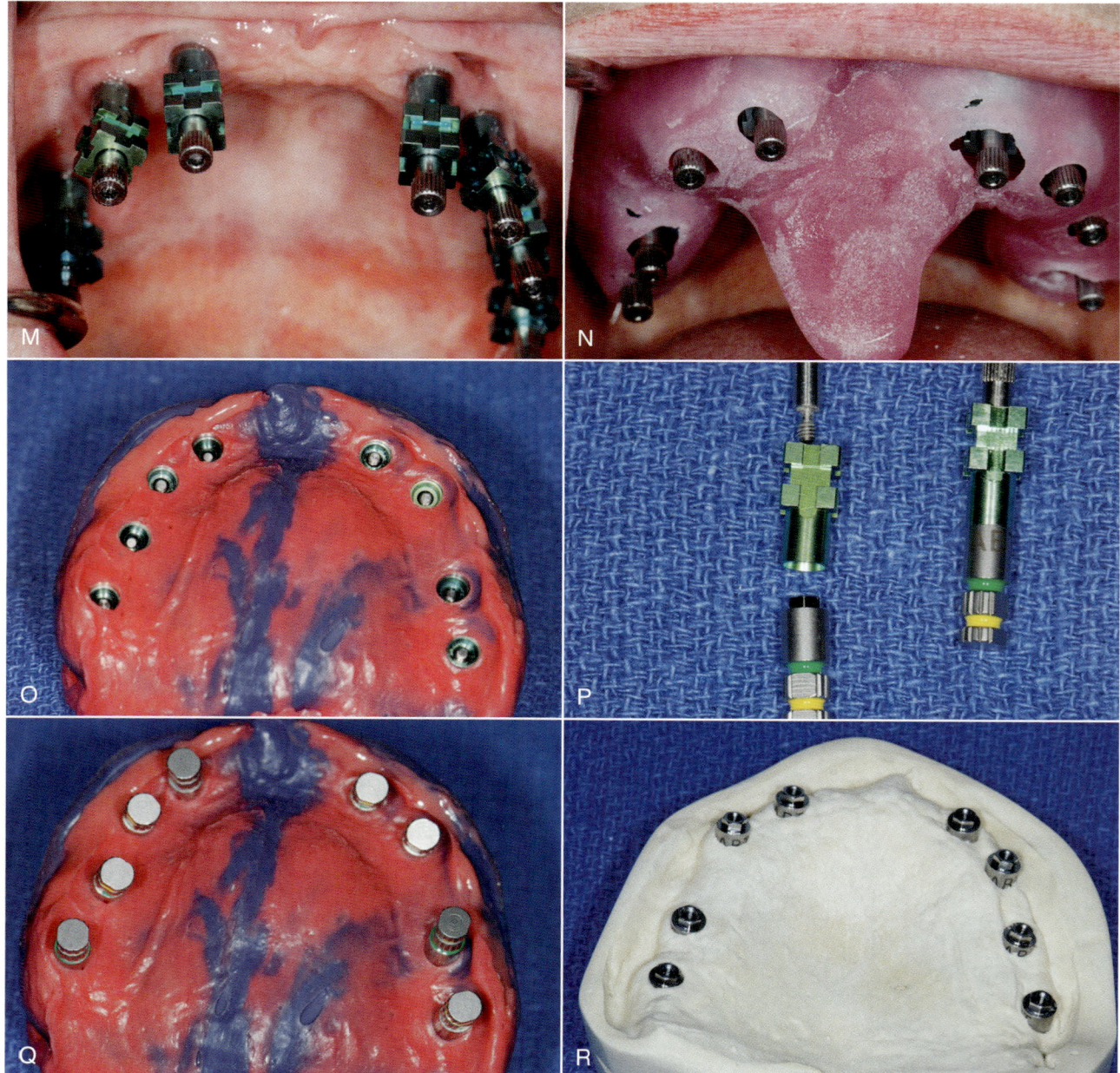

FIGURA 29-126. *(Cont.)* **M,** Os pinos de moldagem direta são parafusados nos pilares de retenção na boca. **N,** A moldeira aberta modificada é utilizada em outros pinos de moldagem direta. **O,** Uma moldagem final da maxila é realizada. Os pilares de fixação dos pinos de moldagem direta são desparafusados e a moldagem é avaliada. **P,** Os pinos de moldagem direta serão conectados aos pilares para análogos parafusados no modelo. **Q,** Os pilares para análogos parafusados serão conectados aos pinos de moldagem direta capturados na moldagem. **R,** O gesso dental é vertido na moldagem e é deixado para tomar presa. Os pinos de moldagem são desparafusados, e o modelo contém os pilares para análogos parafusados.

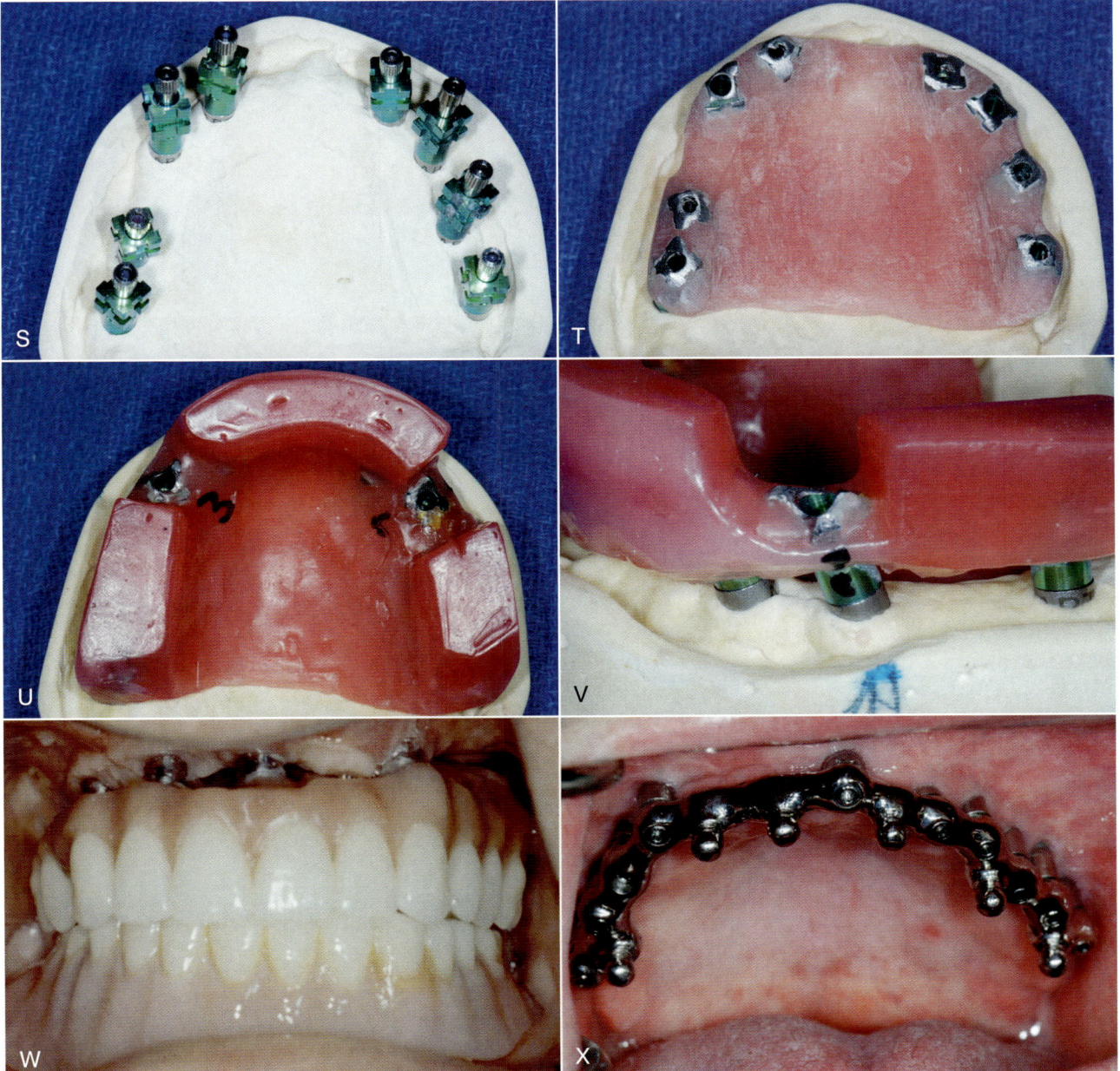

FIGURA 29-126. (Cont.) **S,** Os análogos de impressão direta são removidos dos análogos do pilar e capturados na moldagem final. **T,** Uma placa-base que incorpora os pinos de moldagem direta é montada. **U,** Um enceramento é adicionado à placa-base. Dois parafusos de fixação longos na posição canina fixarão o dispositivo na boca. **V,** Uma placa-base e um enceramento são feitos depois que o conector do pilar estiver visível, de modo que o dispositivo seja também um jig de verificação. **W,** Após a gravação de registros oclusais, uma prova do enceramento dos dentes confirma a posição correta dos dentes. **X,** A barra e os conectores são feitos dentro dos contornos da prótese e o modelo em metal precioso (ou usinados com tecnologia CAD-CAM). Na entrega, a barra é avaliada para um encaixe "passivo".

(Continua)

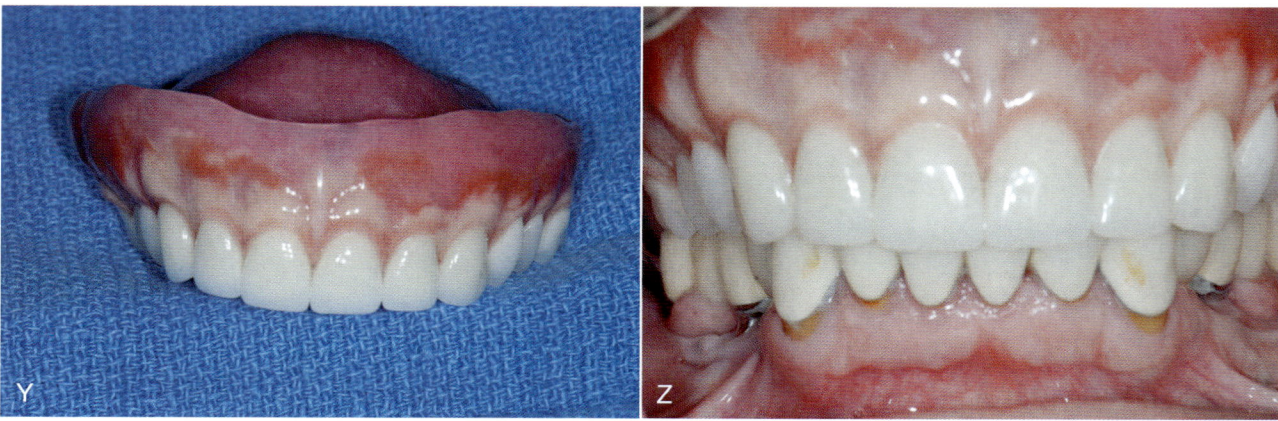

FIGURA 29-126. (Cont.) **Y,** A prótese é processada, e a flange labial é feita semelhante à de uma prótese total. **Z,** A oclusão e estética são avaliadas.

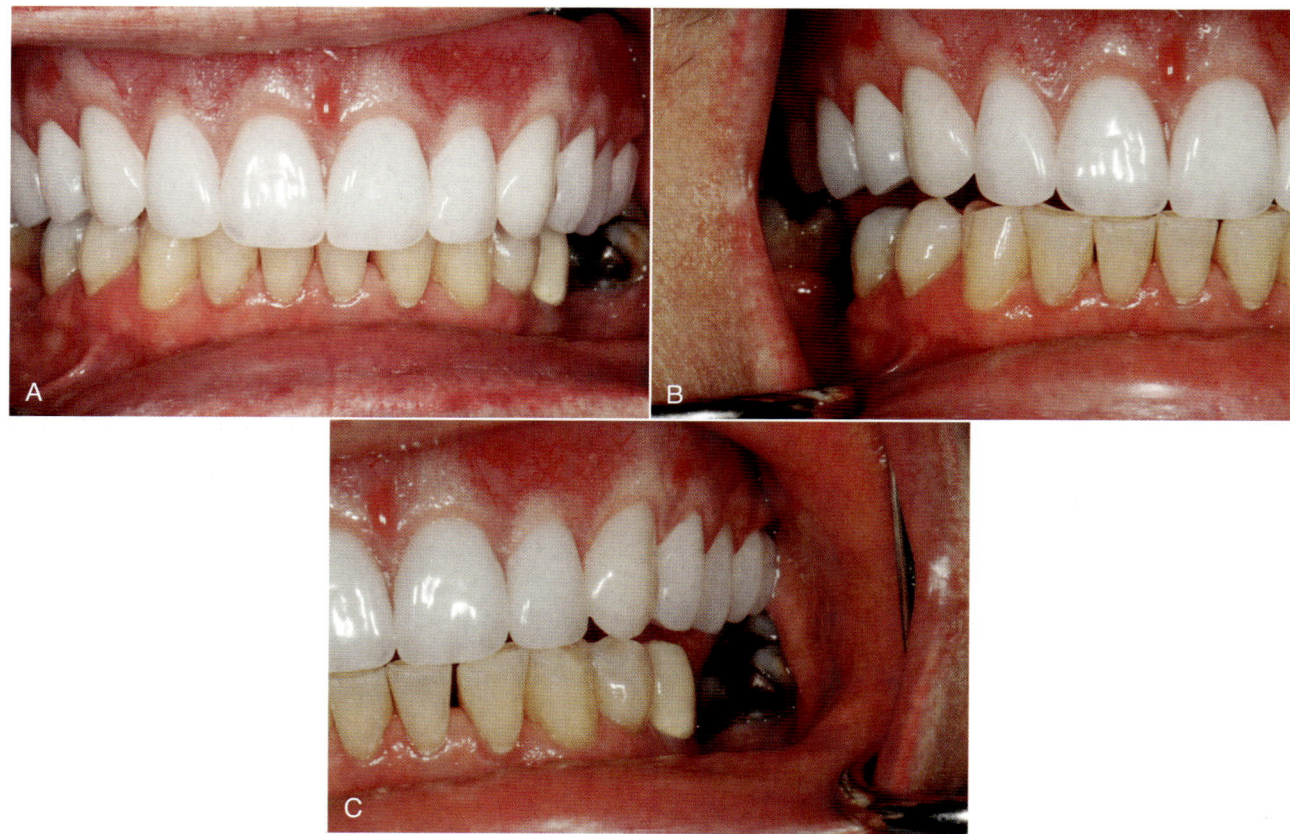

FIGURA 29-127. **A,** Uma sobredentadura maxilar PR-4 implantossuportada em oclusão cêntrica. **B,** Em protusiva, os dentes posteriores são separados. **C,** Guia incisiva separa os dentes posteriores em todas as excursões quando uma prótese PR-4 é antagonista a uma dentição fixa.

Capítulo 33. Considerando que a oclusão para uma SBD PR-5 é de equilíbrio bilateral, o esquema oclusal para uma SBD PR-4 é de desoclusão posterior e guia anterior quando antagonista a uma PR-4 ou dentição fixa na mandíbula (Fig. 29-127).

Resumo

SBDs mandibulares e maxilares compartilham vários princípios de sobredentaduras suportadas por dentes. As vantagens de SBD referem-se à capacidade para colocar os pilares saudáveis, rígidos, nas posições de escolha. O número, a localização, o desenho da superestrutura e a variedade de movimento de prótese podem ser predeterminados e com base nas necessidades expressas e desejos do paciente e condições anatômicas. O mesmo tratamento de SBD não deve ser fornecido a todos os pacientes edentados. Na mandíbula, apenas dois implantes instalados imediatamente anteriores ao forame mentoniano raramente devem ser usados. Esta opção de tratamento tem mais complicações protéticas. A sobredentadura deve ser desenhada de forma previsível para satisfazer o desejo do paciente e suas limitações anatômicas.

A opção de sobredentadura mais comum usada pelos profissionais é a sobredentadura com dois implantes com O-ring individuais.

Porém, o único benefício desta abordagem era promover retenção e reduzir o custo inicial. A perda óssea é acelerada no rebordo posterior e a manutenção do osso anterior é limitada à zona ao redor do implante.

A abordagem ideal para a saúde geral da mandíbula em longo prazo é uma prótese totalmente implantossuportada. O volume ósseo anterior é mantido e a perda óssea posterior é significativamente reduzida. O suporte da carga oclusal ocorre sobre os implantes, e não sobre os tecidos moles. A estabilidade da prótese é máxima porque ela não se move durante a função (mastigação, fala). A retenção é excelente porque ela pode ter de quatro a seis conectores.

O paciente pode, inicialmente, não ter condições de custear uma opção OD-5 (com uma PR-4 ou opção de prótese fixa). Entretanto, em uma mandíbula, uma OD-3 pode se converter em uma OD-4 após alguns anos e, eventualmente, em uma OD-5 após mais alguns anos. Caso a transição de uma opção para outra seja em um curto período de tempo (1 ou 2 anos), os implantes podem ser independentes e utilizar um sistema de conector do tipo O-ring. Isto reduz os gastos com próteses transitórias porque nenhuma barra é fabricada, e um reembasamento pode ser realizado para modificar a prótese. Na maxila são relatadas maiores taxas de falhas com implantes individualizados. Por isto uma PR-5 com barra unida é a melhor opção num primeiro estágio do tratamento.

Uma prótese parafusada se conecta ao pilar do implante com forças compressivas significantes (10-30 N-cm de torque). O parafuso do casquete não deve ser instalado sob tensão, compressão ou forças de cisalhamento na superestrutura. Para realizar o objetivo de uma superestrutura passiva, o dentista examina todos os aspectos da reconstrução protética em uma tentativa de reparar erros e variações durante o processo. As variáveis de processamento mais importantes para o dentista incluem contração do material de moldagem, deformação permanente, moldeiras convencionais *versus* moldeiras individuais, variação dos componentes por parte dos fabricantes, expansão do gesso e do revestimento, contração do metal, contração do acrílico e da porcelana, solda e força de torque aplicada ao parafuso do pilar. O passo a passo do protocolo clínico para uma prótese parafusada tem sido apresentado para produzir fundições as mais passivas possível, e, portanto, minimizar a perda de crista óssea e o afrouxamento do parafuso do pilar.

Referências Bibliográficas

1. Mojon P: The world without teeth: demographic trends. In Feine JS, Carlsson GE, editors: *Implant overdentures: the standard of care for edentulous patients*, Carol Stream, IL, 2003, Quintessence.
2. Beltram-Aguilar ED, Barker LK, Canto MT, et al: Surveillance for dental caries, dental sealants, tooth retention, edentulism and enamel fluorosis—United States, 1988-1994 and 1999-2002, *MMWR Surveill Summ* 54(3):1-43, 2005.
3. Marcus SE, Drury JF, Brown LS, et al: Tooth retention and tooth loss in the permanent dentition of adults: United States, 1988-1991, *J Dent Res* 75(spec issue):684-695, 1996.
4. Redford M, Drury TF, Kingman A, et al: Denture use and the technical quality of dental prostheses among persons 18-74 years old in the United States between 1988 and 1991, *J Dent Res* 75(spec issue):714-725, 1996.
5. Doug CW, Shih A, Ostry L: Will there be a need for complete dentures in the United States in 2020? *J Prosthet Dent* 87:5-8, 2002.
6. Perel ML: *Dental implantology and prostheses*, Philadelphia, 1980, JB Lippincott.
7. Babbush CA, Kent JN, Misiek DJ: Titanium plasma spray (TPS) Swiss screw implants for the reconstruction of the edentulous mandible, *J Oral Maxillofac Surg* 44:247-282, 1986.
8. Engquist B, Bergendal T, Kallus T, et al: A retrospective multicenter evaluation of osseointegrated implants supporting overdentures, *Int J Oral Maxillofac Implants* 3:129-134, 1988.
9. Jemt T, Chai J: Harnett J: A 5-year prospective multicenter follow-up report on overdentures supported by osseointegrated implants, *Int J Oral Maxillofac Implants* 11:291-298, 1996.
10. Wismeijer D, Van Waas MAJ, Vermeeren J: Overdenture supported by implants: a 6.5 year evaluation of patient satisfaction and prosthetic after care, *Int J Oral Maxillofac Implants* 10:744-749, 1995.
11. Awad MA, Lund JP, Dufresne E, et al: Comparing the efficacy of mandibular implant-retained overdentures and conventional dentures among middle-aged edentulous patients: satisfaction and functional assessment, *Int J Prosthodont* 16:117-122, 2003.
12. Awad MA, Lund JP, Shapiro SH, et al: Oral health status and treatment satisfaction with mandibular implant overdentures and conventional dentures: a randomized clinical trial in a senior population, *Int J Prosthodont* 16:390-396, 2003.
13. Thomason JM, Lund JP, Chehade A, et al: Patient satisfaction with mandibular implant overdentures and conventional dentures 6 months after delivery, *Int J Prosthodont* 16:467-473, 2003.
14. Naert IE, Hooghe M, Quirynen M, et al: The reliability of implant-retained hinging overdentures for the fully edentulous mandible: an up to 9-year longitudinal study, *Clin Oral Investig* 1:119-124, 1997.
15. Naert I, Alssaadi G, van Steenberghe D, et al: A 10-year randomized clinical trial on the influence of splinted and unsplinted oral implants retaining mandibular overdentures: peri-implant outcome, *Int J Oral Maxillofac Implants* 19:695-702, 2004.
16. Naert I, Alsaadi G, Quirynen M: Prosthetic aspects and patient satisfaction with two-implant-retained mandibular overdentures: a 10-year randomized clinical study, *Int J Prosthodont* 17:401-410, 2004.
17. Hutton JE, Heath MR, Chai JY, et al: Factors related to success and failure rates at 3-year follow-up in a multicenter study of overdentures supported by Brånemark implants, *Int J Oral Maxillofac Implants* 10:33-42, 1995.
18. Misch CE: Treatment options for mandibular implant overdentures: an organized approach. In Misch CE, editor: *Contemporary implant dentistry*, St Louis, 1993, Mosby.
19. Carlsson GE, Kronstrom M, de Baat C, et al: A survey of the use of mandibular implant overdentures in 10 countries, *Int J Prosthodont* 17:211-217, 2004.
20. Naert I, DeClercq M, Theuniers G, et al: Overdentures supported by osseointegrated fixtures for the edentulous mandible: a 2.5 year report, *Int J Oral Maxillofac Implants* 3:191-196, 1988.
21. Mericske-Stern R: Clinical evaluation of overdenture restorations supported by osseointegrated titanium implants: a retrospective study, *Int J Oral Maxillofac Implants* 5:375-383, 1990.
22. Mericske-Stern R, Steinlin Schaffner T, Marti P, et al: Peri-implant mucosal aspects of ITI implants supporting overdentures: a five-year longitudinal study, *Clin Oral Implants Res* 5:9-18, 1994.
23. Naert I, Gizani S, Vuylsteke M, et al: A 5-year prospective randomized clinical trial on the influence of splinted and unsplinted oral implants retaining a mandibular overdenture: prosthetic aspects and patient satisfaction, *J Oral Rehabil* 26:195-202, 1999.
24. Batenburg RH, Meijer HH, Raghoebar GM, et al: Treatment concept for mandibular overdentures supported by endosseous implants: a literature review, *Int J Oral Maxillofac Implants* 13:539-545, 1998.
25. Burns DR: Mandibular implant overdenture treatment: consensus and controversy, *J Prosthodont* 9:37-46, 2000.
26. Geertman ME, Boerrigter EM, Van Waas MA, et al: Clinical aspects of multicenter clinical trial of implant-retained mandibular overdentures in patients with severely resorbed mandibles, *J Prosthet Dent* 75:194-204, 1996.
27. Hemmings KW, Schmitt A, Zarb GA: Complications and maintenance requirements for fixed prostheses and overdentures in the edentulous mandible: a 5-year report, *Int J Oral Maxillofac Implants* 9:191-196, 1984.

28. Davis DM, Rogers JO, Packer ME: The extent of maintenance required by implant retained mandibular overdentures: a 3-year report, *Int J Oral Maxillofac Implants* 11:767-774, 1996.
29. Bilhan H, Geckilio O, Mumca E, et al: Maintenance requirements associated with mandibular implant overdentures: clinical results after first year of service, *J Oral Implantol* 37(6):697-704, 2011.
30. Takanashi Y, Penrod JR, Lund JP, et al: A cost comparison of mandibular two-implant overdenture and conventional denture treatment, *Int J Prosthodont* 17:181-618, 2004.
31. Judy KWM, Richter R: Implant supported overdenture prosthesis, *Pract Periodontics Aesthet Dent* 3:51-56, 1991.
32. Naert I, Quirynen M, Theuniers G, et al: Prosthetic aspects of osseointegrated fixtures supporting overdentures: a 4-year report, *J Prosthet Dent* 65:671-680, 1991.
33. Naert I, Quirynen M, Hooghe M, et al: A comparative prospective study of splinted and unsplinted Brånemark implants in mandibular overdenture therapy, *J Prosthet Dent* 71:486-492, 1994.
34. Chan MFW, Johnston C, Howell RA, et al: Prosthetic management of the atrophic mandible using endosseous implants and overdentures: a 6-year review, *Br Dent J* 179:329-337, 1995.
35. Bergendal T, Engquist B: Implant supported overdentures: a longitudinal prospective study, *Int J Oral Maxillofac Implants* 13:253-262, 1998.
36. Wright PS, Watson RM: Effect of prefabricated bar design with implant-stabilized prostheses on ridge resorption: a clinical report, *Int J Oral Maxillofac Implants* 13:77-81, 1998.
37. Goodacre CJ, Bernal G, Rungcharassaeng K, et al: Clinical complications with implant and implant prostheses, *J Prosthet Dent* 90:121-132, 2003.
38. Feine JS, Carlsson GS, Awad MA, et al: The McGill consensus statement on overdentures, *Int J Prosthodont* 15:413-414, 2002.
39. Palmqvist S, Owall B, Schou S: A prospective randomized clinical study comparing implant-supported fixed prostheses and overdentures in the edentulous mandible: prosthodontic production time and costs, *Int J Prosthodont* 17:231-235, 2004.
40. Attard NJ, Zarb GA: Long-term treatment outcomes in edentulous patients with implant overdentures: the Toronto study, *Int J Prosthodont* 17:425-433, 2004.
41. Schwartz-Arad D, Kidron N, Dolev E: A long-term study of implants supporting overdentures as a model for implant success, *J Periodontol* 76:1431-1435, 2005.
42. Naert I, Gizani S, Vuylsteke M, et al: A 5-year randomized clinical trial on the influence of splinted and unsplinted oral implants in the mandibular overdenture therapy. 1. Peri-implant outcome, *Clin Oral Implants Res* 9:70-177, 1998.
43. Geertman ME, Slagter AP, van Waas MA, et al: Comminution of food with mandibular implant retained overdentures, *J Dent Res* 73:1858-1864, 1994.
44. Wolff J: *The laws of bone remodeling*, Berlin, 1986, Springer. (translated by Maquet P, Furlong R; originally published in 1892).
45. Murray PDF: *Bones: a study of the development and structure of the vertebrae skeleton*, Cambridge, 1936, Cambridge University Press.
46. Misch J: *Lehrbuch der Grenzgebiete der Medizin und Zahnheilkunde*, Leipzig, Germany, 1922, FC Vogel.
47. Roberts WE, Turley PK, Brezniak N, et al: Implants: bone physiology and metabolism, *Calif Dent Assoc J* 15:54-61, 1987.
48. Bassett CA: Biologic significance of piezoelectricity, *Calcif Tissue Res* 1:252-272, 1968.
49. Pietrokovski J: The bony residual ridge in man, *J Prosthet Dent* 34:456-462, 1975.
50. Carlsson G, Persson G: Morphologic changes of the mandible after extraction and wearing of dentures: a longitudinal clinical and x-ray cephalometric study covering 5 years, *Odont Revy* 18:27-54, 1967.
51. Tallgren A: The reduction in face height of edentulous and partially edentulous subjects during long-term denture wear: a longitudinal roentgenographic cephalometric study, *Acta Odontol Scand* 24:195-239, 1966.
52. Atwood DA: Postextraction changes in the adult mandible as illustrated by microradiographs of midsagittal section and serial cephalometric roentgenograms, *J Prosthet Dent* 13:810-824, 1963.
53. Misch CE: What you don't know can hurt you (and your patients), *Dent Today* 19(12):70-73, 2000.
54. Gruber H, Solar P, Ulm C: Maxillomandibular anatomy and patterns of resorption during atrophy. In Watzek G, editor: *Endosseous implants: scientific and clinical aspects*, Chicago, 1996, Quintessence.
55. Gabriel AC: Some anatomical features of the mandible, *J Anat* 92:580-589, 1958.
56. Tallgren A: The continuing reduction of the residual alveolar ridges in complete denture wearers: a mixed-longitudinal study covering 25 years, *J Prosthet Dent* 27:120-132, 1972.
57. Tallgren A: The reduction in face height of edentulous and partially edentulous subjects during long-term denture wear: a longitudinal roentgenographic cephalometric study, *Acta Odontol Scand* 24:195-239, 1966.
58. Hickey JC, Zarb GA, Bolender CL, editors: *Boucher's prosthodontic treatment for edentulous patients*, ed 10, St Louis, 1990, Mosby, pp 3-27.
59. Howell AW, Manley RS: An electronic strain gauge for measuring oral forces, *J Dent Res* 27:705, 1948.
60. Carr A, Laney WR: Maximum occlusal force levels in patients with osseointegrated oral implant prostheses and patients with complete dentures, *Int J Oral Maxillofac Implants* 2:101-110, 1987.
61. Rissin L, House JE, Manly RS, et al: Clinical comparison of masticatory performance and electromyographic activity of patients with complete dentures, overdentures and natural teeth, *J Prosthet Dent* 39:508-511, 1978.
62. Carlsson GE, Haraldson T: Functional response. In Brånemark PI, Zarb GA, Albrektsson T, editors: *Tissue integrated prostheses: osseointegration in clinical dentistry*, Chicago, 1985, Quintessence.
63. Hildebrandt GH, Dominguez BL, Schock MA, et al: Functional units, chewing, swallowing and food avoidance among the elderly, *Prosthet Dent* 77:588-595, 1997.
64. Misch LS, Misch CE: Denture satisfaction: a patient's perspective, *Int J Oral Implantol* 7:43-48, 1991.
65. Robinson SC: Physiological placement of artificial anterior teeth, *Can Dent J* 35:260-266, 1969.
66. Smith D: The mobility of artificial dentures during comminution, *J Prosthet Dent* 13:834-856, 1963.
67. Lundqvist S, Haraldson T: Occlusal perception of thickness in patients with bridges on osteointegrated oral implants, *Scand J Dent Res* 92:88, 1984.
68. Kapur KK, Garrett NR, Hamada MO, et al: Randomized clinical trial comparing the efficacy of mandibular implant supported overdentures and conventional dentures in diabetic patients. Part III: Comparisons of patient satisfaction, *J Prosthet Dent* 82:416-427, 1999.
69. Awad MA, Feine JJ: Measuring patient satisfaction with mandibular prostheses, *Community Dent Oral Epidemiol* 26:400-405, 1998.
70. Geertman ME, Boerrigter EM, van't Hof MA, et al: Two-center clinical trial of implant-retained mandibular overdentures versus complete dentures—chewing ability, *Community Dent Oral Epidemiol* 24:79-84, 1996.
71. Geertman ME, Van Waas MA, van't Hof MA, et al: Denture satisfaction in a comparative study of implant-retained mandibular overdenture: a randomized clinical trial, *Int J Oral Maxillofac Implants* 11:194-2000, 1996.
72. McGill University: *Health Nutr Lett*(2):21, 2003.
73. Sherham A, Steele JG, Marcenes W, et al: The relationship between oral health and body mass index among older people, *Br Dent J* 192:703-706, 2002.
74. Agerberg G, Carlsson CE: Chewing ability in relation to dental and general health, *Acta Odontol Scand* 39:147-153, 1981.
75. Shecham Q, Steele JC, Marcenes W, et al: The impact of oral health on stated ability to eat certain foods; findings from the National Diet and Nutrition Survey of older people in Great Britain, *Gerontology* 16:11-20, 1999.
76. Raghoebar GM, Meijer HJ, Stegenga B, et al: Effectiveness of three treatment modalities for the edentulous mandible: a 5 year randomized clinical trial, *Clin Oral Implants Res* 11:195-201, 2000.
77. Kordatzis K, Wright PS, Meijer HJ: Posterior mandibular residual ridge resorption in patients with conventional dentures and

implant overdentures, *Int J Oral Maxillofac Implants* 18:447-452, 2003.
78. Blum IR, McCord JF: A clinical investigation of the morphological changes in the posterior mandible when implant-retained overdentures are used, *Clin Oral Implants Res* 15:700-708, 2004.
79. Jacobs R, Schotte A, van Steenberghe D, et al: Posterior jaw bone resorption in osseointegrated implant supported overdentures, *Clin Oral Implants Res* 3:63-70, 1992.
80. Narhi TO, Geertman ME, Hevinga M, et al: Changes in the edentulous maxilla in persons wearing implant-retained mandibular overdentures, *J Prosthet Dent* 84:43-49, 2000.
81. Davis WH, Lam PS, Marshall MW, et al: Using restorations borne totally by anterior implants to preserve the edentulous mandible, *J Am Dent Assoc* 130:1183-1189, 1999.
82. Reddy MS, Geurs NC, Wang IC, et al: Mandibular growth following implant restoration: does Wolff's law apply to residual ridge resorption? *Int J Periodontics Restorative Dent* 22:315-321, 2002.
83. Wright PS, Glantz PO, Randow K, et al: The effects of fixed and removable implant-stabilized prostheses on posterior mandibular residual ridge resorption, *Clin Oral Implants Res* 13:169-174, 2002.
84. Walton JN, McEntee MI: Problems with prostheses on implants: a retrospective study, *J Prosthet Dent* 71:283-288, 1994.
85. Kline R, Hoar J, Beck GH, et al: A prospective multicenter clinical investigation of a bone quality based dental implant system, *Implant Dent* 11:224-234, 2002.
86. Preiskel HW: Precision attachments in prosthodontics: the applications of intracoronal and extracoronal attachments vol 1, Chicago, 1984, Quintessence.
87. Staubli PE: *Attachments and implants reference manual*, ed 6, San Mateo, CA, 1996, International.
88. Dolder E: The bar joint mandibular denture, *J Prosthet Dent* 11:689-707, 1961.
89. APM: *Sterngold procedure manual*, Mt. Vernon, NY, 1980, Sterndent Corporation.
90. English CE: Bar patterns in implant prosthodontics, *Implant Dent* 3:217-229, 1994.
91. Preiskel HW: *Overdentures made easy: a guide to implant and root supported prostheses*, Chicago, 1996, Quintessence.
92. Kline KW, Misch CE: *Elastometric O-ring implant design principles*. (in press).
93. D'Alise D: The micro-ring for full subperiosteal implant and prosthesis construction, *J Prosthet Dent* 42:211-216, 1979.
94. American Society for Testing and Materials: *Medical devices*, Philadelphia, 1990, ASTM.
95. *Silastic silicone rubber* (brochure), Midland, MI, 1984, Dow Corning Corporation.
96. *Elastomers* [brochure], Wilmington, DE, 1999, DuPont Dow.
97. Fluid Sealing Association, Philadelphia, PA.
98. *Fluorosilicone S-51* [brochure], Waterford, NY, 1999, General Electric Company, Silicone Products Division, Rubber & Fluid Products Department.
99. *Aflas data sheet F-T/G No. 001A*, Tokyo, 1999, Japan Synthetic Rubber Co.
100. *Aflas technical information-8/87*, St Paul, MN, 1999, 3M Industrial Chemical Products Division, 3M Center.
101. *Geolast and Santoprene* [brochures], Akron, OH, 1987, Monsanto Chemical Company.
102. *Zetpol hydrogenated nitrile rubber* [brochure BJ-004], White Plains, NY, Nippon Zeon of America.
103. Morton M, editor: *Rubber technology*, ed 3, New York, 1987, Van Nostrand Reinhold.
104. *Machine design: compilation of articles on seal performance*, Cleveland, 1980, Penton/IPC.
105. *Publication AIR 1707*, Warrendale, PA, 1999, Society of Automotive Engineers.
106. *Millithane HT/R* [brochure], Clearwater, FL, 1999, TSE Industries Inc.
107. Bowles WH, Wilkinson MR, Wagner MJ, et al: Abrasive particles in tobacco products: a possible factor in dental attrition, *J Am Dent Assoc* 126:327-331, 1995.
108. English CE: Finite element analysis of two abutment bar designs, *Implant Dent* 2:107-114, 1993.
109. Bidez MW, Chen Y, McLoughlin SW, et al: Finite element analysis of four-abutment Hader bar designs, *Implant Dent* 2:171-176, 1993.
110. Bidez MW, McLoughlin SW, Chen Y, et al: Finite element analysis of two-abutment Hader bar designs, *Implant Dent* 2:107-114, 1993.
111. Misch CE: Implant overdentures relieve discomfort for the edentulous patient, *Dentist* 67:37-38, 1989.
112. Renner RP, Boucher LJ: *Removable partial dentures*, Chicago, 1987, Quintessence.
113. Jager K, Wirz EJ: *In vitro spannung analysen on implantaten fur zahnartzt und zahntechniker*, Berlin, 1992, Quintessenz.
114. Bidez MW, Misch CE: The biomechanics of interimplant spacing. In *Proceedings of the Fourth International Congress of Implants and Biomaterials in Stomatology*, Charleston, SC, May 24-25, 1990.
115. Dolder E: The bar joint mandibular denture, *J Prosthet Dent* 11:689-707, 1961.
116. Dolder E, Wirz EJ: *Die steggefenk prothese*, Ein einladen fur zahnartzt und zahntechniker. Berlin, 1982, Quintessenz.
117. English CE: Prosthodontic prescriptions for mandibular implant overdentures, *Dent Implantol Update* 7:25-28, 1996.
118. McAlarney ME, Stavropoulos DN: Determination of cantilever length: anterior posterior spread ratio assuming failure criteria to be the compromise of the prosthesis retaining screw prosthesis joint, *Int J Oral Maxillofac Implants* 11:331-339, 1995.
119. Van Zyl PP, Grundling NL, Jooste CH, et al: Three dimensional finite element model of a human mandible incorporating osseointegrated implants for stress analysis of mandibular cantilever prostheses, *Int J Oral Maxillofac Implants* 10:51-57, 1995.
120. White S, Caputo AA, Anderkuist T: Effect of cantilever length on stress transfer by implant supported prostheses, *J Prosthet Dent* 71:493-499, 1994.
121. Osier JF: Biomechanical load analysis of cantilever implant systems, *J Oral Implantol* 17:40, 1991.
122. English LC: The mandibular overdenture supported by implants in the anterior symphysis: a prescription for implant placement and bar prosthesis design, *Dent Implantol Update* 4:9-14, 1993.
123. Staab GH, Stewart RB: Theoretical assessment of cross sections for cantilevered I prostheses, *J Prosthodont* 3:23-30, 1994.
124. Korioth TWP, Johann AR: Influence of mandibular superstructure shape on implant stresses during simulated posterior biting, *J Prosthet Dent* 82:67-72, 1999.
125. Zarb G, Schmitt A: Edentulous predicament, I. A prospective study of the effectiveness of implant supported fixed prostheses, *J Am Dent Assoc* 127:59-72, 1996.
126. Pound E: Aesthetic dentures and their phonetic values, *J Prosthet Dent* 1:98-111, 1951.
127. Misch CE: Maxillary denture opposing an implant prosthesis. In Misch CE, editor: *Contemporary implant dentistry*, ed 2, St Louis, 1999, Mosby.
128. Judy KWM, Richter R: Implant supported overdenture prosthesis, *Pract Periodontics Aesthet Dent* 3:51-56, 1991.
129. Rocha de Carvalho W, Barboza E, Caula AL: Cement retained prostheses in implant dentistry: a clinical report, *J Prosthet Dent* 85:345-348, 2001.
130. Atwood DA, Coy WA: Clinical cephalometric and densitometric study of reduction of residual ridges, *J Prosthet Dent* 26:200-295, 1971.
131. Misch CE: *Surgical treatment of the premaxilla: implantology and biomaterials* (abstract), Rouen, France, 1991, March 22, First World Congress.
132. Heydecke G, Boudrias P, Awad MA, et al: Within subject comparisons of maxillary fixed and removable implant prostheses: patient satisfaction and choice of prosthesis, *Clin Oral Implants Res* 14(1):125-130, 2003.
133. Brennan M, Houston F, O'Sullivan M, et al: Patient satisfaction and oral health related quality of life outcomes of implant overdentures and fixed complete dentures, *Int J Oral Maxillofac Implants* 25(4):791-800, 2010.
134. Engquist B, Bergendal J, Kalus J, et al: A retrospective multicenter evaluation of osseointegrated implants supporting overdentures, *Int J Oral Maxillofac Implants* 3:125-129, 1988.

135. Smedberg JI, Lotheguis E, Bodin I, et al: A clinical and radiological two-year follow-up study of maxillary overdentures on osseointegrated implants, *Clin Oral Implants Res* 4:39-46, 1993.
136. Palmquist S, Sondell K, Swartz B: Implant supported maxillary overdentures: outcome in planned and emergency cases, *Int J Oral Maxillofac Implants* 9:184-190, 1994.
137. Jemt T, Lekholm U: Implant treatment in edentulous maxillae: a 5-year follow up report on patients with different degrees of jaw resorption, *Int J Oral Maxillofac Implants* 10:303-311, 1995.
138. Johns RB, Jemt T, Heath MR, et al: A multicenter study of overdentures supported by Branemark implants, *Int J Oral Maxillofac Implants* 7:513-522, 1992.
139. Jemt T, Book K, Linden J, et al: Failures and complications in 92 consecutively inserted overdentures supported by Branemark implants in severely resorbed edentulous maxilla: a study from prosthetic treatment to first annual check-up, *Int J Oral Maxillofac Implants* 7:162-167, 1992.
140. Chan MF, Narhi TO, de Baat C, et al: Treatment of the atrophic edentulous maxilla in implant supported overdentures: a review of the literature, *Int J Prosthodont* 11:7-15, 1998.
141. Goodacre CJ, Kan JYK: Clinical complications of osseointegrated implants, *J Prosthet Dent* 81:537-552, 1999.
142. Naert I, Quirynen M, Theuniers G, et al: Prosthetic aspects of osseointegrated fixtures supporting overdentures: a 4-year report, *J Prosthet Dent* 65:671-680, 1991.
143. Slot W, Reghoebar GM, Vissink A, et al: A systematic review of implant supported maxillary overdentures after a mean observation period of at least 1 year, *J Clin Periodontol* 37(1):98-110, 2010.
144. Mericske-Stern R, Oetterli M, Kiener P, et al: A follow up study of maxillary implants supporting an overdenture: clinical and radiographic results, *Int J Oral Maxillofac Implants* 17(5):678-686, 2002.
145. Johns RB, Jemt T, Heath MR, et al: A multicenter study of overdentures supported by Branemark implants, *Int J Oral Maxillofac Implants*(7):513-522, 1992.
146. Sanna A, Nuytens P, Naert J, et al: Successful outcome of splinted implants supporting planned maxillary overdenture: a retrospective evaluation and comparison with full dental prosthesis, *Clin Oral Implants Res* 20:406-413, 2009.
147. Widborn C, Soderfeldt B, Kronstrom M: A retrospective evaluation of treatments with implant supported maxillary overdentures, *Clin Implants Dent Relat Res* 7(3):166-172, 2005.
148. Jemt T: Implant treatment in resorbed edentulous upper jaws: a three-year follow up on 70 patients, *Clin Oral Implants Res* 4:187-194, 1993.
149. Benzing UR, Gail H, Weber H: Biomechanical aspects of 2 different implant-prosthetic concepts for the edentulous maxilla, *Int J Oral Maxillofac Implants* 10:188-198, 1995.
150. Chan MF, Narhi TO, de Baat C, et al: Treatment of the atrophic edentulous maxilla in the implant supported overdentures: a review of the literature, *Int J Prosthodont* 11:7-15, 1998.
151. Scher ELC: Use of the incisive canal as a recipient site for root form implants: preliminary clinical reports, *Implant Dent* 3:38-41, 1994.
152. Lang J, Baumeister R: Uber das postnatale Wachtumder Nasenhohle, *Gegenbaurs Morphol Jahrb* 128:354-393, 1982.
153. Smedberg JI, Lothigius E, Bodin I, et al: A clinical and radiological two-year follow up study of maxillary overdentures on osseointegrated implants, *Clin Oral Implants Res* 4:39-46, 1993.
154. Kramer A, Weber H, Benzing U: Implant and prosthetic treatment of the edentulous maxilla using a bar supported prosthesis, *Int J Oral Maxillofac Implants* 7:251-255, 1992.
155. Misch CE: Premaxilla implant considerations: surgery and fixed prosthodontics. In Misch CE, editor: *Contemporary implant dentistry*, St Louis, 1993, Mosby.
156. Misch CE: Treating the edentulous premaxilla, Misch Implant Institute manual. Dearborn, MI, 1991, Misch Implant Institute.
157. Misch CE: Density of bone: effect on treatment plans, surgical approach, healing and progressive bone loading, *Int J Oral Implantol* 6:23-31, 1991.
158. Seifert E, Runte C, Riebandt M, et al: Can dental prostheses influence vocal parameters? *J Prosthet Dent* 81:579-585, 1999.
159. Darley FL: Speech pathology. In Laney WR, Gibilisco JA, editors: *Diagnosis and treatment in prosthodontics*, Philadelphia, 1983, Lea & Febiger.
160. Tarnow DP, Cho SC, Wallace SS: The effect of interimplant distance on the height of interimplant bone crest, *J Periodontol* 71:546-569, 2000.

CAPÍTULO 30

Próteses Fixas Maxilares sobre Implantes: Desenho e Fabricação

Carl E. Misch

Pacientes parcialmente edentados com ausência de vários dentes anterossuperiores não são incomuns. Próteses parciais fixas perdidas muitas vezes resultam na perda de dente adicional. Acidentes de carro e outras fontes de trauma também podem resultar em perda de vários dentes anteriores (Fig. 30-1). Menos frequententemente, os efeitos da doença periodontal afetam apenas os dentes anteriores. A maioria dos pacientes parcialmente edentados prefere uma prótese fixa (PF) para restaurar sua dentição. Há muitas vantagens para a restauração de vários dentes ausentes anteriores com uma restauração fixa sobre implantes independentemente dos dentes naturais remanescentes.

Além de pacientes parcialmente edentados com ausência de vários dentes anteriores, há ainda mais pacientes com maxilares completamente edentados. A taxa média de edentados totais em todo o mundo é de 20% da população adulta com idade de 65 anos, embora exista uma grande disparidade entre os países com as maiores e menores taxas.[1] Por exemplo, a partir da faixa etária de 65 a 74 anos, a taxa de edentados totais no Quênia e na Nigéria é de 4%, mas Holanda e Islândia têm taxas de 65,4 e 71,5%, respectivamente. A taxa canadense de edentados é de 47% aos 65 a 69 anos e 58% entre as idades de 70 a 98 anos (com Quebec em 67% para aqueles com mais de 65 anos em comparação a Ontário, com uma taxa de 41%).

Uma pesquisa entre 1999 e 2002 constatou que o edentulismo total de ambos os arcos nos Estados Unidos esteve presente em quase 20 milhões de pessoas.[2] Como esperado, os idosos são mais propensos a estar perdendo todos os seus dentes. Edentulismo total foi observado em 5% dos adultos empregados com idades de 40 a 44 anos, aumentando gradualmente para 26% aos 65 anos e quase 44% em idosos com mais de 75 anos.[3] O gênero não parece ter influência na diferença de retenção ou perda de dentes depois dos ajustes feitos para a idade.

O arco superior também pode ser completamente edentado, opondo-se pelo menos a alguns dentes na mandíbula. Esta condição ocorre 35 vezes mais do que a situação inversa. Em 45 anos, 11% da população tem edentulismo total maxilar oposto a pelo menos alguns dentes, o que aumenta para 15% até 55 anos e, em seguida, permanece relativamente constante.[2,3]

Os percentuais de edentulismo total da arcada superior traduzem-se em mais de 30 milhões de pessoas ou cerca de 17% de toda a população adulta dos Estados Unidos.[4] Para colocar esses números em perspectiva, 30 milhões de pessoas representam aproximadamente toda a população afro-americana dos Estados Unidos, a população hispânica dos Estados Unidos, toda a população do Canadá ou o total da população nos Estados Unidos com mais de 65 anos.

Próteses totais superiores geralmente são mais bem toleradas pelos pacientes totalmente edentados que os seus homólogos inferiores. Retenção, suporte e estabilidade maiores em comparação a uma reabilitação inferior estão bem documentados. Como tal, os pacientes muitas vezes são capazes de usar os dispositivos por longos períodos antes do surgimento de complicações. Portanto, muitos planos de tratamento para pacientes edentados totais inicialmente concentram-se nos problemas associados à dentadura mandibular (Fig. 30-2). No entanto, quando os pacientes desfrutam de uma prótese mandibular estável, retentiva, e talvez fixa,

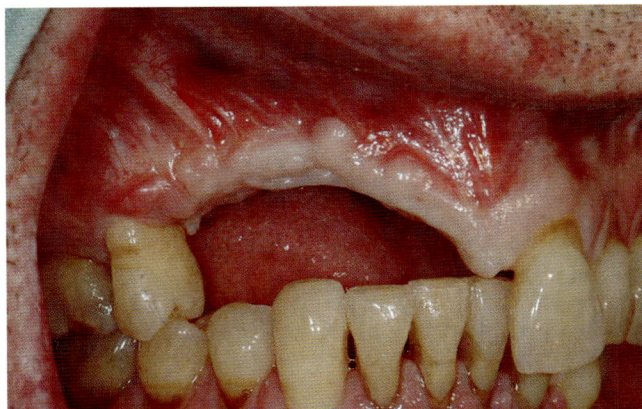

FIGURA 30-1. Vários dentes anteriores adjacentes nos pacientes parcialmente edentados podem ser perdidos por trauma e com menos frequência por doença periodontal.

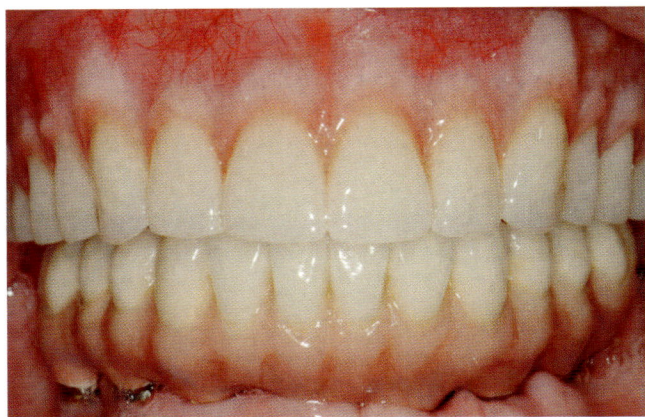

FIGURA 30-2. Planos de tratamento com implantes para pacientes totalmente edentados muitas vezes lidam com a mandíbula, porque é a unidade menos estável. A maxila é frequentemente restaurada com uma prótese tradicional. Este paciente tem uma prótese maxilar oposta a uma prótese fixa mandibular implantossuportada.

geralmente sua atenção se volta para o arco superior. Quando os pacientes tornam-se conscientes das consequências anatômicas e estéticas da perda dos seus dentes, seus desejos de próteses superiores sobre implantes aumentam. Como resultado, as futuras próteses da maxila edentada com maior frequência incluem próteses implantossuportadas.

Consequências do Edentulismo Maxilar Anterior

Vários fatores afetam a condição da pré-maxila e podem resultar em diminuição na sobrevida do implante ou aumento das complicações protéticas. A crista óssea anterior completamente edentada é muitas vezes insuficiente para a instalação de implantes endósseos. A lâmina cortical vestibular é muito fina sobre os dentes anteros-superiores e pode ser reabsorvida devido à doença periodontal ou muitas vezes fratura durante a exodontia (Fig. 30-3). Além disso, a lâmina cortical reabsorve por vestibular durante a remodelação óssea inicial e o rebordo anterior perde 25% da sua largura dentro do primeiro ano após a perda de dentes e 40 a 60% ao longo de 3 anos, principalmente à custa da lâmina labial.[5,6] Como resultado, a prótese total maxilar migra para uma posição mais palatina no maxilar anterior.

No momento em que o paciente percebe problemas de estabilidade e de retenção causados por falta da pré-maxila, o osso maxilar está frequentemente reabsorvido em altura e é uma divisão C-h a D (Fig. 30-4). Quando a pré-maxila é reabsorvida, a prótese total maxilar começa a se tornar instável. Os dentes maxilares anteriores estão posicionados na frente do osso residual. Como resultado, a prótese rotaciona na região anterior, o que significa que gira para baixo na parte posterior. Consequentemente, a prótese perde o selamento de válvula. Todo rebordo anterior e até mesmo a espinha nasal podem estar reabsorvidos na maxila, também causando dor e aumento adicional na movimentação da prótese maxilar durante a função.[7,8] Assim, uma prótese sobre implante deve ser considerada para o arco superior antes de osso ser perdido na pré-maxila.

O profissional tem a responsabilidade de informar o paciente sobre a perda óssea continuada da maxila. O enxerto ósseo é muito mais previsível para os ganhos de largura do que o aumento de altura. Divisão de enxerto ósseo B pode muitas vezes utilizar um componente de osso sintético para o enxerto. Divisão C de largura menor (C-w) exige frequentemente pelo menos algum osso autógeno, muitas vezes com a mandíbula como doadora. Com maxilares edentados exigindo aumento de altura (divisão C-h ou D), o dentista pode ter que recorrer à crista ilíaca como área doadora para grandes volumes de osso.[9] Como tal, o paciente totalmente edentado maxilar deve compreender que a reabilitação cirúrgica é muito mais complexa e extensa, pois o volume de osso para reconstrução do arco torna-se maior. Em vez de esperar até que o osso esteja reabsorvido ou o paciente se queixe de problemas com a prótese, o dentista deve educá-lo sobre o processo de perda óssea após a perda do dente (Quadro 30-1). O paciente deve estar ciente de que a perda de massa óssea futura pode ser evitada por um implante dental.

O Capítulo 25 apresenta as opções de planos de tratamentos fixos para pré-maxila total ou parcialmente edentada, incluindo as posições estratégicas e o número e tamanho dos implantes. Este capítulo apresenta condições únicas da maxila que se relacionam com o número de implantes. Além disso, aborda a sequência de tratamento para restaurar o arco superior dentro da zona estética.

Vantagens de uma Prótese Maxilar sobre Implantes

A utilização de implantes dentais para fornecer suporte a uma sobredentadura implantossuportada (SBI) oferece muitas vantagens em comparação ao uso de prótese removível (PR) implantossuportada. A principal razão em considerar implantes dentais para substituir dentes perdidos é a manutenção de osso alveolar. Por exemplo, depois de instalados os implantes, a perda óssea pode reabsorver tão pouco como 0,6 mm na vertical durante 5 anos e a reabsorção de longo prazo pode permanecer inferior a 0,05 m por ano.[10]

Quando uma prótese maxilar é usada em oposição a dentes inferiores ou uma prótese implantossuportada, a perda óssea maxilar

> **QUADRO 30-1** Consequências do Edentulismo Maxilar
>
> 1. Rápida perda óssea em largura
>   a. Processo de exodontia
>   b. Reabsorção do osso labial
> 2. Perda óssea em altura
>   a. Instabilidade da dentadura
>   b. Consequências estéticas
> 3. Procedimentos avançados de enxerto ósseo necessários para tratar a perda de osso

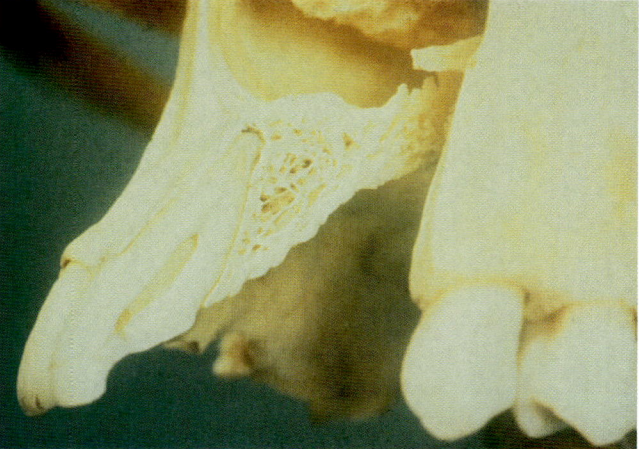

FIGURA 30-3. O osso no maxilar anterior edentado frequentemente é estreito porque a tábua labial é fina sobre as raízes e, em geral, fratura durante as exodontias ou reabsorve logo após a perda do dente.

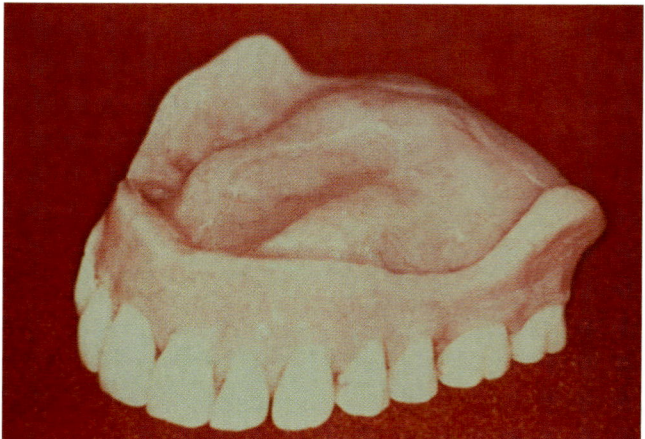

FIGURA 30-4. Quando a altura do osso maxilar é perdida, a dentadura maxilar tem uma diminuição dramática de retenção e estabilidade.

pode ser acelerada.[11] Um implante endósseo pode manter a largura e altura de osso, desde que o implante permaneça saudável. Tal como acontece com um dente, a perda de osso peri-implantar pode ser medida em décimos de milímetros e representar mais do que uma diminuição de 20 vezes na estrutura óssea perdida em comparação à reabsorção que ocorre com as PRs.

As características do terço inferior da face estão intimamente relacionadas com o esqueleto de apoio[7] (Fig. 30-5). Quando osso vertical é perdido, as dentaduras só atuam como "perucas orais" para melhorar os contornos da face. As dentaduras ficam mais volumosas com o osso reabsorvido, tornando mais difícil controlar a função, a estabilidade e a retenção. Com próteses implantossuportadas, a dimensão vertical pode ser restaurada de forma semelhante aos dentes naturais. Além disso, a prótese implantossuportada permite um cantiléver de dentes anteriores, favorecendo tecidos moles e contorno dos lábios ideais e melhor aparência em todos os planos faciais. Isso acontece sem a instabilidade que normalmente ocorre quando um cantiléver anterior se incorpora em uma dentadura tradicional maxilar. O perfil facial pode ser melhorado a longo prazo com implantes em vez de se deteriorar ao longo dos anos, como pode ocorrer com a dentadura tradicional.

A estética facial é afetada como consequência da perda óssea no arco superior, da perda do vermelhão do lábio, do aumento do comprimento do lábio maxilar e da falta de suporte ósseo facial. No entanto, os pacientes podem não perceber que essas mudanças estão relacionadas com a perda de dentes e osso (Fig. 30-6).

De um ponto de vista de conservação do volume ósseo, maxilares completamente edentados devem ser tratados com implantes suficientes para suportar a prótese, sendo o paciente parcial ou totalmente edentado. A perda óssea continua após a perda do dente e os comprometimentos associados em estética, função e saúde tornam todos os pacientes edentados candidatos ao implante. Como resultado, as próteses totais implantossuportadas devem ser a restauração da escolha.

A prótese total muitas vezes se move durante os movimentos mandibulares na função e fala. Os dentes superiores são posicionados para a estabilidade da dentadura inferior em vez de onde os dentes naturais geralmente residem. Com os implantes, os dentes superiores podem ser posicionados para melhorar a estética e fonética em vez das zonas neutras ditadas por técnicas tradicionais de dentadura para melhorar a estabilidade de uma prótese inferior.

É difícil estabelecer a oclusão e estabilizar uma prótese completamente suportada por tecidos moles. Contatos oclusais adequados muitas vezes ocorrem por acaso, não pelo projeto.[12] Uma prótese

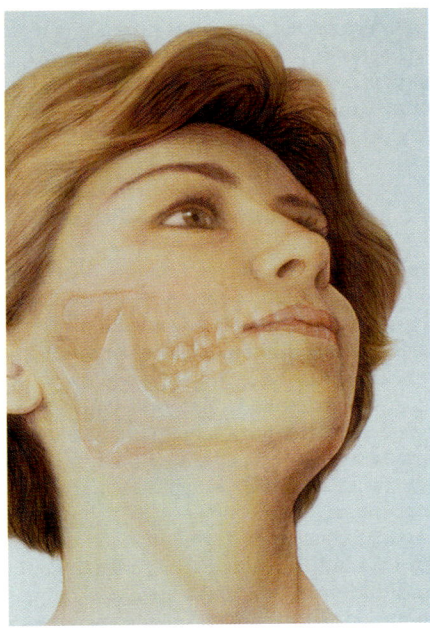

FIGURA 30-5. Os ossos dos maxilares ajudam a suportar a face e estão relacionados com a estética facial.

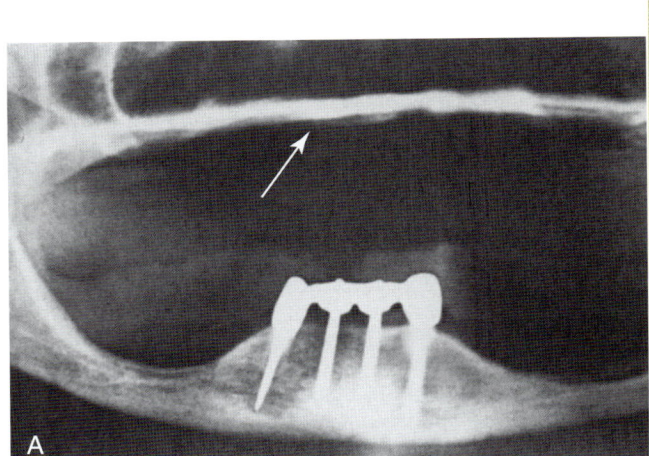
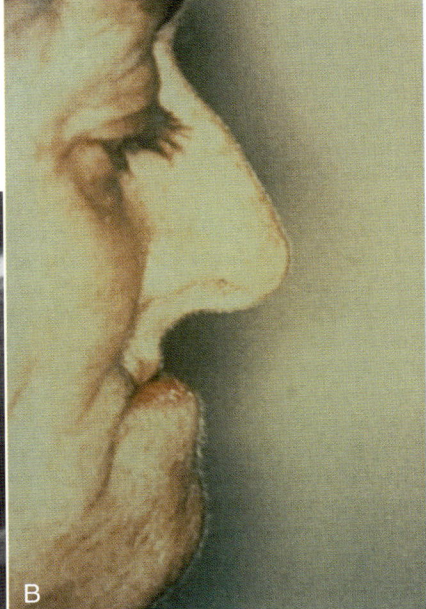

FIGURA 30-6. **A,** Radiografia panorâmica de uma mulher de 70 anos com osso maxilar severamente reabsorvido. A mandíbula anterior tinha implantes para suportar uma sobredentadura há 30 anos. O osso foi mantido na região anterior da mandíbula. **B,** A estética facial da maxila e lábio maxilar é completamente diferente do que os da região anterior da mandíbula (que mantém ligações musculares e o vermelhão do lábio inferior).

implantossuportada é estável. O paciente pode retornar de forma mais consistente à oclusão de relação cêntrica, em vez de adotar posições variáveis ditadas pela instabilidade da prótese.

A propriocepção é a consciência de uma estrutura de tempo e lugar. Os receptores da membrana periodontal de um dente natural ajudam a determinar a posição de oclusão. Embora os implantes endósseos não tenham uma membrana periodontal, eles fornecem maior consciência oclusal do que próteses totais. Pacientes com implantes podem determinar diferenças de 50 mícrons com pontes sobre implantes estáveis em comparação a 100 mícrons naqueles com próteses totais (uma ou duas).[13] Como resultado da melhora da consciência oclusal, o paciente funciona de maneira mais consistente no intervalo de oclusão.

Com uma prótese implantossuportada, o sentido das cargas oclusais é controlado pelo protesista. As forças horizontais sobre PRs aceleram a perda óssea, diminuem a estabilidade da prótese e aumentam a abrasão dos tecidos moles. Portanto, a diminuição das forças horizontais que são aplicadas às próteses implantossuportadas melhora os parâmetros locais e ajuda a preservar os tecidos moles e duros subjacentes.

A força máxima de oclusão de um portador de prótese tradicional varia de 2 kg a 23 kg. Pacientes com uma PF implantossuportada podem aumentar sua força máxima de mordida em 85% dentro de 2 meses após a conclusão do tratamento. Depois de 3 anos, a força média pode chegar a mais de 300% em comparação aos valores de pré-tratamento.[14] Como resultado, um usuário de prótese implantossuportada pode demonstrar força semelhante à de um paciente com uma PF suportada por dentes naturais.

A eficiência mastigatória com uma prótese implantossuportada é otimizada em comparação à de uma prótese sobre os tecidos moles. O desempenho mastigatório de dentaduras, sobredentaduras e dentição natural foi avaliado por Rissin *et al.*, e a dentadura tradicional mostrou uma diminuição de 30% na eficiência de mastigação.[15] A sobredentadura suportada por dentes perde apenas 10% da eficiência mastigatória em comparação aos dentes naturais. Uma prótese implantossuportada pode funcionar da mesma forma que os dentes naturais.

Retenção de uma prótese implantossuportada representa uma grande melhoria sobre dentaduras suportadas por tecidos moles. Meios mecânicos de retenção estável sobre implantes são muito superiores à retenção de tecidos moles fornecida por dentaduras ou adesivos e causam menos problemas associados.

Os pacientes tratados com próteses implantossuportadas julgam que sua saúde psicológica geral melhorou em 80% em comparação ao seu estado anterior, enquanto usavam dispositivos protéticos tradicionais removíveis.[10] Eles percebem a prótese implantossuportada como parte integrante de seu corpo.

A PF tem menos massa de acrílico em comparação a uma dentadura ou SBI, reduzindo o volume da prótese, especialmente quando o palato é eliminado. Alguns indivíduos têm papilas gustativas na boca que são inervadas pelo nervo XI. Apesar de incomum, esses pacientes se beneficiam com a eliminação do palato de sua prótese. Portanto, a eliminação do palato reduz o efeito de mordaça para alguns pacientes, melhora o sabor dos alimentos em alguns indivíduos e tem uma vantagem sexual oral a outros.

A taxa de sucesso das próteses implantossuportadas varia, dependendo de uma série de fatores que mudam para cada paciente. No entanto, em comparação aos métodos tradicionais de substituição de dentes, uma prótese fixa sobre implantes oferece aumento da longevidade, melhora da função e preservação do osso e melhores resultados psicológicos (Quadro 30-2).

Prótese Fixa *versus* Sobredentadura

A sobredentadura maxilar tem várias vantagens em relação a uma dentadura tradicional. No entanto, como uma prótese maxilar tem mais estabilidade, suporte e retenção do que a dentadura mandibular, uma prótese PR-5 maxilar tem menos benefícios do que uma prótese PR-5 mandibular. A principal vantagem da SBI PR-5 maxilar é o custo reduzido. A taxa reduzida não é somente pelo número reduzido de implantes (p. ex., 4 *versus* 7), mas geralmente reduz a necessidade de aumento ósseo com enxerto do seio. Assim, o tempo para o tratamento é reduzido, bem como o custo da cirurgia, que pode ser 50% menos do que uma prótese PR-4 ou fixa.

Uma pesquisa realizada por Carlsson *et al.* em 10 países indicou uma ampla gama de opções fixas *versus* removíveis para tratar pacientes edentados.[16] A proporção de seleção SBI *versus* PFs sobre implante foi maior nos Países Baixos (93%) e menor na Suécia e Grécia (12%). O custo foi citado como o principal fator determinante na escolha. No entanto, com uma ampla variedade de seleção de tipos de prótese de um país para outro, a influência do profissional que apresenta as opções de tratamento deve ser um fator importante.

A vantagem estética de uma sobredentadura maxilar comparada a uma PF pode ser mais evidente na maxila em relação à mandíbula. A posição labial do maxilar para estética pode exigir uma flange labial, o que torna quase impossível acesso para higiene quando uma PF é usada. Como tal, quando os dentes devem ter cantiléver em relação ao rebordo residual da pré-maxila maior que 7 mm, uma sobredentadura é fortemente considerada (Fig. 30-7).

A SBI pode ser removida durante a noite para reduzir os nocivos efeitos da parafunção noturna. Estas forças cíclicas aumentam o risco de problemas biomecânicos não só dos implantes, mas também do sistema de implantes completo, incluindo o material oclusal da prótese, os parafusos e os cimentos que retêm a prótese, os parafusos dos pilares, a crista óssea marginal, a interface osso/implante completa e a fratura de qualquer um dos componentes protéticos ou mesmo dos próprios implantes.

Um estudo clínico realizado por Heydecke *et al.* avaliou 13 pacientes que receberam tanto uma sobredentadura PR-4 quanto uma PF, ambas por 2 meses cada.[17] A avaliação psicométrica de satisfação geral, conforto, capacidade de falar, estabilidade, estética, facilidade de higiene oral e oclusão foi realizada com as duas próteses. A capacidade de mastigação de sete tipos de alimentos também foi determinada para as duas próteses. A classificação geral de satisfação foi significativamente maior para o grupo de sobredentadura PR-4. A capacidade de falar e facilidade de higiene foram melhores, e a dinâmica da mastigação foi semelhante nas duas próteses em relação à estabilidade, oclusão e mastigação. Nove dos 13 pacientes optaram por ter uma sobredentadura PR-4 em vez de PF-3 na conclusão do estudo.

Em contrapartida, Brennan *et al.* também avaliaram a satisfação de pacientes e a relação saúde oral/qualidade de vida resultantes do

---

QUADRO 30-2 Vantagens da Prótese Maxilar sobre Implantes

1. Manutenção de osso
2. Vantagens estéticas
    a. Dimensão vertical de oclusão mantida
    b. Tônus muscular do lábio
3. Função melhorada
    a. Mastigação
    b. Fala
4. Oclusão melhorada
5. Propriocepção melhorada
6. Força oclusal melhorada
7. Melhora na eficiência da mastigação
8. Retenção melhorada
9. Melhora na saúde psicológica
10. Menos volume de prótese

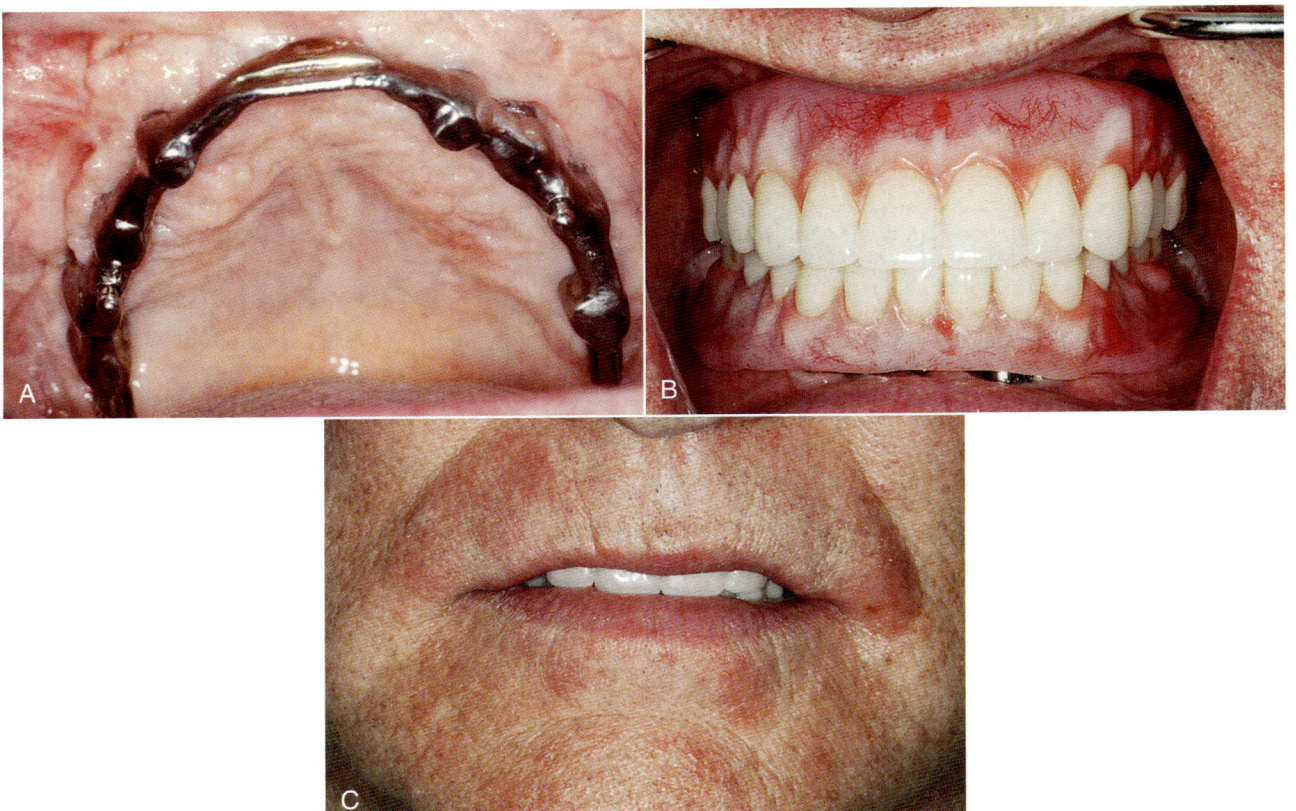

FIGURA 30-7. **A** a **C,** Quando a posição labial dos dentes necessários para apoiar o lábio superior é mais que 7 mm anterior ao rebordo residual, enxerto ósseo ou enxerto de hidroxiapatita na vestibular do rebordo residual é necessário para suportar o lábio superior para a prótese fixa. Outro método para apoiar o bordo superior é uma sobredentadura com uma flange labial.

uso de SBIs maxilares (PR-5 e PR-4) e PFs totais.[18] Pacientes com sobredentaduras maxilares relataram significativamente satisfação global mais baixa, com valores menores para capacidade de mastigação e estética. As vantagens citadas para as sobredentaduras foram os custos reduzidos e a capacidade de realizar procedimentos de higiene oral.

As PFs implantossuportadas têm uma vantagem psicológica em comparação às sobredentaduras. Enquanto uma sobredentadura é uma prótese, a PF é considerada uma parte do corpo. Pacientes com uma SBI respondem: "É muito melhor do que a minha dentadura." Enquanto os pacientes que têm uma prótese fixa, na maioria das vezes, afirmam: "Estes são melhores do que os meus dentes."

Na experiência do autor, os pacientes que desejam uma PF são geralmente aqueles que querem as vantagens psicológicas de dentes fixos ou pacientes que muito recentemente perderam seus dentes e não estão completamente acostumados com uma PR. Esses pacientes também apresentam, na maioria das vezes, osso anterior e não precisam do apoio labial de um flange da dentadura para apoiar o lábio superior. Em contrapartida, portadores de próteses por muito tempo não percebem as vantagens de uma PF o suficiente para compensar os benefícios de higiene. Estética também pode ser o fator motivador para uma sobredentadura quando o lábio superior precisa de apoio adicional.

Um grande espaço de altura da coroa (EAC) é necessário para uma sobredentadura. Assim, quando o osso abundante está presente e implantes já estão instalados, a PF terá menos problemas de fratura da prótese ou de posicionamento dos dentes sobre uma barra.

A sobredentadura necessita de mais manutenção da prótese. Os conectores desgastam-se e precisam ser substituídos, reembasamentos são necessários para próteses PR-5 e os dentes da prótese desgastam-se mais rapidamente em uma SBI do que em uma dentadura. Como resultado, uma nova SBI pode precisar ser fabricada a cada 7 anos.

Um efeito colateral de uma SBI é a impacção alimentar sob a prótese. A prótese é a fronteira moldada, de modo que os músculos estão em sua posição contraída. Caso contrário, já que a prótese é mais rígida do que uma dentadura, feridas podem ser desenvolvidas durante a função. No estado muscular relaxado, alimentos vão além da borda da dentadura. Quando o paciente engole, o alimento é empurrado para baixo da dentadura. A PF não apresenta as bordas periféricas estendidas e armazena menos alimentos.

A vantagem de desenvolver um plano de tratamento para a saúde de longo prazo, em vez de ganhos de curto prazo, é o benefício para o paciente. Como tal, se as finanças não são um problema, o dentista deve desenvolver uma prótese que é completamente suportada, retida e estabilizada por meio de implantes. Se o custo é um fator a ser considerado, uma prótese implantorretida de transição com menos implantes melhora bastante o desempenho de uma dentadura e detém a perda óssea na pré-maxila. Então, o dentista pode estabelecer uma estratégia para os próximos um ou dois passos a fim de obter uma prótese final totalmente implantossuportada.

Menos relatórios foram publicados para próteses implantossuportadas superiores do que para a mandíbula edentada.[19] Na maior parte das vezes, a literatura relatada para a maxila edentada é semelhante ao artigos originais publicados por Branemark et al.[20] Nesta abordagem, quatro a seis implantes foram posicionados anteriormente aos seios maxilares e uma PF com cantiléver foi fabricada. Uma taxa de insucesso superior a 10% foi observada na maxila em comparação à mandíbula.[21]

A maioria dos relatos concorda que existe na maxila maior taxa de perda de implante e maior risco de complicações protéticas em comparação à mandíbula em casos de próteses totais. Além disso, as sobredentaduras maxilares apresentam taxa de falha maior do que as PFs totais. Por exemplo, Engquist et al. relataram perda do implante de 6 a 7% para sobredentaduras implantossuportadas mandibulares e perda de 19 a 35% para SBIs superiores.[22] Smedberg et al. relataram taxa de sobrevida de 86% para 20 pacientes com 86 implantes maxilares, e os resultados mostraram uma disparidade semelhante de resultados com base na qualidade do volume ósseo.[23] Palmqvist et al. também encontraram resultados semelhantes.[24] Um estudo prospectivo por Johns et al. acompanhou pacientes com sobredentaduras maxilares durante 5 anos.[25] Dezesseis pacientes foram acompanhados ao longo de todo o estudo com um taxa de sucesso cumulativa de 78 e 72% para próteses e implantes, respectivamente. Widborn et al. avaliaram 22 pacientes com 13 sobredentaduras planejadas em comparação a PFs que acabaram em sobredentaduras durante um período de observação médio de 5,7 anos.[26] A taxa de sobrevida do implante no grupo com sobredentaduras planejadas foi de 77%, e a taxa de sobrevida no grupo de SBIs não planejadas foi de 46%.

Jemt et al. relataram taxa de sobrevida de 84% para 430 implantes maxilares em 92 pacientes consecutivos em 1 ano.[27] Em um acompanhamento realizado por Jemt de 70 pacientes edentados maxilares com 336 implantes, houve uma taxa de sobrevida de 70% no osso reabsorvido e 88% no grupo intermediário, com taxa de sobrevida global do implante de 85%.[28] Em um estudo prospectivo e multicêntrico de 5 anos, em 30 maxilares e 103 mandíbulas, Jemt e Lekholm informaram que as taxas de sobrevida de implantes mandibulares foram de 94,5 e 100% para próteses mandibulares.[29] Na maxila, a taxa de sobrevida do implante foi de 72,4% e a taxa de sobrevida da prótese foi de 77,9%.

Goodacre et al. realizaram uma revisão da literatura no período de 1981 a 2003.[30] O tipo de prótese sobre implante com a menor sobrevida do implante era uma sobredentadura maxilar com uma taxa de insucesso de 21%, seguida de uma PF total maxilar com uma taxa de falha de 10%. Uma sobrevida do implante similar foi relatada por Chan et al.[31] Eles combinaram dados de vários relatos que produziram uma média de 21% de taxa de falha para sobredentaduras maxilares implantossuportadas, a maior taxa de falha de qualquer tipo de prótese. As principais causas de falha foram sobrecarga do implante como resultado de diminuição da densidade óssea, redução do tamanho do implante e número de implantes reduzido.

Por outro lado, Sanna et al. relataram sobre implantes unidos para sobredentaduras maxilares em comparação à PF total sem perda do implante.[32] Eles acompanharam 75 pacientes com sobredentaduras maxilares (PR-4) e 110 com PFs totais durante 10 anos com implantes unidos e encontraram 97% de sobrevida do implante e 100% de sobrevida da prótese.[33] Por isso, nenhuma diferença pode ser observada entre as duas modalidades quando implantes suficientes eram usados para suportar as próteses. As principais diferenças nestas modalidades de tratamento foram número de implantes, posição e orientações protéticas que seguem conceitos básicos biomecânicos para reduzir perdas e diminuir os riscos de próteses totais maxilares. Em outras palavras, uma base de implante é específica para posição e número de implantes.

Em suma, se um paciente edentado deseja uma PR, uma SBI é geralmente o tratamento de escolha. Se o custo for um problema para o paciente que deseja uma PF, a sobredentadura pode servir como um dispositivo transitório até que implantes adicionais sejam instalados e restaurados. No entanto, quando o paciente deseja uma restauração fixa e o osso anterior é suficiente para suportar o lábio maxilar, uma PF tem muitas vantagens (Quadro 30-3).

QUADRO 30-3 Vantagens da Prótese Fixa Total

1. Pacientes edentados recentes preferem dentes fixos
2. Vantagem psicológica de "dentes permanentes"
3. Menos espaço de altura de coroa necessária para a restauração
4. Menos manutenção protética
5. Menos impacção alimentar
6. Maiores taxas de sobrevida do implante

Considerações sobre o Plano de Tratamento

Uma PF implantossuportada independente vem tornando-se o tratamento de escolha para a maioria dos pacientes com edentulismo total ou parcial. A PF apresenta várias vantagens em relação a uma prótese parcial removível ou uma sobredentadura para um paciente edentado maxilar. No entanto, vários critérios devem ser avaliados e a sequência de tratamento deve ser observada.

O osso disponível para a instalação do implante em regiões estéticas deve ser avaliado porque influenciará drasticamente o suporte labial, o arranjo de tecido mole, o tamanho do implante, a instalação do implante (angulação e profundidade) e, portanto, o resultado protético final. A perda óssea após a perda do dente anterior da maxila é rápida e tem consequências consideráveis. Depois disso, quase todos os sítios edentados anterossuperiores exigem pelo menos algum osso e aumento de tecido mole, antes, juntamente a, ou na reabertura do implante. Mesmo quando o osso está restaurado, o contorno dos tecidos moles encontra-se geralmente comprometido. A região anterior da maxila com vários dentes adjacentes ausentes na maioria das vezes é restaurada com uma sobredentadura ou uma PF que substitui dentes e o contorno dos tecidos moles (prótese PF-3) (Fig. 30-8).

Na maioria dos pacientes com osso disponível, o osso é menos denso na região anterior da maxila do que na região anterior da mandíbula.[34] Na mandíbula, uma camada cortical densa é acoplada a um osso trabecular grosso, permitindo que os implantes sejam suportados por um osso denso de boa qualidade. A maxila apresenta osso poroso fino no aspecto labial, osso cortical poroso muito fino no assoalho da região nasal e osso cortical mais denso no aspecto palatino. O osso trabecular é geralmente fino e é também menos denso do que a região anterior da mandíbula.

Na pré-maxila, estética e fonética ditam que os dentes de reposição devem ser colocados em sua posição original ou próximo a ela, frequentemente em cantiléver em relação ao rebordo, que é geralmente reabsorvido palatina e superiormente (Fig. 30-9). O arco de fechamento é anterior ao rebordo residual; como consequência, a força de momento é maior contra as coroas anterossuperiores suportadas por implantes e dirigida contra o osso vestibular fino[33] (Fig. 30-10). Todas as excursões mandibulares colocam forças laterais nos dentes anterossuperiores, resultando em aumento da tensão na crista óssea, especialmente no aspecto vestibular do implante.

Como consequência, muitos aspectos do plano de tratamento colocam a maxila edentada em um alto risco de perda do implante:
1. O rebordo estreito de uma pré-maxila tem paredes paralelas de osso, de modo que a osteoplastia para aumentar a largura é menos eficaz (Fig. 30-11). Por conseguinte, os rebordos estreitos mais frequentemente precisam de implantes mais estreitos (resultando em aumento de concentrações de tensão no implante e tecidos contíguos interfaciais, particularmente na região da crista).

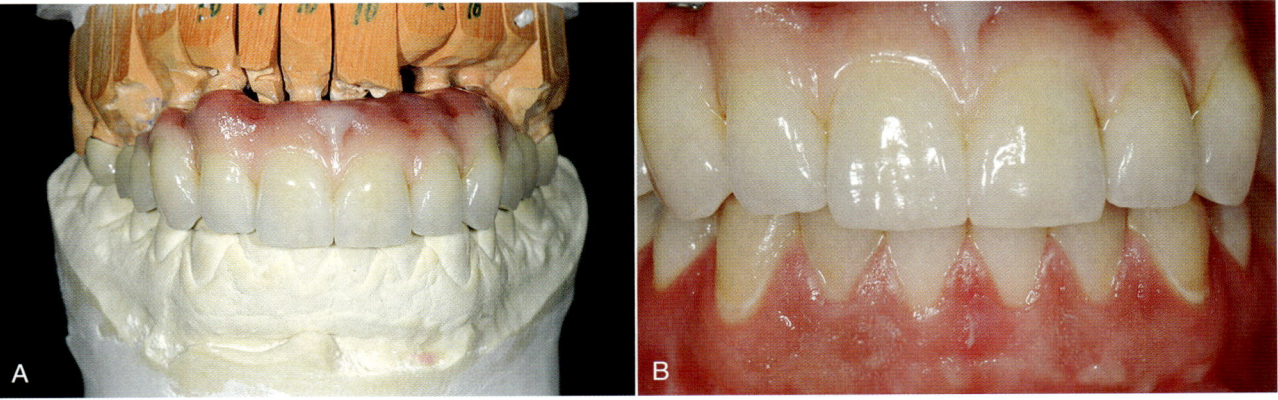

FIGURA 30-8. **A** e **B,** A prótese fixa para substituir vários dentes anterossuperiores adjacentes na maioria das vezes também substitui o contorno do tecido mole com a prótese (uma prótese PF-3).

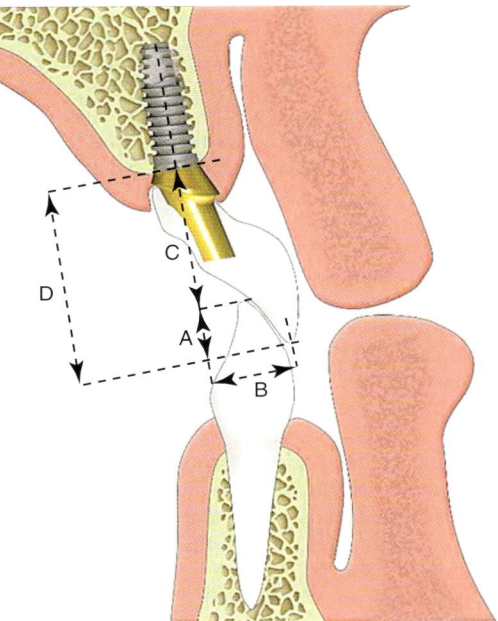

FIGURA 30-9. Existem cantiléveres muitas vezes na face anterior dos implantes (*pontos A* e *B*). A altura da coroa também é maior do que o dente natural (*C* em oclusão cêntrica e *D* em protrusão).

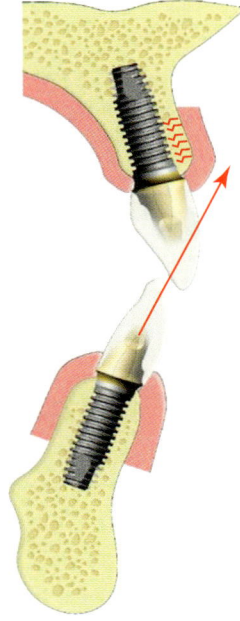

FIGURA 30-10. O arco de fechamento da mandíbula é anterior ao rebordo maxilar; como resultado, forças aumentadas da maxila são aplicadas à lâmina facial cortical mais fina.

2. Esta região é a mais difícil para instalar implantes paralelos uns aos outros e dentro dos contornos da prótese (Fig. 30-12). A utilização de cantiléver vestibular resulta em aumento de momentos de cargas na crista do implante, levando muitas vezes à remodelação localizada de crista e fratura do implante ou pilar.
3. Contatos cêntricos oblíquos, resultando em componentes da carga fora do eixo potencialmente prejudiciais.
4. Forças laterais na excursão, o que resulta em maior momento de força aplicado ao implante (Fig. 30-13).
5. Diminuição de densidade óssea, resultando em comprometimento da resistência do osso e perda de suporte do implante.
6. Ausência de tábua cortical espessa na crista, resultando em perda de suporte de alta resistência do implante e menor resistência a cargas angulares.
7. Perda acelerada de volume ósseo na região dos incisivos, muitas vezes resultando na impossibilidade de instalar implantes nas regiões de incisivos centrais e laterais sem aumento substancial dos procedimentos.

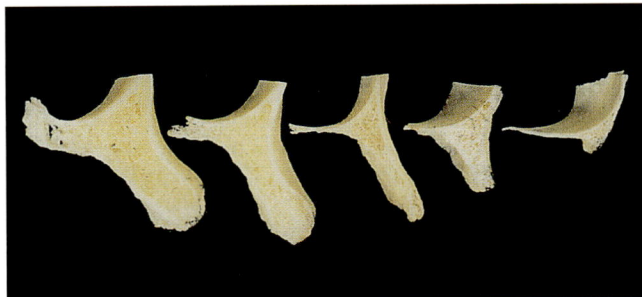

FIGURA 30-11. A anatomia da pré-maxila edentada muitas vezes não é propícia para procedimentos de osteoplastia para ganhar largura do rebordo, porque as lâminas opostas do osso são frequentemente paralelas uma a outra.

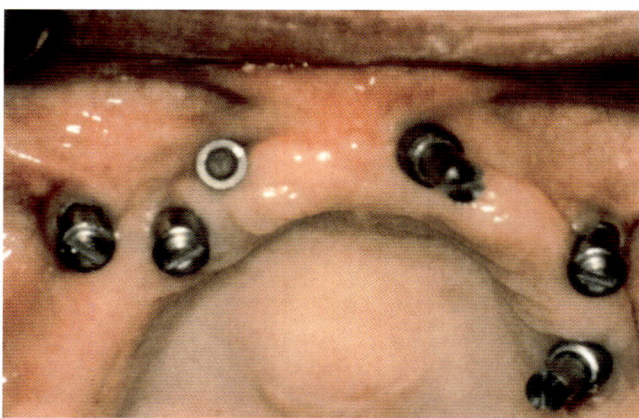

FIGURA 30-12. A instalação ideal do implante na pré-maxila é muitas vezes mais difícil do que em outras regiões da boca, porque o osso é muitas vezes mais estreito do que na maioria das outras regiões da boca.

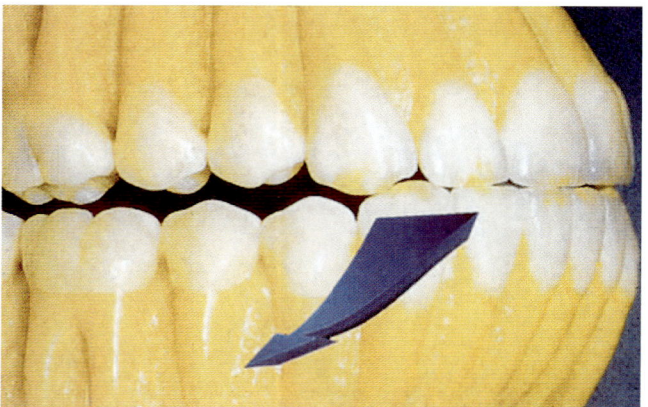

FIGURA 30-13. Excursões mandibulares colocam forças laterais sobre os implantes anterossuperiores, que aumentam as tensões resultantes.

8. Coroas anteriores em cantiléver a partir de implantes na região anterior da maxila muitas vezes necessitam de implantes adicionais unidos e aumento na distância anteroposterior (AP), entre o implante mais distal e o implante mais anterior, para compensar o aumento das cargas laterais e momentos de forças nos implantes na pré-maxila, especialmente durante excursões mandibulares.
9. O arco oposto à prótese maxilar implantossuportada quase sempre tem dentição natural ou uma prótese sobre implantes. A prótese da mandíbula, muitas vezes se opõe a uma dentadura superior. Por isso, as forças de mordida são bem maiores contra uma prótese implantossuportada maxilar.

Para aumentar as taxas de sobrevida de implantes e próteses, tratamento para PF superiores com um osso divisão A é planejado de forma semelhante ao de mandíbulas C com altura negativa (C-h) do osso e maiores fatores de forças. Em outras palavras, mais implantes são tipicamente utilizados no arco superior em comparação à situação mandibular. Por exemplo, quatro ou mais implantes são instalados a partir de primeiro pré-molar a primeiro pré-molar para substituir os oito dentes anteriores. Adicionalmente, o aumento subantral é muitas vezes realizado para instalar implantes mais distais e melhorar drasticamente a distância AP quando os implantes anteriores e posteriores são unidos. O método de tratamento tem sido bem-sucedido em obter taxas de sucesso na maxila semelhantes aos das próteses mandibulares.

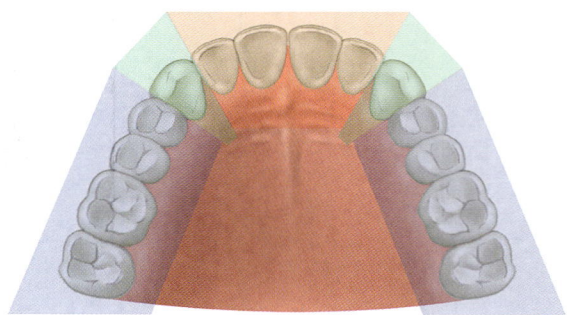

FIGURA 30-14. O arco superior pode ser tratado como um pentágono aberto, com cinco segmentos de reta. Quando os dentes estão ausentes em vários segmentos, pelo menos um implante é necessário em cada secção.

Forma do Arco da Pré-maxila: Dentado e Osso Residual

O arco superior pode ser dividido em cinco segmentos semelhantes a um pentágono aberto[33] (Fig. 30-14). Os incisivos centrais e laterais representam um segmento, cada canino um segmento separado, e os pré-molares e molares posteriores representam segmentos individuais. Cada segmento é essencialmente uma linha reta, com pouca resistência às forças laterais. Mas porque eles são alinhados ao longo do arco, ligando pelo menos três segmentos, criamos um tripé e fornecemos uma distância AP (extensão AP) com propriedades mecânicas superiores a uma linha reta e com maior resistência a forças laterais. A extensão AP de cantiléveres para anterior (ou posterior) corresponde à distância entre o centro do implante mais distal (no conjunto unido) e a face anterior do implante mais anterior.

Três dos cinco segmentos de arco maxilar descritos são parte da pré-maxila: o canino, os incisivos e o canino oposto. Portanto, para atingir um sistema biomecânico perfeito capaz de sustentar as forças laterais durante as excursões mandibulares e as forças angulares de oclusão cêntrica, pelo menos um implante deve ser instalado em cada secção anterior e, em seguida, unir o conjunto. Estudos anteriores demonstraram que a força distribuída ao longo de três pilares resulta em menos tensão localizada na crista óssea do que dois pilares.[35] Por isso, pelo menos três implantes anteriores geralmente são necessários: um em cada posição canina e pelo menos um em uma das quatro posições dos incisivos.[33,36]

Número de Implantes e Forma do Arco da Pré-maxila

No Capítulo 12, uma discussão de posições estratégicas para próteses implantossuportadas é apresentada. As regras para determinar as posições estratégicas dos implantes são ausência de cantiléver, ausência de três pônticos posteriores adjacentes, a região do canino e a região do primeiro molar. Na pré-maxila, a forma do arco dentado também pode afetar o número de implantes (Quadro 30-4).

QUADRO 30-4 Posições Estratégicas e Número dos Implantes para Maxilas Edentadas

1. Ausência de cantiléver
2. Ausência de três pônticos adjacentes posteriores
3. Sítio do canino
4. Sítio do primeiro molar
5. Forma do arco dentado

O tipo de forma do arco da maxila influencia o plano de tratamento das próteses maxilares. Três formas de arco dentado típico para a maxila são quadrado, oval e triangular. O rebordo ósseo residual maxilar edentado também pode ter três formas de arco. Requisitos estéticos podem exigir uma forma de arco dentado diferente da forma do rebordo. A forma do arco dentado do paciente é determinada pela posição final dos dentes na pré-maxila, e não pela forma resultante do rebordo residual. Um rebordo residual poderá parecer quadrado por causa da reabsorção ou trauma. No entanto, a posição final dos dentes pode ter de ser em cantiléver para vestibular na prótese final. Em outras palavras, uma forma de arco dentado ovoide pode ser necessária para restaurar uma forma de arco edentado residual quadrado. O número e a posição dos implantes anteriores estão relacionados com a forma do arco da dentição final (prótese), e não com a forma do arco edentado existente.

Para determinar a forma de arco dentado, uma linha é desenhada através da papila incisiva para separar a direita e a esquerda da maxila em duas partes iguais. Uma segunda linha é, então, desenhada através do centro do forame incisivo perpendicular à primeira linha (Fig. 30-15). A segunda linha vai passar sobre a posição da ponta incisal dos caninos superiores, mostrando se o arco dentado é quadrado, oval ou triangular[37] (Fig. 30-16).

Uma terceira linha é, então, traçada paralelamente à segunda linha ao longo da vestibular dos incisivos centrais superiores[33] (Fig. 30-17). Quando a distância entre a segunda e a terceira linha for menor que 8 mm, uma forma de arco dentado quadrado está presente. Quando a distância entre essas linhas é de 8 a 12 mm, existe uma forma de arco dentado ovoide. Uma distância maior que 12 mm indica que uma forma de arco dentado triangular está presente (Quadro 30-5).

Em uma forma de arco dentado quadrado, incisivos laterais e centrais têm cantiléver vestibular mínimo comparado à posição do canino. Excursões mandibulares e forças oclusais podem ser reduzidas sobre os implantes na região de canino. Como resultado, os implantes na região de canino podem ser suficientes para substituir os seis dentes anteriores em uma PF total, porque eles são unidos aos implantes posteriores adicionais (Fig. 30-18). Os quatro pônticos entre os caninos criam forças reduzidas porque (1) as forças são mais baixas na região dos incisivos e (2) um arco quadrado na maxila tem menos forças oclusais em cantiléver para os caninos (Fig. 30-19).

Se a posição final dos dentes é uma forma de arco oval, três implantes devem ser posicionados na pré-maxila para uma PF[33] (Fig. 30-20). Para a PF de uma forma de arco dentado ovoide (que é a forma do arco mais comum), o planejamento para implantes nas posições de canino e, pelo menos um implante adicional, de preferência, em uma posição de incisivo central, é importante. O implante adicional resiste às forças adicionais criadas nesta forma de arco, aumenta a retenção da prótese e reduz o risco de afrouxamento do parafuso do pilar (Fig. 30-21).

A PF de um arco dentado triangular coloca as maiores forças sobre os implantes anteriores, especialmente quando pônticos substituem os incisivos (Fig. 30-22). Os dentes anteriores são nivelados facialmente a partir da posição de canino, com o aumento das forças em oclusão cêntrica e durante as excursões

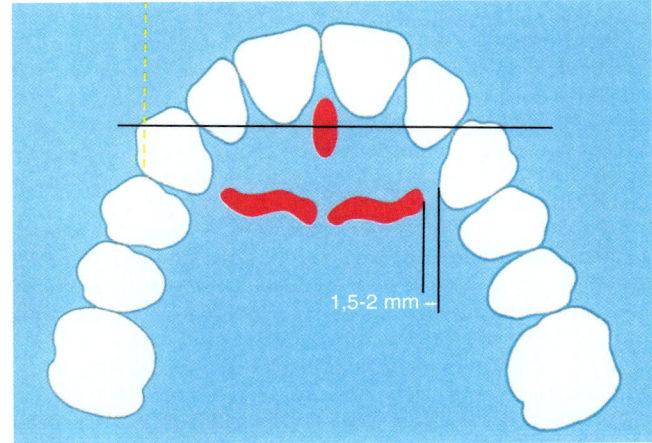

FIGURA 30-15. Uma linha traçada através do meio da papila incisiva atravessa a ponta incisal dos caninos superiores.

QUADRO 30-5 Forma do Arco Dentado da Pré-maxila

1. Distância da vestibular dos incisivos centrais para o meio da papila incisiva
   a. < 8 mm = forma de arco dentado quadrado
   b. 8-12 mm = forma de arco dentado ovoide
   c. > 12 mm = forma de arco dentado triangular

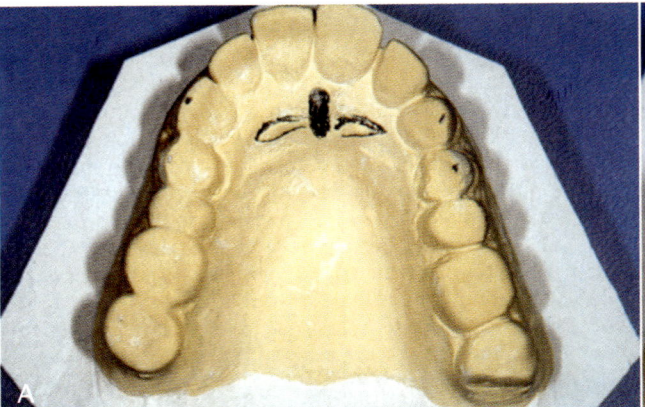
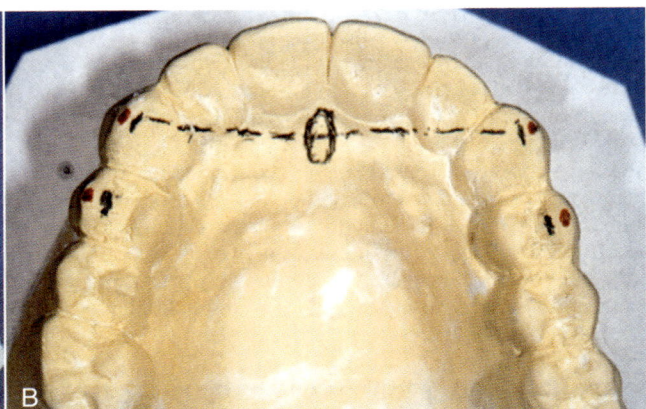

FIGURA 30-16. **A,** Uma forma de arco dentado triangular tem a vestibular dos dentes do maxilar equivalente a 12 mm ou mais a partir do plano canino a canino. **B,** Uma forma de arco dentado ovoide tem a vestibular do incisivo superior a 8 a 12 mm a partir do plano canino.

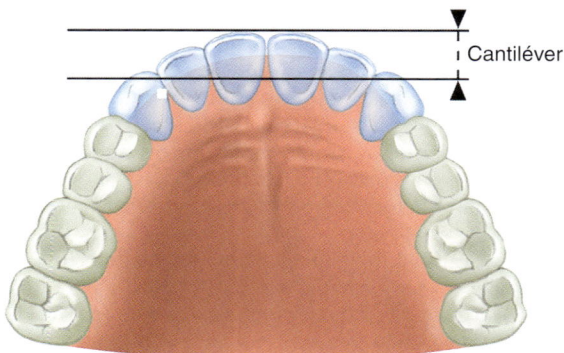

FIGURA 30-17. Duas linhas horizontais são desenhadas. A primeira linha corta a papila incisiva e conecta as pontas dos caninos. A segunda linha é paralela ao longo da posição vestibular do incisivo central. A distância entre estas linhas determina se a forma do arco dentado é quadrada, oval ou triangular.

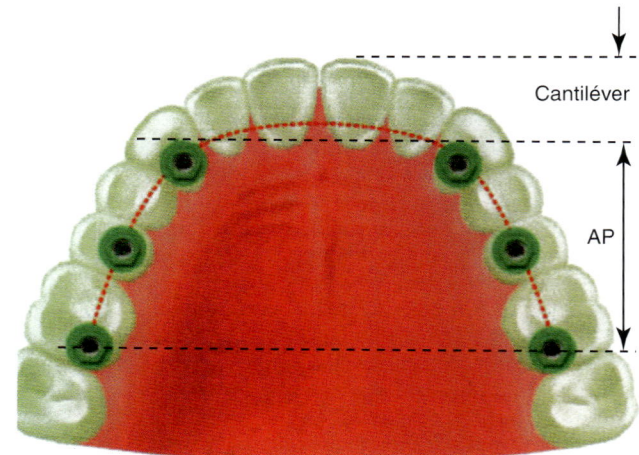

FIGURA 30-18. Uma forma de arco dentado quadrado tem os incisivos superiores com menos de 8 mm do plano canino. Quando os fatores de força são baixos, uma forma de arco dentado quadrado pode usar dois implantes nas posições de caninos quando implantes adicionais são utilizados nas regiões posteriores. Um total de seis implantes para uma prótese fixa ou PR-4 pode ser usado em um arco dentado quadrado na maxila edentada. *A-P*, distância anteroposterior.

mandibulares. Como tal, quatro implantes devem ser considerados para substituir os seis dentes anteriores para uma PF[33] (Fig. 30-23 e Tabela 30-1).

O pior cenário é um paciente que necessita de uma forma de arco dentado triangular a ser restaurado em uma forma quadrada de rebordo (Fig. 30-24). Como resultado disso, nestes casos, enxerto ósseo pode ser necessário para restaurar um rebordo residual mais compatível. As posições de caninos bilaterais e de incisivo central são biomecanicamente a melhor opção para a pré-maxila triangular. Essas posições são preferidas quando outros fatores de força são maiores, como a altura da coroa, a parafunção e a dinâmica muscular mastigatória.

Quando uma forma de arco dentado triangular é restaurada em uma forma de rebordo quadrado, os implantes são especialmente indicados nas regiões posteriores. Os implantes mais posteriores são instalados na posição do segundo molar (juntamente a um implante na posição de primeiro molar) para aumentar a distância AP e conter alguns dos efeitos do cantiléver anterior[33] (Fig. 30-25).

Quando a região de canino não pode ser utilizada para instalação de um implante na maxila edentada, um implante no primeiro pré-molar e um implante no incisivo lateral de cada lado do canino ausente são indicados para compensar esta posição vital (Fig. 30-26). Um implante na região de incisivo central e um na região de canino na secção contralateral podem ser unidos a esses implantes para atuar como pilares para a PF.

Na presença de fatores de força severos, muitas vezes mais de dois implantes são necessários para manter a direção da força criada durante uma excursão da mandíbula, o que significa que o mínimo de quatro implantes é indicado para substituir seis dentes anteriores.

Na presença dessas forças severas (p. ex., bruxismo), implantes de diâmetro mais largos devem ser usados, especialmente na posição de caninos (que possui aumento na angulação em excursões e forças de mordida superior). Como tal, em muitos casos, a maxila anterior completamente edentada é restaurada com três ou quatro implantes unidos para apoiar uma PF. Além disso, implantes posteriores são geralmente necessários, em particular para uma prótese total fixa.

Posição precisa do implante em um aspecto mesiodistal não é obrigatória em uma prótese PF-3 (Fig. 30-27). Os materiais de restauração cor de rosa que substituem o contorno de tecido mole escondem a posição do implante e não afetam a largura mesiodistal dos dentes sobrepostos.

TABELA 30-1
Plano de Tratamento para Pré-maxila Edentada

Forma do Arco	Cantiléver Anterior (mm)	Número de Implantes	Posição do Implante
Quadrado	< 8	2	Caninos
Ovoide	8-12	3	Dois caninos e um incisivo
Triangular	> 12	4	Dois caninos e dois incisivos

Número de Implantes Posteriores

Conforme apresentado anteriormente, a maxila pode ser comparada a um pentágono aberto, com cinco secções diferentes: a central e laterais, os caninos bilaterais e os pré-molares e molares bilaterais. Assim, implantes posteriores unidos a implantes anteriores são uma vantagem especial porque quatro ou cinco diferentes planos de circulação são ligados entre si.

O número de implantes mais frequentemente usado em uma maxila edentada para uma PF deve estar em uma gama de 7 a 10 implantes.[33] Muitos relatos concordam sobre o fato de que o osso maxilar tende a ser de pior qualidade e volume e apresenta poucas vantagens biomecânicas. Para compensar as pobres condições locais, o maior número de implantes pode ser planejado para criar uma maior distância AP, daí a necessidade de enxertos de seio ou reconstrução da pré-maxila. Quando os fatores de força são moderados a graves ou a densidade do osso é pobre, mais implantes devem ser instalados e em maior diâmetro para aumentar a área da superfície. Da mesma forma, o número de implantes necessários em uma pré-maxila edentada está relacionado com a forma do arco, como abordado anteriormente.

Com essas preocupações em mente, o número mínimo de implantes e locais para um maxilar edentado total sugerindo PF é geralmente sete: pelo menos um na posição de incisivo, nas posições

Texto continua na página 843

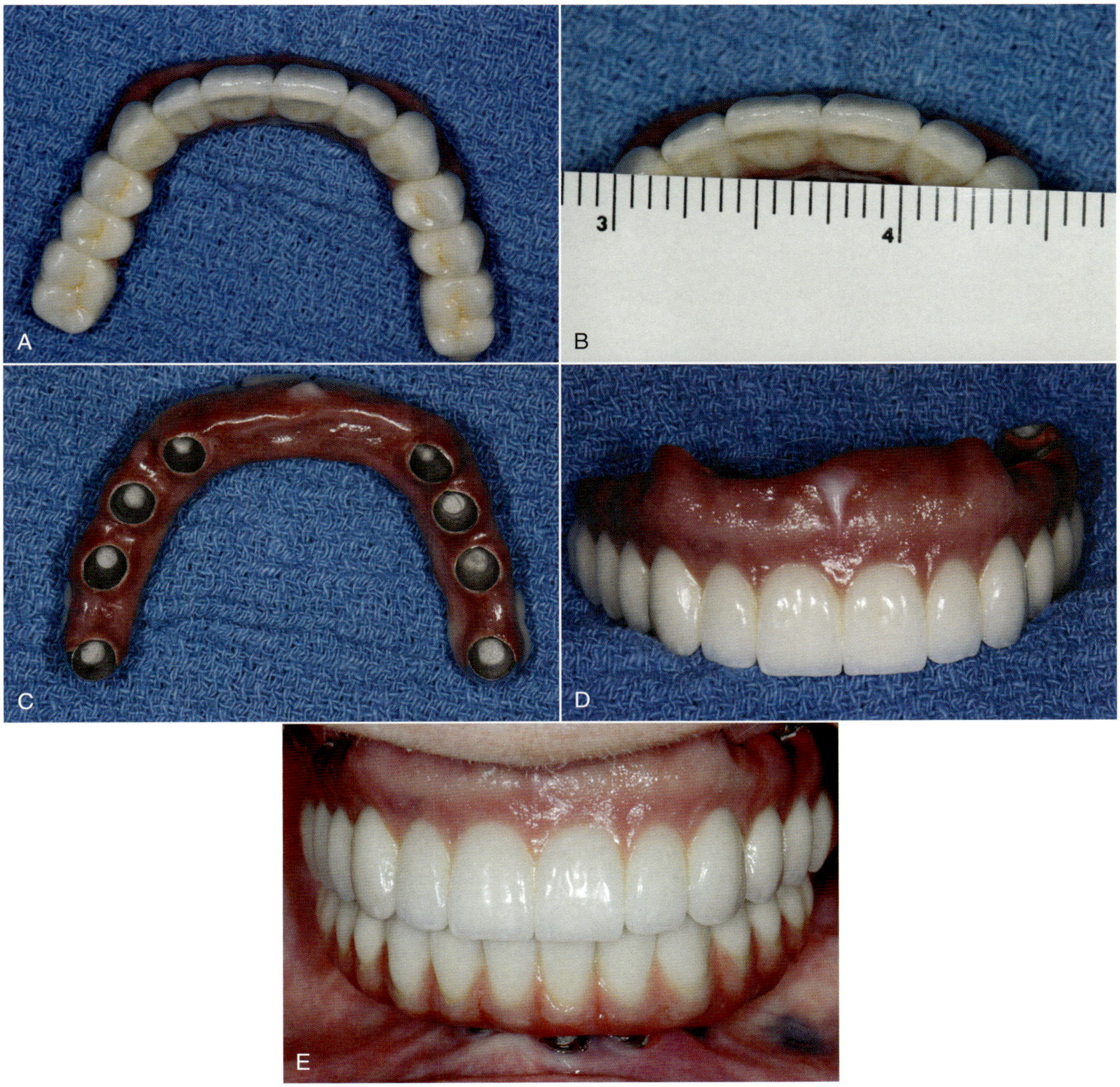

FIGURA 30-19. **A,** Prótese maxilar total fixa em forma de arco dentado quadrado. **B,** Os dentes anterossuperiores estão a menos de 8 mm a partir da posição de canino a canino. **C,** Dois implantes caninos são usados para restaurar os seis dentes anteriores. Implantes adicionais são posicionados nas regiões posteriores para aumentar a distância anteroposterior. **D,** Prótese superior de arco total PF-3 com uma forma de arco dentado quadrado. **E,** A prótese PF-3 maxilar está se opondo à prótese fixa PF-3 mandibular.

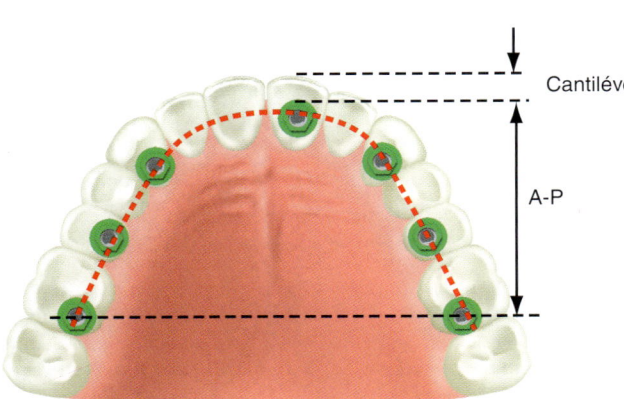

FIGURA 30-20. Em uma forma de arco dentado ovoide, três implantes devem ser planejados na pré-maxila: um em cada posição de canino e um implante adicional anterior. Além disso, pelo menos quatro implantes posteriores devem ser unidos para formar um arco em uma maxila edentada. *A-P*, distância anteroposterior.

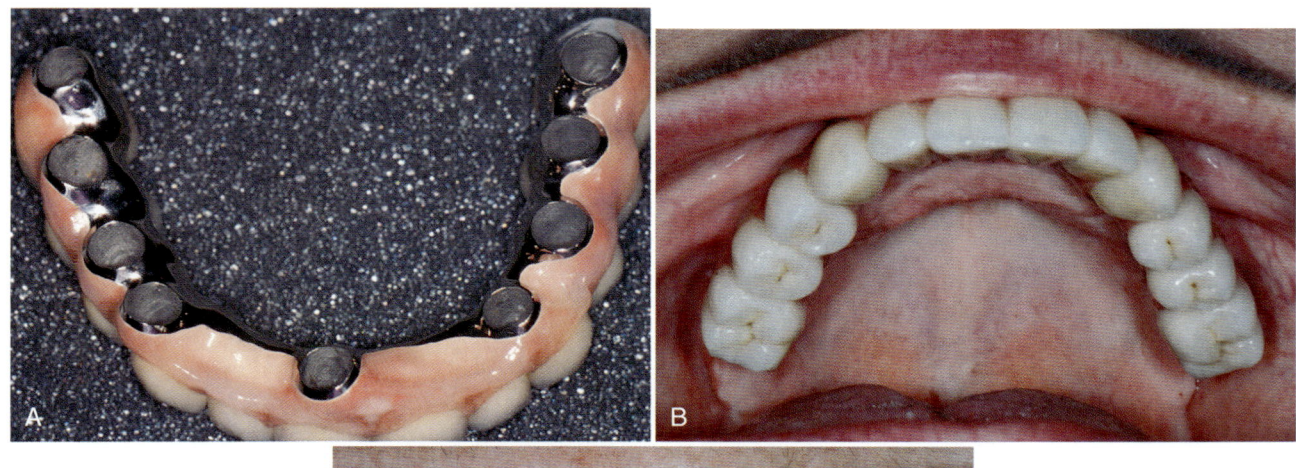

FIGURA 30-21. **A,** Prótese total maxilar PF-3 em forma de arco dentado ovoide. Três implantes são utilizados na pré-maxila e ligados a implantes posteriores adicionais. **B,** Prótese total maxilar PF-3 em forma de arco dentado ovoide. **C,** Prótese total maxilar PF-3 em oposição à dentição natural em uma paciente do sexo feminino.

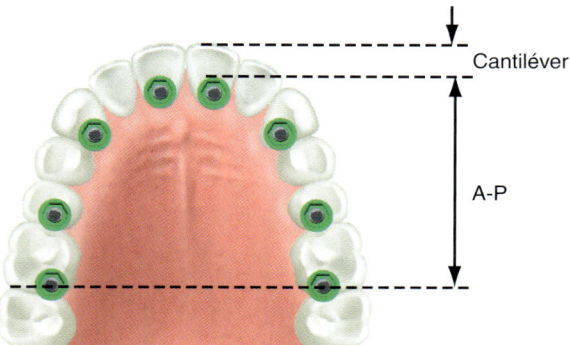

FIGURA 30-22. Em uma forma de arco triangular, o cantiléver anterior dos caninos é maior e deve ser apoiado por mais implantes na pré-maxila. Pelo menos quatro implantes posteriores também devem ser adicionados para restaurar o arco totalmente edentado. *A-P*, distância anteroposterior.

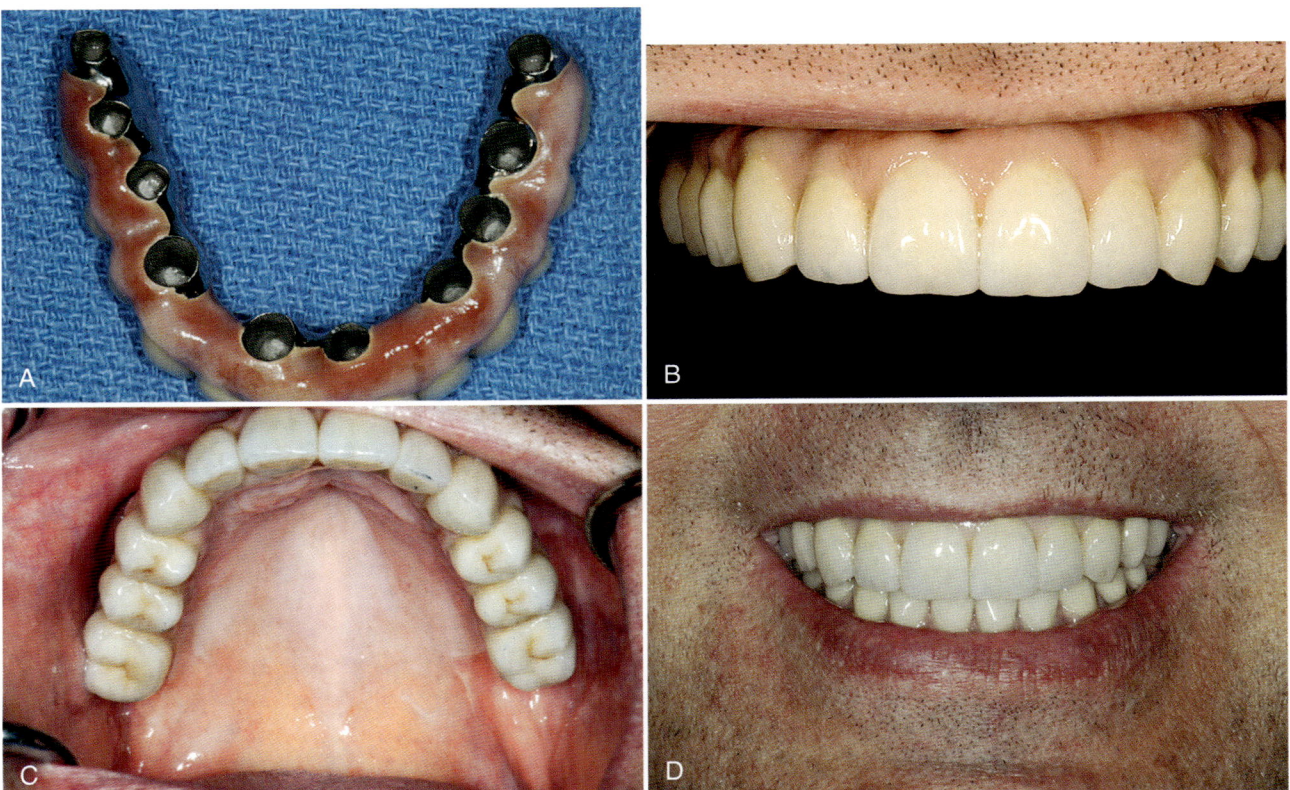

FIGURA 30-23. **A,** Prótese total maxilar PF-3 em paciente do sexo masculino com uma forma de arco dentado triangular. **B,** Prótese maxilar PF-3 em posição. **C,** Vista oclusal da PF-3 em forma de arco dentado triangular. **D,** Prótese maxilar PF-3 opondo-se à prótese mandibular implantossuportada PF-3.

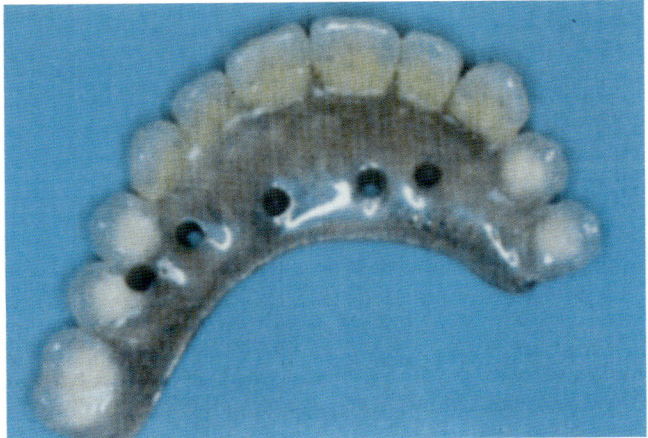

FIGURA 30-24. A forma do rebordo residual é quadrada, e a forma do arco dentado é triangular. Como resultado, os dentes anteriores estão em cantiléver a partir dos implantes. Como os implantes posteriores não foram utilizados para substituir os dentes posteriores, eles também estão suspensos na prótese. A distância anteroposterior reduzida faz esta prótese ter maior risco de complicações biomecânicas.

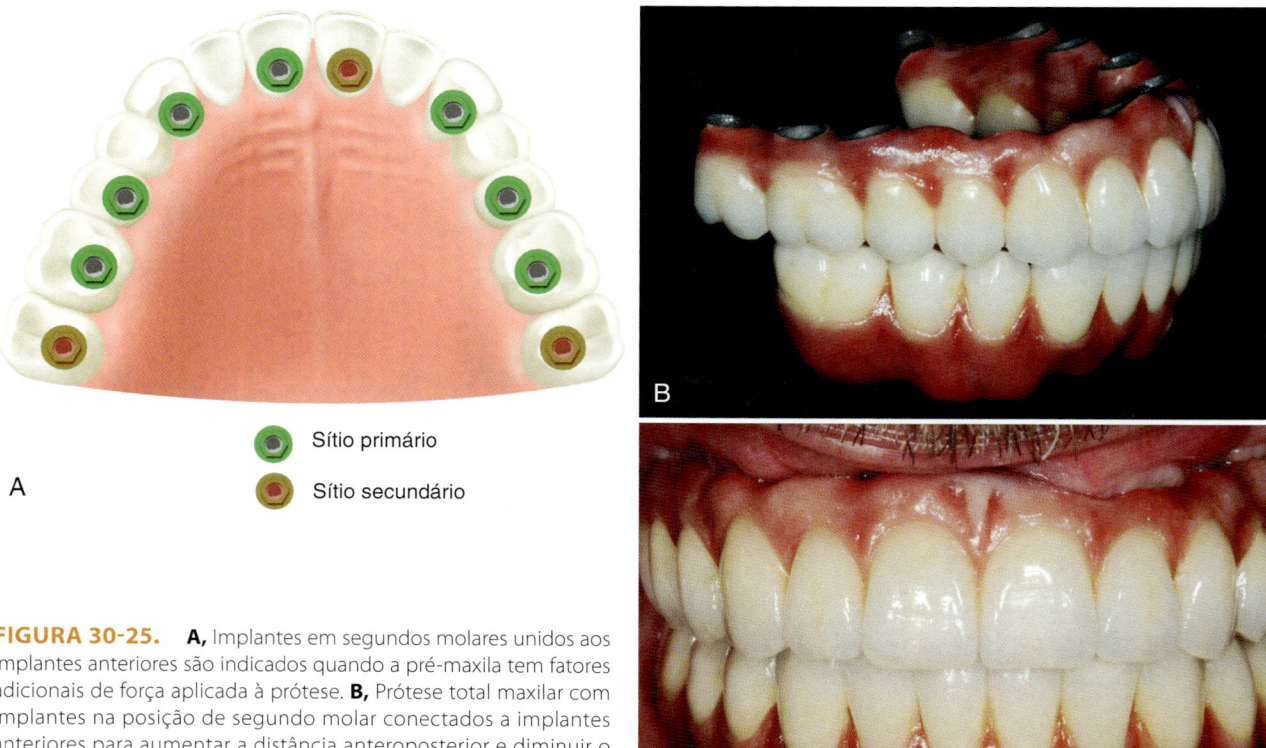

FIGURA 30-25. **A,** Implantes em segundos molares unidos aos implantes anteriores são indicados quando a pré-maxila tem fatores adicionais de força aplicada à prótese. **B,** Prótese total maxilar com implantes na posição de segundo molar conectados a implantes anteriores para aumentar a distância anteroposterior e diminuir o risco biomecânico em paciente do sexo masculino, opondo-se a uma prótese implantossuportada. **C,** Prótese PF-3 maxilar e PF-3 mandibular em posição.

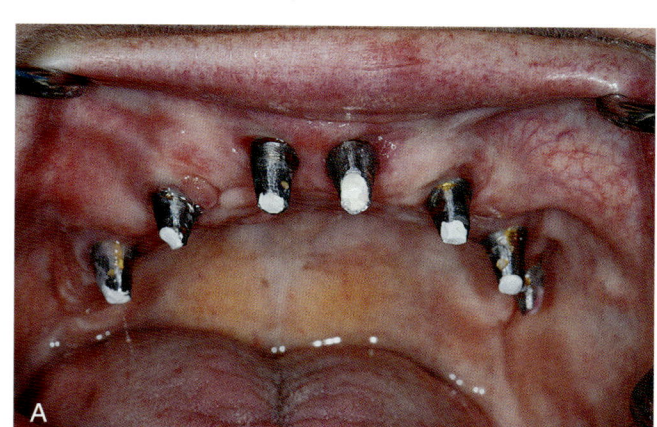

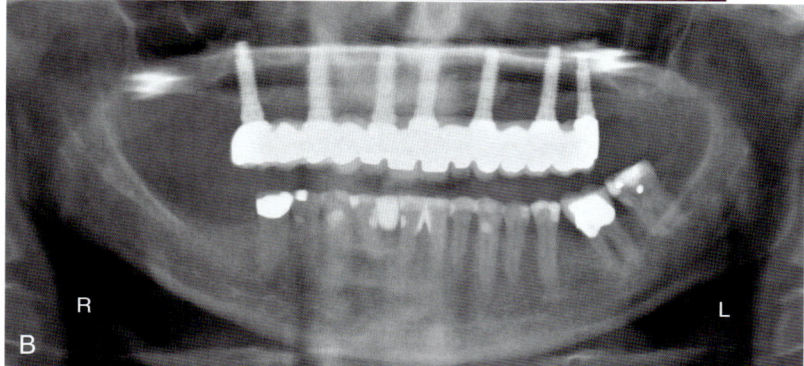

FIGURA 30-26. **A** e **B,** Quando um implante não é instalado na posição do canino, implantes devem ser posicionados em posições de lateral e de primeiros pré-molares e unidos a implantes adicionais.

bilaterais de canino, nas posições de segundo pré-molar e metade distal dos sítios de primeiros molares superiores bilaterais (Fig. 30-28). Esses sete implantes devem ser unidos para funcionar como um arco. Essas posições de implantes criam espaço suficiente entre cada implante para receber qualquer outro diâmetro de implante. A região de implante no primeiro molar em uma maxila completamente edentada quase sempre precisa de enxerto do seio maxilar, porque muitas regiões posteriores edentadas são inadequadas em altura óssea disponível.

Quando os fatores de força são moderados a graves, o número de implantes deve aumentar para oito ou 10 implantes.[33] Quando oito implantes são selecionados, o implante adicional normalmente é instalado na pré-maxila em uma posição do incisivo central. Quando 10 implantes são usados para pacientes com fatores de força superiores ou osso de densidade pobre, implantes adicionais estão previstos na metade distal da posição de segundo molar para melhorar a forma de arco, aumentar a distância A-P e eliminar cantiléveres posteriores. Este é um excelente desenho biomecânico para minimizar a tensão. Este desenho de alicerce também pode combater o efeito de um cantiléver vestibular para fora do osso residual (forma de arco dentado triangular) para uma posição estética do dente e também é indicado para pacientes com parafunção severa, como bruxismo crônico.

As posições de primeiro e segundo molares são também benéficas quando a pré-maxila tem fatores de força mais elevados, é subconstruída como para o número ou o tamanho de implantes ou é uma forma de arco dentado triangular em um osso residual disponível quadrado a ovoide. O aumento da distância A-P entre a região do canino e o segundo molar é um considerável benefício.

Sequência do Plano de Tratamento

As posições dos dentes horizontais e verticais anterossuperiores são avaliadas antes de qualquer outro segmento dos arcos. Nenhuma outra região da boca deve ser restaurada até que esta posição seja determinada porque influencia negativamente a posição correta de todos os demais segmentos (p. ex., dimensão vertical de oclusão (DVO), posição do dente anterior mandibular e planos posteriores de oclusão). Se o paciente está usando uma dentadura

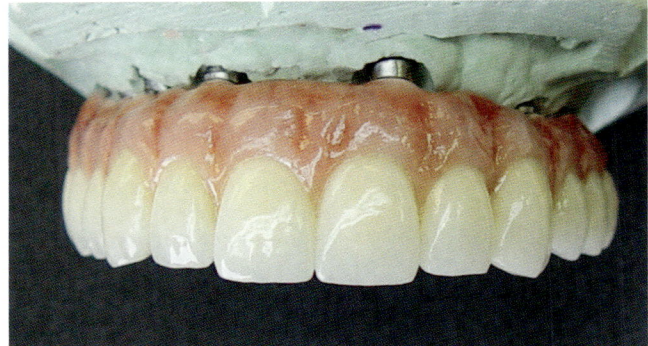

FIGURA 30-27. Posições dos implantes nas localizações mesiodistais são menos específicas em próteses PF-3 em comparação a próteses PF-1.

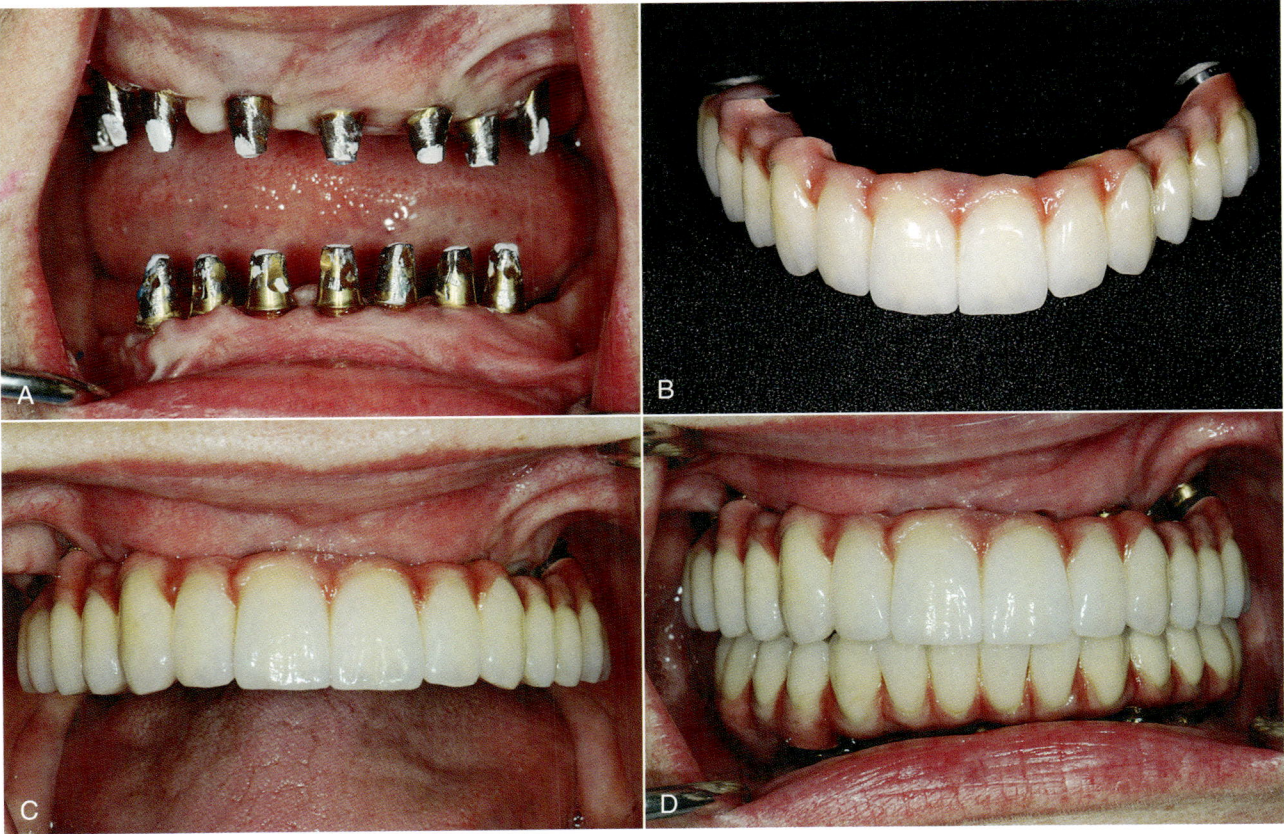

FIGURA 30-28. **A,** Pilares de implantes para próteses totais fixas maxilares e mandibulares. Cantiléveres são usados com menos frequência na maxila em comparação à mandíbula. **B,** Prótese maxilar PF-3. **C,** Restauração maxilar em posição. **D,** Prótese maxilar PF-3 opondo-se a uma prótese fixa mandibular implantossuportada.

superior, a posição dos dentes anteriores da maxila está muitas vezes incorreta. Como resultado da reabsorção da pré-maxila, a dentadura desloca apical e posteriormente seguindo o padrão de perda óssea.

Depois de a posição dos dentes anteriores da maxila estar aceitável, o passo protético seguinte é a avaliação da DVO ou plano oclusal maxilar. As posições dos dentes posteriores são determinadas usando-se primeiramente os dentes inferiores para direção de força oclusal e os dentes superiores, quando na zona estética (Quadro 30-6).

Posição Vestibular do Lábio Superior

Quanto mais longe os dentes anterossuperiores se posicionam a partir dos implantes, maior alavanca sobre a interface osso, parafusos de pilares e implantes. No entanto, muitos dentistas tentam fazer a cirurgia plástica com resina, na esperança de eliminar linhas verticais no lábio aumentando o volume da flange labial de uma sobredentadura ou posicionando os dentes mais à frente. Os pacientes que desejam eliminar rugas de perda óssea devem ser submetidos a cirurgia e aumento, e não à adição de resina a uma prótese. Isso é especialmente importante quando o paciente deseja uma PF. Aumento de osso e dos tecidos moles pode ser necessário para restaurar o aspecto natural da face, sem a ajuda de uma flange que pode não existir no término do tratamento quando uma PF é planejada. Assim, a posição vestibular do lábio em relação à estética é um importante critério para ser avaliado antes da instalação do implante. Este critério pode indicar uma sobredentadura em vez de uma PF.

Se uma dentadura, uma sobredentadura ou uma PF está sendo fabricada, a reconstrução de um arco maxilar edentado anterior ou total se inicia com a determinação da posição da borda incisal superior. Sua modificação em uma etapa posterior pode alterar todos os outros determinantes da reconstrução.

A placa-base e o plano de cera (ou a prótese existente do paciente) podem determinar o apoio necessário para a face vestibular de contorno vestibular do lábio superior. Na maioria das vezes, as superfícies vestibulares de incisivos centrais têm 12,5 mm a partir da parte mais posterior da papila incisiva.[37,38] O plano de cera é posicionado inicialmente com isso em mente. Quanto mais projetadas para frente a flange e a posição dos dentes, mais elevada a posição de repouso do lábio e maior a exposição da borda incisiva. É por isso que a posição labial dos dentes é a primeira a ser determinada.

A posição labial dos dentes anteriores da maxila é determinada com o lábio em repouso. Esta é primeiramente avaliada pelo suporte global do lábio superior e sua relação com a o equilíbrio da face, especialmente em relação ao nariz e presença ou ausência de um filtro labial em linha média.[39] Quando a placa-base e o plano de cera estão em posição, o filtro labial deve ter uma depressão visível na linha média sob o nariz. Se o filtro estiver muito plano, o lábio está estendido longe demais e a cera deve ser removida a partir da face vestibular do plano de cera. Além disso, o lábio superior deve estar anterior ao lábio inferior quando o rosto estiver em repouso com os lábios juntos.

A posição vestibular do lábio superior também é determinada pela posição do lábio inferior e mento com a face na dimensão vertical adequada. Uma linha horizontal, representada pelo plano de Frankfurt, pode ser feita a partir do ponto mais alto do meato auditivo (topo do trágus) ao ponto mais baixo da margem da órbita, com a cabeça do paciente na posição vertical. Em média, uma linha perpendicular vertical desenhada a partir do plano de Frankfurt até o lábio inferior deveria ter o lábio superior anterior a este ponto de 1 a 2 mm e o queixo 2 mm posterior a esta linha.[39] (Fig. 30-29).

Em estudo realizado por D'Iessio e Misch, a posição do lábio superior ao plano de Frankfurt à linha vertical no lábio inferior foi avaliada em 94 participantes de um concurso de beleza na faixa etária de 18 a 24 anos[33] (Fig. 30-30). Todas as mulheres tinham o lábio superior 2 mm ou mais anterior ao lábio inferior. Assim, o lábio da paciente está posicionado mais para a frente do que a média da posição de 1 a 2 mm.

Quando os dentes estão posicionados mais para vestibular, a posição vertical do lábio é elevada. Da mesma forma, uma posição mais palatina dos dentes maxilares anteriores resulta em posição do lábio mais inferior ou posição estendida do lábio. Uma alternativa para o aumento do comprimento dos dentes anteriores de modo

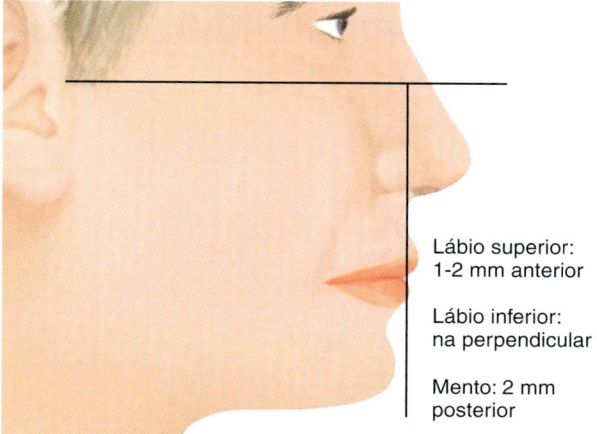

FIGURA 30-29. Uma linha horizontal é desenhada a partir do trágus à porção mais baixa da órbita. Uma linha perpendicular vertical na posição do lábio inferior deve ter o lábio superior 2 mm anterior e o mento 2mm posterior quando a DVO está na posição adequada.

QUADRO 30-6 Sequência do Tratamento Restaurador

1. Posição labial dos dentes anteriores
2. Posição incisal dos dentes anteriores
3. Dimensão vertical de oclusão
4. Posição da borda incisal mandibular
5. Planos de oclusão posteriores
6. Posição do dente posterior

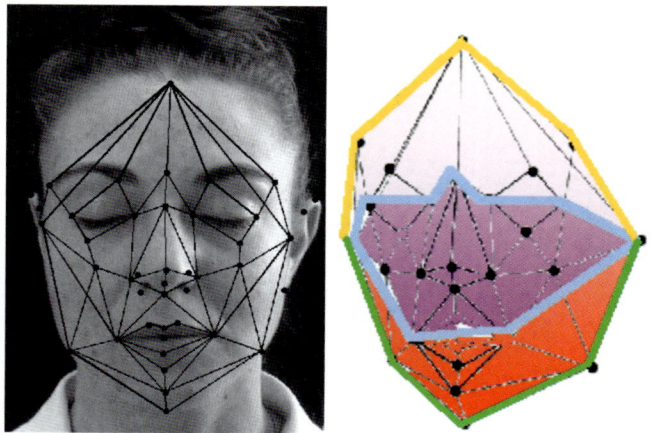

FIGURA 30-30. Um estudo realizado por D'Iessio e Misch comparou a beleza da face de participantes com médias faciais na literatura aos 50 pontos descritos por Leonardo da Vinci.[55]

que mais dentes estejam visíveis com o lábio em repouso pode ser o aumento da espessura do rebordo alveolar da pré-maxila. Essa espessura extra do rebordo alveolar adicional traz para fora o lábio e aumenta o vermelhão. Como resultado, os dentes não estão mais longos, porém a borda do lábio está mais alta. Além disso, se a largura adicionada ao rebordo é com osso autógeno, substituindo dentes por implantes, em vez de pônticos, ainda contribui para a manutenção da situação. Um lábio superior mais completo também pode parecer mais jovem, porque as linhas verticais de idade podem ser reduzidas.

Em um paciente edentado total, a flange vestibular da prótese existente do paciente pode ser removida e a posição do lábio avaliada antes do término do plano de tratamento para uma PF. Quando o lábio precisa do suporte da flange labial para estética e, contudo, uma PF é planejada, enxertos *onlay* com hidroxiapatita (HA), tecido conjuntivo, enxerto autógeno ou enxerto alógeno podem ser indicados para aumentar a espessura do tecido vestibular para suporte adequado do lábio.

A posição vestibular do lábio em relação à pré-maxila óssea é o critério principal para determinar se uma prótese fixa, enxerto ósseo e uma prótese fixa ou sobredentadura superior são indicados. Quando a posição labial do plano de cera (dentes) é para a frente do rebordo residual e superior a 7mm, um enxerto ósseo antes da instalação de implantes ou um enxerto de HA sobre a tábua vestibular é necessário para suportar o lábio para uma PF, ou uma sobredentadura superior com uma flange labial deve ser considerada (Fig. 30-31).

Posição da Borda Incisal Superior

O próximo passo no processo de avaliação (em que a posição labial é aceitável) é a posição vertical dos dentes anterossuperiores relacionados com o lábio em repouso.[40] A posição da borda incisal superior primariamente reflete nos requisitos estéticos e fonéticos. Quando o lábio superior está em repouso, as bordas incisivas dos dentes geralmente são visíveis. A orientação geral foi sugerida por Rufenacht, que observou que o comprimento da base do vestíbulo até a borda incisal do incisivo central superior é de aproximadamente 22 mm.[41]

O comprimento médio do lábio da base do nariz até a borda inferior do lábio maxilar é de 20 a 22 mm em mulheres jovens e 22 a 24 mm em homens. Se o paciente tem uma discrepância do lábio superior, a posição do lábio é altamente variável. Tipicamente, quando o lábio superior é inferior a 20 mm, uma porção maior da borda incisiva será mostrada com os lábios em repouso. Da mesma forma, quando o lábio é maior do que 22 mm, a borda do incisivo inferior é mostrada em repouso.

A diminuição significativa da exposição do comprimento do dente incisivo central superior está relacionada à idade, principalmente entre as idades de 30 e 40 anos. Segundo Vig e Brundo, um paciente de 30 anos expõe mais de 3 mm de incisivo central superior quando o lábio superior está em repouso ou descanso.[40] Um paciente de 40 anos expõe 1,5 mm de incisivo central superior; um de 50 anos, cerca de 1 mm; e um de 60 anos, 0,5 mm. Com 80 anos, o lábio é

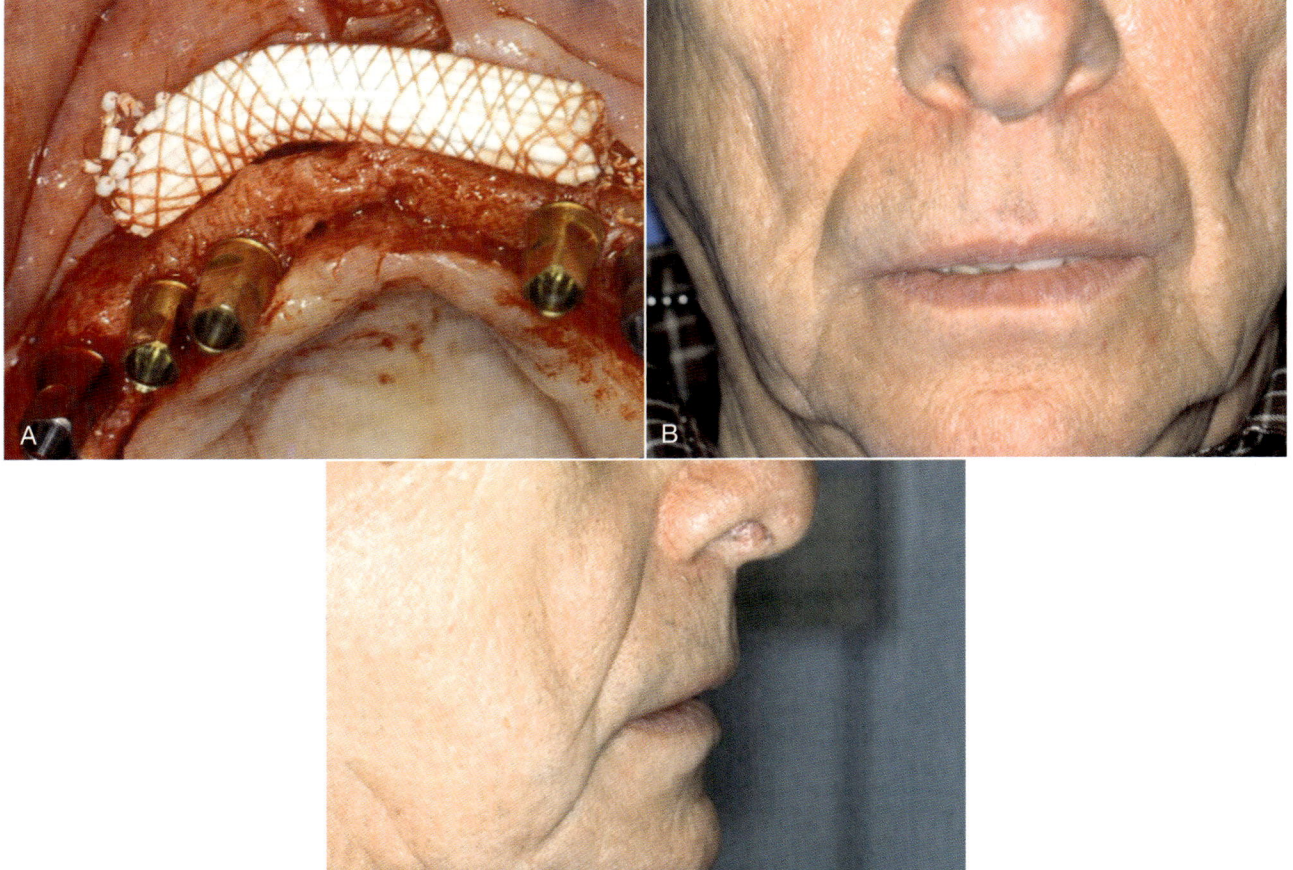

FIGURA 30-31. **A,** O enxerto de hidroxiapatita foi adicionado à vestibular do rebordo na fase de reabertura dos implantes. **B,** O enxerto sintético ajuda a suportar o lábio superior (*vista frontal*). **C,** Vista sagital. A prótese fixa pode ser fabricada, mesmo que o osso seja deficiente para apoiar a posição vestibular do lábio.

observado no nível dos dentes. Estas posições são médias, e pacientes com 65 anos usando uma prótese muitas vezes têm dentes naturais mais curtos do que o lábio maxilar relaxado por causa da perda de tonicidade muscular facial e perda de altura do osso da pré-maxila. No entanto, mesmo com 80 anos, pacientes edentados muitas vezes desejam ter incisivos centrais superiores abaixo do lábio em repouso.

Em um estudo realizado pelo autor, a posição do incisivo central superior, em relação ao bordo do lábio superior e à idade do paciente (um intervalo de 8 mm), é muito mais variável do que a posição de canino, que tem uma gama de 3 mm.[42] O arco do lábio no centro do lábio superior sobe vários milímetros em algumas mulheres e é quase óbvio em outras. Quanto maior for a linha do sorriso, mais o incisivo central é visto no paciente independentemente da idade. Além disso, um lábio superior curto (inferior a 20 mm) resultará na exposição maior dos incisivos centrais. Os homens raramente exibem uma linha do sorriso exagerada e, portanto, têm uma vantagem de uma borda incisal mais consistente em relação à posição do lábio. A posição do canino é próxima ao canto do lábio e não é afetada pelo efeito do arco labial na linha média ou pelo comprimento do lábio superior. Como tal, é uma posição mais consistente e geralmente corresponde ao comprimento do lábio em posição de repouso na faixa etária de 30 a 60 anos, tanto em homens quanto em mulheres.

Em outras palavras, o canino é a chave para a posição vertical dos dentes anteriores. O autor sugeriu que a ponta do canino deve estar localizada a ± 1 mm, o lábio em repouso, independentemente da idade ou sexo do paciente (Fig. 30-32). Uma linha horizontal desenhada de uma ponta do canino até o outro deve ser nivelada para o horizonte. Os incisivos centrais são 1 a 2 mm mais longos que o plano horizontal dos caninos.

A largura incisal anterior do plano de cera é semelhante à final dos dentes para avaliar a fonética. Quando o paciente diz "F", as bordas incisais superiores devem tocar levemente o fronteira molhada e seca do lábio inferior, similarmente à posição do lábio inferior durante uma posição de sorriso largo.[43] Quando o paciente diz "E," 50% a 70% do espaço entre os lábios superiores e inferiores deve ser ocupado pelos incisivos centrais superiores. Se menos do que 50% do espaço é ocupado, os dentes geralmente podem ser alongados, porém se mais de 70% do espaço é ocupado por incisivos centrais superiores, o alongamento dos dentes normalmente não é indicado. O paciente não deve ter um sorriso invertido, onde mais espaço está abaixo das bordas dos incisivos superiores comparado aos incisivos laterais. Um leve espaço uniforme é aceitável.

Dimensão Vertical de Oclusão

Para determinar a posição anterior dos dentes inferiores e o EAC da maxila e da mandíbula, a questão geral da DVO deve ser abordada. A DVO existente do paciente deve ser avaliada no início de um plano de tratamento envolvendo prótese e implantes, porque qualquer modificação alterará significativamente o tratamento global. Uma vez que a DVO afeta o EAC, pode influenciar no número, tamanho, posição e angulação requeridos para os implantes.

A DVO é definida como a distância medida entre dois pontos quando os arcos de oclusão estão em contato.[44] Em geral, é estabelecida com placa-base e plano de cera, maxilares e mandibulares, pelo menos inicialmente. A determinação da DVO não é um processo preciso, porque uma gama de dimensões é possível sem sintomas clínicos. Ao mesmo tempo, acreditava-se que a DVO era muito específica e mantinha-se estável ao longo da vida de um paciente. No entanto, esta posição não é necessariamente estável quando os dentes estão presentes ou depois que os dentes são perdidos. Estudos de longo prazo têm mostrado que esta não é uma dimensão constante e frequentemente diminui ao longo do tempo, sem consequências clínicas em pacientes dentados, parcial ou completamente edentados. Um paciente completamente edentado muitas vezes usa a mesma prótese por mais de 10 anos, durante os quais a DVO é reduzida 10 mm ou mais sem sintomas ou mesmo sem a consciência do paciente.[45]

A DVO pode ser muitas vezes alterada sem os sintomas de dor ou disfunção, especialmente quando o conjunto de disco condilar é saudável. No entanto, isso não significa dizer que a alteração do DVO não tem qualquer consequência. Uma mudança na DVO afeta a estética da posição do mento à face. Qualquer mudança na DVO modificará a relação dimensional horizontal da maxila para a mandíbula. Assim, uma mudança na DVO alterará a guia anterior, escala de função e estética facial.

O efeito mais importante da DVO na colocação de carga sobre o dente (implante) pode ser o efeito sobre a biomecânica da guia anterior e estética. Quanto mais fechada a DVO, mais para frente gira a mandíbula e mais classe III esquelética o mento se parece. Em pacientes completamente edentados restaurados com PFs implanto-suportadas, uma mudança na DVO em qualquer direção afeta a biomecânica. Abrir a DVO e diminuir a guia incisal com uma oclusão balanceada bilateral pode resultar no aumento das forças colocadas nos implantes posteriores durante as excursões mandibulares. Fechar a DVO pode aumentar as forças nos implantes anteriores durante qualquer excursão.

A DVO quase nunca é naturalmente muito extensa e, a menos que alguma interferência na determinação tenha sido criada, ela está dentro das diretrizes clínicas ou em colapso. Portanto, o protesista, na maioria das vezes, deve determinar se a DVO precisa ser aumentada. Em outras palavras, a DVO existente em um paciente sem sintomas da articulação temporomandibular é uma posição para começar a avaliação, não necessariamente uma que tenha de ser mantida.

De acordo com Kois e Phillips, três situações orientam a modificação da DVO: (1) estética (2), função e (3) necessidades estruturais da dentição.[46] Estética relaciona-se com a DVO para posição da borda incisal, equilíbrio facial e posição do mento e do plano oclusal. Função está associada às posições dos caninos, guia incisal e ângulo de carga para dentes ou implantes. Requisitos estruturais estão relacionados com as dimensões de dentes para a restauração, enquanto mantém um espaço biológico ou um EAC que possa modificar a força biomecânica.

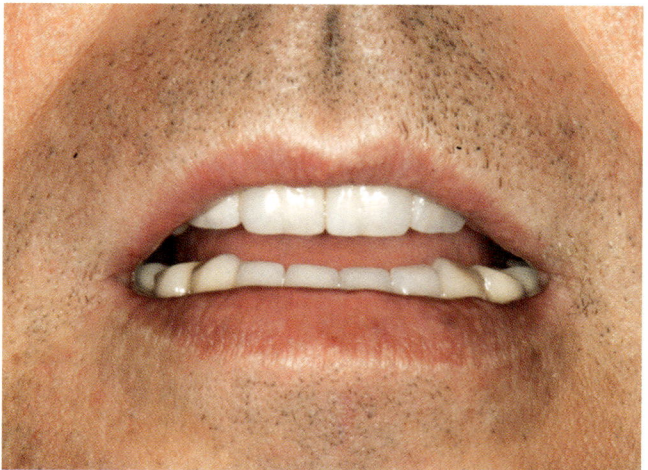

FIGURA 30-32. Borda incisal dos dentes anterossuperiores (usando a posição do canino). A posição vertical do canino é determinada pela linha de repouso do lábio (na região de caninos). Os incisivos centrais são 1 a 2 mm mais longos no plano horizontal dos caninos. (Este é o mesmo paciente da Fig. 30-23.)

Métodos para Avaliação da Dimensão Vertical de Oclusão

Em próteses tradicionais, uma variedade de técnicas tem sido descrita para estabelecer a DVO. Enquanto métodos objetivos usam medições de dimensões faciais, métodos subjetivos contam com estética, posição do arco em repouso e espaço de pronúncia mais próximo. Não há consenso sobre o método ideal para obter a DVO. Portanto, esta dimensão é, em parte, forma de arte e, em parte, ciência. No entanto, é crítica o suficiente para que um tratamento não deva ser terminado até que uma decisão tenha sido tomada em relação a esta dimensão.

Os métodos subjetivos mais comuns para determinar a DVO incluem a utilização da distância interoclusal de repouso e técnicas baseadas na fonética usando sons sibilantes. Niswonger propôs o uso da distância interoclusal ("espaço funcional livre"), que assume que o paciente relaxa a mandíbula para a mesma posição de repouso fisiológica constante.[47] O profissional então subtrai 3 mm da medição para determinar a DVO.

Duas observações conflituam com a abordagem do "espaço funcional livre" para determinar a DVO. Em primeiro lugar, a quantidade de espaço é altamente variável em um mesmo paciente, dependendo de fatores como postura da cabeça, estado emocional, presença ou ausência de dentes, parafunção e hora da medição (maior na parte da manhã). Em segundo lugar, distância interoclusal em repouso varia de 3 a 10 mm de um paciente para outro. Como resultado, a distância para subtrair do espaço funcional livre é desconhecida para um paciente específico. Portanto, a posição fisiológica de repouso não deve ser o método principal para avaliar a DVO. No entanto, o paciente deve ser avaliado após a DVO ser estabelecida para garantir que existe um espaço funcional livre quando a mandíbula está em repouso.

Silverman indicou que aproximadamente 1 mm deve existir entre os dentes ao fazer um som de "S".[48] Pound desenvolveu este conceito para o estabelecimento da cêntrica e registros de relacionamento vertical da mandíbula para próteses totais.[43,49] Embora este conceito seja amplamente utilizado pelos profissionais, ele não se correlaciona com a DVO original do paciente. Pacientes usuários de dentadura muitas vezes usam a mesma prótese por mais de 14 anos e, durante esse período, perdem 10 mm ou mais da sua DVO original. No entanto, todos esses pacientes são capazes de dizer "Mississippi" com a sua prótese existente. Se a fala estivesse relacionada com a DVO original, esses pacientes não seriam capazes de pronunciar o som "S" porque os seus dentes teriam mais de 11 mm. Para pronunciar a letra "S" com o som correto, os dentes devem se aproximar em 1 mm de distância. Portanto, o espaço para a fala não deve ser utilizado como o único método para estabelecer DVO.

Após a DVO ter sido determinada, o espaço da fala deve ser observado e os dentes não devem se tocar durante sons sibilantes. Na ocasião, um curto período de adaptação de algumas semanas pode ser necessário para estabelecer este critério. Portanto, de vez em quando, uma prótese provisória deve ser usada para avaliar esta posição, caso ela tenha que ser modificada antes da restauração final.

Após a posição do bordo dos incisivos superiores ser determinada, a DVO influencia a estética da face em geral. As dimensões faciais são objetivas (porque elas são medidas) e diretamente relacionadas com a estética facial ideal de um indivíduo. Elas podem ser facilmente avaliadas independentemente da experiência clínica.[50,51] Essa avaliação objetiva é, em geral, o método de escolha para estudar inicialmente a DVO existente ou criar uma DVO diferente durante a reconstrução protética. Além disso, pode ser realizada sem a necessidade de testes diagnósticos

Medições faciais podem ser traçadas desde a Antiguidade, quando escultores e matemáticos seguiam a *proporção áurea* para proporções faciais e corporais, como descrito por Platão e Pitágoras. A proporção áurea refere-se ao comprimento e largura de objetos na natureza como 1 a 0,618.[52] Observou-se que os aspectos biológicos acompanhavam essa relação. Proporções arquitetônicas muitas vezes seguem a proporção áurea, pois é considerado o mais atraente esteticamente para o olho humano.[53,54] Leonardo da Vinci contribuiu mais tarde com várias observações e desenhos sobre as proporções faciais, que ele chamou de *proporções divinas*.[55] Observou que a distância entre o mento e a parte inferior do nariz (*i.e.*, a DVO) era uma dimensão semelhante, como (1) a linha do cabelo para as sobrancelhas, (2) a altura da orelha e (3) as sobrancelhas à base do nariz – e igualou cada uma destas dimensões a um terço do rosto.

Muitos profissionais, incluindo cirurgiões plásticos, cirurgiões-dentistas, artistas, ortodontistas e agentes funerários, usam medições faciais para determinar a DVO. O autor revisou a literatura e descobriu que muitas fontes diferentes revelam muitas correlações de aspectos, que correspondem à DVO:[50,51,56]:

1. A distância horizontal entre as pupilas.
2. A distância horizontal a partir do canto externo de um olho para o canto interno do outro olho.
3. Duas vezes o comprimento horizontal de um olho.
4. Duas vezes a distância horizontal a partir do canto interno de um olho ao canto interno do outro olho.
5. A distância horizontal entre o canto externo do olho ao ouvido.
6. A distância horizontal de um canto do lábio ao outro, seguindo a curvatura da boca.
7. A distância vertical entre o canto externo do olho para o canto da boca.
8. A altura da sobrancelha à asa do nariz.
9. O comprimento vertical do nariz na linha média (a partir da espinha nasal ao ponto glabela).
10. A distância vertical entre a linha do cabelo para a linha da sobrancelha.
11. A altura vertical da orelha.
12. A distância entre a ponta do dedo e a ponta o dedo indicador quando as mãos encontram-se acomodadas com dedos próximo uns aos outros.

Todas essas medidas não correspondem exatamente uma a outra, mas geralmente não variam mais do que alguns milímetros (com a exceção da altura vertical da orelha) enquanto características faciais aparecem em equilíbrio. Uma média de várias dessas medidas pode ser usada para avaliar a DVO existente. Em um estudo clínico realizado pelo autor, a DVO foi muitas vezes um pouco maior do que as medidas faciais listadas (mais em homens do que mulheres), mas foi raramente uma dimensão menor.[51] Os critérios subjetivos que satisfazem a estética pode ser considerados após as dimensões faciais estarem em equilíbrio uma em relação a outra.

Aspectos estéticos são influenciados pela DVO por causa da relação com as posições maxilomandibulares.[57] Quanto menor a DVO, mais classe III esquelética a relação da mandíbula se torna; e quanto maior a DVO, mais classe II esquelética a relação se torna. A posição dos dentes anteriores da maxila é determinada primeiro e é mais importante para os critérios estéticos da reconstrução. Alteração da DVO para estética raramente inclui a posição dos dentes superiores. Por exemplo, a posição pode ser influenciada pela DVO na necessidade de suavizar o mento de um paciente com uma grande protuberância mental, aumentando a DVO.

Métodos radiográficos para determinar uma DVO objetiva são também documentados na literatura. Traçados em uma radiografia cefalométrica são sugeridos quando o excesso grosseiro da mandíbula ou deficiência são observados. Tais condições podem resultar de excesso vertical maxilar; deficiência maxilar vertical; excesso mandibular vertical (mento longo); deficiência mandibular vertical (mento curto); ou mordida aberta ou classe II esquelética, situações divisão 2 (mordida profunda). O plano de tratamento ortodôntico de um paciente dentado frequentemente inclui uma cefalometria lateral e pode ser utilizado para avaliar a DVO (glabela-subnasal, subnasal-mento). As mesmas medições podem ser realizadas em um paciente edentado.[58,59]

Após a DVO satisfazer a exigência estética da reconstrução protética, pode ainda ser suavemente redefinida. Por exemplo, a DVO pode ser modificada para melhorar a direção da força nos implantes anteriores. Além disso, os implantes anteriores mandibulares de vez em quando estão muito para vestibular em relação à posição da borda incisal e o aumento da DVO os torna muito mais fáceis de restaurar. Portanto, como a DVO não é uma medição exata, a capacidade para alterar esta dimensão dentro de limites pode muitas vezes ser benéfica.

Posição da Borda Incisal Mandibular

Posição Dentária: Anterior

Vig e Brundo observaram que a quantidade de dentes inferiores observada com os lábios levemente entreabertos foi variável relacionada com a idade.[40] Aproximadamente 0,5 mm dos dentes inferiores é exibido em um indivíduo de 20 anos, 1 mm para um indivíduo de 40 anos, 2 mm para um indivíduo de 50 anos, 2,5 mm para um de 60 anos e 3 mm para um de 80 anos. No entanto, isso não é elucidativo o suficiente para determinar a posição vertical dos dentes anteroinferiores.

Após a DVO ter sido determinada, a posição dos dentes anteriores mandibulares pode ser determinada. O objetivo é reabilitar o paciente com uma PF total maxilar com oclusão mutuamente protegida. Em outras palavras, em oclusão cêntrica, os dentes posteriores têm contatos oclusais do canino ao último molar. Em excursões mandibulares para direita e esquerda, canino ou canino e incisivo lateral desocluem os dentes posteriores.

A guia incisal é definida como a influência de superfícies em contato dos dentes mandibulares e maxilares em movimentos mandibulares.[44] O ângulo de guia incisal é formado pela intersecção do plano oclusal e de uma linha no interior do plano sagital determinada pela borda incisal dos incisivos centrais maxilares e mandibulares em máxima intercuspidação. É responsável pela quantidade de separação entre os dentes posteriores durante as excursões mandibulares; para fazer isso, deve ser mais íngreme do que o conjunto do disco condilar (fenômeno de Christensen). A quantidade de guia incisal determina a inclinação da curva de Spee.

Qualquer prótese superior planejada e curvas compensatórias associadas devem ser desenvolvidas com base nesses conceitos. Do contrário, a posição do arco maxilomandibular pode ser imprópria (p. ex., em pacientes classe II, divisão I) e os dentes posteriores podem exibir contatos laterais durante as excursões mandibulares. Nessas condições, os músculos masseter e temporal não reduzem sua força de contração durante esses movimentos mandibulares (como eles fazem quando apenas dentes anteriores ocluem em excursões) e os fortes músculos da mastigação continuam a contrair e colocar uma força maior em todo o sistema estomatognático.

Uma guia incisal íngreme ajuda a evitar interferências posteriores no movimento de protrusão ou lateral. No entanto, quanto mais íngreme a guia incisal, maior a força aplicada a dentes ou coroas anteriores. Isso pode representar um problema significativo para uma PF maxilar total. Por outro lado, se a guia incisal é demasiadamente rasa, contatos posteriores existem em excursões.

Quando os dentes naturais estão presentes ou quando uma PF suportada por dentes naturais é planejada na região anterior, a borda incisal dos dentes mandibulares deve entrar em contato com a face lingual dos dentes naturais anterossuperiores na posição DVO desejada.[60,61] Travas anteriores cêntricas normalmente impedem a extrusão contínua de dentes naturais anteroinferiores. No entanto, em uma prótese total implantossuportada, nenhum contato anterior em relação oclusal cêntrica é concebido, especialmente quando um implante se opõe à prótese.[62] O trespasse vertical em dentes maxilares naturais é normalmente na gama de 5 mm. Quando uma prótese sobre implante está prevista em ambas as regiões maxilares anteriores, uma redução de 2 a 4 mm de trespasse vertical é benéfica.[63]

Dentes anterossuperiores em próteses quase sempre são posicionados à frente do rebordo anterior residual para satisfazer exigências fonéticas e estéticas. Momentos de forças resultam do contato entre os dentes anteroinferiores naturais. Implantes não extruem ou esfoliam na ausência de contatos oclusais. Portanto, quando o arco mandibular é uma prótese sobre implante, travas oclusais cêntricas anteriores devem ser eliminadas sobre implante superior, similarmente à oclusão de uma dentadura anterior maxilar. Na maioria das vezes, o trespasse horizontal é aumentado cerca de 1 a 2 mm, sem travas cêntricas. Isso ajuda a proteger a pré-maxila de forças excessivas em oclusão cêntrica e excursões iniciais da mandíbula, porque a pré-maxila é vulnerável a estas tensões externas. O trespasse vertical de 2 a 4 mm é normalmente criado, sendo ligeiramente menor do que o ideal em dentes naturais, mas ainda fornece guia incisal. A guia anterior mais rasa separa dentes posteriores, mas não aumenta ainda mais as forças sobre os implantes anteriores comparadas às forças geradas por uma guia incisal íngreme.

As pontas dos caninos superiores estão em um plano relacionado com o meio da papila incisiva em 92% dos casos,[37] o que normalmente os posiciona para mais perto do rebordo residual em comparação aos incisivos anterossuperiores. Portanto, os contatos de oclusão cêntrica anterior podem ser colocados sobre as faces mesiais dos caninos, com o momento de força anterior reduzido. Os seis dentes anteriores da maxila estão posicionados principalmente para estética e fonética. Assim, os incisivos mandibulares anteriores implantossuportados são definidos principalmente para fonética e guia incisal.

Planos Oclusais Existentes (Planos Oclusais Posteriores Maxilar e Mandibular)

Após os dentes anterossuperiores serem colocados nas bordas de cera ou a prova do metal com cera branca duplicar as suas posições, a posição dos dentes posteriores pode ser determinada. O plano oclusal é uma consideração importante para qualquer prótese maxilar. O plano oclusal é definido em três dimensões: oclusogengival, anteroposterior e vestibulolingual. A posição oclusogengival maxilar anterior é obtida a partir da posição da borda incisiva em relação à estética e fonética. Esta dimensão também determina a posição dos dentes em relação à crista residual do rebordo anterior. A dimensão vestibulolingual é paralela a uma linha que passa pelas pupilas dos olhos (mas segue uma curva de compensação). A dimensão anteroposterior é estabelecida pela borda incisiva anterior e posição do plano oclusal posterior.

Depois do posicionamento dos dentes anteriores maxilares, DVO e posição dos dentes anteriores mandibulares serem considerados aceitáveis, os planos oclusais horizontais são determinados nas regiões posteriores da boca. O plano oclusal maxilar também pode ser determinado imediatamente após o posicionamento correto da borda incisal maxilar quando a maxila e a mandíbula estão sendo reabilitadas ao mesmo tempo.

A superfície oclusal de um dos lados do arco dentário deve ser paralela à outra. Quando ela não é, um ramo pode ser mais longo do que o outro ou um lado pode ter sido extruído pela falta de dentição oposta. Suas posições relacionadas com as curvas de Wilson (mediolateral) e Spee (anteroposterior) e uma a outra devem permitir oclusão harmoniosa com máxima interdigitação oclusal e oclusão canina ou mutuamente protegida em excursões.

Na posição oclusogengival do plano oclusal posterior, as guias variam em manter o plano oclusal mais próximo ao arco mandibular,[64,65] posicionando-o no meio do caminho entre os dois arcos[66] usando marcos anatômicos para posicioná-lo em sua localização natural[67,68] ou terminando-o posteriormente na metade distal do retromolar.[69] A abordagem do marco anatômico tem alimentado muita controvérsia, porque vários planos e linhas vêm sendo sugeridos.

Uma revisão da literatura evidencia a controvérsia dentro da profissão em relação à posição do plano oclusal posterior. Lundquist e Lutero estudaram o plano oclusal mandibular em pacientes jovens dentados com relação classe I juntando as pontas de cúspides mandibulares à cúspide distolingual do último molar. Esta linha[70] correspondeu 75% do tempo à metade inferior do triângulo retromolar e 25% a um ponto na metade superior do triângulo retromolar. Ismail e Bowman recomendaram a utilização do terço superior do triângulo retromolar e da borda incisal ao fabricar próteses mandibulares.[71] Outros autores sugeriram a utilização da junção entre o meio e o terço superior do triângulo retromolar como guia.[72] Outra recomendação comum era para orientar o plano oclusal paralelo à linha de Camper,[73] embora exista confusão quanto à posição real desta estrutura. Um marco consistente é o processo alar inferior do nariz, mas o ponto de referência posterior varia desde o ponto superior ao ponto médio do trágus.

Uma razão para esta controvérsia é que muitos autores utilizam o plano oclusal posterior para a fabricação de próteses totais. Quando o plano de oclusão é orientado mais baixo do que o observado em dentes naturais, a estabilidade da dentadura inferior é melhorada. O plano oclusal mais baixo ajuda a diminuir os momentos de força sobre a dentadura inferior e a posição de repouso da língua é acima dos dentes posteriores, o que ajuda a estabilizar a dentadura mandibular. No entanto, quando as próteses implantossuportadas maxilares são feitas, o arco oposto é quase sempre de dentes naturais de próteses sobre implantes (ou ambos). Quando uma prótese maxilar ou mandibular é implantossuportada, o plano oclusal mais baixo não é indicado porque coloca os dentes posteriores maxilares inferiores à posição original do dente, afetando a estética (especialmente na área do pré-molar durante o sorriso), e aumenta a altura da coroa da prótese superior.

O autor avaliou os planos oclusais maxilares existentes de canino superior ao primeiro molar em 50 pacientes com dentes naturais.[74] O ponto de referência anterior foi a posição do processo alar inferior. Em metade dos pacientes, o ponto de referência posterior paralelo foi localizado no terço superior do trágus; em 46%, era paralelo ao meio do trágus; e em 4%, era inferior ao meio do trágus. A posição do trágus foi diferente no lado contralateral em quase 25% dos pacientes. Os resultados sugerem que o plano oclusal posterior em dentes naturais varia do meio ao terço superior do trágus em 96% dos pacientes. Portanto, o dentista pode modificar a orientação do plano oclusal dentro desta faixa estendida para melhorar reconstruções sobre implantes maxilares em relação a estética e forças sobre os pilares dos implantes.

Relações transversais no arco incluem a existência de mordidas cruzadas posteriores, que ocorrem com frequência em implantodontia, especialmente quando elas estão fora da zona estética da linha labial alta. Arcos posterossuperiores edentados reabsorvem palatal e medialmente após a perda do dente. Enxertos no seio podem restaurar a altura de osso disponível, mas o rebordo continua a ser medial à fossa central dentária mandíbula oposta. Isso é especialmente pronunciado quando oposto a uma mandíbula atrófica moderada divisão C-h de Misch-Judy, porque a mandíbula se alarga depois de o rebordo residual alveolar reabsorver. Por exemplo, quando são utilizados implantes mandibulares em volume ósseo C-h para uma prótese implantossuportada opondo-se a uma prótese maxilar sobre implantes, os dentes posteriores podem ser definidos em mordida cruzada (especialmente quando fora de uma zona estética) para diminuir os momentos de forças que se desenvolvem sobre os dentes posterossuperiores.

Posição Dentária: Posterior

Existem controvérsias quanto ao local onde os dentes devem estar localizados, especialmente nas regiões posteriores da boca. Duas abordagens geralmente são dadas e propõem diferentes soluções: (1) a aplicação da biomecânica ou (2) a duplicação da arquitetura natural.

A maioria das posições dos dentes de próteses posteriores relata a colocação de um dente da prótese sobre a crista posterior residual. Isso permite que a prótese seja mais estável. Talvez o mais conhecido posicionamento de dentes posteriores tenha se tornado popular por Pound.[75,76] O triângulo de Pound foi criado pelo desenho de duas linhas da mesial do canino para cada lado do triângulo retromolar. A face lingual dos dentes posteriores é posicionada entre essas linhas. No entanto, em um estudo realizado pelo autor, a dentição natural é sempre mais lingual do que a face lingual do triângulo de Pound.[74]

O autor comparou a posição das cúspides linguais de molares inferiores em 30 pacientes com relação mandibular adequada e com a posição da cúspide lingual referida por Pound (Fig. 30-33). Em todos os pacientes, a posição da cúspide lingual posterior estendeu-se medialmente a uma linha traçada a partir do canino para a face medial do triângulo retromolar. Na maioria dos pacientes, as cúspides linguais estenderam-se para 2 mm além da linha; em cerca de 10%, elas se estenderam a 3 mm; e outro um terço ficou 1 mm além da linha.[74] O autor sugeriu que, em próteses mandibulares implantossuportadas, dentes posteriores podem ser posicionados para medial ao triângulo retromolar em uma posição semelhante à dos dentes naturais.

A posição dos dentes posteriores originalmente sugerida por Pound ajuda a estabilizar a prótese mandibular. No entanto, uma sobredentadura implantossuportada mandibular não requer tal posição dos dentes para melhorar a estabilidade. Além disso, quanto mais mediais os dentes posteriores da prótese, mais verticais as forças oclusais geradas sobre o osso maxilar. Portanto, é sugerido que a fossa central dos dentes posteriores da mandíbula seja posicionada sobre uma linha traçada a partir da ponta do canino mandibular até a face lingual do triângulo retromolar. Os dentes posteriores mandibulares são colocados de modo que a fossa central esteja acima desta linha e as cúspides linguais estendidas medialmente à linha.

Embora esta posição sugerida pelo autor coloque os dentes posteriores mais mediais do que a posição das técnicas prévias de posicionamento de dentes, as cúspides linguais estão em posição semelhante àquela dos dentes originais. Isso permite que os dentes da maxila sejam posicionados mais naturalmente no corredor bucal, requer menor posição facial dos dentes superiores para acréscimo de rebordo e melhora o direcionamento de forças sobre os implantes maxilares. Os contatos oclusais cêntricos seguem as guias de oclusão protegidas por implante descritas por Misch e Bidez.[63]

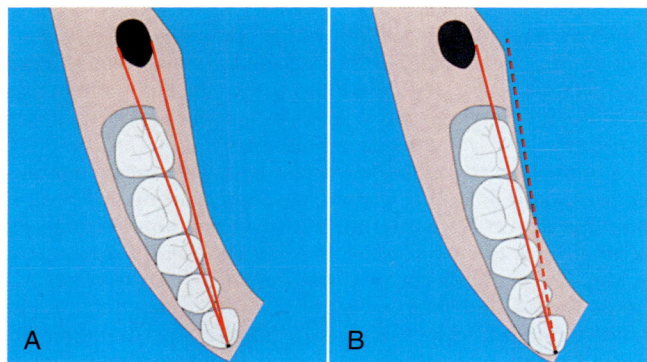

FIGURA 30-33. Triângulo de Pound para os dentes posteriores (**A**) coloca as cúspides linguais dos dentes posteriores em uma linha traçada a partir do canino para a lingual do triângulo retromolar. O autor prefere posicionar a fossa central dos dentes posteriores nesta referência (**B**).

Projeto das Próteses Fixas

O incisivo central superior mede aproximadamente 10,5 mm de altura.[41] A altura dos dentes superiores não deve ser maior que 12 mm. A substituição de tecidos moles com porcelana ou acrílico rosa deve ser considerada quando dentes mais longos são indicados, especialmente quando a linha alta de sorriso do paciente expõe as papilas interdentais dos incisivos centrais.

PFs maxilares totais na maioria das vezes não têm o preenchimento de tecidos moles natural nas regiões interproximais entre as coroas. Em vez disso, as próteses são mais frequentemente PF-3, com porcelana ou acrílico rosa substituindo o contorno de tecido mole. Quando os dentes não estão na zona estética, uma prótese total em metalocerâmica ou em zircônia pode não atender à substituição do tecido mole e será uma PF-2. As linhas ativas dos lábios são determinadas para avaliar a necessidade de substituição da cobertura de tecido mole na prótese. Além disso, a linha labial ativa determina a altura de cada dente.

Linhas Labiais Ativas

Após as posições horizontal e vertical dos dentes anteriores serem determinadas, as posições ativas do lábio são avaliadas. A linha alta maxilar durante o sorriso e a linha do lábio inferior durante a fala são observadas em relação aos dentes e aos tecidos moles circundantes (o arcabouço de tecido mole). As posições das linhas labiais são especialmente notadas quando os dentes dentro da "zona estética" são substituídos ou restaurados.

Número de Dentes

O número de dentes mostrados na dimensão horizontal em um sorriso largo é variável.[77] Aproximadamente 7% dos pacientes só mostram os seis dentes anteriores na maxila ou mandíbula ao sorrir ou durante a fala. O primeiro pré-molar é mais frequentemente visto na maxila durante o sorriso e representa 48,6% da população, o maior grupo de pacientes. De segundo a segundo pré-molares são vistos em 40,6%. De primeiro a primeiro molares podem ser vistos em 3% dos pacientes e compõem o menor grupo. Quando os dentes estão na zona estética, o contorno facial dos dentes não deve ser comprometido. Acréscimo ósseo pode ser necessário para instalar os implantes em uma posição mais ideal, para que sobreposições faciais de rebordo ou cantiléveres não sejam necessários. No entanto, não é incomum que próteses implantossuportadas tenham sobreposições de rebordo para restaurar a dentição.

Linha Labial Maxilar Alta

As posições labiais ativas na posição vertical também são altamente variáveis, mas, em geral, estão relacionadas com a idade e o sexo do paciente. Em geral, os pacientes mais idosos mostram menos os dentes superiores durante o sorriso, mas mostram mais os dentes inferiores durante sons sibilantes.[77] As mulheres mostram mais dentes superiores durante o sorriso, e pacientes mais jovens mostram mais dentes do que os pacientes mais velhos. Homens mostram mais os dentes inferiores durante a fala. Um homem mostra menos os dentes do que uma mulher da mesma idade.

A prótese fixa total superior em implantodontia tenta reproduzir um contorno coronal normal. No entanto, com uma posição mais elevada do lábio durante o sorriso, este objetivo também deve certificar que o arcabouço natural dos tecidos moles pareça ideal em torno da coroa. Como consequência, os requisitos estéticos são muito mais exigentes e muitas vezes determinam passos cirúrgicos adicionais para melhorar o aspecto dos tecidos moles e duros antes da restauração da coroa. Raramente, quando muitos dentes anteriores estão ausentes, uma PF-1 é usada para restaurar o arco.

A seleção de uma prótese PF-2 e PF-3 baseia-se, com frequência, somente na avaliação da linha de lábio alta. A prótese PF-2 é mais fácil de ser feita quando uma prótese metalocerâmica é fabricada, porque não necessita de materiais restauradores de cor gengival. No entanto, essas próteses só podem ser usadas quando nenhum tecido mole é exposto durante o sorriso ou a fala.

A movimentação vertical do lábio superior durante o sorriso é variável. A linha alta de lábio superior é determinada enquanto o paciente exibe um largo sorriso natural. Existem três categorias verticais de linhas altas de lábio: baixa, média (ideal) e elevada (gengival). A linha labial ativa baixa não exibe tecido mole algum em torno dos dentes (papila interdental ou gengiva acima dos dentes) durante o sorriso. A linha labial ativa elevada mostra toda a papila interdental e qualquer um dos tecidos moles acima da cervical dos dentes. Esta é um pouco diferente da posição labial alta descrita em odontologia estética, que mais frequentemente utiliza uma diretriz de 2 mm de tecido mole cervical.[77] Esta modificação é necessária em próteses sobre implantes porque o tecido mole cervical precisará ser substituído ou os dentes muitas vezes parecerão demasiadamente longos.

As características clínicas do sorriso estético ideal ou médio incluem a exposição máxima da coroa, a exposição da papila interdental e nenhuma exposição gengival acima das cervicais dos dentes (lábio maxilar na margem gengival livre do centrais e caninos durante sorriso) (Fig. 30-34).

Cerca de 70% da população adulta tem uma linha de sorriso dentro de poucos milímetros da margem gengival livre, e aproximadamente 60% da população mostra a papila interdental mas nenhum tecido cervical.[77] Em próteses sobre implantes, se qualquer um dos tecidos moles (p. ex., papila interdental ou tecido cervical) é exibido, cirurgia de implantes, enxerto ósseo e prótese devem também substituir o tecido mole.

Quase 30% dos homens e 12% das mulheres com idade superior a 35 anos têm uma linha labial baixa e não mostram a papila interdental ao sorrir (média de 20%).[77] O autor tem observado que este percentual sobe para 40% atrás do canino maxilar e 70% atrás do primeiro pré-molar. Nestes casos, o contorno de tecido mole não requer um foco primário na região posterior e frequentemente pode ser harmonizado com uma prótese PF-2 quando o paciente é avisado antes do tratamento. No entanto, uma posição média a alta durante o sorriso contraindica este tipo de prótese por causa da estética cervical precária. Uma linha de sorriso gengival ou alta ocorre em 14% das pacientes jovens do sexo feminino e 7% dos pacientes jovens do sexo masculino e é menor nos pacientes idosos.[77]

Se a linha labial ativa alta do paciente é superior a 12 mm a partir da posição da borda incisiva, a altura das coroas clínicas é avaliada em relação à sua largura. A altura da coroa clínica normal é de 10 mm para o incisivo central, 9 mm para o incisivo lateral e 10 mm para o canino. A relação altura/largura é de 0,86 para o incisivo central, 0,76-0,79 para o incisivo lateral e 0,77-0,81 para o canino.

Em pacientes com a linha labial alta durante sorriso e com ausência de todos os seus dentes anteriores, os dentes artificiais podem ser feitos mais compridos (até 12 mm), em vez da altura média de 10 mm para reduzir a exposição gengival, e resultar em uma prótese mais estética. Portanto, a altura dos dentes anteriores da maxila é determinada a princípio estabelecendo-se a borda incisal do canino pelo lábio em repouso. Segundo, a linha alta de sorriso determina a altura do dente (de 9 a 12 mm).[33] Quando a linha alta do lábio é de 9 mm para a borda incisiva, o dente é feito com 9 mm de altura. Se a linha labial alta é de 11 mm, o dente é feito com 11 mm de altura. Terceiro, a largura dos dentes anteriores é determinada pelas proporções de altura/largura (Quadro 30-7 e Figs. 30-35 e 30-36).

Diversos relatos referem-se às proporções áureas para a largura dos dentes: 1,6 para 1,0 para 0,6. Esta relação não pode ser facilmente usada pelos técnicos, porque a razão é a aparência dos dentes na pré-maxila, que é em uma curva. O canino nesta relação é 0,6 de um incisivo lateral, mas o canino é mais largo do que o incisivo lateral.

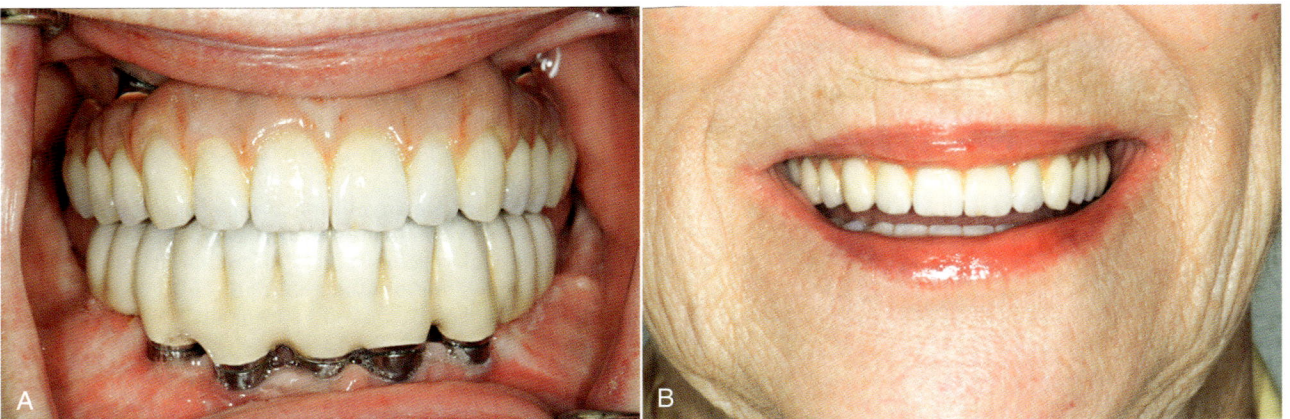

FIGURA 30-34. **A,** Prótese total sobre implantes PF-3 oposta à prótese total fixa mandibular PF-2. **B,** A linha alta do lábio superior expõe as coroas superiores e a papila interdental, mas não o aspecto cervical do contorno de tecido mole.

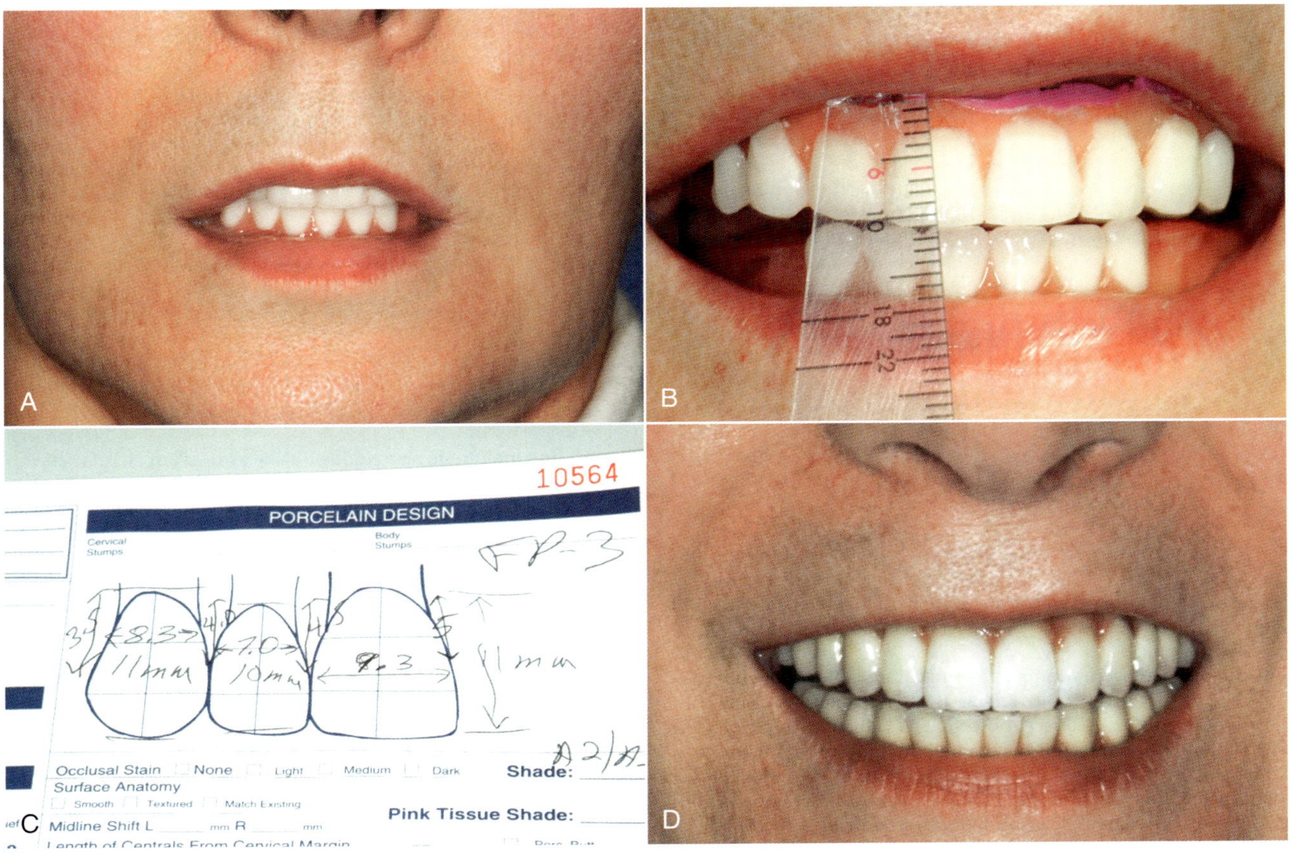

FIGURA 30-35. **A,** A linha de repouso dos lábios determina a posição vertical do canino. Os incisivos centrais são 1,5 a 2 mm mais longos no plano horizontal. **B,** A linha alta do sorriso é medida para determinar a altura do incisivo central superior (entre 9 e 12 mm). **C,** A prescrição do laboratório relata a altura e largura de cada dente anterior. **D,** A posição elevada do sorriso com as próteses em posição. (Este é o mesmo paciente da Fig. 30-28.)

O incisivo lateral médio tem 6,5 mm de largura, e o canino médio tem 7,5 mm de largura. Além disso, a largura de dente mais variável na maxila é a do incisivo lateral, com uma gama de 4,5 mm para tão grande quanto 8 mm. Não faz sentido aplicar a proporção áurea de 1,0 ao dente com a maior variação de largura. Em vez disso, as relações de altura e largura de 0,85, 0,77 e 0,79 são mais apropriadas para incisivo central, incisivo lateral e canino.

Os terços cervicais dos pré-molares superiores também são observados em uma linha alta de sorriso. Não é incomum revelar o terço cervical e gengiva da papila interdental do pré-molar com uma linha de lábio alta. Esses dentes não devem parecer muito curtos (ou longos) e não naturais em altura. A reabsorção óssea pode fazer com que os implantes sejam instalados mais palatinos nesta área. A posição destas coroas pode então ser também palatal e, por

QUADRO 30-7 Tamanho da Coroa Clínica

Proporção dos Incisivos Centrais: 0,85

ALTURA	LARGURA
9 mm	7,7 mm
10 mm	8,5 mm
11 mm	9,4 mm
12 mm	10,1 mm

Proporção dos Incisivos Laterais: 0,77

ALTURA	LARGURA
8 mm	6,2 mm
9 mm	6,9 mm
10 mm	7,7 mm
11 mm	8,5 mm

Proporção dos Caninos: 0,79

ALTURA	LARGURA
9 mm	7,1 mm
10 mm	7,9 mm
11 mm	8,7 mm
12 mm	9,5 mm

conseguinte, afetar o resultado estético. Enxertos ósseos e de tecidos moles são os principais métodos para eliminar a necessidade de contorno do rebordo ou adição de porcelana rosa na gengiva. Eles também são indicados para reduzir a altura da coroa. No entanto, não é incomum sobrecontornar os dentes na zona estética e usar materiais restauradores de cor rosa para substituir o contorno dos tecidos moles.

Para substituição de múltiplos dentes nas regiões posteriores, quando a linha labial alta expõe a região da papila interdental mas não a região gengival cervical, materiais restauradores de cor rosa podem ser usados no espaço entre os implantes para substituir as papilas. Quando a linha alta labial expõe as áreas cervicais, os aspectos interdentais e cervicais da região devem ser abordados com cirurgia (p. ex., enxerto) ou próteses (p. ex., próteses PF-3).

A posição elevada do lábio da maxila edentada reabilitada com uma prótese PF-3 que mostra o próprio tecido mole do paciente é mais difícil para restaurar do que quando o EAC é maior do que o usual, mas nenhum tecido mole natural é mostrado durante o sorriso no local edentado. Quando o tecido mole do paciente é mostrado, a substituição protética gengival deve combinar a cor e textura do tecido do paciente. Quando o tecido mole do paciente não é visível, os materiais restauradores não precisam combinar a cor existente e é mais fácil obter um resultado estético.

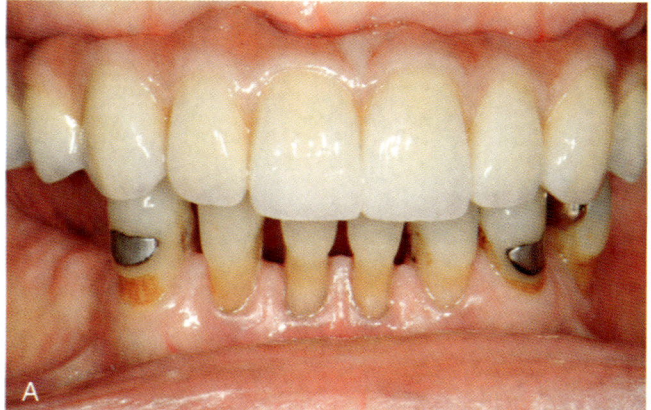
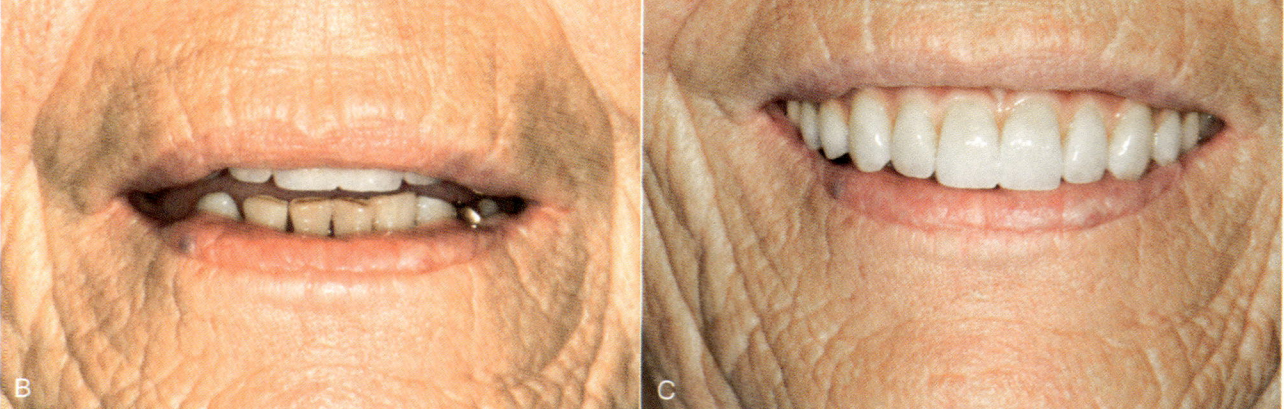

FIGURA 30-36. **A,** A prótese total fixa maxilar sobre implantes em oposição a dentes anteroinferiores. **B,** A linha de repouso dos lábios determina a posição vertical do canino. **C,** A linha alta do sorriso traduz 14 mm a partir da borda incisal. Portanto, os dentes são feitos com 12 mm de altura.

O EAC ideal para a PF é entre 8 e 12 mm, contando com 3 mm ideais de tecido mole, 2 mm de espessura de material oclusal e 5 mm ou mais de altura do pilar. EAC superior a 12 mm não é incomum em PFs superiores. Os dentes substituídos geralmente requerem a adição de materiais de tom gengival em regiões estéticas. A força de impacto maior em implantes em comparação aos dentes, juntamente ao aumento da altura da coroa, gera maiores momentos de forças sobre os implantes e riscos de fratura em próteses e componentes não cimentados ou não retidos. Estes problemas são especialmente notados quando associados à biomecânica menos favorável sobre secções suspensas de restaurações fixas.

Um EAC maior que 15 mm significa que uma grande quantidade de metal deve ser usada na subestrutura de uma PF tradicional para manter sua porcelana com a espessura ideal de 2 mm (Fig. 30-37). Técnicas de ajuste fino para PFs tradicionais são necessárias nestas condições.[78,79] O controle das porosidades da superfície das subestruturas metálicas após a fundição de suas diferentes partes esfriando em taxas diferentes torna-se cada vez mais difícil.[80] Além disso, quando a fundição é reinserida no forno para queimar a porcelana, o calor é mantido no interior da mesma em diferentes taxas, de modo que a porcelana esfria em diferentes regiões em diferentes taxas.[81] Se não controlados adequadamente, estes dois fatores aumentam o risco de fratura da porcelana após a carga.[82]

Para EACs excessivos, um peso considerável da prótese (aproximando-se a 88 mL de liga) pode afetar as consultas de prova, pois a prótese não permanecerá no local sem o uso de adesivo. Metais nobres devem ser usados para controle da expansão de calor ou corrosão da liga; portanto, os custos dessas próteses sobre implantes aumentam dramaticamente. Métodos propostos para produzir estruturas ocas para aliviar esses problemas, incluindo a utilização de moldeiras customizadas especiais para atingir um encaixe passivo, podem duplicar ou triplicar os custos laboratoriais.

Um método alternativo de fabricação de PF em situações de EAC igual ou superior a 15 mm é a prótese total fixa ou prótese híbrida, com uma estrutura metálica menor, dentes artificiais e resina acrílica para juntar esses elementos. A estrutura metálica reduzida em comparação a uma PF em metalocerâmica exibe menos alterações dimensionais e pode encaixar-se mais precisamente nos pilares, o que é especialmente importante para uma prótese parafusada. É mais barata de fabricar do que a PF em metalocerâmica, é altamente estética (dentes pré-fabricados), facilmente substitui dentes e tecidos moles aparentes, além de ser mais fácil de consertar, em caso de fratura.

Como a resina acrílica atua como um intermediário entre os dentes da prótese de porcelana e a subestrutura metálica, a força do impacto durante a carga oclusal dinâmica pode ser reduzida em

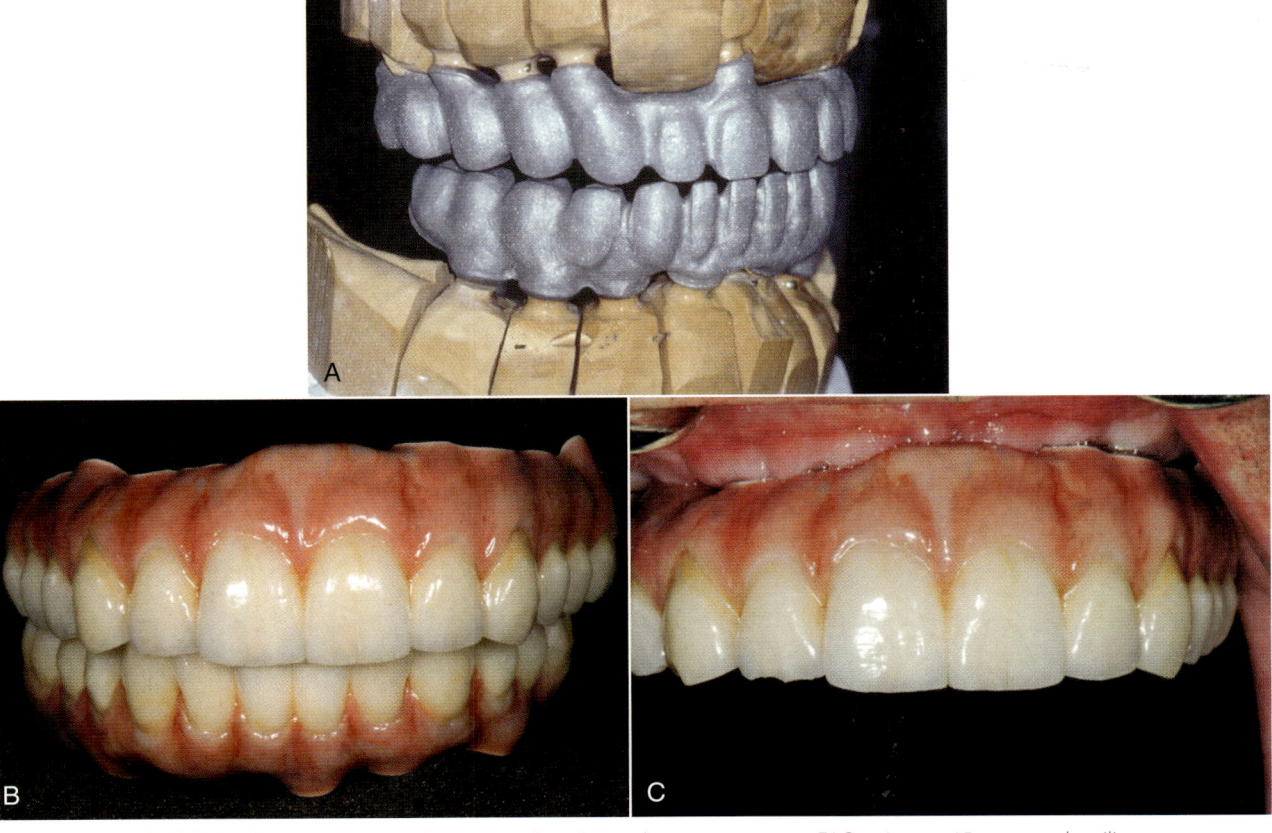

FIGURA 30-37. **A,** A prótese fixa em metalocerâmica de um arco com um EAC maior que 15 mm tem de utilizar uma grande quantidade de metal para assegurar que a porcelana tenha apenas 2 mm de espessura, em qualquer direção. **B,** A porcelana em uma prótese PF-3 não deve ter mais que 2 mm de espessura para reduzir o risco de fratura. Aquecimento e arrefecimento de grandes peças de metal são mais difíceis de controlar a fim de reduzir as complicações. **C,** Prótese maxilar em posição.

comparação a uma restauração em metalocerâmica. Como regra, próteses híbridas fixas (PF-3) são utilizadas para situações com EAC de 15 mm ou mais (Fig. 30-38). Quando o EAC é inferior a 15 mm, a diminuição no volume de acrílico aumenta o risco de fratura e complicações. Portanto, uma restauração em metalocerâmica é sugerida.

A estrutura da prótese híbrida é fabricada para reduzir a fratura das próteses. Acrílico tem força em volume, então anéis de conexão mais largos são colocados na subestrutura de metal, em vez de apenas pequenas esferas retentivas (Fig. 30-39). A estrutura é desenhada em uma viga em "I" para reduzir o risco de fadiga dos metais e fratura (Fig. 30-40). Enquanto fundições redondas flexionam à potência de quatro, uma viga em "I" flexiona à potência de três. Um material opaco rosa é pintado sobre a subestrutura de modo a reduzir a quantidade de cor de metal extravasando através do acrílico (Fig. 30-41). O aspecto cervical da viga em "I" é polido para reduzir a aderência de placa bacteriana e não é coberto com acrílico; assim, o acrílico não está em contato com o tecido (Fig. 30-42). Isso permite forças compressivas sobre o acrílico que segura os dentes à estrutura durante a função e confere resistência à fratura do acrílico. Os dentes artificiais nestas próteses não devem ser de acrílico ou compósito em razão de uma elevada taxa de fratura e desgaste. Em vez disso, dentes artificiais de cerâmica são sugeridos (Fig. 30-43).

Em algumas situações, áreas interproximais subcontornadas são concebidas em tais próteses para auxiliar na higiene bucal e têm sido chamadas de próteses "águas altas". Este é um excelente método na mandíbula; no entanto, resulta em retenção de alimentos, afeta o fluxo de ar e pode contribuir para problemas de fala na maxila anterior. Em vez disso, a prótese deve bloquear todos os movimentos durante a fala e geralmente se posicionar contra o tecido. No entanto, considerações de higiene são ainda incorporadas ao desenho interproximal adjacente a cada implante.

O EAC é um considerável ampliador de força; por conseguinte, quanto maior a altura da coroa, mais curto o cantiléver protético que deve estender-se do sistema implantossuportado. Quando o EAC é superior a 15 mm, nenhum cantiléver deve ser considerado

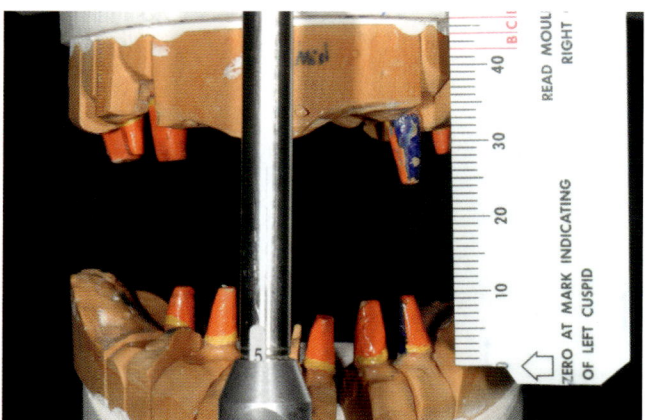

FIGURA 30-38. Próteses fixas híbridas de dentes artificiais e subestruturas metálicas e de acrílico são frequentemente usadas quando o espaço da altura da coroa é de 15 mm ou maior.

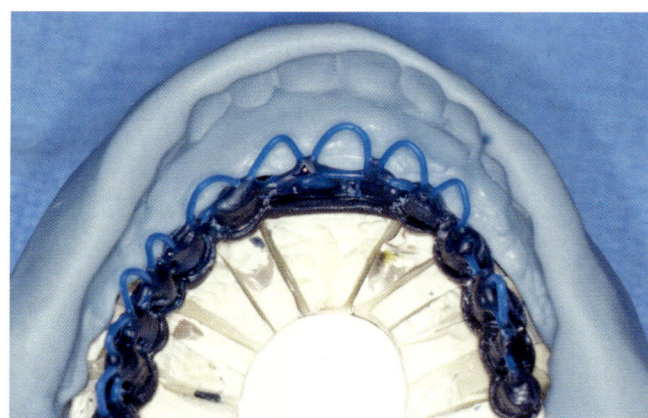

FIGURA 30-39. Grandes anéis de conexão são colocados na subestrutura metálica para conectar a base de acrílico na estrutura.

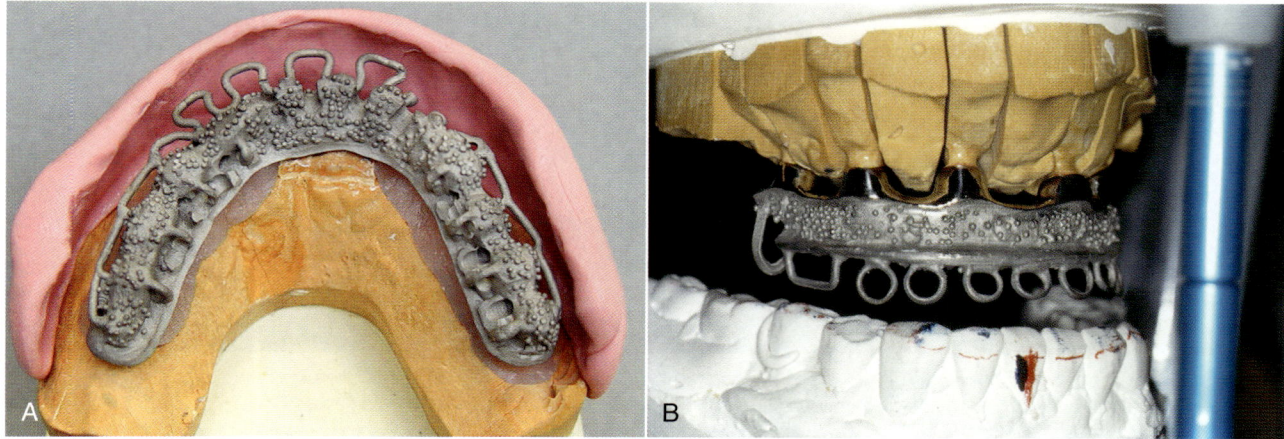

FIGURA 30-40. **A** e **B,** A subestrutura metálica é fabricada no desenho de uma viga em "I" para diminuir o risco de fratura.

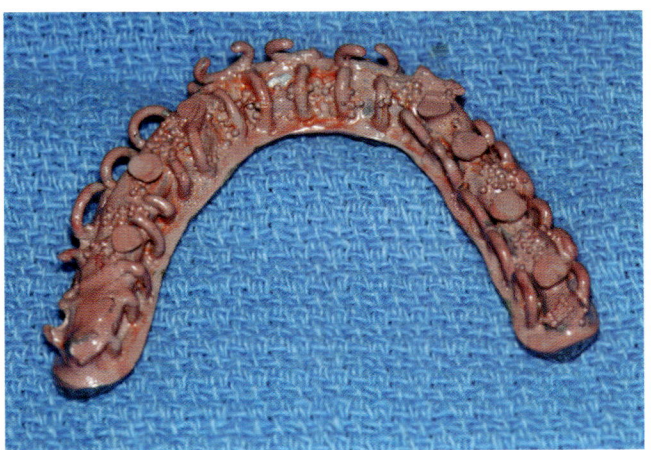

FIGURA 30-41. Um material opaco de cor rosa é aplicado na estrutura para reduzir a cor do metal por meio de transparência do acrílico.

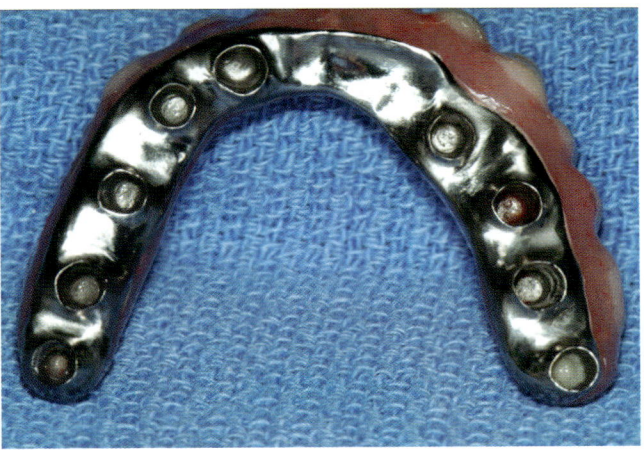

FIGURA 30-42. O aspecto cervical da fundição é polido, e nenhum acrílico cobre a superfície do tecido da peça fundida.

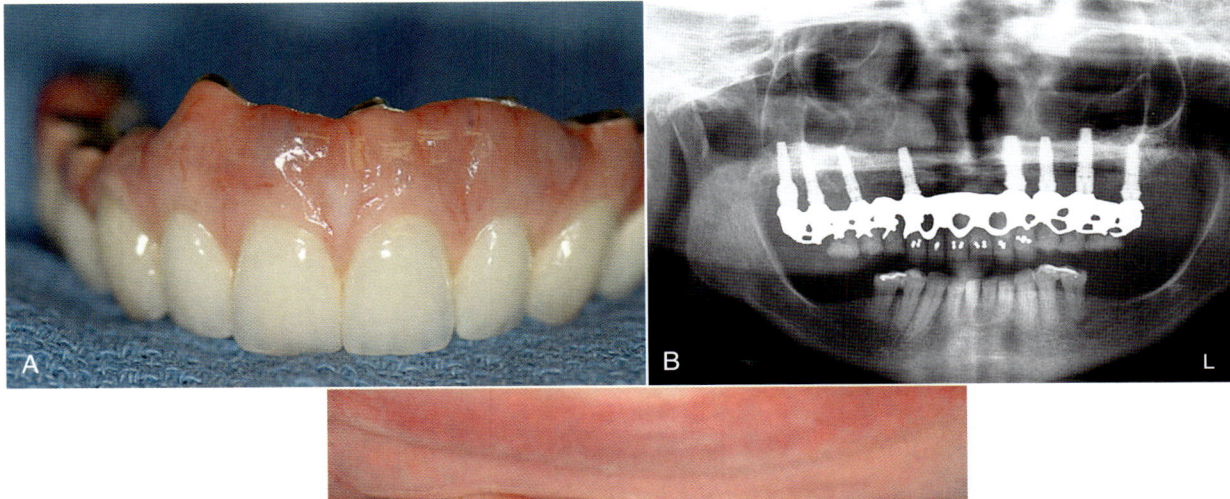

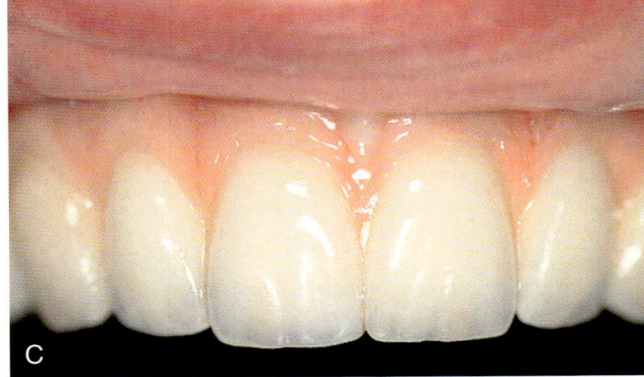

FIGURA 30-43. A, Um grande espaço de altura de coroa pode ser restaurado com uma prótese híbrida com uma estrutura metálica, dentes de porcelana e acrílico. Os dentes artificiais nessas próteses não devem ser de acrílico ou de resina composta, em razão da alta taxa de fratura e desgaste. Em vez disso, os dentes de porcelana para dentaduras são sugeridos. **B,** Radiografia panorâmica de uma prótese superior híbrida PF-3, com uma estrutura metálica, dentes de porcelana e acrílico. **C,** Prótese fixa híbrida superior em posição. Pode ser feita em nível estético, reduz os custos laboratoriais, é leve e pode ser reparada mais facilmente do que uma prótese tradicional em metalocerâmica.

a menos que todos os outros fatores de força sejam mínimos. A intensidade do contato oclusal deve ser reduzida em qualquer carga de compensação a partir do sistema implantossuportado. Contatos oclusais em oclusão cêntrica podem até ser eliminados na parte mais posterior (ou regiões de compensação) de um cantiléver. Desse modo, a carga parafuncional pode ser reduzida porque a parte mais em cantiléver da prótese só recebe carga durante a atividade funcional (p. ex., a mastigação).

Mais recentemente, uma estrutura completa de zircônia tem sido utilizada para restabelecer o arco edentado total. Estas próteses CAD-CAM têm diversas vantagens tanto sobre próteses em metalocerâmica quanto em metaloacrílico-cerâmica. Porém, estruturas de zircônia com facetas de porcelana têm maior risco de fratura. Portanto, prótese total de zircônia pode ser usada, mas é menos estética. Outra alternativa é ter apenas facetas de porcelana em regiões não funcionais, como na vestibular dos dentes anteriores, com todos os contatos oclusais em zircônia, incluindo todas as excursivas.

Altura das Papilas

A altura das papilas em uma prótese PF-3 é determinada pela forma do dente. Um dente anterior quadrado tem a altura das papilas de 2 a 3 mm. Uma forma de dente anterior ovoide tem uma papila de 4 a 5 mm de altura. Os dentes triangulares têm 6 a 7 mm de altura de papilas entre os mesmos. Assim, o dentista primeiro define a forma de dente e, em seguida, determina a altura da papila entre os anteriores.

Tem sido sugerido que a altura da papila seja mais incisal entre os incisivos centrais e progressivamente menor em altura seguindo em direção ao canino. O autor observou que esta raramente é a situação. Em vez disso, a altura da papila é semelhante para os seis dentes anteriores da mesial do canino à mesial do canino. A papila é menor na distal do canino.

Fabricação Passo a Passo de Prótese Maxilar Total Fixa

Caso 1: Método Direto com Tecnologia CAD-CAM

Consulta 1: Seleção do Pilar, Preparo, Moldagem, Dimensão Vertical de Oclusão, Registro de Mordida Cêntrica e Prótese Provisória

1. Os pilares alinhados para a cimentação são rosqueados nos corpos dos implantes (Fig. 30-44).
2. Uma moldeira da prótese feita a vácuo é utilizada para avaliar as posições dos pilares (Fig. 30-45).
3. Os pilares são preparados na boca para paralelismo com uma peça de mão de alta rotação e brocas carbide (Fig. 30-46).
4. Um espelho fotográfico grande é usado para avaliar o paralelismo dos pilares (Fig. 30-47).
5. Os furos das roscas dos pilares são obliterados com um resina fotopolimerizável (p. ex., Fermit) (Fig. 30-48).
6. Um analisador oclusal Misch é utilizado para avaliar o arco oposto e as curvas de Wilson e Spee (Fig. 30-49).
7. Moldeira da prótese a vácuo com adição de silicone no palato (Fig. 30-50).
8. A moldeira a vácuo é posicionada em relação à oclusão e posição da borda incisal. A massa de silicone é colocada contra o palato e ajuda a posicioná-la (Fig. 30-51).

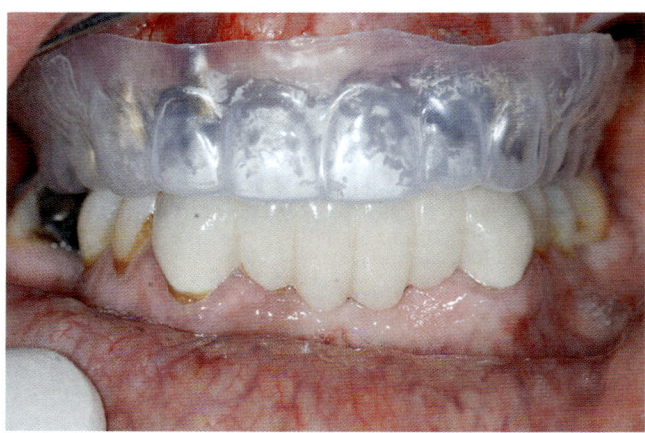

FIGURA 30-45.

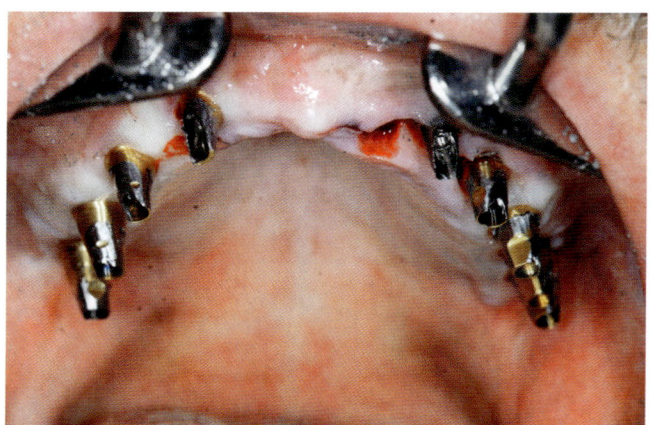

FIGURA 30-46.

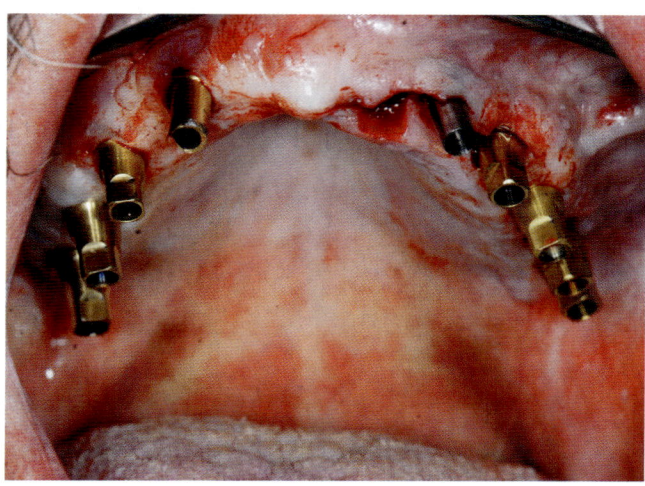

FIGURA 30-44.

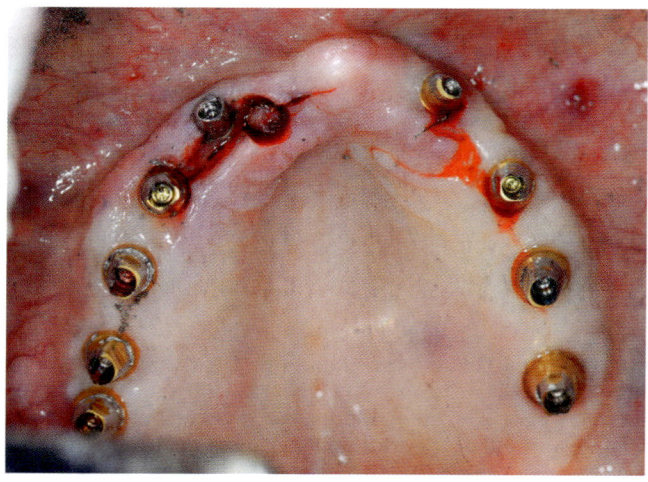

FIGURA 30-47.

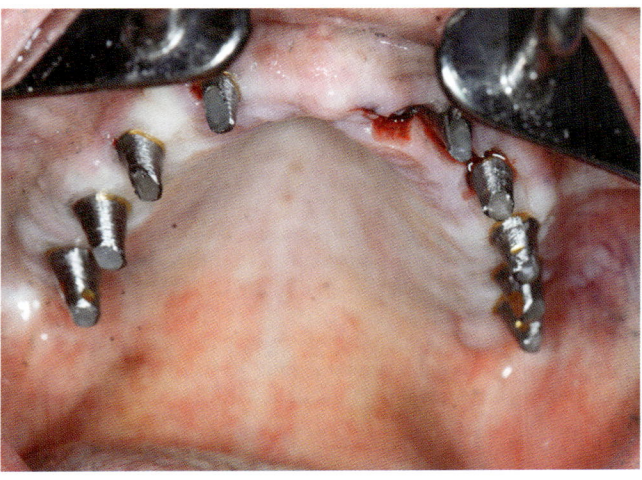

FIGURA 30-48.

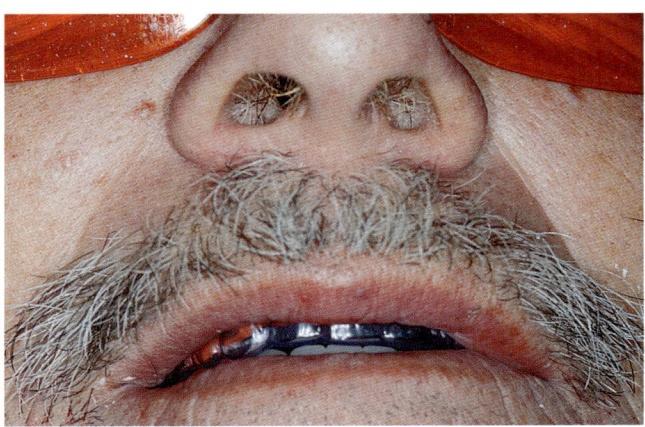

FIGURA 30-51.

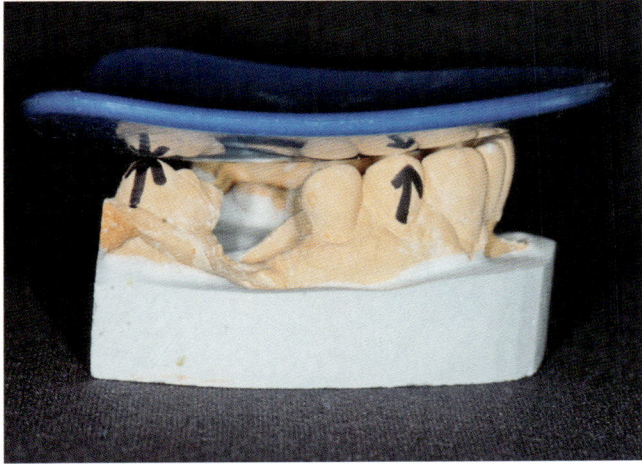

FIGURA 30-49.

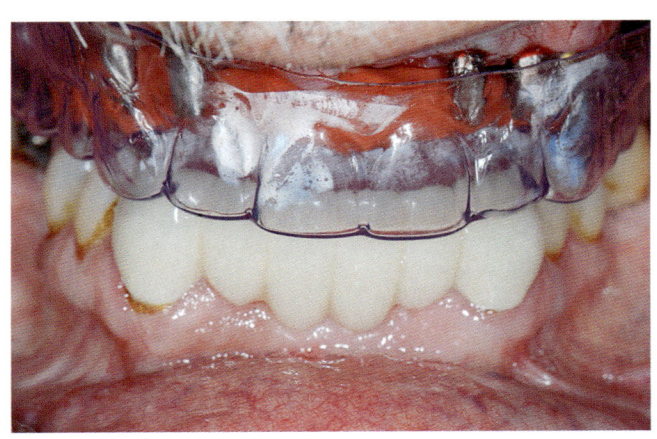

FIGURA 30-52.

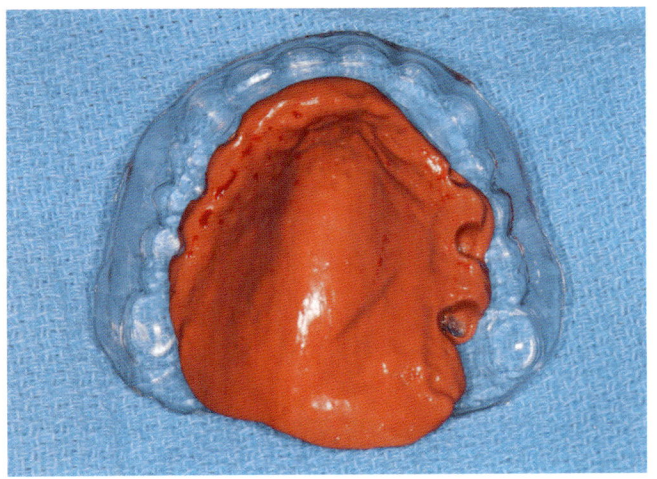

FIGURA 30-50.

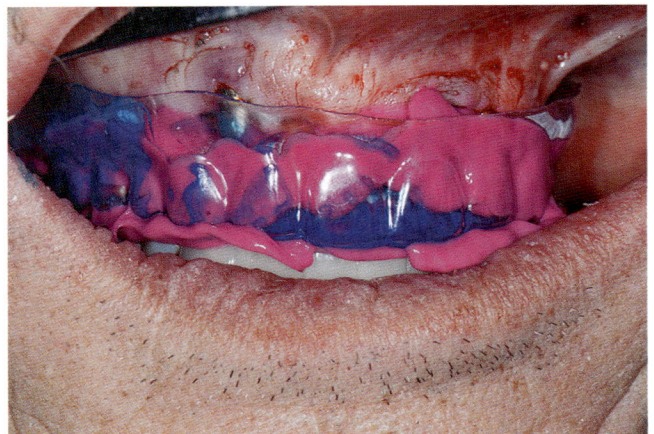

FIGURA 30-53.

9. A moldeira a vácuo com a adição de silicone no palato é posicionada para oclusão e estética (Fig. 30-52).
10. Uma moldagem é feita com a moldeira a vácuo usada como moldeira individual, juntamente a um registro de mordida (Fig. 30-53).
11. A moldagem dentro da moldeira personalizada permite que o laboratório verta e monte o arco na DVO do paciente (Fig. 30-54).
12. Um registro de mordida com a moldeira a vácuo permite que laboratório relacione o modelo com a mandíbula (Fig. 30-55).

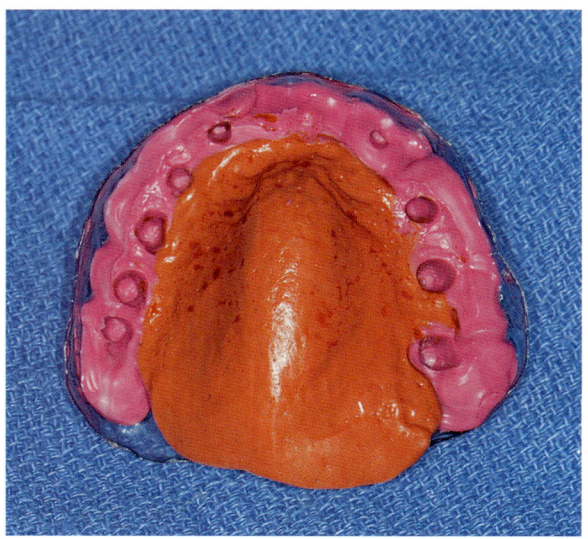

FIGURA 30-54.

13. Um espessímetro confirma que há espaço adequado acima dos pilares para os materiais oclusais (Fig. 30-56).
14. Uma segunda moldeira a vácuo com material de impressão no palato para manter a dimensão oclusal inicial (Fig. 30-57).
15. Acrílico é colocado sob a moldeira a vácuo e posicionado sobre os pilares (Fig. 30-58).
16. A moldeira é posicionada para oclusão e posição da borda incisisal com acrílico (Fig. 30-59).
17. O acrílico polimeriza e é ajustado no laboratório (Fig. 30-60).
18. Os dentes são definidos com um disco de lixa (Fig. 30-61).
19. Imagem da prótese provisória de acrílico inicialmente polida (Fig. 30-62).
20. A oclusão é avaliada na prótese. A oclusão segue a filosofia do autor de proteção do implante (Fig. 30-63).
21. A moldagem final dos pilares é feita utilizando poliéter leve (Fig. 30-64).
22. A moldeira de estoque com poliéter regular é assentada sobre os pilares (Fig. 30-65).
23. A moldagem final é avaliada (Fig. 30-66).
24. Uma moldagem de alginato é feita dos pilares e vertida em gesso-pedra de presa rápida (Fig. 30-67).

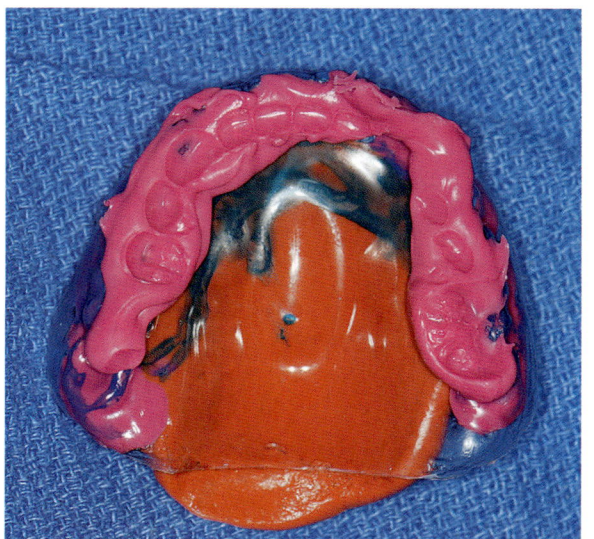

FIGURA 30-55.

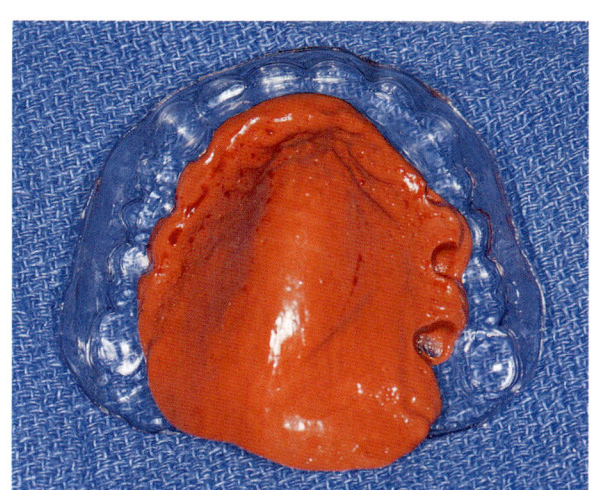

FIGURA 30-57.

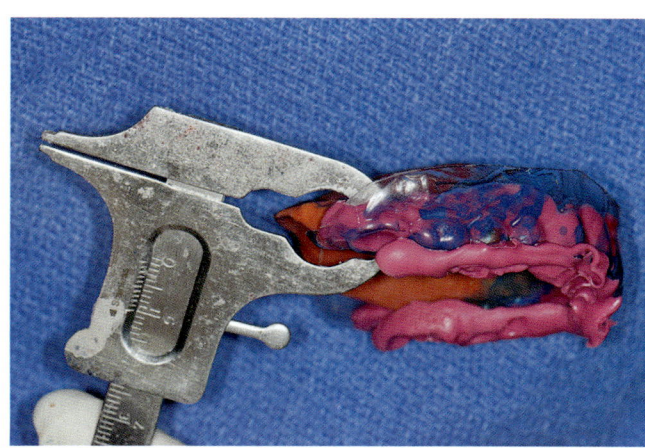

FIGURA 30-56.

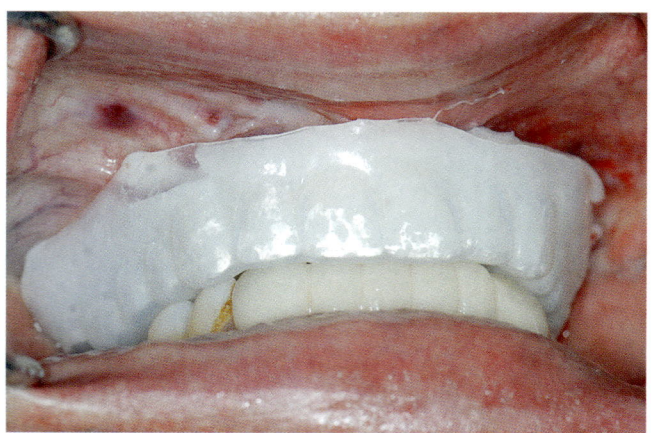

FIGURA 30-58.

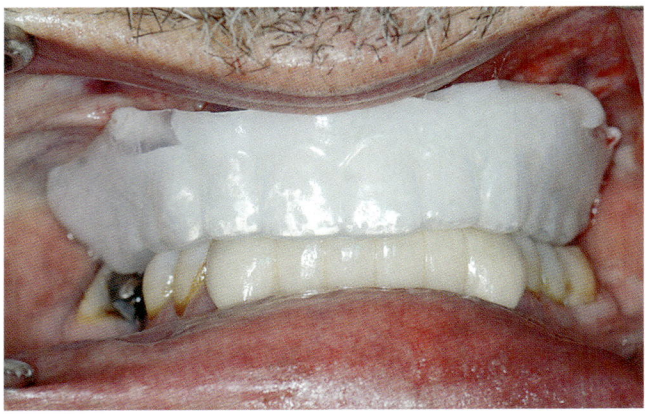

FIGURA 30-59.

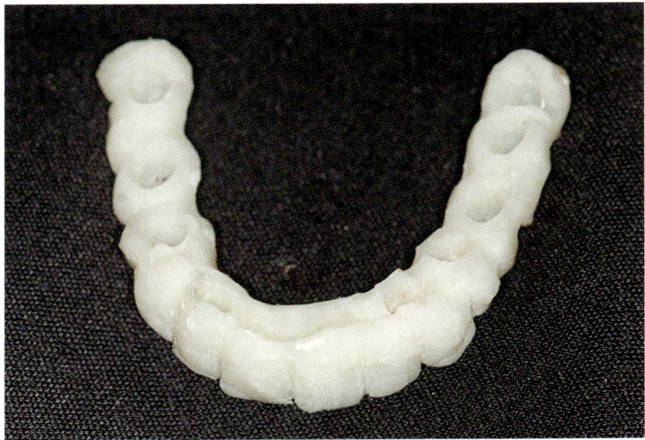

FIGURA 30-62.

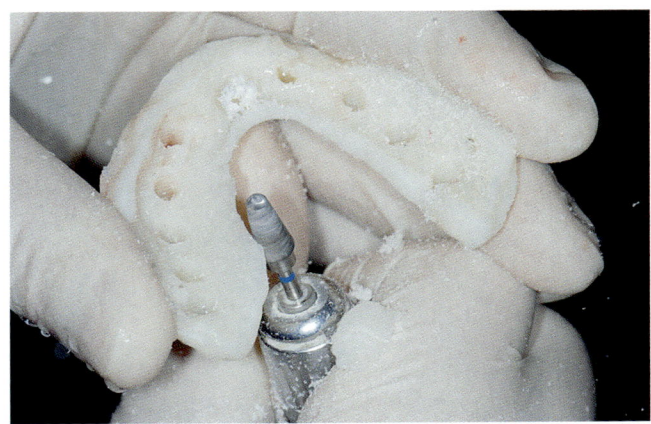

FIGURA 30-60.

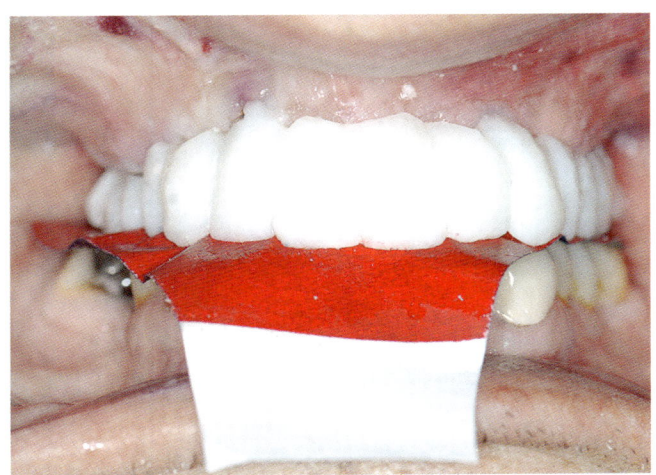

FIGURA 30-63.

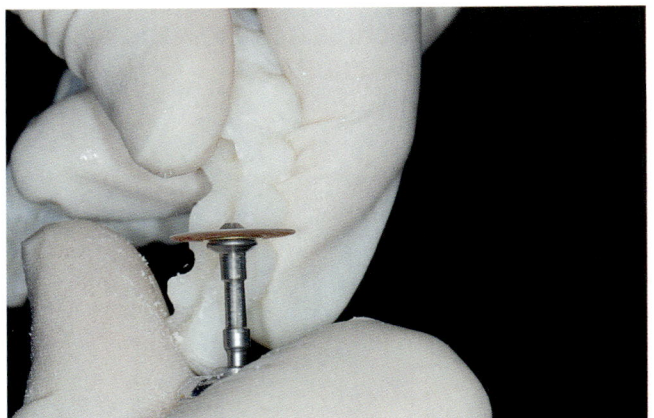

FIGURA 30-61.

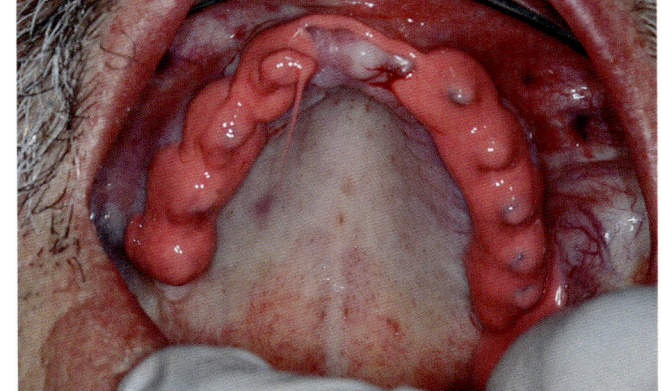

FIGURA 30-64.

25. O modelo de gesso é usado para fazer uma placa-base de resina fotopolimerizável (Fig. 30-68).
26. A placa-base envolve apenas a parte superior de cada pilar (Fig. 30-69).
27. Cera pegajosa é aplicada à placa-base (Fig. 30-70).
28. Uma borda de cera é adicionada à placa-base (Fig. 30-71).
29. A placa-base e o aro de cera são colocados na boca (Fig. 30-72).
30. A borda de cera é modificada em relação ao suporte labial (Fig. 30-73).
31. A borda incisal dos dentes anterossuperiores (usando as posições de caninos) é determinada com o aro de cera (Fig. 30-74).
32. Aro completo com cera para dentes anteriores e DVO (Fig. 30-75).
33. A linha média da prótese é determinada usando fio dental para avaliar a linha média da face (Fig. 30-76).

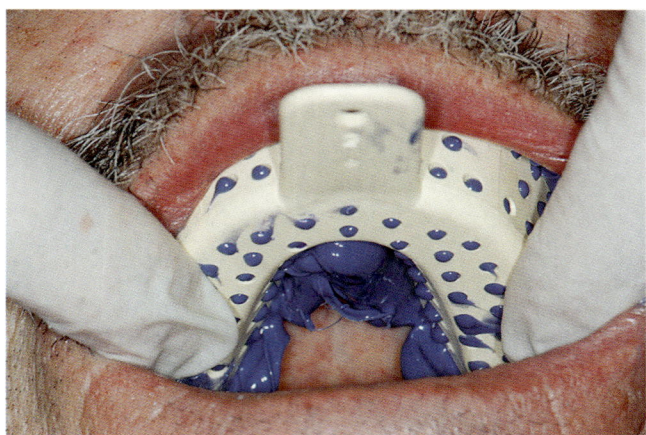

FIGURA 30-65.

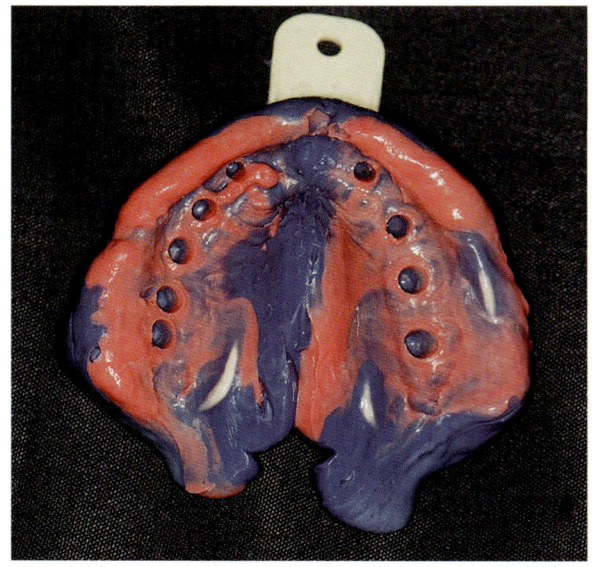

FIGURA 30-66.

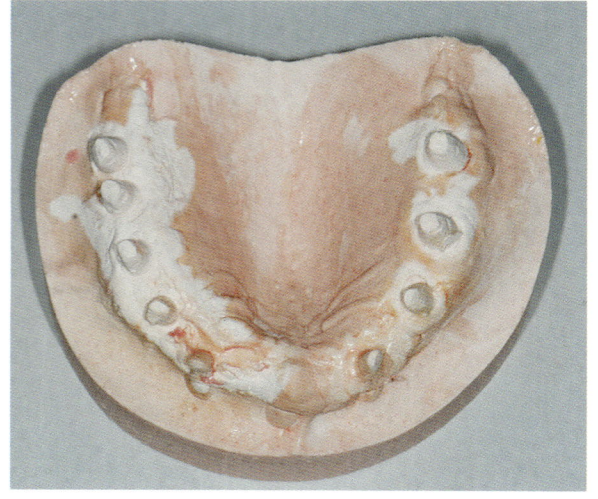

FIGURA 30-67.

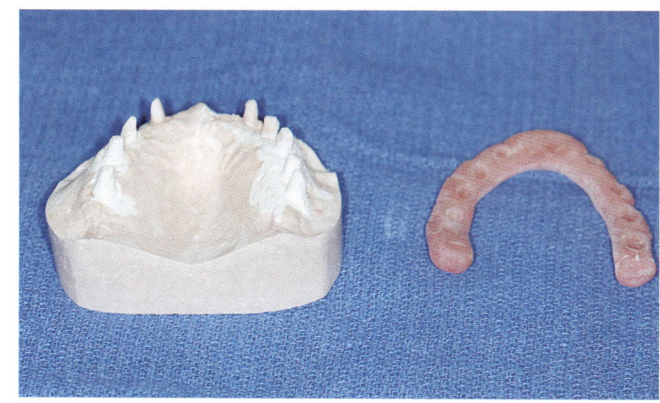

FIGURA 30-68.

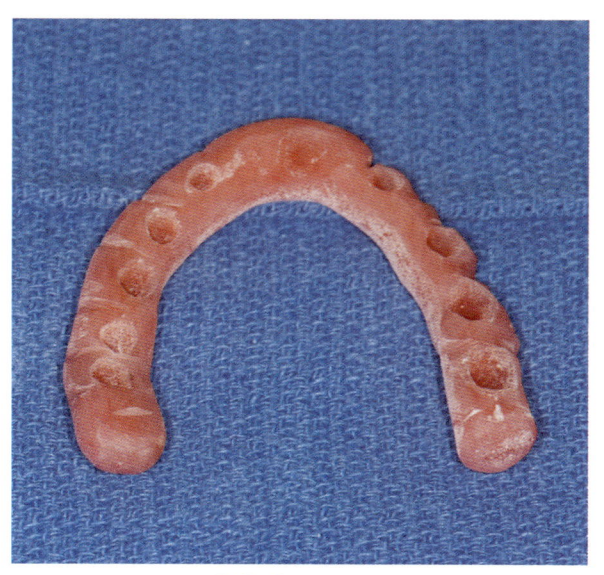

FIGURA 30-69.

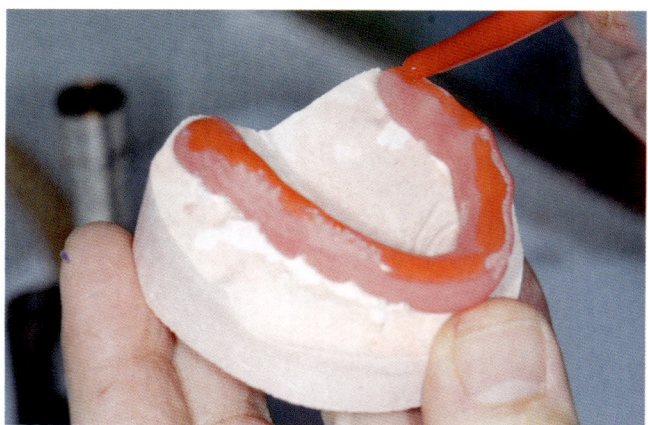

FIGURA 30-70.

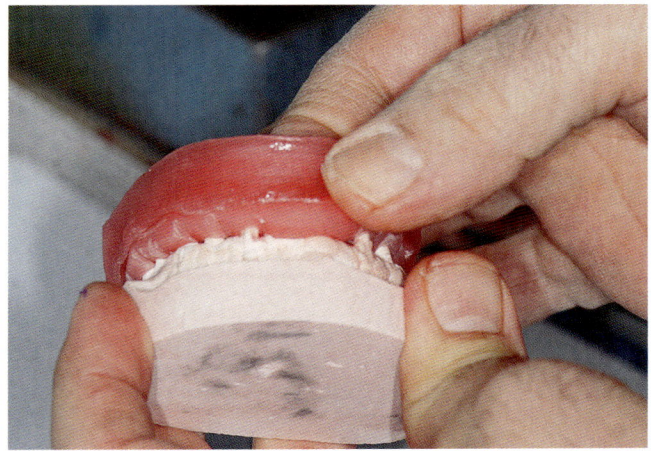

FIGURA 30-71.

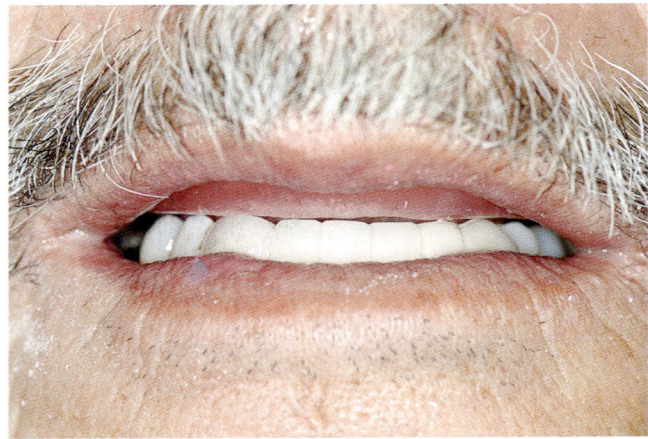

FIGURA 30-74.

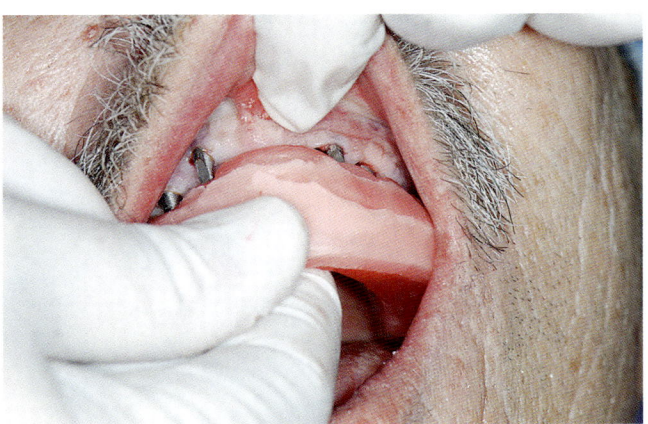

FIGURA 30-72.

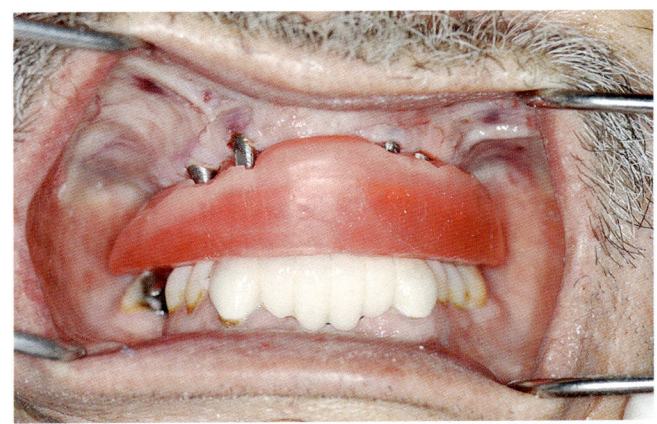

FIGURA 30-75.

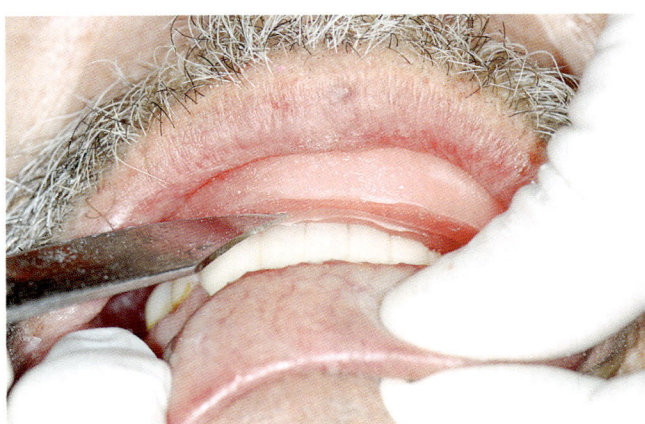

FIGURA 30-73.

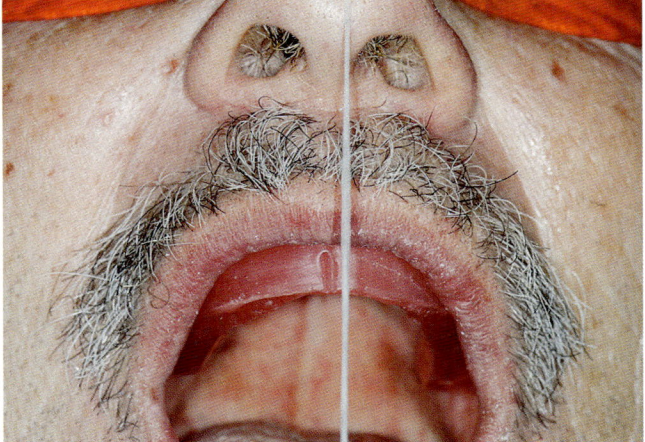

FIGURA 30-76.

34. A linha alta labial é determinada durante o sorriso. A altura da tradução labial corresponde à altura do dente, que determina a largura do mesmo (Fig. 30-77).
35. A largura da asa do nariz geralmente corresponde à posição canina (Fig. 30-78).
36. Material para registro de mordida é colocado na face interior da placa-base após o adesivo ser passado sobre a região dos pilares (Fig. 30-79).
37. O material do registro de mordida é colocado por cima da borda de cera (Fig. 30-80).
38. A DVO e a mordida cêntrica são registradas na placa-base e borda de cera (Fig. 30-81).
39. O tom do tecido mole é feito junto ao tom dos dentes. A forma do dente também é selecionada (Fig. 30-82).

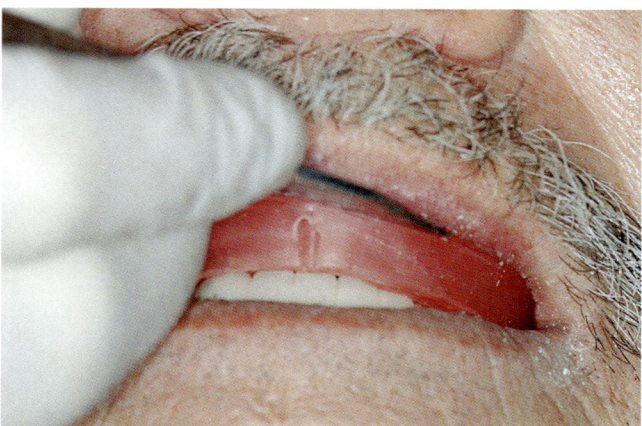

FIGURA 30-77.

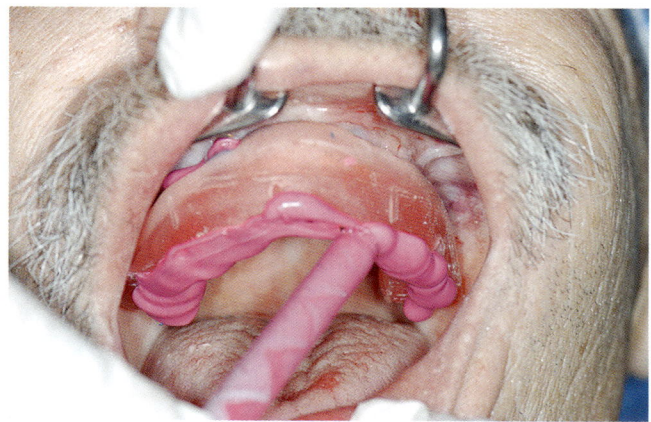

FIGURA 30-80.

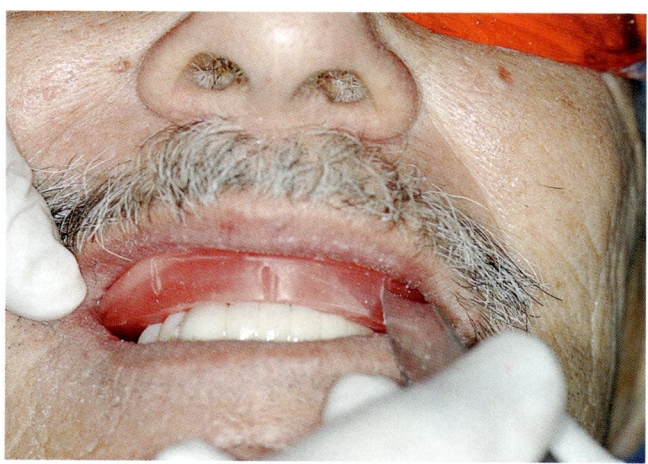

FIGURA 30-78.

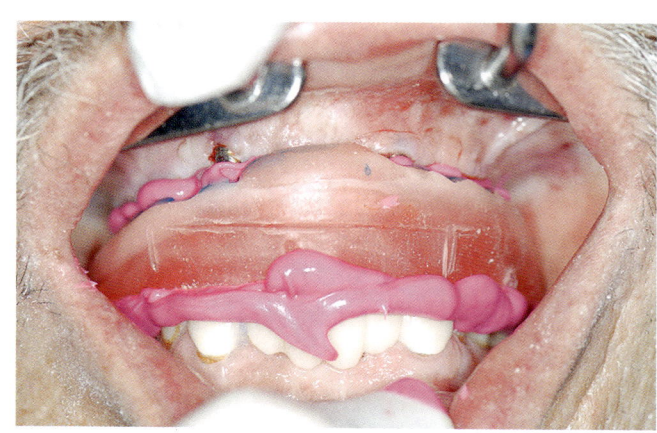

FIGURA 30-81.

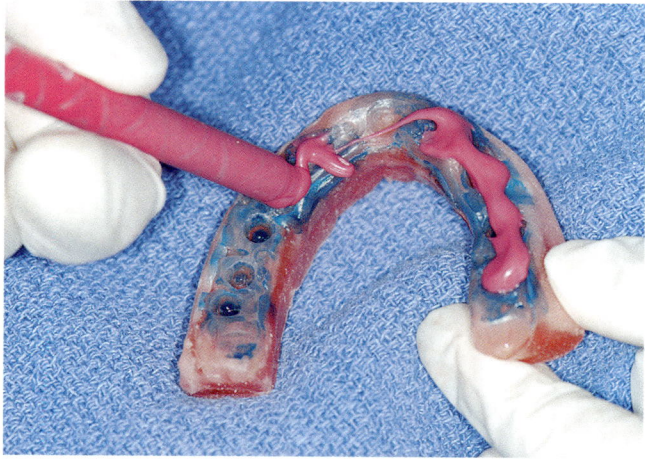

FIGURA 30-79.

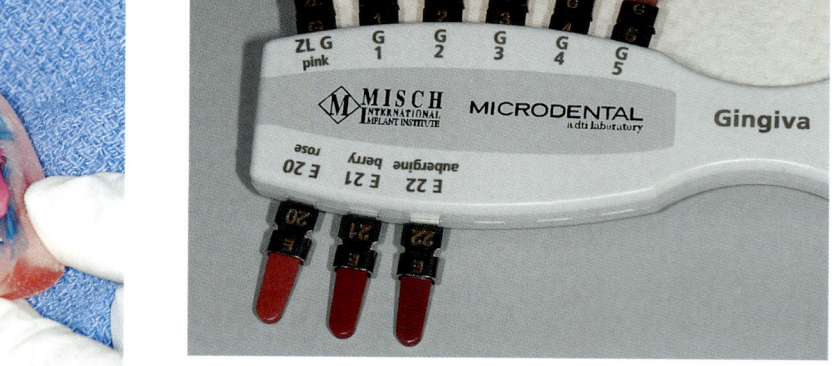

FIGURA 30-82.

40. Depois de um registro do arco facial superior ser feito, o registro provisório é cimentado com cimento temporário sem eugenol (Fig. 30-83).

Laboratório Fase 1: Fabricação da Fundição (ou Acrílico Provisório)

41. A moldagem final, a dentição oposta e o registro de mordida são escaneados e digitalizados em laboratório (Fig. 30-84).

42. Os dentes são desenvolvidos com o computador usando o *software* apropriado (Fig. 30-85).
43. A oclusão da prótese é determinada com o *software* (Fig. 30-86).
44. Tecnologia CAD-CAM corta um bloco de acrílico com as descrições do computador (Fig. 30-87).

Consulta 2: Prova do Metal (ou Prova do Acrílico)

45. O paciente retorna para a consulta de prova dos dentes de acrílico. A prótese provisória é removida (Fig. 30-88).

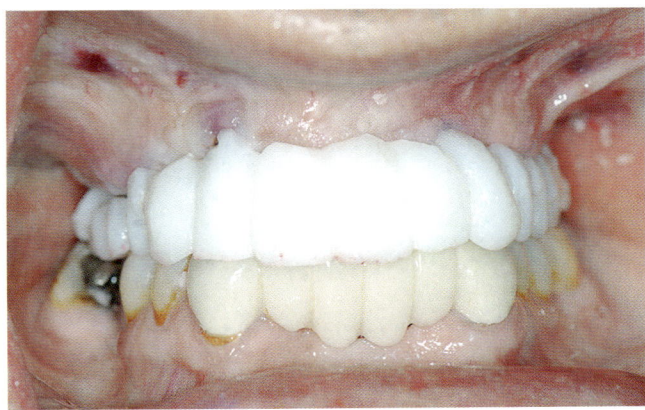

FIGURA 30-83.

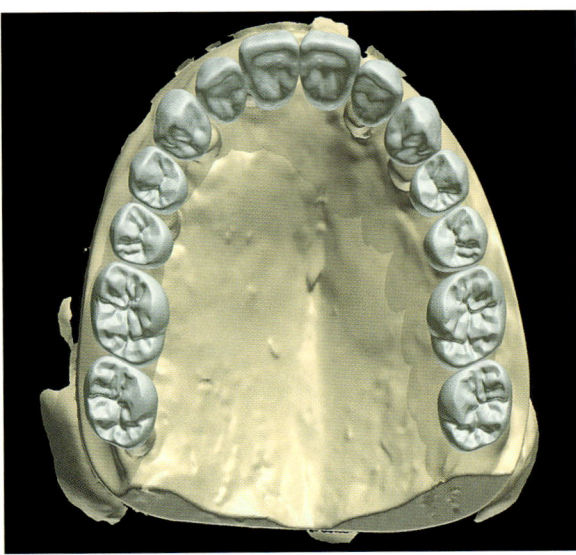

FIGURA 30-86.

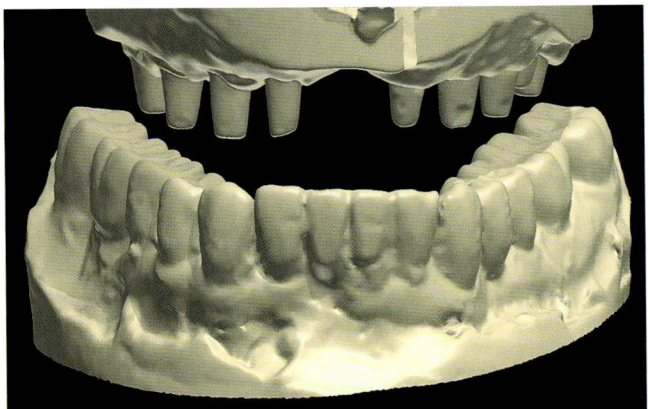

FIGURA 30-84.

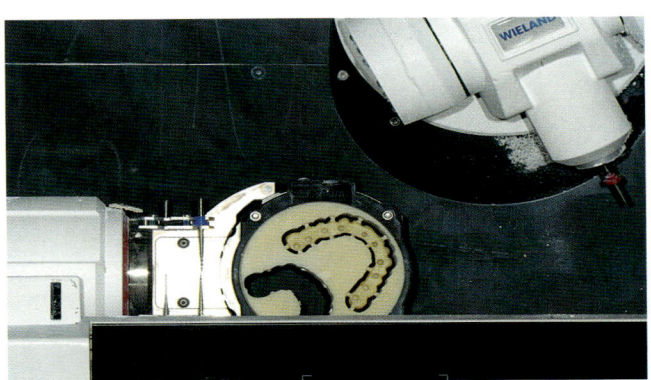

FIGURA 30-87.

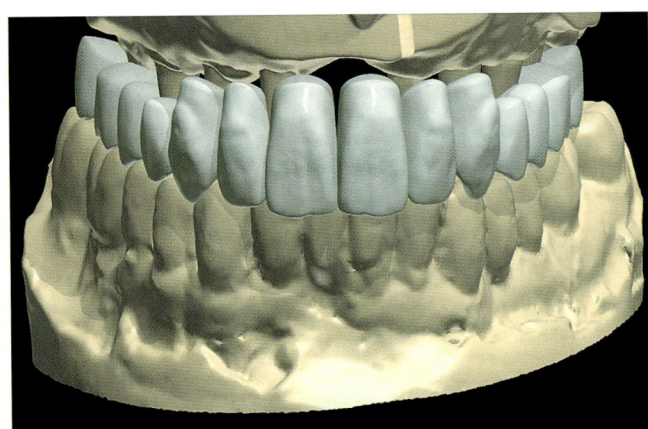

FIGURA 30-85.

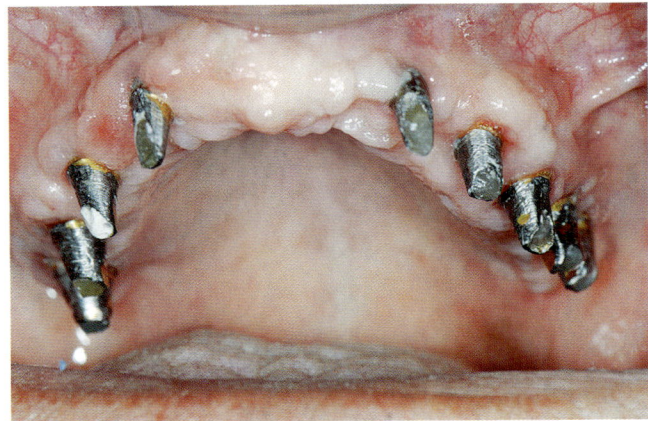

FIGURA 30-88.

46. A prova do acrílico que é feito de acordo com a tecnologia CAD-CAM é avaliada. Qualquer modificação é anotada para a prótese final. Um novo registro de mordida é feito quando indicado. A prova do metal é realizada quando uma prótese tradicional de metalocerâmica é fabricada (Fig. 30-89).

Laboratório Fase 2: Prótese Final

47. A prótese final é feita com tecnologia CAD-CAM (Fig. 30-90).
48. A prótese final é feita. Esta prótese CAD-CAM de zircônia tem porcelana em superfícies não oclusais e zircônia em todas as suas áreas funcionais (Fig. 30-91).
49. As áreas estéticas têm coloração modificada, sempre que necessário (Fig. 30-92).
50. Todos as áreas funcionais são feitas de zircônia (Fig. 30-93).

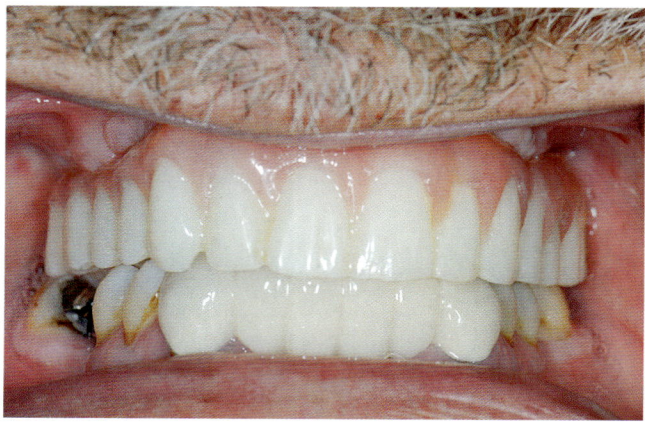

FIGURA 30-89.

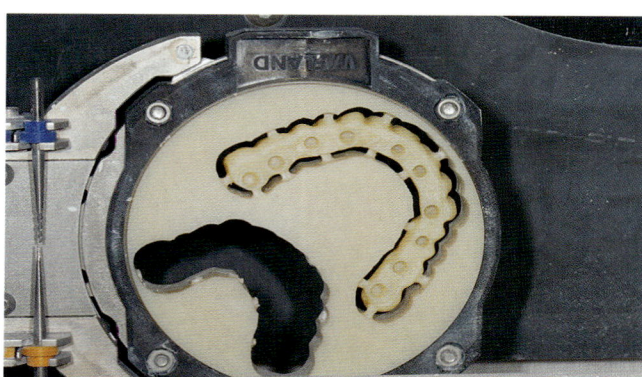

FIGURA 30-90.

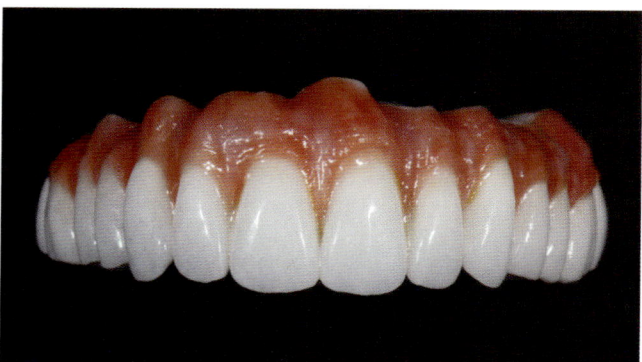

FIGURA 30-91.

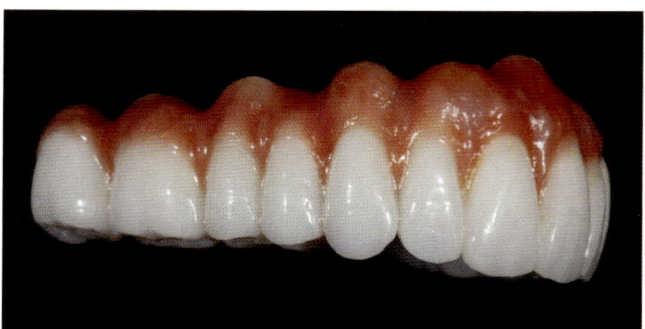

FIGURA 30-92.

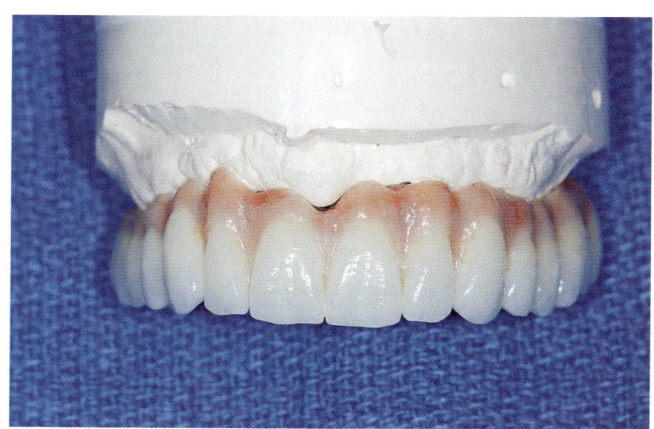

FIGURA 30-93.

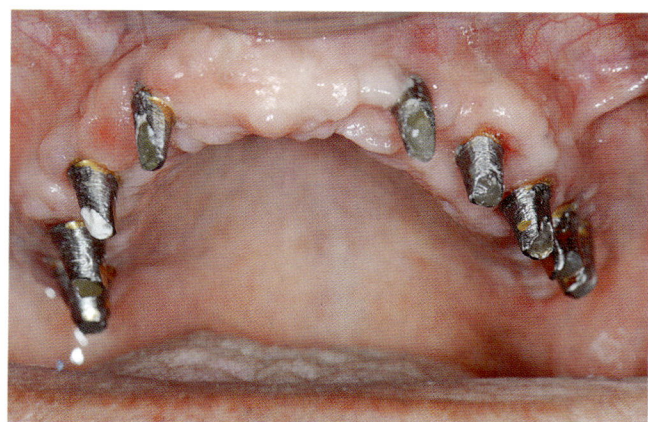

FIGURA 30-94.

Consulta 3: Entrega Final
51. A prótese provisória é removida, e os pilares são limpos (Fig. 30-94).
52. A prótese final PF-3 CAD-CAM de zircônia é cimentada após a oclusão ser confirmada (Fig. 30-95).
53. Sorriso com a prótese PF-3 instalada. A altura da papila é perceptível porque foi determinada em relação ao formato do dente (Fig. 30-96).

Caso 2: Método Indireto (Cortesia do Dr. Ray Hazen, Rochester, Indiana.)
Consulta 1: Moldagem do Implante
Sequência de Tratamento
1. A maxila total é mostrada com 10 implantes e componentes transmucosos (Fig. 30-97).
2. Os componentes transmucosos são removidos (Fig. 30-98).
3. Uma moldeira a vácuo sobre a dentadura é inserida na boca, e um registro de mordida feito (Fig. 30-99).
4. Imagem da moldeira a vácuo e registro de mordida após a remoção da prótese (Fig. 30-100).
5. Os pilares são inseridos no interior dos corpos dos implantes (Fig. 30-101).
6. Os pilares posicionados na boca após a inserção (Fig. 30-102).
7. Uma radiografia confirma que os pilares estão completamente assentados (Fig. 30-103).
8. Inserção de guia nos pilares (Fig. 30-104).
9. Uma moldagem é feita dos pilares usando a moldeira a vácuo como uma guia personalizada (Fig. 30-105).
10. A moldagem é removida e avaliada (Fig. 30-106).

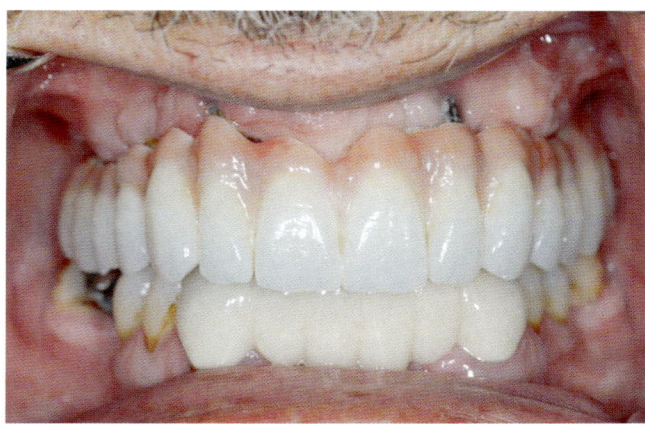
FIGURA 30-95.

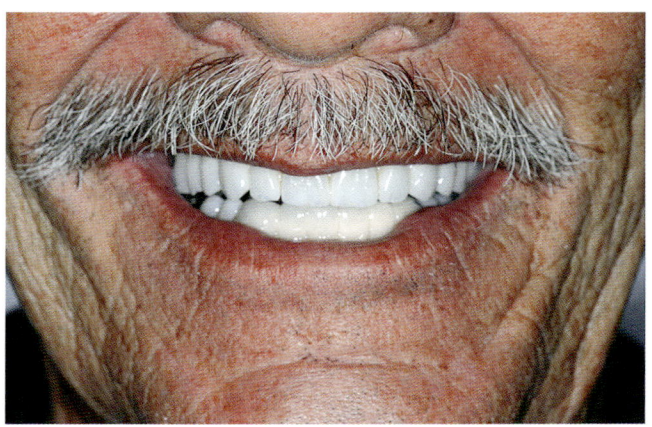
FIGURA 30-96.

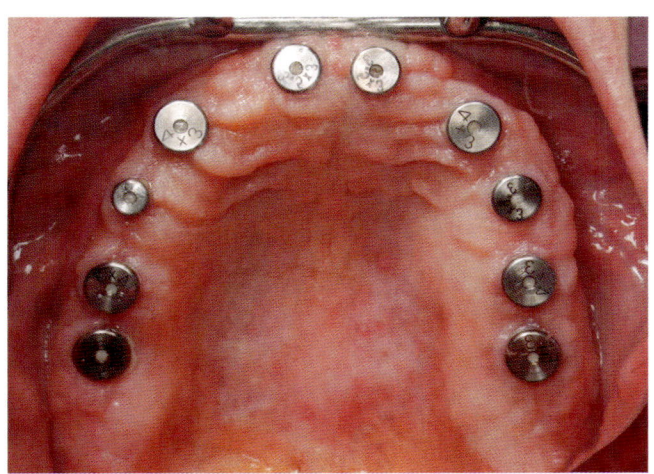
FIGURA 30-97.

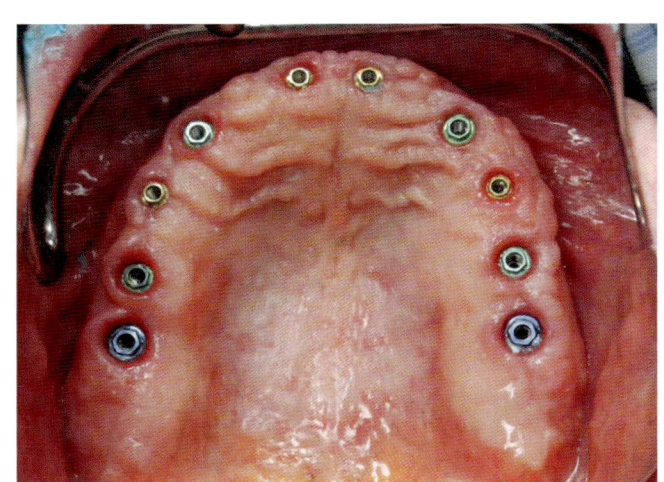
FIGURA 30-98.

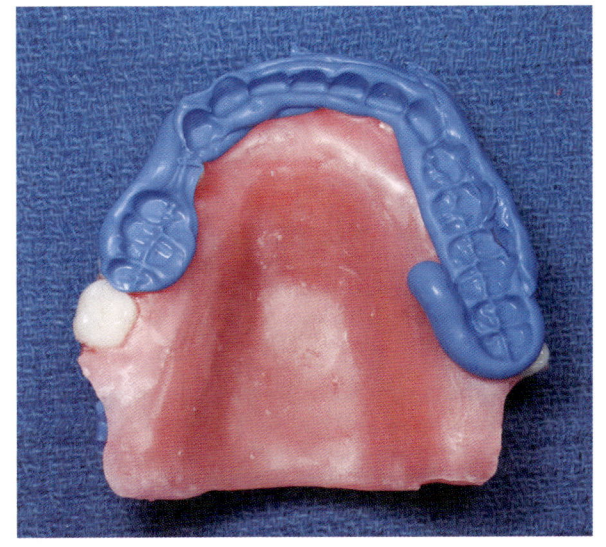
FIGURA 30-99.

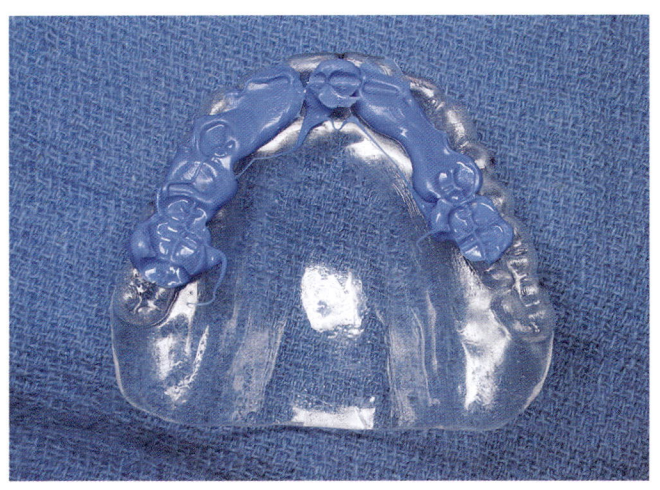
FIGURA 30-100.

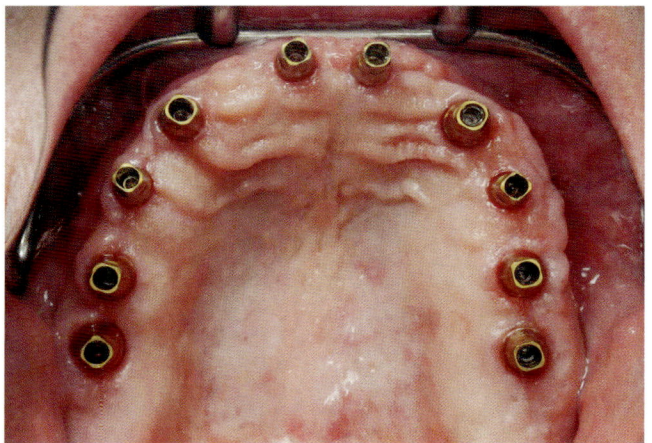

FIGURA 30-101.

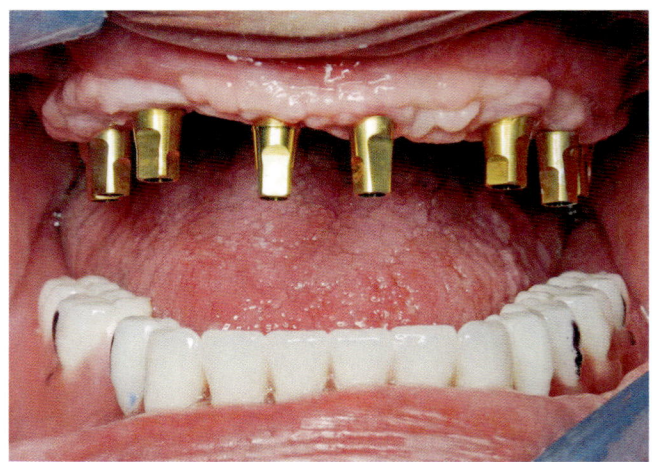

FIGURA 30-102.

FIGURA 30-103.

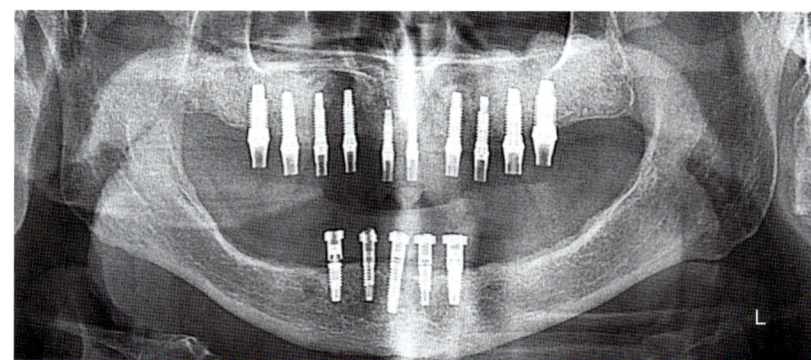

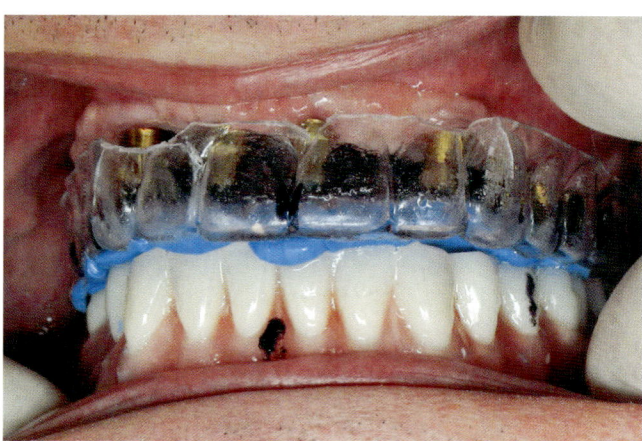

FIGURA 30-104.

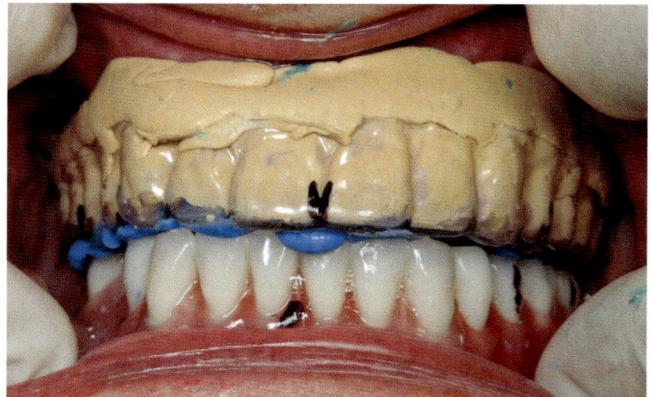

FIGURA 30-105.

11. A moldeira personalizada transfere a aproximada posição da borda incisal, DVO e mordida cêntrica (Fig. 30-107).

Laboratório Fase 1: Seleção do Pilar e Confecção da Prótese Provisória

12. Os análogos dos implantes são adicionados aos pilares (Fig. 30-108).
13. Os pilares e análogos são reinseridos na moldagem (Fig. 30-109).
14. Os modelos são vertidos e montados no laboratório (Fig. 30-110).
15. Os pilares são modificados no laboratório (Fig. 30-111).

16. A prótese provisória é fabricada no laboratório (Fig. 30-112).
17. A prótese provisória é feita seguindo as diretrizes da moldeira a vácuo (Fig. 30-113).

Consulta 2: Moldagem Final, Reavaliação da Dimensão Vertical de Oclusão e Entrega da Prótese Provisória

18. Os pilares modificados são inseridos nos implantes maxilares (Fig. 30-114).
19. Os orifícios dos parafusos dos pilares são obliterados após os parafusos serem apertados com 35 Ncm (Fig. 30-115).
20. Uma moldagem final dos pilares é feita (Fig. 30-116).

CAPÍTULO 30 Próteses Fixas Maxilares sobre Implantes: Desenho e Fabricação

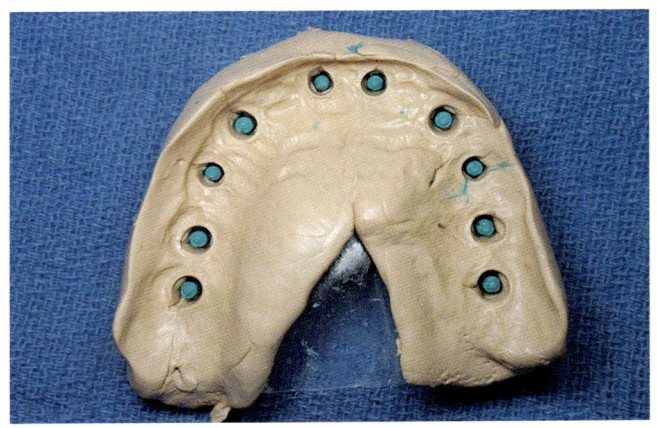

FIGURA 30-106.

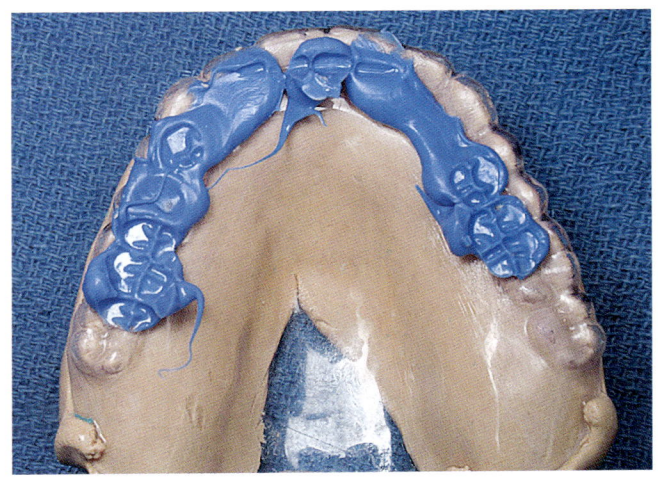

FIGURA 30-107.

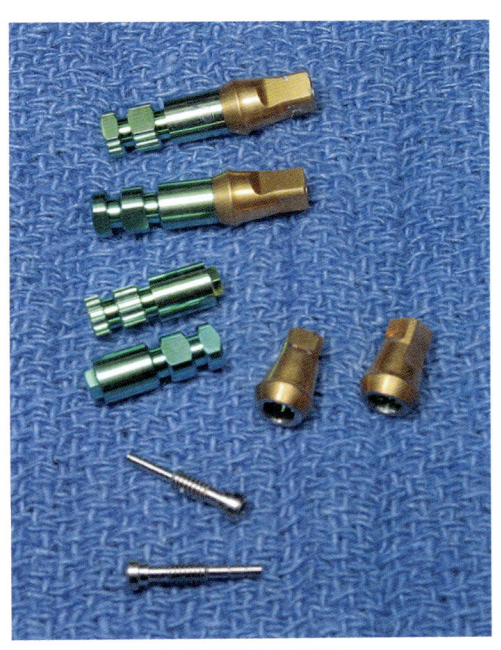

FIGURA 30-108.

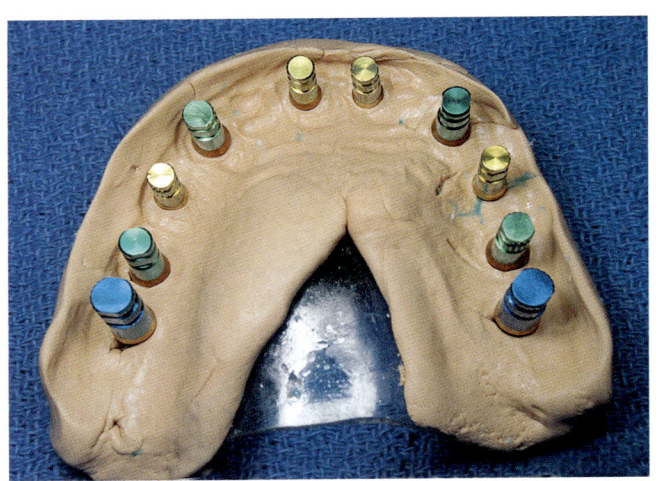

FIGURA 30-109.

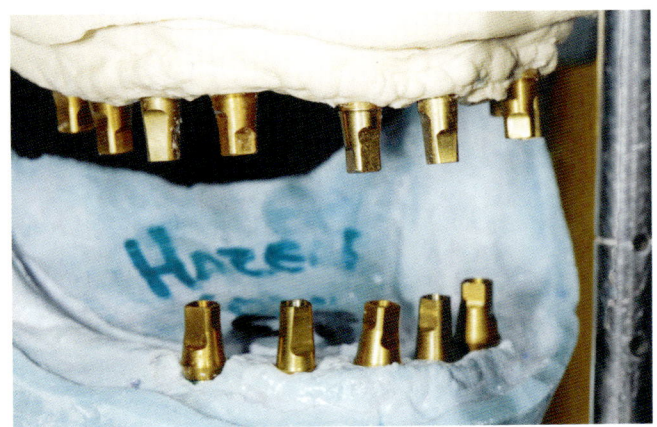

FIGURA 30-110.

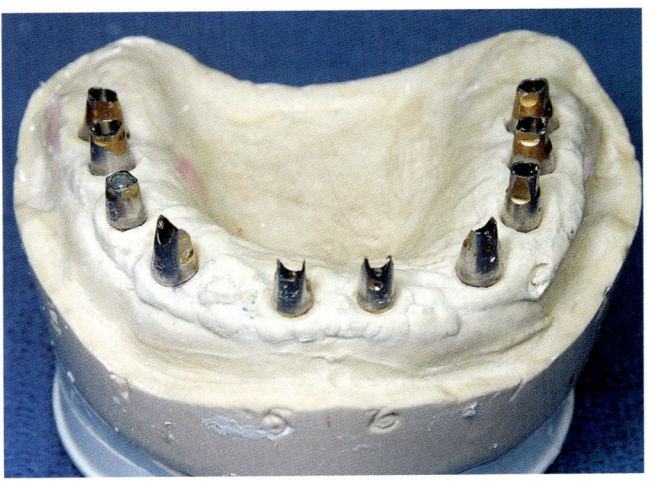

FIGURA 30-111.

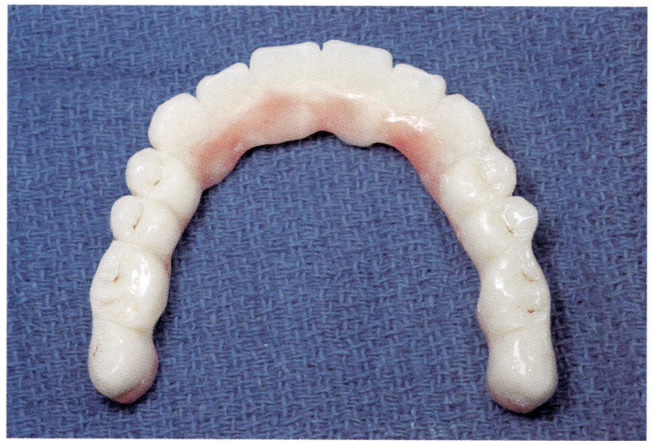

FIGURA 30-112.

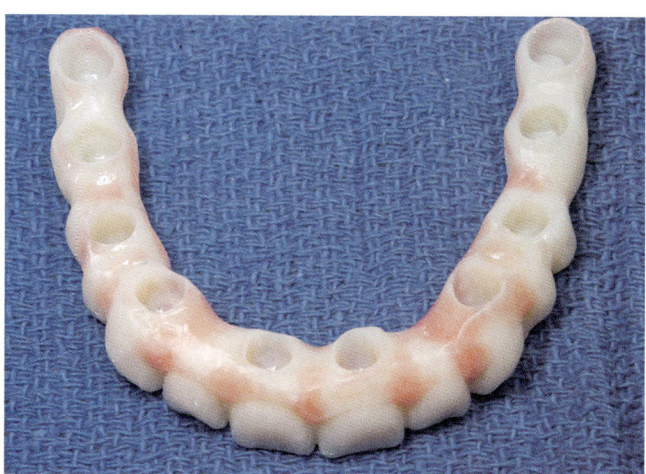

FIGURA 30-113.

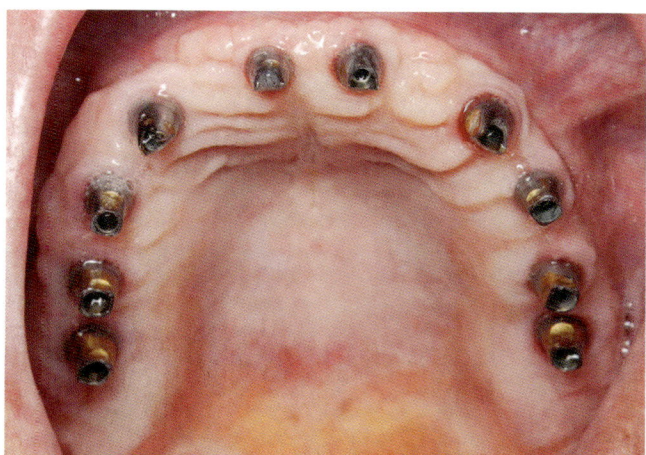

FIGURA 30-114.

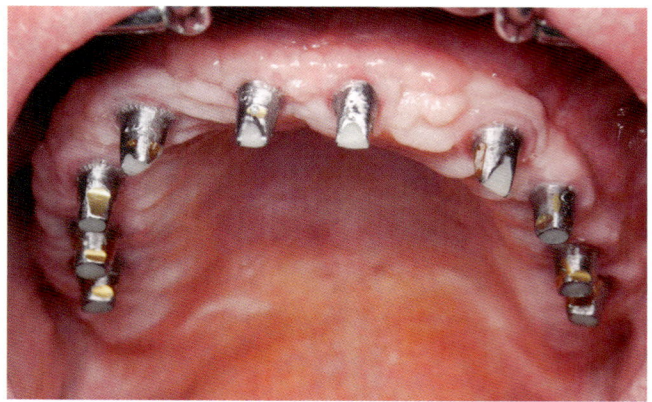

FIGURA 30-115.

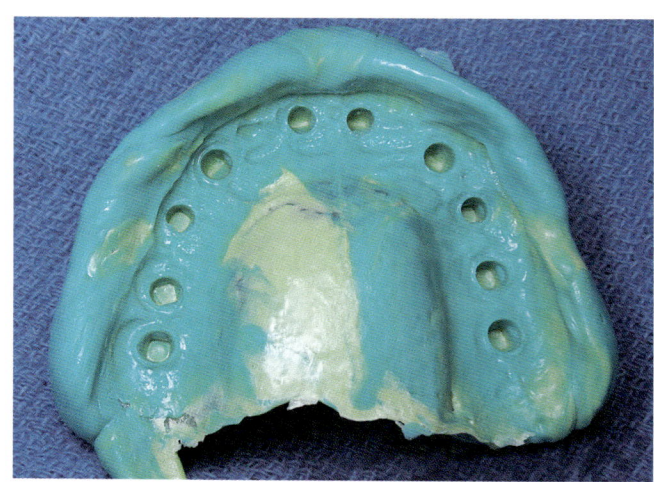

FIGURA 30-116.

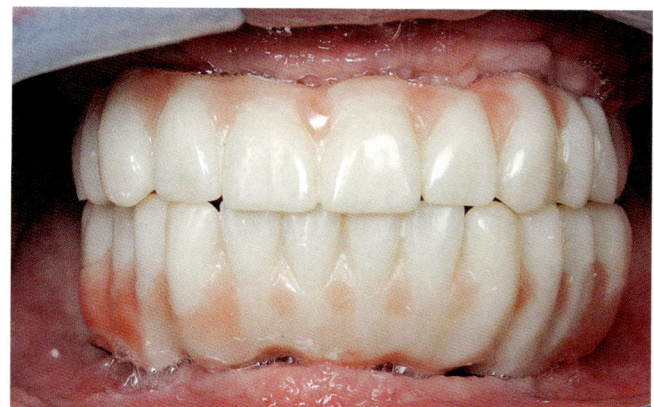

FIGURA 30-117.

21. As próteses provisórias são cimentadas com um cimento sem eugenol (Fig. 30-117).

Laboratório Fase 2: Fabricação da Estrutura Metálica

22. O computador copia a impressão e o desenho para a prótese (Fig. 30-118).
23. O contorno final da prótese é gerado por computador (Fig. 30-119).
24. O trabalho metálico é projetado para que nenhuma região tenha mais de 2 mm de espessura de porcelana (Fig. 30-120).
25. Imagem da estrutura desenhada por computador (Fig. 30-121).
26. A fundição é feita, e cera branca anterior e blocos de mordida posteriores são adicionados (Fig. 30-122).
27. Imagem do corpo de prova da fundição e de cera branca anterior (Fig. 30-123).

Consulta 3: Prova do Metal

28. As peças fundidas são provadas no paciente, e a DVO e posições incisais são avaliadas (Fig. 30-124).

CAPÍTULO 30 Próteses Fixas Maxilares sobre Implantes: Desenho e Fabricação

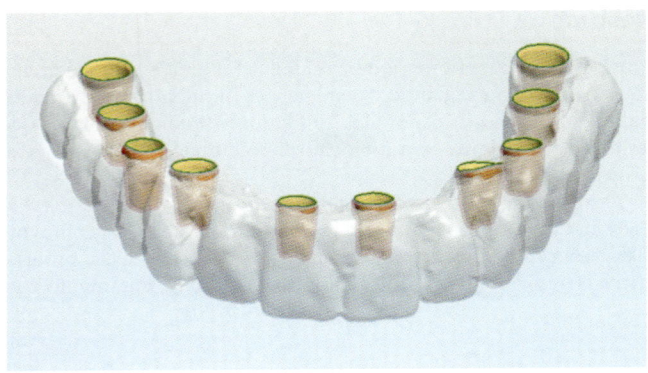
FIGURA 30-118.

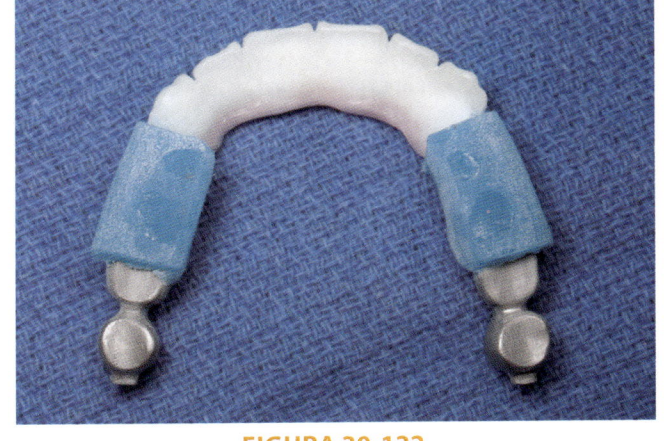
FIGURA 30-122.

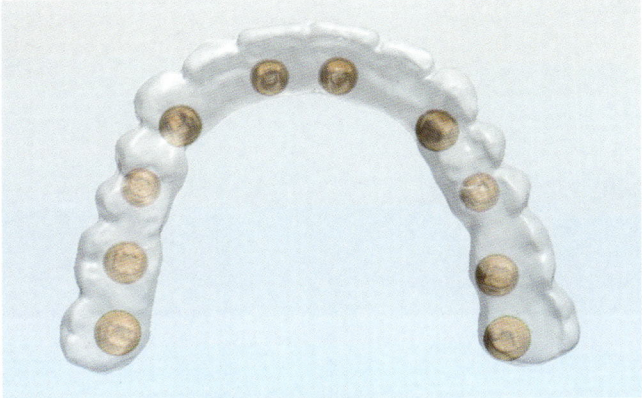
FIGURA 30-119.

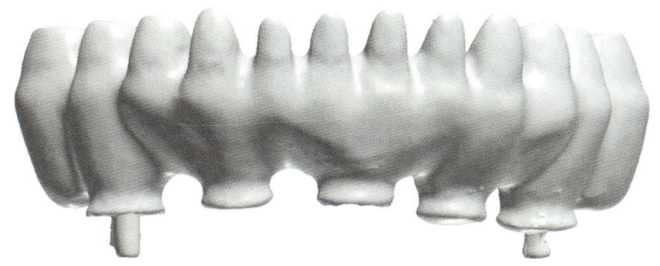
FIGURA 30-120.

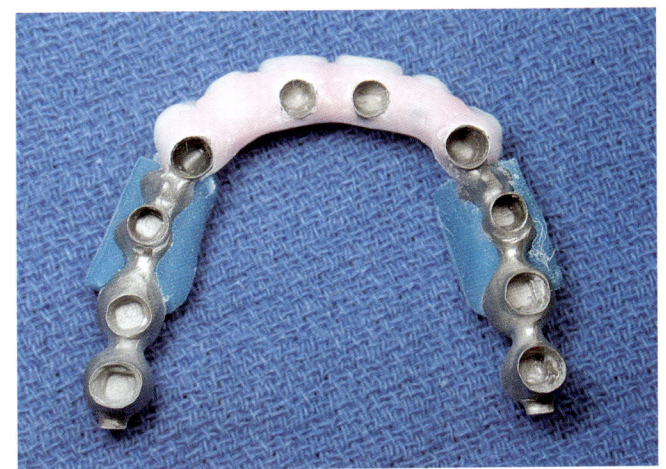
FIGURA 30-123.

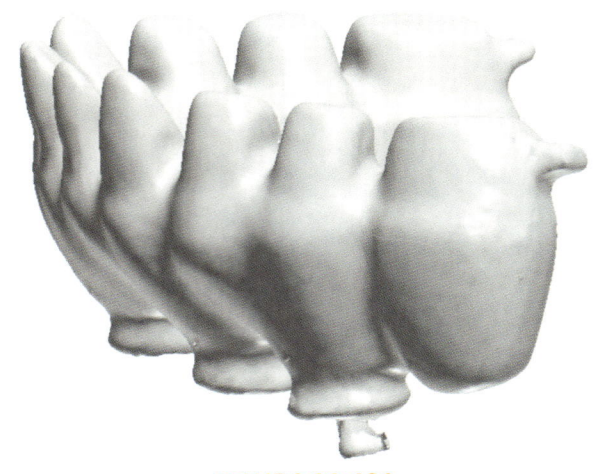
FIGURA 30-121.

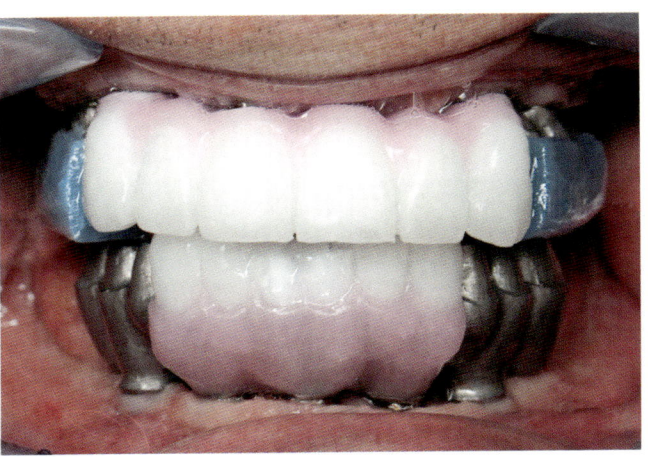
FIGURA 30-124.

Laboratório Fase 3: Fabricação da Prótese Final

29. A prótese definitiva é fabricada (Fig. 30-125).
30. A prótese final é PF-3 (Fig. 30-126).
31. Imagem da prótese PF-3 (Fig. 30-127).
32. A largura dos dentes anteriores corresponde à altura (Fig. 30-128).
33. Prótese PF-3 fora da boca (Fig. 30-129).

Consulta 4: Entrega Final

34. A prótese provisória é removida, e os pilares são limpos (Fig. 30-130).
35. A restauração definitiva é entregue (Fig. 30-131).
36. A radiografia confirma o assentamento final da prótese (Fig. 30-132).

Resumo

Próteses totais superiores podem ser tão previsíveis quanto reabilitações mandibulares quando considerações biomecânicas específicas para a maxila são incorporadas ao plano de tratamento. Em geral, isso requer implantes em maior número e maior consciência dos princípios protéticos.

O arco edentado superior parcial ou total é uma ocorrência comum em odontologia. Próteses sobre implantes são geralmente o tratamento de escolha em comparação a próteses fixas, próteses parciais tradicionais ou próteses totais. O plano de tratamento para

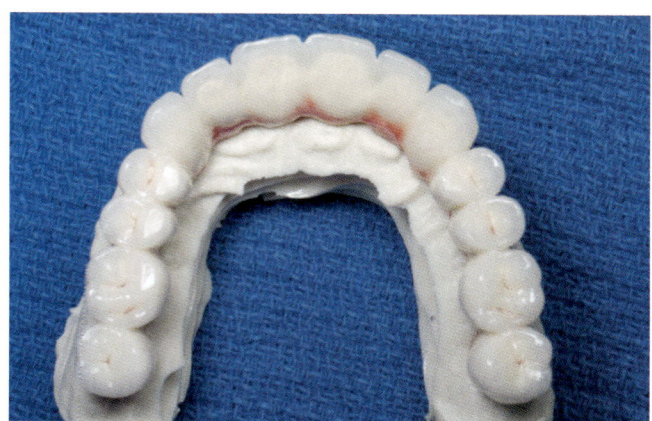

FIGURA 30-125.

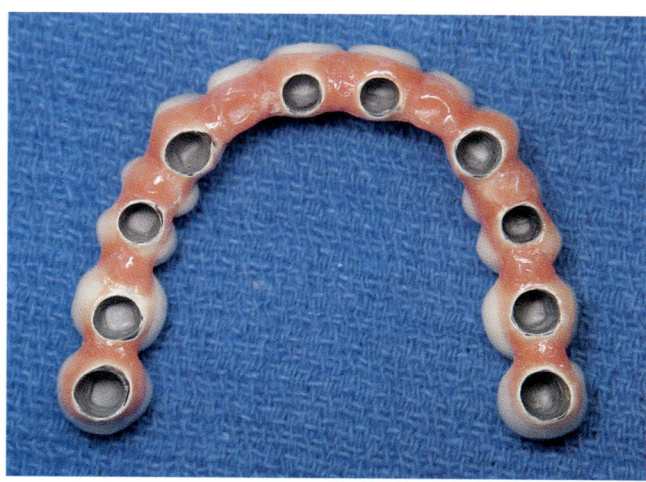

FIGURA 30-126.

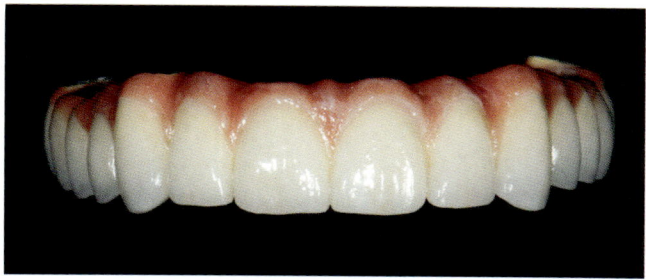

FIGURA 30-127.

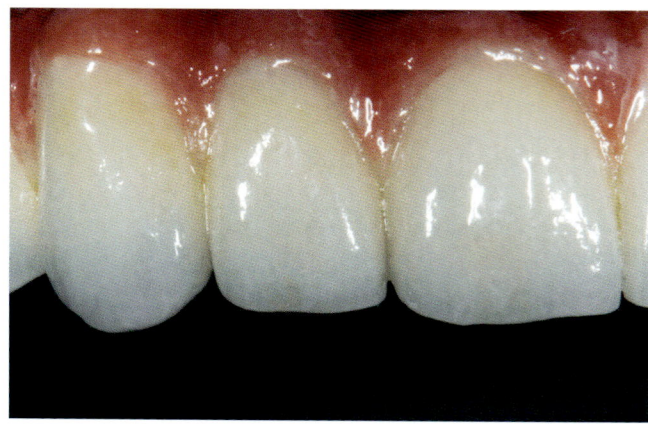

FIGURA 30-128.

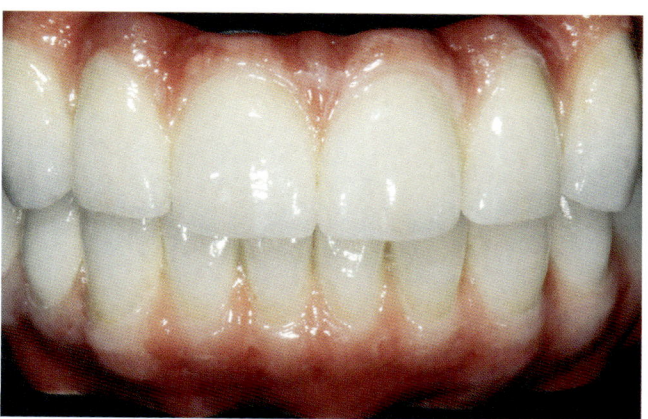

FIGURA 30-129.

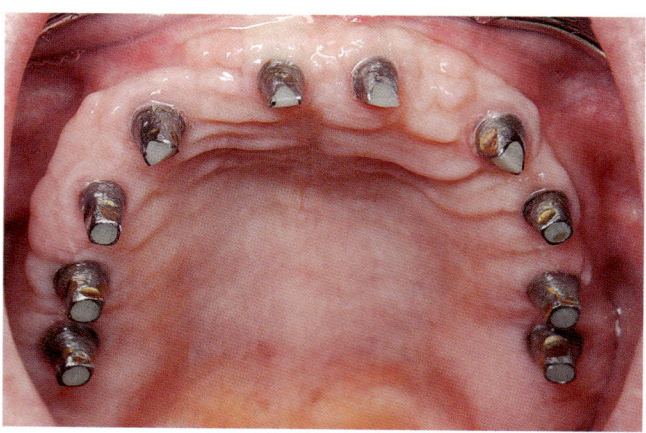

FIGURA 30-130.

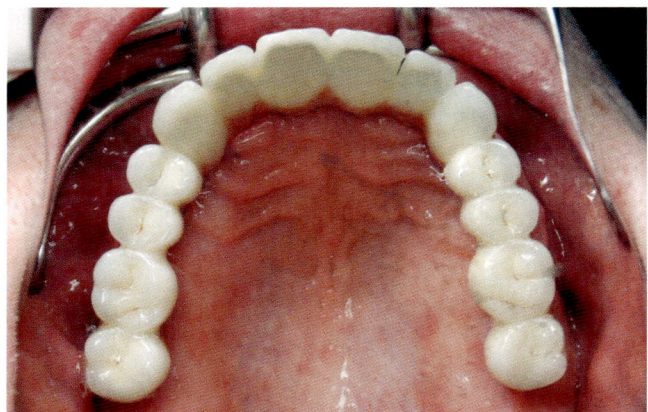

FIGURA 30-131.

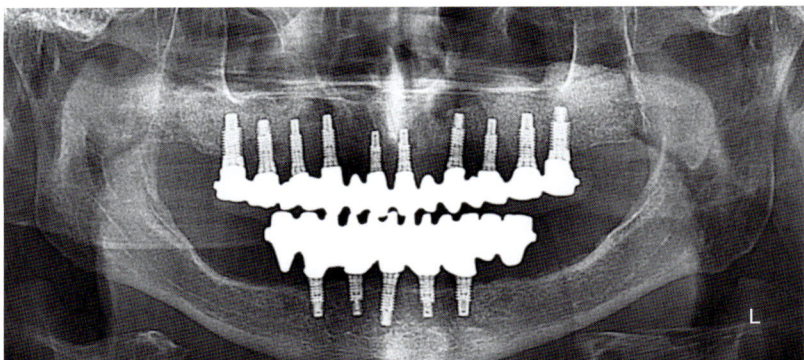

FIGURA 30-132.

uma maxila edentada ou pré-maxila parcialmente edentada com vários dentes ausentes é muitas vezes diferente de uma reabilitação mandibular. Como consequência, os aspectos únicos do arco incluem a utilização de enxerto mais frequentemente, mais implantes para substituir os dentes ausentes e tamanhos mais específicos de implantes.

A sequência do tratamento é específica para a restauração do arco superior e começa com a posição de dentes anteriores, tanto labial quanto incisal. É seguida pela DVO, geralmente por meio de medições faciais. Os dentes inferoanteriores são posicionados com um trespasse vertical de 2 a 4 mm e sem contato anterior em oclusão cêntrica. O plano posterior nos dentes é definido em relação ao plano de Camper. A dimensão horizontal é posicionada em relação à fossa mandibular central em uma linha da cúspide para a lingual do triângulo retromolar. A linha alta labial ativa determina a altura dos dentes anteriores e situa-se entre 9 e 12 mm. A largura dos dentes está relacionada com sua determinada altura.

Referências Bibliográficas

1. Mojon P: The world without teeth: demographic trends. In Feine JS, Carlsson GE, editors: *Implant overdentures: the standard of care for edentulous patients*, Carol Stream, IL, 2003, Quintessence.
2. Beltram-Aguilar ED, Barker LK, Canto MT, et al: Surveillance for dental caries, dental sealants, tooth retention, edentulism and enamel fluorosis—United State, 1988-1984 and 1999-2002, *MMWR Surveill Summ* 54(3):1-43, 2005.
3. Marcus SE, Drury JF, Brown LS, et al: Tooth retention and tooth loss in the permanent dentition of adults: United States 1988-1991, *J Dent Res* 75(special issue):684-695, 1996.
4. Meskin LH, Brown IJ: Prevalence and patterns of tooth loss in the US employed adult and senior population, *J Dent Educ* 52:686-691, 1988.
5. Pietrokowski J: The bony residual ridge in man, *J Prosthet Dent* 34:456-462, 1975.
6. Schropp L, Wenzel A, Kostopoulos L, et al: Bone healing and soft tissue contour changes following single-tooth extraction: a clinical and radiographic 12-month prospective study, *Int J Periodontics Restorative Dent* 23:313-323, 2003.
7. Atwood DA, Coy WA: Clinical cephalometric and densitometric study of reduction of residual ridges, *J Prosthet Dent* 26:200-295, 1971.
8. Gruber H, Solar P, Ulm C: Maxillomandibular anatomy and patterns of resorption during atrophy. In Watzek G, editor: *Endosseous implant: scientific and clinical aspects*, Chicago, 1996, Quintessence.
9. Misch CE: Partial and complete edentulous maxilla implant treatment plans. In Misch CE, editor: *Dental implant prosthetics*, St Louis, 2005, Mosby.
10. Zarb G, Schmitt A: Edentulous predicament. I. A prospective study of the effectiveness of implant supported fixed prostheses, *J Am Dent Assoc* 127:9-72, 1996.
11. Narhi TO, Geertman ME, Hevinga M, et al: Changes in the edentulous maxilla in persons wearing implant retained overdentures, *J Prosthet Dent* 84:43-49, 2000.
12. Sheppard IM: Denture base dislodgement during mastication, *J Prosthet Dent* 13:462-468, 1963.
13. Lindquist S, Haroldson T: Occlusal perception of thickness in patients with bridges on osseointegrated oral implants, *Scand J Dent Res* 92:88, 1984.
14. Carr A, Laney WR: Maximum occlusal force levels in patients with osseointegrated oral implant prostheses and patients with complete dentures, *Int J Oral Maxillofac Implants* 2:101-110, 1987.

15. Rissin L, House JE, Manly RS, et al: Clinical comparison of masticatory performance and electronic graphic activity of patients with complete dentures, overdentures and natural teeth, *J Prosthet Dent* 39:508-511, 1978.
16. Carlsson GE, Kronstrom M, deBaat C, et al: A survey of the use of mandibular implant overdentures in 10 countries, *Int J Prosthodont* 17:211-217, 2004.
17. Heydecke G, Boudrias P, Awad MA, et al: Within subject comparisons of maxillary fixed and removable implant prostheses: patient satisfaction and choice of prosthesis, *Clin Oral Implants Res* 14(1):125-130, 2003.
18. Brennan M, Houston F, O'Sullivan M, et al: Patient satisfaction and oral health related quality of life outcomes of implant overdentures and fixed complete dentures, *Int J Oral Maxillofac Implants* 25(4):791-800, 2010.
19. Goodacre CJ, Bernal G, Rungcharassaeng K, et al: Clinical complications with implants and implant prostheses, *J Prosthet Dent* 90:121-132, 2003.
20. Branemark P-I, Hansson BO, Adell R, et al: Osseointegrated implants in the treatment of the edentulous jaw: experience from a 10 year period, *Scand J Plast Recontr Surg Suppl* 16:1-32, 1977.
21. Adell R, Lekholm U, Rockler B, et al: A 15-year study of osseointegrated implants in the treatment of the edentulous jaw, *Int J Oral Surg* 6:387-394, 1981.
22. Engquist B, Bergendal J, Kalus J, et al: A retrospective multicenter evaluation of osseointegrated implants supporting overdentures, *Int J Oral Maxillofac Implants* 3:129-134, 1988.
23. Smedberg JI, Lotheguis E, Bodin I, et al: A clinical and radiological two-year follow-up study of maxillary overdentures on osseointegrated implants, *Clin Oral Implants Res* 4:39-46, 1993.
24. Palmqvist S, Sondell K, Swartz B: Implant supported maxillary overdentures: outcome in planned and emergency cases, *Int J Oral Maxillofac Implants* 9:184-190, 1994.
25. Johns RB, Jemt T, Heath MR, et al: A multicenter study of overdentures supported by Branemark implants, *Int J Oral Maxillofac Implants* 7:513-522, 1992.
26. Widborn C, Soderfeldt B, Kronstrom M: A retrospective evaluation of treatments with implant supported maxillary overdentures, *Clin Implant Dent Relat Res* 7(3):166-172, 2005.
27. Jemt T, Lekholm U: Implant treatment in edentulous maxillae: a 5-year follow up report on patients with different degrees of jaw resorption, *Int J Oral Maxillofac Implants* 10:303-311, 1995.
28. Jemt T: Implant treatment in resorbed edentulous upper jaws: a three-year follow up on 70 patients, *Clin Oral Implants Res* 4:187-194, 1993.
29. Jemt T, Book K, Lindén B, Urde G: Failures and complications in 92 consecutively inserted overdentures supported by Branemark implants in severely resorbed edentulous maxilla: a study from prosthetic treatment to first annual check-up, *Int J Oral Maxillofac Implants* 7:162-167, 1992.
30. Goodacre CJ, Kan JYK: Clinical complications of osseointegrated implants, *J Prosthet Dent* 81:537-552, 2003.
31. Chan MF, Narho TO, de Baat C, et al: Treatment of the atrophic edentulous maxilla in implant supported overdentures: a review of the literature, *Int J Prosthodont* 11:7-15, 1998.
32. Sanna A, Nuytens P, Naert J, et al: Successful outcome of splinted implants supporting planned maxillary overdenture: a retrospective evaluation and comparison with full dental prosthesis, *Clin Oral Implants Res* 20:406-413, 2009.
33. Misch CE: Premaxilla implant considerations: surgery and fixed prosthodontics. In Misch CE, editor: *Contemporary implant dentistry*, St Louis, 1993, Mosby.
34. Misch CE: Density of bone: effect on treatment plans, surgical approach, healing and progressive bone loading, *Int J Oral Implantol* 6:23-31, 1991.
35. Bidez MW, Misch CE: The biomechanics of inter-implant spacing. In Proceedings of the Fourth International Congress of Implants, Biomaterials in Stomatology, Charleston, S.C., May 24-25, 1990.
36. Misch CE: Treating the edentulous premaxilla. In Misch Implant Institute manual, Dearborn, M.I., 1984.
37. Harper RN: The incisive papilla: the basis of a technique to reproduce the positions of key teeth in prosthodontics, *J Dent Res* 27:661, 1948.
38. Lynn BD: The significance of anatomic landmarks in complete denture service, *J Prosthet Dent* 14:456, 1964.
39. Peremack J: Lip modification enhances esthetic appearance, *J Oral Maxillofac Surg*, 2005.
40. Vig RG, Brundo GC: The kinetics of anterior tooth display, *J Prosthet Dent* 39:502-504, 1978.
41. Rufenacht CR: *Fundamentals of esthetics*, Chicago, 1990, Quintessence.
42. Misch CE: Guidelines for maxillary incisal edge position—a pilot study: the key is the canine, *J Prosthodont* 17(2):130-134, 2008.
43. Pound E: Utilizing speech to simplify a personalized denture service, *J Prosthet Dent* 24:586-600, 1970.
44. The glossary of prosthodontic terms, *J Prosthet Dent* 81:39-110, 1999.
45. Tallgren A: The reduction in face height of edentulous and partially edentulous subjects during long-term denture wear: a longitudinal roentgenograph cephalometric study, *Acta Odontol Scand* 24:195-239, 1966.
46. Kois JC, Phillips KM: Occlusal vertical dimension: alteration concerns, *Compend Contin Educ Dent* 18:1169-1180, 1997.
47. Niswonger ME: The rest position of the mandible and centric relation, *J Am Dent Assoc* 21:1572-1582, 1934.
48. Silverman MM: Accurate measurement of vertical dimension by phonetics and spearing centric space, part I, *Dent Dig* 57:265, 1951.
49. Pound E: Let/S/ be your guide, *J Prosthet Dent* 38:482-489, 1977.
50. Misch CE: Vertical occlusal dimension by facial measurement, *Continuum*: Misch Implant Institute Newsletter, Summer, 1997.
51. Misch CE: Objective and subjective methods for determining vertical dimensions of occlusion, *Quintessence Int* 31:280-281, 2000.
52. Haralabakis NB, Lagondalkis M, Spanodakis E: A study of esthetic harmony and balance of the facial soft tissue (in Greek [modern]), *Orth Epitheor* 1:175, 1989.
53. Damolas D, Panagopsulos G: The golden ratio and proportions of beauty, *Plast Reconstr Surg* 114:1009, 2004.
54. Amoric M: The golden number: applications to craniofacial evaluation, *Funct Orthod* 12:18, 1995.
55. da Vinci L: The anatomy of man, ca. 1488. Drawings from the collection of Her Majesty Queen Elizabeth II, Windsor, United Kingdom.
56. McGee GF: Use of facial measurements in determining vertical dimension, *J Am Dent Assoc* 35:342-350, 1947.
57. Mach MR: Facially generated occlusal vertical dimension, *Compendium* 18:1183-1194, 1997.
58. Brzoza D, Barrera N, Contasti G, et al: Predicting vertical dimension with cephalograms for edentulous patients, *Gerodontology* 22:98-103, 2003.
59. Ciftici Y, Kocadereli I, Canay S, et al: Cephalometric evaluation of maxilla-mandibular relationships in patients wearing complete dentures: a pilot study, *Angle Orthod* 75:821-825, 2005.
60. Shillinburg HT, Hobo S, Howell D, et al: Treatment planning for the replacement of missing teeth. In Shillinburg HI, Hobo S, editors: *Fundamentals of fixed prosthodontics*, ed 3, Chicago, 1997, Quintessence.
61. Dawson PE: *Differential diagnosis and treatment of occlusal problems*, ed 2, St Louis, 1989, Mosby.
62. Misch CE, Bidez MW: Implant protected occlusion: a biomechanical rationale, *Compend Contin Dent Educ* 15:1330-1343, 1994.
63. Misch CE, Bidez MW: Occlusal considerations for implant supported prostheses: implant protective occlusion. In Misch CE, editor: *Dental implant prosthetics*, St Louis, 2005, Elsevier/Mosby, pp 472-510.
64. Sears VH: Selection and management of posterior teeth, *J Prosthet Dent* 7:723-727, 1957.
65. Pleasure MA: Prosthetic occlusion: a problem in mechanics, *Am Dent A J Dent Cosmos* 24:1303-1318, 1937.
66. Devan MM: Prosthetic problem: its formulations and suggestions for its solution, *J Prosthet Dent* 6:291-301, 1956.
67. Wright CR, Swartz WH, Godwin WC: *Mandibular denture stability a new concept*, Ann Arbor, MI, 1961, Overbeck.
68. Pound E: Lost fine arts in the fallacy of the ridges, *J Prosthet Dent* 4:6-16, 1954.
69. Boucher CO: *Swenson's complete dentures*, ed 6, St Louis, 1970, Mosby.

70. Lundquist DO, Luther WW: Occlusal plane determination, *J Prosthet Dent* 23:489-498, 1970.
71. Ismail YH, Bowman JF: Position of the occlusal plane in natural and artificial teeth, *J Prosthet Dent* 20:405-411, 1968.
72. Sharry JJ: *Complete denture prosthodontics*, New York, 1968, McGraw-Hill.
73. Winkler S: *Essentials of complete denture prosthodontics*, Philadelphia, 1979, WB Saunders.
74. Misch CE: Maxillary denture opposing an implant prosthesis and modified occlusal concepts. In Misch CE, editor: *Dental implant prosthetics*, St Louis, 2005, Elsevier/Mosby, pp 568-586.
75. Pound E, Murrell GA: An introduction to denture simplification, phase 1, *J Prosthet Dent* 29:570, 1973.
76. Pound E, Murrell GA: An introduction to denture simplification, phase II, *J Prosthet Dent* 29:598, 1973.
77. Tjan AHL, Miller GD, Josephine GP: Some esthetic factors in a smile, *J Prosthet Dent* 51:24-28, 1984.
78. Misch CE, Goodacre CJ, Finley JM, et al: Consensus conference panel report: crown-height space guidelines for implant dentistry—part 1, *Implant Dent* 14:312-318, 2005.
79. Misch CE, Goodacre CJ, Finley JM, et al: Consensus conference panel report: crown-height space guidelines for implant dentistry—part 2, *Implant Dent* 15:113-121, 2006.
80. Bertolotti RL, Moffa JP: Creep rate of porcelain-bonding alloys as a function of temperature, *J Dent Res* 59:2062-2065, 1980.
81. Bryant RA, Nicholls JI: Measurement of distortion in fixed partial dentures resulting from degassing, *J Prosthet Dent* 42:515-520, 1979.
82. Bidger DV, Nicholls JI: Distortion of ceramometal fixed partial dentures during the firing cycle, *J Prosthet Dent* 45:507-514, 1981.

CAPÍTULO 31

Considerações Oclusais para Próteses Implantossuportadas: Oclusão Implantoprotegida

Carl E. Misch

O sucesso clínico e a longevidade dos implantes dentais endósseos como pilares de cargas são controlados em grande parte pelo cenário mecânico em que eles funcionam. O plano de tratamento é responsável pela concepção da prótese em conjunto com a posição e o número de implantes. As complicações mais comuns de próteses sobre implantes se relacionam com fatores biomecânicos, tais como fratura de porcelana, próteses não retidas (cimentadas ou parafusadas), afrouxamento do parafuso do pilar, perda do implante logo após a carga e fratura de componente do implante[1-4] (Fig. 31-1). Além disso, após a realização de fixação rígida com contorno ósseo e saúde gengival adequados, a tensão mecânica, ou tensão além dos limites físicos dos tecidos duros, é uma causa primária de perda óssea em torno de implantes carregados.[5-13] Essa perda óssea pode afetar a qualidade da saúde do implante quando a profundidade de sondagem é maior que 5 mm. As bactérias anaeróbicas têm mais chance de estar presentes nessas profundidades maiores de bolsa e contribuir para complicações biológicas. Além disso, um aumento da profundidade da bolsa pode também induzir à retração dos tecidos peri-implantares e resultar em uma coroa mais longa, perda de papilas interproximais e até expor a plataforma do implante (Fig. 31-2).

Após a reabilitação cirúrgica e protética de sucesso com uma prótese passiva, tensões nocivas e cargas aplicadas aos tecidos circundantes e implantes resultam principalmente de contatos oclusais. Complicações (protéticas ou no suporte ósseo) relatadas em estudos de acompanhamento evidenciam a oclusão como um fator determinante para o sucesso ou o fracasso.[13,14] Contudo, a escolha de um esquema oclusal para próteses implantossuportadas é ampla e, muitas vezes, controversa. O esquema oclusal é especialmente importante durante a atividade parafuncional dos maxilares, porque a magnitude e a duração das tensões oclusais parafuncionais são maiores que a tensão funcional. Também é mais importante quando a base do implante não é ideal em número ou localização para a interface implante/osso, porque a área de carga é reduzida.

Quase todos os conceitos oclusais para próteses sobre implantes baseiam-se naqueles desenvolvidos com dentes naturais e são transpostos para sistemas implantossuportados, com quase nenhuma modificação. Esta abordagem tem algumas justificativas. Usuários de próteses totais apresentam relatos de movimento mandibular e velocidade desses movimentos diferentes de pacientes com dentições naturais. No entanto, Jemt *et al.* descobriram que depois que próteses sobre implantes foram fixadas em pacientes anteriormente edentados, o deslocamento da mandíbula durante a abertura mandibular e a função são semelhantes na velocidade e no movimento ao que é observado em pacientes com dentes naturais.[15] Gartner *et al.* também demonstraram mastigação habitual semelhante para pacientes com implantes e pacientes com dentes naturais.[16] Durante a força máxima de oclusão, eletromiogramas demonstraram que o grupo de pacientes com implantes ativou músculos de trabalho e não trabalho como os pacientes com dentes naturais. Portanto, parece lógico derivar a oclusão de implantes dos princípios de oclusão da dentição natural. No entanto, várias condições indicam que próteses sobre implantes estão em maior risco biomecânico do que as em dentes naturais. Como resultado, alguns dos conceitos oclusais para implantes devem ter sido modificados a partir de conceitos para a dentição natural.

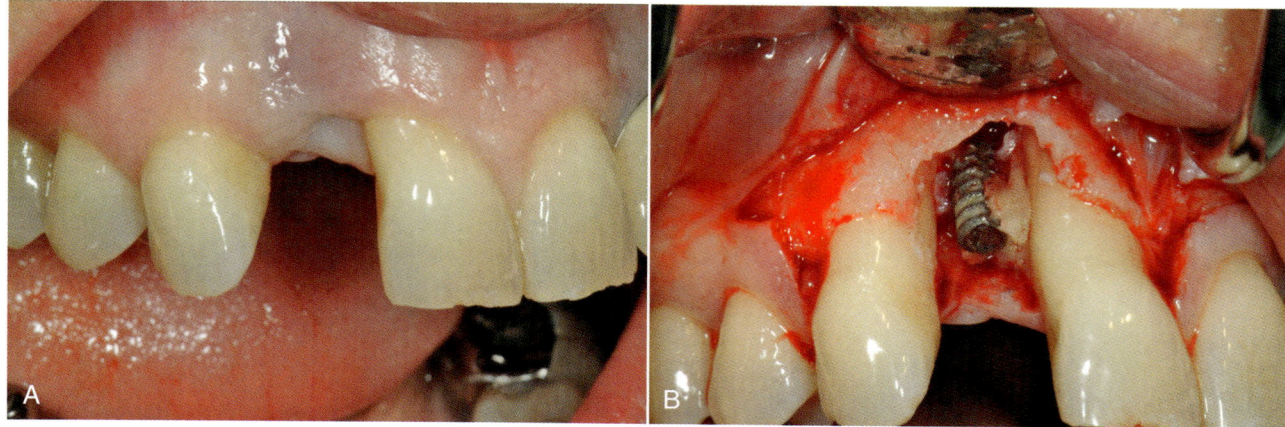

FIGURA 31-1. **A,** Um incisivo lateral ausente com perda óssea e o recobrimento de tecido mole comprometido. **B,** Fratura de implante seguida de perda óssea comprometeu o implante e o dente adjacente.

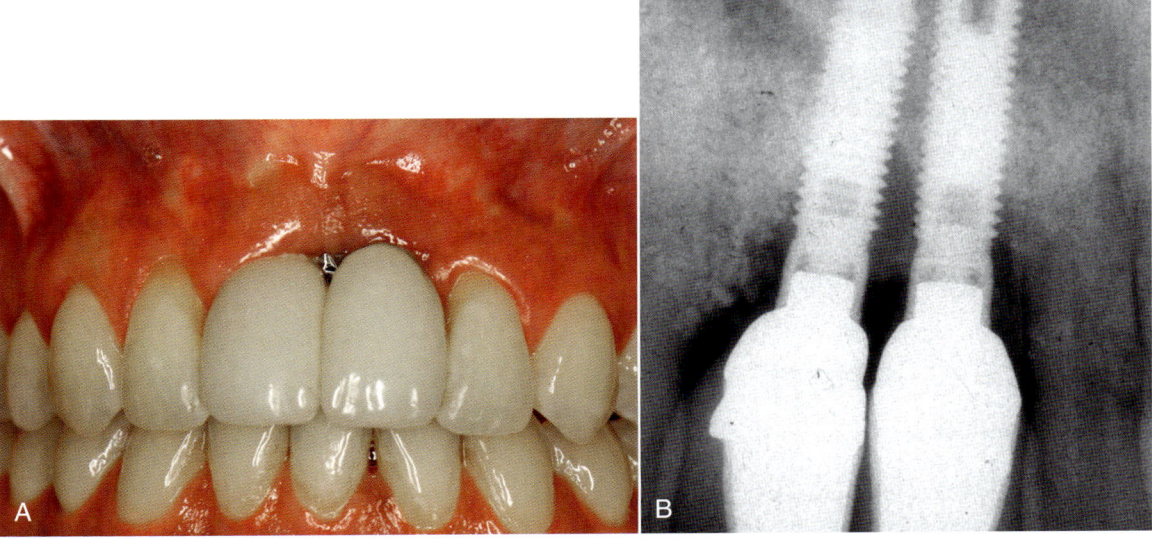

FIGURA 31-2. **A,** Duas coroas sobre implantes de incisivos centrais com estética interproximal pobre. **B,** A radiografia correspondente demonstra perda da crista óssea.

QUADRO 31-1 O Sistema do Implante tem Maior Tensão Biomecânica

1. Prótese
2. Cimento ou sistema de retenção do parafuso
3. Parafuso do pilar
4. Osso marginal
5. Interface osso/implante
6. Componentes do implante

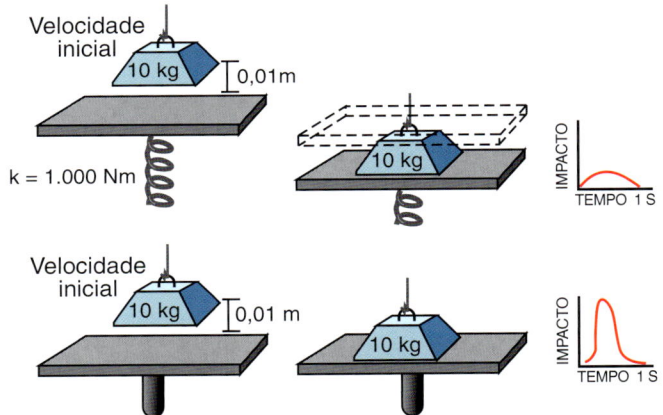

FIGURA 31-3. Um peso caindo sobre uma plataforma apoiada por uma mola resulta na absorção de algum estresse pela mola e redução da força de impacto (*topo*). Um peso semelhante caindo sobre uma plataforma rígida resulta em uma força de impacto maior (*parte inferior*).

Dente Natural *versus* Sistemas de Suporte de Implantes

Em comparação com um implante, o sistema de suporte de um dente natural é mais bem concebido para reduzir as forças distribuídas ao dente ou restauração e a região da crista óssea. A membrana periodontal, o *design* biomecânico, o módulo de elasticidade do material, o complexo de nervos e dos vasos sanguíneos do dente, o material oclusal e o tipo de densidade de osso em torno diminuem o risco de sobrecarga oclusal para o sistema dental. O sistema implantar (prótese, cimento ou parafuso de retenção, parafuso do pilar, osso marginal, interface osso/implante e componentes do implante) tem tensões mais elevadas em comparação[17] (Quadro 31-1).

A presença de uma membrana periodontal em torno dos dentes naturais significativamente reduz a quantidade de tensão transmitida para o osso, especialmente na região cristal.[18] O deslocamento da membrana periodontal dissipa a energia para a interface de tecido fibroso (ligamento periodontal) que circunda os dentes naturais e age como amortecedor viscoelástico de choques, servindo para diminuir a grandeza da tensão no osso da crista e prolongar o tempo durante o qual a carga é dissipada (diminuindo assim o impulso da força).[19] A transmissão de força é tão eficaz e dentro de condições ideais para a deformação óssea, que uma fina camada de cortical óssea (lâmina crivosa) forma-se ao redor do dente. Quando o dente é perdido, este forro de placa cortical desaparece, demonstrando que esta não é uma estrutura anatômica, mas um resultado de uma interface de tensão ideal para o osso. Em comparação com um dente, a interface direta osso/implante não é resiliente. Nenhum revestimento cortical está presente ao redor do implante porque a energia transmitida por uma força de oclusão não é dissipada longe da região da crista, mas transmite maior intensidade de força para esta interface de osso marginal contígua (Fig. 31-3).

Um implante recebe uma força de impacto maior do que um dente natural, porque não está rodeado por um complexo periodontal. O fato de o implante ser mais rígido, na verdade, significa que o sistema implantar recebe forças maiores e apresenta maior risco biomecânico que os dentes naturais. Lembre-se de que o sistema implantar inclui a porcelana oclusal na coroa (que pode fraturar), a prótese pode fraturar, o cimento ou parafuso que mantém a prótese pode descolar ou afrouxar, o parafuso do pilar que contém os componentes pode soltar, a crista óssea marginal pode ser perdida por sobrecarga patológica, a completa interface implante/osso pode

QUADRO 31-2 Consequências da Sobrecarga Biomecânica

1. Fratura da porcelana
2. Fratura da prótese
3. Queda da restauração por perda do cimento ou afrouxamento do parafuso
4. Afrouxamento do parafuso (do pilar)
5. Perda precoce da crista óssea
6. Perda precoce do implante
7. Perda óssea implantar intermediária a tardia
8. Doença peri-implantar (com perda óssea)
9. Resultado estético pobre (devido ao encolhimento do tecido após perda óssea)
10. Fracasso do implante intermediário a tardio
11. Fratura de componentes

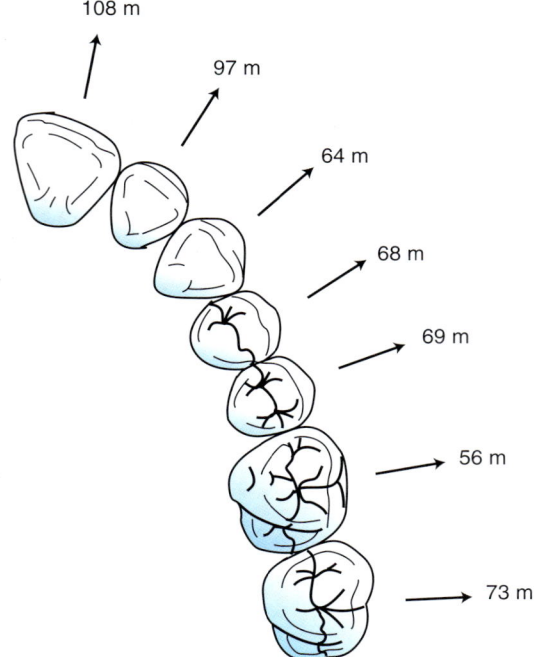

FIGURA 31-4. Os dentes naturais apresentam movimento horizontal que varia de 56 a 108 μm. Este varia dependendo de sua localização. Os dentes anteriores movem mais que os posteriores. Como resultado, um implante único anterior rodeado por dentes anteriores apresenta mais risco de contatos prematuros após movimentação dentária do que um implante unitário posterior. (Redesenhado de Shillinburg HT, Holo S, Whitsett LD, et al.: Fundamentals of fixed prosthodontics, ed 3, Chicago, 1997, Quintessence.)

resultar em mobilidade e perda, um intermédio para uma posterior peri-implantite pode resultar em maus resultados estéticos, e os componentes do implante podem fraturar (Quadro 31-2).

Uma analogia com a diferença de força de impacto entre um implante e um dente é bater um prego com um martelo de aço (um estrutura rígida), em comparação com um martelo de borracha (uma estrutura móvel). O martelo mais rígido transmite uma força de intensidade mais elevada e impulsiona o prego mais para dentro da madeira, em vez de ter a energia dissipada através da deflexão parcial do martelo de borracha.

A mobilidade de um dente natural pode aumentar com o trauma oclusal. Este movimento dissipa tensões e deformações que seriam aplicadas na interface do osso adjacente, ou nos componentes da prótese. Após a eliminação do trauma oclusal, o dente pode retornar ao seu estado original no que diz respeito à amplitude de movimentos. A mobilidade de um implante também pode desenvolver-se sob trauma oclusal. No entanto, depois que o elemento traumatizante é eliminado, um implante não retorna à sua condição rígida original. Em vez disso, a sua saúde está comprometida, e a falha de todo o sistema de implante é geralmente iminente.

Uma força lateral sobre um dente natural é dissipada rapidamente para longe da crista do osso para o ápice do dente. Um dente natural saudável se move quase que imediatamente 56 a 108 μm (movimentação dentária primária) e fulcro 2/3 abaixo em direção ao ápice cônico com uma carga lateral[19-20] (Fig. 31-4). Esta ação minimiza cargas sobre as cristais do osso. Um implante não exibe movimento imediato primário com uma carga lateral. Em vez disso (com uma força maior), um movimento secundário mais atrasado de 10 a 50 μm ocorre, o que está relacionado com o movimento viscoelástico ósseo.[21] Além disso, este movimento não faz fulcro (como um dente) no terço apical de um implante, mas concentra forças maiores na crista do osso circundante. Portanto, se uma carga lateral ou angulada inicial (p. ex., contato prematuro) de igual magnitude e direção for colocada em uma coroa sobre implante e em um dente natural, o sistema de implante (coroa, cimento ou parafuso de retenção, parafuso do pilar, osso marginal, interface implante/osso) sustentará uma proporção maior da carga.

A largura de quase todos os dentes naturais é maior que a dos implantes utilizados para substituir os dentes (Fig. 31-5). Quanto maior a largura de uma estrutura transosteal (dente ou implante), menor a grandeza da tensão transmitida ao osso circundante.[17] Molares têm maiores dimensões que os pré-molares (maiores forças de mordida na região de molares), e os molares da maxila têm maior área de superfície radicular que as contrapartes mandibulares para compensar a diferença no osso circundante quanto à densidade e à forma. O tamanho do implante é muitas vezes polarizado

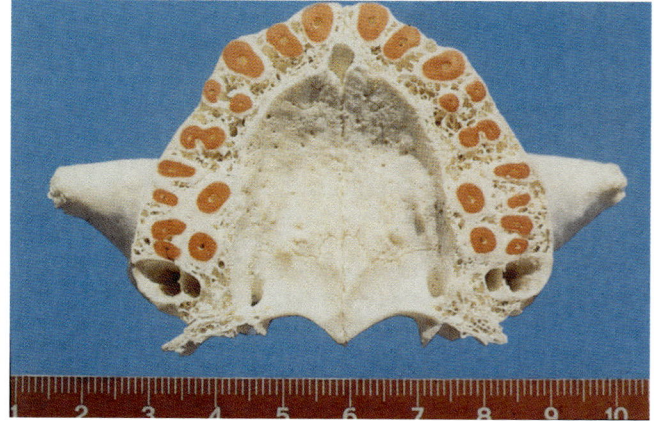

FIGURA 31-5. A largura do dente natural é quase sempre maior que a do implante que o substitui.

opostamente aos dentes naturais; ele é frequentemente decidido pelo volume de osso existente, em vez de ser pela quantidade e direção da força. Assim, os implantes de maior tamanho (área de superfície) são muitas vezes instalados na mandíbula anterior, seguido pela região anterior da maxila, da mandíbula posterior; os implantes de menor porte são muitas vezes instalados na maxila posterior.

A forma da secção transversal do dente natural na crista é biomecanicamente otimizada para resistir a cargas laterais (vestibulolinguais) por causa da resistência à fratura de flexão (momento de inércia) do dente e a direção das forças oclusais. Assim, dentes anteroinferiores são maiores em tamanho na direção vestibulolingual (para resistir às forças protrusivas), e caninos têm diferentes secções transversais do que outros dentes anteriores para sustentar cargas laterais em mais direções. Em contraste, os implantes são redondos em secção transversal, o que é menos eficaz ao resistir a flexões laterais; consequentemente, os aumentos na concentração de tensões ocorrem na região da crista óssea dos maxilares.

O módulo de elasticidade do dente é mais parecido com o do osso do que qualquer um dos biomateriais de implantes dentais disponíveis atualmente. Por outro lado, o titânio é mais que 10 a 20 vezes mais rígido que o osso cortical ou trabecular. Quanto maior a diferença de flexibilidade (módulo) entre dois materiais (metal e osso ou dente e osso), maior será o potencial de movimento relativo gerado entre as duas superfícies após o carregamento.[17] Além disso, quanto maior for a diferença de módulo de elasticidade, maior a concentração de tensões em que eles se encontram primeiro (no topo da crista). Assim, em condições semelhantes de carregamento mecânico, os implantes geram maiores tensões e deformações no osso (especialmente na crista) em comparação com um dente natural.

Os sinais precursores de um contato prematuro ou trauma oclusal em dentes naturais são geralmente reversíveis e incluem hiperemia e sensibilidade oclusal ou ao frio.[22] Esta condição resulta frequentemente em o paciente procurar tratamento profissional para reduzir a sensibilidade e, geralmente, é tratado por ajuste oclusal e uma redução na magnitude da força, o que diminui concomitantemente a magnitude de tensão. Esse tratamento mais frequentemente reduz a hiperemia e os sintomas associados a esta condição. Caso o paciente não receba um ajuste oclusal, o dente muitas vezes aumenta a sua mobilidade para dissipar as forças oclusais. Se um ajuste oclusal for realizado, a mobilidade do dente frequentemente irá diminuir. Assim, os sinais de alerta e sintomas de excesso de carga biomecânico em dentes naturais são geralmente reversíveis e projetados para proteger o sistema estomatognático. Se o paciente ainda não conseguir buscar tratamento profissional para este aumento da mobilidade, o dente pode migrar para longe da causa da tensão oclusal ortodonticamente.

Os sinais e sintomas iniciais de trauma reversíveis nos dentes naturais não ocorrem com implantes endosteais. Uma ausência de interface de tecido mole entre o corpo do implante e o osso resulta na maior parte da força concentrada em torno da região osso-implante transosteal.[17] A magnitude de tensão pode causar microfraturas ósseas, colocando o osso na zona de carga patológica, causando perda óssea ou levando à falha mecânica ou de componentes protéticos do implante (p. ex., fratura da porcelana, afrouxamento do parafuso do pilar).[23] Ao contrário dos sinais e sintomas reversíveis apresentados por dentes naturais, a perda óssea ao redor do implante ou a queda de próteses podem, na maioria das vezes, ocorrer sem quaisquer sinais de aviso. O afrouxamento do parafuso do pilar costuma ocorrer dentro do primeiro ano de carga, e é um sintoma da tensão biomecânica além dos limites do sistema. A perda óssea marginal em torno do implante ocorre sem sintomas e é mais provável durante o primeiro ano. A perda de crista óssea ao redor do implante não é reversível sem uma intervenção cirúrgica, e resulta em uma diminuição do suporte do implante e em um aumento da profundidade do sulco peri-implantar. Como resultado, a não ser que a densidade do osso aumente após o carregamento, ou a quantidade ou duração da força diminua, a condição de perda óssea pode progredir até a perda do implante, visto que os implantes não podem se mover ortodonticamente longe da força ofensiva.

Os dentes naturais e o seu ligamento periodontal fornecem propriocepção e detecção precoce de cargas oclusais e interferências. Como resultado, um contato prematuro oclusal superior a 20 μm pode alterar o caminho de fechamento da mandíbula para diminuir os elementos nocivos da força prematura angulada.[24,25] Além disso, a mandíbula de um paciente dentado quase para antes de o alimento ser penetrado e a força máxima de mastigação ser aplicada. É por isso que um pedaço de carne com osso pode cortar fora a ponta de uma cúspide, porque os maxilares não reduzem a sua velocidade antes do contato com o fragmento de osso. Próteses sobre implantes não têm tanta consciência oclusal quanto os dentes durante a função. Como resultado, a força de mordida usada na mastigação e parafunção pode ter maior magnitude, e o caminho do fechamento não é alterado com um contato prematuro.

Vários estudos confirmam que os dentes têm mais consciência oclusal e menos força aplicada em comparação com um sistema de implantes. Por exemplo, Trulsson e Gunne compararam três grupos de pacientes com um amendoim entre os dentes por 3 segundos que foi mordido em seguida.[26] O grupo de dentes naturais não teve problema para segurar ou morder o amendoim. O grupo de pacientes usuários de dentaduras experimentou os maiores problemas para segurar o amendoim, sem o deixá-lo cair ou desalojado. O grupo de pacientes usuários de implantes não teve nenhum problema para segurar o amendoim no lugar. No entanto, este último grupo mordeu através do amendoim com uma força quatro vezes maior que o grupo de dentição natural. A força quatro vezes maior nos pacientes com implantes é transmitida para o sistema de implantes, e não para o tecido mole, como ocorre no grupo de usuários de dentaduras. Assim, a diminuição na propriocepção de pacientes com implantes pode conduzir a uma força mais elevada da mordida durante a carga funcional ou parafuncional.

As informações proprioceptivas transmitidas por dentes e implantes diferem quanto à qualidade da consciência. Dentes apresentam uma rápida, acentuada e dolorosa sensação frente a uma alta pressão que provoca um mecanismo protetor. No entanto, os implantes exibem uma dor lenta que desencadeia uma reação tardia, se houver.[27] A sensibilidade oclusal em implantes é incomum; se ocorrer, significa uma complicação mais avançada.

Evidência radiográfica de trauma oclusal dos dentes inclui um aumento global no espaço da membrana periodontal e um aumento da radiopacidade e espessura generalizada da lâmina cribriforme em torno do dente (não apenas localizada na crista).[24,25] Nenhum sinal radiográfico costuma ser aparente em torno de um implante sob força oclusal excessiva, exceto na região de crista, que demonstra perda óssea (mas pode ser diagnosticada como "espaço biológico" ou doença peri-implantar).[10]

O dente natural pode apresentar sinais clínicos de maior tensão, tais como as facetas de desgaste do esmalte, linhas de tensão, linhas de Luther (em restaurações de amálgama), abfração cervical e cavidades nas cúspides (Fig. 31-6). Uma coroa sobre implante raramente mostra sinais clínicos do aumento da tensão biomecânica diferente de fratura por fadiga. Como consequência, menos sinais de diagnóstico estão presentes para avisar ao clínico para reduzir a tensão sobre o sistema de suporte do implante.

De todas as superfícies oclusais opostas na boca, esmalte opondo esmalte tem o maior volume total de desgaste (a soma total de ambas as superfícies de oclusão).[28] O esmalte em um dente irá desgastar quando forças laterais repetidas ou contatos prematuros são introduzidos no sistema, e pode reduzir a magnitude e o ângulo de força de um contato prematuro. Em comparação, uma coroa de porcelana oclusal sobre implante não se desgasta tão rapidamente quando um contato prematuro lateral é presente.

O dente irrompe lentamente para oclusão e está presente na boca desde a infância. O osso circundante se desenvolveu em resposta às cargas biomecânicas. Observe que não é organizada lâmina dura em torno de um dente decíduo ou permanente até que este seja carregado. Os dentes permanentes são gradualmente introduzidos um pouco de cada vez, enquanto os outros dentes estão presentes e suportam as cargas. Assim, os tecidos periodontais se organizam gradualmente para sustentar cargas crescentes, incluindo as exercidas por uma prótese. A única carga óssea progressiva em torno de um implante é realizada pelo dentista de forma muito mais rápida em relação ao intervalo de tempo e à magnitude da carga.

Quando os implantes ou os dentes estão sujeitos à oclusão com cargas repetidas, fraturas microscópicas por tensão, encruamento e fadiga podem ser o resultado. Fraturas por fadiga estão relacionadas com a quantidade de tensão e o número de ciclos de carga.[17] O cemento e o osso em torno da raiz do dente são capazes de reparar o dano microscópico. Diferentemente do sistema natural do dente, os componentes do implante, como parafusos e cimento, não podem ajustar ou reparar essas condições e, finalmente, fraturam. O implante tem de executar seu serviço por dezenas de anos, o que aumenta os ciclos da curva de fadiga e o risco de complicações a longo prazo. Como resultado, as forças de oclusão podem resultar em mudanças sutis, mas podem causar problemas mais sérios a longo prazo para a sobrevivência, como resultado de complicações ósseas ou de componentes do implante em comparação com os dentes naturais.

O dentista utiliza classificações de mobilidade para avaliar a qualidade de um pilar natural. Um dente com um índice de Miller de mobilidade 0 é considerado "mais forte" que um dente com mobilidade 2. Implantes exibem nenhuma mobilidade clínica em comparação com os dentes. Frases como "sólido como uma rocha" foram originalmente usadas para descrever a sua rígida fixação. Como resultado, o dentista pode considerar o implante um pilar mais forte que um dente, especialmente quando a literatura sugeriu que cantiléveres distais a quatro implantes anteriores podem ser utilizados para restaurar um arco inteiro.[29]

Ao considerar os fatores de tensão, a mobilidade é uma vantagem. O dente natural, com o seu módulo de elasticidade semelhante ao osso, ligamento periodontal, e seções transversais e dimensões únicas, constitui um sistema de otimização quase perfeito para lidar com tensão biomecânica. De fato, a tensão é tratada de uma maneira tão eficiente que as doenças relacionadas com bactérias são o elo mais fraco. Um sistema de implantes lida mal com a tensão (capturando a tensão na crista do rebordo), com um módulo de elasticidade superior de 10 a 20 vezes o do osso circundante, e é incapaz de aumentar a mobilidade sem perda, de modo que as condições relacionadas com a tensão biomecânica são o elo mais fraco do sistema. Como resultado, as formas de diminuir tensão biomecânica são uma preocupação constante para minimizar o risco de complicações do sistema de implantes (Tabela 31-1).

Um exemplo do risco biomecânico superior ao sistema é a fratura da porcelana em prótese fixa. Uma coroa em dente natural tem um risco de fratura da porcelana de 3%, próteses fixas apoiadas por dentes naturais apresentam um risco de 7 a 10%. Por outro lado,

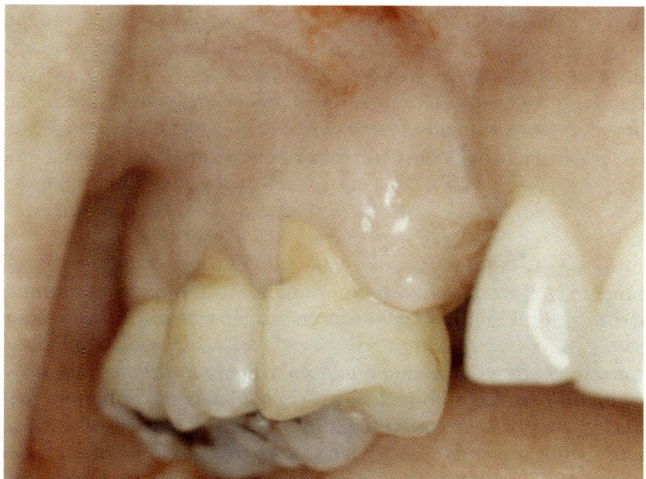

FIGURA 31-6. Um dente natural com trauma oclusal pode apresentar uma série de sinais clínicos, incluindo mobilidade, desgaste do esmalte, linhas ou depressões de tensão e abfração cervical. Este paciente não tem um canino. Como resultado, o pré-molar e o molar participam de uma função em grupo. Ambos os dentes têm abfração cervical como um resultado do aumento da tensão.

TABELA 31-1
Biomecânica Dente versus Implante

Dente	Implante

1. Membrana periodontal
  a. Amortecedora
  b. Duração maior da força (força de impacto diminuída)
  c. Distribuição de força em torno do dente
  d. Mobilidade do dente pode estar relacionada com força
  e. Mobilidade dissipa a força lateral
  f. Abalo relacionado com força
  g. Alterações radiográficas reversíveis relacionadas com força
	1. Contato direto osso-implante
	  a. Maior força de impacto
	  b. Duração curta da força (aumento do impacto da força)
	  c. Força principalmente para a crista
	  d. O implante é sempre rígido (mobilidade representa perda)
	  e. A força lateral aumenta a pressão no osso
	  f. Não abala com força
	  g. Alterações radiográficas na crista (perda óssea); não reversíveis

2. Projeto biomecânico
  a. Seção transversal relacionada com direção e quantidade de tensão
  b. Módulo elástico semelhante ao osso
  c. Diâmetro relacionado com a magnitude da força
	2. Projeto do implante
	  a. De secção transversal redonda e projetado para a cirurgia
	  b. Módulo elástico 5 a 10 vezes o do osso cortical
	  c. Diâmetro relacionado com osso existente

3. Complexo nervoso sensorial dentro e em torno do dente
  a. Trauma oclusal induz hiperemia e leva à sensibilidade ao frio
  b. Propriocepção (redução da força máxima de mordida)
  c. Força de mordida menos funcional (força de mordida funcional máxima superior)
	3. Sem nervos sensoriais
	  a. Trauma oclusal induz hiperemia e leva à sensibilidade ao frio
	  b. Consciência oclusal de 2 a 5 vezes menor
	  c. Força funcional de mordida 4 vezes maior

4. Material oclusal: esmalte
  a. Desgaste do esmalte, linhas de tensão, abfração e depressões
	4. Material oclusal: porcelana (coroa de metal)
	  a. Sem sinais precoces de força

5. O osso circundante é cortical
  a. Resistente a mudanças
	5. O osso circundante é trabecular (pode ser bom)
	  a. Propenso a mudanças

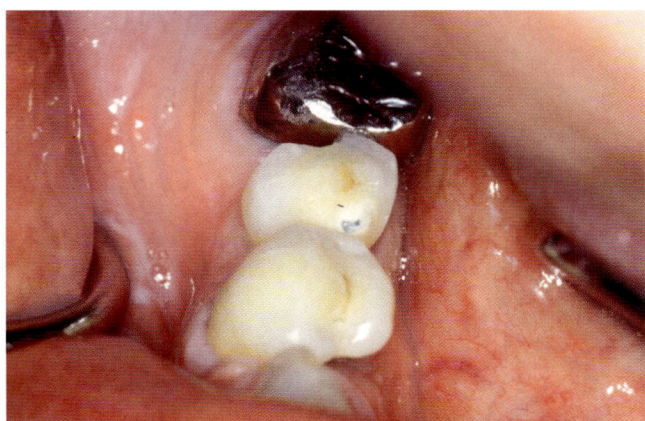

FIGURA 31-7. A fratura da porcelana pode ocorrer de duas a três vezes mais frequentemente em coroas sobre implantes quando comparadas a dentes naturais.

em 2009, Kinsel e Lin descobriram um índice elevado de fratura de porcelana de coroas sobre implante de 34,9% em pacientes com bruxismo e de 17,2% naqueles sem bruxismo[30] (Fig. 31-7). Em outras palavras, os pacientes estão em maior risco de complicações com implantes do que com dentes naturais, mesmo se não apresentarem bruxismo. Quando os dados individuais das coroas foram avaliados, os homens (com as forças de mordida superiores) tiveram 13,1% de suas coroas sobre implantes fraturadas em comparação com 6,4% das coroas em mulheres. Claramente, a carga biomecânica apresenta maior risco de complicações nas próteses dos sistemas de implantes do que em dentes naturais.

Não há estudos clínicos controlados comparando as várias teorias de oclusão dos dentes naturais aplicadas em implantes. As taxas de sobrevivência de implantes (não a qualidade da saúde) relatadas por diferentes profissionais estão muitas vezes dentro de alcances similares mesmo sendo as orientações restauradoras diferentes. A miríade de variáveis em uma população de pacientes faz estudos de séries de casos de diferentes filosofias oclusais de implantes serem impossíveis de realizar. Essas declarações não são destinadas a diminuir a importância da oclusão e uma busca por relacionamentos precisos e exatos, mas, em vez disso, a tentar incentivar a profissão para desenvolver ainda mais esta compreensão.

Em vez de abordar conceitos oclusais ou questões que resultam em perda precoce do implante, perda óssea cristal e outras complicações de prótese, uma análise de fatores de risco é benéfica. Por exemplo, o tabagismo é um fator de risco para a saúde. Nem todos os fumantes desenvolvem problemas de saúde por fumar, mas a odontologia considera fumar um fator de risco. Da mesma maneira, o diabetes não controlado é um fator de risco para a saúde periodontal. O fato de certos pacientes com diabetes não apresentarem doença periodontal não nega o diabetes como um fator de risco. De modo semelhante, os fatores de risco para os implantes e suas próteses relacionadas devem incluir a tensão biomecânica: quanto maior a tensão, maior será o risco de complicações. Portanto, para planos de tratamento e desenhos oclusais em implantes, devem ser estabelecidas condições para diminuir a tensão biomecânica. Por exemplo, as próteses sobre implantes com cantiléveres extensos têm algum sucesso; no entanto, há um risco aumentado de complicações biomecânicas.[31]

Parâmetros biomecânicos são excelentes indicadores de aumento do risco, porque eles são objetivos e podem ser mensurados. O dentista pode determinar qual condição apresenta um risco maior e por quanto o risco é aumentado. Assim, os conceitos oclusais desenvolvidos neste capítulo são originados dos fatores de risco biomecânicos.[32,33] Em outras palavras, se uma condição clínica cria um aumento da tensão biomecânica ao sistema de implante-prótese, o dentista deve implementar mecanismos para diminuir a tensão.

Oclusão Implantoprotegida

Um esquema oclusal adequado é um requisito primordial para a sobrevivência implantoprotética a longo prazo, especialmente quando uma parafunção ou uma fundação limítrofe está presente. Um esquema oclusal pobre aumenta a magnitude de cargas e intensifica a tensão mecânica (e a deformação) direcionada ao sistema de implantes. Esses fatores aumentam a frequência de complicações na prótese e no osso de suporte. Perda da crista óssea pode levar a uma profundidade anaeróbia de sulco e estado de doença peri-implantar. Essas condições podem também causar recessão do tecido, perda de papilas interdentais e pobres condições estéticas. Todas essas complicações podem ser causadas por tensão mecânica como resultado das cargas oclusais (funcionais ou parafuncionais).

O conceito de oclusão implantoprotegida (OIP) refere-se a um plano oclusal especificamente concebido para a restauração de implantes endosteais, proporcionando um ambiente para complicações biomecânicas reduzidas e maior longevidade clínica tanto para o implante quanto para a prótese.[32,33] A racionalidade para este conceito biomecânico foi publicada pelo autor, após longo período de estudos de avaliação clínica e biomecânica (e era originalmente chamada *medialmente-posicionada, oclusão lingualizada*).[34] Esse conceito foi especificamente concebido para próteses fixas em pacientes edentados parciais ou totais. Considerações clínicas para esse conceito são desenhadas a partir de conceitos básicos de próteses, princípios biomecânicos do osso e análises de elementos finitos para reduzir cargas oclusais nocivas e estabelecer uma filosofia oclusal consistente.

A meta principal de um esquema oclusal é manter a carga oclusal que foi transferida para o sistema de implantes dentro dos limites fisiológicos e biomecânicos de cada paciente. Esses limites não são idênticos para todos os pacientes ou próteses. As forças geradas por um paciente são influenciadas por faixas de parafunção, dinâmica da mastigação, posição do implante e localização no arco, formato de arco e altura da coroa. A filosofia do plano de tratamento para implantes dentais varia grandemente e depende desses vários parâmetros. O implantodontista pode direcionar esses fatores de força selecionando melhor a posição adequada, número e tamanho de implantes, aumentando a densidade óssea quando necessário pelo carregamento gradual do osso e selecionando o esquema oclusal adequado usando elementos de *design* para aliviar a tensão.

A posição de implantes e dentes naturais, o número, o tamanho e o desenho de próteses produzem uma infinidade de combinações possíveis. No entanto, podem ser estabelecidos padrões oclusais consistentes. As diretrizes a seguir são utilizadas para restaurar próteses fixas implantossuportadas. Um conceito oclusal ligeiramente diferente do autor é apresentado para próteses totais ou próteses removíveis tipo 5 (PR-5) tipo sobredentaduras (suporte em implantes e tecidos moles) e é chamado *medialmente-posicionado, oclusão lingualizada* (Cap. 33).

Os princípios do OIP para próteses fixas tratam de várias condições para diminuir a tensão no sistema de implantes, incluindo a oclusão existente, ângulo entre o corpo do implante e a carga oclusal, ângulo das cúspides de coroas dos implantes, articulação mutuamente protegida, cantiléver ou cargas deslocadas, altura da coroa, contorno da coroa, posição dos contatos oclusais, momento dos contatos oclusais e proteção dos componentes mais fracos (Quadro 31-3).

QUADRO 31-3 Oclusão Implantoprotegida

- Ausência de contatos prematuros oclusais ou interferências
- Articulação mutuamente protegida
- Ângulo entre o corpo do implante e a carga oclusal
- Ângulo das cúspides das coroas (inclinação das cúspides)
- Cantiléver ou cargas deslocadas
- Altura da coroa (cantiléver vertical)
- Contorno da coroa sobre implante
- Posições dos contatos oclusais
- Sincronização dos contatos oclusais
- Proteção do componente mais fraco

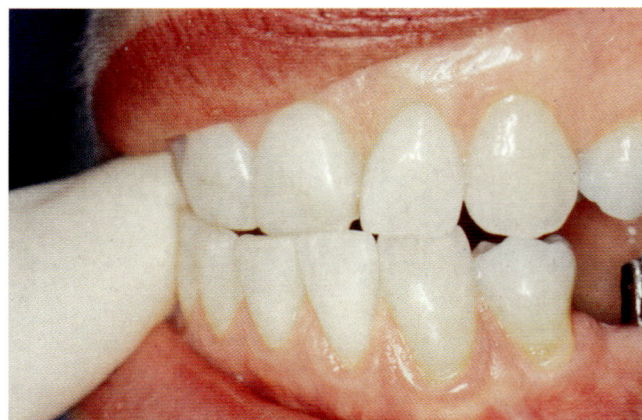

FIGURA 31-8. O paciente tem bruxismo leve (mínimo desgaste dental). A posição do desgaste dental indica que, na lateralidade esquerda mandibular, o primeiro pré-molar esquerdo inferior oclui com a cúspide maxilar. A coroa sobre implante para o dente posterior ausente não deve sofrer forças laterais. A abrafação cervical do pré-molar e ligeiro aumento da mobilidade indicam que há aumento do risco biomecânico.

Considerações Oclusais para Próteses Fixas sobre Implantes

Oclusão Existente

Máxima intercuspidação (MI) é definida como a intercuspidação completa dos dentes opostos independentemente da posição do côndilo da mandíbula, às vezes descrita como o melhor ajuste entre os dentes, seja qual for a posição do côndilo da mandíbula.[24] *Oclusão cêntrica* (OC) é definida como a oclusão dos dentes opostos quando a mandíbula está em relação cêntrica (RC).[25] Isso pode ou não coincidir com a posição dentária de MI. Sua relação com a RC (uma posição neuromuscular independente do contato dos dentes com os côndilos em uma posição anterior e superior) é digna de nota ao dentista restaurador. É importante avaliar a eventual necessidade de ajustes oclusais para eliminar contatos dentários defletivos quando a mandíbula fecha em RC e a constatação de seus potenciais efeitos nocivos sobre a dentição existente e a restauração planejada.

A correção dos contatos defletivos antes do tratamento apresenta muitas vantagens e pode seguir uma variedade de abordagens, dependendo da gravidade da posição incorreta dos dentes: desgastes seletivos (uma técnica subtrativa), restauração com uma coroa (com ou sem tratamento endodôntico) ou extração do dente ofensor. A oclusão existente é mais bem avaliada com moldes de diagnóstico montados com arco facial sobre um articulador com um registro de mordida em RC (este processo foi abordado no Capítulo 16).

Existem controvérsias quanto à necessidade de se ter uma MI harmoniosa com OC (RC oclusão). A maioria dos pacientes em todo o mundo não tem essa relação, ainda que não apresentem patologias clínicas ou perda precoce de dentes. Portanto, é difícil afirmar que essas duas posições devem ser semelhantes. No entanto, é importante avaliar a oclusão existente e as excursões mandibulares para decidir conscientemente se a situação existente deve ser modificada ou mantida. Em outras palavras, dentistas devem determinar se irão ignorar ou controlar a oclusão do paciente (Fig. 31-8).

Muitos dentistas começam a avaliar a oclusão do paciente quando a prótese sobre implante final é entregue ao mesmo. No entanto, este momento é muitas vezes muito tarde para restaurar corretamente o paciente (Fig. 31-9). A questão subjacente que ajuda a determinar a necessidade de correção oclusal antes da realização da prótese sobre implantes é a observação dos sintomas negativos da condição já existente. Isso pode incluir condições articulares temporomandibulares (ATM), sensibilidade, mobilidade, desgaste e fraturas dentárias, assim como abrafação cervical ou fratura da porcelana.[24,25] Quanto menos significantes as descobertas, menos chance de se realizar uma modificação no padrão de oclusão antes do tratamento com implantes. Portanto, essas condições, não devem ser ignoradas antes do tratamento.

Como regra geral, quanto mais dentes substituídos ou restaurados, mais provável será que o paciente seja restaurado em OC. Por exemplo, se uma mandíbula totalmente edentada está sendo restaurada com uma prótese fixa implantossuportada, a OC fornece consistência e reprodutibilidade entre o articulador e a condição intraoral. As pequenas alterações na dimensão vertical de oclusão (DVO) e sua relação com a posição dos pilares de implantes anteriores para o sentido da força podem ser estudadas e implantadas no articulador, sem a necessidade de gravar uma nova posição vertical de oclusão no paciente. Por outro lado, quando um dente anterior está sendo substituído, a posição MI existente é muitas vezes satisfatória para restaurar o paciente, embora uma interferência posterior e deslize anterior em interdigitação completa possam estar presentes (com pouca variação clínica das condições ideais). No entanto, em um paciente parcialmente edentado, a oclusão existente deve ser avaliada para determinar se condições nocivas estão presentes.

Contatos Oclusais Prematuros

Uma fórmula biomecânica fundamental da tensão é igual à força dividida pela área sobre a qual esta força é aplicada ($S = F/A$).[17] Portanto, durante a máxima intercuspidação ou OC, nenhum contato oclusal deve ser prematuro, especialmente em uma coroa implantossuportada. Contatos oclusais prematuros muitas vezes resultam em cargas laterais localizadas nas coroas opostas.[35] Como a área de superfície de um contato prematuro é pequena, a magnitude da tensão no osso aumenta proporcionalmente (ou seja, $S = F/A$). Toda a força de oclusão é aplicada em uma região em vez de ser partilhada por vários pilares e dentes. Além disso, este contato prematuro apresenta-se na maioria das vezes em um plano inclinado, aumentando o componente horizontal da carga, as tensões de cisalhamento cristais e o montante global de tensão para todo o sistema de implantes. A porcelana oclusal, o parafuso do pilar e o cimento retentor da coroa estão todos com risco aumentado, porque cargas de cisalhamento geram mais complicações.

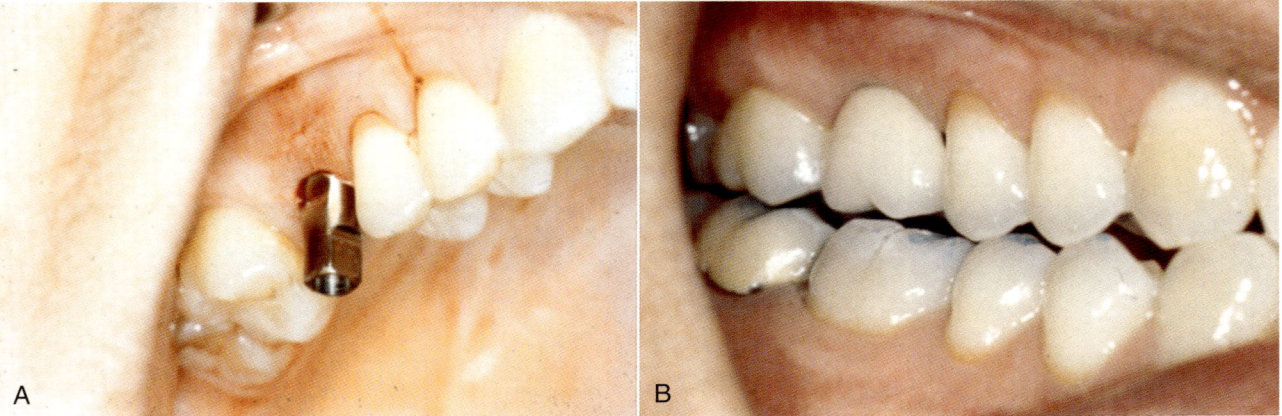

FIGURA 31-9. **A,** Um primeiro molar maxilar é substituído por um implante. As forças laterais devem ser aplicadas aos dentes anteriores durante as excursões mandibulares. **B,** A coroa sobre implante é assentada e a excursão mandibular direita é avaliada. Os pré-molares apresentam pequenas interferências de trabalho sobre a cúspide vestibular. Os pré-molares maxilares têm uma ligeira recessão gengival e abfração inicial na região cervical abaixo da junção cemento-esmalte. A força excursiva é reduzida quando os dentes posteriores não interferem durante excursões. Para isso, a inclinação das cúspides vestibulares dos pré-molares deve ser reduzida. Se o topo incisal do canino desgastar no futuro, os contatos oclusais terão de ser ainda mais modificados quando os dentes posteriores entrarem em contato durante as excursões.

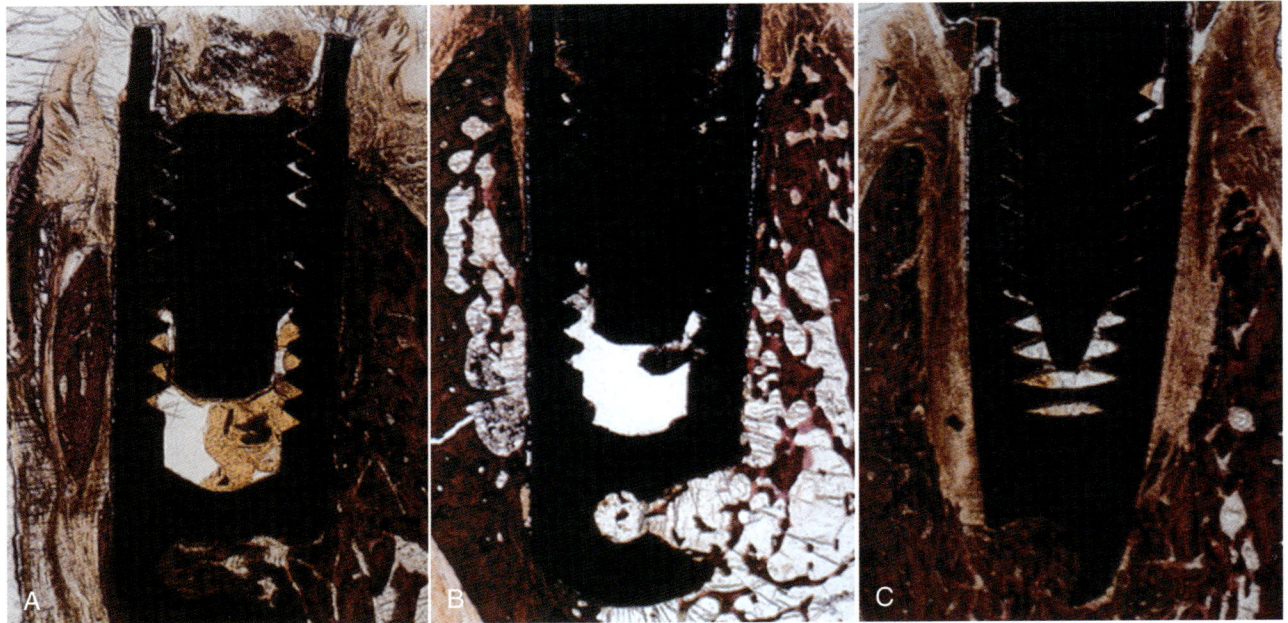

FIGURA 31-10. **A,** Uma coroa sobre implante com um contato prematuro de 100 μm por 4 semanas, exibindo pouca mudança na crista óssea. **B,** Uma coroa sobre implante com um contato prematuro de 180 μm por 4 semanas, mostrando 2 a 3 mm de perda óssea cristal. **C,** Uma coroa sobre implante com um contato prematuro de 250 μm por 4 semanas, apresentando perda óssea marginal de mais de 2/3 do comprimento do implante.

Este é um critério geral para dentes naturais, mas o conceito é muito mais importante em próteses sobre implantes com a sua maior força de impacto e menor consciência oclusal, devido às diversas razões anteriormente abordadas. Myata *et al.* avaliaram contatos prematuros em coroas sobre implantes em macacos (*Macaca fascicularis*).[11] A crista óssea foi avaliada histologicamente em coroas sobre implantes com contatos prematuros de 100 μm, 180 μm e 250 μm durante 4 semanas.[12] As coroas com contatos prematuros de 100 μm tiveram poucas alterações ósseas. O grupo de 180 μm demonstrou perda óssea de vários milímetros com um padrão em formato de V. As coroas sobre implantes de 250 μm, após 4 semanas, apresentaram um grande defeito em formato de V ao redor dos implantes que se estendiam por mais de 2/3 do corpo do implante (Fig. 31-10). O implante é rígido, e a carga prematura não pode ser liberada por aumento da mobilidade ou desgaste de material oclusal como em um dente natural.

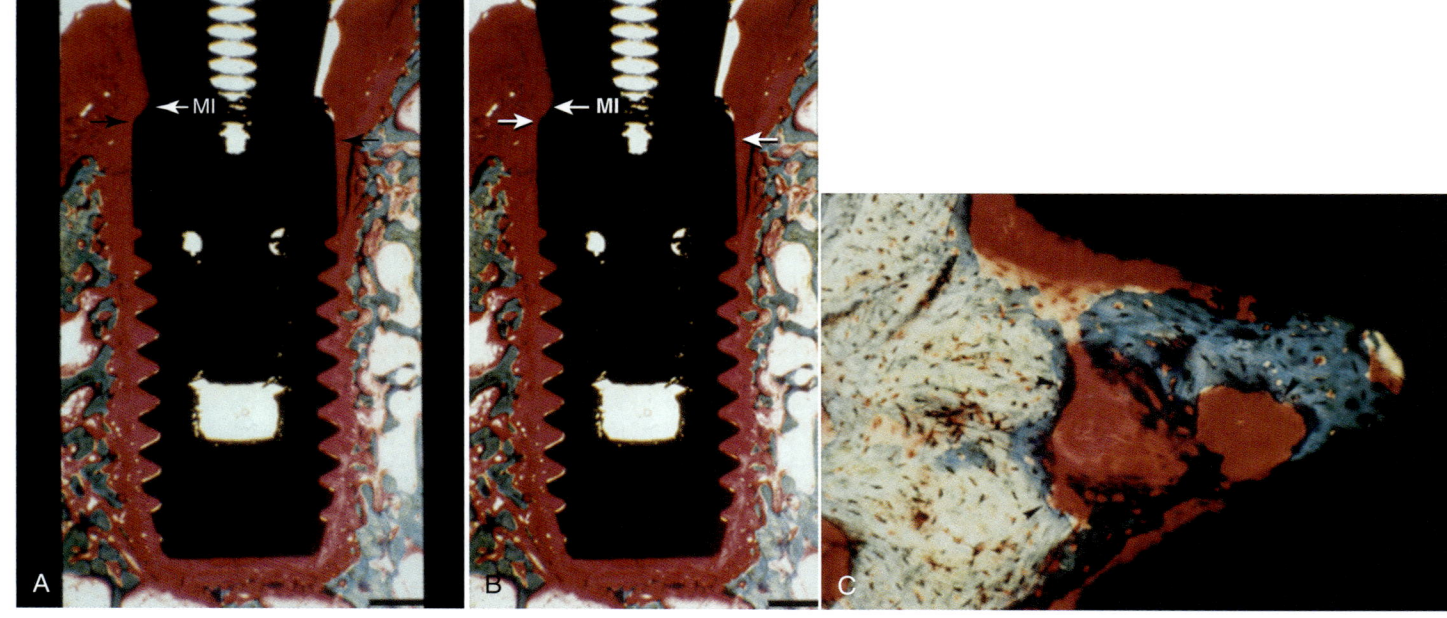

FIGURA 31-11. **A,** Três quartos dos implantes integrados com contatos oclusais prematuros foram perdidos de 2 a 14 meses após a carga. **B,** Os implantes que não foram perdidos tiveram perda da crista óssea. **C,** Os implantes que não foram perdidos tiveram atividade dos osteoclastos nas roscas. (De Isidore R: Histological evaluation of peri-implant bone at implants subjected to occlusal overload or plaque accumulation, *Clin Oral Implants Res* 8:1–9, 1997.)

Isidor *et al.* avaliaram contatos prematuros excessivos em oito implantes integrados que haviam sido instalados em macacos e acompanhados por um período de 20 meses.[13] Houve insucesso em seis dos oito implantes entre 2 e 14 meses. Aqueles que não falharam tiveram maior densidade óssea e perda óssea cristal com atividade osteoclástica ao redor das roscas dos implantes (Fig. 31-11). O contato prematuro em um sistema de implantes contribui para maior risco de afrouxamento do parafuso do pilar, fratura da porcelana, perda dos implantes com carga precoce e perda de crista óssea.

A eliminação de contatos oclusais prematuros é especialmente importante quando parafunção habitual está presente, porque a duração e a magnitude das forças oclusais são aumentadas. Este procedimento é mais crítico em próteses sobre implantes do que em dentes naturais, devido à falta de propriocepção e à incapacidade do implante de movimentar e dissipar as forças. Por causa da propriocepção, um contato inicial oclusal prematuro sobre um dente muitas vezes afeta o fechamento da mandíbula, resultando em uma posição MI diferente da OC. Uma coroa sobre implante com contato prematuro não se beneficia de tais recursos de proteção; como resultado, o sistema de implante estará em maior risco. Portanto, a avaliação oclusal em OC e MI e o ajuste conforme necessário em pacientes com implantes e parcialmente edentados são mais críticos do que na dentição natural, porque os contatos prematuros podem resultar em consequências mais danosas para os implantes em comparação com dentes.[36]

Orientação do Corpo do Implante

As forças que atuam sobre os dentes e implantes dentais são referidas como vetores (definidos em magnitude e direção).[17] Forças oclusais geralmente são tridimensionais, com componentes dirigidos ao longo de um ou mais eixos de coordenadas clínicos. As forças primárias de oclusão podem ser dissipadas com uma combinação de componentes em qualquer plano. A mesma magnitude de força pode

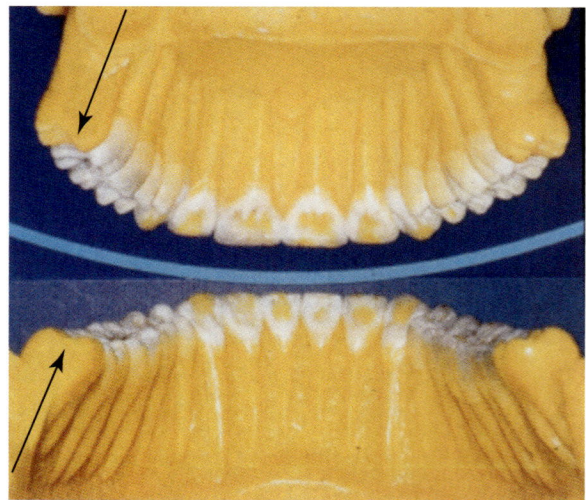

FIGURA 31-12. Os dentes naturais ocluem perpendicularmente às curvas de Wilson e Spee.

ter efeitos drasticamente diferentes sobre o sistema de implantes, devido à direção da força aplicada e por eles serem mais rígidos.

Os dentes são projetados principalmente para cargas de longo eixo. As raízes dos dentes naturais, em geral, são perpendiculares às curvas de Wilson e Spee. Embora a mastigação tenha um padrão elíptico "lágrima", quando os dentes finalmente contatam-se, as forças são direcionadas no longo eixo das raízes, especialmente durante uma mastigação forte (Fig. 31-12). O movimento apical dos dentes é mínimo em comparação com o movimento lateral. Os dentes anterossuperiores recebem uma carga lateral. As consequências de uma força lateral em um dente são minimizadas por causa da mobilidade dos mesmos, o que diminui os efeitos do componente da força lateral de uma carga.

Os implantes também são projetados para cargas em longo eixo. A análise de elementos finitos bidimensional realizada por Binderman, em 1970, avaliou 50 projetos de implantes intraósseos e descobriu que todos os projetos sustentaram contornos de tensão concentrados na região transosteal (cristal).[37] Além disso, observou-se menor tensão quando uma carga em longo eixo é aplicada em comparação com situações com cargas angulares. Análises de elementos finitos de duas e três dimensões realizadas por vários autores obtiveram resultados semelhantes [38-51] (Fig. 31-13).

Uma carga axial ao longo do eixo do corpo de um implante gera menos tensão global e uma maior proporção da tensão de compressão em comparação com uma força angular. Quando um corpo de implante é carregado no seu eixo longitudinal, uma força de 100 N resulta do componente de força axial de 100 N, e nenhum componente de força lateral é observado. Portanto, o corpo do implante deve ser posicionado perpendicular às curvas de Wilson e Spee, justamente como os dentes naturais.

A maioria das variações anatômicas do osso (p. ex., concavidades ósseas) situa-se no aspecto facial e influencia a inclinação do corpo do implante. Um corpo de implante pode ser posicionado com um ângulo de 15 graus para evitar uma concavidade facial e, por conseguinte, é posicionado a 15 graus da direção da carga oclusal. Esse implante, apesar da angulação, pode ser restaurado durante a reconstrução protética com um pilar angulado de 15 graus. Do nível de crista do rebordo ao plano oclusal, o pilar do implante é semelhante a um corpo de um implante axial. Assim, o técnico de laboratório e o dentista restaurador, muitas vezes, tratam o implante angulado e o implante axial de maneira semelhante. No entanto, em um corpo de implante em ângulo de 15 graus, a carga para o osso facial aumenta em 25,9% quando comparado com uma carga axial[32] (Fig. 31-14). Se o implantodontista colocar o corpo do implante com 30 graus de angulação, o componente de força bucal de qualquer carga oclusal vai resultar em um aumento de 50% da carga aplicada ao osso facial.[32]

Assim, o risco de perda de massa óssea cristal é aumentado com um implante angulado.[52,53] Além disso, uma maior força é aplicada à parte maior do sistema de implante. O contato de oclusão na superfície de porcelana pode ser colocado no eixo longitudinal do pilar angulado, mas o afrouxamento do parafuso do pilar e a fratura de componentes do implante podem apresentar maiores riscos. Portanto, embora o dentista possa colocar uma restauração em um pilar angulado de 30 graus e restaurar o caso de forma similar a um implante instalado axialmente, as condições e os riscos de perda por carga precoce, por perda da crista óssea e a soltura do pilar e parafusos são dramaticamente diferentes (Fig. 31-15).

Direção de Forças e Mecânica Óssea

O efeito deletério das cargas deslocadas ou anguladas sobre o osso é agravado devido à anisotropia do osso. *Anisotropia* refere-se às características do osso por meio do qual suas propriedades mecânicas, incluindo a resistência final, dependem da direção em que o osso é carregado e do tipo de força aplicada. Por exemplo, o osso cortical dos ossos longos humanos tem sido reportado como forte à compressão, 30% mais fraco sob tensão e 65% mais fraco ao cisalhamento[54] (Fig. 31-16). Porcelana, componentes de titânio e cimentos também são mais fracos para suportar componentes de uma carga cisalhante. Portanto, a OIP tenta eliminar ou reduzir todas as cargas de cisalhamento para o sistema de implantes, pois os componentes do osso, da porcelana, do titânio e do cimento são mais fracos para cargas desta natureza.

Qualquer carga oclusal aplicada em um ângulo ao corpo do implante pode ser separada em forças normais (compressão e tração) e forças de cisalhamento. Com o aumento do ângulo de carga, a quantidade de forças de compressão e de tração é modificada pelo cosseno do ângulo. Assim, a força é um pouco reduzida. No entanto, o componente angular da força é a de cisalhamento, e esta é igual à quantidade de força vezes o sinal da carga, o que aumenta consideravelmente a carga. A força que o osso recebe é a soma das forças de compressão, tração e cisalhamento. Por exemplo, uma força de 100 N aplicada 12 graus fora do eixo irá resultar em um aumento da força total no osso por 100 N × cosseno de 12 graus = 97,81 N + 100 N × seno 12 graus = 20,79 N. A força total é 97,81 N + 20,79 N = 118,60 N (ou um aumento de quase 20% em força total). Quanto maior o ângulo de carga ao longo no eixo do implante, maiores as tensões de compressão, tração e cisalhamento (Fig. 31-17).

Na análise de elemento finito, quando a direção da força altera para uma carga mais inclinada ou horizontal, a magnitude da tensão é aumentada em três vezes ou mais.[51,52] Além disso, em vez de se ter primariamente um tipo de força de compressão, os componentes de tração e de cisalhamento aumentam mais de 10 vezes em comparação com a força axial. Em um bloco fotoelástico com implantes instalados, é possível observar os contornos de tensão no osso (Fig. 31-18). Os implantes carregados axialmente têm menos tensão no sistema (*lado esquerdo* e *inferior direito* da figura). O implante mais inclinado tem linhas de tensão indicando cargas maiores (*implante superior direito*).

Uma carga angulada ao longo eixo do implante aumenta as forças de compressão na crista do rebordo no lado oposto ao implante, aumentando o componente de força de tensão ao longo do mesmo lado que o da carga. Quanto maior for o ângulo da força para o longo do eixo do corpo do implante, maior será a carga potencialmente prejudicial na crista óssea. Por exemplo, análise tridimensional de elementos finitos demonstra que uma carga vertical em um implante com 100% de contato com osso pode ter tensão de compressão de 4.000 psi (27,6 MPa) e quase nenhum esforço de tração na interface osso/implante na crista.[51] Usando o mesmo desenho de implante, uma carga em um ângulo de 45 graus pode aumentar o esforço de compressão a 14.000 psi (96,6 MPa); e, no lado oposto, a tensão de tração pode aumentar a 4.000 psi (27,6 MPa). Assim, as tensões de compressão são triplicadas, e a tensão de tração aumenta 1.000 vezes com uma carga aplicada em um ângulo de 45 graus.

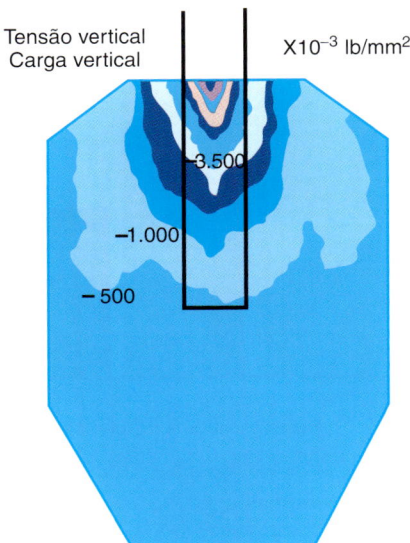

FIGURA 31-13. Uma análise de elementos finitos tridimensional de um implante com carga em longo eixo. As tensões estão principalmente na região da crista e primariamente têm forças de compressão.

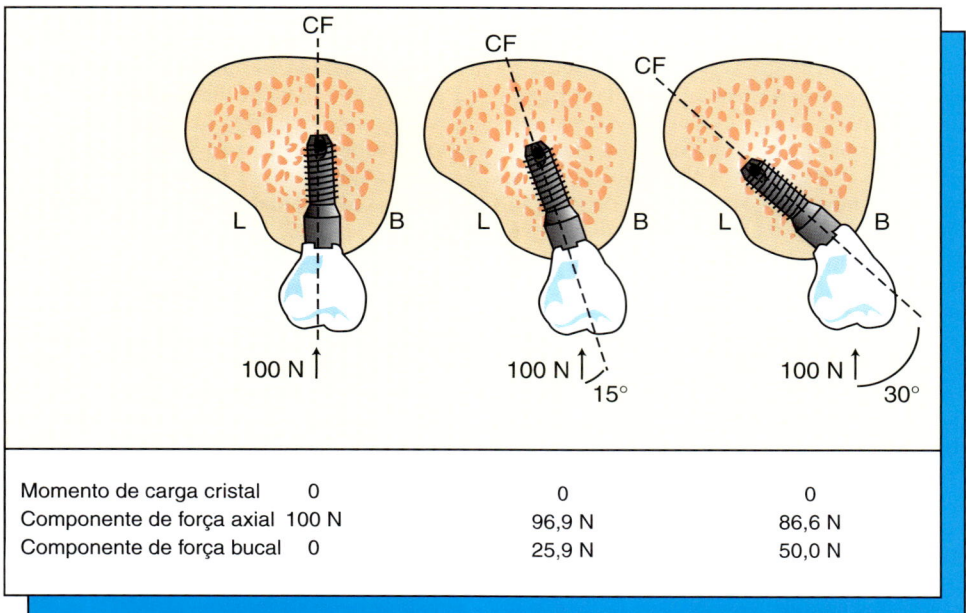

FIGURA 31-14. Um implante carregado no longo eixo não aumenta o componente de força vestibular da carga (*mais à esquerda*). Um ângulo de 15 graus aumenta o componente de força bucal em 25,9% (*ao centro*). Um ângulo de 30 graus aumenta a força de carga em 50%. Quando as forças são aplicadas ao longo eixo de um implante, as tensões se concentram na região da crista (*extrema esquerda*). A intensidade da tensão não é aumentada como resultado da posição do implante. O corpo do implante no centro está 15 graus fora do longo eixo. Com um pilar angulado de 15 graus, a restauração do implante é semelhante à situação anterior. No entanto, agora a tensão é maior em 25,9% na crista óssea; todos os outros fatores são semelhantes. O corpo do implante à *extrema direita* está 30 graus fora da carga do longo eixo. Com um pilar angulado de 30 graus, a coroa pode parecer similar. No entanto, o parafuso do pilar, a conexão pilar-implante e a interface osso/implante estão sujeitos a um aumento de 50% da tensão no aspecto facial do sistema. (De Misch CE: *Contemporary implant dentistry*, ed 2, St Louis, 1999, Mosby.)

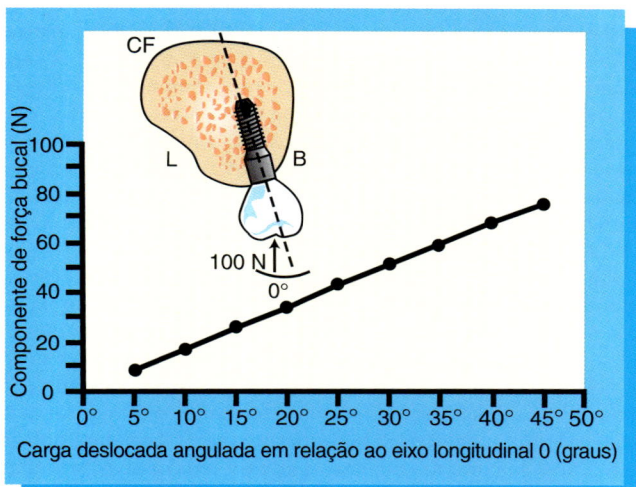

FIGURA 31-15. À medida que o ângulo de direção da carga no corpo do implante aumenta, as tensões em todo o sistema osso-implante e coroa aumentam. *B*, Bucal; *L*, Lingual. (De Misch CE: *Contemporary implant dentistry*, ed 2, St Louis, 1999, Mosby.)

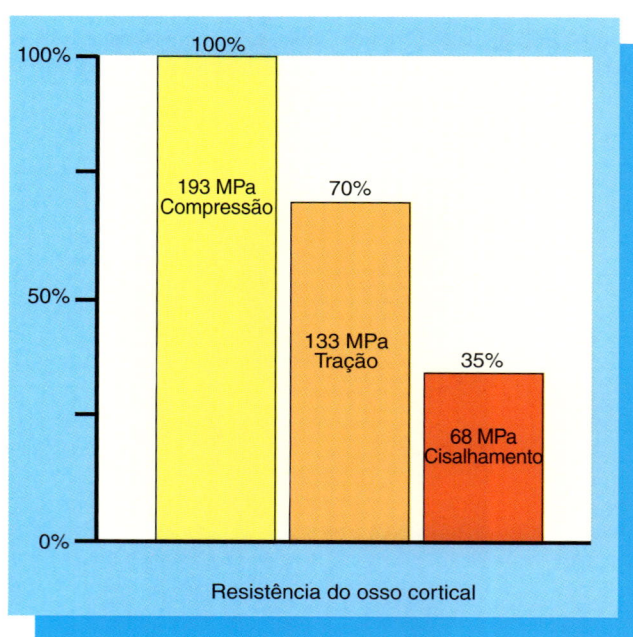

FIGURA 31-16. A resistência do osso à fratura depende do tipo de força aplicada para este. O osso é mais forte às forças de compressão, 30% mais fraco para forças de tração e apenas 35% resistente a forças de cisalhamento. Dessa maneira, sempre que possível, o osso deve ser carregado com cargas de compressão. (De Misch CE: *Contemporary implant dentistry*, ed 2, St Louis, 1999, Mosby.)

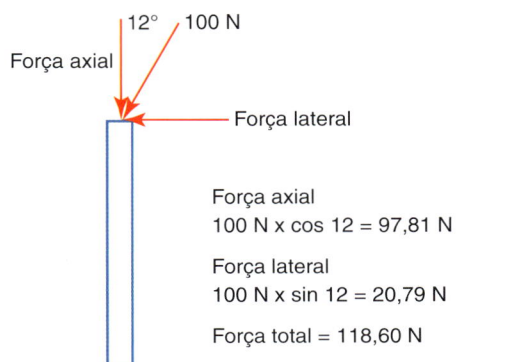

FIGURA 31-17. Uma força angulada de 12 graus aumenta a força para o sistema de implante em 18,6%.

TABELA 31-2
Resistência da Cortical Óssea Relacionada com Ângulo de Carga

Tipo	Resistência (MPa)	Direção da Carga
Compressão	193	Longitudinal
	173	30 graus fora do eixo
	133	60 graus fora do eixo
	133	Transversa
Tração	133	Longitudinal
	100	30 graus fora do eixo
	60,5	60 graus fora do eixo
	51	Transversa

De Reilly DT, Burstein AH: The elastic and ultimate properties of compact bone tissue, *J Biomech* 80:393-405, 1975.

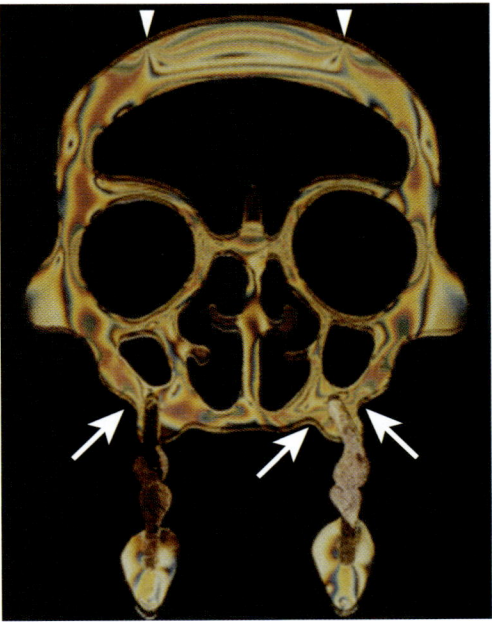

FIGURA 31-18. Um estudo fotoelástico de implantes opostos em uma maxila e mandíbula. Um dos corpos de implante maxilar está angulado em relação à direção da carga. O número de linhas de contorno de tensão no material é semelhante para os três implantes com carga ao longo eixo. As linhas de contorno de tensão estão aumentadas no corpo do implante angulado.

Os contornos de tensão no osso do simulador dos estudos tridimensionais se assemelham ao padrão clínico de perda óssea cristal precoce em implantes. Portanto, não só a magnitude da tensão aumenta sob cargas angulares, mas também evolui para um componente de cisalhamento mais nocivo, que é mais propício para a perda óssea e afrouxamento do parafuso.[39] Quanto maior o ângulo da força, maior o componente de cisalhamento. O osso é 65% mais fraco para uma carga de cisalhamento. Assim, a quantidade da força aumenta, e a resistência do osso diminui. Tem sido relatado que forças oclusais anguladas diminuem a capacidade de reparação do osso em dentes naturais. Isso também pode afetar a remodelação óssea em torno de um implante.[55]

Não só o osso é mais fraco para suportar cargas de cisalhamento, mas as forças aplicadas em um ângulo também podem afetar o limite fisiológico de resistência à compressão e à tração desse osso.[54,56] Uma força aplicada em um ângulo de 30 graus pode diminuir os limites de resistência do osso em 10% sob compressão e 25% sob tração (Tabela 31-2). Uma força de 60 graus compõe a força 30% sob compressão e 55% sob tração. Portanto, não somente o aumento de carga na crista óssea em torno do implante com as forças angulares, mas também a capacidade de suporte da quantidade de tensão no osso (p. ex., a resistência suprema) diminuem em cisalhamento, tração e compressão. Quanto maior for o ângulo de carga no osso, menor será a resistência à tração. Por isso, a OIP tenta eliminar as cargas laterais ou angulares em uma prótese implantossuportada, porque quando a magnitude das forças aumenta a resistência do osso diminui.

Barbier e Schepers avaliaram histologicamente, em cães, implantes carregados no longo eixo e implantes carregados fora do eixo.[57] Os implantes carregados no longo eixo tinham osso lamelar na interface. O osso lamelar é mineralizado e organizado, sendo chamado de *osso de suporte de carga* na ortopedia. Os implantes carregados fora do eixo tinham osso trançado na interface. Osso trançado é osso de reparo; ele é menos mineralizado, mais desorganizado e mais fraco que o osso lamelar (Fig. 31-19). Assim, as maiores tensões no osso com carga fora do eixo podem fazer com que o osso se repare e, portanto, tenha maior risco de sobrecarga e reabsorção.

Em conclusão, a microtensão na crista óssea é aumentada com uma carga inclinada e pode mudar de uma carga axial dentro dos limites fisiológicos para uma carga angular em sobrecarga patológica e, como consequência, resultar na perda de osso. Uma maior força, especialmente de cisalhamento, é gerada para a totalidade do sistema dos implantes. A porcelana oclusal é mais fraca para cisalhamento e pode fraturar; o cimento que mantém a prótese é mais fraco ao cisalhamento e pode fazê-la soltar; o parafuso do pilar afrouxa mais provavelmente com cargas de cisalhamento; a região da crista óssea pode reabsorver e componentes do implante fraturar mais frequentemente com cargas de cisalhamento mais elevadas. Portanto, quando as forças de cisalhamento são aumentadas com cargas inclinadas, deve ser feita uma tentativa para reduzir o efeito negativo dessas cargas.[58]

O componente principal da força de oclusão, por conseguinte, deve ser dirigido ao longo do eixo do corpo do implante, não em um ângulo ou usando como referência um pilar angulado (Fig. 31-20). Os pilares angulados devem ser usados apenas para melhorar a inserção da prótese ou o resultado estético final, pois transmitem cargas que tendem a rodar ou balançar o implante.

Cargas Protéticas Angulares

Tensões maiores na crista óssea com as forças angulares foram confirmadas com métodos de análise fotoelásticos e tridimensionais de elementos finitos. Se a carga oclusal for aplicada de forma angulada

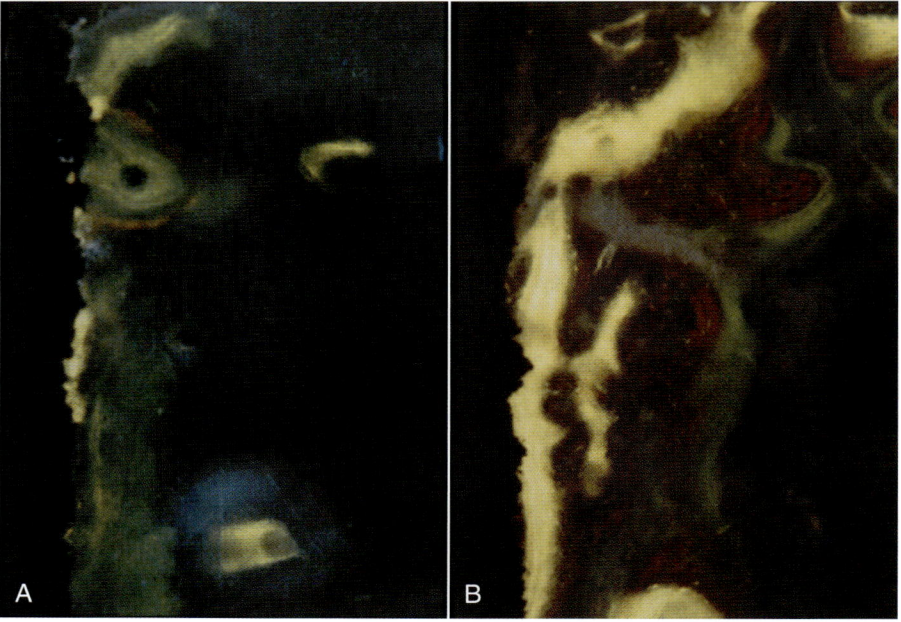

FIGURA 31-19. **A,** Uma carga em longo eixo em um implante com osso lamelar encontrado na sua interface. **B,** Uma carga fora do longo eixo para um implante com osso de reparação encontrado em sua interface, indicando condições de tensão mais elevadas que o ideal. (De Barbier L, Schepers E: Adaptive bone remodeling around oral implants under axial and nonracial loading conditions in the dog mandible, *Int J Oral Maxillofac Implants* 12(2):215-223, 1997.)

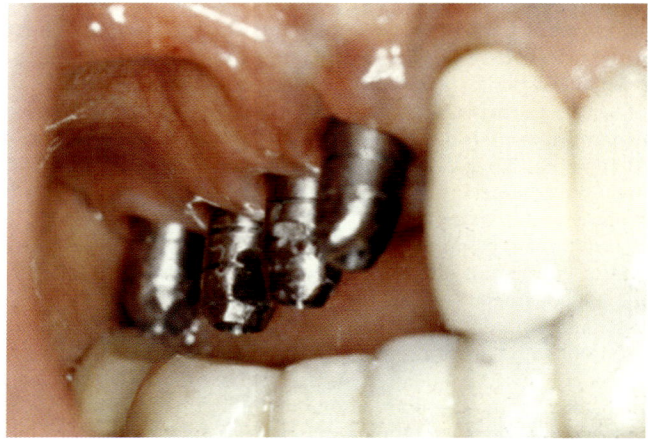

FIGURA 31-20. Um corpo de implante deve ser idealmente posicionado perpendicular ao plano oclusal e ao longo do contato oclusal primário. Esses implantes superoposteriores estão posicionados sobre as cúspides vestibulomandibulares opostas e não estão verticais, mas perpendiculares às curvas de Wilson e Spee.

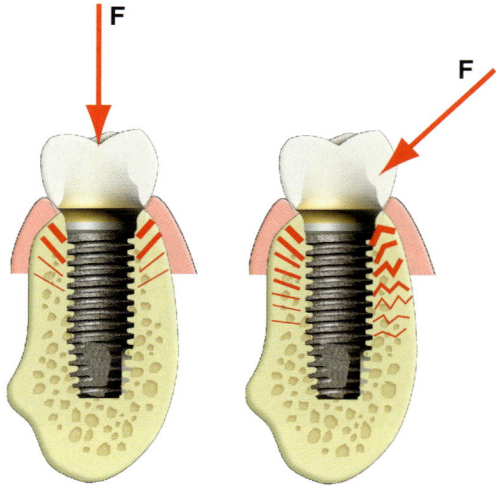

FIGURA 31-21. Quando uma carga angulada é instalada sobre um corpo de implante, aumentam tanto as tensões de compressão sobre o lado oposto do implante quanto as tensões de cisalhamento e tração do mesmo lado. Pelo fato de o osso ser mais fraco a forças de tração e cisalhamento, os riscos para o osso são maiores por dois motivos: (1) a quantidade de tensão é aumentada, e (2) o tipo de tensão é modificado para mais condições de tensão e cisalhamento. *F*, Força.

a um corpo do implante ou uma carga angulada (p. ex., o contato prematuro em uma cúspide angulada) for aplicada a um corpo de implante perpendicular ao plano oclusal, os resultados são semelhantes (Fig. 31-21). O risco biomecânico aumenta para o sistema de implantes.

O implante pode, idealmente, estar perpendicular ao plano oclusal, mas, na fase restauradora, a coroa sobre o implante pode receber cargas de forma ângulada. Forças similarmente nocivas aumentam em cisalhamento, e uma diminuição da resistência óssea ocorre na crista óssea associada a um aumento das cargas de cisalhamento nos componentes do implante e nos parafusos dos pilares. Assim, um ângulo com o corpo do implante ou uma carga em ângulo sobre as coroas sobre implantes aumenta a quantidade de tensões na crista óssea, transformando uma maior percentagem da força em cisalhamento, o que reduz a resistência do osso, da porcelana e do cimento. Em contraste, a magnitude da tensão ao redor do implante é mínima, e a resistência do osso, da porcelana e do cimento é maior sob uma carga axial ao implante e perpendicular ao plano de oclusão. Todos esses fatores tornam obrigatória a redução das forças angulares (Fig. 31-22).

A maioria dos implantes instalados em um ângulo maior que 12 graus em relação ao plano oclusal exige um pilar angulado. O cirurgião e o dentista restaurador devem entender que os pilares angulados são fabricados em duas partes, e são mais fracos em *design* do que um pilar reto de duas peças, sem ângulo. Pelo fato de menos metal estar de um lado do parafuso do pilar angulado, um maior risco de fratura ocorre e torna-se difícil a redução da largura para obtenção de contornos ideais da coroa. Além disso, um componente de carga

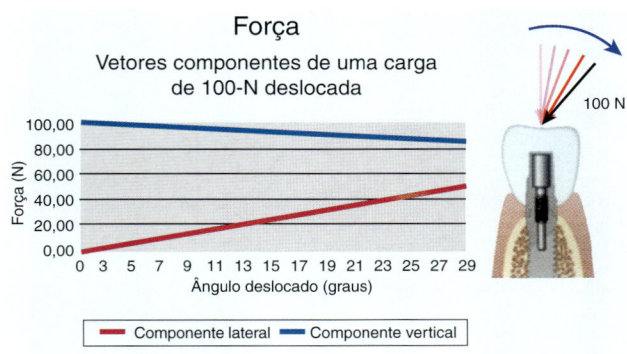

FIGURA 31-22. A força aplicada a um corpo de implante com uma carga em ângulo ou uma força com direção angulada é aumentada de forma diretamente proporcional ao ângulo da força. O maior aumento de força é o resultado do conjunto entre uma carga deslocada e angulada.

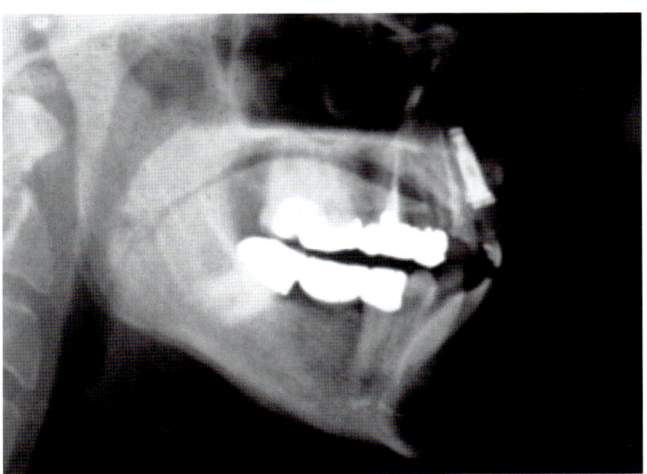

FIGURA 31-23. Implantes anterossuperiores são mais frequentemente instalados em uma carga angular para os dentes anteroinferiores. Como resultado, a quantidade de carga deve ser reduzida. Felizmente, a força de mordida dos dentes anteriores é reduzida quando os dentes posteriores não ocluem. No entanto, pacientes que fazem apertamento podem desenvolver uma força de mordida anterior considerável. Redução do contato oclusal, implantes de maior diâmetro, aumento do número de implantes, união de implantes e protetores noturnos são soluções possíveis.

transversal maior se desenvolve no parafuso do pilar e na crista do rebordo, como resultado das cargas anguladas aumentando o risco de afrouxamento do parafuso do pilar. Em um estudo realizado por Ha et al., o afrouxamento do parafuso do pilar na região anterior da maxila foi comparado entre o pilar angulado e o reto. O afrouxamento do parafuso dos pilares angulados mostrou-se mais frequente que com os pilares retos após ciclos de carga.[59]

Soluções para Cargas Angulares

Quando as cargas laterais ou inclinadas não podem ser eliminadas, uma redução na magnitude da força ou um aumento da área de superfície dos implantes são indicados para reduzir o risco de complicações biomecânicas para o sistema do implante. Por exemplo, se três implantes adjacentes são instalados com o primeiro no longo eixo para a carga, o segundo a 15 graus e o terceiro implante a 30 graus, o cirurgião pode reduzir o risco global por meio (1) da adição de um implante adicional no espaço edentado ao lado do implante mais angulado, (2) do aumento do diâmetro dos implantes angulados ou (3) da seleção de um desenho de implante com maior área de superfície. Das três opções, aumentar o número de implantes é mais eficaz para reduzir a tensão global no sistema.[60] Além disso, um maior número de implantes proporciona mais retenção para a prótese.

O profissional pode reduzir o risco de sobrecarga (1) unindo os implantes, (2) reduzindo a carga oclusal no segundo implante e reduzindo ainda mais a carga no terceiro implante, e (3) eliminando todas as cargas laterais ou horizontais a partir do implante mais angulado e eliminando-as completamente em todas as regiões posteriores.

A mandíbula anterior (com uma magnitude de força semelhante à região anterior da maxila), muitas vezes, tem o implante posicionado perpendicular ao plano oclusal e restaurado com um pilar reto. Na maxila anterior, mesmo sob condições ideais, o implante deve ser inclinado para longe do osso vestibular, resultando na necessidade de uso de um pilar direcionado ao contorno facial da coroa. Um pilar protético angulado é necessário, e esses implantes são mais frequentemente carregados de forma angulada. Na verdade, dentes anteriores maxilares são normalmente carregados com um ângulo de 12 a 15 graus em relação ao plano oclusal (Fig. 31-23).

A dentição natural reduz o aumento da tensão para a maxila, aumentando o tamanho das raízes em comparação com os incisivos mandibulares e aumentando a mobilidade dos dentes. Portanto, na maxila, um implante de maior diâmetro ou maior número de implantes é indicado para minimizar a tensão na crista óssea em cada pilar, especialmente em pacientes que apresentam bruxismo grave. Um aumento do rebordo pode ser necessário antes da colocação do implante para melhorar a posição do implante ou facilitar o uso de um implante mais largo de diâmetro. A OIP visa reduzir a força de contatos oclusais, aumentando o número de implantes ou o diâmetro dos mesmos, em casos de implantes sujeitos a cargas angulares.

Cúspides em Coroas Posteriores Anguladas

O ângulo da força com corpo do implante pode ser influenciado pela inclinação da cúspide da coroa, da mesma forma que por uma carga angular com o corpo do implante. A dentição natural posterior muitas vezes tem cúspides com declives íngremes, e os ângulos das cúspides de 30 graus foram concebidos em dentes de dentadura e coroas protéticas sobre dentes naturais (Fig. 31-24). Os maiores ângulos de cúspides são, muitas vezes, considerados mais estéticos e podem até mesmo cortar a comida mais facil e eficientemente.[61] Para anular o efeito negativo de um contato cuspídeo angulado, os dentes antagonistas precisam ocluir ao mesmo tempo em duas ou mais posições exatas sobre os ângulos das cúspides ipsilaterais das coroas (Fig. 31-25). Isso não é possível em um cenário clínico.

O contato oclusal ao longo de apenas uma das cúspides anguladas resulta em uma carga inclinada para o sistema do implante, mesmo quando este não é prematuro a outros contatos oclusais (Fig. 31-26). A magnitude da força é minimizada quando o contato oclusal angulado não é um contato prematuro, mas, em vez disso, é uma carga uniforme ao longo de vários dentes ou implantes. No entanto, a carga em cúspide angulada aumenta a tensão de tração e de cisalhamento resultante sem qualquer benefício observado. Assim, não se ganha vantagem, mas se aumenta o risco biomecânico (p. ex., aumento do afrouxamento do parafuso do pilar, fratura da porcelana e queda da restauração).

O contato oclusal de uma coroa sobre implante, portanto, deve ser idealmente em uma superfície lisa perpendicular ao corpo do implante. Esta posição do contato oclusal geralmente é realizada pelo aumento da largura da fossa central para 2 a 3 mm em coroas sobre implantes posteriores, que são posicionadas ao longo do meio do pilar do implante. A cúspide antagonista é recontornada para ocluir

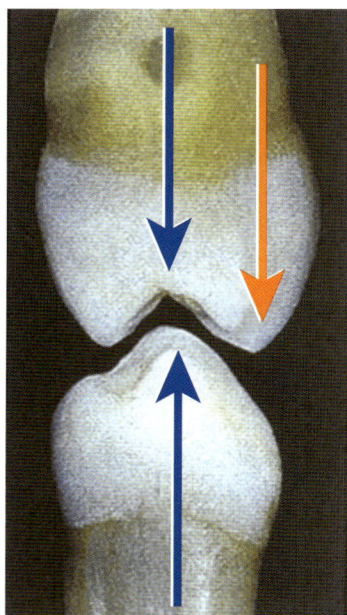

FIGURA 31-24. Dentes naturais muitas vezes têm ângulos de cúspide de 30 graus. Dessa forma, se um contato prematuro ocorrer em uma cúspide inclinada, a carga pode ser de 30 graus em direção ao corpo do implante se a coroa sobre implante duplicar o ângulo da cúspide de um dente natural.

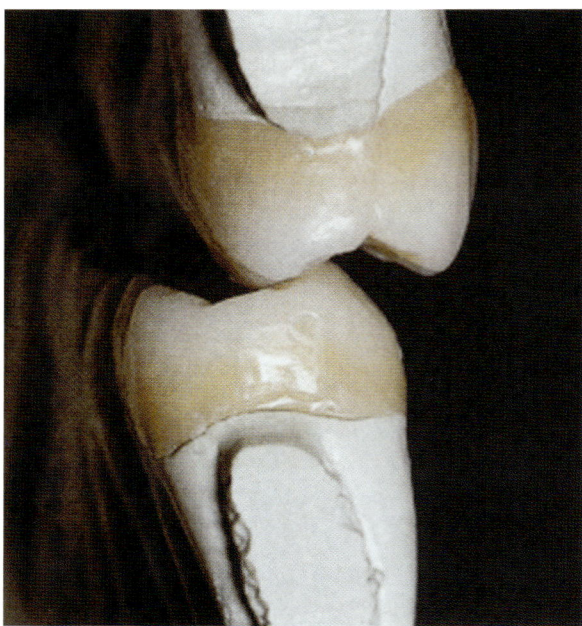

FIGURA 31-26. O plano da cúspide vestibulomandibular está ocluindo com o plano lingual da cúspide maxilar. Um contato oclusal em um ângulo cuspídeo transmite uma carga angular para o corpo do implante.

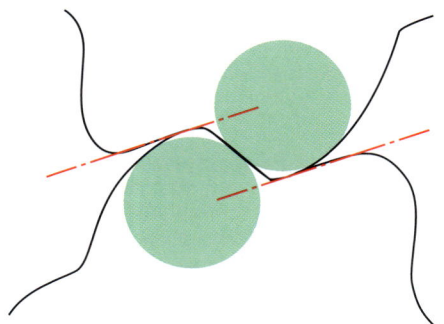

FIGURA 31-25. Quando coroas opostas ocluem, as três inclinações de cúspide devem contatar ao mesmo tempo para gerar uma carga de longo eixo.

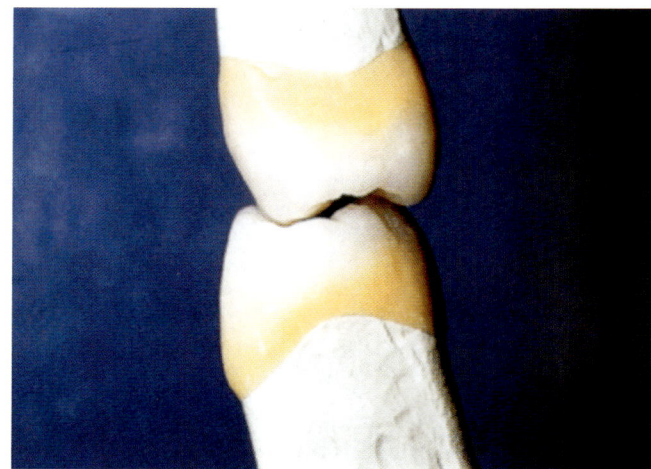

FIGURA 31-27. Uma coroa sobre implante posterior deve ter uma fossa central mais larga e perpendicular ao corpo do implante e paralela ao plano oclusal. A cúspide do dente antagonista deve ser modificada para ocluir com a fossa central alargada.

com a fossa central da coroa sobre implante diretamente sobre o corpo do implante (Fig. 31-27). Em outras palavras, o técnico de laboratório deve identificar o meio do corpo do implante e, em seguida, fazer uma fossa central de 2 a 3 mm de largura, ao longo desta posição paralela às curvas de Wilson e Spee (Fig. 31-28). Os contornos bucal e lingual da coroa podem então ser estabelecidos (reduzidos na vestibular na região posterior da mandíbula e na lingual da maxila). O dente antagonista pode requerer recontorno de uma cúspide oposta para ajudar a direcionar a força oclusal ao longo eixo do corpo do implante.

Articulação Mutuamente Protegida

As medidas das forças de mordida anteriores, em comparação com as posteriores, e estudos eletromiográficos fornecem evidências de que o sistema estomatognático provoca significativamente menos força quando os segmentos posteriores não estão em contato quando os dentes anteriores ocluem.[62,63] Por exemplo, a força de mordida máxima nos segmentos posteriores da boca (sem contato oclusal anterior) é de 200 a 250 psi. A força máxima de mordida na região anterior (sem contato oclusal posterior) é de 25 a 50 psi. Esta diferença resulta de uma resposta biológica e um estado mecânico quando os dentes posteriores não entram em contato. Quase 2/3 dos músculos temporal e masseter não contraem quando dentes posteriores não ocluem.[62] Além disso, o complexo ATM e dentes formam uma condição de alavanca classe 3 (ou seja, quebra-nozes).[25] Como resultado, quanto mais próximo um objeto é colocado na direção da dobradiça (ATM), maior será a força sobre esse objeto. Além disso, a maior mobilidade lateral dos dentes anteriores em comparação com os dentes posteriores (108 μm contra 56 μm) também diminui as consequências das forças laterais durante as excursões.

Muitos esquemas oclusais para dentes naturais opostos sugerem o uso de dentes anteriores para desocluir dentes posteriores

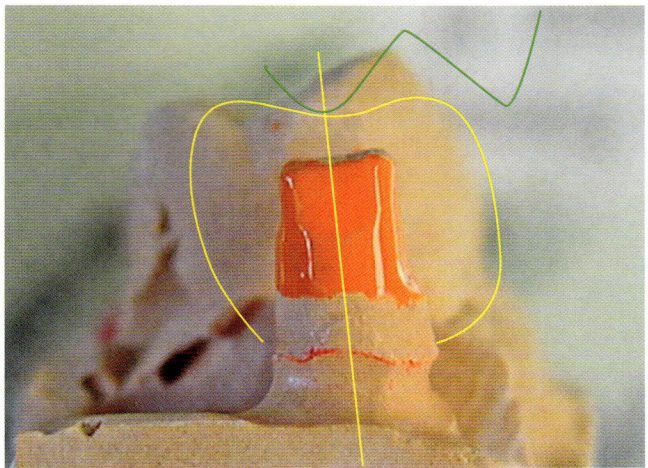

FIGURA 31-28. O técnico de laboratório geralmente posiciona o pilar do implante abaixo da fossa central da coroa sobre implante.

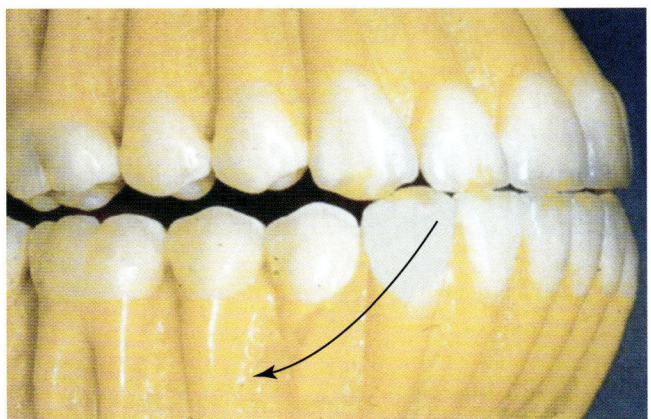

FIGURA 31-29. Em todas as excursões mandibulares, os dentes anteriores devem desocluir os dentes posteriores.

durante excursões (ou seja, a guia incisal mais acentuada que a guia condilar).[63-69] Isso tem sido chamado de *oclusão mutuamente protegida* porque os dentes posteriores protegem os anteriores em OC, e os dentes anteriores protegem os posteriores em excursões mandibulares. Este projeto oclusal baseia-se no conceito de utilizar o canino como chave deste esquema de oclusão para evitar forças laterais sobre os dentes posteriores.[69] Na OC, os contatos dos dentes anteriores são compartilhados e protegidos pelos contatos oclusais dos dentes posteriores. Quando o canino separa os dentes posteriores na excursão lateral direita ou esquerda, pode ser utilizado o termo *oclusão protegida pelo canino* ou *cúspide*.

Se dentes anteriores saudáveis ou caninos naturais estão presentes, o regime de oclusão mutuamente protegida permite que esses dentes distribuam cargas horizontais (laterais) durante excursões, enquanto os dentes posteriores desocluem durante as excursões (p. ex., a guia canina ou articulação mutuamente protegida) (Fig. 31-29). Os dentes posteriores estão protegidos contra as forças laterais pela guia anterior durante as excursões e os dentes anteriores recebem forças mais leves em excursões, porque os dentes posteriores não entram em contato. Em outras palavras, quando as forças laterais ou angulares são aplicadas em dentes anteriores, a magnitude da tensão é aumentada. No entanto, quando filosofias oclusais mutuamente protegidas são aplicadas, as consequências das forças laterais são reduzidas.

O conceito de articulação mutuamente protegida é utilizado em OIP. Em movimentos mandibulares protrusivos, os incisivos centrais e laterais desocluem os dentes posteriores. Em excursões laterais, o canino (e o incisivo lateral quando possível) desoclui dentes posteriores. Em OC, os dentes posteriores e caninos ocluem. Quando os incisivos centrais e laterais são naturais, eles também podem ocluir em OC (ou MI). Quando os dentes anteriores são sobre implantes, eles não podem ocluir em cêntrica, especialmente quando a dentição oposta também é implantossuportada.

Função em grupo (ou equilíbrio unilateral) foi sugerida em casos de perda óssea periodontal nos dentes restantes. O conceito era compartilhar com mais dentes as cargas laterais durante as excursões. Por exemplo, nessa filosofia, uma excursão mandibular para a direita contata a maior quantidade possível de dentes anteriores e posteriores à direita. Isso não é indicado em OIP. As forças laterais posteriores aumentam o momento de carga sobre implantes posteriores. Os contatos posteriores durante as excursões também têm mais forças sobre os implantes posteriores, porque há maior contração de massa muscular e os contatos oclusais estão mais próximos da ATM (alavanca de classe 3). Adicionalmente, as cargas laterais posteriores aumentam a força nos dentes anteriores ou nos implantes durante as excursões. Como resultado, ambos os componentes anteriores e posteriores dos implantes recebem maior força (Fig. 31-30).

Em um estudo realizado por Jemt *et al.*, quando próteses implantossuportadas eram antagônicas à dentição natural, a velocidade da mandíbula durante as excursões foi maior com função em grupo do que quando guia incisal estava presente.[15] Portanto, a força para o sistema de implante foi maior com a função em grupo. É interessante notar que Kinsel e Lin relataram que a função em grupo em pacientes com próteses implantossuportadas teve uma taxa de fratura de porcelana de 16,1% e ocorreu em 51,9% de pacientes com implantes.[30] Quando a desoclusão anterior foi o esquema oclusal em excursões, a taxa de fratura em coroas sobre implantes foi de 5,3%, e esta complicação afetou 15,9% dos pacientes (mais que três vezes de diferença).

Quanto mais íngreme a guia incisiva, maior a força nos dentes anteriores ou implantes. Por conseguinte, a guia anterior de uma prótese com implantes anteriores deve ser o mais rasa possível. De acordo com Weinberg e Kruger, para cada alteração de 10 graus no ângulo de desoclusão, existe uma diferença de 30% na carga[70] (Fig. 31-31). Uma força de 10 graus nos implantes anteriores com uma carga de 68 psi aumentará até 100 psi quando a guia incisal for de 20 graus e vai aumentar ainda mais chegando a 132 psi se a guia incisal for de 30 graus. Como consequência, a impressão desses autores é que a guia incisal deve ser inferior a 20 graus. No entanto, pelo fato de o conjunto côndilo-disco ser geralmente angulado de 20 a 22 graus, a guia incisal deve ser superior a este valor para desocluir os dentes posteriores.[25] Quando a guia incisal for menor que o ângulo da eminência articular da ATM (guia condilar), os dentes posteriores ainda entrarão em contato em excursões. Por isso, na maioria dos pacientes, uma guia incisal de pelo menos 23 a 25 graus é sugerida na OIP.

O aumento da carga que ocorre a partir do ângulo da guia incisiva é ainda multiplicado pela altura da coroa acima do contato oclusal inicial (o trespasse vertical), pois atua como uma alavanca enquanto a mandíbula desliza para baixo do plano inclinado (Fig. 31-32). Um trespasse vertical ideal de 5 mm em prótese tem sido relatado e, muitas vezes, é maior, especialmente em pacientes classe de Angle II, divisão II. No entanto, especialmente em pacientes parafuncionais, com próteses sobre implantes, a guia incisal deve ser tão rasa quanto possível (23 a 25 graus), o trespasse vertical deve ser reduzido para menos de 4 mm e os dentes posteriores devem desocluir nas excursões (Figs. 31-33 e 31-34).

A condição clínica que, por vezes, causa confusão é o esquema oclusal para um implante unitário substituindo um canino maxilar.

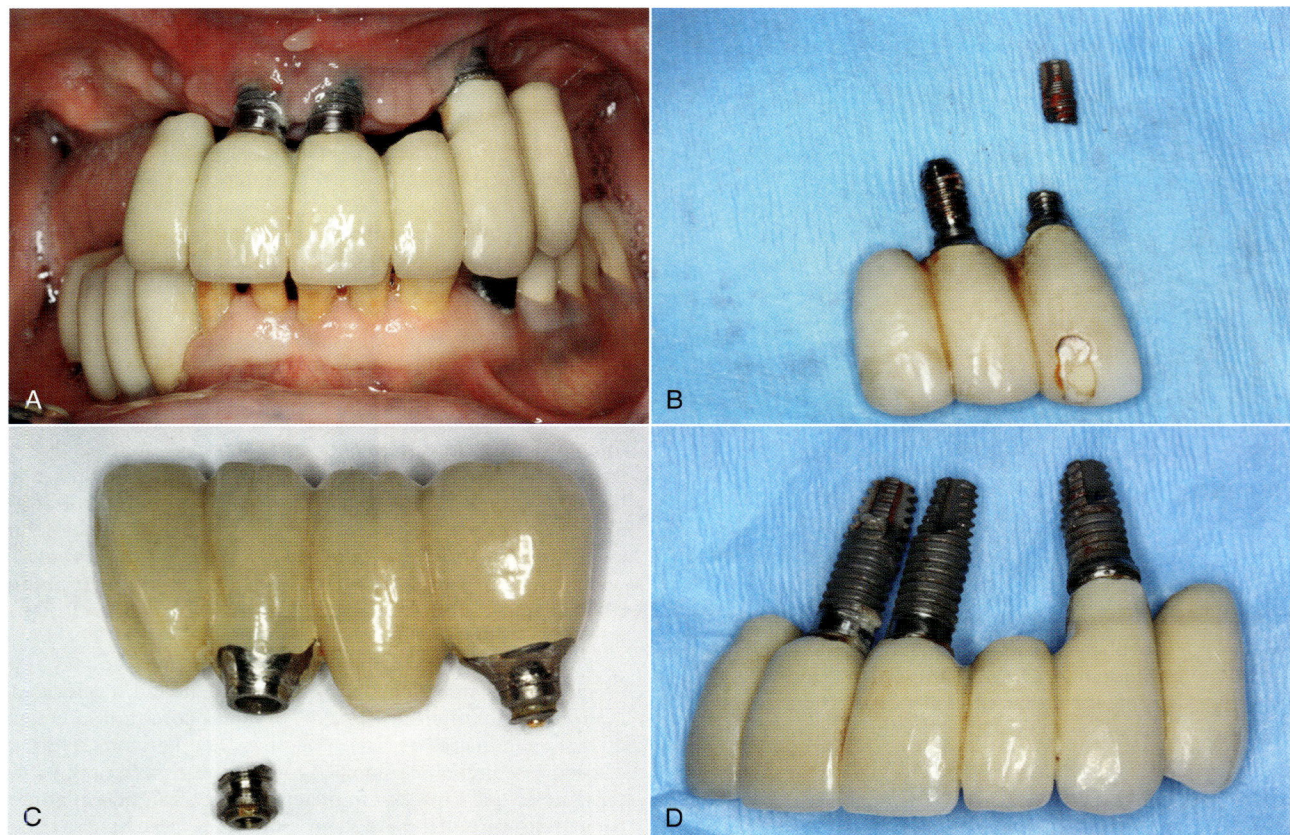

FIGURA 31-30. **A,** Este paciente foi restaurado com função em grupo. **B,** Os dois implantes maxilares direitos fraturaram. **C,** Os dois implantes mandibulares direitos fraturaram. **D,** Os implantes maxilares anteriores perderam a osseointegração.

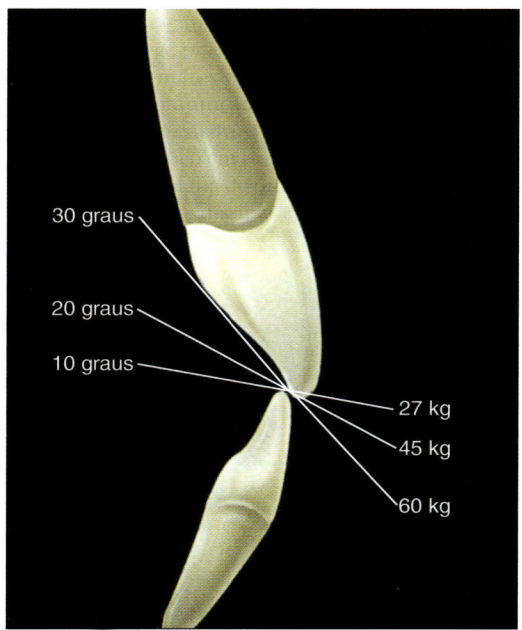

FIGURA 31-31. Para cada 10 graus de mudança no ângulo de desoclusão, existe uma diferença de 30% na carga. (De Weinberg LA, Kruger G: A comparison of implant/prosthesis loading for clinical variables, *Int J Prosthodont* 8:421-433, 1995.)

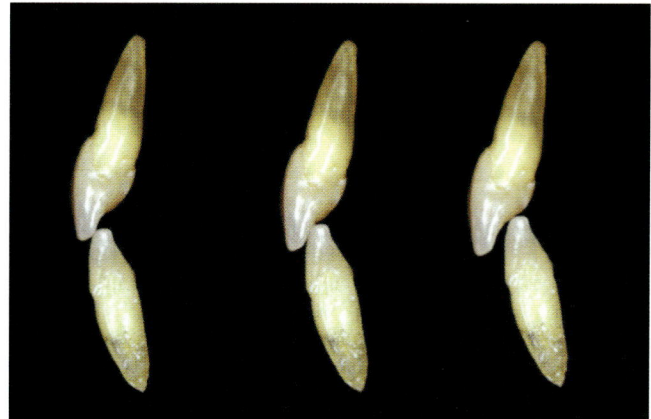

FIGURA 31-32. A carga anterior durante excursões é aumentada do contato cêntrico oclusal (*extrema direita*) ao topo incisal (*extrema esquerda*).

O canino maxilar que falta é o indicado para a coroa sobre implante único. O incisivo lateral é o dente anterior mais fraco, e o primeiro pré-molar é, muitas vezes, o posterior. Assim, esses pilares não são grandes candidatos para próteses de três elementos, especialmente porque as forças laterais seriam concentradas no pré-molar.

O mecanismo proprioceptivo do canino natural em blocos de excursões bloqueia quase 2/3 da atividade dos músculos masseter e temporal e diminui a força de mordida quando os dentes posteriores desocluem.[62] Um canino anestesiado gera uma contração de mais massa muscular em ambos – apertamento e excursão lateral – em comparação com o mesmo paciente antes da anestesia.[71] Assim, o complexo do nervo do ligamento periodontal dos caninos naturais ajuda a diminuir a força em excursões.

A propriocepção de caninos naturais anestesiados foi comparada com a de um implante.[72] Há uma propriocepção transmitida através do osso a partir de um implante, mas em uma intensidade reduzida em relação à de um dente natural. Uma oclusão mutuamente protegida ainda é benéfica quando um único canino é restaurado com um implante. Em outras palavras, uma maior redução nas forças laterais ocorre quando uma raiz do dente natural anterior está envolvida na excursão, em comparação com uma coroa sobre implante, mas esta também pode diminuir a força e é melhor que um pôntico na posição de canino. Além disso, o mecanismo de alavanca classe 3 da posição canina ainda é capaz de reduzir a força de excursões quando os dentes posteriores não entram em contato.

Nenhum contato oclusal ocorre em uma coroa unitária sobre implante na posição do canino durante as excursões mandibulares para o lado oposto. Durante a protrusão, a ausência de contato também é ideal. Se um contato for necessário, o ajuste oclusal é realizado de modo que, durante uma força de mordida leve, não haja contato oclusal na coroa do implante. Sob uma força de mordida pesada em movimentos protrusivos, a coroa sobre implante na região do canino pode entrar em contato.

A oclusão durante a excursão de trabalho para a coroa sobre o implante em canino é particularmente preocupante. O dentista deve fazer uma tentativa de incluir um dente natural nas excursões laterais porque os dentes têm maior propriocepção que os implantes. Para criar um esquema de articulação mutuamente protegida, um incisivo lateral é preferível porque este está mais longe da ATM. Assim, com uma excursão de trabalho lateral leve, o incisivo lateral obstrui primeiro e move 97 μm (quando em saúde), e depois a coroa sobre implante na região do canino contata o antagonista e ajuda na desoclusão dos dentes posteriores. Durante uma excursão lateral vigorosa, o incisivo lateral e a coroa sobre implante contatam com magnitudes semelhantes (Fig. 31-35). No entanto, em pacientes classe II de Angle esquelética, divisão 1, o primeiro pré-molar pode precisar ser incluído no processo de excursão, em vez do incisivo lateral, porque o trespasse horizontal pode ser excessivo.

Em resumo, sempre que possível, todas as excursões laterais na OIP opondo próteses fixas ou dentes naturais usam os dentes anteriores ou os implantes para desocluir os componentes posteriores.

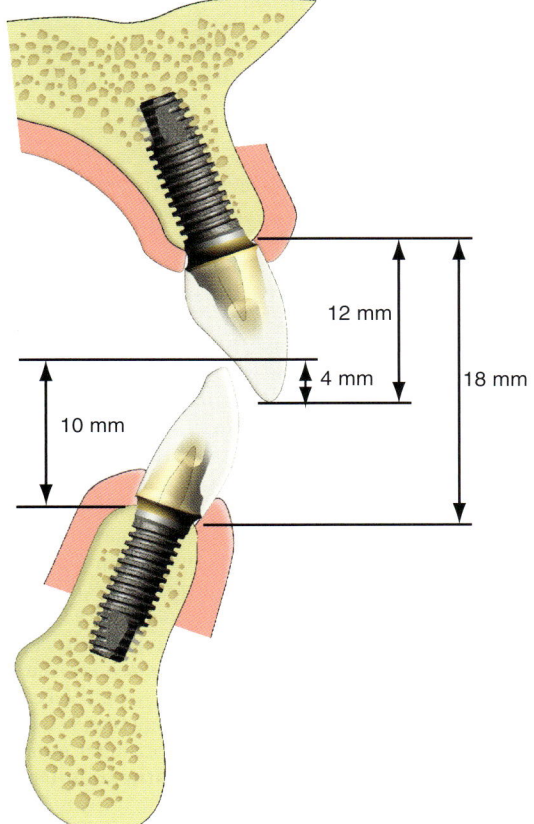

FIGURA 31-33. O trespasse vertical na prótese sobre implante deve ser reduzido a 4 mm ou menos. Quando os implantes são opostos, não há contato entre os caninos em oclusão cêntrica.

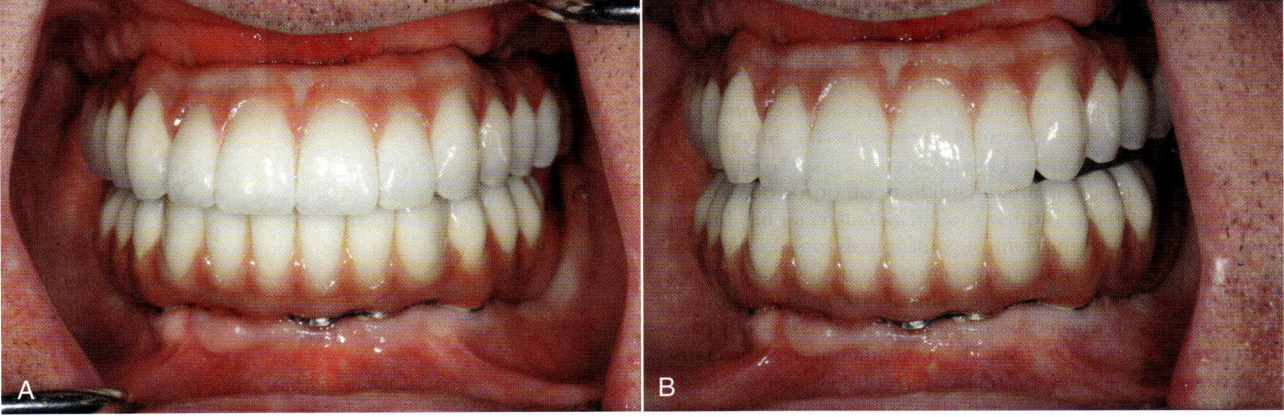

FIGURA 31-34. A, Próteses de arco total na maxila e mandíbula com um trespasse vertical de 3 mm. **B,** A guia incisal tem 25 graus, de forma que os dentes posteriores se separam em qualquer excursão mandibular.

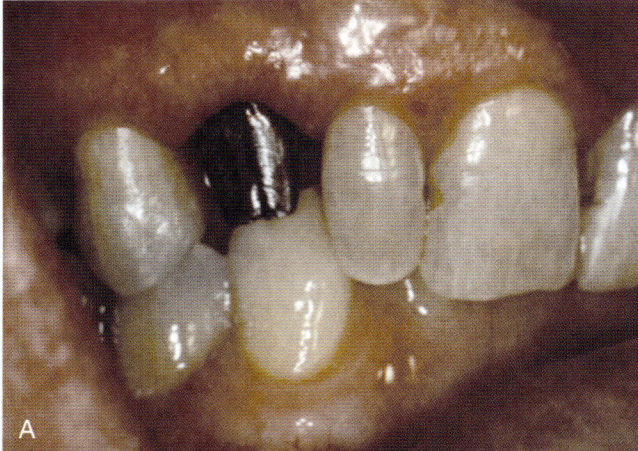
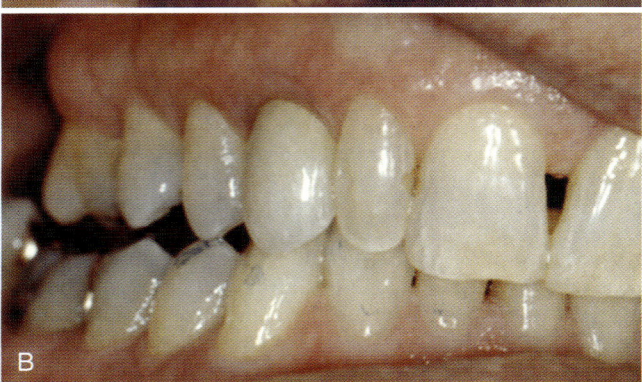

FIGURA 31-35. **A,** Um canino maxilar direito é reabilitado com um implante. Este paciente é classe II, divisão 2, e, portanto, tem trespasse vertical profundo. Uma guia incisal íngreme leva a uma força maior do que uma guia incisal rasa, o que deve ser o motivo pelo qual o canino fraturou após terapia endodôntica. **B,** A excursão mandibular é avaliada primeiramente com uma leve força de mordida, e após com uma força mais pesada. Idealmente, o incisivo lateral deve contatar primeiro e depois o canino. Além disso, o contato no primeiro pré-molar deve ser eliminado para diminuir a força direcionada ao implante.

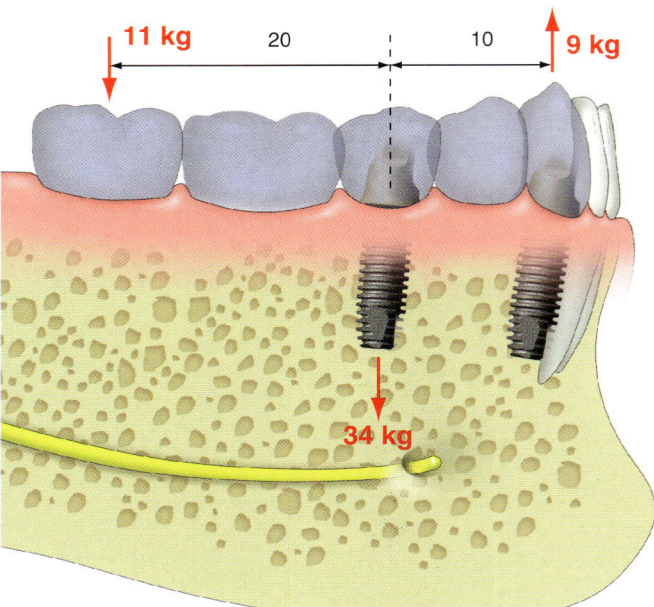

FIGURA 31-36. Um cantiléver em dois implantes deve ser considerado uma alavanca classe 1. Quando os implantes estão a 10 mm de distância com um cantiléver de 20 mm, uma vantagem mecânica de 2 é criada. Dessa forma, a carga no cantiléver será multiplicada por 2 no implante mais longe e o implante mais próximo ao cantiléver recebe a tensão total das duas cargas.

A resultante de forças laterais é distribuída aos segmentos anteriores dos maxilares, com uma diminuição global da magnitude de força. Este esquema oclusal deve ser seguido com ou sem implantes anteriores no arco. No entanto, se os implantes anteriores devem desocluir os dentes posteriores, dentes naturais (sempre que possível) são primeiramente usados durante a movimentação dentária inicial. Quando vários dentes anteriores estão ausentes, a união de dois ou mais implantes (quando possível) deve ajudar a dissipar as forças laterais.

Cantiléveres e Oclusão Implantoprotegida

Um cantiléver pode ser considerado uma alavanca de classe 1.[17] Por exemplo, se dois implantes separados a 10 mm de distância são unidos com um cantiléver de 20 mm, a relação mecânica do cantiléver é de 20 mm/10 mm, ou 2. Portanto, qualquer que seja a força aplicada ao cantiléver, uma força duas vezes maior vai ser aplicada sobre o pilar mais distante do cantiléver. Considerando que a força sobre o cantiléver é uma força de compressão, a força no pilar mais distante é de tração e de cisalhamento. A carga sobre o pilar mais próximo do cantiléver (o qual atua como um fulcro) é a soma dos outros dois componentes, e é uma força de compressão (Fig. 31-36). Assim, neste exemplo, uma força de 100 N no cantiléver é igual a uma tração ou cisalhamento de 200 N de força no pilar mais distante, e uma compressão de 300 N de força no pilar (o fulcro) ao lado do cantiléver.

Pelo fato de o cimento e os parafusos serem mais fracos para cargas de tração, o pilar do implante mais distante do cantiléver muitas vezes cai, resultando no pilar fulcro carregando a carga inteira. Uma vez que o implante é mais rígido que o dente, atua como um fulcro com maior transferência de força. Um cantiléver de um implante apresenta um risco mais elevado que um cantiléver de dente (Fig. 31-37). Como consequência, perda da crista óssea, fratura e perda do implante são frequentemente observadas. Em resumo, os cantiléveres aumentam a quantidade de tensão para o sistema de implante.

Quanto maior a força sobre o cantiléver, ainda maiores serão as forças sobre os implantes, porque o cantiléver é uma força multiplicadora. Por isso, as cargas parafuncionais são particularmente perigosas para a sobrecarga biomecânica. Quanto maior o comprimento do cantiléver, maior será a sua superioridade mecânica e maiores serão as cargas sobre os implantes. Quanto menor a distância entre os implantes, maior será a superioridade mecânica e maior será a tensão no sistema de implante (Fig. 31-38). A força no cantiléver também varia de acordo com o número de implantes.[73,74] Cantiléveres são conhecidos como causadores de ocorrências biomecânicas no implante e perda de componente de prótese, em especial da falha dos parafusos de fixação da prótese ou queda de próteses cimentadas. Um estudo clínico de Lundquist *et al.* também correlacionou o aumento de comprimento de cantiléveres com a perda da crista óssea ao redor dos implantes.[75]

O objetivo do OIP com relação ao cantiléver é reduzir a tensão nos pônticos em balanço e aumentar a tensão entre ou sobre os pilares de implantes. Para reduzir a quantidade de força que é multiplicada pelo cantiléver, a força de contato oclusal pode ser reduzida na porção em balanço da prótese.

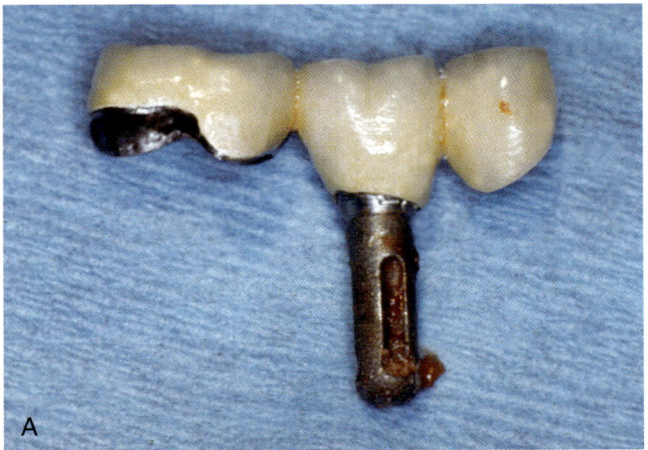
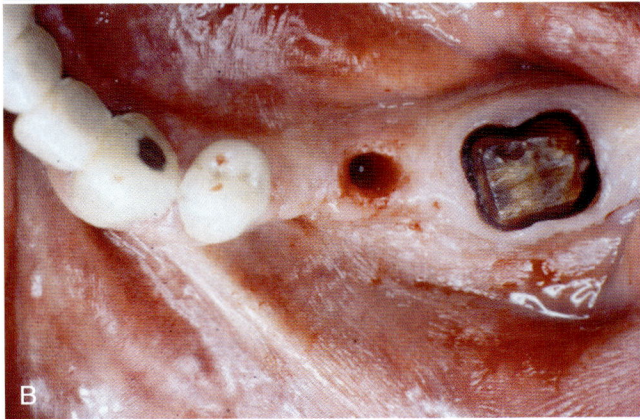

FIGURA 31-37. **A,** Um dente tem mais mobilidade que um implante. Desta forma, um implante como fulcro transmite mais forças de tração e cisalhamento do cantiléver ao pilar do que um dente. **B,** O cantiléver mesial causou falha do cimento no molar distal. Assim, o implante atuou como fulcro, suportou toda a carga e falhou.

Um gradiente de força que diminui gradualmente a força de contato oclusal ao longo do comprimento do cantiléver é benéfico. Além disso, não é aplicada carga lateral na porção da prótese em cantiléver (seja na região posterior ou anterior). Embora as forças de oclusão durante a função mastigatória possam não ser significativamente alteradas por esta técnica, forças parafuncionais (que são as mais prejudiciais) são significativamente reduzidas com um gradiente de ajuste da força oclusal.

Altura da Coroa e Oclusão Implantoprotegida

A altura da coroa do implante é muitas vezes maior que a altura original da coroa natural, mesmo na divisão A do osso. Se o implante for instalado sobre o longo eixo da coroa, a altura maior desta não faz a força ser ampliada (Fig. 31-39). No entanto, altura da coroa é um multiplicador de força (cantiléver vertical) quando qualquer carga lateral, força angulada ou carga no cantiléver é aplicada[17] (Fig. 31-40). A altura da coroa com alguma dessas condições atua como um multiplicador de tensão para a maioria do sistema do implante (cimento ou parafuso de fixação da coroa, parafuso do pilar, osso marginal, interface osso/implante). Quanto maior a altura da coroa, maior será o momento resultante de força cristal com qualquer componente lateral de força, incluindo aquelas forças que se desenvolvem por causa de uma carga inclinada. Os pilares angulados carregados na direção do pilar angulado, com o aumento da altura da coroa, estão sujeitos a maiores momentos de força devido à carga lateral ao corpo do implante e ao aumento do efeito de alavanca vindo do aumento da altura da coroa.

Uma coroa sobre implante com uma carga de 30 graus ou um ângulo de contato cuspídeo de 30 graus resulta em uma condição semelhante: 50% da carga de oclusão é transformada em componente horizontal ou de cisalhamento ao sistema do implante. No entanto, a carga em uma coroa angulada sobre implante apresenta maior risco para a crista óssea do que um corpo de implante angulado, porque a altura da coroa atua como um cantiléver vertical. Portanto, independentemente de qual seja a carga aplicada à mesa de oclusal (ou ângulo de cúspide), esta será ampliada pela altura da coroa. Por exemplo, uma carga de 100 N angulada em 12 graus sobre uma coroa sobre implante resulta em 21 N de carga adicional, como um componente de força lateral. No entanto, se a coroa tem 15 mm de altura, a carga final para a crista do osso e para o parafuso do pilar é de 21 × 15 mm N = 315 N-mm como momento de força (Fig. 31-41). Portanto, o dentista deve estar ciente dos efeitos nocivos de um ângulo de cúspide mal selecionado, ou de uma carga angulada em relação a uma coroa sobre implante. Esta força será também ampliada pela medida da altura da coroa.

Se uma carga perpendicular às curvas de Wilson e Spee é aplicada a um corpo de implante angulado, o aumento da carga será causado pela altura da coroa. O implante angulado aumentará os componentes de força, mas estes não serão ampliados pela altura da coroa. Assim, o ângulo de carga na superfície oclusal é mais importante de ser controlado do que a posição angulada do corpo do implante.

A carga axial sobre o implante é especialmente crítica quando a altura da coroa, a intensidade da força ou a duração de força aumentam (i.e., parafunção). Lembre-se de que a altura da coroa não é um multiplicador de força (alavanca) quando não há cantiléver ou carga lateral. Uma carga ao longo do eixo do sistema do implante de 100 N é semelhante se a altura da coroa for de 10 ou 20 mm. Esquemas oclusais e a anatomia oclusal da coroa devem incorporar cargas axiais aos implantes e, quando não for o caso, devem considerar mecanismos para diminuir o efeito nocivo das cargas laterais. Devido ao fato de que cargas horizontais ou laterais causam aumento de forças de tração e cisalhamento ao sistema de implantes, estas devem ser reduzidas dentro de um esquema oclusal, especialmente em sistemas mecânicos que aumentem a magnitude da carga biomecânica.

Contorno das Coroas sobre Implantes Posteriores

O cantiléver bucal ou lingual nas regiões posteriores é chamado de carga deslocada, e se aplicam os mesmos princípios da força amplificadoras de alavancas classe 1. Em outras palavras, quanto maior a compensação, maior será a carga para o sistema do implante. Cargas deslocadas podem também resultar de contatos oclusais bucais ou linguais e criar momentos de forças, que aumentam as forças de compressão, de tração e de cisalhamento para o sistema de implantes (Fig. 31-42).

Implantes com formas de raiz mais largas podem aceitar uma ampla gama de contatos verticais de oclusão, enquanto ainda transmitir forças menores no sítio permucoso sob cargas deslocadas. Corpos de implantes estreitos são mais vulneráveis à largura da mesa oclusal e cargas deslocadas. Portanto, em OIP, a largura da mesa de oclusão está relacionada diretamente com a largura do corpo do implante.[33]

O técnico de laboratório, muitas vezes, tenta fabricar uma coroa sobre implante com contornos faciais e linguais oclusais semelhantes aos dentes naturais. Quando não for na zona estética, a coroa sobre implante posterior deve ter uma largura oclusal reduzida em comparação com um dente natural. Uma mesa ampla oclusal favorece contatos de compensação durante a mastigação ou parafunção. Quanto mais estreito o contorno oclusal de uma coroa sobre implante, menor o risco de fratura da porcelana. Um perfil facial

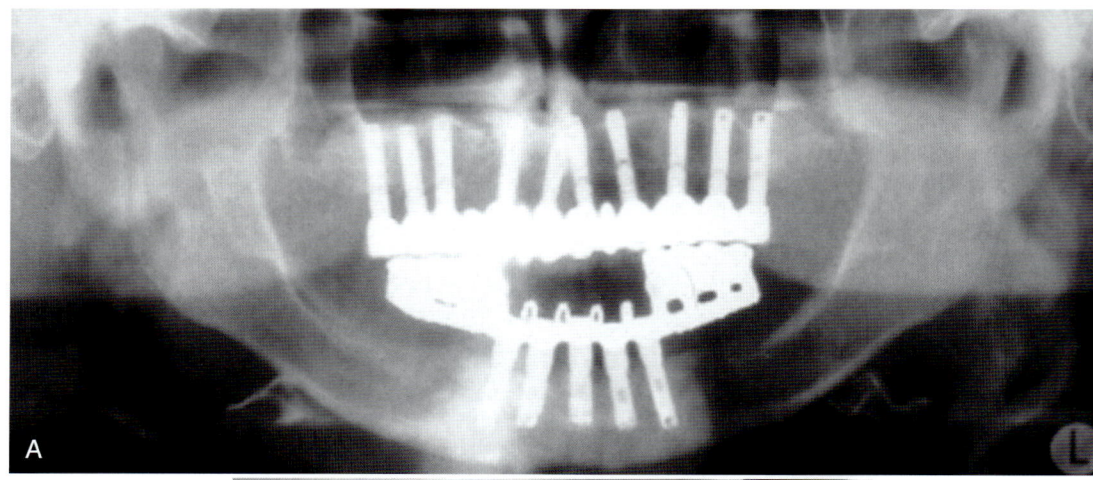
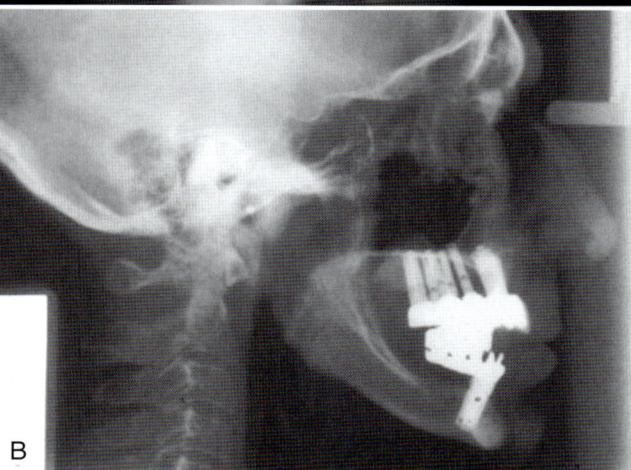

FIGURA 31-38. **A,** Radiografia panorâmica de uma prótese fixa maxilar e mandibular. A restauração mandibular está em cantiléver a partir de implantes posicionados entre os forames mentonianos. **B,** Uma cefalometria lateral demonstra que a distância anteroposterior (A-P) dos implantes é de aproximadamente 6 mm. A prótese apresenta um cantiléver mais de 4 vezes maior que a distância A-P. A carga posterior oclusal é multiplicada mais de 4 vezes para os implantes anteriores e os implantes mais distais recebem a soma total das cargas. Além disso, o arco oposto é implantossuportado e com menos propriocepção e forças de mordida maiores que os dentes naturais. Todos esses fatores de risco tornam a restauração mandibular menos previsível. O cantiléver e os contatos oclusais posteriores devem ser reduzidos, um protetor noturno com contatos anteriores deve ser confeccionado e trocas dos parafusos protéticos preventivas devem ocorrer anualmente.

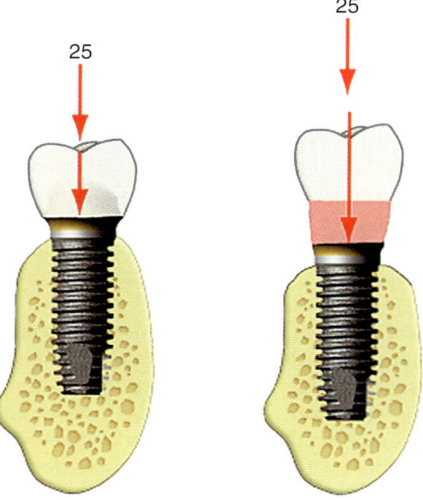

FIGURA 31-39. A altura da coroa não multiplica a tensão ao sistema do implante quando a força é aplicada ao longo eixo do corpo do implante.

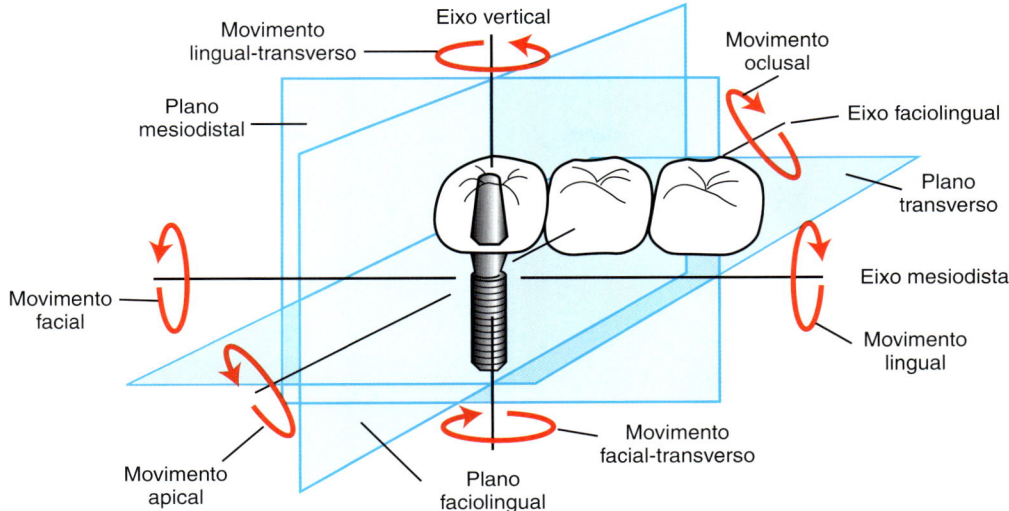

FIGURA 31-40. Uma carga em cantiléver em um implante resulta em seis diferentes momentos aplicados ao corpo do implante. Um aumento na coroa sobre implante aumenta diretamente dois dos seis momentos de força.

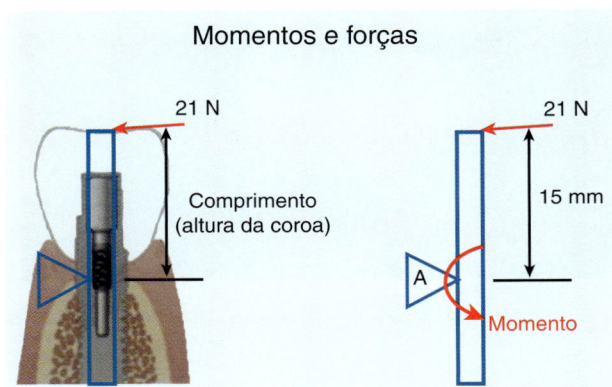

FIGURA 31-41. A altura da coroa aumenta diretamente o efeito de uma força angulada. Por exemplo, uma carga de 100 N em um ângulo de 12 graus aumenta o componente de força lateral e de cisalhamento em 21 N. Uma altura de coroa de 15 mm aumenta a força de 21 N para um momento de força de 315 N/mm.

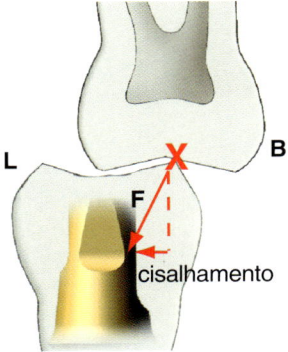

FIGURA 31-42. Um contato oclusal em cantiléver na vestibular ou lingual é chamado de carga deslocada. Cantiléveres ou cargas deslocadas aumentam a força com o comprimento do balanço, aumentando também o componente de cisalhamento da força. Um implante posterior é instalado na maioria das vezes sob a fossa central da coroa sobre implante. Um contato na cúspide bucal é uma carga em cantiléver ou deslocada. O contato oclusal ideal está sobre o corpo do implante. *B*, Bucal; *F*, Força; *L*, Lingual. (De Misch CE: *Contemporary implant dentistry*, ed 2, St Louis, 1999, Mosby.)

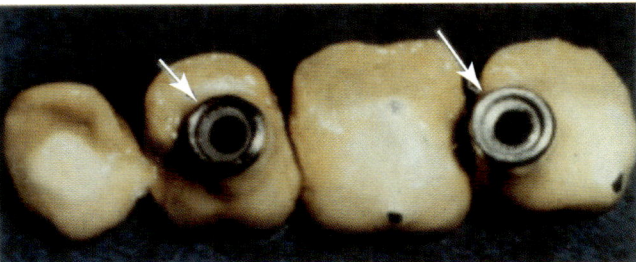

FIGURA 31-43. O diâmetro do implante é menor que o do dente natural posterior. Quando o contorno da coroa é semelhante ao de um dente, um cantiléver facial é necessário, o que muitas vezes tem um desenho sobreposto ao rebordo (como um pôntico em uma prótese parcial fixa).

no implante de menor diâmetro (p. ex., 10 mm do dente contra 4 a 6 mm do implante) semelhante ao de um dente natural resulta em materiais restauradores em balanço. Este contorno da coroa em cantiléver é muitas vezes concebido no colo de um pôntico sobre o rebordo de uma prótese parcial fixa (Fig. 31-43). Na maioria das vezes, a porcelana facial não é suportada por uma infraestrutura de metal, porque a região gengival da coroa é também de porcelana. Como resultado, forças de cisalhamento resultantes são aplicadas na cúspide vestibular de uma coroa na mandíbula ou na cúspide lingual de uma coroa na maxila, sendo estas situações mais propícias a um aumento no risco de fratura da porcelana. Este risco é agravado ainda mais pela força de impacto maior em pilares sobre implantes quando comparada com a sobre os dentes naturais. Os contornos da coroa estendidos não só aumentam as cargas deslocadas, mas também resultam em um sobrecontorno sobre o rebordo ou extensão da porcelana na margem gengival facial do pilar do implante (Fig. 31-44). Como resultado, os cuidados com a higiene na região sulcular do implante são prejudicados pelo *design* da coroa sobrecontornado. O fio dental ou a sonda podem passar sob o sobrecontorno e sobre o rebordo até a margem gengival livre, mas não conseguem entrar no sulco gengival. Assim, a higiene diária é quase impossível de ser realizada. A mesa oclusal posterior estreita facilita a manutenção sulcular diária. Deste modo, uma mesa com oclusal estreita combinada com um reduzido contorno bucal (na região posterior da mandíbula) facilita os cuidados diários, melhora a carga axial, e diminui o risco de fratura da porcelana. No entanto, na zona de estética, o desenho de um sobrecontorno sobre o rebordo pode ser necessário para restaurar o implante, em vez de removê-lo, realizar enxerto ósseo e substituir o mesmo.

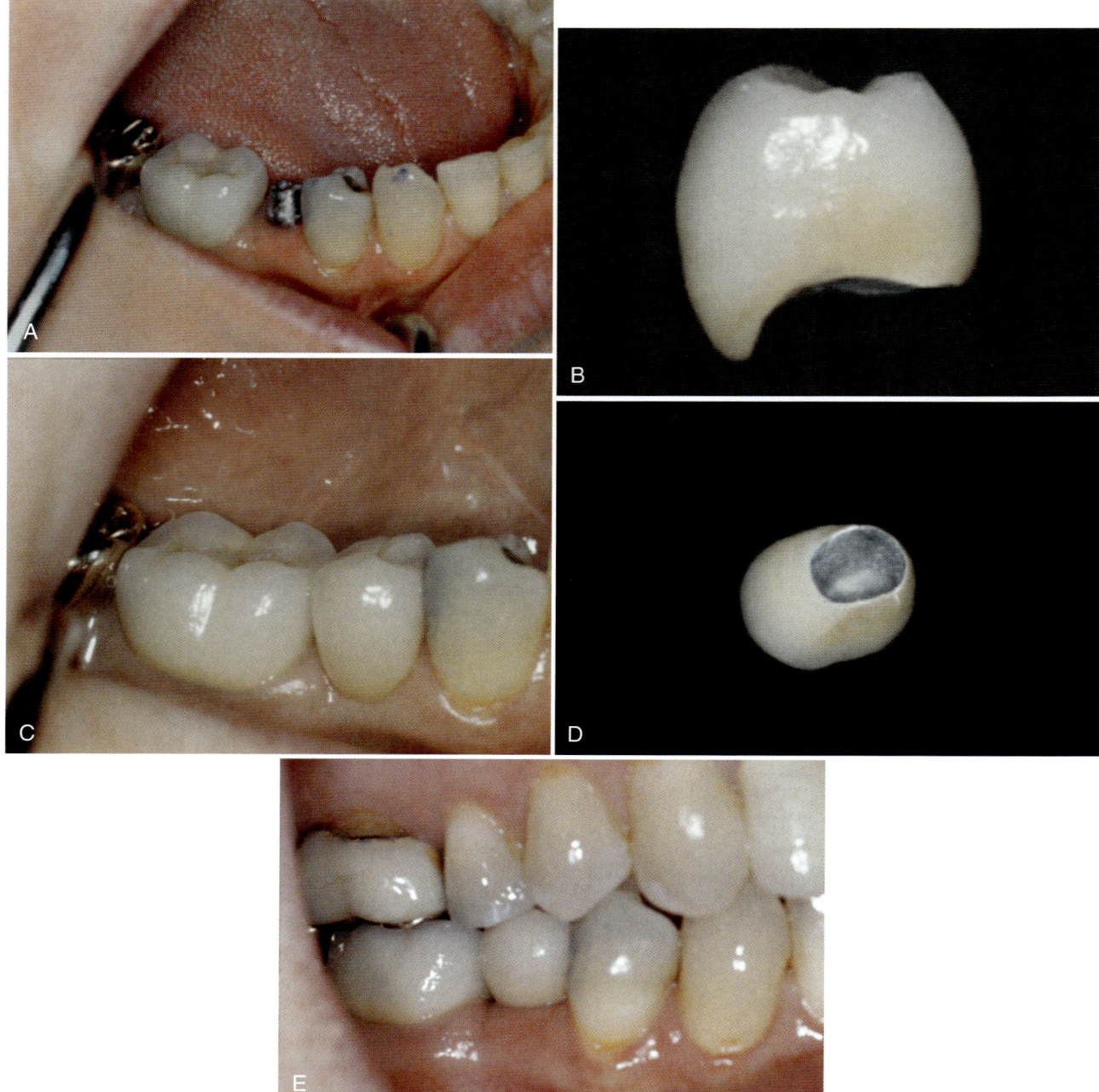

FIGURA 31-44. **A,** Um implante mandibular posterior na posição do segundo pré-molar. Um implante posterior na posição do segundo pré-molar (neste caso) é instalado frequentemente sob a posição da fossa central. **B,** O corpo do implante é mais estreito que o dente natural. Quando o laboratório fabrica uma coroa sobre implante do mesmo tamanho do dente, uma sobreposição vestibular do rebordo muitas vezes é necessária de modo a restaurar o contorno do dente completo. Esta sobreposição vestibular do rebordo não permite higiene sulcular ou sondagem vestibular. A sobreposição vestibular do rebordo foi feita no laboratório para restaurar o contorno completo dos dentes faltantes. **C,** *In situ*, a coroa parece com uma coroa de um dente natural, mas o aspecto do colo cervical não está na zona estética. Portanto, cargas deslocadas, fratura da porcelana e risco de afrouxamento do parafuso do pilar são aumentados. **D,** A sobreposição no rebordo foi eliminada e o contorno vestibular, reduzido. (Note que não havia metal para apoiar a porcelana em balanço.) **E,** A coroa *in situ* modificada. A higiene diária é melhorada e o risco biomecânico é reduzido. A coroa sobre implante de segundo pré-molar restaura a função e o aspecto oclusal do dente ausente. A região cervical vestibular estética é comprometida para melhorar a higiene e a resistência a forças, pois essa região não é vista durante a função, a fala ou o sorriso.

Coroas Mandibulares Posteriores

A mandíbula posterior reabsorve em direção à região lingual à medida que o osso é reabsorvido da divisão A para a B. Como resultado, os implantes endosteais são também mais linguais que os dentes naturais antecessores. A divisão C-h e D do rebordo mandibular alterna a reabsorção para a direção bucal em comparação com o arco superior. No entanto, os implantes endosteais geralmente não podem ser instalados, uma vez que o osso disponível acima do nervo mandibular é inadequado para a sua instalação (Fig. 31-45).

A coroa sobre implante mandibular deve ser reduzida na região bucal e a coroa na região da maxila deve ser reduzida em sua parte lingual; assim, a carga deslocada é reduzida. O contorno vestibular reduzido na região posterior da mandíbula não tem nenhuma consequência na possibilidade de causar mordidas na bochecha porque a sobressaliência horizontal bucal é mantida (e aumentada). O contorno lingual da coroa sobre implante mandibular é semelhante a de um dente natural (Fig. 31-46). Isso permite a existência de uma sobressaliência horizontal e empurra a língua para fora do caminho durante contatos oclusais (assim como nos dentes naturais). Tal como acontece com o dente natural, a cúspide lingual nao tem nenhum contato oclusal.

Na região posterior da mandíbula, à medida que o diâmetro do implante diminui, o contorno vestibular da cúspide é reduzido. Isso diminui a carga deslocada relacionada com o comprimento do cantiléver. O contorno lingual da coroa permanece semelhante, independentemente do diâmetro do implante. O contorno lingual permite uma sobreposição horizontal com a cúspide maxilar lingual, e também empurra a língua para longe da mesa oclusal durante a função. A cúspide lingual não recebe carga oclusal (como acontece com os dentes naturais) (Fig. 31-47).

Durante a mastigação, a intensidade da força utilizada para penetrar o bolo alimentar pode estar relacionada com a largura da mesa oclusal. Por exemplo, é necessária uma menor força para cortar um pedaço de carne com uma faca afiada (mesa oclusal estreita) do que com uma faca cega (mesa oclusal mais larga). A maior área de superfície de uma mesa oclusal requer mais força para alcançar um resultado similar. Assim, quanto mais ampla a mesa oclusal, maior é a força desenvolvida pelo sistema biológico para penetrar o bolo alimentar. No entanto, essas forças funcionais geralmente são menores que 30 psi. Os verdadeiros culpados em forças biomecânicas relacionam-se com a parafunção porque forças 10 a 20 vezes maiores podem ser geradas.

Coroas Posteriores na Maxila

Na zona estética (posição elevada do lábio durante o sorriso), o contorno vestibular da coroa sobre implante maxilar é semelhante a de um dente natural. Isso melhora a estética e mantém a sobressaliência vestibular para evitar que o paciente morda a bochecha. Contudo, assim como com os dentes naturais, não há contato oclusal na cúspide vestibular. Idealmente, quando os implantes posteriores maxilares estão na zona estética, eles são posicionados mais faciais do que no centro do rebordo. O contorno lingual de uma coroa sobre implante maxilar deve ser reduzido por estar fora da zona estética, e é representado por cúspides de trabalho na oclusão (sendo uma carga deslocada) (Fig. 31-48).

A posição ideal funcional para o implante posterior maxilar está sob a fossa central, quando a região cervical não está na zona estética. Por isso, a cúspide lingual estará em equilíbrio similarmente à cúspide vestibular do implante posterior em mandíbula. Portanto, o contorno lingual reduzido reduz o deslocamento de cargas para a região lingual (Fig. 31-49).

O rebordo dentado da maxila posterior está posicionado ligeiramente mais facial do que sua contraparte mandibular, porque os dentes têm um trespasse vertical maxilar. Quando os dentes superiores são perdidos, o rebordo edentado reabsorve em uma direção medial à medida que evolui a partir da divisão de A para B, divisão B para C, e divisão entre C e D (Fig. 31-45). Como resultado da reabsorção do rebordo, o sítio do implante maxilar gradualmente se desloca em direção à linha média. Enxertos de seio tornam possível a colocação de implantes endosteais na região posterior da maxila até mesmo em casos anteriormente considerados divisão D. No entanto, por causa da reabsorção em largura, o sítio do implante maxilar posterior pode até ser palatal aos dentes naturais mandibulares antagonistas.

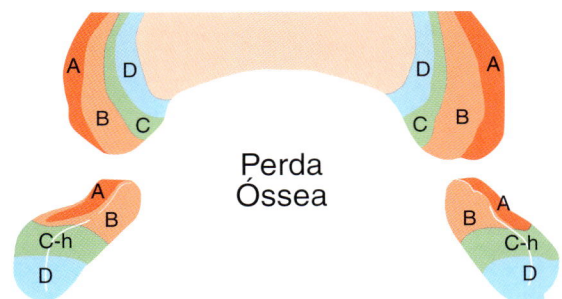

FIGURA 31-45. Os arcos maxilar e mandibular edentados posteriores reabsorvem lingualmente à medida que os volumes ósseos mudam da divisão A para B para B menos largura e para C menos largura. Um arco mandibular posterior reabsorve bucalmente à medida que o sítio edentado tem seu volume ósseo transformado em C menos altura (C-h) e D.

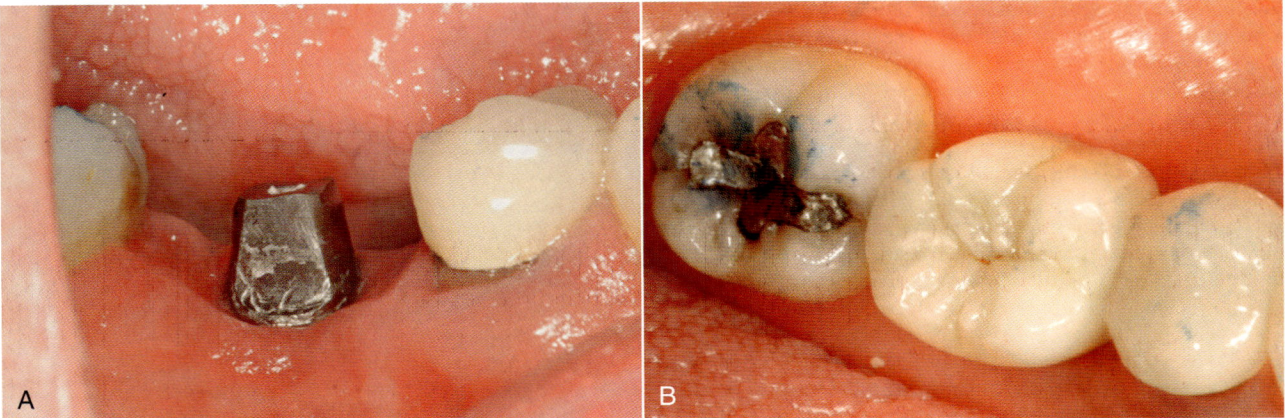

FIGURA 31-46. **A,** Um implante mandibular na posição do primeiro molar. **B,** A coroa de primeiro molar *in situ*. O contorno lingual é semelhante ao do dente natural. O contorno bucal é reduzido em largura.

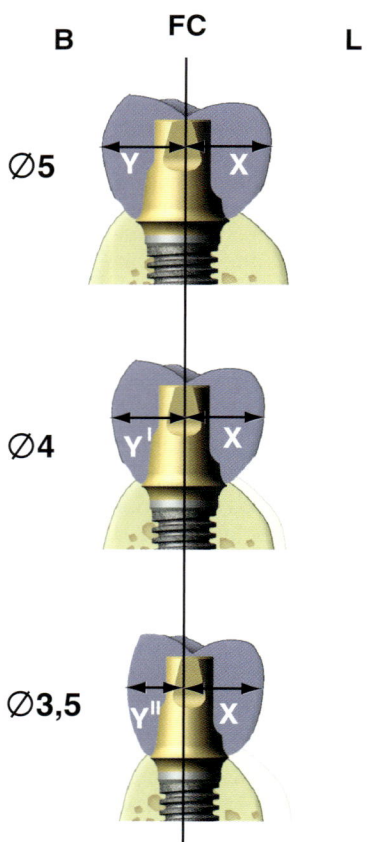

FIGURA 31-47. Quanto maior o corpo do implante, maior a largura da mesa oclusal da coroa do implante. À medida que a largura do osso mandibular diminui, o corpo do implante pode diminuir em largura. O contorno lingual da coroa sobre implante permanece semelhante, independentemente da largura do implante. O contorno vestibular é reduzido à medida que o diâmetro do implante diminui. Um rebordo estreito em uma zona estética pode exigir enxerto ósseo de modo que um implante mais largo possa ser utilizado para suportar uma coroa sobre implante, a qual terá o aspecto de um dente natural. *B*, bucal; *FC*, fossa central; *L*, lingual.

Na zona estética, muitos dos contornos da coroa são feitos para se assemelhar ao dente natural, tão próximos quanto possível. No entanto, fora da zona estética, nas regiões posteriores da boca, o contorno da coroa deverá ser diferente do de um dente natural. A dimensão vestibulolingual do corpo do implante é menor que a do dente natural. O centro do implante é instalado, na maioria das vezes, no centro do rebordo edentado. Pelo fato de a crista do rebordo se deslocar para lingual com a reabsorção, o corpo do implante, frequentemente, não está sob as pontas das cúspides opostas, mas perto da fossa central ou até mesmo mais lingual; na maxila, pode mesmo estar sob a cúspide lingual da posição original do dente natural (Fig. 31-50). Na maioria das vezes, o laboratório fabrica uma coroa sobre implante posterior que é semelhante em tamanho de um dente natural, com um contorno facial em balanço. Além disso, os contatos oclusais são muitas vezes nas cúspides de trabalho da mandíbula (cúspides vestibulares). No entanto, essas cúspides de trabalho recebem muitas vezes cargas deslocadas (cantiléveres vestibulares) (Fig. 31-51).

Quando os dentes posteriores superiores estão fora da zona estética, a coroa pode ser concebida em mordida cruzada (Fig. 31-52). A sobressaliência lingual impede que o paciente morda a língua; a sobressaliência bucal (a partir do dente mandibular) impede que

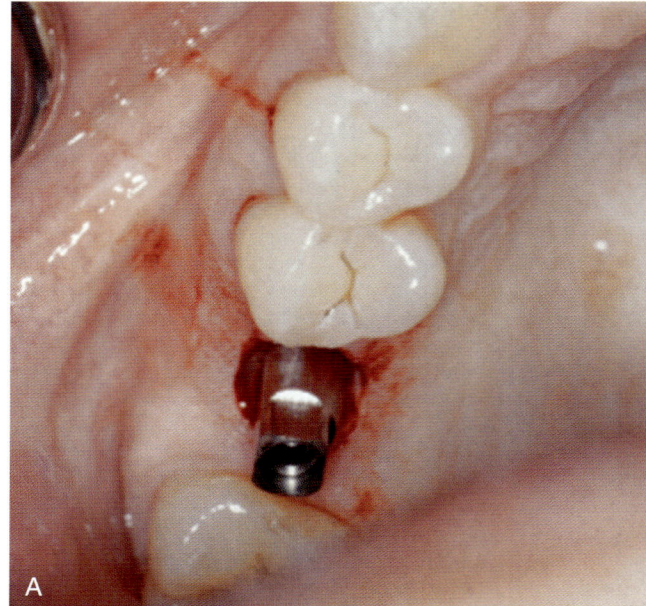
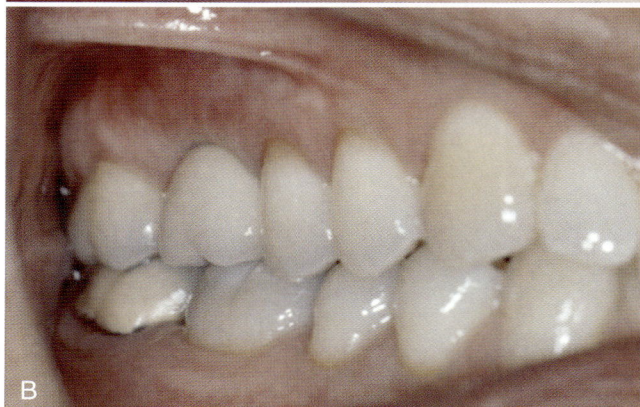
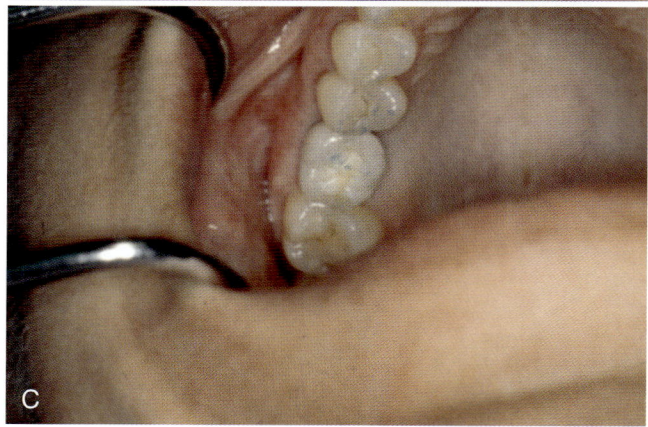

FIGURA 31-48. **A,** Um implante posterior maxilar na zona estética está posicionado um pouco mais para a vestibular do que para a fossa central. **B,** O contorno facial da coroa sobre implante de um primeiro molar superior é semelhante ao dos dentes adjacentes. **C,** O contorno lingual da coroa sobre implante de um primeiro molar maxilar é reduzido em comparação com o de um dente natural.

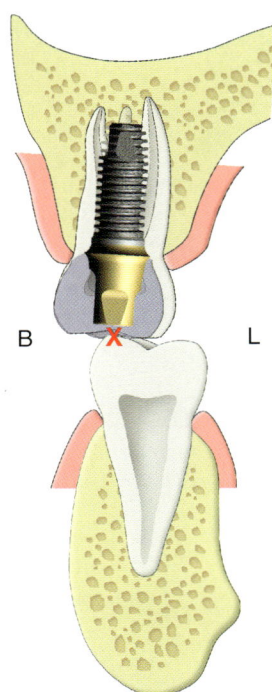

FIGURA 31-49. Os implantes posteriores maxilares mais frequentemente são posicionados sob a fossa central, quando a região cervical não está na zona estética. Os contornos linguais maxilares posteriores de coroas sobre implantes normalmente são reduzidos para uma melhor higiene e menos cargas deslocadas direcionadas para os implantes.

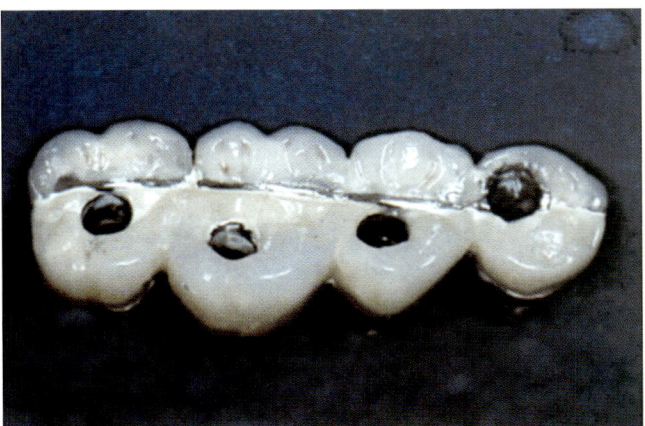

FIGURA 31-50. Os implantes do segundo pré-molar e primeiro molar são posicionados sob as cúspides linguais. O laboratório fez o contorno da coroa bucal semelhante aos dentes ausentes. Assim, uma carga deslocada facial está presente. A força no cantiléver não deve ser agravada por cargas oclusais na fossa central vindas de uma cúspide vestibular mandibular.

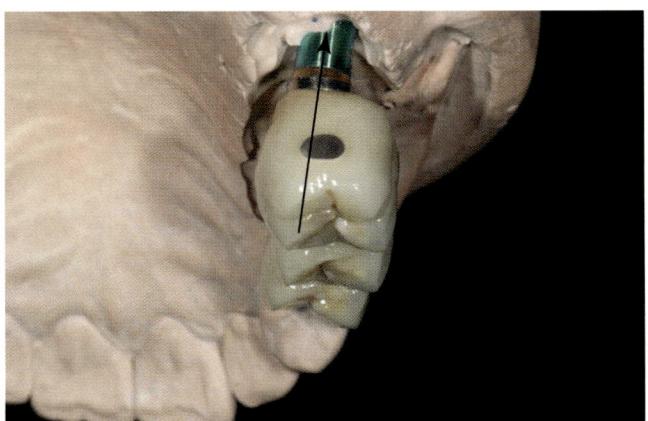

FIGURA 31-51. Na região posterior da maxila, o implante pode estar posicionado sob a cúspide lingual. O laboratório muitas vezes deixa em cantiléver o perfil facial da coroa, para fazê-lo aparecer como um dente natural.

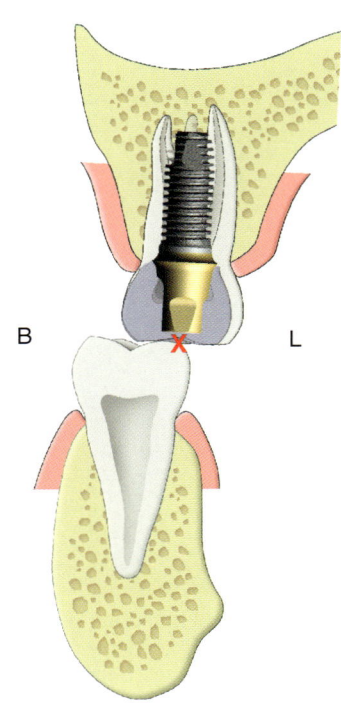

FIGURA 31-52. Quando os implantes posterossuperiores são instalados nas divisões B a D de volume ósseo, fora da zona estética, a coroa sobre implante muitas vezes é restaurada em mordida cruzada posterior. A sobressaliência horizontal lingual maxilar impede mordedura da língua, a sobressaliência mandibular vestibular impede a mordedura da bochecha e o contato oclusal primário está na fossa central sobre o corpo do implante. *B*, bucal; *L*, lingual.

ele morda a bochecha, o implante é carregado axialmente pela cúspide lingual da mandíbula e, dessa forma, a higiene é melhorada (Fig. 31-53).

Alguns autores incentivam a colocação de implantes escalonados na região posterior de maxila para melhorar a resistência biomecânica às cargas.[76] Este conceito é mais eficaz quando implantes mais estreitos são instalados em rebordos mais largos, de modo que a posição escalonada é aumentada. No entanto, o aumento do diâmetro dos implantes e a união destes para diminuir as cargas são mais eficazes que a compensação. Posições dos implantes, inevitáveis e menos ideais devem ser acomodadas com procedimentos, tais como ajustes na oclusão, aumento do número ou do diâmetro dos implantes para reduzir a magnitude da carga global aplicada a qualquer implante, bem como a tensão interfacial resultante e perfis de tensão.

Em resumo, próteses imitando o contorno da coroa e anatomia oclusal dos dentes naturais muitas vezes resultam em cargas deslocadas (tensão aumentada e risco de complicações associadas), complicada manutenção da higiene e um aumento do risco de fratura da porcelana. Como consequência, em regiões não estéticas da boca,

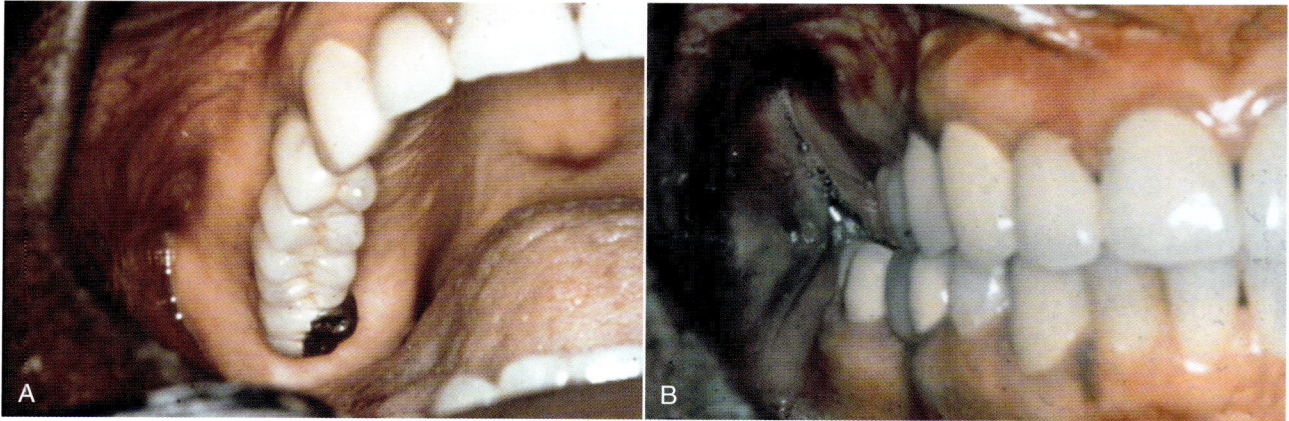

FIGURA 31-53. **A,** Os implantes do primeiro e segundo molar da maxila foram instalados sob a posição da cúspide lingual do dente natural. **B,** As coroas sobre implantes dos molares superiores são restauradas em mordida cruzada, porque estão fora da zona estética alta do sorriso.

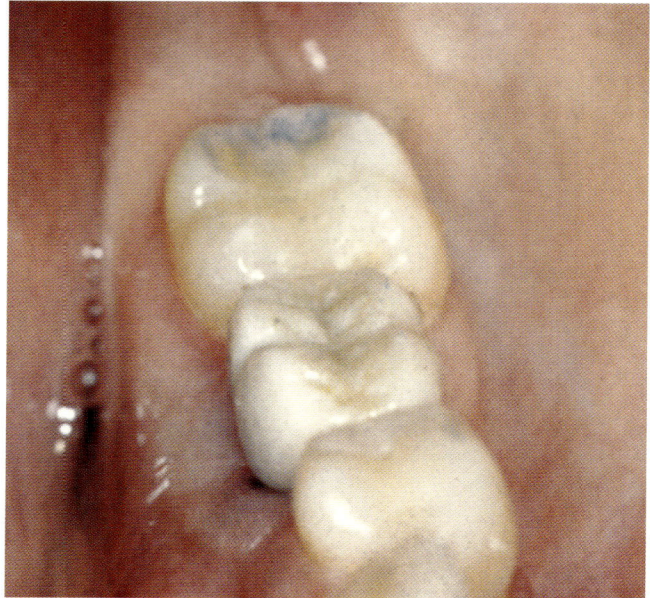

FIGURA 31-54. Uma coroa sobre implante no primeiro molar inferior. O contorno lingual é semelhante ao dos dentes adjacentes, mas a ponta da cúspide lingual não é carregada. O contorno bucal é reduzido em comparação com os dentes adjacentes.

a mesa oclusal posterior, em comparação com a de dentes naturais, deve ser reduzida em espessura (Figs. 31-54 e 31-55).

Posições dos Contatos Oclusais Posteriores

O número ideal de contatos oclusais em diferentes regimes oclusais varia. Por exemplo, as teorias oclusais de Peter K. Thomas sugerem que deve haver um contato tripoidal sobre cada cúspide ocludente (cúspide de trabalho), em cada crista marginal, e na região da fossa central com 18 e 15 contatos oclusais individuais em um molar inferior e superior, respectivamente[77] (Fig. 31-56). Outros esquemas de contato oclusal indicam que o número de contatos oclusais para molares pode ser reduzido para cinco ou seis contatos, incluindo as cúspides de trabalho (cúspides vestibulares na mandíbula e as cúspides linguais na maxila), as cristas marginais e a fossa central.

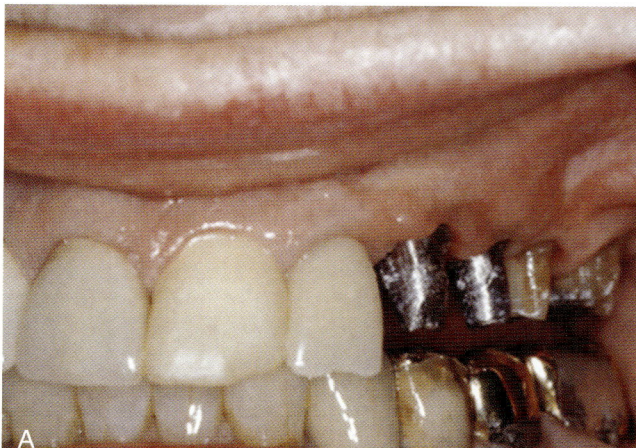
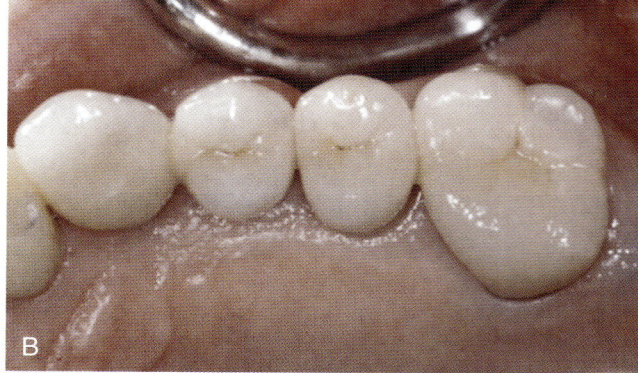

FIGURA 31-55. **A,** Implantes na zona estética (substituição de um canino e um pré-molar na foto) são instalados mais vestibulares para que a emergência da coroa possa parecer natural, sem usar uma sobreposição do rebordo na região vestibular da coroa. **B,** Os implantes são utilizados para restaurar o canino e o primeiro pré-molar da maxila. Coroas sobre dentes naturais restauram o segundo pré-molar e primeiro molar. O canino e primeiro pré-molar têm um contorno lingual reduzido em comparação com as coroas sobre dentes naturais.

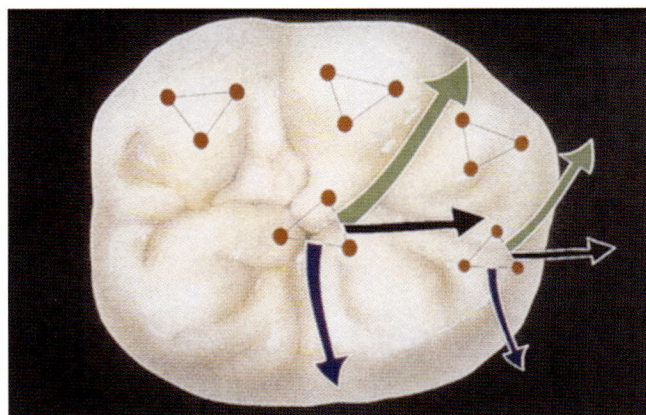

FIGURA 31-56. O número ideal de contatos oclusais varia na literatura. Muitos como 15 a 18 contatos oclusais tripoidais já foram concebidos.

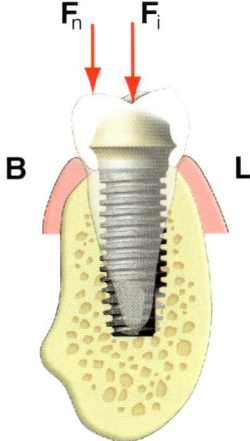

FIGURA 31-57. Uma carga deslocada do corpo do implante aumenta a tensão no sistema do implante. Um contato oclusal na região da cúspide vestibular posterior da mandíbula ou um contato na cúspide lingual da maxila é uma carga deslocada para o implante. *B*, bucal; F_n, contato na cúspide bucal; F_i, contato na fossa central; *L*, lingual.

A maioria dos técnicos de laboratório encera ou aplica a cerâmica na superfície oclusal e faz um ajuste oclusal com os modelos antagonistas, até os dentes naturais não restaurados estarem em oclusão. Nenhum pensamento é destinado para determinar quantos contatos devem estar presentes ou onde devem ocluir. Assim, é praticamente impossível para o dentista controlar o número e a localização dos contatos oclusais.

A posição do contato oclusal determina a direção da força, especialmente durante a parafunção. Uma carga em cantiléver é uma força aplicada sobre a mesial ou a distal do implante, a qual atua como um fulcro. Uma carga deslocada é uma força aplicada na vestibular ou lingual e aumenta a tensão no sistema do implante. Um contato oclusal em uma cúspide vestibular de um pré-molar ou de molar inferior ou em uma cúspide lingual na maxila é geralmente uma carga deslocada quando o implante é instalado sob a fossa central, porque a cúspide em oclusão está em balanço em relação ao corpo do implante (Fig. 31-57). Além disso, o ângulo da ponta da cúspide também transmite uma carga inclinada para o corpo do implante.

A posição do corpo de implantes mais comum para um implante posterior está no meio da dimensão vestibulolingual do osso. O cirurgião começa a osteotomia no meio do rebordo, e o diâmetro do implante mantém mais de 1,5 mm de osso de cada lado. Com mais frequência, o centro de um rebordo edentado corresponde à fossa central de uma coroa posterior de ambos os arcos. Por vezes, ele pode corresponder à região da cúspide lingual do dente natural, mas está sob a cúspide vestibular nos dois arcos com menor frequência.

Os contatos da crista marginal são também cargas de cantiléver na coroa sobre implante unitário, porque o implante não está sob a crista marginal, mas pode estar a vários milímetros de distância. Se o corpo do implante é de 5 mm de diâmetro e substitui um molar de 12 mm na dimensão mesiodistal, um contato marginal no rebordo pode criar um momento de carga amplificado igual a 3,5 vezes a intensidade de força. Assim, uma carga de 100 N na crista marginal será multiplicada, resultando em 350 N no implante (Fig. 31-58).

A dimensão mesiodistal da coroa de um molar muitas vezes excede a dimensão vestibulolingual, de modo que o contato na crista marginal pode contribuir mais para o risco biomecânico. Além disso, o laboratório, muitas vezes, cria uma crista marginal toda em porcelana completamente não suportada pela infraestrutura de metal, o que coloca uma carga de cisalhamento sobre a mesma. As cargas de cisalhamento aumentam ainda mais o risco de fratura da porcelana. Os momentos de força nas cristas marginais também podem contribuir para aumentar as forças que causam o afrouxamento do parafuso do pilar. Portanto, sempre que possível, devem ser evitados os contatos na crista marginal nas coroas sobre implantes individuais ou na crista mais mesial ou mais distal de coroas unidas.

O contato oclusal sobre a crista marginal não é uma carga em balanço quando localizado entre dois implantes unidos. Além disso, a estrutura metálica que une os implantes suporta a porcelana na região de crista marginal e minimiza o risco de fratura. As coroas unidas diminuem as forças oclusais direcionadas à crista óssea, reduzem o risco de afrouxamento do parafuso do pilar, diminuem as forças direcionadas à interface do cimento, aumentam a retenção das coroas, e reduzem a força aplicada na interface osso/implante. Assim, coroas sobre implantes adjacentes devem ser muitas vezes unidas e a posição dos contatos oclusais deve ser estendida desde os implantes mais mesiais até os mais distais (menos as cristas marginais em cada extremo) (Fig. 31-59).

Uma restauração aparafusada posterior, muitas vezes, requer contatos oclusais em balanço. O orifício do parafuso oclusal raramente é carregado, porque o material obturador facilmente desgasta ou fratura. Como resultado, os contatos oclusais de coroas aparafusadas não são muitas vezes dirigidos ao longo do corpo do implante, mas são deslocados a vários milímetros de distância. Isto resulta em um momento de carga mais elevado ao sistema do implante, pois o orifício de acesso oclusal é a melhor posição para o contato oclusal.

Observou-se o número médio de contatos oclusais encontrados nos dentes naturais posteriores de indivíduos nunca restaurados ou equilibrados por um dentista e sem condição patológica relacionada com a oclusão e, em média, houve apenas 2,2 contatos (Fig. 31-60) com uma gama de 1-3 contatos oclusais por dente.[78] Se o dente teve uma restauração oclusal, o número de contatos oclusais é reduzido para uma média de 1,6 contato oclusal. O número de contatos oclusais sobre um dente natural, aparentemente, pode ser reduzido de uma para três áreas de contato sem consequências. Portanto, é mais racional uma abordagem oclusal mais simplificada do que muitas vezes é ensinado. Assim, se os contatos oclusais ideais de um dente deveriam ter um mínimo de cargas deslocadas do corpo do implante, o centro da fossa é a posição mais lógica para o contato oclusal primário quando o implante é posicionado nessa região.

A fossa central de uma coroa sobre implante deve ter amplitude de 2 a 3 mm em dentes posteriores e ser paralela ao plano oclusal. A posição ideal do corpo do implante para a função é mais frequentemente direcionada sob a fossa central na mandíbula e na maxila. Os contatos oclusais primários ideais, portanto, vão permanecer na fossa

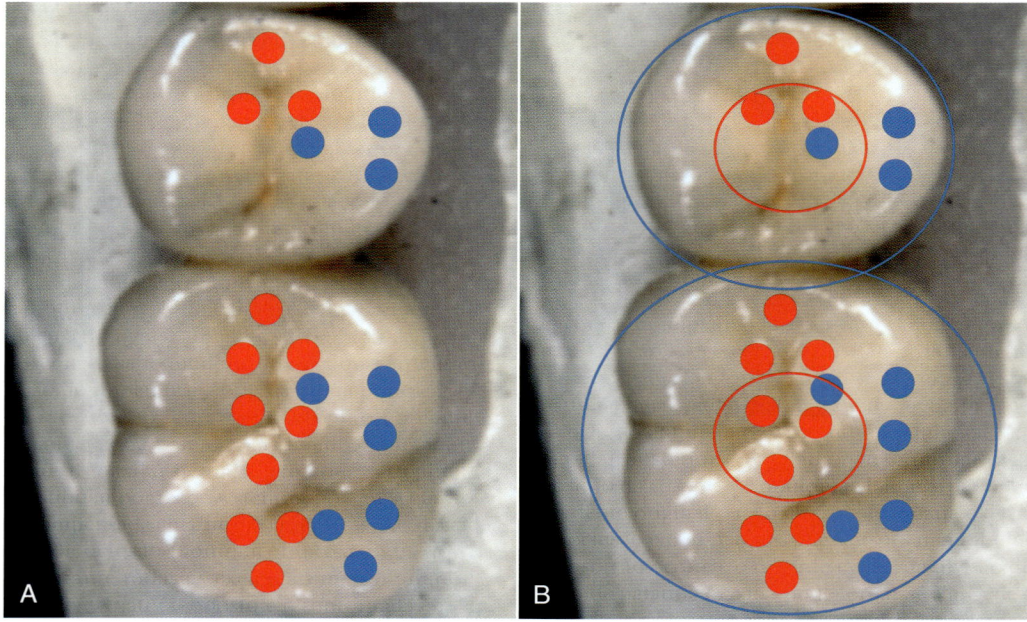

FIGURA 31-58. O contato oclusal ideal em uma coroa sobre implante unitária é diretamente sobre o implante. Um contato na crista marginal oclusal é uma carga deslocada semelhante à cúspide lingual na maxila posterior.

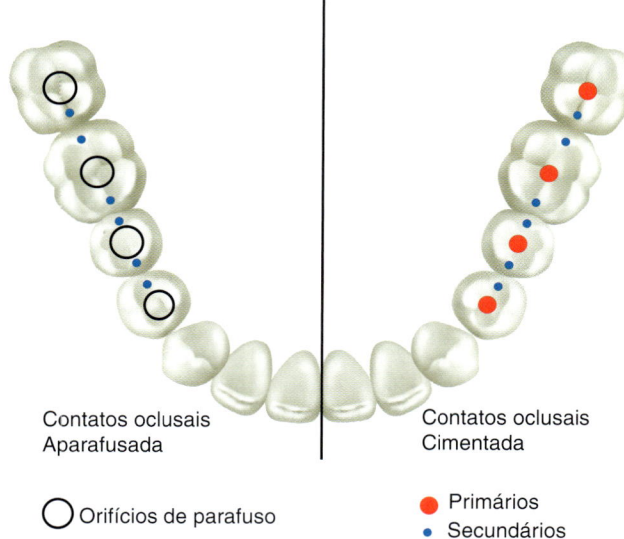

Contatos oclusais Aparafusada

Contatos oclusais Cimentada

○ Orifícios de parafuso

● Primários
• Secundários

FIGURA 31-59. Quando os implantes são unidos em conjunto, os contatos oclusais idealmente devem estar na fossa central, sobre os corpos dos implantes e em uma zona que se estende entre os implantes. As cristas marginais entre os implantes podem também ter um contato secundário oclusal.

central dentro do diâmetro do implante. Os contatos secundários de oclusão devem manter-se dentro de 1 mm da periferia do implante para reduzir os momentos de carga. Contatos na crista marginal normalmente devem ser evitados, a menos que os implantes sejam unidos. Quando o implante é instalado mais perto de uma cúspide funcional (cúspide vestibular na mandíbula e lingual na maxila), o ângulo cuspídeo é plano e o contato é posicionado sobre o implante (Fig. 31-61).

Na ocasião, quando um dente posterior da maxila está na zona estética, o implante deve estar de 1 a 2 mm em direção ao aspecto facial do meio do rebordo (quando o osso é abundante) para estar mais perto da cúspide bucal, a fim de melhorar a estética de emergência maxilar da coroa sobre esse implante. Sob essas condições, a fossa central está posicionada mais facial, o contorno lingual da coroa é reduzido e o contato oclusal está sobre a face lingual do corpo do implante (o qual está sob a fossa central).

Sincronismo dos Contatos Oclusais

O método mais comum que um dentista usa para determinar o sincronismo dos contatos oclusais na entrega da prótese é perguntar ao paciente: "Como se sente ao morder? A coroa está muito alta?" Jacobs e van Steenberghe avaliaram a consciência oclusal pela percepção de uma interferência.[79,80] Quando dentes opõem os outros, uma interferência é percebida em aproximadamente 20 μm.[24,25] Um implante opondo-se a um dente natural detecta uma interferência em 48 μm; por conseguinte, é mais de duas vezes pior. Uma coroa sobre implante opondo outra coroa sobre implante percebe uma interferência a 64 mícrons, e quando um dente se opõe a uma sobredentadura sobre implante, a consciência é de 108 μm (cinco vezes pior que os dentes opostos uns aos outros). Mericske-Stern et al. mediram a sensibilidade tátil oral com folhas de aço.[81] O limiar de detecção de pressão mínima foi significativamente maior nos implantes que nos dentes naturais (3,2 versus 2,6 folhas). Descobertas similares também foram relatadas por Hammerle et al. em que a média do valor do limiar para implantes (100,6 g) era 8,75 vezes maior do que a para dentes naturais (11,5 g).[82] Um ajuste oclusal realizado por consciência oclusal – "Como se sente ao morder? A coroa está muito alta?" – é um indicador pobre para hipercontatos em comparação com uma coroa de um dente natural. Como consequência da diminuição da quantidade e qualidade da consciência oclusal, um contato prematuro oclusal pode permanecer em uma coroa sobre implante após o ajuste oclusal.

Controvérsia ainda acontece se um implante rigidamente fixo permanecer bem-sucedido quando unido a dentes naturais.[83,84] Como o implante não tem membrana periodontal, há preocupações sobre a possibilidade de o implante "não móvel" suportar a carga total da prótese, quando estiver unido ao dente natural "móvel".

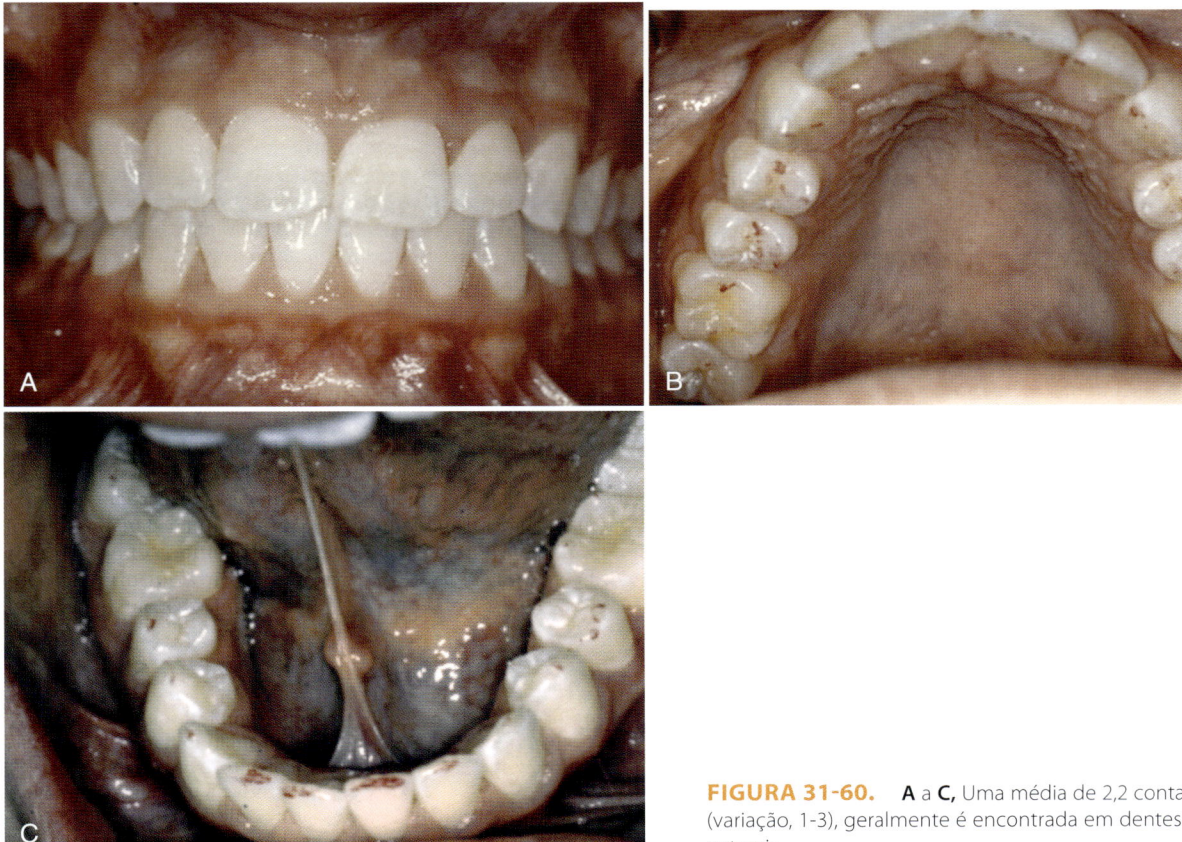

FIGURA 31-60. **A** a **C,** Uma média de 2,2 contatos oclusais (variação, 1-3), geralmente é encontrada em dentes posteriores naturais.

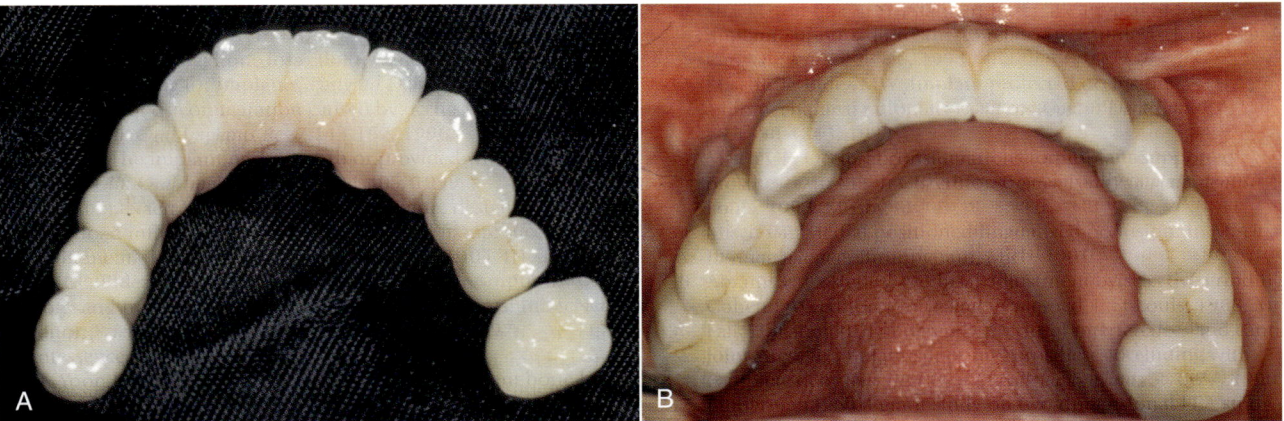

FIGURA 31-61. **A,** A posição do contato oclusal é idealmente diretamente sobre o implante. Quando sob a ponta da cúspide, o ângulo de cúspide é mais plano. **B,** As coroas sobre implante são reduzidas na face lingual comparadas com a coroa sobre dente natural no molar.

A mobilidade de potenciais pilares naturais unidos a implantes pode influenciar no tratamento mais do que quase qualquer outro fator. No entanto, a preocupação biomecânica com a diferença entre o movimento do dente e o do implante não deve ser restrita a situações em que essas entidades estão diretamente conectadas dentro de uma mesma prótese. Quando um implante é instalado em um arco parcialmente edentado, muitos elementos biomecânicos semelhantes estão presentes, mesmo que os dentes estejam unidos aos implantes ou estes estejam independentes.

Movimento Vertical

O movimento (primário) brusco inicial do dente varia de 8 a 28 μm na direção vertical, sob uma carga de 3 a 5 kg, dependendo do tamanho, do número, da geometria das raízes e do tempo decorrido desde a última aplicação da carga.[19,20] Este movimento do dente tem sido chamado de movimento "primário" e é um resultado do movimento dentro do complexo periodontal. Um implante não tem movimento vertical inicial ou primário. Um implante com uma força de mordida pesada pode mover apicalmente até 5 μm. Após a ocorrência do movimento inicial do dente, o movimento secundário inicia durante uma carga maior, refletindo a propriedade viscoelástica do osso circundante. O movimento vertical secundário é mínimo e pode aproximar-se de 3 a 5 μm para um dente natural (Fig. 31-62).

O movimento secundário é semelhante ao movimento implante-osso. Em outras palavras, o movimento súbito axial inicial durante uma força de mordida leve sobre um implante não existe. Ao contrário dos dentes que se movem imediatamente mesmo com cargas leves, os implantes apenas movem-se sob uma carga oclusal pesada e, mesmo nessas condições, não têm quase nenhuma mobilidade. O implante pode se mover até 5 μm após uma força adicional que faça com que o osso se deforme, com pouca correlação do movimento com o comprimento do corpo do implante.[21] Na realidade, a mobilidade do movimento "secundário" do implante está mais relacionada com a densidade óssea do que com qualquer outro fator.

Quando os dentes se opõem, o somatório dos movimentos intrusivos dos elementos em contato pode ser de 56 μm (28 + 28 μm). Quando um dente se opõe a um implante, o movimento intrusivo combinado inicial é de apenas 28 μm (28 + 0 μm). Em outras palavras, quando as próteses sobre implantes se opõem a dentes naturais, a diferença no movimento entre os dentes no resto da boca e os implantes provoca uma condição com cargas maiores para o implante.

Sob uma carga leve, o movimento total do implante combinado quando coroas sobre implantes se opõem pode permanecer em 0 μm em comparação com 56 μm do resto da boca. Portanto, apesar de o projeto de contato oclusal ser ideal para dentes naturais sob uma carga leve, contatos oclusais prematuros semelhantes podem existir sobre os implantes, especialmente com uma maior força de mordida. A diferença inicial entre o movimento vertical de dentes e implantes, no mesmo arco, pode ser de 28 μm. Os contatos oclusais iniciais devem levar em consideração esta diferença, ou o implante irá sustentar cargas maiores do que os dentes adjacentes.

O dentista deve primeiro avaliar a oclusão existente antes da restauração do implante e, idealmente, eliminar prematuridades oclusais nos dentes antes da avaliação final da oclusão do implante. É então tomada uma decisão se MI ou OC é desejada.

Na entrega das próteses sobre implantes, qualquer contato prematuro na restauração do implante deve ser eliminado. É interessante notar que uma camada de geleia de petróleo sobre o papel carbono ajudará a liberar o corante e permitir mais precisão na identificação dos contatos oclusais sobre os dentes e próteses sobre implantes (Fig. 31-63). Após este passo, o dentista utiliza papel de articulação fino (menos de 25 μm de espessura) para o ajuste oclusal inicial do implante em oclusão sob uma leve força de batida (Fig. 31-64). A prótese sobre implante deve quase entrar em contato durante esta força de mordida leve, e os dentes adjacentes no arco devem apresentar maiores contatos oclusais iniciais. Em outras palavras, apenas leves contatos axiais de oclusão devem estar presentes na coroa sobre implante.

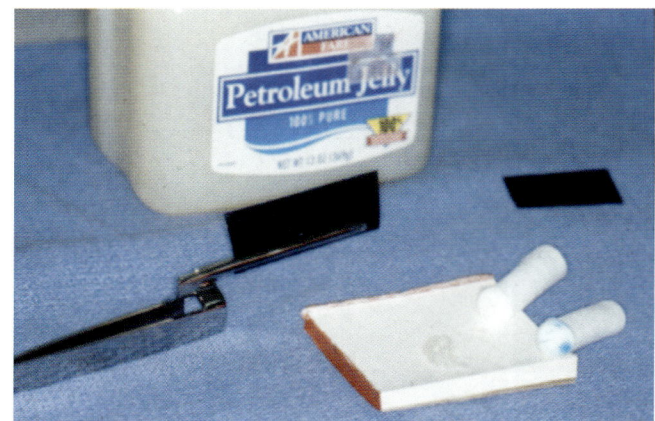

FIGURA 31-63. Vaselina aplicada ao papel articular ajuda a liberar a tintura e faz com que as marcas oclusais marquem mais especificamente.

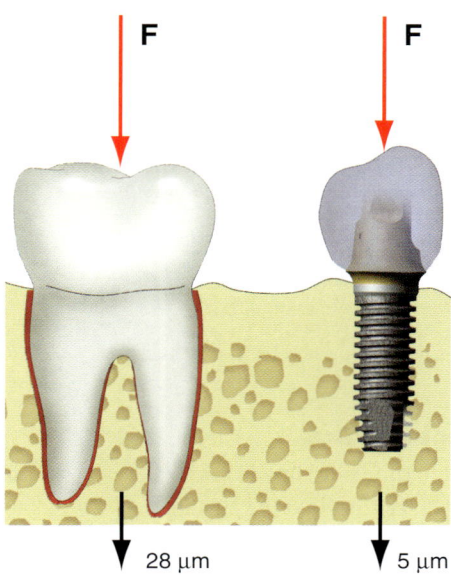

FIGURA 31-62. O movimento vertical fisiológico de um dente natural é de 28 μm com uma força leve (F). Um implante tem até 5 μm de movimento vertical, mas necessita de uma carga pesada oclusal.

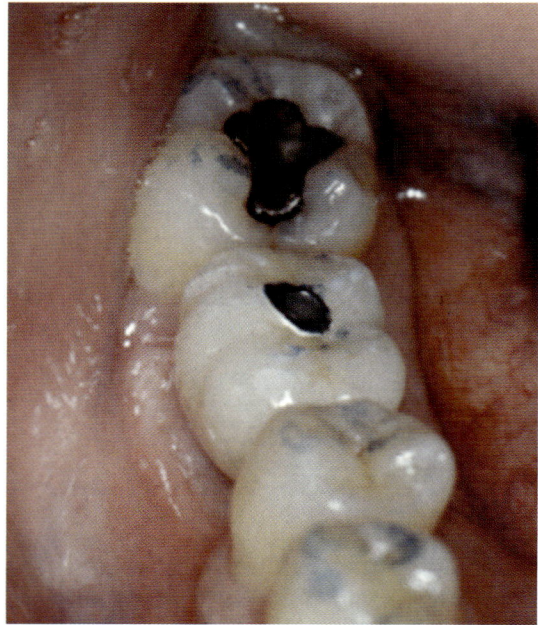

FIGURA 31-64. Uma força de oclusão leve é aplicada em primeiro lugar para o implante e os dentes. A coroa sobre implante do primeiro molar tem menos contato inicial do que os dentes.

Após o equilíbrio com uma força de mordida leve ser completado, o paciente aplica uma força de oclusão mais pesada e range sobre o papel articular (Fig. 31-65). Um papel de articulação plástico é benéfico, de modo que o "papel" não vai rasgar durante a força de mordida pesada e o ranger dos dentes (p. ex., 20 μm, Accufilm®; Parkell, Farmingdale, NY). O ponto de contato oclusal na coroa sobre implante deve permanecer axial ao longo do corpo do implante e deve ser de intensidade semelhante na coroa sobre implante e nos dentes adjacentes. Quando maiores forças de mordida são usadas, todos os elementos da oclusão reagem de forma semelhante sob carga oclusal pesada. Assim, para harmonizar as forças oclusais entre implantes e dentes, o dentista avalia o ajuste da força oclusal da mordida pesada, porque esta deprime os dentes naturais, posicionando-os para mais perto da posição do implante e, portanto, possibilita a partilha equitativa da carga oclusal.[33]

Quando todos os dentes posteriores em um quadrante são suportados por implantes, sugere-se o ajuste para o contato simultâneo dos mesmos. Sob uma força de mordida leve, os contatos oclusais entre os dentes anteriores e posteriores do outro lado são um pouco mais intensos em OC do que na prótese sobre implantes. Sob a força de mordida pesada de oclusão, contatos semelhantes são criados em todo o arco. Para avaliar esses contatos oclusais, um papel de articulação de arco total é requerido (Fig. 31-66).

Quando próteses sobre implantes se opõem de um lado da boca, o ajuste da força oclusal em uma mordida pesada leva em consideração uma diferença de 56 μm de movimento vertical entre as coroas sobre implantes antagônicas e o resto dos dentes naturais. Assim, o ajuste da força oclusal em uma mordida leve deve voltar a ser realizado com um papel de articulação em arco total e as regiões com contatos implante-implante mal devem entrar em contato; no entanto, as secções anteriores e posteriores dente-dente têm mais contato oclusal. Sob uma força de mordida pesada em oclusão, contatos similares oclusais estão presentes em ambos os lados do arco.

É interessante notar que, em um estudo sobre fratura de porcelana em coroas sobre implantes, Kinsel e Lin não encontraram fraturas quando a dentição oposta a uma prótese sobre implantes era uma prótese total convencional.[30] Um dente natural oposto tinha 3,2% de chance de fratura da coroa sobre implante e uma coroa em um dente natural tinha 5,7% de chance de fratura e, quando uma coroa sobre implante estava antagônica a outra coroa sobre implante, uma taxa de fratura de 16,2% foi relatada. Assim, o ajuste da força oclusal em uma mordida pesada torna-se mais crítico quando ambos os arcos estão envolvidos com próteses sobre implantes.

A prótese implantossuportada de arco total antagônico a um arco completo de dentes naturais não requer uma avaliação oclusal diferenciada entre forças de mordidas leves e pesadas. Da mesma forma, quando os implantes apoiam próteses totais, uma sincronização oclusal entre contatos nas forças de mordida leve e pesada não se faz necessária.

Movimento Horizontal

O movimento lateral inicial de dentes anteriores saudáveis é de 68 a 108 μm antes da movimentação dentária secundária, ou duas a quatro vezes mais que o seu movimento apical[20] (Fig. 31-4). Movimentos horizontais (laterais) do implante não são imediatos e, com forças mais pesadas, variam de 10 a 50 μm [21] (Fig. 31-67). Portanto, os dentes anteriores apresentam até mesmo maiores diferenças nos movimentos laterais em comparação com implantes do que os dentes posteriores. Assim, segue-se um cenário de equilíbrio semelhante quando os implantes anteriores e dentes não são conectados e desocluem a dentição posterior durante excursões mandibulares.

Quando os dentes anteriores desocluem dentes posteriores em excursões, o movimento lateral dos dentes posteriores (56 a 73 μm) não tem de ser contabilizado porque nenhuma força lateral existe. O ajuste oclusal é mais crítico para o sistema de implante na região

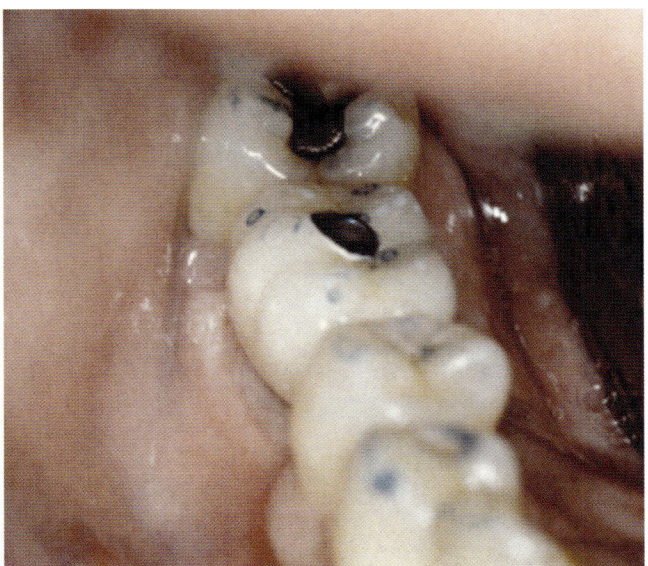

FIGURA 31-65. A coroa sobre implante do primeiro molar é avaliada com uma força de mordida pesada durante os movimentos de rangimento (especialmente em um paciente com parafunção). A coroa sobre implante neste paciente precisa ser ajustada porque as marcas oclusais sobre as cúspides linguais e crista marginal serão cargas deslocadas.

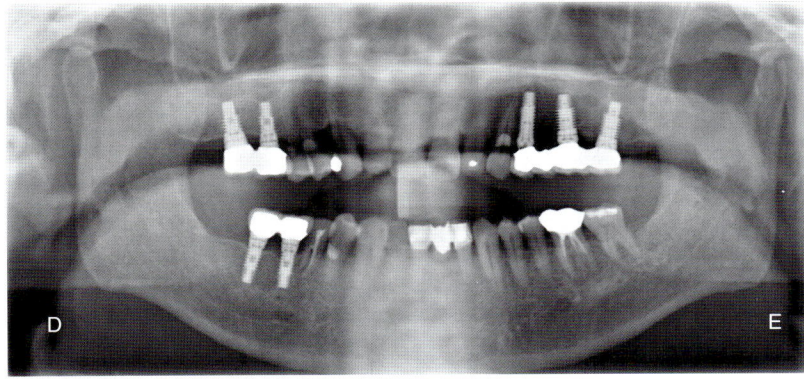

FIGURA 31-66. Para equilibrar a oclusão quando vários implantes e dentes naturais estão em um arco, um papel de articulação de arco total é necessário.

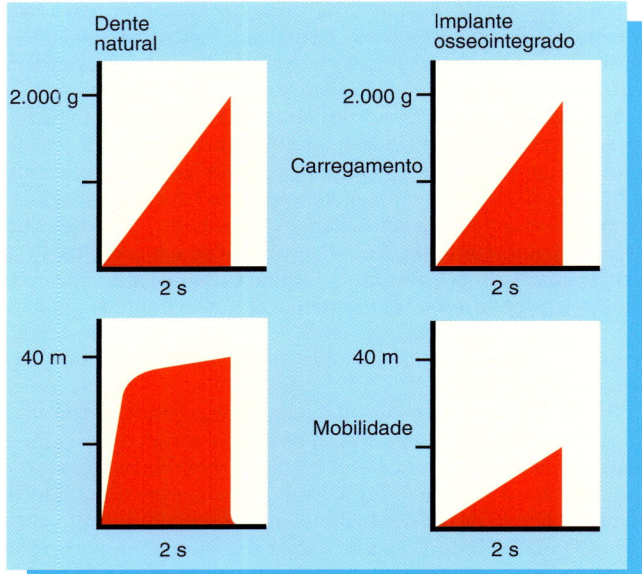

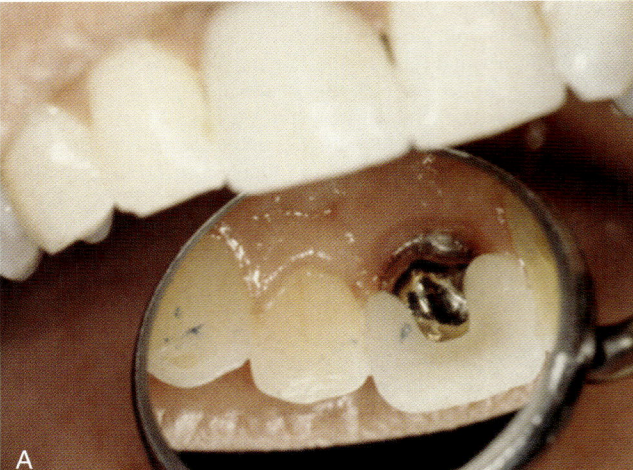

FIGURA 31-67. Quando um aumento de carga progressivo é aplicado a um dente (*superior esquerdo*) e um implante (*superior direito*), a amplitude de movimento é completamente diferente. O dente (*canto inferior esquerdo*) move-se imediatamente sob muito pouca força (movimentação dentária primária). À medida que a intensidade da força é aumentada gradualmente, o dente se desloca gradualmente (movimentação dentária secundária). O movimento dentário primário resulta do ligamento periodontal. O movimento dentário secundário resulta do movimento osseodentário. O implante segue um movimento gradual que aumenta com a força gradualmente. O movimento é semelhante ao movimento secundário do dente. O ajuste oclusal dos implantes e dentes no mesmo arco deve compensar a movimentação dentária primária, que é repentina e varia de 56 a 108 μm em uma dimensão horizontal. O contato oclusal leve avalia a movimentação dentária primária. O equilíbrio do contato oclusal pesado avalia o movimento dentário secundário e considera o leve movimento do implante.

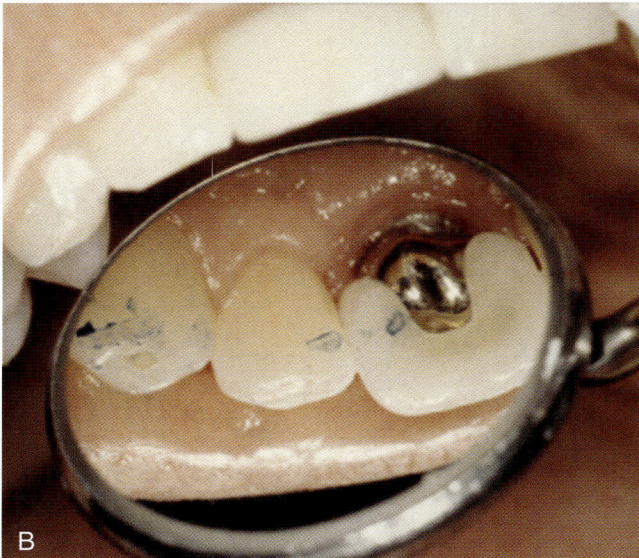

FIGURA 31-68. **A,** O equilíbrio oclusal de uma coroa sobre implante anterior é feito primeiro com um contato oclusal leve em oclusão cêntrica (OC) e durante as excursões mandibulares. **B,** A coroa sobre implante anterior então é equilibrada sob uma força de mordida pesada em OC e durante as excursões mandibulares. A diferença entre o movimento dentário primário e o movimento do implante é maior na região anterior da boca.

anterior, pois esses apresentam movimentos laterais mais discrepantes durante a excursão mandibular. O dentista primeiro usa a força leve e o papel de articulação fino para garantir que pouco ou nenhum contato ocorra na coroa sobre implante durante a oclusão inicial ou movimento lateral dos dentes. Em seguida, o dentista utiliza uma força mais pesada durante OC e excursões para desenvolver contatos oclusais semelhantes nos implantes e dentes naturais anteriores (Fig. 31-68).

Para compensar a diferença de 100 μm de movimento horizontal entre os implantes anteriores maxilares e dentes anteriores, duas modificações são obrigatórias. A primeira é a ameloplastia do contato incisal vestibular da margem incisal mandibular. O paciente é orientado que a altura do dente não é reduzida, somente a borda incisal vestibular. Muitas vezes, quando um dente anterior maxilar está perdido, os incisivos opostos inferiores se movem para vestibular e fazem com que a posição do implante e o ajuste oclusal sejam mais críticos. A segunda modificação é muitas vezes a do contorno lingual de uma coroa anterior da maxila, tornando-o mais côncava que o de um dente natural para acomodar o ajuste da força oclusal de uma mordida pesada (Fig. 31-69).

O conceito de um ajuste da força oclusal de uma mordida pesada é subestimado por alguns profissionais. Uma comparação da importância desse conceito pode ser feita com a restauração de um único dente natural posterior e uma coroa. Pode um dentista restaurador inserir uma coroa vinda do laboratório sem um ajuste oclusal? Apesar

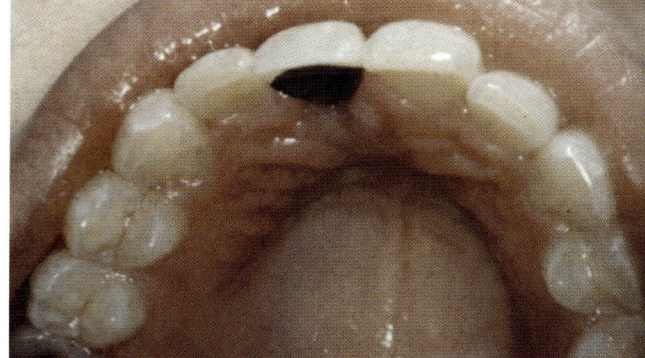

FIGURA 31-69. A superfície lingual de uma coroa sobre implante anterior maxilar, muitas vezes, tem uma aparência côncava para acomodar as diferenças de contato oclusal em comparação com os dentes naturais adjacentes.

das impressões precisas, registros de mordida, montagens com arcos faciais e modelos de arco total, a coroa vai, quase sempre, requerer algum ajuste oclusal. Por quê?

O laboratório não pode equilibrar a oclusão com precisão nos modelos de trabalho. O técnico de laboratório bate levemente os dois modelos de gesso em conjunto para avaliar os contatos oclusais. Tais modelos de gesso não movem 28 a 108 μm. Como resultado, o ajuste oclusal na boca compensa o movimento dentário primário e secundário. Quando um ajuste oclusal em força de mordida pesada não é realizado na entrega de uma coroa sobre implante, o dentista pode não estar ciente de que o implante pode ser sobrecarregado de forma semelhante a uma coroa nova de um dente natural que não tenha sido ajustada na boca.

O ajuste da força oclusal em mordida pesada proposto não incentiva migrações ou alterações na posição dos dentes, porque contatos oclusais regulares ainda ocorrem. Os dentes opostos a implantes não são retirados de oclusão. Contatos oclusais breves diariamente mantêm o dente na sua posição original (semelhante ao resto da boca). Além disso, como a maioria dos dentes de um esqueleto em chave de oclusão classe I oclui com dois dentes opostos (com exceção do incisivo central inferior), os dentes opostos ficam ainda mais propensos a permanecer nas mesmas posições. Em outras palavras, os dois dentes naturais opostos a uma coroa sobre implante ainda têm contatos oclusais nos dentes naturais adjacentes ao implante. No entanto, os dentes se movem ao longo do tempo. Ao contrário dos dentes, implantes não extruem, giram ou migram sob forças oclusais. Dessa maneira, o dentista restaurador pode variar a intensidade da força aplicada ao implante sem causar rapidamente ao implante uma alteração da sua posição no osso. Ao contrário, dentes naturais exibem deslocamento mesial e pequenas mudanças na posição oclusal que ocorrem ao longo do tempo.

Nenhum esquema oclusal irá impedir que a movimentação mesial e menores movimentações dentárias ocorram. Além disso, o esmalte pode desgastar cerca de 30 μm a cada ano. Por conseguinte, uma parte integrante da filosofia OIP é a avaliação e o controle dos contatos oclusais em cada consulta agendada regularmente para o controle da higiene. Isso possibilita a correção de pequenas variações que ocorrem durante o funcionamento a longo prazo e ajuda a evitar a fratura de porcelana e outras complicações relacionadas com estresse (afrouxamento do parafuso do pilar) das próteses sobre implantes.

Considerações biomecânicas semelhantes podem ser discutidas para implantes unidos aos dentes naturais e um cenário semelhante é usado para o equilíbrio oclusal. A força leve e o papel de articulação fino são utilizados, e a coroa sobre implante exibe mínimo contato em comparação com a coroa sobre o pilar natural na oclusão. Um gradiente de força é projetado sobre os pônticos. Uma força de mordida pesada, em seguida, é usada para estabelecer contatos oclusais iguais para todos os dentes naturais e implantes. Quando possível, são desencorajadas forças laterais em regiões em que os pilares são implantes, mesmo nas regiões anteriores da boca.

Projeto para o Arco mais Fraco

Qualquer estrutura de engenharia complexa normalmente irá falhar em seu elo mais fraco e estruturas de implantes dentais não são exceção. Assim, todas as decisões de planejamento de tratamento em uma OIP devem ser baseadas em uma análise cuidadosa: (1) na identificação do elo mais fraco da restauração total e (2) no estabelecimento dos esquemas de oclusão para proteger os componentes da estrutura.

A quantidade de força distribuída para um sistema pode ser reduzida por componentes de alívio de tensão que podem reduzir dramaticamente as cargas de impacto transmitidas ao suporte implantar. Por exemplo, o tecido mole de uma prótese removível tradicional opondo-se a uma prótese sobre implante é deslocado mais de 2 mm e é um redutor eficiente de tensão. Pelo fato de a prótese oposta não ser rígida, as cargas laterais resultantes não são tão grandes. Além disso, a quantidade de força que o paciente pode gerar é significativamente reduzida, como consequência do edentulismo. A força máxima de mordida de um portador de dentadura de longa data pode ser inferior a 2 kg/pol^2. Como resultado, o conceito de oclusão pode ser selecionado para favorecer a dentaduras completas removíveis, que é o arco mais fraco. Um plano de tratamento comum utilizando implantes para um paciente edentado consiste em uma prótese total tradicional superior apoiada no tecido mole da maxila, opondo-se a uma restauração implantossuportada mandibular. O esquema oclusal de escolha é uma oclusão balanceada bilateral, com a configuração dos dentes em posição mesializada e lingualizada e o plano posterior levantado. Sendo a prótese da mandíbula uma prótese tipo 1 (PF-1), PF-2, PF-3, PR-4 ou PR-5, o esquema oclusal seguirá essas diretrizes.

A oclusão balanceada bilateral, muitas vezes, fornece contatos em todos os movimentos oclusais cêntricos e excêntricos e é um esquema oclusal popular para próteses removíveis suportadas por tecidos moles, melhorando a estabilidade destas, especialmente durante parafunção. No entanto, a prótese implantossuportada mandibular pode exercer uma força maior na pré-maxila do que uma dentadura mandibular e causar uma perda óssea acelerada. Portanto, uma modificação do esquema oclusal visa proteger a pré-maxila sob uma dentadura maxilar pela eliminação total de contatos anteriores à região mesial dos caninos com os dentes anteriores mandibulares em OC.

A filosofia do componente mais fraco também se aplica a contatos oclusais nas regiões dos corpos de implante, na presença de cantiléveres ou áreas de cargas deslocadas. Contatos oclusais mais pesados são aplicados sobre os corpos de implantes e gradualmente reduzidos em direção ao cantiléver para reduzir a ampliação das forças de compressão vindas do contato em balanço mais distal e a tração e as forças de cisalhamento sobre o pilar de implante mais anterior. Forças oclusais reduzidas com uma ausência de contatos laterais durante as excursões são recomendados em cantiléveres posteriores ou pônticos anteriores deslocados sempre que possível. Isso minimiza os momentos de força sobre os pilares e diminui as cargas sobre pilares de implante terminais (Fig. 31-70). Se os implantes para ambos os arcos não podem ser carregados em uma posição axial, a densidade óssea, a área de superfície do implante e o tipo de prótese determinam a área a ser protegida. Os implantes superiores são mais propensos a ser protegidos com a carga axial (Fig. 31-71).

Para seguir a teoria do componente mais fraco, quando pônticos estão em balanço em ambos os arcos, eles devem, idealmente, se opor ao outro. No entanto, cantiléveres posteriores no arco superior são menos indicados que na mandíbula. Quando implantes posteriores maxilares apoiam dentes anteriores em balanço e implantes anteriores mandibulares suportam os dentes posteriores em cantiléver, os esquemas oclusais não podem minimizar as forças em ambos. Neste cenário, o componente mais fraco é geralmente a maxila anterior, e uma força reduzida nesta região seria apropriada. Pônticos mandibulares em balanço opostos a implantes maxilares podem ser considerados uma situação melhor que a inversa. Uma prescrição de laboratório detalhada indica contornos de coroa sobre implante e contatos oclusais primários para prótese sobre implante (Fig. 31-72).

Resumo por Volume Ósseo

Osso Divisão A

Em um rebordo edentado posterior com altura e largura abundante e pouca reabsorção, o implante pode ser instalado em uma posição mais ideal para a oclusão e para a estética. A instalação mais comum de implante na mandíbula corresponde a uma posição central no rebordo residual. A osteotomia do implante começa no centro da crista e é gradualmente aumentada para a largura ótima indicada, do osso destinatário. Concavidades faciais são evitadas e o osso cortical facial mais fino é protegido para limitar complicações cirúrgicas como deiscência labial. Como resultado, o implante é instalado frequentemente sob a região da fossa central do dente natural que anteriormente estava presente. Para carregar o corpo do implante em uma direção axial, o contato oclusal primário deve ser na região da fossa central na divisão A do osso.

Quando o rebordo posterior é abundante em largura na maxila e a região cervical está na zona de estética, o implante pode ser posicionado de 1 ou 2 mm a partir do centro do rebordo para o osso facial. Esta posição é utilizada quando a margem facial da coroa está na zona estética para melhorar o aparecimento do perfil. Nesta situação, a porção palatal da plataforma do implante ainda está localizada na fossa central, e a carga oclusal é colocada na fossa central. Se a região cervical da maxila não for na zona estética durante uma posição alta do lábio, o implante deve ser posicionado no centro do rebordo para minimizar o cantiléver na cúspide lingual.

Em qualquer arco, a cúspide de trabalho (vestibular na mandíbula e lingual na maxila) funciona como uma carga em balanço e não deve ter contato oclusal. Isso se refere também às bordas marginais em implantes unitários.

Após a cicatrização do alvéolo dentário, ocorre reabsorção óssea à custa da tábua vestibular, e o implante, na maioria das vezes, é posicionado sob a fossa central com uma anatomia modificada do contorno vestibular da mandíbula. O dentista reduz o aspecto vestibular da mesa oclusal para promover uma carga axial em regiões não estéticas. Este contorno bucal aumenta a sobressaliência horizontal durante a oclusão com o molar maxilar sem consequências estéticas e sem promover a mordida do tecido da bochecha. A fossa central da coroa sobre implante mandibular é aumentada para 2 a 3 mm de largura. Quando se opuser a um molar superior natural, o contato primário da cúspide torna-se a cúspide lingual maxilar em contato com a fossa central inferior da coroa sobre implante, pois a cúspide vestibulomandibular foi reduzida em altura e largura. Assim, todos os contatos estão situados medialmente comparados com aqueles em dentes naturais. O contorno lingual da coroa sobre implante mandibular é semelhante ao da dentição natural (e dentes adjacentes), com sobreposição horizontal à cúspide maxilar lingual para evitar mordidas na língua durante a função. Nenhum contato oclusal ocorre na cúspide vestibular nem na cúspide lingual, visando eliminar deslocamento de cargas durante parafunção.

A estética de uma reabilitação sobre implantes na maxila não deve ser comprometida por uma redução vestibular da mesa oclusal. Assim como com os dentes naturais, a cúspide vestibulomaxilar não recebe carga oclusal; no entanto, a cúspide lingual não está na zona estética. Na região de pré-molar e primeiro molar superior fora da zona estética em pacientes com linha alta do sorriso e largura óssea abundante, o implante é instalado sob o centro da fossa central da coroa e o contato oclusal ocorre com o centro da fossa e da cúspide vestibulomandibular.

Assim, para os implantes maxilares opostos a dentes naturais, a cúspide vestibulomandibular atua como o contato dentário

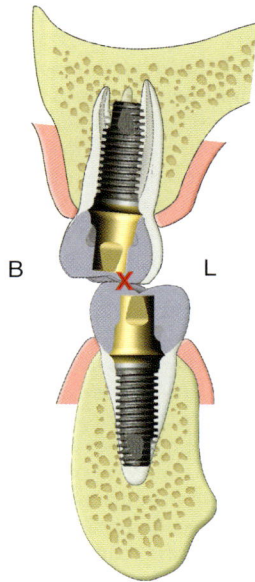

FIGURA 31-70. Implantes posteriores em arcos opostos estão posicionados sob as respectivas fossas centrais quando as regiões cervicais vestibulares não estão nas zonas estéticas. A cúspide lingual maxilar é reduzida em largura e a cúspide vestibulomandibular é reduzida. O contato oclusal primário é muitas vezes sobre implante no osso maxilar que é menos denso ou menos implantes são unidos em conjunto ou os tamanhos de implantes são menores que o suporte de implante mandibular. *B*, bucal; *L*, lingual.

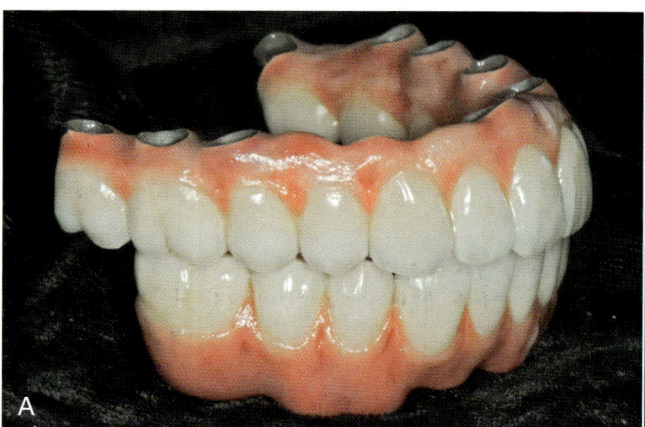
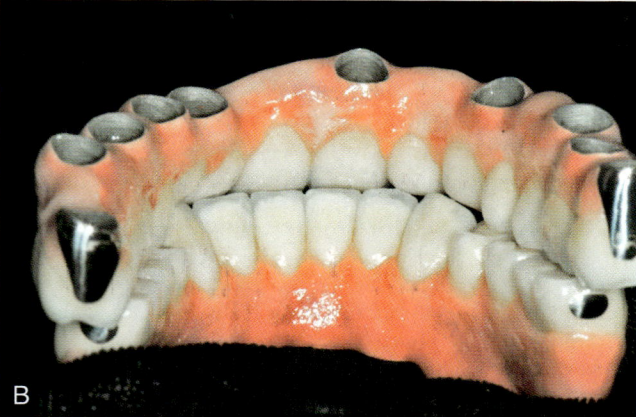

FIGURA 31-71. **A,** Próteses de arco completo sobre implantes maxilar e mandibular. O trespasse vertical é de 3 mm e não há contato oclusal da mesial de canino a canino em oclusão cêntrica (OC). **B,** Na OC, os implantes são carregados em seu longo eixo. Quando isso não é possível em ambos os arcos, os implantes maxilares são favorecidos para cargas de longo eixo.

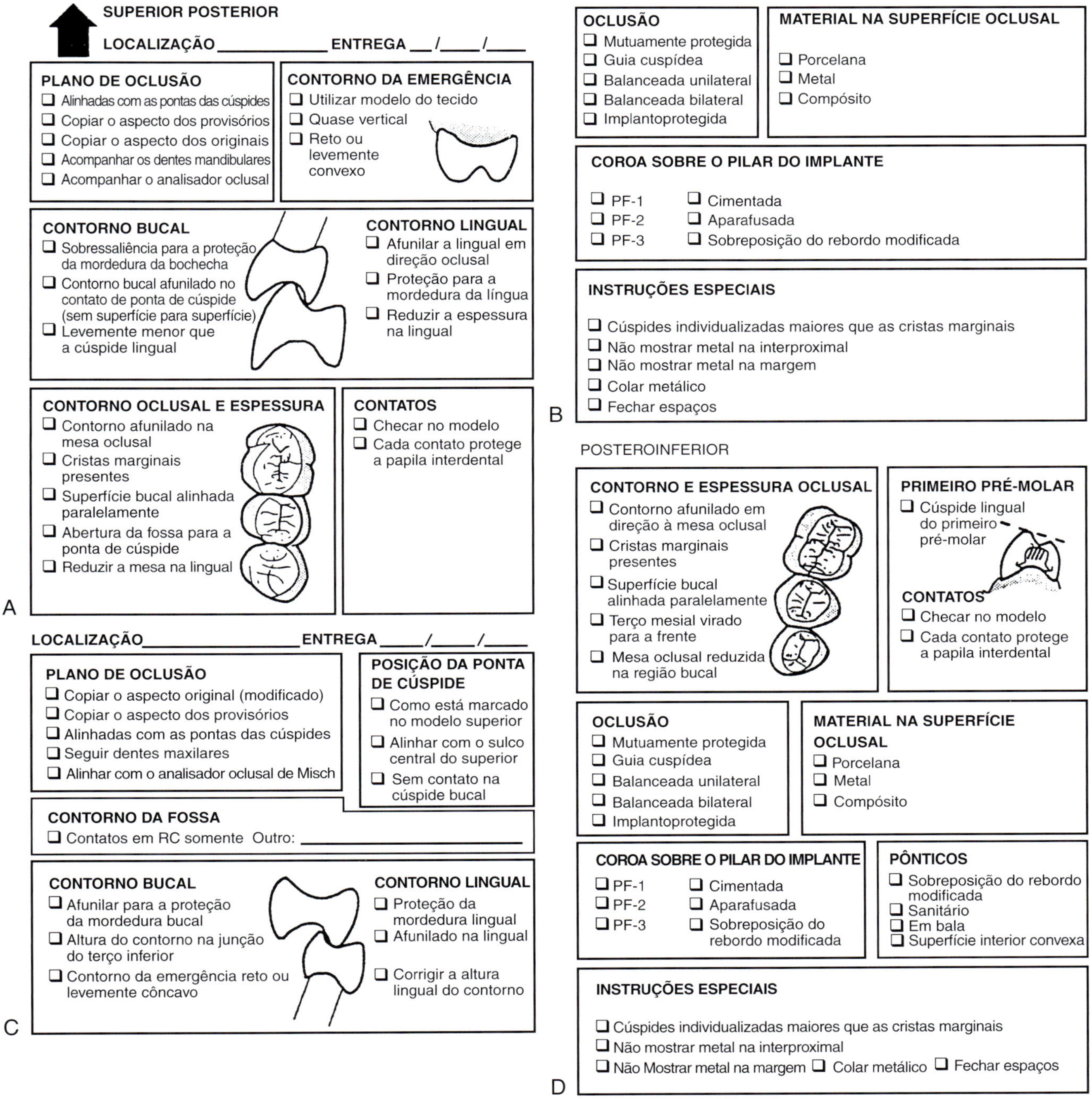

SUPERIOR POSTERIOR

LOCALIZAÇÃO _____ ENTREGA ___/___/___

PLANO DE OCLUSÃO
- ☐ Alinhadas com as pontas das cúspides
- ☐ Copiar o aspecto dos provisórios
- ☐ Copiar o aspecto dos originais
- ☐ Acompanhar os dentes mandibulares
- ☐ Acompanhar o analisador oclusal

CONTORNO DA EMERGÊNCIA
- ☐ Utilizar modelo do tecido
- ☐ Quase vertical
- ☐ Reto ou levemente convexo

CONTORNO BUCAL
- ☐ Sobressaliência para a proteção da mordedura da bochecha
- ☐ Contorno bucal afunilado no contato de ponta de cúspide (sem superfície para superfície)
- ☐ Levemente menor que a cúspide lingual

CONTORNO LINGUAL
- ☐ Afunilar a lingual em direção oclusal
- ☐ Proteção para a mordedura da língua
- ☐ Reduzir a espessura na lingual

CONTORNO OCLUSAL E ESPESSURA
- ☐ Contorno afunilado na mesa oclusal
- ☐ Cristas marginais presentes
- ☐ Superfície bucal alinhada paralelamente
- ☐ Abertura da fossa para a ponta de cúspide
- ☐ Reduzir a mesa na lingual

CONTATOS
- ☐ Checar no modelo
- ☐ Cada contato protege a papila interdental

A

OCLUSÃO
- ☐ Mutuamente protegida
- ☐ Guia cuspídea
- ☐ Balanceada unilateral
- ☐ Balanceada bilateral
- ☐ Implantoprotegida

MATERIAL NA SUPERFÍCIE OCLUSAL
- ☐ Porcelana
- ☐ Metal
- ☐ Compósito

COROA SOBRE O PILAR DO IMPLANTE
- ☐ PF-1
- ☐ PF-2
- ☐ PF-3
- ☐ Cimentada
- ☐ Aparafusada
- ☐ Sobreposição do rebordo modificada

INSTRUÇÕES ESPECIAIS
- ☐ Cúspides individualizadas maiores que as cristas marginais
- ☐ Não mostrar metal na interproximal
- ☐ Não mostrar metal na margem
- ☐ Colar metálico
- ☐ Fechar espaços

B

POSTEROINFERIOR

CONTORNO E ESPESSURA OCLUSAL
- ☐ Contorno afunilado em direção à mesa oclusal
- ☐ Cristas marginais presentes
- ☐ Superfície bucal alinhada paralelamente
- ☐ Terço mesial virado para a frente
- ☐ Mesa oclusal reduzida na região bucal

PRIMEIRO PRÉ-MOLAR
- ☐ Cúspide lingual do primeiro pré-molar

CONTATOS
- ☐ Checar no modelo
- ☐ Cada contato protege a papila interdental

OCLUSÃO
- ☐ Mutuamente protegida
- ☐ Guia cuspídea
- ☐ Balanceada unilateral
- ☐ Balanceada bilateral
- ☐ Implantoprotegida

MATERIAL NA SUPERFÍCIE OCLUSAL
- ☐ Porcelana
- ☐ Metal
- ☐ Compósito

COROA SOBRE O PILAR DO IMPLANTE
- ☐ PF-1
- ☐ PF-2
- ☐ PF-3
- ☐ Cimentada
- ☐ Aparafusada
- ☐ Sobreposição do rebordo modificada

PÔNTICOS
- ☐ Sobreposição do rebordo modificada
- ☐ Sanitário
- ☐ Em bala
- ☐ Superfície interior convexa

INSTRUÇÕES ESPECIAIS
- ☐ Cúspides individualizadas maiores que as cristas marginais
- ☐ Não mostrar metal na interproximal
- ☐ Não Mostrar metal na margem ☐ Colar metálico ☐ Fechar espaços

D

LOCALIZAÇÃO _____ ENTREGA ___/___/___

PLANO DE OCLUSÃO
- ☐ Copiar o aspecto original (modificado)
- ☐ Copiar o aspecto dos provisórios
- ☐ Alinhadas com as pontas das cúspides
- ☐ Seguir dentes maxilares
- ☐ Alinhar com o analisador oclusal de Misch

POSIÇÃO DA PONTA DE CÚSPIDE
- ☐ Como está marcado no modelo superior
- ☐ Alinhar com o sulco central do superior
- ☐ Sem contato na cúspide bucal

CONTORNO DA FOSSA
- ☐ Contatos em RC somente Outro: _____

CONTORNO BUCAL
- ☐ Afunilar para a proteção da mordedura bucal
- ☐ Altura do contorno na junção do terço inferior
- ☐ Contorno da emergência reto ou levemente côncavo

CONTORNO LINGUAL
- ☐ Proteção da mordedura lingual
- ☐ Afunilado na lingual
- ☐ Corrigir a altura lingual do contorno

C

FIGURA 31-72. A folha de laboratório desenvolvida por Peter Dawson e Carl Misch permite ao dentista orientar o contorno da coroa sobre implante e contatos oclusais primários. Uma forma separada para coroas sobre implantes posteriores da maxila e da mandíbula ajuda o técnico de laboratório a projetar a prótese. **A** a **C,** Coroas maxilares. **D,** Coroas mandibulares.

primário. O dentista reduz a coroa maxilar posterior apenas na face lingual, para reduzir a largura da mesa oclusal. Essa redução aumenta a sobressaliência lingual quando os dentes estão em oclusão, o que não causa nenhuma consequência em relação à estética ou à possibilidade de morder a língua.

Para implantes mandibulares e maxilares opostos, a cúspide vestibular da coroa maxilar é necessária para a estética. Os outros contornos das coroas opostas são reduzidos em largura para minimizar a mesa oclusal e carregar os implantes axialmente. Quando não for possível carregar axialmente ambos os arcos, o arco mais fraco é favorecido. Este é geralmente o elemento da maxila por causa da menor densidade óssea. Em conclusão, sempre que possível, contatos oclusais devem ser evitados nas áreas de uma coroa sobre implante que não são suportadas diretamente por um implante axialmente posicionado. Alternativamente, vários implantes adicionais devem ser utilizados para dissipar a força.

Osso Divisão B

Na divisão B óssea, os implantes são posicionados mais para a cúspide lingual da posição do dente natural. Como resultado, a vestibular das coroas mandibulares é ainda mais reduzida evitando contatos oclusais deslocados. O contato oclusal primário em um dente natural posterior da maxila oposto é a cúspide lingual, que é reformulado para carregar o implante axialmente. A cúspide vestibular da coroa sobre um implante mandibular é localizada na direção da fossa central do dente natural. A coroa sobre implante mandibular medialmente posicionada na divisão B tem uma fossa central, que é mais lingual que no dente natural. O contorno lingual da coroa é semelhante ao do dente natural e com sobreposição horizontal adequada com o dente oposto para evitar mordidas na língua.

O implante mandibular posterior, eventualmente, pode estar angulado lingualmente para evitar a invasão da fóvea submandibular. Como resultado, um pilar angulado e uma emergência lingual reta são utilizados para minimizar o volume lingual da restauração. Sob essas condições, um enxerto para o aumento do rebordo da mandíbula divisão B pode ser necessário moderando os fatores de tensão e melhorando a posição do implante e a orientação da prótese.

Em uma situação de divisão B do osso maxilar, o implante é instalado mais para a região da cúspide palatina do dente natural original. A mesa oclusal maxilar nem sempre pode ser reduzida a partir do aspecto vestibular por razões estéticas; por conseguinte, a cúspide vestibular é compensada em direção vestibular, mas deixada completamente fora de oclusão (como acontece com os dentes naturais) em OC e durante todas as excursões mandibulares. A cúspide vestibular do dente natural oposto é recontornada em largura e altura para reduzir as cargas deslocadas para a coroa sobre o implante maxilar. O ângulo da cúspide palatina é reduzido e uma área plana, paralela ao plano de oclusão, sobre o pilar do implante é projetada na coroa. O contato oclusal primário em oclusão RC é feito pela cúspide maxilar palatina sobre o corpo do implante e a região central da fossa do dente natural mandibular. Um aumento ósseo para a colocação de implantes mais largos é mais indicado na maxila que na mandíbula, devido à menor densidade óssea e pelo fato de a prótese precisar substituir o contorno estético da coroa no aspecto bucal.

Na presença da divisão B óssea em ambos os arcos edentados, as próteses superiores e inferiores são semelhantes ao descrito na situação anterior. No entanto, a colocação de cargas axiais em ambos os arcos geralmente não é possível, e o implante mais fraco relaciona-se com a densidade óssea, largura ou tipo de prótese (fixa *versus* removível), determinando os requisitos de carga axial por participar do arco mais vulnerável.

Maxilas Divisão C e D

Algumas vezes, a atrofia do rebordo maxilar das divisões ósseas de A a C ou D resulta em uma crista maxilar sob a posição da ponta da cúspide lingual maxilar. Um enxerto no seio restaura a quantidade de altura óssea, mas não reposiciona o rebordo residual reabsorvido. Como consequência, o implante pode ser instalado sob a cúspide lingual do dente maxilar.

Quando os dentes naturais mandibulares se opõem a coroas sobre implantes maxilares, as cúspides vestibulares dos dentes inferiores naturais (ou coroas sobre implantes) devem ser redesenhadas para minimizar as cargas deslocadas em oclusão de RC. Então, o dentista pode manter a cúspide maxilar vestibular para estética, mas reduzir a mesa oclusal funcional.

Em regiões estéticas posteriores da maxila (linha cervical alta do lábio durante o sorriso), uma mesa oclusal mais ampla é necessária para o bom contorno e estética facial. Um enxerto ósseo para aumentar a largura pode ser necessário nessas zonas estéticas, juntamente com a colocação de um implante de maior diâmetro para permitir o restabelecimento dos contornos cervicais e vestibulares, com os perfis emergentes corretos para proporcionar estética e capacidade de manutenção. Idealmente, o dentista posiciona a plataforma do implante entre a cúspide vestibular e a fossa central, com um perfil emergente semelhante à posição de um implante anterior.

Áreas não estéticas como a metade distal do primeiro molar e o segundo molar podem muitas vezes ser restauradas em mordida cruzada quando estas condições existem para melhorar a direção das forças. O implante é instalado, de preferência nesses casos, diretamente sobre a cúspide lingual do dente mandibular. Contatos oclusais sobre o corpo do implante estarão localizados na fossa central alargada da coroa maxilar. A sobreposição horizontal lingual maxilar é projetada para a proteção da língua. A cúspide vestibulomandibular é mais vestibular que a cúspide vestibulomaxilar para a proteção contra mordidas da bochecha.

Conclusão

O corpo do implante deve ser carregado em uma direção axial. Em uma divisão A do rebordo maxilar, o implante pode ser instalado entre a região da fossa central e a cúspide vestibular dos dentes naturais. A cúspide vestibular do dente natural no arco inferior é a de oclusão dominante. O contorno palatino da coroa sobre implante maxilar posterior é reduzida para eliminar cargas deslocadas. A posição da cúspide vestibulomaxilar deve permanecer semelhante à do dente original para a estética adequada e deve permanecer fora da oclusão em RC e todas as excursões mandibulares. Quando mais reabsorção ocorre e o rebordo evolui da divisão do osso B para C, a cúspide palatina maxilar pode tornar-se a área de contato primário, situada diretamente sobre o corpo do implante. O ângulo da cúspide palatina é reduzido, e uma área de contato é criada diretamente sobre o pilar do implante. Assim, os contatos oclusais diferem dos de um dente natural.

Na divisão A do osso mandibular, o implante está localizado debaixo da fossa central, mas na divisão B, o implante está localizado mais perto da região da cúspide lingual do dente natural preexistente. Em outras palavras, os implantes endosteais mandibulares são sempre posicionados em uma direção mais medial que as cúspides vestibulares originais dos dentes naturais. Todos os contatos oclusais estão em uma fossa central alargada e, muitas vezes, mais medial que aquelas em dentes inferiores naturais.

Na maxila edentada, uma prótese total pode ser fabricada em peça única. No entanto, o dentista pode optar por colocar duas fixações rígidas (*Pin Des Marets*) distais aos caninos. Isso mantém a biomecânica de um arco, ainda que a prótese possa ser removida em três secções para facilitar a gestão da queda de uma restauração por falha na cimentação ou fratura da porcelana. As forças laterais anteriores geradas durante as excursões devem ser distribuídas apenas aos dentes anteriores. No entanto, uma estrutura em peça única rígida distribui uma pequena força para alguns implantes posteriores. Sete a 10 implantes na maxila, na maioria das vezes, são necessários para uma prótese com 12 unidades fixas opostas a uma dentição fixa em dentes ou implantes com fatores de tensão moderados a graves. Os implantes posteriores são mais críticos na maxila para eliminar cantiléveres posteriores e aumentar a distância implantar anteroposterior, o que diminui ainda mais a tensão para os implantes na região anterior da maxila.

Resumo

Qualquer estrutura de engenharia complexa normalmente irá falhar em seu elo mais fraco e estruturas de implantes dentais não são exceções. Assim, todas as decisões de planejamento de tratamento para OIP devem ser baseadas em uma análise cuidadosa, visando (1) identificar o elo mais fraco na restauração total e (2) estabelecer sistemas de oclusão e prótese para proteger este componente da estrutura.

As considerações oclusais locais em implantodontia incluem as forças transosteais, a biomecânica do osso, a biomecânica básica, as diferenças entre dentes naturais e implantes, os músculos de mastigação e força oclusal e a reabsorção óssea. A incorporação desses fatores leva a um esquema oclusal (OIP) desenvolvido pelo autor.

Neste capítulo, considerações clínicas são desenhadas a partir de conceitos protéticos básicos, princípios biomecânicos ósseos e análises de elementos finitos para reduzir as cargas oclusais nocivas e estabelecer uma filosofia oclusal consistente. O conceito OIP indica várias condições para diminuir a tensão no sistema do implante, incluindo o ângulo entre o corpo do implante e a carga oclusal, o ângulo das cúspides das coroas, a articulação mutuamente protegida, o cantiléver ou distância em balanço, a altura da coroa, o contorno da coroa, o sincronismo dos contatos oclusais e a proteção do componente mais fraco. O corpo do implante idealmente deve ser carregado no longo eixo da força (perpendicular ao plano oclusal). Os contatos oclusais em regiões posteriores devem ser sobre o implante (na maioria das vezes, na região da fossa central da coroa). A oclusão mutuamente protegida deve eliminar todas as forças laterais nas próteses de implantes posteriores. Cantiléveres devem ser eliminados no edentado total da maxila e pacientes parcialmente edentados de qualquer arco. Quando a altura da coroa for maior que 15 mm, os cantiléveres na mandíbula edentada devem ser reduzidos. A sincronia dos contatos oclusais em pacientes parcialmente edentados deve ser conforme os dentes naturais. O componente mais fraco do sistema deve ser protegido contra as forças oclusais. Este capítulo combina experiência e princípios biomecânicos para abordar de forma consistente as considerações oclusais.

Referências Bibliográficas

1. Goodacre CJ, Kan JK, Rungcharassaeng K: Clinical complications of osseointegrated implants, *J Prosthet Dent* 81:537-552, 1999.
2. Misch CE: Progressive bone loading. In Misch CE, editor: *Contemporary implant dentistry*, St Louis, 1993, Mosby.
3. Jemt T, Linden B, Lekholm U: Failures and complications in 127 consecutively placed fixed partial prostheses supported by Brånemark implants: from prosthetic treatment to first annual checkup, *Int J Oral Maxillofac Implants* 7:40-44, 1992.
4. Naert I, Quirynen M, van Steenberghe D, et al: A six year prosthodontic study of 509 consecutively inserted implants for the treatment of partial edentulism, *J Prosthet Dent* 67:236-245, 1992.
5. Misch CE: Early crestal bone loss etiology and its effect on treatment planning for implants, *Postgrad Dent* 3:3-17, 1995.
6. Isidor F: Loss of osseointegration caused by occlusal load of oral implants, *Clin Oral Implants Res* 7:143-152, 1996.
7. Hansson S: The implant neck smooth or provided with retention elements, *Clin Oral Implants Res* 10:394-405, 1999.
8. Quirynen M, Naert I, van Steenberghe D: Fixture design and overload influence marginal bone loss and fixture success in the Brånemark system, *Clin Oral Implants Res* 3:104-111, 1992.
9. Misch CE, Bidez MW: Occlusion and crestal bone resorption: etiology and treatment planning strategies for implants. In McNeil C, editor: *Science and practice of occlusion*, Chicago, 1997, Quintessence.
10. Oh T, Yoon J, Misch CE, et al: The cause of early implant bone loss: myth or science? *J Periodontol* 73:322-333, 2002.
11. Miyata T, Kobayashi Y, Araki H, et al: The influence of controlled occlusal overload on peri-implant time. 4. A histologic study in monkeys, *Int J Oral Maxillofac Implants* 17:384-390, 2002.
12. Miyata T, Kobayashi Y, Araki H, et al: The influence of controlled occlusal overload on peri-implant tissue: a histologic study in monkeys, *Int J Oral Maxillofac Implants* 3:677-683, 1998.
13. Isidor R: Histological evaluation of peri-implant bone at implants subjected to occlusal overload or plaque accumulation, *Clin Oral Implants Res* 8:1-9, 1997.
14. Rangert B, Krogh PH, Langer B, et al: Bending overload and implant fracture: a retrospective clinical analysis, *Int J Oral Maxillofac Implants* 7:40-44, 1995.
15. Jemt T, Lindquist L, Hedegard B: Changes of the general chewing pattern in complete denture wearers after insertion of bridges on osseointegrated oral implants in the lower jaw. In *Proceedings of the Symposium on Prosthetic Reconstructions on Osseointegrated Implants*, Goteborg, Sweden, 1983, pp 143-150.
16. Gartner JL, Mushimoto K, Weber HP, et al: Effect of osseointegrated implants in the coordination of masticatory muscles: a pilot study, *J Prosthet Dent* 84:185-193, 2000.
17. Bidez MW, Misch CE: Force transfer in implant dentistry: basic concepts and principles, *Oral Implantol* 18:264-274, 1992.
18. Hillam DG: Stresses in the periodontal ligament, *J Periodontal Res* 8:51-56, 1973.
19. Muhlemann HR, Savdrl S, Rakeitshak KH: Tooth mobility: its cause and significance, *J Periodontol* 36:148-153, 1965.
20. Parfitt GS: Measurement of the physiologic mobility of individual teeth in an axial direction, *J Dent Res* 39:68, 1960.
21. Sekine H, Komiyama Y: Mobility characteristics and tactile sensitivity of osseointegrated fixture-supporting systems. In van Steenberghe D, editor: *Tissue integration in oral maxillofacial reconstruction*, Amsterdam, 1986, Elsevier.
22. Glickman I: Inflammation and trauma from occlusion: co-destructive factors in chronic periodontal disease, *J Periodontol* 34:5-10, 1963.
23. Schulte W: Implants and the periodontium, *Int Dent J* 45:16-26, 1995.
24. Dawson PE. *Functional occlusion—from TML to smile design*, St Louis, 2007, Mosby.
25. Dawson PE: *Evaluation, diagnosis, and treatment of occlusal problems*, ed 2, St Louis, 1989, Mosby.
26. Trulsson M, Gunne HS: Food-holding and -biting behavior in human subjects lacking periodontal receptors, *J Dent Res* 77:574-582, 1998.
27. Mullbradt L, Ulrich R, Mohlman H, et al: Mechano perception of natural teeth vs endosseous implants revealed by magnitude estimation, *Int J Oral Maxillofac Implants* 4:125-130, 1989.
28. Monasky GE, Tough DF: Studies of wear of porcelain, enamel and gold, *J Prosthet Dent* 25:299-306, 1971.
29. Brånemark PI, Svensson B, van Steenberghe D: Ten year survival rate of fixed prostheses on four or six implants ad modum Brånemark in full edentulism, *Clin Oral Implants Res* 6:227-231, 1995.
30. Kinsel RP, Lin D: Retrospective analysis of porcelain failures of metal ceramic crowns and fixed partial dentures supported by 729 implants in 152 patients: patient-specific and implant-specific predictors of ceramic failure, *J Prosthet Dent* 101(6):388-394, 2009.
31. Shackleton JL, Carr L, Slabbert JC, et al: Survival of fixed implant-supported prostheses related to cantilever lengths, *J Prosthet Dent* 71:23-26, 1994.
32. Misch CE, Bidez MW: Implant protected occlusion: a biomechanical rationale, *Compend Contin Dent Educ* 15:1330-1343, 1994.
33. Misch CE: Occlusal considerations for implant-supported prostheses. In Misch CE, editor: *Contemporary implant dentistry*, St Louis, 1993, Mosby.
34. Misch CE: Medial positioned lingualized occlusion. In *Misch Institute manual*, Birmingham, Mich, 1991.
35. Abrams L, Coslet JG: Occlusal adjustment by selective grinding. In Cohen DW, editor: *Periodontal therapy*, ed 4, St Louis, 1968, Mosby.
36. Falk H, Laurell L, Lundgren D: Occlusal interferences and cantilever joint stress in implant-supported prostheses occluding with complete dentures, *Int J Oral Maxillofac Implants* 5:70-77, 1990.
37. Binderman I: NIH grant study on two-dimensional FEA study of 54 implant body designs, 1973 (personal communication).
38. Kinni ME, Hokama SM, Caputo AA: Force transfer by osseointegration implant devices, *Int J Oral Maxillofac Implants* 2:11-15, 1987.
39. Papavasiliou G, Kamposiora P, et al: Three dimensional finite element analysis of stress distribution around single tooth implants as a function of bony support prosthesis type and loading during function, *J Prosthet Dent* 76:633-640, 1996.
40. Soltesz U, Siegele D, Riedmuller J, et al: Stress concentration and bone resorption in the jaw for dental implants with shoulders. In Lee AJC, Albrektsson T, Brånemark PI, editors: *Clinical applications of biomaterials*, New York, 1982, John Wiley.
41. Cunningham WP, Felton DA, Bayne SC, et al: Finite element analysis comparing IMZ dental implant to mandibular cuspid, *J Dent Res* 69:116, 1990 (abstract 64).
42. Lavernia CJ, Cook SD, Weinstein AM, et al: An analysis of stresses in a dental implant system, *J Biomech* 14:555-560, 1981.

43. Matsushita Y, Kitoh M, Mizuta K, et al: Two-dimensional FEM analysis of hydroxyapatite implants: diameter effects on stress distribution, *J Oral Implantol* 16:6-11, 1990.
44. Soltesz U, Siegele D: Principal characteristics of the stress distributions in the jaw caused by dental implants. In Huiskes R, Van Campen D, DeWijn J, editors: *Biomechanics: principles and applications*, London, 1982, Martinus Nijhoff.
45. Takuma M, Tsutsumi S, Fukunaga S, et al: Stress distribution around alumina, hydroxyapatite and plasma-sprayed titanium dental implants, *J Osaka Univ Dent Sch* 28:73-82, 1988.
46. Borchers L, Reichart P: Three-dimensional stress distribution around a dental implant at different stages of interface development, *J Dent Res* 62:155-159, 1983.
47. Clelland NL, Ismail YH, Zaki HS, et al: Three dimensional finite element stress analysis in and around the screw-vent implant, *Int J Oral Maxillofac Implants* 6:391-398, 1991.
48. Cook SD, Klawitter JJ, Weinstein AJ, et al: The design and evaluation of dental implants with finite element analysis. In Gallagher RA, editor: *Finite elements in biomechanics*, Tucson, 1980, University of Arizona.
49. Misch CE, Ismail YH, Ibiari W: Stress analyses of two blade implants with increased width and length of their neck portion, *J Dent Res* 69:117, 1990 (abstract 67).
50. Siegele D, Soltesz U: Coated dental implants: a finite element study of the influence of interface conditions on the stresses in the jaw bone. In *Transcripts of the Fourth World Biomaterials Congress*, Berlin, 1992, Society for Biomaterials.
51. Misch CE: *Three-dimensional finite element analysis of two plate form neck designs*, master's thesis, 1989, University of Pittsburgh.
52. Clelland NL, Lee JK, Bimbenet OC, et al: A three dimensional finite element stress analysis of angled abutments for an implant placed in the anterior maxilla, *J Prosthodont* 4:95-100, 1995.
53. Clelland NL, Gilat A: The effect of abutment angulation on stress transfer for an implant, *J Prosthodont* 1:24-28, 1992.
54. Reilly DT, Burstein AH: The elastic and ultimate properties of compact bone tissue, *J Biomech* 80:393-405, 1975.
55. Qin YX, McLeod KJ, Guilak F, et al: Correlation of bony ingrowth to the distribution of stress and strain parameters surrounding a porous coated implant, *J Orthop Res* 14:862-870, 1996.
56. Cowin SC: *Bone mechanics*, Boca Raton, FL, 1989, CRC Press.
57. Barbier L, Schepers E: Adaptive bone remodeling around oral implants under axial and nonaxial loading conditions in the dog mandible, *Int J Oral Maxillofac Implants* 12(2):215-223, 1997.
58. Ko CC, Kohn DH, Hollister SJ: Micromechanics of implant/tissue interfaces, *J Oral Implantol* 18:220-230, 1992.
59. Ha C-Y, Lim Y-J, Kim M-J, et al: The influence of abutment angulation on screw loosening of implants in anterior maxilla, *J Oral Maxillofac Implants* 26:45-55, 2011.
60. Duyck J, Van Oosterwyck H, Vander Sloten J, et al: Magnitude and distribution of occlusal forces on oral implants supporting fixed prostheses: an in vivo study, *Clin Oral Implants Res* 11:465-475, 2000.
61. Kaukinen JA, Edge MJ, Lang BR: The influence of occlusal design on simulated masticatory forces transferred to implant-retained prostheses and supporting bone, *J Prosthet Dent* 76:50-55, 1996.
62. Williamson EH, Lundquist DO: Anterior guidance: its effect on electromyographic activity of the temporal and masseter muscles, *J Prosthet Dent* 49:816-823, 1983.
63. Belser UC, Hannam AG: The influence of working-side occlusal guidance on masticatory muscles and related jaw movement, *J Prosthet Dent* 53:406-413, 1985.
64. Shupe RJ, Mohamed SE, Cristensen LV, et al: Effects of occlusal guidance on jaw muscle activity, *J Prosthet Dent* 51:811-818, 1984.
65. Manns A, Chan C, Miralles R: Influence of group function and canine guidance on electromyographic activity of elevator muscles, *J Prosthet Dent* 57:494-501, 1987.
66. Lucia VO: *Modern gnathological concepts*, St Louis, 1961, Mosby.
67. Alexander PC: Analysis of cuspid protected occlusion, *J Prosthet Dent* 13:307-317, 1963.
68. Goldstein GR: The relationship of canine protected occlusion to a periodontal index, *J Prosthet Dent* 41:277-283, 1979.
69. D'Amico A: The canine teeth: normal functional relation of the natural teeth of man, *J S Calif Dent Assoc* 26:1-7, 1958.
70. Weinberg LA, Kruger G: A comparison of implant/prosthesis loading for clinical variables, *Int J Prosthodont* 8:421-433, 1995.
71. Manno AE, et al: Canine protected occlusion with and without anesthesia, *Cranio* 9(3):212-219, 1991.
72. Jacob R: Quantitative evaluation of the masseteric post-stimulus EMG complex following mechanical or acoustic stimulation of osseointegrated implants, *J Oral Maxillofac Implants* 1995.
73. McAlarney ME, Stavropoulos DN: Theoretical cantilever length vs clinical variables in fifty-five clinical cases, *J Prosthet Dent* 83:332-343, 2000.
74. Wang S, Hobkirk JA: Load distribution on implants with a cantilevered superstructure: in vitro pilot study, *Implant Dent* 5:36-42, 1996.
75. Lundquist LW, Rockler B, Carlsson GE: Bone resorption around fixtures in edentulous patients treated with mandibular fixed tissue integrated prostheses, *J Prosthet Dent* 59:59-63, 1988.
76. Sato Y, Shindoi N, Hosokawa R, et al: A biomechanical effect of wide implant placement and offset placement of three implants in the posterior edentulous region, *J Oral Rehabil* 27:15-21, 2000.
77. Thomas PK: *Syllabus for full mouth waxing technique for rehabilitation tooth to tooth cusp-fossa concept of organic occlusion*, ed 2, San Francisco, 1967, University of California School of Dentistry, Los Angeles.
78. Welcott J: A simplified occlusal concept, *J Prosthet Dent*, 1989.
79. Jacobs R, van Steenberghe D: Comparative evaluation of oral tactile function by means of teeth or implant support prostheses, *Clin Oral Implants Res* 2:75-80, 1991.
80. Jacobs R, van Steenberghe D: Comparison between implant supported prostheses and teeth regarding passive threshold level, *Int J Oral Maxillofac Implants* 8:549-554, 1993.
81. Mericske-Stern R, Assal P, Mericske E, et al: Occlusal force and oral tactile sensibility measured in partially edentulous patients with ITI implants, *Int J Oral Maxillofac Implants* 19:345-353, 1995.
82. Hammerle CH, Wagner D, Bragger U, et al: Threshold of tactile sensitivity perceived with dental endosseous implants and natural teeth, *Clin Oral Implants Res* 6:83-90, 1995.
83. Astrand J, Astrand P, Ahlen K, et al: Implants in partially edentulous patients: a longitudinal study of bridges supported by both implants and natural teeth, *Clin Oral Implants Res* 3:49-56, 1992.
84. Chee WWL, Cho GC: A rationale for not connecting implants to natural teeth, *J Prosthodont* 6:7-10, 1997.

CAPÍTULO 32

Carga Óssea Progressiva: Aumentando a Densidade Óssea com um Protocolo Protético

Carl E. Misch

Os protocolos cirúrgicos e protéticos para o desenvolvimento de uma interface direta osso/implante previsível com implantes em forma de raiz foram desenvolvidos e descritos por Brånemark et al.[1] Após uma inicial interface direta osso/implante ter sido obtida e confirmada após a cicatrização do segundo estágio cirúrgico, o implante está mais em risco de insucesso ou de perda de crista óssea no primeiro ano após a carga.[2-8] O insucesso do implante e a perda de crista óssea ocorrem inicialmente devido à tensão oclusal excessiva ou à resistência óssea precária na interface durante a carga inicial do implante. Se o plano de tratamento fornece suporte adequado, as três causas mais comuns de complicações protéticas precoces relatadas são supraestruturas não passivas, próteses parcialmente retidas e carga do sistema de suporte do implante além da resistência da interface osso/implante.[9,10]

A estrutura externa (cortical) e interna (trabecular) do osso pode ser descrita em termos de qualidade ou densidade, que reflete um número de propriedades biomecânicas, como resistência, módulo de elasticidade, porcentagem de contato osso-implante e distribuição de tensão em torno de um implante endósseo (Quadro 32-1). A densidade do osso disponível em um sítio edentado é um fator determinante no plano de tratamento, na abordagem cirúrgica, na forma do implante, no período de cicatrização e na necessidade de carga óssea progressiva inicial durante a reconstrução protética.[11-15]

Influência da Densidade Óssea nas Taxas de Sucesso dos Implantes

Vários grupos independentes têm relatado diferentes taxas de falhas relacionadas com a qualidade do osso. Na realidade, na maioria das vezes, o insucesso precoce dos implantes está mais associado à densidade óssea que à localização no arco. Por exemplo, Zarb e Schmitt relataram insucessos em carga precoce de 3,3% em pacientes mandibulares totalmente edentados com boa qualidade óssea.[16] Naert e Quirynen observaram taxa de insucesso em carga precoce de 2,5% em pacientes parcialmente edentados.[8] Salonen et al. reportaram taxa de insucesso de 3,9% em um estudo com 204 implantes.[7]

> **QUADRO 32-1** Propriedades Biomecânicas do Osso
>
> 1. Resistência
> 2. Elasticidade
> 3. Porcentagem de contato osso–implante
> 4. Distribuição de tensão

Por outro lado, também é relatado um maior insucesso em carga precoce, especialmente em tipos ósseos mais macios. Por exemplo, Johns et al. relataram 3% de perda de implantes em densidades ósseas moderadas, mas uma perda dos implantes de 28% no tipo ósseo mais pobre.[17] Engquist et al. observaram que 78% de todas as perdas de implantes relatadas foram em tipos ósseos macios quando eles sustentavam sobredentaduras.[18] Friberg et al. observaram que 66% das perdas de implantes ocorreram na maxila reabsorvida com osso macio.[19] Jaffin e Berman, em um relato de 5 anos, observaram uma perda de implantes de 44% quando uma baixa densidade óssea foi observada na maxila e de 35% de perda dos implantes em qualquer região da boca quando a densidade óssea era baixa, com 55% de todas as perdas ocorrendo em tipos ósseos macios.[4] Smedberg et al. relataram uma taxa de insucesso de 36% no osso de baixa densidade.[20]

Hermann et al. observaram que as perdas de implantes estavam fortemente correlacionadas com fatores do paciente, incluindo qualidade óssea, especialmente quando associada a um pobre volume ósseo (65% desses pacientes experimentaram insucesso).[21] Schnitman et al. relataram 22% de perdas em osso macio da maxila posterior e 0% de perda em osso bom da mandíbula anterior durante um período de 3 anos[3] (Fig. 32-1). Jemt et al. reportaram perdas precoces em implantes maiores que 35%, especialmente em osso de baixa qualidade, após uma bem-sucedida sobrevida cirúrgica dos implantes.[5] Sullivan et al. relataram perdas tardias de 7% em maxilas e 1,4% em mandíbulas após o teste de torque reverso ter identificado um insucesso dos implantes no segundo estágio de 6,4% na maxila e de 3,2% na mandíbula.[22]

Esses insucessos relatados não estão inicialmente relacionados com cicatrização cirúrgica; em vez disso, ocorrem após a carga protética. Em outras palavras, a taxa de insucesso da carga precoce tem uma vasta gama de sobrevida, com muitos relatos apontando que a baixa densidade óssea aumenta dramaticamente o risco de insucesso. Então, ao longo dos anos, muitos grupos clínicos independentes, seguindo um protocolo cirúrgico e protético padronizado, documentaram a influência da densidade óssea no sucesso clínico.[23-25]

Em um relato de 22.177 implantes, o Root Laboratory® descobriu que 5,9% dos implantes foram perdidos no período da moldagem final até a entrega das próteses.[26] Os 22.177 implantes foram utilizados para restaurar 7.403 pacientes, e cada prótese sobre implante utilizou em média três implantes. O número de próteses afetadas pelo insucesso de 5,9% dos implantes foi de 15% das restaurações (Tabela 32-1). Em outras palavras, quando a perda precoce do implante é relatada, o número de restaurações afetadas pode ser multiplicado por três, aproximadamente. Portanto, o insucesso com carga precoce é um risco considerável tanto para o paciente quanto para o protesista.

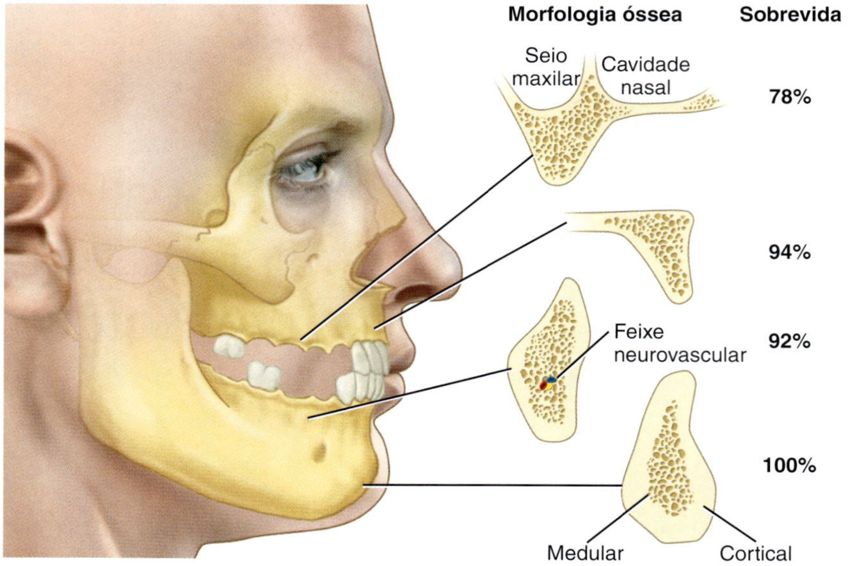

FIGURA 32-1. A taxa de sobrevida do implante por um período de 3 anos, como relatada por Schnitman et al., variou de 100% na mandíbula anterior a 78% na maxila posterior.[3]

TABELA 32-1
Implante *versus* Falhas na Prótese

	Total de Implantes*
7.403 pacientes	22.177 implantes
7.403 pacientes	1.107 (15,0%) de perda de um ou mais*
22.177 implantes	1.319 (5,9%) perdidos*

*A perda ocorreu entre a moldagem final e o período de carga. Dados do Root Laboratory®: Statistics report on implant and prosthesis failure during the first year, Leawook, KS, 1992, Root Laboratory®

TABELA 32-2
Falha de Carga Precoce no Osso Macio

Referência	Falha de Carga Precoce
Jhons et al.[17]	28
Jaffin e Berman[4]	35
Smedberg et al.[20]	36
Jemt et al.[5]	35
Misch et al.[27]	0
Misch et al.[29]	0
Kline et al.[31]	1
Misch et al.[30]	1

Misch, a princípio, propôs o conceito de carga óssea progressiva ou gradual durante a reabilitação protética para diminuir a perda precoce do implante em 1980, a partir de informações empíricas.[27] A teoria era que o osso reagia à tensão mecânica de maneira similar ao músculo. Quando não era estimulado, o músculo (osso) tornava-se mais fraco. Era lógico presumir que quando o músculo (osso) é estimulado, o músculo (osso) se torna mais forte.

Um protocolo estabelecido pelo autor em 1988, que adapta o plano de tratamento, a seleção do implante, a abordagem cirúrgica, o regime de cicatrização e a carga protética inicial, resultou em taxas de sucesso de implante similares em todas as densidades ósseas e em todas as posições do arco.[12-15] Misch et al. avaliaram 364 implantes consecutivos instalados em 104 pacientes com uma taxa de sobrevida de 98,9% no segundo estágio de reabertura seguido de protocolo de carga progressiva, e não observaram nenhum insucesso devido à carga precoce durante o primeiro ano em função.[28] Em outro relato de Misch et al., insucessos com carga precoce não foram observados na maxila posterior por um período de 5 anos em 453 implantes e 131 próteses utilizando um modelo de implante com base na densidade óssea e carga progressiva do osso.[29] Em um relato de 10 anos de implantes curtos utilizando carga progressiva, Misch et al. observaram uma taxa de sucesso de 99,5% durante esse período de tempo.[30] Kline et al. também relataram uma taxa de sucesso de 99,5% em 5 anos para 495 implantes seguindo uma abordagem similar de carga progressiva[31] (Tabela 32-2).

Através dos anos, o autor tem avaliado e modificado seu conceito para incorporar intervalos de tempo, dieta, oclusão, desenhos de prótese e materiais oclusais. Além disso, foi observado que as perdas precoces de cristas ósseas em tipos de ossos macios também foram reduzidas com o protocolo de carga gradual.[32,33] Este capítulo apresenta os aspectos da densidade óssea relacionadas com carga progressiva de uma prótese sobre implante.

Etiologia da Densidade Óssea Variável

O osso é um órgão capaz de mudar devido a um determinado número de fatores, incluindo hormônios, vitaminas e influências mecânicas. Entretanto, parâmetros biomecânicos são predominantes como, por exemplo, o montante de tensão transmitida ao osso.[34] A consciência dessa adaptabilidade do sistema esquelético tem sido descrita por mais de um século. Em 1887, Meier descreveu qualitativamente a arquitetura do osso trabecular no fêmur.[35] Em 1888, Kulmann observou a similaridade entre o padrão do osso trabecular no fêmur e as trajetórias de tensão nos conceitos de vigas de construção utilizados por Eiffel[36] (Fig. 32-2). Wolff, em 1892, elaborou melhor esses conceitos e publicou "toda a mudança na forma e na função do osso ou de sua função apenas é seguida de certas mudanças definitivas na arquitetura interna, e igualmente alterações definitivas em sua configuração externa, de acordo com leis matemáticas".[37] A função modificada do osso e as mudanças definitivas na formação interna e externa do esqueleto vertebral influenciadas pela carga mecânica também foram descritas por Murry.[38]

Quando o osso não é suficientemente estimulado, a massa e o tamanho ósseo são reduzidos. Esse fenômeno ocorre por todo

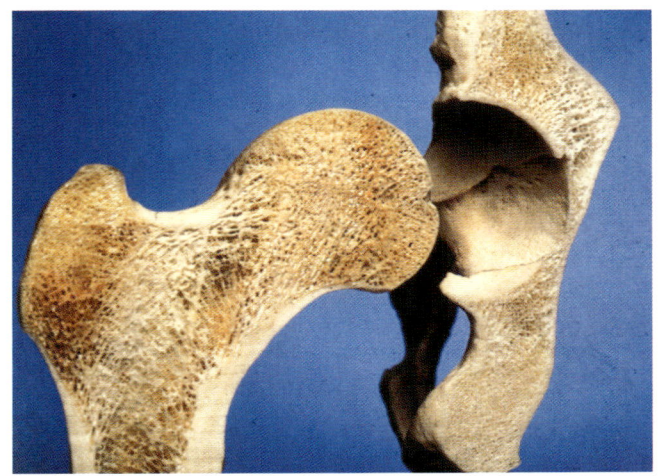

FIGURA 32-2. O osso trabecular no fêmur é organizado para resistir a trajetórias de tensão do corpo durante a função.

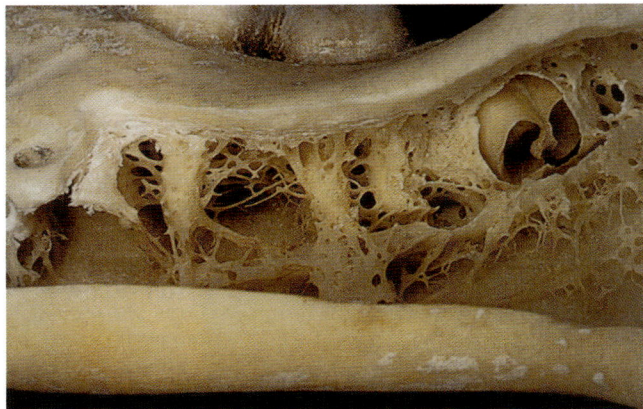

FIGURA 32-4. A mandíbula dentada contém uma tábua cortical de densa a porosa circundando um osso trabecular espesso.

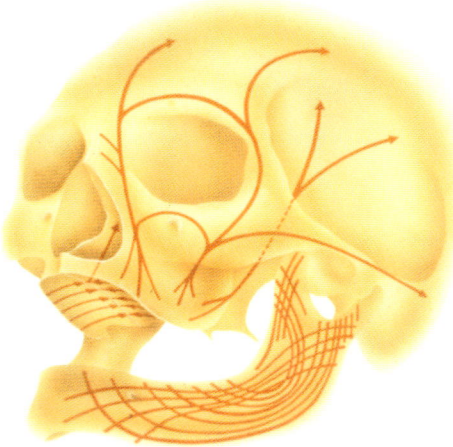

FIGURA 32-3. A função biomecânica da maxila é de uma unidade de distribuição de força. A mandíbula é uma unidade de absorção de força.

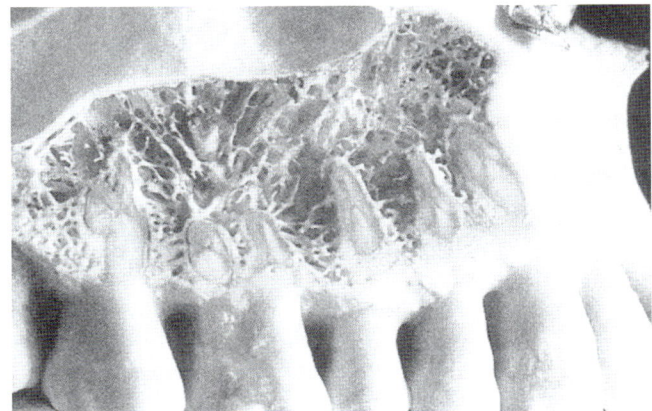

FIGURA 32-5. A maxila dentada tem uma tábua cortical fina e porosa com um osso trabecular fino.

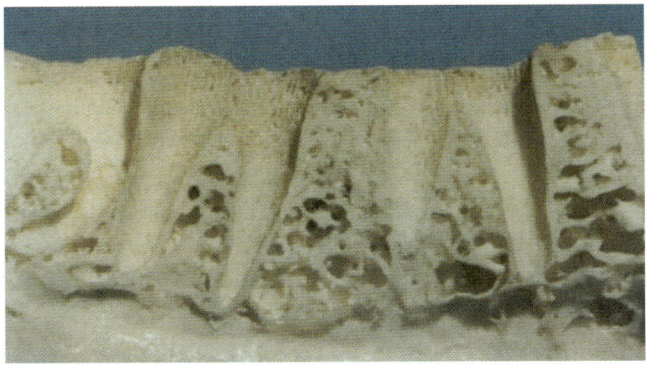

FIGURA 32-6. O osso em torno dos dentes é uma parede cortical e é geralmente mais densa próxima à crista e menos densa entre os ápices das raízes.

o sistema esquelético evidenciado por um decréscimo de 15% na tábua cortical e perda trabecular extensiva no osso imobilizado por 3 meses.[39] O decréscimo de 40% de osso cortical e 12% de osso trabecular também tem sido descrito em resposta ao desuso.[40,41] Por outro lado, o osso também pode responder ao aumento da tensão, se dentro dos limites fisiológicos, com um aumento da densidade.[42] Dahlin e Olsson descreveram um aumento na espessura do osso cortical e de todo conteúdo mineral sob estímulos de tensão.[43] Halterofilistas apresentam sistemas esqueléticos com diâmetro maior e osso mais denso. Tenistas profissionais têm pulsos, úmeros e ulnas de maior diâmetro em seus braços dominantes. Portanto, a perda ou o ganho ósseo pode ocorrer em relação à quantidade de tensão no sistema esquelético.

As mudanças estruturais no osso como uma consequência das influências mecânicas também têm sido observadas nas mandíbulas. Como exemplo, tanto MacMillan quanto Parfitt discorreram sobre as características estruturais e variações do trabeculado nas regiões alveolares de mandíbulas.[43,44] A maxila e a mandíbula apresentam funções biomecânicas diferentes (Fig. 32-3). A mandíbula, como uma estrutura independente, é definida como uma unidade de absorção de força. Portanto, quando os dentes estão presentes, a cortical óssea externa é mais densa e mais espessa, e o osso trabecular é mais grosso (Fig. 32-4). Por outro lado, a maxila é uma unidade de distribuição de força. Tensões na maxila são transferidas pelo arco zigomático e palato para longe do cérebro e da órbita. Como consequência, a maxila apresenta uma tábua cortical fina e um bom osso trabecular circundando os dentes (Fig. 32-5).

Neufeld observou que o osso é o mais denso em torno dos dentes (tábua cribiforme) e mais denso na crista em torno dos dentes comparado com as regiões em torno dos ápices[45] (Fig. 32-6). A reabsorção óssea alveolar associada à terapia ortodôntica também ilustra a sensibilidade biomecânica do processo alveolar.[46,47] Orban demonstrou uma diminuição do padrão ósseo trabecular em torno de molares da maxila sem antagonistas em comparação com dentes com contatos oclusais no lado contralateral[48] (Fig. 32-7).

A densidade óssea nas mandíbulas também diminui após a perda do dente. Essa perda está principalmente relacionada com o espaço de tempo que a região tem estado edentada e sem carga adequada, a densidade inicial do osso, flexão e torsão na mandíbula e parafunção antes e depois de perda de dentes.[49-51] Em geral, a mudança de densidade após a perda de dentes é maior na maxila posterior e menor na mandíbula anterior.

Classificação de Densidade Óssea de Misch

O osso cortical denso ou poroso é encontrado nas superfícies externas do osso e engloba a crista de um rebordo edentado. Tipos de osso trabecular grossos e finos são encontrados dentro da casca externa do osso cortical e ocasionalmente na superfície da crista de um rebordo edentado residual. Essas quatro estruturas ósseas macroscópicas do osso podem ser organizadas da mais densa para a menos densa, como descrito inicialmente por Frost e Roberts: osso cortical denso, osso cortical poroso, osso trabecular grosso e osso trabecular fino[34,52] (Fig. 32-8). Em combinação, essas quatro densidades macroscópicas constituem as quatros categorias descritas por Misch (D1, D2, D3 e D4) localizadas em áreas edentadas da maxila e da mandíbula[13] (Fig. 32-9). A localização das diferentes densidades de osso cortical é mais consistente que o altamente variável osso trabecular.

O osso D1 é principalmente osso cortical denso. O osso D2 tem uma cortical óssea de densa para porosa na crista e na lateral do sítio do implante. Dentro dessa cortical, encontra-se um osso trabecular grosso (Fig. 32-10). Os ossos tipo D3 têm uma crista cortical porosa mais fina e regiões vestibular e lingual, com osso trabecular fino na região próxima ao implante (Fig. 32-11). O osso D4 tem quase nenhuma cortical na crista óssea e tábuas ósseas corticais laterais porosas. O osso trabecular fino compreende quase toda a totalidade do volume do osso próximo ao implante (Fig. 32-12). A densidade óssea pode ser determinada pela localização geral, sensação tátil durante a cirurgia ou avaliando uma radiografia computadorizada.

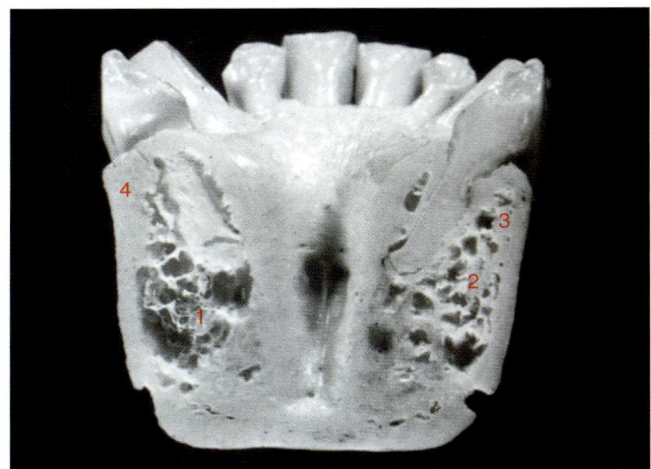

FIGURA 32-8. Os diferentes tipos ósseos se mostram diferentes e apresentam densidades diferentes:[34] *1*, osso trabecular fino; *2*, osso trabecular denso; *3*, osso cortical poroso; *4*, osso cortical denso.

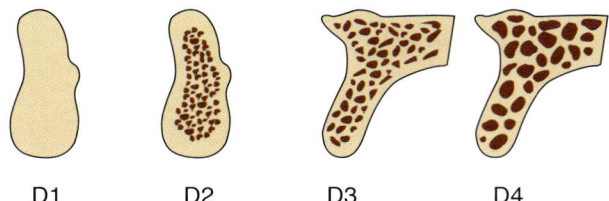

FIGURA 32-9. Osso tipo D1 (esquerda), quando encontrado, é geralmente na mandíbula anterior. O osso tipo D2 é encontrado na mandíbula e na maxila, mas é mais comum na mandíbula. Osso tipo D3 é frequentemente encontrado na maxila e na mandíbula posterior. O osso tipo D4 é frequentemente encontrado na maxila posterior.

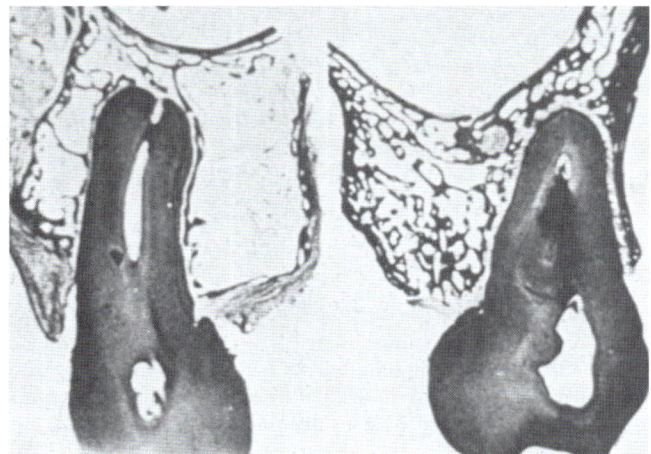

FIGURA 32-7. O molar da esquerda estava sem antagonista e sem função oclusal. O molar da direita antagoniza com um dente natural. A densidade óssea do processo alveolar reflete a função do dente.[48]

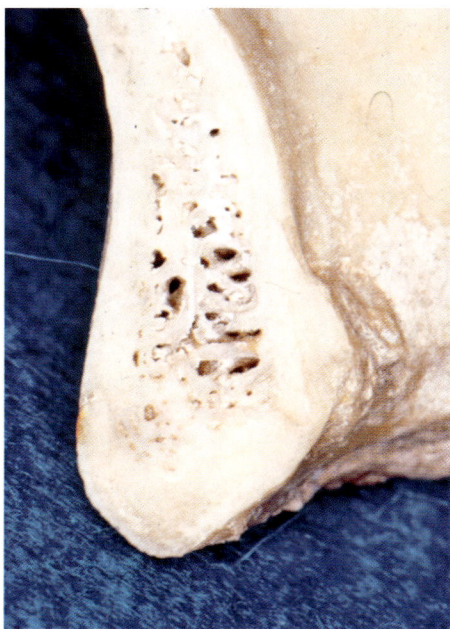

FIGURA 32-10. Uma mandíbula anterior com osso tipo D2 apresenta tábua cortical de porosa a densa na crista e osso trabecular denso em torno do sítio implantar.

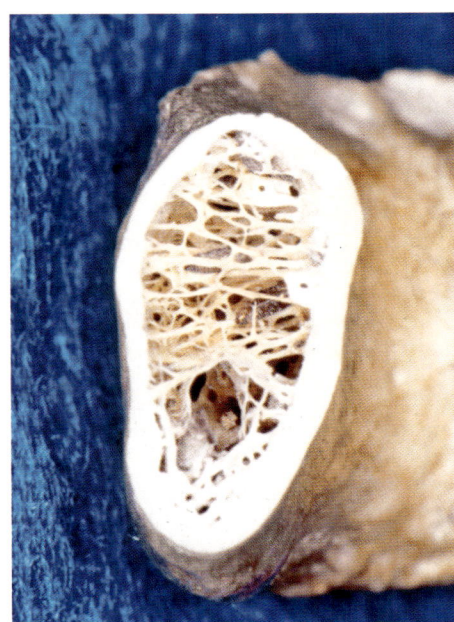

FIGURA 32-11. Uma mandíbula posterior com osso tipo D3 tem osso cortical poroso na crista e osso trabecular fino no sítio do implante.

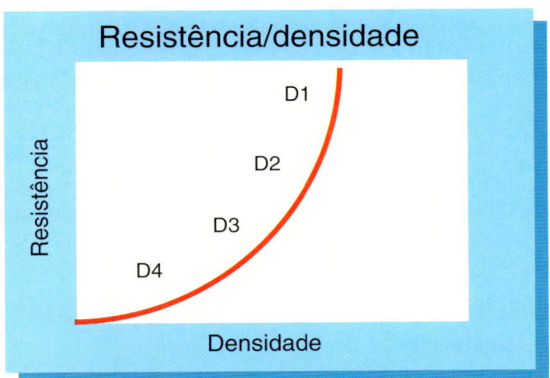

FIGURA 32-13. As diferentes densidades ósseas apresentam diferentes resistências. Osso tipo D1 é mais resistente e osso tipo D4 é mais fraco.

QUADRO 32-2 Resistência Óssea por Densidade (Escala de 1 – 10)	
Osso D1	9, 10
Osso D2	7, 8
Osso D3	3, 4
Osso D4	1, 2

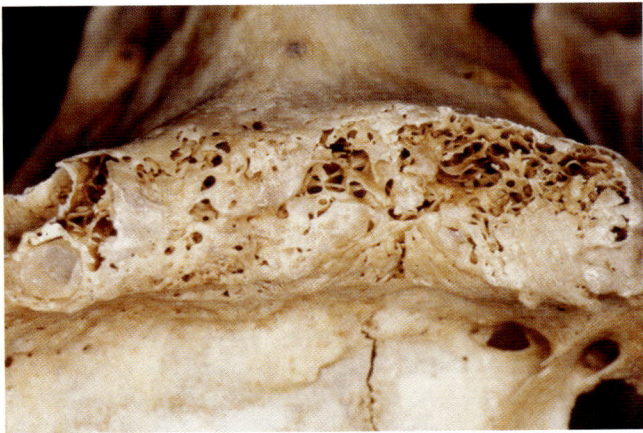

FIGURA 32-12. Uma maxila posterior com osso tipo D4 tem principalmente osso trabecular fino no sítio do implante.

Bases Científicas do Tratamento com Implantes com Base na Densidade Óssea

Numerosos pesquisadores têm gerado dados *in vitro* para determinar as relações diretas de módulo de elasticidade, densidade estrutural e resistência final do osso à densidade relativa do osso.

Resistência Óssea e Densidade

A densidade óssea está diretamente relacionada com a resistência do osso antes da microfratura.[53] As densidades ósseas que originalmente contavam com impressões clínicas são agora completamente correlacionadas com valores objetivos quantitativos obtidos de tomografias computadorizadas e medições da resistência óssea. Esses valores podem ajudar a evitar insucessos em situações específicas de densidades baixas. Misch *et al.* relataram as propriedades mecânicas do osso trabecular utilizando a classificação de densidade de Misch.[54] Uma diferença de 10 níveis na resistência óssea pode ser observada do osso D1 ao D4 (Fig. 32-13). O osso D2 demonstrou uma resistência compressiva final maior de 47 a 68% quando comparada com o osso D3. Em outras palavras, em uma escala de 1 a 10, o osso D1 é considerado de 9 a 10 quanto à resistência. O osso D2 é de 7 a 8 nessa escala; o osso D3 é 50% mais fraco que o osso D2 e é 3 ou 4 na escala de resistência; e o osso D4 é 1 a 2 na escala e até 10 vezes mais fraco que o osso D1 (Quadro 32-2).

É necessário notar que os estudos de resistência óssea foram realizados em ossos maduros. O osso está 60% mineralizado 4 meses após a cirurgia de implante, e a resistência do osso está relacionada com a quantidade de mineralização. Portanto, é racional esperar mais antes de submeter carga a um implante quando a densidade óssea é D3 ou D4. Um período de 3 a 4 meses após a cirurgia é adequado para osso D1 e D2; um período de 5 a 6 meses é benéfico em osso D3 e D4.

Módulo de Elasticidade e Densidade

O módulo de elasticidade descreve a quantidade de deformação (mudanças no comprimento dividido pelo comprimento original) como o resultado de uma quantidade de tensão em particular. Isso é diretamente relacionado com a densidade aparente do osso.[55] O módulo de elasticidade de um material é um valor que está relacionado com a dureza de um material. O módulo de elasticidade do osso é mais flexível que do titânio. Quando tensões maiores são aplicadas a uma prótese sobre implante, o titânio tem uma deformação (mudanças na forma) menor comparada com o osso. A diferença entre os dois materiais pode criar situações de microdeformação de sobrecarga patológica e causar a perda do implante. Quando as tensões aplicadas ao implante são baixas, a diferença de microdeformação entre o titânio e o osso é minimizada e permanece em sua zona de adaptação, mantendo a capacidade de carga do osso lamelar na interface.[56]

Misch *et al.* observaram que o módulo de elasticidade no osso trabecular na mandíbula humana é diferente para cada densidade óssea[54] (Fig. 32-14). Como resultado, quando uma tensão é aplicada a uma prótese sobre implante em um osso D1, a interface titânio–D1 apresenta uma diferença de microdeformação muito pequena. Em comparação, quando a mesma quantidade de tensão é aplicada a um implante em osso D4, a diferença de microdeformação entre o titânio e o osso D4 é maior e pode ser uma zona de sobrecarga patológica (Fig. 32-15). Como resultado, o osso D4 é mais propenso a levar à mobilidade e perda do implante. As conclusões concordam com relatos anteriores e mostram a importância da qualidade óssea no plano de tratamento e na fase de carga precoce para um melhor prognóstico a longo prazo.

Densidade Óssea e Porcentagem de Contato Osso–Implante

A densidade óssea inicial não só fornece imobilização biomecânica do implante durante a cicatrização como também, após a cicatrização, permite a distribuição e transmissão das tensões da prótese para a interface implante/osso. A distribuição mecânica da tensão ocorre principalmente onde o implante está em contato com o osso. Espaços medulares abertos ou zonas de tecido fibroso desorganizado não permitem uma dissipação de força controlada ou condições de microdeformação para as células ósseas locais. Como tensão é força dividida pela área na qual essa força é aplicada, quanto menor a área de contato ósseo com o corpo do implante, maior a tensão total, quando os outros fatores são iguais. Portanto, a porcentagem de contato osso-implante (COI) pode influenciar na quantidade de tensão e deformação na interface.

Em 1990, Misch observou que a densidade óssea influencia a quantidade de osso em contato com a superfície do implante, não apenas no primeiro estágio cirúrgico como também no segundo estágio de reabertura e carga protética precoce.[13] A porcentagem de COI é significativamente maior no osso cortical que no osso trabecular. O osso D1 muito denso oferece a maior porcentagem de osso em contato com um implante endósseo chegando próximo a 85% de COI (Fig. 32-16) O osso D2, após a cicatrização inicial, normalmente tem de 65 a 75% de COI. O osso D3 normalmente tem de 40 a 50% de COI após a cicatrização inicial (Fig. 32-17). O escasso trabeculado ósseo geralmente encontrado na maxila posterior (D4) oferece poucas áreas de contato com o corpo do implante. Com um implante de superfície usinada, isso pode chegar a menos de 30% de COI e está mais relacionado com o desenho e a condição de superfície do implante (Fig. 32-18).

Consequentemente, é exigida maior área de superfície do implante para obter uma quantidade similar de COI no osso macio comparado com um osso de qualidade mais densa.[6] Como resultado, muitas mandíbulas anteriores com osso mais denso têm menor preocupação quanto ao número de implantes, tamanho e desenho do implante ou carga progressiva em comparação com uma maxila posterior com um osso menos denso.

Densidade Óssea e Transferência de Tensão

A perda óssea crestal após a carga pode ocorrer pelo excesso de tensão na interface implante/osso.[32,33,57] Uma extensão de perda óssea marginal tem sido observada em implantes em diferentes densidades ósseas com condições similares de carga. Em um estudo de Manz, a perda óssea central em torno de um implante em carga por 6 meses após o segundo estágio de reabertura estava diretamente relacionada com a densidade do osso. A perda óssea marginal do osso D1 é a menor e a perda do osso D4 é a maior em um período de 6 meses.[58] Misch e Bidez notaram, em 1990, que parte desse fenômeno pode ser explicada pela avaliação dos contornos de tensão através da análise de elementos finitos (AEF) nos diferentes volumes de osso para cada densidade óssea.[59]

O insucesso precoce em implante pode também ser relacionado com a diferença de transferência de tensão entre as diferentes densidades ósseas. Misch e Bidez realizaram uma análise de elemento finito tridimensional em pacientes com volumes ósseos de divisão A, B e C de menor largura.[59] Cada volume de osso consistia em modelos corticais e trabeculares com as quatro densidades ósseas macroscópicas correspondendo a D1 (100%), D2 (75%), D3 (50%)

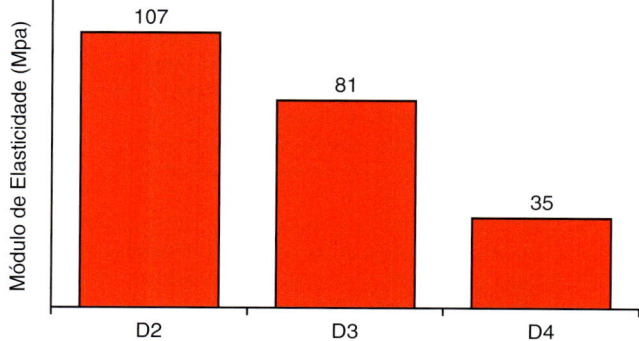

FIGURA 32-14. O módulo de elasticidade do osso trabecular é diferente para cada densidade óssea. O trabeculado D2 é mais rígido que o trabeculado ósseo D4.

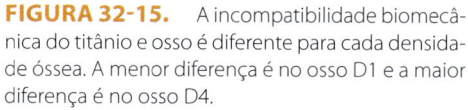

FIGURA 32-15. A incompatibilidade biomecânica do titânio e osso é diferente para cada densidade óssea. A menor diferença é no osso D1 e a maior diferença é no osso D4.

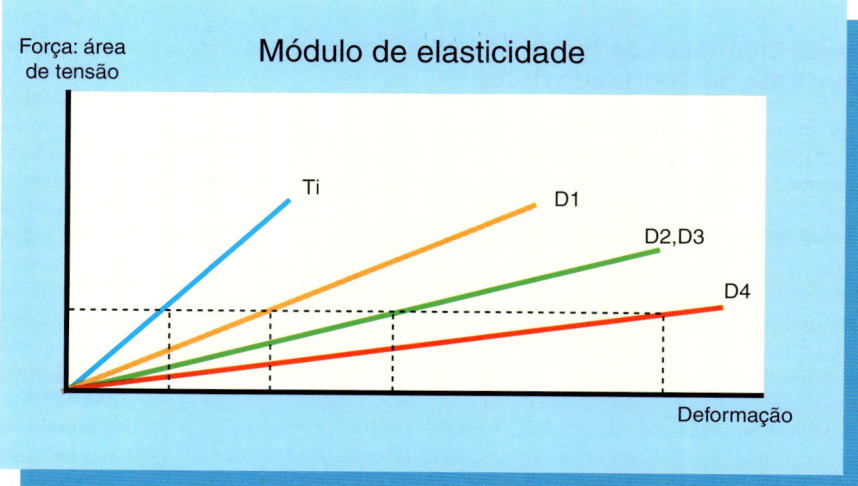

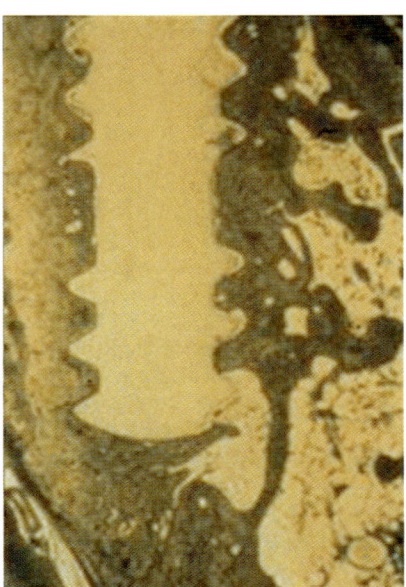

FIGURA 32-16. O contato osso–implante para o osso D1 é o maior.

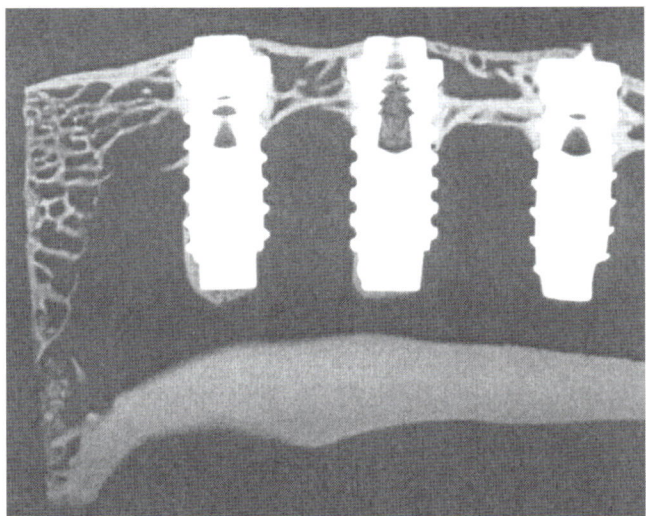

FIGURA 32-18. O contato osso–implante para o osso D4 é menor que 30% após a cicatrização inicial.

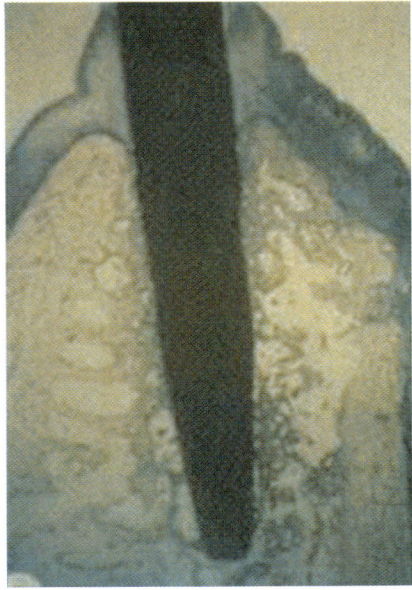

FIGURA 32-17. O contato osso–implante para o osso D2 é geralmente de 65 a 75% após a cicatrização.

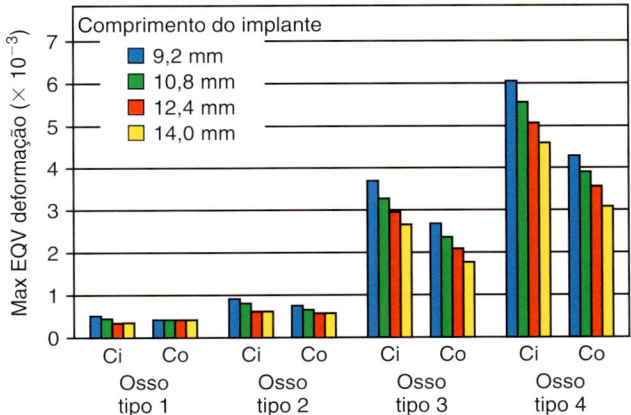

FIGURA 32-19. A densidade óssea afeta as condições de deformação em torno dos implantes. Ossos tipo 3 e 4 apresentam de quatro a seis vezes mais deformação que os ossos tipo 1 e 2, independentemente do comprimento do implante.[62] *Ci*, implante cilíndrico; *EQV*, equivalente; *Co*, implante cônico.

e D4 (25%). Os autores observaram a correlação entre resistência do volume ósseo e densidade. O insucesso clínico foi previsto matematicamente em todos os modelos de osso D4 e dois de densidade D3, dependendo do volume ósseo.

Outros estudos utilizando modelos de AEF com vários desenhos de implante e qualidade óssea também avaliaram a distribuição tensão–deformação no osso em torno de implantes.[60,61] Por exemplo, Tada *et al.* avaliaram as mudanças tridimensionais em torno de diferentes comprimentos de implantes em diferentes qualidades ósseas (Fig. 32-19). As categorias de osso tipo 3 e 4 têm de quatro a seis vezes mais deformações em torno de todos os implantes, com as maiores deformações em torno dos implantes mais curtos.

Como resultado da correlação da densidade óssea com o módulo de elasticidade e porcentagem de COI, quando uma carga é inserida em um implante, os contornos de tensão no osso são diferentes para cada densidade óssea.[63] No osso D1, as maiores deformações estão concentradas ao redor do implante próximo à crista, e a tensão na região é de menor magnitude. No osso D2, com a mesma carga, permanece uma deformação crestal um pouco maior, e a intensidade da tensão se estendia mais apicalmente junto com o corpo do implante. O osso D4 exibe as maiores deformações da crista óssea, e a magnitude da tensão no implante progride mais distante apicalmente junto ao corpo do implante.

Portanto, a revisão da literatura odontológica sobre insucessos, a literatura ortopédica sobre remodelação óssea, a literatura relativa à mecânica óssea das maxilas e a AEF sugerem que tipos ósseos mais macios apresentam maior risco de insucessos de implantes.[64] Como consequência do diferente módulo de elasticidade, COI, regiões de deformação encontradas em torno de implantes com diferentes densidades ósseas e resistência óssea ligada à densidade, a magnitude da carga protética pode permanecer semelhante e ainda assim levar a uma das seguintes três diferentes situações clínicas com base na interface osso/implante sobre a densidade óssea em torno do implante: (1) carga óssea fisiológica na janela de adaptação sem perda óssea, (2) sobrecarga óssea de leve para patológica com perda da crista óssea ou (3) sobrecarga patológica generalizada e perda do implante. Portanto, para obter um resultado clínico similar em cada prótese sobre implante, as variáveis em cada paciente devem ser eliminadas, reduzidas ou consideradas no plano de tratamento.

Como a miríade de variáveis não pode ser eliminada no que diz respeito à densidade óssea, os planos de tratamento (incluindo número de implantes, tamanho e desenho) devem ser modificados. A carga óssea progressiva para os tipos ósseos mais macios também aumenta a densidade óssea e, com isso, fatores de resistência óssea, módulo de elasticidade, COI e transferência de tensão.

Lógica para a Carga Progressiva

Fisiologia Óssea

O osso cortical e o osso trabecular por todo o corpo são constantemente modificados por modelação e remodelação.[65] A modelação contém locais independentes de formação e reabsorção e resulta na mudança da forma ou tamanho do osso. Remodelação é o processo de reabsorção e formação no mesmo local que substitui o osso preexistente e, antes de tudo, afeta o *turnover* interno do osso, incluindo a região em que o dente foi perdido ou o osso próximo a um implante endósseo. Esse fenômeno de adaptação tem sido associado à alteração da tensão mecânica e compressão do ambiente dentro do osso hospedeiro.[66]

O osso responde à regulação hormonal e biomecânica.[67] No entanto, mesmo em situações na qual a demanda por cálcio é grande (o principal objetivo da regulação hormonal), o carregamento funcional pode competir e manter a massa óssea.[68] A maioria das mulheres está ciente do risco aumentado de osteoporose após a menopausa e mudanças hormonais; mesmo assim, a perda óssea (ou ganho) é mais controlada por fatores biomecânicos que hormonais. Mesmo em um animal com níveis de cálcio no sangue tão baixo que a possibilidade de morte pode ocorrer, quando o membro é exercitado, o osso retira o cálcio do sangue para aumentar sua resistência, e o animal morre. Em outras palavras, a estimulação mecânica do osso pode causar eventos celulares que podem até mesmo cessar a vida.[69]

Tensão é determinada pela magnitude da força dividida pela área funcional na qual é aplicada. *Deformação* é definida como a mudança no comprimento do material dividido pelo comprimento original. Quanto maior a magnitude da tensão aplicada ao osso, maior é a deformação observada no osso.[70] Modelação e remodelação óssea são controladas principalmente, em parte ou no todo, pelo ambiente de deformação mecânica. Além disso, a densidade do osso trabecular desenvolve-se como resultado da deformação mecânica de microtensão. A deformação do osso alveolar pelas forças mecânicas está relacionada até mesmo com a espessura da tábua óssea.

A avaliação clínica confirma um aumento na quantidade de osso trabecular e espessura da tábua cortical em pacientes com dentes naturais portadores de parafunção. Um dentista pode observar essa mudança na densidade óssea quando tentar extrair o dente. Em um paciente com parafunção grave, o dente normalmente fratura durante a tentativa de removê-lo, porque o osso circundante é mais forte que o dente. Em um segundo molar na maxila posterior sem antagonista mandibular, o osso é tão macio, que toda a tuberosidade e o osso circundante fraturam, e o dente e o osso circundante aderido são removidos como uma única peça.

Frost propôs que a massa óssea é resultado direto do uso mecânico do esqueleto[71-73]. Ele reescreveu o gráfico de adaptação mecânica relacionando carga trivial, carga fisiológica, sobrecarga e zonas de carga patológica com a abrangência das microdeformações. Seus estudos demonstraram aumentos na massa óssea cortical relacionados com deformações aplicadas ao osso (Fig. 32-20). Essas categorias também podem ser utilizadas para descrever a resposta do osso trabecular próximo a um implante dental nas mandíbulas.[56,74,75]

A deformação real percebida pelo tecido ósseo inicia uma reação em cadeia de eventos que resulta em uma resposta biológica. Cowin e Hegedus propuseram mecanismos potenciais pelos quais as células ósseas percebiam a carga mecânica.[76,77] Eles sugeriram que as deformações no nível celular eram quase 10 vezes maiores que as deformações no nível tecidual. O mecanismo celular proposto incluía deformação de membrana e ação intra e extracelular.

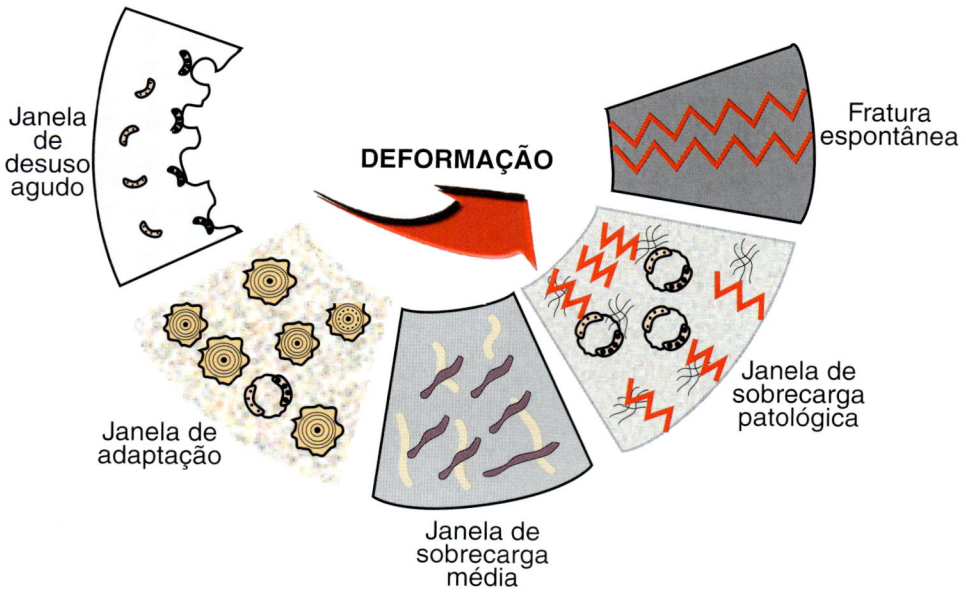

FIGURA 32-20. As condições de microdeformação aplicadas ao osso determinam os eventos celulares. A zona de carga ideal é a janela de adaptação. A zona de sobrecarga patológica causa reabsorção óssea.

As células ósseas e a matriz extracelular comprimem a população celular sensível à deformação, e cada uma exerce um papel vital na mediação da interface. Uma revisão da literatura de estudos *in vivo* e *in vitro* tem mostrado que a carga cíclica ou dinâmica é necessária para causar uma mudança metabólica significante na população celular óssea.[78-84] Quanto maior o valor de mudança de deformação aplicada no osso, maior o aumento da formação óssea.[85] O efeito das deformações aplicadas no osso é determinado não apenas pelo valor de carga aplicada, mas também pela sua magnitude e duração.

Em outras palavras, a carga protética de um implante dental muda o número e a densidade das células ósseas. A carga cíclica é necessária para causar uma mudança metabólica significativa na população de células ósseas. Cargas de magnitude menor aplicadas por muitas vezes podem causar o mesmo efeito anabólico de cargas maiores aplicadas por um limitado número de vezes.[80] Portanto, uma variedade de condições clínicas e a carga protética podem se equivaler em aumentar a densidade óssea, tornando a carga protética uma condição lógica para um implante dental.

Estudos Clínicos que Apoiam a Carga Protética

O ambiente biomecânico exerce um papel intrincado na qualidade e no resultado da composição da nova interface implante/osso. Sob carga, o osso se comporta como uma estrutura com propriedades materiais e arquiteturais e como um sistema biológico.[86] A carga funcional do implante traz influências biomecânicas adicionais, que afeta em muito sua maturação. A medição computadorizada de implantes instalados através da análise de imagem radiográfica e um sistema de análise de imagem interativo demonstra um aumento na densidade das estruturas ósseas peri-implantares em um período de 6 meses a 4 anos após a instalação do implante.[87,88] As maiores mudanças na concentração óssea em torno de implantes ocorreram após os primeiros 2 anos de carga (Fig. 32-21). O aumento da densidade óssea é principalmente reflexo dos fatores de tensão locais, e implantes endósseos são o principal método para alterar a deformação e aumentar a densidade óssea nos arcos edentados.[89] Implantes constantemente em carga permanecem estáveis no osso com formação óssea em áreas sob compressão e a orientação do trabeculado correspondendo às linhas de tensão.[89]

À medida que o osso responde às forças fisiológicas, um aumento gradual na carga durante a confecção da prótese estimula um aumento na densidade. Pierazzini *et al.* têm demonstrado o desenvolvimento de um trabeculado mais denso em torno de implantes com carga progressiva em animais.[90] Piattelli *et al.* realizaram estudos histológicos e histomorfométricos da reação óssea a implantes unitários não submersos com e sem carga em macacos.[91] As interfaces ósseas de seis implantes, três com carga e três sem carga, foram avaliadas após 15 meses. Regiões mais espessas de osso cortical lamelar apareceram em torno dos implantes submetidos à carga comparados aos sem carga (Fig. 32-22). O maior crescimento ósseo em densidade e quantidade foi observado na região de crista óssea dos implantes sob carga. Implantes ortopédicos induzindo uma mudança no ambiente de carga produziram crescimento e realinhamento trabecular do espaço medular.[92,93]

O autor avaliou o resultado clínico das diretrizes de carga progressiva em 250 implantes por um período de 2 anos utilizando o Periotest®.[94] Esse instrumento avalia o efeito de amortecimento dos implantes, próteses e dentes, que está diretamente relacionado com mobilidade. Os valores do Periotest® podem variar de −8 a +99. Uma variação de −8 e +9 no valor do Periotest® é compatível com uma estrutura com ausência de mobilidade clínica. Na reabertura, leituras do Periotest® para implantes em osso D1 variaram de −8 a −3, com a maioria variando entre −7 a −5. Os implantes em osso D2 registraram valores de Periotest® variando de −5 a 0, com a maioria dos dados entre −4 a −2. Os valores do Periotest® para implantes

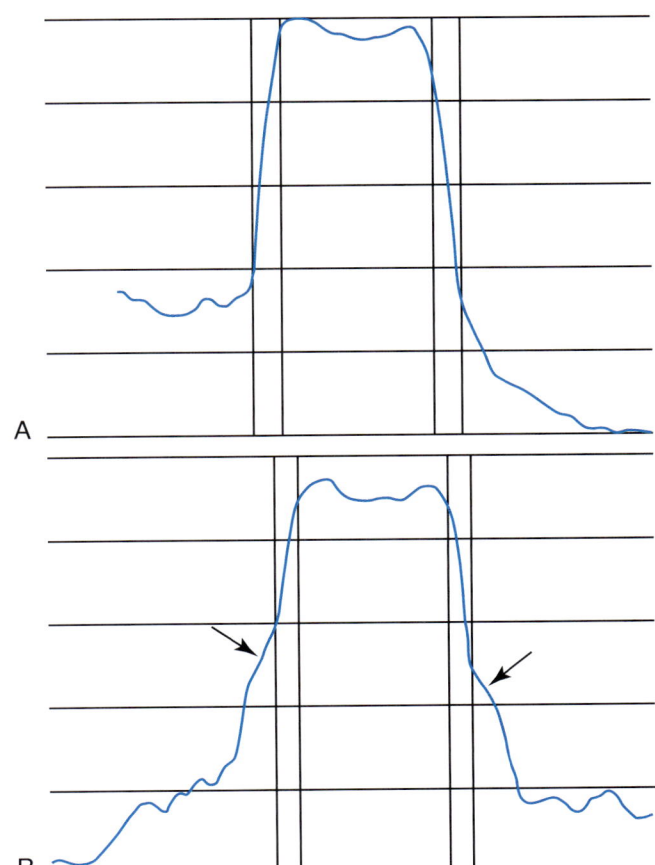

FIGURA 32-21. **A**, uma interface de implante após a cicatrização inicial é mais fraca que no dia da cirurgia, porque o osso medular é mais presente perto do implante. **B**, Após a carga, a interface implante/osso é mais forte que condição óssea original, porque o osso é remodelado em relação à condição de deformação do local.[87]

em osso D3 foram medidos de −3 a +1, e −1 foi o valor de Periotest® mais comum. Para implantes em osso D4, os valores de Periotest® variaram de −2 a +6, com as leituras mais frequentes entre 0 e +2. Como regra geral, os implantes normalmente registram um número mais positivo na reabertura, e o número vai ficando mais negativo com o tempo. Quase todos os implantes apresentaram um número mais negativo após terem sido colocados em função por 1 ano. Após o primeiro ano em função, os valores do Periotest® permaneceram similares durante os anos seguintes (Tabela 32-3).

Os implantes em osso D1, após carga progressiva, não melhoraram estatisticamente, apesar de um valor de Periotest® −7 ser sido registrado mais frequentemente. Os implantes em osso D2 exibiram uma redução média de valores de Periotest® de 1. Os implantes em osso D3 tiveram um decréscimo nos valores do Periotest® um pouco maior que 2 após a carga inicial. A maior mudança foi observada no osso D4. Após a carga progressiva, a diminuição média nos valores do Periotest® foi de quase 4 unidades, com os valores finais do Periotest® similares a muitos implantes em osso D2 e D3. Portanto, quanto mais pobre a densidade óssea (D3 e D4), mais dramática é a diminuição dos valores do Periotest® (que está relacionada com mobilidade e densidade do osso em torno de implante). Não existe nenhuma relação linear entre carga ou tempo, uma diminuição do valor do Periotest® e um aumento na densidade óssea.

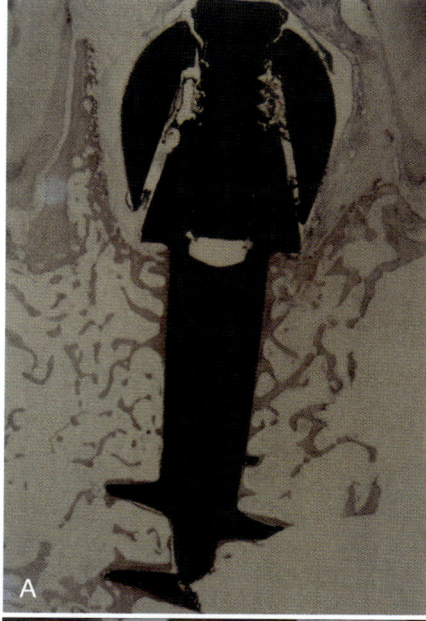
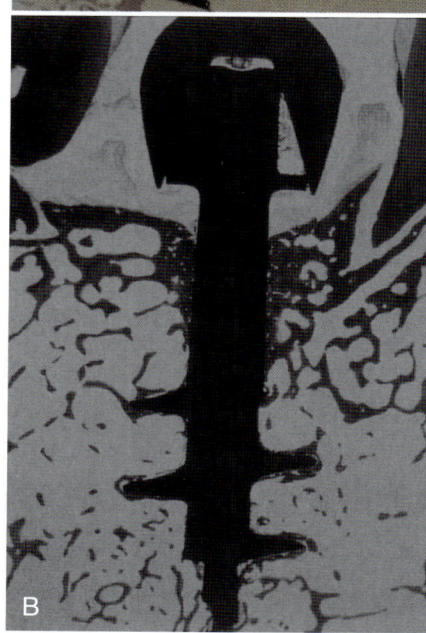

FIGURA 32-22. **A**, Após a cicatrização inicial, um implante pode ter um osso trabecular fino em contato com o implante. **B**, Após a carga, a densidade óssea aumenta, especialmente na região da crista óssea.[91]

TABELA 32-3
Mudanças nos Valores do Periotest® durante a Carga Progressiva

	Valores do Periotest®		Porcentagem dos Implantes
Implante D1			
Reabertura	–8 a –3	–8	20
		–7 a –5	60
		–4 a –3	20
Após carga progressiva	8 a –4		
Queda média do PTV	<1		
Implante D2	–5 a 0	–5	14
Reabertura		–4 a –2	65
		–1 a 0	21
Após carga progressiva	–8 a 0		
Queda média do PTV	1		
Implante D3			
Reabertura	–3 a 1	–3 a –2	15,5
		–2 a –1	26,5
		–1 a 0	51,5
		0 a +1	6,5
Após carga progressiva	–5 a 0		
Queda média do PTV	2		
Implante D4			
Reabertura	–2 a +6	–2 a 0	30
		0 a +1	42
		+2 a +6	28
Após carga progressiva	–4 a +2		
Queda média do PTV	4		

PTV, valor do Periotest®

TABELA 32-4
Carga Progressiva *versus* Cicatrização Longa

Osso	Periotest® Inicial	Valor	Variação
Carga Progressiva			
	D2	–3,15	–0,95
	D3	–0,45	–1,99
Carga não Progressiva			
	D2	–2,71	–0,25
	D3	–0,83	–0,33

De Rotter *et al*.[95]

Rotter *et al*. compararam o protocolo de carga progressiva com períodos de cicatrização aumentados. Oito pacientes receberam 26 implantes em forma de raiz de vários fabricantes. Quinze implantes foram submetidos à carga progressiva e 11 implantes foram expostos e permaneceram com o componente transmucoso (CTM) até a entrega da restauração final. Medições com o Periotest® foram realizadas nos 26 implantes. Os autores calcularam a mudança nos valores de leitura do Periotest® da época do segundo passo cirúrgico até a entrega final da restauração (Tabela 32-4). A variação média para o grupo sem carga (com tempo de cicatrização estendido) foi um valor de Periotest® de 0,27 comparado com um valor de Periotest® de 1,51 no grupo com carga progressiva. A carga progressiva em implantes em osso D2 teve pontuação de Periotest® diminuída de 1 ponto e o implante em osso D3 teve pontuação de Periotest® diminuída de 2 pontos, comparado com diminuição de 0,3 no valor do Periotest® para os implantes com período de cicatrização mais longo. A carga progressiva melhorou as leituras, independentemente do desenho, cobertura ou comprimento do implante (Tabela 32-4). Portanto, uma espera maior antes da carga final tem algum valor, mas o maior componente é quando a interface do implante recebe carga gradual durante o período de cicatrização estendido.

Appleton *et al*. avaliaram as mudanças no osso perimplantar em resposta à carga óssea progressiva.[96] Um estudo clínico controlado e randomizado foi elaborado para determinar a efetividade da carga progressiva em coroas sobre implantes unitários em pré-molares. Em um estudo piloto, 13 implantes cilíndricos com cobertura de hidroxiapatita foram instalados em 10 pacientes. O grupo controle foi restaurado imediatamente após 6 meses de cicatrização submersa com uma coroa metalocerâmica. O grupo experimental foi submetido à carga progressiva com uma coroa acrílica. O tempo de carga gradual (aumentando o contato oclusal com acrílico a cada intervalo de tempo) foi de três períodos de 2 meses. Análise de imagens digitais e radiologia digital de subtração mediram mudanças na perda de crista óssea e na densidade óssea em torno dos implantes (Fig. 32-23). A média de perda de crista óssea para os implantes submetidos à carga progressiva foi de 0,13 ± 0,05 mm em 2 meses, 0,18 ± 0,10 mm em 4 meses, 0,24 ± 0,12 em 6 meses, e 0,32 ± 0,16 mm em 12 meses. O grupo controle teve 0,31 ± 0,08 mm em 2 meses, 0,35 ± 0,13 mm em 4 meses, 0,41 ± 0,22 mm em 6 meses, e 0,47 ± 0,47 mm em 12 meses.

Em outras palavras, houve menor perda óssea em implantes submetidos à carga progressiva em todos os quatro estágios de carga óssea durante o primeiro ano desse estudo piloto. Esse relatório observou que a perda de crista óssea é reduzida pela aplicação de carga progressiva nos implantes. Essa informação confirma o relato de Manz que demonstrou uma direta correlação entre densidade óssea e perda óssea nos primeiros 6 meses após a carga[58] (Fig. 32-24).

A implantação de carga progressiva é mais importante para o osso de menor densidade porque, muitas vezes, ele é mais fraco que aqueles com osso cortical significante. Parafunção, cantiléveres e outros ampliadores de tensão podem aumentar as forças aplicadas nas próteses e em seus componentes de cisalhamento e causar microfraturas ou microdeformações ósseas na zona patológica em torno do implante.[97-99] A carga óssea progressiva objetiva o aumento da densidade óssea, diminuição o risco de falhas osso–implante e diminuição da perda de crista óssea.

Protocolo de Carga Progressiva

As próteses totais com pouco ou nenhum cantiléver e adequado número, posicionamento e comprimento de implantes, raramente necessitam de carga progressiva, a menos que a densidade óssea seja baixa. A biomecânica favorável de um arco é inclusive compatível com aplicação de carga oclusal imediata.[100] Entretanto, um número menor de implantes ou tipos ósseos macios sugere maior carga progressiva.

Cantiléveres, fatores de força do paciente e posicionamento dos implantes podem influenciar os fatores de risco na implantodontia. A baixa densidade óssea pode comprometer o sucesso do implante mesmo quando fatores importantes como posicionamento e número de implantes são satisfatórios. Além disso, a perda de crista óssea pode ser reduzida com a aplicação de carga progressiva.

O conceito de carga progressiva permite ao osso se adaptar a quantidades aumentadas de tensão biomecânica. Assim, melhor que carga imediata na interface osso/implante, métodos de aumento lento da tensão ao longo do tempo são benéficos. O protocolo de carga progressiva utiliza próteses cimentadas quando os implantes são imobilizados juntos. Isso porque uma restauração parafusada unida não é completamente passiva e a força de torque aplicada a um parafuso é maior que a força de mordida; uma restauração parafusada tradicional não pode ser utilizada em carga progressiva para gradualmente carregar o osso.

Como regra geral, quanto maiores os fatores de risco, mais carga progressiva é recomendada. Os princípios de carga gradual são mais bem demonstrados em uma prótese cimentada e menos aplicável para uma barra parafusada de uma prótese removível tipo 5 (PR-5) na mandíbula. Além disso, o carregamento gradual de uma prótese removível PR-4 ou PR-5 com uma barra parafusada é difícil porque a prótese provisória geralmente permanece removível durante a fabricação da prótese. Também, a maioria das forças aplicadas sobre os implantes em uma barra ou prótese parafusadas é gerada por superestruturas não passivas instaladas. Como resultado, as próteses parafusadas não utilizam um protocolo de carga progressiva.

Um tempo de cicatrização maior entre o primeiro e segundo estágios é sugerido quando as forças são maiores ou o osso é mais macio. Esse tempo permite maior mineralização do osso e uma interface óssea lamelar mais madura para os implantes antes que a carga dos parafusos seja aplicada ao corpo dos implantes.

O protocolo de carga progressiva tem seis diferentes métodos de aplicar carga gradual ao osso ou aumentar a densidade óssea em torno do implante (Quadro 32-3). Esses elementos ajudam o dentista a avaliar o progresso da carga gradual.

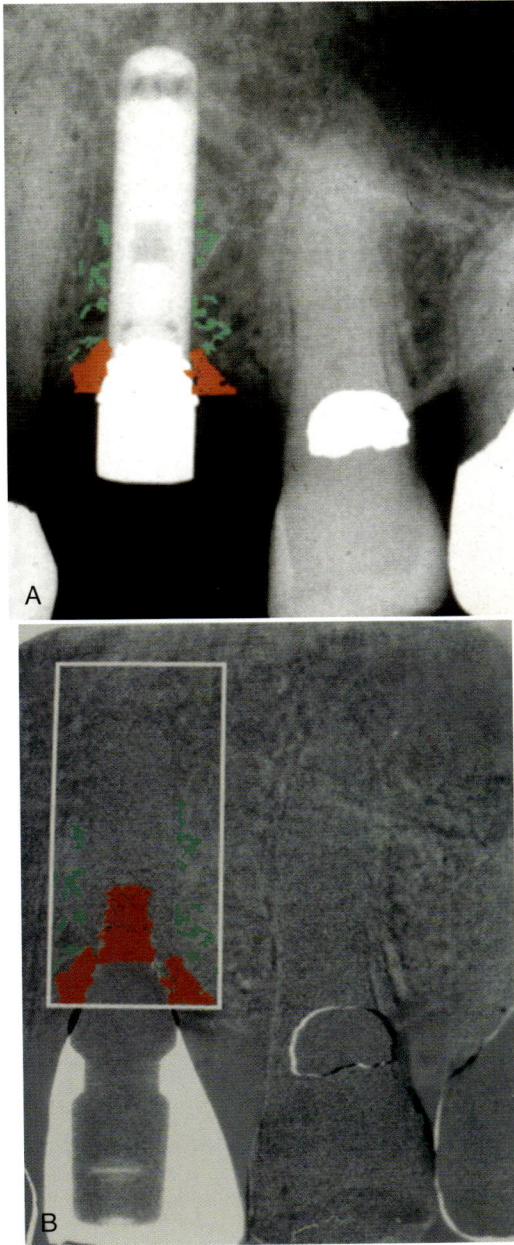

FIGURA 32-23. **A**, Imagem digital de subtração por cor de um implante de primeiro pré-molar na maxila. *Verde* indica aumento da densidade óssea e *vermelho* indica perda óssea.[91] **B**, Menor perda de crista óssea foi observada em um implante que recebeu carga progressivamente em comparação com o grupo controle.[96]

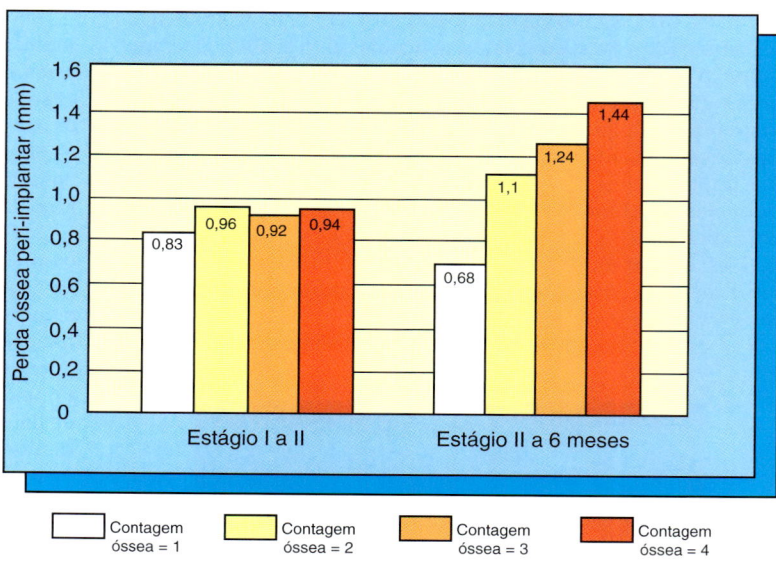

FIGURA 32-24. A perda óssea foi comparada entre implantes em osso tipo D1 (*branco*), osso D2 (*amarelo*), osso D3 (*laranja*) e osso D4 (*vermelho*). Desde a cirurgia de segundo estágio de reabertura até os primeiros 6 meses de carga, a perda óssea estava em correlação direta com a densidade óssea.[58]

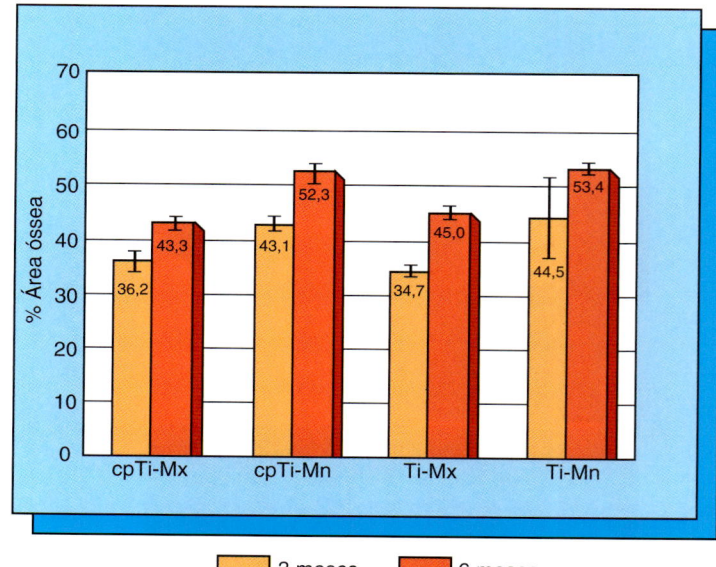

FIGURA 32-25. A porcentagem de área óssea é maior em 6 meses quando comparada com 3 meses tanto na maxila quanto na mandíbula.

QUADRO 32-3 Elementos da Carga Progressiva
• Intervalo de tempo
• Dieta
• Material restaurador
• Contatos oclusais
• Desenho da prótese

Tempo

Cicatrização Inicial

O tipo ósseo histológico em contato com o implante varia e pode afetar a quantidade de tensão que o osso pode suportar dentro dos limites fisiológicos. O osso ideal para o suporte protético pelo implante é o osso lamelar.[56] O osso lamelar é altamente organizado, mas leva aproximadamente 1 ano para a completa mineralização após um trauma induzido pela instalação de um implante.[34] O osso trabeculado é o mais rápido e o primeiro tipo de osso a se formar em torno da interface do implante; entretanto, é mineralizado apenas parcialmente e demonstra uma estrutura desorganizada menos capaz de suportar tensão em grande escala. Em 16 semanas, o osso circundante está apenas 70% mineralizado, e ainda exibe osso trabeculado como componente. Estudos de densitometria radiográfica computadorizada confirmam que a interface osso/implante diminui nos primeiros meses após a instalação cirúrgica do implante.[88] A porcentagem de mineralização óssea e o tipo de osso de suporte influenciam se uma carga na interface osso/implante estiver nos limites fisiológicos.

Tem sido relatado que o COI está relacionado com densidade óssea e tempo de cicatrização. Por exemplo, em um estudo de Carr *et al.*, o COI era maior na mandíbula que na maxila (a mandíbula é normalmente mais densa).[101] Além disso, o COI foi maior em 6 meses comparado com 3 meses em ambos os arcos. Um maior contato osso–implante ocorreu tanto na maxila quanto na mandíbula entre 3 e 6 meses e variou de 7 a 9% de aumento[101] (Fig. 32-25); assim, o tempo de cicatrização antes da aplicação de carga do implante pode ser relacionado com densidade do osso, visto que a resistência do osso aumenta e o COI aumenta com períodos maiores de tempo. Assim, 3 a 4 meses de cicatrização para osso D1 e D2 e 5 a 6 meses para osso D3 e D4 apresentam menor risco que períodos menores para todos os tipos ósseos. O período de tempo entre a instalação cirúrgica e a carga oclusal completa é variável, dependendo da densidade óssea.

O osso trabeculado denso macroscópico cicatriza aproximadamente 50% mais rápido que o osso cortical denso. Apesar de cicatrizar mais lentamente, o osso D1 tem maior resistência e maior contato de osso lamelar. O tempo de cicatrização sugerido entre o primeiro e o segundo estágio cirúrgico é similar para osso D1 e D2 e é de 3 a 4 meses. Um período mais longo é sugerido para a fase de cicatrização inicial do osso D3 e D4 (5 a 6 meses, respectivamente) por causa do menor contato ósseo e a quantidade diminuída de osso cortical para permitir a maturação da interface e o desenvolvimento de algum osso lamelar. No osso bem imaturo, o período de cicatrização pode ser maior que 8 meses.

A interface implante/osso D4 tipicamente encontrada nas regiões posteriores de maxila exibe um mínimo contato osso implante inicial, com pouco a nenhum osso cortical na crista ou no ápice. Uma cirurgia de implante pode inicialmente estimular um aumento da quantidade de osso na região. Por exemplo, o osso tem demostrado crescer em contato com um parafuso de titânio submerso instalado em um espaço medular no fêmur.[102] O aumento inicial da atividade das células ósseas geralmente é resultado do trauma cirúrgico e do fenômeno aceleratório da região.[103] O período de cicatrização maior é mais benéfico aos tipos de densidade ósseas mais baixas.

Portanto, no osso mais macio, é sugerido um período de tempo maior de cicatrização inicial e carga gradual. Como regra geral, o osso D1 se utiliza de um período de 3 a 4 meses antes do carregamento; osso D2, um período de 4 meses ou mais; osso D3, um período de cicatrização inicial de 5 meses ou mais; e osso D4 utiliza um período de 6 meses ou mais.

As observações combinadas da quantidade macroscópica de osso em contato com um implante sem cargas e o tipo ósseo microscópico no segundo estágio cirúrgico do implante demonstra uma ampla diferença nas densidades ósseas D1 e D4. No entanto, uma grande melhora na densidade óssea e na resistência a longo prazo ocorre como consequência da carga do implante.

Quatro passos protéticos são sugeridos para a reabilitação de um paciente parcial ou totalmente edentado, com implantes endósseos suportando uma prótese cimentada. Cada um dos quatro grandes ajustes protéticos também é separado por um período de tempo no que diz respeito à densidade óssea no momento inicial da cirurgia. Além disso, o dentista tenta gradualmente aumentar a carga no implante a cada passo protético.

Os quatro passos protéticos são (1) instalação do pilar, preparo, moldagem final e provisória (da zona estética); (2) prova do metal e novo registro de mordida; (3) entrega da prótese; e (4) avaliação final da prótese e consulta de orientação para higiene.

Em casos restauradores simples, as consultas protéticas podem ser reduzidas para três consultas: (1) seleção do pilar, preparo, moldagem final, moldagem do antagonista e registro de mordida habitual; (2) entrega da restauração; e (3) estágio de avaliação final (acompanhada de uma consulta de orientação para higiene).

O osso D1 se beneficia da maior quantidade de contato de osso lamelar no início do processo de reabilitação. Dessa forma, a carga progressiva da interface do implante ao longo das consultas protéticas é menos importante, e as consultas restauradoras podem ser separadas por intervalos de 1 semana. O osso tipo D2 responde favoravelmente a cargas fisiológicas. As quatro etapas protéticas nas quais o corpo do implante é sequencialmente carregado são separadas por 2 semanas ou mais. Como resultado, os 4 meses de cicatrização após a cirurgia e os 2 meses para a confecção da prótese levam o tempo total de tratamento para 5,5 meses.

As etapas protéticas para o osso D3 são separadas por pelo menos 3 semanas, e o tratamento total leva aproximadamente 7 meses para completar, incluindo os 5 meses de cicatrização inicial. Durante esse tempo, a porcentagem de contato ósseo pode aumentar, e o fio trabeculado do osso medular pode amadurecer para um trabeculado lamelar espesso, com um aumento do conteúdo mineral. O processo de carga progressiva é mais importante para o osso D3 que para D2 ou D1 por causa da sua fraqueza e menor contato ósseo inicial.

No osso D4, o protocolo de carga progressiva é o mais importante. Na marcação das consultas restauradoras, devemos pecar pelo lado da segurança, e estas devem ser separadas por pelo menos 4 semanas. Como consequência, o tempo total do tratamento para o osso D4 é o dobro do osso D1 ou D2 e de pelo menos 9 meses (incluindo os 6 meses iniciais de cicatrização). Esse cronograma permite tempo suficiente para a maturação lamelar, desenvolvimento do osso mineralizado na interface e aumenta o número de trabéculas em contato direto e no interior da região interligada do implante (Tabela 32-5).

Quando o dentista utiliza implantes múltiplos, a área óssea mais fraca determina o protocolo de carga gradual. Portanto, se a maxila anterior e posterior é restaurada em conjunto, a maxila posterior determina o período de cicatrização inicial e o período de tempo entre cada consulta protética.

Dieta

O dentista controla a dieta do paciente para evitar a sobrecarga durante as fases iniciais do processo restaurador. Durante a fase inicial de cicatrização, o dentista instrui o paciente a evitar mastigar na área, especialmente quando os implantes são instalados em uma abordagem de estágio único, com um cicatrizador exposto. Após ser reaberto, o implante conectado a um *abutment* para uma restauração cimentada está em maior risco de sofrer carga durante a mastigação. O paciente é limitado a uma dieta leve, como massa e peixe, do estágio da moldagem final até a entrega inicial da prótese definitiva. A força mastigatória para esse tipo de comida é

TABELA 32-5
Períodos de Tratamento para a Carga Óssea Progressiva em Próteses Cimentadas

Densidade Óssea	Cicatrização Inicial (meses)	Intervalo entre as Consultas (semanas)	Reconstrução (semanas)	Tempo Total (meses)
D1	3	1	3	4
D2	4	2	6	5,5
D3	5	3	9	7
D4	6	4	12	9

de aproximadamente 0,7 Kgf/cm². Essa dieta não apenas minimiza a força mastigatória, mas também diminui o risco de fratura da prótese provisória ou descolamento parcial das próteses. Cada uma dessas consequências pode sobrecarregar um implante e causar complicações inesperadas.

A dieta não deve ser negligenciada durante a fase restauradora do tratamento. A maioria dos dentistas tem observado a fratura das próteses de acrílico com alimentos duros e a maior ocorrência de restaurações soltas quando eles ignoram o tipo de dieta durante os estágios da prótese provisória.

Após a entrega inicial da prótese definitiva, o paciente pode incluir carne vermelha na sua dieta, que requer aproximadamente 1,48 Kgf/cm² de força de mastigação. A prótese definitiva pode suportar uma força maior sem risco de fratura ou descolamento.

Após a consulta de avaliação final, o paciente pode incluir vegetais crus, que requerem aproximadamente 1,9 Kgf/cm² de força de mastigação. Uma dieta normal é permitida somente após avaliação da função, oclusão e cimentação adequada da prótese definitiva.

É necessário observar que a força mais danosa para uma restauração provisória (ou definitiva) é a parafunção, e não o ato de mastigar. Portanto, após a prótese ser instalada em oclusão, a avaliação da parafunção e os métodos para reduzir seus efeitos negativos são importantes para o processo de carga.

Material Oclusal

O material oclusal pode variar para gradativamente aplicar carga à interface implante/osso. Durante as etapas iniciais, o implante não tem contato oclusal e, em suma, não possui material sobre ele. Nas consultas subsequentes, o dentista utiliza acrílico como material oclusal, com a vantagem de uma menor força de impacto comparada ao metal ou à porcelana. Tanto o metal quanto a porcelana podem ser utilizados como material oclusal definitivo

Se a parafunção ou o comprimento do cantiléver causam preocupação relativa à quantidade de força na interface implante/osso precoce, o dentista pode estender a dieta mais macia e a fase de restauração acrílica por vários meses. Assim, o osso tem um período maior para se mineralizar e se organizar para receber forças maiores.

Oclusão

O dentista gradualmente intensifica os contatos oclusais durante a confecção da prótese. Nenhum contato oclusal é permitido durante a fase de cicatrização inicial (fase 1). A primeira prótese provisória é deixada fora de oclusão em pacientes parcialmente edentados (fase 2). Os contatos oclusais então são similares àqueles da restauração definitiva para áreas suportadas por implantes. Entretanto, nenhum contato oclusal é realizado em cantiléveres ou cargas a distância (fase 3). Os contatos oclusais da restauração definitiva seguem os conceitos da oclusão protegida (descrita no Cap. 31).[103]

Desenho da Prótese

Há quatro modelos potenciais de prótese em um processo restaurador. Durante a cicatrização inicial, o dentista tenta evitar qualquer carga nos implantes, incluindo carga nos tecidos moles. Portanto, em um paciente totalmente edentado, alívio e um condicionador de tecido mole (também aliviado) podem ser utilizados. A primeira prótese acrílica provisória em pacientes parcialmente edentados não pode ter contatos ou cantiléveres. O objetivo é unir os implantes entre si e reduzir a tensão pela vantagem mecânica e ter implantes que suportem sozinhos as forças mastigatórias. A segunda restauração acrílica provisória tem contatos oclusais nos implantes com mesas oclusais similares às da restauração definitiva, mas sem cantiléveres nas regiões não estéticas. A restauração final possui mesa oclusal estreita e cantiléveres projetados com contatos oclusais seguindo os protocolos da oclusão protegida para implantes.[103]

Fases da Carga Progressiva

Após o procedimento de reabertura de segundo estágio cirúrgico ou cicatrização de implantes de um estágio, o cirurgião avalia a mobilidade clínica, a perda óssea (horizontal e vertical), o posicionamento adequado em referência ao desenho e à angulação da prótese para carga, as zonas de gengiva inserida e a espessura gengival. O cirurgião normalmente instala um cicatrizador com perfil baixo ao corpo do implante no final da consulta. Esse componente se estende através da gengiva por 2 mm e está protegido da carga precoce (Fig. 32-26).

Em casos selecionados, geralmente quando o cirurgião e o protesista são a mesma pessoa, pode-se obter a moldagem preliminar durante essa consulta se o tecido mole estiver fora de áreas estéticas e se nenhum recontorno ósseo ou enxerto foi realizado ou uma abordagem cirúrgica de um estágio foi utilizada durante a cicatrização inicial. O dentista instrui o paciente que possui um implante posterior em um arco parcialmente edentado a não utilizar uma restauração removível. Se dentes anteriores fazem parte de uma prótese removível, um buraco de 7 mm de diâmetro é realizado pela estrutura da prótese em torno de cada cicatrizador, para que não se aplique carga ao implante. Em pacientes totalmente edentados, a superfície em contato com o tecido é aliviada pelo menos em 5 mm sobre e em torno dos implantes, e substituída por um condicionador de tecidos; este também é aliviado em alguns milímetros. O paciente retorna em 2 semanas para a remoção das suturas e para repor o condicionador tecidual por um revestimento macio.

Os procedimentos para um paciente edentado classe I ou II de Kennedy são apresentados adiante. A sequência de consultas para a carga óssea progressiva para uma prótese cimentada é a seguinte (Tabela 32-6):

1. Seleção inicial do pilar, moldagem final e prótese provisória I.
2. Prova da superestrutura metálica e prótese provisória II.
3. Instalação inicial da prótese definitiva.
4. Avaliação final e higiene.

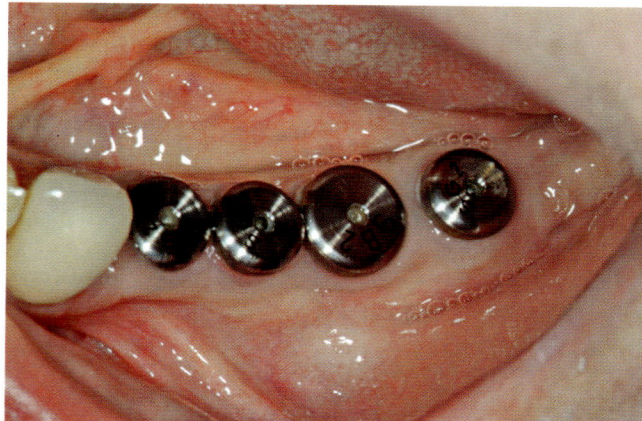

FIGURA 32-26. Um cicatrizador foi posicionado pelo cirurgião na instalação do implante ou no segundo estágio de reabertura. Em condições ideais, o tecido mole cicatriza antes da reconstrução protética.

TABELA 32-6
Consultas de Carga Progressiva para uma Prótese Cimentada

Etapa	Procedimento	Dieta	Material Restaurador	Contatos Oclusais
1	Pilares definitivos Moldagem final Prótese provisória	Leve	Acrílico	1*; nenhum 2*; sem cantiléver
2	Prótese provisória II Prova do metal Registro de mordida	Leve	Acrílico	1 e 2*; contatos apenas no implante; sem contato nos cantiléveres ou pônticos; mesa oclusal igual à da prótese definitiva
3	Prótese definitiva Ajuste oclusal	Mais pesada	Metal ou porcelana	A oclusão segue os protocolos de oclusão para implantes; mesa oclusal estreita
4	Avaliação Final Higiene	Normal	Metal ou porcelana	Igual acima

Primeira Consulta
Seleção Inicial do Pilar, Moldagem Final e Primeira Prótese Provisória

O objetivo da primeira consulta protética é avaliar o implante e os tecidos moles e garantir que todos os componentes protéticos e que os detalhes da consulta protética sejam abordados. A oclusão do paciente também é observada e pode ser realizado um registro cêntrico de boca fechada na mesma consulta. Quando o profissional realiza a cirurgia e a instalação da prótese, esse procedimento pode ocorrer durante a consulta de remoção da sutura após o segundo estágio cirúrgico ou durante o procedimento de reabertura.

Moldagem Final e Prótese Provisória I

O dentista remove os cicatrizadores do corpo do implante e seleciona o pilar de duas peças apropriado para retenção por cimento. O dentista parafusa manualmente o pilar na posição com uma força aproximada de 10/N/cm (Fig. 32-27). Ele verifica o completo assentamento do pilar com uma radiografia. Quando o pilar assenta completamente no hexágono antirrotacional, o sistema de contratorque e o torquímetro carregam o parafuso do pilar com a força de 20 a 35 N/cm, dependendo do material e desenho do parafuso. O contratorque muitas vezes é uma pinça hemostática que segura o pilar enquanto o torquímetro estica o parafuso com uma carga de tração ou cisalhamento. Isso evita que o torque seja aplicado ao corpo do implante (Fig. 32-28).

O dentista realiza o preparo final do pilar nessa consulta para a técnica direta. Ele seleciona o material oclusal antes do preparo final do pilar e avalia a quantidade de retenção nos pilares. Quando uma margem subgengival é indicada, o dentista pode inserir um fio retrator no sulco gengival. O dentista também pode fabricar (ou reembasar uma prótese provisória pré-fabricada) para promover a cicatrização do tecido mole e criar um perfil de emergência melhorado. O dentista obtém a moldagem final, faz o registro oclusal cêntrico em uma posição cêntrica de boca fechada quando a relação cêntrica é harmoniosa com a oclusão cêntrica, ou faz o registro com articulador junto com a protusiva e registro de mordida quando necessário. O dentista cimenta a primeira prótese provisória com um cimento de óxido de zinco sem eugenol, e os contatos oclusais estão totalmente ausentes (Fig. 32-29).

O dentista avisa ao paciente que os implantes e o osso estão exatamente "onde você queria que estivessem nesse momento". Entretanto, o osso é imaturo e fraco, assim como um braço quebrado é frágil após uma fratura logo que o gesso é removido. Se muita força for aplicada no implante muito cedo, o implante pode ficar solto ou o osso pode ser perdido em torno do implante. Ambas as situações exigirão tempo adicional e custo

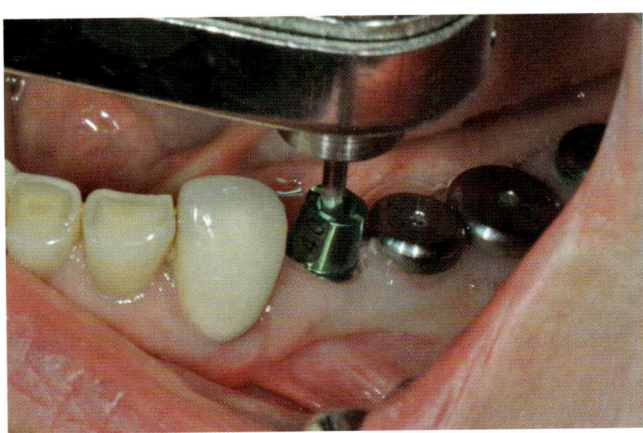

FIGURA 32-27. Um pilar para cimentação é instalado, e o torque foi realizado nos implantes.

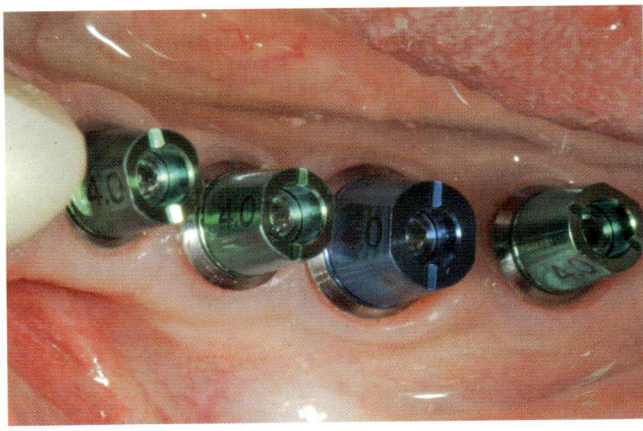

FIGURA 32-28. É realizado o torque definitivo do pilar para cimentação após a confirmação da posição através de radiografia.

de tratamento. Portanto, o dentista instrui o paciente para evitar essa região da boca enquanto mastiga. A dieta deve consistir em alimento leve, como massa ou peixe. O paciente não deve mastigar alimentos pegajosos ou chiclete, e deve evitar a mastigação agressiva ou hábitos orais que possam causar perda ou quebra das próteses provisórias. O dentista também informa ao paciente que complicações criadas pelo uso indevido das próteses provisórias acarretarão em cirurgias adicionais, consultas protéticas e custos ao tratamento.

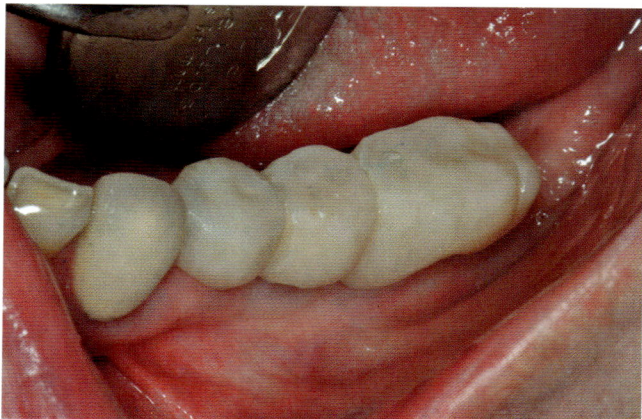

FIGURA 32-29. A primeira restauração provisória é cimentada com cimento temporário. A prótese está completamente fora de oclusão.

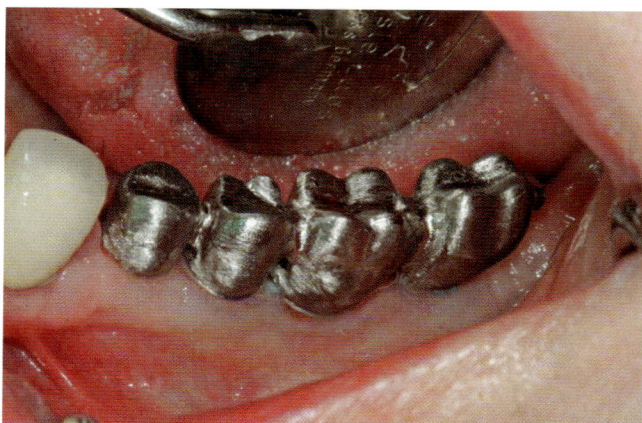

FIGURA 32-31. A prova do metal avalia a fundição.

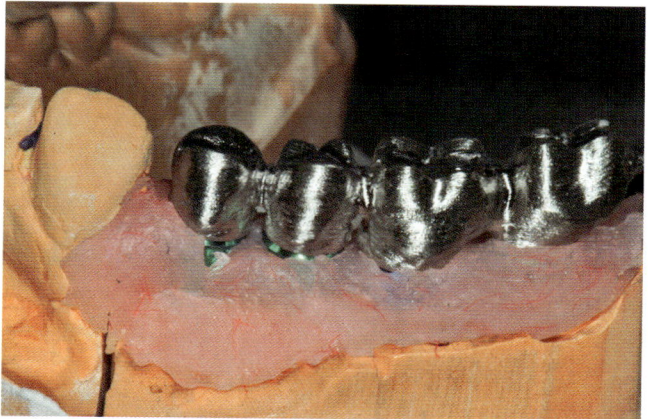

FIGURA 32-30. O técnico de laboratório confecciona uma estrutura em metal precioso que une os pilares entre si.

Fase Laboratorial I

O técnico de laboratório verte as moldagens finais com gesso, monta os modelos seguindo os princípios protéticos, faz um encerramento completo e remove 2 mm nas regiões de porcelana para a estrutura da prótese. O técnico então constrói uma estrutura em metal precioso (Fig. 32-30) e utiliza um índice de acrílico oclusal para indicar o registro oclusal para as próteses implantossuportadas.

Consulta Protética Indireta I

Uma técnica alternativa é o uso de transferentes de moldagem direta ou indireta no corpo do implante. O longo parafuso de fixação deve sair na oclusal da moldeira para a técnica aberta. Após o material de moldagem ser preso, o parafuso é removido e a moldagem pode ser removida da boca com transferente. O dentista prende análogos do corpo do implante nas posições correspondentes na moldagem. O dentista reinstala os cicatrizadores com perfil reduzido nos implantes e faz um registro de mordida oclusal em relação de oclusão cêntrica. Então uma transferência com arco facial é realizada na maxila. O dentista dispensa o paciente, com instruções de não mastigar na região e escovar os cicatrizadores gentilmente com clorexidina.

Fase Laboratorial I

O técnico de laboratório verte a moldagem com gesso e, quando necessário, prende os análogos e então separa os modelos e monta no arco antagonista com o registro de mordida e o arco facial. O técnico de laboratório insere os pilares no corpo dos análogos e prepara os pilares dos implantes para altura, paralelismo e posição dentro do contorno da prótese.

O técnico então pode confeccionar uma prótese acrílica provisória. Idealmente, para pacientes parcialmente edentados, a primeira restauração provisória fica completamente fora de oclusão. Seu objetivo principal é manter os implantes juntos de maneira rígida. Se um cantiléver estiver presente, nenhum contato oclusal deve existir na porção suspensa.

Segunda Consulta Protética

Prova do Metal

O paciente retorna em 1 a 4 semanas (ou mais) dependendo da densidade óssea. O dentista remove a primeira restauração provisória e avalia sua retenção para ajudar a selecionar o agente cimentante ideal para a restauração definitiva. A superestrutura metálica é provada (Fig. 32-31). Como o paciente não foi anestesiado e a boca ficou aberta por apenas poucos minutos, essa é uma oportunidade ideal para o dentista verificar a relação cêntrica. Se o paciente morde no índice de acrílico oclusal laboratorial, o registro oclusal anterior foi realizado com precisão. Se o paciente oclui em uma posição diferente, o dentista avalia e corrige a oclusão no casquete como indicado, e faz um registro oclusal cêntrico utilizando a pasta rígida do silicone de adição no topo do casquete (Fig. 32-32).

O dentista entrega a segunda prótese provisória (Fig. 32-33). Essa pode ser uma nova prótese provisória ou, mais comumente, a primeira prótese provisória com uma mesa oclusal modificada pela adição de acrílico nas áreas de contato oclusal. Primeiro, o monômero é aplicado na face oclusal da prótese temporária e isolante é aplicado sobre o dente antagonista. O dentista adiciona acrílico nas superfícies oclusais da restauração provisória e o paciente oclui no material e movimenta em todas as direções. O dentista elimina os contatos oclusais de trabalho e balanceio e pode trazer as áreas de pôntico e pilares angulados para leve oclusão cêntrica. Contatos mais fortes são desenvolvidos nos implantes em posicionamento ideal. Nenhum cantiléver está presente na restauração, a não ser que seja necessário por questões estéticas. O esquema oclusal é similar ao da prótese definitiva. O dentista avalia a oclusão utilizando um carbono de oclusão. Os contatos oclusais são limitados aos diretamente localizados no corpo do implante. A dieta se mantém leve com massa, peixe e alimentos macios.

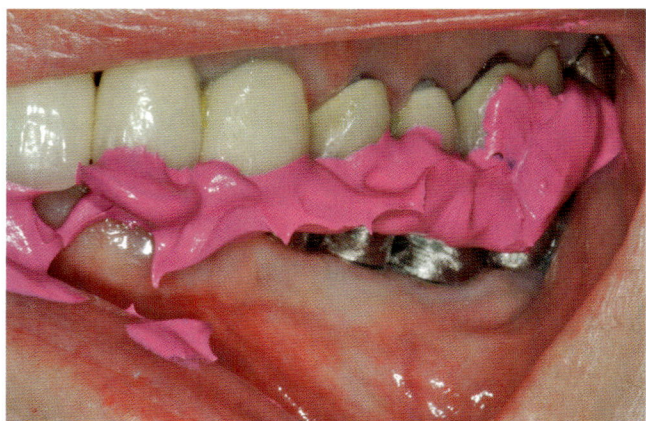

FIGURA 32-32. Um registro em cêntrica de boca fechada é realizado sobre a estrutura de metal.

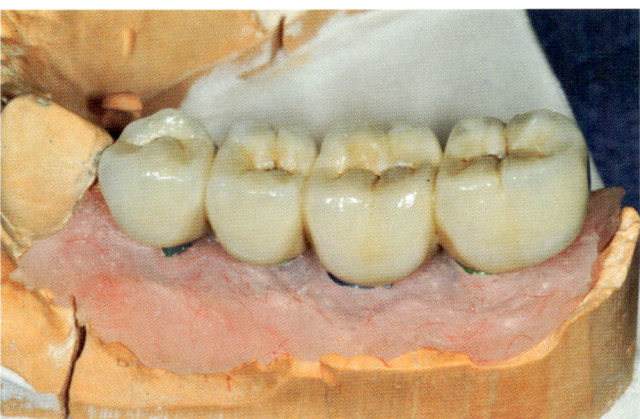

FIGURA 32-34. O técnico de laboratório completa a prótese definitiva.

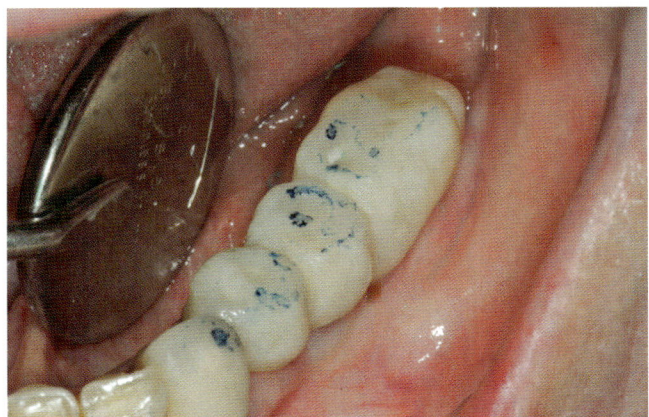

FIGURA 32-33. A prótese provisória original é modificada adicionando acrílico na superfície oclusal, e é realizado um ajuste oclusal com mordida forte.

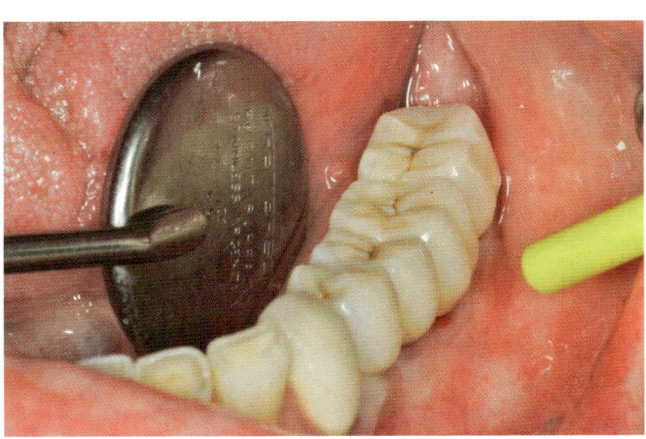

FIGURA 32-35. A prótese definitiva é avaliada na boca.

Fase Laboratorial II

O técnico de laboratório completa a prótese com um esquema oclusal que segue o protocolo oclusal de proteção do implante (Fig. 32-34). O dentista anota os implantes angulados para que os contatos oclusais possam ser modificados no longo eixo do implante ou reduzido em intensidade.

Terceira Consulta Protética: Entrega Inicial da Prótese

A próxima consulta é realizada 1 a 4 semanas depois, dependendo da densidade óssea. O dentista remove a prótese provisória e avalia sua retenção para ajudar a selecionar o cimento utilizado na prótese final. Se a retenção estiver satisfatória, o dentista utiliza o mesmo cimento na entrega inicial da prótese definitiva. Entretanto, cimentos à base de eugenol podem ser utilizados se assim desejar, porque uma restauração metálica é cimentada em detrimento de uma acrílica.

O dentista instala a prótese definitiva e a avalia cuidadosamente quanto aos contatos oclusais (Fig. 32-35). Após utilizar uma força de mordida leve para equilibrar os contatos oclusais, o dentista faz um ajuste com uma mordida oclusal forte sem contatos laterais excursivos (Fig. 32-36). Após a cimentação, o dentista obtém uma radiografia para utilizar como guia para uma futura radio-

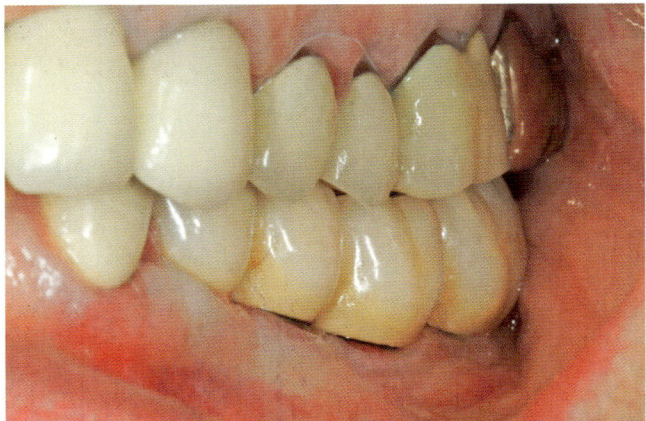

FIGURA 32-36. É realizada uma avaliação da oclusão com mordida forte.

grafia de avaliação para perda de crista óssea e saúde do implante (Fig. 32-37). Se o dentista observar perda de crista óssea comparada com a consulta do segundo estágio de reabertura, ele deve suspeitar de parafunção e confeccionar placas noturnas relaxantes para controlar as tensões.

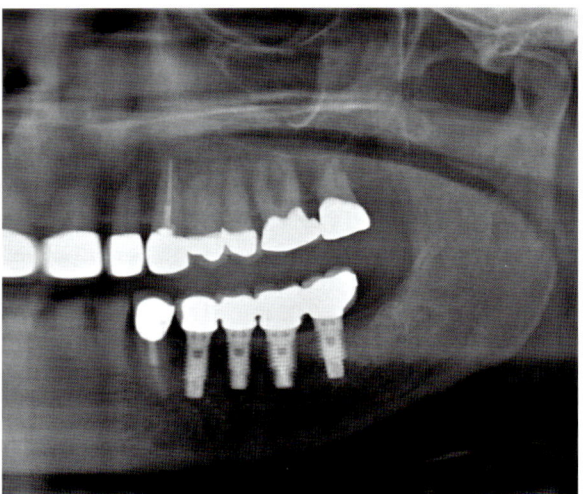

FIGURA 32-37. É realizada uma radiografia como base de avaliação da prótese.

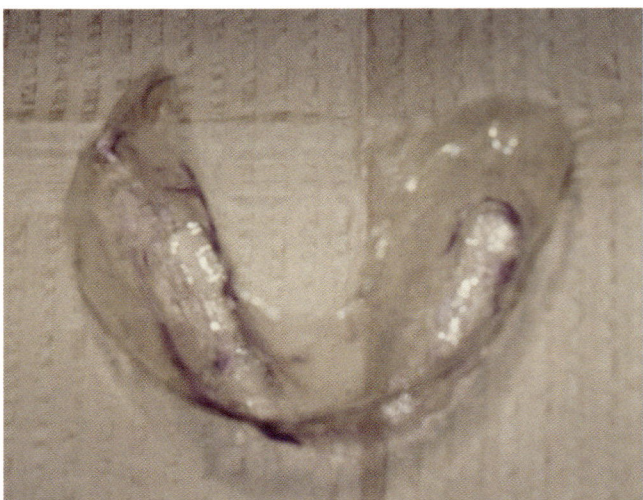

FIGURA 32-38. Um guia transparente (0,2 mm) é confeccionado sobre a dentadura do paciente e adaptado às bordas do tecido mole. Esse guia será uma moldeira individual para transmitir a dimensão oclusal e a posição da borda incisal para o laboratório.

O osso se beneficiou do tempo adicional e agora está mais mineralizado, exibindo melhor capacidade de suportar carga comparada com a primeira prótese instalada. Além disso, a restauração definitiva mais resistente (comparada com a provisória) pode suportar cargas mastigatórias maiores. Portanto, a dieta do paciente agora pode incluir alimentos mais duros, como carne vermelha.

Quarta Consulta Protética: Avaliação Final e Higiene

O paciente retorna em torno de 4 semanas. Essa consulta é geralmente com o higienista como uma consulta de manutenção. O dentista primeiro avalia a retenção da prótese. Se a retenção estiver adequada, o dentista não remove a prótese e utiliza o cimento macio na prótese definitiva. Se o dentista consegue remover a prótese com pressão digital, cimenta a prótese com um cimento mais forte. O dentista avalia os tecidos moles e o cuidado do paciente e realiza o ajuste oclusal final. A dieta do paciente pode agora incluir vegetais crus e alimentos mais duros. O paciente é agendado para outra consulta de manutenção em 3 ou 4 meses.

Protocolo para Pacientes Edentados Totais

Algumas modificações foram incluídas ao protocolo previamente discutido para confecção de próteses totais. Uma prótese total geralmente utiliza uma abordagem indireta (laboratorial) para selecionar ou preparar (ou fabricar) os pilares. Como nenhum dente natural está presente, os implantes são submetidos à carga quando a prótese provisória inicial é entregue. O dentista deve aderir ao seguinte protocolo enfatizando as diferenças com os pacientes anteriores de classe I e II de Kennedy.

Primeira Consulta Protética
Seleção Inicial dos Pilares e Moldagem Inicial

Antes ou durante as fases cirúrgicas, o dentista pode confeccionar uma prótese de tratamento que restaura a dimensão vertical de oclusão (DVO) ideal do paciente e determina o correto posicionamento dos dentes para a prótese definitiva. O dentista confecciona um modelo transparente sobre a prótese removível e o adapta à borda do tecido mole circundante (Fig. 32-38). O dentista posiciona a

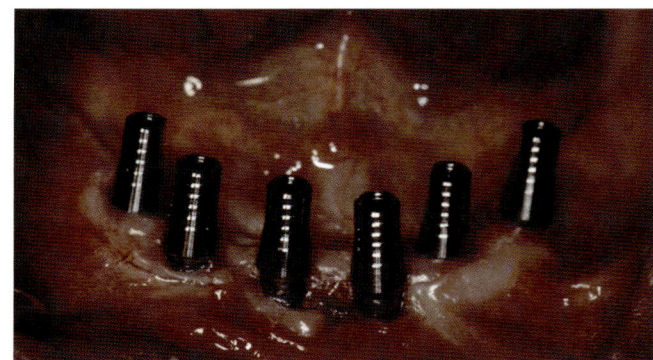

FIGURA 32-39. Um transferente de duas peças se conecta ao hexágono do implante. Uma moldagem com moldeira fechada é realizada pela moldeira individual sobre esses transferentes.

dentadura e o modelo transparente (0,2 mm) na boca e registra a mordida com o arco antagonista. O dentista remove a dentadura do modelo, que agora funciona como uma moldeira individual indexada à oclusão antagonista.

O dentista instala um pilar reto de duas peças para retenção cimentada no corpo dos implantes (Fig. 32-39). Ele posiciona o modelo e o registro de mordida sobre os pilares retos para cimentação. Isso serve como uma moldeira individual para uma moldagem fechada. Na maxila, o dentista primeiro pode colocar material de impressão pesado na região do palato do modelo transparente para dar conta da espessura da porção palatal da dentadura total. O dentista avalia o comprimento dos pilares e pode realizar as correções na boca. Ele avalia o modelo protético transparente após estar devidamente assentado para a oclusão vertical cêntrica, e então preenche o modelo protético transparente com um silicone de adição e reposiciona-o. O paciente fecha no registro oclusal realizado. O dentista remove guia de moldagem e registro de mordida, que serve como uma moldagem preliminar e registro inicial da DVO para ser montado no laboratório com a moldagem do arco antagonista. (Fig. 32-40).

Se um guia protético ou moldeira individual não foi confeccionado, o dentista coloca um rolo de pasta pesada de silicone

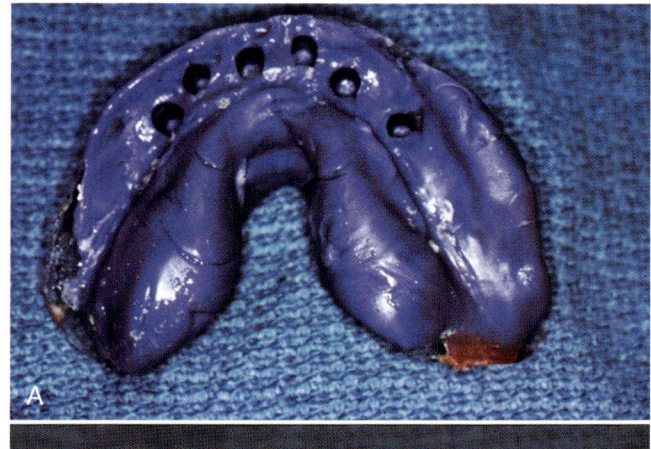

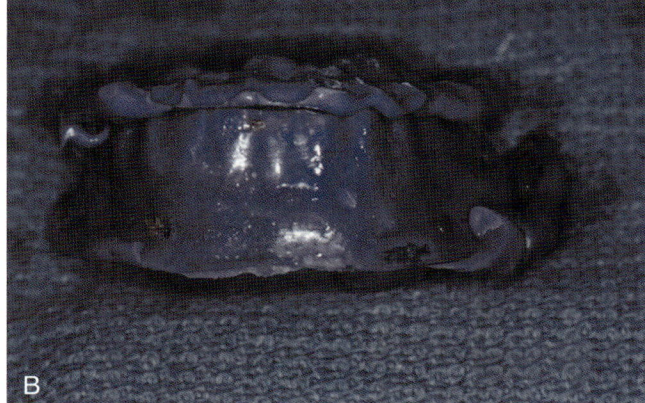

FIGURA 32-40. **A** e **B**, Moldeira individual com registro de mordida em oclusão cêntrica.

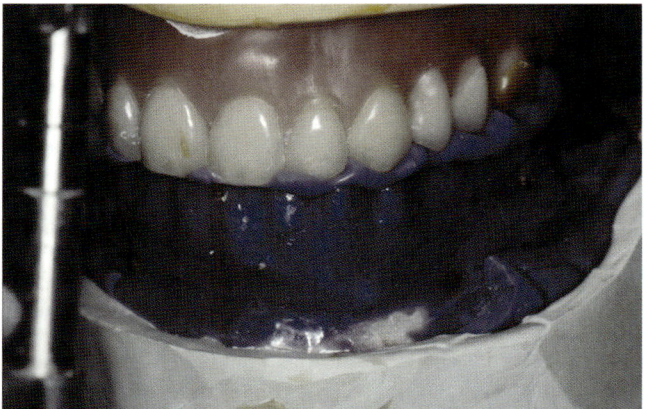

FIGURA 32-41. Os transferentes de moldagem são presos ao corpo dos implantes, vazados e articulados ao arco antagonista através da moldeira individual.

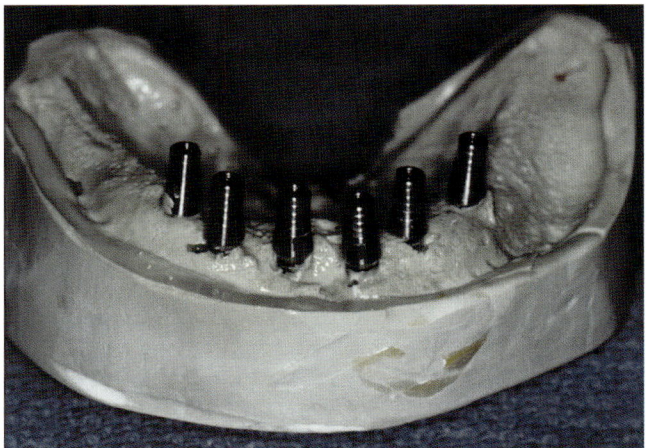

FIGURA 32-42. A moldeira individual é removida do modelo de trabalho.

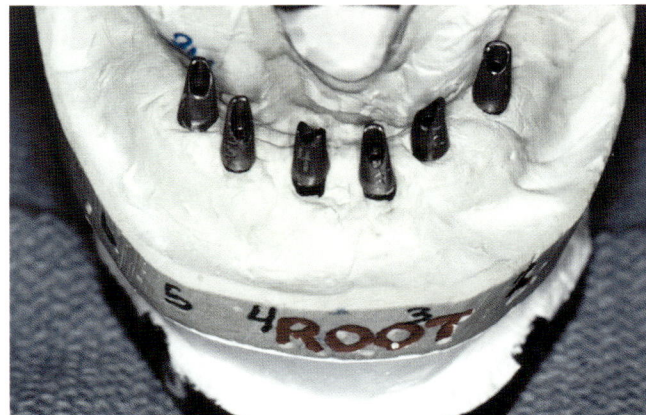

FIGURA 32-43. Os pilares definitivos são selecionados e preparados respeitando o paralelismo e a posição dentária.

de adição nos pilares para cimentação e guia a mandíbula em relação cêntrica de oclusão até a dimensão vertical aproximada. O dentista então realiza uma moldagem preliminar dos pilares e do arco antagonista.

O dentista remove os pilares para cimentação, os une a análogos e os insere na impressão. O dentista reinstala os cicatrizadores de segundo estágio nos implantes e alivia o revestimento macio nos cicatrizadores. O paciente é instruído a limitar a mastigação a alimentos bem macios e a remover a dentadura à noite para evitar parafunção noturna. Nesse momento, a parafunção é a maior preocupação de sobrecarga para um paciente totalmente edentado, porque os implantes estão independentes e não têm a vantagem biomecânica da união. O paciente retorna em 1 a 2 semanas para a próxima consulta protética.

Fase Laboratorial I

Os passos laboratoriais após a primeira consulta protética incluem verter gesso na moldagem preliminar com os pilares e os análogos. O técnico de laboratório monta os modelos em um articulador utilizando o guia protético ou moldeira individual e registro oclusal antes de esse ser removido do modelo (Fig. 32-41). O técnico pode ajustar os pilares em altura, angulação e o contorno da coroa, utilizando um modelo sobreposto do enceramento da dentadura como um guia (Figs. 32-42 e 32-43). Um enceramento utilizando dentes de dentadura elabora a forma proposta da prótese definitiva. O técnico confecciona um guia transparente sobre esse enceramento.

O técnico então confecciona uma prótese acrílica provisória sobre o modelo de estudo com a guia transparente que foi utilizada para avaliar os *abutments*. Nenhum cantiléver posterior deve estar presente na primeira prótese provisória, a menos que seja necessário por questões estéticas (Figs. 32-44 e 32-45). Pônticos também devem ser deixados fora de oclusão. Em condições ideais, apenas implantes que podem receber cargas com forças axiais dentro de 20 graus devem manter contato oclusal nesse estágio de carga precoce.

Nenhum contato posterior está presente durante as excursões se dentes anteriores ou implantes adequados estão presentes, especialmente quando a restauração antagoniza com dentes naturais ou restaurados.

A primeira prótese provisória é elaborada para preencher completamente as áreas interproximais dos implantes na pré-maxila. A dificuldade em falar é uma complicação comum relatada quando dentistas estão restaurando um arco maxilar totalmente edentado com próteses fixas. O paciente deve se adaptar à ausência do palato na prótese, e o ar frequentemente escapa através das frestas entre os implantes. Uma prótese provisória mais volumosa pode facilitar a transição da dentadura para a prótese fixa e facilitar a adaptação da fala.

O técnico confecciona um segundo guia protético transparente do enceramento da prótese definitiva caso o dentista deseje uma restauração provisória diferente na próxima consulta clínica. O guia transparente também pode ser utilizado pelo dentista para avaliar o preparo intraoral do pilar.

O técnico confecciona uma placa base modificada e encera sobre os pilares (Fig. 32-46). Com uma técnica similar àquela da confecção de próteses totais, o enceramento é utilizado para registrar a posição dos incisivos, DVO, linha média, linha do lábio e relação de oclusão cêntrica. O técnico também pode confeccionar uma moldeira individual nesse modelo de trabalho.

Segunda Consulta Protética
Moldagem Final e Prótese Provisória I

O dentista remove os cicatrizadores e instala os pilares definitivos para cimentação (Fig. 32-47). Então, posiciona o guia transparente do enceramento da prótese definitiva, avalia os pilares quanto ao posicionamento ideal e altura (pelo menos 1 a 2 mm mais baixos que o plano oclusal, dependendo do material de revestimento), e os remodela se necessário.

O dentista instala a primeira prótese provisória (Fig. 32-48). O passo mais importante para a prótese provisória é a avaliação da borda incisal em relação à estética e à fonética. O dentista deve estabelecer essa posição antes da confecção da superestrutura para garantir suporte ideal de porcelana ou acrílico na prótese definitiva. Esse posicionamento também influencia sobremaneira as relações de oclusão posterior em qualquer posição excursiva. O dentista pode medir a espessura do acrílico vestibular da prótese provisória nos pilares para cimentação para garantir o espaço adequado para o metal e a porcelana na prótese definitiva. Se a prótese provisória não está ideal no que diz respeito à borda incisal, DVO, estética e linha média, o dentista posiciona a placa base modificada e o plano de cera e o utiliza para estabelecer esses critérios de maneira similar aos métodos para uma prótese total. O dentista então obtém a relação oclusal cêntrica e registra na placa base e plano de cera ou com um JIG na DVO adequada. O dentista reavalia

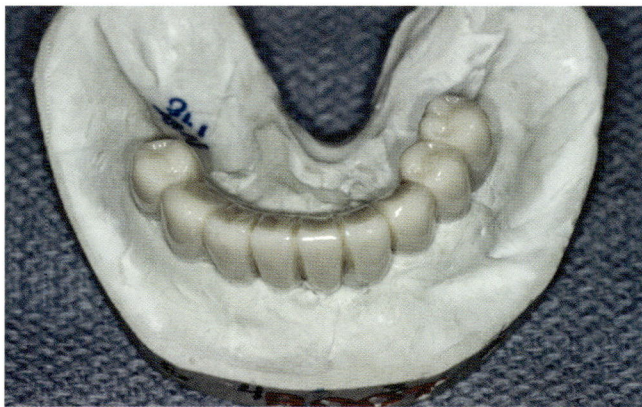

FIGURA 32-44. A prótese provisória é confeccionada sobre os pilares preparados.

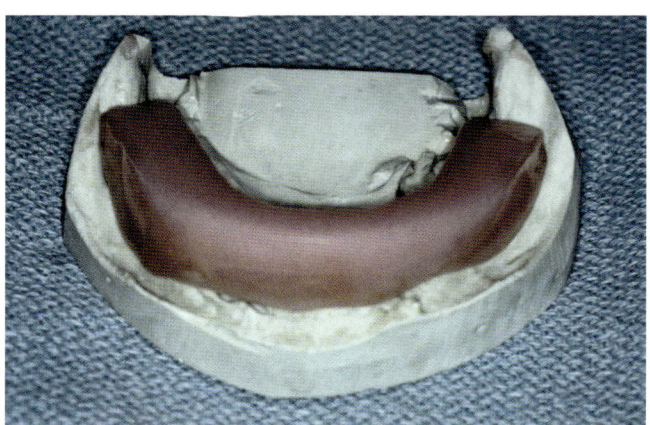

FIGURA 32-46. Uma placa base e plano de cera são confeccionados no modelo de trabalho para registro da dimensão vertical de oclusão e o registro de mordida em cêntrica na próxima consulta da fase protética.

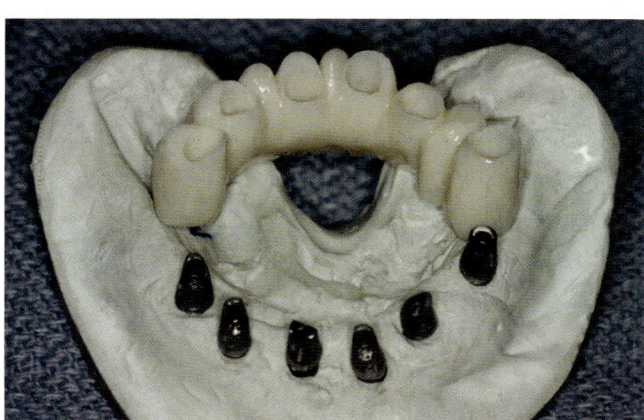

FIGURA 32-45. A prótese provisória não contém cantiléver.

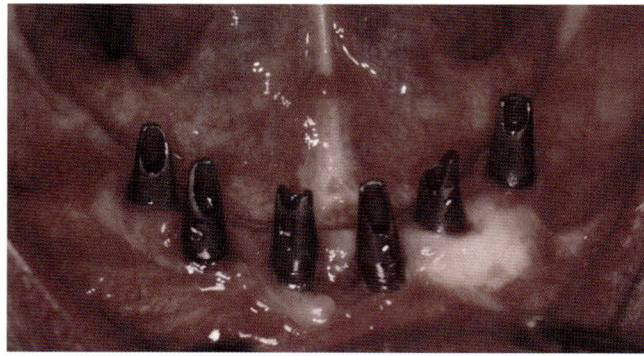

FIGURA 32-47. Os pilares preparados no laboratório são posicionados sobre os componentes antirrotacionais do implante e parafusados com 30 N/cm de torque.

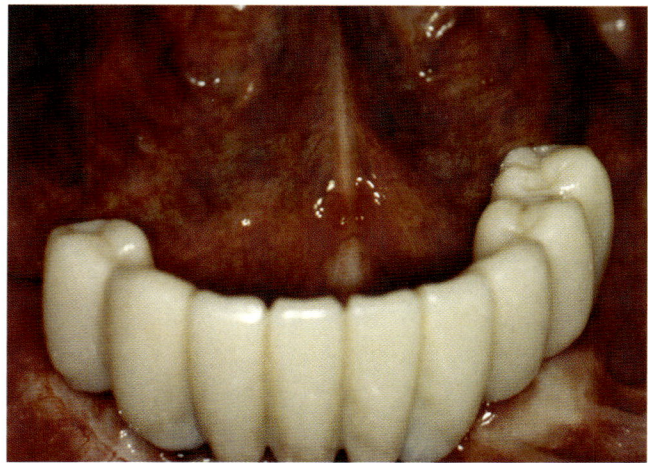

FIGURA 32-48. A primeira prótese provisória sem cantiléver é entregue. O paciente é instruído a limitar sua dieta a alimentos macios.

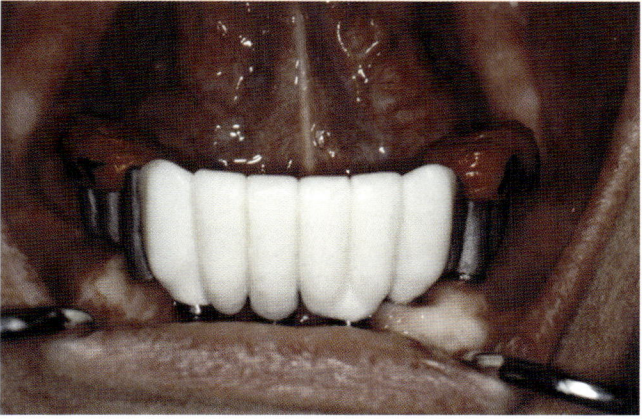

FIGURA 32-49. Na consulta de prova do metal, a estrutura da prótese é avaliada. Cera branca é utilizada para avaliar a posição da borda incisal. Índices posteriores de acrílico são utilizados para calcular a dimensão vertical de oclusão e o registro de oclusão cêntrica.

essas relações e os critérios sobre a estrutura de metal na próxima consulta protética.

O dentista realiza uma moldagem final e um registro oclusal quando a prótese provisória está com a borda incisal e dimensão vertical corretas e as guias protéticas necessárias. A forma do dente anterior e o posicionamento podem ser selecionados através de um guia de forma de dentes ou utilizando o modelo de estudo do tratamento protético para auxiliar na personalização do resultado estético final. O dentista realiza uma transferência com arco facial do arco maxilar para permitir a correta montagem horizontal do modelo no articulador e cimenta a prótese provisória com um cimento temporário de óxido de zinco sem eugenol. Um isolante ou vaselina é frequentemente adicionado ao cimento em casos de pilares múltiplos, para facilitar a remoção da prótese provisória.

O dentista cuidadosamente avalia os contatos oclusais. Em relação de oclusão cêntrica, de maneira ideal, os implantes devem receber cargas apenas com forças axiais. Quando possível, nenhuma carga de balanceio ou cantiléver deve estar presente. Além disso, a primeira prótese provisória não apresenta contato nos pônticos longos. O plano oclusal é similar ao da prótese definitiva.

Essa é a primeira vez que o paciente utiliza uma prótese fixa desde a dentadura. A dieta do paciente nesse momento ainda é muito leve (p. ex., massa e peixe). É prudente que o profissional saiba esclarecer ao paciente a importância de permanecer nessa dieta leve. Uma força que é muito agressiva pode causar a sobrecarga do implante ou romper a linha de cimento da prótese provisória, o que causaria cantiléveres e momentos de força nos implantes restantes. O dentista deve avisar ao paciente que qualquer perda óssea ou do implante nesse ponto pode exigir a remoção do implante, enxerto ósseo, substituição do implante e períodos de cicatrização maiores.

Fase Laboratorial II

O técnico de laboratório primeiro monta o modelo de trabalho no articulador utilizando um arco facial e o registro em cêntrica, o remove, e então monta o modelo da prótese provisória com o registro de mordida isolado ou posiciona a placa base com plano de cera no modelo de trabalho. O técnico confecciona um índex da margem incisal e vestibular da posição dos dentes da provisória, ou do plano de cera, na posição ideal e reposiciona o modelo de trabalho no articulador. O técnico realiza o enceramento da prótese final e então corta 2 mm para a espessura da porcelana nas regiões indicadas. O técnico então confecciona a estrutura com metal precioso

O técnico pode utilizar cera branca para a forma e o tamanho dos seis dentes anteriores na estrutura de metal, o que permitirá uma avaliação clínica da margem incisal, estética e fala no atual modelo. O técnico confecciona índexes oclusais de acrílico para as regiões posteriores na DVO registrada para verificar sua precisão na consulta da prova do metal.

Terceira Consulta: Prova do Metal e Prótese Provisória II

O dentista avalia a retenção da prótese provisória e então remove a prótese. Se a prótese não estiver solta, o dentista utilizará o mesmo cimento no final da consulta. O dentista prova a estrutura de metal (Fig. 32-49). A fundição não deve ser forçada para a posição se essa estiver muito justa. Em vez disso, o dentista pode modificar o pilar para cimentação com uma fresa diamantada. Quando o dentista considerar que a fundição encaixou passivamente, são utilizados os índices de acrílico oclusal posteriores para verificar a oclusão cêntrica e a DVO (Fig. 32-50). O paciente não está anestesiado; ele utiliza uma prótese provisória sem interferências, fica de boca aberta por períodos curtos de tempo e apresenta uma estrutura rígida e estável na boca. Como resultado, o dentista pode avaliar ou obter um registro intermaxilar preciso. Se o dentista observar alguma alteração nos registros oclusais originais, um novo registro é indicado. O dentista ajusta os índices de acrílico posteriores (e metais oclusais) para uma DVO ideal e avalia os dentes anteriores que estão em cera branca em sua relação com a linha do lábio, fonética e estética. O dentista determina a linha do lábio e registra na região cervical da cera. O profissional pode tomar a decisão final no que diz respeito à prótese fixa tipo 2 ou 3 nesse momento.

Quando as próteses fixas possuem dentes naturais ou restaurados como antagonistas, nenhum contato posterior ocorre durante as excursões mandibulares de protusiva ou lateralidade. A guia anterior é a grande responsável pela separação dos dentes posteriores. Portanto, após a DVO e a margem gengival estarem definidas, as excursões protusiva e de lateralidade podem ser avaliadas. O dentista confirma o contorno final da coroa (tomada de um modelo gráfico da dentadura) e seleciona a cor do dente e da gengiva durante essa sessão.

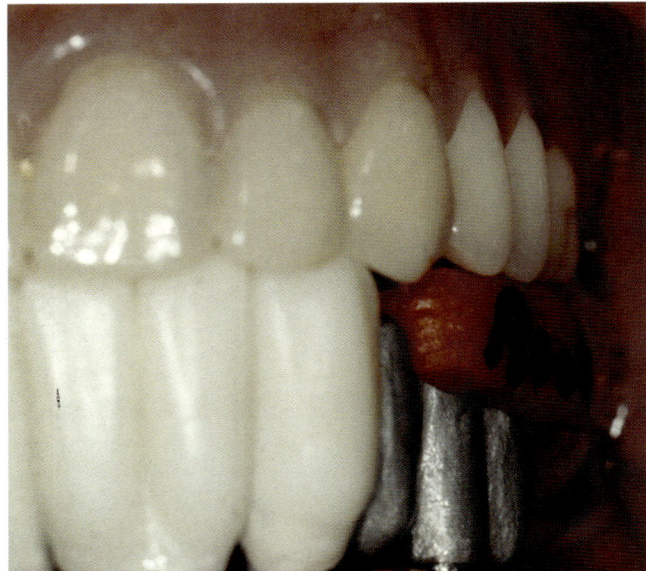

FIGURA 32-50. A precisão do registro de oclusão cêntrica anterior é verificada e repetida, se necessário.

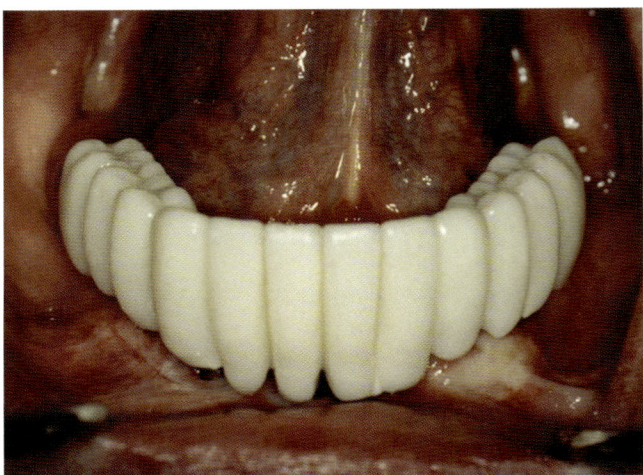

FIGURA 32-51. O dispositivo provisório secundário é entregue no final da terceira consulta.

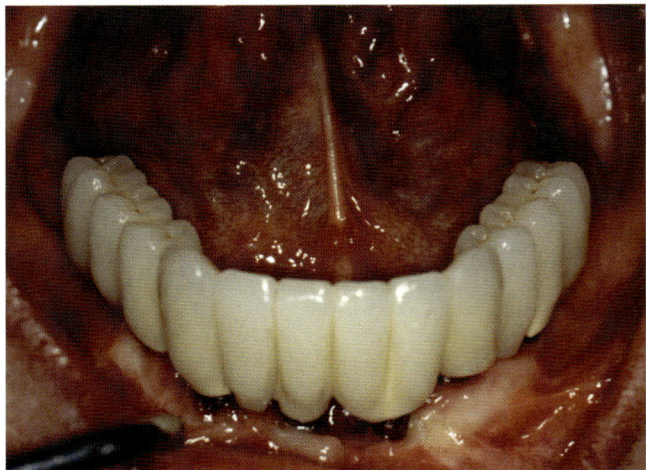

FIGURA 32-52. A prótese definitiva é entregue ao paciente. É uma prótese fixa tipo 2, com porcelana unida ao metal.

O dentista então modifica a primeira prótese provisória (ou confecciona uma segunda prótese provisória). O dentista adiciona monômero nas faces oclusais aplicando isolante nos dentes antagonistas; então adiciona acrílico nas superfícies oclusais da prótese temporária e o paciente oclui no material e movimenta em todas as excursivas. O dentista elimina os contatos oclusais de trabalho e balanceio e pode trazer as áreas de pôntico e pilares angulados para leve oclusão cêntrica. Contatos mais fortes são desenvolvidos nos implantes em posicionamento ideal. Nenhum cantiléver está presente na prótese, a não ser que seja necessário por questões estéticas. O esquema oclusal é similar ao da prótese definitiva. Embrasuras posteriores na prótese provisória agora podem ser abertas para melhorar a higiene interproximal.

O dentista cimenta a prótese provisória com um cimento de fácil escoamento (Fig. 32-51). Se, no início da consulta, a prótese provisória estava difícil de ser removida, o dentista pode utilizar um cimento mais macio e vice-versa.

O paciente continua com a dieta leve de massa e peixe até a próxima consulta, evitando ainda alimentos duros (p. ex., carne vermelha e cenoura crua). Pacientes portadores de parafunção podem permanecer nesse estágio de prótese acrílica provisória por períodos maiores que 4 meses. Uma prótese confeccionada em laboratório geralmente é indicada para esses períodos longos. Se o paciente produz forças excessivas e a prótese tiver mais de dois pônticos, uma ponte fixa de compósito com subestrutura metálica pode ser indicada durante esse longo período de transição.

Quarta Consulta: Entrega Inicial

A quarta consulta protética (2 a 4 semanas depois) marca a entrega inicial da prótese definitiva (Fig. 32-52). Após seu assentamento, o dentista ajusta a oclusão final como indicado. A oclusão é projetada para aplicar carga ao implante axialmente sempre que possível. Após as cimentações, o dentista pode fazer radiografias e *bitewings* verticais para estabelecer os valores de referência da crista óssea para futuras comparações e para compará-los com o nível ósseo na cirurgia de reabertura.

O dentista utiliza um cimento de fácil escoamento na prótese, reforça, demonstra e enfatiza o regime de higiene oral. A dieta do paciente ainda não deve incluir alimentos duros, mas o paciente pode desfrutar da maioria dos alimentos e adicionar carne à dieta. Nesse momento, não deve haver nenhum vegetal cru ou alimentos duros e crocantes na dieta.

Quinta Consulta Protética: Avaliação Final e Higiene

Na quinta consulta protética (aproximadamente 4 semanas depois), o dentista avalia o resultado da prótese definitiva e melhora as áreas de difícil acesso para higiene. O dentista examina a saúde do tecido mole e o regime de higiene do paciente. A sondagem peri-implantar é indicada para estabelecer as bases de medição do tecido mole nesta consulta. A oclusão é ajustada. Nenhum contato posterior está presente durante os movimentos excursivos quando os antagonistas são dentes naturais ou próteses fixas. Um cimento de fácil escoamento é o preferido, mas uma prótese parcialmente retida impõe um risco considerável sobre os elementos cimentados remanescentes. Portanto, óxido de zinco e eugenol com ácido 2 etoxibenzoico geralmente é utilizado se nenhum cantiléver estiver presente. O dentista pode utilizar um cimento mais resistente (p. ex., fosfato de zinco) nos pilares mais distais e anteriores no caso de presença de cantiléveres, porque as forças de tensão são mais presentes nessas posições.

A dieta do paciente é normal nesse momento. Costuma ser prescrito o uso de uma placa noturna relaxante de acrílico para bruxismo ou de desoclusão para próteses de arco total. O dentista pede ao paciente para retornar a cada 3 ou 4 meses durante o primeiro ano para avaliar as mudanças ósseas e os padrões de oclusão. Consultas de rotina para higiene geralmente são agendadas a cada 3 ou 4 meses após o primeiro ano, quando as condições ideais do paciente estão presentes.

Resumo

A manutenção de uma prótese rígida durante o primeiro ano da confecção da prótese com um mínimo de perda óssea está associada ao processo de remodelação óssea. A abordagem de carga progressiva oferece um ambiente favorável para o desenvolvimento de um osso resistente à carga na interface do implante de duas maneiras: o desenvolvimento de um período de tempo maior antes da introdução de forças funcionais plenas e a limitação dessas forças verticais como componente dominante. Além disso, um aumento gradual na carga permite a adaptação do osso. O aumento da densidade óssea, que pode ser evidenciada radiograficamente, medições através do Periotest® (valores de Periotest® diminuídos), mobilidade e melhores condições da crista óssea em torno dos implantes quando comparadas com um protocolo de carga súbita, resultam em um aumento na sobrevida do implante e menor perda de crista óssea.

Referências Bibliográficas

1. Brånemark P-I, Hansson BOBD, Adell R, et al: *Osseo-integrated implants in the treatment of the edentulous jaw: experience from a 10 year period*, Stockholm, Sweden, 1977, Almquist and Wiksell International.
2. Adell R, Lekholm U, Rockler B, et al: A 15-year study of osseointegrated implants in the treatment of the edentulous jaw, *Int J Oral Surg* 6:387-416, 1981.
3. Schnitman PA, Rubenstein JE, Whorle PS, et al: Implants for partial edentulism, *J Dent Educ* 52:725-736, 1988.
4. Jaffin RA, Berman CL: The excessive loss of Brånemark fixtures in type IV bone: a 5-year analysis, *J Periodontol* 62:2-4, 1991.
5. Jemt T, Linden B, Lekholm U: Failures and complications in 127 consecutively placed fixed partial prostheses supported by Brånemark implants: from prosthetic treatment to first annual checkup, *Int J Oral Maxillofac Implants* 7:40-44, 1992.
6. Snauwaert K, Duyck D, van Steenberghe D, et al: Time dependent failure rate and marginal bone loss of implant supported prostheses: a 15-year follow-up study, *Clin Oral Investig* 4:13-20, 2000.
7. Salonen M, Oikarinen K, Virtanen K, et al: Failures in the osseointegration of endosseous implants, *Int J Oral Maxillofac Implants* 8:92-97, 1993.
8. Naert I, Quirynen M: A six year prosthodontic study of 509 consecutively inserted implants for the treatment of partial edentulism, *J Prosthet Dent* 67:236-245, 1992.
9. Goodacre CJ, Kan JK, Rungcharassaeng K: Clinical complications of osseointegrated implants, *J Prosthet Dent* 81:537-552, 1999.
10. Misch CE: Early crestal bone loss etiology and its effect on treatment planning for implants, *Postgrad Dent* 3:3-17, 1995.
11. Misch CE: Bone character: second vital implant criterion, *Dent Today* June/July:39-40, 1988.
12. Misch C: Progressive bone loading, *Dent Today* 12:80-83, 1995.
13. Misch CE: Density of bone: effect on treatment plans, surgical approach, healing and progressive bone loading, *Int J Oral Implantol* 6:23-31, 1990.
14. Misch CE: Progressive bone loading, *Pract Periodont and Aesthet Dent* 2:27-30, 1990.
15. Misch CE: Progressive bone loading, *Dent Pract* April/June:21-27, 1995.
16. Zarb GA, Schmitt A: The longitudinal clinical effectiveness of osseointegrated dental implants: the Toronto study. I. Surgical results, *J Prosthet Dent* 63:451-457, 1990.
17. Johns B Jr, Jemt T, Heath MR, et al: A multicenter study of overdentures supported by Brånemark implants, *Int J Oral Maxillofac Implants* 7:513-522, 1992.
18. Engquist B, Bergendal T, Kallus T, et al: A retrospective multicenter evaluation of osseointegrated implants supporting overdentures, *Int J Oral Maxillofac Implants* 3:129-134, 1988.
19. Friberg B, Jemt T, Lekholm U: Early failures in 4,641 consecutively placed Brånemark dental implants: a study from stage I surgery to the connection of completed prostheses, *Int J Oral Maxillofac Implants* 6:142-146, 1991.
20. Smedberg JI, Lothigius E, Bodin L, et al: A clinical and radiological two-year follow-up study of maxillary overdentures on osseointegrated implants, *Oral Clin Implants Res* 4:39-46, 1993.
21. Herrmann I, Lekholm U, Holm S, et al: Evaluation of patient and implant characteristics as potential prognostic factors for oral implant failures, *Int J Oral Maxillofac Implants* 20:220-230, 2005.
22. Sullivan DY, Sherwood RC, Collins TA, et al: The reverse-torque test: a clinical report, *Int J Oral Maxillofac Implants* 11:179-185, 1996.
23. Hutton JE, Heath MR, Chai JY, et al: Factors related to success and failure rates at 3 year follow up in a multicenter study of overdentures supported by Brånemark implants, *Int J Oral Maxillofac Implants* 10:33-42, 1995.
24. Minsk L, Polson A, Weisgold A, et al: Outcome failures of endosseous implants from a clinical training center, *Compend Contin Educ Dent* 17:848-859, 1996.
25. Fugazzotto PA, Wheeler SL, Lindsay JA: Success and failure rates of cylinder implants in type IV bone, *J Periodontol* 64:1085-1087, 1993.
26. Root Laboratory: *Statistics report on implant and prosthesis failure during the first year*, Leawood, KS, 1992, Root Laboratory.
27. Misch CE: *Gradual load on an implant restoration*, St Petersburg, FL, 1980, Tatum Implant Seminars lecture.
28. Misch CE, Hoar JE, Hazen R, et al: Bone quality based implant system: a prospective study of the first two years of prosthetic loading, *J Oral Implantol* 25:185-197, 1999.
29. Misch CE, Poitras Y, Dietsh-Misch F: Endosteal implants in the edentulous posterior maxilla—rationale and clinical results, *Oral Health* 90:7-16, 2000.
30. Misch CE, Steigenga J, Cianciola LJ, et al: Short dental implants in posterior partial edentulism a multicenter retrospective 10-year case series study, *J Periodontol* 77:1340-1347, 2006.
31. Kline R, Hoar JE, Beck GH: A prospective multicenter clinical investigation of a bone quality based dental implant system, *Implant Dent* 11:224-234, 2002.
32. Misch CE: Early crestal bone loss etiology and its effect on treatment planning for implants, *Postgrad Dent* 2:3-17, 1995.
33. Oh T, Yoon J, Misch CE, et al: The cause of early implant bone loss: myth or science? *J Periodontol* 73:322-333, 2002.
34. Roberts EW, Turley PK, Brezniak N, et al: Bone physiology and metabolism, *J Calif Dent Assoc* 15:54-61, 1987.
35. Meier GH: Die architektur der spongiosa, *Arch Anat Physiol Wess Med* 34:615-628, 1887.
36. Kulmann C: *Die graphische Statik 1*, Aufl, Zurich, 1888, Meyer and Zeller.
37. Wolff J: *Das Gesetz der transformation der Knochen A'Hirschwald*, Berlin, 1986, Springer-Verlag (originally published in 1892; translated by P Marquet and R Furlong).
38. Murry PDF: *Bones: A study of development and structure of the vertebral skeleton*, Cambridge, 1936, Cambridge University Press.
39. Kararian LE, Von Gierke HE: Bone loss as a result of immobilization and chelation: preliminary results in *Macaca mulatta*, *Clin Orthop* 65:67, 1969.
40. Minaire MC, Neunier P, Edouard C, et al: Quantitative histological data on disuse osteoporosis: comparison with biological data, *Calcif Tissue Res* 17:57-73, 1974.
41. Uhthoff HK, Jaworski ZF: Bone loss in response to long-term immobilisation, *J Bone Joint Surg Br* 60B:420-429, 1978.
42. Aloia JF: Prevention of involutional bone loss by exercise, *Ann Intern Med* 89:356, 1978.
43. MacMillan HA: Structural characteristics of the alveolar process, *Int J Orthod* 12:722-730, 1926.
44. Parfitt AM: Investigation of the normal variations in the alveolar bone trabeculation, *Oral Surg Oral Med Oral Pathol* 15:1453-1463, 1962.

45. Neufeld JO: Changes in the trabecular pattern of the mandible following the loss of teeth, *J Prosthet Dent* July:685-697, 1958.
46. Harris EF, Baker WC: Loss of root length and crestal bone height before and during treatment in adult and adolescent orthodontic patients, *Ann J Orthod Dentofac Orthop* 98:463-469, 1990.
47. DeAngelis V: Observations on the response of alveolar bone to orthodontic force, *Am J Orthod* 58:284-294, 1970.
48. Orban B: *Oral histology and embryology*, ed 3, St Louis, 1953, Mosby.
49. Mercier P, Inoue S: Bone density and serum minerals in cases of residual alveolar ridge atrophy, *J Prosthet Dent* 46:250-255, 1981.
50. Atwood DA, Coy WA: Clinical cephalometric and densitometric study of reduction of residual ridges, *J Prosthet Dent* 26:280-295, 1971.
51. Lavelle CLB: Biomechanical considerations of prosthodontic therapy: the urgency of research into alveolar bone responses, *Int J Oral Maxillofac Implants* 8:179-184, 1993.
52. Frost HM: Mechanical adaptation. Frost's mechanostat theory. In Martin RB, Burr DB, editors: *Structure, function, and adaptation of compact bone*, New York, 1989, Raven Press.
53. Carter DR, Hayes WC: Bone compressive strength: the influence of density and strain rate, *Science* 194:1174-1176, 1976.
54. Misch CE, Qu Z, Bidez MW: Mechanical properties of trabecular bone in the human mandible: indications for dental implant treatment planning and surgical placement, *J Oral Maxillofac Surg* 57:700-706, 1999.
55. Rice JC, Cowin SC, Bowman JA: On the dependence of the elasticity and strength of cancellous bone on apparent density, *J Biomech* 21:155-168, 1988.
56. Misch CE, Bidez MW, Sharawy M: A bioengineered implant for a predetermined bone cellular response to loading forces: a literature review and case report, *J Periodontol* 72:1276-1286, 2001.
57. Misch CE, Suzuki JB, Misch-Dietsh FD, et al: A positive correlation between occlusal trauma and peri-implant bone loss—literature support, *Implant Dent* 14:108-116, 2005.
58. Manz MC: Radiographic assessment of peri-implant vertical bone loss: DICRG interim report no. 9, *J Oral Maxillofac Surg* 55:62-71, 1997.
59. Misch CE, Bidez MW, Bone density, implant dentistry: IIBS abs, *Int J Oral Implant* 7(1):80, 1990.
60. Crupi B, Guglielmino E, LaRosa G, et al: Numerical analysis of bone adaptation around an oral implant due to overload stress, *Proc Inst Mech Eng [H]* 218:407-415, 2004.
61. Sevimay M, Turhan F, Kilicarsian MA, et al: Three-dimensional finite element analysis of the effect of different bone quality on stress distribution in an implant-supported crown, *J Prosthet Dent* 93:227-234, 2005.
62. Tada S, Stegaroiu R, Kitamura E, et al: Influence of implant design and bone quality on stress/strain distribution in bone around implants: a 3-dimensional finite element analysis, *Int J Oral Maxillofac Implants* 18:357-368, 2003.
63. Ichikawa T, Kanitani H, Wigianto R, et al: Influence of bone quality in the stress distribution—an in vitro experiment, *Clin Oral Implants Res* 8:18-22, 1997.
64. Kitagawa T, Tanimoto Y, Nemoto K, et al: Influence of cortical bone quality on stress distribution in bone around dental implants, *Dent Mater J* 24:219-224, 2005.
65. Enlow DH: *Principles of bone remodeling: an account of post-natal growth and remodeling processes in long bones and the mandible*, Springfield, IL, 1963, Charles C Thomas.
66. Currey JD: Effects of differences in mineralization on the mechanical properties of bone, *Philos Trans R Soc Lond B Biol Sci* 1121:509-518, 1984.
67. Klemetti E, Vaino P, Lassila V, et al: Trabecular bone mineral density and alveolar height in postmenopausal women, *Scand J Dent Res* 101:166-170, 1993.
68. Marks SC, Popoff NN: Bone cell biology: the regulation of development structure and function in the skeleton, *Am J Anat* 193:1-44, 1988.
69. Allisson N, Brooks B: An experimental study of the changes in bone which result from non-use, *Surg Gynecol Obstet* 33:250, 1921.
70. Bidez MW, Misch CE: Force transfer in implant dentistry: basic concepts and principles, *J Oral Implantol* 18:264-274, 1992.
71. Frost HM: Bone "mass" and the "mechanostat": a proposal, *Anat Rec* 219:1-9, 1987.
72. Frost HM: The mechanostat: a proposed pathogenetic mechanism of osteoporoses and the bone mass effects of mechanical and nonmechanical agents, *Bone Miner* 2:73-85, 1987.
73. Frost HM: Vital biomechanics: proposed general concepts for skeletal adaptations to mechanical usage, *Calcif Tissue Int* 42:145-155, 1988.
74. Roberts WE, Smith RK, Zilberman Y, et al: Osseous adaptation to continuous loading of rigid endosseous implants, *Am J Orthod* 86:96-111, 1984.
75. Garretto LP, Chen J, Parr JA, et al: Remodeling dynamics of bone supporting rigidly fixed titanium implants. A histomorphometric comparison in four species including human, *Implant Dent* 4:235-243, 1995.
76. Cowin SC, Hegedus OH: Bone remodeling. I. Theory of adaptive elasticity, *J Elasticity* 6:313-326, 1976.
77. Cowin SC, Hegedus OH: Bone remodeling. II. Small strain adaptive elasticity, *J Elasticity* 6:337-352, 1976.
78. Hasegawa S, Sato S, Saito S, et al: Mechanical stretching increases the number of cultured bone cells synthesizing DNA and alters their pattern of protein synthesis, *Calcif Tissue Int* 37:431-436, 1985.
79. Brighton CT, Sennett BJ, Farmer JC, et al: The inositol phosphate pathway as a mediator in the proliferative response of rat calvarial bone cells to cyclical biaxial mechanical strain, *J Orthop Res* 10:385-393, 1992.
80. Duncan RC, Turner CH: Mechanotransduction and functional response of bone to mechanical strain, *Calcif Tissue Int* 57:344-358, 1995.
81. Sun YQ, McLeod KJ, Rubin CT: Mechanically induced periosteal bone formation is paralleled by the upregulation of collagen type one mRNA in osteocytes as measured by in vivo reverse transcript: polymerase chain reaction, *Calcif Tissue Int* 57:456-462, 1995.
82. Clinton T, Lanyon KLE: Regulation of bone formation by applied dynamic loads, *J Bone Joint Surg Am* 66:397-402, 1984.
83. Buckley MJ, Banes RD, Jordan AJ: The effects of mechanical strain on osteoblasts in vitro, *J Oral Maxillofac Surg* 48:276-282, 1990.
84. Lanyon LE, Rubin CT: Static versus dynamic loads as an influence on bone remodeling, *J Biomech* 17:897-906, 1984.
85. Townsend PR, Rose RM, Radin EL: Buckling studies of single human trabeculae, *J Biomech* 2:217, 1974.
86. Roesler H: The history of some fundamental concepts in bone biomechanics, *J Biomech* 20:1025-1034, 1987.
87. Braggen U, et al: Digital subtraction radiography for the assessment of changes in peri-implant bone density, *Int J Oral Maxillofac Implants* 6:160-166, 1991.
88. Strid KG: Radiographic results of tissue integrated prostheses. In Brånemark P-I, Zarb GA, Albrektsson T, editors: *Tissue integrated prostheses: osseointegration in clinical dentistry*, Quintessence, 1985, Chicago.
89. Roberts WE, Garetto LP, DeCastro RA: Remodeling of demineralized bone threatens periosteal implants with threaded or smooth surfaces, *J Indiana Dent Assoc* 68:19-24, 1989.
90. Pierazzini A: Peri-implant histological reactions: preliminary observations and experimental research, *Int J Oral Implantol* 8:33-41, 1991.
91. Piattelli A, Ruggeri A, Franchi M, et al: An histologic and histomorphometric study of bone reactions to unloaded and loaded non-submerged single implants in monkeys: a pilot study, *J Oral Implantol* 19:314-319, 1993.
92. Biewener AA, Fazzalari NL, Konieczynski DD, et al: Adaptive changes in trabecular architecture in relation to functional strain patterns and disuse, *Bone* 19(1):1-8, 1996.
93. Lanyon LE: Experimental support for the trajectorial theory of bone structure, *J Bone Joint Surg Br* 56:160-166, 1974.
94. Misch CE: Progressive bone loading. In Misch CE, editor: *Contemporary implant dentistry*, St Louis, 1993, Mosby.
95. Rotter BE, Blackwell R, Dalton G: Testing progressive loading of endosteal implants with the Periotest: a pilot study, *Implant Dent* 5:28-32, 1996.

96. Appleton RS, Nummikoski PV, Pigmo MA, et al: Peri-implant bone changes in response to progressive osseous loading, *J Dent Res*, 1996 (IADR abstract).
97. Holmes DC, Loftus JT: Influence of bone quality on stress distribution for endosseous implants, *J Oral Implantol* 23:104-111, 1997.
98. Stanford CM, Brand RA: Toward an understanding of implant occlusion and strain adaptive bone modeling and remodeling, *J Prosthet Dent* 81:553-561, 1999.
99. Clelland NL, Lee JK, Bimbenet OC, et al: Use of an axisymmetric finite element method to compare maxillary bone variables for a loaded implant, *J Prosthodont* 2:183-189, 1993.
100. Degidi M, Piatelli A: Immediate functional and nonfunctional loading of dental implants: a 2 to 60 month follow-up study of 646 titanium implants, *J Periodontol* 74:225-241, 2003.
101. Carr AB, Larsen PE, Gerard DA: Histomorphometric comparison of implant anchorage for two types of dental implant after 3 and 6 months' healing in baboon jaws, *J Prosthet Dent* 85:276-280, 2001.
102. Plenk H Jr, Danhel Mayhauser M, Haider R, et al: Histomorphometrical comparison of 69 Brånemark's and Ledermann's dental screw implants in sheep (abstract). In *Proceedings of the First World Congress of Implants and Biomaterials,* Paris, 1989.
103. Bidez MW, Misch CE: Implant protected occlusion: a biomechanical rationale, *Compendium* 15:1330-1344, 1994.

CAPÍTULO 33

Prótese Maxilar com Conceitos Oclusais Modificados Opondo-se a uma Prótese Implantossuportada

Carl E. Misch

Dezoito milhões de americanos são completamente edentados, o que representa 10,5% da população adulta. Além disso, 12 milhões (7% da população adulta) apresentam ausência de dentes superiores em oposição a alguns dentes naturais inferiores. Por isso, 17% dos adultos da população dos Estados Unidos estão usando uma prótese maxilar total. No entanto, o dentista gasta em média 1 a 5% do seu tempo tratando de pacientes edentados.

A falta de estabilidade e de retenção são as queixas mais freqüentes em relação às próteses totais removíveis. No entanto, os pacientes muitas vezes pensam que a retenção e a estabilidade da prótese maxilar são aceitáveis e que a prótese mandibular apresenta mais problemas. Como resultado, um plano de tratamento comum para pacientes edentados inclui implantes para apoiar a prótese mandibular e uma prótese maxilar tradicional suportada por tecido mole[1-3] (Fig. 33-1). A prótese superior total pode funcionar como um substituto satisfatório para a ausência de dentes em muitos pacientes totalmente edentados. No entanto, depois que uma prótese implantossuportada é fabricada, o paciente torna-se mais ciente da falta de estabilidade, suporte e retenção da prótese maxilar removível.[4,5]

De muitas maneiras, a combinação de uma prótese maxilar total com uma prótese mandibular implantossuportada assemelha-se a uma prótese maxilar total antagonista à dentição natural mandibular. Os dentes inferiores estáveis fazem a prótese superior o membro menos estável da dentição. Além disso, o plano oclusal da dentição mandibular é geralmente variável e não ideal. Isto torna ainda mais difícil a obtenção de um esquema oclusal ideal para ajudar a estabilizar a prótese maxilar.

Pode-se antecipar mais complicações após a instalação de uma prótese maxilar removível em oposição a sobredentaduras ou próteses fixas inferiores. O paciente se queixa de pontos doloridos no tecido mole e instabilidade da prótese maxilar. Os pontos doloridos sob a prótese maxilar em parte ocorrem porque os pacientes com próteses sobre implantes estáveis são capazes de gerar forças mastigatórias próximas às dos dentes naturais, mas os portadores de dentaduras têm demonstrado exercer menos que 25% dessas forças.[6] As forças oclusais também são direcionadas em uma direção e localização mais consistentes e ainda podem conduzir à fratura da linha média da prótese.[7] Além disso, relatos mais recentes indicam que o efeito combinado de uma síndrome que afeta o arco maxilar pode se desenvolver associada a reabsorção do osso alveolar e inflamação do tecido mole.[8,9]

A instabilidade da prótese maxilar torna-se também mais perceptível para o paciente devido à maior conscientização oclusal e estabilidade da antagonista mandibular.[7] As sobredentaduras mandibulares implantossuportadas melhoram a propriocepção e aumentam a consistência da posição de fechamento da mandíbula. A prótese mandibular total removível convencional move-se mais que 10 mm durante a função, o que pode causar qualquer contato prematuro ou imprecisões da oclusão.[10] O paciente está

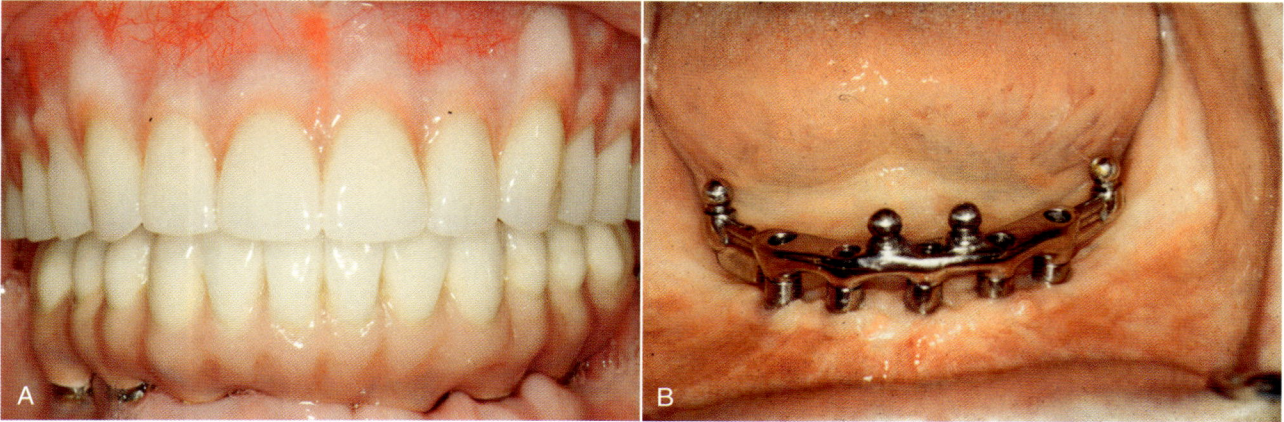

FIGURA 33-1. **A** e **B**, Um plano de tratamento muito usado para um paciente completamente edentado é uma prótese maxilar superior opondo-se a uma prótese mandibular implantossuportada. A prótese mandibular pode ser fixa (**A**) ou uma sobredentadura (**B**).

acostumado ao levantamento da prótese mandibular na parte do rebordo durante as excursões mandibulares. As mudanças para fazer uma prótese mandibular sobre implantes mais estável predispõem da consciência do paciente da instabilidade da prótese maxilar (Quadro 33-1).

Várias modalidades estão disponíveis para melhorar o prognóstico do restabelecimento de uma área de suporte comprometida. Variadas técnicas de impressão de tecidos moles, esquemas oclusais alterados e uma ampla gama de conceitos de próteses removíveis mostram melhoras na restauração final quando oposta a uma prótese implantossuportada estável. Infelizmente, muitos pacientes dependem unicamente do adesivo para melhorar a retenção da prótese. O encaixe inconsistente necessita de recorrentes aplicações e um gosto ruim normalmente ocorre (Fig. 33-2).

Muitos livros foram escritos descrevendo as etapas e a fabricação de uma prótese maxilar, e a apresentação de diretrizes completas está além do escopo deste capítulo. No entanto, elementos específicos são discutidos.

Para minimizar as complicações das próteses maxilares quando oposta a uma prótese mandibular implantossuportada, o dentista pode implementar vários conceitos. Esses conceitos incluem cirurgia pré-protética para melhorar a anatomia do rebordo maxilar e abordagens protéticas especificamente sob medida para resolver esses problemas, aumentando o plano oclusal posterior (em comparação com os conceitos de próteses convencionais), restaurando a dimensão vertical de oclusão (DVO), colocando os dentes posteriores maxilares e mandibulares mais medialmente, e estabelecendo a oclusão balanceada bilateral na prótese final[11-14] (Quadro 33-2). O objetivo deste capítulo é destacar essas áreas de interesse especial quanto à fabricação de uma prótese maxilar antagonista a uma prótese implantossuportada.

Avaliação de Tecidos Moles Maxilares

Uma prótese removível suportada por tecidos moles bem-sucedida depende de várias condições. No entanto, a anatomia da base do arco edentado é o principal critério para suporte e estabilidade da prótese.

O dentista deve avaliar apoio, estabilidade, retenção, estética, eficiência mastigatória, fala, extensão e oclusão da prótese. O *suporte* de uma prótese maxilar é determinado pela resistência da prótese à aplicação de uma força de direção vertical. A crista do rebordo residual e o tecido sobrejacente são as regiões mais responsáveis pelo suporte.[15,16]

A base da prótese maxilar é formada de osso, submucosa sobrejacente e mucosa. Os vasos sanguíneos e nervos estão localizados na submucosa e na arquitetura óssea. O apoio de uma prótese maxilar corresponde essencialmente às regiões onde o tecido conjuntivo fibroso está firmemente inserido ao osso, ou seja, o rebordo edentado.[16] O dentista raramente pode explorar o conceito de instalar dentes sobre a crista residual para melhorar o apoio na região anterior porque o processo de reabsorção traz à crista do palato a posição ideal do dente na prótese.

Ao contrário da crença popular, o palato da maxila não é uma região de suporte principal para uma prótese ou sobredentadura maxilar implantossuportada.[16] Enquanto os tecidos sobre a sutura mediopalatina são geralmente finos e não móveis, a mucosa adjacente pode ser deslocada sob pressão mínima. A base da prótese pode ser aliviada seletivamente nesta região para impedir que atue como um fulcro, com resultantes instabilidade e dor quando forças verticais são transmitidas através da prótese maxilar. A dentadura maxilar oposta a uma prótese implantossuportada é submetida a forças maiores, e o dentista deve considerar proporcionar um alívio generoso desta área para evitar trauma dos tecidos moles. A área palatina é uma zona de alívio, pois os tecidos que a recobrem são finos em comparação com os do resto da maxila.

O dentista também deve proporcionar alívio da prótese na região papilar dos incisivos para prevenir compressão de vasos sanguíneos e nervos associados durante a função. Isto pode eliminar uma sensação de queimação durante a função de compressão destes tecidos, especialmente sob as crescentes forças de mordida de uma prótese mandibular implantossuportada.

O aspecto posterior do palato duro é uma área de retenção secundária, não de suporte.[15,16] A submucosa é rica em mucosas glandulares e em vasos sanguíneos, garantindo maior resiliência sob forças verticais. Esta região é submetida a cargas em uma menor quantidade pela prótese em comparação com a crista do rebordo ou a pré-maxila (Fig. 33-3).

A *retenção* é definida como a resistência a uma força vertical incisal ou oclusal ou força de tração aplicada a uma prótese. O selamento periférico da prótese e a estreita aproximação do aspecto interno da prótese são considerações importantes para a retenção. Os fatores anatômicos que contribuem para o desempenho da prótese maxilar podem variar consideravelmente, mas a capacidade de manter um selamento da borda durante a função é muito maior do que com uma prótese mandibular, e geralmente é compensado por outros fatores de retenção limitantes.[17,18]

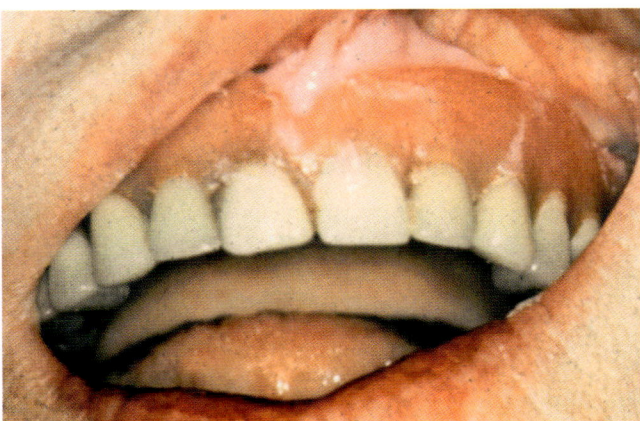

FIGURA 33-2. Frequentemente, a prótese adesiva é usada como a principal forma para melhorar a retenção quando uma prótese maxilar se opõe a uma prótese implantossuportada.

QUADRO 33-1 Complicações da Prótese Maxilar Opondo-se à Prótese Implantossuportada

1. Tecidos moles com pontos dolorosos.
2. Perda acelerada do osso pré-maxilar
3. Instabilidade da prótese

QUADRO 33-2 Dentição Superior Opondo-se a Prótese Implantossuportada

1. Cirurgia pré-protética do arco maxilar
2. Levantamento posterior do plano de oclusão
3. Restauração da dimensão vertical de oclusão
4. Posicionamento do dente posterior medialmente com uma oclusão lingualizada
5. Oclusão bilateral balanceada

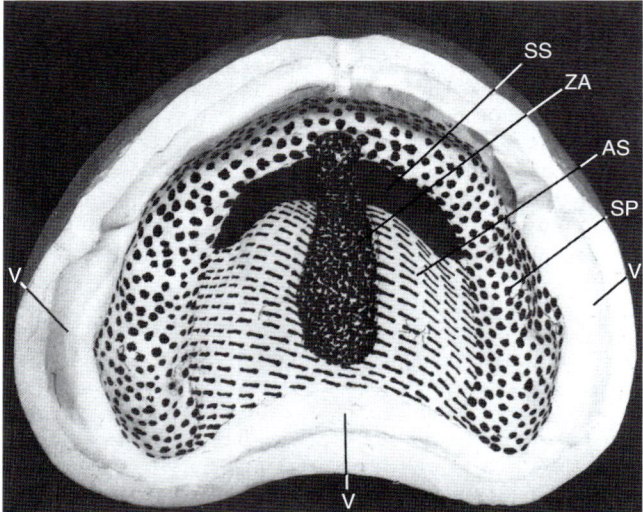

FIGURA 33-3. A principal região de suporte (SP) para uma prótese maxilar é a firme mucosa queratinizada do rebordo edentado. A área de apoio secundário (SS) é o aspecto palatino da pré-maxila, que resiste ao movimento da prótese em todas as excursões laterais. A papila incisiva e a região da sutura mediopalatina são zonas de alívio (ZA) para a prótese, e o palato duro é uma área de alívio secundário (AS). (De Zarb GA, Bolender CL, Hickey JC, et al.: *Boucher's prosthodontic treatment for edentulous patients*, ed 10, St Louis, 1990, Mosby.)

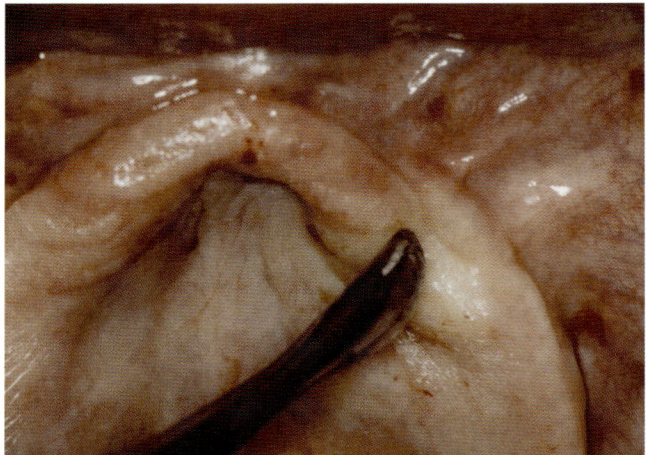

FIGURA 33-4. A mucosa queratinizada móvel serve como um suporte precário de tecido mole para uma prótese e deve ser corrigida antes da confecção de uma prótese.

As tuberosidades maxilares devem ser firmes e localizadas a vários milímetros superiores ao plano oclusal. É indicada a remoção cirúrgica do tecido hiperplásico. O processo hamular está localizado no meio entre a tuberosidade maxilar e o hâmulo da lâmina pterigoide medial. O selamento posterior do palato é posicionado através desta área de tecido conjuntivo frouxo para melhorar o contato com o tecido e a retenção. A rafe pterigomandibular une-se a partir do hâmulo à região retromolar e não deve ser infringida. O limite posterior da prótese é correlacionado com a linha de vibração do palato mole, a qual é mais uma área do que uma linha definida.[15,16]

A *estabilidade* da prótese é a resistência de movimento para uma força lateral aplicada à prótese. O componente vertical do rebordo a partir do palato duro é o principal responsável para melhorar a estabilidade. O segmento pré-maxilar da maxila edentada é a estrutura mais importante para garantir a estabilidade da prótese. A estabilidade da prótese fica gravemente comprometida sem um componente vertical para a pré-maxila.[17] Além disso, a área de rugas da pré-maxila é uma região secundária de suporte de tensão.[15,16] Esta região também ajuda a resistir ao movimento anterior da prótese durante os movimentos mandibulares excursivos. É importante conscientizar o paciente da contínua perda óssea na pré-maxila sob uma prótese. A menos que os implantes sejam instalados para estimular o osso, a perda óssea é contínua, e a prótese irá se tornar menos estável.

O tipo e o movimento do tecido de suporte são também parâmetros importantes a serem considerados na correção da crista edentada. Os tecidos moles do rebordo maxilar devem ser firmes em relação às forças laterais para limitar o movimento da prótese durante a oclusão. A quantidade de movimento do tecido ao longo do osso pode afetar a estabilidade da prótese diretamente e causar abrasões dos tecidos moles. Se for observada mobilidade excessiva dos rebordos anteriores ou posteriores, o dentista deve considerar a cirurgia pré-protética de tecidos moles. Se o tecido for móvel, a prótese não poderá ter estabilidade em relação a qualquer força lateral.

A mucosa oral foi classicamente descrita como móvel, solta, não queratinizada; ou não móvel, inserida, queratinizada. Estas duas categorias são bastante simplificadas para suporte de prótese. A mucosa queratinizada inserida tem sido reconhecida por aumentar em espessura como resultado da reabsorção óssea, principalmente no maxilar anterior. Essa espessura tecidual geralmente excede vários milímetros e torna-se altamente móvel. Embora classificado como gengiva inserida, o tecido serve como uma base precária para a prótese (Fig. 33-4). Da mesma forma, o tecido não inserido e não queratinizado pode tornar-se espesso e não móvel pela interposição de hidroxiapatita (HA) entre o osso e o periósteo. Esse tecido pode, então, servir como uma base adequada para suporte da prótese. Portanto, qualidades clinicamente relevantes do tecido para suporte da prótese estão relacionadas à espessura e à mobilidade, não necessariamente à condição da superfície histológica.

Avaliação do Tecido Duro

As técnicas cirúrgicas que podem melhorar o suporte de uma prótese na maxila incluem o aumento da crista alveolar. Os enxertos ósseos autógenos para o aumento da crista são alternativas viáveis na maxila atrófica se os implantes são instalados logo após a cirurgia de enxerto. Se o enxerto autógeno é utilizado apenas para melhorar o tecido mole de suporte, 90% do osso enxertado pode ser reabsorvido dentro de 3 a 5 anos após a cirurgia de aumento.[19] Durante o processo de reabsorção rápida, a prótese mucossuportada necessita ser reembasada para manter o contato com a crista alveolar. Os tecidos moles resultantes tornam-se altamente móveis e não suportados pelo rebordo reabsorvido. Frequentemente, o paciente queixa-se de recorrentes escoriações nos tecidos moles e de mobilidade, instabilidade e má retenção da prótese. Assim, o implante tem de ser utilizado para manter o osso formado depois de um enxerto ósseo.

HA densa não reabsorvível usada como material de aumento do rebordo para aumentar a área de suporte da prótese tem demonstrado ser um adjunto na cirurgia pré-protética em que a instalação do implante não faz parte do plano de tratamento no futuro imediato.[20] O aumento do rebordo com HA pode diminuir a taxa de reabsorção do mesmo. O material denso pode ligar-se ao osso cortical e aumentar o volume de apoio da prótese. A experiência clínica demonstra períodos mais longos entre reembasamento da prótese maxilar após aumentos com HA.[21,22]

A maxila pode ser dividida em três regiões: segmentos posteriores direito e esquerdo, e segmento anterior. A maxila posterior raramente requer aumento do rebordo para uma melhor forma ou contorno do rebordo. A região da tuberosidade geralmente mantém a forma do rebordo. A região de selamento posterior da prótese sobre o palato independe da forma do rebordo posterior. A região posterior é geralmente adequada para se obter a estabilidade lateral na parte posterior, independentemente do contorno posterior do rebordo.

A anatomia óssea da pré-maxila é a principal responsável para o grau variável de estabilidade de próteses totais superiores. Depois da perda de dentes, o osso é reabsorvido primeiro em largura, e a papila incisiva eventualmente se torna a parte mais anterior do rebordo edentado. O limite anterior da papila está geralmente de 7 a 9 mm atrás da borda incisal e a borda anterior do rebordo edentado é consideravelmente diminuída. As posições anteriores dos dentes maxilares são ditadas por requisitos estéticos e funcionais. A posição mais anterior e incisal dos dentes da prótese no osso subjacente resulta em menor estabilidade da prótese durante a função.

O componente vertical da maxila anterior é também o elemento primário que impede a rotação anterior de uma prótese total removível e a posterior perda do selamento. Forças anteriores geralmente são geradas contra próteses maxilares durante as excursões mandibulares, especialmente durante a incisão anterior da comida. Durante a mastigação, o bolo alimentar atua como um fulcro para a rotação da prótese (Fig. 33-5). Portanto, o papel primordial da pré-maxila sob função é se opor ao desalojamento da prótese e melhorar a estabilidade da prótese removível.

Indicações da Hidroxiapatita

O osso maxilar com divisão A usualmente tem a altura e a largura de um osso para apoiar, manter e estabilizar a prótese. Eventualmente, rebaixamentos labiais podem comprometer a retenção e aumentar a abrasão dos tecidos moles. Como resultado, o dentista pode preencher áreas labiais rebaixadas com HA para melhorar o contorno da crista. As divisões B e C–w da crista anterior ou classes I e II na classificação de Kent *et al.* são bastante adequadas para o aumento do rebordo de crista com HA[22] (Fig. 33-6). O dentista pode realizar uma vestibuloplastia no mesmo procedimento para aumentar a altura da crista anterior e melhorar ainda mais a estabilidade e a retenção (Fig. 33-7). O paciente usa uma prótese cirúrgica por 10 a 14 dias para apoiar o enxerto e manter a dimensão ganha com a vestibuloplastia.

As divisões de rebordos D e C-h são menos adequadas para o aumento com HA. Embora esses rebordos sejam mais necessitados, a forma precária do rebordo fornece estrutura insuficiente para resistir à migração futura do HA para a dobra labial e pode comprometer o sucesso a longo prazo.[14]

O aumento do rebordo com hidroxiapatita raramente é indicado para o arco mandibular. A prótese inferior se move para cima 10 mm durante a função em comparação com cerca de 2 mm de movimento da prótese maxilar total.[10] Aumento do rebordo por si só não é suficiente para o sucesso do suporte da prótese mandibular. Além disso, as feridas são mais comuns em tecidos mais finos, não móveis; a migração do material de aumento é de maior ocorrência (especialmente para rebordos moderada a gravemente atróficos) juntamente com parestesia do nervo mentual.[23] Os implantes endósseos fornecem suporte, retenção e estabilidade muito melhores para a prótese mandibular. No entanto, o arco maxilar edentado e a prótese total muitas vezes podem se beneficiar do aumento do rebordo com HA.

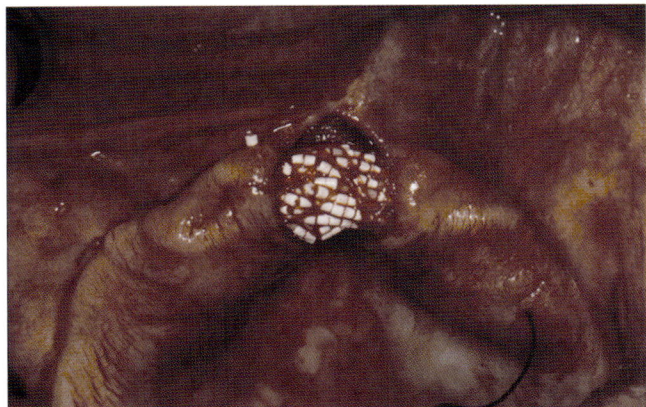

FIGURA 33-6. Um enxerto de hidroxiapatita pode ser utilizado para converter tecido móvel em tecido de suporte firme e corrigir a forma da crista da divisão B para a divisão C das cristas maxilares menos largas.

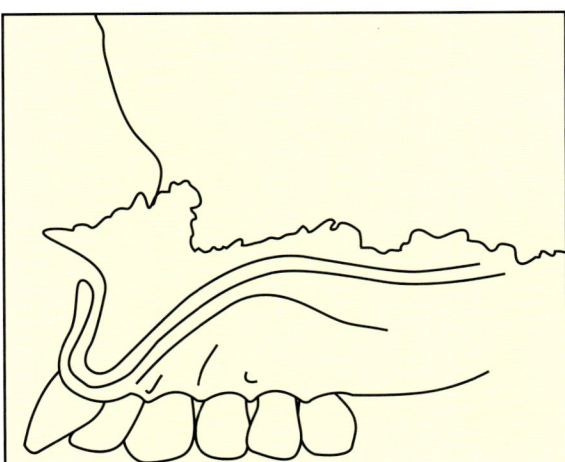

FIGURA 33-5. Um ponto importante é a manutenção da altura da pré-maxila de um portador de prótese de modo a parar a rotação da prótese para frente e para baixo na parte de trás durante os movimentos excursivos que provoquem a quebra do selamento e perda de retenção. (Redesenhado de Misch CE: *Contemporary implant dentistry*, ed 2, Mosby, 1999, St Louis.)

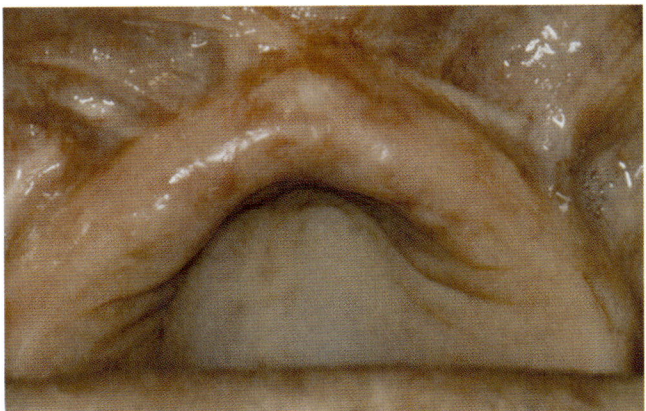

FIGURA 33-7. O rebordo aumentado das Figuras 33-4 e 33-6 é firme e tem paredes paralelas para melhor suporte, retenção e estabilidade da prótese.

Formas do Rebordo

Em muitos casos, foi formulada a hipótese errada de que, quanto maior for o rebordo alveolar, melhor a retenção e a estabilidade da prótese. Os elementos anatômicos mais propensos a mudar após um aumento com HA são o formato e a forma do rebordo. Como resultado, grandes aumentos com HA do rebordo alveolar resultam em grande aumento no tamanho do mesmo, porém na diminuição da retenção e estabilidade. Deve-se avaliar a forma do rebordo no desenvolvimento das relações entre retenção, estabilidade e os critérios de suporte para a prótese maxilar removível.

A forma do rebordo alveolar pode ser classificada em relação à retenção. A forma ideal de rebordo para retenção tem paredes paralelas elevadas, grandes, e que também melhoram a estabilidade lateral mesmo quando o deslocamento vertical ocorre. Portanto, a retenção e a estabilidade são afetadas pelo aspecto lateral do contorno do rebordo (Fig. 33-8, A). Um rebordo plano e atrófico possibilita pouca estabilidade, mas um bom suporte para próteses maxilares. A forma do rebordo menos estável é a forma em V num ângulo em relação à força de oposição. Esta forma do rebordo é também mais desfavorável para retenção e suporte (Fig. 33-8, B).

O rebordo em forma de V é uma configuração comum decorrente de cirurgia de aumento com HA, que aumenta o rebordo na sua base com partículas de HA. O rebordo ideal é plano na crista (e sob os dentes) para o apoio e tem paredes paralelas no lado dos rebordos para retenção e estabilidade.[15,16] Assim, a forma do rebordo afeta a retenção, suporte e estabilidade, e a correção desta forma deve ser projetada para fornecer uma forma ideal de rebordo (Fig. 33-9).

O principal objetivo de longo prazo do aumento pré-maxilar com HA é conseguir uma forma quadrada do rebordo que possa sustentar as forças mastigatórias desenvolvidas pelo aumento do arco oposto. Outros benefícios são uma redução da movimentação do tecido mole, uma diminuição da velocidade de reabsorção óssea, e manutenção do componente vertical do rebordo anterior.

Moldagem da Prótese Maxilar

Quatro métodos podem ser utilizados para melhorar a retenção de uma prótese maxilar: (1) o selamento periférico que preenche completamente o bordo vestibular, (2) a extensão do limite posterior da prótese, (3) a precisão do aspecto interno da prótese e (4) o desenho da área de *post dam*.

A moldeira final deve ser 2 a 3 mm mais curta que os tecidos vestibulares periféricos para proporcionar espaço para a moldagem das bordas. As próteses existentes não devem ser utilizadas para fazer a moldagem porque elas normalmente extrapolam o vestíbulo vestibular, pois houve reabsorção óssea desde a sua entrega inicial. As moldeiras destinadas à moldagem de dentes são estendidas para a moldagem de dentições completas. Portanto, elas não devem ser utilizadas para a impressão preliminar para a fabricação da moldeira customizada (Fig. 33-10). O dentista deve realizar os procedimentos de moldagem da borda na moldeira personalizada usando poliéter ou composto, e cada um tem algumas vantagens (Fig. 33-11). O selamento periférico concebido a partir da moldagem da borda deve preencher completamente o espaço vestibular para melhorar a retenção e diminuir a impactação alimentar sob a prótese (Fig. 33-12). Independentemente disso, quando o processo de moldagem da borda é concluído, a moldeira personalizada deve ter um bom selamento de retenção (antes de a moldagem final ser feita) (Fig. 33-13). Caso contrário, o dentista deve considerar estender a posição do selamento do palato posterior na moldagem final da prótese. Quando a moldagem da prótese petrifica-se, deverá ser coberta de modo que o bordo periférico seja refletido no molde (Fig. 33-14).

A literatura apresenta vários métodos para determinar a extensão do selamento posterior do palato, e cada um dá uma posição um pouco diferente (Fig. 33-15). Um método consiste no paciente segurar o nariz, fechar a boca, e tentar forçar o ar para fora ao mesmo tempo. O contorno palatino é empurrado para baixo do palato duro e resulta em uma linha posterior para a extensão da prótese. Esta técnica resulta numa posição anterior mais distante do que a posição de outros métodos. Como tal, esta técnica fornece a menor retenção para a prótese final e, por conseguinte, é limitada aos pacientes que se queixam de um reflexo de vômito quando a prótese se estende demasiadamente em direção posterior.

Outra opção para determinar a extensão posterior da prótese é estender o selamento do palato à fóvea palatina. Isto resulta em uma extensão intermediária da prótese (Fig. 33-16). Além disso, estas pequenas aberturas da linha mediana geralmente são difíceis de observar e, portanto, não podem ser usadas rotineiramente em uma clínica.

Uma terceira técnica para determinar a extensão posterior de uma prótese é pedir ao paciente para dizer "Ah." A "linha de vibração" entre o tecido mole móvel e o palato duro delimita a posição

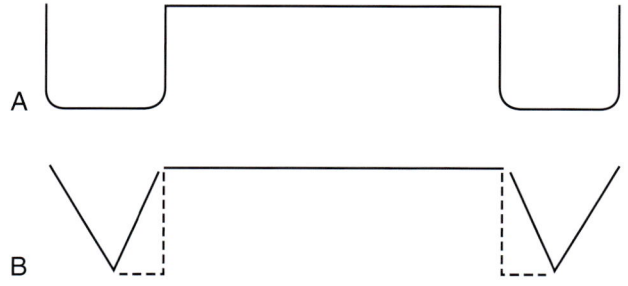

FIGURA 33-8. **A,** A forma de um rebordo ideal tem altura, largura e paredes paralelas que proporcionam excelente retenção, estabilidade e suporte. **B,** A forma do rebordo menos favorável é a forma em V, que fornece reduzida estabilidade e suporte para a prótese. Um enxerto de hidroxiapatita pode acertar a forma do rebordo (*linha pontilhada*) no aspecto palatino para melhorar a condição. (Redesenhado de Misch CE: *Contemporary implant dentistry*, ed 2, St Louis, Mosby, 1999.)

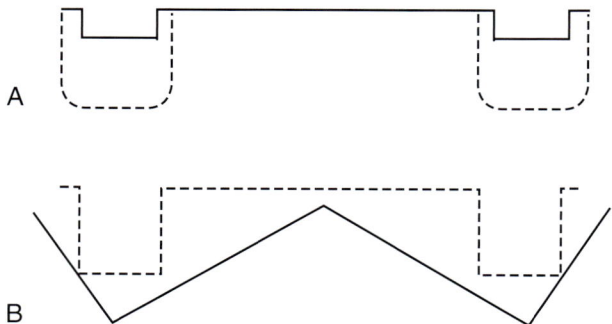

FIGURA 33-9. **A,** Um rebordo atrófico com um palato plano fornece excelente suporte e retenção para uma prótese (*linha contínua*). **B,** O aumento com hidroxiapatita (HA) frequentemente converte esta forma de rebordo para um rebordo em forma de V (*linha contínua*), reduzindo estabilidade, apoio e retenção. O enxerto de HA ideal deve converter para a forma ampla de rebordo com crista plana com lados paralelos (*linhas pontilhadas*). (Redesenhado de Misch CE: Contemporary implant dentistry, ed 2, St Louis, Mosby, 1999.)

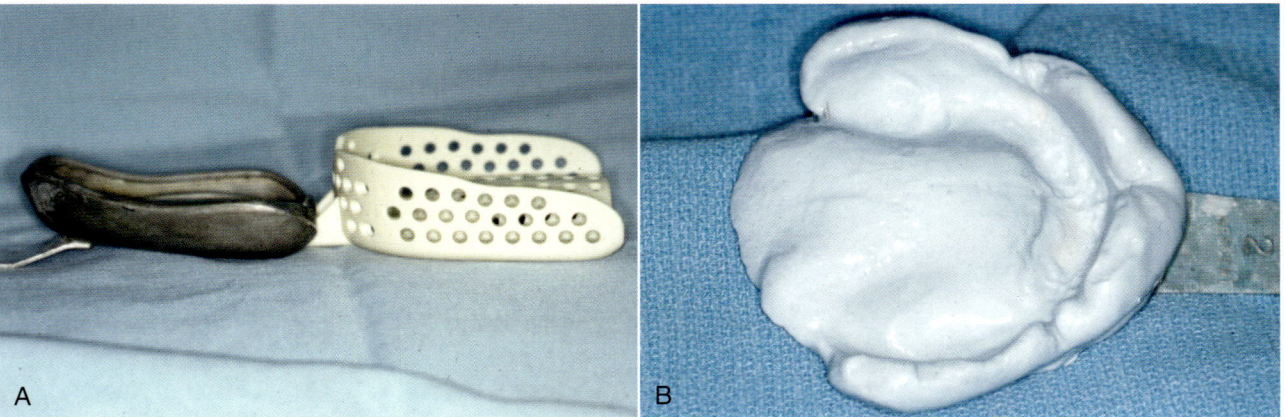

FIGURA 33-10. **A,** Uma moldeira feita para arcos edentados deve ser usada para a impressão preliminar (*esquerda*). Moldeiras projetadas para os dentes (*direita*) vão extrapolar as bordas periféricas da impressão. **B,** O alginato com uma moldeira concebida para maxilares edentados não vai extrapolar as bordas.

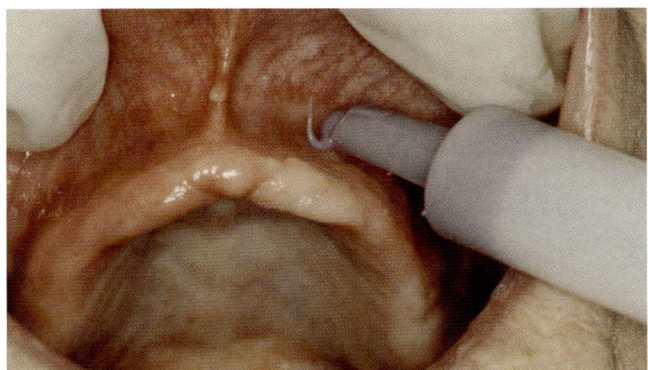

FIGURA 33-11. A moldagem da borda com o material de impressão poliéter injetado no vestíbulo assegura uma impressão completa da região, o que aumenta a retenção da prótese.

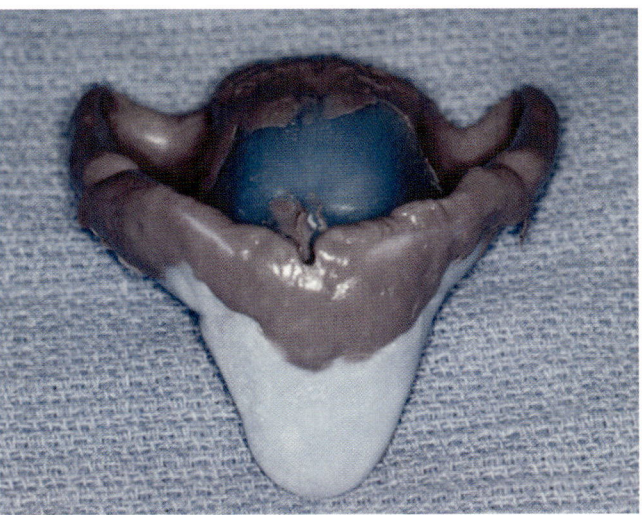

FIGURA 33-13. A borda moldada deve ter boa retenção antes da tomada da impressão final. Caso contrário, o dentista deve considerar estender a posição do selamento palatino posterior da prótese.

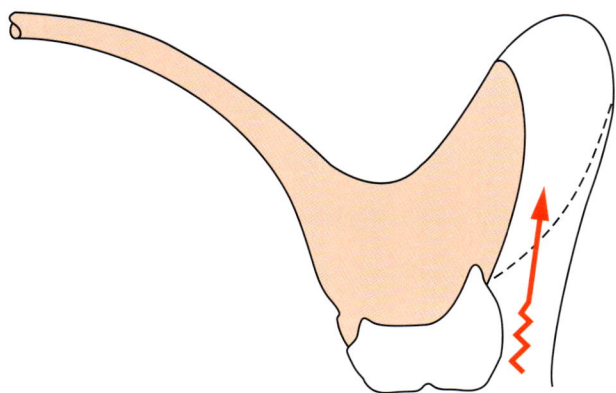

FIGURA 33-12. A periferia da prótese deve preencher a área do vestíbulo completamente para aumentar a retenção e diminuir a impactação de alimentos sob a prótese.

posterior (Fig. 33-15, posição C). Como tal, esta é a técnica mais usada para determinar os limites posteriores da prótese.

Alguns pacientes não se importam quando o limite posterior da prótese se estende para além da linha de vibração (Fig. 33-15, posição D). Quando o selamento é precário, a extensão posterior da prótese maxilar pode compensar e melhorar a retenção geral. Assim, quando a reabsorção é de moderada a avançada, e outras alternativas de tratamento como sobredentaduras implantossuportadas não são consideradas, a extensão do limite posterior da prótese para além da linha de vibração melhora a retenção.

O terceiro método para melhorar a retenção de uma prótese maxilar está relacionado com a adaptação do aspecto interno da prótese. Para melhorar a precisão do ajuste para o aspecto interno das próteses e proteger o osso subjacente, a espessura do tecido deve ser de espessura total quando as moldagens forem feitas. Kydd *et al.* demonstraram que tecidos moles maxilares sofrendo cargas por 10 minutos podem ser comprimidos a 60% da sua espessura original e permanecem em 65 a 85% por um período prolongado, havendo a necessidade de 4 horas para recuperação completa.[24] Em um paciente idoso, a recuperação da espessura do tecido após 10 minutos de compressão pode ser de 2 ou mais horas (Fig. 33-17).

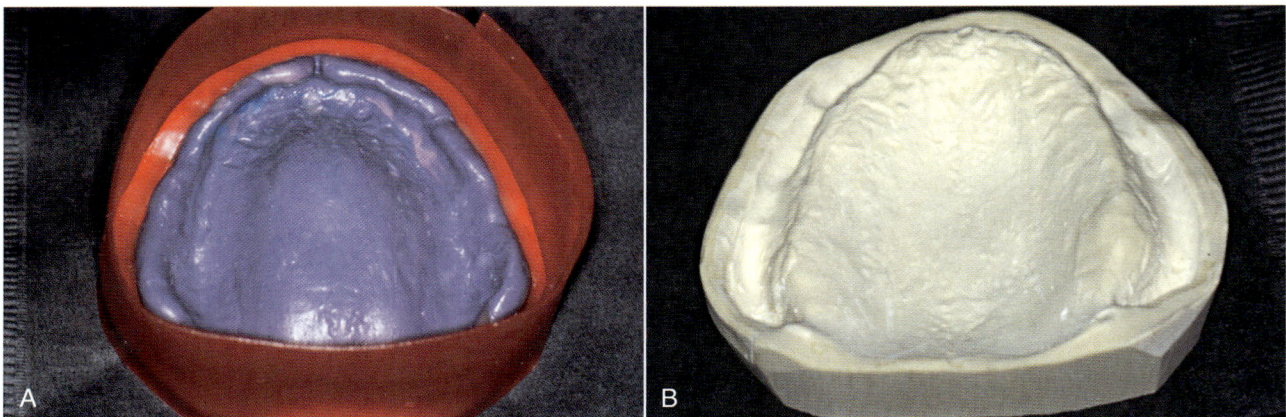

FIGURA 33-14. **A**, A impressão da prótese definitiva é coberta assim que o bordo periférico é capturado no modelo. **B**, O modelo da impressão final inclui a anatomia e a espessura da borda periférica.

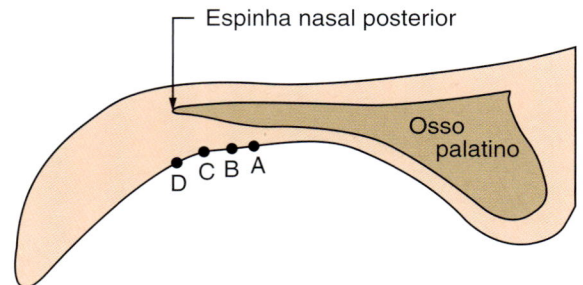

FIGURA 33-15. Existem muitos métodos para determinar uma extensão palatina posterior de uma prótese, e cada um dá uma posição um pouco diferente (**A** a **D**). Extensão mais posterior, melhor retenção. Quando a retenção da prótese é ruim devido a uma anatomia inadequada, saliva, e assim por diante, a extensão posterior pode ser colocada além das orientações tradicionais.

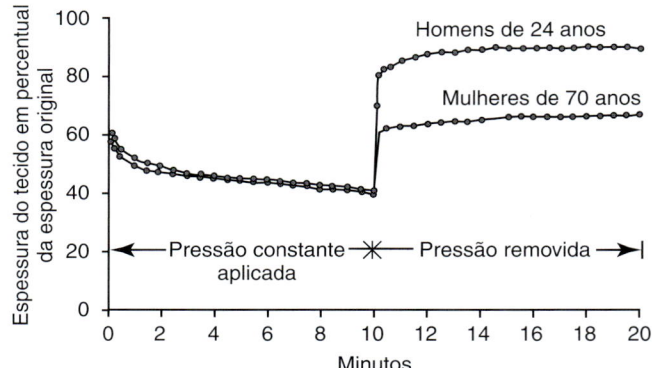

FIGURA 33-17. A espessura do tecido deve estar em seu estado completo ao se fazer a impressão final (ou quando entregar a prótese). Quando o tecido sob uma prótese é comprimido, ele diminui em espessura em 40 a 50% quando mantido nesta posição durante 10 minutos; ele pode levar mais de 2 horas em um paciente idoso para voltar ao normal.[26]

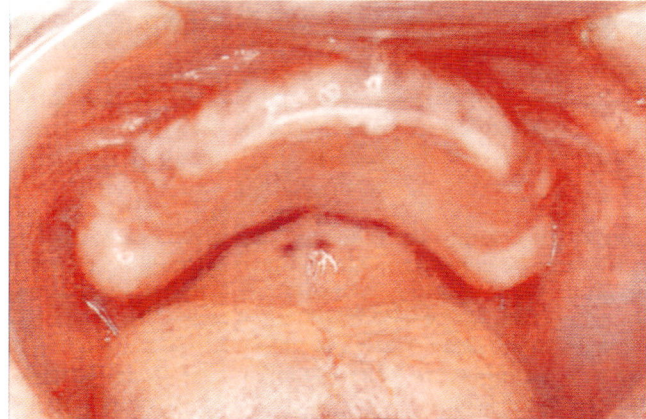

FIGURA 33-16. As posições da fóvea palatina são geralmente difíceis de identificar e dar uma posição intermédia da extensão posterior de uma prótese. A técnica de segurar o nariz e forçar o ar dá a extensão da prótese (linha transversal do palato).

Portanto, a moldagem final da prótese e sua entrega seguem algumas orientações.

Um condicionador de tecidos pode melhorar a saúde dos tecidos e ajuda a obter sua espessura final enquanto a prótese é usada antes de fazer a moldagem final. A prótese deve ser removida pelo menos 4 horas antes da moldagem final. Isso geralmente significa que a consulta para a moldagem final deve ser no início da manhã antes que o paciente coma, e o mesmo deve retirar a prótese na noite anterior da consulta. É importante que uma rotina semelhante seja repetida no dia da entrega da prótese. Caso contrário, o tecido mole pode ser comprimido, e a retenção na entrega inicial pode vir a não ser a ideal.

A adaptação da superfície interna da prótese também pode ser melhorada por meio da diminuição do volume de contração do acrílico durante o processamento da prótese. A utilização de uma técnica de processamento de injeção moldada para minimizar a contração do acrílico e melhorar o ajuste e a retenção da prótese final é um benefício. A retenção também pode ser melhorada por um *post dam* ao longo do limite posterior da prótese. O *post dam* é usado para compensar a contração do acrílico durante o processamento da prótese.

O quarto aspecto para melhorar a retenção da prótese maxilar é a concepção *post dam*. Um projeto comum de *post dam* forma um monte com a maior altura (profundidade de tecido) no meio e inclinando posterior e anteriormente.[15,16] Este contorno não reflete adequadamente a anatomia do tecido mole acima da linha de vibração. Quando o limite da prótese é estabelecido com o paciente dizendo "Ah," a anatomia do palato mole direciona o projeto de *post dam*. Diretamente acima da linha de vibração, está um músculo que tem a maior flexibilidade. O músculo se insere

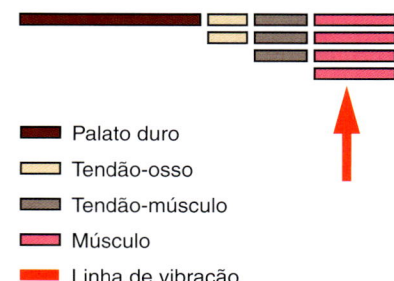

- ▬ Palato duro
- ▭ Tendão-osso
- ▬ Tendão-músculo
- ▭ Músculo
- ▬ Linha de vibração

FIGURA 33-18. Na região de selamento posterior do palato, a camada muscular corresponde à linha de vibração e é a camada mais posterior depressível e mais móvel. Anterior a este músculo, está a adesão músculo-tendão (que se move menos); em seguida, a adesão tendão-osso (que se move ainda menos); e, em seguida, do osso ao palato (que não se move).

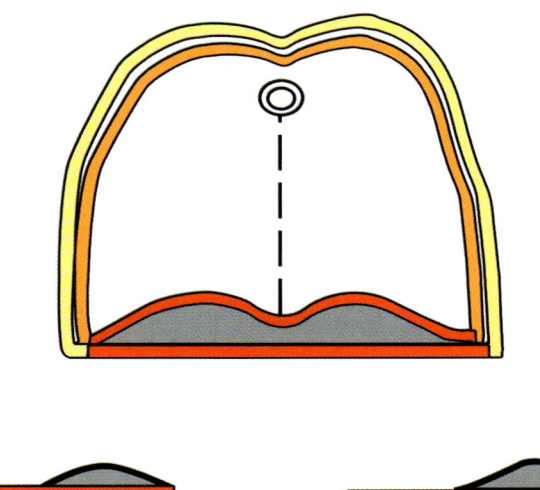

FIGURA 33-19. O *post dam* na prótese muitas vezes é feito mais alto no centro e desce anterior e posteriormente (*base esquerda*). Anatomicamente projetado, o *post dam* é mais alto na maior parte da região posterior e inclinado para frente (*base direita*).

a um tendão (com um pouco menos de movimento) que se insere ao palato duro coberto por tecido mole que tem o menor movimento (Fig. 33-18). Portanto, a profundidade do *post dam* deve ser maior na região posterior e, em seguida, se inclinar para o tecido do palato duro (Fig. 33-19). A profundidade inicial varia para cada paciente e é determinada ao se pressionar a área na boca com um espelho ou objeto pontiagudo.[25]

Posição dos Dentes Maxilares Anteriores

Vários textos sobre a de fabricação de próteses dizem que o primeiro passo para a reconstrução é a determinação da DVO seguida pela determinação da posição dos dentes anteroiferiores.[15,16,25,26] No entanto, as posições horizontal e vertical dos dentes anterossuperiores devem ser avaliadas antes de qualquer outro segmento da reconstrução, incluindo a DVO.[14] Se a borda do incisivo superior é modificada tanto em relação ao plano horizontal quanto ao vertical, todos os outros elementos das próteses maxilar e mandibular também podem precisar de alteração. Nenhuma outra região da boca deve ser restaurada até que esta posição seja obtida porque influencia negativamente a posição adequada de todos os demais segmentos

QUADRO 33-3 Sequência de Tratamento para uma Prótese Maxilar

1. Posição labial dos dentes anterossuperiores
2. Posição vertical dos dentes anterossuperiores
3. Plano oclusal maxilar
4. Dimensão vertical de oclusão
5. Dentes anteriores mandibulares
6. Dentes posteriores mandibulares
7. Dentes posterossuperiores

(p. ex., DVO, posição do dente mandibular anterior e planos posteriores de oclusão).

A prótese maxilar total do paciente muitas vezes tem os dentes anterossuperiores em posição incorreta. A reabsorção da pré-maxila faz com que a prótese desloque apical e posteriormente seguindo o padrão de perda óssea. Uma placa-base e um encera-mento avaliam primeiro a posição dos dentes maxilares anteriores. Neste ponto, a avaliação não é para os aspectos estéticos de cor ou forma do dente, mas a inspeção da posição dos dentes. Depois que isso for determinado, o plano oclusal maxilar, a DVO, a posição da borda incisal mandibular, os dentes inferoposteriores e, por último, os dentes posterossuperiores serão determinados (Quadro 33-3). As relações entre os arcos geralmente são afetadas por padrões de reabsorção em rebordos edentados. A maxila anterior e posterior edentada reabsorve em direção ao palato após a perda dos dentes.[27] A largura do rebordo diminui em 40% em poucos anos, principalmente às custas da tábua vestibular. Isto resulta numa força de cantiléver sobre os dentes da prótese. A maxila é mais afetada que a mandíbula porque a posição da borda incisal nas zonas estéticas não pode ser modificada e é ditada pela estética, fala, posição dos lábios e oclusão.

A localização anterior do plano oclusal é determinada pela posição da borda incisal maxilar. Quanto mais para frente estiverem os dentes artificiais anterossuperiores, mais força fora do osso anterior e maior probabilidade de os dentes anterossuperiores apontarem para cima, e o selamento palatino posterior irá falhar, com a prótese superior caindo do rebordo. No entanto, muitos dentistas tentam fazer a cirurgia plástica na esperança de eliminar as linhas faciais verticais no lábio que aumentam o volume da flange labial e deslocam os dentes para a frente a partir do rebordo (Fig. 33-20).

O dentista insere a placa-base e o encera-mento na boca do paciente, e determina primeiro o contorno labial do lábio superior porque uma modificação numa etapa posterior pode alterar todas as outras medições. Na maioria das vezes, as superfícies vestibulares dos incisivos centrais estão a 12,5 mm da parte mais posterior da papila incisiva ou 7 a 9 mm do seu limite anterior[28] (Fig. 33-21). Assim, o dentista posiciona inicialmente o rebordo de cera (*wax rim*) mais à frente na posição de linha média do dente. O filtro do lábio deve ser uma visível depressão na linha média sob o nariz. Se o filtro é achatado, o lábio é estendido demais, e a cera deve ser removida a partir da parte vestibular do encera-mento. Além disso, em 92% dos casos, tem sido mostrado que a linha traçada a partir da ponta dos caninos divide a papila incisiva[29] (Fig. 33-22).

A posição vestibular dos dentes anteriores da maxila é, então, avaliada com o paciente em uma dimensão vertical relaxada. Isto se dá principalmente para avaliar o apoio global do lábio superior e a sua relação com o equilíbrio da face, especialmente em relação ao nariz e à presença ou ausência de um filtro na linha média. Uma linha perpendicular a partir do plano de Frankfurt (plano que passa através do ponto mais baixo do assoalho da órbita esquerda e do ponto mais alto de cada canal auditivo externo do crânio) que toca no lábio inferior deve, na maioria das vezes, encontrar o lábio superior 1 a 2 mm na frente desta linha e o queixo 1 a 2 mm atrás dessa linha (na DVO correta)[30] (Fig. 33-23).

A posição vertical da borda incisal maxilar é, então, avaliada. Esta posição reflete principalmente requisitos estéticos. A maioria dos dentistas determinam as posições verticais dos dentes superiores pelos incisivos centrais em relação ao lábio superior em repouso. Uma redução significativa do comprimento da exposição do dente incisivo central superior com o lábio em repouso está relacionada à idade, principalmente entre 30 e 40 anos. De acordo com Vig e Brundo, uma pessoa de 30 anos de idade, expõe mais de 3 mm do incisivo central superior quando o lábio superior está em repouso ou descanso.[31] Uma pessoa com 40 anos de idade, mostra 1,5 mm dos incisivos centrais superiores; uma pessoa com 50 anos de idade, cerca de 1 mm; uma pessoa com 60 anos de idade 0,5 mm de dente; e aos 80 anos de idade, o lábio é observado no nível dos dentes. O inverso é observado com os dentes inferiores, com 0,5 mm para uma pessoa de 20 anos de idade, 1 mm para uma pessoa com 40 anos de idade, 2 mm para uma pessoa com 50 anos de idade, 2,5 mm para uma pessoa com 60 anos de idade e 3 mm para uma pessoa com 80 anos de idade.

A extensão do aspecto central do lábio superior da base do nariz para a sua margem inferior é um fator determinante para a exposição dos incisivos centrais. O lábio superior tem em média 20 a 22 mm, e 22 a 24 mm em uma mulher e um homem de 20 anos de idade, respectivamente (Fig. 33-24). Como consequência, a placa base e o enceramento normalmente são fabricados com 22 mm de dimensão (Fig. 33-25). No caso de discrepância labial, a linha de repouso do lábio também é afetada. Por exemplo, lábios superiores curtos expõem mais a borda incisal e vice-versa (Fig. 33-26).

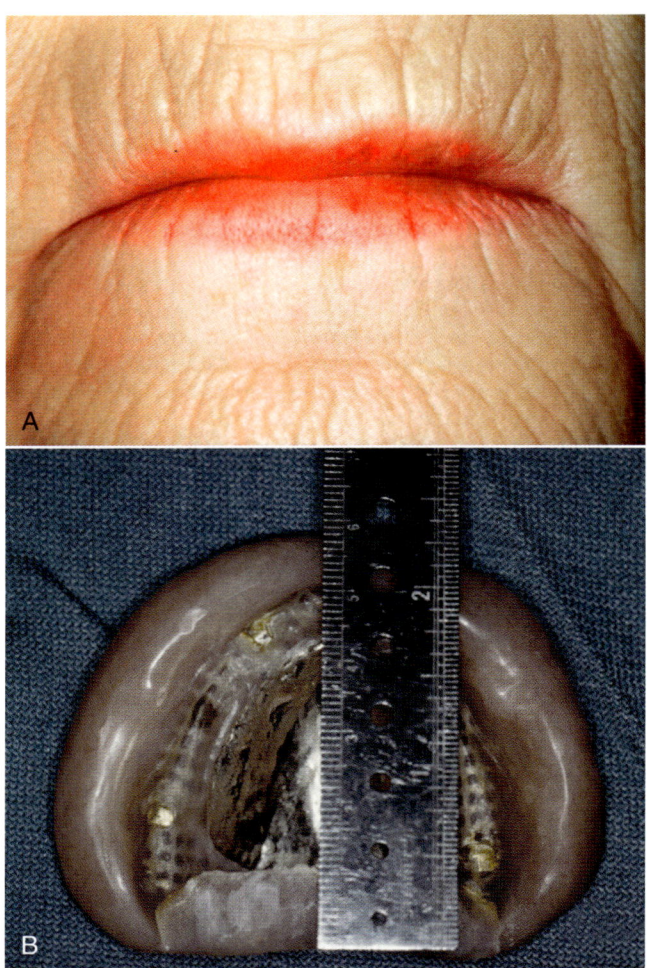

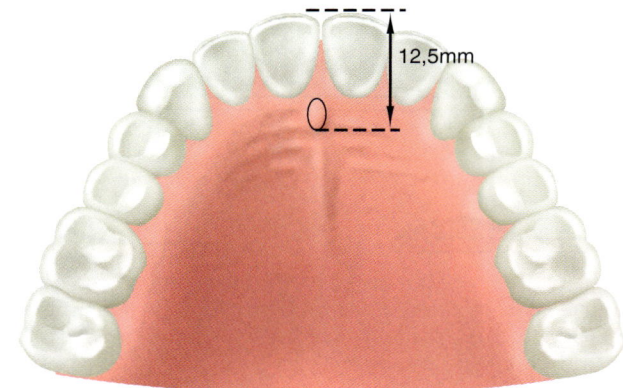

FIGURA 33-20. **A**, Muitos dentistas tentam remover as linhas verticais no lábio superior com sobrecontorno da borda e colocação mais labial dos dentes. **B**, Esta prótese tem os dentes anteriores em cantiléver 15 mm à frente da papila incisiva.

FIGURA 33-21. A posição vestibular dos dentes superiores é geralmente 12,5 mm anterior a partir do aspecto posterior da papila incisiva.

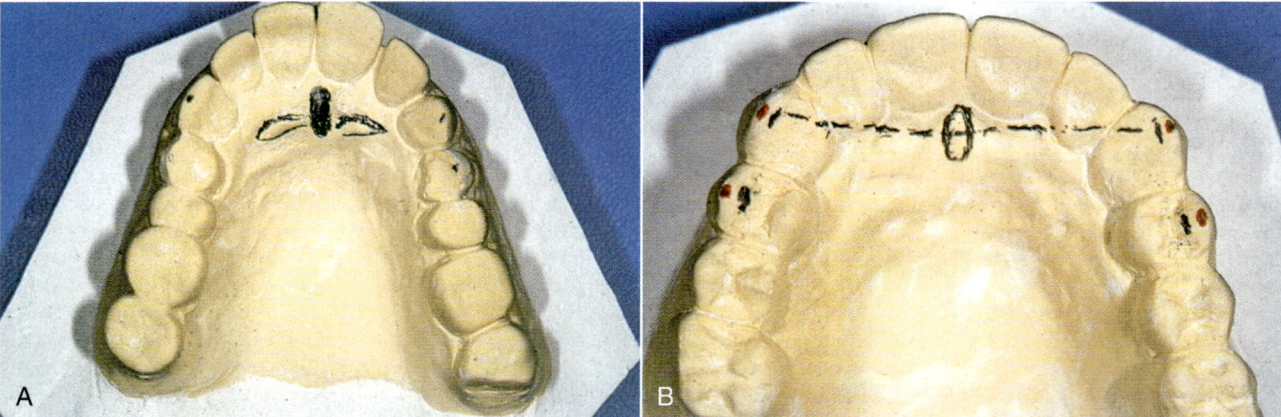

FIGURA 33-22. A linha que une a posição média do canino é perpendicular à linha que une a linha média e corta o centro da papila incisiva em uma forma de arco dentário cônico **(A)** e uma forma de arco dentário ovoide **(B)**.

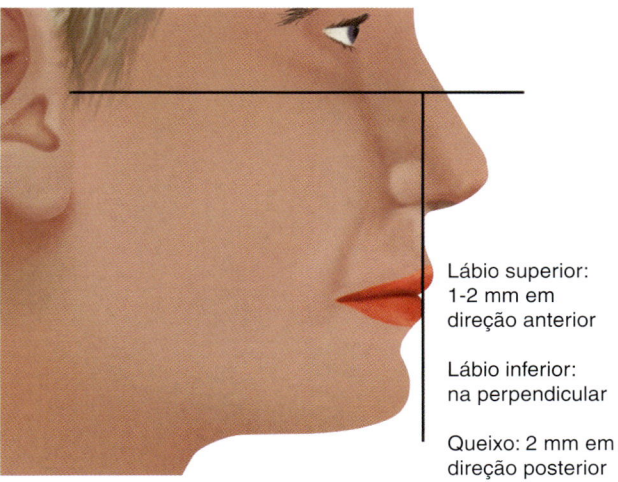

FIGURA 33-23. Uma linha vertical ao plano de Frankfurt geralmente toca o lábio inferior com o queixo retraído 2 mm e o lábio maxilar de 1 a 2 mm em direção anterior.

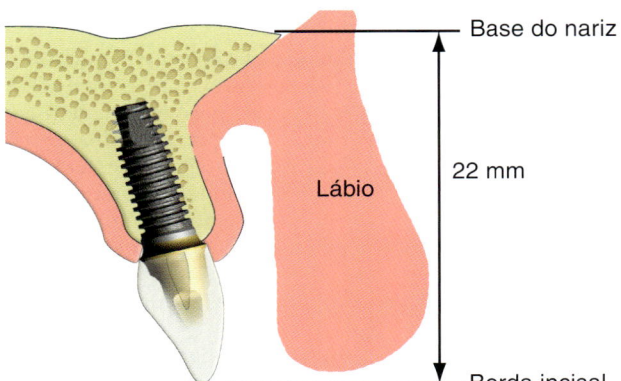

FIGURA 33-24. O comprimento do lábio é geralmente de 22 mm.

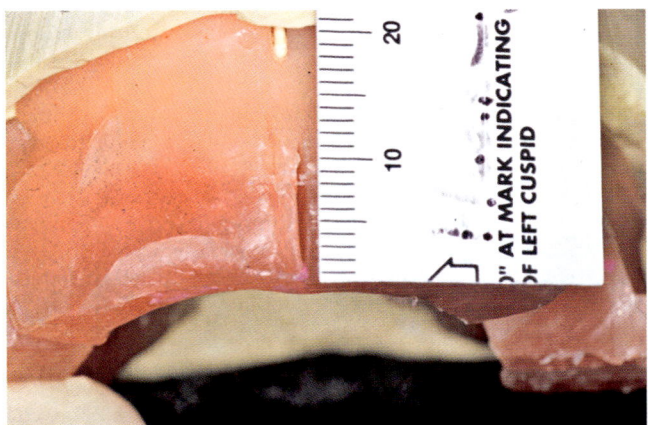

FIGURA 33-25. A placa-base maxilar e enceramento são, geralmente, fabricadas com 22 mm a partir da periferia para a borda incisal.

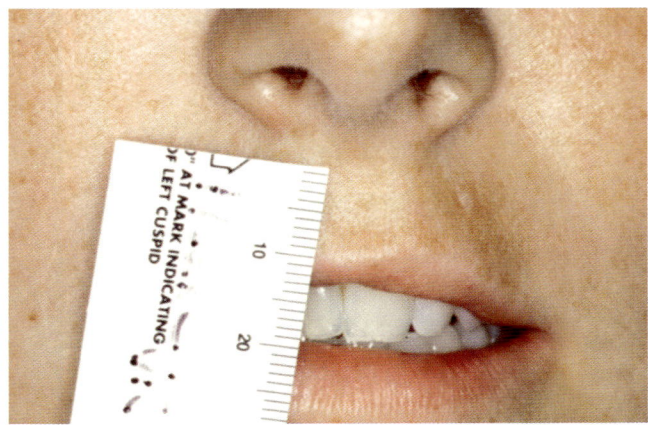

FIGURA 33-26. Esta paciente tem um lábio superior curto que mede cerca de 14 mm. Como consequência, ela expõe 6 mm de seus incisivos centrais. Note que o canino só mostra 1 mm.

No entanto, Misch relatou que a extensão da exposição do incisivo central com o lábio em repouso foi de 2 mm para mais de 8 mm independentemente da idade.[32] A exposição média estatística dos incisivos centrais representa menos de 15% da população, especialmente em mulheres. Além disso, com a idade de 60 anos, os pacientes muitas vezes têm dentes naturais mais curtos do que o lábio superior relaxado por causa da perda de tonicidade muscular facial. No entanto, pacientes edentados com 80 anos de idade muitas vezes têm o desejo de ter incisivos centrais superiores abaixo do lábio em repouso.

No lábio superior em repouso, a porção exposta da borda incisal dos incisivos centrais varia muito em mulheres devido a uma ampla gama de contorno de arco labial. Como regra geral, a curva da borda é mais pronunciada nos jovens e menos nas pessoas de idade, e é maior em mulheres do que nos homens. Quanto maior for o contorno do arco labial, mais a borda central do incisivo é exposta quando o lábio estiver em repouso.

O autor observou que a posição do canino é mais consistente e menos afetada pela idade.[32] Em geral, a ponta do canino é lateral ao arco labial e geralmente está nivelada cerca de 1 mm com o lábio superior em repouso (diga, "Emma" e relaxe) em qualquer idade (Fig. 33-27). Mesmo com um lábio superior curto, a posição do canino é semelhante à linha do rebordo do lábio em repouso porque é mais lateral para o lábio superior curto na linha média (Fig. 33-26). O canino é geralmente 1 a 2 mm mais curto do que os incisivos centrais em uma linha horizontal até o horizonte. Portanto, o dentista deve utilizar o canino para determinar de forma mais precisa a posição vertical dos dentes anteriores.

Após o dentista determinar a posição dos lábios em repouso para a posição anterior dos dentes, a fala deve ser avaliada. O dentista faz a largura incisal anterior do rebordo anterior do incisivo no encerramento semelhante à dos dentes finais. O dentista avalia o comprimento e a posição vestibulolingual com sons de "F" e "V".[33] Quando o paciente diz "F", as bordas incisais superiores devem tocar levemente a borda molhada e seca do lábio inferior, semelhante à posição do lábio inferior durante um sorriso largo. Quando o paciente diz "E", de 50 a 70% do espaço entre o lábio superior e lábio inferior deve ser ocupado pelos dentes incisivos centrais superiores. Se menos de 50% do espaço é ocupado, geralmente os dentes podem ser alongados; mas, se mais de 70% do espaço é ocupado por centrais superiores, o processo de prolongamento dos dentes geralmente não é indicado.[34]

Quanto mais longe da borda incisal for o osso (quanto maior for a altura da coroa), maior será o momento de força aplicado aos dentes da prótese e menor a estabilidade da prótese durante a função. Uma prótese convencional em uma divisão maxilar D pode exigir que a posição da borda incisal seja ligeiramente superior ou para dentro, mais perto do rebordo edentado, para melhorar a estabilidade anterior.

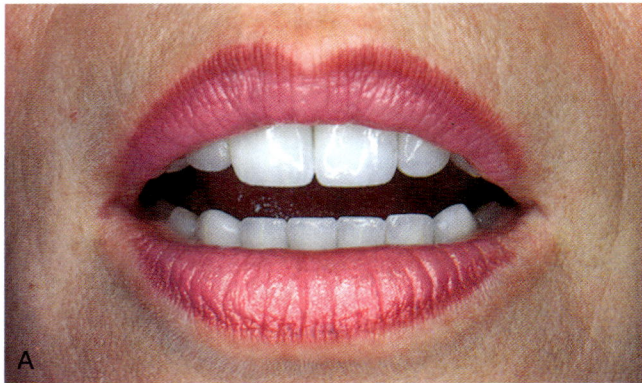
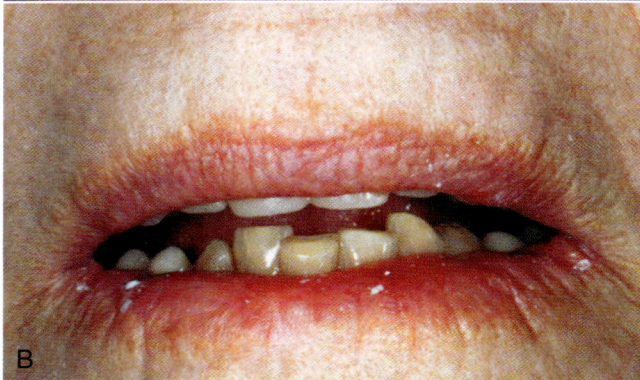

FIGURA 33-27. A posição da ponta do canino dos dentes naturais em relação ao lábio superior em repouso é menos variável do que a posição central do incisivo. Entre as idades de 20 e 80 anos, a ponta do canino geralmente está nivelada com o lábio superior em cerca de 1 mm. **A**, Uma mulher jovem. **B**, Um idoso.

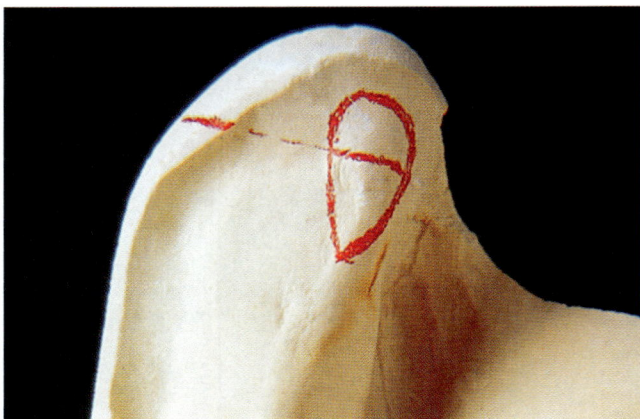

FIGURA 33-28. A abordagem por meio de uma referência anatômica aproximada para o plano oclusal utiliza o triângulo retromolar para a referência posterior.

Quando os dentes (rebordo de cera) estão posicionados mais vestibularmente, a posição vertical do lábio fica elevada. Uma alternativa para aumentar a altura dos dentes anteriores para que eles fiquem mais visíveis com o lábio em repouso seria aumentar a espessura da flange da prótese pré-maxilar. Esta espessura extra traz o lábio para fora e também aumenta o vermelhão. Como resultado, os dentes não ficam mais longos, mas a borda do lábio fica mais alta. O lábio superior mais cheio também pode parecer mais jovem porque as linhas verticais de idade também podem ser reduzidas. Da mesma forma, quanto mais fina a flange vestibular e mais palatina a posição dos dentes maxilares anteriores, mais inferior ou estendida é a posição do lábio.

Plano de Oclusão Posterior da Maxila

Plano Oclusal

Após as posições dos dentes anterossuperiores serem consideradas aceitáveis, o plano oclusal horizontal é determinado nas regiões posteriores da boca. O plano oclusal é definido em três dimensões: oclusal gengival, anteroposterior (AP) e vestibulolingual.[35] O dentista obtém a posição oclusal gengival anterior da borda incisal relativa à estética e à fonética. Essa dimensão também determina a posição dos dentes em relação à crista residual do rebordo anterior. O plano oclusal gengival posterior tem uma variedade de posições e será modificado para ajudar a estabilizar a prótese maxilar. A dimensão vestibulolingual (plano horizontal) do plano oclusal é paralela ao plano horizontal, que geralmente corresponde a uma linha traçada através das pupilas dos olhos (mas segue uma curva de compensação). Um dos lados do arco deve ser paralelo ao outro. A distância AP é estabelecida pela posição anterior da borda incisal e a posição do plano oclusal posterior.

Nas técnicas de próteses totais, o plano oclusal mandibular é determinado após a DVO ser estabelecida. O plano oclusal maxilar, portanto, segue o plano mandibular. Na posição oclusal gengival do plano oclusal mandibular posterior (que determina o espaço da altura da coroa [EAC]), as diretrizes variam de manter o plano de oclusão mais perto do arco com tamanho e contorno das cristas menos favoráveis, favorecendo, assim, o arco mandibular;[15,17] a colocar o plano oclusal a meio caminho entre dois arcos;[36] usar referências anatômicas para colocá-lo em sua localização natural;[37,38] ou finalizar o plano oclusal posterior na metade distal do triângulo retromolar.[15,17,39]

A técnica mais comum para o plano oclusal mandibular posterior utiliza uma referência anatômica. No entanto, a abordagem por meio de uma referência anatômica para o plano oclusal também tem alimentado polêmica porque vários planos e linhas foram sugeridos. A revisão da literatura evidencia a controvérsia dentro da profissão com as diretrizes sugeridas por Lundquist e Luther que preconizam o uso das pontas dos caninos inferiores e da metade inferior do triângulo retromolar.[39] Ismail e Bowman recomendam unir o terço superior do triângulo retromolar à borda incisal mandibular.[40] Outros sugeriram uma linha que passa através da junção entre o meio e o terço superior do triângulo retromolar como guia[41] (Fig. 33-28).

A maioria das abordagens com referências anatômicas tem um plano horizontal abaixo do plano de Camper. Em um estudo realizado por Misch, a posição posterior do plano anatômico na fabricação da prótese total (metade do triângulo retromolar) é paralela à linha da porção alar do nariz à parte inferior da orelha. Em outras palavras, é bem abaixo do plano de Camper (Fig. 33-29).

Uma das razões para a polêmica do plano oclusal é que a maioria dos autores usa a posição do plano oclusal posterior para beneficiar a estabilidade da prótese inferior em vez de comparar o plano com os dentes naturais. Quando o plano oclusal está orientado mais baixo do que o observado com os dentes naturais, a estabilidade da prótese inferior é melhorada pela diminuição da altura de coroa e momentos de força, e por permitir que a língua descanse acima dos dentes posteriores, o que ajuda a estabilizar a prótese inferior. No entanto, quando a prótese mandibular é implantossuportada, esta localização do plano oclusal não é indicada porque posiciona os dentes superoposteriores mais baixo (e aumenta a altura da coroa posterior) do que a posição original do dente. O aumento do EAC diminui a estética durante o sorriso porque mais material

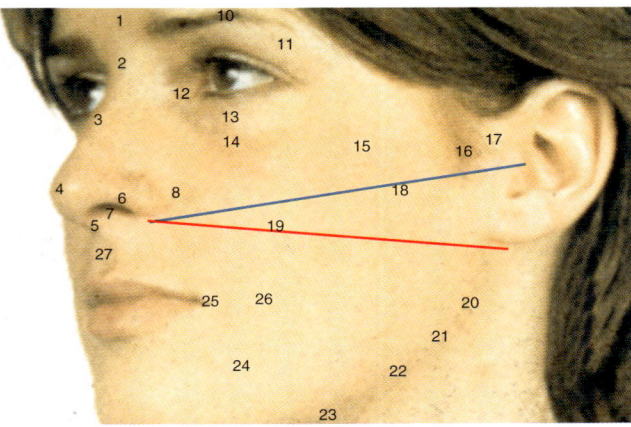

FIGURA 33-29. O plano de Camper está posicionado na porção alar do nariz até o ponto médio do trágus da orelha. O plano mandibular anatômico que utiliza os triângulos retromolares como uma referência é um plano da região alar do nariz para a parte inferior da orelha. Como resultado, a prótese superior é menos estável e muitas vezes expõe a região gengival acima dos dentes superiores ao sorrir.

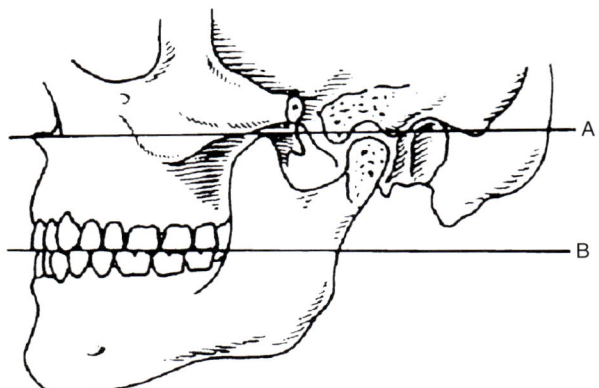

FIGURA 33-31. O plano de Camper é determinado por uma linha a partir do aspecto inferior do nariz (processo alar) para o conduto auditivo ou ponto médio do trágus da orelha.

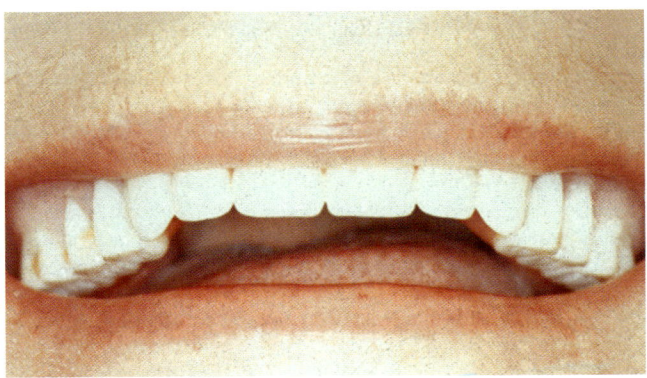

FIGURA 33-30. Neste paciente, o plano oclusal da prótese superior está acima da metade do triângulo retromolar e foi construído com dentes posteriores planos. Uma exposição gengival acima dos dentes posteriores não é usual nesta configuração.

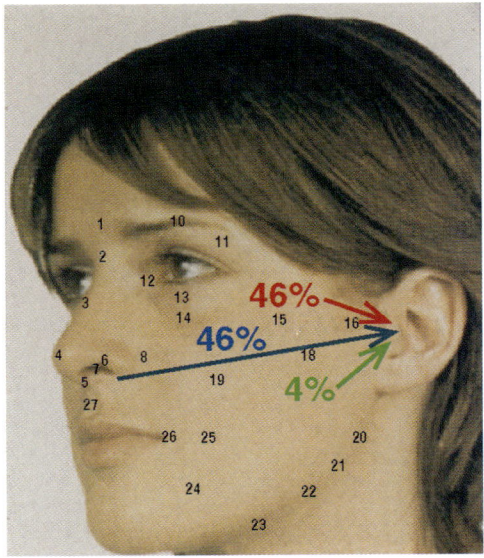

FIGURA 33-32. Misch avaliou a linha de Camper e o plano oclusal em 50 pacientes com dentes naturais. Em apenas 4%, o plano oclusal estava abaixo do ponto médio do trágus (que está perto da metade da posição do triângulo retromolar). Em metade dos pacientes, o plano oclusal era paralelo ao terço superior do trágus (o que ajudaria a estabilizar uma prótese maxilar).

gengival da prótese é exibido acima dos dentes posteriores. (especialmente na área de pré-molares) e diminui a estabilidade da prótese (Fig. 33-30).

O plano de Camper tem sido classicamente descrito como correspondente com o plano oclusal dos dentes superiores. Idealmente, o plano oclusal maxilar posterior deve ser paralelo ao plano de Camper, que coloca os dentes da prótese mais perto do osso de suporte maxilar. Seguir o plano de Camper é um procedimento lógico, embora exista confusão quanto à posição real do plano. Um marco consistente para esta posição é o processo alar inferior do nariz, mas o marco posterior varia da metade ao terço superior do trágus[15,16] (Fig. 33-31).

Misch avaliou o plano oclusal maxilar existente a partir do canino superior ao primeiro molar em 50 pacientes com dentes maxilares e mandibulares naturais.[14] O ponto de referência anterior foi a posição do processo alar inferior. Em metade dos pacientes, o ponto de referência posterior paralelo era localizado no terço superior do trágus; em 46%, era paralelo ao ponto médio do trágus; e em 4%, era inferior ao ponto médio do trágus. Portanto, o autor sugere que o plano oclusal posterior com dentes naturais varia, sendo que em 96% dos pacientes ele segue uma linha que passa da metade ao terço superior da posição do trágus (Fig. 33-32).

A posição do trágus foi diferente no lado contralateral em quase 25% dos pacientes. Isto é resultado de uma orelha estar posicionada mais alta do que a outra. Assim, uma transferência do arco da orelha para a posição do arco superior para o articulador não é paralela ao plano horizontal em um entre quatro pacientes.

Para uma maxila tipo I, divisão A, ou tipo I, divisão B, com boa forma retentiva, o encerramento maxilar é orientado em direção à posição do ponto médio do trágus. Um plano de Frank Fox é colocado no maxilar de cera para avaliar esta posição (Fig. 33-33). O ponto de referência posterior é levantado para uma posição perto do terço superior do trágus, levantando ligeiramente o plano oclusal, para estabilizar a prótese para uma maxila divisão C ou D menos favorável. Assim, o dentista pode variar a orientação AP do plano oclusal em relação a comprimento e apoio do lábio superior, forma, altura e posição. Elevar o plano oclusal posterior para uma prótese maxilar faz com que a prótese fique mais estável porque a altura da

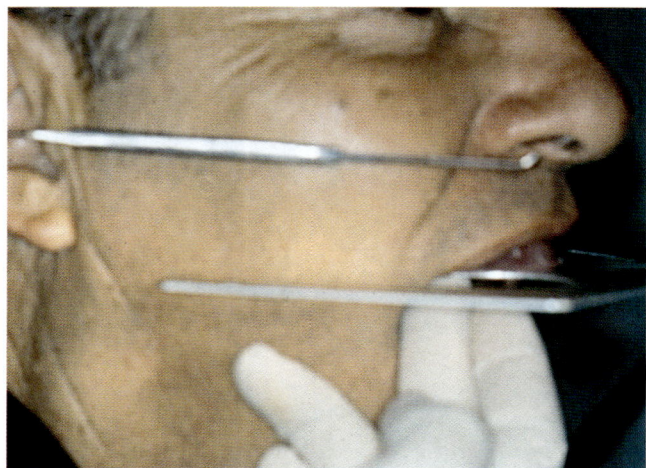

FIGURA 33-33. Um plano de Frank Fox está posicionado no enceramento maxilar para avaliar o plano de Camper.

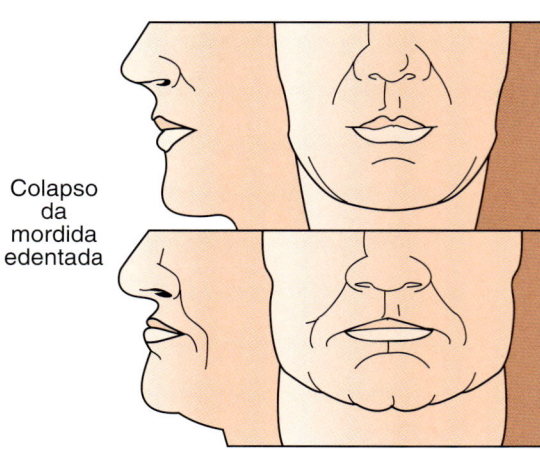

FIGURA 33-35. À medida que a dimensão vertical de oclusão é diminuída, a mandíbula gira para frente e para cima após o fechamento. O queixo é dominante, e os dentes anteriores ocluem mais para a frente e modificam a guia incisal e a função.

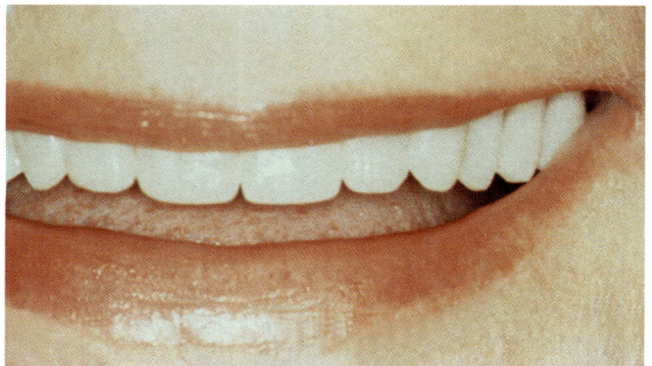

FIGURA 33-34. O mesmo paciente da Figura 33-30 com a mesmas próteses e mesmos seis dentes anteriores. Apenas os dentes posteriores e o plano oclusal foram modificados. (Infelizmente, o ângulo da câmara foi mudado também.)

coroa é reduzida. Também torna a prótese mais estética em relação à posição elevada do lábio durante o sorriso (Fig. 33-34).

Dimensão Vertical de Oclusão

Para determinar a posição anterior e o EAC da mandíbula, as questões sobre a DVO devem ser abordadas. A DVO é definida como a distância entre dois pontos (um na maxila e outro diretamente abaixo na mandíbula) quando os membros de oclusão estão em contato.[35] Esta dimensão requer a avaliação clínica do paciente e não pode ser analisada com base somente nos modelos de diagnóstico.

A determinação da DVO não é um processo preciso porque uma variedade de dimensões é possível sem sintomas clínicos.[26] Em determinado momento, acreditava-se que a DVO era muito específica e mantinha-se estável ao longo da vida do paciente. No entanto, esta posição não é necessariamente estável quando os dentes estão presentes e, definitivamente, é diminuída após os dentes serem perdidos. Estudos de longo prazo têm mostrado que isso não é uma dimensão constante e muitas vezes diminui ao longo do tempo sem consequência clínica em dentados ou em parcial ou totalmente edentados.[42] Um paciente totalmente edentado muitas vezes usa a mesma prótese durante mais de 10 anos, durante os quais a DVO pode ser reduzida em 10 mm ou mais sem sintomas ou mesmo com consciência do paciente.

A DVO pode ser alterada sem sintomas de dor ou disfunção, especialmente quando a junta de disco condilar é saudável. No entanto, isto não é para dizer que a alteração da DVO não tem consequências. Uma mudança na DVO afeta a estética da posição queixo-a-face e o EAC mandibular. Como tal, ela pode afetar a biomecânica do sistema de suporte de uma prótese. Qualquer mudança na DVO vai modificar a relação dimensional horizontal da maxila com a mandíbula. Por isso, uma alteração na DVO irá modificar a orientação anterior, várias funções e a estética facial.[43]

O efeito mais importante da DVO na carga sobre o dente (implante) pode ser o efeito sobre a biomecânica aplicada à pré-maxila da prótese. Quanto mais fechada a DVO, mais a mandíbula sofrerá uma rotação anti-horária e aparentará uma maior relação de classe III esquelética do queixo. Em um paciente edentado que está usando a mesma prótese ao longo de muitos anos, a perda óssea mandibular em altura resulta nos dentes anteroinferiores ocluindo os dentes superoinferiores prematuramente e deslocando a prótese superior. Assim, restaurar a DVO e a guia incisal é primordial para qualquer reconstrução oral.

A posição dos dentes anteriores da maxila é determinada em primeiro lugar, e isto é o mais importante para os critérios estéticos da reconstrução. No entanto, a estética também é influenciada pela DVO por causa da relação entre as posições maxilomandibulares. Quanto menor for a DVO, uma maior relação esquelética de classe III de Angle surgirá; quanto maior a DVO, maior vai ser a relação esquelética de classe II de Angle. Em termos estéticos, a alteração da DVO afeta principalmente a posição dos dentes da mandíbula. Por exemplo, a posição da DVO pode ser influenciada pela necessidade de suavizar o queixo em um paciente com uma grande protuberância mentoniana, aumentando a DVO (Fig. 33-35).

A DVO quase nunca é muito grande em um paciente edentado e, a menos que exista alguma interferência de fabricação, ela está dentro de diretrizes clínicas ou em colapso. Portanto, na maioria das vezes, o protesista deve determinar se a DVO precisa ser aumentada. Em outras palavras, a DVO existente em um paciente sem sintomas da articulação temporomandibular serve para iniciar a avaliação, e não necessariamente deve ser mantida.

Métodos para Avaliação da Dimensão Vertical de Oclusão

Na prótese dentária tradicional, uma série de técnicas tem sido descritas para estabelecer a DVO.[44] Considerando que os métodos objetivos utilizam medições de dimensões faciais, os métodos subjetivos dependem da estética, da posição do arco em repouso e da amplitude da fala. Não há consenso sobre o método ideal para obter a DVO. Portanto, este assunto é parte arte e parte ciência.

Niswonger propôs o uso da distância interoclusal ("espaço livre"), que pressupõe que o paciente relaxa a mandíbula para uma constante posição de repouso fisiológico.[44] O profissional, então, subtrai 3 mm da medida para determinar a DVO. Duas observações conflitam com esta abordagem. Em primeiro lugar, a quantidade de espaço livre é altamente variável no mesmo paciente dependendo de fatores tais como postura da cabeça, estado emocional, presença ou ausência de dentes, parafunção, e momento do registro (maior na parte da manhã). Em segundo lugar, a distância interoclusal em repouso varia de 3 a 10 mm de um paciente para outro. Como resultado, a distância para subtrair a partir do espaço livre é desconhecida em um paciente específico. Portanto, a posição de repouso fisiológico não deve ser o principal método para avaliar a DVO. No entanto, deve ser avaliado após a DVO ser estabelecida para se assegurar que um espaço livre existe quando a mandíbula se encontra em repouso.

Silverman afirmou que aproximadamente 1 mm deve existir entre os dentes ao se fazer um som de "S".[45] Pound desenvolveu ainda mais este conceito para o estabelecimento do centro e do registro da relação vertical entre os arcos para próteses totais.[46] Embora esse conceito seja aceitável, isto não se relaciona com a DVO original do paciente. Os pacientes muitas vezes usam a mesma prótese por mais de 14 anos e durante este tempo perdem 10 mm ou mais de sua DVO original. No entanto, todos esses pacientes são capazes de dizer "Mississippi" com sua prótese. Se a fala estivesse relacionada com a DVO original, os pacientes não seriam capazes de pronunciar o som "S" porque os seus dentes teriam mais de 11 mm. Mas, para dizer a letra "S" com o som correto, os dentes devem estar a aproximadamente 1 mm de distância (independentemente da DVO). Portanto, a amplitude da fala não deve ser utilizada como o único método para estabelecer a DVO. No entanto, após a DVO ter sido determinada, a amplitude da fala deve ser observada, e os dentes não devem se tocar durante sons sibilantes. Eventualmente, um curto período de adaptação de algumas semanas pode ser necessário para estabelecer este critério.

Depois que a posição da borda dos incisivos superiores é determinada, a DVO influencia a estética do rosto em geral. As dimensões faciais são objetivas (porque são medidas) e diretamente relacionadas com a estética facial ideal de um indivíduo. Elas podem ser facilmente avaliadas independentemente da experiência clínica. Esta avaliação objetiva é, geralmente, o método de escolha para avaliar inicialmente a DVO existente ou criar uma DVO diferente durante a reconstrução protética. Além disso, pode ser realizada sem a necessidade de testes de diagnóstico adicionais.[43]

As medidas faciais podem ser traçadas desde a antiguidade, quando os escultores e matemáticos seguiram a *proporção áurea* para proporções faciais e corporais, como descrita por Platão e Pitágoras.[47] A proporção áurea refere-se ao comprimento e à largura de objetos na natureza como de 1 a 0,618.[48] Observou-se que as características biológicas seguem esta razão.[49] As proporções da arquitetura muitas vezes seguem a proporção áurea porque ela é considerada a mais esteticamente atraente para o olho humano. Leonardo da Vinci contribuiu posteriormente com várias observações e desenhos sobre as proporções faciais, o que ele chamou de *proporções divinas*.[50] Ele

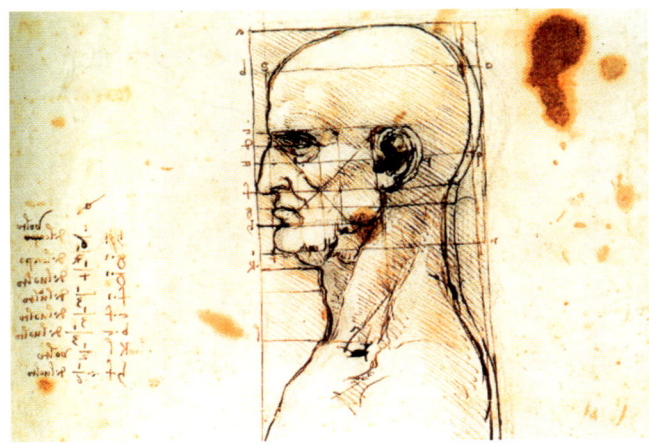

FIGURA 33-36. Leonardo da Vinci usou mensurações para auxiliar no desenho de um rosto. A dimensão vertical de oclusão foi semelhante ao comprimento da linha do cabelo até a sobrancelha e a altura da orelha.

observou que a distância entre o queixo e a parte inferior do nariz (*i.e.*, a DVO) era uma dimensão semelhante como (1) a linha do cabelo para as sobrancelhas, (2) a altura da orelha e (3) as sobrancelhas para a base do nariz, e cada uma destas dimensões equivale a um terço da face (Fig. 33-36).

Muitos profissionais, entre os quais cirurgiões plásticos, cirurgiões orais, artistas, ortodontistas e agentes funerários, usam medidas faciais para determinar a DVO.[51,52] Misch revisou a literatura e descobriu que muitas fontes diferentes revelam muitas correlações entre características que correspondem à DVO:[14,43,53]

1. A distância horizontal bipupilar.[54]
2. A distância horizontal do canto externo de um dos olhos ao canto externo do outro olho.
3. Duas vezes a largura de um dos olhos.
4. Duas vezes a distância do canto interno de um dos olhos para o canto interno do outro olho.
5. A distância horizontal do canto externo de um dos olhos para a orelha.
6. A distância de um canto do lábio ao outro seguindo a curvatura da boca. (*cheilion* para *cheilion*).[54]
7. A distância vertical entre o canto externo do olho e o canto da boca.
8. A altura vertical da sobrancelha até a asa do nariz.[50]
9. O comprimento vertical do nariz à linha média (da espinha nasal [subnasal] à glabela).[51]
10. A distância vertical da linha capilar para a sobrancelha.[50]
11. A altura vertical da orelha.[50]
12. A distância entre a ponta do polegar e a ponta do indicador quando a mão está plana com os dedos próximos uns dos outros (Fig. 33-37).

Todas estas medições não correspondem exatamente umas às outras, mas geralmente não variam mais do que alguns milímetros (com exceção da altura vertical da orelha e o comprimento do dedo indicador) quando as características faciais aparecem em equilíbrio. Uma média de várias destas medições pode ser utilizada para avaliar a DVO existente. Em um estudo clínico realizado por Misch, a DVO muitas vezes era um pouco maior que as medidas faciais listadas (mais em homens do que em mulheres), mas raramente era uma dimensão menor.[53]

Para determinar as medidas faciais e suas relações com a DVO desejada, o dentista deve avaliar primeiro os dois terços superiores da face e geralmente estabelecer o rosto como o equilíbrio facial (Fig. 33-38). Por exemplo, quando a distância horizontal entre

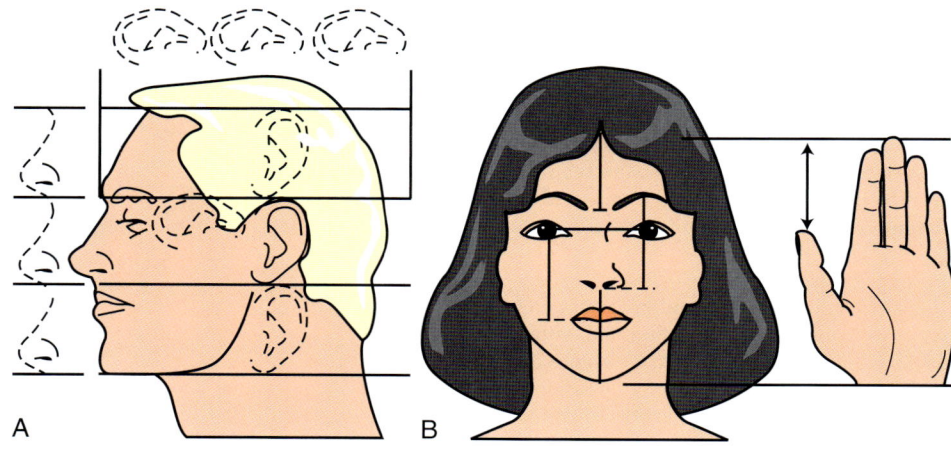

FIGURA 33-37. Leonardo da Vinci descreve as "proporções divinas" da seguinte maneira: **A,** "As distâncias entre o queixo e o nariz e entre a linha do cabelo e as sobrancelhas são iguais à altura da orelha e a um terço da altura do rosto." **B,** Além disso, a altura da face (do queixo à linha de cabelo) é, frequentemente, igual ao comprimento da mão; e a distância do queixo à parte inferior do nariz tem o mesmo comprimento que a distância entre a ponta do polegar e a ponta do dedo indicador. (De Misch CE: *Contemporary implant dentistry*, ed 2, Mosby, 1999, St Louis.)

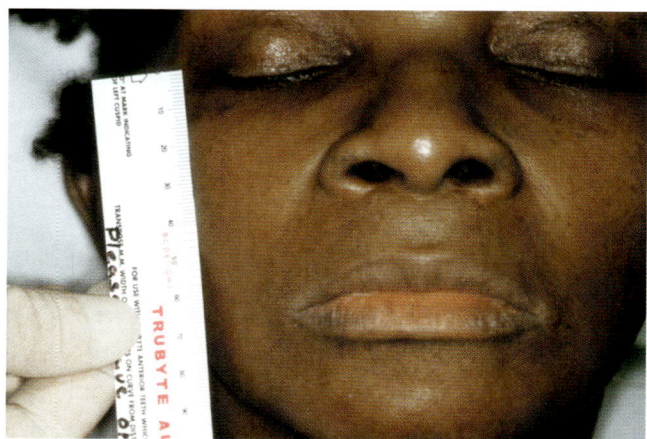

FIGURA 33-38. Os dois terços superiores da face são inicialmente avaliados para ver se há equilíbrio facial.

as pupilas dos olhos estiver dentro de 2 mm da distância vertical do canto externo do olho ao canto da boca, o terço médio da face é facialmente equilibrado. Quando a distância da sobrancelha à asa do nariz é semelhante à da linha do cabelo (em mulheres) à sobrancelha, o terço superior da face tem equilíbrio. Quando essas medições são semelhantes, o resto das medições geralmente é similar, incluindo a medida da base do nariz à parte inferior do queixo (*i.e.*, a DVO). Portanto, a medição facial é um ponto de partida objetivo. Na maioria das vezes, um paciente do sexo masculino tem uma DVO que é ligeiramente maior do que as outras dimensões faciais. Os critérios subjetivos de estética agradável podem, então, ser considerados após as dimensões faciais estarem em equilíbrio umas com as outras.

Medições faciais como um começo para a determinação da DVO oferecem vantagens protéticas significativas. São medidas objetivas, em vez de critérios subjetivos (p. ex., a posição da mandíbula em repouso ou na deglutição). Depois que o dentista determinar a DVO inicial, o mesmo pode usar o enceramento para avaliar a posição da mandíbula durante a fala, a deglutição e o repouso. Além disso, os requisitos estéticos podem ordenar ligeiro decréscimo na DVO, fazendo o paciente parecer mais classe III de Angle, ou aumentar ligeiramente a DVO, fazendo o paciente parecer mais classe II de Angle.

Um cantiléver anterior sobre implantes em um arco mandibular edentado pode corrigir uma relação esquelética entre os arcos de Angle de classe II, divisão I. Os dentes anterossuperiores apoiam a parte inferior do lábio quando em repouso em ambas as classificações das relações entre os arcos de Angle, classe I e classe II. Uma prótese mandibular total tradicional não pode se estender além do suporte anatômico ou zona neutra dos lábios sem reduzir sua estabilidade. No entanto, com implantes, os dentes da prótese mandibular podem ser colocados em uma posição ideal mais funcional e de uma forma mais estética.[14]

O cantiléver anterior na mandíbula de classe II esquelética de Angle depende do número de implantes adequado e da distância AP entre os implantes unidos. Para neutralizar o efeito do cantiléver anterior, o plano de tratamento deve fornecer um maior suporte de implantes aumentando a área de superfície pelo número, tamanho, desenho ou posição AP do implante. Nestes casos, um tipo removível de prótese (PR-4) deve ser projetado para evitar a impactação alimentar, podendo ainda facilitar os cuidados diários em comparação com uma prótese fixa do tipo 3 (PF-3).

Como nenhum método absoluto existe para determinar a DVO e ser usado seguramente para todos os indivíduos, as medições faciais para se obter equilíbrio são atrativas porque elas não necessitam de radiografias ou outros instrumentos de medição especiais. Os enceramentos maxilar e mandibular são avaliados na posição da DVO (Fig. 33-39). Com a boca fechada em relação cêntrica, é feito um registro da mordida. Como a prótese mandibular é implantossuportada, o registro da mordida é geralmente mais facilmente obtido em comparação com uma prótese mandibular suportada por tecidos moles.

Posição da Borda do Incisivo Mandibular

Após a borda incisal maxilar, e o plano posterior de oclusão e a DVO serem considerados clinicamente aceitáveis, a posição dos dentes anteroinferiores é avaliada. Como os dentes anterossuperiores são definidos primeiramente no enceramento, as posições dos dentes mandibulares são definidas em relação a esses dentes. Em uma prótese maxilar, nenhum contato anterior em oclusão de

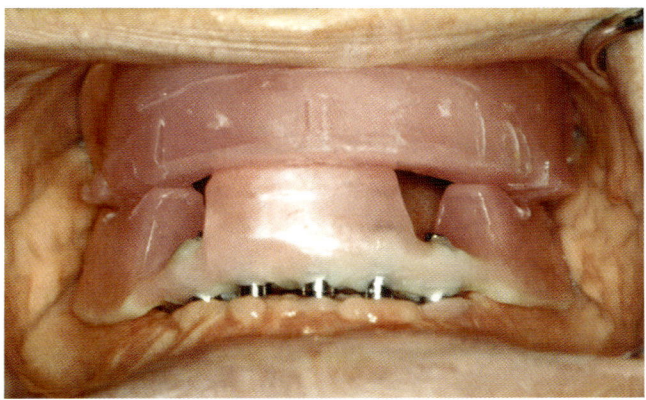

FIGURA 33-39. Uma placa-base maxilar e enceramento opondo-se a uma placa-base mandibular e enceramento de verificação do *jig*. A linha média facial maxilar, a linha alta dos lábios, a posição do canino e as dimensões verticais de oclusão são avaliados antes da obtenção de um registro da mordida.

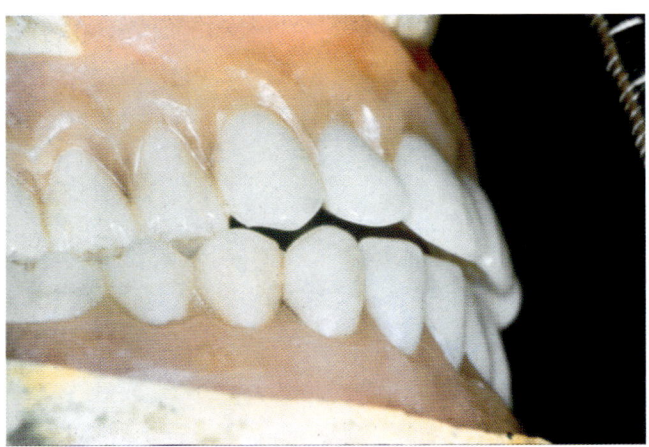

FIGURA 33-40. Os dentes anterossuperiores são inicialmente posicionados no enceramento. Os dentes anteroinferiores não ocluem com os dentes superiores. Um trespasse horizontal de cerca de 2 mm é suficiente.

relação cêntrica é projetado com a prótese mandibular implantossuportada.[55,56] Batentes em cêntrica ou pressão pela posição da língua e dos músculos geralmente evitam a extrusão contínua dos dentes naturais anteroinferiores. No entanto, isto não é necessário quando os dentes anteriores são suportados por implantes ou são parte de uma prótese.

A posição oclusal das próteses maxilar e mandibular totais durante a função muitas vezes é anterior à oclusão de relação cêntrica registrada.[15] Como resultado, os dentes anteriores ocluem antes dos dentes posteriores. Quando a prótese mandibular implantossuportada é mais segura do que a prótese maxilar, a prótese superior perde o selamento periférico de retenção e pode ser deslocada durante as excursões mandibulares na ausência de contatos posteriores, o que ocorre não só durante a trituração de alimentos, mas também durante a parafunção. Um selamento periférico inadequado e a instabilidade da prótese maxilar também podem contribuir para a ocorrência de engasgos.

Dentes protéticos anterossuperiores são sempre posicionados mais facilmente fora do osso de suporte anterior para satisfazer as exigências fonéticas e estéticas. Os momentos de força criados pelos dentes anteroinferiores da prótese implantossuportada podem causar instabilidade da prótese superior e, por conseguinte, os dentes anteriores não devem entrar em contato com uma prótese maxilar. Na maioria das vezes, a sobressaliência horizontal dos dentes anteriores é de cerca de 2 mm. Este trespasse horizontal permite movimentos funcionais da prótese total ou da prótese mandibular fixa sem contatos dentários anteriores imediatos que possam deslocar a prótese maxilar e protege a pré-maxila de forças em excesso (Fig. 33-40).

Um trespasse vertical de 2 mm com os dentes anterossuperiores muitas vezes é usado para posicionar os dentes anteroinferiores. Durante as excursões mandibulares, os dentes superiores e inferiores entram em contato porque a mandíbula se move para baixo e para frente (deslizamento do côndilo ao longo da fossa glenoide). Desta forma, o paciente ainda é capaz de morder totalmente um sanduíche ou um pedaço de carne. A guia anterior resultante é de cerca de 15 graus, o que é menos do que o ideal com dentes naturais, onde a orientação incisal é desejada. Esta posição é compatível com a utilização de um esquema de oclusão bilateral equilibrado quando se utiliza dentes posteriores anatômicos. Assim, os dentes anterossuperiores são posicionados primeiramente por causa principalmente da estética e depois da fala. Os dentes anteroinferiores são então posicionados (após a DVO ser estabelecida), principalmente os relacionados à oclusão e à função.

As pontas dos caninos superiores alinham-se com o centro da papila incisiva e estão mais perto do rebordo reabsorvido em comparação com os incisivos anterossuperiores. Portanto, os contatos anteriores em oclusão cêntrica podem estar presentes no aspecto distal do canino superior.

Depois que os dentes anteriores maxilares e mandibulares são definidos nos enceramentos, o dentista determina a quantidade de orientação incisal, que determina a inclinação da curva de compensação para uma oclusão equilibrada. Quanto maior for a orientação anterior, maior a parte posterior da curva de compensação. Estabelecer a orientação anterior com uma curva mínima é mais fácil do que desenvolver o balanceamento bilateral. Portanto, a criação de uma guia incisal superficial para fonética, estética e função dos dentes anteriores oferece vantagens significativas.

Forma dos Dentes Posteriores

A forma dos dentes posteriores pode ser classificada como anatômica (ângulo da cúspide de 30 graus), semianatômica (ângulo da cúspide de 10 a 20 graus), ou não anatômica (plana). Na maioria dos modelos de próteses totais, a forma do dente posterior é determinada pelo processo de reabsorção da região posterior da mandíbula. Quando há osso abundante, uma forma de dente anatômica é utilizada. Quando grave atrofia está presente, uma forma de dente plana é usada[57,58] (Fig. 33-41).

A forma anatômica do dente apresenta vantagens estéticas consideráveis para a prótese total superior, especialmente na posição dos pré-molares. Além disso, as formas de cúspides mais acentuadas são mais eficientes em penetrar o bolo alimentar em comparação com formas anatômicas.[59] Além disso, o uso dos dentes maxilares posteriores anatômicos permite a criação de um trespasse vertical em direção à região anterior da boca melhorando a estética e o equilíbrio bilateral da oclusão. Os ângulos das cúspides dos dentes posteriores permitem contato oclusal posterior em protrusão. Quando dentes planos não anatômicos são utilizados nas regiões posteriores, o dentista deve eliminar o trespasse vertical nos casos em que a relação dos arcos não fornece um trespasse horizontal adequado.[60] Portanto, os dentes artificiais superoposteriores devem ter os ângulos das cúspides relativamente íngremes.

Quando uma prótese maxilar se opõe a uma prótese implantossuportada, os dentes posterossuperiores devem estar a um ângulo de 20 a 33 graus das cúspides para melhorar a estética e a função. Os dentes posteriores mandibulares devem estar a 10 a 20 graus (menos do que os dentes superiores). Isto irá melhorar

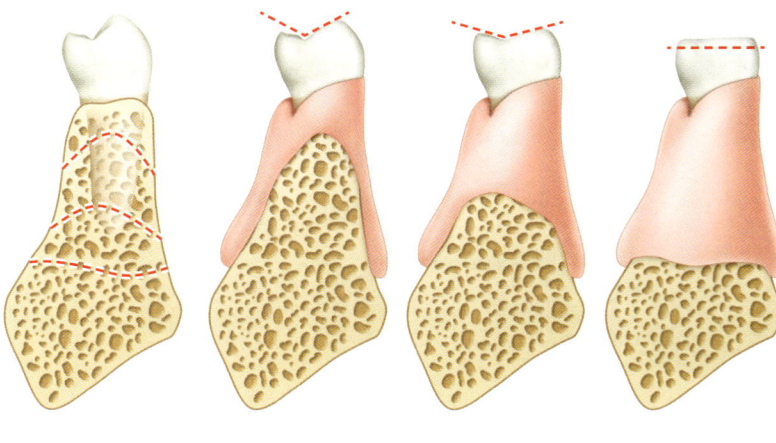

FIGURA 33-41. O volume do osso mandibular posterior muitas vezes determina a forma do dente posterior em próteses totais. Em caso de osso mais abundante (*à esquerda*), usa-se a forma mais anatômica do dente. Em uma menor quantidade óssea (*à direita*), a forma do dente é mais plana.

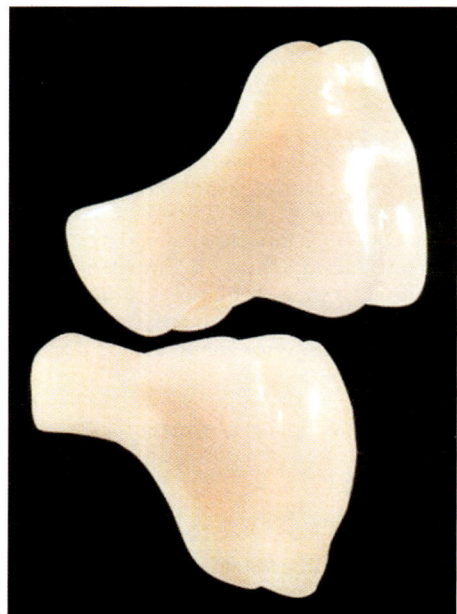

FIGURA 33-42. Os dentes posterossuperiores usam uma forma anatômica para estética e função. Os dentes posteriores mandibulares devem usar uma forma de dente menos anatômica.

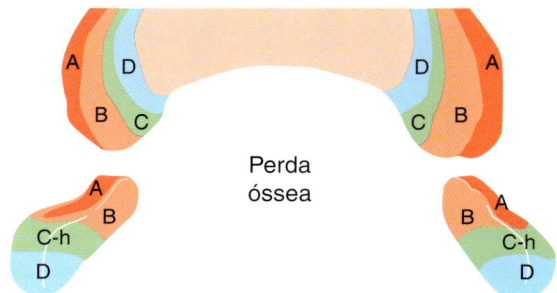

FIGURA 33-43. A mandíbula reabsorve primeiro pela lingual e, em seguida, pela vestibular. A maxila é reabsorvida em direção à linha média.

a configuração oclusal sugerida pelo autor (medialmente posicionada, oclusão lingualizada) (Fig. 33-42). Ângulos de cúspide íngremes na mandíbula podem causar forças horizontais desestabilizadoras, como resumido por Ortman em seu relato "quanto mais plana a crista, mais plana a cúspide".[61] No entanto, os ângulos das cúspides não são uma consideração para sobredentaduras mandibulares ou próteses fixas implantossuportadas porque o sistema de conexão evita as preocupações funcionais em relação à forma do dente.

Posição dos Dentes Posteriores

O rebordo mandibular posterior edentado reabsorve em uma direção medial, uma vez que se transforma da divisão A para B; mas, em seguida, o volume ósseo é reabsorvido lateralmente a partir da divisão B para C e, depois, para D[27] (Fig. 33-42). Em próteses totais, o dentista muitas vezes determina primeiro a posição dos dentes posteroinferiores. Conceitos oclusais que visam à estabilidade da prótese normalmente posicionam os dentes inferiores perpendiculares ao rebordo edentado.[15,16] Isto coloca a fossa central dos dentes inferoposteriores em posição mais medial do que a dos dentes naturais antecessores na divisão óssea B, porém mais vestibular na divisão C e ainda mais vestibular na divisão D em comparação com a posição natural do dente. Próteses totais inferiores registram na zona neutra a posição da língua e resultam em uma posição mais vestibular dos dentes artificiais em arcos reabsorvidos.[62] Os dentes da prótese superior, em seguida, são posicionados mais para vestibular do que os dentes naturais originais se o dentista mantiver uma relação normal entre cúspide e fossa.

Sob circunstâncias ideais, o rebordo maxilar residual é a região primária de tensão de suporte para uma prótese superior.[15] Os dentes artificiais são dispostos mais perto desta estrutura do que de qualquer outra região de apoio. A colocação dos dentes artificiais diretamente sobre a crista posterior edentada reduz o momento de força e melhora o suporte sob forças verticais. Na região de pré-molares e molares com osso de divisão A, o dentista muitas vezes pode colocar dentes ao longo da crista do rebordo.

O rebordo posterior maxilar edentado reabsorve em uma direção medial, uma vez que se transforma de divisão A para B, divisão B para C, e divisão C para D (Fig. 33-43). Na maioria dos conceitos de próteses totais, os dentes superiores geralmente são posicionados para seguir os dentes da mandíbula (que estão posicionados mais vestibular à medida que o rebordo residual é reabsorvido) e cada vez mais em cantiléver fora do suporte ósseo maxilar. Consequentemente, quando os dentes inferiores estão posicionados sobre suporte ósseo (ou quando as zonas musculares neutras são usadas), os dentes da prótese superior estarão sempre laterais ao suporte ósseo reabsorvido, e a condição é complexa nos casos de atrofia maxilar avançada (osso de divisão C ou D) (Fig. 33-44). Os dentes posterossuperiores também estão envolvidos na configuração estética, especialmente na região de pré-molares. A colocação do dente mais lateral elimina

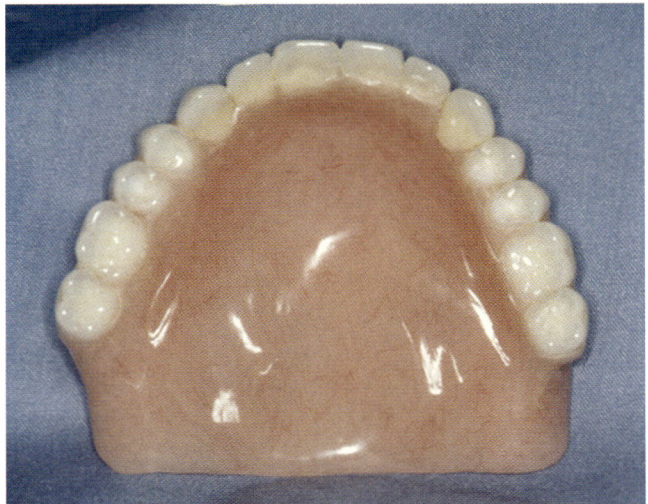

FIGURA 33-44. Nesta prótese maxilar, os dentes posteriores foram montados em relação aos dentes inferiores, que foram montados sobre o osso de divisão D existente. Os dentes posteriores são alinhados vestibularmente, fora da base óssea da maxila, o que provoca instabilidade e uma estética ruim da prótese.

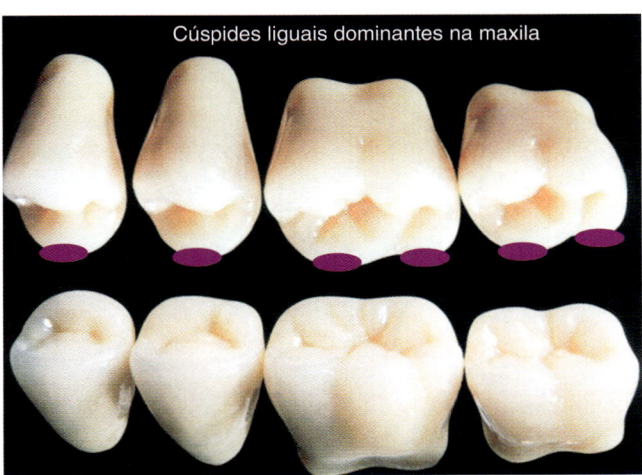

FIGURA 33-45. Os dentes superoposteriores anatômicos ocluem a cúspide lingual com a fossa central dos dentes mandibulares não anatômicos.

o espaço bucal durante o sorriso e afeta negativamente a estética comparada com a posição dos dentes naturais.

Gysi introduziu pela primeira vez o conceito básico de oclusão lingualizada.[63] Posteriormente, Payne relatou uma configuração posterior de Farmer modificada e sugeriu que as cúspides vestibulares dos dentes posterossuperiores devem ser reduzidas para que apenas as cúspides linguais estejam em contato.[64] Pound e Murrell discutiram um conceito similar, mas reduziram a cúspide vestibular dos dentes inferiores em vez dos superiores, e assim os dentes superiores permaneceram mais estéticos e foi criado o termo da *oclusão lingualizada*.[57,58]

Compatível com a filosofia de Payne e Pound era a crença de que a cúspide palatina deve ser a única área de contato dos dentes superiores. Esta oclusão lingualizada foi desde então renomeada *oclusão de contato lingual*.[65] Estes esquemas oclusais eram destinados a estreitar a mesa oclusal e melhorar a mastigação, reduzir as forças para o osso mandibular subjacente, simplificar a configuração de dentes artificiais, prevenir que se morda a bochecha e ajudar a estabilizar a prótese inferior (Fig. 33-45).

Sobredentaduras ou próteses fixas inferiores implantossuportadas ganham estabilidade e retenção a partir do sistema de suporte do implante. Elas não são mucossuportadas, de modo que o esquema oclusal e o posicionamento dentário podem ser diferentes das técnicas de próteses tradicionais. O autor sugere que a técnica de Payne e Pound pode ser modificada quando se fabrica uma prótese maxilar opondo-se a uma prótese implantossuportada estável.[12-14] Como a prótese mandibular é estável, o dentista pode posicionar os dentes da maneira mais favorável para a estabilidade e suporte da prótese superior.

Pound posicionou a cúspide lingual dos dentes posteriores mandibulares entre duas linhas traçadas a partir do canino até as faces vestibular e lingual do triângulo retromolar (triângulo de Pound)[57,58] (Fig. 33-46, *A*). A posição dos dentes originalmente sugerida por Pound ajuda a estabilizar a prótese mandibular. No entanto, uma prótese mandibular implantossuportada não requer tal posicionamento para melhorar a estabilidade da prótese inferior. Misch avaliou a posição das cúspides linguais de molares inferiores em 30 pacientes e crânios com relação mandibular e oclusão adequadas comparada com a posição lingual de cúspide

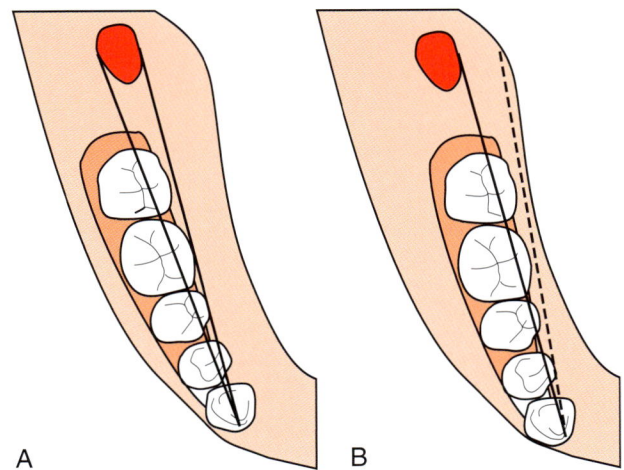

FIGURA 33-46. **A**, O triângulo de Pound é criado pelo desenho de duas linhas a partir da face mesial do canino para cada lado do triângulo retromolar. As faces linguais dos dentes inferiores são, em seguida, posicionadas dentro desse triângulo. **B**, Misch propôs desenhar uma linha da face distal do canino para a face medial do triângulo retromolar. As fossas centrais dos dentes posteroinferiores são posicionadas vestibularmente a essa linha, e as superfícies linguais ficam lingualmente a esta linha. (Redesenhado de Misch CE :*Contemporary implant dentistry*, ed 2, St Louis, 1999, Mosby.)

referida por Pound[14] (Fig. 33-47). Em todos os pacientes, a posição das cúspides linguais posteriores estendeu-se medialmente a uma linha traçada a partir do canino para a porção medial do triângulo retromolar. Em outras palavras, é mais medial do que a posição de Pound e mais medial do que o osso mandibular subjacente. Na maioria dos pacientes, a cúspide lingual estendia-se 2 mm lingualmente além da linha; mas em cerca de 10%, era estendida em 3 mm, e em um terceiro grupo era lingualizada 1 mm além da linha. Portanto, Misch sugeriu que, para próteses mandibulares implantossuportadas, os dentes artificiais podem ser posicionados mediais ao triângulo retromolar em uma posição similar à dos dentes naturais (Fig. 33-46, *B*).

Quanto mais mediais estão os dentes posteriores na prótese, maiores serão as forças verticais geradas sobre o osso maxilar, reduzindo, assim, o deslocamento e melhorando a estabilidade

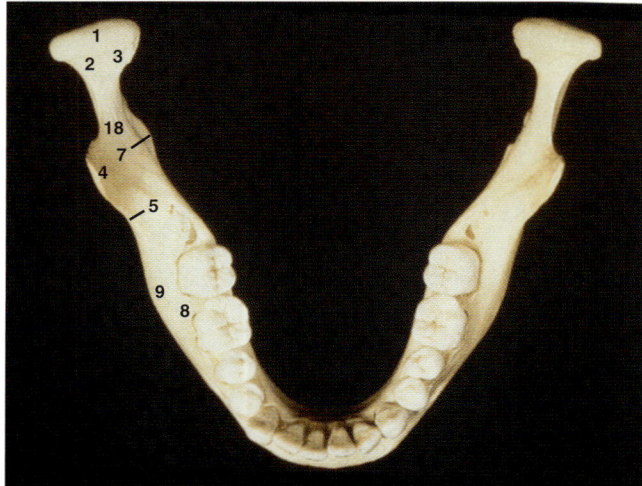

FIGURA 33-47. A posição lingual dos dentes posteriores mandibulares foi avaliada em 30 pacientes e crânios com dentes naturais. Em todos os pacientes, os contornos linguais dos dentes inferiores eram de 1 mm a 3 mm linguais à linha mais medial de Pound.

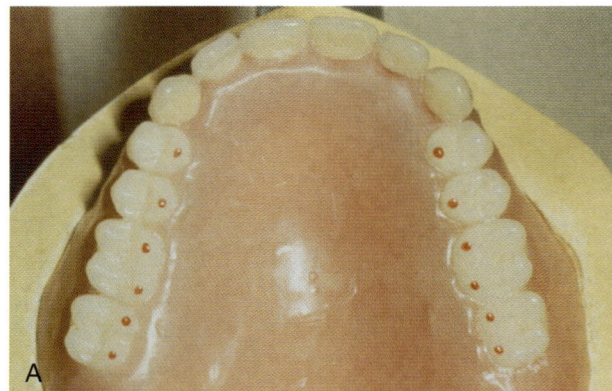

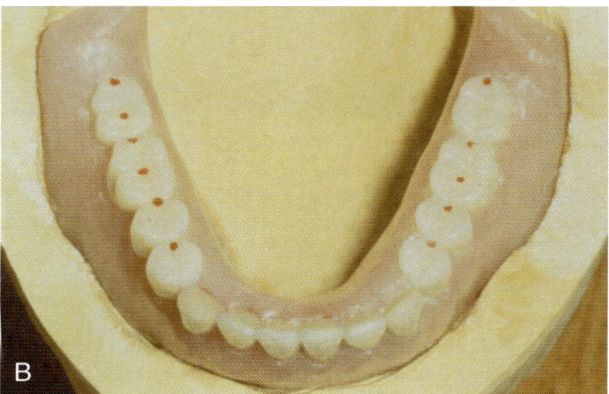

FIGURA 33-48. **A,** Apenas as cúspides linguais dos dentes superoposteriores ocluem com os dentes inferiores. Isto traz o contato oclusal mais para perto do suporte da crista óssea e ajuda a estabilizar a prótese. **B,** Os dentes inferiores têm o contato oclusal na fossa central: as cúspides vestibulares são reduzidas em altura, sem contato oclusal em oclusão cêntrica.

da prótese superior durante a função. Portanto, a fossa central dos dentes posteroinferiores deve ser posicionada sobre uma linha traçada a partir da ponta do canino inferior à face lingual do triângulo retromolar. Os dentes posteroinferiores são colocados de modo que a fossa central esteja sobre esta linha e as cúspides linguais estendam-se medialmente para a linha.[66] Embora esta posição coloque os dentes da prótese dentária em uma posição mais medial do que as técnicas anteriores, as cúspides linguais em ambos os arcos estão em locais semelhantes aos dentes originais.

Os dentes posterossuperiores são, então, posicionados de modo que a cúspide vestibular mandibular oclua com a fossa central superior com um trespasse horizontal das cúspides vestibulares superiores. Isto posiciona os dentes posterossuperiores mais perto da posição dos dentes naturais porque eles seguem os dentes inferiores posicionados mais naturalmente.

Os contatos oclusais cêntricos seguem as orientações da oclusão lingualizada descrita por Payne, Pound e Murrell.[64,57,58] Somente as cúspides linguais dos dentes posterossuperiores estão em contato durante a oclusão cêntrica (Fig. 33-48). Como o contato oclusal primário é a cúspide lingual dos dentes superiores, em vez de a cúspide vestibular dos dentes inferiores, ele atua como um fator de estabilização adicional para a prótese superior direcionando forças para mais perto do rebordo alveolar maxilar. Além disso, a mesa oclusal mais estreita (porque apenas uma cúspide oclui) diminui a força necessária para a penetração dos alimentos e simplifica o processo de ajuste oclusal.

A oclusão balanceada bilateral tem caído em desuso porque o conceito oclusal é difícil de ser obtido, e não é prático durante a função — "*bolus* de entrada, equilíbrio de saída".[67] No entanto, os dentes superiores e inferiores são definidos em oclusão balanceada bilateral. Este conceito estabiliza ainda mais a prótese maxilar durante a parafunção. Ele também ajuda a proteger a pré-maxila da rotação da prótese maxilar e da perda posterior de selamento. Como os dentes anteriores não ocluem em oclusão cêntrica, isso também protege o osso da pré-maxila.

Quando a prótese maxilar se opõe a uma prótese implantossuportada e é posicionada com guia incisal, apenas os dentes anteriores ocluem em excursões protrusivas ou mandibulares (Fig. 33-49). Quando este conceito é utilizado com próteses totais, a prótese inferior sobe na parte de trás e se desloca para baixo na parte da frente. Uma vez que o paciente esteja acostumado a usar uma prótese inferior instável, isso não é uma grande preocupação. No entanto, quando a reabilitação é de uma prótese superior oposta a uma prótese inferior implantossuportada, a prótese dentária superior cai da parte de trás e se desloca para cima na parte da frente. O selamento periférico é perdido, e a prótese não tem nenhuma retenção. Como consequência, o balanceamento oclusal bilateral é o conceito necessário para evitar esta complicação (Fig. 33-50).

Com o aumento da altura da coroa, um momento de força crescente é aplicado aos dentes maxilares quando posicionados vestibularmente ao rebordo residual. Esse aumento do momento de força é difícil de ser evitado na maxila anterior porque posições específicas dos dentes são necessárias para estética e fonética adequadas. No entanto, colocar os dentes e os contatos oclusais nas regiões posteriores em direção à linha média e elevar o plano posterior da oclusão minimizam essas forças e a instabilidade. O segundo molar superior pode até ser posicionado cruzado para melhorar ainda mais o componente de força vertical sobre a divisão D gravemente atrófica do maxilar posterior. Elevar o plano oclusal posterior ao terço superior do trágus, a posição medial dos dentes, a oclusão com contato lingual e a oclusão bilateral balanceada ajudam a estabilizar o mais fraco membro das próteses removíveis: a prótese maxilar (Fig. 33-51).

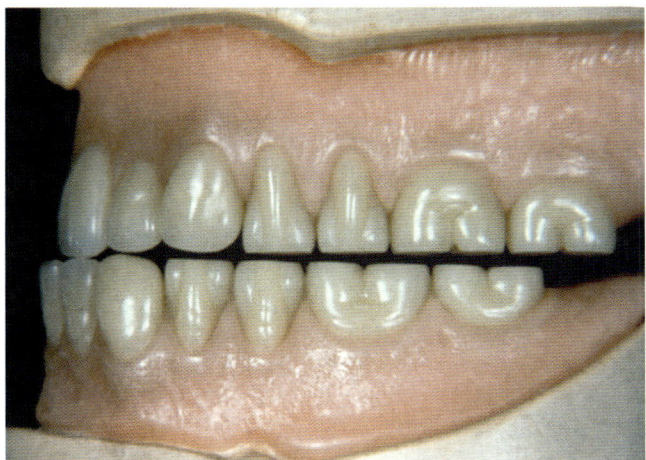

FIGURA 33-49. Quando apenas os dentes anteriores ocluem durante os movimentos funcionais, a prótese implantossuportada inferior permanece estável. Por conseguinte, a prótese da maxila irá rotacionar para cima na porção anterior e para baixo na porção posterior. O selamento posterior será rompido e a prótese superior perderá a retenção.

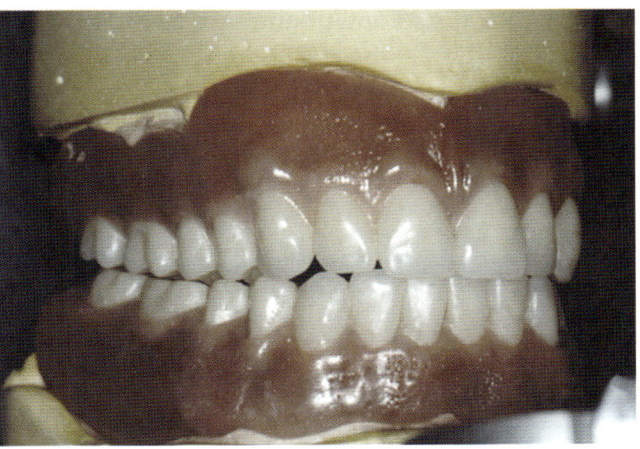

FIGURA 33-50. A prótese maxilar possui balanceamento bilateral para manter a prótese estável durante a função. Esta imagem ilustra próteses antagonistas durante uma excursão mandibular direita com contatos oclusais dos dentes anteriores e posteriores.

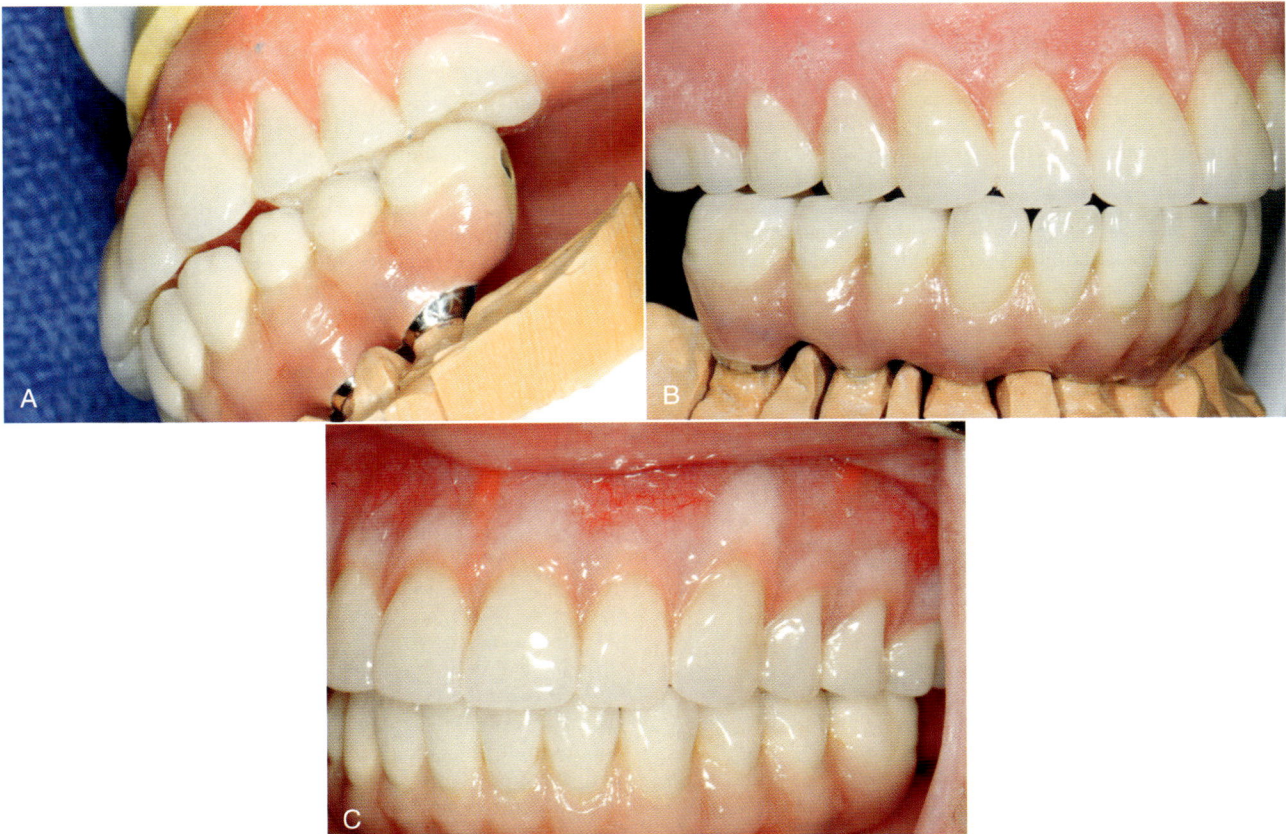

FIGURA 33-51. A, Prótese superior encerada opondo-se a uma prótese fixa inferior implantossuportada. Somente as cúspides linguais da prótese superior ocluem na fossa central dos dentes inferiores. **B,** A excursão direita da mandíbula tem oclusão bilateral balanceada. **C,** Prótese superior total e prótese mandibular fixa na boca.

Técnica de Trajeto Funcionalmente Gerado para Próteses Maxilares Removíveis

A técnica de trajeto funcionalmente gerado (TFG) permite que o protesista capture de forma precisa os movimentos mandibulares excêntricos de um paciente sem o uso de instrumentação complicada ou dispendiosa.[55,56,68] Os movimentos excêntricos são registrados após o dentista estabelecer a DVO e a guia anterior. A técnica tem sido utilizada para todos os tipos de esquemas oclusais, mas é mais útil para oclusão balanceada bilateral, especialmente quando o plano de oclusão não é o ideal. O dentista pode usar o TFG para confeccionar uma prótese total maxilar opondo-se à dentição natural ou para restaurar dentes posteriores com procedimentos de reembasamento.

A indicação mais comum para o TFG na prática de implantes é em maxila completa ou sobredentadura PR-5 opondo-se à dentição natural ou previamente restaurada com próteses fixas (Fig. 33-52). Uma oclusão bilateral balanceada é especialmente difícil de estabelecer quando um dos arcos apresenta dentição natural. Para agravar o problema, são tratamentos de pacientes que não permitem a reabilitação oclusal completa do arco natural. A implantodontia geralmente apresenta opções de tratamento que combinam a restauração do arco maxilar com uma prótese total tradicional com uma prótese fixa mandibular implantossuportada.

Os movimentos excêntricos da mandíbula são ditados pela configuração do côndilo e do disco articular, seu trajeto e a orientação incisal anterior. Como a técnica TFG primeiro estabelece as orientações vertical e anterior, toda a informação necessária já está disponível para um registro personalizado preciso dos movimentos mandibulares.

Um analisador do plano oclusal pode ser usado em modelos de diagnóstico para avaliar as condições de pré-tratamento da mandíbula e ajudar na correção intraoral do plano oclusal. Analisadores oclusais podem ser fabricados em vários tamanhos. O tamanho médio corresponde a uma esfera de pouco mais de 10 cm e proporciona um ponto de partida para as curvas ideais de Wilson e de Spee. Qualquer discrepância observada no modelo pode ser corrigida na boca. Misch designou um modelo assistido em laboratório com esta intenção.[14] No laboratório, uma moldeira de acrílico a vácuo ou encaixada sob pressão é preparada sobre o modelo. O analisador de plano oclusal é então usado para avaliar e corrigir um plano oclusal impróprio. A peça de mão é usada para desgastar a moldeira de acrílico e as cúspides salientes oclusais sobre o modelo de diagnóstico duplicado. A moldeira de acrílico transparente é então conduzida intraoralmente e inserida sobre os dentes. Qualquer cúspide que se estenda através da moldeira de acrílico é redesenhada ao nível do acrílico circundante. Como tal, o plano oclusal é rapidamente corrigido para uma condição ideal (Fig. 33-53).

O primeiro passo na técnica de TFG para uma prótese maxilar removível é a determinação da posição dos dentes anteriores da maxila após a fabricação de impressões finais e registros estáveis de placa-base. O dentista utiliza as diretrizes discutidas anteriormente para estética, contorno e fonética. O dentista então aborda o arco mandibular. Se o arco inferior é uma sobredentadura PR-4 e o protesista seleciona a posição dos dentes, isso determina o plano oclusal superior nos sentidos oclusogengival, vestibulolingual e anteroposterior. Se o arco mandibular já é restaurado com uma prótese fixa ou dentes naturais, o dentista também recontorna os dentes anteroinferiores conforme necessário para eliminar irregularidades na altura ou posição labial. O dentista recontorna a face vestibular dos dentes posteriores mandibulares para permitir uma posição mais medial dos contatos oclusais, e muitas vezes reduz a altura da cúspide lingual para evitar contatos prematuros laterais.

O dentista estabelece a DVO usando medidas faciais. Ele obtém um registro de relação oclusal cêntrica vertical após determinação da posição dos dentes anteriores e da DVO. O profissional pode ou não usar um registro do arco facial para montar a placa-base do modelo maxilar com dentes anteriores na posição final. O dentista monta o modelo antagonista dos dentes mandibulares fixos naturais com os registros cêntricos e usa um "verticulador" ou articulador com configurações protrusivass condilares superiores a 60 graus como o articulador de técnicas de TGF (Fig. 33-54).

Depois que os dentes anterossuperiores e a DVO são estabelecidos, o encerramento posterior maxilar é projetado para ocluir com o modelo ou os dentes da prótese opostos no articulador. O dentista corta uma fenda estreita na borda maxilar oclusal posterior diretamente sobre a fossa central dos dentes posteriores mandibulares. Esta fenda estende-se para a placa-base acrílica e forma um sulco de 3 mm de largura. O dentista adiciona monômero à placa-base na fenda e preenche a área com acrílico. O profissional reveste o modelo oposto com vaselina e articula os modelos. Após a polimerização do acrílico, o encerramento remanescente é removido. Este procedimento resulta em uma oclusão da aleta de acrílico com a fossa central do modelo posterior registrando a dimensão vertical de oclusão (Fig. 33-55).

O dentista coloca a placa-base maxilar na boca do paciente e confirma a posição do dente anterior e a oclusão vertical (Fig. 33-56). Ele acrescenta cera Iowa ou cera mole ao redor da aleta posterior acrílica e depois orienta o paciente em primeiro lugar em oclusão cêntrica e faz um registro das superfícies oclusais dos dentes inferiores com a cera. O dentista amolece a cera em água quente e dá instruções ao paciente para morder em oclusão cêntrica, e, em seguida, orienta o paciente a um movimento lateral para a esquerda até os caninos superiores e inferiores estarem no mesmo plano. Após o profissional registrar a extensão do movimento, o paciente abre a boca e provoca a oclusão de volta em oclusão cêntrica. Este registro é repetido. O dentista remove a placa-base maxilar e examina (Fig. 33-57). A cera posterior não deve estar sem suporte na base. Se a cera se estende mais amplamente sobre a mesa oclusal do que na base, o dentista adiciona cera abaixo da mesa de registro oclusal até que esteja suportada.

O profissional reinsere a placa-base maxilar e, dessa vez, orienta o paciente em oclusão em relação cêntrica e orienta a mandíbula em um movimento para a borda lateral direita. O paciente abre a boca quando o movimento mandibular alinhou as superfícies vestibulares dos caninos superiores e inferiores e fecha em oclusão cêntrica. O movimento é repetido. O dentista remove a placa-base maxilar e a

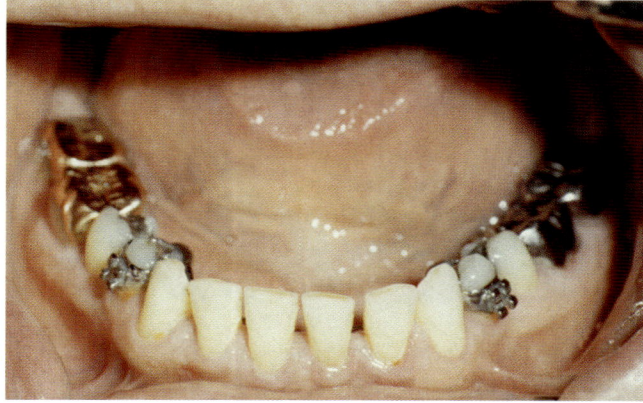

FIGURA 33-52. Ocasionalmente, uma prótese superior é feita para ocluir em dentes naturais ou em uma prótese fixa implantossuportada sem o plano oclusal ideal. É difícil obter o balanceamento bilateral sob essas condições.

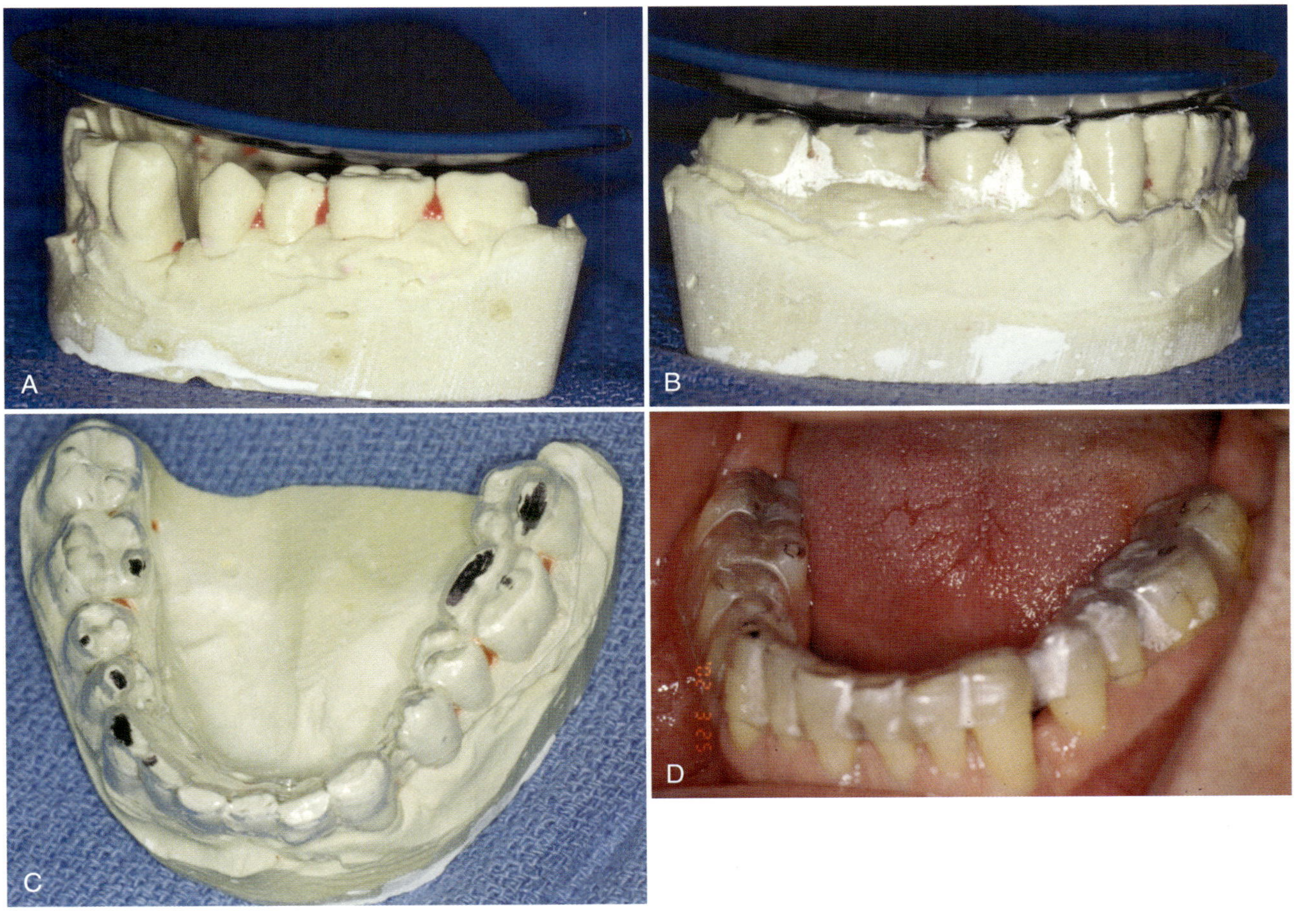

FIGURA 33-53. **A,** Um analisador oclusal de Misch com uma curva de pouco mais de 10 cm é colocado sobre o molde inferior para avaliar as curvas de Wilson e de Spee. **B,** Uma moldeira a vácuo é colocada sobre os dentes, e a cúspide mandibular é recontornada seletivamente para caber no analisador oclusal. **C,** As cúspides modificadas são marcadas no modelo. **D,** A moldeira transparente é colocada na boca, e as cúspides apropriadas são modificadas.

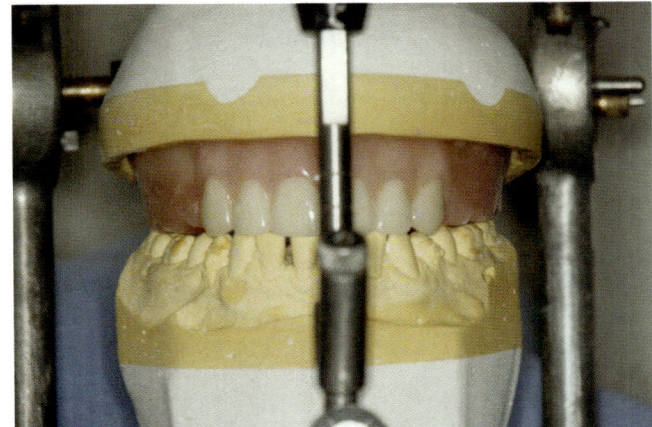

FIGURA 33-54. Durante o teste com os dentes em cera, a posição dos dentes anteriores da maxila é confirmada e são obtidos registros da dimensão vertical de oclusão e oclusão cêntrica. O articulador reproduz esta situação clínica, e as configurações do côndilo no articulador maiores que 60 graus são selecionadas.

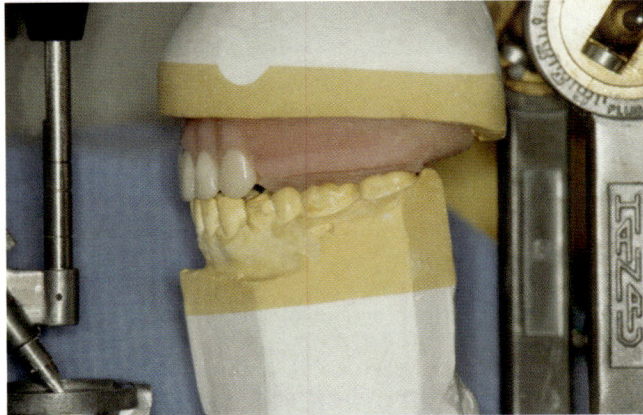

FIGURA 33-55. Uma aleta de acrílico sobre a placa-base da maxila é feita para ocluir com a fossa central dos dentes inferiores na posição de dimensão vertical de oclusão.

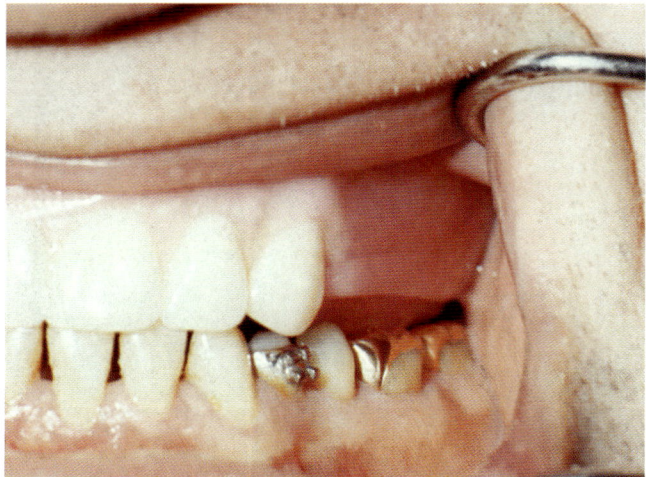

FIGURA 33-56. A placa-base maxilar e os dentes anteriores de teste são avaliados por via intraoral. A aleta posterior oclui na região central da fossa dos dentes posteriores.

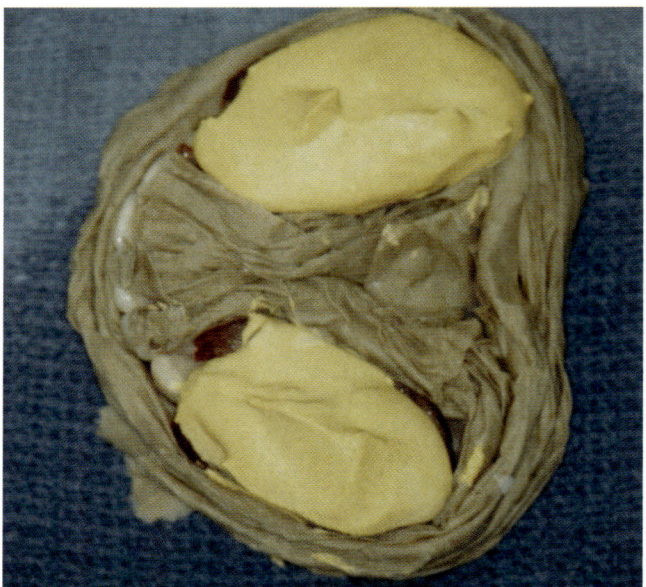

FIGURA 33-58. Um papel frio e úmido é posicionado ao redor da cera mole posterior da placa-base, e gesso é vertido sobre a cera.

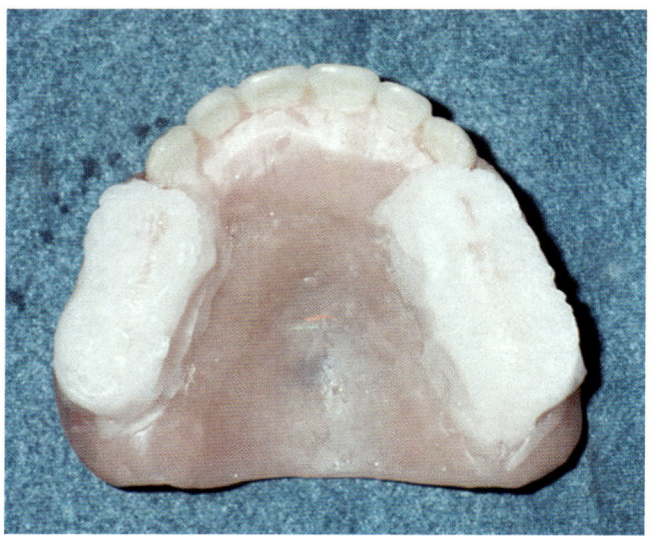

FIGURA 33-57. Cera Iowa ou cera mole é colocada ao redor das aletas posteriores na placa-base. O paciente é orientado a fazer movimentos de protrusão e de lateralidade direita e esquerda mantendo os maxilares em contato.

examina para confirmar padrões oclusais precisos e contorno de cera oclusal suportado.

O dentista insere a placa-base novamente, desta vez orientando o paciente em oclusão em relação cêntrica e pedindo a ele para fazer um movimento de protrusão até que os dentes anteroinferiores estejam alinhados. O paciente, então, abre a boca, e o dentista remove a placa-base. Movimentos de protrusão não são movimentos limitados e podem variar ligeiramente com os registros repetidos. Por isso, é registrado apenas um movimento protrusivo na cera oclusal posterior.

O dentista coloca papel frio e úmido ao redor da cera posterior para evitar a distorção, cobre a região e vaza com gesso-pedra (Fig. 33-58). O papel frio ajuda a evitar a distorção da cera quando o gesso gera calor enquanto toma presa.

Quando o gesso toma presa, o dentista reposiciona a placa-base maxilar no articulador, remove o modelo mandibular dos dentes ou próteses do componente mandibular, e junta os pedaços de gesso posteriores ao conjunto articulador mandibular com gesso (Fig. 33-59). O dentista então separa os modelos oclusais mandibulares da placa-base maxilar. O aspecto oclusal do modelo inferior não aparece como dentes; em vez disso, o modelo é a representação dos movimentos limitantes e protrusivos das cúspides mandibulares (Fig. 33-60).

O dentista aumenta a relação vertical do pino do articulador em 1 mm, posiciona os dentes maxilares posteriores artificiais totalmente anatômicos na placa-base maxilar, e coloca os pré-molares para estética e função. O primeiro molar é muitas vezes mais medial em posição nas divisões C e D do osso, e o segundo molar superior pode ser definido em mordida cruzada se o rebordo posterior tiver grave reabsorção. Os dentes posteriores são definidos 1 mm mais alto na presente etapa, pois o pino incisal vertical do articulador foi aumentado.

O dentista então reposiciona o pino de relação vertical para a dimensão vertical original. O articulador é usado apenas na posição vertical. Nenhuma excursão é feita. O papel-carbono para articulação marca as porções dos dentes em oclusão, e o dentista recontorna estes até se obter a dimensão vertical original (Fig. 33-61). Este procedimento resulta em um esquema de oclusão bilateral balanceada.

O dentista testa a prótese maxilar com dentes encerados na boca do paciente. O paciente faz os movimentos de lateralidade esquerda e direita juntamente com um movimento protrusivo. O dentista avalia a oclusão e ajusta conforme necessário. Ele também avalia estética e fonética. A prótese final então pode ser confeccionada e entregue na consulta seguinte (Fig. 33-62).

Pode-se utilizar uma técnica alternativa para uma prótese TFG se o arco mandibular também deva ser restaurado. Esta técnica finaliza primeiro a prótese maxilar para obtenção de estética, contorno, conforto e plano oclusal ideais dependendo da quantidade de reabsorção do rebordo maxilar. O arco mandibular é então restaurado para a prótese maxilar definitiva.

O dentista posiciona a prótese maxilar final na boca do paciente posicionando primeiro os dentes anteroinferiores e avaliando estética e fonética na dimensão vertical desejada. Geralmente não é indicado contato anterior em oclusão cêntrica para uma prótese

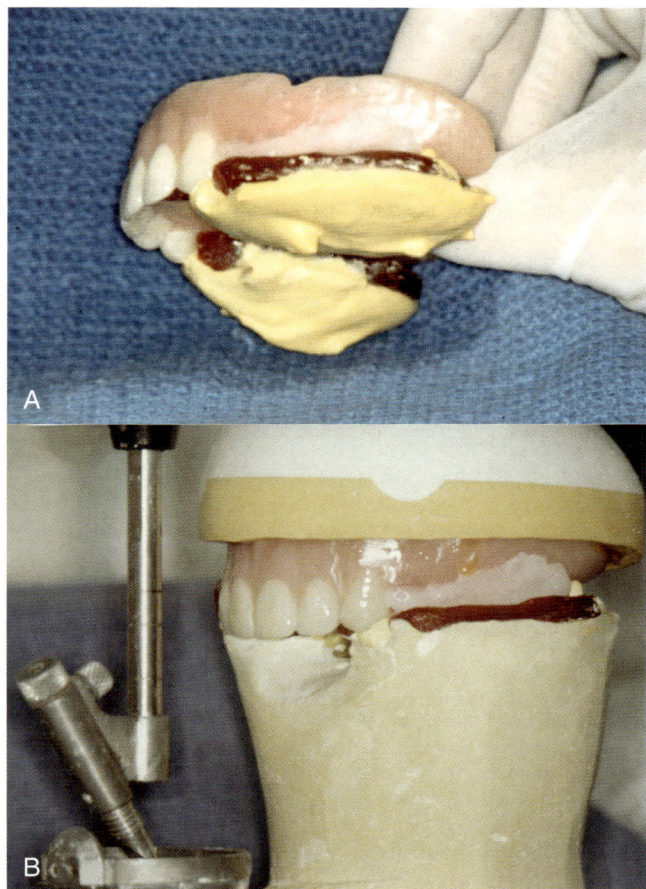

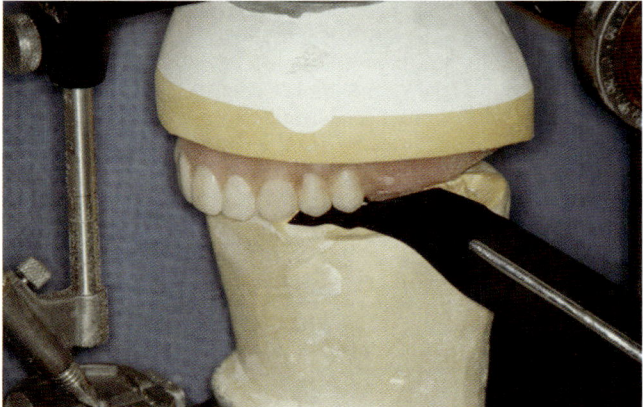

FIGURA 33-61. O pino incisal do articulador é levantado 1 mm, e os dentes posteriores são fixados no enceramento. O pino é devolvido à sua posição original, e o movimento vertical do articulador é utilizado para equilibrar os dentes superiores até que a dimensão vertical de oclusão original seja restaurada.

FIGURA 33-59. **A,** Teste do enceramento maxilar e o registro oclusal em gesso. **B,** O modelo inferior é removido do articulador e é substituído pelo registro feito em gesso e preso ao articulador inferior com gesso.

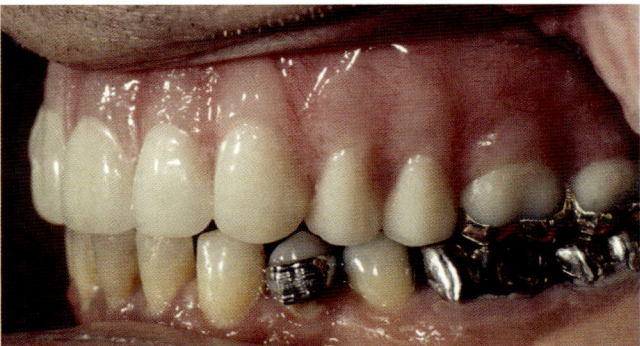

FIGURA 33-62. A prótese superior é confeccionada, e a entrega da prótese final é feita. O paciente é lembrado sobre a ocorrência de perda óssea e da necessidade de remover a prótese quando for dormir para retardar o processo de perda óssea até que os implantes sejam instalados.

maxilar removível. O dentista coloca um índice incisal sobre os dentes anteriores para registrar a dimensão vertical na posição cêntrica do côndilo. Um registro da oclusão vertical cêntrica permite a montagem do modelo da prótese maxilar e da placa-base mandibular em um articulador.

Após o modelo maxilar e o registro oclusal mandibular serem montados em um articulador, o dentista fabrica a aleta de acrílico ligada à placa-base inferior de uma forma semelhante à técnica anterior. Durante a consulta seguinte, o profissional faz registros de cera intraorais semelhantes aos do procedimento anterior. A configuração dos dentes posteriores, o procedimento de polimento oclusal, e a entrega de prótese final também são semelhantes.

Para uma sobredentadura maxilar PR-4 opondo-se a dentes naturais, uma oclusão mutuamente protegida ou guia canina devem ser usadas.

Resumo

A prótese maxilar torna-se uma fonte de queixa quando se opõe a dentes naturais ou a uma sobredentadura mandibular estável. Muitos conceitos para próteses removíveis têm sido desenvolvidos para fazer a prótese mandibular mais estável. Após os implantes serem

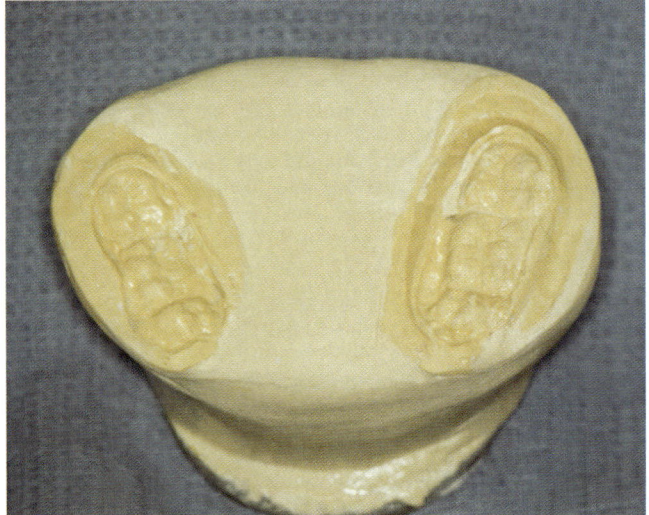

FIGURA 33-60. Os registros em gesso não aparecem como os dentes naturais. Eles são as representações dos traçados dos dentes mandibulares durante movimentos de protrusão das superfícies oclusais inferiores.

instalados na mandíbula e conectados a uma superestrutura, a prótese superior torna-se menos retida e menos estável. Os métodos para melhorar a estabilidade da prótese maxilar incluem uma cuidadosa avaliação e tratamento do tecido mole da maxila, aumento do rebordo com HA e valorização da sua forma, elevação do plano oclusal posterior em relação ao suporte ósseo, e o estabelecimento de uma balanceada "oclusão lingualizada medialmente posicionada". O resultado é a redução de momento de forças e melhor estabilidade da prótese maxilar.

Referências Bibliográficas

1. Brånemark PI, Hansson BO, Adell R, et al: Osseointegrated implants in the treatment of the edentulous jaw: experience from a 10-year period, *Scand J Plast Reconstr Surg* 11(suppl):16, 1977.
2. Adell R, Lekholm U, Rockler B, et al: A 15 year study of osseointegrated implants in the treatment of the edentulous jaw, *Int J Oral Surg* 10:387-416, 1981.
3. Albrektsson T, Dahl E, Enbom L, et al: Osseointegrated oral implants: a Swedish multi-center study of 8,139 consecutively inserted Nobelpharma implants, *J Periodontol* 59:287-296, 1988.
4. Payne AG, Solomons YF: Mandibular implant-supported overdentures: a prospective evaluation of the burden of prosthodontic maintenance with 3 different attachment systems, *Int J Prosthodont* 13:246-253, 2000.
5. Watson RM, David DM: Followup and maintenance of implant supported prostheses: a comparison of 20 complete mandibular overdentures and 20 complete mandibular fixed cantilever prostheses, *Br Dent J* 181:321-327, 1996.
6. Helkimo E, Carlsson GE, Helkimo M: Bite force and state of dentition, *Acta Odontol Scand* 35:297-303, 1977.
7. Haraldson T, Jemt T, Stalblad PA, et al: Oral function in subjects with overdentures supported by osseointegrated implants, *Scand J Dent Res* 96:235-242, 1988.
8. Jacobs R, van Steenberghe D, Nys M, et al: Maxillary bone resorption in patients with mandibular implant-supported overdentures or fixed prostheses, *J Prosthet Dent* 70:135-140, 1993.
9. Barber HD, Scott RF, Maxson BB, et al: Evaluation of anterior maxillary alveolar ridge resorption when opposed by the transmandibular implant, *J Oral Maxillofac Surg* 48:1283-1287, 1990.
10. Smith D: The mobility of artificial dentures during comminution, *J Prosthet Dent* 13:839-856, 1963.
11. Misch CE: Classifications and treatment options of the completely edentulous arch in implant dentistry, *Dent Today* 9:26-30, 1990.
12. Misch CE: Maxillary denture opposing a mandibular implant overdenture. In Misch Implant Institute manual, Dearborn, MI, 1988, author.
13. Misch CE: Maxillary denture opposing a mandibular implant prosthesis [abstract]. *Proceeding of the American College of Oral Implantology national meeting*, Dearborn, MI, 1991.
14. Misch CE: Maxillary denture opposing an implant overdenture. In Misch CE, editor: *Contemporary implant dentistry*, St Louis, 1993, Mosby.
15. Winkler S: *Essentials of complete denture prosthodontics*, Philadelphia, 1979, WB Saunders.
16. Zarb GA, Bolender CL, Hickey JC, et al: *Boucher's prosthodontic treatment for edentulous patients*, ed 10, St Louis, 1990, Mosby.
17. Boucher CO: Complete denture impression based upon the anatomy of the mouth, *J Am Dent Assoc* 31:1174-1181, 1944.
18. Tyson KW: Physical factors in retention of complete dentures, *J Prosthet Dent* 18:90-97, 1967.
19. Curtis T, Ware W: Autogenous bone grafts for atrophic edentulous mandible: a review of 20 patients, *J Prosthet Dent* 27:212-216, 1983.
20. Boyne P: Impact of durapatite as a bone grafting material in oral and maxillofacial surgery, *Compend Contin Educ Dent* 2(suppl):583-586, 1982.
21. Kent JN, Jarcho M: Ridge augmentation procedures with hydroxylapatite. In Fonseca RJ, Davis WH, ed 2, editors: Reconstructive preprosthetic oral and maxillofacial surgery. Philadelphia, 1995, WB Saunders.
22. Kent JN, Quinn JH, Zide MF, et al: Correction of alveolar ridge deficiencies with non-resorbable HA, *J Am Dent Assoc* 105:993-1001, 1982.
23. Desjardins RP: Hydroxyapatite for alveolar ridge augmentation: indications and problems, *J Prosthet Dent* 54:374-383, 1985.
24. Kydd WL, Daly CH, Wheeler JB: The thickness measurement of masticatory mucosa in vivo, *Int Dent J* 21:430-441, 1971.
25. Boucher CO: *Swenson's complete dentures*, ed 6, St Louis, 1970, Mosby.
26. Dawson PE: Evaluation, ed 2, diagnosis and treatment of occlusal problems. St Louis, 1989, Mosby.
27. Pietrokovski J, Masseler M: Alveolar ridge resorption following tooth extraction, *J Prosthet Dent* 17:21-27, 1967.
28. Ortman HR, Tsao Ding H: Relationship of the incisive papilla to the maxillary central incisors, *J Prosthet Dent* 42:492-496, 1979.
29. Schiffman P: Relation to the maxillary canine and the incisive papilla, *J Prosthet Dent* 14:469-472, 1964.
30. Rufenacht CR: *Fundamentals of esthetics*, Chicago, 1990, Quintessence.
31. Vig RG, Brundo GC: The kinetics of anterior tooth display, *J Prosthet Dent* 39:502-504, 1978.
32. Misch CE: Guidelines for maxillary incisal edge position, a pilot study: the key is the canine, *J Prosthodont* 17(2):130-134, 2008.
33. Pound E: Utilizing speech to simplify a personalized denture service, *J Prosthet Dent* 24:586-600, 1970.
34. Pound E: Aesthetic dentures and their phonetic values, *J Prosthet Dent* 1:98-111, 1951.
35. The glossary of prosthodontic terms, *J Prosthet Dent* 81:39-110, 1999.
36. Shannon TEJ: Physiologic vertical dimension and centric relation, *J Prosthet Dent* 6:741-747, 1956.
37. Lynn BD: The significance of anatomic landmarks in complete denture service, *J Prosthet Dent* 14:456, 1964.
38. Sherry JJ: *Complete denture prosthodontics*, New York, 1968, McGraw-Hill.
39. Lundquist DO, Luther WW: Occlusal plane determination, *J Prosthet Dent* 23:489-498, 1970.
40. Ismail YH, Bowman JF: Position of the occlusal plane in natural and artificial teeth, *J Prosthet Dent* 20:405-411, 1968.
41. Robinson SC: Physiological placement of artificial anterior teeth, *Can Dent J* 35:260-266, 1969.
42. Tallgren A: Changes in adult face height due to aging, wear and loss of teeth and prosthetic treatment, *Acta Odontol Scand Suppl* 24:1-122, 1957.
43. Misch CE: Objectives subjective methods for determining vertical dimensions of occlusion, *Quintessence Int* 31:280-281, 2000.
44. Niswonger ME: The rest position of the mandible and centric relation, *J Am Dent Assoc* 21:1572-1582, 1934.
45. Silverman MM: Accurate measurement of vertical dimension by phonetics and the speaking centric space, part I, *Dent Dig* 57:265, 1951.
46. Pound E: Let /S/ be your guide, *J Prosthet Dent* 38:482-489, 1977.
47. Danikas D, Panagopoulos G: The golden ratio and proportions of beauty, *Plast Reconstr Surg* 114:1009, 2004.
48. Amoric M: The golden number: applications to cranio-facial evaluation, *Funct Orthod* 12:18, 1995.
49. Haralabakis NB, Lagoudakis M, Spanodakis E: A study of esthetic harmony and balance of the facial soft tissue [in Greek (modern)], *Orthod Epitheor* 1:175, 1989.
50. da Vinci L: The anatomy of man, ca. 1488. Drawings from the collection of Her Majesty Queen Elizabeth II, Windsor, United Kingdom.
51. Brzoza D, Barrera N, Contasti G, et al: Predicting vertical dimension with cephalograms, for edentulous patients, *Gerodontology* 22:98-103, 2005.
52. Ciftci Y, Kocadereli I, Canay S, et al: Cephalometric evaluation of maxillomandibular relationships in patients wearing complete dentures: a pilot study, *Angle Orthod* 75:821-825, 2005.
53. Misch CE: *Vertical occlusal dimension by facial measurement*, Continuum: Misch Implant Institute Newsletter, summer, 1997.
54. McGee GF: Use of facial measurements in determining vertical dimension, *J Am Dent Assoc* 35:342-350, 1947.
55. Zimmerman M: Modifications of functionally generated path procedures, *J Prosthet Dent* 16:1119-1125, 1966.

56. Mann AW, Pankey LD: Concepts of occlusion: the p.m. philosophy of occlusal rehabilitation, *Dent Clin North Am* 4:621-636, 1963.
57. Pound E, Murrell GA: An introduction to denture simplification, phase 1, *J Prosthet Dent* 29:570-577, 1973.
58. Pound E, Murrell GA: An introduction to denture simplification, phase II, *J Prosthet Dent* 29:598, 1973.
59. Mehringer EJ: Function of steep cusps in mastication with complete dentures, *J Prosthet Dent* 1:578-586, 1951.
60. Sears VH: Selection and management of posterior teeth, *J Prosthet Dent* 7:723-727, 1957.
61. Ortman HR: Complete denture occlusion. In Winkler S, ed 2, editor: Essentials of complete denture prosthodontics. St Louis, 1988, Mosby–Year Book.
62. Fahmi FM: The position of the neutral zone in relation to the alveolar ridge, *J Prosthet Dent* 67:805-809, 1992.
63. Gysi A: Special teeth for cross bite cases, *Dent Dig* 33:167-171, 1927.
64. Payne SH: A posterior set-up to meet individual requirements, *Dent Dig* 47:20-22, 1941.
65. Kapur KK: Occlusal patterns and tooth arrangements. In Lang BR, Kelsey CC, editors: *International prosthodontic workshop on complete denture occlusion*, Ann Arbor, 1973, University of Michigan.
65. Kapur KK: Occlusal patterns and tooth arrangements. In Lang BR, Kelsey CC, editors: *International prosthodontic workshop on complete denture occlusion*, Ann Arbor, 1973, University of Michigan.
66. Denture tooth system, patent #5501,598, March 26, 1996.
67. Devan MM: Prosthetic problem: its formulations and suggestions for its solution, part II, *Dent Dig* 57:308-311, 1951.
68. Meyer FS: The generated path technique in reconstruction dentistry: complete dentures, *J Prosthet Dent* 9:354-366, 1959.

PARTE VI Manutenção dos Implantes

CAPÍTULO 34

Manutenção de Implantes Dentais

Jon B. Suzuki, Lynn D. Terracciano-Mortilla e Carl E. Misch

A implantodontia tem se tornado uma ciência clínica bem compreendida e com muitas pesquisas científicas bem documentadas que validam o que, anos atrás, era considerado uma ciência experimental. Há um expressivo foco na pesquisa da biologia e da biomecânica da implantodontia, com resultados que ajudam a desenvolver e refinar técnicas com dados comprovados cientificamente em vez de técnicas antes apenas baseadas em procedimentos de tentativas e erros. A evolução da pesquisa e a compreensão dos conceitos biológicos na implantodontia têm causado muitos conflitos e controvérsias. Teorias de inovação se desenvolveram e técnicas mudaram. Além disso, os estudos científicos levaram a implantodontia para o topo do sucesso.

A grande expansão do conhecimento nesta área criou novas ideias e nova terminologia, que é redefinida baseada no atual conhecimento.[1] Em muitos exemplos, novas pesquisas podem contradizer paradigmas estabelecidos. Isto pode fazer com que se torne confuso para um clínico saber quais são os protocolos corretos, os procedimentos, as ferramentas e as técnicas a serem utilizados. À medida que materiais e técnicas são pesquisados e desenvolvidos, teorias prévias podem sofrer críticas e serem consideradas controversas. Clínicos experientes frequentemente atualizam e modificam técnicas e instrumentos para manter a excelência clínica ao mesmo passo que a tecnologia e as pesquisas avançam.

Uma área de expansão de conhecimentos e de opiniões controversas se refere à manutenção de implantes dentais. As pesquisas prévias se basearam em técnicas e instrumentos que eram condizentes com os materiais e os métodos utilizados na época. Embora muitos dos implantes utilizados no passado ainda existam e estejam funcionando nos pacientes, as pesquisas e os desenvolvimentos na tecnologia forneceram novos materiais e avanços no desenho e na estrutura de implantes, minimizando problemas anteriores para facilitar a manutenção desses implantes.

Um entendimento da aderência mucoepitelial do implante antes de qualquer procedimento de manutenção é essencial. As controvérsias e os parâmetros para sondagem e perda óssea da crista alveolar são importantes e devem ser reconhecidos pelos dentistas. Há diferenças anatômicas e fisiológicas entre o aparato de aderência dos dentes e a osseointegração de implantes. Os desafios que o biofilme oral bacteriano exerce sobre a interface implante/tecido podem ser significativos para o sucesso clínico. Este capítulo explora o sucesso e a perda de implantes, e discute em detalhes os parâmetros biológicos e mecânicos que devem ser considerados durante a avaliação de implantes e de tecidos peri-implantares.

Quando o dentista compreende os parâmetros de implantes e de dentes, um plano específico de manutenção pode ser criado para o paciente. O profissional deve explicar aos pacientes sobre o que pode ser esperado e os resultados durante cada fase do tratamento, e demonstrar as várias opções de higiene oral para suprir as necessidades desses pacientes durante cada estágio do tratamento. Os pacientes devem ser cuidadosamente orientados, educados e treinados antes de começar qualquer tratamento com implantes.[2] A capacidade do paciente em compreender as suas obrigações financeiras, de tempo e de manutenção é crucial e tais obrigações devem estar claras inicialmente e durante as consultas subsequentes. Além de educar os pacientes, o dentista necessitará avaliar o seu comprometimento com uma rotina de cuidados domésticos. Os pacientes também devem ter competência para realizar procedimentos caseiros de manutenção.[3] Como a aceitação e a demanda por implantes dentais continuam aumentando, há uma maior necessidade de se compreender a importância da manutenção, uma vez que esta é relacionada ao sucesso do implante a longo prazo.[3] O papel do técnico de higiene dental na manutenção e nos cuidados para com os implantes está se tornando cada vez mais relevante[3] (Quadro 34-1).

Os implantes e seus componentes protéticos são diferentes dos dentes naturais e podem requerer diferentes procedimentos e instrumentos para o cuidado pelo profissional e pelo paciente.[4] Os instrumentos devem ser efetivos na remoção de biofilmes e depósitos, e os procedimentos realizados pelo dentista e/ou pelos pacientes devem evitar danos a todas as partes do implante, ao pilar, à prótese e aos tecidos.[5] O estabelecimento e a manutenção de um selamento biológico de tecido mole ao redor da região transmucosa do implante podem aumentar o sucesso desse implante. Essa barreira é, fundamentalmente, o resultado da cicatrização apropriada da ferida cirúrgica e do estabelecimento de uma aderência epitelial. A manutenção de tecidos peri-implantares saudáveis pode contribuir para o sucesso do implante. Além disso, tecidos livres de inflamação e sulco peri-implantar livre de infecção favorecem a saúde geral e oral do paciente.

Biofilme Oral e Implantes Dentais

As diferenças entre os dentes e os implantes fazem com que estes últimos sejam mais suscetíveis à inflamação e à perda óssea na presença e no acúmulo de biofilme oral bacteriano.[6]

QUADRO 34-1 O Papel do Técnico de Higiene Dental na Manutenção do Implante

- Identificação de potenciais pacientes para tratamento com implantes
- Educação e motivação ao longo do tratamento
- Desenvolvimento, avaliação contínua e modificação dos procedimentos de higiene oral específicos de cada paciente
- Avaliação da prótese (componentes, conectores, mobilidade e retenção)
- Avaliação do tecido perimplantar
- Sondagem
- Realização de radiografias clinicamente aceitáveis
- Remoção de biofilmes e de depósitos amolecidos e duros
- Recomendação de implementos de higiene oral
- Determinação do intervalo de revisão de cada paciente
- Auxiliar na identificação de problemas e de complicações potenciais
- Documentação do estado do implante

Biofilmes orais e inflamação são fatores etiológicos de doença periodontal. Massas aderentes de bactérias com uma matriz polissacarídica colonizam superfícies duras e moles na cavidade oral e podem ser removidas com procedimentos mecânicos e inativadas quimicamente. Se não forem removidas, são formados biofilmes maduros. A quimioterapia atual não pode penetrar em um biofilme espesso.

Implantes com superfícies tratadas acumulam mais biofilmes que implantes com superfícies lisas,[7] porém os implantes tratados têm mais contato com o osso e, assim, são mais favoráveis quando instalados abaixo do osso. O biofime bacteriano migra dos dentes para os implantes e dos implantes para outros implantes.[8] Similarmente aos dentes, os relatos clínicos de implantes perdidos incluem inflamação, bolsas e perda óssea progressiva.[9] Outra similaridade são as bactérias responsáveis pela periodontite, pela mucosite peri-implantar e pela peri-implantite.

Durante uma avaliação da microbiota peri-implantar, Lee *et al.* compararam as alterações microbiológicas em pacientes com histórico de infecção periodontal ou peri-implantar e com implantes por um determinado período de tempo.[10] Este estudo relatou que os pacientes com histórico de peri-iodontite tiveram um maior impacto no aumento da microbiota peri-implantar do que aqueles já algum tempo com implante. Uma das maiores influências na microbiota peri-implantar pode ser a presença de uma microbiota específica nos dentes remanescentes. Embora todos os implantes estejam bem osseointegrados, *Porphyromonas gingivalis* e *Tannerella forsythia*, patógenos periodontais do complexo vermelho, podem colonizar implantes contíguos. Assim, é importante educar os pacientes sobre sua responsabilidade em diminuir eficazmente o acúmulo de biofilme oral, especialmente se eles possuírem um histórico de doença periodontal.

Os estágios de desenvolvimento e de maturação do biofilme oral de dentes naturais e de implantes dentais são semelhantes. O sulco gengival na saúde periodontal e a aderência da mucosa de um implante bem-sucedido são essencialmente similares.[7] Em um estudo sobre o biofilme oral de 18 pacientes edentados com implantes dentais bem-sucedidos, foram encontrados cocos anaeróbios facultativos (52,8%) e bacilos anaeróbios facultativos (17,4%).[11] Porém, os patógenos *P. gingivalis* e espiroquetas estavam ausentes e um mínimo de bacilos Gram-negativos estava presente (7,3%).

Geralmente, a película adquirida — uma camada formada por glicoproteína natural da saliva — primeiro se adere às estruturas intraorais, como dentes ou implantes. Bactérias como os cocos Gram-positivos são os primeiros "colonizadores", iniciando como cocos únicos e progredindo para formas de estreptococos (Quadro 34-2). Na ausência de medidas de higienização apropriadas (p. ex., escovação, fio dental, limpeza interdental), colônias adicionais de bactérias, incluindo os bacilos Gram-negativos, crescem sinergicamente com as bactérias Gram-positivas já previamente estabelecidas. As bactérias Gram-negativas são, frequentemente, anaeróbias facultativas ou estritas, e são consideradas como "colonizadoras tardias". Muitas dessas bactérias Gram-negativas, se não a maioria, são produtoras de pigmento negro e são classificadas em alguns gêneros (p. ex., *Bacteroides, Prevotella, Porphyromonas, Fusobacterium*).

A mucosite peri-implantar é uma inflamação do tecido mole ao redor do implante e é semelhante à gengivite ao redor do dente. Não há perda na inserção de dentes com gengivite, assim como não há perda óssea em implantes com mucosite. A principal etiologia é o acúmulo de biofilme. Semelhante à gengivite, a mucosite peri-implantar é reversível quando o biofilme é removido.[10] A mucosite pode progredir para peri-implantite, havendo perda óssea e perda da osseointegração similares às perdas de inserção e óssea na periodontite.

A peri-implantite mostra uma microbiota similar à periodontite crônica.[12] As alterações envolvem tanto os tecidos moles quanto os duros ao redor dos implantes. Os implantes podem exibir todos os sinais de mucosite peri-implantar, assim como exsudato, aumento de profundidade de bolsa e perda óssea. Se o implante for deixado sem tratamento, pode haver perda óssea, infecção e mobilidade significativas, o que leva à perda do implante inicialmente osseointegrado.

O biofilme considerado associado aos implantes dentais perdidos é constituído em grande parte por bactérias como os bacilos Gram-negativos.[13] Clinicamente, os implantes dentais perdidos são caracterizados por inflamação nos tecidos moles, aumento de profundidade à sondagem, aumento da mobilidade e radiolucidez peri-implantar. Os patógenos específicos nas bolsas peri-implantares maiores que 6 mm são *Aggregatibacter (Actinobacillus) actinomycetemcomitans, Prevotella intermedia* e *P. gingivalis*, encontrados em mais de um terço dos sítios, como confirmado por análise de DNA.[14]

Estudos mais específicos sobre biofilmes ao redor de implantes dentais sugerem similaridades entre doença periodontal e implantes perdidos,[15] porém já foram citadas diferenças.[16,17] Não foram detectados espiroquetas em amostras de biofilmes de implantes clinicamente saudáveis.[15] Maiores proporções de estafilococos (15,1%) foram encontradas do que as usualmente encontradas em sítios de gengivite (0,06%) e de periodontite (1,2%).[18] Esses achados sugerem que os estafilococos podem desempenhar papel mais significativo no desenvolvimento de lesões peri-implantares do que previamente se acreditava.

Foram relatadas comparações entre biofilmes em um estudo limitado de implantes Brånemark e ITI (Straumann Institute), e esses biofilmes foram notavelmente similares em estudos controlados. Dez pacientes com implantes Brånemark e 10 pacientes com implantes ITI foram avaliados, como também se coletou uma amostra de biofilme da bolsa mais profunda ao redor dos implantes.[17,18] Entre 3 e 6 meses, vários patógenos periodontais foram cultivados e isolados, entre os quais *P. gingivalis, P. intermedia, Fusobacterium nucleatum* e vários espiroquetas. Nenhum dos implantes foi colonizado por *A. actinomycetemcomitans*. Investigações mais extensas foram feitas em biofilmes de implantes dentários de 19 pacientes.[18] Em 3 anos, os implantes osseointegrados foram colonizados predominantemente por *P. gingivalis, P. intermedia* e *A. actinomycetemcomitans*.

Dentes naturais associados a implantes dentais parecem aumentar o risco de infecções nos implantes comparados a pacientes completamente edentados. Isso sugere que os dentes naturais podem funcionar como um reservatório de patógenos periodontais que podem promover sua colonização e crescimento para os implantes contíguos na mesma cavidade oral.[19] Quirynen e Listgarten observaram que as proporções de bactérias em forma de cocos (65,8%), bacilos móveis (2,3%) e espiroquetas (2,1%) nas bolsas ao redor de implantes eram similares aos microrganismos em dentes naturais (55,6%, 4,9% e 3,6%, respectivamente).[20] Por

---

QUADRO 34-2 Desenvolvimento e Colonização do Biofilme Oral

Formação da película adquirida sobre dentes ou implantes
↓
Adesão bacteriana
↓↓
Colonização de biofilme supragengival
Estreptococos Gram-positivos, *Actinomyces* spp.
↓↓↓
Maturação do biofilme (bacilos Gram-negativos e filamentos)
↓↓↓↓↓
Biofilme subgengival bem diferenciado (anaeróbios Gram-negativos)

outro lado, os pacientes totalmente edentados possuíam mais bactérias na forma de cocos (71,3%), poucos bacilos móveis (0,4%) e nenhum espiroqueta. Eles concluíram, então, que o biofilme oral em pacientes parcialmente edentados era potencialmente mais patogênico do que em pacientes totalmente edentados. Os implantes com longevidade de mais de 3 ou 4 anos parecem sofrer uma maior colonização bacteriana que os implantes instalados por apenas 1 ou 2 anos.[21]

Sondagem da Profundidade

A sondagem da profundidade ao redor dos dentes é um método excelente para avaliar a saúde passada e a atual dos dentes naturais. Um aumento da profundidade do sulco ao redor dos dentes está relacionado a doença e a perda óssea.[22] No entanto, a medição da profundidade em uma sondagem ao redor dos implantes é controversa porque relacionar profundidade do sulco à saúde em implantes não é seguro.

Para dentes naturais, o tecido mole ao redor mede em torno de 2,04 mm entre o fundo do sulco e o topo da crista óssea.[23] Deve-se observar que o "espaço biológico" é, na verdade, uma dimensão de altura com uma maior faixa na região posterior comparada à região anterior, e pode medir até 4 mm em altura.[24] Nos dentes, é composto de uma inserção de tecido conjuntivo (TC) (média de 1,07 mm) acima do osso e da aderência de um epitélio juncional (EJ) (média de 0,97 mm) na base do sulco, com as medidas mais consistentes sendo o TC entre indivíduos (Fig. 34-1).

As regiões sulculares ao redor dos dentes e ao redor dos implantes são similares em muitos aspectos. A formação da gengiva inserida e o alinhamento histológico da gengiva dentro do sulco são similares em implantes e dentes.[25] Uma margem gengival livre se forma ao redor do dente e do implante com um epitélio sulcular não queratinizado, como também as células epiteliais na base do sulco são também similares em dentes e implantes, com células do epitélio juncional em ambos. No entanto, uma diferença fundamental caracteriza o complexo gengival ao redor dos dentes. O dente tem duas regiões primárias que perfazem o espaço biológico enquanto o implante possui uma única região (Fig. 34-1).

Na sondagem de um dente, a sonda mede a profundidade do sulco e pode penetrar e medir o epitélio juncional.[26] A aderência do epitélio juncional ao dente não é uma adesão verdadeira. Uma sonda periodontal facilmente separa o contato íntimo de hemidesmossomos das células epiteliais. Um forte jato de ar pode deslocar a adesão e o biofilme bacteriano pode destruí-la. O posicionamento de fio retrator no sulco separa essa adesão. A aproximação mucopolissacarídica dos hemidesmossomos do epitélio juncional não é uma adesão real (Fig. 34-2).

A área de inserção do tecido conjuntivo do "espaço biológico" ao redor dos dentes previne que a sonda periodontal penetre profundamente no sulco e permite que fibras gengivais da inserção conjuntiva estabeleçam uma conexão direta com o cemento dos dentes naturais. Essa inserção age como uma barreira física para que as bactérias não alcancem os tecidos periodontais. Onze grupos diferentes de fibras gengivais estão presentes na inserção do tecido conjuntivo ao redor de dentes naturais e tecidos gengivais: dentogengival (coronal, horizontal e apical), alveologengival, intercapilar, transgengival, circular, semicircular, dentoperiosteal, transeptal, periosteogengival, intercircular e intergengival.[22] No mínimo seis desses grupos de fibras se inserem no cemento de dentes naturais: dentogengival (coronal, horizontal e apical), dentoperiosteal, transeptal, circular, semicircular e fibras transgengivais. Além disso, algumas fibras crestais a partir de fibras periodontais se inserem no cemento acima do osso alveolar. Essas fibras de Sharpey formam uma inserção verdadeira em dentes naturais, prevenindo que a sonda periodontal invada o espaço do ligamento periodontal e prevenindo o deslocamento apical do biofilme.

Um estudo sistemático investigou o fenômeno de selamento biológico dos tecidos moles ao redor dos implantes.[25] Os hemidesmossomos do epitélio juncional contribuem como uma estrutura basal do implante, podendo funcionar como um selamento biológico.[27] No entanto, os componentes colágenos não se aderem fisiologicamente ao corpo do implante.[28] O selamento de hemidesmossomos tem uma banda circunferencial de tecido gengival que promove resistência mecânica.[29] Porém, a camada de mucopolissacarídeo é menos aderente à superfície do implante que à superfície do dente. Os hemidesmossomos dos dentes naturais têm uma lâmina lúcida e uma lâmina densa. Os hemidesmossomos próximos aos implantes têm uma lâmina lúcida, uma lâmina densa e uma sublâmina lúcida (que é menos aderente).[30]

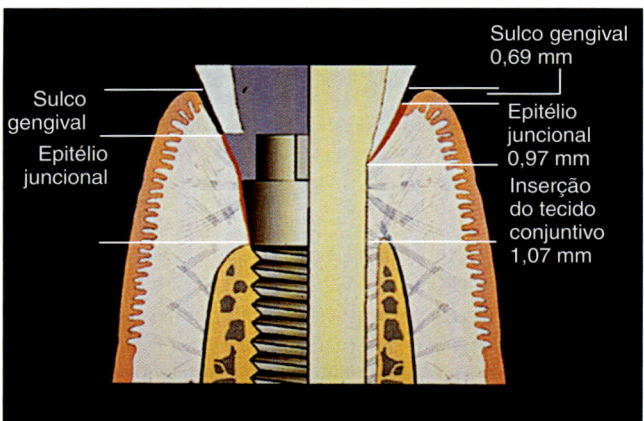

FIGURA 34-1. A interface natural dente/tecido é geralmente composta de sulco, epitélio juncional e tecido conjuntivo, e mede aproximadamente 3 mm acima da crista óssea (lado *direito* da figura). Um implante tem um sulco e uma zona de epitélio juncional que pode medir de 2 mm a mais de 8 mm acima da crista óssea (lado *esquerdo* da figura).

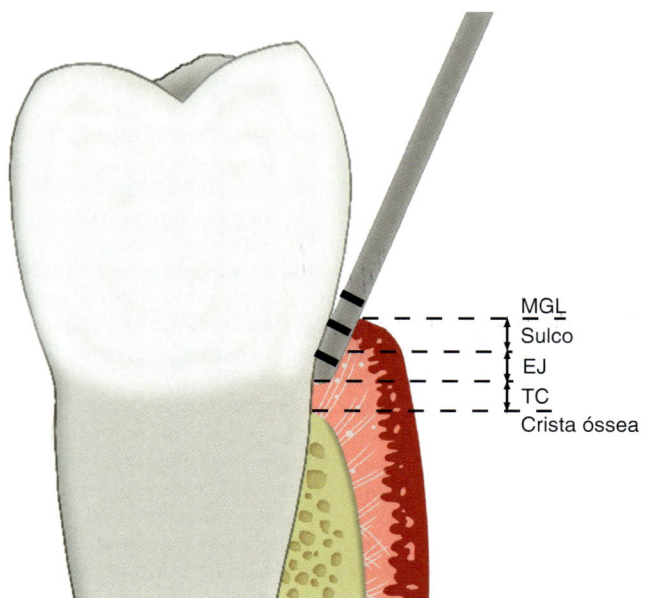

FIGURA 34-2. Uma sonda periodontal penetra o sulco e o epitélio juncional dos dentes, mas não penetra a inserção do tecido conjuntivo. *EJ*, Epitélio juncional; *MGL*, margem gengival livre; *TC*, inserção do tecido conjuntivo.

De acordo com Cochran *et al.*, o espaço biológico dos implantes tem 3,3 mm;[31] mas, diferentemente do espaço biológico nos dentes, a profundidade do sulco foi incluída. Na região da mucosa do implante, dois dos grupos de fibras gengivais estão localizados ao redor do dente (fibras circulares e periosteogengivais) e não há fibras periodontais presentes.[32] Essas fibras não se inserem no corpo do implante abaixo da margem do pilar, como fazem no cemento de dentes naturais. Ao contrário, as fibras colágenas ao redor do implante correm paralelas à superfície do implante, não perpendicularmente como nos dentes naturais. Assim, o implante possui apenas um sistema de "inserção" do epitélio juncional.

Os grupos de fibras gengivais e periosteais são responsáveis pelo componente de inserção do tecido conjuntivo do espaço biológico ao redor dos dentes. Esses grupos de fibras não estão presentes ao redor da região transosteal dos implantes. O "espaço biológico" ao redor da conexão pilar-implante não é semelhante à inserção conjuntiva nos dentes. O selamento biológico ao redor dos implantes pode prevenir ou minimizar a colonização por bactérias e a liberação de endotoxinas para o osso subjacente. Porém, o selamento não é um componente de inserção do espaço biológico semelhante ao de dentes naturais.

Uma sonda periodontal introduzida no sulco de um implante pode afastar o epitélio juncional e chegar à crista óssea (Fig. 34-3). A área de tecido conjuntivo de um implante tem dois grupos de fibras e nenhuma delas se insere no implante. Como resultado, no implante, a sonda vai além do sulco através do epitélio juncional e das fibras colágenas do tipo III do tecido conjuntivo e se aproxima do osso.[26] Uma vez que a sonda penetre profundamente no sulco do implante comparada ao dente, os clínicos podem contaminar cruzadamente o sulco de implantes com bactérias de sítios periodontais doentes durante a sondagem e a raspagem.

Os benefícios da sondagem do sulco de implantes são controversos na literatura por falta de critérios científicos para o estabelecimento de um protocolo. A localização da ponta da sonda subgengivalmente em um dente depende da pressão utilizada, da presença de inflamação e do ângulo em que a sonda é introduzida no sulco entre o epitélio juncional e a raiz. A pressão correta recomendada para sondagem é de 20 g, embora uma sondagem convencional exerça uma força maior que cinco vezes esse nível. Sondas sensíveis à pressão estão disponíveis mas são raramente utilizadas na clínica diária.[33] No entanto, essas pressões de sondagem são menos importantes nos implantes porque a sondagem da profundidade é limitada ao osso e não à inserção conjuntiva.

Durante a sondagem existe um potencial para a destruição da aderência fraca de hemidesmossomos aos implantes. Além disso, os relatos na literatura sugerem que a reprodução de medidas de inserção pode ser questionada e independe do instrumento utilizado.[34,35] Muitas dessas variáveis são similares em implantes dentais. Além disso, diferentemente dos dentes naturais, as próteses fixas sobre implantes com parte da coroa subgengival geralmente têm perfis de emergência largos, o que torna mais difícil o posicionamento da sonda ao redor de implantes.

Diferentemente dos dentes naturais, a profundidade do sulco dos implantes pode ser um reflexo da espessura do tecido mole original (p. ex., biotipo) da área antes da instalação do implante. O tecido maxilar posterior pode ser mais espesso do que 4 mm após a exodontia e subsequente perda de volume ósseo antes da instalação do implante. Como resultado, o tecido acima do osso antes da instalação do implante pode ter 4 mm ou mais de espessura. Como resultado da maior espessura tecidual antes da cirurgia e da grande profundidade em relação aos dentes, a sondagem em um implante sadio pode ser mais profunda que em dentes naturais sadios.

Quando os tecidos têm um biotipo espesso, a gengivoplastia para reduzir a espessura do retalho e a profundidade da bolsa pode ser feita na cirurgia inicial. A vantagem da redução da espessura de tecido nesse momento é que a cicatrização e a maturação tecidual ocorrem durante o desenvolvimento da interface osso/implante. Porém, a diminuição da espessura do retalho na cirurgia inicial pode causar grande carga sobre o corpo do implante durante a cicatrização por próteses provisórias mucossuportadas. Após a cicatrização óssea inicial, a cirurgia de segundo estágio pode corrigir a espessura do tecido.

A presença de bolsas profundas nem sempre está acompanhada por perda óssea marginal acelerada.[36] Foram encontradas bolsas em implantes estáveis, rígidos e fixos variando de 2 a 6 mm. Pacientes parcialmente edentados e com implantes saudáveis apresentam maior profundidade de bolsa nesses implantes do que ao redor dos dentes. Uma sondagem maior em um implante é um sinal de que a profundidade não está relacionada ao tempo, uma vez que ela reflete a perda óssea, com exceção dos casos de hiperplasia gengival e hipertrofia. Uma sondagem usando-se pontos fixos de referência no pilar ou na coroa permite uma avaliação da perda de crista óssea em comparação com a hipertrofia tecidual.

Apesar das limitações, a medida do nível de inserção na mucosa ao redor dos implantes auxilia o dentista no monitoramento dessas regiões. Com o aumento da profundidade do sulco, a tensão de oxigênio diminui. As bactérias no sulco do implante são similares às dos dentes naturais.[37] Uma escova dentária e os procedimentos de higiene diária não limpam um sulco maior que 2 mm.[38] Profundidades de sulco maiores que 5 a 6 mm têm uma maior incidência de bactérias anaeróbicas.[37,39] Como consequência, a profundidade desse sulco geralmente requer gengivectomia ou cirurgia óssea. Como regra geral, para permitir que o paciente faça sua higiene diariamente, a profundidade de sulco ideal deve ser mantida em menos que 5 mm.

O monitoramento da perda da crista óssea é mais importante durante o 1° ano de acomodação do osso sob tensão. Pequenas alterações ósseas são clinicamente mais fáceis de observar com uma sonda periodontal do que com uma radiografia. Pode ocorrer perda óssea precoce na face vestibular do implante; as radiografias somente mostram as faces mesial e distal do implante. As alterações nos níveis da crista óssea requerem um monitoramento e uma intervenção imediata. É requerida a educação do paciente para diminuir estresses parafuncionais sobre os implantes, para o uso de dispositivos parafuncionais e para outros métodos de redução da

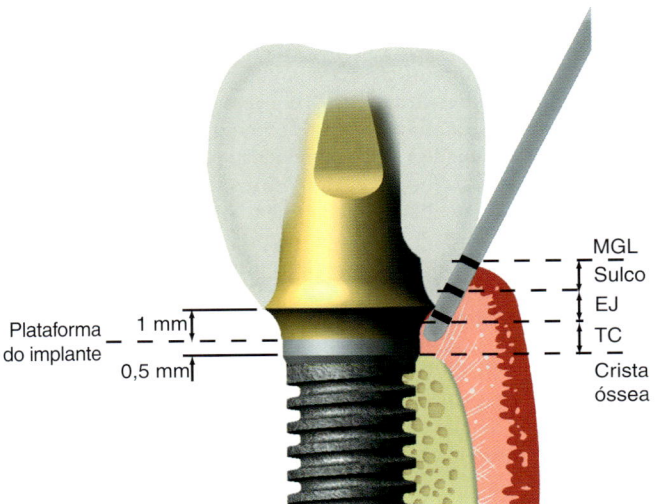

FIGURA 34-3. Uma sonda periodontal penetra toda a interface de tecido mole ao redor de um implante até o osso. *EJ*, Epitélio juncional; *MGL*, margem gengival livre; *TC*, inserção do tecido conjuntivo.

tensão quando há perda precoce da crista óssea além da primeira rosca do implante.

Apesar das implicações clínicas do aumento da profundidade de bolsa, a sondagem é um método apropriado para avaliar alterações deletérias potenciais no ambiente peri-implantar e deve ser realizada a cada 3 a 4 meses por ano após a instalação da prótese. Após este período, mesmo que os níveis da crista óssea estejam estáveis, a sondagem é ainda relevante. A sondagem também revela a consistência do tecido, o sangramento e o exsudato. Assim, a sondagem é importante não somente para medir o aumento da profundidade do sulco, mas também para permitir que o dentista avalie os diversos parâmetros peri-implantares ao mesmo tempo e nos mesmos sítios.

Uma preocupação clínica é a seleção de sondas para a avaliação dos implantes. Discutiu-se que vários tipos de metal (p. ex., aço inoxidável, titânio) não devem entrar em contato com a superfície do implante por causa do risco de contaminação metálica dos dois metais e a resultante corrosão galvânica que pode se desenvolver e causar perda da crista óssea. Como resultado, a sugestão é que somente instrumentos cirúrgicos de titânio sejam usados para tocar os implantes, e que somente instrumentos de titânio ou plástico sejam usados para sondar e curetar os implantes (Fig. 34-4).

Tocar a superfície do pilar do implante subgengivalmente com um instrumento de aço inoxidável não é problema (Fig. 34-5). No entanto, se a superfície do implante for arranhada, pode haver uma maior colonização pelo biofilme que irá se acumular nas áreas mais retentivas (Fig. 34-6). O biofilme bacteriano segue a direção da superfície arranhada em discos de titânio. Assim, durante a sondagem em implantes, o dentista deve evitar arranhar a superfície porque o biofilme que se forma nas áreas arranhadas segue subgengivalmente até o nível ósseo. Isso é particularmente importante durante os procedimentos de curetagem ou durante a remoção de cimento abaixo da margem da coroa. Quando possível, os movimentos para curetagem dos implantes devem ser semicirculares, paralelos ao sulco ou margem da coroa, e acima do osso. Se ocorrer um arranhão na superfície do implante, o biofilme não terá seu "caminho" facilitado subgengivalmente até a crista óssea.

Índice de Sangramento

O sangramento gengival ao redor dos dentes após a sondagem está relacionado à inflamação do sulco e ao índice de placa. O epitélio do sulco facilmente ulcerado representa inflamação pela presença de biofilme, e é a primeira causa de sangramento após a sondagem. Um índice de sangramento é um indicador de saúde do sulco. O sangramento também pode ser provocado por força excessiva durante a sondagem.

Há uma questão controversa no uso de sangramento e saúde gengival como indicadores de saúde do implante.[27] Ao contrário de dente natural, o sucesso dos implantes nos primeiros anos está relacionado mais frequentemente ao equilíbrio biomecânico do que à saúde gengival. Comparativamente aos dentes naturais, a inflamação de tecidos moles por bactérias pode ficar mais restrita ao osso supracrestal por causa da falta da membrana periodontal ou tecido fibroso entre a interface osso/implante. Como resultado, o índice de sangramento pode não ser um fator importante durante a avaliação precoce da qualidade de saúde do implante.

A correlação entre a saúde gengival e o sucesso do implante parece estar relacionada à condição da superfície cervical do implante. Em implantes dentais, foi determinado que não há evidência de que a gengivite possa ser uma precursora da perda óssea progressiva.[40] Gengivite e bolsas profundas não foram acompanhadas por perda óssea acelerada.[36] Ambos os estudos avaliaram o desenho das roscas em implante de superfície lisa (p. ex., Nobel Biocare®).

Em contraste aos relatos prévios com implantes de superfície lisa, foram relatadas correlações entre a profundidade do sulco gengival e a perda do implante.[41] O desenho do implante avaliado nesse estudo tinha um corpo de pilar maior e a superfície do implante tratada com spray de plasma (IMZ®, Alemanha). Uma correlação similar entre perda do implante e estado de saúde gengival foi observada quando uma superfície porosa do implante foi exposta acima do osso (Endopore®, Canadá).[42,43]

Além da condição da superfície do implante, outros estudos mostram uma correlação entre saúde gengival e saúde do implante.[44] Um estudo identificou níveis elevados de enzimas proteolíticas no sulco de implantes com inflamação e sangramento na sondagem como precursores da doença peri-implantar.[44] Outros estudos relataram que o biofilme e a mucosite ao redor dos implantes eram relacionados.[36,45] Um outro estudo concluiu que o índice de sangramento gengival está altamente relacionado ao índice de placa e ao índice de fluido crevicular.[46]

O dentista já é encorajado a sondar a região sulcular para avaliar a perda da crista óssea ao redor dos implantes. A sondagem periodontal é de menor exigência e mais comumente usada do que a determinação do índice do volume do fluido sulcular gengival. Pode-se observar o índice de sangramento enquanto se faz a sondagem da bolsa e, então, registrar os valores para avaliação da saúde gengival (Fig. 34-7).

Independentemente da saúde gengival estar relacionada ou não ao sucesso do implante, todos os dentistas concordam que a condição ideal do tecido mole ao redor do implante é a ausência de inflamação. A perda óssea radiográfica e o aumento da profundidade de bolsa foram relacionados ao sangramento sulcular.[46] Assim, o estado gengival ao redor do implante deve ser registrado e usado para monitorar a higienização oral diária do paciente. No entanto, os tecidos moles ao redor de implantes têm menos vasos sanguíneos que tecidos moles ao redor de dentes. Assim, a inflamação é tipicamente menos observada ao redor de implantes do que ao redor de dentes.[28,31]

O índice gengival de sangramento mais comum adaptado dos dentes e aplicado aos implantes é o Índice Gengival de Loe e Silness.[22] Quando usado para os dentes, esse índice mostra inflamação gengival de 0 a 3 nas superfícies vestibular, lingual e mesial de todos os dentes. Um sinal de sangramento indica um registro de no mínimo 2 do índice.

As pontuações do índice gengival podem ser adaptadas para os implantes para registrar a inflamação da mucosa nas superfícies vestibular, lingual e mesial. As superfícies vestibular e lingual são sondadas imediatamente para avaliar a perda óssea que não pode ser observada radiograficamente. Uma vez que o índice de sangramento avalia a inflamação, o Índice Gengival de Loe e Silness é adequado para implantes e, já que menos implantes são tipicamente usados para restaurar uma região comparada com a presença de dentes naturais, o dentista pode também avaliar a superfície distal quando o sangramento está presente porque os implantes ficam distantes um do outro por mais de 2 mm e o acesso geralmente está livre para essa avaliação.

Quando a profundidade do sulco é menor que 5 mm e o índice de sangramento aumenta, é geralmente indicado o uso de bochechos de clorexidina e irrigação, além de outros métodos profissionais e caseiros. Os sulcos com profundidade maior que 5 ou 6 mm têm maior incidência de sangramento e podem requerer cirurgia de gengivectomia ou gengivoplastia para modificar o ambiente anaeróbico.

Durante o 1° ano de exames clínicos dos tecidos perimplantares, o dentista deve, idealmente, registrar a cor, a forma e a consistência dos tecidos gengivais. Também devem ser determinados para todos os sítios sondagem do sangramento e da profundidade

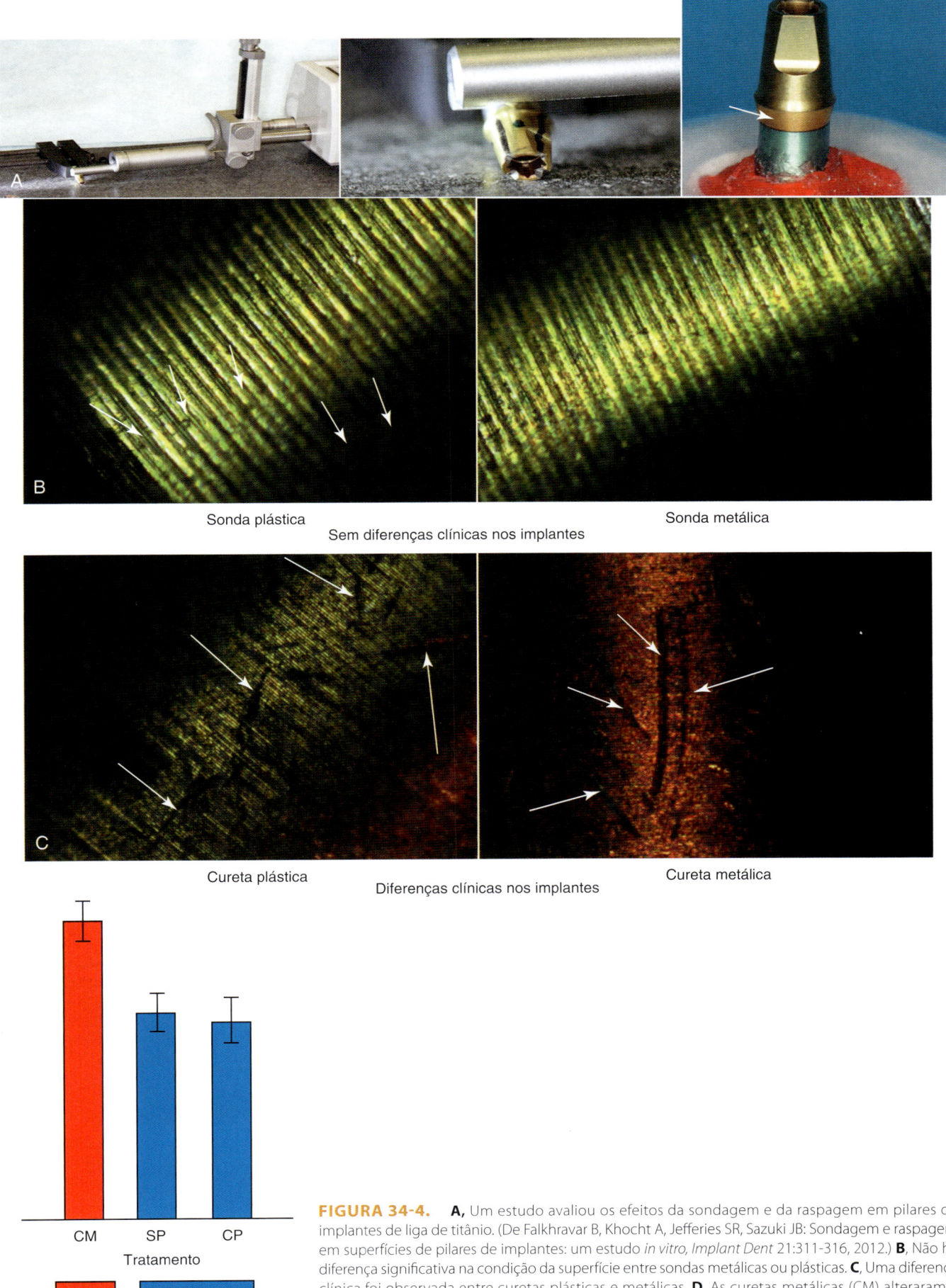

FIGURA 34-4. **A,** Um estudo avaliou os efeitos da sondagem e da raspagem em pilares de implantes de liga de titânio. (De Falkhravar B, Khocht A, Jefferies SR, Sazuki JB: Sondagem e raspagem em superfícies de pilares de implantes: um estudo *in vitro*, *Implant Dent* 21:311-316, 2012.) **B,** Não há diferença significativa na condição da superfície entre sondas metálicas ou plásticas. **C,** Uma diferença clínica foi observada entre curetas plásticas e metálicas. **D,** As curetas metálicas (CM) alteraram a superfície do pilar do implante. As sondas plásticas (SP) e as curetas plásticas (CP) não alteraram significativamente a interface.

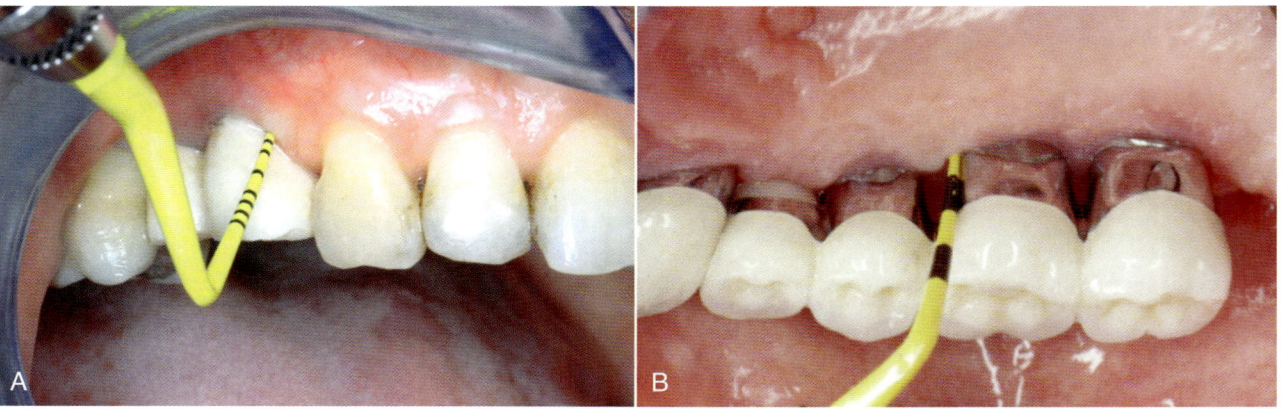

FIGURA 34-5. Uma sonda metálica ou plástica pode ser usada para avaliar a profundidade por meio da sondagem de um implante. Uma técnica de sondagem apropriada é mostrada com uma sonda periodontal coberta por resina (Colorvue®; Hu-Friedy, Chicago).

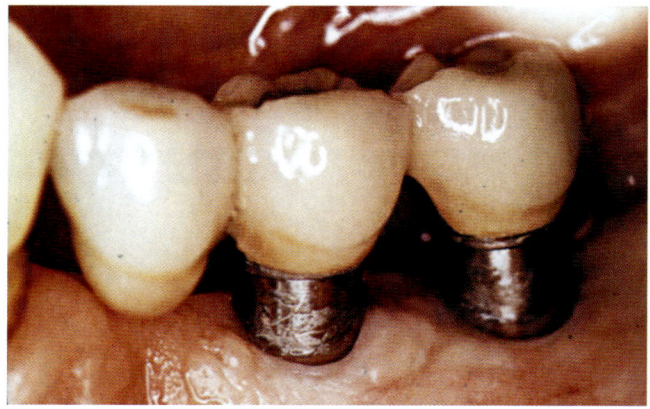

FIGURA 34-6. O arranhamento da superfície do implante pode contribuir para a colonização por biofilme das áreas de retenção da superfície.

de bolsa. Após 1 ano de registro da sondagem da profundidade, os dados não mais precisam ser registrados individualmente nas consultas de manutenção. Em vez disso, devem ser correlacionados com a observação radiográfica para as superfícies mesial e distal. A remoção da prótese para avaliação e sondagem mais fiéis não é indicada, a não ser que haja sinais de doença ativa (p. ex., sangramento na sondagem, eritema). A remoção repetida de uma prótese fixa retida por parafusos causa um afrouxamento do sistema de retenção e próteses parcialmente não retidas a longo prazo.

Perda da Crista Óssea

A presença de osso marginal ao redor da região da crista do implante é um indicador significativo de saúde do implante. Diferentemente dos dentes naturais, as causas da perda da crista óssea ao redor de implantes são multifatoriais e podem ocorrer em diferentes períodos de tempo: perda óssea cirúrgica, perda óssea inicial do "espaço biológico", perda óssea por carga precoce, perda óssea intermediária, e perda óssea a longo prazo. Cada período de tempo pode ter uma diferente causa para a perda óssea. As perdas ósseas por carga precoce, intermediária e a longo prazo são as mais importantes para serem avaliadas nas consultas de manutenção.

O nível da crista óssea é modificado a partir da posição do implante em relação à crista na cirurgia de segundo estágio. Após

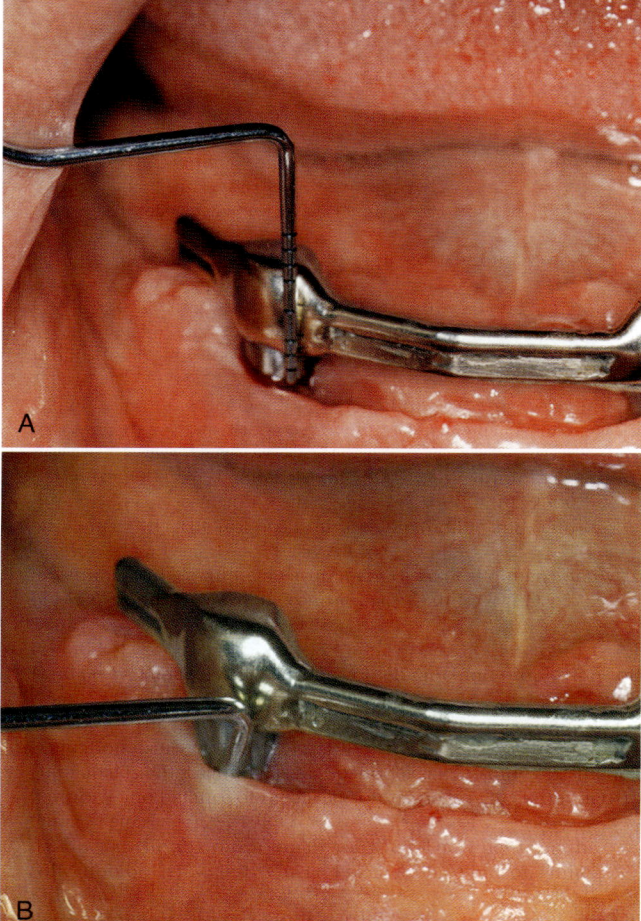

FIGURA 34-7. A, Uma sonda periodontal pode avaliar o sangramento por meio de sondagem, que é um sinal de mucosite ou perimplantite. **B**, Na sondagem, uma profundidade de vários milímetros está presente e indica perimplantite.

a conexão do implante a um elemento transmucoso, o osso marginal pode ser perdido durante o 1° mês a partir (1) da posição da conexão implante-pilar ou (2) do desenho do módulo da crista do implante. A conexão implante-pilar irá causar uma perda óssea de 0,5 a 1 mm quando está ao nível ou abaixo do osso. Quando o pilar é conectado ao implante, aproximadamente 0,5 a 1 mm de tecido conjuntivo se forma apicalmente a essa conexão. Essa perda óssea pode ser causada pelo "espaço biológico do implante". Um implante originalmente instalado 2 mm acima do osso e outro instalado 2 mm abaixo do osso têm diferentes históricos de perda óssea inicial após a conexão do pilar a esses implantes.[47] Assim, sempre que possível, o implante deve ser instalado ao nível ou acima da crista óssea para evitar o aumento na profundidade do sulco ao redor do implante relacionado à perda da crista óssea após a conexão do pilar.

Além da conexão implante-pilar causar perda óssea, quando uma superfície lisa de metal está presente abaixo dessa conexão e se estende até o pescoço do implante, irá ocorrer uma perda óssea adicional com relação direta à superfície lisa de metal. Os níveis ósseos geralmente ficarão ao redor da primeira rosca do implante ou ao redor de uma superfície tratada após o 1° mês da conexão do pilar ao implante[31] (Fig. 34-8).

Quando um implante recebe uma carga oclusal, a perda óssea pode ocorrer além da primeira rosca ou da superfície tratada de um implante[48] (Fig. 34-9). As consultas periódicas de manutenção devem avaliar e monitorar a perda da crista óssea. Deve-se considerar a redução da tensão oclusal se a perda óssea for além da primeira rosca do implante ou além da superfície tratada. Isso inclui um ajuste oclusal e um dispositivo para evitar a parafunção se necessário (*placa miorrelaxante*).

As perdas ósseas intermediária e a longo prazo ao redor de implantes ocorre geralmente por peri-implantite. São necessários procedimentos de higiene oral diários associados a consultas de manutenção profissional para reduzir essa condição. A correção cirúrgica é indicada quando o ambiente oral favorece a perda óssea relacionada ao biofilme bacteriano.

Higiene Oral do Paciente

A remoção do biofilme supragengival com a escova dental pode reduzir significativamente a quantidade e a composição da microbiota subgengival. Essa redução pode significar redução do risco de iniciação e de recorrência de doença periodontal. Além disso, a redução na prevalência de patógenos periodontais no biofilme supragengival reduz os potenciais reservatórios orais dessas espécies.[49]

A ausência de mucosa queratinizada ao redor de implantes dentais endósseos, especialmente em implantes posteriores, foi associada ao maior acúmulo de biofilme e à inflamação gengival, mas não a uma maior perda óssea anual, independentemente das configurações de superfície dos implantes.[50] O tipo de implante, com presença ou ausência de mucosa queratinizada, pode ser um desafio para os procedimentos de higiene oral para muitos pacientes. O clínico deve enfocar a importância da realização de um controle de biofilme adequado e selecionar produtos e procedimentos que melhor se adequem às necessidades e às habilidades dos pacientes.

Os pacientes dependem das sugestões ou recomendações do dentista de produtos para os procedimentos de higiene oral. Para a maioria dos pacientes, o método "diga-mostre-faça" para a instrução sobre cuidados em domicílio é muito importante. A documentação no prontuário do paciente a respeito das recomendações e instruções, assim como seu comprometimento e eficiência, serão importantes para a avaliação do sucesso a longo prazo de cada paciente.[51,52] Na escolha e recomendação de implementos para higiene oral, o clínico deve considerar o posicionamento, o comprimento e a angulação dos pilares, o desenho da supraestrutura, as limitações anatômicas, os hábitos, a motivação e a destreza manual de cada paciente.[53]

Os fatores que podem influenciar na seleção do produto de higiene oral são os acúmulos de biofilme e cálculo, assim como a saúde geral do paciente (incluindo doenças e medicamentos). Para evitar que os pacientes fiquem desencorajados e pouco motivados, convém que as instruções de higiene oral sejam simples.[54] Pacientes parcialmente edentados têm maiores contagens de bactérias patogênicas que pacientes edentados totais, o que pode levar à transferência dessas bactérias de um sítio para o outro.[55]

A prótese final deve permitir que o paciente e o dentista sejam capazes de mantê-la livre de biofilme.[56] O clínico deve instruir o paciente sobre o uso de escovas dentais (elétrica é a preferível), fio dental (com passa-fio, se necessário) escovas unitufo, escovas interdentais (com cabos), palitos dentais, e irrigadores orais (Fig. 34-10). A instrução aos pacientes deve incluir o uso de antimicrobianos como o cloreto de cetilpiridínio (Crest Pro-Health®, Proctor e Gamble, Cincinnati, OH) ou o gluconato de clorexidina a 0,12% ou a 0,2% (Peridex®, Omni-3M, West Palm Beach, FL) devido à substantividade e à habilidade de inativação de bactérias orais.[57] O gluconato de clorexidina ou o cloreto de cetilpiridínio podem ser usados como bochecho ou aplicados especificamente a um sítio com o uso de escovas ou cotonetes.

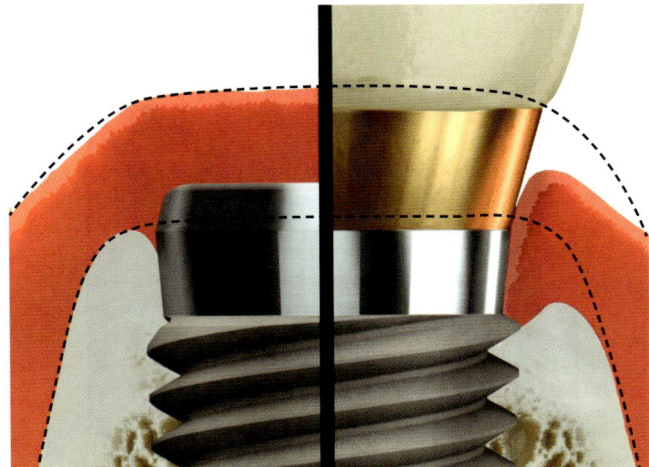

FIGURA 34-8. Quando o implante está coberto por tecido mole, o osso geralmente se nivela ao topo do implante (*esquerda*). Quando o implante é reaberto e um pilar é instalado, o osso geralmente se nivela à primeira rosca do implante (*direita*).

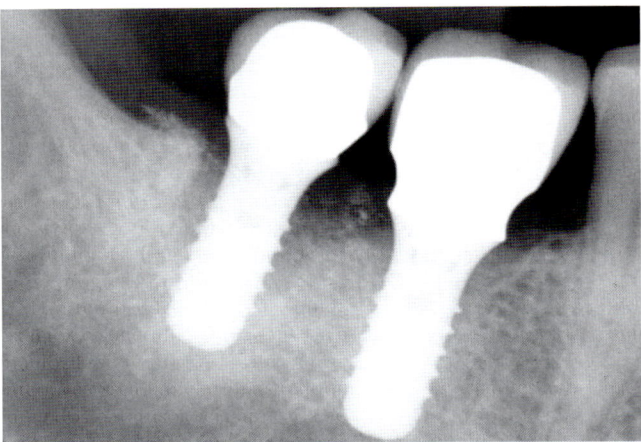

FIGURA 34-9. Quando o implante está em oclusão, a perda óssea pode se estender além da primeira rosca ou da superfície tratada do implante.

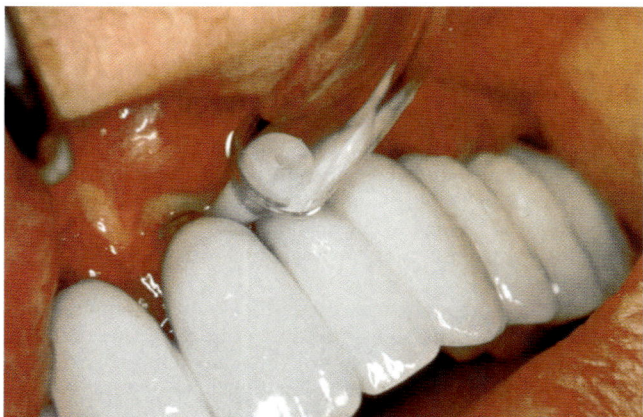

FIGURA 34-10. Irrigação antimicrobiana com Pik Pocket (Water Pik®, Inc., Fort Collins, CO).

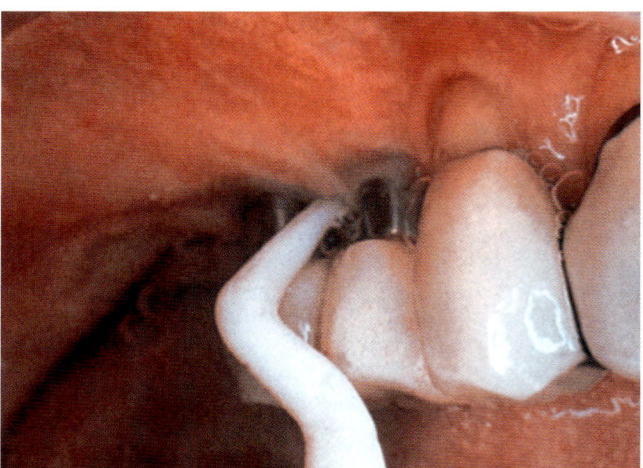

FIGURA 34-11. Materiais de plástico, teflon e carbono podem ser usados em curetas para implantes. A figura mostra uma cureta de resina (Implacare®; Hu-Friedy, Chicago, IL).

Se a irrigação oral for utilizada, o paciente deve ser instruído a usar a menor potência e a direcionar o fluxo de irrigação através dos contatos para evitar pressão excessiva à margem do tecido peri-implantar. O uso incorreto pode alterar a adaptação do tecido e induzir uma bacteremia ao redor dos implantes.[58] Além disso, o dentista deve recomendar aos pacientes que sejam cuidadosos, especialmente após a cirurgia, para evitar complicações na cicatrização advindas de procedimentos de higiene agressivos.

Seleção do Instrumento

A manutenção da superfície do implante lisa, sem cavidades ou arranhões, pode evitar o acúmulo de biofilme.[59] A seleção do instrumento depende dos desenhos das pontas, que não devem ser volumosas (para evitar manipulação desnecessária do tecido), e esses desenhos devem facilitar a manipulação pelo dentista (Fig. 34-11). O clínico pode também avaliar o desenho da prótese, a localização de depósitos e a aderência do cálculo para ajudar na seleção dos instrumentos mais apropriados.

Raspadores ultrassônicos e sônicos metálicos têm sido apontados como danificadores da superfície do titânio.[60] Um protetor plástico ou de borracha (Dentsply International, York, PA) sobre o raspador ultrassônico parece não alterar o titânio[61] (Fig. 34-12). Após a remoção do cálculo, o polimento com uma taça de borracha e dentifrício, pastas profiláticas finas, pastas comerciais para polimento de implantes ou pasta de óxido de estanho parece ser seguro para a superfície do implante.[62,63] Um ponto de borracha ou uma escova unitufo rotativa também podem ser usados.

Embora o uso de pontas ultrassônicas com protetores plásticos ou com formatos seguros para os implantes se mostrou efetivo, os protetores podem liberar partículas na superfície dos implantes.[64] Os raspadores ultrassônicos convencionais com ponta não metálica também são indicados na manutenção de implantes.[65] Da mesma forma, jatos polidores de ar também são efetivos e seguros para os procedimentos de manutenção ao redor de implantes.

O objetivo inicial dos instrumentos usados é remover completamente biofilme e cálculo. As curetas de plástico e o *spray* de bicarbonato de sódio não alteraram a superfície do implante, mas esses instrumentos podem deixar depósitos.[66] Esses depósitos devem ser removidos com irrigação abundante para evitar qualquer cicatrização adversa do tecido.

Os instrumentos com pontas de aço inoxidável foram apontados como danosos à superfície lisa de implantes.[67] Uma variedade de instrumentos não metálicos, plásticos, de grafite, de náilon ou

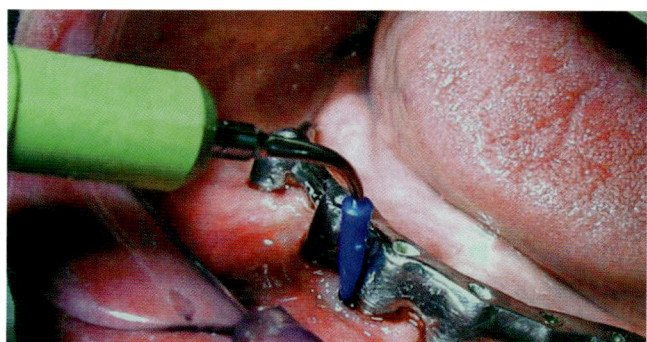

FIGURA 34-12. Uma ponta plástica pode ser usada num instrumento de curetagem para evitar o risco de danificar a superfície do implante (Softip®; Dentisply, York, PA).

cobertos de teflon estão disponíveis e foram considerados seguros para uso na superfície dos implantes de titânio.[58-64,66-68] Uma melhor arquitetura gengival e de tecido mole é alcançada com o uso desses instrumentos. Embora os pesquisadores tenham demonstrado que curetas de titânio e taças de borracha com pedra-pomes sejam indicados na limpeza de superfícies de implantes,[69,70] uma revisão da literatura mostrou que as curetas de titânio arranharam a superfície dos implantes em todos os estudos.[65]

Instrumentos não metálicos como as curetas de resina (Implacare® II; Hu-Friedy, Chicago; Fig. 34-11) e taças de borracha parecem ser os instrumentos de escolha para o tratamento de uma superfície de implante lisa, especialmente na preservação da integridade da superfície como primeiro objetivo. Do mesmo modo, para a superfície de implante tratada, instrumentos não metálicos e jato de bicarbonato são os instrumentos de escolha, especialmente se a integridade da superfície precisar ser mantida. Instrumentos metálicos e brocas são recomendados somente se a remoção da cobertura do implante é indicada.

Procedimentos de Manutenção de Implantes

À medida que implantes dentais são cada vez mais usados como substitutos de dentes naturais ausentes, os dentistas certamente verão um aumento nos problemas clínicos nos casos mais complexos.[71]

Visitas frequentes de revisão após a instalação do implante e da prótese são necessárias para a avaliação e o estabelecimento de uma higiene oral satisfatória após o tratamento. O tecido saudável não deve ter sinais de inflamação se a etiologia primária for o acúmulo de biofilme e a formação de cálculo. A sondagem dos implantes pode ser feita com sondas metálicas ou plásticas, desde que a superfície dos implantes não esteja arranhada (Fig. 34-5) (Colorvue®; Hu-Friedy, Chicago). A visita de revisão é também o momento para se detectar problemas potenciais e encorajar uma intervenção precoce caso surja um problema.

Diferentemente da aderência às porosidades do dente, a aderência e a dureza do cálculo ao redor dos implantes são geralmente menores. Isto pode diminuir a chance de trauma ao tecido e ao selamento da mucosa perimplantar durante os procedimentos de remoção dos depósitos. Com higiene oral adequada, o cálculo gengival deve ser mínimo, se não ausente. Uma vez que o titânio geralmente não tenha cálculo aderido, uma higienização oral adequada pode prevenir o acúmulo de depósitos maiores. Se houver perda da crista óssea, o tipo de superfície ou a cobertura do implante exposta podem facilitar a aderência de biofilme ou de cálculo.

Tecidos peri-implantares sadios podem ter um selamento biológico firme que pode dificultar o dentista durante a raspagem. Uma vez que o selamento da mucosa ao redor do implante é mais frágil que no sulco dental normal, é importante utilizar movimentos exploratórios curtos e com leve pressão. Dependendo da localização do cálculo, um movimento horizontal é preferível para evitar trauma ao tecido.[72] Quando um instrumento for usado subgengivalmente para a remoção de cálculo ou excesso de cimento, a inserção e a instrumentação devem ser brandas e os movimentos leves devem se dar em um padrão semicircular. Atenção ao posicionar a lâmina cuidadosamente abaixo do depósito, secando o cálculo com ar comprimido para facilitar sua detecção e remoção, o que propicia mais conforto ao paciente.

Tônus tecidual ruim (isto é, flácido, tecido friável) ao redor de um pilar de implante pode reter alimento, biofilme e cálculo, e favorecer a ocorrência de inflamação e infecção. Se os procedimentos de manutenção e higienização não podem favorecer adequadamente o tônus tecidual, uma correção cirúrgica pode ser necessária para reduzir a inflamação crônica e a infecção.

Os procedimentos de higienização realizados pelo dentista e pelos pacientes podem ser limitados pelo desenho da prótese, que pode ter restaurações volumosas e ameias inadequadas, impedindo o pronto acesso à área de interface implante/margem gengival.[73] Uma vez que a perda do suporte ósseo é um fator de perda de implantes, os problemas que surgem de uma prótese difícil de se manter devem ser considerados durante a fase de planejamento dos implantes.[74] O monitoramento periódico da oclusão pode detectar discrepâncias que indiquem necessidades de alterações oclusais.[75]

Agentes Quimioterápicos

O gluconato de clorexidina tem sido mostrado como capaz de reduzir o acúmulo de biofilme na cavidade oral e ao redor de implantes dentais.[76] O uso a longo prazo de antimicrobianos como o gluconato de clorexidina a 0,1% (Estados Unidos) ou a 0,2% (Europa), ou o cloreto de cetilpiridínio, pode ser realizado em conjunto com escovas e fio dental para minimizar o manchamento. Com as novas gerações de clorexidina, é importante observar que o álcool serve para preservar e estabilizar as soluções.[77] Alguns estudos mostraram uma diminuição do potencial antimicrobiano nas preparações livres de álcool.[78]

Se o dentista utilizar irrigação subgengival, a cânula deve ser inserida cuidadosamente no tecido peri-implantar para evitar danos à superfície do implante. Deve-se ter cuidado para evitar a inserção da cânula na base do sulco perimplantar para prevenir a distensão dos tecidos adjacentes pelo fluido.[79] O gluconato de clorexidina foi comprovado como uma solução irrigadora útil.[80]

Um estudo sobre tratamento mecânico não cirúrgico em sítios com lesões de peri-implantite utilizando minociclina microencapsulada (Arestin®; Orapharma, Horsham, PA) e gel de clorexidina a 20% (encontrado somente na Europa) detectou na sondagem uma redução na profundidade de bolsa e no sangramento por um período de 12 meses.[81] Terapias com antibióticos locais também provaram ter sucesso no tratamento da peri-implantite[82] e no tratamento da peri-implantite com minociclina microencapsulada.[82] Antibióticos sistêmicos podem ser usados para tratar infecções. O acesso ao problema, as complicações e a condição a ser tratada são tão importantes quanto conhecer a causa do problema.[83] É bom salientar que é recomendado o uso de fluoreto de sódio neutro em pacientes com implantes porque alguns fluoretos ácidos podem alterar a superfície do implante.[84,85]

Escala de Qualidade de Saúde do Implante: Uma Avaliação Clínica do Processo Saúde-Doença

Os critérios para o sucesso em implantodontia permanecem complexos. A vasta maioria dos estudos clínicos relatando sucesso e perda não qualifica o tipo de sucesso alcançado. Ao contrário, o termo *sucesso* inicialmente tem sido usado como sinônimo de *sobrevida* do implante. O termo *perda* tem sido usado para indicar que o implante não está mais presente na boca. Quase todos os relatos na literatura protética também relatam sucesso como sobrevida.

O que é sucesso para um dente natural? Na literatura periodontal, a qualidade de saúde é apresentada, e diretrizes bem estabelecidas, baseada em critérios clínicos, e há a descrição da saúde ideal de dentes naturais. O termo geral *sucesso em implantodontia* deve ser substituído pelo conceito de *qualidade de saúde*, com o processo saúde-doença descrevendo o estado dos implantes.

Foram propostos critérios de sucesso para implantes endósseos previamente por outros autores, entre os quais Schnitman e Shulman,[86] Cranin *et al*.,[87] McKinney *et al*.,[88] Albrektsson *et al*.[89] e Albrektsson e Zarb.[90] Como mostra o Quadro 34-3, o relato de Albrektsson *et al*. foi específico para implantes de fixação rígida e é largamente utilizado hoje.[91] Uma escala de qualidade de saúde do implante com cinco níveis foi estabelecida por James e modificada por Misch.[91] A escala de James-Misch também propõe modalidades de conduta correspondentes a esses cinco níveis. Em 2007, uma conferência consensual em Pisa, Itália (patrocinada pelo International

---

QUADRO 34-3 Critérios para o Sucesso de Implantes[89]

- Um implante unitário, não reabilitado, permanece imóvel quando testado clinicamente.
- Não há qualquer evidência de radiolucidez peri-implantar radiograficamente.
- A perda óssea vertical é menor que 0,2 mm anualmente após o 1° ano do implante em função.
- O desempenho de um implante unitário é caracterizado por ausência de sinais e sintomas persistentes e irreversíveis como dor, infecções, neuropatias, parestesia ou invasão do canal mandibular.
- No contexto de previsibilidade, taxas de sucesso de 85% ao final de um período de observação de 5 anos e de 80% ao final de um período de 10 anos são critérios mínimos para o sucesso.

Congress of Oral Implantologists; www.icoi.org) modificou a escala de James-Misch para quatro condições que descrevem sucesso, sobrevida e perda.[92]

As condições clínicas ideais para dentes naturais incluem ausência de dor, mobilidade horizontal inicial menor que 0,1 mm sob forças laterais menores que 100 g, mobilidade secundária menor que 0,15 mm sob forças laterais de 500 g, ausência de mobilidade vertical, profundidade periodontal menor que 2,5 mm na sondagem, altura radiográfica da crista óssea de 1,5 mm a 2 mm abaixo da junção cemento-esmalte, lâmina dura intacta, sondagem detectando ausência de sangramento, ausência de exsudato e ausência de recessão ou envolvimento de furca em dentes multirradiculares (Quadro 34-4).[92] Muitos destes mesmos critérios são listados como condições ideais para implantes dentais.[86-90]

A Academia Americana de Periodontia definiu cinco tipos periodontais para diagnóstico e tratamento de dentes naturais.[93] As categorias de doença da Academia Americana de Periodontia não indicam sucesso ou perda estritos, mas uma faixa de variação que vai da saúde à doença. Essa classificação permite uma conduta clínica de tratamento em cada categoria. Uma escala similar para implantes foi estabelecida como uma ferramenta útil para o diagnóstico e tratamento, e que também propõe condutas de ação de acordo com os sinais e sintomas.[94]

A escala de James-Misch apresentada para a qualidade de saúde do implante baseada na avaliação clínica foi aprovada pelo International Congress of Oral Implantologists em 2007[92] (Tabela 34-1). Essa escala de qualidade de saúde permite que o dentista avalie um implante utilizando os critérios listados, classificando-o na categoria apropriada e, então, tratando este implante adequadamente. O prognóstico também está relacionado à escala de qualidade.

Grupo I: Saúde Ótima

O Grupo I representa o sucesso do implante com ótimas condições de saúde. Não é observado dor à palpação, à percussão ou à função. Nenhuma mobilidade é observada em nenhuma direção com cargas menores que 500 g de movimento do implante (MI). Menos de 2 mm de crista óssea é perdido desde a instalação do implante. Essa perda óssea é tipicamente o resultado do "espaço biológico" abaixo da conexão do pilar e da superfície do implante. O implante não tem histórico de exsudato e nenhuma radiolucidez está presente ao redor do corpo do implante (Fig. 34-13, A-C). Na sondagem, a profundidade é igual ou menor que 5 mm e permanece estável durante o 1°

QUADRO 34-4 Condições Clínicas Ideais dos Dentes

- Ausência de dor
- Mobilidade horizontal inicial menor que 0,1 mm sob forças laterais menores que 100 g
- Mobilidade secundária menor que 0,15 mm sob forças laterais de 500 g
- Ausência de mobilidade vertical observada
- Profundidade periodontal menor que 2,5 mm na sondagem
- Altura radiográfica da crista óssea de 1,5 a 2 mm abaixo da junção cemento-esmalte
- Lâmina dura intacta
- Sondagem detectando ausência de sangramento
- Ausência de exsudato
- Ausência de recessão
- Ausência de envolvimento de furca em dentes multirradiculares

TABELA 34-1
Escala de Saúde de Implantes

Escala de Qualidade do Implante	Condições Clínicas	Tratamento
I. Sucesso	Ausência de dor ou sensibilidade durante a função Mobilidade 0 Perda óssea radiográfica <2 mm em relação à cirurgia inicial Profundidade <5 mm na sondagem Sangramento na sondagem = 0 a 1 Sem histórico de exsudato	Manutenção normal
II. Sobrevida (saúde satisfatória)	Ausência de dor Mobilidade 0 Perda óssea radiográfica de 2-4 mm Profundidade de 5 mm a 7 mm na sondagem Sangramento na sondagem = 0 a 2 Sem histórico de exsudato	Redução da tensão Intervalos menores entre as consultas de revisão de higienização Gengivoplastia Radiografias anuais
III. Sobrevida (saúde comprometida)	Mobilidade 0 Perda óssea radiográfica >4 mm (menos que a metade do corpo do implante) Profundidade >7 mm na sondagem Pode haver histórico de exsudato Ausência de dor durante a função	Redução da tensão Terapia química (antibióticos, antimicrobianos) Nova cirurgia e revisão Substituição das próteses ou dos implantes
IV. Falha (clínica ou absoluta)	Qualquer dos itens a seguir: Dor durante a função Mobilidade Perda óssea radiográfica maior que a metade do comprimento do implante Exsudato não controlado Não mais presente na boca	Remoção do implante

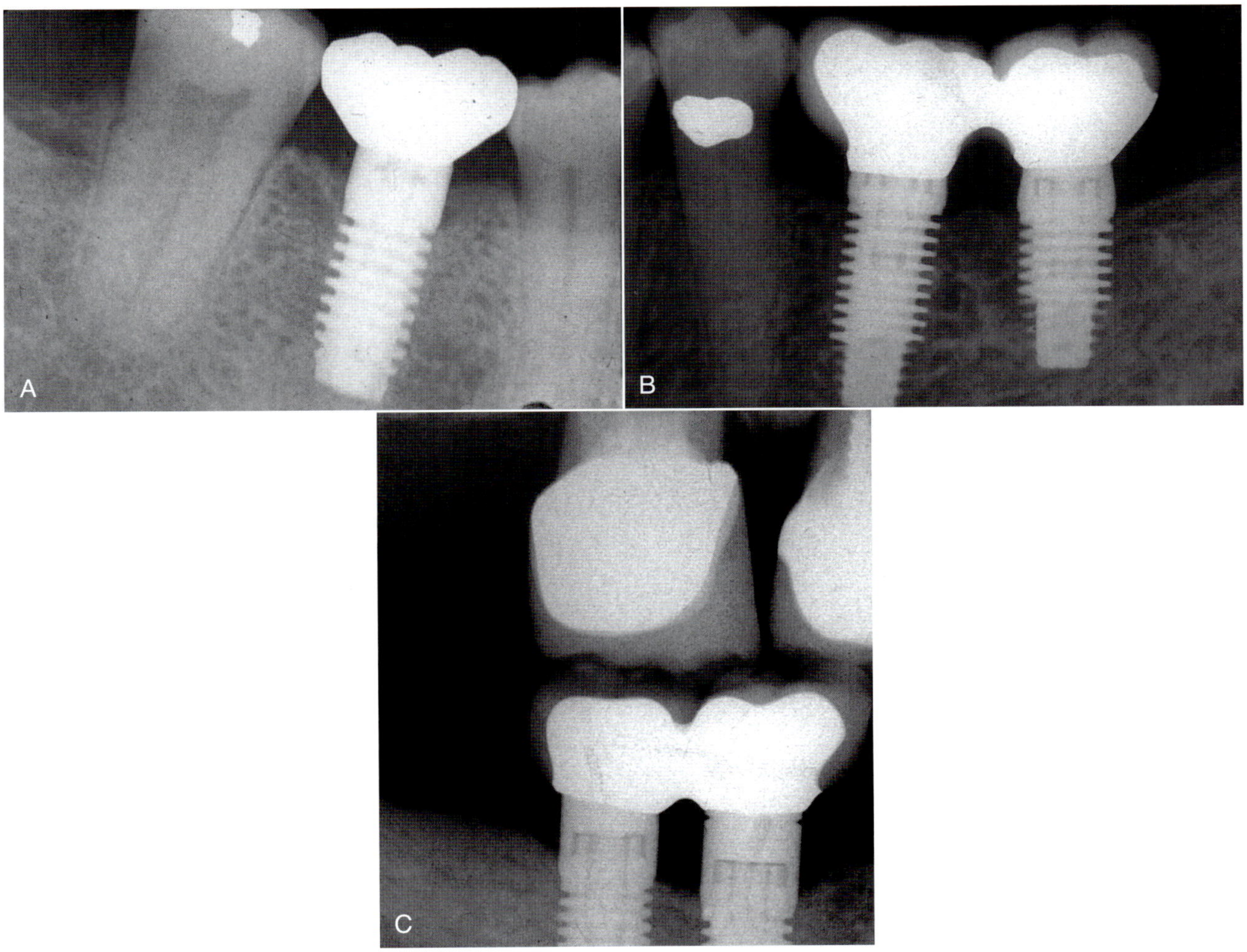

FIGURA 34-13. **A** e **B**, O Grupo I representa as condições ótimas de saúde ao redor de um implante. Ocorre perda da crista óssea menor que 1,5 mm durante o 1° ano em função oclusal a partir da instalação da prótese. **C**, Uma radiografia periapical pode ser obtida para visualizar os níveis ósseos mesiodistais.

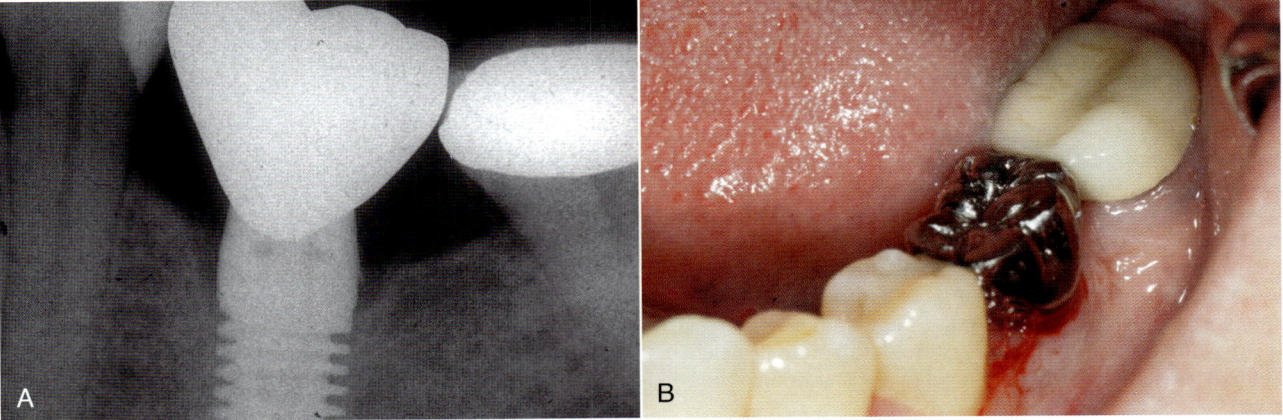

FIGURA 34-14. **A**, O Grupo II representa uma saúde peri-implantar satisfatória. Esse implante perdeu 2 mm da crista óssea. **B**, Há sangramento ao redor da coroa do implante a partir da sondagem com índice 2.

ano. Idealmente, o índice de sangramento é de 0 a 1. Os implantes do Grupo I seguem um programa de manutenção a cada 6 meses. O prognóstico vai de muito bom a excelente.

Grupo II: Saúde Satisfatória

Os implantes do Grupo II exibem saúde satisfatória e são estáveis, mas mostram um histórico ou um potencial para problemas clínicos. Dor ou sensibilidade não são observados à palpação, à percussão ou à função. Nenhuma mobilidade é observada na direção vertical ou horizontal com cargas menores que 500 g. A perda da crista óssea radiográfica está entre 2 e 4 mm desde a instalação do implante (Fig. 34-14, *A* e *B*). A causa mais comum é a carga óssea precoce. A perda óssea está relacionada à quantidade de carga oclusal e à densidade do osso. As profundidades à sondagem podem ser maiores que 5 a 6 mm por causa da espessura original do tecido e da perda de osso marginal, mas elas são estáveis. O sangramento mensurado por meio da sondagem é, geralmente, de 1 ou 2. Esses implantes são diagnosticados com mucosite. O tratamento indicado para os implantes do Grupo II consiste num protocolo de redução de tensão do sistema de implante, intervalos curtos entre as consultas de higienização (p. ex., 9 meses), reforço das instruções de higiene oral, radiografias anuais até a estabilização da crista óssea, e gengivoplastia ou procedimento de redução do sulco perimplantar quando for indicado. O prognóstico vai de bom a muito bom, dependendo da profundidade do sulco ao redor dos implantes.

Para bolsas menores que 6 mm de profundidade, conclui-se que:[95]

1. A terapia mecânica isolada ou combinada com clorexidina resulta na solução clínica das lesões da mucosite peri-implantar.
2. Histologicamente, ambos os tratamentos resultam em inflamação mínima compatível com a saúde.
3. O efeito mecânico somente é suficiente para alcançar resolução clínica e histológica das lesões de mucosite.

Grupo III: Sobrevida Comprometida

Os implantes do Grupo III são também classificados como *sobreviventes*, mas exibem uma peri-implantite de leve a moderada e um estado de saúde comprometido. A peri-implantite é definida como um processo inflamatório que afeta o tecido ao redor do implante e que resulta na perda de suporte ósseo.[83]

Os implantes do Grupo III são caracterizados por perda de osso vertical radiográfica evidente, bolsa peri-implantar, sangramento à sondagem (mais supuração), edema e vermelhidão da mucosa, mas por ausência de dor durante a função (Fig. 34-15, *A*). Esses implantes suportam uma terapia clínica mais agressiva. Nenhuma dor é aparente em função, mas pode haver uma leve sensibilidade à percussão ou à função. Nenhuma mobilidade vertical ou horizontal (MI 0) inicial é evidente. Há uma perda da crista óssea maior que 4 mm desde a instalação do implante, mas menos que a metade do comprimento do implante. Na sondagem, são detectadas profundidades aumentadas e maiores que 7 mm, geralmente acompanhadas de sangramento. Os episódios de exsudato podem durar mais de 1 ou 2 semanas, e podem ser acompanhados de uma leve radiolucidez evidente ao redor da região crestal do implante.

Os implantes do Grupo III suportam uma intervenção cirúrgica e protética agressivas. Os fatores de tensão são solucionados primeiramente. As próteses de regiões não estéticas ou a barra abaixo das sobredenturas podem ser removidas durante a terapia cirúrgica. A modificação do esquema oclusal e os métodos para diminuir as forças nas regiões de tensão após tratamento cirúrgico de tecidos duro e mole incluem diminuição do comprimento do cantiléver, ajuste oclusal e terapia de esplintagem oclusal.

Nos casos de rápida alteração óssea, o desenho da prótese pode ser modificado completamente de uma prótese fixa para uma prótese removível para alívio da tensão e suporte do tecido mole. Implantes adicionais para sustentar a prótese podem ser indicados, especialmente se o paciente não deseja usar uma prótese removível.

Quando há exsudato, são indicados antibióticos sistêmicos e tópicos e agentes químicos locais como a clorexidina. Entretanto, este método é, geralmente, de benefício a curto prazo se os agentes causais da perda do implante não são eliminados. Culturas bacterianas e testes de sensibilidade (Oral Microbiology Testing Service, Temple University, Philadelphia; www.temple.edu/dentistry/omts) podem ser indicados, especialmente se sinais e sintomas existentes não desaparecerem em poucas semanas.

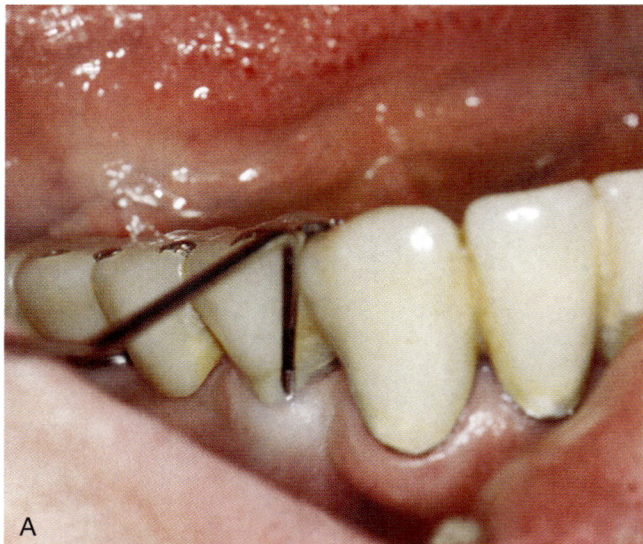

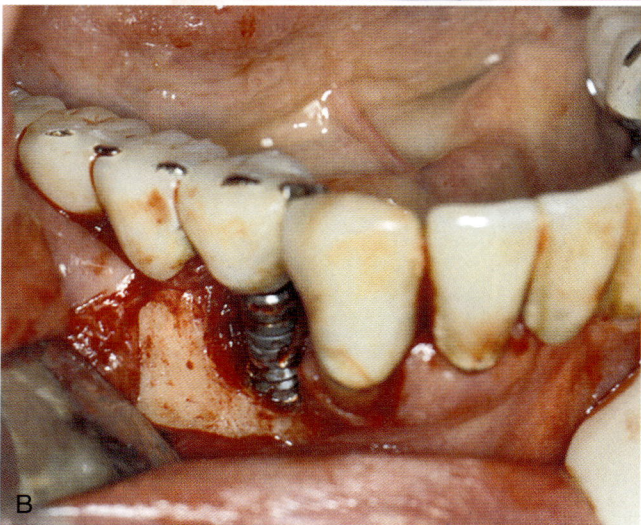

FIGURA 34-15. **A**, Os implantes do Grupo III têm um estado de saúde comprometido e suportam um procedimento cirúrgico para diminuir o risco de deterioração adicional. A sondagem na região vestibular deste implante indica uma bolsa de 6 mm e presença de exsudato. **B**, Esse implante requer uma nova cirurgia para descontaminar a superfície e remover resíduos. Foram indicados uma diminuição na profundidade da rosca e um enxerto ósseo ou retalho posicionado apicalmente.

Os procedimentos cirúrgicos geralmente consistem em remoção do tecido mole ou exposição de uma parte do implante (Fig. 34-15, *B*). Enxertos ósseos podem ser usados em conjunto com algumas condutas ao redor do implante. Uma abordagem de três etapas é implementada para esta categoria na seguinte ordem: (1) terapia antimicrobiana (local ou sistêmica); (2) redução da tensão; e (3) intervenção cirúrgica. O prognóstico vai de bom a cauteloso, dependendo da habilidade em reduzir e controlar a tensão e se as correções cirúrgicas tiverem melhorado a saúde dos tecidos mole e duro.

Grupo IV: Falha Clínica

O Grupo IV de qualidade de saúde do implante é considerado perda clínica ou absoluta (Fig. 34-16). O implante deve ser removido se existir alguma dessas condições: (1) dor à palpação, à percussão ou à função; (2) mobilidade horizontal maior que 0,5 mm;

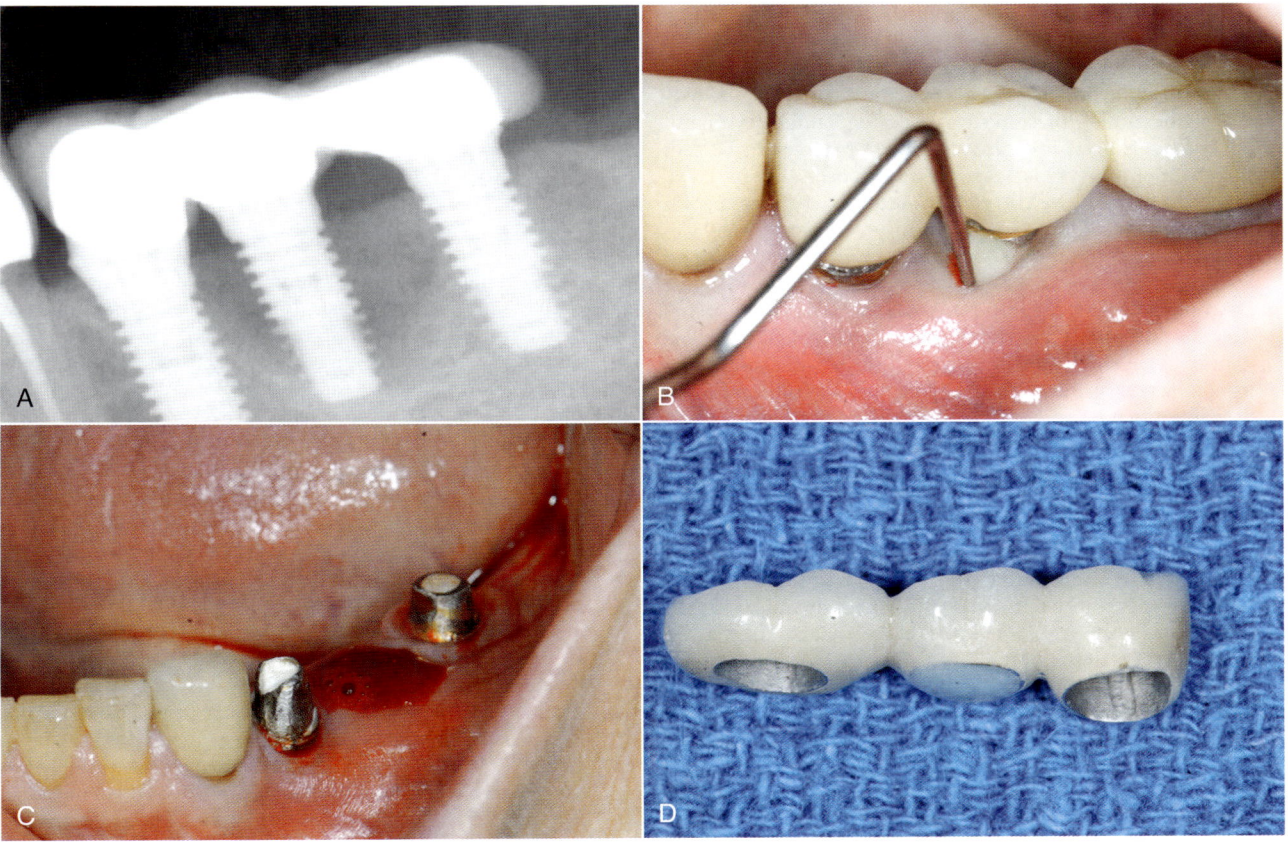

FIGURA 34-16. A, Os implantes do Grupo IV representam perda clínica e são aqueles não mais presentes na boca. O implante central desta radiografia tem mais de 50% de perda; está na categoria IV. **B,** O implante deve ser removido quando houver exsudato de Grupo IV. **C,** O implante é removido do sítio. O implante agora é enquadrado no Grupo V (perda absoluta). **D**, A prótese é modificada para se tornar uma prótese parcial fixa de três elementos.

(3) qualquer mobilidade vertical; (4) perda óssea progressiva não controlada; (5) exsudato não controlado; (6) mais de 50% de perda óssea ao redor do implante; (7) radiolucidez generalizada; ou (8) implantes instalados cirurgicamente mas impossíveis de serem restaurados (sepultados). Implantes que são removidos cirurgicamente ou esfoliados também se enquadram na categoria de perda.

A região edentada remanescente geralmente é tratada com enxertos de osso autógeno ou sintético para reparar o osso perdido. Após a restauração da condição óssea ideal, os implantes podem ser instalados novamente com um bom prognóstico (Fig. 34-16).

A terminologia para a perda do implante geralmente é confusa, com diferentes termos descrevendo condições semelhantes. Uma terminologia para a perda do implante considerando-se o período de tempo para a perda foi sugerido como um critério primário.[96] Muitas perdas de implantes não são descritas de maneira ideal no momento da complicação e não são inseridas nessa nomenclatura.

Ocasionalmente, o paciente não irá permitir a remoção do implante. Independentemente se o paciente irá retornar para a remoção, o implante é considerado perdido em termos estatísticos. O paciente deve ser avisado sobre o possível dano irreversível ao osso de suporte se implantes forem deixados nesta condição. Devem ser feitas considerações a respeito da sua remoção para que o tratamento futuro não seja comprometido.

Reparo do Implante Dental Doente e Perdido

I. Se uma infecção ativa (pus, sangramento, edema) está presente com perda óssea radiograficamente visível e se o processo da doença é contínuo, as etapas seguintes devem ser implementadas:
   A. Rebata o tecido e remova o tecido de granulação do defeito (são aceitáveis as curetas metálicas).
   B. Se a superfície do implante é coberta por hidroxiapatita (HA) e esta está sofrendo reabsorção e teve sua cor e textura alteradas, remova toda a HA até deixar visível a superfície metálica do implante. O uso de ultrassom como o Cavitron® (Dentsply, York, PA) é a melhor opção; o uso de curetas manuais é muito lento e o uso de abrasivos com ar é perigoso porque há o risco de embolia por ar nos espaços medulares.
   C. Descontamine o implante dental com ácido cítrico ou gel ácido aplicado com algodão ou escova de cerdas macias. Trinta segundos por superfície são suficientes. A solução supersaturada de ácido cítrico (40%, pH 1, cristais misturados com água estéril) poderá durar na geladeira por volta de 1 ano.
   D. Use enxerto de osso liofilizado se completamente descontaminado. Enxerte com um material aloplástico como a HA ou biovidro se não completamente descontaminado.
   E. Proteja o enxerto com uma membrana para regeneração óssea guiada se necessário. Membranas reabsorvíveis (p. ex., Alloderm® ou Memloc® [BioHorizons, Birmingham, Al]) são indicadas.

F. Deixe o implante reparado sem função e "coberto" por 10 a 12 semanas.

NOTA: Se a superfície do implante é metálica (titânio, Ti-6Al-4V, *spray* de plasma de titânio), siga da etapa A à etapa C.

II. Se não há presença de infecção ativa, se um implante com superfície coberta por HA está instalado ou se a HA parece intacta e sem reabsorção contínua (perda óssea por trauma oclusal, sobrecarga, carga sobre o implante fora do eixo axial etc.), os seguintes passos podem ser implementados:

A. Rebata o tecido e remova o tecido de granulação do defeito com curetas metálicas.
B. Descontamine a superfície de HA com ácido cítrico (40%, pH 1) ou gel ácido por 30 segundos por superfície. Lave e irrigue com água ou soro estéreis para paralisar o processo de desmineralização. Trinta segundos de aplicação com ácido irão descontaminar e "refrescar" a superfície do implante.
C. Continue com enxerto, materiais para regeneração óssea guiada (ROG) e os procedimentos descritos anteriormente para o tratamento do implante "infectado".

NOTA: A única diferença é que a HA não precisa ser removida porque a cobertura está relativamente não contaminada e ainda é capaz de cicatrização biológica.

IMPORTANTE: Não use tetraciclina na superfície intacta de HA porque ela altera a proporção cálcio/fosfato da HA. Não deixe ácido cítrico na superfície de HA por mais de 1 minuto, pois ele continua a "remoção" da HA.

Índice Estético da Coroa do Implante

Um índice estético da coroa do implante foi desenvolvido com o objetivo de classificar a estética de coroas unitárias sobre implantes e dos tecidos moles adjacentes.[97] O importante item de estética é raramente incluído em estudos de avaliação. A estética pode ser classificada tanto de maneira subjetiva como objetiva. Um método subjetivo é o uso de questionários que devem ser preenchidos pelos pacientes.

Um método objetivo com uma pontuação de classificação, que deve ser realizada por um observador profissional, nunca foi descrito na região de implantes dentais. Foi introduzido um índice para avaliar a altura da mucosa interproximal adjacente a próteses unitárias sobre implantes, mas não se levou em consideração todo o contorno peri-implantar e a estrutura de superfície.[98] Uma pontuação de classificação objetiva com uma divisão em diferentes itens proporciona uma compreensão do resultado estético de um tratamento específico e também facilita a análise para aprimorar o tratamento cirúrgico e protético. É também possível comparar o resultado estético como em função do tempo para analisar a estabilidade do procedimento de tratamento.

Os nove itens selecionados são:[97]

1. *Dimensão mesiodistal da coroa*. A dimensão mesiodistal da coroa deve estar em harmonia com o dente adjacente e contralateral; uma avaliação é feita numa escala de classificação de cinco pontos (altamente subcontornada, levemente subcontornada, sem desvio, levemente sobrecontornada, altamente sobrecontornada).
2. *Posição da borda incisal da coroa*. A posição deve estar em harmonia com o dente adjacente e contralateral; uma avaliação é feita numa escala de classificação de cinco pontos (altamente subcontornada, levemente subcontornada, sem desvio, levemente sobrecontornada, altamente sobrecontornada).
3. *Convexidade vestibular da coroa*. A convexidade da superfície vestibular da coroa deve estar em harmonia com o dente adjacente e contralateral; uma avaliação é feita numa escala de classificação de cinco pontos (altamente subcontornada, levemente subcontornada, sem desvio, levemente sobrecontornada, altamente sobrecontornada).

QUADRO 34-5 Escala Estética

0 ponto = Estética Excelente
1 ou 2 pontos = Estética Satisfatória
3 ou 4 pontos = Estética Moderada
5 ou mais pontos = Estética Ruim

4. *Cor e translucidez da coroa*. A cor e a translucidez da coroa devem estar em harmonia com o dente adjacente e contralateral; uma avaliação é feita numa escala de classificação de três pontos (grande alteração, leve alteração, sem alteração).
5. *Superfície da coroa*. As características da superfície vestibular da coroa, como aspereza e estrias, devem estar em harmonia com o dente adjacente e contralateral; uma avaliação é feita numa escala de classificação de três pontos (grande alteração, leve alteração, sem alteração).
6. *Posição da margem vestibular da mucosa peri-implantar*. A posição da margem vestibular da mucosa peri-implantar deve estar no mesmo nível do dente contralateral e em harmonia com os dentes adjacentes; uma avaliação é feita numa escala de classificação de três pontos (desvio de 1,5 mm ou mais, desvio menor que 1,5 mm, sem desvio).
7. *Posição da mucosa nos espaços interproximais*. As papilas interdentais devem estar nas suas posições naturais; uma avaliação é feita numa escala de classificação de três pontos (desvio de 1,5 mm ou mais, desvio menor que 1,5 mm, sem desvio).
8. *Contorno da superfície vestibular da mucosa*. O contorno da mucosa no osso alveolar deve estar em harmonia com o dente adjacente e contralateral; uma avaliação é feita numa escala de classificação de cinco pontos (altamente subcontornado, levemente subcontornado, sem desvio, levemente sobrecontornado, altamente sobrecontornado).
9. *Cor e superfície da mucosa vestibular*. A cor (vermelhidão) e as características de superfície (presença de mucosa inserida) devem estar em harmonia com o dente adjacente e contralateral, e devem ter uma aparência natural; uma avaliação é feita numa escala de classificação de três pontos (grande alteração, leve alteração, sem alteração).

O uso de dentes adjacentes e contralaterais como referência foi padronizado, em vez de se utilizar as regras geralmente aceitas para o formato e a posição dos dentes. Pontos de penalidade são dados a cada um desses itens se não estiverem de acordo com a situação desejada: um ponto de penalidade para os desvios mínimos (leves) e cinco pontos de penalidade para os desvios máximos (grandes). A pontuação total leva a uma classificação da estética (Quadro 34-5). Deve ser considerado que um desvio maior automaticamente leva a um resultado estético ruim, que pode nunca ser aceito como moderado ou satisfatório.

Resumo

O sucesso do implante tem definições amplas na clínica diária. Uma faixa que vai da saúde à doença existe tanto em dentes quanto em implantes. Os critérios primários para a avaliação da qualidade do implante são inflamação, dor e mobilidade. A presença de dor ou mobilidade compromete consideravelmente o implante; neste caso, a remoção geralmente é indicada. Profundidade detectada por meio de sondagem pode estar relacionada à presença de doença local ou espessura de tecido preexistente à instalação do implante. Uma profundidade aumentada é mais diagnóstica e significa perda óssea, hiperplasia gengival ou hipertrofia. A causa mais comum de perda óssea durante os primeiros anos em função está relacionada a fatores como tensão e retenção de cimento. O índice de sangramento é observado facilmente e indica inflamação da gengiva. No entanto, o estado de saúde do implante não está relacionado à inflamação do sulco, como é o caso em dente natural.

A perda do implante é fácil de descrever e pode ser causada por uma variedade de fatores. Qualquer dor, mobilidade vertical, perda óssea progressiva e não controlada, e radiolucidez peri-implantar generalizada indicam a remoção do implante. Os fatores de qualidade do implante foram estabelecidos pelo Congresso Internacional de Implantodontistas (2007) numa escala de qualidade do implante que não somente avalia o processo de saúde-doença do implante, mas também correlaciona o tratamento e o prognóstico às condições existentes.

Referências Bibliográficas

1. Jalbout Z, Tabourian G: *Glossary of implant dentistry*, Upper Montclair, NJ, 2004, International Congress of Implantology, p 2.
2. LeBeau J: Maintaining the long-term health of the dental implant and the implant borne restoration, *Compend Cont Ed Oral Hygiene* 3(3):3-9, 1997.
3. Strong S, Strong S: The dental implant maintenance visit, *J Pract Hygiene* 4(5):L29-L32, 1995.
4. Koutsonikos A, Fedcrio J, Yukna R: Implant maintenance, *J Pract Hygiene* 5(2):11-15, 1996.
5. Terracciano-Mortilla L: Hygiene and soft tissue management. In Babbush C, editor: *Dental implants: principles and practice*, Philadelphia, 2001, Saunders.
6. Meffert RM: Maintenance of dental implants. In Misch CE, editor: *Dental implant prosthetics*, St Louis, 2005, Mosby.
7. Berglundh T, Lindhe J, Ericsson I, et al: The soft tissue barrier at implants and teeth, *Clin Oral Implants Res* 2:81-90, 1991.
8. Bollen CM, Papaioanno W, Van Eldere J, et al: The influence of abutment surface roughness on plaque accumulation and peri-implant mucositis, *Clin Oral Implants Res* 7(3):201-211, 1996.
9. Quirynen M, deSote M, van Steenburghe D: Infectious risks for oral implants: a review of the literature, *Clin Oral Implants Res* 13:1-19, 2002.
10. Lee KH, Maiden MF, Tanner AC, Weber HP: Microbiota of successful osseointegrated dental implants, *J Periodontol* 70(2):131-138, 1999.
11. Lindquist LW, Rockler B, Carlsson GE: Bone resorption around fixtures in edentulous patients treated with mandibular fixed tissue–integrated prostheses, *J Prosthet Dent* 59:59-63, 1988.
12. Mombelli A, Mericske-Stern R: Microbiological features of stable osseointegrated implants used as abutments for overdentures, *Clin Oral Implants Res* 1:1-7, 1990.
13. Mombelli A, Van Oosten MAC, Schurch E, Lang NP: The microbiota associated with successful or failing osseointegrated titanium implants, *Oral Microbiol Immunol* 2:145-151, 1987.
14. Becker W, Becker B, Newman MG, et al: Clinical and microbiologic findings that may contribute to dental implant failure, *Int J Oral Maxillofac Implants* 5:31-38, 1990.
15. Mombelli A: Microbiology of the dental implant, *Adv Dent Res* 7:202-206, 1993.
16. Rams TE, Feik D, Slots J: Staphylococci in human periodontal diseases, *Oral Microbiol Immunol* 5:29-32, 1990.
17. Mombelli A, Marxer M, Gaberthuel T, et al: The microbiota of osseointegrated implants in patients with a history of periodontal disease, *J Clin Periodontol* 22:124-130, 1995.
18. Leonhardt A, Adolfsson B, Lekholm U, et al: A longitudinal microbiological study on osseointegrated titanium implants in partially edentulous patients, *Clin Oral Implants Res* 4:113-120, 1993.
19. George K, Zafiropoulos GG, Murat Y, et al: Clinical and microbiological status of osseointegrated implants, *J Periodontol* 65:766-770, 1994.
20. Quirynen M, Listgarten MA: The distribution of bacterial morphotypes around natural teeth and titanium implants ad modum Brånemark, *Clin Oral Implants Res* 1:8-12, 1990.
21. Silverstein L, Kurtzman D, Garnick J, et al: The microbiota of the peri-implant region in health and disease, *Implant Dent* 3:170-174, 1994.
22. Lindhe J, Karring T, Lang N: *Clinical periodontology and implant dentistry*, Copenhagen, 2000, Munksgaard.
23. Gargiulo A, Wentz F, Orban B: Dimensions and relations of the dentogingival junction in humans, *J Periodontol* 32:261-268, 1961.
24. Vacek JS, Gher ME, Assad DA, et al: The dimensions of the human dentogingival junction, *Int J Periodontics Restorative Dent* 14:154-165, 1994.
25. James RA, Schultz RL: Hemidesmosomes and the adhesion of junctional epithelial cells to metal implants: a preliminary report, *J Oral Implantol* 4:294, 1974.
26. Ericsson I, Lindhe J: Probing at implants and teeth: an experimental study in the dog, *J Clin Periodontol* 20:623-627, 1993.
27. Listgarten M, Lang NP, Schroeder HE, et al: Periodontal tissues and their counterparts around endosseous implants, *Clin Oral Implants Res* 2:81-90, 1991.
28. Berglundh T, Lindhe J, Ericsson I, et al: The soft tissue barrier at implants and teeth, *Clin Oral Implants Res* 2:81-90, 1991.
29. Ono Y, Nevins M, Cappetta M: The need for keratinized tissue for implants. In Nevins M, Mellonig JT, editors: *Implant therapy*, Chicago, 1998, Quintessence.
30. Steflik DE, McKinney RV, Koth DL: Ultrastructural (TEM) observations of the gingival response to the single crystal sapphire endosteal implant, *J Dent Res* 61:231, 1982.
31. Cochran DL, Herman JS, Schenk RK, et al: Biologic width around titanium implants: a histometric analysis of the implanto-gingival junction around unloaded and loaded submerged implants in the canine mandible, *J Periodontol* 68:186-198, 1997.
32. Abrahamsson I, Berglundh T, Lindhe J: The mucosal barrier following abutment disreconnection: an experimental study in dogs, *J Clin Periodontol* 24:568-572, 1997.
33. Rams TE, Slots J: Comparison of two pressure sensitive periodontal probes and a manual periodontal probe in shallow and deep pockets, *Int J Periodontics Restorative Dent* 13:521-529, 1993.
34. Best AM, Burmeister JA, Gunsolley JC, et al: Reliability of attachment loss measurements in a longitudinal clinical trial, *J Clin Periodontol* 17:564-569, 1990.
35. Page RC: Summary of outcomes and recommendations of the workshop on CPITN, *Int Dent J* 44:589-594, 1994.
36. Lekholm U, Adell R, Lindhe J: Marginal tissue reactions at osseointegrated titanium fixtures. II. A cross-section retrospective study, *Int J Oral Maxillofac Surg* 15:53-61, 1986.
37. Rams TE, Roberts TW, Tatum H Jr, et al: The subgingival microflora associated with human dental implants, *J Prosthet Dent* 5:529-534, 1984.
38. Stefani LA: The care and maintenance of the dental implant patient, *J Dent Hygiene* 62:447-466, 1988.
39. Becker W, Becker BE, Newman MG, et al: Clinical microbiologic findings that may contribute to dental implant failure, *Int J Oral Maxillofac Implants* 5:31-38, 1990.
40. Adell R, Lekholm U, Rockler G, et al: Marginal tissue reactions at osseointegrated titanium fixtures I. A 3-year longitudinal prospective study, *Int J Oral Maxillofac Implants* 15:39-52, 1986.
41. Kirsch A, Mentag P: The IMZ endosseous two phase implant system: a complete oral rehabilitation treatment concept, *J Oral Implantol* 12:576-589, 1986.
42. Deporter HS, Friedland B, Watson P, et al: A clinical and radiographic assessment of a porous surface titanium alloy dental implant in dogs, *Int J Oral Implantol* 4:31-37, 1987.
43. Deporter DA, Watson PA, Pilliar RM, et al: A histological evaluation of a functional endosseous, porous-surfaced, titanium alloy dental implant system in the dog, *J Dent Res* 67:1190-1195, 1988.
44. Jepsen S, Ruhling A, Jepsen K, et al: Progressive peri-implantitis Incidence and prediction of peri-implant attachment loss, *Clin Oral Implants Res* 7:133-142, 1996.
45. Quirynen M, Naert I, Teerlinck J, et al: Periodontal indices around osseointegrated oral implants supporting overdentures.

In Schepers E, Naert J, Theunier G, editors: *Overdentures on oral implants*, Leuwen, Belgium, 1991, Leuwen University Press.
46. Steflik DE, Koth DC, McKinney RV Jr: Human clinical trials with the single crystal sapphire endosteal dental implant: three year results, statistical analysis, and validation of an evaluation protocol, *J Oral Implantol* 13:39-53, 1987.
47. Herman JS, Cochran DL, Nummikoski PV, et al: Crestal bone changes around titanium implants: a radiographic evaluation of unloaded non-submerged and submerged implants in the canine mandible, *J Periodontol* 68:1117-1130, 1997.
48. Misch CE, Suzuki JB, Misch-Dietsh FD, et al: A positive correlation between occlusal trauma and peri-implant bone loss—literature support, *Implant Dent* 14:108-116, 2005.
49. Haffajee AD, Smith C, Torresyap G, et al: Efficacy of manual and powered toothbrushes (II). Effect on microbiological parameters, *J Clin Periodontol* 28(10):947-954, 2001.
50. Chung DM, Oh TJ, Shotwell JL, et al: Significance of keratinized mucosa in maintenance of dental implants with different surfaces, *J Periodontol* 77(8):1410-1420, 2006.
51. Wilken E: *Clinical practice of the dental hygienist*, ed 7, Philadelphia, 1994, Williams & Wilkins, pp 401-404.
52. Humphrey S: Implant maintenance, *Dent Clin North Am* 50:463-478, 2006.
53. Terracciano-Mortilla L: Hygiene and soft tissue management. In Babbush C, editor: *Dental implants: principles and practice*, Philadelphia, 2001, Saunders.
54. Kracher CM, Smith WS: Oral health maintenance of dental implants: a literature review, *Dent Assist* 67(5):2-15, 1998.
55. Garber DA: Implants—the name of the game is still maintenance, *Compendium* 12(12):878-880, 1991.
56. English C: Hygiene, maintenance, and prosthodontic concerns for the infirm patient: clinical report and discussion, *Implant Dent* 4:166-172, 1995.
57. Briner WW, Grossman E, Buckner RY, et al: Effect of chlorhexidine gluconate mouthrinse on plaque bacteria, *J Periodont Res* 16:44-52, 1986.
58. Fakhraver B, Khocht A, Suzuki JB: Probing and scaling instrumentation in implant abutment surfaces: an in vitro study, *Implant Dent* 21:311-316, 2012.
59. American: Academy of Periodontology: *Position paper. Maintenance and treatment of dental implants*, Chicago, 1995, American Academy of Periodontology.
60. Hallmon W, Waldrop T, Meffert R, Wade B: A comparative study of the effects of metallic, nonmetallic, and sonic instrumentation on titanium abutment surfaces, *Int J Oral Maxillofac Implants* 11:96-100, 1996.
61. Baily G, Gardner J, Day M, Kovanda B: Implant surface alterations from a nonmetallic ultrasonic tip, *J West Soc Periodontol Periodontal Abstr* 46(3):69-73, 1998.
62. Sato S, Kishida M, Ito K: The comparative effect of ultrasonic scalers on titanium surfaces: an in vitro study, *J Periodontol* 75(9):1269-1273, 2004.
63. Brookshire FV, Nagy WW, Dhuru VB, et al: The qualitative effects of various types of hygiene instrumentation on commercially pure titanium and titanium alloy implant abutments: an in vitro and scanning electron microscope study, *J Prosthet Dent* 78(3):286-294, 1997.
64. Hempton TJ, Bonacci FJ, Lancaster D, Pechter JE: Implant maintenance, *Dimen Dent Hygiene* 9(1):58-61, 2011.
65. Augthun M, Tinschert J, Huber A: In vitro studies on the effect of cleaning methods on different implant surfaces, *J. Periodontol* 69(8):857-864, 1998.
66. Ramaglia L, di Lauro AE, Morgese F, Squillace A: Profilometric and standard error of the mean analysis of rough implant surfaces treated with different instrumentations, *Implant Dent* 15(1):77-82, 2006.
67. Meschenmoser A, d'Hoedt B, Meyle J, et al: Effects of various hygiene procedures on the surface characteristics of titanium abutments, *J Periodontol* 67:229-235, 1996.
68. Mengel R, Buns CE, Mengel C, Flores-de-Jacoby L: An in vitro study of the treatment of implant surfaces with different instruments, *Int J Oral Maxillofac Implants* 13(1):91-96, 1998.
69. Technique for implant polishing, *J Pract Hygiene* 35, 1997.
70. Sato S, Kishida M, Ito K: The comparative effect of ultrasonic scalers on titanium surfaces: an in vitro study, *J Periodontol* 75(9):1269-1273, 2004.
71. Yukna R: Optimizing clinical success with implants: maintenance and care, *Compend Contin Educ Dent* 15:554-561, 1993.
72. Hultin M, Komiyama A, Klinge B: Supportive therapy and the longevity of dental implants: a systematic review of the literature, *Clin Oral Implants Res* 18(suppl 3):50-62, 2007.
73. Steele D, Orton G: Dental implants: clinical procedures and homecare considerations, *J Pract Hygiene*:9-12, June–July, 1992.
74. Yukna R: Optimizing clinical success with implants: maintenance and care, *Compend Contin Educ Dent* 15:554-561, 1993.
75. English C: Hygiene, maintenance, and prosthodontic concerns for the infirm patient: clinical report and discussion, *Implant Dent* 4:166-172, 1995.
76. Yukna R: Optimizing clinical success with implants: maintenance and care, *Compend Contin Educ Dent* 15:554-561, 1993.
77. Siegrist AE, Gusberti F, Brecx M, et al: Efficacy of rinsing with chlorhexidine digluconate in comparison of phenolic and plant alkaloid compounds, *J Periodont Res* 21(16):60-74, 1986.
78. Arweiler N, Boehnke N, Sculean A, et al: Differences in efficacy of two commercial 0.2% chlorhexidine mouthrinse solutions: a 4-day plaque regrowth study, *J Clin Periodontol* 33:334-339, 2006.
79. Minichetti J, Colplanis N: Considerations in the maintenance of the dental implant patient, *J Pract Hygiene* 2(5):15-19, 1993.
80. Felo A, Shibly O, Ciancio S, et al: Effects of chlorhexidine irrigation on peri-implant maintenance, *Am J Dent* 10:107-110, 1997.
81. Renvert S, Lesse J, Dahlen G, et al: Topical minocycline spheres versus topical chlorhexidine gel as an adjunct to mechanical debridement of incipient perio-implant infections: a randomized clinical trial, *J Clin Periodontol* 33:362-369, 2006.
82. Salvi GE, Persson GR, Heitz-Mayfield LJA, et al: Adjunctive local antibiotic therapy in the treatment of peri-implantitis, II: Clinical and radiographic outcomes, *Clin Oral Implants Res* 18(3):281-285, 2007.
83. Mombelli A, Lang NP: Antimicrobial treatment of peri-implant infections, *Clin Oral Implants Res* 3:162-168, 1992.
84. Probster L, Lin W: Effects of fluoride prophylactic agents on titanium surfaces, *Int J Oral Maxillofac Implants* 2(7):390-394, 1992.
85. Toumelin-Chemla F, Rouelle F: Corrosive properties of fluoride containing odontologic gels against titanium, *J Dent* 24(1–2):109-115, 1996.
86. Schnitman PA, Shulman LB: Recommendations of the consensus development conference on dental implants, *J Am Dent Assoc* 98:373-377, 1979.
87. Cranin AN, Silverbrand H, Sher J, et al: The requirements and clinical performance of dental implants, Smith DC, Williams DF, editors: *Biocompatibility of dental materials*, vol 4, Boca Raton, FL, 1982, CRC Press.
88. McKinney RV, Koth DC, Steflik DE: Clinical standards for dental implants. In Clark JW, editor: *Clinical dentistry*, Harperstown, PA, 1984, Harper & Row.
89. Albrektsson T, Zarb GA, Worthington P, et al: The long-term efficacy of currently used dental implants: a review and proposed criteria of success, *Int J Oral Maxillofac Implants* 1:1-25, 1986.
90. Albrektsson T, Zarb GA: Determinants of correct clinical reporting, *Int J Prosthodont* 11:517-521, 1998.
91. Misch CE: Implant quality scale: a clinical assessment of the health-disease continuum, *Oral Health* 88:15-25, 1998.
92. Misch CE, Perel ML, Wang HL, et al: Implant success, survival, and failure: the International Congress of Oral Implantologists (ICOI) Pisa Consensus Conference, *Implant Dent* 17(1):5-15, 2008.
93. Council: on Dental Care Programs: Reporting periodontal treatment under dental benefit plans, *J Am Dent Assoc* 17:371-373, 1988.
94. Misch CE: Implant success or failure: clinical assessment in implant dentistry. In Misch CE, editor: *Contemporary implant dentistry*, St Louis, 1993, Mosby.

95. Trejo PM, Bonaventura G, Weng D, et al: Effect of mechanical and antiseptic therapy on peri-implant mucositis: an experimental study in monkeys, *Clin Oral Implants Res* 17:294-304, 2006.
96. Jividen G, Misch CE: Reverse torque testing and early loading failures: help or hindrance, *J Oral Implantol* 26:82-90, 2000.
97. Henry JA, Meijer K, Stellingsma K, et al: A new index for rating aesthetics of implant supported single crowns and adjacent soft tissues—the Implant Crown Aesthetic Index: a pilot study on validation of a new index, *Clin Oral Implants Res* 16:645-649, 2005.
98. Jemt T: Regeneration of gingival papillae after single implant treatment, *Int J Periodontics Restorative Dent* 17:327-333, 1997.

Índice

A

Abordagem de Brånemark, 604-605
Acrílica, 862
Agentes quimioterápicos, 973
Alargamento do pilar, 662
AlloDerm®, 60
Alongamento. *Veja também* Deformação
Altura oclusal, 101
Alumínio, 73
Angulação do cíngulo, 505-506
Angulação facial, 503-505
Angulação ideal, 505-508
Anodontia, 51-486
Anquilose, 26-27, 486
Apertamento, 215-219
    considerações protéticas, 217-219
    diagnóstico, 215-216
    fraturas por fadiga, 216
    placas oclusais, 217
Ápice do implante, 31
Apicocoronal (*eixo z*), 432-433
Arco
    completamente edentado
        classificação do, 471-476
            tipo 1, 472
            tipo 2, 473-474
            tipo 3, 474-476
    maxilar
        formato da prótese fixa para, 638-639
        sobredentaduras maxilares
            implantossuportadas para, 639-648
    opondo, 232-233
    posição de, 231-232
Arco dentário. *Veja também* Arco
Arco facial, 422
    arbitrário, 422
    cinemático, 422
Arco maxilar
    implantes para
        considerações sobre, 615-648
        posições, 620-623
    opções de tratamento para, 619-623
        posição da linha labial superior, 619-619
        sequência de, 619-619
    projeto de próteses fixas para. *Veja também* arco pré-maxilar
        dimensão vertical de oclusão, 846-847
        edentulismo maxilar anterior, consequências do, 830
        fabricação de, 856-870
        linhas labiais ativas, 850-856
        método direto com técnica CAD-CAM, 856-864
        plano de tratamento para, 834-836, 843-847
        planos oclusais existentes (planos oclusais posteriores), 848-849

Arco maxilar *(Cont.)*
        posição do bordo incisal mandibular, 848
        posição do bordo incisal maxilar, 845-846
        posição do lábio superior, 844-845
        sobredentadura maxilar *vs.*, 832-834
        vantagens de, 830-834
    sobredentaduras maxilares para, 639-648
        opções de tratamento para, 643-646
        PR-4, 646-646
        PR-5, 644-646
        próteses fixas *vs.*, 647-647
Arco pentagonal, 623
Arco pré-maxilar
    dentado e osso residual, 836
    número de implantes e, 836-838
        posterior, 838-843
Arcos parcialmente edentados, 461
    classificação de, 461-471
    histórico de, 461
    planos de tratamento para, 461-476
        classe I, 461-464
        classe II, 464-466
        classe III, 466-468
        classe IV, 468-471
        divisão A, 462-463, 465, 467-470
        divisão B, 463, 465, 468, 470-471
        divisão C, 463-466, 468, 471
        divisão D, 464, 466, 468, 471
Área de superfície, 664-665
Articulação
    simples, 421
Articuladores, 420-422
    ajustável, 422
    arco facial, 422
    não ajustável, 421-423
    seleção de, 422-423
    semiajustável, 422-423
    totalmente ajustável, 422-423
Avaliação pré-implante
    avaliação de sítios com implantes, 141-145
    diagnóstico e plano de tratamento, 141
    escaneamento protético, 145
    planejamento cirúrgico assistido por computador, 145-147
    prótese com carga imediata, 148
Avaliação radiográfica de índices periodontais

B

Barra Hader, 769-770
Biofilme, 964-965
Biomateriais, 66-69-73, 88. *Veja também* tipos específicos de liga
    biodegradação do, 67-68
    carbono, 78
    cerâmica, 73-78
    cirúrgico, 66

Biomateriais *(Cont.)*
    corrosão de, 67-68
    formato de, 66-67
    histórico de, 66-67
    metais, 69-73
    pesquisa e desenvolvimento em, 67
    polímeros, 78
    propriedades do volume de, 67
    propriedades físicas de, 67
    propriedades mecânicas de, 67
    ruptura por corrosão sob tensão de, 68-69
    sintéticos, 66
        aplicação futura de, 79
    superfície de. *Veja também* tipos específicos de biomateriais
        características de, 79-87
        energia de, 86
        esterilização de, 87
        interação tecidual e, 79-83
        limpar quimicamente, 86
        limpeza de, 86
        modificações de, 86
        passivação de, 86
        poroso e propriedades de cobertura, 83-85
    toxicidade de, 69
Biomecânica, 95-106
    cargas, 95
    força, 95-100
        mecanismo de falha e distribuição de, 101-105
    massa, 95
    momento de inércia, 105-106
    peso, 95
Biomecânica clínica, 95-106
Bruxismo, 208-215
    diagnóstico, 208-212
    fraturas por fadiga, 212
    placas oclusais, 212-213
    plano do tratamento, 215

C

CAD-CAM. *Veja também* projeto assistido por computador/ produção assistida por computador (CAD-CAM) para guias cirúrgicos
    método direto com, 856-864
    pilares, 521
    tecnologia digital, futuro de, 719
Canal mandibular, 150-151, 426
Canino
    pilar, 269f
Cantiléver
    comprimento de, 101-105
    em edentulismo parcial, 406-408
    escondido, 581
    oclusão implanto protegida e, 892-893
    posições dos implantes, 257-267

Números de páginas seguidos "f" indicam figuras

Cantiléver *(Cont.)*
  posterior, 620
  sobredentaduras mandibulares, 764
Carbono, 78
Carga óssea progressiva, 913-934.
    Veja também Ossos
  baseada em estudos clínicos,
      921-923
  fases, 926-930
    primeira consulta, 927-928
    quarta consulta, 930
    segunda consulta, 928-929
    terceira consulta, 929-930
  material oclusal, 926
  momento para, 924-925
    cicatrização inicial, 924-925
  oclusão, 926
  projeto da prótese, 926
  protocolo para paciente completamente
      edentado, 925-926, 930-934
  razões para, 920-923
Cargas. *Veja também* Cargas específicas
  mecânica, 107-118
Cargas mecânicas, 107-118
  expressão genética, 112-113
  mecanotransdução, 107-112
  resposta biológica, 107
  resposta biomecânica, 113-118
Casquete metálico, 862-863, 868,
    928-929
Células
  morfologia de, 111
  organização de, 111
  proliferação de, 110-111
Cerâmicas
  alumínio, 73
  bioativas, 73-78
  biodegradável, 73-78
  características da superfície de, 82
  carbono, 78
  compósito de carbono-silício, 78
  fosfato de cálcio (CPCs), 73-78
    aumento e reposição óssea,
        73-74
    condutividade de, 77-78
    densidade de, 77-78
    desvantagens de, 74-75
    formas de, 75-77
    implantes endósseos, 74
    implantes subperiosteais, 74
    microestruturas de, 75-77
    propriedades bioativas de, 75
    propriedades mecânicas de,
        75-77
    solubilidade de, 77-78
    vantagens de, 74-75
  hidroxiapatita (HA), 82-83
  óxido de zircônio, 73
  para implantes dentais, 73-78
  titânio, 73
Cimento
  para próteses fixas, 693-696
    definitivo, 693-695
    provisório, 693
    radiopacidade de, 695
  retenção. *Veja também* Próteses Fixas
Cirurgia de implante
  estágio 1, 31
  estágio 2, 33

Classificação para maxila posterior de Misch,
    561-567
  opções subantrais para, 561-567
Clipe de Hader, 769-770
Cobalto, 81-82
Compósitos de carbono-silício, 78
Concavidades linguais mandibulares, 152
Contração da porcelana, 746
Contração da resina acrílica,
    744-745
Contração dos metais, 745
Coroa
  altura de, 893
  espaço em altura, 221-230, 391-396
    excessiva, 18-230, 391-393, 637-638
    reduzida, 394-396
  mandíbula posterior, 897
  posterior, 893-899
    ângulo da cúspide, 546-547
    contorno de, 547-550
    mandibular, 549
    maxilar, 549-550
Coroa para dentes posteriores, 893-899
  angulação da cúspide de, 546-547
  contorno de, 547-550
  mandibular, 549
  maxilar, 549-550
Coroas em maxila posterior, 897-899
Coroas unidas, naturais *vs.* implantadas,
    676-679
Corpo do implante
  angulação de
    cíngulo, 505-506
    facial, 503-505
    ideal, 505-508
  moldagem para, 864-866
  projeto, 348. *Veja também* Implantes
    duração da força e, 368
    influência sobre, 368
    magnitude da força e, 364-366
    relacionado a forças
        oclusais, 353-354
    relacionado a fraturas, 364-366
      biomateriais relacionados a,
          366-367
    resposta da célula óssea a, 355-356
  regiões de, 30-31
    corpo do implante, 30
    plataforma, 30-31
  tamanho de, 293. *Veja também* Implantes
    área de superfície, 297
    estética, 309-312
    forças, 294-297
  terminologia
Corpo do implante mais largo, 303-306
  desvantagens de, 306
Custo
  moldagens, 706
  próteses fixas, 657-658

D

Deformação
  causada por forças, 98
  de moldagem, 741
Densidade óssea, 237-250
  classificação de densidade óssea de Misch,
      241, 916-916
  etiologia da variável, 238-241, 914-916
  força e, 918

Densidade óssea *(Cont.)*
  índices de sucesso dos implantes, impacto
      sobre, 913-914
  influência nos índices de sucesso dos
      implantes, 237
  localização, 242-244
  módulo de elasticidade e, 246, 917-917
  osso e esquemas de classificação, 241
    força de, 245-248
  plano de tratamento, 248-250
    razões científicas para, 245-248
  pobre, 554-554
  porcentagem de contato osso-implante e,
      247, 918
  radiográfico, 244-245
  razões científicas para, 917-920
  senso táctil, 245
  transferência de tensão e, 247-248, 918-920
Densidade óssea radiográfica
Dentes destruídos
Dentes naturais
  adjacente a sítios de implantes, 403-418
    anatomia do osso adjacente, 404-406
    cantiléveres em edentulismo parcial,
        406-408
    implantes conectados a dentes, 408-418.
        Veja também Mobilidade
    opções de pilares, 403-404
  paralelismo para, 679-680
  pilares, 671-693
    adjacentes a múltiplos sítios de
        implantes
    falha endodôntica de
    margem da coroa, 671-674
    posição de, 671-674
  vs. implante, 160-164
    complexo nervoso sensorial *vs.* interface
        óssea direta, 162-163
    complexo periodontal *vs.* interface óssea
        direta, 160-161
    material oclusal, 163
    mobilidade, 48-50
    osso adjacente, 163-164
    perda de, 164-165
    projeto biomecânico, 161-162
Dentes pilares, cáries, 796
Dentes, reposição unitária de
  anterior, 848
  contraindicações e limitações de, 48
  idade, perda relacionada com, 3-9
    edentulismo parcial (perda dentária),
        7-8
    edentulismo total, 8-9
    perda dentária unitária, 3-7
    prótese parcial removível, 8
  limitações da idade para, 51-489
Dentes unitários, guia para união, 413-414
Diagnóstico por imagem. *Veja também*
    Imagens radiográficas; tipos específicos
    de
  alternativas para, 438
  escaneamento, 435
  fabricação de, 435, 438
  modelos para, 433-438
  razões para, 434-435
  terminologia, 433
Dieta, 925-926
Dimensão funcional do implante, 350-352
  área de superfície funcional, 352

Dimensão vertical de oclusão (DVO), 856-862, 866-868
　existente, 380-383
　　métodos de avaliação, 382-383
　　síndrome da combinação, 383
　forma do dente posterior para, 953-953
　métodos de avaliação, 951-952
　posição do bordo incisal mandibular, 952-953
　posição do dente posterior para, 954-956
Diretrizes para esplintagem, 413-414
Distorção da cera, 745
Doença perimplantar, 62-63
Dor, 51
DVO. *Veja também* Dimensão vertical de oclusão (DVO)

E

Edentulismo. *Veja também* Tipos específicos de
　consequências anatômicas de, 10-15, 754-757
　　em tecido mole, 12-13
　　função mastigatória, 756-757
　　perda óssea, 10-12, 754-756
　　tecido mole, 12-13
　consequências estéticas de, 14-15
　dente único, 3-7
　　implante unitário, 6-7
　　próteses parciais fixas (pontes), 3-5
　maxilar
　　formato da prótese fixa para, 638-639
　　implante para, 615-648
　　opções de tratamento para, 619-623
　　sobredentaduras maxilares implantossuportadas para, 639-648
　parcial, 7-8
　posterior
　pré-maxilar
　　número e diâmetro dos implantes para, 628-629
　　planos de tratamento para, 626-629
　　planos de tratamento para edentados, 626-629
　total, 8-9
Edentulismo maxilar
　plano de tratamento para, 553-558.
　　Veja também Osso; Implantes
　altas forças oclusais, 556-557
　contraindicações para, 558-558
　espaço da altura da coroa, 554f
　planos de tratamento com implantes, 629-638
　　considerações protéticas posteriores, 553-569f
　　diâmetro do implante, 629-632
　　histórico do tratamento e, 559-567
　　　classificação para maxila posterior de Misch, 561-567
　　　opções de enxerto em seio maxilar para maxila posterior, 560-560
　　　revisão de literatura sobre, 559-560
　　número de implantes, 632-636
　　espaço da altura da coroa e, 637-638
Edentulismo na pré-maxila
　múltiplos diâmetros adjacentes para, 626-628
　número e diâmetro de implante para, 628-629

Edentulismo na região anterior da maxila, 615-619
　limitações anatômicas do, 616-617
　limitações biomecânicas do, 617-619
　limitações de tratamento do, 615
Edentulismo unitário, 3-7
　implantes unitários, 5-7
　prótese parcial fixa (pontes), 3-5
Eixo "Y", 426-427
Eixo "Z", 432-433
Enceramento diagnóstico, 424
Entrega final, 864, 870
Escala de qualidade da saúde
Escala de qualidade de saúde em implantes, 973-977
Escaneamento, técnica unitária *vs.* dupla para, 435
Estética, 309-312
　com tecnologias digitais, 700
　corpo do implante, 309-312
　múltiplos implantes anteriores, 310-312
　para implantes unitários, 501
　para próteses fixas, 689-689
　próteses fixas, 656
　reposição dentária posterior, 312
　reposição unitária anterior em maxila, 309-310
Expansão do gesso, 743-744
expressão genética, 112-113
Extração de, com diagnóstico desfavorável, 372-378
　implantes conectados a, 408-418
　　conectores não rígidos, 414-415
　　dentes naturais como pilares intermediários, 416-417
　　diretrizes para junção, 412-413
　　pilares naturais provisórios, 417-418
　　pilar intermediário, 416
　　união dentária por esplintagem, diretrizes para, 413-414
　indicações para, 62-490
　　anodontia, 51-486
　　restaurações provisórias, 55-490
　mobilidade de, 48
　opções para, 62-60
　　espaço posterior, manutenção de, 48-58
　　implantes unitários, 48-61
　　prótese parcial fixa, 48-58
　　prótese parcial fixa adesiva, 46
　　próteses removíveis, 56-57
　　para perda dentária posterior, 62
　　para pré-molar, 57-491
　　para primeiro molar, 58-496
　　posição de, 849-849
　　seleção do corpo do implante para, 56
Extração de dentes com prognóstico desfavorável, 372-378
　considerações endodônticas, 373-374
　considerações periodontais, 374-377
　considerações protéticas, 372
　exemplos clínicos, 378

F

Fabricação
　das próteses fixas, 689
　　estética para, 689-689
　　forças de impacto para, 690
　　laboratório, 688-689

Fabricação *(Cont.)*
　　materiais oclusais para, 689-693
　　modelos de estudo, 685-686
　　opção direta para, 683-684
　　opção indireta para, 686-687
　modelos, 862
　restauração final, 870
Fatores de força, 206. *Veja também* Arco
　altura de espaço da coroa, 221-230
　apertamento, 215-219
　aplicação de força padrão nos dentes, 206-207
　bruxismo, 208-215
　dinâmica mastigatória, 230
　interposição e tamanho da língua, 219-221
　parafunção, 207-221
Faturas por fadiga, 168
Ferro, 81-82
Forame mentoniano, 150-151, 426
Força oclusal
　projeto do corpo do implante relacionado à, 353-354
　direção de, 354
　influências sobre, 354
　tipos de, 354
Forças, 95-101, 294-297
　componentes de (vetor de resolução), 96
　de cargas
　　impacto, 100
　　momento, 101
　deformação causada por, 98
　direção de, 296
　duração de, 295
　magnificação de, 296-297
　magnitude de, 295
　mecanismo de falha e transferências de, 101-105
　　braços de alavanca, 101-105
　　falha por fadiga, 105
　　momento de força, 101
　tensão causada por, 98
　tensão mecânica e distribuição de, 97-98
　tensão causada por, 98-100
　tipos de, 96-98, 295
Forças oclusais estáticas para, 690
　de sobredentaduras implantossuportadas mandibulares de estrutura metálica, 868
　modelos radiopacos totalmente edentados de, 438
　temporário, 866
Forma de avaliação dentária
Fraturas
　de próteses parafusadas, 748-748
　fadiga, 168
　materiais oclusais, 656-657, 691-692
　pilar, 748-748
　próteses e, 168-169
Fundições passivas, 738-741

G

Guias cirúrgicos, 446. *Veja também* Desenho e produção guias cirúrgicos assistido por fabricação de, 446
　técnicas fabricadas em laboratório, 442-445. *Veja também* Guias cirúrgicos
　transformando guias radiográficos em, 445

H
Hidroxiapatita (HA), 82-85
Higiene, 971-972

I
Idade
  da população, 2-3
  limitações da reabilitação unitária posterior para, 51-489
  perda dentária relacionada à, 3-9
    edentulismo parcial (perda dentária), 7-8
    edentulismo total, 8-9
    perda dentária unitária, 3-7
    prótese parcial removível, 8
Imagem de ressonância magnética (IRM), 148-149
Imagem. *Veja também* Imagem radiográfica
Imagem quase tridimensional
Imagem radiográfica, 126-156
  cefalométrica, 132
  de estruturas vitais na implantodontia, 150-153
    canal mandibular, 150-151
    concavidades mandibulares linguais, 152
    forame mentoniano, 150-151
    ramo da mandíbula (sítio doador para enxerto autógeno), 152
    seio maxilar, 153
    sínfise mandibular, 153
  diagnóstico interativo, 139-148. *Veja também* Tomografia computadorizada interativa (TCI)
  fabricação de modelos diagnósticos usando, 154-155
    tomografia computadorizada, 155
  imagem de ressonância magnética, 148-149
  modalidades para, 126-127
  modelos para, 433-438
  oclusal, 131
  panorâmica, 133-135
  periapical, 127-131
    desvantagens de, 128
    fases de, 129
    técnicas para, 127
    vantagens de, 128
  perspectiva de, 156
  plano de tratamento pré-cirúrgico e, 153-154
    tomografia computadorizada, 154
  pré-cirúrgico e diagnóstico, 127
  técnicas para, 126
  tomografia computadorizada, 135-139
Implante osseointegrado
  planos de tratamento para, 315-336. *Veja também* Implantes dentais
Implantes
  cavidade nasal, distância de, 426
  componentes de, 31-38. *Veja também* Cirurgia de implantes; Próteses
  comprimento de, 297-302
    ideal, 303, 309
    mais curto, 299-303
    mais longo, 297-303
  dentes naturais adjacentes a, 160-164, 403-418

Implantes (*Cont.*)
    anatomia do osso adjacente, 404-406
    cantiléveres no edentulismo parcial, 406-408
    complexo nervoso sensorial *vs.* interface
    complexo periodontal *vs.* interface óssea direta, 162-163
    distância entre, 425
    falha de, 164-165
    implantes conectados a dentes, 408-418. *Veja também* Mobilidade
    material oclusal, 163
    mobilidade, 48-50
    opções de pilares, 403-404
    osso adjacente, 163-164
    projeto biomecânico, 161-162
  diâmetro do, 303-308
    estreito (mini), 307-308
    largo, 303-306
    vantagens cirúrgicas de, 303
    vantagens da carga de, 304
    vantagens protéticas de, 304-306
  fatores de força, 187
  implante e, distância entre, 425
  largura ideal de, 309
  ligada a dentes, 408-418
    conectores não rígidos, 414-415
    dente natural como pilar intermediário, 416-417
    diretrizes para união, 413
    pilares intermediários sobre implantes, 416
    pilares naturais provisórios, 417-418
    união de dentes, orientações para, 413-414
  localização de
    convencional, 561
    enxerto de seio maxilar com instalação imediata ou tardia, 562-564
    enxerto de seio maxilar com instalação tardia de, 564-567
    levantamento de seio maxilar e simultâneo, 561-562
  mobilidade de, 48-50
  osso
    densidade de, 187
    disponível, 188
    projeto de, 188, 340-348, 558. *Veja também* Corpo do implante
      área de superfície funcional *vs.* teórica, 349
      aspectos cirúrgicos de, 340-341
      condição de superfície *vs.*, 349-350
      considerações apicais de, 363-364
      contato osso-implante relacionado à carga oclusal, 352-353
      dimensão funcional do implante, 350-352
      "espaço biológico", 341-348
      falha relacionada ao biomaterial e magnitude da força, 367
      geometria da rosca e área de superfície funcional, 356-361
      plataforma, 340-348
      prognóstico cirúrgico, 340-348
      razões científicas para, 340-368
      resposta óssea e, 361-363

Implantes (*Cont.*)
  seio maxilar (borda inferior), distância de, 426
  tamanho de, 188
  único dente, 5-7
    complicações com, 529-539
    contorno do perfil de emergência, 510-516
    coroa maxilar anterior implantossuportada para, 499-502
    coroa para, 529, 540-542. *Veja também* Coroa; Técnica de restauração direta para
    estágio cirúrgico II para, 510-516
    extração e, 516
    fabricação de, 539-540
    fase protética de, 517-521
    final, 526-529
    moldagem para, 521-529
    posição do corpo do implante para, 505-508
    posicionamento em profundidade do implante para, 508-509
    preparação final para, 521-529
    restauração de, 499-502
Implantes com formato de raiz
  terminologia, 26-38
    corpo do implante, 28-30. *Veja também* Corpo do implante; Implantes
    protético, 28
Implantes curtos, 299-303
  razões de, 301
  vantagens de, 301-302
Implantes dentais. *Veja também* Implantes
  biomateriais para, 66-88
  biomecânica em, 95-106
  dente unitário, 5-7
    complicações com, 529-539
    coroa para, 529. *Veja também* Coroa
    coroas implantossuportadas em maxila anterior para, 499-502
    estágio II cirúrgico para, 510-516
    extração e, 516
    fabricação de, 539-540
    fase protética de, 517-521
    final, 526-529
    moldagem para, 521-529
    perfil de emergência dos tecidos moles, 510-516
    posição do corpo do implante para, 508-509
    posicionamento em profundidade do implante para, 508-509
    preparo final para, 521-529
    restauração do, 499-502
    técnica de restauração direta para, 540-542
  manutenção, 964-979
    agentes quimioterápicos para, 973
    biofilme, 964-965
    Escala de Qualidade de Saúde em Implantes, 973-977
    higiene oral do paciente, 971-972
    índice estético para coroa de implante, 978
    índices de sangramento, 968-979
    perda da crista óssea, 970-971
    procedimentos para, 973
    profundidade da sondagem, 966-968
    seleção de instrumento para, 972-973

Implantes dentais (Cont.)
  planos de tratamento para, 315-336
    osso disponível, 317-322
    revisão de literatura, 315-317
  razões para, 1-23
    edentulismo, consequências anatômicas do, 10-15
    envelhecimento da população, efeitos da, 2-3
    perda dentária relacionada com a idade, 3-9
    próteses implantossuportadas, vantagens de, 18-22
    próteses totais, consequências negativas da, 16-18
  reparo, 977-978
Implantes estreitos (mini), 307-308
  desvantagens de, 308
Implantes unitários, 5-7
  complicações com, 529-539
    deficiência da papila interdental, 530-532
    tecido mole, 529-530
    técnica de tempo, 532-539
  coroa para, 529. Veja também Coroa
  coroas maxilares anteriores implantossuportadas para, 499-502
    estética para, 501
    opções de tratamento para, 500-501
  estágio cirúrgico II para, 510-516
  exodontia e, 516
  fabricação de, 539-540
    direta vs. indireta, 521-529
    para coroas, 544-544
    para coroas indiretas, 544
    técnicas laboratoriais para, 526
  fase protética do, 517-521
    seleção do pilar, 517-521
  final, 526-529
  moldagem para, 521-529
  perfil de emergência dos tecidos moles, 510-516
    instalação imediata do implante após exodontia, 514-516
    técnicas adicionais para, 511-512
    técnica subtrativa pata, 511
  posição do corpo do implante para, 502-508
    angulação do corpo do implante, 503-508
    mesiodistal, 502
    vestibulopalatino, 503
  posicionamento em profundidade do implante para, 508-509
    junção cemento-esmalte, 508-509
    margem gengival livre, 508-509
  preparo final para, 521-529
  prótese de, 499-502
  técnica de prótese direta para, 540-542
    para coroa, 542-542
    técnica laboratorial para, 542
Implantodontia
  canal mandibular, 150-151
  concavidades mandibulares linguais, 152
  forame mentoniano, 150-151
  imagem radiográfica de estruturas vitais em, 150-153
  ramo da mandíbula (local de doação para enxerto autógeno), 152

Implantodontia (Cont.)
  seio maxilar, 153
  sínfise mandibular, 153
Índice de sangramento, 55-56, 968-968
Índices de estética de coroa sobre implante, 978
Índices periodontais, 46-63
  avaliação radiográfica, 58-59
  doença perimplantar, 62-63
  dor, 51
  índices de sangramento, 55-56
  longevidade, 46-48
  mobilidade, 48-50
  percussão, 50-51
  perda da crista óssea, 56-58
  profundidade de sondagem, 51-55
  revisão de literatura, 46
  tecido queratinizado, 59-62
Insucesso clínico, 976-977
IPO. Veja também Oclusão implantoprotegida (OIP)

J

Janela adaptativa, 240
Janela de desuso agudo, 240
Jateamento de partículas de titânio, 83-84
JEC. Veja também Junção cemento-esmalte
Junção cemento-esmalte (JCE), 508f

L

Laboratório, técnicas digitais em
  dental, 700-701
  digital, 701
  integração da prática clínica com, 713-714
Largura oclusal, 105
Ligas de cromo-cobalto-molibdênio, 72
Ligas de ferro-cromo-níquel, 72-72
Ligas. Veja também Metais
  baseado em ferro-cromo-níquel, 72-72
  cobalto, 81-82
  cromo-cobalto-molibdênio, 72
  ferro, 81-82
  interações teciduais com, 79-80
  para implantes dentais, 69-73
  titânio, 81
Linha alta do sorriso, 387-390, 850-856
Linha baixa do sorriso, 390
Linha plana arbitrária (média), 421-422
Linhas labiais ativas, 386-390
  altura da papila, 856
  linha labial alta mandibular, 390
  linha labial alta maxilar, 387-390, 850-856
  número de dentes, 850
  número do dente, 386
Linhas labiais, ativas, 386-390
  altura papilar, 856
  linha labial mandibular alta, 387-390, 850-856
  linha labial maxilar alta, 390
  número de dentes, 850
  número do dente, 386
Longevidade, 46-48

M

Magnitude do toque, 726-728
Maloclusão pseudoclasse III
Mandíbula completamente edentada, 600-613
  dinâmica de, 602-605
    movimentos mediais, 602

Mandíbula completamente edentada (Cont.)
    torsão, 602-604
  fatores de força, 602
  opções de tratamento para próteses fixas em, 604-612
    a longo prazo, 612
    opção 1, 604-605
    opção 2, 607-608
    opção 3, 608-610
    opção 4, 610
    opção 5, 610-612
  próteses fixas vs. removíveis, 600-601
Mandíbula edentada. Veja também Sobredentaduras implantossuportadas em mandíbula
Manutenção, 964-979
  agentes quimioterápicos para, 973
  biofilme, 964-965
  escala de Qualidade de Saúde em Implantes, 973-977
  higiene bucal do paciente, 971-972
  índice de sangramento, 968-968
  índice estético para coroa sobre implante, 978
  perda de crista óssea, 970-971
  procedimentos para, 973
  profundidade à sondagem, 966-968
  seleção de instrumento para, 972-973
Margem gengival livre, 508-509
Materiais oclusais
  conclusão para, 693
  fraturas de, 691-692
Mecanotransdução, 107-112
  resposta biológica, indicadores de, 109-112
  teorias de remodelação óssea baseada na biomecânica, 108-109
Mesiodistal (eixo x), 427
Metais. Veja também Ligas
  interação tecidual com, 79-80
  para implantes dentais, 69-73
  titânio, 69-72
  titânio-6 alumínio-4, vanádio (Ti, -6Al-4V), 69-72
Microcanais, 85-85
Mobilidade, 48-50
  das sobredentaduras mandibulares, 579-581, 762-763. Veja também Próteses
  classificação de, 763-764
  horizontal, 411
  implante, 411-412
  sobre dentes, 411
    natural vs. sistemas implantossuportados, 48-50
  vertical, 410-411
    de implante e dentes, 410-411
    de próteses, 411
Modalidades de imagens análogas, 126-127
Modelos
  articuladores, 420-422
    ajustável, 422
    arcos faciais, 822
    não ajustável, 421-423
    seleção de, 422-423
    semiajustável, 422-423
    totalmente ajustável, 422-423
  cirúrgicos, 438-442. Veja também Classificação dos guias cirúrgicos

Modelos *(Cont.)*
　　completamente limitados, 445
　　fabricação de, 438
　　material para, 440
　　modelos estereolitográficos, 450
　　não limitados, 442-445
　　parcialmente limitados, 445
　　projetos de, 441-442
　　próteses provisórias, 450
　　requisitos para, 438
　　restrições cirúrgicas para, 440-442
　　tomografia computadorizada, 445-450
　　modelos de gesso totalmente edentados, fabricação de, 438
　　para imagens radiográficas, 433-438
　　　　alternativas à, 438
　　　　escaneamento, 435
　　　　fabricação de, 435, 438
　　　　razões para, 434-435
　　　　terminologia, 433
　　plano de tratamento diagnóstico para, 424
　　　　completamente edentado, 424
　　　　parcialmente edentado, 424
　　relações maxilomandibulares, 423-424
　　　　interferências oclusais, 423-424
Modelos de gesso parcialmente edentados, fabricação de, 435
Modelos diagnósticos, 420-425
　　articuladores, 420-422
　　　　ajustável, 422
　　　　arcos faciais, 422
　　　　não ajustável, 421-423
　　　　seleção de, 422-423
　　　　semiajustável, 422-423
　　　　totalmente ajustável, 422-423
　　plano de tratamento diagnóstico para, 424
　　　　completamente edentado, 424
　　　　parcialmente edentado, 424
　　relações maxilomandibulares, 423-424
　　　　interferências oclusais, 423-424
Modelos radiopacos totalmente edentados, fabricação de, 438
Molares
　　primeiro
　　　　maxilar
　　　　　　pilar, 274-278
　　　　　　sítios de, 622-622
Moldagem dos dentes. *Veja também* Moldagem
Moldagens, 703-718
　　acesso intraoral para, 705
　　captura de detalhe em, 705
　　custo de, 706
　　deformação permanente de, 741
　　desafios de, 706
　　diferenciação, 707-708
　　estabilidade a longo prazo, 706
　　etapas do procedimento para, 741
　　final, 866-868, 927
　　margens para, 706
　　materiais convencionais para, 703-706
　　materiais para, 741
　　moldeira individualizada para, 742
　　momento para, 705
　　mudanças dimensionais em, 741
　　para o corpo do implante, 864-866
　　precisão dimensional de, 705
　　preparo, 856-862
　　processo passo a passo para, 714-718

Moldagens *(Cont.)*
　　tecnologia por imagem confocal paralela, 707-708
　　triangulação da tecnologia de luz, 707
Moldeira individualizada para moldagens, 742
Movimentação. *Veja também* Mobilidade
Músculo pterigoide
　　ipsilateral medial
　　lateral

N

Número de implantes, 278-285, 557
　　adicional, 558
　　chave, 557-558
　　influência da densidade
　　　　óssea, 284-285
　　influência dos fatores de força do paciente, 284
　　máximo, 285
　　　　próteses fixas totais mandibulares, 285
　　　　próteses fixas totais maxilares, 285
Número máximo de implantes, 285
　　próteses fixas totais mandibulares, 285
　　próteses fixas totais maxilares, 285

O

Oclusão, comunicação de, 702-703
Oclusão implantoprotegida (OIP). *Veja também* Coroa
　　cantiléveres e, 892-893
　　existente, 880
　　momento de, 902-907
　　movimento horizontal de, 905-907
　　movimento vertical de, 903-905
　　para próteses fixas, 880
　　posições para, 900-902
　　prematuro, 880-882
Odontologia digital, para pilares, 747
O-rings, 766-767
　　abrasão de, 769
　　barra Hader e clipe para, 769-770
　　colocado para, 767-768
　　danos na instalação para, 769
　　dureza de, 768
　　extrusão e quebra de, 768
　　falha em espiral de, 769
　　materiais para sobredentaduras mandibulares implantossuportadas, 768
　　posição de compressão para, 769
　　sistema de conexão para, 766
　　solução de problemas, 768
　　tamanho de, 768
Osso abundante, divisão A, 322-323. *Veja também* Divisão A (osso abundante)
Osso disponível, 317-322
　　altura de, 318-319
　　altura do espaço da coroa, 321
　　angulação do, 321
　　comprimento de, 320
　　divisões de, 322-335
　　　　divisão A (osso abundante), 322-323
　　　　divisão B (osso pouco suficiente), 323-326
　　　　divisão C (osso comprometido), 326-332
　　　　divisão D (osso deficiente), 332-334
　　　　regiões posteriores, 334
　　largura de, 319-320

Osso disponível *(Cont.)*
Osso, divisão A (osso abundante), 322-323
　　opções protéticas, 322-323
Osso, divisão B (osso pouco suficiente), 323-326
　　divisão B-w (B com menor largura), 326
Osso, divisão C (osso comprometido), 326-332
　　opções protéticas para, 332
　　regiões posteriores de, 326-332
Osso, divisão D (osso deficiente), 332-334
　　regiões anteriores de, 332-334
Ossos
　　altura de, 318-319
　　angulação de, 321
　　comprimento de, 320
　　divisões de, 322-335
　　espaço da altura da coroa, 321
　　largura de, 319-320
　　altura de, 555-556. *Veja também* Seio maxilar
　　divisões de, 322-335
　　　　divisão A (osso abundante), 322-323
　　　　divisão B (osso pouco suficiente), 323-326
　　　　divisão C (osso comprometido), 326-332
　　　　divisão D (osso deficiente), 332-334
　　　　regiões posteriores, 334
　　fisiologia de, 920-921
　　largura de, 553
Osso trabecular
Óxido de zircônio, 73

P

Parafunção, 207-221
Parafusos das próteses, 725-730
Parafusos. *Veja também* Parafusos para pilares
　　diâmetro de, 730
　　metal, 726
　　pilar, 724-725
　　　　afrouxamento, 725-730
　　　　conexão, 730-734
　　　　reapertamento, 734
　　projeto da cabeça de, 728-729
Paralelismo, 679-680
Percussão, 49-50
Perda de crista óssea, 56-58
　　manutenção, 970-971
Perda óssea, 10-12
PF-1, 195-196, 426, 428, 432-433
PF-2, 197-198, 426-427, 431
PF-3, 198-202, 427, 431
Pilar com diâmetro mais largo, 517-518
Pilar de implante, 680-683
Pilar em linha zero, 674-676
Pilares
　　alargamento de, 662-662
　　altura, 665
　　anatômicos pré-fabricados, 518-519
　　angulado, 520
　　área de superfície, 664-665
　　CAD/CAM, 521
　　cerâmicas, 519
　　complicações com, 747-748
　　cônicos, 664
　　dentes naturais, 671-693
　　　　insucesso endodôntico da posição de, 671-674

Pilares *(Cont.)*
    términos cervicais adjacentes a múltiplos sítios de implantes, 671-674
    diâmetro mais largo, 517-518
    duas peças, 669-671
    fraturas, 748-748
    geometria de, 665
    implante, 680-683
    linha tênue, 674-676
    não paralelos, 680-683
    odontologia digital para, 747
    opções, 255-278
        guia canina, 269-274
        guia de primeiro molar, 274-278
        posição dos implantes, 256-268
    para próteses parafusadas, 663-665, 668-671, 724-725. *Veja também* Parafusos dos pilares; Parafusos
        baixo perfil, 735
        cimento residual, 735-736
        complicações de, 736-737
        composição do metal, 730
        condição de superfície, 730
        contração da porcelana, 746
        contração da resina acrílica, 744-745
        contração de metal fundido, 745
        desenho e número da rosca, 729
        distorção de cera, 745
        expansão do gesso, 743-744
        fatores externos de força, 736-737
        fixação de, 747
        força, 735
        fratura de, 748-748
        magnitude do toque, 726-728
        não paralelo, 736
        passivo, 737-747. *Veja também* Moldagens
        pré-carga, 726
        proteção de, 734-735
        solda, 746-747
        vantagens de, 735-736
        variância análoga em, 744
    peça única, 668-669
    personalizados, 520-521
    pré-fabricados, 517-518
    princípios para, 724-748
    próteses fixas sobre implantes cimentadas
        complicações com, 659-665
        coroas unidas, 676-679
        força, 658
        inserção gengival, 659-660
        não paralelo, 659
        prótese recuperável, 651
        residual, 658-658
        retenção de baixo perfil, 658
        término cervical, 660-661
        trajeto de inserção, 679-680
        vantagens de, 652-659
    resistência e, 665-671
    seleção de, 856-862, 866, 927
    textura de superfície, 665
Pilares parafusados, 730-734. *Veja também* Conexões parafusadas
    afrouxamento, 725-730
    reapertamento, 734
Pilares provisórios com dentes naturais adjacentes a múltiplos sítios de implantes

Planos oclusais (planos oclusais posteriores maxilares e mandibulares), 385-386
Plataforma, 30-31
Plexo pterigomaxilar
Polímeros
    elementos intramóveis, 79
    estrutura biomédica, 78
    inserções, 79
Pônticos, 620
Ponto focal, 138
Posição do bordo incisal mandibular, 952-953
Posição dos implantes, 187
    angulação, 426
    a partir de estruturas anatômicas e vitais, 425-433
    apico-coronal (eixo z), 432-433
    cantiléveres, 257-267
    dentes ausentes, 8-267
    diretrizes para, 425-433
    mesio-distal (eixo x), 424-431
    PF-1, 426, 428, 432-433
    PF-2, 426-427, 431
    PF-3, 427, 431
    pônticos, 267-268
    PR-4, 427, 431, 433
    PR-5, 427, 431, 433
    variações em, 431-432
    vestibulolingualmente (eixo "y"), 426-427
PR-4, 427, 431, 433, 646-646
PR-5, 427, 431, 433, 644-646
Primeira prótese provisória, 927
Primeiros molares
    pilares, 274-278
    sítios de, 622-622
Produção linear vs. vertical, 702
Produção vertical, 702
Profundidade de sondagem, 51-55, 966-968
Projeto
    de guias cirúrgicos
        limites completos, 441-442
        não limitados, 441
        parcialmente limitados, 441
    do corpo do implante, 348. *Veja também* Implantes
        área de superfície teórica vs. funcional, 349
        aspectos cirúrgicos de, 340-341
        condições de superfície vs., 340-341
        considerações sobre o ápice, 363-364
        contato osso-implante relacionado à carga oclusal, 352-353
        de implantes, 188, 340-348, 558. *Veja também* Corpo do implante
        dimensão funcional do implante, 350-352
        duração de força e, 368
        "espaço biológico", 341-348
        falha relacionada ao biomaterial e magnitude de força, 367
        geometria da rosca e área de superfície funcional, 356-361
        influência sobre, 367
        magnitude da força e, 364-366
        plataforma, 340-348
        prognóstico cirúrgico, 340-348
        razões científicas para, 340-368
        relação com forças oclusais, 353-354
        relação com fraturas, 364-367
        resposta das células ósseas ao, 355-356

Projeto *(Cont.)*
    resposta óssea e, 361-363
    para o arco maxilar, 638-639. *Veja também* Arco pré-maxilar
    consequências do edentulismo na maxila anterior, 830
    dimensão oclusal vertical, 846-847
    fabricação de, 856-870
    linhas labiais ativas, 850-856
    método direto com técnica CAD-CAM, 856-864
    plano de tratamento para, 834-836, 843-847
    planos oclusais existentes (planos oclusais posteriores mandibulares e maxilares), 848-849
    posição do bordo incisal mandibular, 848
    posição do bordo incisal maxilar, 845-846
    posição do lábio superior, 844-845
    sobredentadura maxilar *vs.*, 832-834
    vantagens de, 830-834
Prótese final, 863
Prótese fixa total mandibular, 285
Prótese fixa total maxilar, 285
Prótese maxilar
    avaliação do tecido duro, 940-941
        forma do rebordo, 942
        hidroxiapatita, 941-941
    avaliação do tecido mole, 939-940
    moldagem para, 942-944
    opondo-se a uma prótese sobre implantes, 938-961
    plano de oclusão maxilar posterior, 948-949
        dimensão vertical de oclusão, 950-956
        plano oclusal, 948-949
    posição dos dentes maxilares anteriores para, 945-948
Prótese parcial provisória, 451
Prótese, pré-implante, 372-401. *Veja também* Tratamento
    articulação temporomandibular, 396
    dimensão vertical de oclusão existente, 380-383
    espaço da altura da coroa, 391-396
    extração de dentes com prognóstico desfavorável, 372-378
    forma do arco, 396-397
    linhas labiais ativas, 386-390
    oclusão existente, 391
    planos oclusais existentes (planos oclusais maxilares e mandibulares posteriores), 385-386
    posição do bordo incisal mandibular, 383-385
    posição do dente anterior maxilar, 379-380
    prótese existente, 396
    suporte por tecido mole, 397-398
Prótese provisória, 451
Próteses fixas, 650-696
    acesso para, 657
    arco mandibular total, 285
    arco maxilar total, 285
    carga axial, 655-656
    carga progressiva, 652-655

Próteses fixas *(Cont.)*
 cimentadas *vs.* parafusadas, 650-651.
  Veja também Pilares
  complicações com, 659-665
  coroas unidas, 676-679
  força, 658
  inserção gengival, 659-660
  margem da coroa, 660-662
  não paralelo, 659
  prótese recuperável, 651
  residual, 659
  retenção de baixo perfil de, 658
  trajeto de inserção, 679-680
  vantagens de, 652-659
 cimentos para, 693-696
  definitivo, 693-695
  provisório, 693
  radiopacidade de, 695
 custo e tempo para, 657-658
 desgaste, 690-691
 eficiência mastigatória de, 690
 espaço inter-arcos para, 692
 estética, 656
 fabricação de, 683-687
  estética para, 689-689
  forças de impacto para, 690
  forças oclusais estáticas para, 690
  laboratório, 688-689
  materiais oclusais para, 689-693
  modelos de estudo, 685-686
  opção direta para, 683-687
  opção indireta para, 686-687
 fratura do componente de, 657
 fratura do material oclusal, 656-657
 higiene de, 656
 não passivas, 655
 precisão de, 692
 projeto para arco maxilar, 638-639. *Veja também* arco pré-maxilar
  consequências do edentulismo maxilar anteiror, 830
  dimensão vertical oclusal, 846-847
  fabricação de, 856-870
  linhas labiais ativas, 850-856
  métodos diretos com técnicas CAD-CAM, 856-864
  plano de tratamento para, 834-836, 843-847
  planos oclusais existentes (planos oclusais maxilares e mandibulares posteriores), 848-849
  posição do bordo incisal mandibular, 848
  posição do bordo incisal maxilar, 845-846
  posição do lábio superior, 844-845
  sobredentadura maxilar *vs.*, 832-834
  vantagens de, 830-834
 proteção de, 650-651
 prótese não retida de, 650
 provisório, 684-685
Próteses implantossuportadas, 18-22
Próteses. *Veja também* protético; próteses específicas
 fabricação de, 34
  laboratório, 38
 implantossuportadas, 874-911.
  Veja também Oclusão implantoprotegida (OIP)

Próteses *(Cont.)*
 ângulo da cúspide da coroa posterior para, 887-887
 articulação mutuamente protegida para, 888-891
 carga protética angulada para, 885-887
 confecção, 907
 dentes naturais *vs.*, 875-879
 direção da força e mecânica óssea para, 883-885
 oclusão implantoprotegida para, 879
 orientação do corpo do implante para, 882-883
 vantagens de, 18-22
 volume ósseo para, 907-910
 movimento de, 580-581
 parafusadas
  pilar para, 663-665, 668-671, 724-725. *Veja também* Parafusos para pilares
 reembasamento, 455-459
  classificação de, 457
  condicionador tecidual para, 457
  material ideal para, 455-459
  material macio para, 457
  material rígido para, 457
 temporárias, 866-868
 terminologia dos componentes, 28
Próteses. *Veja também* Tipos específicos de maxilares
 avaliação do tecido duro, 940-941
 avaliação do tecido mole, 939-940
 considerações protéticas
  moldagens para, 942-944
  oposição a próteses sobre implantes, 948-949
  posições dos dentes anteriores maxilares para, 945-948
 parciais removíveis, 8
 totais, 16-18
Próteses não paralelas, 736
Próteses parafusadas, pilares para, 663-665, 668-671, 724-725. *Veja também* Parafusos para pilares; Parafusos
 alteração dimensional do gesso, 743-744
 baixo perfil, 735
 cimento residual, 735-736
 complicações de, 736-737
 composição metálica, 730
 condição da superfície, 730
 contração da porcelana, 746
 contração da resina acrílica, 744-745
 contração do metal fundido de, 745
 distorção da cera, 745
 fatores externos de força, 736-737
 fixação de, 747
 força, 735
 formato e número da rosca, 729
 fratura de, 748-748
 magnitude do toque, 726-728
 não paralelo, 736
 passivo, 737-747. *Veja também* Moldagens
 pré-carga, 726
 proteção de, 734-735
 solda, 746-747
 vantagens de, 735-736
 variação análoga em, 743

Próteses parciais fixas, 3-5
Próteses pré-implante, 372-401. *Veja também* Tratamento
 articulação temporomandibular, 396
 dimensão vertical de oclusão existente, 380-383
 espaço da altura da coroa, 391-396
 exodontia com diagnóstico desfavorável, 372-378
 forma do arco, 396-397
 linhas labiais ativas, 386-390
 oclusão existente, 391
 planos oclusais existentes (planos oclusais posteriores maxilares e mandibulares), 385-386
 posição do bordo incisal mandibular, 383-385
 posição do dente anterior maxilar, 379-380
 prótese existente, 396
 suporte por tecido mole, 397-398
Próteses provisórias, 450-450, 927
 para sítios parcialmente edentados, 451-455
  prótese parcial removível, 451
  próteses fixas, 451
  próteses removíveis, 451-455
 para sítios totalmente edentados, 455
  prótese total, 455
Próteses provisórias imediatas não funcionais (N-FIT)
Próteses removíveis parciais, 8
Próteses sobre implantes cimentadas, 650-651. *Veja também* Pilares
 complicações com, 659-665
 coroas unidas, 676-679
 força, 658
 inserção gengival, 659-660
 não paralelas, 659
 reparabilidade da prótese, 651
 residuais, 658-658
 retenção de baixo perfil, 658
 término cervical, 660-661
 trajeto de inserção, 679-680
 vantagens de, 652-659
Próteses totais
 consequências negativas de, 16-18
  consequências sistemáticas, 17
  efeitos na fala, 18
  função mastigatória, 16-17
  perdas dentárias, aspectos psicológicos de, 18
  próteses, satisfação de, 18
Protético, 193. *Veja também* Prótese
 conectores para, 33-34
 direta, 34
 fixa, 195-202
  PF-1, 195-196
  PF-2, 197-198
  PF-3, 198-202
 indireta, 34-38
 opções para, 195-202
 projeto para completamente edentados, 193-194
 projeto para parcialmente edentados, 195
 removível, 202-203
  PR-4, 203
  PR-5, 203
Ptose

R

Radiografia cefalométrica, 132
Radiografia panorâmica, 133-135
Radiografia periapical, 127-131
   desvantagens de, 128
   fases de, 129
      radiografia de controle, 130-131
      radiografia do componente protético, 129
      radiografia do pilar, 129
      radiografia para manutenção, 130-131
      radiografia pós-tratamento protético, 129
   técnica para, 127
   vantagens de, 128
Ramo da mandíbula, (local de doação para enxerto autógeno), 152
Reembasamento de próteses, 455-459
   classificação de, 457
   condicionador de tecido para, 457
   material flexível para, 457
   material ideal para, 455-459
   material rígido para, 457
Registro de mordida, 856-862
Registro em mordida cêntrica, 856-862
Relação de arcos Classe II esquelética de Angle, 383-385, 396
Reposição unitária posterior
   contraindicações e limitações de, 48
   indicações para, 62-490
      anodontia, 51-486
      restaurações provisórias, 55-490
   limitações da idade para, 51-489
   opções para, 62-60
      espaço posterior, manutenção de, 48-58
      implantes unitários, 48-61
      prótese parcial fixa, 48-58
      prótese parcial fixa adesiva, 46
      próteses removíveis, 56-57
   para perda dentária posterior, 62
   para pré-molar, 57-491
   para primeiro molar, 58-496
   seleção do corpo do implante para, 56
Resistência, 665-671
Resposta biológica, 107
   células
      morfologia de, 111
      organização de, 111
      proliferação de
   indicadores de, 109-112
   integrinas dos osteoblastos, 111-112
   mediadores intracelulares, 109-110
Resposta biomecânica, 113-118
   carga, 114-116
   densidade estrutural, 117-118
   espécies e localização anatômica, 116-117
   limitações secundárias, 117
Restaurações
   para sítios parcialmente edentados, 451-455
      prótese parcial removível, 451
      próteses fixas, 451
      próteses removíveis, 451-455
   para sítios totalmente edentados, 455
      prótese total, 455
   procedimentos para, 796-807
      fase II laboratorial, 805
      fase I laboratorial, 798-805
      fase IV laboratorial, 806
      fatores de força desafiadores, 807
      moldagem final, 805
      moldagem preliminar, 796-798

Restaurações *(Cont.)*
      prova do casquete metálico e entrega final, 806-807
      prova dos dentes, 806
      prova dos dentes em cera e registros, 805-806
      seleção do pilar, 796-798
Restaurações provisórias, 450-455, 489-490, 856-862
Revisão de literatura
   edentulismo maxilar posterior, 559-560
   implantes dentais, 315-317
   índices periodontais, 46
   sobredentaduras implantossuportadas, 578-579, 761-764
   sobredentaduras mandibulares implantossuportadas, 578-579, 761-764
   sobredentaduras maxilares implantossuportadas, 809-809
RM. *Veja também* Imagem de Ressonância magnética
Rosca
   área de superfície funcional e geometria da, 356-361
   formato, 360-361
   polegada da, 359-360

S

Saúde ideal, 974
Saúde satisfatória, 975-976
Seio maxilar, 153
   anatomia de, 555
   expansão de, 555
Síndrome combinada, 383
Sínfise mandibular, 153
Sobrecarga oclusal. *Veja também* Fraturas
   afrouxamento de parafusos, 169-170
   sobre componentes protéticos, 168-170
Sobredentadura opção 1 (OD-1), 582-586, 774-778
Sobredentadura opção 2 (OD-2), 586-590
Sobredentadura opção 3 (OD-3), 590-592, 788-790
Sobredentadura opção 4 (OD-4), 592-594, 790-793
Sobredentadura opção 5 (OD-5), 594-595, 794-796
Sobredentaduras implantossuportadas mandibulares. *Veja também* Sobredentaduras implantossuportadas maxilares componentes para encapsuladores metálicos, 767
   conectores para, 765-770. *Veja também* O-rings
   design e fabricação, 753-825
   desvantagens de, 576-578, 759-761
   fabricação de, 786-796
   fatores de força desafiadores, 596
   filosofia de, 575-576
   movimento de, 579-581, 762-763
   opções de tratamento para, 762, 773-786
   opções para, 555
   O-rings, 766-767
   procedimento restaurador para, 796-807
   revisão de literatura sobre, 578-579, 761-764
   seleção de sítio para, 581-595, 771-773

Sobredentaduras implantossuportadas mandibulares *(Cont.)*
   vantagens de, 573-597, 757-758
   maxilar. *Veja também* Sobredentaduras mandibulares implantossuportadas
   arco pré-maxilar, 811-813
   complicações com, 817-818
   edentulismo, consequências do, 807-808
   localização posterior para, 813-814
   planos de tratamento, 810-811, 814-817
   procedimento restaurador para, 818
   vs. próteses fixas, 808-811
Sobredentaduras mandibulares. *Veja também* Sobredentaduras maxilares
   conectores para, 765-770. *Veja também* O-rings
   conectores para encapsuladores metálicos, 767
   desvantagens de, 576-578, 759-761
   fabricação de, 786-796
   fatores de força desafiadores, 596
   filosofia de, 575-576
   movimentação de, 579-581, 762-763. *Veja também* Próteses
   classificação de, 763-764
   opções de tratamento, 762, 773-786
      sobredentadura opção 1 (OD-1), 582-586, 774-778
      sobredentadura opção 2 (OD-2), 586-590
      sobredentadura opção 3 (OD-3), 590-592, 788-790
      sobredentadura opção 4 (OD-4), 592-594, 790-793
      sobredentadura opção 5 (OD-5), 594-595, 794-796
   opções para, 574
   O-rings, 766-767
      abrasão de, 769
      barra e grampo Hader para, 769-770
      colocado para, 767-768
      danos na instalação para, 769
      dureza de, 768
      extrusão e mordida, 768
      falha em espiral de, 769
      material para, 768
      posição de compressão para, 769
      sistema de conexão para, 766
      solução de problemas, 768
      tamanho de, 768
   procedimento restaurador para, 796-807
      fase laboratorial I, 798-805
      fase laboratorial II, 805
      fase laboratorial IV, 806
      fatores de força desafiadores, 807
      modelagem final, 805
      moldagem preliminar, 796-798
      prova do casquete metálico e entrega final, 806-807
      prova dos dentes, 806
      prova dos dentes em cera e registros, 805-806
      seleção do pilar, 796-798
   projeto e fabricação, 753-825
      cantiléver, 764
      edentulismo, consequências anatômicas do, 754-757
   revisão de literatura sobre, 578-579, 761-764
   seleção de sítios para, 581-595, 771-773
   superestruturas parafusadas, 772-773

O-rings *(Cont.)*
  vantagens de, 573-597, 757-758
    vs. próteses fixas, 758-759
Sobredentaduras maxilares. *Veja também*
    Sobredentaduras mandibulares
  complicações com, 817-818
  edentulismo, consequências de, 807-808
  forma do arco em região de pré-maxila
    dentados e perda de osso residual,
      811-813
    implante em região de forame incisivo
      divisão C-h, 813
  localização posterior para, 813-814
  para arco maxilar, 639-648
    opções de tratamento para, 643-646
    PR-4, 646-646
    PR-5, 644-646
    próteses fixas *vs.*, 647-647
  planos de tratamento, 810-811, 814-817
    sobredentadura opção 1, 815-816
  procedimento restaurador para, 818
  vs. próteses fixas, 808-811
    revisão de literatura sobre, 809-809
    vantagens de, 808-809
Sobrevida comprometida, 976
Sorrisos imediatos, 450
Submetendo à carga
  direção de, 115-116
  duração de, 115-116
  osso progressivo, 913-934. *Veja também*
    Ossos
    baseado em estudos clínicos, 921-923
    dieta, 925-926
    fases, 926-930
    material oclusal, 926
    momento para, 924-925
    oclusão, 926
    projeto da prótese, 926
    protocolo em pacientes completamente
      edentados
      protocolo para, 923
      razões para, 920-923
  taxas de, 115-116

T

Tamanho da língua e interposição lingual,
  219-221
TCI. *Veja também* Tomografia
  computadorizada interativa (TCI)
TC. *Veja também* Tomografia
  computadorizada (TC)
Tecido queratinizado, 59-62
Tecnologia digital, 700-722
  comunicação de oclusão, 702-703
  em laboratório
    dental, 700-701
    digital, 701
    integração da prática dentária com,
      713-714
    plano de tratamento e, 702
    produção linear *vs.* vertical, 702
  escâner digital intraoral tridimensional,
    708-711
  função e estética com, 700
  integração do fluxo de trabalho, 711-713
  moldagem, 703-718
    acesso intraoral para, 705
    captura de detalhes em, 705
    custos de, 706

Tecnologia digital *(Cont.)*
  desafios de, 706
  diferenciando, 707-708
  estabilidade a longo prazo de, 706
  margens para, 706
  materiais convencionais para, 703-706
  momento para, 705
  precisão dimensional de, 705
  processo passo-a-passo para, 714-718
  tecnologia por imagem confocal
    paralela, 707-708
  triangulação de tecnologia de luz, 707
  odontologia CAD-CAM, futuro de, 719
  processo digital, 701-701
  produção linear *vs.* vertical, 702
  projeto e fabricação computadorizados, 703
  próteses fixas digitais, 702
Tecnologia por imagem confocal paralela,
  707-708
Teorema do Equacionamento das Tensões,
  159-188. *Veja também* Implantes
  causas biológicas, 171-177
    hipótese da osteotomia do implante, 171
    hipótese de resposta autoimune do
      hospedeiro, 172
    hipótese do "espaço biológico", 172-175
    hipótese do projeto da plataforma do
      implante, 175-177
    hipótese do reflexo periosteal, 171
  causas biomecânicas, 177-183
    estudos animais, 179-180
    hipótese do projeto do corpo do
      implante, 182-183
    hipótese do trauma oclusal, 177-178
    princípios da engenharia, 178
    propriedades mecânicas do osso, 179
    relatos clínicos, 181-182
  contenção da perda da crista óssea, 184
    biomecânica do projeto do implante, 184
    fisiologia óssea, 184
  dentes naturais *vs.* sistemas
    implantossuportados, 160-164
  efeitos de, 186-187
  número do implante, 188
  perda em carga precoce, 165-168
    biomecânica celular, 165-166
    princípios da engenharia, 165-168
  perda óssea marginal, 170-171
  projeto da prótese, 187
  sobrecarga oclusal em componentes
    protéticos, 168-170
Titânio, 69-73, 81
Titânio-6 alumínio-4 vanádio (Ti-6Al-4V),
  69-72
Tomografia computadorizada interativa
  (TCI), 139, 148
  formação da imagem, 141
  usando a avaliação pré-implante
    avaliação de sítios com implantes, 141-145
    carga imediata, 148
    diagnóstico e plano de tratamento, 141
    escaneamento protético, 145
    planejamento cirúrgico guiado por
      computador, 145-147
Tomografia computadorizada por feixe
  cônico, 136-139
Tomografia computadorizada (TC), 135-139
  campo de visão, 139
  cone-beam, 136-139

Tomografia computadorizada
    (TCI) *(Cont.)*
  variação de dose efetiva, 139
  desenvolvimento de, 136
  histórico de, 135
  médica, 136
  ponto focal, 138
  tipos de, 136-139
Tomografia médica computadorizada (CT), 136
Transferência do *coping*
Tratamento, 253-291
  arcos parcialmente edentados, 461-476
    classe I, 461-464
    classe II, 464-466
    classe III, 466-468
    classe IV, 468-471
    divisão A, 462-463, 465, 467-470
    divisão B, 463, 465, 468, 470-471
    divisão C, 463-466, 468, 471
    divisão D, 464, 466, 468, 471
  bruxismo, 215
  coroas unidas *vs.* independentes, 287-291
  densidade óssea, 248-250
  edentulismo na maxila anterior, limitações
    da, 615
  fatores de risco e, 255
  fundições, 424
  honorários para
    economia de, 254-255
  implante ósseo, 315-336
  implantes dentais, 315-336
  mandíbula totalmente edentada, 604-612
    longo-prazo, 612
    opção 1, 604-605
    opção 2, 607-608
    opção 3, 608-610
    opção 4, 610
    opção 5, 610-612
  número de implantes e, 278-285
    máximo, 285
  opções de pilares, 255-278
  próteses, 398-401
    avaliação estética, 400
    carga progressiva, 399
    comportamento psicológico, 400
    dimensão vertical de oclusão, 399-400
    limitações financeiras, 399
    próteses fixas, 398-399
    próteses removíveis, 399
  razões de, 253
  sequência de, 255
  sobredentaduras mandibulares
    implantossuportadas, 762, 773-786
    sobredentadura opção 1 (OD-1),
      582-586, 774-778
    sobredentadura opção 2 (OD-2),
      586-590
    sobredentadura opção 3 (OD-3),
      590-592, 788-790
    sobredentadura opção 4 (OD-4),
      592-594, 790-793
    sobredentadura opção 5 (OD-5),
      594-595, 794-796
  tecnologia digital, 702
Triangulação de tecnologia de luz, 707

V

Vestibulolingual (eixo y), 426-427
vs. parafusadas. *Veja também* Próteses fixas